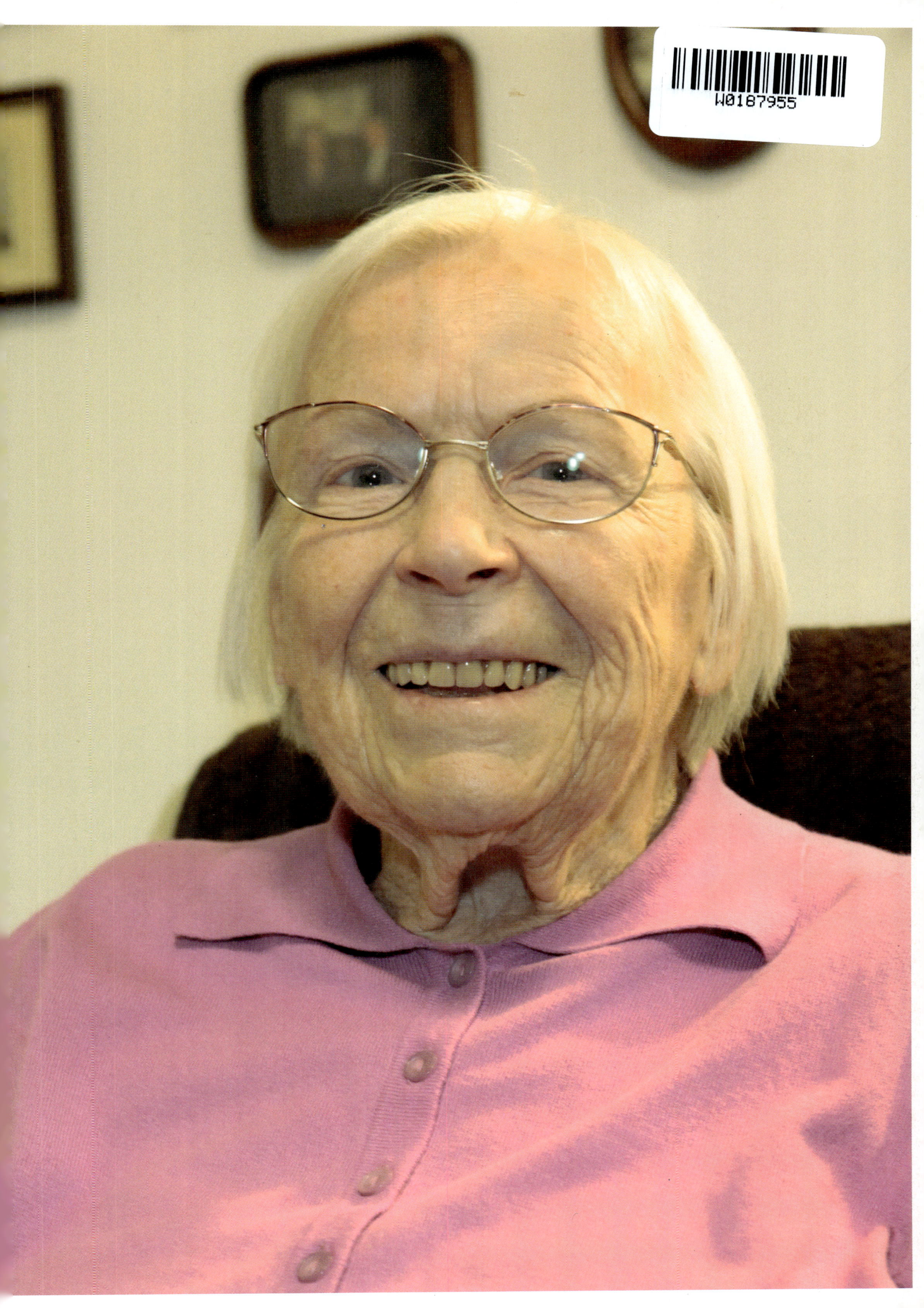

THIEMEs Altenpflege in Lernfeldern

618 Fotos
359 Grafiken
109 Tabellen

2., aktualisierte Auflage

Georg Thieme Verlag
Stuttgart · New York

Fotografien

Werner Krüper, Bielefeld
Roman Stöppler, Gerlingen
Alexander Fischer, Baden Baden
Pflegefotoarchiv Thieme Verlagsgruppe

Grafiken (Neuzeichnungen)

Angelika Brauner, Hohenpeißenberg
Helmut Holtermann, Dannenberg

Gestaltung und Layout

Tina Hinkel, Stuttgart

1. Auflage 2008

Wichtiger Hinweis: Wie jede Wissenschaft ist die Medizin ständigen Entwicklungen unterworfen. Forschung und klinische Erfahrung erweitern unsere Erkenntnisse, insbesondere was Behandlung und medikamentöse Therapie anbelangt. Soweit in diesem Werk eine Dosierung oder eine Applikation erwähnt wird, darf der Leser zwar darauf vertrauen, dass Autoren, Herausgeber und Verlag große Sorgfalt darauf verwandt haben, dass diese Angabe **dem Wissensstand bei Fertigstellung des Werkes** entspricht.
Für Angaben über Dosierungsanweisungen und Applikationsformen kann vom Verlag jedoch keine Gewähr übernommen werden. **Jeder Benutzer ist angehalten**, durch sorgfältige Prüfung der Beipackzettel der verwendeten Präparate und gegebenenfalls nach Konsultation eines Spezialisten festzustellen, ob die dort gegebene Empfehlung für Dosierungen oder die Beachtung von Kontraindikationen gegenüber der Angabe in diesem Buch abweicht. Eine solche Prüfung ist besonders wichtig bei selten verwendeten Präparaten oder solchen, die neu auf den Markt gebracht worden sind. **Jede Dosierung oder Applikation erfolgt auf eigene Gefahr des Benutzers.** Autoren und Verlag appellieren an jeden Benutzer, ihm etwa auffallende Ungenauigkeiten dem Verlag mitzuteilen.

Wir bitten um Verständnis, dass aus Gründen der Lesbarkeit im Buch die männlichen Formen, z. B. Patient, Schüler, Lehrer verwendet werden. Natürlich ist uns bewusst, dass die Pflege überwiegend ein Frauenberuf ist – die Gleichberechtigung der Frau ist jedoch selbstverständlich Grundlage der Konzeption und des Menschenbildes, so dass eine Dopplung der Begriffe unnötig erscheint.

Die Verantwortung für die Filme liegt beim Verlag. Bitte wenden sie sich bei Fragen an die Pflegeredaktion.

Bibliografische Information der Deutschen Nationalbibliothek

Die Deutsche Nationalbibliothek verzeichnet diese Publikation in der Deutschen Nationalbibliografie; detaillierte bibliografische Daten sind im Internet über http://dnb.d-nb.de abrufbar.

Rüdigerstraße 14
D-70469 Stuttgart
Unsere Homepage: http://www.thieme.de

Printed in Germany

Umschlaggestaltung: Thieme Verlagsgruppe
Umschlagfotos: Otto Durst (Fotolia); Christoph von Haussen, Weilheim/Teck; Werner Krüper, Bielefeld; Gilles Lougassi (Fotolia); Elisabeth Rawald (Fotolia);
Satz: medionet Publishing Services Ltd., Berlin
Satzsystem: Adobe Indesign CS5
Druck: Offizin Andersen Nexö Leipzig GmbH, Zwenkau

ISBN 978-3-13-145532-1 1 2 3 4 5 6

Als Ausgangsbasis dieses Buches dienten folgende Werke:

Andreae S, Hayek D, Weniger J. Krankheitslehre. 3. Aufl. Stuttgart: Thieme 2011
Charlier S, Hrsg. Soziale Gerontologie. 2. Aufl. Stuttgart: Thieme 2010
Ekert B, Ekert C. Psychologie für Pflegeberufe. Stuttgart: Thieme 2005
Hell W. Alles Wissenswerte über Staat, Bürger, Recht. 5. Aufl. Stuttgart: Thieme 2007
Köther I, Hrsg. Altenpflege. 3. Aufl. Stuttgart: Thieme 2011
Kellnhauser E et al., Hrsg. THIEMEs Pflege. 11. Aufl. Stuttgart: Thieme 2009
Lauber A, Hrsg. Grundlagen beruflicher Pflege. 2. Aufl. Stuttgart: Thieme 2007
Lauber A, Schmalstieg P, Hrsg. Wahrnehmen und Beobachten. 2. Aufl. Stuttgart: Thieme 2007
Lauber A, Schmalstieg P, Hrsg. Prävention und Rehabilitation. 2. Aufl. Stuttgart: Thieme 2007
Perrar KM et al. Gerontopsychiatrie für Pflegeberufe. 2. Aufl. Stuttgart: Thieme 2011

Vorwort

Liebe Leserinnen, liebe Leser,

wie lernt es sich am besten? – Die Antwort lautet: strukturiert, konzentriert und motiviert!

Ein einfaches Erfolgsrezept, das so jedoch noch nicht in **1 Buch für 1 Ausbildung** umgesetzt wurde. Die Inhalte von 3 Jahren Ausbildung (immerhin 4.600 Stunden Theorie und Praxis) wollen wohldosiert gelernt werden. Wer sich schon einmal auf eine große Prüfung vorbereitet hat, weiß, wie beeindruckend, wenn nicht gar furchteinflößend, die Fülle des Lernstoffs wirken kann.

Die Lösung dieses Buches beruht auf drei Lernstrategien:

1. Überblick gewinnen durch klare Strukturen,
2. Überblick gewinnen durch Konzentration auf das Wichtigste und
3. das Lernen so angenehm und einfach wie möglich gestalten.

Überblick gewinnen durch klare Strukturen

Der erste Schritt, sich Inhalte zu erschließen, ist am erfolgversprechendsten, wenn man zunächst einen groben Überblick über die Hauptbereiche gewinnt. Dann nähert man sich den großen Themen dieser Bereiche. Diese großen Themen werden dann nochmals in Unterthemen aufgeteilt, bis man einen Überblick über die einzelnen kleinen Themen hat. Auf dieses Buch angewendet heißt dies, dass das Buch aufgegliedert wird:

1. in 4 große Lernbereiche (sie entsprechen den 4 Lernbereichen der Ausbildungs- und Prüfungsverordnung),
2. jeder Lernbereich wird wiederum in 14 Unterbereiche aufgeteilt (sie entsprechen den 14 Lernfeldern),
3. jedes Lernfeld wird in Unterthemen unterteilt (ca. 700).

Damit wird die riesige Inhaltsfülle der Ausbildung in verdauliche Happen portioniert. Der kleinste Lernhappen ist eine Seite lang und somit schnell überschaubar.

Überblick gewinnen durch Konzentration auf das Wichtigste

Wenn Sie in den Urlaub fliegen möchten, beschäftigt Sie beim Einchecken zunächst mehr die Frage nach der Platzwahl, als die nach der Organisation der Flugsicherung. Sie trennen das primär wichtige vom großen Ganzen. Das haben wir für Sie mit diesem Buch getan. Wir haben von allen Themen nur die wichtigsten Inhalte in diesem Buch aufgenommen. Das heißt nicht, dass die anderen Inhalte unwichtig sind, es heißt nur, dass wir den inhaltlichen Kern getrennt haben von der Fülle der weiteren Informationen drumherum. Denn das Ziel ist es ja, zunächst einen soliden Überblick zu gewinnen.

Das Lernen so angenehm und einfach wie möglich gestalten

Jeder weiß, wie motivierend es ist, das Ziel zum Greifen nah zu sehen und Erfolge reihenweise abhaken zu können. Die ca. 700 Themen werden daher im Seitenkonzept behandelt. Die kleinsten Themen werden auf einer Seite vermittelt. Jedes Thema beginnt auf einer neuen Seite, jedes Thema endet unten auf der Seite und wird durch einen Stopper ● markiert. Somit haben Sie nicht nur den inhaltlichen, sondern auch den visuellen Überblick. In kleinen Schritten nähern Sie sich dem Ziel am sichersten. Grafiken erklären auf visuelle Weise komplexe Sachverhalte, Fotos nehmen Sie mit in die Praxis. Hervorhebungen in der Marginalspalte zeigen Ihnen:

- B Beispiele aus der Pflegepraxis,
- D Definitionen wichtiger Begriffe,
- M Sachverhalte, die Sie sich merken sollten,
- P Tipps für die Praxis,
- I Infos über weiterführende Literatur und Internetadressen.

Umfangreiche Querverweise zeigen Ihnen, wo Sie innerhalb des Buches Zusätzliches zum Thema finden. Ein sehr detailliertes Sachverzeichnis zeigt Ihnen den Weg zu den gewünschten Inhalten.

Auf diese Art gelingt es, sich sämtliche Inhalte der dreijährigen Ausbildung Schrittchen für Schrittchen zu erschließen. Haken Sie die Themen ab, und alles, was Sie näher interessiert, können Sie in den großen Nachschlagewerken vertiefend nachlesen, z. B. in unserem Klassiker „Altenpflege".

Vertrauen und Sicherheit

Wie können Sie sicher sein, dass auch alle wichtigen Themen behandelt wurden? Wir haben verschiedene Sicherungssysteme eingebaut:

1. exakt dem Altenpflegegesetz und der Altenpflegeausbildungs- und Prüfungsverordnung folgen,
2. die Vorgaben der Länder und deren Curricula berücksichtigen,
3. Inhalte stammen aus der Feder anerkannter Autoren.

Das Buch wurde nach dem Gesetzeswortlaut strukturiert. Die Angaben für die Unterrichtsstunden wurden zu den Seiten des Buches ins Verhältnis gesetzt. Somit haben die Themen mehr Umfang, die auch mit einer höheren Stundenzahl unterrichtet werden. Jedes Bundesland hat zudem seine spezifischen Themen. In einem großangelegten Abgleich wurden die Inhalte des Curriculum des KDA und die Curricula aus NRW, Saarland, Rheinland-Pfalz und Baden-Württemberg miteinander verglichen. Besondere Themen wurden ergänzend aufgenommen, um die Wünsche aller Bundesländer befriedigen zu können.

Die Inhalte dieses Buches stammen aus der Feder anerkannter Autoren der THIEME-Verlagsgruppe. Überwiegend konnte bei der Entstehung dieses Buches auf bereits existierende Inhalte zurückgegriffen werden, die dann in der Fachredaktion nochmals konzentriert und reduziert wurden, um den Charakter des Überblicks zu schaffen. Themen, die noch nicht beschrieben wurden, wurden neu in Auftrag gegeben. Das Ergebnis ist ein Konzentrat aus geballtem Wissen von über 50 Fachautoren der Pflegeszene.

Wir wünschen Ihnen viel Erfolg bei der Arbeit mit diesem Buch!

Mitarbeiterverzeichnis

Dr. med. Susanne Andreae
niedergelassene Fachärztin für Allgemeinmedizin
Dozentin an Krankenpflegeschulen
Lehrbeauftragte für Allgemeinmedizin an der Universität Freiburg
Lärchenweg 26
78713 Schramberg

Günter Baier
Dipl.-Verwaltungswirt
Resper Gasse 17
51674 Wiehl

Christine Bäumler
Sport- und Gymnastiklehrerin,
Kinaesthetics-Trainerin
Trainerin für Sturzprävention
Fliederweg 13
73116 Wäschenbeuren

Prof. Dr. Sabine Bartholomeyczik
Deutsches Zentrum für Neurodegenerative Erkrankungen (DZNE)
Standort Witten,
Sprecherin
und Fakultät für Gesundheit, Department für Pflegewissenschaft
Universität Witten/Herdecke
Postfach 6250
Stockumer Str. 12
58453 Witten

Renate Berner
Krankenschwester, Dipl.-Pflegewirtin (FH)
Lindpaintnerstr. 74
70195 Stuttgart

Siegfried Charlier
Dipl.-Pädagoge, Dipl.-Supervisor (DGSv)
Auf dem Korb 58a
51789 Lindlar

Sieglinde Denzel
Dipl.-Psychologin
Martinsberg 14
78564 Reichenbach am Heuberg

Eva Eissing
Krankenschwester, Lehrerin für Pflegeberufe
Sozialwissenschaftlerin, BA
Im Steeler Rott 22
45276 Essen

Dr. phil. Bärbel Ekert
Dipl.-Psychologin, Theologin
Mörikestr. 13
72532 Gomadingen

Christiane Ekert
Dipl.-Psychologin
Robert-Leicht-Str. 141b
70569 Stuttgart

Christine von Eltz
Hagenstr. 7
31655 Stadthagen

Prof. Dr. Michael Ewers MPH
Charité Universitätsmedizin Berlin
Inst. für Medizin-, Pflegepädagogik und Pflegewissenschaft
Campus Virchow Klinikum
Augustenburger Platz 1
13353 Berlin

Petra Fickus
Krankenschwester
Fachkrankenschwester für Intensivpflege
Dipl.-Pflegepädagogin (FH)
Weiterbildung in den Gesundheitsfachberufen
Universitätsmedizin
der Johannes Gutenberg-Universität Mainz
Am Pulverturm 13
55101 Mainz

Renate Fischer
Krankenschwester mit Fachweiterbildung für Endoskopie
Dipl.-Pflegepädagogin (FH)
Schule für Gesundheits- und Krankenpflege
Katholisches Klinikum Koblenz-Montabaur
Thielenstr. 13
56073 Koblenz

Michaela Flechsenberger
Krankenschwester, Dipl.-Pflegepädagogin (FH)
stellv. Leitung des Gesundheits- und Bildungszentrums Oberberg
Barbarastr. 8
57548 Kirchen (Sieg)

Dr. phil. Ursula Geißner
em. Professorin für Führungslehre und Organisation
Feldbergstr. 5
79247 Märgen

Else Gnamm
Altenpflegerin, Lehrerin für Altenpflege
Schubertstr. 21
72800 Eningen

Michael Haas
Krankenpfleger, Dipl.-Pflegepädagoge (FH)
Diakonie Stiftung Salem gGmbH
Ev. Fachseminar für Altenpflege
Fachseminarleiter
Johansenstr. 6
32432 Minden

Astrid Hammer
Krankenschwester, Dipl.-Pflegepädagogin (FH)
Staatl. anerkannte Schule für Gesundheits- und Krankenpflege und Krankenpflegehilfe
Universitätsmedizin der Johannes Gutenberg-Universität Mainz
Am Pulverturm 13
55101 Mainz

Felix Hahn
cand. B.Sc. Augenoptik/Hörakustik
Rieslingstr. 144
74348 Lauffen/Neckar

Dr. med. Dominik von Hayek
Facharzt für Allgemeinmedizin und Geriatrie
Konradinstr. 6b
81543 München

Hülya Heinen
Staatlich anerkannte Krankenschwester für Leitungsfunktionen in Einrichtungen der Pflege im Gesundheits- und Sozialwesen
Qualitätsauditorin TÜV (PersCert)
Dozentin im Gesundheitswesen
Großmachnower Str. 79
15834 Rangsdorf

Werner Heinen
Fachwirt für Finanzberatung (IHK)
zertifizierter Sachverständiger (BDSH) für Immobilien- und Unternehmensbewertungen
Unternehmens- und Wirtschaftsberater
Großmachnower Str. 79
15834 Rangsdorf

Anja Heißenberg
Krankenschwester,
Dipl.-Pflegepädagogin (FH)
Akademie für Pflegeberufe
Klinikum Offenbach GmbH
Starkenburgring 66
63069 Offenbach am Main

Walter Hell
Richter am Amtsgericht
Leiter des Betreuungsgerichts Augsburg
Am alten Einlaß 1
86150 Augsburg

Gundula Höppner
Krankenschwester, Praxisanleiterin,
Kinaesthetics Trainerin
Ilsebäumen 10
32469 Petershagen

Prof. Lotte Kaba-Schönstein
Dipl.-Soz.päd., Dipl.-Sozialwirtin
Hochschule Esslingen
Flandernstr. 101
73732 Esslingen

Henry Kieschnick
Dipl.-Pflegewirt (FH)
Kulmer Weg 3
30659 Hannover

Olaf Kirschnick
Lehrer für Pflegeberufe und Entbindungspflege,
Lehrrettungsassistent
Prädikant Evang. Kirche – Baden
Leiter – Bildungszentrum „Gesundheit und Pflege"
am Krankenhaus Tauberbischofsheim
Albert-Schweitzer-Straße 35
97941 Tauberbischofsheim

Ursula Kocs
Dipl.-Psychologin
Ev. Fachseminar für Altenpflege
der Diakonie-Stiftung-Salem
Johannesstr.6
32423 Minden

Ilka Köther
Lehrerin für Pflegeberufe, Krankenschwester
Fachkrankenschwester für Gemeindekrankenpflege
Manchesterstr. 36
33604 Bielefeld

Andreas Kutschke, BScN
Krankenpfleger für Geriatrische Rehabilitation
Abteilung Qualitätsmanagement und Pflegeberatung
Städtische Seniorenheime Krefeld gGmbH
De-Greiff-Str. 194
47803 Krefeld

Annette Lauber
Krankenschwester, Dipl.-Pflegepädagogin (FH)
M.Sc. Pflegewissenschaft
Bildungszentrum Robert-Bosch-Krankenhaus
Auerbachstr. 110
70376 Stuttgart

Susanne Mettrop
Krankenschwester, Lehrerin für Pflegeberufe
Dipl. Pflegegutachterin (IBW)
Bitzenweg 15a
51789 Waldbröl

Martina Metzger
Lehrerin für Pflegeberufe
Eichenweg 1
71134 Aidlingen

Gerlinde Nowak
Sozialpädagogin, Trainerin für Kommunikation und Moderation
Im Grashof 4
51789 Lindlar

Peter Nydahl
Krankenpfleger, Praxisanleiter
Kurs- und Weiterbildungsleiter für
Basale Stimulation in der Pflege
Pflegeexperte für Menschen im Wachkoma
Sternstr. 2
24116 Kiel

Rainer Ochel
Dipl.-Verwaltungswirt
Am Stockweg 7
51645 Gummersbach

Ursula Pfäfflin-Müllenhoff
UPfM, Altenpflegerin, Lehrerin für Grund- und Hauptschule
Dozentin in der Altenpflegeausbildung
Religionspädagogin
Am Rennerweiher 3
90562 Heroldsberg

Dr. med. Klaus Maria Perrar
Facharzt für Psychiatrie, Psychotherapie, Palliativmedizin
Zentrum für Palliativmedizin Dr. Mildred Scheel Haus
Uniklinik Köln
Kerpenerstr. 62
50937 Köln

Johanne Plescher-Kramer
Krankenschwester, Fachkrankenschwester für
Anästhesie u. Intensivpflege, Wundexpertin (ICW)
Dipl.-Pflegepädagogin (FH)
Berufsfachschule für Altenpflege Ev. Krankenhausverein Emlichheim
Schilfstr. 6
48527 Nordhorn

Antonie Post
Dipl.-Ernährungswissenschaftlerin
Friedrich-List-Str. 3
70565 Stuttgart

Hartmut Rolf
Lehrer für Pflegeberufe (Diplom)
Berufsfachschule für Altenpflege
Diakonisches-Institut Dr.-Alfred-Schwab-Platz 1
73033 Göppingen

Brigitte Sachsenmaier
Lehrerin für Pflegeberufe, Stomatherapeutin
Ziegelstr. 42
73084 Salach

Sabine Sappke-Heuser
Juristin
Klosterberg 3
53804 Much

Andreas Schilde
Staatlich anerkannter Altenpfleger und TQM-Beauftragter
Goldhähnchenweg 19
12359 Berlin

Joachim Scholz
Lehrer für Pflegeberufe, Pflegedienstleiter
Wiesenstr. 8
51766 Engelskirchen

Silke Schoolmann
Dipl.-Pädagogin (FH)
Gartenfeldstr. 12
55118 Mainz

PD Dr. habil. Andreas Schwarzkopf
Facharzt für Mikrobiologie und Infektionsepidemiologie
Sachverständiger Krankenhaushygiene
Otto-von-Bamberg-Str. 10
99717 Aura an der Saale

Hannelore Seibold
Krankenschwester, Dipl.-Sozialpädagogin
Manchesterstr. 36
33604 Bielefeld

Birte Stährmann
Krankenschwester, Lehrerin für Pflegeberufe
Kommunikationswirtin
Evang. Diakonissenanstalt Stuttgart
Rosenbergstraße 40
70176 Stuttgart

Gabriele Steinhäußer
Krankenschwester, Lehrerin für Pflegeberufe
Friedrichstr. 22
73614 Schorndorf

Raimund Stollberg †
Dipl.-Sozialarbeiter, Dipl.-Gerontologe
Hauptstr. 36a
51519 Odenthal

Ruth Uessem
stellv. Leitung
Akademie Gesundheitswirtschaft und Senioren
des Oberbergischen Kreises
Lebrechtstr. 27
51643 Gummersbach

Jutta Weniger
Krankenschwester, Dipl.-Pflegepädagogin (FH)
Herdstr. 16/1
78050 Villingen-Schwenningen

Inhaltsverzeichnis

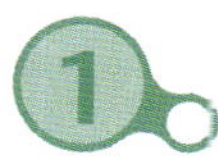

Lernbereich 1 Aufgaben und Konzepte in der Altenpflege

2 LERNBEREICH 2 Unterstützung alter Menschen bei der Lebensgestaltung

3 Lernbereich 3 Rechtliche und institutionelle Rahmenbedingungen altenpflegerischer Arbeit

4 LERNBEREICH 4 Altenpflege als Beruf

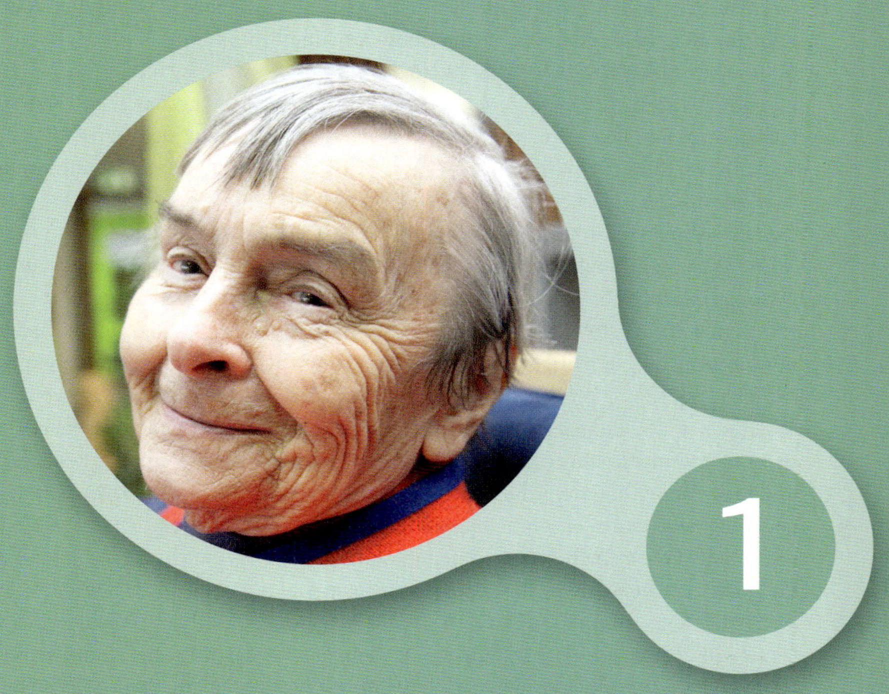

LERNBEREICH 1

Aufgaben und Konzepte in der Altenpflege

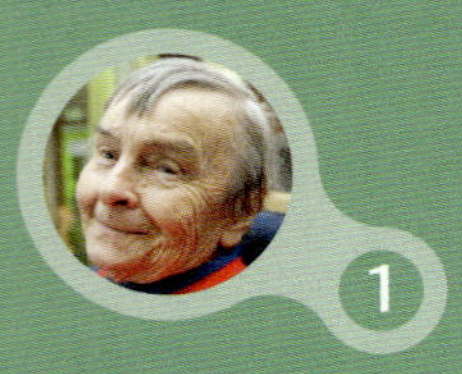

Was ist Alter?

M *Ein Mensch gilt als „alt", wenn er das 61. Lebensjahr begonnen hat. Es wird zwischen „jungem Alter" (Menschen zwischen 60 und 74) und „höherem Alter" (ab 75 Jahren) unterschieden (WHO).*

D ***Geriatrie** ist das Fachgebiet der Medizin, das sich mit Erkrankungen älterer Menschen beschäftigt.*

B *Ein 52-jähriger mit langjährigem Alkoholmissbrauch und zahlreichen Organschädigungen gilt als vorgealterter Mann.*
Eine 88-jährige Rentnerin, die regelmäßig auf Reisen geht, längere Wanderungen unternimmt und eine vor 3 Jahren notwendig gewordene große Hüftgelenkoperation gut überstanden hat, gilt als rüstige Frau.

M ***Altern** ist kein exakt festlegbarer Begriff, sondern ein biologischer, psychischer und sozialer Prozess.*

D *Die **Lebenserwartung** ist die durchschnittliche Lebensdauer für ein bestimmtes Ausgangsalter bei gegebener Sterblichkeit. Häufig gebrauchtes Maß zur Einschätzung des Alterns einer Bevölkerung, meist nach Männern und Frauen unterschieden.*

D ***Gerontologie** im engeren Sinne leitet sich aus dem Griechischen ab (geron = Greis) und ist die Wissenschaft vom Altern und vom Alter. Sie dient der Erforschung der körperlichen, psychischen und sozialen Situation alter Menschen in der Gesellschaft.*

Da Alter eine willkürliche Festlegung ist, unterscheidet man zwischen dem chronologischen (biografischen) Alter in Lebensjahren und dem biologischen Alter, welches die körperliche und geistige Leistungsfähigkeit sowie die gesundheitliche Situation eines Menschen beinhaltet. Biologisches und chronologisches Alter können voneinander abweichen: Unter den Begriffen „vorgealtert" oder „greisenhaft" versteht man Menschen mit einem höheren biologischen als chronologischen Lebensalter. Mit den Begriffen „rüstig" oder „jünger wirkend" bezeichnet man Menschen mit einem niedrigeren biologischen als chronologischen Lebensalter. Altern ist also kein exakt festlegbarer Begriff, sondern ein biologischer, psychischer und sozialer Prozess (**Abb. 1.1**).

Gerade in den letzten Jahrhunderten haben sich die Vorstellungen über den Altersbegriff enorm verändert, unter anderem durch die extrem gestiegene Lebenserwartung der Bevölkerung, die gewandelten Lebensbedingungen und den erheblich veränderten Altersaufbau der Gesellschaft.

Wir wissen – und darauf weisen die für die Altersmedizin (Geriatrie) zuständigen Fachleute hin – dass, obwohl Alter und Altern nicht einfach mit Krankheit gleichzusetzen sind, diese Lebensphase mit einer Reihe von „Gefährdungen" verbunden ist. Dazu zählen nicht nur Krankheiten, körperliche oder psychische Einbußen, sondern auch der Verlust von Kontaktpersonen nach dem Rückzug aus dem aktiven Erwerbsleben oder der Verlust des Partners durch Tod oder Scheidung. Alte Menschen sind also, verglichen mit allen anderen Altersgruppen, einem höheren Risikostatus ausgesetzt.

Lebenserwartung

Die mittlere Lebenserwartung in Deutschland ist von 47 Jahren bei Frauen und 44 Jahren bei Männern im Jahre 1900 auf 82 Jahre bei Frauen und 77 Jahre bei Männern im Jahre 2009 angestiegen. Dies hat nicht nur eine generelle Zunahme des Anteils an alten Menschen in der Gesellschaft, sondern auch Veränderungen in dieser Gruppe zur Folge. So wuchs die Gruppe der über 80-Jährigen (Hochbetagten) von 1,5 Mio. im Jahr 1970 auf über 3,6 Mio. im Jahr 2003 bei ansonsten weitgehend gleich bleibender Bevölkerungszahl.

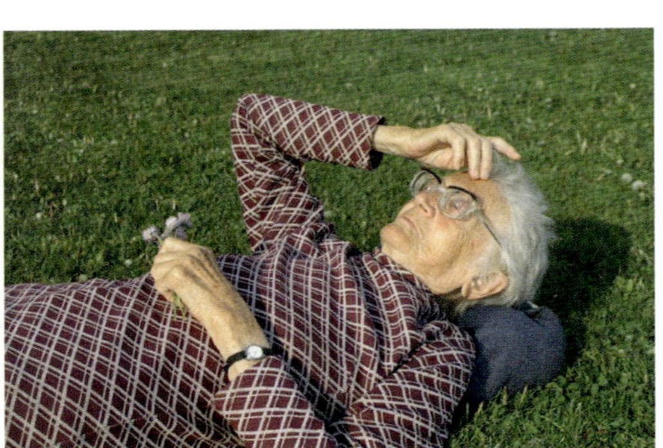

Abb. 1.1 Alter ist nicht gleich Alter. Nicht das Alter hat den Menschen zu dem gemacht, was er ist, sondern sein Leben (aus Köther 2005).

Geriatrie

Der „geriatrische" Patient hat ein anderes „Profil" als ein jüngerer Patient, bei dem häufig berufliche Rehabilitationsziele im Vordergrund stehen. Er ist ein biologisch älterer Mensch. Das heißt, Kriterium ist nicht ein bestimmtes Alter in Jahren, sondern ein feststellbarer fortgeschrittener biologischer Alterungsprozess. Es ist ein älterer Mensch,

- der durch altersbedingte Funktionseinschränkungen bei Erkrankungen akut gefährdet ist,
- der zur Multimorbidität (Zusammentreffen vieler Erkrankungen) neigt,
- bei dem eine Rehabilitation sowohl aus körperlichen, psychischen wie auch sozialen Gründen erforderlich ist.

Gerontologie

Die Gerontologie beruht auf Erkenntnissen aus verschiedenen Bezugswissenschaften, wie Biologie, Medizin, Pflege, Psychiatrie, Psychologie, Pädagogik, Soziologie, Politologie, Volkswirtschaftslehre, Demografie, Theologie und Philosophie.

Die noch junge Gerontologie hat sich entsprechend dem wachsenden Interesse am Alter und der heutigen Bedeutung alter Menschen aus kleinen und vereinzelten Anfängen zu einem umfangreichen Fach entwickelt. Dieses Interesse hat v. a. zwei Gründe:

- den demografischen Wandel (der Anteil alter Menschen an der Gesamtbevölkerung nimmt zu),
- die Lebensqualität im Alter (auch alten Menschen soll Bildung, Wohlstand und Lebensqualität zugestanden werden).

Die psychologische Gerontologie (Psychologie des Alterns) fragt u. a. nach:

- Entwicklung im höheren Alter,
- Lebenszufriedenheit älterer Menschen,
- körperlicher und geistiger Leistungsfähigkeit,
- Umgang mit der Frage nach dem Sinn ihres Lebens,
- Verhalten alter Menschen in Belastungssituationen und ihrer seelischen Widerstandskraft,
- sozialen Aktivitäten,
- Bewältigung von Alltagsaufgaben bei nachlassenden Kräften,
- persönlichen Alternsstilen.

Welche Altersmodelle gibt es?

Mithilfe von Altersmodellen, auch Alterstheorien genannt, wird versucht, das Alter und das Altwerden genauer zu beschreiben. Dabei geht es um Fragen, wie z. B. „Wie vollzieht sich das Altwerden?", „Können Menschen erfolgreich altern und wenn ja, wie?" Wie erleben und verhalten sich alternde Menschen und kann man daraus Rückschlüsse für „die Alten", für die Gesellschaft, für die Seniorenpolitik ziehen?". Einige Modelle/Theorien werden im Folgenden vorgestellt.

Defizitmodell

Hierbei geht man davon aus, dass geistige Leistungsfähigkeit in der Kindheit erworben wird, im jungen Erwachsenenhalter ein Leistungshöhepunkt besteht und danach ein unaufhaltsamer Leistungsabbau stattfindet. Die Hauptaussage des Defizitmodells (Defizit = Mangel) besteht darin, dass Lernfähigkeit, Intelligenz und Anpassungsfähigkeit im Alter abnehmen, und zwar gleichermaßen bei allen alten Menschen (universelle Gültigkeit) und alle geistigen Leistungen betreffend (generelle Gültigkeit). Auch die Fähigkeiten, sich mit dem Alltag auseinanderzusetzen gehen gleichsam verloren (Kruse u. Lehr 1996).

Disengagement-Theorie

Diese Theorie, auch Rückzugstheorie genannt, beschreibt den Alterungsprozess als Rückzug aus sozialen Rollen und Kontakten. Einerseits sei dieser Rückzug von der Gesellschaft gefordert, andererseits habe der alternde Mensch selbst das innere Bedürfnis, sich aus der Gesellschaft zurück zu ziehen. Des Weiteren sieht diese Theorie Aufgaben des hohen Alters darin, altersbedingte Einschränkungen sowie die eigene Endlichkeit zu akzeptieren. Vollzieht der alternde Mensch diesen Rückzug und die damit verbundenen Aufgaben, so altere er zufrieden bzw. „erfolgreich".

Aktivitätstheorie

Die Aktivitätstheorie besagt, dass „erfolgreiches" Altern gelingt, wenn Menschen im Alter aktiv bleiben. Es sei wichtig, am sozialen Leben teilzunehmen und soziale Rollen auszuüben, Voraussetzungen sind dabei Gesundheit und Mobilität. Diese Theorie geht davon aus, dass der mit dem Alter einhergehende Tätigkeits- und Rollenverlust den Aktivitätsradius älterer Menschen einschränkt und somit den Selbstwert und das Wohlbefinden gefährdet. Demnach ist es wichtig, dass alte Menschen aktiv bleiben und die Verluste durch andere Aktivitäten kompensieren.

Kompetenzmodell

Das Kompetenzmodell (Kompetenz = Fähigkeit) hebt hervor, dass:

- geistige Leistungsfähigkeit und Kreativität nicht verloren gehen, sondern bis ins hohe Alter trainierbar sind,
- bestimmte geistige Fähigkeiten, Erfahrung und Wissen zunehmen (psychologische Kompetenz),
- körperlicher Abbau durch Übung verlangsamt wird und verlorene Fähigkeiten zurückerlangt werden können (physiologische Kompetenz),
- innerer Rückzug sich durch gesellschaftliche Integration verhindern oder lindern lässt (soziale Kompetenz).

Das Kompetenzmodell beinhaltet demnach Ressourcen und Fähigkeiten des alternden Menschen und bejaht Möglichkeiten, Altern gestalten und sich (noch) entwickeln zu können. Oben aufgeführte Kompetenzen können sich zwar verändern, Einbußen stattfinden, aber der Verlust von Fähigkeiten könne durch andere Kompetenzen ausgeglichen werden.

Differenzielle Modelle

Differenzielle Modelle des Alterns betonen hingegen die individuellen Unterschiede und untersuchen, wie diese Unterschiede zu erklären sind. Sie berücksichtigen z. B.:

- die große Bedeutung, die der bisherige Lebenslauf und die Ausbildung bestimmter Fähigkeiten auf die Leistungsfähigkeit im Alter haben,
- die spezifische Art der Anforderungen, z. B. wie ältere Menschen etwas Neues lernen, wie ihr Gedächtnis arbeitet, wie sie mit Belastungen oder kritischen Ereignissen umgehen,
- dass Veränderungen, Belastungen und Konflikte die seelische Widerstandskraft stärken können und von alten Menschen kreativ genutzt werden können.

Differenzielle Modelle beschreiben das Alter als ein komplexes Phänomen, das nicht durch eine einzelne und allgemeine Aussage über die Leistungsfähigkeit eines Menschen ausreichend charakterisiert werden kann. Gerontologen weisen mit Nachdruck auf die Ressourcen alter und sehr alter Menschen hin. Sie fordern, dass dieses „Kapital" zum Wohle der Gesellschaft und der alten Menschen selbst genutzt wird (Werle 2006).

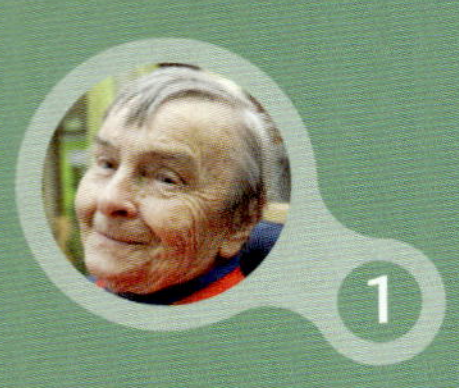

Physiologische Alterungsprozesse

Der biologische Alterungsprozess, der sich an allen Organsystemen bemerkbar macht, hat seine Grundlage in den Veränderungen in jeder einzelnen Zelle des Körpers. Verschiedene Prozesse wirken vermutlich nebeneinander.

Theorie der „genetischen Regulation". Durch die Aktivierung bestimmter Gene in den menschlichen Zellen werden die einzelnen Entwicklungs- und Alterungsphasen gesteuert, der Alterungsprozess wird durch sog. Geronto-Gene verursacht.

Zellschädigungstheorie. Bei den Stoffwechselprozessen in der menschlichen Zelle können Stoffe (sog. Radikale) entstehen, die die Zellhülle, Enzyme oder die Erbsubstanz (DNA) schädigen. Diese Zellschäden nehmen im Laufe der Zeit zu, können nicht ausreichend repariert werden und führen so zu einer Funktionseinschränkung der Zelle.

Funktionelle Reserven. Im Erwachsenenalter besitzt der menschliche Organismus in allen Organsystemen erhebliche Reserven, um auf Belastungen zu reagieren. Diese Reserven sind durch den Alterungsprozess des Organismus als Erstes betroffen, weswegen sich Funktionseinbußen erst bei starken Belastungen bemerkbar machen. Für das Verständnis des Alterns ist es wichtig zu wissen, dass das Gleichgewicht des Organismus unter normalen Bedingungen nicht beeinträchtigt ist, der ältere Organismus aber gegenüber Schädigungen oder in extremen Lebensbedingungen empfindlicher und weniger anpassungsfähig wird.

M *Der* ***biologische Alterungsprozess*** *ist bis heute noch nicht genau erklärbar, und es gibt zahlreiche Modelle, die vermutlich nebeneinander wirken.*

M *Der Prozess des biologischen Alterns stellt keine Krankheit dar, sondern einen natürlichen Prozess, der den menschlichen Organismus empfindlicher für Belastungen und Krankheiten werden lässt.*

P *Bei* ***Ausdauersport im Alter*** *muss der Puls bei den Betroffenen beobachtet werden, er sollte bei körperlicher Belastung nicht dauerhaft über 120 pro Minute ansteigen.*

Veränderungen der einzelnen Organsysteme

Folgende Begriffe werden im Zusammenhang mit den Alterungsvorgängen der Organe und Gewebe häufig verwendet:

Degenerative Veränderungen. Mit diesem Begriff werden Veränderungen eines Organs bezeichnet, die durch Abnutzung oder eine schädigende Wirkung von außen auftreten. Diese Schäden können nicht ausreichend repariert oder kompensiert werden und haben Funktionseinbußen zur Folge (z. B. Abnutzungserscheinungen an stark belasteten Gelenken).

Zelltod. Auch wenn äußere Einflüsse einen großen Einfluss haben, irgendwann geht jede Zelle von alleine zugrunde. Je mehr Zellen eines Organs untergehen, desto mehr sinkt seine Funktionsfähigkeit.

Atrophie. Damit ist die Verkleinerung und Rückbildung von Organen oder Geweben gemeint. Ursache kann entweder ein Zelluntergang oder eine fehlende Inanspruchnahme (z. B. Muskelschwund bei Bettlägerigkeit) sein.

Fibrose. Eine andere Folge der Organschädigung kann der Umbau des ursprünglichen Gewebes in Bindegewebe sein. Das eigentliche Gewebe wird von Zellgiften, Entzündungen oder durch Überlastung geschädigt und wird durch Bindegewebe ersetzt, z. B. bei der Leberzirrhose.

Herz-Kreislauf-System

Die Altersveränderungen im Herz-Kreislauf-System haben ihre Hauptursache nicht im Herz selbst, sondern in der abnehmenden Elastizität der Arterien im Kreislauf-System. Durch Ablagerungen in der Gefäßwand im Rahmen einer Arteriosklerose, die in unterschiedlichem Ausmaß bei allen Menschen auftritt, geht die Dehnbarkeit der Arterien zurück. Damit steigt der Druck im Gefäßsystem (sowohl diastolisch als auch systolisch), gegen den das Herz das Blut durch den Körper pumpt. Als Reaktion nimmt die durchschnittliche Herzmuskeldicke in der linken Kammer (Ventrikel) zu, was zu abnehmender Pumpleistung oder verminderter Blutversorgung durch die Herzkranzgefäße führen kann.

Am Herzen nimmt die Empfindlichkeit für die Stresshormone Adrenalin und Noradrenalin ab, die maximale Herzfrequenz unter körperlicher Belastung sinkt von 200 pro Minute beim 20-Jährigen auf durchschnittlich 170 pro Minute beim 85-Jährigen.

Atmungsorgane

Durch den Elastizitätsverlust des Lungengewebes und die zunehmende Starrheit des Brustkorbs kommt es zur Abnahme des Lungenvolumens und der Vitalkapazität. Insgesamt wird in den Lungen generell weniger Sauerstoff ins Blut aufgenommen, weshalb der Sauerstoffgehalt im Blut mit zunehmendem Alter immer niedriger wird.

Durch eine herabgesetzte Aktivität des Hustenreflexes und den Rückgang des Flimmerepithels im Bronchialsystem ist die Selbstreinigungsfunktion der Atemwege im Alter herabgesetzt.

Nierenfunktion und Flüssigkeitshaushalt

Nieren. Die Niere gehört zu den wenigen Organen des Menschen, bei denen es im Alter regelmäßig zu krankhaften Funktionseinschränkungen kommt, d. h. ältere Menschen haben keine normale Nierenfunktion mehr.

M *Nieren mit einer eingeschränkten Funktion (also bei vielen älteren Menschen) reagieren extrem empfindlich auf Flüssigkeitsmangel. Schon nach wenigen Tagen mit Flüssigkeitsmangel (z. B. bei Durst, Fieber, Diarrhö) kann es zu einer akuten Niereninsuffizienz (Nierenversagen) kommen.*

Flüssigkeitshaushalt. Der Wassergehalt des Körpers sinkt von 60 % beim Erwachsenen auf unter 50 % beim älteren Menschen, Veränderungen im Flüssigkeits- und Elektrolythaushalt machen sich also schneller bemerkbar. Neben der oben beschriebenen Abnahme der Nierenfunktion wird die Steuerung des Flüssigkeitshaushaltes noch durch eine veränderte Durstregulation beeinträchtigt. Durch eine abnehmende Ausschüttung des Dursthormons ADH und eine herabgesetzte Empfindlichkeit dafür haben ältere Menschen generell bei Flüssigkeitsmangel ein vermindertes Durstgefühl, und die Niere reagiert nur langsam mit einer verminderten Flüssigkeitsausscheidung. Insgesamt kommt es deshalb im Alter verhältnismäßig rasch und häufig zu gefährlichen Veränderungen im Elektrolythaushalt (Abb. 1.2).

Harnwege. Mit zunehmendem Alter nimmt die Ruhespannung der Harnblasenmuskeln zu und das Fassungsvermögen der Harnblase ab, es kommt deshalb zu einem häufigeren – auch nächtlichen – Wasserlassen. Bei über 70 % der 70-jährigen Männer findet sich eine Prostatavergrößerung. Im Alter ist die Blasenentleerung generell verlangsamt und ihre Steuerung beeinträchtigt („Wasserlassen auf Raten“).

Verdauungssystem

Im gesamten Verdauungstrakt kommt es zu einer Abnahme der Darmbewegungen und einer Verlangsamung des Transports im Verdauungstrakt, was letztendlich zu der im Alter sehr häufigen Verstopfung (Obstipation) führt. Durch die Rückbildung von Magen- und Darmschleimhaut werden weniger Verdauungssekrete gebildet, die Nahrung wird deshalb weniger gut zerlegt, und zahlreiche Nahrungsbestandteile (wie Eisen, Kalzium, Vitamine) werden in geringeren Mengen aufgenommen. Durch die Abnahme der Stoffwechselleistung von Leber und Pankreas kann der ins Blut aufgenommene Zucker (Glukose) langsamer verarbeitet oder in die Zellen aufgenommen werden, weshalb es häufiger zu Blutzuckerspitzen kommen kann. Durch die herabgesetzte Entgiftungsfunktion der Leber im Alter ist der Abbau von Alkohol verlangsamt und seine Wirkung verstärkt!

Blut- und Immunsystem

Das blutbildende Knochenmark nimmt im Vergleich zu jugendlichen Erwachsenen beim älteren Menschen um ca. die Hälfte ab und wird durch Fett bzw. Bindegewebe ersetzt. Beim gesunden älteren Menschen ergeben sich hieraus keine wesentlichen Veränderungen im normalen Blutbild, allerdings ist die Antwort der körpereigenen Immunabwehr gegenüber Infektionen verlangsamt und herabgesetzt. Die bei Infektionen mit Bakterien typische Vermehrung der weißen Blutkörperchen (Leukozytose) kann bei älteren Menschen völlig fehlen, insgesamt wird der Körper anfälliger für Infektionen. Bei starken Blutverlusten werden die roten Blutkörperchen (Erythrozyten) langsamer nachgebildet, sodass eine Blutarmut (Anämie) schneller auftritt und länger anhält.

Bewegungsapparat

Muskulatur. Die Muskelmasse nimmt vom Erwachsenenalter an stetig ab (bei 60- bis 70-Jährigen um ca. 30 %). Dadurch ergibt sich ein allgemeiner Kraft- und Leistungsverlust sowie die Neigung zu Fehlstellungen in den Gelenken, da die Stabilisierung durch die Muskeln geringer wird.

Knochen. Durch Veränderungen im Knochenstoffwechsel kommt es zur Abnahme des Kalksalzgehaltes der Knochen mit einer Verschmälerung des inneren Gerüsts der Knochen und einer erhöhten Knochenbrüchigkeit (Frakturgefahr; Abb. 1.4). Durch das Versiegen der Östrogenproduktion in den Wechseljahren sind Frauen ab diesem Alter besonders von der Osteoporose (Knochenschwund) betroffen. An den Gelenken kommt es sehr oft durch

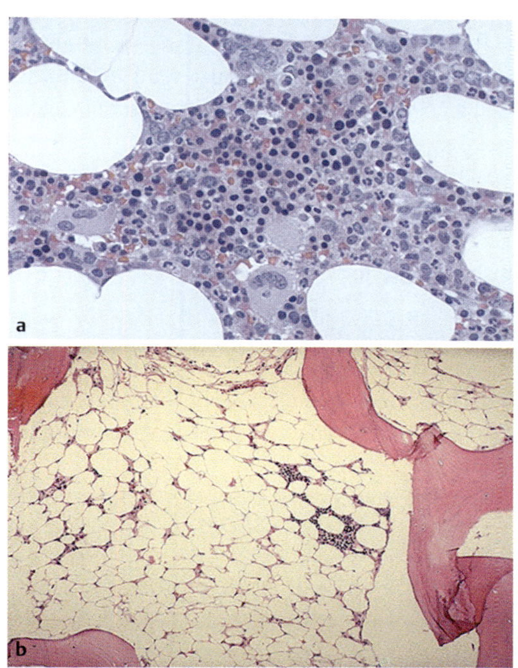

Abb. 1.3 Das blutbildende Knochenmark nimmt im Alter ab

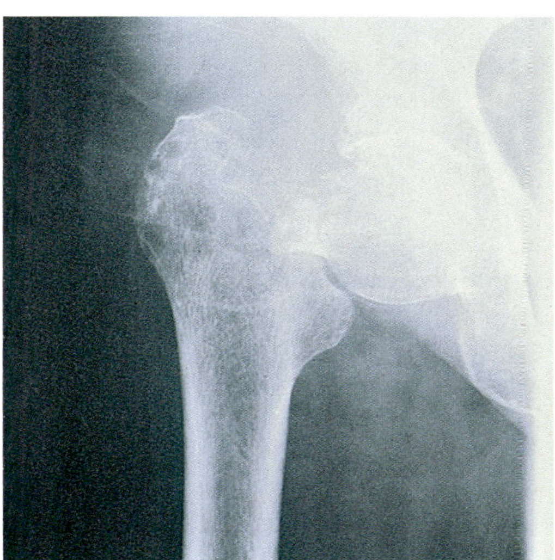

Abb. 1.4 Im Alter steigt das Risiko einer Knochenfraktur (hier des Oberschenkelhalses).

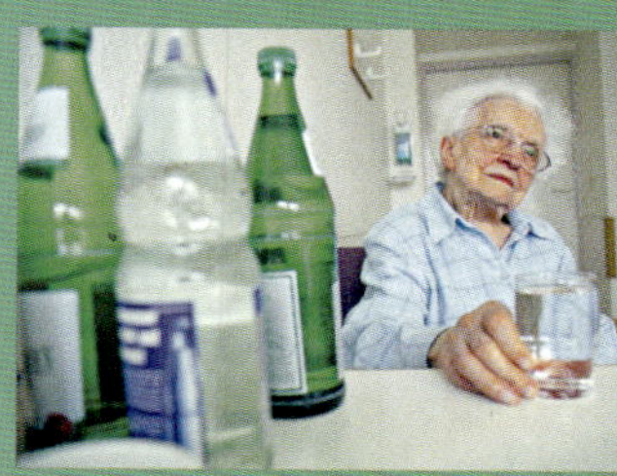

Abb. 1.2 Ausreichendes Trinken ist im Alter besonders wichtig

P *Vorsicht: Beim älteren Patienten kann auch eine übermäßige Flüssigkeitszufuhr zu gefährlichen Komplikationen (z. B. Lungenödem bei einer bestehenden Herzinsuffizienz) führen, da die Niere in ihrer Ausscheidungskapazität eingeschränkt ist.*

M *Durch die herabgesetzte Entgiftungsfunktion der Leber im Alter ist der Abbau von Alkohol verlangsamt und seine Wirkung verstärkt.*

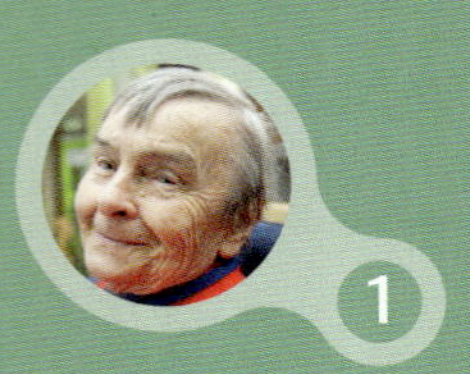

Abnutzungsprozesse zum Verlust des Knorpelüberzuges und damit zu einer schmerzhaften Funktionseinschränkung des Gelenkes (Arthrose).

Haut

Das Unterhautfettgewebe (subkutanes Fettgewebe) bildet sich zurück, die Haut wird schlaffer, weniger elastisch und empfindlicher für Verletzungen. Durch die Abnahme der Talgdrüsen ist die Haut des älteren Menschen trockener. An lichtexponierten Stellen kann es zu bräunlichen Pigmentflecken („Altersflecken") kommen (**Abb. 1.5**).

Nervensystem

Mit zunehmendem Alter kommt es im gesamten Nervensystem zum Verlust von Nervenzellen. Auch beim gesunden älteren Menschen treten die für die Alzheimerdemenz typischen veränderten Nervenzellen („Alzheimerfibrillen") auf, wenn auch im geringeren Ausmaß. Auch das Hirngewicht nimmt um 40–50 % ab (Altersatrophie), dafür nimmt der Gehalt an Wasser (Liquor) im Gehirn zu. Durch eine verzögerte Nervenleitgeschwindigkeit nimmt das Reaktionsvermögen ab. Die Folge sind langsamere Entscheidungen in unübersichtlichen Situationen, verzögerte Orientierung oder erschwerte Gedächtnisbildung.

Sinnesorgane

Augen. Die durchschnittliche Sehschärfe nimmt aufgrund der Veränderungen an Augenlinsen, Hornhaut und Netzhaut im Alter ab. Ab dem 50. Lebensjahr kann es zur Altersweitsichtigkeit (Presbyopie) kommen. Auch die Lichtempfindlichkeit der Netzhaut sowie die Reaktionsfähigkeit der Pupillen lassen nach, was zu einer verzögerten Anpassung des Sehens im Dunkeln führt.

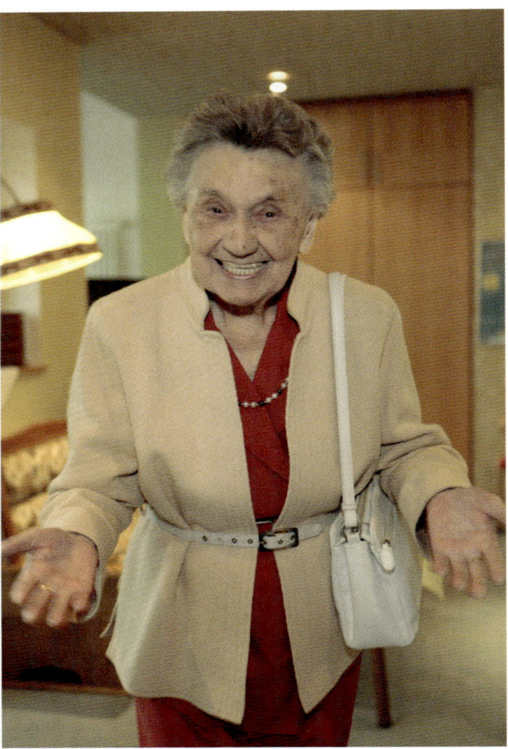

Abb. 1.5 Durch Abnahme des Unterhautfettgewebes wird die Haut im Alter „schlaffer". Gut zu erkennen sind auch die Altersflecken.

Gehör. Die Fähigkeit, hohe Frequenzen wahrzunehmen, geht laufend zurück (Presbyakusis), betroffen sind hierbei die höheren Töne und der obere Sprachbereich (Türklingel, Musik).

Geschmack. Es kommt zu einer Abnahme von Geruchs- und Geschmacksfähigkeit (vor allem für „salzig"), weshalb alte Menschen oft über den „langweiligen" Geschmack des Essens klagen und nur mangelhaften Appetit zeigen. Das Durstempfinden ist herabgesetzt, sodass auch bei erheblichem Flüssigkeitsmangel nur wenig getrunken wird.

Hormonsystem

Die normalen Altersveränderungen im Hormonsystem betreffen bei beiden Geschlechtern in erster Linie die Geschlechtshormone. Diese Veränderungen haben Auswirkungen auf zahlreiche Organe, aber auch auf das subjektive Verarbeiten des „Älterwerdens". Bei Frauen lässt zwischen dem 45. und 60. Lebensjahr die Bildung der Geschlechtshormone Östrogen und Progesteron in den Eierstöcken nach. In der Folge bleibt die Periodenblutung aus und die Fortpflanzungsfähigkeit endet. Die fehlende Wirkung des Östrogens kann noch andere Auswirkungen wie eine Beckenbodenschwäche, eine Harninkontinenz sowie den Anstieg des Risikos für Osteoporose oder Herzinfarkt haben. Im Rahmen dieser „Wechseljahre" (Klimakterium) können weitere Symptome wie Hitzewallungen, Schwitzen, Schlafstörungen oder Kopfschmerzen auftreten, aber auch massive psychische Probleme wie Nervosität, Stimmungslabilität oder Depressionen.

Aber auch bei Männern gibt es zwischen dem 45. und 65. Lebensjahr „Wechseljahre" mit hormonellen Veränderungen und ihren Auswirkungen auf Körper und Seele! Durch das Nachlassen der Testosteronproduktion in den Hoden kommt es häufig zu einer Prostatavergrößerung, nachlassender sexueller Lust und Erektionsstörungen. Sinkt der Testosteronspiegel stark ab, so können Osteoporose, Fettgewebszunahme, Blutarmut oder Muskelabbau auftreten, aber auch Hitzewallungen, Stimmungsschwankungen oder Depressionen.

Auch bei vielen anderen Hormonen lässt die Wirkung im Alter natürlicherweise nach, sei es durch die Abnahme der Empfindlichkeit für ein Hormon (z. B. beim Adrenalin) oder durch eine verminderte Ausschüttung durch die Hormondrüsen (z. B. bei der Schilddrüse). Die Auswirkungen sind allerdings nicht so schwerwiegend wie bei den Geschlechtshormonen.

Alter als Lebensphase und als Prozess

Lebensphasen

Es hat sich als nützlich erwiesen, den Lebensabschnitt Alter feiner zu untergliedern, denn innerhalb dieses Abschnitts gibt es starke Veränderungen. Die Phase kann nach dem kalendarischen oder auch nach dem biologischen Alter unterteilt werden.

Kalendarisches Alter. Es richtet sich nur nach dem Geburtsjahr. Alle am gleichen Tag Geborenen sind gleich alt. So spricht Tews (1996) von den:
- jungen Alten oder dem dritten Lebensalter (Ende 60 bis Mitte 70),
- alten Alten oder dem vierten Lebensalter (Mitte 70 bis Ende 80),
- Hochbetagten (Ende 80 bis 100),
- Langlebigen (über 100).

Biologisches Alter. Das biologische Alter fragt nach alterstypischen Veränderungen des Körpersystems bzw. nach körperlichen Prozessen des Alterns. Wie frisch oder verbraucht sind Zellen, Gewebe und Organe? So kann ein 70-jähriger Mensch aufgrund von guter Gesundheit die Vitalkapazität eines durchschnittlichen 60-Jährigen haben. Sein biologisches Alter wäre demnach erst 60 Jahre.

Möglich wäre z. B. auch eine Gliederung nach:
- sozialem Stand (im Berufsleben, Rentner, selbstständig/abhängig, von Hilfe lebend),
- Aktivitäten und Interessen (erschließt sich jemand noch Neues?),
- Selbsteinschätzung (wer fühlt sich alt? wer fühlt sich jung?).

Veränderungen beim Altern

Im alternden Menschen wirken psychologische und biologische Entwicklungen sowie Veränderungen seiner Stellung in der Gesellschaft zusammen und führen zu Wechselwirkungen (Freund 2003). Persönliche Erfahrungen geben dem Menschen eine neue Identität.

Allmählicher Übergang

Beim Altern erfährt der Mensch etwas Ähnliches wie bei den Übergängen in früheren Lebensaltern, z. B. in der Pubertät, doch werden die Veränderungen meist nicht als „vorteilhaft" empfunden. Zumindest die körperlichen Zeichen werden als Verluste erlebt (Riemann 2005).

Besonders schwierig ist das Älterwerden für die Menschen, deren Selbstbild sich an Fitness und jugendlicher Schönheit orientierte und die ihr Leben lang ein negatives Altersklischee („krank und hässlich") hatten. Für sie ist es schockierend, wenn sie Alterserscheinungen an sich wahrnehmen. Andere Menschen wiederum erkennen v. a. die Chancen des Alters. Sie bleiben seelisch jung und erleben, dass sich das Leben noch einmal neu öffnet.

Lebenserfahrung. Altern ist als die Lebensphase bezeichnet worden, in der sich Erfahrungen angehäuft haben. Der Mensch verfügt dann über einen individuellen Erfahrungsschatz. Lebenserfahrung umfasst:
- Selbsterkenntnis: Ein Mensch kennt seine eigenen Stärken, seine Schwächen und Besonderheiten.
- Handlungswissen: Er weiß, wie Dinge anzupacken sind.
- Menschenkenntnis: Er hat ein Bild davon, wie Menschen handeln und wie mit ihnen umzugehen ist.
- Einsicht in Lebenszusammenhänge: Er versteht etwas vom „Leben", kann auch mit den Ungewissheiten, die zum Leben gehören, umgehen. Er traut sich, seinem Wesen gemäß zu leben, bereichert andere damit und entscheidet frei, wo er sich aus Rücksicht auf andere selbst zurücknehmen will.

Lebensrückschau. Mit den Jahren verengt sich der Lebenskreis. Die Kontakte des Berufslebens bestehen nicht mehr, gleichaltrige Freunde und Verwandte sterben, Reisen und sonstige Aktivitäten fallen schwerer. Während die Orientierung nach außen abnimmt, gewinnt die Beschäftigung mit der eigenen Vergangenheit an Bedeutung.

Sehr vieles, was ein Mensch in Kindheit und Jugend erlebt hat, ist dem Gedächtnis unwiederbringlich verloren gegangen. Nur an Erlebnisse, die für einen Menschen besondere emotionale Bedeutung hatten, erinnert man sich auch im Alter noch gut.

Lebensbewältigung. Manche schweren Erlebnisse konnten bis ins hohe Alter nicht so verarbeitet werden, dass der alte Mensch Ruhe findet. Gewalterlebnisse gehören dazu, auch eigene Schuld, die nie ausgesprochen und gesühnt wurde.

Lebensdeutung. Das menschliche Gedächtnis betreibt nicht selten eine Art Schönfärberei. Es speichert Erlebnisse nicht vollständig und auch nicht zuverlässig. Die nachträgliche Sinndeutung verändert und verschönt belastende Ereignisse im Leben und macht sie im Nachhinein erträglich. Dies ist eine unbewusste Bewältigungsstrategie.

Lebensbilanz

Auch schon im mittleren Alter schauen Menschen auf ihr bisheriges Leben zurück und ziehen Bilanz. Im Alter kommt verstärkt das Bewusstsein hinzu, dass das Dasein und das eigene Leben endlich sind. Die Frage nach dem Sinn des (seines) Lebens muss jeder Mensch selbst für sich beantworten. Beim Bilanzziehen finden Menschen auch für schwere Erlebnisse einen Sinn. Statt mit einem schweren Schicksal, z. B. einer Krankheit, zu hadern, erkennen sie ein Wozu.

M *Da der Prozess des Alterns über weite Strecken allmählich verläuft, spürt man ihn selbst meist kaum, und erst andere machen einen darauf aufmerksam, dass man älter geworden ist.*

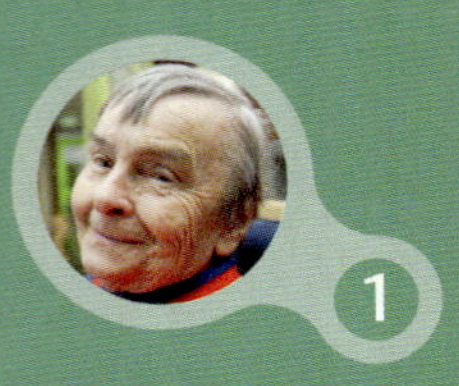

M *Die* ***Sichtweise von Gesundheit und Krankheit*** *hat im Lauf der Geschichte der Menschheit einen starken Wandel durchlaufen.*

Welche Modelle von Gesundheit und Krankheit gibt es?

Das, was unter Gesundheit bzw. Krankheit verstanden wird, unterliegt geschichtlichen, kulturellen, wissenschaftstheoretischen und auch individuellen Einflüssen.

Biomedizinisches Krankheitsmodell

Dieses Modell von Krankheit ist einseitig krankheitsorientiert und auf körperliche Störungen bezogen. Krankheit und Gesundheit sind fest zu bestimmende Zustände, bei denen einer den anderen ausschließt. Das Modell basiert auf folgenden Grundannahmen:

- Jede Krankheit kann auf eine bestimmte Grundschädigung des Körpers zurückgeführt werden, die entweder in der Zelle oder in einer Störung mechanischer oder biochemischer Abläufe besteht.
- Jede Krankheit hat eine spezifische Ursache und einen spezifischen Verlauf, der sich beschreiben und vorhersagen lässt und der sich ohne medizinische Intervention verschlimmert.
- Krankheit ist objektiv, d.h. unabhängig von der jeweils erkrankten Person zu bestimmen. Krankheit und Gesundheit werden als statische, starre Zustände betrachtet.
- Krankheiten äußern sich in bestimmten Symptomen, die von entsprechend geschulten Experten diagnostiziert werden.
- Gesundheit kann nur im Zusammenhang mit Krankheit, nämlich als „Freisein von Krankheit", und damit negativ definiert werden.

Diese Ausrichtung spiegelt sich bis heute im deutschen Gesundheitswesen wider.

Das biomedizinische Modell hatte auch starken Einfluss auf die Aufgaben der Pflege. Die Notwendigkeit pflegerischer Tätigkeit war dann gegeben, wenn ein Mensch krank wurde, und umfasste vor allem die Pflege des kranken Körpers. Erst langsam zeichnet sich im Gesundheitswesen ein Wandel weg von der einseitig krankheitsorientierten Sichtweise hin zur Prävention und Rehabilitation.

Stress-Coping-Modell

Das medizinische Krankheitsmodell erfuhr vor allem durch die psychosomatischen Erklärungsmodelle für die Pathogenese, d.h. für die Entstehung von Krankheit, eine Erweiterung. Einer dieser Ansätze ist das sog. „Stress-Coping-Modell" (Belastungs-Bewältigungsmodell, **Abb. 1.6**).

Nach diesem Modell sind nicht mehr nur körperliche Ursachen an der Entstehung von Krankheit beteiligt, sondern auch psychische und soziale Faktoren. In Abhängigkeit von den individuellen Bewältigungsmöglichkeiten (Coping-Strategien) entscheidet sich, ob und in welcher Weise gesundheitliche Konsequenzen für den Betroffenen entstehen.

Bei den Bewältigungsmöglichkeiten werden persönliche und kollektive Bewältigungsmöglichkeiten unterschieden. Zu den persönlichen Bewältigungsmöglichkeiten gehören u.a. psychische Fähigkeiten des betroffenen Menschen wie Selbstbewusstsein und Selbstvertrauen. Kollektiven Bewältigungsmechanismen werden z.B. gute Beziehungen zu Freunden oder die Einbindung in soziale Gruppen zugeordnet.

Sind die Bewältigungsmöglichkeiten eines Menschen nicht ausreichend, können die Stressoren Stress im psychosozialen Erleben des Betroffenen auslösen, der sich wiederum auf das organisch-somatische Geschehen negativ auswirkt. Am Ende kann sich eine Erkrankung manifestieren.

Gesundheitsdefinition der WHO

Gegen die starke Ausrichtung auf den Krankheitsbegriff und die einseitig auf körperliche Störungen ausgerichtete Betrachtungsweise des biomedizinischen Modells wandte sich bereits 1946 die Weltgesundheitsorganisation (WHO) mit ihrer Definition (s. linke Spalte)

- Gesundheit wurde erstmals nicht nur als körperliche Gesundheit beschrieben, wodurch gleichzeitig neben körperlichen auch psychische und soziale Faktoren zur Entstehung von Krankheit beitragen können.

M *Krankheit entsteht nach dem* ***Stress-Coping-Modell*** *durch ein Ungleichgewicht zwischen auf den Menschen einwirkenden Stressoren einerseits und Bewältigungsmöglichkeiten des betroffenen Menschen andererseits.*

D *Gesundheitsdefinition der WHO (1946): „Gesundheit ist ein Zustand vollkommenen körperlichen, geistigen und sozialen Wohlbefindens und nicht allein das Fehlen von Krankheit und Gebrechen" (zitiert nach Schwartz et al. 1998, S. 10f).*

M *Das* ***biomedizinische Modell von Krankheit*** *ist einseitig krankheitsorientiert und auf körperliche Störungen bezogen. Krankheit und Gesundheit sind fest zu bestimmende Zustände, bei denen einer den anderen ausschließt.*

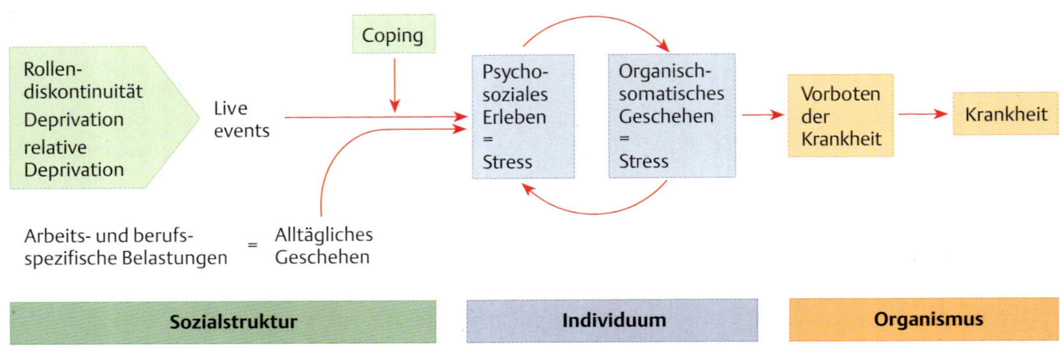

Abb. 1.6 Stress-Coping-Modell.

- Gesundheit wurde nicht mehr nur allein durch objektive Faktoren bestimmt, sondern umfasste mit der Formulierung „Wohlbefinden" auch das subjektive Erleben.
- Gesundheit wurde hier unabhängig von Krankheit und in einer positiven Formulierung definiert.

Salutogenetisches Modell

Die Schwerpunktsetzung der WHO, weg von der Krankheit und hin zur Gesundheit, hat sich auch in den neueren Erklärungsmodellen zur Entstehung von Krankheit niedergeschlagen. Einer dieser Ansätze geht auf den amerikanischen Medizinsoziologen Aaron Antonovsky zurück, der 1987 sein Modell der „Salutogenese" vorstellte. Schon mit der Bezeichnung seines Ansatzes macht Antonovsky deutlich, dass es ihm mit seinem Modell nicht um die Erklärung der Entstehung von Krankheit, der Pathogenese, sondern um die Erklärung der Entstehung von Gesundheit, d.h. der Salutogenese (griech. Entstehung von Gesundheit), geht.

Antonovsky versteht Gesundheit und Krankheit nicht als zwei Zustände, die sich gegenseitig ausschließen, wie es beispielsweise im biomedizinischen Modell der Fall ist. Er betrachtet Gesundheit und Krankheit als dynamischen Prozess, der zwischen den beiden Polen „sicher gesund" und „sicher krank" eine Reihe von ineinander übergehenden Zwischenbereichen aufweist. Ebenso konzentriert sich sein Ansatz nicht auf „krankmachende" Risikofaktoren, sondern auf „gesundmachende" Bewältigungsmöglichkeiten, die er auch als Gesundheitsfaktoren oder „Coping-Ressourcen" bezeichnet.

Das Modell der Salutogenese besteht aus vier zentralen Konzepten (Abb. 1.7):

Kohärenzgefühl:

- eine Grundhaltung der Welt und dem eigenen Leben gegenüber,
- eine Art Vertrauen eines Menschen darin, dass Ereignisse im Lebenslauf erklärt, als Herausforderungen eine Auseinandersetzung wert sind und mit den zur Verfügung stehenden Ressourcen bewältigt werden können.

Gesundheits-Krankheits-Kontinuum:

- Gesundheit und Krankheit sind keine Zustände, die sich gegenseitig ausschließen, sondern gegenüberliegende Pole eines Kontinuums, auf dem sich ein Mensch entweder näher zum Pol Gesundheit oder zum Pol Krankheit einordnet.
- Jeder Mensch trägt gleichzeitig gesunde und kranke Anteile in sich und ist zu einem bestimmten Zeitpunkt entweder dem Pol Gesundheit oder dem Pol Krankheit näher bzw. weiter entfernt.

Stressoren und Spannungszustand:

- sind physikalische, biochemische und psychosoziale Faktoren, die auf den Menschen einwirken und einen Spannungszustand erzeugen.
- Wird der Spannungszustand nicht bewältigt, entsteht eine belastende Situation, die zur Schwächung der körperlichen Gesundheit führen kann.
- Das Kohärenzgefühl eines Menschen kann einerseits helfen, Stressoren als neutral, also nicht bedrohlich zu bewerten, andererseits trägt es dazu bei, situationsangemessen und auf die Lösung des Problems ausgerichtet zu reagieren.
- Eine erfolgreiche Spannungsbewältigung hat eine gesundheitserhaltende bzw. sogar gesundheitsfördernde Wirkung.

Generalisierte Widerstandsressourcen:

- beeinflussen die Bewältigung eines Spannungszustandes,
- dazu zählen u.a. körperliche Faktoren, Intelligenz, finanzielle Möglichkeiten, soziale Unterstützung und kulturelle Eingebundenheit,
- können in unterschiedlichen Situationen und Lebensereignissen wirksam werden und erhöhen die Widerstandsfähigkeit eines Menschen.

M **Gesundheit** *wird als Ergebnis einer erfolgreichen Spannungsbewältigung betrachtet. Hieran sind maßgeblich das Kohärenzgefühl eines Menschen, das zur Aktivierung und Auswahl der geeigneten Ressourcen beiträgt, und die generalisierten Widerstandsressourcen beteiligt.*

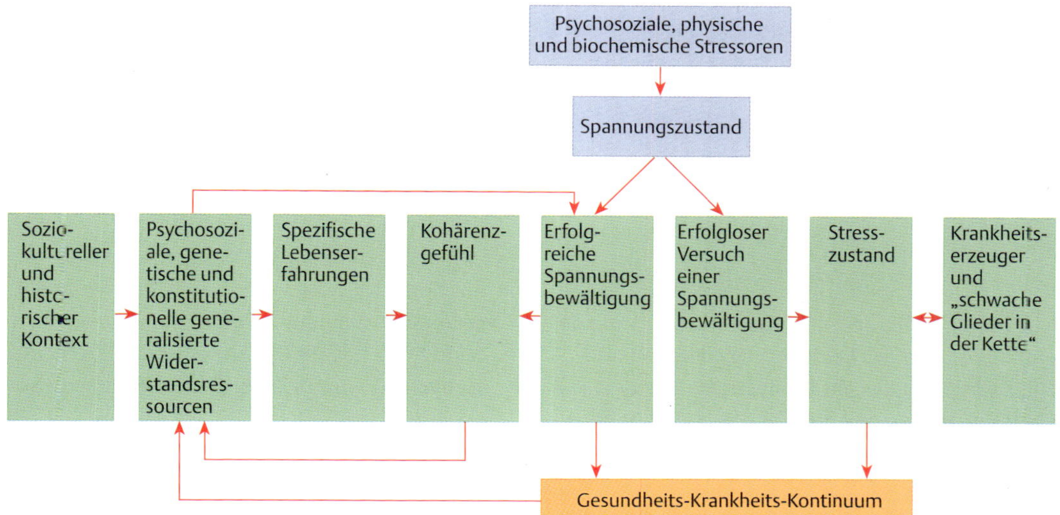

Abb. 1.7 Vereinfachte Darstellung der Gesundheitstheorie nach Antonovsky.

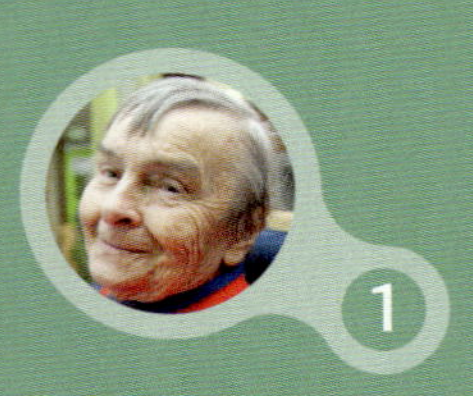

Was bedeuten Behinderung und Pflegebedürftigkeit?

Behinderung

In der Definition der Behinderung hat sich heute die Dreigliederung des Gesundheitsbegriffs der WHO durchgesetzt. Wir sprechen also von Behinderung des körperlichen, geistigen oder seelischen Zustands des Menschen. Behinderung ist bestimmt durch die Probleme des betroffenen Menschen, am Leben in der Gesellschaft teilzuhaben, nicht aber durch ein Gesundheitsproblem an sich.

Arten der Behinderung

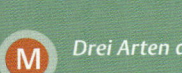

M *Drei Arten der Behinderung:*
- *körperliche,*
- *geistige,*
- *seelische Behinderung.*

Behinderungen können durch Krankheit, Unfälle oder ein angeborenes Leiden verursacht werden. Abhängig von der Ursache der Einschränkung können drei Arten unterschieden werden:

- Körperliche Behinderung ist charakterisiert durch Einschränkungen in der Bewegungsfähigkeit, der Leistungsfähigkeit oder der Sinnesorgane.
- Geistige Behinderung ist gekennzeichnet durch Probleme, Zusammenhänge zu verstehen oder sich zu orientieren.
- Seelische Behinderung bedeutet, dass sich ein Mensch durch psychische Erkrankungen, z. B. Schizophrenie, Depression oder Suchtkrankheit, nicht mehr in der Gesellschaft zurechtfindet.

Folgen der Behinderung

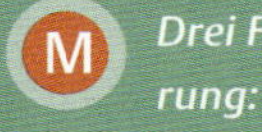

Drei Folgen der Behinderung:
- *persönliche,*
- *familiäre,*
- *gesellschaftliche Folgen.*

Behinderung hat weitreichende Folgen, nicht nur für den betroffenen Menschen selbst, sondern auch für die Familie und die Gesellschaft insgesamt:

- Persönliche Folgen. Dies können z. B. Einschränkungen in der körperlichen Beweglichkeit, in der Unabhängigkeit und in Freizeitaktivitäten sein. Damit gehen berufliche und wirtschaftliche Folgen und letztlich wieder Probleme in der sozialen Integration einher.
- Familiäre Folgen. Für die Familie bedeutet ein behindertes Familienmitglied häufig ebenfalls gestörte soziale Beziehungen, möglicherweise verursacht durch Pflegebedürftigkeit des Behinderten und auch durch finanzielle Belastungen.
- Gesellschaftliche Folgen. Auch für die Gesellschaft selbst sind negative Auswirkungen durch Fürsorgeanspruch und Produktivitätsverlust durch die Behinderung zu verzeichnen.

Internationale Klassifikation (ICF) der WHO

Seit 2001 gilt die „internationale Klassifikation der Funktionsfähigkeit, Behinderung und Gesundheit“ (ICF) der WHO, die seit Oktober 2005 als deutschsprachige Endfassung vorliegt. Die ICF-Klassifikation dient länderübergreifend als einheitliche Sprache zur Beschreibung:

- des funktionalen Gesundheitszustands,
- der Behinderung,
- der sozialen Beeinträchtigung,
- der relevanten Umgebungsfaktoren eines Menschen.

Pflegebedürftigkeit

Nach dem Sozialgesetzbuch XI §14.1 (Pflegeversicherung) ist Pflegebedürftigkeit definiert: „Pflegebedürftig im Sinne dieses Buches sind Personen, die wegen einer körperlichen, geistigen oder seelischen Krankheit oder Behinderung für die gewöhnlichen und regelmäßig wiederkehrenden Verrichtungen im Ablauf des täglichen Lebens auf Dauer, voraussichtlich für mindestens sechs Monate, in erheblichem oder höherem Maße (§ 15) der Hilfe bedürfen.“

Menschen mit Behinderung sind in unterschiedlicher Weise auf Hilfe angewiesen, sie sind oft auch pflegebedürftig. Pflegebedürftigkeit kann als Folge einer körperlichen oder geistigen bzw. seelischen Krankheit bzw. Behinderung entstehen. Organische Erkrankungen einerseits und psychische Erkrankungen andererseits werden gleichberechtigt nebeneinandergestellt. Das Ausmaß der Pflegebedürftigkeit wird anhand des regelmäßigen, täglichen zeitlichen Aufwands für Hilfestellungen bei Körperpflege, Ernährung, Mobilität und der hauswirtschaftlichen Versorgung festgestellt.

Nach Erkenntnissen der Pflegewissenschaften ist Pflegebedürftigkeit ein komplexes Geschehen verschiedener Dimensionen.

- Soziale Dimension. Pflege ist immer Beziehungspflege, d. h. sie wird von Menschen an Menschen vollzogen, die in einer sozialen Beziehung zueinander stehen.
- Ökonomische Dimension. Pflegebedürftigkeit, die eine Dienstleistung erforderlich macht, ist teuer und kann mit zunehmendem Pflegebedarf aus den eigenen finanziellen Mitteln der Renten bzw. Pensionen nicht mehr aufgebracht werden.
- Psychische Dimension. Die Erfahrung der Abhängigkeit von anderen ist eine existenziell verunsichernde Erfahrung in der eigenen Identität.
- Soziologische Dimension. Die Zahlen der Bevölkerungsentwicklung eröffnen eine ungewisse Zukunft für das eigene Alter. Der alte Generationenvertrag wird in Zukunft nicht mehr gelten.

Was sind Konzepte, Modelle und Theorien?

Wie jede andere Wissenschaft auch, so bedient sich die Pflegewissenschaft bestimmter Begriffe. Diese Begriffe müssen zunächst einmal in ihrer Bedeutung geklärt werden, um die Verständigung untereinander und mit anderen Wissenschaften zu erleichtern.

Häufig trifft man in der pflegewissenschaftlichen Literatur auf die Begriffe „Metaparadigma", „Konzept", „Modell" und „Theorie", wobei diese oft nicht klar voneinander unterschieden, sondern bisweilen synonym verwendet werden, was zu einer gewissen Irritation führt. Ein Grund für diese uneinheitliche Begriffsverwendung liegt u. a. darin, dass im angloamerikanischen Raum, aus dem zahlreiche pflegewissenschaftliche Veröffentlichungen stammen, andere Fachbegriffe verwendet werden oder schlichte Übersetzungsfehler zu Verwirrungen führen.

Eine wissenschaftstheoretische Erörterung über die Zweckmäßigkeit der Begriffsverwendungen kann und soll an dieser Stelle nicht geführt werden; zweckmäßig ist jedoch eine kurze Definition dieser Begriffe.

Metaparadigma

Unter dem Begriff „Metaparadigma der Pflege" werden vier Kernelemente zusammengefasst (Fawcett 1998):

- Mensch/Person
- Umwelt
- Gesundheit/Wohlbefinden
- Pflege

In Pflegetheorien großer Reichweite (s. unten) werden Aussagen über diese vier Kernelemente und deren Zusammenhänge getroffen. Je nachdem, auf welche Art und Weise eine Pflegetheoretikerin diese Elemente beschreibt, ergibt sich daraus das Pflegeverständnis, das ihrer Pflegetheorie zugrunde liegt. Die vier Kernelemente sind Bestandteil einer jeden Pflegetheorie großer Reichweite; sie erlauben den Vergleich verschiedener Theorien untereinander (Kunink 1997).

Konzept

Genau genommen handelt es sich beim sog. „Metaparadigma" der Pflege um vier Konzepte, also um gedankliche Ideen, die in einer Pflegetheorie begrifflich umschrieben werden.

Konzepte können als kleinste Bausteine einer Theorie oder eines Modells bezeichnet werden und werden in der Pflege in zwei verschiedenen Formen genutzt:

- Konzepte im Sinne von abstrakten Konstrukten,
- Konzepte im Sinne von konkreten Handlungsplänen.

Konzepte im Sinne von Konstrukten. Konstrukte sind sprachliche Begriffe oder Beschreibungen für Dinge oder Erscheinungen, die nicht konkret beobachtbar sind.

B Der Schmerz ist eine abstrakte Idee. Schmerzen sind nicht direkt sichtbar oder greifbar, sondern nur indirekt durch verbale oder nonverbale Äußerungen wahrnehmbar. Und doch haben wir alle eine geistige Vorstellung dieses Phänomens.

Konzepte im Sinne von konkreten Handlungsplänen. Konzepte in diesem Sinne sind Handlungsempfehlungen, die sich aus einer Theorie ableiten lassen und evtl. in einem Modell ihren Niederschlag finden.

B Die Theorie zur Entstehung des Dekubitus beschreibt, wie als Folge von Druck und Zeit an bestimmten Gewebestellen eine Durchblutungsstörung eintritt und damit die Entstehung eines Dekubitus begünstigt wird. Aus der Theorie wurden konkrete Handlungsempfehlungen (Konzepte) zur Dekubitusprophylaxe abgeleitet.

Aus den praktischen Erprobungen müssen Rückschlüsse auf die Geltung von Theorien gezogen werden und diese revidiert werden. Die Konzepte zur Dekubitusprophylaxe (s. Beispiel) müssen in der Praxis überprüft werden, um die Theorie zu

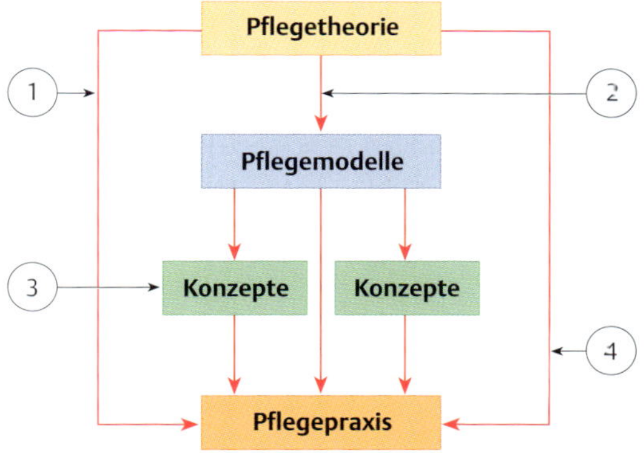

1 Theorien werden in der Praxis überprüft, bestätigt oder abgelehnt

2 Theorien können in vereinfachter Form in Modellen abgebildet werden und damit in der Praxis Anwendung finden

3 Konzepte enthalten reduzierte Elemente einer Theorie oder eines Modells, aus denen Handlungen für die Praxis abgeleitet werden können

4 Jeder bewussten Handlung liegt eine theoretische Annahme zugrunde, die sich in Theorien wiederfindet

Abb. 1.8 Pflegetheorien werden mithilfe von Modellen und Konzepten in die Pflegepraxis umgesetzt.

D *Der Begriff* ***Metaparadigma*** *der Pflege fasst i. d. R. die vier Kategorien „Mensch/Person", „Umwelt", „Gesundheit/Wohlbefinden" und „Pflege" zusammen (Fawcett 1998).*

D *Von einem* ***Konzept*** *spricht man, wenn kognitive Vorstellungen von Phänomenen in einem Begriff zusammengefasst werden (Fawcett 1998).*

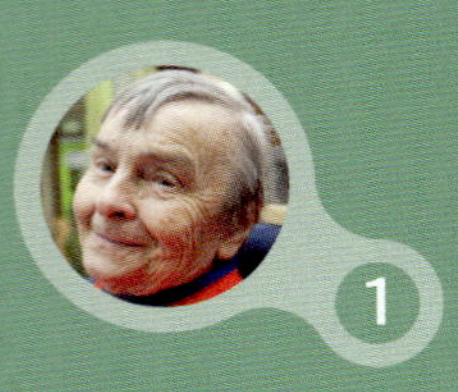

D *Ein **Modell** ist eine vereinfachende Darstellung eines Problems, eines Gegenstandes oder einer Handlung. Es erleichtert deren Betrachtung oder macht eine Betrachtung überhaupt erst möglich (Brandenburg u. Dorschner, 2003).*

Theorie s. auch S. 15

D *Eine **Theorie** ist „eine kreative und präzise Strukturierung von Ideen, die eine vorläufige, zielgerichtete und systematische Betrachtungsweise von Phänomenen ermöglicht" (Chinn u. Kramer 1996).*

bestätigen, zu vervollständigen oder zu widerlegen (**Abb. 1.8**).

Modell

Modelle sind uns aus unserer Schulzeit bekannt. Wir kennen z.B. das Atom-Modell aus dem Chemieunterricht oder das Kunststoffskelett aus dem Biologieunterricht. Modelle helfen uns, einen komplexen Sachverhalt zu veranschaulichen – ihn „greifbar" zu machen, indem sie ihn in vereinfachter Form wiedergeben.

Auch im Zusammenhang mit den Pflegetheorien finden Modelle ihre Anwendung. Modelle ermöglichen es, eine Theorie in der Praxis anzuwenden. Sie erlauben es, Annahmen zu testen und Handlungen durchzuspielen. Nutzt man ein Modell, ist es notwendig, seine Bedingungen zu nennen oder sich dessen bewusst zu sein, was seiner Konstruktion zugrunde liegt.

Modelle werden aus Theorien abgeleitet. Mithilfe von Modellen werden Theorien auf die Praxis bezogen und überprüft.

Theorie

Eine Theorie soll dazu beitragen, ein Phänomen schlüssig – d. h. beweisbar – zu erklären. Zu diesem Zweck werden in einer Theorie Elemente des zu erklärenden Phänomens in eine systematische Ordnung gebracht. Theorien werden unter Rückgriff auf Erfahrung (Beobachtung, Versuch usw.), wissenschaftliche Grundannahmen (Hypothesen) und den daraus abgeleiteten Gesetzmäßigkeiten entwickelt (Brandenburg u. Dorschner 2003) und können selbst wiederum wissenschaftlich untersucht werden. Sie sind also in sich logische Vermutungen oder Erklärungen zu bestimmten Erscheinungen (Chinn u. Kramer 1996).

Eine Theorie weist damit folgende Merkmale auf:
- kreative und präzise Strukturierung von Ideen,
- Vorläufigkeit,
- Zielgerichtetheit,
- systematische Betrachtungsweise.

Kreative und präzise Strukturierung von Ideen. Ideen sind hier gedankliche Konstruktionen eines Zusammenhanges zwischen verschiedenen Phänomenen/Faktoren, die in der Realität beobachtet werden können. Phänomene können Verhaltensweisen bzw. wahrgenommene Vorgänge oder Ereignisse aus der Praxis sein. Welche Phänomene eine Theorie berücksichtigt, obliegt der kreativen Entscheidung bei der Theoriebildung.

Vorläufigkeit. Eine Theorie ist nichts Endgültiges, ihre Gültigkeit ist vielmehr vorläufig. Sie ist so lange gültig, bis die Beobachtungen der Realität ihr widersprechen. Theorien sind also relativ und nicht für immer und ewig gegeben.

Zielgerichtetheit. Jede Theoretikerin verfolgt mit der Erstellung einer Theorie einen bestimmten Zweck. Jede Theorie in der Pflege verhilft damit direkt oder indirekt, die auftretenden Phänomene in der Pflege zu verstehen sowie Handlungsanweisungen daraus abzuleiten und zu begründen.

Systematische Betrachtungsweise. Eine Betrachtungsweise ist dann systematisch, wenn sie einen zeitlichen, kausalen oder finalen Zusammenhang erkennen lässt. Der gedankliche Zusammenhang kann zeitlich begründet sein, indem eine Abfolge des Vorher und Nachher hergestellt wird.

B Eine theoretische Aussage könnte lauten: „Der Genesungsprozess eines kranken Menschen verläuft schneller, wenn eine Bezugspflegende diesen Menschen ganzheitlich-fördernd pflegt." In einer Theorie müssten zunächst einmal die Begriffe (bzw. Konzepte) „Genesungsprozess" und „ganzheitlich-fördernde Bezugspflege" erläutert und deren Zusammenhang dargestellt werden. Die theoretische Aussage selbst kann dann wissenschaftlich (z. B. durch vergleichende Untersuchungen zwischen Pflegebereichen) auf ihre Richtigkeit hin überprüft werden.

Praxisrelevanz von Pflegetheorien

Der Zusammenhang von Theorie und Praxis ist nicht immer deutlich. Tatsächlich bieten nicht alle bereits entwickelten Pflegetheorien konkrete Anweisungen darüber, wie wir bestimmte Situationen in der Pflege gestalten können, sondern eine Vielzahl ist wesentlich abstrakter.

Funktionen von Pflegetheorien

Mit einer Theorie kann die jeweilige Autorin verschiedene Ziele verfolgen. Man unterscheidet demnach vier Kategorien von Pflegetheorien (Hunink 1997; Meleis 1999):
- beschreibende (deskriptive) Theorien,
- erklärende Theorien,
- voraussagende Theorien,
- vorschreibende (präskriptive) Theorien.

Abstraktionsniveau von Pflegetheorien

Pflegetheorien können in einem sehr konkreten Verhältnis zur pflegerischen Praxis stehen, sie können aber auch scheinbar weit davon entfernt, also sehr „abstrakt" sein. Nach ihrem Grad an Abstraktheit (ihrem „Abstraktionsniveau", **Abb. 1.9**) unterscheidet die amerikanische Pflegewissenschaftlerin Afaf Ibrahim Meleis:
- Theorien großer Reichweite (Haupttheorien oder „grand theories"),
- Theorien mittlerer Reichweite („middle-range theories"),
- Theorien geringer Reichweite („situationsspezifische Theorien" oder „Praxistheorien").

Obwohl die abstraktesten Pflegetheorien (Theorien großer Reichweite) scheinbar wenig konkrete Hinweise für das pflegerische Handeln bieten, sollte deren Nutzen für die Pflegepraxis nicht unterschätzt werden. Viele Konflikte im Bereich der Altenpflege entstehen z. B. dann, wenn Pflegende untereinander nicht geklärt haben, welches Verständnis von Altenpflege sie ihrer Arbeit zugrunde legen bzw. woran sie sich in ihrem Tun orientieren.

Theorien großer Reichweite. Diese Theorien bieten einen übergeordneten Bezugsrahmen für unser pflegerisches Handeln, indem sie sehr allgemein erörtern, was Pflege ist. Diese Theorien beschränken sich nicht nur auf einen Aspekt der Pflege oder auf eine Altersgruppe von Menschen mit Pflegebedarf. Eine eigene „Altenpflegetheorie" kann daher nicht als Theorie großer Reichweite angesehen werden. Vielmehr müssen Theorien großer Reichweite auch für den Bereich der Pflege alter Menschen nutzbar sein.

Theorien mittlerer Reichweite. Theorien mittlerer Reichweite leisten v. a. einen Beitrag zur Erhellung bestimmter Phänomene, denen wir im Bereich der Pflege begegnen. Interessante Beispiele von derartigen Theorien für den Bereich der Altenpflege sind z. B. solche, die sich mit den Phänomenen „Demenz" (Bosch 1996) oder „Schmerz" (McCaffrey u. a. 1997) befassen. Für Lehrende, Auszubildende und „Pflegepraktiker" hochinteressant ist die Theorie der Kompetenzentwicklung nach Patricia Benner (1994).

Theorien geringer Reichweite. Diese Gruppe von Pflegetheorien ist sehr konkret, d. h. unmittelbar auf eine konkrete Pflegesituation bezogen. So können im Rahmen dieser Theoriegruppe z. B. Aussagen zur Dekubitusvermeidung und -behandlung, zum kommunikativen Umgang mit demenziell veränderten alten Menschen usw. gemacht werden.

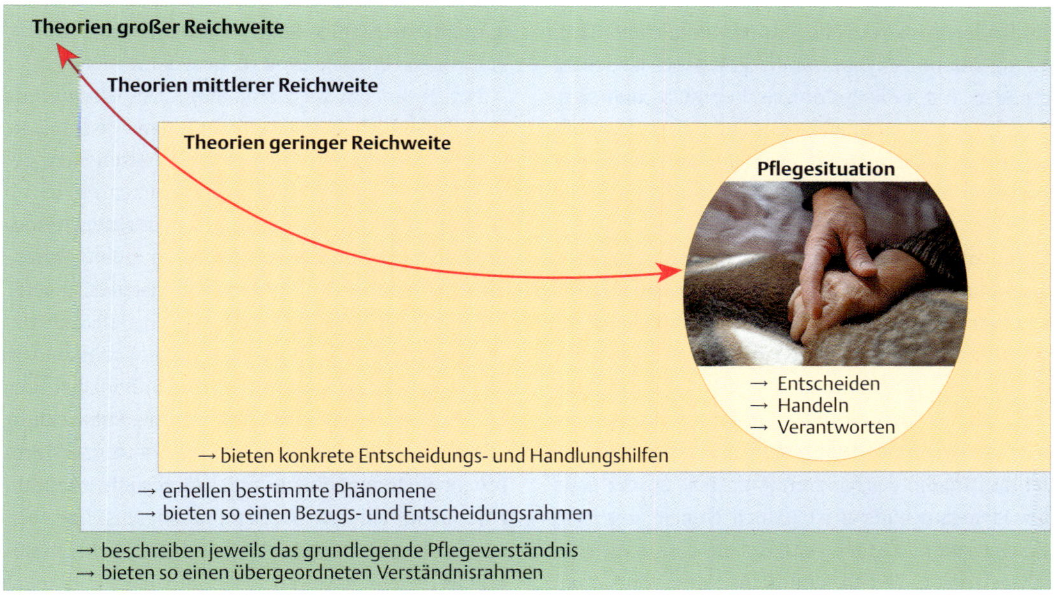

Abb. 1.9 Unterscheidung der Pflegetheorien nach ihrem Grad an Abstraktheit („Abstraktionsniveau" nach Meleis 1999).

M *Die* **Theorien großer Reichweite** *sind begriffliche Konstruktionen „des Wesens der Pflege, der Aufgaben der Pflege und der Ziele pflegerischer Fürsorge" (Meleis 1999).*

M *Unter* **Theorien mittlerer Reichweite** *sind Theorien zu verstehen, „die ein begrenztes Gebiet umfassen, weniger abstrakt sind, spezifische Phänomene oder Konzepte behandeln und die Praxis spiegeln" (Meleis 1999).*

M *Unter* **Theorien geringer Reichweite** *versteht man „Theorien, die sich auf ein spezifisches Pflegephänomen konzentrieren, die klinische Praxis (direktes pflegerisches Handeln) widerspiegeln und auf eine bestimmte Bevölkerungsgruppe oder ein bestimmtes Praxisgebiet beschränken" (Meleis 1999).*

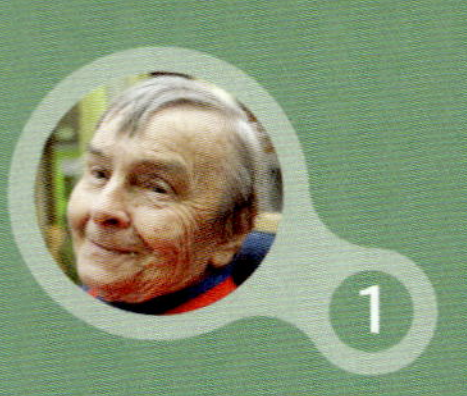

Was ist professionelle Pflege?

Das Streben nach Wissen ist so alt wie die Menschheit selbst. Von Geburt an machen Menschen Erfahrungen mit sich selbst, mit anderen Menschen und mit ihrer Umwelt: Ergebnis dieser Erfahrungen ist das Wissen. Im Laufe der Zeit haben sich wissenschaftliche Disziplinen wie Mathematik, Physik, Medizin herausgebildet, die sich auf die Untersuchung eines fest umrissenen Teilbereichs menschlichen Wissens spezialisiert haben. Das auf diese Weise gewonnene Wissen schlägt sich u.a. nieder in der Formulierung von Theorien, mit deren Hilfe verschiedene Sachverhalte beschrieben, erklärt, vorhergesagt oder kontrolliert werden sollen und die menschliches Handeln in unterschiedlichen Situationen leiten können.

Auch die Pflege, als noch sehr junge wissenschaftliche Disziplin, entwickelt Theorien über den ihr eigenen Gegenstandsbereich, die handlungsleitend für die Ausübung der pflegerischen Praxis sind. Theoriegeleitetes Arbeiten in der Pflege führt zu einer effizienten, begründbaren, transparenten und überprüfbaren Pflegepraxis und trägt damit entscheidend zur Qualität der Pflege bei. Gleichzeitig wird durch die systematische und strukturierte Erschließung neuen Pflegewissens der Professionalisierungsprozess der Pflegeberufe unterstützt.

M *Pflegetheorien und Pflegeforschung ermöglichen die Weiterentwicklung pflegespezifischen Wissens und tragen so zur Professionalisierung der Pflegeberufe bei.*

Beruf

Unter einem Beruf versteht man eine auf den Erwerb ausgerichtete Tätigkeit, die der Absicherung der wirtschaftlichen Existenz und sozialen Stellung dient. Im engeren Sinne umfasst ein Beruf eine Arbeitstätigkeit, die eine spezialisierte und formalisierte Ausbildung verlangt. Menschen, die sich um Hilfsbedürftige kümmerten, hat es in den Jahrtausenden der Menschheit schon immer gegeben. Pflege als Beruf ist jedoch eine relativ junge Erscheinung.

Das erste reichseinheitliche deutsche Krankenpflegegesetz wurde erst im Jahre 1907 verabschiedet. Es sah den erfolgreichen Abschluss einer Ausbildung für die Erlaubnis zum Tragen der Berufsbezeichnung „Krankenschwester/-pfleger“ vor. Eine gesetzliche Regelung für den Beruf „Kinderkrankenschwester/-pfleger“ ist 1957 hinzugekommen. 1967 wurde in Nordrhein-Westfalen die erste Ausbildungsordnung mit staatlicher Abschlussprüfung für die Altenpflege erlassen.

Der Hauptgrund für die Entstehung von Berufen liegt im Bedarf an einer bestimmten Dienstleistung innerhalb der Gesellschaft. Die Altenpflegeberufe sind in diesem Zusammenhang ein gutes Beispiel: Die Zunahme an pflegebedürftigen alten Menschen in Deutschland hat dazu geführt, dass mit der Altenpflege ein Beruf entstanden ist, der sich mit der Betreuung und Pflege älterer Menschen befasst.

Aber das Profil der einzelnen Berufe unterliegt auch Veränderungen. Neue Technologien und wissenschaftliche Erkenntnisse in der Pflege bzw. in benachbarten Berufen, wie beispielsweise der Medizin, haben Auswirkungen auf die Pflegeberufe. In diesem Zusammenhang sind die zahlreichen Fachweiterbildungen, z.B. für den Operationsdienst, den Intensivbereich oder die Psychiatrie zu nennen. Andere Veränderungen des Berufsprofils hängen mit der seit Mitte der 80er-Jahre diskutierten Professionalisierung der Pflegeberufe zusammen.

Profession

Nach Weidner (1999) wird Professionalität in der aktuellen Diskussion anhand folgender Kriterien beschrieben:

- Professionen leisten mit ihrer Arbeit einen wesentlichen Beitrag für und orientieren ihre Arbeit an einem für die Gesellschaft zentralen Wert (Zentralwertbezogenheit).
- Professionen erbringen ihre Arbeit in einem gesetzlich geschützten Handlungsraum (Autonomie). In diesem Rahmen ist z.B. die Diskussion um die freiwillige Registrierung und die Einrichtung von Pflegekammern zu sehen.
- Professionen sind um ständige Aneignung von Kompetenzen bemüht, die es ihnen ermöglichen, individuelle Problemlagen von Menschen zu bearbeiten (Handlungsorientierung).
- Professionen sind bestrebt, das in ihrem Handlungsbereich geltende Wissen zu einer Wissenschaft zu systematisieren (Wissenschaftlichkeit).

Die beschriebenen Aspekte verdeutlichen, dass der Wechsel eines Berufes zu einer Profession nicht von heute auf morgen geschieht. Professionalisierung muss vielmehr als eine kontinuierliche Entwicklung gesehen werden, weshalb man auch von einem Professionalisierungsprozess spricht. Für die Pflegeberufe spielt in diesem Zusammenhang die Pflegewissenschaft eine wichtige Rolle. Sie versucht, bestehendes Pflegewissen zu systematisieren und neues Pflegewissen zu entwickeln, damit das pflegerische Handeln auf eine begründbare theoretische Basis gestellt und der eigentliche Tätigkeitsbereich der Pflegeberufe definiert werden kann. Dabei kommt der Pflegeforschung und der Entwicklung von Pflegetheorien entscheidende Bedeutung zu. Jedoch befindet sich insbesondere die Theoriebildung in der deutschen Pflege noch in den Anfängen.

In Großbritannien und den USA findet die Auseinandersetzung mit Theorien in der Pflege bereits seit Mitte der 50er Jahre statt. Das hat dazu geführt, dass viele der im amerikanischen Raum entstandenen Pflegetheorien auch in Deutschland Bedeutung erlangt haben. Die folgenden Abschnitte ordnen die Entwicklung von Pflegetheorien in den Professionalisierungsprozess der Pflegeberufe ein, klären grundlegende Begriffe der Theoriebildung und stellen verschiedenen Theorien der Pflege vor.

Wie werden Theorien entwickelt?

Es gibt eine ganze Reihe von Definitionen für den Begriff „Theorie", die jeweils unterschiedliche Aspekte einer Theorie betonen. Chinn und Kramer (1996) haben eine Definition entworfen, die unterschiedliche Aspekte umfasst und auf viele verschiedene Theorien angewendet werden kann.

Der Definition von Chinn und Kramer zufolge weisen Theorien mehrere Merkmale auf:

- Theorien sind eine kreative und präzise Strukturierung von Ideen, d. h. die wahrgenommenen Phänomene werden mit Worten als Konzepte strukturiert. Welche Phänomene näher betrachtet und in Form von Konzepten Gegenstand einer Theorie werden, ist eine kreative Entscheidung des Theoretikers.
- Die Anordnung der Konzepte innerhalb einer Theorie erlaubt eine systematische Betrachtung einzelner Phänomene, d. h. die in der Theorie enthaltenen Konzepte werden präzise definiert und ihre Beziehung geklärt. Ziel ist ein besseres Verständnis der Phänomene.
- Theorien haben einen vorläufigen Charakter, d. h. sie basieren auf Wertvorstellungen und Annahmen des Theoretikers. Die Theorien werden in der Praxis mittels wissenschaftlicher Forschung überprüft und dadurch bestätigt bzw. umformuliert oder korrigiert.
- Theorien sind zielgerichtet, d. h. sie werden zu einem bestimmten Zweck erstellt, der von Theorie zu Theorie jedoch sehr unterschiedlich sein kann. Bezogen auf die Pflege bedeutet dies, dass Pflegetheorien Aussagen zu wichtigen pflegerischen Phänomenen, eben jenem Teil der Wirklichkeit machen, die für die Pflege oder die Ausübung der Pflege bedeutsam sind. Sie sollen dazu beitragen, diese Phänomene besser zu verstehen.

Zielsetzung von Theorien

Unabhängig von den verschiedenen inhaltlichen Zielen der einzelnen Theorien, kann die Zielsetzung von Theorien auch mithilfe wissenschaftlicher Begriffe beschrieben werden.

Einige Theorien beschränken sich auf die Beschreibung einzelner, für die Pflege wichtiger Phänomene, weshalb sie auch deskriptive Theorien genannt werden. Andere haben zum Ziel, verschiedene Phänomene zu erklären, und werden dementsprechend erklärende Theorien genannt. Prädiktive Theorien können Veränderungen von Situationen vorhersagen. Kontrollierende Theorien geben Anweisungen für Handlungen, um bestimmte Situationen in eine bestimmte Richtung verändern zu können.

Als Praxistheorien werden solche Theorien bezeichnet, die zum Ziel haben, eine bestimmte Pflegepraxis „vorzuschreiben". Wie kontrollierende Theorien beschreiben sie, welche Handlungen ausgeführt werden müssen, um ein gewünschtes Ergebnis zu erreichen. Zusätzlich bewerten sie jedoch das Ergebnis, d. h. sie machen Aussagen dazu, ob ein Ergebnis überhaupt erstrebenswert ist, weshalb auch vom normativen Charakter der Praxistheorien gesprochen wird.

Theoriebildung

Zur Entwicklung einer Theorie können ganz unterschiedliche Methoden verwendet werden. Besondere Bedeutung kommen in diesem Zusammenhang der induktiven und der deduktiven Vorgehensweise zu (**Abb. 1.11**).

Induktion und Deduktion

Prinzipiell können Theorien auf induktivem oder deduktivem Weg entwickelt werden.

Induktive Methode. Die induktive Methode geht also vom spezifischen Einzelfall zu einem allgemeinen Sachverhalt, bzw. von der konkreten zur abstrakten Ebene.

M *Eine **Theorie** besteht aus einer Ansammlung von Konzepten und Thesen, die in einen Gesamtzusammenhang gebracht worden sind (Abb. 1.10).*

D *Eine **Theorie** ist eine „eine kreative und präzise Strukturierung von Ideen, die eine vorläufige, zielgerichtete und systematische Betrachtungsweise von Phänomenen ermöglichen" (Chinn und Kramer 1996).*

B *Theorien verfolgen unterschiedliche Ziele. Sie beschreiben z. B. die Auswirkungen des Nachtdienstes auf das Pflegepersonal.*

M *Pflegetheorien ermöglichen eine systematische Betrachtung pflegerelevanter Phänomene.*

M *Bei der **induktiven Methode** werden von mehreren in der Praxis beobachteten Einzelfällen Rückschlüsse auf allgemeine Gesetzmäßigkeiten abgeleitet.*

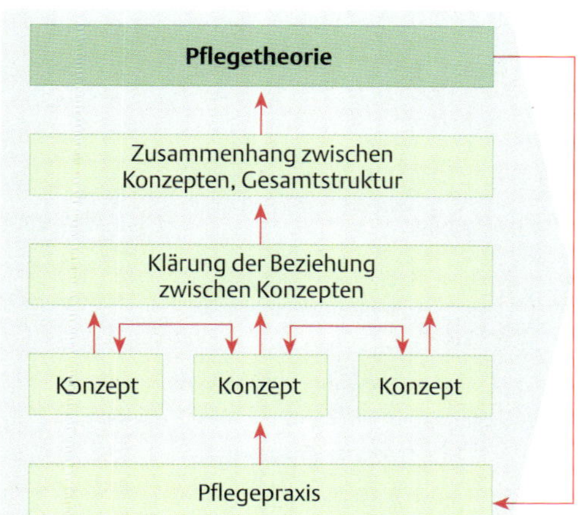

Überprüfung, Bestätigung, Ablehnung

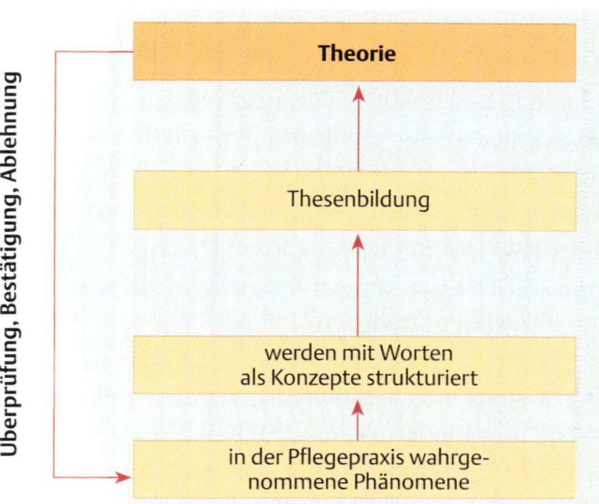

Abb. 1.10 Zusammenhang zwischen Phänomen, Konzept, Theorie, dargestellt als schematisches Modell.

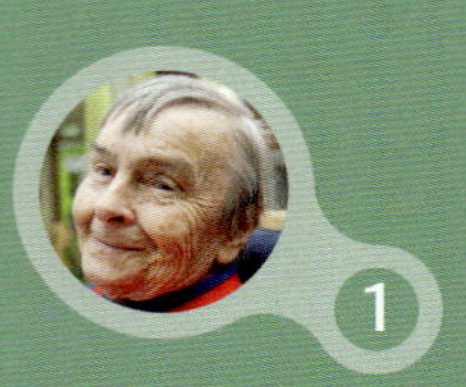

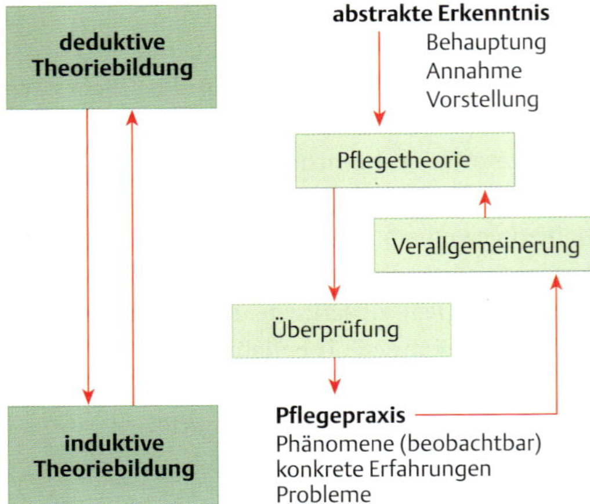

Abb. 1.11 Induktion und Deduktion

Die induktive Vorgehensweise zur Theoriebildung hat jedoch ihre Grenzen. Streng genommen führt sie nur dann zu einem allgemein gültigen Schluss, wenn alle möglichen Einzelfälle beobachtet worden sind. In der Realität ist es jedoch kaum durchführbar, z. B. alle Menschen mit einem Dekubitus auf das Auftreten von Schmerzen hin zu beobachten.

*M Bei der **deduktiven Methode** werden von allgemeinen Beziehungsaussagen, die auch als Prämissen bezeichnet werden, Rückschlüsse auf Einzelfälle gezogen.*

Deduktive Methode. Die deduktive Methode verläuft im Gegensatz zur induktiven Methode von der abstrakten zur spezifischen, konkreten Ebene.

Auch die deduktive Vorgehensweise hat ihre Grenzen. Sie ist auf gültige, bestätigte Prämissen als Ausgangspunkte der Schlussfolgerungen angewiesen, anderenfalls müssen auch die aus den Prämissen abgeleiteten Schlussfolgerungen als ungültig angesehen werden. Viele der globalen Pflegetheorien oder konzeptionellen Modelle der Pflege sind auf deduktivem Weg entstanden.

*D **Globale Theorien** beschreiben das Wesentliche und Spezifische der Pflege und tragen somit bei, die Pflege begrifflich von der Medizin und anderen Berufsgruppen im Gesundheitswesen zu unterscheiden.*

Theorien mittlerer Reichweite s. auch S. 13.

Ebenen der Theoriebildung

Theoriebildung in der Pflege findet auf vier verschiedenen Ebenen statt. Unterschieden werden in diesem Zusammenhang die Ebenen der praxisnahen Theorien, die der Theorien mittlerer Reichweite und die Ebene der globalen Theorien. Sie unterscheiden sich in erster Linie in Bezug auf ihren Abstraktionsgrad und ihre Reichweite. Der Abstraktionsgrad beschreibt den Unterschied zwischen der beobachtbaren Wirklichkeit und der Beschreibung und Erklärung dieser Wirklichkeit in der jeweiligen Theorie. Theorien mit großer Reichweite sind i. d. R. auch sehr abstrakt, während sich Theorien mit geringer Reichweite zumeist auf konkrete Phänomene der Pflegepraxis beziehen.

*D **Theorien mittlerer Reichweite** gelten im Gegensatz zu den globalen Theorien für einen begrenzteren Ausschnitt der Pflege und enthalten eine geringere Anzahl von Konzepten. Dies macht sie in Forschung und Praxis leichter überprüfbar.*

Reichweite einer Theorie s. auch S. 13

Eine vierte Ebene der Theoriebildung umfasst die sog. Metatheorien. Sie nehmen insofern eine Sonderstellung ein, als es ihnen um eine theoretische Auseinandersetzung über Theorien als solche geht. **Abb. 1.12** verdeutlicht die Zusammenhänge zwischen den einzelnen Ebenen der Theoriebildung.

*M Die **Reichweite einer Theorie** hängt davon ab, welche Aspekte der Pflege sie beschreibt, d. h. wie umfassend sie versucht, das Fachgebiet „Pflege" zu beschreiben.*

Metatheorie

Innerhalb der Metatheorie wird z. B. diskutiert, welche Arten von Theorien in der Pflege benötigt werden, welche Ziele sie aufweisen sollten, welche Methoden zur Theorieentwicklung für die Pflege angebracht sind und auf welche Weise Theorien in der Pflege bewertet werden können. Mit anderen Worten: Auf der Ebene der Metatheorie werden theoretische Diskussionen über Theorien und Theoriebildung geführt.

Der überwiegende Teil dieser Diskussionen führt zwar weder zu einer globalen oder praxisnahen Theorie noch zu einer Theorie mittlerer Reichweite, doch wird hier das Fundament für alle weiteren theoretischen Überlegungen geschaffen.

Globale Theorien

Globale Theorien werden auch „grand theories", „konzeptionelle Modelle", „konzeptueller Rahmen" oder „Paradigma" genannt.

Globale Theorien sind übergeordnete, umfassende Theorien, die wenige, aber umfassende Konzepte enthalten. Sie haben eine große Reichweite und beschreiben einen größeren Bereich der Pflege als praxisnahe Theorien oder Theorien mittlerer Reichweite. Hierdurch ergeben sich allerdings auch einige Schwierigkeiten: Globale Theorien sind i. d. R. sehr abstrakt, d. h. von der Wirklichkeit weit entfernt und dadurch nur schwer durch Forschung oder Praxis überprüfbar. Es sind viele interpretierende Schritte nötig, um zu erkennen, auf welches konkrete Phänomen sie sich beziehen. Die einzelnen globalen Theorien unterscheiden sich teilweise beträchtlich hinsichtlich ihres Abstraktionsgrades, insgesamt sind sie aber alle nicht konkret genug, um als Theorien mittlerer Reichweite oder als praxisnahe Theorien eingestuft werden zu können.

Theorien mittlerer Reichweite

Viele der Theorien mittlerer Reichweite, die auch als „middle-range theories" bezeichnet werden, sind aus Teilen der globalen Theorien abgeleitet. Aus der „Selbstpflegedefizit-Theorie" von Dorothea

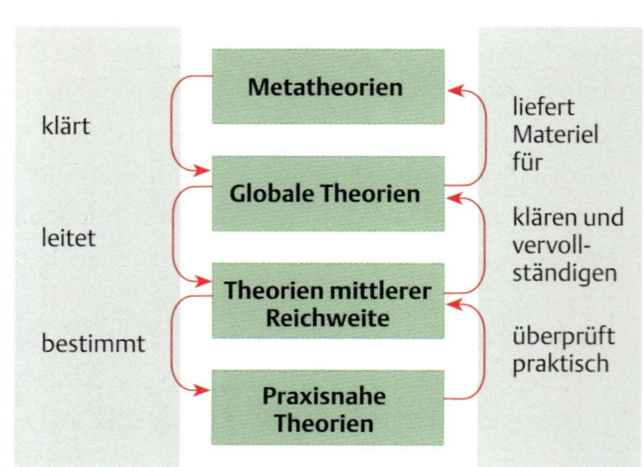

Abb. 1.12 Ebenen der Theoriebildung

Orem sind z. B. drei Theorien mittlerer Reichweite entwickelt worden:
- Theorie der Selbstpflege,
- Theorie des Selbstpflegedefizits,
- Theorie der Pflegesysteme.

Praxisnahe Theorien

Praxisnahe Theorien, auch „narrow-scope theories" genannt, werden wiederum häufig aus Theorien mittlerer Reichweite abgeleitet. Praxisnahe Theorien geben Handlungsanweisungen zum Erreichen eines gewünschten Ziels. Wissen, das auf dieser Ebene der Theorien entsteht, kann auch in sog. Pflegestandards einfließen und damit direkt in der Praxis umgesetzt werden.

Einteilung

Die Anfänge der Auseinandersetzung mit den theoretischen Grundlagen der Pflege machte Florence Nightingale. Sie gilt als die erste Theoretikerin der Pflege. Nightingale ging von einem neben der Medizin existierenden, eigenständigen Pflegewissen aus, für das eine besondere Qualifikation nötig war. Im Zentrum ihrer Theorie stand die enge Beziehung zwischen Umgebung und Gesundheit. Krankenschwestern sollten die Umgebung so verändern, dass der Prozess der Heilung erleichtert würde.

Nach nahezu einhundertjähriger Pause setzte sich die pflegetheoretische Diskussion erst in den 50er-Jahren des 20. Jahrhunderts in den USA fort. Seitdem sind eine Vielzahl unterschiedlicher Theorien in der Pflege entstanden, die meisten davon im anglo-amerikanischen Sprachraum.

Einteilung der Modelle nach Afaf Meleis

Die amerikanische Pflegewissenschaftlerin Afaf Meleis (1999) ordnet die Pflegetheorien nach ihrem jeweiligen inhaltlichen Schwerpunkt und unterteilt in „Bedürfnismodelle", „Interaktionsmodelle" und „Pflegeergebnismodelle".

Bedürfnismodelle. Sie beschreiben den Menschen als ein Wesen, das normalerweise seine Bedürfnisse selbstständig befriedigen kann, in spezifischen Situationen jedoch hierbei der Unterstützung bedarf. Zu den Bedürfnismodellen rechnet Meleis z. B. die Theorie von Dorothea Orem.

Interaktionsmodelle. Sie versuchen zu beschreiben, wie Pflegekräfte arbeiten, und beschäftigten sich in erster Linie mit der Interaktion bzw. der Beziehung zwischen Pflegeperson und Patient. Damit leisten sie einen wesentlichen Beitrag zur Klärung dessen, was unter dem Beziehungsaspekt des Pflegeprozesses zu verstehen ist und geben Antwort auf die Frage, wie Pflegepersonen ihre Arbeit leisten. Die Theorien von Hildegard Peplau und Ida Jean Orlando ordnet Meleis dieser Kategorie zu.

Pflegeergebnismodelle. Bei ihnen liegt das Ziel der Pflege nicht im Prozess der Pflege selbst, sondern im Endergebnis der Pflege. Sie versuchen eine Antwort auf die Frage zu geben, warum Pflege stattfindet, und beschreiben insbesondere den Menschen als Empfänger der Pflege. Zu dieser Kategorie rechnet Meleis u. a. die Theorie von Martha Rogers.

Einteilung der Modelle nach Jacqueline Fawcett

Die amerikanische Pflegewissenschaftlerin Jacqueline Fawcett (1998, 1999) spricht sich für eine wissenschaftstheoretische Einteilung in konzeptionelle Modelle und Theorien aus.

Konzeptionelle Modelle. Konzeptionelle Modelle sind demgegenüber ihrer Ansicht nach abstrakter, nicht auf eine Person oder Situation beschränkt und entsprechend weder direkt empirisch beobachtbar noch überprüfbar. Hierzu zählt sie u. a. die Ansätze von Martha Rogers und Dorothea Orem.

Theorien. Sie bestehen nach Fawcett aus recht spezifischen Konzepten und sind empirisch überprüfbar, da sie sich auf konkrete Phänomene beziehen. Zu den Theorien zählt sie u. a. die Arbeiten von Madeleine Leininger, Ida Jean Orlando, Hildegard Peplau und Jean Watson.

D **Praxisnahe Theorien** *beschreiben einen kleinen Ausschnitt der Pflege, diesen aber ausführlich und detailliert.*

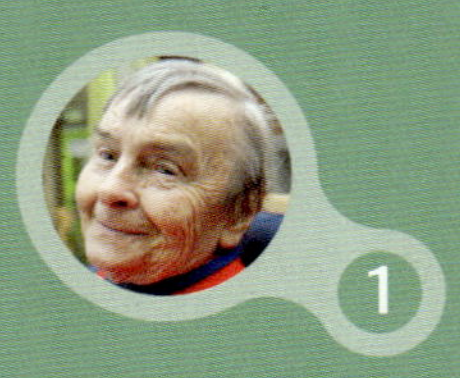

Fördernde Prozesspflege nach Krohwinkel

M **Krohwinkels Modell** *wurde primär aus der Studie über apoplexieerkrankte Menschen entwickelt, doch es lässt sich auf andere pflegerische Bereiche übertragen und wird vor allem in Einrichtungen der Altenpflege angewendet.*

Die deutsche Pflegeprofessorin Monika Krohwinkel hat 1989 im Auftrag des Bundesministeriums für Gesundheit die Forschungsstudie „Der Pflegeprozess am Beispiel von Patienten mit der Diagnose ‚Schlaganfall' – Eine Studie zur Erfassung ganzheitlich-rehabilitierender Prozesspflege in Akutkrankenhäusern" durchgeführt. 1993 hat sie einen konzeptionellen Rahmen für die Pflege veröffentlicht. Krohwinkel selbst sagt, dass ihr Rahmenkonzept wesentlich von den Pflegetheorien von Martha Rogers, Dorothea Orem und Nancy Roper u. Mitarb. beeinflusst wurde. So verweist sie z. B. in ihrer Sichtweise des Menschens auf Rogers und bei den Aufgaben der Pflege auf Orem. Das Konzept der Lebensaktivitäten von Roper u. Mitarb. wird von ihr modifiziert.

Schlüsselkonzepte der Pflege

M *Krohwinkel bezieht ihre Ausführungen auf vier* **Schlüsselkonzepte der Pflege:** *Person (Mensch), Umgebung, Gesundheit und Pflegerischer Handlungsprozess (Pflegeprozess). In Letzterem wird auch ihr Verständnis von Pflege deutlich.*

Person (Mensch). Das Konzept „Person" definiert Krohwinkel in Anlehnung an Rogers (1995) als „einheitliches Ganzes, das mehr und anders ist als die Summe seiner Teile, mit einer eigenen Identität und Integrität" (Krohwinkel 1993). Diese Definition spricht jedem Menschen grundsätzlich die Möglichkeit und Fähigkeit zu Entwicklung, Wachstum und Selbstverwirklichung zu.

Umgebung. Krohwinkel sieht den Menschen und die Umgebung als offene Systeme, die in einem Austausch miteinander stehen. Zur Umgebung gehören sowohl andere Menschen und Lebewesen als auch Faktoren, die das Leben, die Gesundheit und die Lebensqualität eines Menschen beeinflussen. Für Krohwinkel sind dies ökologische, physikalische, materielle, gesellschaftliche und die Arbeitsumgebung betreffende Einflussfaktoren.
Diese Sichtweise verlangt, dass bei der Pflege von Menschen sowohl in Institutionen des Gesundheitswesens als auch im häuslichen Bereich die Umgebungsfaktoren in ihrer Auswirkung berücksichtigt und ggf. beeinflusst, z. B. an bestehende Behinderungen angepasst werden müssen.

Gesundheit. Gesundheit und Krankheit sieht Krohwinkel nicht als Zustand, sondern als dynamische, d. h. bewegliche Prozesse. Diese Sichtweise verlagert den Schwerpunkt von der Konzentration auf die Defizite eines Menschen (mangelnden Fähigkeiten bzw. Normabweichungen) hin zur Berücksichtigung und Integration von Ressourcen und Fähigkeiten in die Pflege eines Menschen. Gleichzeitig lenkt sie den Blick auf den von den betroffenen Menschen subjektiv als Wohlbefinden und Gesundheit empfundenen Zustand.

Pflegerischer Handlungsprozess. Krohwinkel ordnet die Bedürfnisse und Fähigkeiten eines Menschen vier Kategorien zu: physisch-funktionale, willentlich-rationale, emotionale und kulturell-soziale. Die Unterteilung in diese Kategorien erfüllt jedoch lediglich den Zweck, die Bedürfnisse näher betrachten bzw. untersuchen zu können.

Krohwinkel legt ausdrücklich eine ganzheitliche Sicht der Bedürfnisse und Fähigkeiten eines Menschen zugrunde, was bedeutet, dass die einzelnen Bedürfnisse und Fähigkeiten nicht isoliert voneinander gesehen werden dürfen: Obwohl jedes Bedürfnis eines Menschen primär einer der Kategorien zugeordnet werden kann, ist es doch in allen anderen Kategorien enthalten.

Die Auswirkungen der Fähigkeiten und Bedürfnisse eines Menschen auf seine Unabhängigkeit und sein Wohlbefinden sind für Krohwinkel der Ausgangspunkt pflegerischen Handelns. Aufgabe der Pflege ist es, Menschen in ihren Selbstpflegeaktivitäten zu unterstützen.

Strukturmodell der Aktivitäten, Beziehungen und existenziellen Erfahrungen des Lebens

Krohwinkel entwirft ein Strukturmodell der Aktivitäten, Beziehungen und existenziellen Erfahrungen des Lebens (ABEDL). Bei allen ABEDL sind die Konzepte Person und Umgebung mit ihren Wechselwirkungen zu berücksichtigen.

Die Kernaussage Fördernder Prozesspflege beschreibt Krohwinkel wie folgt (2008, S. 220): „Lebens- und Entwicklungsprozesse, Krankheits- und Gesundheitsprozesse, unter Umständen das Leben selbst, hängen ab von den Fähigkeiten und Ressourcen des Menschen, die es ihm ermöglichen:
- Lebensaktivität zu realisieren
- soziale Beziehungen und Bereiche zu sichern und zu gestalten
- mit existenziellen Erfahrungen des Lebens umgehen und sich dabei entwickeln zu können".

Der ABEDL-Kategorie „Lebensaktivitäten realisieren können" sind insgesamt 11 Subkategorien zugeordnet:
1. kommunizieren können
2. sich bewegen können
3. vitale Funktionen aufrecht erhalten können
4. essen und trinken können
5. ausscheiden können
6. sich pflegen können
7. sich kleiden können
8. ruhen, schlafen und sich entspannen können
9. sich beschäftigen, lernen und sich entwickeln können
10. die eigene Sexualität leben können
11. für eine sichere und fördernde Umgebung sorgen können.

Zur ABEDL-Kategorie „Beziehungen sichern und gestalten können" gehören 3 Subkategorien:
- Im Kontakt sein und bleiben können
  - mit sich
  - mit anderen

- Fördernde Kontakte und Beziehungen erhalten, erlangen, wiedererlangen können
  - mit persönlichen (privaten) Bezugspersonen
  - mit anderen Bezugspersonen
  - mit anderen Lebewesen
- Mit belastenden Kontakten und Beziehungen umgehen können
  - mit persönlichen (privaten) Bezugspersonen
  - mit anderen Bezugspersonen
  - mit anderen Lebewesen

Die ABEDL-Kategorie „Mit existenziellen Erfahrungen des Lebens umgehen können" umfasst 4 Subkategorien:

- Fördernde Erfahrungen machen können
- Mit belastenden und gefährdenden Erfahrungen umgehen können
- Erfahrungen, die die Existenz fördern oder gefährden unterscheiden können
- Lebensgeschichtliche Erfahrungen einbeziehen können (**Abb. 1.13**).

Mit existenziellen Erfahrungen des Lebens umgehen können (Auszug)
Der Mensch braucht Fähigkeiten und Ressourcen, um ...

Existenz fördernde Erfahrungen machen zu können
- unabhängig sein (im Denken, Wollen, Entscheiden, Verantworten, Ausdruck von Gefühlen, Handeln)
- sich wohl befinden (Wertschätzung, Achtung erfahren, sicher sein, vertrauen, Zuwendung, Liebe, Geborgenheit erfahren, sich zugehörig fühlen, für Andere da sein, hoffen, glauben ...)
- Sinn finden

mit belastenden/gefährdenden Erfahrungen umgehen zu können
- unter Abhängigkeit leiden (im Denken, Wollen, Entscheiden, Verantworten, Ausdruck von Gefühlen, Handeln)
- sich hilflos fühlen (Geringschätzung erleben, Angst haben, isoliert/einsam sein, kraftlos sein, sich schämen, Schmerzen haben, Hoffnung verlieren ...)

Erfahrungen, die die Existenz fördern oder gefährden, unterscheiden zu können
- dazu gehören auch kulturbedingte Erfahrungen, z. B. Weltanschauung, Werte, Glaube und Ausübung der Religion

lebensgeschichtliche Erfahrungen einbeziehen können
- fördernde Erfahrungen
- belastende/gefährdende Erfahrungen
- Erfahrungen aus sozialen Kontakten und Beziehungen
- Erfahrungen aus den Lebensaktivitäten

Abb. 1.13 ABEDL- Kategorie „Mit existenziellen Erfahrungen des Lebens umgehen können". Kategorie mit Subkategorie und beispielhaften Merkmalen (nach Krohwinkel 2008)

Rahmenmodell fördernder Prozesspflege

Krohwinkel hat ein Rahmenmodell fördernder Prozesspflege entwickelt, das Aussagen zum pflegerischen Interesse, zur pflegerischen Zielsetzung und zu pflegerischen Handlungen macht (**Abb. 1.14**).

Das primäre pflegerische Interesse. Es gilt der pflegebedürftigen Person und deren persönlichen Bezugsperson mit ihren Fähigkeiten, Problemen und Bedürfnissen in den ABEDL. Zu berücksichtigen ist hierbei eine Reihe von Einflussfaktoren.

Die primäre pflegerische Zielsetzung. Diese ist auf das Erhalten, Erlangen und/ oder Wiedererlangen von Fähigkeiten und Ressourcen zur Realisierung und Gestaltung von Unabhängigkeit und Wohlbefinden in ABEDL gerichtet.

Primäre pflegerische Handlungen. Diese beziehen sich auf Unterstützung, Anleitung und Beaufsichtigung, Information und Beratung sowie Begleitung pflegebedürftiger Menschen. Pflegerisches Handeln soll dabei im Sinne des betroffenen Menschen erfolgen und geprägt sein von kommunikativ-förderndem Verhalten, das Krohwinkel als Schlüsselkompetenz in der Umsetzung fördernder Prozesspflege sieht..

Literatur:
Krohwinkel M. Rehabilitierende Prozesspflege am Beispiel von Apoplexiekranken. Fördernde Prozesspflege als System. 3. Aufl. Bern: Huber; 2008

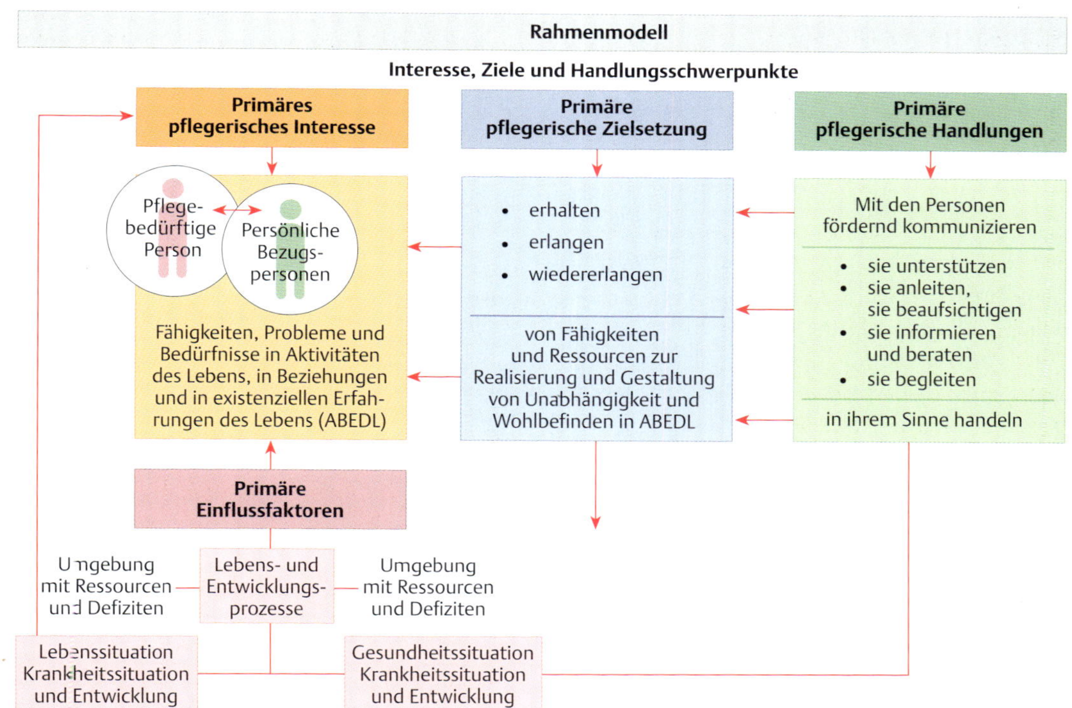

Abb. 1.14 Rahmenmodell fördernder Prozesspflege (nach Krohwinkel).

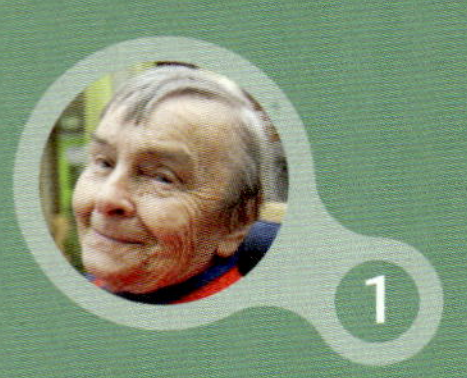

M *Die Pflegetheorie von Roper, Logan und Tierney, die erstmals 1980 in dem Werk „The elements of Nursing" veröffentlicht wurde, ist unter dem Titel „Die Elemente der Krankenpflege" auch in deutscher Sprache erschienen. Die Neuerscheinung von 2009 lautet: Das Roger-Logan-Tierney-Modell*

Roper, Logan und Tierney – Die Elemente der Krankenpflege

Die englischen Pflegewissenschaftlerinnen Nancy Roper, Winifred Logan und Alison Tierney beschreiben ihr Modell der Krankenpflege als ein Modell, das vom menschlichen Leben und der Gesundheit ausgeht. Sie beschreiben zunächst das Lebensmodell, das anschließend auf ein Pflegemodell übertragen wird. Roper/Logan und Tierney legen den Schwerpunkt auf die Individualität menschlicher Bedürfnisse. Ihr Modell wird vielerorts zur Strukturierung der Pflegeausbildung eingesetzt.

Das Lebensmodell

Das Lebensmodell besteht aus fünf elementaren Konzepten:

1. Lebensaktivitäten (LA),
2. Lebensspanne,
3. Abhängigkeits-/Unabhängigkeits-Kontinuum,
4. Faktoren, die die LA beeinflussen,
5. Individualität im Leben.

Lebensaktivitäten (LA)

Lebensaktivitäten sind nach Roper/Logan und Tierney grundlegende Aktivitäten, die von Menschen ausgeführt werden und allen Menschen gemeinsam sind. Es handelt sich um sehr komplexe Konstrukte, die sich gegenseitig beeinflussen und in einer engen Wechselbeziehung stehen. Roper/Logan und Tierney identifizieren zwölf Lebensaktivitäten (**Abb. 1.15**).

Lebensspanne

Das Konzept der Lebensspanne umfasst das gesamte Leben eines Menschen von der Empfängnis bis zum Tod. Im Rahmen dieses Konzeptes werden die Lebensphasen „Vorgeburtliche Zeit", Säuglingsalter", „Kindheit", „Jugend", Erwachsenenalter" und „Alter" näher beschrieben.

Abhängigkeits-/Unabhängigkeits-Kontinuum

Das Konzept „Abhängigkeit/Unabhängigkeits-Kontinuum" ist eng verbunden mit dem Konzept der Lebensaktivitäten und der Lebensspanne. In den einzelnen Abschnitten der Lebensspanne können die LA noch nicht (z. B. im Säuglingsalter) oder nicht mehr unabhängig von der Unterstützung durch andere Menschen ausgeführt werden. Roper/Logan und Tierney sprechen in diesem Zusammenhang von einem Kontinuum: Zwischen den Polen „völlige Abhängigkeit" und „völlige Unabhängigkeit" kann je nach Situation, Alter usw. ein unterschiedlicher Grad an Abhängigkeit bzw. Unabhängigkeit vorhanden sein (**Abb. 1.15**). Ebenso muss nicht in jeder LA die Abhängigkeit bzw. Unabhängigkeit gleich stark ausgeprägt sein.

Faktoren, welche die LA beeinflussen

Jeder Mensch führt die LA zu jeder beliebigen Zeit und mit einem unterschiedlichen Grad an Unab-

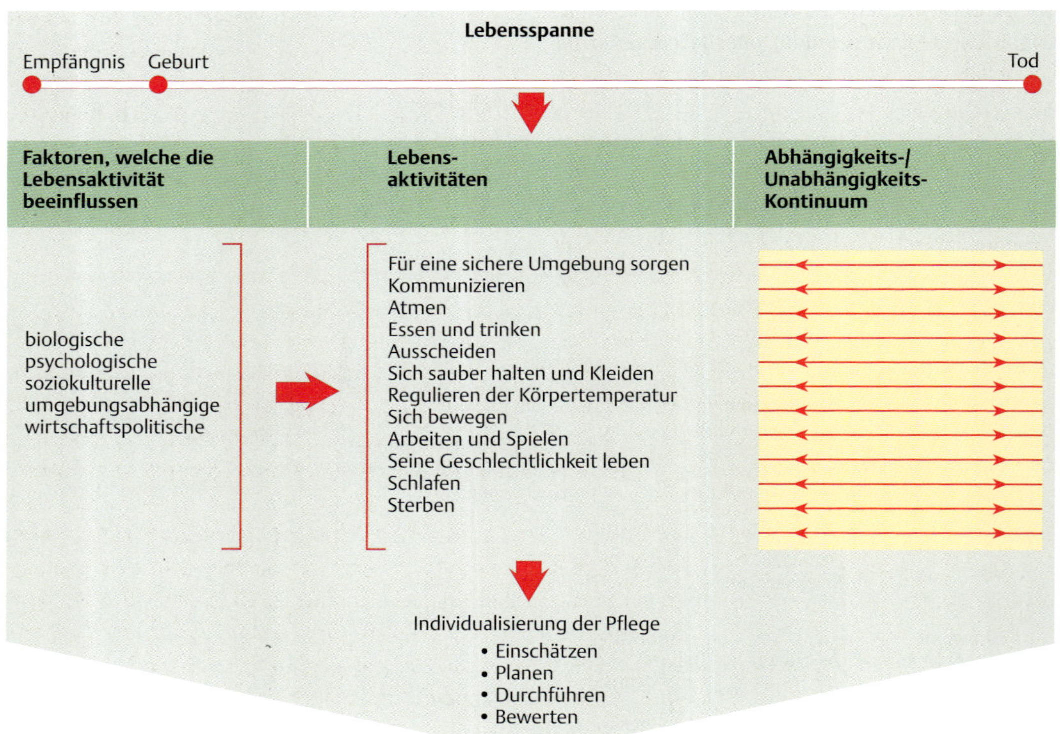

Abb. 1.15 Diagramm des Pflegemodells von Roper/Logan und Tierney.

hängigkeit aus, aber jeder Mensch tut dies auf eine individuelle Art und Weise. Diese Individualität ergibt sich nach Roper/Logan und Tierney maßgeblich aus sog. Einflussfaktoren, bei denen sie fünf Hauptgruppen unterscheiden:

- biologische (z. B. Mobilität),
- psychologische (z. B. emotionale Verfassung),
- soziokulturelle (z. B. Religion),
- umgebungsabhängige (z. B. geografische Lage),
- wirtschaftspolitische (z. B. soziale Sicherung).

Individualität im Leben

Das Konzept der Individualität im Leben sehen Roper/Logan und Tierney als das Ergebnis der Einflüsse aller anderen Komponenten des Modells des Lebens und deren wechselseitiger Beeinflussung. Die Individualität in der Ausführung der LA wird z. T. bestimmt durch den Stand in der Lebensspanne, den Grad der Unabhängigkeit und die Formung durch die Einflussfaktoren auf die LA. Sie kommt zum Ausdruck in den individuellen Besonderheiten, also z. B. wann, wie, wie oft, wo, warum usw. ein Mensch die Lebensaktivitäten ausführt.

Das Pflegemodell

Das Pflegemodell von Roper/Logan und Tierney gründet auf dem Modell des Lebens. Es umfasst ebenfalls fünf Konzepte:

1. Lebensaktivitäten (LA),
2. Lebensspanne,
3. Abhängigkeits-/Unabhängigkeits-Kontinuum,
4. Faktoren, welche die LA beeinflussen,
5. Individualisierung der Pflege.

Auch im Pflegemodell sind die Lebensaktivitäten das zentrale Konzept.

Probleme können sich durch Krankheiten oder Behinderungen, aber auch bereits durch die Notwendigkeit eines Krankenhausaufenthaltes ergeben. Alle diese Umstände führen dazu, dass Gewohnheiten eines Menschen bei der Ausführung der LA geändert bzw. einzelne LA auf eine andere Art und Weise ausgeführt werden müssen. Auch Veränderungen im Abhängigkeits-/Unabhängigkeits-Kontinuum können zu Problemen führen. Roper/Logan und Tierney betonen die Tatsache, dass die Bezeichnungen für die LA bewusst umfassend und als aktive Form gewählt worden sind. Da die einzelnen Lebensaktivitäten eine Zusammenfassung komplexer Tätigkeiten sind, kann es entsprechend zu einer Vielzahl von möglichen Patientenproblemen innerhalb einer LA kommen.

„Atmen" bezeichnen Roper/Logan und Tierney als die wichtigste LA, da sie grundlegend für alle anderen Aktivitäten eines Menschen ist. Die übrige Reihenfolge ist beliebig und muss im Einzelfall in der konkreten Situation eines Menschen bewertet werden.

An jeder beliebigen Stelle der Lebensspanne kann für einen Menschen Pflege nötig sein; das gilt für den gesamten Zeitraum von der Empfängnis bis zum Tod. Das Konzept der Lebensspanne berücksichtigt die Bedeutung des Alters eines Menschen im Zusammenhang mit der nötigen Pflege. Da je nach Alter des Patienten Art und Bedeutung der LA sowie deren Ausführung variieren kann, muss die Pflege den individuellen Bedürfnissen angepasst werden.

Das Konzept Abhängigkeits-/Unabhängigkeits-Kontinuum ist direkt mit dem Konzept der LA verbunden. Die Abhängigkeit eines Menschen in einer LA kann sich durch Alter, Krankheit, Behinderung usw. ergeben.

Abhängigkeit in einer LA kann vorübergehend bestehen, z. B. nach einem operativen Eingriff, sie kann aber auch länger andauern. In diesem Fall sollen Pflegepersonen den betroffenen Menschen Unterstützung geben, mit dieser Einschränkung bzw. dauernden Abhängigkeit leben zu lernen.

Wie in ihrem Lebensmodell verwenden Roper/Logan und Tierney für das Pflegemodell die fünf Hauptgruppen von Einflussfaktoren auf die LA. Sie werden als der Grund für die individuellen Unterschiede bei der Ausführung der LA gesehen. Die im Lebensmodell beschriebene Individualität im Leben erfordert nach Roper/Logan und Tierney auch eine individuelle Pflege. Sie wird erreicht durch die systematische Anwendung des Pflegeprozesses, in dessen Phasen die individuelle Lebensweise des Patienten berücksichtigt werden soll. Weiter fordern Roper/Logan und Tierney den Einbezug des Patienten in jeder Phase des Pflegeprozesses (**Abb. 1.15**).

Treten für Menschen Probleme im Zusammenhang mit den LA auf, ist es Aufgabe der Pflege, die Betroffenen bei der Lösung, Linderung und Bewältigung dieser Probleme zu unterstützen. Roper/Logan und Tierney betonen, dass auch das Vermeiden von Problemen mit den einzelnen LA in den pflegerischen Aufgabenbereich gehört.

Definition der Pflege

Roper/Logan und Tierney (1989) beschreiben die Pflege auch als „Bindeglied zwischen den oft anstrengenden und belastenden, komplizierten technischen Handlungen am Patienten, die durch seine Krankheit nötig werden, und der Aufrechterhaltung der normalen körperlichen und geistigen Funktionen, die für das Wohlbefinden des Patienten so entscheidend und für sein Personsein so wichtig sind". Pflege ist in ihrem Verständnis nicht ausschließlich auf kranke Menschen bezogen, sondern erstreckt sich auf präventive Maßnahmen zur Erhaltung von Gesundheit und Förderung größtmöglicher Selbstständigkeit des einzelnen Patienten.

M *Die Lebensaktivitäten, die für Überleben und Sicherheit eines Menschen nötig sind, haben Vorrang vor den anderen.*

M **Aufgabe der Pflege** *ist es, den Grad der Unabhängigkeit eines Menschen einzuschätzen und zu beurteilen, in welcher Richtung und in welchem Maß er Hilfe benötigt, um gesteckte Ziele zu erreichen.*

M *Bestehen für einen Menschen aktuelle oder potenzielle Probleme im Zusammenhang mit den Lebensaktivitäten, ist es die Aufgabe der Pflege, Hilfe zum Vermeiden, Lösen, Lindern oder Bewältigen dieser Probleme zu geben.*

D **Pflege** *wird von Roper/Logan und Tierney als Hilfe für den Patienten gesehen, Probleme im Zusammenhang mit den LA zu vermeiden, zu lösen, zu lindern oder zu bewältigen.*

I *Literatur:*

Roper N et al. Das Roper-Logan-Tierney-Modell. Basierend auf Lebensaktivitäten (LA). 2. Aufl. Bern: Huber; 2009

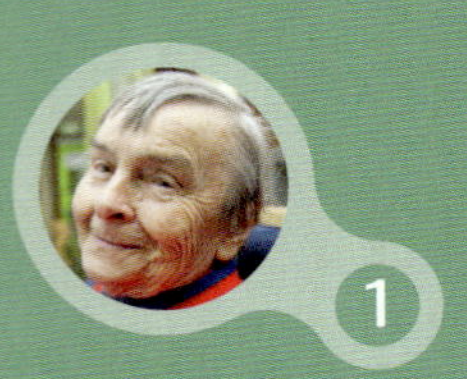

Pflegemodell von Orem

Die amerikanische Pflegeprofessorin Dorothea Orem hat mit dem Entwurf ihrer Theorie des Selbstpflegedefizits 1958 begonnen und sie 1971 in ihrem Werk „Strukturkonzepte der Pflegepraxis" veröffentlicht. Orem selbst sagt, dass sie bei ihrem Entwurf von drei Leitfragen ausgegangen ist:

1. Was tun Pflegekräfte und was sollten sie als die Ausübenden der Pflege tun?
2. Warum tun Pflegekräfte, was sie tun?
3. Was ist das Ergebnis dieses Tuns?

Orems Theorie hat entscheidend dazu beigetragen, den Blick der Pflegenden von der Orientierung auf die Krankheit eines Menschen hin zu dessen Pflegebedürftigkeit zu richten. In ihrer Theorie entwickelt Orem eine sehr spezifische Sprache. Orems Theorie ist sehr komplex und beschreibt viele Aspekte der Pflege. Ausdruck findet dies auch in der Tatsache, dass ihre Theorie von den Metatheoretikern sowohl als Entwicklungs- bzw. Interaktions- sowie als Bedürfnismodell bezeichnet wird.

Orem unterteilt ihre globale Theorie in drei Theorien mittlerer Reichweite:

1. Theorie der Selbstpflege,
2. Theorie des Selbstpflegedefizits,
3. Theorie des Pflegesystems.

Jede dieser Theorien wird von Orem mit ihren einzelnen Elementen beschrieben und anschließend in ihren jeweiligen Auswirkungen auf die anderen Theorien zusammengefasst (**Abb. 1.16**).

D *Als* ***Selbstpflege*** *bezeichnet Orem alle Handlungen eines Menschen, die er „für sich selbst" und „durch sich selbst" in die Wege leitet oder ausführt, um sein Leben, sein Wohlbefinden oder seine Gesundheit zu erhalten.*

Die Theorie der Selbstpflege

Innerhalb der Theorie der Selbstpflege werden von Orem drei zentrale Konzepte erläutert:

1. Selbstpflege,
2. Selbstpflegebedarf,
3. situativer Selbstpflegebedarf.

M *Ein* ***Selbstpflegedefizit*** *liegt vor, wenn der situative Selbstpflegebedarf die Selbstpflegekompetenz übersteigt.*

D *Unter* ***Selbstpflegekompetenz*** *versteht Orem die komplexe, erworbene Fähigkeit eines Menschen, seine Selbstpflegeerfordernisse zu erfüllen.*

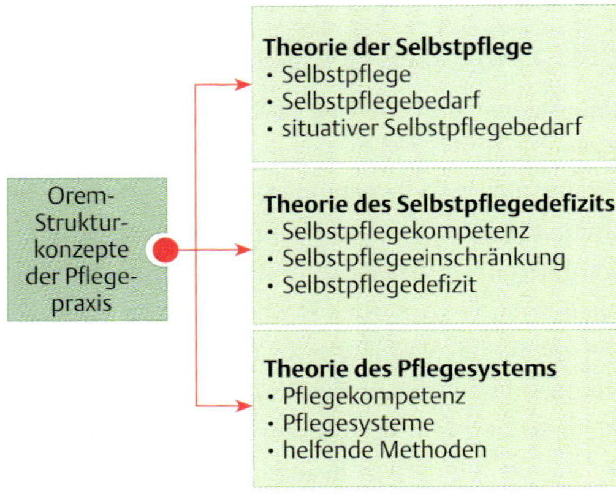

Abb. 1.16 Zentrale Konzepte der Pflegetheorie von Dorothea Orem.

Erwachsene Menschen sorgen normalerweise für sich selbst, während Säuglinge, Kinder, ältere Menschen, Kranke und Behinderte eine teilweise oder vollständige Unterstützung bei ihren selbstpflegerischen Handlungen benötigen. Wird diese Unterstützung von verantwortlichen Erwachsenen für abhängige Personen (z. B. von einer Mutter für ihr Kind) durchgeführt, spricht Orem von der sog. Dependenzpflege (Abhängigenpflege).

Orem sieht die Selbstpflege als eine erlernte, zielgerichtete und bewusst durchgeführte Handlung eines Menschen, um seinem Selbstpflegebedarf zu entsprechen.

Der Selbstpflegebedarf eines Menschen ergibt sich aus den allgemeinen, entwicklungsbedingten und gesundheitsbedingten Selbstpflegeerfordernissen. Allgemeine Selbstpflegeerfordernisse sind allen Menschen gemeinsam, jeweils in Abhängigkeit vom jeweiligen Lebensalter, Geschlecht, Entwicklungsstadium, Gesundheitszustand, soziokultureller Orientierung und Ressourcen. Entwicklungsbedingte Selbstpflegeerfordernisse ergeben sich aus der Tatsache, dass Menschen im Lauf ihres Lebens einen Entwicklungsprozess durchlaufen, der in den jeweiligen Phasen spezifische Erfordernisse notwendig macht. Gesundheitsbedingte Selbstpflegeerfordernisse bestehen bei Menschen, die krank, verletzt oder behindert sind bzw. sich in medizinischer Behandlung befinden.

Die Einschätzung des situativen Selbstpflegebedarfs erfolgt unter Berücksichtigung folgender Aspekte:

- Bestimmen und Beschreiben des Selbstpflegeerfordernisses unter Beachtung seiner Beziehung zu anderen menschlichen Funktionen,
- Bestimmung förderlicher und hindernder Bedingungen für die Erfüllung des Selbstpflegeerfordernisses,
- Auswahl geeigneter Methoden und Techniken zur Erfüllung des Selbstpflegeerfordernisses,
- Festlegen einer Handlungsabfolge zur Erfüllung des Selbstpflegeerfordernisses.

Die Theorie des Selbstpflegedefizits

Innerhalb der Theorie des Selbstpflegedefizits beschreibt Orem wiederum drei wichtige Konzepte:

1. Selbstpflegekompetenz,
2. Selbstpflegeeinschränkungen,
3. Selbstpflegedefizit.

Wie der situative Selbstpflegebedarf wird auch die Selbstpflegekompetenz von grundlegenden Bedingungsfaktoren beeinflusst. Sie ist daher nicht bei jedem Menschen zu jeder Zeit seines Lebens gleich stark ausgeprägt.

Nach Orem beinhaltet die Selbstpflegekompetenz zwei wesentliche Bereiche: Der erste Bereich umfasst alle bewussten Handlungen in der Selbstpflege (Selbsterkenntnis, rationale Überlegungen, bewusste Zielsetzung, Vorgehensplanung und Entschlossenheit, einen entworfenen Plan auszuführen), der zweite Bereich schließt das Wissen über gültige und verlässliche Methoden ein.

Die Selbstpflegekompetenz kann durch verschiedene Faktoren eingeschränkt werden, sodass ein Selbstpflegedefizit entsteht. Ein Selbstpflegedefizit besteht nach Orem dann, wenn der situative Selbstpflegebedarf die Selbstpflegekompetenz übersteigt, d.h. wenn die Fähigkeiten und das Wissen eines Menschen in einer bestimmten Situation nicht zur Deckung seines situativen Selbstpflegebedarfs ausreichen.

Die Theorie des Pflegesystems

Die Pflegekompetenz bezeichnet Orem als das wesentliche Element dieser Theorie. Unter Pflegekompetenz werden die Fähigkeiten verstanden, die Menschen durch eine spezialisierte Aus- und Weiterbildung entwickeln, um bewusst mit pflegebedürftigen Menschen zu interagieren und gemeinsam mit ihnen die Pflege durchzuführen. Orem führt eine umfassende Liste wünschenswerter Eigenschaften von Pflegenden an, die soziale (z.B. Höflichkeit, Verantwortungsgefühl), interpersonale (z.B. Interesse an der Wahrnehmung und Lösung menschlicher Probleme) und technologische Charakteristika (z.B. Fähigkeit zur Durchführung effektiver Handlungen) umfasst.

Das Konzept Pflegesysteme umfasst drei grundlegende Varianten:

Vollständig kompensatorische Pflegesysteme. Sie werden dann eingesetzt, wenn Patienten in ihrer Fähigkeit, ihren Selbstpflegeerfordernissen nachzukommen, erheblich eingeschränkt oder gänzlich unfähig sind.

Teilweise kompensatorische Pflegesysteme. Sie beziehen sich auf Situationen, in denen sowohl Pflegepersonen als auch Patienten Teile der Selbstpflegemaßnahmen durchführen.

Unterstützend-erzieherische Pflegesysteme. Sie werden von Pflegepersonen gewählt, wenn Patienten die erforderlichen Maßnahmen der Selbstpflege zwar durchführen und erlernen können, aber hierbei Unterstützung benötigen. Das unterstützend-erzieherische System verlangt von Pflegepersonen vor allem Anleitungs- und Beratungskompetenzen.

In allen drei beschriebenen Pflegesystemen kommen fünf sog. helfende Methoden zum Einsatz. Unter einer Methode des Helfens versteht Orem Handlungen, die die gesundheitsbedingten Einschränkungen von Menschen kompensieren oder überwinden, damit sie die erforderlichen Maßnahmen der Selbstpflege wieder eigenständig durchführen können. Die fünf von Orem unterschiedenen Methoden des Helfens sind:

1. Für andere Menschen handeln und agieren.
2. Andere Menschen führen und anleiten.
3. Anderen Menschen physische oder psychologische Unterstützung geben.
4. Für andere Menschen ein Umfeld errichten und erhalten, das die persönliche Entwicklung fördert.
5. Andere Menschen unterrichten.

M *Die* **Theorie des Pflegesystems** *umfasst die Konzepte Pflegekompetenz, Pflegesysteme und helfende Methoden.*

Definition der Pflege

1956 hat Orem für den Begriff „Pflege“ folgende Definition formuliert:

„Pflege ist eine Kunst, durch die der Pflegende, also derjenige, der Pflege praktiziert, Personen mit Einschränkungen spezielle Unterstützung gewährleistet, sofern mehr als eine gewöhnliche Unterstützung notwendig ist, um den täglichen Erfordernissen zur Selbstpflege zu entsprechen und um auf intelligente Weise an der medizinischen Versorgung teilzunehmen, die sie durch Ärzte erhalten. Die Kunst der Pflege wird praktiziert, indem für die Person mit der Einschränkung ‚etwas getan wird‘, indem man ‚ihr hilft, selbst etwas für sich zu tun‘ und/oder indem man ‚ihr hilft zu erlernen, wie sie selbst etwas für sich tun kann‘. Pflege wird auch praktiziert, indem man einer kompetenten Person aus der Familie des Patienten oder einem Freund des Patienten hilft zu lernen ‚wie man etwas für den Patienten tun kann‘. Einen Patienten zu pflegen ist somit eine praktische und didaktische Kunstfertigkeit“ (Orem 1996, 7).

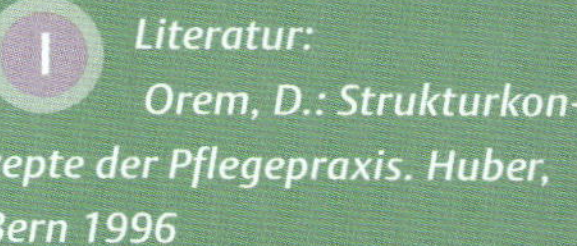

Literatur:
Orem, D.: Strukturkonzepte der Pflegepraxis. Huber, Bern 1996

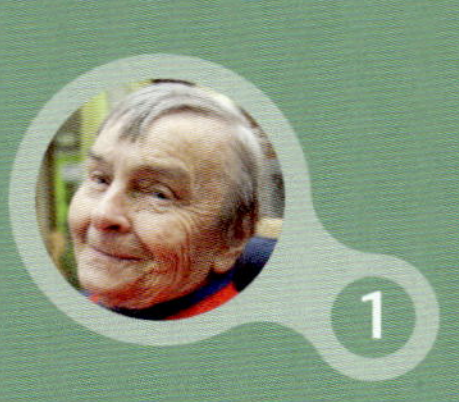

Anwendung wissenschaftlicher Erkenntnisse in der Praxis

Nach jahrelangen Bemühungen in der Überzeugung, dass es nur eine richtige Theorie für die Pflege geben könne, deuten die beschriebenen Theorien an, dass ein so komplexer Gegenstand wie die Pflege auch eine Vielzahl von Theorien mit unterschiedlicher Reichweite und unterschiedlichem Abstraktionsniveau zur Beschreibung, Erklärung, Vorhersage und Kontrolle der pflegerischen Praxis benötigt. Die Vielfalt der Theorien zeigt auf anschauliche Weise die Komplexität der Pflege. Dabei lenkt jede Theorie das Augenmerk auf einen oder mehrere jeweils unterschiedliche Aspekte. Die Auswahl einer geeigneten Theorie für das jeweilige Aufgabengebiet einer pflegerischen Institution ist zu einem großen Teil von dem jeweiligen Schwerpunkt der pflegerischen Tätigkeit abhängig.

B Psychiatrische Pflegeeinrichtungen arbeiten mit einer anderen Patientengruppe als z. B. Rehabilitationskliniken. Erstere können eine Hilfestellung für ihre praktische Arbeit evtl. am ehesten von einer Interaktionstheorie ableiten, während im rehabilitativen Bereich möglicherweise eher eine Theorie geeignet ist, die sich mit Defiziten und Fähigkeiten von Menschen beschäftigt.

Entscheidend für eine verbesserte Pflegepraxis ist, dass das theoretische Wissen auch in die Praxis umgesetzt wird. Theorien müssen deshalb mit den Bedürfnissen der Praxis in Einklang gebracht werden, damit sie in der Praxis anwendbar sind. Hierdurch kann ein intensiver Austausch zwischen Theoretikern und in der Pflegepraxis tätigen Pflegepersonen entstehen, der die professionelle Kommunikation und das Entstehen einer professionellen Identität fördern kann.

Im Rahmen der Professionalisierung der Pflege trägt die Theorieentwicklung dazu bei, die Pflege als wissenschaftliche Disziplin zu entwickeln. Professionelles pflegerisches Handeln bedarf einer theoretischen Fundierung, damit es bewusst, begründbar, überprüfbar, sichtbar und effizient sein kann. Theorien geben eine Orientierung für pflegerisches Handeln und können entscheidende Hilfen zur Bewältigung des pflegerischen Alltags geben.

Die „Verwissenschaftlichung" der Pflege in Deutschland ist verhältnismäßig jung. Erst seit Ende der 80er-Jahre des 20. Jahrhunderts gibt es erste deutsche Forschungsarbeiten im Bereich der Pflege, erste Studiengänge folgten in den 90er-Jahren. An vielen Hochschulen wurden zudem wissenschaftliche Institute für Pflegeforschung eingerichtet.

Allerdings können pflegewissenschaftliche Erkenntnisse nicht für jede erdenkliche Pflegesituation konkrete Vorgaben liefern. Zu unterschiedlich sind die Anforderungen in den verschiedenen Situationen. Dennoch ist es wichtig, einen wissenschaftlichen Beleg über die Wirksamkeit pflegerischer Handlungen aufweisen zu können. Pflege als professionelle Dienstleistung wird im Auftrag des alten Menschen mit Pflegbedarf erbracht, aber auch im Auftrag der Gesellschaft. Beide – Staat und Einzelperson – finanzieren diese besondere Dienstleistung und stellen berechtigte Anforderungen an deren Güte bzw. Qualität.

Nutzen theoretischer Erkenntnisse für das praktische Pflegehandeln

Pflegewissenschaftliche Erkenntnisse können einen anerkannten Nachweis darüber erbringen, welche Pflegemaßnahmen einen positiven Effekt bewirken. Sie können dies z. B. dadurch, dass gezielte Forschung in der Pflege angestellt wird. Pflegenden helfen wissenschaftliche Erkenntnisse dabei, ihr praktisches Handeln verantworten zu können.

Insbesondere die sog. „deskriptiven Pflegetheorien" können Pflegenden z. B. dabei helfen, die Lebenswelten der ihnen anvertrauten Menschen verstehen und so deren Anforderungen besser gerecht zu werden.

Pflegende können in Situationen, die ihnen nicht vertraut sind, auf ein durch Forschung gesichertes Handlungsrepertoire zurückgreifen, ähnlich wie ein Arzt, der sich zunächst an einem standardisierten Operationsablauf orientieren kann.

Mithilfe wissenschaftlich gesicherten Wissens ist es mitunter möglich, Vorhersagen für bestimmte Situationen zu treffen. So wissen Pflegende z. B., dass die Immobilität eines Menschen zur Entstehung eines Dekubitus beitragen kann; sie werden entsprechend prophylaktisch tätig.

Pflegewissenschaft und -forschung können helfen, die bisherige Pflegepraxis zu überprüfen und Fehler zu vermeiden.

Wissen und Erfahrung – Pfeiler professionellen Handelns

Um sich auf dem neuesten Stand des Theoriewissens zu halten, bieten z. B. Pflegefachzeitschriften einen informativen Überblick. Nur wer die „Regeln der Kunst" kennt und beherrscht, kann diese Regeln in einer direkten Pflegesituation angepasst anwenden. Beim Nachdenken darüber, warum und wie Theoriewissen in einem konkreten Einzelfall abgewandelt wurde, kann sog. „praktisches Erfahrungswissen" gewonnen werden. Dieses Wissen ist dringend erforderlich, um in immer neuartigen Pflegesituationen flexibel und kompetent handeln zu können.

M **Theorien** *sind die Grundlage für das Erschließen pflegerischen Wissens.*

M *Die Frage ist nicht „Werden Theorien in der Pflege gebraucht?", sondern „Welche Theorien werden in der Pflege gebraucht und mit welchen Methoden können diese gewonnen werden?".*

B *Der Nachweis z. B., dass „Eisen und Föhnen" als Maßnahme zur Dekubitusprophylaxe nicht nur ungeeignet, sondern sogar schädlich ist, wurde in einem der ersten großen deutschen Forschungsprojekte der Pflege erbracht.*

M *Die „Kunst" der Pflegenden besteht darin, theoretisches Wissen im konkreten Einzelfall begründet so abzuwandeln, dass die individuellen Bedürfnisse des betroffenen alten Menschen mit Pflegebedarf gewahrt werden!*

I *Literatur:*

Sander, K., Schneider, K.: Pflegemodelle, Pflegetheorien, Pflegekonzepte. Prodos, Brake 2004

Münch, M., Pflegemodelle – Grundlagen für die Praxis. VNR, Bonn 2004

Was ist Pflegeforschung?

Grundlagenforschung und angewandte Forschung

Prinzipiell können Forschungsvorhaben in Grundlagenforschung und angewandte Forschung unterschieden werden. Die Grundlagenforschung dient der Entwicklung, Verbesserung oder Verfeinerung von Theorien. Im Gegensatz zur angewandten Forschung sollen und können Ergebnisse der Grundlagenforschung nicht unmittelbar in die Praxis umgesetzt werden.

In erster Linie sind also Pflegepraxis und Pflegemaßnahmen Gegenstand von Studien der Pflegeforschung, damit das pflegerische Wissen erweitert und auf eine solide, wissenschaftliche Basis gestellt wird.

Dieser Ansicht ist auch die zentrale Arbeitsgruppe Pflegeforschung (ZAG) im Deutschen Berufsverband für Pflegeberufe (DBfK). Sie sieht die Erforschung der Pflegepraxis, die von forschungskompetenten Berufsangehörigen ausgeführt werden sollte, als wichtigsten Bereich der Pflegeforschung an. Die von der ZAG (ZAG 1996) beschriebenen Aufgaben und Ziele der Pflegeforschung sind im Folgenden aufgeführt.

Aufgaben und Ziele der Pflegeforschung

- Pflegeforschung dient der methodischen Wissensvermehrung in der Praxis der Pflege. Sie befasst sich in erster Linie mit der Effektivität pflegerischen Handelns und mit den dieses Handeln unmittelbar beeinflussenden Faktoren.
- Auf einer konzeptionellen Grundlage und in einem relevanten theoretischen Rahmen werden Fragen aus der Perspektive der Pflege identifiziert und bearbeitet. Dies kann in beschreibender, vergleichender, analytischer und experimenteller Weise geschehen. Dazu bedient sich die Pflege gültiger und verlässlicher empirischer, historisch-analytischer und philosophischer Erkundungsweisen unter Anwendung sowohl quantitativer als auch qualitativer Verfahren.
- Die Erforschung der Pflegepraxis wird normalerweise von forschungskompetenten Berufsangehörigen ausgeführt. Erkenntnisse über die Pflege als Beruf, ihre Organisation, ihre Aus- und Weiterbildung und über ihre sozioökonomische Stellung und Bedeutung können neben der Pflegeforschung auch aus anderen Forschungsperspektiven gewonnen werden.
- Forschungskompetente Pflegepersonen leisten in multidisziplinären Forschungsprojekten, die der Gesundheitsförderung und der Qualitätssicherung der Gesundheitsversorgung gewidmet sind, einen wesentlichen fachspezifischen Beitrag.
- Das durch Pflegeforschung fundierte Wissen findet seine Anwendung nicht nur in der individuellen, direkten Pflege, sondern auch auf organisatorischen, institutionellen und politischen Entscheidungsebenen.

B Zur Pflegeforschung aus dem Bereich der Pflegepraxis gehören beispielsweise Untersuchungen neuer oder tradierter Pflegemethoden oder Studien über die Pflege als Beziehungsprozess. Untersuchungen wie Kälte- und Wärmebehandlung als Dekubitusprophylaxe (Neander u. Mitarb. 1989; Bienstein u. Mitarb. 1990) und Gefühlsarbeit in der Pflege (Paseka 1991; Overlander 1994) sind Beispiele für Forschungsprojekte aus diesem Bereich der Pflegeforschung.

Neben der klinischen Forschung gibt es jedoch auch verschiedene andere Bereiche der Pflege, die Gegenstand von Pflegeforschung sind. Forschung zum Pflegemanagement beschäftigt sich mit der Pflege als Organisation und Institution. Vor diesem Hintergrund werden Untersuchungen zu Arbeitszeitstrukturen, Organisationssystemen der Pflege oder zu wirtschaftlichen Fragen durchgeführt. Berufspolitische Fragestellungen wie die Forderung nach Vorbehaltaufgaben für die Pflege, d. h. gesetzlich festgelegte Aufgaben, die ausschließlich von examinierten Pflegepersonen durchgeführt werden dürfen, oder Implementierung eines Selbstverwaltungssystems für die Pflege, sind zukunftsweisend und zeigen neue Perspektiven auf.

Mit Selbstverwaltungssystem ist die Einrichtung einer Pflegekammer gemeint, die berufsregulierende Aufgaben wie Organisation und Durchführung von Aus- und Weiterbildungen, Registrierung der Berufsangehörigen, Festlegung von verbindlichen Richtlinien für die Pflege usw. übernimmt.

Forschung zur Pflegeausbildung und Weiterbildung beschäftigt sich mit Themen wie:
- Lehr- und Lernprozesse,
- Ausbildungsbedingungen und -inhalte,
- Curriculumentwicklung.

Auch die erforschung der Pflegegeschichte wird zum Gegenstand der Pflegeforschung.

B Historische Themen sind beispielsweise die Arbeit von Steppe (1993) „Krankenpflege im Nationalsozialismus", die sich mit der Verquickung von Pflege und politischen Systemen auseinandersetzt. Bischoff (1992) untersuchte die Frauenrolle und Frauenberufstätigkeit im 19. und 20. Jahrhundert.

M ***Pflegeforschung** stellt das Pflegewissen auf eine solide, wissenschaftliche Basis. Gegenstand der Pflegeforschung sind unterschiedliche Bereiche der Pflege.*

D *„Im strengsten Sinne befasst sich die Pflegeforschung mit der systematischen Untersuchung der Pflegepraxis sowie mit den Auswirkungen dieser Praxis auf die betroffenen Kranken bzw. die Gesundheit der gesamten Bevölkerung" (Notter u. Hott 1994).*

M *ZAG = zentrale Arbeitsgruppe Pflegeforschung*
DBfK = Deutscher Berufsverband für Pflegeberufe

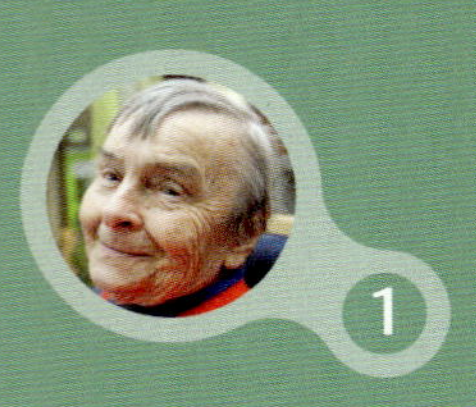

Geschichtliche Entwicklung der Pflegeforschung

M *WENR = Workgroup of European Nurse Researchers (Arbeitsgruppe der Europäischen Pflegeforscher)*
ICN = International Council of Nurses (Weltbund der Krankenschwestern und Krankenpfleger)

M *Renate Reimann gründete 1984 die Agnes-Karll-Stiftung (AKS).*

M *Bedeutend für die Entwicklung von Pflegeforschung war u. a. auch die Etablierung von pflegewissenschaftlichen Studiengängen.*

I *http://www.dip-home.de*

In der sehr jungen Tradition der Pflegeforschung in der BRD war Pflege zunächst mehr Gegenstand der Forschung von anderen Wissenschaftsdisziplinen. Während der 60er- und 70er-Jahre wurde aus soziologischer, psychologischer und ökonomischer Perspektive über den Pflegeberuf und dessen Funktion im Krankenhaus geforscht.

Die 1978 gegründete WENR förderte die Zusammenarbeit europäischer Pflegewissenschaftler und -forscher mit dem Ziel, die Entwicklung der Pflegeforschung voranzubringen. Über die Mitgliedschaft des DBfK im ICN ist die Bundesrepublik Deutschland in dieser Arbeitsgruppe vertreten. Im September 1989 fand in Frankfurt am Main die 1. Internationale Pflegeforschungskonferenz in Deutschland statt.

Eine weitere bedeutende Station stellte die Gründung der Agnes-Karll-Stiftung (AKS) für Pflegeforschung 1984 durch Renate Reimann dar. Kleinere praxisbezogene Pflegeprojekte, von Pflegenden durchgeführt, wurden durch die Stiftung finanziell unterstützt. Im Jahr 1996 löste sich die Stiftung aus der Treuhänderschaft des DBfK und gründete sich mit gleichbleibender Zielsetzung neu als Stiftungsfonds Agnes Karll für Pflegeforschung und Pflegeentwicklung e. V.

Das Bundesministerium für Jugend, Frauen, Familie und Gesundheit (BMJFFG) förderte das erste große Pflegeforschungsprojekt: Der Pflegeprozess am Beispiel von Schlaganfallpatienten unter der Leitung von Monika Krohwinkel. Parallel zu diesen Aktivitäten wurden zunehmend Untersuchungen zu Pflegethemen initiiert, die tradiertes Pflegewissen hinterfragten. Arbeiten zur Überprüfung traditioneller Pflegemaßnahmen und Pflegehilfsmittel sind z. B.:

- Erfassung der Atemgefährdung (Bienstein 1988),
- Trag- und Hebehilfen (Meyer u. Mitarb. 1995).

Untersuchungen zu professionellen pflegerischen Verhaltensweisen sind z. B.:

- Stellenwert des Ekelgefühls in der Pflege (Sowinski 1991),
- Gehorsamsbereitschaft Pflegender (Elsbernd 1994).

Untersuchungen zu Erfahrungen mit Pflegesituationen aus dem Blickwinkel von Patienten sind z. B.:

- Erfahrungen mit postoperativem Schmerz (Osterbrink 1994),
- Verletzung der Intimsphäre (Bauer 1996, Elsbernd u. a. Mitarb. 1996).

Von dem 1988 gegründeten Deutschen Verein zur Förderung von Pflegewissenschaft und -forschung wurden ebenfalls größer angelegte Untersuchungsvorhaben unterstützt.

Der erste Schritt zur Institutionalisierung von Pflegeforschung, d. h., Pflegeforschung in eine gesellschaftlich anerkannte Form zu bringen, erfolgte 1991 durch die Gründung des Agnes-Karll-Instituts für Pflegeforschung (AKI) beim DBfK in Frankfurt/Main als verbandlich getragenes, aber inhaltlich unabhängiges und erstes Institut für Pflegeforschung in Deutschland. Das erste Projekt des AKI befasste sich mit Strukturverbesserungen in der Krankenpflege durch den Einsatz von Stationsassistentinnen (Bartholomeyczik u. a. 1993). Weitere Pflegeforschungsinstitute entstanden 1995 an den Universitäten Bielefeld und Witten/Herdecke. 1999 wurde das Deutsche Institut für angewandte Pflegeforschung e. V. (dip) als gemeinnütziges Forschungsinstitut in Köln gegründet. Durch eine Kooperation der hessischen Fachhochschulen mit Pflegestudiengängen entstand das Hessische Institut für Pflegeforschung (HessIP) mit Sitz in Frankfurt am Main. Die erste wissenschaftliche Zeitschrift für den deutschsprachigen Raum – „Pflege" – wurde 1988 herausgegeben. Hierin werden internationale Forschungsergebnisse aus verschiedenen Bereichen der Pflege publiziert.

In der Bundesrepublik Deutschland gibt es mittlerweile an vielen Hochschulen pflegeorientierte Studiengänge mit unterschiedlichen Schwerpunkten wie Pflegepädagogik, Pflegemanagement und Pflegewissenschaft. Mit Inkrafttreten des neuen Krankenpflegegesetzes (Januar 2004) wurde die Pflegewissenschaft deutlicher in den Vordergrund gerückt. Es heißt in der Ausbildungs- und Prüfungsordnung für die Berufe in der Krankenpflege von 10.11.2003 in der Anlage 1 (zu §1 Abs.1) in Punkt 6:

„6. Pflegehandeln an pflegewissenschaftlichen Erkenntnissen ausrichten. Die Schülerinnen und Schüler sind zu befähigen,

- sich einen Zugang zu den pflegewissenschaftlichen Verfahren, Methoden und Forschungsergebnissen zu verschaffen,
- Pflegehandeln mithilfe von pflegetheoretischen Konzepten zu erklären, kritisch zu reflektieren und die Themenbereiche auf den Kenntnisstand der Pflegewissenschaft zu beziehen,
- Forschungsergebnisse in Qualitätsstandards zu integrieren."

Ebenso heißt es im Bundesgesetzblatt zum Altenpflegegesetz (2003) im Abschnitt 2 (§ 3) Punkt 1:

„Die Ausbildung in der Altenpflege soll die Kenntnisse, Fähigkeiten und Fertigkeiten vermitteln, die zur selbstständigen und eigenverantwortlichen Pflege einschließlich der Beratung, Begleitung und Betreuung alter Menschen erforderlich sind. Dies umfasst insbesondere die sach- und fachkundige, den allgemein anerkannten pflegewissenschaftlichen, insbesondere die medizinisch-pflegerischen Erkenntnissen entsprechende, umfassende, geplante Pflege."

Forschungsansätze

Grundsätzlich muss zwischen quantitativer und qualitativer Forschung unterschieden werden.

Quantitativer Forschungsansatz

Quantitativer Forschung liegt die Auffassung zugrunde, dass Menschen über biologische, psychologische und soziale Merkmale verfügen, die durch objektive Messungen von Forschern identifiziert werden können. Einzelne Faktoren oder Merkmale des Menschen werden isoliert und aus dem Zusammenhang herausgenommen, um eine bessere Objektivierbarkeit zu erreichen. Die Wissenschaft soll in diesem Fall die objektive Wirklichkeit abbilden. Ziel der quantitativen Forschung ist es, theoretische Annahmen deduktiv zu überprüfen. Quantitative Forschung erfolgt theoriegeleitet, d.h. von bestehenden Theorien ausgehend sollen formulierte Hypothesen überprüft werden. Die Datenerhebung und die Datenanalyse erfolgen standardisiert.

Schriftliche Befragung. Die schriftliche Befragung ist z.B. eine beliebte Methode in der quantitativen Forschung, da sie in hoch standardisierter Form durchgeführt werden kann. Zu den Vorteilen gehören z.B. die hohe Standardisierung und die Anonymität der Befragten. Zu den Nachteilen gehören z.B. der fehlende persönliche Kontakt zu den Befragten und dass bestimmte Personengruppen, z.B. behinderte Menschen, keine Fragebögen ausfüllen können.

Mündliche Befragung. Das Interview ist eine mündliche Form der Befragung, es kann unstrukturiert, teilstrukturiert und stark strukturiert durchgeführt werden. Die stark strukturierte Befragung, die auch standardisiertes Interview genannt wird, wird mittels eines standardisierten Fragebogens durchgeführt. Es ist ein Instrument zur Erhebung quantitativer Daten. Ziel dabei ist es, Daten zu gewinnen, die sich verallgemeinern lassen und die vergleichbar sind.

Physiologische oder biologische Messungen. Viele Daten in der täglichen Praxis der Pflege wie die Ermittlung der Pulsfrequenz oder des Blutdrucks werden durch physiologische bzw. biologische Messungen gewonnen. Diese Daten können auch im Bereich der Pflegeforschung von Nutzen sein. Der Vorteil bei dieser Art von Datengewinnung liegt in der Objektivität der Daten.

Analyse quantitativer Daten

Bei der Analyse von quantitativen Daten werden Beziehungen zwischen numerischen Daten beschrieben und eingeschätzt. Um die Daten zu strukturieren und ihr Verständnis zu erleichtern, können Tabellenkalkulations- oder Statistikprogramme eingesetzt werden.

In der Datenanalyse quantitativer Studien werden z.B. Skalen, Häufigkeitsverteilung und statistische Messzahlen eingesetzt. Es sollen möglichst viele Daten gesammelt werden. Die Auswahl der Teilnehmer am Forschungsvorhaben erfolgt nach standardisierten Verfahren zur Stichprobenauswahl, idealerweise nach dem Zufallsprinzip.

Qualitativer Forschungsansatz

Der qualitative Forschungsansatz betrachtet den Menschen als ganzheitliches Wesen. Die Erfahrungen des Einzelnen sind hierbei von größter Bedeutung und werden entsprechend gewürdigt. Der Zugang zu diesen Erfahrungen erfolgt mittels subjektiver Beschreibung durch das Individuum selbst, ohne diese durch vorgegebene Fragen und Antworten einzuschränken. Qualitative Forschung ist nicht theoriegeleitet, sondern versucht, Hypothesen, Theorien und Konzepte zu entwickeln. Hierbei ist die Vorgehensweise induktiv, man geht vom Einzelfall aus und gelangt durch Schlussfolgerungen zu allgemeinen Prinzipien. Ziel ist es, bestimmte Phänomene zu erkennen und zu verstehen. Die Datenerhebung erfolgt halb oder nicht standardisiert. Es wird nur eine begrenzte Anzahl von Daten gesammelt, und die Teilnehmer werden gezielt ausgewählt.

Die Methodenwahl kann nur im Kontext der Fragestellung erfolgen, jede der folgenden qualitativen Methoden passt zu einer bestimmten Fragestellung:
- Phänomenologie,
- Grounded Theory,
- Ethnografie,
- qualitative Ethologie,
- Ethnolinguistik und Ethnosemantik,
- historische Forschung.

Analyse qualitativer Daten

Qualitative Forschung versucht, reichhaltige Beschreibungen zu liefern und so eine valide Theorie zu entwickeln. Sie ist immer dann sinnvoll, wenn ein Phänomen aus der subjektiven Perspektive des Patienten, seiner Angehörigen oder der Pflegenden untersucht werden soll. Die Einstellungen und Annahmen der untersuchten Personen und deren Ursachen werden aus dem Kontext abgeleitet, in dem sie vorkommen. Diese induktive Vorgehensweise bedeutet, dass sich aus dem Datenmaterial während der Datensammlung und nach Beginn der Analyse Hypothesen und Theorien entwickeln.

M *Man spricht von einem* ***beschreibenden (deskriptiven) Verfahren****, wenn eine Zusammenfassung und Darstellung der Beobachtungsdaten mithilfe von beschreibenden Maßzahlen und grafischen Darstellungen verdeutlicht wird.*

M *Es gibt* ***drei Methoden der quantitativen Datenerhebung:***
1. schriftliche Befragung,
2. mündliche Befragung
3. physiologische oder biologische Messungen.

M *Die historische Forschung kann in der quantitativen und in der qualitativen Forschung angewendet werden.*

M *Zwei Instrumente der qualitativen Datenerhebung sind das Interview (nicht oder halb-standardisiert) und die Beobachtung.*

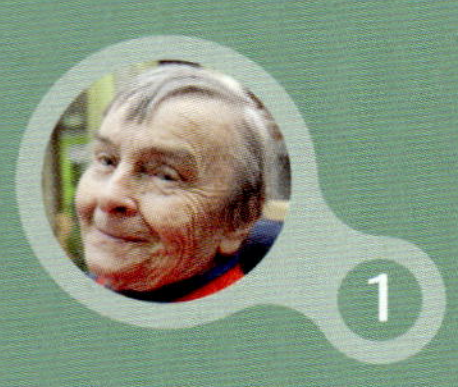

1

M *Das **Forschungsdesign** kennzeichnet die Struktur des Forschungsprozesses.*

M *Das **klassische Experiment** wird durch drei typische Merkmale charakterisiert: Randomisierung, Kontrolle und Manipulation.*

M ***Nicht-experimentelle Designs** mit einer zeitlichen Perspektive werden Entwicklungsstudien genannt. Klassische Vertreter dieses Designs sind Querschnitt- und Längsschnittstudien.*

D *In **Querschnittstudien** werden Daten einmalig, zu einem bestimmten Zeitpunkt und bei denselben Versuchspersonen erhoben.*

D ***Längsschnittstudien**, auch Longitudinal- oder Panelstudien genannt, untersuchen Daten bei derselben Gruppe zu verschiedenen Zeitpunkten. Sie beginnen in der Gegenwart und enden in der Zukunft.*

Forschungsdesigns

Das Forschungsdesign wird als Planung des ganzen Forschungsprozesses zu Beginn entworfen und beschreibt die Phasen des Forschungsprozesses, Arbeitssequenzen und Zeitabläufe. Beim Forschungsdesign können verschiedene Formen unterschieden werden. Es gibt unterschiedliche Gründe für die Durchführung von Forschungsprojekten, wie die Analyse und Beschreibung eines Problems mittels eines deskriptiven Ansatzes oder die Herstellung neuer Zusammenhänge zwischen Tatsachen mit der Durchführung von Experimenten mittels eines experimentellen Ansatzes. Unabhängig davon gibt es noch weitere Designs wie Korrelationsstudien, Entwicklungsstudien, Längsschnitt- oder Querschnittstudien oder Interventionsstudien.

Prinzipiell wird die Auswahl des Studiendesigns bestimmt durch die Fragestellung, die beantwortet werden soll.

B Die Frage nach der Anzahl der Stürze in einer Einrichtung über einen bestimmten Zeitraum wird eher mit einer quantitativen Methode bearbeitet. Die Frage, wie Patienten das Sturzereignis erleben, wird eher mit einer qualitativen Methode erarbeitet.

Deskriptives Forschungsdesign

Die deskriptive Forschung beschreibt und analysiert den Ist-Zustand. Deskriptive Daten werden typischerweise durch Fragebogenaktionen, Interviews und Beobachtungen eingeholt. Deskriptive Studien können sowohl quantitativ als auch qualitativ sein.

B Bienstein (1988) untersuchte die Frage, ob Pflegepersonal die Beeinträchtigungen der Atmung adäquat erkennt. Um die Forschungsfrage zu präzisieren, wurde zunächst mittels teilnehmender Beobachtung analysiert, welche atemfördernden Maßnahmen von Pflegenden durchgeführt werden und welches atemfördernde Milieu auf den Stationen vorherrscht. Um die Beeinträchtigung der Atmung gefährdeter Patienten systematisch und adäquat einschätzen zu können, wurde eine Atemskala entwickelt und diese in einem weiteren Untersuchungsabschnitt überprüft.

B Eine qualitative Studie von Siegfried Borker hat die alltägliche pflegerische Handlung – das „Essenreichen in der Pflege" zum Gegenstand. Die erhobenen Daten wurden u. a. aus Befragungen mit Pflegenden und aus Beobachtungen beim Essenreichen im Patientenzimmer gewonnen.

Experimentelles Forschungsdesign

Beim experimentellen Design soll ein Ursachen-Wirkungs-Verhältnis festgestellt werden. Mit seiner Hilfe lässt sich bestimmen, ob bei einer bestimmten Art von Pflege eine vorhergesagte Wirkung eintritt. Durch die standardisierte Vorgehensweise kann das Experiment der quantitativen Forschung zugeordnet werden. Im Vordergrund steht hier die Überprüfung einer Ursache-Wirkungs-Beziehung.

Randomisierung oder die Zufallsverteilung auf Gruppen bedeutet die rein zufällige Verteilung von Versuchspersonen auf die Experimentalgruppe oder die Kontrollgruppe. Beim Experiment werden die Rahmenbedingungen möglichst konstant gehalten und kontrolliert. Die unabhängige Variable wird manipuliert, um die Auswirkung auf die abhängige Variable messen zu können. Dazu wird in einer Versuchsgruppe eine bestimmte Situation bewusst manipuliert, um die Auswirkungen zu beobachten. Die Ergebnisse werden anschließend mit den Daten, die in einer Kontrollgruppe gewonnen wurden, verglichen.

B Maria Peters (2004) führte eine Pilotstudie im experimentellen Design mit der Fragestellung durch: „Welchen Einfluss hat die Hautkontakt-Methode im Vergleich zur 15–30° schrägen Bauchlage im Inkubator bei Frühgeborenen mit regelmäßigen Atemproblemen auf die Häufigkeit der Sauerstoffsättigungseinbrüche, die Häufigkeit zentraler Apnoen, die Gesamtdauer periodischer Atmung sowie die Häufigkeit von Bradykardien?" Bei dieser Untersuchung werden die interessierenden Parameter mehrfach gemessen, und zwar während der Proband verschiedenen Bedingungen ausgesetzt ist. Die Teilnehmergruppe fungiert hierbei als ihre eigene Kontrollgruppe.

Nicht-experimentelle Forschungsdesigns

Diese Designs beschreiben Ereignisse, wie sie natürlich in Erscheinung treten. Die unabhängigen Variablen existieren bereits und können nicht manipuliert werden. Korrelationsstudien untersuchen die Wechselbeziehung zwischen zwei oder mehreren Variablen. Dabei wird nicht die Auswirkung der einen Variable auf die andere überprüft, sondern ob sich die Variablen zusammen verändern. In diesem Design geht es um die Beziehung zwischen den Variablen.

Die Interventionsstudie ist eine Sonderform der Längsschnittstudie. Aufgrund der Ergebnisse der anfänglichen Untersuchungen werden veränderte Maßnahmen geplant und durchgeführt

B Das Forschungsprojekt von Krohwinkel u. a. (1993). „Der Pflegeprozess am Beispiel von Apoplexiekranken" wurde in drei Phasen durchgeführt:

1. Basisuntersuchung zur Erfassung der Ist-Situation,
2. Intervention mit interstationärer Schulung und innerstationärer Begleitung, Anleitung und Beratung des Pflegepersonals,
3. Postinterventionsuntersuchung, d. h. Ergebnisüberprüfung und vergleichende Analyse.

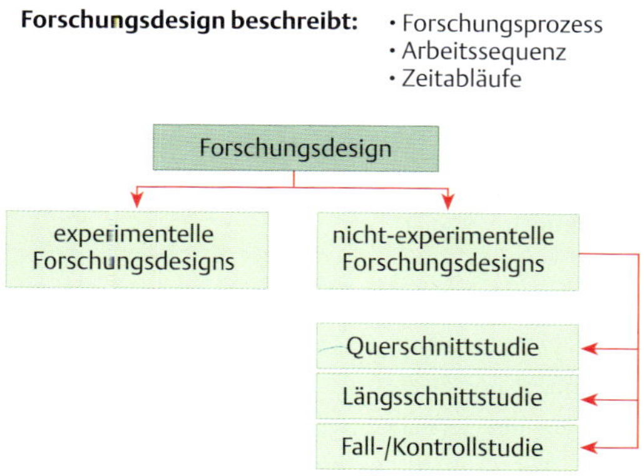

Forschungsdesign beschreibt:
- Forschungsprozess
- Arbeitssequenz
- Zeitabläufe

Forschungsdesign
- experimentelle Forschungsdesigns
- nicht-experimentelle Forschungsdesigns
  - Querschnittstudie
  - Längsschnittstudie
  - Fall-/Kontrollstudie

Abb. 1.17 Formen von Forschungsdesigns

Das Design einer Fall-/Kontrollstudie ist retrospektiv, also zurückschauend, angelegt. Das heißt, die abhängige Variable wurde bereits von der unabhängigen Variable beeinflusst, und nun sollen die gegenwärtigen Ereignisse mit den vergangenen Ereignissen in Verbindung gebracht werden.

Bei jeder Studienart unterscheidet sich das Design darüber hinaus in Bezug auf die verwendeten Erhebungs- und Analysemethoden, nach Art und Umfang der Population und nach Zusammensetzung der Forschungsgruppe in Qualifikation und Zahl (**Abb. 1.17**).

Stichprobe

Die Auswahl der Methode ist im Wesentlichen von der Forschungsfrage abhängig, hierdurch wird die Vorgehensweise der Datenerhebung festgelegt. Ebenso ist die Festlegung der zu untersuchenden Gruppe von Bedeutung, d.h. die Festlegung der Stichprobe. Hierbei muss zwischen quantitativen und qualitativen Studien unterschieden werden. Bei der Durchführung von quantitativen Untersuchungen muss man sich mit den Begriffen „Population", „Stichprobe" und „Repräsentativität" beschäftigen.

Die deskriptiven Merkmale der Population, wie Alter, Geschlechtszugehörigkeit, Bildungsniveau usw. bilden die Auswahlkriterien für die Stichprobe, z.B. eine Auswahl examinierter Krankenschwestern in einem Bundesland der BRD aus der Grundgesamtheit aller examinierten Krankenschwestern in diesem Bundesland. Die Auswahl der Stichprobe aus der Grundgesamtheit muss repräsentativen Charakter haben, d.h. die Merkmale der Stichprobe müssen mit den Merkmalen der Grundgesamtheit übereinstimmen. Die Stichprobenbildung kann gesteuert oder als Wahrscheinlichkeitserhebung erfolgen. Gesteuerte Stichprobenerhebungen können zwar leichter durchgeführt werden, jedoch wird die Verallgemeinerbarkeit von Befunden eingeschränkt. Bei der Wahrscheinlichkeitserhebung erfolgt eine Zufallsauswahl der Elemente aus der Population wobei jedes Element der Grundgesamtheit die gleiche Chance hat, in die Stichprobe aufgenommen zu werden. Ein sorgfältig ausgearbeiteter Stichprobenplan steigert die Genauigkeit und Aussagefähigkeit der gewonnenen Daten und vergrößert die Möglichkeit, die Befunde von der Stichprobe auf die Population zu übertragen. Für die Größe einer Stichprobe gibt es keine festen Vorgaben. Insgesamt gilt jedoch: Je größer die Stichprobe, desto repräsentativer ist sie.

Bei qualitativen Untersuchungen erfolgt die Stichprobenbildung zweckgebunden, d.h. es werden Teilnehmerinnen ausgesucht nach bestimmten Merkmalen, z.B. Personen, die ähnliche Erlebnisse hatten.

B In der Untersuchung von Elsbernd und Glane (1996), die der Frage nachging, wie Patienten verletzende und schädigende Pflege erleben, wurden z.B. Patientenselbsthilfegruppen ausgesucht, deren Mitglieder möglicherweise häufigere Krankenhausaufenthalte hatten.

Die Größe der Stichprobe ist bei qualitativen Untersuchungen deutlich kleiner, jedoch gibt es auch hier keine Vorgaben. Neben finanziellen und personellen Ressourcen müssen bei der Erstellung eines Forschungsplans auch ethische Aspekte berücksichtigt werden.

D *Bei einer* ***Stichprobe*** *handelt es sich um eine Auswahl von Einzelpersonen aus einer Grundgesamtheit von Individuen (Population), die mindestens ein gemeinsames, für die fragliche Untersuchung relevantes Merkmal besitzen.*

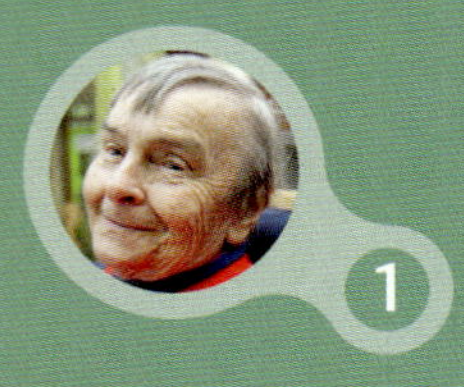

D *Der* ***Forschungsprozess*** *ist die wissenschaftliche Methode zur Erklärung, Vorhersage und/oder Kontrolle von Phänomenen.*

M *Die* ***Benennung des Forschungsziels*** *verleiht der Studie eine klare Richtung und ermöglicht ein zielgerichtetes Arbeiten.*

M *Die* ***Entwicklung der Forschungsfrage*** *als die kreativste Phase des Forschungsprozesses (Bartholomeyczik 1993).*

Schritte des Forschungsprozesses

Der Forschungsprozess ist ein strukturierter Ablauf von logisch aufeinander aufbauenden Schritten. Ähnlich wie im Pflegeprozess lässt sich die Forschung in einem Regelkreislauf (**Abb. 1.18**) darstellen. Die verschiedenen Schritte des Forschungsprozesses sind zum Teil eng miteinander verbunden, sodass eine parallele Bearbeitung verschiedener Phasen erforderlich wird. Die einzelnen Schritte des Forschungsprozesses sollen im Folgenden beschrieben werden.

Identifikation des Problems

Am Anfang jeder Forschungsarbeit steht die Auswahl eines Forschungsthemas. Das Thema kann als Forschungsfrage oder als Forschungsproblem bezeichnet werden und hat zunächst nur vorläufigen Charakter. Forschungsvorschläge ergeben sich häufig aus einem Problembereich der alltäglichen Praxis oder aus unbeantworteten, unbearbeiteten Fragen in der Literatur. Häufig sind soziale Probleme (Situation der Pflegenden im Nachtdienst) oder Probleme der Theorienbildung (Pflege als Beziehungsprozess) Anlass für die Formulierung einer Forschungsfrage. Auch Forschungsaufträge, z. B. vom Bundesministerium für JFFG, können Forschungsprojekte anstoßen. Hier ist die Forschungsfrage vom Auftraggeber vorbestimmt.

Die unterschiedlichen Ideen und Themenvorschläge werden eingegrenzt und nach Prioritäten geordnet. Die Präzisierung der Forschungsfrage grenzt sowohl den Inhalt des Forschungsprojektes als auch den Methodenbereich ein. Sie legt den Blickwinkel fest, unter dem die Forschungsfrage betrachtet werden soll. Im Rahmen der Eingrenzung des Forschungsproblems muss die Frage nach der Relevanz für die Pflegepraxis beantwortet werden. Anschließend werden Zweck und Ziele der Studie formuliert.

Überprüfen der Literatur

Nach der Benennung des Forschungsproblems folgt das intensive Literaturstudium. Durch die Überprüfung der Literatur wird ermittelt, was bereits über das Forschungsthema veröffentlicht wurde und welche Fragen in diesem Zusammenhang nicht beantwortet wurden. Studien zu ähnlichen Forschungsthemen erleichtern die Auswahl des entsprechenden Forschungsdesigns. Es finden sich Anregungen, wie die eigene Studie geplant werden kann und welche Instrumente und Methoden dafür geeignet sind. Bei der Bearbeitung der Fachliteratur muss sorgfältig zwischen Primär- und Sekundärquellen unterschieden werden.

Auswahl eines theoretischen Rahmens

Während der intensiven Literaturrecherche wird der theoretische Rahmen der geplanten Untersuchungen entwickelt. Die Forscher untersuchen die Literatur im Hinblick auf ähnliche Studien zum gleichen Thema oder Untersuchungen zu Teilgebieten des Forschungsthemas.

Bei der Entwicklung des theoretischen Bezugsrahmens können Erkenntnisse aus anderen Wissenschaftsdisziplinen oder direkt aus der Pflege genutzt werden. Durch die Sichtung der relevanten Literatur wird neben der inhaltlichen Dimension gleichzeitig die Methodenauswahl unterstützt.

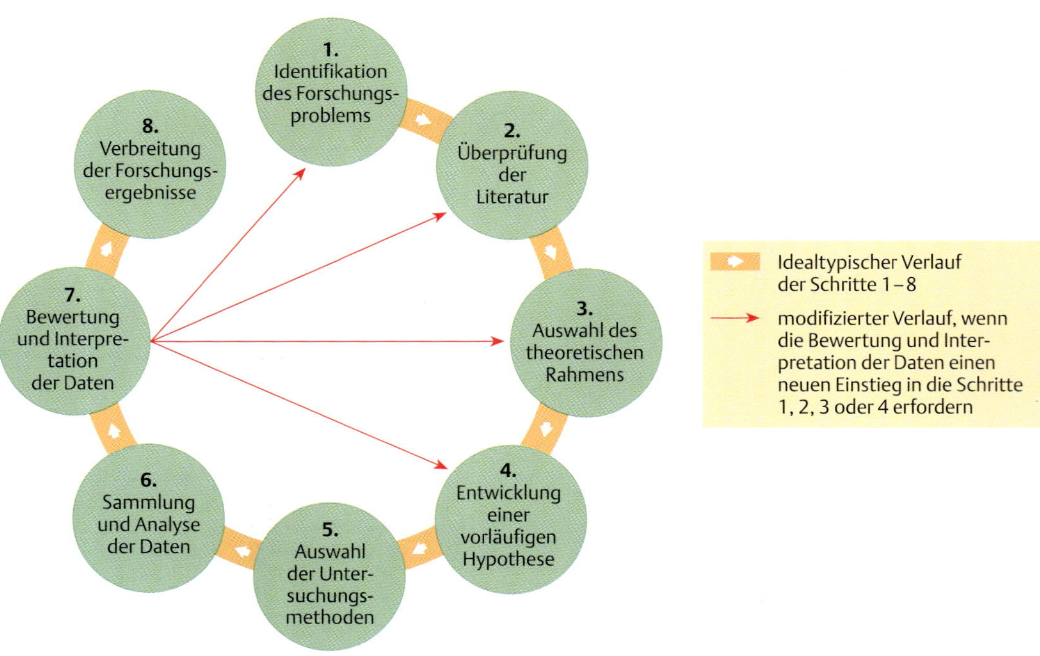

Abb. 1.18 Die acht Schritte des Forschungsprozesses als Regelkreislauf

Aufstellen einer Hypothese

Wie bereits erwähnt, bildet der theoretische Bezugsrahmen die Basis für die Formulierung der Hypothese. Die Hypothese soll im Verlauf der Forschungsarbeit belegt oder widerlegt werden. Die Entwicklung der Hypothese bestimmt darüber, welche Art von Untersuchung durchgeführt wird und welche Variablen dabei analysiert werden.

Forschungsmethode

Die Wahl der Methode ist die wichtigste Entscheidung im Forschungsprozess. Für jede Frage gibt es eine beste oder am ehesten geeignete Methode. Die Entscheidung für eine qualitative oder quantitative Untersuchung fällt also bereits bei der Beschreibung des Problembereichs und der daraus abgeleiteten Forschungsfrage.

Datenanalyse

Eine sorgfältige Vorplanung und genaue Definition der zu untersuchenden Variablen erleichtert die Auswahl der richtigen Methode für die durchzuführende Studie. Grundsätzlich werden auch die Methoden zur Datenanalyse in quantitative und qualitative Methoden unterteilt. Die quantitative Forschung bezieht sich primär auf Daten in Form von Zahlen, wohingegen die qualitative Forschung Daten aus differenzierten Textinterpretationen gewinnt.

Darstellung von quantitativen Ergebnissen

Die optische Darstellung der Daten kann auf vielfältige Weise erfolgen und richtet sich nach den Ergebnissen. Infrage kommen z. B.:

- Diagramme:
  - Säulendiagramme,
  - Kreisdiagramme,
  - Balkendiagramme,
- Kurven.

Eine weitere Möglichkeit der Darstellung ist das Polaritätsprofil. Bei dieser Methode werden unter einem bestimmten Überbegriff Gegensatzpaare formuliert wie „sicher/unsicher" oder „zurückgezogen/gesellig". Zwischen diesen Gegensatzpaaren muss der Befragte seine Meinung einordnen.

Darstellung qualitativer Ergebnisse

Die Darstellung qualitativer Ergebnisse erfolgt in beschreibender Form. Zur besseren Veranschaulichung können die herausgearbeiteten Kategorien mittels eines Schaubildes oder einer Grafik verdeutlicht werden. Jede Kategorie wird im Detail beschrieben und häufig durch Originalzitate aus Interviews oder aus Beobachtungsprotokollen unterstützt. Wichtig ist hierbei die Wahrung der Anonymität der zitierten Personen.

Dateninterpretation

Nach erfolgreicher Datenanalyse folgt im Rahmen der Dateninterpretation die Interpretation und Diskussion der Forschungsergebnisse. Logisches Denken und intellektuelle Fähigkeiten sind neben Kreativität die wichtigsten Eigenschaften für die Arbeit der Forscher in dieser Phase. Die Interpretation von quantitativen Studien bezieht sich auf die Bedeutung der erhobenen Zahlen und deren Aussagekraft. Qualitative Studien werden im Hinblick auf die Bedeutung der entwickelten Konzepte und Theorien beleuchtet.

Einschränkungen, wie zu kleine oder nicht repräsentative Stichproben, sollten im Forschungsbericht offen dargelegt werden, damit sie bei der Diskussion der Ergebnisse relativierend angeführt werden können.

Die Interpretation ist auch eine Überprüfung der Ergebnisse in Bezug auf das Forschungsziel, die Hypothese und die gewählten Methoden zur Datenerhebung und -analyse. Sie sollten möglichst im Einklang miteinander stehen. Das bedeutet, dass der Forschungsprozess von Neuem beginnt, wenn sich bei der Bewertung und Interpretation der Daten neue Forschungsfragen und vorläufige Hypothesen ergeben bzw. eine erneute Überprüfung der Literatur nötig wird.

Abschließende Folgerungen und Empfehlungen sollten vorsichtig formuliert werden, damit sie nicht über die tatsächliche Aussagekraft der Daten hinausgehen.

Verbreitung von Forschungsergebnissen

Nach abgeschlossener Forschungsarbeit folgt der Forschungsbericht, der die gewonnen Erkenntnisse auch anderen Pflegepersonen und Forschern zugänglich macht. Die beiden Zielgruppen verfolgen jedoch unterschiedliche Interessen. Pflegeforscher betrachten die Studie im Hinblick auf ihre eigene Forschungstätigkeit und ob das Forschungsprojekt in einem anderen Zusammenhang zu wiederholen ist. Pflegepersonen, die in der Praxis arbeiten, interessieren sich mehr für die praktische Umsetzung und Anwendung der Ergebnisse.

Der Forschungsbericht sollte übersichtlich sein und Aussagen zum Forschungsproblem, zum Literaturstudium, zum theoretischen Bezugsrahmen, zur Forschungsfrage oder Hypothese, zu den gesammelten Daten, zur Datenanalyse und zu den gezogenen Schlussfolgerungen enthalten. Des Weiteren sollten abschließend Vorschläge für weiterführende Forschungsarbeiten gemacht werden.

Zur Verbreitung der Forschungsergebnisse gibt es verschiedene Darstellungsformen, wie die verbale Präsentation in Form eines Vortrags, eine Posterpräsentation oder auch die Publikation.

D *Eine **Hypothese** ist eine vorläufige Annahme des Forschers über die zu erwartende Beziehung zwischen den Faktoren oder Variablen einer wissenschaftlichen Untersuchung. Sie stellt eine vorläufige Lösung oder Erklärung des zu erforschenden Problems dar und gründet sich auf Beobachtungen der Erfahrungen sowie auf entsprechende Hinweise aus der Literatur.*

D ***Variablen** sind Faktoren, Eigenschaften oder Einstellungen, die es zu untersuchen gilt.*

M *Die **Datenanalyse** ist meist eng mit der Erhebungsmethode verbunden, deshalb sollte man bereits bei der Wahl der Messmethode die Datenanalyse und spätere Interpretation der Daten im Auge haben.*

P *Formulierungen wie „die Ergebnisse scheinen anzudeuten" oder „die Ergebnisse legen nahe" bewahren vor Überinterpretationen der eigenen Forschungsdaten.*

P *Quellen sollten sorgfältig nachgewiesen und Zitierregeln beachtet werden. Wenn bestimmte Sätze oder Passagen inhaltlich oder wortwörtlich übernommen werden, müssen diese entsprechend gekennzeichnet sein.*

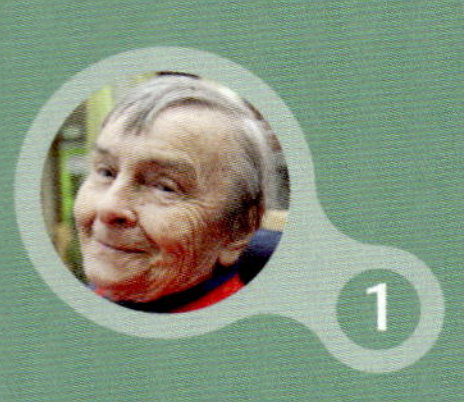

M *Die Rekrutierung von pflegespezifischem Wissen durch Pflegeforschung ist ein bedeutender Schritt zur Etablierung der Pflege als eigenständiger Wissenschaftsdisziplin.*

M *Die systematische Erschließung von pflegerelevantem Wissen mittels Forschung führt zu einer professionellen, theoriegeleiteten Pflege, wenn es gelingt, Forschung und Praxis in richtiger Weise miteinander zu vernetzen.*

D **Evidence-based Nursing** *ist „die Integration der derzeit besten wissenschaftlichen Belege in der täglichen Pflegepraxis unter Einbezug theoretischen Wissens und der Erfahrungen der Pflegenden, der Vorstellungen des Patienten und der vorhandenen Ressourcen." (Deutsches Zentrum für Evidence-based Nursing, Universität Halle/Wittenberg, 1999)*

Praktische Anwendung der Pflegeforschung

Pflegeforschung entwickelt Theorien, Modelle und Konzepte, um pflegerische Arbeit und deren Wirksamkeit zu beschreiben. Was Pflegepersonen tun, und wie sie es tun, wird eingebunden in ein theoretisches Konzept.

Pflegeforschung wird nicht zum Selbstzweck betrieben, sondern u.a. mit dem Ziel, die Pflegepraxis zu verbessern. Das bedeutet, dass pflegepraktische Themen zum Gegenstand der Pflegeforschung werden und in der Praxis vorherrschende Fragen und Probleme aufgegriffen und gültige Antworten gesucht werden. Direkte Auswirkungen von Forschungsergebnissen auf die Pflegepraxis ergeben sich z.B. durch Untersuchungen von traditionellen Pflegemethoden.

B So hat die Studie von Ewers (2004) das Problem von postoperativen Verwirrtheitszuständen von Patienten nach kardiochirurgischen Operationen aufgegriffen. Untersucht wurde ein Einschätzungsinstrument (Confusion Rating Scale), das eine frühzeitige Identifizierung und Dokumentation von postoperativen Verwirrtheitszuständen im Bereich der Kardiochirurgie ermöglicht. Die getestete Skala wurde als zuverlässiges Instrument im Fachbereich der Kardiochirurgie angesehen, die Untersuchung zur Validität steht noch aus. Eine Anwendung in der Praxis für den beschriebenen Fachbereich wird empfohlen.

Auch eine wissenschaftliche Überprüfung von Pflegeinterventionen kann entscheidend zur Verbesserung der pflegerischen Praxis beitragen.

B Ein Beispiel hierfür ist die Untersuchung von Gottschalk u.a. (2004), die als Ergebnis Empfehlungen für eine evidenzbasierte Mundpflege bei Patienten in Gesundheits- und Pflegeeinrichtungen ausspricht.

Die Umsetzung der wissenschaftlich gesicherten Erkenntnisse in der Praxis erzeugt und sichert Qualität in der Pflege. Pflegefehler werden reduziert und pflegerische Arbeit kann ökonomischer gestaltet werden. Eine Pflege, die zum Wohl des Patienten verbessert wird, erzeugt nicht nur eine höhere Patientenzufriedenheit, sondern steigert auch die Berufsidentität der Pflegenden. Pflegeerfolge auf der Basis wissenschaftlich gesicherter Erkenntnisse verdeutlichen die therapeutische Relevanz von pflegerischer Arbeit und machen pflegerisches Handeln begründbar.

Wenn Forschungsergebnisse für die Pflegepraxis nützlich sein sollen, dann müssen die gewonnenen Erkenntnisse in der Praxis anwendbar sein, und vor allem müssen sie den Praktikern zugänglich gemacht werden. Der Zugang zur Forschungsliteratur gestaltet sich in der Praxis oft schwierig. Wissenschaftliche Fachzeitschriften und pflegespezifische Bibliotheken sind für Pflegende in der Praxis häufig nur schwer erreichbar.

Die Anwendung der Forschungsergebnisse setzt auch voraus, dass die publizierten Erkenntnisse der Studien in einer verständlichen Sprache dargestellt werden, sodass sie auch ohne spezielles Wissen nachvollzogen werden können. Um Verständnisproblemen beim Lesen und Interpretieren von Forschungsberichten entgegenzuwirken, empfehlen Lindquist u.a. (1992) zwei Strategien:

- Innerbetriebliche Fortbildung:
  - Vorstellen neuer Verfahren, Methoden oder Instrumentarien und Lehre ihrer Anwendung,
  - Üben der Analyse und Interpretation von Forschungsberichten.
- Pflegeforschung in Aus-, Fort- und Weiterbildung in Pflegeberufen thematisieren.

Die Anwendung von Forschungsergebnissen bedeutet Veränderungen im Arbeitsablauf innerhalb von Einrichtungen des Gesundheitswesens. Die Veränderungen können sich auf strukturelle, organisatorische Dinge beziehen, verlangen aber oft auch ein Umdenken der Pflegepersonen. Bei der konkreten Umsetzung von Forschungsergebnissen in der Praxis kann eine Beratung und Unterstützung durch kompetente Forscher vor Ort hilfreich sein. Eine enge Zusammenarbeit zwischen Forschern und Praktikern erleichtert die Kommunikation zwischen beiden Bereichen und hilft Vorbehalte abzubauen.

Forschungsergebnisse müssen nicht immer unmittelbar in der Praxis anwendbar sein. Krohwinkel u.a. (1991) betonen, dass die Entwicklung präventiver und fördernder Pflege sowohl der angewandten Pflegeforschung als auch der Grundlagenforschung bedarf.

Darüber hinaus ist die Erweiterung des Anwendungsspektrums von Forschungsergebnissen auch auf organisatorische, institutionelle und politische Ebenen auszudehnen.

Evidence-based Nursing (EBN)

EBN stammt ursprünglich aus der Medizin (evidence based medicine) und ist eine Entscheidungshilfe zur Lösung von gesundheitsrelevanten Problemen (Schlömer 2000).

Die breit gefasste Definition lässt eine Bewertung von quantitativen und qualitativen Studien zu und berücksichtigt gleichzeitig das Zusammenwirken der Beteiligten. Dies bedeutet für die Umsetzung der wissenschaftlichen Ergebnisse in der Praxis, dass sowohl die Patienten in die Entscheidungen über ihre Pflege mit einbezogen werden als auch die klinische Expertise, d.h. die Kenntnisse und Erfahrungen der Pflegenden.

Das methodische Vorgehen wird in sechs Schritten beschrieben (Behrens u. Langer 2004):

1. Die Aufgabenstellung beinhaltet die Identifizierung eines klinischen Problems. Von Bedeutung ist in diesem Zusammenhang, ob das zu bearbeitende Problem überhaupt in den eigenen Aufgabenbereich fällt und ob die erforderlichen Ressourcen zur Problemlösung vorhanden sind.
2. Es wird eine präzise Frage formuliert, deren Beantwortung zur Lösung des Problems beiträgt.
3. Um die gestellte Forschungsfrage beantworten zu können, muss im Folgenden verwertbare und wissenschaftlich fundierte Literatur gesammelt werden.
4. Die Ergebnisse der Recherche werden anschließend kritisch bewertet. Zur Analyse der gesammelten Studien sollten spezifische Instrumente (z. B. Beurteilungsbögen) eingesetzt werden, mit deren Hilfe die Glaubwürdigkeit, Aussagekraft und Anwendbarkeit der Ergebnisse systematisch überprüft werden können.
5. Die gewonnenen Erkenntnisse werden hinsichtlich der Lösung des Problems in die eigene Praxis implementiert. Das heißt, durch gezielte Interventionen wird die Problemlösung herbeigeführt.
6. In einem letzten Schritt wird die EBN-Methode evaluiert, d.h. es wird überprüft, ob der gewünschte Effekt durch die eingebrachte Intervention eingetreten ist.

Eine Übersetzung des Begriffs EBN aus dem Englischen bedeutet eine „beweisbasierte" Pflege, also eine Pflege, die sich auf wissenschaftlich erwiesene Erkenntnisse stützt.

Mayer (2003) merkt hierzu kritisch an, dass eine Fokussierung auf den Beweis sehr stark der naturwissenschaftlichen Denkweise der Medizin entspricht. Dies impliziert, dass nur Erkenntnisse Gültigkeit erhalten, die experimentell bewiesen wurden.

In der Pflege gibt es jedoch viele Phänomene, die nicht experimentell zu belegen sind, sondern anderer Methoden, z. B. qualitativer Forschung, bedürften. Daraus lässt sich ableiten, dass EBN nicht auf quantitative Methoden beschränkt werden kann. Vielmehr muss EBN an die Bedingungen der Pflege angepasst werden.

Fazit

Pflegeforschung bedient sich zur Generierung neuen Wissens der wissenschaftlichen Methode des Forschungsprozesses. Seit Mitte der 80er-Jahre wird in Deutschland vermehrt Pflegeforschung von Angehörigen der Pflegeberufe selbst betrieben.

Zum Gegenstand von Forschungsprojekten werden neben der Pflegepraxis auch Pflegemanagement, Geschichte der Pflege und Pflegepädagogik. Je nach Forschungsgegenstand werden unterschiedliche Forschungsansätze eingesetzt.

Wichtig ist, dass bei der Durchführung von Forschungsvorhaben zentrale ethische Prinzipien berücksichtigt werden.

Eine maßgebliche Funktion der Pflegeforschung besteht auch darin, sowohl den Professionalisierungsprozess der Pflege als auch die Pflegepraxis zu unterstützen.

Nationale Expertenstandards

Nationale Expertenstandards werden von ausgewiesenen Fachpersonen entwickelt, die auf dem jeweiligen Gebiet eine besondere (wissenschaftliche) Expertise besitzen. Die Standards werden auf der Grundlage einer kritischen Bewertung des momentanen Forschungsstandes entwickelt. Sie spiegeln den aktuellen Stand der Pflegewissenschaft zu zentralen pflegerischen Themen wider. Expertenstandards sind in drei Ebenen unterteilt.

1. **Strukturebene.** Welche Rahmenbedingungen sollten gegeben sein oder welche Arbeitsmittel sollten vorhanden sein? Auf dieser Ebene werden auch Aussagen über Verantwortungsbereiche in der Einrichtung und notwendige Kompetenzen des Personals gemacht.
2. **Prozessebene.** Was wird von wem wie getan?
3. **Ergebnisebene.** Wie ist der Ist-Zustand nach Durchführung geeigneter Maßnahmen? Welche Ziele wurden erreicht?

Praxisstandards. Praxisstandards dagegen, die von Pflegeteams für die eigene Einrichtung entwickelt werden, oder auch käuflich erwerbbare Standards (z. B. Stösser-Dekubitusprophylaxe-Standard) beschreiben das fachliche Qualitätsniveau, das in der jeweiligen Einrichtung tatsächlich umgesetzt werden soll. Sie enthalten meist detailliertere Handlungsanweisungen. Praxisstandards können auf der Grundlage von Expertenstandards entwickelt werden.

Wie werden Expertenstandards „gemacht"?

Das Deutsche Netzwerk für Qualitätssicherung in der Pflege (DNQP), ein Zusammenschluss von Pflegenden, die sich mit Qualitätsentwicklung in der Pflege befassen, leitet und begleitet die Entwicklung der Expertenstandards. Es unterstützt und moderiert ca. 10 bis 12 Fachexperten bei der Erstellung des Standards. Anschließend wird der Standard bei einer „Konsensuskonferenz" mit ca. 450 Teilnehmern der Fachwelt vorgestellt, diskutiert und konsentiert, d. h. in einer Form, der alle zustimmen können, verabschiedet. Dies dauert ca. ein Jahr pro Standard. Nach Fertigstellung wird er vom DNQP im Internet und in Buchform veröffentlicht. Anschließend wird der neue Standard in ca. 20 Einrichtungen getestet, um zu sehen, ob er auch in der Praxis umgesetzt werden kann. Dies wird wissenschaftlich begleitet und ausgewertet.

D **Evidence-based Nursing** *ist eine Methode, die sich mit der systematischen Umsetzung von Forschungsergebnissen in der Pflegepraxis beschäftigt.*

M **Expertenstandards** *sind offen formuliert, sodass sich Handlungsspielräume für Institutionen und Pflegende ergeben, die individuell ausgestaltet werden können.*

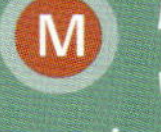

DNQP = Deutsches Netzwerk für Qualitätssicherung in der Pflege

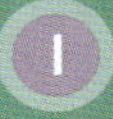

Internet:
http://www.dip-home.de
http://www.dv-pflegewissenschaft.de
http://www.dnqp.de

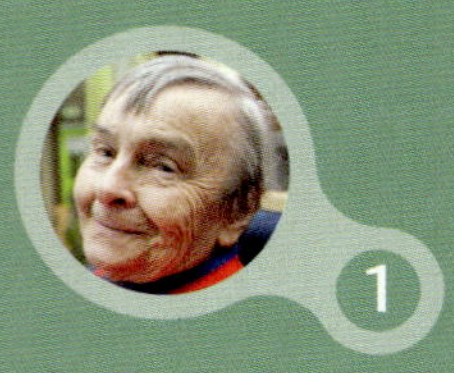

Prävention. *Der Begriff Prävention geht auf das lateinische Wort praevenire (zuvorkommen) zurück. Es ist der historisch ältere Begriff, der sich (seit dem 19. Jahrhundert) im Zuge der Entwicklung der sozialen Hygiene, der Volksgesundheitspflege und der späteren Sozialmedizin herausgebildet hat. Das Ziel der Prävention ist es, das Auftreten von Krankheiten zu vermeiden, ihre Verbreitung zu verringern und die Auswirkungen auf die Gesundheit der Bevölkerung zu vermindern (Hurrelmann, Klotz, Haisch 2010).*
Prävention versucht, eine gesundheitliche Schädigung durch gezielte Aktivitäten zu verhindern, weniger wahrscheinlich zu machen oder zu verzögern (Walter, Schwartz 2003). Dies geschieht durch ein Ausschalten oder Zurückdrängen von Risiken und Auslösefaktoren von Krankheiten.

Gesundheitsförderung. *Der Begriff Gesundheitsförderung ist jünger. Systematisch entwickelt wurde er erst in den 1980er-Jahren als „Health Promotion" im Zusammenhang der gesundheitspolitischen Programmatik der Weltgesundheitsorganisation (WHO – Gesundheit-für-alle-Politik). Seit der Konferenz von Ottawa (1986) und der dort erfolgten Zusammenfassung des Gesundheitsförderungskonzeptes in der Ottawa-Charta zur Gesundheitsförderung hat sich der Begriff etabliert (ausführlicher dazu Kaba-Schönstein 2011, Kickbusch 2003). Er ist inzwischen zu einem Sammelbegriff geworden für gesundheitspolitische Interventionsformen und gesundheitsbezogene Maßnahmen, die bei der Förderung von persönlichen und sozialen Ressourcen und Potenzialen ansetzen und systematisch die ökonomischen, sozialen und kulturellen Bedingungsfaktoren für Gesundheit gestalten* **(Abb. 1.19).**

Prävention und Gesundheitsförderung

Verhältnis zwischen Prävention und Gesundheitsförderung

Prävention und Gesundheitsförderung sind gesundheitspolitische Interventionsformen, die an unterschiedlichen Stellen eingreifen:

- Bei der Prävention besteht die Intervention im Verhindern und Abwenden von Bedingungen und Risiken für Krankheiten auf der Grundlage der Kenntnis pathogenetischer Prozesse.
- Bei der Gesundheitsförderung besteht die Intervention in der Förderung und Stärkung von persönlichen und sozialen gesundheitsrelevanten Fähigkeiten und Ressourcen und der systematischen politischen Gestaltung der ökonomischen, sozialen, kulturellen Bedingungen für Gesundheit auf der Grundlage der Kenntnis salutogenetischer Ressourcen und Prozesse (Hurrelmann, Klotz, Haisch 2011).

Gesundheitsförderung und Prävention sind die beiden grundlegenden Strategien zur Verbesserung und Erhaltung der Gesundheit, wobei sich

- Gesundheitsförderung auf die Erhaltung und Stärkung von Gesundheitsressourcen und
- Prävention auf die Reduzierung und Vermeidung von Gesundheitsrisiken bezieht (Waller 2006).

Gesundheitserziehung und -bildung, Gesundheitsaufklärung und -beratung, Gesundheitsselbsthilfe und Gesundheitstraining sind in diesem Verständnis Methoden zur Umsetzung beider Strategien.

Prävention und Gesundheitsförderung ergänzen einander. In den letzten Jahren hat sich die Einschätzung durchgesetzt, dass es sinnvoll und notwendig ist, diese beiden Strategien und Orientierungen als ergänzend zu verstehen und bewusst zu kombinieren, da sowohl die krankheitsorientierte Herangehensweise der Prävention, als auch der salutogene Ansatz der Gesundheitsförderung letztlich beide aus unterschiedlicher Perspektive und mit unterschiedlichen Strategien auf die Verbesserung der Gesundheit der Bevölkerung zielen und einander ergänzen (Sachverständigengutachten 2001; Walter, Schwartz 2003).

Prävention

Prävention lässt sich unterteilen:

- nach dem Zeitpunkt der Intervention in
  - Primärprävention,
  - Sekundärprävention,
  - Tertiärprävention.
- nach der Interventionsebene/dem Ansatzpunkt in
  - Verhaltensprävention,
  - Verhältnisprävention.
- nach Zielgruppenspezifität.

Prävention nach Interventionszeitpunkt

Primärprävention setzt vor einer Erkrankung ein, um exogene Schädigungen (Exposition) zu vermeiden oder um ein personengebundenes Risiko (Disposition, verhaltensorientierte Risikofaktoren) zu verhindern oder zu verringern. Sie umfasst alle spezifischen Aktivitäten vor Eintritt einer fassbaren biologischen Schädigung zur Vermeidung auslösender oder vorhandener Teilursachen. Das gesundheitspolitische Ziel der Primärprävention ist das Senken der Neuerkrankungsrate (Inzidenzrate) einer Erkrankung in einer Population oder der Erkrankungswahrscheinlichkeit bei einem Individuum.

Sekundärprävention versucht das Fortschreiten eines Frühstadiums von Krankheit zu verhindern durch Früherkennung und Frühbehandlung. Sie umfasst alle Maßnahmen zur Entdeckung von klinisch symptomlosen Krankheitsfrühstadien (Gesundheitscheck, Vorsorgeuntersuchungen, Früherkennungsmaßnahmen) und deren Frühbehandlung. Auch das Vermeiden von Rezidiven wird teilweise als Sekundärprävention bezeichnet, z. B. die Verhütung eines Reinfarkts nach Herzinfarkt. Hier gibt es Überschneidungen zur Tertiärprävention.

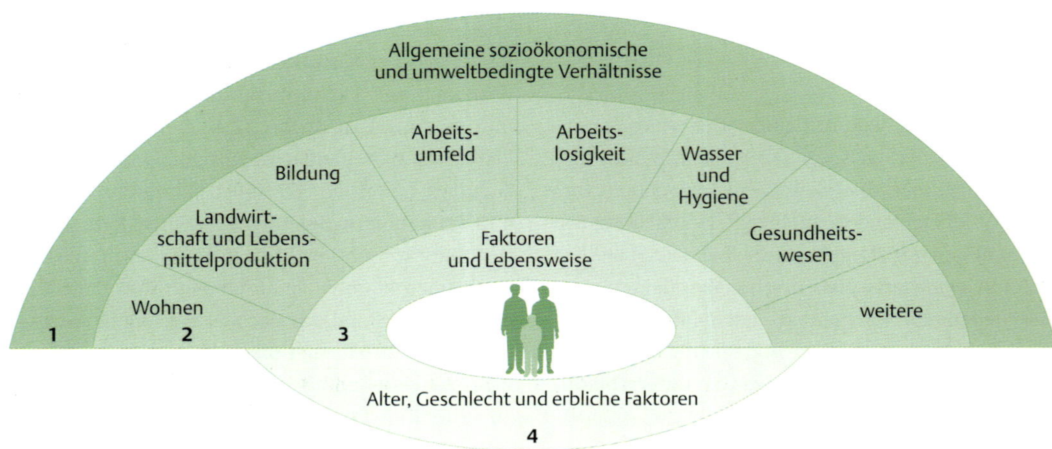

Abb. 1.19 Wichtigste Bedingungsfaktoren (Determinanten) der Gesundheit (nach Dahlgren/Whitehead in: WHO, 1998)

Das gesundheitspolitische Ziel der Sekundärprävention ist die Absenkung der Inzidenz von manifesten oder fortgeschrittenen Erkrankungen.

Tertiärprävention befasst sich mit der Vermeidung oder Milderung von Folgeschäden (Defekte, Behinderungen) einer bereits eingetretenen Erkrankung. Engere Konzepte ordnen die Behandlung manifester Erkrankungen der Kuration zu und bezeichnen lediglich spezielle Interventionen zur Verhinderung von bleibenden, insbesondere sozialen Funktionseinbußen als Tertiärprävention oder Rehabilitation. Das Ziel der tertiären Prävention ist die Wiederherstellung der Leistungsfähigkeit (so weit wie möglich) und die Absenkung der Inzidenz bleibender Einbußen und Behinderungen.

Prävention nach der Interventionsebene

Verhaltensprävention setzt am Verhalten von Individuen und Gruppen an.

Verhältnisprävention setzt an den Verhältnissen, bei sozialen Regeln, Gesetzen und Systemen an.

Prävention nach Zielgruppen

Strategien oder Maßnahmen der Prävention können sich an die gesamte Bevölkerung oder an Gruppen mit erhöhtem Risiko wenden. Zwischen diesen Extremen gibt es viele Zwischenstufen. Je früher Prävention ansetzt, desto unspezifischer ist ihre Zielgruppe.

- Primärprävention richtet sich an die Gesamtbevölkerung oder Risikogruppen,
- Sekundärprävention richtet sich eher an gefährdete Personen ohne bestimmte Krankheitssymptome,
- Tertiärprävention an Personen nach der Behandlung einer spezifischen Krankheit.

Die Übergänge sind auch hier fließend. Seit einiger Zeit wird die Trias von Primär-, Sekundär- und Tertiärprävention ergänzt durch ein Modell der Spezifizierung der Zielgruppen:

- Universale Prävention spricht die Gesamtbevölkerung und große Teilpopulationen an,
- selektive Prävention Zielgruppen mit vermutetem, evtl. überdurchschnittlichem Risiko,
- indizierte Prävention zielt auf Personen/Gruppen mit gesicherten Risikofaktoren bzw. Störungen (Walter, Schwartz 2003).

Gesundheitsförderung

Die **Ottawa-Charta** zur Gesundheitsförderung ist zu einem grundlegenden und wegweisenden, auch offiziellen Grundsatzdokument geworden, auf das sich Konzepte, Projekte und Netzwerke der Gesundheitsförderung beziehen (ausführlicher Kaba-Schönstein 2011). Nach der Ottawa-Charta zielt Gesundheitsförderung auf einen Prozess, allen Menschen ein höheres Maß an Selbstbestimmung über ihre Gesundheit zu ermöglichen und sie dadurch zur Stärkung ihrer Gesundheit zu befähigen. Um ein umfassendes körperliches, seelisches und soziales Wohlbefinden zu erlangen, sei es notwendig, dass sowohl Einzelne als auch Gruppen ihre Bedürfnisse befriedigen, ihre Wünsche und Hoffnungen wahrnehmen und verwirklichen, sowie ihre Umwelt meistern bzw. sie verändern können.

Diese Definition ist in der Jakarta-Erklärung zur Gesundheitsförderung für das 21. Jahrhundert (1997) weiterentwickelt worden. In ihr wird Gesundheitsförderung definiert als ein Prozess, der die Menschen befähigen soll, mehr Kontrolle über ihre Gesundheit zu erlangen und sie zu verbessern durch Beeinflussung der Determinanten (Bedingungsfaktoren) für Gesundheit (WHO, Jakarta-Erklärung).

Individuelle und strukturelle Ebene. Im Gegensatz zur Prävention als krankheits- und risikenorientierter Vermeidungsstrategie geht es bei der Gesundheitsförderungsstrategie um die Analyse und Stärkung von Gesundheitsressourcen und -potenzialen. Nach Kickbusch (2003) definiert sich Gesundheitsförderung durch das Zusammenführen von zwei strategischen Ansätzen: der Stärkung von persönlicher und sozialer Gesundheitskompetenz, verbunden mit einer systematischen Politik, die auf die Verbesserung von Gesundheitsdeterminanten und den Abbau von gesundheitlicher Ungleichheit abzielt. Als strategische Schlüsselpunkte sieht sie

- Empowerment,
- Stärkung von Kompetenz und Selbstbestimmungsrecht über die eigene Gesundheit,
- Intersektoralität (Einbindung von Gesundheit als Handlungsziel in vielen Politikbereichen).

Handlungsebenen und Aktionsprinzipien

Die wichtigsten Aktionsprinzipien und Handlungsebenen der Gesundheitsförderung sind 1986 in der Ottawa-Charta zur Gesundheitsförderung zusammengefasst worden. In einem Mehrebenen-Modell werden drei vorrangige Aktionsprinzipien und fünf vorrangige Handlungsebenen der Gesundheitsförderung unterschieden.

Handlungsebenen. Dazu gehören:

- gesundheitsfördernde Gesamtpolitik entwickeln,
- gesundheitsfördernde Lebenswelten schaffen,
- gesundheitsbezogene Gemeinschaftsaktionen unterstützen,
- persönliche Kompetenzen entwickeln,
- die Gesundheitsdienste neu orientieren (diese Handlungsebene wurde in der Folgezeit verallgemeinert zur Ebene der „Institutionen").

Aktionsstrategien. Dazu gehören:

- Anwaltschaft/Interessenvertretung für Gesundheit (advocacy-Strategie),
- Befähigen und Ermöglichen (enable-Strategie),
- Vermitteln und vernetzen (mediate-Strategie).

B *Bei der Sturzprävention sind die Maßnahmen auf den beiden Interventionsebenen z. B.:*

- *Verhaltensprävention: Patienten über die Bedeutung einer realistischen Selbsteinschätzung informieren.*
- *Verhältnisprävention: Stolperfallen beseitigen.*

D **Empowerment.** *Strategien und Maßnahmen, die geeignet sind, das Maß an Selbstbestimmung und Autonomie im Leben der Menschen zu erhöhen und sie in die Lage zu versetzen, ihre Belange (wieder) eigenmächtig, selbstverantwortlich und selbstbestimmt zu vertreten und zu gestalten.*

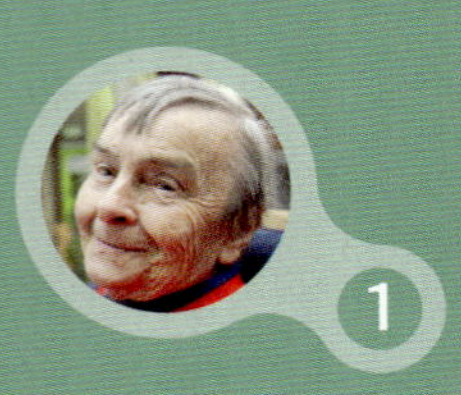

B *Wenn in einem „gesundheitsfördernden Krankenhaus" gesundheitsfördernde Einzelprojekte und -maßnahmen durchgeführt werden, die z. B. Teilsysteme wie Pflege oder nur die Patienten betreffen, handelt es sich um Gesundheitsförderung im Setting Krankenhaus (1). Wenn die gesamte Organisation Krankenhaus gesundheitsförderlich umgestaltet wird, handelt es sich um ein gesundheitsförderndes Setting (2).*

M *Die Schule ist eine Institution, die Zugang zu fast allen Kindern bietet und daher für gesundheitsfördernde Maßnahmen sehr gut geeignet ist.*

Potenziale der Pflege

Das Mehrebenen-Modell der Gesundheitsförderung beruht auf einem sozialökologischen Gesundheitsverständnis und bedeutet für die Pflege, die Konzentration und Beschränkung auf die Pflege von kranken Individuen zu überwinden. Die o. g. Perspektiven und Handlungsebenen sind zu ergänzen um die Angehörigen, die Familie, die Netzwerke und Gemeinschaften, die Lebenswelten von gesunden und kranken Menschen und um die Ebenen der Institutionen und der gesundheitsfördernden (Gesamt-) Politik. Brieskorn-Zinke (1998) hat in Anlehnung an die Ottawa-Charta Interventionsmöglichkeiten der pflegerischen Gesundheitsförderung auf den folgenden Ebenen aufgezeigt (**Abb. 1.20**):

- Individualebene: Gesundheitsaufklärung, Gesundheitserziehung und Gesundheitsberatung in der direkten pflegerischen Beziehung,
- Gruppenebene: Gesundheitsbildung mit pflegenden Angehörigen, mit Frauen, mit Kindern, mit chronisch kranken Menschen,
- Institutionenebene: Gesundheitsförderung durch Organisationsentwicklung in Krankenhäusern, Altenheimen und ambulanten Einrichtungen,
- Gemeindeebene: pflegerisches Case Management, Kooperationsprojekte der Gesundheitsförderung, Initiieren und Etablieren sozialer Netzwerkarbeit, ambulante gemeindeorientierte Gesundheitsberatung,
- Politikebene: Erarbeiten gesetzlicher Grundlagen für pflegerelevante gesundheitsförderliche Richtlinien im Bereich der Gesundheitspolitik durch Berufsverbände usw.

Der Setting-Ansatz

Eine Kernstrategie der Gesundheitsförderung ist der Setting-Ansatz. Settings sind soziale Systeme, Lebensbereiche und Lebenswelten wie Kindertagesstätten, Schulen, Betriebe, Krankenhäuser, Stadt(-Teile). In ihnen verbringen Menschen einen großen Teil ihrer Lebenszeit.

Diese Settings beeinflussen deshalb über die in ihnen vorhandenen Risiken und Ressourcen, mit ihrem sozialen Gefüge und Organisationsstruktur die Gesundheit der Menschen. Gesundheitsförderung nach dem Setting-Ansatz ist eng verbunden mit Organisationsentwicklung, da sie Prozesse der geplanten organisatorischen Veränderung von Settings und Systemen anregt und unterstützt. Im Gegensatz zur isolierten Beeinflussung einzelner (Risiko-)Verhaltensweisen, wie in der Verhaltensprävention, wird in einer komplexen sozialökologischen Perspektive die institutionelle oder sozialräumliche Lebenswelt, das Setting und der Alltag im Setting gesundheitsförderlich gestaltet (Kaba-Schönstein 2011).

Aktive Mitwirkung aller Beteiligten. Der Setting-Ansatz bietet daher auch Möglichkeiten, sozial und gesundheitlich benachteiligte Menschen und Bevölkerungsgruppen zu erreichen, ohne sie zu stigmatisieren. Für eine dauerhafte gesundheitsgerechte Gestaltung der Settings ist die aktive Mitwirkung (Partizipation) aller Beteiligten von zentraler Bedeutung. Für einige der genannten Settings gibt es nationale und internationale Netzwerke, z. B. das Europäische und Deutsche Netzwerk für Betriebliche Gesundheitsförderung und das Internationale und Deutsche Netzwerk Gesundheitsfördernder Krankenhäuser (weitere Informationen zu gesundheitsfördernden Krankenhäusern: www.dngfk.de). Es wird unterschieden zwischen dem

1. bescheideneren Ansatz der „Gesundheitsförderung im Setting" und
2. dem eigentlichen Setting-Ansatz der Gestaltung eines „gesundheitsfördernden Settings" (Kaba-Schönstein 2011).

Beispiel: Gesundheitsförderung in der Schule

In der Schule als Ort der Wissensvermittlung kann Gesundheitsförderung so gestaltet sein, dass Fähigkeiten erworben werden, die einer gesundheitsfördernden Lebensweise zuträglich sind. Darüber hinaus können im Schulalltag aber auch konkrete präventive und fördernde Maßnahmen im Sinne des Settingansatzes durchgeführt werden. Wirksame Gesundheitsförderung kann sich auch in der Schule nicht auf rein physische Aspekte, z.B. die Anschaffung ergonomischer Sitzmöbel, regelmäßigen Sportunterricht oder den Verkauf gesunder Pausensnacks beziehen und darf sich auch nicht in vereinzelt stattfindenden Projekten wie Anti-Drogen-Kampagnen erschöpfen.

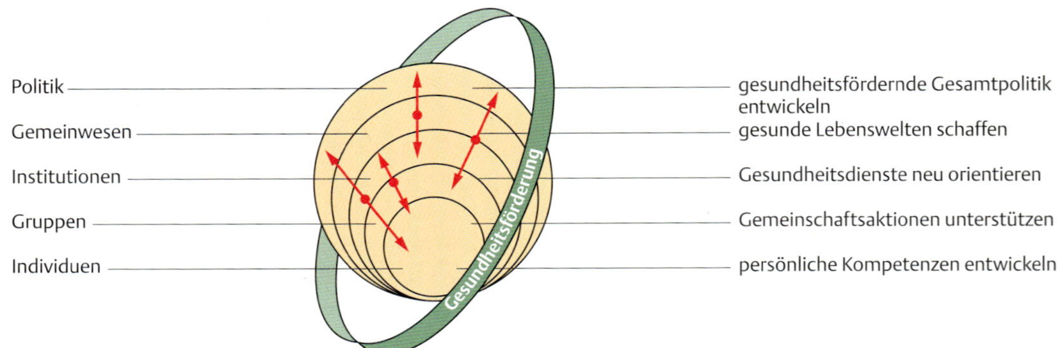

Abb. 1.20 Handlungsebenen und Aktionsstrategien der Ottawa-Charta (nach WHO, 1986).

Die fächerübergreifende Förderung von Teamarbeit, Stressabbau und der Aufbau von Frustrationstoleranz sind neben der Förderung persönlicher und sozialer Kompetenzen wichtige Ansätze für eine „gesunde Schule" als Gesamtkonzept.

Beispiel Gesundheitsförderung im Beruf

Gestaltung der Arbeitsbedingungen durch den Arbeitgeber. Die Arbeitsbedingungen müssen so gestaltet werden, dass die Gesundheit der Berufstätigen möglichst geschützt und erhalten wird. Hierzu dienen eine Vielzahl von Vorschriften, deren Einhaltung die Gewerbeaufsicht und Unfallversicherungsträger kontrollieren und zu denen Arbeitgeber verpflichtet sind. Beispiele hierfür sind den Unfallverhütungsvorschriften, dem Arbeitszeitgesetz oder dem Mutterschutzgesetz zu entnehmen.

Auch gezielte Teamentwicklung und eine funktionierende Kooperation im Betrieb tragen viel zur Gesundheitsförderung von Mitarbeitern bei. Insgesamt lässt sich für eine wirksame Gesundheitsförderung im Betrieb sagen, dass sie nur dann erfolgreich sein kann, wenn sie auf Dauer im Unternehmensleitbild verankert ist und sich durch alle betrieblichen Strukturen hindurch zieht.

Erwerb von Fähigkeiten und Wissen zur Gesundheitsförderung durch den Arbeitnehmer. Gesundheitsförderung im Beruf bedeutet auch, dass die Berufstätigen selbst Wissen und Fähigkeiten erwerben, um die Anforderungen ihres Arbeitsalltages bewältigen zu können. Hierzu gehören konkrete Fähigkeiten wie rückenschonende Arbeitsweise und die Durchführung von Entspannungstechniken.

Gesundheitsförderung in Kliniken und Pflegeeinrichtungen

Krankenhäuser und Pflegeheime sind Institutionen, in denen die Gesundheitsförderung eigentlich zu den wichtigsten Aufgaben gehören müsste:

- zum einen als gesundheitsfördernde Lebens- und Arbeitswelt für Mitarbeiter und Bewohner bzw. Patienten,
- zum anderen aber auch als Einrichtungen, die meist über geeignete Personen und Räumlichkeiten verfügen, um Gesundheitsförderungs-Präventionsmaßnahmen für die Bevölkerung initiieren zu können.

Einrichtungen der stationären Altenhilfe werden von vielen Menschen aus der jeweiligen Region aufgesucht, die über diesen Weg mit Präventionsprogrammen erreicht werden können. Beispiele hierfür wären die gezielte Ernährungsberatung bei speziellen Erkrankungen, Diabetikerschulungen, körperliches Funktionstraining und vieles mehr.

Pflegerische Prävention und Gesundheitsförderung

Prävention und Gesundheitsförderung als Inhalt und Aufgabe professioneller Pflege werden insbesondere seit der Konferenz und Deklaration von Alma Ata (1978) ausdrücklich betont. Der International Council of Nurses (ICN) hat den Ansatz der dort formulierten „Gesundheit-für-alle"-Politik und der primären Gesundheitsversorgung aufgegriffen. Nach dem (1953 verabschiedeten und 2000 überarbeiteten) ICN-Ethikkodex für Pflegende haben diese vier grundlegenden Aufgaben:

1. Gesundheit zu fördern
2. Krankheit zu verhüten
3. Gesundheit wiederherzustellen
4. Leiden zu lindern (www.icn.ch)

Einzigartige Rolle der Pflegenden. Nach der ICN-Definition umfasst Pflege „die eigenverantwortliche Versorgung und Betreuung, allein oder in Kooperation mit anderen Berufsangehörigen, von Menschen aller Altersgruppen, von Familien oder Lebensgemeinschaften, ob krank oder gesund, in allen Lebenssituationen (Settings). Pflege schließt die Förderung der Gesundheit, Verhütung von Krankheiten und die Versorgung und Betreuung kranker behinderter und sterbender Menschen ein. Weitere Schlüsselaufgaben der Pflege sind:

- Wahrnehmung der Interessen und Bedürfnisse (Advocacy),
- Förderung einer sicheren Umgebung,
- Forschung,
- Mitwirkung in der Gestaltung der Gesundheitspolitik sowie im Management des Gesundheitswesens und in der Bildung" (www.icn.de).

Pflegerische Prävention und Gesundheitsförderung in der deutschen Gesetzgebung

Diese Einsicht wurde in Ansätzen auch in die deutsche Gesetzgebung übernommen. Sowohl im neuen Altenpflegegesetz von 2003 als auch im Krankenpflegegesetz zur „Gesundheits- und (Kinder-)Krankenpflege" von 2004 sind gesundheitsförderliche und präventive Aufgaben der Pflege festgeschrieben. Dies gilt auch für die entsprechenden Pflege-Ausbildungsverordnungen. Auch aus dem Pflegeversicherungsgesetz (SGB XI) lassen sich fördernde und präventive Aufgaben der Pflege ableiten. In der deutschen pflegerischen Versorgungsrealität zeigt sich allerdings, trotz einiger Ansätze des SGB XI (z.B. Beratungsbesuche und Schulungen für pflegende Angehörige), insgesamt ein sehr nachgeordneter Stellenwert von Prävention und Gesundheitsförderung. Er wird sowohl auf die lange Zeit fehlende einschlägige Ausbildung und Zuständigkeit, als auch auf fehlende Finanzierung und Strukturen zurückgeführt. Prävention und Gesundheitsförderung werden eher als Nebenprodukt, denn als Ziel der pflegerischen Handlungen gesehen und finanziert, doch zunehmend in ihrer Bedeutung erkannt und gefordert.

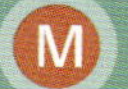

Gesundheitsförderung im Beruf umfasst zwei Aspekte:

1. *Gestaltung der Arbeitsbedingungen durch den Arbeitgeber,*
2. *Erwerb von Fähigkeiten und Wissen.*

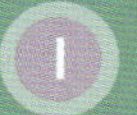

Literatur:

Hurrelmann, K.; Klotz, T.; Haisch, J.: Prävention und Gesundheitsförderung. Huber, Bern 2010

Kaba-Schönstein L. Gesundheitsförderung I–V. In: Bundeszentrale für gesundheitliche Aufklärung, Hrsg. Leitbegriffe der Gesundheitsförderung und Prävention. Neuauflage. Werbach-Gamburg: Conrad; 2011

Ströbel, A.; Weidner, F.: Ansätze zur Pflegeprävention. Schlütersche, Hannover 2003

Internet:

http://www.forumpraevention.de

http//www.dngfk.de

http://www.bvpraevention.de

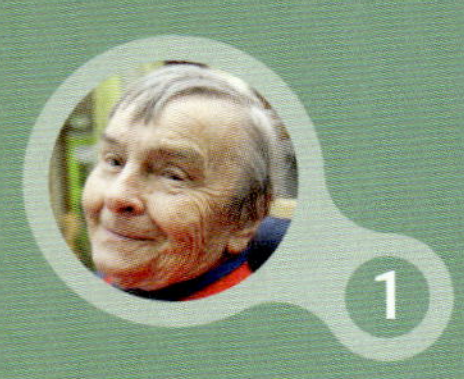

D **Rehabilitation** *bezeichnet alle Bemühungen, eine Störung der Funktionsfähigkeit nicht zu einer dauerhaften Einschränkung bzw. Beeinträchtigung der persönlichen, sozialen und beruflichen Lebensumstände werden zu lassen oder diese auf ein Minimum zu reduzieren.*

M *Therapiert wird nicht nur der (Organ-)Schaden beim Menschen, rehabilitiert wird der Mensch.*

ICF (Internationale Klassifikation der WHO) s. a. S. 10

M *Es wird zwischen drei Arten von Behinderung unterschieden:*
- *körperliche Behinderung,*
- *geistige Behinderung,*
- *seelische Behinderung.*

Was ist Rehabilitation?

Ziel der Rehabilitation ist die Integration des Behinderten in die Gesellschaft, also die Teilhabe am sozialen Leben. Eine ausschließlich auf die Wiederherstellung der Leistungsfähigkeit ausgerichtete Definition von Rehabilitation würde alte und chronisch kranke Menschen von Rehabilitationsmaßnahmen ausschließen. Rehabilitation hat weiterhin das Ziel, Menschen zu befähigen, mit ihrer Krankheit oder Behinderung angemessen umzugehen. Der behinderte Mensch soll nicht nur an die Gesellschaft angepasst werden, sondern seine Umwelt so gestaltet werden, dass das Leben des Behinderten möglichst erleichtert wird.

Außer im Krankenhaus als Früh-Rehabilitation z. B. nach einem Schlaganfall und in speziellen Rehabilitationseinrichtungen findet Rehabilitation gerade auch in Einrichtungen der Altenhilfe und in der ambulanten Pflege statt. Besonders hier ist es das Ziel, gemeinsam mit dem pflegebedürftigen Menschen Wege zu einer möglichst weitreichenden Unabhängigkeit zu finden. Die Gestaltung der Wohnräume und die Versorgung mit adäquaten Hilfsmitteln tragen entscheidend zu einem alters- und fähigkeitsangepassten Leben in größtmöglichster Selbstständigkeit bei.

Behinderung

Menschen sind laut Definition im Sozialgesetzbuch IX § 2 behindert, wenn ihre körperliche Funktion, geistige Fähigkeit oder seelische Gesundheit mit hoher Wahrscheinlichkeit länger als 6 Monate von dem für das Lebensalter typischen Stand abweichen und daher ihre Teilhabe an der Gesellschaft beeinträchtigt ist.

In Deutschland gelten Menschen, deren Behinderungsgrad mindestens 50 % beträgt, als schwerbehindert.

Behinderung ist bestimmt durch die Probleme des betroffenen Menschen, am Leben in der Gesellschaft teilzuhaben, nicht aber durch ein gesundheitliches Problem an sich. Die Bezeichnung „Teilhabe" bzw. „Partizipation" findet sich auch als zentraler Begriff in der Internationalen Klassifikation der Funktionsfähigkeit, Behinderung und Gesundheit (ICF) der WHO. Teilhabe bzw. Partizipation bedeutet Dazugehörigkeit. Menschen mit Behinderung sollen die Möglichkeit haben, dazuzugehören, dabei zu sein und mitzuwirken.

Arten von Behinderung

Behinderungen können durch Krankheit, Unfälle oder ein angeborenes Leiden verursacht werden. Abhängig von der Ursache der Einschränkung können drei Arten von Behinderung unterschieden werden:

- Körperliche Behinderung ist charakterisiert durch Einschränkungen in der Bewegungsfähigkeit, der Leistungsfähigkeit oder der Sinnesorgane.
- Geistige Behinderung ist gekennzeichnet durch Probleme, Zusammenhänge zu verstehen oder sich zu orientieren.
- Seelische Behinderung bedeutet, dass sich ein Mensch durch psychische Erkrankungen, z. B. Depression oder eine Suchterkrankung nicht mehr in der Gesellschaft zurechtfindet.

Im SGB IX § 1 ist festgelegt, dass Behinderte oder von Behinderung bedrohte Menschen bestimmte Leistungen erhalten. Diese dienen als Hilfe zur Selbsthilfe, also um die Selbstbestimmung und gleichberechtigte Teilhabe am Leben in der Gesellschaft zu fördern. Auch das Behindertengleichstellungsgesetz (BGG) hat zum Ziel, Benachteiligungen von Behinderten zu verhindern

Bedeutung der ICF für Rehabilitationsmaßnahmen

Mithilfe der ICF kann die Situation eines Menschen im Hinblick auf menschliche Funktionsfähigkeit und Beeinträchtigungen leicht und strukturiert beschrieben werden. Die ICF umfasst zwei Teile mit je zwei Komponenten:

- Funktionsfähigkeit und Behinderung:
  - Körperfunktionen und Körperstrukturen,
  - Aktivitäten und Partizipation bzw. Teilhabe.
- Kontextfaktoren:
  - Umweltfaktoren,
  - personenbezogene Faktoren.

Neben dem Ziel, eine einheitliche Sprache zur Beschreibung des funktionalen Gesundheitszustandes einer Person zur Verfügung zu stellen, ist die ICF auch für die Rehabilitation von Bedeutung. Eine zentrale Aufgabe von Rehabilitationsmaßnahmen ist die Wiederherstellung oder Besserung der funktionalen Gesundheit im Bereich der Aktivitäten und der Teilhabe. Weitere Ziele sind der Abbau von Barrieren und der Ausbau von Förderfaktoren. Infolgedessen kann die ICF verwendet werden für:

- die Feststellung des Rehabilitationsbedarfs,
- die Rehabilitationsdiagnostik,
- den Rehabilitationsgesamtplan,
- die Evaluation der Rehabilitationsmaßnahmen.

Prävention und medizinische Rehabilitation sollen nach dem Pflegeversicherungsgesetz frühzeitig greifen, um den Eintritt von Pflegebedürftigkeit zu vermeiden oder diese zu reduzieren. Der Leitsatz heißt „Rehabilitation vor Pflege". Bei dieser Aussage wird allerdings außer Acht gelassen, dass es in der geriatrischen Rehabilitation die Aufgabe von Pflegenden ist, Rehabilitation durch Pflege zu leisten (§ 5, SGB XI).

Was ist geriatrische Rehabilitation?

Geriatrische Rehabilitation bedeutet, alte Menschen zu befähigen, größtmögliche Selbstständigkeit zu erhalten oder wiederzuerlangen. Rehabilitation wird dann nötig, wenn Krankheiten, Unfälle oder Nachlassen der Selbsthilfekräfte den älter werdenden Menschen vor eine grundlegende Veränderung seiner bisherigen Lebensgewohnheiten stellen. Oft ist ein Klinikaufenthalt unausweichlich. Dort werden die Weichen für das weitere Leben des Betroffenen gestellt.

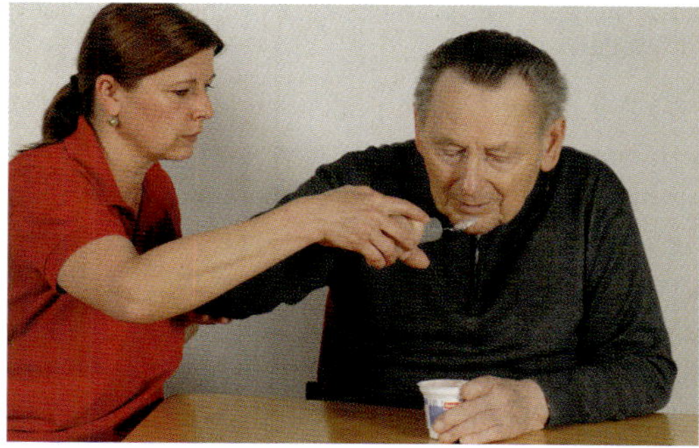

Abb. 1.21 Ziel der Pflege in der geriatrischen Rehabilitation ist die Wiedererlangung von Alltagskompetenz und Selbstständigkeit.

Aufgabe der geriatrischen Rehabilitation

Bereits in der akuten Phase sollten durch rehabilitative Maßnahmen eingetretene oder sich entwickelnde Störungen behandelt werden. Angst und Schmerzen können sich dadurch reduzieren und einer Manifestation möglicherweise entgegengewirkt werden.

Durch nicht rechtzeitig und konsequent eingeleitete rehabilitative Maßnahmen besteht die Gefahr, dass z.B. nicht physiologische oder schädliche Bewegungsmuster gebahnt werden. Je frühzeitiger und konsequenter die rehabilitativen Maßnahmen eingeleitet werden, desto größer sind die Erfolgsaussichten.

In der geriatrischen Rehabilitation heißt das, die Zielsetzung im besonders sensiblen Maß mit den Betroffenen abzugleichen. Alle Interventionen zwischen Betroffenen, Angehörigen und dem multidisziplinären Team in der geriatrischen Rehabilitation sind individuell auszuhandeln.

Voraussetzungen für geriatrische Rehabilitation

Leistungen der geriatrischen Rehabilitation bekommen i.d.R. multimorbide Personen, die älter als 70 Jahre sind. Das bedeutet, auch Gesundheitsprobleme sind durch mindestens zwei Erkrankungen verursacht. Bedingungen, die bei der Geriatrischen Rehabilitation erfüllt sein müssen (Bundesarbeitsgemeinschaft für Rehabilitation 2006):

Rehabilitationsbedürftigkeit. Diese besteht, wenn aufgrund einer körperlichen, geistigen oder seelischen Störung alltagsrelevante und nicht nur vorübergehend Beeinträchtigungen vorliegen, die in absehbarer Zeit zu Beeinträchtigungen der Teilhabe führen können. Oder wenn bei bestehenden Beeinträchtigungen zur kurativen Versorgung ein mehrdimensionaler und interdisziplinärer Ansatz erforderlich ist.

Diese Beeinträchtigungen müssen, unter Beachtung des sozialen Umfelds (z. B. häusliches Wohnumfeld), alltagsrelevant sein. Die Selbstständigkeit ist dabei in folgenden Bereichen gefährdet:

- Essen und Trinken
- persönlichen Hygiene
- Mobilität
- Kommunikation
- Gestaltung und Aufrechterhaltung einer angemessenen Beschäftigung
- soziale Integration

Rehabilitationsfähigkeit. Diese setzt voraus, dass die körperliche Belastbarkeit die Rehabilitation ermöglicht. Begleiterkrankungen müssen vom Rehabilitationsteam behandelt werden können. Entscheidend ist auch, ob die Motivation (Wille und Bereitschaft) und die psychische Belastbarkeit Rehabilitationsmaßnahmen zulassen. Rehabilitation erfordert ein aktives „Mitmachen" der Betroffenen und kann nicht passiv durch Dritte (z.B. Pflegende) geleistet werden. Allerdings wird von einer reduzierten körperlichen, psychischen oder kognitiven Belastbarkeit älterer Menschen ausgegangen.

Rehabilitationsziele. In der geriatrischen Rehabilitation sind dies: Wiedererlangung, Verbesserung oder Erhalt der Selbstständigkeit. Insbesondere gilt das für die Verbesserung der Aktivität, der Teilhabe und die Reduktion von Abhängigkeit und/oder Pflegebedürftigkeit.

Rehabilitationsprognose. Dies ist die Einschätzung darüber, ob durch eine Rehabilitationsmaßnahme in einem angemessenen Zeitraum ein realistisches Ziel erreicht werden kann.

Bei einem Antrag auf Leistungen zur geriatrischen Rehabilitation erfolgt eine sozialmedizinische Begutachtung, die die Rehabilitationsbedürftigkeit, die -fähigkeit, die -ziele, sowie die umgebungsbedingten Faktoren und den bisherigen Verlauf berücksichtigt.

M *Die **Aufgabe der geriatrischen Rehabilitation** ist es, alten Menschen Selbstständigkeit und Teilhabe zu erhalten oder wieder zu ermöglichen.*

M *Das **Ziel der geriatrischen Rehabilitation** ist die größtmögliche Wiederherstellung der Alltagskompetenz und der Selbstpflegefähigkeiten alter Menschen (Abb. 1.21).*

M *Bereits in der Akutklinik wird häufig der Grundstein dafür gelegt, dass der alte Mensch eine Rehabilitationsbehandlung als positiv oder negativ erlebt. Pflegende können hier unterstützen.*

I **Internet:**
http://www.dggg-online.de/pdf/abgrenzungskriterien_geriatrie_v13.pdf
http://www.bar-frankfurt.de/fileadmin/dateiliste/publikationen/arbeitshilfen/downloads/Arbeitshilfe_Geriatrie.pdf

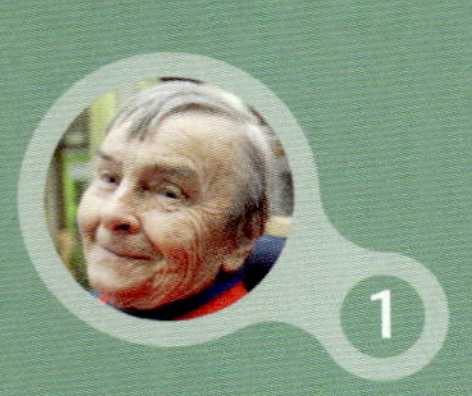

Aufgabe und Ziele der Pflege in der Rehabilitation

Das Ziel der Rehabilitation ist die Integration des Behinderten in die Gesellschaft, also die Teilhabe am sozialen Leben. Eine ausschließlich auf die Wiederherstellung der Leistungsfähigkeit ausgerichtete Definition von Rehabilitation würde alte und chronisch kranke Menschen von Rehabilitationsmaßnahmen ausschließen. Rehabilitation hat weiterhin das Ziel, Menschen zu befähigen, mit ihrer Krankheit oder Behinderung angemessen umzugehen.

Grundsätze der Rehabilitation

Behinderung betrifft nicht nur die Körperfunktionen und -strukturen, sondern besonders hiervon betroffene Aktivitäten und die Teilhabe an allen Lebensbereichen, die für die betreffende Person wichtig sind. Deshalb setzt auch Rehabilitation auf verschiedenen Ebenen an und die Grundsätze der Rehabilitation, die sich in ähnlicher Form auch im SGB IX wiederfinden, müssen entsprechend ausgerichtet sein.

Körperliche Ebene: „Rehabilitation vor Immobilität und Invalidität“

Bei einem Menschen, der an einem Herzinfarkt erkrankt ist, wird es ggf. darum gehen, die körperliche Leistungsfähigkeit annähernd wiederherzustellen. Beim Querschnittgelähmten könnte das Ziel dagegen sein, die körperliche Einschränkung mit Hilfsmitteln wie einem Rollstuhl zu kompensieren. Mit der Vermeidung von Immobilität und Invalidität können Folgeerscheinungen und damit einhergehende Probleme auf den anderen Ebenen reduziert werden.

Psychische Ebene: „Rehabilitation vor Resignation, Depression und Angst“

Etliche Erkrankungen, die zur Behinderung führen, sind akut lebensbedrohend; Herzinfarkt, Schlaganfall und Tumorleiden sind hierfür Beispiele. Für viele Menschen führen solche Krankheiten zu psychischen Beeinträchtigungen, die mit Resignation, Depression und der Angst vor Rezidiven, also Rückfällen, einhergehen. Hier können psychotherapeutische Ansätze im Rehabilitationskonzept eingreifen, um Lebensmut und Lebensfreude zurückzugewinnen.

Berufliche Ebene: „Rehabilitation vor Rente“

Viele Behinderungen gehen mit reduzierter Belastungsfähigkeit im Hinblick auf die berufliche Tätigkeit einher oder führen dazu, dass eine berufliche Neuorientierung notwendig wird. Es muss stets geprüft werden, ob durch geeignete berufsfördernde Maßnahmen die Erwerbstätigkeit erhalten, verbessert oder wiederhergestellt werden kann. Nicht nur aus wirtschaftlichen Gründen, sondern auch, weil Berufstätigkeit und soziale Integration häufig miteinander verknüpft sind, haben Leistungen zur Rehabilitation Vorrang vor Rentenleistungen.

Soziale Ebene: „Rehabilitation vor Pflege“

Viele behinderte Menschen sind bereits in fortgeschrittenem Lebensalter und können ihren Haushalt nicht mehr alleine versorgen. Die Einbeziehung von Angehörigen und die Organisation ambulanter Versorgungshilfen wie Essen auf Rädern, Haushaltshilfe oder ambulante Pflegedienste sind Bestandteile eines Rehabilitationskonzepts. Im Schwerbehindertengesetz sind finanzielle und steuerliche Vergünstigungen festgelegt, um durch die Behinderung entstehende Nachteile auszugleichen.

Selbstbestimmende Ebene: „Rehabilitation vor Abhängigkeit“

Rehabilitation muss Hilfe zur Selbsthilfe sein. Betroffene Menschen benötigen konkrete Informationen und nötigenfalls Motivationshilfe, um Integrationsmöglichkeiten angemessen nutzen zu können.

Handlungsprinzipien der Rehabilitation

Die Handlungsprinzipien der Rehabilitation orientieren sich an den oben genannten Grundsätzen. Alle Maßnahmen der Rehabilitation sind darauf ausgerichtet, Beeinträchtigungen zu verringern, ggf. eine Stabilisierung des gegenwärtigen Zustandes zu erreichen und das Leben des Behinderten zu erleichtern. An diesen Kriterien sollen die Einzelmaßnahmen des Rehabilitationsprozesses orientiert werden. Handlungsprinzipien der Rehabilitation sind:

- Normalisierungsprinzip,
- Prinzip „Ambulant vor Stationär“,
- Prinzip „Hilfe zur Selbsthilfe“.

Normalisierungsprinzip

Das Normalisierungsprinzip muss gegen das notwendige Schutz- und Förderbedürfnis des Menschen abgewogen werden, d. h. es kann notwendig sein, zum Schutz der betroffenen Person einen Heimaufenthalt zu organisieren. Grundsätzlich soll der Behinderte während seiner Rehabilitation befähigt werden, möglichst aus eigener Kraft seinen Platz in der Gesellschaft wiederzuerlangen und am sozialen Leben teilzuhaben.

Prinzip „Ambulant vor Stationär“

In der Rehabilitation geht es nicht nur um eine Anpassung des Behinderten an die „Normalität“ der Gesellschaft, sondern auch darum, seine Umwelt derart zu gestalten, dass für die betroffene Person ein Leben mit der Behinderung ermöglicht wird.

M *Rehabilitation hat zum Ziel, Pflegebedürftigkeit zu vermeiden, zu verhindern oder zu lindern bzw. die Verschlimmerung von Pflegebedürftigkeit zu verhindern.*

M *Rehabilitation hat zum Ziel, dem Behinderten ein selbstbestimmtes und möglichst unabhängiges Leben zu ermöglichen.*

M *Rehabilitation hat zum Ziel, körperliche Schädigungen zu beseitigen, zu lindern oder zu kompensieren.*

M *Rehabilitation hat zum Ziel, psychische Einschränkungen zu beseitigen oder zu lindern.*

M *Rehabilitation hat zum Ziel, berufliche Einschränkungen zu beseitigen, zu lindern, zu verhindern oder zu kompensieren.*

D *Als **Normalisierungsprinzip** wird der Leitgedanke der Rehabilitation, nämlich die Rückkehr des behinderten Menschen in seine gewohnte Umgebung bezeichnet.*

M *Vom Normalisierungsprinzip leiten sich alle konkreten Maßnahmen zur Rehabilitation ab.*

Nur so kann das Normalisierungsprinzip Anwendung finden. Barrieren im Sinne der ICF sollen beseitigt sowie Förderfaktoren ermittelt und aktiviert werden. Hierzu ist es wichtig, soziale Ressourcen zu nutzen und eigene Fähigkeiten des Rehabilitanden zu stärken.

Ambulante oder teilstationäre Rehabilitationsmaßnahmen sind nicht nur aus Gründen der Wirtschaftlichkeit stationären Angeboten vorzuziehen. Gerade die Unterstützung in der sozialen Umgebung des behinderten Menschen kann ambulant besser genutzt werden als bei einem stationären Aufenthalt. Angehörige und Freunde haben im Sinne des ICF als „Förderfaktoren" die Möglichkeit, positiv auf den Rehabilitationsprozess einzuwirken.

Prinzip „Hilfe zur Selbsthilfe"

Nur mit der Befähigung zur Selbsthilfe kann das Ziel, dass der Rehabilitand möglichst aus eigener Kraft seinen Platz in der Gesellschaft wiedererlangt, erreicht werden. Dies beinhaltet aber auch, dass der Behinderte die Angebote und Chancen zu seiner Wiedereingliederung aktiv nutzen muss und gegebenenfalls aktivierende bzw. motivierende Maßnahmen erforderlich sein können. Hilfe zur Selbsthilfe als Rehabilitationsprinzip heißt auch aktive Nutzung angebotener Leistungen.

Individuelles Rehabilitationskonzept

Die Leistungen der Rehabilitation müssen individuell auf die konkrete Bedarfssituation des behinderten Menschen ausgerichtet sein. Die individuelle Abstimmung wird sichergestellt durch:
- Rehabilitationsdiagnostik und Sozialanamnese,
- Rehabilitationsgesamtplan,
- Stufenkonzept,
- Evaluation der Rehabilitationsergebnisse.

Rehabilitationsdiagnostik und Sozialanamnese

Vor der Erstellung des individuellen Rehabilitationskonzeptes müssen sowohl Funktionsfähigkeit und Behinderung als auch die Kontextfaktoren der betreffenden Person abgeklärt werden.

Rehabilitationsdiagnostik. Sie dient zunächst der Erfassung und Bewertung des aktuellen Krankheitsstadiums sowie der Feststellung von Fähigkeiten und Beeinträchtigungen.

Sozialanamnese. Sie ermittelt Daten aus dem sozialen Leben des betroffenen Menschen. Inhalte einer Sozialanamnese sind Familie und Freunde, die Arbeitssituation, die finanzielle Lage sowie Freizeitbeschäftigungen. Einen wichtigen Stellenwert haben auch besondere Lebensereignisse.

Mithilfe der Rehabilitationsdiagnostik und der Sozialanamnese können Einschränkungen in der Funktionsfähigkeit im sozialen Kontext erkannt und die persönlichen Einschränkungen am gesellschaftlichen Leben eingeschätzt werden. Damit können die Leistungen individuell auf die konkrete Bedarfssituation des behinderten Menschen ausgerichtet werden.

Rehabilitationsgesamtplan. Rehabilitationsmaßnahmen können sich auf unterschiedliche Bereiche beziehen wie die körperliche oder psychische Gesundheit, die Wohnsituation und die Situation am Arbeitsplatz. Daher sind auch die Lerninhalte einer Rehabilitation sehr unterschiedlich und können sowohl kognitive als auch motorische oder soziale Bereiche betreffen. Einzelheiten hierzu ergeben sich im konkreten Fall aus der Rehabilitationsdiagnostik und aus der Sozialanamnese. Die Rehabilitation eines behinderten Menschen wird deshalb als interdisziplinärer Prozess in Form eines Rehabilitationsgesamtplans angelegt, in dem alle relevanten Probleme Berücksichtigung finden.

Stufenkonzept. Die Durchführung der einzelnen Rehabilitationsmaßnahmen aus dem Reha-Gesamtplan richtet sich am sog. Stufenkonzept aus. Entsprechend dem Stufenkonzept müssen auch die einzelnen Rehabilitationsmaßnahmen ohne zeitliche Verzögerung einsetzen und nahtlos ineinandergreifen. Dies erfordert vonseiten der Rehabilitationseinrichtung interdisziplinäre Zusammenarbeit und Kooperation zwischen den verschiedenen Kostenträgern der Rehabilitation.

Evaluation der Rehabilitationsergebnisse. Die Anpassung eines Menschen an eine veränderte Lebenssituation verläuft in einem zeitlich stark variierenden Prozess. Individuelle Faktoren vonseiten des Behinderten und der Therapieeinrichtungen bzw. der Therapeuten beeinflussen die Entwicklung des Rehabilitanden und mögliche Fortschritte (**Abb. 1.22**). Deshalb müssen im Verlauf der Rehabilitation stets die bisherigen Zielsetzungen überprüft und gegebenenfalls neue Ziele bestimmt werden.

Fallstudie

Herr Faller ist 78 Jahre alt und seit 13 Jahren Rentner. Seit seiner Pensionierung war Herr Faller im örtlichen Wanderverein aktiv und erster Vorsitzender im Obst- und Gartenbauverein. Seine Frau fand ihn gestern Morgen nach dem Aufwachen um 8 Uhr im Bad auf dem Boden liegend vor. Sie erinnerte sich, dass ihr Mann kurz nach Mitternacht zur Toilette aufgestanden war; sie selbst war jedoch sofort wieder eingeschlafen und hatte nichts bemerkt. Herr Faller war offensichtlich gestürzt, konnte nicht mehr klar sprechen und hatte eingenässt. Die Ehefrau alarmierte sofort den Notarzt, und Herr Faller wurde auf die Innere Abteilung eines Krankenhauses eingeliefert.

M *Besondere Lebensereignisse können einen wichtigen Einfluss auf die Lebenseinstellung und das Coping-Verhalten, also die Krankheitsbewältigungsstrategien eines Menschen haben.*

M **Stufenkonzept** *heißt, dass die Anforderungen an den Rehabilitanden allmählich gesteigert werden, bis die individuellen Rehabilitationsziele erreicht sind.*

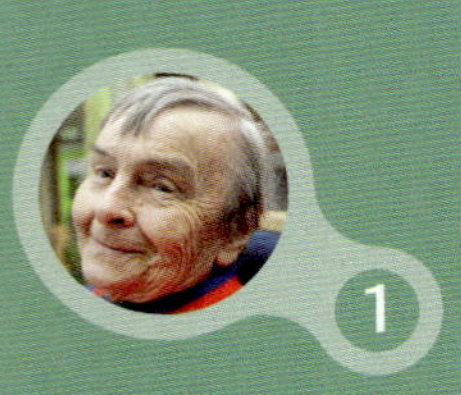

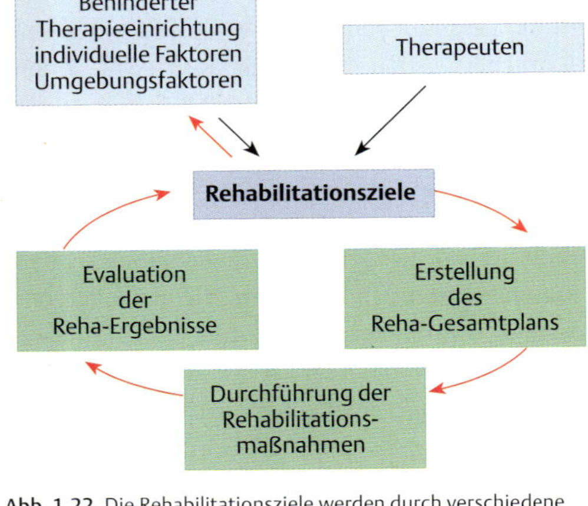

Abb. 1.22 Die Rehabilitationsziele werden durch verschiedene individuelle Faktoren beeinflusst und müssen im Laufe des Rehabilitationsprozesses evaluiert und ggf. angepasst werden

Mithilfe einer Computertomografie (CT) konnte eine zerebrale Blutung ausgeschlossen werden. Die neurologischen Untersuchungen ergaben bei Herrn Faller eine Hemiparese rechts, Inkontinenz und eine Störung im Sprachantrieb, verbunden mit einer abgehackten, undeutlichen Artikulation.

Ziele in der Akutphase eines Schlaganfalls sind:

- *Sicherung des Überlebens des betroffenen Menschen,*
- *größtmögliche Minderung bleibender Hirnschäden,*
- *Vermeidung von Komplikationen.*

Akutphase und Frührehabilitation

Medizinische Versorgung. In der Akutphase wurde Herr Faller kreislaufüberwacht, sein Blutdruck, Blutzucker, Temperatur und Flüssigkeitshaushalt wurden stabilisiert. Eine Thrombolysetherapie wurde aufgrund des verstrichenen Zeitfensters von viereinhalb Stunden nicht durchgeführt.

Pflegerische Versorgung. Von pflegerischer Seite wurde Herr Faller spastikhemmend behandelt und nach dem Bobath-Konzept mobilisiert und gelagert. Weitere pflegerische Schwerpunkte lagen auf dem Kontinenztraining und auf der Durchführung von Pneumonie-, Dekubitus- und Kontrakturenprophylaxen. Des Weiteren erhielt Herr Faller Physiotherapie und logopädische Behandlung.

Anschlussheilbehandlung. Nach sechs Tagen wurde Herr Faller zur stationären Anschlussheilbehandlung (AHB) in eine neurologische Reha-Klinik in einem 20 km entfernten Kurort verlegt. Inzwischen war er wieder kontinent und seine Sprachstörung hatte sich deutlich verbessert. Als schwerste Einschränkung blieb die beinbetonte Hemiparese rechts. Frau Faller begleitete ihren Mann.

Neurologisch-geriatrische Rehabilitation

Da Herr Faller bereits 78 Jahre alt ist, müssen bei ihm neben den speziellen neurologischen Aspekten auch Gesichtspunkte in Betracht gezogen werden, die für eine geriatrische Rehabilitation gelten. Als übergeordnetes Ziel der Rehabilitation kann angesehen werden, dass Herr Faller möglichst unabhängig von der Hilfe anderer Personen wieder in seine gewohnte, häusliche Umgebung zurückkehren kann. Eine vollständige Wiederherstellung der körperlichen Funktionsfähigkeit kann nicht unbedingt erwartet werden; stattdessen müssen sich die Bemühungen auf subjektives Wohlbefinden und größtmögliche Selbstständigkeit konzentrieren.

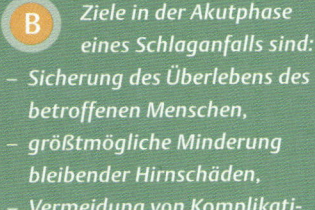

Rehabilitationsdiagnostik und Sozialanamnese

Die rehabilitationsmedizinische Diagnostik dient dazu, neben den schlaganfallbedingten Funktionsstörungen und Beeinträchtigungen auch Vorerkrankungen und Risikofaktoren zu erfassen.

Rehabilitationsdiagnostik. Bei Herrn Faller wird zusätzlich eine bisher unbehandelte arterielle Hypertonie festgestellt. Außerdem leidet er seit 15 Jahren an einem Diabetes mellitus Typ 2, der mit oralen Antidiabetika gut eingestellt ist.

Sozialanamnese. Die Sozialanamnese ergibt, dass Herr Faller mit seiner Frau gemeinsam in einer Wohnung im 2. Stock lebt und drei Kinder und fünf Enkelkinder hat, die regelmäßig zu Besuch kommen. Er selbst kann sich den Schlaganfall überhaupt nicht erklären, schließlich sei er noch nie krank gewesen. Seine Überlegungen kreisen um die Frage, wie es nach der Rehabilitation weitergehen soll und ob er wieder laufen können wird. Frau Faller macht einen sehr resoluten Eindruck und hat bereits im Krankenhaus die Pflege ihres Mannes tatkräftig unterstützt. Sie berichtet, dass ihre Kinder sie in einer vielleicht notwendigen späteren häuslichen Versorgung ihres Mannes unterstützen würden. Frau Faller ist sehr interessiert an allen Dingen, die ihren Mann betreffen und möchte in die Rehabilitation mit einbezogen werden.

Rehabilitationsziele

Der zuständige Arzt erstellt gemeinsam mit Herrn Faller die Rehabilitationsziele, um therapeutische Maßnahmen davon ableiten und den Rehabilitationserfolg daran kontrollieren zu können:

Mobilität. Die Funktion des rechten Arms und des Beins wird so weit wie möglich wiederhergestellt. Aufgrund des bisher positiven Verlaufs ist davon auszugehen, dass nur geringe Einschränkungen zurückbleiben werden. Die Funktion des Beins ist wahrscheinlich nicht vollständig wiederherzustellen. Deshalb wird zunächst als Ziel vereinbart, dass Herr Faller – ggf. mit Hilfsmitteln wie Unterarmstützen oder Rollator – wieder laufen kann.

Kommunikation. Herr Faller kann normal sprechen und ist in der Kommunikation mit der Umwelt nicht eingeschränkt.

Selbstständigkeit. Herr Faller ist in täglichen Verrichtungen, insbesondere in Körperpflege und Ankleiden, der Nahrungsaufnahme und der Mobilität innerhalb der Wohnung möglichst selbstständig.

Tertiärprävention. Herr Faller lernt, seine Risikofaktoren (Hypertonie, Diabetes mellitus) im Sinne der Tertiärprävention positiv zu beeinflussen.

Soziale Integration. Herr Faller findet neue Möglichkeiten der Freizeitbeschäftigung, da er sein Hobby, das Wandern, mit hoher Wahrscheinlichkeit zukünftig nicht mehr ausüben kann.

Rehabilitationsplan

Folgender Rehabilitationsplan wird für Herrn Faller erstellt:

- Aufklärung von Herrn Faller über seine Erkrankung und deren Auswirkungen,
- Hilfe bei der rationalen und emotionalen Krankheitsverarbeitung,
- therapeutische Maßnahmen zur Begrenzung der Funktionsstörungen,
- Beeinflussung der Risikofaktoren,
- körperliche Remobilisierung mit steigender Belastung,
- Hilfe bei der sozialen Reintegration.

Der Therapieplan umfasst:

- pflegerische Versorgung,
- medikamentöse Therapie,
- Physiotherapie,
- Ergotherapie und Logopädie,
- psychologische Betreuung,
- Gesundheitstraining.

Pflegerische Versorgung. Als Pflegekonzept ist eine aktivierende, therapeutische Pflege geeignet. Schwerpunkte der Pflege sind die Motivation und Aktivierung von Herrn Faller, so viel wie möglich selbst durchzuführen. Eine antispastische Arbeitsweise sowie die Mobilisation und Lagerung nach dem Bobath-Konzept dienen dazu, physiologische Bewegungsmuster anzubahnen, die Körperwahrnehmung zu unterstützen und die Entstehung von Spastiken zu verhindern. Gleichzeitig müssen pflegerische Prophylaxen durchgeführt werden, um Folgeerkrankungen wie einen Dekubitus, Kontrakturen oder eine Pneumonie zu verhindern.

Medikamentöse Therapie. Bei Herrn Faller steht in der medikamentösen Therapie die Tertiärprävention im Vordergrund. Seine Hypertonie muss behandelt und die Diabetestherapie überprüft werden. Außerdem erhält Herr Faller einen Thrombozytenaggregationshemmer (ASS) zur Rezidivprophylaxe.

Physiotherapie. Auch die Physiotherapie orientiert sich am Bobath-Konzept. Herr Faller soll zunächst lernen, sich im Bett selbst zu drehen, sich aufzusetzen und das Gleichgewicht wiederzufinden. Es folgen Übungen zum Aufstehen, Stehen, Transfer und Gehen. Ein weiterer Schwerpunkt der Physiotherapie sind Übungen für die Schulter, um eine schmerzhafte Subluxation der Schulter zu verhindern. Falls es sich als notwendig erweist, müssen orthopädische Hilfsmittel wie ein Rollstuhl angepasst und ein entsprechendes Rollstuhl-Training durchgeführt werden.

Ergotherapie. In der Ergotherapie werden Koordination und Bewegungsabläufe geschult. Hierzu gehören Übungen zur Feinmotorik und zur Handfunktion. Herr Faller soll lernen, ggf. mit Hilfsmitteln seine Mahlzeiten selbstständig einzunehmen, tägliche Handgriffe wie das Schließen von Reißverschlüssen und Knöpfen durchzuführen, Schnürsenkel an den Schuhen zu binden und falls möglich wieder zu schreiben.

Darüber hinaus werden Überlegungen zur Freizeitgestaltung von Herrn Faller getroffen und neue Interessen geweckt. Für die spätere Versorgung im häuslichen Bereich werden der Einbau eines Treppen-Lifters oder der Umzug in eine ebenerdige Wohnung gemeinsam mit Frau Faller diskutiert. Außerdem wird überlegt, welche Hilfsmittel notwendig sein werden.

Logopädie. Herr Faller leidet unter einer rückläufigen Broca-Aphasie, spricht spontan wenig und artikuliert teilweise undeutlich. Die logopädische Therapie findet täglich statt und ist darauf ausgerichtet, dass Herr Faller so schnell wie möglich wieder kommunizieren kann. Die Ehefrau und Angehörige werden einbezogen.

Psychologische Betreuung. Herr Faller benötigt Hilfe bei der Krankheitsverarbeitung, um langfristig mit der Erkrankung und ihren Folgen umgehen zu können. Ziele sind die Akzeptanz der Krankheit, der Abbau von Angst, das Erkennen schädigender Verhaltensweisen sowie eine Neuorientierung im Freizeitbereich. Herr Faller soll lernen, seine Behinderung anzunehmen, sein Selbstwertgefühl zu erhalten und wieder Lebensmut zu schöpfen. Als psychotherapeutische Interventionen kommen aufgrund der eingeschränkten Kommunikationsfähigkeit von Herrn Faller zunächst Einzelgespräche und Angehörigenarbeit in Betracht. Weiterhin sollen Herr und Frau Faller motiviert werden, Kontakt zu Selbsthilfegruppen aufzunehmen.

Gesundheitstraining. Da Herr Faller nur eingeschränkt aufnahmefähig ist, kann er selbst nicht am Gesundheitstraining teilnehmen. Frau Faller wird jedoch motiviert, Seminare zu besuchen. Der Arzt empfiehlt ihr den Besuch eines Vortrags zu den Risikofaktoren des Schlaganfalls und einen Kochkurs mit dem Schwerpunkt Ernährung bei Diabetes mellitus.

M *Die Grundlage für die gesamte Rehabilitationsmaßnahme ist die pflegerische Versorgung von Herrn Faller.*

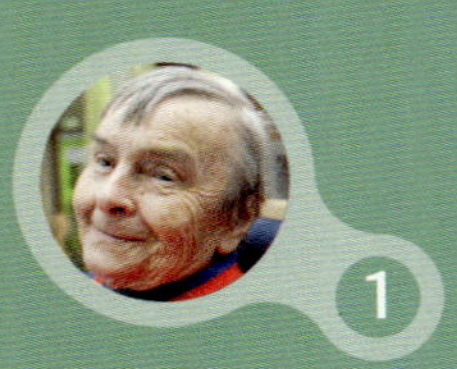

Leistungen und Leistungsträger der Rehabilitation

M **Unterhaltssichernde und ergänzende Leistungen** *vervollständigen die Leistungen zur medizinischen Rehabilitation und zur Teilhabe am Arbeitsleben.*

M **Leistungen zur medizinischen Rehabilitation** *werden erbracht, um Behinderungen und chronische Erkrankungen abzuwenden, zu beseitigen, zu mindern, zu kompensieren und deren Verschlechterung zu verhindern.*

M **Leistungen zur Teilhabe an der Gesellschaft** *werden erbracht, um den behinderten Menschen die Teilhabe am Leben in der Gesellschaft zu ermöglichen oder zu sichern.*

M **Leistungen zur Teilhabe am Arbeitsleben** *werden erbracht, um die Erwerbsfähigkeit behinderter oder von Behinderung bedrohter Menschen zu erhalten, zu verbessern, herzustellen oder wiederherzustellen und ihre Teilhabe am Arbeitsleben möglichst auf Dauer zu sichern.*

Leistungen der Rehabilitation

Entsprechend dem SGB IX werden folgende Leistungen zur Rehabilitation und Teilhabe behinderter Menschen erbracht:

- Leistungen zur medizinischen Rehabilitation,
- Leistungen zur Teilhabe am Arbeitsleben,
- unterhaltssichernde und andere ergänzende Leistungen,
- Leistungen zur Teilhabe am Leben in der Gemeinschaft.

Medizinische Rehabilitation

Die medizinische Rehabilitation soll auch Einschränkungen in der Erwerbsfähigkeit und Pflegebedürftigkeit vermeiden, überwinden, mindern und eine Verschlimmerung verhüten. Zu den Leistungen zählen:

- Diagnostik und Therapie körperlicher, geistiger und seelischer Erkrankungen bzw. Behinderungen,
- Versorgung mit Arznei-, Verband- und Heilmitteln,
- Beratung,
- Training lebenspraktischer Fähigkeiten,
- Belastungsproben und
- Arbeitstherapie.

Weiterhin soll der behinderte oder von Behinderung bedrohte Mensch zur Inanspruchnahme der Leistungen motiviert werden, seine Selbsthilfepotenziale und Krankheitsbewältigungsstrategien sollen aktiviert und gefördert werden. Auch Partner und Angehörige können Beratung und Information in Anspruch nehmen.

Die medizinische Rehabilitation wird von Ärzten, Zahnärzten, Psychologen, Pflegepersonen, Physiotherapeuten, Logopäden, Ergotherapeuten, Diätassistenten und anderen Berufsgruppen im Gesundheitswesen durchgeführt.

Teilhabe am Arbeitsleben

Zu den Leistungen gehören Hilfen zur Erhaltung des Arbeitsplatzes, z. B. durch die Bereitstellung von technischen Arbeitshilfen. Falls der alte Arbeitsplatz nicht erhalten werden kann, werden Umschulungen oder Weiterqualifizierung gefördert und ggf. ein Übergangsgeld gezahlt. Die Interessen und die Eignung des betreffenden Menschen sowie die Lage auf dem Arbeitsmarkt sollen hierbei angemessen berücksichtigt werden. Einrichtungen der beruflichen Rehabilitation sind Berufsbildungs- und -förderungswerke, in denen Berufspädagogen, Lehrer und Psychologen tätig sind. Ist eine Wiedereingliederung in das Erwerbsleben nicht mehr möglich, können auch Leistungen in Werkstätten für behinderte Menschen in Anspruch genommen werden.

Unterhaltssichernde und ergänzende Leistungen

Zu den Leistungen zählen:

- Krankengeld, Versorgungskrankengeld, Verletztengeld, Ausbildungsgeld, Unterhaltsbeihilfe,
- Beiträge zu Kranken-, Unfall-, Renten- und Pflegeversicherung,
- Reisekosten,
- Haushaltshilfe und Kinderbetreuungskosten.

Weiterhin gehören auch ärztlich verordneter Rehabilitationssport und Funktionstraining zu den unterhaltssichernden und ergänzenden Leistungen.

Teilhabe am Leben in der Gemeinschaft

Ein weiteres Ziel ist es, Behinderte so weit wie möglich von Pflege unabhängig zu machen. Zu den Leistungen zählen z. B.:

- die Versorgung mit Hilfsmitteln,
- heilpädagogische Leistungen für Kinder, die noch nicht eingeschult sind,
- Hilfen zum Erwerb praktischer Kenntnisse und Fähigkeiten, die erforderlich und geeignet sind, behinderten Menschen die für sie erreichbare Teilnahme am Leben in der Gemeinschaft zu ermöglichen,
- Hilfen zur Förderung der Verständigung mit der Umwelt,
- Hilfen bei der Beschaffung einer bedürfnisentsprechenden Wohnung,
- Hilfe zum selbstbestimmten Leben in betreuten Wohnmöglichkeiten,
- Hilfe zur Teilnahme am gemeinschaftlichen und kulturellen Leben.

Träger der Rehabilitation

Im SGB IX Kap. 1, § 6 sind die sieben Träger der Rehabilitation aufgeführt, welche für die genannten Leistungen aufkommen. Es wird nach dem Subsidiaritätsprinzip verfahren, d. h. die Zuständigkeiten sind aufgeteilt, und ein Leistungsträger übernimmt nur dann die Kosten, wenn kein anderer zuständig ist. Die Rehabilitationsträger sind per Gesetz verpflichtet, ihre Aufgaben selbstständig und eigenverantwortlich wahrzunehmen. Träger sind:

- Träger der gesetzlichen Krankenkassen,
- Bundesagentur für Arbeit,
- Träger der gesetzlichen Unfallversicherung,
- Träger der gesetzlichen Rentenversicherung u. Träger der Alterssicherung für Landwirte,
- Träger der Kriegsopferversorgung u. Träger der Kriegsopferfürsorge,
- Träger der öffentlichen Jugendhilfe,
- Träger der Sozialhilfe.

Prägung durch die Biografie

Jeder Mensch trägt seine Lebensgeschichte mit sich, in sich – mit ihren Freuden und Leiden, Hoffnungen und Enttäuschungen.

Wie ein Mensch auf seine individuelle Weise ein Erlebnis bewertet und verarbeitet, hängt weitgehend davon ab, wie er von der bisherigen Lebensgeschichte geprägt ist. Deshalb soll im Folgenden der Blick auf die möglichen Erfahrungshintergründe der heute alten Menschen gerichtet werden.

Kindheit

Was dem Menschen „in die Wiege gelegt wurde" und er vor allem bewussten Verarbeiten und Erinnern in sich aufgenommen hat, begleitet ihn durch sein Leben. Ob einer ein „sonniges Gemüt" hat oder besonders verletzlich ist, dafür sind die Gründe in der Kindheit, z. T. auch schon im vorgeburtlichen Erleben während der Schwangerschaft der Mutter, zu suchen.

Seelische Verwundungen in der Kindheit hinterlassen ihre Spuren und können im späteren Leben wieder „hochkommen". Sie können ein Verhalten zur Folge haben, das für Außenstehende schwer verständlich ist. So reagiert ein alter Mensch vielleicht bei kleinen Ungerechtigkeiten empfindlich – und hat im Hintergrund über 80 Jahre zurückliegende Erfahrungen, bei denen die Kinderseele durch Zurückgesetztwerden verletzt wurde.

Auch der Platz in einer Geschwisterreihe und die Rolle in der Familie können den ganzen Lebenslauf bestimmen, z. B.:

- die Rolle als ältestes Kind, das zwar beachtet und gefördert wurde, aber auch viel Verantwortung zu tragen hatte,
- die Rolle als das „Kleine", das verwöhnt wurde oder immer „den Kürzeren" zog,
- die Rolle als das „brave Kind", das gelobt wurde für seine Fügsamkeit, aber schließlich selbst nicht mehr fühlte, was es wünschte und was ihm gut getan hätte,
- die Rolle als „Sündenbock", die sich dann u. U. im Umgang mit den Schulkameraden und im späteren Leben fortsetzt.

Zeitgeschichte

Das Erwachsenenleben der jetzt alten Generation war geprägt von der Zeit des Nationalsozialismus, Erfahrungen des Krieges und der Nachkriegszeit. Bei den Männern kann das heißen: Front und Gefangenschaft, bei den Frauen: Bombennächte, Flucht, Vergewaltigungen, dann Flüchtlingsdasein, als „Eindringling" unter fremden Menschen leben müssen. Viele erlebten Hunger, die Schwierigkeiten der Nahrungsbeschaffung und vielleicht die Entnazifizierung, aber auch gegenseitige Hilfe und Zusammenhalten nach dem Krieg, Bedürfnislosigkeit und Wiederaufbau.

Verarbeitung von Erlebnissen

Bilanzieren. Um handeln zu können und etwas zu wagen, legen wir vor uns selbst laufend, mehr oder weniger bewusst, Rechenschaft ab und ziehen Bilanz. Wir reflektieren und verarbeiten das, was das Leben uns beschert. Das ist eine Aufgabe jeder Altersstufe. Es umschließt das, was uns ohne eigenes Zutun zufällt, ebenso wie das eigene Handeln. Es stellen sich Fragen wie:

- Was habe ich gewollt, wie habe ich mich verhalten, wie bin ich mit anderen umgegangen?
- Welche „Geschenke" hat mir das Leben in den Schoß gelegt und was habe ich aus den erfreulichen und den belastenden Gaben gemacht?
- Was habe ich geschafft? Was ist gelungen, was ist misslungen?

Erfahrungsschatz. Bei der Verarbeitung von Krisen zeigt sich eine ausgeprägte Kontinuität. Menschen entwickeln im Lauf ihres Lebens ihren individuellen Stil, mit Belastungen umzugehen. Entsprechend sieht der Ertrag eines langen Lebensweges aus: Es können wertvolle Früchte sein, ein Schatz an Erfahrungen, der aus bitterem oder aus schönem Erleben gereift ist. Dieser Erfahrungsschatz trägt das Leben, macht die Persönlichkeit aus und hilft dem Menschen, sich im weiteren Leben zu orientieren und er selbst zu bleiben: ein enormes Potenzial für die Gestaltung des Lebens im Alter und für den Umgang mit schwierigen existenziellen Erfahrungen (Abb. 1.23).

Ballast. Es kann aber auch Schutt sein, den ein Mensch angesammelt hat, Steine statt reifer Früchte. Sie helfen nicht, sondern beschweren das Leben, z. B. harte Schicksalsschläge, verheimlichte Schuld oder aus einer strengen Erziehung übernommene Schuldgefühle. Auch Wohlergehen und alles ohne eigenes Zutun in den Schoß gelegt zu bekommen, kann das Reifen eines Menschen erschweren. Ereignisse und Gefühle, die nicht zu Erfahrungen verarbeitet wurden, die nicht wirklich Teil der Persönlichkeit wurden, behindern das Leben als schmerzende Fremdkörper.

D **Biografie** *„bedeutet Lebensbeschreibung oder die Lebensgeschichte eines Menschen" (Duden).*

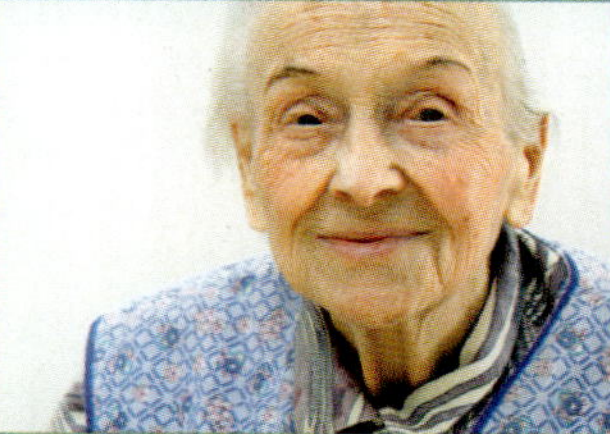

Abb. 1.23 Die heitere Gelassenheit eines alten Menschen wirkt wohltuend auf seine Umgebung.

M *Die Wissenschaft geht heute davon aus, dass z. B. besondere Sensibilität oder seelische Stabilität teilweise genetisch bedingt sind.*

M *Schon der kleine Mensch verarbeitet sein Schicksal. Es sind existenzielle Erfahrungen, die er mitnimmt in seine Jugend und sein Erwachsenenleben.*

M *Die* **Zeitgeschichte** *kann man als das Generationenschicksal dieser Menschen bezeichnen. Künftige Generationen alter Menschen werden durch andere, generationentypische Erfahrungen geprägt sein.*

M *Der Erfahrungsweg ist nie abgeschlossen. So lange das Leben dauert, wird das neue Erleben in die bisherigen Erfahrungen aufgenommen und mehr oder weniger gut verarbeitet.*

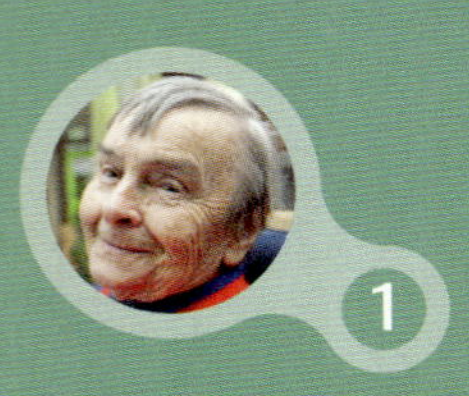

Lebensgeschichte und Altenpflege

Einem Menschen Wertschätzung entgegenbringen heißt auch, sich für ihn, für seinen Lebensweg und seine heutige Lebenssituation und für die Fülle seiner Erfahrungen und Erinnerungen zu interessieren.

Die Bedeutung des Erinnerns

Erinnerung als einsamer Besitz

Früher war biografisches Arbeiten nicht so notwendig wie heute. Wenn die, die in einem Dorf, in einer Straße wohnen, auch dort geboren sind und zusammen aufgewachsen und alt geworden sind, verbindet sie das „Weißt-du-noch?", und viele Erinnerungen sind allen gemeinsam. Die durch den 2. Weltkrieg bedingten Wohnungswechsel haben dieser Stabilität ein Ende gesetzt. In den folgenden Jahrzehnten veränderte sich das Wirtschaftsleben, sodass wir heute eine mobile Gesellschaft haben. Wenn die Alten selbst nicht aus irgendwelchen Gründen ihre Wohnung wechseln, so verändert sich doch ihre Umgebung ständig und die Gesprächspartner, die die Lebensgeschichte kennen, werden rar.

Wenn durch einen Umzug in ein Pflegeheim nichts in der Umgebung und im Alltag mehr an früher erinnert, sind alte Menschen von ihrer Vergangenheit abgeschnitten. Das, was ihrem Leben Sinn gegeben hat, kommt ihnen abhanden. Ihr Leben und damit sie selbst sind entwertet. Eine demenzielle Entwicklung kann dadurch beschleunigt werden.

M **Professionelle Altenpflege** *orientiert sich an der Lebensgeschichte und an der Lebenswelt eines Menschen. Berücksichtigen wir bei unserer Pflegearbeit, was wir über sein Leben erfahren, so gehen wir anders mit ihm um, als wenn wir nur seine Krankengeschichte kennen.*

Erinnern regt an

Sich zu erinnern, belebt, es berührt alte Emotionen **(Abb. 1.24)**. Dadurch kann der Lebenstrieb wieder geweckt werden, auch bei demenziell veränderten alten Menschen. „Ich finde, dass Emotionen (Liebe oder auch Zorn) ein wichtiges Mittel sind, Geistiges wieder regsam zu machen, um zu agieren und wieder mobil zu werden." (Böhm 1991) Die Hinwendung zur Lebensgeschichte „löst unter Umständen einen Gedankenfluss aus, eine Beschäftigung mit der Vielfalt des gelebten Lebens, von der wir vielleicht gar nichts oder nur [...] einen veränderten Gesichtsausdruck [...] wahrnehmen können" (Blimlinger 1996).

M *Eine echte Beziehung verlangt Gegenseitigkeit. Geben und Empfangen sollten keine Einbahnstraßen sein.*

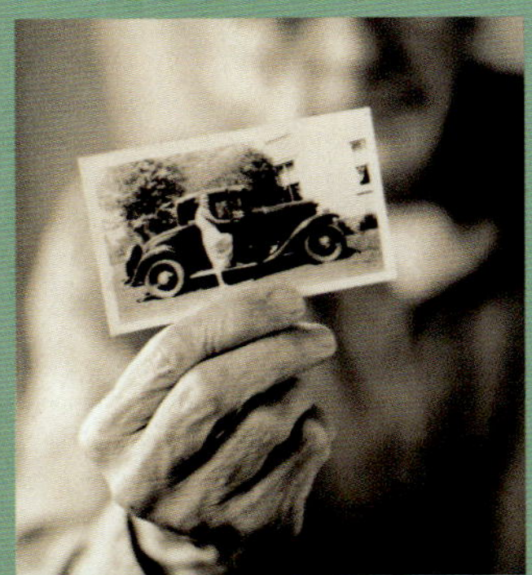

Abb. 1.24 Diese alte Frau erinnert sich an den Ausflug damals (Wettstein u.a. 2001).

Erinnern hilft verarbeiten

Schwierige Lebensabschnitte werden beim Erzählen (noch einmal) verarbeitet. Erinnern und darüber sprechen kann ein Weg sein, Frieden zu schließen mit dem, was gewesen ist. Findet der alte Mensch zu einem Einverständnis mit dem guten Erleben und auch mit dem Misslungenen, so blickt er mit mehr Zuversicht auf die kommenden, auf seine letzten Tage (Kerkhoff 2002). Beim Erzählen und Zuhören rückt die Lebensgeschichte eines alten Menschen in den Blick: seine Lebensleistungen, sein früherer Status, seine Leiden und Verluste. Das hilft ihm, mit sich selbst eins zu sein und stärkt ihn für das, was noch kommt.

Der Nutzen des biografischen Interesses bei der Pflege

Weiß die Altenpflegerin etwas vom Lebenshintergrund eines Menschen, kann sie ihn besser verstehen. Auch Eigenheiten verlieren ihre Befremdlichkeit. Der alte Mensch, der mit seiner Lebensgeschichte respektiert wird, fühlt sich sicher und wohl. Es kommt zu einem guten Einklang bei der Pflege.

Insbesondere eine Tatsache kann uns im Alltag nützlich sein: viele alte Frauen hatten früher die Rolle des Helfens, sie dachten und handelten für ihre Familie und oft für einen weiteren Kreis von Menschen. Auf diese Denkgewohnheit können wir heute zurückgreifen: wenn wir bei zeitlichen Engpässen ihr Verständnis erbitten, begegnet uns oft wirkliches Mitgefühl. Alte Menschen nehmen auch von sich aus Anteil: „Wann haben Sie Feierabend?" wird die Altenpflegerin in der häuslichen Pflege gefragt. Durch dieses Teilnehmen an der Schwere der Pflegearbeit sehen sich die alten Frauen wieder wie früher in der Helferrolle. Sie fühlen sich mit den Pflegenden verbunden und mit sich selbst identisch.

Gegenseitige Offenheit

Alte Menschen, die uns Anteil an ihrer Lebensgeschichte geben, schenken uns Vertrauen. Wenn auch wir offen sind und hin und wieder etwas aus unserem Leben mitteilen, zeigen wir dem alten Menschen, dass wir ihn als Mitmenschen ernst nehmen.

Schließlich kann uns das Zuhören auch eine direkte Hilfe sein: wir brauchen selbst die Auseinandersetzung mit unserer Geschichte. Auch wer jünger ist, muss sein Erleben verarbeiten, um daraus seine Erfahrungen zu ziehen. Was wir reflektiert haben, können wir beiseite legen, um wieder für Neues offen zu sein. Im Austausch zwischen Alt und Jung kommen wir in unserer persönlichen Biografiearbeit weiter. Denn die existenziellen Themen – Geburt, Beziehungen, Erfolg und Misserfolg, Krankheit, Verluste, Tod – sind uns gemeinsam (Blimlinger 1996).

M *Sowohl bei den kleinen Rückbesinnungen im Alltag als auch bei der Biografiearbeit wird mehr erreicht, als im Moment erkennbar ist.*

Biografische Haltung im Pflegealltag

Die „aufmerksame Begegnung" (Matthes 1989) verhindert, dass wir einen Menschen nur als „Momentaufnahme" mit seinen Einschränkungen und Krankheiten sehen. Das gelebte Leben wird gewürdigt.

Durch biografisches Interesse und teilnehmende Begleitung wird die Pflegebeziehung farbig und interessant. An die Stelle von unnötigen Machtkämpfen tritt Verstehen, und Widerstände lösen sich auf, wenn einem alten Menschen Respekt vor seinem Leben entgegengebracht wird. Er wird in seiner Existenz gestärkt.

Das offene Auge, das offene Ohr

Aus ihrer biografischen Haltung heraus nimmt die Altenpflegerin die Anlässe wahr, sich der Lebensgeschichte des alten Menschen zuzuwenden. Da sind die Gegenstände, mit denen sich ein Mensch umgibt. Er lässt sie sehen und möchte mit ihnen in Verbindung gebracht werden wie das Hochzeitsfoto, der Gesellenbrief usw. Anderes zeigt er ohne Absicht: seine Sprache, seine Art, sich auszudrücken, Sprichwörter und Redensarten. Sein Verhalten verrät etwas über ihn: Wirkt er eher, als habe er große Verantwortung getragen oder eher ängstlich?

Einige Leitlinien

Beginn mit stereotypen Fragen. Stereotype Fragen („Haben Sie gut geschlafen?") leiten häufig die Kommunikation ein, sie sollte sich aber nicht darauf beschränken. Ein wenig Mut erfordert es, nach dem früheren Leben zu fragen und so in ein „unbekanntes Land" einzudringen.

Anknüpfungspunkte. Unser Fragen sollte möglichst nicht zu einem „Ausfragen" werden. Ein lockeres Erzählen erreichen wir, wenn wir an konkrete Gegenstände oder Bemerkungen anknüpfen, z. B.:
- Sofakissen: „Haben Sie das Kissen gestickt?"
- Landschaftsfoto: „Sind Sie dort gewesen?"
- alte Brosche: „Haben Sie die geerbt?"

Offenheit. Eine echte Beziehung verlangt Gegenseitigkeit, Geben und Empfangen dürfen keine Einbahnstraßen sein. Wenn alte Menschen uns Anteil an ihrer Lebensgeschichte geben, sollte uns bewusst sein, dass wir durch das Vertrauen alter Menschen beschenkt werden. Offenheit von unserer Seite, mit der wir hier und da auch etwas aus unserem Leben mitteilen, zeigt dem alten Menschen, dass wir ihn als Mitmenschen ernst nehmen.

Gewohnheiten. Auffällige Gewohnheiten können Hinweise sein, die wir vielleicht intuitiv erfassen.

Eigensinnigkeiten. Auch Eigensinn, sich nicht helfen lassen wollen oder Zwangshandlungen sind solche Hinweise. Ein Beispiel: Jemand schließt regelmäßig seinen Kleiderschrank ab und versteckt den Schlüssel. Hinter solchem stereotypen „unsinnigen" Verhalten können wir Verletzungen, Versagens- oder Verlusterlebnisse vermuten, die uns hellhörig machen sollten.

Belastendes. Auch das Misslungene gehört zum Leben, und es ist wertvoll, wenn es ausgesprochen wird. Vertraut uns ein alter Mensch etwas an, was ihn belastet, können wir manchmal dazu beitragen, dass er das Erleben besser akzeptieren kann, – durch das Aussprechen und die Resonanz darauf kann sich sogar seine eigene Bewertung ändern.

Belastungen in der biografisch orientierten Pflege

Erschütterndes. Die mitleidende Teilnahme an einem schwierigen Leben, an erschütternden Erlebnissen alter Menschen kann belasten. Es besteht die Gefahr, solche Nöte „mit nach Haus zu nehmen", vielleicht auch Partei zu ergreifen, z. B. gegen die (angeblich?) „undankbaren Kinder". Hier ist zu klären, ob uns die Klagen alter Menschen in unserer eigenen Lebensgeschichte berührt haben und ob wir deshalb so emotional ansprechbar sind. Wenn wir etwas Derartiges bei uns selbst beobachten, wäre es gut, das in einer Supervision zu besprechen.

Belastendes. Belastend ist es, mit Einstellungen wie Kriegsverherrlichung, Rassismus oder menschenverachtenden Sichtweisen konfrontiert zu werden. Ein alter Mensch gibt uns u. U. Einblicke in Gewalterlebnisse, an denen er als Täter beteiligt war. Auch hier gilt es, Distanz zu gewinnen. Darauf einzugehen, evtl. zu widersprechen würde den unerwünschten Äußerungen mehr Gewicht geben und es verstärken. Man schützt sich am besten durch schweigendes Anhören und damit, zur Tagesordnung überzugehen.

Uninteressantes. Es ist nicht möglich, allen Menschen und Lebensgeschichten das gleiche volle Interesse entgegenzubringen. Das ist ohne „schlechtes Gewissen" hinzunehmen, und es ist nicht schädlich bei einer offenen Teamarbeit. Die Beziehungen der Teammitglieder zu den alten Menschen sind unterschiedlich. Wo ich mich zurückhalte, hat eine andere Altenpflegerin eine gute Beziehung.

Ständig Wiederholtes. Es gibt Geschichten, die manche alten Menschen ständig wiederholen, was schwer zu ertragen sein kann. Aber wenn wir einen Menschen nur ertragen und alles über uns ergehen lassen, drückt das gerade keinen Respekt für ihn aus. Hier kommt es darauf an, einen Einstieg in ein echtes Gespräch zu finden. Es könnte eine direkte Frage sein oder ein anderes Thema.

M *Nicht nur für die Tagesgestaltung, sondern auch für die tägliche Pflege ist das Interesse an der Lebensgeschichte des alten Menschen wichtig – als Haltung, die im Umgang miteinander ihren Ausdruck findet.*

M *Wer biografisch arbeitet, muss versuchen, Signale zu erkennen, aufzugreifen und zum Ansatzpunkt der Begegnung zu machen (Ruhe u. a. 2003).*

M *Nötig ist die professionelle Distanz, die zur Gestaltung der Pflegebeziehung gehört, damit unser Mitgefühl nicht eines Tages in Teilnahmslosigkeit umschlägt.*

P *Wie der alte Mensch auf unsere Frage eingeht, zeigt uns, ob er uns gern etwas von sich mitteilt.*

Biografiearbeit und biografisch orientierte Pflegeplanung

Abb. 1.25 Ein paar schöne Birnen konnten in Notzeiten zum Festmahl werden.

D *Unter* ***Biografiearbeit*** *verstehen wir Erinnerungsarbeit. In kleinen Gruppen tauschen sich ältere Menschen über das, was sie früher erlebt haben, aus. Biografiearbeit ist therapeutisch, prophylaktisch oder historisch ausgerichtet.*

P *Wer über längere Zeit eine Erinnerungsgruppe begleitet, sollte sich mithilfe von zusätzlicher Literatur oder in Fortbildungen mit sozialpsychologischem Krisenmanagement und Moderation vertraut machen.*

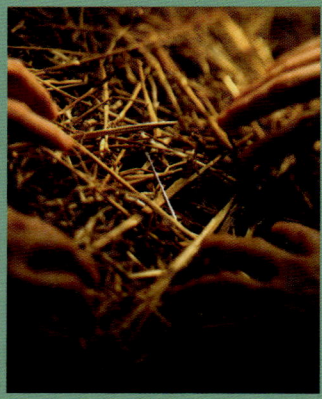

Abb. 1.26 Das Spüren und Riechen von Heu weckt Erinnerungen

P *Wenn die Stimmung gelockert ist und Lust zum Erzählen aufkommt, muss die Leiterin der Gruppe darauf achten, dass niemand übersehen wird und möglichst alle zu Wort kommen.*

Professionelle Altenpflege ist an dem lebensgeschichtlichen Hintergrund eines Menschen orientiert. Dabei unterscheiden wir „biografisch orientierte Pflege" von „Biografiearbeit".

Biografiearbeit

Ziele und Rahmen

Biografiearbeit spürt Lebensgeschichten und Lebenserfahrungen nach. Wer von seinem Leben spricht, lernt seine Probleme besser zu verstehen. Wer von seinem Leben spricht, erlebt sich in der Erinnerung als der aktive Mensch, der er einmal war, und versinkt nicht so leicht in Passivität.

Die Erinnerungsarbeit wird geplant und vorbereitet. Sie findet in einem bestimmten, organisierten Rahmen statt: in der offenen Altenarbeit, in „Erzählcafés" oder in Erinnerungsrunden in Einrichtungen der Altenhilfe. Oft werden sie von Sozialpädagogen moderiert, manchmal auch von Historikerinnen, die die Alltagsgeschichte des vorigen Jahrhunderts vor dem Vergessen bewahren wollen (Mötzing 2005).

Vorgehen in einer Erinnerungsrunde

Alle Arten der Biografiearbeit werden geplant und gründlich vorbereitet.

Inhalte. Wer heute jung ist, dem ist die Welt um 1930 oder 1940 fremd. Eine Vorstellung von den damaligen Lebensverhältnissen sollte man sich durch das Lesen von Erinnerungen verschaffen (Neulist 2005). In der Literaturliste auf S. 52 sind die Lebenserinnerungen gesondert aufgeführt; die Titel kann man als Stichwortkatalog des Alltags im 20. Jahrhundert lesen.

Organisation. Zeit und Ort werden festgelegt, der Raum freundlich hergerichtet. Die Menschen, die teilnehmen wollen, werden benachrichtigt. Eventuell wird eine Erfrischung bereitgestellt.

Beginn. Begrüßung und Einleitungsphase richten sich danach, ob es ein erstes Treffen ist oder die Teilnehmer schon miteinander vertraut sind. Wenn die erste Fremdheit überwunden ist, ist es gut, einige „Quasselminuten" zuzulassen, die dem Anwärmen dienen. Dann aber muss ein klares Signal den Beginn ankündigen.

Abschluss. Ein Ritual signalisiert allen Teilnehmern den Abschluss. Das kann ein bekanntes Volkslied, das auswendig gesungen wird, ein Gedicht oder eine gemeinsame Tasse Kaffee sein – die gestalterische Fantasie kann sich hier entfalten.

Themen, Gegenstände und Bilder

Erinnerungsarbeit in Gruppen sollte nicht beim Persönlichen beginnen, sondern zunächst den Respekt vor dem Privaten wahren. Allgemeine zeitgeschichtliche Themen sprechen alle an. Die Teilnehmer können aber natürlich von sich aus auf Familiengeschichten und persönliche Erlebnisse zu sprechen kommen. Themen können z. B. sein:

- Erinnerungen an Tiere,
- Sparsamkeit früher – Konsumgesellschaft heute,
- Ernährung in Notzeiten (**Abb. 1.25**).

Ein Gegenstand aus alter Zeit kann zum Erzählen anregen: eine Handkaffeemühle, wenn vom Sonntagskaffee gesprochen werden soll, ein Waschbrett für das Thema „Waschtag", ein Butterfass, eine Sense, Heu, wenn es um Landwirtschaft gehen soll (**Abb. 1.26**), eine alte Familienbibel. Ebenso eignen sich Fotos: eine Wiese mit aufgesetzten Heuhucken, am Straßenrand aufgestellte Milchkannen und alles, was einen Lebensausschnitt aus früheren Zeiten zeigt. Solche Gegenstände locken abgesunkene Erinnerungen aus dem Gedächtnis hervor. Auch ein kurzer Text kann das Erinnern und Erzählen anregen. Bei Erinnerungsrunden mit demenziell veränderten alten Menschen hilft gemeinsames Tun weiter.

An der Biografie orientierte Pflegeplanung

Pflegeplanung orientiert sich am lebensgeschichtlichen Hintergrund eines Menschen und an seiner aktuellen Situation, seiner „Lebenswelt".

Informationssammlung

Bald nach dem Beginn einer Pflegebeziehung, nachdem eine Vertrauensbasis angebahnt ist, wird ein Gespräch mit dem Ziel geführt, die Lebensgeschichte und die Lebenswelt des alten Menschen kennenzulernen, um ihn besser zu verstehen. Falls er nicht ein Einzelzimmer bewohnt, lädt man ihn in einen ruhigen Raum ein. Man erklärt ihm das Ziel, bittet darum, dass er aus seinem Leben erzählt und dass man sich Notizen machen darf. Durch Nachfragen regt man weiteres Erzählen an. Ohne daraus ein punktuelles Abfragen zu machen (Böhm 2003), versucht man Informationen zu den folgenden Themen zu bekommen:

- Geburtsort und -zeit,
- Stellung in der Herkunftsfamilie,
- Schulzeit,
- Ausbildung und beruflicher Weg,
- familiäre Entwicklung, Heirat, Kinder,
- Wohnorte und Wohnverhältnisse, regionale Besonderheiten seiner Wohnorte,
- gesundheitliche und sonstige Krisen,

- Eingebundensein in Freundeskreis und Nachbarschaft.

Es bedarf einer sensiblen Gesprächsführung, weil ganz persönliche Fragen betroffen sind und u.U. heikle Punkte berührt werden. Wenn eine gute Beziehung besteht, geben trotzdem viele alte Menschen gern Auskunft (**Abb. 1.27**).

Weiter werden Vorlieben und Abneigungen eines Menschen, seine Interessen, Eigenheiten, Ressourcen und Bedürfnisse erfasst, die sich im Laufe seines Lebens herausgebildet haben: also seine aktuelle Situation. Zum Teil wird er selbst darüber Auskunft geben, anderes erfahren wir von den Angehörigen, manches klärt sich durch Beobachtungen bei der Pflege oder im Tageslauf.

B Frau Huber wirkt beim Waschen des Rückens unbehaglich. Auf Nachfragen stellt sich heraus, dass sie sich bisher immer mit eisig kaltem Wasser wusch und dass sie das auch weiter so haben möchte, weil sie davon munter wird.

Keine Festschreibung!

Die gesammelten Informationen werden im Stammblatt, im Biografieblatt und evtl. auf einem Zusatzblatt festgehalten. Dabei werden manche existenziell wichtigen Lebensereignisse auf knappe Stichworte für das Formular verkürzt. Das kann den negativen Effekt haben, dass die erfassten Daten zu Stereotypen gerinnen, auf die ein alter Mensch festgelegt wird.

Informationen dürfen nicht zu Festschreibungen werden:

- Die veränderte Lebenssituation im Heim kann einen Menschen verändern, sodass eine festgehaltene Aussage nach einiger Zeit überholt ist.
- Emotionale/soziale Belastungen und emotionale/soziale Ressourcen lassen sich nicht unbedingt schon beim ersten Gespräch und bei den ersten Kontakten erkennen.
- Für manche Menschen ist gerade ein neuer Impuls wichtig, der im Gegensatz zum bisher gelebten Leben steht: „Endlich einmal etwas Kulturelles! Dazu bin ich nie gekommen, als mein Mann noch lebte."

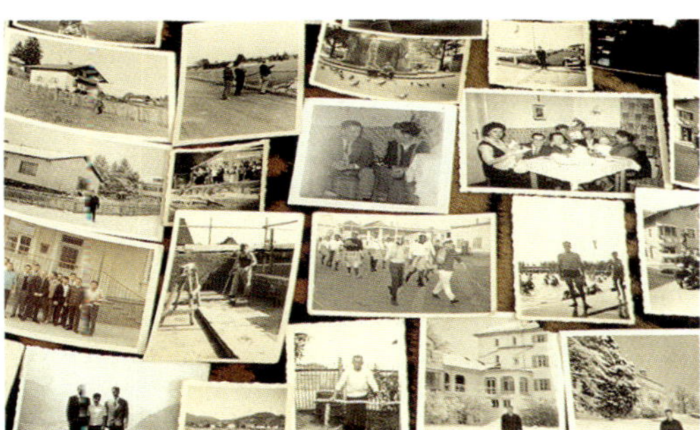

Abb. 1.27 Ein Gespräch anhand von Familienfotos kann helfen, zu verstehen.

Die Pflegeplanung muss offen sein für neue Entwicklungen und Informationen. Der Bestand an Wissen wird sich im Verlauf der Pflege anreichern, ergänzt oder korrigiert werden durch weitere Einblicke. Ob sie in die Dokumentation eingetragen werden oder auch nicht: Entscheidend ist nicht eine auf Vollständigkeit zielende Erfassung von Lebensdaten, sondern das Verstehen eines Menschen mithilfe der Biografiekenntnisse.

Planung von Aktivitäten

Besonders in der stationären Pflege sind die biografischen Informationen für die Pflegeplanung in den Bereichen „Sich beschäftigen" und „Soziale Bereiche des Lebens sichern" die wichtigste Grundlage. Welche bisherigen Hobbys können unterstützt werden? Welche Kontakte können gepflegt, wieder angeknüpft oder neu angebahnt werden? Was insgesamt macht Freude und übersteigt nicht die Fähigkeiten?

B Zwei Beispiele:

- Regelmäßige Aufenthalte im Garten werden für einen alten Landwirt wichtiger sein als für eine ehemalige Verwaltungsangestellte.
- Beim Wäschelegen zu helfen, wird eine Hausfrau befriedigen; eine alte Lehrerin würde sich dabei vielleicht nicht ernst genommen fühlen.

Möglichst zusammen mit dem alten Menschen wird entschieden, welche Gruppenangebote er gerne annehmen würde. In der häuslichen Pflege hat der Pflegedienst i.d.R. wenig Einfluss auf die Tagesgestaltung. Umso wichtiger ist die biografische Haltung im pflegerischen Umgang.

„Jung gewohnt ist alt getan!"

Die stationäre Altenpflege entspricht nicht der Lebenswelt, aus der die alten Menschen kommen. Aber auch im Heim sind Elemente des „normalen" Lebens möglich, z.B.:

- Nicht die Altenpflegerin richtet morgens das Bett, sondern sie regt den alten Menschen an, es selbst zu tun. Wie das Bett hinterher aussieht, wird nicht an einem Standard gemessen – die Vorstellungen, wie ein gemachtes Bett auszusehen hat, sind ja unterschiedlich.
- Geschirrspülen gehörte zum Alltag einer Hausfrau. Als regelmäßig zu wenig Löffel aus der Spülküche geliefert wurden, machte man aus der Not ein Konzept: Das Besteck wird nun in der Wohnbereichsküche von drei alten Damen gespült und abgetrocknet. Die Regelmäßigkeit dieser Pflicht ist keine geringe Anforderung, aber sie gibt ein wenig von dem Gefühl zurück, einen eigenen Haushalt zu versorgen (**Abb. 1.29**).

P *Überlegen Sie, welche Angebote man alten Menschen machen könnte, die sich in jüngeren Jahren hauptsächlich mit technischen Dingen beschäftigt haben* (**Abb. 1.28**).

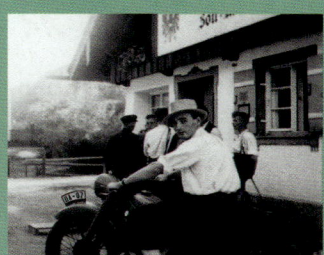

Abb. 1.28 Als junger Mann war er mit seiner BMW verwachsen.

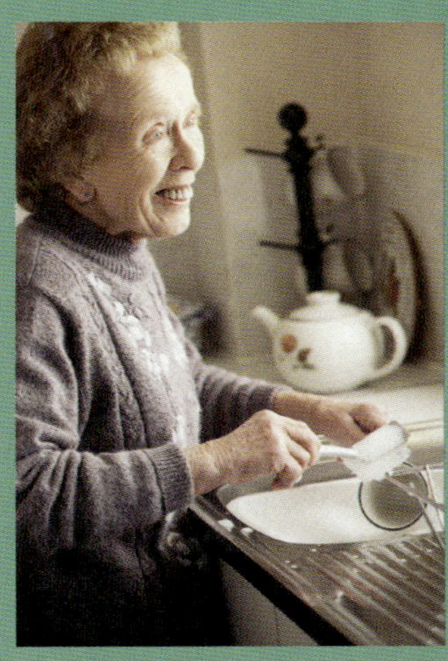

Abb. 1.29 Diese Frau arbeitet gerne in der Küche mit.

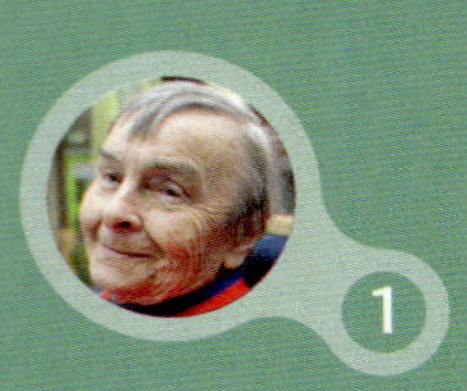

Erhebung biografischer Informationen und Datenschutz

Dass alle Informationen, die wir über das Leben eines Menschen sammeln, dem Datenschutz unterliegen und nur denen zugänglich sein dürfen, die für die Pflege und für die Betreuung verantwortlich sind, ist selbstverständlich. Dennoch gibt es Situationen, in denen unklar ist, wie wir mit dem Anvertrauten umgehen sollen. Manchmal teilt uns ein alter Mensch aus einem besonderen Vertrauensverhältnis heraus „Herzensgeheimnisse" mit oder auch Geschehnisse, deren er sich heute schämt oder deren weiteres Bekanntwerden er fürchtet. Er tut das in der festen Überzeugung, dass das Gespräch unter vier Augen bleibt. Dann sollte man darauf verzichten, solche Informationen schriftlich zu fixieren.

Anvertrautes Geheimnis s. a. S. 60.

B Frau Simon spricht über die schwierige Zeit vor dem Zweiten Weltkrieg und erwähnt, dass sie damals in Hamburg als Hure gearbeitet habe, um ihre Kinder zu ernähren. Das dürfe aber niemand aus der Familie wissen.

M *Die gewonnenen Informationen zur Biografie unterliegen dem Datenschutz und dürfen nicht autorisierten Personen nicht zugänglich sein.*

Diese Mitteilung kann zum Verstehen von Zusammenhängen und Reflektieren des pflegerischen Handelns helfen. Sie ist aber nicht geeignet, als Charakteristikum der Person dokumentiert zu werden. Aus dem Zusammenhang gerissen, stempelt es Frau Simon ab und wird vielleicht von manchen Mitarbeitern moralisch gewertet.

Biografiebogen

Ein wesentlicher Bestandteil dieser Biografiearbeit ist der „Biografiebogen" als Teil der Pflegeplanung oder -dokumentation. Hier werden relevante Daten erhoben und schriftlich fixiert. Der Biografiebogen ist aber nicht statisch zu sehen und nicht mit dem Tag des Einzuges abgeschlossen.

Zwar werden oft schon vor oder während des Einzuges durch Betroffene, Angehörige und Freunde Informationen beigesteuert. Diese gilt es dann während des Aufenthaltes zu ergänzen und weiter fortzuschreiben. Biografiearbeit geht über die ausschließliche Erfassung von Daten hinaus.

Der Biografiebogen gibt erste Anknüpfungspunkte für die weitere Erhebung der individuellen Biografie. Kann der Betroffene selbst keine Angaben mehr machen und Angehörige oder Freunde ebenfalls nicht, beinhaltet das Biografieblatt oder der Biografiebogen oft nur wenige isolierte Informationen zum Lebenslauf und zur Lebensgeschichte. Gelegentlich gilt die Biografiearbeit sogar fälschlicherweise als abgeschlossen, wenn die Bewohner eingezogen sind und der Biografiebogen ausgefüllt ist.

Anspruch. „Der ‚Biografiebogen' ist eine Informationssammlung zu lebensgeschichtlichen Daten und Hintergründen des Klienten" (Korcic 2003). Häufig wird die Biografieerhebung allerdings durch das reine Sammeln dieser Daten als erledigt angesehen.

Diese Verkürzung auf die reine Sammlung von Daten trägt allerdings nicht automatisch zur Integration der jeweiligen Lebensgeschichte in den pflegerischen Alltag bei. Die Lebensqualität einer Bewohnerin steigt nicht zwangsläufig, wenn Pflegende wissen, ob sie in Hamburg geboren wurde, dass sie drei Kinder und eine bestimmte Religionszugehörigkeit hat. Fragen nach besonders sensiblen Daten wie der politischen oder der sexuellen Ausrichtung in der Jugend sind nicht zwingend erforderlich, um die Lebensgewohnheiten von Bewohnern zum heutigen Zeitpunkt zu erfassen.

Erst der sensible Umgang mit Daten und die Einbeziehung von für die heutige Lebenssituation relevanten Informationen in die Maßnahmenplanung macht die Biografiearbeit zum wertvollen Bestandteil pflegerischen Handelns. Besonders Informationen, die der Betroffene vertrauensvoll einer bestimmten Pflegeperson anvertraut hat, dürfen nicht „Allgemeingut" werden **(Abb. 1.30)**.

Möchte der Betroffene nicht über einen bestimmten Angehörigen sprechen, so ist es oft wichtiger, dies zu wissen und zu akzeptieren, als Informationen darüber einzuholen, warum das so ist oder welche Begebenheiten dazu führten. Hier sollte nicht unbedingt an hohen Feiertagen, wie z. B. Weihnachten, nach dem Verbleib dieses Angehörigen gefragt werden, sondern Biografiearbeit heißt hier, zu wissen, es gibt zwar eine Disharmonie in der Familie, aber man kann auf andere Familienangehörige Bezug zu nehmen, diesen speziellen Angehörigen sollte man aber nicht erwähnen.

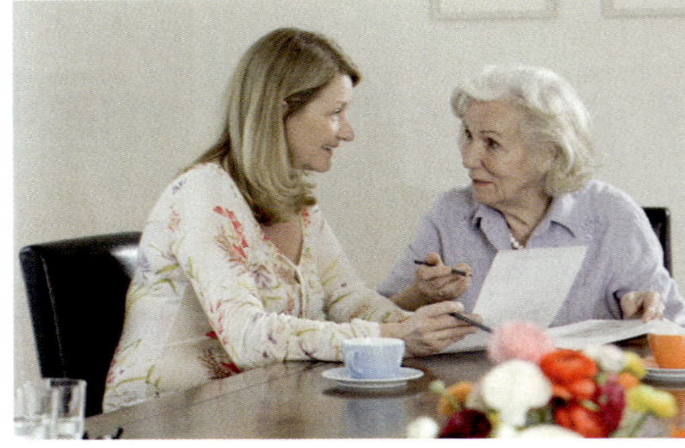

Abb. 1.30 Anvertraute Informationen dürfen nicht Allgemeingut werden

Psychobiografisches Modell nach Böhm

Bereits 1965 entwickelte Erwin Böhm in Österreich einen rehabilitativen Ansatz in der Pflege. Dieser fokussierte nicht, wie damals üblich, auf die bloße Versorgung der Menschen. Stattdessen liegt der Pflege nach Böhm ein „Reaktivierungsmodell" zugrunde, das an die z.T. verschütteten Fähigkeiten der Betroffenen anknüpfen will. Es sollen nicht alle Tätigkeiten durch die Pflegenden übernommen, sondern vielmehr mit der „Hand in der Hosentasche" Unterstützung geleistet werden. Die Menschen sollen in die Lage versetzt werden, früher gewohnte und vertraute Tätigkeiten wieder selbst auszuführen. Durch die „Reaktivierung" der Fähigkeiten soll eine intensivere Teilhabe am Leben möglich werden.

Elementare Voraussetzung für die Pflege nach Böhm ist dabei die Arbeit mit der Biografie der Betroffenen. Nach Böhm erfolgt die Prägung eines Menschen insbesondere in den ersten fünfundzwanzig bis dreißig Lebensjahren.

Wenn Menschen, die unterschiedlich alt sind, zusammenleben, ist neben der persönlichen Prägung (z. B. durch unterschiedliche soziale Stellungen oder regionale Herkunft) auch die prägende Generation zu beachten. Nicht für alle Bewohner eines Bereiches ist z. B. die Musik aus der Kriegs- oder Vorkriegszeit angemessen. Inzwischen leben in stationären Einrichtungen auch Menschen aus der Generation, deren Musikgeschmack durch die Rolling Stones oder die Beatles geprägt wurde. Auch ein Interieur, das sich ausschließlich an den fünfziger Jahren ausrichtet, ist nicht für alle angemessen. Vielmehr werden auch in naher Zukunft die siebziger Jahre in der Umgebungsgestaltung ihre Berechtigung finden.

Ziel der Pflege nach Böhm ist die Wiederbelebung der menschlichen Seele. Auch Pflegende sollen von diesem Ziel profitieren, sie sollen durch Fachlichkeit ihre Tätigkeit als belebend erfahren. Von Erwin Böhm stammt das Zitat: „Vor den Beinen muss die Seele bewegt werden" (Prell 2002). Dabei wird in der Pflege nach Böhm die Thymopsyche und die Noopsyche (Prell 2002) unterschieden.

Mit der „Wiederbelebung der Altersseele" nach Böhm verbindet sich auch der Anspruch, die Selbstständigkeit alter Menschen mit Demenz so lange wie möglich zu erhalten und ggf. wieder zu reaktivieren. Menschen mit herausforderndem Verhalten werden besser verstanden, wenn die Pflegenden wissen, was diese meinen und was sie bewegt.

Adaptionszeit. In der Pflege und Begleitung bezeichnet Böhm die nicht angemessen berücksichtigte Adaptionszeit der Betroffenen als Problem. Die Adaptionszeit bezeichnet die Zeitspanne, die zwischen einer Aufforderung oder dem auslösenden Impuls zu einer Handlung und der Reaktion darauf besteht. Pflegende gewähren nach Böhm nicht immer eine ausreichend lange Adaptionszeit und reagieren meist nach ihrer eigenen Adaptionszeit (Prell 2002).

Erreichbarkeits- bzw. Interaktionsstufen

Dem Modell nach Böhm liegt die Annahme zugrunde, dass Menschen im Alter regredieren. Demnach fällt der Betroffene je nach Regressionsstufe in eine frühere Entwicklungsstufe zurück. Böhm entwickelte vor diesem Hintergrund sieben Erreichbarkeits- oder Interaktionsstufen (Böhm 1999a). Je nachdem, in welcher Erreichbarkeitsstufe sich ein Mensch befindet, sind unterschiedliche Zugänge in der Kommunikation erforderlich. Von der Stufe hängt es ebenfalls ab, ob eine aktivierende oder re-aktivierende Pflege zum Einsatz kommt.

Stufe 1 Sozialisation. Diese Stufe entspricht der eines Erwachsenen. Die Kommunikation mit dem Betroffenen verläuft auf der Inhalts- und Sachebene.

Stufe 2 Mutterwitz. In dieser Stufe ist die verbale Kommunikation noch möglich. Der Betroffene ist in der Entwicklungsstufe eines Jugendlichen. In dieser Stufe ist ebenfalls eine Aktivierung angemessen.

Stufe 3 seelische soziale Grundbedürfnisse. Der Betroffene ist in einer Interaktionsstufe, in der „reaktivierende" Pflege erforderlich ist. Unterschieden werden die primären Bedürfnisse wie Hunger, Durst oder Schlaf und die sekundären oder reaktiven Bedürfnisse wie ein Zuhause haben und sich auch zu Hause fühlen. In dieser Phase ist es wichtig, diese sekundären Bedürfnisse zu berücksichtigen.

Stufe 4 Prägungen. Die Namensgebung dieser Stufe sieht Böhm als „volkssprachlich" an. Er beschreibt als Prägung sich wiederholende, eingespielte Verhaltensnormen und Sicherheit gebende Rituale.

Stufe 5 höhere Antriebe. Hier kommen Triebe und Triebwünsche zum Tragen. Triebe beschreibt Böhm als Antriebserlebnisse, die auf etwas Bestimmtes gerichtet sind. Sie werden differenziert in allgemeine, leibliche und seelische Triebe.

Stufe 6 Intuition. In dieser Stufe ist analytisches Denken nicht mehr möglich, und der Betroffene wird durch ihm vertraute Mythen, magisches Denken, Aberglauben und Mystik beeinflusst.

Stufe 7 Urkommunikation. Hier ist die Kommunikation zwischen Betroffenen und Pflegenden durch nonverbale Zugänge (z. B. Berührungen) möglich.

Die Pflege nach Böhm wird in lizenzierten Kursen durch das Europäische Netzwerk für Psychobiografische Pflegeforschung nach Prof. Böhm vermittelt.

M *Die Pflege nach Böhm ist ein Ansatz in der Pflege und Betreuung von Menschen mit Demenz, der sich in besonderem Maße auf die Biografie stützt.*

Normalität für **Menschen mit demenziellen Erkrankungen** *ist das, was sie in dieser Lebensphase als normal erlebt haben und sie geprägt hat. Das bedeutet aber auch, dass die Prägung eines Menschen, der heute 97 Jahre alt ist, eine andere als bei einem heute 77- oder 67-Jährigen ist.*

D **Thymopsyche:** *Gemeint ist hier der gefühlsmäßige Anteil der Seele. Gerade dieser thymopsychische Anteil kommt in der Pflege nach Böhm mit den Bereichen Stimmung, Befindlichkeit, Trieb und Gefühlsausbrüchen zur Anwendung.*

D **Noopsyche:** *Im Böhm-Modell sind hiermit die rationalen und kognitiven Anteile sowie die Gedächtnisleistung gemeint.*

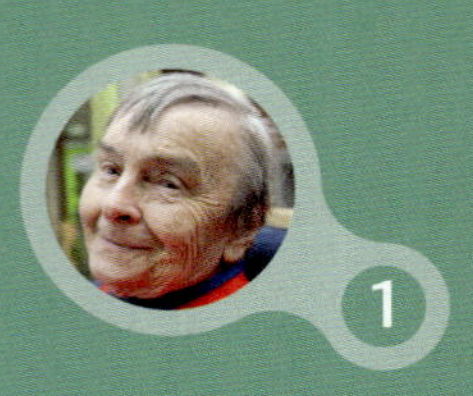

1

D **Altersbilder** *sind allgemeine Vorstellungen über das Alter und dessen Prozess, aber auch Mutmaßungen über die charakteristischen Eigenschaften.*

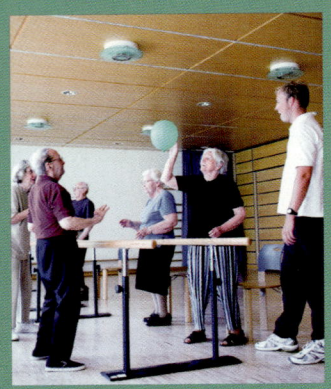

Abb. 1.31 Viele ältere Menschen betätigen sich auch im Alter gerne noch sportlich

B *In der Werbung werden Alte oft als gebrechlich (Treppenlift, Kukident, Inkontinenzmittel) oder zurückgeblieben (Großvater schenkt Enkelin Sparbuch anstatt Investmentfond) dargestellt.*

I **Literatur:**
Tews, H.P.: Altersbilder. Über Wandel und Beeinflussung von Vorstellungen und Einstellungen zum Alter. KDA Forum Bd. 16. Köln 1991
Tews, H.P.: Alter zwischen Entpflichtung, Belastung und Verpflichtung. In: Verheugen, G. (Hrsg.) 60 plus. Die wachsende Macht der Älteren. Köln 1994
Lebensbilder als Illustrierung der Zeitgeschichte: Reihe Zeitgut, Zeitgut-Verlag, Berlin 1998 bis 2004
Internet:
http://www.erfahrung-ist-Zukunft.de
http://www.ash-berlin.eu/forschung

Altersbilder

Das Altersbild setzt sich zusammen aus den persönlichen Erfahrungen im Umgang mit alten Menschen, den Meinungen innerhalb des eigenen Umfeldes und dem Ansehen des Alters in der jeweiligen Gesellschaft. Es wird beeinflusst von dem Bild, das die Menschen einer Gesellschaft von alten Menschen haben (Fremdbild) und durch die Art und Weise, wie sich alte Menschen selber sehen (Selbstbild). Deshalb ist das Altersbild im Laufe der Geschichte ständigen Veränderungen unterworfen (Bundesministerium für Familie, Senioren, Frauen und Jugend 1994, 89).

Das Altersbild im Verlauf der Geschichte

Antike. Zumindest in der Oberschicht der Antike galten die Alten als Weise. Sie hatten hohes Ansehen und waren in entsprechend hohen Ämtern tätig. Im Mittelalter wurden viele Alte, die nicht mehr arbeiten konnten, in Sozialasyle zu Kranken und Armen abgeschoben. Der alte Mensch galt als unnütz, weil er mitversorgt werden musste.

16.–17. Jh. Im 16.–17. Jahrhundert bedeutete Alter Jammer, Bürde, Makel, Zerfall, Vorstufe des Todes. Griesgrämige, kranke Alte störten die Lust zum Leben (Elias 1978). In der Literatur wurden die Qualen geschildert, mit denen der Mensch im Alter geplagt wird: Alter bedeutete Leiden.

18. Jh. Ab der 2. Hälfte des 18. Jahrhunderts änderte sich die Sichtweise des Alters. Die Alten wurden geachtet, Alter galt als erstrebenswert. Viele Schriftsteller rühmten die Weisheit des alten Menschen. Die Medizin dachte erstmals über lebensverlängernde Möglichkeiten nach. Man begann, die heilbar Kranken von den Alten und Siechen zu trennen.

19. Jh. In der Biedermeierzeit wurde das Alter verherrlicht. Der körperliche Abbau verlor an Bedeutung, dafür wurden das Wissen und die Erfahrung des Alters geschätzt. Dies führte dazu, dass junge Männer mit Bart, Spitzbauch und Kneifer ihr Äußeres veränderten, um älter zu wirken.

20. Jh. Ab dem 20. Jahrhundert wurden junge, sportliche Körper und eine körperbezogene Mode zum Ideal. Der weise, alte Mensch mit Erfahrung musste dem leistungsfähigen, starken und dynamischen Jungen Platz machen. Für die Medizin wurde das Alter gleichbedeutend mit Krankheit und Verschleiß. Sie suchte nach Möglichkeiten, dies zu verhindern oder zu beseitigen. Es entstand der Begriff „anti-aging“. Schönheitschirurgie wurde zu einem boomenden Teil der Medizin (Borscheid 1992).

Positive und negative Altersbilder heute

Altersbilder waren immer einem Wechsel zwischen negativ oder positiv unterworfen. Heute bestehen das negative und das positive Altersbild nebeneinander. Das negative Altersbild ist daran zu erkennen, dass der Begriff „alt“ negativ benutzt wird, z. B.: altmodisch, altbacken, alter Zopf, aber auch daran, dass Alte als Menschen im reiferen Alter, Senioren, Ruheständler, Rentner usw. umschrieben werden. Daneben existiert ein positives Altersbild. Die „neuen Alten“ werden als gesunde, aktive Menschen wahrgenommen, die fest im Leben stehen und ohne finanzielle Probleme daran teilhaben (**Abb. 1.31**).

Menschen zwischen 20 und 35 sehen im Älterwerden insbesondere die positiven Aspekte: Mit dem Alter gewinnt man an Persönlichkeit und Lebensqualität. 41 Prozent gaben an, ihr Altersbild sei „sehr positiv“ oder „eher positiv“, während nur 24 Prozent eine insgesamt negative Sicht äußerten. Die Übrigen urteilten ausgeglichen. Jüngere beurteilen die Lebensqualität der Älteren als sehr gut. Negative Aspekte nehmen sie weniger wahr als die Älteren selbst (Marktforschungsinstitut EYE research).

Das eigene Altersbild hat Auswirkungen auf die Akzeptanz des eigenen Alters. Ein positives Altersbild hilft, das eigene Altern zu akzeptieren. Ein negatives Altersbild schürt die Angst vor dem Älterwerden.

Altersbilder von Pflegekräften

Verschiedene Studien über Altersbilder bei Pflegepersonal brachten folgende Ergebnisse:

- Insgesamt überwiegen negative und neutrale Einstellungen zum Alter.
- Eine positive Einstellung gegenüber Älteren kann bei Verschlechterung deren gesundheitlichem Zustand sinken. Jedoch werden pflegeleichte, abhängige Alte positiver erlebt, als selbstständig denkende und kritische.
- Jemand mit niedrigem Einfühlungsvermögen hat ein schlechteres Altersbild, als der mit großer Empathie.
- Professionell Pflegende haben ein neutrales bis positives Altersbild. Es bestehen jedoch Vorurteile bei ausschließlicher Arbeit mit älteren oder chronisch kranken Menschen.
- Altersbilder eines Teams wirken sich genauso auf Pflegekonzepte und Pflegehandeln aus, wie das institutionelle Umfeld. Pflegekräfte in geriatrischen und rehabilitativen Einrichtungen haben eine positivere Einstellung, als Pflegekräfte in unspezifischen Einrichtungen.

Menschenbilder

Es gibt fast so viele Menschenbilder, wie es Menschen gibt, denn jeder betrachtet den anderen aus seinen individuellen Erfahrungen heraus aus einem anderen Blickwinkel. Manchmal ist es eine Frage des Landes, der Gesellschaft oder des Zeitalters, in dem man aufwächst.

Die Generation unserer Großeltern hat z. B. eine andere Einstellung zum Alter, zur Gleichberechtigung, zur Rolle der Frau usw. Einige Grundansichten haben Menschenbilder jedoch gemeinsam. Anhand dieser Grundansichten lassen sie sich einteilen in:

- naturwissenschaftliche Menschenbilder (organbezogen, funktional),
- ganzheitliche Menschenbilder (Zusammenhang zwischen Körper, Geist, Seele).

Die Beantwortung folgender Frage ist Voraussetzung für das Menschenbild: Was ist der Mensch? Unter anderem macht die individuelle Beantwortung dieser Frage eine Pflegeperson zu der, die sie ist. Sie ist die Grundlage für die Interpretation von Situationen und dem daraus resultierenden Verhalten.

Naturwissenschaftliches Menschenbild

Lange Zeit hatte auch in der BRD die naturwissenschaftliche Sicht des Menschen ebenso wie in der Medizin starken Einfluss auf das Menschenbild in der Pflege. Übertrieben ausgedrückt kann man sagen, dass aus dieser Sicht heraus Krankheit als Versagen der komplizierten „Maschine“ Körper gesehen wurde: Der „Fehler“ muss diagnostiziert, die „Maschine“ repariert, verschlissene Körperteile ausgewechselt werden.

Die Leistungs- und Funktionsbereitschaft des Körpers steht im Vordergrund. In den 80er-Jahren vollzog sich ein Wandel hin zum ganzheitlichen Menschenbild. Das ist beim Pflegeprozess deutlich zu sehen. Nicht nur die Probleme des Patienten sind die Grundlage für die Pflegeplanung, sondern auch seine Ressourcen.

Ganzheitliches Menschenbild

Beim ganzheitlichen Menschenbild steht der Mensch im Mittelpunkt (**Abb. 1.32**). Schwerpunkt ist die ganzheitliche Betrachtung: Körper, Seele und soziales Umfeld sind eine Einheit. Pflege nach dem humanistischen Menschenbild nimmt Rücksicht darauf, was der Mensch zum Menschsein benötigt.

- Abhängigkeit und Selbstbestimmung,
- Gegenseitigkeit und Anerkennung mittels Kommunikation.

Abhängigkeit und Selbstbestimmung

Die Menschen sind in unterschiedlichem Maß voneinander abhängig. Auf die Pflege übertragen bedeutet dies z. B.:

- Der Patient ist abhängig von mir. Er ist auf mein Fachwissen und meine Fähigkeiten angewiesen.
- Ich bin abhängig vom Patienten. Ohne seine Zustimmung, Mithilfe und seinen Willen kommen wir nicht weiter.

Die Einsicht in die Abhängigkeit ist tief in uns verankert. Sie ergibt sich aus der langen Zeit der Entwicklung vom Säugling bis zum Erwachsenen. Dennoch will jeder auch er selber sein. Anschaulich wird das bei der natürlichen Trotzreaktion eines kleinen Kindes. Je nachdem wie die Umgebung reagiert, lernen Kinder, wie viel Selbstbestimmung erlaubt ist.

Um die Balance zwischen Abhängigkeit und Selbstbestimmung geht es weiterhin im menschlichen Leben, in Gruppen, in Zweierbeziehungen, in Institutionen und Organisationen. Um diese Balance geht es vor allem auch in der Beziehung zwischen Pflegeperson und Patient.

Junge Menschen wollen nicht mehr abhängig sein von ihren Eltern, sie wollen endlich selbst bestimmen. Ein kranker oder alter Mensch will unabhängig bleiben, vielleicht unabhängig sein von den betreuenden oder anderen kranken Menschen um ihn herum. Er will Freiräume, will selbst über sich, seinen Aufenthaltsort, seine Zukunft entscheiden können.

M *Das **Menschenbild** gibt Antworten auf die Frage: „Wer ist der Mensch und was charakterisiert ihn?“ Es beinhaltet individuelle Einstellungen zu sich und zu anderen. Diese werden geprägt durch die eigene Entwicklung und durch die Gesellschaft und Kultur, in der man aufwächst.*

M *Mensch wird man trotz aller genetischen Anlagen nur mit und durch Menschen.*

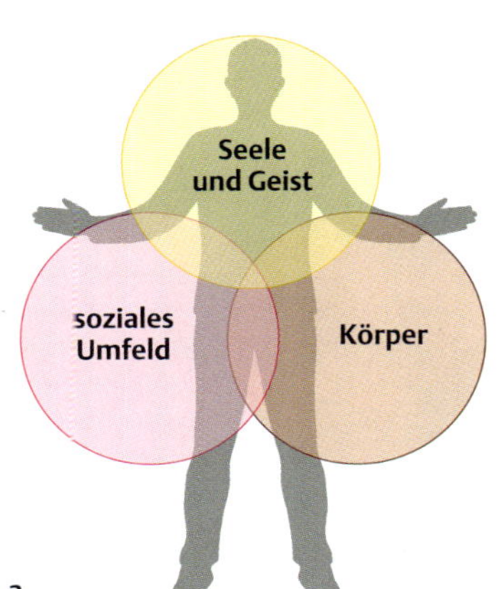

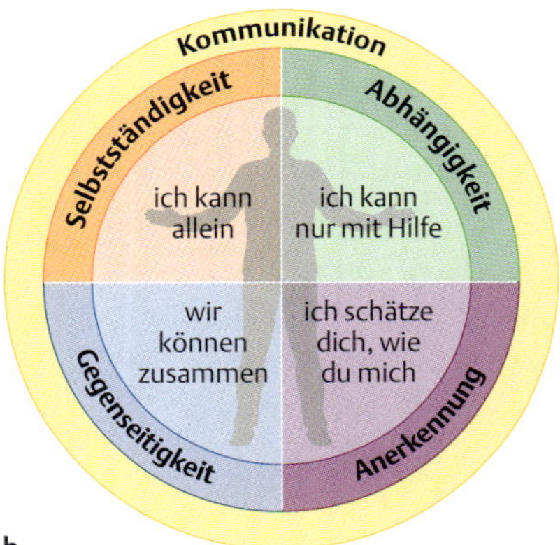

Abb. 1.32 Das ganzheitliche Menschenbild stellt den Menschen in den Mittelpunkt und betrachtet ihn in seiner Gesamtheit (a). Im Umgang wird berücksichtigt, was der Mensch benötigt, um sich als Mensch zu fühlen (b).

Vorstellungen vom Altsein und von alten Menschen

M *Aussagen über* **den** *alten Menschen zu machen ist unmöglich: Es gibt ihn nicht.*

D **Klischees** *sind eingebürgerte Vorurteile mit feststehenden Vorstellungen; beim* **Stereotyp** *kommt hinzu, dass sie besonders innerhalb einer Gruppe vertreten werden.*

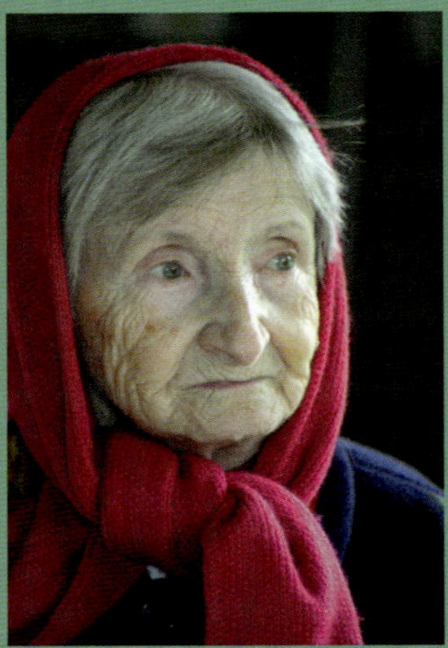

Abb. 1.33 Welche Lebensereignisse ein alter Mensch hinter sich hat, ist oft nur schwer vorstellbar.

M *Nicht das Alter hat einen Menschen zu dem gemacht, was er ist, sondern sein Leben, seine Erlebnisse und Erfahrungen haben ihn dazu gemacht.*

D **Ein Vorurteil** *ist eine nicht sachlich begründete, dauerhafte, meist negative Einstellung gegenüber Personen oder Gruppen.*

Alte Menschen – wer sind sie?

In keinem anderen Lebensabschnitt finden wir solch eine Bandbreite von Eigenschaften und Lebenssituationen: Alte Menschen sind rüstig, klug, hinfällig, hilfsbedürftig, großzügig, weise, dankbar, unglücklich, schwierig, unausstehlich, gütig, vereinsamt, geizig, gesellig, verwirrt, geschäftstüchtig, interessiert, kompetent, überlegen, kleinlich, unbeweglich, aktiv, hilfsbereit, ohne Initiative, passiv, hektisch, korpulent, hager, egoistisch, schwerfällig oder begeisterungsfähig.

Alte Persönlichkeiten sind von ihrem langen Leben geprägt

Sie, die Jüngeren, begegnen alten Menschen. Oft sind es ausgeprägte Persönlichkeiten, die auf Sie interessant, anziehend oder unsympathisch wirken. Welche Erlebnisse und innere Entwicklung einen Menschen zu dem gemacht haben, was er heute darstellt, das ist auch bei einer lange währenden Beziehung nur zu ahnen **(Abb. 1.33)**.

Bei einem Kind zum Zeitpunkt des Schulbeginns gibt es noch sehr viel Gemeinsames mit den Gleichaltrigen. In ihrer lebenslangen Entwicklung bilden Menschen jedoch ihre ganz eigene Art aus. Erlebnisse und Erfahrungen prägen sie, dadurch vergrößern und verfestigen sich die Unterschiede, die sich in der Jugend andeuten.

Hinter der alten Persönlichkeit, ihre Erfahrungsschätze zu erkennen und etwas von den Schicksalsschlägen, inneren und äußeren Kämpfen zu erfahren, kann eine Bereicherung für jüngere Menschen sein (Neulist 2005).

Alte Menschen kommen aus einer anderen Welt

Die vergangenen 100 Jahre sind eine Zeit rasanter Entwicklung. Wir kennen die Welt nicht mehr, in der die Menschen, die heute alt sind, aufgewachsen sind. Vieles, was sie in ihrer Jugend erlebt haben, findet sich nur noch in wenigen abgelegenen Winkeln, und der heutige Alltag in Mitteleuropa ist für viele von ihnen, schwer zu verstehen **(Abb. 1.34)**.

Vorurteile – Klischees – Stereotype

Vorurteile sind verbreitet und spielen auch beim Bild vom Alter eine Rolle. Durch Werbung, Fernseh- und Rundfunksendungen, durch Zeitungsartikel und Bücher werden Bilder vom Alter vermittelt. Sie beeinflussen das Verhalten gegenüber alten Menschen, aber oft entsprechen sie nicht der Wirklichkeit des Alters.

Die Begriffe Klischee und Stereotyp kommen aus dem Druckereigewerbe: Sie betonen das unveränderliche, formelhafte einer Vorstellung wie etwa bei einem Stempel.

Früher gab es das Klischee vom alten weisen Menschen, der in allen Lebenslagen Rat und Hilfe weiß, oder das Bild von der gütigen Großmutter, die ihren Enkeln Geschichten erzählt. Heute sind gegensätzliche Klischees verbreitet. Wir kennen die negativen Stereotype vom Alter, wie krank und hässlich, arm, hinfällig, nicht anpassungsfähig oder eigensinnig. Andererseits fördert die Rolle alter Menschen als Kunden das Bild vom „jungen Alten", der kompetent und selbstbestimmt, kreativ und dynamisch, von einer gewissen Wohlhabenheit ist und gut aussieht.

Stereotyp und Selbstbild

Ein Problem sind stereotype Vorstellungen vom Alter deshalb, weil sich Menschen häufig so fühlen und verhalten, wie es von ihnen erwartet wird. Stereotype beeinflussen das Selbstbild und das tatsächliche Verhalten alter Menschen.

B Herr Boltes widmete sein ganzes Interesse und seine gesamte Energie seinem Beruf als Verwaltungsbeamter. In seiner Familie und in seinem Umfeld gilt der Übergang in den Ruhestand als Ende des aktiven Lebens. So sieht er den Tag der Pensionierung mit Bangen herankommen. Als es dann soweit ist, sucht er sich zwar Beschäftigung in Haus und Garten, lehnt aber ab,

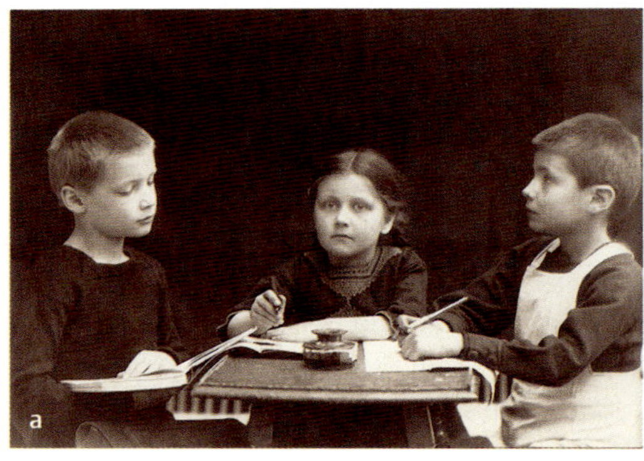

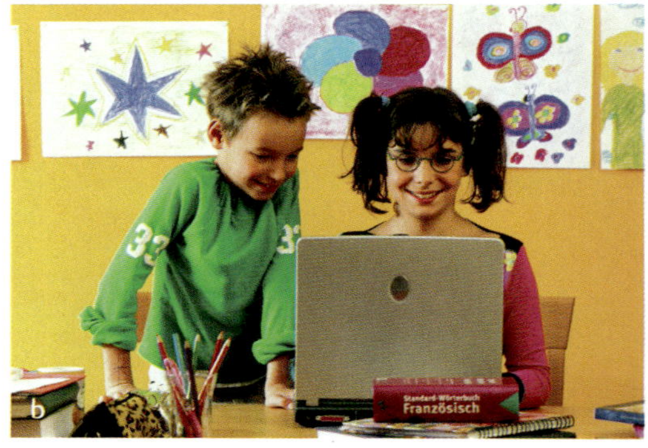

Abb. 1.34 Kindheit vor 100 Jahren (a) und heute (b).

als er gebeten wird, im Schrebergartenverein eine Aufgabe zu übernehmen. Beschwerden mit den Hüften sind für ihn ein Grund, sich aus seiner Kegelgruppe zurückzuziehen.

Alter: kein beliebtes Thema

In privaten Gesprächen kann man bemerken, dass das Thema Alter möglichst vermieden wird. Der Frage, wie man sich den eigenen Ruhestand vorstellt, weicht man aus. Alter und Altern sind für viele Menschen keine beliebten Themen; es wird in unserer Gesellschaft lieber die jugendlich strahlende, tüchtige Seite hervorgekehrt. Gegenüber diesem „Jugendwahn" wird die Realität des Alterns als Bedrohung oder Verunsicherung empfunden – sie erinnert Jüngere daran, dass auch sie unweigerlich älter werden. Besonders dann wird mit Abwehr reagiert, wenn ein alter Mensch in seiner Orientierung gestört oder verwirrt ist. Das wird als peinlich empfunden und löst Verlegenheit aus.

Über hochbetagte Menschen, die ihr Leben selbstständig führen, reisen, vielleicht mit über 90 Jahren noch Vorträge halten, spricht man mit einer Mischung von Hochachtung und Verwunderung, ähnlich vielleicht wie von Zirkusakrobaten: eine offenbar mögliche, aber fast unglaubliche Ausnahme. Wenn ein alter Mensch seine Gewohnheiten beibehält, eigenwillig ist und sich nicht bereitwillig dem heutigen Lebensstil anpasst, wird das von vielen als störend empfunden und kann verächtliche Reaktionen hervorrufen.

So, wie sich der Aufbau unserer Gesellschaft wandelt, ist auch das Bild vom Alter in Bewegung gekommen. Die Berliner Altersstudie (BASE) hat eine Fülle an Beweisen erbracht, dass die Vorstellung vom Alter als einer insgesamt negativen Lebensphase der Lebenswirklichkeit sehr vieler alter Menschen nicht entspricht. Viele ältere und alte Menschen erleben ihr Alter als Chance. Die Wirtschaft stellt sich auf die Alten als Kunden ein (Gassmann 2006). Das bürgerschaftliche Engagement alter Menschen und ihr Einsatz in familialen Netzen sind gefragt (Rosenmayr 2005).

Im Laufe der Ausbildung haben Sie unterschiedliche Kontakte zu alten Menschen und machen Erfahrungen mit ihnen. Sie werden sich gerontologische Kenntnisse aneignen. All dies wird dazu führen, dass Sie unkritisch übernommene Ansichten über alte Menschen (Vorurteile, Klischees) selbst überprüfen können. Sie werden am Ende Ihrer Ausbildung ein genaueres und besser begründetes Bild vom Leben im Alter und von alten Menschen haben.

Fakten zum Altsein

Einige Fakten zum Altsein und alten Menschen (nach Lepenies 1997, ergänzt):

- 29 % der 70- bis 100-Jährigen beurteilen ihre körperliche Gesundheit allgemein als sehr gut bis gut, 38 % als befriedigend, 3 % als ausreichend oder mangelhaft.
- Die Demenzhäufigkeit steigt mit dem Alter stark an. Altersgruppe 70–74 Jahre: fast keine Demenzen; Altersgruppe 90 Jahre und darüber: etwa 35 % sind von Demenz betroffen.
- Die Rekonstruktion der Tagesabläufe zeigt, dass nur etwa 20 % der Wachzeit mit Ruhephasen verbracht werden. Bei den 70- bis 84-Jährigen sind es sogar nur 10 %.
- Bis ins hohe Alter hinein sind die meisten Menschen noch lernfähig, auch wenn die Gedächtnisleistungen schlechter werden.
- Auf Befragen entwerfen etwa 90 % selbst bis ins hohe Alter Zukunftsszenarien.
- Etwa 40 % geben an, dass sie meistens über die Gegenwart nachdenken, 30 % berichten v.a. von Gedanken über die Vergangenheit und 25 % von Gedanken über die Zukunft.
- Fast 50 % der 70- bis 100-Jährigen geben an, dass sie niemanden haben, mit dem sie über schwierige Probleme reden können.
- Männer sind lebenslang zeugungsfähig, viele sind noch im hohen Alter an Sex interessiert, wenn auch Geschlechtsverkehr nicht mehr so häufig ist. Manche Frauen erleben noch mit 85 einen Orgasmus.
- Im Durchschnitt leben etwa 4,6% der Personen, die 65 Jahre und älter sind, im Heim. 1,6% leben in Altenwohnungen oder im Betreuten Wohnen. 93% leben in ihren eigenen Wohnungen oder bei ihren Familien. Von den Personen, die 95 Jahre und älter sind, leben immerhin noch über 60 % nicht im Heim! (Kruse 2007)

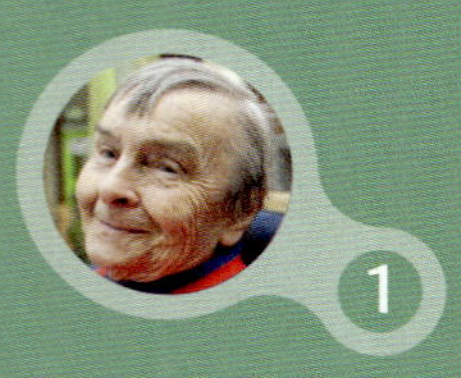

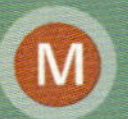

Überall dort, wo Menschen mit anderen Menschen in Kontakt kommen, stellt sich die Frage nach gutem und richtigem Handeln. Sie stellt sich auch und gerade in der beruflich ausgeübten Pflege.

M *Zentrale Begriffe der Ethik sind:*
- *Werte,*
- *Normen,*
- *Gewissen.*

D **Werte** *sind bewusste oder unbewusste Orientierungsstandards und Leitvorstellungen, die menschliches Handeln beeinflussen oder Entscheidungen leiten.*

M *Die Werte werden geprägt durch die:*
- *persönliche Lebensgeschichte,*
- *Erziehung,*
- *Zugehörigkeit zu einer kulturellen oder religiösen Gruppe.*

D *Unter* **Normen** *werden verbindliche Leitlinien oder Regeln verstanden, die das moralische Handeln von einzelnen Menschen oder Gruppen leiten, ohne dass diese in jeder Situation erneut über grundlegende Werte nachdenken müssen.*

M *Normen können unterschieden werden in:*
- *allgemeine Normen,*
- *konkrete Normen.*

Ethische Grundrichtungen und Prinzipien

Ethisches Handeln

Da sich die Ethik als Wissenschaft systematisch mit der Untersuchung menschlichen Handelns hinsichtlich seiner moralischen Qualität auseinandersetzt, kann sie wertvolle Hilfen bereitstellen. Vor allem wenn es darum geht, für moralische Aspekte pflegerischen Handelns sensibel zu werden und in der Pflege moralisch verantwortlich und begründet zu handeln. Dies gilt hauptsächlich für den Bereich des unmittelbaren Pflegehandelns mit und am pflegebedürftigen Menschen.

Ethische Kompetenz

Darüber hinaus fordern auch Veränderungen im beruflichen Selbstverständnis der Pflegeberufe und die verstärkten Professionalisierungsbestrebungen von den Pflegepersonen neben Pflegewissen auch ethische Kompetenz und folglich auch die systematische Auseinandersetzung mit den Werten und Normen, auf denen pflegerisches Handeln basiert. Dabei müssen alle Bereiche der Pflege (z. B. Pflegeforschung, Pflegelehre, Pflegepraxis) der ethischen Reflexion (Überlegung, Betrachtung) unterzogen werden, wenn die Pflegeberufe ihrem gesellschaftlichen Auftrag verantwortungsvoll nachkommen wollen.

Zentrale Begriffe der Ethik

Wie jede Wissenschaft hat auch die Ethik ihre spezifischen Vokabeln, d. h. Begriffe, die immer wieder verwendet werden, um Situationen zu beschreiben und zu analysieren.

Werte

Werte sind ein wesentlicher Bezugspunkt für menschliches Handeln. Entscheidungen für oder gegen eine Handlung werden, bewusst oder unbewusst, beeinflusst von Dingen, die einem Menschen wichtig bzw. wertvoll erscheinen. Diese Aussage gilt für alle Menschen und in nahezu allen Situationen.

Für jeden Menschen ergeben sich persönliche Werte, d. h. Aspekte, die ihm als wesentlich für ein gutes und richtiges Leben erscheinen.

Entstehung von Werten. Die Entwicklung persönlicher Wertvorstellungen ist stark abhängig vom soziokulturellen Umfeld, in dem ein Mensch aufwächst. Eltern, Freunde und andere wichtige Bezugspersonen sind ausschlaggebend dafür, für welche Werte sich ein Mensch entscheidet und welche Werte er für sich als wichtig definiert. Werte haben ihren Ursprung darüber hinaus häufig in der Zugehörigkeit zu einer kulturellen oder religiösen Gruppe.

Persönliches Wertesystem. Alle Werte, die ein Mensch für sich und sein Handeln als wichtig erkennt, werden in einem persönlichen Wertesystem geordnet. Das Wertesystem ist hierarchisch angeordnet, d. h. die Werte werden nach ihrer Wichtigkeit und Bedeutung für den jeweiligen Menschen in einer Rangliste angeordnet. Diese Rangliste wird auch als Werteskala bezeichnet. Die Wertesysteme der einzelnen Menschen können sich stark voneinander unterscheiden.

Wertekonflikte. Ein Mensch, der Klarheit über sein persönliches Wertesystem hat und sich in seinen Handlungen ausdrücklich auf bestimmte Werte beruft, muss damit rechnen, dass andere Menschen in derselben Situation völlig anders handeln. Sie berufen sich auf ihr eigenes Wertesystem, welches in einer anderen Hierarchie gegliedert ist. Die Freiheit bei der Gestaltung eines Wertesystems bringt also auch die Problematik eines möglichen Wertekonflikts mit sich.

Besonders deutlich werden Wertekonflikte häufig zwischen den Generationen, da sich die Wertvorstellungen der heute älteren Menschen oft nicht mehr mit denen der Jugendlichen decken.

Werthaltung. Werte motivieren menschliches Handeln. Um die als wichtig erkannten persönlichen Werte zu verwirklichen, handeln Menschen entsprechend. Die Werthaltung wird zu einer inneren Haltung des Menschen und verläuft größtenteils unbewusst. Dies hat den Vorteil, dass nicht in jeder neuen Situation über die beteiligten Werte nachgedacht werden muss. Entscheidungen für oder gegen Handlungen können schneller getroffen werden.

Normen

Die Ethik macht Aussagen zu dem, was gut und richtig ist, d. h. sie beschäftigt sich u. a. mit Normen menschlichen Handelns.

Normen haben einen verbindlichen Charakter. Der Vorteil beim Umgang mit ihnen liegt darin, dass alle Menschen, die damit arbeiten, genau wissen, was sich hinter einer bestimmten Norm verbirgt. Normen gibt es in der Industrie aber auch im zwischenmenschlichen Bereich. Sie erfüllen die wichtige Funktion, die ihnen zugrunde liegenden Werte zu schützen. Normen sollen menschliches Handeln koordinieren und ermöglichen auf diese Weise eine soziale Ordnung.

Das Nichtbefolgen von Normen hat innerhalb einer Gesellschaft in der Regel für den jeweiligen Menschen nachteilige Konsequenzen. Das Verletzen der Norm kann zu einem Tadel oder einer juristischen Bestrafung führen.

Allgemeine Normen. Allgemeine Normen werden auch als handlungsleitende Prinzipien bezeichnet. Sie werden unabhängig von einer konkreten

Situation formuliert und gelten für alle Menschen gleichermaßen. Aus diesem Grund können sie auch keine genauen Angaben dazu machen, wie in einer konkreten Situation gehandelt werden soll. Sie fungieren vielmehr als eine Art Kompass, der die Richtung für gutes und richtiges Handeln vorgibt. Beispiele für Prinzipien sind z. B.:

- Gerechtigkeit,
- Autonomie,
- Aufrichtigkeit.

Konkrete Normen. Konkrete Normen beziehen sich auf Handlungen in Abhängigkeit von bestimmten Situationen, d.h. sie wenden allgemeine Normen auf eine konkrete Situation an. Die Einhaltung vieler konkreter Normen ist durch gesetzliche Bestimmungen geregelt.

B In vielen Ländern wird die Beteiligung an der aktiven Sterbehilfe strafrechtlich verfolgt. Die allgemeine Norm „Du sollst das Leben achten" wird hier in der konkreten Situation zu „Es darf keine aktive Sterbehilfe geleistet werden", einer konkreten Norm, die sich auf eine bestimmte Situation, in diesem Fall auf die Beteiligung an und die Durchführung von aktiver Sterbehilfe bezieht.

Moral

Entsprechend der Definition werden für die Beschreibung bzw. Bewertung konkreten menschlichen Handelns die Adjektive sittlich bzw. moralisch verwendet. Die Moral innerhalb einer Gesellschaft zeigt sich nicht nur in persönlichen Verhaltensweisen und Überzeugungen, sondern u. a. in der sozialen, politischen und kulturellen Ordnung.

Gewissen

Das Gewissen fungiert als persönliche und moralische Instanz, die Menschen dazu auffordert, sich in konkreten Situationen für gutes und richtiges Handeln zu entscheiden. Die Entwicklung des Gewissens setzt voraus, dass Menschen eine Vorstellung davon oder ein Gefühl dafür haben, was als gut und richtig gilt. Die Vorstellung davon bildet sich im Laufe der Entwicklung eines Menschen in der Auseinandersetzung mit bzw. der Kenntnis von geltenden Werten und Normen heraus.

Beispiel ICN-Code

Ethische Überlegungen in der Pflege haben zum Ziel, für moralische Aspekte pflegerischen Handelns zu sensibilisieren und gutes und richtiges Handeln in der Pflege zu begründen. Auch in der Pflege kommt der Ethik die wichtige Aufgabe zu, u. a. in Form von Theorien und Prinzipien moralisches Handeln in der Pflege zu begründen und Hilfestellung zur Entscheidungsfindung bei moralischen Problemen zu geben. Dabei liegt der Schwerpunkt der pflegeethischen Diskussion aktuell auf den moralischen Aspekten der Beziehung zwischen Pflegepersonen und pflegebedürftigen Menschen, Bewohnern von Alten- und Pflegeheimen sowie deren Angehörigen.

Mitte des 20. Jahrhunderts erhob die Pflege zunehmend Anspruch auf die Anerkennung als eigenständiger, von der Medizin weitgehend unabhängiger Beruf. Diese Entwicklung wurde von den pflegerischen Berufsverbänden maßgeblich durch die Erarbeitung und Verbreitung sog. Berufskodizes für Pflegepersonen unterstützt.

Berufskodizes

Das persönliche Wertesystem und die in einer Gesellschaft geltenden Normen bestimmen zum großen Teil das Handeln der Menschen. Neben diesen persönlichen Werten und Normen spielen im Zusammenhang mit der beruflichen Arbeit auch berufliche Werte und Normen eine wichtige Rolle.

Berufliche Werte und Normen ergeben sich für den einzelnen Menschen aus der Zugehörigkeit zu einer bestimmten Berufsgruppe. Sie sind Leitvorstellungen und Orientierungsstandards für berufliches Handeln, die innerhalb einer Berufsgruppe als wichtig erachtet werden. Der Schutz dieser Werte und Normen wird durch einen Berufskodex, der auch als Ethik-Kodex bezeichnet wird, für die jeweilige Berufsgruppe festgeschrieben.

Die Berufskodizes enthalten Prinzipien und Regeln für berufliches Handeln und machen deutlich, welche Ziele eine Berufsgruppe mit ihrer Arbeit verfolgt. Hierdurch geben sie die Richtung beruflichen Handelns an und verpflichten einerseits die Berufsangehörigen, sich bei der Berufsausübung an diesen Regeln zu orientieren, geben andererseits aber auch eine Entscheidungshilfe für moralische Probleme im beruflichen Handeln.

Berufskodizes in der Pflege

Bezogen auf die Pflege beschäftigen sich Berufskodizes für Pflegepersonen mit denjenigen Werten und Normen, die für das pflegerische Handeln maßgeblich sind. Berufskodizes beschreiben berufliche Werte und Normen und geben Berufsangehörigen eine Orientierungshilfe für berufliches Handeln.

Da Berufskodizes versuchen, möglichst viele ethische Aspekte pflegerischen Handelns zu erfassen, können sie konsequenterweise keine konkreten Handlungsanweisungen für spezifische Situationen geben. Es ist nicht möglich, alle Aspekte und Umstände, die in einer konkreten Pflegesituation zum Tragen kommen, in einem Ethik-Kodex abzubilden.

Ein Berufskodex benennt allgemeine Prinzipien bzw. Richtlinien, nach denen Pflegepersonen ihr berufliches Handeln ausrichten sollen. Da der berufliche Alltag jedoch nicht aus allgemeinen, sondern aus spezifischen Pflegesituationen besteht, in denen sehr viele unterschiedliche Umstände und Aspekte zu berücksichtigen sind, können Berufs-

M **Allgemeine und konkrete Normen** *schützen die ihnen zugrunde liegenden Werte. Darüber hinaus fungieren sie als verbindliche Regeln im menschlichen Zusammenleben und ermöglichen so eine soziale Ordnung.*

Berufskodizes *sollten einen gewissen moralischen Standard für die pflegerische Berufsausübung sicherstellen und anderen Berufsgruppen und vor allem der Gesellschaft verdeutlichen, was sie von den Berufsangehörigen der Pflegeberufe erwarten können.*

D **Moral** *ist das geltende Verständnis und das Befolgen bzw. die tatsächliche Umsetzung von Werten und Normen eines Einzelnen oder einer Gruppe von Menschen in praktisches Handeln.*

D *Als* **Gewissen** *wird die Fähigkeit bezeichnet, die Menschen dabei unterstützt, Gutes von Bösem bzw. Werte von Nichtwerten zu unterscheiden.*

D **Pflegeethik** *wird definiert als „Untersuchung von moralischen Aspekten im Zusammenhang mit der Ausübung des Pflegeberufs" (van der Arend u. Gastmans 1996).*

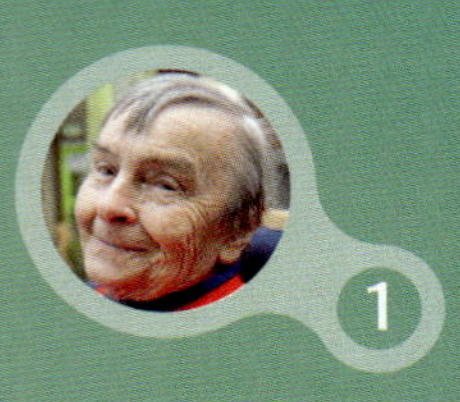

kodizes die eigenständige Auseinandersetzung von Pflegepersonen mit moralischem Handeln im Beruf nicht ersetzen. Für das moralisch kompetente und verantwortliche Handeln im Pflegealltag ist das Wissen über Theorien und Prinzipien der Ethik eine wichtige Hilfestellung.

ICN-Kodex

Heute gibt es eine Reihe von Berufskodizes für Pflegepersonen, die zumeist von den verschiedenen Berufsverbänden herausgegeben werden. Viele der aktuellen Berufskodizes orientieren sich am bekanntesten Ethik-Kodex für Pflegepersonen, der 1953 vom ICN (International Council of Nurses – Weltbund der Krankenschwestern und Krankenpfleger) verfasst worden ist. Die letzte Überarbeitung dieses Berufskodex hat 2005 stattgefunden.

I http://www.dbfk.de

Der ICN-Kodex beschreibt die grundlegenden Aufgaben der Pflegepersonen, grundlegende Werte und Normen der Berufsangehörigen (z.B. die Achtung vor dem Leben, der Würde, den Grundrechten des Menschen) und die Beziehung der Berufsangehörigen **(Abb. 1.35)**:

- zu ihren Mitmenschen,
- zur Berufsausübung,
- zur Profession,
- zu Kollegen.

Der 2010 ins Deutsche übersetzte ICN-Kodex ist von den pflegerischen Berufsverbänden in Österreich, Schweiz und Deutschland anerkannt. Mit dem Begriff „Pflegende" sind Gesundheits- und Kranken- bzw. Kinderkrankenschwestern/-pfleger sowie Altenpfleger/-innen gemeint.

Pflegende haben vier grundlegende Aufgaben:
Gesundheit zu fördern, Krankheit zu verhüten, Gesundheit wiederherzustellen, Leiden zu lindern.
Es besteht ein universeller Bedarf an Pflege. Untrennbar von Pflege ist die Achtung der Menschenrechte, einschließlich des Rechts auf Leben, auf Würde und auf respektvolle Behandlung. Sie wird ohne Unterschied auf das Alter, Behinderung oder Krankheit, das Geschlecht, den Glauben, die Hautfarbe, die Kultur, die Nationalität, die politische Einstellung, die Rasse oder den sozialen Status ausgeübt. Die Pflegende übt ihre berufliche Tätigkeit zum Wohle des Einzelnen, der Familie und der sozialen Gemeinschaft aus; sie koordiniert ihre Dienstleistungen mit denen anderer beteiligter Gruppen.

Elemente des Kodex

Der ICN-Ethikkodex für Pflegende umfasst vier Grundelemente, die den Standard ethischer Verhaltensweise bestimmen.

1. Pflegende und ihre Mitmenschen

Die grundlegende berufliche Verantwortung der Pflegenden gilt dem pflegebedürftigen Menschen.
Bei ihrer beruflichen Tätigkeit fördert die Pflegende ein Umfeld, in dem die Menschenrechte, die Wertvorstellungen, die Sitten und Gewohnheiten sowie der Glaube des Einzelnen, der Familie und der sozialen Gemeinschaft respektiert werden.
Die Pflegende gewährleistet, dass der Pflegebedürftige ausreichende Informationen erhält, auf der er seine Zustimmung zu seiner pflegerischen Versorgung und Behandlung gründen kann.
Die Pflegende behandelt jede persönliche Information vertraulich und geht verantwortungsvoll mit der Informationsweitergabe um.
Die Pflegende teilt mit der Gesellschaft die Verantwortung, Maßnahmen zugunsten der gesundheitlichen und sozialen Bedürfnisse der Bevölkerung, besonders der von benachteiligten Gruppen, zu veranlassen und zu unterstützen.
Die Pflegende ist auch mitverantwortlich für die Erhaltung und den Schutz der natürlichen Umwelt vor Ausbeutung, Verschmutzung, Abwertung und Zerstörung.

2. Pflegende und die Berufsausübung

Die Pflegende ist persönlich verantwortlich und rechenschaftspflichtig für die Ausübung der Pflege, sowie für die Wahrung ihrer fachlichen Kompetenz durch kontinuierliche Fortbildung.
Die Pflegende achtet auf ihre eigene Gesundheit, um ihre Fähigkeit zur Berufsausübung zu erhalten und sie nicht zu beeinträchtigen.
Die Pflegende beurteilt die Fachkompetenzen der Mitarbeitenden, wenn sie Verantwortung delegiert.
Die Pflegende achtet in ihrem persönlichen Verhalten jederzeit darauf, das Aussehen des Berufs hochzuhalten und das Vertrauen der Bevölkerung in die Pflege zu stärken.
Die Pflegende gewährleistet bei der Ausübung ihrer beruflichen Tätigkeit, dass der Einsatz von Technologie und die Anwendung neuer wissenschaftlicher Erkenntnisse vereinbar sind mit der Sicherheit, der Würde und den Rechten der Menschen.

3. Pflegende und die Profession

Die Pflegende übernimmt die Hauptrolle bei der Festlegung und Umsetzung von Standards für die Pflegepraxis, das Pflegemanagement, die Pflegeforschung und Pflegebildung. Die Pflegende beteiligt sich an der Entwicklung beruflicher Kenntnisse, die auf Forschungsergebnissen basieren. Über ihren Berufsverband setzt sich die Pflegende dafür ein, dass sozial gerechte und wirtschaftliche Arbeitsbedingungen in der Pflege geschaffen und erhalten werden.

4. Pflegende und ihre Kollegen

Die Pflegende sorgt für eine gute Zusammenarbeit mit ihren Kolleginnen und mit Mitarbeitenden anderer Bereiche.
Die Pflegende greift zum Schutz des Einzelnen, der Familie und der sozialen Gemeinschaft ein, wenn deren Wohl durch eine Pflegende oder eine andere Person gefährdet ist.

Abb. 1.35 ICN-Ethikkodex für Pflegende (DBfK 2010).

Werteorientierte berufliche Beziehungsgestaltung

Ohne Autonomie hätte Moral letztlich keine Bedeutung. Denn moralisches Handeln kann sich nur dort zeigen, wo ein Mensch in freier Entscheidung und ohne Zwang unter einer Vielzahl von Möglichkeiten das Gute und Richtige wählen kann. Aus diesem Grund kann er auch für sein Handeln verantwortlich gemacht werden.

Verantwortung in der Ethik

Der Begriff der Verantwortung gehört darüber hinaus auch zu den grundlegenden Begriffen der Ethik. Verantwortung besteht immer:
- von jemandem (z. B. von Pflegepersonen),
- für etwas oder jemanden (z. B. für Pflegehandlungen),
- vor einer Instanz (z.B. vor pflegebedürftigen Menschen, vor dem Gericht),
- nach Maßgabe bestimmter Kriterien (z. B. Fachwissen der Pflegewissenschaft).

Wer anders hätte handeln können, ist für sein Handeln voll verantwortlich. Jeder Mensch muss damit rechnen, erklären und begründen zu müssen, warum er so und nicht anders handelt. Er steht für sein Handeln sich selbst oder anderen Menschen gegenüber Rede und Antwort und legt Rechenschaft darüber ab.

Verantwortliches Handeln in der Pflege

Diese besonderen Situationen und Bedürfnisse, aus denen die Fragen an die Pflegeperson gestellt werden, sind von Mensch zu Mensch verschieden. Die „Antworten" auf die „Anfragen" des pflegebedürftigen Menschen müssen zwangsläufig so vielfältig und unterschiedlich wie die Situationen der pflegebedürftigen Menschen sein.

Individuelle Entscheidungen. Verantwortliches Handeln in der Pflege muss an der individuellen Situation und den Bedürfnissen des pflegedürftigen Menschen orientiert sein. Geplante Pflege nach dem Pflegeprozess kann letztlich nur dann verantwortlich sein, wenn sie am pflegebedürftigen Menschen und seinen Ressourcen und Problemen orientiert ist.

Konfliktsituationen und Lösungsmöglichkeiten. Dennoch wird es in einzelnen Fällen nicht immer möglich sein, allen Wünschen und Bitten pflegebedürftiger Menschen nachzukommen. Die Verantwortlichkeit der Pflegeperson zeigt sich darin, dass sie ihr Handeln gegenüber dem pflegebedürftigen Menschen rechtfertigt. Sie kann auch Alternativen aufzeigen, unterstützt durch reflektiertes Handeln und pflegerisches Fachwissen.

Ethische Prinzipien für die Pflegepraxis

Aus der Verantwortlichkeit als Grundhaltung für Pflegende ergeben sich einige Anforderungen, denen pflegerisches Handeln als Antwort auf die Situation des pflegebedürftigen Menschen entsprechen muss. Verantwortliches Handeln ist begründetes und begründbares Handeln. Ethische Prinzipien leisten hier einen Beitrag.

Theoretische Werkzeuge. Ethische Prinzipien bzw. allgemeine Normen sind theoretische Werkzeuge der Ethik. Diese Prinzipien sind Richtlinien für menschliches Handeln. Sie können wesentlich dazu beitragen, moralisches bzw. gutes und richtiges Handeln zu begründen und den Prozess der moralischen Entscheidungsfindung unterstützen.

Rechtfertigungshilfen. Prinzipien geben die Richtung an, die menschliches Handeln nehmen sollte, um gut und richtig zu sein. Sie dienen der Rechtfertigung bzw. Begründung von konkreten Normen oder Handlungsregeln. Viele in der pflegerischen Berufsausübung geltende Regeln bei der Pflege von Menschen lassen sich auf ethische Prinzipien zurückführen.

Argumentationshilfen. Prinzipien bieten eine Argumentationshilfe beim Austausch über ethische Probleme und tragen so dazu bei, einerseits die eigene Entscheidung zu begründen, andererseits im gemeinsamen Austausch mit anderen zu einer ethisch vertretbaren Entscheidung zu kommen.

Konkrete Anwendung von Prinzipien

Da Prinzipien jedoch sehr allgemein formuliert sind, machen sie keine Aussagen darüber, wie eine Handlung in einer konkreten Situation aussehen sollte, deshalb muss in der konkreten Situation jeweils geprüft werden, welches Prinzip auf welche Art und Weise zur Anwendung kommen kann. Die konkrete Anwendung von Prinzipien kann zwischen den einzelnen Kulturen stark variieren. Auch sind Situationen denkbar, in denen Prinzipien konkurrieren. Hier muss dann entschieden werden, welches Prinzip in dieser Situation größere Bedeutung hat.

Die amerikanische Pflegewissenschaftlerin Sara T. Fry (1995) erachtet folgende Prinzipien als wichtig und hilfreich für die Pflege.

Autonomie

Das Prinzip der Autonomie bezieht sich auf die Freiheit des Menschen, willentlich zu denken und zu handeln. Die zwei Aspekte der Autonomie sind:

D **Autonomie** *ist die grundsätzliche Freiheit des Menschen, willentlich zu denken und zu handeln.*

Ethische Probleme s. a. S.874.

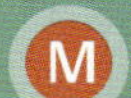

Ethische Prinzipien *dienen als:*
- *theoretische Werkzeuge,*
- *Rechtfertigungshilfen,*
- *Argumentationshilfen.*

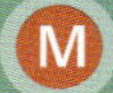

Wer zu einer Handlung gezwungen wird hat keine Wahl, sich anders zu entscheiden. Er muss seine Handlung deshalb auch nur begrenzt verantworten.

M **Verantwortliches Handeln** *in der Pflege ist die Antwort auf die individuelle Situation des zu Pflegenden.*

Für die pflegerische Berufsausübung hilfreiche ethische Prinzipien:
- *Autonomie,*
- *Wohltätigkeit,*
- *Gerechtigkeit,*
- *Aufrichtigkeit,*
- *Loyalität.*

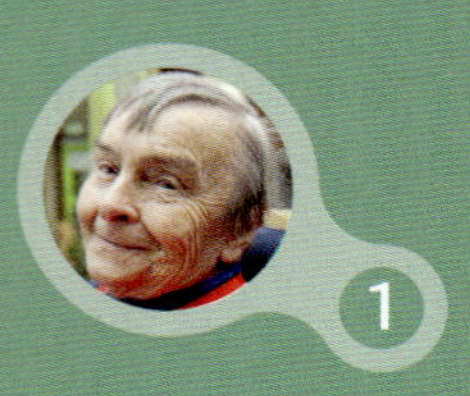

M *Ein autonomer Mensch trifft freie Entscheidungen bezüglich des eigenen Lebensweges und nimmt dabei Rücksicht auf die autonomen Entscheidungen anderer Menschen.*

Willensfreiheit. Unter Willensfreiheit wird dabei die innere Fähigkeit des Menschen verstanden, überhaupt wählen zu können. Der Mensch hat die Freiheit, sich in einem Prozess der Reflexion mit den Gegebenheiten auseinanderzusetzen und sie entweder gutzuheißen oder sie zu verwerfen. Die Handlungsfreiheit ist immer dann gegeben, wenn unter mehreren Möglichkeiten eine gewählt werden kann. In diesem Zusammenhang gilt auch Nicht-Handeln als Handeln.

Respekt vor der Autonomie anderer Menschen heißt, den Willen des anderen bei Entscheidungen einzubeziehen und zu respektieren. Grundsätzlich bedeutet die Achtung des Prinzips auch, dass vor jeder Handlung, die Auswirkungen auf einen anderen Menschen hat, dieser Mensch darüber informiert und sein Einverständnis eingeholt wird.

Handlungs- und Entscheidungsfreiheit. Besondere Relevanz für die Pflege hat das ethische Prinzip der Autonomie u.a. deshalb, weil Pflegende in ihrer pflegerischen Praxis häufig mit Situationen konfrontiert werden, in denen die Willens- und Entscheidungsfreiheit von pflegebedürftigen Menschen eingeschränkt sein kann. In diesem Fall erfährt das Prinzip der Autonomie Grenzen.

D *Unter* **Benefizienz** *werden Handlungen verstanden, die auf das Wohlergehen anderer Menschen abzielen. Unter* **Nonmalefizienz** *wird das Bewahren vor Schaden verstanden.*

Wohltätigkeit

Das Prinzip der Wohltätigkeit definiert Fry (1995) als „die Verpflichtung, Gutes zu tun und Leiden zu verhüten“. Streng genommen fallen hierunter die ethischen Prinzipien der Benefizienz und der Nonmalefizienz. Beide Prinzipien, sowohl das der Benefizienz als auch das der Nonmalefizienz, verlangen von Pflegepersonen u.a., dass sie ihre Fachkenntnisse auf dem aktuellen Stand der Wissenschaft halten. Nur so können sie zum größtmöglichen Wohl des pflegebedürftigen Menschen beitragen und Schaden durch wissenschaftlich überholte Pflegehandlungen vermeiden.

B *Ein aktuelles Problem, das unter dem Prinzip der Gerechtigkeit diskutiert wird, ist z. B. die Verteilung von Organen zur Organtransplantation.*

Gerechtigkeit

Das Prinzip der Gerechtigkeit geht zurück auf Aristoteles, der den Satz prägte: Gleiches muss gleich, Ungleiches ungleich behandelt werden. Diese Aussage ist eine formale Bestimmung der Gerechtigkeit, denn sie macht keine genauere Angabe dazu, unter welchen Umständen zwei oder mehr Menschen als gleich oder ungleich gelten. Es lässt sich jedoch ableiten, dass Menschen nicht ungleich behandelt werden sollten, es sei denn, dass es wichtige Aspekte einer Situation gibt, die dies rechtfertigen.

Bezogen auf die pflegerische Berufsausübung geht es bei der Diskussion über Gerechtigkeit um die gerechte „Verteilung“ pflegerischer Dienstleistung. Fry hält hierfür die Zuteilung von pflegerischen Leistungen entsprechend der individuellen Bedürfnisse eines Menschen für angebracht. Sie interpretiert das Prinzip Gerechtigkeit so, dass Menschen, die gleiche Pflegebedürfnisse haben, auch gleiche Pflegeleistungen erhalten sollten. Ebenso sollten diejenigen, die größere Bedürfnisse haben, entsprechend mehr Pflegeleistungen erhalten.

Zu diesem Prinzip gehört auch, dass alle Menschen den gleichen Zugang zu pflegerischen Leistungen haben sollten. Der Zugang und der Anspruch soll unabhängig sein von ihrer Rasse, Kultur, oder Hautfarbe.

Aufrichtigkeit

Das Prinzip der Aufrichtigkeit verpflichtet dazu, die Wahrheit zu sagen, nicht zu lügen bzw. andere zu hintergehen. Es bezieht sich auf die Kommunikation zwischen Menschen und damit natürlich auch auf die Gestaltung zwischenmenschlicher Beziehungen.

Pflege als Beziehungsprozess. In der beruflich ausgeübten Pflege treten Menschen auf einer beruflichen bzw. professionellen Basis miteinander in Beziehung. Der Pflegeprozess als methodisches Handeln ist neben einem Problemlösungs- auch ein Beziehungsprozess.

Authentizität der Beziehungspartner. Der Aufbau einer tragfähigen und vertrauensvollen Beziehung ist wiederum untrennbar verbunden mit der Aufrichtigkeit und Authentizität der Beziehungspartner, denn Vertrauen kann nur dort entstehen, wo sich die beteiligten Personen gegenseitig auf die Ehrlichkeit des anderen verlassen können.

Anspruch auf Information. Das Prinzip der Aufrichtigkeit ist darüber hinaus eng mit dem Prinzip der Autonomie verbunden. Pflegebedürftige Menschen haben ein Recht darauf, umfassend über die sie betreffenden Dinge informiert zu werden, da das Treffen von Entscheidungen Information voraussetzt.

M *Die* **Wahrung des Berufsgeheimnisses** *und der Schweigepflicht wird als grundlegende Pflicht in vielen pflegerischen Ethik-Kodizes beschrieben. In der Bundesrepublik Deutschland werden in § 203 des Strafgesetzbuches das Berufsgeheimnis und die Schweigepflicht geregelt.*

Loyalität

Das Prinzip der Loyalität beschreibt die Verpflichtung, sich selbst oder anderen Menschen gegenüber treu zu bleiben. Loyalität kann z.B. gefordert sein gegenüber einer Regierung, einem Vorgesetzten oder auch Berufskollegen gegenüber. Sich loyal gegenüber Berufskollegen zu verhalten, zeigt sich konkret z.B. in der Tatsache, dass vor pflegebedürftigen Menschen, Angehörigen oder Mitarbeitern anderer Berufsgruppen nicht schlecht über diese Kollegen gesprochen wird.

In der Pflege geht es aber auch um die Verpflichtung zur Treue dem pflegebedürftigen Menschen gegenüber. Diese Verpflichtung ergibt sich aus der pflegerischen Beziehung und umfasst z.B. den vertraulichen Umgang mit Informationen von und über den pflegebedürftigen Menschen. Die Pflicht, solche Informationen vertraulich zu behandeln, wird auch als Berufsgeheimnis oder berufliche Schweigepflicht bezeichnet.

Was ist Wahrnehmung?

Die Wahrnehmung von Reizen über die Sinne ist ein komplexer und prozesshaft ablaufender Vorgang, der sowohl bewusst als auch unbewusst geschieht. Hierbei werden sowohl angenehme als auch unangenehme Reize wahrgenommen und verarbeitet. Sie erzeugen vielfältige Reaktionen im emotionalen Bereich und auf der Handlungsebene und sind eng verbunden mit dem eigenen Empfinden und Erleben. Ohne die Wahrnehmung von Reizen ist weder Wachstum und Entwicklung noch Leben möglich. Sie unterliegt jedoch einer Reihe von beeinflussenden Faktoren, die zu Wahrnehmungsverzerrungen führen können.

Eine besondere Problematik ergibt sich hieraus für die Wahrnehmung anderer Personen, die sog. soziale Wahrnehmung, bei der verzerrte Wahrnehmungen zu vorschnellen und falschen Urteilen über andere Menschen führen können.

Wahrnehmungsprozess

Die Wahrnehmungsreize sind zunächst unspezifisch, d.h. sie werden in der jeweiligen Sinneszelle in eine Erregung umgewandelt, unsortiert zum Gehirn weitergeleitet und lösen eine Reaktion aus.

Wahrnehmung ist nach der Definition von A.D. Fröhlich ein zentraler Prozess, der das Informationsmaterial der Sinnesorgane verarbeitet. Dadurch entsteht für den Menschen Bedeutung. Diese Bedeutung kann unterschiedlich ausfallen und schließt z.B. soziale, emotionale und andere Faktoren ein.

Die vielfältigen Informationen, die unser Gehirn erhält, werden verarbeitet und z.T. miteinander verknüpft. Wahrnehmung findet nicht isoliert statt, es folgt immer eine Reaktion mit nachfolgender Anpassung. Die Verarbeitung des über die Sinnesorgane gewonnenen Informationsmaterials wird als Wahrnehmungsprozess bezeichnet (**Abb. 1.36**).

Der Thalamus filtert die aktuell benötigten Informationen heraus und sperrt den Rest aus der bewussten Verarbeitung aus. Er stellt demnach eine wichtige Schaltstelle in unserem Gehirn dar. Diese Filterung bewahrt vor einer Reizüberflutung.

Prinzipiell lässt sich die Wahrnehmung äußerer Reize von der Wahrnehmung innerer Reize abgrenzen. Während die äußeren Reize direkt über die Sinnesrezeptoren in den Körper einströmen, gehen innere Reize von den Rezeptoren innerer Organe wie Darm oder Magen aus.

Physiologische Grundlagen der Wahrnehmung

Der ungestörte Ablauf des Wahrnehmungsprozesses ist an intakte und funktionierende Sinnesorgane und -zellen, beteiligte Nerven und Gehirnzentren gebunden. Die Wahrnehmungen sind komplex und die Empfindungen sehr vielseitig. Sie können sowohl körperlicher oder psychischer Art sein als auch eine Kombination aus beidem darstellen.

In der traditionellen Vorstellung wird mit 5 Sinnesorganen wahrgenommen: Auge, Ohr, Nase, Zunge, Haut. Heute ist bekannt, dass Rezeptoren in Muskeln, Gelenken und inneren Organen ebenfalls Reize aufnehmen und weiterleiten (**Tab. 1.1**).

Die einzelnen Sinneserregungen werden in den spezifischen Hirnarealen verarbeitet und mit anderen Hirnzentren derart verknüpft, dass die vielen Einzelwahrnehmungen wie zu einem Mosaik zusammengesetzt werden und eine Gesamtemp-

M *Zur Ausübung der Pflege ist der bewusste Umgang mit der eigenen Wahrnehmung und der Wahrnehmung anderer Menschen unerlässlich.*

D ***Wahrnehmung** ist die Aufnahme von Reizen aus der Umwelt mithilfe der Sinnesorgane.*

D *Prof. Dr. A. D. Fröhlich (1994), Sonderpädagoge und heilpädagogischer Psychologe, definiert Wahrnehmung als die sinngebende Verarbeitung von inneren und äußeren Reizen unter Zuhilfenahme von Erfahrung und Lernen.*

M *Wahrnehmung ist ein ganzheitliches Geschehen und Erleben.*

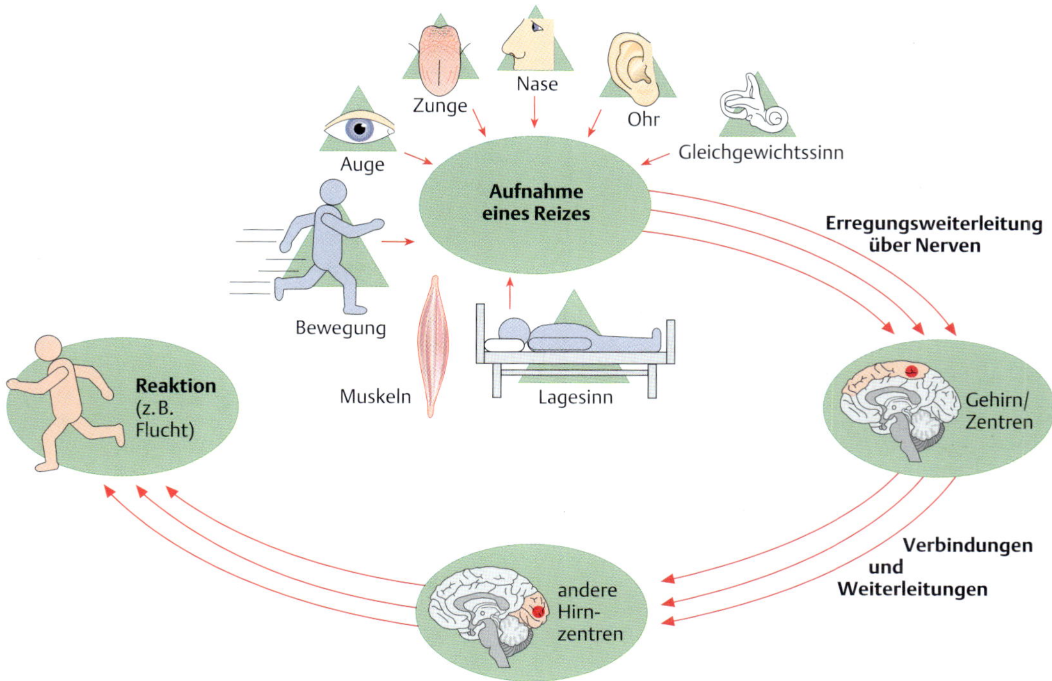

Abb. 1.36 Wahrnehmungsprozess

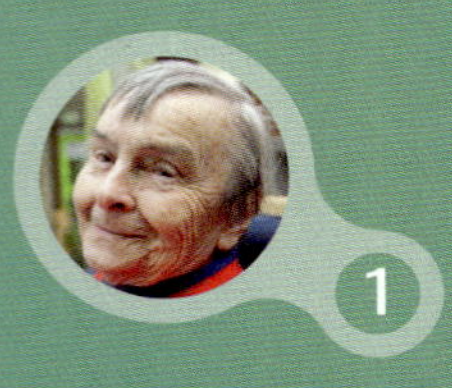

M *Augen und Ohren sind die wichtigsten Schnittstellen zwischen Außen- und Innenwelt. Für Pflegende hat diese Erkenntnis eine zentrale Bedeutung in der Wahrnehmung und Beobachtung des Menschen.*

D *Die* ***Nahsinne*** *vermitteln dem Körper Informationen aus dem eigenen Körper, der Eigenwahrnehmung. Sie werden auch als propriozeptive Rezeptoren bezeichnet.*

D *Unter* ***viszeraler Wahrnehmung*** *wird die Wahrnehmung der inneren Organe bezeichnet, die entsprechenden Rezeptoren als Viszerozeptoren.*

M *Für die Pflegekraft ist die Kenntnis von Anatomie und Physiologie der Sinnesorgane wichtig, um Wahrnehmungsverluste bei Menschen gezielt einschätzen zu können.*

B *Auf Intensivstationen werden diese Wahrnehmungen durch Elektroden ersetzt und die Ergebnisse auf Monitoren sichtbar gemacht. Diese Form der Patientenüberwachung, auch Monitoring genannt, hat seine Stellung in der modernen Medizin etablieren können, ist aber für die Gesamteinschätzung der Patientensituation nicht ausreichend. Stattdessen ist die Nutzung mehrerer Wahrnehmungskanäle notwendig, z. B. zusätzlich der Hör-, Geruchs- und Tastsinn. Es genügt nicht, die Fieberhöhe lediglich anhand des Fieberthermometers zu ermitteln. Vielmehr muss auch die rote Hautfarbe gesehen, die heiße, evtl. schweißige Haut gefühlt, eine beschleunigte Atmung gehört und eine gesteigerte Pulsfrequenz getastet werden.*

findung erlebbar wird. Man spricht daher auch von einem Wahrnehmungssystem.

Die einzelnen Sinne werden unterschieden in Nahsinne und Fernsinne.

Visuelle und auditive Wahrnehmung

- 90% aller Informationen erreichen über Auge und Ohr das Gehirn und die restlichen über die anderen Wahrnehmungskanäle.
- Zur Patientenüberwachung ist neben dem Sehsinn auch die Nutzung von Hör-, Geruchs- und Tastsinn notwendig.
- Für die visuelle Wahrnehmung genügen Schlüsselkonturen, der Rest wird vom Gehirn aus Erfahrung und Fantasie hinzugefügt.
- Akustische Reize werden wie alle anderen Reize filtriert. Im Gegensatz zum räumlichen Sehen ist die akustische Raumwahrnehmung jedoch zu jedem Zeitpunkt aus allen Richtungen möglich.

Olfaktorische, gustatorische und haptisch-taktile Wahrnehmung

- Durch Geruchsstoffe erregte Reize werden über den Riechnerv zum Hypothalamus und zu Nervenkernen des limbischen Systems geleitet. Dadurch erklärt sich die emotionale Bedeutung des Geruchs.
- Gerüche besitzen einen hohen Wiedererkennungswert, der Geruchssinn unterliegt einem starken Gewöhnungseffekt.

Tab. 1.1 Wahrnehmungsmöglichkeiten

Wahrnehmungsmöglichkeit	*Organ und Rezeptor*	*Funktion und Wirkung*
1. Sehsinn: visuelles System	Auge: Fotorezeptoren	– Raumorientierung und Sicherheit – Mitwirkung am Bewegungssinn – positive und negative visuelle Erlebnisse
2. Hörsinn: auditives System	Ohr: akustische Sensoren in Form von Haarzellen	– Raum- und Richtungsorientierung – Gefahrerkennung – positive und negative Hörerlebnisse
3. Gleichgewichtssinn: vestibuläres System	Gleichgewichtsorgan: vestibuläre Sensoren in Form von Haarzellen	– Raum- und Richtungsorientierung – Mitwirkung an der Bewegungswahrnehmung
4. Geruchssinn: olfaktorisches System	Riechschleimhaut der Nase: olfaktorische Sensoren in Form von Zilien (fadenförmige Ausläufer)	– Kontrolle der Einatemluft – Schutz und Orientierung – positive und negative Geruchsempfindungen
5. Geschmackssinn: gustatorisches System	Zunge: Chemorezeptoren der Geschmacksknospen auf der Zunge	– Kontrolle der Nahrung – Schutz und Orientierung – positive und negative Geschmacksempfindungen
6. Berührungssinn: haptisch-taktiles System	Haut: a. Mechanorezeptoren b. Nozizeptoren c. Thermorezeptoren	a. Druck und Vibrationen: Orientierung u. Körpereigenwahrnehmung b. Schmerzregistrierung: Schutz, Vorbereitung zur Flucht c. Temperaturwahrnehmung Wärme und Kälte: Schutz, Orientierung, positive und negative Empfindungen
7. Muskel- und Gelenksinn: kinästhetisches System	Muskeln, Sehnen und Gelenke: a. Propriozeptoren b. Nozizeptoren	a. Körpereigenwahrnehmung, Beteiligung am Gleichgewichtssinn und Bewegungssinn, Tonusregulation b. Schmerzwahrnehmung: Schutz, Flucht
8. Bewegungssinn: kinästhetisches System	Gleichgewichtsorgan, Muskeln, Sehnen, Gelenke und Augen sowie deren Rezeptoren (s. o.)	– Wahrnehmung von Beschleunigung – Orientierung und Abschätzungsmöglichkeiten bei Bewegung – Tonusausgleich – positive und negative Empfindungen durch Beschleunigung
9. Innerer Organsinn: viszerales System	Organe des Brust- und Bauchraumes: Viszerozeptoren, Nozizeptoren	– Vegetative Regulation der Organfunktionen

- Bei der Geschmackswahrnehmung gibt es unterschiedliche Wahrnehmungsqualitäten und Wahrnehmungsschwellen.
- Die Haut ist besonders empfindlich für mechanische Reize. Nach unterschiedlichen Rezeptorentypen wird haptisch-taktile Wahrnehmung, Temperatur- und Schmerzwahrnehmung unterschieden.
- Die Wahrnehmung durch Mechanorezeptoren muss durch im Gedächtnis gespeicherte Informationen vervollständigt werden.

Temperaturwahrnehmung, Schmerzwahrnehmung und Bewegungssinn

- Temperaturempfindungen können sehr wechselhaft sein und schnell adaptieren.
- Schmerzrezeptoren sind lebensnotwendig, um den Körper vor schädigenden Einflüssen zu schützen.
- Die Mechanorezeptoren der Tiefensensibilität, Schmerz- und Thermorezeptoren in Muskeln, Sehnen und Gelenken ermöglichen die Eigenwahrnehmung des Körpers.
- Ein Großteil der Motorik dient der Haltung, nicht der Bewegung des Körpers.
- Die Wahrnehmung eigener Bewegungsabläufe ist bei der Mobilisation bewegungsgestörter Menschen wichtig.
- Die „Kinästhetik in der Pflege" ermöglicht kräfteschonendes und rückenschonendes Arbeiten.

Wahrnehmung über innere Organe (viszerale Sensibilität)

- Ähnlich wie die Haut, Skelettmuskeln, Sehnen und Gelenke enthalten auch die inneren Organe im Brust- und Bauchraum Rezeptoren, die Viszerozeptoren.
- Die viszerale Sensibilität dient in erster Linie der Homöostase, d. h. dem Gleichgewicht der physiologischen Körperfunktionen.
- Die über die Viszerozeptoren kommenden Informationen werden hauptsächlich über das vegetative Nervensystem geleitet und dazu genutzt, Abweichungen von Sollwerten des Körpers zu erkennen und Gegenmaßnahmen einzuleiten.
- Die Vorgänge der viszeralen Sensibilität werden meist gar nicht oder nur zu einem geringen Teil bewusst wahrgenommen.

Psychologische Grundlagen der Wahrnehmung

Der Wahrnehmungsprozess beginnt mit dem physiologischen Vorgang der Reizübermittlung. Aus den Reizinformationen entstehen subjektive Wahrnehmungserlebnisse. Da der Organismus nicht in der Lage ist, alle angebotenen Reize verarbeiten zu können, greifen auch psychologische Einflüsse in den Wahrnehmungsprozess ein.

Selektion. Auf der Ebene der Sinnesangebote besteht ein ständiges Überangebot an sensorischen Informationen. Die beteiligten Organe sind nicht in der Lage diese Reizflut zu bewältigen und zu verarbeiten. Die Folge ist, dass nicht alles bewusst wahrgenommen werden kann.

Es ist notwendig, dass einige Informationen ausgeblendet werden zugunsten anderer bewusster Wahrnehmungsinhalte. Bei diesem Vorgang der Reduktion und Auswahl der Informationen setzen wir gezielt unsere Aufmerksamkeit ein und orientieren uns an entsprechenden Notwendigkeiten oder Interessen. Das Gehirn kann über das Großhirn zu einem Teil mitbestimmen, wie viel Reize es zulässt.

Ergänzung. Der Wahrnehmende fügt seiner tatsächlichen Wahrnehmung neue Informationen hinzu. Dies geschieht, weil ihm die tatsächliche Wahrnehmung zu wenig Informationen liefert, und das Wahrgenommene als unvollständiges oder lückenhaftes Element erlebt wird. Diese Lücken werden durch zusätzliche Informationen nach dem Prinzip des Vertrautseins ergänzt. Die Informationen stammen aus vertrauten Bildern und Vorstellungen.

B Wenn zur Einschätzung einer Person die Merkmale „Übergewicht" und „langsam" nicht ausreichen, sie aber eingeschätzt werden soll, werden u. a. die Eigenschaften „gemütlich" und „geduldig" ergänzt, um den Menschen ganzheitlicher erleben zu können.

Organisation und Strukturierung. Die einzeln aufgenommenen Informationen werden organisiert und strukturiert, damit sie als zusammengehörig wahrgenommen werden können. Der Wahrnehmende strebt ein einheitliches Bild an.

B Der Reiz „rot" kennzeichnet noch kein Blut. Erst das Verarbeiten der einzelnen Reize Farbe, Konsistenz, Menge, Hintergrund, Lokalisation usw. sowie Synthese der Einzelinformationen ermöglicht die Wahrnehmung einer Blutung.

Interpretation. Die strukturierten Informationen werden an verschiedene Instanzen weitergeleitet und erkannt. Das Erkennen eines Gegenstandes erfordert nicht nur das Sehen oder Fühlen, sondern auch eine Vielzahl von Verknüpfungen im Gehirn, damit die Bedeutung klar wird.

B Das Sehen einer pulsierenden Blutung am Unfallort allein bedeutet noch keine Gefahrenerkennung, sondern erst die Verknüpfung mit dem Bewusstsein und das Wissen der Folgen, die eine pulsierende (arterielle) Blutung nach sich ziehen kann.

M *Das Zusammenspiel aus vestibulärem, visuellem und auditivem Sinn ermöglicht eine relativ genaue Orientierung innerhalb eines Raumes.*

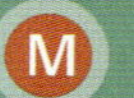

Psychologische Einflüsse auf die Wahrnehmung:
- *Selektion,*
- *Ergänzung,*
- *Organisation und Strukturierung,*
- *Interpretation.*

D ***Selektion** bedeutet, dass bestimmte Reize gezielt ausgeblendet werden, um andere Wahrnehmungsinhalte bewusst wahrnehmen zu können.*

B *Pflegekräfte, die auf einer dermatologischen Station arbeiten, werden verstärkt Hautveränderungen bei Menschen wahrnehmen. Sind sie hingegen in der Psychiatrie eingesetzt, ist die Wahrnehmung besonders hinsichtlich Haltung, Gang, Mimik, Sprache und Verhalten sensibilisiert.*

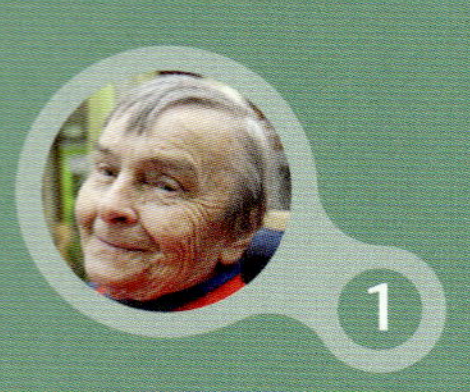

M *Den physischen Einflussfaktoren der Wahrnehmung liegen physiologische oder pathologische Ursachen zugrunde.*

D *Der **Gewöhnungseffekt** wird auch als Adaption bezeichnet und ist von den Eigenschaften der Sensoren eines Sinnesorgans abhängig.*

M *Sämtliche Sinnesorgane können pathologischen Einflussfaktoren unterliegen.*

B *Wenn Blinde zuhören oder auch mit ihren Fingern die Blindenschrift ertasten, ist ihre Sehrinde aktiv.*

M *Psychische Einflussfaktoren:*
- *aktuelle Bedürfnisse,*
- *aktueller emotionaler Zustand,*
- *Motivation,*
- *Interesse,*
- *Biografie und Lebenserfahrung,*
- *persönliche Charaktereigenschaften,*
- *Einstellungen und Wertvorstellungen,*
- *Reizentzug (Reizdeprivation),*
- *Reizüberflutung,*
- *Habituation.*

D ***Motivation** ist die Summe der Beweggründe, die das menschliche Handeln hinsichtlich Inhalt, Intensität und Richtung zum Erfolg beeinflusst und kontrolliert.*

Beeinflussung der Wahrnehmung

Die Wahrnehmung kann sowohl physisch als auch psychologisch mehr oder weniger stark beeinflusst werden. Auf der einen Seite setzt der menschliche Körper den Sinnesorganen Grenzen, innerhalb derer Reize aufgenommen und weitergeleitet werden können. Auf der anderen Seite gelingt es dem Gehirn bei der Reizverarbeitung nicht, ein ganz genaues Abbild entsprechend den aufgenommenen Reizen zu reproduzieren. Es entstehen lediglich ähnliche Abbilder, die zudem mehr oder weniger stark von der wahrnehmenden Person samt ihrer Befindlichkeit beeinflusst werden.

Physische Einflussfaktoren

Physiologisch-physische Einflussfaktoren

Zu den allgemeinen physiologischen Einflussfaktoren auf die Wahrnehmung gehören Folgende.

Gewöhnungseffekt. Mit Ausnahme des Schmerzes kann eine Adaption bei allen Sinnesorganen beobachtet werden, wobei das Ausmaß und der Zeitfaktor unterschiedlich ausfallen. Manche Sinne adaptieren rasch, z. B. die Tastempfindung der Haut, manche langsamer, z. B. das Ohr.

Entfaltung der Sinne. Genauso wie sich Sinne an bestimmte Reize „gewöhnen" können, ist eine Entfaltung bestimmter Sinne möglich. Die Hirnzellen brauchen offensichtlich eine Aufgabe. Fällt ein Wahrnehmungsbereich im Gehirn aus, bilden sich unter den Nervenzellen, je nach Anforderung, neue Verknüpfungen mit einem neuen Informationsfluss. Untersuchungen haben ergeben, dass z. B. Hirnzellen im Sehzentrum bei Blindheit keineswegs verkümmern, sondern Höreindrücke verarbeiten.

Wahrnehmungsschwelle. Die Wahrnehmungsschwelle wird beeinflusst durch das Verhältnis von Reizstärke zum Ausgangsreiz. Ist der Ausgangsreiz niedrig, wird der hinzukommende Reiz stärker wahrgenommen, und umgekehrt.

Verschmelzung. Viele Reize hintereinander werden nicht einzeln wahrgenommen, sondern verschmelzen zu einer Ganzheit. Auf diese Art können Verfälschungen entstehen, da einzelne Reize überdeckt werden oder eine neue „Ganzheit" entsteht.

Assimilation. Assimilation bedeutet Angleichung bzw. Anpassung. Assimilation findet ebenso in psychologischen Bereichen bzw. in der Lerntheorie statt. Hier werden neue Situationen mit bekannten verglichen und angeglichen.

Kontrastierung. Die Kontrastierung ist das Gegenteil der Assimilation.

Spezielle pathologisch-physische Einflussfaktoren

Viele körperliche Erkrankungen greifen beeinflussend in den Wahrnehmungsprozess ein. Neben speziellen Erkrankungen des Nervensystems sind es vor allem Begleitsymptome allgemeiner Erkrankungen, die die Sensibilität verändern, z. B. fieberhafte Infekte, Brechdurchfälle mit Exsikkose, Stoffwechselentgleisungen usw.

Eine Besonderheit der Wahrnehmungsveränderungen stellen die Synästhesien dar. Betroffene hören oder riechen Farben, andere wieder fühlen Geräusche. Ähnliche Wahrnehmungsveränderungen können durch Einnahme von Drogen entstehen.

Die Einschränkung eines Wahrnehmungskanals zieht häufig komplexe Veränderungen anderer Wahrnehmungen nach sich.

Psychische Einflussfaktoren

Wahrnehmung ist ein bewusster Prozess und von Empfindungen begleitet. Sie ist individuell und abhängig von Erfahrungen und Erlebnissen in der Vergangenheit. Eine Pflegekraft kann z. B. ausgeruht und ausgeglichen oder müde und überreizt sein, und entsprechend unterschiedlich wird sie Menschen oder Situationen wahrnehmen. Auch im psychischen Bereich finden unterschiedliche Filtervorgänge bzw. Wahrnehmungsverstärker statt.

Aktuelle Bedürfnisse. Je nach Intensität der eigenen aktuellen Bedürfnislage wird die Aufmerksamkeit auf das entsprechende Bedürfnis gelenkt. Je stärker das Bedürfnis wächst, desto mehr rücken andere Wahrnehmungen in den Hintergrund oder werden gar nicht mehr wahrgenommen.

Aktueller emotionaler Zustand. Stimmungen wie Wut, Depression, Freude und Sorgen haben einen ganz erheblichen Einfluss auf die Wahrnehmung.

Motivation. Die Aufmerksamkeit wird auf bestimmte Reize, die zum Erfolg führen, gelenkt und stärker wahrgenommen. Motivationsgeleitete Aufmerksamkeit kann zu einer Wahrnehmungsverzerrung führen, weil viele Reize neben dem Erfolg nicht wahrgenommen bzw. herausgefiltert werden.

Interesse. Interessen und Vorlieben greifen in die Wahrnehmung lenkend ein.

Biografie und Lebenserfahrung. Die Wahrnehmung wird beeinflusst durch erlebte Ereignisse und bewusst in eine bestimmte Richtung gelenkt.

Persönliche Charaktereigenschaften. Je nachdem, welche Eigenschaft sich ein Mensch wünscht oder welche er besitzt, wird er diese verstärkt bei anderen wahrnehmen. Ein extrovertierter Mensch, der sich lieber ruhiger erleben möchte, wird bevorzugt ruhige Menschen wahrnehmen. Demgegenüber achtet ein introvertierter Mensch, der gerne mehr aus sich herausgehen möchte, eher auf Menschen, die temperamentvoller sind.

Einstellungen und Wertvorstellungen. Werte und Normen sind für unsere Sozialisation wichtig, um uns in der Gesellschaft, in der wir leben, zurechtzufinden und orientieren zu können. Sie sind je nach Kultur unterschiedlich.

Normen s. a. S. 56.

Reizentzug (Reizdeprivation). Eine reizarme Umgebung lässt im Lauf der Zeit Trugwahrnehmungen und Halluzinationen entstehen. Die Menschen sehen Bilder oder Situationen, die nicht real vorhanden sind. Auch Umdeutungen von vorhandenen Gegenständen sind möglich. Diese Reaktionen stellen eine Art Selbstreizung des Gehirns dar.

Zu ähnlichen Reaktionen kann es auch in Situationen extremer Monotonie kommen. Pflegebedürftige, bettlägerige Menschen sind gezwungen, überwiegend an die weiße Decke oder an die Wand zu starren. Das Auge erlebt zu wenig Stimulation. Das Gehirn produziert eigene Impulse, z. B. Bildung von schwarzen, sich bewegenden Pünktchen. Patienten können diese auch mit Insekten verwechseln. Dies ist zu beachten, bevor Menschen als verwirrt oder psychotisch behandelt werden.

Reizüberflutung. Offensichtlich funktionieren die Filtermechanismen ankommender Reize nicht oder nicht ausreichend. Die Folge einer Reizüberflutung reicht von Nervosität, Aggressivität über gestörte Orientierung bis hin zum sozialen und psychischen Rückzug.

Habituation. Informationen über die körperliche Beschaffenheit erhält das Gehirn durch Bewegung. Verminderte Bewegung oder Bewegungslosigkeit, z. B. durch Immobilität verursacht, reduziert den Informationsfluss mit Auswirkung auf die körperliche Wahrnehmung. Gleichermaßen nimmt die Aufmerksamkeit für andere, z. B. visuelle oder akustische Reize, ab. Bei bewegungseingeschränkten, bettlägerigen Menschen führen lange Liegezeiten demzufolge zu Störungen des Körperbildes und veränderter Koordinationsfähigkeit. Auch räumliche und zeitliche Desorientiertheit, beeinträchtigte intellektuelle Fähigkeiten und Kommunikationsstörungen können u. a. Folgen der Habituation sein.

In einigen Fällen werden Geräusche und Stimmen fehlinterpretiert und auch die eigene Identität verwechselt. Diese Zustände der Verwirrtheit, unter dem Aspekt der Habituation betrachtet, können durch Anwendung der Basalen Stimulation, Lagerung und Bewegung gemindert, beseitigt oder vermieden werden.

Soziale Wahrnehmung

Die soziale Wahrnehmung wird wesentlich geprägt durch die Persönlichkeitsentwicklung, individuelle Eigenschaften und kulturelle Besonderheiten. Auch die oben genannten psychologischen Faktoren beeinflussen die Wahrnehmung unseres sozialen Umfeldes. Wir machen uns ein Bild von einem Menschen, welches die weitere Umgangsweise und Beziehung beeinflusst.

In den Wahrnehmungsprozess fließen Bewertungen ein; entsprechend sind uns Personen sympathisch oder unsympathisch. Auf der anderen Seite können wir uns Bewertungen anderer nicht entziehen.

Das Problem des ersten Eindrucks

I. d. R. reichen wenige Informationen aus, um sich ein Bild über einen fremden Menschen zu machen. Es sind meist einzelne Eigenschaften, die häufig unbewusst wahrgenommen werden, z. B. die äußere Erscheinung, Körperbau, Mimik usw. Immer wieder nehmen wir Eindrücke von Personen auf und vergleichen sie mit Personen, die wir schon kennen, oder mit uns selbst. Die Erfahrungen, die wir mit den bereits bekannten Personen gemacht haben, fließen in den ersten Eindruck ein. Entsprechend dem eigenen Wertemaßstab werden Menschen bereits im Rahmen des ersten Eindrucks als ungepflegt, intelligent usw. bewertet.

Der erste Eindruck bestimmt, obwohl er zufällig und mit vielen Verfälschungen zustande gekommen ist, die weitere Verhaltensweise und Wahrnehmung und lenkt den Beziehungsaufbau in eine Richtung. Das Problem des ersten Eindrucks ist die zunächst fehlende Bereitschaft zur Korrektur. Menschen neigen dazu, an einmal gebildeten Beurteilungen und Bewertungen festzuhalten.

Neben dem Anfangseffekt des ersten Eindrucks spielt auch der Endeffekt eine besonders prägende Rolle. Genauso wie die ersten Informationen besonders gut im Gedächtnis haften, ist auch das Erinnerungsvermögen für die letzten Informationen besonders gut ausgebildet.

Wahrnehmungsverzerrungen

Während des Wahrnehmungsvorganges gehen uns bereits viele Informationen durch physiologische und psychische Mechanismen verloren bzw. werden ergänzt. Die restlichen Informationen, die dann noch psychologischen Einflussfaktoren unterliegen, können die Wahrnehmung erheblich verändern. Auch bei noch so intensiver Anstrengung ist es nicht möglich, ein wahres Abbild der Wirklichkeit eines anderen Menschen zu erhalten. Es entstehen Wahrnehmungsfehler, deren Auswirkungen die gesamte Interaktion dynamisch beeinflussen, im Sinne von Wirkung und Wechselwirkung.

D **Soziale Wahrnehmung** *bedeutet die Wahrnehmung von Personen aus der Umgebung in Abhängigkeit von der Selbstwahrnehmung, von sozialen Vergleichsprozessen und Faktoren aus der Umgebung.*

D **Reizentzug** *bedeutet, dass der Mensch nur sehr wenig bis gar keine Reize von außen empfängt.*

D **Reizüberflutung** *ist das Gegenteil vom Reizentzug.*

D *Mit* **Habituation** *wird eine fortschreitende Abnahme motorischer und sensorischer Reaktionen sowie das veränderte Körpergefühl auf einen gleich bleibenden Reizzustand bezeichnet.*

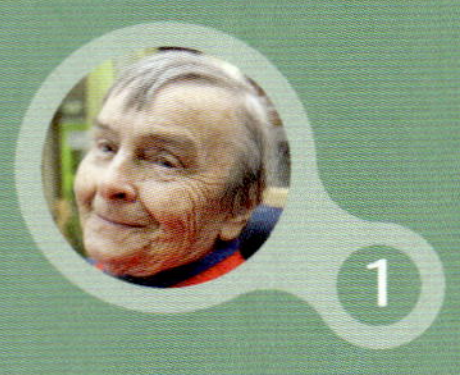

M *Die Beobachtung pflegebedürftiger Menschen gehört zu den wichtigsten pflegerischen Aufgaben, da die hierbei gewonnenen Informationen die Basis für alle weiteren Schritte im Pflegeprozess darstellen.*

D **Beobachten** *entsteht, wenn die zunächst unspezifische Wahrnehmung in untersuchendes und auf Veränderung hin gerichtetes Betrachten übergeht.*

M *Beobachten ist eine systematische und planmäßige Form der Wahrnehmung mit dem Ziel, neue Erkenntnisse zu gewinnen und Entscheidungen zu treffen.*

Was ist Beobachtung?

Beobachtung ist im Gegensatz zur bloßen Wahrnehmung von Situationen und Gegebenheiten ein bewusster, systematischer und zielgerichteter Vorgang, bei dem die Aufmerksamkeit auf einzelne Phänomene gerichtet wird. Durch ihn werden Informationen gewonnen, die eine Anpassung des Handelns an aktuelle Situationen ermöglichen.

Beobachtung erfordert neben theoretischem Wissen und praktischen Fähigkeiten auch Einfühlungsvermögen, Kombinationsfähigkeit und Erfahrung.

Bei der speziellen Beobachtung in der Pflege richtet sich die Aufmerksamkeit insbesondere auf die gesunden und beeinträchtigten Anteile eines Menschen. Dabei werden Krankheitssymptome, Verhaltensweisen sowie das Befinden mit einbezogen. Außer der Wahrnehmung mit unseren Sinnesorganen ist der Einsatz spezifischer Methoden wie z.B. das Benutzen von Messinstrumenten, Befragungen der Betroffenen und Angehörigen oder weiterer Pflegekräfte notwendig. Bei der speziellen Beobachtung in der Pflege beginnt die Suche nach vergleichbaren Merkmalen, Interpretationsmöglichkeiten und Bewertungen.

Beobachtung als Prozess

Beobachtung ist kein starrer Vorgang, sondern vollzieht sich, ähnlich wie die Wahrnehmung, dynamisch und prozesshaft. Das bedeutet, dass die Ergebnisse der Beobachtung neue Fragen aufwerfen, nach denen weiter gezielt beobachtet wird.

Innerhalb des Beobachtungsprozesses verändern sich die Daten und das Befinden der Pflegebedürftigen, z.B. in Notfallsituationen oder während der Genesung. Diese Veränderungen erfordern eine flexible Gestaltung der Arbeitsabläufe bzw. eine Anpassung an die Bedürfnisse des Menschen innerhalb des Pflegeprozesses.

B **Abb. 1.37** verdeutlicht die Struktur des Beobachtungsprozesses:

1. Einer Pflegekraft fällt das stark gerötete Gesicht eines spielenden Kindes auf; sie lenkt ihre Aufmerksamkeit auch auf die Haut weiterer Körperteile. Dabei rücken andere Wahrnehmungen, wie beispielsweise das Schreien und Toben anderer Kinder oder das Verhalten beim Spiel, in den Hintergrund.
2. Die rote Gesichtshaut kann Aufregung, Freude, Hitze durch Fieber oder Anstrengung, aber auch einen hohen Blutdruck, einen allergischen Hautausschlag oder einen Sonnenbrand bedeuten.
3. Fühlt sich die gerötete Haut heiß und/oder feucht an? Ist die Hautoberfläche verändert? Wie ist der Bewusstseinszustand? War das Kind intensiver Sonnenstrahlung ausgesetzt? Wie ist die Atmung usw.?
4. Die Pflegekraft wird entsprechende Maßnahmen ergreifen wie Hauttemperatur fühlen, Messen der Körpertemperatur mit einem Fieberthermometer, Hautoberfläche genauer betrachten, Atemfrequenz und -tiefe messen, Bewusstsein und Reaktion beobachten usw.

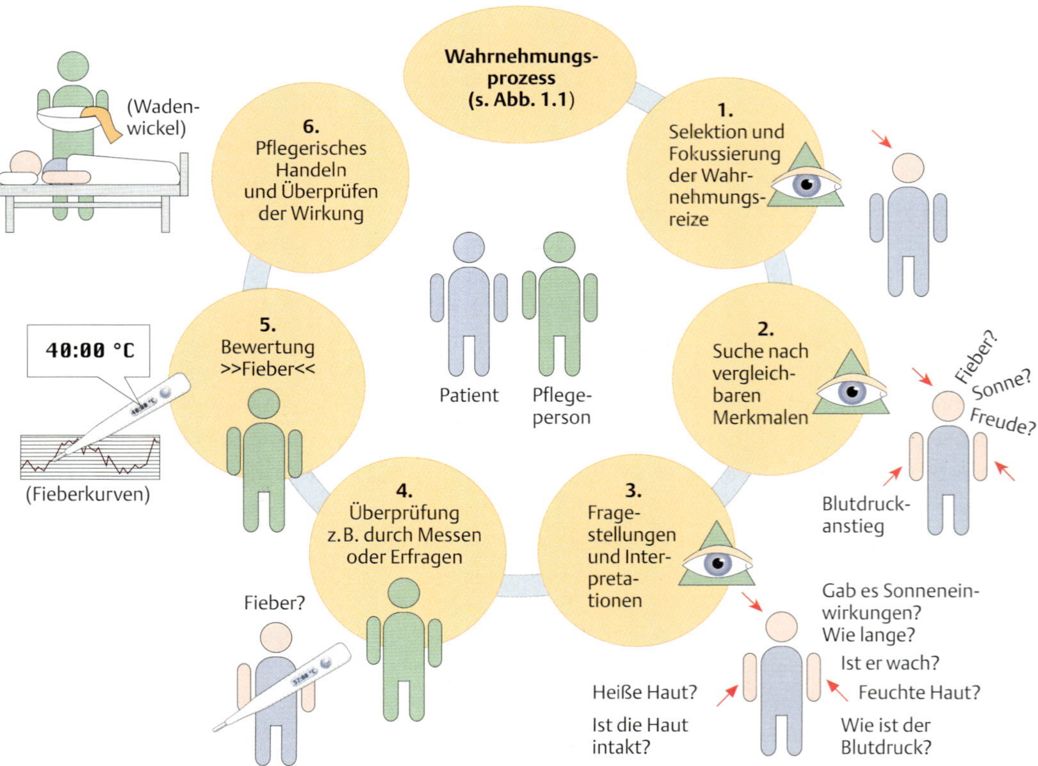

Abb. 1.37 Beobachtungsprozess

5. Die Überprüfung hat ergeben, dass die Körpertemperatur 39,5° C rektal beträgt, das Kind schläfrig wirkt, die Atmung und der Puls beschleunigt sind, die Haut feucht, aber glatt ist. Die daraus resultierende Bewertung stellt Fieber fest, begleitet von einer Tachykardie und Tachypnoe.
6. Der Arzt ordnet die Gabe eines fiebersenkenden Medikamentes und Wadenwickel an. Die Pflegekraft wird die Wirkung der fiebersenkenden Maßnahmen überprüfen, indem sie in angemessenen Abständen die Körpertemperatur nachmisst. Sie wird weiterhin auf zusätzliche fiebersenkende (Neben-)Wirkungen achten. Schwitzt das Kind sehr stark, wird die Pflegekraft für einen Flüssigkeitsausgleich sorgen und genügend zu trinken anbieten oder auf die Anordnung einer Infusionstherapie achten.

Beobachtungsarten

Die Beobachtung kann auf unterschiedliche Art und Weise geschehen.

Subjektive Beobachtung

Subjektive Beobachtung bedeutet, dass einseitig aus dem Blickwinkel der eigenen Person beobachtet und beurteilt wird, d. h., eine einzige Person beobachtet eine andere.

Objektive Beobachtung

Letztlich können Menschen nicht vollständig objektiv beobachten, weil ihre Wahrnehmung kontinuierlich beeinflussenden Faktoren unterliegt; messbare und nachprüfbare Beobachtungen erreichen jedoch eine größtmögliche Objektivität. Objektive Beobachtungsergebnisse können durch Messen bestimmter Beobachtungsmerkmale ermittelt werden.

Eine annähernde objektive Beobachtung von menschlichem Verhalten und Reaktionen kann erreicht werden, wenn mehrere Personen, unabhängig voneinander, aufgrund eindeutiger Kriterien zum gleichen Ergebnis kommen.

Fremdbeobachtung

Pflegende sollten bemüht sein, ihre Beobachtungsergebnisse so objektiv wie möglich darzustellen. Es gestaltet sich häufig schwierig, Reaktionen und Verhaltensweisen zu beobachten und wertfrei zu dokumentieren oder im Team zu besprechen, da Wahrnehmungseinflüsse und -verzerrungen die Beobachtung beeinflussen und die Ergebnisse nicht selten wenig über die tatsächliche Befindlichkeit des Pflegebedürftigen aussagen.

Selbstbeobachtung

Wissenschaftlich betrachtet bietet die Selbstbeobachtung keine genauen Ergebnisse. Ursache dafür sind die vielen psychischen Einflüsse und die unterschiedlichen Darstellungen von Erlebnissen, die eine objektive Überprüfung verhindern.

Im Umgang mit pflegebedürftigen Menschen bildet die Selbstbeobachtung jedoch eine elementare Basis für den Aufbau einer pflegerischen Beziehung sowohl für die Pflegekraft als auch für den Pflegebedürftigen. Der Pflegebedürftige trägt durch die bewusste Wahrnehmung und Darstellung seiner Empfindungen zur Ermittlung seiner individuellen Bedürfnisse und Befindlichkeit bei. Die Pflegekraft ist folglich in der Lage, notwendige Pflegemaßnahmen unter der Berücksichtigung der individuellen Situation zu planen. Diese Vorgehensweise hilft, Missverständnisse zwischen der Pflegekraft und dem Pflegebedürftigen zu vermeiden und die Zufriedenheit der Beteiligten zu steigern.

Für die Pflegekraft stellt die Selbstbeobachtung eine notwendige Voraussetzung dar, ihr pflegerisches Handeln zu reflektieren. Je differenzierter sie ihre positiven und negativen Gefühle im Umgang mit hilfsbedürftigen Menschen und ihren individuellen Reaktionen wahrnehmen und zulassen kann, desto gründlicher lernt sie, sich mit ihnen auseinanderzusetzen und sie zu verarbeiten.

Die Auseinandersetzung mit den eigenen Gefühlen ist erforderlich, um psychische Einflussfaktoren und Wahrnehmungsverzerrungen zu erkennen sowie deren Beeinflussungen zu mindern. Daraus folgend kann sich eine solide Grundlage entwickeln, in der eine empathische und offene Begegnung zwischen Pflegepartnern, d. h. Pflegekraft und Pflegeperson, möglich wird.

Beobachtung in der Pflege

Die Beobachtung in der Pflege stellt eine der wichtigsten pflegerischen Aufgaben dar. Der Pflegealltag bietet vielfältige Möglichkeiten. Die systematische Beobachtung in der Pflege richtet sich nach bestimmten Kriterien und Fragestellungen wie Zeitpunkt, Hilfsmittel und Systematik.

Zeitpunkt

Beobachtung in der Pflege erfolgt im Rahmen des Pflegeprozesses. Sie beginnt mit dem Erstkontakt und wird intensiviert während der Informationssammlung bzw. der Pflegeanamnese.

Spezielle Beobachtung von pflegebedürftigen Menschen ist nomalerweise eine kontinuierliche, in den Pflegealltag integrierte Maßnahme, z. B. während der Körperpflege oder der Hilfestellung bei der Nahrungsaufnahme. Im Lauf dieser komplexen Pflegehandlungen lenkt die Pflegeperson ihre Aufmerksamkeit gleichzeitig auf mehrere Merkmale wie z. B. den Bewusstseinszustand, die Sprache, die Haut, die Körperhaltung usw. Beobachtung kann aber auch planmäßig auf einzelne Kriterien gerichtet sein, wie z. B. die postoperative halbstündliche Blutdruckkontrolle.

M *Spezielle, meist standardisierte* **Überwachungsbögen** *helfen, einen Zeitrhythmus einzuhalten und dienen der Dokumentation von Beobachtungen.*

D **Fremdbeobachtung** *ist die Beobachtung eines anderen Menschen, seines Verhaltens und seiner Äußerungen.*

D *Die* **Selbstbeobachtung** *ist im Gegensatz zur Fremdbeobachtung auf den eigenen Bewusstseinsablauf gerichtet. Sie wird auch als Introspektion bezeichnet.*

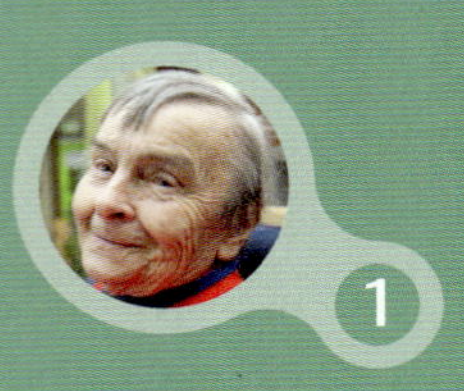

M *Je nachdem, aus welchem Blickwinkel Beobachtung stattfindet, handelt es sich um:*
- *subjektive Beobachtung,*
- *objektive Beobachtung,*
- *Selbstbeobachtung,*
- *Fremdbeobachtung.*

M *Die nonverbalen Äußerungen können besonders bei bewusstseinseingeschränkten Menschen als wertvolle Informationsquelle genutzt werden.*

D *Eine* **objektive Beobachtung** *ist im Gegensatz zur subjektiven Beobachtung sachlich, d. h. nicht von Gefühlen und Vorurteilen beeinflusst.*

M *Apparate können einzelne Beobachtungsmerkmale exakter messen und die Pflegekräfte entlasten, den Menschen in seiner Ganzheitlichkeit erfassen können sie allerdings nicht.*

Pflegemodell *von Roper, Logan, Tierney* *s. a. S. 20*

Hilfsmittel

An der Beobachtung in der Pflege sind in erster Linie unsere Sinnesorgane beteiligt, die jedoch häufig durch Hinweise von Betroffenen oder durch Benutzen von Hilfsmitteln komplettiert werden müssen. Eine umfassende Beobachtung kann durch folgende Maßnahmen erreicht werden.

Einsatz der Sinnesorgane. Es sind primär die Fernsinne, die bei der Beobachtung in der Pflege von Bedeutung sind, besonders die Augen, Ohren, Nase und Haut. Die Augen nehmen eine dominante Stellung ein, da sie für fast alle Beobachtungsbereiche benötigt werden. Aufmerksames Hören wird erforderlich bei der Beurteilung von Sprache und Stimme und bei der Unterscheidung verschiedener Geräusche. Die Nase hilft uns, Veränderungen bei Ausscheidungen und Atmung näher zu differenzieren. Die Haut ist in ihrer Funktion als Tastorgan fähig, den Spannungszustand eines Muskels zu fühlen und Bewegungen zu spüren. Tasten, Berühren und Bewegen ermöglichen zudem einen Wechsel von der verbalen auf die nonverbale Kommunikationsebene. Der Geschmackssinn spielt bei der Beobachtung in der Pflege heute nahezu keine Rolle mehr.

Informationen von Pflegebedürftigen und ihren Angehörigen. Gewöhnlich wird der pflegebedürftige Mensch im Rahmen des Pflegeprozesses kontinuierlich nach seinen Bedürfnissen sowie seiner Befindlichkeit befragt. Durch den häufigen Kontakt der Pflegekräfte zum Pflegebedürftigen entwickelt sich nicht selten eine intensive Kommunikation mit entsprechendem Informationsaustausch. Dabei fließen wesentliche Anhaltspunkte in die bereits ermittelten Beobachtungsergebnisse ein und vervollständigen das Gesamtergebnis. Bei Menschen, die sich nicht oder kaum mitteilen können, stellen Informationen von begleitenden Angehörigen bzw. Einweisungsberichte/Übergabeberichte von betreuenden Einrichtungen oder einweisenden Ärzten eine wertvolle Hilfe dar.

Anwendung spezifischer Instrumente. Bestimmte Messkriterien, die durch die Sinne nicht oder nur ungenau erfasst werden, machen den Einsatz von Hilfsmitteln oder Instrumenten erforderlich. Diese dienen der annähernd objektiven Sicherung von Beobachtungsergebnissen. Instrumente, die häufig eingesetzt werden, sind das Blutdruckmessgerät, eine Uhr mit Sekundenzeiger, das Fieberthermometer oder die Waage.

Anwendung spezifischer Teststreifen. Mittels Teststreifen können hauptsächlich Blut und Ausscheidungen untersucht werden. Sie geben Auskunft über die Mengen an physiologischen und pathologischen Inhaltsstoffen. Von den Normwerten abweichende Ergebnisse müssen zusätzlich im Labor überprüft werden.

Anwendung von Skalen. Skalen erleichtern die objektive Einschätzung individuell und subjektiv ermittelter Beobachtungsdaten. Sie kommen häufig bei der Einschätzung eines Risikos für bestimmte Veränderungen zum Einsatz, z. B. die Braden-Skala zum Einschätzen des Dekubitusrisikos.

Informationen aus dem Team und der Dokumentation. Die Ergebnisse der Beobachtung müssen dokumentiert und im Team ausgetauscht und besprochen werden. Erst die Auswertung aller Beobachtungsdaten führt zu einem annähernd objektiven Gesamtbeobachtungsergebnis. Die Dokumentation sollte so genau und wertfrei wie möglich sein, damit jeder einen ungefähr gleichen Informationsstand besitzt.

Systematik

Beobachtung bedeutet Selektion und Sortieren von wahrgenommenen Informationen kranker Menschen. Damit die Ergebnisse der Beobachtung sinnvoll verarbeitet werden können, ist eine Systematisierung notwendig. Es gibt verschiedene Möglichkeiten der Systematisierung, die je nach Bedarf angewendet werden.

„Von Kopf bis Fuß". Bei der „Von-Kopf-bis-Fuß"-Methode wird der gesamte Körper des Menschen abschnittsweise inspiziert und untersucht, und auf diese Art werden sämtliche Teile des Körpers gezielt beobachtet. Kein Körperteil wird übersehen oder vergessen. Es besteht allerdings die Gefahr der verminderten Gesamteinschätzung.

Körperorgane. Ein anderes Beobachtungsschema orientiert sich an einzelnen Körperorganen oder Organsystemen. Da die Organsysteme in vielen Fällen der äußerlichen Inspektion nicht zugänglich sind, werden andere diagnostische Möglichkeiten herangezogen. Die Anordnung und Auswertung dieser Untersuchungen unterliegen überwiegend dem ärztlichen Bereich wie Röntgen- und Laboruntersuchungen. Die derart ermittelten Beobachtungs- und Untersuchungsergebnisse können nur einen Ausschnitt der ganzheitlichen Betrachtungsweise des Menschen darstellen, denn der Mensch in seiner körperlich-geistig-seelischen Gesamtsituation rückt in den Hintergrund.

Pflegetheorien. Die Orientierung an Pflegetheorien bzw. Pflegemodellen bietet eine weitere Möglichkeit, Beobachtung zu systematisieren. Ein besonders im deutschsprachigen Raum bekanntes und angewandtes Modell ist das von Nancy Roper, Winifred Logan und Alison Tierney.

Klassifikationssystem der Pflegediagnosen. Die Analyse aus den Informationen der Pflegeanamnese sowie der Beobachtung führt zur Problemformulierung bzw. Pflegediagnosestellung. Pflegediagnosen dienen dazu, gesundheitliche Probleme von Menschen zu erkennen, zu benennen und Lösungsmöglichkeiten zu erarbeiten. Gleichzeitig stellen sie auch eine Abgrenzung zu medizinischen Diagnosen dar. Je systematischer und klarer die Ergebnisse der Informationssammlung und der Beobachtung sind, desto einfacher und zuverlässiger kann eine Pflegediagnose gestellt werden.

Beobachtungsbereiche. Beobachtung kann nach Beobachtungsbereichen und deren Kriterien regelrecht systematisch abgearbeitet werden. Durch Beobachten weiterer, ergänzender Beobachtungspunkte erfolgt eine zunehmende Abgrenzung und Eingrenzung. Je sorgfältiger und exakter sowohl die Ergebnisse einzelner und ergänzender Beobachtungsbereiche zusammenhängend ausgewertet werden, desto leichter und transparenter gestaltet sich auch hier die Problemformulierung und Pflegediagnosestellung.

Beeinflussende Faktoren bei der Beobachtung

Wie die Wahrnehmung wird auch die Beobachtung durch physische und psychische Faktoren beeinflusst, die sowohl physiologischen als auch pathologischen Ursprung haben können. Bei vielen Pflegepersonen wird die Beobachtung beeinflusst durch die eingeschränkte eigene körperliche Verfassung, oftmals bedingt durch Müdigkeit, Kräftemangel, zu lange Dienstzeiten und eigene Schmerzen. Der Beobachtungsradius kann durch die geistige Verfassung z. B. aufgrund fehlender Motivation und Stress ebenfalls erheblich eingeschränkt sein. In vielen Fällen entstehen aus diesen Gründen nicht nur Wahrnehmungsverzerrungen, sondern auch Beobachtungsfehler.

Um Beobachtungsdaten exakt auswerten und beurteilen zu können, sollten sie möglichst objektiv sein. Dieser Vorgang erfordert oftmals ein hohes Maß an Eigenreflexionsfähigkeit. Besonders schwierig sind Beobachtungen zu objektivieren und zu bewerten, die das Verhalten von Menschen oder ihre Stimmungslage sowie die Selbstbeobachtung betreffen. Nicht selten bestimmen Sympathie oder Antipathie zwischen den Pflegepartnern die Blickrichtung.

Es empfiehlt sich, die subjektiven Daten auf Gültigkeit (Validität) und Zuverlässigkeit (Reliabilität) zu überprüfen.

Die tatsächliche Befindlichkeit kann durch ein Gespräch zwischen den Pflegepartnern herausgefunden werden. Das setzt jedoch voraus, dass der beobachtete Mensch über seine Gefühle reden kann und dies auch tun möchte.

Selektion und Fokussierung

Wie in **Abb. 1.37** dargestellt, wird bei der Beobachtung aus der Fülle der Wahrnehmungsreize die Aufmerksamkeit auf einzelne beobachtbare Merkmale gerichtet. Das bedeutet, dass einige Wahrnehmungsreize aussortiert (selektiert) und die Aufmerksamkeit auf besondere Beobachtungsschwerpunkte gelenkt (fokussiert) wird.

Die Fokussierung der Beobachtung auf ganz bestimmte Beobachtungsmerkmale ist in vielen pflegerischen Situationen notwendig und zeichnet die Professionalität einer Pflegekraft aus. Damit wichtige Informationen nicht verloren gehen, sollten sie zu einem späteren Zeitpunkt erfragt werden. Hilfreich ist deshalb die Durchführung der Beobachtung anhand einer Systematik.

D **Pflegediagnosen** *sind feststehende, standardisierte Begrifflichkeiten und national einheitlich verwendbar.*

M *Ein Austausch innerhalb des Pflegeteams zur Verminderung von Beobachtungsverzerrungen ist bei der Auswertung subjektiver Daten unbedingt notwendig.*

Pflegediagnose s. a. S. 80.

M *Bei der Selektion und Fokussierung gehen Informationen verloren, die das Gesamtbeobachtungsbild der Pflegeperson verzerren können.*

M *Der Beobachtungsprozess wird hauptsächlich beeinflusst durch Selektion und Fokussierung von Wahrnehmungsanteilen.*

Bedeutung der Beobachtung in der Pflege

Wahrnehmung und Beobachtung bilden den Ausgangspunkt für den Beziehungsaufbau zwischen dem pflegebedürftigen Menschen und der Pflegeperson sowie für das pflegerische Handeln. Eine sorgfältige Beobachtung verfolgt vielfältige pflegerische und medizinische Ziele für den betroffenen Menschen. Eine hohe Beobachtungsqualität trägt entscheidend zur Validität und Reliabilität der Beobachtungsergebnisse bei. Damit eine möglichst umfangreiche Informationsquelle für alle an der Pflege und Therapie beteiligten Personen zur Verfügung steht, ist eine möglichst präzise Dokumentation notwendig. Eine qualitativ gute Beobachtung setzt pflegerische Kompetenz voraus und stellt hohe Anforderungen an die beobachtende Person.

M *Beobachtung bildet die Grundlage für pflegerisches Handeln innerhalb des Pflegeprozesses.*

Beobachtung als Grundlage für pflegerisches Handeln

Beobachtung bedeutet auch die Fähigkeit und Bereitschaft, auf den Pflegebedürftigen zuzugehen, sich in ihn einzufühlen und Neugierde bzw. Interesse zu entwickeln. Aufmerksamkeit, Konzentrationsvermögen, sowie Kontrollen mindern Beobachtungsfehler.

Um den Pflegebedürftigen in seiner Gesamtsituation einschätzen zu können, sind alle am Pflegeprozess beteiligten Personen, einschließlich ärztliches und therapeutisches Personal sowie der pflegebedürftige Mensch, aufgefordert, ihre Beobachtungsergebnisse zusammenzutragen und zur Verfügung zu stellen. Auf diese Art können eine annähernd sichere Einschätzung der gesunden und kranken Anteile des Menschen erreicht, eine spezifische Pflegediagnose ermittelt und weitere Schritte des Pflegeprozesses umgesetzt werden.

M *Die Beobachtungsergebnisse stellen eine der wichtigsten Grundlagen für die Pflegediagnosestellung sowie für das pflegerische Handeln dar.*

Ziele der Beobachtung in der Pflege

Die Ermittlung sollte unvoreingenommen und so sachlich wie möglich durchgeführt werden. Sie ist Bestandteil der Informationssammlung und der Pflegeanamnese innerhalb des Pflegeprozesses. Durch eine aufmerksame Beobachtung und anteilnehmende Befragung können Wünsche und Bedürfnisse der erkrankten Personen ermittelt werden. Außerdem werden Fähigkeiten, Probleme und Ressourcen erkannt, auf deren Grundlage Pflegemaßnahmen gezielt geplant werden können.

M *Das Aufspüren von Ressourcen, die Förderung und der Erhalt geistiger sowie körperlicher Fähigkeiten kann besonders bei alten Menschen im Vordergrund stehen.*

Wo Pflegemaßnahmen wirkungsvoll angewendet werden, können unnötige Belastungen durch überflüssige und ineffektive Maßnahmen für den zu pflegenden Menschen vermieden, die Gesundheit gefördert und Folgekrankheiten verhindert werden. Die spezielle Beobachtung von bewusstseinsbeeinträchtigten und desorientierten Menschen zielt darauf ab, gefährdende Situationen frühzeitig zu erkennen und abzuwenden und durch besondere Maßnahmen zu fördern, z. B. durch Basale Stimulation. Richtet sich die Beobachtung insbesondere auf die Kommunikation und Interaktion, kann durch eine aufmerksame und anteilnehmende Umgangsweise eine vertrauensvolle zwischenmenschliche Beziehung aufgebaut werden.

Um die Einschätzung der Gesamtsituation zu gewährleisten, sollten das Verhalten des Menschen, das individuelle Erleben von Krankheit und Behinderung sowie die Bewusstseinslage einschließlich der Orientierung in die Beobachtung einbezogen werden. In vielen Fällen ist es jedoch notwendig, sich konkret auf einzelne, spezifische Beobachtungsschwerpunkte zu konzentrieren, z. B. in Akut- oder Notfallsituationen.

Mittels der speziellen Beobachtung in der Pflege werden:
- die Pflegebedürftigkeit eines Menschen eingeschätzt,
- Pflegeprobleme und Ressourcen ermittelt,
- die Wirkung von Pflegemaßnahmen beurteilt,
- die Therapie, ihre Wirkung und Nebenwirkung überprüft,
- der Krankheitsverlauf überwacht,
- Komplikationen frühzeitig erkannt und verhütet,
- die medizinische Diagnosefindung unterstützt,
- Auswahl therapeutischer und rehabilitativer Möglichkeiten unterstützt.

Sämtliche Maßnahmen der Gesundheitspflege müssen wirtschaftlichen Ansprüchen gerecht werden. Da eine sorgfältige Beobachtung effiziente pflegerische, therapeutische und rehabilitative Maßnahmen ermöglichen, können unnötige Kosten und Folgekosten vermieden und die Aufenthaltsdauer in Institutionen des Gesundheitswesens verkürzt werden.

Qualität der Beobachtung

Die Aussagekraft (Qualität) eines Beobachtungsergebnisses ist von verschiedenen Faktoren abhängig. Die menschliche Beobachtung ist stark an das Funktionieren der Sinnesorgane gebunden, besonders an Augen, Ohren, Nase und Haut. Verschiedene physische und psychische Einflüsse verändern die Wahrnehmung und infolgedessen auch die Beobachtung.

Beim Einsatz spezifischer Instrumente oder Teststreifen ist das Beobachtungsergebnis von der korrekten Handhabung und Bedienung abhängig. In vielen Fällen ist vor der ersten Anwendung eine spezielle Einweisung bzw. Anleitung notwendig oder sogar vorgeschrieben.

Von entscheidender Bedeutung für die Qualität der Beobachtung ist das theoretische Hintergrundwissen einer Pflegekraft in den Bereichen:
- Anatomie und Physiologie,
- Krankheitslehre,
- Psychologie,
- insbesondere der Pflege.

Erst durch das Hintergrundwissen können beobachtete Sachverhalte interpretiert und professionell beurteilt werden. Das bedeutet, dass die Voraussetzung für eine qualitativ hochwertige Beobachtung eine entsprechende Ausbildung ist.

Ein Maßstab für eine gute Beobachtungsqualität stellt die Überprüfung auf Gültigkeit (Validität) und Zuverlässigkeit (Reliabilität) der Beobachtungsdaten dar.

Anzumerken ist, dass eine stark auf Krankheiten bezogene Beobachtung den Blick für den Menschen in seinem ganzheitlichen Erleben einengt. Das bedeutet, eine zielgerichtete Beobachtung schränkt die Wahrnehmung anderer Phänome ein oder schließt sie aus. Es ist möglich, dass dadurch Veränderungen in anderen Bereichen oder Zusammenhänge übersehen werden.

Dokumentation

Für die Dokumentation der Beobachtungsergebnisse stehen verschiedene Dokumentationssysteme zur Verfügung. Sie sind für nahezu alle Pflegebereiche anwendbar bzw. entsprechend für spezielle Belange abänderbar. Unterschiedliche Beobachtungsskalen und Einteilungen erleichtern das Eintragen von Messergebnissen wie z.B. die Temperatur-, Blutdruck- und die Pulskurve.

Während das Eintragen der objektiv gemessenen Beobachtungsergebnisse einfach erscheint, gestaltet sich im Gegensatz dazu das Beschreiben von beobachtbarem Verhalten und Wirkungen der durchgeführten Pflege- und Therapiemaßnahmen häufig problematisch.

Um zu prägnanten Beschreibungen zu gelangen, muss der Beobachtende Begrifflichkeiten verwenden, die pflegerischen und medizinischen sowie psychologischen Bereichen allgemein verständlich sind. Das heißt, dass Pflegekräfte und ärztliches Personal die gleiche Fachsprache sprechen müssen, damit alle an der Pflege Beteiligten unter den verwendeten Begriffen auch das Gleiche verstehen.

Schwierig ist die Formulierung von Verhaltensweisen, Emotionen und Reaktionen; psychologische Kenntnisse können dabei hilfreich sein.

Die Dokumentation sollte möglichst wertfrei, d.h. so objektiv wie möglich, dargestellt werden. Da aber auch subjektive Einschätzungen häufig von diagnostischer Bedeutung sind, sollten diese ebenso dokumentiert werden, allerdings als solche gekennzeichnet werden.

B Ein 45-jähriger adipöser Mann befindet sich aufgrund einer Hypertonie seit 6 Tagen auf einer medizinischen Station. Der Blutdruck weist trotz blutdrucksenkender Medikamente hohe Schwankungen auf. Eine Pflegekraft beobachtet, dass der Blutdruck besonders nach den täglichen Besuchszeiten im hypertonen Bereich liegt. Sie äußert den Verdacht, dass der Mann möglicherweise familiäre Probleme hat.

Der beschriebene „subjektive Verdacht" kann, wenn er sich als zutreffend herausstellt, zu Veränderungen der antihypertensiven Therapie führen. Zur Unterstützung können Problemlösungsmöglichkeiten, Entspannungstechniken bzw. eine Behandlung in der Psychosomatik vorgeschlagen werden.

Hier wird ebenfalls die Notwendigkeit deutlich, den betroffenen Menschen mit in die Beobachtung einzubeziehen.

Die Dokumentation sollte vollständig sein und alle Informationen enthalten, die notwendig sind, um die Pflege eines Menschen übernehmen zu können. Besonders im ambulanten Pflegebereich stellt sie häufig die einzige Informationsquelle über wichtige Beobachtungsmerkmale dar, da dort die Pflegekräfte im Gegensatz zu stationären Einrichtungen überwiegend alleine arbeiten.

Eine lückenlose Dokumentation von Beobachtungsergebnissen garantiert zudem eine Verlaufskontrolle, da sie die Beurteilung der Wirkung von Pflegemaßnahmen auf den Pflegebedürftigen nachvollziehbar und transparent gestaltet. Es ist deshalb wichtig, dass die Beobachtungsergebnisse präzise und nicht ungenau formuliert werden.

B „Fr. X hat einen Blutzucker von 245 mg%" statt „Fr. X hat einen hohen BZ". „Hr. Y hat in der Nacht von 19.00 Uhr abends bis um 7.00 Uhr morgens 950 ml Urin ausgeschieden" statt „hat viel ausgeschieden". Weitere übliche Formulierungen wie „hat gut gegessen" sollten ebenfalls genau beschrieben werden, da die Mengenangaben nicht konkret sind und unterschiedlich interpretiert werden können.

Anforderungen an das Pflegepersonal

Die Beobachtung der gesunden und kranken Anteile des Menschen erfordert mehr als das Begutachten und Beurteilen einzelner Merkmale. Eine gute Beobachtung in der Pflege verlangt fundiertes theoretisches Hintergrundwissen mit der entsprechenden Fähigkeit, aus Einzel-(beobachtungs-)ergebnissen eine Gesamteinschätzung zu erstellen. Sie erfordert zudem Flexibilität und das „Sich-einstellen-Können" auf wechselnde Bedingungen. Die Beobachtung von Verhaltensweisen und Reaktionen im zwischenmenschlichen Bereich setzt psychologische Kenntnisse voraus und fordert Reflexionsfähigkeit der beobachtenden Person.

Berufserfahrung erleichtert die Beurteilung, kann aber auch betriebsblind machen; die beobachtende Pflegekraft sollte ihre Beobachtungsergebnisse hinterfragen und kontrollieren. Diese Vorgehensweise vermindert die Gefahr der falschen Situationseinschätzung und Interpretation sowie das Vergessen wichtiger Informationen und voreilige Schlussfolgerungen.

M *Eine qualitativ gute Beobachtung, die sich nur auf die kranken Anteile des Menschen richtet, wird nicht immer einer qualitativ hochwertigen Beobachtung der Gesamtsituation eines Menschen gerecht.*

M *Die Beobachtung in der Pflege bildet den Ausgangspunkt für pflegerisches Handeln und nimmt deshalb einen hohen Stellwert ein.*

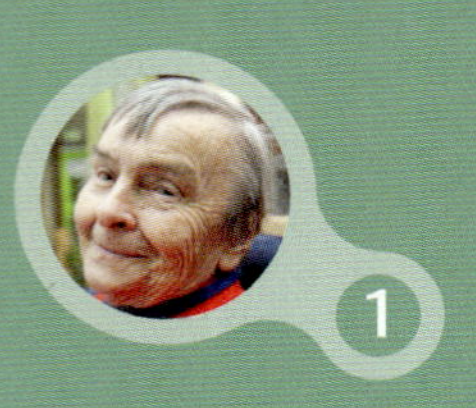

Was ist der Pflegeprozess?

Woher wissen Sie, was Sie bei einem Bewohner/Klienten pflegerisch zu tun haben? Woher wissen Sie, welche Art der Unterstützung dieser Mensch benötigt? Wer entscheidet Art und Umfang der Hilfe? Wer erhält Unterstützung wobei und wozu? Diese Fragen lassen erahnen, dass professionelle Pflege nicht einfach geschieht. Pflege basiert auf Beobachtungen, fachlichen Überlegungen und verfolgt immer einen Sinn und Zweck, den es für jeden Bewohner/Klienten zu erfassen gilt. Pflegemaßnahmen werden von Ihnen geplant und Sie überprüfen auch deren Wirksamkeit. Darin steckt das Prozesshafte, welches im Pflegeprozess-Modell abgebildet wird (**Abb. 1.39**). Die einzelnen Phasen verdeutlichen modellhaft, welche Aufgaben Pflegefachkräfte in der Praxis ausführen. Wie der Pflegeprozess zu verstehen ist, sollen folgende Ausführungen klären.

D **„Kybernetik"** *(griech. kybernetike = „Steuermannskunst") ist die Bezeichnung für eine Richtung der Wissenschaft, die Gesetzmäßigkeiten in Steuerungs- und Regelungsvorgängen betrachtet und diese aufzudecken versucht.*

M *Kybernetische Verfahren finden überwiegend in technischen Bereichen Anwendung; aber auch in der Biologie und Soziologie wird versucht, Phänomene mithilfe der Kybernetik zu erklären.*

Pflegeprozess als Problemlösungsprozess

Kybernetischer Regelkreis

Abb. 1.38 erläutert die vier Problemlösungsschritte des „kybernetischen Regelkreises": Ausgehend von der momentanen Situation (Ist-Zustand) wird ein mögliches Ziel (Soll-Zustand) festgelegt, das dann durch konkretes Handeln (Regelgröße) realisiert werden soll. Am Ende der Handlung wird das Endergebnis mit dem geplanten Ziel (dem Soll-Zustand) verglichen (Ist-Soll-Abgleich). Dieses Regelkreismodell bildet eine der Grundlagen für die unterschiedlichen Verfahren des Pflegeprozesses.

Decken sich das geplante und das tatsächlich erreichte Ergebnis nicht, so beginnt der Prozess von Neuem. Es kann dann überlegt werden, woran der Prozess gescheitert ist. Es könnte Fehler in der Umsetzung geben (fehlerhafte Regelung), im Vorfeld wurden nicht alle Informationen richtig erfasst (Fehler in der Ist-Zustand-Analyse) oder das angestrebte Ziel war nicht realistisch (Fehler in der Soll-Zustand-Bestimmung).

Pflegeprozess als Beziehungsprozess

Die gezielte Beobachtung der Pflegenden spielt eine entscheidende Rolle im Pflegeprozess. Fachwissen und Erfahrung helfen Pflegenden dabei, die Bedürfnisse und Probleme der ihnen anvertrauten alten Menschen zu erfassen und entsprechende Pflegemaßnahmen zu planen. Wahrnehmung und Beobachtung sind jedoch immer auch subjektiv. Die Vorstellung, Gewohnheiten, Wünsche und Bedürfnisse eines alten Menschen „richtig" zu erfassen, ist also nur zum Teil einlösbar.

Fachwissen und (berufliche) Erfahrung der Pflegenden bilden immer nur einen Aspekt einer gelingenden Pflege. Die Beteiligung des betroffenen alten Menschen am Pflegeprozess ist unerlässlich, damit Pflege dem individuellen Menschen, aber auch ihrem eigenen beruflichen Auftrag gerecht wird, z. B. die Förderung von Unabhängigkeit, Lebensqualität und Wohlbefinden (Krohwinkel 2008). Damit dies geschehen kann, ist der Aufbau einer konstruktiven Beziehung Grundlage für eine professionelle Pflege!

M *Monika Krohwinkel s. a. S. 18.*

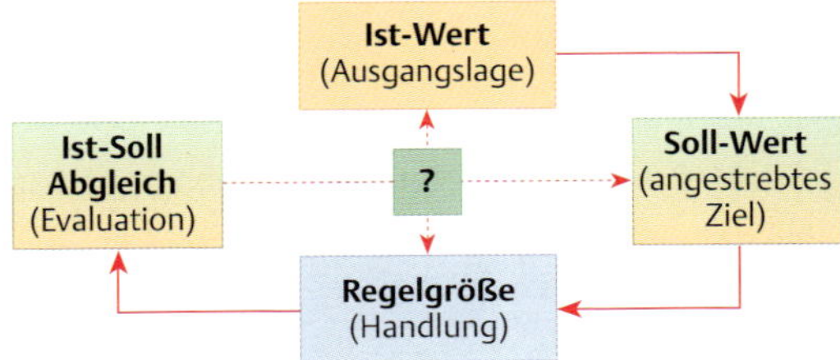

Abb. 1.38 Dieses Regelkreismodell bildet eine der Grundlagen für die unterschiedlichen Verfahren des Pflegeprozesses.

Auch die „Beziehungsfähigkeit" ist eine notwendige Eigenschaft professionell Pflegender. Nur wer in der Lage ist, die Wünsche und Bedürfnisse eines alten Menschen aus dessen Perspektive zu sehen und zu verstehen und den betreffenden Menschen aktiv in den Prozess der Pflege zu integrieren, wird seine Pflege an diesen einzigartigen Menschen anpassen und somit „professionell" pflegen können.

Einfühlungsvermögen (Empathie), biografische Informationen und Erfahrung sind zwingend notwendig, um einen alten Menschen und besonders einen demenziell veränderten alten Menschen „verstehen" und seine Wünsche, Gewohnheiten und Bedürfnisse erkennen zu können.

M *Prinzipiell kann jeder – selbst ein demenziell veränderter alter Mensch – als „Experte" seiner selbst angesehen werden!*

Pflegeprozessmodelle im Vergleich

Das im deutschsprachigen Raum bekannteste – und älteste – Pflegeprozessmodell ist das von Verena Fiechter und Martha Meier (1981).

Auch Fiechter u. Meier betonen – ähnlich wie Krohwinkel – den prozesshaften Verlauf der Pflege. Sie verstehen Pflege als permanenten Entwicklungsprozess, d. h. als ein sich stets fortsetzendes Geschehen (Fiechter u. Meier 1981).

M *Fiechter und Meier unterscheiden 6 Phasen des Pflegeprozesses* (**Abb. 1.39**)*:*
- *Informationssammlung,*
- *Erkennen von Problemen und Ressourcen,*
- *Festlegung der Pflegeziele,*
- *Planung der Pflegemaßnahmen,*
- *Durchführung der Pflege,*
- *Beurteilung der Wirkung der Pflege.*

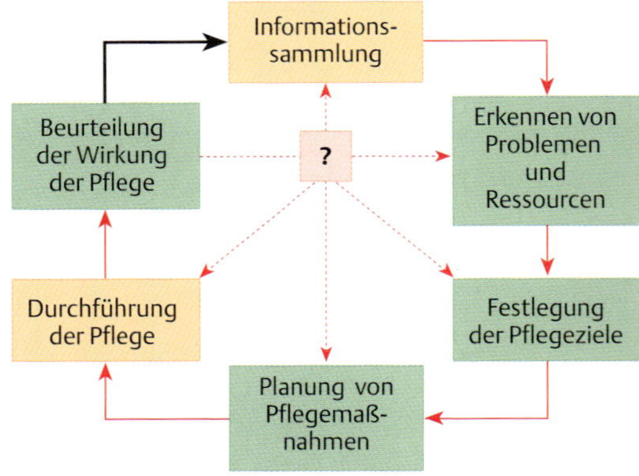

Abb. 1.39 Phasen des Pflegeprozesses (nach Fiechter u. Meier 1981).

Die erste Veröffentlichung über den Pflegeprozess stammt von Yura u. Walsh (1967); sie favorisieren ein vierphasiges Pflegeprozessmodell (**Tab. 1.2**). Vor allem in den USA ist die Pflegeprozessmethode immer wieder diskutiert und überarbeitet worden. Heute wird dort ein fünfphasiges Modell bevorzugt, wie es z. B. 1975 von Mundinger u. Jauron entwickelt wurde (Arets u. Mitarb. 1999).

Nachteile der Pflegeprozessplanung

Dem streng methodischen Vorgehen nach dem Pflegeprozess sind Grenzen gesteckt. Situationen, in denen Menschen beteiligt sind, sind niemals genau vorher bestimmbar. Problemlösungsprozesse, die in technischen Bereichen vielleicht hilfreich sind, sind in Bereichen menschlicher Interaktion nur z. T. anwendbar.

Der Pflegeprozess ist ein unflexibles Instrument, das den sich stets wandelnden situativen Besonderheiten nur unzureichend entspricht. Hält man sich streng an das methodische Vorgehen des Pflegeprozesses, wird ein spontanes Handeln unmöglich. Untersuchungen im Bereich der Altenpflege belegen, dass erfahrene Pflegende in der Altenhilfe ihr Pflegehandeln nicht allein nach der Pflegeprozessmethode gestalten, sondern einer intuitiven und spontanen, der jeweiligen Situation angepassten Pflege den Vorzug geben (Böhle u. Mitarb. 1997; vgl. auch Schöniger u. Zegelin-Abt 1998; Fischbach 2001).

Vorteile der Pflegeprozessplanung

Trotz der beschriebenen Grenzen bietet ein systematisches Vorgehen im Sinne des Pflegeprozesses Vorteile: Die gründliche Analyse der Ausgangslage bzw. der pflegerelevanten Probleme und Ressourcen eines alten Menschen hilft, das Wesentliche in den Blick zu nehmen. Gemeinsam können realistische Ziele gesetzt und Pflegemaßnahmen geplant werden, die den Bedürfnissen des alten Menschen mit Pflegebedarf gerecht werden.

Die – schriftlich dokumentierte – Planung der Pflege hilft allen Pflegenden eines Teams dabei, die Pflege bei den betreffenden alten Menschen auf einem möglichst gleich bleibenden Qualitätsniveau zu leisten. Die Evaluation der Pflege ist ein Beitrag zur kontinuierlichen Verbesserung des eigenen Pflegehandelns und der Entwicklung der eigenen Kompetenz. Sie hilft darüber hinaus, dass die Qualität der Pflege von Pflegenden selbst verbessert wird und leistet so einen Beitrag zur Professionalisierung der Pflege.

Pflegeprozessplanung in der Altenpflege

Ein wesentlicher Bestandteil des Pflegeprozesses ist die schriftliche Pflegeplanung. Dieser dokumentierte Pflegeplan umfasst die Pflegeprozessphasen 2, 3, 4 und 6 nach Fiechter u. Meier 1981 (s. **Abb. 1.39**). Voraussetzung für das Gelingen geplanter Pflege sind jedoch auch eine gründliche Informationssammlung (Phase 1) sowie eine aussagekräftige Dokumentation der Pflegedurchführung (Phase 5).

Tab. 1.2 Vergleich unterschiedlicher Pflegeprozessmodelle

Schritte des Pflegeprozesses	*Yura u. Walsh 1967*	*WHO*	*Mundinger u. Jauron 1975*	*Fiechter u. Meier 1981*
Schritt 1			Informationssammlung	Informationssammlung
Schritt 2	Erhebung	Einschätzung (Assessment)	Diagnose	Erkennen von Problemen und Ressourcen
Schritt 3	Planung	Planung (Planning)	Planung	Festlegung der Pflegeziele
Schritt 4				Planung von Pflegemaßnahmen
Schritt 5	Durchführung	Durchführung (Intervention)	Durchführung	Durchführung der Pflege
Schritt 6	Auswertung	Bewertung (Evaluation)	Bewertung	Beurteilung der Wirkung der Pflege

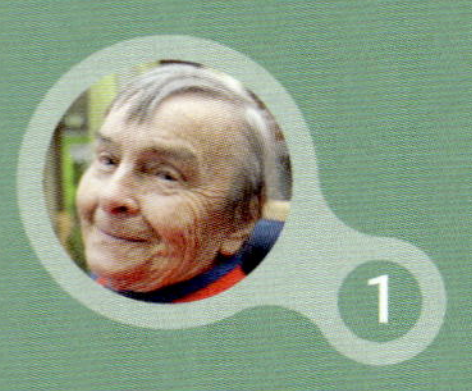

Informationssammlung

Der erste Schritt im Pflegeprozess nach Fiechter und Meier ist die Informationssammlung.

Informationen über den pflegebedürftigen Menschen können durch die Erhebung von Daten, z. B. im Rahmen von Messungen, Beobachtungen oder Befragungen gewonnen werden. Ziel und Zweck einer umfassenden Informationssammlung in der Pflege ist es, den zu pflegenden Menschen kennenzulernen und seine Gesundheits- beziehungsweise Krankheitssituation so vollständig wie möglich zu erfassen. Die Informationssammlung ist ein kontinuierlicher Prozess.

M *Es werden unterschieden:*
- *objektive,*
- *subjektive,*
- *direkte,*
- *indirekte Daten.*

M *Die gesammelten Informationen sind die Basis für alle weiteren Schritte im Pflegeprozess.*

Objektive und subjektive Daten

Im Rahmen der Informationssammlung wird zwischen objektiven und subjektiven Daten unterschieden.

Objektive Daten. Objektive Daten sind Daten bzw. Informationen, die unvoreingenommen und unparteiisch, ohne persönliche Wertung und nicht von persönlichen Gefühlen und Vorurteilen bestimmt sind. Sie sind unabhängig von einer subjektiven Sichtweise. Zu den objektiven Daten gehören alle messbaren Werte.

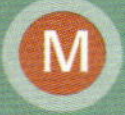

M ***Objektive Daten** sind z. B.:*
- *Körpergröße,*
- *Körpergewicht,*
- *Körpertemperatur,*
- *Blutdruckwerte,*
- *alle Laborwerte,*
- *Pupillenreaktion usw.*

Subjektive Daten. Subjektive Daten hingegen sind immer auf ein Subjekt bezogen, sie sind vom Subjekt ausgehend und von diesem abhängig. Subjektive Daten sind von Gefühlen, Stimmungen und Urteilen bestimmt, also bewertet und parteiisch. Subjektive Daten sind Äußerungen über ein Empfinden.

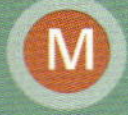

M ***Subjektive Daten** sind z. B.:*
- *Schmerzen,*
- *Ängste,*
- *Einsamkeit,*
- *Müdigkeit,*
- *Erwartungen.*

Subjektive Daten müssen neutral zugeordnet und als subjektive Informationen gekennzeichnet werden. Dies kann durch den Zusatz „Laut Aussage des Patienten" o. ä. geschehen.

Um subjektiv geäußerte Informationen besser zuordnen zu können, ist genaues Nachfragen erforderlich. Hierdurch werden subjektive Informationen so genau wie möglich beschrieben und damit für andere Personen nachvollziehbar. In diesem Zusammenhang wird auch von der größtmöglichen Objektivierung subjektiver Informationen gesprochen. Die „PQRST-Gedächtnisstütze" kann als Hilfsmittel zur Klärung von subjektiven Informationen eingesetzt werden (**Abb. 1.40**).

P Provokative und palliative Umstände
- Was taten Sie gerade, als das Symptom zum ersten Mal auftrat oder Sie es erstmals bemerkten? Wodurch wird es verstärkt: durch Stress? eine bestimmte Körperhaltung? bestimmte Aktivitäten? Streit?
- Was verschlimmert das Symptom?
- Was schwächt das Symptom ab: eine andere Ernährung? veränderte Körperhaltung oder Lagerung? die Einnahme von Medikamenten? aktiv sein?

Q Qualität und Quantität
- Wie würden Sie das Symptom beschreiben – wie fühlt es sich an, wie sieht es aus, wie hört es sich an?
- Wie stark spüren Sie es im Augenblick? Ist es so stark, dass es Sie an jeder Aktivität hindert? Ist es stärker oder schwächer, als Sie es früher empfanden?

R Region und Radiation
- Wo tritt das Symptom auf?
- Strahlt es aus? Bewegt sich der Schmerz den Rücken oder den Armen, den Nacken oder den Beinen entlang?

S Schwereskala
- Wo würden Sie die Schmerzen auf einer Skala von 1 bis 10 einordnen, wenn die 10 den stärksten Schmerz bezeichnet? Zwingt Sie der Schmerz, sich hinzulegen, sich zu setzen oder langsamer zu werden?
- Scheint sich das Symptom zu bessern, zu verschlechtern, oder bleibt es ziemlich gleich?

T Timing
- An welchem Tag trat das Symptom zum ersten Mal auf? Um wie viel Uhr hat es angefangen? Wie fing das Symptom an: plötzlich? allmählich?
- Wie oft spüren Sie das Symptom: stündlich? täglich? wöchentlich? monatlich?
- Wann tritt es meist auf: untertags? abends? am frühen Morgen? Weckt es Sie auf? Tritt es vor, während oder nach dem Essen auf? Tritt es periodisch auf?
- Wie lange hält das Symptom an?

Abb. 1.40 Von der subjektiven zur objektiven Information -- die PQRST-Gedächtnisstütze.

Subjektive Aussagen können durch den Einsatz von Hilfsmitteln objektiviert werden. Die subjektiv empfundene Schmerzintensität lässt sich z. B. von dem betroffenen Menschen auf einer Skala von 1–10 einschätzen. Auf diese Weise kann bei erneutem Auftreten von Schmerzen leichter eine Vergleichsbeurteilung erreicht werden.

Ein weiterer Aspekt im Zusammenhang mit subjektiven Daten bzw. Informationen ist der subjektive Eindruck von Pflegepersonen bezüglich bestimmter Sachverhalte oder anderer Personen. Auch Empfindungen, Wertungen und Eindrücke von Pflegepersonen bezüglich der Situation eines Menschen müssen in der Dokumentation und Informationsweitergabe als subjektive Eindrücke gekennzeichnet werden, z. B. „Frau Z. wirkt heute auf mich sehr niedergeschlagen".

Direkte und indirekte Daten

Die Unterscheidung zwischen direkten oder indirekten Daten gibt Auskunft darüber, aus welcher Datenquelle die Informationen stammen.

M ***Direkte Daten** beziehungsweise Informationen werden direkt vom betroffenen pflegebedürftigen Menschen erhoben. Dieser stellt hierbei die primäre Quelle der Information dar.*

Direkte Daten können sowohl objektiv als auch subjektiv sein. Da sie direkt vom betroffenen Menschen stammen, haben sie naturgemäß eine hohe Aussagekraft. Dabei spielen neben verbalen auch nonverbale Äußerungen, z. B. mittels der Mimik, Gestik usw. eine Rolle. Sie müssen gemeinsam mit dem betroffenen Menschen auf ihre Bedeutung hin eingeordnet werden.

M ***Indirekte Daten** werden aus Sekundärquellen, also von anderen Personen oder aus schriftlichen Aufzeichnungen gewonnen.*

Indirekte Daten können ebenfalls objektiv oder subjektiv sein. Sie werden von sog. Drittpersonen,

z. B. Verwandten, Lebenspartnern, Pflegepersonal, Ärzten usw. gewonnen. Auch Patientendokumente wie Kurven, Anamnesebögen, Krankengeschichte usw. können Quellen für indirekte Daten sein.

Assessmentinstrumente

Derzeit haben sich einige Assessmentinstrumente beim Feststellen des tatsächlichen Pflegebedarfs in der Praxis bewährt. Im deutschsprachigen Raum werden Assessment-Instrumente zur systematischen Erhebung des speziellen Pflegebedarfs von Patientengruppen, z. B. in der Pädiatrie, Onkologie oder Gerontologie und in Form von Skalen zur Einschätzung bestimmter Risiken eines pflegebedürftigen Menschen, z. B. des Thromboserisikos eingesetzt. Es sind jedoch nicht alle Instrumente ausreichend wissenschaftlich fundiert und müssen daher in Bezug auf ihre Validität jeweils kritisch überprüft werden.

Methoden der Datenerhebung

Zu den Methoden der Datenerhebung gehören die Beobachtung des Menschen sowie Gespräche, insbesondere das Aufnahmegespräch.

Beobachtung. Beobachten ist das aufmerksame und bewusste, zielgerichtete und systematische Wahrnehmen eines Zustandes, Verhaltens oder einer Situation. Beobachtung geschieht über die Sinne und kann durch Hilfsmittel und technische Geräte unterstützt werden. Ziel der Beobachtung in der Pflege ist es, Informationen zu erhalten, um die Situation und den Zustand eines Menschen genau erfassen zu können.

Die Beobachtung unterliegt wie die Wahrnehmung verschiedenen Einflussfaktoren. Hierzu gehören physische Faktoren und psychische Faktoren, die sich auf die Qualität der Beobachtung auswirken.

Beobachtenden Pflegepersonen sollte bewusst sein, dass es sich in einer Pflegesituation meist um eine teilnehmende Beobachtung handelt. Bei der teilnehmenden Beobachtung nimmt der Beobachter durch seine Anwesenheit auf die beobachteten Situationen Einfluss. Es ist wichtig, seine eigenen Gefühle und das eigene Verhalten als Einflussfaktoren auf die Qualität der Beobachtung zu kennen.

Im Zusammenhang mit der Beobachtung ist auch die körperliche Untersuchung, das Messen und Ermitteln von pflegerelevanten physischen Daten bei der Informationssammlung von Bedeutung. Durch den Einsatz von Hilfsmitteln werden objektive Parameter wie der Blutdruckwert festgestellt. Das Erfassen dieser körperlichen Parameter kann in ein Aufnahmegespräch zwischen Pflegeperson und Patient integriert werden.

Die so ermittelten Informationen gehören zu den objektiven Daten. Auch Wunden, Bewegungseinschränkungen des pflegebedürftigen Menschen o. Ä. müssen im Rahmen der Informationssammlung so präzise wie möglich beschrieben werden.

Aufnahmegespräch. Es gibt viele Gesprächssituationen, in denen Informationen ausgetauscht werden, z. B. zwischen pflegebedürftigem Menschen und Pflegeperson, Angehörigen und anderen an der Pflege Beteiligten oder zwischen der Pflegeperson und den Angehörigen. Diese Gesprächssituationen ergeben sich bei der Pflegevisite, bei der Dienstübergabe, den Teambesprechungen, bei der Verrichtung einer Pflegetätigkeit oder dem Besuch eines Angehörigen usw.

Sobald der pflegebedürftige Mensch im Krankenhaus oder Pflegeheim aufgenommen ist oder der erste Besuch in der häuslichen Pflege stattgefunden hat, sollte das Anamnesegespräch geplant werden. Dabei sind auch Angehörige einzubeziehen.

Um auf das Gespräch gut vorbereitet zu sein, sollten zuvor Arztbriefe, Überleitungsbögen usw. von der Pflegeperson gesichtet werden. Die Pflegeperson achtet bei dem Gespräch auf verbale und nonverbale Äußerungen ihres Gesprächspartners. Sie macht sich während des Gespräches ein Bild von der aktuellen Situation, den Fähigkeiten, Problemen und den momentanen Lebensgewohnheiten des pflegebedürftigen Menschen.

Ziel des Gespräches ist es, ein Vertrauensverhältnis aufzubauen, auf dessen Basis die aufgenommene Person sich auf detaillierte Aussagen einlassen kann. Wichtig ist eine vorurteilsfreie und empathische Haltung der Pflegeperson, damit der zu Pflegende seine Wünsche und Probleme offen ansprechen kann. Die Ergebnisse des Gespräches werden schriftlich dokumentiert.

Dokumentation der erhobenen Daten

Die Dokumentation der erhobenen Daten sollte direkt im Anschluss an die Informationssammlung erfolgen. Dabei muss die Vollständigkeit der erhobenen Daten gewährleistet sein. Es sind bestimmte Kriterien zu berücksichtigen, um ein einheitliches Vorgehen aller an der Dokumentation beteiligten Personen zu gewährleisten.

Es wird kurz, knapp, klar und präzise formuliert. Dabei müssen die Daten, wenn sie Eigeneinschätzungen, Wertungen oder Interpretationen enthalten, entsprechend als subjektive Daten gekennzeichnet werden. Dies gilt für Aussagen der pflegebedürftigen Menschen oder der Angehörigen wie für subjektive Eindrücke des Pflegepersonals.

Bei der fortlaufenden Informationserhebung werden die Reaktionen auf die Behandlung im Kurvenblatt und dem Pflegebericht dokumentiert. Jede Zustandsveränderung wird eingetragen und mit der Situation am Aufnahmetag oder den gesetzten pflegerischen Zielen verglichen. Gegebenenfalls erfordert die fortlaufende Informationssammlung eine Änderung im Pflegeplan.

M *Der Begriff **„Assessment“** stammt aus der englischen Sprache und bedeutet (Ein-)Schätzung.*

*Das **Erstgespräch** zwischen pflegebedürftigen Menschen und betreuender Pflegeperson spielt eine besondere Rolle, da es der Beginn der pflegerischen Beziehung ist, und es ist für die Datenerhebung wichtig.*

M *Die Begriffe Erstgespräch, Aufnahmegespräch und Pflegeanamnese werden oft synonym verwendet.*

Beobachtung s. a. S. 66.

Assessmentinstrumente s. a. S. 81.

P *Die Schrift muss für alle am Pflegeprozess Beteiligten lesbar sein. Jeder Eintrag wird mit Datum, Uhrzeit und einer Unterschrift bzw. einem Handzeichen versehen.*

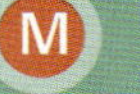

***Hilfsmittel zur Datenerhebung** sind z. B.:*
- *Blutdruckmessgerät,*
- *Stethoskop,*
- *Waage,*
- *Thermometer.*

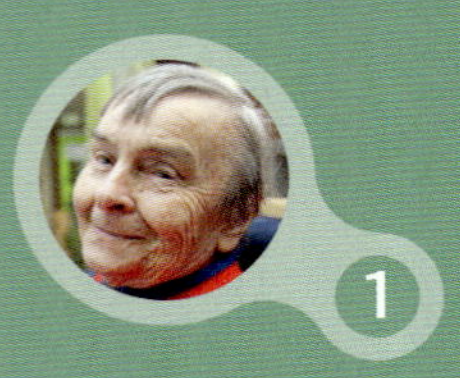

Erkennen von Pflegeproblemen und Ressourcen

B **Individuelle Pflegeprobleme:** *Herr M. kann sich aufgrund seiner Sehbehinderung nicht selbstständig in der für ihn ungewohnten Umgebung des Krankenhauses bewegen.*

D *Als* **pflegediagnostischer Prozess** *wird der Weg von der Informationssammlung bis zur Formulierung eines oder mehrerer Pflegeprobleme oder Pflegediagnosen bezeichnet.*

B **Aktuelles Problem:** *Herr M. leidet unter Schmerzen aufgrund einer Stomatitis.*

B **Potenzielles Problem:** *Herr M. ist aufgrund einer Nahrungs- und Flüssigkeitskarenz soor- und parotitisgefährdet.*

B **Verdecktes Problem:** *Eine Pflegeperson beobachtet, dass Herr M. nach dem Besuch seiner Tochter sehr deprimiert ist. Sie vermutet die Ursache hierfür in einer problematischen Beziehung zwischen den beiden.*

B **Generelle Pflegeprobleme:** *Immobile Menschen weisen ein hohes Dekubitusrisiko auf.*

M *Im* **Pflegeplan** *werden die Pflegeprobleme nach ihrer Priorität, d. h. entsprechend ihrer Dringlichkeit und Wichtigkeit aufgelistet.*

Der zweite Schritt im Pflegeprozess nach Fiechter u. Meier umfasst das Erkennen von Pflegeproblemen und Ressourcen des Patienten.

Pflegeprobleme

Fiechter u. Meier definieren ein Problem als eine „Beeinträchtigung des Patienten in irgendeinem Lebensbereich, die seine Unabhängigkeit einschränkt und ihn belastet. Wenn er dieses Defizit nicht selber kompensieren kann, braucht er Pflege. Wenn er selber damit fertig wird, ist es weder für ihn noch für die Schwester ein Problem" (Fiechter u. Meier 1990). Es werden fünf Arten von Pflegeproblemen unterschieden.

Aktuelle Probleme. Sie sind Realität, sie sind momentan vorhanden und können durch die Pflegeperson beobachtet oder durch eine körperliche Untersuchung festgestellt werden. Der pflegebedürftige Mensch bestätigt meist das aktuelle Problem.

Potenzielle Pflegeprobleme. Es sind mögliche Probleme, die bei einem pflegebedürftigen Menschen aufgrund einer spezifischen Situation eintreten können, aber nicht eintreten müssen. Sie können durch eine qualifizierte Pflegeperson vorhergesehen werden und treten mit einer großen Wahrscheinlichkeit in Zukunft auf. Durch prophylaktische Maßnahmen kann verhindert werden, dass ein potenzielles zum aktuellen Problem wird.

Verdeckte Pflegeprobleme. Sie sind nicht offenkundig. Entweder kennt der betroffene Mensch sie und möchte nicht darüber reden oder er ist sich ihrer nicht bewusst. Die Pflegeperson kann verdeckte Pflegeprobleme anhand des Verhaltens und der Stimmungslage eines Menschen lediglich vermuten. Ein Vertrauensverhältnis zwischen Pflegeperson und der zu betreuenden Person ist sehr wichtig, damit verdeckte Pflegeprobleme offen ausgesprochen werden können.

Generelle Pflegeprobleme. Es handelt sich um typische voraussehbare Probleme, die den meisten Patienten unter gleichen Bedingungen und mit den gleichen Risikofaktoren gemeinsam sind. Generelle Pflegeprobleme betreffen häufig die Physiologie des Menschen, es sind Mechanismen, die bei allen Menschen ähnlich ablaufen und zudem wissenschaftlich erforscht werden können. Für solche Probleme können standardisierte Pflegepläne ausgearbeitet werden.

Ein generelles Problem kann immer auch zu einem individuellen Problem werden, sobald eine besondere Disposition des pflegebedürftigen Menschen vorliegt oder Abweichungen vom typischen Verlauf zu erkennen sind.

Individuelle Pflegeprobleme. Sie sind charakteristisch für einen bestimmten Menschen und betreffen seine persönliche Lebenssituation und sein persönliches Erleben. Individuelle Pflegeprobleme treten zu generellen Pflegeproblemen hinzu.

Pflegediagnostischer Prozess

Das Ergebnis der Informationssammlung und die erstellten Pflegeprobleme bzw. -diagnosen werden schriftlich in der Pflegedokumentation festgehalten.

Beim pflegediagnostischen Prozess handelt es sich um einen dauerhaften Prozess, der mit der festgestellten Diagnose erst einmal beendet zu sein scheint, doch schon mit einer erneuten Information über die zu betreuende Person wieder von Neuem beginnen kann. Er läuft sowohl bewusst und rational gesteuert als auch intuitiv und unter Einbezug von Erfahrung ab.

Es lassen sich folgende diagnostischen Schritte ausmachen: Zunächst werden im Rahmen der Informationssammlung subjektive, objektive, direkte und indirekte Daten durch Beobachtung, körperliche Untersuchungen und im Gespräch ermittelt (Pflegeanamnese). Die erhobenen Daten werden analysiert, d. h. systematisch untersucht und im Hinblick auf ihre Bedeutung für den pflegebedürftigen Menschen interpretiert. Hieraus ergeben sich eine oder mehrere Annahmen bezüglich des Pflegebedarfs, sog. Hypothesen. Diese Annahmen werden durch gezielte weitere Informationssammlung bestätigt, konkretisiert oder widerlegt und in Pflegeproblemen bzw. -diagnosen ausgedrückt.

Dokumentation der Pflegeprobleme

Die Pflegeprobleme, denen die Pflegeperson die meiste Bedeutung zumisst und von denen sie überzeugt ist, dass sie vorrangig behandelt werden müssen, stehen in der Rangfolge ganz oben. I. d. R. handelt es sich hierbei um aktuelle Probleme.

Die Pflegeprobleme müssen vollständig erhoben und dokumentiert sein. Erst wenn alle pflegerelevanten Probleme erfasst sind, können entsprechende Ziele formuliert und die entsprechenden Maßnahmen eingeleitet werden.

Das Problem wird kurz, prägnant und knapp beschrieben. Dabei ist auf eine lesbare Schrift und Übersichtlichkeit zu achten.

Die Angabe von Ursachen für die bestehenden Pflegeprobleme ist deshalb notwendig, weil nur so in einer späteren Phase des Pflegeprozesses das Problem richtig gelöst werden kann. Wenn die Ursache des Problems nicht bekannt ist, ist eine Vielzahl von Maßnahmen zur Problemlösung denkbar. Eine effektive Maßnahmenplanung bzw. Problemlösung ist nur dann möglich, wenn die Ursache des Pflegeproblems bekannt ist.

Wird nach einer speziellen Pflegetheorie gearbeitet, dann wird bei der Dokumentation der Pflegeprobleme z. B. nach Orem festgehalten, in welchem Lebensbereich das Selbstfürsorgedefizit besteht, bzw. bei Bezug auf die Lebensaktivitäten von Roper/Logan und Tierney wird notiert, welcher Bereich der Lebensaktivitäten auf welche Weise betroffen ist.

Ressourcen

Der Begriff der Ressourcen wird in vielen Fachrichtungen benutzt. Ressource ist in der Psychologie die Art, wie Menschen die an sie gestellten Anforderungen verarbeiten; der persönliche, individuelle Verarbeitungsstil des Einzelnen zur Bewältigung von auftretenden Lebensaufgaben, die sog. Handlungskompetenz. Nur wenn die Handlungskompetenz größer ist als die an den Menschen gestellte Anforderung, kann diese bewältigt werden.

Schwester Liliane Juchli sieht in dem Begriff der Ressourcen einen Gegenpol zu der stark defizit- und krankheitsbezogenen Pflege. Ihr Ziel ist es, sich stärker am Gesunden des Menschen zu orientieren, seine noch vorhandenen Möglichkeiten und Fähigkeiten sowie seine Selbstheilungskräfte in die Pflege einzubinden.

Häufig werden die Ressourcen in der Praxis nicht oder nur unzureichend formuliert. Aber auch das andere Extrem kann beobachtet werden: Jedem Pflegeproblem wird unbedingt eine Ressource zugeordnet. Dies ist aber nicht immer möglich.

Insgesamt ergibt sich ein großer Umfang an möglichen Ressourcen. Um einen sinnvollen Überblick der Gesamtheit aller möglichen Ressourcen zu erhalten, werden diese in unterschiedliche Kategorien eingeteilt.

Körperliche Ressourcen. Zu ihnen zählen alle körperlichen Leistungen wie die Sehfähigkeit, das Hörvermögen, die Bewegungsmöglichkeiten, die wieder unterteilt werden in Fein- und Grobmotorik, in passive und aktive Bewegungsvorgänge. Des Weiteren gehören dazu die Aufnahme von Flüssigkeit und Nahrungsmitteln, das Atmen usw.

Innere, intellektuelle, persönliche oder geistige Ressourcen. Dazu werden z. B. gerechnet:
- Entwicklung von eigenen Problemlösungsstrategien,
- Vertrauen in die eigene Person,
- Verstand, Vernunft, Verstehen,
- logisches und rationales Denkvermögen,
- Sprachgefühl, Wahrnehmungsfähigkeit, Lernfähigkeit,
- die Möglichkeit, das eigene Leben zu gestalten,
- die Fähigkeit, das eigene Tun zu reflektieren und verantwortliche Entscheidungen zu treffen,
- Lebensmut und Lebenslust,
- Kreativität, Fantasie und Flexibilität,
- Humor und Freude usw.

Aus dieser Kategorie ist die größte Aktivierung von Lebenskräften und Energie möglich, da sie sämtliche Existenzebenen des Menschen berührt und damit beeinflusst.

Räumliche Ressourcen. Darunter versteht man die Umgebung des Menschen. Lebt er z. B. in einer Millionenstadt mit guter Infrastruktur, aber schlechter Luft, oder in einem ländlichen Gebiet mit weniger ausgeprägter Infrastruktur, dafür aber einer „natürlicheren" Umgebung?

Soziale Ressourcen. Hierunter wird die soziale Umwelt des Einzelnen, sein soziales Netz, wie Freunde und Verwandte, und seine sozialen Aktivitäten verstanden. Dazu gehört unter anderem die Frage, welche seiner Verwandten und Freunde in die Pflege einbezogen werden können. Um sich ein möglichst vollständiges Bild des Menschen machen zu können, ist es auch wichtig, seinen persönlichen Lebensstil zu kennen. Welche sozialen Erwartungen und Werte besitzt er, was ist ihm wichtig?

Ökonomische Ressourcen. Hierzu gehören materielle Güter und finanzielle Möglichkeiten, die z. B. die Gestaltung des Lebensraums ermöglichen.

Spirituelle Ressourcen. Hierzu zählen die Werte, die die betreffende Person verinnerlicht hat. So ist es von Bedeutung, ob die zu betreuende Person einer Glaubensrichtung angehört oder ob sie nicht gläubig ist, ob sie Vorbilder für ihr Leben hat, Sinn in ihrem Leben sieht und voller Hoffnung ist oder eher mutlos und die Hoffnung in das Leben aufgegeben hat.

Das Erkennen von Ressourcen erfordert Übung. Viele Pflegepersonen handeln problemorientiert, d. h. sie erkennen sofort die Pflegeprobleme und möchten diese möglichst schnell beseitigen. Dabei werden die Fertigkeiten und Fähigkeiten der zu betreuenden Person oft übersehen.

Werden die Ressourcen im Pflegeplan berücksichtigt, erlangt der hilfsbedürftige Mensch schneller seine Selbstständigkeit zurück.

Dokumentation der Ressourcen

Im Pflegeplan werden die ermittelten Ressourcen des betroffenen Menschen in der dafür vorgesehenen Spalte schriftlich festgehalten. Sie werden dabei den Pflegeproblemen zugeordnet, zu deren Bewältigung sie beitragen.

M *Die* ***Problemformulierung*** *umfasst die Art und Weise des Defizits, den Bereich der Beeinträchtigung, den Umfang des Problems sowie dessen Ursachen und Auswirkungen auf den betroffenen Menschen.*

Dorothea Orem s. a. S. 22.

Pflegemodell von Roper, Logan und Tierney s. a. S. 20.

D ***Ressourcen*** *sind Fähigkeiten und Fertigkeiten, die dem einzelnen Menschen zur Verfügung stehen und durch eine aktivierende Pflege gefördert werden können. Sie helfen, den Genesungsprozess positiv zu beeinflussen oder eine kritische Lebenssituation beziehungsweise -aufgabe sinnvoll zu bewältigen.*

M *Das* ***Ziel in der Pflege*** *ist es, die Ressourcen des einzelnen Menschen optimal zu nutzen und in die Pflege einzubeziehen, damit seine Selbstständigkeit erhalten bleibt, wiedererlangt oder Verschlechterungen verhindert bzw. herausgezögert werden.*

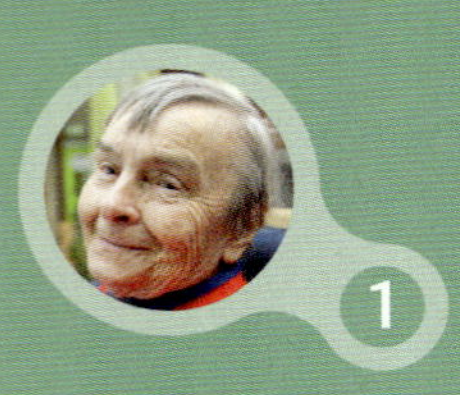

Was sind Pflegediagnosen?

Der Prozess des Diagnostizierens und das Erstellen von Diagnosen ist nicht an die Zugehörigkeit einer Berufsgruppe, sondern an die Expertise eines Menschen für einen bestimmten Aufgaben- und Handlungsbereich gebunden. Dem Erstellen einer Diagnose geht ein Prozess der Einschätzung und Beurteilung einer Situation voraus.

Entwicklung der Pflegediagnosen

Diagnose ist ein gewöhnliches Fremdwort, das in vielen Zusammenhängen gebraucht wird und dessen Verwendung nicht auf die Berufsgruppe der Mediziner beschränkt ist. Der Begriff Pflegediagnose wurde 1953 erstmals von V. Fry in den USA geprägt. Die Formulierung einer Pflegediagnose sah sie als einen notwendigen Schritt bei der Festlegung eines Pflegeplans an. Beides, die Formulierung einer Pflegediagnose und die Festlegung eines individualisierten Pflegeplans, stellte ihrer Meinung nach die wichtigste Aufgabe für jemanden dar, der kreativer pflegen möchte. Die Entwicklung von Pflegediagnosen hängt also auch eng mit der Orientierung und Systematisierung pflegerischen Handelns am wissenschaftlichen Ansatz zur Problemlösung, dem Pflegeprozess, zusammen.

Pflegepersonen konnten mittels der Pflegediagnosen erstmals sichtbar machen, dass sie einen eigenständigen und von der medizinischen Diagnostik und Therapie unabhängigen Beitrag in der Betreuung und Versorgung kranker Menschen erbringen. Der Einsatz des Pflegeprozesses und die in diesem Rahmen formulierten Pflegediagnosen hatten und haben somit auch eine wichtige Funktion bei der Entwicklung des pflegeberuflichen Selbstverständnisses und in der Berufspolitik.

Aufgrund der starken Nähe zur Medizin setzte sich die Verwendung des Begriffs Diagnose in der Pflege jedoch nur zögerlich durch. Er hielt verstärkt Einzug in die amerikanische Pflegeliteratur nach dem ersten Treffen der National Group for the Classification of Nursing Diagnosis 1973, bei dem sich Pflegepersonen aus Kanada und den USA zu einer Konferenz zur Klassifikation von Pflegediagnosen trafen. Diese Gruppe nannte sich ab 1982 NANDA, seit 2002 NANDA International, um die weltweite Verbreitung der Organisation zu verdeutlichen.

Pflegediagnosen der NANDA

Die NANDA trifft sich seit 1973 in zweijährlichem Abstand, um anerkannte Diagnosen zu entwickeln, zu überprüfen und neue Diagnosen zu klassifizieren. Bis 2009 hat sie eine Liste von mehr als 200 anerkannten Pflegediagnosen formuliert, die fortlaufend ergänzt und evaluiert werden. Eine große Zahl dieser Pflegediagnosen ist in die deutsche Sprache übersetzt worden. Die Arbeit der NANDA hat auch in der deutschen Pflegelandschaft vielfältige Impulse gesetzt.

Vorschläge für neue Pflegediagnosen kommen aus der Pflegepraxis, beispielsweise von praktisch tätigen Pflegepersonen, Lehrkräften oder Pflegeforschern. Diese Vorschläge werden an den Prüfungsausschuss der NANDA weitergegeben, der sie entweder zur erneuten Überarbeitung an die Autoren zurückgibt oder an das Expertenkomitee weiterleitet. Wenn das Komitee die Empfehlung zur Aufnahme der neuen Pflegediagnose ausspricht, erfolgt die letzte Prüfung durch den NANDA-Vorstand und die schriftliche Abstimmung der Mitglieder auf den zweijährlich stattfindenden Generalversammlungen. Bei mehrheitlich positiver Abstimmung wird die Pflegediagnose zur Überprüfung in der Pflegepraxis empfohlen und in die Liste der Pflegediagnosen der NANDA aufgenommen.

Aus dieser Definition der NANDA lassen sich nach Gordon (2001) mehrere Merkmale von Pflegediagnosen ableiten:

- Ausgangspunkt für die Formulierung einer Pflegediagnose sind die Reaktionen eines Menschen oder einer Gruppe von Menschen (Familien und Gemeinden) auf Gesundheitsprobleme oder Lebensprozesse. Pflegediagnosen beziehen sich demnach auf das individuelle Verhalten und Erleben des Patienten und nicht, wie beispielsweise medizinische Diagnosen, auf die Krankheit selbst.
- Die Reaktionen auf oder Folgen von Gesundheitsproblemen oder Lebensprozessen lassen sich an einem oder mehreren Zeichen und Symptomen beobachten.
- Gesundheitsprobleme oder Lebensprozesse können einerseits aktuell bestehen, also zum Zeitpunkt der Diagnosestellung bereits vorhanden sein, andererseits können sie auch potenziell vorliegen, d.h. es kann ein Risiko für deren Auftreten bestehen.
- Neben Gesundheitsproblemen können auch Lebensprozesse, wie z.B. die Zuschreibung oder Übernahme neuer Rollen, Reaktionen bei einem oder mehreren Menschen hervorrufen, die zur Formulierung einer Pflegediagnose führen, z.B. ein Elternrollenkonflikt.
- Bei der Planung der Pflege wählt die Pflegeperson die Pflegemaßnahmen und erreichbaren Pflegeziele aus, die sich auf die in der Pflegediagnose beschriebenen Reaktionen des Patienten beziehen. Die Pflegediagnose ist Ausgangspunkt für die Planung, Durchführung und Evaluation der Pflege.
- Die Pflegeperson ist verantwortlich für das Erreichen der aus der Pflegediagnose abgeleiteten Pflegeziele.

B *Der Begriff* ***Diagnose*** *bezeichnet eine aufgrund genauerer Beobachtungen oder Untersuchungen abgegebene Feststellung oder Beurteilung über den Zustand und/oder die Beschaffenheit von etwas, z. B. von einer Krankheit.*

D **Pflegediagnose** *nach der NANDA: „Eine klinische Beurteilung der individuellen, familiären oder gemeinschaftlichen Reaktionen auf gegenwärtige oder potenzielle Gesundheitsprobleme/Lebensprozesse. Eine Pflegediagnose stellt die Grundlage für die Auswahl an Pflegeinterventionen hinsichtlich der Erzielung von Outcomes dar, für die Pflegende verantwortlich sind. (angenommen auf der 9. Konferenz, 1990) (NANDA-I 2010, S. 433).*

M **NANDA** *= Nordamerikanische Pflegediagnosenvereinigung (North American Nursing Diagnosis Association)*

M *Pflegediagnosen beziehen sich auf die Reaktionen eines Menschen, einer Familie oder einer Gemeinde, auf aktuelle oder potenzielle Gesundheitsprobleme oder Lebensprozesse.*

Arten von Pflegediagnosen

Alle von der NANDA anerkannten Pflegediagnosen werden mit einem Pflegediagnosetitel und einer zugehörigen Definition versehen.

Pflegediagnosen tragen dazu bei, den eigenständigen und spezifischen Handlungs- und Verantwortungsbereich der Pflege zu beschreiben, indem sie Situationen und Zustände benennen und beschreiben, die von beruflich Pflegenden festgestellt werden und in denen beruflich ausgeübte Pflege erforderlich ist. Damit verdeutlichen sie – sowohl innerhalb der eigenen Berufsgruppe, aber auch gegenüber anderen Berufsgruppen – wichtige Bestandteile des Pflegewissens. Zugleich wird hierdurch die Entwicklung eines beruflichen Selbstverständnisses von Pflegepersonen unterstützt und der pflegerische Verantwortungsbereich von dem anderer Berufe im Gesundheitswesen abgegrenzt.

Pflegediagnosen verkörpern damit einen Teil der Pflegefachsprache, die der Verständigung von Pflegepersonen untereinander dient, indem sie die gezielte Informationssammlung und die Identifikation potenzieller und aktueller Patientenprobleme unterstützt und eine präzise und effiziente mündliche und schriftliche Informationsweitergabe ermöglicht.

Hinsichtlich ihrer Struktur unterscheidet man fünf Arten von Pflegediagnosen.

Aktuelle Pflegediagnosen

Eine aktuelle Pflegediagnose besteht aus drei Elementen:

1. Pflegediagnosetitel (PD) *beeinflusst durch (b/d)*,
2. beeinflussende Faktoren *angezeigt durch (a/d)*,
3. bestimmende Merkmale oder Kennzeichen.

Die einzelnen Elemente werden mit den Formulierungen „beeinflusst durch" bzw. „angezeigt durch" verbunden.

Symptome und Zeichen (engl. „cue") können sowohl objektiver Natur (z. B. eine messbar „erhöhte Körpertemperatur") als auch subjektiver Natur (z. B. beobachtete Verhaltensänderungen) sein. Die bestimmenden Merkmale oder Kennzeichen der aktuellen Pflegediagnosen lassen sich in Hauptkennzeichen (treten in 80–100% der Fälle auf) und Nebenkennzeichen (treten in 50–79% der Fälle auf) unterscheiden.

Risiko-Pflegediagnosen

Sie bestehen aus zwei Elementen:

1. Gefahr von Pflegediagnosetitel (PD) *beeinflusst durch (b/d)*
2. Risikofaktoren.

Bei der Formulierung einer Risiko-Pflegediagnose wird der Pflegediagnosetitel mit dem Wort „Gefahr" ergänzt.

In der pflegerischen Praxis könnte diese Diagnose dann wie folgt aussehen: Gefahr eines Flüssigkeitsdefizits beeinflusst durch (b/d) übermäßigen Flüssigkeitsverlust auf normalem Weg (z. B. Durchfall).

Syndrom-Pflegediagnosen

Der Pflegediagnosetitel einer Syndrom-Pflegediagnose enthält eine Aussage über die ätiologischen, ursächlichen Faktoren. Es wird lediglich der Pflegediagnosetitel des Syndroms und nicht die einzelnen damit zusammenhängenden Komplikationen aufgeführt.

Gesundheitsdiagnosen

Gesundheitsdiagnosen beschreiben die Fähigkeiten und Ressourcen des Patienten, die er einsetzen kann, um sein Wohlbefinden zu verbessern, und beziehen sich damit auf die Möglichkeit zur Steigerung des Gesundheitszustandes.

Voraussetzung für die Formulierung einer Gesundheitsdiagnose ist:

- Bereitschaft des Patienten zur Verbesserung eines bereits gesunden Zustandes,
- der Patient muss bereits einen stabilen Gesundheitszustand aufweisen.

Auch der Begriff „stabiler Gesundheitszustand" ist von der NANDA genau definiert:

- es werden dem Alter entsprechende präventive Maßnahmen gegen Krankheit ergriffen,
- der Klient berichtet über eine gute oder ausgezeichnete Gesundheit,
- bei bestehender Krankheit sind ihre Zeichen und Symptome unter Kontrolle.

Gesundheitsdiagnosen sind zweiteilige Aussagen. Sie bestehen aus dem Pflegediagnosetitel und bestimmenden Merkmalen oder Kennzeichen.

Verdachts-Pflegediagnosen

Verdachts-Pflegediagnosen beschreiben mögliche vorliegende Probleme des Patienten, für deren Bestätigung oder Ausschluss jedoch zusätzliche Informationen benötigt werden. Verdachts-Pflegediagnosen sind also im eigentlichen Sinne vorläufige bzw. „unfertige" Pflegediagnosen und so eine Zwischenstufe im pflegediagnostischen Prozess.

Verdachts-Pflegediagnosen bestehen aus zwei Elementen:

1. Verdacht auf Pflegediagnosetitel (PD) *beeinflusst durch (b/d)*, dem der Zusatz „Verdacht auf (V.a.)" vorangestellt wird,
2. beeinflussende Faktoren.

Wird von einer Pflegeperson eine Verdachts-Pflegediagnose gestellt, sind neben ihr alle anderen Pflegepersonen gefordert, zusätzliche Informationen zu sammeln, damit die Verdachtsdiagnose entweder in eine aktuelle Pflegediagnose oder eine Risikodiagnose überführt werden oder ganz ausgeschlossen werden kann.

M *Der **Pflegediagnosetitel** ist eine Bezeichnung, die kurz und präzise die Reaktion eines Menschen auf Gesundheitsprobleme/Lebensprozesse beschreibt.*

D ***Syndrom-Pflegediagnosen** umfassen eine Gruppe von aktuellen Pflegediagnosen oder Risiko-Pflegediagnosen, die aufgrund eines bestimmten Ereignisses voraussichtlich auftreten.*

D ***Gesundheitsdiagnosen** werden auch als Wellness-Pflegediagnosen bezeichnet*

D ***Aktuelle Pflegediagnosen** beschreiben die aktuellen, d. h. derzeitigen Reaktionen des Patienten auf Gesundheitsprobleme oder Lebensprozesse.*

D ***Verdachts-Pflegediagnosen** beschreiben vermutete Reaktionen eines Menschen auf ein Gesundheitsproblem.*

D ***Risiko-Pflegediagnosen** benennen in der Diagnose einen oder mehrere Risikofaktoren beim Patienten, die das Auftreten dieser Reaktion begünstigen. Risikofaktoren sind Umstände, die eine besondere Gesundheitsgefährdung begründen.*

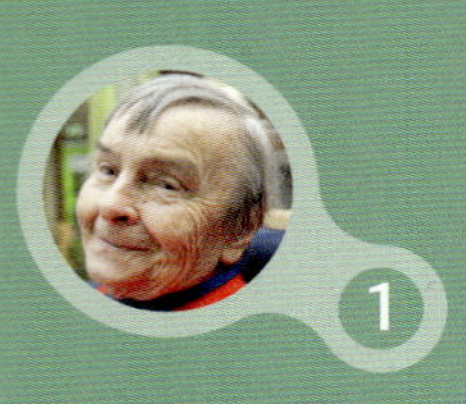

Klassifikation von Pflegediagnosen

Ähnlich wie bei der Ordnung von Pflegetheorien werden Ordnungssysteme auch im Zusammenhang mit Pflegediagnosen verwendet. Die NANDA hat hierzu ein Klassifikationssystem, die sog. Taxonomie II, entwickelt, das den Umgang mit und die Anwendung von Pflegediagnosen erleichtern soll.

Klassifikation der NANDA

Zu Beginn ihrer Arbeit listete die NANDA die anerkannten Pflegediagnosen alphabetisch auf. Um Übersichtlichkeit und Anwendung der Pflegediagnosen zu erleichtern, entwarf eine Gruppe von Pflegetheoretikern ein Klassifikationssystem. Es geht von 13 Bereichen (Domänen) und 46 Klassen aus, denen die einzelnen Pflegediagnosen zugeordnet werden. Unter einem Bereich wird ein „Wissensgebiet von Aktivitäten, Untersuchungen oder Interessen" verstanden; Klassen bezeichnen „eine Untergruppe einer größeren Gruppe; eine Unterscheidung von Personen oder Dingen durch Qualitäten, Reihenfolgen oder Gradierungen" (Roget 1980, zit. n. NANDA International 2005). Damit umfasst die Taxonomie II der NANDA 3 Ebenen: 1. Bereiche, 2. Klassen und 3. Pflegediagnosen.

*D: Ein **Klassifikationssystem** kann vereinfacht als eine Ordnungshilfe beschrieben werden, die die Zuordnung einzelner Elemente zu verschiedenen Klassen und deren Hierarchisierung ermöglicht.*

Neue Pflegediagnosen werden ihrer Definition entsprechend klassifiziert, d. h. dem jeweils passenden Bereich und einer spezifischen Klasse zugeordnet. Gleichzeitig werden sie innerhalb der einzelnen Klassen alphabetisch nach dem diagnostischen Begriff (z. B. Selbstversorgung) geordnet und mit einem fünfstelligen Zifferncode versehen, der die Nummer der anerkannten Pflegediagnose enthält.

Neue Pflegediagnosen können in die Taxonomie II eingeordnet werden, ohne dass die Codes der einzelnen Diagnosen jeweils geändert werden müssen.

Vorteile von Klassifikationssystemen

Ein Klassifikationssystem ermöglicht die Ordnung und Strukturierung pflegerischen Wissens und trägt dazu bei, wissenschaftlich fundiertes Pflegewissen zu beschreiben und zu entwickeln. Das Klassifikationssystem ermöglicht außerdem die computergesteuerte Erfassung, Analyse und Synthese pflegerischer Daten sowohl für die Pflegepraxis als auch für die Pflegeforschung. Gerade für den Bereich der Pflegeforschung sind eine einheitliche Terminologie und ein Klassifikationssystem wichtig, um Forschungsstudien vergleichbar machen und Forschungsergebnisse evaluieren zu können. Die Entwicklung neuer Pflegediagnosen kann auch als ein Beispiel für die induktive Vorgehensweise bei der Pflegeforschung gesehen werden. Außerdem wird durch die Verwendung klassifizierter Pflegediagnosen die Leistungserfassung und Berechnung pflegerischer Leistungen nach pflegerischen (und nicht nach medizinischen) Diagnosen ermöglicht.

Pflegeforschung s. a. S. 25.

M: Pflegediagnosen stellen wie die formulierten Ressourcen und Probleme des pflegebedürftigen Menschen den Ausgangspunkt für Planung, Durchführung und Evaluation der Pflege dar.

Andere Ordnungssysteme

Eine andere Art der Zuordnung von Pflegediagnosen wird von der amerikanischen Professorin für Pflege Marjory Gordon vorgeschlagen. Sie verwendet als Diagnosekategorien elf funktionelle Verhaltensmuster („functional health patterns"). Neben den anerkannten und noch im Anerkennungsprozess befindlichen Pflegediagnosen der NANDA finden sich in ihrem Handbuch weitere Pflegediagnosen, die sich in der Praxis als nützlich erwiesen haben, aber noch nicht von der NANDA anerkannt wurden.

Pflegediagnosen im Pflegeprozess

Der Weg von der Informationssammlung im Pflegeprozess bis zur Formulierung einer oder mehrerer Pflegediagnosen wird auch als diagnostischer Prozess bezeichnet. Er beschreibt das Vorgehen einer Pflegeperson bei der Analyse, Synthese und Interpretation der erhobenen subjektiven und objektiven gesundheits- und krankheitsbezogenen Daten eines pflegebedürftigen Menschen im Hinblick auf eine diagnostische Aussage. Dieser Prozess kann nach Gordon (2001) in folgenden Schritten beschrieben werden:

- Sammlung der Informationen: Aus allen verfügbaren Informationsquellen werden pflegerelevante subjektive und objektive Informationen erhoben.
- Interpretation der Informationen: Die erhobenen Daten werden hinsichtlich ihrer Bedeutung analysiert, interpretiert und beurteilt. Erste Schlussfolgerungen werden gezogen.
- Bündelung der Informationen: Die Informationen werden auf der Basis der Schlussfolgerungen zu Gruppen, sog. Kennzeichenclustern, zusammengefügt und mit möglichen Diagnosekategorien abgeglichen. Dabei werden mögliche Pflegediagnosen aus der Pflegediagnosenliste ausgewählt und auf Übereinstimmung zwischen Definition und Merkmalen mit den erhobenen Daten des pflegebedürftigen Menschen überprüft.
- Benennung des Kennzeichenclusters: Das Ergebnis des Abgleichs wird als definitives Gesundheitsproblem des pflegebedürftigen Menschen, also als Pflegediagnose dokumentiert.

Können einzelne Merkmale oder Kennzeichen nicht widerspruchsfrei in eine Pflegediagnose überführt werden und ergeben die erhobenen Daten kein einheitliches Bild, kann eine Verdachts-Pflegediagnose formuliert werden, die im weiteren Verlauf bestätigt oder verworfen werden muss. Hierzu müssen kontinuierlich weitere Informationen erhoben werden. Der pflegediagnostische Prozess verlangt daher ein kontinuierliches Abgleichen der gezogenen Schlussfolgerungen mit weiteren Beobachtungen und neuen Informationen über den pflegebedürftigen Menschen.

Assessmentinstrumente

Assessmentinstrumente unterstützen Pflegende bei Entscheidungen im Verlauf des gesamten Pflegeprozesses. Sie können an unterschiedlichen Punkten in diesem Prozess greifen. Alle Instrumente haben das Ziel, Gesundheitsindikatoren, Fähigkeiten und Verhaltensweisen systematisch festzuhalten und daraus Schlussfolgerungen zu ziehen.

Instrumente haben in erster Linie die Funktion, bei der individuellen Einschätzung der Situation eines Pflegebedürftigen Hilfe zu leisten, um sie genauer oder einfacher feststellen zu können als ohne Instrument. Instrumente unterstützen die Pflegediagnostik und tragen zur Entscheidungsfindung bei.

Aufgaben von Assessmentinstrumenten

Pflegerelevante Phänomene erfassen. Assessmentinstrumente tragen generell dazu bei, gesundheits- bzw. pflegebezogene Phänomene zu erfassen. Zum einen geht es dabei um so komplexe Phänomene wie Pflegebedürftigkeit, also die Gesamtheit der gesundheitsbezogenen Indikatoren, die pflegerische Unterstützung erfordern. Zum anderen werden nur Teile von Pflegebedürftigkeit erfasst wie bestimmte einzelne physio-psycho-soziale Funktionen (z. B. Mobilitätszustand, Ernährungszustand, Inkontinenzprofile) (Bartholomeyczik et al. 2009).

Risiko erfassen. Instrumente zur Risikoerfassung werden häufig genutzt. Mit ihnen können die Nutzer einschätzen, ob Patienten einer bestimmten Risikogruppe angehören (Dekubitus-, Pneumonie-, Kontrakturen-, Sturzrisiko). Weniger bekannt sind Instrumente, die das Risiko des Eintritts von Pflegebedürftigkeit oder der Verschlechterung von Pflegebedürftigkeit im Voraus abschätzen können.

Pflegerische Diagnosen erstellen. Da sich die Pflege nicht mit Krankheiten, sondern mit Reaktionen auf diese beschäftigt, also eher mit dem Kranksein als mit der Krankheit, ist es das Ziel pflegerischer Assessmentverfahren, zur Erstellung pflegerischer und nicht medizinischer Diagnosen beizutragen. Wenn hier der Begriff Pflegediagnose benutzt wird, dann bezieht er sich nicht auf ein bestimmtes System (z. B. NANDA-Diagnosen), sondern bezeichnet nur die Zusammenführung von Informationen, die als Grundlage für die Entscheidung für pflegerische Maßnahmen dienen. Dabei gibt es viele Instrumente, die sowohl Pflegende als auch Ärzte für ihre jeweils unterschiedlichen Aufgaben nutzen. Wesentlich ist eher, zu welchen Maßnahmen die Ergebnisse führen. Ärztlicherseits wird z. B. die VAS (visuelle Analogskala) zur Erfassung von Schmerz eingesetzt, um die Frage nach weiteren Schmerzmedikamenten zu entscheiden. Pflegende nehmen sie, um pflegerische Maßnahmen einzusetzen, Entwicklungen zu überprüfen und ggf. ein ärztliches Eingreifen zu organisieren.

Pflegebedarf einschätzen. Ein weiterer großer Aufgabenbereich von Assessmentinstrumenten im Rahmen des Pflegeprozesses ist die Einschätzung des Pflegebedarfes und des Pflegeaufwandes (also als Hilfsmittel für das Management). Das Erfassen der hierfür relevanten Informationen spielt nicht nur eine wichtige Rolle bei der Planung individueller Maßnahmen, des Einsatzes von Personalressourcen und Hilfsmitteln oder bei der Zeitplanung für eine individuelle Patientin, sondern spätestens seit der Einführung der Pflegeversicherung bei leistungsrechtlicher Abrechnung. Die Einführung der DRG im Krankenhausbereich, die auf medizinischen Diagnosen aufbaut und die ärztliche Behandlung im Mittelpunkt sieht, hat die Notwendigkeit guter Erfassungsinstrumente für die Darstellung pflegerischer Leistungen extrem verdeutlicht.

Was heißt eigentlich Assessmentinstrument?

Der Begriff Assessmentinstrument ist ein Begriff, der nicht immer einheitlich genutzt wird und daher erklärt werden soll.

Assessment

Zu einer Einschätzung oder Beurteilung gehören immer zwei Aspekte:

- Informations- oder Datensammlung
- die Interpretation dieser Daten.

Das bedeutet, dass nicht nur beschrieben wird, dass an einer bestimmten Stelle eines Patienten die Haut gerötet ist und bei einem Druck mit einem Finger die Rötung persistiert, sondern auch, was das bedeutet. In diesem Fall kann dieses ein Dekubitus im Stadium 1 sein. Eine Einschätzung im Rahmen der Pflege wird immer mit einem Ziel vorgenommen, nämlich Informationen für eine Entscheidung zu erhalten, welche Maßnahmen getroffen werden müssen, um das identifizierte Problem positiv zu verändern. Das Assessment in der Pflege beinhaltet gesundheitsbezogene Informationen einer Person, die möglicherweise der Pflege bedarf. Soweit ist dies allgemein der erste Schritt im Pflegeprozess.

Assessmentinstrument

Ein Assessmentinstrument ist ein standardisiertes Hilfsmittel (Instrument), mit dem das Assessment durchgeführt werden kann. Standardisiert heißt, dass es in den dafür vorgesehenen Fällen immer in der gleichen Art und Weise angewandt wird. Das bedeutet auch, dass es genaue Verfahrensweisen gibt, wie das Instrument anzuwenden ist. Meist kreuzen Nutzer bestimmte Ergebnisse an oder lesen eine Skala ab. Beides wird in Zahlen übersetzt,

M **Assessment** *heißt aus dem Englischen übersetzt Einschätzung, Beurteilung, Abwägung.*

B *Eine einfache Skala ist die visuelle Analogskala (VAS) zur Einschätzung der Schmerzstärke. Je nach Einstellung durch den Patienten wird ein Punktwert zugeordnet, der als starker oder weniger starker Schmerz zu interpretieren ist.*

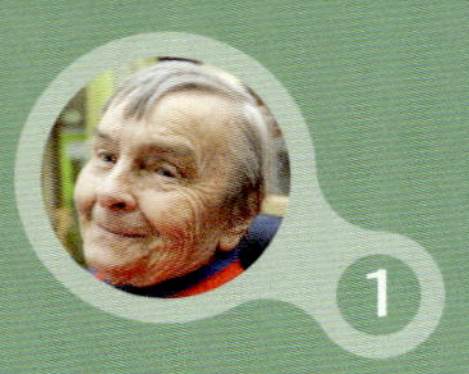

deren Verwendung dann die benötigte Entscheidungshilfe gibt.

Screening

Instrumente, die relativ einfach und oberflächlich eine Wahrscheinlichkeit von Risiken oder Schäden erfassen, werden als Screening bezeichnet. Ein einfaches Screening zur Erfassung des Risikos einer Mangelernährung kann z. B. aus drei Items (Fragen) bestehen (Schreier et al. 2010):

- Gewichtsabnahme in einem bestimmten Zeitraum,
- unzureichende Nahrungsaufnahme,
- erhöhter Bedarf durch besondere Unruhe (z. B. Demenzkranke).

Wird eines dieser Items festgestellt, muss genauer untersucht werden, ob es sich tatsächlich um eine Mangelernährung handelt und in diesem Fall, woran das liegt. Screenings erfordern also üblicherweise eine weitergehende vertiefte Diagnostik, ein differenziertes Assessment. Andere Instrumente sind differenzierter, z. B. die Braden-Skala. Ihnen muss sich keine weitere Diagnostik mehr anschließen, um entsprechende pflegerische Maßnahmen zu begründen.

Für fast alle Instrumente gilt, dass sie keine Fragebogen im Sinne einer wörtlich vorzunehmenden Abfrage darstellen, sondern eher als Leitfaden für evtl. völlig verschiedene Daten- oder Informationsquellen zu nutzen sind. Die Datenquellen können Beobachtungen der Patientin sein, können durch Befragung bei ihr oder bei Angehörigen erlangt werden, sie können durch Urteile von Kolleginnen oder anderen Professionen entstehen, direkt oder aus Dokumentationen.

Nutzen von Assessmentinstrumenten

Welchen Nutzen haben Assessmentinstrumente? Könnte man auch ohne vorgegebene Formulierungen feststellen, ob eine Dekubitusgefahr vorliegt oder ein Patient Schmerzen hat? Ja, natürlich, und vor allem erfahrene Pflegende können die Situation von Patienten oftmals gut einschätzen. Dennoch sind Assessmentinstrumente aus mehreren Gründen zu empfehlen:

Pflegediagnostik verbessern. Vor allem dienen sie – wie oben bereits dargestellt – als Hilfsmittel für eine gute Pflegediagnostik. Ein standardisiertes Instrument kann so etwas wie eine Landkarte sein. Die Karte ist aber nicht die Landschaft selbst, sondern gibt nur Auskunft über die Landschaft und den Weg. Bei der pflegerischen Diagnostik geht es allerdings um die Gesundheit und Lebensqualität von pflegebedürftigen Menschen, Irrfahrten in diesem Sinne sind Pflegefehler und absolut zu vermeiden. Alle Instrumente sollen die Pflegediagnostik steuern, die Nutzer auf bestimmte Inhalte stoßen, die es zu beachten, zu beobachten, zu erfragen oder auf andere Art zu erfassen gilt. Sie dienen also auch als Gedächtnisstütze. In Studien wurde nachgewiesen, dass sowohl die Genauigkeit als auch die Differenziertheit von Informationen über die Situationen von Patienten durch die Nutzung von Assessmentinstrumenten zunehmen kann und vor allem, dass die Intensität und Effektivität von Prophylaxen nach der Nutzung von Risikoskalen zunimmt (Pancorbo-Hidalgo et al. 2006). Der Einfluss auf die Dekubitushäufigkeit ist allerdings unklar.

Vergleichen. Etwas standardisiert zu erfassen, heißt immer auch – im Gegensatz zu nicht standardisierten Verfahren –, dass die Informationen durch die immer gleiche Art des Verfahrens und der Dokumentation vergleichbar sind. Dies wird vor allem dadurch erleichtert, dass die Inhalte in Zahlen übersetzt werden. Durch den Vergleich dieser Zahlen können Verläufe einzelner Patienten oder Pflegebedürftiger leicht aufgezeigt werden. Sinnvoll ist es z. B., einen Zustand bei Beginn der Krankenhausbehandlung mit dem bei der Entlassung zu vergleichen. Wie aussagekräftig solche Vergleiche sind, hängt ganz wesentlich von der Qualität der Instrumente ab. So ist z. B. ein Barthelindex so grob, dass er kleine Fortschritte in der Mobilität und Selbstpflege kaum aufzeigen kann (Halek 2003). Assessmentinstrumente können also einen wertvollen Beitrag für Qualitätsentwicklungsmaßnahmen liefern.

Dokumentation erleichtern. Wegen ihrer Standardisierung ist es möglich, die Daten leicht EDV-gängig zu machen. Ein Instrument kann schon in ein System einprogrammiert und dadurch nutzerfreundlich gestaltet sein. Das erleichtert die Dokumentation. Die Qualität hängt natürlich auch von der Qualität der Software ab.

Daten zur Verfügung stellen. Sobald Daten standardisiert gespeichert sind, können sie auch für andere Zwecke verwendet werden. So hat die Einführung der DRG-basierten Finanzierung in Krankenhäusern dazu geführt, dass die Pflege als wichtiger Teil der Krankenhausversorgung ziemlich unsichtbar geworden ist. Es werden zwar – wie vom System gefordert – medizinische Diagnosen differenziert kodiert, aber Pflegebedarf, der nicht direkt daraus ableitbar ist, geht dabei unter. Zu nennen wäre hier als Beispiel die Mobilitätsbeeinträchtigung und damit verbundene Risiken wie Dekubitus, Pneumonie oder Thrombose. Diesen negativen Folgen von Mobilitätsbeeinträchtigung vorzubeugen ist Kernaufgabe der Pflege und relativ unabhängig davon, ob die medizinische Diagnose Herzinfarkt oder Darmkrebs mit nachfolgender Operation heißt. Ein erster Schritt, der Pflege einen angemesseneren Stellenwert einzuräumen, wäre die Sammlung derartiger Daten, auch im Controlling.

Weiterverwertung. Schließlich ermöglicht die verstärkte Nutzung standardisierter Instrumente und deren Integration in Datensysteme Auswertungen auf ganz anderen Ebenen, denn damit sind nicht nur die individuellen Daten, sondern auch Gruppen vergleichbar. Neben der Möglichkeit, diese Daten als Qualitätsindikatoren zu nutzen, können sie auch als Grundlage für Studien dienen, z.B. für epidemiologische Fragestellungen oder eine Pflegeberichterstattung (dip 2003, Bartholomeyczik et al. 2010), zur Begründung von Pflegeaufwand oder auch für Untersuchungen zur Effektivität von pflegerischer Versorgung (**Abb. 1.41**).

Grenzen und Gefahren von Assessmentinstrumenten

Leider zeigt die Analyse von Pflegedokumenten, dass das Assessment sehr häufig nicht als solches genutzt wird, d.h. die Maßnahmenplanung in der Dokumentation vernachlässigt die Informationen des Assessments, die Probleme aus dem Assessment finden sich im Bericht oft nicht wieder. Auch wenn sich dies nur auf die Dokumentation bezieht und diese nicht identisch mit dem tatsächlichen Handeln ist, zeigt sie doch Bedeutungen, die Pflegende bestimmten Bereichen geben. Eine Analyse von 279 Dokumentationen in 26 Altenpflegeheimen zeigt, dass bei der Pflegeplanung in nicht ganz der Hälfte der Fälle, nämlich in 48 % Bezug auf das Assessment genommen wird. Ähnlich sieht es beim Verlaufsbericht aus: Nur in 21 % der Fälle wird auf das Assessment Bezug genommen (Bartholomeyczik et al. 2004).

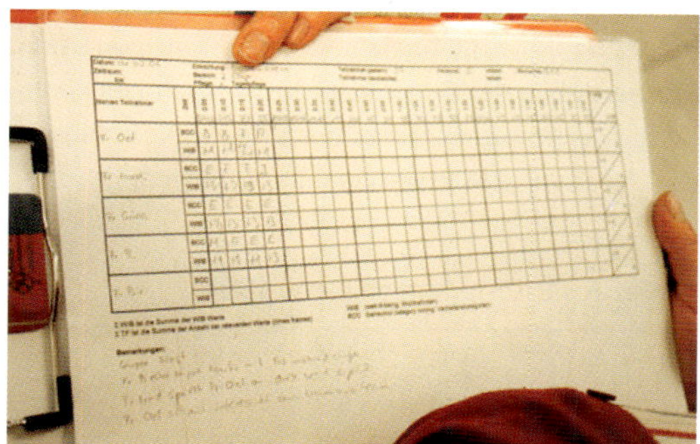

Abb. 1.41 Beispiel Dementia Care Mapping (DCM). DCM ist ein Beobachtungsverfahren, das speziell für Menschen mit Demenz entwickelt wurde, bei denen Zufriedenheitsbefragungen nicht oder nur bedingt möglich sind. Es gilt, verbale wie nonverbale Signale vor dem Hintergrund der persönlichen Biografie zu deuten, um den Menschen ein erfülltes und zufriedenes Leben zu ermöglichen. Diese Signale werden mit dem DCM objektiv gedeutet und kodiert, um Aussagen über das relative (Un)wohlbefinden der Klienten treffen zu können. Gleichzeitig geben die Ergebnisse an, wie hoch insgesamt das relative Wohlbefinden in einer Einrichtung ist und dienen somit der Qualitätsmessung. Die Beobachtungsregeln des DCM-Verfahrens sind durchgehend darauf ausgerichtet, den Pflegeprozess im Detail zu beobachten, ihn werteorientiert abzubilden und Wege zur Verbesserung der Lebensqualität der Menschen mit Demenz erkennbar werden zu lassen. Die Ergebnisse der Beobachtungen können dabei helfen, die Gründe für das veränderte Verhalten herauszufinden und die Pflege, Förderung und Begleitung für diesen Menschen verbessern. Das DCM wurde in England an der Universität Bradford von Tom Kitwood und Mitarbeitern entwickelt. Die Grundlage des DCM ist die Werteorientierung der „personenzentrierten Pflege“ oder „Positiven Personenarbeit“ nach Tom Kitwood. Der deutsche „Importeur“ des urheberrechtlich geschützten DCMs ist Christian Müller-Hergl, Theologe, Altenpfleger und Mitarbeiter am Dialogzentrum Demenz der Universität Witten/Herdecke.

Grenzen und Gefahren sind:

- Ein Assessmentinstrument zu nutzen, um es dann säuberlich abzuheften und nie mehr anzusehen, ist überflüssig.
- Ebenso überflüssig ist es, ein Assessmentinstrument als Ersatz für fachliche Expertise anzusehen. Eine Gefahr bei der Anwendung standardisierter Instrumente besteht darin, dass viele Menschen glauben, sie könnten ohne Reflexion eingesetzt werden. So soll es vorgekommen sein, dass ein offensichtlich schmerzgeplagter Patient sich zu seinen Kommunikationsfähigkeiten, seinen Atemproblemen und anderen Selbstpflegefähigkeiten äußern musste, bevor er das zentrale Problem Schmerz ansprechen durfte, nur weil die vorliegende Checkliste diese Reihenfolge vorgab. Wenn ein standardisiertes Instrument also dazu verführt, das Denken und das Hineindenken in den Patienten zu vernachlässigen, dann ist dies ein Missbrauch. Hermeneutische Kompetenz in dem Sinne, den „Fall“ auch aus der Sicht des „Falles“ rekonstruieren zu können, ohne dabei die professionelle Sicht aufzugeben, ist neben den Kenntnissen der wissenschaftlichen Grundlagen Voraussetzung für eine gute Pflegediagnostik (Schrems 2008).
- Die Nutzung von Assessmentinstrumenten verlangt eine spezifische Expertise. Neben der Tatsche, dass die Nutzerinnen mit dem Instrument umgehen können und sie wissen, wie sie die Informationen fachgerecht sammeln, muss die Nutzerin beurteilen können, ob das Instrument in der speziellen Situation überhaupt angebracht ist. Instrumente können sehr sinnvoll und hilfreich sein, wenn ihre Form nicht mit dem Inhalt verwechselt wird, d.h. wenn sie als Hilfsmittel verwendet werden, das von qualifizierten Pflegenden zur Unterstützung ihrer Arbeit genutzt wird (Bartholomeyczik et al. 2009).
- Nicht zielführend sind einzelne Assessmentinstrumente, die an ein vorhandenes Dokumentationssystem angehängt werden, ohne zu überprüfen, ob die benötigten Informationen bereits durch andere Teile des Dokumentationssystems erfasst werden. Das führt zu Doppeldokumentation mit all den damit verbundenen Frustrationen. Standardisierte Assessmentinstrumente müssen in das gesamte Dokumentationssystem integriert sein.

Internet:
http://www.thieme.de/cne/fortbildung
http://www.kda.de
http://www.dcm-deutschland.de

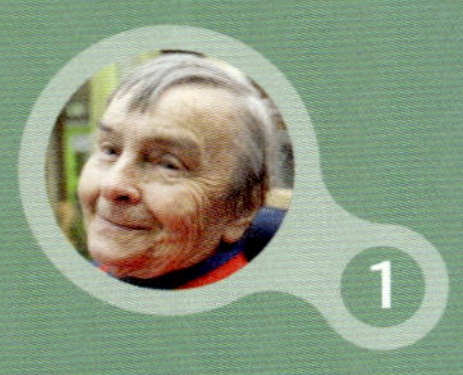

M *Zu jedem formulierten Pflegeproblem gehört ein Pflegeziel, an dem die zu planenden Pflegemaßnahmen ausgerichtet werden.*

B **Fernziel.** *Frau K. kann nach dem Einsetzen der TEP (Total-Endo-Prothese) am 25.07. selbstständig auf dem Stationsflur mit Unterarmgehstützen laufen.*
Nahziele.
- *Fr. K. kann am 21.07. mit Unterstützung vor dem Bett stehen.*
- *Fr. K. kann am 22.07. mithilfe einer Pflegeperson und Unterarmgehstützen einige Schritte im Zimmer machen.*
- *Fr. K. kann am 23.07. selbstständig mit Unterarmgehstützen ins Bad gehen.*
- *Fr. K. kann am 24.07. mithilfe einer Begleitperson und Unterarmgehstützen den Stationsflur einmal auf- und abgehen.*

M **Fernziele** *sind übergeordnete Ziele, welche den Zustand des Menschen nach Durchlaufen des Pflegeprozesses beschreiben.* **Nahziele** *sind einzelne Teilziele, die zum Erreichen der Fernziele eingesetzt werden.*

M *Die* **Festlegung von Pflegezielen** *macht die durchgeführten Pflegemaßnahmen bewertbar. Das Nicht-Formulieren von Pflegezielen begünstigt das unreflektierte Handeln nach Intuition, Tradition oder Berufung auf eine Autorität. Die Begründung für die durchgeführte Pflege ist nicht nachvollziehbar.*

M *Nicht immer kann von einer vollständigen Gesundung als Ziel ausgegangen werden. Manchmal muss die betreffende Person lernen, mit Behinderungen zu leben. Ein Ziel kann auch sein, einen würdigen, schmerzfreien Tod zu erleben.*

Wie werden Pflegeziele geplant?

Festlegung der Pflegeziele

Pflegeziele müssen realistisch, erreichbar und überprüfbar sein, um sowohl den hilfsbedürftigen Menschen als auch die an der Pflege beteiligten Personen zu motivieren, diese Ziele zu erlangen. Wenn ein Mensch die angestrebten Ziele kennt und um die Maßnahmen weiß, die ihn zu diesem Ziel führen, kann er aktiv mitarbeiten. Daher sollten die Pflegeziele auch immer gemeinsam mit dem betroffenen Menschen und ggf. dessen Angehörigen erarbeitet und festgelegt werden.

Pflegeziele müssen überprüfbar sein, da sie Kriterien und Maßstäbe für die Effektivität der Pflege sind. Als Kriterium wird z. B. ein bestimmter Zeitraum angegeben, in dem ein Ziel erreicht werden soll. Aber auch die Formulierung konkreter Messwerte bzw. Mengenangaben, z. B. „Hr. X. trinkt 3 Liter Flüssigkeit am Tag" macht ein Ziel überprüfbar. Nur durch die Überprüfung kann festgestellt werden, ob ein geplantes Ziel teilweise oder komplett erreicht ist: Die aktuelle Situation des Patienten (Ist-Zustand) wird mit dem zu erreichenden Ziel (Soll-Zustand) verglichen.

Pflegeziele beziehen sich nicht nur auf den körperlichen, sondern auch auf den psychischen Lebensbereich. Die Zielsetzung kann auf folgende Kriterien Bezug nehmen (**Tab. 1.3**):
- Leistung und Können eines Menschen,
- Wissen des Menschen,
- Verhalten und Erleben des Menschen,
- messbare Befunde und Ergebnisse,
- körperlicher Zustand,
- Gefahren und Risiken.

Pflegeziele werden in Nah- und Fernziele unterschieden. Fernziele sind übergeordnete Ziele, sie sollten innerhalb von Wochen oder Monaten zu erreichen sein.

Demgegenüber sind Nahziele kleine Etappen auf dem Weg zu einem End- oder Fernziel. Sie sollten innerhalb weniger Tage erreichbar sein. Jedes erreichte Nahziel vermittelt dem pflegebedürftigen Menschen, dessen Angehörigen und der Pflegeperson, dem Fernziel ein Stück näher gekommen zu sein.

Dokumentation von Pflegezielen

Die Formulierung von Pflegezielen bereitet Pflegepersonen häufig Schwierigkeiten, was manchmal dazu führt, dass sie ganz weggelassen werden. Dann werden Pflegeprobleme sofort den Pflegemaßnahmen zugeordnet, ohne dass über die zu erreichenden Ziele nachgedacht wurde.

Die Formulierung der Pflegeziele erfolgt aus Sicht des Patienten auf positive Art und Weise und so präzise wie möglich. Das bedeutet, dass die Kriterien zur Überprüfung der Ziele, z. B. Zeiträume oder Mengenangaben, so genau wie möglich angegeben sein müssen. Dabei ist darauf zu achten, dass Ziele eindeutig, kurz, knapp und präzise formuliert sind. Sie werden in der Gegenwartsform, im Präsens, verfasst. Die Dokumentation der Pflegeziele erfolgt in der dafür vorgesehenen Spalte im Pflegeplan.

Tab. 1.3 Beispiele einzelner Pflegezielsetzungen mit den Bezugskriterien (nach Juchli 1991)

Bezug des Pflegeziels	*Praxisbeispiel*
Leistung/Können des Menschen	Fr. A. kann in 6 Tagen mit den Unterarmgehstützen selbstständig laufen. Hr. B. kann in 5 Tagen unter Anleitung seinen Stomabeutel wechseln.
Wissen des Menschen	Fr. C. kennt die Risiken bei Einnahme blutverdünnender Medikamente und hält sich an die Verhaltensvorschriften. Hr. D. kennt die Wirkungsweise seiner Medikamente und nimmt diese jeden Morgen um die gleiche Zeit (8.00 Uhr) ein.
Verhalten und Erleben des Menschen	Hr. E. kann über seine Trauer um seine verstorbene Tochter reden. Peter geht jeden Tag mindestens eine Stunde lang ins Spielzimmer, um mit anderen Kindern zu spielen.
Messbare Befunde und Ergebnisse	Fr. G. nimmt täglich eine reduzierte Trinkmenge von 1200 ml zu sich. Hr. H. verliert innerhalb von einer Woche 1 kg Körpergewicht.
Körperlicher Zustand	Fr. I. hat eine belagfreie Zunge und eine feuchte Mundschleimhaut. Hr. K. hat bei liegender Nasensonde eine intakte Nasenschleimhaut.
Gefahren und Risiken	Fr. L. kennt die gesundheitlichen Risiken des Nikotinabusus und reduziert die tägl. Menge der Zigaretten schrittweise. Hr. M. kennt die Gefahr der Thrombose und führt prophylaktische Maßnahmen selbstständig durch.

Planung und Durchführung der Pflegemaßnahmen

Planung der Pflege

Nach der Formulierung von Pflegeproblemen, Ressourcen und Pflegezielen erfolgt im vierten Schritt des Pflegeprozesses nach Fiechter u. Meier die Planung der Pflegemaßnahmen. Hier bringt die Pflegeperson ihr Fachwissen und ihre praktischen Erfahrungen in den Pflegeprozess ein. Die Pflegemaßnahmen orientieren sich an den bekannten Pflegeproblemen und Ressourcen des Patienten sowie an den gesetzten Pflegezielen.

Dabei wird nicht nur die Art der Pflegemaßnahmen bestimmt, sondern auch, wer, wie, wann, womit und wie häufig diese Pflegemaßnahme durchführt. Die einzelnen Maßnahmen werden so konkret beschrieben, dass jede Pflegeperson sie auf die gleiche Art und Weise durchführen kann. Hierdurch wird die Kontinuität der Pflege gesichert und eine Bewertung oder Beurteilung erst möglich.

Im Gegensatz dazu ist die ungeplante Pflege ohne Erstellung eines Pflegeplanes ein intuitives Handeln jedes Einzelnen aus der Situation heraus, wobei nicht ermittelt werden kann, ob die bzw. welche Maßnahme effizient ist. Die Pflegemaßnahmen ergeben sich hierbei aus der zufälligen Entscheidung einzelner Personen, in Abhängigkeit von ihrem Wissen und Können. Dadurch variieren die Pflegemaßnahmen, sodass die Ergebnisse der Pflegehandlungen nicht ausgewertet werden können.

Dokumentation der Pflegemaßnahmen

Die erforderlichen Pflegemaßnahmen werden kurz, knapp und verständlich formuliert. Darüber hinaus werden sie in eine systematische und logische Reihenfolge gebracht und in der dafür vorgesehenen Spalte des Pflegeplanes dokumentiert. Dabei wird festgelegt:

- Personen, welche die Pflegemaßnahmen ausführen. Das können Pflegepersonen, Angehörige oder spezielle Fachleute aus anderen Fachgebieten wie zum Beispiel Logopäden oder Krankengymnasten sein,
- Art und Anwendung der verwandten Materialien,
- Lokalisation der Anwendung (betroffenes Körperteil),
- Häufigkeit, Zeitpunkt, Zeitraum der Maßnahme,
- ggf. der Zeitaufwand der Anwendung.

Die Zusammenstellung von Pflegeproblemen, vorhandenen Ressourcen, Pflegezielen und geplanten Pflegemaßnahmen wird Pflegeplan genannt. Der Pflegeplan ist von großer Bedeutung, da er als verbindliche Pflegeverordnung für alle an der Pflege beteiligten Personen gilt. Er umfasst:

- Pflegeprobleme des Patienten/Bewohners,
- Ressourcen des Patienten/Bewohners,
- Pflegeziele bzw. die zu erreichenden Ergebnisse,
- Pflegemaßnahmen in systematischer und logischer Reihenfolge als verbindliche Pflegeverordnung.

Je intensiver pflegebedürftiger Mensch und Angehörige in den Pflegeprozess einbezogen werden, desto mehr können sie an der Behebung der Pflegeprobleme mitwirken. **Tab. 1.4** zeigt den möglichen Pflegeplan für Frau Knapp.

Wurde ein Pflegeziel erreicht, wird die dazugehörige Maßnahme mit einem Absetzungszeichen (z. B.: >) im Pflegeplan abgesetzt, evtl. neu auftretende Pflegeprobleme werden ergänzt.

Wird auf die geschilderte Art und Weise mit dem Pflegeplan gearbeitet, ist er ein nützliches und wertvolles Hilfsmittel in der Pflege. Mit ihm kann die Pflege individuell auf den Empfänger der Pflege abgestimmt werden.

Auch die interdisziplinäre Kommunikation und Kooperation wird gefördert. Pflegerische, medizinische und andere Verordnungen können besser koordiniert werden, die Pflege selbst wird transparent, und der Nachweis der Pflege wird möglich. Gerade deshalb ist der Pflegeplan in der Aus- und Fortbildung von besonderer Bedeutung. Er erleichtert die Entwicklung von Fachwissen. Da die Ergebnisse der Pflege sichtbar gemacht werden, steigt die berufliche Zufriedenheit der Pflegeperson. Zuletzt darf der rechtliche Aspekt, der juristisch geforderte Nachweis der Dienstleistung Pflege, nicht vergessen werden.

Tab. 1.5 zeigt die Definitionen, Arten und Kriterien für die Formulierung von Pflegeproblemen, Ressourcen, Pflegezielen und Pflegemaßnahmen.

Durchführung der Pflege

In der fünften Phase des Pflegeprozesses wird die Pflege nach dem Pflegeplan durchgeführt. Dabei muss der Pflegeplan von allen beteiligten Personen immer wieder kritisch reflektiert und hinterfragt werden. Um einen Nachweis für die durchgeführten Pflegemaßnahmen und damit für die erbrachten Leistungen zu haben, werden diese im Durchführungsnachweis der Pflegedokumentation festgehalten.

Die durchgeführten Maßnahmen werden mit einem Handzeichen unter dem jeweiligen Datum und der entsprechenden Uhrzeit abgezeichnet.

Werden Veränderungen im Zustand des pflegebedürftigen Menschen festgestellt, müssen diese im Pflegebericht notiert werden. Der Pflegebericht gibt Auskunft über die Veränderungen, die durch die Pflegemaßnahmen eintreten. Vom Pflegeplan abweichende Pflegemaßnahmen werden hier begründet und kurz beschrieben. Treten solche Handlungen in einem kurzen Zeitraum gehäuft auf, ist

Pflegeprozess s. auch S. 72.

M *Pflegemaßnahmen sind die ausgewählten Mittel, mit denen die im vorherigen Schritt des Pflegeprozesses formulierten Pflegeziele erreicht werden können. Sie werden gemeinsam mit dem Betroffenen unter Berücksichtigung seiner Wünsche und ggf. der seiner Angehörigen formuliert.*

B *Ist z. B. bei einem dekubitusgefährdeten Menschen zum Erreichen des Pflegeziels „intakte Haut" ein zweistündlicher Lagewechsel von 30° linker Seitenlage und 30° rechter Seitenlage als Maßnahme zur Dekubitusprophylaxe festgelegt, so lässt sich nur bei kontinuierlicher Durchführung der festgelegten Maßnahme die Effektivität dieser Maßnahme ermitteln.*

M *Die Auswahl und das Zusammenstellen der erforderlichen Pflegemaßnahmen erfordern den optimalen Einsatz von fachlichem Wissen und praktischen Erfahrungen. Der pflegebedürftige Mensch und seine Angehörigen müssen aktiv einbezogen werden.*

M *Die Pflegedokumentation dient u. a. im Fall eines Schadensersatzanspruches der rechtlichen Absicherung.*

M *Pflegeprobleme, Ressourcen des pflegebedürftigen Menschen, Pflegeziele und ausgewählte Pflegemaßnahmen werden im sog. Pflegeplan dokumentiert. Er ist verbindliche Grundlage für alle an der Pflege beteiligten Personen.*

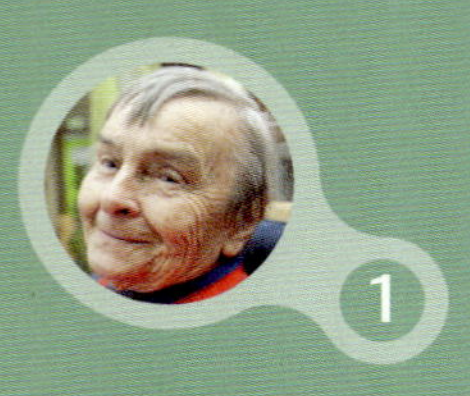

Der Pflegebericht ist ein Teil der Pflegedokumentation. Er gibt über den aktuellen Zustand des pflegebedürftigen Menschen Auskunft, dabei finden dessen Reaktionen auf die Pflege, aber auch z. B. auf Besuche von Angehörigen, diagnostische Maßnahmen o. Ä. besondere Berücksichtigung.

dies ein Signal dafür, dass ein neues Pflegeproblem aktuell wurde, welches in den Pflegeplan aufgenommen werden muss. Die Eintragungen im Pflegebericht erfolgen stichwortartig, präzise, klar, kurz und knapp im dafür vorgesehenen Formular (**Tab. 1.6**).

Der Bericht ist sinnvoll gegliedert, dabei sind die Aussagen objektiv, wertfrei und für jeden gut lesbar. Sie enthalten Datum, Uhrzeit und das Handzeichen der jeweiligen Pflegeperson. Die Eintragungen sind auf die Pflegeprobleme und Pflegeziele bezogen und werden direkt nach der durchgeführten Pflege dokumentiert.

Tab. 1.4 Auszug aus dem Pflegeplan für Frau Knapp

Datum	*Pflegeprobleme*	*Ressourcen*	*Pflegeziele*	*Pflegemaßnahmen*
20.07.	Frau Knapp leidet aufgrund der Pyelonephritis und Zystitis unter Schmerzen beim Wasserlassen (Dysurie) und Flankenschmerzen	Frau Knapp kennt das Krankheitsbild der Zystitis und Pyelonephritis, weiß, woher die Schmerzen kommen, und kann diese äußern	Frau Knapp hat weniger Schmerzen und fühlt sich mit ihren Schmerzen angenommen	– Frau Knapp darauf hinweisen, dass sie sich bei starken Schmerzen melden soll – Spasmolytika und Analgetika nach Arztanordnung
20.07.	Frau Knapp fühlt sich schlapp und entkräftet aufgrund des Fiebers und hat Bettruhe – kann deswegen die Körperpflege nicht selbstständig durchführen	Frau Knapp kann den Intimbereich im Bett selbstständig waschen	**Fernziel:** Frau Knapp führt die Körperpflege selbstständig durch **Nahziel:** Frau Knapp fühlt sich sauber und gepflegt	– 2 × tägl. (7:00 und 19:00 Uhr) Waschschale und eigene Körperpflegeutensilien am Bett bereitstellen – je nach Zustand von Frau Knapp Unterstützung bei/ Übernahme der Körperpflege anbieten – bei Bedarf kühle Abwaschungen ermöglichen – Wechsel der Bettwäsche nach Bedarf
20.07.	Gefahr der Obstipation		Frau Knapp hat einen regelmäßigen (individuell), geschmeidigen Stuhlgang – führt die Darmmassage selbstständig durch	– Stuhlentleerungsfrequenz und -gewohnheiten erfragen – Gewohnheiten soweit möglich berücksichtigen – Anleitung zur Darmmassage
20.07.	Frau Knapp macht sich Sorgen um ihre beiden Kinder	– Frau Knapp äußert ihre Sorgen – ihre Freundin kümmert sich während ihres Krankenhausaufenthaltes um die Kinder	Frau Knapp fühlt sich mit ihren Sorgen ernst genommen	– Telefonanmeldung – freie Besuchszeiten für die Familie ermöglichen – Gelegenheiten zu helfenden Gesprächen anbieten

Tab. 1.5 Definitionen, Arten und Kriterien für die Formulierung von Pflegeproblemen, Ressourcen, Pflegezielen und Pflegemaßnahmen

	Pflegeproblem	*Ressource*	*Pflegeziel*	*Pflegemaßnahme*
Definition	Beeinträchtigung des Patienten in einem Lebensbereich, die seine Unabhängigkeit einschränkt und ihn belastet	Fertigkeiten und Fähigkeiten, die dem einzelnen Menschen zur Verfügung stehen, um seinen Genesungsprozess positiv zu beeinflussen oder seine kritische Lebenssituation bzw. -aufgabe sinnvoll zu bewältigen	Zustand, der durch die geplante Pflege gemeinsam mit dem Betroffenen angestrebt wird	pflegerische Tätigkeiten, die zum Erreichen der Pflegeziele ergriffen werden
Arten	– aktuelle – potenzielle – verdeckte – generelle – individuelle	– körperliche – innere, persönliche, geistige – räumliche – soziale – ökonomische – spirituelle	Nah- und Fernziele nehmen Bezug auf: – Leistung und Können – Wissen – Verhalten und Erleben – messbare Befunde und Ergebnisse – körperlichen Zustand – Gefahren und Risiken	orientiert an Pflegeproblemen und formulierten Pflegezielen
Kriterien zur Formulierung	unter Angabe von: – Name des betroffenen Menschen – Art und Umfang der Beeinträchtigung – Ursachen und Auswirkungen des Pflegeproblems – kurz, präzise und frei von Interpretationen	sinnvolle Zuordnung der Ressourcen zu Pflegeproblemen	– aus Sicht des betroffenen Menschen – realistisch und erreichbar – präzise, d. h. unter Angabe von Kriterien zur Überprüfung (z. B. Mengenangaben, Zeiträumen)	so präzise, dass jede Pflegeperson sie auf die gleiche Art und Weise durchführen kann, d. h. unter Berücksichtigung der W-Fragen: – Wer – Was – Wie – Wann – Wie oft – Womit – Wo

Tab. 1.6 Auszug aus dem Pflegebericht von Frau Knapp

Datum	*Zeit*	*Pflegebericht*
21.07.	7:00 Uhr	Frau Knapp hat die Körperpflege bis auf das Waschen der Beine selbstständig im Bett durchgeführt, was sie sehr angestrengt hat
21.07.	10:00 Uhr	Frau Knapp klagt über starke Flankenschmerzen, bekommt 20 Tropfen Novaminsulfon auf Arztanordnung, nach 30 Min. laut Frau Knapp deutliche Besserung
21.07.	16:00 Uhr	Frau Knapp hatte Besuch von ihren Kindern und ihrer Freundin, wirkte danach deutlich entspannter
21.07.	19:00 Uhr	Temperatur rektal 39,5 °C. 15 Min. Wadenwickel durchgeführt, Temperatur anschließend 38,1 °C. Frau Knapp hat die Wadenwickel gut vertragen, hatte keine Kreislaufprobleme

M ***Ein Standard** ist eine Richtschnur, ein Maßstab oder eine Norm. Ziel der Einführung eines Standards ist das Erzeugen und die Sicherstellung einer bestimmten Leistung.*

M ***Pflegestandards** sind allgemein gültige und anerkannte Maßstäbe für das Erbringen der Pflege. Sie liefern Kriterien, anhand derer die Qualität in bestimmten Bereichen der Pflege erreicht und überprüft werden kann.*

M ***Strukturorientierte Standards** beziehen sich auf die Organisationsstruktur einer Institution und berücksichtigen deren personelle, lokale, temporale, technische, organisatorische und ökologische Ausstattung.*

Was sind Pflegestandards?

Die berufliche Pflege erbringt ihre Leistung im Dienstleistungsbereich. Auch diese Arbeit muss strukturiert erfolgen und Qualität garantieren. Die hier eingesetzten Standards werden als Pflegestandards bezeichnet. Der Einsatz von Pflegestandards im Rahmen des Pflegeprozesses kann die pflegerische Arbeit u. a. dahingehend unterstützen, dass:

- die Qualität der zu erbringenden Pflege auf einem festgeschriebenen Niveau sichergestellt,
- die Einheitlichkeit von Arbeitsabläufen und Pflegemaßnahmen unterstützt,
- ein ökonomisches Zeitmanagement ermöglicht und
- die schriftliche Dokumentation erleichtert wird.

Pflegestandards sind Dienstanweisungen, die allgemein anerkannt und verpflichtend für alle Mitarbeiter sind. Die Kriterien in einem Pflegestandard sind eindeutig formuliert und sollten wissenschaftlich begründet sein. So definierte die WHO 1983 in ihrem „Leitfaden für die Entwicklung von Standards" den Pflegestandard als „ein vereinbartes Maß für einen bestimmten Zweck benötigter pflegerischer Betreuung". Auch in dieser Definition ist an dem Begriff „vereinbartes Maß" die Verbindlichkeit eines Standards deutlich zu erkennen.

Für die Pflege gibt es eine Reihe unterschiedlicher Standards, die verschiedenen Klassen zugeordnet werden. Eine Klassifizierung bzw. Einteilung von Pflegestandards kann u. a. hinsichtlich ihrer Größenordnung und Art vorgenommen werden.

Bienstein (1995) unterteilt Standards in Abhängigkeit von ihrer jeweiligen Größe. Standards der Makroebene beziehen sich auf den Gesamtstandard eines Krankenhauses oder anderer Institutionen des Gesundheitswesens. Mediale Standards definieren übergreifende, größere pflegerelevante Handlungseinheiten im Gegensatz zu Mikrostandards, die einzelne Pflegesituationen beschreiben.

Neben dieser Einteilung der Standards nach ihrer Größenordnung ist die Zuordnung zu verschiedenen Standardarten gebräuchlich. Hierbei werden Pflegestandards in drei Arten unterschieden:

1. strukturorientierte Standards,
2. prozessorientierte Standards,
3. ergebnisorientierte Standards.

Strukturorientierte Standards

Strukturorientierte Standards beziehen sich allgemein auf die Organisationsstruktur eines Krankenhauses oder einer anderen Pflegeinstitution. Speziell davon abgeleitet beschreiben sie die Organisationsform in der Pflege. Dabei berücksichtigen strukturorientierte Standards die betriebliche Zielsetzung, budgetäre Verhältnisse, Personalbedarf und die Qualifikationen der einzelnen Pflegepersonen, Materialien und Ausstattung mit medizinischen Geräten sowie räumliche Erfordernisse usw.

B Beispiele für strukturorientierte Standards in Pflegeeinrichtungen:

- Jeder Leiter einer Station hat die Weiterbildung zur Leitung einer Station oder Funktionseinheit erfolgreich abgeschlossen.
- Patienten dürfen nur unter Begleitung einer examinierten Pflegeperson aus dem Aufwachraum abgeholt werden.
- Jedes Zimmer eines Wohnbereiches hat maximal zwei Betten und eine räumlich abgetrennte Dusche mit Waschbecken und WC.
- Mit jedem Bewohner wird ein Aufnahmegespräch durch die betreuende examinierte Pflegeperson geführt.
- Bei jedem Patienten wird die Pflege nach dem Pflegeprozess strukturiert und systematisiert.

Strukturstandards können besonders in ihren räumlichen Vorgaben je nach Einrichtung erhebliche Abweichungen voneinander aufzeigen. Durch die institutionsinternen Vorgaben, wie zum Beispiel Aufbau, personelle Besetzung, finanzielle Möglichkeiten, Ausstattung usw., werden der Pflege bestimmte Rahmenbedingungen vorgegeben mit denen sie sich arrangieren muss.

Manche Strukturstandards, wie die räumliche Gestaltung, lassen sich nur auf lange Sicht hin verändern.

Prozessorientierte Standards

Die prozessorientierten Standards sagen etwas über den Ablauf der einzelnen Tätigkeiten in der Pflege aus. Dabei ist der Pflegeprozess richtungsgebend. Der prozessorientierte Standard beinhaltet Art und Umfang der pflegerischen Maßnahmen. Die Pflegemaßnahmen werden durch pflegerische Zielsetzungen, z. B. durch das Arbeiten nach einer Pflegetheorie, geleitet. In dieser Art von Standards ist die Prozessqualität, d. h. die Qualität der durchgeführten einzelnen Pflegemaßnahmen in den Bereichen der Diagnostik, Therapie und Behandlung dokumentiert. Prozessorientierte Standards können unterschieden werden in:

- Durchführungsstandards,
- Standardpflegepläne.

Durchführungsstandards

Durchführungsstandards standardisieren, wie die Bezeichnung bereits ausdrückt, die Durchführung einzelner pflegerischer Tätigkeiten. Sie enthalten Angaben dazu, auf welche Weise diese Tätigkeiten ausgeführt werden sollen. Sie können z. B. im Rahmen von Arbeitsgruppen in den verschiedenen Institutionen des Gesundheitswesens entwickelt werden. Zumeist werden die entwickelten Pflegestandards mit einer Nummer versehen. Im Pflegebericht sind bei der Durchführung einer Pflegemaßnahme nach einem Pflegestandard auf diese Weise nur noch die entsprechende Nummer des Standards und evtl. aufgetretene Besonderheiten zu dokumentieren. Hierdurch kann der Zeitaufwand für die Dokumentation erheblich gesenkt werden.

Standardpflegepläne

Nach Fiechter u. Meier (1981) ist ein Standardpflegeplan eine konstante pflegerische Verordnung für ein typisches, unter bestimmten Umständen auftretendes Problem.

Im Standardpflegeplan werden solche generellen und potenziellen Pflegeprobleme festgehalten, welche bei der Mehrzahl der Patienten einer bestimmten Patientengruppe auftreten. Den einzelnen Pflegeproblemen werden die entsprechenden Pflegeziele und -maßnahmen zugeordnet, die sich durch berufliche Erfahrung und wissenschaftliche Forschung bestätigt haben. Dabei haben auch die Ziele und Maßnahmen einen generellen Charakter.

Standardpflegepläne können für Patienten sowie für typische pflegerische Situationen erarbeitet werden. Häufig werden sie für Patienten mit einer bestimmten typischen medizinischen Diagnose formuliert. Auch für Pflegediagnosen ist die Entwicklung von Standardpflegeplänen möglich. Eine andere Möglichkeit der Zuordnung sind Pläne für bestimmte pflegerische Situationen, z.B. für die postoperative Pflege für beatmungspflichtige Patienten im Bereich der Intensivpflege.

Das Arbeiten mit Standardpflegeplänen erleichtert die pflegerische Berufsausübung vor allem dahingehend, dass das Einarbeiten neuer Mitarbeiter und Berufsanfänger sowie Lernender in den Pflegeberufen unterstützt wird. Der Zeitaufwand für die schriftliche Dokumentation wird minimiert und eine bestimmte Qualität der zu erbringenden Pflegeleistung sichergestellt.

Dabei ist jedoch unbedingt zu beachten, dass jeder Standardpflegeplan auf die individuellen Bedürfnisse und Ressourcen des pflegebedürftigen Menschen abgestimmt und angepasst werden muss.

Individuelle Pflegeprobleme, die keinem Standard entnommen werden können, werden dem Standard hinzugefügt. Genauso werden Abweichungen vom Standard im Pflegebericht dokumentiert. Um mit Standardpflegeplänen effektiv arbeiten zu können, müssen diese in festgelegten Zeitabständen immer wieder überarbeitet und auf den aktuellen Stand der Wissenschaft gebracht werden.

Ergebnisorientierte Standards

Ergebnisorientierte Standards oder „Outcome-Standards" beschreiben die Wirkung der Pflegetätigkeiten. Es werden generelle Pflegeziele formuliert, nach denen beurteilt wird, ob durch die durchgeführte Pflegetätigkeit das Endziel erreicht bzw. nicht erreicht und warum es nicht erreicht wurde.

Der ergebnisorientierte Standard bezieht sich auf den im Pflegeprozess letzten Schritt, die „Beurteilung der Wirkung der Pflege auf den Patienten", also auf die Evaluation der Pflegemaßnahmen und der gesetzten Fernziele.

Die unterschiedlichen Standardarten sind unmittelbar voneinander abhängig. Der Ergebnisstandard kann nur so gut sein, wie der strukturorientierte und der prozessorientierte Standard dies ermöglichen. Es müssen immer alle drei Bereiche betrachtet und bearbeitet werden, um eine gute Pflegequalität zu erreichen und zu sichern.

Vorteile und kritische Aspekte beim Arbeiten mit Pflegestandards

Das Arbeiten mit Pflegestandards bringt eine Reihe von Vorteilen mit sich. Sie lassen sich wie folgt zusammenfassen. Pflegestandards:

- machen Pflegeleistungen sichtbar und messbar,
- dienen als Instrument für die Evaluation der Pflegequalität,
- können eingesetzt werden, um den Bedarf an Pflegepersonal zu eruieren,
- sind Richtlinien für die Inhalte von Curricula in Aus-, Fort- und Weiterbildung,
- erleichtern im Zusammenhang mit dem Pflegeprozess die Pflegedokumentation,
- unterstützen die Einarbeitung neuer Mitarbeiter, Berufsanfänger und Lernender in der Pflege,
- tragen zur Rationalisierung von Arbeitsabläufen bei, ohne die individuelle Patientenversorgung zu beeinträchtigen.

Beim Arbeiten mit Pflegestandards sind allerdings auch einige kritische Aspekte zu beachten. Pflegestandards dürfen nicht unüberlegt angewendet werden. Der unreflektierte Einsatz von Standards führt dazu, dass pflegerische Handlungen automatisch ablaufen und in unvorhergesehenen, plötzlich eintretenden Situationen u.U. nicht angemessen reagiert wird.

Werden Standardpflegepläne nicht an die individuelle Situation eines pflegebedürftigen Menschen angepasst, kann keine auf die individuellen Bedürfnisse und Ressourcen abgestimmte Pflege erfolgen.

Nationale Expertenstandards

Nationale Expertenstandards sind bundesweit allgemeingültige Richtlinien für alle beruflich Pflegenden in allen Einsatzbereichen der Pflege. In Deutschland werden sie von Pflegetheoretikern und -praktikern gemeinsam unter der Federführung des Deutschen Netzwerks für Qualitätsentwicklung in der Pflege (DNQP) entwickelt. Sie werden als Minimalanforderung verstanden, um die Qualität der Pflege eigenständig zu fördern.

In der rechten Spalte lesen Sie unter „Merke", welche Expertenstandards bereits entwickelt sind.

Pflegeprozess s. a. S. 72.

M *Ein **Standardpflegeplan** umfasst generelle und potenzielle Pflegeprobleme, -ziele und -maßnahmen, die bei der Mehrzahl einer Patientengruppe auftreten. Er kann für Menschen mit bestimmten Krankheitsbildern, einzelne Pflegediagnosen oder typische pflegerische Situationen erarbeitet werden.*

P *Die Vorgehensweise beim **Erstellen eines Standardpflegeplanes** ist jeweils identisch: Generelle und potenzielle Pflegeprobleme werden erarbeitet und mit den entsprechenden Pflegezielen und -maßnahmen versehen.*

M *Auf keinen Fall dürfen Standardpflegepläne in der jeweiligen Situation unreflektiert für einen Patienten übernommen werden.*

M *Der ergebnisorientierte Standard beschreibt den Gesundheits- und Zufriedenheitszustand des pflegebedürftigen Menschen, der Angehörigen und der betreuenden Personen. Er ist das Maß des Erfolges, welcher durch das Erreichen, teilweise Erreichen oder Nichterreichen der Pflegeziele nachweisbar ist.*

M *Folgende Expertenstandards sind bereits entwickelt:*
- *Dekubitusprophylaxe*
- *Entlassungsmanagement*
- *Sturzprophylaxe*
- *Schmerzmanagement*
- *Kontinenzförderung*
- *Chronische Wunden*
- *Ernährungsmanagement*

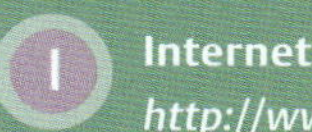

Internet: http://www.dnqp.de

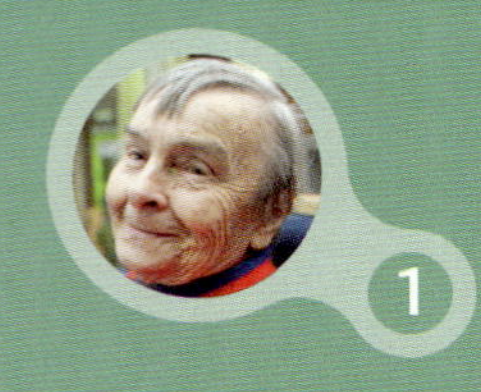

Pflegeprozess s. a. S. 72.

M **Evaluation** *bedeutet die sach- und fachgerechte Bewertung, also das Einschätzen eines Objektes oder eines Sachverhaltes nach seinem Wert und seiner Bedeutung.*

Wie wird Pflege evaluiert?

Im sechsten Schritt des Pflegeprozesses wird die nach dem Pflegeplan durchgeführte Pflege hinsichtlich ihrer Effizienz bewertet und beurteilt. Die Bewertung wird auch als Evaluation bezeichnet.

Zur Beurteilung der Wirkung der Pflege werden die festgelegten Pflegeziele (Soll-Zustand) mit der aktuellen Situation des Patienten (Ist-Zustand) verglichen. Dabei werden die Auswirkungen der Pflege offen dargelegt und somit die Pflegeplanung auf ihre Sinnhaftigkeit hin überprüft.

Sind die formulierten Pflegeziele erreicht, können die entsprechenden Pflegeprobleme und Pflegemaßnahmen abgesetzt werden, da der gewünschte Soll-Zustand mit dem Ist-Zustand identisch ist. Wurden die formulierten Ziele nicht erreicht, wird ggf. die Situation des pflegebedürftigen Menschen neu eingeschätzt, d.h. es werden neue Informationen gesammelt. In der Folge müssen entweder neue Pflegeziele formuliert oder andere Pflegemaßnahmen ausgewählt bzw. die Intensität oder die Häufigkeit der bereits durchgeführten Pflegemaßnahmen variiert werden (**Abb. 1.42**).

In welchen Zeitintervallen eine Evaluation der Pflegeplanung stattfinden soll, wird individuell entschieden. Die Zeitrahmen zur Erreichung der einzelnen Pflegeziele werden in der Pflegeplanung mit Kontrolldatum festgelegt. Dieses dient zur Überprüfung, ob die Pflegeziele durch die geplanten und durchgeführten Maßnahmen erreicht werden konnten. Eine Überprüfung erfolgt immer auch dann, wenn sich der Zustand des betroffenen alten Menschen verändert oder wenn ersichtlich wird, dass die erstellte Pflegeplanung konkret nicht umsetzbar ist – dann nämlich wird eine Anpassung bzw. Überarbeitung der Pflegeplanung zwangsläufig erforderlich.

Beitrag zur Professionalisierung. Dass Pflegende die von ihnen geplante Pflege selbst einer Beurteilung unterziehen, ist ein wichtiger Beitrag zur Professionalisierung der Pflege. Durch die Pflegeevaluation streben Pflegende eine Optimierung ihrer Pflege an und zwar zunächst mit Blick auf diesen einen betroffenen alten Menschen. Die Effektivität und Qualität pflegerischen Handelns soll so durch Pflegende selbst verbessert werden (Arets u.a. 1999).

Beitrag zur Wissenserweiterung. Daneben leistet eine kontinuierliche Auswertung der Pflege einen wesentlichen Beitrag dazu, das eigene pflegerische Wissen und Können zu erweitern und Erfahrungen zu sammeln. Besonders effektiv ist eine gemeinsam durchgeführte Evaluation der Pflegeplanung im Team – das Wissen und die Erfahrung von Kolleginnen wird so diskutiert und weitergegeben, was besonders für Anfänger in der Altenpflege sehr hilfreich sein kann!

M *Als Hilfsmittel für die Bewertungsphase im Pflegeprozess gilt der Pflegebericht. Er wird als Rechenschaftsbericht über die Wirkung der Pflege sowie über den sich ändernden Zustand des pflegebedürftigen Menschen gesehen. Er fungiert als Feedbacksystem, das die Entwicklung des Gesundheitszustandes nachvollziehbar macht*

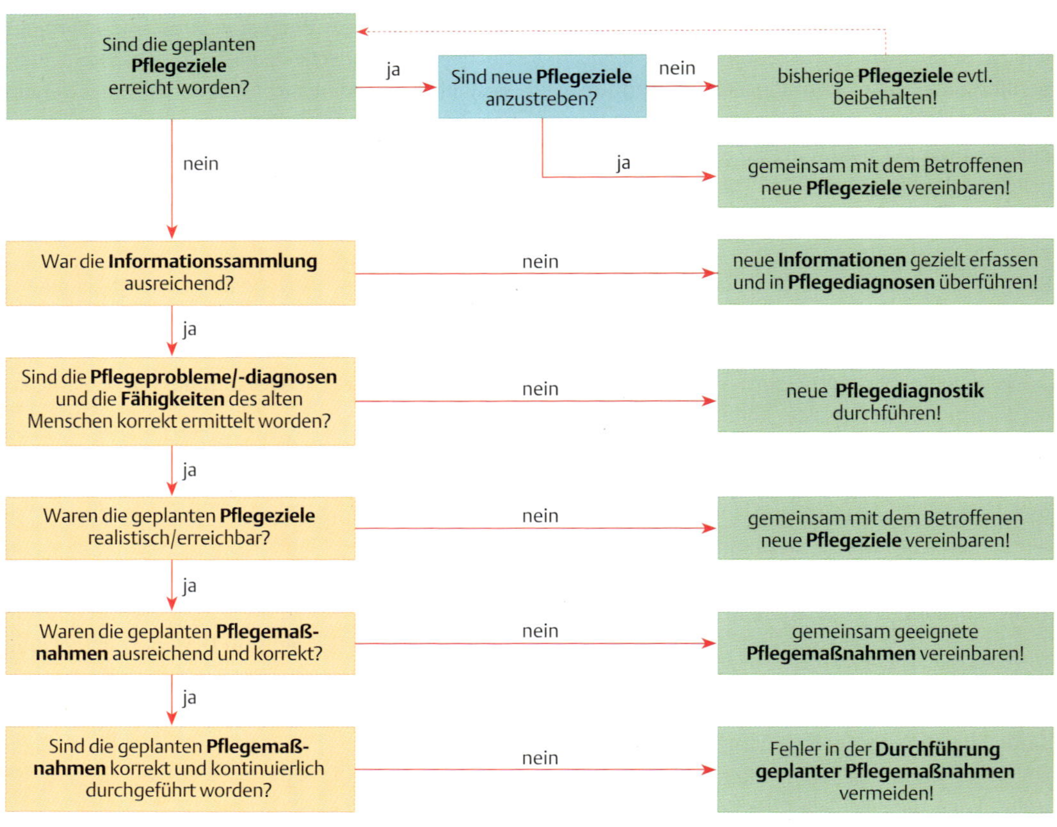

Abb. 1.42 Leitfragen zur systematischen Evaluation der Pflegeplanung

Pflegevisite

Die Pflegevisite ist ein Instrument der Pflege. Es geht daher nicht um ärztliche Diagnostik und Therapie, es geht um die Frage: Welche pflegerischen und welche begleitenden Maßnahmen sind nötig, um die Probleme des Bewohners (Pflegediagnose) zu beheben und sein Wohlbefinden zu stärken.

Da die Pflegevisite ein Kontrollinstrument ist, wird sie nicht täglich (wie im Krankenhaus), sondern je nach Situation einmal halbjährlich zusammen mit der PDL oder monatlich zusammen mit der WBL und der Bezugspflegekraft durchgeführt.

Ziele der Pflegevisite

Durch die Pflegevisite kann im Rahmen des Qualitätsmanagements der Einrichtung die Ergebnisqualität bestimmt werden. Ziele der Pflegevisite sind:

- Herstellen einer möglichst optimalen Transparenz zwischen den Pflegenden und den Bewohnern im Blick auf Pflege und Begleitung,
- Fördern der Wertschätzung und des Wohlbefindens des Bewohners,
- Erkennen vorhandener Defizite bei der Durchführung der Pflege,
- Mitwirkung des Bewohners bei der Pflegeprozessplanung und damit Sicherstellung, dass erforderliche Interventionen seine Zustimmung haben, bzw. von ihm gewünscht werden,
- Sichern der Qualität in der Pflege,
- Überprüfen des bis dahin erfolgten Pflegeprozesses mit der Entscheidung über die weiteren Maßnahmen.

D *Die **Pflegevisite** ist eine Form der Überprüfung der Pflege, bei der die Pflegedienstleitung, die Wohnbereichsleitung und die Bezugspflegeperson zusammen mit dem Bewohner den Zustand und die pflegerische Situation der Bewohner anhand der Pflegedokumentation kontrollieren.*

PDL = Pflegedienstleitung
WBL = Wohnbereichsleitung

Bewohnername, Vorname: ______________ Bereich: ______________

Datum: ______________ verantwortliche Bezugsperson: ______________

WBL: ______________ PDL: ______________

Teilnehmer an der Pflegevisite: ______________

____

Bewohner-/Angehörigen-Betreuergespräch:	
Wie beschreibt der Bewohner seine derzeitige Situation?	
Was erlebt der Bewohner als positiv/fördernd?	
Was wird als negativ/belastend empfunden?	
Wie ist seine Zufriedenheit, welche Beschwerden bringt er vor bezüglich der Durchführung der direkten Pflege/Betreuung?	
Wie empfindet der Bewohner die Zusammenarbeit mit Ärzten und Therapeuten?	
Wie ist seine Zufriedenheit, welche Beschwerden bringt er vor bezüglich der sozialen Betreuung?	
Wie empfindet der Bewohner die hauswirtschaftliche Versorgung? – Hausreinigung – Wäscheversorgung – Ernährung	
Wurden die bisherigen (Pflege-) Ziele erreicht?	
Sollen die bisherigen Maßnahmen ohne Änderung weitergeführt werden?	ja ☐ nein ☐
Änderungswünsche (Ziele/Maßnahmen)	
Absprache mit dem Bewohner:	
Wodurch/Womit möchte der Bewohner darüber hinaus noch gefördert/unterstützt werden?	
Beurteilung des Pflegezustandes des Bewohners durch die WBL und PDL:	
Allgemeinzustand	
Ernährungszustand	
Hautzustand	
Erscheinungsbild (Hand-, Fußnägel, Bart/Frisur, Kleidung usw.)	
Ödeme (Umfang, Lokalisation)	
Dekubiti (Grad, Lokalisation)	
Orientierung	
Stimmungslage	
Sonstiges	

Abb. 1.43a

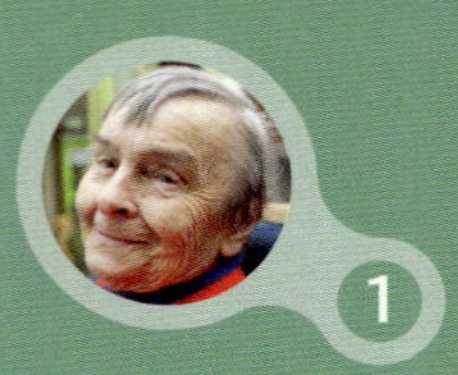

Beurteilung der Umgebung des Bewohners aus Sicht der WBL/PDL:	
Ist die Zimmertür mit dem Namen des Bewohners versehen?	ja ☐ nein ☐ Notizen:
Macht das Zimmer einen aufgeräumten Eindruck?	ja ☐ nein ☐ Notizen:
Macht das Zimmer einen sauberen Eindruck?	ja ☐ nein ☐ Notizen:
Sind Bett, Bettwäsche, Nachtschrank und Bettgitter sauber?	ja ☐ nein ☐ Notizen:
Ist der Sanitätsbereich aufgeräumt und sauber?	ja ☐ nein ☐ Notizen:
Sind Blumen und Grünpflanzen gepflegt?	ja ☐ nein ☐ Notizen:
Sind Pflege- und Kosmetikartikel mit dem Namen des Bewohners gekennzeichnet (im Doppelzimmer)?	ja ☐ nein ☐ Notizen:
Sind Hilfsmittel (z. B. Rollator, Toilettenstuhl, Rollstuhl) sauber und einsatzbereit?	ja ☐ nein ☐ Notizen:
Beurteilung der Pflegedurchführung durch die WBL/PDL	
Stimmt der Pflegeplan/Standard mit den durchgeführten Pflegemaßnahmen überein (auch die fachliche Durchführung)?	
Wie erfolgt die Kommunikation mit dem Bewohner?	
Nachbesprechung der WBL/PDL mit der verantwortlichen Bezugsperson:	
Anmerkungen der Pflegedienstleitung:	
Anmerkungen der Wohnbereichsleitung:	
Anmerkungen der verantwortlichen Bezugsperson:	
Anmerkungen weiterer am Pflegeprozess beteiligten Mitarbeiter:	
Anmerkungen der zuständigen hauswirtschaftlichen Mitarbeiter:	
Vereinbarungen (mit Handzeichen abzeichnen):	

Abb. 1.43b Mithilfe eines Leitfadens kann die Pflegevisite standardisiert und für jeden Bewohner gleich durchgeführt werden

Pflegevisite vorbereiten

Der Bewohner erfährt bereits beim Heimeinzug, dass Pflegevisiten in regelmäßigen Abständen stattfinden. Termine und Ablauf der geplanten Pflegevisite werden dem Bewohner ein bis zwei Tage vorher mitgeteilt. Er wird darauf aufmerksam gemacht, dass Angehörige bei der Pflegevisite anwesend sein können. Die WBL muss sicherstellen, dass die Bezugspflegekraft genügend Zeit für das Gespräch mit dem Bewohner einplant und andere Mitarbeiter während dieser Zeit die übrigen Bewohner betreuen.

Pflegevisite durchführen

Im Dienstzimmer findet zwischen der PDL, der WBL und der zuständigen Bezugspflegeperson ein kurzes Vorgespräch statt, in dem die spezielle Situation dieses Bewohners angesprochen wird, insbesondere die Dinge, die nicht in Gegenwart des Bewohners diskutiert werden sollten.

B *Die Gabe von Plazebos sollte nicht in Gegenwart des Bewohners besprochen werden.*

Die Leitung der Pflegevisite liegt bei der WBL. Die Visite findet im Zimmer des Bewohners statt. Im Mehrbettzimmer muss mit dem zu besuchenden Bewohner abgeklärt werden, ob das Gespräch in Anwesenheit der Mitbewohner stattfinden kann. Das Gespräch wird anhand der Pflegedokumentation geführt, wobei vor allem der Bewohner der Redende, die Pflegenden die Zuhörenden sein sollen. Die Beteiligten dürfen nicht unter Zeitdruck stehen, für eine Pflegevisite werden ca. 20 Minuten eingeplant.

Im Anschluss an das Gespräch beim Bewohner findet im Dienstzimmer ein kurzes Nachgespräch statt. Die notwendigen Veränderungen werden in das Dokumentationssystem übertragen. Notiert werden muss, welche Anregungen der Bewohner selber zur Gestaltung seines Pflegeprozesses beigetragen hat. Diese und erkannte Defizite im Pflegeprozess müssen im Team besprochen werden. Alternative Pflegemethoden müssen bedacht und der Pflegeplan dann entsprechend geändert werden (**Abb. 1.43**).

Grenzen der Pflegeplanung

Dokumentationspflicht. Ambulante und stationäre Pflegeeinrichtungen sind nach § 113 Abs. 1 SGB XI und den Rahmenverträgen gem. § 75 SGB XI, § 13 HeimG und § 39 KhsVO verpflichtet, eine Pflegedokumentation zu führen (**Abb. 1.44**). Es ist ein fachliches Planungsinstrument, das den Informationsaustausch der an der Pflege und Betreuung Beteiligten sichern soll. Zudem dient die Dokumentation der geleisteten Tätigkeiten als Grundlage, um mit den Kostenträgern abrechnen zu können.

Situative Besonderheiten. Es gibt jedoch Grenzen der Pflegeplanung. Situationen, in denen Menschen im Mittelpunkt stehen, sind unberechenbar. Sie lassen sich nie 100%ig planen. Oft erfordert die Situation es, spontan zu handeln und dabei auf Erfahrungen und sein pflegerisches Fachwissen zurückzugreifen. In Situationen, wie dem Beispiel auf dieser Seite, kann man nicht zunächst einen Blick in die Pflegedokumentation werfen und sein Handeln nach dem 6-Phasen-Modell der Pflegeprozessplanung überdenken, sondern muss sofort handeln. Das Wohl des Bewohners steht im Mittelpunkt. Der Pflegeprozess reagiert auf sich schnell wandelnde, situative Besonderheiten unflexibel. Würde man sich als Pflegender immer streng an das methodische Vorgehen der Pflegeplanung halten, würde es unmöglich, spontan zu handeln. Erfahrene und besonders fachkompetente Altenpfleger, orientieren ihr Handeln im Pflegealltag daher nicht allein am Pflegeprozess, sondern passen es an die individuelle Pflegesituation an.

Pflegehilfskräfte. Ein weiteres Problem stellt der hohe Anteil an Pflegehilfskräften, die in Pflegeheimen arbeiten, dar. Sie besitzen nur selten ausreichende Fachkenntnisse, um eine fachkompetente Pflegeplanung zu erstellen und zu dokumentieren. In diesem Fall fällt diese Aufgabe an die Pflegefachkräfte, die nun noch mehr Zeit für die Dokumentation aufbringen müssen. Dabei haben sie die Bewohner meistens nicht selbst versorgt und müssen sich auf die Übergabe durch die Hilfskräfte verlassen. Wenn diese wichtige Aspekte vergessen, z. B. eine Hautläsion am Steiß, und vielleicht sogar über mehrere Schichten keine Dokumentation zu dieser Veränderung erfolgt, können die jeweiligen Fachkräfte für die fehlenden Probleme (arbeits)rechtliche Probleme bekommen.

Zeitdruck. Problematisch ist zudem der hohe Zeitaufwand, der in die Dokumentation investiert werden muss. Diese Zeit fehlt bei der Versorgung und Betreuung der Bewohner. Es muss nach Möglichkeiten gesucht werden, Dokumentationszeit zu sparen, ohne dass die Fachlichkeit und der Informationsgehalt leiden.

Wirtschaftlichkeitsgebot. Denn neben dem Zeitdruck unterliegen die Pflege und damit auch die Pflegeplanung dem Wirtschaftlichkeitsgebot. Das Wirtschaftlichkeitsgebot ist ein Grundprinzip der gesetzlichen Krankenversicherung. Danach dürfen die gesetzlichen Krankenkassen nur die Kosten für Leistungen übernehmen, sofern diese ausreichend und zweckmäßig sind und das Maß des Notwendigen nicht überschreiten. Was aber bedeutet „ausreichend und zweckmäßig" in Bezug auf die Pflegeplanung? Laut MDK (Medizinischer Dienst der Krankenkassen) u. a.:

- Die Pflegeplanung muss handlungsweisende Informationen enthalten, inhaltlich vollständig sein und den Verlauf systematisch darstellen. Dies hat vorrangig über die Pflegeplanungen und den Tagesablaufplan zu geschehen.
- Die Durchführungsnachweise müssen nachvollziehbar abbilden, dass der Pflegeprozess gezielt nach anerkanntem pflegerischem Kenntnisstand gestaltet wird.
- In der Evaluation des Pflegeprozesses muss erkennbar sein, dass z. B. die Fähigkeiten des Bewohners gezielt gefördert werden, Krisensituationen bewältigt werden, der Betreute Mitspracherecht hat, seine Wünsche und Gewohnheiten berücksichtigt werden und er Teilhabe am gemeinschaftlichen Leben hat.

Voraussetzung hierfür ist, dass Mitarbeiter gut geschult sind und die Rahmenbedingungen vor Ort, eine fachgerechte Pflegedokumentation ermöglichen.

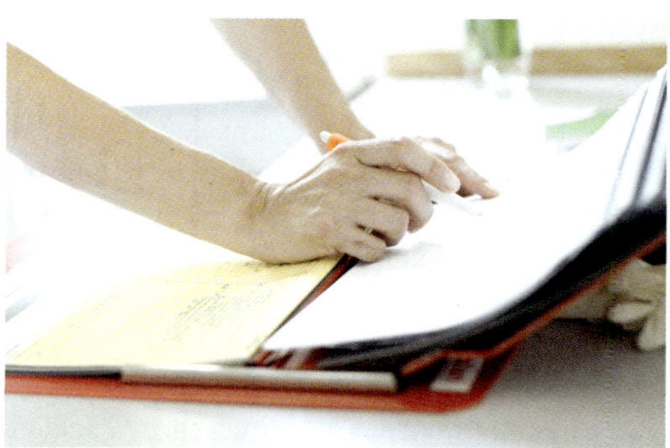

Abb. 1.44 Pflegeeinrichtungen sind verpflichtet, eine Pflegedokumentation zu führen.

B *Sie begleiten Frau Maier auf ihrem Spaziergang über den Wohnbereichsflur. Plötzlich gibt sie an: „Mir ist so schwindelig!" Sie unterstützen Frau Maier beim Gehen und lassen sie auf den nächsten Stuhl sitzen. Dann holen Sie ein Blutdruckmessgerät. Der Blutdruck ist viel zu niedrig. Mit einem Rollstuhl fahren Sie die Bewohnerin ins Zimmer zurück, helfen ihr ins Bett, lagern die Beine hoch und kontrollieren 10 Minuten später erneut ihre Vitalwerte. Anschließend dokumentieren Sie den Vorfall.*

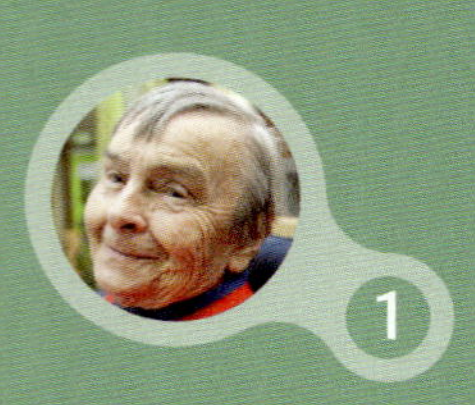

Instrument der Pflege – Pflegedokumentation

Bedeutung der Pflegedokumentation

Die Pflegedokumentation in der Altenpflege dient dazu, die pflegerische Ist-Situation des Pflegebedürftigen, den Pflegeprozess und die erzielten Pflegeergebnisse schriftlich zu erfassen. Die Einhaltung des § 113 Abs. 1 SGB XI, der Maßstäbe und Grundsätze zur Sicherung und Weiterentwicklung der Pflegequalität festlegt, bildet die Grundlage.

Transparenz und Qualität. Durch die Pflegedokumentation werden alle Schritte der geplanten Pflege transparent dargestellt. Die Versorgung des alten Menschen auf einem gleich bleibend hohen Niveau wird unterstützt. Voraussetzung ist, dass die vielfältigen Informationen systematisch erfasst werden und stets abrufbar sind.

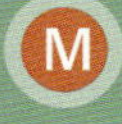

EDV = Elektronische Datenverarbeitung. *Durch elektronisch gesteuerte Datenverarbeitungsanlagen werden Informationen in Form von Daten automatisch verarbeitet.*

Urkunde. Die Dokumentationsunterlagen gelten als Urkunden. Nach § 13 des Heimgesetzes müssen sie mindestens 5 Jahre aufbewahrt werden. Allerdings verweist das Heimgesetz auch auf sog. „weitergehende Pflichten des Trägers eines Heims", d. h. andere Vorschriften könnten längere Aufbewahrungsfristen vorgeben.

M *§ 13 Absatz 2 Heimgesetz: „Der Träger eines Heims hat die Aufzeichnungen nach Absatz 2 sowie die sonstigen Unterlagen und Belege über den Betrieb eines Heims 5 Jahre aufzubewahren."*

Datenschutz. Die Pflegedokumentation unterliegt dem Datenschutz. Außer dem Bewohner haben nur Personen, die direkt oder indirekt an der Pflege beteiligt sind (z. B. Pflegepersonal, Ärzte, Therapeuten), die Heimaufsicht und der MDK (Medizinischer Dienst der Krankenkassen) Einsicht. Außerdem erhält im Falle eines Prozesses, z. B. um Schadensersatzansprüche, nach einem Sturz eines Bewohners, die Staatsanwaltschaft und das Gericht eine Einsichtserlaubnis. Es ist unerlässlich, dass die Unterlagen regelmäßig, lückenlos, nachvollziehbar und korrekt geführt werden.

M *Alle Dokumentationsunterlagen, unabhängig davon, ob sie manuell oder EDV-gestützt geführt werden, unterliegen dem Datenschutz. Die im Bundesdatenschutzgesetz festgelegten Regelungen sind zu beachten.*

Konventionelle Pflegedokumentation

Über Jahrzehnte erfolgte die Dokumentation nur auf dem Papier. Noch immer gibt es viele Einrichtungen, die handschriftlich dokumentieren. Sehr häufig ist die Dokumentation dann unvollständig, z. B. in Bezug auf die getroffenen Maßnahmen, die Evaluation und den Pflegebericht. Besonders problematisch ist es, wenn die Datierung versäumt wird und Unterschriften der Verantwortlichen fehlen. Außerdem werden die verwendeten Formulare oft nicht den Vorgaben entsprechend eingesetzt, es gibt Formulierungsprobleme, die Dokumentation erfolgt nicht zeitnah, ist nicht lesbar, lücken- und fehlerhaft. Die Papierform ist zudem ein Unikat. Sie steht immer nur an einem Standort zur Verfügung. Gerade für Mitarbeiter, die ungeübt im Formulieren sind oder für ausländische Pflegende, für die Deutsch eine Fremdsprache ist, stellt die konventionelle Pflegedokumentation zudem eine nur schwer zu bewältigende Herausforderung dar.

EDV-gestützte Pflegedokumentation

Einrichtungen, die eine EDV-(= Elektronische Datenverarbeitung) gestützte Pflegedokumentation einsetzen erhoffen sich eine qualitative Verbesserung dieser Aufgabe.

Vorteile

Die EDV unterstützt beim „Denken". So gibt es z. B. Aufforderungsmechanismen, die an das regelmäßige Abzeichnen von Pflegeplänen oder die Evaluation der Pflegeplanung erinnern. Die Eintragungen werden korrekter und vollständiger. Außerdem liefert das System Formulierungsvorschläge. Der Nutzer kann aus vordefinierten Leistungskatalogen oder Pflegeplänen eine Auswahl treffen. Die Speicherung aller Daten in einem elektronischen Medium erlaubt es jeder zugriffsberechtigten Person, zu jeder Zeit auf die Pflegedokumentation zuzugreifen. Voraussetzung hierfür ist, dass ausreichend Computersysteme zur Verfügung stehen.

Außerdem lässt sich die Dokumentation deutlich besser lesen und auswerten. Alle Phasen des Pflegeprozesses sind im Verlauf gut darstellbar, die Transparenz erhöht sich. Für Schüler bietet die EDV-basierte Dokumentation eine sinnvolle Lernplattform. Sie werden schrittweise an den Pflegeprozess herangeführt. Es ist z. B. möglich, zunächst eingeschränkte Nutzungsrechte zu vergeben. Mit zunehmendem Wissenshintergrund wird die Zugriffserlaubnis erweitert.

Nachteile

Verschiedene Untersuchungen an Krankenhäusern und Pflegeheimen haben auch Nachteile gezeigt. So steigt zunächst der Zeitaufwand für die Dokumentation. Diese Zeit fehlt wiederum bei der Versorgung der Bewohner. Außerdem verleiten die Formulierungsvorschläge zu einer standardisierten Dokumentation. Die EDV kann nur dann sinnvoll eingesetzt werden, wenn die Mitarbeiter regelmäßige und verpflichtende Fortbildungen zu diesem Thema erhalten und intern regelmäßig Qualitätsüberprüfungen stattfinden.

Pflegedokumentationssysteme

Das Pflegedokumentationssystem dient dazu, Pläne, Leistungsnachweise, Berichte u. Ä. eines Bewohners in einer Dokumentationsmappe zusammenzuführen. Jeder einzelne Schritt des Pflegeprozesses wird darin, jederzeit nachweisbar, dokumentiert. Auf einen „Griff" erhält man alle wichtigen Informationen über den Betroffenen. Diese bilden die Grundlage der weiteren Versorgung und Pflege. Der Markt bietet eine Vielzahl unterschiedlicher Systeme an. Bekannte manuelle Pflegedokumentationssysteme sind z.B. Optiplan und DAN-Produkte. Ein bekanntes EDV-gestütztes Pflegedokumentationssystem ist VEGA (Verwaltungs- und Pflegemanagement für soziale Einrichtungen und Gesundheitswesen). Die Einrichtungen sind in der Wahl des Systems frei. Alle Systeme enthalten ähnliche Inhalte.

Bestandteile. Dies sind Folgende:

- **Stammblatt:** neben erforderlichen Daten zur Person (z.B. Name, Geburtsjahr) sollten Angaben zu medizinischen (z.B. behandelnder Arzt, Allergien, benutzte Hilfsmittel) und sozialen Besonderheiten (z.B. Bezugspersonen, gerichtliche Betreuungssituation) aufgenommen werden. Das Stammblatt wird bei der Aufnahme erstellt und bei Bedarf aktualisiert (z.B. Arztwechsel).
- **Pflegeanamnese:** Beim Aufnahmegespräch mit dem Pflegebedürftigen und/oder Angehörigen wird ein differenziertes Bild von Selbstständigkeit und Abhängigkeit, bezogen auf alle Aktivitäten des täglichen Lebens (also z.B. auch der Kommunikation), festgehalten. Die Pflegeanamnese muss regelmäßig aktualisiert werden.
- **Biografiebogen:** Um den Bewohner individuell zu betreuen, zu fördern und sein Verhalten zu verstehen, müssen Besonderheiten aus der Biografie (z.B. frühe Verluste, sozialer Status, Hobbys) ermittelt werden.
- **Pflegeplanung:** Darstellung der Ressourcen/Probleme, Ziele, Maßnahmen und der Evaluation (regelmäßige Bewertung der Ziele) in Spalten. In der Darstellung sollte auf eine Schwerpunktsetzung der Pflegeprobleme geachtet werden, d.h. die wichtigsten Probleme/Ressourcen werden an den Anfang gestellt. Auch potenzielle Risiken (z.B. Dekubitus, Sturzgefahr, Mangelernährung) müssen erfasst werden. Die Pflegeplanung wird bei Veränderungen, die sich z.B. aus der Evaluation ergeben haben, aktualisiert.
- **Leistungsnachweis gemäß Rahmenvertrag:** Der sog. Durchführungsnachweis dient dazu, nachvollziehbar zu dokumentieren, welche pflegerischen Maßnahmen, wann und von wem durchgeführt wurden. Pflegende mit Durchführungsverantwortung für die jeweilige Tätigkeit zeichnen diese nach Erbringung mit ihrem Handzeichen ab.
- **Pflegebericht:** Innerhalb des Pflegeprozesses ist der Pflegebericht eines der entscheidenden Qualitätskriterien des Pflegeprozesses. Er muss daher kontinuierlich, übersichtlich und nachvollziehbar geführt werden. Der Pflegebericht bezieht sich auf aktuelle Pflegeprobleme, pflegerelevante Informationen/Ereignisse und nachvollziehbare Veränderungen in der Zielsetzung und Pflegeplanung. Nur persönliche Eigenschaften und Äußerungen, die im Zusammenhang mit dem Pflegeprozess stehen, sind aufzunehmen. Die Pflegenden haben keine Wertung oder Kommentierung vorzunehmen. Die regelmäßig und kontinuierlich erbrachten Pflegeleistungen sind nicht Inhalt des Pflegeberichtes da sie bereits im Leistungsnachweis erfasst wurden.
- Evtl. darüber hinausgehende Formulare (Abb. 1.45).

Papierloser Pflegeprozess

Auch eine EDV-gestützte Pflegedokumentation erfasst alle Phasen des Pflegeprozesses. Bei den meisten Programmen ist eine individuelle Pflegeplanung nach den in den Pflegeheimen gängigen Pflegemodellen wie nach Monika Krohwinkel, Dorothea Orem oder Virginia Henderson möglich. Ein geeignetes Programm sollte von den Pflegenden intuitiv bedienbar, d.h. ohne aufwendige Fortbildungsmaßnahme nutzbar sein. Farbige Hervorhebungen und optische Signale bieten am Bildschirm einen schnellen Überblick. Viele Systeme sind selbstlernend und schlagen Maßnahmen und Leistungen vor, die in der jeweiligen Kombination schon einmal vorkamen. In Bereichen mit einer kürzeren Verweildauer gibt es die Möglichkeit, Standards für die Behandlung zu hinterlegen. Diese werden den einzelnen Bewohnern zugewiesen und individuell ergänzt.

Leistungen können mit Punkt-, Zeit- und Geldwerten versehen werden und bilden so die Grundlage für eine leistungsbezogene Abrechnung. Die Zeitwerte können dem internen Controlling und gegenüber dem MDK als Nachweis dienen. Alle Pflegedokumentationssysteme bieten ähnliche Optionen. Sie werden analog zu den Phasen des Pflegeprozesses vorgestellt. Wenn nachfolgend von „Seite" die Rede ist, so ist immer die papierlose Variante, d.h. die Bildschirmseite, gemeint. Allerdings kommen auch die aktuellsten auf dem Markt befindlichen Systeme nicht ganz ohne eine ergänzende handschriftliche Dokumentation, z.B. für Trinkprotokolle und Lagerungspläne, aus.

Informationssammlung

Bei der Neuaufnahme des Bewohners werden alle relevanten Daten möglichst zeitnah erfasst. Die meisten Systeme sehen dabei unterschiedliche Seiten vor: Stammdaten, Anamnese, Biografiebögen, Medikamente, Vitalwerte, Wunderhebungsbögen, Ernährungspläne sowie weitere EDV-Formulare.

Erkennen von Ressourcen und Problemen

Die Problemanalyse erfolgt strukturiert anhand von Checklisten oder Fragebögen. Auf der Basis von

M *Im Pflegedokumentationssystem wird jeder Schritt des Pflegeprozesses nachweisbar dokumentiert. D. h. alles was zur Darstellung des Pflegeverlaufs und des Befindens des Bewohners notwendig erscheint.*

Pflegemodelle, s. S. 18 ff.

M *Die Pflegedokumentation mithilfe der EDV ersetzt nicht das eigenständige Denken und Reflektieren. Formulierungsvorschläge u. Ä. müssen immer überprüft und ggf. individuell abgeändert werden.*

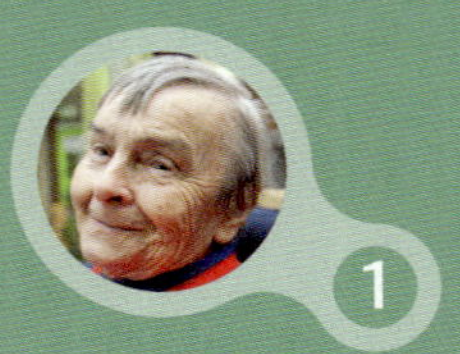

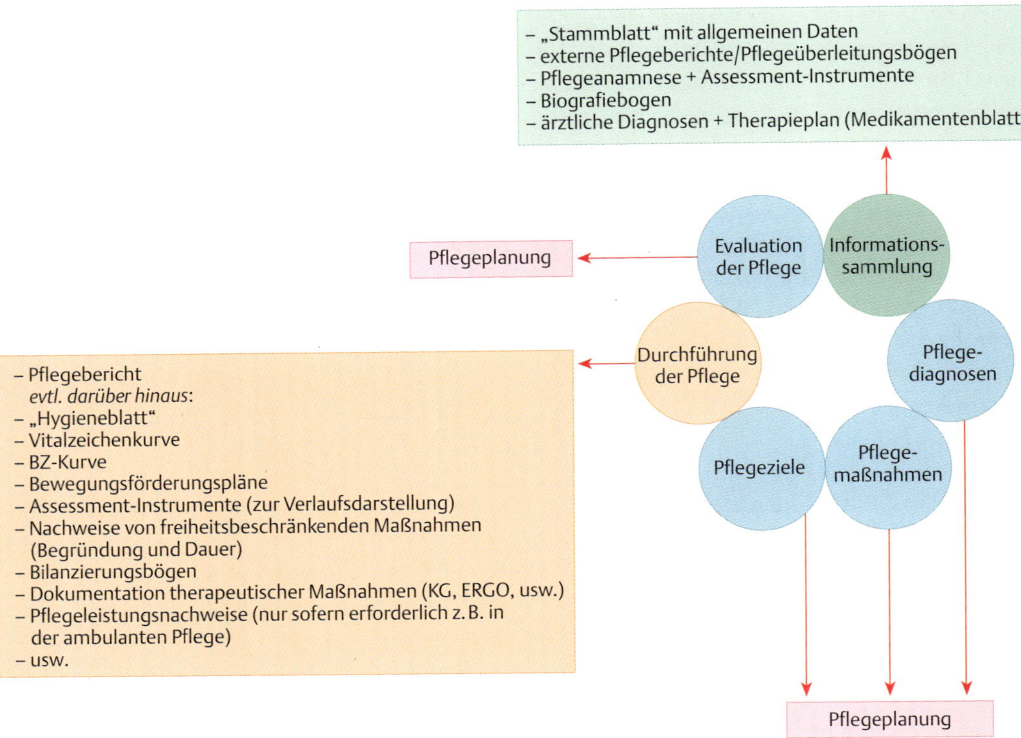

Abb. 1.45 Inhalte einer prozessorientierten Pflegedokumentation (Köther, 2007).

Textbausteinen werden die Ressourcen und Probleme formuliert. Das Programm nimmt automatisch eine Bewertung der Probleme zur Erfolgsüberwachung vor und ermittelt Kennzahlen zur Qualität der Pflege.

Ziele festlegen

Auf der Basis der Ressourcen und Probleme können Zielformulierungen vorausgewählt werden. Die Formulierung erfolgt individuell oder auf der Basis von Textbausteinen. Außerdem wird für Teilziele eine zeitliche Planung und Terminüberwachung abgerufen.

Maßnahmen planen

Auf der Basis der Ressourcen, Probleme und Ziele trifft das Programm eine Vorauswahl von Maßnahmenformulierungen. Die Planung der Maßnahmen erfolgt in einer Tagesstruktur. Diese richtet sich nach dem Zeitpunkt, an dem die Maßnahmen durchgeführt werden sollen. Außerdem werden zur Vereinfachung der Dokumentation Leistungskomplexe gebildet. Weitere Pläne (z. B. Lagerungsplan) können erstellt werden. Viele Programme schätzen zudem den zeitlichen Pflegeaufwand ein.

Maßnahmen durchführen

Alle Leistungen werden dokumentiert. Ergänzend gibt es Pflegeberichte, Vitalwerte können festgehalten, Flüssigkeit bilanziert und eine genaue Zeiterfassung bei Leistungserbringung kann vorgenommen werden. Zusätzlich stehen z. B. Protokolle für den Ernährungszustand, Notfälle, Stürze, Wunden und Medikamente zur Verfügung.

Pflege evaluieren

Pflegeberichte aus der Datenbank können zusammen- und gegenübergestellt werden. Außerdem erfolgt eine Verknüpfung der Informationen, um Zusammenhänge darzustellen.

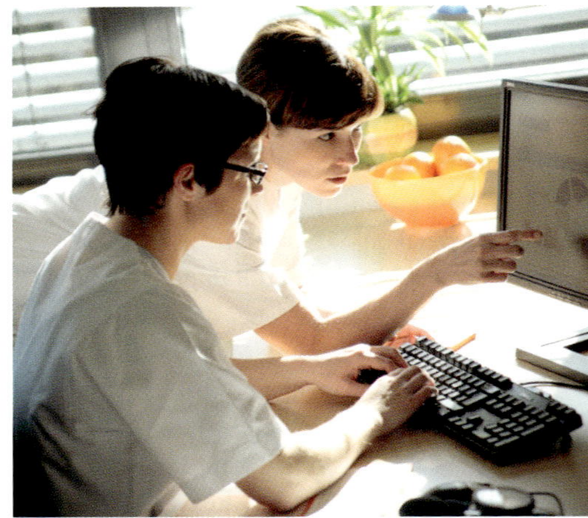

Abb. 1.46 Am Anfang können sich die Pflegenden bei der EDV-gestützten Pflegedokumentation gegenseitig unterstützen.

P *„Übung macht den Meister!" Dieses Sprichwort gilt auch für die EDV-gestützte Pflegedokumentation. Man sollte ab dem ersten Einsatztag selbstständig dokumentieren und sich dabei von erfahrenen Pflegenden kontrollieren lassen (Abb. 1.46).*

I **Literatur:**
Ammenwerth, E.: EDV in der Pflegedokumentation. Ein Leitfaden für Praktiker. Schlütersche, Hannover 2003
Internet:
http://www.vega-online.de
http://www.danprodukte.de
http://www.managingcare.de

EDV-Systeme zur Pflegedokumentation

Es gibt unterschiedliche EDV-Systeme zur Pflegedokumentation. Einrichtungen, die mit der handschriftlichen Dokumentation nicht zurechtkommen, stellen sich vor, dass mit einer EDV-gestützten Dokumentation alles besser wird. Dies trifft jedoch nur dann zu, wenn mit der Einführung eine Qualifikation der Mitarbeiter, in der Anwendung des Pflegeprozesses und dem Umgang mit dem EDV-gestützten System, einhergeht. Erfolgt diese, lässt sich mit dem neuen System tatsächlich Zeit sparen. Der Pflegeprozess kann effektiver gesteuert werden.

Welches EDV-System infrage kommt, muss jede Einrichtung individuell prüfen. Es ist sinnvoll, dass sich die EDV-Beauftragten der Einrichtung, z. B. auf Pflegemessen, informieren. In einem nächsten Schritt sollte eine Arbeitsgruppe gebildet werden, die sich Vertreter von in Frage kommender Softwareunternehmen zur Demonstration der Programme unverbindlich einlädt. Die wichtigsten Systemarten werden vorgestellt.

Zentrale nicht zeitnahe Planbestätigung

Die Planungen und ihre Ausführung werden an einer zentralen Stelle (z. B. im Stationszimmer) regelmäßig (z. B. zum Schichtende) von der Schichtleitung mit der handschriftlichen Pflegedokumentation abgeglichen. Meistens wird ein pauschaler Soll-Ist-Vergleich vorgenommen. Von Vorteil ist, dass nur wenige Mitarbeiter geschult werden müssen, es schnell geht und nur geringe Investitionskosten anfallen. Von Nachteil ist, dass teilweise eine doppelte Dokumentation erfolgt (PC und Papier), es somit keine zeitlichen Einsparungen gibt und die Erfassung pauschal und ungenau ist. Außerdem ist der Terminal am Ende der Schicht oft überlastet, da jeder seine Einträge vornehmen will.

Dezentrale Leistungs- und Zeiterfassung

An gut erreichbaren Stellen auf dem Wohnbereich werden Terminals zur Dokumentation errichtet. Unmittelbar nach der Pflege bei einem Bewohner werden die durchgeführten Leistungen erfasst, Pflegeberichte geschrieben, Vitalwerte u. a. eingegeben. Auch Zeiterfassungen sind so möglich. Von Vorteil ist, dass der Mitarbeiter, der die Leistung erbringt, dokumentiert. Eine Doppeldokumentation entfällt, dadurch verringert sich der Dokumentationsaufwand. Da mehrere Terminals zur Verfügung stehen, werden Wartezeiten bei der Eingabe vermieden. Von Nachteil ist, dass der Investitionsaufwand hoch ist. Außerdem ist keine exakte Zeiterfassung je Bewohner möglich.

Lokale reale Leistungs- und Zeiterfassung

In allen Räumen, in denen sich die Bewohner aufhalten (z. B. Bewohnerzimmer, Bad, Gemeinschaftsraum) werden Dokumentationsterminals installiert. Die Pflegenden erfassen neben den erbrachten Leistungen auch Beginn und Ende der Pflege. Außerdem können Pflegeberichte geschrieben, Vitalwerte u. a. eingegeben werden. Von Vorteil ist, dass der Mitarbeiter, der die Leistung erbringt, dokumentiert. Eine Doppeldokumentation entfällt. Dadurch verringert sich der Dokumentationsaufwand. Da mehrere Terminals zur Verfügung stehen, werden Wartezeiten bei der Eingabe vermieden. Eine genaue Zeiterfassung je Bewohner ist möglich. Von Nachteil ist der höhere Investitionsaufwand. Außerdem können die Mitarbeiter kontrolliert werden.

Mobile reale Leistungs- und Zeiterfassung

Während seiner Arbeit führt der Pflegende ein mobiles Erfassungsgerät (PDA) mit sich (**Abb. 1.47**). Dieses tauscht die Daten mit einer zentralen Datenbank aus. Unmittelbar nach einer Pflegetätigkeit werden die durchgeführten Leistungen erfasst. Außerdem können Pflegeberichte geschrieben, Vitalwerte u. a. eingegeben werden. Darüber hinaus wird der gesamte Tagesablauf des Mitarbeiters erfasst, d. h. auch Nebentätigkeiten wie das Erstellen von Pflegeplanungen, Pausen usw. Von Vorteil ist, dass der Mitarbeiter, der die Leistung erbringt, dokumentiert. Eine Doppeldokumentation entfällt, dadurch verringert sich der Dokumentationsaufwand.

Da für jeden Mitarbeiter PDAs zur Verfügung stehen, entfallen Wartezeiten bei der Eingabe. Eine exakte Zeiterfassung ist möglich. Die Investitionskosten sind vergleichsweise gering. Von Nachteil ist, dass die mobilen Endgeräte empfindlich sind und dementsprechend häufig kaputtgehen. Außerdem müssen die Pflegenden das Gerät immer mit sich führen. Auch die Kontrolle des einzelnen Mitarbeiters wird noch verstärkt.

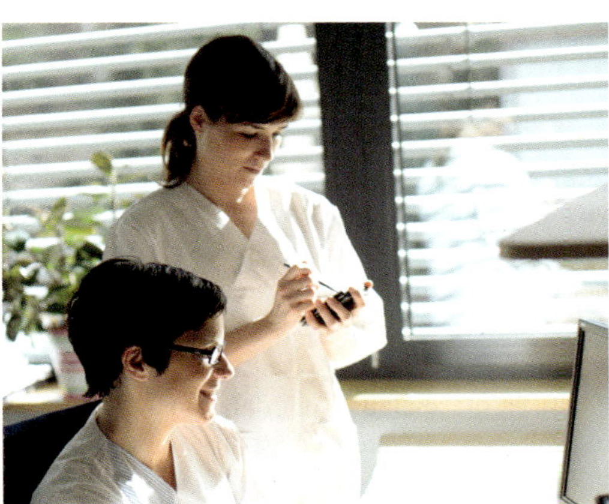

Abb. 1.47 Mit einem mobilen PDA-Gerät können die Daten zur Pflegedokumentation jederzeit aufgenommen und abgerufen werden.

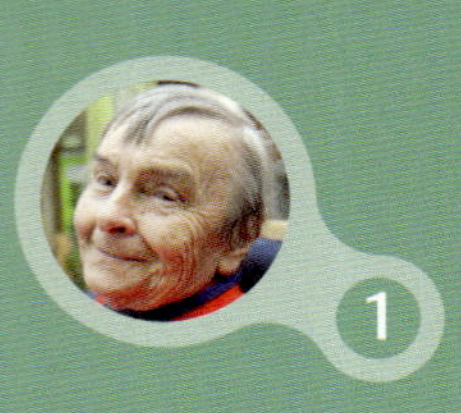

Programme in der Altenpflege

Die Verbesserung der Pflegequalität und die Verbraucherrechte der zu Pflegenden stehen im Mittelpunkt des im Jahr 2002 in Kraft getretenen Pflege-Qualitätssicherungsgesetz (PQsG). Ein wesentlicher Bestandteil dieses Gesetzes ist die Verpflichtung jedes ambulanten Pflegedienstes und jedes Pflegeheimes, ein einrichtungsinternes, umfassendes Qualitätsmanagement einzuführen und weiterzuentwickeln. Es erfordert umfassende Dokumentationspflichten von den Pflegenden, der Pflegedienstleitung und der Verwaltung. Dabei gilt es, den Spagat zwischen Qualitäts- und Kostenbewusstsein zu meistern.

Moderne und zukunftsweisende Softwareprogramme zur Pflegedokumentation, Pflegeplanung und zur Personaleinsatzplanung versprechen die Lösung dieses Problems. Die meisten Software-Firmen bieten modulare Lösungen. Standardmodule können durch sinnvolle Zusatzmodule und Zusatzprogramme erweitert werden und erlauben durch universelle Schnittstellen die Kommunikation und Integration mit den unterschiedlichsten Softwareprodukten.

Zu Konzepten und Methoden der Qualitätsentwicklung s. S. 816.

Anforderungen an Software für die Altenpflege

Software für die Altenpflege sollte folgenden Kriterien erfüllen:

- Alle Kernprozesse (z. B. Pflege, Dokumentation, Bestell- und Lieferwesen) müssen sich durch EDV unterstützen lassen.
- Das Bewohner- und Pflegeinformationssystem muss umfassend sein und die Pflegeplanung und -dokumentation nach dem Pflegeprozess integrieren.
- Alle Vorgaben des Pflegequalitätssicherungsgesetzes müssen umgesetzt werden.
- Die Leistungsabrechnung muss einfach und effektiv sein.
- Eine bedarfsgerechte Dienstplanung und Abrechnung muss möglich sein.
- Die Software muss anwenderfreundlich sein, d. h. auch für Nutzer mit geringen EDV-Kenntnissen leicht bedienbar.

D **Kernprozess:** *Tätigkeiten, die dazu dienen, Kundenbedürfnisse direkt zu erfüllen. Der Begriff stammt aus dem Qualitäts- und Prozessmanagement. Er wird auch in der Betriebswirtschaftslehre verwendet. Kernprozesse beginnen mit dem Kundenwunsch und enden mit dessen Erfüllung. Sie integrieren alle dafür erforderlichen Teilprozesse.*

Auswahl der Programme

Es gibt mittlerweile eine Vielzahl von Softwarefirmen, die alle „die innovative und günstige Lösung" anbieten. Einrichtungen sollten sich unbedingt, bevor sie sich für ein Produkt entscheiden, umfassend informieren und beraten lassen. Sinnvoll ist es, eine Arbeitsgruppe (AG) zu gründen, in der auch Praktiker, die zukünftig mit dem Programm arbeiten sollen, mitarbeiten. Die AG könnte z. B. Demo-Versionen von verschiedenen Anbietern testen und Kosten/Nutzen abwägen. Hilfreich kann es auch sein, zu Pflegeheimen, die bereits mit den gleichen Programmen arbeiten, Kontakt aufzunehmen und sich über die mit dem Programm gemachten positiven und negativen Erfahrungen zu informieren. So verringert sich die Gefahr, dass sich ein Pflegeheim für die verkehrte Software entscheidet.

I *Nachfolgend werden, ohne qualitative Wertung, verschiedene Anbieter für Pflegeheimsoftware genannt. Auf den Homepages kann man sich über die Produkte näher informieren und häufig Demo-Versionen der EDV-Programme testen:*
http://www. alphacomputer. de
http://www. altenpflege-software. de
http://www. heimbas. de
http://www. cella-software. de
http://www. ntconsult. de
http://www. vega-online. de

Pflegeplanung und -dokumentation

Einheitliche Dokumentationsverfahren tragen dazu bei, dass die Ziele Qualitätsverbesserung und Pflegetransparenz unterstützt werden. Schwerpunkte sind die Pflegeanamnese, Pflegeplanung und Pflegedokumentation (s. S. 73 ff).

Bewohnerinformationssystem und Leistungsabrechnung

Die Programme sollten einrichtungsspezifische Gegebenheiten zu den Themen Verwaltung, Leistungsabrechnung und Bewohnerinformation flexibel darstellen. Informationen über die Einrichtung, Plätze und Betreute stehen zentral zur Verfügung. Ein professionelles Dokumentenmanagement für regelmäßige Tätigkeiten, z. B. Aufnahme, Wechsel der Pflegestufe, sollte die Arbeit erleichtern. Außerdem sollte es differenzierte Möglichkeiten der Auswertung und Statistik geben. Das so gewonnene Datenmaterial muss aussagekräftig genug sein, um z. B. Kostenträger bei Verhandlungen zu überzeugen.

Dienstplanmanagementprogramme

Der Dienstplanmanager sollte umfassende Möglichkeiten bieten, um Dienstpläne zu erstellen, zu verwalten und abzurechnen. Außerdem dient das Programm der Verwaltung von Mitarbeiterdaten. In der ambulanten Altenpflege gibt es bereits Programme, bei denen die Daten über das Handy erfasst werden. Bei diesem werden alle Schritte vom Erstkontakt zum Patienten hin zur Leistungs-, Einsatz- und Tourenplanung erfasst. Die Abrechnung wird dadurch vereinfacht und transparent.

Programme für das Rechnungswesen und Controlling

Es sind Programme, die die Finanzbuchhaltung, das Kassenwesen, Barbetragsverwaltung, Anlagenbuchhaltung und das Controlling vereinfachen und Betriebsergebnisse messbar machen.

Weitere spezielle Programme

Neben den, mittlerweile fast zum Standard von Pflegeheimen gehörenden, gerade vorgestellten Programmen, gibt es weitere Software, die eine bessere Organisation von Aufgaben und Abläufen verspricht. So z. B. ein sog. Hilfsmittelmanager zur einfachen und umfassenden Verwaltung von Hilfsmitteln oder ein Küchenmanager, zur Warenwirtschaft und Personaleinsatzplanung in der Küche.

Programme für ältere Menschen

Untersucht man den Markt für Softwareangebote, so findet man nur vereinzelt CD-Roms zu Bildungsthemen oder mit Informationen (z. B. zum Umgang mit dem Computer), die ältere Menschen als Zielgruppe definieren. Auch ein Angebot an Unterhaltungsprodukten, die schwerpunktmäßig Senioren ansprechen, existiert nicht. Es gibt lediglich Anbieter, die interaktive „Spiele" z. B. ein Gedächtnistraining auf ihren Internetseiten bereitstellen.

Der Markt von eLearning-Angeboten für ältere Menschen ist umfangreicher aber ebenfalls sehr unübersichtlich. Schwerpunktmäßig konzentrieren sie sich auf die Vermittlung von Kursen und Seminaren. In ihnen können ältere Menschen den Umgang mit dem Computer und Internet erlernen, d. h. Medienkompetenz erwerben.

Bereits vor einigen Jahren haben die Fachhochschulen und Universitäten den hohen Bedarf älterer Menschen an Fort- und Weiterbildung erkannt. Senioren sind schon lange in den normalen Vorlesungen als Gasthörer zugelassen und bei entsprechenden Bildungsabschlüssen wird ihnen der normale Studentenstatus eingeräumt. Ein bekannter Alters-Student ist Erwin Teufel, der von 1991–2005 Ministerpräsident von Baden-Württemberg war. Im Alter von 66 Jahren begann er im Jahr 2005 ein Philosophiestudium in München.

Wenn die Fachbereiche für ihre Studenten eLearning-Module ins Internet stellen, so ist der Zugang selbstverständlich auch für ältere Gasthörer gewährleistet. Allerdings gibt es an Fachhochschulen oder Universitäten bisher kein Angebot, dass speziell auf die Bedürfnisse alter Menschen zugeschnitten ist. Inzwischen haben sich zahlreiche Bildungsanbieter wie Akademien und Volkshochschulen, die speziell ältere Menschen als Zielgruppe definiert haben, am Markt positioniert. Neben Themen wie Kunst, Kultur, Finanzen und Gesundheit werden auch Kurse angeboten, in denen ältere Menschen der Umgang mit dem Internet und Computer vermittelt wird. Die meisten Angebote sind Präsenzseminare. Nur ein kleiner Teil wird als eLearning-Kurse angeboten.

Verlage richten sich mit ihren eLearning-Angeboten bisher ebenfalls nicht speziell an ältere Menschen. Ihr Angebot gilt Erwachsenen im Allgemeinen. Sie erachten eine Differenzierung nach dem Alter als nicht notwendig.

Zunehmend unterbreiten Vereine, Stiftungen, Forschungsinstitutionen u. a. potenziellen Kunden der Altersgruppe 55+ umfassende Informationsangebote über das Internet. Sie bieten Internetportale und -plattformen an, produzieren Onlinemagazine u. a. Im Mittelpunkt steht die Vernetzung von Nutzern und den Institutionen zu Fragen rund um das Thema Alter und Altern. Schwerpunktthemen sind die gesundheitliche Beratung und präventive Maßnahmen sowie das Wohnen und Leben im Alter.

Ein besonderes Angebot stellt der Deutsche Bildungsserver bereit. Er versteht sich als zentraler Wegweiser zu Bildungsinformationen im Internet. Allen Interessierten werden kostenfrei, aktuell und umfassend vielfältige Informationen zu Internetquellen, rund um das deutsche Bildungswesen, angeboten. Neben thematischen Katalogen stehen Angebote für verschiedene Adressatengruppen zur Verfügung. Eine stellt den älteren Menschen in den Mittelpunkt. Unter der Rubrik „Seniorenbildung und Altersforschung" finden sich verschiedene Schwerpunktthemen, z. B. Lernen und Wissen im Alter, neue Medien, Medienkompetenz für Ältere, Kursangebote für Senioren. Folgt man diesen Schwerpunktthemen, kann man direkt auf die Angebote der verschiedenen Anbieter zugreifen. Als besonderen Service bietet der Bildungsserver einen 14-tägig erscheinenden Newsletter und einen persönlichen Profildienst an. Die Nutzer werden regelmäßig über aktuelle Neuigkeiten und ihr speziellens Interessengebiet informiert.

Die demografische Entwicklung, mit der starken Zunahme älterer Menschen an der Gesamtbevölkerung wird den eLearning-Markt verändern. Es werden mehr Angebote, die speziell auf diese Zielgruppe zugeschnitten sind, entstehen.

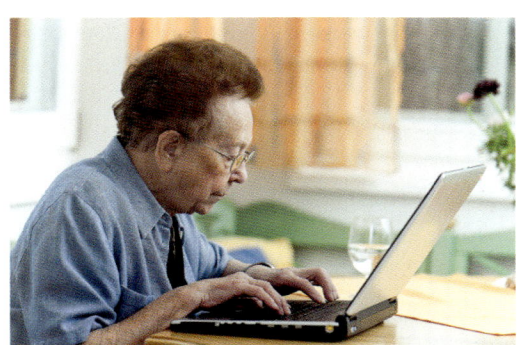

Abb. 1.48 Viele ältere Menschen sind auch an den neuen Medien interessiert.

D **eLearning:** *Sammelbegriff für die unterschiedlichsten Formen des Lernens mit technischer bzw. elektronischer Unterstützung.*

D **Soziodemografie:** *Ein Begriff aus der empirischen Sozialforschung (erhebt und interpretiert soziale Daten). Er beschreibt die Bevölkerungsmerkmale, nach denen die Mitglieder einer Stichprobe oder einer Zielgruppe erfasst werden. Dazu gehören z. B. Geschlecht, Alter, Familienstand, Schul- und Berufsbildung, soziale Schicht.*

I **Internet:** *Deutscher Bildungsserver unter:*
http://www. bildungsserver. de
Interaktive Gedächtnistrainings unter:
http://www. hjp-multimedia. de
http://www. ipsis. de/themen/thema_gedaechtnistraining
http://www. memopower. de

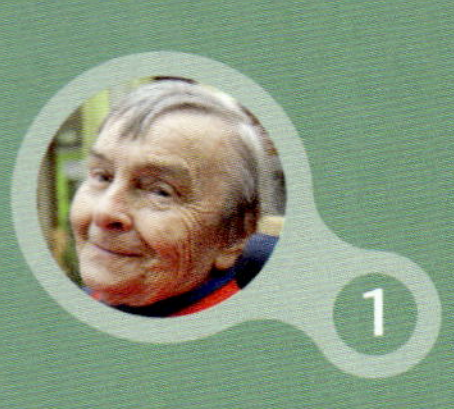

Digitale Lernmittel

Digitale Lernmittel sind Computerprogramme, mit deren Unterstützung sich Lernende mit bestimmten Inhalten eigenständig vertraut machen können. Auch in der Altenpflegeausbildung und für examinierte Altenpfleger finden diese Hilfsmittel zunehmend Einsatz. Sei es im Unterricht, im Rahmen des selbst organisierten Lernens, in der Nacharbeit von Unterrichtsinhalten zu Hause oder im Bereich der selbstorganisierten Fort- und Weiterbildung. Die meisten Fachverlage haben ihre Bücher um digitale Lernmittel ergänzt (z. B. Filme auf DVD) oder sie bieten zusätzliche Online-Portale mit aktuellen Fachinhalten und Service-Angeboten. Allerdings befindet sich die Entwicklung in der Altenpflege immer noch im Anfangsstadium. Lehrende an den Schulen setzen digitale Lernmittel bisher selten ein.

D *Digitale Lernmittel = Lernsoftware.*

Arten digitaler Lernmittel

Um einen Überblick über das inzwischen breit gefächerte Angebot digitaler Lernmittel zu bekommen, hilft nachfolgende Übersicht. Es gibt jedoch auch Mischformen der vorgestellten Arten:

- **Übungssoftware:** Sie dient dazu, einen eingegrenzten Lernstoff, z. B. Fachwörter, Vokabeln, Rechenaufgaben, durch Aufgaben, die man wiederholt, zu üben. Ggf. erfolgt eine Korrektur oder es werden ergänzende Erklärungen gegeben. Inzwischen gibt es auch multimediale Übungssoftware, die wie ein Abenteuer oder Spiel aufgebaut ist. Dieses kann man nur „gewinnen", wenn bestimmte Aufgaben gelöst werden.
- **Multimediale Informationssysteme:** Bei ihnen steht das breite Wissensangebot im Mittelpunkt. Lernziele gibt es keine, d. h. es bleibt dem Nutzer überlassen, wann, wie viel, was und zu welchem Zweck er lernt. Beispiele sind multimediale Nachschlagewerke, z. B. gibt es die „Rote Liste" auch in der multimedialen Form.
- **Simulationsprogramme:** In einer Simulation werden besonders komplizierte Prozesse demonstriert, insbesondere wenn reale Demonstrationen nicht machbar sind, z. B. weil sie zu zeitaufwendig oder teuer sind (z. B. medizinische Techniken wie eine Magenspiegelung).
- **Kurse oder Lernprogramme:** Sie dienen dazu, umfassendere Fachinhalte neu zu vermitteln, zu erklären und zu üben. Lernziele und eine sinnvolle Reihenfolge sind festgelegt, z. B. Sprachkurse, Fernstudieninhalte.

Lernsoftware bewerten

Um zu beurteilen, ob eine Lernsoftware für den gedachten Zweck, z. B. die Prüfungsvorbereitung, geeignet ist, helfen die nachfolgenden Kriterien.

- **Grundlegende Informationen:** bibliografische Daten (Titel, Autor, Erscheinungsjahr, Preis); technische Ausstattung, die zum Betrieb nötig ist; gibt es ein Handbuch mit Bedienungshilfen?
- **Gestaltung:** Ist die Darstellung übersichtlich, kann Wesentliches von Unwesentlichem gleich getrennt werden? Wie gelungen ist der Einsatz von Multimedia (Video, Text, Grafik)? Welche Navigationshilfen und Suchfunktionen gibt es? Ist das Gesamtlayout ansprechend?
- **Inhalt:** An wen richtet sich das Programm (Alter? Kenntnisse? Voraussetzungen?)? Welche Ziele verfolgt das Programm? Welche Schwerpunkte und Themenbereiche deckt das Programm ab (Allgemeinwissen? Bestimmte Lernfelder?)? Wie sind die Inhalte strukturiert und aufbereitet (sachliche Richtigkeit, logisch, dem Thema angemessen)? Sind die Inhalte manipuliert (Informationsauswahl – fehlen wichtige Bereiche? Werden verschiedene Positionen einander gegenüber gestellt?)?

Datenschutz

Bundesdatenschutzgesetz. Mit personenbezogenen Daten, z.B. von Heimbewohnern, kann Missbrauch betrieben werden. Es ist daher sinnvoll, dass sie einem besonderen Schutz unterliegen. Es gibt ein eigenes Gesetz, das Bundesdatenschutzgesetz (BDSG). Es regelt zusammen mit den Datenschutzbestimmungen der Länder den Umgang mit personenbezogenen Daten, die manuell oder in IT-Systemen verarbeitet werden. §3 Absatz 1 des Bundesdatenschutzgesetzes definiert diese Daten als „Einzelangaben über persönliche oder sachliche Verhältnisse einer bestimmten oder bestimmbaren natürlichen Person."

Schutzbedürftige Daten. Besonders schutzbedürftig sind nach §3 Absatz 9 BDSG Gesundheitsdaten, Informationen über die rassische oder ethnische Herkunft, die politische, religiöse, gesellschaftliche oder sexuelle Orientierung. Maßnahmen des Datenschutzes sollen jeden Menschen davor schützen, dass seine personenbezogenen Daten an unbefugte Dritte mitgeteilt werden und damit sein Recht auf die informationelle Selbstbestimmung verletzt wird. Jeder Mensch soll selbst entscheiden können, wer, bei welcher Gelegenheit, welche persönliche Daten über ihn erhält.

Schriftliche Zustimmung. Vor dem Hintergrund neuer technischer Entwicklungen wie E-Mail, Internet, Videoüberwachung, elektronischen Zahlungsmethoden und der Videoüberwachung erhält die Beachtung des Datenschutzes eine besondere Bedeutung. So ist es grundsätzlich verboten, personenbezogene Daten zu erheben, zu verarbeiten und zu nutzen, es sei denn die betroffene Person erteilt ausdrücklich (meist schriftlich) ihre Zustimmung dazu. Dies gilt auch für den Umgang mit den Daten von Heimbewohnern. Der Heimvertrag muss daher eine Klausel enthalten, in der der Bewohner der Erfassung, Speicherung, Verarbeitung und Weitergabe personenbezogener Daten, soweit es zur Vertragerfüllung notwendig ist, durch seine Unterschrift zustimmt.

Schutz der Privatsphäre

Die Privatsphäre bezeichnet den Bereich einer Person, der nur ihn selbst etwas angeht. Der Schutz derselben lässt sich aus dem Grundgesetz ableiten. Dort heißt es in Artikel 2, Absatz 1: „Allgemeine Handlungsfreiheit; Freiheit der Person; Recht auf Leben:

(1) Jeder hat das Recht auf die freie Entfaltung seiner Persönlichkeit, soweit er nicht die Rechte anderer verletzt und nicht gegen die verfassungsmäßige Ordnung oder das Sittengesetz verstößt."

Jedem Einzelnen wird damit ein Bereich zugesichert, in dem er sich ungezwungen und frei bewegen kann, ohne Angst haben zu müssen, dass Unbefugte Zutritt erlangen, ihn abhören oder beobachten können. Die Privatsphäre umfasst verschiedene Bereiche:

- Informations-Privatsphäre, d.h. personenbezogene Daten werden geschützt. Umfassende Regelungen zu diesem Bereich sind im Datenschutzgesetz niedergelegt.
- Privatsphäre des Körpers, d.h. die Wahrung der Intimsphäre und der körperlichen Unversehrtheit.
- Privatsphäre des Territoriums, d.h. der Schutz der Wohnung, des Arbeitsplatzes etc. vor unbefugten Eingriffen wie Video- oder Tonbandaufnahmen.

Technologien, z.B. biometrische Datenbanken, Gen-Datenbanken, Bankomatkarten, das Internet und Handy erlauben eine Überwachung des Einzelnen und gehen mit einem Verlust der Privatsphäre einher. Nur wer diese Technologien meidet, kann der fast omnipräsenten Überwachung entgehen.

Privatsphäre im Pflegeheim

Bei Menschen, die in Institutionen wie einem Pflegeheim leben, wird in die Privatsphäre in allen o.g. Bereichen eingegriffen. Es ist für alle Beteiligten, den Bewohner und die Pflegenden, nicht einfach, eine angemessene Balance zu finden. Bei ihr geht es einerseits darum, die Privatsphäre des Pflegebedürftigen zu wahren und andererseits Raum für die Aufgabenerfüllung der Pflegenden zu lassen. Häufig wirken sich zudem Schutzbestimmungen, wie die des Brandschutzes, negativ auf die Wohnsituation und damit auf die Lebensqualität der Bewohner aus. Es muss so weit als möglich dafür gesorgt werden, dass der Bewohner seinen Lebensraum, d.h. sein Zimmer, individuell gestalten kann. Außerdem sollte sichergestellt sein, dass die mit dem Recht auf Privatsphäre verbundenen Bedürfnisse, wie z.B. Besuch zu empfangen oder zu verweigern, Ausübung persönlicher Bedürfnisse (z.B. Sexualität) und das Recht auf eine sinnvolle Beschäftigung in der Freizeit, erfüllt werden. Hilfreich sind klare, nachvollziehbare Strukturen und überschaubare Abläufe, die für beide Seiten Orientierung bieten.

D **Informationelle Selbstbestimmung:** *Das anerkannte Recht des Einzelnen, grundsätzlich selbst darüber zu bestimmen, wenn persönliche Daten preisgegeben und verwendet werden. Nur wenn das Allgemeininteresse überwiegt (z. B. Gefahr in Verzug – desorientierter Bewohner ist aus dem Heim weggelaufen) dürfen diese Daten weitergegeben werden (z. B. an die Polizei).*

B *Auszug aus einem Heimvertrag zum Thema „Datenschutz"*
„Zur ordnungsgemäßen Erfüllung dieses Vertrages ist es notwendig, personenbezogene Daten zu erfassen, zu speichern, zu verarbeiten und weiterzugeben. Die Bewohnerin/der Bewohner stimmt dem zu, so weit es zur Erfüllung dieses Vertrages notwendig ist. Eine Entbindung von der Schweigepflicht kann nur im Einzelfall und durch die Bewohnerin oder den Bewohner erfolgen. Die Datenschutzbestimmungen werden umgesetzt."

B *So spannend der Arbeitsalltag auch ist – es geht niemanden, der nicht unmittelbar mit der Arbeit in Verbindung steht (auch nicht ihre beste Freundin, die in der S-Bahn neben einem sitzt), etwas an, dass die 100-jährige Frau Sabine Veber aus der Tulpenstr. 10 nach ihrem Apoplex nun ins Heim zieht.*

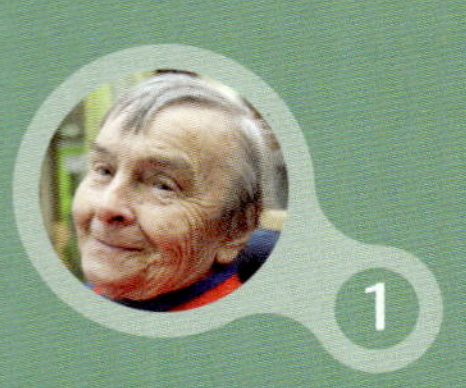

Pflegeüberleitung und Entlassungsmanagement

D *Unter* **Entlassungsmanagement** *versteht man das frühzeitige Erkennen von Versorgungsproblemen und die Organisation der weiteren Versorgung für einen Patienten mit absehbarem Pflege- und Unterstützungsbedarf. Dies geschieht während eines Aufenthaltes in einem Krankenhaus, einer Fach- oder Rehaklinik und soll Versorgungsbrüche nach der Entlassung vermeiden.*

D **Pflegeüberleitung** *im engeren Sinne fasst die pflegerischen Anteile des Entlassungsmanagements zusammen: Erfassen des Unterstützungsbedarfs, Pflegeübergabe an die weiter betreuende Einrichtung oder die weiter betreuenden Personen, schriftliche Weitergabe der pflegerelevanten Informationen in Form eines Überleitungsbogens* (Abb. 1.49).

M **Ziel der Pflegeüberleitung** *ist es, die Versorgung durch die einzelnen Gesundheitsdienste aufeinander abzustimmen.*

Bedeutung des Entlassungsmanagements

Durch eine rechtzeitige Planung und Bereitstellung der notwendigen Pflege- und Versorgungsleistungen können für Patientin und Angehörige dramatische Engpässe und unnötiges Leid vermieden werden. Versorgungsbrüchen kann vorgebeugt und unnötig hohe Kosten für stationäre Aufenthalte können vermieden werden.

Ein gutes Entlassungsmanagement ist von zentraler Bedeutung für die Gesundheit und Lebensqualität der Betroffenen. Dies ist in der Fachwelt seit längerem Konsens. 2002 wurde ein sogenannter „Expertenstandard Entlassungsmanagement in der Pflege" erarbeitet, der 2009 aktualisiert worden ist (s. Abb. 1.50).

Große Kliniken haben zum Teil neue Arbeitsplätze für Pflegefachkräfte eingerichtet, deren Aufgabe das Entlassungsmanagement ist, und auch der Sozialdienst übernimmt Teile der Organisation. Beide Berufsgruppen arbeiten eng zusammen.

Pflegeüberleitung

Leistungen der Pflegeüberleitung

Die Maßnahmen der Pflegeüberleitung umfassen:
- die Entlassungsvorbereitung in der verlegenden Einrichtung,
- die Abstimmung mit der Folgeeinrichtung.

Die gute Zusammenarbeit aller beteiligten Berufsgruppen ist besonders wichtig. Folgende Fragen müssen geklärt sein:
- Wer informiert wen und wann worüber?
- Welche konkreten Vorbereitungen müssen getroffen werden?

Der Arzt informiert über Anlass und Zeitpunkt der Verlegung/Entlassung, den Stand der Therapie und die medizinische Weiterbehandlung.

Die Information und Beratung hinsichtlich pflegerischer Belange sowie die unmittelbaren Vorbereitungsarbeiten obliegen den Pflegepersonen. Außerdem sind Therapeuten und andere Fachpersonen einzubeziehen (z. B. Ernährungsberater). Die notwendigen Maßnahmen/Termine sind von der Pflegeperson zu koordinieren.

Die Auswahl einer geeigneten Folgeeinrichtung und die Klärung der notwendigen finanziellen und sozialen Aspekte übernimmt in der Regel der Sozialdienst. Da die Pflegeüberleitung ein sehr komplexes Aufgabenfeld umfasst, wurden besonders im Krankenhausbereich spezielle Stellen für die Pflegeüberleitung geschaffen.

Aufgaben der Pflegeperson

Die Aufgaben des Pflegepersonals bei der Überleitung sind:
- Vepflegungsorganisation (z. B. Vereinbaren eines Termins, Klären der Notwendigkeit einer Begleitperson beim Transport),
- Erstellung des Überleitungsberichtes.

Die Kontinuität der Betreuung kann nur gewährleistet werden, wenn Informationen über den Patienten umfassend und möglichst zeitnah der Folgeeinrichtung verfügbar gemacht werden.

Überleitungsbericht. Der Überleitungsbericht **(Abb. 1.49)** umfasst Angaben über:
- Zustand und Befinden des Betroffenen,
- den erforderlichen Hilfebedarf,
- vorhandene oder notwendige Hilfsmittel,
- familiäre und soziale Rahmenbedingungen des Patienten,
- den bisherigen Pflegeplan des Patienten.

Besonders in Einrichtungen, in denen eine Langzeitversorgung sichergestellt wird (z. B. im Altenpflegeheim), sind biografiebezogene Angaben von Vorteil. Außerdem sollten die mitgelieferten Dokumente möglichst Verlaufsinformationen enthalten, z. B. zur bisherigen Gesundheitsentwicklung und zur Mobilitätsgeschichte (Müller-Mundt u. a. 1998).

Begleitbuch. Darüber hinaus wird bei chronisch Kranken und dauerhaft Pflegebedürftigen bereits vereinzelt ein sog. Begleitbuch eingesetzt. Es enthält sowohl die Grunddaten als auch wichtige Hinweise des Betroffenen bzw. dessen Angehörigen, Informationen zu wesentlichen Absprachen mit Fachpersonen und zum Betreuungsverlauf.

Gespräch. Die Weitergabe von schriftlichen Informationen sollte durch ein persönliches Gespräch zwischen den bisher und den zukünftig an der Betreuung Beteiligten sowie dem Patienten und dessen Bezugspersonen ergänzt werden.

Einbeziehung des Betroffenen. Generell kommt der Einbeziehung des Betroffenen und seiner Angehörigen im gesamten Überleitungsprozess eine wesentliche Bedeutung dahingehend zu, dass der Patient den gesamten Krankheitsverlauf überblicken kann. Außerdem sollten seine mit der Verlegung zusammenhängenden Fragen, Bedürfnisse und Sorgen ernst genommen und ein Abgleich der Perspektiven des Betroffenen und der professionellen Fachpersonen vorgenommen werden.

Fachlicher Austausch. Der fachliche Austausch im Rahmen der Pflegeüberleitung stellt eine Form der beruflichen Zusammenarbeit dar und bietet Chancen, andere Kooperationsformen kennenzulernen

Übergeben von:
(Stempel)

Datum Unterschrift

Name Geburtsname
Vorname
Anschrift
Tel. Fam. Stand
Geb. Dat. Geb. Ort
Konfession Versicherter

AOK	LKK	BKK	IKK	VdAK	AEV	Knapp-schaft	UV

KV Nr. Pflegestufe
1. Angehörige Telefon
2. Angehörige Telefon

Gesetzliche Betreuung durch:
○ Gesundheitsfürsorge
○ Vermögenssorge
○ Aufenthaltsbestimmung
○ Telefon

mitgeführtes Eigentum
○ Krankenkassenkarte ○ Patientenverfügung
○ Personalausweis ○ Vorsorgevollmacht
○
○

GRUND DER ÜBERLEITUNG

MEDIZINISCHER BEREICH
Hausarzt Telefon
Konsiliararzt Telefon
Notarzt Telefon
Diagnosen/pflegebegründende Diagnosen
Infektionen:

MEDIKATION ○ siehe Anlage	mor-gens	mit-tags	abends	nachts

Bedarfsmedikation
Impfungen:
letzter Krankenhausaufenthalt
von bis im

Allergien/Unverträglichkeiten/krankheitsbedingte Besonderheiten
○ Zur Zeit keine bekannt.
○ **Herzschrittmacher** ○ **Heparin** ○ **Marcumar**
○ Brille / Kontaktlinsen Zahnprothesen ○ oben ○ unten
○ Arm-/Beinprothesen Hörapparat ○ rechts ○ links
○ Gehhilfen ○

WUNDVERHÄLTNIS ○ ja ○ nein
○ Wunde ○ Dekubitus, Stadium:
Ort:
Versorgt mit:

KONTRAKTUR ○ ja ○ nein
Ort:
Dekubitusrisiko ○ ja ○ nein
Kontrakturrisiko ○ ja ○ nein

Kommunizieren, sich bewegen und sich pflegen	selbst-ständig	bedingt selbstständig	teilweise unselbstst.	unselbst-ständig
Kommunikation				
Körperpflege				
Aufstehen				
Gehen				
Treppen gehen				
Sitzen im Stuhl				
Lagern bei Bettlägerigkeit				

PFLEGEINFOS
Inkontinenz ○ Stuhl ○ Urin ○ Dauerkatheter ○ Anus praeter
letzter Stuhlgang:
Orientierung beeinträchtigt ○ zeitlich ○ örtlich ○ persönlich ○ situativ
Kostform:
Nahrungs- u. Flüssigkeitsaufnahme ○ selbstständig ○ unselbstständig

www.DAN PRODUKTE.de Pflegedokumentation GmbH · Postfach 22 34 80 · 57040 Siegen · Tel. (02 71) 880 980 · Fax (02 71) 880 98 98

Pflegeüberleitungsbogen 2030

Abb. 1.49 Der Überleitungsbogen enthält alle pflegerelevanten Informationen für die weitere Betreuung (DAN PRODUKTE Pflegedokumentation GmbH, Siegen).

(z. B. durch den Austausch über konzeptionelle Ansätze und Verfahrensweisen in den verschiedenen Institutionen).

Expertenstandard Entlassungsmanagement

Nationale Expertenstandards werden von ausgewiesenen Fachpersonen entwickelt, die auf dem jeweiligen Gebiet eine besondere (wissenschaftliche) Expertise besitzen. Die Standards werden auf der Grundlage einer kritischen Bewertung des momentanen Forschungsstandes entwickelt. Sie spiegeln den aktuellen Stand der Pflegewissenschaft zu zentralen pflegerischen Themen wider. Expertenstandards sind in 3 Ebenen unterteilt (**Abb. 1.50**):

- **Strukturebene (S1–S6):** Welche Rahmenbedingungen sollten gegeben sein oder welche Arbeitsmittel sollten vorhanden sein? Auf dieser Ebene werden auch Aussagen über Verantwortungsbereiche in der Einrichtung und notwendige Kompetenzen des Personals gemacht.

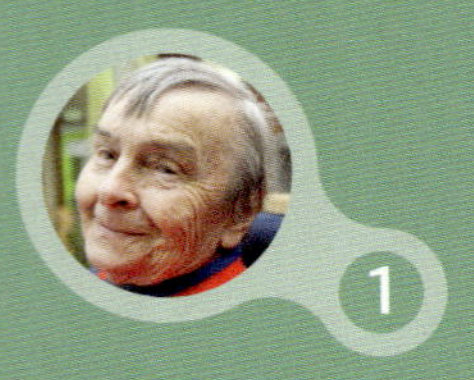

- **Prozessebene** (**P1–P6**): Was wird von wem wie getan?
- **Ergebnisebene** (**E1–E6**): Wie ist der Ist-Zustand nach Durchführung geeigneter Maßnahmen? Welche Ziele wurden erreicht?

Expertenstandards sind offen formuliert, sodass sich Handlungsspielräume für Institutionen und Pflegende ergeben, die individuell ausgestaltet werden können.

Präambel / Expertenstandard

Versorgungsbrüche manifestieren sich besonders beim Übergang vom stationären in den nachstationären Bereich. Sie führen zu unnötiger Belastung der Betroffenen und ihrer Angehörigen, aber auch durch die damit oftmals verbundenen „Drehtüreffekte" zur Verschwendung knapper

Ressourcen im Gesundheitswesen. Deshalb richtet sich der vorliegende Expertenstandard primär an Pflegefachkräfte in stationären Gesundheitseinrichtungen, das heißt Krankenhäuser, Fach- und Rehabilitationskliniken. Eine Ausdehnung auf stationäre Altenpflegeeinrichtungen und ambulante Pflegedienste hätte zur Folge gehabt, dass wegen der unterschiedlichen Zielsetzungen und Voraussetzungen die Standardaussagen zu allgemein ausgefallen wären. Der im Standard gewählte Patientenbegriff trägt dem Rechnung und bezieht sich auf Personen mit einem poststationären Pflege- und Versorgungsbedarf. In der Mehrzahl handelt es sich dabei um ältere Menschen sowie „multimorbide" Patienten – mit meist chronischen Krankheiten.

Die Angehörigen – gemeint sind die primären Bezugspersonen der Patienten , also auch solche, die nicht im gesetzlichen Sinne Verwandte sind – wurden ausdrücklich in die Standardformulierung aufgenommen. Damit wird zum einen ihrer Schlüsselrolle bei der Entlassung Rechnung getragen und zum anderen die selbstverantwortliche Rolle von Patienten und Angehörigen aufgezeigt. Voraussetzung für die Beteiligung der Angehörigen an der Entlassungsplanung ist selbstverständlich das dokumentierte Einverständnis der Patienten.

Der vorliegende Expertenstandard konzentriert sich auf die Entlassung aus der Klinik als die Situation, die am häufigsten Versorgungsbrüche erzeugt. Sein Ziel ist, systematisch aus pflegerischer Perspektive dem Entstehen von Versorgungsbrüchen bei der Patientenentlassung durch eine gezielte Vorbereitung von Patienten und Angehörigen sowie durch einen besseren Informationsaustausch zwischen den am Entlassungsprozess Beteiligten entgegenzuwirken.

Dies erfordert beim Assessment und den folgenden Interventionen, den Blick auf die Lebenserfordernisse der Patienten im nachstationären Setting zu richten. Allerdings sind vor dem Hintergrund des fragmentierten Versorgungssystems dringend weitere einrichtungsübergreifende Regelungen zu treffen, um die Kooperation zwischen den verschiedenen Gesundheitseinrichtungen und Gesundheitsberufen zu fördern , insbesondere bei Patienten mit komplexem Versorgungsbedarf.

Der Expertenstandard basiert auf einer umfangreichen Literaturstudie, der Expertise der Mitglieder der Expertenarbeitsgruppe und der methodischen Expertise des wissenschaftlichen Teams des DNQP. Schwerpunkte der Literaturanalyse waren vor allem die Suche nach inhaltlichen Aussagen in randomisierten Kontrollstudien mit hohem Evidenzgrad (vgl. Literaturstudie und Glossar). Diese existieren vorwiegend im anglo-amerikanischen Raum und beziehen sich hauptsächlich auf Einzelaspekte der Entlassung, auf bestimmte Patientengruppen und auf das Qualifikationsniveau des Pflegepersonals. Die in Deutschland durchgeführten Untersuchungen konnten partiell berücksichtigt werden. Es handelt sich in der Regel um Evaluations- oder Begleitstudien.

Grundsätzlich lässt sich der Expertenstandard in allen oben genannten stationären Gesundheitseinrichtungen anwenden. Er setzt jedoch voraus, dass von jeder Einrichtung, je nach Schwerpunktauftrag und behandelter Patientengruppe, organisationsbezogene Ausgestaltungs- und Verfahrensvereinbarungen getroffen werden. Diese beziehen sich vor allem auf die Zuständigkeitsbereiche der jeweiligen Berufsgruppen für einzelne Aufgabenfelder und die Auswahl geeigneter Assessment-Instrumente (z.B. in Anlehnung an die bereits bestehenden Expertenstandards) sowie auf angemessene Formen der Dokumentation und Informationsübermittlung zwischen den beteiligten Einrichtungen und Berufsgruppen. Im Rahmen der Informationsweitergabe sind die übermittelten Daten auf ihre professionelle Handlungsrelevanz vor dem Hintergrund des Schutzes von persönlichen Daten zu überprüfen.

Der Expertenstandard regelt nicht das organisatorische Vorgehen des Entlassungsmanagements innerhalb der jeweiligen Einrichtungen (Absprachen in direkter Form zwischen allen Beteiligten oder Einsatz einer koordinierenden Vermittlungsinstanz). Er stellt vielmehr in Rechnung, dass viele Einrichtungen bereits über Ansätze einer systematischen Patientenentlassung verfügen, die sich mithilfe des Expertenstandards optimieren lassen. Gleichwohl empfiehlt der Standard mit Bezug auf internationale Studien, dass im Entlassungsprozess die Pflegefachkraft aufgrund ihrer Nähe zu Patienten und Angehörigen die entscheidende Koordinationsfunktion einnimmt. Das heißt jedoch nicht, dass sie alle Schritte des Entlassungsmanagements selbst durchführt. Die vorliegende Literaturstudie zeigt, dass die Wirksamkeit eines zentral organisierten Entlassungsmanagements mit dafür spezialisierten Pflegeexperten besser belegt ist, als ein Entlassungsmanagement durch Bezugspflegekräfte. Ein gelungenes Entlassungsmanagement kann nur in multidisziplinärer Zusammenarbeit erreicht werden , in der auch die anderen Berufe wie Medizin , Sozialarbeit, Physiotherapie, Ergotherapie, Logopädie oder Psychologie ihren Anteil spezifisch wahrnehmen.

Zur Implementierung des Standards bedarf es der gemeinsamen Anstrengung der leitenden Managementebene (Pflegemanagement und Betriebsleitung) und der Pflegefachkräfte sowie der Kooperationsbereitschaft der beteiligten Berufsgruppen. Die Managementebene trägt die Verantwortung für die Bereitstellung der erforderlichen Ressourcen (Besprechungszeit, berufliche Qualifikation, Medien zur Dokumentation und Informationsweitergabe), der Festlegung der hausinternen Verfahrensgrundsätze und der Schaffung eines geeigneten Kooperationsklimas im Haus. Die Pflegefachkräfte tragen die Verantwortung für den Wissens- und Kompetenzerwerb zur Umsetzung des Standards. Hier sind besonders Fortbildungsbedarfe der Pflegefachkräfte in den Bereichen Assessment, Evaluation, Schulung und Beratung zu erwähnen.

Abschließend ist hervorzuheben, dass eine Vermeidung von Versorgungsbrüchen nur im Rahmen einer erfolgreichen Zusammenarbeit aller Beteiligten zu erreichen ist.

Abb. 1.50a,b Expertenstandard Entlassungsmanagement in der Pflege. **a** Präambel. **b** Expertenstandard (Hrsg.: Deutsches Netzwerk für Qualitätssicherung in der Pflege (DNQP), 2009. Expertenarbeitsgruppe: G. Breloer-Simon, B. Dangel, C. Drauschke, H. François-Kettner, J. Haake, U. Höhmann, D. Liedtke, A. Pohl, D. Schaffner, D. Schmidt, C. Schröer-Mollenschott, B. Widmann, K. Wingenfeld.

Expertenstandard Entlassungsmanagement in der Pflege – 1. Aktualisierung 2009

Zielsetzung: Jeder Patient mit einem erhöhtem Risiko poststationärer Versorgungsprobleme und einem daraus resultierenden weiter andauernden Pflege- und Unterstützungsbedarf erhält ein individuelles Entlassungsmanagement zur Sicherung einer kontinuierlichen bedarfsgerechten Versorgung.

Begründung: Die Entlassung aus einer Klinik birgt das Risiko von Versorgungseinbrüchen, die zu unnötiger Belastung von Patienten und ihren Angehörigen sowie zu hohen Folgekosten führen können. Mit einem frühzeitigen, systematischen Assessment sowie Beratungs-, Schulungs- und Koordinationsleistungen und deren abschließender Evaluation trägt die Pflegefachkraft dazu bei, eine bedarfsgerechte poststationäre Versorgung sicherzustellen und den Patienten bei der Bewältigung seiner veränderten Lebenssituation zu unterstützen.

Struktur	Prozess	Ergebnis
Die Pflegefachkraft **Die Einrichtung** **S1a –** verfügt über eine schriftliche Verfahrensregelung für ein multidisziplinäres Entlassungsmanagement. Sie stellt sicher, dass die erforderlichen organisatorischen (z.B. Zeitressourcen, Festlegung der Arbeitsteilung, Schulungsräume), personellen (z.B. Pflegefachkräfte mit hinreichender Qualifikation) und fachlichen Rahmenbedingungen (z.B. Einschätzungskriterien, -instrumente) gewährleistet sind. **Die Pflegefachkraft** **S1b –** beherrscht die Auswahl und Anwendung von Instrumenten zur Einschätzung der Risiken und des erwartbaren Versorgungs- und Unterstützungsbedarfs nach der Entlassung.	**Die Pflegefachkraft** **P1 –** führt mit allen Patienten und wenn möglich mit deren Angehörigen innerhalb von 24 Stunden nach der Aufnahme eine erste kriteriengeleitete Einschätzung der erwartbaren poststationären Versorgungsrisiken und des Unterstützungsbedarfs durch. Diese Einschätzung wird bei Veränderung des Krankheits- und Versorgungsverlaufs aktualisiert. – führt bei identifiziertem poststationären Versorgungsrisikos bzw. Unterstützungsbedarfs ein differenziertes Assessment mit dem Patienten und seinen Angehörigen mittels geeigneter Kriterien durch bzw. veranlasst dieses.	**E1 –** Eine aktuelle, systematische Einschätzung der erwartbaren poststationären Versorgungsrisiken sowie des Unterstützungs- und Versorgungsbedarfs liegt vor.
S2 – verfügt über Planungs- und Steuerungskompetenz zur Durchführung des Entlassungsmanagements.	**P2 –** entwickelt in Abstimmung mit dem Patienten und seinen Angehörigen sowie den beteiligten Berufsgruppen unmittelbar im Anschluss an das differenzierte Assessment eine individuelle Entlassungsplanung.	**E2 –** Eine individuelle Entlassungsplanung liegt vor, aus der die Handlungserfordernisse zur Sicherstellung einer bedarfsgerechten poststationären Versorgung hervorgehen.
S3 – verfügt über die Kompetenz, den Patienten und seine Angehörigen sowohl über poststationäre Versorgungsrisiken als auch über erwartbare Versorgungs- und Pflegeerfordernisse zu informieren, zu beraten und entsprechende Schulungen anzubieten bzw. zu veranlassen sowie die Koordination der weiteren daran beteiligten Berufsgruppen vorzunehmen.	**P3 –** gewährleistet für den Patienten und seine Angehörigen eine bedarfsgerechte Information, Beratung und Schulung.	**E3 –** Dem Patienten und seinen Angehörigen sind bedarfsgerechte Information, Beratung und Schulung abgeboten worden, um Versorgungsrisiken erkennen und veränderte Versorgungs- und Pflegeerfordernisse bewältigen zu können.
S4 – ist zur Koordination des Entlassungsprozesses befähigt und autorisiert.	**P4 –** stimmt in Kooperation mit dem Patienten und seinen Angehörigen sowie den intern und extern beteiligten Berufsgruppen und Einrichtungen frühzeitig den voraussichtlichen Entlassungstermin sowie die erforderlichen Maßnahmen ab. – bietet den Mitarbeitern der weiterversorgenden Einrichtung eine Pflegeübergabe unter Einbeziehung des Patienten und seiner Angehörigen an.	**E4 –** Mit dem Patienten und seinen Angehörigen sowie den weiterversorgenden Berufsgruppen und Einrichtungen ist der Entlassungstermin abgestimmt sowie der erwartbare Unterstützung- und Versorgungsbedarf geklärt.
S5 – verfügt über die Fähigkeit zu beurteilen, ob die Entlassungsplanung dem individuellen Bedarf des Patienten und seiner Angehörigen entspricht.	**P5 –** führt mit dem Patienten und seinen Angehörigen spätestens 24 Stunden vor der Entlassung eine Überprüfung der Entlassungsplanung durch. Bei Bedarf werden Modifikationen eingeleitet.	**E5 –** Die Entlassung des Patienten ist bedarfsgerecht vorbereitet.
S6 – ist befähigt und autorisiert, eine abschließende Evaluation der Entlassung durchzuführen.	**P6 –** nimmt innerhalb von 48 Stunden nach der Entlassung Kontakt mit dem Patienten und seinen Angehörigen oder der weiterversorgenden Einrichtung auf und vergewissert sich, ob die Entlassungsplanung angemessen war und umgesetzt werden konnte.	**E6 –** Der Patient und seine Angehörigen haben die geplanten Versorgungsleistungen und eine bedarfsgerechte Unterstützung zur Bewältigung der Entlassungssituation erhalten.

Abb. 1.50b

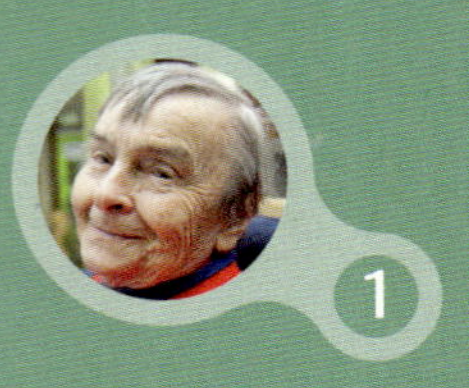

Schnittstellenmanagement

Eine Schnittstelle entsteht durch Arbeitsteilung. Es gibt mehrere Möglichkeiten einer Schnittstelle.

Die Schnittstelle ist der Punkt eines Verantwortungsübergangs zwischen zwei Prozessschritten von einer Person auf eine andere oder von einer Organisationseinheit auf eine andere (**Abb. 1.51**).

Innerhalb eines Prozessschrittes gibt es unterschiedliche Verantwortlichkeiten (**Abb. 1.52**).

Die Schnittstelle entsteht durch Überschneidung zweier Prozesse, die einen gemeinsamen Prozessschritt besitzen (**Abb. 1.53**).

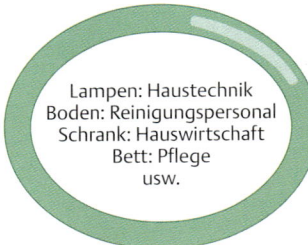

Lampen: Haustechnik
Boden: Reinigungspersonal
Schrank: Hauswirtschaft
Bett: Pflege
usw.

Abb. 1.52 Schnittstellen innerhalb des Prozessschrittes „Zimmerreinigung im Pflegeheim"

Identifikation und Regelung von Schnittstellen

M: Durch gesteuerte Prozesse werden Reibungsverluste vermieden, Ressourcen geschaffen, Versorgungen optimiert und Kundenzufriedenheiten erreicht.

Anhand der Prozesse mit den jeweiligen Zuständigkeiten kann jede Einrichtung die Schnittstellen identifizieren. Dazu müssen die Prozesse erkannt, definiert, geregelt und schriftlich fixiert sein. Nur so ist ihre Steuerung möglich.

Interne Schnittstellen

Auch wenn es wie bei der Pflegeüberleitung um externe Schnittstellen geht, sind interne Schnittstellen betroffen. Im Krankenhaus sind bei der Pflegeüberleitung Ärzte, Pflege, Sozialdienst und Verwaltung involviert. Die Regelung externer Schnittstellen setzt die Regelung interner Schnittstellen voraus.

Externe Schnittstellen (Beispiele)

Ambulante Versorgung. Die ambulante Versorgung wird von einer Vielzahl an Beteiligten gestaltet. Die Sozialstation bietet Pflege und hauswirtschaftliche Versorgung an, der Fahrbare Mittagstisch oder eine Quartiersküche ermöglicht die geregelte Mahlzeiteneinnahme. Die Nachbarin kümmert sich um Einkäufe. Für Notfälle ist der Hausnotrufdienst installiert. Der Arzt macht ggf. Hausbesuche. Und als Hilfe für einen Spaziergang kommt ein Helfer vom Mobilitätshilfsdienst. Hilfsmittelabklärung und Wohnungsanpassung sind eine große Hilfe. Dadurch ist ein Verbleib in der Privatwohnung möglich.

Krankenhauseinweisung. Bei einer Krankenhauseinweisung aus dem Pflegeheim wird die Pflege zunächst den niedergelassenen Arzt informieren. Er prüft, ob die Krankenhauseinweisung wirklich notwendig ist und gibt dann eine Befürwortung. Die Pflege kümmert sich um eine Transportmöglichkeit und muss ggf. mit der Krankenkasse eine Kostengenehmigung klären. Das Transportunternehmen fährt den Klienten dann mit den Unterlagen (Pflegeüberleitungsbogen, Einweisungsdiagnosen u. a.) ins Krankenhaus. Die Verwaltung des Heims wird informiert. Je nach individuellen Verhältnissen wurden zuvor bereits die Angehörigen einbezogen.

Krankenhausentlassung. Bei der Krankenhausentlassung in die Privatwohnung wird der Sozialdienst des Krankenhauses mit der Pflege und den Ärzten die weitere notwendige Versorgung abklären und veranlassen. Zunächst wird entschieden, ob die stationäre oder mobile Rehabilitation angewendet wird, oder ob eine ambulante krankengymnastische Behandlung ausreicht. Darüber hinaus müssen nun alle erforderlichen Komponenten der oben geschilderten ambulanten Versorgung überprüft und je nach Bedarf veranlasst werden.

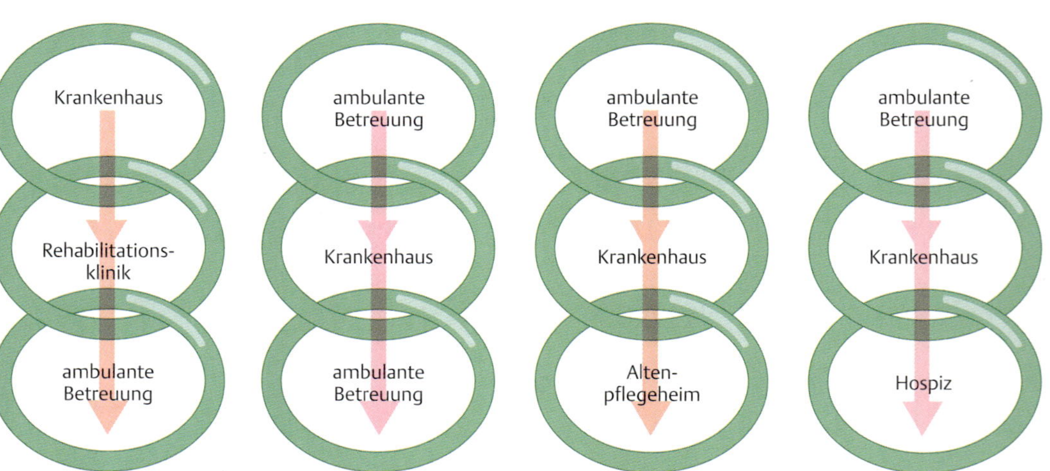

Abb. 1.51 Einige typische Versorgungsketten im Gesundheitssystem mit ihren Schnittstellen

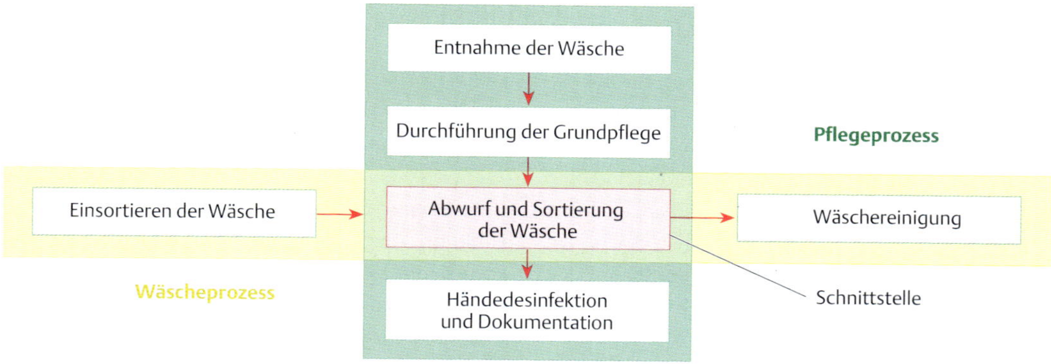

Abb. 1.53 Schnittstelle durch Überschneidung bei Prozessen bei der Wäschesortierung

Lösungsansätze

Das Schnittstellenmanagement dient der individuellen und bedarfsgerechten Versorgung bzw. Leistungserbringung. Schwerpunkte sind Zuständigkeiten, Information, Kommunikation und Kooperation.

Pflegestützpunkte. Heute wird ein Großteil der Schnittstellenprobleme meist durch den Sozialdienst der Krankenhäuser und Sozialstationen bearbeitet. Pflegebegleiter beraten in Pflegestützpunkten hinsichtlich einer verbesserten Versorgung im Sinne des Fallmanagements (Case Management, s. unten). Leistungen des Pflegestützpunktes sind für die pflegebedürftigen Menschen kostenlos.

Ziele der Pflegestützpunkte ist die bessere wohnortnahe und quartiersbezogene Abstimmung und Vernetzung der Angebote für Pflegebedürftige unter Berücksichtigung und Einbindung vorhandener Strukturen. Die Aufgaben der Pflegestützpunkte sind:

- Auskunft und Beratung zu Rechten und Pflichten nach den Sozialgesetzbüchern, zur Auswahl und Inanspruchnahme der rechtlich vorgesehenen Sozialleistungen und sonstigen Hilfsangeboten,
- Koordinierung aller für die wohnortnahe Versorgung und Betreuung in Betracht kommender pflegerischer, sozialer, medizinischer und anderer gesundheitlicher Unterstützungsangebote,
- Hilfestellung bei der Inanspruchnahme der Leistungen,
- Bereitstellung und Vernetzung aufeinander abgestimmter pflegerischer und sozialer Versorgungs- und Betreuungsangebote,
- Verankerung des Pflegebegleiters im Pflegestützpunkt.

Aufgaben des Pflegebegleiters sind:

- Ermittlung und Feststellung des gesundheitlichen, pflegerischen und sozialbetreuerischen Hilfebedarfs,
- Zusammenstellung von individuellen Hilfe- und Unterstützungsangeboten,
- Unterstützung bei der Umsetzung und der Inanspruchnahme der erforderlichen Leistungen.

Behandlungsprogramme. Die Krankenkassen bieten Behandlungsprogramme für chronisch kranke Patienten an, bei der die Behandlung vom koordinierenden Hausarzt zwischen den verschiedenen Behandlungsstellen abgestimmt ist. So werden Doppeluntersuchungen und Mehrfachbehandlungen vermieden. Die Behandlung wird ggf. durch Patientenschulungen ergänzt. Behandlungsprogramme sind z. B. für Asthma, Brustkrebs, chronische Bronchitis, Diabetes mellitus II und koronarer Herzkrankheit möglich.

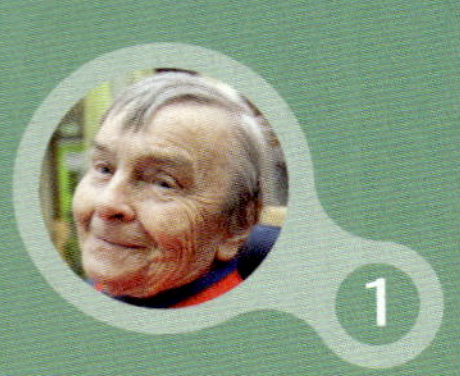

Case Management

Case Management bedeutet weitaus mehr als die Organisation der poststationären Nachsorge. Die Aufgaben sind komplex, und auch die Funktion des Case Managers selbst kann sehr unterschiedlich aussehen. Doch richtig verstanden und angewendet kann der Einsatz dieses Steuerungsinstruments zu positiven Ergebnissen führen: Patienten fühlen sich besser versorgt, Über-, Unter- und Fehlversorgung werden vermieden.

Durch Case Management soll die Versorgung von Patienten mit komplexen Problem- und Bedarfslagen entlang des gesamten Krankheits- und Betreuungsverlaufs („over time") und quer zur aktuellen Versorgungsstruktur („across services") koordiniert werden. Auf diese Weise wird ihnen Hilfe und Orientierung auf dem Weg durch das Versorgungssystem und die Vielfalt seiner Instanzen gewährt sowie ein ungehinderter Zugang zu sozialen und gesundheitlichen Diensten ermöglicht.

Von verwandten Steuerungsinstrumenten – beispielsweise Care Management, Disease Management, Pathway Management, Utilization Review Management – unterscheidet sich Case Management vor allem dadurch, dass es sich auf ausgewählte Patienten mit komplexen Problemlagen und ihr unmittelbares soziales Umfeld konzentriert.

Case-Management-Konzepte

M Ordnung der Case-Management-Konzepte nach folgenden Kriterien:
- *nach dem institutionellen Rahmen, in dem sie eingesetzt werden,*
- *nach der Ausbildung bzw. Anbindung der Case Manager,*
- *nach der Art der angebotenen Dienstleistung und der zu versorgenden Nutzergruppe.*

Es gibt zahlreiche Case-Management-Konzepte, die nach verschiedenen Kriterien geordnet werden können, so beispielsweise nach dem institutionellen Rahmen, in dem sie eingesetzt werden (z. B. Case-Management-Abteilungen in Krankenhäusern oder freistehende Case-Management-Organisationen), nach der Ausbildung bzw. Anbindung der Case Manager (z. B. Case Management durch ehrenamtliche Helfer, durch Pflegende, Sozialarbeiter oder auch multidisziplinäre Case-Managment-Teams), nach der Art der angebotenen Dienstleistung und der zu versorgenden Nutzergruppe (z. B. „Pflege-Case-Management", „Case Management in der Rehabilitation", „Case Management für katastrophale Ereignisse", „psychiatrisches Case Management").

Inzwischen ist es international zudem üblich, gemeindebasiertes Case Management („community based") und krankenhausbasiertes Case Management („hospital based") zu unterscheiden. Während das Case Management im ersten Fall von einem ambulanten Dienst, einer Behörde oder einem Kostenträger (z. B. einer Kranken- oder Unfallkasse) angeboten, verantwortet und finanziert wird, geht die Initiative im zweiten Fall von Krankenhäusern und größeren Gesundheitszentren aus. Case Management wird in diesem Fall oftmals mit Aufgaben der Pflegeüberleitung und Funktionen des Sozialdienstes verbunden.

M Auch das krankenhausbasierte Case Management endet nicht an der Krankenhauspforte. Vielmehr reicht es weit in den ambulanten Bereich und damit auch in den Alltag der Patienten und ihr soziales Umfeld hinein.

Funktionen des Case Managers

Case Manager übernehmen im Alltag unterschiedliche Funktionen und Rollen (**Abb. 1.6**):

Gate-Keeper-Funktion. In der selektierenden Funktion (engl. gate keeper = Schleusenwärter) kontrolliert der Case Manager den Zugang des Patienten zu vorhandenen Ressourcen sowie seinen Anspruch auf qualitativ angemessene und bedarfsgerechte Leistungen. Damit eng verbunden ist die Aufgabe, die notwendigen Mittel für die Versorgung bei den Kostenträgern zu beantragen und eine ausgaben- und ergebnisorientierte Steuerung des gesamten Versorgungsprozesses vorzunehmen (**Abb. 1.54a**).

Broker-Funktion. In der vermittelnden Funktion (engl. broker = Vermittler) versucht der Case Manager, das für den Patienten und seinen Bedarf optimale Versorgungsangebot ausfindig zu machen. Dabei kommt ihm seine Kenntnis der Versorgungsstrukturen und der Angebote im „Gesundheitsmarkt" entgegen. Der Case Manager ist in diesem Fall neutraler Vermittler zwischen den Interessen von Nutzern und Anbietern sozialer und gesundheitsrelevanter Dienstleistungen, wodurch er aber nur selten auf die Qualität der Leistungen einwirken kann (**Abb. 1.54b**).

Advocate-Funktion. In der anwaltschaftlichen Funktion (engl. advocate = Anwalt) stellt sich der Case Manager konsequent an die Seite des Patienten und bemüht sich darum, die Angebote bedarfs- und bedürfnisgerecht auszurichten. Er achtet vor allem auf die Qualität der Leistungen und einen ungehinderten Zugang zu Versorgungseinrichtungen. Gelegentlich setzt er sich auch für die Schaffung notwendiger neuer Angebote ein – sowohl innerhalb des gegebenen finanziellen und strukturellen Rahmens als auch darüber hinausgehend (**Abb. 1.54c**).

Diese drei Kernfunktionen und Rollen werden häufig miteinander kombiniert und in den diversen Konzepten auf unterschiedliche Weise gewichtet. Während die anwaltschaftliche Seite von Case Management besonders bei sozial- oder gesundheitlich benachteiligten Personengruppen wie z. B. Migranten oder psychisch Kranken gefragt ist, kommt die selektierende Seite häufig im stationären Bereich bei der Versorgung von kostenintensiven Patienten oder auch in der ärztlichen Primärversorgung zum Tragen. Die vermittelnde Funktion von Case Management ist letztlich in allen Case-Management-Konzepten enthalten, in Koordinationsstellen (z. B. von Kommunen) wird sie aber besonders betont.

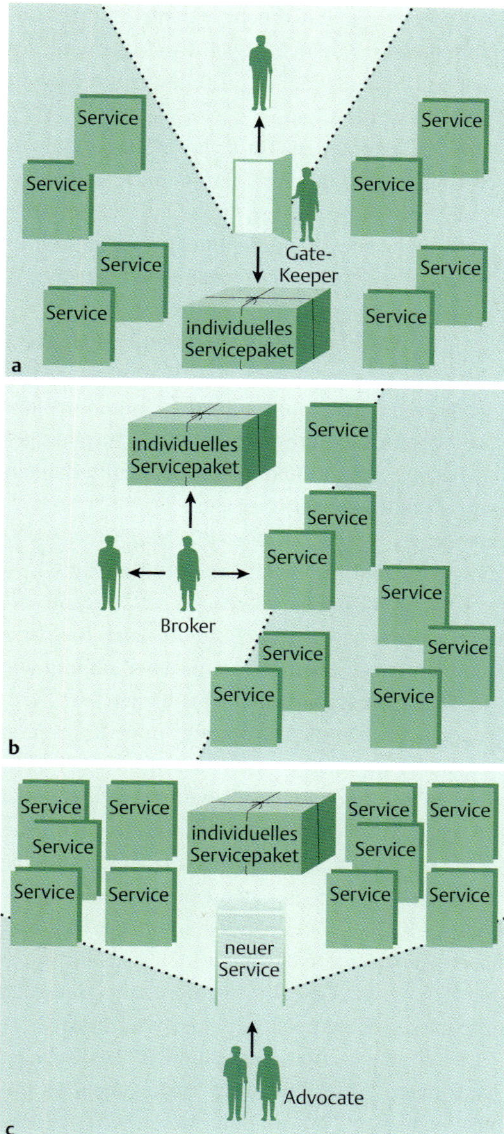

Abb. 1.54 Funktionen des Case Managers. **a** Gate-Keeper-Funktion. Der Case Manager filtert für den Patienten die notwendigen Versorgungsangebote. **b** Broker-Funktion. Der Case Manager organisiert Versorgungsdienstleistungen als neutraler Vermittler. **c** Der Case Manager ist als Advocate ein konsequenter Begleiter des Patienten

Arbeitsweise und Ergebnisse von Case Management

Beim Case Management wird methodisch auf ein Phasenmodell von einzelnen, logisch aufeinander aufbauenden Arbeitsschritten zurückgegriffen, das dem Pflegeprozess ähnelt. Der sog. Case-Management-Regelkreislauf besteht (meistens) aus folgenden Stufen (**Abb. 1.55**):

1. **Identifikation/„intake"** (Aktives Auffinden von Patienten oder Gruppen von Menschen, die von Case Management profitieren könnten);
2. **Assessment** (Systematische Erhebung und Analyse individueller Versorgungsbedürfnisse und objektiv feststellbarer Problem- und Bedarfslagen);
3. **Zielfindung und Hilfeplanung** (Vereinbarung von kurz-, mittel- und langfristigen Versorgungszielen und Entwicklung eines entsprechenden Versorgungsplans);
4. **Implementierung** (Umsetzung des Versorgungsplans durch aktive Verbindung der einzelnen Komponenten und Kooperationspartner);
5. **Monitoring** (Kontinuierliche Überprüfung der Zielerreichung, der Qualität und der Wirtschaftlichkeit der erbrachten Leistungen);
6. **Evaluation** (Abschließende Auswertung der erbrachten Leistungen bzw. der durchgeführten Koordination nach zuvor vereinbarten Kriterien).

Der Unterschied zum Pflegeprozess liegt vor allem darin, dass beim Case-Management-Regelkreislauf eine professions- und organisationsübergreifende Perspektive angelegt wird. Zudem wird er lediglich bei ausgewählten Patienten mit komplexen Problemlagen angewendet, wohingegen der Pflegeprozess grundsätzlich bei allen Patienten zum Einsatz kommt.

Institutionelle Grenzen überwinden

Die methodische Herausforderung beim Case Management besteht darin, die komplexen Probleme und vorhandenen Ressourcen des Patienten und

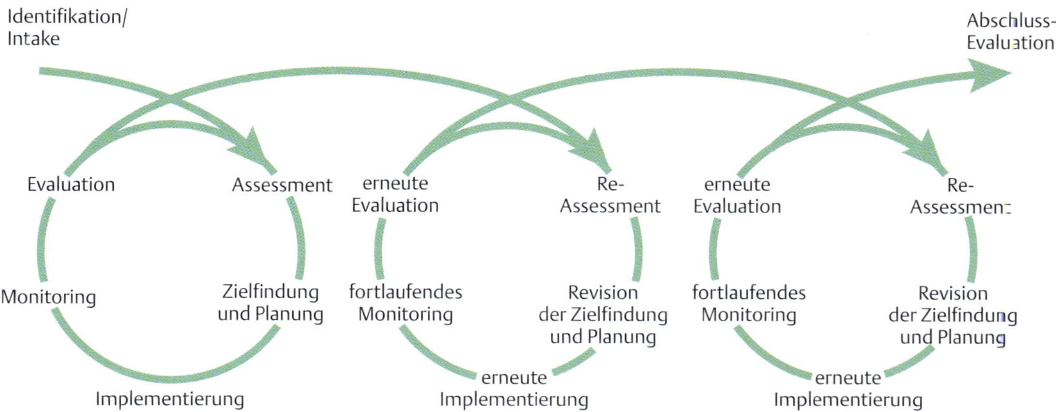

Abb. 1.55 Der Case-Management-Regelkreis ähnelt dem Pflegeprozess. Jedoch wird dieser bei allen Patienten einer Versorgungseinrichtung angewendet, der Case-Management-Regelkreis hingegen nur bei Patienten, welche die Intake-Kriterien erfüllen

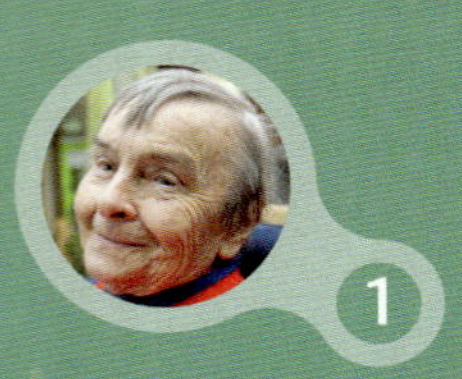

seines sozialen Umfeldes sorgfältig zu erfassen. Die dann angebotenen Leistungen müssen möglichst über die gesamte Länge des Krankheitsverlaufs, zumindest aber über längere Krankheits- oder Versorgungsperioden hinweg eng miteinander verknüpft werden. Präventive Potenziale sollen genutzt und ein Ineinandergreifen der unterschiedlichen Glieder der Versorgungskette gefördert werden. Beim Zusammenstellen des individuellen Leistungspakets müssen die starren Grenzen zwischen ambulanten und stationären Angeboten ebenso überwunden werden wie die Zuständigkeitsbereiche der unterschiedlichen Sozial- und Gesundheitsdisziplinen.

Anforderungen an den Case Manager

Um diesen anspruchsvollen Aufgaben gewachsen zu sein, benötigt der Case Manager ausgeprägte soziale und kommunikative Fähigkeiten, Verhandlungsgeschick und spezielle methodische Kompetenzen, z.B. für die Durchführung des Assessments, des Zielfindungs- und Planungsprozesses oder der Evaluation. Wer am ehesten als Case Manager geeignet ist, lässt sich nicht eindeutig beantworten. Prinzipiell können alle Sozial- und Gesundheitsdisziplinen Case-Management-Funktionen übernehmen. Die Sozialarbeit engagiert sich in diesem Bereich genauso wie die Pflege oder – wenngleich in deutlich geringerem Maße – auch die Medizin. International wird mindestens ein Bachelor-Abschluss als Voraussetzung für die eigenverantwortliche Tätigkeit als Case Manager gefordert. Hierzulande gelten derzeit aufgrund anderer Ausbildungsstrukturen – insbesondere in der Pflege – niedrigere Qualifizierungsstandards. Um dennoch eine hohe Qualität gewährleisten zu können, hat die Deutsche Gesellschaft für Care und Case Management (DGCC) inzwischen spezielle Fort- und Weiterbildungsangebote entwickelt und ein Zertifizierungsverfahren für künftige Case Manager eingeführt. Dank dieser Initiative wird derzeit eine neue Generation von Praktikern – vorwiegend aus der Sozialen Arbeit und der Pflege – systematisch auf die Übernahme von Case-Management-Funktionen vorbereitet.

M *DGCC = Deutsche Gesellschaft für Care und Case Management*

Ergebnisse von Case Management

Richtig angewendet, verspricht Case Management Ergebnisse („outcomes") auf unterschiedlichen Ebenen:

- Auf der **Patientenebene** können durch den Einsatz von Case Management krisenhafte Zuspitzungen vermieden, subjektives Wohlbefinden, und Lebensqualität erhöht, ein verbessertes Gesundheitsverhalten und Selbstmanagement sowie ein höheres Maß an Patientenzufriedenheit erreicht werden.
- Auf der **Systemebene** trägt Case Management zur Vermeidung von Über-, Unter- und Fehlversorgung bei, hilft unnötige Ausgaben und doppelte Leistungen zu verhindern und die Qualität, Wirksamkeit und Wirtschaftlichkeit der Versorgung insgesamt zu erhöhen.
- Auf der **Mitarbeiterebene** können Reibungsverluste durch den Einsatz von Case Management abgebaut, die Kommunikation untereinander verbessert, die Transparenz des Versorgungsgeschehens erhöht und die Arbeitszufriedenheit insgesamt gesteigert werden.

I *http://www.dgcc.de*

Inzwischen werden in einschlägigen Literaturdatenbanken zahlreiche Outcome-Studien zum Thema Case Management aufgelistet, vorwiegend solche aus dem englischsprachigen Ausland. Die darin dokumentierten Erkenntnisse darüber, ob und wie Case Management bei unterschiedlichen Personengruppen, Problemlagen, Settings und Konzepten tatsächlich wirkt, sind aus wissenschaftlicher Sicht nicht immer eindeutig. Gelegentlich werden die in der einen Studie beobachteten positiven Effekte (z. B. auf die Verweildauern) in einer anderen Studie widerlegt. Auch lassen sich diese Forschungsergebnisse nicht ohne Weiteres auf die deutsche Situation übertragen. Insofern besteht mit Blick auf die durch den Einsatz von Case Management zu erzielenden Ergebnisse noch erheblicher Forschungsbedarf.

Dessen ungeachtet wird auch in Deutschland seit einigen Jahren mit Case Management in unterschiedlichen Anwendungsbereichen experimentiert, darunter auch in mehreren Akutkrankenhäusern. Insbesondere seit Einführung der diagnosebezogenen Fallpauschalen (G-DRGs) und den damit verbundenen Veränderungen in den Krankenhäusern ziehen Case Management und verwandte Steuerungsinstrumente in diesem Bereich mehr und mehr Aufmerksamkeit auf sich. Noch aber wird oft versäumt, die mit Case Management verbundenen konzeptionellen, organisatorischen und qualifikatorischen Veränderungen einzuleiten, dieses Steuerungsinstrument sorgfältig in die bestehenden Strukturen einzupassen und die damit erzielten Ergebnisse wissenschaftlich nachvollziehbar zu überprüfen. Dies erschwert eine fundierte Wirksamkeitsbeurteilung, die für eine künftige Implementierung von Case Management hierzulande von großer Bedeutung ist.

Einführung in die Anatomie und Physiologie

Zelle als Grundbaustein

Der Körper eines erwachsenen Menschen besteht aus bis zu 10 Billionen (= 10.000.000.000.000) Zellen **Abb. 1.56**. Um ihre speziellen Funktionen zu erfüllen, haben die Zellen ein sehr unterschiedliches Aussehen und schließen sich jeweils zu Zellverbänden, dem Gewebe (s. u.), zusammen. Trotz ihrer unterschiedlichen Formen findet man bei allen Zellen aber gemeinsame Bestandteile.

Zellmembran und Zytoplasma

Zellmembran. Die Zellmembran bildet die Hülle um den Zellleib. Sie ist die Grundvoraussetzung für ein eigenes Zellleben, sie trennt das Zellinnere vom „Außen“. Für die Funktion und das Überleben der Zelle ist es unerlässlich, dass diese Schutzhülle nicht starr und undurchlässig, sondern flexibel und für bestimmte Stoffe durchlässig ist. Sie besteht aus 2 Schichten mit Fettmolekülen (Phospholipiden) und enthält spezielle **Kanäle** (Carrier-Proteine), die je nach Bedarf Stoffe in die Zelle bzw. wieder heraustransportieren. In der Zellmembran findet man auch **Rezeptoren**, an die sich nach dem Schlüssel-Schloss-Prinzip jeweils passende Botenstoffe (z. B. Hormone) binden können. Die Zelle kann so Informationen aus dem gesamten Körper erhalten und sich als Antwort darauf verändern. Das Hormon Insulin z. B. bindet an Rezeptoren in der Zellmembran und bewirkt eine Aufnahme von Zucker in die Zellen. Die Funktion der Zellmembran besteht also gleichzeitig im **Schutz** vor der äußeren Umgebung und der **Verbindung** der Zelle nach außen.

Zytoplasma. Im Zellinneren (Zytoplasma) befindet sich neben den Zellorganellen die Zellflüssigkeit (**Zytosol**). Sie besteht zum überwiegenden Teil aus Wasser, in dem zahlreiche Moleküle wie Elektrolyte, Eiweiße, Fette und Kohlenhydrate gelöst sind. Das Zytoplasma dient dem Stoff- und Informationsaustausch innerhalb der Zelle. Durch die unterschiedliche Durchlässigkeit der Zellmembran und aktive Transportprozesse (z. B. „Elektrolyt-Pumpen“) können für viele Stoffe Konzentrationsunterschiede zwischen dem Zellinneren und der Zellumgebung aufrechterhalten werden.

Zellorganellen

Im Zellinneren befinden sich die Zellorganellen, das sind kleinste Zellorgane, die jeweils ganz bestimmte Aufgaben haben und je nach der Zellfunktion unterschiedlich verteilt sind.

Mitochondrien. Sie sind die Kraftwerke der Zelle, sie stellen die für das Überleben jeder Zelle notwendige Energie bereit. Ihre äußere Form ist oval mit einer doppelten Hülle (Membran), deren innerer Anteil zahlreiche Auffaltungen aufweist. Die Energiegewinnung erfolgt hauptsächlich durch Sauerstoff verbrauchende Zuckerverbrennung (aerobe Glykolyse). Der von den Mitochondrien erzeugte Energieträger ist das ATP (Adenosintriphosphat), das für verschiedene Prozesse in der Zelle verwendet werden kann. Zellen mit einem sehr hohen Energiebedarf (z. B. Muskelzellen) besitzen sehr viele Mitochondrien, träge Zellen (z. B. Knorpel- oder Bindegewebszellen) dagegen nur wenige.

D *Die **Zelle** ist der Grundbaustein des Organismus, die kleinste lebensfähige Einheit aller Lebewesen.*

M *Wird die Zellmembran beschädigt, so dringt unkontrolliert Flüssigkeit ein und gefährdet das Überleben der Zelle. Diese Tatsache macht man sich bei der Anwendung von Antibiotika zunutze, die die Bildung der Zellmembran von Bakterien stören und sie dadurch zerstören.*

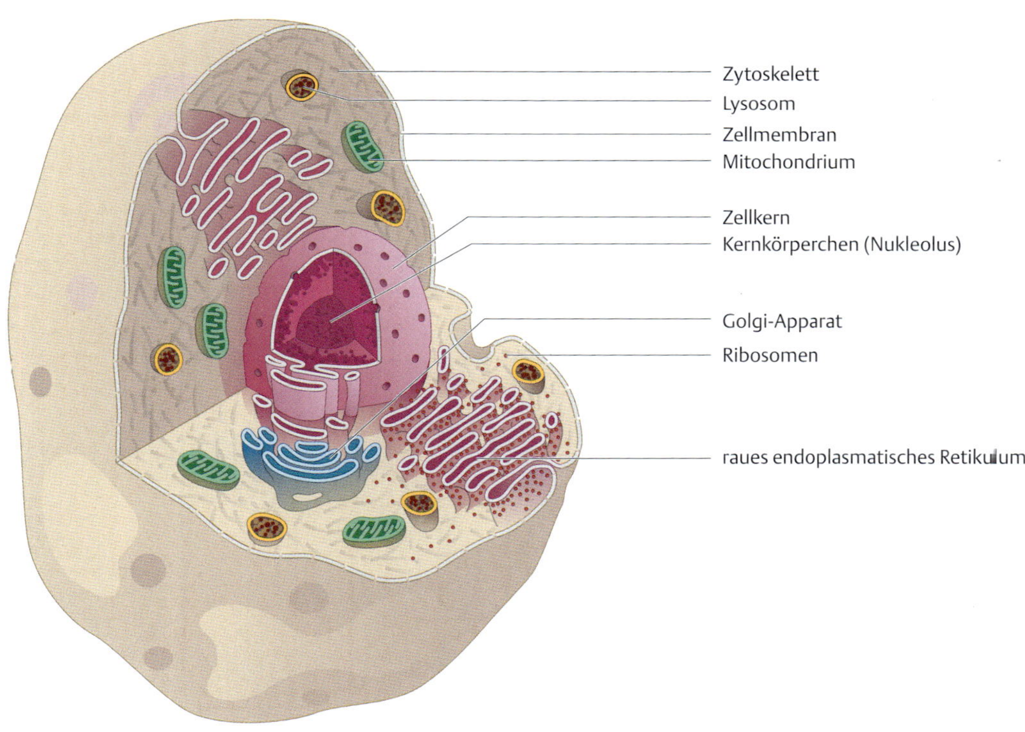

Abb. 1.56 Die Zelle.

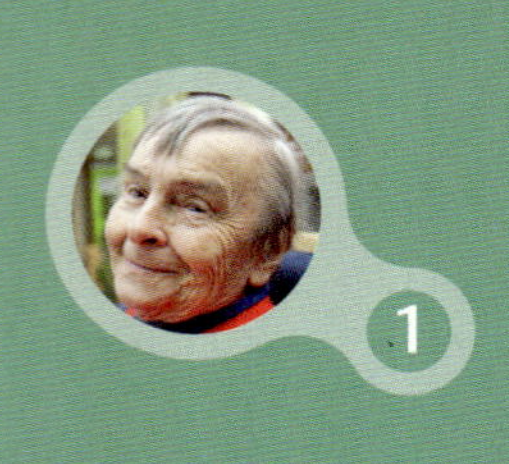

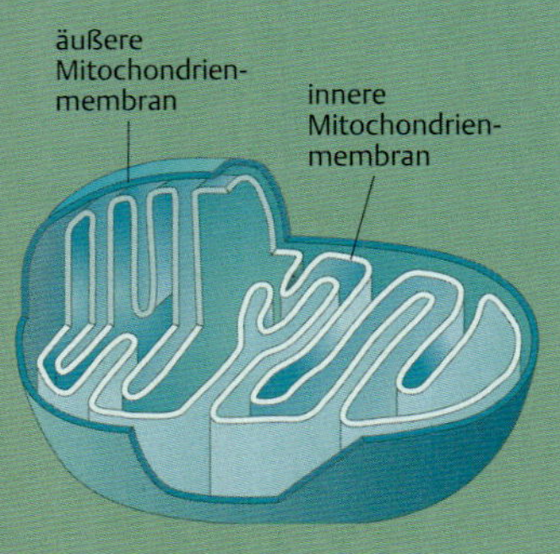

Abb. 1.57 Mitochondrium.

Ribosomen. Dies sind kugelförmige Eiweißkörper, die in großer Zahl im gesamten Zytoplasma vorkommen und für die Eiweißherstellung (Proteinbiosynthese) zuständig sind. Sie sind die „Arbeiter", die – vom Zellkern gesteuert – aus einfachen Aminosäuren komplizierte Proteine zusammenbauen.

Endoplasmatisches Retikulum. Dabei handelt es sich um ein kanalartiges Netzwerk von Röhren innerhalb der Zelle, also um das „Straßennetz" der Zelle. Hier findet der Stoff- und Flüssigkeitstransport innerhalb der Zelle statt. Sind die Außenwände des Hohlraumsystems mit Ribosomen bedeckt, so spricht man vom rauen endoplasmatischen Retikulum. Es enthält von den aufsitzenden Ribosomen gebildete „Exportproteine", die für den Transport aus der Zelle bereitstehen.

Zytoskelett. Es ist das Gerüst der Zelle, es besteht aus zahlreichen fadenförmigen Eiweißstoffen und trägt zur Stabilisierung des Zellkörpers bei. Auch die für manche Zellen charakteristischen Ausstülpungen der Zellmembran (z. B. beim Flimmerepithel, s. u.) werden vom Zytoskelett gebildet und dann Mikrovilli genannt. Bei manchen Zellen können sich die Eiweißfasern des Zytoskeletts aktiv bewegen (z. B. Muskelzellen), sie werden dann als Mikrofilamente bezeichnet.

Golgi-Apparat. Dabei handelt es sich um Stapel aus flachen, scheibenförmigen Membransystemen, die sich meist in der Nähe des endoplasmatischen Retikulums und des Zellkerns befinden. Hier werden die von den Ribosomen produzierten Exportproteine verändert und in Transportbläschen eingeschlossen, die aus der Zelle wandern können. Es handelt sich also um die „Vertriebsabteilung" der Zelle, in der die Proteine „verpackt" und „verschickt" werden.

Zellkern. Der Zellkern ist die größte Struktur der Zelle, er ist von einer durchlässigen Doppelmembran umgeben und enthält neben der Zellkernflüssigkeit die Chromosomen und ein oder mehrere Kernkörperchen (Nukleolus). Auf den Chromosomen ist die gesamte Erbsubstanz des Organismus gespeichert. Der Zellkern ist das „Gehirn der Zelle", er enthält die vollständige genetische Information über den Organismus und dient der Steuerung der meisten Zellvorgänge.

Chromosomen

Aufbau

Menschliche Zellkerne enthalten 46 Chromosomen in Form von 23 Chromosomenpaaren. Je ein Chromosom jedes Paares stammt von der Mutter und eines vom Vater. Jedes Chromosom liegt also doppelt vor (diploider Chromosomensatz). In bestimmten Phasen der Zellteilung (Metaphase) sind die Chromosomen auch im Lichtmikroskop sichtbar, sie zeigen dann eine typische X-Form. An der Kreuzungsstelle des „X" findet man eine Einschnürung, das Zentromer, von dem jeweils zwei lange und zwei kurze Chromosomenarme abzweigen (**Abb. 1.58a**). Ansonsten verteilen sich die Chromosomen als lose Fäden mit einem Durchmesser von ca. 2/1.000.000 mm im gesamten Zellkern und sind nicht einzeln erkennbar.

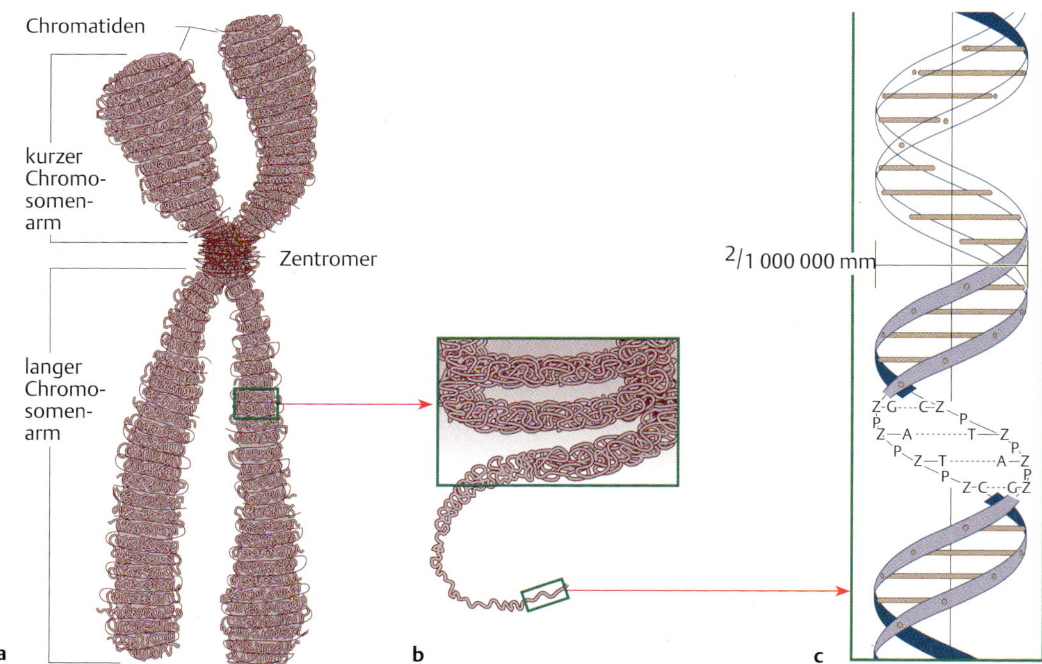

Abb. 1.58 Aufbau des Chromosoms. a Kurze und lange Chromosomenarme mit der zentralen Einschnürung am Zentromer, **b** Detailvergrößerung der aufgewickelten DNA-Stränge, **c** Aufbau eines DNA-Stranges: „Strickleiterform" aus Zucker- und Phophatmolekülen (Z und P) mit den 4 stickstoffhaltigen Basen Adenin (A), Thymin (T), Cytosin (C) und Guanin (G) als Sprossen (Faller 2008).

DNA. Diese Fäden bestehen aus der Substanz DNA (Desoxyribonukleinsäure), die einen komplizierten Aufbau ähnlich einer Strickleiter hat. Die „Leitersprossen" werden aus vier stickstoffhaltigen Basen (Adenin, Thymin, Guanin und Cytosin) gebildet, die schraubenförmig ineinander verwundenen „Leiterstränge" aus Zucker- und Phosphatmolekülen (**Abb. 1.58c**). Durch die unterschiedliche Reihenfolge der Basen wird wie bei einem Morsecode die Information über die genetische Erbsubstanz verschlüsselt.

Geschlechtschromosomen. Zwei der 46 Chromosomen sind Geschlechtschromosomen (Gonosomen), die darüber entscheiden, ob der Organismus eine weibliche oder männliche Geschlechtsausprägung hat. Es gibt 2 Varianten von Geschlechtschromosomen: das X-Chromosom und das kleinere Y-Chromosom.

Autosomen. Die übrigen 44 Chromosomen (22 Chromosomenpaare) werden Autosomen genannt, sie enthalten zusammen mit den Geschlechtschromosomen die gesamte Erbsubstanz des menschlichen Organismus.

Proteinsynthese

Die meisten der komplizierten Zellvorgänge bestehen in der Herstellung von Eiweißen (Proteinsynthese) und werden durch die „genetische Gebrauchsanweisung" in den Chromosomen gesteuert. Dieser Prozess besteht aus zwei Teilen:

Transkription. Als Erstes wird der Nukleinsäuren-Code vom Chromosom abgelesen und eine Kopie der jeweiligen Nukleinsäuresequenz (mRNA) erstellt. Man nennt dieses Abschreiben einer bestimmten genetischen Information Transkription.

Translation. Diese „Abschrift aus der genetischen Gebrauchsanweisung" (mRNA) wird aus dem Zellkern geschleust und von den Ribosomen als Bauplan für das jeweilige Eiweiß benutzt. Sie arbeiten die „Blaupause" ab, indem sie entsprechend der Kodierung verschiedene Aminosäuren zusammenfügen, sodass ein Eiweiß entsteht. Man nennt diesen Vorgang Translation. Dabei kann es sich dann z. B. um einen Baustein für die Zelle, einen außerhalb der Zelle wirkenden Botenstoff (z. B. Hormon) oder ein auszuscheidendes Sekret (bei einer Drüsenzelle) handeln.

Gene. Als Gen bezeichnet man eine solche Nukleinsäurensequenz, die für die Kodierung (Beschreibung des Bauplans) eines bestimmten Einweißes nötig ist. Meist erstreckt sie sich über eine Länge von 300–400 Nukleinsäuren. Insgesamt befinden sich auf den 23 Chromosomenpaaren nach dem derzeitigen Wissen zwischen 20.000 und 30.000 Gene.

Zellteilung

Die Fähigkeit der Körperzellen, sich zu teilen, ist nicht nur für die Fortpflanzung und das Wachstum eines Organismus notwendig, sondern auch, um im ausgewachsenen Organismus beschädigte oder zugrunde gegangene Zellen zu ersetzen. Zellteilung ist also ein lebensnotwendiger Prozess, der andauernd und in den meisten Teilen des Körpers stattfindet. Die Zellteilungsaktivität ist allerdings bei den einzelnen Geweben sehr unterschiedlich und nimmt im Alter immer mehr ab.

Mitose

Die Mitose ist unterteilt in 4 Phasen (**Abb. 1.59**):

1. **Prophase (Vorbereitungsphase):** Die losen Chromosomenfäden im Zellkern verkürzen sich und nehmen Spiralform an. Die Kernhülle löst sich auf, die Zentriolen wandern zu den Kernpolen.
2. **Metaphase (Mittelphase):** Die in der Interphase (s. u.) verdoppelten Chromosomenhälften (Chro-

M *Durch die Kombination XX wird eine weibliche, durch die Kombination XY eine männliche Geschlechtsausprägung kodiert.*

D *Die **Mitose** ist die häufigste im Körper vorkommende Form der Zellteilung. Vor der Teilung in zwei erbgleiche Tochterzellen findet in der Mutterzelle eine Verdoppelung der Erbsubstanz (DNA) statt, da sonst in den entstehenden Zellen nur die Hälfte der Erbinformation vorhanden wäre.*

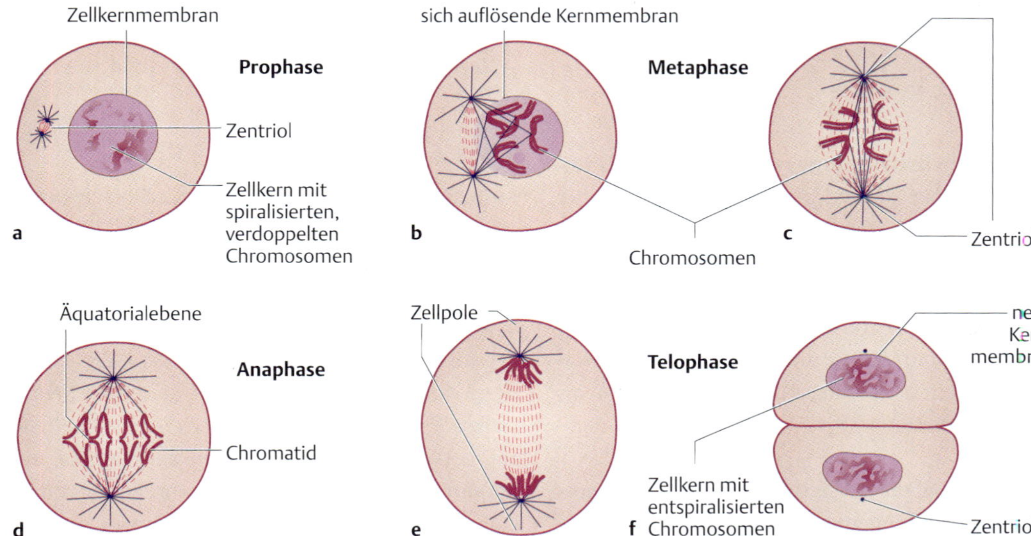

Abb. 1.59 Ablauf der Mitose.

matiden) ordnen sich in der Mittelebene zwischen den beiden Zentriolen in ihrer typischen X-Form an.

3. **Anaphase (Trennungsphase):** Die Spindelfasern (Zentriolen) trennen die Chromatiden am Zentromer und ziehen sie auseinander in Richtung der Zellpole.
4. **Telophase (Schlussphase):** An beiden Polen befinden sich jeweils die identischen Chromosomensätze, sie werden von einer neuen Kernhülle umgeben. Die Zellmembran schnürt sich in der Zellmitte ein und bildet so zwei getrennte, selbstständige Tochterzellen.

Interphase (Zwischenphase). Die Zellteilung stellt nur einen kurzen Zeitraum im Leben einer Zelle (zwischen 30 Min. und 1 Std.) dar, dazwischen befindet sich die Zelle in der Ruhe- oder Zwischenphase, die zwischen einigen Stunden und vielen Jahren anhalten kann. In dieser Phase findet die Verdoppelung der Chromosomen statt.

D *Die* ***Meiose*** *(Reduktions- oder Reifeteilung) ist eine Sonderform der Zellteilung bei männlichen und weiblichen Keimzellen, bei der der Chromosomensatz halbiert wird.*

Meiose

Damit bei der Befruchtung durch das Verschmelzen von männlicher und weiblicher Keimzelle nicht 92 Chromosomen in der Zelle entstehen, muss der Chromosomensatz der väterlichen und mütterlichen Zellen jeweils vorher bei der Bildung der Keimzellen halbiert werden (haploider Satz).

Der Ablauf der Meiose unterscheidet sich von der Mitose dadurch, dass die DNA auf den Chromosomen vor der Teilung **nicht verdoppelt** wird, sodass die entstehenden Keimzellen nur einen einfachen Chromosomensatz (23) besitzen. Außerdem wird die väterliche und mütterliche Erbsubstanz in der Keimzelle durch Austausch von Chromosomenstücken verändert (**„Crossing over"**), sodass sich unterschiedliches Erbmaterial bilden kann.

Chemische Zusammensetzung des Körpers

Der menschliche Körper ist aus organischen und anorganischen Bestandteilen zusammengesetzt.

D ***Mineralstoffe*** *sind lebenswichtige, anorganische Elemente, die dem Körper von außen zugeführt werden müssen. Häufig liegen sie als im Körperwasser gelöste Teilchen mit elektrischer Ladung vor, man nennt sie dann Elektrolyte (umgangssprachlich Blutsalze).*

D ***Organische Stoffe*** *sind chemische Verbindungen, die hauptsächlich aus Kohlenstoff- und Wasserstoffatomen bestehen. Sie bilden die wichtigste Voraussetzung für menschliches, tierisches oder pflanzliches Leben. Alle wichtigen Zell- und Körperbestandteile wie Fette, Eiweiße, Kohlenhydrate enthalten organische Verbindungen.* ***Anorganische Stoffe*** *enthalten keine oder einzelne Kohlenstoffatome. Typische Vertreter sind Salze, Wasser oder Gase wie* CO_2*.*

Anorganische Stoffe

Wasser

Alle Stoffwechselvorgänge sind auf Wasser als **Reaktionspartner** angewiesen, es ist ein wichtiger **Baustein** für viele Eiweiß- und Zuckermoleküle sowie viele Zellorganellen. Es dient als **Lösungsmittel** für die meisten organischen und anorganischen Substanzen oder Stoffwechselprodukte. Durch das Verdunsten von Wasser auf der Haut und den dadurch erzielten Kühlungseffekt wirkt Wasser als **Wärmeregulator**.

Flüssigkeitsbilanz. Aufgrund dieser lebensnotwendigen Funktionen ist der Organismus auf eine ausgeglichene Flüssigkeitsaufnahme und -abgabe angewiesen, wobei der Wasserbedarf unterschiedlich sein kann (z. B. erhöhter Flüssigkeitsbedarf bei Fieber). Unter normalen Bedingungen versucht der Organismus, den täglichen Wasserverlust durch die entsprechende Aufnahme von Flüssigkeit zu ersetzen, man spricht von einer ausgeglichenen Flüssigkeitsbilanz. Die Steuerung des Flüssigkeitshaushaltes erfolgt hauptsächlich über die Niere (S. 401).

Flüssigkeitsräume. Der Körper des Menschen besteht zu ca. ⅔ aus Wasser, wobei der Anteil mit dem Lebensalter abnimmt – von 75 % beim Neugeborenen auf unter 60 % beim älteren Menschen. Diese Flüssigkeit besteht wiederum zu ⅔ aus Zellwasser (**intrazelluläre Flüssigkeit**) und zu ⅓ aus **extrazellulärer Flüssigkeit**, die sich aus dem Blutplasma (flüssiger Blutbestandteil), der Zwischenzellflüssigkeit und den transzellulären Flüssigkeiten (z. B. Gehirn- oder Gelenkflüssigkeit) zusammensetzt. Vor allem über den Zwischenzellraum (Interstitium) findet ein reger Flüssigkeits- und Stoffaustausch zwischen den Zellen und dem Blutkreislauf statt.

Mineralstoffe und Elektrolyte

Aufgaben. Mineralstoffe machen ca. 4 % des gesamten Körpergewichts aus, sie werden über die Nahrung aufgenommen und die Nieren und den Darm ausgeschieden. Aufgrund ihres chemischen Aufbaus können sie im Wasser gelöst als geladene Teilchen (Elektrolyte) vorliegen und stellen die Grundlage für lebenswichtige Vorgänge wie **Nervenreizleitung** und **Muskelerregung** dar.

Die wichtigsten Elektrolyte sind:

- **Natrium (Na^+):** häufigstes Elektrolyt des Extrazellulärraums, dient zur Regelung der Flüssigkeitsbilanz; wichtiger Bestandteil der Nervenreizleitung,
- **Kalium (K^+):** häufigstes Elektrolyt innerhalb der Zellen, wichtig für die Erregung von Nerven und Herzmuskel,
- **Chlorid (Cl^{2-}):** wichtig für die Bildung von Salzsäure im Magen und den Säure-/Basenhaushalt,
- **Kalzium (Ca^{2+}):** wichtig für die Erregung von Nerven und Muskeln, Knochenbaustein.

D ***Kohlenhydrate*** *sind organische Verbindungen, die vom Körper zur schnellen Energiegewinnung benutzt werden.*

Organische Stoffe

Kohlenhydrate

Aufbau. Kohlenhydrate können als Einfachzucker (Monosaccharide) wie Traubenzucker (Glukose) oder Fruchtzucker (Fruktose) vorkommen, die im Verdauungstrakt sehr schnell aufgenommen werden und in den Zellen rasch zur Energiegewinnung verbrannt werden können. Neben den Zweifachzuckern wie Milchzucker (Laktose) existieren Mehrfachzucker wie die Stärke (Amylose), eine in Pflanzen vorkommende Speicherform der Glukose, die im Verdauungstrakt erst zerlegt werden muss und langsamer von den Zellen aufgenommen werden kann.

Aufgaben. Kohlenhydrate werden in den Mitochondrien aller Zellen des Körpers zur **Energiebereitstellung** (s.o.) unter Verbrauch von Sauerstoff verbrannt. Die vom Körper nicht benötigten Kohlenhydrate werden zum einen in der Form des Speicherzuckers Glykogen in Leber und Muskeln gespeichert, zum anderen von der Leber in Fette umgewandelt und im Fettgewebe gespeichert. Außerdem stellen Mehrfachzucker wichtige **Zellbausteine** dar und tragen zum Teilchendruck im Körperwasser bei.

Fette

Aufbau. Die Fette sind eine umfangreiche Gruppe von organischen Verbindungen, die sowohl mit der Nahrung aufgenommen als auch vom Körper selber (z.B. Cholesterin) gebildet werden können. Ein typisches in der Nahrung vorkommendes Beispiel sind die Neutralfette (Triglyzeride), die aus Glyzerin und drei Fettsäuremolekülen zusammengesetzt sind.

Aufgaben. Fette haben folgende Aufgaben:

- **Energiequelle:** Nach ihrer Zerlegung im Verdauungstrakt werden viele Fette in der Leber umgebaut, damit sie von den Zellen verbrannt werden können;
- **Energiespeicherung**: Nimmt der Körper mehr Energieträger (Kohlenhydrate, Fette oder Eiweiße) als benötigt auf, so werden diese in Form von Fettgewebe gespeichert;
- **Baustein:** Lipide sind wichtige Bausteine für alle Zellmembranen und das Nervengewebe, Cholesterin z.B. ist eine Vorstufe für die Gallensäure und viele Hormone;
- **Trägersubstanz:** Viele für den Körper wichtige, fettlösliche Vitamine können nur in Anwesenheit von Fetten aufgenommen und transportiert werden;
- **Schutzfunktion:** Fettgewebe dient als mechanischer Schutz und zur Wärmeisolation.

Eiweiße (Proteine)

Aufbau. Die meisten Bestandteile der Zellen bzw. des menschlichen Organismus sind aus Proteinen aufgebaut. Sie werden in den Zellen von Ribosomen aus einzelnen Aminosäuren „zusammengebaut" – gesteuert durch den Zellkern. Proteine können große und kompliziert aufgebaute Moleküle sein und sehr unterschiedliche, spezifische Aufgaben erfüllen.

Aufgaben. Proteine haben folgende Aufgaben:

- **Enzyme:** „Arbeiter" der Zelle (s.u.);
- **Transport:** Viele lebenswichtige Substanzen können nur mithilfe von Proteinen im Blut bzw. in der Zelle transportiert werden (z.B. Eisen, Vitamine);
- **Baustein:** Proteine sind Bausteine für alle wichtigen Zellstrukturen; die aktive Beweglichkeit des Muskelgewebes beruht auf der besonderen Anordnung speziell geformter Proteine;
- **Teilchendruck:** Proteine bilden einen wichtigen Bestandteil des Teilchendrucks im Blutplasma;
- **Immunabwehr:** Die vom Körper zur Immunabwehr produzierten Antikörper bestehen aus komplizierten Proteinen;
- **Energiequelle:** Sowohl das mit der Nahrung aufgenommene Eiweiß als auch die körpereigenen Proteine können zur Energiegewinnung verbraucht werden, allerdings ist dieser Stoffwechsel sehr kompliziert und liefert nur wenig Energie.

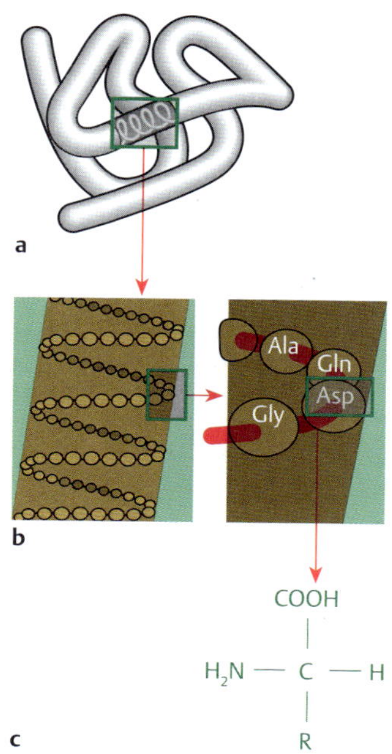

Abb. 1.61 **Proteinaufbau.** **a** Proteine sind Knäuel aus Hunderten von Aminosäuren. **b** Die einzelnen Aminosäuren sind über Brücken (rot) miteinander verbunden. **c** Aminosäuren haben eine gleichartige Grundstruktur (blau) und einen variablen Rest (grün), der sie unterscheidet.

Enzyme

Aufbau. Enzyme sind sehr große Eiweißmoleküle, in deren Anwesenheit chemische Reaktionen beschleunigt werden. Ohne sie würden die meisten Stoffwechselvorgänge im Körper so langsam ablaufen, dass der Organismus nicht mehr lebensfähig wäre.

Aufgaben. Jedes Organ und jedes Gewebe besitzt entsprechend seinen spezifischen Aufgaben bestimmte „eigene" Enzyme, von denen sich die meisten im Blut laborchemisch bestimmen lassen. Damit lassen sich z.B. Organschäden oder Fehlfunktionen feststellen. Typische Beispiele für organspezifische Enzyme im Blut:

- Creatinkinase (CK-MB) im Herzmuskelgewebe,
- Transaminasen (Gamma-GT, GOT und GPT) in der Leber,
- Lipase in der Bauchspeicheldrüse.

D **Fette** *(Lipide) sind langkettige organische Verbindungen, die eine schlechte Löslichkeit in Wasser und eine gute Löslichkeit in organischen Verbindungen besitzen. Sie werden vom Körper sowohl zur Energiegewinnung als auch zur Energiespeicherung verwendet.*

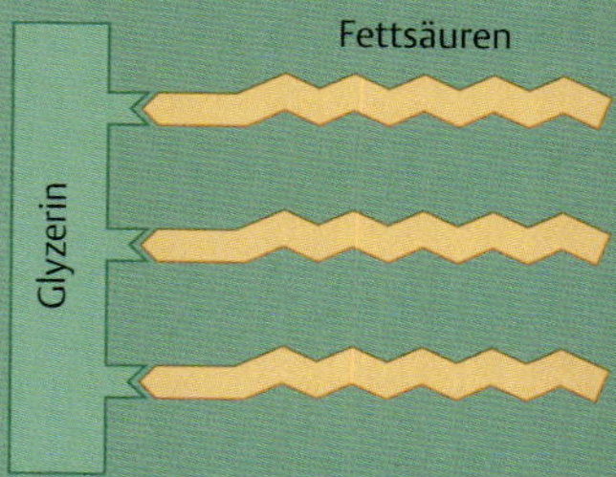

Abb. 1.60 **Triglyzeride.** Sie setzen sich aus Glyzerin und drei Fettsäuren zusammen.

D ***Proteine** sind große organische Verbindungen, die aus mindestens 100 Aminosäuren gebildet werden. Sie sind wichtige Grundbausteine des menschlichen Körpers.* ***Aminosäuren*** *sind verhältnismäßig kleine organische Verbindungen mit einer gleichartigen Grundstruktur* (**Abb. 1.61**)*. Im menschlichen Körper kommen 20 verschiedene Aminosäuren vor, von denen er 12 selbst produzieren kann. Die übrigen 8 sogenannten* ***essenziellen Aminosäuren*** *müssen mit der Nahrung aufgenommen werden.*

M *Proteine sind an allen wichtigen Vorgängen des Organismus beteiligt.*

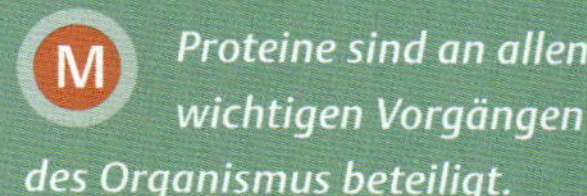

D ***Enzyme** sind lebenswichtige Proteine, die im gesamten Körper chemische Reaktionen beschleunigen, ohne dabei selber verändert zu werden.*

M *Der Name vieler Enzyme hat die Endung „-ase", der davor liegende Wortteil bezeichnet die Funktion des Enzyms (z. B. Lipase = Fett spaltendes Enzym)*

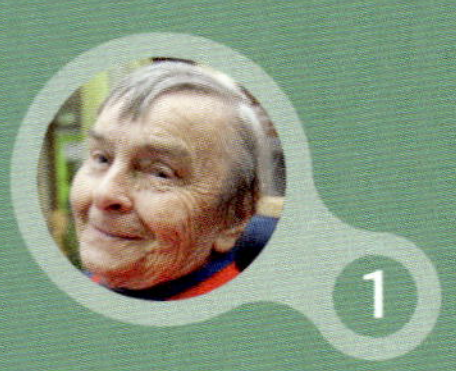

D **Gewebe** *sind Zellverbände, die eine gemeinsame spezielle Bauart und eine ähnliche Funktion haben.*

D **Epithelgewebe** *sind flächenhafte Zellverbände, die die Körperoberfläche nach außen, aber auch viele Hohlräume des Körpers nach innen bedecken.*

D *Zum* **Binde- und Stützgewebe** *gehören unterschiedliche Gewebetypen, deren Gemeinsamkeit die Funktion als mechanischer Schutz ist und deren charakteristischer Bestandteil langgestreckte Eiweißfasern (z. B. Kollagenfasern) sind.*

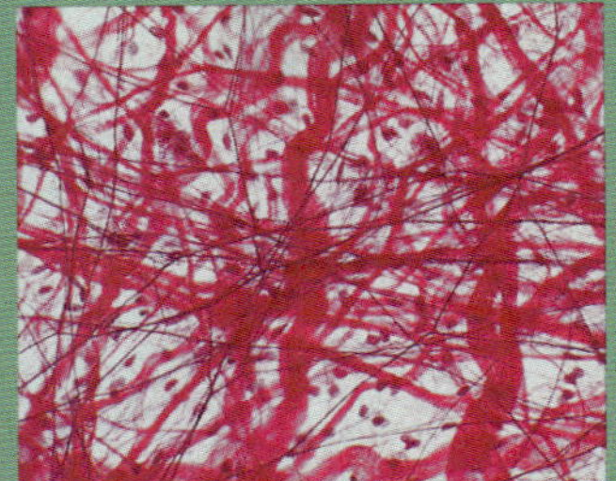

Abb. 1.62 Lockeres Bindegewebe. Mikroskopisches Schnittbild (Schwegler 2011).

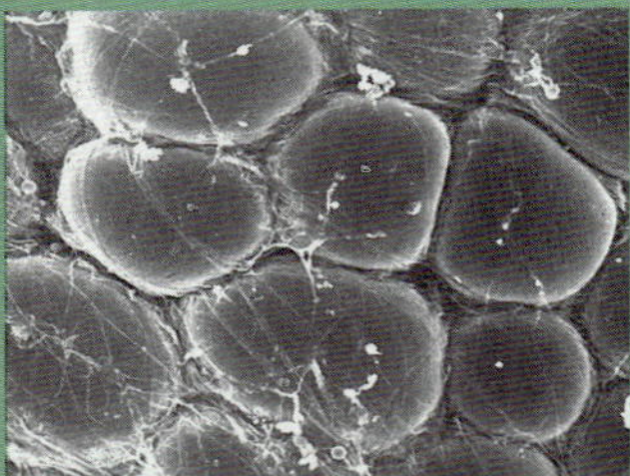

Abb. 1.63 Fettgewebe. Das Gewebe besteht aus kugeligen Fettzellen (Lipozyten), die jeweils einen Fetttropfen enthalten.

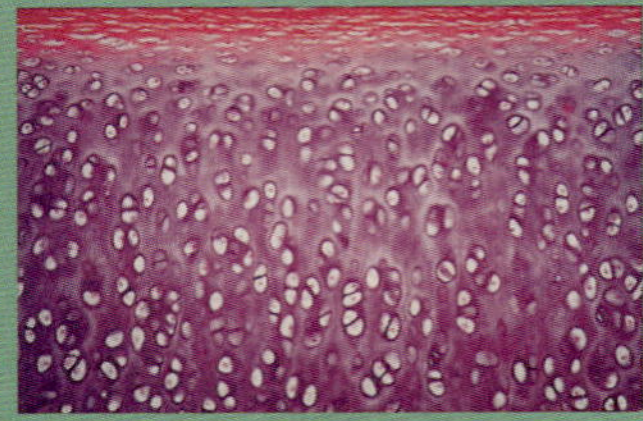

Abb. 1.64 Knorpelgewebe. Mikroskopischer Schnitt aus dem Rippenknorpel: gruppenförmige Anordnung (Chondron) der abgerundeten, ovalen Knorpelzellen (Chondrozyten) in der glasigen Knorpelgrundsubstanz (Schwegler 2011).

Gewebslehre (Histologie)

Gewebetypen. Man unterscheidet Epithelgewebe, Binde- und Stützgewebe, Muskelgewebe und Nervengewebe. Alle Organe des Körpers setzen sich jeweils in unterschiedlichem Maße aus diesen 4 Gewebetypen zusammen. Es ist vergleichbar mit einem Legobaukasten, der 4 grundsätzlich verschiedene Typen von Bausteinen enthält, aus denen man alle Organe „bauen" kann.

Epithelgewebe

Aufbau und Funktion. Epithelgewebe können ein sehr unterschiedliches Aussehen haben, die Gemeinsamkeit besteht in ihrer Eigenschaft als Deckgewebe an einer Oberfläche. Auf der Oberfläche abgewandten Seite werden sie durch die Basalmembran von anderen Gewebetypen abgegrenzt. Die unterschiedliche Form des Epitheltyps entspricht seiner jeweiligen Funktion, so muss die äußere Haut Schutz gegen mechanische, chemische und thermische Beanspruchung geben und ist deshalb mehrschichtig mit einer robusten Hornschicht an der Oberfläche. Demgegenüber besteht das Endothel z. B. in einem Lungenbläschen (Alveole) aus einem feinen, einschichtigen Epithel, das durchlässig für Sauerstoff ist.

Drüsengewebe. Eine Sonderform von Epithelgewebe sind Drüsengewebe aus Drüsenzellen, die flüssige Stoffe (*Sekrete*) absondern. Drüsenzellen kommen im gesamten Körper vor, sowohl an der Körperoberfläche (z. B. Tränen- und Schweißdrüsen) als auch im Verdauungstrakt (z. B. Salzsäure produzierende Belegzellen im Magen, Bauchspeichel produzierende Drüsenzellen in der Bauchspeicheldrüse). Drüsen, die ihr Sekret nach außen abgeben, werden *exokrine Drüsen* (lat. *ex* = heraus) genannt. *Endokrine Drüsen* (lat. *endo* = innen) geben ihr Sekret nach innen, ins Blut, ab – sie werden auch Hormondrüsen genannt.

Binde- und Stützgewebe

Man unterscheidet:

- lockeres Bindegewebe (umhüllt Nerven und Blutgefäße, **Abb. 1.62**),
- straffes Bindegewebe (z. B. Hirnhaut, Organkapseln, Muskelsehnen),
- retikuläres (netzartiges) Bindegewebe (z. B. Gewebsgerüst in Milz oder Leber),
- Fettgewebe,
- Knorpelgewebe,
- Knochengewebe.

Fettgewebe. Spezialisierte Form des retikulären Bindegewebes aus kugelförmigen Fettzellen (Lipozyten, **Abb. 1.63**). In diesen Zellen kann bei Überschuss von Kohlenhydraten oder Fetten im Blut Energie in Form von Speicherfett gespeichert werden. Daneben dient Fettgewebe in bestimmten Regionen als Baufett zur Polsterung und Wärmeisolation (z. B. am Gesäß, im Nierenlager oder im Gesicht).

Knorpelgewebe. Knorpelgewebe hat folgende Eigenschaften: Es ist flexibel und sehr widerstandsfähig gegenüber Scherkräften und ist deshalb zur Abdämpfung von mechanischen Belastungen geeignet. Es ist schlecht durchblutet, wenig stoffwechselaktiv und daher bei Abnutzung und Verletzungen nur schlecht regenerationsfähig. Kennzeichnend für das Knorpelgewebe sind die abgerundeten Knorpelzellen (Chondrozyten), die in der Knorpelgrundsubstanz verteilt liegen (**Abb. 1.64**). Vorkommen im Körper:

- **Skelettsystem:** Gelenkknorpel über den Gelenkflächen, Zwischenwirbelscheiben (Bandscheiben), Gelenkzwischenscheiben (z. B. Meniskus);
- **Kopf:** Ohrmuschel, Nasenscheidewand;
- **Atemwege:** Kehlkopf, Luftröhre (Trachealspangen);
- **Knochengewebe:** Knorpel ist Vorstufe bei der Knochenentwicklung.

Knochengewebe. Es ist sehr widerstandsfähig und besitzt hohe Druck- und Zugfestigkeit. Es ist das Baumaterial des Skelettsystems.

Muskelgewebe

Glatte Muskulatur. Sie bildet einen großen Teil der Wände von Hohlorganen z. B. im Magen-Darm-Trakt, Blutgefäßsystem oder harnableitenden System. Sie besteht aus spindelförmigen Muskelzellen in wenig geordneten Schichten mit einer Länge von bis zu 0,05 mm. Die Steuerung der Muskelkontraktionen erfolgt unwillkürlich (d. h. nicht bewusst) durch das vegetative Nervensystem. Die Muskeln ziehen sich meist wellenförmig (peristaltisch), langsam und sehr ausdauernd zusammen (**Abb. 1.65a**).

Quergestreifte Muskulatur. Muskulatur des Bewegungsapparates, der Gesichts- und Schlundmuskulatur. Sie besteht aus gleichmäßig angeordneten, faserförmigen Muskelzellen mit zahlreichen Zellkernen pro Zelle und einer Länge von bis zu mehreren Zentimetern. Unter dem Mikroskop erkennt man durch die regelmäßige Anordnung der Eiweißfasern die charakteristische Querstreifung. Quergestreifte Muskulatur kontrahiert rasch und kräftig und ist schnell ermüdbar (**Abb. 1.65b**).

Herzmuskulatur. Sonderform des quergestreiften Muskelgewebes mit Eigenschaften sowohl der quergestreiften als auch der glatten Muskulatur: rasche und kräftige Kontraktion und sehr ausdauernd. Mikroskopisch erkennt man eine regelmäßige Querstreifung, mit zentral liegenden Zellkernen (**Abb. 1.65c**).

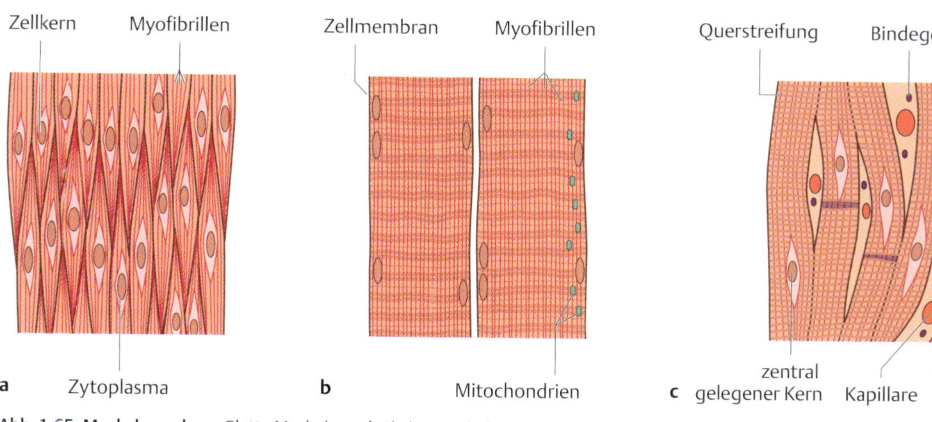

Abb. 1.65 **Muskelgewebe.** a Glatte Muskulatur, b Skelettmuskulatur, c Herzmuskel.

Organe und Organsysteme

Der Körper besteht aus den verschiedenen Organen. Jedes Organ hat eine bestimmte Funktion und ist dementsprechend aus einer speziellen, passenden Kombination von unterschiedlichen Geweben aufgebaut. Die Hauptaufgabe des Organs Herz z. B. ist das „Pumpen", dementsprechend besteht es hauptsächlich aus Muskelgewebe und „Ventilen" (Herzklappen aus Bindegewebe) (S. 331).

Als Organsystem bezeichnet man mehrere Organe, die zusammenwirken und eine bestimmte gemeinsame Funktion erfüllen. Damit der Körper mit Blut versorgt werden kann, braucht er zusätzlich zum Herzen ein Transportsystem, die Gefäße. Dieses Organsystem bezeichnet man dann als das Herz-Kreislauf-System. Weitere Beispiele für Organsysteme mit ihren Funktionen:

- **Verdauungstrakt:** Verdauung von Nährstoffen und Ausscheidung von Stoffwechselendprodukten,
- **Hormonsystem:** Regulation wichtiger Körperfunktionen,
- **Haut:** mechanischer Schutz, Körpertemperaturregulation,
- **Atmungssystem:** Aufnahme von Sauerstoff, Abgabe von Kohlendioxid,
- **Immunsystem:** Abwehr von körperfremden Stoffen,

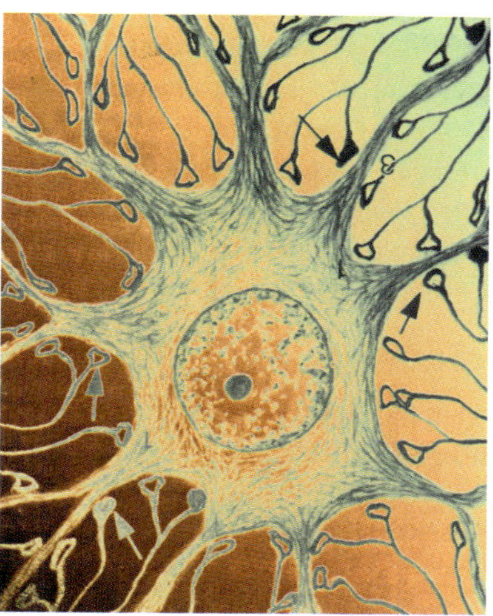

Abb. 1.67 **Nervenzelle.** Elektronenmikroskopische Aufnahme einer Nervenzelle.

- **Bewegungsapparat:** ermöglicht sowohl Halt als auch Beweglichkeit des Körpers,
- **Harntrakt:** Flüssigkeits- und Mineralstoffausscheidung,
- **Geschlechtsorgane:** Sexualität und Fortpflanzung,
- **Nervensystem:** Bewusstsein, Sinneswahrnehmung, Steuerung der Bewegung.

D **Muskelzellen** *können durch elektrische Reize erregt werden und sich als Reaktion darauf verkürzen (kontrahieren). Mit dem Muskelgewebe wird der Körper aktiv bewegt* **(Abb. 1.66)**.

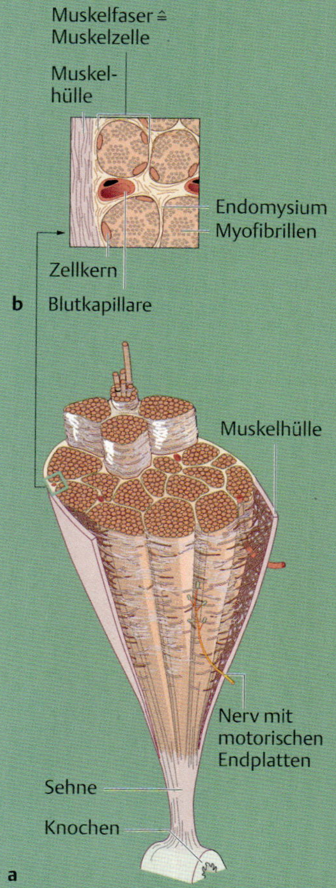

Abb. 1.66 **Muskelaufbau.** a Querschnitt durch den Skelettmuskel, b Detailvergrößerung der Muskelfasern (Faller 2008).

D **Nervenzellen** *können über elektrische Erregungsleitung Sinneseindrücke weiterleiten, Informationen verarbeiten und Muskeln erregen. Da sich die spezialisierten Nervenzellen nicht selbstständig ernähren oder stützen können, gibt es eigene Nervenstützzellen, die Gliazellen.*

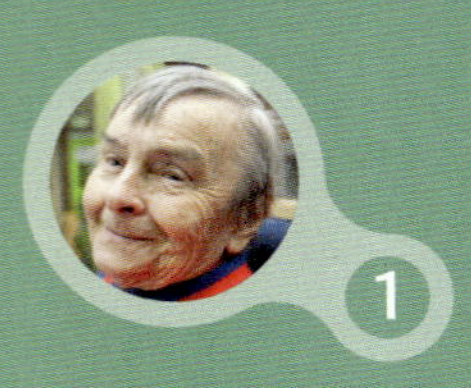

D **Geriatrie** *ist die Lehre von den Erkrankungen des alten Menschen.*

D **Gerontologie:** *Wissenschaft, welche sich mit den körperlichen, seelischen und sozialen Veränderungen im Alter auseinandersetzt.*

Demografischer Wandel s. a. S. 637.

D **Multimorbidität:** *gleichzeitiges Bestehen von verschiedenen behandlungsbedürftigen Erkrankungen*

Physiologische Alterungsprozesse s. a. S. 4.

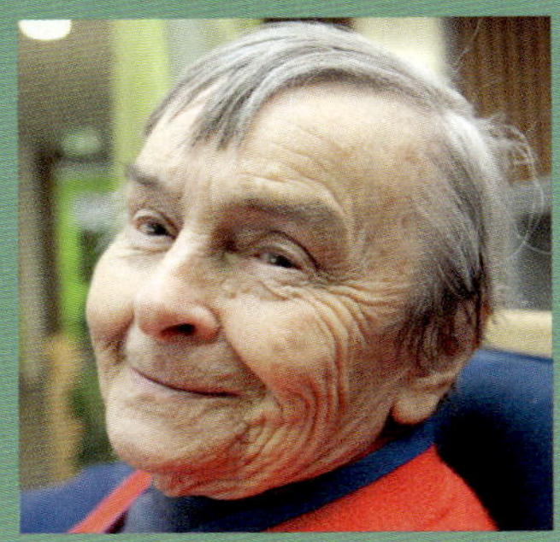

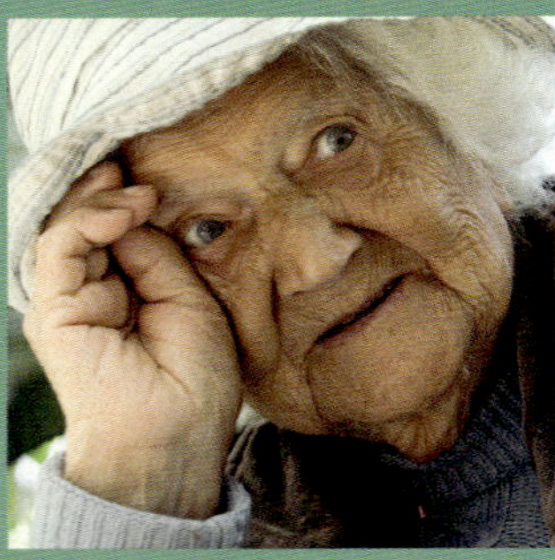

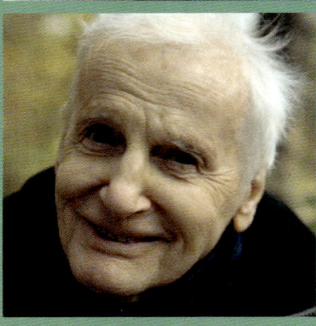

Abb. 1.68 Die Anzahl der älteren Menschen nimmt zu.

Einführung in die Geriatrie

Geriatrie darf nicht mit Gerontologie verwechselt werden. Letzteres ist der Fachbegriff für die „Altersforschung". Gerontologie ist die Wissenschaft, welche sich mit den körperlichen, seelischen und sozialen Veränderungen im Alter auseinandersetzt. Beide Begriffe leiten sich vom griechischen Wort „Geron" ab, dem Greis.

Aufgrund des demografischen Wandels nimmt die Betreuung und medizinische Versorgung alter Menschen stetig zu. Denn die Anzahl der älteren Menschen in der BRD nimmt zu. Lag die durchschnittliche Lebenserwartung 1900 noch bei 47 Jahren für Frauen und 44 Jahren bei Männern, so ist sie für Frauen auf ca. 82 und für Männer auf ca. 77 Jahre angestiegen. Und sie wird weiter klettern, schon heute vermutet man, dass jedes zweite Neugeborene älter als 100 Jahre werden kann.

Dementsprechend wächst die Zahl der hochbetagten Menschen. Heute sind ca. 4 Mio. Menschen in Deutschland älter als 80 Jahre, diese Zahl wird auf rund 10 Mio. im Jahre 2050 anwachsen! **(Abb. 1.68)**

Altersveränderungen

Das Leben ist ein ständiger Prozess der Veränderungen. Man will es zwar oft nicht so recht wahrhaben, aber auch Alterungsprozesse gehören zum Leben. Alter ist ein Lebensabschnitt, in den jeder allmählich hineinwächst.

Altersveränderungen sind somit nicht zu verhindern. Doch im Ausmaß der Veränderungen besteht eine große individuelle Spanne! Auch können die Altersprozesse durch regelmäßiges körperliches Training, die richtige Ernährung (z. B. ist die Lebenserwartung bei Normalgewichtigen deutlich länger als bei Adipösen) und Interesse am öffentlichen Leben (Zeitung lesen, Hobbys usw.) oft verzögert werden.

Alter geht mit Veränderungen der Organfunktionen einher (**Tab. 1.7**). Diese Funktionseinbußen machen sich im normalen Alltag meist erst spät bemerkbar. Doch infolgedessen sind ältere Menschen anfälliger für bestimmte Krankheiten, die deshalb im Alter häufiger auftreten

Der geriatrische Patient ist durch verschiedene Merkmale charakterisiert:

- hohes Alter,
- Multimorbidität (er leidet an mehreren behandlungsbedürftigen Erkrankungen),
- veränderte, oft untypische Symptome,

Tab. 1.7 Die wichtigsten Organveränderungen im Alter und daraus resultierende Folgen/Erkrankungen

Organ	*Altersbedingte Veränderung*	*Folgen*
Allgemein	– Zu-/Abnahme des Körperfettes – Abnahme der Körperflüssigkeit – Abnahme der Muskelmasse – Abnahme der Temperaturregulation	– erhöhte Infektanfälligkeit – „Altershaut", Schwindel – geringere körperliche Belastbarkeit, erhöhte Sturzneigung – erhöhte Kälteempfindlichkeit
Sinnesorgane	– Linsentrübung – Hochtonschwerhörigkeit	– „grauer" Star
Lunge	– Verminderung der Lungenleistung	– Gefahr der Pneumonie (Lungenentzündung) infolge flacherer Atmung
Herz-Kreislauf-System	– Rückgang der Herzleistung – verminderte Elastizität der Arterien – Verengung der Arterien	– Herzinsuffizienz (Herzschwäche) – Bluthochdruck – Arteriosklerose (Arterienverkalkung)
Bewegungsapparat	– verminderter Kalziumeinbau in den Knochen – Gelenkknorpelabbau	– Osteoporose („Knochenschwund") – erhöhte Frakturneigung (Knochenbrüche) – Arthrose (Gelenkverschleiß)
Verdauungstrakt	– verminderte Durchblutung der Magenschleimhaut – Abnahme der Geschmacksknospen auf der Zunge – nachlassende Funktion der Bauchspeicheldrüse	– Gastritis (Magenschleimhautentzündung) – verändertes Geschmacksempfinden – Diabetes mellitus (Zuckerkrankheit)
Harntrakt	– Beckenbodenschwäche, geringes Fassungsvermögen der Blase – Prostatavergrößerung	– Inkontinenz (Blasenschwäche) – Harnverhalt
Nervensystem	– Verringerung der Nervenfasern – verzögerte Schutzreflexe – fehlende Überträgerstoffe	– Vergesslichkeit, Demenz – erhöhte Sturzneigung – Morbus Parkinson

- längere Krankheitsverläufe, verzögerte Genesung,
- veränderte Reaktion auf Medikamente,
- erschwerte Beweglichkeit,
- psychosoziale Symptome.

Zusammenfassend spricht man von den geriatrischen „Is“:
- Intelligenter Abbau (Demenz),
- Immobilität (Arthrose, Morbus Parkinson),
- Instabilität (Schwindel, Gangstörung),
- Inkontinenz,
- Iatrogene Störungen (Einwirkung und Folgen med. Maßnahmen),
- Isolation (viele alte Menschen leben alleine).

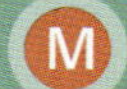

Die geriatrischen „Is“:
- *Intelligenter Abbau*
- *Immobilität*
- *Instabilität*
- *Inkontinenz*
- *Iatrogene Störungen*
- *Isolation*

Multimorbidität

Da viele der beschriebenen Organveränderungen gleichzeitig ablaufen ist es verständlich, dass sich mit zunehmendem Alter die Wahrscheinlichkeit erhöht, an mehreren behandlungsbedürftigen Erkrankungen gleichzeitig zu leiden. Diese Multimorbidität betrifft fast alle Menschen in hohem Lebensalter.

In der Regel kann ein Arzt mithilfe einer ausführlichen Anamnese (Krankengeschichte), einer gründlichen körperlichen Untersuchung und spezieller Untersuchungen wie Blutuntersuchungen, Röntgen oder Ultraschall eine Diagnose stellen. Das ist beim alten Menschen oft nicht so einfach.

Geriatrische Assessments

In der Geriatrie gibt es deshalb Assessments, welche dem ärztlichen und pflegerischen Personal die Diagnosestellung erleichtern sollen. Man versteht darunter das Zusammentragen von Informationen anhand standardisierter Schemata um das Ausmaß einer Organschädigung oder eine potenzielle Gefährdung, z. B. Sturz-, Thrombose-, Pneumonie- oder Dekubitusgefahr abschätzen zu können.

D **Assessment** *(„Abschätzung“): Zusammentragen von Informationen anhand standardisierter Schemata, um das Ausmaß einer Organschädigung abschätzen zu können.*

Assessment s. a. S. 81.

Ziel ist es festzustellen, was der Betroffene „noch kann“ und was er „nicht mehr kann“:
- Krankheiten können so diagnostiziert und Beeinträchtigungen festgestellt werden,
- Assessments helfen, Entscheidungen über mögliche Rehabilitationsmaßnahmen zu treffen,
- Hilfsbedarf des Betroffenen wird bestimmt,
- durch Wiederholung der Tests nach Therapiebeginn wird der Erfolg der Maßnahmen beurteilt.

Das geriatrische Assessment umfasst verschiedene Tests. So dienen einfache psychomotorische Testverfahren (z. B. Uhrentest, Minimental State Test) einer Beurteilung der psychischen Verfassung, zur Einschätzung des Depressionsgrades dienen spezielle Fragebögen. Der körperliche Bereich wird mit Fragen zur Alltagsaktivität (z. B. Barthel-Index) und der Erfassung des Sturzrisikos (z. B. Sturztest nach Tinetti) beurteilt. Häufig werden noch eine Mobilitätserfassung, eine Erfassung des Ernährungszustandes und eine Sozialeinschätzung (finanzielle, persönliche Situation) durchgeführt.

Die Funktionsuntersuchungen können durch einen Hör- und Sehtest ergänzt werden. Auch die Messung der Gehstrecke, das Zählen eines definierten Geldbetrages, die Ausführung eines Telefonates und das Entnehmen von Tabletten aus der Verpackung gibt Aufschluss über körperliche und geistige Fähigkeiten.

Vermeiden von Folgeerkrankungen

Besteht eine Erkrankung, so kann diese eine andere begünstigen. Die Betroffenen bewegen sich bei einer schweren Arthrose (Gelenkverschleiß) z. B. aufgrund der starken Schmerzen immer weniger. Dieser Bewegungsmangel begünstigt die Entwicklung einer Herz-Kreislauf-Erkrankung und kann zur Gewichtszunahme führen. Letzteres ist ein Risikofaktor für die Entwicklung eines Diabetes mellitus.

Ein wesentlicher Bereich der ärztlichen und pflegerischen Aufgaben ist deshalb die Vermeidung von Folgeerkrankungen. Ältere Patienten benötigen einen ganzheitlichen Therapieansatz. Es geht häufig nicht um die Heilung einer Krankheit, sondern um die Verbesserung oder Erhaltung der Lebenssituation. Medizin bedeutet in der Geriatrie die Spanne des aktiven Lebens zu verlängern und die Zeit der Abhängigkeit von Pflegenden bis zum Tode zu verkürzen.

Vermeiden von Nebenwirkungen

Bei Multimorbidität ist oft die Einnahme verschiedener Medikamente nötig. Eine wichtige pflegerische Aufgabe in der Geriatrie ist es, auf mögliche Neben- oder Wechselwirkungen zu achten. Denn durch eine verminderte Leber- und Nierenfunktion werden die Wirkstoffe schlechter verstoffwechselt und können sich deshalb im Körper anreichern!

Da alte Menschen durchschnittlich 7 Medikamente pro Tag zu sich nehmen, sind Nebenwirkungen nicht selten (**Abb. 1.69**).

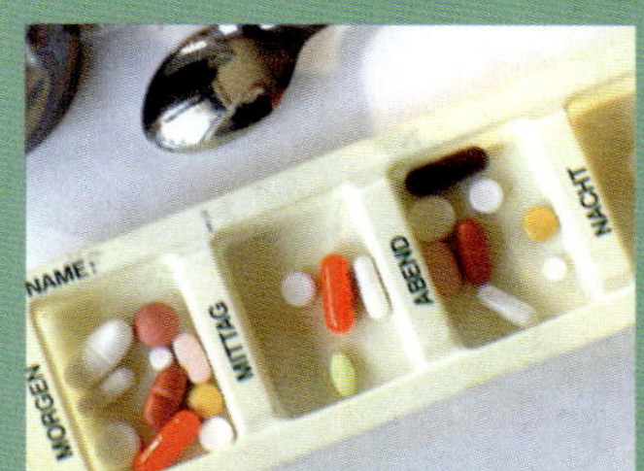

Abb. 1.69 Wegen der unübersichtlichen Wechselwirkungen fordern manche Geriater, dass alten Menschen höchstens drei verschiedene Medikamente verordnet werden (Köther, 2011).

Auch die Compliance, die Mitarbeit des Patienten, kann ein Problem darstellen. Oft ist es keine Absicht, dass die Medikamente nicht oder unregelmäßig eingenommen werden. Aufgrund der nachlassenden Merkfähigkeit werden Tabletten vergessen. Oder es bestehen Schwierigkeiten bei der Einnahme, weil das Schlucken großer Tabletten schwer fällt oder sich die Medikamentenverpackung nur schlecht öffnen lässt.

D **Compliance:** *Mitarbeit des Patienten.*

I **Literatur:**
Höwler, E.: Gerontopsychiatrische Pflege. Brigitte Kunz Verlag, Hagen 2000
Internet:
Deutsche Gesellschaft für Geriatrie und Gerontologie: www.dggg-online.de

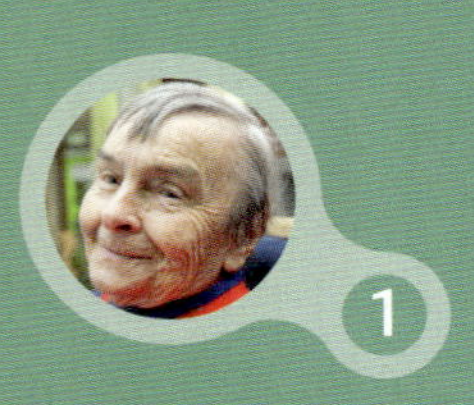

Einführung in die Gerontopsychiatrie

Bei vielen Altenpflegekräften und auch Ärzten bestehen Ängste und Unsicherheiten gegenüber den Erkrankungen der Psyche. Das allgemein verbreitete Bild reicht vom unberechenbaren Psychopathen bis hin zu Schreckensmeldungen über psychiatrische Einrichtungen. Entgegen diesen Vorstellungen sind psychische Erkrankungen sehr häufig, können jeden treffen und sind vor allem der alltägliche Bestandteil der medizinischen Versorgung.

Auch bezüglich der Psychiatrie als Wissenschaft und Institution existieren zahlreiche Vorbehalte, die Vorstellungen reichen von schillernden Psycho-Theorien bis hin zur „Gehirnwäsche". In der Realität ist das Erkennen und Behandeln von psychischen Erkrankungen keine Geheimwissenschaft und für jeden nachvollziehbar, zumal man statt komplizierter technischer Apparate oder Untersuchungen „nur" seine Sinne gebrauchen muss.

Psychiatrische Erkrankungen im Alter spielen vor allem durch die Veränderungen des Altersaufbaus der Bevölkerung eine immer größere Rolle. Ca. 25 % aller über 65-Jährigen leiden unter leichten bis mittelschweren psychischen Störungen, die nur zu einem Drittel direkt auf Abbauprozesse im Gehirn zurückgeführt werden können. Obwohl gerade in dieser Altersgruppe bei der Gabe von Psychopharmaka mit mehr Nebenwirkungen und Problemen zu rechnen ist, erhalten bis zu 35 % der über 65-Jährigen regelmäßig solche Medikamente.

D *Unter der* **Gerontopsychiatrie** *versteht man die Lehre von den Erkrankungen der Psyche im Alter (meist bei über 65-Jährigen). Eine solche Altersgrenze ist allerdings willkürlich, da die typischen gerontopsychiatrischen Erkrankungen, wie die Alzheimer Demenz, auch schon weit vor dem 60. Lebensjahr auftreten können.*

Krankheitszeichen in der Psychiatrie

Wichtigste Grundvoraussetzung für das Erkennen von psychischen Erkrankungen, aber auch für die Behandlung ist ein offenes und intensives Eingehen auf den Patienten. Für die meisten Menschen ist es problematischer, Hilfe wegen psychischer als wegen „körperlicher" Probleme in Anspruch zu nehmen. Deshalb ist es umso wichtiger, dass der Pflegende nicht aufgrund eigener Unsicherheit den Problemen oder psychischen Auffälligkeiten des Patienten aus dem Weg geht, sondern ihm zuhört und auf ihn eingeht. Nur dann ist es möglich, eine psychische Erkrankung zu erkennen.

Psychopathologie

D **Psychopathologie** *ist die systematische Untersuchung von psychischen Einzelfunktionen und Einordnung der gefundenen Auffälligkeiten.*

Eine vollständige psychiatrische Untersuchung sollte die folgenden Kriterien umfassen, um krankheitstypische Auffälligkeiten erkennen zu können.

Bewusstseinsstörungen. Bewusstseinsstörungen sind typisch für akute Verwirrtheitszustände, Vergiftungen (Intoxikationen) und akute Erkrankungen des Gehirns. Man unterscheidet die unterschiedlichen Grade der Wachheit (Vigilanz) folgendermaßen:

- **Benommenheit:** verlangsamte Informationsaufnahme und eingeschränkte Informationsverarbeitung,
- **Somnolenz:** Betroffener ist schläfrig, aber weckbar,
- **Sopor:** Betroffener schläft, ist nur durch starke (Schmerz-)Reize weckbar,
- **Koma:** Betroffener ist bewusstlos und nicht weckbar.

Orientierungsstörungen. Man unterscheidet die Orientierung zu den Qualitäten Zeit, Ort, Situation und Person. Bei zeitlichen Orientierungsstörungen kann der Betroffene das Datum nicht richtig benennen, bei örtlichen und situativen Orientierungsstörungen kann weder der Aufenthaltsort noch die Situation korrekt beschrieben werden („Sind wir hier in einem Hotel?"), und bei Orientierungsstörungen zur eigenen Person werden falsche Angaben zu Namen und Geburtsdatum des Betroffenen gemacht. Häufig bei akuten Verwirrtheitszuständen, Demenzen oder Vergiftungen (Intoxikationen) vorkommend, aber auch bei Schizophrenien.

Konzentrations- und Aufmerksamkeitsstörungen. Die Betroffenen können ihre Wahrnehmung nicht auf einen bestimmten Gegenstand oder eine bestimmte Aufgabe lenken, sondern werden leicht abgelenkt oder wenden sich ab (**Abb. 1.70**): „Ich kann diesen Zeitungsartikel nicht ohne dauernde Unterbrechungen lesen und muss immer wieder am Anfang beginnen". Häufig bei Demenzen, akuten Verwirrtheitszuständen oder Depressionen vorkommend.

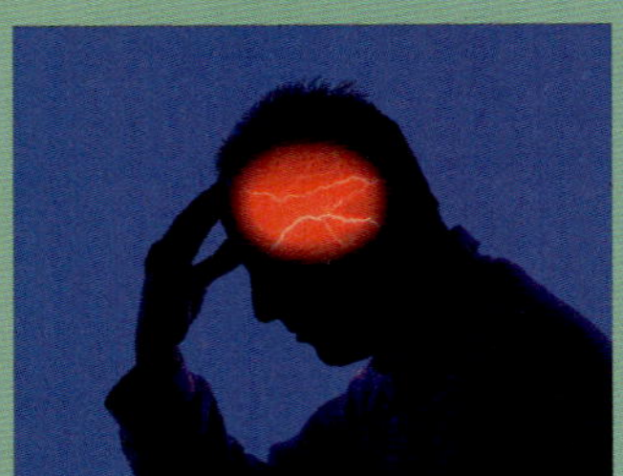

Abb. 1.70 Aufmerksamkeitsstörungen. Aufmerksamkeitsstörungen können u. a. im Zusammenhang mit Demenzen, akuten Verwirrtheitszuständen, Intoxikationen oder Depressionen auftreten.

Gedächtnisstörungen (amnestische Störungen). Man unterscheidet Alt- und Kurzzeitgedächtnis. Das Frisch- oder Kurzzeitgedächtnis gewährleistet die Merkfähigkeit eines Menschens und wird durch Fragen über die unmittelbare Vergangenheit überprüft „Welchen Gegenstand habe ich Ihnen vor 1 Minute gezeigt?". Zusätzlich werden zum frühzeitigen Erkennen von Merkfähigkeitsdefiziten häufig kognitive Testverfahren (z. B. Mini Mental State = MMS) eingesetzt. Das Altgedächtnis wird mit Fragen aus der Biografie überprüft.

- **Amnesie:** zeitlich begrenzte Erinnerungslücke.
- **Retrograde Amnesie:** typischerweise nach einer Gehirnerschütterung oder der Gabe von Narkosemitteln auftretend, bezieht sich auf die Zeit vor dem Ereignis (z. B. Sturz).
- **Merkfähigkeitsstörungen:** Störungen des Kurzzeitgedächtnisses, typisch für die Demenz und den akuten Verwirrtheitszustand. Hier versuchen die Betroffenen oft, die Defizite mit Erfindungen oder Umschreibungen zu überspielen, häufig ist das Altgedächtnis noch relativ gut erhalten.

Antrieb und Psychomotorik. Beurteilt wird anhand des körperlichen Ausdrucksverhaltens der

Grad der seelischen Aktivierung, „die Drehzahl des seelischen Motors“:
- **Antriebsarmut:** „Ich kann mich zu nichts aufraffen. Mir fehlt die Initiative.“ (typisch für Depressionen),
- **Stupor:** Bewegungs- und Regungslosigkeit (kann mit einem Koma verwechselt werden; typisch für die katatone Schizophrenie),
- **Automatismen:** bizarre, automatisierte Bewegungen des Gesichts (Grimassieren) oder Körperhaltungen (typisch für katatone Schizophrenie),
- **Antriebsvermehrung:** Die Betroffenen zeigen erhöhte psychische Aktivität, erscheinen wie „getrieben“ (bei allen akuten psychischen Erkrankungen möglich). Extreme Sonderform:
- **motorische Unruhe:** ziellose und ungerichtete Bewegungsaktivität bis hin zur Tobsucht.

Stimmung (Affektivität). Beurteilt wird die Grundstimmung, die Reaktionsfähigkeit der Stimmung und die Schwankungsbreite der Gefühle:
- **Affektstarre:** fehlende Schwingungsfähigkeit der Gefühle („Ich kann mich über nichts mehr freuen oder ärgern“; vor allem bei Depressionen),
- **Affektarmut:** „Gefühl der Gefühllosigkeit“ (bei Depressionen),
- **Depressivität:** „Ich fühle mich niedergeschlagen, lust- und freudlos.“; bei Depressionen (**Abb. 1.71**),
- **Ambivalenz:** nebeneinander bestehende, sich einander ausschließende Gefühle („Ich liebe und hasse es gleichzeitig“; typisch für schizophrene Störungen),
- **Euphorie:** Übersteigertes Wohlbefinden bis hin zu krankhaft gehobener Stimmung, häufig bei wahnhaften Störungen wie Manie oder Schizophrenie.

Formale Denkstörungen im Gedankengang. **Denkzerfahrenheit** mit unzusammenhängenden, sprunghaften Gedankengängen („In meiner Familie lachen wir wegen ... das Zimmer ist hell ... du hast gelogen ...“; bei Schizophrenien (**Abb. 1.72**);

Denkhemmung und -verlangsamung: der Gedankenablauf ist eingeengt oder verlangsamt („Meine Gedanken schleppen sich dauernd dahin, sind so mühsam.“); typisch für Depressionen;

Ideenflucht: übermäßig einfallsreicher Gedankengang („vom Hundertsten zum Tausendsten kommen“), typisch für die Manie.

Inhaltliche Denkstörungen. Wahnvorstellungen sind objektiv falsche Beurteilungen der Realität:
- **Verfolgungswahn:** „Mein Nachbar will mich umbringen“; bei Schizophrenien;
- **Größenwahn:** „Ich bin der Hyper-Gott“; bei Schizophrenie und Manie;
- **Bestehlungswahn:** „Die Altenpfleger wollen mich alle bestehlen“; häufig bei Demenz, auch bei starker Schwerhörigkeit;
- **hypochondrischer Wahn:** „Ich habe Krebs und muss nächste Woche sterben“; häufig bei Depressionen.

Wahrnehmungsstörungen. Sinnestäuschungen (Halluzinationen) ohne ein reales Objekt:
- **akustische Halluzinationen:** Stimmen hören; typisch für schizophrene Störungen;
- **optische Halluzinationen:** „Insekten an der Wand“; typisch für akute Verwirrtheitszustände, wie Alkoholentzugsdelir, auch bei Epilepsien vorkommend; (**Abb. 1.73**)
- **Geruchs- und Geschmackshalluzinationen:** „Das Wasser schmeckt nach Blut“ bei Schizophrenien.

Störungen des Ich-Erlebens. Der Betroffene kann die eigene Person nicht mehr adäquat von seiner Umwelt abgrenzen oder sie als seine eigene erkennen; typisch für Schizophrenien:
- **Gedankeneingebung:** „Meine Gedanken werden vom Geheimdienst gesteuert“.
- **Gedankenentzug:** „Er nimmt meine Gedanken weg.“
- **Gedankenausbreitung:** „Die Nachbarn können meine Gedanken lesen.“

Testverfahren

Um bei der psychiatrischen Untersuchung geringgradige Störungen zu ermitteln, aber auch um die Untersuchungsergebnisse objektivierbar, d.h. unabhängig vom Untersucher vergleichbar zu machen, werden in zunehmendem Maße psychologische Testverfahren angewendet – vor allem in der Geriatrie und der Gerontopsychiatrie. Es handelt sich hauptsächlich um sog. Leistungstests oder objektive Tests, die in zahlenmäßig messbarer Weise bestimmte psychische Funktionen überprüfen. Ähnlich wie beim allgemein bekannten Intellegenztest HAWIE („IQ“) werden Aufgaben gestellt und anhand der Ergebnisse bestimmte psychische Leistungsfähigkeiten wie die Merkfähigkeit beurteilt.

Am häufigsten wird in diesem Zusammenhang der *MMS* (Mini Mental State nach Folstein) zur Erfassung von Merkfähigkeitsstörungen im Rahmen einer Demenz angewendet. Es werden Fragen zur Orientierung und zur Merkfähigkeit sowie einfache Aufforderungen zum Schreiben und praktischen Handeln gestellt. Die Antworten werden nach einem vorgegebenen Schlüssel mit Punkten bewertet, anhand der Gesamtpunkte lässt sich das Ausmaß der Defizite abschätzen. Da der Test für die Erfassung von leichteren Formen der Demenz zu unempfindlich ist, werden bei Bedarf andere Tests, wie der *Uhrzeichentest* nach Shulman, der DEMTECT oder die *GDS* (Geriatric Depression Scale zur Unterscheidung zwischen depressiven und demenziellen Störungen) angewendet.

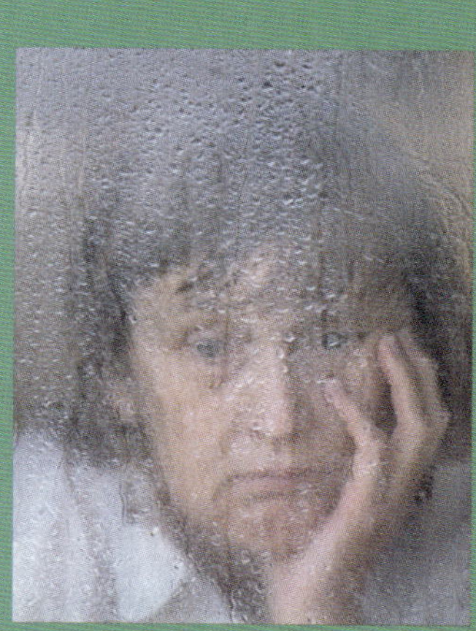

Abb. 1.71 Depression. Bei Depressionen ist ein ausgeprägtes Gefühl der Niedergeschlagenheit symptomatisch, hier dargestellt durch eine Schauspielerin.

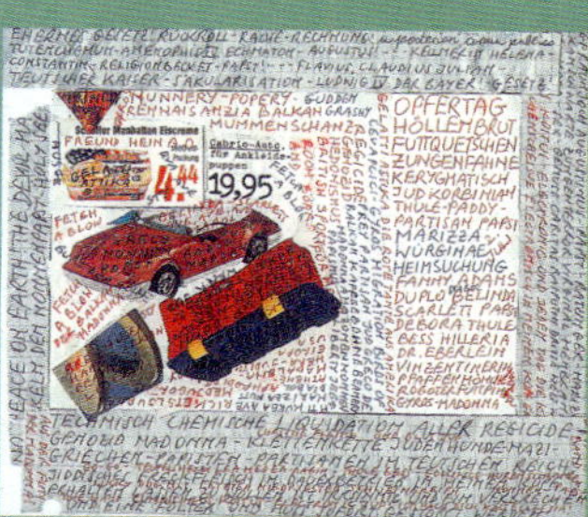

Abb. 1.72 Denkzerfahrenheit. Schriftstück einer schizophrenen Patientin: der sprunghafte Gedankengang ist im Text gut zu erkennen (Psychiatrische Klinik der LMU München, aus Haupt, Jochheim und Remschmidt 2002).

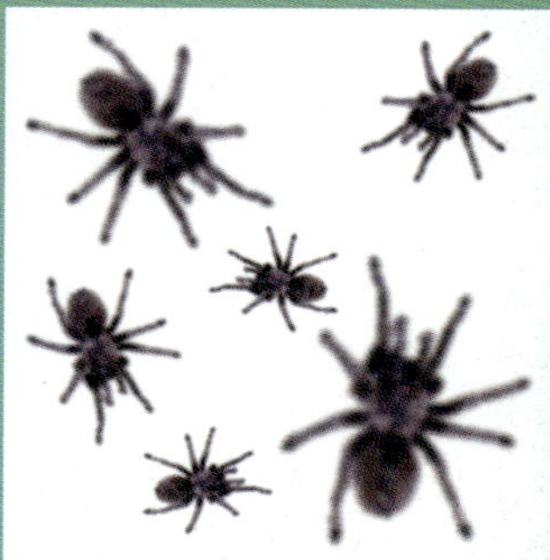

Abb. 1.73 Optische Halluzinationen. Optische Halluzinationen wie Insekten oder Spinnen an der Wand z. B. bei akuten Verwirrtheitszuständen vorkommend

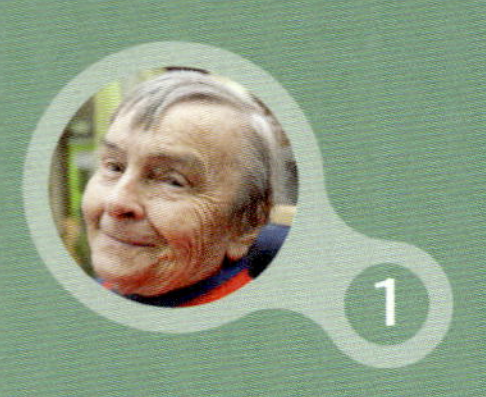

Einführung in die Psychologie

D **Psychologie** *ist die Wissenschaft vom Verhalten und Erleben des Menschen.*

Die Psychologie ist eine junge Wissenschaft. Medizin, Chemie, Biologie, Physik, Astronomie haben eine viel längere Geschichte. Vor etwas über 100 Jahren wurde am 20. Dezember 1900 in Berlin an der Friedrich-Wilhelm-Universität das Psychologische Institut gegründet. Vorher bestand schon ein Institut in Leipzig seit 1879 und eines in Breslau seit 1894. Selbstverständlich hatten viele Menschen schon viel früher über psychologische Zusammenhänge nachgedacht.

Die Psychologie hat mit dem Leben zu tun. Leben ist immer spannend, ist in Bewegung und kennt trotzdem Ruhezeiten. Da ist Spannung drin zwischen Fortschreiten und Stillstand, zwischen Veränderung und Beständigkeit. Zu entdecken, was lebendige Entwicklung fördert oder behindert, bleibt eine interessante Aufgabe. Die Psychologie ist noch in der Entwicklung. Einerseits spielen Forschung und Praxis, andererseits Lehre und Weitergabe des schon gesammelten Wissens eine Rolle.

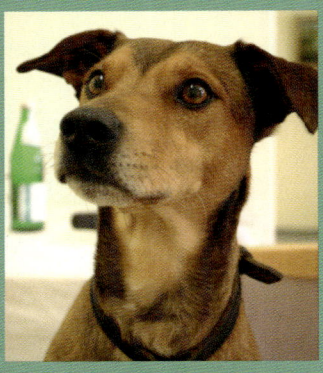

Abb. 1.74 Können Tiere Sprache erlernen?

Themen und Fächer

Das Thema der Psychologie ist der Mensch. Es ist immer wieder spannend zu fragen, warum verhält sich ein Mensch so und nicht anders? Warum tut er, was er tut? Menschliches Verhalten wird von derart vielen Faktoren gelenkt, dass man leicht den Überblick verlieren kann: Von Gefühlen, von Wünschen und Bedürfnissen, von Überlegungen und von Beweggründen, die einem oft nicht einmal bewusst sind. Es haben sich dafür schon eigene Unterfächer gebildet. Die Sozialpsychologie z. B. Sie handelt davon, wie spannend – in jeder Hinsicht – menschliche Beziehungen sein können. Wie sich das Verhalten des Menschen im Laufe des Lebens von der Geburt bis zum hohen Alter weiterentwickelt, wie z. B. aus dem ersten Verstehen von Wörtern die Fähigkeit zum Umgang mit Sprache im Reden, Schreiben und Verstehen wird, das wurde in der Entwicklungspsychologie erforscht. Sie ist vollauf damit beschäftigt, herauszufinden, wie sich das Verhalten und auch die Art, die Welt zu erleben, im Laufe eines Lebens verändern.

Auch für schwierige Lebenssituationen, in Krisen und Krankheit bieten die Erkenntnisse aus der Psychologie Hilfen an. Das Wissen aus der Psychologie will dazu beitragen, dass Pflege menschlich bleibt. Sie kann dazu beitragen, dass Pflegende in ihrem Beruf bleiben, ihn nach Kräften ausüben können und sich an ihrem Arbeitsplatz wohl fühlen.

Obwohl die Psychologie unter allen Wissenschaften eine vergleichsweise kurze Geschichte bietet, durchdringt sie doch das Allgemeinwissen und die Sprache der Menschen von heute beträchtlich.

In alltäglichen Gesprächen nehmen Themen wie „Angst" und die Erfahrungen mit ihr umzugehen, „Träume" und ihre möglichen Bedeutungen, „Belohnen und Strafen" und das ganze Feld der Erziehung und vieles mehr einen breiten Raum ein. Geläufig sind heute im Sprachgebrauch auch Begriffe wie „Freud'scher Versprecher" oder „Burnout". Die Psychologie kann also an selbst Erlebtem und Erfahrenem anknüpfen und wahrscheinlich interessante Perspektiven und neue Gedanken hinzufügen.

Teilfächer. Wie vielgestaltig sich die Psychologie heutzutage präsentieren kann, sieht man an Teilfächern, die zu einem Studium der Psychologie gehören:

- allgemeine Psychologie (Gegenstand sind hier die psychischen Funktionen z. B. Denken, Wahrnehmen, Fühlen, Lernen, Gedächtnis, Intelligenz),
- Persönlichkeitspsychologie,
- Sozialpsychologie,
- Entwicklungspsychologie,
- psychologische Diagnostik und Intervention,
- pädagogische Psychologie,
- Arbeits- und Organisationspsychologie,
- klinische Psychologie.

Die meisten Psychologen arbeiten heute im Bereich der klinischen Psychologie, d. h. in einer Praxis, Psychologischen Beratungsstellen, in Krankenhäusern, Psychiatrien, Sucht- und Rehabilitationskliniken, gefolgt von der Arbeits- und Organisationspsychologie in Industrie und Wirtschaft und der pädagogischen Psychologie (schulpsychologische Dienste).

Geschichte der Psychologie

Am Anfang sind es Menschen, die im alltäglichen Leben etwas erleben, was sie stutzig macht, was sie dann zum Nachdenken anregt, die neugierig geworden psychologisch zu forschen beginnen.

Können Tiere Sprache erlernen?

So erging es Carl Stumpf, Professor der Philosophie, als er 1904 den „Klugen Hans" kennenlernte. Den Klugen Hans, ein Pferd, das nach Aussagen seines Besitzers denken, lesen und rechnen konnte, ließ Professor Stumpf durch einen Mitarbeiter prüfen. Obwohl das Ergebnis sozusagen negativ ausfiel, weil das Pferd angeblich auf minimale, sichtbare Zeichen seines Herrn (z. B. fast unmerkliches Nicken des Kopfes) reagierte, ihm aber weiter reichende geistige Fähigkeiten abgesprochen wurden, brachte der Kluge Hans doch die Forschung tüchtig in Gang. Die meisten psychologisch interessierten Wissenschaftler waren mit dem Ergebnis zufrieden. Die Fähigkeit, auf Signale zu reagieren, konnte man von einem Tier erwarten; inakzeptabel war es jedoch, ihm die Fähigkeit zu denken, lesen und rechnen zu bescheinigen. Nun, das Interesse war geweckt, und andere Forscher gingen daran, mit Tieren experimentell zu arbeiten. An verschiedenen Orten wurden Tiere, Hunde, Pferde, Esel, Delphine und Affen unterrichtet, z.T. mit deutlichem Erfolg. Hinzu kam, dass in der Praxis immer öfter mit ausgebildeten Polizei-, Militär- und Blindenhunden gearbeitet wurde. Ein neues Fach, die Tierpsychologie, bildete sich. Namhafte Wissenschaftler traten der neu gegründeten Gesellschaft für Tierpsychologie bei, die von 1912 bis 1933 bestand.

Leider konnte sich die Tierpsychologie im Kreise der anderen Wissenschaften nicht etablieren. Sie wurde mehr oder weniger belächelt, und viele gute wissenschaftliche Arbeiten blieben unbeachtet, die letztlich einen psychologisch begründeten Tierschutz zur Folge hätten.

Wie aktuell heute z.B. die Frage „Können Tiere Sprache erlernen?" ist, beweist das Auftreten eines Hundes in der ZDF-Sendung „Wetten, dass...?" im Januar 1999. Mit verblüffender Sicherheit apportierte der Border Collie Rico nach Aufforderung seiner Besitzerin aus 75 Gegenständen die richtigen. Er wird seitdem sprachwissenschaftlich untersucht; immerhin hat er einen „Wortschatz" von 250 Begriffen, die er wiedererkennt. Hier wird nun mit neuem Schwung einem Phänomen nachgegangen, was jeder Mensch im Zusammenleben mit Tieren kennt, der Lernfähigkeit des Tieres und der Verständigung von Mensch und Tier.

Wie lernt der Mensch?

Wissbegier und große Lust am Forschen und Experimentieren standen immer wieder am Anfang wissenschaftlicher Arbeiten. Viele Forscher bezogen sich selbst, Familienmitglieder und Freunde in die Untersuchungen ein. So auch Hermann Ebbinghaus (1850–1909). Er beschäftigte sich mit der Frage: „Wie lernt der Mensch?" Genauer gesagt, ihn interessierte, wie das Gedächtnis arbeitet. Ein Jahr lang (1879/80) führte er Selbstversuche durch, indem er unter wechselnden Bedingungen sinnlose Silben auswendig lernte und die Gedächtnisleistungen protokollierte. Am Ende stand eine wissenschaftliche Arbeit „Über das Gedächtnis" (1885).

Wie entwickelt sich der Mensch?

Es gäbe das Fach Psychologie nicht, wenn es nicht immer wieder neugierige und auch fleißige Menschen gegeben hätte, die ihre Arbeit mit Ausdauer, Sorgfalt und großem Einsatz einer psychologisch interessanten Fragestellung gewidmet hätten. Wie es z.B. das Ehepaar William und Clara Stern war. Sie schlugen in der psychologischen Forschung eine neue Richtung ein: von der Erforschung der allgemein psychologischen Phänomene wie Denken, Wahrnehmung, Intelligenz, befassten sie sich mit den individuellen Unterschieden, also mit der Einzelperson.

William und Clara Stern dokumentierten über viele Jahre die Entwicklung ihrer drei Kinder in Form von Tagebüchern. Sie veröffentlichten 1914 das Ergebnis: „Psychologie der frühen Kindheit bis zum 6. Lebensjahr". Damit war ein grundlegendes Werk der Entwicklungspsychologie geschaffen. Es erschien noch 1967 in neunter Auflage. Professor William Stern (1871–1938) legte Wert auf die Anwendung psychologischer Erkenntnisse, speziell im schulischen Bereich. Er führte erste Berechnungen der Intelligenz durch und prägte den Begriff „Intelligenzquotient" (IQ).

Wie verhält sich der Mensch?

Viele Psychologen hinterließen Spuren ihrer Arbeit nicht nur in Form von Veröffentlichungen, sondern auch durch neue Begriffe, die die Fachsprache bereicherten. Die Wörter „Gruppendynamik", „Anspruchsniveau", oder „Feldtheorie" gehen z.B. alle auf den unbedingt erwähnenswerten Kurt Lewin (1890–1947) zurück. Dieser bedeutende Psychologe entschied sich als Jude, Deutschland 1933 wegen des Nationalsozialismus zu verlassen. Er setzte, 43-jährig, seine Tätigkeit in den USA fort. Mit Methoden der experimentellen Psychologie forschte er auf dem Gebiet der zwischenmenschlichen Beziehungen. Ihn interessierten alle Faktoren, die das Verhalten und Erleben von Menschen in Gruppen beeinflussen. Seine Erkenntnisse über die Bedeutung des Führungsstils für das Verhalten der Gruppenmitglieder haben bis heute Geltung.

Welche Bedeutung hat das Seelenleben?

Sigmund Freud war es, der sich sozusagen in die Tiefe der menschlichen Seele hineindachte. In seiner Praxis gab ihm das Krankheitsbild der Hysterie so manches Rätsel auf. Seine Überlegungen brachten ihn schließlich zur Entdeckung des Unbewussten. Sie hat die Psychologie entscheidend beeinflusst. Darüber hinaus unterstrich Freud die Bedeutung der Sexualität für das Seelenleben des Menschen vom Säuglingsalter an. Je mehr Freud sich in seine Studien vertiefte und mit ebenfalls psychoanalytisch (so nannte sich die neue Fachrichtung) orientierten Kollegen austauschte, umso mehr Gedanken über das Seelenleben füllten seine Arbeit, neue Begriffe kamen auf: Lusttrieb, Todestrieb, das Es, das Ich, das Über-Ich, Ödipuskomplex und viele andere. Nicht alle Kollegen seiner Zeit – und auch nachfolgender Psychologengenerationen – teilten seine Ansichten.

D **Intelligenzquotient.** *Der Begriff Intelligenzquotient (IQ) wurde von William Stern (1912) eingeführt und ist das Maß für die intellektuelle Leistungsfähigkeit einer Person, die sich auf den durchschnittlichen Entwicklungsstand von Gleichaltrigen bezieht.*

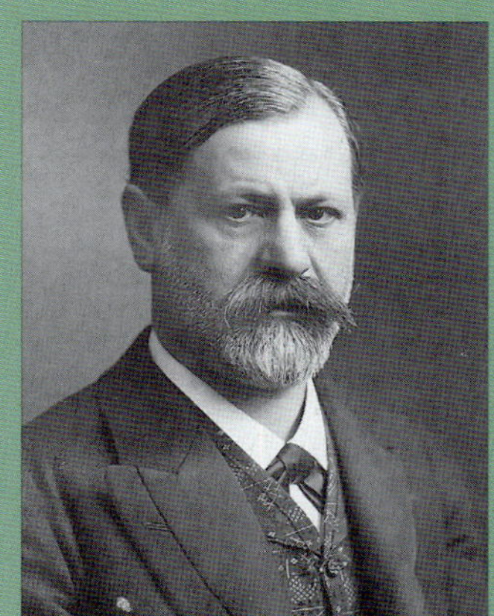

Abb. 1.75 Sigmund Freud im Alter von 50 Jahren (anonyme Fotografie 1907).

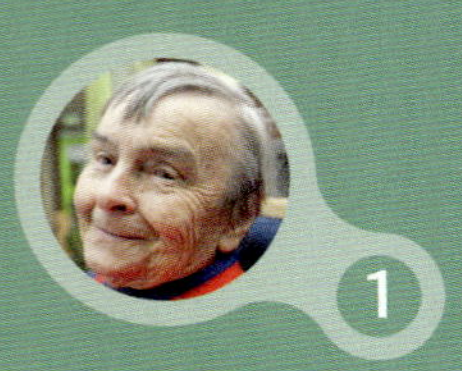

D **Arzneimittel** *sind Stoffe, die zur Erkennung, Verhütung, Linderung und Behandlung von Krankheiten und deren Beschwerden dienen.*

D *Die* **Pharmakologie** *beschäftigt sich mit der Wechselwirkung zwischen Arzneimitteln und Organismen: Die Pharmakokinetik beschreibt, was mit dem Arzneimittel im Organismus passiert: Freisetzung, Aufnahme, Verteilung, Stoffwechsel, Ausscheidung. Die Pharmakodynamik beschreibt, wie ein Arzneimittel im Organismus wirkt.*

M *Die Ausgaben der gesetzlichen Krankenkassen für Arzneimittel betrugen 2010 etwa 30 Mrd. Euro. 50 % des gesamten Arzneimittelverbrauchs entfallen auf die über 65-Jährigen.*

P **Nebenwirkungen.** *Viele Patienten sind verunsichert, wenn sie den Beipackzettel studieren, weil oft viele, teils gefährliche unerwünschte Wirkungen aufgezählt sind. Vom Gesetzgeber ist vorgeschrieben, dass sogar seltenste Nebenwirkungen aufgelistet werden müssen. Der Patient soll auf die häufigsten Nebenwirkungen aufmerksam gemacht werden, wichtig ist aber auch der Hinweis, dass diese keinesfalls immer auftreten!*

Einführung in die Arzneimittellehre (Pharmakologie)

Schon immer versuchten die Menschen, Erkrankungen mit Arzneimitteln zu bekämpfen. Die beobachtete Wirkung bestimmter Pflanzen oder Mineralien wurde schon im Altertum in Kräuterbüchern festgehalten.

Heute ist die Pharmakologie ein eigener Zweig der Medizin, und Arzneimittel werden nicht mehr nur aus pflanzlichen, sondern auch aus tierischen und menschlichen Stoffen oder synthetisch hergestellt. Im Gegensatz zur Allopathie (Schulmedizin) werden in der Homöopathie (Therapie mit hochverdünnten Arzneistoffen) nur Substanzen aus dem Pflanzen-, Mineral- oder Tierreich verwendet.

Begriffserläuterungen

Im Zusammenhang mit Arzneimitteln stößt man auf eine Vielzahl von Begriffen. Die wichtigsten werden im Folgenden kurz erläutert.

Fertigarzneimittel. Fertigarzneimittel werden im Voraus hergestellt und in einer vom Hersteller gestalteten Verpackung ausgegeben.

Im Gegensatz zu Fertigarzneimitteln werden **Arzneirezepturen** individuell in der Apotheke hergestellt und verpackt (meist handelt es sich dabei um Salben).

Phytotherapeutika. Phytotherapeutika sind Arzneimittel, die ganz oder überwiegend aus Pflanzen oder Pflanzenteilen bestehen (z.B. Kamillenextrakt).

Plazebos. Plazebos sind Arzneimittel ohne jeden Inhaltsstoff, also „Scheinmedikamente". Besonders bei Beschwerden, denen mehr eine seelische als eine körperliche Ursache zugrunde liegt, kann ein solches Medikament zusammen mit der menschlichen Wärme, Kompetenz und Zuversicht, die Arzt und Pflegepersonal ausstrahlen, Linderung bewirken.

Generika. Generika sind Nachahmeprodukte des Originalpräparates. Der Patentschutz auf ein Arzneimittel dauert 20 Jahre. Nach Ende des Patentschutzes kann jede pharmazeutische Firma dieses Medikament unter einem anderen Handelsnamen herstellen und verkaufen (Generika zu Aspirin sind z.B. ASS-ratiopharm, ASS Stada).

Es werden zunehmend Generika verschrieben, weil sie aufgrund der fehlenden Entwicklungskosten meist erheblich billiger sind als das Original. Man erkennt diese Nachahmeprodukte oft schon am Namen, denn sie werden meist nach dem Wirkstoff benannt. Einige Firmen haben sich auf die Herstellung von Generika spezialisiert (z.B. die Firma „ratiopharm").

Betäubungsmittel. Betäubungsmittel sind Arzneimittel zur Schmerzbekämpfung, deren Inhaltsstoffe unter anderem Einfluss auf Stimmung und Bewusstsein haben können. Bei unsachgemäßem Gebrauch besteht die Gefahr einer Abhängigkeit.

Meist werden sie bei starken Schmerzen eingesetzt. Wegen ihres Suchtpotenzials unterliegen die Betäubungsmittel und ihre Zubereitung strengen gesetzlichen Regelungen, welche im Betäubungsmittelgesetz und in der Betäubungsmittelverschreibungsverordnung festgeschrieben sind. Die Verwendung und Vertreibung von Betäubungsmitteln ist somit gesetzlich geregelt. Der unrechtmäßige Umgang mit ihnen wird bestraft.

Packungsbeilagen. „Beipackzettel" sind jedem Fertigarzneimittel beigelegt. Packungsbeilagen ähneln einer „Gebrauchsanweisung". Hier sind alle medizinischen Fakten über das Medikament festgehalten. Man findet unter anderem Informationen über die Zusammensetzung des Medikaments, seiner Anwendungsgebiete, Einnahmevorschriften, aber auch Hinweise auf die möglichen Nebenwirkungen.

Rezeptpflicht und Apothekenpflicht. Die meisten Medikamente sind nur auf Rezept erhältlich (z.B. Antibiotika), man nennt sie deshalb „rezeptpflichtig". Andere kann man auch ohne Rezept in der Apotheke kaufen (apothekenpflichtig, z.B. Nasentropfen). Apothekenpflichtige Medikamente können nur in einer Apotheke gekauft werden, müssen aber selbst bezahlt werden (meist liegen die Kosten unter der Rezeptgebühr), nur in Ausnahmefällen (z.B. Aspirin bei Herzinfarktpatienten) werden die Kosten von den Krankenkassen übernommen.

Wieder andere Arzneimittel wie Tees sind „frei verkäuflich", d.h. man kann sie ohne jede Kontrolle kaufen. Sie sind deshalb auch in Drogerien oder Kaufhäusern erhältlich.

Arzneimittelfestbetrag. Für viele rezeptpflichtige Arzneimittel zahlen die gesetzlichen Krankenkassen bestimmte Höchstbeträge – die sogenannten Festbeträge. Damit soll eine willkürliche Preisgestaltung der Pharmaunternehmen verhindert werden. Verschreibt der Arzt ein Medikament, das teurer als der Festbetrag ist, muss der Patient die Differenz zwischen dem Festbetrag und dem Herstellerpreis selbst bezahlen. Die Festbetragsregelung gilt nicht für Medikamente, die unter Patentschutz stehen und eine nachgewiesene Verbesserung gegenüber bereits vorhandenen Arzneimitteln darstellen.

B Der Verkaufspreis für Voltaren Retard 20 Tabletten beträgt: 18,37 €, die Krankenkasse zahlt den

Festbetrag von 11,88 €. Der Patient muss die Differenz von 6,49 € und die Rezeptgebühr von 5€ bezahlen. Insgesamt muss er also 11,49 € zuzahlen.

Aut-idem-Regelung. Seit der Gesundheitsreform finden sich auf einem Rezept am linken Rand Kästchen, in denen „aut idem" steht (lateinisch „oder das Gleiche"). Kreuzt der Arzt dieses Kästchen an, so muss der Apotheker genau das Medikament an den Kunden weitergeben, welches aufgeschrieben wurde. Ist kein Kreuz in dem Kästchen, so kann der Apotheker ein anderes Medikament mit derselben Zusammensetzung und Wirkung herausgeben. Das Alternativmedikament muss aber preislich im unteren Drittel liegen.

Rezeptgebühr. Für Medikamente müssen Zuzahlungen geleistet werden. Sie betragen zurzeit 10 % des Arzneimittelabgabepreises. Mindestens sind 5 €, höchstens aber 10 € pro Medikament zu zahlen.

Arzneimittelnamen

Namen. Arzneimittel haben normalerweise 3 Namen:
- **chemischer Name:** ist die Bezeichnung der enthaltenen chemischen Substanz. Er ist meist kompliziert (z. B. Dexamethason-21-dihydrogenphosphat) und nur für Chemiker und Apotheker von Bedeutung.
- **Freiname:** entspricht meist der Kurzbezeichnung der chemischen Substanz, des eigentlichen Wirkstoffs. In unserem Beispiel ist er Dexamethason.
- **Handelsname:** unter diesem kommt ein Medikament letztlich auf den Markt, in unserem Fall z. B. als Fortecortin, ein Kortisonpräparat. Die Handelsnamen sind geschützt und mit dem Zeichen ® (steht für „eingetragenes Warenzeichen") versehen.

Namenszusätze. Zum Namen kommen oft Namenszusätze hinzu, die auf Besonderheiten eines Medikaments hinweisen:
- **Zahlen,** die auf den Medikamentennamen folgen, geben die **Wirkstoffmenge** an. So ist Aspirin (enthält 500 mg Azetylsalizylsäure) auch als Aspirin 300 (300 mg) oder Aspirin 100 (100 mg) erhältlich.
- **Minor/mite** und **forte** weisen auf einen niedrigen, bzw. höheren **Wirkstoffgehalt** hin (z. B. Digimerck und Digimerck minor, Bronchoretard mite und forte).
- **Depot-** oder **Retardpräparate** sind Medikamente mit einer **Langzeitwirkung,** weil der Wirkstoff nur langsam resorbiert wird (z. B. Diclofenac retard). So gibt es z. B. Morphinpräparate in Pflasterform, deren Wirkung über 72 Stunden anhält (z. B. Fentanyl-Pflaster).
- Präparate mit dem Zusatz **Mono** enthalten nur **einen Wirkstoff** (z. B. Codicaps mono), während der Namenszusatz **comp** (z. B. Amoxicillin comp) oder **plus** (z. B. Blopress plus) auf ein **Kombinationspräparat** hinweist.
- Der Zusatz **N1, N2, N3** gibt die Normgrößen für die **Packungsgröße** an. N1 steht für die kleinste (z. B. 10 Tabletten), N2 für die mittlere (z. B. 50 Tabletten) und N3 für die größte Packungsgröße (meist 100 Tabletten).

Pharmakokinetik

Bioverfügbarkeit

Je nach Applikation (Verabreichungsart) eines Medikamentes gelangt es sofort in die Blutbahn (z. B. bei parenteraler Gabe) oder muss über den Magen-Darm-Trakt resorbiert werden. Wie viel resorbiert wird, hängt von der Teilchengröße des Wirkstoffs (je kleiner die Teilchen, desto besser die Resorption), von zugesetzten Hilfsstoffen, von der Dosierung und der jeweiligen Organdurchblutung ab.

Über den Blutweg wird der Wirkstoff, meist gebunden an körpereigene Eiweißmoleküle, im Organismus verteilt. Doch nicht jedes Medikament gelangt überall hin, so kann z. B. die Blut-Hirn-Schranke (Trennung zwischen Blutgefäßen und Hirngewebe) nur von fettlöslichen Stoffen passiert werden. Es gibt auch Medikamente, die im Magen-Darm-Trakt bleiben und überhaupt nicht resorbiert werden (z. B. Leinsamen, ein Abführmittel).

Nach Resorption im Darm gelangt das Medikament über die Pfortader in die Leber. Dort beginnt bereits der Abbau der Wirksubstanz. Im Körper wirken kann nur die Menge des Medikamentes, welche nach dem Weg durch die Leber noch vorhanden ist (**Abb. 1.76**). Daher sind bei oraler Gabe eines Medikaments oft höhere Dosen nötig als bei der parenteralen Applikation, bei welcher die wirksame Substanz ohne vorherige Leberpassage in den Blutkreislauf gelangt.

Therapeutische Breite

Niedrigere Spiegel zeigen keine oder nur eine geringe Wirkung, höhere Wirkstoffmengen dagegen führen zu evtl. erheblichen Nebenwirkungen. Ein Medikament mit sehr geringer therapeutischer Breite ist z. B. Digitalis, ein Herzmedikament, das schon bei geringer Überdosierung zu Nebenwirkungen wie Übelkeit oder Herzrhythmusstörungen führen kann. Azetylsalizylsäure dagegen hat eine hohe therapeutische Breite, d. h. auch bei einer hohen Dosis ist die Gefahr von Nebenwirkungen gering.

Halbwertszeit

Die Halbwertszeit kann einige Minuten (z. B. Narkosemittel), aber auch einige Tage (z. B. Digimerck: 6–8 Tage) betragen. Sie ist ein Maß für die Wirkdauer eines Medikaments. Sie kann bei alten Menschen durch die verlängerten Stoffwechselzeiten in Niere und Leber verlängert sein.

M *Bis ein neues Medikament auf den Markt kommt, vergehen 8–10 Jahre. Die Entwicklungskosten liegen bei ca. 250 Mio. Euro, denn die Wirkung eines Medikaments muss in Tierversuchen, an gesunden Versuchspersonen und zuletzt an ausgesuchten Patienten erprobt werden. In diesen Versuchen werden die optimale Dosis und die häufigsten Nebenwirkungen ermittelt. Nachdem Nutzen und Risiko eingeschätzt wurden, wird das Arzneimittel durch das Bundesinstitut für Arzneimittel und Medizinprodukte in Bonn bzw. bei Blutprodukten durch das Paul-Ehrlich-Institut in Frankfurt zugelassen.*

P *Von der Rezeptgebühr, der Praxisgebühr und anderen Zuzahlungen wird man befreit, wenn man nachweisen kann, dass man chronisch krank ist und bereits 1 % seiner Bruttojahreseinkünfte für Gesundheitsleistungen bezahlt hat. Bei Gesunden müssen 2 % bezahlt werden. Zum Nachweis dienen die Quittungen über sämtliche Kosten für Arztbesuche, Arzneimittel oder Hilfsmittel.*

D ***Pharmakokinetik** ist das Verhalten der Arzneimittel im Körper.*

D ***Bioverfügbarkeit** bezeichnet die Substanzmenge eines Medikaments, die im Körper aufgenommen wird und dort wirken kann.*

D *Als **therapeutische Breite** bezeichnet man den Wirkstoffspiegel im Blut, mit dem ein Medikament seine volle Wirkung entfalten kann (**Abb. 1.77**).*

D *Unter der **Halbwertszeit** versteht man die Zeit, die es dauert, bis die Hälfte eines Medikaments wieder ausgeschieden oder abgebaut ist.*

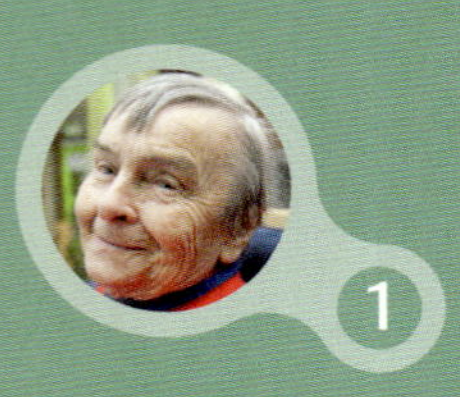

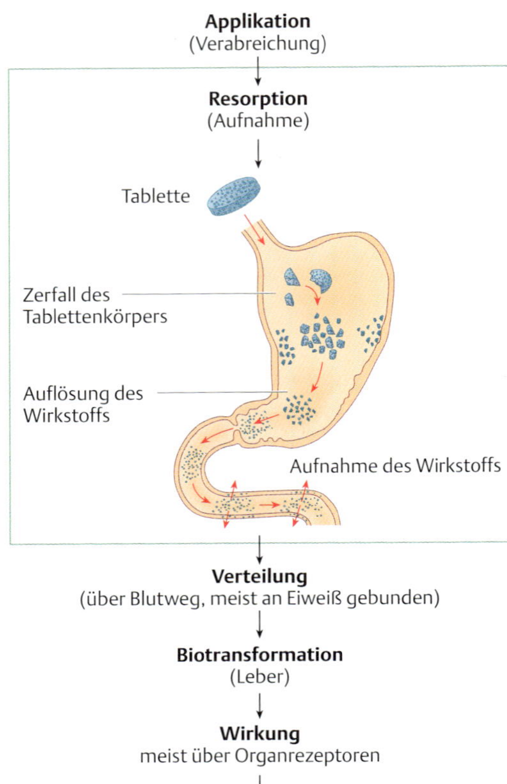

Abb. 1.76 Bioverfügbarkeit. Bei oraler Applikation ist zu beachten, dass ein Teil der Wirkstoffmenge bereits auf dem Weg durch den Magen-Darm-Trakt verloren geht.

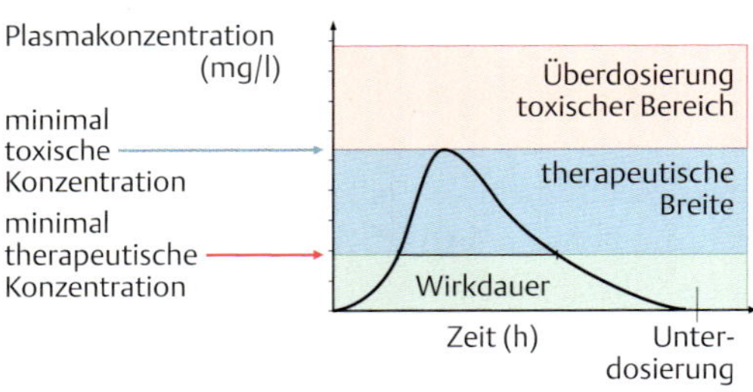

Abb. 1.77 Therapeutische Breite. Der Dosierungsbereich eines Medikaments, bei dem es seine therapeutische Wirkung entfaltet.

*Als **Wirkstoffspiegel** bezeichnet man die Menge eines Medikaments im Blut. Er schwankt je nach Applikationsart (Verabreichungsart).*

Besonders bei alten Menschen muss bei der Wahl eines Medikaments der Ausscheidungsweg mit berücksichtigt werden. Vor allem bei Medikamenten, welche über die Nieren ausgeschieden werden, sollte man vorsichtig sein. Die Nierenfunktion lässt im Alter nach und es besteht die Gefahr der Kumulation und damit einer erhöhten Nebenwirkungsrate. Die Leberfunktion ist im Alter seltener beeinträchtigt, deshalb müssen Medikamente, die über die Leber ausgeschieden werden, meist nicht reduziert werden.

*Unter **Nebenwirkungen** versteht man alle unerwünschten Wirkungen im Zusammenhang mit einer Medikamenteneinnahme.*

Wirkstoffspiegel

Während er bei einer intravenösen Medikamentengabe sofort sehr hoch ist und dann rasch abfällt, weil die gespritzten Substanzen schnell ins Gewebe aufgenommen werden, steigt bei der oralen oder intramuskulären Verabreichung der Substanzspiegel langsamer an (**Abb. 1.78**).

Zur ausreichenden Wirksamkeit eines Medikaments ist im Blut ein möglichst gleichmäßig hoher Wirkstoffspiegel nötig. Gibt man daher Medikamente in zu großen Abständen, sinkt der Wirkstoffspiegel immer wieder unter den therapeutischen Bereich und hat dann keine Wirkung mehr. Deshalb müssen viele Medikamente in regelmäßigen Abständen gegeben werden, um eine gleichmäßige

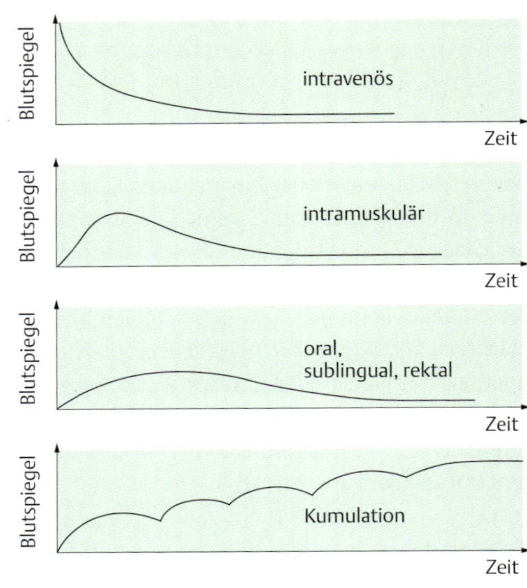

Abb. 1.78 Wirkstoffspiegel. In Abhängigkeit von der Applikationsart ist der Wirkstoffspiegel unterschiedlich.

Wirkung zu erreichen (z. B. 4-stündlich Morphin bei starken Schmerzen).

Kumulation. Gibt man die Arzneimittel allerdings in zu kurzen Abständen, reichert sich der Wirkstoff im Körper an, er kumuliert und kann toxisch (giftig) werden. Bei alten Menschen ist die Gefahr einer Anreicherung erhöht, weil Medikamente über Niere oder Leber langsamer ausgeschieden werden als bei Jüngeren.

Ausscheidungsweg

Abgebaute Arzneimittel werden auf verschiedenen Wegen ausgeschieden. Die wichtigsten sind:

- **Niere:** renal werden besonders kleine, wasserlösliche Wirkstoffe ausgeschieden (z. B. Digoxin);
- **Leber:** wird ein Medikament in der Leber verstoffwechselt, erfolgt die Ausscheidung mit der Gallenflüssigkeit in den Darm (z. B. Busulin, Kortison);
- **Lunge:** Narkosegase werden z. B. über die Lunge abgeatmet.

Neben- und Wechselwirkungen

Nebenwirkungen. Generell kann jedes Medikament zu Nebenwirkungen führen, insgesamt sind diese aber meist vorübergehend und nicht schwerwiegend. Die häufigsten Medikamentennebenwirkungen sind:

- **gastrointestinale Beschwerden:** Übelkeit, Erbrechen, Magenbeschwerden;
- **allergische Reaktionen:** Hautausschlag, evtl. mit Juckreiz, schlimmstenfalls anaphylaktischer (allergischer) Schock. Allergische Reaktionen sind dosisunabhängig, sie können schon bei kleinsten Mengen eines Arzneimittels auftreten. Besonders häufig beobachtet man sie nach Antibiotikagabe;

- **Blutbildveränderungen:** Abnahme der Blutzellen mit entsprechenden Komplikationen;
- **zentralnervöse Störungen:** Schwindel, akute Verwirrtheit, Tremor (Zittern).

An eine Medikamentenunverträglichkeit sollte man immer denken, wenn es im Zusammenhang mit einer neuen Therapie zu Symptomen kommt, die nicht auf die Grundkrankheit zurückgeführt werden können.

Wechselwirkungen. Werden mehrere Arzneimittel gleichzeitig eingenommen, so besteht die Möglichkeit, dass sie sich in ihrer Wirkung gegenseitig beeinflussen. Es kann zur Verstärkung oder Abschwächung der Wirkung kommen, sodass die Dosierung evtl. geändert werden muss. Auch können verstärkt Nebenwirkungen auftreten.

Wirkungsweise von Medikamenten

Einer Medikamentenwirkung liegen chemische oder physikalische Vorgänge zugrunde. In nicht wenigen Fällen ist der genaue Wirkmechanismus eines Medikamentes unbekannt. Folgende Wirkungsmechanismen sind bekannt:

- Einwirkung auf Zellfunktionen (z. B. Schmerzmittel),
- Zerstörung von Krankheitserregern oder entarteten Zellen (z. B. Antibiotika, Zytostatika),
- Ersatz oder Ergänzung fehlender Substanzen (z. B. Insulin, Vitamine).

Meist werden diese Wirkungen über Rezeptoren vermittelt (Bindungsstellen an der Zellmembran). Es passt jeweils nur ein chemischer Stoff zu diesem Rezeptor, ähnlich wie ein Schlüssel nur zu einem bestimmten Schloss passt. Medikamente setzen sich auf diese Rezeptoren und können so die Wirkung des passenden körpereigenen Stoffes verstärken (Agonismus) oder blockieren (Antagonismus). Ein Beispiel sind die ß-Blocker (z. B. Bisoprolol, Metaprolol). Diese Medikamente blockieren die Rezeptoren der Blutgefäße und wirken blutdrucksenkend, weil die körpereigenen Substanzen Adrenalin oder Noradrenalin nicht mehr am Rezeptor ansetzen und somit keine Wirkung entfalten können.

P **Sorgfältiges Abwägen.** *Medikamentennebenwirkungen können im Alter erhebliche Folgen haben! So können sedierende (beruhigende) Medikamente das Risiko zu stürzen erhöhen. Kreislaufstörungen, Schwindel und Benommenheit als unerwünschte Nebenwirkungen verursachen häufig schwere Stürze. In derartigen Fällen müssen Vor- und Nachteile der Medikamenteneinnahme gut abgewogen werden.*

D *Als* **Wechselwirkungen** *bezeichnet man die gegenseitige Beeinflussung gleichzeitig verabreichter Medikamente.*

M *Bei Verdacht auf Unverträglichkeit sofort den Arzt informieren! Medikamentenallergien müssen gut sichtbar vermerkt werden!*

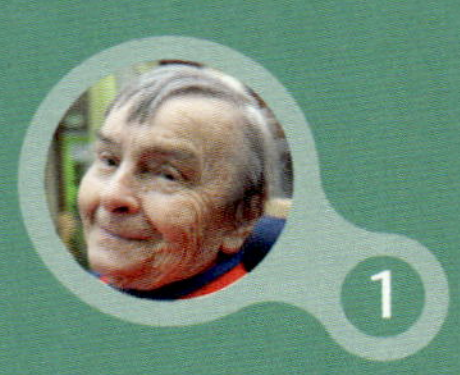

Einführung in die Hygiene

P *Generell gilt die Regel: „So viel hygienische Maßnahmen wie nötig, aber so wenig wie möglich!"*

Ziel hygienischer Maßnahmen im Pflegebereich ist es, den Kontakt der Menschen mit schädlichen Mikroorganismen zu vermeiden, um mögliche Folgen zu verhindern. Mit verschiedenen Methoden versucht man, die Zahl schädlicher oder unerwünschter Keime auf ein solches Maß zu reduzieren, dass sie keinen Schaden mehr anrichten können.

Man muss abwägen, welche Maßnahmen wo nötig sind. So muss bei der Wundversorgung z. B. steril gearbeitet werden, während in Treppenhäusern oder Fluren eines Altenheimes natürlich nicht alle Mikroorganismen beseitigt werden müssen.

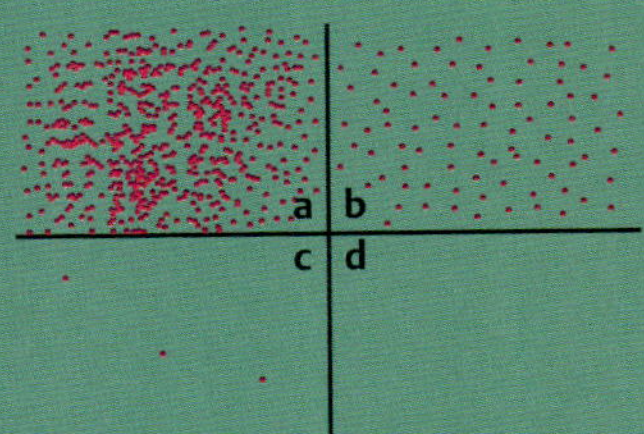

Abb. 1.79 Keimreduktion. a Die Fläche ist stark kontaminiert. **b** Nach Reinigung sind ca. 80 % der Keime entfernt. **c** Nach der Desinfektion sind alle pathogenen Keime vernichtet, ein Teil sitzt aber noch auf der Fläche. **d** Erst nach der Sterilisation ist die Fläche völlig keimfrei.

Hygiene des Pflegepersonals

Die meisten Krankheitskeime werden durch das Pflegepersonal übertragen! Denn die Pflegenden treten mit den von ihnen betreuten Personen in Kontakt, ein Berühren über die Hände oder die Kleidung ist somit unvermeidlich. Der Pfleger oder die Pflegerin ist natürlich, wie jeder Mensch, mit Mikroorganismen behaftet. Darunter können sich durchaus auch schädliche Keime befinden. Diese müssen nicht unbedingt vom Pflegepersonal stammen, sondern können von anderen Heimbewohnern oder der Umwelt herrühren.

Um das Übertragungsrisiko schädlicher Keime auf andere zu vermindern, sind einige Hygienemaßnahmen unbedingt zu beachten (**Tab. 1.8**).

Keimreduktion

Zur Keimreduktion werden drei Verfahren unterschieden:

- Reinigung,
- Desinfektion,
- Sterilisation.

Je nachdem, welches Verfahren angewendet wird, werden die Keime in unterschiedlichem Maß reduziert (**Abb. 1.79**). Der Hygienebeauftragte muss festlegen, in welchem Pflegebereich welche Hygienemaßnahme nötig ist.

Reinigung

D *Bei der* **Reinigung** *werden unerwünschte Substanzen entfernt, z. B. Staub, Fasern, Hautschuppen, Haare, Hautfett, Sekrete oder Lebensmittelreste. Das Ziel ist sichtbare und fühlbare Sauberkeit.*

Die allgegenwärtigen Mikroorganismen sind natürlich auch im Schmutz zu finden, und so ist es einleuchtend, dass man mit dem Schmutz auch zum Teil große Mengen von Keimen entfernt.

Reinigung ist also ein durchaus wichtiger Bestandteil der täglichen Hygiene im Pflegealltag. Sie reicht überall dort völlig aus, wo sich gesunde Menschen aufhalten und keine besondere Gefahr der Infektionsübertragung besteht. Die Zahl der zurückbleibenden Keime ist bei ordentlicher Arbeit so stark reduziert, dass unter normalen Lebensumständen keine nennenswerte Gefahr mehr davon ausgehen kann. Für den privaten Haushalt ist dies mit wenigen Ausnahmen die ausreichende Hygiene. In der Bewohnerumgebung von Pflegeeinrichtungen genügt die Reinigung zum Beispiel für:

- Wohnräume mit gesunden Bewohnern,
- Korridore, Verkehrswege
- Freizeiteinrichtungen,
- Hände im alltäglichen Miteinander,
- Gegenstände des alltäglichen Gebrauches und Mobiliar.

Regeln für korrekte Reinigung

Auch einfache und scheinbar alltägliche Reinigungsmaßnahmen in der Altenpflege gestalten sich anders als im Privatleben:

1. Reinigungsutensilien, die Keimwachstum oder Keimverbreitung fördern sowie eine sachgerechte Aufbereitung nicht erlauben, sind strikt zu vermeiden (z. B. Holzbürsten, Schwammtücher, Schwämme, Stückseife). Wenn auf Schwämme und Schwammtücher jeglicher Art nicht ganz verzichtet werden kann, so ist zu bedenken, dass ihr ständig feuchtes Inneres für explosions-

Tab. 1.8 Wichtige Maßnahmen der Personalhygiene

Maßnahme	*Begründung*
Körper und Kleidung reinhalten.	Schmutz- und Erregerübertragung wird vermieden.
Arbeitskleidung ausschließlich mit desinfizierenden Waschverfahren aufbereiten	Nur so ist eine weitgehende Keimarmut der Kleidung erreichbar.
Vor Arbeitsbeginn Handschmuck ablegen.	Andernfalls ist keine gründliche Händereinigung und -desinfektion möglich.
Die Fingernägel sollten kurz geschnitten und sauber sein.	Keimübertragung wird vermieden.
Händedesinfektion nach allen unreinen und vor reinen Tätigkeiten durchführen.	Unsere Hände sind die Hauptübertragungswege für Keime!
Wunden an Händen und Armen sorgfältig verbinden.	Wunden können mit Mikroorganismen besiedelt sein.
Beim Husten oder Niesen muss man sich von anderen Personen abwenden.	Keime im Nasen- oder Rachenbereich können durch Tröpfcheninfektion übertragen werden.

artiges Wachstum von Mikroorganismen und deren ideale Verteilung beim nächsten Gebrauch sorgen kann. Auch sie müssen, wie die anderen Reinigungsutensilien, spätestens nach einem Tag in die Wäsche! Einlegen in Desinfektionslösung ist nutzlos.

2. Die Lappen zur Reinigung verschiedener Bereiche (z. B. Fußboden, Mobiliar, Sanitäreinrichtungen) dürfen natürlich nicht in dieselbe Lösung getaucht werden. Um Verwechslungen zu vermeiden, ist die Verwendung unterschiedlich gefärbter Lappen mit farblich gleichen Eimern sinnvoll (**Abb. 1.80**).
3. Aus demselben Grund sind reine Bereiche (z. B. Lebensmittelzubereitung, Esstische, Dienstzimmer, Waschbecken) vor unreinen (z. B. Infektionszimmer, Pflegearbeitsraum, Toiletten) zu reinigen sowie beim Wechsel dieser Bereiche die Reinigungslösungen zu erneuern.
4. Am besten ist es, den gebrauchten Lappen oder Wischmopp nicht in die frische Lösung auszuwringen, sondern in einen getrennten Eimer („Zwei-Eimer-Methode"). Ist dies nicht möglich, so ist die Lösung bei der geringsten Verschmutzung und z. B. zimmerweise auszuwechseln.
5. Reinigungstücher, Wischmopps, Geschirrtücher o. Ä. sind neben den Händen die häufigsten Verbreiter von Keimen! Sie sind deshalb häufig (z. B. zimmer- oder arbeitsabschnittsweise) zu wechseln und vor dem nächsten Gebrauch desinfizierend aufzubereiten (z. B. Kochwäsche). Mit einem einzigen Lappen eine komplette Station durchzuputzen, ist im höchsten Grade verantwortungslos!
6. Bei Rutschgefahr nach der Bodenreinigung muss unbedingt ein entsprechendes Warnschild aufgestellt werden!
7. Der Einsatz von Handfegern und Besen sollte sich wegen der damit verbundenen Staubaufwirbelung auf ein Minimum, z. B. zum Aufnehmen von verschütteter Blumenerde oder Glasscherben, beschränken.
8. Hat man es mit Allergikern oder schwer abwehrgeschwächten Menschen zu tun, sollte man auf den Einsatz von Staubsaugern entweder völlig verzichten oder nur solche mit bakteriendichten Mikrofiltern verwenden.

Desinfektion

Im Gegensatz zur Reinigung, wo die Keimreduktion eher als willkommener Nebeneffekt zu verzeichnen ist, handelt es sich bei der Desinfektion um ein gezieltes Vorgehen. Das Ziel ist, nach der Desinfektion bestimmte (krank machende) Erreger nicht mehr anzutreffen.

Bei einer Desinfektion werden aber niemals alle Keime abgetötet. Ein desinfizierter Gegenstand ist lediglich keimarm. Ein kleiner Prozentsatz gefährlicher Keime kann die Desinfektion überstehen. Somit kann es vorkommen, dass trotz ordnungsgemäßer Desinfektion Erreger überleben und zu einer Infektion führen.

Besonders bei folgenden Situationen oder Tätigkeiten in der Altenpflege reicht eine einfache Reinigung nicht mehr aus, und es sind angemessene Desinfektionsmaßnahmen zu ergreifen:

- Bewohner mit lokalen Infektionen, multiresistenten Keimen, ansteckenden Krankheiten,
- Bewohner mit geschwächter Abwehr durch akute oder chronische Erkrankungen und Medikamente, wie Zytostatika und Kortikoide,
- Bewohner mit Keimeintrittspforten, wie Katheter, Sonden, Infusionen oder offenen Wunden,
- Bewohner, die ihre Ausscheidungen in der Umgebung verteilen,
- Verlassen der Toilette und Umgang mit Ausscheidungen,
- Handhabung offener Lebensmittel,
- Zubereiten von Medikamenten,
- Kontakt mit Schleimhäuten,
- Umgang mit Sterilgut.

Es gibt verschiedene Desinfektionsverfahren. Wichtig ist, für jede Situation das passende Verfahren einzusetzen. Im Zimmer eines Infektionskranken sind die Anforderungen an die Desinfektion anders als in der Küche, im Pflegebad oder im Dienstzimmer. Und selbstverständlich erfährt die Haut eine andere Behandlung als der Fußboden, die Waschschüssel, ein gebrauchtes chirurgisches Instrument oder ein verschmutztes Wäschestück.

Diese Unterscheidungen und ihre professionelle praktische Umsetzung stellen den Schwerpunkt der praktizierten Keimreduktion dar. Angewandt werden physikalische und chemische Desinfektionsverfahren.

Physikalische Desinfektion

Auskochen. Dieses Desinfektionsverfahren wurde früher weit häufiger eingesetzt (z. B. beim Auskochen von Spritzen), heute gibt es nur noch wenige Bereiche, wo es eine Rolle spielt. Klassisches, aber im Alltag kaum noch praktiziertes Verfahren ist die Kochwäsche. Selbst in der gewerblichen Wäscherei findet heute eine Kombination mit desinfizierenden Waschzusätzen statt (chemothermisches Verfahren). Ein weiterer häufiger Einsatz von beinahe kochend heißem Wasser für hygienische Zwecke ist die Geschirrspülmaschine auf Station. Da die Aufbereitung von Bewohnergeschirr und Medikamentenbechern strengeren Ansprüchen genügen muss, sollte die Maschine 80 °C über eine Haltezeit von mindestens drei Minuten erreichen können. Die Aufbereitung von infektiösem Geschirr im Zusammenhang mit meldepflichtigen Erkrankungen ist auf diese Weise nicht möglich. Hier sind die Weisungen des Gesundheitsamtes zu beachten!

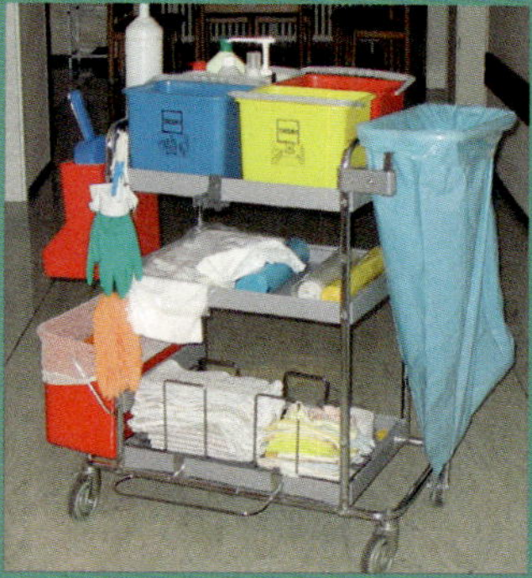

Abb. 1.80 Reinigungswagen. Wischeimer mit unterschiedlicher Farbe je nach Putzbereich (Toilette, Waschbecken, Boden.

D **Desinfektion** *bedeutet, einen Zustand herzustellen, in dem keine Infektion mehr stattfinden kann. Man befreit einen Gegenstand, eine Fläche oder die Haut von unerwünschten Mikroorganismen, um deren Übertragung sicher zu verhindern. Dies geschieht mithilfe von Desinfektionsverfahren oder -lösungen, welche die Mikroorganismen durch Eingriffe in deren Stoffwechsel oder deren Struktur zerstören.*

D *Die* **physikalische Desinfektion** *ist eine Desinfektion mithilfe von Wärme.*

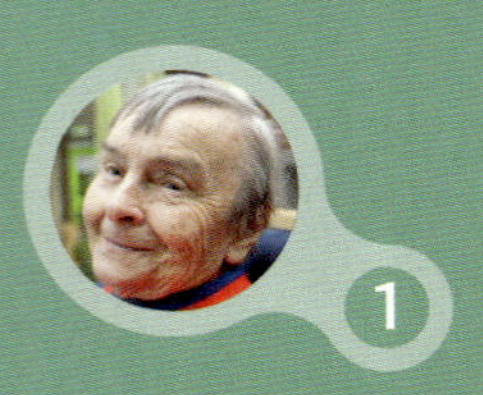

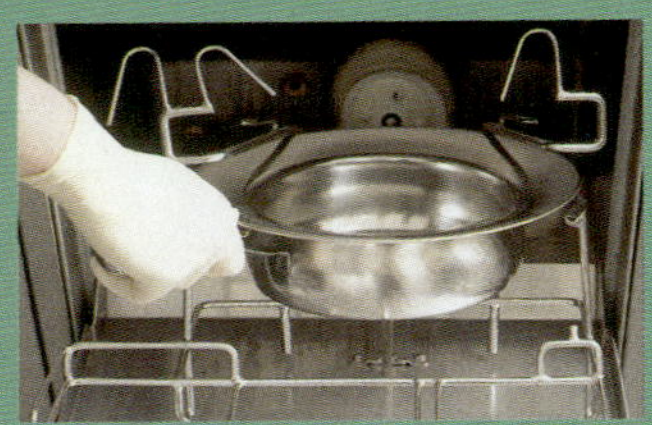

Abb. 1.81 Steckbeckenspülgerät. Durch strömenden Wasserdampf mit 80 °C wird das Steckbecken desinfiziert.

P *Auch für normale Steckbeckenspülgeräte gilt, dass ihre Desinfektionswirkung im Zusammenhang mit meldepflichtigen Infektionen unter Umständen nicht ausreicht (notwendige Temperatur in diesem Falle 100 °C) und unbedingt die Weisungen des Gesundheitsamtes zu beachten sind.*

D **Chemische Desinfektion** *erfolgt mit Lösungen verschiedener Desinfektionswirkstoffe. Mittel zur Verwendung auf der Haut und zur alkoholischen Sprühdesinfektion von Flächen sind normalerweise Fertigpräparate. Desinfektionslösungen für Oberflächen, Instrumente, Wäsche, Ausscheidungen usw. sind üblicherweise vor Gebrauch aus Konzentrat und Wasser zu mischen.*

M *Viele Reinigungs- und Desinfektionsmittel unterliegen der Gefahrstoffverordnung und bedürfen einer spezifischen Gefahrstoffbetriebsanweisung. Darin ist festgelegt, welche Sofortmaßnahmen (z. B. Notruf, Erste Hilfe, Löschmaßnahmen) bei Zwischenfällen zu ergreifen sind.*

M *Die auf einem Desinfektionsmittel angegebene Einwirkzeit besagt, nach welcher Zeitspanne die maximale Keimreduktion erreicht ist. Die Desinfektion beginnt aber schon mit dem Auftragen des Desinfektionsmittels.*

Strömender Dampf. Diesem Desinfektionsverfahren begegnet man im Pflegealltag fast nur noch bei den Steckbeckenspülgeräten (**Abb. 1.81**). Das gereinigte Desinfektionsgut wird heißem Wasserdampf von mindestens 80 °C über eine Minute Einwirkzeit ausgesetzt. Die verschiedenen Programme solcher Geräte unterscheiden sich nicht in diesem Desinfektionsschritt, sondern lediglich in der Intensität der Vorreinigung. Da diese jedoch auf den Desinfektionserfolg sehr großen Einfluss hat, ist die Programmwahl gewissenhaft vorzunehmen.

Chemische Desinfektion

Die Auswahl der Mittel ist Aufgabe der Verantwortlichen im Hause und erfolgt unter Abwägung sehr komplexer Zusammenhänge.

VAH-Liste. Üblich ist die Verwendung von Mitteln, die in Speziallabors auf ihre Tauglichkeit getestet und daraufhin mit Angabe der Anwendungskonzentrationen und Einwirkzeiten in der sog. „VAH-Liste" (Verbund angewandte Hygiene) veröffentlicht wurden.

RKI-Liste. Zur Desinfektion im Zusammenhang mit meldepflichtigen Infektionskrankheiten ist auf Mittel der „RKI-Liste" (Robert-Koch-Institut) zurückzugreifen. Anwendungskonzentration und Einwirkzeit werden vom Hersteller angegeben.

Hygieneplan. Die richtige Handhabung ist in einem Hygieneplan festzulegen und von den Mitarbeitern genau einzuhalten. Eine andere Verwendung solcher Substanzen, als im Hygieneplan geregelt, hat wegen vielfältiger Fehlermöglichkeiten und Gefahren unbedingt zu unterbleiben.

Regeln für das Ansetzen und Nutzen von Desinfektionslösungen

Folgende Regeln müssen beachtet werden:

1. Desinfektionsmittel nur mit kaltem Wasser ansetzen.
2. Zuerst Wasser, dann Konzentrat in das Gefäß geben (Vermeiden von Schaum und gefährlichen Konzentratspritzern).
3. Desinfektionsmittel nicht untereinander oder mit anderen Reinigungsmitteln mischen, dies kann zur Inaktivierung des Desinfektionsmittels führen.
4. Nicht nach der „Schussmethode" dosieren, sondern Konzentrat- und Wassermenge genau berechnen und abmessen. Für diesen Zweck stehen Dosiertabellen sowie vielfältige Dosierhilfen zur Verfügung (z. B. Messbecher, Dosierpumpen, Kippdosierer, Portionsbeutel).
5. Dosierautomaten, welche auf Knopfdruck fertige Desinfektionslösungen herstellen, regelmäßig inspizieren. Viele einfache Zumischvorrichtungen (z. B. an vielen Pflegebadewannen, ohne Einstellmöglichkeit und Konzentratmangelwarnung) dosieren sehr ungenau und sind entweder häufig zu kontrollieren oder erst gar nicht zu verwenden.
6. Die vom Hersteller angegebenen Standzeiten der angesetzten Desinfektionslösungen nicht überschreiten. Bei Tauchdesinfektionslösungen kann diese Zeit bis zu zwei Wochen betragen. In diesem Falle Lösungsbehälter mit Ansetz- und Verfalldatum beschriften. Alle anderen Lösungen sind im Regelfall höchstens einen Tag lang verwendbar und auch bei Nichtbenützung nach spätestens 24 Stunden wegzuschütten. Das Mischen von Desinfektionslösungen „auf Vorrat" oder gar Abfüllen in Sprühflaschen, die dann bis zu mehreren Wochen in Gebrauch sind, hat strikt zu unterbleiben. Sichtbar verschmutzte Desinfektionslösungen sofort ausleeren.
7. Stark verschmutzte Haut, Gegenstände oder Oberflächen (z. B. massive Verunreinigung durch Blut, Eiter oder Ausscheidungen) vor der Desinfektion mit einem desinfektionsmittelgetränkten Einwegtuch oder Tupfer vorreinigen.
8. Bei Hände-, Haut-, Schleimhaut- und Tauchdesinfektion Einwirkzeiten genau einhalten. Bei der Wischdesinfektion ist es grundsätzlich erlaubt, die behandelten Flächen wieder zu benützen oder zu begehen, wenn sie (von selbst, nicht mit einem Trockentuch!) getrocknet sind. Die Einwirkzeit muss hier nicht abgewartet werden. Dies gilt nicht, wenn die Desinfektion im Zusammenhang mit einem Problemkeim steht (z. B. meldepflichtige Infektion, MRSA), von dem eine konkrete Gefährdung ausgehen kann. Solchermaßen kontaminierte Gegenstände (z. B. Badewannen, Badelifter, Pflegeutensilien) dürfen erst nach Ablauf der gesamten Einwirkzeit wieder verwendet werden.

Schutzmaßnahmen beim Umgang mit Desinfektionslösungen

Folgende Schutzmaßnahmen müssen beachtet werden:

- Beim Umgang mit Lösungen und Konzentraten immer flüssigkeitsdichte Handschuhe mit langen Armstulpen tragen! (Vor dem letzten Ausziehen bei Dienstende satt mit Händedesinfektionsmittel einreiben, luftig aufhängen).
- Hautkontakt mit der fertigen Lösung und mit dem Konzentrat strikt vermeiden!
- Haut, die mit Konzentrat oder Lösung in Berührung gekommen ist, sofort mit Wasser abspülen!
- Beim Umgang mit Konzentraten Schutzbrille aufsetzen!
- Inhalieren von Sprühnebel vermeiden.
- Hinweise der Hersteller zu weiteren Gefahren (z. B. Brandgefahr, Materialunverträglichkeiten) unbedingt beachten!

- Bei Gefahrstoffzwischenfällen (z. B. Verschlucken, Augenkontakt, durchtränkte Kleidung, Verschütten größerer Mengen, Feuer) Gefahrstoffbetriebsanweisungen beachten!

Händedesinfektion

Eine gute Handhygiene besteht aus drei Schritten:
- Händereinigung,
- Händedesinfektion,
- Handpflege.

Händereinigung

Die Reinigung der Hände erfolgt nur bei tatsächlich vorhandener, sichtbarer Verschmutzung. Jede Reinigung nicht verschmutzter Hände und erst recht jede unnötige Verwendung von Seifen entfettet die Haut übermäßig und trocknet sie aus. Die auf diese Weise strapazierte, raue Haut ist ein zusätzlicher Keimherd, außerdem brennt sie bei der Händedesinfektion. Die Händereinigung sollte daher mit lauwarmem Wasser und unter sparsamer Verwendung von Waschlotion erfolgen.

Händedesinfektion

Ziel der Händedesinfektion ist es, eine größtmögliche Keimreduktion an den Händen zu erreichen, um Keimverbreitung über Handkontakt zu verhindern (**Abb. 1.82**). Bei folgenden Tätigkeiten ist eine Händedesinfektion durchzuführen:
- bei Dienstbeginn und nach längeren Arbeitsphasen,
- vor und nach Versorgung von Kathetern, Sonden o. Ä.,
- vor der Wundbehandlung,
- bei der Vorbereitung von Spritzen und Infusionen,
- nach dem Kontakt mit Körperflüssigkeiten, nach Toilettengang (auch nach Hilfestellung),
- Umgang mit keimbesiedelten Gegenständen (z. B. Steckbecken, Urinflaschen),
- nach Kontakt mit Bewohnern, von denen Infektionen ausgehen können (z. B. MRSA),
- generell nach Tätigkeiten mit intensivem Hautkontakt wie Körperpflege, Fußpflege, körperlichen Untersuchungen usw.

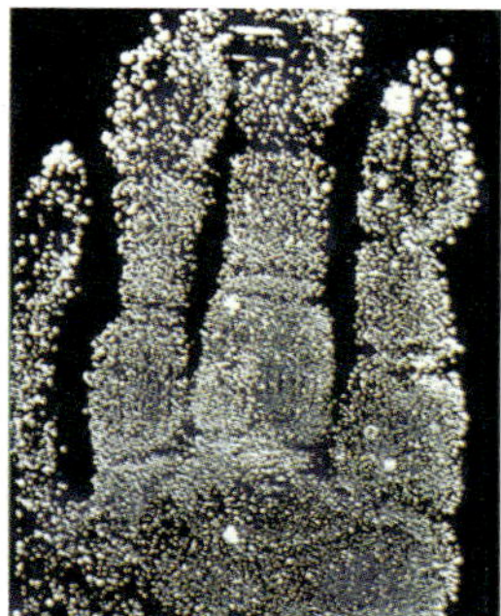
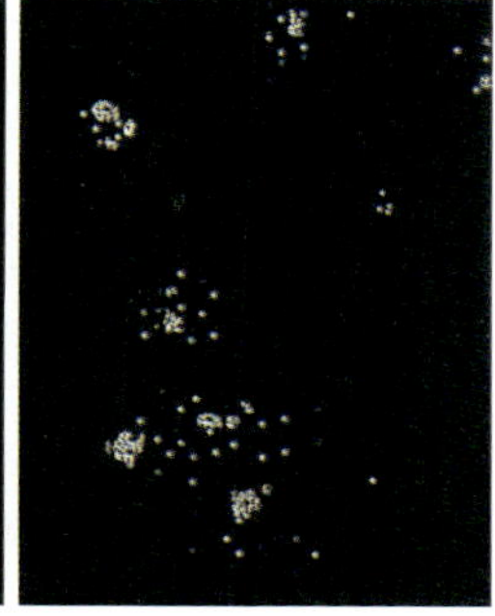

Abb. 1.82 Wirksamkeit der Händedesinfektion. Links Bakterienbesiedlung vor, rechts nach der Händedesinfektion.

Wenn mit einer Verunreinigung der Hände zu rechnen ist, sind zusätzlich Schutzhandschuhe zu tragen. Nach Ablegen der Handschuhe erfolgt trotzdem eine Händedesinfektion!

Systematik der Händedesinfektion. Wenn während der Händedesinfektion nur normale Waschbewegungen durchgeführt werden, bleiben viele kritische Hautstellen an den Händen unbehandelt. Insbesondere die Fingerzwischenräume, Nagelfalze, Fingerkuppen und Daumen bedürfen größter Aufmerksamkeit. Man sollte sich das folgende Schema daher verinnerlichen (**Abb. 1.83**). Das Händedesinfektionsmittel muss zur optimalen Wirkung 30 Sekunden einwirken. Diese Zeitspanne reicht für eine ordnungsgemäße Händedesinfektion aus.

Handpflege

Strapazierte Haut ist ein häufiges Problem in der Pflege. Nur eine intakte Haut sichert einen guten Infektionsschutz. Denn raue Haut dient vielen Mikroorganismen als Unterschlupf und erhöht so das Übertragungsrisiko. Alkoholische Desinfektionsmittel sind mit sogenannten „Rückfettern" ausgestattet. Diese ergänzen den Fettgehalt der Haut. Bei häufiger Desinfektion reicht dies aber meist nicht aus. Deshalb ist auf eine gute Handpflege zu achten. Je wirkungsvoller das Hautpflegemittel ist, desto langsamer zieht es ein. Im Arbeitsalltag sind schnell einziehende Mittel vorzuziehen, die langsamer einziehenden Mittel sollte man nur nach Feierabend verwenden.

Haut- und Schleimhautdesinfektion

Besonders bei Injektionen wird die Haut verletzt. Um ein Eindringen eventuell schädlicher Keime auf der Hautoberfläche in die Haut oder das Körperinnere zu vermeiden, muss vor jeder Injektion eine sorgfältige Hautdesinfektion stattfinden. Die Schleimhautdesinfektion ist besonders bei der Blasenkatheterisierung und der Katheterpflege nötig.

Systematik der Hautdesinfektion. Die Hautdesinfektion wird wie folgt durchgeführt (**Abb. 1.84**):
1. Händedesinfektion,
2. Einsprühen der Haut mit Hautdesinfektionslösung,
3. Abwischen mit Tupfer, Wischrichtung von rein zu unrein!
4. Erneut mit Hautdesinfektionslösung einsprühen,
5. Einwirkzeit abwarten (einige Sekunden),
6. Punktion der Haut erst nach völligem Eintrocknen der Lösung.

Systematik der Schleimhautdesinfektion. Sie wird wie folgt durchgeführt:
1. Händedesinfektion,
2. Sterile Tupfer mit Schleimhautdesinfektionsmittel (z. B. Octenisept-Lösung) tränken,

M *Keimverbreitung geschieht in den meisten Fällen über die Hände! Die Händedesinfektion ist somit die Basis der Infektionsvermeidung!*

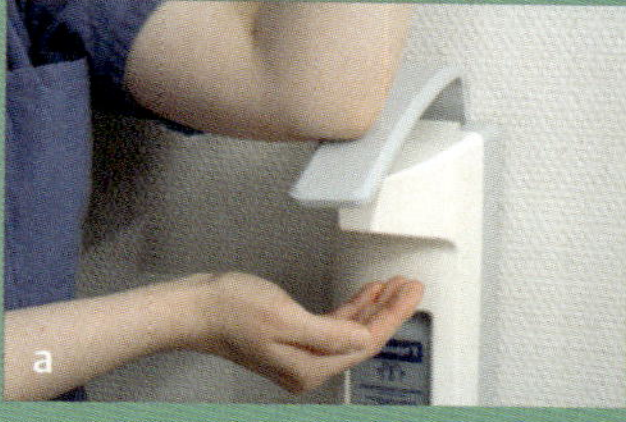

1. Schritt: Mithilfe des Ellenbogens werden ca. 3–5 ml (Spenderhebel zweimal ganz durchdrücken) in die Hohlhand gegeben

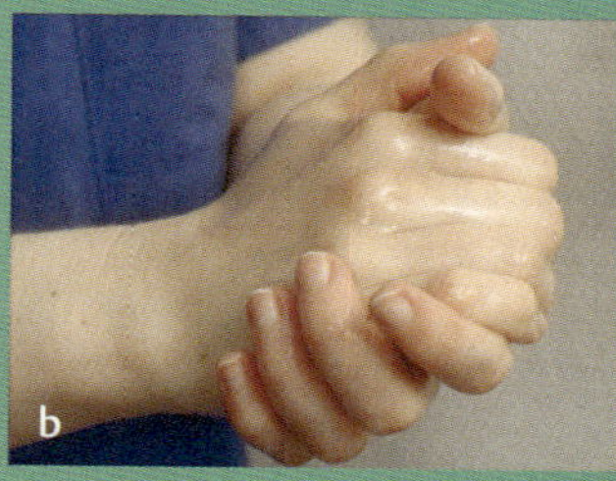

2. Schritt: ...und zwischen den Händen verrieben.

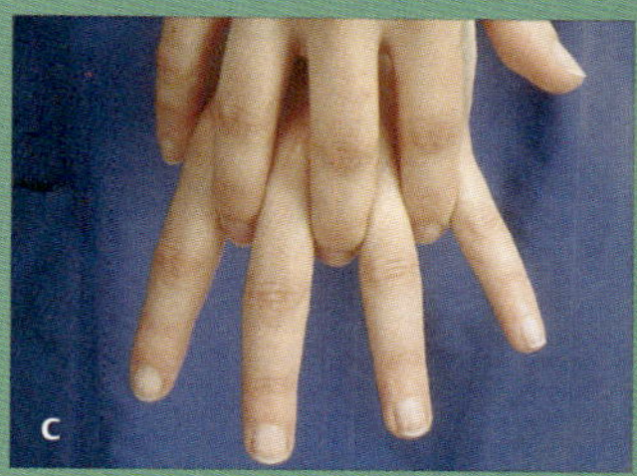

3. Schritt: Mit der rechten Hand werden Handrücken, Handgelenk und Fingerinnenseiten der linken Hand eingerieben und umgekehrt.

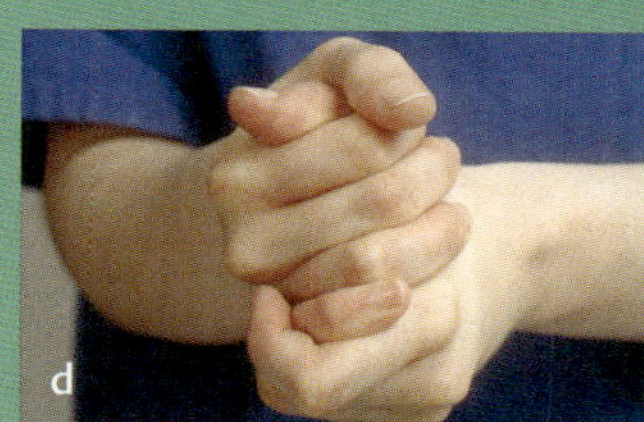

4. Schritt: Mit kreisenden Bewegungen wird der linke Daumen mit der umschließenden rechten Handfläche desinfiziert und umgekehrt..

Abb. 1.83a-d Hygienische Händedesinfektion.

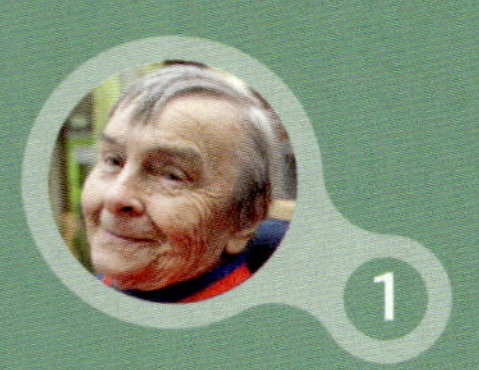

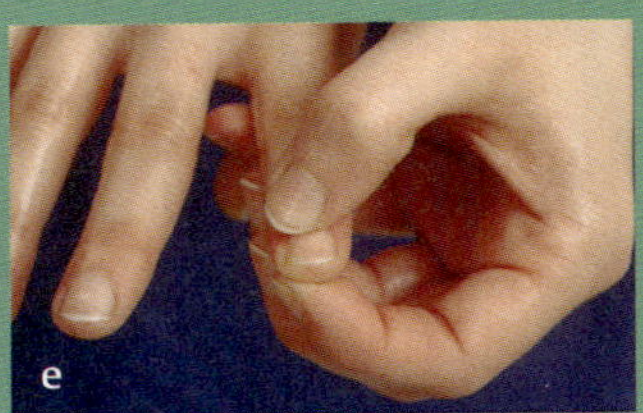

5. Schritt: Es erfolgt die Desinfektion des Fingernagelbereiches an jedem Finger.

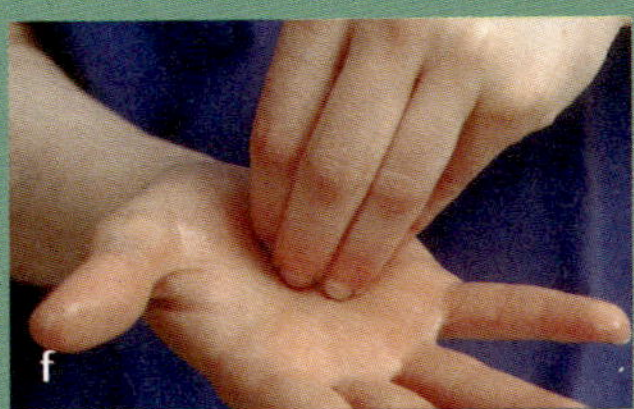

6. Schritt: Zur Desinfektion der Fingerkuppen erfolgt ein kreisendes Reiben der geschlossenen Fingerkuppen in der rechten Handinnenfläche und umgekehrt. Die Hände müssen während des gesamten Vorgangs feucht sein, ggf. noch einmal Händedesinfektionsmittel entnehmen.

Abb. 1.83e-f Hygienische Händedesinfektion.

D **Sterilisation** *ist definiert als das „Freimachen von vermehrungsfähigen Mikroorganismen". D. h., dass mit diesem Verfahren alle Mikroorganismen einschließlich der sehr widerstandsfähigen Bakteriensporen abgetötet werden. Der sterilisierte Gegenstand gilt als keimfrei.*

M *Sterilisation funktioniert nur, wenn zuvor eine Reinigung und Desinfektion stattgefunden hat. Keime, die z. B. in noch vorhandenen Blutresten „versteckt" sind, können sonst nicht erreicht werden.*

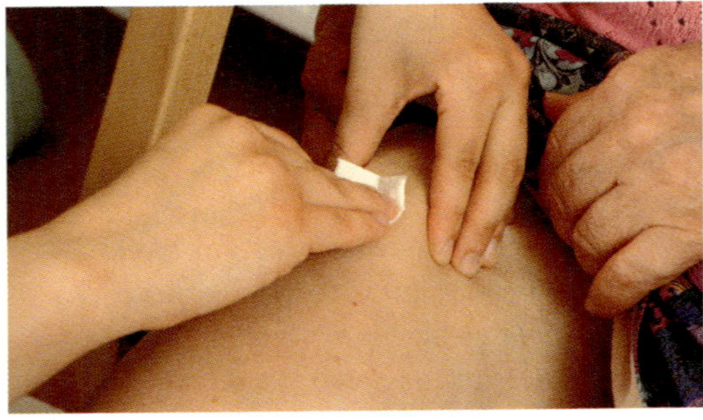

Abb. 1.84 Hautdesinfektion. Vor der Injektion wird die Haut mit Hautdesinfektionsmittel eingesprüht und mit einem Tupfer abgewischt.

3. Schleimhaut mindestens zweimal mit jeweils neuen Tupfern abwischen, die Wischrichtung erfolgt von rein zu unrein
4. Einwirkzeit von 1–2 Minuten abwarten.

Wisch-/Flächendesinfektion

Mit dieser sehr wirksamen Desinfektionsmethode lassen sich alle gut erreichbaren Flächen von schädlichen Keimen befreien. Zur Bekämpfung von Parasiten (Flöhe, Milben, Läuse) ist diese Methode allerdings nicht geeignet.

Eine Flächendesinfektion wird zur Reinigung folgender Gegenstände und in folgenden Bereichen angewandt:

- Pflegebetten, Arbeitsflächen, Waschbecken, Badewannen, Duschen, Badelifter, Toiletten, Toilettenstühle, Mobiliar,
- Waschschüsseln, Nierenschalen, Steckbecken, Urinflaschen (sofern nicht maschinell aufbereitet), Blutdruckmessgeräte,
- Fußböden, Wände, Türen (sofern Desinfektion erforderlich).

Auf Listen ist angegeben, in welcher Konzentration die Desinfektionslösung angesetzt werden soll und wie lange die Einwirkzeiten je nach Konzentration der Lösung sind. Vor dem Ende der Einwirkzeit darf die desinfizierte Fläche nicht abgespült oder trocken gerieben werden. Allerdings darf bei einer normalen Routinedesinfektion das Zimmer vor Ablauf der Einwirkzeit betreten werden.

Schlussdesinfektion. Bei einer Schlussdesinfektion eines Zimmers dagegen, also nach Verlegung oder Tod eines Bewohners, darf das Zimmer erst nach Ablauf der Einwirkzeit betreten werden. Ziel der Schlussdesinfektion ist es, dem nächsten Bewohner eine möglichst keimarme Umgebung zu bieten. Deshalb wird das gesamte Zimmer samt Inventar desinfiziert.

Instrumentendesinfektion

Die Instrumenten- oder Tauchdesinfektion dient zur Desinfektion von Gegenständen (z. B. chirurgische Instrumente, Thermometer, Schläuche, Mundstücke), welche vollständig in eine Desinfektionslösung getaucht werden können ohne dabei Schaden zu nehmen.

Die Desinfektionslösung muss die Gegenstände vollständig bedecken. Die je nach Konzentration der Lösung angegebene Einwirkzeit muss unbedingt eingehalten werden. Während der Desinfektion muss das Gefäß mit einem geschlossenen Deckel versehen werden. Chirurgische Instrumente werden nach der Desinfektion sterilisiert.

Sterilisation

Bei der Verwendung von sterilisiertem Einwegmaterial (z. B. Verbände, Tupfer) kann auf Sterilisation natürlich verzichtet werden.

Die im Pflegebereich am häufigsten eingesetzten Sterilisationsverfahren basieren auf der Keimabtötung durch Hitze.

Dampfsterilisation. Meist werden die Instrumente mittels der Dampfsterilisation aufbereitet. Man nennt die Aufbereitungsanlage einen Autoklaven. Sie wirkt ähnlich wie ein Dampfdruckkochtopf: Wasserdampf tötet unter erhöhtem Druck mit 121 °C oder 134 °C innerhalb weniger Minuten sicher alle Mikroorganismen ab. Über jeden Sterilisationsvorgang muss bei diesem Verfahren eine Art Protokoll geführt werden, sodass der Erfolg der Sterilisation nachgeprüft werden kann.

Heißluftsterilisation. Die Heißluftsterilisation dagegen kann schlecht kontrolliert werden. Das Sterilisiergut wird dabei über mindestens dreißig Minuten umgewälzter Heißluft von 180 °C und mehr ausgesetzt, ähnlich wie in einem Umluftbackofen.

Einführung in die Ernährungslehre

Die Ernährung hat in jedem Lebensalter einen wesentlichen Einfluss auf die Gesundheit. Sie kann eine Vielzahl der sog. Zivilisationserkrankungen verursachen. Im Gegensatz zur Gruppe der Kinder und Erwachsenen, bei der Überernährung und Übergewicht (Adipositas) im Fokus stehen, ist die Ernährungsmedizin im Alter häufig mit entgegengesetzten Problemen konfrontiert. Ein erheblicher Teil der älteren Menschen ist entweder unterernährt oder mangelernährt, d.h. dem Körper fehlen wichtige Nährstoffe. Um dem vorzubeugen, muss deshalb schon beim Gesunden auf ausreichende und ausgewogene Ernährung geachtet werden, ein mildes Übergewicht hat in dieser Altersgruppe sogar eher protektive (schützende) Wirkung.

Ernährungsabhängige und ernährungsbedingte Krankheiten sind z.B.:

- Adipositas,
- Leberzirrhose,
- Diabetes mellitus,
- Gefäßerkrankungen,
- Gicht,
- Herzerkrankungen,
- Osteoporose,
- Darmerkrankungen (Obstipation, Divertikel),
- Kropf bei Jodmangel (Jodmangelstruma).

Bestandteile des Ernährungsprozesses sind:

- Aufnahme der Nahrung,
- Zerlegung und Verdauung der Nahrungsbestandteile,
- Aufnahme (Resorption) aus dem Verdauungstrakt,
- Stoffwechsel der benötigten Nährstoffe,
- Ausscheidung von Stoffwechselendprodukten und unverdaulichen Nahrungsbestandteilen.

Das Ziel ist das Zerlegen der Nahrung in ihre Bestandteile, die Nährstoffe. So können diese entsprechend ihren Eigenschaften als Brennstoffe, Baustoffe oder Reglerstoffe im Körper verwendet werden. Für das Verständnis der Ernährungslehre ist die Kenntnis bzw. Wiederholung der chemischen Zusammensetzung des Körpers unerlässlich, die auf S. 114 ff ausführlich dargestellt ist.

Stoffwechsel

Neben der Aufnahme der einzelnen Nahrungsbestandteile ist die wichtigste Leistung des Organismus der Stoffwechsel, also der biochemische Umbau der Nährstoffe in die für den Körper passende Form:

- **anaboler Stoffwechsel:** Aufbaustoffwechsel, d.h. Umwandlung von Nahrungsstoffen in körpereigene Substanzen (z.B. im Normalzustand, verstärkt im Wachstum oder bei Training),
- **kataboler Stoffwechsel:** Abbaustoffwechsel, d.h. Umwandlung von körpereigenen Substanzen und Verbrauch zur Ernährung (z.B. bei chronischen Erkrankungen, bösartigen Tumoren, Gewichtsreduktion).

Energiebereitstellung im Körper

Alle Vorgänge im menschlichen Organismus benötigen Energie. Da der menschliche Körper nicht in der Lage ist, Energie selber zu produzieren, ist er darauf angewiesen, über die Nahrung *Energieträger* aus der Umwelt und über die Atmung den für die Verwertung dieser Energieträger notwendigen *Sauerstoff* aufzunehmen. Deshalb wird Energieverbrauch auch mit dem Begriff „*Verbrennung*" bezeichnet. Die wichtigsten Energielieferanten aus der Nahrung sind Kohlenhydrate und Fette, die im Stoffwechsel zum universellen Energieträger *ATP* umgewandelt werden, der in den Zellen unter Verbrennung von Sauerstoff verbraucht wird (**Abb. 1.85**).

Energiebilanz

Grundumsatz. Man kann den Grundumsatz mit dem Benzinverbrauch eines Autos mit laufendem Motor bei „Standgas" vergleichen. Der Grundumsatz ist individuell verschieden, abhängig von Geschlecht, Alter, Körpergröße und Gewicht. Bei Belastungssituationen des Körpers durch schwere Erkrankungen ist der Grundumsatz erhöht, bei älteren Menschen dagegen im Normalzustand *grundsätzlich erniedrigt*.

PAL-Wert. Die Energiemenge, die für den Gesamtumsatz benötigt wird, bezeichnet man als „PAL-Wert", „Physical Activity Level". Er wird von der körperlichen Aktivität des Betroffenen bestimmt

Gesamtumsatz. Der *Gesamtumsatz* eines Menschen besteht aus dem *Grundumsatz* und dem *Arbeitsumsatz*. Er ist sehr variabel und hängt sowohl von den individuellen Voraussetzungen des jeweiligen Organismus (Alter, Trainingszustand) als auch von der durch den Körper erbrachten Arbeitsleistung ab – vergleichbar mit dem totalen Benzinverbrauch eines fahrenden Autos.

Energiebilanz. Ist der Gesamtumsatz geringer als die dem Körper über die Nahrung zugeführte Energie, so besteht eine *positive Energiebilanz* oder ein *Energieüberschuss*. Dieser Überschuss wird in Form von Fettgewebe gespeichert und führt zu einer Gewichtszunahme. Bei einer *negativen Energiebilanz* übersteigt der Gesamtumsatz die Energieaufnahme (z.B. bei einer Diät oder Fehlernährung). Um Energie bereitzustellen, müssen die im Körper gespeicherten Energieträger mobilisiert werden, z.B. durch den *Abbau von Fett oder Muskelgewebe*. Dieser Zustand kommt im Alter häufig vor und kann zu Gewichtsabnahme und *Unterernährung* führen.

D **Ernährungsabhängige Erkrankungen** *werden entweder durch bestimmte Ernährungsweisen verursacht (z.B. Jodmangelstruma) oder bei einer entsprechenden Veranlagung durch die Ernährungsgewohnheiten ausgelöst (z.B. Gicht oder Diabetes mellitus).*

D *Die* **Ernährung** *umfasst die Versorgung des Organismus mit allen Stoffen, die zum Aufbau des Körpers, zur Energieversorgung und zum Erhalt des Organismus notwendig sind.*

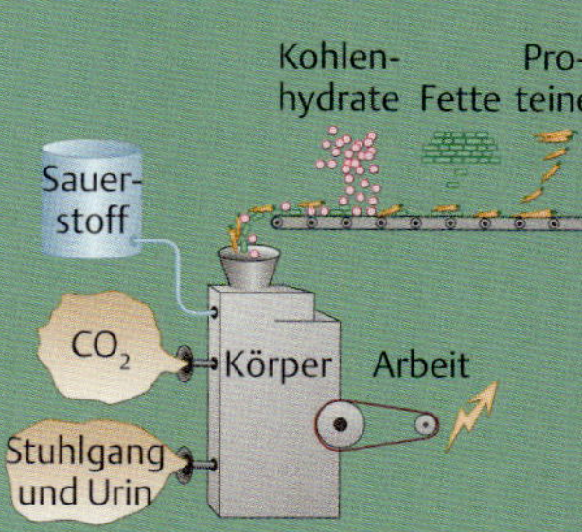

Abb. 1.85 Energiebereitstellung im Körper. Kohlenhydrate, Fette und Proteine werden unter Verbrauch von Sauerstoff verbrannt und versorgen dabei den Körper mit Energie.

D *Der* **Grundumsatz** *ist der Energieverbrauch des nüchternen, entspannten, unbekleideten Menschen in Ruhe bei einer Umgebungstemperatur von 26–30 °C. Er setzt sich aus dem für die Lebensvorgänge und den Stoffwechsel aller Zellen erforderlichen Grundbedarf an Energie zusammen. Der* **Arbeitsumsatz** *(Leistungsumsatz) ist der darüber hinausgehende Mehrverbrauch für die Verrichtung von körperlicher Arbeit.*

B *Bei einer ausschließlich sitzenden oder liegenden Lebensweise wird ein PAL-Wert von 1,2 angenommen, bei zusätzlicher gehender oder stehender Tätigkeit gilt ein PAL-Wert von 1,6 und bei körperlich anstrengender Arbeit bis zu 2,4. Ältere Menschen werden nur in Ausnahmefällen einen Wert von 1,6 überschreiten.*

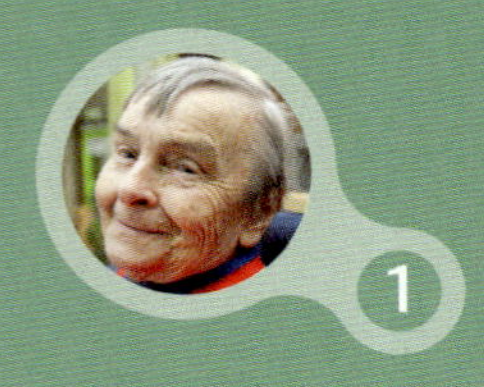

M *Zustände mit erhöhtem Energiebedarf:*

- *Fieber, Infektionen (Energiebedarf kann sich verdoppeln!),*
- *Wundheilung (Dekubitus, nach Operationen),*
- *erhöhte Ausschüttung von Stresshormonen (nach Operationen, psychische Erregungszustände),*
- *Erhöhung des Grundumsatzes z. B. bei Schilddrüsenüberfunktion (Hyperthyreose),*
- *bösartige (maligne) Tumorerkrankungen,*
- *vermehrte körperliche Arbeit (psychomotorische Erregungszustände, Sport),*
- *Schwangerschaft und Wachstumsphasen.*

D *Der* ***Nährstoffbedarf*** *ist die Menge eines bestimmten Nährstoffs, die für die Aufrechterhaltung aller Körperfunktionen und damit für optimale Gesundheit benötigt wird. Die Empfehlungen der DGE (Deutschen Gesellschaft für Ernährung) zum Nährstoffbedarf eines Menschen ergeben sich aus seinem Grundbedarf + Mehrbedarf + Sicherheitszuschlag.*

D ***Nährstoffe*** *sind die für die Ernährung des Organismus erforderlichen verwertbaren und unverwertbaren Nahrungsbestandteile. Essenzielle Nahrungsbestandteile sind diejenigen Nährstoffe, die durch den Stoffwechsel des menschlichen Organismus nicht hergestellt werden können und deshalb von außen mit der Nahrung zugeführt werden müssen. Beispiele: essenzielle Aminosäuren, essenzielle Fettsäuren, Vitamine, Mineralstoffe.*

Nährstoffe
Eiweiße
Proteine
Proteide (zusammengesetzte Eiweiße)
Fette
gesättigte Fettsäuren
ungesättigte Fettsäuren
Kohlenhydrate
Einfachzucker
Zweifachzucker
Mehrfachzucker
Ballaststoffe
Vitamine
wasserlösliche Vitamine
fettlösliche Vitamine
Mineralstoffe
Mengenelemente
Spurenelemente
Wasser
Energie liefernde Nährstoffe
nicht Energie liefernde Nährstoffe
organische Bestandteile
anorganische Bestandteile

Abb. 1.86 Aufteilung der Nährstoffe. Energie liefernde und nicht Energie liefernde Nährstoffe, organische und anorganische Nahrungsbestandteile.

In unserem Beispiel würde das Auto täglich vollgetankt. Bei positiver Energiebilanz würde Benzin am Tagesende übrig bleiben, bei negativer Energiebilanz müsste der Reservekanister aufgebraucht werden – hier wären bei gleich bleibendem Verbrauch schon am nächsten Tag die Reserven verbraucht – nichts ginge mehr. Die Energiereserven des Menschen, vor allem in Form von Fettgewebe und Muskeln, können in der Regel zwar längere Phasen negativer Energiebilanz überbrücken, aber auch sie sind endlich!

Maßeinheit für Energie. Eine Kalorie ist die Wärmemenge, die zur Erwärmung von 1 g Wasser von 14,5 auf 15,5 °C nötig ist. Eine Kalorie (kal) entspricht 4,18 Joule (J), der moderneren, allerdings wenig gebräuchlichen Energieeinheit. Sie wird sowohl zur Angabe des Energiegehalts (Brennwerts) der Nahrung als auch zur Messung der vom Körper verbrauchten Energie verwendet. Die in der Umgangssprache verwendete Maßeinheit „Kalorie" entspricht genau genommen einer Kilo-Kalorie (kcal), also 1000 Kalorien!

Energiegehalt. Zur Berechnung des Energiegehaltes der Nahrung werden für die Hauptnährstoffe folgende Durchschnittswerte angenommen (nach Biesalski u. a. 2004):

- 1 g Kohlenhydrate liefert 4,1 kcal,
- 1 g Eiweiß liefert 5,4 kcal,
- 1 g Fett liefert 9,3 kcal.

Nährstoffe

Die Nährstoffe lassen sich unterteilen in (**Abb. 1.86**):

- **Energie liefernde Nährstoffe:** Kohlenhydrate, Fette, Eiweiße,
- **nicht Energie liefernde Nährstoffe:** Vitamine, Mineralstoffe, Ballaststoffe.

Ganz grundsätzlich lässt sich eine günstige Aufteilung der Nährstoffe in der Nahrung angeben, die für

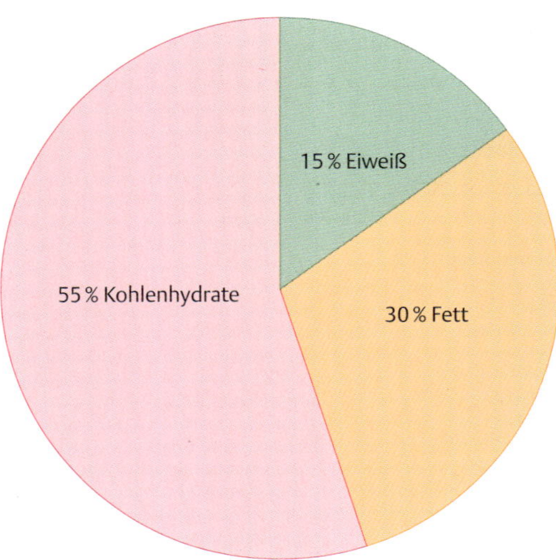

Abb. 1.87 Aufteilung der Nährstoffe. Das Kuchendiagramm der D-A-CH (2008): Die empfohlene Aufteilung der Nährstoffe in der täglichen Nahrung.

die Gesundheit und die Aufrechterhaltung der Körperfunktionen sinnvoll ist (**Abb. 1.87**).

Nährstoffbedarf

Grundbedarf. Der Grundbedarf (Mindestbedarf) kennzeichnet die geringste Menge eines Nährstoffs, die zur Verhütung von Mangelerscheinungen nötig ist. Unterhalb dieser Grenze treten Krankheitszeichen auf.

Mehrbedarf. Der über den Grundbedarf hinausgehende Nährstoffbedarf wird Mehrbedarf genannt. Er entsteht durch besondere Zustände des Organismus, wie Schwangerschaft, Wachstum, Alter, körperliche Leistung, Klima oder Krankheit.

Sicherheitszuschlag. Da die Empfehlungen immer für bestimmte Gruppen (z. B. für ältere Menschen, Schwangere, Kinder) gelten, müssen individuelle Schwankungen innerhalb der Gruppen berücksichtigt werden. Außerdem kann der Nährstoffgehalt eines Lebensmittels durch bestimmte Zubereitungsformen (starkes Kochen, Konservierung) verringert werden. Deshalb werden zwischen 20 und 30 % (teilweise 60 %) des Bedarfs aufgeschlagen.

Nährstoffempfehlungen. Die Empfehlungen zum Nährstoffbedarf haben das Ziel, dass die Nährstoffe in einer für den Organismus sinnvollen Menge, also weder zu viel noch zu wenig, zur Verfügung stehen und orientieren sich an den D-A-CH Referenzwerten. Für Nährstoffe, die tendenziell in zu geringer Menge in der Nahrung enthalten sind, gelten deshalb *Mindestzufuhrmengen* (z. B. für Jod, Magnesium). Bei Nährstoffen, die mit der Nahrung eher in zu großer Menge zugeführt werden, werden *Höchstzufuhrmengen* angegeben.

Eiweiße (Proteine)

Es gibt Millionen verschiedene Eiweiße im menschlichen Körper, je nach ihrem Aufbau dienen sie als Baumaterial der Zellen, Transportmittel, Botenstoffe oder Energieträger. Die meisten dieser komplizierten Verbindungen, vor allem die zusammengesetzten Eiweiße, werden vom Körper selbst gebildet (Proteinsynthese), dafür benötigt er die Aminosäuren als Bausteine.

Eiweißverdauung. Die vom Körper benötigten Aminosäuren werden zum einen direkt mit der Nahrung zugeführt. Zum anderen werden die mit der Nahrung aufgenommenen Eiweiße im Verdauungstrakt von Magensäure und Bauchspeichel (*Peptidase* und *Trypsin*) in ihre Bestandteile, die Aminosäuren, zerlegt. Diese werden über die Dünndarmschleimhaut aufgenommen (resorbiert) und über die Pfortader zur Leber transportiert. Hier werden sie weiterverarbeitet und gespeichert. Sie dienen im ganzen Körper zur Bildung der verschiedenen Eiweiße.

Eiweißstoffwechsel. Auch der Eiweißabbau findet überwiegend in der Leber statt, dabei entsteht *Ammoniak*. Dieser ist für den Körper giftig und muss deshalb zu *Harnstoff* umgewandelt werden und wird so im Urin ausgeschieden. Normalerweise dienen Eiweiße nur zu einem geringen Teil der Energiegewinnung. Bei dauerhaft negativer Energiebilanz können Eiweiße aus dem Körper abgebaut und zur Energiegewinnung verwendet werden. Dieser Weg ist allerdings wenig effektiv und führt dauerhaft zu Muskelabbau und Mangelernährung (Energiegehalt: 1 g Eiweiß liefert 5,4 kcal).

Biologische Wertigkeit

Eiweiß in der Nahrung. Man unterscheidet tierisches und pflanzliches Eiweiß, weil Eiweiß aus pflanzlicher Quelle den Aminosäurebedarf des Körpers nicht vollständig abdeckt und deshalb eine niedrigere biologische Wertigkeit hat. Beispiele für tierische Eiweiße in der Nahrung sind Fleisch, Fisch, Milch, Milchprodukte oder Eier (**Abb. 1.88**). Pflanzliche Eiweiße kommen vor allem in Getreide und Hülsenfrüchten vor, aber auch im Gemüse (**Abb. 1.89**).

Fett

Aufgaben:

- Energiegewinnung (1 g Fett entspricht 9,3 kcal),
- Energiespeicherung in Leber und Fettgewebe,
- Trägersubstanz im Blut (z. B. für fettlösliche Vitamine),
- Bausteine für Zellbestandteile (z. B. Zellmembran) und viele Botenstoffe (z. B. Hormone),
- mechanischer Schutz und zur Wärmeisolation durch das Fettgewebe.

Unterteilung:

- Gesättigte Fettsäuren:
  - sind ausschließlich durch Einfachbindungen verbundene Moleküle,
  - kurzkettig: bis zu 4 Kohlenstoffatome (z. B. Buttersäure),
  - mittelkettig mit 6–10 Kohlenstoffatomen,
  - langkettig mit mehr als 10 Kohlenstoffatomen (z. B. Palmithinsäure),
- ungesättigte Fettsäuren:
  - enthalten Doppelbindungen,
  - einfach ungesättigt (z. B. Ölsäure),
  - mehrfach ungesättigt (z. B. Linolensäure, eine Omega-3-Fettsäure),
- essenzielle Fettsäuren: können vom Körper nicht aus anderen Fetten zusammengebaut werden und müssen deshalb mit der Nahrung zugeführt

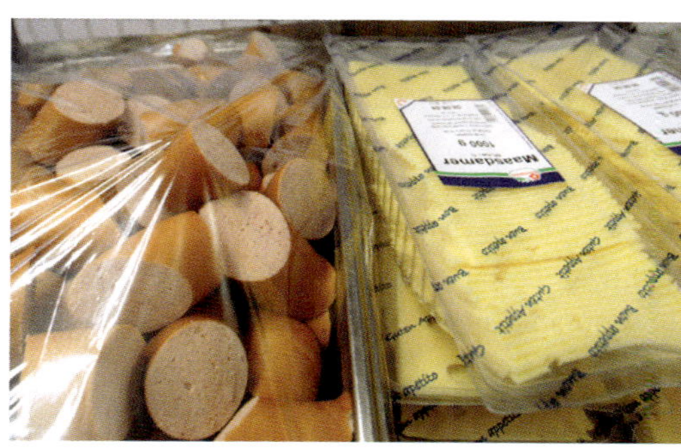

Abb. 1.88 **Tierische Eiweißquellen.** Fleischprodukte und Milchprodukte liefern tierische Eiweiße.

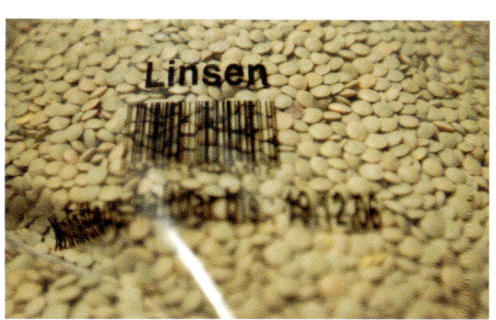

Abb. 1.89 **Pflanzliche Eiweißquellen.** Hülsenfrüchte sind wichtige Eiweißlieferanten.

D **Proteine** *sind organische Verbindungen, die aus Hunderten Aminosäuren zusammengebaut sind. Wird an das Eiweiß noch eine andere organische Verbindung (z. B. eine Fettsäure) angehängt, so spricht man von Proteiden oder zusammengesetzten Eiweißen (in diesem Fall Lipoproteinen, z. B. Cholesterin).*

Proteine, Aminosäuren und Proteinsynthese s. a. S. 115.

M **Messung von Eiweiß im Blut:** *Mithilfe von laborchemischen Untersuchungen können die meisten Eiweiße nachgewiesen und damit der Ernährungszustand beurteilt werden.*

D *Die* **biologische Wertigkeit** *eines Nahrungsmittels gibt an, wie viel Körpereiweiß aus 100 g Nahrungseiweiß aufgebaut werden kann. Sie ist abhängig von der Menge und dem Mengenverhältnis der essenziellen Aminosäuren des Nahrungsmittels.*

D *Die Nährstoffdichte gibt das Verhältnis der essenziellen Nährstoffe zum Energiegehalt der Nahrung an, also die Menge eines Nährstoffes pro einem Megajoule (z. B. µg/MJ).*

M *Sinnvoll ist eine ausgewogene Mischung von pflanzlichem und tierischem Eiweiß, auch innerhalb einer Mahlzeit, also z. B. Kartoffeln mit Quark oder Müsli mit Milch. Schon 2–3 Mahlzeiten mit Fleisch pro Woche sind ausreichend, ansonsten kann der Eiweißbedarf aus pflanzlichen Quellen gedeckt werden.*

D **Fette** *(Lipide) sind langkettige organische Verbindungen. Sie werden sowohl mit der Nahrung aufgenommen als auch vom Körper selber gebildet (z. B. Cholesterin).*

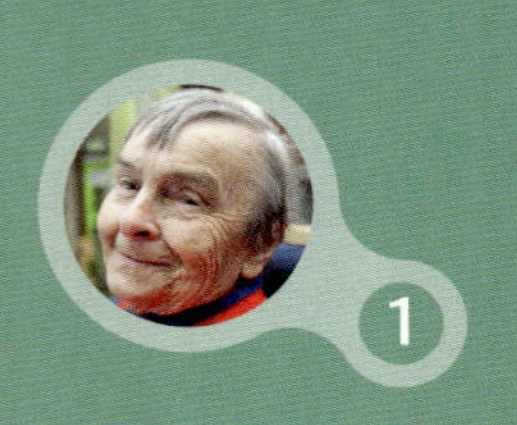

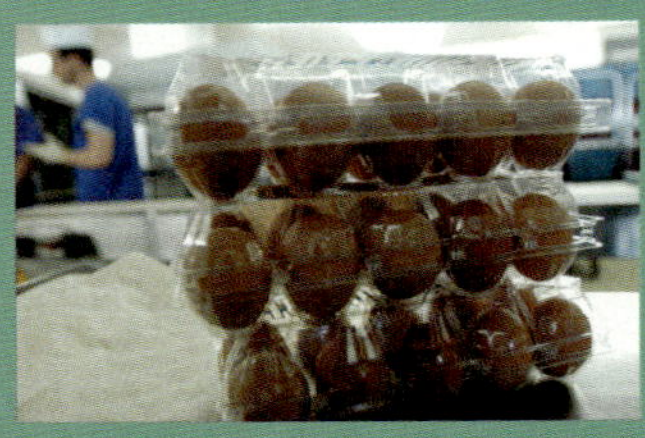

Abb. 1.90 Cholesterin. Eier zählen zu den cholesterinreichen Nahrungsmitteln.

M *Empfohlene Aufteilung der Fettsäuren in der Nahrung: mehrfach ungesättigte Fettsäuren : einfach ungesättigte Fettsäuren : gesättigte Fettsäuren = 1 : 1 : 1.*

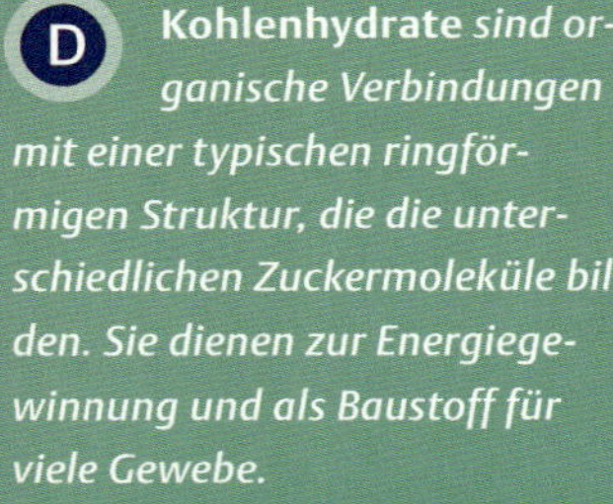

D **Kohlenhydrate** *sind organische Verbindungen mit einer typischen ringförmigen Struktur, die die unterschiedlichen Zuckermoleküle bilden. Sie dienen zur Energiegewinnung und als Baustoff für viele Gewebe.*

werden (mehrfach ungesättigte Fettsäuren, wie z. B. Linolensäure oder Arachidonsäure),
- nicht essenzielle Fettsäuren: können aus anderen Fetten hergestellt werden,
- fettähnliche Stoffe: z. B. Cholesterin,
- Verbindungen mit anderen Stoffgruppen (Phospholipide, z. B. Lecithin).

Fettverdauung. Da Fette wenig wasserlöslich sind, ist ihre Verdauung kompliziert! Nach der Aufnahme in der Nahrung über den Mund werden die Fette im Dünndarm mit Gallensaft vermengt. Die Gallensäuren zerteilen die großen Fettbestandteile in kleine Kugeln (Emulgierung), die wiederum von Enzymen des Bauchspeichels (Lipasen) in Glyzerin und Fettsäuren aufgespaltet werden. Beide Bausteine können nun in die Darmschleimhautzellen aufgenommen werden. Sie werden hier umgebaut und mit Eiweißen verbunden, sodass sie über die Lymphbahnen in das Blut gelangen können.

Fettstoffwechsel. Die Fette werden im gesamten Körper verwendet! In der Leber werden mit Fetten als Bausteine z. B. Hormone, Zellbestandteile oder Gallensäuren hergestellt. Aber auch ein Großteil der Lipoproteine, z. B. der unterschiedlichen Cholesteringruppen, wird hier synthetisiert. Viele Gewebe des Körpers (z. B. Muskeln) können Fettsäuren direkt zur Energiegewinnung nutzen, bei Mangel an Zucker (Glukose) im Blut ist dies besonders wichtig. Die Fettsäuren werden außerdem von den Fettzellen des Körpers aufgenommen und eingebaut, es entsteht Fettgewebe (S. 116). Dieser Vorgang wird durch das Hormon Insulin gefördert. Bei Energiemangel im Blut kann dieses Fettgewebe wieder abgebaut und dem Körper daraus Fettsäuren zur Energiegewinnung zur Verfügung gestellt werden.

Cholesterin. Cholesterin ist ein fettähnlicher Stoff und wird im gesamten Körper benötigt. Es ist ein wichtiger Bestandteil der Zellen sowie Baustein für Hormone und Gallensäuren. Man kann Cholesterin in das *endogene* und das *exogene*, das mit der Nahrung aufgenommen wird, unterteilen. Je nach Ernährungsweise sind das beim *exogenen* pro Tag 500–800 mg, die hauptsächlich mit tierischen Nahrungsmitteln (Eier, Butter, Fleisch, Wurst) aufgenommen werden (**Abb. 1.90**).

Daneben gibt es das *endogene* Cholesterin, das vom Körper selbst produziert wird: Hauptsächlich in der Leber, aber auch in den Darmschleimhautzellen werden pro Tag 600–900 mg Cholesterin hergestellt. Bei mangelnder Zufuhr mit der Nahrung kann diese Menge vom Körper sogar noch gesteigert werden. Deshalb kann auch eine strikte, cholesterinarme Diät den Blutspiegel nur um maximal 10–15 % senken, nur bei 25 % der Betroffenen einer Hypercholesterinämie wirkt eine solche Diät überhaupt!

Im Blut wird das Cholesterin an bestimmte Transporteiweiße gebunden, die Lipoproteine. Man unterscheidet dann:
- „gutes“ Cholesterin (HDL): wird von den Zellen in die Leber transportiert, wo es verbraucht wird,
- „schlechtes“ Cholesterin (LDL): transportiert das Cholesterin von der Leber zu den Zellen, wo es z. B. an den Blutgefäßen schädliche Wirkungen entfaltet (Arteriosklerose, S. 345).

Fett in der Nahrung. Die Vorstellung, dass Fett in der Nahrung immer ungünstig sei, ist irreführend! Nach den Empfehlungen der DGE sollten 30 % der täglich aufgenommenen Nährstoffe aus Fetten bestehen. Grundsätzlich sind tierische Nahrungsfette, z. B. aus Muskelfleisch oder Fisch, nicht negativ. Sie sind eine wichtige Quelle für essenzielle Fettsäuren sowie für Omega-3- und Omega-6-Fettsäuren. Allerdings sollte der Anteil pflanzlicher Fette besonders hoch sein (z. B. Olivenöl oder Margarine statt Butter oder Schmalz). Die gesättigten Fettsäuren sollten nur einen Anteil von maximal 10 % an den Nahrungsfetten haben.

Kohlenhydrate

Unterteilung:
- **Einfachzucker (Monosaccharide):** Glukose (Traubenzucker) – das wichtigste Kohlenhydrat in der Ernährung des Menschen –, Fruktose (Fruchtzucker), Galaktose,
- **Zweifachzucker (Disaccharide):** Verbindung zweier Zuckermoleküle, Saccharose (Rohrzucker), Laktose (Milchzucker), Maltose (Malzzucker), können durch Enzyme in zwei Einfachzucker gespalten werden,
- **Polysaccharide (Mehrfachzucker):** Vielfachzucker mit einer komplexen Struktur, Stärke (Amylose und Amylopektin), das Speicher-Kohlenhydrat Glykogen,
- **Ballaststoffe:** unverwertbare komplexe Mehrfachzucker.

Kohlenhydratverdauung. Die Verdauung beginnt schon im Mund mit dem Enzym Ptyalin aus dem Speichel, welches Stärke aufspalten kann (eine lang gekaute Semmel schmeckt süß). Im Dünndarm findet der wichtigste Teil der Kohlenhydratverdauung statt: mit der Amylase aus dem Bauchspeichel werden die Mehrfachzucker in Zweifachzucker zerlegt, die dann von Enzymen aus der Dünndarmschleimhaut (z. B. Maltase, Laktase) in Einfachzucker zerteilt werden. Diese werden aus dem Dünndarm aufgenommen (resorbiert) und über die Pfortader zur Leber gebracht.

Kohlenhydratstoffwechsel. In der Leber werden Fruktose und Laktose in Glukose umgewandelt. Glukose, also Zucker, ist das wichtigste Kohlenhydrat des Körpers und liegt im Blut gelöst vor. Steigt der Blutzuckerspiegel an, wird aus der Bauchspeicheldrüse (Pankreas) das Hormon Insulin ins Blut ausgeschüttet. Unter dem Einfluss von Insulin wird die Glukose aus dem Blut in die Zellen aufgenommen, wo sie weiterverbraucht wird. Einige wichtige Organe des Körpers, wie Gehirn, Nieren oder Blutkörperchen, sind auf Glukose zur Energiegewinnung angewiesen – ohne Glukose kommen sie nicht aus!

Liegt das Angebot an Glukose im Blut über dem Verbrauch, so wird sie in der Leber in Speicherfette umgewandelt. Zum einen in Glykogen, das in der Leber und Muskulatur gespeichert wird, zum anderen in Fettsäuren, die vom Fettgewebe des Körpers aufgenommen und gespeichert werden. Für beide Vorgänge ist das Hormon Insulin nötig. Bei Energiemangel kann Glukose sowohl aus dem Fettgewebe als auch aus Eiweißen gebildet werden. Diese beiden Stoffwechselwege sind allerdings energetisch gesehen sehr ineffektiv.

Daneben werden die Zucker als Bausteine für Zellbestandteile, die Blutbestandteile, die Erbsubstanz und das Bindegewebe verwendet. Sie dienen außerdem der Aufrechterhaltung des Teilchendrucks im Zellwasser.

Kohlenhydrate in der Nahrung. Der Nährstoffbedarf des Körpers sollte über die Hälfte mit Kohlenhydraten gedeckt werden. Günstig sind Lebensmittel, die einen hohen Anteil an Mehrfachzuckern und Ballaststoffen haben, wie Vollkornbrot, Obst, Hülsenfrüchte und Gemüse. Sie verursachen einen langsameren Anstieg des Blutzuckers und infolgedessen eine verminderte Insulinausschüttung. Ungünstiger sind Lebensmittel mit hohem Anteil an Traubenzucker oder „leeren" Kohlenhydraten, d.h. mit einem niedrigen Anteil an Ballaststoffen und anderen Nährstoffen (Weißbrot). Energiegehalt: 1 g Kohlenhydrate liefert 4,1 kcal.

Ballaststoffe

Die Ballaststoffe verbleiben während der gesamten Verdauungspassage im Magen-Darm-Trakt, regen sowohl die Darmmuskeln als auch die Verdauungsdrüsen an und *vergrößern das Volumen des Speisebreis* durch Aufquellen, weshalb zusätzlich *reichlich Flüssigkeit* getrunken werden sollte. Vor allem bei älteren Menschen ist eine ausreichende Menge an Ballaststoffen in der Nahrung besonders wichtig, da diese der sehr häufig vorkommenden Verstopfung (Obstipation) entgegenwirken.

Positiver Effekt nachgewiesen auf:

- Darmbeweglichkeit bei Verstopfung (Obstipation),
- Fettstoffwechsel: Senkung des Cholesterinspiegels,
- Glukosestoffwechsel: langsamer Anstieg des Blutzuckers, Schutz beim Diabetes mellitus Typ II,
- Verhinderung von kolorektalen Karzinomen (Darmkrebs): Giftstoffe verbleiben kürzer im Darm.

Wasser

Wasser ist der größte anorganische Bestandteil des Körpers, eine regelmäßige und ausreichende Flüssigkeitszufuhr ist lebensnotwendig.

Mineralstoffe und Spurenelemente

Aufgaben. Mineralstoffe machen ca. 4 % des gesamten Körpergewichts aus, sie werden über die Nahrung aufgenommen und über die Nieren und den Darm ausgeschieden. Aufgrund ihres chemischen Aufbaus liegen sie im Wasser gelöst als *geladene Teilchen (Elektrolyte)* vor und stellen die Grundlage für lebenswichtige Vorgänge, wie *Nervenreizleitung* und *Muskelerregung* dar. Über die Konzentration der Mineralstoffe im Wasser wird der *Teilchendruck* sowohl innerhalb der Zelle als auch in den anderen Flüssigkeitsräumen des Körpers geregelt.

Regulation. Der Mineralstoffhaushalt wird über verschiedene Mechanismen reguliert:

- **Aufnahme:** Die Mineralstoffe werden über das Verdauungssystem mit der Nahrung aufgenommen. Je nach Bedarf nehmen die Darmschleimhautzellen mehr oder weniger Mineralstoffe auf.
- **Speicher:** Kalzium und Phosphat können gut in den Knochen, die übrigen Mineralstoffe nur in geringerem Maße gespeichert werden (hauptsächlich im Körperwasser und in den Muskeln).
- **Ausscheidung:** Der wichtigste Ort der Mineralstoffregulation ist die Niere. Je nach Bedarf werden die Mineralstoffe über den Harn ausgeschieden.
- **Hormone:** Die Steuerung des Mineralstoffspiegels erfolgt durch Hormone: z.B. Aldosteron bei Kalium und Natrium, Vitamin D3 bei Kalzium.

Mineralstoffmangel. Im Alter ist die häufigste Ursache für Mineralstoffmangel eine schlechte Versorgung durch Unter- oder Mangelernährung. Die Symptome eines Mineralstoffmangels sind in **Tab. 1.8** beschrieben. Allerdings gibt es im Alter auch einige besondere Umstände, unter denen die Versorgung mit bestimmten Mineralstoffen aus anderen Gründen gestört sein kann:

- Erbrechen: erheblicher Verlust von Natrium und Chlorid,
- Durchfall (Diarrhö): starker Verlust von Kalium,
- Medikamente: wassertreibende Medikamente (Diuretika), Verstopfungsmedikamente (Laxanzien), Epilepsiemedikamente,
- Darmerkrankungen oder -operationen: vor allem die Kalziumaufnahme ist gestört,
- Nierenerkrankungen: erhöhter Verlust von Natrium und Magnesium,

D **Mineralstoffe** *sind lebenswichtige, anorganische Elemente, die dem Körper von außen zugeführt werden müssen. Häufig liegen sie als im Körperwasser gelöste Teilchen mit elektrischer Ladung vor, man nennt sie dann Elektrolyte. Mengenelemente nennt man Mineralstoffe mit einer Konzentration im Körper größer als 50 mg pro kg, Spurenelemente liegen in niedrigerer Konzentration vor.*

D **Ballaststoffe** *sind langkettige und kompliziert aufgebaute Mehrfachzucker und stabile Proteinmoleküle vor allem aus pflanzlichen Nahrungsprodukten, die im menschlichen Verdauungstrakt nicht zerlegt und resorbiert werden können.*

M *Täglich sollten mindestens 30 g Ballaststoffe aufgenommen werden, z. B. in Form von Früchten, Gemüse und Vollkornprodukten.*

M *Die Alpenländer sind Jodmangelgebiet! Eine ausreichende Versorgung über die Nahrung ist schwierig, man müsste mehrmals wöchentlich Meerfisch essen. Wer seinen Jodbedarf nur mit jodiertem Speisesalz decken will, nimmt zu viel Kochsalz zu sich!*

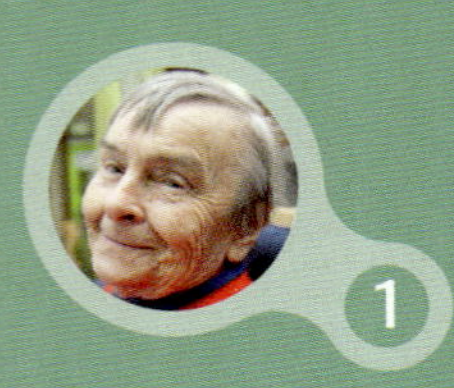

M *Kalzium ist ein sehr wichtiger Mineralstoff, der Körper besitzt einen riesigen Speicher in Form des Knochenapparates. Mithilfe des Vitamin D wird die Aufnahme aus dem Darm geregelt und normalerweise ein Gleichgewicht beim Kalzium hergestellt. Um der Osteoporose, also dem Knochenschwund, im Alter vorzubeugen, sollte mit der Nahrung reichlich Kalzium zugeführt werden, z. B. über Milch und Milchprodukte. Allerdings ist diese Prophylaxe in der Kindheit am effektivsten. Man sollte also frühzeitig die Kalziumspeicher für das Alter auffüllen!*

Tab. 1.8 Beispiele für wichtige Mineralstoffe

	Funktion	*Nahrungsquellen und tägliche Zufuhr*	*Mangelerkrankungen*
Natrium (Na)	häufigstes Elektrolyt des Extrazellulärraums, dient zur Regelung der Flüssigkeitsbilanz; wichtiger Bestandteil der Nervenreizleitung, Mengenelement	Kochsalz, Käse, Wurst, Brot 550 mg	niedriger Blutdruck (Hypotonie), Ödeme, epileptische Anfälle
Kalium (K)	häufigstes Elektrolyt in den Zellen, wichtig für die Erregung von Nerven und Herzmuskel, Mengenelement	Gemüse, Obst (Bananen), Trockenobst 2000 mg	Herzrhythmusstörungen, Muskelschwäche, Ödeme, Obstipation
Chlorid (Cl)	kommt in Verbindung mit Natrium als Natriumchlorid (NaCl, Kochsalz) in der Nahrung vor, wichtig für die Bildung von Salzsäure im Magen, den Säure-Basen-Haushalt und den Teilchendruck im Extrazellulärraum, Mengenelement	Kochsalz, Käse, Wurst, Brot 800 mg	Ödeme, Störungen des Säure-Basen- Haushaltes, epileptische Anfälle, Muskelschwäche
Kalzium (Ca)	Knochenbaustein und wichtig für die Blutgerinnung, Erregung von Nerven und Muskeln, Mengenelement	Milchprodukte, Spinat, Brokkoli 800 mg	Knochenschwäche (Osteoporose), Muskelkrämpfe
Phosphor (P)	Bestandteil vieler Biomoleküle (wie der DNA), Knochenbaustein, Mengenelement	Milchprodukte, Getreide, Fleisch 1200 mg	Knochenerweichung (Osteomalazie)
Magnesium (Mg)	Bestandteil vieler Enzyme, wichtig für die Muskelerregbarkeit, Mengenelement	Gemüse, Getreide, Milchprodukte, Fleisch 350 mg	Herzrhythmusstörungen, Muskelschwäche und -krämpfe
Jod (J)	Baustein für Schilddrüsenhormone, Spurenelement	Seefische und Schalentiere, jodiertes Speisesalz und Trinkwasser 200 µg	Wachstums- und Entwicklungsstörung, Kropf (Struma)
Eisen (Fe)	Bestandteil des Sauerstoff bindenden Hämoglobins in den roten Blutkörperchen, Spurenelement	Salat, Spinat, Kartoffeln, Fleisch 10 mg	Blutarmut (Eisenmangelanämie), Wachstums- und Entwicklungsstörung, Nagelveränderungen
Selen (Se)	wichtig für die Reparaturvorgänge der Zellen und die Infektionsabwehr, Spurenelement	Fleisch, Eier, Milchprodukte, Gemüse, Kartoffeln 70 µg	Nagelveränderungen, Muskelschwäche, Wachstumsstörung
Fluor (F)	Knochen- und Zahnaufbau, Spurenelement	Schwarzer Tee, Getreide, Fisch 2 mg	Karies
Zink (Zn)	Wichtiger Bestandteil von Enzymen und der Erbsubstanz (DNA), Spurenelement	Milchprodukte, Fleisch, Getreide, Salat 15 mg	Hauterkrankungen, Haarausfall, Nagelveränderungen

Mengenelemente: Na, K, Cl, Ca, P und Mg. Spurenelemente: J, Fe, Se, F, Zn.
Häufig Unterversorgung bei Ca, Mg, J, Fe, normalerweise gute Versorgung bei Na, K, Cl, P

- Schwitzen und Fieber: Verlust von Natrium, Chlorid und Magnesium!

Überdosierungen. Eine Überdosierung durch die orale Einnahme von Mineralstoffen ist beim Gesunden kaum möglich, außer bei übermäßiger Kochsalz- oder Eiseneinnahme. Allerdings kann es bei folgenden Zuständen zu lebensgefährlichen Überdosierungen kommen:

- Niereninsuffizienz (Nierenschwäche),
- Leberinsuffizienz (Leberschwäche),
- Medikamenteneinnahme (Hochdruckmittel, Herzmedikamente).

Vitamine

Wasserlösliche Vitamine. Der Bedarf des Körpers an wasserlöslichen Vitaminen wird hauptsächlich über pflanzliche Nahrung gedeckt. Da sie über die Niere ausgeschieden werden können, können sie sich auch nicht im Körper anreichern oder zu Überdosierungen führen. Sie werden deshalb nur in einem geringeren Umfang vom Körper gespeichert, weshalb eine Unterversorgung relativ schnell zum Vitaminmangel führen kann.

Fettlösliche Vitamine. Der Körper deckt seinen Bedarf an fettlöslichen Vitaminen vor allem aus tierischen Nahrungsmitteln. Die Aufnahme aus der Nahrung wird durch Fett begünstigt. Sie werden im Fettgewebe des Körpers gespeichert, deshalb kommt ein Mangel erst nach längerer Unterversorgung vor. Da sie nicht über die Niere ausgeschieden werden können, ist eine Überdosierung leichter möglich.

Vitaminmangel. Im Alter ist die häufigste Ursache für Vitaminmangel eine schlechte Versorgung durch Unter- oder Mangelernährung. Einseitige Ernährungsgewohnheiten, Fertigmahlzeiten und starkes Erhitzen erniedrigen den Vitamingehalt in der Nahrung. Die Symptome eines Vitaminmangels sind in beschrieben. Allerdings gibt es auch einige besondere Umstände, unter denen die Versorgung mit bestimmten Vitaminen gestört sein kann:

- Magenerkrankungen oder Operationen können die Aufnahme von Vitamin B12 verschlechtern,
- starke Raucher benötigen ca. 50 % mehr Vitamin C als Nichtraucher,
- einige Medikamente behindern die Aufnahme der Vitamine im Darm (Antibiotika, Beruhigungsmittel, Chemotherapeutika),

D ***Vitamine** sind organische Substanzen, die keine Energie liefern. Der Körper kann sie nicht selbst herstellen und muss sie deshalb mit der Nahrung aufnehmen. Sie beschleunigen als Koenzyme viele biochemische Reaktionen und sind für die meisten Gewebe des Körpers lebensnotwendig. Man unterscheidet fett- und wasserlösliche Vitamine* **(Tab. 1.9)**.

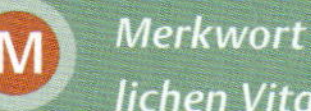

Merkwort für die fettlöslichen Vitamine: **EDEKA.**

Tab. 1.9 Vitamine

	Funktion	*Nahrungsquellen und tägliche Zufuhr*	*Mangelerkrankungen*
Wasserlösliche Vitamine			
Vitamin B1 (Thiamin)	für den Aufbau und die Ernährung von Nerven und Muskelgewebe notwendig	Samen, Nüsse, Weizenkeime, Fleisch 1,9 mg	Gehirnschädigung (Wernicke-Enzephalopathie, **Abb. 1.91**), Herzrhythmusstörungen, Lähmungen, Ödeme, Muskelschwund (Beri-Beri in Ostasien)
Vitamin B2 (Riboflavin)	wichtiges Enzym für Zellstoffwechsel und Atmung	Milch, Innereien, Eier, Fisch, Nüsse, Samen 2,1 mg	entzündliche Hautveränderungen, Blutarmut (Anämie)
Vitamin B6 (Pyridoxin)	wichtig für rote Blutkörperchen und Nervengewebe	Hefe, Leber, Weizenkeime, Nüsse, Hafer 2,3 mg	Eiweißbildungsstörungen, Nervenschädigung, Muskelschwund, Blutarmut (Anämie)
Vitamin B12 (Cobalamin)	unabdingbar für die Bildung der roten Blutkörperchen und das Nervengewebe	Leber, Nieren, Eier, Milch, Käse 3,4 µg	Nervenschädigung, Lähmungen, Blutarmut (Anämie)
Folsäure	wichtig für die Erbsubstanz (DNA) und Bildung von Blutkörperchen, Schleimhäuten und Nervengewebe	Hefe, Leber, Spinat, Milch, Blattgemüse 460 µg	Blutarmut (Anämie), Immunschwäche, Schleimhautstörungen
Biotin	Enzym der Fettsäuren- und Kohlenhydratproduktion	Hefe, Leber, Fleisch, Eigelb, Tomaten, Reis 100 µg	Hautveränderungen, Eiweißbildungsstörungen
Niacin	wichtiges Enzym der Zellatmung	Fleisch, Nüsse, Fisch, Milch 18 mg	Haut- und Schleimhautveränderungen (Pellagra), Intelligenzschwäche
Pantothensäure	wichtiges Enzym des Zellstoffwechsels	Hefe, Getreide, Eigelb, Leber 6 mg	brennende Schmerzen an Fußsohlen und Handflächen (burning feet)
Vitamin C (Ascorbinsäure)	wichtige Rolle in der Abwehr von zellschädigenden Substanzen	Obst und Gemüse: Zitrusfrüchte, Tomaten, Kohl, Kiwi 107 mg	Skorbut: Schleimhautblutungen, Muskelschwund, Leistungsschwäche

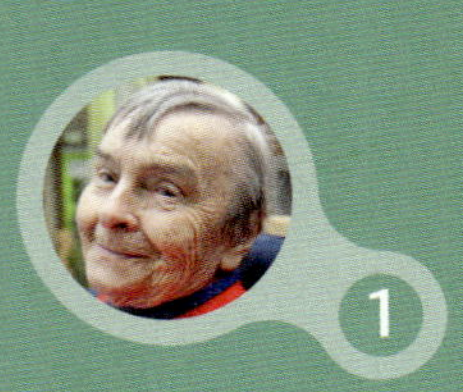

Tab. 1.9 Fortsetzung

	Funktion	*Nahrungsquellen und tägliche Zufuhr*	*Mangelerkrankungen*
Fettlösliche Vitamine			
Vitamin A (Retinol) Vorstufe: Beta-Karotin	notwendig für die Sinneszellen in den Augen, für Knochen- und Schleimhautwachstum	Karotten, Leber 1,0 mg	Nachtblindheit
Vitamin D (Calciferol)	einziges Vitamin, das vom Körper selbst gebildet werden kann, wichtig für den Knochenstoffwechsel	Margarine, Fisch, Kalbfleisch 5 µg	Knochenerweichung (Osteomalazie)
Vitamin E (Tocopherol)	Schutz vor zellschädigenden Substanzen	Gemüse, Samenöle 12 mg	beim Menschen nicht bekannt
Vitamin K	wichtig für das Gerinnungssystem	grünblättriges Gemüse, Eigelb, Käse, Leber 80 µg	Gerinnungsstörung

M *Viele Vitamine werden durch industrielle Herstellungsmethoden der Nahrungsmittel und wenig schonende Konservierungsverfahren zerstört. Gerade im Alter sollten deshalb frisch zubereitete Speisen mit reichlich Gemüse und Obst täglicher Bestandteil der Nahrung sein.*

D ***Antioxidanzien** sind verschiedenartige Verbindungen, die zellschädigende Prozesse hemmen, die durch Oxidation hervorgerufen werden.*

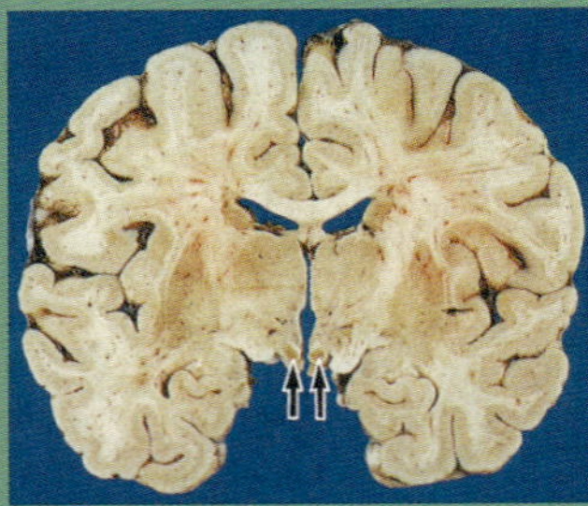

Abb. 1.91 Wernicke-Enzephalopathie. Gehirnschädigung durch Vitamin-B1-Mangel bei Alkoholikern (Pfeile) (Möller u. a. 2001).

- Alkohol verschlechtert die Aufnahme und Verwertung von vielen Vitaminen (B1, B6, C, Folsäure). Im Extremfall ernähren sich Alkoholiker ausschließlich mit Wein oder Bier, sodass es zu einer Mangelernährung mit massiven Organschäden kommen kann, z.B. Gehirnschädigung aufgrund eines Vitamin-B1-Mangels! (**Abb. 1.91**)
- Das Blutverdünnungsmittel Marcumar (S. 351) hemmt das Vitamin K und damit die Bildung von Gerinnungsfaktoren. Eine spezielle Diät ist bei der Einnahme nicht notwendig, bei einer dauerhaften Änderung der Essgewohnheiten sollte allerdings der Gerinnungswert überprüft werden!

Antioxidanzien

Aufteilung:

- Vitamine: Vitamin E und C, Beta-Karotin,
- Spurenelemente: Selen, Zink, Kupfer,
- Pflanzenwirkstoffe (Phytochemicals): Karotinoide, Polyphenole, Flavonoide.

Bei einigen Stoffwechselvorgängen, vor allem bei der Zellatmung, entstehen Verbindungen, die andere Moleküle und Zellbestandteile schädigen können, indem sie ihnen Elektronen aus der Atomhülle entziehen. Dieser Vorgang wird Oxidation genannt. Aber auch durch Giftstoffe aus der Umwelt, radioaktive Strahlung oder Entzündungen können solche zellschädigenden Vorgänge ausgelöst werden, die zu Organschäden oder Tumoren führen können. Die Antioxidanzien können dies verhindern oder zumindest hemmen.

Bei den Pflanzenwirkstoffen handelt es sich um eine große Gruppe von Substanzen, die in Pflanzen enthalten sind. Bis jetzt ist nur ein kleiner Teil davon bekannt und auch ihre Wirkung ist noch wenig erforscht. Allerdings lässt sich heute schon sagen, dass eine Versorgung des Körpers mit chemisch hergestellten Antioxidanzien (z.B. durch Vitamin E oder Selen-Präparate) der Zufuhr über natürliche Quellen unterlegen ist. So ist Geflügelfleisch eine gute Quelle für Selen, Obst und Gemüse eine effektive Quelle für die Pflanzenwirkstoffe sowie die Vitamine E und C.

Sich bewegen können

Bedeutung von Bewegung und Mobilität

Lebendiges hat die Eigenschaft sich zu bewegen. Lebendiges benötigt Bewegung, um lebendig zu bleiben. Das Leben an sich ist Bewegung und immer mit einem das Leben prägenden Rhythmus verbunden. Die biologischen Rhythmen wie der Tag- und Nachtrhythmus, haben einen großen Einfluss auf unsere physischen Funktionen wie Blutdruck, Puls oder Köpertemperatur (Siegmar 1982). Die wechselnden Jahreszeiten erfordern von uns eine hohe Anpassungsleistung bezüglich unserer körperlichen Fitness, aber auch die Entwicklung von kognitiven Bewältigungsstrategien zur Anpassung an die veränderten Lebensbedingungen. Um Veränderung herbeizuführen, müssen wir in Bewegung sein. Ganz wesentliche Rhythmen sind jene, welche die sozialen Beziehungen festigen, sei dies bei den gemeinsamen Mahlzeiten oder Aktivitäten in Beruf und Freizeit (Pflugbeil 1993).

Mobilität im Alter

Die Mobilität ist eine komplexe Funktion, die von vielen physischen, kognitiven und soziokulturellen Faktoren und von der äußeren Umgebung abhängt: Wer keine Freude am Wandern hat, wird lieber Ausflüge mit dem Auto unternehmen. Wer kein Auto besitzt, bewegt sich zwangsläufig mehr.

B Frau Konrad ist 82 Jahre alt und lebt seit Jahren in ihrer Altbauwohnung im Erdgeschoss. Die Toilette und das Bad sind auf dem Flur. Nachdem die Schmerzen in den Knien wegen ihrer Koxarthrose immer schlimmer werden, zieht sie zur berufstätigen Tochter und dem Schwiegersohn ins ausgebaute Dachgeschoss im 2. Stock. Alles scheint geklärt, das Essen wird durch einen Mahlzeitendienst gebracht, die Hausarbeit wird durch die Tochter erledigt. Im Verlauf eines Monats zeigt sich jedoch, dass die ehemals so rüstige Dame sich jetzt kaum noch bewegt. In ihrem kleinen Zimmer unter dem Dach sitzt sie fast ständig auf der Couch und sieht fern – was sie zuvor kaum getan hat. Die Schmerzen verstärken sich und die Gangunsicherheit nimmt immer weiter zu. Die regelmäßig gebrachten Mahlzeiten stehen unberührt im Hausflur. Frau Konrad meint dazu, es schmecke sowieso nicht, da könne es auch direkt stehen bleiben. Wird sie darauf angesprochen, wird sie leicht ungeduldig und zunehmend ärgerlich. Als Frau Konrad beginnt, gelegentlich einzunässen, zieht die Tochter einen ambulanten Pflegedienst hinzu.

Erhaltung der Mobilität durch körperliche Aktivität

Die zunehmende Lebenserwartung soll nicht gleichgesetzt werden mit Krankheit und Gebrechlichkeit, sondern mit der Zielsetzung, dass eine „höhere Lebenserwartung im gesunden Zustand" erreichbar ist. Die Erhaltung der Mobilität durch körperliche Aktivität ist hierbei ein wesentlicher Faktor, da es einen nachweislichen Zusammenhang zwischen Gesundheit und körperlicher Aktivität gibt (Hollmann 2003).

Körperliche Aktivität und Gehirnfunktionen. Moderne Forschungsverfahren belegen zunehmend den Zusammenhang zwischen körperlicher Aktivität und den Gehirnfunktionen (nach Hollmann et al. 2006):
- Bewegung steigert die Zahl der Nervenzellen im Gehirn und bremst so die Alterungsprozesse.
- Bewegung steigert die Hirndurchblutung um bis zu 30%.
- Bewegung fördert vermutlich den Neuaufbau der Dornen auf den Ausläufern der Nervenzellen (Dendriten). Dort „sitzt" beim Menschen das Kurzzeitgedächtnis.

Aktivierend zu pflegen ist in der Altenpflege der zentrale Arbeitsstil, mit dem Ziel, die Fähigkeiten und die Selbstpflegefähigkeit alter Menschen zu erhalten. Im konkreten Fall von Frau Konrad heißt das:
- zu motivieren,
- die Gehfähigkeit zu unterstützen.

Beeinträchtigung der Mobilität

Der fortschreitende Alterungsprozess führt zu Veränderungen des Organismus und des Zentralnervensystems. Dies macht sich auch in einer Abnahme der Mobilität bemerkbar. Eine Beeinträchtigung der Mobilität erleben wir als einen Bewegungsverlust (Mobilitätsstörung), der uns bedrängt und im täglichen Leben behindert.

Hauptkennzeichen für beeinträchtigte körperliche Mobilität. Nach den Pflegediagnosen der NANDA (1973) sind dies:
- Unfähigkeit, sich unabhängig in der Umgebung zu bewegen
  - beim Positionswechsel,
  - beim Gehen bzw. sich Fortbewegen,
  - bei der Mobilität im Bett,
- verminderte Bewegungskontrolle,
- verminderte Muskelmasse,
- verminderte Muskelkraft,
- benötigen von Hilfe durch eine oder mehrere Personen und Hilfsmittel zum Verlassen des Hauses/der Institution (Georg u. Frowein 1999).

Immobilität

Immobilität ist eine der bedeutendsten Funktionsstörungen im Alter. Sie gehört zu den vier Riesen (four giants), den „vier I's", in der Geriatrie (nach Isaacs):
- Immobilität,
- Instabilität (Sturzgefahr, labile Homöostase),

M *Körperliche Aktivität hat selbst dann noch eine positive Auswirkung auf die Gesundheit und Anpassungsfähigkeit des Menschen, wenn vorweg ein eher inaktiver Lebensstil geführt wurde (Mensink 1999; Fiaterone 1994). Bereits kleine Bewegungen können eine große Wirkung haben.*

Auf S. 257 wird gezeigt, wie die geistige Mobilität differenziert gefördert werden kann.

M *Das menschliche Leben ist auf Mobilität, also die Fähigkeit sich in der eigenen Umgebung frei zu bewegen, angelegt (Corr u. Corr 1992).*

D *Eine* **Beeinträchtigung der körperlichen Mobilität** *beschreibt eine eingeschränkte Fähigkeit, sich unabhängig in der Umgebung zu bewegen (Georg u. Frowein 1999).*

M *Jede Dritte über 65-Jährige, sowie jede Zweite über 80-Jährige stürzt mindestens einmal im Jahr. Dabei führen 10–20 % der Stürze zu Verletzungen, wobei es bei ca. 5 % der Verletzungen zu Frakturen kommt (RKI 2002a), s. S. 222.*

M *Vielen der im hohen Alter auftretenden spezifischen Risiken (z. B. Sturzsyndrom oder Immobilisationssyndrom) kann durch Verhaltensprävention entgegengewirkt werden (RKI 2002a; KDA 2004). Es wird geschätzt, dass 70 % der altersbedingten Veränderungen beeinflussbar sind.*

D **Immobilität** *kann als eine „Beschränkung der Beweglichkeit in einem beliebigen Lebensbereich verstanden werden" (Carnevali u. Brueckner 1970).*

- Inkontinenz,
- intellektueller Abbau.

Wenn unter Immobilität nur eine Einschränkung der körperlichen Bewegungsfähigkeit verstanden wird, ist das sehr einseitig gesehen. Von Immobilität können auch kognitive, emotionale und soziale Fähigkeiten betroffen sein.

Ursachen von Immobilität

Der Zustand der Immobilität kann sehr vielfältige Gründe haben:

- Erkrankungen des Bewegungsapparates (Arthritis, Arthrose),
- neurologische Störungen (Morbus Parkinson, Synkopen),
- kardiovaskuläre Störungen (Arteriosklerose, Herzinsuffizienz),
- psychische Störungen (Depressionen, Demenz),
- Wirkung und/oder Nebenwirkung von Medikamenten (Neuroleptika, Sedativa),
- Angst vor Schmerzen (freiwillige Selbsteinschränkung),
- sensorische Einschränkungen (Seh- und Hörfähigkeit, sensorische Deprivation
- physiologische Abbauprozesse (verminderte Muskelmasse, -kraft),
- mechanische Hilfsmittel (Schienen, Gips u. a.),
- ärztlich angeordnete Bettruhe und/oder Fixierung,
- Veränderung der Umweltbedingungen (fehlende Möbelstücke auf dem Weg zur Toilette, Orientierungslosigkeit).

M *Bis zum Alter von 80 Jahren hat sich die Muskelmasse um ungefähr 30 % reduziert. Die Muskelkraft nimmt bis zum 65. Lebensjahr um 20 bis 40 % ab. Durch frühzeitiges Training kann ein Teil des Verlustes an Leistungsfähigkeit ausgeglichen werden.*

Normaler Alterungsprozess. Der normale Alterungsprozess ist prinzipiell mit einer Schwächung aller Körpersysteme verbunden und kann zu Immobilität führen.

M *Längere körperliche Inaktivität, z. B. durch Bettlägerigkeit, wirkt sich auf alle Organe des alternden Körpers nachteilig aus.*

Lesen Sie auf S. 233 mehr zu Zielen und Maßnahmen der Kontrakturenprophylaxe.

Bewegungsapparat. Die Knochen werden poröser und instabiler. Knorpelgewebe an Gelenken und Bandscheiben verliert an Elastizität, wird dünner und rissig. Die Körpergröße nimmt ab, die Haltung wird gekrümmt. Brüche heilen trotzdem im hohen Alter noch aus, weil Knochenzellen reaktiviert werden.

Muskeln. Die Muskeln bilden sich zurück (RKI 2002b). Muskelfasern gehen verloren oder verkürzen sich, die kontraktilen Elemente werden teils durch Bindegewebe oder Fett ersetzt.

M *Sehr häufig entstehen Depressionen beim Verlust der Fähigkeit, sich selbstständig versorgen oder sich von einem Ort zum anderen bewegen zu können. Betroffene reagieren auch mit Wut, Feindseligkeit, Aggression, Passivität und Angst.*

Zentrales Nervensystem. Durch Veränderungen im zentralen Nervensystem entstehen eine allgemeine Verlangsamung des motorischen Verhaltens, eine verlängerte Reaktionszeit und leichte Gleichgewichtsstörungen.

Seh- und Hörbeeinträchtigungen. Einfluss auf die Mobilität haben auch Seh- und Hörbeeinträchtigungen. Fast 70 % der Menschen mit schweren Sehbeeinträchtigungen sind über 60-Jährige; 90 % dieser Personen sind späterblindet oder spätsehbehindert. Bei mindestens einem Drittel der über 60-Jährigen und der Hälfte der über 70-Jährigen liegen starke Höreinbußen vor. Bei den Betroffenen spielt die Auswahl des richtigen technischen Hilfsmittels eine große Rolle (RKI 2002a), s. S. 270 ff.

Schmerzen. Schmerzzustände treten im Verlauf vieler Erkrankungen auf. In einer Befragung einer geriatrischen Akutklinik gaben 83 % der über 60-Jährigen starke bis sehr starke Schmerzen in zwei bis vier Schmerzregionen an. Ein erheblicher Teil der befragten Älteren gaben an, dass mit diesen Schmerzzuständen Einschränkungen bei Tätigkeiten und sozialen Kontakten verbunden waren (RKI 2002a).

Psychische Störungen. Etwa ein Viertel der Menschen über 65 Jahre leidet an psychischen Störungen (RKI 2002a). Menschen verbleiben dabei u. U. in ihrer Wohnung, weil sie unter Angststörungen leiden oder wegen einer akuten oder chronischen Verwirrtheit keine ausreichenden Orientierungsmöglichkeiten haben. Dies kann zu einem Verlust der sozialen Bindungen bis hin zu Verwahrlosungstendenzen führen.

Folgen von Immobilität

Physiologische Folgen (Immobilisationssyndrom). Das Herz-Kreislauf-System reagiert mit einer Abnahme der maximalen Sauerstoffaufnahme und Verminderung des Herz-Minuten-Volumens, Blutdrucksenkung und Abnahme der allgemeinen Durchblutung, besonders im Bereich des Gehirns und der Extremitäten. Die Verlangsamung des Blutstromes begünstigt die Entwicklung von Thrombosen und Embolien. Eine Veränderung der Lungenfunktion erhöht das Risiko einer Pneumonie.

Die Beweglichkeit von Muskeln und Gelenken kann sich innerhalb einer Woche verschlechtern. Die Verkürzung der Muskeln führt zu Gelenkkontrakturen (Knie-, Hüftgelenk und Ellenbeuge) und Spitzfuß. Längere Inaktivität im Liegen oder Sitzen fördert die Entstehung von Dekubitalgeschwüren, Obstipation, Harninkontinenz und chronischen Harnwegsinfekten.

Psychische Folgen. Die psychischen Folgen der Immobilität hängen stark von den individuellen psychischen Mechanismen eines Menschen ab. Nachlassende Mobilität kann Selbstwertgefühl und Selbstachtung so nachhaltig beeinflussen, dass Menschen sich isolieren und vereinsamen. Mangelnde Durchblutung des Gehirns und fehlende geistige Anregungen führen dann zum Nachlassen von kognitiven und emotionalen Fähigkeiten und begünstigen die Entwicklung von psychischen Veränderungen wie Wahnvorstellungen und Demenzen. Die Entwicklung kann in einem kompletten körperlichen und geistigen Verfall enden.

Soziale Folgen. Immobilität trägt zum allmählichen Zusammenbruch sozialer Beziehungen, zur Isolation und zu möglicher Verwahrlosung bei. Wenn die Unterstützung durch ambulante Pflege- und Hausdienste nicht ausreicht oder Angehörige sich von der Situation überfordert fühlen kann die Aufnahme in ein Wohn- und Pflegeheim erforderlich sein.

Wenn alte Menschen mit arthritischen Gelenken sich nicht oder nur mühsam mit Gehhilfen fortbewegen können, übernehmen andere Personen für sie den Einkauf oder die Haushaltsführung. Gerade der Einkauf ist aber immer mit vielen Sinnesreizen, Anregungen, Entscheidungen und Kontakten verknüpft, die dem alten Menschen jetzt fehlen.

B Die eingeschränkte Gehfähigkeit hat bei Frau Konrad auf verschiedenen Ebenen Folgen: Sie bewegt sich kontinuierlich weniger. Durch eingeschränkte Gehfähigkeit kann sie z. B. die Angebote des Mahlzeitenservice nicht nutzen. Frau Konrad ist nicht ausreichend ernährt und dadurch zusätzlich geschwächt (physische Immobilität). Sie ist nicht in der Lage, in dieser veränderten Situation Bewältigungsstrategien zu entwickeln (psychische Immobilität). Ihre Kontakte zu Nachbarn und Freunden reduzieren sich (soziale Immobilität).

Auswirkungen auf Aktivitäten und existenzielle Erfahrungen des Lebens

Mobilitätsstörungen wirken sich im Fall von Frau Konrad auf Aktivitäten, Beziehungen und existenzielle Erfahrungen des Lebens (ABEDL) aus:

- Kommunizieren (da sie nicht mehr ihr gewohntes Schwätzchen am Küchenfenster halten kann),
- Vitale Funktionen des Lebens aufrechterhalten (durch überwiegendes Sitzen ist die Atmung eingeschränkt, ihre Kondition nimmt ab),
- Sich pflegen und sich kleiden (durch ihre Bewegungseinschränkungen benötigt sie jetzt Hilfe beim Waschen und Ankleiden),
- Essen und trinken (sind nicht ausreichend gewährleistet, der Menüservice erreicht sie nicht),
- Ausscheiden (durch ihre Gangunsicherheit ist der Weg zur Toilette nicht sicher und sie ist gelegentlich inkontinent, obwohl die Toilette jetzt in der Nähe ist und nicht mehr auf dem Flur),
- Ruhen und schlafen (Frau Konrad ist am Tage schläfrig und in der Nacht unruhig, da sie nicht mehr schlafen kann),
- Sich beschäftigen (reduziert sich fast ausschließlich auf Fernsehen),
- Für eine sichere Umgebung sorgen (für Frau Konrad ist gesorgt, aber in einer isolierten Situation; soziale Bereiche des Lebens reduzieren sich auf das Zimmer),
- Gewohnte Rituale und existenzielle Erfahrungen des Lebens können nicht mehr in der gewohnten Weise gelebt werden (Frau Konrad ist inzwischen stark sturzgefährdet).

Assessmentinstrumente zur Erhebung von Mobilitätsstörungen

Um die Pflege von alten Menschen zu planen, muss eine Beobachtung und Einschätzung der Situation vorausgehen. Dazu werden Assessmentinstrumente genutzt und durch die individuelle Beobachtung ergänzt (S. 81). Informationen werden gesammelt, geprüft und geordnet, um erste Muster zu erkennen und erste Eindrücke zu testen. Die Informationen werden dabei analysiert und dokumentiert.

B Im Fallbeispiel führten die Mitarbeiter des ambulanten Pflegedienstes bei Frau Konrad ein Pflegeassessment durch und stellten fest:
- In ihrer frisch renovierten kleinen Wohnung kann Frau Konrad wegen der hoch angebrachten Dachfenster nicht aus dem Fenster schauen.
- Da sie die steile Altbautreppe nicht allein bewältigen kann, kann sie am Tage Besuchern die Tür nicht mehr öffnen. Frau Konrad möchte diese Schwäche allerdings nicht eingestehen und erwähnt ihren Kindern gegenüber, dass sie lieber fernsieht.

Die Mahlzeiten, die täglich bis hinter die erste Haustür gebracht werden, kann sie gar nicht nach oben balancieren. Ihrer Tochter hingegen erzählt sie, dass sie keinen Appetit auf dieses Essen habe.

Um einen planvollen und zielgerichteten Überblick über mögliche Einflussfaktoren zur Verfügung zu haben, wird ein systematisches und standardisiertes pflegerisches Assessment genutzt. Geeignet sind im Fall von Frau Konrad:

- Barthel-Index,
- Timed-up-and-go-Test.

Barthel-Index (BI)

Der von Barthel und Mahoney (Ärztin und Physiotherapeutin) im Jahr 1965 entwickelte Barthel-Index enthält zehn unterschiedlich gewichtete Items. Maximal können 100 Punkte vergeben werden. Zahlreiche Untersuchungen belegen seine gute bis sehr gute Validität, Sensitivität und Reliabilität. Der Index besitzt einen gewissen Aussagewert für die Vorhersage therapeutischer Verläufe. (**Abb. 1.92**)

Durchführung. Am zuverlässigsten wird der Test von beteiligten Pflegepersonen erhoben; wenn keine Verhaltensbeobachtung möglich ist, als Befragung. Eine volle Punktzahl darf nur für eine völlig selbstständige und sichere Durchführung der beobachteten Tätigkeiten vergeben werden.

Fehlende Aktivitäten, die allerdings durch Außenanregungen stimulierbar wären oder zu denen sich der Patient durch bloße Anwesenheit einer Be-

Das ABEDL-Modell (ABEDL = Aktivitäten, Beziehungen und existenzielle Erfahrungen des Lebens) von Monika Krohwinkel wird auf Seite 18 vorgestellt.

M *Keine Besuche oder Einkäufe machen können bedeutet weniger Kontakte, weniger Kommunikation und damit weniger Teilhabe an den Erfahrungen von Mitmenschen und am Leben. Die Lebenswelt wird kleiner; auch das Denken und Fühlen ist eingeschränkt oder nur auf sich selbst bezogen.*

D *Der* **Barthel-Index** *(BI) ist ein Verfahren zur Erfassung grundlegender Alltagsfunktionen. Primär für Patienten mit neuro-muskulären oder muskulo-skelettalen Erkrankungen gedacht, hat er sich auch für die Beurteilung motorischer Fähigkeiten von alten Patienten mit allen anderen Erkrankungen gut bewährt.*

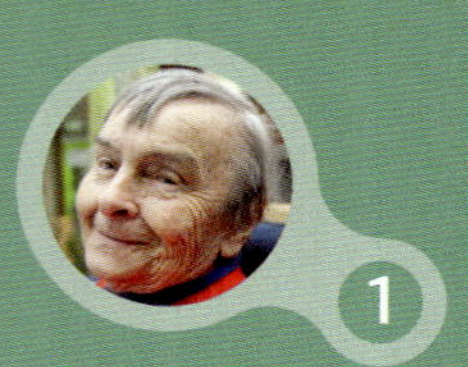

Barthel-Index

Konrad, Gertrud 12.12.1922 (Name, Vorname, Geb.-Datum)	Punkte	Datum 15.03.2004	Datum 19.04.2004
Essen			
unabhängig, isst selbstständig, benutzt Geschirr und Besteck	**10**	10	10
braucht etwas Hilfe, z. B. Fleisch und Brot schneiden	**5**		
nicht selbstständig, auch wenn o. g. Hilfe gewährt wird	**0**		
Bett/(Roll-) Stuhltransfer			
unabhängig in allen Phasen der Tätigkeit	**15**		
geringe Hilfen oder Beaufsichtigung erforderlich	**10**	10	10
erhebliche Hilfe beim Transfer, Lagewechsel, Liegen/Sitzen selbstständig	**5**		
nicht selbstständig, auch wenn o. g. Hilfe gewährt wird	**0**		
Waschen			
unabhängig beim Waschen von Gesicht, Händen Kämmen, Zähne putzen	**5**	5	5
nicht selbstständig bei o. g. Tätigkeiten	**0**		
Toilettenbenutzung			
unabhängig in allen Phasen der Tätigkeit (inkl. Reinigung)	**10**	10	
benötigt Hilfe, z. B. wegen unzureichenden Gleichgewichts oder Kleidung/Reinigung	**5**		5
nicht selbstständig, auch wenn o. g. Hilfe gewährt wird	**0**		
Baden			
unabhängig bei Voll- und Duschbad in allen Phasen der Tätigkeit	**5**		
nicht selbstständig bei o. g. Tätigkeit	**0**	0	0
Gehen bzw. Rollstuhlfahren auf der Flurebene			
unabhängig beim Gehen über 50 m, Hilfsmittel erlaubt, nicht aber Gehwagen	**15**		
geringe Hilfe oder Überwachung erforderlich, kann mit Hilfsmittel 50 m gehen	**10**		
nicht selbstständig beim Gehen, kann aber Rollstuhl selbstständig bedienen, auch um Ecken herum und an einen Tisch heranfahren, Strecke mind. 50 m	**5**	5	5
nicht selbstständig beim Gehen oder Rollstuhlfahren	**0**		
Treppen steigen			
unabhängig in der Bewältigung einer Treppe (mehrere Stufen)	**10**		
benötigt Hilfe oder Überwachung beim Treppensteigen	**5**	5	5
nicht selbstständig, kann auch mit Hilfe keine Treppen steigen	**0**		
An- und Auskleiden			
unabhängig beim An- und Auskleiden (ggf. auch Korsett oder Bruchband)	**10**		
benötigt Hilfe, kann aber 50 % der Tätigkeit selbst durchführen	**5**	5	5
nicht selbstständig, auch wenn o. g. Hilfe gewährt wird	**0**		
Stuhlkontrolle			
ständig kontinent	**10**		
gelegentlich inkontinent, max. 1-mal pro Woche,	**5**	5	5
häufiger/ständig inkontinent	**0**		
Urinkontrolle			
ständig kontinent, ggf. unabhängig bei Versorgung mit DK/Cystofix	**10**		
gelegentlich inkontinent, max. 1-mal pro Woche, Hilfe bei externer Harnableitung	**5**	5	5
häufiger/ständig inkontinent	**0**		
	Summe	60	45
der Barthel-Index wird im Team ermittelt die verantwortliche Pflegekraft zeichnet ab	**Hand-zeichen**	ES	ES

Abb. 1.92 Der Barthel-Index beinhaltet zehn Kriterien, die in 5-, 10- oder 15- Punkte-Schritten gewichtet werden. Die maximale Punktzahl liegt bei 100.

treuungsperson – aus Sicherheitsgründen – in der Lage fühlen würde, werden ebenso wie Geschwindigkeitsaspekte nicht erfasst.

Ergebnisinterpretation. Das Ergebnis wird wie folgt interpretiert (Arbeitsgruppe Geriatrisches Assessment 1997):

- **100 Punkte:** Der Proband ist in den Basisaktivitäten des täglichen Lebens weitgehend unabhängig; hauswirtschaftliche Hilfen können aber erforderlich sein.
- **weniger als 100 Punkte:** Da der Barthel-Index keine kontinuierliche Skala ist, kann er – als alleiniges Verfahren angewandt – den Grad der Hilfebedürftigkeit nicht beziffern. Bei der Beurteilung pflegebedürftiger alter Menschen können einzelne Items eine größere Bedeutung haben, als die in der Summe erreichte Punktezahl. Wertangaben im Summenscore haben sich allerdings für Verlaufsbeurteilungen und statistische Vergleiche als zweckmäßig erwiesen.

Timed-up-and-go-Test

Durchführung. Beim Timed-up-and-go-Test wird gemessen, wie lange eine Testperson benötigt, um von einem Stuhl aufzustehen, drei Meter zu gehen, sich umzudrehen, zurückzugehen und sich wieder zu setzen.

Ergebnisinterpretation. Das Ergebnis wird wie folgt interpretiert (Arbeitsgruppe Geriatrisches Assessment 1997):

- Zeitdauer **unter 10 Sekunden**: Die Probanden sind in ihrer für den Alltag erforderlichen Mobilität völlig uneingeschränkt.
- Zeitdauer **zwischen 11 und 19 Sekunden**: Die Probanden sind weniger mobil, aber in den Erfordernissen des täglichen Lebens noch nicht eingeschränkt.
- Zeitdauer **zwischen 20 und 29 Sekunden**: Die Probanden sind in ihrer Mobilität so weit eingeschränkt, dass funktionelle Auswirkungen und weitere Einschränkungen der Beweglichkeit wahrscheinlich sind. Das Testergebnis entspricht einer Gehgeschwindigkeit von 0,5 Metern pro Sek., was als Minimalerfordernis zu einem sicheren Überqueren einer Straße gilt.
- Zeitdauer **über 30 Sekunden**: Bei diesen Probanden liegt eine ausgeprägte Mobilitätseinschränkung vor, die i. d. R. eine intensive Betreuung und eine adäquate Hilfsmittelversorgung erforderlich macht.

Bettlägerigkeit

Auswirkungen und Risiken

Bettlägerigkeit ist mit maximaler motorisch-funktioneller Einschränkung verbunden. Besonders gefährdet durch diese Immobilisierung sind alte Menschen. Wird diesen Mobilitätseinschränkungen nicht entgegengewirkt, entsteht ein sog. Immobilitätssyndrom (**Abb. 1.93**).

Risiken. Aktuelle und potenzielle Risiken beim Immobilitätssyndrom sind (Georg u. Frohwein 1998):

- Obstipationsgefahr,
- Infektionsgefahr,
- Thrombosegefahr,
- Verletzungsgefahr,
- veränderte Atemfunktion,
- Gefahr einer beeinträchtigten körperlichen Mobilität,
- Verwirrtheit,
- Körperbildstörungen,
- Machtlosigkeit,
- Gefahr einer Hautschädigung/Dekubitusgefahr.

Aktivierende Pflege – Mobilisierung

Pflegende können bei bettlägerigen Menschen zur Aktivierung beitragen (Qualitätskriterien zur Lebensaktivität „Sich bewegen können"):

- alle prophylaktischen Maßnahmen zur Verhinderung von Zweiterkrankungen wie Pneumonie, Dekubitus, Kontrakturen, Thrombose und weiteren Folgen der Immobilität (S. 205 ff) durchführen,
- Motivation zur Mobilisierung und Mitarbeit der alten Menschen stärken (sie neigen oft dazu, sich mit ihrem Zustand abzufinden „das ist eben so"),
- tgl. mind. einmal (z. B. bei der Körperpflege oder beim Ankleiden) atemgymnastische Übungen durchführen,
- aktive, passive oder assistive Bewegungsübungen (S. 233) durchführen, die sich an den Ressourcen der Betroffenen orientieren (werden sie regelmäßig durchgeführt, können sie einem Kräfteverlust durch Bettlägerigkeit vorbeugen),
- auf die spezielle Situation abgestimmtes gezieltes funktionelles Training durch Krankengymnastik einleiten.

Besonders bettlägerige Menschen sind kontinuierlich auf Hilfe und Unterstützung durch andere angewiesen. Da professionell Pflegende wiederholt mit Menschen arbeiten, deren Lebensraum auf das Bett beschränkt ist, erscheint diese Situation gelegentlich fast „normal". Aber bereits geringe Immobilität hat physische, psychische und soziale Beeinträchtigungen zur Folge.

Menschen, die überwiegend bettlägerig sind, benötigen besondere Sorgfalt in der Betreuung und Pflege. Es ist hilfreich, hier gelegentlich die Betroffenenperspektive einzunehmen, um Einschränkungen wahrzunehmen (**Abb. 1.94**).

Gestaltung des Lebensumfeldes und der Tagesstruktur

Altenheimbewohner verbringen ca. 90 % ihrer Zeit in der Institution. Durchschnittlich verbringt der alte Mensch 75 % seines Tagesablaufes mit Wohnen. Der Tagesablauf alter Menschen sollte sich an individuellen Wünschen orientieren:

- Aufsteh- und Zubettgehzeiten,
- Mahlzeitengestaltung,
- Kontakten und Rückzug,

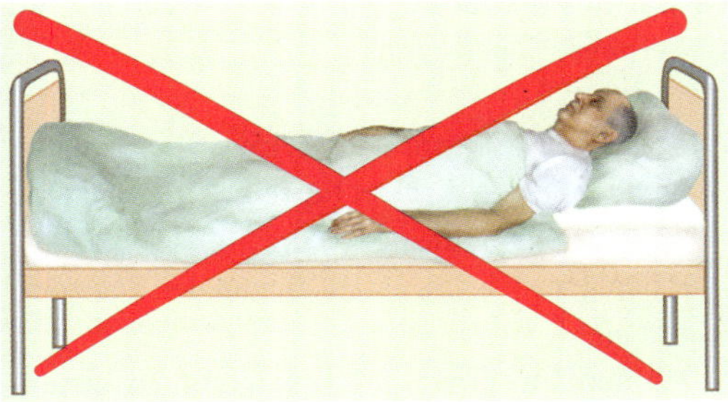

M *Es ist ein Ziel geriatrischer Pflege, dass alte Menschen den Tag so „normal" wie möglich außerhalb des Bettes und in gewohnter Kleidung verbringen. Es kann ein Anzeichen für defizitäre Pflege sein, wenn in einer stationären Einrichtung viele Menschen überwiegend im Bett liegen.*

D *„**Bettlägerigkeit** ist ein längerfristiger Daseinszustand, bei dem sich der Mensch die überwiegende Zeit des Tages und in der Nacht liegend aufhält. Es ist übrigens egal, ob man halb sitzt oder aufrecht liegt. Entscheidend ist, dass die Beine oben sind" (Abt-Zegelin 2003).*

Die Bewegungseinschränkungen bettlägeriger Menschen führen dazu, dass sich Muskeln und Sehnen verkürzen und so Kontrakturen entstehen. Durch individuell geplante und abwechslungsreich gestaltete Lagerungen und Bewegungsübungen kann eine Kontrakturenprophylaxe durchgeführt werden (S. 233).

Abb. 1.93 „Bed is bad" lautet eine Devise in der englischen Geriatrie.

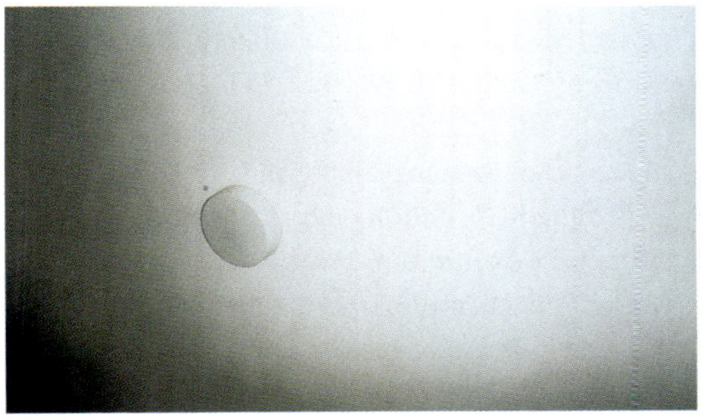

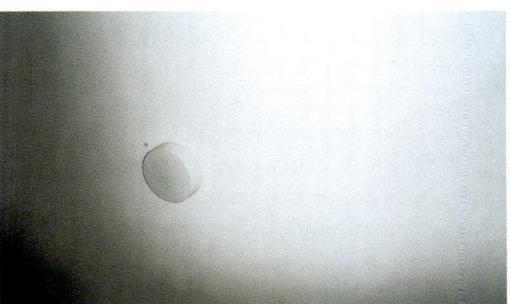

Abb. 1.94 Die Perspektive des Betroffenen: Sicht aus dem Bett heraus an die Zimmerdecke.

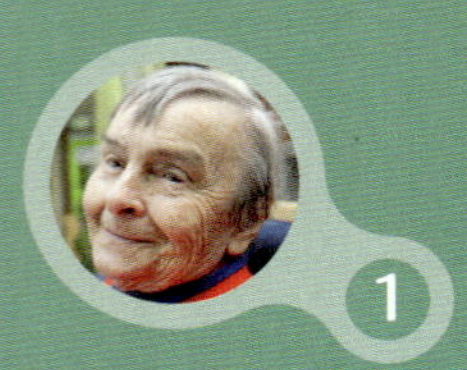

Voraussetzung für die Planung und Durchführung einer von präventiven, pflegerischen, rehabilitativen Maßnahmen im Sinne einer Bewegungsförderung ist eine umfassende Information durch Beobachtung und Befragung zur Bewegungsfähigkeit.

Damit alte Menschen möglichst lange in ihrer vertrauten Wohnumgebung verbleiben können, gibt es finanzielle Unterstützung für Wohnumfeldverbesserung oder Wohnungsanpassung über die Pflegekasse, Sozialämter, Versorgungsämter oder Krankenkasse.

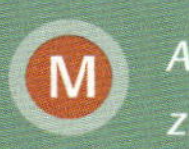

Aus Immobilität können z. B. folgende Risiken resultieren:
- *Dekubitalulzera,*
- *Kontrakturen,*
- *Sturzgefahr,*
- *Thrombosen,*
- *Pneumonie,*
- *Inkontinenz,*
- *Obstipation,*
- *sensorische Deprivation.*

Auch Informationen aus anderen Bereichen und von allen beteiligten Berufsgruppen (z. B. Ergotherapeuten, Physiotherapeuten, Personen der Hauswirtschaft) sollten in die Pflegeplanung einfließen.

Das Richtziel pflegerischer und therapeutischer Bemühungen ist es, die Selbstständigkeit alter Menschen so lange und so optimal wie möglich zu erhalten, auch wenn es nur für Teilbereiche der Mobilität oder einzelner Handlungsabläufe realisierbar ist.

- Intimität,
- Orientierung an der individuellen Biografie.

Wohnen im häuslichen Bereich

Die Wohnsituation alter Menschen beeinflusst die Fähigkeit, sich im eigenen häuslichen Bereich bewegen oder das Haus verlassen zu können, entscheidend. Einschränkende Wohnbedingungen, z. B. Kohleheizung, WC im Treppenhaus, Treppen zwischen Wohn- und Schlafbereich, können eine selbstständige Lebensführung unmöglich machen. Dazu kommen Unfallgefahren durch Schwellen, Treppen oder fehlende Haltevorrichtungen in Bädern und Toiletten.

Untersuchungen haben ergeben, dass ein großer Teil alter Menschen in Altbauten mit einer schlechten Ausstattung lebt. Auch moderne Wohnungen müssen im Bedarfsfall behindertengerecht umgebaut werden. In Zukunft sollen im Wohnungsbau mit staatlichen Mitteln mehr altengerechte, barrierefreie Wohnräume geschaffen werden (S. 717 ff).

Wohnen im Altenpflegeheim

Stationäre Altenhilfeeinrichtungen müssen den Anforderungen des Heimgesetzes entsprechen. Die Heimmindest-Bauverordnung legt fest, wie Innenräume und Außenanlagen beschaffen und ausgestattet sein müssen, um Unfälle zu vermeiden und eine größtmögliche Sicherheit für die Bewohner des Hauses zu gewährleisten (Heimgesetz, Heimmindest-BauVo).

Die bauliche Ausstattung von Altenpflegeheimen sollte den folgenden Kriterien entsprechen:
- Vermeidung von Schwellen oder Niveauunterschieden innerhalb der Wohnungen/Zimmer,
- Notrufanlagen in allen Räumen,
- ausreichende Bewegungsflächen innerhalb der Zimmer,
- unfallsichere Badezimmer, d. h. rutschsichere Böden, Haltegriffe, Notrufanlage, Hausnotruf,
- bedienungsfreundliche Aufzüge, auch für Rollstuhlfahrer,
- Treppen mit Handläufen und rutschfestem Belag,
- helle, gut ausgeleuchtete, überschaubare Flure mit Sitzmöglichkeiten/Sitzecken,
- Ausstattung der Flure mit räumlichen Orientierungshilfen,
- unterschiedliche, farbliche Gestaltung der verschiedenen Etagen des Wohnbereichs,
- Hinweisschilder zu WC, Bad, Gemeinschafts- und Diensträumen,
- Bilder, Wandbehänge, Fotos u. a.,
- individuelle Gestaltung der Gruppenräume mit Möbeln (Dekoration),
- Grünpflanzen, große Uhren, Kalender,
- barrierefreie Zugänge zum Haus,
- gepflegte Grünflächen, Gartenanlagen mit Sitzgelegenheiten zum Ausruhen,
- Gartenlauben, Sitzecken als Treffpunkt oder Erholungsbereich,
- barrierefreie, rollstuhlgeeignete Wege.
- In speziellen Bezirken des Gartens für dementiell erkrankte Personen mit starken Orientierungsproblemen:
  - leichtes Zurückfinden zum Ausgangspunkt,
  - Vermeidung des „Gefängnischarakters" (Hecken statt Zäune oder Mauern),
  - barrierefreies Gehen und Rollstuhlfahren,
  - Einblick ins Gelände und schnelle Erreichbarkeit für Mitarbeiter.

Bewegungsförderung

Beobachtungen und Informationen zur Pflegeanamnese

In der Pflegeanamnese sollten bei Aufnahme des Pflegeprozesses Ressourcen und Probleme ermittelt werden. Ergänzende Informationen werden durch Beobachtung gewonnen und durch Assessmentinstrumente ergänzt.

Dabei werden berücksichtigt:
- gesundheitliche Situation, vorliegende Erkrankungen,
- individuelle Bedürfnisse und Erfordernisse,
- biografischer Hintergrund (ist der Betroffene bewegungsaktiv oder eher passiv?),
- Fähigkeiten und Gewohnheiten des alten Menschen,
- potenzielle (mögliche) Risiken, die aus reduzierter körperlicher und geistiger Mobilität resultieren können sind z. B. Dekubitalulzera, Thrombosen usw.
- aktuell vorliegende Bewegungseinschränkungen,
- aktuell vorliegende Bewusstseinseinschränkungen,
- Schmerzen,
- reduzierte oder erhöhte Muskel- und Körperspannung,
- Körperhaltung,
- Schritt- und Gangbild,
- Umgang mit und Einsatz von Hilfsmitteln,
- Umgebungsfaktoren,
- aktuelle Veränderungen im Wohnumfeld.

Pflegeziele und pflegerische Aufgaben

Der alte Mensch erfährt Hilfestellung durch Pflegepersonen so, dass er sein lebenslang aufgebautes Verständnis von Bewegung wieder erkennen und weiterhin ausleben kann.

Pflegeziele. Dies können z. B. sein:
- der alte Mensch erreicht für seine Situation eine optimale Mobilität,
- er beteiligt sich z. B. am Ausflug in den Zoo oder ins Café,
- er nimmt an der wöchentlichen Gymnastikstunde teil,

- er akzeptiert seine Behinderung und arbeitet aktiv an der Verbesserung einzelner Fähigkeiten (Rehabilitation) mit,
- er fühlt sich in seinem individuellen Ruhe- bzw. Bewegungsbedürfnis unterstützt,
- er fühlt sich in allen Bereichen des Heimes sicher und geborgen.

Pflegerische Aufgaben. Dies sind z. B.:
- Ressourcen der Bewohner analysieren,
- Gefahren für die Bewohner frühzeitig identifizieren,
- Beratungsgespräche mit Bewohnern und Angehörigen führen,
- pflegerische Maßnahmen planen, durchführen und evaluieren.
- Betroffene und Angehörige anleiten und beraten.

Aktive, assistive und passive Maßnahmen

Die pflegerischen Maßnahmen sollten geleitet sein durch:
- Anlage eines individuellen Bewegungsförderungsplans,
- Verstärkung aller, auch kleinster Aktivitäten und Kontaktaufnahmen,
- biografiegeleitete Stärkung von Eigenverantwortung in Kleinstschritten,
- allgemeine und spezielle Milieugestaltung Kommunikation dabei über alle Sinneskanäle fördern und Funktionsbeeinträchtigung der Sinnesorgane und den Hilfsmitteleinsatz (z. B. Brille, Hörgerät) beachten,
- Bewegungsübungen (möglichst in Absprache mit dem Hausarzt/der Ärztin und den Krankengymnasten),
- evtl. Abklärung einer Schmerzmitteltherapie mit dem Hausarzt.

Tägliche Bewegungsübungen der Extremitäten

Die täglichen Bewegungsübungen können entweder aktiv (selbstständig), assistiv (mit Hilfe) oder passiv (Übernahme) sein. Sie sollten mind. 2-mal täglich z. B. bei der Morgen- und Abendtoilette durchgeführt werden. Die Bewegungen werden so ausgeführt, dass die Bewohner ein Gefühl für die Bewegungsabläufe bekommen und sie mitbestimmen können.

Kann die Bewohnerin nicht aktiv mitarbeiten, werden die Gelenke durch die Pflegekraft in alle Richtungen bewegt. Alle Bewegungsabläufe und deren Wirkung müssen deutlich und nachvollziehbar von den Ausführenden kommentiert werden.

Spitzfußprophylaxe

Aktiv. Bewohner auffordern die Füße nach außen zu drehen, die Zehen anzuziehen und wieder locker lassen. Die Füße anziehen, anspannen und wieder locker lassen.

Passiv. Bei bettlägerigen Bewohnern die Füße mit einem weichen Kissen am Fußende abstützen, ohne dabei Spannung oder Druck in der Wade auszulösen (**Abb. 1.95**).

Hohllagerung der Ferse. Ein dünnes Kissen oder ein faltenfrei zusammengelegtes Handtuch unter die Unterschenkel legen. Ein weiteres Kissen dabei als Fußstütze ans Bettende geben. Auch hierbei darauf achten, dass kein Druck ausgelöst wird, die Bettdecke darf nicht auf Fußrücken oder die Zehen drücken.

Sensorische Deprivationsprophylaxe

Reizmangelzustände (sensorische Deprivation) werden durch Immobilität begünstigt. Es gilt hier, an gewohnte Bewegungsmuster anzuknüpfen, um Reize zu setzen. Durch biografiegestützte Erlebnisse und positive soziale Erfahrungen werden Erinnerungen wachgerufen und verstärkt (Erzählen, Besuch, Fotos, 10-Minuten-Aktivierung). Siehe hierzu auch S. 48 ff u. 265..

Qualitätskriterien

Die Checkliste führt Qualitätskriterien zur Lebensaktivität „Sich bewegen können" auf, um festzustellen, ob den alten Menschen in diesem Bereich ausreichend Möglichkeiten geboten werden, und um ihre Situation zu verbessern (**Abb. 1.96**).

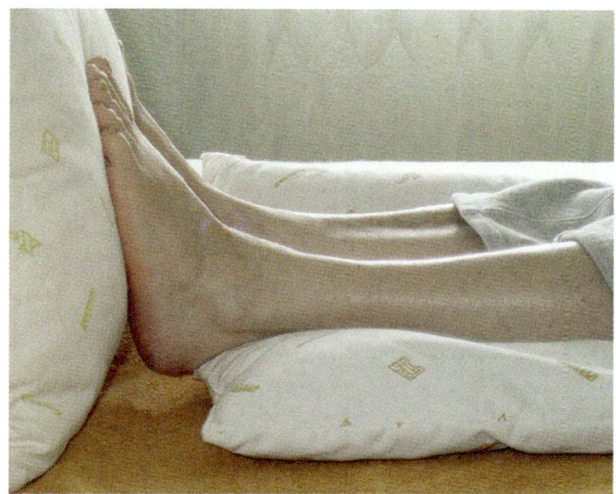

Abb. 1.95 Spitzfußprophylaxe.

P *Die Bewegungsübungen werden langsam und gleichmäßig ausgeführt. Der Widerstand in der Gelenkbeweglichkeit und das Auftreten von Schmerzen (Schmerzgrenze) werden dabei unbedingt berücksichtigt und nicht überschritten. Die Muskelaktivität wird durch Lockerung und Mobilisation der großen Gelenke gefördert.*

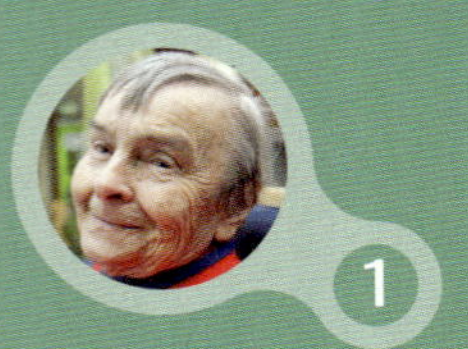

Qualitätskriterien zur Lebensaktivität „Sich bewegen können"

	ja	nein
Strukturqualität		
– Werden alte Menschen durch ambulante Pflegedienste über Möglichkeiten zur barrierefreien, behindertengerechten Gestaltung ihres Wohnraumes beraten?	○	○
– Werden die Einrichtungen regelmäßig auf Unfallsicherheit überprüft?	○	○
– Können Flure und Wohnbereiche durch verschiedenartige Gestaltung (Farben, Bilder, Blumen) deutlich voneinander unterschieden weden?	○	○
– Gibt es innerhalb des Hauses ausreichend Möglichkeiten für Gehübungen?	○	○
– Dürfen sich die Bewohner in allen Bereichen des Hauses aufhalten?	○	○
– Können die Bewohner die Einrichtung jederzeit verlassen und betreten?	○	○
– Gibt es im Garten einen Bereich, in dem orientierungsgestörte Personen ohne Begleitung regelmäßig spazieren gehen können?	○	○
– Werden regelmäßige Fahrdienste durch die Einrichtung angeboten?	○	○
Prozessqualität		
– Ist die Förderung der Mobilität alter Menschen ein primäres Pflegeziel?	○	○
– Werden alle Fähigkeiten des alten Menschen, sich fortbewegen zu können, genutzt und gefördert?	○	○
– Werden die Ursachen für aktuelle Probleme im Bereich „Sich bewegen können" zusammen mit den Hausärzten abgeklärt?	○	○
– Wird mit Krankengymnasten, Ergotherapeuten und orthopädisch geschulten Fachleuten zusammengearbeitet?	○	○
– Sind die Mitarbeiterinnen in der Anwendung von bewegungsfördernden Konzepten wie Bobath, Kinästhetik, physiotherapeutischen Übungen und ergotherapeutischen Maßnahmen geschult?	○	○
– Werden (neue) Mitarbeiterinnen in den Umgang mit Rollstühlen, Gehhilfen und anderen Hilfsmitteln zur Fortbewegung eingewiesen ?	○	○
– Wird auf die Sicherheit bei der Anwendung von Gehhilfen geachtet?	○	○
– Wird die Funktionstüchtigkeit/Sicherheit von Rollstühlen regelmäßig überprüft?	○	○
– Wird darauf geachtet, dass sturzgefährdete Personen über gutes Schuhwerk, Brille, Hörgerät und bequeme Kleidung verfügen und auch tragen?	○	○
– Wird darauf geachtet, dass auch stark bewegungseingeschränkte Personen mehrere Stunden am Tag in Tageskleidung außerhalb des Bettes verbringen?	○	○
– Ist den Mitarbeiterinnen bewusst, dass dauerhafte Bettlägerigkeit in der Regel vermieden werden kann?	○	○
– Wird darauf geachtet, dass bettlägerige Personen zum Erhalt ihrer visuellen und kognitiven Wahrnehmungsfähigkeiten anregende Maßnahmen zur Beschäftigung, zum Sehen, Hören, Tasten und Riechen angeboten werden?	○	○
– Kennen die Mitarbeiterinnen den Unterschied zwischen freiheitsentziehenden und freiheitsberaubenden Maßnahmen?	○	○
– Wird im Team über die Anwendung und Notwendigkeit von freiheitsbeschränkenden Maßnahmen gesprochen?	○	○
Ergebnisqualität		
– Fühlen sich die zu Hause lebenden immobilen alten Menschen und ihre Angehörigen durch die Pflegefachkräfte im Blick auf Mobilisations- und Fortbewegungsmöglichkeiten umfassend beraten und versorgt?	○	○
– Haben zu Hause lebende alte Menschen durch Hinweise der Mitarbeiterinnen ihre Wohnungen unfallsicher und bewegungsfreundlich umgestaltet und die finanziellen Mittel zur Wohnraumanpassung in Anspruch genommen?	○	○
– Fühlen sich Heimbewohnerinnen ihren Bewegungsfähigkeiten und -möglichkeiten entsprechend unterstützt und gefördert?	○	○
– Beschränkt sich die Anzahl der Bettlägerigen in der Einrichtung nur auf die Personen, bei denen Bettlägerigkeit nicht vermieden werden kann?	○	○

Abb. 1.96 Checkliste zur Lebensaktivität „Sich bewegen können".

Sich pflegen können

Bedeutung der Körperpflege

Bedeutung für Betroffene

Es ist ein elementares menschliches Bedürfnis, sich so lange wie möglich ohne fremde Hilfe selbst pflegen und versorgen zu können. Über die Pflege des eigenen Körpers selbst bestimmen zu können, ist eng mit dem Gefühl der Selbstbestimmung allgemein verbunden.

Ein Verlust an Selbstbestimmung wird in jeder Lebensstufe schmerzlich erlebt. Im Alter kann er bedrohliche Züge annehmen, da Ängste vor völliger Abhängigkeit und Hilflosigkeit aufkommen können. Besonders in Bezug auf Aspekte der Ausscheidungen wird pflegerische Abhängigkeit beschämend, manchmal auch demütigend erlebt. Häufig kann sie nur langsam und durch taktvolles Handeln von Pflegenden zugelassen werden.

Umfang, Art und Häufigkeit der Körperpflege werden von unterschiedlichen Faktoren beeinflusst:
- kulturellen und sozialen Bedingungen,
- ökonomischen Rahmenbedingungen,
- Bedürfnissen und Selbstpflegestrategien.

Die Bedürfnisse des alten Menschen sind gerade in diesem Bereich lebenslang geprägt: Wer sich die längste Zeit seines Lebens am Spülstein in der Küche gewaschen hat und einen sparsamen Umgang mit Wasser und Seife pflegte, wird im Alter andere Bedürfnisse an seine Körperpflege haben als derjenige, der sich früher täglich mindestens einmal geduscht hat.

Ob die Körperpflege durch Duschen, Baden oder am Waschbecken erfolgt, richtet sich nach den Gewohnheiten und Bedürfnissen der betroffenen Menschen. So ist z. B. „alten Bergleuten" das tägliche Duschen sehr vertraut. Andere hingegen würden sich gerne weiter am Spülstein waschen, lehnen Duschen ab und möchten stattdessen einmal wöchentlich baden.

B Herr Johann ist 78 Jahre alt und wohnt seit 3 Wochen in der Altenpflegeeinrichtung. Er hat fast sein ganzes Leben in sehr ländlicher Umgebung gelebt. Seine Ehefrau ist vor einigen Monaten verstorben. Auf Drängen seiner Kinder, die nicht in der Nähe wohnen, ist er jetzt in die Einrichtung umgezogen. Es ist besser so, erzählt er seinen Mitbewohnern und den Pflegenden im ortsüblichen Dialekt. Er scheint sich gut einzuleben, ist ein aufgeschlossener Mensch, der schnell Kontakt findet. Nach 14 Tagen jedoch gibt es Probleme. Er „riecht", wie seine Tischnachbarinnen befinden. Es stellt sich heraus, dass er sich bisher allein gewaschen hat und bei der Körperpflege keine Unterstützung von Pflegenden duldet: Jetzt wird die Geruchsbelästigung der Mitbewohnerinnen immer offensichtlicher. Als Pflegende versuchen, ihn zum Duschen zu bewegen, wird der sonst so lustige und fröhliche Mann sehr ärgerlich.

Bedeutung für Pflegende

Auch Pflegende unterliegen kulturellen, sozialen oder auch finanziellen Prägungen bei ihrer eigenen Körperpflege, die sich auf die professionelle Tätigkeit auswirkt. Möglicherweise werden unbewusst manche persönliche Vorlieben auf die Pflege der zu Betreuenden übertragen. Wer die eigene Körperpflege als angenehme rituelle Handlung empfindet, setzt das auch bei alten Menschen ein, um das Wohlbefinden zu steigern. Wer sich selbst mit Sorgfalt pflegt, wird auch andere mit Sorgfalt pflegen können.

Körperpflege als Beitrag zur Gesunderhaltung

Auch durch veränderte Körperpflegegewohnheiten konnten im Verlauf der Jahrhunderte gesundheitliche Probleme beeinflusst und eingedämmt werden. Durch die Verbesserung der hygienischen Verhältnisse wurden Infektionserkrankungen zurückgedrängt.

Pflegende können durch ihr professionelles Vorgehen auch weiterhin zur Gesunderhaltung beitragen, z. B. durch:
1. **Zahn- und Mundpflege:** beugt Erkrankungen des Mundes und der Zähne vor, besonders die Pflege sowie die Reinigung, Überprüfung der ordnungsgemäßen Funktionsfähigkeit und der Sitz von vorhandenen Zahnprothesen.
2. **Hygienische Händedesinfektion der Pflegenden:** reduziert die Keimübertragung. Besonders in stationären Einrichtungen der Altenpflege gilt es, regelmäßige und systematische Händedesinfektion durchzuführen.

Pflegerische Beobachtung im Rahmen der Körperpflege

Voraussetzung für eine professionelle Unterstützung bei der Körperpflege ist eine systematische Beobachtung der Betroffenen. Vor allem die Beobachtung der Haut gibt Hinweise auf den Pflegebedarf, die Auswahl der pflegerischen Maßnahmen sowie den Einsatz besonderer Pflegemittel. Bei der Ganzkörperwaschung ist eine Inspektion des gesamten Körpers möglich.

Funktionen der Haut

Die Haut hat folgende Aufgaben:
- Schutz vor chemischen und thermischen Schädigungen, Strahlenschäden und dem Eindringen von Krankheitserregern. Schutz des Körperinneren (Gewebe und Organsysteme) vor Flüssigkeits- und Wärmeverlust.
- Polsterung des Körpers gegen Stoßeinwirkungen durch das Unterhautfettgewebe (Heymann 2003).

M *Neben der Körperreinigung umfasst Körperpflege alle Maßnahmen, die das gesamte Erscheinungsbild prägen wie Haarpflege, Gesichtspflege und Auswahl der Kleidung. Sorgfältige und individuelle Körperpflege fördert Wohlbefinden und Selbstbewusstsein.*

M *Hilfestellung bei der Körperpflege erfordert Nähe und Berührung, jedoch auch Distanz und Respekt vor der Grenzziehung des anderen. Die Art der Berührung spielt eine wichtige Rolle. Berührung kann als Sprache der Hände, als nonverbale Kommunikation beschrieben werden. Sie kann beruhigend, anregend oder grob, unsensibel und verletzend sein.*

M *„Körpernahe Hilfestellungen" wie Waschungen oder Einreibungen erfordern eine kritische Selbstreflexion der Pflegenden. Ihre körperliche Nähe zum Pflegebedürftigen sollte nicht durch Schweiß- oder Nikotingeruch oder beschmutzte Kleidung belastet sein. Die mögliche Verletzungsgefahr durch Schmuck und Armbanduhren muss ebenfalls bedacht werden.*

P *Waschen kann beruhigend oder anregend durchgeführt werden. Durch bewusstes Gestalten der täglichen Körperpflege kann Waschen, Duschen oder Baden auch als sinnliches Erleben gestaltet werden, das die Wahrnehmungsfähigkeiten fördert.*

M *Pflegende müssen lebenslange Prägungen respektieren und den alten Menschen durch die Einbeziehung seiner Selbstpflegestrategien unterstützen. Die Unterstützung muss einfühlsam erfolgen, damit der alte Mensch sie auch annehmen kann, wenn mehrmals täglich eine Intimpflege bei Harn- und Stuhlinkontinenz notwendig geworden ist.*

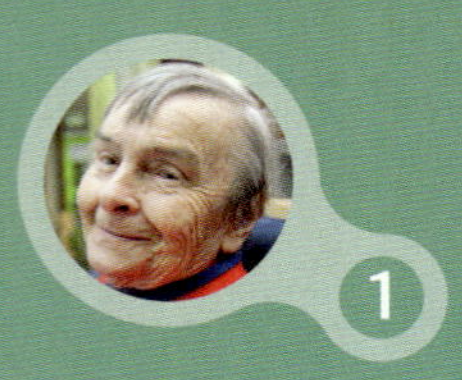

Die Haut ist das größte Sinnesorgan des Körpers. Über die verschiedenen Empfindungskörperchen (Kontaktrezeptoren) werden Berührung, Druck, Wärme, Kälte und Schmerz wahrgenommen.

Von besonderer Bedeutung für die Pflege ist der Säureschutzmantel, der auf der Hautoberfläche durch Schweiß, Talg und Kohlendioxid gebildet wird. Der pH-Wert von 4,5 bis 6,5 darf z. B. durch aggressive Seifen nicht geschädigt werden.

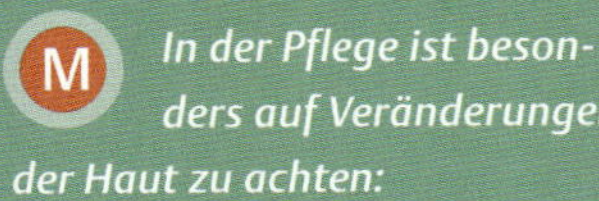

In der Pflege ist besonders auf Veränderungen der Haut zu achten:
- *Hautfarbe,*
- *Hautbeschaffenheit,*
- *Hautanhangsorgane,*
- *Hautalterung.*

Eine Zyanose ist Anzeichen einer schlechten Sauerstoffversorgung des Blutes und wird durch Herz- und Lungenerkrankungen mit Atemstörungen und Atemnot ausgelöst. Sie ist am besten an den Lippen und Fingernägeln zu erkennen.

Symptome und notfallmäßige Maßnahmen beim hypoglykämischen Schock und Kreislaufversagen werden auf den Seiten 503 bzw. 496 beschrieben.

Ödeme sind nachweisbar durch den Fingerabdruck, der als Delle über längere Zeit im Gewebe zu sehen ist. Stauungsödeme sammeln sich an den tiefsten Stellen des Körpers, am Fußrücken und an den Knöcheln, beim liegenden Menschen im Kreuzbeinbereich. Ursachen für Ödeme können Nierenerkrankungen (mit aufgedunsenem Gesicht und geschwollenen Lidern), Leberzirrhose, Allergien, Hunger (Hungerödeme bei Eiweißmangel) und auszehrende Krankheiten sein.

- Absonderung von Schweiß (zu 99% aus Wasser sowie Salzen und Abbauprodukten) und Talg (Heymann 2003).
- Speicherung von energieliefernden Nahrungsstoffen, Kohlenhydraten, Fetten und Proteinen im Unterhautfettgewebe (Heymann 2003).
- Temperaturregulation, d.h. Anpassung der Körpertemperatur an die Umgebungstemperatur durch das Blutgefäßsystem, durch Schweißabsonderung und Muskelarbeit.
- Atmung (nur geringe Bedeutung) durch Sauerstoffaufnahme und Abgabe von Kohlendioxid.

Beobachtung der Haut und Hautanhangsorgane

Pflegende haben durch die Beobachtung der Haut und der Hautanhangsorgane, wie Haare und Nägel, eine Möglichkeit auf Veränderungen zu schließen. Die Haut hat i. d. R. folgende Merkmale:
- rosige Farbe,
- voller, elastischer Turgor (Spannungszustand der Haut),
- physiologisch intakte Schweiß-, Talg- und Duftdrüsenfunktion.

Veränderungen der Hautfarbe

Durch verschiedene Ursachen können folgende Abweichungen von der rosigen Hautfarbe auftreten:
- Blässe,
- Rötung,
- Blaufärbung (Zyanose),
- Gelbfärbung (Ikterus).

Blässe. Die Blässe der Haut kann u. a. folgende Ursachen haben:
- Blasswerden des Gesichts als Folge von Angst und Erschrecken,
- Blässe von Gesicht und Körper bei Kreislaufstörungen, Kreislaufversagen, Blutverlust, Nierenerkrankungen,
- Blässe eines Körperteils z. B. Fuß oder Bein als Symptom einer arteriellen Durchblutungsstörung,
- fahlgraue Blässe bei an Krebs Erkrankten oder Sterbenden.

Rötung. Eine Rötung der Haut kann u. a. folgende Ursachen haben:
- Erregung, Freude, körperliche Anstrengung,
- Begleiterscheinung bei Fieber und Bluthochdruck (Hypertonie),
- gerötete Hautstellen durch Verbrennungen, Entzündungen,
- dauerhafte Rötung bei einem Dekubitalulkus (S. 285).

Blaufärbung (Zyanose). Eine Blaufärbung der Haut kann u. a. folgende Ursachen haben:
- Blaufärbung als Zeichen mangelnder Sauerstoffsättigung des Blutes, am besten an den Lippen und Fingernägeln zu erkennen,
- fahlblaue und marmorierte Haut sind Kennzeichen bei sterbenden Menschen,
- dunkelblaues bis schwarzes Gewebe (Nekrose) bei Dekubitalulzera oder Gangrän (Brand, fressendes Geschwür).

Gelbfärbung (Ikterus). Eine Gelbfärbung der Haut einschließlich der Skleren (weiße Lederhaut des Auges) entsteht durch gestörten Gallenabfluss und Ablagerungen des Gallenfarbstoffes (Bilirubin) in der Haut. Ursachen können Gallenwegs-, Leber- oder Bluterkrankungen sein.

Veränderungen der Hautbeschaffenheit

Trockene Haut. Sie ist Folge von Fett- und Wassermangel. Trockene, aufgerissene Lippen und trockene Mundschleimhaut beobachtet man besonders bei Fieber und beim Atmen mit offenem Mund.

Weißliche Beläge an der Mundschleimhaut. Dies sind Kennzeichen bei Pilzerkrankungen (Soor).

Gerötete Mundschleimhaut. Sie tritt bei Entzündungen im Mund oder an den Zähnen auf.

Feuchte Haut. Warmer, großperliger Schweiß entsteht bei Anstrengung, hohem Fieber oder beim hypoglykämischen Schock. Kalter, kleinperliger, klebriger Schweiß ist bei Kreislaufversagen (Alarmsignal) und bei sterbenden Menschen zu beobachten.

Schlaffe, in Falten abhebbare Haut. „Stehende Hautfalten" sind ein Zeichen des Spannungsverlustes durch mangelnde Flüssigkeit und Abbau des Unterhautfettgewebes.

Vermehrte Talgabsonderung. Ursache dafür kann eine Parkinsonerkrankung sein, die besonders zu stark fettig aussehender Gesichts- und Kopfhaut (Salbengesicht) führt. Die Haare werden dadurch ebenfalls leicht „fettig" und können ausgehen.

Schwellung der Haut. Ursachen können gutartige oder bösartige Geschwülste, Blutergüsse (Hämatome), Entzündungen oder Wasseransammlungen (Ödeme) sein.

Intertrigo. Dies sind entzündete, gerötete oftmals schmerzende Hautpartien, die in Hautfalten, besonders unter den Brüsten, in den Bauchfalten oder Leistenbeugen adipöser Menschen zu beobachten sind. Vor allem bei hohen Temperaturen durch „Haut-auf-Haut"-Kontakt kann Intertrigo entstehen.

Vaginaler Fluor. Ausfluss aus der Scheide oder höher gelegener Genitalregionen bei nicht intakter Scheidenflora. Häufig durch Infektionen verursacht. Die Farbe und die Konsistenz variieren. Bei blutigem Ausfluss kann ein Karzinom die Ursache sein.

Narben, abgeheilte Wunden. Sie weisen auf Operationen oder Traumen hin. Sie können bei alten Menschen auch Hinweise auf durchlebte Kriegsverletzungen oder Unfälle sein.

Veränderungen der Hautanhangsorgane

Folgende Veränderungen der Hautanhangsorgane können auftreten:
- **trockenes, brüchiges Haar:** durch Mangelernährung oder auch unsachgemäße Haarpflege,
- **Haarausfall:** durch Medikamentennebenwirkung (Zytostatika) oder Anstieg des Androgenspiegels,
- **brüchige Nägel:** durch Kalzium- und/oder Eisenmangel (Mangelernährung),
- **Entzündungen bei eingewachsenen Nägeln:** durch unsachgemäßes Beschneiden der Fußnägel, besonders am Großzeh,
- **Parasitenbefall:** z. B. bei den Haaren durch Kopfläuse,
- **Längs- oder Querrillen an den Nägeln:** durch Pilzbefall oder Ekzeme.

Altersabhängige Veränderungen der Haare und Nägel. Auch an den Haaren sind altersbedingte Veränderungen zu beobachten. Männer bemerken Haarausfall vorwiegend im Haarwirbelbereich (Glatze) und an den Schläfen, Frauen verstärkt an den Schläfen. Das Grau- oder Weißwerden entsteht durch Abnehmen des Farbstoffgehaltes in der Haarrinde. Bei sehr alten Menschen kann eine starke Schuppenbildung auf der Kopfhaut entstehen.

An den Fingernägeln ist eine Verdünnung und Abflachung zu sehen, dagegen kommt es an den Fußnägeln zur Verdickung und in manchen Fällen zur Verkrümmung der Nagelplatten. Bei fehlender Nagelpflege kann es besonders an der Großzehe zur Krallenbildung kommen.

Hautalterung

Der Alterungsprozess der Haut ist besonders am Gesicht und an den Händen zu sehen. Beeinflusst wird dieser Prozess durch Witterungseinflüsse und psychisches Befinden (**Abb. 1.97**).

Altersabhängige Veränderungen der Haut sind:
- Verdünnung der Haut, z. B. durchschimmernde Blutgefäße an den Schläfen und Handrücken; es kommt zu einer feinen, zigarettenpapierähnlichen Fältelung.
- Gestörte Wundheilung durch Abnahme der Teilungsaktivität von Fibroblasten (Zellen im Bindegewebe) und Epidermiszellen (Oberhaut).
- Schuppung (Xerosis) durch Rückgang der Talgsekretion. Dies kann zu Juckreiz führen, besonders im Winter und bei niedriger Luftfeuchtigkeit.
- Verringerte Thermoregulation durch Reduktion der Schweißdrüsen.
- Nachlassender Spannungszustand (Turgor) wegen verminderter Wasserbindungsfähigkeit des Gewebes.
- Einblutung infolge zunehmender Brüchigkeit der Gefäße (Purpura senilis).
- Reduktion der Immunabwehr durch Minderung der Langerhans-Zellen in der Epidermis.
- Entstehung von Altersflecken (Lentigo senilis), scharf begrenzte, dunkelbraune Leberflecken, besonders auf den Handrücken und an den Unterarmen.
- Alterswarzen (Verrucae senilis), meist gutartig, rundlich bis oval mit zerklüfteter Oberfläche. Alterswarzen können einzeln oder in Gruppen auftreten. Vorkommen häufig am seitlichen Körperstamm, an Brust und Rücken.

Planung des Pflegebedarfes

Beobachten und Einschätzen

Der Umfang der Hilfestellung und die individuellen Besonderheiten werden in der Pflegedokumentation festgelegt. Grundlage sind die gemeinsam gesammelten Beobachtungen des alten Menschen über:
- Gesundheitszustand,
- individuelle Bedürfnisse,
- Ressourcen,
- Fähigkeiten,
- Gewohnheiten.

Pflegende müssen bei der Unterstützung alter Menschen bei der Körperpflege die momentane Situation erfassen:
- Wie ist das Befinden des Betroffenen aktuell?
- Wie belastbar ist er gegenwärtig?
- Sind Veränderungen eingetreten?
- Sind nonverbale Signale (Händedruck, Stimme, oder Blick) zu beachten?
- Was soll durch die Hilfestellung erreicht werden?
- Welche Ressourcen sind vorhanden?
- Wie ist die Beschaffenheit der Haut und der Hautanhangsorgane?
- Wie kann das Schamgefühl in der aktuellen Situation angemessen respektiert werden?

Ziele definieren

Die Einschätzung der jeweilig aktuellen Situation entscheidet über das aktuelle Ausmaß an Hilfestellung und die erforderlichen Maßnahmen.

Oberste Priorität – Hilfe zur Selbsthilfe

Auch bei der Körperpflege wird Hilfe zur Selbsthilfe geleistet, d. h., der alte Mensch sollte nur dort unterstützt werden, wo Unterstützung erforderlich ist. Das Ziel ist, zumindest in Teilbereichen größtmög-

M *Haare und Nägel sind eine Sonderform der allgemeinen Hornschicht der Hautoberfläche. An ihnen sind ebenfalls altersbedingte Veränderungen zu beobachten: Die Haardichte nimmt im Alter ab, das einzelne Haar ist nicht mehr so elastisch und bricht leichter, die Nägel wachsen langsamer.*

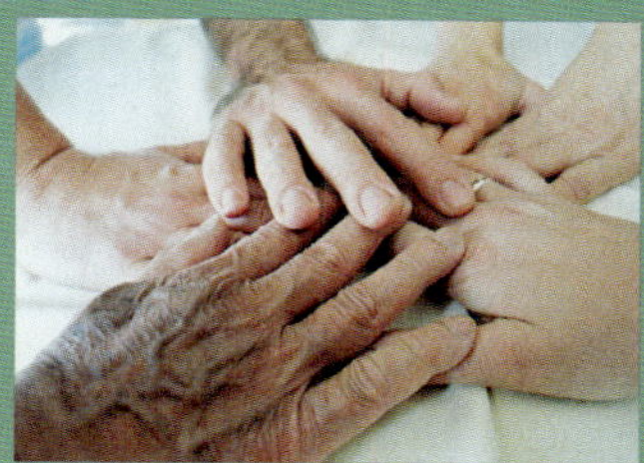

Abb. 1.97 Der Alterungsprozess der Haut ist besonders an den Händen zu erkennen.

P *Sind die Alterswarzen an ungünstigen Stellen, an denen häufig Reibungen oder Druck entstehen, z. B. am BH-Verschluss oder zwischen den Zehen, kann es zu bösartigen Entartungen kommen. Beobachtet werden müssen: Nässen, Bluten oder Wachsen der Warzen, Pigmentveränderungen, Juckreiz und randbetonte Rötungen.*

P *Bei Diabetikern z. B. kann die Insulininjektion und Nahrungsaufnahme vor der Körperpflege bedeutsam sein, während bei einem an Rheuma erkrankten die aktive Mitarbeit von der Einnahme seiner Schmerzmedikamente abhängig sein kann.*

P *Um eine Unabhängigkeit in Teilbereichen zu erreichen, können auch Hilfsmittel eingesetzt werden, z. B. Verschlusshilfen für Reißverschlüsse, Verschlusskappenöffner zum Öffnen der Zahnpasta oder ein dickerer Griff an der Zahnbürste für die Zahnpflege.*

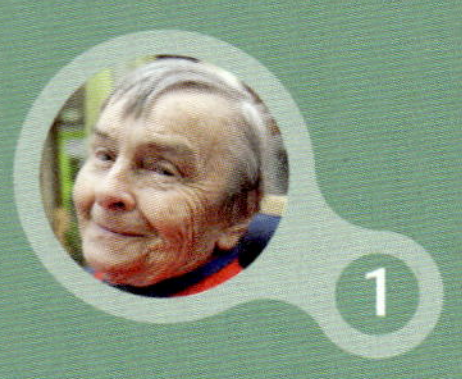

1

P **Erste Anwendung.** *Bei der ersten Anwendung gezielter Waschungen sollte auf ergänzende Zusätze verzichtet werden, um die Wirkung genau beobachten zu können. Werden gleichzeitig Wassertemperatur, Waschrichtung und verwendete Zusätze verändert, kann eine eindeutige Wirkung einzelner Faktoren nicht mehr vorgenommen werden (Bienstein 2003).*

P *Häufig genügt klares Wasser zur Reinigung und Erfrischung. Die Wassertemperatur bestimmt der Betroffene.*

M *Vor dem Einsatz von Pflegehilfsmitteln muss immer die Frage stehen, was bewirkt werden soll. Bei alten Menschen ist häufig trockene, raue oder rissige Haut anzutreffen, die besonders intensiver Pflege bedarf. Bei speziellen Hauterkrankungen ist immer eine Hautärztin hinzuzuziehen.*

M *Wegen der Gefahr einer Keimübertragung sollten für die Intimpflege nur Einmalartikel verwendet werden. Bei älteren Menschen mit verminderter Widerstandskraft und nachlassender Schließmuskelfunktion ist z. B. die Gefahr einer Harnwegsinfektion durch eine Keimübertragung besonders groß.*

M *Bei der Pflege und Begleitung von Menschen in der häuslichen Umgebung sind nicht die gleichen hygienischen Maßstäbe anzulegen wie in der stationären Versorgung. Aber auch hier sind die Regeln der Hygiene, besonders die Händehygiene einzuhalten. Hier gilt es, die häuslichen Bedingungen zu akzeptieren, es sei denn, es liegen gesundheitliche Risiken oder Infektionen vor.*

liche Unabhängigkeit zu erreichen. Hilfe zur Selbsthilfe gibt dem Betroffenen in vielen Fällen langsam wieder Kompetenzen zurück.

Zeitpunkt der Körperpflege

Körperpflege kann sowohl belebend als auch beruhigend wirken. In stationären Einrichtungen wird die Körperpflege häufig am Morgen durchgeführt. Es ist abzuklären, welches Ziel neben dem eigentlichen Reinigungseffekt erreicht werden soll:

- Welche Selbstpflegestrategien hat der betroffene Mensch Zeit seines Lebens verfolgt und kann sie weiter nutzen?
- Soll die Körperpflege am Morgen neben der Reinigung belebend wirken?
- Oder soll sie am Abend z. B. als Einschlafhilfe beruhigen?

Alte Menschen, z. B. körperlich schwer arbeitende Menschen wie Landwirte, Gärtnerinnen oder Schlosser haben zu Hause oft eine gründliche Reinigung am Abend bevorzugt. Auch gab es unterschiedliche Vorstellungen davon, was eine ausreichende Körperpflege ist. Viele werden ihre Selbstpflegestrategien beibehalten und können dadurch Kompetenzen in der Selbstpflege oft länger erhalten.

Belebende oder beruhigende Körperpflege

Belebende Waschung. Bei der Körperpflege am Morgen ist eine anregende und belebende Wirkung erwünscht. Dies kann nach Erkenntnissen der Basalen Stimulation (S. 251), durch die Art des Waschens und Massierens (z. B. gegen die Haarwuchsrichtung), durch die Wassertemperatur und durch belebende Zusätze (z. B. Zitrone) im Waschwasser erreicht werden.

Beruhigende Waschung. Eine beruhigende Wirkung (am Abend) kann durch das Waschen mit der Haarwuchsrichtung, durch die Wassertemperatur (ca. 37 °C) und durch beruhigende Zusätze im Waschwasser (z. B. Fichtennadel, Melisse) erreicht werden.

Individuelle Wünsche. Die Beobachtung der Haut gibt die entscheidenden Hinweise auf den Gebrauch von Pflegemitteln. Die meisten älteren Menschen neigen eher zu einer trockenen Haut, trotzdem sollten individuelle Wünsche bei der Wahl berücksichtigt werden. Entscheidend ist, wie und womit sich der alte Mensch seither gepflegt hat und wie er damit zurechtgekommen ist. Die Pflegeperson sollte beraten, besonders wenn Störungen auftreten, z. B. Juckreiz oder Spannungsgefühl bei allzu trockener Haut.

Einsatz von Pflegehilfsmitteln

Auf dem Markt erscheinen laufend neue Präparate zur Körperpflege. Pflegende müssen dies kritisch beobachten und den alten Menschen bei seiner individuellen Auswahl beraten, oft auch stellvertretend entscheiden.

Cremes. Cremes sind meist Öl-in-Wasser-Emulsionen. Sie enthalten Wasser als Hauptbestandteil sowie Emulgatoren und Lipide (Fette), ferner Wasser bindende Zusatzstoffe wie Glyzerin, Harnstoff oder Milchsäure. Glyzerine besitzen lipidhaltige Schutzwirkung. Durch die Bindung von Wasser „quillt" die Haut auf und erscheint glatter (Heymann 2003).

Seifen. „Kern- oder Schmierseife entfetten die Haut kaum, wenn sie sparsam genug verwendet werden, und der natürliche Säureschutz ist nach 20 bis 30 Minuten wiederhergestellt. Seifenfreie Waschsubstanzen, sog. Detergenzien, entfetten dagegen sehr stark, schonen aber eher den Säureschutz" (Sonn 1996).

Waschwasser. Ein Waschwasserwechsel ist abhängig vom Verschmutzungsgrad. Waschzusätze, die beim Waschen auf die Haut aufgebracht werden, müssen wieder abgewaschen werden. Dazu kann das Wasser gewechselt werden, ggf. ist eine zweite Waschschüssel erforderlich. Liegt eine infektiöse Erkrankung vor, müssen die Waschutensilien entsprechend der Grunderkrankung desinfiziert werden.

Handschuhe. Zur Intimwäsche und im Umgang mit Körperausscheidungen werden Schutzhandschuhe getragen. Das Tragen von Handschuhen während anderer Pflegemaßnahmen ist im Einzelfall abzuwägen, da der Hautkontakt stimulierend wirken kann (Bienstein 2003). Dies ist besonders bei bewusstseinsgestörten oder kontaktarmen Menschen und bei zunehmender Regression wichtig.

Einsatz von textilen Materialien

Über den Gebrauch von Waschlappen und Handtuch gibt es verschiedene Ansichten. Grundsätzlich ist jede Variante richtig, die den hygienischen Anforderungen entspricht. In vielen Einrichtungen werden 1 Waschlappen und 1 Handtuch (für den einmaligen Gebrauch), und zusätzlich Einmal-Waschlappen für den Genitalbereich verwendet (besonders bei Stuhlinkontinenz).

Pflege von Menschen in häuslicher Umgebung

Alte Menschen, die im Heim oder zu Hause bis zu ihrem Lebensende wohnen und gepflegt werden, haben i. d. R. keine ansteckenden Krankheiten. Hygienische Maßstäbe haben daher in Pflegeheimen oder in der ambulanten Altenpflege hinsichtlich der täglichen Körperpflege einen anderen Stellenwert als etwa im Krankenhaus.

Unterstützung beim Waschen, Duschen und Baden

Grundsätze

Bei der Unterstützung pflegebedürftiger Menschen am Waschbecken, beim Duschen, Baden oder der Körperpflege im Bett gelten stets die gleichen Grundsätze:

- Situation systematisch analysieren,
- Selbstpflegestrategien berücksichtigen,
- ressourcenorientiert vorgehen,
- Sicherheit vermitteln,
- Orientierung bieten,
- akute Veränderungen erkennen und adäquat handeln.

Situation systematisch analysieren

Zu Beginn einer Pflegesituation ist der jeweilige Pflegebedarf zu ermitteln und in der Pflegeanamnese zu dokumentieren, um eine durchgängig einheitliche Pflege und Betreuung zu ermöglichen. So muss z. B. geklärt werden, ob die Körperpflege am Waschbecken durchgeführt werden kann, oder ob es für den Betroffenen angebrachter ist den Unterkörper im Bett zu waschen und erst dann aufzustehen.

Selbstpflegestrategien berücksichtigen

Zu Beginn einer Pflegesituation sind die Selbstpflegestrategien der Betroffenen zu ermitteln. Es ist relevant ob ein Mensch täglich geduscht hat, oder nur einmal wöchentlich gebadet. Individuelle Gewohnheiten sollten wenn möglich berücksichtig werden:

- Tageszeit,
- Intervalle,
- Rituale z. B. Vollbad zur Entspannung oder bei Rückenschmerzen,
- verwendete Pflegemittel,
- Akzeptanz der Hilfestellung durch weibliche oder männliche Pflegende.

Ressourcenorientiert vorgehen

Zu Beginn einer Pflegesituation sind die Ressourcen eines Betroffenen zu ermitteln. Hierbei können auch kleine Handlungen den Betroffenen Selbstständigkeit vermitteln.

Sicherheit vermitteln

Bei der Unterstützung der Körperpflege ist häufig ein Verbleiben bei den Betroffenen erforderlich. Sicherheit kann dabei durch eine überlegte Arbeitsorganisation ermöglicht werden. Bevor eine Pflegemaßnahme begonnen wird, ist zu klären welche Gegenstände benötigt werden. Alle Dinge sollten bereitstehen, damit ein „Herauslaufen" der Pflegenden aus dem Zimmer oder dem Bad vermieden wird.

Orientierung bieten

Betroffene über pflegerische Handlungen informieren. Eindeutige Anleitung geben, z. B. die benötigten Utensilien in den Sichtbereich legen. Bei Menschen mit Demenz neben verbalen Anleitungen auch die Möglichkeit zum Nachahmen bieten.

Akute Veränderungen erkennen und adäquat handeln

Akute gesundheitliche Veränderungen erfassen, z. B.:

- Schwindel beim Aufrichten,
- Schmerzen,
- Übelkeit.

B Im Fallbeispiel von Herrn Johann (S. 149) zeigt sich eine Konfliktsituation. Durch die nicht im „üblichen Maß" erfolgte Körperpflege entstehen Reibungspunkte. Zunächst ist zu klären, in welcher Weise die Körperpflege bei Herrn Johann bisher erfolgte. Hat er sich täglich gewaschen oder geduscht? Welche Unterstützung braucht er dazu? Er hatte zunächst angegeben, dass er sich selbstständig waschen und ankleiden kann. Nach der ausführlichen Pflegeanamnese zeigt sich, dass Herr Johann einmal wöchentlich am Samstagabend badete. Die Hilfestellung durch die Bezugspflegekraft, eine junge Pflegefachkraft, lehnt er vehement ab. In der 3. Woche beginnt der Altenpflegerschüler Herr Simon seine Tätigkeit auf dem Bereich, der den Dialekt beherrscht. Es zeigt sich, dass Herr Johann die Nähe zu dem Schüler sucht. Die beiden unterhalten sich angeregt im Dialekt. In einer Fallbesprechung wird beschlossen, dass der Altenpflegeschüler Herrn Johann, der ein Vertrauensverhältnis zu ihm aufgebaut hat, erneut Unterstützung anbieten soll. Herr Johann lässt erstmalig zu, dass der Altenpflegeschüler ihn ins Bad begleitet. Dabei stellt sich heraus, dass Herr Johann den Temperaturregler der Einhandmischarmatur nicht bedienen kann, das Wasser ist entweder eiskalt oder brühheiß. Er berichtet, dass er es nicht gewohnt ist, sich am Morgen ausgiebig zu waschen und von einer Frau will er sich nicht helfen lassen. Er hat sich immer am Abend unmittelbar vor Schlafengehen gewaschen. Er hatte keine Dusche und hat auch noch nie in seinem Leben geduscht. Der Altenpflegeschüler bietet Herrn Johann jetzt am Abend ein Wannenbad an. Das kann Herr Johann akzeptieren. In einer erneuten Fallbesprechung wird jetzt festgelegt, Herrn Johann am Abend eine Waschung anzubieten. Dabei stellt sich heraus, dass der Zugang zum Waschen nicht ausschließlich über männliche Pflegende hergestellt werden kann, sondern der „Schlüssel" die Sprache, der Dialekt ist. Als dann noch im Badezimmer die Einhandmischarmatur gegen eine alte, mit 2 Wasserhähnen ausgetauscht wird, kann er sie wieder selber bedienen.

P *Benutzt der Betroffene seine eigene Waschschüssel, genügt eine Reinigung (Sanitation) mit den im Haushalt üblichen Reinigungsmitteln, sofern bei ihm keine ansteckende Erkrankung vorliegt.*

M *Durch die eindeutige und systematische Erstellung einer Pflegeanamnese ist ein einheitliches Vorgehen möglich. Dabei ist bei alten multimorbiden Menschen eine Situationseinschätzung jeweils vor aktuellen Maßnahmen vorzunehmen.*

P *Bei der Körperpflege im Bett darauf achten, dass der Oberkörper des Betroffenen so weit als möglich aufgerichtet ist* (**Abb. 1.98**)*. Wird die Körperpflege im flachen Liegen durchgeführt, können die Betroffenen unter Umständen ihre eigenen Beine über einen langen Zeitraum nicht mehr sehen.*

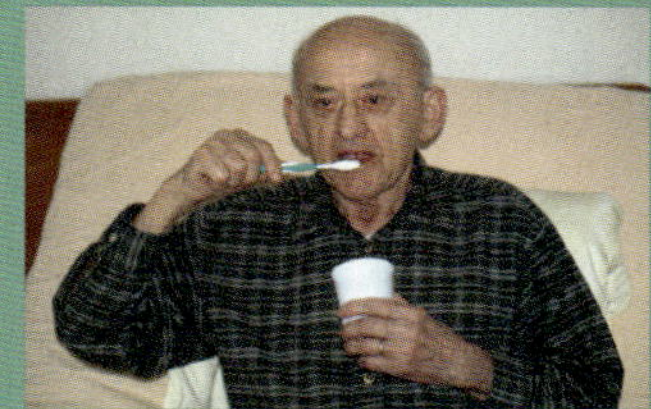

Abb. 1.98 Das Sitzen im Bett erleichtert die Körperpflege.

P *Durch das Aufstehen zur Körperpflege am Waschbecken werden Kreislauf und Atmung angeregt, die Gelenke bewegt und nicht zuletzt die Selbstständigkeit gefördert, weil am Waschbecken eher Gelegenheit besteht, möglichst vieles selbst zu tun.*

P *Bei nicht standstabilen Menschen muss die Intimtoilette und das Waschen des Unterkörpers im Bett durchgeführt werden.*

M *Vorsicht beim Fußbad! Bei Diabetikern (S.213 ff) sollte das Wasser nur mäßig warm sein, max. 37 °C. Die Füße wegen erhöhter Verletzungsgefahr nur kurze Zeit eintauchen. Bei thrombosegefährdeten Personen (z. B. mit ausgeprägten Krampfadern) soll das Fußbad ebenfalls nur mäßig warm vorgenommen werden. Warmes Wasser bereitet häufig Beschwerden und erhöht eine Emboliegefahr!*

Unterstützung beim Waschen am Waschbecken

Wenn möglich, sollte die tägliche Körperpflege ganz oder teilweise am Waschbecken erfolgen. Die damit verbundene Aktivierung ist eine gute Gelegenheit drohender Immobilität entgegenzuwirken. Kontrakturen-, Thrombose- oder auch Pneumonieprophylaxe lassen sich damit verbinden, s. S. 213 ff.

Die Reihenfolge der Waschung gibt der betroffene Mensch vor. Durch die Biografie bekannte oder bewährte Selbstpflegestrategien werden aufgegriffen und in die tägliche Pflege integriert. Die individuelle Vorgehensweise ist zu dokumentieren, um den Betroffenen durchgängig eindeutige und einheitliche Handlungen zu ermöglichen.

Es haben sich einige, nachfolgend beschriebene Ausführungen bewährt. Die individuellen Besonderheiten der Betroffenen oder spezielle räumliche Bedingungen z.B. im häuslichen Bereich erfordern gegebenenfalls eine Modifizierung.

Vorbereitung

Zu den Vorbereitungen gehören:
- momentanes Befinden prüfen, evtl. Blutdruck messen,
- Unterstützungsmaßnahmen abwägen,
- vorbeugende Thromboseprophylaxemaßnahmen im Bett durchführen,
- bequemen Stuhl (evtl. mit Unterlage) ans Waschbecken stellen,
- beim Aufrichten und Aufstehen orthostatische Probleme (Schwindel) berücksichtigen, evtl. kurze Zeit abwarten,
- rutschfeste Schuhe bereitstellen oder gleich anziehen,
- frische Wäsche, Pflegemittel und Pflegehilfsmittel in der Nähe des Waschbeckens bereitlegen,
- bei immobilen, nicht standstabilen Menschen Rollstuhl vorbereiten.

Durchführung

Gesicht und Oberkörper. Die Durchführung umfasst Folgendes:
- Hilfestellung beim Aufstehen geben (wenn nötig), ans Waschbecken begleiten oder mit dem Rollstuhl fahren,
- Mundpflege durchführen oder so viel Hilfeleistung geben, dass der Betroffene selbst seine Zähne putzen kann,
- Gesicht waschen, häufig genügt fließendes klares Wasser, abtrocknen (lassen),
- danach genügend Waschwasser einlaufen lassen, Temperatur und Pflegemittel nach Wunsch,
- Augen und Ohren waschen, trocknen (lassen),
- Nachtbekleidung ausziehen, evtl. Rücken damit abdecken,
- Hände, Arme waschen (lassen), gleichzeitig Finger im warmen Wasser bewegen lassen, zur Förderung der Beweglichkeit der Gelenke,
- Brust, Hals, Achselhöhle und Rücken waschen (lassen), trocknen,
- Oberkörper ankleiden (lassen).

Intimtoilette am Waschbecken. Zur Intimtoilette gehört Folgendes:
- frisches Wasser mit (Einweg-)material bereitstellen,
- Betroffene bitten aufzustehen, sich am Waschbecken festzuhalten und die Beine zu spreizen,
- Bauchdecke, Leisten, Oberschenkel und äußeren Intimbereich waschen (lassen), trocknen,
- Unterwäsche anziehen (lassen).

Waschen der Beine und Füße. Die Durchführung umfasst Folgendes:
- Handtuch oder Unterlage unter die Füße legen, mit dem Waschlappen kräftig herzwärts waschen (zur Verbesserung des venösen Rückflusses), Unterschenkel und Knie einbeziehen. (**Achtung!** Nicht bei Personen mit Herzinsuffizienz.)
- Zehenzwischenräume sorgfältig abtrocknen und wegen möglicher Hautirritationen oder Pilzinfektionen sorgfältig beobachten.
- Bei Pilzbefall nur Einwegmaterial benützen, Antimykotika nach Arztanordnung auftragen, Übertragungsmöglichkeiten ausschließen (z.B. durch Handtücher, Strümpfe).
- Alternative: Füße in eine Waschschüssel mit lauwarmem Wasser stellen lassen und waschen (wie oben beschrieben). Häufig wird das Fußbad auf einen späteren Zeitpunkt verlegt und mit der Fußpflege verbunden.

Ein warmes Fußbad kann als Einschlafritual vor dem Schlafengehen angeboten werden.

Unterstützung bei der Ganzwaschung im Bett

Der alte Mensch kann bei der Ganzkörperwaschung im Bett von den Pflegenden wie folgt unterstützt werden:
- alle erforderlichen Gegenstände bereitlegen,
- Betroffenen im Bett aufrichten/Kopfteil des Bettes hochstellen,
- Mundpflege durchführen (lassen), gereinigte Prothese einsetzen,
- etwas zu trinken geben (gegen die trockene Mundschleimhaut und zur Anregung der Verdauung),
- Decke etwas zurückschieben (einrollen), Nachtbekleidung ausziehen, Oberkörper damit oder mit einem Handtuch abdecken,
- Kopfkissen aus dem Bett nehmen, Nackenkissen belassen,
- Handtuch unter den Kopf legen,
- Gesicht mit klarem Wasser waschen, Augen von außen nach innen, Nasenflügel und Mundwinkel beachten,

- Augen bei starker Absonderung aussparen und zum gewünschten Zeitpunkt mit zwei Tupfern und etwas frischem warmem Wasser reinigen,
- Ohrmuscheln, Bereich hinter den Ohren waschen und abtrocknen,
- Waschzusatz nach individuellem Geschmack und entsprechend der Gebrauchsanweisung verwenden (Zusätze, die auf die Haut aufgebracht werden, müssen auch wieder abgewaschen werden),
- Arme und Hände waschen, kräftig frottieren (das Handtuch wird untergelegt), Handinnenflächen beachten, Nagelpflege bei Bedarf zu einem günstigen Zeitpunkt vornehmen,
- Hals, Brust, Achselhöhlen und Bauch (einschließlich Nabel) waschen, abtrocknen,
- zum Rückenwaschen Betroffenen aufsitzen lassen (soweit es der körperliche Zustand erlaubt), Haltegriff reichen,
- Schwerstpflegebedürftige, die nicht aufsitzen können, achtsam auf die Seite drehen, dabei immer auf die bequeme Lage des Kopfes achten,
- zum Waschen der Beine und Füße Handtuch unterlegen, Zehenzwischenräume beachten, sorgfältig abtrocknen,
- Intimpflege durchführen.

Häufig wird das kräftige Reiben (Abrubbeln) der Haut von alten Menschen als angenehm und stimulierend empfunden. Bei Menschen, die eine sehr empfindliche Haut haben, z. B. durch Kortison verursachte „Pergamenthaut", kann das kräftige Reiben der Haut jedoch schmerzhaft sein oder sogar Verletzungen verursachen.

Für das Waschen des Genital- und Analbereiches sind grundsätzlich Schutzhandschuhe erforderlich, um eine Kontamination der Hände mit Darmkeimen auszuschließen.

Werden Waschschüsseln desinfiziert, ist vor dem Einfüllen des Waschwassers unbedingt darauf zu achten, dass die Schüssel mit klarem Wasser ausgespült wird. Es besteht die Gefahr, dass Desinfektionsrückstände in den Schüsseln verbleiben und so auf die Haut der Betroffenen gelangen.

Unterstützung beim Duschen

Duschen ist eine hygienische und für Betroffene sehr erfrischende Form der Körperpflege. Das Duschen im Stehen kann durch Haltegriffe unterstützt werden. Bei nicht standstabilen Menschen kann das Duschen auch im Sitzen erfolgen. Das wird durch spezielle Duschstühle oder eine Sitzvorrichtung möglich (**Abb. 1.99**).

Vorteile. Dies sind:
- Anregung der Hautdurchblutung durch das prasselnde Wasser,
- intensive Erfrischung und Anregung aller Körperfunktionen,
- Hautschutz (die Haut wird weniger aufgeweicht, schnellere Rückfettung),
- bei Inkontinenz relativ einfache Maßnahme zur Reinigung,
- Verbindung mit einer Haarwäsche möglich,
- keine Wartezeit, z. B. bis das Badewasser eingelaufen ist,
- geringerer Wasserverbrauch als beim Baden.

Technische Voraussetzungen. Diese erleichtern das Duschen:
- ein beweglicher, also nicht fest montierter Duschkopf,
- ein funktionierender Thermostat (vor jeder Anwendung kontrollieren),
- eine rutschfeste Bodenmatte in der Duschwanne (Sitz überprüfen),
- ein Duschstuhl mit Rückenlehne und Armlehne oder eine Sitzdusche,
- Haltegriffe,
- Schutzkleidung für die Pflegeperson.

Vorbereitung

Grundsätzlich muss bei der Vorbereitung Folgendes beachtet werden:
- Raum gut vorheizen,
- körperlichen Zustand der Betroffenen prüfen,
- Gewohnheiten berücksichtigen,
- Unterstützungsmaßnahmen abwägen, Selbstständigkeit so weit als möglich fördern bzw. unterstützen,
- zuvor absprechen, ob eine Haarwäsche erforderlich ist,
- Duschstuhl und eine weitere Sitzgelegenheit (mit Handtuch bedeckt) außerhalb der Duschwanne bereitstellen,
- Bodenmatte vorbereiten,
- frische Wäsche und alle sonstigen notwendigen Gegenstände (z. B. Handtücher) bereitlegen.

Durchführung

Die Durchführung umfasst Folgendes:
- Betroffenen zur Dusche begleiten, entkleiden (lassen) und Vorhang schließen,
- Wassertemperatur prüfen und prüfen lassen (Innenseite des Unterarms),
- Gesicht mit einem Waschlappen waschen,
- danach von den Füßen langsam zum Oberkörper duschen,
- nach Wunsch Oberkörper, Beine und Füße einseifen und abduschen,
- zum Waschen des Intimbereichs Betroffenen bitten aufzustehen, sich festzuhalten und die Beine zu spreizen,
- Intimbereich waschen und nochmals abduschen,
- wenn die Haare zu waschen sind, Haarwäsche zum gewünschten Zeitpunkt durchführen, dabei die Augen mit einem gefalteten Waschlappen abdecken lassen,

M *„Der Bauchnabel wird häufig vernachlässigt. In den Falten, die i. d. R. dem Waschlappen nicht zugänglich sind, bleiben aber Schmutz-, Schweiß- und Talgreste zurück und bilden bräunliche Krusten, im Extremfall einen richtigen Nabelstein. Um diesem vorzubeugen, sollte der Bauchnabel wenigstens einmal pro Woche mit Wasser und Seife mit einem kleinen Tupfer oder einem Wattestäbchen gesäubert werden. Hartnäckige Krusten lassen sich mit Öl entfernen" (Hartwanger 1988).*

P *Das Waschen der Extremitäten kann sehr gut mit Übungen zur Mobilitätsförderung und Kontrakturenprophylaxe verbunden werden (S. 233).*

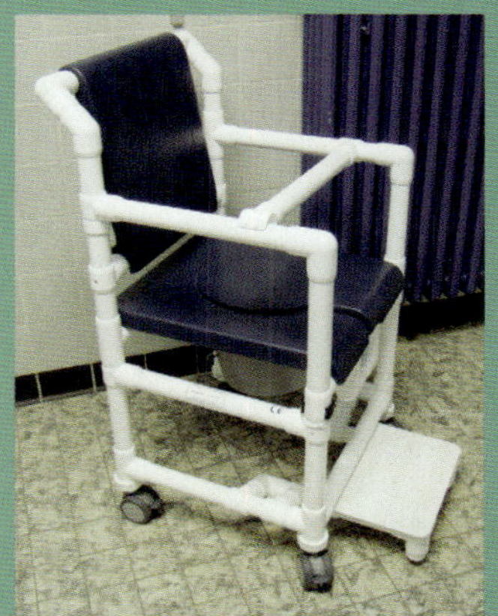

Abb. 1.99 Spezieller Duschstuhl.

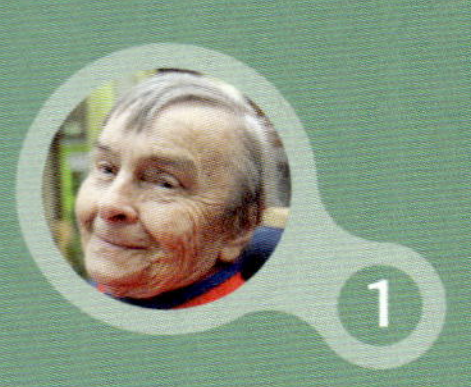

M *Warmes Wasser wirkt beruhigend und entspannend, belebt den gesamten Stoffwechsel. Ein warmes Bad lockert die Gelenke, entspannt versteifte Muskelpartien und kann das Einschlafen am Abend fördern.*

M *Es gibt verschiedene sog. Badesysteme zur Körperpflege auch bei Schwerstpflegebedürftigen. Sie haben teilweise höhenverstellbare Badewannen, dazu entweder fest montierte oder bewegliche Badelifter mit verschiedenen Sitz- oder Liegevorrichtungen* **(Abb. 1.100)**.

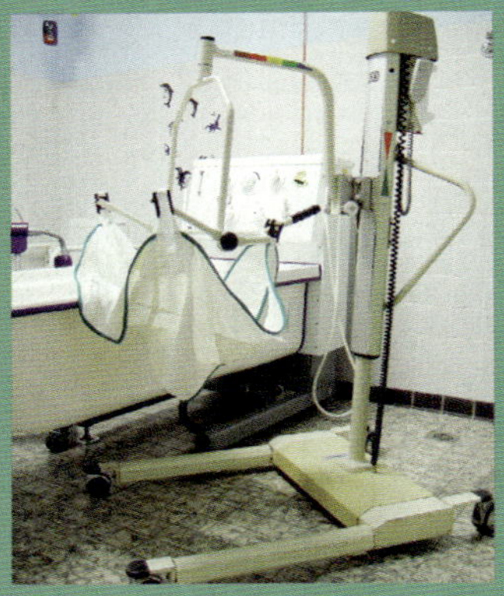

Abb. 1.100 Badesystem mit Badewannenlifter und unterfahrbarer Badewanne.

M *Bei Personen mit Herz-Kreislauf-Erkrankungen ist ein Bad gut abzuwägen, denn die Wärme des Wassers weitet die Gefäße. Dadurch kann das Blut in der Peripherie „versacken". Beim Aussteigen fällt zudem der hydrostatische Druck des Wassers weg, der der starken Gefäßerweiterung durch die Wärme entgegenwirkte. Zu rasches Aussteigen aus der Wanne kann gefährlich werden, der Badende sollte sich daher langsam aufrichten. Bei kreislauflabilen und herzkranken Menschen ist ein Halb-/Dreiviertelbad, dem Vollbad vorzuziehen.*

- nach dem Duschen ein großes, vorgewärmtes Badetuch um die Schultern des Betroffenen legen, ein kleines Handtuch um die nassen Haare,
- Hilfestellung geben beim Abtrocknen und Ankleiden.

Unterstützung beim Baden

Das Bad ist ein angenehmes Ritual, das sowohl der Sauberkeit dient als auch dem gesamten körperlichen Wohlbefinden gut tut. Für behinderte, kranke und alte Menschen kann das Baden eine wichtige pflegerische bzw. therapeutische Maßnahme sein.

Badezusätze

Damit das warme Wasser die Hautoberfläche nicht entfettet und austrocknet, werden pH-neutrale Badezusätze verwendet. Sie enthalten neben reinigenden Substanzen auch rückfettende, hautpflegende Zusätze wie Kräuterextrakte oder ätherische Öle und erhalten den Schutzfilm der Haut. Welcher Zusatz für den jeweiligen Hauttyp richtig ist, muss langfristig beobachtet werden (Vorsicht bei Allergiegefahr).

Folgende Badezusätze werden verwendet:

- **Ölbäder oder Ölcremebäder:** Sie überziehen die Haut mit einem feinen Fettfilm, der beim Abtrocknen nicht abgewischt werden sollte. Sie machen die Haut geschmeidig. Vorsicht bei ölhaltigen Bädern, es besteht erhöhte Rutschgefahr!
- **Badeöle:** Sie sind in den meisten Fällen ätherische Öle mit wasserlöslichen Zusatzstoffen. Sie können je nach Inhaltsstoff aktivierend, entspannend oder ausgleichend wirken.
- **Bademilchen:** Dies sind Emulsionen, die das Badewasser leicht trüben und vor allem als Duftzusatz dienen.
- **Badesalze:** Als Kristallpulver oder in Tabletten gepresst enthärten und verfärben sie das Wasser. Meist enthalten sie Duftstoffe aus verschiedenen Nadelhölzern mit belebender Wirkung. Besonders als Fußbadezusatz sind sie beliebt und vielen alten Menschen vertraut.

Zweckmäßig eingerichtetes Bad/Badehilfen

Ein zweckmäßig eingerichtetes Bad für hilfebedürftige alte Menschen sollte enthalten:

- eine gut zugängliche, freistehende (unterfahrbare) Badewanne (**Abb. 1.100**),
- Halte- und Hebevorrichtungen in der Wanne,
- evtl. Badelifter,
- Sitzmöglichkeit (Stuhl oder Hocker),
- Nackenkissen und rutschfeste Wanneneinlage,
- frische Vorlage vor der Badewanne,
- bewegliche Dusche für die Haarwäsche und zum abschließenden Abduschen des Körpers,
- Ablage für alle notwendigen Utensilien, z. B. frische Wäsche, Toilettenartikel, Inkontinenzvorlagen.

Badesysteme. Der Betroffene kann mit Badesystemen ohne größere Anstrengung und Schmerzen vom Bett abgeholt und ins Bad gefahren werden. Für das Pflegepersonal bedeuten Badesysteme ebenfalls eine große Entlastung, da sie sowohl das Hinein- und Herausheben in die Badewanne als auch die Hilfestellung beim Waschen erleichtern. Auch für die Pflege zu Hause gibt es entsprechende Hilfsmittel.

Vorbereitung

Zur Vorbereitung gehört Folgendes:

- mit dem Betroffenen den Badetermin absprechen, sein Befinden prüfen, evtl. Blutdruck messen, abklären, ob eine Haarwäsche durchgeführt werden soll,
- Vorlieben berücksichtigen,
- Heizung im Badezimmer einschalten,
- Badewasser einlaufen lassen, Wassertemperatur nach Wunsch (35–38 °C),
- Badezusatz nach Wunsch der Betroffenen (evtl. medizinische Zusätze nach Absprache mit dem Arzt) zugeben,
- Badetuch, Handtücher evtl. vorwärmen,
- Toilettenartikel, Pflegemittel, Pflegehilfsmittel, Nagelpflegeset bereitlegen,
- frische Wäsche, bei Bedarf Inkontinenzeinlagen und/oder Verbandmaterial bereitlegen,
- „Besetzt"-Schild an die Badezimmertür hängen.

Durchführung

Die Durchführung umfasst Folgendes:

- Betroffenen ins Bad begleiten und bei Bedarf beim Ausziehen helfen,
- Hilfestellung geben beim Einsteigen in die Wanne oder mithilfe eines Badelifters in die Wanne heben,
- vom Gesicht an abwärts sorgfältig waschen,
- zur Haarwäsche gefalteten Waschlappen vor die Augen halten lassen, damit kein Shampoo in die Augen kommen kann, Haare abduschen,
- vor dem Aussteigen bzw. Hochheben aus der Wanne nochmals den ganzen Körper abduschen und sofort mit vorgewärmten Tüchern abdecken,
- sorgfältig abtrocknen, beim Anziehen helfen,
- nasse Haare abdecken, ins Zimmer begleiten,
- Haare kämmen, trocknen (föhnen), gewünschte Frisur legen, Haut- und Gesichtspflege durchführen lassen,
- Ruhezeit anbieten,
- Badewasser ablaufen lassen,
- Badewanne und alle Zubehörteile desinfizieren und reinigen,
- Badezimmer aufräumen, lüften, „Besetzt"-Schild entfernen.

Gefahrenquellen

Zu den Gefahrenquellen gehören:

- Kreislaufbelastung, besonders gefährlich bei sehr vollem Magen,
- Abkühlung durch zu lange Badedauer (Erkältungsgefahr),

- Ausrutschen in der Badewanne.

Besondere Vorsicht ist geboten bei:

- Gefäßerkrankungen (ausgeprägte Krampfadern),
- Hauterkrankungen,
- Krampfanfällen (betroffene Menschen nicht in der Badewanne allein lassen).
- hohem Fieber.

In diesen Fällen sind Absprachen mit dem behandelnden Arzt obligatorisch.

Unterstützung bei der Intimtoilette

Gerade in diesem Bereich müssen Pflegepersonen besonders viel Takt- und Einfühlungsvermögen aufbringen. Da es einer alten Frau meist leichter fallen wird, von einer weiblichen Pflegeperson entblößt und gewaschen zu werden, sollte dies bei der Planung der Pflegearbeit berücksichtigt werden.

Intimregion. Hierzu gehören:

- Bauch, vom Nabel abwärts,
- Leisten, oberes Drittel der Oberschenkel,
- äußeres Genitale.

Vorbereitung

Zur Vorbereitung gehört:

- für Blickschutz sorgen,
- frisches Wasser, Einweg-Pflegematerial und Handschuhe vorbereiten,
- Handtuch unter das Gesäß legen,
- Betroffenen bitten die Beine zu spreizen und aufzustellen.

Durchführung bei der Frau

Die Durchführung umfasst Folgendes:

- Bauchdecke, Leisten und Oberschenkel waschen, abtrocknen,
- äußere Schamlippen waschen, spreizen, inneren Bereich vorsichtig abtupfen und abtrocknen,
- auf die Seite drehen (lassen), zum Waschen von Gesäß- und Analregion,
- von der Symphyse zur Analregion (von vorne nach hinten) waschen und abtrocknen,
- auf Wundsein und Hämorrhoiden achten.

Durchführung beim Mann

Die Durchführung umfasst Folgendes:

- Bauchdecke, Leisten und Oberschenkel waschen, abtrocknen,
- zum Waschen des Penis Vorhaut über die Eichel zurückschieben, Belag (Smegma) vorsichtig entfernen, Vorhaut wieder nach vorn schieben (andernfalls kann eine Paraphimose [Stauungsschwellung] entstehen),
- Hoden (Skrotum) zum Waschen anheben, trocknen,
- bettlägerige Betroffene zum Waschen von Gesäß- und Analregion auf die Seite drehen (lassen), vorsichtig von vorne nach hinten waschen und trocknen,
- auf Hautveränderungen (z. B. Rötungen, weiße Flecken, Wundsein) und Hämorrhoiden achten.

Unterstützung bei der Hautpflege

Während der Körperpflege haben Pflegende Gelegenheit, den ganzen Körper des alten Menschen und vor allem seine Haut an allen Körperstellen zu beobachten und bei Bedarf entsprechende Maßnahmen zu ergreifen. Dies ist besonders bei bettlägerigen Personen an den dekubitusgefährdeten Körperstellen und bei adipösen Menschen an den durch Intertrigo gefährdeten Hautpartien (Hautfalten) wichtig. Hautpflegemaßnahmen bei veränderter Haut sind in **Tab. 1.10** aufgeführt.

Selbstpflege. Die Pflege der Gesichtshaut erfordert große Sorgfalt. Sie ist besonders empfindlich und reagiert bei Störung sofort durch unangenehme Spannungsgefühle oder Hautveränderungen. Da der alte Mensch seine Gesichtshaut selbst am besten kennt, sollte er sie auch bei (vorübergehender) Bettlägerigkeit selbst pflegen können.

Zur Pflege der Gesichtshaut werden die gewohnten Hautpflegemittel und Utensilien auf dem Nachttisch oder auf einem Stuhl am Waschbecken vorbereitet – einschließlich (Hand)Spiegel, damit der Betroffene sich in aller Ruhe pflegen und selbst begutachten kann (Klingel sollte ebenfalls bereitliegen).

Trockene Haut. Für trockene Haut ist eine Wasser-in-Öl-Emulsion (W/O) zu bevorzugen. Hier sind kleinste Wassertröpfchen mithilfe eines Emulgators in Öl gebunden. Eine W/O-Emulsion besteht zu mehr als der Hälfte aus Öl, das bevorzugt pflanzlicher Herkunft sein sollte. Sinnvoll sind auch Salben mit Feuchtigkeitsbindern wie Harnstoff.

Normale Haut. Für normale Haut eignet sich eine Öl-in-Wasser-Emulsion (O/W-Emulsion), bei der feinste Öltröpfchen mithilfe eines Emulgators in Wasser gebunden sind. Eine O/W-Emulsion besteht zu mehr als der Hälfte aus Wasser und ist leicht mit Wasser abwaschbar (Sonn 1996).

Unterstützung bei der Mundpflege

Die sorgfältige Pflege des Mundes ist besonders wichtig, da die Schleimhäute von Mund und Rachen mit dem gesamten Verdauungstrakt in Verbindung stehen. Ein gepflegter Mund mit gepflegten Zähnen kann Erkrankungen vorbeugen. Zudem erhöht eine saubere Mundhöhle mit einer intakten Mundschleimhaut das Wohlbefinden und verhindert üblen Mundgeruch, sofern die Ursachen nicht in den tieferen Abschnitten des Verdauungstraktes liegen.

Gleichzeitig wird die Durchblutung des Zahnfleisches angeregt und damit Munderkrankungen vorgebeugt. Durch kräftiges Spülen mit klarem Wasser kann der Reinigungsvorgang unterstützt und das

M *Bei Menschen mit Demenz ist mit besonderer Sorgfalt auf eine sichere Umgebung zu achten. Betroffene sollten nicht ohne Beobachtung allein in der Badewanne bleiben. Die Gefahr von Unfällen bei Benützung elektrischer Geräte, insbesondere von Haartrocknern und mobilen Heizgeräten im Badezimmer ist sehr groß. Solche Geräte sind grundsätzlich nicht im Nassbereich zu verwenden.*

P *Bei der Pflege des Intimbereichs Hilfe anzunehmen, verlangt oft große Überwindung vom alten Menschen, besonders am Anfang einer pflegerischen Beziehung. Für die Pflegesituation relevante individuelle (negative) Erfahrungen sollten allen Beteiligten bekannt sein. Strategien im Umgang damit müssen mit den Betroffenen vereinbart und verbindlich eingehalten werden.*

M *„Bei der Wahl der Pflegemittel sollten solche Substanzen bevorzugt werden, die die Haut nicht auslaugen und den natürlichen Säureschutzmantel (pH-Wert 5,5) erhalten bzw. wiederherstellen. Eine gesunde Haut regeneriert ihre Wasser-Lipid-Schicht innerhalb von 2 Stunden nach dem Waschen“ (Sonn 1996).*

M *„Schonendes Reinigen der Haut vermeidet unnötige Beeinträchtigungen. Bei fettenden Hautpflegemitteln darauf achten, nur solche organischer Herkunft zu verwenden: Pflanzliche Öle, Wachse oder tierische Fette können in die Haut einziehen, dagegen bleiben Mineralöl-Abkömmlinge wie Melkfett, Vaseline oder viele einfache Babyöle als Schicht auf der Hautoberfläche, behindern damit die Hautfunktion und können ‚feuchte Kammern‘ bilden. Körperlotion und Körpermilch bringen außer etwas Fett auch Feuchtigkeit auf die Haut“ (Sonn 1996).*

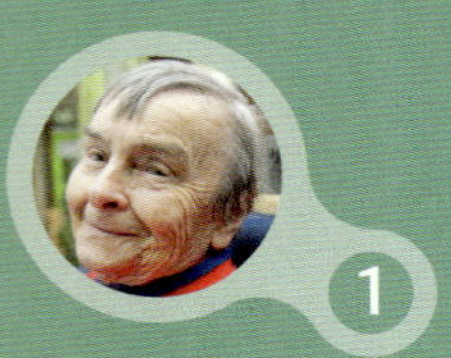

Tab. 1.10 **Hautpflege bei veränderter Haut**

Spezifische Hautsituation	*Maßnahmen*
fettige Haut	– Hautreinigung mit medizinischen Spezialseifen z. B. bei Morbus Parkinson – O/W-Emulsionen, z. B. Linola Fett Emulsion – mindestens zweimal täglich Entfernung von Schmutz, Staub und überschüssigem Talg – Hemmen der Talgproduktion durch leicht alkoholische Gesichtswasser oder Gesichtswasser mit Kamille
trockene Haut, schuppige Haut	– Duschen dem Baden vorziehen – grundsätzlich nicht zu heißes Wasser verwenden, Wassertemperatur eher kühl wählen (unter 34 °C) soweit der Betroffene dieses toleriert – falls möglich 2 – 3-mal pro Woche (Dauer nicht länger als 10 Minuten) Ölbad, z. B. Balneum Hermal F ohne zusätzliche Benutzung von Seifen oder Syndets – ansonsten Körperwäsche mit sparsamem Einsatz eines schwach sauren (pH-Wert 5,5 bis 6,0) Hautreinigungsproduktes (Syndet) mit Rückfettern, unbedingt mit klarem Wasser nachwaschen – Haut nicht trocken rubbeln oder reiben, sondern tupfen – zur Hautpflege eine W/O-Emulsion satt eincremen und gut verreiben – sehr trockene Hautstellen wie Ellenbogen, Unterarme, Knie oder Schienbein ggf. zusätzlich einreiben, z. B. mit Handcreme für trockene Haut – keine Produkte mit einwertigen Alkoholen benutzen – Hautpflege mit harnstoffhaltigen W/O-Lotionen bei zusätzlich schuppender Haut
Juckreiz (Pruritus)	– wie trockene Haut – keine zusätzlichen Körperwäschen mit klarem Wasser, das trocknet die Haut weiter aus – Hautpflege mit harnstoffhaltigen W/O-Lotionen – Kühlung wird als Linderung empfunden, z. B. durch Cool-Packs (nicht direkt auf die Haut legen, sondern z. B. mit Schutzbezug versehen) – Fingernägel kurz schneiden, Ecken und Kanten feilen – Tragen von Baumwollhandschuhen – Antipruriginosa (pharmazeutische Mittel gegen Juckreiz) nach ärztlicher Anordnung – beim Einsatz von juckreizstillendem Puder ist die austrocknende, entfettende Wirkung zu bedenken
geschädigte Haut wie Läsionen, Rötungen, Risse, Rhagaden	– wie trockene, schuppige Haut – Hautpflege mit harnstoffhaltigen W/O-Lotionen – zusätzlich die betroffenen Hautareale, ggf. nach Rücksprache mit dem behandelnden Arzt, mit Salbe eincremen, die Dexpanthenol (Panthotensäure) enthält, da dieser Wirkstoff die Epithelisierung unterstützt, z. B. Bepanthensalbe, Panthogenat Salbe
Pergament- oder Kortisonhaut	– wie trockene, schuppige Haut – zusätzlich vorhandene Hautläsionen, ggf. nach Rücksprache mit dem behandelnden Arzt, mit Salbe eincremen, die Dexpanthenol (Panthotensäure) enthält, da dieser Wirkstoff die Epithelisierung unterstützt, z. B. Bepanthensalbe, Panthogenat Salbe – bei größeren Hautdefekten spezifische Wundbehandlung – zusätzlich Schutz der Haut vor äußeren mechanischen Einflüssen, z. B. Baumwollhandschuhe, lange Ärmel oder Schlauchmullverbände wie tg Schläuche
Hautpflege bei Inkontinenz	– regelmäßige und schonende Hautreinigung nach Urin- und Stuhlausscheidung – Hautreinigung mit warmen, klaren Wasser – werden bei starker Verschmutzung Zusatzstoffe wie Seife benutzt, müssen diese mit klarem Wasser wieder abgewaschen werden – Haut gründlich trocken tupfen, rubbeln vermeiden – Hautpflegepräperate nach individueller Hautbeschaffenheit (trockene oder fettige Haut) – Waschlappen nicht mehrfach nutzen, ggf. Einmalprodukte wählen – Inkontinenzprodukte bedarfsgerecht einsetzen
Hautpflege bei Intertrigogefahr und Intertrigo	– gründliches Abtrocknen der Haut besonders in gefährdeten Hautregionen (Hautfalten im Leisten- und Bauchbereich, Zwischenräume von Fingern und Zehen, bei Frauen die Region unter den Brüsten) – durch Zwischenlegen von Kompressen wird der Haut-auf-Haut-Kontakt vermieden – Puder neigt bei Feuchtigkeit zur Krümelbildung, nicht oder nur sehr sparsam verwenden – bei Verdacht einer Sekundärinfektion durch Bakterien oder Candida: Abstrich von betroffenen Hautregionen – keine harte Zinkpaste verwenden, da die Entfernung der Paste – auch bei Verwendung von Babyöl – eine zusätzliche Belastung der extrem empfindlichen Haut bedeutet – bei vorhandener Kandidose lokales Antimykotikum nach ärztlicher Anordnung

Tab. 1.10 Fortsetzung

Spezifische Hautsituation	*Maßnahmen*
Hautpflege bestrahlter Haut	– vorsichtig mit lauwarmem Wasser oder mit pH-neutraler und parfümfreier Seife ohne Lanolin und Wasser waschen – keine mechanischen, thermischen oder chemischen Reize – bei akuten Exanthemen: W/O-Creme
Hautpflege zur Dekubitusprophylaxe	– Hautpflege mit pH-neutralen Reinigungsmitteln und W/O-Pflegepräperaten – Haut gut trocken tupfen, rubbeln/reiben vermeiden – sorgfältige Hautpflege bei Inkontinenz – sauber, faltenfreie Wäsche und saugfähige Unterlagen – Hautkontakt mit Kunststoff oder Gummi vermeiden

Frischegefühl noch gesteigert werden. Zu der Pflege des Mundes gehört auch die Pflege der Lippen, z.B. durch Eincremen mit Salbe (z.B. mit Bepanthen-Lippensalbe).

Grundsätze zur Mundpflege

Folgendes sollte bei der Mundpflege beachtet werden:

- Die tägliche Mundpflege kann ein alter Mensch relativ lange, auch bei Bettlägerigkeit, selbstständig oder mit kleineren Hilfestellungen durchführen.
- Bettlägerige Menschen sollten zur Mundpflege so weit wie möglich aufgerichtet werden, und die Gelegenheit zur Selbstpflege somit so weit als möglich erhalten bleiben.
- Die Mundpflege muss behutsam durchgeführt werden, der Mund ist einer der intimsten und empfindlichsten Stellen unseres Körpers (Brechreiz kann ausgelöst werden).
- Der Mundstatus ist zu Beginn und beim Abschluss einer Maßnahme zu prüfen.
- Die Pflege des Mundes sollte vor Beginn der Tagesaktivitäten, nach jeder Mahlzeit und vor dem Schlafengehen durchgeführt werden.
- Bei schwerpflegebedürftigen Menschen erfolgen zweistündliche Intervalle zur Mundpflege.
- Natürliche Materialien zur Mundpflege sind medikamentösen Lösungen vorzuziehen.
- Herstellerangaben berücksichtigen, kein Handeln nach der Maxime „viel hilft viel".
- Prophylaxen wie Parotitisprophylaxe integrieren (S. 161).

Mundwasser. Es sollte:

- die Mundflora im gesunden Gleichgewicht halten,
- keinen Alkohol enthalten, damit die Schleimhaut nicht austrocknet,
- nicht antibakteriell wirken, da dies zu Resistenzbildung der Keime im Mund führen würde.

Mundpflege bei Veränderungen in der Mundhöhle

Die Mundpflege bei Veränderungen in der Mundhöhle sind in **Tab. 1.11** zusammengefasst (Lauber u. Schmalstieg 2003; Medizinische Einrichtungen Bonn 2004; Saurenmann u. a. 2005).

Tab. 1.11 Pflegemaßnahmen bei Veränderungen in der Mundhöhle

Veränderungen	*Anzeichen*	*Ursachen*	*Maßnahmen*
Stomatitis	– gerötete, geschwollene Schleimhaut – schmerzhaftes Schlucken – Mundgeruch	– Entzündung der Mundschleimhaut – oft als Begleiterkrankung z.B. einer fiebrigen Erkrankung	– Spülen mit Kamille, Salbei oder Myrrhe als Aufguss oder Lösung Achtung: Arzt hinzuziehen
trockener Mund	– Zunge klebt am Gaumen – fehlender Speichelsee unter der Zunge	– Dehydratation – verstärkte Mundatmung – keine orale Ernährung (PEG) – verminderter Speichelfluss	– aufgenommene Flüssigkeitsmenge sollte > als 2 l am Tag sein – Trinkplan/Bilanzierung – stündlich (bei jedem Kontakt) Flüssigkeit anbieten – Lieblingsgetränke ermitteln und anbieten – gewohnte/geeignete Trinkgefäße verwenden – Speichelfluss anregen durch Dörrobst, Kauen auf Brotrinde, evtl. Kaugummi – intensive behutsame Mundpflege

Internet: *Strahlentherapie. Pharmazeutische Betreuung bei Hautveränderungen: http://www.pharmazeutische-zeitung.de/index.php?id=2330*

Im Regelfall wird unter **Mundpflege** *das täglich mindestens zwei- bis dreimalige Zähneputzen und Ausspülen der Mundhöhle mit oder ohne Mundwasser verstanden. Durch Bürsten und Massieren des Zahnfleisches, der Zähne und evtl. Abbürsten der Zunge* **(Abb. 1.101)** *werden Speisereste und bakterienhaltige Beläge entfernt.*

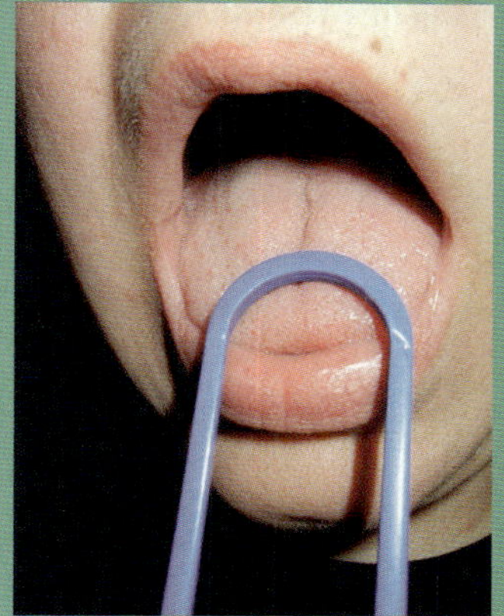

Abb. 1.101 Sanftes Abbürsten der Zunge mit einer speziellen Zungenbürste.

Antibakterielle Mundwässer (z. B. Hexoral) lediglich zur Behandlung von Mundinfektionen nach Absprache mit dem behandelnden Arzt einsetzen.

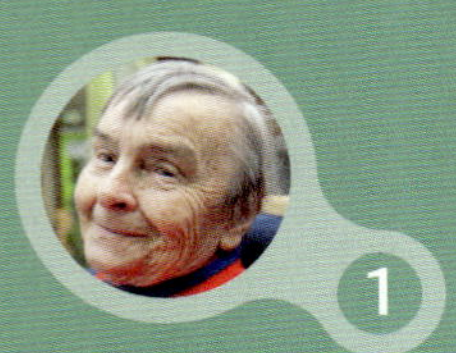

Tab. 1.11 Fortsetzung

Veränderungen	*Anzeichen*	*Ursachen*	*Maßnahmen*
Rhagaden	– spröde, aufgerissene Lippen – kleine, schmerzhafte Spalten an den Lippen oder Mundwinkeln	– Immunschwäche – Flüssigkeitsmangel – fiebrige Erkrankungen	– ausreichende Flüssigkeit – Lippenpflege mit Lippensalbe (Bepanthen, evtl. Fettstift) – intensive behutsame Mundpflege
Soor	– weiße, festsitzende Beläge in der Mundhöhle, die sich nicht wegwischen lassen	– Pilzinfektion (Candida albicans)	– Absprache mit behandelndem Arzt zur Diagnoseabklärung – Mykotikum nach Anwendungsangaben des Arztes – intensive behutsame Mundpflege Achtung: Arzt hinzuziehen
Beläge und Borken auf der Zunge	– gelbliche, braune Beläge, die in Schichten aufliegen	– mangelnde Mundpflege – schlechter Allgemeinzustand – Dehydratation – verstärkte Mundatmung	– Borken aufweichen, evtl. mit Butter, Rosenhonig (Achtung, nicht bei Schluckstörungen) – Mundpflege mit Zitronenwasser (nicht bei offenen Stellen) – nicht abreißen (Verletzungsgefahr) – intensive behutsame Mundpflege (2-stündlich)
Aphthen/Entzündungen	– von einem geröteten Rand umgeben, geschwollene, schmerzhafte Hautdefekte der Mundschleimhaut	– schlechter Allgemeinzustand – Immunschwäche – Begleiterscheinung von onkologischen Erkrankungen und Verdauungsstörungen	– nach Absprache mit dem behandelnden Arzt analgesierende Medikamente (Spray, Lösung oder Lutschtabletten) anwenden – intensive behutsame Mundpflege Achtung: Arzt hinzuziehen
Parodontitis/Parodontose	– Rötung, – Schwellung – Entzündung des Zahnfleisches – Bildung von Zahnfleischtaschen	– mangelnde Mundhygiene – Disposition/Veranlagung	– Reduktion der zuckerhaltigen Nahrungsmittel (Zucker fördert das Keimwachstum) – Absprache mit behandelndem Arzt zur Diagnoseabklärung – Medikamente nach Anwendungsangaben des Arztes – intensive behutsame Mundpflege Achtung: Zahnarzt hinzuziehen
Herpes labialis	– brennende , schmerzhafte Bläschen auf den Lippen und in den Mundwinkeln	– Virusinfektion bei Immunschwäche, Stress oder Fieber	– Behandlung der Grunderkrankung nach Absprache mit dem behandelnden Arzt – lokale Behandlung mit Virostatika (Aciclovir) nach ärztlicher Verordnung Achtung: Handschuhe tragen, Infektionsgefahr/ Arzt hinzuziehen
Parotitis	– sehr schmerzhafte Schwellung der Ohrspeicheldrüse	– behinderter Sekretabfluss	– Anregung der Kautätigkeit durch Brotrinde, Trockenobst, Kaugummi u.ä. – Parotitismassage: manuelle Stimulation der Ohrspeicheldrüse durch Massieren mit Zeige-, Mittel, und Ringfinger in kleinen Kreisen

P *Es empfiehlt sich, vorher etwas Wasser ins Waschbecken einlaufen zu lassen, damit die Prothese nicht zerbricht, falls sie aus der Hand rutscht. Eine Zahnprothese ist ein Wertgegenstand und erfordert sorgfältige Handhabung. Bei Schwerstpflegebedürftigen kann es sehr schwierig werden, bei Beschädigung Ersatz zu beschaffen.*

Zahnprothesenpflege. Viele ältere Menschen tragen eine Zahnprothese oder zumindest eine Teilprothese. Die Mundpflege wird dann meist in Verbindung mit der Prothesenpflege durchgeführt:

- Mund- und Prothesenpflege nach Möglichkeit vom Betroffenen selbst durchführen lassen (**Abb. 1.102**). Unterstützung anbieten, z. B. ans Waschbecken begleiten, Stuhl bereitstellen,
- Prothese aus dem Mund nehmen, mit Bürste und Zahnpasta unter fließendem, lauwarmem Wasser reinigen. Gut abspülen, vor dem Wiedereinsetzen Mund ausspülen lassen,
- Alternativ die Zahnprothese mit Prothesenreiniger nach Herstellerangaben reinigen.

Falls gewünscht, kann die Prothese über Nacht in einer mit Namen versehenen Prothesenschale aufbewahrt werden (je nach Wunsch und Vorliebe Prothesenreiniger dabei verwenden). Gelegentlich kann die Zahnprothese mit Essigwasser gründlich gebürstet und danach mit klarem Wasser abgespült werden. Vor Beginn der Morgentoilette wird dann die Prothese nochmals mit frischem Wasser abgespült und nach der Reinigung der Mundhöhle wieder eingesetzt.

Unterstützung bei der Augenpflege

Zumeist genügt die Pflege der Augen und Augenwinkel, wie es bei der Ganzwaschung beschrieben wurde (S. 154). Die sorgfältige Reinigung der Brille oder der Kontaktlinsen ist Bestandteil der Körperpflege. Brillen können mit speziellen Reinigungstüchern gereinigt werden oder unter fließendem Wasser und werden danach mit einem weichen, nicht fusselnden Tuch vorsichtig getrocknet. Brillen immer auf den Bügeln ablegen, damit die Gläser nicht verkratzen.

Vorbereitung

Zur Vorbereitung gehört das Bereitstellen der folgenden Materialien:
- kleines Gefäß mit lauwarmem Wasser oder physiologischer Kochsalzlösung, geeignet sind auch lauwarme Tee-Aufgüsse mit Augentrost oder Fenchel (kein Kamillenblütenaufguss, Gefahr von Kontaktallergien),
- mehrere nicht fasernde sterilisierte Tupfer (am besten Pflaumentupfer), pro Auge mindestens 2 Stück,
- Abfallbehälter oder Nierenschale,
- nach ärztlicher Verordnung desinfizierende oder antibiotische Augensalbe oder Augentropfen,
- Einmalhandschuhe (Sekret kann infektiös sein).

Durchführung

Die Durchführung umfasst Folgendes:
- Handschuhe anziehen,
- Tupfer anfeuchten,
- geschlossenes Auge vom äußeren zum inneren Augenwinkel entlang der Lidränder vorsichtig reinigen bis die Verklebungen gelöst sind. Für jedes Auge einen frischen Tupfer nehmen.
- bei der Reinigung geöffneter Augen unbedingt darauf achten, dass der Augapfel nicht berührt wird,
- mit trockenem Tupfer nachtrocknen,
- wenn erforderlich, Augensalbe oder -tropfen in das Auge geben.

Unterstützung bei der Nasenpflege

Wenn Schwerstpflegebedürftige die Reinigung der Nase nicht mehr selbst durchführen können, muss dies von Pflegenden übernommen werden. Besondere Sorgfalt ist bei liegenden Nasensonden geboten (S. 593).

Vorbereitung

Zur Vorbereitung gehört das Bereitstellen der folgenden Materialien:
- Nierenschale mit mehreren Watteträgern oder Wattestäbchen,
- kleines Gefäß mit physiologischer Kochsalzlösung oder Kamillentee,
- Glycerin oder panthenolhaltige Nasensalbe,
- Abfallbehälter.

Durchführung

Die Durchführung umfasst Folgendes:
- Watteträger befeuchten,
- Naseneingang vorsichtig reinigen, Borken evtl. aufweichen (z.B. mit Öl),
- mit trockenem Watteträger nachreinigen,
- Naseneingang eincremen.

Liegende Nasensonde. Hier wird wie folgt verfahren:
- Befestigung der Sonde an der Nase lösen,
- Sonde etwas zurückziehen, mit feuchtem Tupfer reinigen,
- Krusten an der Nase entfernen,
- Nasensalbe dünn auf Nasenschleimhaut auftragen,
- Sonde wieder zurückschieben und befestigen (S. 590).

Unterstützung bei der Ohrenpflege

Die Pflege der Ohren wird in Verbindung mit der täglichen Ganzwaschung durchgeführt. Sie beschränkt sich auf die Reinigung der Ohrmuscheln und auf den Bereich hinter den Ohren. Der innere Gehörgang soll keinesfalls vom Pflegenden gereinigt werden, auch nicht mit Wattestäbchen oder Watteträgern.

Unterstützung bei der Haarpflege

Gepflegte Haare kleiden das Gesicht eines Menschen, sie spiegeln seinen körperlichen und seelischen Zustand wider. Die gewohnte Haartracht, besonders bei langen Haaren, ist für Menschen sehr bedeutsam.

Mit zunehmender Hilfebedürftigkeit, Schmerzen in den Schultergelenken oder in den Armen kann die Haarpflege problematisch werden. Stören die langen Haare beim Waschen oder auch Liegen, erscheint das Abschneiden unter Zustimmung der Betroffenen zunächst als die einfachste Lösung. Alle Beteiligten müssen sich jedoch bewusst sein, dass sie damit auch einen Teil der Vergangenheit dieses Menschen löschen und dass es sehr schwer für ihn sein kann, ein neues Selbstbild aufzubauen.

Tägliche Haarpflege

Die tägliche Haarpflege ist i.d.R. der Abschluss der morgendlichen Körperpflege. Kämmen und Bürsten dient der Massage der Kopfhaut und fördert die

P *Falls die Augen z. B. bei einer Entzündung der Bindehaut verstärkt Sekret absondern, kann dies auch zum Verkleben der Lider führen und muss gesondert behandelt werden. Bei der Pflege von Menschen mit Entzündungen der Augen Handschuhe tragen, das Sekret kann infektiös sein.*

Auf S. 268 u. 270 finden Sie Informationen zum Umgang mit Augenprothesen und speziellen Pflegemaßnahmen bei Veränderungen am Auge.

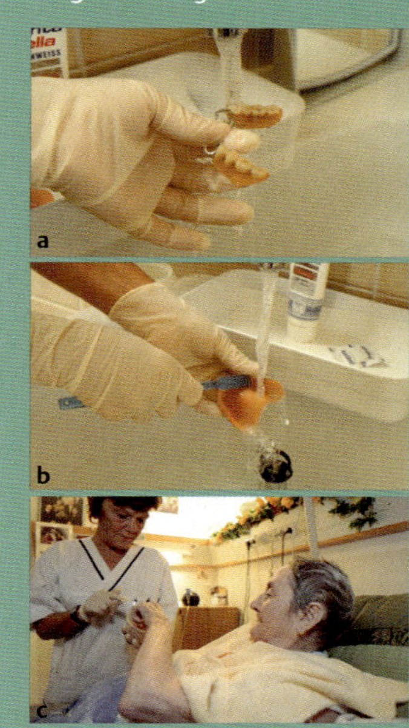

Abb. 1.102 Durchführung der Reinigung einer Zahnprothese. **a** Das Abspülen von Speiseresten unter fließendem Wasser. **b** Reinigen der Zahnprothese mit Zahnbürste und Zahnpasta. **c** Wenn möglich, setzt der Betroffene seine Prothese selbst ein.

M *Gelegentlich löst sich das Ohrschmalz nicht selbsttätig, es kommt zur Pfropfbildung, die das Hören stark beeinträchtigt. Die Reinigung des inneren Gehörgangs ist Aufgabe des Ohrenarztes (S. 274).*

M *Viele ältere Frauen möchten auch im Alter ihre Haare hochgesteckt oder zu einem Knoten gebunden tragen, weil sie es so gewohnt sind und die langen Haare schon immer zu ihnen gehörten. Die Veränderung der Frisur bedeutet auch immer eine Veränderung des Erscheinungsbildes und bedarf daher der Zustimmung der Betroffenen.*

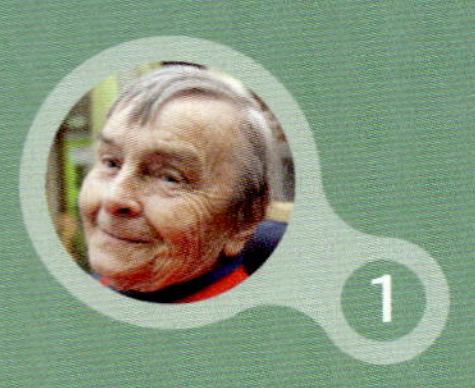

P *Haarspülung mit Obstessig: In einer Schüssel 2 Liter Wasser mit einer halben Tasse Obstessig mischen. Mit einem Becher die Spülflüssigkeit mehrmals über die Haare gießen, sodass letzte Shampoo-Reste ausgespült werden. Bei sehr hartem Wasser verhindert diese Spülung, dass das Haar spröde und matt wird. Es hilft, den Säureschutz der Kopfhaut rasch zu regenerieren und vermeidet Jucken auf der Kopfhaut (Sonn 1996).*

M *Gepflegte Fingernägel bei schwerstpflegebedürftigen Menschen, die für ihre Nagelpflege nicht mehr selber Sorge tragen können, sprechen für eine professionelle Pflege.*

P *Das Schneiden der Hand- und Fußnägel wird ebenfalls meist mit einem Hand- oder Fußbad verbunden. Die dadurch weicher gewordenen Nägel lassen sich danach wesentlich leichter schneiden.*

P *Zur Fuß- und Nagelpflege keine spitzen Instrumente verwenden, dadurch ist eine höhere Verletzungsgefahr gegeben. Besondere Vorsicht ist bei Menschen mit Diabetes geboten.*

P *„Die Haut der Fußsohlen schuppt sich nach längerer Druckentlastung, z. B. bei Bettlägerigkeit, sehr heftig ab und kann einreißen. Um dies zu vermeiden, sollten die Fußsohlen und besonders auch die Fersen täglich mit Lanolin- oder wollfetthaltiger Salbe eingecremt werden. Untersuchungen wiesen nach, dass Hautstellen, die durch Risse verletzt wurden, wesentlich stärker dekubitusgefährdet sind“ (Bienstein 1996).*

Durchblutung. Wegen Schmerzen in den Schultern brauchen manche sonst relativ selbstständige alte Menschen hierzu Hilfestellung.

Für den alten Menschen ist es hilfreich, wenn er seine Haarpflege im (Hand)Spiegel verfolgen und seine Wünsche dabei äußern kann. Bettlägerige Betroffene so weit als möglich aufsitzen lassen, durch Lagerungshilfsmittel oder eine zweite Person dabei stützend.

Haarwäsche

Sie wird i.d.R. mit einem Reinigungsbad verbunden. Da die meisten stationären Einrichtungen Badeeinrichtungen mit angeschlossener beweglicher Dusche haben, kann die Haarwäsche in Verbindung mit dem regelmäßigen Baden oder Duschen relativ problemlos durchgeführt werden.

Bei Schwerstpflegebedürftigen im häuslichen Bereich kann eine Haarwäsche im Bett notwendig werden. Da das für die Betroffenen anstrengend sein kann, sollten die Pflegenden sich dazu Unterstützung durch eine zweite Person, evtl. durch Angehörige holen.

Vorbereitung

Zur Vorbereitung gehört:
- Befinden des Betroffenen prüfen, Vorhaben absprechen,
- Matratze abdecken (Gummi- oder Kunststofftuch),
- Haarwaschvorrichtung (Kopfwaschwanne) unter den Kopf schieben,
- Betroffenen entsprechend lagern, evtl. mit Kissen unterstützen,
- Handtuch (oder wasserundurchlässiges Tuch) um die Schultern des Betroffenen legen, evtl. mit Wäscheklammern festmachen,
- Shampoo (geeignet sind milde Babyshampoos) und Behälter mit warmem Wasser vorbereiten,
- Kamm, Föhn, Handtücher und Waschlappen bereitlegen.

Durchführung

Die Durchführung umfasst Folgendes:
- Betroffener ist gestützt (durch Lagerungshilfsmittel oder zweite Person)
- Haare zweimal waschen, Kopfhaut sorgfältig massieren,
- mit klarem Wasser nachspülen,
- Haare abdecken, Betroffenen aufsitzen lassen,
- Haare frottieren und föhnen (Vorsicht beim Föhnen wegen Überhitzung),
- Spiegel reichen, gewünschte Frisur legen,
- Bett in Ordnung bringen.

Unterstützung bei der Hand- und Fußnagel-Pflege

Gepflegte Hände und saubere Fingernägel sind Voraussetzungen für Wohlbefinden und für zwanglose Berührungskontakte mit anderen Menschen. Vor einem Händedruck versichern wir uns immer gern, dass unsere Hände auch „sauber“ sind.

Die Pflege der Hände erfolgt i.d.R. im Rahmen der täglichen Körperpflege oder in Verbindung mit einem Reinigungsbad. Bei besonderem Reinigungsbedarf (z.B. bei Kotresten unter den Fingernägeln) kann ein vorhergehendes Handbad (zum Aufweichen) erforderlich sein.

Die Hände sind Hauptüberträger von Infektionskeimen! Deshalb sollte vor jeder Mahlzeit Gelegenheit zum Händewaschen gegeben werden. Häufig ist dies auch nach dem Essen erforderlich, besonders wenn z.B. belegte Brote mit den Händen gegessen wurden.

Vorbereitung

Zur Vorbereitung gehört das Bereitstellen folgenden Materials:
- Nierenschale mit Nagelzange, Nagelschere und Nagelfeile,
- Handtuch und Zellstoff.

Jeder Bewohner sollte seine eigenen Nagelpflegegeräte benützen!

Durchführung

Die Durchführung umfasst Folgendes:
- Handtuch oder Zellstoff unter die Hand oder unter den Fuß legen,
- Hand: Nägel rund, nach Form der Fingerkuppe schneiden,
- Fuß: Nägel gerade schneiden, damit sie nicht einwachsen (**Abb. 1.103**),
- Nagelränder glatt feilen, immer in derselben Richtung,
- alle benützten Gegenstände desinfizieren.

Bei Menschen mit Diabetes muss die Fußpflege durch geschulte Personen durchgeführt werden. Hier ist besondere Sorgfalt auf die Pflege und auf das Schneiden der Nägel zu verwenden. Verletzung oder Abschürfungen sind unbedingt zu vermeiden. Bereits kleine Kratzer oder Läsionen können schwere Wundheilungsstörungen zur Folge haben.

Beobachtungen. Bei der täglichen Fußpflege sollte geachtet werden auf:
- Hautfarbe: gerötet oder blass,
- Hautbeschaffenheit: trocken oder feucht,
- Zehenzwischenräume: auf Fußpilz hin,
- Fissurenbildung,
- Verletzungen,
- Nagelbeschaffenheit,
- Verdickungen (Verhornung),
- spröde Haut,
- Entzündungen,
- eingewachsene Nägel,
- weiße oder gelbe Verfärbungen.

Bei Verdacht auf Nagelpilz- oder Fußpilzinfektionen ist ein Arzt hinzuziehen!

Unterstützung beim Rasieren

Rasur und Bartpflege bilden meist den Abschluss der morgendlichen Körperpflege bei Männern. So lange wie möglich sollten sie dies selbst vornehmen und dazu nur die notwendige Hilfestellung bekommen. Schwerstpflegebedürftige oder stark verwirrte Menschen müssen dabei häufig von Pflegenden rasiert werden.

Ob eine Nass- oder Trockenrasur bevorzugt wird, entscheidet der Betroffene nach seiner Gewohnheit. Die Nassrasur ist zwar gründlicher, erfordert jedoch mehr Aufwand an Zeit durch Vorbereitung und Aufräumarbeiten sowie Geschicklichkeit der Hände. Menschen die an starkem Tremor leiden (z.B. bei Parkinsonerkrankung), sollten sich nach Möglichkeit trocken rasieren.

Vorbereitung

Zur Vorbereitung einer Rasur (trocken oder nass) gehört Folgendes:

- günstige Sitzmöglichkeiten am Waschbecken, am Tisch oder evtl. im Bett schaffen,
- Spiegel, Rasierwasser und evtl. Hautcreme bereitstellen,
- für ausreichendes Licht sorgen,
- Trockenrasur: Rasierapparat anschließen,
- Nassrasur: Rasierpinsel, Rasierschaum und Rasierer (evtl. Einmalapparat) bereitstellen.

Durchführung

Zur Nassrasur werden die Barthaare mit Rasierschaum eingepinselt. Die Gesichtshaut wird etwas gespannt, der Rasierer in Richtung Haaransatz geführt. Zum Schluss wird der übrige Rasierschaum abgewaschen, die rasierten Hautstellen mit Rasierwasser benetzt und bei Bedarf leicht eingecremt.

Da meist elektrische Rasierapparate zur Trockenrasur verwendet werden, sind Vorbereitung und Durchführung noch einfacher. Nach der Rasur das Gerät (nach Bedienungsanleitung) reinigen.

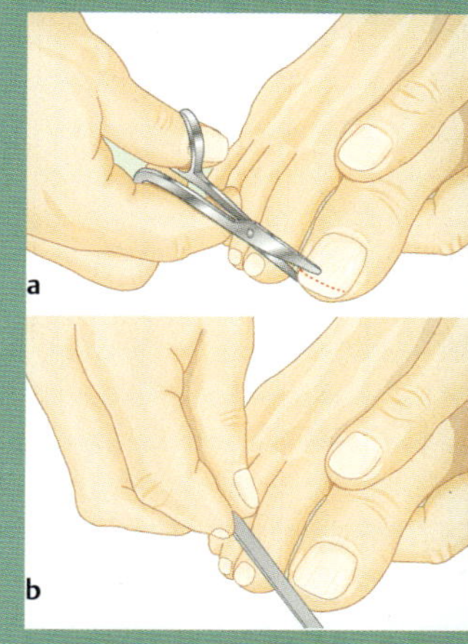

Abb. 1.103 Die Ecken der Nägel sollten nicht mit der Schere ausgeschnitten werden. Mit der Feile können sie sanft gefeilt werden. Die Verletzungsgefahr ist dabei gering.

M *Durch die hormonelle Umstellung nach den Wechseljahren kann sich auch bei älteren Frauen ein leichter Bartwuchs zeigen, daher ist auch bei ihnen ab und zu eine Rasur notwendig.*

M *Vorsicht bei Trägern von Herzschrittmachern! Von Elektrorasierern können starke Störfelder ausgehen. Es ist schwer vorauszusagen, wie sich die Störfelder auf den Schrittmacher auswirken.*

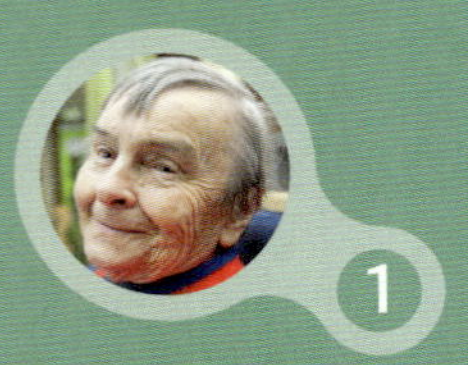

M *Die Kleidung, unter der die gestaltete äußere Erscheinung eines Menschen zu verstehen ist, hat im Wesentlichen drei Funktionen:*
- *Schützen (physiologische Funktion),*
- *Schmücken, Auszeichnen (ästhetisch-soziale Funktion),*
- *Verhüllen (sexuelle Funktion).*

Kleidung fungiert als Symbol für:
1. *Gruppenzugehörigkeit,*
2. *soziale Stellung,*
3. *Alter und Geschlecht.*

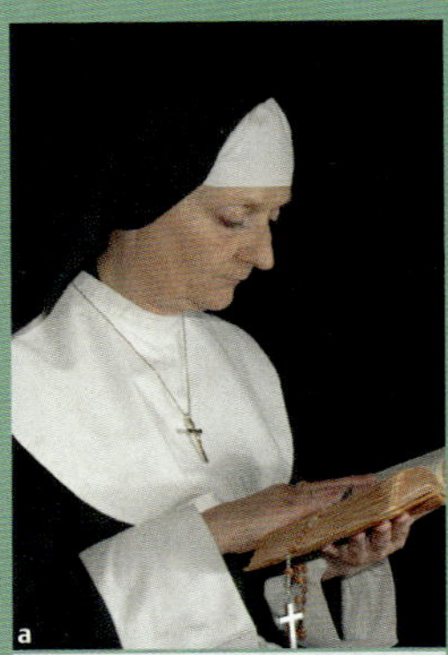
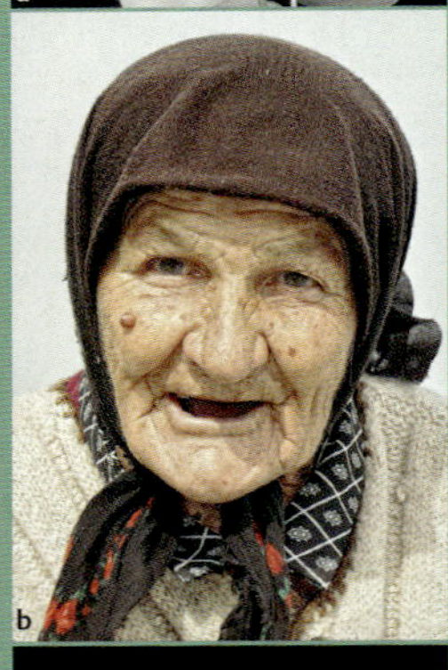
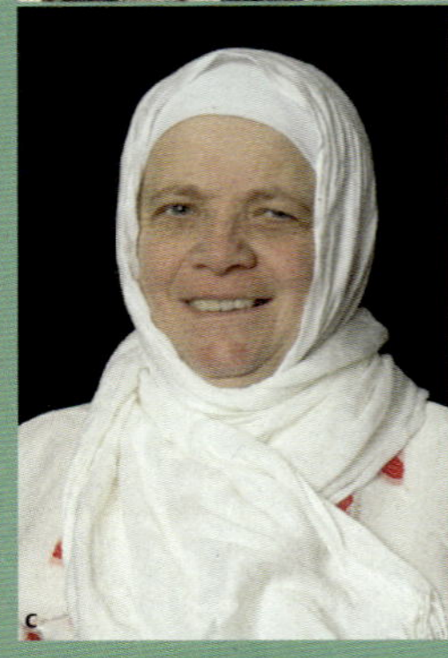

Abb. 1.104 Kopftücher und Hauben verschiedener Religionsgemeinschaften und Nationalitäten. **a** katholische Ordensschwester **b** russlanddeutsche Christin **c** Muslima.

Sich kleiden können

Bedeutung

Welche Überlegungen leiteten Sie heute Morgen im Blick auf Ihre Garderobe für diesen Tag? Vielleicht haben sie Folgendes gedacht: Wie ist das Wetter? Was habe ich heute vor? Welches Kleidungsstück trage ich am liebsten? Worin gefalle ich meinem Partner bzw. meiner Partnerin am besten? Was ist bequem, wenn ich das Fahrrad benutze?

Besonders beim Einkauf neuer Kleidungsstücke wird deutlich, wie wichtig die „zweite Haut" für uns ist, welchen Wert wir ihr beimessen. Von der Kleidung gehen Signale aus, die bewusst oder unbewusst vom anderen aufgenommen werden und die Einstellung gegenüber dieser Person erheblich beeinflussen können.

Funktionen der Kleidung

Das Kleidungsbedürfnis ist einerseits ein physiologisches Grundbedürfnis der Lebenserhaltung, das lebenslang befriedigt werden muss, und andererseits ein soziales Bedürfnis.

Schützen (physiologische Funktion). Die Entstehung der Kleidung wird aus dem Schutzbedürfnis des Menschen abgeleitet. Ohne Kleidung, die als zweite Haut des Körpers bezeichnet werden kann, ist der Mechanismus der menschlichen Thermoregulierung außerhalb der Tropen nicht funktionsfähig. Kleidung hat eine physiologische Funktion und schützt gegen:
1. klimatische Einflüsse,
2. Verletzungen,
3. Erkrankungen,
4. äußere Einwirkungen,
5. Bakterien und Strahlen.

Schmücken, Auszeichnen (ästhetisch-soziale Funktion). Kleidung dient als Mittel zur:
1. individuellen Gestaltung,
2. Betonung körperlicher Vorzüge,
3. Abschwächung körperlicher Mängel,
4. Veränderung der äußeren Erscheinung.

Verhüllen (sexuelle Funktion). Charakteristisch für die sexuelle Funktion der Kleidung ist ihre Ambivalenz:
1. Kleidung verhüllt und sichert das Schamgefühl,
2. Kleidung enthüllt und unterstreicht den sexuellen Reiz des Körpers.

Kleidung als Ausdruck der Persönlichkeit

Die Art, sich zu kleiden, ist Ausdruck des Selbstverständnisses und der Selbstverwirklichung. Im Allgemeinen wird die Kleidung getragen, die gefällt und dem Bild entspricht, das die Träger von sich selbst haben. Die gesellschaftlichen Normen, was getragen wird, verändern sich. Die ältere Generation wird modebewusster und farbenfreudiger.

Kleidung hat Rückwirkung auf die Träger, sie beeinflusst das Selbstwertgefühl positiv und negativ. Ein Festtagskleid wird die festliche Stimmung erhöhen. Bei offiziellen Veranstaltungen kann eine nicht der Situation angemessene Kleidung verunsichern. Ein sog. Flügelhemd oder Nachthemd unterstützt das Gefühl von Kranksein.

Häufig signalisieren Jugendliche ihr Streben nach Selbstständigkeit, ihre Rollenunsicherheit, Statusunsicherheit und ihren Protest durch ein aufsehenerregendes Outfit. Alte Menschen entwickeln häufig Vorurteile gegen Pflegepersonen aufgrund ihrer Bekleidungsart und Haarmode.

Kleidung als Ausdruck von Einstellung und Gruppenzugehörigkeit

Einen wesentlichen Einfluss auf das Bekleidungsverhalten haben kulturelle, meistens religiöse Vorschriften, z. B. Frauen tragen keine Hosen und Männer nehmen den Hut ab, wenn sie eine Kirche betreten. Angehörige christlicher Orden tragen eine entsprechende Tracht (besondere, einheitliche Kleidung) mit Hauben und langen Gewändern.

In einer multikulturellen Gesellschaft prägen Kopfbedeckungen unterschiedlicher Art das Straßenbild. Auch in den Einrichtungen der Altenhilfe leben und arbeiten Frauen, die aus vielfältigen Gründen Kopfbedeckungen, meistens Kopftücher oder Hauben, tragen. Gespräche über die verschiedenen Formen von Kopfbedeckungen können helfen, sich gegenseitig zu verstehen und die religiöse oder kulturelle Prägung des Gegenübers zu achten statt weiterhin an Vorurteilen festzuhalten (**Abb. 1.104**).

Hauben. In unterschiedlichen Formen und Größen werden sie z. B. von Diakonissen und Krankenschwestern evangelischer Schwesterngemeinschaften getragen. Theodor und Friederike Fliedner entwickelten in ihrer Ausbildungsstätte für evangelische Pflegerinnen eine einheitliche Kleidung entsprechend der Kleidung einer gut gestellten, verheirateten Bürgerfrau. Dadurch verbesserten sie Status und Ansehen der unverheirateten Diakonissen, die ganz für die Aufgaben ihrer Schwesternschaft zur Verfügung standen.

Schleier. Der Nonnenschleier hat die gleiche Symbolik wie der Schleier einer weltlichen Braut, er ist Zeichen der Jungfräulichkeit und der Zugehörigkeit zum Ehemann. Ordensfrauen tragen einen heiligen Schleier als Zeichen, dass sie Gott geweiht und Bräute Christi sind.

Kopfbedeckung muslimischer Frauen. Viele Frauen aus islamischen Religionen bedecken ihre Haare oder verschleiern Haare und Gesicht. Der Schleier gilt auch hier wie in der christlichen Tradition als Zeichen der Unterordnung der Frau unter den Mann. Form, Farbe, Stoffart und Muster des Schleiers können anzeigen, ob die Trägerin z. B. verheiratet oder noch ledig ist.

Kopftücher der Aussiedlerinnen. In Russland lebende gläubige deutsche Frauen tragen, wenn sie verheiratet sind, ebenso wie orthodoxe Christinnen ein Kopftuch. Diese Sitte haben viele, vor allem ältere Frauen, nach ihrer Übersiedlung beibehalten. Sie tragen es vorwiegend beim Gottesdienstbesuch.

Berufskleidung

Die Kleidung von Pflegepersonen in der stationären und ambulanten Altenpflege ist maßgeblich durch hygienische und praktische Anforderungen geprägt.

Anforderungen an berufliche Kleidung in der Altenpflege

Bei der beruflichen Kleidung wird unterschieden in:
- Schutzkleidung,
- Dienstkleidung, Berufskleidung.

Schutzkleidung

Die Schutzkleidung hat die Aufgabe zu verhindern, dass die Kleidung (auch Berufskleidung) der Beschäftigten mit Krankheitskeimen beschmutzt wird und hierdurch unkontrollierbare Gefahren entstehen. Sie ist geeignet, wenn sie:
1. die Vorderseite des Rumpfes bedeckt,
2. desinfizierbar ist,
3. in ihren Brenneigenschaften bestimmten Normen entspricht,
4. elektrostatisches Aufladen nicht begünstigt.

Im Allgemeinen ist aus Gründen der besseren Reinigung und Desinfektion der Hände und Unterarme kurzärmelige Schutzkleidung zweckmäßig.

Als Schutzkleidung kann auch eine Schürze verwendet werden, sofern die vorstehenden Eignungsvoraussetzungen erfüllt sind und die vom Beschäftigten getragene Kleidung kurzärmelig ist (aus: Unfallverhütungsvorschriften der Berufsgenossenschaft für Gesundheitsdienst und Wohlfahrtspflege [BGW], BGV C8, Durchführungsanweisung zu §7, Abs. 1).

Dienstkleidung, Berufskleidung

Die vom Arbeitgeber zur Verfügung gestellte Dienstkleidung ersetzt die private Kleidung. Sie dient dem einheitlichen Bild der Pflegenden. Welche Form von Berufskleidung getragen wird, ist eine Frage der Ideologie und des Leitbildes einer Institution. Um zu wissen, was erlaubt ist oder nicht, müssen Rahmenvorgaben von der Einrichtung gegeben werden. Pflegende sollten bei der Auswahl ihrer Berufskleidung mitwirken können. In Pflegeheimen sollte Berufskleidung so weit wie möglich einer normalen Kleidung entsprechen oder teilweise individuell gestaltet werden können.

Ästhetische Gesichtspunkte. Das Altenpflegeheim ist eine Wohnstätte für alte Menschen. Werte wie Normalität und Individualität bestimmen den Heimalltag. Deshalb sollte die Berufskleidung so gestaltet sein, dass sie diese Ziele unterstützt. Pflegepersonen sollten nach Möglichkeit keine Dienstkleidung tragen, wenn sie mit alten Menschen spazieren oder ins Café gehen.

Nicht nur Farbenfreudigkeit der Berufskleidung, sondern auch Passform und Pflegezustand müssen stimmen. Auch in Dienstkleidung kann eine Person anziehend oder abstoßend wirken. Aussehen und Ausstrahlung der Pflegepersonen haben einen großen Einfluss auf das Wohlbefinden der von ihnen zu betreuenden alten Menschen.

Kleidung hat auch eine verhüllende, sexuelle Funktion. Leider wird oft nicht beachtet, welche Herausforderung durch kurze und hautenge Kleidung des Personals im täglichen pflegerischen Kontakt für Heimbewohner entstehen kann.

Aussehen, Ausstrahlung und Auftreten in der Altenpflege

Die Art und Weise, wie Pflegende auftreten, prägt ihr Image in der Gesellschaft. Körpersprache, Höflichkeit und ein gepflegtes Erscheinungsbild sind die Grundlagen für eine positive Ausstrahlung.

Eindruck kommt von Ausdruck. Ein harmonisches Aussehen und ein freundliches Auftreten lassen Sie sympathisch wirken und öffnen Ihnen Türen. Sie selbst sind die beste Visitenkarte. „Für den ersten Eindruck gibt es keine zweite Chance". Auf die ersten sieben Sekunden kommt es bei der Begegnung mit einem uns nicht bekannten Menschen an.

Körpersprache. Eine kleine Geste sagt oft mehr als viele Worte. Ob Anspannung, Unsicherheit, Gelassenheit oder Überlegenheit, die Sprache des Körpers bringt es an den Tag. In der Körpersprache wird die Umkodierung von Gedanken, Empfindungen und Gefühlen in Materie sichtbar.

Höflichkeit als Arbeitsstil. Das Gebot der Rücksichtnahme ist Allgemeinbildung. Gute Manieren erleichtern uns den Umgang miteinander. Mangel an Manieren ist Mangel an Menschlichkeit. Höflichkeit meint immer das Wohl des anderen und wir drücken damit unsere Wertschätzung aus. Sie gibt das Gefühl, nicht übersehen zu werden und in seiner Würde respektiert zu sein.

M *Schutzkleidung, z. B. Trägerschürze und Kittel, wird zusätzlich zur Dienst- oder privaten Kleidung angezogen. Sie wird bei der direkten Pflege von Infektionskranken sowie bei Arbeiten mit Fäkalien und verschmutzter Wäsche getragen. Schutzkleidung muss vom Arbeitgeber zur Verfügung gestellt werden.*

M *An der Dienstkleidung ist zu erkennen, wer zu welchem Personalbereich gehört, z. B. Hauswirtschaft, Küche, Pflege. An der Art der Kleidung sehen Bewohner und Besucher, wen sie ansprechen können. Die Dienstkleidung (Uniform) ist auch ein Statussymbol und verleiht dem Träger Selbstsicherheit und Selbstbewusstsein, besonders wenn sie attraktiv ist und Vorteile bringt, z. B. Dienstkleidung von Stewardessen oder Polizisten.*

M *In den ersten sieben Sekunden nehmen wir den anderen über unsere Sinnesorgane wahr. Zu 56 % bestimmt das äußere Erscheinungsbild in dieser Situation den Eindruck von einem Menschen. Wer das positiv zu seinen Gunsten gestalten kann, der hat es im anschließenden Gespräch umso leichter.*

M *Keine Bewegung ist zufällig, höchstens unbewusst. Deshalb sollten Sie versuchen, aufmerksam zu werden für diese nonverbale Sprache. Die Körpersprache zu erkennen gibt uns wichtige Information und ein besseres Verstehen.*

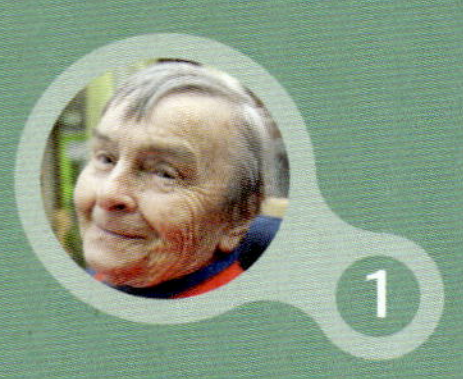

M *Die Sorge für die eigene Kleidung an andere abgeben zu müssen, macht die Unselbstständigkeit und Abhängigkeit besonders deutlich und kann sogar als Verlust der eigenen Identität erlebt werden, z. B. wenn Kleidung nicht mehr in einem Modegeschäft ausgewählt werden kann. Oder wenn Anzughosen gegen Trainingshosen ausgewechselt werden, um eine schnellere Entkleidung für den Toilettengang zu ermöglichen.*

M *Befleckte, schmutzige Oberbekleidung bei sonst gepflegtem Äußeren ist oft ein Hinweis auf Sehbehinderungen und fehlende oder falsche Brille. Schmerzen durch rheumatische Beschwerden oder Gelenkveränderungen verhindern einen normalen Wäschewechsel. Alte Menschen mit geringer Rente können sich ihre Wünsche nach hochwertiger, geschmackvoller Kleidung nicht erfüllen.*

Unterstützen von Heimbewohnerin bei der Bekleidung

Modenschau im Altenpflegeheim mit Senioren und Seniorinnen auf dem Laufsteg ist ein begrüßenswertes Ereignis im Heimalltag, an dem viele Bewohnerinnen gerne teilnehmen. Nicht nur der Wunsch nach Abwechslung ist das Motiv. Schön und gepflegt aussehen ist für die meisten Menschen ein wesentliches Bedürfnis.

Auch für pflegebedürftige alte Menschen ist die Möglichkeit, sich so zu kleiden, wie sie wollen oder wie sie es gewohnt sind, eine wichtige Voraussetzung zum Wohlbefinden. Welchen ideellen Wert ein Kleidungsstück haben kann, macht folgendes Beispiel deutlich.

B Frau Meel hatte mit Vorliebe einen abgegriffenen verschmutzten hellblauen Angora-Pullover getragen. Nach verschiedenen Gesprächen hatte sie sich entschlossen, ihn reinigen zu lassen. Aus der Reinigung kam der Pullover aber verfilzt und nicht mehr tragbar zurück. Frau Meel schimpfte, weinte und war fast nicht zu beruhigen. Sie trauerte auch nach Wochen immer noch um ihren alten Pullover, was keiner so recht verstand, weil sie doch einen schöneren neuen Pullover bekommen hatte. Erst durch den Besuch des Sohnes wurde bekannt, dass der alte Pullover ein Geburtstagsgeschenk ihres bereits verstorbenen Ehemanns war.

Rahmenbedingungen für Bekleidung von Heimbewohnern

Eine Institution sollte berücksichtigen, dass nachfolgende Rahmenbedingungen die Lebensqualität und das Wohlbefinden seiner Bewohnerinnen wesentlich beeinflussen können.

Ausstattung der Räume

Folgendes sollte bei der Ausstattung der Räume berücksichtigt werden:

- Jeder Bewohner sollte über einen eigenen genügend großen Kleiderschrank verfügen.
- Im Wohnbereich müssen große Spiegel vorhanden sein.
- Es sollten Waschmaschinen vorhanden sein, um eigene Wäsche und Kleidung selbst waschen zu können oder waschen zu lassen.
- Bei externen Wäschereien sollte auf schnelles und ordentliches Arbeiten geachtet werden.

Möglichkeiten für alte Menschen, sich individuell zu kleiden

Den alten Menschen sollte die Möglichkeit gegeben werden, sich individuell zu kleiden. Auf Folgendes ist zu achten:

- Die Bewohner können jederzeit den eigenen Kleiderschrank öffnen und Wäsche/Kleidung entnehmen.
- Auch behinderte Personen wissen, welches Kleidungsstück in welchem Schrankteil aufbewahrt ist.
- Kleidung wird nach Wunsch und Möglichkeit gemeinsam mit dem alten Menschen eingekauft.
- Die Kleidung entspricht dem Status und den Kleidungsgewohnheiten der pflegebedürftigen Person (biografieorientierte Pflege).
- Es ist selbstverständlich, dass individuelle Kleidungsstücke wie Mieder, Strumpfhalter, Nieren- und Kniewärmer, Kopftücher, Schürzen, Kittel u. a. getragen werden können.
- Der Unterschied zwischen Alltags- und Sonntagskleidung wird beachtet.
- Auch ungewöhnliche Kleidungsgewohnheiten haben ihre Berechtigung.
- Nicht der modische Geschmack der Pflegenden, sondern die individuellen Bedürfnisse und Gewohnheiten der Bewohner bestimmen die tägliche Bekleidungsentscheidung.

Hinweise zur Wäsche- und Kleiderpflege

Bei der Wäsche- und Kleiderpflege sollte auf Folgendes geachtet werden:

- Private Wäsche und Kleidung muss gekennzeichnet sein.
- Angehörige und Betreuerinnen sollten nach Möglichkeit Mitverantwortung für Einkauf, Instandhaltung und Reinigung von Bekleidung übernehmen.
- Die Kleidung wird entsprechend der jeweiligen Pflegeanleitung, die in den Textilien eingenäht ist, gereinigt.

Unterstützen und Fördern der Fähigkeit, sich kleiden zu können

Faktoren, die das Bekleidungsverhalten beeinflussen können

Die Art, sich zu kleiden oder das Äußere zu vernachlässigen, gibt Hinweise auf die psychische Befindlichkeit und auf körperliche Probleme (s. **Tab. 1.15**). Depressive Personen haben keinen Antrieb sich „schön zu machen". Vereinsamte Personen sehen keinen Sinn darin, sich zu pflegen. Demenzkranke verwechseln oder vergessen Kleidungsstücke. Parkinsonkranke leiden unter starken Schweißabsonderungen und Körpergeruch. Personen mit Nervenkrankheiten haben häufig ein gestörtes Temperaturempfinden. Alte Menschen befürchten, ihre Kleidung durch Einnässen zu beschmutzen und trinken zu wenig.

Funktionsminderungen, die das An- und Ausziehen beeinflussen

An- und Ausziehen ist eine komplexe Tätigkeit, für die motorische, sensorische und kognitive Fähigkeiten notwendig sind. Das Ankleiden erfordert mehr Kraft und Geschicklichkeit, als viele durch

Tab. 1.12 Funktionsminderungen, die das An- und Ausziehen behindern

Befund	*Beispiele*
motorische Defizite: – Paresen – Tremor – Ataxie – Rigor – Akinese	 – Apoplex, neurologische Erkrankungen – essenzieller Tremor – Kleinhirnerkrankungen – Morbus Parkinson – Morbus Parkinson
schmerzhafte Bewegungseinschränkungen	Lumbago u.a. Wirbelsäulenerkrankungen
Gelenkschäden	Arthrose, Arthritis, Kontrakturen
Verluste von Gliedmaßen, bzw. -abschnitten	Amputationen
Sehstörungen	diabetische Retinopathie, Katarakt (Grauer Star)
globale kognitive Störungen	Morbus Alzheimer, vaskuläre Demenz
neurophysiologische Störungen: – räumlich-konstruktive Störungen – ideatorische Apraxie	 – Apoplex, sonstiger lokalisierter Hirnschaden – Apoplex, sonstiger lokalisierter Hirnschaden
Neglect-Syndrom	Apoplex, sonstiger lokalisierter Hirnschaden
Sensibilitätsstörungen	Polyneuropathie

Behinderung und Krankheit eingeschränkte ältere Menschen aufbringen können (**Tab. 1.12**).

Beobachten des Bekleidungsverhaltens

Durch gezielte Bobachtung werden Probleme rechtzeitig gesehen und es kann entsprechend darauf reagiert werden. Umfassende Beobachtung bedeutet auch, Selbsthilfefähigkeiten und Ressourcen alter Menschen zu entdecken, um ihnen ein selbstständiges oder teilweise selbstständiges An- und Auskleiden zu ermöglichen (s. **Abb. 1.105**). Die Beobachtungen sind das Fundament des Pflegeplans.

Beobachtungskriterien

Auf folgende Beobachtungskriterien sollte geachtet werden:
- In welcher Kleidung fühlt sich die zu betreuende Person wohl?
- Legt sie Wert auf ein gepflegtes Äußeres?
- Entspricht die Kleidung den klimatischen Verhältnissen?
- Ist die Kleidung sauber und frei von unangenehmen Gerüchen?
- Welchen Einfluss hat eine bestimmte Kleidung auf das Verhalten und Befinden der zu pflegenden Person?
- Werden Zeichen von Vernachlässigung und Desinteresse sichtbar?
- Entspricht das Material der Kleidung einer gesunden Kleiderhygiene?
- Ist die Kleidung zweckmäßig und trotzdem der Situation angemessen?
- Behindert die Kleidung in der Selbstständigkeit?
- Welche Kleidungsstücke kann sie/er selbstständig an- und ausziehen, wobei benötigt sie/er Unterstützung?
- Welche motorisch-funktionellen Funktionen sind vorhanden, um Selbstständigkeit beim An- und Auskleiden zu erreichen?

An- und Auskleiden als rehabilitative Maßnahme

Rehabilitative Pflege ermöglicht dem Kranken, seine verbliebenen Fähigkeiten in die Pflegehandlung einzubringen, auch wenn das Ankleiden mehr Zeit in Anspruch nimmt. Seine größtmögliche Eigenbeteiligung wird unterstützt und gefördert.

Anziehhilfen

Mit dem Einsatz von Hilfsmitteln können unterschiedliche körperliche Behinderungen ausgeglichen und damit die Selbstständigkeit und Alltagskompetenz erhalten bleiben, z.B. Schuhanzieher (Schuhlöffel), Strumpfanzieher und Knöpfhilfen (**Abb. 1.106**).

Anziehtraining am Beispiel eines Kranken mit rechtsseitiger Hemiplegie (nach M. Runge und G. Rehfeld)

Das Ziel des Anziehtrainings (s. **Tab. 1.13**) ist Förderung von Selbstständigkeit und Alltagskompetenz. Darüber hinaus werden folgende Ziele angestrebt:
- Anbahnen und Wiedererlernen gewohnter Bewegungsabläufe,
- Hemmung von Spastik, assoziierten Reaktionen, Massenbewegungen,
- Förderung der Wahrnehmung der gelähmten Seite,
- Förderung von Oberflächensensibilität, Lage- und Bewegungssinn,
- Förderung von Handlungsplanung und Koordination von Handlungen,
- Schultermobilisation und Schmerzreduktion.

M *Das An- und Ausziehen von Schuhen und Strümpfen kann nicht mehr ausgeführt werden, wenn Rumpf, Hüft- und Kniegelenke nicht ausreichend beweglich sind. Um eine Hose im Stehen anziehen zu können, muss man auf einem Bein das Gleichgewicht halten können. Und auch im Sitzen muss man sich weit genug nach vorne beugen können.*

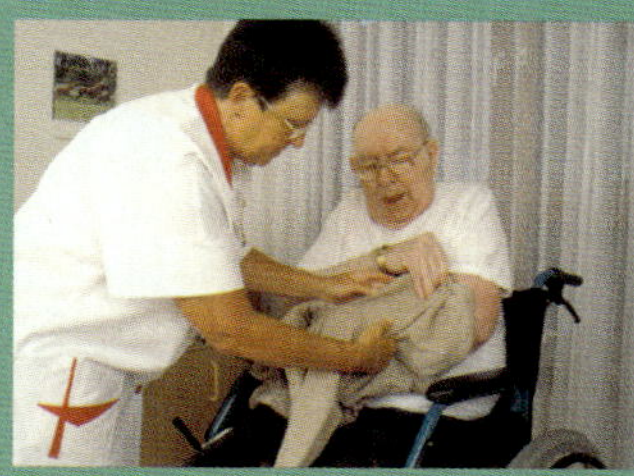

Abb. 1.105 Unterstützung der Selbsthilfefähigkeiten beim Ankleiden.

M *Rehabilitative Pflege lässt den Kranken so viel wie möglich selber mitwirken, um seine Eigenständigkeit zu fördern. Vorhandene (Rest-)Fähigkeiten werden immer in die Pflege einbezogen. Funktionsminderungen, z. B. der Hände und Arme werden durch gezieltes Training verbessert und mit technischen Hilfsmitteln kompensiert.*

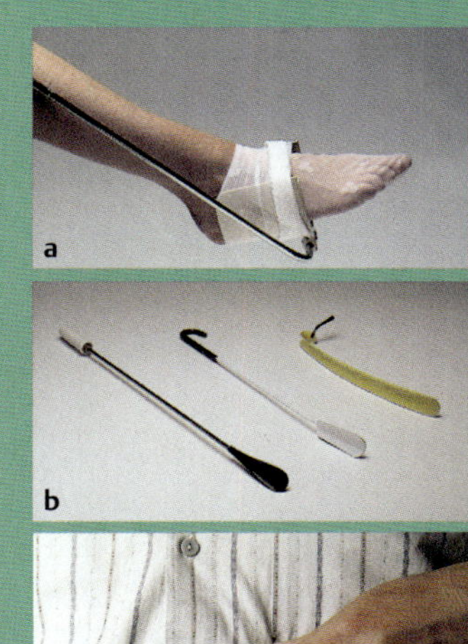

Abb. 1.106 Anziehhilfen. **a** Strumpfanzieher **b** Schuhanzieher **c** Knöpfhilfe (Fa. Thomashilfen).

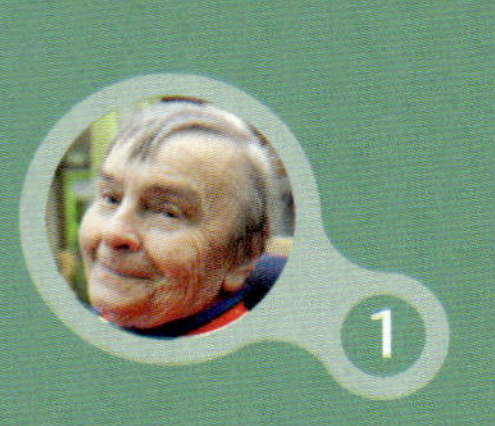

Tab. 1.13 Anziehen eines Pullovers bei einem Patienten mit Hemiplegie (nach Runge/Rehfeld 2000)

Handlung	*Ziele*
Der Kranke sitzt auf einem festen Stuhl, die Kleidung liegt erreichbar auf einem Bett oder Stuhl.	Fördern von Rumpfstabilität, Sitzbalance.
Den Kranken auffordern, den Pullover mit dem Rückenteil nach oben auf die Oberschenkel zu legen, so dass der Ärmel für den betroffenen Arm zwischen den Beinen nach unten hängt.	Fördern von Wahrnehmung, Handlungsplanung und Koordination von Handlungsschritten.
Sitzhaltung: Becken leicht nach vorn gekippt, dadurch ist der Oberkörper leicht nach vorn geneigt (nicht gebeugt!).	Fördern von selektiven Rumpfbewegungen, Sitzbalance.
Mit der weniger betroffenen Hand den betroffenen Arm in den hängenden Ärmel führen.	Wahrnehmen der betroffenen Seite, Stimulieren des Lage- und Bewegungssinnes und der Oberflächensensibilität.
Weiter mit der weniger betroffenen Hand den Ärmel bis über den Ellenbogen ziehen, der betroffene Arm hängt dabei zwischen den Oberschenkeln.	Vermeiden von Schmerz, Hemmung von Spastizität.
Mit der weniger betroffenen Hand den betroffenen Arm auf die Oberschenkel legen.	Vermeiden von Schmerz, Hemmen von Spastizität, Wahrnehmen der betroffenen Seite.
Mit dem weniger betroffenen Arm in den Ärmel schlüpfen, dann mit der weniger betroffenen Hand den anderen Ärmel bis hoch über das Schultergelenk ziehen.	Fördern von selektiven Rumpfbewegungen, Sitzbalance.
Den Pullover zusammenrollen, über Kopf und beide Schultern ziehen.	Einbeziehen erlernter und gewohnter Handlungsabläufe.
Den Pullover am Rücken nach unten ziehen.	Fördern von Sitzbalance und Rumpfbeweglichkeit.
Dem Kranken einen Spiegel vorhalten, um ihm ein eigenes Urteil und eventuelle Korrekturen zu ermöglichen.	Fördern der Selbstwahrnehmung, Selbstkritik, Gewähren eines Erfolgserlebnisses.

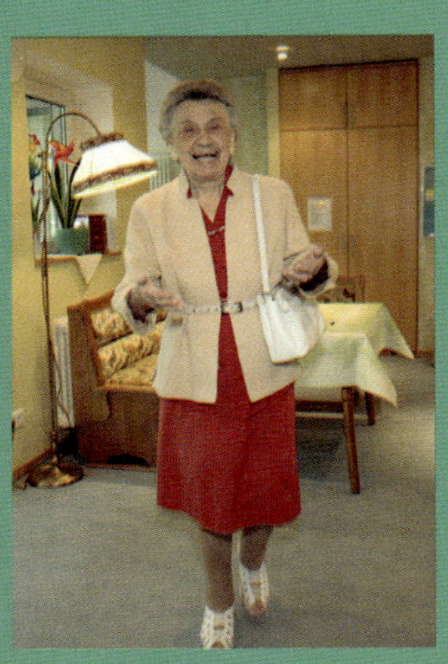

Abb. 1.107 Diese ältere Dame fühlt sich in ihrer Kleidung wohl und legt Wert auf ein gepflegtes Äußeres.

Pflegeziele zur Lebensaktivität „Sich kleiden können"

Folgende Ziele sollen erreicht werden:

- Der alte Mensch fühlt sich in seiner Kleidung wohl (s. **Abb. 1.107**).
- Er wählt die Kleidung nach eigenen Vorstellungen und Wünschen aus.
- So weit wie möglich, kann er sich selbstständig aus- und ankleiden.
- Er legt Wert auf ein gepflegtes Äußeres.
- Er akzeptiert die eigene Person und seine äußere Erscheinung.
- Der durch Krankheit und Behinderung eingeschränkte alte Mensch kann eine notwendige Unterstützung durch Pflegepersonen akzeptieren.

Kleidung für alte, kranke und behinderte Menschen

Das tägliche An- und Ausziehen fällt leichter, wenn die Kleidung der Behinderung angepasst ist. Inzwischen gibt es die „Mode für jedes Handicap", z.B. für Rollstuhlfahrer, Halbseitengelähmte und inkontinente Personen. Auch normale Kleidung kann z. T. mit wenigen Materialien und geringen Kosten umfunktioniert werden.

- **Bekleidung für Menschen mit Bewegungseinschränkungen im Schulter-/Armbereich:**
  - Jacken, Blusen, Kleider, Röcke können von vorne angezogen und hinten mit Klettverschlüssen geschlossen werden.
  - Weit geschnittene Ärmel und eingearbeitete Falten in der Schulterpartie ermöglichen die nötige Bewegungsfreiheit.
- **Bekleidung für Rollstuhlfahrer:**
  - Hosen mit verkürztem Vorderteil, damit der Bund nicht auf den Magen drückt.
  - Kleidung mit ausgespartem Gesäßteil, die man selbstständig an- und ausziehen kann.
- **Bekleidung für inkontinente Personen:**
  - Hosen mit seitlichem Reißverschluss oder leicht zu öffnenden Klettverschlüssen. Kleider, die hinten übereinander geschlagen und beim Toilettengang einfach abzustreifen sind.
  - Unauffällig eingenähte Urinbeutel in Hosen und Unterröcke.

Qualitätskriterien zur Lebensaktivität „Sich kleiden können"

Mit der Checkliste zur Lebensaktivität „Sich kleiden können" ist es möglich, anhand der Qualitätskriterien zu überprüfen, ob auf diesen Aspekt im Heim Wert gelegt wird und wo Handlungsbedarf besteht (**Abb. 1.108**).

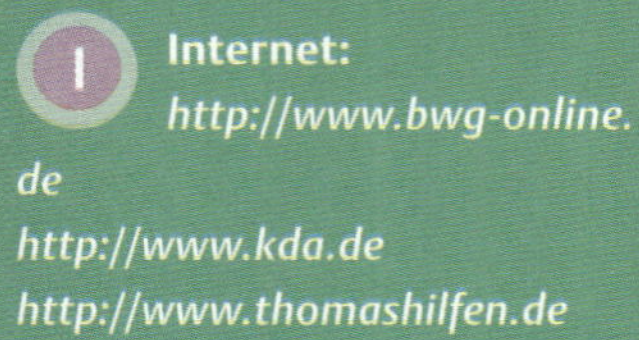

Internet:
http://www.bwg-online.de
http://www.kda.de
http://www.thomashilfen.de

Qualitätskriterien zur Lebensaktivität „Sich kleiden können"

	ja	nein
Strukturqualität		
– Hat jeder Bewohner einen ausreichend großen Kleiderschrank?	○	○
– Gibt es große Wandspiegel im Wohnbereich, in denen sich die Bewohner von Kopf bis Fuß sehen können?	○	○
– Können persönliche Kleidungsstücke im Haus gewaschen werden?	○	○
– Legt die Heimleitung Wert auf gepflegte, individuelle Kleidung der Heimbewohner?	○	○
– Werden hausinterne Modenschauen veranstaltet oder Interessenten zum Kleiderkauf begleitet?	○	○
– Gibt es im Haus ein Kleidungsdepot, in dem sich finanzschwache alte Menschen Kleidungsstücke aussuchen können?	○	○
– Erhalten gehbehinderte Personen eine Kleidung, die ihnen größtmögliche Sicherheit gibt und trotzdem ihrem persönlichen Stil entspricht?	○	○
– Wird darauf geachtet, dass eine den Sonn- und Feiertagen entsprechende Kleidung getragen wird?	○	○
– Erhalten die Mitarbeiterinnen Fortbildung zum Thema: ABEDL „Sich kleiden können"?	○	○
– Gibt es im Haus eine Dienstkleidungsordnung?	○	○
– Legen die Mitarbeiterinnen bei der Berufsausübung Wert auf eigenes gepflegtes Aussehen?	○	○
– Können Heimbewohner an der Dienstkleidung der Pflegenden einen Sonntag vom Alltag unterscheiden?	○	○
Prozessqualität		
– Wird die Lebensaktivität „Sich kleiden können", z. B. Kleidungsgewohnheiten bei der Pflegeplanung berücksichtigt?	○	○
– Wird darauf geachtet, dass psychisch und körperlich behinderte Personen eine größtmögliche Selbstständigkeit beim An- und Auskleiden erhalten?	○	○
– Können die Bewohner sich so kleiden, wie sie es wollen, auch wenn es nicht der Situation und den Vorstellungen der Mitarbeiterinnen entspricht, z. B. Kopftücher, Schürzen u. a.?	○	○
– Ist es selbstverstädlich, dass verschmutzte Kleidung/Wäsche umgehend ausgewechselt werden?	○	○
– Haben die alten Menschen genug Zeit beim An- und Auskleiden?	○	○
– Wird darauf geachtet, dass private Kleidung anstelle von „Anstaltskleidung" getragen wird?	○	○
– Werden Bewohner und Angehörige im Blick auf die Qualität, Zweckmäßigkeit, Benutzerfreundlichkeit von Kleidung beraten?	○	○
– Werden behinderte Bewohner und deren Angehörige/Betreuerinnen im Blick auf individuelle, angepasste Kleidung und Hilfsmittel (bei Inkontinenz, Lähmung, Sensibilitätsstörungen u. a.) beraten?	○	○
– Werden Anzieh- und Selbstständigkeitstraining in der Dokumentation inklusive Durchführung, Hilfsmittel, Zeitaufwand, Probleme und Erfolge erfasst?	○	○
– Werden Demenzkranke ihrer Situation entsprechend gefördert und Kleidung gemeinsam ausgewählt, die ihrer Biografie, ihren früheren Gewohnheiten und und der Situation (Klima, Zeitpunkt, Anlass) entspricht?	○	○
Ergebnisqualität		
– Die alten Menschen fühlen sich in ihrer Kleidung wohl.	○	○
– Die individuelle Persönlichkeit jedes Einzelnen wird unterstützt.	○	○
– Die Angehörigen und Betreuerinnen sind zufrieden.	○	○
– Die Mitarbeiterinnen fühlen sich in ihrer Dienstkleidung wohl und wirken angenehm auf Bewohner und Gäste.	○	○

Abb. 1.108 Checkliste: Qualitätskriterien zur Lebensaktivität „Sich kleiden können".

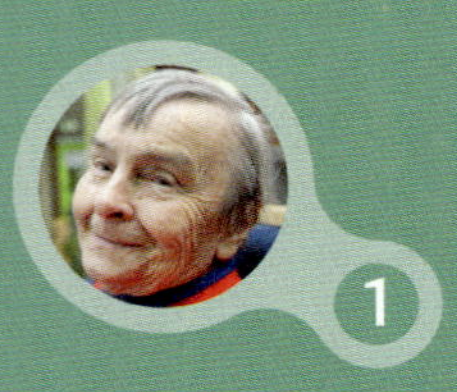

1

Essen und trinken können

M *Mit Appetit essen und trinken können ist ein elementares Bedürfnis aller Menschen. Eine wohlschmeckende Mahlzeit dient nicht nur der Energieaufnahme, sondern beeinflusst das gesamte Lebensgefühl positiv.*

D *Der Grundumsatz beschreibt die Energiemenge, die zur Erhaltung der Organfunktionen im Ruhezustand nötig ist. Die Deutsche Gesellschaft für Ernährung (DGE) empfiehlt für eine Frau mit 65 Jahren (158 cm, 55 kg) eine durchschnittliche tägliche Energiezufuhr von 1.800 kcal und für einen Mann (169 cm, 68 kg) von 2.300 kcal.*

D *Der Leistungsumsatz ist die Energiemenge, die für jede zusätzliche körperliche Betätigung benötigt wird, und macht etwa 15–30 % des Gesamtenergiebedarfs (= Grundumsatz + Leistungsumsatz) aus.*

M *Älteren Menschen wird eine frühzeitige Umstellung auf Lebensmittel mit hoher Nährstoffdichte empfohlen: „Dies bedeutet einen vermehrten Verzehr von Fleisch, Milchprodukten, Fisch, Eiern, Hülsenfrüchten und Sojaprodukten. Diese Lebensmittel enthalten die beim kranken Betagten am häufigsten defizitären Nährstoffe in genügend großer Menge, nämlich Zink (defizitär bei > 60 %), Eisen (defizitär bei > 60 %) und Vitamin B12 (defizitär bei > 40 %) – mit rein pflanzlicher Kost ist eine ausreichende Versorgung kaum möglich – sowie Albumin (defizitär bei > 60 %)" (Seiler 1999).*

Bedeutung

Mit Appetit und ohne Beschwerden essen und trinken können ist ein elementares Bedürfnis aller Menschen. Die aufgenommene Nahrung versorgt den Körper nicht nur mit der notwendigen Energie, auch das gesamte Lebensgefühl wird durch eine wohlschmeckend zubereitete und hübsch angerichtete Mahlzeit positiv beeinflusst.

Die Regeln gesunder Ernährung zu beachten, zählt zu den wichtigsten prophylaktischen Maßnahmen, um vorzeitigen Alterungsvorgängen zu begegnen:

- eine überlegte Auswahl von Lebensmitteln – schonend zubereitet – ermöglicht die erforderliche Energie-, Nährstoff- und Flüssigkeitsaufnahme,
- die einzelnen Speisen regen durch Geschmack, Duft und Aussehen die Sinnesorgane an,
- durch regelmäßiges Wiegen können wir prüfen, ob Energiezufuhr und -verbrauch im Gleichgewicht sind,
- Mahlzeiten strukturieren den Tagesablauf,
- im Heim fördern Mahlzeiten die Begegnung mit anderen und beugen damit einer Isolation vor,
- gemeinsame Mahlzeiten bieten Gelegenheit zum Austausch und gestalten den Rahmen für besondere Anlässe.

B Frau Rolff (92 Jahre alt) wohnt seit einem Jahr im Heim. Seit einigen Wochen wird sie zunehmend hinfälliger und verlässt das Bett nur noch für kurze Zeit. Sie isst wenig, zieht sich völlig „in sich zurück" und nimmt an ihrer Umgebung kaum Anteil. Als eines Tages überraschend ihre im Ausland lebende Tochter kommt, wird Frau Rolff zusehends wieder lebhafter. Die Tochter nimmt in den folgenden Tagen ihres Besuches zusammen mit ihrer Mutter das Mittagessen in deren Zimmer ein. Sie zündet in Erinnerung an frühere Gewohnheiten eine Kerze an, legt ein besonderes Tischtuch auf und lässt sich ganz bewusst viel Zeit für die gemeinsame Mahlzeit. Mutter und Tochter erleben dies als eine schöne und wichtige Gelegenheit, beisammen zu sein und sich auszutauschen. Frau Rolff bekommt wieder ein bisschen Appetit, ihre Augen beginnen zu strahlen.

Ernährungszustand bei alten Menschen

Wie viel Kalorien braucht ein alter Mensch?

Mit zunehmendem Alter nimmt durch den geringeren Grundumsatz der Energiebedarf (Kalorienbedarf) stetig ab. Der Energiebedarf eines alten Menschen hängt in erster Linie von seinem Gesundheitszustand und seinen Tagesaktivitäten ab, besonders von seiner körperlichen Bewegung.

So hat z. B. der rüstige Hochbetagte, der Ausflüge unternimmt, einen höheren Energiebedarf als ein gleichaltriger, chronisch Kranker mit eingeschränkter Beweglichkeit. Wichtig ist daher immer eine individuelle Beurteilung anhand objektiver Daten durch Wiegen und Messen. (Männer brauchen etwas mehr Kalorien, da sie ca. 10 % mehr fettfreie Körpermasse besitzen). Eine spezielle Altersdiät gibt es nicht, jedoch wird älteren Menschen empfohlen, Lebensmittel mit einer hohen Nährstoffdichte zu sich zu nehmen.

Erkrankungen. Akute oder chronische Erkrankungen des Alters (z. B. Herz-Kreislauf-Erkrankungen, Schlaganfall, M. Parkinson) erfordern häufig eine Multimedikation und beeinflussen damit auch die Tagesaktivitäten und den Appetit.

Körperliche Einschränkungen. Folgende altersbedingte Einschränkungen können die Nahrungsaufnahme erschweren oder den Appetit reduzieren.

- Bewegungsmangel wegen Veränderungen bzw. Erkrankungen des Bewegungsapparats (z. B. Arthrose),
- Müdigkeit und nachlassende Leistungsfähigkeit des Herzens, Atemnot,
- Appetitlosigkeit, veränderte Hunger- und Sättigungsregulation,
- Kau- oder Schluckprobleme,
- vermindertes Geruchs- oder Geschmacksempfinden,
- Funktionseinschränkung der Arme/Hände (z. B. durch Tremor, Behinderung)
- bösartige Erkrankungen (z. B. Tumoren) führen zu Appetitlosigkeit und Abneigung gegen bestimmte Speisen,
- Medikamente (z. B. Antirheumatika).

Psychische oder soziale Einschränkungen. Sie können z. B. bedingt sein durch:

- Einsamkeit, Trauer,
- Wohnsituation, fehlende Hilfsangebote,
- Depression,
- Demenz, Alkoholismus,
- finanzielle Einschränkungen.

Je mehr Risikofaktoren zusammenkommen, desto größer wird die Gefahr einer Mangelernährung.

Beurteilung des Ernährungszustandes

Körpergröße und Körpergewicht

Körpergröße und Körpergewicht sind die beiden wichtigsten Parameter zur objektiven Beurteilung des Ernährungszustandes eines alten Menschen. Die im Laufe des Lebens geringfügig abnehmende Körpergröße fällt bei der Beurteilung nicht ins Gewicht.

Das Körpergewicht und die Beobachtung des Gewichtsverlaufs über einen bestimmten Zeitraum geben Auskunft über den Ernährungszustand und

Veränderungen, die auf eine Erkrankung hinweisen können (z. B. eine Gewichtszunahme durch Ödeme, s. S. 339).

Wichtig ist nicht nur die Zu- oder Abnahme des Körpergewichts, sondern auch die Schnelligkeit der Veränderung. Nach D. Volkert (1997) kann man von einem bedeutenden Gewichtsverlust ausgehen, wenn folgende Werte erreicht oder überschritten werden:

- mehr als 1–2 % in einer Woche,
- mehr als 5 % in einem Monat,
- mehr als 7,5 % in drei Monaten,
- mehr als 10 % in sechs Monaten.

Body-Mass-Index (BMI)

Die Bestimmung des Ernährungszustands wird durch den Body-Mass-Index (BMI, Körpermaßindex) empfohlen. Hier wird das Körpergewicht in Beziehung zur Körpergröße gesetzt: Der Wert für den BMI wird errechnet, indem man das Körpergewicht (in Kilogramm) durch das Quadrat der Körpergröße (in Metern) dividiert. Der BMI kann auch grafisch ermittelt werden (**Abb. 1.109**).

Bei über 65-Jährigen ist ein BMI von 24–29 wünschenswert. Unter einem BMI von 24 besteht ein erhöhtes Risiko und Beobachtung ist erforderlich. Der BMI erreicht in der Altersgruppe der 60–69-Jährigen seine höchsten Durchschnittswerte von 28,1.

Übergewicht

Übergewicht und Adipositas entstehen meist als Folgen erhöhter Energiezufuhr; oft in Verbindung mit Bewegungsmangel. Übergewicht belastet insbesondere das Herz-Kreislauf-System und die Gelenke und kann die Entwicklung eines Diabetes mellitus Typ II fördern.

Untergewicht und Kachexie

Als Grenzwert für die Beschreibung von Untergewicht oder Kachexie (Auszehrung) im Alter wird

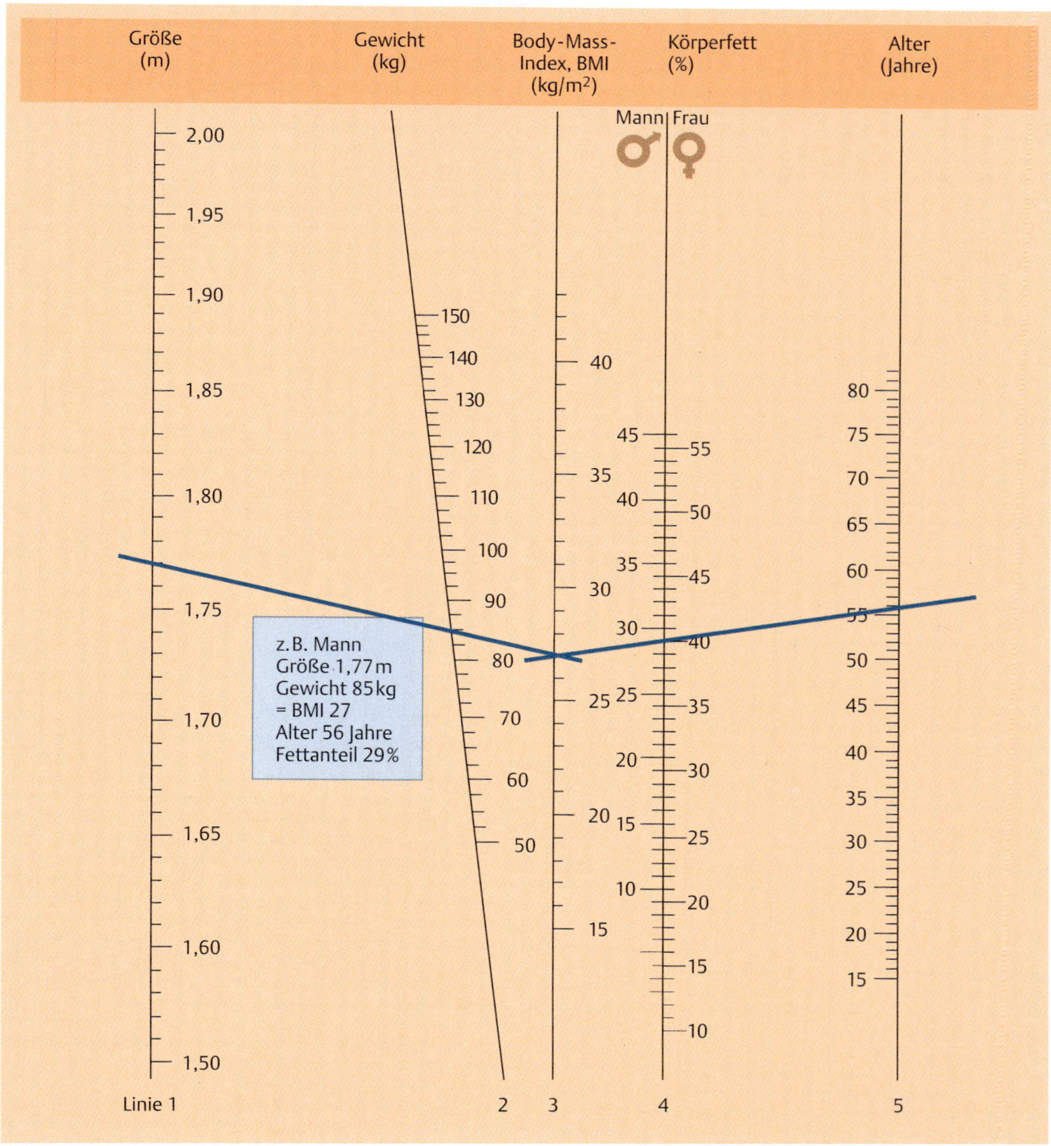

B *Frau Kramer ist 67 Jahre alt und 158 cm groß. Laut BMI liegt ihr optimales Körpergewicht zwischen 60 und 72 kg.*

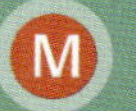

BMI-Normwerte für verschiedene Altersgruppen:

- *19–24 Jahre: 18,5–24*
- *25–34 Jahre: 20–25*
- *35–44 Jahre: 21–26*
- *45–54 Jahre: 22–27*
- *55–65 Jahre: 23–28*
- *>65 Jahre: 24–29*

M *Pflegerisch muss bei Untergewichtigen besonders auf ein erhöhtes Dekubitusrisiko und auf die erhöhte Gefährdung durch Infektionskrankheiten geachtet werden (S. 206 u. 445). Bei der Körperpflege von Übergewichtigen ist auf starkes Schwitzen am ganzen Körper und auf die Gefahr von Wundsein zwischen den Hautfalten zu achten.*

Größe (m) | Gewicht (kg) | Body-Mass-Index, BMI (kg/m²) | Körperfett (%) Mann | Frau | Alter (Jahre)

z. B. Mann
Größe 1,77 m
Gewicht 85 kg
= BMI 27
Alter 56 Jahre
Fettanteil 29 %

Linie 1 | 2 | 3 | 4 | 5

Abb. 1.109 Zur Ermittlung des BMI wird die Größe (Linie 1) mit dem Gewicht (Linie 2) verbunden. Am Schnittpunkt mit Linie 3 wird der BMI abgelesen. Zur Ermittlung des Körperfettanteils (Linie 4) wird danach der BMI mit dem Alter (Linie 5) verbunden (nach Deurenberg 1995).

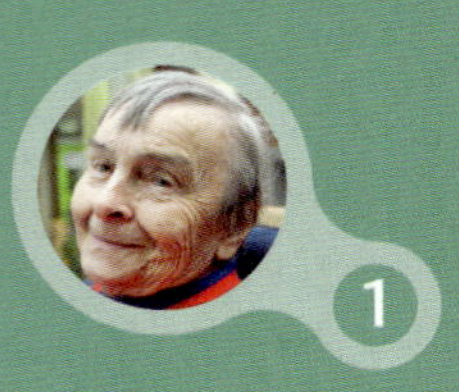

M *Eine Exsikkose lässt sich nachweisen, wenn sich nach Zusammenschieben der Oberhaut die dabei entstehenden Falten beim Loslassen nicht sofort zurückbilden und/oder wenn trotz normaler Atmung durch die Nase die Zunge trocken ist. Die Oberhaut ist pergamentartig, faltig und schuppig, die Schleimhäute sind ebenfalls trocken und neigen zu Rissen.*

M *Um die Stoffwechselvorgänge im Körper zu erhalten, muss ca. 1,5–2 Liter Flüssigkeit täglich zugeführt werden. Ausnahme: Bei bestimmten Erkrankungen wie bei schwerer Herz- und Niereninsuffizienz (Dialysepatienten) muss die Flüssigkeitszufuhr nach Arztanordnung eingeschränkt werden.*

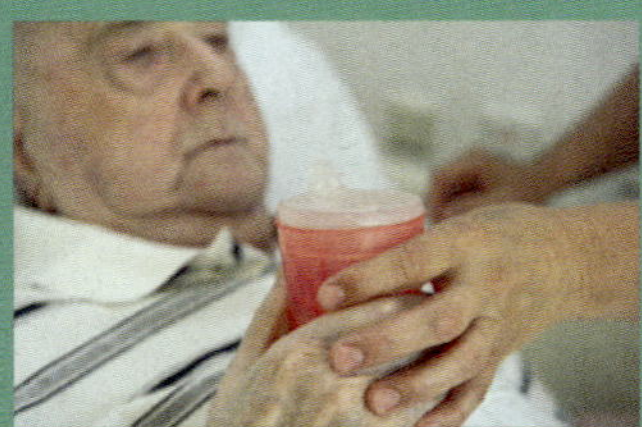

Abb. 1.110 Der alte Mensch sollte mindestens zwei Liter Flüssigkeit am Tag zu sich nehmen.

ein Wert von 24 diskutiert. Kachektische Menschen sind besonders mager und wirken zerbrechlich. Oft fehlt es ihnen an Appetit, sodass es schwierig ist, ihr Körpergewicht und damit auch ihr Gesamtbefinden zu verbessern.

Exsikkose

Mit dem Untergewicht tritt häufig auch eine Austrocknung oder Exsikkose durch Flüssigkeitsmangel auf. Der Wasseranteil des Organismus sinkt im Laufe der Alterungsvorgänge, es entsteht eine Wasserverarmung in den Körperzellen und damit steigt die Gefahr der Austrocknung.

Mangelernährung im Alter

Mangelernährung ist „ein anhaltendes Defizit an Energie und/oder Nährstoffen im Sinne einer negativen Bilanz zwischen Aufnahme und Bedarf mit Konsequenzen und Einbußen für Ernährungszustand, physiologische Funktionen und Gesundheitszustand" (DNQP 2009).

Folgen

Eine Mangelernährung hat Auswirkungen auf alle Stoffwechsel- und Organfunktionen, sie geht mit einem herabgesetzten Allgemeinzustand, Müdigkeit oder Antriebsschwäche einher. Weitere Folgen sind:

- Abnahme der Muskelkraft,
- erhöhtes Sturzrisiko,
- beeinträchtigte Immunfunktion, Infektanfälligkeit,
- Haut- und Schleimhautdefekte,
- Wundheilungsstörungen und Dekubitusrisiko
- neurologische und kognitive Beeinträchtigungen,
- Beeinträchtigung der Herzleistung und Atemfunktion,
- verlangsamte Rekonvaleszenz,
- Einschränkungen der Lebensqualität (DNQP 2009).

Ursachen und Hilfestellung. Als Ursache für Mangelernährung bei allein zu Hause lebenden älteren Menschen werden einseitige Ernährung (z. B. Vitaminmangel), ungesunde Essgewohnheiten, Vergesslichkeit sowie abnehmende Mobilität oder mangelnde Ansprache beim Essen vermutet. „Essen auf Rädern" oder der tägliche Gang zu einem sog. offenen Mittagstisch (als Angebot von manchen Heimen) könnten die tägliche Nährstoffzufuhr verbessern.

Speiseplan im Alter

Eine typische Alterskost gibt es nicht; auch im Alter muss das Essen gut schmecken und sollte ausgewogen sein.

Essenzielle Nährstoffe. Obwohl der Bedarf an Kalorien abnimmt, bleibt der Bedarf an essenziellen (lebensnotwendigen) Nährstoffen, z. B. Eiweiß, Vitaminen, Mineralstoffen, Spurenelementen und Wasser erhalten. Daher müssen Nahrungsmittel mit einem hohen Anteil an essenziellen Nährstoffen bevorzugt werden, z. B. magere Fleisch- und Käsesorten, Joghurt, Quark, Gemüse, Obst und Vollkornprodukte.

Fette und Zucker. An Fett (Streich- und Zubereitungsfett) und Zucker (Gefahr von Übergewicht und einem oft latent vorhandenen Diabetes mellitus) muss gespart werden. Fette mit mehrfach ungesättigten Fettsäuren und wenig Cholesterin wie hochwertige Margarine und Keimöle sind besser geeignet.

Milch und Brot. Milch wird am besten gesäuert vertragen, auch als Joghurt oder Quark. Alle Brotsorten sollten mindestens einen Tag alt und möglichst ballaststoffreich sein, so lange die Zähne dies erlauben.

Gewürze. Da die Zahl der Geschmacksknospen auf der Zunge im Alter abnehmen kann, schmeckt alten Menschen das Essen manchmal fade. Zur Appetitanregung sollte daher auch bei Diätgerichten gut gewürzt werden. Zur ausreichenden Jodzufuhr sollte man Jodsalz benutzen.

Obst und Gemüse. Obst wird i. d. R. gedünstet bevorzugt. Obstschalen und -kerne sollten entfernt werden, da sie besonders gärfähig sind, zu Blähungen und zu Schluckstörungen führen können. Gemüse sollte bissfest zubereitet werden, um Eigengeschmack und Vitamine zu erhalten.

Richtlinien. Grundsätzlich gilt:

- Lieber fünf bis sechs kleine Mahlzeiten einnehmen als drei große. Üppige Mahlzeiten belasten die Verdauungsorgane und damit Herz und Kreislauf und verursachen zudem größere Blutzuckerschwankungen.
- Für Abwechslung sorgen! Bei einer einseitigen Ernährung droht die Gefahr eines Nährstoffmangels.
- Reichlich trinken: 1,5–2 Liter täglich. Durch die reduzierte Gesamtnahrungsmenge wird auch weniger versteckte Flüssigkeit aufgenommen, deshalb muss bewusst, Flüssigkeit zugeführt werden (**Abb. 1.110**).

Ausreichendes Trinken im Alter

Ausreichendes Trinken im Alter ist ein generelles Problem, da das Durstgefühl nachlässt: „Die biologische Regulation über die Osmorezeptoren im Hypothalamus wird mit zunehmendem Alter abgeschwächt. Damit können ältere Menschen ein bestehendes Flüssigkeitsdefizit nicht mehr adäquat wahrnehmen." (Dietze 2001; DGE u. a. 2000). Deshalb müssen gemeinsame Erinnerungsstrategien entwickelt werden, evtl. mit den Angehörigen und den Pflegepersonen (**Abb. 1.111**).

Die Folgen der Dehydratation zeigt **Tab. 1.14**.

Beratung und Hilfestellung

Pflegepersonen werden in der stationären und ambulanten Betreuung von alten Menschen häufig mit Fragen der Ernährung konfrontiert. Sie müssen versuchen, ein Gleichgewicht zwischen Nährstoffaufnahme und -verbrauch, bezogen auf den notwendigen Grundumsatz, herzustellen.

Beobachtungskriterien. Es muss geachtet werden auf:

- Ernährungszustand (Konstitution, Körpergewicht/Größe, Hautbeschaffenheit, Exsikkose usw.),
- Appetit, Vorlieben und Gewohnheiten,
- momentane Stimmungslage, z. B. Trauer, Depression,
- evtl. vorhandene Kaustörung (z. B. schlecht sitzende Prothesen), Munderkrankungen (z. B. Zungenbelag),
- Schluckstörungen, z. B. nach einem Schlaganfall (S. 431),
- Störungen und/oder Erkrankungen im Verdauungstrakt (beobachtet durch Beschwerden bei oder nach dem Essen, z. B. Aufstoßen, Völlegefühl, Blähungen, Übelkeit, Obstipation, Diarrhö),
- Nebenwirkungen von Medikamenten,
- Stoffwechselerkrankungen, z. B. Diabetes mellitus, Gicht, Fettstoffwechselstörungen,
- Erkrankungen im ZNS, z. B. Demenz,
- (starken) Tremor, z. B. bei Parkinson,
- rheumatische Erkrankungen,
- Wunsch nach Spezialdiäten, z. B. vegetarische Kost, Reduktionsdiät.

Aus diesen Beobachtungen ergibt sich die jeweils individuelle Planung, Organisation und Hilfestellung für die Mahlzeiten der Betroffenen, neben den evtl. schon eingeleiteten Maßnahmen.

Essen reichen – das „Wie" kann über den Appetit entscheiden

Die Art und Weise, wie das Essen einem hilfebedürftigen Menschen gereicht wird, hat einen entscheidenden Einfluss auf Appetit und Lebensgefühl. Auch die positive Ausstrahlung der Pflegeperson und ihr Einfühlungsvermögen können den Appetit eines Kranken fördern (**Abb. 1.112**). Das pflegerische Verhalten in dieser Situation spiegelt nicht nur die Beziehung zwischen den Beteiligten, sondern zeigt auch Respekt vor den Bedürfnissen des anderen.

Das Auge isst mit. Nicht nur das Aussehen der Speisen spielt eine Rolle, sondern auch eine freundliche Atmosphäre. Das Essbesteck sollte nicht nur auf einen großen Löffel beschränkt sein, denn die meisten Hilfebedürftigen können auch gut mit der Gabel essen. Das Essenreichen mit einem Löffel erinnert an das Füttern von kleinen Kindern.

Trinkgefäße. Auch die Trinkgefäße sollten mit Bedacht ausgewählt werden. Eine hübsche, nicht zu schwere Tasse oder ein nur halb gefülltes Trinkglas kann auch mit zittrigen Händen gehalten werden.

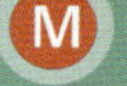

Bei zu geringer Flüssigkeitszufuhr besteht die Gefahr einer:
- *Exsikkose (Austrocknung),*
- *Einschränkung der Nierenfunktion bis zum Nierenversagen,*
- *Thromboseneigung mit Gefahr einer Lungenembolie,*
- *zunehmenden Verwirrtheit.*

- Angehörige nach gewohntem Getränk fragen, wenn der alte Mensch keine Auskunft mehr geben kann
- appetitliche Gefäße in Reichweite stellen
- Handhabung der Gefäße beachten: Gefäße den Fähigkeiten des alten Menschen anpassen
- Eigengewicht der Gefäße beachten
- Gefäße nicht bis zum Rand füllen
- regelmäßig kleine Trinkmengen anbieten
- Getränkewecker benutzen
- beim Trinken unbedingt Zeit lassen – nicht drängen! Das Angebot soll einladend sein
- es kann hilfreich sein, wenn Pflegende mittrinken
- Geselligkeit kann fördernd wirken
- salzige Getränke wie Brühe, ungesüßter Tee und Bier werden oft bevorzugt
- Kaffee sollte frisch gebrüht sein, denn für alte Menschen ist Kaffee ein Feiertagsgetränk

Abb. 1.111 Durch verschiedene Maßnahmen kann das Trinken bei alten Menschen gefördert werden.

Tab. 1.14 Dehydratation: Schweregrade und Symptome (nach Hellmich 2011)

	Flüssigkeitsverlust (in % des Körpergewichts)	*Symptome*
leichte Dehydratation	3–5	Durst, leichte Trockenheit von Haut und Schleimhäuten, konzentrierter Urin
mäßige Dehydratation	6–8	Eingesunkene Augen, ausgeprägte Trockenheit von Haut und Schleimhäuten, Oligurie, Tachykardie
schwere Dehydratation	9–12	Hypotonie, verminderte Hautperfusion (kapiläre Auffüllzeit), stehende Hautfalten
Schock	12–15	Kreislaufinsuffizienz, Bewusstseinsstörungen

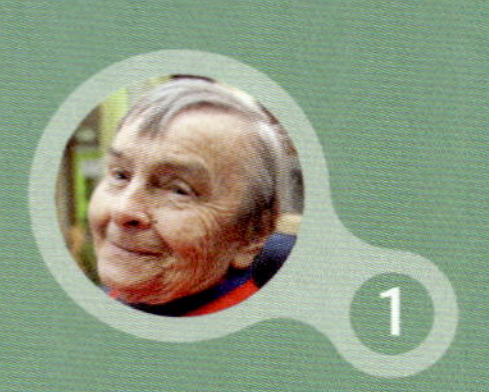

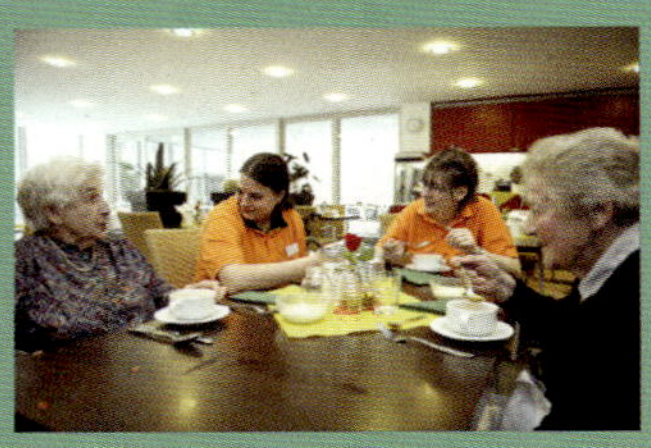

Abb. 1.112 Eine freundliche Atmosphäre entscheidet oft über den Appetit.

Wenn immer die gleiche Person einem Schwerkranken das Essen reicht, kann sie aufgrund ihrer Erfahrung ihr Vorgehen am besten planen und auch die Speisen und Hilfsmittel auswählen. Der Kranke soll in Ruhe kauen, schlucken und genießen können. Bestimmt er sein Ess-Tempo selbst, dann bekommt ihm das Essen besser. Letztlich wird durch Vermeidung von Komplikationen auch Zeit gespart.

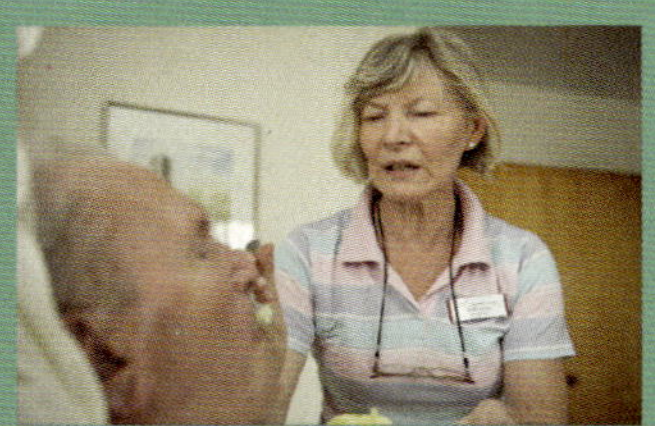

Abb. 1.113 Hilfestellung beim Essen. Das Kopfteil ist beim Essen im Bett um ca. 70 % erhöht.

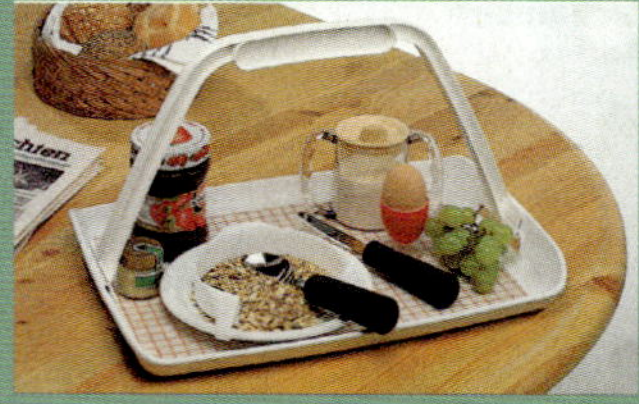

Abb. 1.114 Esshilfen. Das Antirutschtablett (Fa. Orthopedia) kann ohne Bügel auch im Bett verwendet werden. Der erhöhte Tellerrand, die Griffverstärker am Besteck und die Griffmulden am Trinkbecher geben Sicherheit.

Ballaststoffe regen durch ihr Volumen die Darmbewegungen an und unterstützen den Transport des Darminhaltes. Bei der Verwendung von Kleieprodukten und Leinsamen muss sichergestellt sein, dass genügend dazu getrunken wird, da sonst die Gefahr einer Verstopfung besteht.

Manchmal bewährt sich ein Knickhalm. Der Schnabelbecher sollte als Trinkgefäß nur in Ausnahmefällen eingesetzt werden, er mindert das Geschmacksempfinden und verhindert normales Schlucken.

Menge. Zu hastiges Essen kann leicht zu Verschlucken führen. Deshalb ist es günstiger, wenn jeweils nur eine kleine Portion gereicht und abgewartet wird, bis der alte Mensch auch wirklich geschluckt hat. Getränke sollten nur schluckweise gegeben werden. Die Aspirationsgefahr wird durch schnelles Essenreichen verstärkt (s. Schluckstörungen, S. 176).

Zeit. Gerade bei hoher Arbeitsbelastung sollte nicht versucht werden, Zeit beim Essen und Trinken einzusparen. Die Folgen und Komplikationen davon verbrauchen ein Vielfaches der eingesparten Zeit. Aufgabe von Pflegekräften ist es, pflegebedürftige Menschen in ihrer Selbstständigkeit zu unterstützen, d.h. auch, sie bei der selbstständigen Nahrungsaufnahme anzuleiten und dazu zu animieren.

Hilfestellung beim Essen

Bei zunehmender Hilfebedürftigkeit kann auch im Bereich Essen und Trinken Hilfestellung notwendig werden, immer nach dem Grundsatz: „So viel wie nötig, so wenig wie möglich."

Essen im Zimmer oder im Speisesaal

Die Hilfestellung könnte sein:
- rechtzeitig an den Zeitpunkt des Essens erinnern,
- Hilfestellung anbieten, z. B. beim Händewaschen, Gang zur Toilette, Begleitung zum Tisch, zum Speisesaal,
- Zimmer vor dem Essen lüften,
- für gute Sitzmöglichkeit sorgen,
- saubere Serviette bereitlegen, evtl. umbinden, verordnete Medikamente je nach Anordnung vor, während oder nach dem Essen reichen,
- bei Bedarf Hilfestellung beim Essen und Trinken geben (z. B. bei Verwirrten, bei starkem Zittern),
- für Getränke sorgen,
- genügend Zeit lassen zum Essen.

Essen im Bett

Bei plötzlicher akuter Erkrankung oder bei chronisch Schwerkranken kann es notwendig sein, dass Pflegende Hilfestellung zum Essen im Bett geben müssen. Die Hilfestellung könnte sein (**Abb. 1.113**):
- Zimmer vor dem Essen lüften,
- (Schwer-)Kranken im Bett aufsitzen lassen, Rücken gut abstützen,
- Nachttisch mit der richtigen Höhe bereitstellen,
- bei Bedarf Esshilfen bereitstellen z. B. Schnabeltasse, Spezialbestecke, Warmhalteteller u.ä. (**Abb. 1.114**),
- Serviette bereitlegen oder umbinden,
- Medikamente nach Verordnung reichen,
- Getränke bereitstellen,
- zuerst etwas trinken lassen (wegen häufig trockenem Rachen),
- Hilfestellung individuell abwägen, größtmögliche Selbstständigkeit fördern bzw. erhalten (evtl. die löffelhaltende Hand unterstützen und zum Mund führen).

Nach dem Essen

Die Hilfestellung könnte sein:
- Bewohner ins Zimmer zurückbegleiten,
- Kranken im Bett zurücklagern,
- Mund ausspülen lassen oder bei der Zahnpflege behilflich sein,
- Kleidung oder Nachthemd auf Sauberkeit kontrollieren.

Es sollte geprüft werden, ob:
- genügend gegessen wurde, z. B. bei Diabetikern wegen Übereinstimmung mit der verordneten Insulingabe oder Tabletteneinnahme,
- bei Appetitmangel äußere Faktoren eine Rolle spielen und evtl. verändert werden könnten, z. B. die Tischgemeinschaft,
- die zu den Mahlzeiten verordneten Medikamente wirklich eingenommen wurden,
- das Essen geschmeckt hat und verträglich war.

Dokumentieren. Veränderungen bei Bewohnern hinsichtlich Appetit, Beschwerden oder Schluckstörungen vor, während oder auch nach dem Essen werden in das Dokumentationssystem eingetragen.

Probleme beim Essen und Trinken

Probleme beim Essen und Trinken können eingeteilt werden in:
- körperlich bedingte Probleme,
- psychisch bedingte Probleme.

Körperlich bedingte Probleme

Bei Erkrankungen oder Veränderungen im Verdauungstrakt, Stoffwechselstörungen oder Über- bzw. Untergewicht muss die Ernährung angepasst werden, z. B.:
- als Schonkost (leicht verdaulich),
- als spezielle Diät (z. B. purinarm bei Gicht),
- als Reduktionskost (kalorienreduziert),
- ballaststoffreich bei Verstopfung (Obstipation).

Verstopfung. Verstopfung ist ein sehr häufiges Problem alter Menschen (S. 237). Bei nicht organisch bedingten Stuhlentleerungsstörungen kann eine Erhöhung der Ballaststoffzufuhr die Entleerungshäufigkeit fördern. Ballaststoffe sind unverdauliche Nahrungsbestandteile (z. B. Zellulose).

Erkrankungen/Veränderungen in der Mundhöhle. Sie können den Genuss am Essen reduzieren, z. B.:

- schlecht sitzende Prothesen: Der Einsatz eines Zahnarztes kann manche „kaubedingten" Essensprobleme lösen.
- Entzündungen und Druckstellen in der Mundhöhle,
- Trockenheit der Schleimhäute bei Exsikkose oder durch ständigen Aufenthalt in überheizten Räumen mit geringer Luftfeuchtigkeit,
- Geschmacksstörungen, verursacht durch Abnahme der Geschmackspapillen auf der Zunge.

Schwerwiegende Probleme können entstehen durch:

- chronische oder akute Schmerzen,
- Schluckstörungen nach einem Schlaganfall, bei der Parkinson-Krankheit oder anderen neurologischen Erkrankungen,
- eine Verminderung der Schutzreflexe beim Schlucken (S. 176).

Psychisch bedingte Probleme

Appetitlosigkeit bis zur Verweigerung der Nahrungsaufnahme kann bestehen bei:

- mangelnder Ansprache und Einsamkeit,
- Trauer, z. B. bei Verlust des Partners,
- Depression,
- Angst vor Vergiftung des Essens bei Wahnkranken,
- Demenzerkrankungen (S. 466).

Verweigerung der Nahrungsaufnahme

Nahrungsverweigerung bei Pflegebedürftigen erleben zu müssen, ist auch für die Pflegenden ein belastendes Ereignis. Sie werden dabei mit der eigenen Hilflosigkeit und mit den Grenzen ihrer Pflege konfrontiert, es entstehen Unsicherheit und Ängste.

Gründe für eine Nahrungsverweigerung

Die Gründe für eine Nahrungsverweigerung können sehr vielfältig sein. Pflegende müssen herausfinden, ob der Pflegebedürftige das Essen bewusst ablehnt oder ob er aus körperlichen, psychischen, sozialen oder religiösen Gründen bzw. wegen einer Erkrankung die Nahrungsaufnahme verweigert. Bei Sprachgestörten sind Pflegepersonen dabei ganz auf nonverbale Zeichen angewiesen, was die eigene Unsicherheit noch verstärken kann.

Manchmal ist Nahrungsverweigerung jedoch ein Signal, nicht mehr leben zu wollen, der alte Mensch möchte damit ausdrücken, dass er lebenssatt ist. Wenn er seinen Willen bei klarem Bewusstsein eindeutig ausdrückt, muss seine Entscheidung respektiert werden. Eine anhaltende Nahrungsverweigerung kann zu einem ethischen Dilemma werden, da Pflegende einerseits eine ausreichende Ernährung gewährleisten sollen, andererseits dem Betroffenen unnötiges Leid ersparen möchten. Solche Fälle sind gemeinsam mit dem Betroffenen (wenn möglich), mit Angehörigen, Ärzten und ggf. einem Ethikkomitee zu besprechen und zu entscheiden.

Störungen der Nahrungsaufnahme – Schluckstörungen

Probleme mit der Nahrungsaufnahme (Schluckstörungen, Dysphagien) haben viele ältere Menschen, ca. 30–55 % der Bewohner von Pflegeheimen sollen davon betroffen sein. Schluckstörungen sind ernst zu nehmen, da sie für die Betroffenen eine Einschränkung ihrer Lebensqualität und eine große Gefahr bedeuten können.

Häufigkeit. Die Ärztekammer Nordwürttemberg berichtete 2/2002 über die Häufigkeit von Schluckstörungen:

- 10–15 % der Patienten in einem Akutkrankenhaus sind von einer Schluckstörung betroffen,
- 30–55 % aller Pflegeheimbewohner haben Schluckstörungen,
- bis 50 % der neurologischen Patienten entwickeln eine Schluckstörung,
- 6–10 % aller Schlaganfall-Patienten sterben im ersten Jahr an einer Aspirationspneumonie,
- 62 % aller Aspirationspneumonien enden tödlich.

Aspirationspneumonie. Der beim „Ver"schlucken von Speisen oder Speiseteilen (oder auch von Speichel) ausgelöste Hustenreiz ist ein Schutzreflex des Körpers, um die Atemwege von Fremdkörpern zu befreien. Wenn dies nicht gelingt und der Fremdkörper in die Luftröhre gelangt (aspiriert wird), kann dies zu einer lebensbedrohlichen Atemnot führen. Da diese Stoffe i. d. R. mit Keimen kontaminiert sind, kann daraus eine für alte Menschen besonders gefährliche Aspirationspneumonie entstehen. Besonders gefährlich ist die Beimengung von Magensäure, die sehr aggressiv auf die Schleimhaut der Atemwege wirkt (Mendelson-Syndrom).

„Einfaches Schlucken" ist ein komplizierter Vorgang

Das Schlucken der Nahrung (und des Speichels) ist ein komplizierter, reflexgesteuerter und in wenigen Sekunden ablaufender Vorgang, der am Tag und in der Nacht bis zu 2000-mal abläuft. Er erfordert das Zusammenspiel vieler Muskeln und Nerven, der Zähne, des Kiefergelenks und des Kehlkopfes. Der Schluckvorgang wird i. d. R. erst dann bewusst wahrgenommen, wenn Störungen auftreten, wenn es z. B. häufig zum „Ver„schlucken und zur Aspiration von Speiseteilen oder Speichel kommt.

Phasen des Schluckablaufs

Der Schluckablauf wird in vier aufeinanderfolgende Phasen eingeteilt:

Präorale Phase. Die erste Phase beschreibt den Weg der Speise vom Teller in den Mund. Die Freude auf

M *Signale einer Nahrungsverweigerung. Diese können vorliegen, wenn der Pflegebedürftige:*

- *den Kopf wegdreht und signalisiert: „Lass mich in Ruhe",*
- *den Mund nicht aufmacht und die Lippen zusammenpresst,*
- *den Mund nur einen Spalt öffnet,*
- *den Mund nur bei Berührung öffnet,*
- *die Lippen nicht schließt,*
- *die Speise im Mund behält und nicht schluckt,*
- *die Augen geschlossen hält.*

Zur ethischen Herausforderung bei Nahrungsverweigerung s. a. S. 877.

B *Herr Bartels (78 Jahre) bekam immer häufiger schwere Hustenanfälle beim Essen oder danach. Ursache war dann meist ein Speisekrümel, der sich in Mund oder Rachen festgesetzt und mit dem Speichelfluss gelöst hatte. Ein HNO-Arzt konnte nichts feststellen. Da auch das Tablettenschlucken immer schwieriger wurde, holte sich Herr Bartels Rat bei einer Logopädin. Diese stellte fest, dass er auf Kältereize im Rachen nicht reagierte und dass eine Schädigung durch einen früheren Schlaganfall vorlag. Die eingeleitete Behandlung war erfolgreich, Herr Bartels kann heute wieder seine Tabletten schlucken. Beim Essen versucht er sorgfältiger als früher zu kauen, seine Frau achtet beim Kochen darauf, dass keine kleinen Bestandteile wie Zwiebelstückchen oder Nüsse in der Speise sind.*

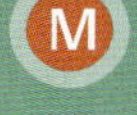

Der Schluckablauf wird in 4 aufeinanderfolgende Phasen eingeteilt:

- *präorale Phase,*
- *orale Phase,*
- *pharyngeale Phase,*
- *ösophageale Phase.*

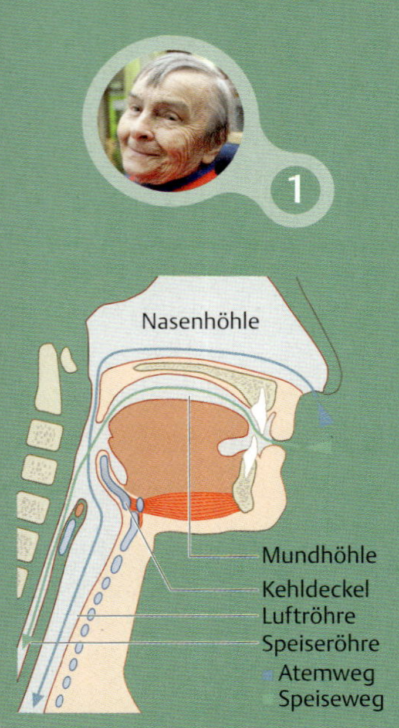

Abb. 1.115 Die Betrachtung der Kreuzung des Atem- und Speisewegs macht verständlich, warum die Aspirationsgefahr bei Störungen des Pharynx so groß ist.

das Essen, ausgelöst durch Geruch und Aussehen der Speisen regt die Speichelproduktion an, „das Wasser läuft im Mund zusammen". Der Speichel macht den Speisebrei (Bolus = Bissen) im Mund erst gleit- bzw. schluckfähig, die ersten Zersetzungsprozesse beginnen.

Orale Phase. Während der oralen Phase wird der Speisebrei im Mund zerkaut, mit Speichel durchmischt und mit der Zunge in Richtung Rachen (Pharynx) geschoben. Wenn der Speisebrei die weichen Gaumenbögen berührt, wird ein Schluckreflex (Schluckreaktion) ausgelöst, der eigentliche Schluckvorgang beginnt.

Pharyngeale Phase. In dieser Phase hebt sich das Gaumensegel und schließt den Nasen-Rachenraum nach oben ab. Zum Schutz der unteren Atemwege wird gleichzeitig der Kehlkopf und die darunter liegende Luftröhre durch den Kehldeckel (Epiglottis) verschlossen, damit keine Speise in die Luftröhre gelangen kann (**Abb. 1.115**).

Ösophageale Phase. Während der ösophagealen (die Speiseröhre betreffende) Phase wird der Speisebrei mittels peristaltischer Bewegungen in den Magen transportiert.

> **P** *Alle breiigen und nicht krümelnden Speisen wie Joghurt, Kartoffelbrei können meist problemlos geschluckt werden. Schwieriger sind dünnflüssige Speisen und Getränke; sie fließen zu schnell durch den Mund und sind schwer zu kontrollieren. Hier kann es hilfreich sein, die Speise oder das Getränk durch Dickungsmittel in die gewünschte Konsistenz zu bringen.*

Schluckstörungen im Alter (Presbyphagie)

Fortschreitende Alterungsprozesse und Erkrankungen im Alter können zu einer häufig zu beobachteten „Altersschluckstörung", einer Presbyphagie (presby = alt), führen. Sie kann in zwei Formen auftreten:

- **primär** aufgrund allgemeiner physiologischer Alterungsprozesse,
- **sekundär** als Begleitsymptom z. B. bei Schlaganfällen, Morbus Parkinson, Multipler Sklerose oder anderen fortschreitenden neurologischen Erkrankungen.

Wird sie nicht rechtzeitig erkannt und behandelt, kann sie zu einer lebensbedrohlichen Lungenentzündung (nach Aspirationspneumonie) und längerfristig zu Mangelernährung und Dehydratation (Austrocknung) führen.

Ursachen, Warnhinweise und Symptome

Ursachen. Neben den neurologischen Erkrankungen im Alter können auch Probleme im Mundbereich wie Kieferveränderungen, Operationen im Mund-Hals- und Kopfbereich oder Entzündungen zu einer vorübergehenden oder (selten) dauerhaften Schluckstörung führen. Auch seelische (psychogene) Ursachen können zu Ess- und Schluckstörungen führen. Die Betroffenen klagen häufig über Appetitlosigkeit und Fremdkörpergefühle im Rachen, ohne sichtbaren pathologischen Befund.

> **P** *Eine sorgfältige Mundpflege, Zahn- und Prothesenreinigung nach dem Essen ist wichtig, damit sich keine Krümel später aus diesem Mundbereich lösen und zu Hustenanfällen führen. Die Husten-Gefahr ist im Liegen besonders groß.*

Warnhinweise und Symptome. Neben dem „Ver"schlucken als Hauptsymptom können auch folgende Zeichen auf eine Schluckstörung hinweisen:

- belegte, raue, oft auch heisere Stimme,
- häufiges Räuspern, Husten und Würgen,
- kleinere Speisereste bleiben im Mund- und Rachenraum hängen und können auch zu einem späteren Zeitpunkt zu Hustenreizen führen, manchmal erst im Liegen,
- Speichelfluss aus dem Mund,
- Sensibilitätsverlust im Mundbereich,
- Ansammlung von Nahrungsteilen in den Backentaschen,
- Lippen schließen nicht richtig,
- das Essen dauert wesentlich länger.

Therapeutische Maßnahmen

Wie das Beispiel von Herrn Bartels (S. 175) zeigt, sollte bei jedem Verdacht auf Schluckstörungen der Rat einer kompetenten Fachperson (Logopäde, Diätassistent, HNO-Arzt) eingeholt werden. Neben der evtl. möglichen Behandlung der Grunderkrankung (z. B. Operation im Mund-Halsbereich, Regulierung der Zahnprothese) kann auch der eigentliche Schluckreflex unter fachlicher Anleitung neu trainiert werden. Hilfreich können auch diätetische Maßnahmen sein, z. B. eine individuelle, dem Schluckvermögen und Appetit des Einzelnen angepasste Auswahl und Zubereitung der Speisen.

Essenreichen bei Schluckstörungen

Essenreichen bei Personen mit Schluckstörungen ist eine verantwortungsvolle pflegerische Aufgabe. Wegen der möglichen Komplikationen sollten nur erfahrene Pflegende damit betraut werden (s. Notfallmaßnahmen, S. 500). Sie sollten Folgendes beachten:

- geeignete Speisen (Auswahl, Konsistenz, Temperatur) zuerst sehen und riechen lassen, (regt die Speichelproduktion an),
- für eine aufrechte Körperhaltung sorgen, Oberkörper evtl. im Bett gut abstützen,
- genügend Zeit zum Kauen und Nachschlucken lassen,
- nur wenig auf Gabel oder Löffel geben,
- nach dem Essen soll der Betroffene noch ca. 20 Minuten aufrecht sitzen bleiben.

Wichtig ist die Dokumentation aller Maßnahmen und beobachteten Probleme beim Essen(reichen), auch für die tägliche Zusammenarbeit mit den Diätassistenten und dem hauswirtschaftlichen Personal.

Erbrechen

Erbrechen ist ein Schutzreflex des Körpers, um den Mageninhalt durch den Mund zu entleeren. Dieser Schutzreflex wird durch das im verlängerten Mark (Medulla oblongata) liegende Brechzentrum gesteuert. Das Brechzentrum steht in naher Verbindung zum Atemzentrum – daher gehen in den meisten Fällen dem Erbrechen ein Übelkeitsgefühl mit vermehrter Speichelabsonderung und verlangsamter Atmung sowie ein Würgen unter unkoordinierten Atembewegungen voraus. Tiefes Atmen kann u. U. das Erbrechen verhindern.

Physiologie des Erbrechens. Das Erbrechen beginnt mit einer tiefen Einatmungsbewegung durch Heben des weichen Gaumens, bei geschlossener Stimmritze und Verschluss des Nasenrachenraumes. Dadurch wird die Speiseröhre stark erweitert, und nach Erschlaffung des Magenschließmuskels wird der Mageninhalt mittels kräftiger Kontraktionen des Zwerchfells und der Bauchmuskeln durch die Speiseröhre über den Mund entleert. Würgen und Tränenfluss begleiten häufig diesen unangenehmen Vorgang.

Auslösen des Brechreizes

Dies kann geschehen durch:

- Reizung des Gehirns mit Hirndruckerhöhung z. B. durch Entzündungen, Meningitis, Gehirnerschütterung, Tumoren,
- Ekelempfinden (ausgelöst durch starke Sinnesreize – sehen, hören, Geruch oder Geschmack),
- Störungen des Innenohrs (Vestibularapparat), Reisekrankheiten,
- chemische Reize von Medikamenten, Alkohol, Bakteriengifte, Lebensmittelgifte,
- Magendruckerhöhung bei Überfüllung oder bei Magenentleerungsstörungen,
- Erkrankungen im Verdauungstrakt z. B. Gastritis, Appendizitis, Abflussbehinderungen,
- starke Schmerzen, Koliken,
- psychische Ursachen,
- manuelle Reize (bewusst herbeigeführtes Erbrechen).

Hilfestellung beim Erbrechen

Erbrechen wird von den meisten Menschen wegen begleitender Übelkeit, Schwäche, Schweißausbruch, Zittern und Ohnmachtgefühlen als sehr unangenehm empfunden. Dazu kommt der durch Magensäure und Gallensaft typische Geschmack und Geruch des Erbrochenen (Emesma).

Kranker ist bei Bewusstsein. Hilfestellung beim bettlägerigen Kranken, der bei Bewusstsein ist:

- Ruhe bewahren, Oberkörper erhöht lagern, Rücken gut abstützen,
- Nierenschale oder Schüssel mit Zellstofftüchern in die Hand geben,
- Bett schützen (Unterlage, Handtuch oder Ähnliches),
- beengende Kleidung am Hals oder in der Taille öffnen,
- auf Zahnprothesen achten, evtl. vorher entfernen.

Kranker ist bewusstlos. Hilfestellung, wenn der Kranke bewusstlos ist, um den Erstickungstod oder eine Aspirationspneumonie zu verhindern:

- Seitenlage herstellen oder Kopf zur Seite neigen,
- Zahnprothese entfernen,
- Atemwege freihalten, ggf. Mundhöhle absaugen,
- Auffangschale für Erbrochenes und/oder Krankenunterlage unter den Mund legen,
- Arzt, ggf. Notarzt rufen,
- bei Bedarf Sauerstoff verabreichen.

Feststellen der Ursache

Bei jedem Erbrechen muss nach der Ursache geforscht werden. Zur Diagnosestellung sollte das Erbrochene dem Arzt gezeigt und/oder nach folgenden Beobachtungskriterien beschrieben werden:

- Zeitpunkt des Erbrechens, z. B. Zeitabstand zu der Nahrungsaufnahme
- Vorgang des Erbrechens, z. B. würgend oder im Schwall,
- Menge und Beschaffenheit des Erbrochenen, Beimengungen wie Schleim, Galle und unverdaute Nahrungsteile,
- Befinden des Kranken vor bzw. nach dem Erbrechen.

D *Beim* ***Erbrechen*** *(Emesis, Vomitus) wird der Mageninhalt mittels kräftiger Kontraktionen des Zwerchfells und der Bauchmuskeln durch die Speiseröhre über den Mund entleert.*

P *Nach dem Erbrechen den Mund ausspülen oder Mundpflege durchführen, Gesicht und Hände waschen (lassen). Beschmutzte Wäsche auswechseln und Umgebung reinigen, Zimmer lüften. Bewohner beruhigen, Nahrungskarenz einhalten, ärztliche Anordnung einholen, Eintragung ins Dokumentationssystem.*

I *Internet:*
http://www.Enterale-Ernaehrung.de
http://www.pharmatrix.de
http://www.kda.de
http://www.mds-ev.de
http://www.dnqp.de/ExpertenstandardErnaehrungsmanagement.pdf

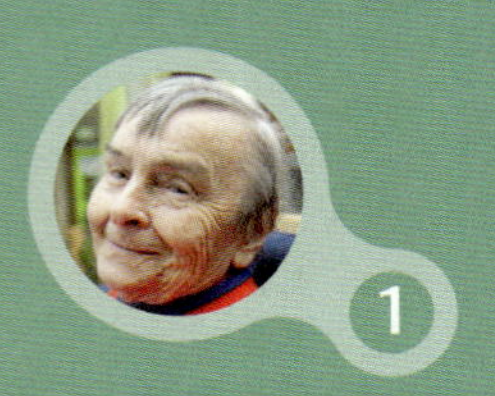

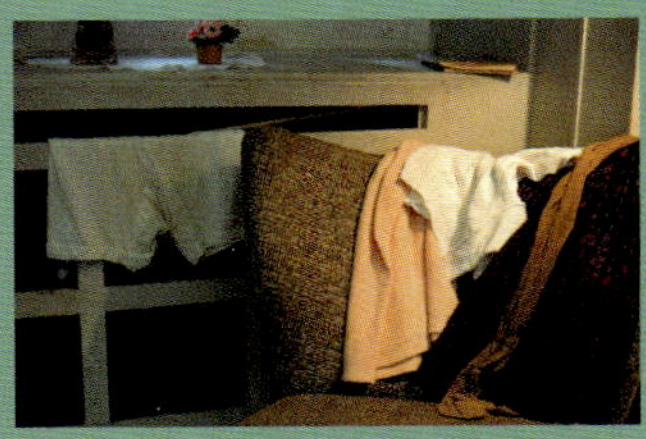

Abb. 1.116 Das Schamgefühl des Betroffenen darf beim Umgang mit Ausscheidungen nicht verletzt werden. Auch oder gerade hier zeigt sich unsere Achtung vor der menschlichen Würde.

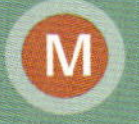

Pflegende müssen im Umgang mit Ausscheidungen:
- *medizinische Hintergründe für verändertes Ausscheidungsverhalten kennen,*
- *psychosoziale Auslöser für Inkontinenz kennen,*
- *individuelle Umgebungsfaktoren in ihre Überlegungen einbeziehen,*
- *mit dem Betroffenen und seinen Ausscheidungen rücksichtsvoll umgehen,*
- *körperliche und psychosoziale Auswirkungen von Inkontinenz kennen,*
- *hohe soziale und pflegerische Kompetenz besitzen.*

M *Der Umgang mit Stuhl und Urin stellt vor allem anfangs ein Problem dar, relativiert sich jedoch durch Gewöhnung und Routine. Der Umgang mit Erbrochenem oder Sputum fällt dagegen oft weit schwerer – vielleicht deshalb, weil wir mit dem Mund schöne Erlebnisse verbinden, wie z. B. genussvolles Essen, Küsse etc.*

P *Zu den wirksamen Strategien im Umgang mit Ekel zählen:*
- *Austausch im Kollegenkreis,*
- *gegenseitiges Entlasten bei ekligen Arbeiten,*
- *Äußerungen z. B. der schlechten eigenen Tagesbefindlichkeit gegenüber Kollegen,*
- *Supervision,*
- *Thematisierung des Ekels in der Aus-, Fort-, Weiterbildung.*

Ausscheiden können

Bedeutung

Regelmäßige Stuhl- und Urinentleerungen sind wichtig für unser Wohlbefinden und gehören ganz selbstverständlich in den Tagesablauf. Erst wenn sie nicht normal funktionieren, werden sie uns bewusst. Dann allerdings fällt es uns nicht leicht, über diese biologisch notwendigen Vorgänge zu sprechen.

Die Ausscheidungen werden aufgrund von Geruch, Aussehen und Beschaffenheit als unangenehm bis ekelerregend empfunden. Die Ausscheidungsorgane liegen in einem verborgenen Bereich des Körpers, und sich bei der täglichen Intimpflege nackt zu zeigen fällt den meisten Menschen schwer.

B Eine Bewohnerin: „Nachdem meine Tochter sich scheiden ließ, musste sie arbeiten gehen und konnte mich nicht mehr zu Hause versorgen. Die ersten Tage im Heim war ich völlig durcheinander. Ich kannte ja die Räume und den Tagesablauf noch nicht und fühlte mich so kontrolliert – und nach allem musste ich jemand fragen. Und dann noch diese peinliche Geschichte mit dem Wasserlassen. Zu Hause war das für mich kein Problem, obwohl ich auch sehr schnell zur Toilette musste, wenn ich Drang hatte. Aber hier ist die Toilette am anderen Ende des Flurs und ich kann doch mit meinem Gehwagen nicht so schnell. Eines Tages habe ich unterwegs das Wasser verloren. Das war mir so peinlich! Ich war wütend und beschimpfte die Schwester, die mir beim Umziehen half. Sie stellte mir für die Nacht einen Toilettenstuhl hin. Gott sei Dank habe ich ein Einzelzimmer. Nicht auszudenken, wenn man dann von den Mitbewohnern beobachtet wird. Es ging auch eine Zeit gut, doch einmal nachts meinte ich, ich bin zu Hause. Beim Aussteigen fiel ich über den Toilettenstuhl, zu Hause stand da ja nichts. Die Schwestern verboten mir, nachts alleine aufzustehen. Ich bekam eine Windel und musste klingeln, damit jemand mitging. Ich konnte mir damals nicht vorstellen, dass ich so weiterleben kann."

Auswirkungen auf die Ausscheidung nach Einzug ins Pflegeheim

Der Einzug ins Alten- und Pflegeheim ist eine enorm belastende Situation für den Betroffenen, die häufig Verwirrtheit oder Inkontinenz auslösen kann. Folgende Hinweise sollten deshalb beachtet werden:
- Der Betroffene benötigt gerade in dieser schwierigen Situation Orientierungshilfen und die situationsgerechte Gestaltung der Umgebung, um den Toilettengang möglichst selbstständig zu ermöglichen.
- Inkontinenz ist häufig ein Auslöser für Depressionen im Alter.
- Die Reaktionen (z. B. Aggression) auf Situationen wie ungewolltes Wasserlassen sind nicht persönlich zu nehmen, sondern drücken die Wut über den Selbstständigkeitsverlust aus.
- Die Selbstständigkeit im Umgang mit Ausscheidungen ist für fast jeden Menschen sehr wichtig.
- Der Umgang mit den Ausscheidungen ist ein sehr intimer und tabuisierter Bereich für fast Jeden.
- Hilfsmittel für Inkontinenz dürfen nicht unreflektiert eingesetzt werden, da sie die psychische wie körperliche Situation des Betroffenen verschlechtern können.

Historische Einflüsse auf das Verhalten im Umgang mit Ausscheidungen

Schon in der Antike gab es sanitäre Einrichtungen mit unterirdischer Kanalisation. Die Darmgase galten z. B. als heiliger Wind, durch die man Erleichterung und Wohlbefinden erlangte. Im Mittelalter waren heute als derb empfundene Wörter wie „Scheiße" und „Furz" gesellschaftsfähig. Die Notdurft wurde von der Fensterbank ins Freie entleert; die hygienischen Verhältnisse waren dementsprechend schlecht.

Ende des 18. Jahrhunderts wurde der erste Lehrstuhl für öffentliche Hygiene in Paris eingerichtet. Gutes Benehmen und Sauberkeit wurden zum Ideal; die Verdauungsvorgänge wurden mit Fäulnis, die Exkremente mit Bedrohung gleichgesetzt. Dies führte zu Gesetzen, die Kanalisationssysteme vorschrieben und das öffentliche Ausscheiden unter Strafe stellten.

Zwangsläufig führte diese Entwicklung zur Tabuisierung im Umgang mit den Ausscheidungen. Heute verschwinden die Produkte der menschlichen Verdauung schnell, z. B. in sog. „Tiefspül"-Toiletten. Dies äußert sich auch in einer umschreibenden Sprache: „Ich muss dorthin, wo der Kaiser zu Fuß hingeht", „das stille Örtchen" usw.

Umgang mit Ekelgefühlen

Ekel ist in der Pflegepraxis häufig verpönt und daher tabuisiert. Pflegende entwickeln Strategien, um mit diesen Emotionen umgehen zu können. Sie arbeiten in diesen Situationen sehr schnell, vermeiden den Kontakt zum Bewohner, sind gereizt und ungeduldig oder versuchen die Situation zu überspielen.

Als schwer zu ertragen erlebt Pflegepersonal im Umgang mit Dementen und verwirrten alten Menschen das „Spielen" mit Kot, beschmierte Wände und Utensilien, das Aufessen von Stuhl. Die pflegerischen Maßnahmen wie Mundhygiene nach dem Essen von Stuhlgang, das Säubern der Hände und Nägel, das Reinigen der stuhlverschmierten Wände und Betten bringt Pflegende an die Grenzen ihrer Belastbarkeit.

Urinausscheidung/Miktion

Die Menge des ausgeschiedenen Urins ist von der zugeführten Flüssigkeitsmenge abhängig. Zufuhr-

und Abgabemengen halten sich beim gesunden Menschen die Waage. Der Flüssigkeitsumsatz beträgt bei einem Erwachsenen von ca. 70 kg Körpergewicht ca. 2,5 l pro Tag. Mit dem Urin werden ca. 60 %, durch Atmung und Haut ca. 36 % und mit dem Stuhl ca. 4 % ausgeschieden.

Bestandteile des Urins. Der Urin eines gesunden Menschen enthält:
- Wasser (95–98 %),
- Elektrolyte,
- Harnstoff,
- Harnsäure,
- Kreatinin,
- Protein,
- Aminosäuren,
- Hormone,
- Vitamine,
- Farbstoffe (Urobilin) u. a.

Jede Veränderung der Urinausscheidung kann ein wichtiger Hinweis auf eine Krankheit sein. Entsprechende Beobachtungskriterien sind in **Tab. 1.15** zusammengefasst.

Miktionsstörungen

Die Entleerung der Blase (Miktion) kann gestört sein durch:
- Schmerzen, z. B. bei Blasenentzündung,

Tab. 1.15 Beobachtungskriterien der Urinausscheidung

Normalwerte	*Physiologische Veränderungen*	*Krankhafte Veränderungen*	*Ursachen krankhafter Veränderungen*
Farbe, Aussehen			
frischer Urin ist hell- bis dunkelgelb (je konzentrierter desto dunkler)	Farbveränderungen durch Nahrungsmittel und Medikamente: – rot (rote Bete, Phenazon, Pyramidon, Antipyrin) – orange (z. B. Uro-Ganatol)	– dunkelgelb-braun – bierfarben mit gelbem Schaum – fleischwasserfarben bis blutig (makroskopische Hämaturie) – wasserhell ins Grünliche schimmernd – milchig, trüb	– Flüssigkeitsmangel – Gallenwegs- und Lebererkrankungen (Ikterus) – Blutung bei Nieren- und Blasenerkrankungen, herabgesetzte Blutgerinnung durch Medikamente (Antikoagulanzien) – Diabetes mellitus und Diabetes insipidus – Anwesenheit von Blut, Fetten und Eiter
Geruch			
frisch gelassen: unauffällig	– typischer Geruch nach Speisen (z. B. Spargel) – Ammoniakgeruch, wenn der Urin länger steht	– Foetor hepaticus – Azetongeruch (obstartig) – Ammoniak (Pferdestallgeruch)	– Lebererkrankungen – Diabetes mellitus, beim Fasten – Harnwegsinfekte
Menge			
bis 2000 ml	– Abnahme durch Flüssigkeitsverlust bei starkem Schwitzen – Zunahme bei großer Trinkmenge, z. B. Bier, Kaffee, schwarzer Tee	– Oligurie (weniger als 500 ml) – Anurie (weniger als 100 ml) – Polyurie (mehr als 2000 ml)	– verminderte Flüssigkeitszufuhr oder Flüssigkeitsverlust z. B. bei Durchfällen, Nierenerkrankungen, Herzinsuffizienz – Nierenerkrankungen, Herzinsuffizienz, Nierenversagen im Schock, urämisches Koma – bei extremer Flüssigkeitszufuhr, Einnahme von Diuretika, Diabetes mellitus und Diabetes inspidus
pH-Wert			
schwach sauer (pH 5–6)	durch Nahrung beeinflusst: – pflanzliche Ernährung fördert alkalische Reaktion (bis pH 7,5) – eiweißreiche Ernährung fördert saure Reaktion (bis pH 4,8)	– pH nimmt im Bereich sauer zu – pH eher neutral bis alkalisch	– Auftreten bei starkem Schwitzen, im Fieber, starken Durchfällen – stoffwechselbedingte Alkalose, bei Infektionen an Nieren oder ableitenden Harnwegen

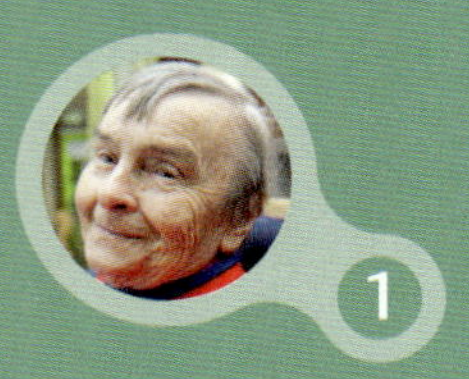

Lesen Sie die Themen Zystitis und Zystitisprophylaxe auf den Seiten 409 und 235 nach.

Informieren Sie sich zu den Themen Uringewinnung und Urinuntersuchungsmethoden auf den Seiten 601 und 602.

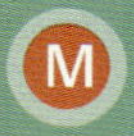

Krankhaft veränderter Stuhl (sowie veränderte Urinausscheidung und Erbrochenes) muss aufgehoben und dem behandelnden Arzt zur Sicherung der Diagnose gezeigt werden!

M *Zu den Stuhlentleerungsstörungen gehören:*
- *Diarrhö (Durchfall),*
- *Stuhlinkontinenz,*
- *Tenesmus,*
- *Obstipation.*

Tab. 1.15 Fortsetzung

Normalwerte	*Physiologische Veränderungen*	*Krankhafte Veränderungen*	*Ursachen krankhafter Veränderungen*
Spezifisches Gewicht			
Zwischen 1,015 und 1,025 g/l	– geringe Urinmenge: höhere Konzentration – große Urinmenge: geringere Konzentration	– hohes spezifisches Gewicht bei normaler bis erhöhter Flüssigkeitszufuhr und hellgelbem Urin (Hypersthenurie) – niedriges spezifisches Gewicht bei schwach konzentriertem Urin – gleichbleibende Konzentration trotz Dursten oder hoher Trinkmenge („Harnstarre")	– bei Zucker- oder Eiweißausscheidung (Albumin- oder Glukosurie) – Funktionsstörungen der Niere (Hyposthenurie) – Niereninsuffizienz (Isosthenurie)

- erschwertes oder fehlendes Wasserlassen, z. B. postoperativer Harnverhalt oder beim Prostataadenom,
- Kontrollverlust über die Blasenfunktion, z. B. Inkontinenz (S. 240).

Harnverhalten

Verschiedene Erkrankungen können zu einem Harnverhalten (Harnretention) führen z. B. Multiple Sklerose, Diabetes oder Paraplegie. Der Urin in der Blase kann dabei nicht oder nicht mehr vollständig entleert werden, z. B. beim Prostataadenom oder bei neurogenen Blasenentleerungsstörungen. Das rechtzeitige Erkennen einer Harnretention ist lebensnotwendig, da die Rückstauungsschäden am Harnsystem und an den Nieren zum völligen Nierenversagen (Urämie) führen können.

Harnverhalten bei Prostataadenom

Zu Beginn sind häufiger Harndrang, Verzögerung des Miktionsbeginns und ein schwacher Strahl typisch. Durch die zunehmende Einengung der Harnröhre muss der Blasenmuskel selbst Mehrarbeit leisten. Seine Wand verdickt sich, um dies zu kompensieren. Erst im fortgeschrittenen Stadium versagt die Austreibungskraft des veränderten Blasenmuskels (Dekompensation). Es kommt zu unvollständigen Blasenentleerungen mit hohen Restharnmengen.

Der Betroffene hat das Gefühl, die Blase nicht ganz entleeren zu können. Nach kurzer Zeit verspürt er wieder Harndrang und entleert wiederum nur eine kleine Menge. Besteht die Einengung der Harnröhre über einen längeren Zeitraum, versagt allmählich die Austreibungskraft des Blasenmuskels vollständig. Der Urin läuft bei gefüllter Blase tröpfchenweise ab (Tröpfelinkontinenz, Überlaufblase).

Stuhlausscheidung/Defäkation

Der Stuhl (Fäzes, Kot, Exkremente) ist normalerweise weich und geformt. Die Farbe erhält er von der Gallenflüssigkeit und ist je nach Nahrungsaufnahme hell- bis dunkelbraun. Der Entleerungsvorgang geschieht ohne große Anstrengungen und Schmerzen. Als normal gilt eine Stuhlentleerung alle ein bis drei Tage. Beobachtungskriterien der Stuhlausscheidung sind in **Tab. 1.16** zusammengefasst.

Die Stuhlmenge beim Erwachsenen ist ca. 120–300 g/Tag. Der Stuhl setzt sich aus 75 % Wasser, 10 % Abfallprodukten (Zellulose), 7 % Epithelien, 8 % Salzen, Schleim und Bakterien zusammen. Dieses Mengenverhältnis erklärt, warum bei Nahrungskarenz trotzdem Stuhl ausgeschieden wird.

Die Reaktion des Stuhls ist leicht alkalisch (pH bei 7–8). Die im Darm befindlichen Kolibakterien bewirken die Zersetzungsprozesse *Fäulnis* (Eiweiß) und *Gärung* (Kohlenhydrate) und den entsprechenden Geruch. Die entstehenden Darmgase werden als „Winde" ausgeschieden.

Stuhlentleerungsstörungen

Stuhlentleerungsstörungen spielen beim älteren Menschen häufig eine große Rolle, möglicherweise mitbedingt durch die vermehrte Beschäftigung mit dem eigenen Körper. Daraus resultieren häufig enorme Probleme bis hin zum Abführmittelmissbrauch. Alle vorgetragenen Klagen über bestehende Stuhlprobleme müssen ernst genommen werden. Die Pflegenden sollten sich genaue Information über die tatsächliche Situation einholen.

Diarrhö (Durchfall)

Die Diarrhö zeigt sich in der häufigen Entleerung von dünnflüssigem Stuhl, meist verbunden mit Krämpfen. Sie kann bedingt durch den Flüssigkeitsverlust u. U. sogar einen akuten Verwirrtheitszustand auslösen.

Ursachen. Ursachen für eine Diarrhö können sein:
- Darminfektionen,
- Lebensmittelvergiftung,

Tab. 1.16 Beobachtungskriterien der Stuhlausscheidung.

Normalwerte	*physiologische Abweichungen*	*Krankhafte Veränderungen*	*Ursachen krankhafter Veränderungen*
Farbe, Aussehen			
hell- bis dunkelbraun	– braunschwarz: vorwiegend Fleischernährung – → schwarz: Eisen, Rotwein, Kohle – → rötlich: rote Beete	– schwarz und glänzend: „Teerstuhl" – tonig, fettglänzend – grauweiß, entfärbt (acholisch): „Lehmstuhl" – grünlich-schwarzbraun: „Hungerstuhl"	– verdautes Blut aus dem Magen oder aus den oberen Darmabschnitten (typischer Geruch), meist massive Blutung – Pankreaserkrankungen – Fehlen des Gallenfarbstoffes bei Gallenwegs- und Leberkrankheiten – nach schweren Durchfällen, Nahrungskarenz
Geruch			
bei Gesunden nicht übermäßig übel riechend	– abhängig von der Art der Nahrung (Kohlenhydrate: eher säuerlich) und Verweildauer im Darm – bei fleischhaltiger Kost geruchsintensiver	– stechend sauer (Farbe hell, schaumig) – faulig-jauchig (Farbe tiefbraun) – aashaft-stinkend	– Gärungsdyspepsie – Fäulnisdyspepsie – evtl. Zerfallsprozesse im Darm (z. B. Karzinom)
Form/Konsistenz/Menge			
Menge ist ernährungsabhängig und beträgt beim Erwachsenen etwa 120 – 300 g pro Tag	– größere Mengen bei sehr ballaststoffreicher Ernährung (bis 500 g) – kleinere Mengen bei vorwiegend schlackenarmer eiweißreicher Ernährung	– kleine Mengen – große Mengen – flüssig – fester als normal – trocken-hart – bleistiftartig	– Hungerstühle – Störung des Nährstofftransports vom Darm in die Blut- und Lymphbahn (Malabsorption) – Durchfall bei Darminfektionen u. a. – Obstipation (s. u.) – „Kotstein", schwere Obstipation – Stenosen des Enddarms
Beimengungen			
normalerweise keine	möglich ist Unverdautes, z. B. Tomatenschalen und Weintraubenschalen	– Blutauflagen – Schleim – blutiger Schleim – unverdaute Nahrung – Parasiten	– Analfissuren; Hämorrhoiden, Rektum- und Analkarzinom – gereizte Darmschleimhaut – Colitis ulcerosa, nach schweren Durchfällen – bei Durchfällen, nicht zerkauten Speisen – Maden-, Spul- und Bandwürmern (makroskopisch), Wurmeier und pathogene Keime (mikroskopisch)

- Nebenwirkung von Medikamenten, z. B. Antibiotika, Zytostatika,
- Nahrungsmittelallergien,
- unzureichende Kautätigkeit, z. B. aufgrund fehlender Zähne oder schlecht sitzender Zahnprothesen,
- unkontrollierte Einnahme von Abführmitteln,
- psychische Reize wie Angst/Schrecken,
- krankhafte Veränderungen des Darmes, z. B. Stenosen im Darm.

Stuhlinkontinenz

Darunter versteht man das Unvermögen, Stuhl und/oder Urin zurückzuhalten. Sie kann verschiedene medizinische und psychische Ursachen haben.

Tenesmus

Der beständige, schmerzhafte Stuhldrang wird als Tenesmus bezeichnet. Dies lässt sich z. B. auf Erkrankungen des Dickdarms (z. B. Rektumkarzinom, Schließmuskelkrampf, entzündliche Veränderungen oder Diarrhö) zurückführen.

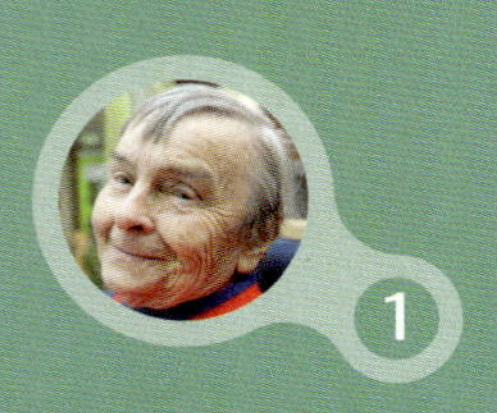

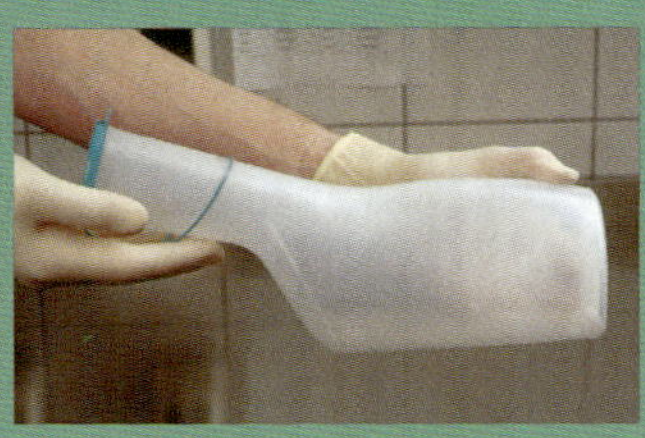

Abb. 1.117 Urinflasche für Männer.

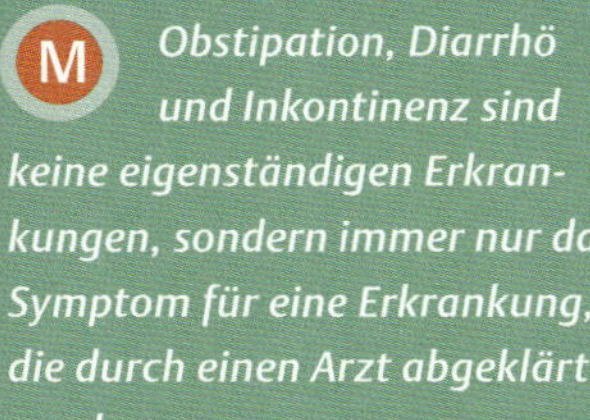

Obstipation, Diarrhö und Inkontinenz sind keine eigenständigen Erkrankungen, sondern immer nur das Symptom für eine Erkrankung, die durch einen Arzt abgeklärt werden muss.

Die Obstipationsprophylaxe wird auf S. 237 vorgestellt.

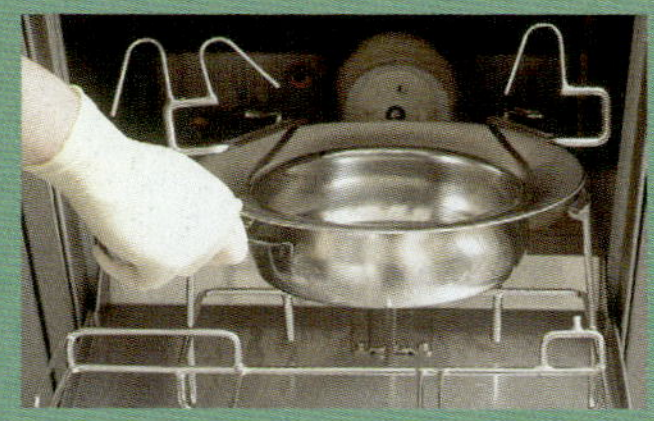

Abb. 1.118 Ein benutztes Steckbecken wird möglichst bald in der Steckbeckenspüle gereinigt.

Obstipation

Zeichen einer Obstipation sind trockener, harter Stuhl und Schwierigkeiten bei der Ausscheidung. Begleitet wird die Obstipation häufig durch Völlegefühl, Bauchkrämpfe, Blähungen, Appetitlosigkeit, Zungenbelag, Mundgeruch, Kopfschmerzen, Unruhe und paradoxe Durchfälle.

Ursachen. Ursachen einer Obstipation können sein:
- Elektrolytverschiebungen,
- Medikamente z. B. Analgetika, Antidepressiva, Antiparkinsonmittel, Eisenpräparate,
- endokrine Störungen (z. B. Hypothyreose),
- Darmerkrankungen (z. B. Erkrankungen, die eine Einengung des Darmlumens verursachen),
- ballaststoffarme Ernährung oder falsche Ernährungsgewohnheiten,
- Flüssigkeitsmangel durch unzureichende Trinkmenge oder großen Flüssigkeitsverlust,
- Bewegungsarmut oder mangelnde Kraft, die Bauchpresse zu betätigen,
- Motilitätsstörungen des Darmes (z. B. Darmträgheit durch längeren Abführmittelmissbrauch),
- Lähmungen des Darmes (z. B. bei neurogenen Störungen),
- Unterdrückung des Stuhlentleerungsreflexes (z. B. bei Schmerzen im Schließmuskelbereich).

Unterstützung bei den Ausscheidungen

Die Pflegeperson sollte es anstreben, dass der hilfsbedürftige Mensch seine Ausscheidungen auf der Toilette durchführen kann. Unterstützend können hier Hilfsmittel zum Einsatz kommen, die den Weg zur Toilette erleichtern oder die Benutzung der Toilette vereinfachen, z. B.:
- Gehhilfen, Orientierungshilfen,
- Kleidung, die der Betroffene selbst aus- und anziehen kann,
- Möglichkeit zum Händewaschen,
- Haltegriffe in der Toilette.

Hilfsmittel für die Harn- und Stuhlentleerung

Sollte die Ausscheidung auf der Toilette nicht möglich sein, so kommen verschiedene Hilfsmittel zum Einsatz.

Urinflaschen, Steckbecken usw. sollten:
- leicht sein (kein Glas oder Porzellan!),
- verschließbar sein,
- eine Betthalterung haben,
- gut zu reinigen sein.

Ein Toilettenstuhl sollte:
- kippsicher und stabil,
- leicht bedienbar (z. B. Bremsen),
- gut zu reinigen,
- Topf mühelos verschließbar,
- Armlehnen hochklappbar und zu entfernen,
- höhenverstellbar und
- aus „warmem" Material sein.

Anwendung der Hilfsmittel bei bettlägerigen Menschen

Anlegen der Urinflasche

Die Urinflasche liegt in Rückenlage zwischen den Beinen oder in Seitenlage vor dem Mann. Dabei ist Folgendes zu beachten (**Abb. 1.117**):
- Die Urinflasche muss den Urin sicher auffangen und darf keine Druckstellen erzeugen. Evtl. mit Kissen oder zusammengerollten Handtüchern abstützen.
- Urinflasche nicht länger als für die Ausscheidung benötigt liegen lassen.
- Wenn möglich legt der Mann das Glied selbst in den Flaschenhals.
- Nach der Ausscheidung die Möglichkeit zur Händehygiene geben.

Benutzen des Steckbeckens

Das Unterschieben des Steckbeckens sollte für den alten Menschen möglichst bequem sein. Falls möglich hilft er mit, indem er die Beine in Rückenlage anwinkelt und das Gesäß selbst oder mit Unterstützung anhebt. Ist dies nicht möglich, wird das Steckbecken durch Drehen auf die Seite untergeschoben. Dabei ist Folgendes zu beachten:
- Die hierbei sehr leicht entstehenden Reibe- und Scherkräfte unter allen Umständen vermeiden.
- Den alten Menschen nicht länger als notwendig auf dem Steckbecken sitzen lassen.
- Den Oberkörper leicht erhöhen, damit die Ausscheidung erleichtert wird.
- Das entfernte Steckbecken aus Hygienegründen niemals auf dem Fußboden abstellen.
- Die hygienische Aufbereitung geschieht möglichst bald (**Abb. 1.118**).

Bei Benutzung dieser Hilfsmittel für Harn- und Stuhlentleerung ist es selbstverständlich, dass der Bewohner vor den Blicken der Mitbewohner geschützt wird.

Praktische Kleidung

Die Kleidung muss dem Zweck angepasst werden. Sie sollte:
- leicht an- und auszuziehen sein,
- warm sein,
- bequem sein und
- evtl. getragene Hilfsmittel wie Einlagen usw. kaschieren.

Fördern der Urinausscheidung

Zur Förderung der Ausscheidungsfähigkeit stehen uns gut wirksame Mittel zur Verfügung. Der verwirrte Bewohner weiß u. U. nicht mehr, weshalb er sich auf der Toilette befindet und benötigt daher Anregung, um Wasser lassen zu können.

Bei Harnverhaltung können diese Hilfen sehr wirksam sein:

- Wasserhahn laufen lassen (Geräusch von fließendem Wasser),
- Hände in warmes Wasser eintauchen,
- massierende Bewegungen der Blasenregion
- feucht-heiße Kompressen auf die Blasenregion auflegen (S. 554) usw.

Kontinenz/Inkontinenz

Kleinen Kindern wird der unbefangene Umgang mit ihren Ausscheidungen abgewöhnt; sie sollen möglichst schnell „sauber" werden. Wenn sie lernen, ihre Blasen- und Darmentleerung zu kontrollieren, wird dieser Lernprozess durch Lob und Tadel unterstützt.

Durch Veränderungen (z. B. Senkung des weiblichen Genitale) oder Erkrankungen des Kontinenzorgans selbst leiden schon sehr junge Frauen (z. B. nach der Entbindung) unter Inkontinenz. Im höheren Lebensalter kommt es wegen vielerlei Ursachen zur Inkontinenz.

Pflegende können Anzeichen für eine Inkontinenz (sozialer Rückzug, Desinteresse, Uringeruch usw.) schnell erkennen und damit offen und feinfühlig umgehen. Der Betroffene und seine Angehörigen können dahingehend beraten werden, dass das vermeintliche Schicksal Inkontinenz häufig sehr gut zu therapieren ist. Die Versorgung mit Hilfsmitteln (Inkontinenzvorlagen usw.) ist eine therapiebegleitende Maßnahme und nie die einzige Hilfestellung, die dem Betroffenen angeboten wird.

Auswirkungen der Inkontinenz

Auswirkungen auf den Betroffenen

Wenn der Betroffene seine Inkontinenz zum ersten Mal bewusst wahrnimmt, wird er seine Symptome zunächst leugnen oder bagatellisieren. Trotz dieser Verdrängungsmechanismen entwickelt der Betroffene u. U. ein starkes Schuldgefühl und Aggressionen gegen sich selbst. Erst mit zunehmendem Leidensdruck, ausgelöst durch die Beschränkungen seines Lebens, wird er bemüht sein, Lösungsstrategien zu entwickeln.

Im Vordergrund der inneren Auseinandersetzung des Betroffenen steht oft die Angst vor Isolation. Diese tritt oft sogar ein, da soziale Kontakte vermieden werden, um die Symptome zu verheimlichen. Nicht selten führt die komplexe Problemstellung aus Verlust des Selbstwertgefühls, Angstzuständen, Schlafstörungen, Sinnverlust, daraus folgende Passivität, Reizarmut und Resignation zu Depressionen.

Auswirkungen auf pflegende Angehörige

Häusliche Pflege bedeutet nicht selten für die pflegenden Angehörigen eine maximal physisch und psychisch belastende Aufgabe. Sie leisten neben der tatsächlichen Pflege- und Versorgungstätigkeit zudem einen 24-Stunden-Bereitschaftsdienst, meist ohne freie Wochenenden und ohne Urlaub.

Pflegende Angehörige erkranken durch die schwere Pflegetätigkeit häufig am Haltungs- und Bewegungsapparat. Nicht wenige flüchten in Tabletten- und Alkoholabhängigkeit. Emotional sind Angehörige häufig erschöpft durch die Rollenumkehr, Schuldgefühle, Trauer und durch die Ambivalenz von Verpflichtung und Ekel.

Auswirkungen auf professionell Pflegende

Beruflich Pflegende reagieren meist verborgen emotional, z. B. fällt es vielen schwer über ihren Ekel in Bezug auf die Ausscheidungen zu reden. Sie reinigen Verschmutzungen schnell, akzeptieren die Inkontinenz als unvermeidlich. Oftmals wird die Inkontinenz herablassend bagatellisiert oder aber sie beschuldigen sich selbst, die Inkontinenz nicht verhindert zu haben.

Harninkontinenz – Aufgabe und Funktion der Harnblase

Die Harnblase hat die Aufgabe, den Harn zu sammeln (Reservoir). Bei einem Füllungszustand von ca. 200–400 ml steigt der Druck in der Blase an. Dadurch werden Dehnungsrezeptoren in der Blasenwand aktiviert und die Impulse über das Rückenmark an das Gehirn weitergeleitet. (**Abb. 1.4**). Voraussetzung für Kontinenz ist, dass Blase, Schließmuskel, Beckenbodenmuskulatur sowie Rückenmark und Gehirn uneingeschränkt funktionieren.

Miktionsvorgang. Der Miktionsvorgang läuft wie folgt ab:

- Damit sich die Blase beim ersten Harndrang nicht sofort entleert, unterdrückt das Gehirn die Entleerung (hemmende Impulse).
- Erst nach Erreichen der Toilette wird die Unterdrückung der Blasenentleerung bewusst aufgehoben.
- Der Blasenmuskel (Detrusor) zieht sich als Folge des Befehls zusammen (Kontraktion) und treibt den Harn aus.
- Gleichzeitig mit der Kontraktion öffnet sich unbewusst der innere Schließmuskel im Blasenhals.
- Die Beckenbodenmuskulatur senkt sich – erschlafft – und öffnet damit den äußeren Schließmuskel, der Teil der Beckenbodenmuskulatur ist.
- Zur Verstärkung des Harnstrahls kann zusätzlich die Bauchpresse betätigt werden.
- Beim gesunden Menschen kann die Blase i. d. R. vollständig (bis auf eine normale Restharnmenge von max. 30 ml) entleert werden.

P **Fördern der Stuhlausscheidung.** *Manchmal ist eine Obstipation nicht ohne rektale Abführmethoden zu beheben. Informieren Sie sich über die Durchführung ärztlicher Verordnungen wie Irrigation oder Einläufe auf S. 600 und 594.*

M *Aus anerzogener Schamhaftigkeit hält der Betroffene die Inkontinenzsymptome häufig so lange wie möglich verborgen. Dies kann dazu führen, dass das soziale Umfeld zusammenbricht, weil die Betroffenen Kontakte und Gesellschaft meiden. Auch Angehörige meiden diesen Tabubereich und sind mit dem Problem meist überfordert.*

M *Das vorrangige Pflegeziel ist, dem inkontinenten Menschen so viel Hilfestellung zu geben, dass er seine innere Stabilität wiedererlangen kann. Das fördert bei ihm die Bereitschaft, seine Inkontinenz aktiv anzugehen.*

M *Das Annehmen der Inkontinenz ist für den Betroffenen ein Prozess. Oft sind seine Reaktionen schwer nachvollziehbar, wirken irrational oder beleidigend. Pflegende werden dann selbst zum Gegenstand der Verarbeitung, gegen den sich Aggression und Wut richtet. Sie sollten solche Situationen einschätzen lernen und möglichst als Anlass für ein klärendes Gespräch nutzen.*

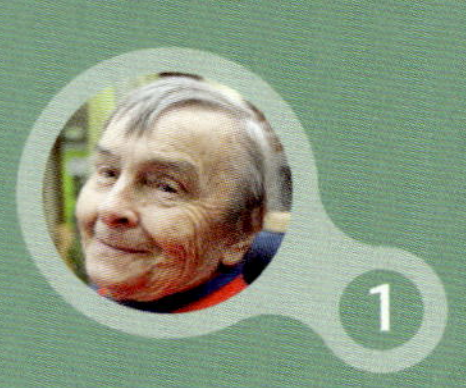

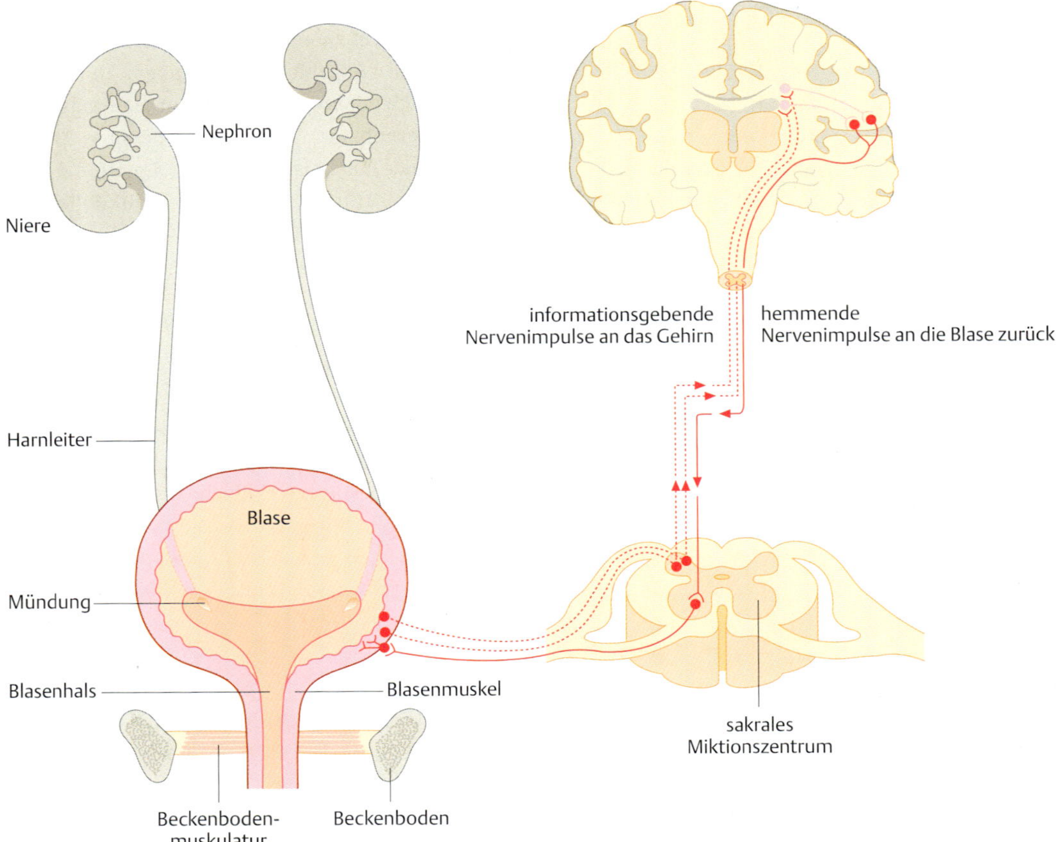

Abb. 1.119 Der Miktionsvorgang wird durch informationsgebende und hemmende Nervenfasern kontrolliert.

Harninkontinenzformen

Tab. 1.17 gibt einen Überblick über die Inkontinenzformen, deren Symptome, Ursachen sowie therapeutische Maßnahmen.

Stuhlinkontinenz

Entleerungsmechanismus

Bei Dehnung der Darmwand durch die eintretende Stuhlmasse werden die Rezeptoren, die sich in der Wand des Enddarms (Submukosa) befinden, aktiviert. Die Meldung wird an das Gehirn übermittelt. Im Rückenmark setzen die spinalen Reflexe die Peristaltik (Darmbewegungen) in Gang. Vom Gehirn steuern die efferenten Fasern als Reflexantwort die glatte Muskulatur des Darms. Es kommt zu Kontraktionen des Darms, und der innere Analschließmuskel erschlafft. Der Stuhl tritt bei noch geschlossenem äußeren Schließmuskel nach unten.

Soll die Stuhlentleerung erfolgen, so erschlafft der äußere Schließmuskel durch eine bewusste Aufhebung der zentralen Hemmung. Es entsteht ein offener Kanal für die Stuhlpassage. Die Bauchpresse und die Aufwärtsbewegung der Beckenbodenmuskulatur treiben den Stuhl ins Freie (**Abb. 1.119**).

Ursachen der Stuhlinkontinenz

Die Ursachen der Stuhlinkontinenz bestimmen auch die unterschiedliche Behandlung. Ursachen können sein:

- Diarrhö (Durchfall),
- Obstipation (Verstopfung) mit Folge einer paradoxen Diarrhö,
- neurologische Störungen und Erkrankungen,
- Erkrankungen des Kontinenzorgans (z.B. Rektumkarzinom, entzündliche Erkrankungen, Verletzungen).

Diarrhö. Bei bestehender Schwäche des Kontinenzorgans kann eine Diarrhö zur Inkontinenz führen. Hier muss auf jeden Fall diagnostisch abgeklärt werden, woher der Durchfall kommt; es könnte sich um eine ernst zu nehmende Erkrankung handeln (z.B. Darmkrebs). Die Grunderkrankung muss behandelt werden. Wurden Abführmittel missbraucht, müssen diese eingeschränkt werden. In vielen Fällen kann durch diätetische Maßnahmen die Diarrhö gebessert werden.

Obstipation – Paradoxe Diarrhö. Der Entleerungsmechanismus wird durch Stuhlansammlungen im Enddarm ausgelöst. Der innere Schließmuskel erschlafft, aber der stark eingedickte Stuhl (Stuhlsteine) kann z.B. bei mangelnder Betätigung der Bauchpresse nicht ausgeschieden werden. Dann wird durch die vermehrte Peristaltik dünner Stuhl aus höher gelegenen Darmabschnitten am dickeren Stuhl vorbeibefördert.

P *Ein Stuhlentleerungstraining kann häufig Normalität bewirken. Der Betroffene wird z. B. täglich zur gleichen Zeit zur Toilette begleitet. Anfänglich kann man das Training mit einem Klistier oder regelmäßigen Laxanziengaben unterstützen.*

Tab. 1.17 Häufige Formen der Harninkontinenz

Inkontinenzform	*Symptome*	*Ursachen*	*Therapie*
Belastungsinkontinenz	Anfänglich nur tröpfchenweiser Verlust von Harn beim Lachen, Husten, Niesen und Lasten heben bis hin zur kompletten Blasenentleerung bei Druckerhöhungen im Bauchraum	Betroffen sind vorwiegend Frauen: – Schwäche der Beckenbodenmuskulatur als Folge von z. B. schweren Geburten oder Übergewicht – Senkung der weiblichen inneren Genitale – Östrogenmangel in den Wechseljahren	– Beckenbodentraining (evtl. unter Verwendung von Hilfsmitteln z. B. Femcon) – Elektrostimulation – Biofeedback – evtl. Operation – lokale Östrogentherapie
Dranginkontinenz (motorisch und sensorisch)	Unfreiwilliger Harnverlust mit intensivem Harndrang	Motorische Dranginkontinenz: – Störung der zentralen Steuerung z. B. bei degenerativen Erkrankungen des ZNS – Demenz, Morbus Alzheimer – Medikamenteneinnahme (z. B. Barbiturate) – Sensorische Dranginkontinenz: – Blasenerkrankungen (z. B. Zystitis, Steine, Tumor)	– medikamentöse Therapie – Kontinenztraining – evtl. medikamentöse oder operative Therapie der Blasenerkrankung
Neurogene Blasenfunktionsstörungen	Unfreiwillige reflektorische Blasenentleerung meist ohne Harndrang, Blasenentleerungsstörungen mit Restharnbildung	Unterbrechung der überleitenden Nervenbahnen zum Gehirn (z. B. im Rückenmark) bei Querschnittlähmung, MS, Tumor, Bandscheibenvorfall usw.	Gezielte Blasenentleerung durch: – medikamentöse Therapie – intermittierenden Selbstkatheterismus – in Einzelfällen: Klopf- und Entleerungstechniken, z. B. Triggern – evtl. Urostomie – instrumentelle Harnableitung
Überlaufinkontinenz	Harndrang, Harnträufeln, häufige Entleerung kleiner Harnmengen, verminderter Harnstrahl bei gefüllter Blase, Komplikation Restharn	Betroffen sind vorwiegend Männer. – Einengung der Harnröhre infolge einer Prostatavergrößerung oder Harnröhrenstriktur	Operation, evtl. instrumentelle Harnableitung als Dauer- oder Akutbehandlung, wenn Operation nicht möglich

Die Ursache für sog. Schmierstühle ist demzufolge meist eine Obstipation. Hier greifen Abführmaßnahmen (Ausräumen, Einlauf). Eine erneute Obstipation sollte durch ausreichende Flüssigkeitszufuhr, angemessene Ernährung, Bewegung – auch passiv – verhindert werden (Obstipationsprophylaxe, S. 237).

Neurologische Störungen und Erkrankungen. Durch Gehirn- und Rückenmarkserkrankungen kann es zur gestörten Entleerungsfunktion kommen, d. h., der Entleerungsmechanismus ist in seiner Funktion beeinträchtigt. Ebenso können sensible Störungen der Darmwand (z. B. Diabetes mellitus) oder muskuläre Störungen des Kontinenzorgans der Auslöser für die Stuhlinkontinenz sein.

Erkrankungen des Kontinenzorgans. Rektumkarzinome, entzündliche Erkrankungen oder Verletzungen des Kontinenzorgans führen sehr häufig zur Stuhlinkontinenz. Der Arzt entscheidet hierbei über den weiteren Verlauf der Therapie.

Psychosoziale Auslöser der Harn- und Stuhlinkontinenz

Die psychische Verfassung eines Menschen hat einen wesentlichen Einfluss auf das Ausscheidungsverhalten (Harndrang im Prüfungsstress!). Folgende psychisch belastende Situationen sind Beispiele für sog. Inkontinenzauslöser:

- Jeder plötzliche Umgebungswechsel, z. B. ein Krankenhausaufenthalt, kann zu einer Beeinträchtigung der Kontinenz führen.

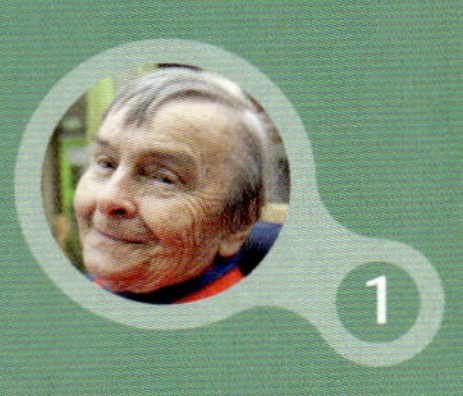

P *Effektive Veränderungen an der Kleidung:*
- *Ein Reißverschluss ist für Menschen mit eingeschränkten Fähigkeiten der Hände schwer zu bedienen. Laschen, Schlaufen oder auch Schlüsselanhänger erleichtern das Greifen.*
- *Fallen Röcke beim Toilettengang nach dem Ausziehen auf den Boden, wird der Reißverschluss verschlossen und in den Bund ein Gummizug eingearbeitet. Der Rock kann dann mühelos hochgezogen werden.*

- Eine unfreiwillige oder unvorbereitete Aufnahme ins Pflegeheim stürzt den Betroffenen in eine tiefe Krise.
- Aufmerksamkeit und Zuwendung werden unbewusst „erzwungen", d. h. eine Verstärkung der Inkontinenz wird vom Betroffenen im Sinne eines positiven Krankheitsgewinns erlebt.
- Neid auf den Mitbewohner im Pflegezimmer, der mehr Pflege benötigt und dadurch mehr Zuwendung durch die Pflegeperson erhält, kann die Symptomatik verstärken.
- Zurückhaltung, falsche Bescheidenheit oder Angst verhindern, dass der Betroffene rechtzeitig die Klingel betätigt.

Pflege bei Inkontinenz

Sämtliche pflegerischen Maßnahmen bei Inkontinenz bedeuten ein Eindringen in die Intimsphäre eines Menschen. Die Situation ist für die Betroffenen aufgrund ihrer Erziehung und ihres Verlusterlebens äußerst schwierig. Besonders viel Geduld erfordert die Pflege, wenn neben der Inkontinenz auch noch ausgeprägte psychische Störungen, Verwirrtheit oder Demenz vorliegen.

Die Situation des Betroffenen kann erleichtert werden durch:
- Hilfe zur Selbsthilfe durch Anpassen der Umgebung,
- sorgfältige Haut-, Körper- und Wäschepflege,
- individuell gewählte Inkontinenzhilfsmittel,
- Durchführung von Kontinenztraining.

Hilfe zur Selbsthilfe

Die Blasenkapazität kann im Alter abnehmen. Auch gesunde alte Menschen urinieren häufig und empfinden einen beschleunigten Harndrang. Die Umgebung muss so gestaltet werden, dass der ältere Mensch seinen Toilettengang und die Versorgung mit Hilfsmitteln so lange wie möglich selbst ausüben kann.

Anforderungen an die Umgebung. An den Wohnbereich im Heim oder in der häuslichen Umgebung müssen deshalb folgende Anforderungen gestellt werden:
- schnell erreichbare Toiletten, möglichst Nasszellen im Zimmer,
- keine Stolperfallen auf den Fluren (Absätze, Läufer usw.),
- Haltegriffe auf den Fluren, Benutzung von geeigneten Gehhilfen,
- bei Bedarf ein Nachtstuhl im Schlafzimmer (vor Blicken geschützt),
- Urinflasche und Steckbecken in greifbarer Nähe,
- deutliche Kennzeichnung der WC-Räume, nachts ausreichende Beleuchtung,
- Toilette in angepasster Sitzhöhe, evtl. Toilettensitzerhöhung,
- Raumtemperatur in der Toilette nicht zu kalt,
- Handgriffe oder Stützen neben der Toilette,
- Schränke für die Aufbewahrung von Inkontinenzartikeln neben der Toilette,
- Waschbecken von der Toilette aus erreichbar.

Anforderungen an die Kleidung. Die Kleidung des Betroffenen sollte schnell und ohne Schwierigkeiten zu öffnen und wieder anzulegen sein (z. B. durch Gummizug, Klettverschlüsse). Besonders pflegeleichte, bedruckte, farbige (etwas dunklere) Stoffe eignen sich. Kleidungsgewohnheiten können u. U. umgestellt werden (z. B. mehrere Schlüpfer zu tragen).

Hautpflege

Der Kontakt der Haut mit Harn und Stuhl, das häufige Waschen mit oft ungeeigneten Mitteln und das feuchtwarme Milieu beim Tragen von Inkontinenzvorlagen führen nicht selten zu Hautproblemen. Es gilt also, die Haut zu schützen, indem der natürliche Säure- und Fettschutzmantel der Haut erhalten bleibt. Um Hautschäden zu vermeiden, ist größte Sorgfalt auf alle prophylaktischen Maßnahmen zu legen.

Reinigung und Pflege des Intimbereiches:
- Mehrmals täglich nur mit Wasser (ohne Seife, da sehr alkalisch) oder mit Zusatz von pH-hautneutraler Waschlotion reinigen, evtl. dem Wasser etwas Essig oder Zitronensaft zufügen, keine Waschlotion mit der Aufschrift „wirkt desinfizierend" verwenden.
- Babypflegeartikel bei älteren Menschen nur nach sorgfältiger Prüfung anwenden, da diese sehr häufig stark parfümiert sind.
- Bei Verwendung von Waschzusätzen die Haut mit klarem Wasser nachreinigen, sorgfältig und schonend abtrocknen.
- Hautpflege mit W/O-Präparaten (Wasser-in-Öl-Emulsionen) durchführen, nur diese gewährleisten die richtige Pflege, keine Cremes mit der Aufschrift „zieht schnell ein" verwenden.
- Keine abdeckenden Salben, Öle und Pasten (z. B. Präparate mit Zinkpastezusätzen, Vaseline, Melkfett) verwenden.
- Die Haut austrocknende Anwendungen unterlassen (z. B. Einreibungen mit Franzbranntwein).
- Wenn bei starker Verschmutzung Öl oder Pflegeschaum angewendet wird, immer mit klarem Wasser nachreinigen.
- Inkontinenzvorlagen verwenden, die die Haut vor Feuchtigkeit schützen, z. B. Gelbildner.
- Fettige Salben nicht verwenden. Sie dichten die Oberfläche der Inkontinenzsysteme ab. Dadurch entsteht Nässe auf der Haut.

Inkontinenzhilfsmittel

Das Angebot an Inkontinenzhilfsmitteln ist groß und wird ständig ergänzt. Zu unterscheiden sind neben den instrumentellen Harnableitungen die aufsaugenden und die aufsammelnden Inkontinenzhilfsmittel.

Aufsaugende Hilfsmittel

Saugfähiges Zellstoffmaterial wird entweder direkt am Körper oder als Unterlage für Betten und Sitzmöbel verwendet. Der durchlässige, hautfreundliche Vliesstoff bleibt bei Verunreinigung relativ trocken und bildet eine Schutzschicht zwischen Haut und aufsaugendem Material (s. **Abb. 1.120**).

Inkontinenzeinlagen. Um eine individuelle Auswahl zu treffen, muss man die ausgeschiedene Urinmenge über den Tag bestimmen und anhand dieser Messung einen ca. 4-maligen Wechsel der Einlage über den Tag ansetzen. Bei reduziertem Wechsel der Einlage in der Nacht muss eine höhere Saugkapazität gewählt werden (**Abb. 1.121**).

Bei der Auswahl der Inkontinenzeinlage sollten zudem einige wesentliche Punkte beachtet werden:

- Saugkapazität muss dem Schweregrad der Inkontinenz angepasst sein,
- körpergerechte Form, gute Passform,
- die Zellstoffmasse sollte fixiert sein, damit sie nicht zusammenklumpt,
- sie sollte möglichst gelbildende Anteile enthalten (bindet die Flüssigkeit und verhindert somit das Auslaufen bei Druck, z. B. wenn sich der Betroffene draufsetzt),
- sie sollte einfach anzulegen sein (erhält die Selbstständigkeit),
- sie sollte unter der Kleidung nicht auftragen,
- sie sollte leicht zu entsorgen und wirtschaftlich sein.

Inkontinenzvorlagen sind gerade oder anatomisch geformt erhältlich, z. B. als Tag- und Nachtvorlagen oder Tropfenfänger. Tropfenfänger sind dünne Taschen aus hochsaugfähigem Material, die über den Penis oder Penis und Hoden gestreift werden (**Abb. 1.122**).

Die Fixierung von Inkontinenzeinlagen mit einer Netzhose/Fixierhose gewährleistet Sicherheit vor dem Verrutschen und hält die Vorlage am richtigen Ort (**Abb. 1.123**). Durch das dichte Anliegen am Körper kann die aufgesaugte Flüssigkeit zudem nicht abkühlen. Das Tragen der Vorlage in Unterhosen ist daher nicht zu empfehlen.

Einmalslips. Für die schwere Harninkontinenz und/oder Stuhlinkontinenz und für die Nachtversorgung eignen sich Einmalslips, die mit Klebestreifen an der Seite zu verschließen sind. Zum Schutz des Bettes werden sog. Bettschutzeinlagen eingesetzt (**Abb. 1.124**).

Einmalslips sollten wegen der erhöhten Gefahr der Hautschädigung bei relativer Luftundurchlässigkeit nur unter folgenden Bedingungen eingesetzt werden:

- bei intakter Haut,

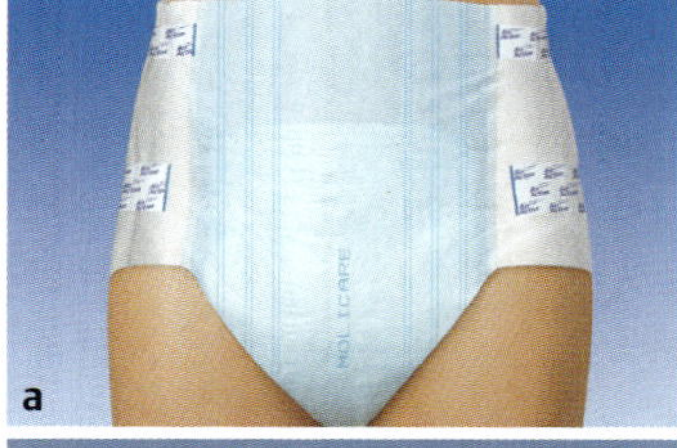

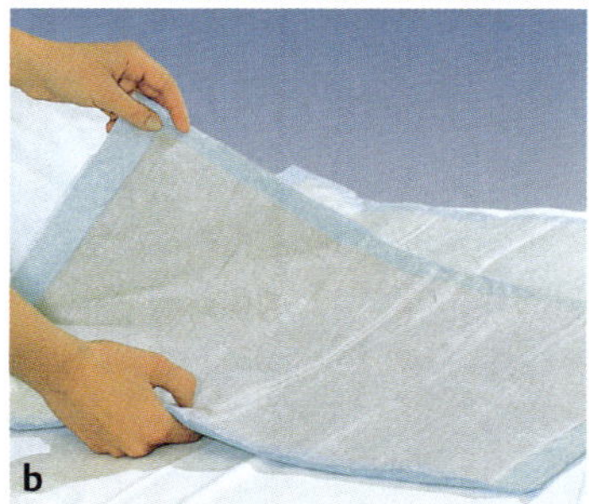

Abb. 1.124 **a** Einmalslip für schwere Inkontinenzformen (MoliCare Premium), **b** Bettschutzeinlage (Molinea, Fa. Paul Hartmann AG).

- wenn eine stabile Fixierung erwünscht ist (z. B. bei desorientierten Menschen),
- bei Harn- und Stuhlinkontinenz,
- wenn die Erhaltung der Selbstständigkeit nicht im Vordergrund der pflegerischen Interventionen steht.

Wiederverwendbare Produkte

Als Alternative zu den herkömmlichen Einmalprodukten werden vermehrt Produkte angeboten, die wiederverwendbar sind. Die Entwicklung auf dem Markt zeigt, dass diese Produkte inzwischen von sehr hochwertiger Qualität sind, z. B. Bettschutzeinlagen und Krankenhosen für leichte Inkontinenz (**Abb. 1.125**). Vorteile sind:

- angenehmes Trage- oder Liegegefühl,
- bei Bettschutzeinlagen reduzierter Wechselintervall, weil sie nicht zusammenklumpen und dadurch wirtschaftlicher sind,
- optisch ansprechend.

Aufsammelnde Hilfsmittel

Bei den aufsammelnden Hilfsmitteln unterscheidet man:

- Kondomurinale,
- externe Urinableiter.

Kondomurinale. Kondomurinale sind dünne Hüllen aus Latex oder Silikon, die über den Penis gestreift werden und den Harn über einen Schlauch ableiten (**Abb. 1.126**). Sie schützen die Haut vor Feuchtigkeit und sind bequem zu tragen. Die Anwendung ist einfach und zeitsparend im Vergleich zum häufigen Wechseln der Vorlage.

Folgendes sollte beachtet werden:

- Größe bestimmen (zw. 20 und 40 mm Durchmesser erhältlich),

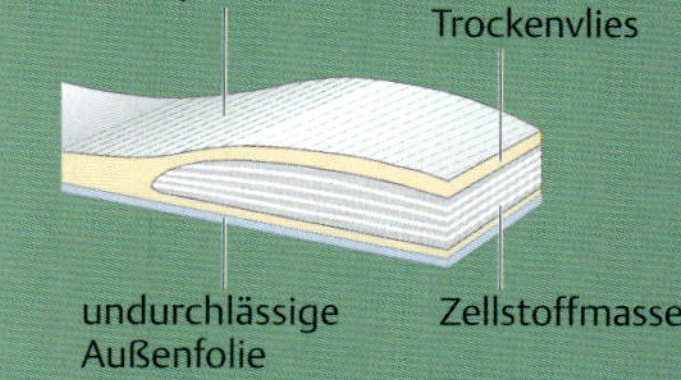

Abb. 1.120 Materialaufbau einer Inkontinenzversorgung. Die Außenseite ist mit einer Folie versehen, die das Durchnässen verhindert.

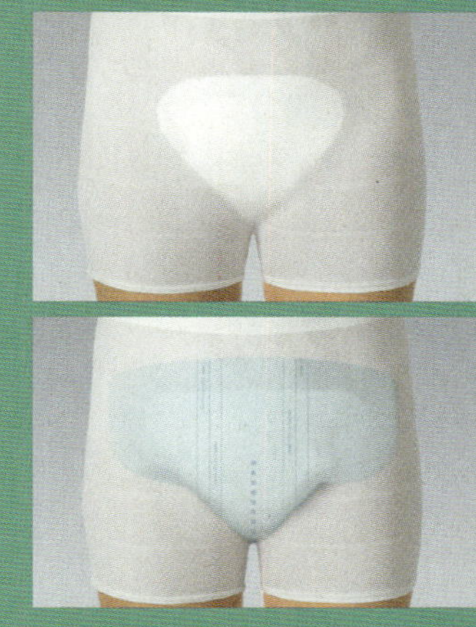

Abb. 1.121 **a** Vorlage für leichte und mittlere Inkontinenz (MoliMed), **b** Vorlage für jeden Grad der Inkontinenz, da in 5 Saugstärken erhältlich (MoliForm). Beide Vorlagen werden mit einer elastischen Fixierhose (MoliPants soft) gehalten (Fa. Paul Hartmann AG).

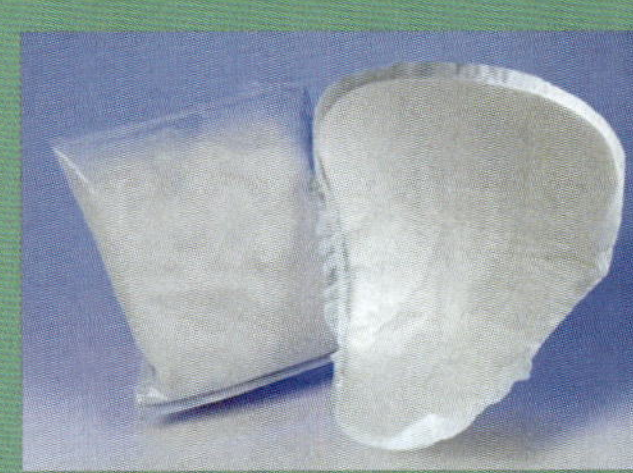

Abb. 1.122 Tropfenfänger fangen beim Mann den Harn auf.

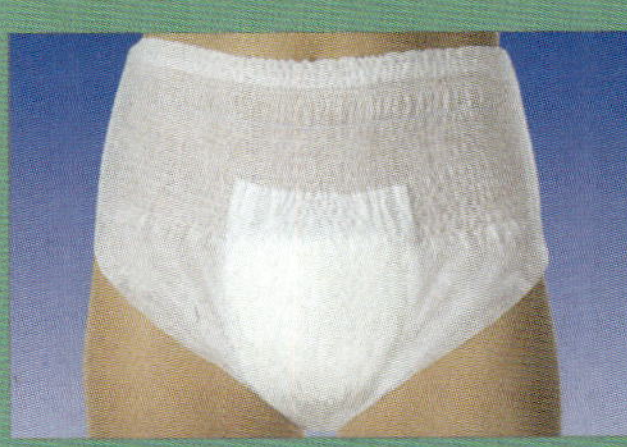

Abb. 1.123 Für mobile Menschen eignen sich höschenartige Einmalslips (Molicare mobile, Fa. Hartmann).

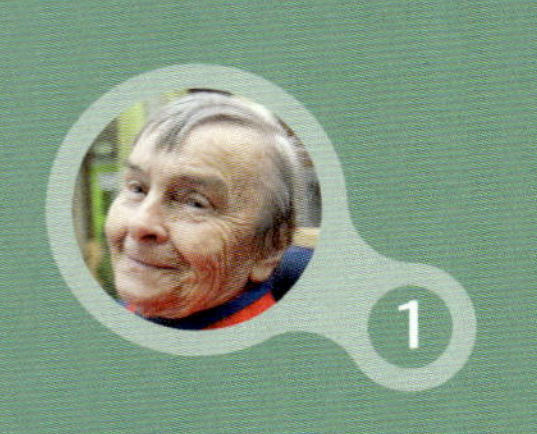

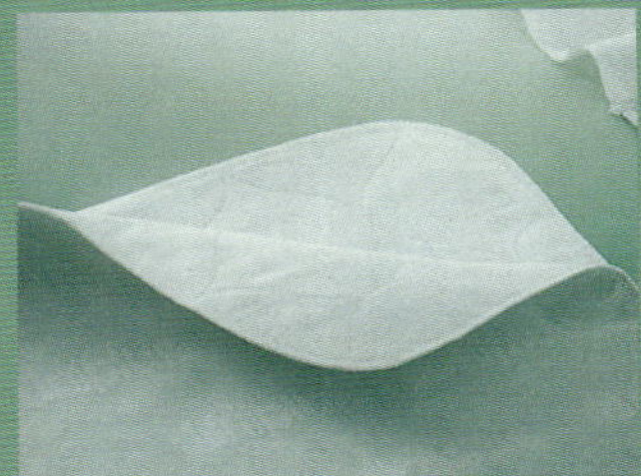

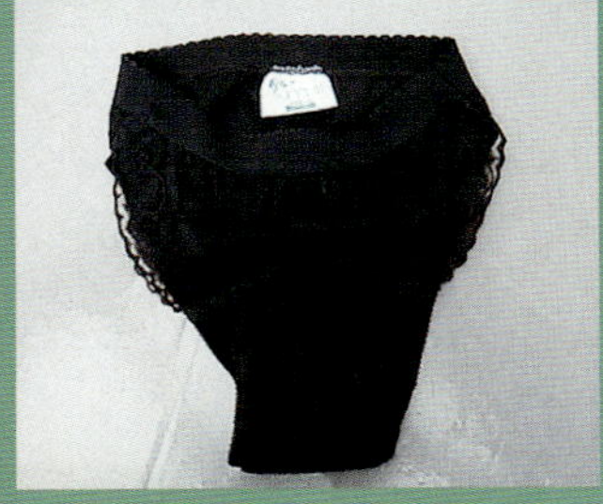

Abb. 1.125 Wieder verwendbare Produkte. a Bettschutzeinlage (Fa. B. Braun), b Krankenhose für die Frau mit leichter Inkontinenz.

- Befestigungsmöglichkeiten: selbstklebend bei normaler Anatomie oder bei retrahiertem Penis mit separatem Haftstreifen,
- abknicksichere, verstärkte Spitze,
- latexfreie Kondomurinale bevorzugen (wegen häufiger Allergien)
- Unterschenkel- oder Oberschenkelbeinbeutel für den Tag, Bettbeutel für die Nacht oder als Dauerversorgung des bettlägerigen Menschen (**Abb. 1.126**),
- Länge des Ableitungsschlauches muss variabel sein (kürzbar oder in verschiedenen Schlauchlängen zu bestellen),
- Beinbeutelbänder müssen breit (nicht abschnürend) und mit einer rutschsicheren Schicht versehen sein,
- Beinbeutel mit Mehrkammersystem (für eine gleichmäßige flache Füllung) trägt nicht auf und verhindert glucksende Geräusche bei der Bewegung,
- Beutel muss Ablaufventil und Rückflusssperre enthalten.

Vor dem Anlegen des Kondomurinals ist die Schamregion zu rasieren und mit nicht rückfettenden Mitteln zu reinigen. Kondomurinale werden am Penis angelegt, abgerollt und festgedrückt (**Abb. 1.127**). Zwischen Penisspitze und dem Ablaufstutzen des Kondomurinals muss mindestens 1 cm Platz sein. Der Haftstreifen darf nicht abschnüren, sollte also am besten spiralförmig anliegen oder sehr dehnbar sein.

Nach dem Anlegen des Kondomurinals wird der Ablaufstutzen mit dem Beutel verbunden. Bei Verwenden von Beinbeuteln sollte zur Nacht an das Ablassventil ein zusätzlicher Bettbeutel angeschlossen werden, um den Schlaf nicht zu stören (**Abb. 1.126**).

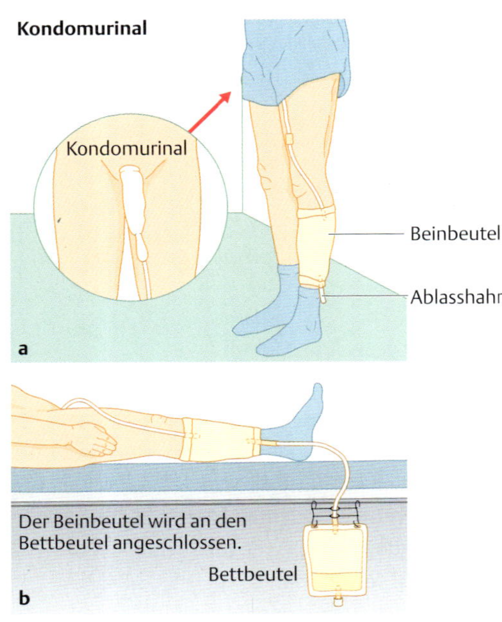

Abb. 1.126 a Kondomurinal mit Unterschenkelbeutel, b Versorgung zur Nacht mit einem Bettbeutel.

Externe Urinableiter. Diese Ableitungssysteme eignen sich für harninkontinente immobile Frauen sowie für Männer mit retrahiertem Penis. Sie werden mit einer Basisplatte aus Hautschutzmaterial angebracht (**Abb. 1.128**).

Lesen Sie zusätzlich das Thema „Katheterisierung der Harnblase" auf S. 604 und zum Thema Kontinenzförderung inkl. Expertenstandard „Förderung der Harnkontinenz in der Pflege" auf S. 240.

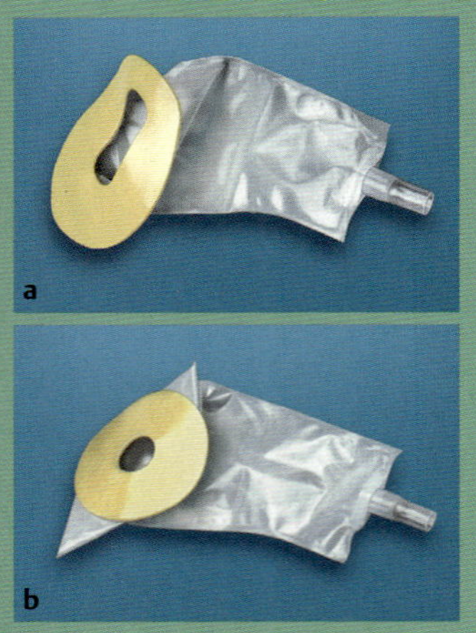

Abb. 1.128 Externe Urinableiter, a für die Frau, b für den Mann.

Hilfsmittel und Maßnahmen bei Stuhlinkontinenz

Hilfsmittel und Maßnahmen bei Stuhlinkontinenz sind:

- rektale Irrigation,
- Analtamponaden,
- Fäkalkollektor.

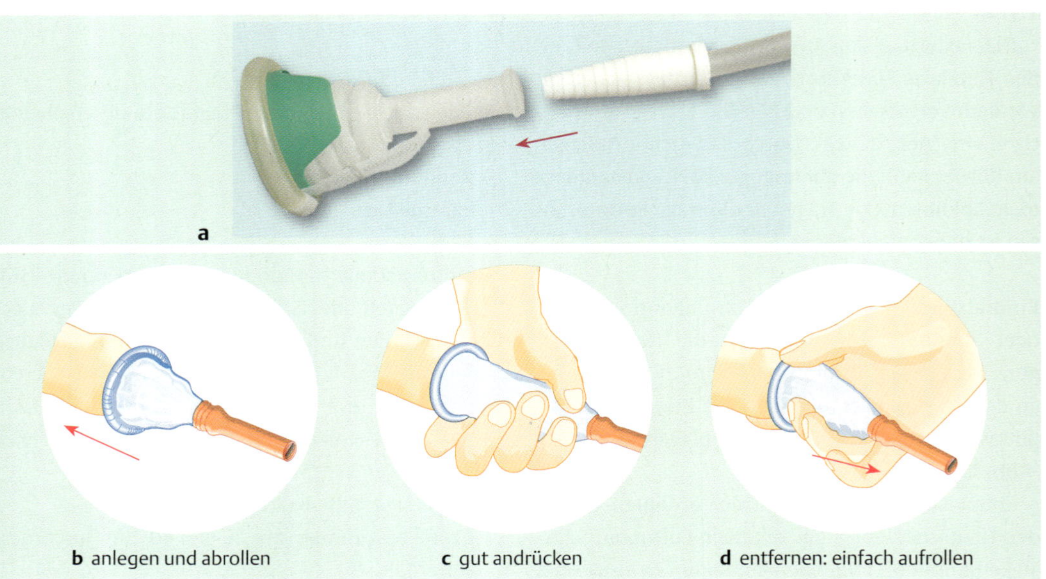

Abb. 1.127 a Kondomurinal und Adapter eines Auffangbeutels, b–d Anbringen und Entfernen des Kondomurinals. Die Tragezeit des Kondomurinals beträgt i. d. R. 24 Stunden.

Rektale Irrigation

Bei mobilen Betroffenen kann durch die rektale Irrigation Kontinenz erreicht werden. Diese Methode kommt aus der Versorgung des Stomaträgers, zeigt aber auch bei rektaler Stuhlinkontinenz Erfolge. Die Vorgehensweise ist ähnlich wie beim Stomaträger (s. S. 600, s. a. Reinigungseinlauf S. 595).

Analtamponaden

Unterschiedlich große Tamponaden aus weichem Schaumstoff werden in den Analkanal eingeführt und entfalten sich dort (**Abb. 1.129**). Durch ihre anatomische Form und Weichheit werden sie nicht als Fremdkörper verspürt. Wenn Stuhldrang eintritt, wird der Tampon entfernt und der Betroffene kann den Darm entleeren. Zwischen den Entleerungen hält der eingeführte Tampon den Stuhl zurück.

Fäkalkollektor

Der Fäkalkollektor wird mit einer Haftfläche direkt um den Anus aufgebracht und verbleibt dort ca. 1–2 Tage (**Abb. 1.130**). Der ausgeschiedene Stuhl kann durch eine Öffnung am unteren Ende des Beutels entleert werden. Besonders wenn es sich um flüssige, kontinuierliche Ausscheidung handelt, wird Hautkomplikationen vorgebeugt und die Pflege vereinfacht.

Qualitätskriterien zur ABEDL „Ausscheiden können“

Die folgende Checkliste (**Abb. 1.131**) führt Qualitätskriterien zur Lebensaktivität „Ausscheiden können“ auf, um festzustellen, ob den alten Menschen in diesem Bereich ausreichend Möglichkeiten geboten werden, und um ihre Situation zu verbessern.

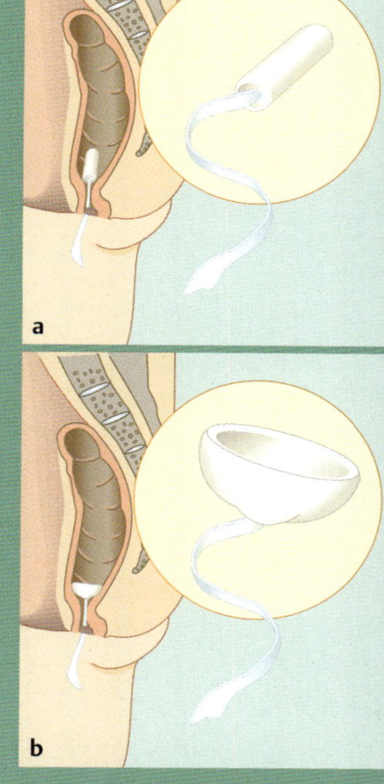

Abb. 1.129 Analtampon, **a** vor der Anwendung, **b** nach der Platzierung im Rektum.

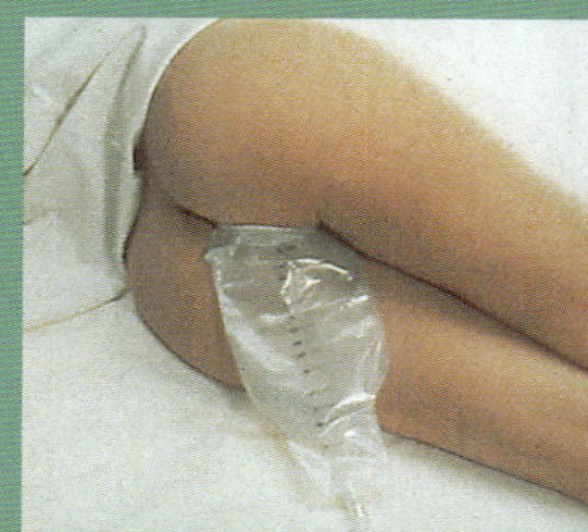

Abb. 1.130 Fäkalkollektor, besonders für immobile Betroffene geeignet.

Qualitätskriterien zur ABEDL „Ausscheiden können“

	ja	nein
Strukturqualität		
– Werden alte Menschen durch die Pflegenden über die Möglichkeiten der Kontinenzverhaltung und Kontinenzförderung aufgeklärt?	○	○
– Werden die Einrichtungen kontinenzfördernd gestaltet?	○	○
– Werden Fortbildungen zum Thema Toilettentraining, Inkontinenz und Kontinenzförderung angeboten?	○	○
– Gibt es Angebote (z. B. Supervision oder Gesprächskreise) in der Einrichtung?	○	○
– Sind Ärzte und Krankengymnasten für inkontinente Ansprechpartner da, z. B. für Beckenbodentraining?	○	○
– Besteht die Möglichkeit der Bestellung von ballaststoffreicher Kost aus der Küche? Kann speziell für Stomaträger eine blähungsarme Kost bestellt werden?	○	○
– Gibt es externe Berater und Lieferanten für die Anwendung und Schulung von Hilfsmitteln?	○	○
– Sind Pflegestandards bzw. Qualitätsstandards für diese pflegerischen Aufgaben vorhanden?	○	○
Prozessqualität		
– Wird Kontinenzverhaltung und -förderung in das Alltagsgeschehen miteinbezogen?	○	○
– Sind genügend Hilfsmittel zur Ausscheidung, Inkontinenz- oder Stomahilfsmittel vorhanden?	○	○
– Sind die sanitären Anlagen so gestaltet, dass ein ungestörter Toilettengang bzw. Stomaversorgungswechsel durchgeführt werden kann? Bzw. werden Möglichkeiten gesucht?	○	○
– Wird auf die genügende Flüssigkeitszufuhr geachtet? Werden verschiedene und abwechslungsreiche Getränke angeboten?	○	○
– Wird auf leicht bedienbare Kleidung geachtet und kann vorhandene Kleidung bei Bedarf umgearbeitet werden?	○	○
– Existieren pflegepraktikable Alltagskonzepte?	○	○
Ergebnisqualität		
– Fühlt sich der alte Mensch von den Pflegenden in dieser sensiblen Thematik verstanden?	○	○
– Wird die Biographie im Umgang mit Ausscheidungen miteinbezogen?	○	○
– Sind alle kontinenzerhaltenden und kontinenzfördernden Therapien und pflegerische Interventionen individuell angewandt?	○	○
– Wird der Bewohner in dieser Thematik individuell unterstützt und gefördert?	○	○
– Erhält er ein individuelles Hilfsangebot?	○	○

Abb. 1.131 Checkliste zur Ermittlung der Qualitätskriterien zur Lebensaktivität „Ausscheiden können“.

Internet:
http://www.kompetenz-in-kontinenz.de
http://www.coloplast.de
http://www.dnqp.de
http://www.hollister.com/germany
http://de.hartmann.info
http://www.rki.de

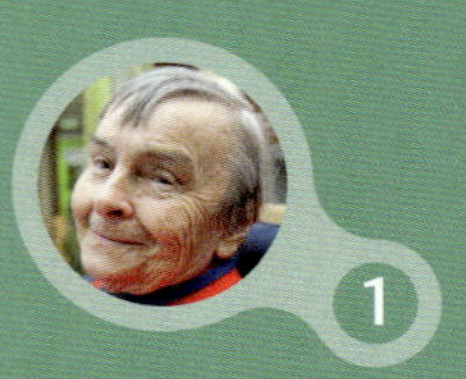

Ruhen, schlafen und sich entspannen können

M Ruhen und Schlafen sind elementare Bedürfnisse – wir verbringen ca. ein Drittel des Lebens damit. Die Schlaf- und Traumphasen dienen Körper und Psyche zur Regeneration und schaffen die Voraussetzungen für die Tagesaktivitäten.

M Beim alten Menschen reduziert sich der wichtigste und erholsame Tiefschlafanteil auf 3–5 %, während er bei Kindern 18–20 % und im Erwachsenenalter etwa 10–15 % ausmacht. Kinder und Jugendliche werden durchschnittlich einmal pro Nacht wach, Erwachsene bis zu 5-mal und alte Menschen bis zu 8-mal; die Dauer beträgt jeweils etwa 7 Minuten.

Schlafverlauf

Schlaftiefe in Phasen 0 1 2 3 4 — REM — 1 2 3 4 5 6 7 8 Stunden

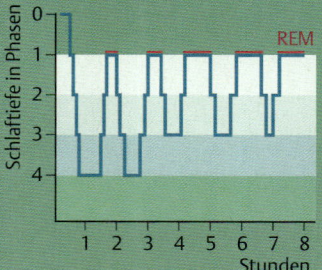

Abb. 1.133 Die unterschiedlichen Schlafphasen werden mehrmals in der Nacht in Zyklen durchlaufen. Ein Zyklus besteht jeweils aus einer Tiefschlafphase (NREM- Phase) und einer REM-Phase.

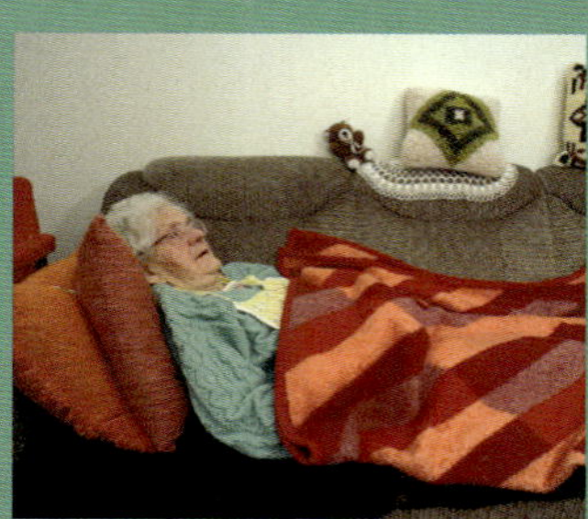

Abb. 1.134 Der kurze Schlaf am Mittag bedeutet vor allem im Alter Ruhe und Regeneration der physischen und psychischen Kräfte.

Gesunder Schlaf

„Haben Sie gut geschlafen?" sind oft die ersten Worte, die die Pflegende am Morgen an den alten Menschen richtet. Dahinter verbirgt sich auch der Wunsch, dass der Nachtschlaf die notwendige Erholung und Energie für den neuen Tag gebracht hat.

Physiologische Grundlagen

Schlafbedarf

Der Schlafbedarf ist individuell: Es gibt Kurz- oder Langschläfer, Morgenmenschen, die morgens besonders leistungsfähig sind, oder Nachtmenschen mit einem Leistungshoch am späten Abend bis in die Nacht. Mit zunehmendem Alter verringert sich der Schlafbedarf (**Abb. 1.132**).

Physiologie

Im Schlaf ist das Bewusstsein eingeschränkt bis ausgeschaltet. Die Organtätigkeit unterliegt überwiegend dem parasympathischen Nervensystem. Die Augen sind geschlossen, die Pupillen eng. Die Atmung ist verlangsamt, die Herzfrequenz herabgesetzt, die Körpertemperatur ist leicht erniedrigt.

Im Schlaf sinken Muskeltonus und Blutdruck. Das endokrine System schüttet Hormone aus, die die Zellerneuerung und das Körperwachstum steuern. Auch das Gehör funktioniert im Schlaf, es kann Geräusche als Alarmsignale wahrnehmen.

Träume. Jeder Mensch träumt mehrere Male während des Schlafes, auch wenn er sich oft nicht mehr daran erinnert. Im Traum werden Konflikte verarbeitet, Ängste deutlich, Ideen geboren. Nach Sigmund Freud sind Träume *„der Königsweg zum Unbewussten"*.

Schlafphasen

Ein Elektroenzephalogramm (EEG) zeigt, dass der Schlaf in mehreren, sich wiederholenden Phasen verläuft. Während eines normalen Schlafes kann man im Wesentlichen zwei Phasen unterscheiden:

- die NREM-Phase (non-REM) und
- die REM-Phase (REM = **r**apid **e**ye **m**ovements, rollende Augenbewegungen).

Der Schlafzyklus beginnt mit einer Tiefschlafphase oder NREM-Phase. In der folgenden REM-Phase ist das Gehirn aktiv; 80 % der Träume spielen sich während dieser Zeit ab. Nach einer kurzen Leichtschlafphase folgt eine Tiefschlafphase ohne oder nur mit wenig Träumen. Derartige Zyklen wiederholen sich. Gegen Morgen wird der Schlaf immer flacher, die Träume werden häufiger, sodass man sich oft an den letzten Traum erinnern kann (**Abb. 1.133**).

Veränderungen im Alter

Auch die Qualität des Altersschlafes ist verändert. Der Traumschlaf nimmt im Alter ab; der wichtigste und erholsame Tiefschlafanteil reduziert sich deutlich auf 3–5 %. Der verkürzte Nachtschlaf erhöht das Erholungsbedürfnis am Tage.

Das „Nickerchen" zwischendurch

Das (Aus-)Ruhen dient der kurzzeitigen Erholung durch kleinere Pausen während des Tages (**Abb.**

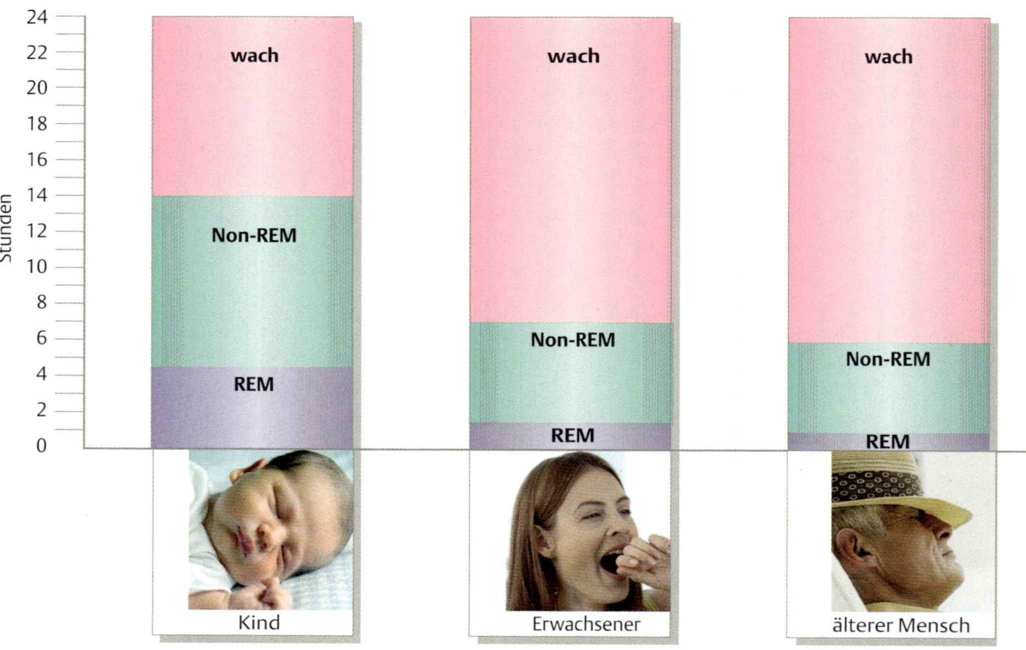

Abb. 1.132 Das Schlafbedürfnis und der Anteil des REM-Schlafes nehmen im Laufe des Lebens ab. Der 50–60 Jahre alte Mensch benötigt nur noch ca. 6 Stunden Schlaf.

1.134). Die tägliche Schlafdauer von 5,5–6 Stunden kann für einen 80-Jährigen ausreichend sein; die Nickerchen am Tage müssen zur Schlafbilanz dazugerechnet werden.

Gestörter Schlaf

Ein- und Durchschlafstörungen

Über Schlafstörungen klagen ca. 30–40 % der über 65-Jährigen. In vielen Fällen handelt es sich nicht um eine wirkliche Schlafstörung, sondern um eine altersbedingte Änderung des Schlafverhaltens. Dann hilft manchmal ein klärendes Gespräch über die Zusammenhänge.

Ursachen

Die häufigsten Ursachen für chronische Ein- und Durchschlafstörungen im Alter sind z. B.:

- starke Emotionen (große Freude, Aufregung, Trauer, Sorgen) oder Grübeln,
- eine schwere Mahlzeit am Abend,
- anregende Getränke wie Kaffee oder Tee am späten Nachmittag,
- zu geringe körperliche Anforderungen während des Tages,
- Husten, Schmerzen, Juckreiz,
- optische oder akustische Reize (z. B. von der Straße oder Schnarchen des Bettnachbarn),
- ungewohntes Bett,
- veränderter Tagesrhythmus (z. B. Umzug in ein Heim oder ins Krankenhaus),
- veränderte Schlafgewohnheiten wegen früherer Schichtarbeit.

Schlafstörungen im Alter

Schlafstörungen bei Demenz

Ein zunehmendes Problem für Pflegende und Angehörige sind die Schlafstörungen psychisch kranker alter Menschen, bei denen sich häufig sogar eine Umkehr des Schlaf-wach-Rhythmus einstellt: Oft sind die Kranken am Tag nur für kurze Phasen aktiv, dafür entwickeln sie in der Nacht große Aktivität.

Schlafstörungen im Heim

Jeder Mensch hat seine individuellen Schlafgewohnheiten und -bedürfnisse, die er im Lauf seines Lebens entwickelt hat. Nach einem Umzug in ein Heim empfindet der neue Bewohner besonders in der Nacht einen Verlust an Sicherheit.

Selbst wenn ein alter Mensch sein eigenes Bett ins Heim mitbringt, ist vieles anders als zu Hause:

- der Raum zum Schlafen,
- die Stellung des Bettes,
- der Blick aus dem Fenster,
- der Weg zur Toilette, die oft nachts aufgesucht werden muss,
- die Beleuchtung zum Aufstehen,
- die Haltemöglichkeiten bei Sturzgefahr,
- die Geräusche im Haus und draußen,
- die Gerüche des Zimmers und des Hauses,
- die Nachtwache, die für ihn ungewohnt in der Nacht hereinschaut,
- der vorausgegangene Tag mit seinen (institutionellen) Rhythmen, z. B. festgelegte Essenszeiten, Weckzeiten,
- der Bettnachbar, wenn kein Einzelzimmer zur Verfügung steht.

Voraussetzungen für gutes Schlafen

Einschlafgewohnheiten

Bei Einschlafstörungen sollte der Griff zur Schlaftablette an letzter Stelle stehen. Schlaftabletten bekämpfen nur die Symptome der Schlafstörungen zudem beeinflussen sie den natürlichen Schlaf mit seinen wichtigen Phasen.

Den Alltag loslassen und innerlich ruhig werden kann unterstützt werden durch:

- Einhalten fester Schlafens- und Aufstehzeiten,
- einen Abendspaziergang,
- ein Buch oder beruhigende Musik,
- Entspannungsübungen (z. B. Autogenes Training),
- Trinken warmer Milch mit Honig oder Beruhigungstee,
- Verzicht auf anregende Genussmittel am späten Nachmittag,
- ein warmes (Fuß-)Bad, evtl. mit Zusätzen wie Lavendel, Melisse,
- Gespräch über Tagesereignisse
- individuelle Schlafposition.

Angebote für den Abend

Zu den allgemeinen „Bettgehzeiten“ sind rüstigere Bewohner oft noch nicht müde und möchten noch etwas unternehmen oder fernsehen. Deshalb bieten Pflegende den Einzelnen gegen Ende ihres Tagdienstes z. B. Körperpflege oder Medikamente an. Die Nachtwachen helfen dem Betroffenen dann zum gewünschten Zeitpunkt beim Zubettgehen.

Manche Einrichtungen bieten eine „Abendstrukturierung“, z. B. in Form eines „Nachtcafés“, als Treffpunkt an. In diesem Rahmen werden besonders die psychisch veränderten Menschen, die oft abends und nachts unter motorischer Unruhe leiden, mitbetreut (**Abb. 1.135**).

Der Raum zum Schlafen

Zu Hause

Zu Hause ist das Schlafzimmer ein sehr persönlicher Ort, der nur mit vertrauten Menschen geteilt wird. Wird ein alter Mensch erkrankt oder längerfristig bettlägerig, wird der Raum zum Schlafen auch zum Wohnraum und sollte folgende Kriterien erfüllen:

- möglichst zentral in der Wohnung liegen,
- gut zu lüften, leicht zu reinigen und evtl. abzudunkeln sein,
- der Weg zur Toilette und zum Bad sollte möglichst kurz und auf derselben Ebene sein,

M *Ursachen für Einschlaf- und Durchschlafstörungen sind z. B.:*

- ***physisch bedingt:*** *z. B. Herz-Kreislauf-Erkrankungen, Lungenerkrankungen, Blutzuckerschwankungen, M. Parkinson, Schlafapnoe (Atempausen mit Sauerstoffmangel im Gehirn), ruhelose Beine (restless legs), nächtliches Wasserlassen (Nykturie),*
- ***psychisch bedingt:*** *belastende Lebensereignisse, Stress,*
- ***psychiatrisch bedingt:*** *Depression, Angstzustände, Verwirrtheit und Demenz (Schlafumkehr),*
- ***pharmakologisch bedingt:*** *Alkohol, Koffein, Nikotin, Antihypertensiva, Zytostatika, Diuretika u. a.*

M *Verständnisvolle Reaktionen der Pflegenden sowie pflegerische Hilfestellungen, die die Gewohnheiten des neuen Heimbewohners berücksichtigen (z. B. Reihenfolge der Pflegemaßnahmen), können eine große Hilfe zum Einschlafen sein. Auch kleine Erinnerungsstücke wie ein Kissen oder ein Foto auf dem Nachttisch können beruhigend wirken.*

P *Vor dem Griff zur Schlaftablette sollten die bisherigen Schlafgewohnheiten des alten Menschen beachtet und andere Rituale und Hilfen ausprobiert werden. Ein einfühlsames Gespräch oder auch nur verständnisvolles Zuhören kann beruhigen und die Gedanken zur Ruhe kommen lassen.*

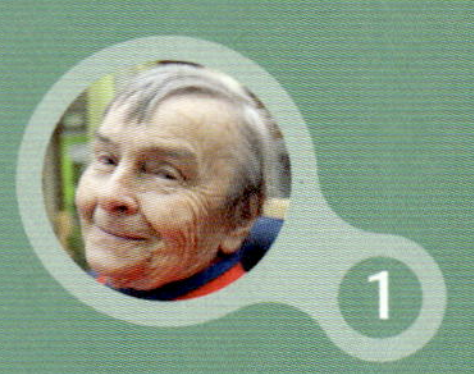

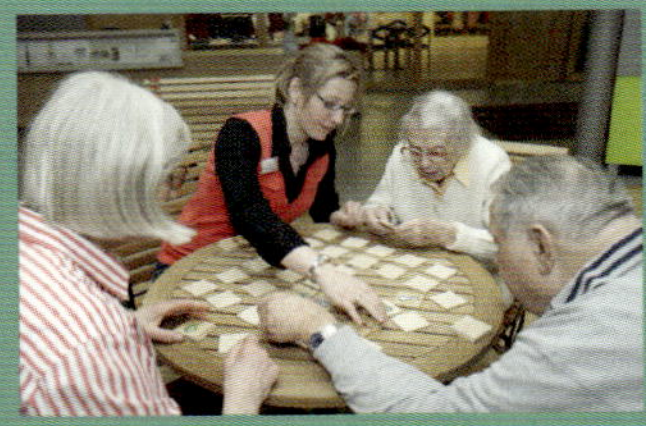

Abb. 1.135 Spiele und andere gesellschaftliche Angebote am Abend fördern nicht nur das Zusammenleben, sondern auch die Entspannung vor dem Schlafengehen.

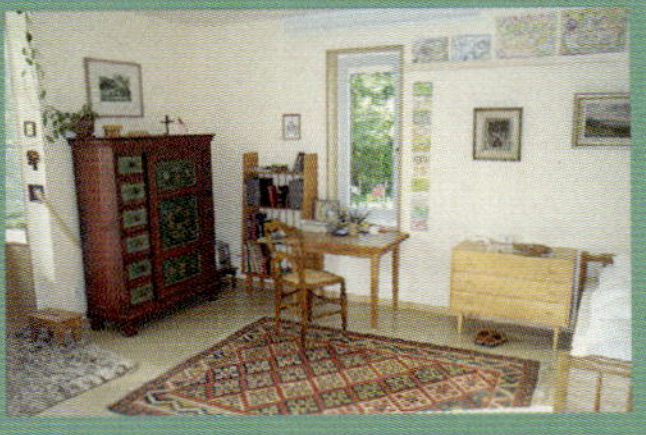

Abb. 1.136 Individuell eingerichtetes Bewohnerzimmer im Gradmann-Haus in Stuttgart.

P *Wichtig für das Geborgenheits- und Sicherheitsgefühl des Bewohners ist die Stellung des Bettes an einer Wand. Er fühlt sich damit nicht nur gegen Herausfallen geschützt, er kann sich die Wandseite in Sicht- und Greifhöhe persönlich gestalten, z. B. mit Bildern oder einer Tasche, die Brille oder Lesestoff enthält.*

M *Um Komplikationen bei Bettlägerigkeit vorzubeugen, müssen rechtzeitig Lagerungshilfsmittel eingesetzt werden. Lesen Sie Lagerungsmaßnahmen und andere Interventionen, z. B. zur Prophylaxe von Kontrakturen und Dekubitalgeschwüren, in Lernfeld 1.3.3 nach.*

P *Das Richten des Bettes ist zugleich eine Möglichkeit zur Begegnung und Kontaktaufnahme sowie zur Beobachtung des momentanen Befindens. Das kurzfristige Aufstehen dient nicht nur der körperlichen Mobilisation, es vermittelt dem zu Pflegenden auch ein anderes Körpergefühl und einen anderen Ausblick.*

- in Flur und Bad müssen Haltegriffe angebracht und Stolperfallen beseitigt werden,
- das Licht sollte vom Bett aus gut erreichbar sein,
- evtl. wird das Anbringen eines Aufrichters (am Bett) und einer Klingel notwendig.

Wichtig ist, trotz der veränderten Funktion des Raumes, eine wohnliche Atmosphäre zu schaffen, möglichst mit Blick nach draußen oder auf hübsche Bilder, um dem Betroffenen das Gefühl des Eingebundenseins ins tägliche Familienleben zu vermitteln.

Im Heim

Im Heim sind die Bewohnerzimmer fast immer kombinierte Wohn- und Schlafzimmer, die manchmal mit einem Mitbewohner geteilt werden müssen. Kann das eigene Bett mitgebracht werden oder zumindest eigene Kissen und Bettwäsche, bleibt dem alten Menschen wenigstens ein Teil aus seiner Vergangenheit erhalten, dessen Aussehen, Eigenschaften und Geruch ihm vertraut sind (**Abb. 1.136**).

Das Pflegebett

Stätte der Geborgenheit

Nehmen Alter und Hilfebedürftigkeit zu, wird das Bett immer mehr zu einem zentralen Ort, der Ruhe vermitteln, aber auch viele Lebensaktivitäten ermöglichen soll. Daher ist es wichtig, eine Ausstattung zu wählen, die auf die individuelle (Pflege-) Situation abgestimmt ist und pflegerische Hilfestellungen erleichtert.

Anforderungen an ein Pflegebett

Der Markt bietet immer mehr wohnlich wirkende Seniorenbetten mit vielen Extras, z. B. abnehmbares Serviertablett, Leselampe. Die selbstständige Bedienung der Handschaltung für die Höhenverstellung gibt dem Bewohner ein Gefühl der Unabhängigkeit. Sie muss deshalb gut erreichbar sein (**Abb. 1.137**).

Auch Qualität und Beschaffenheit der Matratze haben Einfluss auf Liegen und Ruhen: Ist sie zu weich, bildet sich mit der Zeit eine „Liegekuhle", die zu Nacken-, Kopf- und Rückenschmerzen führen kann. Dieselben Beschwerden können jedoch auch bei einer zu harten Matratze auftreten. Für ein Pflegebett sind folgende Merkmale wichtig:

- Höhenverstellbarkeit der Liegefläche (Mindesthöhe 65 cm),
- Verstellbarkeit von Rücken- und Fußteil,
- Beweglichkeit durch einzeln und sicher feststellbare Räder,
- Bettbügel mit Haltegriff an der Aufzugstange (bei Bedarf anzubringen),
- seitliche Bettrahmen (Seitengitter) wenn erforderlich, evtl. mit zusätzlicher Polsterung,
- Urinflaschenhalter.

Für besondere therapeutische Maßnahmen (z. B. bei starker Dekubitusgefährdung) gibt es Spezialbetten (**Tab. 1.18**).

Bettzubehör

Grundausstattung

Neben der Grundausstattung eines Pflegebettes können bei zunehmender Pflegebedürftigkeit zusätzliche Bettschutzeinlagen notwendig werden:

- beschichtete Gummieinlagen (atmungsaktiv), in Verbindung mit einem Stecklaken
- Krankenunterlagen (z. B. Moltex),
- waschbarer Matratzenschutz aus weichem, knisterfreiem, luftdurchlässigem Material.

Hilfsmittel zur Lagerung

Lagerungshilfsmittel sollen eine bequeme Lagerung ermöglichen, therapeutische Maßnahmen unterstützen, Lagerungsschäden vermeiden und Schmerzen lindern. Sie werden eingesetzt zur Entlastung (Hohl- und Weichlagerung), Unterstützung und Fixierung bestimmter Körperregionen. Grundsätzlich gilt für den Gebrauch von Lagerungshilfsmitteln: So wenig wie möglich, so viel wie nötig!

Umgebung des Bettes

Die Atmosphäre eines Raumes (Farbe, Licht, Harmonie von Möbeln, Bilder, Blumen usw.) überträgt sich unbewusst auf den Bewohner. Wenn er sich dort sicher und geborgen fühlt, trägt dies entscheidend zu seinem Wohlbefinden bei.

Bei Bewohnern mit orthostatischen Problemen, die nachts zur Toilette müssen, kann ein Nachtstuhl neben dem Bett eine große Hilfe sein. In Reichweite sollten eine Klingel und eine gute Lichtquelle sein.

Richten des Bettes

Vorbereitung

Bei der Vorbereitung eines Pflegebettes ist neben der frischen Wäsche auch an pflegerische und lagerungstechnische Hilfsmittel zu denken. Der Allgemeinzustand des alten Menschen (z. B. Kachexie, Inkontinenz) und seine momentane Erkrankung entscheiden darüber, welche Hilfsmittel einzusetzen sind.

Nachfolgend wird das Richten eines Pflegebettes beschrieben, wenn:

- der zu Pflegende aufstehen kann,
- der zu Pflegende das Bett nicht verlassen kann.

Bis zu dieser Markierung (*) ist das Richten eines Pflegebettes in beiden Fällen gleich, danach ist das Vorgehen beschrieben, wenn der Kranke nicht aufstehen kann.

Richten eines leeren Bettes

Nach Möglichkeit sollten die Pflegenden zu zweit arbeiten, damit viele Handgriffe parallel erfolgen können. Dabei ergibt sich folgendes Vorgehen:

Tab. 1.18 Arten von Lagerungshilfsmitteln

Arten	*Ausstattung*	*Wirkung*	*Besondere Hinweise*
Bettauflagen			
Wasserkissen		keine Druckentlastung, sondern ständig gleich hoher Druck	sollten zur Dekubitusprophylaxe nicht mehr angewendet werden
Wassermatratzen, Wasserbetten	bewirken durch Einsinken des Körpers gute Druckreduzierung	**Vorsicht** bei allen Patienten/Bewohnern mit Orientierungsstörungen oder Störungen des Körperbildes (Hemiplegie), weil sich diese noch verstärken können.	Nachteile: richtige Füllung ist nicht einfach (Wasseranschluss, Temperatur) einige Pflegebedürftige erleben das Schaukeln als sehr unangenehm der zu Pflegende sinkt sehr stark ein, wodurch die Immobilität zunimmt und die Gefährdung durch Kontrakturen steigt.
Echte Felle		keine effektiven druckreduzierenden Eigenschaften	
Kunstfelle		keine Druckreduktion	Kunstfelle sollten zur Dekubitusprophylaxe nicht mehr verwendet werden
Schaumstoffmatratzen	→ werden in unterschiedlichen Härtegraden und Materialien angeboten	verringern den Auflagedruck Bezeichnung Superweichschaumstoff gilt, wenn 250 g Gewicht mindestens 30 – 45 mm tief in den Schaumstoff einsinken	das maximal zulässige Körpergewicht muss eingehalten werden
Gel- bzw. Trockenpolymerauflagen	→ werden in verschiedenen Größen hergestellt: Sitzkissen bis zur Bettauflage und spezielle Auflagen für den Kopf	druckreduzierende Wirkung ist nachweisbar (Neander 1993)	Gele bzw. Trockenpolymere haben die gleichen physikalischen Eigenschaften wie das menschliche Fettgewebe und können daher sehr gut bei kachektischen Pflegebedürftigen eingesetzt werden.
Ersatzmatratzen und Betten			
Luftkissen oder -auflagen	statische (ähnlich einer Luftmatratze) und dynamische Systeme (Wechseldrucksysteme) mit einzelnen Luftkammern, die zeitweise entleert und gefüllt werden	Wirkung ist bei beiden Systemen messbar, dynamische Systeme bieten zusätzlich Druckentlastung durch vorübergehende Luftentleerung	entscheidend für eine gute Wirkung ist die Höhe der Luftkammern: Sie muss mindestens 12 cm betragen (Defloor 2000).
Spezialbetten	mit Luft, Wasser oder speziellen Glaskugeln gefüllt	Druckentlastung nach plastischen Operationen, Verbrennungen oder großen Druckgeschwüren	insbesondere für die Therapie geeignet
Low-air-loss-Bett	besteht aus Luftkammern	sehr niedriger Auflagedruck	zur Therapie geeignet zur Prophylaxe wird es nur eingesetzt, wenn ein Umlagern des zu Pflegenden nicht möglich ist
Packbett	besteht aus Superweichkissen		wird bei nicht mehr bewegungsfähigen Pflegebedürftigen eingesetzt

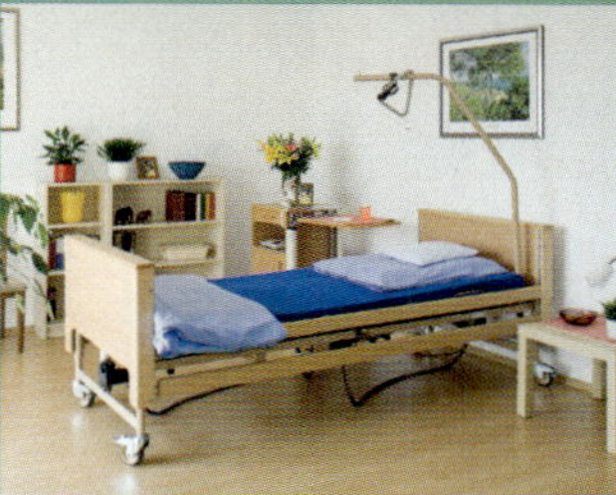

Abb. 1.137 Modernes Pflegebett mit Handschaltung für die motorische Verstellung der Liegefläche.

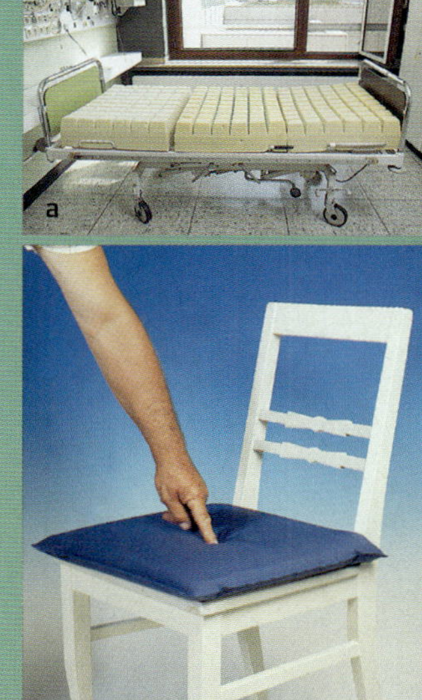

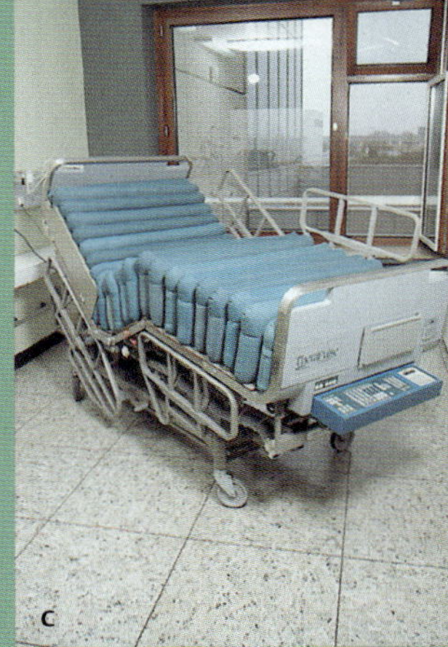

Abb. 1.138 **a** „Superweiche" Schaumstoffmatratzen verringern den Auflagedruck. **b** Kleineres Gelkissen zur Auflage auf einen Stuhl oder im Bett. **c** Luftkissenbett mit druckreduzierenden Luftkammern.

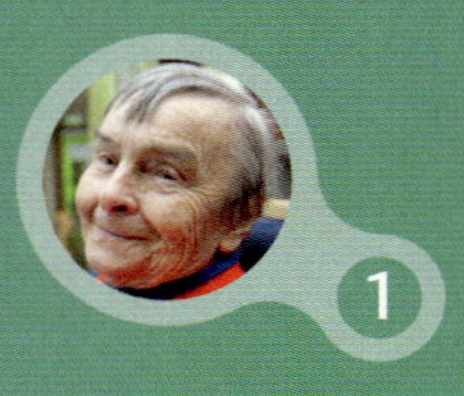

P *Ein verstellbarer und beweglicher Krankennachttisch kann viele Funktionen übernehmen. Er eignet sich sowohl für die Ablage persönlicher Dinge, wie auch als Tisch zum Essen. Bei pflegerischen Maßnahmen dient er als Ablage z. B. für das Waschwasser und alle notwendigen Utensilien.*

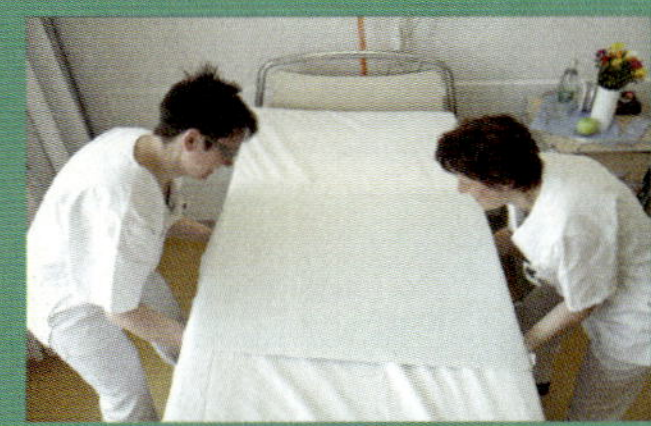

Abb. 1.139 Um Druckstellen zu vermeiden, sollte das Stecklaken möglichst weit unter die Matratze geschoben werden und der Stoff faltenfrei liegen.

M *Wichtig ist, die Hände vor und nach jedem Bettenrichten zu desinfizieren. Die hygienische Händedesinfektion ist sinnvoll und schonender als waschen! Verschmutzte Wäsche muss sofort in den entsprechenden Abwurfsäcken entsorgt werden.*

M *Alle therapeutischen Lagerungshilfsmittel sollten so sparsam wie möglich eingesetzt werden. Bewegungsfähigkeit hat Vorrang, besonders während der Nachtruhe.*

M *Die Einnahme von Schlafmitteln bei Schlafstörungen ist weit verbreitet. Schlafmittel beheben jedoch lediglich das Symptom „Schlafstörung" und wirken nicht auf die Ursache (z. B. emotionale Belastungen, Angst). Nach einer gewissen Zeit erscheint die „Schlaftablette" als unverzichtbar, um in den Schlaf zu finden; es entsteht eine körperliche wie emotionale Abhängigkeit.*

- Vorbereiten des Wäschewagens mit frischer Wäsche, mit Lagerungshilfsmitteln und abdeckbaren Abwurfsäcken,
- ein bis zwei Stühle (dem Bett zugekehrt) ans Fußende stellen,
- Platz schaffen, evtl. Bettbügel aufhängen, Nachttisch wegschieben,
- Bettliegefläche auf Arbeitshöhe stellen (rückenschonendes Arbeiten),
- Decke von oben nach unten in die Hälfte falten und auf einen der Stühle legen (die dem Kranken zugewandte Seite nach innen)*,
- Kopfende des Bettes flach stellen,
- Kopfkissen und Nackenkissen auf dem anderen Stuhl ablegen,
- gebrauchtes Stecklaken oder andere Unterlage zusammenfalten und ablegen,
- Leintuch herausziehen und nachspannen,
- frisches Stecklaken erst auf einer, dann auf der anderen Seite fixieren (**Abb. 1.139**),
- Kopfkissen und Nackenkissen vorsichtig schütteln und anordnen,
- Einschlagen oder Auflegen der Decke nach Wunsch des Bewohners,
- alle Gegenstände in den Ausgangs-Zustand bringen (Bettbügel, Nachttisch usw.).

Richten eines Bettes, wenn der Kranke nicht aufstehen kann

Kann der zu Pflegende nicht aufstehen, müssen Leintuch und Unterlage eingelegt werden, während er sich auf die rechte bzw. linke Seite legt. Hierbei sollte zu zweit gearbeitet werden. Im Folgenden ist das Betten mit Patient/Bewohner beschrieben, soweit es sich von vorstehend beschriebenem Vorgehen unterscheidet:
- Kopfende vorsichtig flach stellen (Vorsicht wegen eventueller Atemnot des Kranken),
- Kopfkissen entnehmen, Nackenkissen bleibt,
- Leintuch und Stecklaken lockern,
- der Kranke dreht sich mit Unterstützung (der zweiten Pflegenden) zur Seite,
- gebrauchtes Molton und Stecklaken einzeln raffen und so weit wie möglich zum Kranken schieben,
- Leintuch nachspannen oder durch ein frisches ersetzen,
- Molton und Stecklaken faltenfrei fixieren,
- der Kranke dreht sich langsam auf die andere Seite,
- gebrauchtes Molton und Stecklaken herausnehmen und abwerfen,
- Leintuch, Stecklaken und Molton von der anderen Seite faltenfrei fixieren,
- Kopfkissen schütteln und mit dem Nackenkissen auflegen,
- den Kranken (mit seiner Unterstützung) in die gewünschte oder erforderliche Lage bringen,
- Decke nach Wunsch auflegen und kontrollieren und nachfragen, ob er gut liegt.

Lagerung

Die optimale Ruhelage

In Bezug auf die optimale Ruhelage ist ein Schwerkranker auf die Hilfe der Pflegenden angewiesen; ob er wirklich gut liegt, spürt er oft erst nach einer gewissen Zeit. Eine entsprechende Lagerung kann helfen:
- die Atmung zu unterstützen,
- die Eigenbeweglichkeit fördern,
- der Entstehung eines Dekubitus oder einer Spastik vorzubeugen und
- relative Schmerzfreiheit zu erreichen.

Rückenlage als Ruhelage

Die Rückenlage – mit leicht erhöhtem Oberkörper zur Erleichterung der Atmung – ist auch nachts die beliebteste und häufigste Lagerungsart älterer Menschen. Durch ein kleines Kissen leicht angewinkelte Kniekehlen entspannen die Oberschenkel- und Bauchmuskulatur und fördern ein entspanntes Einschlafen (**Abb. 1.140**).

Schlafförderung durch Medikamente

Anordnung und Auswahl von Medikamenten, insbesondere von Schlafmitteln, sind ärztliche Aufgaben; das Bereitstellen und Kontrollieren der Einnahme übernehmen die Pflegenden (**Abb. 1.141**). Je stärker wirksam ein Präparat ist, desto intensiver muss der zu Pflegende beobachtet werden, um evtl. unerwünschte Wirkungen erfassen zu können.

Aktuelle als Schlafmittel verwendete Medikamente

Pflanzliche Präparate

Schwach wirkende pflanzliche Präparate können einigen Bewohner helfen, besser ein- und durchzuschlafen. Die Präparate sollten sich an den individuellen Bedürfnissen des älteren Menschen orien-

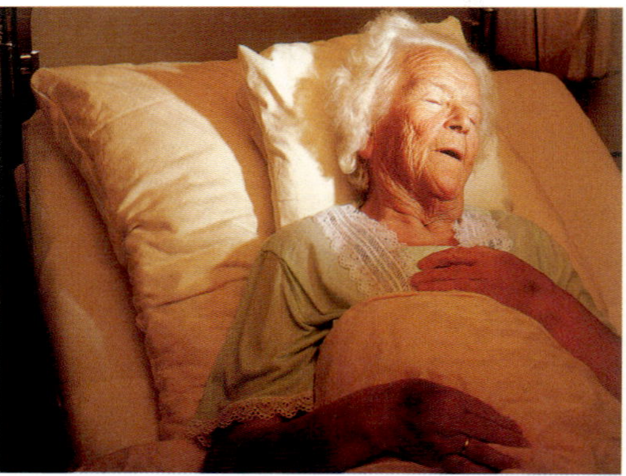

Abb. 1.140 Beliebte Schlafposition. Nacken und Kopf sind mit einem kleinen Kissen unterstützt, der Oberkörper ist frei von schweren oder eng anliegenden Decken.

tieren. Oft reichen bereits halbe Standarddosen aus, um eine Wirkung zu erzielen.

H_1 -Antihistaminika

Die ursprünglich als Nebenwirkung aufgetretene Müdigkeit bei sog. H_1-Antihistaminika (Antiallergika) wird zur Behandlung von Schlafstörungen genutzt, v.a. wirken die Wirkstoffe Diphenhydramin und Doxylamin schlaffördernd. Sie sind rezeptfrei und damit in Apotheken zur Selbstmedikation erhältlich. Achtung! Neben- und Wechselwirkungen mit anderen Medikamenten sind zu beachten.

Benzodiazepine

Benzodiazepine werden hauptsächlich als Beruhigungs- und Schlafmittel angewandt. Es sind verschreibungspflichtige, psychoaktive Medikamente mit einem hohen Abhängigkeitspotenzial. Sie werden auch bei Rückenschmerzen verschrieben, die durch Muskelverkrampfungen ausgelöst werden.

Eigenschaften und Wirkdauer. Durch Benzodiazepine wird der leichtere Schlaf verlängert und der Tiefschlaf verkürzt. Das mindert den Erholungswert des Schlafes. Viele Benzodiazepine haben eine sehr lange Halbwertszeit (Wirkdauer), sodass auch noch tagsüber eine Sedierung und Anxiolyse spürbar ist. In Einzelfällen kann dies erwünscht sein, bei einer Schlafmedikation ist dies aber eine unerwünschte Wirkungsverlängerung. Besonders bei alten Menschen erhöhen die muskelrelaxierende Wirkung sowie Müdigkeit, Gleichgewichtsstörungen und eine eingeschränkte Bewegungskontrolle die Gefahr von Stürzen. Weitere Hangover-Effekte sind Konzentrationsstörungen, Benommenheit und eine verminderte Reaktionsfähigkeit.

Kumulation. Bei vielen Benzodiazepinen bewirkt die regelmäßige Einnahme eine Kumulation (Anhäufung) des Wirkstoffes. Sind die Ausscheidungsleistungen der Niere und der Leber im höheren Alter reduziert, tritt eine besonders starke Kumulation bereits bei relativ niedrigen Dosierungen auf.

Nebenwirkungen. Paradoxe Wirkungen mit euphorischen Erscheinungen anstelle der Sedierung sind besonders bei älteren Menschen möglich. Auch die atemdepressive Wirkung kann bei Patienten/Bewohnern mit bestehender Lungenerkrankung oder Schlafapnoe eine unerwünschte Reaktion verursachen.

Benzodiazepin-Analoga

Diese neueren Präperate mit benzodiazepinähnlicher Wirkung werden immer häufiger verordnet. Anfangs galt ihr Abhängigkeitspotenzial als gering, doch mittlerweile wird es ähnlich hoch, wie das der Benzodiazepine gesehen.

Wirkmechanismus von Schlafmitteln

Benzodiazepine. Sie wirken im zentralen Nervensystem, vor allem im limbischen System, wo sie an sog. Benzodiazepin-Rezeptoren binden. Dadurch verstärkt der in den Nervenzellen lokalisierte Botenstoff GABA (Gammaaminobuttersäure) seine hemmende Wirkung auf das ZNS. Die Nervenzelle reagiert weniger empfindlich auf erregende Impulse und verarbeitet weniger Reize: Die Hypnotika wirken anxiolytisch (angstlösend), beruhigend, schlafanstoßend, muskelentspannend und krampflösend.

Neuere Substanzen. Die neueren Benzodiazepin-Analoga wirken ebenso über den Benzodiazepin-Rezeptorkomplex. Die Bindung an den gleichen Rezeptor – wenn auch nicht an der gleichen Stelle – erklärt die vergleichbare Wirkung dieser Substanzen.

Pflanzliche Präparate. Der Wirkmechanismus ist im Wesentlichen unklar; insbesondere bei Baldrian ist die eigentlich wirksame Substanz nicht bekannt. Aus Untersuchungen wird abgeleitet, dass bestimmte Wirkungen mit dem GABA-System zusammenhängen könnten. Klinische Prüfungen von pflanzlichen Hypnotika ergeben auf Grund des hohen Plazeboeffekts keine einheitlichen und zweifelsfreien Ergebnisse.

Pflegen in der Nacht („Nachtdienst“)

Bedeutung

Mit Einbruch der Dunkelheit klingt die Betriebsamkeit des Tages allmählich aus, doch die Stille und der lange Abend, sind für viele Bewohner schwer zu ertragen. Da kommt leicht das Gefühl der Vereinsamung auf, der Blick richtet sich nach innen, verbunden mit Grübeln, Ängstlichkeit und Selbstbeobachtung.

„Haben Sie ein bisschen Zeit für mich?“

Wenn das Ruhigwerden und Loslassen vom Tage schwer fällt, der ältere Mensch nicht einschlafen kann oder der Schlaf öfter unterbrochen wird, treten häufig folgende Bedürfnisse und Probleme auf:

- der Wunsch nach einem Gespräch, um sich belastende Gedanken „von der Seele zu reden“,
- zunehmende Beschwerden, Schmerzen z.B. beim Liegen,
- Störungen des Schlafs durch nächtliches Wasserlassen (Nykturie),
- orthostatische Probleme beim Aufstehen mit der Gefahr von Unfällen,
- Blutdruckabfall, Blutzuckerabfall mit Verwirrtheitszuständen, besonders in den frühen Morgenstunden,
- gesteigerte Atemnot und Unruhe bei Lungen- und Herzkranken,

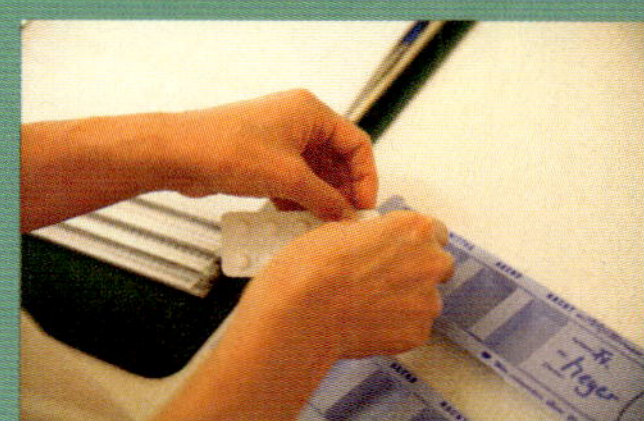

Abb. 1.141 Eine Pflegende stellt Medikamente nach ärztlicher Anordnung. Das „Anbieten“ einer Schlafmedikation sollte in Krankenhaus und Altenheim der Vergangenheit angehören.

M *Ein abruptes Absetzen von Benzodiazepinen, ist zu vermeiden. Sie müssen unter ärztlicher Begleitung schrittweise abgesetzt werden. Nach längerer, regelmäßiger Einnahme können nach Absetzen Entzugserscheinungen entstehen, z. B. Zittern, starke Ängste, depressive Verstimmungen und Krampfanfälle.*

M *„2008 wurden insgesamt 29 Mio. Schlaf- und Beruhigungsmittel verkauft, 20,4 Mio. davon enthielten Mittel mit Benzodiazepin- oder benodiazepinähnlichen Wirkstoffen“ (Deutsche Hauptstelle für Suchtfragen 2011).*

I **Internet:** *http://www.patienten-information.de/gesundheitsinformationen/substanzbezogene-stoerungen-im-alter/?matchedKeyword=Abhängigkeit*

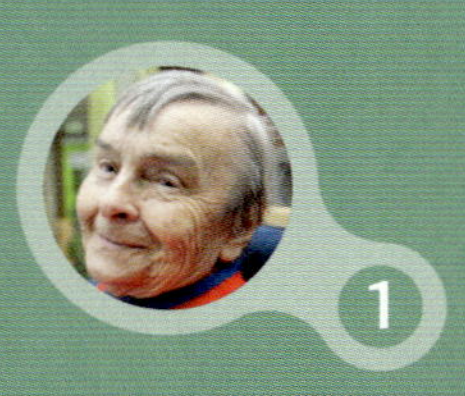

M *Die Nachtwache braucht eine positive Einstellung zu ihrer Arbeit und zu sich selbst. Sie muss sich selbst auch pflegen, z. B. durch regelmäßige und vollwertige Ernährung sowie einen ausgewogenen Anteil an Entspannung und Ausgleichsbeschäftigung.*

M *Jede Pflegende kennt die ängstliche Frage: „Und wer kommt heute Nacht?" und die Reaktion auf eine beruhigende Antwort: „Ist gut, dann kann ich ruhig einschlafen." Eine Nachtwache mit Persönlichkeit und Kompetenz vermittelt Geborgenheit und leistet so einen wichtigen Beitrag für das Wohlbefinden der Bewohner.*

M *Ein großes Problem ist die soziale Isolation, die der Nachtdienst bedeuten kann. Alleinstehende haben keinen Ansprechpartner, der sie mit ihren Sorgen auffangen könnte. Eine Altenpflegerin erzählt: „Das Leben spielt sich tagsüber ab, nachts läuft nichts. Ich kann nicht einmal irgendwo anrufen, um mich auszusprechen."*

I **Internet:** *http://www.schlafgestoert.de*

- Störungen durch Mitbewohner (Schnarchen, Klingeln, Umhergehen),

Die von den Pflegenden in der Nacht erwartete Sensibilität und Gesprächsbereitschaft ist bei einer großen Arbeitsbelastung oft schwer realisierbar. Während einer Grippe- oder Durchfallepidemie im Heim kann der Nachtdienst nur noch die nötigsten Hilfestellungen geben. Bei einer dauerhaft belastenden Situation sind die Verantwortlichen aufgerufen, für bessere Rahmenbedingungen zu sorgen.

Anforderungen an die Pflegenden

Nachtarbeit ist immer eine körperliche und psychische Anstrengung gegen die innere Uhr und gegen das allgemeine soziale Leben. Sie kann zu Reizbarkeit und Störungen des Organismus (z. B. im Magen-Darm-Trakt) oder der Schlaf-wach-Rhythmen führen, oft mit erhöhtem Alkohol- und/oder Medikamentenkonsum.

Anforderungen neben Qualifikation, Berufserfahrung und geeigneter Konstitution sind:

- Förderung der fachlichen Weiterbildung,
- Gedankenaustausch mit Kollegen,
- Pflege privater Kontakte,
- Gestaltung anregender Unternehmungen in der Freizeit.

Formen des Nachtdienstes

Hauptnachtdienst. In größeren Häusern hat der Hauptnachtdienst folgende Aufgaben:

- angemessene Pflege während der Nacht im ganzen Haus,
- Weisungsbefugnis gegenüber den im Nachtdienst eingesetzten Pflegenden,
- Fachaufsicht über die im Nachtdienst eingesetzten Schüler, Praktikanten und das Hilfspersonal.

Stations- bzw. Pflegegruppenwache. Sie ist verantwortlich für die Pflege der ihr anvertrauten Bewohnergruppe bzw. der Pflegeeinheit.

Sitzwache. Neben den qualifizierten Pflegepersonen können auch Angehörige oder ehrenamtliche Mitarbeiter von Hospizgruppen Sitzwachen übernehmen. Sie betreuen einzelne, meist schwerkranke und sterbende Bewohner und sind ständig im Zimmer des Kranken anwesend.

Vorteile und Belastungen durch den Nachtdienst

Viele Pflegende in der Nacht sind Frauen mit Familie, andere sind alleinstehend oder geschieden und auf die Belastung der Nachtarbeit angewiesen. Sie können am Tag nur in Etappen schlafen oder finden durch die allgemeine Betriebsamkeit des Tages nicht die notwendige äußere und innere Ruhe.

Persönliche Gründe für die Entscheidung, über Jahre als Dauernachtwache zu arbeiten, können sein:

- mehr eigenverantwortliches Arbeiten als im Tagdienst,
- mehr Selbstständigkeit als im Tagdienst,
- Anpassung der Dienstzeit an die familiäre Situation (50% Arbeitszeit: z. B. 5 Nächte und 2 Wochenenden im Monat),
- mehr Freizeit und finanzielle Anreize.

Belastend können sich auswirken:

- veränderter Schlaf-wach-Rhythmus,
- große Verantwortung, einsame Entscheidungen,
- längere Arbeitszeit (häufig 10 Std. gegenüber 6,5–8,5 Std. im Tagdienst),
- lange Flure, viele Wegstrecken,
- zu großer Betreuungsbereich,
- wenig Austausch mit Kollegen bei auftretenden Fragen und Problemen,
- eingeschränkte Sozialkontakte,
- mangelhafte Information durch den Tagdienst, da dieser am Ende eines Arbeitstages selbst erschöpft ist und die Informationsweitergabe lückenhaft sein kann,
- Angst vor Zwischenfällen und akuten Krankheiten,
- im Winter wenig Erleben von Tageslicht,
- Bewohner werden nur nachts erlebt, daraus kann ein falsches Bild entstehen,
- zu hohe Erwartungen des Tagdienstes.

Für eine sichere und fördernde Umgebung sorgen können

B Frau Kindler ist nach dem Tod ihres Mannes in die Seniorenresidenz „Haus am Park" umgezogen. Heute bekommt sie Besuch von ihrer Nichte Margot, die die geschmackvoll eingerichtete Zwei-Raum-Wohnung bewundert. Doch beim Kaffeetrinken äußert sie ihr Unverständnis für den Umzug. Die Tante hätte doch nicht schon in ein Heim umziehen müssen, sie sei mithilfe ihrer Haushaltsfrau doch immer noch selbstständig gewesen. Frau Kindler berichtet, dass ihr das Alleinsein in dem großen Haus sehr schwer gefallen ist. In letzter Zeit hätte sie nicht mehr schlafen können, da in der Nachbarschaft oft eingebrochen wurde. Als ihr Mann noch lebte, habe sie keine Angst gehabt. Außerdem sei eine gute Freundin nach einem Schlaganfall erst nach zwei Tagen in der Wohnung gefunden worden. Sie selbst erhält jetzt Tag und Nacht Hilfe, wenn es ihr mal nicht gut geht. Dann setzt sie hinzu: „Ich fühle mich hier sicherer – auch wenn ich Heimweh nach meinem Haus und dem Garten habe."

Was ist Sicherheit?

Ein elementares Bedürfnis von Menschen ist es, sich in ihrem persönlichen Lebensbereich sicher zu fühlen. Sicherheit umfasst Sichersein, Gewissheit, Ruhe, Sorglosigkeit, Geborgenheit, Schutz, Stabilität und Angstfreiheit.

Soziales Netz. In familiären und partnerschaftlichen Beziehungen finden wir Geborgenheit, Anerkennung und häufig auch Unterstützung in Krisensituationen. Eine intakte Familie und zuverlässige Freunde tragen wesentlich zur Sicherheit bei.

Rolle des Staates. Eine existenzielle Bedeutung für die Sicherheit hat der Staat, der die Rahmenbedingungen für Leben, Lernen und Arbeit schafft und die Rechte seiner Bürger in den verschiedenen Phasen des Lebens schützt.

Psychologische Sicherheitsbedürfnisse

Sich sicher zu fühlen und zu verhalten gehört nach A. Maslow zu einem Komplex von Bedürfnissen, die miteinander und mit den physiologischen Bedürfnissen in Beziehung stehen:

- **Zugehörigkeit und Liebe:** Beziehung, Kommunikation, Glauben, Vertrauen, Geborgenheit, Liebe geben und Liebe empfangen, Teilhaben.
- **Achtung:** Wertschätzung, Selbstsicherheit, Selbstachtung, Unabhängigkeit und Freiheit, Würde, Kompetenz (Leistung, Wissen, Können), Status, Anerkennung, Prestige.
- **Selbstverwirklichung:** Selbstfindung und Sinnfindung.

Die Lebensgeschichte eines Menschen kann durch tief greifende Erfahrungen wie Hunger, Flucht, Misshandlung, Enttäuschung, Verlust von Bezugspersonen oder Arbeitsplatz und Krankheit zu einem von Angst und Misstrauen bestimmten Lebensgefühl führen (s. S. 45).

Einflüsse auf die Fähigkeit für Sicherheit sorgen zu können

Körperliche und seelisch-geistige Veränderungen

In dem Maß, wie körperliche und geistige Fähigkeiten nachlassen, nehmen Verunsicherungen und Ängste zu. Nachlassende Sehfähigkeit z.B. erzeugt Unsicherheit beim Gehen auf unebenem Boden oder im Dunkeln. Hörbehinderte reagieren u.U. mit Misstrauen, wenn sie Unterhaltungen nicht verstehen und vermuten, dass über sie gesprochen wird.

Ökonomische Einflüsse

Die finanziellen Ressourcen eines Menschen entscheiden mit über ein selbstbestimmtes Leben. Besonders Frauen, die nur über einen Teil der Rente (z.Z. 60%) ihres Ehemanns verfügen, sind von Altersarmut betroffen. Wenn es nicht mehr möglich ist, selbst die Wohnung zu reinigen und Essen zu kochen, müssen Serviceleistungen in Anspruch genommen werden, die häufig nicht finanziert werden können.

Verlust von sozialen Kontakten

Je älter ein Mensch wird, umso weniger Bezugspersonen aus seiner Familie und Bekanntschaft leben noch. Häufig hat er seinen Lebenspartner, Freunde und vielleicht auch Kinder überlebt und leidet unter Einsamkeitsgefühlen. Die Fähigkeit neue Beziehungen aufzubauen nimmt mit zunehmender Gebrechlichkeit ab (s. S. 633 ff).

Gesetze und Rechte zum Schutz von Pflegebedürftigen

Alte, behinderte, kranke Menschen sind besonders schutzbedürftig, weil die Gefahr besteht, dass ihre Rechte übersehen oder missachtet werden. Die Medien weisen immer wieder auf Missstände in Heimen hin. Wie viele alte Menschen auch im privaten Umfeld unter Mangelernährung, schlechter Versorgung, Eingesperrtsein, Androhung von Strafen und Liebesentzug leiden, dringt kaum an die Öffentlichkeit.

Schutz der Privatsphäre durch berufliche Schweigepflicht

Sollen Bewohner das Heim, in dem sie leben, als ihr „Zuhause" empfinden, muss die Privat- und Intimsphäre gewahrt werden. Damit Heimbewohner der Pflegepersonen vertrauen können, müssen sie sicher

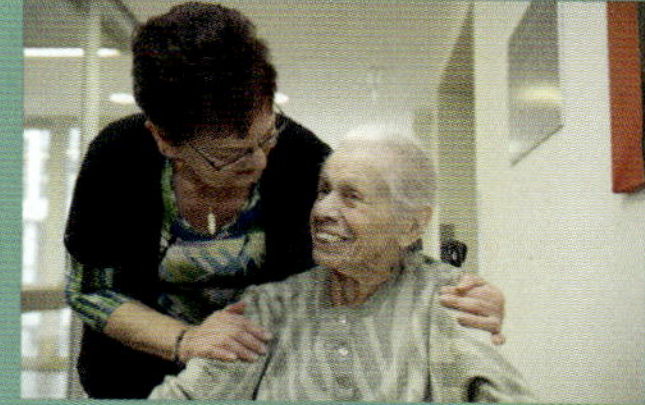

Abb. 1.142 Sicherheit ist ein elementares menschliches Bedürfnis.

M *Die meisten Menschen setzen einen großen Teil ihrer Finanzen ein, um sich vor bestimmten Risiken des Lebens zu schützen, z. B. durch Haftpflicht- und Lebensversicherung, Hausrat- und Feuerversicherung. Die Veränderungen in der Kranken- und Rentenversicherung lassen jedoch bei vielen Älteren Unsicherheit entstehen.*

M *Einschränkungen der Bewegungsfähigkeit haben einschneidende Folgen für die Sicherheit älterer Menschen. Keine Treppen steigen zu können bedeutet oft, das Haus nicht mehr verlassen zu können. Und wie soll man sich nur mit Gehstützen aus der brennenden Wohnung in Sicherheit bringen?*

M *Alte, behinderte, kranke Menschen sind besonders auf Schutz angewiesen, weil die Gefahr besteht, dass ihre Rechte übersehen oder missachtet werden. Der Staat hat die Aufgabe seine Bürger zu schützen. Der Schutz kranker und hilfebedürftiger Menschen ist im Zivilrecht und im Strafrecht verankert.*

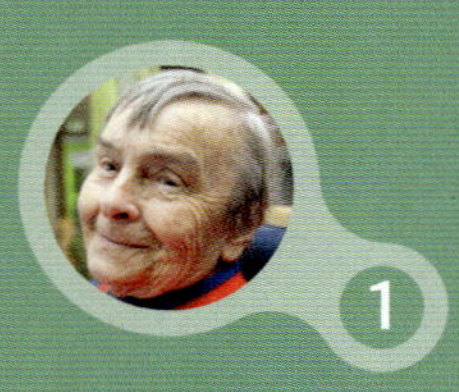

Pflegepersonen, Ärzte, Therapeuten und andere an der Pflege beteiligte Personen sind nach StGB Art. 203 „Gesetz zum Tatbestand der Verletzung von Privatgeheimnissen" zur Verschwiegenheit verpflichtet.

„Die Würde des Menschen ist unantastbar. Sie zu achten und zu schützen ist Verpflichtung aller staatlichen Gewalt." (GG Art. 1 [1]) Artikel 1 des Grundgesetzes der BRD (GG) schützt den Menschen als eigenverantwortliche Persönlichkeit und gebietet Achtung vor jedem Menschen, unabhängig von seiner Lebenssituation und seinen geistigen und körperlichen Fähigkeiten.

Internet: *http://www.pflege-charta.de www.dza.de/politikberatung/servicestelle-pflege-charta.html*

sein, dass Mitarbeiter mit ihren Beobachtungen und Informationen verantwortungsvoll umgehen.

Schutz von Heimbewohnern durch Heimgesetze

Jedes deutsche Bundesland hat seit 2006 (Föderalismusreform des GG) sein eigenes Heimgesetz. Ziel der Heimgesetze ist, dass Menschen in Betreuungseinrichtungen der Behindertenhilfe und der Altenpflege möglichst selbstbestimmt wohnen und am Leben in der Gesellschaft teilhaben können. Die Heimaufsichtsbehörde kontrolliert, ob die Verordnungen des Heimgesetzes eingehalten werden. Sie ist verpflichtet, den Hinweisen von Bewohnern, Angehörigen, Personal und anderen Personen auf Missstände in einer Einrichtung nachzugehen. Die Heimaufsicht prüft den baulichen Zustand der Heime, die Sanitärräume, Sicherheitsvorkehrungen (z. B. Handläufe, rutschfeste Fußbodenbeläge usw.), Hygiene im Lebensmittel- und im Pflegebereich sowie die Medikamentenaufbewahrung. Sie überprüft den Personalbestand (Anzahl und Ausbildung der Mitarbeiter) und durch Befragung des Heimbeirates auch die Zufriedenheit der Bewohner.

Wahrung der Grundrechte

In unserem Kulturkreis gelten die menschlichen Grundrechte als höchste Werte. Sie beinhalten die Überzeugung, dass alle Menschen von Natur aus „unveräußerliche" Rechte besitzen. Im Grundgesetz der BRD sind die Grundrechte jedes Bürgers formuliert. Sie sichern dem einzelnen Bürger einen persönlichen Freiheitsraum, Gleichbehandlung und Rechtsschutz durch unabhängige Gerichte.

In allen Bereichen sozialer und pflegerischer Arbeit ist die Wahrung menschlicher Grundrechte eine anerkannte, verbindliche Norm für professionelles Handeln. Die Beachtung der Grundrechte im Pflegealltag (**Abb. 1.143**) beeinflusst das Wohlbefinden der Betreuten und damit die Pflegequalität. Eine konsequente Orientierung der Pflege an den Grundrechten muss bereits in der Ausbildung gelernt und geübt werden.

Seit 2006 gibt es in Deutschland die „Charta der Rechte hilfe- und pflegebedürftiger Menschen", die **Pflege-Charta**. Sie soll die Rechtsstellung pflegebedürftiger und/oder behinderter Menschen und ihrer Angehörigen stärken. Zugleich ist sie Leitlinie für Institutionen und Menschen, die Verantwortung in Pflege, Betreuung und Behandlung übernehmen.

Privatheit	– Können sich Bewohner alleine oder mit ihrem Besuch in ihr Zimmer zurückziehen und die Tür abschließen? – Ist sichergestellt, dass Mitarbeiterinnen nur mit Erlaubnis der Bewohner an deren Privateigentum gehen? – Wie weit werden aus Gründen der Sicherheit Wohnraum und Lebensstil des alten Menschen beeinträchtigt, reglementiert, z. B. keine Teppiche, weil mögliche Stolperfallen? – Kann der alte Mensch etwas zu Essen in seinem Schrank aufbewahren, ohne dass er „Razzien" der Pflegekräfte befürchten muss?
Individualität, Würde	– Schützen Mitarbeiterinnen die Intimsphäre der alten Menschen? – Können alte Menschen sicher sein, dass sie würde- und respektvoll behandelt werden (z. B. Anrede mit Herr/Frau und Familiennamen und Sie)? – Wird der alte Mensch bei der Ausübung religiöser Bedürfnisse und Übungen unterstützt, auch wenn die Einrichtung eine andere Weltanschauung vertritt?
Unabhängigkeit, Selbstständigkeit	– Inwieweit können Bewohner selbst bestimmen, was sie tun, wohin sie gehen möchten? – Wie viel selbstbestimmtes Risiko der alten Menschen können die Mitarbeiter aushalten, z. B. wenn Heimbewohner die Medikamenteneinnahme verweigern? – Wie viel Angst vor der Anschuldigung „Verletzung der Aufsichtspflicht" bestimmt das Handeln der Pflegepersonen?
Wahlfreiheit	– Können alte Menschen auch andere als ärztlich verordnete Medikamente einnehmen, wenn sie dies möchten? – Können Bewohner wählen, wo ihre Bargeldbeträge deponiert werden, z. B. Safe der Einrichtung oder Geldinstitut?
Rechtssicherheit	– Ist gewährleistet, dass alte Menschen die ihnen per Gesetz zustehenden finanziellen Mittel und z. B. Hilfen zur Rehabilitation korrekt erhalten? – Ist sichergestellt, dass der „Gesetzliche Betreuer" in allen Situationen die Belange des alten Menschen vertritt und zu seinem Wohle handelt und entscheidet? – Kann der alte Mensch sicher sein, dass z. B. bei der Ausübung seines Wahlrechts, wenn er dazu Hilfe benötigt, ausschließlich seine Entscheidung gilt? – Kann die Heimbewohnerin sicher sein, dass die Einrichtung pflegerisch, wirtschaftlich und juristisch nach dem derzeitigen Wissensstand korrekt und zu ihrem Wohl geführt wird, sind die Heimverträge rechtlich einwandfrei?
Selbstverwirklichung	– Können Bewohner ihre finanziellen Mittel ausschließlich nach eigenen Wünschen verwenden? – Unterstützen Mitarbeiterinnen auch ungewöhnliche Ideen, wenn der alte Mensch die Mittel dazu hat (z. B. Reise nach Mallorca, Anschaffung eines Abendkleides)?

Abb. 1.143 Grundrechte können als Kriterien eines werteorientierten Qualitätsmanagements eingesetzt werden. (Harris u.a. 1995).

Pflegen – für eine sichere Umgebung sorgen

Fürsorgepflicht

Mit dem Nachlassen von körperlichen und geistigen Kräften kann die Fähigkeit verloren gehen, Sicherheitsmaßnahmen selbst zu organisieren oder Gefahren zu erkennen und zu beseitigen.

Beispiele. Manche Pflegebedürftige sind aufgrund ihrer geistigen und seelischen Behinderungen in erhöhtem Maß der Gefahr ausgesetzt, sich oder anderen Schaden zuzufügen. Beispiele dafür sind:
- Eine späterblindete Frau kann nicht prüfen, ob sie die richtigen Medikamente bekommt.
- Diabetiker sind darauf angewiesen, eine korrekte (und wohlschmeckende) Diät zu bekommen.
- Heimbewohner müssen sich darauf verlassen, dass die Rauchmelder im Heim funktionieren und die Mitarbeiter sich im Brandfall richtig verhalten.
- Psychisch Kranke können oft die Folgen ihres Verhaltens nicht abschätzen und daher nicht entsprechend reagieren.
- Demenzkranke finden sich in ihrer Umgebung nicht zurecht.

Fürsorgepflicht kontra Selbstbestimmungsrecht

Alle Maßnahmen, die zur Aufrechterhaltung einer sicheren Umgebung erforderlich sein können, reiben sich häufig mit den Maßnahmen, die auf ein selbstbestimmtes und selbstständiges Leben ausgerichtet sind. Es entstehen Konflikte zwischen dem Fürsorgeauftrag der Einrichtung und dem Selbstbestimmungsrecht alter Menschen.

Beispiele für Konfliktsituationen. Frau Marquardt sammelt bei jedem Frühstück Butterpäckchen und Brotscheiben und bewahrt sie in ihrem Kleiderschrank auf, wo sie verderben. Es wurde schon beobachtet, dass sie verschimmeltes Brot gegessen hat.

Frau Oswald macht täglich allein einen Spaziergang durch ihr früheres Wohnviertel. In letzter Zeit vergaß sie häufig, sich dem Wetter entsprechend anzuziehen. Sie wurde auch schon von Passanten zurückgebracht, weil sie so erschöpft aussah.

Herr Maiwald ist wegen eines Hirntumors vollständig pflegebedürftig und kann weder sprechen noch schlucken. Der Arzt verordnet Sondenernährung. Nachdem Herr Maiwald sich drei transnasale Sonden gezogen hat, ist eine PEG-Sonde geplant. Die Mitarbeiter entnehmen seinen Reaktionen, dass er nicht mehr leben will.

Umgang mit Problemsituationen. Um mit solchen oder ähnlichen Situationen umgehen zu können, gelten folgende Richtlinien:
- Pflegekräfte müssen umfassende Kenntnisse im Bereich Rechtssicherheit und Haftungsfragen besitzen,
- zur haftungsrechtlichen Absicherung müssen alle Gefahren, Unfälle und Maßnahmen zur Beseitigung (einschl. Gespräche) vollständig und mit Zeitangaben dokumentiert werden (auch Kontaktaufnahmen mit Ärzten und entsprechende Verordnungen),
- Träger und Leitungen von Einrichtungen müssen ihrer Mitarbeiterschaft „Leitlinien“ geben zum Thema „Risikobereitschaft und verantwortbares Risiko in unserer Einrichtung“,
- Gespräche über Problemsituationen in den Bereichs- und Stationsteams sind unerlässlich,
- Teilnahme an Balint-Gruppen oder Supervision sollte verbindlich sein.

Sicherheit vermitteln durch Fachlichkeit

Grundvoraussetzung für das Gefühl von Sicherheit und Wohlbefinden der Pflegebedürftigen ist die vertrauensvolle Beziehung zu den Pflegepersonen. Dieses Gefühl vermittelt die Pflegende wie folgt:
- sie gibt zu allen Handlungen mit und am alten Menschen die entsprechenden Informationen und vermeidet damit Unsicherheit und Angst,
- sie informiert den Pflegebedürftigen, wenn erforderlich auch seine Angehörigen, über Ziele und Maßnahmen des Pflegeplans,
- sie spricht den zu Betreuenden mit seinem Familiennamen an, Ausnahmen werden im Team gründlich überlegt und in der Dokumentation vermerkt,
- sie sorgt dafür, dass persönliche Gewohnheiten bei der Pflege und im Tagesablauf berücksichtigt werden,
- sie macht sich zum Anwalt für seine besonderen Probleme und individuellen Bedürfnisse,
- sie achtet darauf, dass Heimbewohner jederzeit das Notrufsystem betätigen können,
- sie bemüht sich, Termine und Absprachen zuverlässig einzuhalten,
- sie achtet auf die individuellen Bedürfnisse nach Nähe und Alleinsein und wahrt die nötige Distanz, die für eine berufliche Beziehung nötig ist,
- sie achtet und schützt die Intimsphäre der Betreuten,
- sie beachtet die Schweigepflicht (§203 StGB) und geht verantwortlich mit der Dokumentation um,
- fremdes Eigentum wird von ihr sorgfältig behandelt,
- zu Angehörigen stellt sie eine vertrauensvolle Beziehung her.

Unfallverhütung

Unfallverhütung und Sicherheit im häuslichen Bereich

Im privaten Umfeld ist der alte Mensch (oder seine Angehörigen) für seine Sicherheit selbst verant-

M *Aufgabe der Pflegefachkraft ist es, sich mögliche Gefahrensituationen vorzustellen und ihnen vorzubeugen. Sie muss prüfen, ob beim Einzelnen die Gefahr besteht, sich oder andere zu gefährden oder zu schädigen. Bei allen Maßnahmen, die zum Schutz einer Person ergriffen werden, ist das Selbstbestimmungsrecht als überragendes Rechtsgut und als Grenze jeder Maßnahme zu beachten.*

M *Durch die Pflegekasse (PflegVG) werden baulich-technische Veränderungen im häuslichen Bereich bezuschusst, damit eine Wohnung behindertengerecht und barrierefrei gestaltet werden kann. Pflegepersonen der ambulanten Pflege sollten aktuelles Informationsmaterial und Broschüren zur Verfügung haben (z. B. von Pflegekassen, Ministerien und dem Kuratorium Deutsche Altershilfe [KDA], Köln).*

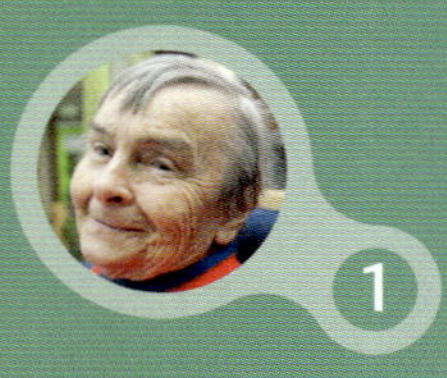

Wichtige Rufnummern

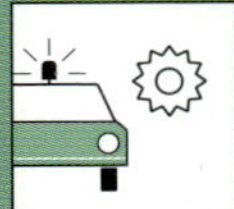

Polizei
110

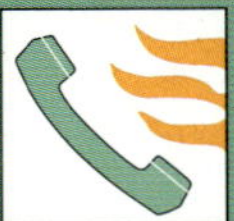

Feuerwehr
112

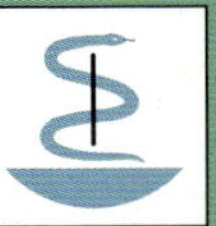

ärztlicher Notdienst
110

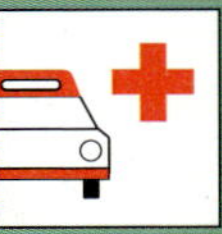

Rettungswagen/
Notarztwagen
112

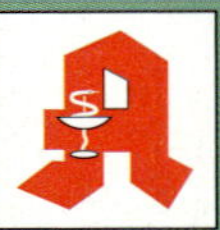

Apotheken-
Notdienst
s. Tagespresse

Abb. 1.144 Diese lebenswichtigen Telefonnummern sollte jeder kennen.

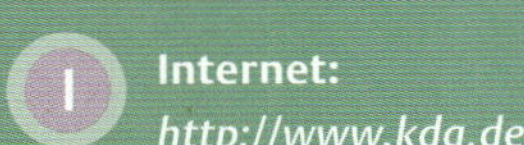

Internet:
http://www.kda.de

wortlich. Die Pflegeperson achtet auf Unfallgefahren im Wohnbereich, z. B. defekte Elektrogeräte und Stolperfallen. Sicherheitsprobleme werden besprochen und zu beseitigen gesucht, z. B. durch Einbau von Sicherungen, die Geräte selbsttätig ausschalten. Zur Sicherheit von allein lebenden Personen gibt die Pflegeperson Hinweise auf Rufsysteme und vermittelt fachliche Beratung.

Unfallverhütung in stationären Einrichtungen

Was als Standard an Sicherheitsvorkehrungen notwendig ist, wird durch das Heimgesetz und die Brandschutz-Verordnung vorgegeben. Der Träger ist gehalten, diese Standards zu erfüllen. Dabei ist er auf die Beobachtungsfähigkeit, die Fachkompetenz und das Verantwortungsbewusstsein der Mitarbeiterschaft angewiesen.

Nach den Vorschriften der Berufsgenossenschaften sind in einer Einrichtung Mitarbeiter als Sicherheitsbeauftragte für die Einhaltung der Unfallverhütungsvorschriften (UVV) der *Berufsgenossenschaft für Gesundheitsdienst und Wohlfahrtspflege* (VBG 1, VBG 103 u. a.) und für Beratung und Aufklärung der Mitarbeiter und der Bewohner verantwortlich. Weiterhin sollte jede Pflegefachkraft als Ersthelfer in Notfällen tätig werden können.

Brandschutz

Häufig kommt es in Altenheimen oder anderen Einrichtungen zu einem Brand, bei dem Menschen zu Schaden kommen. Vielleicht hätte die Katastrophe verhindert oder der Schaden verringert werden können, wenn das Pflegepersonal damit gerechnet hätte, „Auch bei uns kann ein Brand ausbrechen, und was dann?".

Ein Lehrbuch kann **kein** Brandschutzseminar ersetzen. Die Brandbekämpfung mit Feuerlöschern, Wandhydranten und Löschdecken muss geprobt werden, ebenso die Rettung von Personen. Lebenswichtige Telefonnummern sollte jeder im privaten wie im beruflichen Alltag für den Notfall kennen (**Abb. 1.144**). Was jeder Mitarbeiter wissen muss und wonach sich Schüler am Anfang des Praktikums erkundigen sollten, geht aus dem Fragebogen einer Heimleiterin hervor (**Abb. 1.145**).

Wir möchten Sie mit den sicherheitstechnischen Begebenheiten innerhalb unseres Bereiches vertraut machen. Bitte füllen Sie diesen Fragebogen aus. Unklarheiten besprechen Sie mit Ihrer Anleiterin. Mit weiteren Fragen wenden Sie sich an die/den Sicherheitsbeauftragten oder Heimleitung.

1. Wie viele Feuerlösch-Trockengeräte gibt es im Haus, und wo befinden sie sich?
2. Welche Rufnummer wählen Sie bei einem Brand?
3. Wann wählen Sie diese Telefonnummer?
4. Was geben Sie bei der Feuermeldung an?
5. Welche Personen sind darüber hinaus informiert?
6. Was ist in einem Brandfall als Erstes zu tun?
7. Welche Fluchtwege gibt es im Haus?
8. Wie öffnet man eine Toilette, in der eine Person um Hilfe ruft?
9. In einem Brandfall dürfen keine Fenster und Türen ohne zwingenden Grund geöffnet werden. Warum?
10. Wie werden unsere Feuerlöscher betriebsbereit gemacht und wo?
11. Wo befindet sich die Feuerschutzverordnung, der Sie viele Antworten auf diese Fragen entnehmen können?

Datum Unterschrift

Abb. 1.145 Checkliste zum Brandschutz (Köther und Gnamm 2000).

Mit existenziellen Erfahrungen des Lebens umgehen können

Die einzelnen Lebensaktivitäten stehen nicht isoliert, sondern sind als Aspekte der Gesamtsituation eines Menschen zu sehen – ganz besonders dann, wenn es um existenzielle Erfahrungen geht.

Existenzielle Erfahrungen – das Sein als Mensch

Das Grundgefühl als Mensch, die Tiefendimension, die den Grundton unseres Lebens bildet, begleitet unser tägliches Leben. „Existenziell" ist das, was den Kern unseres Wesens betrifft, unser Lebensgefühl ausmacht und unsere Sicht von der Welt und unseren Mitmenschen bestimmt.

Unterschied zwischen existenziellen Erfahrungen und anderen Erfahrungen

Anders als oberflächliche Erfahrungen im Beruf oder der Freizeit berühren uns existenzielle Erfahrungen im Kern. Sie können durch einschneidende oder banale Erlebnisse ausgelöst werden. Ob belastend oder beglückend – immer erreichen sie unsere Tiefendimension und verändern das Lebensgefühl grundlegend:

B Frau Endres, damals 35, war eine fröhliche, selbstbewusste Hauswirtschafterin, die eine Stelle bei einem Witwer annahm, seinen Haushalt versah und dessen drei kleine Kinder betreute. Es war eine schöne Aufgabe für Frau Endres. Die Kinder, die sie vorher schon gekannt hatte, hingen an ihr und auch mit dem Vater verstand sie sich gut. Nach einem Jahr heiratete der Witwer eine jüngere Frau. Es war ein harter Schlag für Frau Endres, die inzwischen fest damit gerechnet hatte, dass aus dieser Stelle eine Ehe werden würde. Diese Enttäuschung hat Frau Endres bis ins Alter nicht verwunden.

Existenzielle Erfahrungen macht jeder einzelne Mensch für sich

Ob und wie ein Eindruck, ein Wort oder ein Blick auf einen Menschen wirkt und ihn existenziell berührt, ist ganz persönlich und hängt von seiner individuellen Prägung ab:

„Die Beobachtung eines im Herbstwind dahinwehenden Blattes kann tiefgreifende Trauer oder Verzweiflung über die Vergänglichkeit des Lebens auslösen, aber auch die Erfahrung des Eingebundenseins in den ewigen Kreislauf des Lebens, was durchaus einen ekstatischen oder auch mystisch-religiösen Charakter annehmen kann. Es kann aber auch lediglich den Gedanken entstehen lassen: Aha, es wird Herbst, ich muss mir einen warmen Mantel kaufen" (Sowinski 1998).

Erfahrungen macht jeder einzelne Mensch für sich. Das bedeutet gleichzeitig:

- Man kann seine eigenen Erfahrungen niemandem einreden.
- Man muss seine Erfahrungen schon selbst machen.
- Man muss anderen ihre Erfahrungen lassen.

Ausstrahlen des existenziellen Grundbefindens

Existenzielle Erfahrungen wirken sich auf das gesamte Befinden und Erleben eines Menschen aus. Wie die Brille gefärbt ist, durch die das Leben betrachtet wird – rosarot oder dunkel – so bietet sich das Geschehen dar (**Abb. 1.146**).

B Frau Merkmann fährt mit dem Bus zu ihrer Tochter. In den Vorgärten sieht sie die Frühlingsblumen und freut sich über das zarte Grün der Sträucher. Gestern hatte sie einen Jugendfreund wiedergetroffen. Als sie miteinander in der Eisdiele saßen, hatten sie Spaß wie in jungen Jahren. Eigentlich hatte sie nicht damit gerechnet, dass sie sich noch einmal verliebt fühlen würde. Die Begegnung berührt existenzielle Erfahrungen der Jugendjahre. Frau Merkmann ist in der Tiefe aufgewühlt und beschwingt. So erlebt sie nun die frühlingshafte Umgebung ganz frisch und neu.

Existenzielle Dimension von Lebensereignissen

Ein geschwächter Mensch ist vielen Eindrücken ausgeliefert: einem freundlichen oder unfreundlichen Gesicht, der Aufmerksamkeit oder der Missachtung durch einen Mitmenschen. Hier bedeutet eine kurze Zuwendung keine zeitliche Belastung, sondern kann „nebenbei" geschehen (Bär 2003).

B Die frische Oberschenkelhalsfraktur von Herrn Leibold ist nicht nur eine schmerzhafte Störung der Lebensaktivität „Sich bewegen". In der existenziellen Dimension kann sie bedeuten: „Meine Gesundheit ist nicht selbstverständlich. Ich muss beim Laufen vorsichtiger sein und meine Wohnung altersgerecht umbauen." Die Verarbeitung durch Herrn Leibold könnte auch so lauten: „Ich bin hilflos, von anderen abhängig. Das Leben ist im Grunde vorbei – jetzt kommen nur noch die Lasten des Alters."

Krisensituationen

Der alternde und alte Mensch muss körperliche, geistige und äußerliche Defizite ausgleichen. Viele alte Menschen resignieren und werden angesichts eines Rückgangs der Unabhängigkeit, der sozialen Bezüge und der Wertschätzung durch die Umwelt depressiv (Hirzel-Witte 2002). Andere entwickeln große Fähigkeiten, Verluste zu kompensieren (**Abb. 1.148**).

M *Aufgabe einer Altenpflegerin ist es, auf die Grundstimmung des Menschen zu achten und die Pflege auch auf diese Ebene zu beziehen. Als Globalziel steht über jeder Pflegeplanung das umfassende Wohlbefinden.*

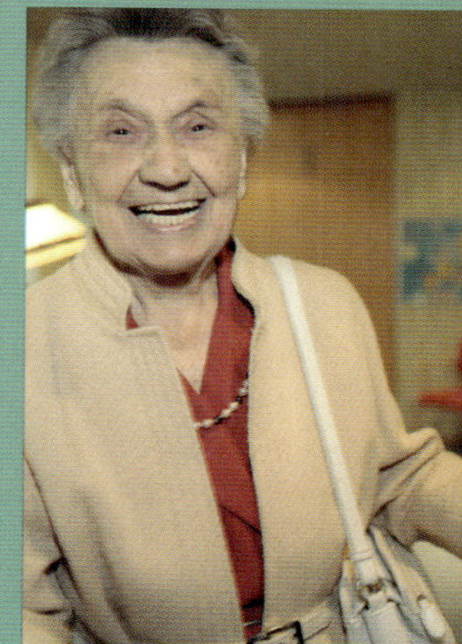

Abb. 1.146 Der Ausdruck dieser Frau lässt auf eine gut gelaunte Grundstimmung schließen.

M *Wenn wir getroffen, betrübt oder überrascht sind oder unverhofftes Glück erleben, nehmen wir uns selbst bewusster wahr und können das Konzept unserer Existenz erkennen. Gefühle und ihr Ausdruck bleiben ein Leben lang als Kern der Person erhalten, auch wenn jemand durch allgemeine Hinfälligkeit oder Demenz verändert ist (Bär 2003).*

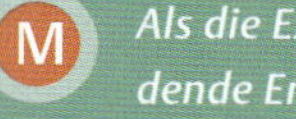

M *Als die Existenz gefährdende Erfahrungen nennt Monika Krohwinkel:*

- *Verlust von Unabhängigkeit,*
- *Isolation,*
- *Trennung von wichtigen Menschen,*
- *Heimatverlust,*
- *Sorge,*
- *Angst,*
- *Sterben.*

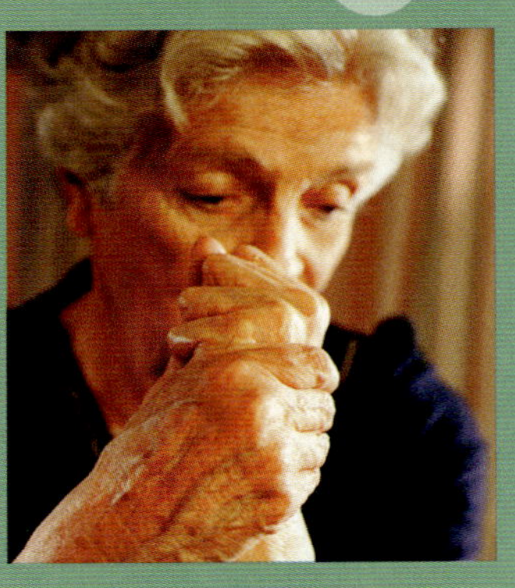

Abb. 1.147 Im Alter müssen Verluste verkraftet werden

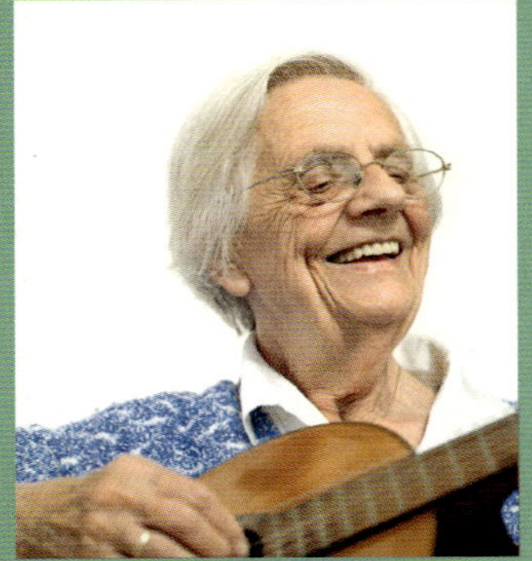

Abb. 1.148 Diese Dame pflegt auch im Alter ihre Kunst und verströmt damit Lebensfreude.

Zum ABEDL-Modell von Monika Krohwinkel s. S. 18.

M *Jüngere können sich oft nur schwer darauf einlassen, ans Sterben zu denken. Viele alte Menschen sind deshalb mit dem Wissen von ihrer Vergänglichkeit allein. Sie können Sorgen und Ängste, ihre Todesangst, mit niemandem teilen.*

M *Machen Menschen, die nicht mehr über viele Fähigkeiten verfügen, Erfahrungen von Unabhängigkeit, befreit sie das für den Augenblick von der erlebten Abhängigkeit. Dabei kann sich das frühere, selbstkompetente Selbstbild wieder herstellen* **(Abb. 1.149)**.

M *Unsensibles Handeln – vielleicht unter schwierigen Rahmenbedingungen entstanden – kann fast immer durch ein klärendes Wort korrigiert werden. Lesen Sie mehr zum Thema, bes. „Validation" (S. 259) und „Einfühlendes Gespräch" (S. 519).*

Auseinandersetzung mit eigener Vergänglichkeit

Viele alte Menschen bewegt der Gedanke an ihr Ende und fürchten sich vor dem Verlust ihrer Unabhängigkeit, vor Krankheit und Schmerzen. Sie fragen sich, was mit ihrem vielleicht wertlosen Nachlass geschieht: „Wird geachtet, was ich geschaffen habe, wenn ich nicht mehr bin – oder landet alles auf dem Sperrmüll?"

Rückhalt im Glauben

Für manche alte Menschen hat ihr Glaube von Kind an große existenzielle Bedeutung. Auch wenn die Aufgaben der mittleren Jahre diesen Aspekt vielleicht aus dem Blickfeld geraten ließen; im Alter wird die Zwiesprache mit Gott wieder zur bedeutenden Kraftquelle.

Aufgabe der Pflege: Fähigkeit zum Umgang mit existenziellen Erfahrungen unterstützen

Alte Menschen stets aufzuheitern würde bedeuten, sie in ihrer jeweiligen Stimmung nicht ernst zu nehmen. Vielmehr geht es darum, ihre eigene Fähigkeit im Umgang mit existenziellen Erfahrungen zu unterstützen, also v. a. ihr Selbstwertgefühl zu stärken.

„Selbst tun"

Monika Krohwinkel zeigt auf, dass das Wohlbefinden durch die Erfahrung von Unabhängigkeit und durch das Zutrauen zum eigenen Können gefördert wird. Mit „Ich kann" beginnen Aussagen über zurückgewonnene Hoffnung und Sinnerfahrung.

B Frau Griesinger hat nach zwei Schlaganfällen das Gehen nicht wieder gelernt. Bei ihren Angehörigen war sie zwar versorgt, aber isoliert und zog ins Alten- und Pflegeheim um. Hier konnte Frau Griesinger mithilfe der Greifräder den Rollstuhl bewegen. Sie kannte die Mitbewohner, sah und spürte, wer in Not war. „Ich muss ihr zusprechen", sagte sie im Vorbeifahren zu einer Altenpflegerin und stellte ihren Rollstuhl neben einer Dame ab, die unter Einsamkeit litt.

Frau Griesinger findet und gestaltet ihren Platz in der Gemeinschaft selbst. Die Pflegepersonen unterstützen sie, indem sie ihre Fähigkeiten anerkennen. Manche Menschen benötigen eine andere Unterstützung, wie die 90-jährige, psychisch kranke Frau Scholl, die oft klagt und sich als Opfer fühlt:

B Die Altenpflegerin wäscht ihr den Oberkörper. Dann hält sie ihr die Schüssel mit warmem Wasser hin. Frau Scholl, die sonst keine Tätigkeit mehr zusammenhängend ausführt, wäscht sich gründlich und mit Genuss die Hände und Unterarme und trocknet sie ab. Dabei wirkt sie aktiv und zufrieden – sie ist sie selbst und nicht nur ein Häufchen Unglück.

Etwas darstellen

Monika Krohwinkel befragte Menschen mit erheblichen somatischen und/oder psychischen Einschränkungen (Krohwinkel 2008) danach, was ihnen besonders wichtig ist:

- etwas darstellen zu können und anerkannt zu werden,
- für andere da sein zu können,
- für andere etwas zu bedeuten,
- Erfahrungen von früher mitzuteilen und mit anderen zu teilen,
- sich selbst im Bett bewegen zu können und sich selbst wieder aus dem Bett heraus bewegen zu können (selbst tun).

Durch das eigene kompetente Verhalten verlieren Ängste und Bedrückungen an Bedeutung.

Bestätigende Beziehung – oder: das Gegenüber

Von großer Bedeutung für das Erfahren von Kompetenz und damit für das Selbstwertgefühl ist das Echo der Umgebung (Krohwinkel 2008):

- mein Gegenüber schenkt mir Anerkennung, nimmt mich wahr als der, der ich bin,
- für mein Gegenüber bin ich wichtig, bedeute ich etwas,
- mein Gegenüber interessiert sich für das, was ich zu sagen habe; meine Erfahrungen haben für jemanden Wert,
- die Altenpflegerin traut mir etwas zu, sie holt mich nicht wie einen willenlosen Gegenstand aus dem Bett, sondern lässt mir so weit irgend möglich meine Eigentätigkeit.

Dass wir auf Bestätigung, Wertschätzung und Würdigung unserer Person angewiesen sind, wissen auch jüngere Menschen aus eigener Erfahrung. Oft aber werden im Alltag Menschen missachtet, ihre eigentlichen Signale übergangen (**Tab. 1.19**):

B Auf einer gerontopsychiatrischen Station wäscht eine Pflegende Frau Thome unter der Dusche. Frau Thome hebt den rechten Oberarm. Eine aufmerksame Beobachterin würde erkennen: Sie tut dies in der Erwartung, dass sie jetzt unter dem Arm gewaschen wird. Die Pflegende ignoriert die Mitarbeit, sie hält konsequent an ihrem „Waschplan" fest. Frau Thome fühlt

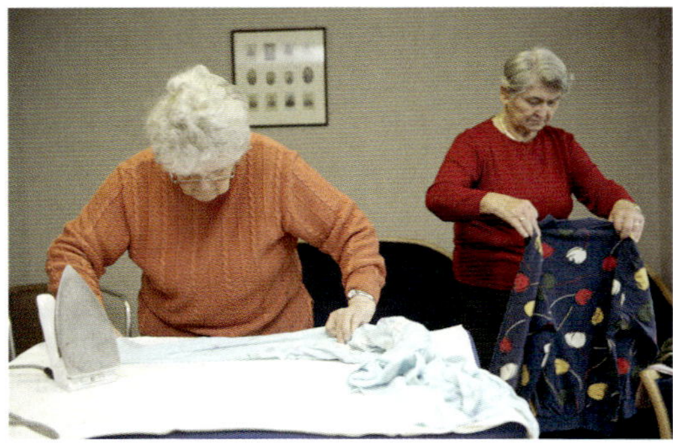

Abb. 1.149 Dass die eigene Leistung anerkannt wird, stärkt das Selbstwertgefühl. Diese Frauen kümmern sich selbstständig um die Wäsche.

Tab. 1.19 Missachtendes Verhalten und seine Wirkung.

ein alter Mensch erlebt …	*und zieht daraus (unbewusst) die Erfahrung:*
… dass ihn jemand anspricht, ihn aber dabei nicht ansieht.	„Sie interessiert sich nicht für mich, es ist ihr auch unwichtig, ob ich verstanden habe."
… dass er, nachdem er Wasser gelassen hat, noch zehn Minuten warten muss, bis jemand ihm von der Toilette hilft.	„Sie haben mich vergessen, sie haben sowieso zu viel zu tun, ich bin lästig."
… dass ihn die Altenpflegerin belehrt, dass seine Mutter schon lange tot sein müsse, nachdem er gejammert hatte, wann denn endlich seine Mutter käme.	„Keiner glaubt mir. Hier sind alle gegen mich."

auf der existenziellen Ebene, dass ihr eigenes Tun unnütz ist.

Isolation

Isolation gefährdet das existenzielle Erleben (Krohwinkel 2008). Sie als Altenpflegerin können das Bemühen, neue Kontakte zu gewinnen, unterstützen. Folgende altersbedingte Veränderungen schließen einen Menschen aus der Gemeinschaft aus:

- Schwerhörigkeit,
- eingeschränktes Sprechvermögen,
- fortgeschrittene Demenz.

Schwerhörigkeit

Sich an einem Gespräch nicht beteiligen zu können, weil man es nur teils hört; sich nicht zu antworten traut, führt viele in Resignation und Isolation. Gemeinsames Tun, bei dem es nicht aufs Hören ankommt, gibt solchen Menschen das Gefühl von Verbundenheit.

Eingeschränktes Sprechvermögen

Hat der alte Mensch verlernt, sich auszudrücken, kann es die Altenpflegerin übernehmen, für ihn zu sprechen („Sie sehen heute bedrückt aus" oder „Der Besuch war wohl anstrengend für Sie?"). Die nonverbale Verständigung (Blicke, Gesten) sind besonders wichtig, wenn zusätzlich das Sprachverständnis gestört ist (**Abb. 1.150**).

Fortgeschrittene Demenz

Bei fortgeschrittener Demenz wird ein Mensch über liebevollen Hautkontakt und häufigen Blickkontakt in seinem Lebensgefühl gehoben und gestärkt (**Abb. 1.151**). Das Früheste in der menschlichen Entwicklung wird zuletzt abgebaut: Gehalten und von der Mutter angeschaut werden, sind ganz frühe Erfahrungen.

Selbst (mit-)bestimmen

Monika Krohwinkel nennt in ihrem Untersuchungsbericht auch Fähigkeiten, Bedürfnisse und Erfahrungen von existenzieller Bedeutung, die speziell in Pflegesituationen von Wichtigkeit sind:

- selbst entscheiden können, wie man etwas tut,
- gefragt werden, wie man es haben will und wie nicht (mitbestimmen, mitentscheiden),
- sicher sein, wann jemand kommt und wie er mit einem umgeht (informiert sein, sich auf Pflegende verlassen können),
- sich sinnvoll beschäftigen können,
- Menschen, die einem zuhören,
- Gefühle zeigen können und dabei nicht zurückgewiesen werden,
- sich mit eigener Krankheit und Schwäche auseinandersetzen und sich dabei entwickeln können,
- als Mensch in seinen Problemen und in seinen Bemühungen respektiert werden.

Gegenseitigkeit

Wir alle sind als Menschen auf das Gegenüber angewiesen. Eine echte Beziehung ist eine Pflegebeziehung dann, wenn nicht die Altenpflegerin allein die Gebende ist, sondern wenn Geben und Nehmen in beide Richtungen fließen (**Abb. 1.152**).

Dialog

In der Pflege begegnen sich zwei gleichwertige Menschen im Dialog. Die dialogische Beziehung setzt die fachliche Wahrnehmung der Berufsrolle voraus. Der berufliche Hintergrund, die Einschätzung des Pflegebedarfs, die notwendige Rollendistanz, kurz, die Fähigkeit zur Gestaltung der Pflegebeziehung – das alles gehört zur Professionalität der Altenpflege (s. S. 14 u. 849).

Zwischenmenschliches

Während der Ausbildung richtet sich die Aufmerksamkeit auf die korrekte Ausführung von Pflegetätigkeiten. Anfängerinnen mit ihrem offenen Blick können das Zwischenmenschliche der Pflege in einem Team, das vielleicht durch belastende Rahmenbedingungen festgefahren ist, ansprechen (Schwerdt 1998).

Perspektivübernahme

Die Perspektive des Gegenübers zu übernehmen, erleichtert die Kommunikation. Die Sicht eines anderen können wir übernehmen, weil Gefühle allgemein sind. Ärger, Sorge, Enttäuschung – all das kennt jeder von sich selbst. Die Gemeinsamkeit der existenziellen Erfahrungen hilft, den anderen zu verstehen.

P *Altenpflegerinnen müssen Menschen mit Hörschwierigkeiten besonders achtsam begegnen und sollten:*
- *den Betroffenen direkt anschauen,*
- *langsam und deutlich (nicht laut!) sprechen,*
- *Nebengeräusche vermeiden,*
- *sich vergewissern, ob man richtig verstanden wurde.*

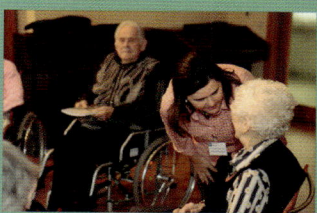

Abb. 1.150 Kann ein alter Mensch nicht mehr verständlich sprechen, bemüht sich die Altenpflegerin, ihn dennoch zu verstehen.

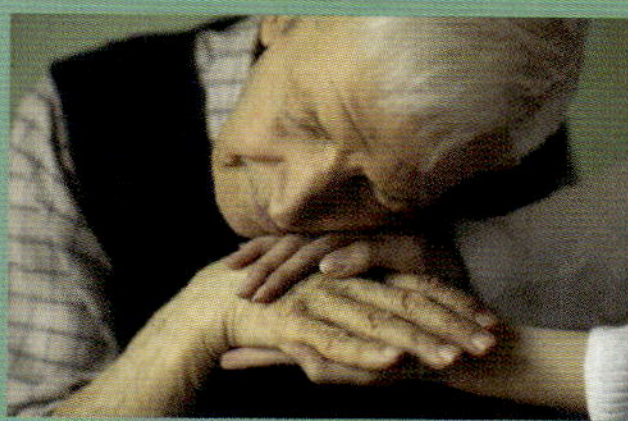

Abb. 1.151 Berührung vermittelt Geborgenheit (Situation nachgestellt).

P *Einen Menschen ruhig und verweilend anzusehen, kann dementen Menschen helfen, die Isolation zu überwinden. Einen längeren Blick können sie in sich aufnehmen und als Begegnung erfahren.*

M *Wenn man bei der pflegerischen Interaktion in den ermittelten Punkten dem alten Menschen Achtung entgegenbringt, fördert man ein lebensbejahendes Grundgefühl – auch wenn das Leben von Schwäche und Hinfälligkeit gezeichnet ist.*

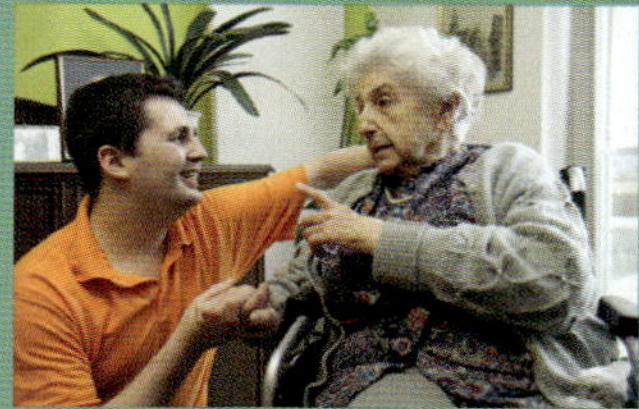

Abb. 1.152 Gegenseitigkeit. Ich meine dich.

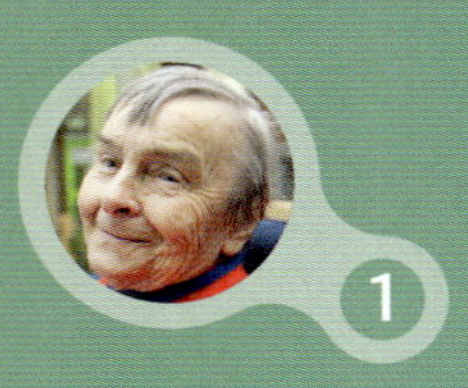

M *Das bisherige Leben eines Menschen zu kennen, hilft dabei, seine Perspektive einzunehmen. Denn vieles hängt mit seiner Prägung durch den Lebenslauf zusammen. Lesen Sie ausführlich zu biografisch orientierter Pflege auf S. 47 ff.*

„Zunächst ist die Altenpflegerin im unmittelbaren Kontakt zum alten Menschen umfassend und für alles zuständig; gegebenenfalls stellt sie die richtigen Kontakte zu den speziell fachlich Zuständigen her" (Das Berufsbild, Berufsverband für Altenpflege).

Die Perspektivübernahme hilft auch in eskalierenden Situationen: „Was veranlasst den alten Menschen zu seinem Verhalten?". Dann gehe ich wieder zum eigenen Blickwinkel, beziehe nun aber die Motive des anderen ein. Entscheidend ist dieses Vorgehen, wenn das existenzielle Erleben eines Menschen betroffen ist (**Tab. 1.20**).

„Trauert mit den Trauernden!"

Trauer ist eine gesunde Reaktion auf Verluste und darf nicht mit Depression gleichgesetzt werden (**Tab. 1.21** und S. 480). Vier Aufgaben hat ein Trauernder zu bewältigen:
- den Verlust als Realität zu akzeptieren,
- den Trauerschmerz zu durchleiden,
- sich anzupassen an das Leben ohne den Gestorbenen oder sonstiges Verlorenes,
- Energien in andere Beziehungen oder Aufgaben zu investieren.

Trauerarbeit

Trauer ist eine notwendige Arbeit der Seele, die geachtet werden muss. Mit Beschwichtigen und Aufmuntern ist einem traurigen Menschen nicht zu helfen.

Wir unterstützen den alten Menschen, indem wir belastende Gefühle aushalten. Trost ist, dem Trauernden mit Verständnis begegnen und nicht schnell mit ***billigem*** Trost (Ablenken, Ratschläge: „Sie dürfen sich nicht hängen lassen!") zur Tagesordnung überzugehen (**Abb. 1.153**).

Humor als Werkzeug

Eine 93-Jährige: „Spaß muss sein und wenn's auf der Beerdigung ist." Lachen über komische Situationen oder auch derberer Humor können Bewältigungsstrategien sein. Humor erlaubt dem alten Menschen oft, sein Gesicht zu wahren und kann bei aller Komik wirklicher Trost sein (**Abb. 1.154**).

Fachliche Beratung in akuten Krisen

Manchmal kann eine fachliche Beratung, z. B. durch einen Anwalt oder einen Seelsorger, alte Menschen von seelischem Druck befreien. Bei der Vermittlung sollte man nach den nötigen Absprachen schnell und zielbewusst handeln. Zwischenschritte rückzumelden, signalisiert: Wir sind „am Ball".

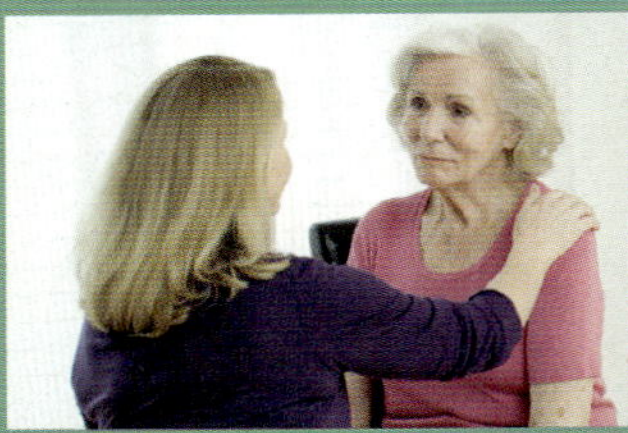

Abb. 1.153 Wir können dafür sorgen, dass Trauernde nicht zu viel allein sind, dass sie ihren Kummer, auch Verzweiflung und Zorn, aussprechen können.

Tab. 1.20 Perspektivübernahme

Situation	*Sicht der Altenpflegerin (A.)*	*Sicht des alten Menschen (Frau B.)*	*Perspektivübernahme*
A. fragt Frau B., die nach einem Apoplex sprachbehindert ist, ob sie zum Friseur gebracht werden möchte. Frau B. antwortet mit einem Wortschwall, der unverständlich und widersprüchlich ist, dabei gestikuliert sie heftig.	„Was für ein Chaos! Was will sie denn nur?"	„Ich will unbedingt zum Friseur und man hat mich wieder vergessen. Jetzt bin ich zu spät, muss warten und bin bis zum Mittagessen nicht fertig. Und ich kann das wieder nicht richtig sagen, was soll ich nur machen?"	A. errät den Grund der Aufregung (übernimmt die Perspektive von Frau B.), setzt sich Frau B. gegenüber, sieht sie an und sagt ruhig: „Der Friseur hat Bescheid gegeben, es ist gerade ein Platz frei. Ich kann Sie sofort hinbringen. Wollen Sie?"

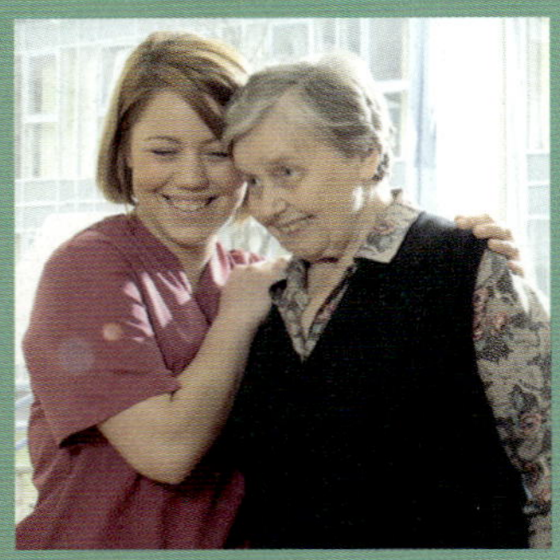

Abb. 1.154 Eine Kultur des Lachens sollte bewusst gepflegt werden.

Tab. 1.21 Ist die bedrückte Stimmung eines Menschen Anzeichen von Depression oder Trauer?

Depression	*Trauer*
Der Depressive hält an seiner bedrückten Stimmung fest. Symptome der Depression sind: – Angst, Unsicherheit, Unruhe, – Verminderung des Antriebs, – Entschlusslosigkeit, – Neigung zum Grübeln, – Pessimismus, – Gleichgültigkeit gegenüber Dingen und Personen, die früher wichtig waren, – starrer Gesichtsausdruck, – bewegungsarme Körperhaltung. Der Depressive hat kaum Sozialkontakte. Von den verbleibenden Bezugspersonen wünscht er sich dafür uneingeschränkte Zuwendung. Körperliche Beschwerden können hinzu kommen („vegetative Dystonie"). Depressiven fällt besonders der Vormittag schwer; auch kleine Aktionen erscheinen unüberwindbar.	Der Trauernde nimmt im Lauf der Zeit Abschied von dem, was er betrauert. Aber „Gefühle haben Schneckentempo, Trauer zu bearbeiten, dauert Jahre" (Grond, 1982). Trauer ist eine Form der Anpassung an einen Verlust. Sie ist eine Phase des Reifens und Wachsens. Die Auseinandersetzung mit dem Verlust geht manchmal mit widersprüchlichen Gefühlen, mit Spannungen und einem Auf und Ab einher. Sie ist oft mit dem quälenden Gefühl verbunden, dem gestorbenen Menschen, etwas schuldig geblieben zu sein. Da alte Menschen besonders häufig mit Verlusten verschiedener Art konfrontiert werden, kann Traurigkeit oder bedrückte Stimmung Teil der persönlichen Lebenshaltung werden. Sie ist dann schwer von einer Depression zu unterscheiden. Das Gefühl der Verlassenheit kann durch stumme „Gespräche" mit dem Gestorbenen gelindert werden.

Prophylaxen und Prävention

Prävention

Prävention bezeichnet alle Maßnahmen, die darauf ausgerichtet sind, Gesundheit zu fördern, Krankheiten und Unfälle zu verhüten und das Fortschreiten einer Krankheit zu verhindern oder zu verlangsamen.

Methoden der Prävention

Prävention wird wie folgt umgesetzt:
- Beseitigung der Ursachen für Erkrankungen, z. B. die systematische Ausrottung von Krankheitserregern durch Impfprogramme.
- Stärkung des Einzelnen in seiner „Abwehr" gegenüber Krankheiten, z. B. Bewegungsprogramme zur Stärkung des Immunsystems.

Dazu sind verschiedene Vermittlungsmethoden geeignet:
- edukative Verfahren (z. B. Information, Beratung),
- normativ-regulatorische Verfahren (z. B. Anschnallpflicht, Nichtraucherschutz-Gesetz),
- ökonomische Anreiz- und Bestrafungssysteme (z. B. ermäßigte Krankenkassenbeiträge).

Zeitpunkt der Prävention

Präventionsmaßnahmen lassen sich nach dem Interventionszeitpunkt gliedern:
1. **Primärprävention.** Sie soll beim gesunden Menschen durch die Beseitigung krankheitsverursachender Faktoren die Entstehung von Krankheiten verhindern.
2. **Sekundärprävention.** Sie soll bereits vorhandene Krankheiten am Fortschreiten hindern oder einen günstigen Krankheitsverlauf herbeiführen.
3. **Tertiärprävention.** Sie soll bereits vorhandene Krankheiten in ihrem Verlauf positiv beeinflussen und Rückfälle verhindern.

Prävention als Aufgabe der Pflege

In der Pflege bestehen verschiedene Möglichkeiten, präventive Aufgaben wahrzunehmen. An dieser Stelle sollen zwei Beispiele für Prävention als pflegerisches Aufgabenfeld dargestellt werden:
- Prophylaxen,
- Pflegeprävention.

Prophylaxen

Pflegerische Prophylaxen sind Maßnahmen, die dazu dienen, Komplikationen oder Folgeschäden vorzubeugen, wenn bereits Erkrankungen oder spezielle Risiken vorliegen. Mit Komplikationen und Folgeerkrankungen kann sowohl eine bestimmte zu verhütende Krankheit (z. B. Pneumonie oder Thrombose als postoperative Komplikationen) gemeint sein als auch ein altersbedingtes Sturzrisiko, welches als solches identifiziert und durch gezielte prophylaktische Maßnahmen reduziert werden soll (s. S. 222).

Risikoeinschätzung und Bedarfsermittlung

Die wirksame Durchführung pflegerischer Prophylaxen erfordert zunächst, dass eine potenzielle Gefährdung oder ein entsprechender Schulungs-, Anleitungs- oder Beratungsbedarf der zu pflegenden Person wahrgenommen und beurteilt wird. Verschiedene Risikoeinschätzungsskalen können dabei behilflich sein, das individuelle Bedarfsprofil eines pflegebedürftigen Menschen einzuschätzen. Mit gezielten Prophylaxen können sowohl Krankheitsursachen bekämpft als auch Risikofaktoren minimiert werden.

B Ein pflegebedürftiger Mensch wird prophylaktisch mobilisiert, um die Entstehung eines Dekubitus an den besonders gefährdeten Körperstellen durch Druckentlastung zu verhindern. Die Ursache des Dekubitus – nämlich Druckeinwirkung – wird durch die Prophylaxe gezielt bekämpft. Gleichzeitig senkt die Prophylaxe aber auch das Risiko einer Pneumonie, denn durch die Mobilisation wird zugleich die Belüftung der Lunge verbessert. Die eigentliche Pneumonieursache, nämlich eine Infektion des Lungengewebes mit Mikroorganismen, wird mit der Prophylaxe aber nicht beeinflusst.

Pflegeprävention

Pflegeprävention hat zum Ziel, Pflegebedürftigkeit durch pflegerisches Handeln vorzubeugen und entgegenzuwirken. Gemeint ist ein gesundheitsförderliches, präventives und rehabilitatives Pflegehandeln zum Erhalt von Selbstständigkeit und Gesundheit oder zur Vorbeugung und Abmilderung von Pflegebedarf. Pflegeprävention als integrativer Bestandteil pflegerischen Handelns setzt ein Pflegeverständnis voraus, welches Schulung, Anleitung und Beratung zur Selbstpflege als Aufgabe der Pflege versteht.

Präventiver Hausbesuch. Ein Ansatzpunkt für Pflegeprävention ist der sog. präventive Hausbesuch. Dabei wird die Lebenssituation, d. h. Gesundheitszustand, personale und soziale Strukturen mithilfe eines Assessment-Instrumentes erfasst. Anhand der Ergebnisse wird der ältere Mensch, evtl. unter Miteinbeziehung seiner Angehörigen, umfassend beraten. Themen können sowohl allgemeine Fragen sein, z. B. bezüglich der Ernährung oder geeigneter körperlicher und geistiger Aktivitäten. Ebenso kann es gezielt um eine Beratung im Hinblick auf Sturzrisiken in der Wohnung gehen, um die Medikamenteneinnahme oder um Unterstützungsmöglichkeiten im Alltag.

D **Prävention** *ist darauf ausgerichtet, Gesundheit zu fördern, Krankheiten und Unfälle zu verhüten und das Fortschreiten einer Krankheit zu verhindern oder zu verlangsamen.*

M *Als gezielte Präventionsmaßnahmen tragen Prophylaxen entscheidend dazu bei, dass Komplikationen im Zusammenhang mit medizinischer oder pflegerischer Behandlung – wie Schmerzen, verlängerter Klinikaufenthalt und die damit verbundenen Kosten bis hin zu einem erhöhten Sterblichkeitsrisiko – reduziert werden.*

D **Pflegerische Prophylaxen** *dienen dazu, Komplikationen oder Folgeschäden vorzubeugen, wenn bereits Erkrankungen oder spezielle Risiken vorliegen. Sie gehören in der Klinik, in Einrichtungen der Altenpflege und in der ambulanten Pflege zu den wichtigsten Pflegehandlungen.*

I **Internet:** *http://www.die-praevention.de*
http://www.bvpraevention.de

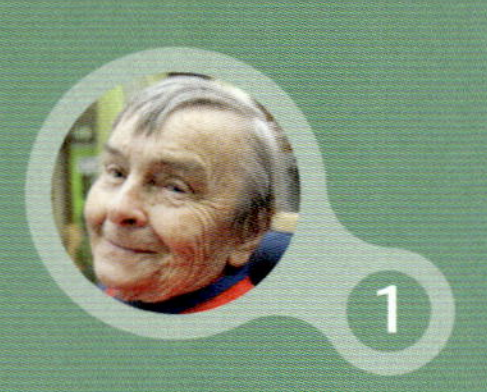

Dekubitusprophylaxe

Prävalenz (Häufigkeit)

Die Häufigkeit des Auftretens von Dekubitus nimmt mit dem Alter zu. Es erkranken zu 80% Menschen über 55 Jahre (DAHTA/DIMDI 2005). Seit 2008 sind alle nach der Bundespflegesatzverordnung (BPflV) abrechnenden Einrichtungen verpflichtet, bei den über 75-jährigen Patienten in den Monaten Januar bis März alle vorhandenen und neu entstandenen Dekubitalulzera zu dokumentieren und an AQUA - Institut für angewandte Qualitätsförderung und Forschung im Gesundheitswesen (AQUA 2010) zu übermitteln.

D *„Ein Dekubitus ist eine lokal begrenzte Schädigung der Haut und/oder des darunter liegenden Gewebes, in der Regel über knöchernen Vorsprüngen, infolge von Druck oder von Druck in Kombination mit Scherkräften" (DNQP 2010).*

Ursachen

Druck

Ein über längere Zeit anhaltender Druck auf die Blutgefäße des betroffenen Gewebes führt zu einer Mangeldurchblutung (Ischämie) und Unterversorgung mit Sauerstoff und Nährstoffen. Gefährdet sind vor allem die Körperpartien, die ohne oder nur mit geringer Muskelpolsterung einem Knochen anliegen (Martin et al. 2000).

Scherkräfte

Scherkräfte entstehen beim Verschieben von Hautschichten. Die Oberhaut der Betroffenen verschiebt sich z. B. beim Herunterrutschen oder Hochziehen im Bett oder Stuhl in Richtung der Bewegung, während die darunter liegenden Hautschichten diese Bewegung nicht mitmachen (**Abb. 1.155**) (Diesing 2006).

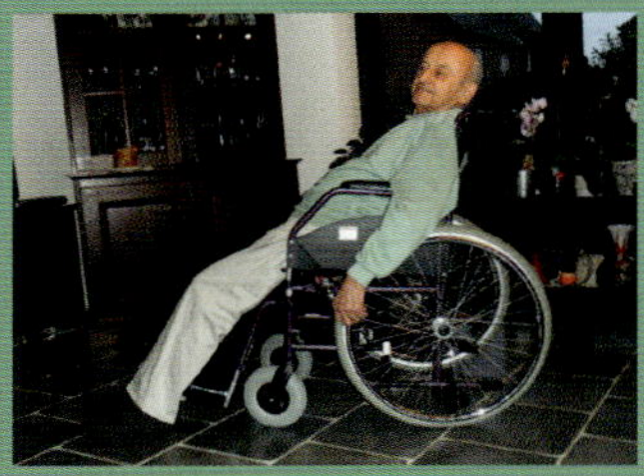

Abb. 1.155 Beim Herunterrutschen können auch im Sitzen Scherkräfte entstehen.

Kennzeichen

Grundsätzlich können in sitzender oder liegender Position überall am Körper Druckstellen entstehen. In der Praxis zeigen sich jedoch einige Stellen als besonders gefährdet (**Abb. 1.156**).

Fingertest. Der Fingerdrucktest hilft das Stadium 1 eines Dekubitus von eine vorübergehende Rötung zu unterscheiden: Drücken Sie mit der Fingerkuppe in die Mitte der Rötung. Bleibt die Haut (wo der Finger auflag) gerötet und wird nicht weiß, ist der Test „positiv" und es liegt ein Dekubitus (Stadium 1) vor (DNQP 2010).

Nationaler Expertenstandard Dekubitusprophylaxe

Der nationale Expertenstandard Dekubitusprophylaxe ist für Pflegende ein Instrument, um verbindliche und auf ihre Wirksamkeit hin überprüfte (evidenzbasierte) Maßnahmen und Hilfsmittel anzuwenden und einzusetzen. Der nationale Expertenstandard weist der Druckreduzierung, der Bewegungsförderung und der Kontinuität der prophylaktischen Maßnahmen eine herausragende Bedeutung zu (**Abb.1.157**).

Risikofaktoren

Risikofaktoren für die Entstehung eines Dekubitus sind:

- sehr trockene, dünne und unelastische Haut,
- Immobilität (Personen, die im Liegen sowie im Sitzen die eigene Position nicht verändern und keine Entlastungsbewegungen machen, z. B. gelähmte, bewusstlose oder sedierte Menschen),
- hohes Gewicht, Deformationen des Körpers, Kachexie,
- Durchblutungsstörungen, Herz- und Kreislauferkrankungen,
- Inkontinenz, starkes Schwitzen und hohes Fieber,
- erhöhter Gewebedruck bei Ödemen und Eiweißmangel,

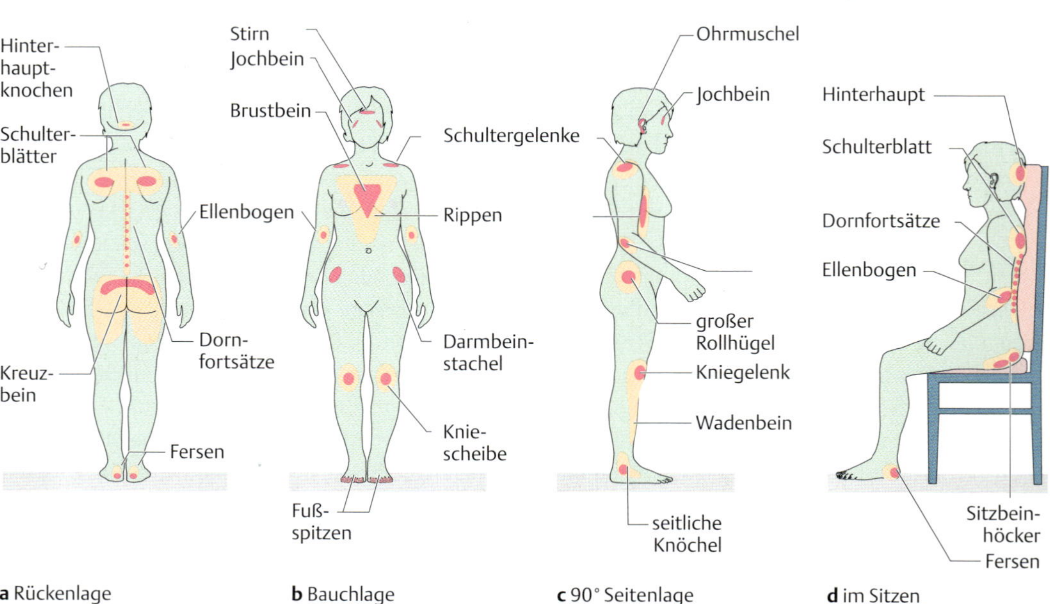

Abb. 1.156 Besonders dekubitusgefährdete Stellen bei verschiedenen Positionen.

- Diabetes, Anämie, multiple Sklerose oder onkologische Erkrankungen,
- nicht korrekt sitzende Hüftprotektoren.

Stadieneinteilung des Dekubitus

Dekubitalulzera lassen sich je nach Ausmaß des Gewebedefektes in vier Stadien unterteilen (**Abb. 1.158**).

Assessmentinstrumente

Bei einem vorliegenden Dekubitusrisiko sollen die Risikofaktoren dokumentiert werden bzw. soll dargelegt werden, worauf sich das Risiko begründet. Insbesondere die Einschränkungen der Bewegungsfähigkeit in Form von Aktivität und Mobilität soll differenziert aufgezeigt werden (DNQP 2010). Die Häufigkeit der Einschätzung des Dekubitusrisikos erfolgt in festgelegten Intervallen oder bei akuter Verschlechterung des zu Pflegenden.

Die Vielzahl von Risikofaktoren hat zu einer Vielfalt von Risikoskalen zur Bewertung eines individuellen Dekubitusrisikos geführt. Wissenschaftliche Untersuchungen zeigten, dass keine der untersuchten Skalen eine zufriedenstellende Voraussage zur Dekubitusentstehung treffen kann (DNQP 2010). Daraus schlussfolgert sich auch, dass es keine aussagekräftigen Erkenntnisse zur Unterteilung in verschiedene Risikostufen gibt (DNQP 2010). Dies gilt auch für die am meisten untersuchte Braden Skala (**Abb. 1.159**). Daher ist es unabdingbar, dass die kontinuierliche Einschätzung des Dekubitusrisikos von einer erfahrenen und geschulten Pflegenden vorgenommen wird.

Pflegeziel

Die Zielsetzung ist eine individuelle Pflege, die sich bei Bedarf auch an Angehörige richtet. Grundlage ist dabei die theoriegeleitete Anwendung des Pflegeprozesses, einschließlich seiner Evaluation:

1. Dekubitusgefährdung einschätzen,
2. individuellen Bewegungsplan erstellen,
3. druckverteilende Unterlagen und Hilfsmittel unverzüglich anwenden,
4. durchgeführte Interventionen dokumentieren,
5. alle an der Versorgung Beteiligten, besonders die Betroffenen und Angehörige, wissen um die Dekubitusgefährdung, kennen ihre Ursachen, die geplanten Maßnahmen und wirken auf der Basis ihrer Möglichkeiten an der Umsetzung mit
6. der Betroffene hat keinen Dekubitus.

Internet:
Europäische Richtlinie zur Dekubitusprophylaxe und –therapie. http://www.epuap.org Selbsttest zur Wundeinschätzung bzgl. der Dekubitusstadien. http://www.puclas.ugent.be/puclas/d

Das Pflegeziel der Dekubitusprophylaxe lautet: Jeder dekubitusgefährdete Betroffene erhält eine Prophylaxe, die die Entstehung eines Dekubitus verhindert (DNQP 2010).

Präambel zum Expertenstandard

Die Vermeidung von Dekubitus stellt nach wie vor eine Herausforderung für die Pflegefachkräfte dar. Dekubitus gehen für die Betroffenen mit schwerwiegenden Einschränkungen der Gesundheit und der Lebensqualität einher, weshalb ihrer Entstehung entschieden vorgebeugt werden muss. In der Literaturstudie zum Expertenstandard werden Dekubitus in Anlehnung an die internationale Definition der NPUAP/EPUAp2 (2009) wie folgt definiert: „Ein Dekubitus ist eine lokal begrenzte Schädigung der Haut und/oder des darunter liegenden Gewebes, in der Regel über knöchernen Vorsprüngen, infolge von Druck oder von Druck in Kombination mit Scherkräften. Es gibt eine Reihe weiterer Faktoren, welche tatsächlich oder mutmaßlich mit Dekubitus assoziiert sind; deren Bedeutung ist aber noch zu klären."

Menschen mit einem Risiko für eine Dekubitusentstehung sind in allen Einrichtungen des Gesundheitswesens zu finden. Der Expertenstandard richtet sich an Pflegefachkräfte in Einrichtungen der ambulanten Pflege, der stationären Altenhilfe und der stationären Gesundheitsversorgung. Für druckgefährdete Personen wurde das Begriffspaar „Patient/Bewohner" gewählt, um Zielgruppen in unterschiedlichen Settings gerecht zu werden. Die Zielgruppe des Standards sind Menschen jeder Altersgruppe, die durch gesundheitliche Einschränkungen, Pflegebedürftigkeit und/oder Einschränkungen in ihrer Aktivität und Mobilität ein erhöhtes Risiko für Dekubitus aufweisen. Der Standard bezieht die Angehörigen ausdrücklich mit ein, denn sie übernehmen insbesondere in der häuslichen Versorgung einen wichtigen Part im Rahmen einer wirksamen Dekubitusprophylaxe.

Der Expertenstandard basiert auf einer umfassenden Literaturanalyse nationaler und internationaler Fachliteratur sowie der Expertise der Mitglieder der Expertenarbeitsgruppe. Auf der Grundlage der aktualisierten Literaturstudie stehen sämtliche Interventionen, die zu einer Druckverteilung führen, im Vordergrund der pflegerischen Dekubitusprophylaxe . Wie in der Vorgängerversion wird der Bewegungsförderung auch in dem aktualisierten Expertenstandard ein zentraler Stellenwert beigemessen.

Übergreifende Zielsetzung des Expertenstandards (siehe auch Ergebniskriterium 6) ist die Verhinderung eines Dekubitus, da der Entstehung eines Dekubitus in der Regel entgegen gewirkt werden kann. Dennoch ist zu konstatieren, dass dieses Ziel nicht bei allen Patienten/Bewohnern erreichbar ist. Einschränkungen bestehen für Personen, bei denen die gesundheitliche Situation gegen eine konsequente Anwendung der erforderlichen prophylaktischen Maßnahmen spricht (z. B. bei lebensbedrohlichen Zuständen), eine andere Prioritätensetzung erfordert (z.B. Menschen in der Terminalphase ihres Lebens) oder eine Wirkung der prophylaktischen Maßnahmen verhindert oder einschränkt (z.B. gravierende Störungen der Durchblutung unter Einnahme zentralisierender Medikamente).

Der vorliegende Expertenstandard beschreibt den originären Beitrag der Pflege zur Dekubitusprophylaxe. Die Versorgung der Patienten/Bewohner findet jedoch in der Regel berufsgruppen – und häufig auch sektorenübergreifend unter Beteiligung von Angehörigen und Hilfskräften statt. Maßnahmen zur Vermeidung eines Dekubitus sollten daher in enger Zusammenarbeit mit allen beteiligten Akteuren einschließlich des Patienten/Bewohners selbst erfolgen. Die Delegation von Aufgaben der Pflegefachkraft an Pflegehilfskräfte erfolgt im Rahmen ihrer Verantwortlichkeit. Der Einsatz von Technik und Hilfsmitteln bietet eine sinnvolle Unterstützung, ersetzt aber nicht die notwendige Förderung, Anleitung und Unterstützung bei der körpereigenen Bewegung des Patienten/Bewohners.

Zur Implementierung des Standards bedarf es der gemeinsamen Anstrengung der Betriebsleitung, des Pflegemanagements, der beteiligten Pflegefachkräfte und gegebenenfalls weiterer Gesundheitsberufe . Betriebsleitung und Pflegemanagement tragen Verantwortung für die Bereitstellung von Wissen sowie geeigneten Hilfsmitteln und Materialien. Pflegefachkräfte tragen Verantwortung für den Erwerb von Wissen und die Umsetzung des Standards im klinischen Alltag.

Abb. 1.157 Expertenstandard Dekubitusprophylaxe (DNQP 2010, Seite 39).

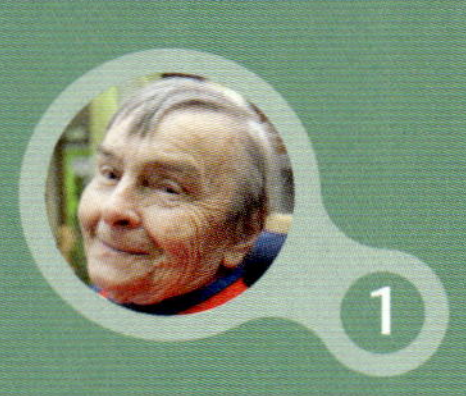

M Der Einsatz von speziellen druckverteilenden Hilfsmitteln ist immer in Kombination mit ergänzenden Maßnahmen zu sehen. So soll auch beim Einsatz von großzelligen Wechseldrucksystemen eine kontinuierliche Positionsveränderung und Förderung der Eigenbewegung stattfinden (DNQP 2010).

Maßnahmen

Ursächlich für einen Dekubitus sind die Faktoren Druck und Zeit. Als wirksamste Maßnahmen zur Dekubitusprophylaxe werden daher im nationalen Standard **druckverteilende Hilfsmittel** (z. B. Weichlagerung) und **Bewegungsförderung** (z. B. Positionswechsel) genannt (DNQP 2010).

Bei der Lagerung ist darauf zu achten, dass

- der Auflagedruck verteilt wird und die großen Gelenke (z. B. Hüfte/Sprunggelenk) dabei ergonomisch positioniert werden,
- das Einwirken von Reibung und Scherkräften, z. B. durch Herunterrutschen im Bett oder Stuhl, vermieden wird und
- bei Transfer und Positionierungen kinästhetische Prinzipien zum Einsatz kommen.

Druckverteilende Hilfsmittel zur Dekubitusprophylaxe

Eine Druckverteilung beim Lagern (Positionierungen) kann durch

- Weichlagerung,
- Wechsel- bzw. Umlagerung und
- Freilagerung erreicht werden.

Der Expertenstandard Dekubitusprophylaxe in der Pflege – 1. Aktualisierung 2010

Zielsetzung: Jeder dekubitusgefährdete Patient/Bewohner erhält eine Prophylaxe, die die Entstehung eines Dekubitus verhindert.

Begründung: Ein Dekubitus gehört zu den gravierenden Gesundheitsrisiken hilfe- und pflegebedürftiger Patienten/Betroffener. Das vorhandene Wissen zeigt, dass das Auftreten eines Dekubitus weitgehend verhindert werden kann. Ausnahmen sind in pflegerisch oder medizinisch notwendigen Prioritätensetzungen oder im Gesundheitszustand der Patienten/Bewohner begründet. Von herausragender Bedeutung ist, dass das Pflegefachpersonal systematische Risikoeinschätzung, Schulung von Patienten/Betroffenen, Bewegungsförderung, Druckreduzierung und die Kontinuität prophylaktischer Maßnahmen gewährleistet.

Struktur	Prozess	Ergebnis
Die Pflegefachkraft **S1** – verfügt über aktuelles Wissen zur Dekubitusentstehung sowie Einschätzungskompetenz des Dekubitusrisikos.	**Die Pflegefachkraft** **P1** – beurteilt mittels eines systematischen Vorgehens das Dekubitusrisiko aller Patienten/Bewohner, bei denen die Gefährdung nicht ausgeschlossen werden kann. Dies geschieht unmittelbar zu Beginn des pflegerischen Auftrags und danach in individuell festzulegenden Abständen sowie unverzüglich bei Veränderungen der Mobilität, der Aktivität oder bei Einwirkung von externen Faktoren (z.B. Sonden, Katheter), die zu erhöhten und/oder verlängerten Einwirkung von Druck und/oder Scherkräften führen.	**E1** – Eine aktuelle, systematische Einschätzung der Dekubitusgefährdung liegt vor.
S2 – beherrscht haut- und gewebeschonende Bewegungs-, Lagerungs- und Transfertechniken.	**P2** – gewährleistet auf der Basis eines individuellen Bewegungsplans sofortige Druckentlastung durch die regelmäßige Bewegung des Patienten/Bewohners, Mikrobewegung, scherkräftearmen Transfer, und fördert soweit wie möglich die Eigenbewegung des Patienten/Bewohners.	**E2** Ein individueller Bewegungsplan liegt vor.
S3a – verfügt über die Kompetenz, die Notwendigkeit und die Eignung druckverteilender Hilfsmittel zu beurteilen. **S3b** Dem Risiko des Patienten/Bewohners entsprechende druckverteilende Hilfsmittel (z.B. Weichlagerungskissen und -matratzen, Spezialbetten) sind unverzüglich zugänglich.	**P3** – wendet zusätzlich zu druckentlastenden Maßnahmen die geeigneten druckverteilenden Hilfsmittel an, wenn der Zustand des Patienten/Bewohners eine ausreichende Bewegungsförderung nicht zulässt.	**E3** Der Patient/Bewohner befindet sich unverzüglich auf einer für ihn geeigneten druckverteilenden Unterlage.
Die Pflegefachkraft **S4** – verfügt über Fähigkeiten sowie über Informations- und Schulungsmaterial zur Anleitung und Beratung des Patienten/Bewohners und seiner Angehörigen zur Förderung der Bewegung des Patienten/Bewohners, zur Hautbeobachtung zu druckentlastenden Maßnahmen und zum Umgang mit druckverteilenden Hilfsmitteln.	**P4** – erläutert die Dekubitusgefährdung und die Notwendigkeit von prophylaktischen Maßnahmen und deren Evaluation und plant diese individuell mit dem Patienten/Bewohner und seinen Angehörigen.	**E4** Der Patient/Bewohner und seine Angehörigen kennen die Ursachen der Dekubitusgefährdung sowie die geplanten Maßnahmen und wirken auf der Basis ihrer Möglichkeiten an deren Umsetzung mit.
Die Einrichtung **S5** – stellt sicher, dass alle an der Versorgung des Patienten/Bewohners Beteiligten den Zusammenhang von Kontinuität der Intervention und Erfolg der Dekubitusprophylaxe kennen und gewährleistet die Informationsweitergabe über die Dekubitusgefährdung an externe Beteiligte.	**P5** – informiert die an der Versorgung des dekubitusgefährdeten Patienten/Bewohners Beteiligten über die Notwendigkeit der kontinuierlichen Fortführung der Interventionen (z.B. Personal in Arztpraxen, OP-, Dialyse- und Röntgenabteilungen oder Transportdiensten).	**E5** Die Dekubitusgefährdung und die notwendigen Maßnahmen sind allen an der Versorgung des Patienten/Bewohners Beteiligten bekannt.

Abb. 1.157 Fortsetzung

Eine Empfehlung für das effektivste Hilfsmittel zur druckverteilenden Lagerung ist nicht möglich. Es gibt bisher keinen zuverlässigen Nachweis, dass sich die verschiedenen druckreduzierenden Lagerungssysteme, z. B. Weichlagerungs- oder Wechseldrucksysteme, hinsichtlich ihrer Effektivität einen Dekubitus zu vermeiden, unterscheiden (DNQP 2010). Nachfolgende evidenzbasierte Empfehlun-

Dekubitusstadien

Stadium 1

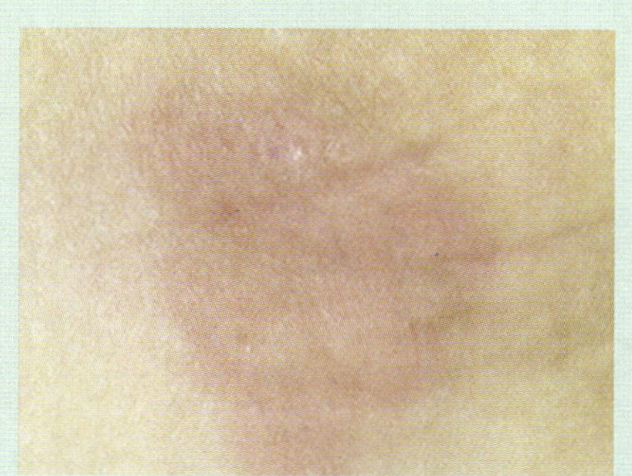

- Abgegrenzte, nicht wegdrückbare Rötung bei intakter Haut, meist über einem knöchernen Vorsprung.
- Ein Abblassen bei dunkel pigmentierter Haut ist evtl. nicht sichtbar, die Farbe kann sich aber von der Hautumgebung unterscheiden.
- Der Bereich kann schmerzempfindlich, verhärtet, weich, wärmer oder kälter sein als die Gewebeumgebung.

Stadium 2

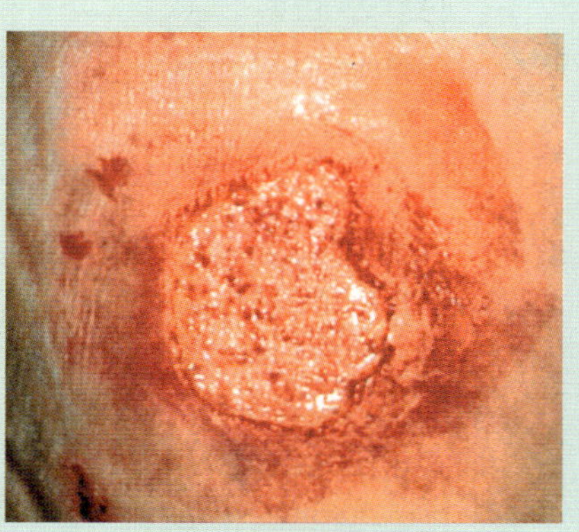

- Teilzerstörung der Haut (bis in die Dermis/Lederhaut) = flaches, offenes, glänzendes oder trockenes Ulcus mit rot bis rosafarbenen Wundbett ohne Beläge.
- Blasenbildung möglich (intakte oder offene/rupturierte, serumgefüllte Blase).
- **Keine Nekrotisierung** oder Bluterguss.

Stadium 3

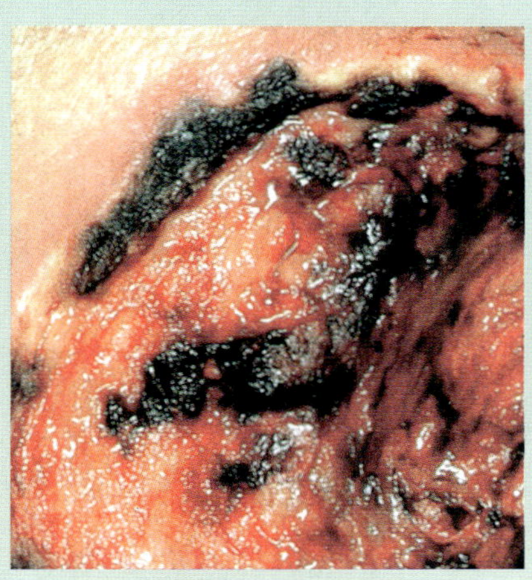

- Alle Hautschichten sind zerstört.
- Subkutane Fettschicht kann sichtbar sein, jedoch keine Knochen, Muskeln oder Sehnen.
- Es kann ein Belag vorliegen, die Tiefe der Gewebsschädigung ist trotzdem erkennbar.
- Tunnel oder Unterminierungen sind möglich. Die Tiefe des Dekubitus ist von der anatomischen Lokalisation abhängig: Stadium-3-Wunden können z. B. am Nasenrücken, Ohr, Hinterkopf und an Gehörknöchelchen oberflächlich sein, da dort kein subkutanes Gewebe vorliegt. An besonders adipösen Körperstellen können extrem tiefe Wunden entstehen.
- Knochen und Sehnen sind nicht sicht- oder tastbar.

Stadium 4

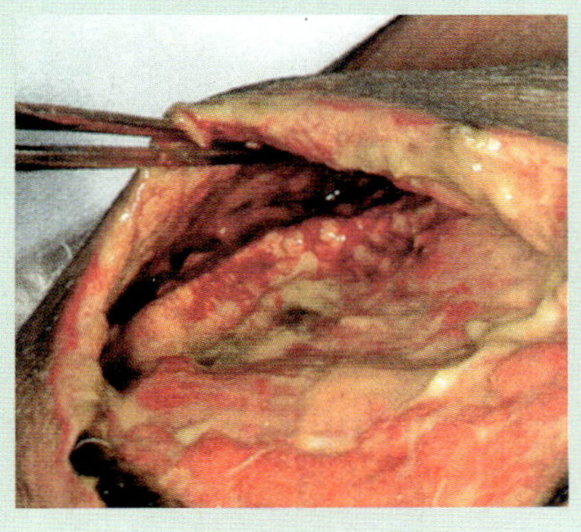

- Völlige Gewebezerstörung, Knochen, Sehnen oder Muskeln liegen frei. Belag und Schorf sind möglich.
- Häufig sind Tunnel oder Unterminierungen vorhanden. Die Tiefe ist von der anatomischen Lokalisation abhängig: Stadium-4-Wunden können z. B. am Nasenrücken, Ohr, Hinterkopf und Knochenvorsprung des Fußknöchels oberflächlich sein, da dort kein subkutanes Gewebe vorliegt.
- Ausbreitung in Muskeln oder unterstützenden Strukturen (Fascien, Sehnen oder Gelenkkapseln) möglich Gefahr einer Osteomyelitis oder Ostitis .
- Knochen und Sehnen sind sichtbar oder tastbar.

Abb. 1.158 Die vier verschiedenen Dekubitusstadien und ihre Kennzeichen nach dem European Pressure Ulcer Advisory Panel (EPUAP) 2009 (Fotos, Fa. PAUL HARTMNN AG).

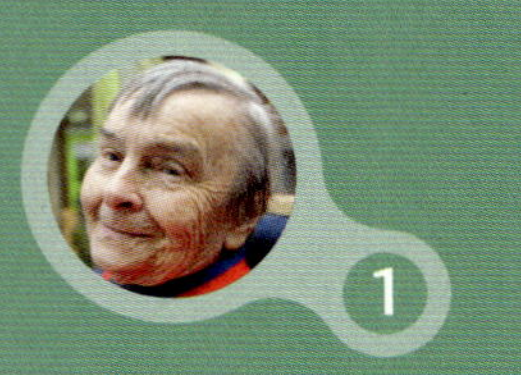

gen können zur Auswahl von Lagerungshilfsmitteln herangezogen werden (DNQP 2010):

- Risikogefährdete Patienten sollten nicht auf üblichen Schaumstoffmatratzen gelagert werden.
- Hoch-risikogefährdete Patienten sollten auf alternierenden (Wechsel-)Drucksystemen oder anderen druckverteilenden Hightech-Systemen gelagert werden.

Braden-Skala

	1 Punkt	2 Punkte	3 Punkte	4 Punkte
Sensorisches Empfindungsvermögen Fähigkeit, adäquat auf druckbedingte Beschwerden zu reagieren	☐ **fehlt** • keine Reaktion auf schmerzhafte Stimuli, mögliche Gründe: Bewusstlosigkeit, Sedierung oder • Störung der Schmerzempfindung durch Lähmungen, die den größten Teil des Körpers betreffen (z.B. hoher Querschnitt)	☐ **stark eingeschränkt** • eine Reaktion erfolgt nur auf starke Schmerzreize • Beschwerden können kaum geäußert werden (z. B. nur durch Stöhnen oder Unruhe) oder • Störung der Schmerzempfindung durch Lähmungen, wovon die Hälfte des Körpers betroffen ist	☐ **leicht eingeschränkt** • eine Reaktion auf Ansprache oder Kommandos • Beschwerden können aber nicht immer ausgedrückt werden (z. B. dass die Position geändert werden soll) oder • Störung der Schmerzempfindung durch Lähmung, wovon eine oder zwei Extremitäten betroffen sind	☐ **vorhanden** • Reaktion auf Ansprache, Beschwerden können geäußert werden oder • keine Störung der Schmerzempfindung
Feuchtigkeit Ausmaß, in dem die Haut Feuchtigkeit ausgesetzt ist	☐ **ständig feucht** • die Haut ist ständig feucht durch Urin, Schweiß oder Kot • immer wenn der Patient gedreht wird, liegt er im Nassen	☐ **oft feucht** • die Haut ist oft feucht, aber nicht immer • Bettzeug oder Wäsche muss mindestens einmal pro Schicht gewechselt werden	☐ **manchmal feucht** • die Haut ist manchmal feucht, und etwa einmal pro Tag wird neue Wäsche benötigt	☐ **selten feucht** • die Haut ist meist trocken • neue Wäsche wird selten benötigt
Aktivität Ausmaß der physischen Aktivität	☐ **bettlägrig** • ans Bett gebunden	☐ **sitzt auf** • kann mit Hilfe etwas laufen • kann das eigene Gewicht nicht allein tragen • braucht Hilfe, um aufzusitzen (Bett, Stuhl, Rollstuhl)	☐ **geht wenig** • geht am Tag allein, aber selten und nur kurze Distanzen • braucht für längere Strecken Hilfe • verbringt die meiste Zeit im Bett oder im Stuhl	☐ **geht regelmäßig** • geht regelmäßig 2- bis 3-mal pro Schicht • bewegt sich regelmäßig
Mobilität Fähigkeit, die Position zu wechseln und zu halten	☐ **komplett immobil** • kann auch keinen geringfügigen Positionswechsel ohne Hilfe ausführen	☐ **Mobilität stark eingeschränkt** • bewegt sich manchmal geringfügig (Körper, Extremitäten) • kann sich aber nicht regelmäßig allein ausreichend umlagern	☐ **Mobilität gering eingeschränkt** • macht regelmäßig kleine Positionswechsel des Körpers und der Extremitäten	☐ **mobil** • kann allein seine Position umfassend verändern
Ernährung Ernährungsgewohnheiten	☐ **sehr schlechte Ernährung** • isst kleine Portionen nie auf, sondern nur etwa 1/3 • isst nur 2 oder weniger Eiweißportionen (Milchprodukte, Fisch, Fleisch) • trinkt zu wenig • nimmt keine Ergänzungskost zu sich oder • darf oral keine Kost zu sich nehmen oder • nur klare Flüssigkeiten oder • erhält Ernährungs-Infusionen länger als 5 Tage	☐ **mäßige Ernährung** • isst selten eine normale Essensportion auf, isst im Allgemeinen etwa die Hälfte der angebotenen Nahrung • isst etwa 3 Eiweißportionen • nimmt unregelmäßig Ergänzungskost zu sich oder • erhält zu wenig Nährstoffe über Sondenkost oder Infusionen	☐ **adäquate Ernährung** • isst mehr als die Hälfte der normalen Essensportionen • nimmt etwa 4 Eiweißportionen täglich zu sich • verweigert gelegentlich eine Mahlzeit, nimmt aber Ergänzungskost zu sich oder • kann über Sonde oder Infusionen diemeisten Nährstoffe zu sich nehmen	☐ **gute Ernährung** • isst immer die angebotenen Mahlzeiten auf • nimmt 4 oder mehr Eiweißportionen zu sich • isst auch manchmal zwischen den Mahlzeiten • braucht keine Ergänzungskost
Reibung und Scherkräfte	☐ **Problem** • braucht viel bis massive Unterstützung bei Lagewechsel • Anheben ist ohne Schleifen über die Laken nicht möglich • rutscht im Bett oder im (Roll-)Stuhl ständig herunter, muss immer wieder hochgezogen werden • hat spastische Kontrakturen oder • ist sehr unruhig (scheuert auf dem Laken)	☐ **potenzielles Problem** • bewegt sich etwas allein oder braucht wenig Hilfe • beim Hochziehen schleift die Haut nur wenig über die Laken (kann sich etwas anheben) • kann sich über längere Zeit in einer Lage halten (Stuhl, Rollstuhl) • rutscht nur selten herunter	☐ **kein Problem zur Zeit** • bewegt sich in Bett und Stuhl allein • hat genügend Kraft, sich anzuheben • kann eine Position über lange Zeit halten, ohne herunterzurutschen	**geringes Risiko** 16 – 15 Punkte **mittleres Risiko** 14 – 12 Punkte **hohes Risiko** 11 – 9 Punkte **sehr hohes Risiko** < 9 Punkte Patient: .... Datum: .... Handzeichen: ....

Abb. 1.159 Die Einschätzung des Dekubitusrisiko sollte bei Veränderungen der Mobilität sowie in individuell für den zu Pflegenden festgelegten Zeitabständen erfolgen.

Im Expertenstandard wird darauf hingewiesen, dass für die Auswahl des Lagerungshilfsmittels das „Wohlbefinden" des Patienten als wichtiges Kriterium zur Entscheidungsfindung angesehen wird. Druckverteilende Lagerungshilfsmittel sollen

- entsprechend der Pflege- und Therapieziele,
- abgestimmt auf die Eigenbeweglichkeit des Patienten,
- unter Berücksichtigung der gefährdeten Körperstellen (z. B. die Fersen),
- das Gewicht/die Größe des Patienten einbeziehend und
- unter Abwägung von Kosten und Nutzen ausgewählt werden (DNQP 2010).

Druckentlastung im Liegen

Die Positionswechsel erfolgen in individuellen Bewegungsintervallen (Gewebetoleranz durch den Fingertest ermitteln) (**Abb. 1.160**). Dabei werden persönliche Vorlieben mit den aktuellen Erfordernissen der Dekubitusprophylaxe abgeglichen.

30°-Lagerung. Die 30°-Lagerung ist die Position mit den geringsten Risiken. Hierbei werden weder das Kreuzbein noch der Trochanter belastet. Der Betroffene liegt auf einem oder zwei positionsunterstützenden und druckverteilenden Kissen, die unter eine Körperhälfte eingebracht werden (**Abb. 1.161**). Der Kopf ist durch ein kleines Kissen gestützt.

Bewegungsplan

Name: *Müller, Auguste* Geburtsdatum: *25.1.1921* Bereich: *3a* Datum: *17.1.2005*

Bewegungsintervall/Tag alle: *2* Std. Bewegungsintervall/Nacht alle: *3* Std. Hilfsmittel: *3 Lagerungskissen, kinästhetische Rolle*

Dekubitusgefährdet: ja ☒ nein ☐ Braden-Skala: ☐/Norten-Skala: ☒ Punktzahl: *15*

Datum		Frühdienst von 6.00–14.00							Spätdienst von 14.00–21.00								Nachtdienst von 21.00–6.00				
17.1.08	Uhrzeit	6.30	7.30	9.10	10.40	11.00	12.10	13.50	14.15	15.40	15.50	17.10	18.00	18.45	19.55		21.50	0.10	0.20	3.10	4.30
	Position	30 li	T	S	T	S/B	S/B	T	Rü	T	L	T/B	S	S/M	L		135	T	135	30 li	30 re
	Fingertest	⊖					⊖		⊖	⊖	⊖	⊖			⊖		⊖			⊖	
	Handzeichen	BM	BM	BM	BM	BM	BM	BM	MU	MU	MU	MU	MU	MU	MU		PK	PK	PK	PK	PK
18.1.08	Uhrzeit	6.30	7.30	9.10	10.40																
	Position	T	30 li	S	Rü																
	Fingertest		⊖		⊖																
	Handzeichen	BM	BM	BM	BM																

Position
rechte Seite = re
linke Seite = li
Rücken = Rü
Langsitz im Bett = L
Stuhl/Sessel = S
Rollstuhl = R
30° Lagerung = 30
135° Lagerung = 135
Mikrolagerung/Mikrobewegung = M
Freilagerung = F
Gehtraining = G
Bewegungsübungen = B
Toilettengang = T

Fingertest
Fingertest positiv = ⊕
Fingertest negativ = ⊖

Abb. 1.160 Beispiel für einen Bewegungsplan.

M *Bei allen Lagerungsmaßnahmen ist zu bedenken: Je weicher die Lagerung im Bett, desto geringer die Körperwahrnehmung und desto größer die Gefahr einer Desorientierung und des Verlustes des Körperschemas.*

P **Bewegungsplan.** *Für jeden Betroffenen ist ein eigener Bewegungsplan zu erstellen und anhand der individuellen Gewebstoleranz anzupassen. Eine häufige Vorgehensweise ist: Zweistündliche Veränderung der Position des zu Pflegenden unter Einbeziehung der Eigenbeweglichkeit. Ist an den aufliegenden Körperstellen ein Dekubitus Stadium 1 beobachtbar bzw. nicht beobachtbar sollte das Positionierungsintervall verlängert bzw. verkürzt werden.*

P *Es ist wichtig zu wissen, ob ein Mensch auf dem Bauch oder auf dem Rücken geschlafen hat (Biografie). Für einen Menschen, der immer auf dem Bauch geschlafen hat, wird das Liegen in der 135°-Lage entspannender sein als z. B. in der ungewohnten Rückenlage.*

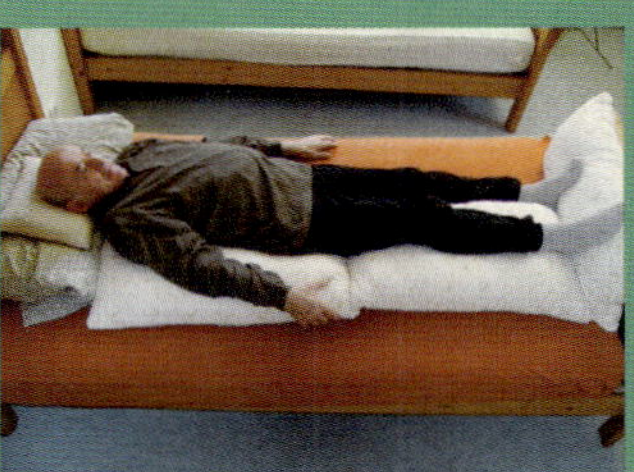

Abb. 1.161 Die 30°-Lagerung entlastet den Trochanter major und den Sakralbereich. Bei korrekter Position lässt sich eine Hand leicht unter das Kreuzbein und den Trochanter schieben.

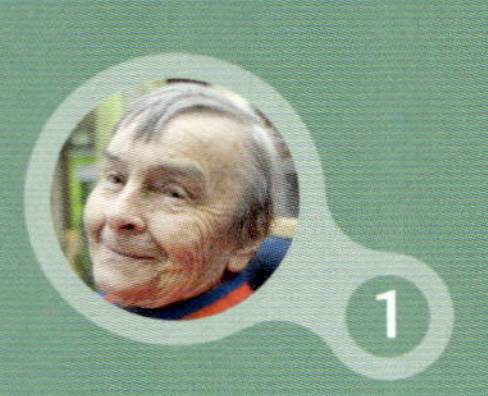

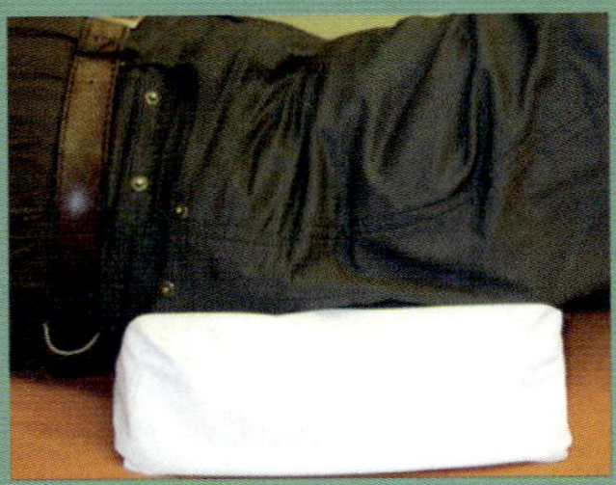

Abb. 1.164 Zur Mikrolagerung gehören Positionsveränderungen durch Keilkissen.

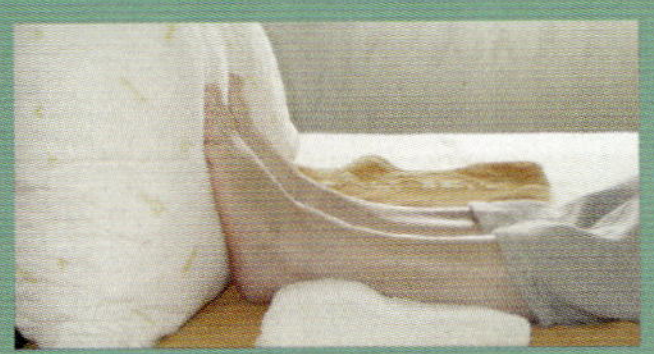

Abb. 1.165 Freilagerung der Fersen.

M *Besteht ein Dekubitus, ist eine völlige Entlastung der betroffenen Bereiche erforderlich. Die Fersen werden z. B. durch zusammengerollte Handtücher freigelagert* **(Abb. 1.165).**

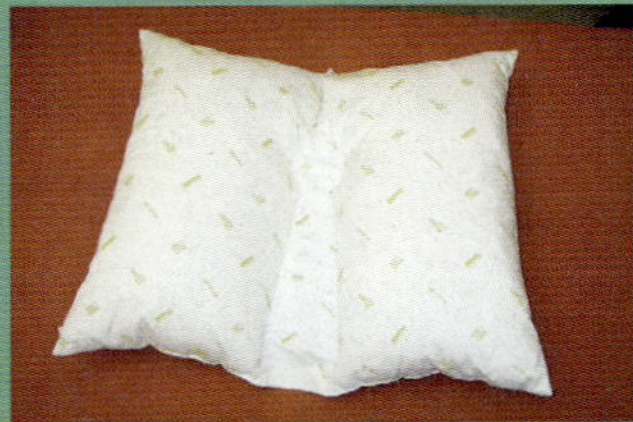

Abb. 1.166 Gesäßkissen zur Druckentlastung im Sitzen.

M *Nicht mehr zur Dekubitusprophylaxe verwendet werden*
- ~~*Fersen, Hacken und Ellenbogenschoner,*~~
- ~~*Wasserkissen (einzelne Kissen),*~~
- ~~*Watteverbände,*~~
- ~~*echte und künstliche Felle,*~~
- ~~*Gummiringe und*~~
- *kleinzellige Antidekubitusauflagen (Sowinski u. Maciejewski 2002).*

M *Maßnahmen zur Dekubitusbehandlung werden auf S. 286 beschrieben.*

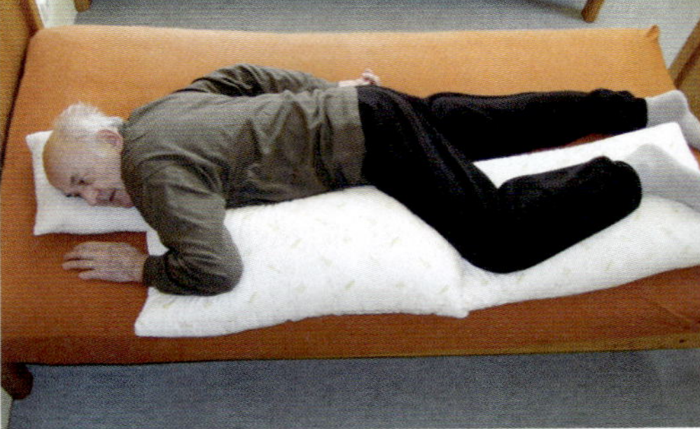

Abb. 1.162 Die 135°-Lagerung entlastet den gesamten Sakralbereich und entspricht oft der natürlichen Schlafposition.

135°-Lagerung. Die 135°-Lagerung, die viele Menschen als entspannte Schlafposition wählen, ist eine Alternative zur Bauchlagerung. Dabei liegt der Kopf auf einem kleinen Kissen, evtl. wird der Oberkörper leicht unterstützt und das oben liegende Bein abgestützt (**Abb.1.162**). Diese Position ist u.a. geeignet, wenn ein Dekubitus im Rücken oder Gesäßbereich abheilen muss.

5/6-Kissenbett. Hierbei wird der Betroffene komplett auf 5 oder 6 positionsunterstützenden und druckverteilenden Kissen gelagert. Das Ziel dieser Lagerung ist die völlige Freilagerung der gefährdeten oder bereits geschädigten Körperbereiche (**Abb. 1.163**).

Mikrolagerung. Hierunter werden Positionsveränderungen durch kleine Polster oder Kissen verstanden (**Abb. 1.164**).

V-, A- und T-Lagerung. Die V- und A-Lagerung gilt der Druckverteilung an den Dornfortsätzen der Wirbelsäule. T-Lagerung kann der Druckentlastung an den Schulterblattspitzen und am unteren Rippenrand dienen. Die V-, A- und T-Lagerungen dienen primär zur Atemunterstützung (S. 215). Durch diese Lagerungen kann es zu erhöhtem Druck auf das Kreuzbein kommen.

Druckentlastung im Sitzen

Bei längerem Sitzen im Rollstuhl oder Sessel ist bei kachektischen Menschen das Gesäß mit den Sitzbeinhöckern besonders dekubitusgefährdet.
- Positionsveränderungen im Sitzen z.B. durch kleine Keilkissen.
- Entlastende Position kann z.B. durch spezielle Gesäßkissen erreicht werden (**Abb.1.166**).
- Beim Sitzen im Sessel sollten die Füße Bodenkontakt haben, um guten Halt zu ermöglichen und das Herunterrutschen (Scherkräfte) zu verhindern. Füße evtl. auf einen Schemel stellen oder Fußrasten des Rollstuhls hochklappen.
- Auch beim Sitzen im Bett können Scherkräfte zu Gewebeschädigungen führen. Um das Herunterrutschen zu vermeiden, können z.B. zusammengefaltete Handtücher o.Ä. vor die Sitzbeinhöcker gelegt werden.

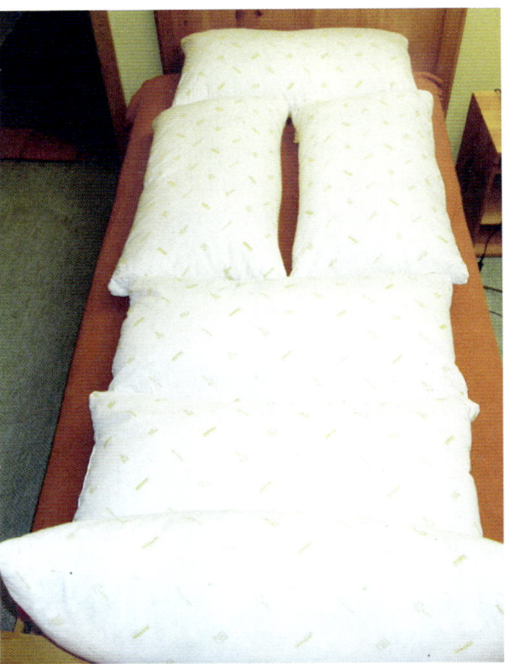

Abb. 1.163 Die Positionierung auf dem Kissenbett entlastet in Rückenlage die Schulterblattspitzen, den Sakralbereich, die Wirbelsäule und die Fersen.

Ergänzende Maßnahmen zur Dekubitusprophylaxe

Ergänzende Maßnahmen zur Dekubitusprophylaxe sind:
- Vermeiden von durchblutungshemmenden Faktoren wie beengende Kleidung oder Verbände,
- scherkräftearmer Transfer,
- Hautpflege mit pH-neutralen Reinigungsmitteln und W/O-Pflegepräparaten,
- sorgfältige Hautpflege bei Inkontinenz,
- saubere faltenfreie Wäsche und saugfähige Unterlagen,
- kein Hautkontakt mit Kunststoff oder Gummi.

Ernährung. Durch Ernährung lässt sich kein Dekubitus verhindern, aber eine individuelle angemessene Ernährung kann eine ergänzende Maßnahme zur Dekubitusprophylaxe sein. Folgendes sollte beachtet werden:
- ausreichende Vitamin-, Spurenelement- und Mineralienzufuhr,
- eiweißhaltige Kost (evtl. durch Nahrungsergänzungsstoffe),
- aufbauende Kost bei Mangelzuständen (eiweißreich, evtl. hochkalorisch),
- ausreichende Flüssigkeitszufuhr.

Pneumonieprophylaxe

Pneumonie

Die Pneumonie (Lungenentzündung) ist eine gefürchtete Komplikation bei geschwächten und immobilen Menschen.

Risikofaktoren. Risikofaktoren für die Entstehung einer Pneumonie sind:
- länger währende Bettlägerigkeit,
- Abwehrschwäche,
- Herz- und Kreislauferkrankungen,
- Erkältungskrankheiten,
- mangelndes Abhusten von Sekreten,
- ungenügende Mundpflege,
- Aspiration von Schleim und/oder Nahrungsresten (stille Aspiration),
- Schluckstörungen,
- bestehende obstruktive („verstopfende") Erkrankungen der Luftwege (chronische Bronchitis), Lungenemphysem,
- mangelhafte Ein- und Ausatmung (Schonatmung),
- Schwäche oder Schmerzen beim Atmen,
- Operationen.

Symptome. Symptome (Anzeichen) einer Pneumonie sind:
- Husten,
- Temperatur und Pulsanstieg, evtl. Schüttelfrost,
- vermehrte Sekretabsonderung (Sputum) mit schleimigem, später eitrigem und blutigem Aussehen),
- Schmerzen beim Atmen und beim Husten.

Assessmentinstrumente

Um ein Pneumonierisiko festzustellen, müssen Risikofaktoren erkannt und dokumentiert werden. Dafür werden Assessmentinstrumente, z.B. die Atemskala von Bienstein (**Abb. 1.69**), eingesetzt. Jedoch fehlt bisher der wissenschaftliche Nachweis, dass Assessmentinstrumente eine Pneumoniegefährdung auch sicher einschätzen. Daher ist die Expertise einer Pflegefachkraft zur Gefährdungseinschätzung unerlässlich. Liegt ein Pneumonierisiko vor, ist die sorgfältige Planung und Durchführung der prophylaktischen Maßnahmen wichtig.

Pflegeziel

Ziele der Pneumonieprophylaxe sind:
- Lungenventilation verbessern,
- Sekretansammlung verhindern,
- Aspiration vermeiden.

Ziele der atemfördernden Maßnahmen zur Pneumonieprophylaxe sind:
- Analyse der Atemsituation,
- Vertiefung der Bauchatmung,
- konzentrierte und gelenkte Atmung in alle Lungenarealen, die eingeschränkt sind,
- Schleimlösung,
- Lagerungsdrainage.

Maßnahmen

Maßnahmen der Pneumonieprophylaxe lassen sich einteilen in:
- Maßnahmen zur Verbesserung der Ventilation (Belüftung) der Lungenabschnitte,
- Wärmebehandlungen zur Verflüssigung des Schleims,
- Perkussion und Vibration zum verbesserten Abtransport des Sekretes.

Maßnahmen zur Verbesserung der Ventilation

Folgende Maßnahmen verbessern die Ventilation:
- atemunterstützende Maßnahmen,
- Kontaktatmung,
- atemunterstützende Lagerungen,
- ASE (atemstimulierende Einreibung).

Atemunterstützende Maßnahmen

Wenn möglich, sollte der Betroffene mehrmals am Tage evtl. mit Unterstützung aufstehen und einige Schritte gehen, um die Lungenventilation zu verbessern. Gemeinsames Singen fördert eine vertiefte Ausatmung.

Lippenbremse. Durch den Einsatz der Lippenbremse wird eine verlängerte Ausatmung erzielt, es wird gegen den Widerstand der Lippen ausgeatmet. Die Luftsäule, die sich in den Bronchien aufbaut, verhindert ein rasches Erschlaffen des Brustkorbes. Instabile Bronchialwände können offengehalten werden; somit wird eine optimale Entleerung der Lunge gefördert. Die Lippenbremse ist besonders geeignet für Asthmatiker (**Abb. 1.167**).

Kontaktatmung

Bei der Kontaktatmung wird die Atmung über die Berührung des Körpers in spezielle Bereiche gerichtet (**Abb. 1.168**). Dazu legt der Betroffene seine Hand auf die jeweilige Körperstelle; die Pflegende legt ihre Hand darüber. Der Betroffene wird jetzt aufgefordert in den jeweils berührten Bereich tief einzuatmen. Die Pflegende unterstützt dabei, indem sie beim Ausatmen leichten Druck ausübt und beim Einatmen den Druck leicht löst.

Atemunterstützende Lagerungen

Oberkörperhochlagerung. Bei erschwerter Atmung erfährt der Betroffene Erleichterung durch die Oberkörperhochlagerung und zusätzlich durch Hochlagerung der Arme. Der Brustkorb wird dabei von der Last der Schultern befreit und die Atemhilfsmuskulatur wird unterstützt. Das Abwinkeln der Knie führt zur Entspannung der Bauchdeckenmuskulatur und so zur weiteren Erleichterung des Atemvorgangs (**Abb. 1.170**).

> **M** *Durch länger andauernde Bettlägerigkeit nimmt die Ventilation (Belüftung) einzelner Lungenabschnitte ab. Akteletasen (kollabierte Lungenabschnitte) können entstehen. Der Sekretauswurf ist reduziert und erschwert. Verstärkte Sekretansammlungen führen zu einem erhöhten Risiko für Infektionen wie Pneumonie und Bronchitis.*

> **P** *Eine ausreichende und regelmäßige Frischluftzufuhr sowie tiefes Durchatmen bei geöffnetem Fenster unterstützen die Atmung. Bei verwirrten Menschen können Pflegende dabei zum Nachahmen anregen und gemeinsam mit ihnen tief ein- und ausatmen.*

> **M** *Durch Aspiration kann eine Aspirationspneumonie verursacht werden. Gerade bei Menschen mit Schluckstörungen ist beim Essenreichen besonders sorgsam vorzugehen (s. S. 175/176).*

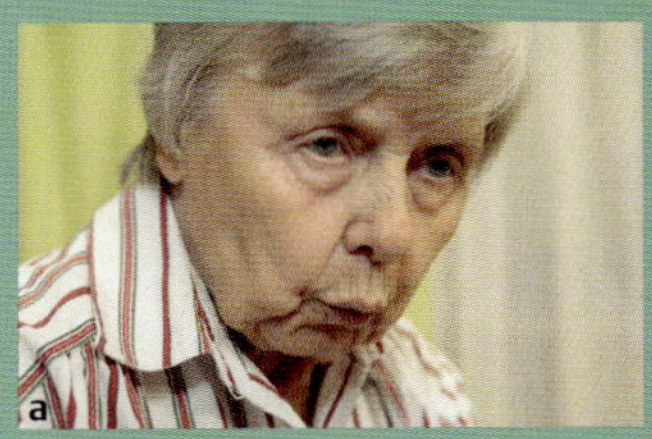

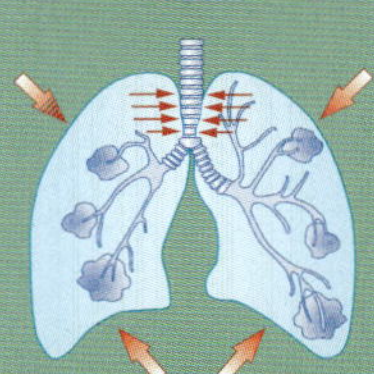

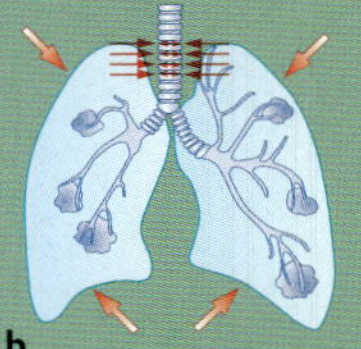

Abb. 1.167 Lippenbremse. a Der Patient atmet gegen die verschlossenen Lippen aus, **b** wodurch eine Verengung der Atemwege in der Ausatmung verhindert wird.

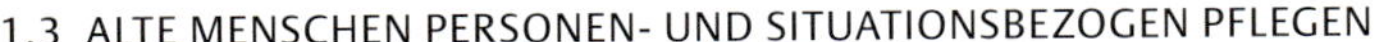

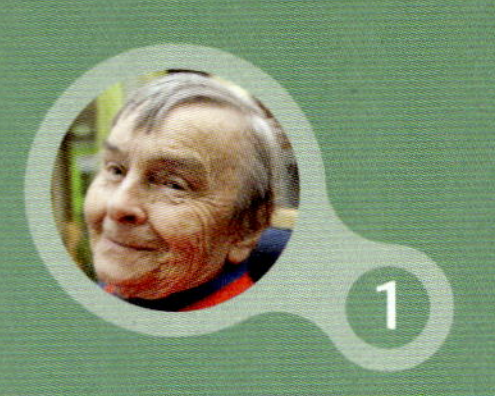

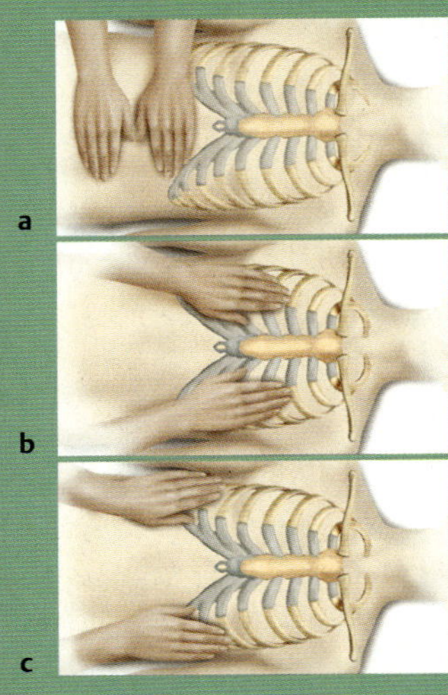

Abb. 1.168 **a** Die unterhalb des Zwerchfells liegenden Hände stimulieren die Zwerchfellatmung. **b** Zur Anregung der Thoraxatmung werden die Hände seitlich auf den Brustkorb gelegt. **c** Bei Anregung der Flankenatmung liegen die Hände auf den unteren Rippen.

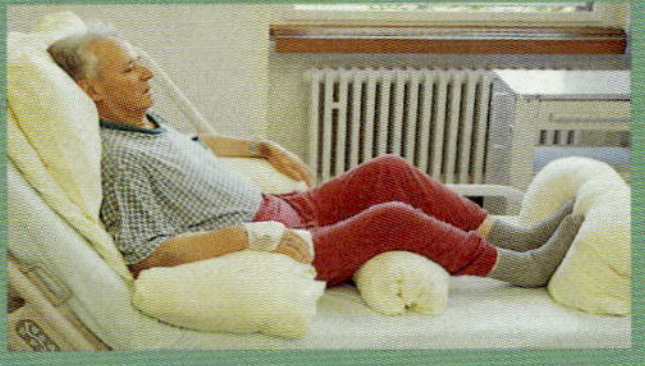

Abb. 1.170 Oberkörperhochlagerung mit abgewinkelten Knien, Unterstützung der Arme und „Rutschbremse".

Atemskala

Situation	0 Punkt	1 Punkt	2 Punkte	3 Punkte
Bereitschaft zur Mitarbeit	☐ hoch	☐ nach Aufforderung	☐ wechselnd nach Aufforderung	☐ keine
vorliegende Atemwegserkrankungen	☐ keine	☐ leichter Infekt im Nasen- und Rachenbereich	☐ leichter Infekt auch im bronchialen Bereich	☐ Lungenerkrankung
frühere Lungenerkrankungen	☐ keine	☐ leichte	☐ schwere Verläufe	☐ schwere Verläufe haben eine wahrnehmbare Atemfunktionsstörung hinterlassen
Immunschwäche	☐ keine	☐ leicht (aufgrund einer nicht generalisierten Infektion)	☐ erhöht	☐ völlig
Durchführung atemunterstützender Maßnahmen	☐ keine	☐ Maßnahmen wie Nasenpflege, Mundpflege, spezielle Lagerungen und atemunterstützende Einreibungen	☐ zusätzlich oral-nasale Absaugung	☐ zusätzlich oral-nasal-endotracheale Absaugung ohne oder mit liegendem Tubus
Rauchen/ Passivrauchen	☐ Nichtraucher, nur geringfügig rauchexponiert	☐ ca. 6 Zigaretten täglich mit niedrigem Teer-/Kondensatgehalt (< 10 mg) oder regelmäßiges Passivrauchen	☐ ca. 6 Zigaretten täglich mit mittlerem Teer-/Kondensatgehalt (< 10–13 mg) und regelmäßiges Passivrauchen	☐ < 6 Zigaretten täglich mit hohem Teer-/Kondensatgehalt (< 15–25 mg) oder regelmäßiges Passivrauchen durch ständigen Rauchkonsum der Gruppe
Schmerzen	☐ keine	☐ leichte, kontinuierliche	☐ hauptsächlich im Bereich, der auf die Atmung Einfluss nimmt	☐ ständige Schmerzen, die wahrnehmbar die Atmung beeinflussen
Schluckstörung	☐ keine	☐ bei flüssiger Nahrungsaufnahme	☐ auch bei breiiger Nahrungsaufnahme	☐ komplett, bei allen Nahrungsaufnahmen, auch beim Schlucken von Speichel
Mobilitätseinschränkung	☐ keine	☐ verlangsamte oder eingeschränkte, durch Gehstützen und -hilfen kompensiert oder veränderte Körperhaltung, die sich auch im Bett äußert	☐ hauptsächlich Bettruhe, Mobilisierung nur im Sessel oder im Stuhl möglich	☐ völlig
Atemtiefe	☐ ohne Anstrengung Zwerchfell- und Thoraxatmung	☐ mit Anstrengung Zwerchfell- oder Thoraxatmung	☐ mit großer Hilfestellung Zwerchfell- oder Thoraxatmung	☐ keine Zwerchfell- oder Thoraxatmung, selbst mit großer Unterstützung
Atemfrequenz	☐ 12–16 Atemzüge/ Minute	☐ unregelmäßige Atmung, d.h. abweichend von der Norm bradypnoeisch oder tachypnoeisch	☐ Atmung anhaltend bradypnoeisch oder tachypnoeisch	☐ völlig unregelmäßige Atmung, die sehr tief oder oberflächlich sein kann oder ständig zwischen bradypnoeisch und tachypnoeisch wechselt
Medikamente, die die Atmung sedieren	☐ keine	☐ unregelmäßige Einnahme von Medikamenten, die die Atmung dämpfen	☐ regelmäßige Einnahme von Medikamenten, die die Atmung dämpfen	☐ Einnahme von Morphium oder morphinhaltigen Medikamenten in hoher Dosierung, die deutlich auf die Atmung wirken

0– 6 Punkte = nicht gefährdet
7–15 Punkte = gefährdet
16–45 Punkte = hochgradig gefährdet, bzw. Atemstörung vorhanden

Gesamtzahl: ____________
Patient: ____________
Datum: ____________
Handzeichen: ____________

Abb. 1.169 Atemskala zur Einschätzung des Pneumonierisikos (nach Bienstein 2000).

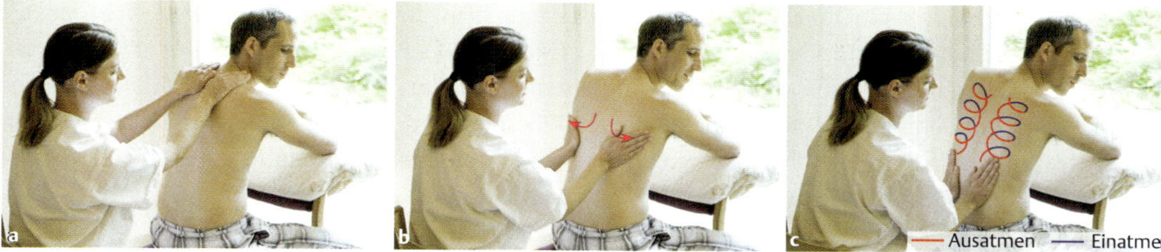

Abb. 1.172 Atemstimulierende Einreibung ASE (nach Bienstein und Fröhlich). **a** Die Lotion wird mit beiden Händen vom Nacken ausgehend eingerieben **b** Die Einreibung erstreckt sich vom Nacken bis zum Steiß. **c** Bewegungsrichtung der Hände: In der Ausatmungsphase führt man die kreisende Bewegung mit Druck in Richtung Wirbelsäule (rot). In der Einatemphase streicht man interkostal mit deutlich weniger Druck die Handfläche mit gleichmäßigen, kreisenden Bewegungen in Richtung Steiß (blau).

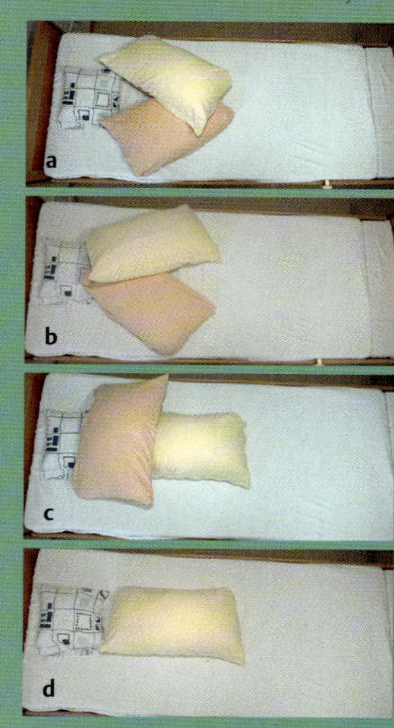

Abb. 1.171 Dehnlagerungen. a V-Lagerung, **b** A-Lagerung, **c** T-Lagerung, **d** I-Lagerung.

Dehnlagerungen (VATI-Lagerungen). Zwei bis drei leicht gefüllte Kissen (ca. 20–80 cm), zu „Schiffchen" geformt, werden V-, T-, A- oder I-förmig unter den Kranken gelegt. So werden je nach Zielsetzung bestimmte Lungenbezirke gedehnt. Je nach Lage der Kissen wird durch die entsprechende Hohllagerung eine unterschiedliche Entlastung erreicht (**Tab. 1.22** und **Abb. 1.171**).

Atemstimulierende Einreibung ASE

Eine weitere Möglichkeit, die Atmung zu fördern, ist die atemstimulierende Einreibung ASE nach Bienstein/Fröhlich (**Abb. 1.172**). Es gibt zwar keinen Beleg dafür, dass eine ASE zur Reduktion von Pneumonien beiträgt, doch bei den zu Pflegenden ist eine Entspannung und Vertiefung der Atmung beobachtbar. Daher könnte sie bei Menschen mit einer oberflächlichen, raschen oder unregelmäßigen Atmung geeignet sein, außerdem bei schmerzbedingten Atemstörungen oder zur Atemstimulierung bei Wahrnehmungsstörungen. Die Dauer einer ASE beträgt ca. 5–10 Minuten bzw. 5–8 Zyklen.

Wärmebehandlung zur Verflüssigung des Schleims

Folgende Wickel und Auflagen dienen der Verflüssigung des Schleims und sorgen für ein entspanntes, vertieftes Atmen:

- Dampfkompresse (als Brustauflage),
- Ölkompresse (auf Sternumbereich) mit Lavendel-, Melissen- oder Thymianöl (Achtung: nicht bei Allergien/Asthma).

Maßnahmen zum verbesserten Abtransport des Sekretes

Perkussion und die anschließende Vibration sind gute Maßnahmen, um den Abtransport von Schleim aus der Lunge zu fördern. Alternativ zur Vibration und Perkussion kann ein Atemtherapiegerät wie der „VRP 1" (Flutter) eingesetzt werden (**Abb. 1.173**).

P *Durch Wärmebehandlungen gelöster Schleim wird durch Perkussion oder Vibration transportiert und kann dann durch Drainagelagerungen abfließen. Dabei soll der Schleim immer von der höher gelegenen Ebene in Richtung Hilius (Ort, an dem sich die beiden Hauptbronchien treffen) fließen können (Mang 1992) und der Betroffene abhusten kann.*

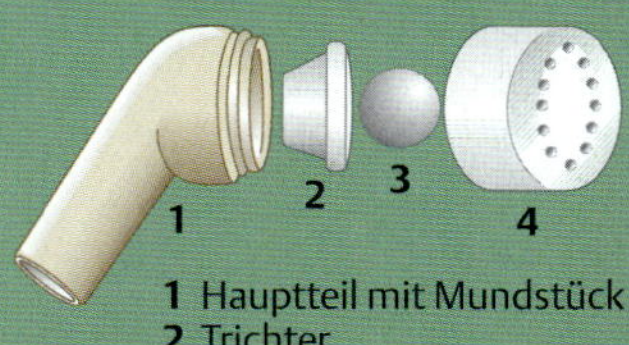

Abb. 1.173 Das trillerpfeifenähnliche Vario-Resistance-Pressure-(VRP-)Gerät mit „Flutterventil".

Tab. 1.22 Überblick über die speziellen Dehnlagerungen VATI

Lagerung	*Ziel*	*Durchführung*	*Anwendungsdauer und -häufigkeit*
V-Lagerung	– untere Lungenbezirke dehnen – Flankenatmung (seitliche Thoraxbereiche) fördern	– zwei nicht zu prall gefüllte Kissen zu „Schiffchen" formen – Kissen zu einem V legen, die Spitzen überlappen sich – Patient legt sich zurück, Spitzen der Kissen liegen unter dem Sakralbereich – Kopf unterstützen	– mehrmals täglich für 10 – 20 Min.
A-Lagerung	– obere Lungenbezirke dehnen	– zwei Schiffchenkissen wie ein A legen, – der Kranke legt sich so zurück, dass er mit dem dritten Halswirbel auf den Kissen aufliegt und der Hals frei liegt	– mehrmals täglich für 10 – 20 Min.
T-Lagerung	– untere, mittlere oder obere Lungenanteile dehnen	– Kissen wie ein T legen und Kranken so darauf lagern, dass er mit der Wirbelsäule auf dem Längskissen liegt – Querkissen wird nach Bedarf tiefer oder höher gelegt	– Mehrmals täglich für 10 – 20 Min
I-Lagerung	– untere, mittlere oder obere Lungenanteile dehnen	– statt eines Kissens wird eine Rolle in Längsrichtung unter die Wirbelsäule gelegt	– nur kurze Zeit belassen und nach Verträglichkeit wiederholen

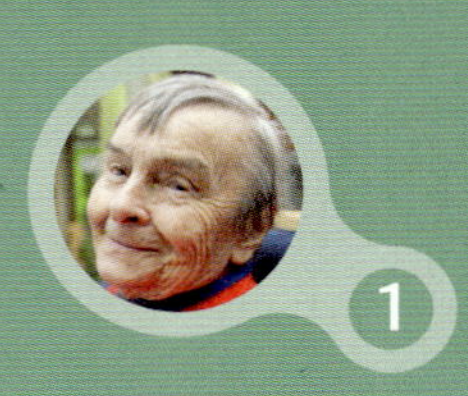

I **Internet:**
http://www.atemwegsliga.de
http://www.daab.de

Perkussion. Eine der Maßnahmen zur Verbesserung des Abtransportes des Schleims ist die Perkussion (Erschütterung) des Brustkorbs. Dazu wird die Brustwand mit den hohlen Händen für ca. 3–5 Minuten in einer für den Betroffenen bequemen Position beklopft. So wird das Lungengewebe in Schwingungen versetzt und gleichzeitig Luft aus den Lungenbläschen in die kleinen Bronchien hineingepresst.

Zähigkeitsmessungen von Bronchialschleim haben ergeben: Schleim löst sich mittels Perkussion selbst dann noch aus der Lungenperipherie, wenn er 5-mal zäher ist als der Schleim, den der gleiche Betroffene noch gerade eben abhusten kann (Cegla 1992).

Vibration. Nach der Perkussion wird der Thorax während der Ausatmung z. B. mit den Fingerkuppen in Vibration versetzt. Das gelöste Sekret wird dadurch in die größeren Atemwege transportiert (Mang 1992). Pro Lungensegment ca. 4-mal vibrieren, ggf. unter Verwendung einer Lotion. Nach der Vibration zum Abhusten auffordern. Die Vibration wird immer segmentorientiert und in Richtung des Lungenhilius vorgenommen.

Kontraindikation. Kontraindiziert sind diese Maßnahmen (nach Mang 1992) bei:
- Erkrankungen mit der Gefahr eines Bronchospasmus,
- bei Schmerzen im zu vibrierenden Bereich,
- Rippenfrakturen,
- Blutungsgefahr,
- Osteoporose oder Metastasen im knöchernen Thorax,
- Hautemphysem im Hals- oder Thoraxbereich,
- Herz- und Kreislaufinstabilität,
- Verbrennungen oder Infektionen der Haut.

Thromboseprophylaxe

Als Thrombose wird die Blutgerinnselbildung innerhalb eines Gefäßes, meist in einer Vene, bezeichnet (Thrombosis [gr.] = Verschluss des Gefäßvolumens durch ein Blutgerinnsel).

Ursachen

Der Berliner Pathologe Virchow hat bereits in der Mitte des 19. Jahrhunderts die Hauptursachen der venösen Thrombose beschrieben; die **Virchow-Trias** (Trias = Einheit aus 3 Teilen). Sie setzt sich zusammen aus:

1. Schädigung der Gefäßwände,
2. Veränderung der Hämodynamik (Blutströmungsgeschwindigkeit),
3. Veränderungen der Blutzusammensetzung.

Schädigung der Gefäßwände

Schädigungen der Gefäßwände können entstehen durch:

- sklerotische Veränderungen,
- Verletzungen der Gefäßwände: Rupturen/Quetschungen/invasive Maßnahmen,
- Infektionen/Operationen,
- Wärmeeinwirkungen, Verbrennungen.

Veränderung der Hämodynamik

Veränderungen der Blutströmungsgeschwindigkeit und Fließeigenschaften des Blutes können entstehen durch:

- Flüssigkeitsmangel: bei nicht ausreichender Trinkmenge, vermehrtem Ausscheiden z. B. bei Diarrhö, Fieber oder andauerndem Erbrechen kann sich die Viskosität (Zähflüssigkeit) des Blutes erhöhen,
- Immobilität/Bettruhe > 24 Stunden,
- Varizen, Herzinsuffizienz, Stase.

Veränderung der Blutzusammensetzung

Veränderungen der Blutzusammensetzung mit einer gesteigerten Blutgerinnung können z. B. entstehen durch (Frohwein 1997):

- Operationen,
- Entzündungen,
- Tumoren.

Risikofaktoren

Risikofaktoren für die Entstehung einer Thrombose sind (nach Frohwein 1997):

- Gefäßwandschädigungen, z. B. ausgeprägte Krampfadern (Varizen),
- durchgemachte Thrombosen,
- Insuffizienz der Venenklappen,
- Alter (z. B. Gefäßveränderungen durch Alterungsprozesse),
- Immobilität, z. B. durch Apoplex oder Querschnittslähmung,
- Immobilisierung durch akute Erkrankung, Gipsverband, schmerzbedingte Ruhigstellung, langes Sitzen (z. B. im Rollstuhl, führt zum Abknicken der Gefäße),
- Herzinsuffizienz und Myokardinfarkt,
- Übergewicht/Bewegungsmangel,
- Nikotinabusus,
- Medikamente, z. B. orale Kontrazeptiva („Pille"),
- Operationen,
- Sepsis,
- Exsikkose, auch vermehrte Ausscheidung nach Diuretikagabe.

Symptome

Für professionell Pflegende ist es wichtig, die Risikofaktoren und die Anzeichen einer beginnenden Thrombose oder einer Thrombophlebitis (Entzündung einer Venenwand) zu kennen und in Absprache mit dem behandelnden Arzt weitere Maßnahmen zu planen (**Abb. 1.174**).

Assessmentinstrumente

In der Pflegepraxis werden Skalen zur Einschätzung eines individuellen Thromboserisikos verwendet, meist die Skala nach Frowein (**Abb. 1.175**). Wissenschaftliche Untersuchungen haben aufgezeigt, dass keine der untersuchten Skalen eine sichere Voraussage treffen kann, inwieweit tatsächlich ein Thromboserisiko besteht (Bartoszek et al. 2009). Daher ist es wichtig, dass die kontinuierliche Einschätzung des Thromboserisikos, ggf. mit dem behandelnden Arzt, durch eine erfahrene und geschulte Pflegende vorgenommen wird.

Pflegeziel

Ziel der Thromboseprophylaxe durch Pflegende ist es, den Blutrückfluss in den Venen zu unterstützen und dadurch einer Thromboseentstehung entgegenzuwirken.

Maßnahmen

Pflegende können neben der durch den Arzt verordneten, medikamentösen Therapie wirkungsvolle physikalische Maßnahmen zur Thromboseprophylaxe anwenden. Folgende Maßnahmen dienen der Thromboseprophylaxe:

- ausreichend Trinken/Trinkplan führen,
- Atemgymnastik durchführen, tiefes Ein- und Ausatmen (Unterstützung der Sogwirkung im Thoraxbereich),
- Bewegungstraining durchführen (z. B. Bettfahrrad, Sprunggelenkbewegungsschiene),
- Beine entstauend hochlagern (Achtung bei bestehender Herzinsuffizienz!),
- Hydrotherapie: Wassertreten in kniehohen Behältnissen,
- Fußsohlendruck ausüben,

D *Bei einer* **Thrombose** *bildet sich ein Blutgerinnsel (Thrombus) in einem Gefäß, meist in einer Vene. Daraus kann eine Entzündung oder eine Embolie entstehen.*

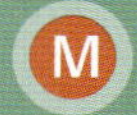

Hauptursachen der Venenthrombose (Virchow-Trias):

1. Schädigung der Gefäßwände,
2. Veränderung der Hämodynamik (Blutströmungsgeschwindigkeit),
3. Veränderungen der Blutzusammensetzung.

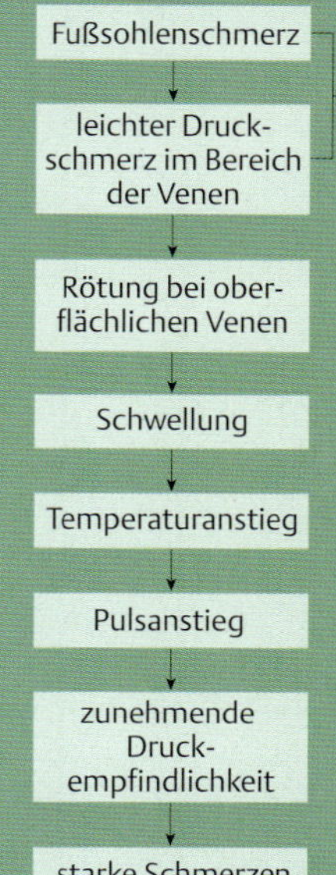

Abb. 1.174 Das Erkennen einer beginnenden Thrombose ist die Grundvoraussetzung für frühzeitig einsetzende Maßnahmen. Achtung: Eine Thrombose kann auch beschwerdefrei verlaufen!

M *Ziel der Thromboseprophylaxe durch Pflegende ist es, den Blutrückfluss in den Venen zu unterstützen und dadurch einer Thromboseentstehung entgegenzuwirken.*

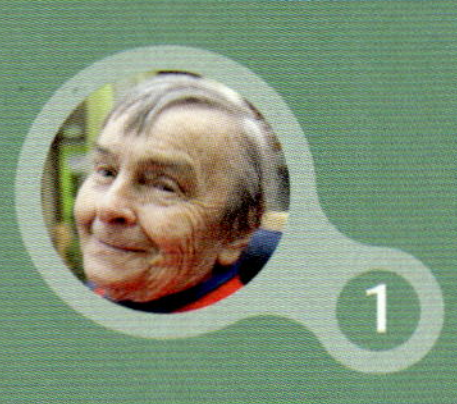

Risikofaktoren	Kategorie	P	Kategorie	P	Kategorie	P
Gefäßwandschädigung						
Varikosis	nein	0	leicht	1	stark	4
frühe Thrombose/Lungenembolie	nein	0	ja	4		
AVK	nein	0	Stadium Ib–IIa	2	Stadium IIb–IV	4
Alter	> 40	1	> 60	2	> 70	3
Hämodynamik						
Mobilität	mobil	0	teilmobil (bis ca. 12 Std./Tag)	2	immobil (länger als 72 Std. ununterbrochen)	4
Lähmungen	nein	0	Querschnittslähmung Halbseitenlähmung	3		
Frakturen	nein	0	Unterschenkel	2	Oberschenkel	7
Stützverband	nein	0	Gehgips	3	Liegegips	7
Herzinsuffizienz	nein	0	Stadium I–III	3	Stadium IV	6
Myokardinfarkt	nein	0	ja	4		
Schwangerschaft	nein	0	ja	1		
postpartal	nein	0	ja	2		
Übergewicht	nein	0	> 15 % (nach Broca)	2	> 20 % (nach Broca)	
Blutzusammensetzung						
schwere Entzündung	nein	0	ja	7		
Sepsis	nein	0	ja	7		
maligner Tumor	nein	0	ja	7		
Operation	kleine Eingriffe > 30 Min.	1	Allgemeinchirurg. OP > 30 Minuten	3	Malignom-OP, große urol., gyn. u. orthopäd. Eingriffe > 30 Minuten	7
schwere Verletzungen	nein	0	ja	7		
orale Konzentration	nein	0	ja	2		
Rauchen	nein	0	ja	2		
Punkte	**Thromboserisiko**		◄ **Spaltensumme**		◄ **Spaltensumme**	◄
0 1–3 4–6 7–maximal	keines gering mittel hoch		**Gesamtsumme:** ______		**Thromboserisiko:** ______	

Abb. 1.175 Die Skala nach Frohwein wird als Assessmentinstrument zur Einschätzung des Thromboserisikos verwendet.

- Beine ausstreichen,
- Kompression der oberflächlichen Venen durch medizinische Thromboseprophylaxestrümpfe (MTS), Kompressionsstrümpfe und Kompressionsverbände nach ärztlicher Anordnung.
- intermittierende pneumatische Kompressionstherapie (IPK)

Bewegungstraining durchführen

Individuell angepasste Mobilisierung und Bewegungstraining fördern durch die Aktivierung der Muskelpumpe den physiologischen Venenfluss (z.B. Radfahren im Bett, Gang zur Toilette). Die Übungen sollten mindestens dreimal täglich für 5–10 Minuten durchgeführt und mit einer tiefen Ein- und Ausatmung gekoppelt werden. Beispiele für einfache Übungen (**Abb. 1.176**):

- Fußspitzen vorwärts und rückwärts bewegen,
- Füße im Kreis bewegen, einzeln, später zusammen,
- Zehen einkrallen, lockern,
- Beine aufstellen und strecken.

Beine hochlagern

Entstauende Hochlagerung der Beine in einer Stufenlagerung von ca. 20° steigert den Rückfluss. Die Kniekehlen sollten dabei leicht gebeugt sein, da bei ausgestreckten Beinen Schmerzen entstehen können (**Abb. 1.177**).

Aufstellen der Fußsohlen ermöglichen

Beim Widerstand gegen die Fußsohle (etwa beim Gehen) spannt sich die Beinmuskulatur und komprimiert gleichzeitig die Venen. Die Venenklappen schließen sich, das Blut strömt Richtung Herz. Bei bettlägerigen Menschen entfällt durch fehlenden Fußsohlendruck dieser Muskeldruck auf die Venen. Im Liegen wird Fußsohlendruck ausgelöst, wenn die Füße mehrmals gegen die Matratze gedrückt werden. Wenn dies nicht mehr möglich ist, sollten Alternativen wie Hochlagern oder Ausstreichen der Beine genutzt werden.

I **Internet:**
Arbeitsgemeinschaften der Wissenschaftlichen und Medizinischen Fachgesellschaften e.V.: S3-Leitlinie. Prophylaxe der venösen Thromboembolie (VTE) 2010; www.awmf.org/uploads/tx_szleitlinien/003-001l_S3_VTE-Prophylaxe_2010.pdf

D *IPK ist die apparative Anwendung pneumatischer Wechseldrucke. Diese wird z. B. zur Thromboseprophylaxe bei immobilen Menschen eingesetzt, wenn MTS oder Kompressionsverbände nicht mehr ausreichend effektiv sind oder Heparingabe nur eingeschränkt möglich ist. Ein Wechseldruckgerät übt über eine Unterschenkelmanschette durch Befüllen und Ablassen von Luftkammern zeitlich definierte Druckbewegungen aus. Dies simuliert die natürliche Muskelpumpe und unterstützt dadurch den venösen Rückfluss* (**Abb. 1.178**).

M *Nach einem Schlaganfall darf kein punktueller Druck auf die Fußsohle ausgeübt werden, da dadurch eine Spastik ausgelöst werden kann. Bei Menschen mit Neigung zur Spastik sollte ebenfalls kein Fußsohlendruck ausgeübt werden.*

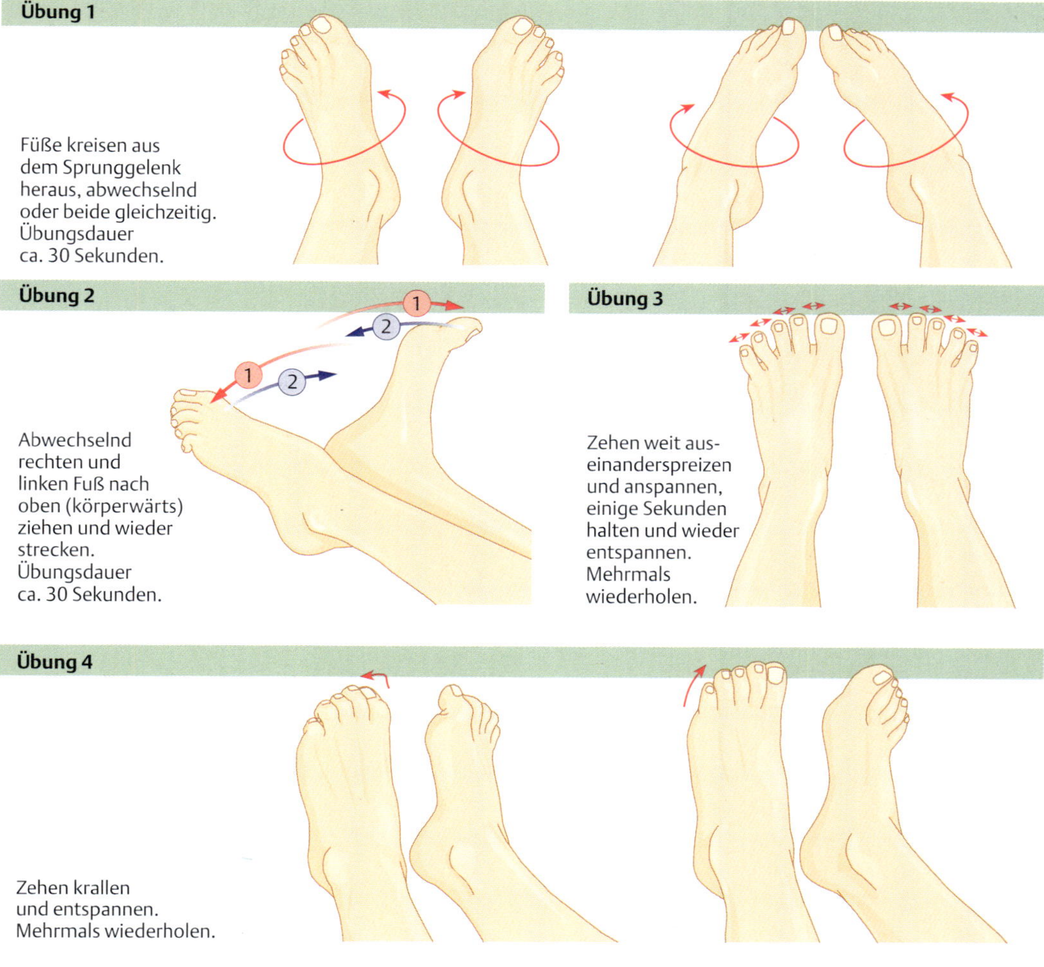

Bewegungsübungen im Bett
Übung 1
Füße kreisen aus dem Sprunggelenk heraus, abwechselnd oder beide gleichzeitig. Übungsdauer ca. 30 Sekunden.
Übung 2
Abwechselnd rechten und linken Fuß nach oben (körperwärts) ziehen und wieder strecken. Übungsdauer ca. 30 Sekunden.
Übung 3
Zehen weit auseinanderspreizen und anspannen, einige Sekunden halten und wieder entspannen. Mehrmals wiederholen.
Übung 4
Zehen krallen und entspannen. Mehrmals wiederholen.

Abb. 1.176 Die Bewegungsübungen regen den venösen Rückfluss an und sollten mehrmals täglich durchgeführt werden.

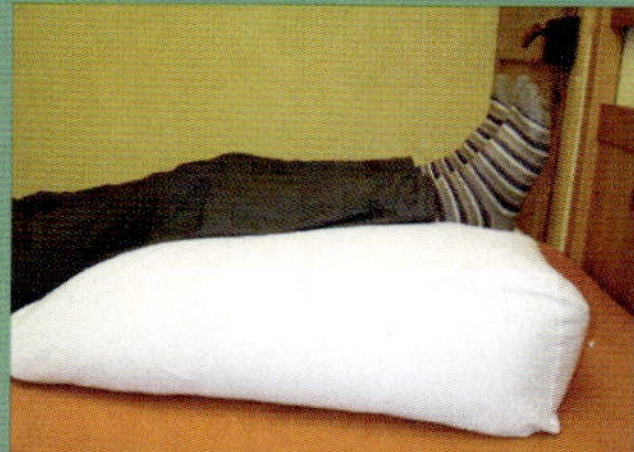

Abb. 1.177 Entstauende Lagerung.

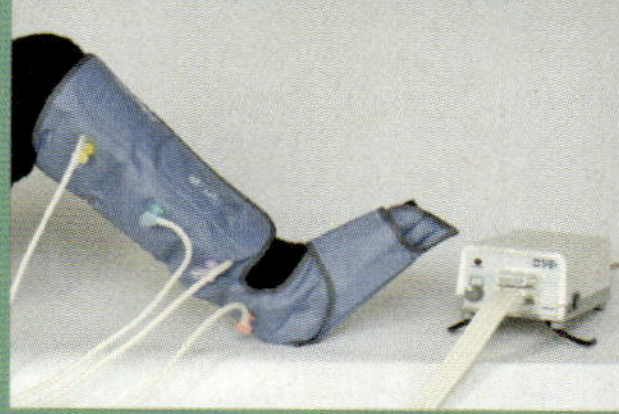

Abb. 1.178 Intermittierende pneumatische Kompression. Gerät Phlebo Press DVT mit Unterschenkelmanschette (Villa Sana GmbH & Co. medizinische Produkte KG)

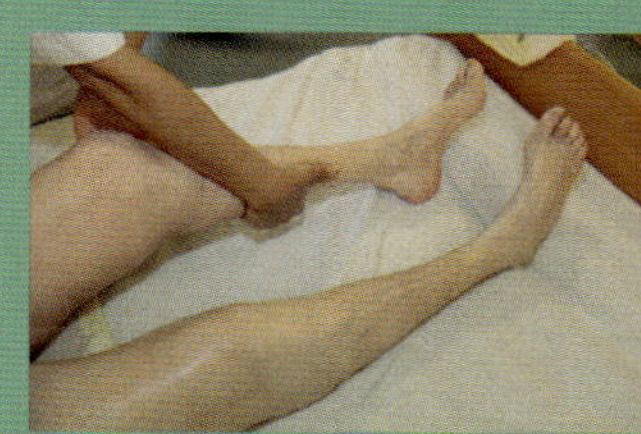

Abb. 1.179 Bei jedem der drei bis vier Ausstreichvorgänge wird im Fersenbereich neu angesetzt.

Beine ausstreichen

Von der Ferse bis zur Kniekehle steigert das Ausstreichen den Rückfluss des venösen Blutes. Diese Maßnahme wird i. d. R. in Verbindung mit der Körperpflege durchgeführt.

Das gestreckte Bein wird dazu angehoben und die Wadenmuskulatur kräftig rumpfwärts ausgestrichen. Die Hand der Pflegeperson umgreift die Unterseite des Beines, der Daumen liegt jeweils innen (**Abb. 1.179**).

Kontraindikation. Bei Beinödemen, Schmerzen im Bein, Ulzera, peripheren Verschlusserkrankungen oder fortgeschrittener Herzinsuffizienz dürfen die Beine nicht ausgestrichen werden!

Kompression der oberflächlichen Venen

MTS, Kompressionsstrümpfe und das Anlegen eines Kompressionsverbandes sind die häufigsten Maßnahmen zur Thromboseprophylaxe. In diesen Fällen soll der Kompressionsdruck auf die Venen den Rückfluss des Blutes zum Herzen unterstützen.

Kontraindikation. Kompressionsstrümpfe und -verbände dürfen nicht angelegt werden bei (AWMF-Leitlinie 2011):

- fortgeschrittener peripherer, arterieller Verschlusskrankheit,
- ausgeprägten peripheren Ödemen (wie bei dekompensierter Herzinsuffizienz),
- lokalen Infekten (wie septischer Phlebitis, Phlegmasia coerulea dolens).
- schweren Neuropathien

MTS = Medizinische Thromboseprophylaxestrümpfe

Die MTS arbeiten mit Ruhedruck, sind also als Bett- oder Liegestrümpfe konzipiert. Sie sollten bei Bettlägerigkeit tags und nachts getragen werden. Der relativ geringe Druck der MTS kommt nur bei liegenden Personen zur Geltung; beim Gehen ist der Druck der Wadenmuskulatur nämlich wesentlich höher als der Druck der MTS.

Bei hohen Außentemperaturen oder bei Juckreiz werden MTS oft als sehr lästig empfunden, weil die Luftdurchlässigkeit gering ist und die Hautatmung

M *Alle physikalischen Maßnahmen zur Thromboseprophylaxe wirken nur in dem Moment, in dem sie angewandt werden; nicht darüber hinaus. Grundsatz ist: Lieber Liegen und Laufen, als Stehen und Sitzen.*

P *Wenn das Tragen der MTS für eine kurze Zeit unterbrochen werden soll, geschieht dies am sinnvollsten am Tage. Während dieser Zeit könnten z. B. aktive Bewegungsübungen in einer ähnlichen Weise wirksam werden.*

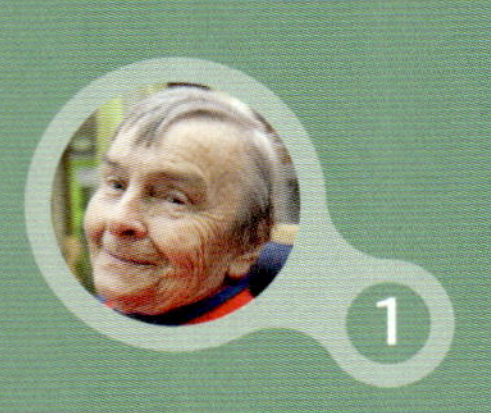

darunter leidet. Hier kann die Anwendung von W/O-Emulsionen hilfreich sein.

Handling. Fachgerechtes Handling von medizinischen Thromboseprophylaxestrümpfen (MTS):

- MTS werden angemessen. Nur angepasste Strümpfe erzielen die beabsichtigte Wirkung. Die Strümpfe werden 1-mal tägl. zum Waschen, Eincremen und zur Hautinspektion ausgezogen. Eine 2. Inspektion erfolgt durch die Öffnungen an den Zehenspitzen.
- Herstellerangaben bei der Anwendung und der Pflege der Materialien werden berücksichtigt.

Beim Tragen von MTS muss mindestens 1-mal täglich die ganze Haut inspiziert werden. Weitere Inspektionen und Kontrollen der Durchblutung können durch die Zehenöffnung erfolgen.

P Nach Herstellerangaben lassen sich MTS bis zu 15-mal ohne Einbußen waschen. MTS vor jedem Waschen mit einem Wäschestift markieren, so ist die Häufigkeit der Waschdurchgänge nachweisbar und die MTS können rechtzeitig ersetzt werden. Nach zu häufigem Waschen können MTS ausleiern und dadurch ihre Wirksamkeit verlieren.

Ungenügende Passform. Die ungenügende Passform der MTS bereitet oft Probleme: Sind sie zu weit, ist der Andruck zu gering. Sind sie jedoch zu eng, sind sie äußerst unangenehm beim Tragen, schnüren ein, behindern den venösen Rückstrom und bergen ein zusätzliches Risiko.

Kompressionsstrümpfe

Sie üben einen wesentlich höheren Druck auf die Venen aus als MTS und entfalten ihre Wirkung beim Gehen (Arbeitsdruck). Sie werden vor dem Aufstehen angezogen, wenn die Beine noch „schlank" sind. Am Abend werden sie wegen des hohen Drucks ausgezogen. Kompressionsstrümpfe sind verordnungsfähig und werden oft nach Maß im Zweizugverfahren hergestellt (längs- und querelastisch).

Anziehen. Bewährt hat sich folgendes Vorgehen beim Anziehen von Kompressionsstrümpfen:

- Beine zuvor entstauend lagern (s. **Abb. 1.177**),
- im Liegen anziehen,
- beim Anziehen Gummihandschuhe (Haushaltshandschuhe) benutzen,
- von oben in den Strumpf fassen, Fersenteil von innen fassen,
- Strumpf über den festgehaltenen Fersenteil stülpen,
- den so umgestülpten Fußteil über den Vorfuß schieben (nicht ziehen),
- Strumpf über die Ferse schieben (nicht ziehen), die Ferse liegt genau in der Rundung,
- den Strumpf mit beiden Händen raffen, faltenfrei über Fuß und Knöchel, über die Wade und übers Knie zum Oberschenkel schieben (nicht ziehen), zum Schluss Fußteil faltenfrei ausrichten.

Klassen. Die Kompressionsklassen unterscheiden sich voneinander in der Intensität des Druckes (Andruckes) in Ruhe auf die Extremität (**Tab. 1.23**).

Kompressionsverband

Er wird am häufigsten bei gehfähigen alten Menschen zur Thromboseprophylaxe angewandt und wird am entstauten Bein vor dem Aufstehen angelegt und mehrmals am Tag auf seinen korrekten Sitz kontrolliert.

Tab. 1.23 Klassen der Kompressionsstrümpfe und -strumpfhosen und ihre Indikation (Engelhardt 2010)

Klasse	*Druck in mmHg*	*Wirkung*	*Indikation*
1	18–21	leichte Kompression	– Schwere- und Müdigkeitsgefühl in den Beinen – geringe Varikosis ohne wesentliche Ödemneigung – gelegentlich leichte Unterschenkelödeme
2	23–32	mittlere Kompression	– deutliche Unterschenkelödeme – ausgeprägte Varikosis mit Ödemneigung – nach Thrombophlebitis oder Phlebothrombose – postoperative Ödemneigung – nach Verödungen und Varizenoperationen zur Fixierung des Behandlungserfolges
3	34–46	kräftige Kompression	– alle Folgezustände der konstitutionellen oder postthrombotischen venösen Insuffizienz – schwere Ödemneigung – Lymphabfluss-Störung – Dermatosklerose – nach Abheilung schwerer, besonders schon rezidivierender Ulzera
4	>49	sehr kräftige Kompression	– massive Lymphödeme – schwere Ausprägung der o. g. Erkrankungen

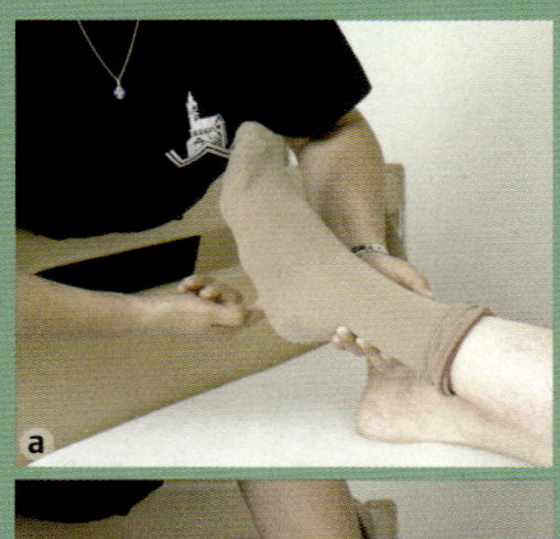

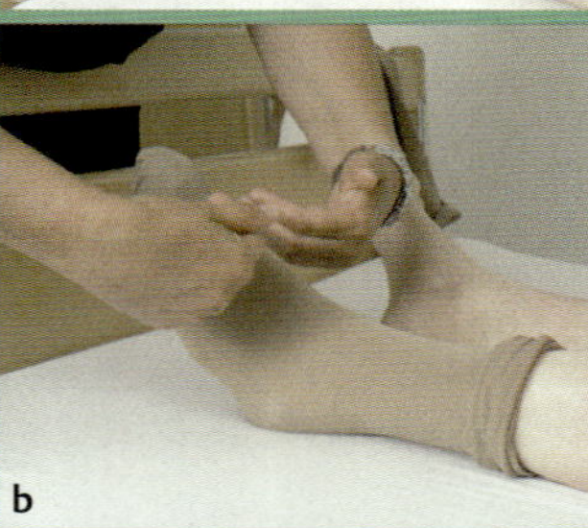

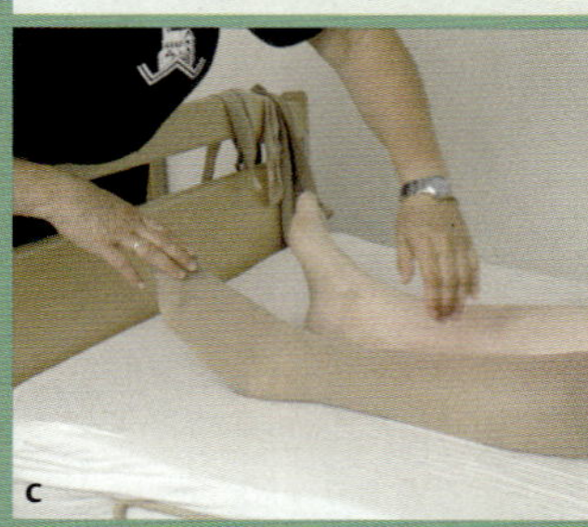

Abb. 1.180 **a** Strumpf faltenfrei über Fuß und Knöchel schieben, **b** Strumpf weiter über das Bein schieben, **c** abschließend faltenfreien Sitz überprüfen.

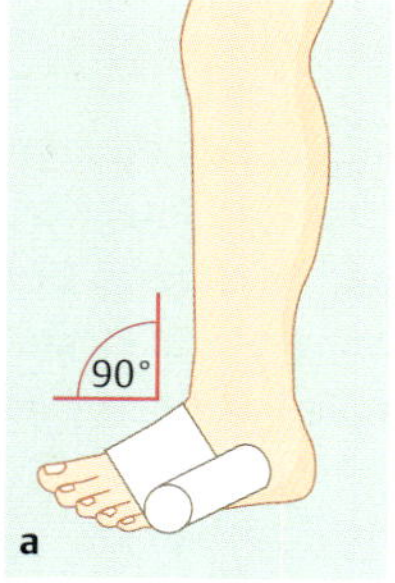

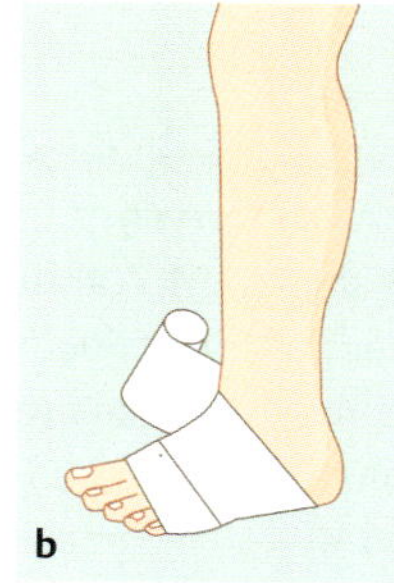

An den Zehengrundgelenken wird begonnen, von innen nach außen zu wickeln.

Nachdem der Mittelfuß zweimal umwickelt wurde, wird die Binderolle über die Ferse zum Fußspann geführt.

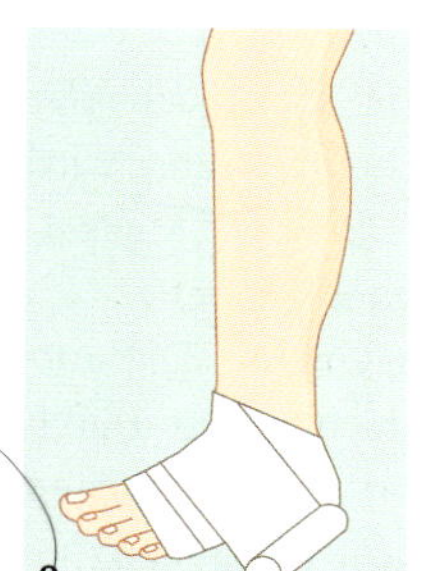

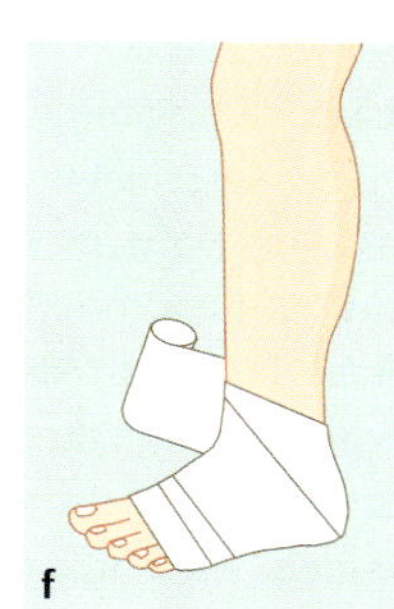

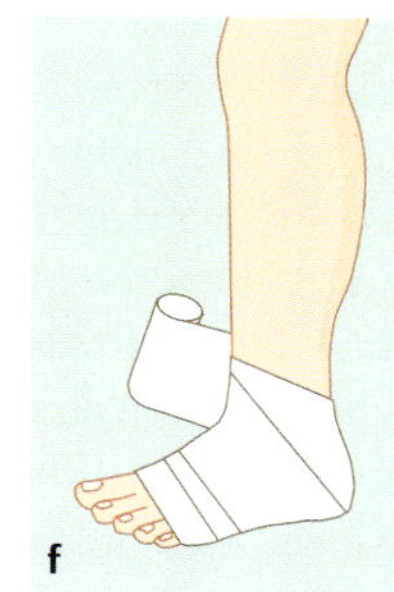

Von dort wird die Binde am äußeren Fußknöchel vorbei geführt und noch einmal über den Fußspann gewickelt.

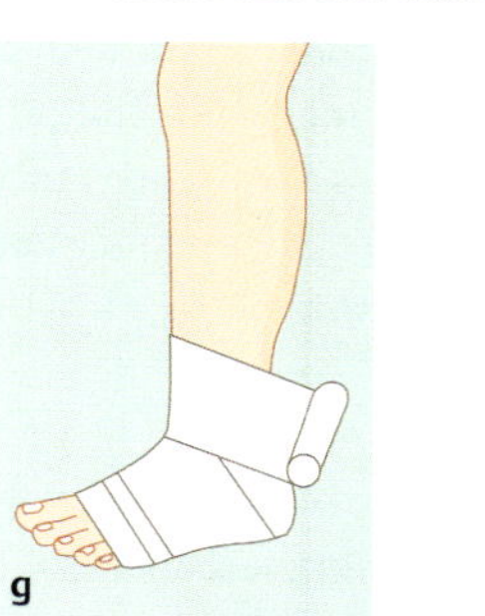

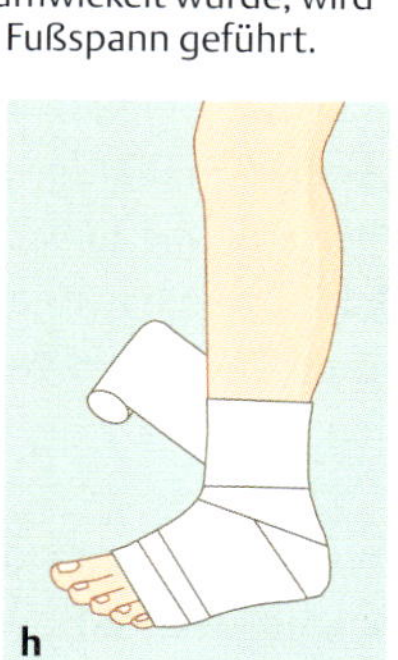

Die Binde deckt den äußeren Fußknöchel ab und wird um die Fessel geführt.

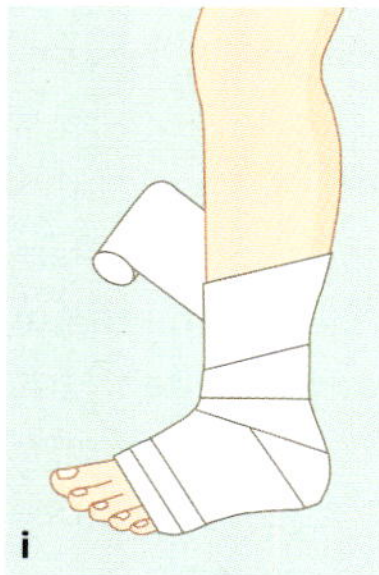

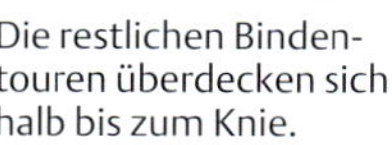

Die restlichen Bindentouren überdecken sich halb bis zum Knie.

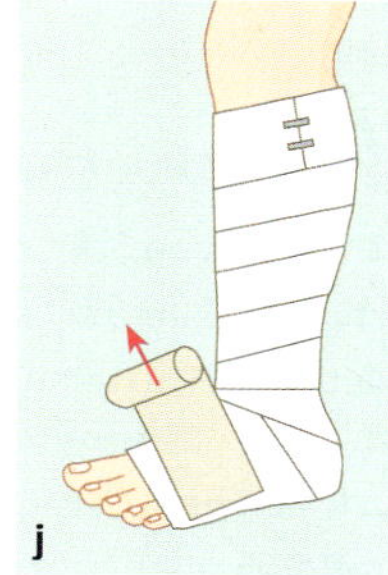

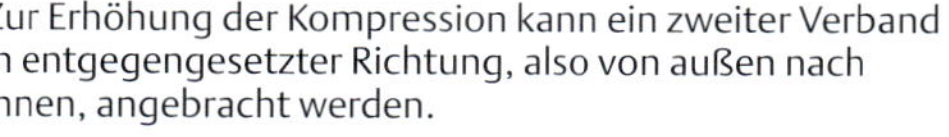

Zur Erhöhung der Kompression kann ein zweiter Verband in entgegengesetzter Richtung, also von außen nach innen, angebracht werden.

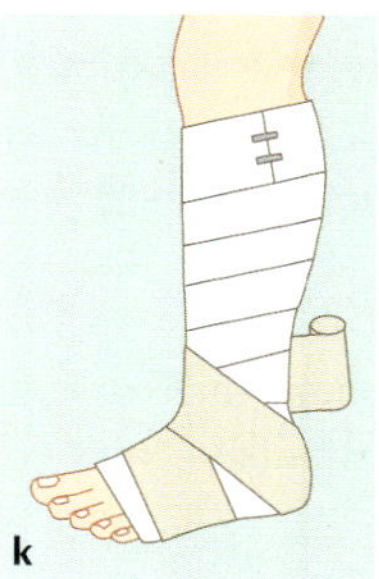

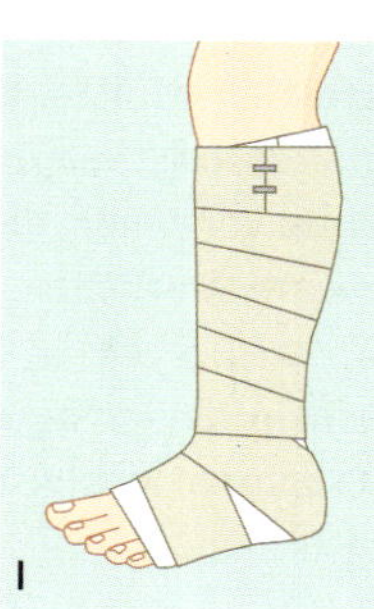

Der Kompressionsverband wird mit geeignetem Material befestigt.

Abb. 1.181 Anlegen eines Kompressionsverbandes. Beim Unterschenkelverband nach Pütter werden zwei Binden gegenläufig angelegt.

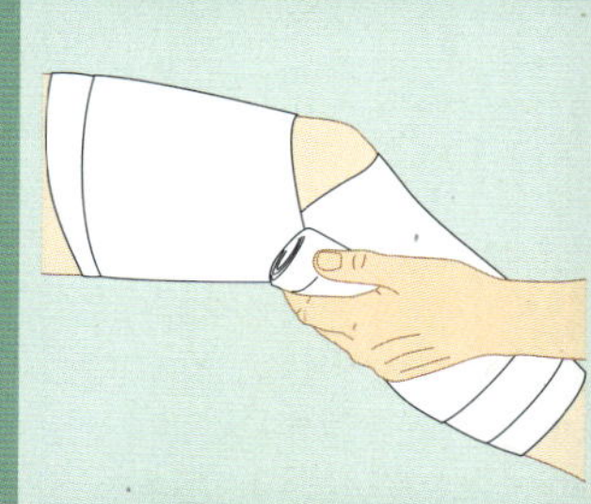

Abb. 1.182 Wird der Kompressionsverband bis zur Leiste angelegt, muss das Knie mit einer zusätzlichen Binde dachziegelartig eingebunden werden.

Pütterverband. Heute wird i. d. R. der Unterschenkelverband nach Pütter angelegt. Dazu sind für jedes Bein 2 Kurzzugbinden mit 8–10 cm Breite erforderlich, die in 2 gegenläufigen Touren am Bein entlanggeführt werden. Der Druck soll von distal nach proximal abnehmen. Die Bandagen werden mit einer „Überlappung" von ca. 50 % angelegt. Wesentliche Grundsätze dieser Verbandtechnik sind:

1. Knochen, Kanten oder Vorsprünge werden mit Polsterwatte abgepolstert, damit keine Druckstellen oder Einschnürungen entstehen.
2. Im Liegen Fuß rechtwinklig stellen und die 1. Bindentour von innen nach außen an den Zehengrundgelenken beginnen.
3. Nach 2–3 zirkulären Touren um den Mittelfuß wird die Ferse eingebunden, die Bindenränder werden fixiert.
4. Die Binde wird nun mit der flachen Hand am Unterschenkel abgerollt und in Abrollrichtung angezogen. Beide Bindenränder müssen die gleiche Spannung haben und dürfen keine Schnürfurchen und keine Druckstellen hinterlassen.
5. Die Binde muss der Form des Beines bis zur Kniekehle folgen und nicht das Bein der Binde.
6. Von der Kniekehle läuft die Binde dann wieder über die Wade zurück und schließt noch vorhandene Lücken.
7. Die 2. Binde wird gegenläufig angesetzt und führt mit ihrer 1. Tour über die Ferse. Der weitere Verlauf entspricht dem der 1. Bindentour.

Verband bis zur Leistenbeuge. Ist eine Kompression der Venen bis zur Leiste erforderlich, muss zunächst das Knie in 45°-Beugung mit einer zusätzlichen 12 cm breiten Binde dachziegelartig eingebunden werden. Daran schließen sich zirkuläre Touren bis zur Leistenbeuge an.

Bei Schmerzen oder Sensibilitätsstörungen muss die Kompression entfernt werden. Komplikationen erfordern Absprachen mit dem behandelnden Arzt.

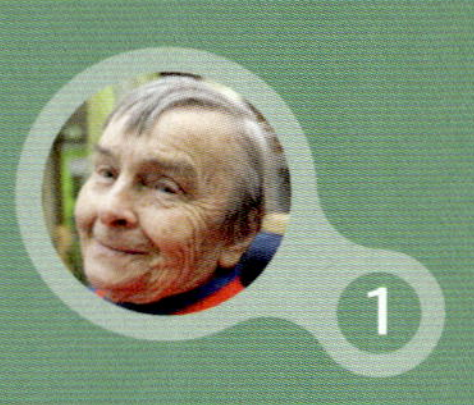

Sturzprophylaxe

Der aufrechte Gang ist ein Merkmal, das den Menschen von anderen Lebewesen unterscheidet. Aufgrund seiner kleinen Standfläche führt der Mensch einen ständigen, wenn auch unmerklichen Kampf mit Balance und Schwerkraft. Für ältere Menschen ist die sichere Fortbewegung oft mit gewaltigen Anstrengungen verbunden. Von den über 65-Jährigen stürzen etwa 30 % und sogar jeder zweite über 80-Jährige mindestens einmal im Jahr.

Stürze ereignen sich nicht zufällig. Die Kenntnis über das vielfältige Spektrum möglicher Sturzursachen und die Einschätzung des Sturzrisikos macht Stürze durchaus vorhersehbar. Stürze sind somit, zumindest in einigen Fällen, vermeidbar.

M *Ein Sturz im Alter bedeutet häufig Krankenhausaufenthalt, verminderte Beweglichkeit, Pflegebedürftigkeit, Verlust der Selbstständigkeit und schließlich Heimaufenthalt. Die Sturzprävention ist eine zentrale Aufgabe der Pflege.*

Sturz

D *Ein **Sturz** ist ein unfreiwilliges und/oder unkontrolliertes unter dem Einfluss der Schwerkraft stehendes Sinken oder Fallen auf eine tiefere Ebene.*

Die Fähigkeit des Körpers zur Lokomotion (zielgerichtete Haltungs- und Positionsveränderung des Körpers) beruht auf einem funktionierenden **posturalen System**. Damit ist die Gesamtheit aller Teilsysteme gemeint, die die Aufgaben der Haltungsstabilität erfüllen. Unter **posturaler Reaktion** sind alle sensorischen und muskuloskeletalen Aktivitäten zu verstehen, die Balance und Haltungskontrolle aufrechterhalten.

D *Posturales System = Gesamtheit aller Teilsysteme zur Haltungsstabilität.*

D *Posturale Reaktion = alle sensorischen und muskuloskeletalen Aktivitäten zur Balance und Haltungskontrolle.*

Prinzip der postularen Reaktion. Über periphere Rezeptoren des visuellen, vestibulären und propriozeptiven Systems gelangen Informationen zum zentralen Nervensystem (ZNS). Das ZNS integriert und kooperiert Wahrnehmung und Bewegung. Der Output erfolgt über das neuromuskuloskeletale System zur Muskulatur des Rumpfes und den Extremitäten (**Abb. 1.183**).

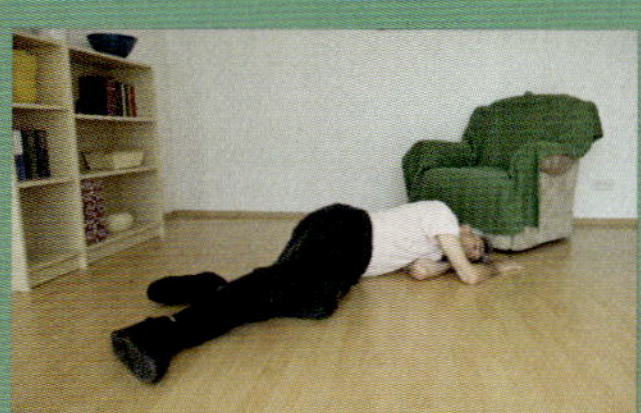

Abb. 1.184 Stürze sind eine große Gefahr für die Gesundheit und die Lebenssituation älterer Menschen.

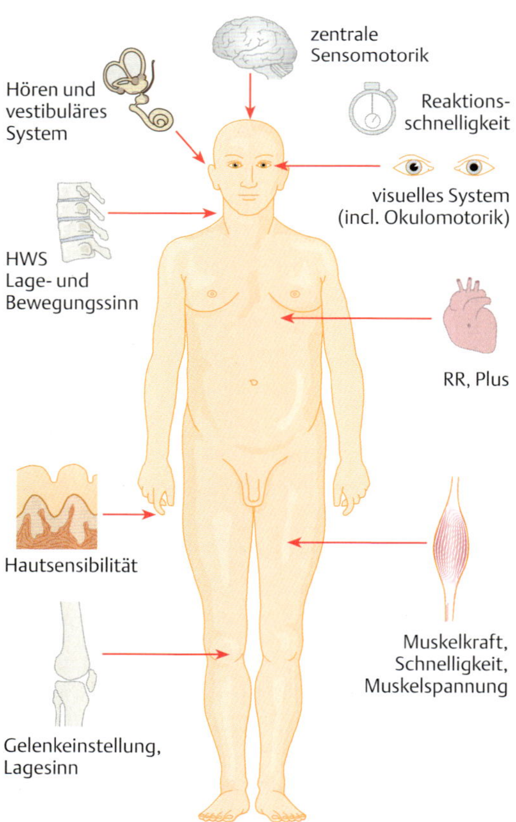

Abb. 1.183 Komponenten des postularen Systems (nach Runge 1998).

Phasen des Sturzes

Nach Tideiksaar (2000) lässt sich ein Sturz in drei Phasen einteilen:
- **Phase 1** (Ausgangsereignis): Die Standfläche der Person verschiebt sich und beim Gehen wird das Gleichgewicht verlagert (z. B. durch Muskelschwäche und/oder umherliegende Kabel).
- **Phase 2** (Verlust des Gleichgewichts): Die aufrechte Körperhaltung kann nicht mehr durch eine Korrektur des Gleichgewichts ausgeglichen werden (z. B. durch neurologische Störungen).
- **Phase 3** (Aufprallphase): Gelangt die stürzende Person auf den Boden, werden die Aufprallkräfte auf den Körper übertragen – eine Verletzung ist möglich.

Pathophysiologie des Sturzes

Die Ursache von Stürzen ist überwiegend multifaktoriell. Krankheiten und deren häufig einschränkenden Folgezustände, Lebensgewohnheiten (z. B. bestimmte Tätigkeiten oder Genussmittelmissbrauch) sowie Alterungsprozesse fügen sich zu einer individuellen Kombination zusammen.

Ursachengruppen. Grundsätzlich lassen sich die Ursachen für Stürze in drei Gruppen teilen (**Abb. 1.185**):
- interne Ursachen (intrinsische Faktoren),
- externe Ursachen (extrinsische Faktoren) sowie
- behaviorale (verhaltensbedingte) oder situative Ursachen.

Interne Ursachen (intrinsische Faktoren)

Zu den internen Ursachen zählen krankheits- oder altersbedingte Veränderungen und Verhältnisse, die entweder einzeln oder in Kombination dazu beitragen, dass sich die Mobilität verändert und es dadurch zu Stürzen kommt.

Altersbedingte Veränderungen. Altersphysiologische Abweichungen wie Veränderungen von Balancefähigkeit, Sehvermögen, Gangbild, Bewegungsapparat und Herz-Kreislauf-System sowie degenerative Veränderungen bilden ein breites Ursachenspektrum für Stürze.

Krankheitsbedingte Veränderungen. Bei Stress, Depression, Angst oder Demenz und anderen Veränderungen der Psyche und des kognitiv-affektiven Bereiches besteht die Gefahr, die Umgebung verän-

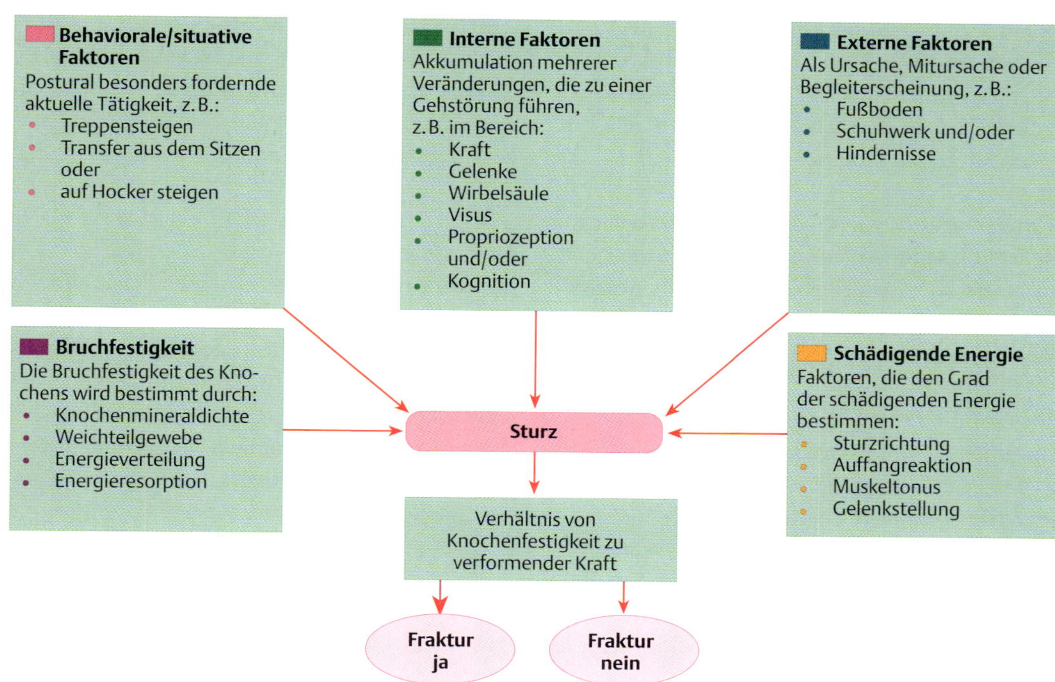

Abb. 1.185 Multifaktorieller Prozess als Sturzursache (nach Runge 1997).

dert wahrzunehmen oder Risiken nicht einschätzen zu können. Eine verschlechterte Sinneswahrnehmung (z. B. Katarakt) vermindert z. B. die visuelle Wahrnehmung.

Bei Arrhythmien oder Asthma bronchiale kann die eingeschränkte Leistungsfähigkeit zu einem Sturz führen. Gleiches gilt für Multimorbidität, Untergewicht, Fieberzustände und einen reduzierten Allgemeinzustand. Kausale Zusammenhänge bestehen ebenfalls zu Veränderungen des Stoffwechsels (z. B. Hypoglykämie) und des muskuloskeletalen Systems (z. B. Osteoarthrose, Myopathien oder Hallux valgus).

Neurologische Veränderungen. Sturzursachen können außerdem neurologische Veränderungen sein (z. B. ischämisch bedingte Synkopen, Apoplexie, Morbus Parkinson), da sie häufig mit Balancestörungen oder Fehlinterpretation von Umgebungsbedingungen einhergehen.

Externe Ursachen (extrinsische Faktoren)

Die Umgebung eines Menschen birgt viele Gefahren, die als Ursachen für Stürze bekannt sind.

Hilfsmittel. Defekte, abgenutzte oder nicht angepasste Hilfsmittel (Rollstuhl, Gehstock), nicht arretierte Bremsen sowie fehlende Haltegriffe sind weitere Aspekte, die als Sturzursache gelten können (**Abb. 1.186**). Auch zu- und ableitende Systeme (z. B. Infusion, Drainagen) und andere mechanische Hilfsmittel (z. B. Schienen) können Stolperfallen darstellen.

Fixierungsmaßnahmen, Bettgitter. Obwohl Fixierungsmaßnahmen und Bettgitter erwachsene Personen vor Sturz schützen sollen, stellen sie gleichzeitig eine mögliche Ursache für Stürze dar.

Behaviorale und situative Ursachen. Alltagsaktivitäten (z. B. sich Hochstrecken um eine Schranktür zu öffnen) sind mögliche Sturzursachen. Alle Transferbewegungen wie Stuhl- oder Toilettentransfer können zu einem Sturz führen. Jeder Wechsel in eine neue Umgebung birgt Gefahren, die ursächlich für einen Sturz sein können. Besonders die erste Woche nach einer stationären Aufnahme gilt als risikoreich.

Folgen eines Sturzes

Insgesamt kommt es bei 4 von 10 Stürzen zu Frakturen; bei 60000 bis 100000 Menschen sind es die gefürchteten Hüftfrakturen. Bei den über 75-Jährigen gelten Stürze als der häufigste Einweisungsgrund in ein Akutkrankenhaus. Häufige Sturzfolgen sind:

- distale Radiusfrakturen,
- Verletzungen am Kopf (Hämatome, Platzwunden und subdurale Hämatome),
- proximale Femurfrakturen und
- Hüftfrakturen.

Klassifikation der Sturzfolgen

Körperliche Sturzfolgen lassen sich klassifizieren in:

- keine Verletzung (keine Beschwerden),
- milde Verletzung (die innerhalb weniger Tage von alleine heilen wird und keiner medizinischen Versorgung bedarf, z. B. ein Hämatom),

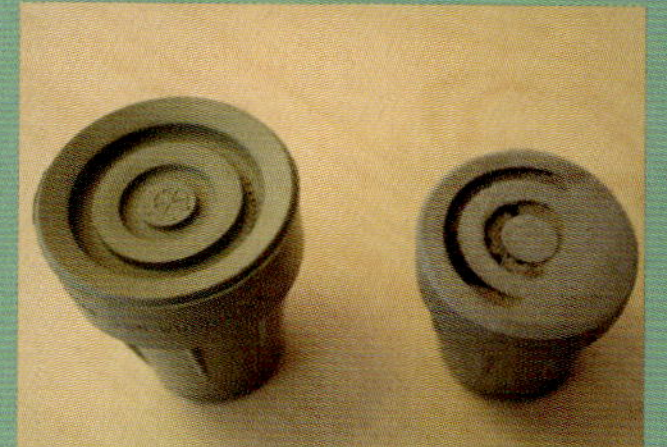

Abb. 1.186 Die abgenutzte Gummikapsel rechts stellt einen extrinsischen Sturzrisikofaktor dar. Das neue Profil sorgt dagegen für ein sicheres Aufsetzen der Gehstütze.

M *Jedes Jahr stürzen 30 % in Haushalten und 50 % in Institutionen lebende Personen. 95 % aller Unfälle in Altenheimen sind Stürze. Unter alten Menschen ereignen sich in der BRD etwa vier bis fünf Millionen Stürze pro Jahr.*

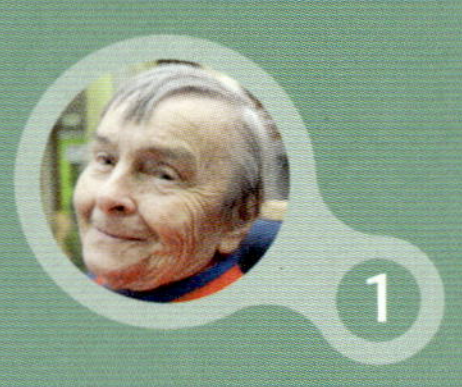

M *Die physischen und psychischen Folgen von Immobilität betreffen viele Bereiche. Eine veränderte Mobilität bedeutet häufig den Verlust der Selbstständigkeit, was zur Einweisung in ein Pflegeheim führen kann.*

M *Ursachen von Stürzen können in der Person begründet sein, in der Umgebung und/oder der Situation.*
Je mehr Risikofaktoren auf eine Person zutreffen, desto größer ist die Gefahr einer ernsten Sturzfolge.

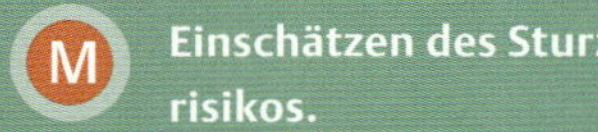

Einschätzen des Sturzrisikos.
Bei der Einschätzung des Sturzrisikos werden intrinsische und extrinsische Risikofaktoren unterschieden.
Die systematische Einschätzung des Sturzrisikos kann anhand einer Liste von Sturzrisikofaktoren erfolgen.
Die Identifikation eines Sturzrisikos mittels einer Sturzrisikoskala ist bislang nicht wissenschaftlich erwiesen.

- mittelschwere Verletzung (die einer medizinischen Versorgung bedarf, z. B. eine Platzwunde),
- schwere Verletzung (die Genesung des kranken Menschen wird erheblich beeinflusst wie z. B. Frakturen).

Hüftfrakturen. Etwa ein Viertel aller Personen mit einer Hüftfraktur stirbt innerhalb des ersten Jahres nach dem Sturz. Viele Personen erreichen nach einer Hüftfraktur nicht mehr ihre frühere Mobilität (**Abb. 1.186**).

Risikofaktoren für Sturzfolgen

Ein erhöhtes Verletzungsrisiko nach einem Sturz weisen Personen auf, die:
- 85 Jahre oder älter sind,
- eine positive Sturzanamnese aufweisen oder
- einen niedrigen Body-Mass-Index besitzen (Aufprallenergie kann nicht durch Weichteilmantel abgefangen werden).

Frakturrisiko. Für eine Frakturentstehung haben die physikalischen und geometrischen Daten eine größere Bedeutung als z. B. eine vorhandene Osteoporose. Letztlich ist neben den verursachenden Faktoren das Verhältnis von Knochenfestigkeit zu schädigender Energie (z. B. Sturzhöhe) entscheidend, ob es zu einer Fraktur kommt oder nicht.

Einschätzen des Sturzrisikos

Das Einschätzen des Sturzrisikos erfolgt anhand von Risikofaktoren, aus denen sich gefährdete Personengruppen ableiten lassen. Zur systematischen Einschätzung eines Sturzrisikos ist ein strukturiertes Vorgehen z. B. anhand von aufgelisteten Sturzrisikofaktoren notwendig (**Tab. 1.24**).

Erfahrene Pflegende ermitteln das individuelle Sturzrisiko im Rahmen von Pflegeanamnesen oder Pflegevisiten. Detaillierte Kenntnisse über die Lebenssituation eines Betroffenen scheint die Einschätzungsgenauigkeit zu erhöhen. Bisher vorliegende Sturzrisikoskalen sind nicht zu empfehlen, da keine wissenschaftlich erwiesene Identifikation eines Sturzrisikos gegeben ist (vgl. Deutsches Netzwerk für Qualitätsentwicklung in der Pflege 2006).

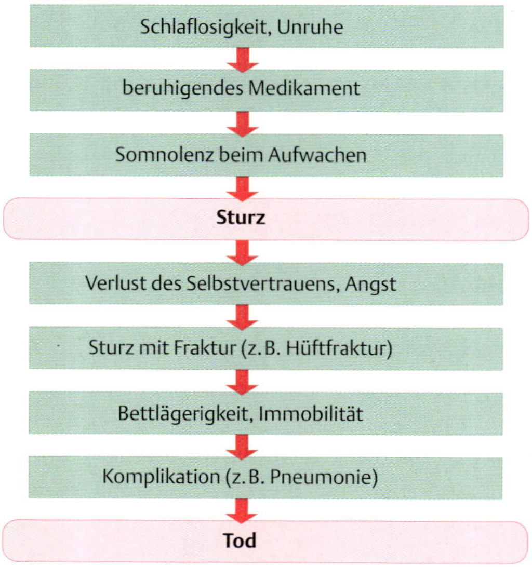

Schlaflosigkeit, Unruhe
↓
beruhigendes Medikament
↓
Somnolenz beim Aufwachen
↓
Sturz
↓
Verlust des Selbstvertrauens, Angst
↓
Sturz mit Fraktur (z. B. Hüftfraktur)
↓
Bettlägerigkeit, Immobilität
↓
Komplikation (z. B. Pneumonie)
↓
Tod

Abb. 1.186 Mögliche Sturzursache mit Folgen.

Risikofaktoren

Aus den zuvor genannten Ursachen ergibt sich ein Spektrum von Risikofaktoren. Die Expertenarbeitsgruppe des Deutschen Netzwerks für Qualitätsentwicklung in der Pflege (DNQP) stellte basierend auf einer umfassenden Literaturanalyse die häufigsten Sturzrisikofaktoren zusammen. Bei gehäuftem Vorkommen einzelner Faktoren ist das Sturzrisiko erhöht (akkumulative Wirkung).

Einschätzen der häuslichen Umgebung

Da Stürze in der häuslichen Umgebung relativ häufig vorkommen, ist eine Einschätzung vor Ort im Rahmen von Pflegeanamnesen oder Pflegevisiten sehr wichtig. Besteht Pflegebedürftigkeit, sind die zuständigen Betreuungspersonen bei einem Besuch zu integrieren. Die Checkliste „Wohnraumassessment" ermöglicht eine Einschätzung der häuslichen Umgebung zur Minderung der Sturzgefahr (**Tab. 1.25**).

Maßnahmen der Sturzprophylaxe

Liegt ein Sturzrisiko vor und ist dieses erkannt, sind individuelle, situationsangepasste Interventionen durchzuführen. Das Ausschalten nur eines Risikofaktors kann dazu beitragen, einen Sturz zu verhindern.

Ziele. Ziele der Maßnahmen zur Sturzprophylaxe sind:
- motorische Aktivierung,
- Erhaltung bzw. Wiederherstellung der Gehfähigkeit und der damit verbundenen Kräftigung der unteren Extremitäten,
- Verbesserung des dynamischen Gleichgewichts,
- Erhöhung der Sicherheit in der Umgebung/im Wohnbereich sowie
- Verbesserung der gesamten Lebenssituation.

Maßnahmen. Die Sturzprophylaxe umfasst folgende Maßnahmen:
- rehabilitative Interventionen,
- personenadaptierende und -unterstützende Interventionen,
- umgebungsadaptierende Interventionen,
- elektronische Überwachungssysteme anwenden,
- bewegungseinschränkende Maßnahmen oder Bedingungen kritisch einsetzen bzw. beseitigen,
- betroffenen Menschen informieren und beraten sowie
- Sturzpräventionsprogramm dokumentieren.

Tab. 1.24 **Sturzrisikofaktoren** (aus: Deutsches Netzwerk für Qualitätsentwicklung in der Pflege [DNQP]. Expertenarbeitsgruppe Sturzprophylaxe. Osnabrück 2006)

Unterteilung	*Risikofaktoren*
Intrinsische Risikofaktoren	1. Funktionseinbußen und Funktionsbeeinträchtigungen – Probleme mit der Körperbalance/dem Gleichgewicht – Gangveränderungen/eingeschränkte Bewegungsfähigkeit – Erkrankungen, die mit veränderter Mobilität, Motorik und Sensibilität einhergehen: • Multiple Sklerose • Parkinson'sche Erkrankung • Apoplexie/apoplektischer Insult • Polyneuropathie • Osteoarthritis • Krebserkrankungen • andere chronische Erkrankungen/schlechter klinischer Allgemeinzustand 2. Sehbeeinträchtigungen – reduzierte Kontrastwahrnehmung – reduzierte Sehschärfe – ungeeignete Brillen 3. Beeinträchtigung der Kognition und Stimmung – Demenz – Depression – Delir 4. Erkrankungen, die zu kurzzeitiger Ohnmacht führen – Hypoglykämie – haltungsbedingte Hypotension – Herzrhythmusstörungen – TIA (transitorische ischämische Attacke) – Epilepsie 5. Ausscheidungsverhalten – Dranginkontinenz, Nykturie – Probleme beim Toilettengang 6. Angst vor Stürzen 7. Sturzvorgeschichte
Extrinsische Risikofaktoren	8. Verwendung von Hilfsmitteln 9. Schuhe (Kleidung) 10. Medikamente – Psychopharmaka – Sedativa/Hypnotika – Antiarrhythmika 11. Gefahren in der Umgebung Innerhalb von Räumen und Gebäuden: – schlechte Beleuchtung – steile Treppen – mangelnde Haltemöglichkeiten – glatte Böden – Stolpergefahren – (z. B. Teppichkanten, herumliegende Gegenstände, Haustiere) Außerhalb von Räumen und Gebäuden: – unebene Gehwege und Straßen – mangelnde Sicherheitsausstattung (z. B. Haltemöglichkeiten, Beleuchtung) – Wetterverhältnisse (Glatteis, Schnee usw.)

Rehabilitative Interventionen

Jede regelmäßig ausgeführte Bewegungsaktivität verbessert oder erhält die funktionelle Leistungsfähigkeit.

Kraft- und Balancetraining. Die Bedeutung des Kraft- und Balancetrainings für die Sturzprophylaxe ist enorm, da sich etwa 73 % der Stürze anlässlich von Bewegungsaktivitäten ereignen. Tanzen, Seniorentanz, Tai Chi (Chinesische Heilgymnastik) und spezielle Gleichgewichtsübungen verbessern die Sicherheit beim Stehen und Gehen. Sich ständig verändernde Haltungen und Bewegungshandlungen haben nachweisbar positive Auswirkungen auf das dynamische Gleichgewicht. Tanzen, Radfahren, Wandern, Schwimmen, zügiges Gehen oder Laufen trainieren zudem das Herz-Kreislauf-System und damit die Ausdauer.

M *Kräftige untere Extremitäten verstärken die Gehsicherheit. Eine Stärkung kann durch Gewichtsmanschetten oder -westen, Sandsäcke, elastische Bänder oder an Kraftmaschinen erreicht werden. Krafttraining ist außerdem von zentraler Bedeutung für den Erhalt und den Aufbau von Knochenfestigkeit* **(Abb. 1.187).**

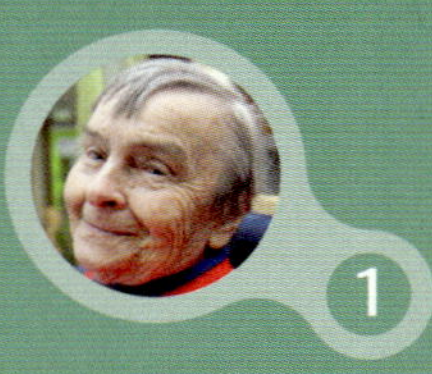

Tab. 1.25 Checkliste Wohnraumassessment bei Gehstörungen und Sturzgefahr nach Runge

Beobachtungsbereich	*Stolperfallen, sturzfördernde Bedingungen bzw. ungünstige Bedingungen bei und nach Sturz*	*Risikomindernde Bedingungen bzw. günstige Bedingungen nach Sturz*
Bodenbelag innen	– Flauschige, rutschige Teppiche – Brücken, Läufer, Fußmatten usw. mit hohen Kanten oder Fransen – zu glatter Boden – nasser Boden nach Reinigung	– kurzhaariger Teppich ohne Kanten und Fransen – Bodenbelag mit gutem Halt, ohne Unebenheiten – keine Türschwellen – wenn überhaupt Teppiche/Brücken, dann mit rutschfester Unterseite
Treppen	– ohne Geländer, locker oder zu nah an der Wand – Enden des Handlaufs schwer zu erkennen – Stufen zu hoch, an den Kanten nicht markiert oder nicht rutschsicher – Wendeltreppen	– Geländer fest und gut greifbar, Anfang und Ende gut erkennbar – Stufen nicht zu hoch, gerade und gleichmäßig, Stufenkante gut zu erkennen und evtl. mit Anti-Rutsch-Kante – Licht am Anfang und am Ende der Treppe
Beleuchtung	– Lichtschalter klein, ungünstig positioniert, schwierige Mechanik – Lampen zu spärlich, an ungünstiger Stelle, zu dunkel, blendend – Lampenschirme brennbar – umherliegende Kabel	– Große, gut bedienbare Schalter an strategisch günstigen Orten (Bett, Toilette, Treppe, Eingang) – Beleuchtung blendarm, ausreichend hell
Türen	– Schlösser/Griffe ungünstig zu bedienen oder instabil – Schwellen als Stolperfalle – Türbreite zu gering für Rollstuhl oder Gehwagen – Richtung der Türöffnung in kleinen Räumen nach innen	– feste Griffe, leichtgängige Schlösser an Außentüren – ohne Schwellen – Guckloch oder Sprechanlage an Außentüren – in kleinen Räumen Türöffnung nach außen
Kleinmöbel	– Verengung von Wegen und Durchgängen – ungünstige Greifhöhe – Instabilität – gefährliche Verwendung als Haltegriff	– an strategischen Stellen vermeiden, verleiten zum Festhalten – Fächer und Schubladen hoch genug, damit kein tiefes Bücken nötig ist – günstige Mechanik der Türen und Schubladen
Stühle, Sitzgelegenheiten	– Sitzhöhe zu niedrig – keine Rutschfestigkeit – keine Lehnen – Position wegbehindernd – geringe Stabilität	– günstige Sitzhöhe zum Aufstehen – rutschfest – feste Armlehnen, stabil feste Sitzfläche zur Übung der aktiven Rumpfkontrolle
Bett	– zu niedrig – keine Haltemöglichkeit – Lichtschalter nicht erreichbar	– hoch genug für selbstständigen, sicheren Transfer – stabile Haltemöglichkeiten – Licht gut erreichbar – kein instabiles Beistelltischchen, das zum Festhalten verleitet
Tische	– Stabilität zu gering zum Festhalten – zu niedrig – nicht rutschfest – Position wegbehindernd	– standfest – hoch genug zum Unterfahren mit Rollstuhl – geeignet zum Festhalten – groß genug als Ablagefläche
Schränke	– geringe Stabilität – klemmende Türen und Schubladen – Greifhöhe zu niedrig oder zu hoch	– leicht zu bedienende Türen, Fächer und Schubladen in günstiger Höhe
Leitern, Hocker	– immer gefährlich	– generelle Vermeidung von Arbeiten über normaler Greifhöhe

Tab. 1.25 Fortsetzung

Beobachtungsbereich	*Stolperfallen, sturzfördernde Bedingungen bzw. ungünstige Bedingungen bei und nach Sturz*	*Risikomindernde Bedingungen bzw. günstige Bedingungen nach Sturz*
Heizung, Temperaturregulation	– schwer zu transportierendes Brennmaterial bei Kohleöfen – auskühlender Zug – morgendlich zu kalte Wohnung – Bettdecken und Kleidung, die Auskühlung nicht verhindern	– Zentralheizung – Badezimmer und Toilette gut und zur richtigen Zeit geheizt – passende Kleidung tagsüber und nachts (verhindert Unterkühlung der Muskeln)
Küche	– Gasherd, offene Flammen – wenig Ablagemöglichkeiten – ungünstige Greifhöhen – Elektrogeräte, die überhitzen	– moderne Geräte mit Schutz vor Überhitzung – Vermeidung von explosiven Stoffen
Toilette/Bad	– Fußboden mit Läufern, rutschenden Matten – herumliegende Gegenstände – zu enge räumliche Verhältnisse – Kleinmöbel, die als Haltemöglichkeit missbraucht werden – offene Flammen – fehlendes warmes Wasser – schwieriger Einstieg in Wanne/Dusche	– Geometrie/Abmessung von Tür und Wegen innerhalb des Bades gestattet den Einsatz von Hilfsmitteln (Rollstuhl/Gehwagen) – Einstieghilfe und Griffe an Toilette und Dusche – Duschhocker, Toilettensitzerhöhung – gute Ablagemöglichkeiten – niedrige oder keine Duschwanne
Telefon/Notrufsysteme	– zu kleine Tasten oder Wählscheibe – Telefon im Notfall schlecht erreichbar – wichtige Telefonnummern nicht lesbar	– regelmäßige Besuche – regelmäßige Telefonanrufe – Hausnotruf (Funkfinger) vorhanden – moderne Feuermelder

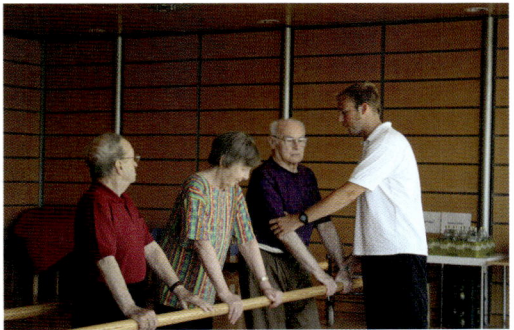

Abb. 1.187 In einer Gruppenübung können Kraft, Balance und Beweglichkeit trainiert werden.

Ein einwöchiges Kraft- und Balancetraining senkt im häuslichen Bereich nachweislich die Sturzrate. Die Effektivität von allgemeinen Gruppenübungen, wie sie in z. B. Altenheimen oder Rehabilitationskliniken üblich sind, scheint eher begrenzt und bedarf der näheren Untersuchung.

Hilfsmittelversorgung. Ein adäquater Hilfsmitteleinsatz und deren Nutzung bedeutet Sicherheit. Es ist zu überprüfen, ob ein Betroffener Hilfsmittel benötigt. Die korrekte Anwendung bereits benutzter Hilfsmittel muss immer wieder kontrolliert werden.

Kontinenztraining. Betroffene müssen ständig ermutigt werden, sich für einen Toilettengang melden zu dürfen. Oft haben sie das Gefühl, zur Last zu fallen. Toilettengänge sind regelmäßig zu ermöglichen und feste Toilettenzeiten einzuhalten.

Kognitives Verhaltenstraining. Obwohl keine eindeutigen Erkenntnisse über die Effektivität dieser Maßnahme vorliegen, können durch Anpassung des Bewegungsverhaltens an veränderte motorische und visuelle Fähigkeiten sturzauslösende Situationen umgangen werden (vgl. DNQP 2006).

Anpassung der Medikation. Über die Auswirkung des Absetzens, Anpassens und Reduzierens von Psychopharmaka und Antidepressiva, Neuroleptika, Sedativa/Hypnotika und Benzodiazepinen hinsichtlich der Sturzrate liegen wenige Ergebnisse vor. Lediglich eine Studie belegt die deutliche Minderung des Sturzrisikos bei einer graduellen Absetzung von Psychopharmaka.

Ernährung. Der Ernährungszustand eines Menschen spielt indirekt eine Rolle hinsichtlich der Sturzgefährdung. Bei Betroffenen mit einem Body-Mass-Index unter 24, die zwölf Wochen hochkalorisch ernährt wurden, war die Sturzhäufigkeit geringer als in einer Kontrollgruppe ohne hochkalorische Ernährung.

M *Hilfsmittel wie Handstock, Unterarmgehstütze, Vierpunktgehstock, Rollator, Rollstuhl, Brillen oder andere Sehhilfen müssen an die individuellen Defizite angepasst werden. Die korrekte Anwendung muss immer wieder überprüft werden.*

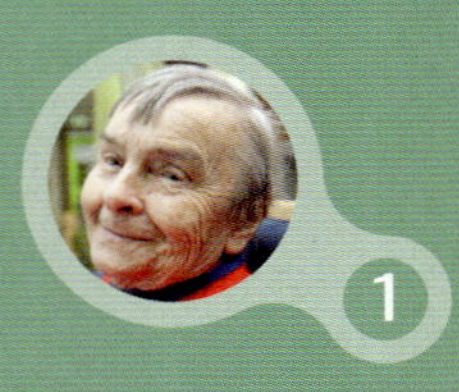

P *Üben Sie mit älteren Menschen das Ein- und Aussteigen aus dem bzw. in das Bett. Vor dem Aufstehen ist der Bodenkontakt beim Sitzen auf der Bettkante wichtig. Die sensiblen Informationen, die durch den Bodenkontakt erfolgen, sind bedeutsam für das posturale System.*

P *Machen Sie neue Bewohner mit ihrer Umgebung (z. B. Zimmer, Zimmereinrichtung, Bedienung von Rufanlage und Lichtschalter, Nasszelle, andere Räume) und dem Tagesablauf vertraut. Ermuntern Sie sie immer wieder, sich zu melden oder nach Unterstützung zu fragen.*

M *Eine Fixierung gegen das Einverständnis der Betroffenen kann rechtliche Konsequenzen haben und bedarf einer ärztlichen Anordnung und/oder einer richterlichen Verfügung. Grundsätzlich sind Fixierungssysteme nach Herstellerangaben anzubringen.*

M *Dass Seitengitter zur Sturzprophylaxe geeignet sind, ist bislang nicht erwiesen. Sie erhöhen lt. Studien bei verwirrten aber gehfähigen Heimbewohnern eher die Sturzrate. Bei einem Herüberklettern ist aufgrund der großen Fallhöhe mit schwereren Verletzungen zu rechnen* **(Abb. 1.188)**.

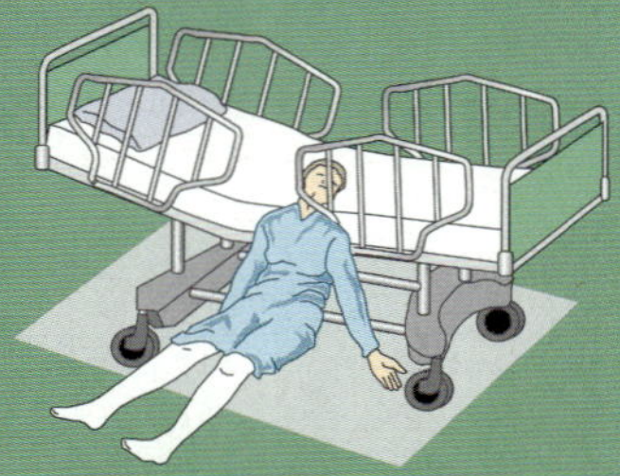

Abb. 1.188 Werden Kopf, Nacken oder Thorax an einem Seitengitter eingeklemmt, kann es zu Verletzungen mit Todesfolge kommen (nach Bosch 2002).

Personenadaptierende und -unterstützende Interventionen

Kleidung. Gefährdete Personen sollten sicheres Schuhwerk tragen, also feste, passende Schuhe mit niedrigen, breiten Absätzen. Auch die Kleidung sollte passen, bequem und nicht zu lang sein. „Antirutsch"-Socken ermöglichen auch Erwachsenen ein sichereres Gehen, z. B. bei nächtlichen Toilettengängen.

Mobilisation. Jegliche Art von Mobilisation zu begleiten bzw. zu überwachen erhöht die Sicherheit. Sturzgefährdete Menschen sind z. B. bei Transfers und beim Gehen anzuleiten oder zu unterstützen.

Engmaschige Überwachung. Gefährdete Personen sollen regelmäßig (z. B. stündlich) persönlich überwacht werden. Eine Verlegung in die Nähe des Stations- oder Wohnbereichszimmers kann Laufwege sparen. Auch Angehörige können nach entsprechenden Hinweisen einbezogen werden.

Stationäre Aufnahme. Bei einer stationären oder teilstationären Aufnahme vermittelt die wiederholte Information über Umgebung, Zuständigkeit und Tagesablauf Sicherheit. Altersgerechte Informationsblätter erhöhen den Behaltwert.

Umgebungsadaptierende Interventionen

Ein Umstellen der Einrichtungsgegenstände kann ggf. die Umgebung sicherer machen (z. B. freie, kurze Wege für alle alltagsüblichen Bewegungen).

Beleuchtung. Hinsichtlich der Beleuchtung ist auf ausreichende Beleuchtungsstärke und Blendfreiheit zu achten. An das Einschalten der Nachtbeleuchtung – im Zimmer und auf der Toilette – ist zu gegebener Zeit zu denken.

Bett. Betten müssen nach Verrichtungen in die geringste Höhe der Patientenliegefläche gebracht werden. Ist die Höhe und Breite von Pflegebetten ungewohnt, kann es sinnvoll sein, das Bett an eine Wand zu stellen und/oder Halbseitengitter zu nutzen.

Bad. Rutschfeste Unterlagen (z. B. Antirutschmatten) erhöhen die Sicherheit in Bad und Toilette. Ein Toilettenstützrahmen ermöglicht und erleichtert einen selbstständigen Toilettengang.

Stolperfallen. Bodenbeläge sollten rutsch- und stolperfrei sein (**Abb. 1.189**). Mögliche Stolperfallen wie z. B. Kabel müssen unverzüglich beseitigt werden. Zu- und ableitende Systeme führen zu Einschränkungen.

Sitzgelegenheiten. Auf langen Fluren sind im Abstand von etwa 6–9 Metern Sitzgelegenheiten bereitzustellen. Diese ermöglichen Menschen mit geringer Ausdauer und Kraft auszuruhen oder bei Unsicherheit auf Hilfe zu warten.

Elektronische Überwachungssysteme anwenden

Einige Systeme, die eine gesteigerte Bewegungsaktivität der Betroffenen anzeigen, arbeiten ähnlich wie Bewegungsmelder und ermöglichen ein rechtzeitiges Eingreifen. Andere lösen einen Alarm aus, wenn die Person das Bett zu verlassen versucht und das angeschlossene Kabel getrennt wird.

Bewegungseinschränkende Maßnahmen oder Bedingungen kritisch einsetzen bzw. beseitigen

Eine bewegungseinschränkende Maßnahme (z. B. Seitengitter, Bauchgurt) ohne Einwilligung der Betroffenen ist Freiheitsberaubung und damit ein massiver Eingriff in die Autonomie sowie ein Verstoß gegen die Menschenwürde.

Fixierungssysteme

Die gleichzeitige Nutzung von Fixierung und Seitengittern erhöht die Gefahr von Todesfällen und ernsthaften Verletzungen. Fixierte Menschen haben nach Fixierungsende ein doppelt so hohes Sturzrisiko gegenüber nichtfixierten Personen.

Gurtsysteme. Bauch-, Bein- und Armgurte sowie Sicherheitswesten oder andere Fixierungssysteme (z. B. Sirgufix) sollen das Verlassen des Bettes oder ein Aufstehen aus dem Stuhl oder dem Rollstuhl verhindern.

Seitengitter. Sie sollen primär den Betroffenen an einem unabsichtlichen Hinausrollen hindern und nicht am Bett fixieren. Studien ergaben eine Reduktion von Stürzen und Verletzungen durch den Abbau von Seitengittern. Werden Seitengitter genutzt, sollte die betroffene Person orientiert und in der Lage sein, Sicherheitsaspekte zu verarbeiten sowie die Rufanlage zu betätigen. Außerdem sind engmaschige Kontrollen notwendig.

Seitengitter sind nicht geeignet für unruhige, desorientierte und gleichzeitig gehfähige Menschen; das Risiko des Darübersteigens zu groß. Eindeutig ist, dass die Folgen einer Bewegungseinschränkung die Sturzgefahr erhöhen. Alternativ sind Maßnahmen zur Bewegungsaktivierung zu empfehlen.

Halbseitengitter. Eine Alternative zu den durchgehenden Seitengittern sind Halb-Seitengitter (**Abb. 1.188**). Sie ermöglichen mobilen Personen, das Bett jederzeit zu verlassen und gleichzeitig besteht ein Schutz vor dem Herausrollen.

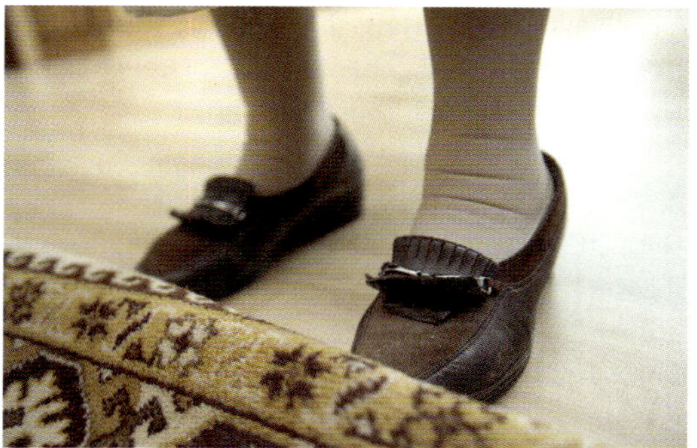

Abb. 1.189 Teppichkanten stellen typische Stolperfallen dar.

Betroffenen Menschen informieren und beraten

Die Information von Betroffenen und deren Angehörigen über alle oben aufgeführten Maßnahmen hat einen bedeutsamen präventiven Effekt. Allein durch die Transparenz pflegerischer Maßnahmen kann bei den betroffenen Personen und ihren Bezugspersonen Motivation und Bereitschaft zur Mitarbeit hergestellt und erhöht werden.

Beratung von älteren Menschen. Insbesondere bei älteren Menschen sind Begeisterungsfähigkeit, Geduld und Ausdauer notwendig, um immer wieder neu motivieren zu können. Trotz ihres oft engen Bewegungsradius soll die selbstständige Lebensführung erhalten bzw. hergestellt und verbessert werden, z. B. durch eine gezielte Wohnraumanpassung auf die individuellen Bedürfnisse (s. S. 705).

Umgang mit eigenem Sturzrisiko vermitteln. Nur wenn das Risiko eines Sturzes den Betroffenen erläutert wird, kann ein Verständnis für die Maßnahmen aufgebaut werden und eine gemeinsame Auswahl geeigneter Maßnahmen erfolgen.

Sturzinterventionsprogramme implementieren und dokumentieren

Interventionsprogramme verfolgen das Ziel generelle Risikofaktoren auszuschalten und bestehen aus unterschiedlichen Kombinationen von Einzelmaßnahmen. Die Teilnahme an einem individuellen Interventionsprogramm scheint aus heutiger Sicht die wirksamste Möglichkeit zu sein, die Sturzrate nachweislich zu senken.

Interventionsprogramme in der häuslichen Umgebung. Zu Hause lassen sich die Anpassung von Medikamenten, Transferübungen, Muskelaufbautraining, Kraft- und Balanceübungen, Umgebungsanpassung, Anleitung und Schulung zur Verhaltensänderung sowie die Schulung über Sturzrisikofaktoren wissenschaftlich als sturzpräventives Maßnahmenbündel belegen.

Interventionsprogramme in Alten- und Pflegeheimen. Folgende Maßnahmen wirken sich positiv auf die Senkung der Sturzrate aus: Schulung und Begleitung des Personals und der Betroffenen, Hinweise zur Verminderung von Sturzgefahren, Balance- und Muskelaufbautraining, Bereitstellung von Hüftprotektoren, Modifikation von Räumlichkeiten sowie Instandsetzung von Hilfsmitteln.

Interventionsprogramme in Krankenhäusern. Für Krankenhäuser liegen wenige Nachweise über die Wirksamkeit von Interventionsprogrammen vor. Eine positive Wirkung ist möglich.

Sturzereignisprotokolle führen. Die systematische Sturzerfassung ermöglicht gehäuft vorkommende sturzauslösende Faktoren zu identifizieren. Sturzereignisprotokolle sind notwendiger Bestandteil eines Sturzpräventionsprogramms. Elemente eines Sturzereignisprotokolls sind:
- persönliche Daten (Name, Alter),
- Sturzumstände:
- anamnestische Aspekte bzw. interne Sturzumstände (z. B. Diagnosen, frühere Stürze und Sturzfolgen, Gehstörungen, Kraftminderung, Allgemeinbefinden),
- externe Sturzumstände (z. B. Lichtverhältnisse Seitengitter),
- behaviorale bzw. situative Sturzumstände (z. B Transfer oder anderer Bewegungsablauf),
- Zeitpunkt (Datum, Uhrzeit) des Sturzes,
- Ort des Sturzes,
- festgestellte Sturzfolgen,
- eingeleitete Folgemaßnahmen (z. B. Kühlung, Lagerung, Arztinformation, Röntgen, Hilfsmittelanpassung) sowie
- Unterschrift der ereignisaufnehmenden Person.

Maßnahmen der Sturzprophylaxe:
- Gezielte, auf den Einzelnen und seine Situation ausgerichtete pflegerische Interventionen können dazu beitragen, Stürze zu vermeiden, Sturzfolgen zu vermindern und die gesamte Lebenssituation eines Menschen positiv zu beeinflussen.
- Die Maßnahmen der Sturzprophylaxe sind umfangreich und vielfältig. Sie reichen von der Unterstützung bei körperlicher Einschränkung bis hin zur sicheren Gestaltung der Umgebung, Anleitung und Beratung von Betroffenen und Angehörigen.
- Sturzereignisprotokolle stellen eine wichtige Komponente innerhalb des Risk-Management einer Institution des Gesundheitswesens dar.

Reduktion sturzbedingter Folgen

Trotz sturzprophylaktischer Maßnahmen lässt sich ein Sturz nicht immer vermeiden. Dennoch lassen sich durch verschiedene Maßnahmen die zum Teil nicht unerheblichen gesundheitlichen Folgen eines Sturzes minimieren.

P *Pflegende sollten Betroffenen z. B. erklären, dass bei orthostatischer Hypotension (Absinken des Blutdrucks beim Aufrichten bzw. Hinstellen) das langsame Aufrichten das Risiko eines Sturzes minimiert. Das Einüben von Transfers zu Bad, Dusche und Toilette bei vorhandenem Sturzrisiko bietet Betroffenen Sicherheit.*

M *Aus Sturzereignisprotokollen lassen sich Maßnahmen ableiten, die Sturzursachen oder Risikofaktoren beseitigen oder zumindest minimieren. So könnten z. B. mittel- und längerfristig bauliche Faktoren berücksichtigt oder ein notwendiger Schulungsbedarf gedeckt werden.*

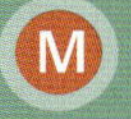

Folgende Maßnahmen minimieren die Sturzfolgen:
- *Aufstehen nach einem Sturz trainieren,*
- *geeignete Notrufsysteme einsetzen,*
- *Hüftprotektionsorthesen verwenden,*
- *Vitamin D und Kalzium substituieren und kontrollieren.*

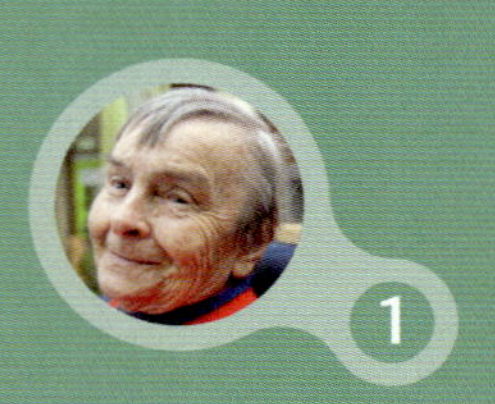

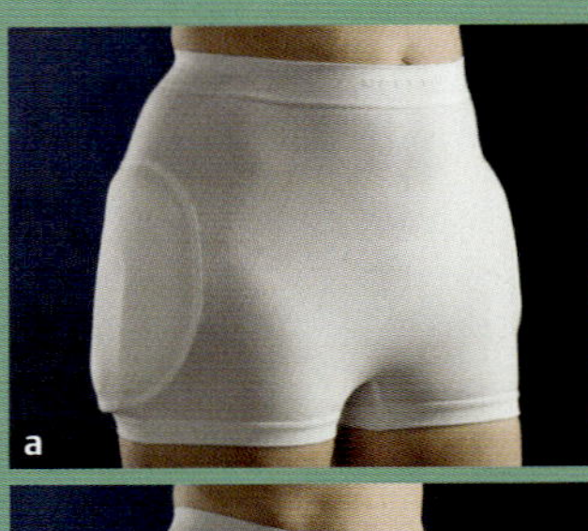

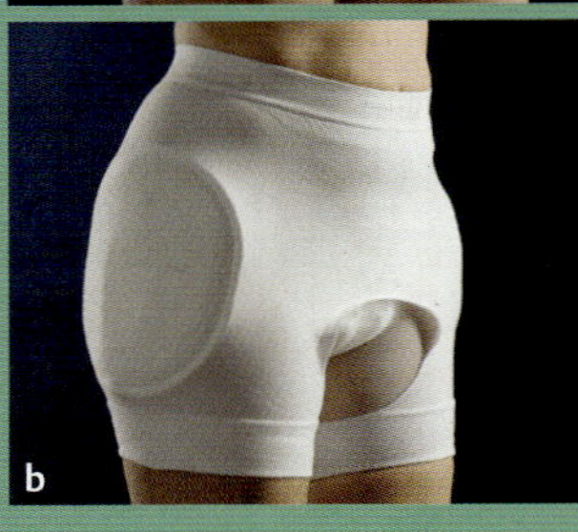

Abb. 1.190 Hüftschutzhosen. **a** Hüftprotektor mit Softpads. **b** Das offene Modell ermöglicht den Toilettengang ohne ausgezogen werden zu müssen (Fa. Rölke Pharma).

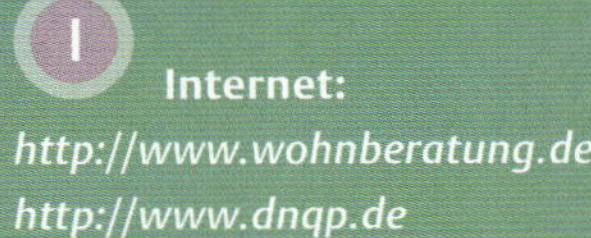

Internet:
http://www.wohnberatung.de
http://www.dnqp.de

Aufstehen nach einem Sturz trainieren

Das Erlernen des Aufstehens von der Erde nach verletzungsfreien Stürzen kann Ängste mindern. Bei Personen, die über eine ausreichende Mobilität verfügen, kann demnach ein entsprechendes Training sehr sinnvoll sein.

Notrufsysteme einsetzen

Alleinlebende gestürzte Personen müssen auch im Privatbereich Hilfe rufen können, z. B. über Hausnotrufsysteme. Ein Notrufsignal wird über einen Knopf aktiviert und an eine Zentrale weitergeleitet. Diese kann dann z. B. Familienangehörige, Polizei oder Nachbarn informieren.

Hüftprotektionsorthesen verwenden

Hüftprotektoren (z. B. SAFEHIP-Hüftschutzhosen) können vor schweren Sturzfolgen schützen, besonders vor hüftnahen Frakturen (Abb. 1.190). Sie bestehen aus zwei etwa 9 mm dicken, leicht anatomisch geformten, elastischen Polypropylen-Schalen, die in eine Baumwollhose eingenäht sind, in dafür vorgesehenen Taschen eingesteckt werden oder zum Aufkleben auf die Haut zur Verfügung stehen.

Wirkweise. Bei Aufprall verflacht sich die Wölbung, die Stoßenergie wird teilweise absorbiert und gleichzeitig an die Umgebung weitergegeben – der darunterliegende Knochen wird entlastet.

Wirksamkeit. Eine dänische Studie ergab eine Minderung von Hüftfrakturen um 54 %, obwohl nur 24 % der Personen den Hüftschutz regelmäßig getragen hatten. Um einen kontinuierlichen Schutz sicherzustellen, muss die Hüftschutzhose 24 Stunden getragen werden (15 % der Frakturen entstehen in der Nacht, z. B. bei einem Toilettengang).

Vitamin D und Kalzium substituieren

Die Substitution von Vitamin D und Kalzium kann die Knochenfestigkeit und die neuromuskuläre Koordination verbessern. Bei Menschen mit Osteoporose ist die Frakturgefahr bei einem Sturz 2–4-mal größer als bei nicht osteoporotischen Menschen. Außerdem wird vermutet, dass sich Kalzium positiv auf die neuromuskuläre Leistungsfähigkeit auswirkt.

Expertenstandard Sturzprophylaxe in der Pflege

Dieser Expertenstandard hat zum Ziel, Stürze und Sturzfolgen zu vermeiden, indem ursächliche Risiken und Gefahren erkannt und nach Möglichkeit minimiert werden. Dieses Ziel ist nicht durch eine Einschränkung der Bewegungsfreiheit zu erreichen, sondern vielmehr durch die Erhaltung bzw. Wiederherstellung einer größtmöglichen, sicheren Mobilität von Betroffenen verbunden mit einer höheren Lebensqualität.

Notwendige Voraussetzung für eine erfolgreiche Sturzprophylaxe ist, das Selbstbestimmungsrecht der pflegebedürftigen Menschen zu achten und zu unterstützen. Eine wichtige Grundlage dafür ist die umfassende Information und Beratung von Patienten, Bewohnern und ihren Angehörigen über das vorliegende Sturzrisiko und die möglichen Interventionen im Sinne einer gemeinsamen Entscheidungsfindung.

Präambel

Jeder Mensch hat ein Risiko zu stürzen, sei es durch Unachtsamkeit oder bei einer sportlichen Betätigung. Über dieses alltägliche Risiko hinaus gibt es aber Stürze, deren Ursache im Verlust der Fähigkeit zur Vermeidung eines Sturzes liegt und häufig Folge einer Verkettung und Häufung von Risikofaktoren sind. Den betroffenen Patienten oder Bewohnern, überwiegend ältere Menschen oder Menschen mit reduziertem Allgemeinzustand, gelingt es nicht mehr, den Körper in Balance zu halten oder ihn bei Verlust des Gleichgewichts wieder in Balance zu bringen bzw. Sturzfolgen durch intakte Schutzreaktionen zu minimieren. Physische Auswirkungen von Stürzen reichen von schmerzhaften Prellungen über Wunden, Verstauchungen und Frakturen bis hin zum Tod. Psychische Folgen können vom Verlust des Vertrauens in die eigene Mobilität über die Einschränkung des Bewegungsradius bis hin zur sozialen Isolation führen.
Dem Expertenstandard liegt eine ausführliche Recherche der nationalen und internationalen Literatur der letzten 20 Jahre zugrunde. Die Sturzproblematik wurde in diesem Zeitraum intensiv beforscht. Es liegen Aussagen zur Epidemiologie des Sturzgeschehens, seiner Ursachen und Risikofaktoren sowie zu Auswirkungen und Interventionen vor, welche die Vielschichtigkeit der Thematik reflektieren. Trotz der Studienfülle zeigte sich, dass z. B. zur prospektiven Einschätzung des Sturzrisikos nur eingeschränkt brauchbare Resultate vorliegen. Auch die verschiedenen Interventionen zur Sturzprävention sind nicht in allen Bereichen gleichermaßen effektiv anwendbar bzw. liegen teilweise widersprüchliche Aussagen dazu vor. Ein wesentlicher Grund hierfür ist sicherlich das multifaktorielle Geschehen, das zu einem Sturz führt und entsprechend komplexer Interventionen bedarf. Im vorliegenden Expertenstandard wird von einem erhöhten Sturzrisiko gesprochen, wenn es sich um eine über das alltägliche Risiko hinausgehende Sturzgefährdung handelt. Dabei wird ein Sturz in Anlehnung an die Kellog International Work Group on the Prevention of Falls by the Elderly (1987) wie folgt definiert: „Ein Sturz ist jedes Ereignis, in dessen Folge eine Person unbeabsichtigt auf dem Boden oder auf einer tieferen Ebene zu liegen kommt.“ Die Expertengruppe hat sich in Anlehnung an weitere Autoren darauf geeinigt, mit diesem ersten Teil der international anerkannten Definition zu arbeiten und den zweiten Teil der Definition nicht zu nutzen.
Im zweiten Teil wird eingeschränkt, dass Ereignisse, die auf Grund „(...) eines Stoßes, Verlust des Bewusstseins, plötzlich einsetzender Lähmungen oder eines epileptischen Anfalls“ eintreten, nicht als Stürze angesehen werden. Die Entscheidung auf diese Einschränkung zu verzichten wurde getroffen, da viele Stürze unbeobachtet geschehen und die eigentliche Ursache des Sturzes häufig nicht nachzuvollziehen ist.
Der Expertenstandard hat zum Ziel, Stürze und Sturzfolgen zu vermeiden, indem ursächliche Risiken und Gefahren erkannt und nach Möglichkeit minimiert werden. Die zu Grunde gelegte Literatur hat deutlich gemacht, dass dieses Ziel nicht durch eine Einschränkung der Bewegungsfreiheit zu erreichen ist, sondern durch die Erhaltung bzw. Wiederherstellung einer größtmöglichen, sicheren Mobilität von Patienten und Bewohnern verbunden mit einer höheren Lebensqualität. Der Expertenstandard Sturzprophylaxe richtet sich an alle Pflegefachkräfte, die Patienten oder Bewohner entweder in der eigenen häuslichen Umgebung oder in einer Einrichtung der stationären Gesundheitsversorgung oder der Altenhilfe betreuen. Wenn im Expertenstandard von Einrichtung die Rede ist, so ist damit auch die häusliche Pflege gemeint, wohl wissend, dass dort nicht alle Interventionen, vergleichbar mit einem Krankenhaus oder einem Altenheim, durchgeführt werden können. Interventionen zur Sturzprophylaxe können maßgeblichen Einfluss auf die Lebensführung von Patienten und Bewohnern haben, z. B. durch eine Umgebungsanpassung, die Empfehlung für spezielle Schuhe oder Hilfsmittel, die Aufforderung, nur mit Hilfestellung auf die Toilette zu gehen oder das Besuchen von Kursen zur Förderung von Kraft und Balance. Aus diesem Grund ist es notwendige Voraussetzung für eine erfolgreiche Sturzprophylaxe, das Selbstbestimmungsrecht von Patienten und Bewohnern zu achten und zu unterstützen. Eine wichtige Grundlage dafür ist die umfassende Information und Beratung von Patienten und Bewohnern und ihren Angehörigen über das vorliegende Sturzrisiko und die möglichen Interventionen im Sinne einer gemeinsamen Entscheidungsfindung. Mit Einverständnis der Patienten und Bewohner sollten die Angehörigen grundsätzlich in die Information, Beratung und die Maßnahmenplanung eingebunden werden.
Voraussetzung für die erfolgreiche Implementierung des Expertenstandards Sturzprophylaxe in den Einrichtungen ist die gemeinsame Verantwortung der leitenden Managementebene und der Pflegefachkräfte. Notwendige strukturelle Voraussetzungen, z. B. im Bereich Fortbildung, Angebot von hauseigenen Interventionen oder in Kooperation mit anderen Anbietern sowie für eine individuelle Umgebungsanpassung (Gestaltung des Bettplatzes, Hilfsmittel, Lichtverhältnisse) sind von der leitenden Managementebene (Betriebsleitung und Pflegemanagement) zu gewährleisten. Aufgabe der Pflegefachkraft ist der Erwerb aktuellen Wissens, um Patienten mit einem erhöhten Sturzrisiko identifizieren und entsprechende Interventionen einleiten zu können und bei Bedarf zusätzliche notwendige Strukturen einzufordern und fachlich zu begründen. Die berufsgruppenübergreifende Zusammenarbeit ist maßgeblich für ein effektives Interventionsangebot. Der konsequente Einbezug sowie eine umfassende Information der beteiligten Berufsgruppen ist dafür eine wesentliche Voraussetzung.

Abb. 1.191 Expertenstandard Sturzprophylaxe (Deutsches Netzwerk für Qualitätssicherung in der Pflege [Hrsg.]): Expertenstandard Sturzprophylaxe in der Pflege, Osnabrück 2005. Expertenteam: Astrid Elsbernd, Christine Sowinski, Heiko Fillibeck, Heiko Stehling, Cornelia Heinze, Siegfried Huhn, Gabriele Meyer, Gisela Rehfeld, Ulrich Rissmann, Gabriele Schlömer, Doris Schulten, René Schwendimann, Torsten Weber, Wolfgang Schuldzinski.

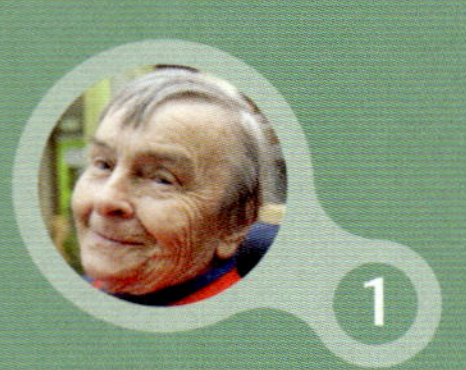

Expertenstandard Sturzprophylaxe in der Pflege

Standardaussage: Jeder Patient/Bewohner mit einem erhöhten Sturzrisiko erhält eine Sturzprophylaxe, die Stürze verhindert oder Sturzfolgen minimiert.

Begründung: Stürze stellen insbesondere für ältere und kranke Menschen ein hohes Risiko dar. Sie gehen häufig mit schwerwiegenden Einschnitten in die bisherige Lebensführung einher, die von Wunden und Frakturen über Einschränkung des Bewegungsradius infolge verlorenen Vertrauens in die eigene Mobilität bis hin zum Verlust einer selbstständigen Lebensführung reichen. Durch rechtzeitige Einschätzung der individuellen Risikofaktoren, eine systematische Sturzerfassung, Information und Beratung von Patienten/Bewohnern und Angehörigen sowie gemeinsame Maßnahmenplanung und Durchführung, kann eine sichere Mobilität gefördert werden.

Struktur	Prozess	Ergebnis
Die Pflegefachkraft **S1**–verfügt über aktuelles Wissen zur Identifikation von Sturzrisikofaktoren.	**Die Pflegefachkraft** **P1**–identifiziert unmittelbar zu Beginn des pflegerischen Auftrags systematisch die personen- und umgebungsbezogenen Risikofaktoren aller Patienten/Bewohner, bei denen ein Sturzrisiko nicht ausgeschlossen werden kann (siehe Tabelle „Sturzrisikofaktoren" in der Kommentierung), –wiederholt die Erfassung der Sturzrisikofaktoren bei Veränderungen der Pflegesituation und nach jedem Sturz des Patienten/Bewohners.	**E1**–Eine aktuelle, systematische Erfassung der Sturzrisikofaktoren liegt vor.
S2– verfügt über Beratungskompetenz in Bezug auf Sturzrisikofaktoren und entsprechende Interventionen.	**P2**–informiert den Patienten/Bewohner und seine Angehörigen über die festgestellten Sturzrisikofaktoren und bietet eine Beratung zu den Interventionen an.	**E2**–Der Patient/Bewohner und seine Angehörigen kennen die individuellen Risikofaktoren sowie geeignete Maßnahmen zur Sturzprophylaxe.
S3–kennt wirksame Interventionen zur Vermeidung von Stürzen und zur Minimierung sturzbedingter Folgen.	**P3**–entwickelt gemeinsam mit dem Patienten/Bewohner und seinen Angehörigen sowie den beteiligten Berufsgruppen einen individuellen Maßnahmenplan.	**E3**–Ein individueller Maßnahmenplan zur Sturzprophylaxe liegt vor.
Die Einrichtung **S4a**–ermöglicht zielgruppenspezifische Interventionsangebote, –gewährleistet geeignete räumliche und technische Voraussetzungen sowie Hilfsmittel für eine sichere Mobiliät. **Die Pflegefachkraft** **S4b**–ist zur Koordination der Interventionen autorisiert	**P4**–gewährleistet in Absprache mit den beteiligten Berufsgruppen und dem Patienten/Bewohner gezielte Interventionen auf der Grundlage des Maßnahmenplans, –sorgt für eine individuelle Umgebungsanpassung sowie für den Einsatz geeigneter Hilfsmittel zur Sturzprophylaxe.	**E4**–Interventionen, Hilfsmittel und Umgebung sind dem individuellen Sturzrisiko des Patienten/Bewohners angepasst und fördern eine sichere Mobilität.
Die Einrichtung **S5**–stellt sicher, dass alle an der Versorgung des Patienten/Bewohners Beteiligten über das vorliegende Sturzrisiko informiert werden.	**P5**–informiert die an der Versorgung beteiligten Berufs- und Personengruppen über das Sturzrisiko des Patienten/Bewohners und gibt Hinweise zum situativ angemessenen Umgang mit diesem.	**E5**–Den an der Versorgung beteiligten Berufs- und Personengruppen sind das individuelle Sturzrisiko und die jeweils notwendigen Maßnahmen zur Sturzprophylaxe bekannt.
Die Pflegefachkraft **S6**–ist zur systematischen Sturzerfassung und -analyse befähigt.	**P6**–dokumentiert systematisch jeden Sturz, analysiert diesen –gegebenenfalls mit anderen an der Versorgung beteiligten Berufsgruppen –und schätzt die Sturzrisikofaktoren neu ein.	**E6**–Jeder Sturz ist dokumentiert und analysiert. In der Einrichtung liegen Zahlen zu Häufigkeit, Umständen und Folgen von Stürzen vor.

Abb. 1.191 Fortsetzung.

Kontrakturenprophylaxe

Formen

Die Einteilung der Kontrakturen kann in Bezug auf die Funktionseinschränkung der Bewegungsebene erfolgen. Aus den möglichen Bewegungen eines Gelenks (**Abb. 1.192**) kann die Bezeichnung der Einschränkung abgeleitet werden:

- Beugekontraktur = Gelenksteife in Flexionstellung (Beugung, z. B. des Armes); Extension ist nur eingeschränkt möglich.
- Streckkontraktur = Gelenksteife in Extensionsstellung (Streckung, z. B. des Beines); Flexion ist nur eingeschränkt möglich.
- Abduktionskontraktur = Gelenksteife in Abduktionsstellung (z. B. Seitwärtsheben des Beines, Abspreizen der Finger); Adduktion ist nur eingeschränkt möglich.
- Adduktionskontraktur = Gelenksteife in Adduktionsstellung (Senken des seitwärts gehobenen Arms), Abduktion ist nur eingeschränkt möglich.

Die Gelenkbeweglichkeit kann auch in der Rotation (Drehung, z. B. des Arms), Ante- und Retroversion (Vor- und Rückneigung des Arms im Schultergelenk) oder Elevation (Armanhebung über Horizontalebene) eingeschränkt sein. Bei der Hand oder am Fuß kann die Supination (Auswärtsdrehung, Hand-, Fußfläche zum Körper hin) oder Pronation (Einwärtsdrehung, Hand-, Fußfläche von Körper weg) beeinträchtigt sein.

Ursachen

Kontrakturen können angeboren oder im Laufe des Lebens erworben werden. Sie können als eine Sekundärfolge von Erkrankungen entstehen oder entwickeln sich durch Immobilität oder Inaktivität. Alle Gelenke des menschlichen Körpers können betroffen sein. Die Ursachen erworbener Kontrakturen können auf Erkrankungen oder auf altersspezifische Abbauprozesse zurückgeführt werden.

Risikofaktoren

Gefährdet sind besonders alte Menschen bei:

- allgemeinem Bewegungsmangel,
- Bettlägerigkeit, Ortsfixierung, z. B. im Sessel oder Rollstuhl,
- degenerativen oder akut-entzündlichen Gelenkerkrankungen,
- Nervenlähmungen, z. B. nach einem Schlaganfall,
- Morbus Parkinson wegen des erhöhten Widerstands der Bewegungsabläufe (Rigor),
- Frakturen, Fixierung durch Schienen u. a.,
- Schon- und Fehlhaltung
- rheumatischen Erkrankungen.

Pflegeziel

Ziel der Kontrakturenprophylaxe ist es, durch Mobilisation, Bewegungsförderung und bewegungsinitiierenden Lagerungsangeboten einer drohenden Versteifung (**Abb. 1.193**) entgegenzuwirken.

Maßnahmen

Zu den Maßnahmen der Kontrakturenprophylaxe zählen:

- Mobilisation und Bewegungsförderung,
- bewegungsinitiierende Lagerungen,
- Hilfsmittelversorgung (z. B. Schienen).

Mobilisation und Bewegungsförderung

Die wichtigste Maßnahme ist die Bewegung. So oft wie möglich sollten daher Pflegepersonen gehfähige Betroffene ermuntern und anleiten, sich zu bewegen, spazieren zu gehen, an der Gymnastik teilzunehmen oder selbst immer wieder die Finger- oder Fußgelenke zu bewegen, evtl. in Verbindung mit einem Hand- oder Fußbad.

Beim Waschen oder Anziehen kann durch Aktivierung und Mobilisation der Betroffenen eine wirksame Kontrakturenprophylaxe geleistet werden. So fördert z. B. die Anleitung und Unterstüt-

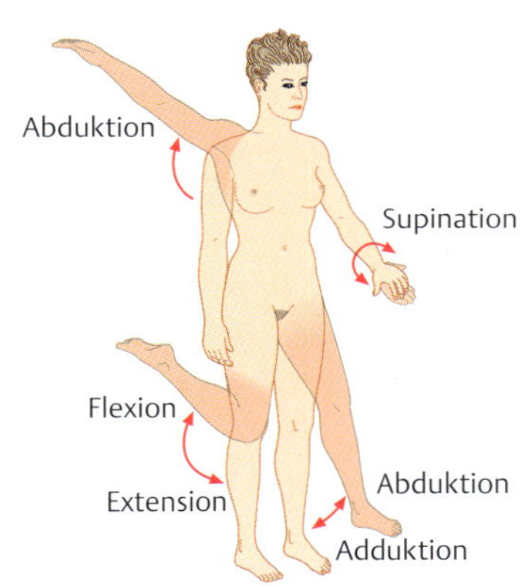

Abb. 1.192 Bewegungsrichtungen des Körpers. Aus den möglichen Bewegungsrichtungen eines Gelenkes kann die Bezeichnung der Einschränkung abgeleitet werden.

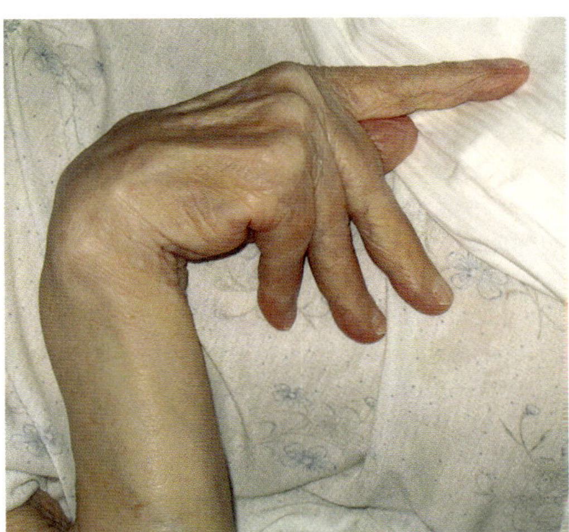

Abb. 1.193 Ursache für diese Beugekontraktur der Hand war eine langjährige Bewegungseinschränkung durch eine Parkinsonerkrankung.

D *Eine **Kontraktur** ist die Versteifung eines Gelenks mit Funktions- und Bewegungseinschränkung. Dabei kann die Einschränkung durch eine Verkürzung von Muskulatur und Sehnen, durch Schrumpfung der Gelenkkapsel oder Verwachsungen an den Gelenkflächen verursacht sein.*

M *An jedem Gelenk kann eine Kontraktur entstehen, wenn es längere Zeit ruhiggestellt (fixiert) wird. Wird ein Gelenk nicht bewegt, leidet sein Stoffwechsel und seine Funktion.*

M *Das Heraussetzen aus dem Bett ist keine Mobilisation an sich, die Mobilisation erfolgt ausschließlich beim Transfer. Langes Verweilen im Sessel oder Rollstuhl, ohne dass ein Mensch diese Position selber verändern kann, ist eher eine Ortsfixierung (Abt-Zegelin 2003).*

M *Lagerungen als einzige Maßnahme können keine Kontraktur verhindern, da die Gelenkbeweglichkeit nicht trainiert wird. Sie ist allerdings dazu geeignet, die Mobilitätsförderung zu unterstützen.*

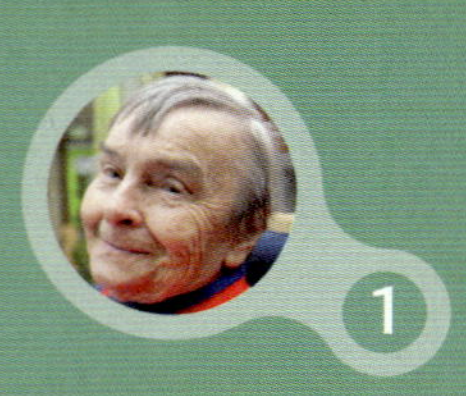

Literatur:
Klein-Tarolli E. Bewegtes Lagern. Positionsunterstützung. 4. Aufl. Elmar Zimmermann; 2008
Internet: http://www.bewegtes-lagern.de

Beim Positionieren (Lagern) ist darauf zu achten, dass das Körpergewicht der Betroffenen an die Auflagefläche „abgegeben" werden kann. Das bedeutet, die Hohlräume zu unterlagern, ohne sie anzuheben. So kann eine entspannte Lage eingenommen werden (Abb. 1.195).

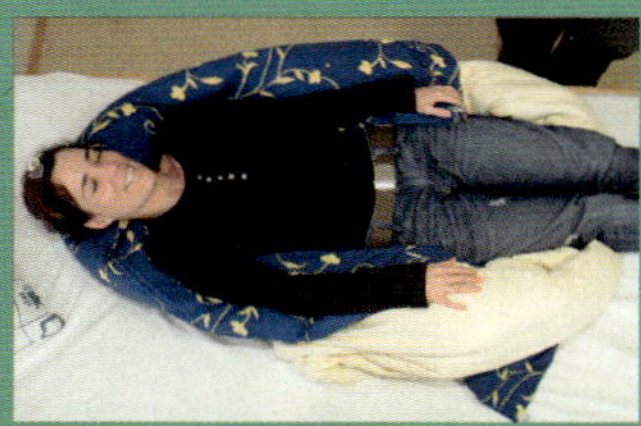

Abb. 1.195 Entspanntes Liegen.

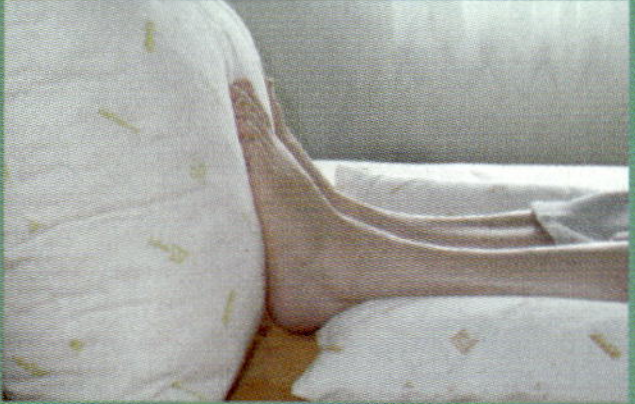

Abb. 1.196 Spitzfußprophylaxe durch Widerlager. Da der Gegendruck der Matratze bei der Freilagerung wegfällt, neigt der Fuß noch mehr zu einer Streckstellung.

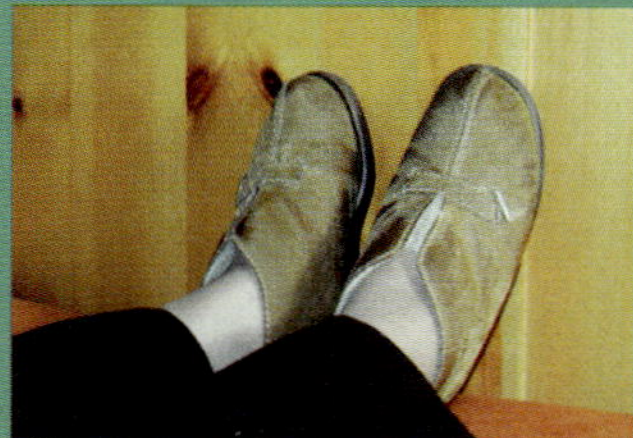

Abb.1.197 Schuhe können Spürinformationen geben.

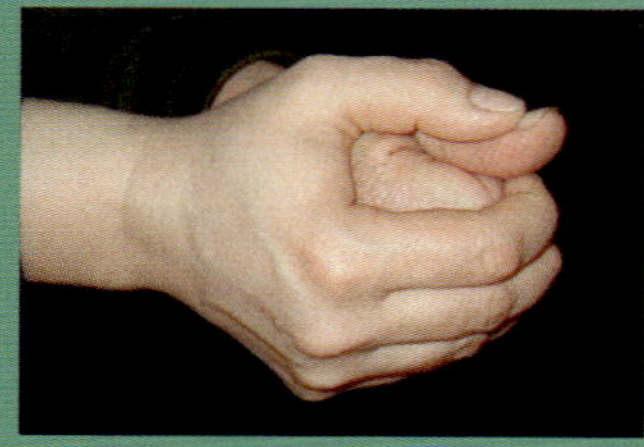

Abb. 1.199 Spürinformationen auf der Hand können den Muskeltonus senken.

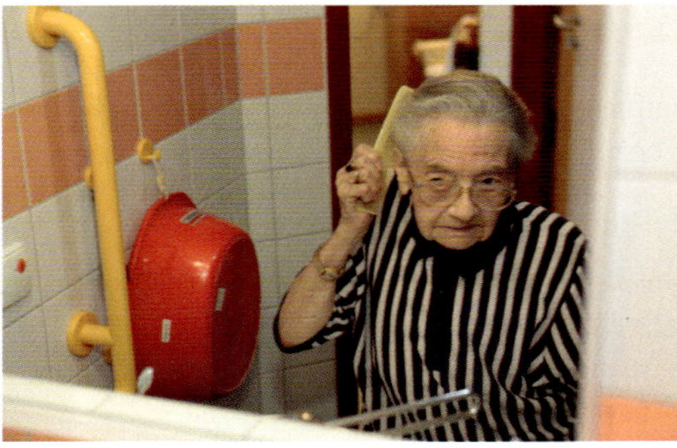

Abb. 1.194 Beim Kämmen dient die Außenrotation des Schultergelenks der Kontrakturenprophylaxe.

zung zum selbstständigen Kämmen oder Bürsten die Beweglichkeit der Arm- und Schultergelenke (**Abb. 1.194**). Unterstützen Sie die Menschen darin, die Aktivitäten des täglichen Lebens selbst zu tun.

Besonders wichtig ist die Kontrakturenprophylaxe bei bettlägerigen und ortsfixierten Menschen. Die noch vorhandenen Bewegungsressourcen zu nutzen und zu erhalten, sind hier die obersten Zielsetzungen. Auch ein im Bett verweilender Mensch kann noch mobil sein. Esther Klein-Tarolli, eine schweizer Krankenschwester und Kinaesthetics-Trainerin hat einen Leitfaden „Bewegtes Lagern" für die Pflegepraxis erstellt, worin sie Anregungen zu Bewegungsangeboten für bettlägerige Menschen gibt.

Lagerung

Lagerungen und Positionen sind unter Berücksichtigung der Erfordernisse der Dekubitusrisiken mit den Betroffenen abzustimmen. Eine feste Matratze unterstützt dabei Eigenbeweglichkeit und Körperwahrnehmung. Je weicher eine Unterlage ist, desto schwieriger ist es, sich darauf selbstständig zu bewegen oder seine Position zu verändern. Auch beim Lagern geht es darum, die Beweglichkeit des Gelagerten zu erhalten.

Spitzfuß. Der Spitzfuß gilt als spezielles Kontrakturproblem in der Pflege. Er weist eine feststehende Beugung des Fußes im oberen Sprunggelenk in Richtung der Fußsohle auf, wobei die Fußspitze nach unten zeigt. Der Betroffene kann weder die Fußsohle auf den Boden bringen (sogenannter Zehengang) noch den Fuß in einer normalen oder zum Fußrücken gebeugten (dorsalflektierten) Position halten. Als Ursachen werden dabei z.B. Störungen im Nervensystem (bei Lähmungen fehlt die Ausrichtung gegen die Schwerkraft) als auch der vorhandene Druck der Bettdecke auf den Fuß diskutiert.

Zur Vermeidung einer Spitzfußentwicklung sollten die Füße stets abgewinkelt (ca. 90 Grad wie beim Gehen) gelagert werden, besonders bei Freilagerung wegen drohender Dekubitusgefahr. Als Hilfsmittel können feste Kissen eingesetzt werden. Diese sollten ein Widerlager bieten, aber nicht unnachgiebig oder hart sein (**Abb. 1.196**). Zum Schutz gegen den Druck der Bettdecke kann ein Bettbogen (Reifenbahre) hilfreich sein. Bewährt haben sich ebenfalls weiche Schuhe, die bis über den Knöchel reichen, auch bei bettlägerigen Menschen (**Abb. 1.197**).

Kontraktur der Hand. Die Hand ist ebenfalls besonders gefährdet. Hier kommt es sehr häufig zu Verkürzungen im Sehnenbereich. Bälle, Waschlappen oder andere Gegenstände, die in die Hand gelegt werden, führen zu einer höheren Spastizität und einer Versteifung in unphysiologischer Stellung. Es dürfen daher keine Gegenstände in die Handfläche gelegt werden (Beckmann 2000).

Soll bei einem Menschen eine Hand mit hohem Muskeltonus gewaschen werden, ist das „Lospflücken" der Finger wenig erfolgreich. Es ist leichter und schonender, einen Spürimpuls – Hand auf Hand – zu geben und dadurch eine Muskeltonussenkung herbeizuführen oder die Hand mithilfe eines warmen Handbads zu lockern (**Abb. 1.199**).

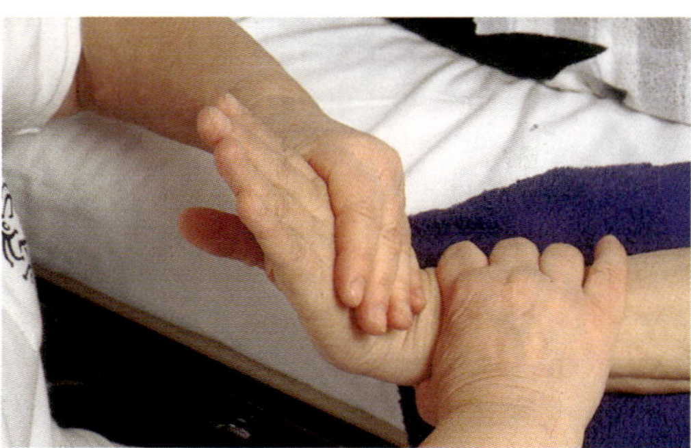

a Dorsalflexion der Hand.

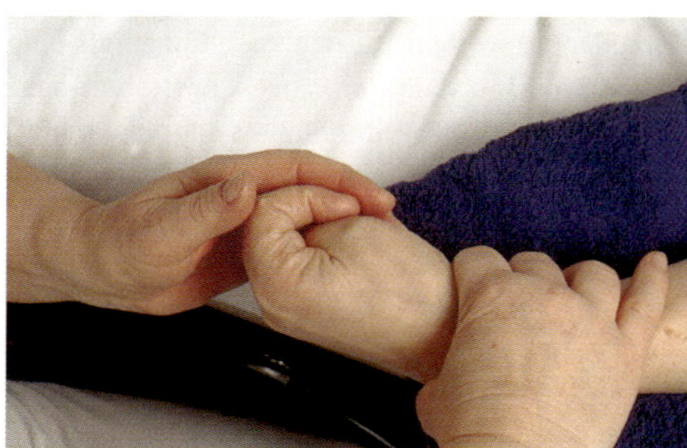

b Beugung aller Finger.

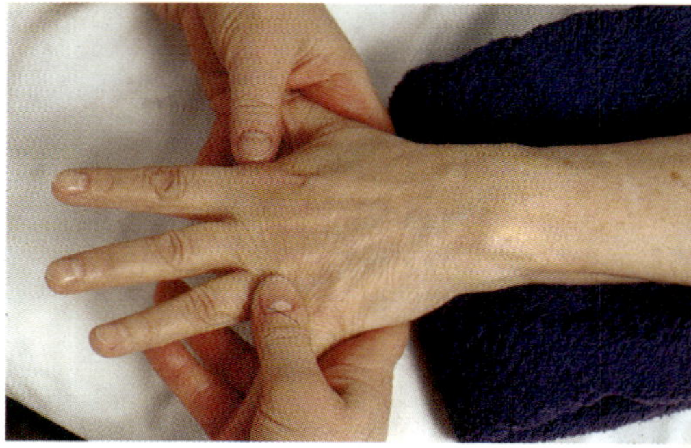

c Spreizen der Finger.

Abb. 1.198 Kontrakturenprophylaxe an Hand und Fingern. **a** Dorsalflexion der Hand, **b** Beugung aller Finger, **c** Spreizen der Finger.

Zystitisprophylaxe

Zystitis

Als Zystitis wird die Entzündung der Schleimhaut der Harnblase bzw. der gesamten Harnblasenwand bezeichnet. Hauptursache einer Zystitis sind bakterielle Infektionen, zu 80 % E.-coli-Bakterien (**Abb. 1.200**). Pilze, Parasiten, Viren und Tuberkel spielen als Auslöser der Zystitis eine untergeordnete Rolle. Risikofaktoren für das Entstehen einer Zystitis sind neben unzureichender persönlicher Hygiene vor allem Manipulationen am Urogenitaltrakt (z. B. operative Eingriffe).

*Bei einer **Zystitis** ist die Schleimhaut der Harnblase bzw. der gesamten Harnblasenwand entzündet. Hauptursache einer Zystitis sind bakterielle Infektionen, zu 80 % E.-coli-Bakterien.*

Ursache der bakteriellen Zystitis. In den meisten Fällen handelt es sich bei einer von Bakterien hervorgerufenen Zystitis um eine aszendierende (aufsteigende) Infektion. Bei Frauen ist das distale („untere") Ende bzw. die gesamte Länge der Harnröhre mit Bakterien besiedelt, bei Männern die Haut unter der Vorhaut, die bedeckte Eichel und der distale Abschnitt der Harnröhre.

Meistens ist eine Zystitis eine aszendierende (aufsteigende) Infektion. Bei Frauen kann es durch die anatomische Nähe von Harnröhrenmündung, Vagina und Anus zu einer höheren Keimdichte an der Harnröhrenumgebung kommen als bei Männern.

Begünstigende Faktoren. Aufgrund der anatomischen Bedingungen sind Frauen deutlich häufiger von einer aszendierenden Zystitis betroffen als Männer. Durch die mit 5 cm deutlich kürzere Harnröhre haben die Infektionserreger eine weniger lange Strecke bis zum Eintritt in die Harnblase zurückzulegen. Hinzu kommt die bei Frauen bestehende anatomische Nähe von Harnröhrenmündung, Vagina und Anus, die das Keimpotenzial in der Harnröhrenumgebung im Vergleich zu dem bei Männern deutlich erhöht.

Maßnahmen der Zystitisprophylaxe

Maßnahmen der Zystitisprophylaxe umfassen neben allgemeinen Regeln vor allem Maßnahmen, die auf die Prophylaxe von katheterassoziierten (durch einen Harnblasenkatheter verursachte) Harnwegsinfektionen ausgerichtet sind. Bei der Prophylaxe von Harnwegsinfektionen spielt auch die Gesundheitsberatung des betroffenen Menschen eine große Rolle, da eine Reihe von Risikofaktoren unmittelbar mit gesundheitsabträglichen Verhaltensweisen bzw. Gewohnheiten zusammenhängen.

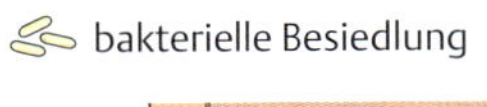

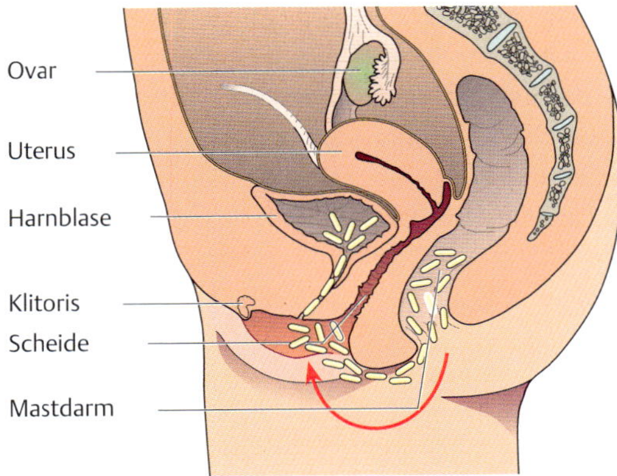

Abb. 1.200 Bei einer aszendierenden Infektion wandern die Bakterien über die Harnröhre in die Harnblase und können dort eine Entzündung auslösen (nach Sökeland 2000).

Allgemeine Maßnahmen

Allgemeine Maßnahmen der Zystitisprophylaxe umfassen neben Hygieneregeln zur Vermeidung einer Keimverschleppung in die Umgebung der Urethra vor allem die ausreichende Flüssigkeitszufuhr zur Spülung der ableitenden Harnwege sowie das Sicherstellen einer ausreichenden Wärmung des Unterleibs.

Die einzuhaltenden Hygieneregeln im Rahmen der Zystitisprophylaxe berühren zum großen Teil die Privatsphäre der betroffenen Personen. Daher sollten Pflegepersonen sich in besonderem Maße um Sachlichkeit und ein sensibles Vorgehen bemühen.

Folgende Verhaltensregeln bzw. Pflegemaßnahmen können die Gefahr der Entstehung einer Zystitis senken:

- ausreichende Flüssigkeitszufuhr,
- Intimtoilette (Wischen von Symphyse zum Anus),
- Waschungen (Verwenden von separaten Waschlappen und Handtüchern, Hautschutz),
- Wärme, z. B. wärmende Unterwäsche und ausreichende Wärmung der Füße,
- Unterwäsche täglich wechseln,
- Miktionsdrang unmittelbar nachgeben,
- bei Vorhautverengung Zirkumzision in Betracht ziehen (bei gehäuften Entzündungen).

Maßnahmen der Zystitisprophylaxe umfassen:
- *allgemeine Maßnahmen (z. B. Einhaltung von Hygieneregeln),*
- *Maßnahmen zur Prophylaxe von Harnwegsinfektionen, die durch einen Harnblasenkatheter verursacht sind.*

Prophylaxe katheterassoziierter Harnwegsinfektionen

Insbesondere bei der Einlage eines transurethralen Einmal- oder Verweilkatheters werden die physiologischen Mechanismen zur Erhaltung der Sterilität des Urins und der ableitenden Harnwege beeinträchtigt bzw. unwirksam gemacht. Mikroorganismen können entweder:

- beim Legen des Katheters eingeschoben werden,
- zwischen Katheter und Harnröhrenschleimhaut wandern oder
- vom Katheter in die Blase wandern (z. B. beim Zurückfließen von Urin aus einem Urinbeutel).

Harnwegsinfektionen gehören mit ca. 30–40 % zu den häufigsten nosokomialen, d. h. im Krankenhaus erworbenen Infektionen und sind bis zu 90 % nachweislich durch einen Harnblasenkatheter verursacht.

Empfehlungen des Robert-Koch-Instituts. Da der Blasenkatheter der größte Risikofaktor für eine Harnwegsinfektion ist, hat die Kommission für Krankenhaushygiene und Infektionsprävention am Robert-Koch-Institut eine Reihe von Empfehlungen zur Prävention katheterassoziierter Harnwegsinfektionen veröffentlicht. Zu diesen Empfehlungen gehören u. a. die Anforderungen an das Katheterisieren

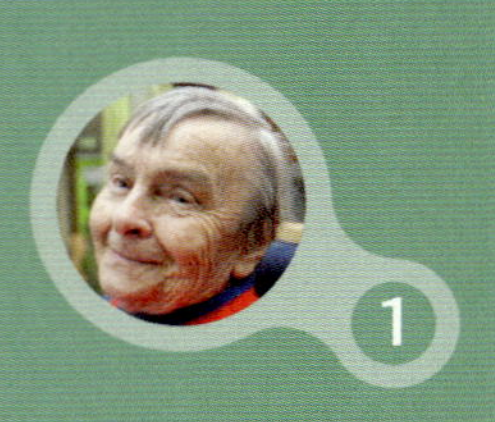

M *Ein Öffnen des geschlossenen Ableitungssystems schafft eine Eintrittspforte für Erreger. Lässt sich eine Trennung von Katheter und Ablaufschlauch nicht vermeiden, muss die Verbindungsstelle vorher und nachher desinfiziert werden.*

der Harnblase, an das Material und die Indikationsstellung sowie nachfolgende Aspekte.

Anforderungen an Pflegende

Katheterisierungen der Harnwege dürfen nur von Personen durchgeführt werden, die mit Indikationsstellung, Technik der Katheterisierung und den hygienischen Anforderungen an Aseptik, Antiseptik und Katheterhygiene vertraut sind. Die regelmäßige Teilnahme an Schulungen, u.a. hinsichtlich des Erkennens katheterassoziierter Komplikationen und praktisches Training in Bezug auf die Durchführung der Katheterdrainage sind erforderlich.

Umgang mit dem Ableitungssystem

Damit das geschlossene Ableitungssystem seine infektionsprophylaktische Funktion voll erfüllen kann, gelten für die Handhabung folgende Regeln:

Regel 1: Katheter und Drainageschlauch sollten nicht diskonnektiert (voneinander getrennt) werden, da hierbei das geschlossene System geöffnet und somit eine Eintrittspforte für Infektionserreger geschaffen wird (**Abb. 1.201**). Lässt sich eine Diskonnektion nicht vermeiden, muss die Verbindungsstelle vorher mit einem alkoholischen Desinfektionsmittel wischdesinfiziert werden. Vor der erneuten Verbindung muss eine Sprüh- und Wischdesinfektion mit einem alkoholischen Desinfektionsmittel unter sterilen Kautelen erfolgen.

Regel 2: Routinemäßige Blasenspülungen sind – unabhängig vom jeweiligen Zusatz – zur Infektionsprophylaxe grundsätzlich nicht geeignet. Sie erhöhen vielmehr das Risiko einer Harnwegsinfektion, weil das geschlossene System unterbrochen wird. Spülungen der Blase und Instillationen über einen Blasenkatheter dürfen nur bei speziellen urologischen Indikationen durchgeführt werden.

Regel 3: Damit ein ungehinderter Urinabfluss gewährleistet ist, muss darauf geachtet werden, dass weder Katheter noch Ableitungssystem abgeknickt werden.

Regel 4: Das intermittierende Abklemmen des Katheters vor dessen Entfernung, das sog. Blasentraining, muss aus infektionsprophylaktischer Sicht unterbleiben, weil der hierdurch herbeigeführte Harnstau in der Blase Harnwegsinfektionen begünstigt.

Regel 5: Um Urothelschäden durch den Katheterballon zu vermeiden, sollte der Katheter ohne Zug am Unterbauch zur Leiste hin gelagert werden.

Regel 6: Damit keine Keimstraße entsteht, muss der Auffangbeutel geleert werden, bevor der Urin mit der Rücklaufsperre in Kontakt kommt und ohne Bodenkontakt freihängend unter Blasenniveau aufgehängt bzw. getragen werden (**Abb. 1.202**). Hierdurch wird der Rückfluss von Urin aus dem Ableitungssystem in die Blase verhindert.

Regel 7: Beim Ablassen des Urins aus dem Auffangbeutel müssen unsterile Einmalhandschuhe getragen werden. Dabei ist darauf zu achten, dass der Urin nicht nachtropft und/oder verspritzt. Zudem darf der Ablassstutzen nicht mit dem Ablassgefäß oder dem Boden in Kontakt kommen. Das Ablassgefäß muss nach Benutzung desinfizierend gereinigt werden. Auch der Harnablassstutzen sollte nach Entleerung des Harnsammelbeutels mit einem alkoholischen Desinfektionsmittel wisch- oder sprühdesinfiziert werden.

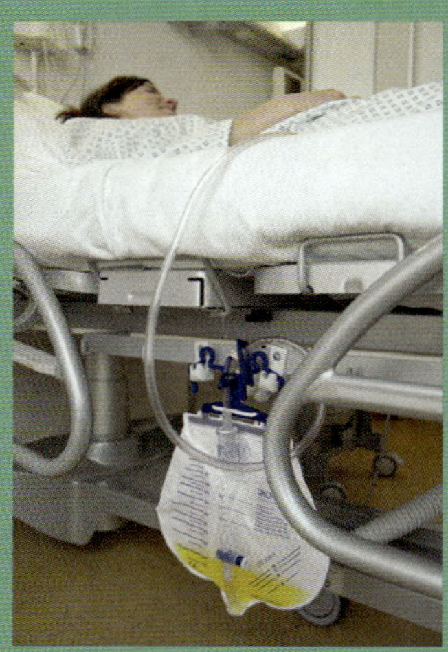

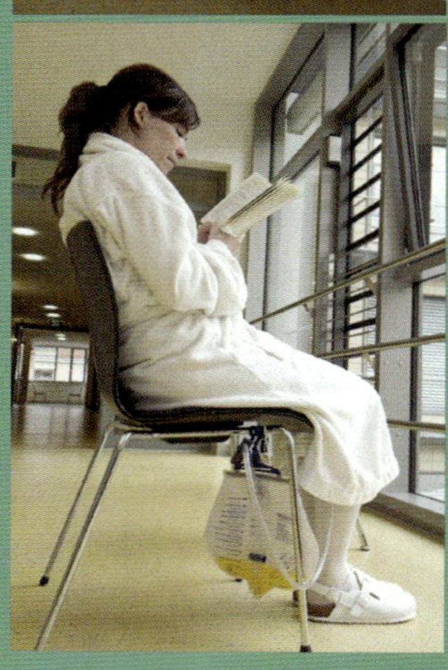

Abb. 1.202 Positionierung des Urinauffangbeutels unterhalb des Blasenniveaus in verschiedenen Körperpositionen. Der Ablassstutzen darf nicht mit dem Boden in Kontakt kommen.

Katheterhygiene

Reinigung. Der Genitalbereich sollte unter Verwendung von Einmalhandschuhen mit Wasser und einer milden Waschlotion ohne Zusatz antiseptischer Substanzen ein- bis zweimal täglich gewaschen werden. Auch hierbei sollten Manipulationen, vor allem Zug am Katheter, vermieden werden, um Urothelschäden vorzubeugen. Zudem bietet sich die Verwendung von Einwegmaterialien an.

Bei der Reinigung des Genitalbereiches muss eine Keimverschleppung verhindert werden. Dazu muss bei Frauen auf die Wischrichtung von der Symphyse zum Anus, bei Männern von der Harnröhrenmündung zur Kranzfurche geachtet werden.

Entfernung von Inkrustationen. Der katheterbedingte Fremdkörperreiz kann zu Inkrustationen (kristallartige Anlagerungen) im Bereich der Harnröhrenmündung führen, die wiederum die Ansiedelung von Bakterien ermöglicht. Inkrustationen können mit 3%iger Wasserstoffperoxid-Lösung (H_2O_2) und Gazetupfern vorsichtig entfernt werden.

Damit die Inkrustation durch Harnsalze möglichst reduziert wird, sollte die Harnausscheidung bei mindestens 1,5–2 l/24 Std. liegen. Daher sollte der Betroffene – sofern keine Kontraindikationen vorliegen – zu einer ausreichenden Flüssigkeitszufuhr motiviert werden.

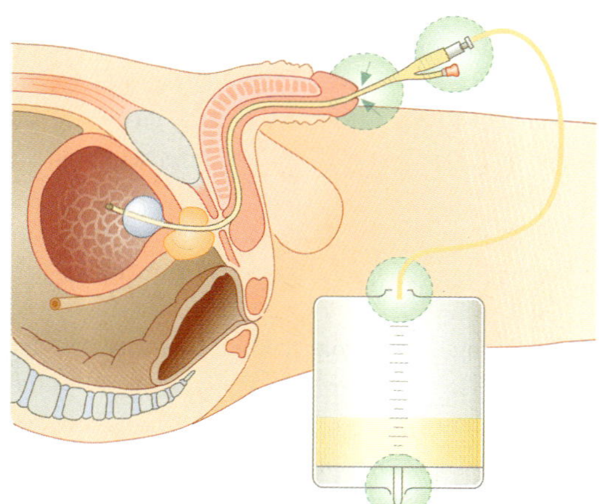

Abb. 1.201 Eintrittspforte für Bakterien: Harnröhrenmündung, Verbindung Katheter – Ablaufschlauch, Rückschlagventil des Urinbeutels, Ablassvorrichtung (nach Sökeland 1998).

Wechselintervalle

Blasenverweilkatheter sollten nicht in festen Intervallen, sondern bei Bedarf (z.B. bei Inkrustationen, Verschmutzung oder einem Verschluss des Katheters) gewechselt werden.

Obstipationsprophylaxe

Ziel der Obstipationsprophylaxe ist, gemeinsam mit dem Betroffenen Lebensweisen und Maßnahmen zu finden, die ihm langfristig geregelte Stuhlgangsgewohnheiten ermöglichen.

Bei bestehender Obstipation muss in erster Linie dafür gesorgt werden, dass der Darm entleert wird. Manchmal kann es erforderlich sein, mit rektalen Abführmaßnahmen zu unterstützen oder mit manuellem Ausräumen des Darmes einzugreifen (S. 594). Bei Stuhlsteinen im Rektum dürfen keine oralen Abführmaßnahmen durchgeführt werden, da sie lediglich Bauchkrämpfe auslösen und zudem das Problem der Obstipation nicht beseitigen würden.

Maßnahmen

Eine neue Obstipation kann verhindert werden durch:

- Erhöhung der Flüssigkeitszufuhr,
- Förderung der Bewegung,
- ballaststoffreiche Ernährung,
- Aufnahme abführender Lebensmittel und Laxanzien,
- Durchführen eines Entleerungstrainings,
- Durchführen einer Kolonmassage.

Erhöhung der Flüssigkeitszufuhr

Bei älteren Menschen ist die mangelnde Flüssigkeitsaufnahme ein häufiges Problem. Verschiedene Maßnahmen können die Lust aufs Trinken wesentlich steigern, z. B. durch:

- ansprechendes Geschirr (keine Plastikschnabelbecher),
- wohlschmeckende Getränke,
- Trinken in Gesellschaft oder angenehmer Umgebung (in sitzender Position),
- Benutzung größerer Tassen (z. B. für den morgendlichen Kaffee).

Förderung der Bewegung

Die Bewegung kann gefördert werden z. B. durch:

- aktive und passive Übungen, die die Bauch- und Beinmuskulatur trainieren,
- Gehübungen,
- kleinere Spaziergänge usw.

Ballaststoffreiche Ernährung

Ballaststofffe fördern die Verdauungstätigkeit. Wenn möglich sollten ballaststoffarme Nahrungsmittel ausgetauscht werden, z. B. durch Brot, Nudeln und Kuchen usw. aus Vollkorn. Das Zusetzen von Weizenkleie und Leinsamen empfiehlt sich beim älteren Menschen meist nicht, da es bei ungenügender Flüssigkeitsaufnahme zur Verschlimmerung der Obstipation kommen kann.

Zu berücksichtigen ist die besondere Situation des älteren Menschen, z. B. sein schlechtes Gebiss und die mangelnden Kaubewegungen. Hier empfehlen sich als Ergänzung oder Zwischenmahlzeit Joghurt, Buttermilch, eingeweichtes Müsli usw.

Abführende Lebensmittel und Laxanzien

Auch die Auswirkung der „Hausmittel" ist meist enorm, z. B.:

- Sauerkrautsaft,
- ein Glas Wasser auf nüchternen Magen,
- Bonbons oder Getränke, die mit Süßstoffen versetzt sind,
- trüber Apfelsaft usw.

Grundregeln. Bei der Einnahme von Laxanzien sollten zwei Grundregeln befolgt werden:

- Besser als die Gabe von Laxanzien nach Bedarf ist eine kontinuierliche (tägliche) Einnahme in geringer Dosierung! Dadurch wird der Stuhl weich gehalten und Verstopfungen, die dann wieder durch hohe Laxanziengaben in Durchfälle umgewandelt werden, verhindert.
- Von „natürlichen" Laxanzien, z. B. Abführtees, sollte Abstand genommen werden, da diese den Darm auf Dauer erheblich schädigen können.

Entleerungstraining

Hilfsbedürftige Bewohner in Altenpflegeheimen unterdrücken mitunter aus Bescheidenheit, vermeintlicher Rücksichtnahme auf das überlastete Pflegepersonal oder aus Abneigung gegen Nachtstuhl und Bettschüssel den Stuhldrang. Die Folge ist eine länger währende Obstipation. Zudem spielen hier die hemmenden Umgebungsfaktoren meist eine sehr große Rolle, z. B. das Nichtbeachten der Intimsphäre, ungemütliche Toiletten, die Kälte auf „gut belüfteten" Toiletten usw.

Unter Berücksichtigung der individuellen Stuhlgewohnheiten sollte ein geregelter Rhythmus angestrebt werden. Da die Darmbewegungen am Morgen oder nach dem Essen ganz physiologisch einsetzen, empfiehlt es sich, den Toilettengang zu diesen Zeiten durchzuführen. Mit dem Bewohner über die Bedeutung einer geregelten Stuhlentleerung zu sprechen, erleichtert ihm die Annahme von Hilfe auch in diesem Bereich.

Kolonmassage

Unterstützend eingesetzt kann diese Darmmassage gute Erfolge erzielen. Entlang des Verlaufes des Dickdarms wird, beginnend im rechten Unterbauch bis zum linken Unterbauch, mit massierenden Bewegungen die Darmtätigkeit gefördert. Sanfte drückende Bewegungen im linken Unterbauch können die Peristaltik massiv anregen (**Abb. 1.203**).

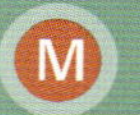

Eine neue Obstipation kann verhindert werden durch:

- *Erhöhung der Flüssigkeitszufuhr,*
- *Förderung der Bewegung,*
- *ballaststoffreiche Ernährung,*
- *Aufnahme abführender Lebensmittel und Laxanzien,*
- *Durchführen eines Entleerungstrainings,*
- *Durchführen einer Kolonmassage.*

P *Die abführende Eigenschaft von Milchzucker kann beim Nachsüßen von Speisen und Getränken positiv ausgenutzt werden. Zusätzlich sollten ballaststoffreiche Nahrungsmittel so aufbereitet werden, dass sie mühelos gegessen werden können. Eingeweichte Trockenpflaumen oder -feigen, passiert und mit Sahne verfeinert, ergeben einen sehr wohlschmeckenden Nachtisch!*

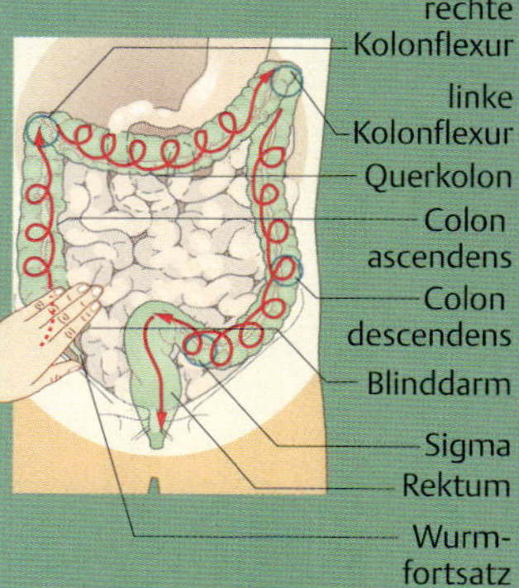

Abb. 1.203 Eine Darmmassage regt die Peristaltik des Dickdarms an (Lauber und Schmalstieg 2004).

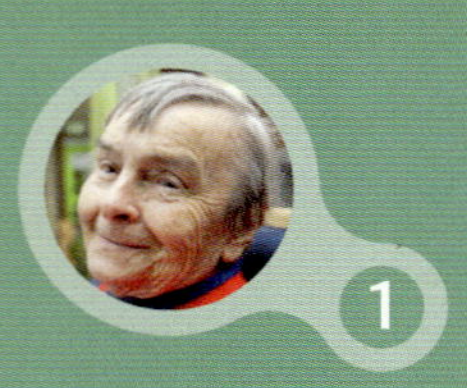

Prophylaxe von Mundschleimhautveränderungen

M Veränderungen an der Mundschleimhaut oder eine Entzündung der Ohrspeicheldrüse können bei einem alten Menschen die Ursache für Probleme beim Essen und Trinken sein.

Auf S. 160 werden die häufigsten Munderkrankungen, ihre Symptome und pflegerische Maßnahmen beschrieben.

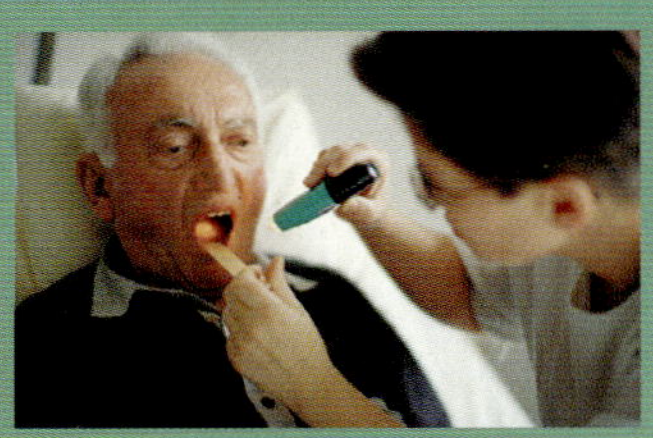

Abb. 1.204 Mundinspektion mithilfe von Spatel und Taschenlampe in sitzender Position.

„Der Mund ist eine höchst sensible Körperregion, eine Intimzone, in die nur besonders vertraute Menschen eindringen dürfen. Daher muss sich jede Pflegeperson darüber im Klaren sein, dass sie, wenn sie die Mundpflege durchführt, einen Tabubereich berührt und sich entsprechend verhalten. Gewaltsames Eindringen in den Mund verletzt nicht nur das Recht auf Selbstbestimmung, sondern auch die Würde des Betroffenen" (Hartwanger 1997).

Trockene aufgesprungene Lippen, trockene Schleimhaut, ein borkiger Zungenbelag oder die Entzündung der Ohrspeicheldrüse können das Befinden eines alten Menschen sehr beeinträchtigen. Probleme beim Essen und Trinken können hier ihre Ursache haben.

Ursachen

Schleimhäute sind Epithelgewebe, die u. a. den Verdauungstrakt des Menschen auskleiden. Die Zellen halten die Mundschleimhaut durch Drüsensekrete (Speicheldrüsen) feucht und haben eine sehr hohe Zellteilungsrate, d. h. sie erneuern sich ständig. In der Teilungsphase reagieren die Zellen sehr empfindlich auf Reize aller Art. Außerdem ist die Schleimhaut in der Mundhöhle sehr dünn.

Ursachen für Veränderungen im Mundraum sind:

- Entzündung der Mundschleimhaut, oft als Begleiterscheinung z. B. einer fiebrigen Erkrankung,
- Dehydratation / Flüssigkeitsmangel,
- verstärkte Mundatmung,
- keine orale Ernährung (PEG),
- verminderter Speichelfluss/behinderter Speichelabfluss,
- Immunschwäche/schlechter Allgemeinzustand,
- Pilzinfektion (Candida albicans),
- Begleiterscheinung von onkologischen Erkrankungen und Verdauungsstörungen,
- mangelnde Mundhygiene,
- Virusinfektion bei Immunschwäche, Stress oder Fieber,
- Verletzungen durch schlecht sitzende Prothesen,
- Entzündungen von verbliebenen Zähnen.

Risikofaktoren

Besonders gefährdet sind alte Menschen mit:

- gestörter Nahrungsaufnahme, Appetitlosigkeit und fehlendem Speichelfluss,
- schlecht sitzenden Prothesen oder lückenhaften Zähnen,
- Schluckstörungen, mit Ernährung über Sondennahrung,
- geschwächter Abwehrlage, wie z. B. bei Diabetes mellitus, Krebs, AIDS,
- überwiegender Mundatmung und Mundtrockenheit,
- Medikamentenbehandlung wie z. B. Psychopharmaka, Diuretika, Zytostatika, Antibiotika.

Pflegeziel

Die Mundhöhle soll frei von Speiseresten, Läsionen (Hautverletzungen) und Belägen sein. Die Mundschleimhaut ist feucht und intakt.

Maßnahmen

Die regelmäßige Mundinspektion bei schwerstpflegebedürftigen Menschen ist ein bedeutender Bestandteil der pflegerischen Tätigkeit (**Abb. 1.204**). Viele Erkrankungen im Mundraum können das Immunsystem nachhaltig schwächen und besonders bei alten multimorbiden Menschen Komplikationen nach sich ziehen.

Bei gefährdeten Personen muss besonders auf die Pflege des Mundes und der Lippen geachtet werden, um zusätzliche Komplikationen zu vermeiden. Die Mundschleimhaut muss durch häufiges Trinken möglichst feucht gehalten werden. Lieblingsgetränke, z. B. Fruchtsäfte oder Tees (aus der Biografie ermittelt), werden i. d. R. eher angenommen und können diese Anforderungen auch erfüllen.

Mundinspektion. Die tägliche Beobachtung der Mundhöhle und der Lippen ist Bestandteil der pflegerische Anamnese. Dabei kann eine Checkliste hilfreich sein (**Abb. 1.205**). Inspiziert werden:

- Zähne,
- Zahnfleisch,
- Lippen,
- Innenflächen der Wangentaschen, des Gaumens und des Mundbodens,
- Zunge,
- Zustand der künstlichen Zähne,
- Sauberkeit des Mundes,
- Lymphknoten.

Die Mundinspektion und -pflege sollte wenn möglich im Sitzen, am Waschbecken oder im Bett erfolgen. Ressourcen der Betroffenen können so besser genutzt werden.

Mundpflege. Bei der Bewegungsplanung ist dazu ausreichend Zeit für ein aufrechtes Sitzen bei der Mundpflege zu planen. Dabei ist besondere Sorgfalt und Sensibilität durch die Pflegenden erforderlich. Die Mundpflege ist dabei möglichst mit vertrauten Zahnbürsten oder mit Tupfern durchzuführen. Spitze oder harte Instrumente, wie Zangen oder Klemmen sollten nicht mehr eingesetzt werden.

Nasengänge freihalten. Verlegte Nasengänge, z. B. durch Schnupfen oder die Einlage transnasaler Magensonden, behindern die Nasenatmung und führen zu einer verstärkten Mundatmung mit trockener Mundschleimhaut und einem erhöhten Risiko für Veränderungen der Mundschleimhaut.

Checkliste zur Inspektion der Mundhöhle

Name: *Müller* Vorname: *Anna* Blatt-Nr.: *1*

Datum:	*20.01.2005*	*21.01.2005*	*22.01.2005*	*23.01.2005*
Lippen	☒ rosig ☒ geschmeidig ☐ blass ☐ trocken ☐ spröde ☐ rissig ☐ Krusten ☐ Bläschen	☒ rosig ☐ geschmeidig ☐ blass ☒ trocken ☐ spröde ☐ rissig ☐ Krusten ☐ Bläschen	☐ rosig ☐ geschmeidig ☐ blass ☐ trocken ☐ spröde ☒ rissig ☐ Krusten ☐ Bläschen	☐ rosig ☐ geschmeidig ☐ blass ☐ trocken ☐ spröde ☒ rissig ☐ Krusten ☐ Bläschen
Mund	☒ rosig ☐ feucht ☐ trocken ☐ blass ☐ gerötet ☐ stark gerötet ☐ geschwollen ☐ offene Stellen ***Beläge:*** ☐ weiß ☐ gelb ☐ braun	☒ rosig ☐ feucht ☐ trocken ☐ blass ☐ gerötet ☐ stark gerötet ☐ geschwollen ☐ offene Stellen ***Beläge:*** ☐ weiß ☐ gelb ☐ braun	☐ rosig ☐ feucht ☐ trocken ☐ blass ☐ gerötet ☐ stark gerötet ☐ geschwollen ☐ offene Stellen ***Beläge:*** ☒ weiß ☐ gelb ☐ braun	☐ rosig ☐ feucht ☐ trocken ☐ blass ☐ gerötet ☐ stark gerötet ☐ geschwollen ☐ offene Stellen ***Beläge:*** ☒ weiß ☐ gelb ☐ braun
Zunge	☐ rosig ☐ feucht ☒ aufgeraut ☐ furchig ☐ Bläschen ☐ offene ☐ wunde Stellen ***Beläge:*** ☐ weiß ☐ gelb ☐ braun ☐ Borken	☐ rosig ☐ feucht ☒ aufgeraut ☐ furchig ☐ Bläschen ☐ offene ☐ wunde Stellen ***Beläge:*** ☐ weiß ☐ gelb ☐ braun ☐ Borken	☐ rosig ☐ feucht ☐ aufgeraut ☐ furchig ☐ Bläschen ☐ offene ☐ wunde Stellen ***Beläge:*** ☒ weiß ☐ gelb ☐ braun ☐ Borken	☐ rosig ☐ feucht ☐ aufgeraut ☐ furchig ☐ Bläschen ☐ offene ☐ wunde Stellen ***Beläge:*** ☒ weiß ☐ gelb ☐ braun ☒ Borken
Zahnfleisch	☒ rosig ☒ straff ☐ blass ☐ stark gerötet ☐ geschwollen ***Beläge:*** ☐ leicht ☐ stark ☐ geronnen	☒ rosig ☒ straff ☐ blass ☐ stark gerötet ☐ geschwollen ***Beläge:*** ☐ leicht ☐ stark ☐ geronnen	☐ rosig ☐ straff ☐ blass ☒ stark gerötet ☐ geschwollen ***Beläge:*** ☐ leicht ☐ stark ☐ geronnen	☐ rosig ☐ straff ☐ blass ☒ stark gerötet ☐ geschwollen ***Beläge:*** ☐ leicht ☐ stark ☐ geronnen
Speichel	☐ ausreichend ☒ verringert ☐ vermehrt ☐ dünnflüssig ☐ zäh	☐ ausreichend ☒ verringert ☐ vermehrt ☐ dünnflüssig ☐ zäh	☐ ausreichend ☒ verringert ☐ vermehrt ☐ dünnflüssig ☐ zäh	☐ ausreichend ☒ verringert ☐ vermehrt ☐ dünnflüssig ☐ zäh
Rachen	☒ rosig ☐ gerötet ☐ Kratzen im Hals ***Schlucken:*** ☐ schmerzhaft ☐ kaum möglich	☐ rosig ☐ gerötet ☒ Kratzen im Hals ***Schlucken:*** ☐ schmerzhaft ☐ kaum möglich	☐ rosig ☒ gerötet ☒ Kratzen im Hals ***Schlucken:*** ☐ schmerzhaft ☐ kaum möglich	☐ rosig ☒ gerötet ☐ Kratzen im Hals ***Schlucken:*** ☒ schmerzhaft ☐ kaum möglich
Sprache	☒ klar ☐ belegt ☐ heiser ☐ schmerzhaft ☐ kaum möglich	☒ klar ☐ belegt ☐ heiser ☐ schmerzhaft ☐ kaum möglich	☐ klar ☒ belegt ☐ heiser ☐ schmerzhaft ☐ kaum möglich	☐ klar ☒ belegt ☐ heiser ☐ schmerzhaft ☐ kaum möglich
PP Unterschrift	*Hél*	*Hél*	*Hél*	*Hél*

Abb. 1.205 Checkliste zur Inspektion und Dokumentation des Zustandes der Mundhöhle (nach Bodenmüller-Kroll 2001).

Auch bei angeschwollenen Nasenschleimhäuten ist grundsätzlich auf eine ausreichende Flüssigkeitszufuhr zu achten, wodurch zähes Sekret flüssiger wird. Sie können angefeuchtet werden, ggf. lassen sich Borken und Krusten dadurch auch lösen. Eine Übersicht bietet die Leitlinie zur Mundpflege (Projektgruppe Evidence-based Nursing Südtirol/ Alto Adige 2008).

Literatur:

Gottschalk T. Mundhygiene und spezielle Mundpflege. Praxishandbuch für Pflegende und Dentalhygienikerinnen. Bern: Hans Huber; 2007

Projektgruppe Evidence-based Nursing Südtirol/Alto Adige. Leitlinie Mundpflege. http://www.ebn.bz.it/

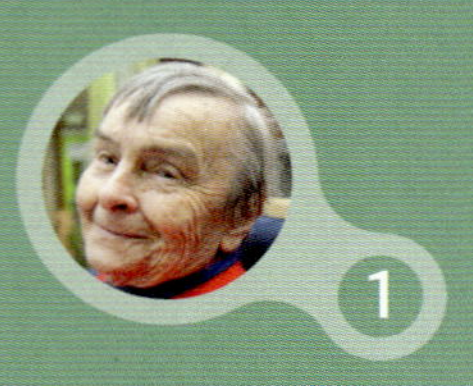

D *Unter **Harninkontinenz** versteht man jeden unwillkürlichen Verlust von Harn.*

M *Mithilfe des Expertenstandards soll das individuell höchstmögliche Maß an Kontinenz mit der größtmöglichen Selbstständigkeit für den alten Menschen erreicht werden. Dazu werden frühzeitig gefährdete und betroffene Patienten/Bewohner erkannt und gemeinsam Maßnahmen zum Erhalt oder zur Förderung der Kontinenz vereinbart.*

Kontinenzförderung

B *Herr Krause ist 76 Jahre alt und lebt seit einem Jahr im Seniorenstift am Schlossberg. Er leidet an der Parkinson-Krankheit und ist geistig fit. Dank seiner Parkinsonmedikamente kann er langsam gehen. Trotz eines Tremors (Zittern) in den Händen ist Herr Krause weitgehend selbstständig. In letzter Zeit trifft ihn die Altenpflegerin Frau Maier mehrmals verärgert und mit durchnässter Unterwäsche an, während er gerade eine neue Hose aus dem Schrank holt. Er hatte sich auf den Weg zur Toilette gemacht, doch der Urin ging ab, bevor er diese erreicht hatte. Auch im Bad kommt er schlecht zurecht, da es sehr eng ist und ein Regal den direkten Weg zur Toilette verstellt, was ihn viel Zeit kostet, da er einen äußerst starken Harndrang verspürt.*

Häufig wird Inkontinenz vom Betroffenen selbst als normale „Alterserscheinung" gesehen, die er hinnehmen muss. Inkontinenz ist jedoch kein Schicksal. Sie kann medizinisch und pflegerisch sehr gut therapiert werden, wenn sie frühzeitig erkannt und sorgfältig diagnostiziert wird.

Expertenstandard Kontinenzförderung

Durch eine Orientierung am Expertenstandard in pflegerischen Einrichtungen soll die Kontinenz bei jedem Patienten/Bewohner mit Kontinenzproblemen erhalten oder gefördert werden. Mithilfe des Expertenstandards soll das individuell höchstmögliche Maß an Kontinenz mit der größtmöglichen Selbstständigkeit für den alten Menschen erreicht werden. Dazu werden frühzeitig gefährdete und betroffene Patienten/Bewohner erkannt und gemeinsam Maßnahmen zum Erhalt oder zur Förderung der Kontinenz vereinbart.

Präambel

Harninkontinenz ist ein weit verbreitetes Problem, das in allen Altersstufen mit steigendem Risiko im Alter auftreten kann und statistisch gesehen überwiegend Frauen und ältere Menschen beiderlei Geschlechts betrifft. Demzufolge befassen sich auch die meisten Studien mit diesen beiden Personengruppen, wobei ältere Männer wissenschaftlich schlechter untersucht sind als Frauen. Konkrete Zahlen zur Prävalenz von Inkontinenz zu nennen ist schwer, da es sich um ein ausgesprochen schambehaftetes, mit Vorurteilen besetztes Thema handelt. Viele von Inkontinenz betroffene Menschen suchen keine professionelle Hilfe, um ihr Leiden zu verheimlichen oder weil sie glauben, es gehört zum normalen Alterungsprozess dazu.
Der Expertenstandard Kontinenzförderung befasst sich mit der Harnkontinenz bei erwachsenen Patienten und Bewohnern, die inkontinent sind oder zu einer Risikogruppe für die Entwicklung einer Inkontinenz gehören. In Anlehnung an die „International Continence Society" ist Harninkontinenz jeglicher, unwillkürlicher Harnverlust. Unter Kontinenz versteht die Expertengruppe die Fähigkeit, willkürlich und zur passenden Zeit an einem geeigneten Ort, die Blase zu entleeren. Kontinenz beinhaltet weiterhin die Fähigkeit, Bedürfnisse zu kommunizieren, um Hilfestellungen zu erhalten, wenn Einschränkungen beim selbstständigen Toilettengang bestehen. Der ebenfalls sehr wichtige Bereich der Stuhlinkontinenz wurde im Standard nicht berücksichtigt, da die einzuleitenden Maßnahmen sehr unterschiedlich sind. Auch die sehr spezielle Pflege von Betroffenen mit einem Urostoma konnte hier nicht mit einbezogen werden, ohne Gefahr zu laufen, wichtige Aspekte vernachlässigen zu müssen.
Der Expertenstandard Kontinenzförderung richtet sich an Pflegekräfte in Einrichtungen der ambulanten Pflege, der Altenhilfe und der stationären Gesundheitsversorgung. Gerade beim Thema der Inkontinenz gibt es aber auch zunehmend Beratungsangebote außerhalb dieser Settings, z.B. in Kontinenz-Beratungsstellen oder Sanitätshäusern, die ebenfalls von Pflegekräften durchgeführt werden. Auch in diesen Settings kann der Expertenstandard von Pflegekräften berücksichtigt werden, eine erfolgreiche Umsetzung hängt aber von der Kontinuität der pflegerischen Betreuung in diesen Bereichen ab.
Dem Expertenstandard liegt eine ausreichende Recherche der internationalen und nationalen Literatur von 1990 bis 2004 zugrunde. Die Literatur zeigte kein einheitliches Bild, und nicht jede empirische Untersuchung war methodisch akzeptabel. Deutlich wurde, dass Untersuchungen zur Kontinenzförderung aufgrund der multifaktoriellen Ursachen der Inkontinenz kaum ein vergleichbares Bild zeigen. Dies trifft auf die Stichprobenbildung, das Interventionsdesign und die Ergebniskriterien zu. Bestimmte Themengebiete sind zu wenig erforscht, jedoch aus Sicht der professionellen Pflege von Bedeutung. Hier kam den Mitgliedern der Expertenarbeitsgruppe aufgrund ihrer Kompetenz eine bedeutende Rolle zu, indem sie in diesen Fällen ein Expertenurteil fällten.
Der Expertenstandard fokussiert auf Erkennung und Analyse des Problems, Erhebungsmethoden, die Einschätzung unterschiedlicher Kontinenzprofile und verschiedene Interventionsmöglichkeiten. Dabei haben das Erleben und die subjektive Sicht der Betroffenen eine große Bedeutung. Harnkontinenz ist immer noch gesellschaftlich tabuisiert. Harninkontinenz und Kontinenzförderung betreffen intime Bereiche. Professionelles Handeln zu dieser Problematik erfordert Einfühlungsvermögen und Orientierung am individuellen Fall, und es gilt unter allen Umständen, das Schamempfinden der Betroffenen zu schützen. Hierzu gehört zum einen ein angemessener Sprachgebrauch, der berücksichtigt, dass es sich um Erwachsene handelt und Begriffe aus der Säuglingspflege wie „trockenlegen", „pampern" oder „windeln" vermeidet. Zum anderen bedarf es vor der Einbeziehung der Angehörigen unbedingt der Rücksprache mit dem Patienten und Bewohner, da dieser möglicherweise nicht wünscht, dass seine Angehörigen informiert werden. Auch wenn die Nicht-Einbeziehung der Angehörigen zu großen Problemen bei einer kontinuierlichen Umsetzung führen kann, muss dieser Wunsch berücksichtigt werden. Harninkontinenz kann für (pflegende) Angehörige aus unterschiedlichen Gründen (z.B. durch das Empfinden von Scham und Ekel) belastet sein und zu einer Veränderung der Beziehungen zwischen Angehörigen und Betroffenen führen.
Die Einführung der Umsetzung des Expertenstandards erfordert ein interdisziplinäres Vorgehen. Besonders bei der Einschätzung der Harninkontinenz müssen professionell Pflegende und Ärztinnen und Ärzte eng zusammenarbeiten. Bei bestimmten Problemlagen gilt dies auch für die Auswahl erforderlicher Interventionen. Der vorliegende Expertenstandard orientiert sich an der Logik professionellen Handelns, er kann jedoch nicht vorschreiben, wie dieses Handeln in jedem Fall und unter spezifischen institutionellen Bedingungen umgesetzt wird. Hier kommt dem jeweiligen Management die Aufgabe zu, für eindeutige und effektive Verfahrensregelungen Sorge zu tragen. Zusätzlich ist es erforderlich, dass einerseits professionell Pflegende die Pflicht haben, sich Wissen zu dem multidimensionalen Themenbereich Harninkontinenz und Kontinenzförderung anzueignen und dass andererseits das Management hierfür geeignete Bedingungen schafft.

Abb. 1.206 Expertenstandard zur Förderung der Harnkontinenz (Hrsg.: Deutsches Netzwerk für Qualitätssicherung in der Pflege (DNQP), 2006. Expertenteam: Thomas Bölker, Katja Boguth, Antje Braumann, Barbara Friesel, Daniela Hayder, Dorothea Kramß, Elke Kuno, Elke Müller, Margit Müller, Susi Saxer, Wilfried Schnepp, Gisele Schön.

Expertenstandard Förderung der Harnkontinenz in der Pflege (Stand: Januar2006)

Standardaussage:
Bei jedem Patienten und Bewohner wird die Harnkontinenz erhalten oder gefördert. Identifizierte Harnkontinenz wird beseitigt, weitestgehend reduziert bzw. kompensiert.

Begründung: Harninkontinenz ist ein weit verbreitetes pflegerelevantes Problem. Für die betroffenen Menschen ist sie häufig mit sozialem Rückzug, sinkender Lebensqualität und steigendem Pflegebedarf verbunden. Durch frühzeitige Identifikation von gefährdeten Patienten und Bewohnern und der gemeinsamen Vereinbarung von spezifischen Maßnahmen kann dieses Problem erheblich positiv beeinflusst werden. Darüber hinaus können durch Inkontinenz hervorgerufene Beeinträchtigungen reduziert werden.

Struktur	Prozess	Ergebnis
Die Pflegefachkraft **S1** – verfügt über die Kompetenz zur Identifikation von Risikofaktoren und Anzeichen für eine Harninkontinenz.	**Die Pflegefachkraft** **P1** – identifiziert im Rahmen der pflegerischen Anamnese Risikofaktoren und Anzeichen für eine Harninkontinenz. – wiederholt die Einschätzung bei Veränderung der Pflegesituation und in individuell festzulegenden Zeitsbständen.	**E1** – Risikofaktoren und Anzeichen für eine Harninkontinenz sind identifiziert.
S2a – **Die Einrichtung** verfügt über eine interprofessionell geltende Verfahrensregelung zu Zuständigkeiten und Vorgehensweisen im Zusammenhang mit der Förderung der Harnkontinenz bzw. Kompensation der Inkontinenz und stellt sicher, dass die erforderlichen Instrumente zur Einschätzung und Dokumentation zur Verfügung stehen. **S2b** – **Die Pflegefachkraft** verfügt über die erforderliche Kompetenz zur differenzierten Einschätzung bei Problemen mit der Harnkontinenz.	**P2** – führt bei Vorliegen von Kontinenzproblemen eine differenzierte Einschätzung (z. B. auf der Grundlage eines zielgruppenspezifischen Miktionsprotokolls) durch bzw. koordiniert in Absprache mit dem behandelnden Arzt erforderliche diagnostische Maßnahmen.	**E2** – Eine differenzierte Einschätzung der Kontinenzsituation und eine Beschreibung des individuellen Kontinenzprofils liegen vor.
S3a – **Die Einrichtung** hält die erforderlichen Materialien zur Beratung bei Problemen mit der Harnkontinenz (z. B. anatomische Modelle, Informationsbroschüren, Hilfsmitttel) vor. **S3b** – **Die Pflegefachkraft** verfügt über Beratungskompetenz zur Vorbeugung, Beseitigung, Verringerung oder Kompensation von Harninkontinenz.	**P3** – informiert den Patienten, Bewohner und ggf. seine Angehörigen über das Ergebnis der pflegerischen Einschätzung und bietet in Absprache mit den beteiligten Berufsgruppen eine ausführliche Beratung zur Kontinenzerhaltung oder -förderung und ggf. zur Kompensation einer Inkontinenz an. Darüber hinaus werden dem Patienten und Bewohner weitere interne und externe Ansprechpartner genannt.	**E3** – Der Patient, Bewohner und ggf. seine Angehörigen kennen geeignete Maßnahmen zur Kontinenzförderung und zur Vermeidung von bzw. zum Umgang mit einer Inkontinenz.
S4 – **Die Pflegefachkraft** verfügt über Steuerungs- und Planungskompetenz zur Umsetzung von kontinenzfördernden Maßnahmen bzw. zur Kompensation der Harninkontinenz.	**P4** – plant unter Einbeziehung der beteiligten Berufsgruppen mit dem Patienten und Bewohner und ggf. mit seinen Angehörigen individuelle Ziele und Maßnahmen zur Förderung der Harnkontinenz bzw. zur Kompensation der Harninkontinenz und zur Vermeidung von Beeinträchtigungen.	**E4** – Ein Maßnahmenplan zum Erhalt oder Erreichen des angestrebten Kontinenzprofils liegt vor.
S5 – **Die Einrichtung** sorgt für eine bedarfsgerechte Personalplanung, ein Kontinenz förderndes Umfeld (z. B. Erreichbarkeit, Zugänglichkeit, Nutzbarkeit von Toiletten, Wahrung der Intimsphäre), geschlechtsspezifische Ausscheidungshilfen und Hilfsmittel zur Kompensation von Inkontinenz (z. B. aufsaugende Hilfsmittel, Kondomurinale).	**P5** – koordiniert die multidisziplinäre Behandlung (z. B. durch Ärzte, Hebammen, Physiotherapeuten, Psychologen) und sorgt für eine kontinuierliche Umsetzung des Maßnahmenplans. Auf die Bitte um Hilfe bei der Ausscheidung wird unverzüglich reagiert.	**E5** – Maßnahmen, Umfeld und Hilfsmittel sind dem individuellen Unterstützungsbedarf des Patienten und Bewohners bei der Ausscheidung angepasst.
S6 – **Die Pflegefachkraft** verfügt über die Kompetenz, die Effektivität der Maßnahmen zum Erhalt und zur Förderung der Kontinenz sowie zur Kompensation der Inkontinenz zu beurteilen.	**P6** – überprüft in individuell festgelegten Abständen den Erfolg der Maßnahmen und entscheidet gemeinsam mit dem Patienten und Bewohner, seinen Angehörigen und den beteiligten Berufsgruppen über deren Fortführung bzw. Modifikation.	**E6** – Das angestrebte Kontinenzprofil ist erreicht bzw. das bisherige erhalten. Für den Patienten und Bewohner ist das individuell höchstmögliche Maß an Harnkontinenz mit der größtmöglichen Selbstständigkeit sichergestellt.

Abb. 1.206 Fortsetzung

Risikofaktoren für die Entstehung einer Harninkontinenz

Bei der Entwicklung einer Harninkontinenz spielen, laut Expertengruppe des DNQP, sowohl patientenabhängige als auch umgebungsbedingte Risikofaktoren eine wichtige Rolle.

Patientenabhängige Risikofaktoren

- kognitive Einschränkungen,
- körperliche Einschränkungen,
- Alter,
- Erkrankungen, z. B. Schlaganfall, Multiple Sklerose, Morbus Parkinson, Demenz, Diabetes mellitus,

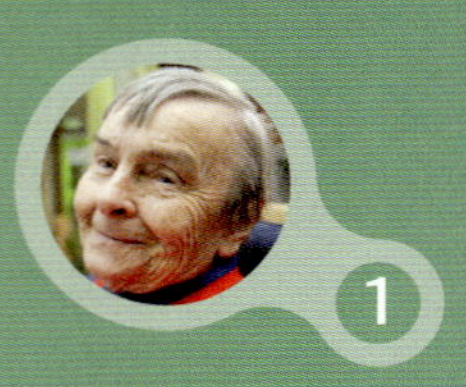

Ergänzen Sie Ihr Wissen, indem Sie das Kapitel „Ausscheiden können" auf S. 178 lesen. Die Beschreibung der verschiedenen Inkontinenzformen finden Sie auf S. 185.

Pflegeanamnese Inkontinenz. *Folgende Fragen sind bspw. möglich: Beim Verdacht auf eine Dranginkontinenz: „Können Sie den Harndrang schwer unterdrücken?"; beim Verdacht auf eine Stressinkontinenz: „Verlieren Sie beim Husten Urin?" und in Bezug auf die Umgebung: „Können Sie die Toilette gut erreichen? Können Sie Ihre Kleidung schnell genug öffnen?".*

Das Miktionsprotokoll ist Teil der pflegerischen Anamnese. Darin werden z. B. Inkontinenzereignisse, Anzahl und Art der Toilettengänge, Miktionsmenge und Flüssigkeitszufur eingetragen.

- Medikamente, z. B. Diuretika, Anticholinerika, Antihistaminika, Antidepressiva, Neuroleptika, Kalziumantagonisten, Opiate
- Harnwegsinfektionen,
- Obstipation,
- Belastung des Beckenbodens, z. B. durch Schwangerschaft, Entbindung, Adipositas,
- Östrogenmangel,
- Veränderung der Prostata/Operation der Prostata.

Umgebungsbedingte Risikofaktoren

- schlecht beschilderte und schlecht beleuchtete Toiletten,
- verschmutzte Toiletten,
- fehlende Haltegriffe und/oder Toilettensitzerhöhung,
- weite Wege,
- Barrieren z. B. Türschwellen,
- enge Türen,
- unpraktische Kleidung.

Einschätzung der individuellen Kontinenzsituation

Bestehen Risikofaktoren und Anzeichen einer Inkontinenz, werden weitere Informationen gesammelt.

Pflegerische Anamnese

Die Pflegefachkraft sammelt Informationen zur Kontinenz. Dabei muss äußerst diskret vorgegangen werden. Eine gewisse Vertrauensbasis sollte vorhanden sein.

Beobachten und Befragen des Betroffenen

Zunächst erkundigt sie sich danach, wie lange die Inkontinenz schon besteht, wie der Betroffene bisher damit umgegangen ist, und ob und ggf. welche Hilfsmittel er bereits benutzt. Bei Fragen nach den Symptomen orientiert sie sich an den in **Tab. 1.17** auf S. 185 genannten Symptomen für die verschiedenen Formen der Inkontinenz.

Einschätzen der körperlichen und geistigen Fähigkeiten

Wichtig sind Informationen darüber, ob der Betroffene sicher zur Toilette gehen kann, inwiefern er im Bereich Ausscheiden selbstständig ist und ob die kognitiven Voraussetzungen dafür vorhanden sind. Zur besseren Einschätzung können geriatrische Assessmentinstrumente verwendet werden, z. B. der Barthel-Index (S. 143).

Erstellen eines Miktionsprotokolls

Bei einem Miktionsprotokoll wird die Häufigkeit der Ausscheidungen mit genauer Angabe der Uhrzeit, die ungefähre Menge, unfreiwilliger Urinabgang (hier „nass") oder kontrollierte Urinausscheidung (hier „trocken") auf einem Vordruck eingetragen (**Abb. 1.207**). Parallel dazu wird die getrunkene Flüssigkeitsmenge notiert. Unter „Bemerkungen" können weitere Beobachtungen notiert werden, wie „Bewohner hat sich selbst gemeldet", „Klient ging selbstständig zur Toilette" oder „Bewohner eingenässt im Bett vorgefunden". Ein über 72 Stunden geführtes Miktionsprotokoll liefert bereits brauchbare Ergebnisse. Orientierte Bewohner/Patienten können das Protokoll nach genauer Erklärung selbst führen.

Beschreiben des individuellen Kontinenzprofils

Die Experten haben 6 Kontinenzprofile entwickelt, die den aktuellen Umgang des alten Menschen mit seinem Kontinenzproblem darstellen (DNQP, Expertenarbeitsgruppe Förderung der Harnkontinenz 2006):

- **Kontinenz**: kein unwillkürlicher Harnverlust, keine personelle Unterstützung notwendig, keine Hilfsmittel
- **unabhängig erreichte Kontinenz**: kein unwillkürlicher Harnverlust, keine personelle Unterstützung notwendig, selbstständige Durchführung von Maßnahmen
- **abhängig erreichte Kontinenz**: kein unwillkürlicher Harnverlust, personelle Unterstützung bei der Durchführung von Maßnahmen notwendig
- **unabhängig kompensierte Inkontinenz**: unwillkürlicher Harnverlust, keine personelle Unterstützung bei der Versorgung mit Hilfsmitteln
- **abhängig kompensierte Inkontinenz**: unwillkürlicher Harnverlust, personelle Unterstützung bei der Inkontinenzversorgung ist notwendig
- **nicht kompensierte Inkontinenz**: unwillkürlicher Harnverlust, personelle Unterstützung und therapeutische bzw. Versorgungsmaßnahmen werden nicht in Anspruch genommen

Koordination notwendiger Diagnostik durch andere Berufsgruppen

Fast immer ist z. B. eine Restharnbestimmung durch eine Sonografie oder die Bestimmung von Laborwerten (z. B. U-Status, PSA, Kreatinin) notwendig. In den meisten Fällen ist eine weitergehende medizinische Abklärung der Ursachen der Inkontinenz sinnvoll. Auch andere Berufsgruppen können einbezogen werden, z. B. eine Physiotherapeutin bei einer Schwäche des Beckenbodens.

Maßnahmen zur Erhaltung bzw. zur Förderung der Kontinenz

Allgemeine Maßnahmen

Folgende allgemeinen Maßnahmen können sowohl zur Behandlung als auch zur Prävention von Harninkontinenz eingesetzt werden:

- angepasste Ernährung,

Fremdeinshätzung					Name:				Zeitraum:	
		Getränke		Toilettengang					Inkontinenz/-ereignis	Miktionsmenge
Uhrzeit	Hz.	Art	Menge	Selbständig	Hife angefordert	Aufgefordert	Hilfsmittel	nasse Vorlage	Ursache, Situation (z.B. Hunger/ Aufregung, bzw. Drang)	ml
07:										
08:										
09:										
10:										
11:										
12:										
13:										

Art der Vorlage:
Größe der Vorlage:
Bemerkungen:

Hilfsmittel:
T = Toilettenstuhl
U = Urinflasche
S = Steckbecken

nasse Vorlage:
X = kleine Menge
XX = mittlere Menge
XXX = große Menge
KN = Kleidung nass

Abb. 1.207 Miktionsprotokoll. Ausschnitt eines Miktionsprotokolls (mit freundlicher Genehmigung der Kontinenzberatungsstelle am Krankenhaus Bethanien - Geriatrisches Zentrum Heidelberg).

- körperliches und kognitives Training zur Erhaltung der Bewegungsfähigkeit und geistiger Fähigkeiten,
- psychosoziale Betreuung und Einbeziehen der Angehörigen.

Kontinenztrainingsprogramme

Voraussetzung ist eine abgeschlossene medizinische Diagnostik der Harninkontinenz, eine Absprache mit dem Arzt, welches Training sich für welche Inkontinenzform eignet, und eine infektfreie Blase.

Beckenbodentraining

Durch gezielte Beckenbodengymnastik wird die Beckenbodenmuskulatur gestärkt und dadurch die Kontinenz gefördert bzw. die Inkontinenzsymptomatik verbessert (**Abb. 1.208**).

Indikation. Selbstständige, körperlich und geistig weitgehend gesunde und motivierte Menschen mit Stressinkontinenz, evtl. auch Dranginkontinenz.

Toilettentraining

Ziel unterschiedlichen Toilettentrainings ist es, die Blase an eine Entleerung zu bestimmten Zeiten zu gewöhnen und so in den dazwischen liegenden Zeiträumen eine Kontinenz für den Betroffenen zu erreichen.

Indikation. Sowohl selbstständige Menschen als auch Menschen, bei denen eine gewisse Mobilität vorhanden ist und Einschränkungen im kognitiven Bereich vorliegen.

Ärztliche Maßnahmen

An ärztlichen Maßnahmen kommen in Betracht:

- Prüfen der gesamten Medikation des alten Menschen unter dem Blickwinkel der Wirkung der Medikamente auf die Urinausscheidung; ggf. Änderung der Medikamentenverordnungen,
- Therapie der die Inkontinenz verursachenden Erkrankungen (z. B. Diabetes mellitus),
- Therapie körperlicher (v. a. die Mobilität betreffend) und geistiger Einschränkungen (z. B. Gabe von Antidementiva, Psychopharmaka zur besseren Orientierung).

Gestaltung einer kontinenzfördernden Umgebung

Die Toilette sollte schnell und ohne Stolperfallen erreichbar sein. Am besten ist eine Nasszelle im Zimmer. Sie soll deutlich gekennzeichnet und nachts ausreichend beleuchtet sein, sodass der alte Mensch sie ohne Schwierigkeiten finden kann. Die Toilette muss so hoch sein, dass der Betroffene sich möglichst selbstständig setzen und erheben kann. Eine Toilettensitzerhöhung und das Anbringen von Handgriffen und Stützen sind darum oft sinnvoll (**Abb. 1.209**). Bei Bedarf wird ein Toilettenstuhl neben das Bett gestellt oder Urinflasche und Steckbecken in greifbarer Nähe bereitgehalten. Wichtig ist auch, dass der alte Mensch Kleidung trägt, die er schnell öffnen kann.

Hilfsmittel zur Kompensation von Inkontinenz

Zur Kompensation einer Inkontinenz können verschiedene Hilfsmittel eingesetzt werden:

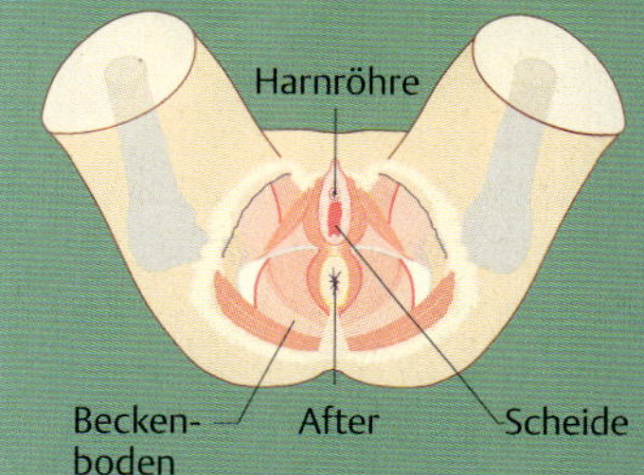

Abb. 1.208 Durch Anspannung der Beckenbodenmuskulatur kann der Harnstrahl unterdrückt werden.

P *Prinzip der aktivierenden Pflege: Selbstständigkeit und ein positives Selbstwertgefühl sollen gefördert werden. Inkontinente Menschen bedürfen viel Geduld, menschlicher Wärme und Akzeptanz. Motivieren Sie sie auch, an Gemeinschaftsaktivitäten teilzunehmen, um Isolation und Einsamkeit vorzubeugen.*

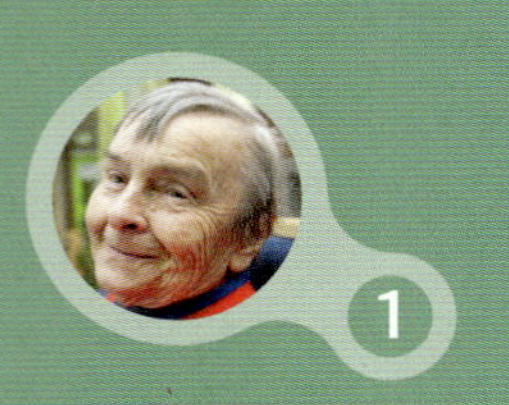

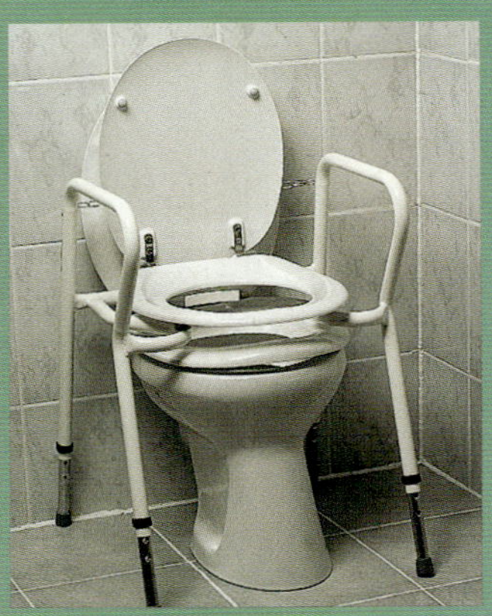

Abb. 1.209 Ein Toilettenstützrahmen dient als Toilettensitzerhöhung und als Stützhilfe.

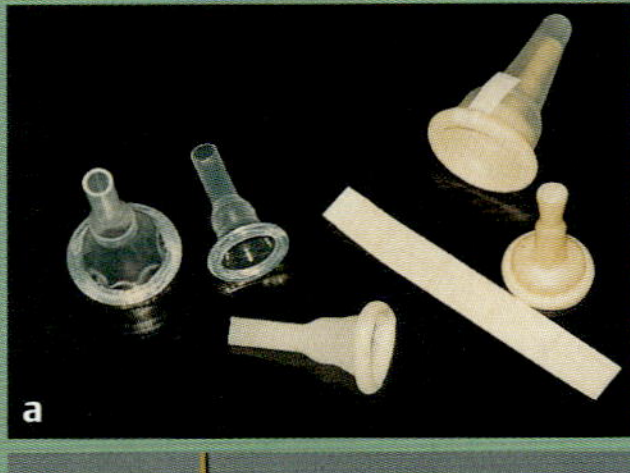

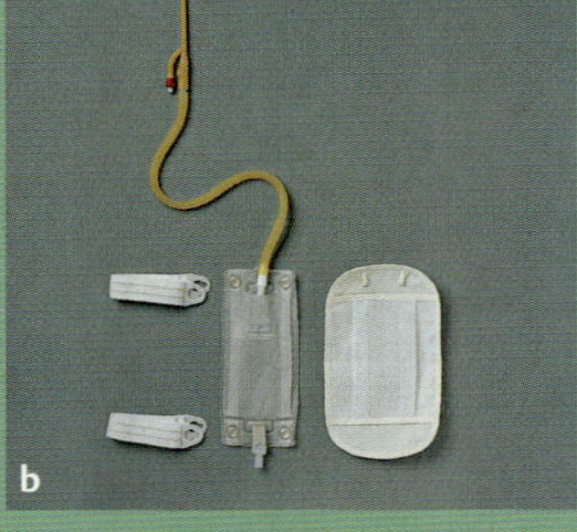

Abb. 1.210 Aufsammelnde Hilfsmittel. **a** Kondomurinale, **b** Beinbeutel.

Zur Einschätzung der individuellen Kontinenzsituation sind folgende Kriterien wichtig:
- *Risikofaktoren (z. B. Bewegungseinschränkung, lange Wege),*
- *Art der Inkontinenz (z. B. Stressinkontinenz) s. S. 185,*
- *weitere Informationen aus dem Miktionsprotokoll.*

- aufsaugende Hilfsmittel (Einlagen, Einmalslips) (s. S. 187),
- aufsammelnde Hilfsmittel (Kondomurinale, externe Urinableiter) (**Abb. 1.210**).

Fallbeispiel Herr Krause

Die Altenpflegerin Frau Maier orientiert sich in ihrem Vorgehen an der Prozessebene des Expertenstandards.

Risikofaktoren und Anzeichen einer Harninkontinenz erkennen (P1)

Frau Meier stellt die Risikofaktoren, die bei Herrn Meier vorliegen, zusammen.
- patientenabhängige Risikofaktoren:
  - Morbus Parkinson
  - dadurch körperliche Einschränkungen, wie Zittern der Hände und langsames Gehen
  - Alter
- umgebungsbedingte Risikofaktoren:
  - Enge in der Toilette
  - Regal um das er herumgehen muss

Einschätzen der Kontinenzsituation und Koordination erforderlicher diagnostischer Maßnahmen (P2)

Herr Krause leidet an einer Dranginkontinenz, die sich im Symptom „unwillkürlicher Harnabgang bei starkem Harndrang“ äußert. Frau Meier erstellt eine Kontinenzanamnese: Herr Krause hat einen unwillkürlichen Harnverlust und nimmt keine pflegerische bzw. medizinische Unterstützung in Anspruch. Somit ist er dem Kontinenzprofil „nicht kompensierte Inkontinenz“ zuzuordnen. Frau Maier möchte zur genaueren Beurteilung der Situation mit Herrn Krause zusammen ein Miktionsprotokoll erstellen. Sie erklärt ihm Grund und Vorgehensweise. Herr Krause ist einverstanden und verspricht, die Eintragungen zu machen. Anschließend berichtet sie Herrn Krauses Hausarzt ihre Beobachtungen. Er ordnet einen Urinstatus an.

Information und Beratung des Betroffenen (P3)

Der Urin war unauffällig. Frau Meier informiert Herrn Krause, dass er keinen Harnwegsinfekt hat. und sie schauen zusammen das Miktionsprotokoll an. Sie klärt ihn über seine Dranginkontinenz und die bestehenden Risikofaktoren auf. Sie schlägt vor, Herrn Krause tagsüber zur Toilette zu begleiten, die Zeiten legen sie anhand seines Miktionsprotokolls fest. Er ist einverstanden. Da er nachts oft eingenässt hat, rät sie ihm, abends eine Einlage und eine Netzhose anzuziehen, alternativ hat ihm Frau Meier eine Urinflasche mitgebracht. Sie schlägt ihm vor, beides zu behalten und auszuprobieren. In diesem Gespräch geht sie auch auf die Situation in der Toilette und das An- und Auskleiden ein. Frau Maier bezieht später mit Herrn Krauses Einverständnis seine Angehörigen mit ein und informiert diese.

Erstellen eines Maßnahmenplans (P4)

Frau Maier plant in Absprache mit Herrn Krause und seinen Angehörigen folgende Maßnahmen:
- tagsüber Begleitung bei Toilettengängen,
- Urinflasche bzw. Inkontinenzversorgung nachts,
- Beobachtung und Pflege der Haut im Intimbereich,
- Entfernen des Regals im Nassraum, das im Weg steht,
- Anbringen von Haltegriffen neben der Toilette.

Der Hausarzt wird nach einem Gespräch mit Frau Maier und Herrn Krause
- die gesamte Medikation im Hinblick auf ihre Wirkung auf die Urinausscheidung überprüfen und ggf. umstellen,
- die Dosierung der Parkinsonmedikamente anpassen, damit Herr Krause beweglicher wird und schneller zur Toilette gehen kann.

Durchführen der Maßnahmen und Schaffen einer kontinenzfördernden Umgebung (P5)

Herr Krause, das Pflegeteam, Angehörige und Hausarzt führen alle geplanten Maßnahmen durch.

Überprüfen der Wirksamkeit der durchgeführten Maßnahmen (P6)

Nach Umstellen des Regals in der Toilette und dem Wirken des neuen Parkinsonmedikaments, kann Herr Krause tagsüber selbstständig zur Toilette gehen. Nach gewisser Zeit kommt er nachts mit der Urinflasche zurecht, sodass er keine Einlagen benötigt. Herr Krause hat nun bei Tag und Nacht das Kontinenzprofil: „unabhängig erreichte Kontinenz“.

Kinaesthetics

Einleitung

„Kinaesthetics", ein allgemeines Handlungskonzept

Pflegende, die die Bewegungsfähigkeit alter Menschen unterstützen möchten, brauchen ein differenziertes Verständnis, wie Bewegungsabläufe und der Gewichtsverlauf, der zur Durchführung einer Aktivität nötig ist, strukturiert sind. So kann aus einer zufälligen Hilfestellung eine professionelle Unterstützung werden und sich die Bewegungskompetenz des alten Menschen weiter entwickeln.

Die Entstehung von „Kinaesthetics"

„Kinaesthetics" wurde in den 70er-Jahren von Dr. Frank Hatch und Dr. Lenny Maietta auf der Grundlage von Studien zum modernem Tanz, Verhaltenskybernetik und der humanistischen Psychologie entwickelt. Erst Ende der 80er-Jahre wurden die bewegungsanalytischen Grundlagen von „Kinaesthetics" durch Prof. Dr. Christel Bienstein und Frau Suzanne Schmidt für die Pflege entdeckt.

Die Hauptidee

Die angebotene Unterstützung ist so gestaltet, dass der ältere Mensch den eigenen Gewichtsverlauf in der Bewegung wahrnehmen, nachvollziehen und seine eigenen Fähigkeiten mit einsetzen kann (**Abb. 1.211**). Diese Idee leitet sich aus den Wissensgebieten von Maietta u. Hatch ab.

Verhaltenskybernetik. Grundannahmen der Verhaltenskybernetik sind:

1. Menschen sind Bewegungssysteme. Sie empfinden die eigene Bewegung und die eines anderen Menschen.
2. Menschen erweitern ihre Bewegungskompetenz, indem sie der Bewegung eines anderen Menschen folgen.

Humanistische Psychologie. Die Fortbewegung eines alten Menschen sollte so unterstützt werden, dass er während des Bewegungsablaufes (z. B. beim Transfer Bett–Rollstuhl) die Selbstkontrolle hat, sich sicher fühlt und seine vorhandenen Ressourcen einsetzen kann.

Moderner Tanz. Im modernen Tanz wird die eigene Bewegungserfahrung benutzt, um die eigene Fähigkeit, Gewicht immer wieder im Körper zu verlagern zu erfahren und effektiv einzusetzen.

Erfahrungsbezogenes Lernen statt Anwendung von Techniken

Kinaesthetics versteht sich als analytisches und erfahrbares Denkwerkzeug und nicht als Technik. Hebe- und Tragetechniken (Griffe) sind Arbeitsweisen, die immer gleich angewendet werden und z. B. die Ressourcen des Betroffenen nicht berücksichtigen. Bei bestimmten Erkrankungen sind zudem typische Grifftechniken nicht anwendbar, da sie Schmerzen verursachen oder zu Schäden bei den Beteiligten führen können.

Der Mensch als Bewegungssystem

Der ältere Mensch verfügt trotz seiner Einschränkungen über lebenslang erworbene Erfahrungen, wie er Bewegungsabläufe für sich gestaltet hat. Kann der alte Mensch die Gestaltung des Bewegungsablaufes nicht mehr unterstützen, so bleibt ihm zumindest die Fähigkeit erhalten, durch Berührung und Bewegung der Pflegenden zu folgen.

Die 6 Konzepte von Kinaesthetics

Diese Konzepte bilden die analytische Basis, um jede menschliche Aktivität beschreiben zu können und daraus mit dem älteren Menschen zusammen angepasste Lösungen zur Alltagsbewältigung zu finden (**Abb. 1.212**):

- Interaktion,
- funktionale Anatomie,
- menschliche Bewegung,
- Anstrengung,
- menschliche Funktion,
- Umgebung.

1. Konzept: Interaktion

In diesem Konzept geht es darum, wie Menschen miteinander in Kontakt treten, um eine Beziehung zu gestalten. Drei Aspekte, um den Beziehungsaufbau zu beschreiben, sind zu unterscheiden:

- Sinne,
- Bewegungselemente,
- Interaktionsformen.

Sinne

Mit 5 Sinnen nehmen wir Reize aus der Umgebung auf. Mit dem sechsten, dem **kinästhetischen Sinnessystem**, kontrollieren wir von innen heraus über Spannungsveränderungen in der Muskulatur die Anpassung auf von außen wirkende Reize. Beispiele dafür sind, Anpassungsreaktionen von Herz und Kreislauf auf verschiedene Aktivitäten, der Gleichgewichtssinn und Reaktionen auf Lageveränderungen im Raum.

Bewegungselemente

Die 3 Bewegungselemente Raum, Zeit und Anstrengung sind in jedem Bewegungsablauf erfahrbar (s. **Abb. 1.212**). Eine Bewegung kann mit viel und wenig Raumausnutzung, schneller oder langsamer, mit viel oder mit weniger Anstrengung durchgeführt werden. Ziel ist es, mit dem alten Menschen zusammen herauszufinden, in welchem Verhältnis er diese 3 Elemente effektiv erfahren oder selbst nutzen kann.

D: Mit dem Denkmodell von Kinaesthetics kann die Unterstützung so gestaltet, dass der ältere Mensch den eigenen Gewichtsverlauf in der Bewegung wahrnehmen, nachvollziehen und seine eigenen Fähigkeiten mit einsetzen kann. „Kinaesthetics" steht für Bewegung in Harmonie (gr. Kinesis = Lehre von der Bewegungswahrnehmung und gr. Aisthesis = Harmonie, Schönheit).

M: Bewegungsabläufe über Führen und Folgen zu gestalten, ermöglicht Pflegenden die Bewegungskompetenz des Betroffenen wahrzunehmen und als Ressource einzusetzen. Der alte Mensch erfährt, wie er seine Bewegungskompetenz selbst entdecken und effektiv einsetzen kann.

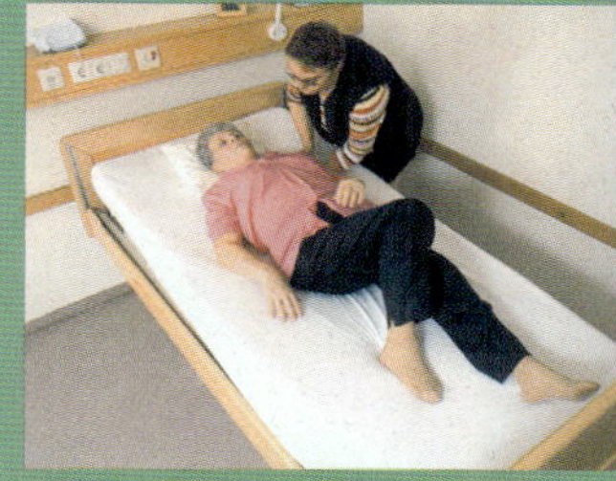

Abb. 1.211 „Zum-Kopfende-Gehen" so gestalten, dass die Bewohnerin, die ihre Beine nicht mehr kontrollieren kann, selbst Zug und Druck im eigenen Körper aufbaut.

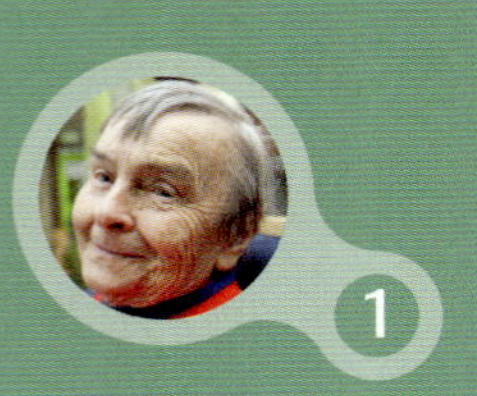

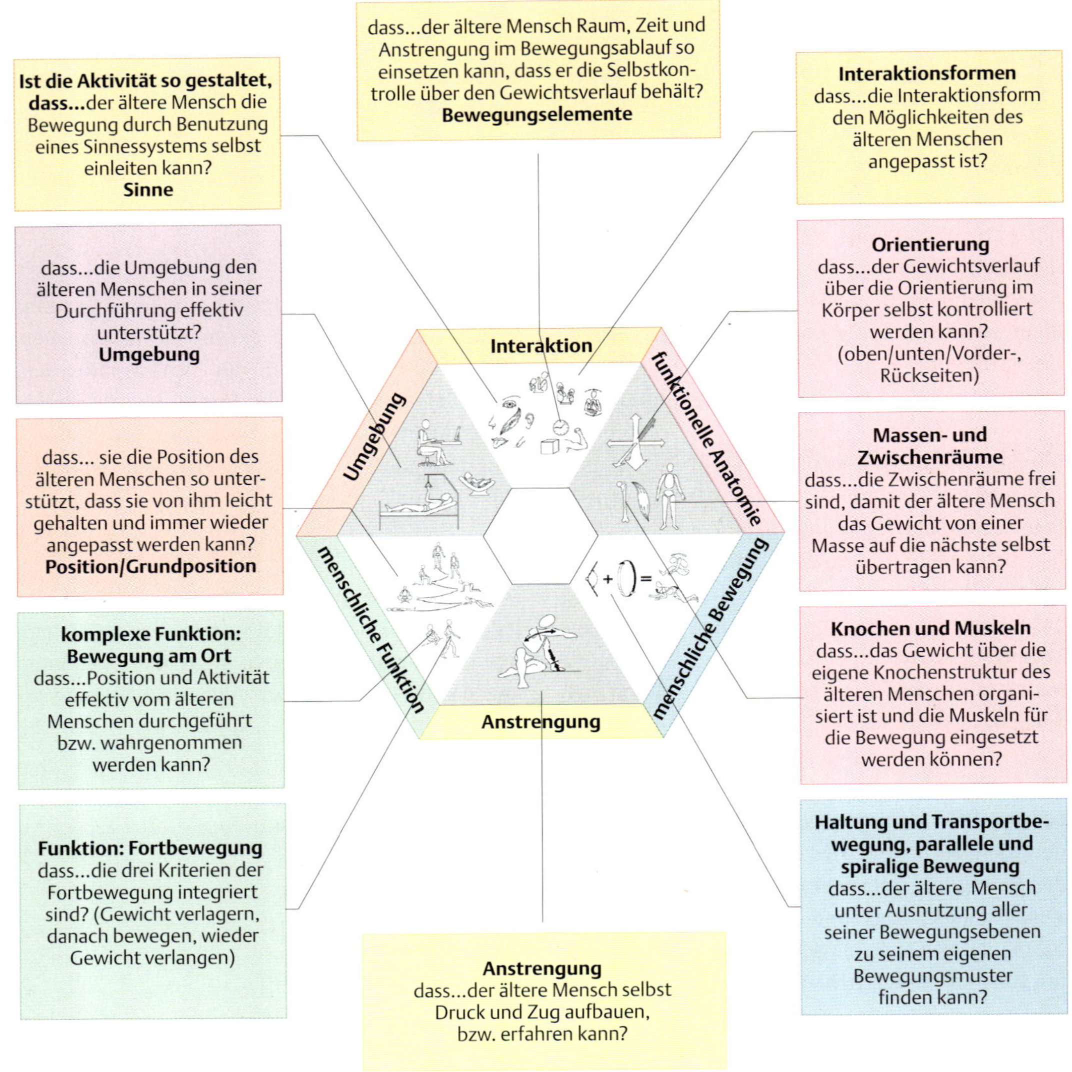
dass...der ältere Mensch Raum, Zeit und Anstrengung im Bewegungsablauf so einsetzen kann, dass er die Selbstkontrolle über den Gewichtsverlauf behält? Bewegungselemente
Ist die Aktivität so gestaltet, dass...der ältere Mensch die Bewegung durch Benutzung eines Sinnessystems selbst einleiten kann? Sinne
Interaktionsformen dass...die Interaktionsform den Möglichkeiten des älteren Menschen angepasst ist?
dass...die Umgebung den älteren Menschen in seiner Durchführung effektiv unterstützt? Umgebung
Orientierung dass...der Gewichtsverlauf über die Orientierung im Körper selbst kontrolliert werden kann? (oben/unten/Vorder-, Rückseiten)
dass... sie die Position des älteren Menschen so unterstützt, dass sie von ihm leicht gehalten und immer wieder angepasst werden kann? Position/Grundposition
Massen- und Zwischenräume dass...die Zwischenräume frei sind, damit der ältere Mensch das Gewicht von einer Masse auf die nächste selbst übertragen kann?
komplexe Funktion: Bewegung am Ort dass...Position und Aktivität effektiv vom älteren Menschen durchgeführt bzw. wahrgenommen werden kann?
Knochen und Muskeln dass...das Gewicht über die eigene Knochenstruktur des älteren Menschen organisiert ist und die Muskeln für die Bewegung eingesetzt werden können?
Funktion: Fortbewegung dass...die drei Kriterien der Fortbewegung integriert sind? (Gewicht verlagern, danach bewegen, wieder Gewicht verlangen)
Haltung und Transportbewegung, parallele und spiralige Bewegung dass...der ältere Mensch unter Ausnutzung aller seiner Bewegungsebenen zu seinem eigenen Bewegungsmuster finden kann?
Anstrengung dass...der ältere Mensch selbst Druck und Zug aufbauen, bzw. erfahren kann?
Interaktion
funktionelle Anatomie
menschliche Bewegung
Anstrengung
menschliche Funktion
Umgebung

Abb. 1.212 Die 6 Konzepte dienen als Denk-Werkzeuge zur Analyse jeder menschlichen Aktivität, um sie effektiver gestalten zu können. Jedes Symbol im Kreis steht für einen speziellen Blickpunkt eines Bewegungsablaufs.

Interaktionsformen

Die Interaktionsformen beschreiben, wie der Kontakt zwischen Betroffenen und Pflegenden gestaltet ist. Ziel ist es mit dem älteren Menschen herauszufinden, welche Formen für die jeweilige Unterstützung effektiv sind. Welche Interaktionsform gebraucht wird, ist abhängig von den Ressourcen desjenigen, der die Unterstützung erfährt.

Unterschieden werden:

- einseitige Interaktion,
- Schritt-für-Schritt-Interaktion,
- gleichzeitig gemeinsame Interaktion.

Einseitige Interaktionsform. Hier steuert eine der (z.B. am Transfer Bettkante/Stuhl) beteiligten Personen die gesamte Aktivität. Das Verhältnis von Raum, Zeit und Anstrengung wird nur durch eine Person kontrolliert. Entweder führt der alte Mensch die Aktivität selbst durch oder die Pflegende trägt das Gewicht der betroffenen Person von der Bettkante bis zum Stuhl.

Schritt-für-Schritt-Interaktionsform. Die Durchführung der gesamten Aktivität geschieht zeitversetzt zwischen allen Beteiligten in mehreren Schritten. Die Pflegende und derjenige, der die Unterstützung erfährt, sind beide abwechselnd für die Gestaltung von Raum, Zeit und Anstrengung verantwortlich.

Gleichzeitig gemeinsame Interaktionsform. Um z.B. den Transfer von der Bettkante zum Stuhl zu gestalten, bewegen sich Pflegende und derjenige, der die Unterstützung erfährt, gleichzeitig gemeinsam und beziehen sich direkt aufeinander. Für Menschen mit sehr starken Einschränkungen ist die gleichzeitig gemeinsame Interaktionsform eine gute Lernquelle, um wieder mehr Eigenaktivität entwickeln zu können.

2. Konzept: Funktionale Anatomie

Dieses Konzept beschreibt die funktional erfahrbaren Strukturen für Bewegung und ihre Aufgaben für die täglich selbst zu leistende Gesundheitsentwicklung. Pflegende brauchen ein klares Verständnis über die Funktion von Körperstrukturen, um konstruktive Unterstützung anbieten zu können.

Knochen und Muskeln

Knochen sind die als stabil erfahrbaren Teile im Körper. Ihre Aufgabe ist es, das Gewicht des Menschen zu tragen. Sie speichern Kalzium, um die Stabilität zu erhalten, geben dieses aber auch für andere Stoffwechselvorgänge wieder ab. Die Einlagerung von Kalzium in den Knochen ist ein aktiver Prozess, den der Mensch bei jedem Schritt selbst durchführt.

Muskeln sind als anpassungsfähige (instabile) Strukturen im Körper erfahrbar. Ihre Aufgabe ist es, die Knochen zu bewegen und durch ihre ergonomische Arbeit Energie für Stoffwechselprozesse im Körper herzustellen. Um ergonomisch mit Anspannung und Entspannung arbeiten zu können, dürfen sie nicht mit Gewicht belastet sein. Muskeln, die mit zu viel Anstrengung arbeiten, verbrauchen Energie, stellen aber keine neuen Energiereserven her. Nur durch die eigene Anstrengung Muskeln zu bewegen, trägt der Mensch zu seiner eigenen Energieversorgung bei.

Massen und Zwischenräume

Braucht der alte Mensch Unterstützung, seine Bewegung zu organisieren, müssen Pflegende ein Angebot machen, dass er in seinem Körper nachvollziehen kann, wie Fortbewegung gestaltet werden kann. Hierbei ist die Unterscheidung von Massen und Zwischenräumen als funktionale Struktur des Körpers hilfreich (**Abb. 1.213**).

Kontakt an Massen durch die Hände von Pflegenden unterstützt Fortbewegung. Kontakt durch die Hände von Pflegenden an Zwischenräumen blockiert Bewegung. Das Prinzip ist, Massen einzeln nacheinander zu bewegen, wenn Fortbewegung gestaltet werden soll. Massen brauchen Auflageflächen, um ein Gewicht übernehmen zu können. Bewegt werden jedoch nur die Massen (Körperteile), die kein Gewicht tragen. (**Abb. 1.214**).

Orientierung im Körper als Bewegungshilfe

Oben und unten, vorne und hinten, Mitte, links und rechts sind die Richtungen, mit denen wir den Raum, unsere Umgebung strukturieren und unseren eigenen Standort überprüfen. Zum einen bezeichnen diese Richtungen Eckpunkte unseres Körpers und grenzen uns von unserer Umgebung ab. Zum anderen bezeichnen wir damit Richtungen im Raum wie z. B. Zimmerdecke und Fußboden (**Abb. 1.215**).

Pflegende unterstützen einen Menschen in seiner Bewegung aus einer stehenden Position heraus. Mit „oben" meint die Pflegende die Decke, der alte Mensch in Rückenlage das Kopfende des Bettes. Sein höchster und tiefster Punkt liegen in einer horizontalen Ebene; die Pflegende orientiert sich dagegen an der Vertikalen.

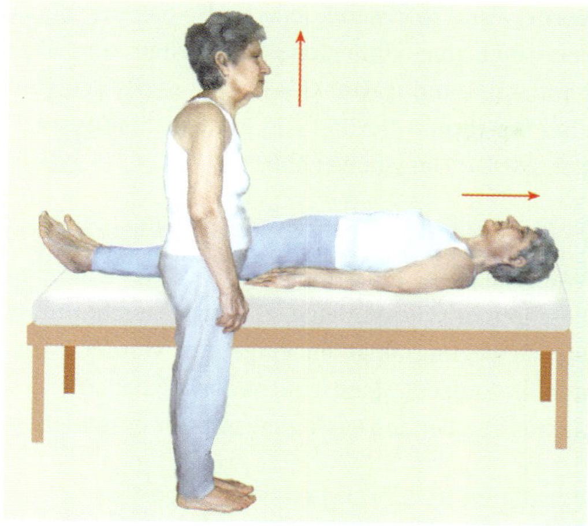

Abb. 1.215 Der Kopf als höchster Punkt im Körper.

Um vom Liegen zum Sitzen zu kommen, muss das Gewicht vom Kopf Richtung Füße verschoben werden. Die Arme dienen dem alten Menschen als Stütze und helfen das Gewicht Richtung Füße zu verlagern. Durch diese Gewichtsverlagerung kann die Anstrengung für Bewegung reduziert werden. Um jemanden zu unterstützen aus der Rückenlage zum Sitzen im Bett zu gelangen, haben sich in der Pflege Hilfsmittel wie der Bettzügel (**Abb. 1.216**) oder der Patientenaufrichter etabliert.

Bettzügel. Dieser „Strick mit Knoten" verbindet den höchsten Punkt Kopf mit dem tiefsten Punkt Füße auf einer horizontalen Ebene und reduziert so die Anstrengung, die für den Bewegungsablauf (vom Liegen zum Sitzen zu kommen) nötig ist.

Patientenaufrichter. Diese Entwicklung aus dem 1. Weltkrieg dient zum Aufbau der Oberarmmuskulatur bei beinamputierten Menschen. Die Arme müssen dabei Richtung Zimmerdecke bewegt und Kopf und Brustkorb gleichzeitig von der Matratze abgehoben werden. Anstatt Massen einzeln zu bewegen werden hier 4 Massen auf einmal angehoben, was die Anstrengung für diesen Bewegungsablauf sehr erhöht.

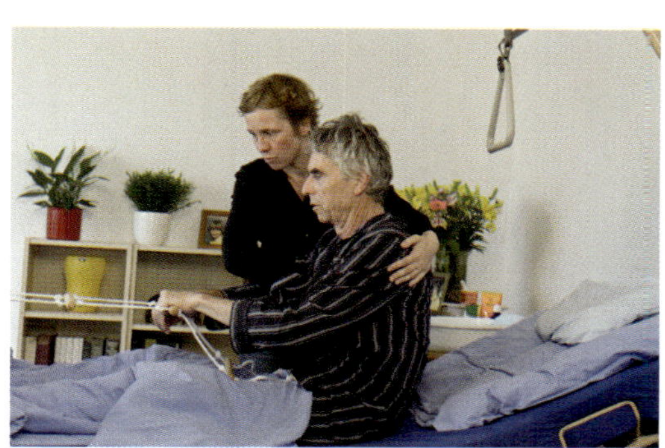

Abb. 1.216 Das Aufrichten mit einem Bettzügel reduziert die Anstrengung und unterstützt die Orientierungspunkte im Körper.

M *„Gewichte führen, nicht tragen" ist ein Prinzip der Kinästhetik. Die Pflegende sorgt für die Koordination des Bewegungsablaufes und trägt das Gewicht nicht über die eigene Muskelkraft.*

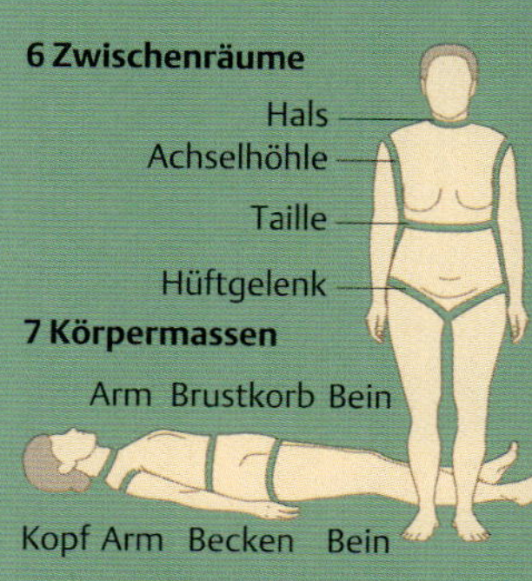

Abb. 1.213 Die Massen leiten das Gewicht des Körpers über ihre Auflageflächen weiter. Die Zwischenräume tragen kein Gewicht, weil sie keine Auflagefläche haben. Sie leiten das Gewicht von einer Masse auf die nächste weiter.

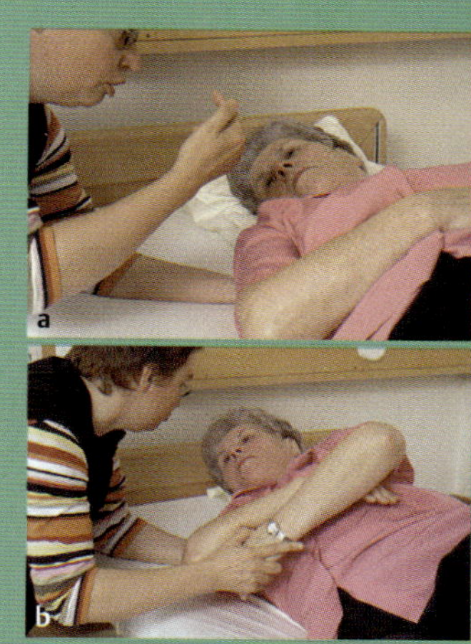

Abb. 1.214 **a** Die unterstützende Hand der Pflegenden liegt unter der Masse Brustkorb; ihr Unterarm fungiert als Schiene für die seitliche Gewichtsverlagerung. **b** Die Arme als periphere Massen leiten die Bewegung der zentralen Masse Brustkorb ein.

P *Verwirrungen entstehen, wenn unklar ist, in welche Richtung das Gewicht des im Bett liegenden Menschen verschoben werden muss. Unterstützungen werden effektiver, wenn sie die Orientierungspunkte im Körper beschreiben. Statt „rutschen Sie bitte mal hoch", ist die Anweisung „bitte bewegen Sie sich zum Kopfende" einfacher umzusetzen.*

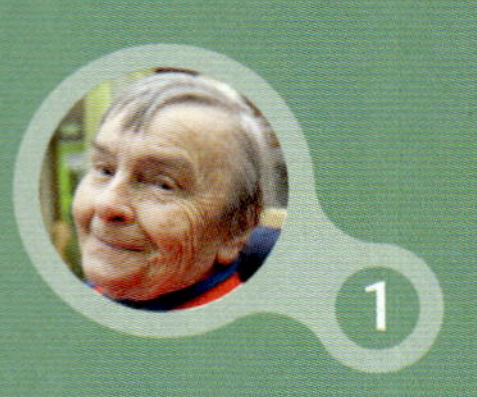

M *Nehmen Pflegende mit ihren Händen Kontakt an den Rückseiten der zu unterstützenden Person auf, können die Vorderseiten mit ihren hohen Muskelanteilen zu mehr Eigenaktivität beitragen.*

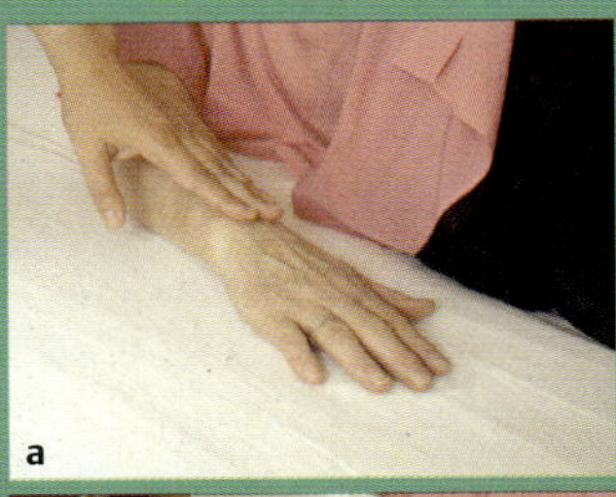

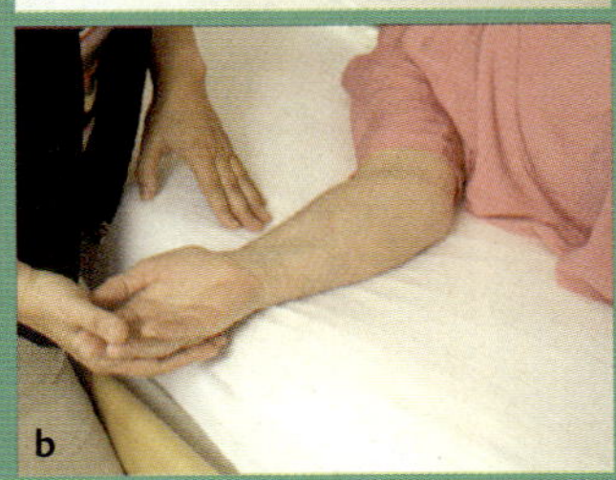

Abb. 1.217 a In der Rückenlage kontrolliert der Mensch seine Körperspannung mit den Vorderseiten der Unterarme. b Um die Bewegung in die Seitenlage einzuleiten, wechselt die Position des Armes auf die stabile Rückseite und gibt Gewicht an die Unterlage ab.

Vorder- und Rückseite. Jede Masse hat eine Rückseite und eine Vorderseite. Rückseiten sind eher hart, stabil und tragen Gewicht. Vorderseiten sind eher weich und flexibel. Sie ermöglichen uns den Kontakt zur Umgebung (**Abb. 1.217**).

3. Konzept: Menschliche Bewegung

Während die ersten beiden Konzepte die Strukturen beschreiben, die für eine effektive Durchführung von Bewegungsabläufen eingesetzt werden, werden im Konzept „Menschliche Bewegung" die sich daraus ergebenden Bewegungsmuster beschrieben.

Parallele und spiralige Bewegungen

Bewegungsabläufe können mit zwei verschiedenen Bewegungsmustern durchgeführt werden. Für Pflegende ist es wichtig zu erkennen, welches der beiden Muster (parallel oder spiralig) der ältere Menschen einsetzt, um ggf. die Unterstützung entsprechend zu gestalten oder bei Schwierigkeiten ein anderes Muster anzubieten.

In einem parallel gestalteten Bewegungsablauf verläuft das Gewicht über beide Körperhälften gleichzeitig auf einer Linie. Die Aufgabe von Knochen und Muskeln ist nicht so deutlich zu erfahren (**Abb. 1.218**). In einem spiraligen Bewegungsablauf wird das Gewicht mehr über eine Körperhälfte geführt. Die andere Körperhälfte wird als Steuerungsseite eingesetzt. Die Aufgabe von Knochen und Muskeln sind deutlicher zu unterscheiden (**Abb. 1.219**).

Spiralige Bewegungsabläufe bieten mehr Selbstkontrolle und werden oft intuitiv eingesetzt. Als Kleinkind haben wir alle den Weg vom Liegen zum Stehen über die Ausnutzung von spiraligen Bewe-

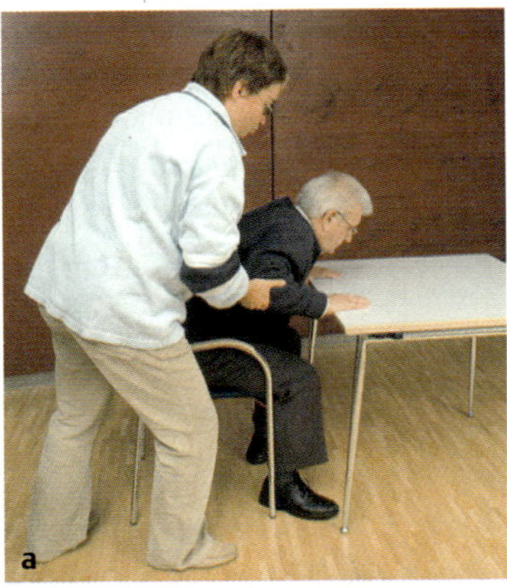

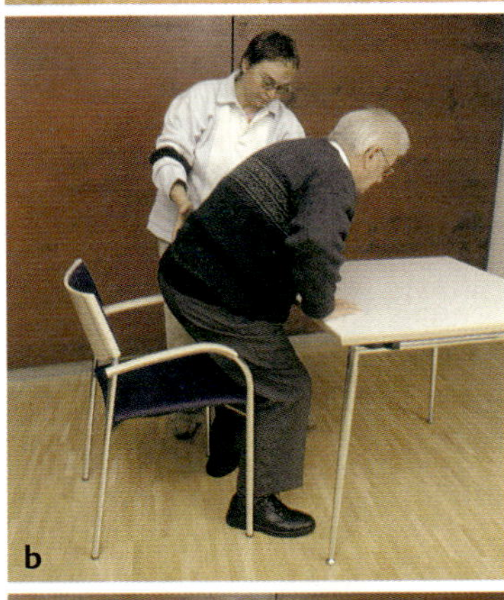

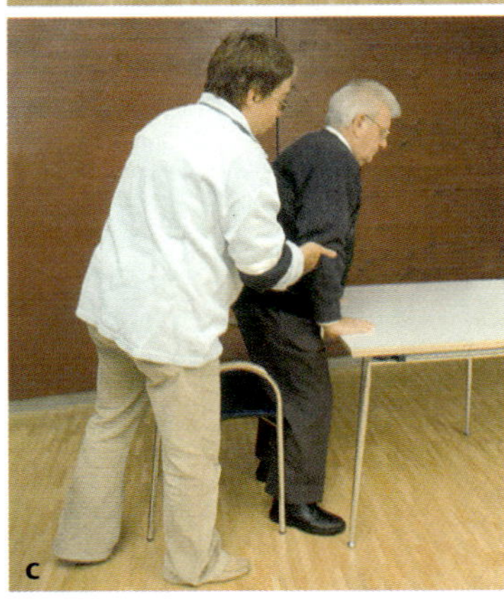

Abb. 1.218 Im parallelen Bewegungsmuster tragen beide Körperhälften Gewicht. Beuge- und Streckaktivitäten überwiegen. Gewicht wird zwischen Kopf und Füßen verlagert.

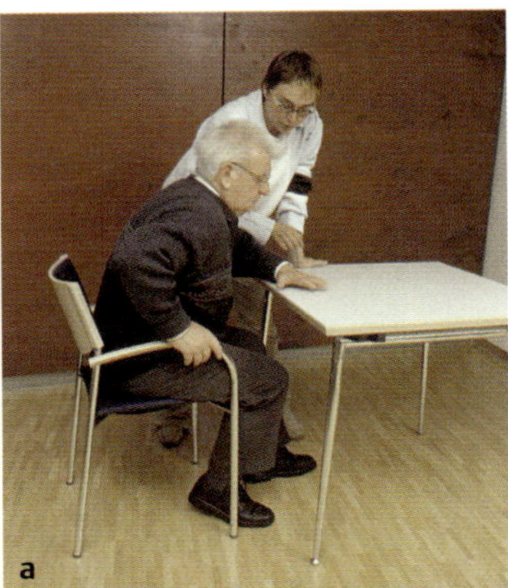

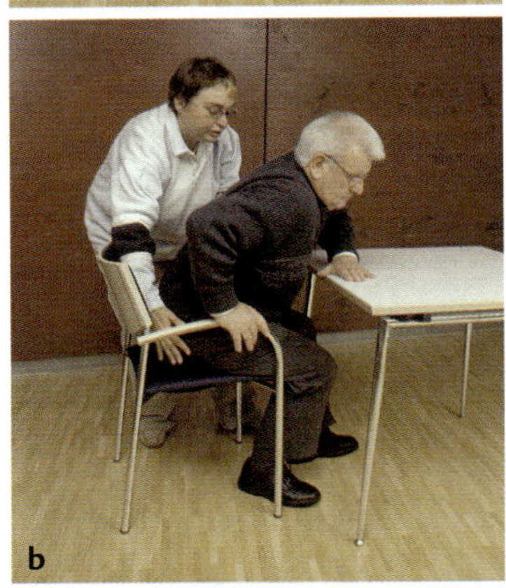

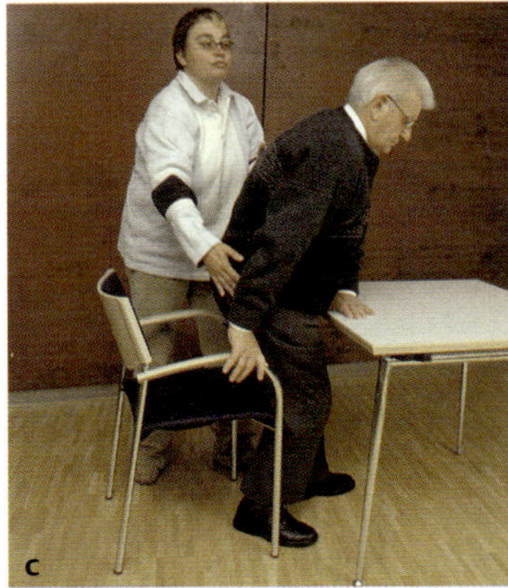

Abb. 1.219 Im spiraligen Bewegungsmuster ist das Gewicht mehr auf eine Seite verlagert. Die Bewegungsrichtungen Beugen und Strecken werden durch Rotation erweitert.

gungsmustern entdeckt. Gerade ältere Menschen setzen bei zunehmenden Einschränkungen das spiralige Bewegungsmuster gerne wieder ein, um ihr Gewicht während eines Bewegungsablaufes sicherer zu kontrollieren.

4. Konzept: Anstrengung

Jede Bewegung braucht Anstrengung in Form von Muskelkraft. In diesem Konzept wird beschrieben, wie ein Mensch Anstrengung bzw. Muskelarbeit leistet. Unterschieden wird dabei zwischen Zug und Druck bzw. der Wechselwirkung, die durch drücken und ziehen entsteht. Jede Bewegung braucht beide Anstrengungsarten.

„Kann mir jemand beim Hochziehen helfen?“ ist eine im Pflegealltag oft benutzte Frage. Die Ausdrucksweise zeigt, dass die Pflegende plant, am Bewohner eine Aktivität mit der Anstrengungsart „Zug“ durchzuführen. Über die Möglichkeit zum Druckaufbau als Ressource des Betroffenen sagt diese Frage nichts aus.

5. Konzept: Menschliche Funktion

Jede menschliche Funktion ist abhängig von der Fähigkeit sich zu bewegen. Zellteilung, Atmung, Herz- und Kreislaufaktivitäten brauchen Bewegungsprozesse. Mit dem Konzept „Menschliche Funktion“ werden die Bausteine beschrieben, die notwendig sind, um jede Aktivität effektiv durchführen zu können.

Einfache Funktion

Die Basis für jede Aktivität ist das Einnehmen einer Position. Menschen wechseln innerhalb von 24 Stunden ständig ihre Positionen (s. **Abb. 1.212**). Es gibt wenigstens zwei Kriterien, die eine Position beschreiben. Ein Mensch nimmt die Position (z. B. Sitzen) so ein

- dass er sie mit wenig Anstrengung halten kann,
- dass er in dieser Position selbst noch kleine Gewichtsverlagerungen durchführen kann.

Grundpositionen. Schaut man sich jetzt die modellhaft benutzen Grundpositionen an, ist leicht zu erkennen, dass in jeder Position andere Massen an der Gewichtsübernahme beteiligt sind. Für Pflegende ist es sehr wichtig, die ergonomischste Gewichtsverteilung in der benötigten Position zu kennen, um effektive Unterstützungen geben zu können. Es gibt 2 Kategorien von Grundpositionen:

- Liegen, Sitzen, Einbeinstand und Zweibeinstand eignen sich besser, um am Ort zu bleiben. Sie sind als stabil erfahrbar.
- Bauchlage, Vierfüßler- und Einbeinstand sind Positionen, in denen eher Fortbewegung möglich wird, weil sie in sich schon instabiler sind.

Komplexe Funktion

Menschliche Funktion ist immer komplex. Für jede Aktivität ist das Einnehmen einer Position notwendig, um dann die Aktivität auch durchführen zu können.

Bewegung am Ort. Hierunter sind alle Aktivitäten zusammengefasst, die eine stabile Position brauchen, um die Durchführung zu optimieren (z. B. essen und trinken).

Fortbewegung. Aus funktionaler Sicht auf den Menschen passiert bei der Fortbewegung Folgendes: Der Mensch verlagert sein Gewicht auf eine Körperhälfte. Dann erfolgt der Schritt mit der anderen leichteren Körperhälfte. Danach erfolgt wieder eine Gewichtsverlagerung, die das Gewicht an den neuen Ort bringt und so den Schritt abschließt. Dieses Prinzip gilt im Stehen wie im Sitzen und bei der Fortbewegung in Rückenlage.

6. Konzept: Umgebung

Das Konzept Umgebung beschäftigt sich mit allem, was von außen Einfluss auf die Bewegungskompetenz eines Menschen hat. Umgebungsgestaltung ist nur dann effektiv, wenn sie individuell gestaltet ist. Dieser Forderung ist im Expertenstandard Dekubitusprophylaxe Rechnung getragen worden, der statt eines lange Jahre üblichen schematischen Lagerungsplanes einen individuellen Bewegungsplan vorsieht (S. 209).

Beispiel. Menschen stützen sich an Stühlen und Tischen ab, um ihr Gewicht in der Schwerkraft zu kontrollieren. Eine stabile Umgebung unterstützt die Effektivität von Fortbewegung. Instabile sehr weiche Untergründe schränken die Bewegungsfähigkeit ein und erschweren für Betroffene wie für Pflegende die Gestaltung von Fortbewegung.

Kinaesthetics in der pflegerischen Anwendung

Im Folgenden werden Beispiele aufgezeigt, wie Kinaesthetics im pflegerischen Alltag angewendet werden kann. Vorgestellt werden:

- im Bett sitzen (**Abb. 1.220**, **Abb. 1.221**),
- Transfer Bettkante – Stuhl (**Abb. 1.222**).

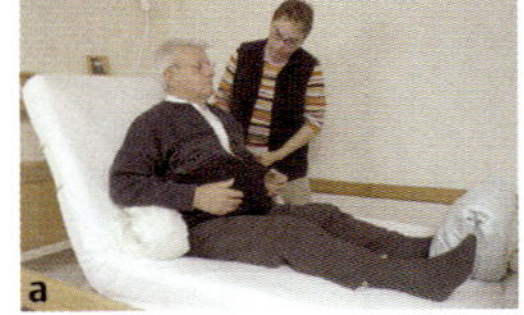
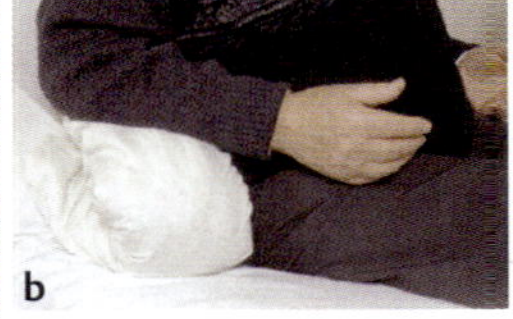

Abb. 1.221 Auch das Abstützen der Massen Arme mit einer langen Positionsrolle unterstützt das Sitzen im Bett. Die Vorderseite eines Fußes bekommt eine Auflagefläche, um die Steuerung der Gewichtsverlagerung zu unterstützen.

M *Pflegende sollten die Unterstützung für den alten Menschen so gestalten, dass er Ziehen und Drücken selbst einsetzen kann oder zumindest den Wechsel von Druck und Zug im eigenen Körper spüren kann.*

P *Fortbewegung im Liegen innerhalb einer Position: Das Gewicht zuerst auf eine Körperhälfte verlagern und die Seite bewegen, die kein Gewicht trägt.*

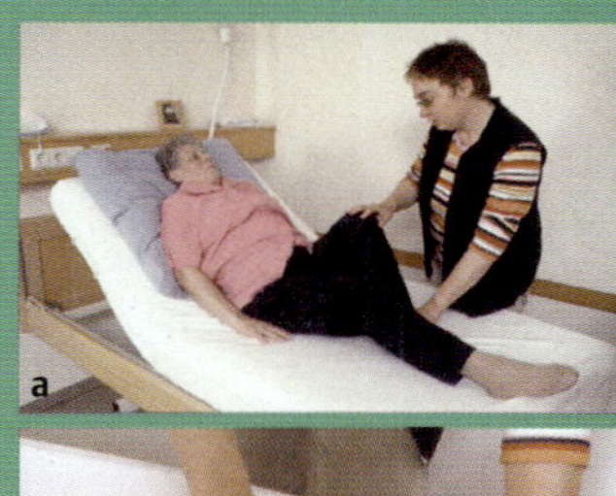
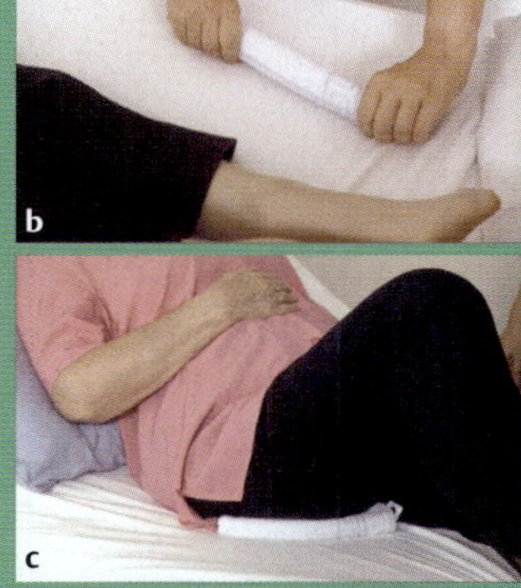

Abb. 1.220 Das Ausfüllen der Zwischenräume Hüftgelenke mit einem aufgerollten Waschlappen vermeidet beim Sitzen im Bett ein Abrutschen. Tipp: Die aufgerollten Waschlappen im Liegen anlegen und danach erst das Kopfteil hochstellen.

I **Literatur:**
Asmussen-Clausen, Maren
Praxisbuch Kinaesthetics
Urban Fischer, München 2006

Internet:
http://www.kinaesthetics.de

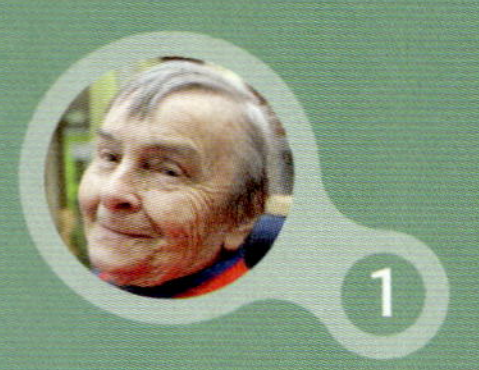

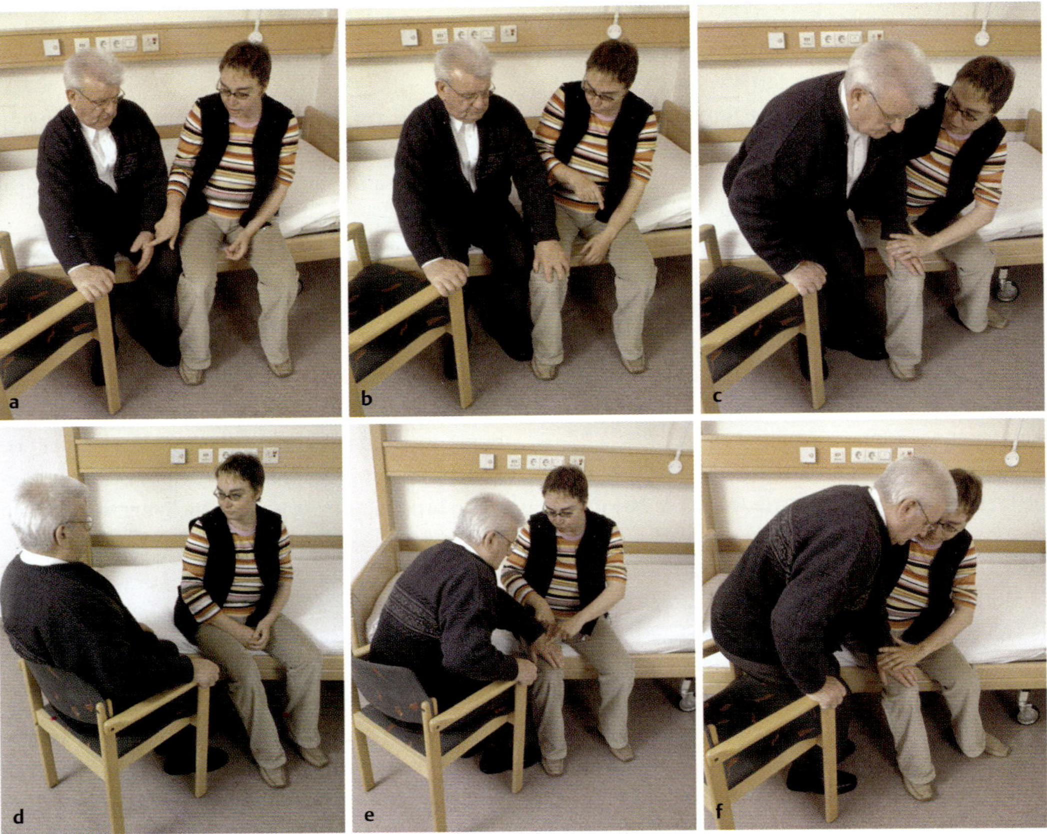

Abb. 1.222 **a** Für den Transfer Bettkante – Stuhl sitzen beide Beteiligte in der stabilen Ausgangsposition **b** Vorbereitung Richtung im Hand-Knie-Stand **c** Gewichtsverlagerung auf die vier Extremitäten, um die Fortbewegung Richtung Stuhl durchführen zu können **d** Unterschied zwischen der instabilen Position Hand-Knie-Stand des Bewohners und der stabilen Position Sitzen der Pflegenden **e** Endposition **f** Vorbereitung für den Rückweg.

Basale Stimulation

Einleitung

Die Basale Stimulation ist ein Konzept zur Förderung, Pflege und Begleitung von schwerstbeeinträchtigten Menschen, das 1975 von Prof. Andreas Fröhlich (Sonderpädagogik) in der Arbeit mit mehrfach geistig und körperlich behinderten Kindern entwickelt wurde. In den 80er-Jahren wurde das Konzept zusammen mit Prof. Christel Bienstein (Pflegewissenschaft) in die Pflege übertragen.

Geeignet ist die Basale Stimulation für Menschen mit akuten traumatischen Ereignissen (z. B. nach einem Unfall) wie auch Menschen, die unter chronischen Abbauprozessen leiden (z. B. demenzielle Erkrankung). Dabei wird insbesondere der Tatsache Beachtung geschenkt, dass sich auch Wahrnehmungsbeeinträchtigungen wie akute Verwirrtheitszustände durch den *„Verlust von Vertrautheit"* einstellen (Bosch 1998), z. B. durch ein verändertes Umfeld oder fehlende sinngebende Anregungsformen.

Durch die Integration der Basalen Stimulation in den Lebensalltag der Betroffenen wird versucht, dem Mangel an Eigenwahrnehmung, Eigenbewegung und Kommunikation entgegenzuwirken. Gerade Menschen, die ihre Umwelt als verwirrend und beängstigend erleben, benötigen eine Kommunikationsform, die sie als sinnvoll verstehen können.

B Herr Müller ist 70 Jahre alt und lebt bei seinem Sohn. Er ist trotz der Veränderungen, die das Alter mit sich bringt, noch recht selbstständig. Er kann zwar nicht mehr so gut hören und sehen wie in jungen Jahren, aber dennoch kann er sich mit seinem Sohn oder den Nachbarn unterhalten, unternimmt kurze Spaziergänge und findet sich in seiner Umgebung gut zurecht. Zu schaffen machen ihm aber sein Asthma und der Husten (**Abb. 1.223**).

Herr Müller wird sich durch die Fähigkeit, sein Leben selbst zu gestalten, als Persönlichkeit wahrnehmen. Alltägliche Umstände wie Besuche der Schwester oder Gespräche mit dem Sohn erscheinen fast zu selbstverständlich, als dass er darüber nachdenken würde. Wie wichtig diese Fähigkeiten aber im Umgang mit Herrn Müller werden können wird deutlich, sobald er in eine veränderte Situation gelangt:

B Herrn Müller geht es schlechter, sein Asthma nimmt zu und er wird ins Krankenhaus eingewiesen. Hier wird Herr Müller zunehmend unselbstständiger und immobiler, fällt mehrfach aus dem Bett und wird schließlich derartig verwirrt, dass er vollständig versorgt werden muss (**Abb. 1.224**). Seit der Aufnahme klopft Herr Müller kontinuierlich mit der Hand gegen das Bettgitter. Einfache Tätigkeiten kann er nicht mehr ausführen und so blickt er verständnislos seinen eigenen elektrischen Rasierer an, der ihm in die Hand gegeben wird, wobei er mit der Aufforderung „Rasieren Sie sich bitte" nichts Sinnvolles verbinden kann – er lässt den Rasierer liegen oder versucht sich das Kopfhaar zu rasieren.

Wahrnehmung – Veränderungen und Gefahren

Was ist mit Herrn Müller geschehen? Aus der Entwicklungs- und Wahrnehmungspsychologie weiß man, dass der Entzug von sensorischen Reizen zur Reduktion des Körperschemas ebenso beitragen kann wie zu einem Orientierungs- und Identifikationsverlust. Im Speziellen werden jedoch neuronale Netzwerke deaktiviert (Fröhlich 1995) – der Betroffene kann keinen Bezug zu seinen bisherigen Erfahrungen herstellen. Die daraus resultierenden Veränderungen sind:

- Autostimulation,
- taktile Abwehr,
- Habituation.

Autostimulation. Dies sind monotone, d. h. sich stereotyp wiederholende Bewegungsabläufe, die häufig selbstschädigende Wirkung ausüben (z. B. Zähneknirschen, Kratzen oder Schaukelbewegungen). Autostimulation kann als eine Information verstanden werden, in der der Betroffene zeigt „was er benötigt!" (Bienstein u. Fröhlich 1994).

Taktile Abwehr. Taktile Reize interpretiert der Betroffene als drohende Gefahr und reagiert übermäßig in Form einer Abwehrbewegung (z. B. erschrecktes Abwenden bei Körperkontakt). Diese Abwehr kann u. a. als Resultat eines Mangels an taktilen Reizen und dem mangelhaften Unterscheidungsvermögen verstanden werden, z. B. bei bettlägerigen Menschen (vgl. Fröhlich 1992).

Habituation. Darunter versteht man die Gewöhnung an eine gleichbleibende Wahrnehmungssituation. Habituation bedeutet, dass immer dann, wenn sich Informationen aus der Umwelt nicht mehr verändern, diese aus der aktiven Wahrnehmung ausgeblendet werden.

Sich verlieren – aus Sicht des Betroffenen

Um die Wirklichkeit sinnvoll realisieren zu können, bedarf es einer komplexen und auf Bekanntem aufbauenden Wahrnehmung. Erfahrungen beruhen auf der Verarbeitung und Speicherung von Informationen unseres Wahrnehmungssystems. Das Erleben des Patienten hängt eng damit zusammen, ob er die Informationen sinngebend (d. h. im Kontext seiner Erfahrungen) verarbeiten kann.

B Herr Müller liegt in einem spärlich eingerichteten Zimmer. Aufgrund seiner Erschöpfung ist er in seiner Bewegung eingeschränkt und sieht hauptsäch-

D ***Die Basale Stimulation** ist ein Konzept zur Förderung, Pflege und Begleitung von schwerstbeeinträchtigten Menschen. Es bietet Menschen, die ihre Umwelt als verwirrend und beängstigend erleben, eine Kommunikationsform, die sie als sinnvoll verstehen können.*

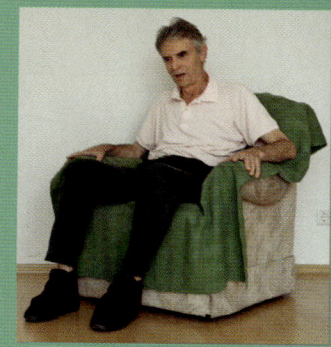

Abb. 1.223 Herr Müller ist erschöpft (Situation nachgestellt).

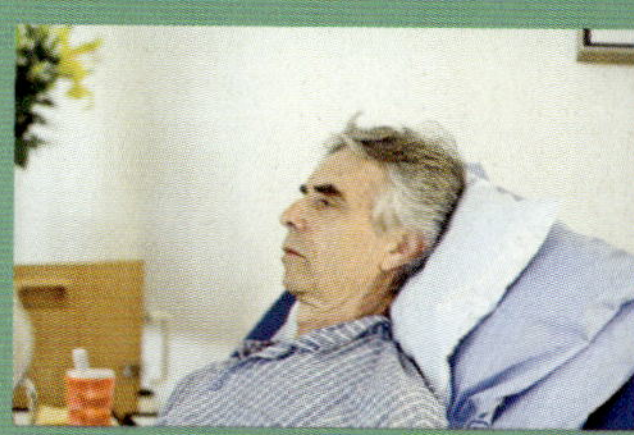

Abb. 1.224 Herr Müller muss im Krankenhaus vollständig versorgt werden (Situation nachgestellt).

D *Unter **Autostimulation** versteht man monotone, stereotyp sich wiederholende Bewegungsabläufe, die häufig eine selbstschädigende Wirkung auf den betroffenen Menschen haben (z. B. Zähneknirschen oder Kratzen).*

D *Unter **Habituation** versteht man die Gewöhnung an eine gleichbleibende Wahrnehmungssituation. Immer dann, wenn sich Informationen aus der Umwelt nicht mehr verändern, werden diese aus der aktiven Wahrnehmung ausgeblendet.*

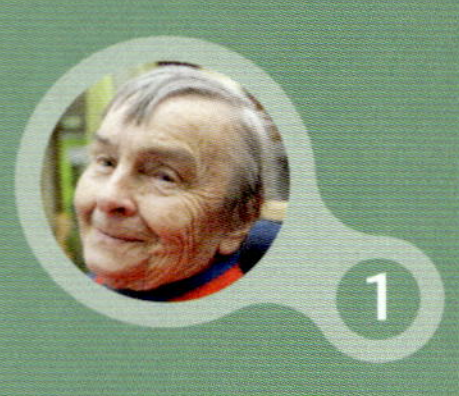

M *Eine Umgebung mit wenig Reizen kann dazu führen, dass die Umwelt nicht mehr sicher wahrgenommen wird. Der Betroffene kann nicht mehr überprüfen wo, wie und in welcher Zeit oder Wirklichkeit er ist. Seine körperliche und geistige Identität beginnt zu schwinden.*

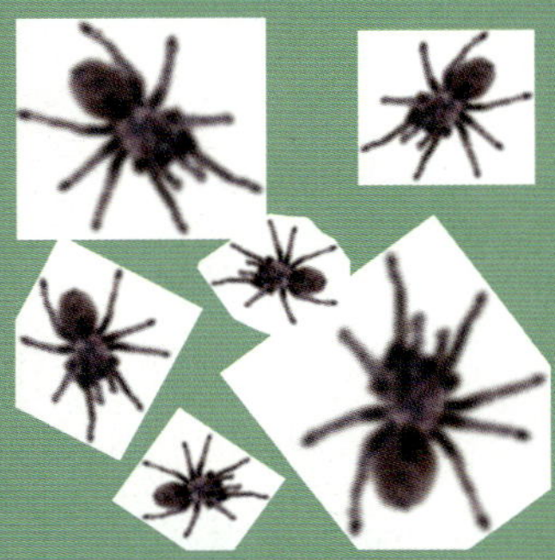

Abb. 1.225 Ist die visuelle Wahrnehmung stark eingeschränkt, senden die peripheren Nerven in ihrer Grundaktivität diffuse Impulse. Diese Wahrnehmungsveränderung kann der Patient z. B. als Spinnen deuten, die an der Decke krabbeln.

M *Die Begegnung mit von Verwirrtheit betroffenen Menschen ist für Pflegende eine tägliche Herausforderung. Die Menschen spiegeln wider, wie wir nicht sein möchten: unkontrolliert, ohne Verständnis für das Geschehene und zugleich ohnmächtig und bevormundet.*

M *Förderkonzepte wie das der Basalen Stimulation unterstützen den Betroffenen in einer eindeutigeren Wahrnehmung zu sich selbst und seiner Umwelt, sodass er sich Schritt für Schritt im „Hier und Jetzt" einfinden kann. Es befähigt den Pflegenden zu einem Dialogaufbau auf der Ebene des Betroffenen.*

M *Die Fähigkeit des Gehirns, sich selbst zu organisieren baut auf dem ständigen Erwerb von Erfahrung und Lernen auf. Diese Prozesse sind sowohl zur Deutung unserer Empfindungen als auch zum Formen abstrakter und kognitiver Gedanken notwendig sowie für die Zweckorientiertheit unserer Bewegung.*

lich an die weiße Zimmerdecke (**Abb. 1.224**). Er nimmt Stimmen und Geräusche wahr, die ihm unbekannt sind. Herr Müller verliert sich.

In einer Umgebung, die wenig Reize bietet, kann die Wahrnehmungsfähigkeit des Betroffenen eingeschränkt sein. Dies betrifft verschiedene Wahrnehmungsbereiche:

Somatische Wahrnehmung. Die Körpergrenzen zerfließen durch die fehlenden somatischen Reize (z.B. das Verschieben der Kleidung auf der Haut durch Bewegung). Ohne diese grundlegenden Wahrnehmungsfähigkeiten verliert Herr Müller die Bezugsebene zu sich selbst und zu seiner Umwelt.

Vestibuläre Wahrnehmung. Die Einschränkung der Bewegungsfähigkeit hat zur Folge, dass die vestibuläre Wahrnehmung (Lagesinn) nicht mehr ausreichend angeregt wird. Der bettlägerige Herr Müller verliert die Kenntnis darüber, „wo oben, unten, vorne und hinten ist". Räumliche Ausmaße können nicht mehr richtig eingeschätzt werden, Konturen beginnen zu verschwimmen.

Vibratorische Wahrnehmung. Weiterhin bekommt Herr Müller durch seine Immobilität auch nur verminderte vibratorische Informationen zur Wahrnehmung der Tiefensensibilität, die ihm vermittelt, wo sich z.B. seine Beine oder Arme befinden.

Auditive Wahrnehmung. Es kann Herrn Müller widerfahren, dass er die Stimme der Pflegenden als die seiner Schwiegertochter interpretiert. Wenn die Schwiegertochter etwas zu trinken bringt, wird dies noch akzeptiert, aber wenn sie Herrn Müller waschen möchte, reagiert dieser mit Empörung und lehnt die Hilfe ab (taktile Abwehr).

Visuelle Wahrnehmung. Herr Müller sieht (zwangsweise) nur die weiße Decke. Sein Körper beginnt sich selbst zu stimulieren und er sieht nun an der Decke kleine schwarze Flecken, die sich irgendwann bewegen. Diese visuelle Wahrnehmungsveränderung kann der Patient z.B. als Spinnen interpretieren, die an der Decke krabbeln (Habituation, s. **Abb. 1.225**).

Orale Wahrnehmung. Herr Müller macht nur noch wenig orale Erfahrungen. Er isst kaum, erlebt also keine tagesstrukturierenden Mahlzeiten, unterschiedliche Kost oder Getränke. Die Mundpflege erlebt er als passiv. Orale Erfahrungen bestehen für ihn immer wieder aus hochgehustetem Sekret, das eklig schmeckt und das er ausspucken muss – er weiß nur nicht, wohin.

Taktil-haptische Wahrnehmung. Damit Herr Müller sich in dieser Situation noch selbst spüren kann und als glaubwürdig erlebt, beginnt er mit stereotypen, sich wiederholenden Bewegungen, wie z.B. Nesteln an der Bettdecke oder rhythmisches Klopfen auf die Matratze (Autostimulation). Das Gehirn des Patienten versucht, diese Autostimulation als sinnvolle Anregung zu verarbeiten.

Auswirkungen der veränderten Wahrnehmung in der Interaktion zwischen Pflegenden und Betroffenen

Herr Müller befindet sich in einer für ihn sinnhaften Welt, die mit der realen Wirklichkeit nicht übereinstimmt. Er hält seine Wahrnehmung für richtig und meint, dass er sich daran orientieren kann. Zwangsläufig kommt es zu kommunikativen Missverständnissen zwischen ihm und den Betreuenden.

Als Pflegende möchten wir Gesundheit und Wohlbefinden der Patienten fördern. Wenn Verwirrte unsere Fürsorge ablehnen, machen sie uns hilflos und provozieren Verwirrtheit in uns (Bartoszek u. Nydahl 1996). Verwirrte werden u.U. für „verrückt" gehalten und medikamentös ruhig gestellt (Buchholz u.a. 1998). Dadurch sie werden noch mehr in der Beweglichkeit und Eigenwahrnehmung eingeschränkt.

Das Konzept – Das Menschsein unterstützen

Menschen verfügen über unterschiedliche individuelle Erfahrungen, Wahrnehmungsqualitäten, Talente und Interessensgebiete. Wahrnehmung kann als das Resultat eines dynamischen, individuell geprägten Entwicklungsprozesses verstanden werden, der uns bereits pränatal erste Erfahrungen machen lässt, die sich während des ganzen Lebens weiter ausdifferenzieren und unser Überleben sichern.

Selbstorganisation des Gehirns. Dank der Selbstorganisation unseres Gehirns können auch schwerst wahrnehmungsbeeinträchtigte Menschen (z.B. nach Schädel-Hirn-Trauma oder Schlaganfall) durch eine gezielte und sinngebende Förderung der Wahrnehmung eine Rehabilitation erfahren. Ein grundlegendes Prinzip der Basalen Stimulation ist es daher, Bekanntes zu erhalten und zu fördern (Bartoszek 1998).

Erkenntnistheoretischer Aspekt. Wahrnehmung bedeutet Identität. Wir können zwischen Ich und Nicht-Ich unterscheiden. Bewegung hilft uns diese Unterscheidung zu treffen, d.h. Dinge voneinander abzugrenzen und (be-) greifbar zu machen. Daher ist es sinnvoll, wahrnehmungsgestörten Menschen durch (geführte) Selbstbewegung ihre Umwelt erfahrbar zu machen.

Grundannahmen

In der basal stimulierenden Pflege wird versucht, mit dem wahrnehmungsbeeinträchtigten Menschen in eine Beziehung zu treten. Ein grundlegendes Anliegen ist es, nicht zu warten bis der Betroffene eine Reaktion zeigt, sondern ihn durch positive, gezielte Stimulationen aus seiner Isolation zu „locken" (Fröhlich u. Bienstein 1994).

Grundannahmen der basalen Stimulation sind:
- Wahrnehmung, Bewegung und Kommunikation bedingen einander.
- Jeder Mensch lebt in einer eigenen Wirklichkeit.
- Der Mensch ist in seiner „Ganzheitlichkeit" von Körper und Geist sowie in seinem systemischen Sein zu seiner Umwelt nicht trennbar.
- Entwicklung ist ohne eine Beziehung zur Außenwelt – zu anderen Menschen – nicht möglich.
- Entwicklung ist immer ein Streben nach Autonomie.
- Pflege kann diese Entwicklung in einem anderen Menschen nicht bewirken, wohl aber von außen unterstützen.
- Pflege als Entwicklungsunterstützung hat also immer die Selbstbestimmung des anderen nicht nur zum Ziel, sondern vielmehr als Bedingung!

Sinngebende Angebote

Durch basal stimulierende Maßnahmen lassen wir den Patienten seinen Körper spüren, wir fördern sein ganzheitliches Körperbewusstsein, wir vermitteln ihm Nähe und Sicherheit. Alle Pflegetätigkeiten können basal stimulierend umgesetzt werden. Die Wahrnehmung wird hierbei in verschiedene Bereiche strukturiert, mit denen die Umsetzung beschrieben wird:

Somatische Stimulation. Das Spüren über die Haut wird gefördert durch:
- therapeutische Waschungen (S. 152),
- körperorientierende Ausstreichungen,
- atemstimulierende Einreibung (S. 215),
- körperbegrenzende Lagerungen.

Vestibuläre Stimulation. Dies betrifft die Positionsveränderung im Raum:
- Positionierung, Mobilisierung und Transfergestaltung (Kinästhetik, S. 243),
- Schwerkrafterfahrungen durch Schiefe Ebene,
- Schwingen der Extremitäten (Bienstein u. Fröhlich 2003),
- Schaukeln und Wiegen,
- Dialogaufbau durch Kopfbewegungen.

Vibratorische Stimulation. Spezielle Frequenzen können wahrgenommen werden durch:
- Stampfen und Klopfen,
- Massagegeräte zur Körpererfahrung,
- Summen oder Singen (Buchholz u. Schürenberg 2003).

Orale Stimulation. Erfahrungen im Mundbereich können gefördert werden durch:
- Mundpflege (Bartoszek u. Nydahl 2003),
- Schlucktraining,
- Nahrungsaufnahme unter Berücksichtigung der Wahrnehmungsveränderungen im Alter (Nydahl u. Bartoszek 2003).

Auditive Stimulation. Erfahrungen über das Hören können gefördert werden durch:
- Geräuschreduzierung, Musikhören, Singen (Hannich u. Gustorff 2000),
- Gedichte sprechen, Sprichworte nutzen.

Visuelle Stimulation. Erfahrungen über das Sehen können sein:
- Umgebungsgestaltung,
- Arbeiten mit Bildern und Objekten (**Abb. 1.226**),
- Anpassung der Beleuchtung an Tag- und Nachtrhythmus bzw. an Ruhe- und Aktivitätsphasen.

Taktil-haptische Stimulation. Durch Greifen zum Be-greifen:
- Greif- und Tastangebote,
- Tastpfade,
- Finger Food (Biedermann 2003).

Konkrete Umsetzung

Wie kann Herr Müller in positiver Weise unterstützt werden, damit er sich wieder in der realen Welt zurechtfindet?

B Herr Müller kann mit dem Rasierer nichts anfangen, auch die Aufforderung „Rasieren Sie sich bitte" kann er nicht einordnen. Erst als er im Bett aufgesetzt und ihm der Rasierer in die Hand gelegt wird, seine Hand langsam zur Wange geführt und diese in kurzen, typischen Rasierbewegungen hin und her bewegt wird, be-greift er, worum es in dieser Situation geht. Wenn er sich mit seinen 78 Jahren seit seinem 15. Lebensjahr täglich einmal rasiert, so hat er diese Bewegung ca. 24000 Mal wiederholt. Diese Bewegung erkennt er wieder (**Abb. 1.227**). Nicht das Wort, nicht den Gegenstand, aber die Bewegung. Und weil er etwas Sinnhaftes wahrnimmt, kann er auch etwas Sinnvolles tun. Er ist in der Lage, sich selbstständig zu rasieren und orientiert sich zunehmend.

„Ich meine Dich"

Die innere Haltung, mit der Pflegende den betroffenen Menschen gegenübertreten und Interesse für seine Lebenswelt zeigen, sie darin begleiten und fördern, ist eines der wesentlichen Merkmale der basal stimulierenden Pflege.

Nach einer nonverbalen Kommunikation auf gleicher Ebene macht der Pflegende ein Handlungsangebot. Nimmt der Patient dies an, so entsteht ein behutsamer Handlungsdialog zwischen Patient und Pflegendem. Die Interaktion regt die Erinnerung des Patienten an und damit auch seine Intelligenz und sein Orientierungsvermögen. Er beginnt sich im Hier und Jetzt wahrzunehmen.

D *Der Begriff **„basal"** soll deutlich machen, dass es sich um extrem einfache und grundlegende Anregungsformen handelt. Die sprachliche Nähe zu „stimulus = Reiz" hat sich als ungünstig herausgestellt. Die Basale Stimulation ist in keinem Falle eine Bereizung von hilflosen Menschen (Fröhlich u. Nydahl 2004), sondern gibt Anregungen, sich mit einem Angebot zu befassen.*

P *Folgende Pflegemaßnahmen stimulieren das Spüren über die Haut:*
- *therapeutische Waschungen,*
- *körperorientierende Ausstreichungen,*
- *atemstimulierende Einreibung,*
- *körperbegrenzende Lagerungen.*

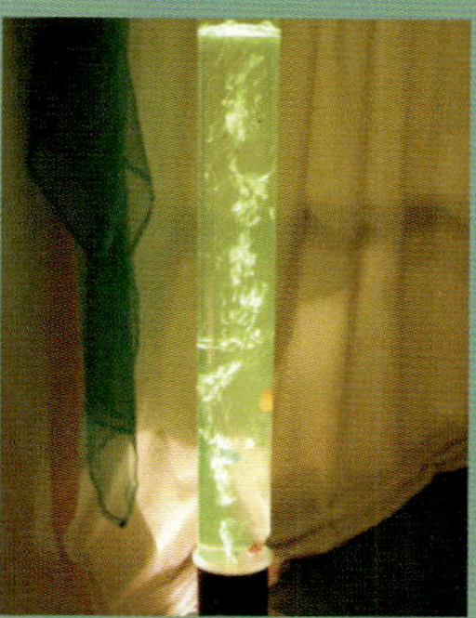

Abb. 1.226 Solche Wassersäulen können die visuelle Wahrnehmung fördern.

M *Die Angebote der Basalen Stimulation orientieren sich zum einen an den Lebenserfahrungen des betroffenen Menschen. Zum anderen passen sie sich seiner aktuellen Befindlichkeit an, denn der Betroffene kann Bekanntes vielleicht zurzeit nicht abrufen oder weist es als der Situation unangemessen zurück (s. folgendes Fallbeispiel).*

P *Das dialogische Angebot „Ich meine Dich" lässt sich in jede Begegnung einbinden, z. B. bei der Ganzkörperwäsche, Mundpflege oder beim Positionswechsel. Wichtig ist dabei, dem Patienten akzeptierende Nähe zu vermitteln, durch die er Gelegenheit bekommt, die Pflegeperson wahrzunehmen und sich ihr mitzuteilen.*

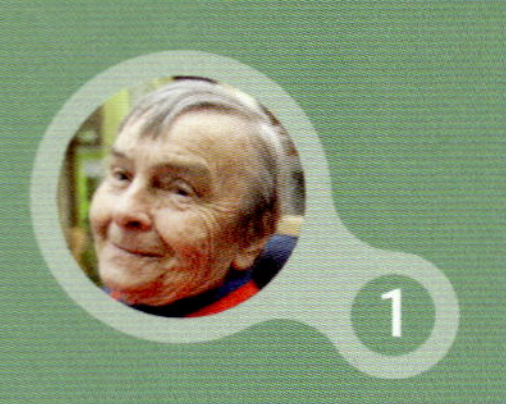

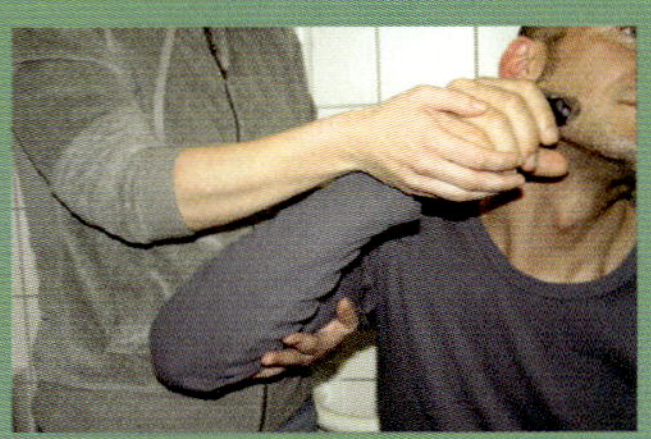

Abb. 1.227 Die Unterstützung beim Rasieren ist ein Beispiel für ein haptisch-taktiles Angebot, das zugleich sinngebend ist (Situation nachgestellt).

M *Entwicklung zu erfahren ist ein wesentlicher Aspekt der Pflege. Der Mensch lernt, diese auf sein Dasein zu beziehen und erfährt einen Sinn. Entwicklung kann auch bedeuten, das Lebensende zu gestalten. Pflegende können hier unterstützen, den Körper nicht nur als Last zu erleben und die Begleitung über die noch verbleibende Wahrnehmungsmöglichkeiten sinngebend zu gestalten.*

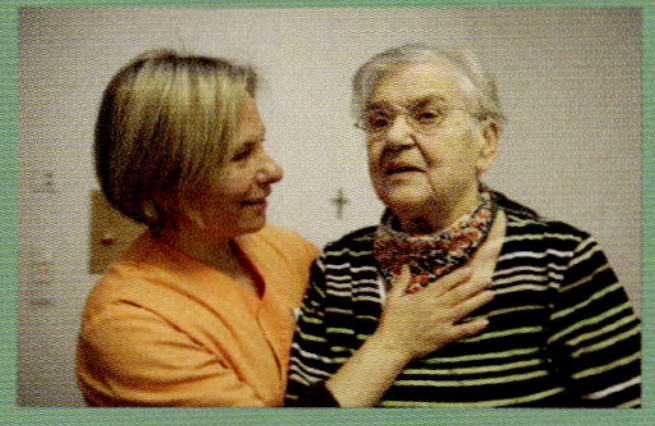

Abb. 1.228 Die Qualität der Berührung ist für den anderen Menschen spürbar.

P *Das Nachmodellieren des Körpers durch das Abrollen der Bettdecke kann für einen schwerstbeeinträchtigten Bewohner ein Signal für Aktivität und ein sich „Auseinandersetzen" mit seiner Umwelt darstellen. Hände und Füße können das Bett an den Stellen ertasten, an denen die Grenzen spürbar sind.*

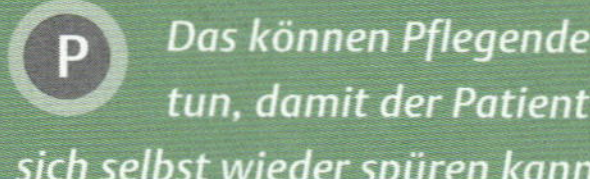

Das können Pflegende tun, damit der Patient sich selbst wieder spüren kann:
- *spürbare Unterschiede (z. B. Materialien),*
- *wahrnehmbare Grenzen (z. B. körpermodulierende Waschungen),*
- *Einreibungen, Kontaktatmung sowie kleinste Positionsveränderungen.*

Zentrale Ziele – Schwerpunkte pflegerischer Angebote

Andreas Fröhlich und Christel Bienstein (2003) haben die nachfolgenden zentralen Ziele herausgearbeitet, damit die Person des kranken Menschen ganz in den Mittelpunkt gestellt wird und sich an der „Normalität" des Alltäglichen des „Mensch-Seins" orientiert und weniger an den pflegerischen Aktivitäten aus dem Berufsalltag der Pflegenden. Zentrale Ziele sind:
- Entwicklung erfahren,
- das eigene Leben spüren,
- Sicherheit erleben und Vertrauen aufbauen,
- den eigenen Rhythmus entwickeln,
- Außenwelt erfahren,
- Beziehung aufnehmen und Begegnung gestalten,
- Sinn und Bedeutung geben,
- das eigene Leben gestalten,
- Autonomie und Verantwortung.

Entwicklung erfahren

Entwicklung zu erfahren ist ein wesentlicher Aspekt der pflegerischen Angebote. Der Mensch erfährt einen Sinn in den Angeboten und lernt, diese auf sein Dasein zu beziehen.

Unterstützung. Den Patienten in seiner Entwicklung zu begleiten kann z. B. bedeuten:
- die Atmung zu erleichtern und durch eine atemstimulierende Einreibung (ASE, s. S. 215) spürbar werden zu lassen,
- Menschen, die über eine Sonde ernährt werden, durch Stimulationen des Geruchs- und Geschmacksinns wieder einen leiblichen Genuss zu vermitteln,
- sich mittels geführter Bewegungen im eigenen Körper zu spüren und mit der Umwelt in Kontakt zu kommen (an frühere Gewohnheiten anknüpfen, damit die Erfahrung im Kontext des Bekannten bzw. Wiedererkennens erlebt werden kann).

Das eigene Leben spüren

Am Leben zu bleiben, das Leben zu erhalten, ist eines. Das Leben dann in irgendeiner Form wahrzunehmen, ist der nächste wichtige Schritt. Sich selbst als Einheit im „Hier und Jetzt" spüren, d. h. „Körper" und „Ich" in Verbindung bringen, als „Körper-Ich" wahrzunehmen und ihn gegen das Andere, die unmittelbare Umwelt zu erleben.

Unterstützung. Wesentliche Aspekte, um das eigene Leben zu spüren, sind:
- spürbare Unterschiede, z. B. durch Auswahl verschiedener Materialien,
- wahrnehmbare Grenzen, z. B. verrutschende Kleidung, körpermodulierende Waschungen oder
- Einreibungen, Kontaktatmung sowie kleinste Positionsveränderungen (Mikrobewegungen).

Sicherheit erleben und Vertrauen aufbauen

Ein von Wahrnehmungsstörungen betroffener Mensch kann nur dann Sicherheit erleben und Vertrauen aufbauen, wenn er auf seine Reaktionen verlässliche und wiederkehrende Antworten erhält und er erfahren kann „ich bin gemeint".

Unterstützung. Einer der bedeutendsten Augenblicke ist das „Miteinander-in-Kontakt-Kommen". Dies kann bei Kontaktaufnahme oder -beendigung durch eine gezielte festgelegte Berührung erfolgen: die *Initialberührung*. Ebenso kann es sinnvoll sein, individuelle Signale abzusprechen.

Den eigenen Rhythmus entwickeln

Es gibt biologische, körpereigene Rhythmen, z. B. den Wach- und Schlafzyklus. Wiederkehrende bekannte Rhythmen können zur Unterstützung bei der Anpassung an neue Situationen (z. B. beim Einzug in ein Pflegeheim, aber auch in der Kurzzeitpflege) genutzt werden.

Unterstützung. Die biografische Anamnese ist hinsichtlich der tagesspezifischen Abläufe und Lebensgewohnheiten sicher sehr hilfreich. Dabei sollte aber immer mitbedacht werden, dass sich manche Gewohnheiten mit der Zeit verändern oder in bestimmten Situationen nicht passend sind. Deshalb ist stets die Reaktion des Betroffenen abzuwarten.

B Einem älteren dementen Herrn wurde jeden Morgen um 7.00 Uhr die Unterstützung seiner Morgentoilette angeboten. Er war früher stets zu dieser Zeit aufgestanden. Er war immer noch sehr müde und wartete, dass ich die Körperpflege übernahm. Nach dem Ankleiden legte er sich gleich wieder ins Bett und schlief ein. Ich beobachtete daraufhin, wann er von selbst wach wurde und wie sich dann seine Befindlichkeit einstellte. Am ersten Morgen erschien er um 11.00 Uhr etwas irritiert auf dem Flur und ich nahm sein „Wachsein" auf. Die Körperpflege übernahm nun er und ich unterstützte nur wenige Handgriffe. Ich veränderte die Absprachen dahingehend, dass er bis zwölf Uhr aufgestanden sein sollte, damit er zumindest am Mittagessen um 13.00 Uhr teilnehmen konnte.

Außenwelt erfahren

Den Dingen die Bedeutung geben können, d. h. z. B. einen Fernseher von einem Spiegel zu unterscheiden, erscheint dem gesunden Menschen als vollkommen banal. Wenn jedoch ein verwirrter Mensch hier seine Orientierung zur Umgebung verliert, ist dies ein großer Verlust.

Unterstützung. Jedes „Ding" hat seine Eigenarten: Eine Zahnbürste hat Borsten, ein elektrischer Rasierer vibriert, ein Waschlappen kann ins Wasser getaucht werden – sonst ist er sinn-los. Wiederkehrende und nachvollziehbare Veränderungen sind hier hilfreich.

Beziehung aufnehmen und Begegnung gestalten

Menschen suchen Menschen. Die Beziehungsaufnahme sollte von beiden Seiten gewünscht sein, denn auch schwerstbeeinträchtigte Menschen erleben Zu- und Abneigung. Aufgrund der hohen Anpassungsleistungen, die diese Menschen täglich leisten müssen, sollte eine Beziehung verlässlich sein und wiederkehrende Rituale beinhalten.

Unterstützung. Die Beobachtung von Merkmalen der gegenseitigen Zu- und Abwendung sollten nicht ignoriert werden. Bezugspersonen stehen auch in der Verpflichtung, sich kontinuierlich mit dem Bewohner auseinanderzusetzen. Einmal gemeinsam erlebte Rituale können sowohl helfen eine Begegnung zu gestalten als auch in eine Beziehung zu treten.

B Ein Pflegender nahm stets, wenn er einem stark verwirrten älteren Bewohner begegnete, eine stramme Haltung an, legte die Hand zum Gruß an den Kopf und sagte „Tag, Tag, mein Herr". Darauf wandte sich der Bewohner dem Pflegenden zu und lächelte ihn an. Diesem Pflegenden, der sich bei dem älteren Herrn auf diese Weise in Erinnerung brachte, gelang es, den Bewohner zu einem Kontinenztraining zur Toilette zu begleiten, was dieser sonst eher ablehnte.

Sinn und Bedeutung geben

Niemand kann für einen anderen Sinn und Bedeutung festlegen. Dieser Herausforderung muss auch ein Mensch mit schwersten Beeinträchtigungen entgegentreten. Krisen, die zu Veränderungen der Persönlichkeit und körperlichen Integrität führen, erfordern eine neue Deutung des eigenen Lebens.

Unterstützung. Hier können Pflegende als Begleiter Sicherheit und Vertrauen ermöglichen, indem sie vertraute Bewältigungsstrategien unterstützen, selbst wenn diese aus Ablehnung und Verleugnung bestehen.

Sein Leben gestalten

Sich selbst auch mit seinen Ecken und Kanten zu erleben ist eine Ausdrucksform des Mensch-Seins. Wir sind nicht ausschließlich instinktgesteuert, sondern Menschen mit einem Willen und Zielen. Diese Haltung verliert sich auch dann nicht, wenn wir in unserem Bewegungsradius oder unserer verbalen und nonverbalen Ausdrucksform eingeschränkt sind.

Unterstützung. Die Raumgestaltung kann für den beeinträchtigten Menschen eine Orientierung darstellen, z. B. um den Weg zur Toilette zu finden. Die ausgewählte Kleidung kann aufzeigen, ob es Werktag oder Sonntag ist. Der Blickwinkel, aus dem der Bewohner seine Umwelt aus dem Bett wahrnimmt, kann sinngebend und informativ sein oder uninteressant.

B Ein Bewohner, der seit einem Jahr bettlägerig war, nahm kaum an den ihm angebotenen Aktivitäten teil. Wenn er jedoch Besuch erhielt, der ganz allgemein „Dies und Das" erzählte, wurde er aufmerksamer. Weil sein Bett nicht durch die Tür passte, wurde dem Bewohner der Vorschlag gemacht, sein Bett zu bestimmten Tageszeiten zur Tür zu drehen und diese offen zu lassen, damit die Besucher aus dem Ort leichter den Weg zu ihm finden. Der Bewohner wurde aufgeschlossener und interessierter und kam sehr gut ohne jede Beschäftigungstherapie in regen Kontakt mit den anderen Bewohnern und Besuchern.

Autonomie und Verantwortung

Das Leben nach den eigenen Ideen zu gestalten gilt als Voraussetzung, um autonome Entscheidungen zu treffen, Regeln mitzubestimmen und Verantwortung für das eigene Handeln zu übernehmen. Der Lernprozess, dass Autonomie auch Verantwortung übernehmen heißt, stellt uns immer wieder vor neue Herausforderungen.

B Ein Bewohner musste aufgrund eines ausgeprägten Hirninfarktes regelmäßig abgesaugt werden. Darunter erlitt er zweimal einen massiven Bronchospasmus und der Notarzt musste gerufen werden. Die Bezugspflegende entwickelte mit ihren Kollegen folgenden Ansatz: Der Bewohner bekam vor jedem Absaugen ein Schmerzmedikament, da er starke Schmerzen während des Vorgangs angab. Weiter konnte er durch Mitführen des Absaugschlauches Einfluss nehmen, wie lange der Vorgang andauerte und wie tief der Katheter eingeführt wurde. Dies hatte zur Folge, dass der Bewohner die Absaugung besser tolerierte.

Pflegeverständnis – „in Beziehung treten"

Wahrnehmung ist subjektiv, sie kann sich verändern und das Erleben ist davon abhängig. Menschen erleben sich und ihre Umwelt nach einer erheblichen Veränderung (z. B. nach einer schweren Krankheit) nicht genauso wie vor dem Ereignis.

Von den Pflegenden wird die Bereitschaft gefordert, den Patienten innerhalb seiner reduzierten Möglichkeiten kennenzulernen. Dies beinhaltet Flexibilität und ein erhöhtes Repertoire an Handlungsmöglichkeiten, um auf die Äußerungen des Patienten einzugehen und die Aktivität kommunikativ, vertrauenswürdig und interessiert gestalten zu können (**Abb. 1.229**).

Grond (1992) verdeutlicht dies an der Betreuung von dementen Patienten: „*...Demente werden umso eher zu Pflegefällen, je mehr sich die Zuwendung auf die körperliche Versorgung beschränkt.*" Er beschreibt die Förderung durch die Basale Stimulation als „*... entwicklungs-, daseins-, bedürfnis- und beziehungsorientiert.*" Diese hoch individualisierte Pflege signalisiert dem Patienten, dass er gemeint ist – als Mensch mit eigener Geschichte und Persönlichkeit.

M *In der Basalen Stimulation gehen wir davon aus, dass jeder Mensch (auch schwer beeinträchtigte Menschen) ein Recht darauf hat, dass seine Entscheidungsfindung wahrgenommen wird, auch wenn sich dies in kleinsten Ausdrucksformen widerspiegelt.*

M *Der Mangel an Bewegung, reduzierte Kommunikationsmöglichkeiten und eine fremde und reizarme Umgebung verursachen häufig Motivationslosigkeit, Orientierungsstörungen oder einen psychosozialen Rückzug.*

P *Sinnfindung kann auch heißen, das Interesse des Betroffenen an Dingen oder Situationen zu erkennen und ihm zugänglich zu machen. Das kann z. B. bedeuten, einem türkischen Bewohner seine Tagesgebete zu ermöglichen, indem das Bett in eine bestimmte Richtung positioniert wird.*

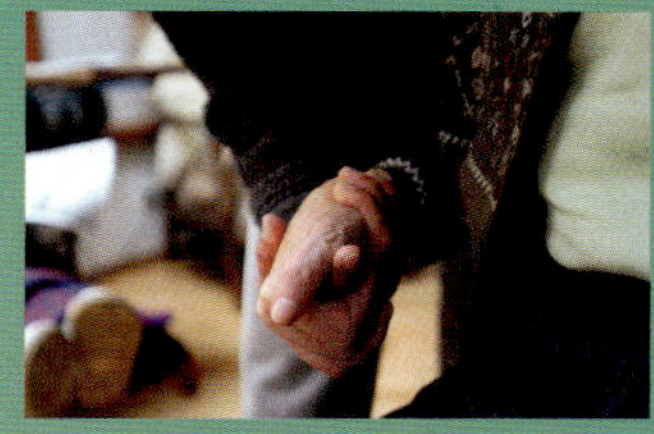

Abb. 1.229 Den anderen meinen – ohne große Worte.

I **Literatur:**
Bienstein, C., Fröhlich, A.: Basale Stimulation in der Pflege – die Grundlagen. Kallmeyer, Hannover 2003
Internet:
http://www.basale-stimulation.de

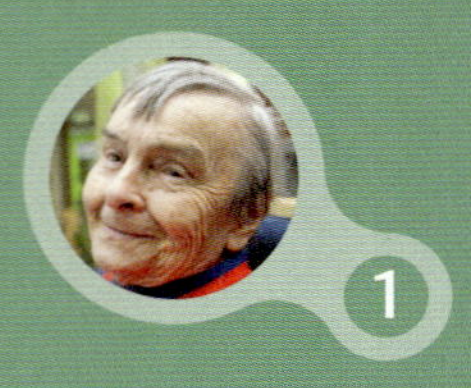

D *Das **Realitätsorientierungstraining (ROT)** ist ein kognitives Verfahren, das desorientierte Menschen auf die Wirklichkeit hinweisen sowie ihre Orientierungsfähigkeit in der Tagesstrukturierung und die Gedächtnisleistung verbessern möchte.*

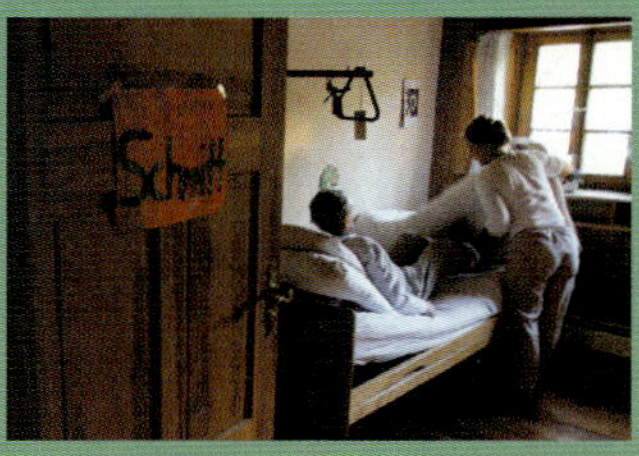

Abb. 1.230 Ein selbst hergestelltes Orientierungsschild kann ein Element des ROT sein.

M *Ein Grundkonzept des ROT ist es, niemals „falsche" Aussagen der Patienten positiv zu bestätigen, sondern sie auf die Wirklichkeit hinzuweisen. Der Betroffene sollte aber nicht mit einer Realität konfrontiert werden, die ihn ängstigt, weil er sie z. B. nicht mehr versteht.*

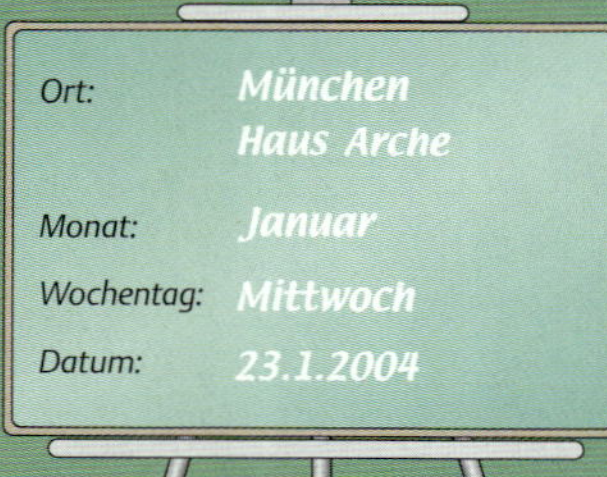

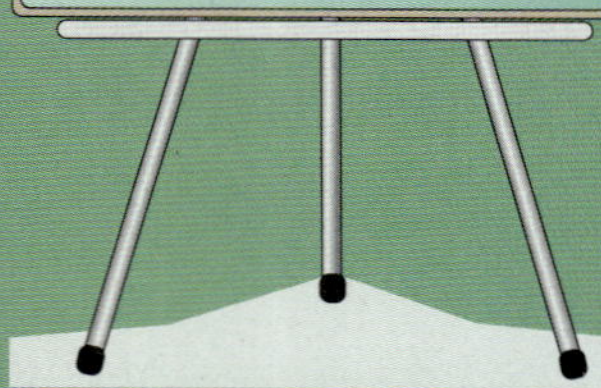

Abb. 1.231 Eine ROT-Tafel kann als Hilfsmittel in einer Gruppensitzung dienen.

M *Wenn etwas richtiggestellt wird, bedeutet dies für den Erkrankten, dass der andere es wohl besser weiß. Unter Umständen führt diese Frustration zu abwehrendem Verhalten. Bei ROT im Sinne einer Orientierungshilfe, die angenommen oder abgelehnt werden kann, verringert sich Risiko der Überforderung.*

Realitätsorientierungstraining

Konzept

Das Realitätsorientierungstraining (ROT) ist eines der ältesten kognitiven Verfahren in der psychiatrischen Betreuung. Es wurde bereits 1960 von dem Amerikaner Folson für eine größer werdende Zahl von desorientierten Menschen entwickelt (Maciejewski u.a. 2001). ROT kann bei allen Menschen, deren Orientierung in „Gefahr" ist, angewendet werden, sofern diese es wünschen und vertragen.

Varianten des ROT

Das Verfahren besteht aus zwei Varianten, zum einen aus dem informellen ROT („24-Stunden-ROT") und dem sog. formellen oder „classroom-ROT" (= Klassenzimmer-ROT) (Hampel u. a. 2003).

Informelles ROT. Die erste Form steht für ein „Rund um-die-Uhr"-Konzept, das vor allem in den 70er- und 80er-Jahren Pflegekräfte wie Therapeuten geprägt hat. Ziel war es, kontinuierlich zu allen Zeiten einen Fluss an Orientierung sicherzustellen. Dies zeigte sich nicht nur in den Bereichen Umgebung durch große Uhren, Kalender und Hinweisschilder, sondern ebenfalls in der Kommunikation, die immer darauf ausgerichtet war, den Betroffenen im Hier und Jetzt zu orientieren (**Abb. 1.230**).

Vor allem die farbliche Gestaltung der Bereiche, wie identifizierende Farben für die einzelnen Etagen eines Altenheims, sollte die Bewohner ihre Bereiche besser wiederfinden lassen. Diese Annahmen sieht man heute für fortgeschrittene demenzielle Syndrome kritischer.

Formelles ROT. Das formelle oder „classroom-ROT" bietet dem Betroffenen in strukturierenden Sitzungen regelmäßig alle wichtigen Orientierungspunkte aus dem Alltag an. Dies sind vor allem Informationen zur Zeit, Ort, Personen und den Tagesabläufen.

Ziele

Ein Grundkonzept des ROT ist es, niemals „falsche" Aussagen der Patienten positiv zu bestätigen, sondern sie auf die Wirklichkeit hinzuweisen. Das Verfahren möchte ebenfalls die Orientierungsfähigkeit der Tagesstrukturierung und die Gedächtnisleistung verbessern. Die Selbstständigkeit, das Selbstwertgefühl und damit die Identität sollen erhalten und soziale Integration gefördert werden. Das Training soll Kreativität fördern und damit die Lebensqualität erhöhen.

Aus diesem Blickwinkel könnten sowohl depressiv Erkrankte als auch Bewohner mit Wahnvorstellungen, aber auch Menschen mit einer beginnenden demenziellen Erkrankung von diesem Training profitieren. Zu beachten ist allerdings, dass der Betroffene nicht mit einer Realität konfrontiert wird, die ihn ängstigt, weil er sie z. B. nicht mehr versteht.

Durchführung

Ursprünglich wurde dieses Training sehr rigide durchgeführt und die Patienten immer wieder auf Fehlannahmen hingewiesen und ihr Verhalten korrigiert. Heute setzt sich zunehmend eine Verfahrensweise durch, die den Möglichkeiten und den Bedürfnissen der Betroffenen angepasst ist. Dies bedeutet für die Mitarbeiter ein hohes Maß an Flexibilität und Individualität. In der täglichen Anwendung sollte Folgendes berücksichtigt werden:

- in einfachen kurzen Sätzen sprechen,
- Wiederholungen verwenden,
- Erinnerungen als Brücke zur Gegenwart nutzen,
- Humor einsetzen und Ereignisse kommentieren.

Die ROT-Gruppen verstehen sich als Ergänzung zu einem bestehenden 24-Stunden-Modell. Die Gruppen sollten mehrmals wöchentlich für ca. 30 Minuten besucht werden. Über-, aber auch Unterforderungen sollten in jedem Fall vermieden werden (Maciejewski u. a. 2001).

Eine größere Untersuchung fand heraus, dass sich die Interventionen des ROT für Kognition und Verhalten positiv auf die Patienten auswirkt. Es geht aber nicht klar hervor, welche der vielen Ansätze tatsächlich positiv wirken und welche weniger. Das Lesen von Zeitungsnachrichten z. B. scheint von demenziell erkrankten Patienten nicht sehr gut angenommen worden zu sein (Hampel u. a. 2005). Das Einüben von Namen mittels Namensschildern wurde ebenfalls von demenziell erkrankten Patienten abgelehnt. Dies bedeutet allerdings nicht, dass das Lesen von Zeitungsnachrichten bei Patienten mit anderen gerontopsychiatrischen Erkrankungen nicht fördernd wirken kann.

Ein besonders positiver Effekt des ROT ist die Reduktion der Depressivität. So beschreibt Gutzmann (zit. nach Wächtler 2003), dass allein die verstärkte soziale Interaktion stärker zu Buche schlägt als das eigentliche ROT. Empfehlenswert sind:

- Gruppenaktivitäten, die eine persönliche Relevanz und gleichzeitig keinen belehrenden Charakter haben,
- spielerische und nicht verletzende Aktivitäten, die eine Konfrontation mit den Einschränkungen des Betroffenen vermeiden,
- implizites Lernen (vielseitig genutztes Material).

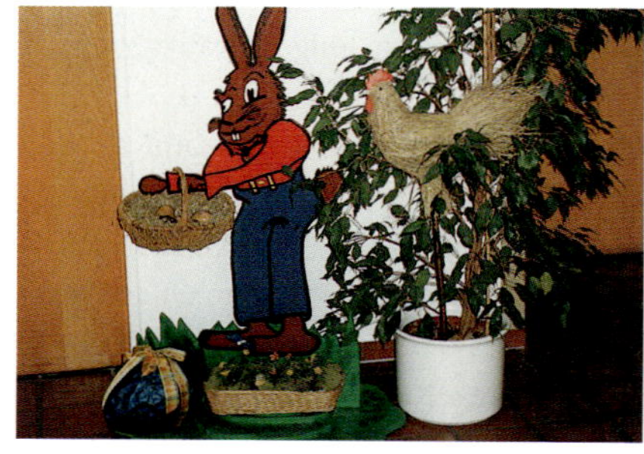

Abb. 1.232 Jahreszeitlicher Zimmerschmuck kann die zeitliche Orientierung unterstützen.

Gedächtnistraining

Konzept

Die Wiener Ärztin Franziska Stengel veröffentlichte im Jahr 1976 verschiedene Gedächtnistrainingsarten, die auf ältere Menschen abgestimmt waren. Sie war damit eine Vorreiterin im Bereich des kognitiven Trainings, das zur damaligen Zeit nicht unumstritten war und dies bis heute geblieben ist. Andere Begriffe, die oft synonym mit Gedächtnistraining verwendet werden, sind Gehirnjogging oder Hirnleistungstraining.

Oswald (2004) stellt fest: „... kognitives Training erweist sich als hochwirksam in Bezug auf die trainierten Funktionen, z. B. spezifische Gedächtnisfunktionen. Im kristallinen (Erfahrung) Bereich sind die Effekte i. d. R. deutlich höher als im fluiden (Strategien und Problemlösung)". Eine positive Auswirkung auf die Aktivitäten im Alltag kann nur bei regelmäßigen Übungen festgestellt werden.

Besonders effektiv scheint ein kombiniertes Training mit kognitiven und körperlich aktivierenden Anteilen zu sein. Oswald (2004) meint dazu, dass kognitives und psychomotorisches Training einen erheblichen präventiven und verzögernden Wert für eine demenzielle Entwicklung hat.

Drei-Speicher-Modell. Eine Grundlage für die Methode des Trainings ist das Drei-Speicher-Modell, das von der Annahme ausgeht, dass Informationen zuerst im sensorischen Speicher aufgenommen werden, dann zum Kurzzeitspeicher geleitet und von dort ins Langzeitgedächtnis gelangen. Dieser Ablauf findet jedoch unter permanentem Abgleich mit bereits gespeicherten Informationen statt (**Abb. 1.233**).

Neben diesem Modell existieren ebenfalls Vorstellungen, wie die einzelnen Gedächtnisinhalte gespeichert werden. Je nach Art der Gedächtnisinhalte unterscheidet man zwischen deklarativem und prozeduralem Gedächtnis.

Deklaratives Gedächtnis. Das deklarative Gedächtnis speichert Fakten und Ereignisse, die entweder zur eigenen Biografie gehören (auch episodisches Gedächtnis genannt) oder das Weltwissen eines Menschen repräsentieren, z. B. berufliche Kenntnisse, Fakten aus Geschichte, Politik, usw. Dieser Teil wird auch semantisches Gedächtnis genannt.

Prozedurales Gedächtnis. Das prozedurale Gedächtnis beinhaltet Fertigkeiten, die automatisch ohne Nachdenken eingesetzt werden. Dazu gehören vor allem motorische Abläufe (Gehen, Laufen, Fahrradfahren, Tanzen u. a.). Prozedurale Gedächtnisinhalte werden durch implizites Lernen, semantisches durch explizites Lernen erworben.

Ziele

Zu den Zielen des Gedächtnistrainings gehört die Verbesserung z. B. folgender Funktionen:

- Konzentration,
- Wortfindung,
- Formulierung,
- Merkfähigkeit,
- Reproduktion,
- Kurzzeitarbeitsspeicher,
- Langzeitspeicher,
- Entscheiden,
- Assoziieren.

Der Abruf von Gedächtnisinhalten soll nach Oswald (1998) besonders gut gelingen, wenn die gespeicherten Informationen tief verarbeitet und möglichst zahlreiche sinnvolle Verbindungen zu bereits bestehenden Netzwerken geknüpft werden. Bei diesem System wird die Plastizität unseres Gehirns bzw. des neuronalen Netzwerkes genutzt, das bis ins hohe Alter immer wieder neue synaptische Verbindungen herstellen kann.

Die Bildung dieser Verbindungen bleibt jedoch nur Menschen ohne Demenz vorbehalten, denn mit der Demenz sinkt die Synapsendichte im Gehirn (Maciejewski u. a. 2001). Wird bereits sehr früh im Krankheitsverlauf der Demenz die geistige Aktivierung gefördert, kann das Gedächtnistraining möglicherweise zu einer Verzögerung des Krankheitsverlaufs führen. Bei Menschen mit schwerer Demenz geht es nicht mehr primär um die Memotechniken (Stützen, um sich zu erinnern) oder das Einspeichern neuer Gedächtnisinhalte, sondern um das Abrufen von noch Gewusstem, um Selbstvertrauen und Kompetenz zu vermitteln.

M *Ein auf ältere Menschen abgestimmtes Gedächtnistraining kann die Gedächtnisfunktionen stärken. Besonders effektiv scheint ein kombiniertes Training mit kognitiven und körperlich aktivierenden Anteilen zu sein. Dies hat einen erheblichen präventiven und verzögernden Wert für eine demenzielle Entwicklung.*

D **Gedächtnistraining** *hat zum Ziel, vor allem die allgemeine geistige Aktivierung zu unterstützen. Je nach Ausrichtung und Einsatz des Trainings können aber auch andere spezielle Bereiche gefördert oder verbessert werden.*

M *Bei Menschen mit schwerer Demenz geht es nicht mehr primär um das Einspeichern neuer Gedächtnisinhalte, sondern um das Abrufen von noch Gewusstem, um Selbstvertrauen und Kompetenz zu vermitteln* **(Abb. 1.234)**.

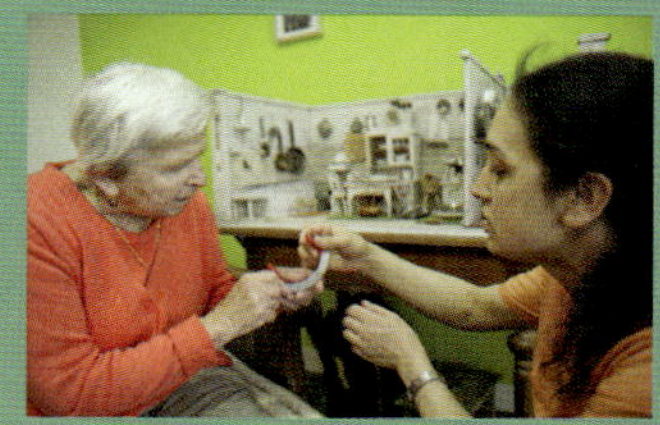

Abb. 1.234 Vielleicht weiß die ältere Dame nicht mehr, wie der Gegenstand heißt, aber sie kann ihn noch benutzen – daran erinnert sie sich.

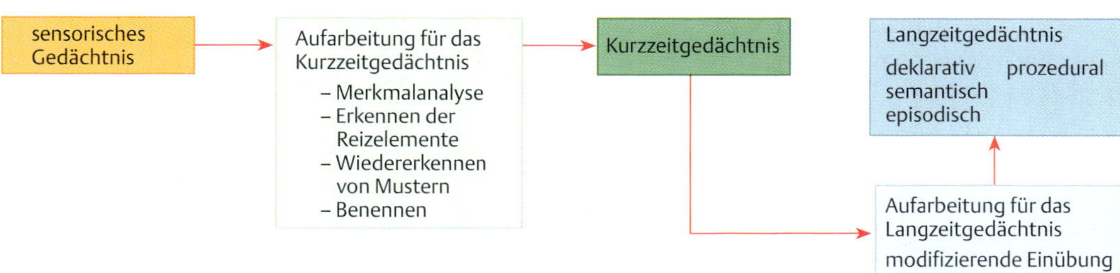

Abb. 1.233 Dreispeichermodell mit den Bereichen sensorischer Speicher, Arbeits- und Langzeitspeicher (Brauer u. a. 1995; Maciejewski u. a. 2001).

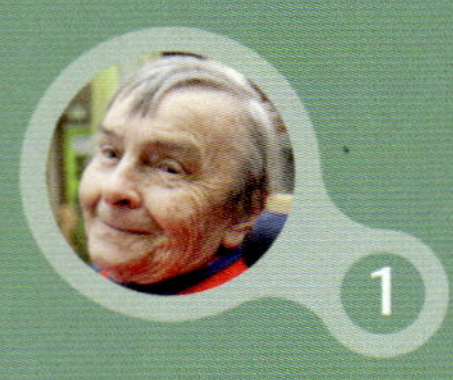

M *Bei fortgeschrittener Demenz sollten vor allem biografieorientierte Angebote auf möglichst viele Sinne ausgerichtet sein (z. B. Duft, Klang und Spüren von Gegenständen, Lebensmitteln usw.). Im Bereich des allgemeinen Gedächtnistrainings sollten verschiedene Aspekte aufgenommen werden.*

P *Beim Gedächtnistraining in der Gruppe ist es gleich, ob schwierige oder leichte Aufgaben gestellt werden, ob Demenzerkrankte, Patienten mit Apoplex oder depressiv erkrankte Patienten an einer Gruppe teilnehmen – die Gruppenleitung entscheidet über den Verlauf und die Organisation und sollte die Teilnehmer regelmäßig einschätzen.*

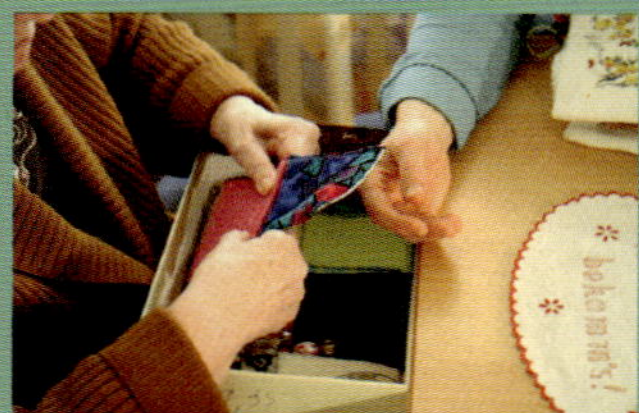

Abb. 1.236 Erinnerungskiste. Durch gemeinsames Ansehen der Erinnerungen wird die biografische und persönliche Orientierung gestärkt.

Durchführung

Die Atmosphäre in den ausgewählten Gruppen sollte möglichst gelassen und entspannt sein, Quiz- oder Testsituationen sollten nach Möglichkeit vermieden werden. Ein Konkurrieren in der Gruppe kann positiv sein und Bewohner zu besseren Ergebnissen anspornen, jedoch können sich Einzelne überfordert fühlen und mit Rückzug reagieren.

Grundregeln

Beim kognitiven Training sind folgende Grundregeln zu beachten (Stengel 1997):
- Training mit sinnhaften Themen und Übungen durchführen,
- verschiedene Hirnfunktionen trainieren,
- Informationstiefe fördern,
- mehrkanalig üben (verschiedene Sinnesorgane nutzen) (**Abb. 1.235**),
- wenn möglich, ist jeder Teilnehmer mal Lernender und mal Lehrender,
- Gedankensperren lösen (z. B. durch einfache Zwischenaufgaben),
- Erfolgserlebnisse vermitteln.

Es ist sinnvoll, ein abgestuftes Training anzubieten, um Über- bzw. Unterforderung zu vermeiden. Die Zielgruppen können unterteilt werden in:
- Patienten ohne kognitive Einschränkung,
- Patienten mit milder oder leicht kognitiver Beeinträchtigung,
- Patienten mit fortgeschrittener Beeinträchtigung der Gedächtnisfähigkeit.

Wenn kognitive Einschränkungen deutlich sind, könnte auch ein spezielles symptomorientiertes Training individuell ausgerichtet sein. Durch geeignete Übungen können z. B. Abruffunktionen oder Wortfindung besonders gefördert werden.

Bei fortgeschrittener Demenz sollten vor allem biografieorientierte Angebote auf möglichst viele Sinne ausgerichtet sein (z. B. Duft, Klang und Spüren von Gegenständen, Lebensmitteln usw.). Im Bereich des allgemeinen Gedächtnistrainings sollten verschiedene Aspekte aufgenommen werden.

Inhalte

Inhalte jeder Übung sind:
- körperliche Bewegung,
- Förderung der sozialen Kontakte durch Partnerarbeit,
- semantisch episodische Vertiefung (Inhalte werden mit einer Geschichte verknüpft),
- Wechsel von leichten und schweren Übungen,
- Wiederholungen,
- Material zum Ansehen,
- Zusatzmaterial für schnelle Denker,
- Proportionsaufgaben (was ist größer als was, wer ist schneller als wer usw.).

Dabei ist es gleich, ob schwierige Aufgaben oder leichte Aufgaben gestellt werden, ob Demenzerkrankte, Patienten mit Apoplex oder depressiv erkrankte Patienten an einer Gruppe teilnehmen – die Gruppenleitung entscheidet über den Verlauf und die Organisation und sollte die Teilnehmer regelmäßig einschätzen.

Hilfsmittel

Es gibt eine große Menge an fertigen „Trainingssets" für unterschiedliche Schweregrade und Themen im Handel. Hier werden komplette Trainingseinheiten vorgehalten (Oswald 1998; Stengel 1998). Gut zu nutzen sind aber auch sog. Erinnerungskisten (**Abb. 1.236**), wenn biografische Inhalte gestärkt werden sollen (s. 10-Minuten-Aktivierung, S. 265). CDs und Kassetten, die das Erkennen von Geräuschen beinhalten, stehen ebenfalls in großer Zahl zur Verfügung.

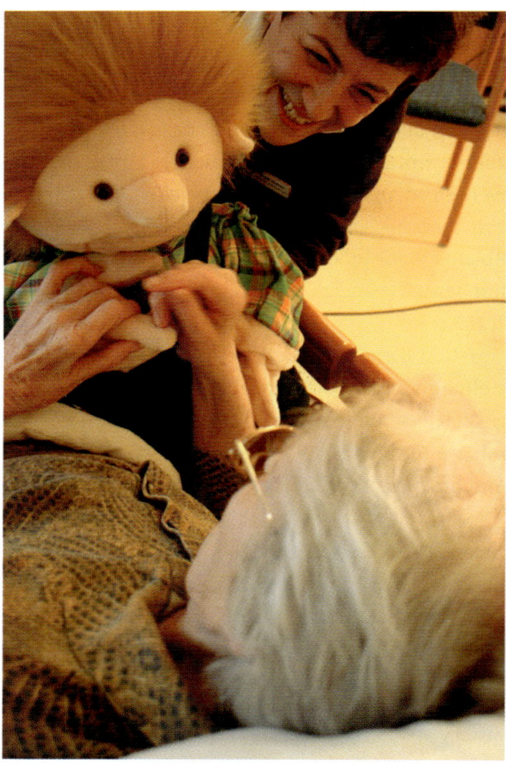

Abb. 1.235 An der Puppe können die Sinne „Fühlen" und „Sehen" sowie die emotionale Ebene angesprochen werden.

Validation

Validation meint den wertschätzenden Umgang mit an Demenz erkrankten Menschen. Das Ziel der Validation ist es, über die Gefühlswelt und die Biografie einen Zugang zur Erlebniswelt der Betroffenen zu erhalten.

Validation nach Feil

Feil (1999) unterscheidet in ihrem Konzept vier Stadien der fortschreitenden Desorientierung:

1. **Stadium der mangelhaften/unglücklichen Orientierung.** Dies ist gekennzeichnet durch beginnende Desorientierung und dem Versuch, an der Realität festzuhalten. Gefühle werden geleugnet und nur in symbolisierter Form geäußert.
2. **Stadium der Zeitverwirrtheit.** Der Betroffene verliert die Kontrolle über sich selbst und über kognitive und körperliche Fähigkeiten. Die Kommunikation reduziert sich; der Erkrankte zieht sich zurück.
3. **Stadium der sich monoton wiederholenden Bewegungen.** Dies geht mit einem zunehmenden Verlust der Sprache einher.
4. **Stadium des Vegetierens.** Hier ziehen sich die Betroffenen völlig in sich zurück.

Für Feil ist die Desorientiertheit von Demenzkranken nicht nur hirnorganisch bedingt, sondern eine Regression, die es tiefenpsychologisch zu deuten gilt. Unbewältigte alte Konflikte sollen in der Validation Raum erhalten, um die damit verbundenen Gefühle auszudrücken und die Konflikte zu lösen.

Validationstechniken nach Feil

Zunächst werden Informationen gesammelt, z.B. unvollendete Aufgaben, unterdrückte Emotionen, unerfüllte Bedürfnisse, frühere Beziehungen oder auch Beruf und Hobbys. Die kommunikativen Techniken sind für jedes Stadium unterschiedlich: zunächst verbale Äußerungen, in späteren Stadien Blickkontakt, Berührung und Tonlage.

Folgende Validations-Techniken haben sich nach Feil bewährt:

Sein Zentrum finden. Pflegepersonen bzw. Angehörige müssen die Kränkungen durch den Betroffenen unbeachtet lassen und sich auf dessen Erfahrenswelt einstimmen. Die zurückgestellten Gefühle können sie später im Team oder in einer Selbsthilfegruppe äußern.

„W-Fragen" stellen. Im Antworten auf „W-Fragen" (wer, was, wo, wann, wie) kann der Betroffene sich ausdrücken.

Aussagen wiederholen. Wichtige Aussagen des älteren Menschen werden an einer veränderten Stimmhöhe erkannt. Der Validationsanwender wiederholt diese Aussagen mit den Worten des Betroffenen.

Bevorzugtes Sinnesorgan erkennen und einsetzen. Die Voraussetzung für eine gelungene Validation ist es, den bevorzugten Sinneskanal (visuell, auditiv, kinästhetisch) des betroffenen Menschen zu erkennen.

Polarität einsetzen. Darunter versteht man, dass der Validationsanwender nach dem Extremen fragt.

Das Gegenteil ansprechen. Bei dieser Technik fragt der Validationsanwender nach dem Gegenteil einer Behauptung eines desorientierten Menschen.

Erinnerungen aktivieren. Durch Fragen wie „War das schon immer so?" oder „Hatten Sie das Problem sonst nie?" werden frühere Erinnerungen geweckt.

Körperkontakt herstellen. Wird ein Betroffener im Stadium 3 berührt, knüpft dies an kindliche Erfahrungen an.

Blickkontakt halten. Günstig ist es, wenn sich die Pflegenden frontal nähern, um ein Erschrecken des Betroffenen zu vermeiden. Direkter, längerer Blickkontakt erleichtert die Kontaktaufnahme (**Abb. 1.237**).

Stimme einsetzen. Die Stimme sollte klar, tief, warm und liebevoll sein; sie kann Erinnerungen an vertraute Personen auslösen. Beim Sprechen sollte Augen- und Körperkontakt bestehen.

Emotionen beobachten. Der Validationsanwender muss während der Kommunikation die Emotionen und die dazugehörigen körperlichen Ausdrucksformen des älteren Menschen genau beobachten.

Gesichtsausdruck, Körper, Atem und Stimme anpassen. Entsprechend den beobachteten Emotionen sollte der Validationsanwender Mimik, Körperhaltung, Atem und Stimme den Gefühlen des Betroffenen anpassen.

Emotionen mit Gefühlen aussprechen. Äußert z.B. eine ältere Frau, dass ihre Mutter sie brauche, nimmt der Validationsanwender die Emotion auf, stellt fest, dass sie besorgt ist und fragt nach, ob ihre Mutter alleine sei.

Mehrdeutige Pronomen verwenden. Kann der Betroffene Personen oder Dinge nicht mehr eindeutig bezeichnen, sollten Pflegende Fürwörter wie „er", „sie", „etwas", oder „jemand" verwenden. Um zu

D **Validation** *(engl. = Wertschätzung) meint einen wertschätzenden Umgang mit an Demenz erkrankten Menschen. Das Ziel der Validation ist es, über die Gefühlswelt und die Biografie einen Zugang zur Erlebniswelt der Betroffenen zu erhalten.*

P *„Warum?" sollte in der Validation nach Feil nicht gefragt werden, da die älteren Menschen hierauf nicht rational antworten können. Sie würden sich in dieser Situation überfordert fühlen und sie als Angriff auf ihr Selbstbewusstsein erleben. Stellen Sie stattdessen „W-Fragen" (wer, was, wo, wann, wie).*

P *„Polarität einsetzen" und „Das Gegenteil ansprechen" sind zwei Validationstechniken nach Feil. Sagt der Betroffene z.B. „Man hat mir mein Geld gestohlen", antwortet der Anwender: „Ist denn alles weg?". Behauptet der Betroffene: „Mein Essen ist vergiftet", fragt der Anwender: „Gibt es auch Zeiten, in denen das nicht vorkommt?".*

M *Das Wecken von Erinnerungen kann dabei helfen, aktuelle Krisen zu bewältigen und an frühere Bewältigungsmechanismen anzuknüpfen. Von einer geliebten Person berührt zu werden (z.B. von der Mutter an der Wange) ist als emotionale Erinnerung für immer gespeichert.*

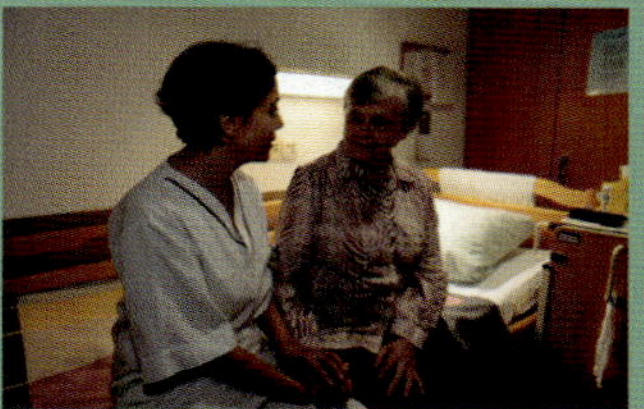

Abb. 1.237 Die Pflegende hält den Blickkontakt und passt sich dem Gegenüber an.

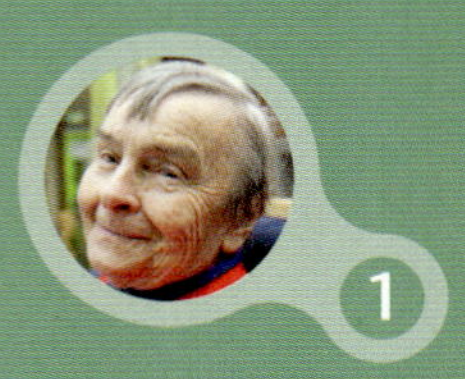

P *Blickt ein ehemaliger Bauer ängstlich aus dem Fenster und auf die Uhr und äußert dann, er müsse jetzt nach Hause, kann mit der Frage: „Müssen Sie jetzt die Kühe melken?" reagiert werden.*

D *Validieren bedeutet nach Richard: wertschätzen, akzeptieren und bestätigen. Elemente aus der Lebensgeschichte werden als roter Faden in die Kommunikation mit eingebunden (Richard 2001).*

M *Die IVA geht davon aus, dass Gefühle die Tendenz haben, sich umso stärker zu äußern, wenn sie nicht wahrgenommen werden. Können sie dagegen benannt werden und finden sie so einen Ausdruck, können sich belastende Gefühlsmomente abmildern.*

P *Durch Biografiearbeit erhalten Pflegende Zugang zur früheren Erlebniswelt der dementen Menschen. Während eines validierenden Gesprächs können biografische Episoden, die zuvor dokumentiert wurden, einfließen. Sie erleichtern dem Dementen seinen Erinnerungsprozess; das Gespräch bleibt leichter in Gang.*

kommunizieren, muss nicht jedes einzelne Wort verstanden werden.

Zusammenhänge suchen. Zwischen dem Verhalten des Verwirrten und möglichen Bedürfnissen sollte ein Zusammenhang hergestellt werden.

Musik einsetzen. Mit Musik bzw. bekannten Liedern, die im Gedächtnis gespeichert sind, kann den Betroffenen validierend begegnet werden. Er wird sofort einstimmen, wenn sie gesungen oder gespielt werden.

Spiegeln. Durch Spiegeln (unbefangenes Nachahmen von Körperbewegungen und Atmen) können die Pflegenden die Ursachen für das Verhalten der Betroffenen begreifen, um dann ihr Verhalten mit den Bedürfnissen des Menschen in Bezug zu setzen.

Integrative Validation nach Richard

Richard hat mit der integrativen Validation (IVA) den Ansatz von Feil weiterentwickelt (s. **Tab. 1.26**). Die IVA konzentriert sich auf die Ressourcen der Demenzkranken: Gefühle (z. B. momentane Befindlichkeit, Reaktionen auf Personen, Umwelt) und Antriebe (z. B. früh erlernte Normen, Motive).

Die integrative Validation bedient sich dreier, aufeinanderfolgender Schritte:
- Als erster Schritt wird in der IVA versucht, das Gefühl oder den Antrieb, der hinter der Äußerung des Dementen liegt, zu erspüren.
- Diese werden in einem zweiten Schritt in direkten und kurzen Sätzen benannt, d. h. validiert.
- In einem dritten Schritt können sie auch in eher allgemeiner Form eines Sprichwortes oder einer Lebensweisheit paraphrasiert werden.

Grundprinzipien der IVA

Beim Kontakt mit desorientierten Menschen konzentriert sich die IVA darauf, die Gefühle des Betroffenen wahrzunehmen, sie wertzuschätzen und als gültig stehen zu lassen.

Gefühle verstärken. Die geäußerten Gefühle werden von den Anwendern verbal wiederholt. Nonverbal ausgedrückte Gefühle des Desorientierten werden verbalisiert, z. B. in Form von bekannten Sprichwörtern, Liedern oder Volksweisen. Der Betroffene bestimmt die Geschwindigkeit und die Richtung der Gesprächsinhalte. Die Anwender unterstützen ihn, indem sie sich auf dessen persönlichen Bewegungs- und Sprechrhythmus einlassen.

Biografische Daten sammeln. Dabei sind besonders die Daten von Interesse, die 60, 70 Jahre oder noch länger zurückliegen, z. B. die Kosenamen der Großeltern oder Eltern, die Geschwisterkonstellation, der Tagesablauf, die Alltags- und Sonntagskleidung, die Schul- und Ausbildungszeit oder Anekdoten bzw. Familiengeschichten (**Abb. 1.238**).

Zeitgeistwörter ermitteln. Im Rahmen der Biographiearbeit ist es von Bedeutung, welche Begriffe in der Kinder-, Jugend- und frühen Erwachsenenzeit „in" waren. Diese sogenannten „Zeitgeistwörter" geben Aufschluss darüber, welche Regeln und Normen bzw. Ideale eine besondere Bedeutung hatten.

Rituelle Abläufe beachten. Rituelle Abläufe werden beachtet und in den Tagesablauf integriert, um den dementen älteren Menschen Sicherheit zu vermitteln.

Im Team arbeiten. Die integrative Validation wendet Teamarbeit an, um die Kenntnisse, Erfahrungen

Tab. 1.26 Unterschiede der Validation nach Feil und der Integrativen Validation nach Richard.

	Validation nach Feil	*Integrative Validation nach Richard*
Fokus	– inhaltliche Äußerungen – vier Stadien der Desorientierung	– Gefühle und Antriebe
Fragetechnik	– W-Fragen mit Ausnahme von Warum-Fragen	– Verzicht auf eine Fragetechnik
Anwendungsgruppe	– hochaltrige, desorientierte Menschen	– Menschen mit einer hirnorganischen Erkrankung ohne Alters- und Stadienbegrenzung
Orientierung	– Vergangenheit – unerledigte Lebensaufgaben – Äußerungen werden in ihrer Symbolhaftigkeit gedeutet	– Gegenwart – Gefühle und Antriebe im Hier und Jetzt – Verzicht auf Interpretationen
Grundannahme	– wenn die Gefühle ignoriert werden, ziehen sich die desorientierten Menschen immer mehr zurück und schreiten in ihren Stadien fort	– validierte Gefühle und Antriebe führen zu einem Wir-Empfinden und positiver Befindlichkeit

und Beobachtungen aller Mitarbeiter für die betroffenen dementen Menschen zu nutzen.

Phasen eines validierenden Gesprächs

Ein validierendes Gespräch im Rahmen der IVA verläuft in vier Phasen:

Phase 1: Die Pflegenden müssen nach dem Gefühl (z. B. Wut, Schmerz, Trauer, Angst, Ohnmacht, Resignation, Pflichtgefühl, Sorgen) fragen, das hinter dem verwirrten Verhalten bzw. den verwirrten Äußerungsformen liegt.

Phase 2: Das hinter dem verwirrten Verhalten liegende Gefühl wird validiert. Dies bedeutet, das Gefühl zuzulassen, zu akzeptieren, anzunehmen und wertzuschätzen.

Phase 3: Die Gefühle des dementen Menschen werden von dem Pflegenden bestätigt.

Phase 4: Die verwirrten Gefühls- und Verhaltensäußerungen werden nicht korrigiert, abgeschwächte weggenommen oder in die (Realität) zurückgeholt. Werden die Gefühle des Betroffenen wahrgenommen und seine Befindlichkeit begleitet, entsteht ein Vertrauensverhältnis.

Prinzipien. Für eine erfolgreiche validierende Kommunikation sind folgende Prinzipien zu beachten:

- Demente nicht in eine Realität zurückführen, die sie sich nicht mehr einprägen können.
- Demente nicht mit ihrem verwirrten Verhalten konfrontieren.
- Äußerungen Dementer nicht interpretieren oder bewerten.
- Gesprächsinhalte des Dementen nicht in den Vordergrund stellen.
- Gefühle Dementer begleiten und nicht abschwächen oder leugnen.
- Wünsche des Dementen akzeptieren und nicht darüber hinweggehen.
- Biografische Daten im Gespräch einsetzen.
- Rituale Dementer beachten und in den Tagesablauf integrieren.

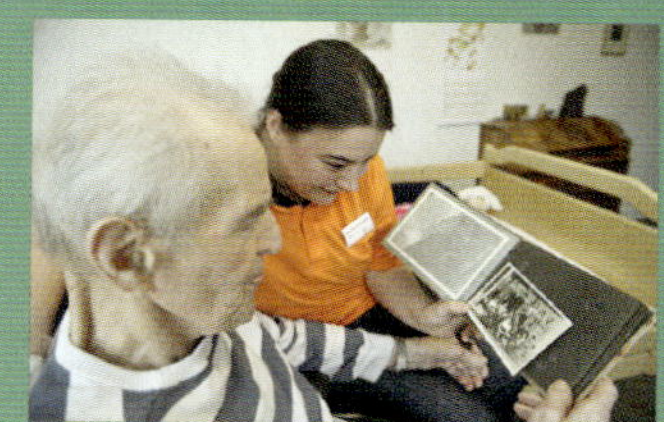

Abb. 1.238 Bilder können Erinnerungen ins Gedächtnis rufen.

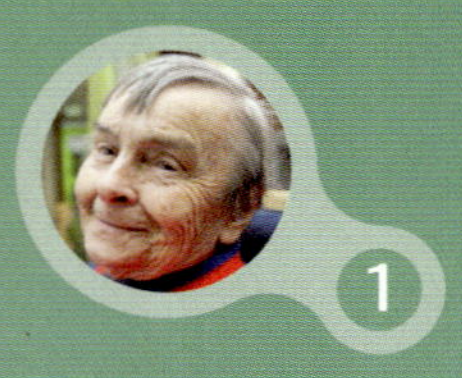

D **Snoezelen** *meint das gemeinsame Entspannen, Wohlfühlen, Genießen und Erleben einer durch verschiedene Anreize gestalteten Umgebung. Hulsegge und Verheul (1986) sehen im Snoezelen „ein Freizeitangebot für Schwerstbehinderte, bei dem sie ruhig werden und zu sich selbst finden können."*

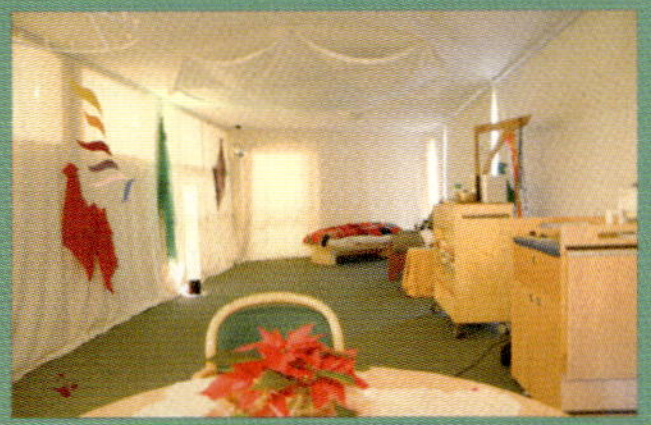

Abb. 1.239 Durch verschiedene Angebote in einem Snoezelenraum wird eine stimmungsvolle und sensorisch anregende Atmosphäre geschaffen.

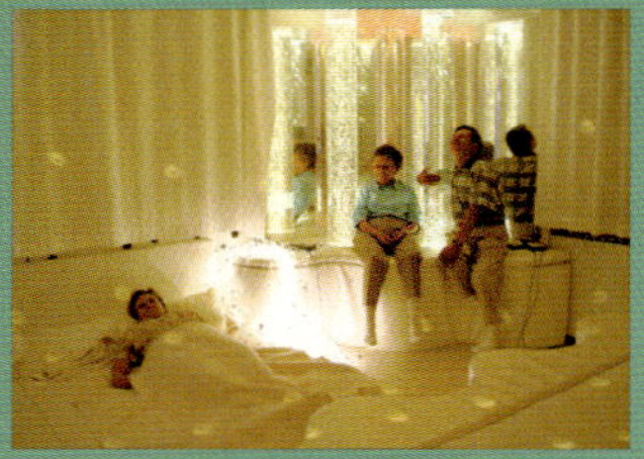

Abb. 1.240 Das gemeinsame Snoezelen bewirkt eine Entritualisierung und Auflockerung des Rollenverhaltens.

I **Internet:** *http://www.snoezelen-stiftung.de*

Snoezelen

Snoezelen meint i.d.R. das gemeinsame Entspannen, Wohlfühlen, Genießen und Erleben einer durch verschiedene Anreize gestalteten Umgebung. Der Begriff Snoezelen ist ein Kunstwort. Er kombiniert die niederländischen Wörter „snuffelen" (= schnuppern) und „doezelen" (= dösen).

Beim Snoezelen führen unterschiedliche visuelle, akustische, olfaktorische, taktil-haptische, vestibuläre oder vibratorische Angebote zu einer angenehmen stimmungsvollen Atmosphäre (**Abb. 1.239**). Hulsegge und Verheul (1986) sehen im Snoezelen „ein Freizeitangebot für Schwerstbehinderte, bei dem sie ruhig werden und zu sich selbst finden können." Das Verfahren wird in separierten Räumlichkeiten oder in den Alltag einer Station oder Wohngruppe integriert angeboten.

Die zentralen Räumlichkeiten können sich unterteilen in:

- einen Weißraum (die weiße Farbe reflektiert am besten Lichteffekte),
- einen Schwarzraum (fluoreszierende Medien kommen hier mittels UV-Licht zur Geltung),
- einen Raum zum Tasten, Fühlen, Hören, Riechen und Schmecken,
- einen Aktivitätsbereich sowie
- einen Nassbereich (Bäder, Schwimmbad).

In den Alltag einer Wohngruppe/Station integriert, bieten sich Rückzugsnischen, Wohlfühlecken, Stellen/Orte zur sensorischen Anregung in den Zimmern oder Fluren an. Sog. Sinneswagen ermöglichen es – ausgestattet mit diversen Snoezelenmedien – in fast jedem Raum oder in fast jeder Situation eine Snoezelenatmosphäre herzustellen. So können auch Menschen am Snoezelen teilhaben, die ihr Zimmer nicht verlassen können (Perrar 2003).

Induktion eines Sonderzustandes des Bewusstseins

Suggestion, Hypnose, Meditation, Trance, Traum, sensorische Deprivation oder Überreizung, Verliebtheit, Ekstase oder Rausch sowie mehrtägiges Fasten vermögen beim Menschen einen „Sonderzustand" des Bewusstseins zu induzieren. Das sich in diesen Sonderzuständen des Bewusstseins vollziehende Denken verläuft assoziativ und fantasievoll springend.

Die sensorische Atmosphäre eines Snoezelenraumes scheint diesen Zustand hervorrufen zu können. Das Denken verliert seine Richtung, zuvor nicht bewusste Gedanken, Gefühle, Erinnerungen usw. nehmen im Wachbewusstsein mehr „Raum" ein, werden „entdeckt" oder scheinen „aus der Tiefe emporzusteigen". Das induzierte Dösen verändert die Wahrnehmung und das Denken ähnlich dem Übergangsstadium vom Wachen zum Schlafen oder umgekehrt.

Entritualisierung und Modifikation des verfestigten Rollenverhaltens

Starre Rollengefüge oder Rituale in Institutionen können zu einer festgelegten Kommunikation und Interaktion zwischen Bewohnern und Pflegenden führen. Die entspannende Atmosphäre eines Snoezelenraumes und insbesondere das gemeinsame Snoezelen mit den Behandelnden bzw. Pflegenden führt in einem überraschenden Maße zu einer Entritualisierung und zu einer Entlastung des Verhaltens von dem erstarrten Rollengefüge (**Abb. 1.240**).

Induktion von Wellness, Sich-Wohlfühlen und Entspannung

Je nach Auswahl der Medien und ihrer biografischen Besetzung führt eine sensorische Anregung mit den unterschiedlichen Angeboten wie Musik, optischen Medien, Düfte usw. bei vielen Menschen zu einem angenehmen Gefühl der Entspannung und des Wohlbefindens sowie einer Haltung des Es-sich-gut-sein-Lassens. Die Atmosphäre eines Snoezelenraumes scheint diese Gefühle durch eine niederschwellige, basale Sinnesanregung auslösen zu können. Der Aufenthalt in diesem Raum lässt (demente) Patienten bzw. Bewohner „glücklich oder zumindestens zufrieden" erscheinen; Furcht und Besorgnis werden vermindert.

Verzauberung, Erstaunen und die andere Welt

Der Zirkus, der Jahrmarkt, die Kirmes, das Varieté oder der Zauberkünstler bedienen die Ansprechbarkeit des Menschen durch besondere (sensorische) Erlebnisse. Das Sich-entrücken-Lassen, das mystifizierende Erleben unerklärlicher Begebenheiten führt zu den i.d.R. angenehmen Gefühlen des Erstaunens, der Verzauberung, des Träumens, des Erschauerns, des lustvollen Erlebens usw.

Die Atmosphäre eines Snoezelenraumes scheint dieser Ansprechbarkeit entgegenzukommen. Die unbekannten Objekte lösen nicht nur Neugierde aus, sie besitzen auch einen hohen Aufforderungscharakter im Sinne eines sich ihnen Zuwendens oder sich (aktiv) mit ihnen Auseinandersetzens. Sie fördern dadurch das Ausbilden spielerischer Verhaltensweisen. Diese „andere Welt" des Snoezelens ist in ihrer Wirkung wesentlich auf die technische Künstlichkeit angewiesen. Natürliche Situationen stehen hierzu wegen der eingeschränkten Erreichbarkeit nur begrenzt zur Verfügung.

Selbsterhaltungstherapie

Konzept

Die SET wurde von der Diplom-Psychologin Dr. Barbara Romero Anfang der 90er-Jahre als Rehablitationsprogramm für demenzkranke Patienten entwickelt. Dass Programm basiert auf der Theorie von Robert Butler, der in den 60er-Jahren die psychotherapeutische Wirkung und die das Selbst unterstützende Funktion des Erinnerns erkannte (Maciejewski u. a. 2001).

Das Selbst besitzt eine wichtige Aufgabe bei der Steuerung von kognitiven und emotionalen Prozessen. Darüber hinaus ist das System des Selbst nicht statisch, sondern entwickelt sich fortwährend weiter, z. B. durch neue Erfahrungen.

Durch Kompetenz-, Rollen- und Kontrollverlust oder durch ungewohntes Verhalten (z. B. bei einer demenziellen Erkrankung) wird dieses System destabilisiert. Die Auswirkungen können sich in negativen Gefühlen äußern wie Angst, Scham, Aggression oder Depression.

Mit der SET wird das Streben nach Sinnstiftung und Kohärenz unterstützt, indem die Anforderungen den Möglichkeiten des Betroffenen angepasst werden. Dies ist vor allem deshalb notwendig, damit der Betroffene ein Identitäts- und Kontinuitätsgefühl erlangt und sich das Selbst-System immer wieder neu ordnen kann.

Ziele

Die SET geht davon aus, dass durch das Üben von biografischem Wissen das selbstnahe Wissen aktiviert oder reaktiviert werden kann. Das Selbst soll in seiner Kohärenz und Funktionsfähigkeit durch die systematische Beschäftigung mit der bedeutenden Erinnerung der einzelnen Person erhalten werden. Ziel ist es, Kommunikation, alltägliche Aktivitäten und systematische Beschäftigung als wesentliche Erfahrungsbereiche zu nutzen, um das Selbst-System zu stabilisieren.

Mit den Angehörigenprogrammen werden zwei weitere Ziele verfolgt:

- die Vermittlung von Wissen und Erfahrungen, die helfen können, den Kranken im Alltag zu begleiten (im medizinischen, pflegerischen und psychosozialen Bereich),
- Entlastung der Angehörigen als von der Erkrankung mitbetroffener Personenkreis.

Durchführung

Die Selbsterhaltungstherapie ist ein offenes Konzept, das unterschiedliche Techniken und Verfahren nutzt, solange sie dazu dienen, das Selbst zu stärken. Zu den Maßnahmen gehören u. a.:

- medikamentöse Behandlung,
- Kunsttherapie,
- Entspannung, Sport und Gymnastik,
- Physiotherapie,
- Freizeitgestaltung, erlebnisorientierte Aktivitäten.

Phasen der SET

Die Selbsterhaltungstherapie gliedert sich in drei Phasen:

1. Selbst-Diagnose: Erzählt der Patient über sein Leben, werden die betonten Bereiche oder Ereignisse als gegenwärtig wichtig für das Selbst des Patienten betrachtet und festgehalten.
2. Mit den gewonnenen Informationen wird ein externes Gedächtnis erstellt, in dem alle wesentlichen Informationen festgehalten sind, z. B. in Form von Liedern, Bildern, Büchern oder Zeitungsartikeln.
3. Der Patient nutzt das externe Gedächtnis und erzählt über die Inhalte. Diese werden wiederholt angesprochen mit dem Ziel, selbstnahes Wissen zu erhalten. Verlorengegangene Wissensinhalte werden aus dem externen Gedächtnis gestrichen. Aktuelle neue Informationen werden aufgenommen und verwendet.

Parallel zu diesen Phasen bekommen die Angehörigen die verschiedensten Angebote wie psychotherapeutische Hilfen und soziale Beratung. Darüber hinaus können sie an Entspannungsgruppen teilnehmen.

Rahmenbedingungen

Zu den Rahmenbedingungen für die SET in der stationären Altenhilfe zählen folgende Aspekte:

- ein vertrautes Milieu herstellen, in dem der Betroffene sich wiederfindet, weil die Umgebung ihm bekannte Dinge vorhält,
- eine möglichst hohe Kontinuität in den Lebensumständen herstellen (z. B. im Bereich der Religiosität oder bei Freizeitbeschäftigungen),
- Orientierungshinweise anbieten, die für den Hintergrund des Patienten verständlich und damit individuell sind,
- verlässliche Bezugspersonen gewährleisten, wenn die eigenen Verwandten nicht zur Verfügung stehen (z. B. durch Bezugspersonenpflege),
- Angebote von Aktivitäten daraufhin überprüfen, ob der Patient durch sie eine Stabilisierung erfährt. Durch die Teilnahme an einem allgemeinen Gedächtnistraining (s. S. 257) kann der Patient mit leichter Demenz profitieren und sein Selbst sichern.

Kreative Aktivitäten wie Musik, Malen, plastisches Gestalten oder Handarbeiten sollten nach Romero (2004) eine wesentliche Rolle im Alltag von demenziell Erkrankten spielen (**Abb. 1.241**). Auch werden den Patienten Alltagsaktivitäten angeboten, in denen sie sich sicher fühlen (z. B. Kochen und Putzen).

D *Die **Selbsterhaltungstherapie** (SET) ist ein neuropsychologisches Rehabilitationsprogramm für Demenzkranke. SET hat zum Ziel, die personale Identität zu erhalten und zu stärken, das emotionale Gleichgewicht zu stabilisieren und depressive Reaktionen zu vermindern.*

M *SET basiert auf einem respektvollen Umgang, einer wertschätzenden Haltung dem Kranken gegenüber und der Kombination medikamentöser Behandlung mit psychosozialen Hilfen. Ein wesentlicher Bestandteil ist die Einbeziehung der Angehörigen.*

M *Für die Umsetzung der SET sind besondere kommunikative Fähigkeiten erforderlich, die den demenziell Erkrankten nicht kränken oder irritieren (z. B. durch das Richtigstellen der Tageszeit).*

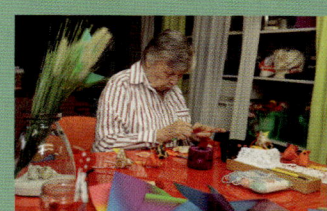

Abb. 1.241 Kreative Beschäftigungen wie Handarbeiten können beruhigend wirken sowie Kompetenz und Sicherheit vermitteln.

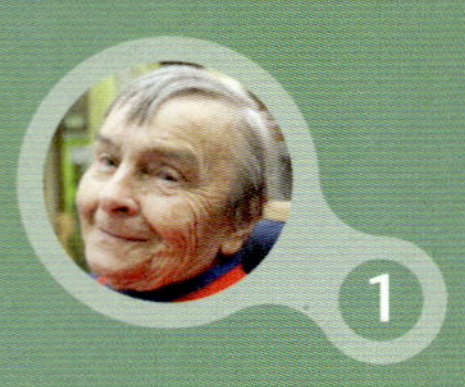

D *Pflege nach dem Lebensweltkonzept nach Kämmer soll zu einer Verbesserung der Lebensqualität pflegebedürftiger älterer Menschen und ihrer Angehörigen beitragen. Lebensqualität fragt danach, was der auf Pflege angewiesene Mensch denkt, wie er sich körperlich und seelisch fühlt und wie er seinen Lebensalltag erlebt.*

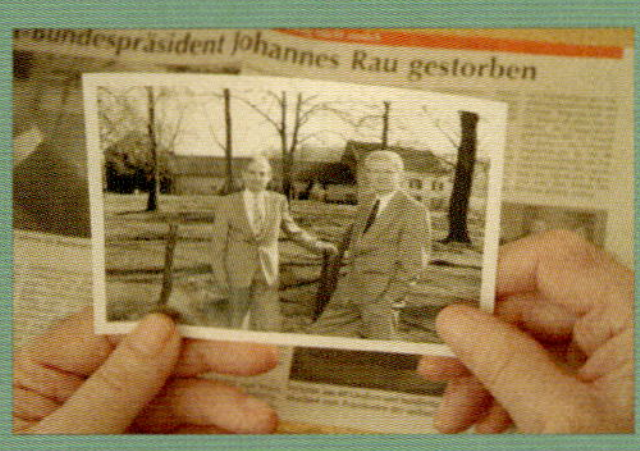

Abb. 1.242 Im Lebensweltkonzept dient die Berücksichtigung biografischer Bedingungen der Gestaltung der Lebenskontinuität.

M *Die Grundlage des Lebensweltkonzeptes ist die Förderung der Person. Pflege und Begleitung fördern und unterstützen bei Bedarf die Lebensaktivitäten. Alle Lebensaktivitäten stehen untereinander in Verbindung, es gibt keine wichtigen oder unwichtigen.*

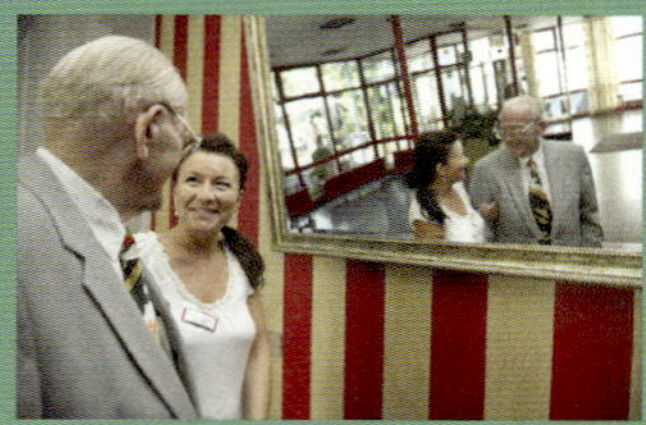

Abb. 1.243 Die Pflege nach dem Lebensweltkonzept ist ein Angebot, das angenommen oder auch abgelehnt werden kann.

M *Präsenz ist wichtig. Unter Präsenz wird eine wache Aufmerksamkeit im „Hier und Jetzt" verstanden. Diese Haltung erfordert professionelle Achtsamkeit und Konzentration. Sie zeigt dem pflegebedürftigen Menschen, dass die Begleitperson für ihn da ist.*

Lebensweltkonzept

Die professionelle Pflege nach dem Lebensweltkonzept soll zu einer Verbesserung der Lebensqualität pflegebedürftiger älterer Menschen und ihrer Angehörigen beitragen. Lebensqualität fragt danach, was der auf Pflege angewiesene Mensch denkt, wie er sich körperlich und seelisch fühlt und wie er seinen Lebensalltag erlebt.

Die Verbesserung der Lebensqualität bezieht sich im beruflich-pflegerischen Verständnis auf folgenden Orientierungsrahmen: Professionelle Pflege älterer Menschen orientiert sich an der Biografie und der Lebenswelt der Betroffenen mit den Zielen, die Selbstbestimmung und die Selbstständigkeit des Einzelnen so weit wie möglich zu fördern, zu erhalten, und an der pflegerischen, aufmerksamen Begleitung eines individuellen Lebensabschlusses bis zum Tod (Entzian 1999).

Der Leitgedanke zur professionellen Pflege und Begleitung ist dabei folgender: Der Pflegende erkennt den Pflegebedarf, seine Bedeutung für den Betroffenen und die Auswirkungen für seinen Lebensalltag. Pflege und Betreuung von Menschen in stationären Einrichtungen bedeutet im Lebensweltkonzept, ein Milieu zu schaffen, das „so viel Normalität und Eigenverantwortung wie möglich, gerade so viel Betreuung und Hilfe wie nötig" ermöglicht (Kämmer 2000).

Ziele

Wichtige Pflegeziele im Lebensweltkonzept nach Kämmer sind:

- Förderung und Erhaltung größtmöglicher Selbstständigkeit und Selbstbestimmung,
- Berücksichtigung der biografischen, sozialen und räumlichen Bedingungen zur Gestaltung der Lebenskontinuität,
- Schaffen einer sichernden, fördernden Umgebung für gerontopsychiatrisch erkrankte ältere Menschen,
- pflegerische Begleitung bis zum Tod.

Die Lebensqualität zu fördern heißt, den Betroffenen spüren zu lassen, dass sein Leben einen Sinn hat. Dass es Lebensbereiche gibt, in denen er trotz aller Einschränkungen Kompetenzen besitzt und dass er die größtmögliche Kontrolle über sein Leben behält. Hierzu gehören:

- sein Entscheidungsfreiraum,
- sein Handlungsfreiraum,
- sein Bewegungsfreiraum,
- sein Gestaltungsspielraum.

Den Pflegenden in der stationären Altenhilfe ist bewusst, dass ihr Arbeitsplatz in erster Linie der Wohnort des älteren Menschen ist.

Diskrete Pflege und Begleitung

Die Grundlage des Lebensweltkonzeptes ist die Förderung der Person. Pflege und Begleitung fördern und unterstützen bei Bedarf die Lebensaktivitäten. Alle Lebensaktivitäten stehen untereinander in Verbindung, es gibt keine wichtigen oder unwichtigen. Die Priorität des Umgangs gibt allerdings die betroffene Person vor, nicht der Arbeitsablauf des Bereiches. Allerdings orientiert sich die diskrete Pflege und Begleitung auch am pflegefachlichen Handlungsbedarf. Es ist eine wesentliche Aufgabe von Pflege, Menschen in Krisen hilfreich zu begleiten.

Diskrete Pflege. Diskrete Pflege baut auf gezielte Beobachtung und Strategien, die aus der Biografie bekannt sind, auf. Dabei werden die Interessen, Anliegen und Gewohnheiten des Betroffenen sensibel aufgespürt und Leistungen in unaufdringlicher Weise angeboten. Diskrete Pflege passt sich den Gewohnheiten des Betroffenen an, handelt in seinem Interesse und stellt sich in ihren Angeboten auf die individuelle Persönlichkeit ein.

Begleitung und Pflege. Der Begriff „Begleitung" wird auch als „Mitgehen" definiert. Pflegepersonen sind Begleiter und Partner der Hausbewohner in ihren individuellen Wohn- und Lebenssituationen. Sie gehen ein Stück des Weges gemeinsam mit ihnen, begleiten sie bis zu einem würdigen Sterben. Dies geschieht u.a. in Zusammenarbeit mit Mitarbeitern des sozialen Dienstes, der Seelsorge und den Ehrenamtlichen.

Die so verstandene Pflege ist ein Angebot, das angenommen oder auch abgelehnt werden kann. Pflegerisches Handeln ist somit das Ergebnis eines Aushandlungsprozesses zwischen der Pflegeperson und den zu Betreuenden. Unverzichtbar ist es, diese entsprechend zu motivieren und Angehörige sowie Betroffene hierin zu beraten und zu fördern.

Pflege soll passen wie ein Schuh. Im Gegensatz zu der häufig geäußerten Meinung, für individuelle Pflege benötige man mehr Personal als für funktionale (bzw. Routinepflege), liegt dem Lebensweltkonzept die Annahme zugrunde, dass ein verstärkter Effizienzdruck dazu führt, die pflegerischen Angebote optimal auf die Bedürfnisse der Betroffenen abzustimmen. Indem die Bedürfnisse und Gewohnheiten erhoben werden, gelingt es, pflegerisch exakt das anzubieten, was den älteren Menschen zufrieden macht und gleichzeitig fachlich geeignet ist.

Merkmale der Lebensweltorientierung. Die sechs Dimensionen der Lebensweltorientierung sind:

1. Biografieorientierung,
2. angepasstes Milieu,
3. Ausrichtung der Angebote am Einzelnen,
4. Dazugehören,
5. Schaffung von Gestaltungsräumen im Lebensalltag,
6. Mitarbeiterbefähigung.

10-Minuten-Aktivierung

Konzept

Ute Schmidt-Hackenberg entwickelte die 10-Minuten-Aktivierung speziell für demenziell erkrankte Menschen. Das Verfahren trägt dem Umstand Rechnung, dass demenziell Erkrankte nur eine kurze Zeit konzentriert einer Beschäftigung nachgehen können. Durch ihren begrenzten Zeitaufwand kann die Aktivierung spontan in den Tagesablauf eingebaut werden, ohne große Vorbereitungen treffen zu müssen.

Schmidt-Hackenberg legt großen Wert auf die spezifischen Sozialisationskontexte, die nicht nur im täglichen Umgang mit den Betroffenen, sondern auch in die Übungen mit einzubeziehen sind. Es geht nicht nur um ein zielgerichtetes Angebot für die einzelnen Patienten bzw. Bewohner, sondern auch um einen gemeinsamen Austausch, denn die Pflegeperson oder die Mitarbeiter des sozialen Dienstes können bei der Durchführung ebenfalls vom Patienten lernen und seine Sicht der Dinge aufnehmen (Maciejewski u. a. 2001).

Auch Nichtfachkräfte können die Übungen der 10-Minuten-Aktivierung mit Patienten bzw. Bewohnern durchführen. Dies kann bei entsprechender Organisation zu einer breiten Palette von Aktivitäten führen.

Ziele

Ziel der 10-Minuten-Aktivierung ist es, Patienten mit Demenz anzusprechen und zu aktivieren. Die Angebote sind an der Biografie der Betroffenen ausgerichtet, sodass diese an frühere Lebensabschnitte erinnert werden, in denen sie kompetent Inhalte der ausgewählten Gegenstände und deren Funktionen erklären und ausführen konnten (**Abb. 1.244**).

Die Aktivierung soll letztlich vor allem Leben in den Alltag bringen. Je nach Auswahl der Übungen können spezielle Bereiche gefördert werden z. B.:

- Feinmotorik (Handarbeiten oder Wäsche falten)
- allgemeine Mobilität (Kaffeemahlen, Laubsägearbeiten),
- Stärkung des Selbst durch kompetente Beteiligung in der Runde,
- Verbesserung der Erinnerung durch mehrkanaligen Zugang (unterschiedliche Sinne werden genutzt),
- ins Gespräch kommen und Beziehungen stärken.

Durchführung

10-Minuten-Aktivierungen können praktisch zu allen Tageszeiten durchführt werden. Sinnvoll ist es, dabei einige der folgenden Grundbedingungen zu berücksichtigen (Mück 2002):

- Gruppen gleichartig Betroffener bilden (**Abb. 1.245**),
- die Teilnehmer immer wieder individuell mit dem Namen ansprechen,
- biografisches Wissen berücksichtigen,
- nur einfache, überschaubare Anforderungen stellen,
- wenn Übungen vorgesehen sind, diese möglichst lebendig vormachen,
- niemals korrigieren,
- alle Sinne ansprechen (akustisch, visuell, gustatorisch, taktil, vestibulär, olfaktorisch),
- Gesagtes immer aufgreifen,
- auf regionale Besonderheiten wie Dialekt oder Gebräuche eingehen,
- Ruhepausen einlegen.

Die Vorgehensweise knüpft am Individuellen an und betont die Kompetenz des Bewohners. Immer wird versucht, ganze Handlungsabläufe zu nutzen. Bei einer 10-Minuten-Aktivierung zum Thema „Kernseife" geht eine Seife von Hand zu Hand, es wird daran gerochen und darüber gesprochen, so weit dies möglich ist („Kernseife wurde in vielen verschiedenen Bereichen eingesetzt: Sie wurde nicht nur zur Körperreinigung benutzt, sondern auch zum Waschen der Wäsche ..."). Kommt das Gespräch nun auf das Waschen des Körpers, könnten sich alle Patienten mit der Kernseife die Hände waschen.

Hilfsmittel

Schmidt-Hackenberg (1996) schlägt als eine Möglichkeit vor, für den Bewohner eine persönliche Zeitung mit Informationen über das frühere Privat- und Berufsleben der Patienten zu erstellen. Die Inhalte sollten verschleißfest (z. B. laminiert oder in Klarsichthüllen) gesammelt werden. Diese Zeitungen haben meist durch das beeinträchtigte Kurzzeitgedächtnis immer wieder Neuigkeitswert (Maciejewski u. a. 2001).

Auf den ersten Blick widerspricht dieses Vorgehen vielleicht den eigenen Wertvorstellungen. Es sollte jedoch bedacht werden, dass der Betroffene auf diese Weise immer wieder mit ihm vertrauten Dingen und Situationen zusammengebracht wird, in denen er sich wiederfindet.

Darüber hinaus wird empfohlen sog. Gedächtnisschränke oder Gedächtniskisten einzurichten, die nach Themen geordnet sind (**Abb. 1.246**). Oberthemen könnten z. B. sein:

- Küche (Kochen und Backen),
- Büro,
- Jahreszeiten,
- Werkstatt, Technik
- Feste usw.

Vorgefertigte Materialien oder Themenboxen erleichtern die Anwendung, da geeignete Gegenstände nicht erst gesucht werden müssen. Diese Sammlungen können natürlich auch als anregende Dekoration ausgestellt werden. Neben wiederverwendbaren Gegenständen kommen auch jahreszeitlich gebundene Materialien wie im Sommer Heu oder im Herbst Laub infrage.

D *Die 10-Minuten-Aktivierung wurde speziell für Patienten mit Demenz, die sich nur kurze Zeit konzentrieren können, entwickelt. Ihr Ziel ist es, diese Menschen anzusprechen und zu aktivieren.*

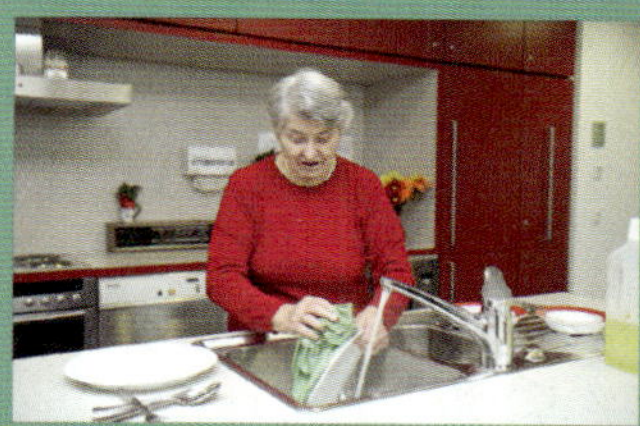

Abb. 1.244 Häufig können Frauen durch Haushaltstätigkeiten angesprochen werden. Doch auch Männer sollten Angebote erhalten, die ihren Interessen entsprechen.

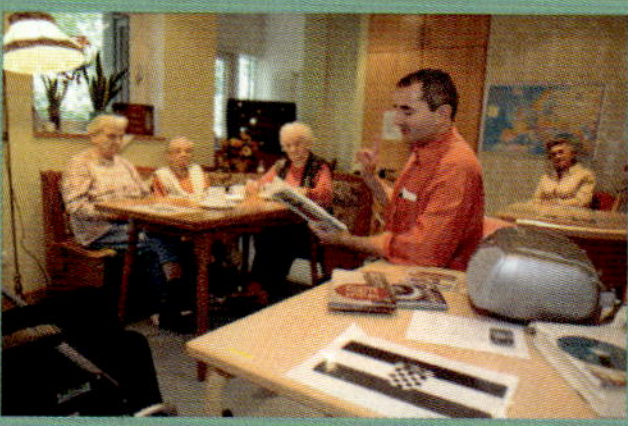

Abb. 1.245 Die 10-Minuten-Aktivierung in der Gruppe sollte keinen Bewohner über- oder unterfordern.

P *In einer persönlichen Zeitung für eine Hausfrau könnten z. B. neben eigenen Fotos auch Anregungen durch Küchen- oder Werbebilder aus der Jugendzeit abgebildet sein. Bei einem Herrn, der stolz auf sein Motorrad war, könnte ein Bild einer alten BMW mit Beiwagen anregend wirken.*

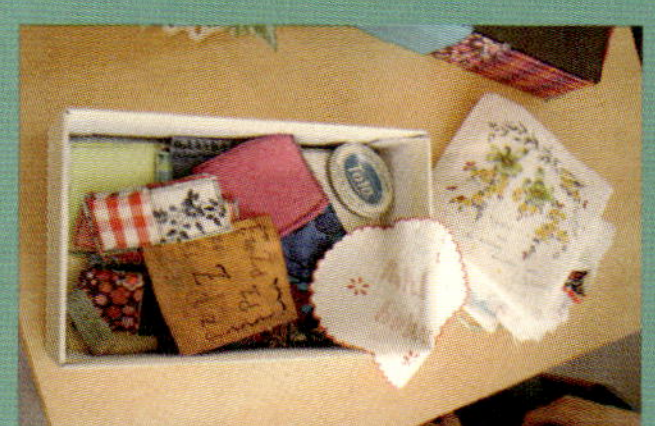

Abb. 1.246 Materialien können für ein leichtes Einsetzen vorbereitet werden; hier die Themenbox „Nähen".

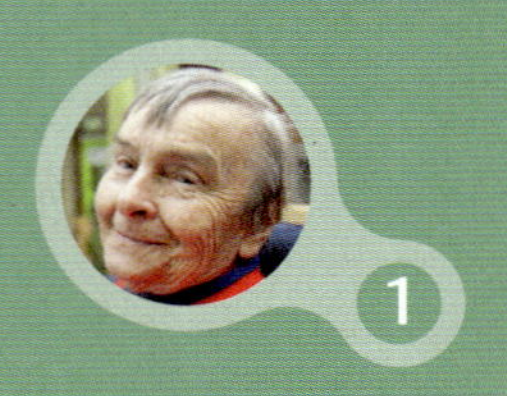

M *Technische Hilfsmittel müssen dem Zustand des beeinträchtigten Menschen angepasst sein.*

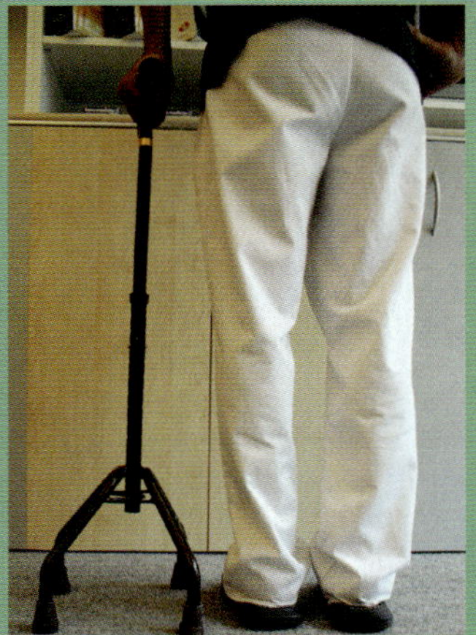

Abb. 1.247 4-Punkt-Gehstock für die Nutzung mit dem linken Arm.

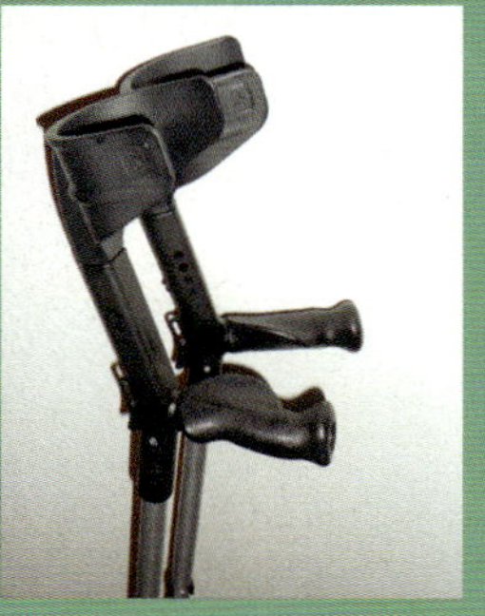

Abb. 1.248 Unterarmgehstützen mit ergonomischen Handgriffen..

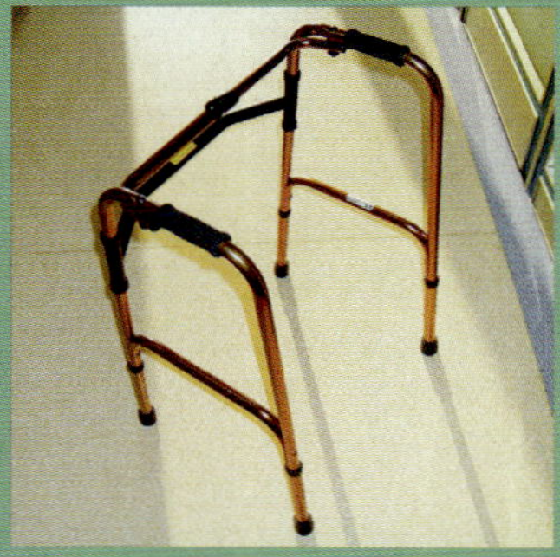

Abb. 1.249 Gehbock.

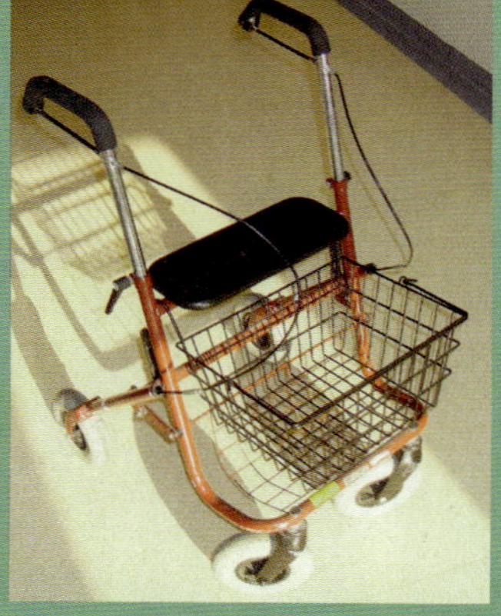

Abb. 1.250 Rollator

Gehhilfen und Rollstühle

Fortbewegung mit Hilfsmitteln

Es gibt eine Fülle von Hilfsmitteln für unterschiedliche Körperbehinderungen, die der spezifischen Situation einer Person angepasst werden. Diese Hilfsmittel ermöglichen eine mehr oder weniger begrenzte Mobilität und Selbstständigkeit. Ihr Gebrauch kann die Lebensqualität von gehbehinderten Personen entscheidend verbessern. Bei der Anschaffung von Gehhilfen und anderen Hilfsmitteln zur Fortbewegung sollten Fachleute für Orthopädietechnik, Ergotherapeuten und Physiotherapeuten die Beratung und Anleitung zum Umgang mit den Geräten übernehmen.

Einsatz von Gehhilfen

Gehstock. Dieser dient zur Bein- und Gelenkentlastung und vermittelt Benutzern mit instabilem Gang ein Gefühl von Sicherheit, z. B. der Spazier- oder Wanderstock. Ein 4-Punkt-Gehstock bietet eine breitere Auflagefläche und mehr Sicherheit (**Abb. 1.247**).

Nach Beinfrakturen oder Hüftgelenkoperationen werden zur Entlastung Unterarmgehstützen eingesetzt. Voraussetzung zum Gebrauch ist Muskelkraft in den Armen und keine Beeinträchtigung des Gleichgewichtssystems (**Abb. 1.248**).

Gehböcke. Sie bieten mehr Stabilität und Sicherheit. Das Zur-Seite-Kippen wird verhindert. Bei der Benutzung muss allerdings die Kraft vorhanden sein, den Gehbock vollständig anzuheben und anders zu positionieren (**Abb. 1.249**).

Rollatoren. Besonders bewährt haben sich auch im häuslichen Bereich Rollatoren mit 4 Rädern. Sie sind denen mit drei Rädern (Deltarad) vorzuziehen, da sie kippsicherer sind. Diese Gehhilfen sind mit Handbremse ausgestattet und haben meistens einen Sitz und/oder einen Ablagekorb (**Abb. 1.250**).

Einsatz von Rollstühlen

Rollstühle ermöglichen auch schwer- und schwerstbehinderten Menschen die Teilnahme am öffentlichen Leben. Etwa eine Million behinderter Menschen in Deutschland sind auf einen Rollstuhl angewiesen. Die größtmögliche Autonomie dieser Personen erfordert individuell angepasste sowie fahr- und ausstattungstechnisch sichere Rollstühle. So müssen bei Menschen mit Beinamputationen Rollstühle wegen des veränderten Körperschwerpunktes mit einem Kippschutz ausgestattet sein. Allerdings ereignen sich auch immer wieder Unfälle mit Rollstühlen aufgrund von Bedienungs- oder auch Materialfehlern.

Rollstuhltypen

Lagerungsstühle. Dies sind kompakte, nicht zum Selbstfahren geeignete Rollstühle. Sie zeichnen sich aus durch: stufenlos verstellbare hohe Rückenlehne, Sitzwinkelverstellung, Wadenpolsterung und individuell einstellbare Beinstützen.

Standardrollstühle. Sie sind meist aus Stahlrohr und zeichnen sich aus durch: einfache Konstruktion, vorn meist Vollgummiräder, hinten luftbereift, wenig Komfort, aber zweckmäßig und preiswert.

Leichtgewichtrollstühle. Sie sind leicht, leichtgängig, variabler, individuell anpassbar (**Abb. 1.251**).

Elektrorollstühle. Sie sind mit einem Motor und einem Akku ausgestattet. Der Betroffene kann sie selber bedienen, und sie ermöglichen einen größeren Aktionsradius.

Standard-Rollstuhl. Das Grundgestell besteht aus der Sitzfläche, Rücken- und Armlehnen, Fußstützen, Rädern (Laufrad, Greifrad, Lenkrad) und Bremsen. Dazu gehören ebenfalls Handgriffe zum Schieben und Fußhebel zum Kippen des Rollstuhls. Die meisten Rollstühle können zusammengeklappt werden und beanspruchen so weniger Platz, z. B. für den Transport im Auto.

Die sichere und bequeme Fortbewegung ist besonders vom Luftdruck der Reifen abhängig, der regelmäßig überprüft werden muss. Mit den Bremsen rechts und links am großen Rad wird der Rollstuhl gesichert. Vor dem Aufstehen werden die Fußstützen zur Seite geklappt. Der Fahrer verlässt den Rollstuhl erst, wenn die Bremsen angezogen sind, er einen sicheren Stand hat und Halt durch die Begleitperson bekommt.

Zubehör zum Rollstuhl

Zweckmäßiges Zubehör zum Rollstuhl sind z. B.:
- Rutschbrett zum seitlichen Umsteigen auf einen Stuhl, auf das Bett oder den Autositz (**Abb. 1.252**),

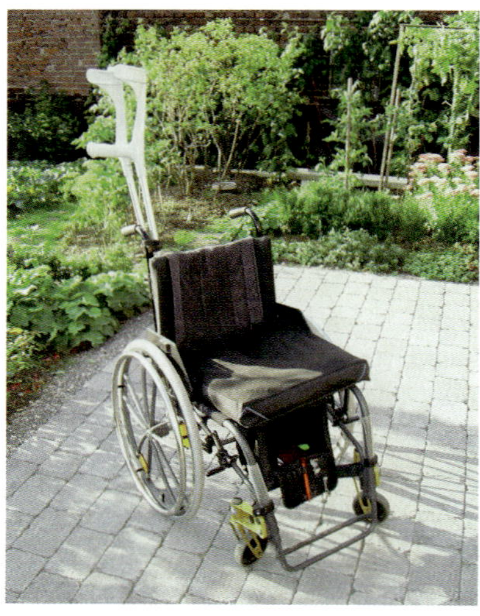

Abb. 1.251 Leichtlaufrollstuhl.

- Einkaufsnetz oder Rucksack,
- Therapie-Tisch zum Befestigen an den Armlehnen (**Abb. 1.253**),
- Sicherheitsgurte.

Zusatzgeräte. Zweckmäßig sind z. B.:
- Rollstuhlrampe (z. B. faltbare Rampen) zum Überwinden von Höhenunterschieden,
- Treppenlifter, die im Treppenhaus montiert werden,
- Treppensteighilfen wie Treppenraupe oder Treppenmobil.

Begleitung von Rollstuhlfahrern

Das Schieben eines Rollstuhls erfordert Übung, Kenntnisse der Handhabung und Einfühlung in die Situation der darin sitzenden Person. Ihre Sicherheit ist von der Begleitperson abhängig.

Grundsätzliches zum Umgang mit Rollstühlen und Rollstuhlfahrern

Grundsätzlich gilt:
- vor der Benutzung die Handhabung des Rollstuhls überprüfen (es gibt viele unterschiedliche Modelle, z. B. sind Armlehnen, Beinstützen und evtl. Kopfstützen häufig abnehmbar. Wie funktionieren die Bremsen? In welcher Stellung des Hebels – nach vorne oder hinten – ist der Rollstuhl gebremst?),
- Funktionstüchtigkeit prüfen (Ist genügend Luft in den Rädern, sind die Bremsen in Ordnung?),
- Rollstuhlfahrer beobachten (Sitzt die behinderte Person richtig? Sitzt ihre Kleidung angemessen, ist Schutz vor Kälte und Regen vorhanden?)
- bei jedem Anhalten oder Umsteigen Bremsen feststellen,
- beim Schieben von Rollstühlen (bei passiven Betroffenen) darauf achten, dass die Füße auf den Fußrasten stehen (sonst besteht Verletzungsgefahr, oder es kann sogar durch schleifende Füße auf dem Boden dazu kommen, dass der Rollstuhl umkippt oder Betroffene herausfallen),
- Fußstützen vor dem Aufstehen unbedingt hochklappen (sonst kippt der Rollstuhl mit der behinderten Person vornüber),
- zum Heben des Rollstuhls nur die stabilen Rahmenrohre greifen (durch Anfassen an der herausnehmbaren Armlehne können Verletzungen für Rollstuhlfahrer und Begleitperson entstehen),
- keine Experimente machen, die die Sicherheit des Rollstuhlfahrers gefährden (z. B. verkehrsreiche Straßen nur an Zebrastreifen überqueren),
- beim Einkaufen darauf achten, dass die behinderte Person die zu kaufende Ware auch sehen kann (ihr keine schweren oder eiskalten Waren auf den Schoß stellen),
- im Gespräch mit dem Rollstuhlfahrer Pausen nutzen und Gelegenheiten suchen, wo Gespräche mit Blickkontakt geführt werden können (für die Rollstuhlfahrer ist ein Gespräch mit der Begleitperson immer anstrengend, weil er den Kopf nach hinten drehen muss),
- Gespräche zu dritt so führen, dass auch der Rollstuhlfahrer am Gespräch teilnehmen und die beteiligten Personen sehen kann.

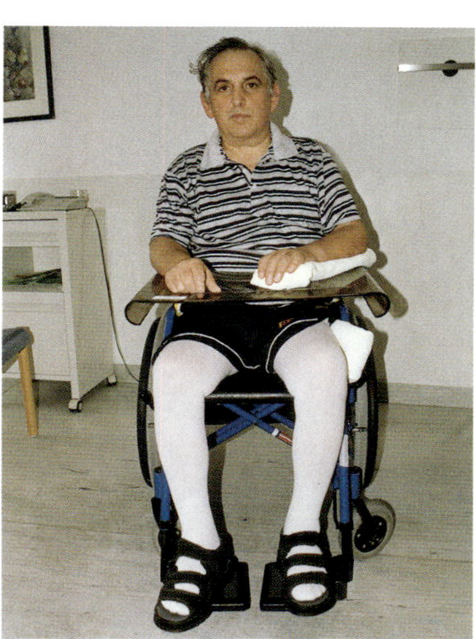

Abb. 1.253 Ein Therapie-Tisch ermöglicht das Lagern der Arme z. B. bei Menschen mit Schlaganfall.

Überwindung von Hindernissen mit dem Rollstuhl

Hinunterfahren. Beim Bordsteinkanten- oder Stufen-Hinunterfahren, wenn die großen Räder *hinten* angebracht sind, gilt (**Abb. 1.254**): Rollstuhl bis an die Bordsteinkante schieben. Die Begleitperson tritt mit einem Fuß auf einen hinten zwischen den Rädern angebrachten Fußhebel. Gleichzeitig drückt sie die Schiebegriffe nach unten und kippt den Rollstuhl leicht nach hinten. Dann lässt sie langsam ohne Ruck die großen Räder an der Bordsteinkante hinuntergleiten. Das Manöver ist beendet, wenn die kleinen Räder wieder auf dem Boden stehen.

Hinauffahren. Beim Bordsteinkanten- oder Stufen-Hinauffahren, wenn die großen Räder *hinten* angebracht sind, gilt (**Abb. 1.255**): Der Rollstuhl wird vorwärts an die Bordsteinkante herangefahren, leicht nach hinten gekippt, bis die kleinen Räder auf der Stufe stehen. Dann zieht man an den Schiebegriffen den Rollstuhl hoch, bis auch die großen Räder auf dem Boden stehen. Auf Kopfstützen achten!

Hilfen beim Verlassen des Rollstuhls. Der Vorgang des Aufstehens ist abhängig von der Art der Behinderung. Im Allgemeinen weiß die behinderte Person, wie der Transfer auf die sicherste und für sie angenehmste Weise durchzuführen ist. Wie das Aufstehen bzw. der Transfer erfolgen kann, ist abhängig von der Art der Behinderung (z. B. Hemiplegie), von der Muskelkraft der Arme (z. B. Querschnittlähmung) und der Kooperationsfähigkeit mit dem Helfer.

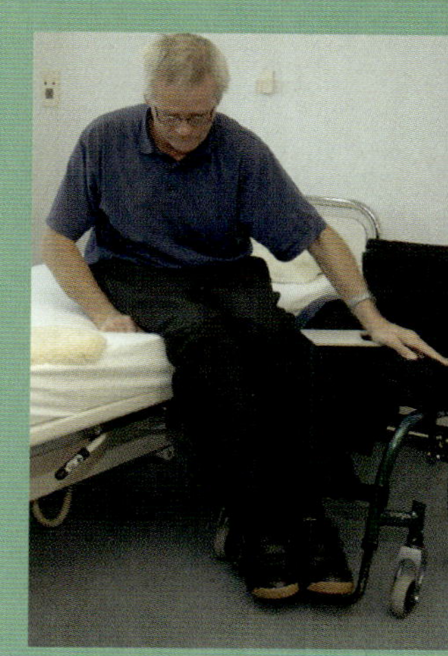

Abb. 1.252 Das Rutschbrett ermöglicht ein Herein- oder Herausrutschen aus dem Rollstuhl.

M *Für viele Gehbehinderte ist der Rollstuhl mehr als nur ein Transportmittel. Er wird deshalb den unterschiedlichen Körperbehinderungen angepasst und „muss sitzen wie ein maßgeschneidertes Kleid".*

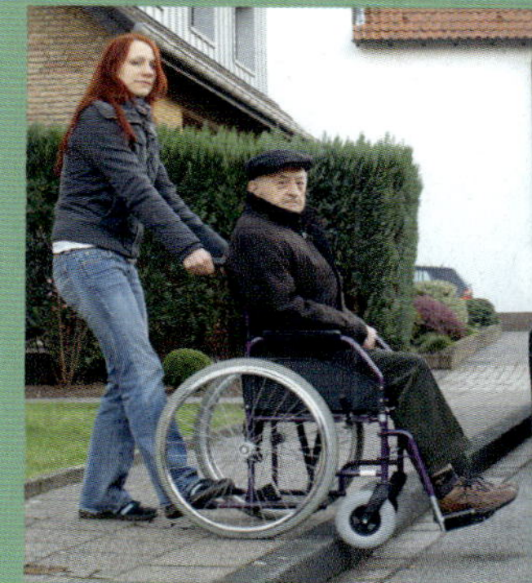

Abb. 1.254 Überwindung von Bordsteinkanten oder Stufen mit dem Rollstuhl (Stufen hinunterfahren).

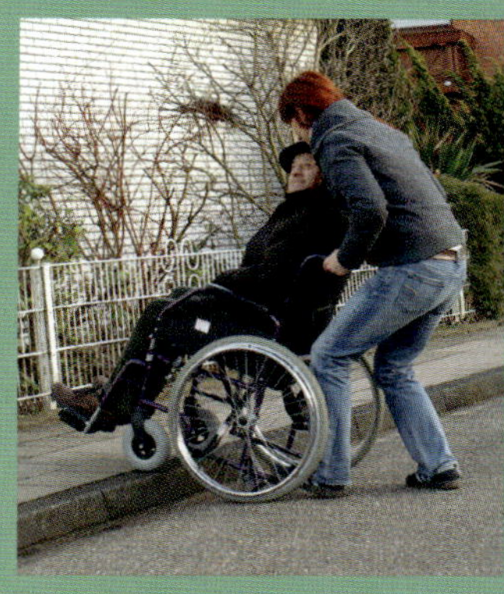

Abb. 1.255 Überwindung von Bordsteinkanten oder Stufen mit dem Rollstuhl (Stufen hinauffahren).

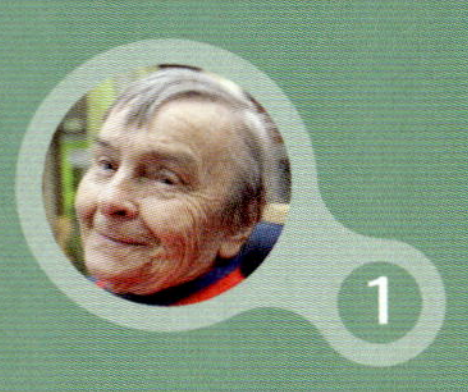

M *Zum Abspülen der Augenprothese nur lauwarmes Wasser verwenden, nie heißes oder kaltes! Ist die Augenprothese verschmutzt oder verkrustet, wird diese in eine Kochsalzlösung gelegt. Keine ätzenden Flüssigkeiten verwenden.*

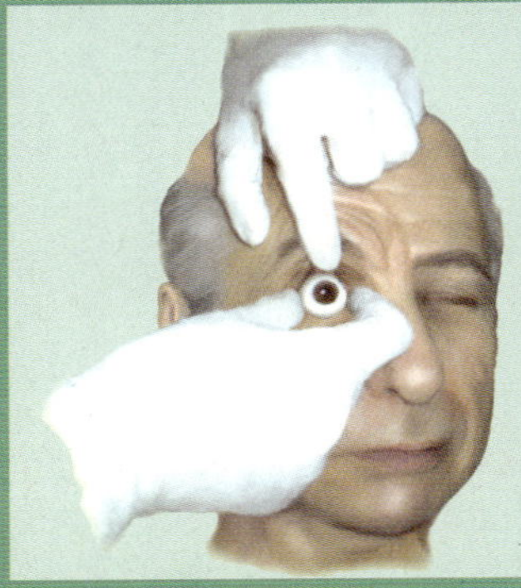

Abb. 1.256 Einsetzen der Augenprothese durch eine Pflegeperson.

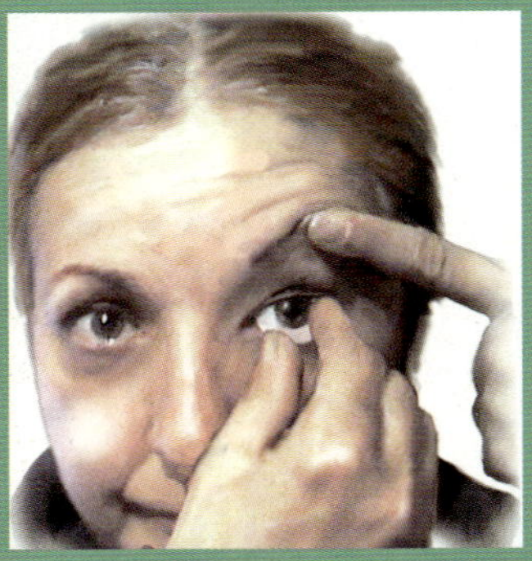

Abb. 1.257 Selbstständiges Einsetzen einer Glasaugenprothese (Oestreicher 2003).

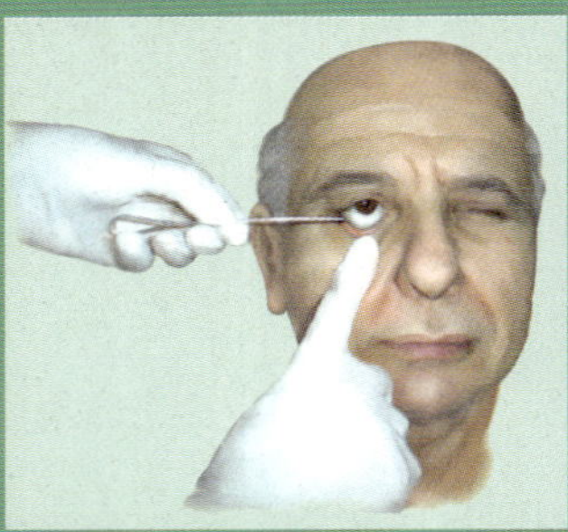

Abb. 1.258 Herausnehmen der Augenprothese durch eine Pflegeperson.

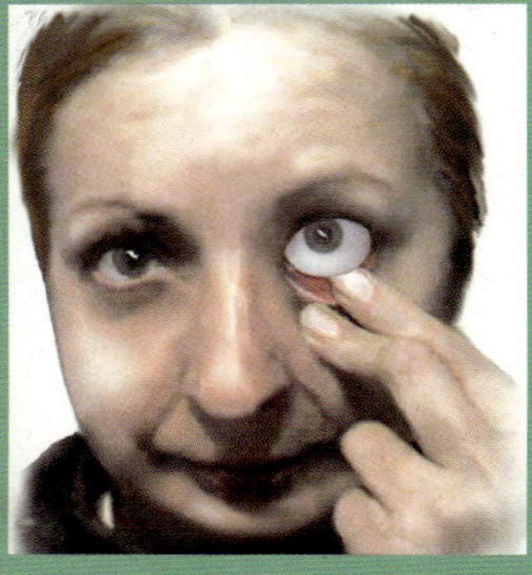

Abb. 1.259 Selbstständiges Herausnehmen der Glasaugenprothese (Oestreicher 2004).

Augenprothesen und Kontaktlinsen

Zu den Maßnahmen bei der Pflege und Begleitung alter Menschen mit Erkrankungen der Augen (s. S. 270) gehören die Pflege und die Handhabung von Augenprothesen und Kontaktlinsen.

Pflege und Handhabung von Augenprothesen

Eine Augenprothese (sog. Glasauge) sollte zweimal täglich herausgenommen und gesäubert werden. Meist genügt das Abspülen mit lauwarmem Wasser. Es darf nie heißes oder kaltes Wasser verwendet werden, da das Material des Glases unter den Temperaturunterschieden leiden würde. Bei hartnäckigen Verkrustungen wird die Augenprothese für ca. 10 Minuten in physiologische Kochsalzlösung eingelegt.

Die Augenhöhle muss im Allgemeinen nicht über die Akutphase hinaus behandelt oder gespült werden. Evtl. notwendige Augentropfen oder -bäder sollten nur nach ärztlicher Anordnung angewendet werden.

Einsetzen der Augenprothese

In **Abb. 1.256** und **Abb. 1.257** ist zu sehen, wie die Augenprothese in der Augenhöhle platziert wird:

- Prothese mit lauwarmem Wasser anfeuchten,
- mit Daumen und Zeigefinger einer Hand fassen,
- das Oberlid mit der anderen Hand hochschieben, gleichzeitig den Betroffenen nach unten blicken lassen
- Prothese unter das Oberlied schieben,
- Betrffenen nach unten blicken lassen, Unterlid herunterziehen, damit die Prothese in den Bindehautsack gleiten kann,
- kontrollieren, ob die Prothese richtig sitzt, der Betroffene darf beim Geradeausblick nicht schielen.

Herausnehmen der Augenprothese

In **Abb. 1.258** und **Abb. 1.259** ist zu sehen, wie die Augenprothese aus der Augenhöhle entfernt wird:

- Betroffenen nach oben blicken lassen,
- Unterlid nach unten ziehen,
- Glasstäbchen oder Zeigefinger unter den unteren Prothesenrand schieben,
- Prothese herausheben.

Es ist nicht immer leicht zu erkennen wo bei der Prothese oben und unten ist. Normalerweise zeigt der kurze Teil zur Nase. Für den Fall, dass die Prothese aus der Hand gleitet, sollten Vorsichtsmaßnahmen getroffen werden, z. B. am Tisch sitzen und mit einer weichen Unterlage arbeiten.

Pflege und Handhabung von Kontaktlinsen

Kontaktlinsen verlangen größte Vorsicht, strenge Hygienemaßnahmen und sorgfältige Pflege. Viele beim Tragen auftretende Unverträglichkeiten beruhen auf mangelnder Sauberkeit: Die Linsen verschmutzen, werden rau und scheuern auf der empfindlichen Hornhaut.

Pflege von Kontaktlinsen

Folgende hygienischen Richtlinien müssen beachtet werden:

- Linsen nass oder trocken in speziellen Behältern aufbewahren,
- feuchte Behälter regelmäßig reinigen und täglich mit frischer Lösung versehen,
- Linse nur mit den Reinigungsmitteln reinigen, die vom Hersteller für den jeweiligen Linsentyp empfohlen werden.

Einsetzen der Kontaktlinsen

Eine Kontaktlinse wird wie folgt in das Auge eingesetzt:

- Kontaktlinse auf die angefeuchtete Kuppe des Zeige- oder Mittelfingers setzen (**Abb. 1.260**) oder mit Sauger aufnehmen,
- Augenlider mit Daumen und Zeigefinger der anderen Hand spreizen,
- Linse leicht auf die Hornhaut des Auges antippen, den Betroffenen dabei geradeaus schauen lassen.

Herausnehmen der Kontaktlinsen

Der Patient sollte die Augen möglichst weit öffnen und einen gegenüberliegenden Punkt fixieren. Dann werden die Lider gespreizt. Der Sauger wird auf die Linse aufgesetzt und diese dann angehoben. Ein Sauger darf nur bei harten Kontaktlinsen angewandt werden.

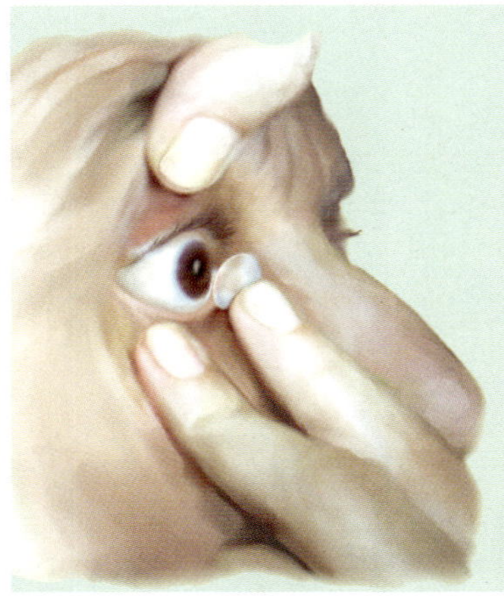

Abb. 1.260 Um die Kontaktlinse ins Auge einzusetzen, wird die angefeuchtete Linse auf den Zeige- oder Mittelfinger aufgesetzt (Köther u. Gnamm 2000).

Hörsysteme

Durch die Weiterentwicklung technischer Hörhilfen kann Schwerhörigen (s. S 274) heute entscheidende Hilfe angeboten werden. Durch hochentwickelte und individuell anzupassende Hörsysteme stellt „die Korrektur eines Hörschadens kein technisches, sondern nur noch ein menschliches (oder finanzielles) Problem" dar (Fördergemeinschaft Gutes Hören).

Ein modernes, digitales Hörsystem verstärkt die Sprachsignale und unterdrückt störende Hintergrundgeräusche oder andere störende Signale. Dadurch wird die Sprache des Gesprächspartners hervorgehoben und verständlicher. Wichtig zur erfolgreichen Gewöhnung sind die regelmäßige Benutzung, Geduld und Übung.

Hörgeräte-Akustiker (HA)

Der wichtigste Gesprächspartner bei der Anschaffung und beim Gebrauch eines Hörsystems ist der Hörgeräte-Akustiker (HA). Er ist der Fachmann für den Einsatz von allen technischen Hörhilfen und deren Zubehör. Er ist Berater und Helfer bei allen auftretenden Fragen und Störungen.

Übersicht verschiedener Hörsysteme

Hörsysteme lassen sich in ihrer Funktionsweise in drei Hauptgruppen einteilen:

- Luftleitungssysteme,
- taktile Systeme,
- elektroneurale Systeme.

Luftleitungssysteme

Bei den Luftleitungssystemen erzeugt ein elektroakustischer Wandler (Lautsprecher) einen Luftschall, der über das Mittelohr zum Innenohr und zum Hörnerv geleitet wird.

Hinter-dem-Ohr-Systeme

Das heute noch gebräuchlichste Hörsystem ist das Hinter-dem-Ohr-System, das HdO (**Abb. 1.261**). Es sitzt direkt hinter dem Ohr und ist mit dem Maßohrstück (Otoplastik) verbunden.

Das HdO-System ist einfach einzusetzen und leicht zu bedienen. Die Kosten werden anteilmäßig von den Krankenkassen übernommen (Festbeträge).

Im-Ohr-Systeme

Das IO, das Im-Ohr-System findet in der Ohrmuschel Platz (**Abb. 1.262**). Der entscheidende akustische Vorzug ist die optimale Lage direkt am Ort der Schallaufnahme, in der Ohrmuschel. Dadurch wird das für das Sprachverständnis so wichtige „Richtungshören" erleichtert und verbessert.

Gehörgangs-Hörsystem

Das GG, das Gehörgangs-Hörsystem wird mehr oder weniger komplett im Gehörgang getragen (**Abb. 1.263**). Es besitzt den besten kosmetischen Aspekt und ist am unauffälligsten für die Umgebung. Die Schallaufnahme befindet sich an einer physiologisch optimalen Stelle.

Hauptproblem der meisten IO- und GG-Hörgeräte ist die Reinigung von Zerumen (Ohrschmalz). An der Gehörgangsseite dieser Hörgeräte befinden sich die unterschiedlichen Zerumenschutzfilter, die allesamt eine intensive Pflege benötigen (s. Pflegeanleitung des jeweiligen Gerätes).

Taktile Systeme

Bei den taktilen Systemen leitet ein elektro-mechanischer Wandler das Signal direkt auf den Knochen hinter dem Ohr, dem Mastoid (Warzenfortsatz, Teil des Felsenbeins) und erzeugt einen Körperschall, der über das Innenohr zum Hörnerv geleitet wird.

Knochenleitungsbrille

Der elektro-mechanische Wandler drückt in einem Brillenbügel auf den Mastoid-Knochen. Das Signal wird zum Innenohr und anschließend zum Hörnerv weitergeleitet.

BAHA

Das BAHA-System (bone ancered hearing aid – knochenverankertes Hörsystem) wird mit einer Titanschraube mit Schnapp- oder Klickmechanismus hinter der Ohrmuschel getragen. Von Vorteil ist, dass bei Überempfindlichkeit oder bei sekretbildenden Erkrankungen der Gehörgang frei bleibt, da es keine Otoplastiken gibt.

Elektroneurale Systeme

Bei den elektroneuralen Systemen wie dem Cochlea Implantat (engl. Cochlear Implant, CI) leitet die Elektronik modifizierte physiologisch-codierte Spannungsimpulse direkt an den Hörnerv (**Abb. 1.264**).

Cochlear Implantat

Das CI wurde bis heute schon mehrfach erfolgreich implantiert, besonders bei praktischer Taubheit oder Resthörigkeit, wenn ein Hörgerät ineffizient ist. Inwieweit zukünftige Altenpfleger damit konfrontiert werden können, lässt sich zurzeit sehr schwer voraussagen, geschweige denn beurteilen.

Handhabung von Hörsystemen

Hörsysteme sind empfindlich und müssen gemäß Bedienungsanleitung sorgfältig eingesetzt und gewartet werden.

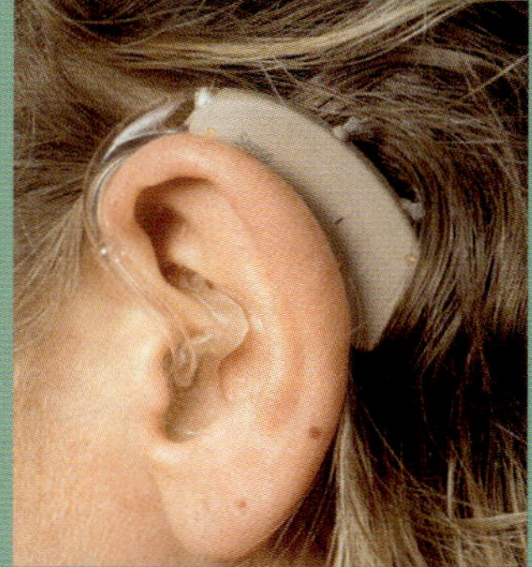

Abb. 1.261 Das HdO-System in Sitzposition am Ohr (Fa. Widex Hörgeräte, Stuttgart).

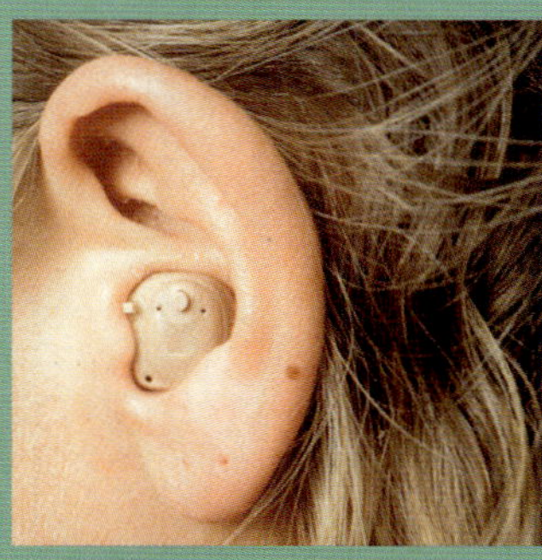

Abb. 1.262 Das IO-System in Sitzposition im Ohr (Fa. Widex Hörgeräte, Stuttgart).

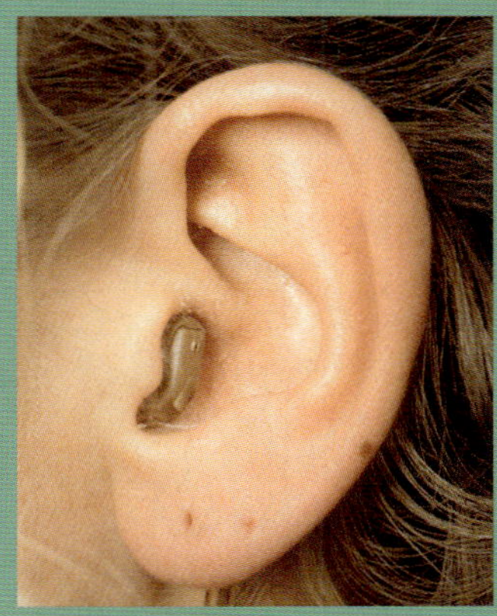

Abb. 1.263 Das GG-System in Sitzposition im Gehörgang (Fa. Widex Hörgeräte, Stuttgart).

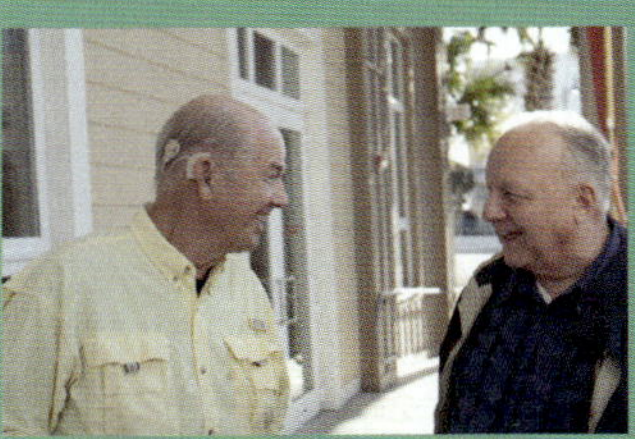

Abb. 1.264 Cochlear Implantat. Das Implantat ist hinter dem Ohr unter die Kopfhaut implantiert; Sprachprozessor und Sendespule werden wie ein Hörgerät hinter der Ohrmuschel getragen (Cochlear Deutschland GmbH & Co. KG, Hannover).

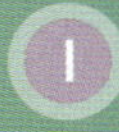

Internet:
http://www.hno-aerzte.de
http://www.biha.de
http://www.dcig.de

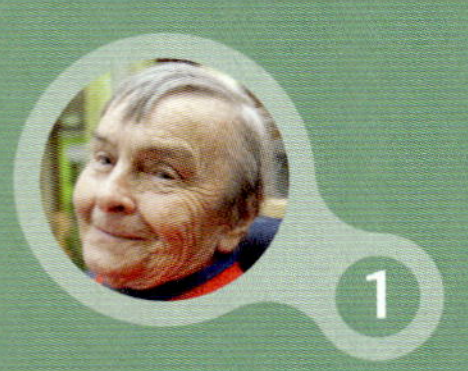

1

M *Licht beeinflusst Stoffwechselvorgänge sowie vegetatives Nervensystem und damit das gesamte psychische und körperliche Befinden. Je kleiner der Aktionsradius eines Menschen wird, desto wichtiger werden Anregungen über die Sinnesorgane für sein Befinden.*

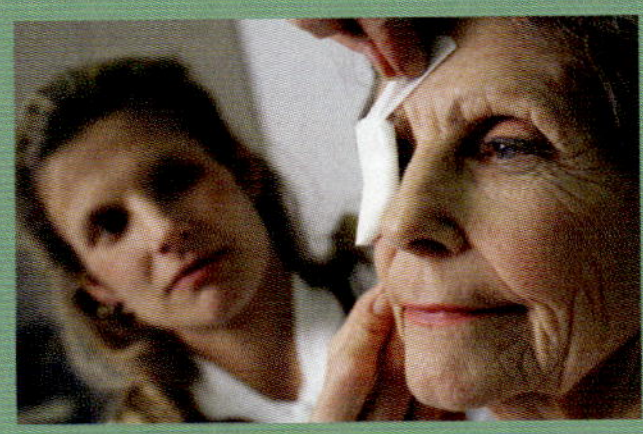

Abb. 1.265 Das Auftreten ernster, chronischer Augenerkrankungen bei älteren Menschen kann Betroffenheit und Ängste auslösen.

D ***Akkommodation** ist die Einstellung des Auges auf die jeweilige Sehentfernung durch Veränderung der Brechkraft der Linse. Die Akkommodationsfähigkeit nimmt im Laufe des Lebens ab.*

D *Beim **grauen Star** kommt es ca. ab dem 60. Lebensjahr zu Trübungen in den Randzonen (Peripherie) der Linse und zur Linsenkernsklerose.*

D *Als **Glaukom** werden verschiedene Krankheitsbilder bezeichnet, deren gemeinsames Symptom der erhöhte Augeninnendruck ist. Die Ursache der Drucksteigerung liegt in einer Störung des Kammerwasserabflusses.*

M *Das Fortschreiten des Glaukoms kann nur durch eine lebenslange, pünktlich angewandte medikamentöse Therapie (Eintropfen von Miotika und Betablockern) verhindert werden.*

Erkrankungen des Auges

Bedeutung des Lichts

Mit dem morgendlichen Aufwachen und Öffnen der Augen beginnt unsere optische Wahrnehmung. Wir sehen das zunehmende Tageslicht und unsere Umgebung: Formen und Farben, Abstufungen von Licht und Schatten, Erfreuliches und Unerfreuliches, Schönes und Hässliches. Diese optische Wahrnehmung erleben und verarbeiten wir bewusst oder unbewusst.

Altersbedingte Veränderungen

Das Älterwerden des Menschen zeigt sich auch an degenerativen Veränderungen des Sehapparates. Mit den heutigen medizinischen und technischen Hilfen können Funktionseinbußen zumindest teilweise so weit korrigiert werden, dass die Bewältigung des Alltags trotz Behinderung möglich ist.

Presbyopie (Alterssichtigkeit)

Bei der Presbyopie handelt es sich um ein altersbedingtes, physiologisches Nachlassen der Akkommodationsfähigkeit der Linse, da ihre Elastizität abnimmt. Der Punkt, der bei maximaler Annäherung an das Auge noch scharf gesehen wird, rückt weiter weg. Das Lesen in gewohnter Entfernung wird zunehmend schwieriger, die Buchstaben verschwimmen.

Therapie

Der Augenarzt verordnet als Sehhilfe eine Lesebrille, auch als Altersbrille bekannt. Im Alltagsgeschehen sollte zudem stets für eine gute, blendfreie Beleuchtung gesorgt werden.

Grauer Star (Cataracta senilis)

Beim grauen Star kommt es etwa ab dem 60. Lebensjahr zu Trübungen in den Randzonen der Linse und zur Linsenkernsklerose. Der graue Star ist eine der häufigsten Erkrankungen der Augen bei älteren Menschen und tritt auch als Komplikation bei Diabetes mellitus (S. 366) auf.

B Frau Müller (69 Jahre alt) war bis vor kurzem völlig selbstständig und unternehmungslustig. Sie war immer viel unterwegs, machte Besuche oder ging zu Veranstaltungen. Eines Tages stürzte sie in der Stadt an einer Bordsteinkante. Neben äußeren Verletzungen war sie plötzlich auch ängstlich geworden und wollte nicht mehr allein ausgehen. Sie konnte sich gut erinnern, dass sie die Bordsteinkante gesehen hatte, doch wie es zu dem Sturz gekommen war, konnte sie sich nicht erklären. Freunde rieten ihr einen Augenarzt aufzusuchen. Dieser stellte eine Linsentrübung (grauer Star) fest.

Symptome

Der Betroffene klagt anfangs über hohe Blendungsempfindlichkeit und Nebligsehen. Bei voller Ausbildung des grauen Stars erscheint die Pupille nicht mehr schwarz, sondern grauweiß. Dann erkennt der Betroffene nur noch Vorgänge unmittelbar vor dem Auge.

Operative Therapie

Die operative Behandlung besteht in der Entfernung der getrübten Linse aus dem Auge und dem Ersetzen durch eine künstliche Linse. Die Stärke der Kunstlinse (Brechkraft) wird für den Betroffenen individuell berechnet. Evtl. vorliegende Fehlsichtigkeiten können bei der Operation gänzlich oder zumindest teilweise mit korrigiert werden. Allerdings kann ein Kunstimplantat die Akkomodationsfähigkeit einer natürlichen Linse nicht ersetzen, eine Altersweitsichtigkeit besteht demnach auch nach einer OP.

Grüner Star (Glaukom)

Als Glaukom werden verschiedene Krankheitsbilder bezeichnet, deren gemeinsames Symptom der erhöhte Augeninnendruck ist. Unbehandelt führt ein Glaukom zur endgültigen Schädigung des Sehnervs und damit zur Erblindung. Die Ursache der Drucksteigerung liegt in einer Störung des Kammerwasserabflusses durch Verfilzung der Trabekel (schwammartiges Gewebe im Kammerwinkel). Zu den Glaukomen werden gezählt:

- Offenwinkelglaukom (Glaucoma simplex),
- Winkelblockglaukom.

Offenwinkelglaukom

Diese Form des Glaukoms beginnt schleichend und symptomlos. Die Früherkennung des Glaucoma simplex ist nur durch eine routinemäßige Messung des Augeninnendrucks ab dem 35. Lebensjahr möglich.

Folgen. Durch den erhöhten Augeninnendruck wird der Sehnerv geschädigt und das Gesichtsfeld eingeschränkt. Die Ausfälle finden sich zunächst nur an typischer Stelle des Gesichtsfeldes, vergrößern sich jedoch kontinuierlich, während das zentrale Sehen noch Jahre erhalten bleibt.

Die Gesichtsfeldeinschränkung wird vom Betroffenen oft erst im Spätstadium bemerkt und ist dann nicht mehr rückgängig zu machen (**Abb. 1.266**). Der Erkrankte sieht die Umgebung zum Schluss ähnlich wie durch eine Röhre, ist dadurch unfallgefährdet, stolpert über Gegenstände am Boden.

Durch Medikamente soll der Kammerwasserabfluss verbessert bzw. die Kammerwasserproduktion vermindert und der Augendruck gesenkt werden. Das Fortschreiten des Glaukoms kann nur durch medikamentöse Therapie, manchmal neben operativer Behandlung und Laserbehandlung, verhindert werden.

Winkelblockglaukom

Diese Form ist viel seltener als das Glaucoma simplex. Durch eine plötzliche Blockade des Kammerwasserabflusses steigt der Augeninnendruck schnell auf sehr hohe Werte.

Akuter Glaukomanfall

Es setzen akut folgende Symptome ein:
- starker Schmerz und Rötung des Auges,
- hochgradige Sehverschlechterung,
- heftige Kopfschmerzen bis zu Übelkeit und Erbrechen.

Bei einem akuten Glaukomanfall ist die sofortige Behandlung durch eine Augenarzt dringend notwendig, da andernfalls Erblindung innerhalb weniger Tage droht.

Altersbezogene Makuladegeneration (AMD)

Bei der altersbezogenen Makuladegeneration (AMD) treten altersbedingte Gewebsschädigungen der Netzhaut als Folge von Durchblutungsstörungen auf. Mit zunehmendem Alter wächst die Gefahr, daran zu erkranken.

Symptome. Die Macula lutea (gelber Fleck) ist ein 3–5 mm großer, am hinteren Augenpol liegender Bezirk der Netzhaut, der Stelle des schärfsten Sehens. Bei der AMD bemerkt der Betroffene zunächst:
- ein „Verzerrtsehen“,
- horizontale Linien erscheinen wellig,
- einzelne Buchstaben fallen aus oder sind klecksig verdickt.

Es kommt zum Verlust der Sehkraft im Zentrum des Gesichtsfeldes;der Betroffene kann genau dort, wo er eigentlich hinschauen möchte, nichts erkennen (**Abb. 1.267**).

Im Spätstadium der Erkrankung werden zwei Verlaufsformen unterschieden:
- die trockene Form (85 %),
- die feuchte Form (10 bis 15 %).

Bei der trockenen Form kommt es langsam zum Untergang von lichtempfindlichen Zellen im Bereich der Makula lutea, was das Sehen allmählich verschlechtert.

Bei der feuchten Form kommt es zur Neubildung von undichten Blutgefäßen, die aus der Aderhaut unter der Macula lutea wachsen. Dies führt zur Schädigung der lichtempfindlichen Zellen mit Narbenbildung. Die Betroffenen sehen gerade Linien gebogen und später Flecken im Gesichtsfeldzentrum.

Therapie. Als Behandlungsmöglichkeiten stehen in einigen Fällen zwei Arten der Lichttherapie zur Verfügung:
- thermische Lasertherapie,
- fotodynamische Therapie.

Beide Therapien führen nicht zur Heilung, sondern nur zu einer Verlangsamung der Krankheitsentwicklung.

Diabetische Retinopathie

Als häufigste Gefäßkomplikation bei Diabetes mellitus (S. 366) erkranken Patienten tritt eine Schädigung der Netzhaut auf, die als diabetische Retinopathie bezeichnet wird. Eine gute Einstellung des Diabetes hinsichtlich der Stoffwechsellage und konsequente Einhaltung der Diät können die Entwicklung günstig beeinflussen.

Folgen. Als Spätfolgen entwickeln sich Gefäßneubildungen. Blutungen in die Netzhaut können zur Beeinträchtigung der Sehschärfe führen. Gefäßproliferationen (Gefäßwucherungen bzw. -neubildungen) breiten sich zusammen mit Bindegewebssträngen in den Glaskörper hinein aus, wobei es zu Glaskörperblutungen und Netzhautablösungen kommen kann.

Äußere Augenerkrankungen

Zu den äußeren Augenerkrankungen zählen z. B Folgende:
- trockenes Auge,
- seniles Ektropium,
- seniles Entropium,
- Konjunktiva,
- Basaliom.

Trockenes Auge (Conjunctivitis sicca)

Viele ältere Menschen klagen über hartnäckiges Brennen, Sandkorngefühl und erschwertes Öffnen der Augenlider am Morgen. Dabei sind objektiv keine Veränderungen sichtbar. Die Ursache liegt in einer altersbedingt herabgesetzten Tränensekretion, die Augen sind zu trocken.

Seniles Ektropium

Diese Auswärtsstülpung des Unterlids ist eine Fehlstellung durch Schwund des Lidknorpels und Erschlaffung der Haut und Lidmuskulatur. Der normale Tränenabfluss ist gestört, die Tränen laufen über die Wangen. Häufiges Abwischen der Tränen verstärkt die Fehlstellung und bewirkt ein Wischektropium.

Seniles Entropium

Die Einwärtswendung des Unterlids ist eine altersbedingte Fehlstellung. Durch die Einwärtskippung der Lidkante scheuern die Wimpern auf der Hornhaut, was zu chronischen Reizzuständen führt. Der Augenarzt kann die Lidstellung durch einen kleinen Eingriff korrigieren.

Konjunktiva

Eine Blutung unter die Bindehaut ist harmlos und resorbiert sich ohne Behandlung in spätestens zwei Wochen, wenn sie ohne äußere Verletzung auftritt.

Basaliom

Das Basaliom ist ein im Alter häufig auftretender bösartiger Tumor an der Haut der Lider, der aber

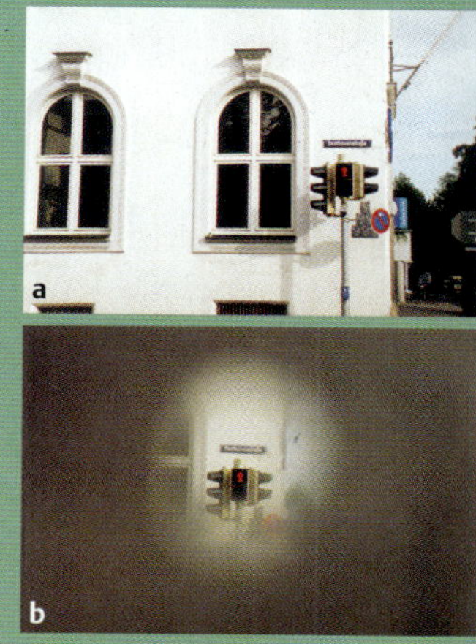

Abb. 1.266 **a** Sichtweise eines Normalsichtigen, **b** Gesichtsfeldeinschränkung bei Glaucoma simplex; zentrale Punkte werden noch wahrgenommen, die Umgebung jedoch nicht (Kellnhauser u. a. 2004).

D *Die* ***diabetische Retinopathie*** *ist eine Schädigung der Netzhaut. Sie ist die häufigste Gefäßkomplikation des Diabetes mellitus.*

D *Bei der* ***altersbezogenen Makuladegeneration*** *(AMD) treten altersbedingte Gewebsschädigungen der Netzhaut als Folge von Durchblutungsstörungen auf. AMD ist die häufigste Ursache für schwere Sehbehinderungen bis zur Blindheit im Alter.*

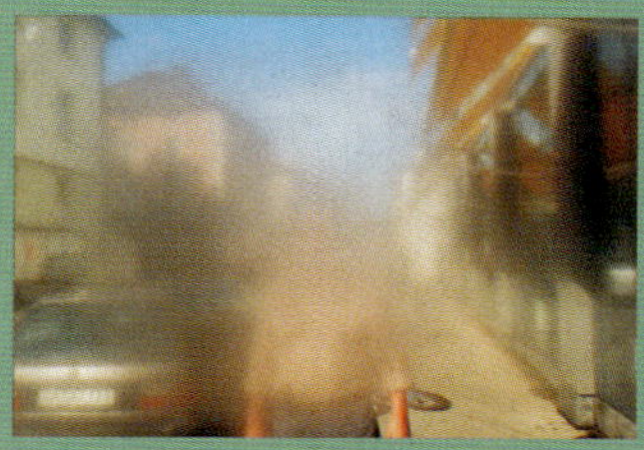

Abb. 1.267 Der an einer AMD Erkrankte kann im Zentrum des Bildes nichts erkennen (Kellnhauser u. a. 2004).

M *Da die Tränendrüsen nicht angeregt werden können, werden Tränenersatzmittel eingegeben. Sie sollten zur Befeuchtung der Bindehaut mehrmals täglich (5- bis 7-mal und öfter!) eingeträufelt werden. Für die Nacht gibt man methylzellulosehaltige Tropfen und Augensalben als Gleitmittel.*

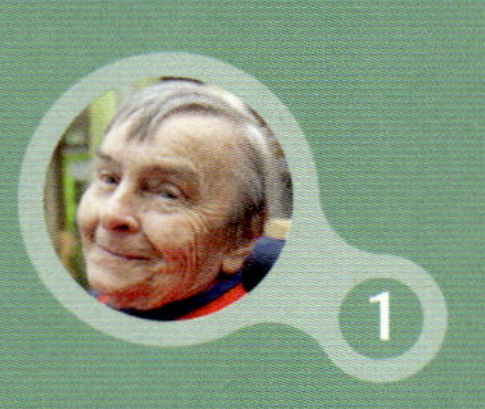

M Augentropfen und Augensalben verhüten das Austrocknen der freiliegenden Bindehaut des Unterlids. Unter Umständen ist eine operative Behandlung notwendig.

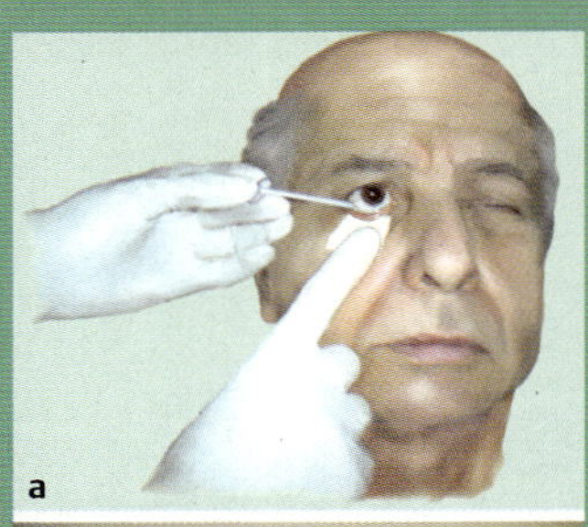

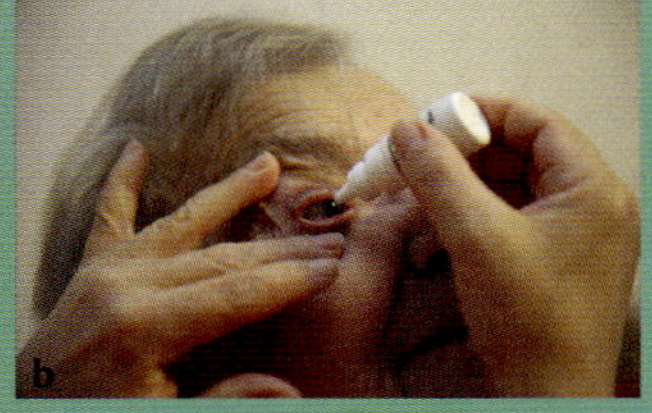

Abb. 1.268 Einträufeln von Augentropfen in den Bindehautsack (Kirschnick 2006).

D **Blindheit** *liegt vor, wenn die Sehschärfe auf dem besseren Auge nicht mehr als zwei Prozent (1/50) der normalen Sehschärfe beträgt. Hell und dunkel können die Betroffenen noch unterscheiden.* **Amaurose** *(totale Blindheit) liegt vor, wenn der Betroffene kein Licht mehr wahrnimmt und die Pupillen nicht mehr auf einen direkten Lichteinfall reagieren.*

P Im Zusammenleben zwischen Blinden und „Augengesunden" gehören Sprechen, Erklären, Beschreiben und Bestätigen zu den wichtigsten Tätigkeiten. Alle Erklärungen und Beschreibungen müssen möglichst konkret erfolgen, z. B.: Ihr Rasierapparat liegt auf dem Nachttisch, links neben ihrer Uhr.

nicht metastasiert. Da er unbehandelt zerstörend in die Tiefe der Augenhöhle wächst, muss er frühzeitig operiert werden. Wegen der Schmerzlosigkeit des Tumors verzögern ältere Patienten oft die notwendige Entfernung. Daher ist Aufklärung und Motivation durch Pflegepersonen und andere Helfer sehr wichtig.

Pflegetherapeutische Maßnahmen

Zu den pflegetherapeutischen Maßnahmen gehören die Pflege und Handhabung von Augenprothesen und Kontaktlinsen (S. 268) und das Verabreichen von Augentropfen und Augensalbe.

Verabreichen von Augentropfen und Augensalbe

Augentropfen

Augentropfen werden aus Pipettenfläschchen oder Plastikfläschchen geträufelt. Sie sollten handwarm sein und nach Anbruch der Packung innerhalb von 6 Wochen verbraucht werden. Augentropfen werden folgendermaßen verabreicht:

- Patient schaut nach oben und legt seinen Kopf in den Nacken,
- Pflegeperson zieht mithilfe eines Tupfers mit der rechten Hand dicht unterhalb der Lidkante das Unterlid sanft nach unten und lässt, ohne die Wimpern zu berühren, die Tropfen frei in den unteren Bindehautsack fallen (**Abb. 1.268**).

Augensalben

Das Einstreichen von Augensalbe geschieht auf entsprechende Weise. Sie kann direkt aus der Tube (5–10 mm Salbenstrang) oder mithilfe eines Glasstäbchens in den unteren Bindehautsack eingebracht werden.

Besonderheiten bei der Pflege von Sehbehinderten und Blinden

Mit zunehmender Lebenserwartung leiden immer mehr Menschen an altersabhängigen Augenerkrankungen, die zu schweren Sehbehinderungen bis zur Blindheit führen können.

Daraus ergeben sich folgende Aufgaben für die Betreuenden:

- Fördern und Erhalten der Selbstständigkeit,
- Unterstützen bei den ABEDL.

Fördern und Erhalten der Selbstständigkeit

Um die Selbstständigkeit so lange wie möglich zu erhalten und zu fördern, sind folgende Hilfen möglich:

- (Rest-)Sinnesorgane schulen,
- Seherinnerungen aktivieren,
- Neues langsam angehen,
- unterstützen statt bevormunden.

(Rest-)Sinnesorgane schulen

Wenn ein Sinnesorgan ganz oder teilweise ausfällt, versucht der Betroffene den Verlust mithilfe der verbliebenen Sinnesorgane zu kompensieren, vor allem über Gehör und Tastsinn (**Abb. 1.269**).

Seherinnerungen aktivieren

Da Altersblinde viele „Seherinnerungen" besitzen, können sie sich in ihrer Umgebung und bei ihren Tagesaktivitäten relativ unabhängig zurechtfinden. So kann eine Betroffene, die gern kochte z. B. immer noch kochen und backen und Arbeiten in ihrem Haushalt selbstständig erledigen.

Neues langsam angehen

Besonders schwierig erlebt der Altersblinde den räumlichen und personellen Wechsel, z. B. einen Umzug in ein Heim oder Krankenhaus. Er kann auf keine Seherinnerungen zurückgreifen und muss alles neu erarbeiten. Hier ist viel Einfühlungsvermögen von den Betreuungspersonen nötig, um mit ihm, Schritt für Schritt, Vertrauen und Sicherheit für die neue Situation zu gewinnen.

Unterstützen statt bevormunden

Das richtige Maß an Einfühlungsvermögen und Hilfe zur Selbsthilfe ist täglich von allen Betreuungspersonen gefordert, um nicht nur **für** den Betroffenen zu handeln, sondern **mit** ihm, so lange und so viel wie nötig ist. Ziel ist es die Selbstständigkeit und das Selbstvertrauen des Betroffenen zu stärken.

Unterstützung in Bereichen der ABEDL

Eine Sehbehinderung bringt viele Alltagsprobleme mit sich, deren Bewältigung täglich neue Kraft, Geduld und Kreativität vom Betroffenen und von den Betreuungspersonen fordert. Im Folgenden werden einige Alltagssituationen anhand ausgewählter ABEDL beschrieben.

Kommunizieren können

Die Kommunikation mit älteren Menschen mit Augenerkrankungen erfordert von allen Beteiligten viel Geduld. Im Heim oder Krankenhaus sollten Pflegepersonen den Blinden stets mit seinem Namen ansprechen und sich selbst mit Namen vorstellen. Informationen über den Grund der Begegnung und über den Ablauf der beabsichtigten Handlung beziehen den Blinden in die Pflege ein. Eine freundliche Stimme am Morgen kann dem Blinden ein Lächeln ersetzen.

Sich bewegen können

Alle Beteiligten (auch Besucher und Putzhilfen) sollten darauf achten, dass jeder Gegenstand immer wieder an seinen alten Platz kommt. Veränderungen müssen beschrieben und evtl. vom Blinden ertastet bzw. erfühlt werden. Grundsätzlich sollten möglichst keine Hindernisse im Wege stehen oder liegen.

Bewegungshilfen. Eine große Hilfe beim Treppensteigen ist es, wenn die erste und letzte Stufe „fühlbar" markiert ist. Treppengeländer und alle Haltegriffe sollten mit kontrastreichen Farben versehen werden. Damit der Blinde seine Zimmertüre finden kann, können plastische, erfühlbare Zeichen angebracht werden, z. B. eine getöpferte Blume.

Zimmergestaltung. In einer neuen Umgebung, z. B. im Altenheim muss der Blinde besonders aufmerksam begleitet werden, bis er sich eingewöhnt hat. Dem Sehgeschädigten wird ausführlich erklärt, wo was im Zimmer steht und wie er zur Toilette bzw. ins Bad gelangt. Man sollte ihn so oft er dies wünscht, durch das Zimmer führen, damit er sein neues Zuhause ertasten und sich einprägen kann.

Hilfestellung. „Wird eine blinde Person geführt, so fasst sie die Begleitperson am Ellenbogen an oder hängt sich ein. Der Geführte ist so immer einen halben Schritt hinter dem Führenden. Dieser sollte die blinde Person nie vor sich herschieben, denn das führt zu Verunsicherung" (Pro Alter 2003). Zum Sitzen sollte eine Hand des Blinden an die Stuhllehne herangeführt werden, damit er die Sitzfläche selbst ertasten kann.

Essen und trinken können

Dem Blinden sollte beschrieben werden, wie das Essen auf seinem Teller angerichtet ist. Bewährt hat sich der Vergleich mit der Uhr: z. B. Das Fleisch liegt bei der Zwölf. Manchmal ist es hilfreich, wenn das Essen mundgerecht vorbereitet wird. Trinkgläser sollten nur halb gefüllt werden. Bewährt haben sich schwere, dunkle Trinkgläser, da sie kontrastreicher sind als helle Gläser und nicht so leicht umfallen können.

Sehhilfen

Die Versorgung mit optischen Hilfsmitteln muss individuell gewählt und durch den Augenarzt verordnet werden. So stehen optische Hilfsmittel, elektronische Lesehilfen und spezielle Bücher für Sehgeschädigte zur Verfügung.

Optische Hilfsmittel

Zu den optischen Hilfsmitteln gehören z. B. beleuchtete oder unbeleuchtete Hand- oder Standlupen zum Lesen und Bifokallupenbrillen oder Prismenfernrohrbrillen für Ferndistanzen, d. h. Brillen, auf die eine Lupe bzw. ein Fernrohr aufgeklebt ist.

Elektronische Lesehilfen

Zu den elektronischen Lesehilfen gehören Fernsehlesegeräte und Lesecomputer, die das geschriebene Wort über ein Texterkennungssystem direkt in Sprache umsetzen. Elektronische Lesehilfen werden von den Krankenkassen zur Verfügung gestellt, bleiben aber Eigentum der Kasse.

„Neuerdings hat jeder Blinde bzw. hochgradig Sehbehinderte, der einen hohen Lesebedarf hat, ein Recht auf ein elektronisches Textlesesystem für den privaten Gebrauch. Die Krankenkassen übernehmen die Finanzierung nach der Verschreibung durch den Augenarzt. Ein solches System umfasst einen Scanner, einen Prozessor, eine Sprachausgabe und die entsprechende Software" (Pro Retina Info-Serie Nr. 25, 2009).

Spezielle Bücher

Blindenhörbücher. Hörbücher für Sehbehinderte werden von der Blindenhörbücherei erstellt und den Sehbehinderten kostenlos zur Verfügung gestellt. Anschriften von Blindenhörbüchern sind über die Arbeitsgemeinschaft der Blindenhörbüchereien erhältlich.

Großdruckbücher. Eine andere Form von Büchern für Sehbehinderte sind Großdruckbücher. Sie zeichnen sich durch größere Schrift und größere Abstände zwischen den Zeilen aus.

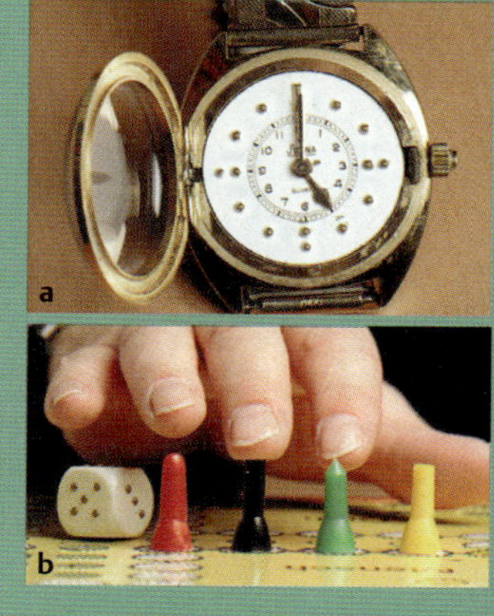

Abb. 1.269 Der Blinde oder Sehgeschädigte konzentriert sich auf andere Sinnesorgane, er fühlt und ertastet seine Umwelt. **a** Uhr zum Ertasten geöffnet, **b** taktiles Brettspiel (nach Kellnhauser u. a. 2004).

P *„Wird eine blinde Person geführt, so fasst sie die Begleitperson am Ellenbogen an oder hängt sich ein. Der Geführte ist so immer einen halben Schritt hinter dem Führenden. Dieser sollte die blinde Person nie vor sich herschieben, denn das führt zu Verunsicherung" (Pro Alter 2003). Zum Sitzen sollte eine Hand des Blinden an die Stuhllehne herangeführt werden, damit er die Sitzfläche selbst ertasten kann.*

I **Internet:**
http://www.dbsv.org
http://www.blindenhilfswerk.de
http://www.blista.de
http://www.pro-retina.de

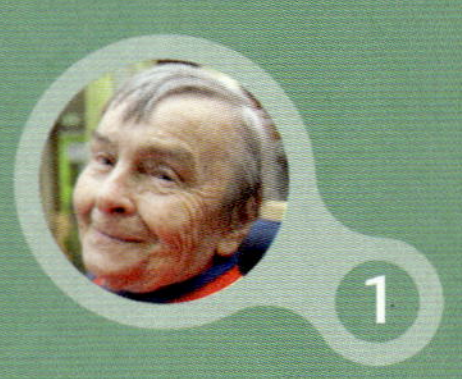

M *Informationen über das Gehör aufzunehmen und darauf zu reagieren gehört zu den wichtigsten Voraussetzungen für die Persönlichkeitsentwicklung. Über das Gehör lernen wir unsere Muttersprache und werden fähig zur Kontaktaufnahme mit unserer Umgebung.*

Die häufigsten Ursachen für Schwerhörigkeit oder vorübergehende Störungen des Hörens im Alter sind:
- Zerumen im Außenohr,
- Entzündungen im Mittelohr,
- Innenohrinfektionen.

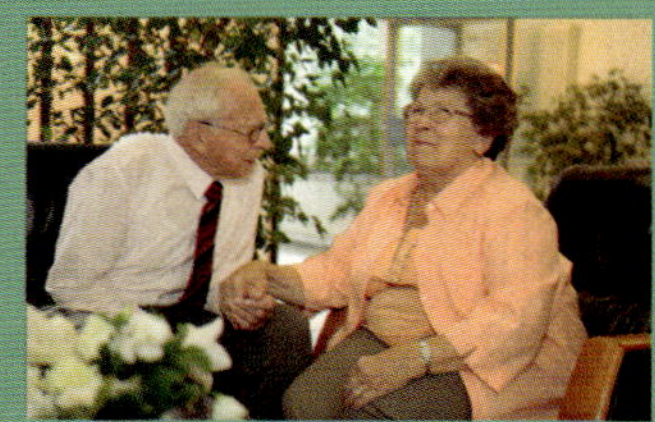

Abb. 1.270 Durch die Begegnung mit anderen Menschen und den Austausch von Gedanken und Informationen wachsen zwischenmenschliche Beziehungen.

M *Akute Schwerhörigkeit kann durch einen Ohrschmalzpfropf entstehen. Diesen sollte nur der HNO-Arzt entfernen. Auf keinen Fall den Ohrschmalzpfropf mit Gegenständen wie Q-Tips, Haarnadeln oder Stricknadeln entfernen.*

D *Unter* **Schwerhörigkeit** *wird eine Verminderung des Hörvermögens durch Abnahme der Schallleitung oder der Schallempfindung verstanden. Lärm gilt als Hauptursache für die Entwicklung einer Schwerhörigkeit (Altenpflege 2004).*

Hörstörungen

Bedeutung des Hörens

B Frau Bundschuh wohnte schon seit einigen Monaten im Altenheim. Obwohl sie körperlich beweglich erschien, lebte sie völlig zurückgezogen in ihrem Zimmer. Sie nahm fast nie an den Veranstaltungen des Hauses teil. Selbst bei den gemeinsamen Mahlzeiten beteiligte sie sich nicht an der Unterhaltung. Auch wenn sie angesprochen wurde, antwortete sie häufig nicht oder nur sehr zögernd. Die Pflegerin bemerkte, dass Frau Bundschuh nur reagierte, wenn sie ihr beim Sprechen direkt ins Gesicht sah und die Sätze langsam und deutlich formulierte. Sie konnte für Frau Bundschuh einen Besuch beim Ohrenarzt organisieren. Dort wurde eine schwere Beeinträchtigung ihres Hörvermögens festgestellt, die sich vermutlich schon seit längerer Zeit schleichend entwickelt hatte. Nach einem weiteren Besuch beim Hörgeräteakustiker wurde Frau Bundschuh ein modernes Hörgerät angepasst. Nach einer kurzen Gewöhnungs- und Trainingszeit wurde sie zunehmend aufgeschlossener und aktiver. Heute beteiligt sie sich rege an der Unterhaltung bei Tisch und wirkt insgesamt auch fröhlicher.

Die Fähigkeit, Informationen über das Gehör aufzunehmen und darauf zu reagieren, gehört zu den wichtigsten Voraussetzungen für die Persönlichkeitsentwicklung eines Menschen. Über das Gehör lernen wir unsere Muttersprache kennen und werden fähig zur Kontaktaufnahme mit unserer Umgebung.

Umweltgeräusche werden von Hörgesunden unbewusst wahrgenommen, sie beeinflussen ihr Handeln, das Geräusch kochenden Wassers lässt sie z. B. den Wasserkocher abschalten. Schon Kinder empfinden Umweltgeräusche als positives Zeichen oder als Warnung, die sie unbewusst wahrnehmen. Die Funktion des Ohrs als Alarmorgan bleibt uns auch nachts erhalten, denn eine Änderung der Geräuschkulisse wird auch im Schlaf wahrgenommen. Auch die Musik erschließt sich uns über das Gehör, durch Rhythmus und Tanz erleben wir Freude und unterstützen damit die Entwicklung einer gesunden Emotionalität.

Für unser gesamtes gesellschaftliches Leben ist das Hören von Bedeutung, durch die Begegnung mit anderen Menschen und den Austausch von Gedanken und Informationen wachsen zwischenmenschliche Beziehungen. Geräusche vermitteln uns Teilnahme am pulsierenden Leben und geben Sicherheit durch Aufnehmen akustischer Informationen. Geräuscharmut kann Ängstlichkeit verstärken und bei bettlägerigen alten Menschen außerdem das Gefühl des Ausgeschlossenseins und Isoliertseins auslösen.

Schwerhörigkeit

Schwerhörigkeit ist ein Sammelbegriff für die Auswirkungen verschiedener pathologischer Veränderungen oder Erkrankungen in allen Bereichen des Ohrs (Außenohr, Mittelohr, Innenohr, Gehörnerven oder Hörzentrum im Gehirn), die das Hörvermögen vermindern. Sie kann vererbt oder erworben sein und in jedem Lebensalter akut oder chronisch auftreten (**Abb. 1.270**).

Ursachen

Die folgenden Ausführungen beschränken sich auf die im Alter am häufigsten auftretenden Ursachen für Schwerhörigkeit oder auf vorübergehende Störungen des Hörens:
- Zerumen im Außenohr,
- Entzündungen im Mittelohr,
- Innenohrinfektionen.

Zerumen im Außenohr

Durch einen Ohrschmalzpfropf kann eine akute Schwerhörigkeit auftreten. Dieser Ohrschmalzpfropf (Zeruminalpfropf) verschließt durch eine Ansammlung von Ohrschmalz allmählich den äußeren Gehörgang. Solange auch nur ein kleiner Spalt offen bleibt, hört man praktisch unvermindert gut. Kommt aber z. B. beim Duschen oder Haare waschen Wasser in den Gehörgang oder wird zu viel Ohrschmalz gebildet, kann sich der Gehörgang völlig verschließen. Dadurch entsteht eine plötzliche Schallleitungsschwerhörigkeit mit Lauterhören der eigenen Stimme, einem Gefühl der Taubheit, gelegentlich auch Ohrensausen und Schmerzen. Dieser Vorgang kann sich in Abständen wiederholen und ist keinesfalls die Folge mangelnder Hygiene, sondern Anzeichen fehlender Selbstreinigungsfähigkeit des äußeren Gehörganges.

Ein Ohrschmalzpfropf sollte nur vom HNO-Arzt entfernt werden, um evtl. vorhandene Schäden (Perforationen) am Trommelfell erkennen zu können. Auf keinen Fall darf versucht werden, den Ohrschmalzpfropf mit Gegenständen wie Q-Tips, Haarnadeln oder Stricknadeln zu entfernen. Das sehr empfindliche Trommelfell (wie auch die Gehörgangshaut) könnte dadurch verletzt werden. Verletzungen an der Gehörgangshaut sind sehr schmerzhaft und stark blutend, sie können zur Entstehung von Entzündungen und Furunkeln führen.

Entzündungen im Mittelohr

Entzündungen des Mittelohrs können neben Schmerzen und Fieber auch Schleimhautschwellungen mit Exsudationen (Absonderungen) von Sekreten oder Eiter hervorrufen. Meist besteht ein pulssynchron klopfender Ohrschmerz. Der Schmerz verstärkt sich bei Druck auf den Tragusknorpel.

Bei chronischen Mittelohrentzündungen kann ein bleibender (persistierender) Trommelfelldefekt und/oder Veränderungen an den Gehörknöchelchen mit einer Schallleitungsschwerhörigkeit verschiedenen Ausmaßes entstehen.

Innenohrinfektionen

Eine Innenohrinfektion kann über das benachbarte Mittelohr entstehen. Auch Erreger bestimmter Infektionskrankheiten, z. B. Grippeviren, können das Innenohr schädigen und dort zu vorübergehenden oder bleibenden Funktionsausfällen führen.

Symptome

Bei der Schwerhörigkeit werden Geräusche oder Stimmen nicht mehr wahrgenommen, man hat Mühe, einem Gespräch am Telefon, im Fernsehen oder Radio zu folgen.

Das Problem der Schwerhörigkeit trifft man heute auch immer häufiger bei jungen Menschen: „... Schwerhörigkeit schon bei jedem vierten Jugendlichen – Tendenz steigend, bei jedem dritten Erwachsenen ab 40 Jahren und jedem zweiten über 70-Jährigen (Altenpflege 5, 2004).

Arten von Schwerhörigkeit

Schwerhörigkeit kann als Folge einer gestörten Schallleitung, einer gestörten Wahrnehmung und Verarbeitung oder altersbedingt auftreten.

Schallleitungsschwerhörigkeit

Eine Funktionsstörung des äußeren und des Mittelohres kann zu einer Schallleitungsschwerhörigkeit führen.

Schallempfindungsschwerhörigkeit

Durch eine Störung im Innenohr bzw. im Hörzentrum im Gehirn kann es zu einer Schwerhörigkeit folgender Art kommen:
- sensorisch (über die Sinnesreize),
- neural (über Nervenimpulse),
- zentral.

Altersbegleitende Schwerhörigkeit

Die altersbegleitende Schwerhörigkeit entwickelt sich aus einer physiologischen Abnahme des Hörvermögens im Alter und betrifft vor allem die höheren Frequenzen. Es treffen mehrere auslösende Faktoren aus verschiedenen Bereichen des Hörapparates zusammen.

Ausmaß der Schwerhörigkeit

Die Schwerhörigkeit kann in fünf verschiedene Schweregrade eingeteilt werden (Altenpflege 2004):
- **geringgradig:** Das Ticken einer Armbanduhr wird nicht mehr gehört.
- **mittelgradig:** Grundgeräusche wie fließender Verkehr durch ein geschlossenes Fenster werden nicht mehr gehört.
- **hochgradig:** Bei einer normalen Unterhaltung kann der Gesprächspartner trotz Blickkontakt nicht mehr gehört werden.
- **an Taubheit grenzend:** Laute Musik oder Geräusche einer belebten Straße werden nicht gehört.
- **Taubheit:** Zustand völliger Gehörlosigkeit.

Ohrgeräusche / Tinnitus

Noch störender als Schwerhörigkeit werden oftmals Ohrgeräusche oder Ohrensausen (lat. tinnitus = Klingeln) empfunden. Ohrgeräusche können sowohl als Begleitsymptom einer Schallleitungsschwerhörigkeit als auch ohne Hörminderung auftreten.

Ursachen und Behandlung

Ursache können Kreislaufstörungen, starker Lärm oder Stress und Aufregungen sein. Auch Probleme mit den Zähnen, dem Kiefer und den Halswirbeln können zu Ohrgeräuschen führen, eine Zahnsanierung kann dann Abhilfe schaffen. Wenn es sich mehr um ein Rauschen im Ohr handelt, spricht man auch vom Ohrensausen.

Ohrgeräusche werden nur vom Betroffenen wahrgenommen, sie können tags und nachts in wechselnden Abständen auftreten und als äußerst störende Dauerbelastung empfunden werden.

Hörsturz

Ein akuter, plötzlich auftretender Hörverlust, oft nach besonderen Anstrengungen oder Aufregungen, ist Anzeichen einer meist einseitigen Funktionsstörung des Innenohrs. Häufig wird gleichzeitig eine ausgeprägte Muskelverspannung im Nacken festgestellt.

Ursachen und Symptome

Als Ursache werden Durchblutungsstörungen in den kleinsten Kapillargefäßen im Innenohr angenommen. Begleiterscheinungen können Schwindel, Drehgefühle und Ohrensausen sein. „Schätzungen zufolge leiden in Deutschland mehr als 250000 Menschen pro Jahr unter plötzlichem Hörverlust unterschiedlicher Schweregrade. Zwar liegt der Altersgipfel für die Erkrankung im 50.–60. Lebensjahr, doch der Anteil der Jüngeren steigt ständig. Dabei trifft es Frauen ebenso häufig wie Männer“ (Altenpflege 2004).

Bei plötzlichem Hörverlust, Schwindel, Kopfgeräuschen wie Klopfen, Sausen, Klingeln und Zischen sofort einen Facharzt für Hals-Nasen-Ohren-Krankheiten (HNO) aufsuchen bzw. bei gehbehinderten alten Menschen einen Arztbesuch organisieren. Er wird evtl. eine sofortige Infusionsbehandlung mit Medikamenten einleiten, die die Durchblutung in den Kapillargefäßen verbessern soll. Eine möglichst frühzeitig einsetzende Behandlung kann entscheidend für das zukünftige Hörvermögen sein.

Altersschwerhörigkeit (Presbyakusis)

Ursachen

Sie ist Folge einer Desensibilisierung der Sinneszellen im Innenohr (Schnecke) und einer allgemein nachlassenden Funktionsfähigkeit des ganzen Hörapparates, d. h., die Aufnahmefähigkeit und Weiterleitung von akustischen Reizen lässt nach. Von diesem langsam fortschreitenden, zunächst kaum bemerkbaren Vorgang ist fast jeder mehr oder we-

M *Bei der Schwerhörigkeit werden allmählich oder auch plötzlich Geräusche oder Stimmen nicht mehr wahrgenommen, man hat Mühe, einem Gespräch am Telefon, im Fernsehen oder Radio zu folgen.*

D *Beim **Tinnitus** bestehen störende Ohrgeräusche. Ursache können Kreislaufstörungen, starker Lärm, Stress, Aufregungen oder Probleme mit den Zähnen, dem Kiefer und den Halswirbeln sein.*

D *Ein **Hörsturz** ist ein akuter, plötzlich auftretender Hörverlust als Anzeichen einer Funktionsstörung des Innenohrs. Ursache sind Durchblutungsstörungen in den kleinsten Kapillargefäßen im Innenohr.*

D *Die **Altersschwerhörigkeit** ist Folge einer Desensibilisierung der Sinneszellen im Innenohr und einer allgemein nachlassenden Funktionsfähigkeit des Hörapparates. Die Aufnahmefähigkeit und Weiterleitung von akustischen Reizen lässt nach.*

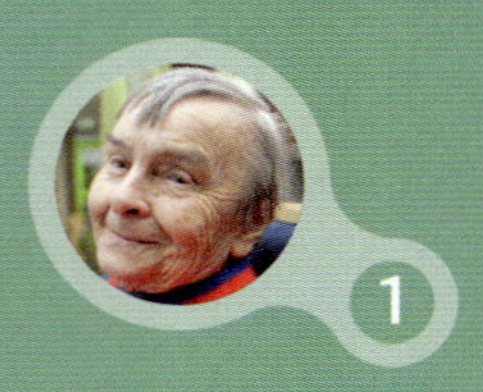

M *Diese Faktoren können die Entstehung einer Altersschwerhörigkeit beschleunigen:*
- *Stress (beim Hörsturz),*
- *Lärm,*
- *Medikamente,*
- *Hypertonie,*
- *Stoffwechselstörungen,*
- *zerebrale Durchblutungsstörungen.*

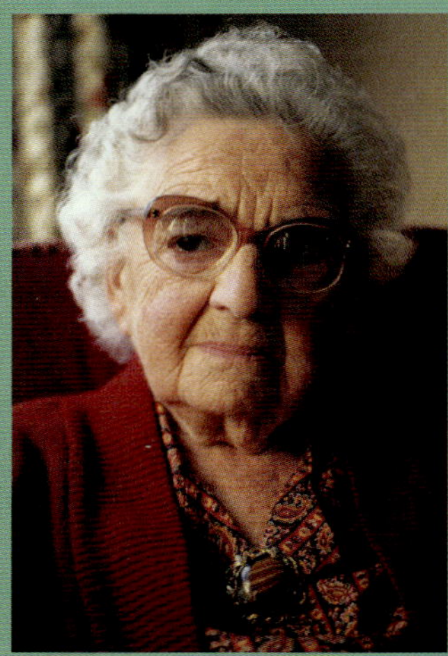

Abb. 1.271 Da der Schwerhörige seine Umgebung schlecht versteht und nicht dauernd nachfragen will, leidet er an Informationseinbußen und Isolation.

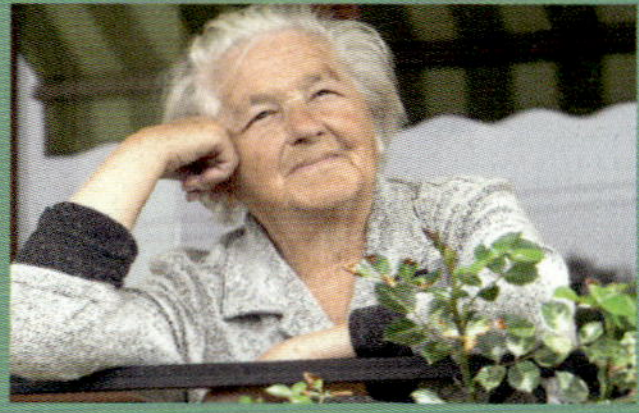

Abb. 1.272 Nicht jeder alte Mensch empfindet seine Schwerhörigkeit bedrückend; er kann eine „äußere Ruhe" auch positiv erleben.

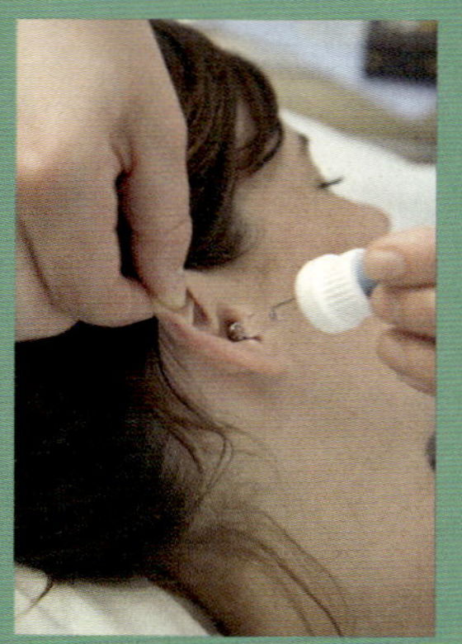

Abb. 1.273 Zum Strecken des Gehörgangs wird die Ohrmuschel sanft nach hinten gezogen.

niger stark betroffen. Man vermutet, dass Altersschwerhörigkeit vor allem auch als Konsequenz von den im Laufe des Lebens angehäuften kleineren Hörschäden auftritt. Diese kleinen Hörschäden können wiederum durch Krankheiten (z. B. Mittelohrentzündungen), Lärm (auch berufsbedingt) und Medikamente verursacht worden sein.

Häufig tritt gleichzeitig zur Altersschwerhörigkeit eine Beeinträchtigung der Sprachverständigung (nachlassendes Verstehen des gesprochenen Wortes) auf. Der Betroffene versucht deshalb, lauter zu reden.

Symptome

Die Einschränkung des Hörvermögens wird zuerst bei hohen Tonlagen bemerkt, während sie die tiefen Tonlagen noch lange Zeit nicht merklich beeinflusst. Probleme gibt es besonders dann, wenn mehrere Personen im Raum miteinander reden. Die Betroffenen sind oft nicht in der Lage, das Gesprochene aus den Hintergrundgeräuschen herauszufiltern. Auch beim Fernsehen gibt es zunehmend Verständnisschwierigkeiten, besonders wenn Hintergrundmusik das Geschehen untermalt.

Umweltfaktoren

Beschleunigende Faktoren für die Entstehung einer Altersschwerhörigkeit können sein:
- Stress (evtl. als Ursache eines Hörsturzes),
- Lärm,
- Medikamente,
- Hypertonie,
- Stoffwechselstörungen, z. B. Schilddrüsenunterfunktion, Nierenerkrankungen,
- zerebrale Durchblutungsstörungen.

Aufhalten lässt sich die Entwicklung einer Altersschwerhörigkeit nicht. Aber heutzutage gibt es viele technische Hilfsmittel, die den Alltag erleichtern können, z. B. Hörsysteme, Telefonverstärker, TV-Verstärker usw. (S. 269).

Pflegetherapeutische Maßnahmen

Das Umgebensein von nicht als störend empfundenen Umweltgeräuschen vermittelt Sicherheit. Werden diese vertrauten Geräusche reduziert oder aufgehoben, kann sich dies auch auf das psychische Gleichgewicht auswirken. Da der Schwerhörige seine Umgebung schlecht versteht und nicht dauernd nachfragen will, leidet er an Informationseinbußen, isoliert sich selbst und wird isoliert, wenn er z. B. das Klingeln an der Haustür nicht hört. Dies führt zu zunehmender Vereinsamung (**Abb. 1.271**).

Da sich Schwerhörige an Gesprächen oft nur noch teilweise beteiligen können, vieles manchmal auch falsch verstehen, das Lachen anderer u. U. falsch interpretieren (sich z. B. „ausgelacht" fühlen) und Angst haben, es werde über sie geredet, neigen sie häufig zu gesteigertem Misstrauen und verstärkter ängstlicher Selbstbeobachtung und Depression.

„Schwerhörigkeit wird von vielen (aktiven) Menschen schlimmer erlebt als Erblindung, weil sie eher zu Misstrauen führt, aus Furcht, falsch verstanden zu werden. Viele Betagte sträuben sich gegen einen Hörapparat, aus Angst, ihr Gebrechen sichtbar werden zu lassen. Erblindete und Schwerhörige leiden häufiger als andere Kranke an Alterswahn und Demenz" (Grond 1987).

Es gibt auch positive Seiten. Jedoch nicht jeder alte Mensch empfindet zunehmende Geräuscharmut bedrückend. Durch seine reduzierte Verarbeitungsfähigkeit für akustische Reize und durch sein Bedürfnis nach Ruhe kann er eine „äußere Ruhe" sogar positiv erleben. Auch Verkehrslärm, lärmende Enkel oder schnarchende Ehepartner stören dann weniger als früher. Die scheinbar gewonnene äußere Ruhe ermöglicht es ihm, seinen Gedanken Raum zu geben (**Abb. 1.272**). Es ist die Zeit des Ausruhens und Nachdenkens, sagte eine alte Bewohnerin, als eine Pflegerin fragte, ob sie Langeweile hätte.

Verabreichen von Ohrentropfen

Zur Schmerzlinderung und/oder Behandlung der akuten oder chronischen Mittelohrentzündung werden von der Pflegeperson ärztlich angeordnete Ohrentropfen verabreicht. Diese Maßnahme wird in folgenden Schritten durchgeführt:
- Ohrentropfen in der Hand anwärmen (Körpertemperatur),
- den Kranken bitten, sich auf die Seite zu legen,
- Ohrmuschel etwas nach hinten oben ziehen (**Abb. 1.273**),
- verordnete Tropfenzahl einträufeln,
- den Kranken auffordern, danach noch 15–20 Min. liegen zu bleiben. Keine Watte ins Ohr geben.

Ohrensalben werden meist vom Arzt appliziert. Eine Ohrspülung zum Entfernen von Sekreten, Ohrschmalz oder Fremdkörpern aus dem äußeren Gehörgang sollte grundsätzlich nur vom Arzt durchgeführt werden. Es gibt heute sichere Methoden zur Entfernung von Verunreinigungen, z. B. durch Absaugen.

Verhalten und Körpersprache

Typisch ist der gespannte Gesichtsausdruck von Schwerhörigen, der oftmals aus Angst entsteht, wichtige Informationen zu versäumen, Gesprochenes nicht zu verstehen oder nicht verstanden zu werden. Nachfolgend einige typische Merkmale:
- der Schwerhörige reagiert oft nur, wenn er von vorne angesprochen wird, also das Gesicht des Sprechers sieht,
- seine Antworten passen gar nicht oder nur teilweise zu den gestellten Fragen,
- sein Kopf nimmt eine „Lauschstellung" ein, das besser hörende Ohr wird in Richtung der Schallquelle gedreht,
- der Schalltrichter seines Ohrs wird durch Anlegen der Hand vergrößert (**Abb. 1.274**),

- ein gespannter Gesichtsausdruck lässt die Anstrengung des Verstehen-Wollens erkennen, zwischen den Augenbrauen entsteht eine „Energiefalte",
- Rundfunk- und Fernsehgerät werden für andere störend laut eingestellt.

Umgang mit Schwerhörigen

Da Schwerhörige häufig zu Misstrauen und Abkapselung neigen, müssen Pflegende sich ganz besonders um ein Vertrauensverhältnis bemühen. Dazu einige Anregungen:

- grundsätzlich über alle Maßnahmen sorgfältig informieren, im Zweifelsfall Mitteilungen wiederholen, bis ein Verstehen signalisiert wird,
- von vorn auf den Schwerhörigen zugehen, um Schrecksituationen zu vermeiden,
- nicht lauter, sondern deutlich und langsam sprechen,
- das Gesicht des Sprechers sollte beleuchtet sein, das erleichtert das Ablesen vom Mund. Auch Pflegende in der Nacht sollten darauf achten, dass ihr Gesicht deutlich zu sehen ist,
- den Kopf ruhig halten, Geduld signalisieren, erst wenn der Schwerhörige Blickkontakt aufnimmt mit dem Sprechen beginnen,
- Dialekt möglichst vermeiden,
- einfache, klare Sätze formulieren, kleine Gesprächspausen einlegen,
- wichtige Informationen lieber schriftlich mitteilen,
- ermutigen, sich zu äußern, wenn nicht alles verstanden wurde.

Bei jedem Verdacht auf eine nachlassende Hörfähigkeit sollte ein Facharzt aufgesucht werden. Er entscheidet, ob medizinische Maßnahmen notwendig sind oder eine Korrektur der Schwerhörigkeit mit einem Hörgerät möglich ist.

Bedienung von Hörsystemen

Hörsysteme (S. 269) sind empfindlich und müssen gemäß Bedienungsanleitung sorgfältig eingesetzt und gewartet werden. Bei verwirrten alten Menschen muss dafür gesorgt sein, dass das Hörsystem wirklich getragen, die Batterie rechtzeitig ersetzt und das System nach Vorschrift gewartet wird.

Folgende Punkte müssen beim Gebrauch von Hörsystemen unbedingt beachtet werden:

- Hörgeräte nicht mit Wasser in Berührung bringen,
- größere Wärmestrahlung vermeiden (durch Heizung, Haartrockner)
- harte Stöße vermeiden (nicht fallen lassen),
- von chemischen Lösungsmitteln (in Haarspray oder Parfüm) fernhalten,
- rechtzeitig Batterien erneuern (**Abb. 1.275**).
- bei Störungen oder nachlassender Leistungsfähigkeit den Hörgeräte-Akustiker aufsuchen.

Komplikationen und Ursachen

Reizungen, Entzündungen und Schmerzen können durch Druck auf die Ohrmulde, einen nicht korrekten Sitz oder eine Kontaktallergie entstehen. Einige typische Beispiele für verschiedene Störungen und deren Behebung sind in **Tab. 1.27** dargestellt.

Tab. 1.27 Fehlersuche und Abhilfe bei Hörsystemen

Was ist, wenn ...	*Ursachen*	*Abhilfe*
... das Hörgerät schweigt	– Gerät nicht eingeschaltet – Batterie verbraucht – Ohrpassstück verstopft – Mikrofon nicht eingeschaltet – Hörgerät ist beschädigt	– Batterie einsetzen, Gerät einschalten – Batterie wechseln – Ohrpassstück reinigen – Mikrofon am Gerät einschalten (Stellung M) – Hörgeräte-Akustiker aufsuchen
... das Hörgerät zu leise ist	– Batterie verbraucht – Ohrpassstück verstopft – Änderung des Hörvermögens – Gehörgang durch Zerumen verstopft	– Batterie wechseln – Ohrpassstück reinigen – Arzt oder Hörgeräte-Akustiker aufsuchen – Arzt aufsuchen
... das Hörgerät pfeift	– Ohrpassstück nicht richtig eingesetzt – Ohrpassstück zu klein (z. B. durch Veränderung des Ohres) – Schlauch zerrissen/hart – Haken/Winkelstück zerrissen	– Ohrpassstück korrekt anbringen – neues Ohrpassstück beim Hörgeräte-Akustiker anfertigen lassen – Schlauch wechseln – Haken/Winkelstück vom Hörgeräte-Akustiker wechseln lassen
... es unangenehm ist, das Gerät zu tragen	Ohrpassstück passt nicht richtig	Hörgeräte-Akustiker aufsuchen
... das Hörgerät aussetzt	– Schwitzfeuchtigkeit durch Kondenswasser/Schweiß – technischer Defekt	– Trocknungssysteme verwenden, Hörgeräte-Akustiker fragen – Hörgeräte-Akustiker aufsuchen

M *Hörsysteme (S. 269) sind empfindlich und müssen gemäß Bedienungsanleitung sorgfältig eingesetzt und gewartet werden. Bei verwirrten alten Menschen muss dafür gesorgt sein, dass das Hörsystem wirklich getragen, die Batterie rechtzeitig ersetzt und das System nach Vorschrift gewartet wird.*

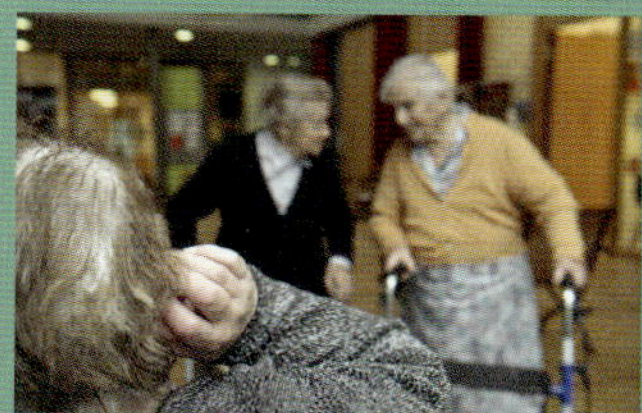

Abb. 1.274 Um etwas besser hören zu können, legt der Schwerhörige seine Hand als Schalltrichter an das Ohr.

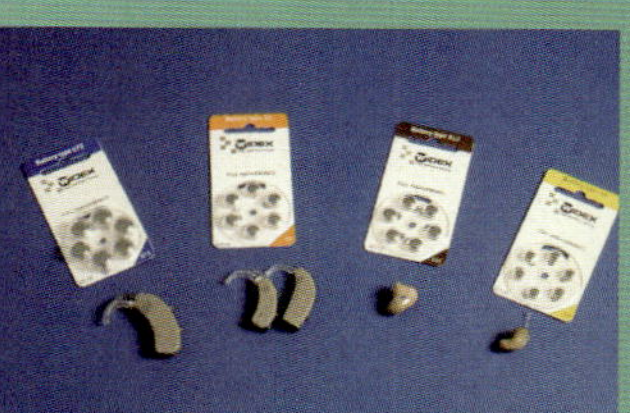

Abb. 1.275 Verschiedene Batterien für Hörsysteme.

I **Internet:**
http://www.hno-aerzte.de
http://www.biha.de

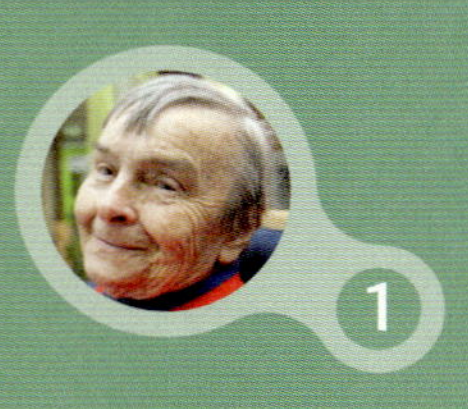

Alte Menschen mit Behinderungen

Einleitung

Dass Menschen mit Behinderung alt werden – jenseits der Behinderungen des Alters, z. B. Beeinträchtigung der Sinneswahrnehmungen – ist eine Entwicklung, der sich die Gesellschaft der Bundesrepublik erst in jüngerer Zeit stellen muss.

D *„Menschen sind* ***behindert****, wenn ihre körperliche Funktion, geistige Fähigkeit oder seelische Gesundheit mit hoher Wahrscheinlichkeit länger als sechs Monate von dem für das Lebensalter typischen Zustand abweichen und daher ihre Teilhabe am Leben in der Gesellschaft beeinträchtigt ist." (Sozialgesetzbuch IX der BRD)*

Ursachenforschung. Die Zunahme von Menschen mit Behinderungen im Alter hat zwei Ursachen:
- Infolge des medizinischen Fortschritts hat sich die Lebenserwartung von Menschen mit Behinderung so weit verlängert, dass sie überhaupt erst in den Genuss des Alters kommen können.
- Da die Nationalsozialisten Menschen mit Behinderung systematisch ermordeten, gab es in den ersten Jahrzehnten der Bundesrepublik weniger alte Menschen mit Behinderung.

Im Umgang mit Menschen mit Behinderung treffen wir auf eine weit verbreitete Unsicherheit und Hilflosigkeit. Umgangssprachlich umschreibt Behinderung die „Abweichung von der Norm", wobei die Norm von den Funktionstüchtigen definiert wird.

Die Ursache der Behinderung wird völlig unterschiedlich gesehen. Auf der einen Seite herrscht die medizinische Sicht auf körperliche Ursachen im Sinne von Fehlfunktionen vor. Auf der anderen Seite wird auf soziale, einschränkende und behindernde Ursachenfaktoren verwiesen.

Ganzheitliche Dimension. Die Weltgesundheitsorganisation bemüht sich mit der ICF („Internationale Klassifikation der Funktionsfähigkeit, Behinderung und Gesundheit" DIMDI 2005) um eine ganzheitliche und ressourcenorientierte Betrachtungsweise von Behinderung mit Hilfe zweier Komponenten:

Funktionsfähigkeit und Behinderung:
- (eingeschränkte) Funktionsfähigkeit des Körpers oder seiner Strukturen z. B. durch Schädigungen (Bsp. Sehfunktion)
- Aktivitäten und Teilhabe/Partizipation, die individuellen Möglichkeiten oder Einbindung in Lebenssituationen im Zusammenspiel mit der Funktionsfähigkeit

Kontextfaktoren:
- Umweltfaktoren, die materiell, sozial oder einstellungsbedingt sind (Bsp. Barrierefreiheit)
- Individuelle Einflüsse der Person, die sich auf die Funktionsfähigkeit auswirken

Sozialer Status. Der soziale Status von Menschen mit Behinderung in unserer Gesellschaft ist sehr niedrig. Da wir alle am Funktionieren im Arbeitsleben gemessen werden, haben Behinderte keine Lobby, sondern werden ausgegrenzt. Viele möchten am liebsten nichts mit ihnen zu tun haben, was sich z. B. in Regressforderungen an Urlaubsveranstalter ausdrückt, wenn auch Menschen mit Behinderung im Hotel untergebracht sind.

Integration. Aus dem politischen Anspruch des Art. 3 GG „Niemand darf wegen seiner Behinderung benachteiligt werden" ergibt sich die garantierte Teilhabe am Leben in der Gemeinschaft und Gesellschaft, die so weit wie möglich unabhängig von Pflege und Abhängigkeit zu gestalten ist. Diese gesellschaftliche Zielperspektive wird allerdings schon durch den Streit der verschiedenen Kostenträger in der gesellschaftlichen Wirklichkeit geprägt:
- **Pflegeversicherung:** Nach SGB V stehen hier die Einschränkungen auf der Körperebene im Vordergrund (Körperpflege, Ernährung, Mobilität und hauswirtschaftliche Versorgung).
- **Sozialhilfe:** Nach SGB XI geht es hier um Eingliederungshilfen für Menschen mit Behinderung in die Gesellschaft (z. B. Bildung, Ausbildung, Arbeit und Wohnen).

Pflegeprozess. Rothe u. Süß (2000) formulieren folgende Pflegeziele im Pflegeprozess:
- möglichst selbstverantwortliche Lebensgestaltung,
- maximale Reduzierung von Hilflosigkeit und Abhängigkeit,
- Erhalt und Wiederherstellung der Gesundheit,
- Aktivierung von Selbsthilfepotenzialen,
- Steigerung der Lebenszufriedenheit.

Alterssituation

Der strukturelle Konflikt von Pflegebedürftigkeit und Eingliederung verändert sich durch das Altern der Menschen mit Behinderung nochmals. Mit zunehmendem Alter gerät die Pflegebedürftigkeit von Menschen mit Behinderung zwangsläufig in den Vordergrund. Die Eingliederung in die Gesellschaft tritt noch mehr in den Hintergrund.

Arbeitsbedingungen. Die Arbeit stellt für Menschen mit Behinderung oft die einzige Quelle von Anerkennung dar. Fällt die Arbeit wegen Erreichens der Altersgrenze weg, so sind Menschen mit Behinderung auf den darauf folgenden „Pensionierungsschock" nicht vorbereitet. Sie wissen i. d. R. nicht, wie sie ihren Tag sinnvoll strukturieren und die viele freie Zeit sinnvoll nutzen sollen. Arbeit ist darüber hinaus auch ein Ort sozialer Kontakte. Gehen die Arbeitskontakte verloren, tritt zunehmend soziale Isolierung auf.

Lebensbedingungen. Während das Existenzminimum gesetzlich garantiert sein dürfte, geht es hier v. a. um die Wohnbedingungen. Die Wohnsituation der Menschen mit Behinderung ist im Alter zunehmend eingeschränkt. 80% der pflegebedürftigen

Menschen mit Behinderung werden von den eigenen Eltern versorgt. Sterben diese, bleibt oft nur die Übersiedlung in eine stationäre Pflegeeinrichtung. Der damit verbundene Wechsel in eine fremde Umgebung ist für Menschen mit Behinderung noch schwerer zu verkraften als für andere alte Menschen.

Alternative Wohnformen

Menschen mit geistigen Behinderungen wurden früher oft jahrelang in psychiatrischen Landeskliniken untergebracht, wo sie infolge der Hospitalisierung zunehmend Einschränkungen zeigten und immer unselbstständiger wurden. Im Zuge der sog. „Antipsychiatrie" der 70er- und 80er-Jahre wurden die alten Landeskliniken aufgelöst. Die ehemaligen Patienten wurden in gemeindenahen sozialpsychiatrischen, kleinen Einheiten wieder auf ein selbstständigeres Leben vorbereitet.

Auch Menschen mit Behinderung haben ein Recht auf selbstständiges Leben, wozu als Voraussetzung auch eine eigene Wohnung und Haushaltsführung gehört. Spätestens wenn die Herkunftsfamilie infolge Überlastung oder eigenen Älterwerdens ausfällt, brauchen wir alternative Wohnformen für Menschen mit Behinderung.

Hausgemeinschaften

Das Modell der „Hausgemeinschaft" von Betreuern und Menschen mit Behinderung gibt es schon lange, z. B. die Diakonieanstalt Bethel, die einen ganzen Stadtteil von Bielefeld dominiert. Meist sind diese Lebens- und Arbeitsgemeinschaften aber in der Abgeschiedenheit dörflicher Siedlungsstrukturen zu finden. Sie sind oft ideologisch ausgerichtet, z. B. im Sinne der Volkskirchen, es gibt aber auch eine ganze Reihe anthroposophischer Hausgemeinschaftsmodelle.

Allen Hausgemeinschaftsmodellen gemeinsam sind neben der Form des Zusammenlebens der Selbstversorgungsansatz, die Schaffung von (beschützten) Arbeitsplätzen und die Schaffung eines Kulturangebots. Für Menschen mit geistigen, aber auch körperlichen Behinderungen geht man nach den vorliegenden Erfahrungen von heilpädagogischen und therapeutischen Erfolgen solcher Lebens- und Arbeitsgemeinschaften aus.

Teilstationäre Einrichtungen

Unter diesem Begriff werden recht unterschiedliche Wohnformen zusammengefasst: Wohnheime, Wohngemeinschaften und betreutes Wohnen. Die Wohnheime sind oft nicht für alle Gruppen von Menschen mit Behinderung geeignet, weil die Aufnahmekriterien z. B. an die Arbeit in einer „Werkstatt für Behinderte" geknüpft sind. Dadurch werden schon mal grundsätzlich alle Menschen mit schweren Behinderungen, die nicht arbeitsfähig sind, ausgeschlossen. Für das Alter, jenseits von Arbeit, sind diese Wohnheime ebenfalls nicht vorbereitet.

Grundsätzlich hat der Mensch mit Behinderung nach § 3 BSHG die Wahlfreiheit zwischen ambulanter und stationärer Betreuung und Unterbringung. Grundsätzlich gilt auch der Vorrang von Rehabilitation vor Pflege. Aus Kostengründen kommt jetzt, ähnlich wie in der Pflegeversicherung, auch in den Behindertenbereich Bewegung.

Der Landschaftsverband Rheinland (LVR) z. B. wünscht aus Kostengründen die Überleitung von stationär untergebrachten Menschen mit Behinderung in betreutes Wohnen. Voraussetzung dafür ist ein Ausbau der ambulanten Dienste der Pflege sowie der hauswirtschaftlichen Betreuung. Zu einem Wohnumweltkonzept würde neben der behindertengerechten Ausgestaltung der Wohnung mit technischen Hilfen usw. auch die funktionale Ebene der Daseinsgrundfunktionen von Wohnen, Arbeiten, Versorgung, Bildung, Erholung, Kommunikation und Verkehr zählen.

Modell behinderter Arbeitgeber

Ausgehend von Erfahrungen aus Dänemark fordert die „Selbstständigenbewegung" der Menschen mit Behinderung auch bei uns das „Arbeitgebermodell". Dabei stellt der Mensch mit Behinderung für die nötigen Dienstleistungen (Körperpflege, Mobilitätshilfen, Hauswirtschaft usw.) Arbeitskräfte ein, die in enger Absprache mit ihm und seinen Bedürfnissen eingesetzt werden. Er ist damit Arbeitgeber statt Bittsteller und in einer viel besseren Lage, seine Bedürfnisse zu befriedigen. Er kann Bedingungen stellen statt abhängig von Hilfeleistungen anderer zu sein.

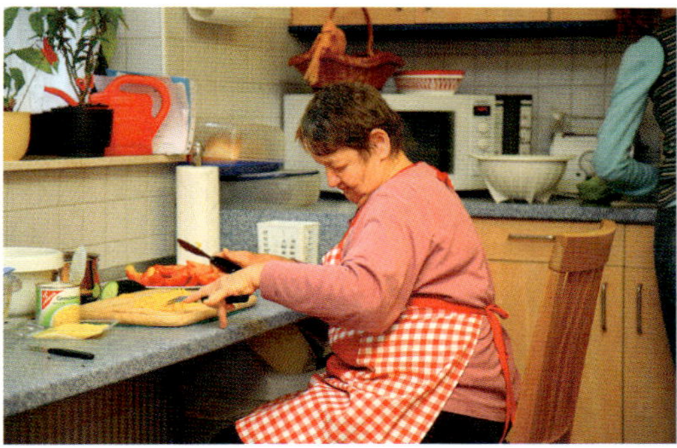

Abb. 1.276 Die Form des Zusammenlebens in der Hausgemeinschaft ist geprägt vom Selbstversorgungsansatz.

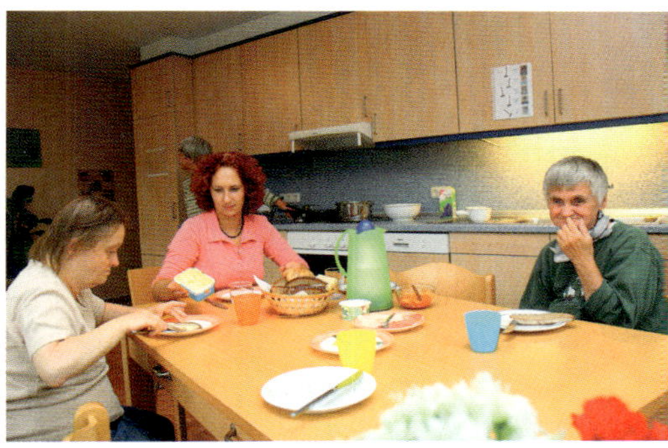

Abb. 1.277 Beim Essen in der Wohngemeinschaft entsteht eine vertraute Atmosphäre.

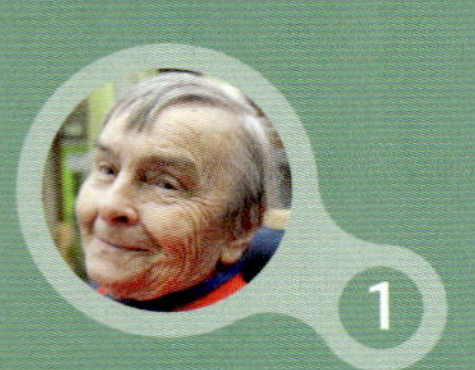

Pflege alter Menschen mit Erkrankungen der Haut

Anatomie und Physiologie

Wenn man die gesamte Haut als Organ auffasst, dann stellt sie das zweitgrößte Organ des menschlichen Körpers nach der Skelettmuskulatur dar – mit einem Gewicht von 3–8 kg und einer Fläche von 1,5–2 m^2. Man unterscheidet:

- **Leistenhaut:** Die Haut an Handflächen *und* Fußsohlen.
- **Felderhaut:** Die Haut am übrigen Körper (mit Talgdrüsen und Haaren).

Aufgaben der Haut

Die Haut erfüllt folgende Funktionen:

- Schutz des Körpers (z. B. Fettgewebe),
- Regulation der Körpertemperatur und des Energiehaushalts (Schwitzen),
- Sinnesorgan (Temperatur, Berührung und Schmerzwahrnehmung),
- Kommunikationsorgan (Erblassen, Erröten, Gesichtsausdruck).

Damit die Haut dazu in der Lage ist, weist sie einige besondere Eigenschaften auf. So besitzt sie ein reges Zellwachstum zur Regeneration sowie zur Wundheilung und ist für viele Stoffe durchlässig.

Aufbau der Haut

Die Haut zeigt überall denselben Schichtaufbau (von außen nach innen):

- Oberhaut (Epidermis),
- Lederhaut (Corium oder Dermis),
- Unterhaut (Subkutis).

Oberhaut

Die Oberhaut besteht aus einem mehrschichtigen, unverhornten Plattenepithel, das hauptsächlich von den hornproduzierenden Zellen (Keratinozyten) gebildet wird. Diese bilden den wasserabweisenden Hornstoff Keratin, der der Haut Festigkeit verleiht. Ihre Dicke variiert je nach Beanspruchung zwischen 0,1 mm (Felderhaut) und 1,5 mm (Leistenhaut der Fußsohle, **Abb. 1.278**).

Schichtaufbau der Oberhaut (von außen nach innen (**Abb. 1.279**):

- **Hornschicht:** mit vielen Reihen vollständig verhornter, abgestorbener Zellen, letzte Barriere zwischen Körper und Außenwelt,
- **Körnerschicht:** einige Reihen flacher, Horn bildender Zellen, außerdem Bildung von Ölsubstanzen für eine geschmeidige Haut,
- **Stachelzellschicht:** pigmenthaltige Zellen mit stacheligen Zapfen, die das Grundgerüst der Epidermis darstellen,
- **Basalzellschicht:** einige Reihen Epithelzellen mit häufiger Zellteilung; die neugebildeten Zellen werden Richtung Hautoberfläche geschoben; hier findet man die Nervenendigungen für den Tastsinn.

Lederhaut

Die Lederhaut liegt unterhalb der Oberhaut. Ihre Dicke ist mit 0,2–2,5 mm sehr unterschiedlich, und sie trägt durch ihren bindegewebigen Anteil zur Festigkeit der Haut bei. An der unregelmäßigen, zapfenförmigen Übergangsfläche zur Oberhaut (Papillarschicht) befinden sich die feinen Blutgefäße zur Versorgung der Haut sowie einige Berührungsrezeptoren (Meißner-Tastkörper) für den Tastsinn. Die darunterliegende Geflechtschicht besteht aus festerem Bindegewebe, Fettgewebe, Haarwurzeln, Nerven, Talgdrüsen- und Schweißdrüsengängen.

Unterhaut

Die Unterhaut stellt die Verschiebeschicht der Haut zu den darunterliegenden Strukturen (Muskeln, Knochen) dar und besteht deshalb aus lockerem Bindegewebe sowie dem subkutanen Fettgewebe, das als mechanischer Schutz, Polsterung, Kälteschutz und Energiespeicher dient. Der Durchmesser ist je nach Körperstelle sehr unterschiedlich. In ihr befinden sich die Schweißdrüsen, Anteile der Haarbälge sowie Druck- und Vibrationsrezeptoren des peripheren Nervensystems (Vater-Pacini-Körper).

Die Hautfarbe wird bestimmt durch:

- Melanin, ein Farbstoff (Pigment), der in den tieferen Schichten der Epidermis von den Melanozyten gebildet wird,
- Karotin, ein Farbstoff der Leder- und Unterhaut,
- Blutkapillaren in der Lederhaut.

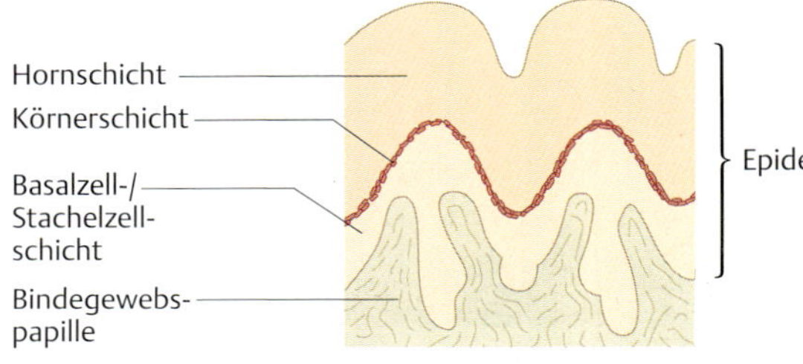

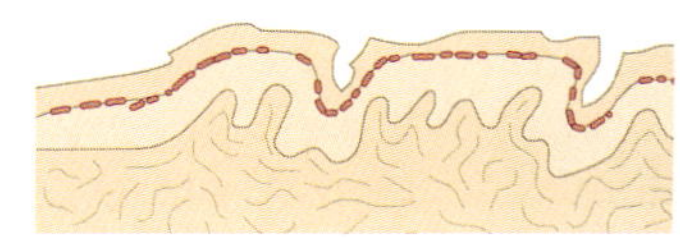

Abb. 1.278 Oberhaut (Epidermis) der **a** Leistenhaut und der **b** Felderhaut (aus Faller u. Schünke 2008).

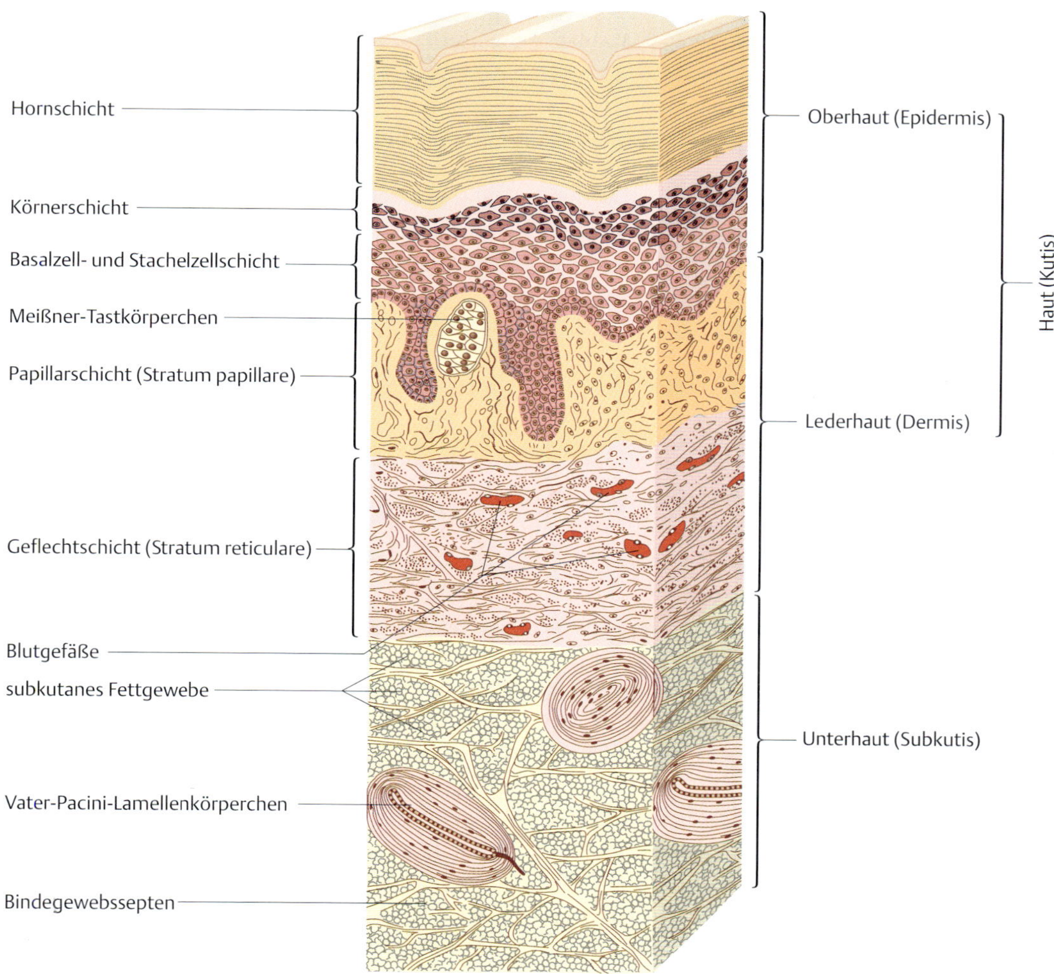

Abb. 1.279 Schichtaufbau der menschlichen Haut am Beispiel der Leistenhaut (aus Faller u. Schünke, 2008).

Hautanhangsgebilde

Haare

Die Haare findet man überall auf der Felderhaut, allerdings in unterschiedlicher Dichte. Sie werden unterteilt in Haarschaft und Haarwurzel, welche bis in die Subkutis reichen kann. Aufgaben der Haare:

- Abhalten von Fremdkörpern (Augenbrauen und Wimpern),
- Filtern der Atemluft in der Nase,
- Schutz des Schädels vor Sonneneinstrahlung (Kopfhaare),
- Ergänzung der Berührungsempfindlichkeit (auf der gesamten Haut).

Im Bereich der Haarwurzeln enden Nervenfasern, die auch minimale Haarbewegungen registrieren (z.B. Luftzug). An der Haarwurzel sind feine Muskelfasern befestigt, die das Haar bewegen können („Gänsehaut").

Der Verlust von Haaren ist auch für den gesunden und erwachsenen Menschen ein normaler Vorgang; die obere Grenze liegt bei ca. 100 Haaren pro Tag, die Wachstumsgeschwindigkeit der Haare variiert zwischen 0,1 und 0,4 mm pro Tag. Bei chronischen Erkrankungen, Hormonumstellungen, einigen Medikamenten, Bestrahlung und psychischem Stress kann es zu vermehrtem Haarausfall und vermindertem Haarwuchs kommen, im Extremfall zur Glatzenbildung (Alopezie).

Hautdrüsen

Talgdrüsen. Das von den Talgdrüsen gebildete Sekret enthält unterschiedliche Fetteiweiße sowie Salze und wird entlang des Haarschaftes zur Hautoberfläche transportiert. Der Talg schützt die Haare vor Austrocknung und hält die Haut geschmeidig. Bei älteren Patienten ist die Talgproduktion vermindert, weswegen sie oft an trockener Haut leiden. Wie die Duftdrüsen kommen Talgdrüsen nur auf der behaarten Haut vor.

Schweißdrüsen. Sie befinden sich auf einem großen Teil der Körperoberfläche, am dichtesten im Bereich der Handflächen und Fußsohlen. Über die Ausführungsgänge werden Wasser, Salze sowie Stoffwechselendprodukte zur Hautoberfläche transportiert. Mithilfe der Verdunstungskälte der ausgeschiedenen Flüssigkeit erfolgt die Regulierung der Körpertemperatur. Durch den sauren pH-Wert (pH 4,5) wird ein Säureschutzmantel gebildet, der das Wachstum von Mikroorganismen eindämmt.

M *Alarmzeichen für Flüssigkeitsmangel bei älteren Patienten: trockene, faltige und spröde Haut, die an typischen Stellen (Wange, Handrücken) nach dem Zusammenschieben für einige Sekunden stehenbleibt, weil der Körper dem subkutanen Fettgewebe Flüssigkeit entzogen hat!*

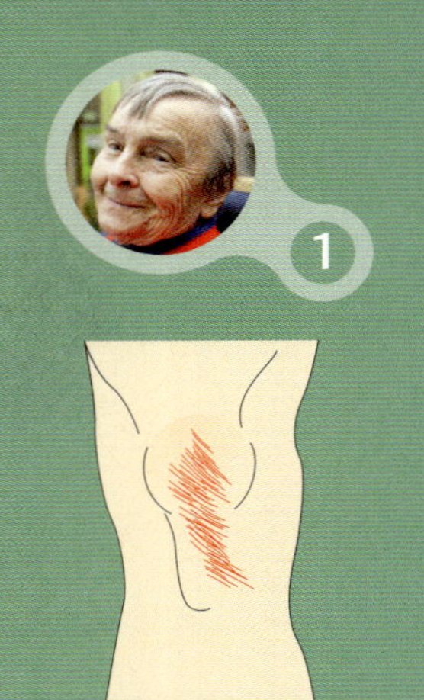

Abb. 1.280 Schürfwunde.

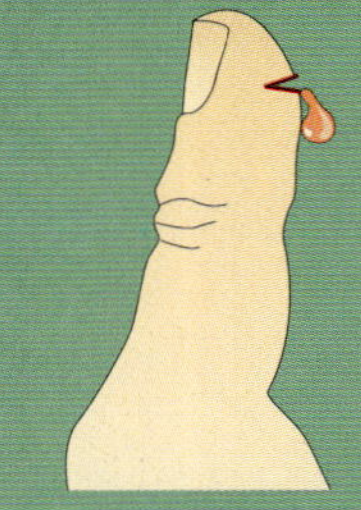

Abb. 1.281 Schnittwunde.

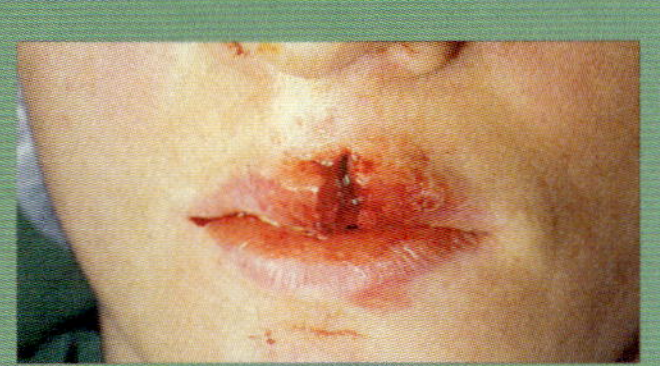

Abb. 1.282 Quetsch-/Platzwunde.

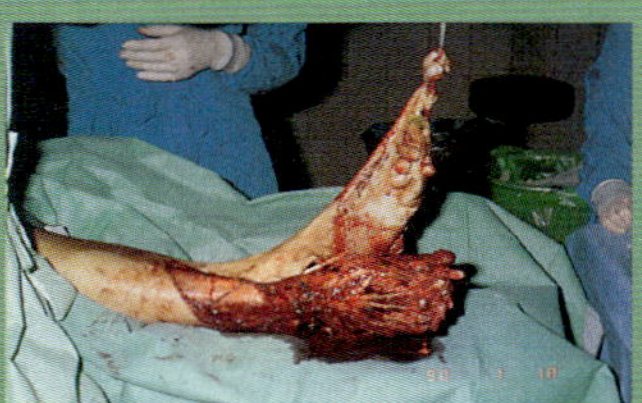

Abb. 1.283 Ablederung.

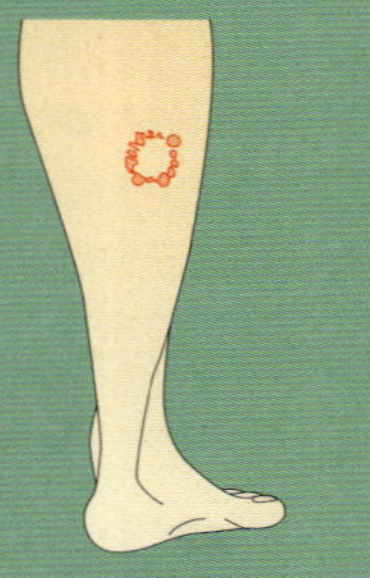

Abb. 1.284 Bisswunde.

Verletzungen der Haut

Je nach der Entstehungsursache kann man Wunden in 4 Gruppen einteilen:

- die meisten Wunden sind mechanisch bedingt,
- thermische Wunden entstehen durch Kälte- oder Wärmeeinwirkung,
- chemische Verletzungen durch Säure- oder Laugeneinwirkung sind selten, aber teilweise sehr gefährlich,
- in der Altenpflege besonders häufig sind durch Druck verursachte Wunden (Dekubitus).

Mechanisch verursachte Wunden

Erstversorgung

Während bei blutenden Wunden die Blutstillung im Vordergrund steht, gilt es bei kleineren Wunden die verletzte Stelle rasch zu säubern und steril abzudecken. Wenn keine Desinfektionslösung zur Hand ist, reicht es aus, die Wunde mit Wasser kräftig auszuspülen. Ist kein steriles Abdeckmaterial vorhanden, erfüllt ein sauberes Tuch denselben Zweck. Bei vielen Verletzungen reicht ein Pflasterverband zur Wundabdeckung aus, doch besonders große, tiefe und stark verschmutzte Wunden sollten von einem Arzt behandelt werden.

Bei stark blutenden Wunden muss zur Blutstillung ein Druckverband angelegt und/oder die Blutzufuhr mit einer oberhalb der Wunde angelegten Blutdruckmanschette eingeschränkt werden. Beim Transport in die Klinik ist darauf zu achten, dass die verletzte Stelle hochgelagert wird. In **Tab. 1.28** sind die wichtigsten mechanischen Wunden, ihre Behandlung und mögliche Komplikationen zusammengestellt.

Erstmaßnahmen bei mechanisch verursachten Wunden:

- Wunde säubern,
- Wunde steril abdecken,
- bei stark blutenden Wunden Druckverband.

Wundheilung

Je nach Heilungsverlauf unterscheidet man zwischen primärer und sekundärer Wundheilung.

Primäre Wundheilung. Voraussetzung ist das direkte Aneinanderliegen der Wundränder. Dies wird erreicht durch Naht, Klammern, Klammerpflaster oder auch spontan. Der Hautdefekt heilt unter Bildung einer winzigen Narbe rasch ab. Um die Gefahr einer Wundinfektion möglichst gering zu halten, können nur wenig verschmutzte Wunden, die nicht älter als 6 Stunden sind und möglichst glatte, nicht klaffende Wundränder aufweisen, genäht werden. Evtl. ist es nötig, die Wundränder auszuschneiden. Die besten Bedingungen für eine primäre Wundheilung finden sich bei aseptischen (keimfreien) Wunden (z. B. Operationswunden).

Sekundäre Wundheilung. Stark verschmutzte, alte (älter als 6 Stunden) oder Bisswunden werden nicht genäht, sondern sollten von innen heraus heilen (sekundäre Wundheilung), denn hier besteht eine große Gefahr der Wundinfektion. Man spricht von septischen (infizierten) Wunden.

Tab. 1.28 Die wichtigsten mechanischen Wunden

Wunde	*Definition*	*Komplikationen*	*Behandlung*
Schürfwunde **(Abb. 1.280)**	Abschürfung der obersten Hautschichten	in der Regel keine	evtl. Pflasterverband
Schnittwunde **(Abb. 1.281)**	Wunde mit glatten Wundrändern durch Hautschnitt	je nach Tiefe der Wunde Gefahr der Verletzung tiefer gelegener Strukturen (Gefäße, Sehnen, Nerven)	sorgfältige Wundkontrolle (tiefe, mit verletzten Strukturen), wenn möglich (s. unten) Nahtversorgung
Quetsch-/Platzwunde **(Abb. 1.282)**	durch starke Prellung des Gewebes ist die Haut aufgeplatzt (die Platzwunde ist eine der häufigsten Wunden!)	häufig zerfetzte Wundränder, oft stark blutend (z. B. Kopfplatzwunde)	außer bei starker Verschmutzung Nahtversorgung, zuvor müssen evtl. die Wundränder ausgeschnitten werden
Ablederung **(Abb. 1.283)**	größere Hautanteile werden von den tiefer gelegenen Strukturen abgetrennt	es besteht eine große Wundfläche, die stark bluten kann	Nahtversorgung
Bisswunde **(Abb. 1.284)**	Wunde durch Tier- oder Menschenbiss	immer bakteriell verunreinigt – hohe Infektionsgefahr!	Wunde wird gereinigt und offen gelassen, um Wundinfektion zu vermeiden (Sekundärheilung). Ausnahme: große, klaffende Wunde und Wunde im Gesicht, vor allem bei Kindern und jungen Frauen (kosmetische Gründe)

Wundheilungsphasen. Die Wundheilung verläuft in verschiedenen Phasen. Diese sind für die primäre und sekundäre Wundheilung gleich verlaufend, dauern bei der sekundären Wundheilung allerdings länger:

- Exsudationsphase (1.–4. Tag): Im Wundbereich sind kleine Blut- und Lymphgefäße eröffnet, weswegen austretendes Blut und Gewebswasser die Wunde ausfüllen. Fibrin (Gerinnungsstoff) bewirkt eine Verklebung der Wundränder.
- Proliferationsphase (5.–10. Tag): Kleine Blutgefäße wachsen aus den Wundrändern in das Wundbett hinein. Die Bindegewebszellen produzieren Vorstufen des Kollagens, die dazu führen, dass die Wunde kleiner und fester wird.
- Regenerationsphase (Wochen–Monate): Die Kollagenfasern vernetzen sich weiter und werden stabiler. Nach ca. 10–14 Tagen ist die Narbe ausreichend reißfest. Eventuell verwendete Fäden können jetzt entfernt werden.

Gelegenheits- und Operationswunden. Oft bildet sich ein Schorf, der die Wunde schützt; in diesem Fall ist kein Verband notwendig. Unter dem Schorf verläuft die Wundheilung wie oben beschrieben.

Wundheilungsstörungen. Besonders bei älteren Menschen kann es zu verzögerter Wundheilung kommen.

Wundinfektion/Tetanus

Eine Wundinfektion erkennt man an den klassischen Entzündungszeichen im Wundbereich. Meist handelt es sich um einen bakteriellen Infekt (s. unten).

Besonders bei verschmutzten und zerfetzten Wunden besteht immer die Gefahr einer Besiedlung mit Tetanus-Erregern (*Clostridium tetani*). Dabei handelt es sich um sehr widerstandsfähige Bakterien, die überall vorkommen. Wenn sie in eine Wunde eindringen, können sie Gifte (Toxine) in den Körper abgeben und zu einer generalisierten Erkrankung mit krampfartigen Lähmungen der Muskulatur und in vielen Fällen zu einem qualvollen Tod führen. Tetanusfälle sind dank wirksamer Impfstoffe bei uns sehr selten geworden.

Thermisch verursachte Wunden

Aufgrund von Vergesslichkeit, Seh- oder Gefühlsstörungen und eingeschränkter Beweglichkeit sind Wunden, verursacht durch Kälte oder Hitze, also Erfrierungen oder Verbrennungen, bei alten Menschen relativ häufig. Bei Verletzungen infolge heißer Flüssigkeiten spricht man von Verbrühung.

Verbrennungen

Tiefenausdehnung. Je nach Tiefenausdehnung werden Verbrennungen in 3 Schweregrade eingeteilt. Dabei erfolgt die Einteilung nach dem makroskopischen (mit bloßem Auge erkennbaren) Bild (**Abb. 1.285**). Je tiefer die Verbrennung in das Gewebe eingedrungen ist, desto schwerwiegender sind die Folgen für den Patienten. Bei Beschädigung der Sehnen, Muskeln oder gar der Knochen spricht man von einer Verbrennung 4. Grades.

In **Tab. 1.29** sind die Charakteristika sowie die Therapie der verschiedenen Verbrennungsgrade zusammengefasst.

Flächenausdehnung. Neben der Tiefe ist die Größe der Verbrennungswunde von entscheidender Bedeutung. Da über die verletzte Haut viel Flüssigkeit verloren geht und eine hohe Infektionsgefahr besteht, sind besonders alte Menschen bei einer ausgedehnten Verbrennung stark gefährdet. Es kann durch den großen Flüssigkeitsverlust über die Wunde zum Schock kommen. Deshalb sollten ältere Menschen mit einer größeren Verbrennung

Tab. 1.29 Charakteristika und Therapie der Verbrennungswunden (aus Andreae 2011)

Aussehen	*I. Grad: Rötung*	*II. Grad: Blasen*	*III./IV. Grad: Nekrose*
Ursache der sichtbaren Veränderungen	vermehrte Durchblutung der oberen Hautschicht	Austritt eiweißreicher Flüssigkeit zwischen die Hautschichten	komplette Zerstörung der Haut
Hautanhangsgebilde (Haare, Schweißdrüsen usw.)	erhalten	teilweise erhalten	zerstört
Schmerzen	sehr schmerzhaft	schmerzhaft	keine Schmerzen (Analgesie), da schmerzleitende Nervenfasern zerstört
Therapie	1. kalt abspülen 2. steriler Verband	1. kalt abspülen 2. Blasen eröffnen 3. steriler Verband	1. kalt abspülen 2. je nach Ausdehnung: steriler Verband, evtl. operative Nekrosenabtragung
Narbenbildung	keine	gering	ausgedehnt (oft mit Schrumpfungstendenz)

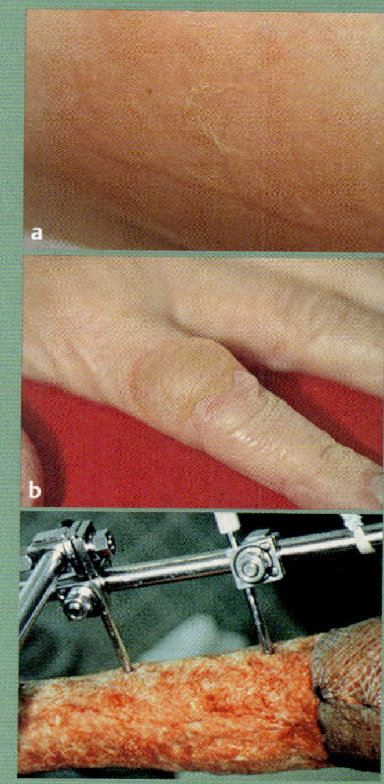

Abb. 1.285 Verbrennungen **a** I., **b** II. und **c** III. Grades.

D **Thermisch verursachte Wunden** *sind durch lokale Temperatureinwirkung entstanden.*

P **Kleinere Gelegenheitswunden**, *wie eine Schürfwunde, werden lediglich desinfiziert und, wenn nötig, steril abgedeckt.* **Operationswunden** *müssen steril abgedeckt werden, etwa mittels eines sterilen Pflasters oder mithilfe von sterilen Kompressen und z. B. Fixomull.*

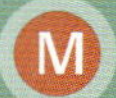

M *Folgende Faktoren beeinflussen die Wundheilung:*

- *Keimbesiedlung,*
- *Verschmutzung,*
- *Durchblutung,*
- *Ruhigstellung,*
- *Alter,*
- *Allgemeinzustand,*
- *Vitamine,*
- *Medikamente.*

P **Impfschutz.** *Bei jeder noch so kleinen Wunde muss überprüft werden, ob der Impfschutz gegen Tetanus ausreicht! Auch bei chronischen Wunden, wie Dekubitus oder Ulzera, sollte der Impfschutz überprüft werden.*

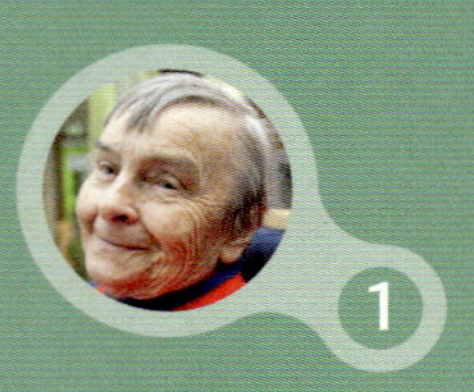

P *Abschätzen der verbrannten Hautoberfläche nach der sog. Neunerregel: Die Körperoberfläche wird in Regionen von je 9 % eingeteilt (Kopf, rechter und linker Arm je 1 × 9 %, rechtes und linkes Bein, Rumpf vorne und hinten, je 2 × 9 %, Genitale 1 %). Die Handinnenfläche des Betroffenen entspricht ca. 1 % der Körperoberfläche und dient zur groben Abschätzung der verbrannten Körperfläche.*

D *Von* **Unterkühlung** *spricht man, wenn der gesamte Körper von der Kälteeinwirkung betroffen ist und die Körperkerntemperatur abgesunken ist.*

M *Wasser hat eine deutlich höhere Kälteleitfähigkeit als Luft. Der Körper kühlt im Wasser also deutlich schneller aus.*

P **Behandlung von Brandwunden.** *Niemals Puder, Öle oder ungeeignete Salben auf Brandwunden!*

M *Die Körpertemperatur muss langsam angehoben werden!*

D *Bei* **Erfrierungen** *handelt es sich um Gewebeschäden infolge lokaler Kälteeinwirkung.*

immer einem Arzt vorgestellt werden – oft ist zur Verhinderung von Komplikationen eine stationäre Behandlung notwendig!

Erstversorgung. Alle Verbrennungen und Verbrühungen werden möglichst rasch mit kaltem Wasser gespült. Ist kein Wasser in der Nähe, kann man auch jede andere kalte Flüssigkeit (z. B. kaltes Bier) verwenden. Die Spülung sollte möglichst bis zur Schmerzfreiheit (ca. 15 Minuten) durchgeführt werden. Anschließend sollte die Wunde mit einem sterilen Verband versorgt werden, gegebenenfalls reicht auch die Abdeckung mit einem sauberen Tuch.

Bei Verbrennungen 2. Grades müssen die Brandblasen eröffnet, aber nicht abgetragen werden, da sie einen Schutz für die darunterliegende Haut darstellen. Die Haut speichert die Hitze, deshalb kommt es oft zum sog. „Nachbrand" mit verspäteter Blasenbildung.

Tiefergradige Verbrennungen müssen stationär behandelt werden; häufig ist eine Nekrosenabtragung nötig.

Erstmaßnahmen bei Verbrennung oder Verbrühung:

- Löschen der Kleider mit Wasser, durch Wälzen oder durch Decken usw.,
- „sofort unter den Wasserhahn": noch in Kleidern sofort Kaltwasserspülung!
- Wunde steril oder sauber abdecken,
- bei Verbrühung durchtränkte Kleidung sofort vorsichtig entfernen,
- Schmuck immer abnehmen, da verbrannte oder verbrühte Haut unter dem Schmuck rasch anschwillt (zusätzlicher Wärmereiz durch heißes Metall),
- im Zweifel immer zum Arzt!

Komplikationen. Dritt- und viertgradige Verbrennungen führen zu ausgeprägten Narben. Da Narbengewebe oft schrumpft und wenig elastisch ist, kann es besonders bei ausgedehnten Wunden in Gelenknähe zu Bewegungseinschränkungen bis hin zu Gelenkkontrakturen kommen. Ausgedehnte Narbenbezirke machen häufige Operationen mit Hauttransplantation nötig, um das kosmetische Ergebnis zu verbessern.

Bei einer großflächigen Brandwunde kann es zur Verbrennungskrankheit kommen. Der große Flüssigkeitsverlust über die Wundfläche und giftige Stoffe (Toxine), die freigesetzt werden, führen zum Volumenmangelschock und häufig zu Wundinfektionen. Die Verbrennungskrankheit ist lebensbedrohlich und muss intensivmedizinisch betreut werden!

Erfrierungen

Bei Kälte kommt es zur Vasokonstriktion (Verengung der Gefäße), weil der Körper versucht, sich durch Verminderung der Wärmeabgabe an die Umgebung zu schützen. Erfrierungen sind somit Folgen lokaler Durchblutungsstörungen. Besonders gefährdet sind vorstehende Körperteile, also Finger, Zehen, Nase, Ohren, oder Körperteile, die durch Bekleidung zu stark eingeengt werden, z. B. die Füße.

Erstmaßnahmen bei Erfrierung:

- eng anliegende Kleidung und Schuhe öffnen,
- langsame Erwärmung des betroffenen Körperteils, z. B. im Wasserbad: Beginn mit lauwarmem Wasser, langsam wärmeres Wasser zuführen,
- Wunden steril abdecken,
- Arzt verständigen.

Prognose. Geringgradige Erfrierungen heilen folgenlos aus. Gelegentlich kommt es aber zu Gefühlsstörungen im betroffenen Gebiet oder zur Bildung von Frostbeulen (teigige Schwellungen unter der Haut, die bei Erwärmung jucken und brennen).

Unterkühlung

Eine zusätzliche Gefahr der Unterkühlung entsteht durch:

- nasse Kleidung (in der Luft wird die Auskühlung durch feuchte Kleidung und Wind beschleunigt),
- Alkoholeinfluss (evtl. verminderte Bewegungsfähigkeit, Wärmeverlust durch Weitstellung der Gefäße),
- schlechter körperlicher Allgemeinzustand,
- eingeschränkte Beweglichkeit.

Symptome. Zu Beginn versucht der Körper, durch Muskelzittern und die dadurch erhöhte Wärmeproduktion die Körpertemperatur aufrechtzuerhalten. Sinkt die Körperkerntemperatur aber weiter ab, kommt es zur zunehmenden Bewusstseinstrübung. Ab einer Körperkerntemperatur unter 27 °C sind alle sichtbaren Lebenszeichen erloschen, der Betroffene ist „scheintot". Bei weiterem Absinken der Temperatur stirbt der Unterkühlte an schweren Herzrhythmusstörungen.

Erstversorgung bei Unterkühlung. Bei massiver Unterkühlung sollte die Erwärmung des Körpers von zentral (Körperstamm) nach peripher (Arme und Beine) erfolgen.

Versorgung bei vorhandenem Bewusstsein:

- wenn nötig, nasse Kleidung entfernen, den Patienten in völlige Ruhelagerung bringen und in Decken hüllen,
- keine Schocklagerung,
- Arme und Beine nicht massieren,
- warme Getränke verabreichen,
- kein Alkohol geben (Weitstellung der Gefäße führt zu Wärmeverlust!),
- evtl. Arzt verständigen.

Versorgung bei Bewusstlosigkeit:

- *Überprüfung der Vitalfunktionen* (Puls, Atmung, evtl. Blutdruck),

- evtl. Beginn mit *Reanimationsmaßnahmen*,
- *sofort Arzt verständigen!*

Chemisch verursachte Wunden/Verätzung

Der Grad der Schädigung ist abhängig von der Konzentration, Menge und Einwirkzeit der ätzenden Stoffe (**Tab. 1.30**).

Erstversorgung bei Verätzung :

- Verätzungen an Augen: Spülen, Spülen, Spülen
- Verätzungen im Magen-Darm-Trakt: Trinken, Trinken, Trinken; niemals Erbrechen provozieren!

Durch Druck verursachte Wunden

Dekubitus

Dekubitusentstehung

Bei der Dekubitusentstehung spielen 3 Faktoren eine entscheidende Rolle (**Abb. 1.286**):

- Druck (= Auflagedruck und Scherkräfte),
- Dauer (= Druckverweildauer),
- Disposition (= Risikofaktoren).

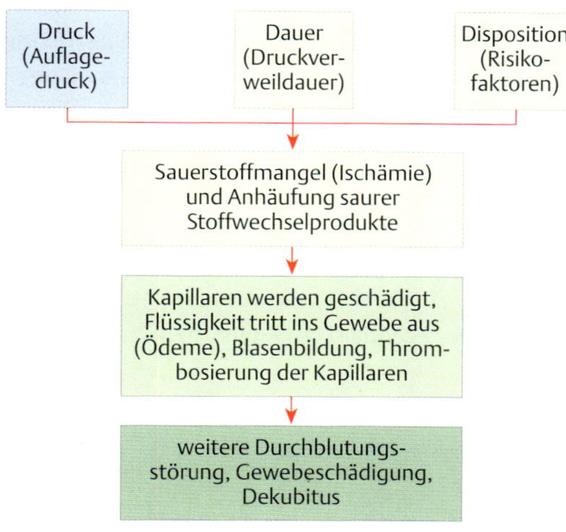

Abb. 1.286 Druck, Zeit und Disposition als die 3 Faktoren der Dekubitusentstehung (aus Köther 2007).

Druck. Der physiologische Druck in den Kapillaren (kleinsten Blutgefäßen) ist mit 25–35 mmHg sehr niedrig. Er wird daher im Liegen oder Sitzen leicht vom Auflagedruck übertroffen, sodass die Kapillaren durch die Druckeinwirkung vollständig zusammengedrückt werden, was zu einer Minderdurchblutung der betroffenen Areale führt. Die Folge ist eine Unterbrechung der Versorgung des Gewebes mit Sauerstoff und Nährstoffen. Ebenso werden Kohlendioxid- und Stoffwechselendprodukte nicht mehr aus dem Gewebe abtransportiert. Durch die entstehende Übersäuerung bilden sich Ödeme und kleine Blutgerinnsel (Thromben), welche die Minderdurchblutung verschlimmern. Hält die Druckwirkung an, wird das Gewebe dauerhaft geschädigt: es bildet sich ein Dekubitus.

Druck auf die Haut wird von außen und innen ausgeübt:

- Von außen: Auflagedruck beim Sitzen oder Liegen (Falten im Bettlaken, ungepolsterte Lagerungsschienen, Krümel im Bett, aber auch Katheter und Sonden).
- Von innen: z. B. durch Knochen, die ohne Muskel- und Fettpolster direkt unter der Haut liegen.

Scherkräfte. Unter Scherung versteht man gegenläufige Verschiebungen in Haut und Unterhautfettgewebe. Scherkräfte entstehen, wenn der Bewohner im Bett oder Stuhl hinunterrutscht und wenn er wieder hochgezogen wird. Dadurch werden die Blutgefäße abgedrückt und die oben beschriebenen Vorgänge bis zur Entstehung eines Dekubitus setzen ein.

Dauer. Dem Gesunden signalisiert ein Kribbeln oder Schmerzen, dass der Druck auf einen bestimmten Hautbezirk zu groß ist und er verändert daraufhin die Lage seines Körpers. Viele Kranke oder geschwächte Menschen können dies nicht. Sie

D **Verätzungen** *sind Gewebezerstörungen, die durch Einwirkung von Laugen und Säuren hervorgerufen werden.*

D *„Ein* **Dekubitus** *(lat. Druckgeschwür, auch genannt Dekubitalulkus, Wundliegen) ist eine durch länger anhaltenden Druck (Druck x Zeit) entstandene Schädigung der Haut und/oder des darunterliegenden Gewebes." (DNQP 2002)*

M *Entscheidend für die Dekubitusentstehung ist die Dauer der Druckeinwirkung. Je nachdem ob und wie viele Risikofaktoren hinzukommen, kann ein Dekubitus innerhalb von 1–2 Stunden entstehen.*

Tab. 1.30 Verätzungen (aus Andreae 2011)

Lokalisation	*Magen-Darm-Trakt*	*Augen*
Mögliche Ursache	z. B. Trinken von Toilettenreiniger	z. B. Kalkspritzer (Markierungen an Sportplätzen)
Symptome	heftige Schmerzen im Mund und Bauch, evtl. Beläge, Verquellung oder Blutung der Schleimhäute	starke Schmerzen, krampfartiges Zukneifen der Augenlider
Erstmaßnahmen	– reichlich Flüssigkeit trinken lassen (Verdünnungseffekt) – nicht zum Erbrechen bringen (dadurch nochmalige Verätzung der Speiseröhre) – Arzt verständigen – ätzende Flüssigkeit ins Krankenhaus mitgeben	– ausgiebig (ca. 20 Min.) spülen mit Wasser oder anderer Flüssigkeit – Arzt verständigen!
Komplikationen	Magenperforation (Magendurchbruch) mit Gefahr der Peritonitis (Bauchfellentzündung)	Erblinden durch Hornhautschädigung

nehmen keine oder erst spät Schmerzen wahr oder können ihre Position im Stuhl oder Bett ohne fremde Hilfe nicht verändern.

Dekubitusprophylaxe s. a. S. 206.

Disposition, Risikofaktoren. Eine erhöhte Gefährdung des alten Menschen, einen Dekubitus zu bekommen, besteht insbesondere bei folgenden Krankheiten und Umständen:

- bei Bettlägerigkeit wegen mangelnder Eigenbewegung,
- bei Lähmungen und dadurch verlangsamtem Blutfluss,
- bei vermindertem Bewusstsein (z. B. Koma, Apoplex, Psychopharmaka, Schmerzmittel),
- bei geschwächten, kachektischen (ausgezehrten) und alten Menschen mit trockener, dünner und empfindlicher Haut sowie ohne Unterhautfettgewebe,
- bei Adipositas (Fettsucht) durch das auf der Haut lastende Gewicht,
- bei Inkontinenz, da Urin oder Stuhl die Haut angreift oder zerstört,
- bei Personen mit Durchblutungsstörungen und Herzerkrankungen und dadurch verminderter Hautdurchblutung,
- bei Diabetikern durch verminderte Hautdurchblutung infolge der Gefäßschädigung, durch gestörten Zellstoffwechsel und eine generelle Wundheilungsstörung,
- bei Fieber durch Austrocknen der Haut infolge des Flüssigkeitsverlustes (verbunden mit Bettlägerigkeit).

M Die Abheilung eines Dekubitus kann Wochen bis Monate dauern!

M Oberstes Prinzip der Dekubitustherapie: Druckentlastung durch entsprechende Lagerung und regelmäßiges Umlagern in individuell festgelegten Zeiträumen!

Krankheitsverlauf

Charakteristisch ist der stadienartige Verlauf eines Dekubitus. Wird nicht eingegriffen, geht ein Stadium in das andere über (**Tab. 1.31**).

Therapie

Therapieziel ist, den Dekubitus zum Abheilen zu bringen und, wenn möglich, die Ursachen der verzögerten Wundheilung zu beseitigen. Im Speziellen richten sich die angewandten Therapiemaßnahmen nach dem Schweregrad des Dekubitus. Generell umfasst die Therapie folgende Maßnahmen:

- möglichst vollständige Druckentlastung des Gewebes zur Besserung der Gewebsdurchblutung,
- Wundreinigung durch Bekämpfung lokaler Infekte und Entfernung nekrotischen (abgestorbenen) Gewebes,
- Anregung der Wundheilung,
- Beseitigung oder zumindest Besserung der Risikofaktoren.

Druckentlastung. Die Druckentlastung ist die wichtigste Therapiemaßnahme in allen Stadien eines Dekubitus. Durch regelmäßiges Umlagern des Patienten verhindert man die längerfristige Belastung bestimmter Körperstellen. Zum Einsatz kommen auch druckentlastende Lagerungshilfen (Wechseldruckmatratze, spezielle Lagerungskissen usw.).

Wundreinigung. Nur eine saubere Wunde kann gut heilen. Eine recht gute Wundreinigung erreicht man durch regelmäßiges Spülen, z. B. mit Ringer-

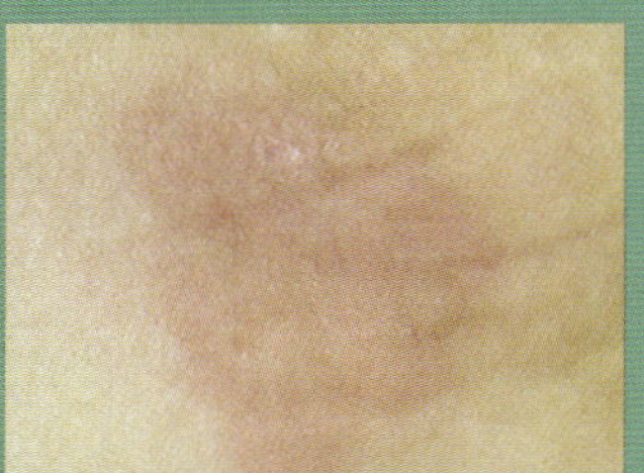

Abb. 1.287 Dekubitus Stadium I.

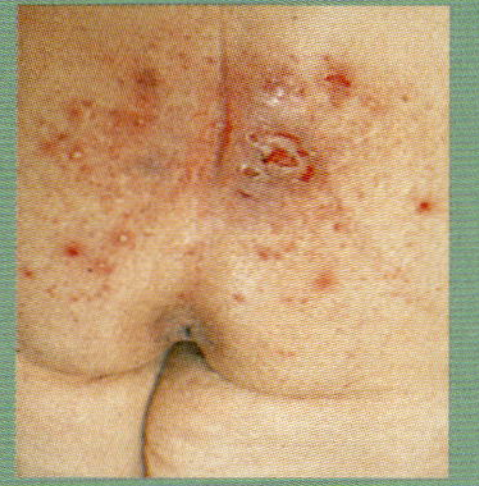

Abb. 1.288 Dekubitus Stadium II.

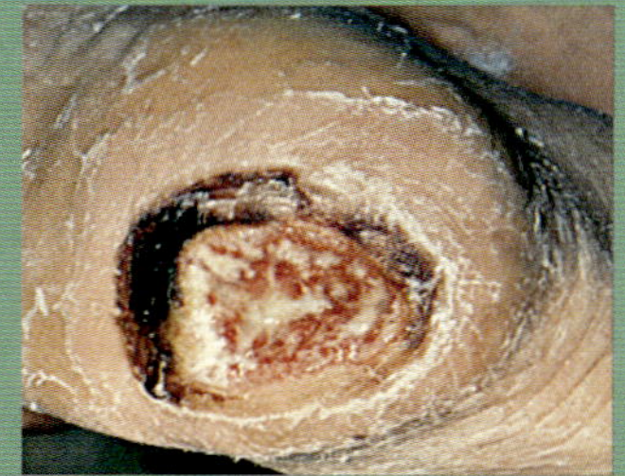

Abb. 1.289 Dekubitus Stadium III.

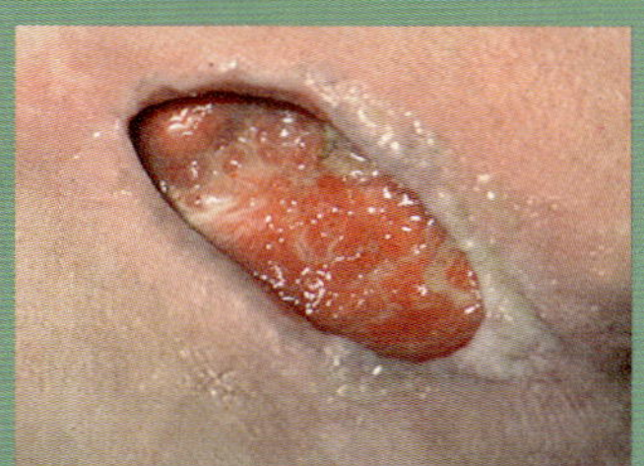

Abb. 1.290 Dekubitus Stadium IV.

Tab. 1.31 Stadien und Therapie des Dekubitus (aus Andreae 2005)

	Symptome	*Therapie*
Stadium I (Abb. 1.287)	Bei Druckentlastung zeigt sich eine leichte Rötung der Haut als Folge einer reaktiven Gefäßweitstellung. Die Haut ist intakt, das darunterliegende Gewebe gut durchblutet. Keine Schmerzen	absolute Druckentlastung bis zum Verschwinden der Rötung
Stadium II (Abb. 1.288)	Im Bereich der Hautrötung bilden sich infolge einer vermehrten Wassereinlagerung Blasen; es kommt zur oberflächlichen Ulkusbildung, das Unterhautfettgewebe ist nicht betroffen; sehr schmerzhaft. Achtung: Im Bereich starker Verhornung (z. B. Ferse) kann es zur Blasenbildung unter der Hornschicht gekommen sein (schlecht sichtbar)	absolute Druckentlastung; Blasen nur bei Infektion steril abtragen, sonst steriler Verband; bei offenem Defekt Wundverband, evtl. mit Gazeauflagen (verhindern die Wundaustrocknung)
Stadium III (Abb. 1.289)	Die Haut und das darunterliegende Gewebe sterben ab; es kommt zum offenen Defekt aller Hautschichten, evtl. liegen Bänder, Sehnen und Muskeln frei; der Defekt ist entweder käseschmierartig (durch Eiweißzerfall) oder nekrotisch belegt; sehr schmerzhaft	absolute Druckentlastung; Säuberung der Wunde durch Spülen, z. B. mit Ringer-Lösung oder durch Betaisodona-Salbe; nekrotische Bezirke abtragen; evtl. Antibiose mit Tabletten; eine lokale Antibiotikatherapie ist wirkungslos (Medikament kann nicht tief genug ins Gewebe eindringen)
Stadium IV (Abb. 1.290)	Gewebedefekt bis auf den Knochen reichend! Evtl. Zeichen einer Osteomyelitis (Knochenmarksentzündung); sehr schmerzhaft	absolute Druckentlastung; Therapie wie bei Stadium III, bei großen Defekten und sauberer Wunde evtl. Hauttransplantation

Lösung. Durch enzymatisch wirkende Stoffe (z. B. Hydrokolloid, Alginate) werden schmierige Beläge aus abgestorbenen Zellen entfernt. In hartnäckigen Fällen muss die Wunde chirurgisch gereinigt werden.

Bekämpfung lokaler Infekte. Ist der Dekubitus bakteriell infiziert, finden sich lokal die klassischen Entzündungszeichen Rötung, Schwellung, Schmerz, Überwärmung. Wichtig ist eine gute Desinfektion des Wundgebietes, z. B. mit einer antiseptischen Lösung. Bei in tiefere Hautschichten oder gar bis auf den Knochen reichenden Infekten muss teilweise über einen längeren Zeitraum antibiotisch mit Tabletten oder Spritzen behandelt werden. Eine lokale Antibiotikatherapie ist wirkungslos, denn der Wirkstoff kann nicht tief genug in das geschädigte Gewebe eindringen.

Entfernung nekrotischen Gewebes. Nekrosen begünstigen die bakterielle Besiedlung einer Wunde und verhindern die Bildung von Granulationsgewebe. Nekrotisches Gewebe muss deshalb vollständig entfernt werden, bei ausgedehnten Druckgeschwüren sollte dies im Krankenhaus erfolgen.

Natürliche Behandlungsmöglichkeiten. Man kann speziell gezüchtete Maden in nekrotische Wunden einbringen, diese „fressen" die Nekrosen auf, ohne das gesunde Gewebe zu schädigen.

Anregung der Wundheilung. Für die Heilung, d. h. die Bildung von Granulationsgewebe, wird ein bestimmtes Wundmilieu benötigt. In Ringer-Lösung getränkte feuchte Kompressen oder Hydrokolloidverbände schaffen ein optimales Wundmilieu. Teilweise müssen die Verbände in größeren Abständen gewechselt werden, damit die mechanische Beanspruchung und die Reizung der Wunde durch häufiges Manipulieren recht gering ist.

Bei einer Vakuumversiegelung wird die Wunde mit einem Schaumstoffverband aufgefüllt und mit einer Folie abgeklebt. Eine Saugquelle stellt in der Wunde Unterdruck her und das Wundsekret kann kontinuierlich abgesaugt werden. Große Wundflächen werden zusammengezogen und können so besser heilen. Durch das feuchte Wundmilieu im Verband ist der Heilungsverlauf oft schneller. Der Verband wird alle 2–3 Tage gewechselt.

Wundspülung. Bei tieferen Dekubiti im Stadium III und IV unterstützen Spülungen (z. B. mit Ringer-Lösung) wirkungsvoll die Wundreinigung. Bilden sich unter intakter Haut tiefe Wundtaschen, sind Wundspülungen und die Einlage spezieller Wundgazen oft die einzige Möglichkeit, diese zu reinigen. Auch können über Wundspülungen Antiseptika auf die Wunde aufgebracht werden, z. B. Betaisodona-Lösung. Wundspülungen sind unter streng aseptischen Bedingungen durchzuführen.

Entzündliche Hauterkrankungen

Die gut durchblutete, unverletzte Haut stellt ein wirkungsvolles mechanisches Hindernis für Mikroorganismen dar. Im Alter aber wird die Haut trocken, faltig und leicht verletzbar. Hinzu kommt eine durch arteriosklerotische Gefäßveränderungen bedingte Minderdurchblutung. Deshalb kommt es leicht zu Hautverletzungen, durch die Mikroorganismen eindringen können. Hautinfektionen sind daher im Alter recht häufig.

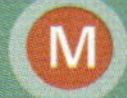

Mindestens 30 Min. vor Nekrosenabtragung Schmerzmittelgabe!

Durch Bakterien verursachte Hauterkrankungen

Zumeist handelt es sich um Entzündungen, ausgelöst durch Staphylokokken oder Streptokokken. Als Symptome finden sich lokal die klassischen Entzündungszeichen (**Tab. 1.32**).

M *Erreger, die Infektionen im Bereich der Haut auslösen können:*
- *Bakterien,*
- *Viren,*
- *Pilze,*
- *Parasiten.*

Durch Pilze verursachte Hauterkrankungen

Verursacht werden Pilzerkrankungen meist von Fadenpilzen oder Hefen. Feuchte Hautstellen, chronische Erkrankungen (z. B. Diabetes mellitus) oder eine allgemeine Schwächung des Immunsystems

Tab. 1.32 Die wichtigsten bakteriellen Hautentzündungen (aus Andreae 2011)

Entzündung	*Definition*	*Symptome*	*Therapie*	*Zu beachten*
Furunkel, Karbunkel **(Abb. 1.291)**	Haarbalgentzündung unterschiedlichen Ausmaßes: Furunkel: nur ein Haarbalg ist entzündet Karbunkel: Entzündung mehrerer Haarbälge Furunkulose: wiederkehrende Furunkel an verschiedenen Körperstellen	gerötete, druckschmerzhafte Schwellung, evtl. mit zentralem Eiterpfropf	Quark- oder Rivanolwickel, wenn keine Besserung, chirurgische Therapie	Vorsicht bei Furunkeln im Gesicht! Keimverschleppung über das Blut kann zur Meningitis (Hirnhautentzündung) oder Enzephalitis (Gehirnentzündung) führen!

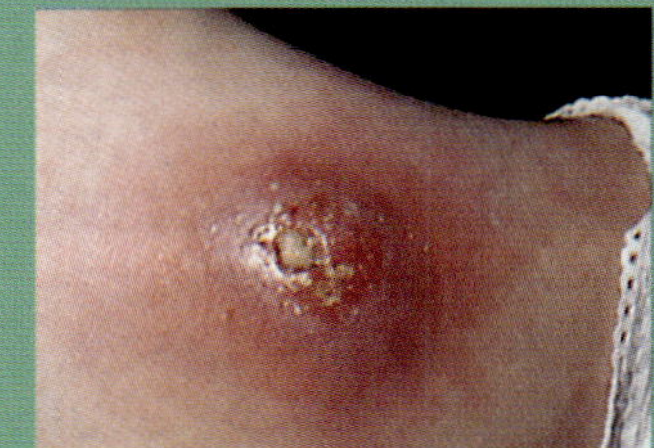

Abb. 1.291 Furunkel, Karbunkel.

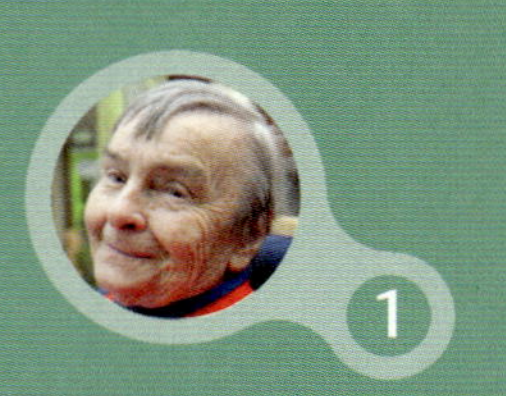

Tab. 1.32 Fortsetzung

Entzündung	*Definition*	*Symptome*	*Therapie*	*Zu beachten*
Panaritium **(Abb. 1.292)**	eitrige Entzündung der Finger oder Zehen, meist im Nagelbett lokalisiert	lokale Schwellung, Rötung und pochender Schmerz	lokal entzündungshemmende Maßnahmen, evtl. chirurgische Therapie	
Erysipel (Wundrose) **(Abb. 1.293)**	flächenhafte, oberflächliche Hautentzündung	schlagartiges Auftreten von Fieber, Schüttelfrost und Mattigkeit; meist im Bereich des Unterschenkels bildet sich innerhalb von Stunden eine deutlich abgegrenzte hochrote und schmerzhafte Schwellung	Kombination aus lokalen Umschlägen und Antibiotika. Bettruhe erforderlich!	wichtig ist die Behandlung der Eintrittspforte (z. B. Fußpilz, lokale Wunde, Ulcus cruris)
Lymphangitis, Lymphadenitis **(Abb. 1.294)**	bakterielle Entzündung, die sich in den Lymphbahnen ausbreiten kann Lymphadenitis: zusätzlich sind die lokalen Lymphknoten geschwollen	rote, schmerzhafte Streifen unter der Haut, oft hohes Fieber	Lokalbehandlung, Antibiose, evtl. Gips zur Ruhigstellung; Sanierung der Eintrittspforte	da die Lymphbahnen in den Blutkreislauf münden, kann sich die Entzündung in den ganzen Körper ausbreiten und zur Sepsis (Blutvergiftung) führen

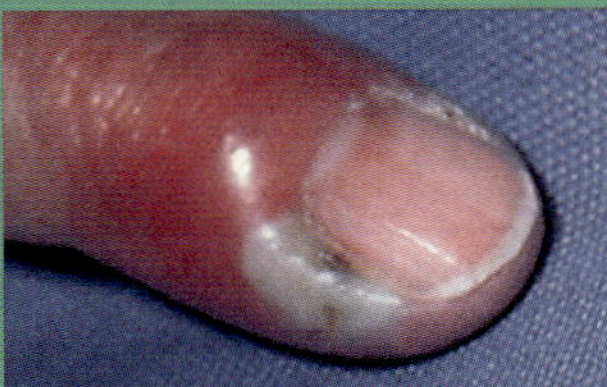

Abb. 1.292 Panaritium.

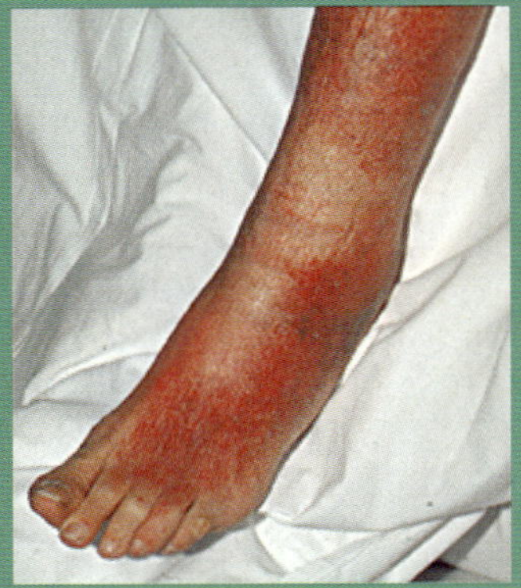

Abb. 1.293 Erysipel (Wundrose).

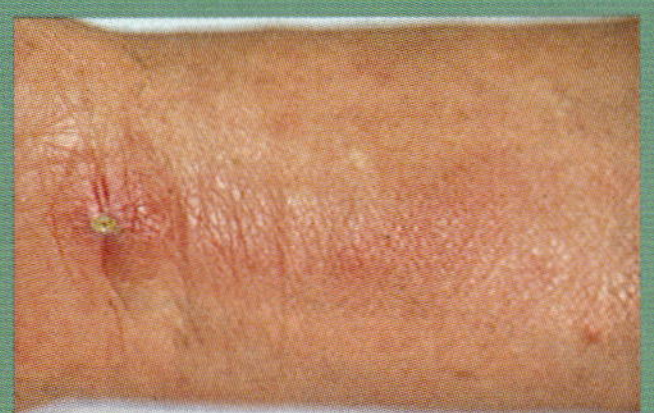

Abb. 1.294 Lymphangitis, Lymphadenitis.

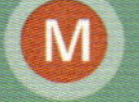

M **Pilzerkrankungen** *finden sich besonders an:*
- *Haut (Dermatomykose),*
- *Schleimhäuten (bes. Hefepilze),*
- *Nägeln (Onychomykose).*

D *Eine* **Dermatomykose** *ist eine durch Dermatophyten verursachte Hautpilzerkrankung.*

M **Hautpilze** *können durch direkten Kontakt, aber auch über kontaminierte Gegenstände (Kämme, Handtücher, Fußböden) übertragen werden!*

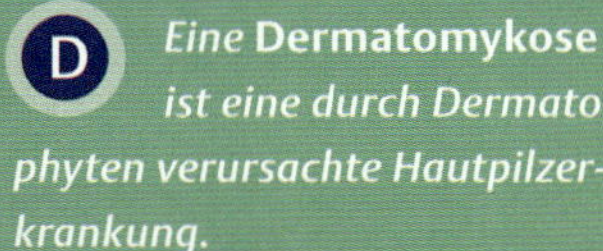

M *Ein* **Nagelpilz** *ist eine Pilzerkrankung von Finger- und Zehennägeln.*

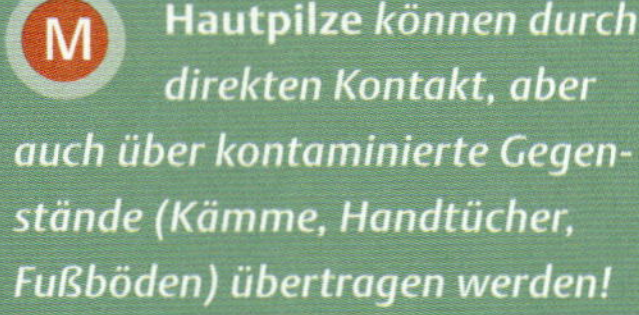

D *Der* **„klassische" Hefepilz** *ist Candida albicans, ein Pilz, der Haut und Schleimhäute befallen kann.*

fördern die Entstehung von Hautpilz. Alte Menschen sind daher häufiger betroffen.

Hautpilzerkrankungen sind auf die Haut und die Hautanhangsgebilde (Nägel, Haare) beschränkt. Die Erreger leben nämlich von Keratin, das man in abgestorbenen oder verhornten Hautschichten sowie in Nägeln und Haaren findet. Nur selten befallen Pilze auch darunterliegende Hautschichten. Eine Ausbreitung der Pilze im Körper (Pilzsepsis) erfolgt nur bei einer ausgeprägten Abwehrschwäche!

Behandelt werden Pilzerkrankungen der Haut und der Nägel mit Salben, Lacken oder Cremes. Die Therapie ist oft langwierig!

Dermatomykose

Symptome. Es treten kreisförmige, gerötete Hautveränderungen auf. Lästig ist besonders der starke Juckreiz. Wenn es im Bereich des Hautpilzes zu kleinen Hauteinrissen kommt, besteht die Gefahr einer bakteriellen Superinfektion (Erysipel, Lymphangitis).

Eine sehr häufige Lokalisation ist der Fußpilz, eine Infektion der Haut in den Zwischenzehenräumen, denn dort herrscht immer ein feuchtwarmes Milieu.

Nagelpilz

Symptome. Der befallene Nagel ist getrübt, verformt und verdickt (**Abb. 1.295**).

Hefepilzerkrankung

Symptome. Pilze breiten sich gerne an feuchten, aufgeweichten Hautstellen aus. Gefährdet sind deshalb Stellen, an denen „Haut an Haut" liegt, besonders unter den Brüsten, in der Leistengegend und bei Adipositas am Bauch (**Abb. 1.296**). Geachtet werden muss aber auch auf den Intimbereich, be-

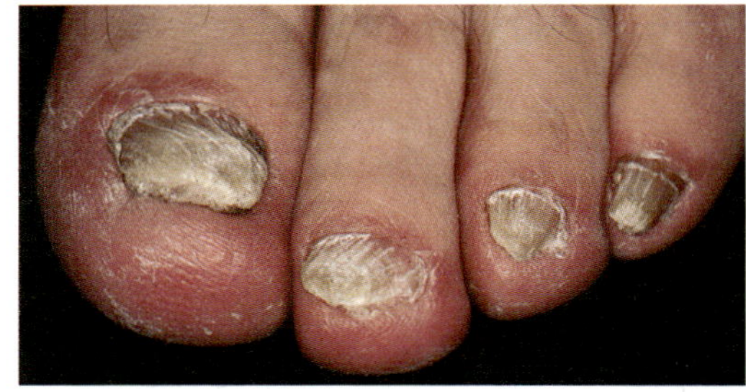

Abb. 1.295 Nagelpilz (aus Jung u. Moll 2003)

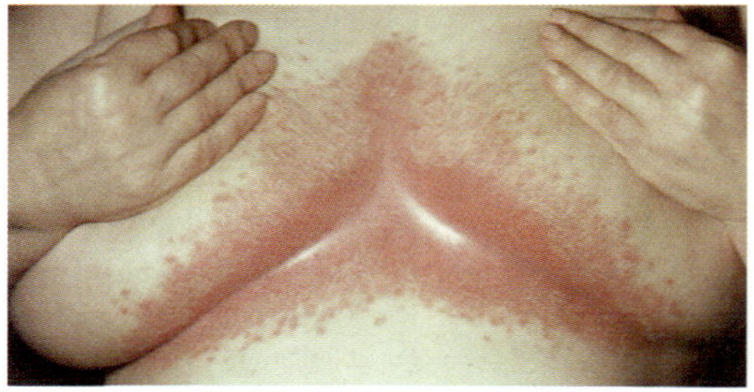

Abb. 1.296 Kandidose. Infektion der Haut mit Candida (aus Hof 2003).

sonders bei Inkontinenz. Bei einem Pilzbefall der Schleimhäute spricht man von einem „Soor“.

Prophylaxe von durch Pilze verursachten Hauterkrankungen:

- Abwehr durch ausreichend Schlaf, frische Luft und ausgewogene, vitaminreiche Ernährung stärken,
- pilzbegünstigende Grunderkrankung, wie Diabetes mellitus, behandeln,
- sorgfältige Hautreinigung mit milden, seifenfreien synthetischen Waschmitteln (Syndets),
- gefährdete Stellen sorgfältig trocken tupfen,
- den Haut-Haut-Kontakt vermeiden (Tragen eines Büstenhalters oder Einlegen von Kompressen z.B. in die Gesäßfalte),
- regelmäßiges Wechseln der Windeln und Einlagen.

Aspekte der Pflege:

- Keimverschleppung vermeiden: sorgfältige Desinfektion der Hände und der gebrauchten Materialien; infizierte Hautbezirke mit Schutzhandschuhen und Einmalwaschlappen reinigen; diese Bereiche zuletzt waschen;
- Reinfektion vermeiden: Handtücher, Leibwäsche täglich wechseln, bei 60 °C waschen, evtl. Strümpfe und Schuhe mit antimykotischem Puder behandeln.

Durch Parasiten verursachte Hauterkrankungen

Unter schlechten hygienischen Verhältnissen und engen Wohnbedingungen (viele Personen auf engem Raum) kann es zur raschen Ausbreitung von parasitär bedingten Hauterkrankungen kommen.

Skabies (Krätze)

Pathophysiologie. Nur weibliche Milben leben in der Haut und graben Gänge in der obersten Hautschicht, in die sie ihre Eier ablegen. Danach stirbt die Milbe, und aus den Eiern entwickeln sich Tiere. Die Übertragung der Milben erfolgt durch engen körperlichen Kontakt, besonders beim Geschlechtsverkehr. Eher selten ist die Übertragung durch benutzte Bettwäsche oder Kleidung.

Symptome. Typisch ist der quälende Juckreiz, verstärkt durch Bettwärme. An typischen Stellen, z.B. zwischen den Fingern, am Handgelenk oder im Genitalbereich, sieht man unter der Haut die Milbengänge (kleine, bräunliche Linien). Manchmal ist die Milbe als kleiner Punkt am Ende des Ganges erkennbar (**Abb. 1.297**). Nach Tagen bis Wochen kann es zu generalisiertem Juckreiz und Hautveränderungen (Ekzem) kommen.

Therapie. An drei aufeinanderfolgenden Abenden muss der gesamte Körper mit antiparasitären Substanzen (meist Jacutin) eingerieben und am folgenden Morgen abgewaschen werden. Die Therapie wirkt stark austrocknend, deshalb sollte im Anschluss die Haut mit rückfettenden Salben und Bädern behandelt werden.

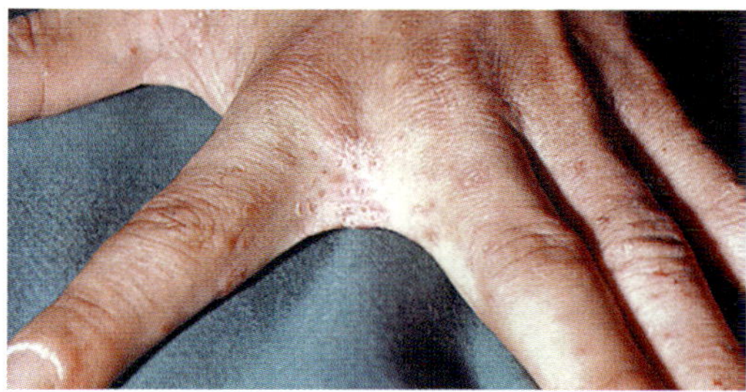

Abb. 1.297 Skabies-Papeln in den Zwischenfingerfalten (aus Andreae 2011).

Hygienemaßnahmen:

- sämtliche Wäsche bei mindestens 60 °C waschen und regelmäßig wechseln,
- Milben können außerhalb der Haut nur 2–3 Tage überleben, deshalb reicht das Auslüften der Kleider über mindestens 4 Tage,
- Pflegende sollten einen Schutzkittel und Handschuhe tragen; im Anschluss ist eine gründliche Handreinigung mit Seife und Bürste nötig – die Händedesinfektion ist nicht ausreichend!

> **D** **Skabies** *ist eine stark juckende Hautinfektion, ausgelöst durch Krätzmilben.*

Pedikulose (Läuse)

Pathophysiologie. Läuse sind flügellose Insekten, die sich vom Blut des Trägers ernähren. Die befruchteten Weibchen kleben Nissen, in denen sich die Eier befinden, je nach Lausart ins Kopfhaar (Kopflaus), Schamhaar (Filzlaus) oder in Kleidernähte (Kleiderlaus). Läuse werden unter schlechten hygienischen Bedingungen bei engem körperlichem Kontakt, aber auch durch Kleidung und gemeinsam benutzte Gegenstände (z.B. Kamm) übertragen.

> **D** *Eine* **Pedikulose** *ist eine stark juckende Erkrankung, verursacht durch Kopf-, Filz- oder Kleiderläuse.*

Symptome. Es kommt im Bereich der Körperbehaarung oder am ganzen Körper zu Juckreiz. Beim Befall mit Kopf- oder Filzlaus kann man in den Haaren die klebrigen, weißen Nissen oder krabbelnde Läuse sehen. Lausbisse sind als kleine rote, juckende Stellen sichtbar, die man beim Kleiderlausbefall am ganzen Körper findet.

Therapie. Ähnlich wie bei Krätze werden die Haare mit speziellen Substanzen (z.B. Jacutin) eingerieben und nach 3 Tagen ausgewaschen. Bei Kleiderlausbefall muss die Kleidung bei mindestens 60 °C gewaschen werden. Wichtig ist auch hier die Untersuchung und Mitbehandlung der Kontaktpersonen.

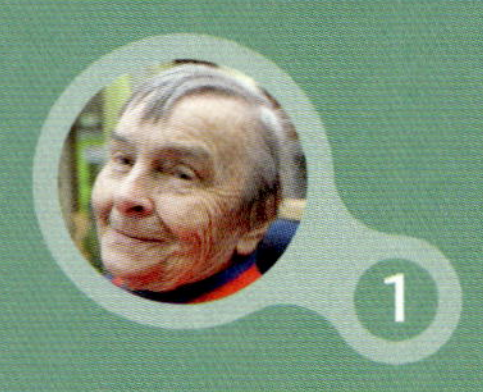

D *Eine **Allergie** ist eine Überempfindlichkeit des Organismus auf körperfremde Stoffe.*

D ***Urtikaria** ist eine allergische Hautreaktion mit Bildung von juckenden Hautquaddeln.*

P *Der Juckreiz lässt sich durch kalte Umschläge mit Wasser oder Essigwasser (1 Esslöffel Essig auf 1 Liter Wasser) lindern.*

M *Bei besonders empfindlichen Menschen oder einer hohen Allergenkonzentration kann es zum anaphylaktischen Schock kommen. Es handelt sich um eine lebensgefährliche Kreislaufstörung!*

Allergische Hauterkrankungen

Allergie

Unser Immunsystem kann normalerweise zwischen harmlosen Stoffen, wie z. B. Nahrungsmitteln, und gefährlichen Stoffen, wie z. B. Fremdkörpern oder Erregern, unterscheiden. Bei manchen Menschen aber liegt eine Überempfindlichkeitsreaktion vor. Das heißt, auch ungefährliche Stoffe, wie z. B. Blütenpollen, werden für Fremdkörper gehalten und lösen eine Immunreaktion aus.

Die allergieauslösenden Stoffe nennt man Allergene. Bei einem ersten Kontakt mit diesen Allergenen kommt es zu keiner allergischen Reaktion, doch der Körper bildet Antikörper (Abwehrstoffe) und Gedächtniszellen gegen das Allergen. Bei einem erneuten Kontakt kommt es deshalb zu einer allergischen Reaktion.

Ca. 80 % aller allergischen Reaktionen spielen sich an der Haut oder den Schleimhäuten ab. Denn hier findet der Hauptkontakt mit den Allergie auslösenden Stoffen statt. Je nach Reaktionsdauer und der Art der Immunreaktion werden verschiedene Allergieformen unterschieden (**Tab. 1.33**). Die wichtigsten sind die Reaktion vom Soforttyp und die Reaktion vom Spättyp.

In den Industrienationen ist eine Zunahme der Allergien zu beobachten. Man macht dafür den steigenden Medikamentenkonsum, eine zunehmende „Chemisierung" unserer Umgebung und Schleimhautschäden durch Luftverschmutzung u. Ä. verantwortlich.

Symptome. Die Allergie beginnt mit juckenden Hautausschlägen. Es können sich Hautschwellungen, Heuschnupfen oder Asthmabeschwerden entwickeln.

Diagnostik. Um festzustellen, welche Stoffe die allergische Reaktion ausgelöst haben, werden Provokationstests durchgeführt. Allergieverdächtige Stoffe werden in die Haut eingeritzt oder eingespritzt. Die allergische Reaktion zeigt sich meist innerhalb von wenigen Minuten durch lokale Hautschwellung und Juckreiz.

Urtikaria (Nesselsucht)

Nesselsucht ist eine sehr häufige Hauterkrankung, man schätzt, dass sie bei 20 % der Bevölkerung mindestens einmal auftritt. Die Ursache ist meist unklar, sehr häufige Auslöser sind Nahrungsmittelzusatzstoffe, wie Konservierungsmittel, Farbstoffe oder Geschmacksverstärker. Aber auch ganz andere Dinge, wie lokale Kälte, Druck auf die Haut oder Sonne, können eine Urtikaria auslösen.

Symptome. Innerhalb von wenigen Minuten bilden sich unterschiedlich große, meist rötliche Hautquaddeln (ähnlich denen nach Brennnesselkontakt), die stark jucken. Die Quaddeln bilden sich von selbst innerhalb von Stunden oder Tagen vollständig zurück.

Eine gefährliche Sonderform der Urtikaria ist das Quincke-Ödem (**Abb. 1.298**). Infolge der allergischen Reaktion (meist ausgelöst durch einen Wespen- oder Bienenstich) kommt es zur massiven Schwellung des Gesichts. Bei einem Anschwellen von Rachen- und Kehlkopf besteht Erstickungsgefahr!

Therapie. Die Nesselsucht wird symptomatisch mit juckreizstillenden Salben behandelt. Nur beim

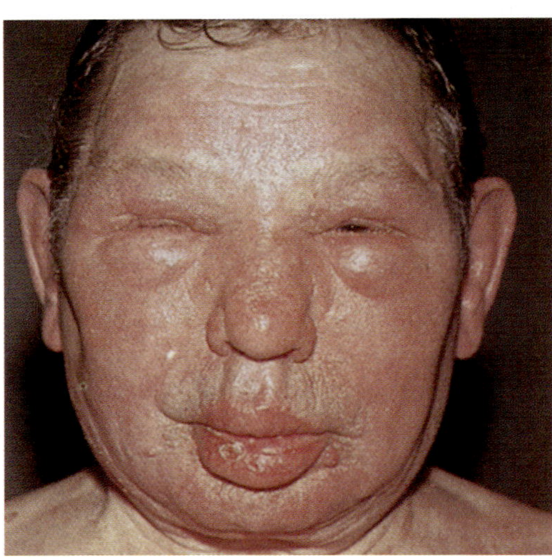

Abb. 1.298 Massive Gesichtsschwellung im Rahmen einer allergischen Reaktion (aus Jung u. Moll 2003).

Tab. 1.33 Einteilung der Allergieformen

Allergieform	*Ursache*	*Typische Symptome*	*Beispiele*
Typ-I-Reaktion (Reaktion vom Soforttyp)	Die Allergene werden von Antikörpern (IgE), die auf Mastzellen sitzen, abgefangen. Diese Mastzellen setzen daraufhin Histamin frei	Innerhalb von Sekunden bis Minuten treten allergische Symptome auf	Heuschnupfen, allergisches Asthma, Nahrungsmittelallergie
Typ-IV-Reaktion (Reaktion vom Spättyp)	Sensibilisierte T-Zellen regen nach dem Allergenkontakt Fresszellen an, die über das Allergen „herfallen"	Erst nach 2–3 Tagen kommt es zur allergischen Reaktion.	Tuberkulintest bei Tuberkuloseverdacht

Quincke-Ödem muss Kortison gegeben werden. Bei bekannter Überreaktion sollte man natürlich die auslösenden Stoffe und Einflüsse meiden.

Arzneimittelexanthem

Symptome. Meist bildet sich erst Tage nach dem Beginn der Medikamenteneinnahme ein juckender Hautausschlag (**Abb. 1.299**). Dieser kann lokal begrenzt sein (bes. bei Salben) oder den ganzen Körper betreffen (bes. bei Antibiotikaallergie).

Therapie. Das betreffende Medikament muss natürlich sofort abgesetzt werden. Meist reicht eine lokale Therapie mit Juckreiz stillenden Medikamenten aus. Nur in schweren Fällen muss Kortison verabreicht werden. Das Exanthem heilt folgenlos aus.

Prophylaxe. Zur Vorbeugung wird ein Allergiepass ausgestellt, in dem die verursachenden Medikamente aufgeführt sind.

Allergisches Kontaktekzem

Nach dem wiederholten Hautkontakt mit den auslösenden Stoffen (z. B. Kosmetika, Putzmittel, häufig Nickel etc.) kommt es zu einer lokalen Hautrötung, die mehr oder weniger stark juckt. Im Laufe der Zeit verdickt und vergröbert sich die betroffene Hautregion. Typisch sind auch kleine Hauteinrisse oder eine vermehrte Schuppung (**Abb. 1.300**).

Austrocknungsekzem. Eine Sonderform des Ekzems bei alten Menschen ist das Austrocknungsekzem. Im Alter trocknet die Haut bedingt durch die verminderte Talgproduktion aus. Bei übermäßiger Anwendung von Seifen und anderen Reinigungsmitteln wird die Haut zusätzlich gereizt. Auf Dauer kann dies zu Hautveränderungen und Juckreiz führen.

Waschen, Duschen und Baden sollten auf das notwendige Mindestmaß reduziert werden und die Wassertemperatur darf nicht zu hoch sein, da heißes Wasser mehr Fett aus der Haut löst. Statt Seife oder Duschgel sollten, so selten und sparsam wie möglich, ausschließlich Syndets mit der Haut angepasstem pH-Wert verwendet werden, da diese den Säureschutzmantel der Haut nicht schädigen. Nach jeder Reinigung sollte die Haut mit Wasser-in-Öl-Emulsionen (Cremes mit einem hohen Fettanteil) rückgefettet werden. Bei sehr trockener Haut können Ölbäder, maximal alle 2–3 Tage, hilfreich sein. Es dürfen keine alkoholhaltigen Präparate (z. B. Franzbranntwein) verwendet werden, da diese die Haut stark austrocknen.

Bei Aufenthalt in Sonne und Wind ist ein Hautschutz aufzubringen. Wichtig sind auch eine ausreichende Flüssigkeitszufuhr und eine ausgewogene Ernährung.

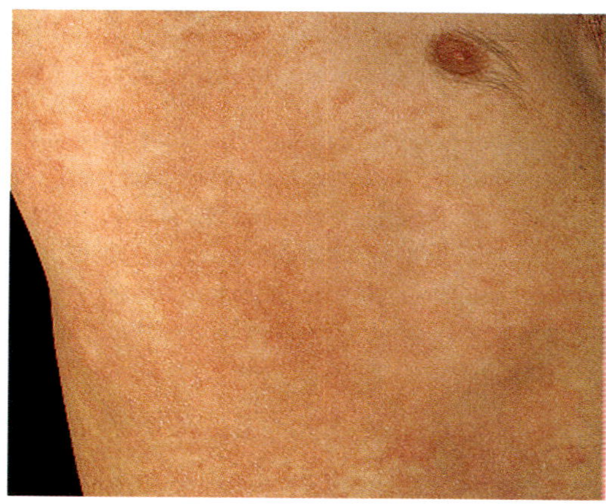

Abb. 1.299 Arzneimittelexanthem nach Einnahme von Ampicillin (aus Oestreicher u.a. 2003).

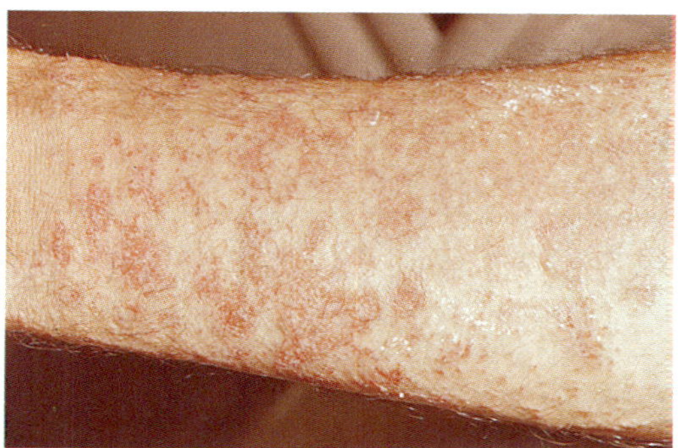

Abb. 1.300 Allergisches Kontaktekzem eines Zementbodenlegers

D *Ein* ***Exanthem*** *ist eine allergische Hautreaktion nach Medikamenteneinnahme. Im Grunde können alle Medikamente allergische Reaktionen auslösen, am häufigsten treten sie nach Antibiotikagabe (besonders nach Ampicillin) auf.*

P *Vor der ersten Medikamentengabe immer nach bekannten Allergien oder einem Allergiepass fragen!*

D *Ein* ***allergisches Kontaktexzem*** *ist eine allergische Hautreaktion nach Kontakt mit allergieauslösenden Stoffen.*

M **UV-Strahlen**, *besonders die UV-C-Strahlung, können Schäden am Erbgut der Zellen verursachen, die normalerweise durch Enzymsysteme „ausgebessert" werden. Sind die Systeme durch übermäßige Sonnenbestrahlung überlastet, kommt es mit den Jahren zur Entwicklung von Hautkrebs.*

Hautneubildungen

Altersspezifische Hautneubildungen

Im Laufe des Lebens kommt es zu vielfältigen Hautveränderungen. Besonders eindrucksvoll sind die auftretenden Pigmentstörungen: Es tauchen plötzlich an verschiedenen Körperstellen „Flecken" und Warzen auf. Diese sind zumeist harmlos, doch selten kann sich auch ein Hautkrebs dahinter verbergen (**Tab. 1.34**).

Gutartige Hautveränderungen

Tab. 1.35 listet die verschiedenen Formen gutartiger Hautveränderungen auf.

Bösartige Hautveränderungen (Hautkrebs)

Die Häufigkeit von Hautkrebs hat in den letzten Jahren enorm zugenommen. Verantwortlich macht man u. a. die übermäßige Sonnenbestrahlung. Menschen mit lichtempfindlicher Haut und häufiger Sonnenexposition sind besonders gefährdet.

Wird Hautkrebs rechtzeitig entdeckt, sind die Heilungschancen recht gut. Deshalb ist eine regelmäßige Hautbeobachtung (besonders die der sonnenausgesetzten Körperstellen) unerlässlich!

Basaliom (Basalzellkarzinom)

Das Basaliom ist der häufigste Hauttumor. Die Häufigkeit liegt in Nord- und Mitteleuropa bei

Tab. 1.34 Altersspezifische Hautneubildungen (aus Andreae 2011)

Bezeichnung	*Beschreibung*	*Ursache*	*Lokalisation*	*Therapie*
Lentigo senilis (Altersfleck) **(Abb. 1.301)**	scharf begrenzte, braunschwarze Leberflecken unterschiedlicher Form	Pigmentansammlungen (Hautfarbstoff)	Gesicht und Hände (sind besonders der Sonne ausgesetzt)	keine
Alterswarze (seborrhoische Warze) **(Abb. 1.302)**	unterschiedlich stark pigmentierte Hautwucherungen, Oberfläche oft zerklüftet (himbeerartig), fühlt sich fettig an	unklar, Auftreten besonders ab 40.–60. Lebensjahr	Oberkörper, Gesicht, Handrücken und Unterarme	wenn kosmetisch störend, Entfernung mit „scharfem Löffel"

Tab. 1.35 Gutartige Hautveränderungen (aus Andreae 2011)

Bezeichnung	*Beschreibung*	*Ursache*	*Lokalisation*	*Therapie*
Leberfleck (Muttermal) **(Abb. 1.303)**	oft von Geburt an bestehende, unterschiedlich geformte, bräunlich-schwarze Pigmentflecken; Oberfläche meist glatt, kann aber auch behaart oder warzenähnlich sein	Anhäufung von Pigmentzellen unter der Haut	gesamte Körperoberfläche	Entfernung bei Änderung der Farbe, Größe, Begrenzung, leichter Verletzlichkeit oder Entzündung wegen Gefahr der Entartung
Seniles Hämangiom (Blutschwamm) **(Abb. 1.304)**	im Gegensatz zum angeborenen Hämangiom erst im Laufe des Lebens auftretende, kleine, meist hellrote Tumoren	gutartige Gefäßerweiterung	Thoraxwand (Brustkorb)	keine, da kein Entartungsrisiko
Fibrom **(Abb. 1.305)**	weiche, im Hautniveau gelegene oder gestielte, hautfarbene Hautanhängsel	gutartiger Tumor des Bindegewebes	besonders an Augenlidern, Achselhöhle und Hals	Entfernung, wenn kosmetisch störend, keine Entartung
Lipom (Fettgeschwulst) **(Abb. 1.306)**	weiche, hautfarbene Tumoren in der Haut, gut verschieblich, schmerzfrei	gutartiger Tumor des Unterhautfettgewebes	besonders an Rücken, Armen, Beinen	Entfernung bei Wachstum oder aus kosmetischen Gründen, Entartung äußerst selten
Atherom (Grützbeutel) **(Abb. 1.307)**	kugelige, nuss- bis faustgroße Zyste, prallelastisch und vorgewölbt	abgekapselte Talgdrüse; produzierter Talg kann nicht abfließen	meist an der Kopfhaut	Eröffnung des Atheroms (es entleert sich eine übel riechende Talgmasse); Entfernung der gesamten Atheromwand, um Rezidive zu verhindern

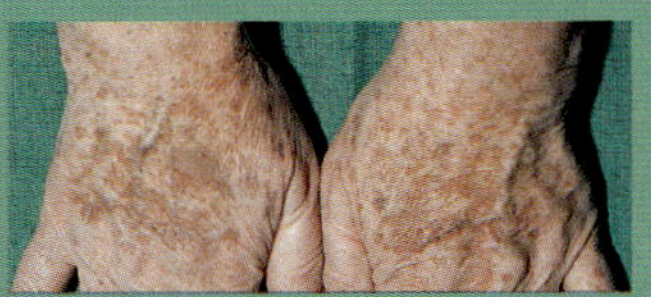

Abb. 1.301 Lentigo senilis (Altersfleck).

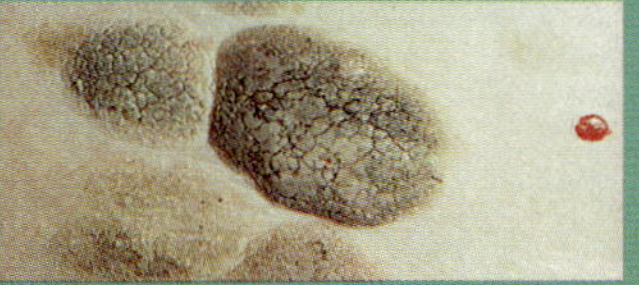

Abb. 1.302 Alterswarze.

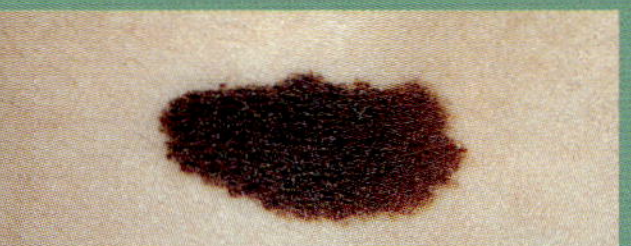

Abb. 1.303 Leberfleck (Muttermal).

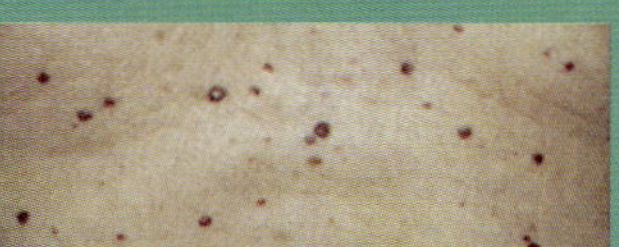

Abb. 1.304 Seniles Hämangiom (Blutschwamm).

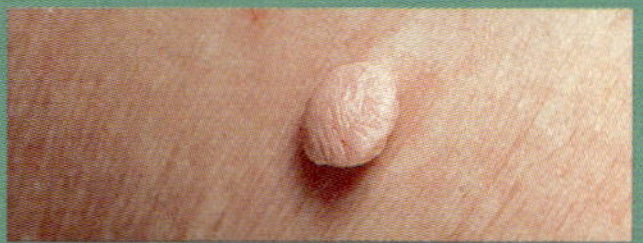

Abb. 1.305 Fibrom.

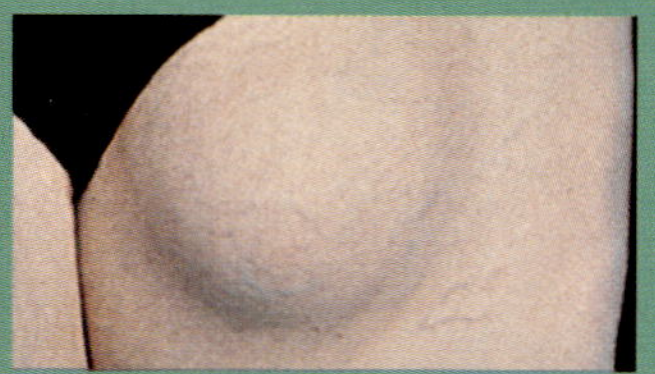

Abb. 1.306 Lipom (Fettgeschwulst).

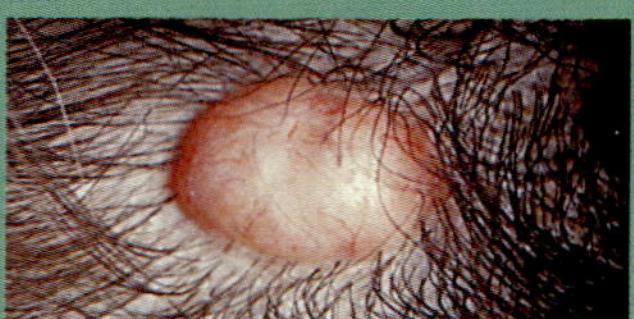

Abb. 1.307 Atherom (Grützbeutel).

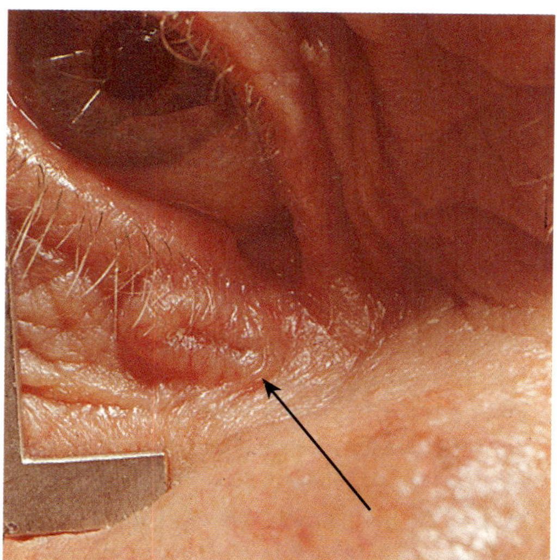

Abb. 1.308 Basaliom.

20–50/100 000 Einwohner, in Australien erkranken aufgrund der höheren Sonnenbestrahlung ca. 250/100 000 Einwohner an einem Basaliom.

Symptome. Meist im Gesicht lokalisierter Hauttumor mit ringförmig angeordneten Hornperlen; oft findet sich in der Mitte ein Krater (**Abb. 1.308**), der langsam das Gewebe „zerfrisst" und zu schlimmen Entstellungen führen kann.

Therapie. Vollständige Entfernung oder Strahlentherapie; bei ausgedehnten Gewebszerstörungen sind zur Defektdeckung Hautplastiken oder Ähnliches nötig. Die Prognose ist in 95 % der Fälle gut.

Spinaliom (Plattenepithelkarzinom, Stachelzellkarzinom)

Symptome. Zunächst finden sich stark verhornte Krusten, die zu einem Tumor heranwachsen (**Abb. 1.309**). Die Tumoren wachsen lokal zerstörend und können über Blut- und Lymphwege in innere Organe metastasieren. Sie bilden sich häufig an stark sonnenexponierten Stellen (Glatze, Ohrspitzen, Nacken, Gesicht und Handrücken), auf Narbengewebe oder chronisch entzündeten Hautstellen.

Therapie. Wenn möglich, muss der Tumor chirurgisch entfernt werden. Ist es bereits zur Metastasierung gekommen, wird zusätzlich eine Chemo- oder Strahlentherapie nötig.

Prognose. Gut, die 5-Jahres-Überlebensrate liegt bei 80 %.

Malignes Melanom (schwarzer Hautkrebs)

Symptome. Die meisten Melanome entwickeln sich aus einem seit Jahren bestehenden Leberfleck. Menschen mit sehr vielen Leberflecken sind deshalb besonders gefährdet. Es kann aber auch zur Melanomentwicklung auf unveränderter Haut

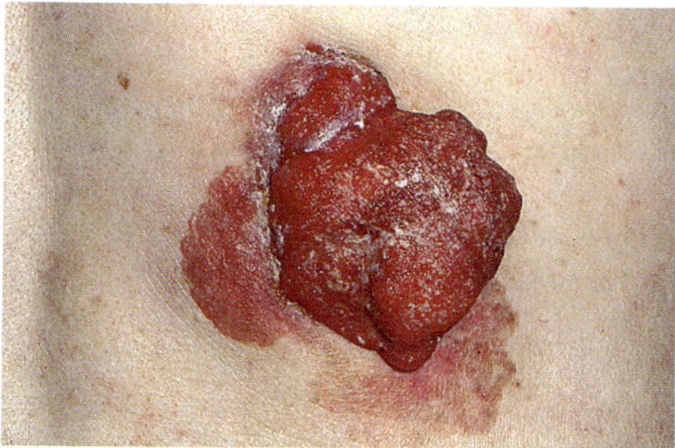

Abb. 1.309 Spinaliom (aus Jung u. Moll 2003).

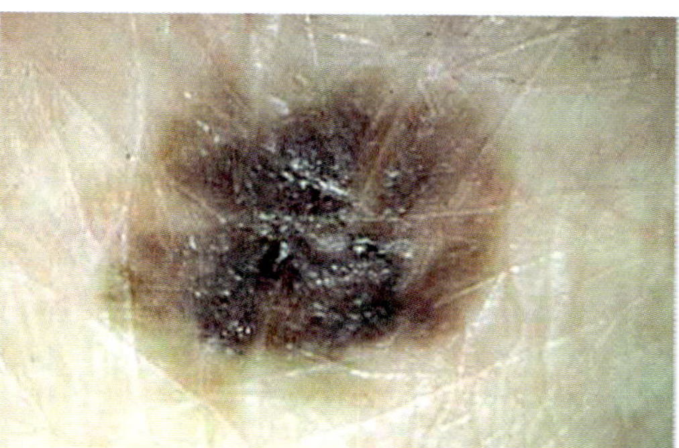

Abb. 1.310 Malignes Melanom.

kommen! Meist finden sich Melanome an Rücken, Brust, Armen oder Beinen (**Abb. 1.310**).

Die Beurteilung von Leberflecken nach der ABCD-Regel dient zur Früherkennung eines malignen Melanoms:

- A wie Asymmetrie (Leberfleck mit unregelmäßiger Form),
- B wie Begrenzung (an den Rändern scheint das Pigmentmal auszulaufen),
- C wie Colorit (unterschiedliche Pigmentierung mit helleren und dunkleren Anteilen),
- D wie Durchmesser (ein Leberfleck größer als 5 mm sollte sicherheitshalber einem Arzt gezeigt werden).

Weitere Merkmale sind:

- juckende oder leicht blutende Leberflecke,
- plötzliche Größenzunahme oder Erhabenheit.

Therapie. Der Hautkrebs wird mit großem Sicherheitsabstand chirurgisch entfernt. Leider kommt es früh zur Metastasierung in Leber, Lunge, Gehirn oder Knochen. In diesen fortgeschrittenen Fällen versucht man, durch eine Chemo- oder Strahlentherapie das Krebswachstum zu hemmen.

Prognose. Sie ist unter anderem von der Eindringtiefe des Melanoms in die Hautschichten abhängig Ist der Tumor < 1 mm in die Haut eingedrungen liegt die 5-Jahres-Überlebensrate bei über 90 %. Liegt die Eindringtiefe bei > 2 mm, so sinkt die 5-Jahres-Überlebensrate auf weniger als 70 %! Hat der Tumor bereits in innere Organe metastasiert, ist meist keine Heilung mehr möglich!

D *Ein* ***Basaliom*** *ist ein semimaligner Tumor, der lokal zerstörend wächst, aber keine Metastasen (Absiedlungen) bildet.*

D *Ein* ***Spinaliom*** *ist ein bösartiger, oft verhornter Tumor, der von den Zellen der Stachelzellschicht ausgeht.*

M *Spinaliome entwickeln sich besonders im höheren Lebensalter (meist 70.–80. Lebensjahr), Männer sind häufiger betroffen.*

D *Ein* ***malignes Melanom*** *ist ein sehr bösartiger Tumor, der von den Pigmentzellen der Haut abstammt.*

M *Die Häufigkeit des malignen Melanoms hat in den letzten Jahren stark zugenommen. In Deutschland gibt es derzeit 10 000 Neuerkrankungen pro Jahr!*

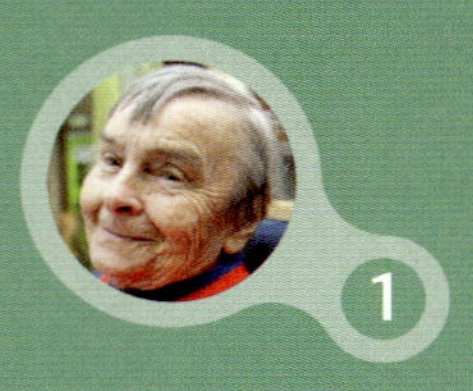

D **Psoriasis** *ist eine häufige, erblich bedingte Hauterkrankung unklarer Ursache. Typisch sind chronisch entzündete Hautareale mit Schuppung.*

P **Natürliche Behandlungsmöglichkeiten.** *Durch einen längeren Aufenthalt in sonnigen Gebieten und Baden im Meerwasser, der sog. Klimatherapie, sind teilweise lang anhaltende Besserungen erreichbar.*

Primäre Hauterkrankungen

Psoriasis (Schuppenflechte)

Häufigkeit. 2–3% der Bevölkerung leiden an Psoriasis, in Deutschland ca. 1,6 Mio. Menschen. Die Schuppenflechte ist somit eine der häufigsten Hauterkrankungen. Sie kann in jedem Alter erstmals auftreten, meist zwischen dem 10. und 31. Lebensjahr.

Symptome. Ausgelöst durch verschiedene Umstände (s. unten), tauchen plötzlich verschieden geformte und unterschiedlich große gerötete Hautgebiete auf, die durch die Schuppung silbrig glänzen (**Abb. 1.311**). Typischerweise finden sich die Veränderungen an den Streckseiten von Armen und Beinen (z. B. Ellenbogen, Knie), am Kreuzbein und am behaarten Kopf. In schweren Fällen kann aber auch fast die gesamte Haut befallen sein. Die Veränderungen treten symmetrisch (an beiden Armen oder Beinen) auf. Der Patient hat keine Beschwerden, denn die Schuppenflechte juckt oder schmerzt meist nicht.

Auch an anderen Körperstellen kann es zu typischen Veränderungen kommen. Am häufigsten sind die Nagelveränderungen: beispielsweise finden sich auf der Nageloberfläche punktförmige Einziehungen (Tüpfelnägel).

5–10% der Psoriatiker leiden an einer Arthritis (Gelenkentzündung), die ähnlich wie eine rheumatoide Arthritis verläuft.

Krankheitsverlauf. Die Psoriasis ist eine meist schubförmig verlaufende Erkrankung. Infekte, Hautverletzungen, Sonnenbrand, Verbrühungen, psychische Belastungen, übermäßiger Alkoholgenuss, Kälte und Medikamente (z. B. manche Blutdruckmittel) führen zu einer Verschlechterung der Schuppenflechte. Meerwasser, vollwertige Ernährung ohne Alkohol, Sonne (Sommer, Reisen in warme Länder) und therapeutische Maßnahmen bewirken eine Besserung.

Therapie. Damit die eigentlichen Medikamente eindringen können, müssen zuvor die Schuppen entfernt werden. Dies gelingt am besten mit Salizylsäure, enthalten in Lösungen, Salben, Shampoos oder Badezusätzen.

Möglichkeiten zur Hemmung der überschießenden Zellteilung und der Entzündung:

- Das „klassische" Mittel ist *Dithranol*, ein Medikament, das die Zellteilung hemmt. Dithranol wirkt auf gesunder Haut reizend und hinterlässt hartnäckige Flecken in der Wäsche.
- *Vitamin* D_3 normalisiert das Wachstum und die Reifung der Zellen und erzielt dabei eine ähnliche Wirkung wie Kortison. Um den Kalziumstoffwechsel nicht zu verändern, sollte es allerdings nicht großflächig oder längerfristig verwendet werden.
- *Kortison* sollte nur kurzfristig angewandt werden, um mögliche Nebenwirkungen (Hautatrophie) zu vermeiden.
- Sonnenbestrahlung wirkt lindernd. Daher behandelt man die Haut häufig mit *UV-Bestrahlung*.
- Nur in schweren Fällen wird die Schuppenflechte systemisch mit *Zytostatika* (z. B. Methotrexat) behandelt.

Prognose. Die Psoriasis ist eine gutartige, nicht ansteckende Erkrankung. Durch den chronisch-rezidivierenden Verlauf ist sie für die Betroffenen und ihre Umgebung allerdings oft lästig. Nicht selten kommt es zu großen psychischen Problemen mit sozialer Isolation, Verlust des Arbeitplatzes oder Alkoholabhängigkeit. Durch Änderung der Lebensumstände (Ernährung, Reisen in warme Gebiete etc.) und dank guter Therapiemöglichkeiten sind lange Intervalle völliger Symptomfreiheit zu erreichen. Psoriasis ist aber nicht heilbar.

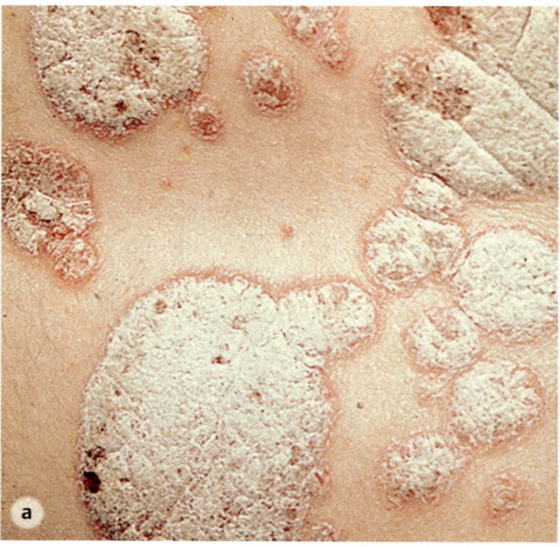

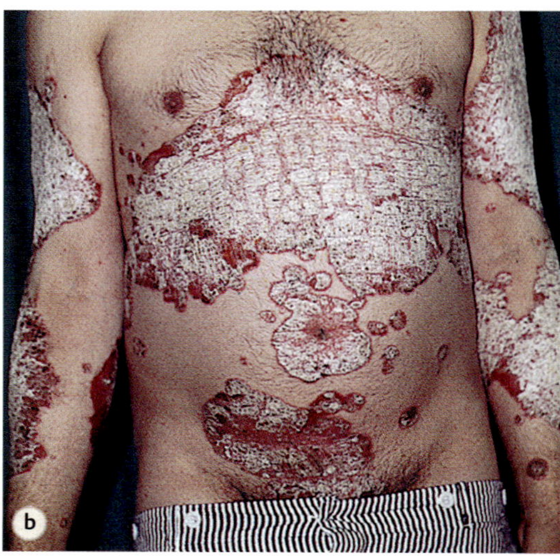

Abb. 1.311 Psoriasis vulgaris. **a** Typische, scharf begrenzte Herde von Münzen- oder Tropfengröße mit Schuppung. **b** Großflächige, scharf begrenzte Psoriasisherde am Stamm und den Extremitäten und Aussparungen der Ellenbeugen.

Pflege alter Menschen mit Erkrankungen des Bewegungsapparates

Anatomie und Physiologie

Das Skelettsystem besteht aus den einzelnen Knochen und dem Knorpelgewebe; es bildet ein stabiles Gerüst für den Körper und wird mit der Muskulatur zusammen als Bewegungsapparat bezeichnet. Eine weitere Aufgabe des Skelettsystems ist der Schutz der inneren Organe; außerdem dient es als Mineralspeicher (Kalzium und Phosphat) und ist der Ort der Blutbildung.

Knochen und Gelenke

Knochen

Die einzelnen Knochen müssen entsprechend ihrer Funktion eine spezielle Form besitzen, welche, von der Größe abgesehen, bei allen Menschen weitgehend gleich ist.

Knochenaufbau. Anhand der Röhrenknochen soll der typische Knochenaufbau veranschaulicht werden: Um Gewicht zu sparen, bestehen die Bereiche im Knocheninneren nur aus einem aufgelockerten schwammförmigen Knochengewebe mit zarten Bälkchen (Spongiosa) oder sogar ganz aus einem Hohlraum. Die Bälkchen findet man an den Enden der Röhrenknochen (Epiphysen) und in platten und würfelförmigen Knochen; sie sind entlang der Druck- und Zuglinien wie bei einem Gerüst ausgerichtet. Die Festigkeit des Knochens stammt von der Außenschicht (Kortikalis), die aus dichtem, hartem Knochengewebe aufgebaut ist. Beim Röhrenknochen wird sie wegen ihrer Dicke Kompakta genannt.

Da Knochen kein totes Gewebe ist, muss er wie jedes andere Gewebe mit Blut und Nährstoffen versorgt werden. Deshalb finden sich kleinere Gefäße in der Knochenhaut (Periost), größere Arterien im Inneren der Knochenmarkräume. Aus diesem Grund kann es bei Frakturen (Knochenbrüchen) zu starken Blutverlusten kommen.

Knochenbildung. Viele Funktionen des Knochens (z.B. Mineralspeicher), aber auch Krankheitszustände (Osteoporose) lassen sich nur mit der Kenntnis des Knochengewebes erklären: Die Zellen, die die Knochengrundsubstanz bilden, werden Osteoblasten genannt. Sie scheiden Kalziumphosphate in den Zwischenzellraum aus, die sich entlang der bindegewebigen Knochengrundsubstanz anlagern und die Osteoblasten einmauern. Diese werden dann Osteozyten genannt. Daneben findet man Osteoklasten, Zellen mit einer entgegengesetzten Aufgabe: sie können die auskristallisierten Mineralsalze aus der Knochengrundsubstanz wieder lösen. Diese beiden Zelltypen sollten sich in einem Gleichgewicht befinden. Je nach Bedarf kann der Körper so Mineralien bereitstellen, auf mechanische Belastungen mit Knochenumbau reagieren oder nach Knochenbrüchen (Frakturen) das Gewebe wiederherstellen.

Knochenentwicklung. Nur ein kleiner Teil des Skeletts ist bei der Geburt schon als verkalkte Knochensubstanz vorhanden (Schädel- und Gesichtsknochen, Schlüsselbein). Im Gegensatz zu dieser direkten Form der Knochenbildung (desmale Ossifikation) entwickeln sich die übrigen Knochen über den Umweg der Knorpelbildung (chondrale Ossifikation): Bis ins Kindesalter liegen die meisten der späteren Knochen als Knorpelgewebe vor, welches schichtweise aufgelöst und in Knochengewebe umgewandelt wird. Nach Abschluss des Knochenwachstums in der Pubertät findet man diese Form von Knochenwachstum allerdings auch beim Zusammenwachsen von Knochenbrüchen (sekundäre Frakturheilung): An den Bruchenden entsteht ein knorpeliges Gewebe (Kallus), das bei Ruhigstellung innerhalb von einigen Wochen in Knochengewebe umgewandelt wird. Ein direktes Zusammenwachsen der Knochenfragmente ist nur unter starkem Druck (z.B. mit Knochenschrauben oder Platten) möglich (primäre Frakturheilung).

Gelenke

Körperbewegungen sind nur mithilfe von Verbindungsstellen zwischen den Knochen, den Gelenken, möglich (**Abb. 1.312**). Bewegungen von zwei Knochenenden gegeneinander wären sehr schmerzhaft. Deshalb sind die Gelenkflächen von einer Knorpelschicht überzogen und der Gelenkspalt mit einer Flüssigkeit (Synovia) ausgefüllt. Die Knorpelstrukturen sind kaum durchblutet – ihre Ernährung erfolgt durch die Synovia, weshalb sich dieses „träge" Gewebe bei Verletzungen oder Verschleißerscheinungen nur langsam regenerieren kann. Damit das Gelenk nicht auseinandergezogen wird, ist es mit einer bindegewebigen Gelenkkapsel überzogen, die z.T. aus derben Sehnensträngen besteht. Neben den Gelenkbändern und dem Kapselapparat gibt die Gelenkform die Beweglichkeit eines Gelenks vor.

Knöchernes Skelett

Wirbelsäule

Die Wirbelsäule bildet die Hauptachse des menschlichen Körpers; sie ist ein Stützstab aus 33–34 scheibenförmigen Einzelknochen, den Wirbeln. Außer beim Kreuz- und Steißbein sind diese durch Gelenke, Sehnen und Bänder miteinander verbunden und deshalb gegeneinander beweglich. Zwischen den Wirbelkörpern liegen die Bandscheiben, die zur Beweglichkeit der Wirbelsäule beitragen und wie ein Stoßdämpfer Stauchungen abfedern können. Im

M *Man unterscheidet folgende Knochentypen:*
- *Röhrenknochen (z. B. Oberarmknochen) mit einem langen, röhrenförmigen Schaft und zwei verdickten abgerundeten Enden,*
- *kurze Knochen, meist würfelförmig (z. B. Handwurzelknochen),*
- *platte Knochen mit einer flachen Außenform (z. B. Schulterblätter),*
- *Sesambeine (in Muskelsehnen eingebettete Knochen; z. B. Kniescheibe).*

M *Im Alter ist die sekundäre Frakturheilung verzögert und man muss mit längeren Heilungszeiträumen rechnen.*

M *Die **Steuerung des Knochenumbaus** erfolgt über die Hormone Kalzitonin, Parathormon und Vitamin D.*

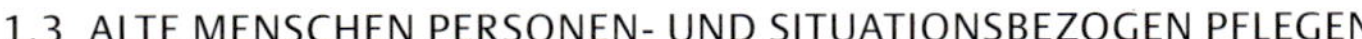

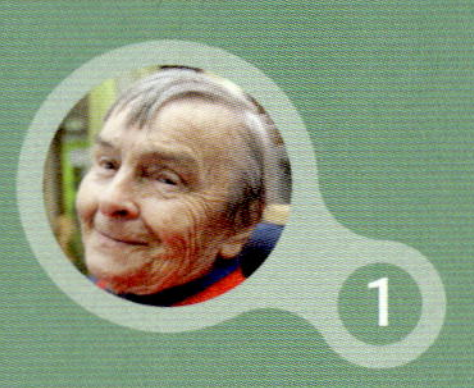

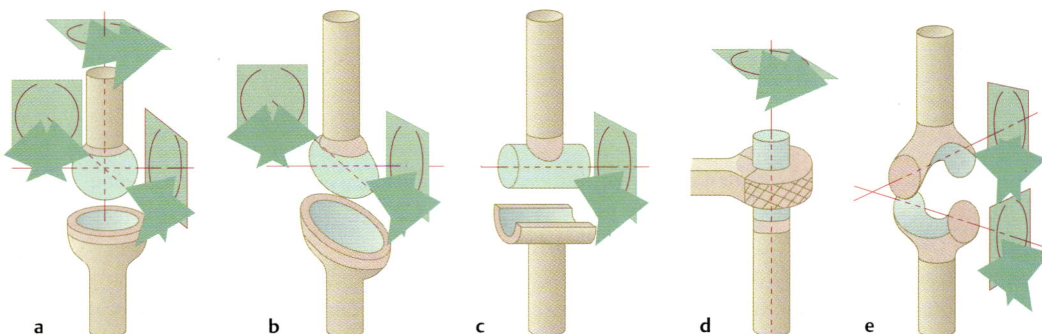

Abb. 1.312 Gelenkformen. a Kugelgelenk (z. B. Hüftgelenk), **b** Eigelenk, **c** Scharniergelenk (z. B. Fingergelenke), **d** Zapfengelenk, **e** Sattelgelenk. Die Pfeile zeigen die möglichen Bewegungsrichtungen der gezeigten Gelenkformen um die jeweilige Achse (nach Faller u. Schünke 2008).

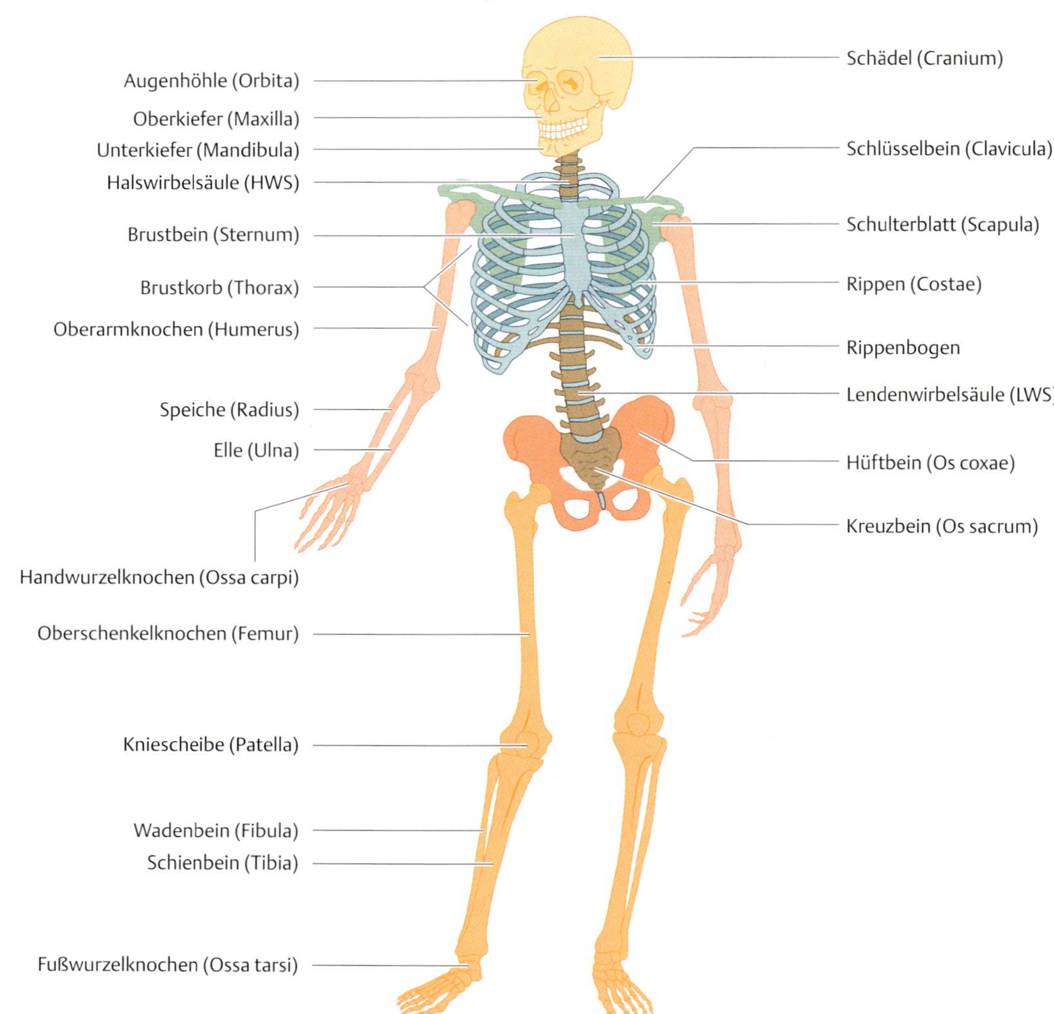

Abb. 1.313 Der menschliche Körper und das knöcherne Skelett.

M *Das Skelett (Abb. 1.313) besteht beim erwachsenen Menschen aus über 200 einzelnen Knochen und wird aufgeteilt in:*

- *Schädel,*
- *Wirbelsäule,*
- *knöchernen Brustkorb (Thorax),*
- *Schultergürtel,*
- *obere Extremität (Arme),*
- *Beckengürtel,*
- *untere Extremität (Beine).*

Zentrum der Wirbel befindet sich jeweils ein Loch, der Wirbelkanal, durch den das Rückenmark vom Gehirn nach unten zieht. Zwischen den einzelnen Wirbeln befinden sich kleine Öffnungen, die Zwischenwirbellöcher, durch die die Nerven aus dem Rückenmark in den Körper ziehen (**Abb. 1.314**).

Aufteilung der Wirbelsäule:

- Halswirbelsäule (HWS) mit 7 Halswirbeln (C1–C7) mit nach hinten geöffneter Krümmung (Halslordose),
- Brustwirbelsäule (BWS) mit 12 Brustwirbeln (Th1–Th12), mit nach vorne geöffneter Krümmung (Brustkyphose), auf jeder Seite mit je einer Rippe gelenkig verbunden,
- Lendenwirbelsäule (LWS) mit 5 Lendenwirbeln (L1–L5),
- Kreuzbein: Die ursprünglich 5 Kreuzbeinwirbel sind zu einem Knochen verschmolzen,
- Steißbein: Aus ursprünglich 4 einzelnen Steißwirbeln zu einem Knochen verschmolzen.

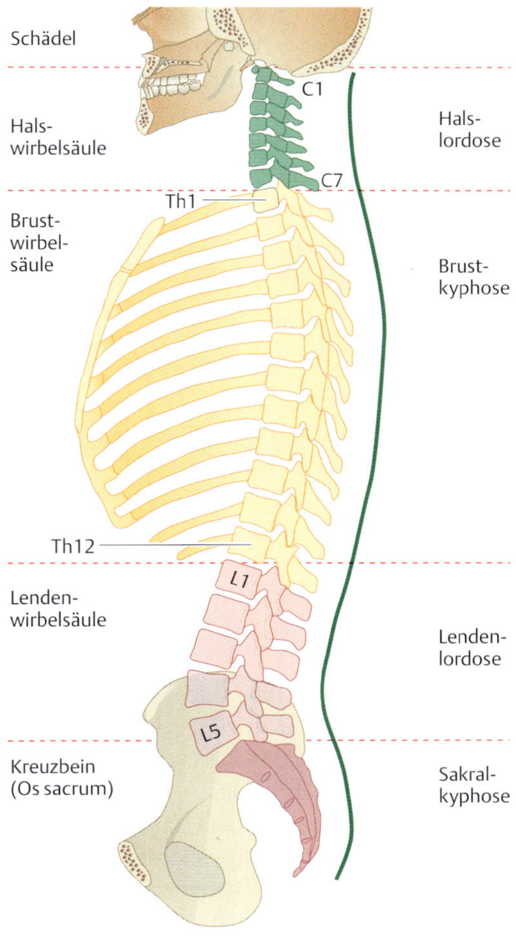

Abb. 1.314 Die Wirbelsäule im Längsschnitt.

Schultergürtel und obere Extremität

Der Oberarmknochen ist über das Schultergelenk (ein Kugelgelenk) mit dem Schulterblatt und damit mit dem Körperstamm verbunden. Als klassischer Röhrenknochen hat er einen schmalen Schaft und verbreitert sich zum Ellenbogen hin wieder, um je ein Scharniergelenk mit Elle und Speiche zu bilden. Damit die Hand ein- und auswärts gedreht werden kann (Pronation und Supination), bilden Elle und Speiche noch ein Zapfengelenk, mit dem sie sich gegeneinander verdrehen können. Das proximale (rumpfnahe) Handgelenk verbindet Elle und Speiche mit den 8 Handwurzelknochen, die untereinander durch zahlreiche Sehnen und Bänder verbunden sind. An diese schließen sich die Mittelhand- und Fingerknochen an (**Abb. 1.313**).

Beckengürtel und untere Extremität

Das knöcherne Becken (Hüftbein = Os coxae) bildet den Abschluss der Bauchhöhle nach unten; am Hüftgelenk (Kugelgelenk) setzt der Oberschenkelknochen (Femur) an, der längste und schwerste Knochen des menschlichen Körpers. Sein oberes Ende hat eine charakteristische, einem Galgen ähnliche Form: Aus der Längsachse dieses Röhrenknochens ragt der Oberschenkelhals schräg heraus, an dessen Ende sich der Hüftgelenkkopf befindet. Bei einer Schenkelhalsfraktur ist dies der typische Frakturort. Nach dem langen, schlanken Oberschenkelschaft verbreitert sich der Oberschenkelknochen, um mit dem Schienbein (Tibia) das Kniegelenk zu bilden (Abb. 1.2). Da die beiden Gelenkflächen aufgrund ihrer „nicht zusammenpassenden Form" keinen direkten Kontakt miteinander haben, befinden sich am Gelenkrand je 2 halbmondförmige, knorpelige Keile (Innen- und Außenmeniskus), die dem Gelenk Stabilität verleihen. Unterhalb des Kniegelenks setzt das Wadenbein (Fibula) am äußeren Schienbeinkopf an. Schien- und Wadenbein sind über eine robuste Sehnenmembran miteinander verbunden und bilden weiter unten das obere Sprunggelenk zum Fuß hin. Hier schließen sich die 7 Fußwurzel-, danach die 5 Mittelfuß- und die 5 Zehenknochen an.

Skelettmuskulatur

Isotonische Kontraktion. Die aktive Bewegung eines Körperteils an einem Gelenk kommt dadurch zustande, dass sich ein Muskel kontrahiert (verkürzt), der an beiden Knochen des Gelenkes ansetzt. Dies wird isotonische Kontraktion genannt. Den Muskel für diese Bewegung nennt man den Agonisten („Spieler"). Damit die Bewegung wieder rückgängig gemacht werden kann, gibt es einen Muskel, der genau die entgegengerichtete Bewegung an diesem Gelenk bewirken kann, man nennt ihn den Antagonisten („Gegenspieler"). Für eine Muskelkontraktion des Agonisten muss der Antagonist entspannt sein oder zumindest dosiert nachgeben, sonst ist keine gezielte Bewegung möglich. Für die meisten Bewegungen gibt es außerdem Synergisten („Mitspieler"), die die Agonisten in ihrer Arbeit unterstützen.

Isometrische Kontraktion und Körperhaltung. Neben einer aktiven Bewegung sind die Muskeln für die stabile Haltung eines Körperteils, z. B. der aufrechten Körperhaltung, nötig. Auch dafür werden die Muskelfasern angespannt, nur soll das entsprechende Gelenk nicht bewegt, sondern fixiert werden (isometrische Kontraktion). Im einfachsten Fall ziehen Agonist und Antagonist gleich stark gegeneinander, meist müssen dafür zahlreiche Muskeln zusammenspielen und permanent aufeinander abgestimmt werden.

Muskelsehnen. Die Sehnen übertragen die Kraft der Kontraktion vom Muskel auf das Skelett und bestehen aus zugfestem kollagenem Bindegewebe. Sie befinden sich an den Muskelenden und sind an den Knochen befestigt. Teilweise haben sie eine erhebliche Länge und können so die Kraft flexibel übertragen. Die Beugesehnen der Finger z. B. bringen die im Unterarm erzeugte Kraft in die Finger! Verlaufen mehrere Sehnen parallel nebeneinander, so sind sie häufig von einer Sehnenscheide umgeben.

M *Die gesunde Wirbelsäule weist 4 hintereinanderliegende Krümmungen auf, wie 2 aneinandergekettete „S". So können Belastungen entlang der Längsachse des Körpers besser abgefedert werden.*

M *Hals und Lende haben eine Lordose!*

D *Die* ***Skelettmuskulatur*** *wird aus quergestreifter Muskulatur gebildet. Sie ermöglicht aktive Bewegungen des Körpers, dient der Körperhaltung und trägt zur Wärmeproduktion bei.*

M *Das Stehen in aufrechter Körperhaltung z. B. verlangt von vielen Muskeln eine fein abgestimmte Anspannung. Überwiegt ein Muskel mit seiner Kraft, so kommt es zu Fehlhaltungen und Gelenksverschleiß.*

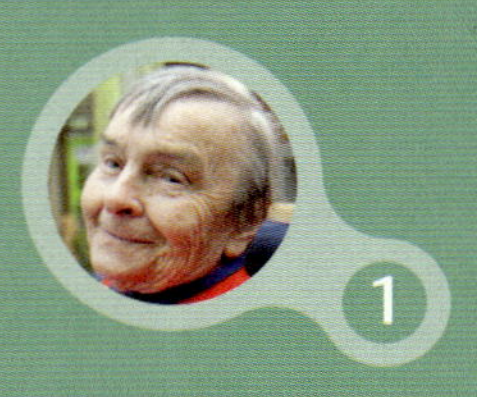

M *Von* **sekundärer Osteoporose** *spricht man, wenn die zugrunde liegende Ursache bekannt ist.*

M *Die* **Inhalationstherapie mit Kortison** *bei chronischen Lungenerkrankungen verursacht keine Knochenschäden!*

D **Osteoporose** *ist eine generalisierte (alle Knochen betreffende) Skeletterkrankung mit Verlust an Knochensubstanz und erhöhter Frakturgefahr (Knochenbruchgefahr).*

M *Osteoporose stellt ein großes volkswirtschaftliches Problem dar. Man schätzt, dass die dadurch verursachten Kosten für Therapie, Rehabilitation, Schmerzmittel usw. bis zu 5 Mrd. Euro pro Jahr betragen!*

M *Zwei Formen der* **primären Osteoporose:**
- *postmenopausale Osteoporose,*
- *senile Osteoporose.*

M *Der* **jährliche Knochenverlust** *ist bei Rauchern etwa doppelt so hoch wie bei Nichtrauchern!*

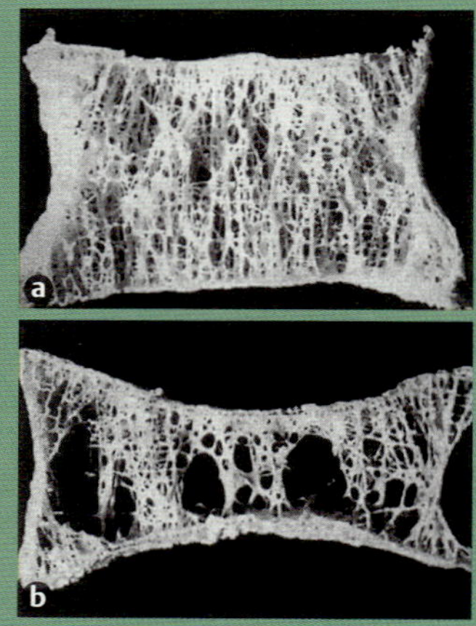

Abb. 1.315 a Normaler und b osteoporotisch veränderter Wirbelkörper (aus Biesalski 1999).

Erkrankungen der Knochen

Erkrankungen mit veränderter Knochendichte

Bei manchen Knochenerkrankungen kommt es zu einer Veränderung der Knochendichte. Durch den Verlust an harter Knochensubstanz wird der Knochen instabiler und es kann gehäuft zu Frakturen (Knochenbrüchen) kommen. Bei Osteoporose und einer Osteomalazie findet sich eine verminderte Knochendichte in allen Skelettanteilen. Bei Knochenmetastasen sind die Veränderungen dagegen auf einzelne Knochen beschränkt.

Osteoporose (Knochenschwund)

Epidemiologie. Aufgrund des ständig wachsenden Anteils der älteren Bevölkerung ist Osteoporose heute **die** Knochenkrankheit der westlichen Welt. Betroffen sind ca. 7 Mio. Menschen in Deutschland, also mehr als jede 3. Frau über 60! Osteoporotisch bedingte Frakturen bei Frauen sind häufiger als alle Fälle von Schlaganfall und Herzinfarkt zusammengenommen!

Ursachen. Die Aktivität dieser Zellen wird durch verschiedene Hormone reguliert. Das Parathormon der Nebenschilddrüse aktiviert die knochenabbauenden Osteoklasten, während Östrogene die aufbauenden Osteoblasten anregen. Normalerweise besteht hier ein Gleichgewicht, sodass abgebauter Knochen sofort wieder aufgebaut wird und somit die Knochensubstanz konstant bleibt.

Ab dem 40. Lebensjahr kommt es zum natürlichen, altersabhängigen Knochenabbau (ca. 1–1,5 %/Jahr). Vermehrter Knochenabbau bei vermindertem Knochenaufbau führt besonders zum Verlust an Spongiosa (Knochenbälkchen, **Abb. 1.315**). Dadurch wird der Knochen porös, und es besteht erhöhte Frakturgefahr.

Außer dem Alter sind verschiedene andere Ursachen dieser Knochenkrankheit bekannt. In ca. 95 % der Fälle handelt es sich um eine primäre Osteoporose, deren Ursache noch nicht vollständig geklärt ist. Man unterscheidet 2 Formen der primären Osteoporose.

Bei der postmenopausalen Osteoporose kommt es durch einen Mangel an Östrogen (weibliches Geschlechtshormon) zu einer verminderten Kalziumaufnahme aus dem Darm und zu einer vermehrten Freisetzung dieses Minerals aus dem Knochen, sodass langfristig die Knochenmasse abnimmt. Betroffen sind daher vor allem Frauen ab den Wechseljahren (Postmenopause), also ca. ab dem 45. Lebensjahr.

Die senile Osteoporose tritt erst ab dem 70. Lebensjahr auf und ist bedingt durch den normalen, schleichenden Knochenabbau im Alter. Zusätzlich wirken sich im Alter Bewegungsmangel und zu geringe Kalzium- und Vitamin-D-Spiegel negativ aus. Typischerweise treten besonders im Bereich des Oberschenkelhalses Veränderungen auf, weshalb der Oberschenkelhalsbruch (S. 303) eine häufige Komplikation im Alter ist.

Mögliche Ursachen für eine sekundäre Osteoporose sind:
- langfristige hochdosierte Kortisontherapie,
- Hyperthyreose (Schilddrüsenüberfunktion),
- längere Bettlägerigkeit, Gipsbehandlung oder Lähmungen,
- langjährige Nierenerkrankungen, bei denen übermäßig Kalzium ausgeschieden wird,
- langjährige Erkrankungen des Pankreas (Bauchspeicheldrüse) oder des Darmes (z. B. Morbus Crohn oder Colitis ulcerosa).

Risikofaktoren. Bei bestimmten Konstellationen ist das Osteoporoserisiko erhöht:
- Geschlecht: Osteoporose ist besonders eine Erkrankung der älteren Frau, doch auch Männer sind betroffen,
- Vererbung: bei Fällen von Osteoporose in der Familie besteht ein erhöhtes Risiko,
- ethnische Zugehörigkeit: Osteoporose tritt bei weißen Frauen häufiger auf,
- Körperbau: bei schlanken und grazilen Menschen kommt es häufiger zur Osteoporose als bei Menschen mit adipösem und stämmigem Körperbau,
- kalziumarme Kost oder eine Milchunverträglichkeit,
- Bewegungsmangel, z. B. rein sitzende Tätigkeit,
- Genussmittel: Rauchen und chronischer Alkoholgenuss haben einen negativen Einfluss auf den Knochenaufbau.

Symptome. Osteoporose ist eine schleichend verlaufende Krankheit, die lange Zeit keinerlei Beschwerden verursacht. Erst nach Jahren können akute und vor allem chronische Rückenschmerzen auftreten, denn betroffen ist hauptsächlich die Wirbelsäule. Durch den Knochenschwund wird der Knochen instabil und kann leicht in sich zusammenbrechen; die Folge ist eine Verformung der Wirbelsäule, die zu Fehlhaltung, Muskelverspannungen und deshalb zu chronischen Schmerzen führt. Anfangs treten die Beschwerden nur bei besonderer Belastung auf, später gehen sie in Dauerschmerzen über. Führen die Schmerzen zu einer zunehmenden Bewegungseinschränkung, so kommt es durch den Bewegungsmangel zum verstärkten Knochenabbau (**Abb. 1.316**).

Die Veränderungen im Bereich der Wirbelsäule bewirken typische Änderungen der Körperstatur: zunehmende Kyphosierung (Krümmung) der Brustwirbelsäule führt zum „Buckel", früher „Witwenbuckel" genannt (**Abb. 1.317a**). Die Verformung der Wirbelsäule kann so ausgeprägt sein, dass die unteren Rippen am Beckenkamm scheuern! Durch die Verformung der Wirbelkörper nimmt die Kör-

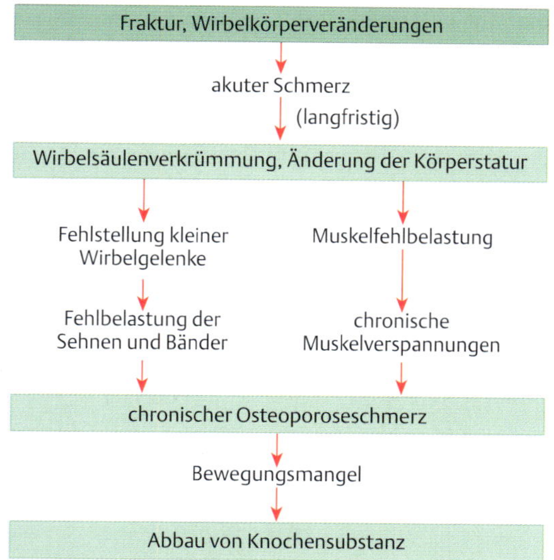

Abb. 1.316 Pathophysiologie des Osteoporoseschmerzes.

pergröße kontinuierlich ab (um bis zu 20 cm). Es kommt zu einer Verschiebung der Hautfalten: Die Patientinnen berichten vom Verlust der Taille („kein Rock passt mehr"), weil der Bauch extrem vorgewölbt ist. Im Rückenbereich erkennt man das „Tannenbaumphänomen": Die überflüssig gewordene Haut zieht sich in Falten entlang der Wirbelsäule nach unten (**Abb. 1.317b**). Durch die Abnahme der Körpergröße erscheinen die Arme als zu lang.

Komplikationen. Man nennt die Osteoporose auch „Frakturkrankheit", weil oft schon bei kleinen Unfällen oder auch spontan (ohne Anlass) Knochenbrüche auftreten können. Deshalb müssen Stürze unbedingt verhindert werden. Die neben den Wirbelkörpern typischen Frakturen sind im Abschnitt „Frakturen im Alter" (S. 301) beschrieben.

Diagnostik. Bei schon bestehender Osteoporose lassen sich röntgenologisch typische Veränderungen nachweisen: die Brustwirbelsäule ist verstärkt gekrümmt und einzelne Wirbel sind eingebrochen und in ihrer Form verändert (Fisch- und Keilwirbel).

Erst beim Verlust von 30% der Knochenmasse sind im Röntgenbild osteoporotische Veränderungen sichtbar, deshalb ist die beste Methode bei Verdacht auf Osteoporose oder zur Überprüfung der Therapie die Osteodensitometrie, die Knochendichtemessung.

In Erprobung ist die Bestimmung der Knochendichte mithilfe spezieller Ultraschallgeräte.

Therapie. Zur Behandlung einer Osteoporose stehen verschiedene Medikamente zur Verfügung. Sie lassen sich in die folgenden 3 Kategorien einteilen.

Basismedikamente zur Verhinderung einer Osteoporose:
Kalzium. Unsere Knochen bestehen hauptsächlich aus Kalzium. Eine ausreichende Kalziumzufuhr (1000–1500 mg/Tag) fördert sowohl die Knochenmasse als auch die Knochenfestigkeit; die Häufigkeit der gefürchteten Knochenbrüche kann gesenkt werden. Gelingt eine ausreichende Zufuhr über die Nahrung (s. unten) nicht, kann Kalzium in Tablettenform eingenommen werden.

Vitamin D. Vitamin D fördert die Aufnahme von Kalzium aus dem Darm und spielt deshalb eine wichtige Rolle im Knochenstoffwechsel. Es kann einerseits durch die Nahrung (Fisch, Lebertran) aufgenommen werden, andererseits kann es der Körper mithilfe von Sonnenlicht selbst bilden, im Alter lässt diese Fähigkeit allerdings nach. Deshalb empfiehlt man besonders im Winter und bei immobilen Patienten, Vitamin D in Tablettenform einzunehmen. Beliebt sind Kombinationspräparate aus Kalzium und Vitamin D.

Östrogene. Eine häufig eingesetzte Therapie zur Verhinderung der postmenopausalen Osteoporose ist eine Östrogentherapie mit Beginn der Wechseljahre. Östrogene sollten allerdings nur bei Frauen mit intakter Gebärmutterschleimhaut in Kombination mit Gestagenen eingesetzt werden um das Risiko eines Gebärmutterkrebses zu verringern. Das Risiko, unter Östrogentherapie an einem Mammakarzinom (Brustkrebs) zu erkranken, ist umstritten. Eine Risikozunahme ist erst nach über 5 Jahren Therapiedauer nachgewiesen. Bei Frauen über 75 Jahren lässt sich kein positiver Effekt der Östrogene auf die Knochendichte mehr nachweisen.

Medikamente, die in den Knochenstoffwechsel eingreifen:
Bisphosphonate. Diese Substanzen (z. B. Actonel, Fosamax) sind in der Behandlung der Osteoporose sehr wirksam, da sie den Knochenabbau hemmen, die Knochenneubildung anregen und somit die Knochendichte erhöhen. Um die optimale Wirkung zu erreichen sollten sie zusammen mit Kalzium und Vitamin D gegeben werden. Die Medikamente müssen allerdings über einige Jahre eingenommen werden, bis eine bessere Knochendichte messbar ist.

Kalzitonin. Kalzitonin ist ein in der Schilddrüse produziertes Hormon, das den Knochenverlust aufhalten kann, jedoch nicht zur Knochenneubildung führt. Es wird besonders bei frischen osteoporotisch bedingten Knochenbrüchen eingesetzt, da es auch schmerzstillend wirkt. Erhältlich ist es in Spritzenform (z. B. Karil) oder als Nasenspray.

Fluoride. Fluoride steigern die Knochenneubildung, allerdings erhöht sich damit nicht die Stabilität des Knochens. Sie wirken nur in Kombination mit Kalzium. Zu beachten ist auch, dass es bei einer zu hohen Fluorideinlagerung in den Knochen zu

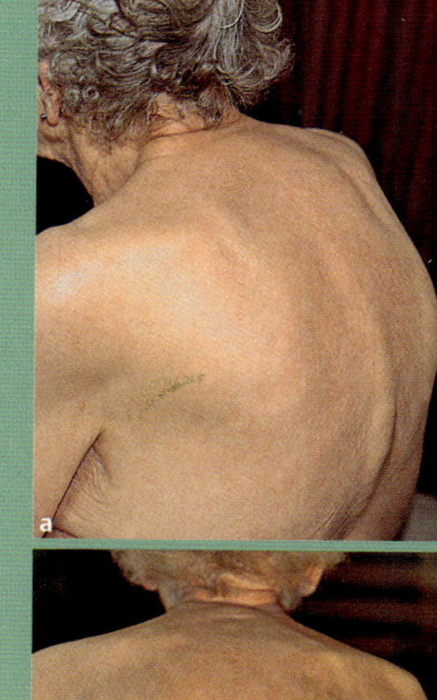

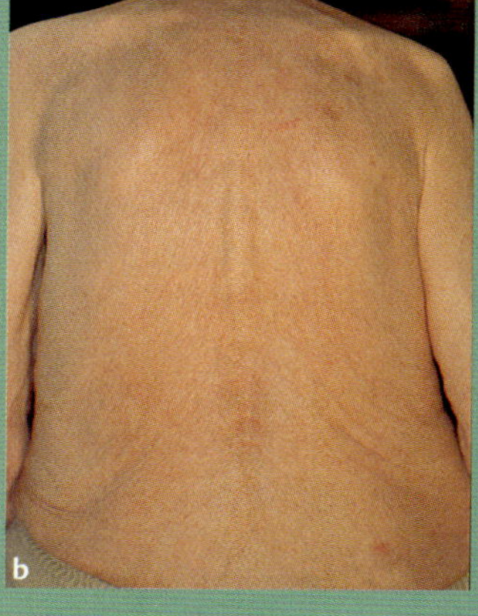

Abb. 1.317 Veränderungen der Körperstatur infolge von Osteoporose. **a** Typische Haltungsänderung, **b** Verschiebung der Hautfalten.

M *Eine Abnahme der Körpergröße um mehr als 4 cm innerhalb eines Jahres kann Anzeichen einer Osteoporose sein!*

M **Prinzip der Osteodensitometrie:** *Aus einer radioaktiven Quelle werden Photonenstrahlen auf einen Knochen abgegeben. Beim Durchtritt durch den Knochen werden die Strahlen abgeschwächt, was Rückschlüsse auf die Knochendichte zulässt.*

M *Aufgelöste Kalziumbrausetablette langsam über den Tag verteilt trinken, sonst ist die Resorption (Aufnahme) vermindert!*

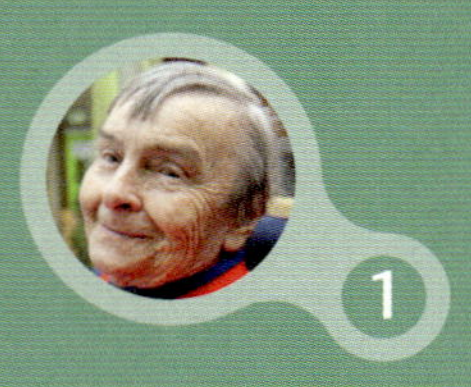

1

P **Tipps für den Alltag** *zur Entlastung der Wirbelsäule:*
- *Fahrradfahren: der Lenker sollte so hoch gestellt sein, dass man aufrecht sitzen muss,*
- *Schuhe mit weicher Sohle,*
- *bei Übergewicht abnehmen,*
- *langes Stehen und Sitzen vermeiden, möglichst viel laufen,*
- *das Heben von schweren Lasten vermeiden, besser ist ein Transport auf fahrbaren Geräten.*

P **Isometrische Spannungsübungen.** *Wenn die Beweglichkeit des alten Menschen schon erheblich eingeschränkt oder wenn er bettlägerig ist, können zur Kräftigung der Muskulatur isometrische Spannungsübungen durchgeführt werden.*

D **Osteomalazie** *ist die „Rachitis des Erwachsenen"; es kommt aufgrund von Vitamin-D-Mangel zur Verringerung der Knochendichte. Der Knochen wird weich und verbiegbar.*

M *Wichtig sind 1000–1500 mg Kalzium/Tag!*

M *Faustregel: ½ Liter Milch (2½ Gläser) und 50 g Hartkäse (ca. 2 Scheiben) decken den täglichen Kalziumbedarf! Im Alter zusätzliche Kombination mit Vitamin D (in Tablettenform)!*

D **Knochenmetastasen** *sind Absiedlungen bösartiger Tumoren in den Knochen.*

Gelenkschmerzen kommen kann. Auch sollte eine Fluoridtherapie auf 3–4 Jahre beschränkt bleiben.

Raloxifen (z.B. Evista). Es handelt sich um ein Medikament, das den Knochenabbau in den Wechseljahren hemmt. Damit wirkt es ähnlich (aber schwächer) wie Östrogene. Es muss langfristig (2–3 Jahre) eingenommen werden.

Teriparatid (z.B. Forsteo). Dieses seit 2003 zugelassene Medikament ist ein gentechnisch hergestellter Teil des Hormons Parathormon aus der Nebenschilddrüse. Normalerweise wird unter Parathormon Knochen abgebaut, dieses Medikament hat aber die entgegengesetzte Wirkung. Es fördert den Knochenaufbau. Es wird einmal täglich subkutan gespritzt. Wird zusätzlich Kalzium eingenommen, ist die Wirkung verstärkt.

Unterstützende Medikamente und Maßnahmen: Bei ausgeprägter Osteoporose steht die Schmerzlinderung mit Analgetika im Vordergrund. Um einer zunehmenden Bewegungseinschränkung und Muskelverspannungen vorzubeugen, ist regelmäßige Krankengymnastik wichtig. Zur Muskelentspannung dienen lokale Wärmebehandlung, Massagen oder Elektrotherapie.

Prophylaxe. Zur Verhinderung einer Osteoporose im Alter ist die „von klein auf" richtige Ernährung wichtig. Denn je größer das in der Jugend erworbene „Knochen-Startkapital" ist, desto weniger bedrohlich ist der normale Knochenabbau im Alter. Da der Knochen größtenteils aus Kalzium besteht, muss die richtige Ernährung eine ausreichende Menge Kalzium enthalten.

Kalzium kommt besonders in Milchprodukten vor. Deshalb sollen besonders Milch und Käse ein täglicher Nahrungsbestandteil sein. Am besten sind „saure Milchprodukte" (Buttermilch, Joghurt o.Ä.). Auch grünes Gemüse (Lauch, Brokkoli usw.) enthält Kalzium, allerdings in weit geringeren Mengen. Bevorzugen sollte man außerdem kalziumreiches und natriumarmes Mineralwasser, da Natrium die Kalziumausscheidung im Darm erhöht. Um eine ausreichende Zufuhr von Vitamin D sicherzustellen, empfiehlt es sich, einmal pro Woche Seefisch zu essen.

Nahrungsmittel mit einem hohen Phosphatgehalt dagegen verhindern die Kalziumaufnahme aus dem Darm. Phosphate sind z.B. in Wurst, Schokolade oder in Colagetränken enthalten. Diese sollten gemieden werden. Auch Bier und Wein sollten nur in geringen Mengen getrunken werden, sie sind ebenfalls „Kalziumräuber".

Bewegung, d.h. Druck und Zug am Knochen, sind für den Aufbau und Erhalt des Skeletts unbedingt notwendig. Zu empfehlen ist ein gezieltes Training der Bauch- und Rückenmuskulatur. Schwimmen ist eine ideale Kombination aus Wirbelsäulenentlastung und Muskeltraining, da im Wasser die Wirbelsäule durch den Auftrieb entlastet wird. Ganz generell wichtig aber ist die tägliche Bewegung an der frischen Luft, denn mithilfe des UV-Lichtes kann unser Körper Vitamin D bilden!

B Frau Hehl, eine allein lebende 80-jährige Diabetikerin, stolpert über eine Teppichkante in ihrem schlecht beleuchteten Wohnzimmer. Sie kann vor Schmerzen im rechten Bein nicht aufstehen und wird Stunden später von ihrer Schwiegertochter auf dem Boden liegend gefunden. Im Krankenhaus stellt man eine osteoporotisch bedingte Schenkelhalsfraktur fest. Frau Hehl wird operiert und muss anschließend in eine Rehaklinik zur intensiven krankengymnastischen Betreuung. Zur Entlastung des durch die Osteoporose insgesamt bruchgefährdeten Skeletts benutzt Frau Hehl zur Fortbewegung jetzt einen Gehwagen.

Osteomalazie (Knochenerweichung)

Ursachen. Wie bei der Osteoporose beschrieben, ist Vitamin D zur Resorption von Kalzium wichtig. Zum Vitamin-D-Mangel kann es durch fehlerhafte Ernährung (z.B. rein vegetarische Ernährung) und bei immobilen Patienten aufgrund der fehlenden Sonneneinstrahlung kommen. Seltenere Ursachen sind eine mangelhafte Resorption des Vitamins im Magen-Darm-Trakt oder eine fehlerhafte Umwandlung des Vitamins in seine aktive Form aufgrund schwerer Nieren- oder Leberfunktionsstörungen. Folge des Vitaminmangels ist ein verringerter Einbau von Kalzium in den Knochen und damit eine Verringerung der Knochendichte. Bei Kindern nennt man dieses Krankheitsbild Rachitis, bei Erwachsenen Osteomalazie.

Symptome. Osteomalazie ist eine schleichende Krankheit, die Beschwerden entwickeln sich über Monate oder Jahre. Typisch sind generalisierte Knochenschmerzen, verbunden mit Muskelschwäche. Langfristig kommt es durch die Knochenerweichung zu Knochenfehlstellungen (z.B. O-Bein-Bildung, zunehmende Krümmung der Wirbelsäule) und Verschiebungen im Becken.

Therapie. Je nach zugrunde liegender Ursache muss Vitamin D in Tabletten- oder Spritzenform zugeführt werden. Dies führt meist innerhalb weniger Wochen zur Beschwerdefreiheit.

Knochenmetastasen

Ursachen. Bösartige Tumoren können direkt in ihre Umgebung einwachsen, oder es kommt zur Streuung maligner Zellen über Lymphbahnen oder Blutwege in den Körper. Diese setzen sich in anderen Organen fest und bilden Tochtergeschwülste des Tumors, die Metastasen.

Tumoren, die vom Knochen ausgehen, sind insgesamt selten und fast nur bei Jugendlichen anzutreffen. Viele fortgeschrittene Krebserkrankungen aber führen zu Knochenmetastasen, sodass dies eine im Alter nicht seltene Komplikation ist. Prinzipiell können alle malignen Tumoren in die Knochen metastasieren; besonders häufig findet man sie bei Lungen-, Nieren-, Brust-, Gebärmutter-, Prostata-, Schilddrüsen-, Magen- oder Hautkrebs (**Abb. 1.318**).

Symptome. Die häufigste Lokalisation von Knochenmetastasen ist die Wirbelsäule. Doch man kann sie auch an allen anderen Knochen finden, besonders in Knochen mit blutbildenden Anteilen (rotem Knochenmark): Oberschenkel, Becken, Rippen, Oberarm oder Schädel.

Knochenmetastasen bereiten meist nur ganz uncharakteristische Schmerzen, zumeist Rückenschmerzen, die häufig lange Zeit als „Ischiasbeschwerden" oder Ähnliches behandelt werden.

Gelegentlich wird eine Knochenmetastase erkannt, weil es zu einer pathologischen Fraktur gekommen ist. Da der Knochen an der Stelle der Metastase meist wie „ausgestanzt" ist, kann er hier leicht brechen. Manchmal genügt eine ungeschickte Bewegung oder ein kleiner, harmloser Sturz. Bricht der Knochen ohne jeden Anlass, spricht man von einer Spontanfraktur. .

Diagnostik. Größere Metastasen sind im Röntgenbild gut zu erkennen (**Abb. 1.319**). Eine gute Methode zum Ausschluss von Knochenmetastasen, z. B. im Rahmen der Krebsnachsorge, ist die Knochenszintigrafie. Es werden über die Blutbahn radioaktive Substanzen in den Körper eingebracht, die sich in Bereichen erhöhten Stoffwechsels (hier also im Bereich der Metastase) anreichern.

Therapie. Ziel ist neben einer ausreichenden Schmerztherapie, das Wachstum der Metastase zu verhindern und eine größtmögliche Stabilisierung des Knochens zu erreichen; eine Heilung ist in diesen Krebsstadien meist nicht mehr möglich.

Häufig angewandt wird die Strahlentherapie: Man erhofft sich eine Rückbildung der Metastase und eine Erhöhung der Knochendichte zur Stabilisierung. Ähnliches versucht man durch eine Therapie mit Bisphosphonaten und Kalzitonin (S. 299) zu erreichen. Einzelne Knochenmetastasen lassen sich manchmal operativ entfernen.

Frakturen im Alter

Bei älteren Menschen besteht aus verschiedenen Gründen eine erhöhte Sturzneigung. Die Folge ist nicht immer eine Fraktur (Knochenbruch), doch die im Alter verminderten reflektorischen Schutzmechanismen und die erhöhte Brüchigkeit des Knochens aufgrund der Osteoporose (S. 298) erhöhen das Frakturrisiko. Generell kann natürlich jeder Knochen brechen, deshalb sind hier nur die im Alter häufigsten Frakturen dargestellt. Meist handelt es sich um geschlossene Frakturen, bei denen zwar der Knochen gebrochen, der umgebende Weichteilmantel aus Haut und Muskeln aber unverletzt ist. Zeigt sich über der Fraktur eine Wunde (im schlimmsten

P *Jede Lagerung oder unterstützende Berührung kann bei einem Patienten mit Knochenmetastasen starke Schmerzen verursachen und zu Spontanfrakturen führen.*

P **Schmerztherapie.** *Tumorpatienten in fortgeschrittenem Stadium sollten keine unnötigen Schmerzen ertragen müssen. Keinesfalls darf deshalb an Schmerzmitteln gespart werden.*

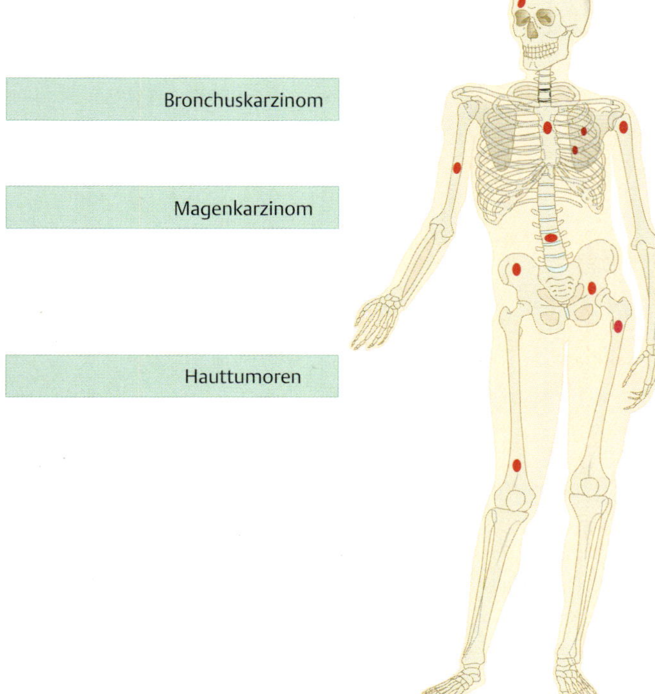

Abb. 1.318 Ursachen und Lokalisation von Knochenmetastasen.

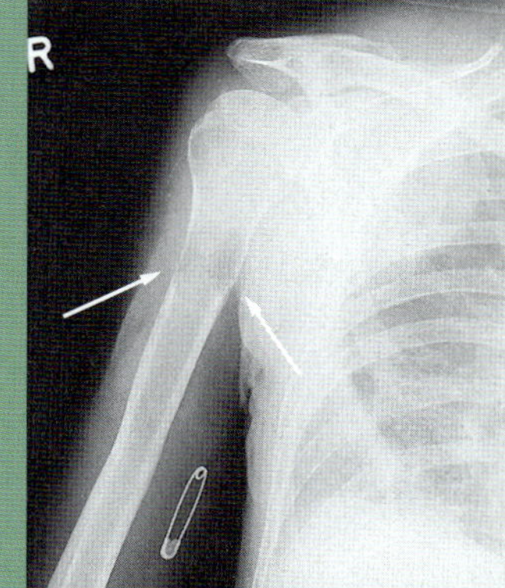

Abb. 1.319 Metastase eines Nierenkarzinoms am Oberarmknochen.

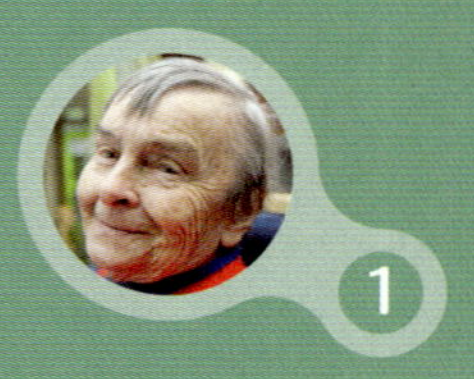

M Die Frakturbehandlung gliedert sich in drei Schritte:
- *Reposition,*
- *Retention,*
- *Rehabilitation.*

D Knochenbruch im Bereich des Radius (Speiche), häufig ist die Ulna (Elle) mitbeteiligt.

P Kontrakturenprophylaxe. *Um einer Gelenkversteifung (S. 306) vorzubeugen, sind isometrische Spannungsübungen an der betroffenen Extremität sinnvoll. Es sollten dabei aber keine Schmerzen entstehen.*

P Bei einem **Gipsverband** *ist die betroffene Region hochzulagern und zu kühlen. Klagt der Patient über neu aufgetretene Schmerzen ist der Arzt zu verständigen.*

M Die distale Radiusfraktur ist der häufigste Knochenbruch!

M Seltener ist der Sturz auf das gebeugte Handgelenk, Folge ist die sog. Smith-Fraktur. Sie muss immer operativ versorgt werden.

Fall ist der gebrochene Knochen von außen sichtbar), spricht man von einer offenen Fraktur.

Frakturbehandlung

Reposition (Einrichten). Um Schäden an den umliegenden Weichteilen zu verhindern, sollten gebrochene Knochen möglichst rasch in die anatomisch korrekte Stellung gebracht werden. Dies ist oft von außen durch Zug und Druck (natürlich unter ausreichender Schmerztherapie) möglich. Gelingt eine geschlossene Reposition nicht, müssen die Knochen operativ eingerichtet werden.

Retention (Ruhigstellung). Bis zur Knochenheilung muss die Fraktur fixiert werden. Die häufigste Methode ist der Gipsverband. Die beste Ruhigstellung sowie eine absolut korrekte Stellung kann man durch eine Osteosynthese erreichen (**Abb. 1.320**). Hier wird die Fraktur mithilfe von operativ eingebrachten Drähten, Schrauben, Nägeln oder Platten fixiert. Besonders bei Schenkelhalsfrakturen, welche nicht sofort operiert werden können, wird die Fraktur durch eine Extensionsbehandlung (s. unten) vorübergehend ruhig gestellt.

Rehabilitation (Wiederherstellung). Bei vielen Frakturen müssen sich an die Abheilung eine intensive Krankengymnastik und spezielle Rehabilitationsverfahren anschließen, um die volle Funktion des Knochens wiederherzustellen.

Distale Radiusfraktur (Handgelenkbruch)

Ursachen und Symptome. Ursache ist ein Sturz auf den Handballen der ausgestreckten Hand. Das Handgelenk ist schmerzhaft geschwollen und zeigt eine Fehlstellung.

Therapie. Meist gelingt es, die Knochen durch Zug und Druck unter Röntgenkontrolle wieder einzurichten. Eventuell ist aber eine operative Versorgung z. B. mithilfe von sog. Kirschnerdrähten nötig (Spickdrahtosteosynthese), die den Knochen stabilisieren. Meist wird für mindestens 4–5 Wochen ein Gips angelegt.

Komplikationen. Nach einem Handgelenkbruch können mehrere Komplikationen auftreten. Wichtig ist auch nach der Frakturversorgung eine engmaschige Röntgenkontrolle, da es manchmal zu einer erneuten Verschiebung der Knochen kommen kann. Nicht selten verheilt die Fraktur in Fehlstellung, und das Handgelenk ist für immer formverändert. Wenn mehrfache „Einrenkmanöver" nötig waren, um die Fraktur zu stabilisieren, besteht die Gefahr eines Morbus Sudeck. Es handelt sich um ein nicht vollständig geklärtes Krankheitsbild mit einer lokalen Entzündung, die starke Schmerzen verursacht und langfristig zur Atrophie (Rückbildung) von Muskeln und Knochen führt. Im Handgelenkbereich verläuft der Nervus medianus, ein wichtiger Nerv zur Versorgung einzelner Finger. Wird dieser durch die

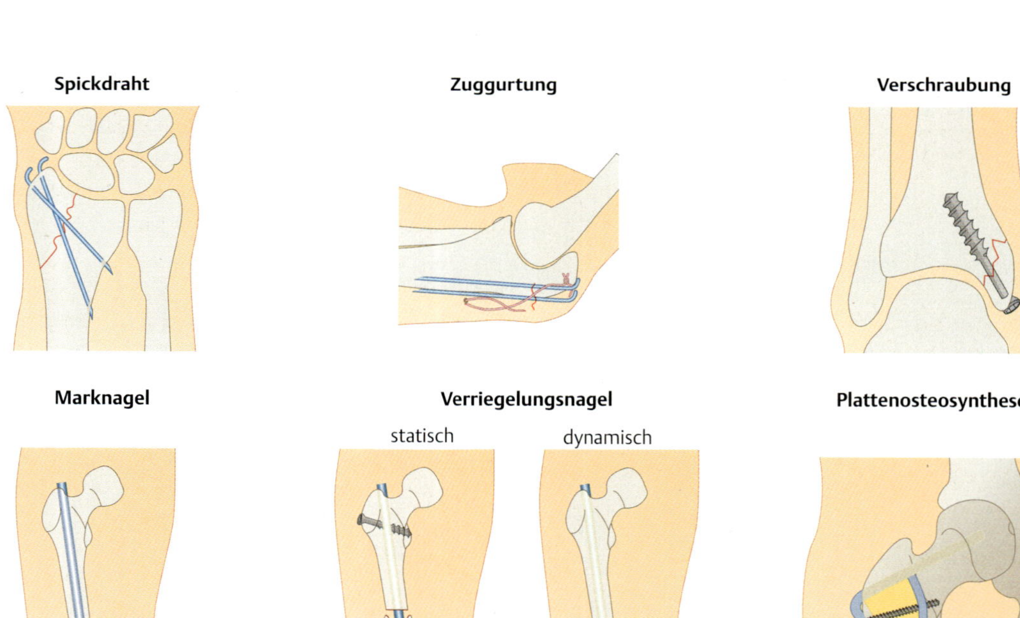

Abb. 1.320 Osteosyntheseverfahren, die häufig eingesetzt werden bei offenen Frakturen, gelenknahen Knochenbrüchen, begleitenden Nerven- oder Gefäßverletzungen, Frakturen bei Mehrfachverletzungen zur Pflegeerleichterung und Oberschenkelfrakturen im Erwachsenenalter.

Fraktur in Mitleidenschaft gezogen, kann sich langfristig ein Karpaltunnelsyndrom entwickeln.

Subkapitale Humerusfraktur (Oberarmkopfbruch)

Ursachen und Symptome. Ursache ist meist ein Sturz auf den ausgestreckten Arm oder Ellenbogen. Die Patienten beklagen starke Schulter- oder Oberarmschmerzen, lokal tastet man häufig eine deutliche Schwellung, verursacht durch den Bluterguss, der sich nach jeder Fraktur lokal bildet. Dieses Hämatom verteilt sich im Laufe der Zeit, häufig ist einige Tage nach der Fraktur der gesamte Arm blaurötlich verfärbt.

Therapie. In den meisten Fällen ist eine Ruhigstellung des Bruches durch einen Gilchrist- oder Desaultverband ausreichend (**Abb. 1.321**). Um eine Schultersteife zu verhindern, wird meist schon nach wenigen Tagen mit krankengymnastischen Übungen begonnen. Bei erheblicher Fehlstellung ist eine operative Versorgung erforderlich.

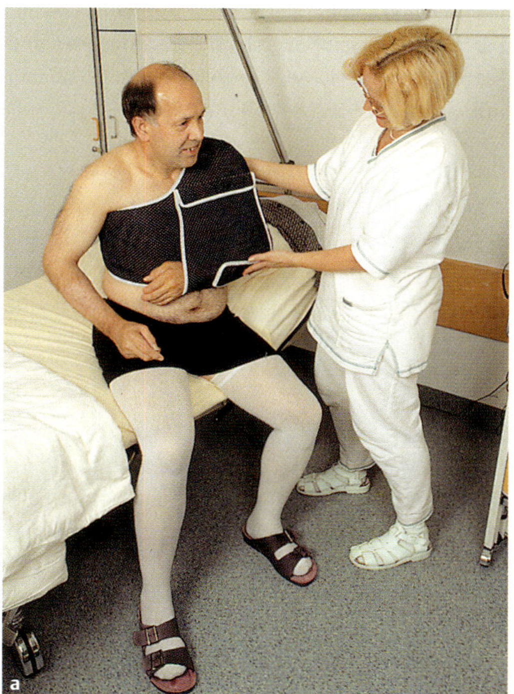

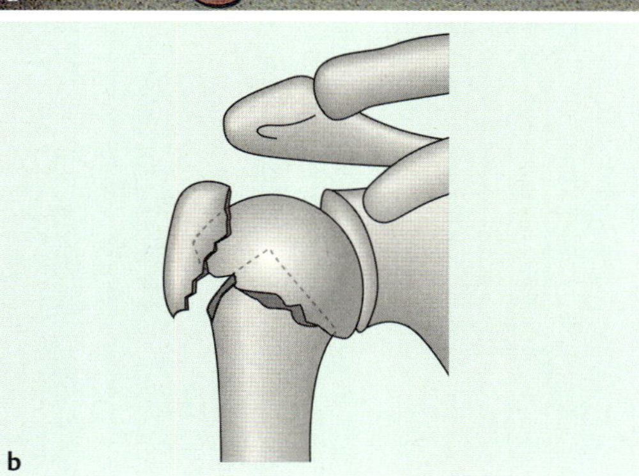

Abb. 1.321 Oberarmkopfbruch. **a** Ruhigstellung der Schulter mittels Desaultverband. **b** Subkapitale Humerusfraktur.

Schenkelhalsfraktur (Oberschenkelhalsbruch)

Ursachen. Diese Fraktur ist meist durch einen Sturz auf die Hüfte verursacht. Beklagt werden starke Schmerzen im Hüftgelenk, das nicht belastet werden kann. Das betroffene Bein steht in einer typischen Fehlstellung (**Abb. 1.322**).

Man unterscheidet, je nachdem, wo der Knochen gebrochen ist, verschiedene Formen der Schenkelhalsfraktur (**Abb. 1.323**). Pertrochantäre Frakturen werden auch zu den Femurfrakturen (Oberschenkelbrüchen) gezählt.

Therapie. Um die Belastbarkeit des Hüftgelenkes rasch wiederherzustellen und die Folgen einer Immobilisation (Pneumonie, Dekubitus, Thrombose usw.) zu verhindern, muss eine Schenkelhalsfraktur in den meisten Fällen operiert werden. Bis zur Operation werden diese Frakturen durch eine Extension ruhig gestellt. Dadurch werden eine Verschiebung der Fraktur durch die ansetzenden Muskeln verhindert und die Schmerzen des Patienten deutlich gemildert. Manchmal gelingt es, die Fraktur durch eine Schraube zu fixieren, oft ist es aber nötig, das gesamte Hüftgelenk durch eine Totalendoprothese (TEP), ein „künstliches Hüftgelenk", zu ersetzen. Handelt es sich aber um eine „eingestauchte Fraktur", bei der die Bruchanteile so fest ineinander verhakt sind, dass sie auch bei Belastung nicht verrutschen, ist außer einer ausreichenden Schmerzmedikation keine Therapie nötig.

Je nach Operationsmethode darf das Bein nach der Operation ganz oder teilweise belastet werden.

Um die volle Beweglichkeit des Hüftgelenks wiederherzustellen, ist im Anschluss an die Operation eine intensive krankengymnastische Betreuung nötig. Deshalb werden viele Patienten nach dem Krankenhausaufenthalt zur sog. „Anschlussheilbehandlung" in spezialisierte Einrichtungen geschickt.

Verhaltensregeln nach Einsatz einer Totalendoprothese. Besonders in den ersten Wochen nach der Operation besteht die Gefahr, dass der künstliche Hüftkopf aus der Hüftpfanne tritt (Luxation). Die Muskulatur ist zu diesem Zeitpunkt nicht kräf-

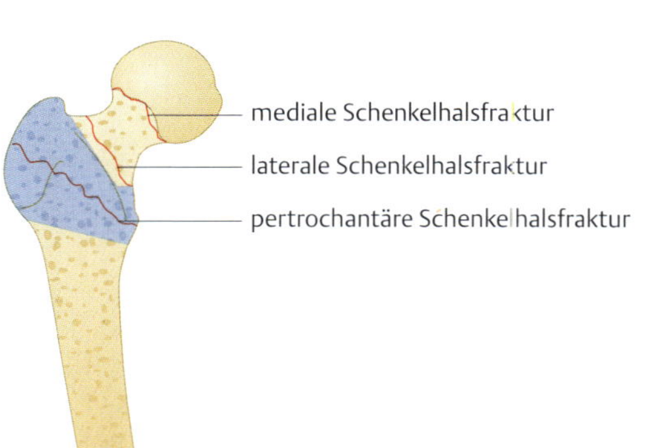

Abb. 1.323 Häufige Lokalisationen von Schenkelhalsfrakturen (nach Paetz u. Benzinger-König 2004).

D *Eine **Schenkelhalsfraktur** ist eine Fraktur im Bereich des Oberschenkelhalses. Frauen sind generell häufiger betroffen, weil es sich um eine typische Verletzung bei osteoporotisch veränderten Knochen handelt.*

D *Eine **subkapitale Humerusfraktur** ist eine der häufigsten Frakturen im Alter: der Oberarmknochen bricht unterhalb des Oberarmkopfes (subkapital).*

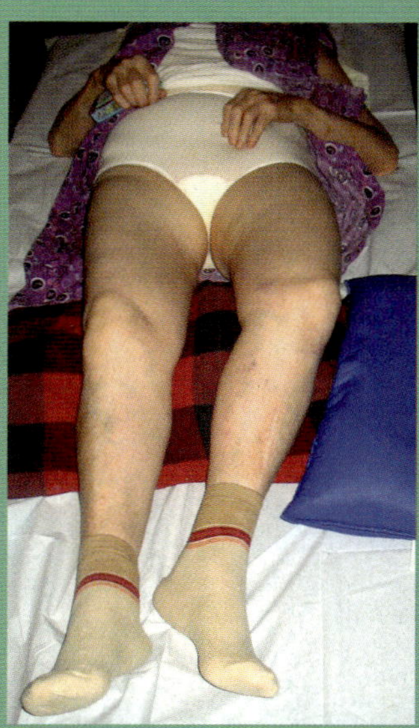

Abb. 1.322 Typische Beinfehlstellung bei Schenkelhalsfraktur: das betroffene Bein ist verkürzt und außenrotiert (nach außen gedreht).

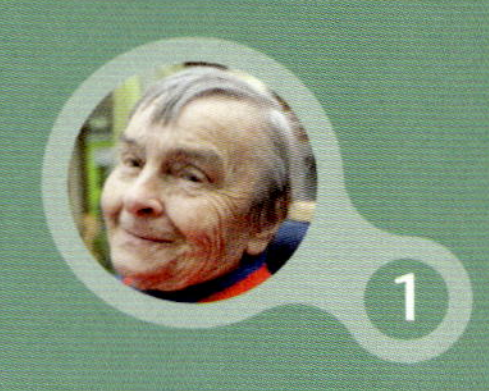

M **Hüftluxationen** *sind viel seltener als Schulterluxationen. Zu erkennen ist meist eine Fehlstellung des Beines, das im Hüftgelenk nicht bewegt werden kann.*

D *Eine* **Sprunggelenkfraktur** *ist eine Fraktur im Knöchelbereich des oberen Sprunggelenks.*

P **Kontrakturen müssen nicht sein!** *Das individuelle Kontrakturenrisiko eines alten Menschen muss entsprechend seinen Grunderkrankungen und seiner vorhandenen Bewegungsfähigkeit erfasst werden. Daraufhin sind ihm geeignete prophylaktische Maßnahmen zu erklären bzw., wenn nötig, für ihn durchzuführen.*

D *Bei einer* **Schulterluxation** *handelt es sich um ein ausgekugeltes Schultergelenk.*

D *Ein* **Plasmozytom** *ist eine maligne Entartung der Plasmazellen des Knochenmarks.*

Erkrankungen des Blutes s. a. S. 355

tig genug, um ausreichend Halt zu geben. Im ersten halben Jahr sollte Folgendes beachtet werden:
- nicht in tiefen Sesseln oder Stühlen sitzen,
- keilförmige Sitzkissen, Stehstützhilfen und eine Toilettensitzerhöhung benutzen,
- die Beine beim Sitzen nicht übereinander schlagen,
- nicht zu lange sitzen,
- im Stehen Beine nicht extrem ein- oder auswärts drehen,
- feste, Halt gebende Schuhe tragen,
- in der ersten Zeit Gehhilfen benutzen,
- sturzprophylaktische Maßnahmen ergreifen,
- in der Anschlussheilbehandlung erlernte Bewegungsübungen zur Kräftigung der Muskulatur weiterführen,
- schweres Heben und Tragen ist verboten.

Sprunggelenkfrakturen

Ursachen und Symptome. Die Betroffenen berichten, sie seien mit dem Fuß „umgeknickt". Im Bereich des Sprunggelenkes ist der Fuß deutlich geschwollen, schmerzhaft und kann nicht belastet werden.

Therapie. Da Innen- und Außenknöchel das obere Sprunggelenk bilden, ist eine exakte Wiederherstellung der Gelenkfläche nötig. Andernfalls kann es zur frühzeitigen Entwicklung einer Arthrose (Gelenkverschleiß) kommen. Deshalb müssen Sprunggelenkfrakturen häufig operiert werden (**Abb. 1.324**).

Schulterluxation

Unsere Gelenke sind mit stabilen Bändern und Sehnen umgeben. Zusätzlichen Halt gibt im Hüftgelenk die knöcherne Gelenkführung in der Gelenkpfanne. Das Schultergelenk dagegen hat eine sehr flache Gelenkpfanne und wird nur durch die umgebende Muskulatur stabilisiert. Deshalb ist das Schultergelenk das am häufigsten luxierte Gelenk (50% aller Gelenkluxationen).

Ursache. Die Schulterluxation ist meist Folge eines Sturzes auf den ausgestreckten Arm, den Ellenbogen oder direkt auf die Schulter.

Symptome. Die Schulter schmerzt stark, der Arm kann nicht angehoben werden. Im Bereich des Oberarmkopfes ist eine „Delle" tastbar, weil die Gelenkpfanne leer ist.

Diagnostik. Zum Ausschluss einer Begleitverletzung, z.B. eines Oberarmbruches, ist immer eine Röntgenaufnahme erforderlich (**Abb. 1.325**).

Therapie. Meist gelingt die Reposition unter Zug ohne Narkose. Wenn nicht, muss die Schulter in Kurznarkose reponiert werden. Im Anschluss wird das Gelenk im Gilchristverband ruhig gestellt. Zur Vermeidung einer Schulterkontraktur sollte besonders bei älteren Menschen nach spätestens einer Woche die Ruhigstellung aufgehoben und mit krankengymnastischen Übungen zur Muskelstärkung begonnen werden.

Knochentumoren

Während Skelettmetastasen im Alter relativ häufig vorkommen, sind Tumoren, die vom Knochen ausgehen, eher eine Erkrankung der Jugendlichen oder jüngeren Erwachsenen. Das Plasmozytom kann zu den Knochentumoren gerechnet werden, weil es dabei zu erheblichen Skelettveränderungen kommt. Ausgangsgewebe dieser Krebserkrankung sind aber bestimmte Immunzellen (Blutabwehrzellen).

Plasmozytom (multiples Myelom)

Ursachen. Die Plasmazellen bilden sich aus den B-Lymphozyten und sind verantwortlich für die Antikörperproduktion (Immunglobuline) im Rahmen der Immunabwehr. Aus ungeklärter Ursache kommt es beim Plasmozytom zu einer Wucherung dieser Zellen im Knochenmark.

Symptome. Das Plasmozytom ist mit 3 Fällen pro 100 000 Menschen eine eher seltene Erkrankung. Sie tritt vorwiegend im höheren Lebensalter (6.–7. Lebensjahrzehnt) auf. Männer sind häufiger betroffen. Die Erkrankung beginnt schleichend mit Knochenschmerzen und genereller Leistungsminderung.

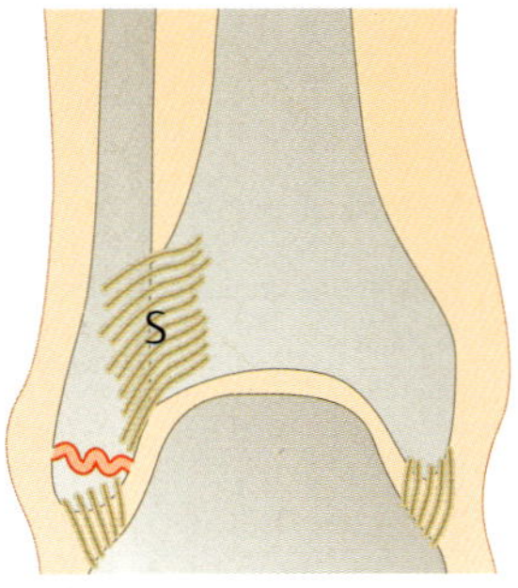

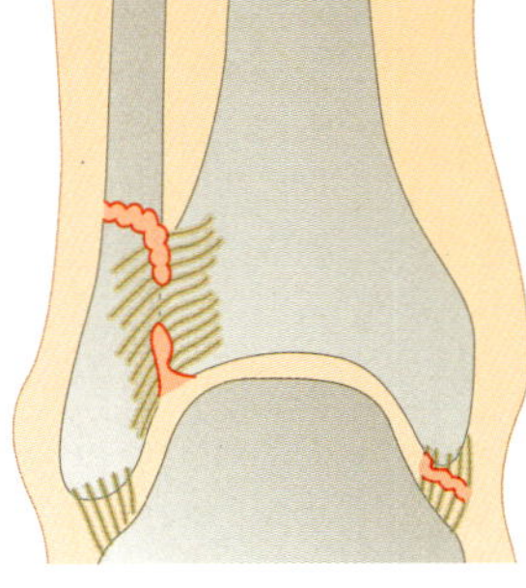

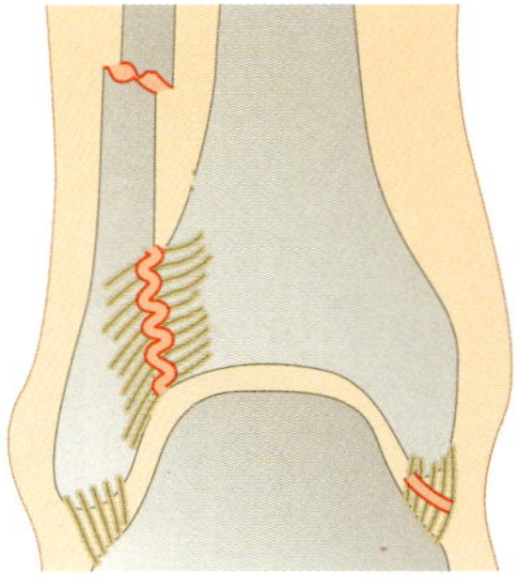

Abb. 1.324 Die Einteilung der Sprunggelenkfrakturen richtet sich nach der Bruchlokalisation am Außenknöchel. Während bei einer Weber-A-Fraktur eine Gipsbehandlung ausreichend ist, müssen die beiden anderen Formen der Sprunggelenkfrakturen operiert werden (aus Paetz u. Benzinger-König 2004).

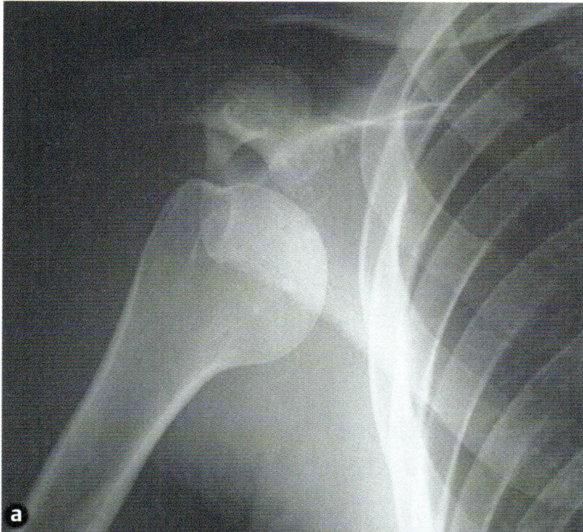

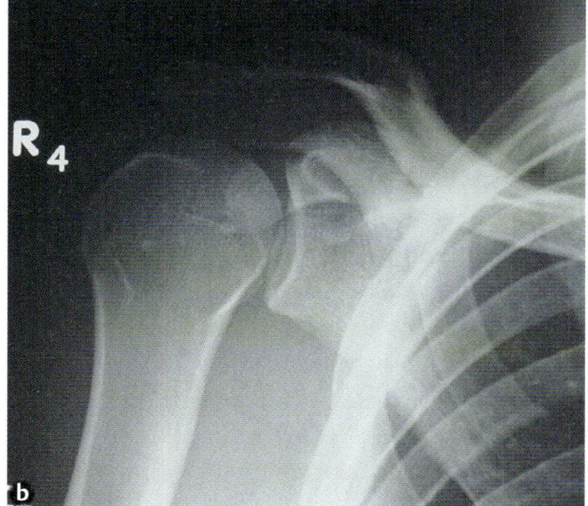

Abb. 1.325 Schulterluxation. a Der Oberarmkopf steht unterhalb der Gelenkpfanne. **b** Kontrolle nach Reposition (aus Paetz u. Benzinger-König 2004).

Im weiteren Verlauf kommen verschiedene Beschwerden hinzu:

- Gefahr von Spontanfrakturen: Die veränderten Plasmazellen aktivieren Osteoklasten (knochenabbauende Zellen). Die Folge sind lokale Knochenzerstörungen. Besonders im Bereich der Wirbelkörper und von Becken und Schädel finden sich im Röntgenbild „schrotschussähnliche" Veränderungen (**Abb. 1.326**).
- Anämie (Blutarmut), Infektneigung: Die im Knochenmark wuchernden Plasmazellen verdrängen die übrigen Blutzellen. Außerdem werden im Übermaß nicht funktionsfähige Immunglobuline gebildet, weswegen eine geregelte Immunabwehr in fortgeschrittenen Stadien nicht mehr möglich ist.

Diagnostik. Neben den röntgenologischen Veränderungen lässt sich ein Plasmozytom durch die veränderte Eiweißbildung nachweisen. Bei der Untersuchung einer Knochenmarkbiopsie (Entnahme von Knochenmark) fallen die veränderten Plasmazellen auf. Die vermehrte Bildung von Immunglobulinen ist in der Eiweißelektrophorese und in einer erhöhten Eiweißausscheidung im Urin ersichtlich. Außerdem fällt bei den Patienten eine deutlich erhöhte Blutsenkung (BSG) mit Werten >100 mm auf.

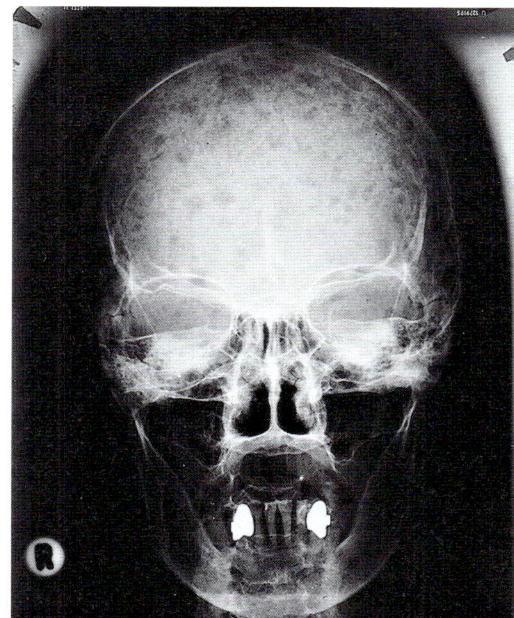

Abb. 1.326 „Schrotschussschädel". Lokale Knochenzerstörungen am Schädel als Folge eines Plasmozytoms.

Therapie. Durch eine Kombination aus Strahlen- und Chemotherapie versucht man, die Plasmazellen zurückzudrängen. Ist der Betroffene jünger als 70 Jahre und in einem guten Allgemeinzustand, besteht die Therapie in einer hochdosierten Chemotherapie mit anschließender Stammzellentransplantation.

Zusätzlich wird versucht, den Knochen medikamentös (z. B. durch Bisphosphonate, S. 299) zu stabilisieren. Bei drohenden Knochenbrüchen kann aber auch eine Operation nötig werden.

Prognose. Die Erkrankung verläuft sehr unterschiedlich. Dank vielfältiger Therapiemethoden ist in manchen Fällen ein Jahre andauernder Stillstand der Erkrankung zu erreichen, sie ist aber nicht heilbar!

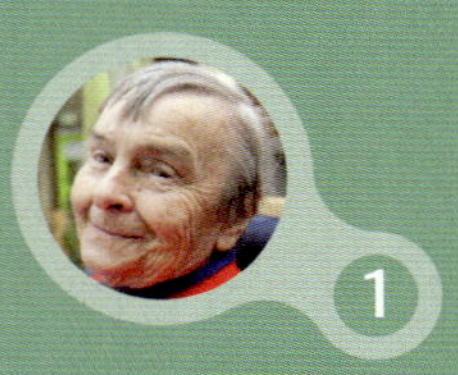

D *Bei einem Hallux valgus handelt es sich um eine* **Fehlstellung im Großzehengrundgelenk,** *bei der die Großzehe nach innen, in Richtung der übrigen Zehen gerichtet ist.*

M *Grundprinzip zur Verhinderung einer Kontraktur: Bewegung, Bewegung, Bewegung!*

D *Eine* **Amputation** *ist eine vollständige Abtrennung eines Körperteils.*

D *Eine* **Kontraktur** *ist eine starke Bewegungseinschränkung eines Gelenks als Folge von Muskel- bzw. Sehnenverkürzungen und Schrumpfung der Gelenkkapsel.*

Erkrankungen der Gelenke

Fehlstellungen

Hallux valgus

Ursachen. Im normalen Fußgewölbe findet sich ein Quer- und ein Längsgewölbe. Im Lauf der Jahre kann es durch Fehlbelastung (falsches Schuhwerk, Übergewicht usw.) zum Einbruch dieser Gewölbe und dadurch zu Veränderungen der Fußform kommen.

Symptome. Als Folge eines Spreizfußes (Absinken des Fußquergewölbes) kommt es zu einer Fehlstellung im Großzehengrundgelenk. Folgen sind schmerzhafte Druckschäden (Exostose) am vorstehenden Gelenkknochen **(Abb. 1.327)**. Durch die Fehlstellung der Großzehe bilden sich im Bereich der übrigen Zehen häufig sog. Krallen- und Hammerzehen. Frauen sind von dieser Erkrankung häufiger betroffen.

Therapie. Neben orthopädischen Schuhen, Einlagen oder Nachtlagerungsschienen hilft langfristig nur die operative Korrektur.

Kontraktur (Gelenkversteifung)

Ursachen. Kontrakturen können als Folge ganz unterschiedlicher Gelenkbeeinträchtigungen auftreten. Sie kommen im Alter häufig vor. Bei langfristiger Immobilität und Inaktivität kommt es zur Muskelverkürzung. Nervenlähmungen (z.B. nach Schlaganfall) führen durch eine Bewegungsunfähigkeit langfristig zu einer Kontraktur. Durch falsche Lagerung kann ein Gelenk zwanghaft fixiert werden und sich dadurch versteifen. Kontrakturen können auch durch Unfälle, z.B. hochgradige Verbrennungen oder Muskelschäden, bedingt sein.

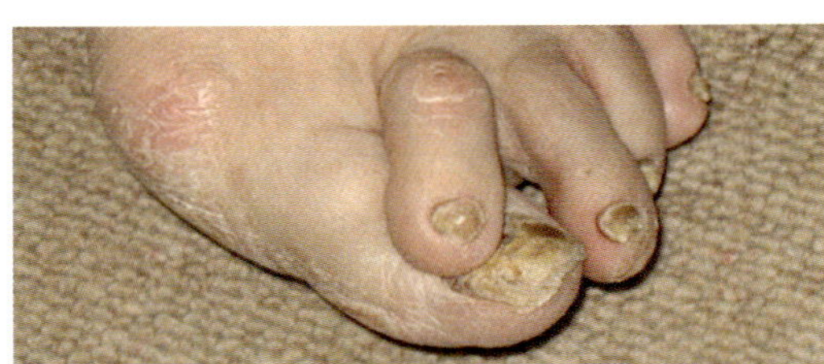

Abb. 1.327 Der jahrelange Hallux valgus hat zur Fehlstellung auch der zweiten Zehe geführt.

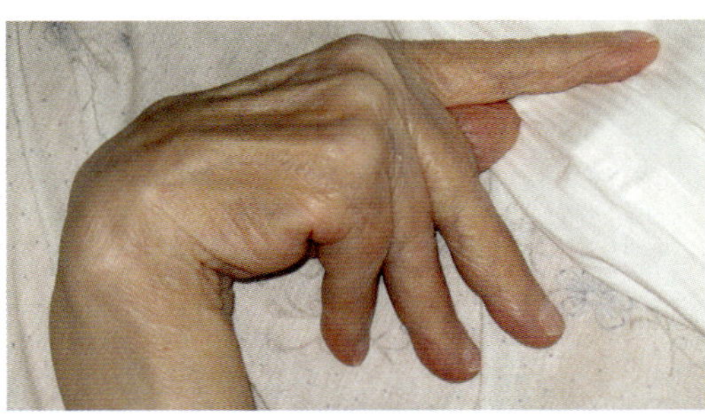

Abb. 1.328 Ausgeprägte Beugekontraktur der Hand nach langjähriger Bewegungseinschränkung aufgrund einer Parkinsonerkrankung.

Symptome. Bei den häufigeren Beugekontrakturen sind die Gelenke in Beugestellung **(Abb. 1.328)**, bei Streckkontrakturen dagegen in Streckstellung fixiert. Die Kontraktur ist nicht schmerzhaft, doch meist sind die Patienten in ihrer Bewegungsfähigkeit deutlich eingeschränkt.

Amputation

Meist betreffen Amputationen Füße oder Beine. Die häufigsten Ursachen für Amputationen im Alter sind:

- Diabetes mellitus, besonders bei schlechter Zuckereinstellung kommt es zu lokalen Gefäßschäden (S. 366),
- Durchblutungsstörungen infolge einer peripheren Arteriosklerose (S. 345),
- Unfall, die Ursache einer „traumatischen" Amputation,
- Rauchen, einer der Hauptursachen der peripheren Arteriosklerose („Raucherbein").

Um eine eventuelle Prothesenversorgung zu ermöglichen, sind nach der Amputation einige Maßnahmen sehr wichtig:

- der Stumpf muss bis zum Abklingen des Wundödems hochgelagert werden,
- er muss nach der Wundversorgung fest gewickelt werden,
- zur Vermeidung von Kontrakturen müssen die Betroffenen zu Bewegungen des Stumpfes angeleitet werden,
- um die Widerstandsfähigkeit der Stumpfhaut zu erhöhen, sind Abhärtungsmaßnahmen nötig: nach dem Waschen kräftig abfrottieren und weich bürsten, kalt-warme Wechselbäder wirken durchblutungsfördernd, durch Luft und Licht wird die Haut ebenfalls resistenter.

Komplikationen nach Amputation. Neben den Akutkomplikationen, wie Wundheilungsstörungen oder Nachblutungen, sind die Spätkomplikationen ein großes Problem. Es handelt sich um Wochen bis Monate nach der Operation auftretende Schmerzen oder Gefühlsstörungen:

- Die Betroffenen berichten oft über ein Phantomgefühl, d.h. sie spüren das verlorene Körperteil bei bestimmten Bewegungen oder Positionen.
- Sehr schwerwiegend können Phantomschmerzen sein. Dem Gehirn werden Impulse von den Nervenzellen gesendet, die früher das amputierte Körperteil versorgten. Dies führt zu teils sehr starken Schmerzen in dem nicht mehr vorhandenen Körperteil. Neben einer Schmerztherapie können Akupunkturen und Entspannungsübungen lindernd wirken. In schweren Fällen kann operativ eingegriffen werden, z.B. indem man die Schmerzeintrittszonen im Rückenmark elektrisch zerstört.

Prothesenversorgung

Prothesen dienen neben dem optischen Ausgleich der Wiederherstellung der Steh-, Geh- oder Greifmöglichkeit. Sie werden je nach Amputationshöhe, Stumpfform sowie den Bedürfnissen und Fähigkeiten des Betroffenen individuell angepasst. Neben sog. „Schmuckprothesen" sind heute viele Prothesen mit Gelenk- oder Greifvorrichtungen ausgestattet, um einen möglichst hochwertigen Gliedmaßenersatz zu erreichen.

Nach abgeschlossener Wundheilung erfolgt die Versorgung mit einer Übergangsprothese. Erst sechs bis zwölf Monate nach Amputation hat der Stumpf seine endgültige Form, jetzt kann eine individuell angefertigte Dauerprothese angepasst werden.

Rheumatische Erkrankungen

Als rheumatische Erkrankungen werden allgemein Erkrankungen des Bewegungsapparates zusammengefasst, die nicht durch Knochenbrüche verursacht sind. Es handelt sich also besonders um Erkrankungen an Gelenken, Sehnen und Muskeln, doch auch innere Organe können befallen sein. Je nach Ursache unterscheidet man:

- degenerativ-rheumatische Erkrankungen (z.B. Arthrose),
- entzündlich-rheumatische Erkrankungen (z.B. rheumatische Arthritis, Morbus Bechterew),
- Weichteilrheumatismus: Weichteilschädigung außerhalb der Gelenke mit Schmerzen an Sehnen, Bändern oder Muskeln (z.B. Polymyalgia rheumatica, Fibromyalgie).

Arthrose (Gelenkverschleiß)

Ursachen. Die Arthrose ist eine Erkrankung des Gelenkknorpels. Zugrunde liegt immer ein Ungleichgewicht zwischen Belastung und Belastungsfähigkeit eines Gelenkes. Die Folge ist eine Verschlechterung der Ernährung der Knorpelschicht. Dies führt langfristig zur Knorpelschädigung mit Einrissen, Höhenminderung des Gewebes und schließlich bis auf den Knochen reichenden Knorpeldefekten. Später sind auch Veränderungen am Knochen erkennbar: Es bilden sich z.B. an den Gelenkrändern typische „Randwülste", die durch lokalen Knochenanbau zustande kommen **(Abb. 1.329)**. Durch Reizung der Gelenkschleimhaut entstehen rezidivierende Gelenkergüsse (Flüssigkeitsansammlung im Gelenkspalt).

Einteilung. Man unterscheidet zwischen primärer und sekundärer Arthrose. Der primären Arthrose liegt eine Minderwertigkeit des Knorpelgewebes zugrunde, deren Ursache nicht bekannt ist. Viel häufiger ist die sekundäre Arthrose; sie hat verschiedene Ursachen:

- **Alter:** Jeder Mensch entwickelt Arthrosen, er muss nur alt genug werden! Bereits ab 30 sind die ersten Abnutzungen an vielen Gelenken erkennbar, mit 65 gibt es praktisch keinen Menschen mehr ohne Gelenkveränderungen,
- **Überbelastung,** z.B. bei Adipositas (Übergewicht) oder erhöhte Gelenkbelastung (z.B. Leistungssport, Pressluftbohrer),
- **Fehlbelastung,** z.B. bei angeborenen Achsenfehlstellungen (z.B. O-Beine), oder im Rahmen neurologischer Muskelerkrankungen,
- **Stoffwechselerkrankungen,** z.B. kann es bei Gicht zu Ablagerungen von Harnsäurekristallen im Gelenk kommen,
- **Verletzungen,** z.B. nach in Fehlstellung verheilten Frakturen.

Am häufigsten betroffen sind stark belastete Gelenke, also besonders Hüft- und Kniegelenke. Doch auch an der Wirbelsäule und den Fingergelenken kommt es oft zu arthrotischen Veränderungen.

Symptome. Eine Arthrose bereitet lange Zeit keine Symptome; erst wenn der Gelenkknorpel so stark zerstört ist, dass Knochen an Knochen reibt, kommt es zum Leitsymptom Schmerz. Anfangs treten Schmerzen nur bei größeren Belastungen auf; häufig berichten die Patienten auch über eine gewisse „Wetterfühligkeit". Später kommt es schon bei geringen Belastungen und sogar in Ruhe zu Beschwerden. Typisch ist der „Anlaufschmerz": Die ersten Schritte nach einer Ruhephase sind schmerzhaft, nach kurzer Einlaufzeit bessern sich die Schmerzen. In fortgeschritteneren Stadien kommt es zur zunehmenden Einschränkung der Gelenkbeweglichkeit bis hin zur Gelenksteife. Durch Veränderungen sämtlicher am Gelenk beteiligter Strukturen (Bänder, Sehnen usw.) resultiert langfristig eine sichtbare Gelenkverformung. Durch die Knorpelabrieb-

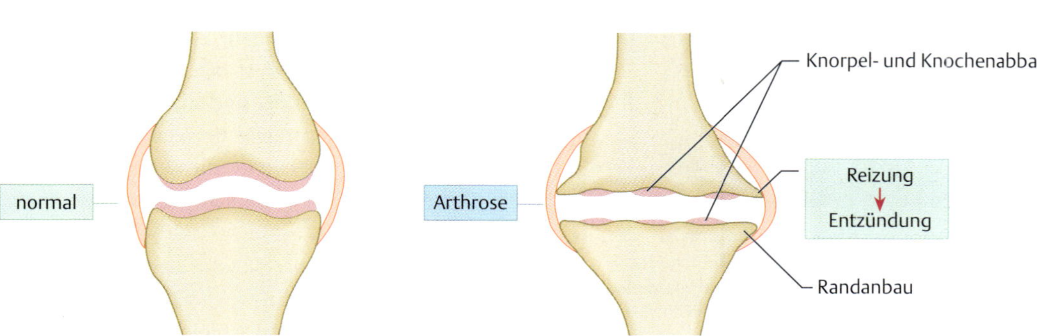

Abb. 1.329 Pathophysiologie der Arthrose (aus Gerlach et al. 2011).

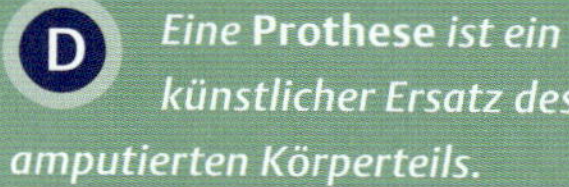

D *Eine **Prothese** ist ein künstlicher Ersatz des amputierten Körperteils.*

M *Um den richtigen **Umgang mit der Prothese** zu erlernen, ist eine begleitende Schulung durch den Physio- oder Ergotherapeuten sehr wichtig.*

M *Das Wort **Rheuma** wurde ursprünglich benutzt, um den fließenden und ziehenden Schmerz bei rheumatischen Erkrankungen zu beschreiben.*

D *Eine **Arthrose** ist eine chronisch degenerative Gelenkerkrankung (durch Abnutzung entstanden), die mit Schmerzen und zunehmender Funktionseinschränkung des betroffenen Gelenkes einhergehen kann.*

M *Arthrosen sind sehr häufig, sie machen ca. 33 % der Gesamterkrankungen in Deutschland aus. 42 % der Rehabilitationsmaßnahmen sind durch Arthrosen verursacht!*

P *Um eine maximale Entlastung des geschädigten Gelenkes zu erreichen, sollte die* ***Gehhilfe*** *immer auf der Gegenseite geführt werden.*

M *Die Nebenwirkungsrate von* ***NSAR*** *ist sehr hoch, betroffen sind bei den über 65-Jährigen bis zu 40 %! Deshalb sollte bei einer Dauertherapie mit NSAR und bei älteren, oft vorgeschädigten Patienten zusätzlich ein Magenschutzpräparat verabreicht werden.*

M **Salbentherapie** *ist bei Arthrose nur begrenzt wirksam, weil der Wirkstoff schlecht aufgenommen wird.*

P **Natürliche Behandlungsmöglichkeiten.** *Bei chronischer Arthrose hilft oft lokale Wärmebehandlung in Form von Rotlicht, Fango oder warmen Wickeln. Bei aktivierter Arthrose dagegen tut Kälte gut, z. B. Eisbeutel.*

P **Erhöhte Kontrakturengefahr.** *Insbesondere bei alten Menschen mit stark arthrotisch veränderten Gelenken und bei immobilen Menschen ist eine sorgfältige Kontrakturenprophylaxe durchzuführen, um die Gelenke beweglich zu halten.*

D *Die* ***Koxarthrose*** *ist eine Arthrose des Hüftgelenks.*

produkte innerhalb des Gelenkes kann eine Reizung der Synovia (Gelenkschleimhaut) auftreten. Dies hat eine Ergussbildung zur Folge; äußerlich sind Zeichen einer Entzündung (Rötung, Schwellung, Schmerz, Überwärmung) erkennbar. Man spricht dann von einer aktivierten Arthrose.

Diagnostik. Richtungweisend ist die Röntgenuntersuchung, die charakteristischen Veränderungen sind in **Abb. 1.330** erläutert. Das genaue Ausmaß eines Knorpelschadens lässt sich mithilfe einer Arthroskopie (Gelenkspiegelung) erkennen.

Therapie. Die Arthrose ist nicht heilbar. Deshalb konzentrieren sich die Therapiemaßnahmen auf die Schmerzlinderung und die Erhaltung der Gelenkfunktion.

Eine Entlastung der Gelenke erreicht man z. B. durch Gewichtsreduktion oder geeignete Gehhilfen. Gelegentlich wird auch ein Korsett empfohlen.

Immobilität beeinflusst langfristig den Knorpelstoffwechsel negativ und führt zu einer Verschlimmerung der Arthrose. Empfehlenswert sind z. B. Schwimmen oder zumindest Bewegungsbäder, Radfahren auf ebener Strecke oder regelmäßige krankengymnastische Übungen.

Auch existieren **medikamentöse Behandlungsmöglichkeiten** wie:

- **Analgetika** (z. B. Paracetamol) werden zur Schmerzlinderung bei chronischer Arthrose ohne Entzündungszeichen eingesetzt.

Nichtsteroidale Antirheumatika (NSAR) sind die Basismedikamente bei aktivierter Arthrose und rheumatischen Erkrankungen. Sie wirken stark entzündungshemmend, sind aber nicht von Kortison (= Steroid) abgeleitet. Besonders häufig verwendet werden Diclofenac (z. B. Voltaren), Ibuprofen (z. B. Dolgit). NSAR sind sehr wirkungsvolle Medikamente, die bei gelegentlicher Einnahme keine Beschwerden bereiten. Bei längerfristiger Einnahme treten jedoch recht häufig Nebenwirkungen auf. Sie betreffen meist den Magen-Darm-Trakt. Die Patienten beklagen dann Übelkeit, Erbrechen, Völlegefühl oder ähnliche Symptome. Doch es kann auch zur Bildung von Magenulzera (Magengeschwüren) mit der Gefahr der Blutung kommen.

- Möglich ist auch der Einsatz sogenannter **Coxibe** (z. B. Arcoxia). Sie wirken ähnlich wie die nichtsteroidalen Antirheumatika, sind aber weniger magenschädlich. Sie sollten allerdings (besonders bei bekannter Herzerkrankung) mit Vorsicht eingesetzt werden, einige der Präparate mussten wegen schwerwiegender Nebenwirkungen vom Markt genommen werden!
- Bei therapieresistenter aktivierter Arthrose kann man durch **Kortisonspritzen** in das Gelenk Besserung erzielen.
- **Knorpelaufbauende Präparate** sind zwar auf dem Markt, doch ihre Wirksamkeit ist noch nicht ausreichend belegt.
- Auch für **pflanzliche Arzneimittel** (z. B. Teufelskralle, Brennnesselkrautextrakt) ist keine ausreichende Wirkung nachgewiesen.

Haben die beschriebenen Maßnahmen zu keiner entscheidenden Besserung geführt, müssen **operative Maßnahmen** durchgeführt werden. Zur Verfügung stehen:

- Arthroskopie (Gelenkspiegelung): Es kann versucht werden, durch Knorpelglättung und Gelenkspülung eine kurzfristige Besserung der Beschwerden zu erreichen;
- Behandlung von Gelenkknorpeldefekten: Mithilfe verschiedener operativer Verfahren (z. B. Anbohren des Knorpels oder Implantation [Einpflanzen] von gezüchteten Knorpelzellen) wird versucht, die Neubildung von Knorpelgewebe zu erreichen oder Knorpeldefekte zu decken.
- Umstellungsosteotomie: Beseitigung einer vorhandenen Gelenkfehlstellung;
- Gelenkprothese: Es wird ein „künstliches Gelenk" (Endoprothese) implantiert;
- eine Gelenkversteifung (Arthrodese) wird nur noch in seltenen Fällen durchgeführt.

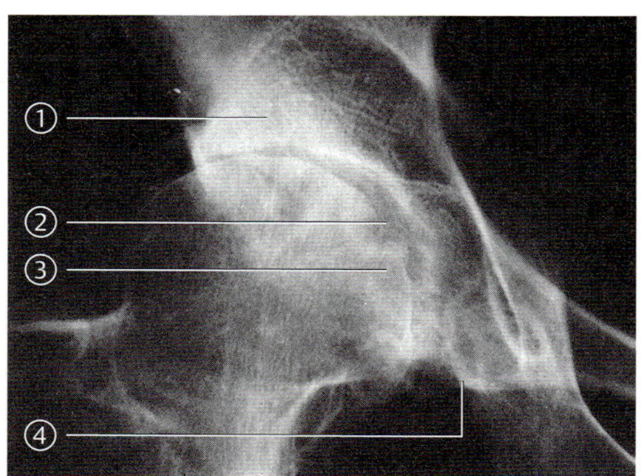

Abb. 1.330 Röntgenbefund bei Hüftgelenksarthrose. Gut zu erkennen sind die Knochenverdichtung unterhalb der Knorpelschicht durch vermehrte Belastung des Knochens (1; Sklerosierung) die Gelenkspaltverschmälerung durch Höhenminderung des Knorpelgewebes (2; Chondrose), die Geröllzysten durch Schädigung des Knochens im Bereich der Knorpelschäden (3) und die knöcherne Randwulstbildung am Gelenkrand (4; Spondylose) (aus Gerlach et al. 2011).

Prophylaxe. Um arthrotischen Gelenkveränderungen vorzubeugen, sind verschiedene Maßnahmen sinnvoll:

- Früherkennung und Besserung von Gelenkfehlstellungen,
- Normalgewicht anstreben,
- einseitige Gelenkbelastung vermeiden (z. B. Wechsel von stehender und sitzender Tätigkeit),
- regelmäßige körperliche Bewegung; am besten sind Sportarten, bei denen die Gelenke gleichmäßig belastet werden, z. B. Radfahren, Schwimmen.

Die häufigsten Arthroselokalisationen

Koxarthrose

Symptome. Typisch sind schleichende Schmerzen, die in Leiste, Gesäß, Rücken und Oberschenkel ausstrahlen. Manchmal werden auch nur Knieschmerzen angegeben. Die Schmerzen gehen mit einer zunehmenden Bewegungseinschränkung des betroffenen Hüftgelenkes einher; häufig entwickeln die Betroffenen zur Schmerzentlastung einen hinkenden Gang.

Sinnvolle Hilfsmittel. Meist kann das Hüftgelenk nicht ausreichend gebeugt werden, und das Setzen und das Aufstehen aus tiefen Sesseln oder auch von der Toilette bereitet Schwierigkeiten. Sinnvoll ist es, eine Toilettensitzerhöhung und Haltegriffe anzubringen und Stühle in ausreichender Höhe auszuwählen bzw. die Sitzfläche mittels Kissen zu erhöhen. Zusätzlich kann eine spezielle Aufstehhilfe auf die Sitzfläche gelegt werden. Sie unterstützt den alten Menschen beim Hinsetzen und beim Aufstehen durch eine auf sein Körpergewicht einstellbare Gasdruckfeder.

Kontrakturengefahr. Durch die Schädigung des Gelenks und durch die Bewegungseinschränkung kann eine Beugekontraktur entstehen. Zur Prophylaxe sind Bewegungsübungen durchzuführen. Wichtig ist, auf eine ausreichend harte Matratze zu achten, sodass der alte Mensch nicht darin versinkt und das Hüftgelenk ständig gebeugt ist. In Rückenlage kann das betroffene Bein flach gelagert werden. Auch in Bauchlage ist das Hüftgelenk gestreckt. Dies wird jedoch von alten Menschen nur selten toleriert.

Therapie. Erst wenn alle konservativen Maßnahmen (s. oben) erschöpft sind, kommt die operative Therapie in Betracht. Meist werden sowohl Hüftkopf als auch Hüftpfanne durch Implantate ersetzt, man spricht von einer „Totalendoprothese" oder TEP **(Abb. 1.331)**.

Man unterscheidet zwischen einer „zementierten" und einer „unzementierten" TEP. Bei der zementierten wird die TEP mittels einer Art Zement im Knochen fixiert; das Gelenk ist dadurch sofort nach der Operation belastbar. Deshalb wird dieses Verfahren meist bei älteren Patienten angewandt, um eine längere Immobilisation zu vermeiden. Allerdings kann aufgrund eines Zerfalls des Knochenzementes eine Auswechslung der Prothese nach 10–15 Jahren nötig werden. Bei jüngeren Patienten dagegen wird die TEP ohne Zement in den Knochen eingebracht. Diese „unzementierte TEP" hat den Vorteil, dass sie länger haltbar ist, doch die Patienten dürfen bis ca. 6 Wochen nach der Operation das Gelenk nicht belasten.

Gonarthrose

Frauen sind von einer Gonarthrose 4-mal häufiger als Männer betroffen. Unter den oben erwähnten Ursachen der Arthrosenentwicklung sind beim Knie neben häufigen Verletzungen (Skifahren, Fußball) besonders Achsenfehlstellungen (O-, X-Beine) ursächlich von großer Bedeutung.

Symptome. Die Patienten beklagen Schmerzen, besonders während der ersten Schritte („Anlaufschmerz"), und eine zunehmende Bewegungseinschränkung. Bei fortgeschrittener Gonarthrose ist die Deformität des Gelenks gut zu erkennen **(Abb. 1.332)**.

Therapie. Lässt sich durch konservative Maßnahmen keine entscheidende Besserung der Beschwerden erreichen, sollte operiert werden. Wird eine evtl. vorliegende Achsenfehlstellung rechtzeitig erkannt, kann eine operative Korrektur (Umstellungsosteotomie) sinnvoll sein. Andernfalls wird eine Endoprothese (künstliches Gelenk) implantiert **(Abb. 1.333)**.

Fingerpolyarthrose

Die Arthrose an den Fingergelenken tritt meist ab dem 50. Lebensjahr auf, Frauen sind 10-mal häufiger betroffen als Männer. Sie zählt zu den primären Arthrosen, da die eigentliche Ursache nicht bekannt ist; häufig liegt eine erbliche Belastung vor.

Symptome. Betroffen sind meist die Fingerendgelenke. Hier kommt es zu zunehmenden bewegungsabhängigen Schmerzen, die in Ruheschmerzen übergehen können. Mit fortschreitender Arthrose bilden sich Verdickungen im Bereich der Fingerendgelenke, die sog. Heberden-Knötchen. Langfristig können sich Beugekontrakturen der betroffenen Gelenke mit einer erheblichen Einschränkung der Fingerbeweglichkeit bilden **(Abb. 1.334)**.

Therapie. Konservative Maßnahmen stehen im Vordergrund; nur sehr selten wird operiert. Eine Röntgenreizbestrahlung kann schmerzlindernd wirken.

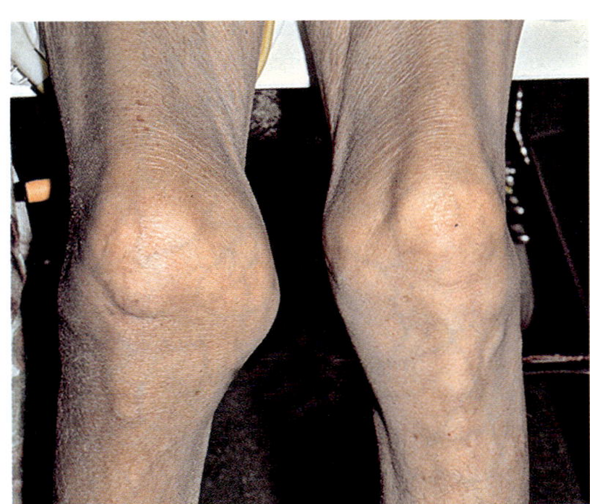

Abb. 1.332 Beidseitige Gonarthrose im Knie.

D *Die **Gonarthrose** ist eine Arthrose des Kniegelenks – die häufigste aller Arthrosen!*

P **Gefahr einer Beugekontraktur.** *Neben dem Durchführen von Bewegungsübungen ist darauf zu achten, dass die Knie im Liegen möglichst gestreckt sind. Knierollen werden von den Patienten häufig als entlastend empfunden. Sie sollten jedoch nicht verwendet werden, weil sie die Entstehung einer Beugekontraktur fördern.*

D *Die **Fingerpolyarthrose** ist eine Arthrose der Fingergelenke.*

M *Auch die übrigen Fingergelenke können betroffen sein, z. B. das Daumengrundgelenk; man spricht von einer Rhizarthrose. Außer am Großzehengrundgelenk kommt es an anderen kleinen Gelenken nur sehr selten zum Gelenkverschleiß.*

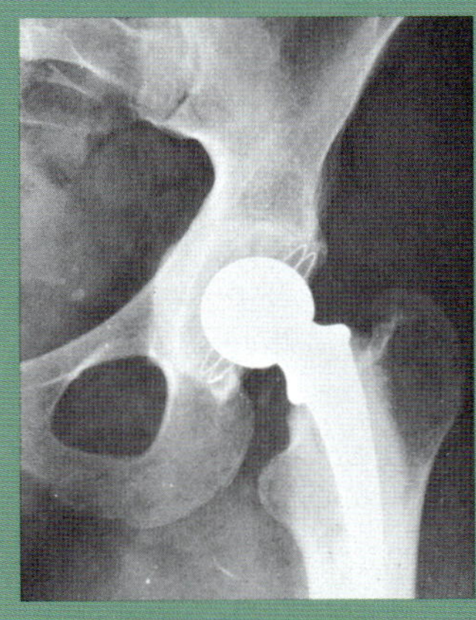

Abb. 1.331 Hüftgelenkendoprothese (TEP) bei Koxarthrose (aus Gerlach et al. 2011).

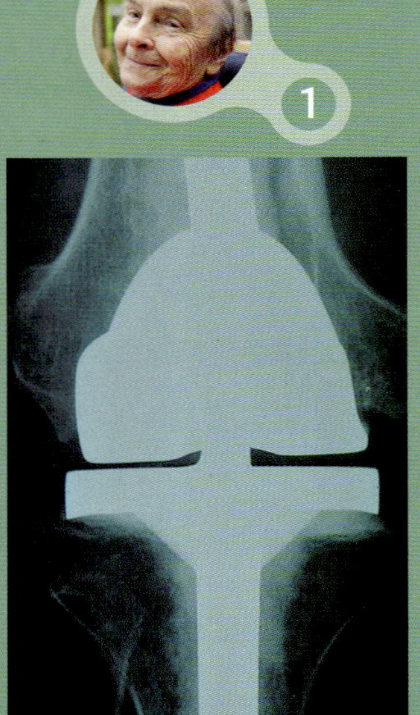

Abb. 1.333 Röntgenaufnahme einer Kniegelenkprothese.

D *Die* **Osteochondrose** *ist eine arthrotische Veränderung der kleinen Wirbelgelenke.*

Rheumatoide Arthritis *ist eine chronisch-entzündliche Erkrankung unklarer Ursache, die überwiegend die Gelenke, selten auch innere Organe befällt.*

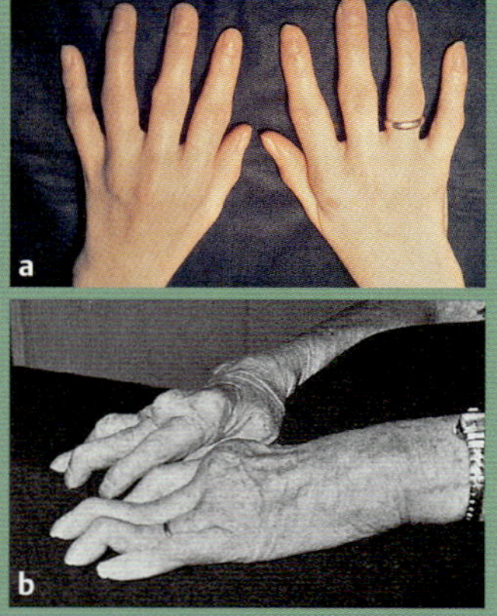

Abb. 1.335 **Chronische Polyarthritis.** a Frühstadium und b fortgeschrittene Polyarthritis (aus Gerlach et al. 2011).

M *Nicht hinter jeder Gelenkschwellung verbirgt sich eine rheumatische Erkrankung. Akute Arthritiden (Gelenkentzündungen) können auch im Rahmen eines Infektes auftreten. Meist sind Knie- und Hüftgelenk betroffen. Die Entzündungen klingen in der Regel rasch und folgenlos ab.*

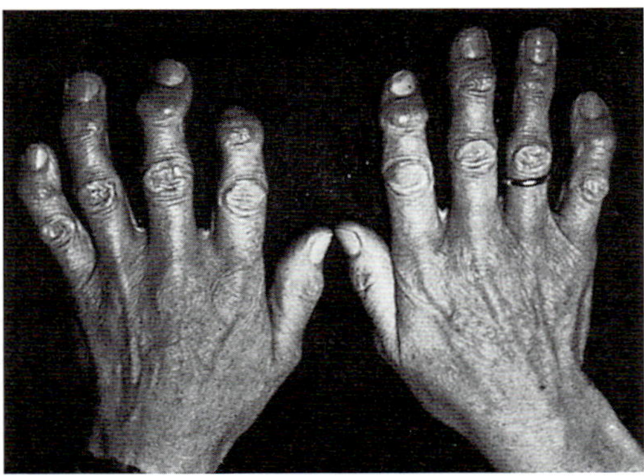

Abb. 1.334 Arthrose der kleinen Gelenke mit Heberden-Knötchen (aus Gerlach et al. 2011).

Osteochondrose

Bei jedem Menschen entwickeln sich mit zunehmendem Alter degenerative Veränderungen an der Wirbelsäule. Sie müssen nicht immer zu Beschwerden führen, doch Rückenschmerzen sind die am häufigsten beklagten Symptome überhaupt.

Pathophysiologie. Ausgangspunkt der degenerativen Veränderungen sind die Bandscheiben. Im Laufe des Lebens verändert sich hier zweierlei: Die Bandscheibe verliert an Wasser, wird schmäler, und dadurch verringert sich der Zwischenwirbelraum, was mit einer Gelenkspaltverschmälerung bei anderen Gelenken vergleichbar ist. Außerdem kommt es zu Einrissen im äußeren Faserring der Bandscheibe, was einen Bandscheibenvorfall zur Folge haben kann (s. unten). Diese Veränderungen verursachen eine gewisse Instabilität (erhöhte Beweglichkeit) der Zwischenwirbelgelenke. Als Abstützungsreaktion kommt es langfristig zu Knochenanbauten ähnlich wie eingangs beschrieben: Es bilden sich knöcherne Randwülste um die Wirbelkörper bis hin zur Spangenbildung zwischen zwei Wirbeln.

Symptome. Leitsymptom ist der Rückenschmerz. Dieser kann auf die betroffenen Wirbelsäulenregionen beschränkt sein, aber auch entlang evtl. gereizter Nerven ausstrahlen. Durch zusätzliche Muskelverspannungen sind Schonhaltung und ausstrahlende Schmerzen, besonders Kopfschmerzen bei Veränderungen der Halswirbelsäule, häufig. Typisch sind plötzlich auftretende schmerzhafte Bewegungseinschränkungen („Hexenschuss"). Je fortgeschrittener die knöchernen Veränderungen im Bereich der Wirbelsäule sind, desto eingeschränkter ist die Rückenbeweglichkeit. Mit zunehmender Einsteifung der Wirbelsäule lassen die Beschwerden häufig nach.

Therapie. Bei akuten Beschwerden stehen Bettruhe und die medikamentöse Therapie mit Analgetika, entzündungshemmenden Mitteln und Muskelentspannung im Vordergrund. Bei chronischen Beschwerden sollte mittels krankengymnastischer Übungen und regelmäßiger Gymnastik die die Wirbelsäule stabilisierende Bauch- und Rückenmuskulatur trainiert werden. Hilfreich sind auch lokale Wärme (Fango) und Bäderbehandlungen. Das Tragen von Stützkorsetten wirkt oft schmerzlindernd.

Rheumatoide Arthritis (Gelenkrheumatismus)

Die rheumatoide Arthritis (chronische Polyarthritis) ist die häufigste der entzündlichen Gelenkerkrankungen; betroffen sind ca. 1–2% der Bevölkerung. Frauen erkranken 3- bis 4-mal häufiger. Die Erkrankung kann in jedem Lebensalter (sogar bei Säuglingen) auftreten, beginnt aber meist zwischen dem 35. und 45. Lebensjahr.

Ursachen. Die genaue Ursache ist unbekannt, doch man vermutet, dass es sich um eine Autoimmunerkrankung handelt. Bei Erkrankungen dieser Art bildet der Körper Antikörper (Abwehrstoffe), die sich gegen körpereigenes Gewebe richten. Die Folge ist eine Entzündung der Gelenkinnenhaut (Synovia). Es kommt durch die Reizung zur vermehrten Bildung von Gelenkflüssigkeit, daher die im Frühstadium typische Gelenkschwellung und schmerzhafte Gelenkkapselspannung. Die Synovia beginnt zu wuchern und wächst in das Gelenk hinein, die gewucherten Zellen bilden knorpel- und knochenzerstörende Stoffe. Langfristig resultiert eine Instabilität des Gelenks bis hin zur völligen Fehlstellung durch Zerstörung aller Gelenkstrukturen.

Symptome. Zu Beginn beklagen die Patienten oft unspezifische Allgemeinsymptome, wie generelle Abgeschlagenheit, Kraftlosigkeit, evtl. bemerken sie leichte (subfebrile) Temperaturerhöhungen, vermehrte Schweißneigung oder Ähnliches.

Die Gelenkveränderungen beginnen fast immer an der Hand: Als typisches Frühsymptom tritt eine „Morgensteifigkeit" der Finger auf, die nach Minuten bis Stunden nachlässt. Man beobachtet meist symmetrisch auftretende Gelenkschwellungen besonders der Finger- und Handgelenke beider Hände (**Abb. 1.335a**). Das hat den „schmerzhaften Händedruck" zur Folge: Gibt man den Patienten die Hand, empfinden sie das als sehr unangenehm. Zu Beginn sind nur wenige Gelenke befallen, doch mit fortschreitender Erkrankung entwickelt sich eine Polyarthritis, d. h. es kommt schubweise zum symmetrischen Befall vieler großer und kleiner Gelenke.

Mit der Zeit fallen besonders an den Händen charakteristische Veränderungen auf (**Abb. 1.335b**):

- Ulnardeviation: Abrutschen der Finger nach außen,
- Schwanenhalsdeformität: Abknicken des Fingerendgliedes nach unten,
- Knopflochdeformität: Nachobentreten des Fingerknöchels.

Hilfsmittel für den Alltag. Die Deformierung der Fingergelenke kann je nach Ausprägung im Alltag eine große Beeinträchtigung darstellen. Oft kann normales Essbesteck oder ein Kugelschreiber nicht mehr in der Hand gehalten werden. Hilfreich sind hier Spezialbesteck oder Schreibhilfen mit verdickten Griffen. „Wasserhahn-Öffner" können an Dreharmaturen von Wasserhähnen geschraubt werden, um das Öffnen zu erleichtern. Sie verringern durch ihre Hebelwirkung den notwendigen Kraftaufwand. Reißverschlusshilfen und Knopfschließer helfen beim An- und Ausziehen.

Wenn auch selten, so können bei einer rheumatischen Arthritis neben den Gelenken auch innere Organe befallen sein:

- Haut: Besonders an der Streckseite der Gelenke finden sich die sog. „Rheumaknoten".
- Lunge: Es kann zur Lungenfibrose (Einschränkung der Lungenelastizität durch Bindegewebsvermehrung) kommen.
- Herz: Durch Entzündung des Herzbeutels entwickelt sich eine Perikarditis.
- Augen: Eine Augenbeteiligung erkennt man an einer Entzündung der verschiedenen Schichten der Augenwand (Skleritis, Episkleritis).
- Speichel- und Tränendrüsen: Nicht selten beklagen die Patienten die Trockenheit von Mund und Augen („Sicca-Syndrom") als Folge einer chronischen Entzündung der Drüsen.

Diagnostik. Die Diagnose wird mithilfe von Anamnese, Gelenkuntersuchung, Röntgenaufnahmen und Laborbefunden gestellt. Die rheumatoide Arthritis ist eine chronisch-entzündliche Erkrankung, weshalb im Blut die typischen Entzündungszeichen (CRP, BSG) deutlich erhöht sind. Bei 80% der Patienten findet man erhöhte Rheumafaktoren (Antikörper, die sich gegen körpereigenes Gewebe richten). Häufig ist eine Anämie (Blutarmut) nachzuweisen. Die Ursache ist kein Eisenmangel, sondern eine Eisenverteilungsstörung. Das bedeutet, dass die Eisenspeicher voll sind, das Eisen aber nicht ins Blut abgegeben wird.

Therapie. Die rheumatoide Arthritis ist nicht heilbar. Um eine Eindämmung der Entzündungsreaktion zu erreichen und die Beweglichkeit der Gelenke zu erhalten, ist ein Zusammenspiel verschiedener Maßnahmen notwendig:

Physikalische Therapie: Ähnlich wie bei der Arthrose kann man im akuten Schub einer Arthritis den Betroffenen durch lokale Kälteanwendung Erleichterung verschaffen. Bei chronischen Gelenkbeschwerden dagegen ist lokale Wärme (Rotlicht, Fango) angenehmer.

Bewegungstherapie: Um die Gelenke beweglich zu halten, ist die regelmäßige krankengymnastische Betreuung enorm wichtig! Viele Betroffene besuchen hierzu die sog. „Rheumaliga". Hier werden in der Gruppe gymnastische Übungen, teils im Wasser, gemacht. Neben der Gymnastik bietet die Rheumaliga den Austausch mit Gleichgesinnten, ähnlich wie in einer Selbsthilfegruppe.

In fortgeschritteneren Stadien hat die Ergotherapie eine große Bedeutung: Die Patienten müssen den Umgang mit Hilfsmitteln (**Abb. 1.336**) erlernen und brauchen Hilfe bei ganz alltäglichen Verrichtungen.

Medikamentöse Therapie: Zu Beginn der Erkrankung werden nichtsteroidale Antirheumatika (S. 308) eingesetzt. Langfristig ist zur Entzündungshemmung oft die Einnahme sog. „Basistherapeutika" notwendig; Kortison sollte nur im akuten Schub zusätzlich verwendet werden.

Basistherapeutika (langfristig wirksame Antirheumatika): Heute wird sehr frühzeitig mit dem Einsatz dieser Medikamente begonnen. Zum Einsatz kommen verschiedene Präparate, deren genauer Wirkmechanismus oft nicht bekannt ist. Die Wirkung besteht im Rückgang der Entzündung und der Schmerzen sowie einer Besserung der Gelenkbeweglichkeit. Bestenfalls lässt sich ein Stillstand der Erkrankung erreichen, eine Heilung ist nur in Einzelfällen beschrieben.

Die wichtigsten Basistherapeutika sind: Methotrexat (z.B. MTX Hexal), Sulfasalazin (z.B. Azulfidine).

Besonderheiten der Basistherapie:

- Alle Basistherapeutika wirken erst nach einiger Zeit (Tage bis Monate).
- Typische Nebenwirkungen vieler Basistherapeutika sind:
  - Magen-Darm-Trakt: Übelkeit, Appetitlosigkeit, Durchfälle,
  - Haut: Juckreiz, Hautrötung,
  - Blutbildveränderungen: Abnahme einzelner oder aller Blutzellen (Agranulozytose, aplastische Anämie),
  - Urin: Proteinurie (Eiweiß im Urin) bei Nierenschädigung.
- Nebenwirkungen sind häufig, deshalb ist eine genaue Überwachung (regelmäßige Blutbild- und Urinkontrollen) notwendig!

Kortison (Glukokortikoide): Kortison ist eines der Hormone der Nebennierenrinde. Es dient als sog. „Stresshormon" und wird in Situationen freigesetzt, in denen der Körper alle Energiereserven mobilisieren muss. In der Medizin macht man sich die hohe entzündungshemmende Wirkung dieser Substanz zunutze. So werden Kortisonpräparate (z.B. Decortin H, Urbason, Fortecortin) bei allen chronisch-entzündlichen Erkrankungen mit gutem Erfolg eingesetzt. Um die recht hohe Nebenwirkungsrate zu vermeiden, sind allerdings ein paar Grundsätze zu befolgen.

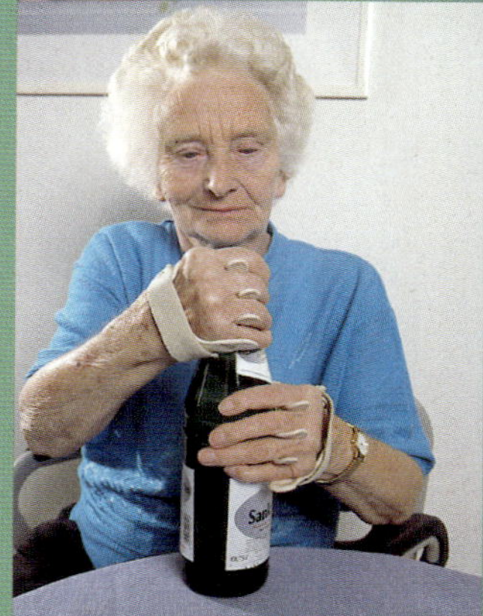

Abb. 1.336 Hilfsmittel wie die hier gezeigte Schienenversorgung helfen Patienten mit rheumatischen Erkrankungen bei der Bewältigung des Alltags.

P *Kortison wird im Körper besonders morgens produziert. Um diesen „Biorhythmus" nicht zu stören, sollte, wenn möglich, die gesamte Tagesdosis morgens gegeben werden.*

M *Bei einer kurzfristigen Anwendung bleiben Glukokortikoide auch in höheren Dosen praktisch nebenwirkungsfrei! Auch bei einer über einen langen Zeitraum notwendigen Kortisongabe bleiben die Nebenwirkungen bei einer Tagesdosis von 5–7,5 mg (sog. „Cushing-Schwelle") meist gering.*

Operative Maßnahmen: Bei Therapieresistenz der Beschwerden und ausgeprägten Gelenkfehlstellungen können operative Eingriffe notwendig werden. Neben der Synovialektomie, einer Entfernung der entzündeten Gelenkinnenhaut, stehen Eingriffe zur Verbesserung von Fehlstellungen (Osteotomie) der Gelenke zur Verfügung. Bei vollständiger Gelenkzerstörung kann ein künstliches Gelenk implantiert werden. Manchmal ist eine operative Gelenkversteifung (Arthrodese) notwendig, um die Schmerzen zu lindern.

Ernährung bei chronischer Polyarthritis. Durch eine Ernährungsumstellung lässt sich in manchen Fällen eine Besserung der Gelenkentzündungen erreichen. So hat man festgestellt, dass Abbauprodukte der tierischen Nahrungsmittel (Wurst und Fleisch) an der Entzündung der Gelenke beteiligt sind. Eine Verwendung der richtigen Fette wirkt entzündungshemmend, ebenso wie die Einnahme einiger Vitamine und Spurenelemente.

Daraus ergeben sich folgende Ernährungsempfehlungen:

- wenig Fleisch und Wurst, besser sind vegetarische Gerichte,
- zwei Fischmahlzeiten pro Woche (oder die Einnahme von 4–6 Kapseln Fischöl pro Tag),
- Verwendung von Pflanzenöl (z. B. Sojaöl),
- täglich zusätzlich 400 mg Vitamin E, 200 mg Vitamin C und Selen (200 µg pro Tag) einnehmen,
- kalziumreiche Kost (s. oben),
- wenig Alkohol,
- beim Kochen sollten schonende Zubereitungsmethoden und Garen bevorzugt werden, um die Vitamine und Spurenelemente in den Nahrungsmitteln zu erhalten.

Krankheitsverlauf. Eine rheumatoide Arthritis kann ganz unterschiedlich verlaufen. In ca. 15 % der Fälle kommt es zu Spontanheilungen, u. U. schon in frühen Krankheitsstadien. 10–15 % der Patienten dagegen erleben eine rasch fortschreitende Gelenkzerstörung. In den allermeisten Fällen aber verläuft die Erkrankung schubweise. In unregelmäßigen Abständen kommt es zu einem „Aufflammen“ der Symptome mit über die Jahre langsam fortschreitenden Gelenkveränderungen. Die Folge ist eine zunehmende Bewegungseinschränkung. Keineswegs aber führt die Krankheit immer zu einer schweren Behinderung oder gar einem Rollstuhldasein! Die Lebenserwartung kann jedoch durch Komplikationen aufgrund der zunehmenden Bewegungseinschränkung vermindert sein.

Spondylitis ankylosans (Morbus Bechterew)

> **D** **Spondylitis ankylosans** *ist eine schmerzhafte, chronisch-entzündliche, rheumatische Erkrankung, die vor allem an der Wirbelsäule sichtbar wird.*

> **M** *Das Krankheitsbild wurde erstmals 1893 von dem russischen Neurologen Wladimir von Bechterew beschrieben.*

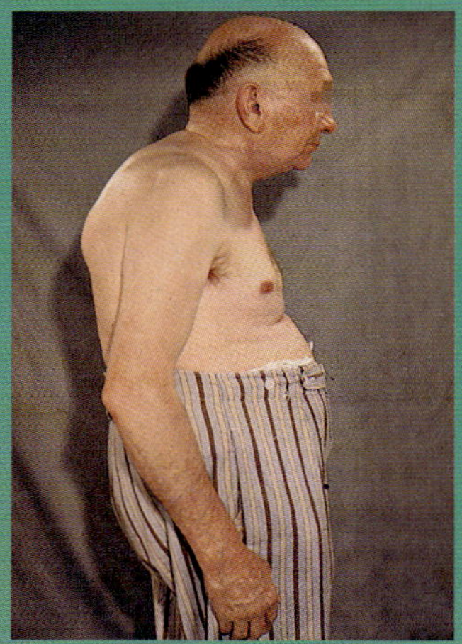

Abb. 1.337 Patienten mit fortgeschrittenem Morbus Bechterew zeigen eine typische Körperhaltung, die „Begrüßungshaltung“.

Während die rheumatoide Arthritis gehäuft Frauen befällt, ist der Morbus Bechterew meist bei jungen Männern anzutreffen, denn das Haupterkrankungsalter liegt zwischen dem 16. und 40. Lebensjahr. Betroffen sind in Deutschland ca. 150 000 Menschen.

Ursachen. Die Ursache der Spondylitis ankylosans ist unbekannt, man vermutet aber genetische Faktoren, da ein gewisses Erbrisiko vorliegt und man bei vielen Erkrankten das Antigen HLA B27 auf der Zellmembran nachweisen kann. Die chronischen Entzündungen der kleinen Wirbelgelenke, der Gelenke zwischen Wirbeln und Rippen, führen zu einer knöchernen Versteifung der Gelenke. Die Folge ist eine zunehmende Versteifung der gesamten Wirbelsäule in Beugehaltung (Kyphose).

Symptome. Im Anfangsstadium werden nächtliche Schmerzen in der Lendenwirbelsäule beschrieben, die evtl. in die Beine ausstrahlen. Die Schmerzen können so stark sein, dass die Betroffenen mitten in der Nacht aufstehen und herumlaufen, denn durch Bewegung werden die Beschwerden gelindert. Erschütterungen der Wirbelsäule (Husten oder Niesen) sind schmerzhaft. Die Beweglichkeit der Wirbelsäule wird mit der Zeit immer eingeschränkter. Sie wird zu einem knöchern durchwachsenen Stab (sog. Bambusstabwirbelsäule), der keine feinere Bewegung, wie Streckung, Beugung, Neigung oder Drehung, mehr zulässt. Manchmal bleibt nur eine geringe Beweglichkeit der Kopfgelenke bestehen. In weit fortgeschrittenen Stadien besteht eine ausgeprägte Kyphose (Rundrücken); der Patient ist immer in „Begrüßungshaltung“ **(Abb. 1.337)**.

Durch die Abnahme der Thoraxbeweglichkeit ist die Atmung eingeschränkt. Bei einem Drittel der Patienten greift die Krankheit auch auf Hüft-, Schulter- oder Kniegelenk über, was am aufgrund der Einsteifung der Hüftgelenke trippelnden Gang sichtbar wird. Oft beklagen die Patienten Schmerzen im Bereich der Ferse, verursacht durch eine Reizung der Achillessehne. Ähnlich wie bei der rheumatoiden Arthritis können auch andere Organe entzündet sein. So kann es zu wiederkehrenden Entzündungen der Regenbogenhaut am Auge kommen (Iridozyklitis). Innere Organe sind dagegen nur selten befallen.

Diagnostik. Da die Symptome des Morbus Bechterew vor allem im Anfangsstadium der Erkrankung recht unspezifisch sind, dauert es oft lange, bis die Diagnose gestellt wird. Richtungweisend sind die Anamnese, die klinische Untersuchung und vor allem die Röntgenbefunde.

Therapie. Die Erkrankung ist nicht heilbar. Um einer Versteifung der Wirbelsäule vorzubeugen, sind tägliche krankengymnastische Übungen von enormer Bedeutung! Dadurch lässt sich eine Einsteifung der Wirbelsäule zwar nicht komplett verhindern, doch Haltungsschäden aufgrund der Wirbelsäulenverkrümmung lassen sich deutlich bessern. Unterstützend wirkt die Entzündungshemmung durch nichtsteroidale Antirheumatika (S. 308). Glukokortikoide sollten nur im akuten Schub eingesetzt werden. Gelegentlich kommen auch die sog. „Basistherapeutika" (S. 308) zum Einsatz. Besteht eine Einsteifung der Wirbelsäule in deutlicher Fehlstellung, kann eine Aufrichtungsosteotomie (operative Aufrichtung der Wirbelsäule) helfen.

Krankheitsverlauf. Die Krankheit verläuft in Schüben, kann sich aber sehr variabel gestalten. In manchen Fällen kommt es zu einer raschen Versteifung der Wirbelsäule, während in anderen Fällen die Erkrankung nach wenigen Schüben zum Stillstand kommt.

Polymyalgia rheumatica

Die Polymyalgia rheumatica ist eine klassische entzündlich-rheumatische Erkrankung des höheren Lebensalters, denn sie tritt meist ab dem 50. Lebensjahr auf. Frauen erkranken 2- bis 3-mal häufiger als Männer. Die Ursache ist nicht bekannt.

Symptome. Innerhalb weniger Tage entwickeln sich starke Schmerzen im Schulter- oder Beckenbereich. Diese sind besonders in den frühen Morgenstunden ausgeprägt und führen zu einer schmerzhaft eingeschränkten Beweglichkeit. Die Symptome bessern sich dann im Tagesverlauf. Häufig bestehen Fieber, Abgeschlagenheit und nicht selten eine depressive Verstimmung, manchmal finden sich gleichzeitig Gelenkentzündungen mit deutlicher Schwellung.

Beklagen die Patienten des Weiteren Schläfenkopfschmerzen oder gar Sehstörungen, so muss an eine Arteriitis temporalis, eine Entzündung der Schläfenarterie (Riesenzellarteritis), gedacht werden, bei der die Arterie verdickt, geschwollen und druckschmerzhaft ist. In ca. 50 % der Fälle tritt diese Arteritis gemeinsam mit einer Polymyalgia rheumatica auf („Schwesterkrankheit").

Diagnostik. Neben der Anamnese ist eine mit 80–100 mm/Stunde deutlich erhöhte BSG (Blutsenkungsgeschwindigkeit) sowie eine leichte Anämie typisch. Zur Sicherung einer Arteriitis temporalis kann eine Biopsie (Gewebeprobe) zur histologischen (feingeweblichen) Untersuchung entnommen werden.

Therapie. Schon beim Verdacht auf eine Polymyalgie und/oder eine Arteriitis temporalis muss eine Therapie mit Kortison eingeleitet werden. Verblüffenderweise führt dies rasch zu einer erheblichen Besserung der Beschwerden. Die Kortisontherapie muss mit niedriger Dosierung über 1–2 Jahre fortgeführt werden, um Rezidive zu vermeiden.

Fibromyalgie

Ursachen. Die Ursache der Fibromyalgie ist unbekannt, doch man vermutet einen psychosomatischen Hintergrund.

Symptome. Betroffen sind meist Frauen zwischen 30 und 60 Jahren, die Erkrankung kann aber in jedem Lebensalter auftreten. Die Patienten beklagen seit Monaten bestehende Schmerzen am ganzen Körper („mir tut alles weh"). Meist begannen die Beschwerden lokal und haben sich langsam über den ganzen Körper ausgebreitet. Oft werden die Symptome durch Wettereinflüsse, psychischen Stress oder Bewegung verstärkt. Nicht selten werden zusätzlich vegetative Beschwerden, wie leichte Ermüdbarkeit, Schlafstörungen, Magen-Darm-Beschwerden, Kopfschmerzen, Schwitzen, Mundtrockenheit o. Ä. beschrieben.

Diagnostik. Bei der körperlichen Untersuchung finden sich typische druckempfindliche Stellen an bestimmten Körperstellen. Die Laborbefunde sind allesamt unauffällig, insbesondere finden sich keine Entzündungszeichen, und auch Rheumafaktoren lassen sich nicht nachweisen.

Therapie. Aufgrund der unterschiedlichen Symptomatik und den häufigen psychischen Einflüssen ist die Fibromyalgie schwierig zu behandeln. Zur Schmerzlinderung können muskelentspannende Medikamente (Muskelrelaxanzien) oder nichtsteroidale Antirheumatika eingesetzt werden. Zusätzlich werden manchmal Antidepressiva (z. B. Amitriptylin, Citalopram) verabreicht. Hilfreich sind physikalische Maßnahmen, wie Krankengymnastik, Bewegungsbäder, Massagen, Kälte-/Wärmeanwendungen, oder gezielte Injektionen von Lokalanästhetika (lokal wirkende Betäubungsmittel) in die schmerzhaften Druckpunkte. Die Wirksamkeit von begleitender Psychotherapie ist umstritten.

Krankheitsverlauf. Die Fibromyalgie ist eine chronisch verlaufende Erkrankung. Die meisten Patienten leiden über Jahre unter Schmerzen wechselnder Stärke und Dauer; nur selten lässt sich eine Heilung erreichen.

D **Polymyalgia rheumatica** *ist charakterisiert durch Schmerzen im Schulter- und Beckengürtel (Weichteilrheumatismus), in 20 % mit einer Vaskulitis (Gefäßentzündung) einhergehend.*

M *Schon bei Verdacht auf Arteriitis temporalis den Arzt verständigen, denn beim Befall der Netzhautgefäße droht die Gefahr der Erblindung.*

D *Eine* **Fibromyalgie** *ist eine Erkrankung unklarer Genese mit ständigen Schmerzen am ganzen Körper im Bereich der Muskulatur, des Bindegewebes und der Knochen (Weichteilrheumatismus).*

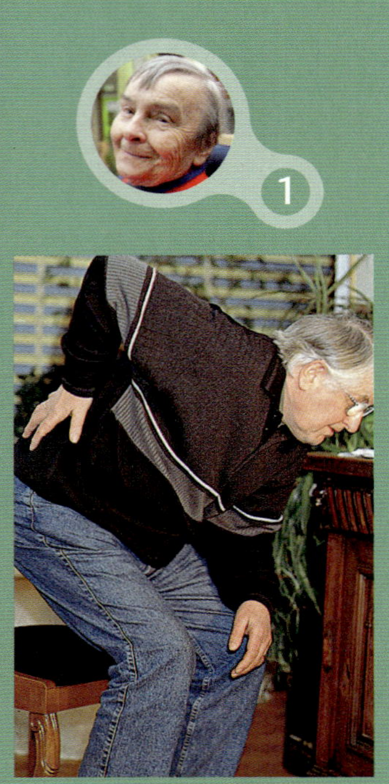

Abb. 1.338 Patient mit Hexenschuss.

D *Ein* **Hexenschuss** *ist eine plötzliche schmerzhafte Bewegungseinschränkung der Wirbelsäule.*

M **Sensibilitätsstörungen oder Lähmungserscheinungen** *im Bein im Rahmen von Rückenschmerzen können Hinweise auf einen Bandscheibenvorfall sein – sofort den Arzt verständigen!*

D *Ein* **Bandscheibenprolaps** *ist eine Kompression (Einengung) eines Spinalnervs durch eine prolabierte (vorgefallene) Bandscheibe.*

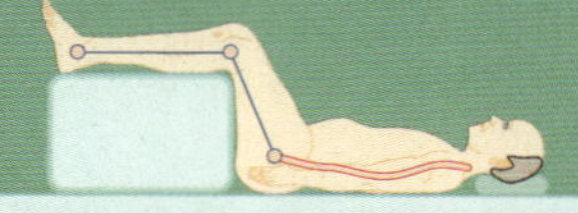

Abb. 1.340 Lagerung zur Schmerzlinderung bei lumbalem Bandscheibenvorfall (aus Paetz u. Benzinger-König 2004).

Erkrankungen der Wirbelsäule

Lumbago (Hexenschuss)

Symptome. Meist ausgelöst durch ungewohnte körperliche Belastungen (Heben, Bücken, Drehen), aber auch durch einseitige Muskelbelastung oder im Rahmen von Muskelverspannungen bei Stress (evtl. psychisch bedingt), kommt es plötzlich zu stechenden Schmerzen in der Lendenwirbelsäule. Durch die reaktive Muskelverspannung ist die Beweglichkeit der Wirbelsäule schmerzhaft eingeschränkt. Im Gegensatz zur Lumboischialgie (s. u.) schmerzt beim klassischen Hexenschuss nur die Wirbelsäule und die direkte Umgebung (**Abb. 1.338**).

Therapie. Akut helfen Bewegung, Analgetika und Muskelrelaxanzien. Längere Ruhigstellung sollte vermieden werden, weil Muskelverspannungen so gefördert werden. Besonders bei chronischen Rückenbeschwerden sind Krankengymnastik, lokale Wärme oder Massagen wichtig.

Bandscheibenprolaps (Bandscheibenvorfall)

Ursachen. Bandscheiben liegen zwischen den Wirbelkörpern und dienen zur Abpufferung von Stößen und Erschütterungen. Sie bestehen aus einem gallertartigen Kern und einem festen Faserring. Wie alle Organe unterliegen auch die Bandscheiben degenerativen Veränderungen, die bereits mit dem 30. Lebensjahr beginnen. Der Gallertkern verliert an Wasser, es kommt zum Elastizitätsverlust der Bandscheibe. Meist ausgelöst durch Überbelastungen der Wirbelsäule kann der Faserring reißen, der Gallertkern der Bandscheibe verschiebt sich in Richtung Wirbelkanal. Liegt nur eine Vorwölbung der Bandscheibe vor, spricht man von einer Protrusion, beim echten Bandscheibenvorfall dagegen von einem Prolaps (**Abb. 1.339**). Die Folge ist eine Kompression des lokalen Spinalnervs (Rückenmarknerv) mit entsprechenden Ausfallerscheinungen.

Häufigkeit und Lokalisation. Bandscheibenvorfälle treten meist zwischen dem 20. und 65. Lebensjahr auf, zumeist im 4. Lebensjahrzehnt. Männer sind häufiger betroffen als Frauen. Typische Auslösemechanismen der Beschwerden sind ruckartige Kopf- oder Körperbewegungen, Heben von Lasten o. Ä. Wegen der höheren statischen Belastung sind Bandscheibenvorfälle meist in der Lendenwirbelsäule lokalisiert (lumbaler Vorfall), am zweithäufigsten sind Vorfälle in der Halswirbelsäule (zervikaler Vorfall). Bandscheibenvorfälle im Bereich der Brustwirbelsäule sind sehr selten.

Symptome. Die Beschwerden unterscheiden sich je nach Lokalisation des Vorfalles.

Lumbaler Bandscheibenvorfall: Typisch sind plötzliche starke Kreuzschmerzen mit Ausstrahlung in Gesäß oder Beine (Lumboischialgie). Aufgrund der starken Schmerzen nehmen die Betroffenen eine Schonhaltung ein.

Es kommt zu Ausfallerscheinungen im Versorgungsbereich des eingeklemmten Nervs. Meist ist der Nervus ischiadicus (Ischiasnerv) betroffen. Beklagt werden deshalb Sensibilitätsstörungen (z. B. Taubheitsgefühl) entlang des Beines, ausstrahlend bis in den kleinen Zeh. Sind die motorischen Fasern des Nervs geschädigt, resultiert eine muskuläre Schwäche, z. B. kann der Patient nicht mehr auf den Zehen stehen. Patellarsehnen- („Kniereflex") und Achillessehnenreflex sind nicht mehr auslösbar.

Zervikaler Bandscheibenvorfall: Ausgelöst durch ruckartige Kopfbewegungen kommt es zu plötzlich in den Arm einschießenden Schmerzen und Ausfallserscheinungen im Versorgungsbereich des komprimierten Nervs.

Medialer Bandscheibenvorfall: Selten, aber gefürchtet ist der mediale Bandscheibenvorfall: Hier kommt es zur Kompression der Cauda equina, des untersten Anteils des Rückenmarks. Die Folge sind Lähmungen beider Beine, Sensibilitätsstörungen im Bereich der Oberschenkelinnenseiten (sog. Reithosenanästhesie) und Blasen- und Mastdarmstörungen. Der mediale Vorfall ist ein chirurgischer Notfall! Um bleibende Schäden zu verhindern, muss innerhalb weniger Stunden operiert werden!

Diagnostik. Richtungweisend ist die neurologische Untersuchung, darstellen lässt sich ein Bandscheibenvorfall im CT oder einer Kernspintomografie.

Therapie. Die Akutbehandlung besteht aus Ruhigstellung, frühzeitiger Krankengymnastik und medikamentöser Besserung der Schmerzen und Muskelverspannungen. Wohltuend wirkt lokale Wärme. Da Rezidive häufig sind, sollte baldmöglichst ein regelmäßiges Training der Rücken- und Bauchmuskulatur begonnen werden, um die Wirbelsäule zu stabilisieren. Bei therapieresistenten Schmerzen muss die Bandscheibe operativ entfernt werden. Zur Schmerzlinderung im Liegen kann die Stufenlagerung eingesetzt werden (**Abb. 1.340**).

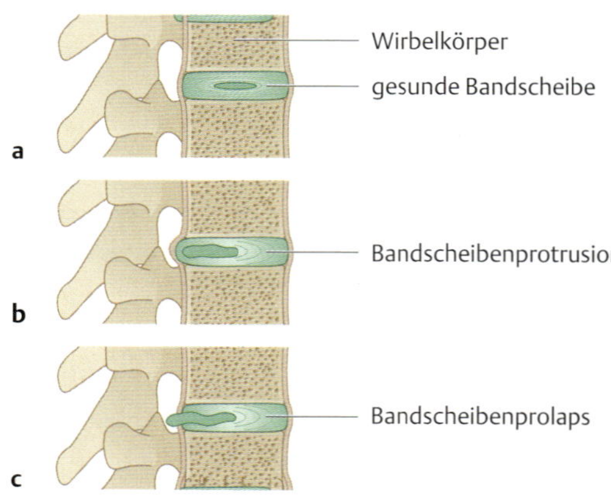

Abb. 1.339 Verschiebungen der Bandscheibe bei einem Bandscheibenprolaps

Pflege alter Menschen mit Erkrankungen der Atmungsorgane

Anatomie und Physiologie

Innere und äußere Atmung

Jede Zelle im Körper des Menschen benötigt für ihren Stoffwechsel und damit für ihr Überleben Sauerstoff (O_2). Diesen holt sie sich aus dem Blutkreislauf und verbrennt ihn zur Energiegewinnung. Hierbei entsteht das für die Zelle schädliche Kohlendioxid (CO_2), welches deshalb wieder zurück an den Blutkreislauf abgegeben werden muss. Diesen Gasaustausch nennt man **innere Atmung**; er findet in den meisten Zellen des Körpers statt. Durch die **äußere Atmung** muss der Blutkreislauf mit Sauerstoff angereichert und das andauernd anfallende Kohlendioxid aus dem Blutkreislauf ausgeschieden werden.

Atmungssystem

Das Atmungssystem wird unterteilt in die oberen Luftwege (Nase, Nasennebenhöhlen und Rachenraum), die unteren Luftwege (Kehlkopf, Luftröhre, Bronchien) und das Lungengewebe selbst (**Abb. 1.341**).

Nase

Die Nase ist ein spitzgiebliger Raum ähnlich dem Dachboden in einem Fachwerkhaus. In seiner Mitte direkt unter dem Firstbalken trennt die Nasenscheidewand (Nasenseptum) die rechte von der linken Nasenhöhle.

Nasennebenhöhlen

Die Nasennebenhöhlen stellen Hohlräume des knöchernen Schädels dar, die das Knochengewicht vermindern sollen und einen zusätzlichen Resonanzraum für die Stimmbildung schaffen. Die Hohlräume sind paarig angeordnet, d.h., es gibt auf jeder Schädelseite jeweils eine identische Nebenhöhle. (**Abb. 1.342**)

Zur Belüftung dieser Hohlräume führen jeweils Ausführungsgänge in den Nasenraum. Deshalb können bei Infekten des Nasen-Rachen-Raumes Erreger in die Nasennebenhöhlen fortgeleitet werden, wo es dann durch Schleimhautschwellungen und Sekretstau zu einer Nasennebenhöhlenentzündung (Sinusitis) kommen kann.

Rachen

Im Rachen (Pharynx) vereinigen sich Nasen- und Mundhöhle, hier kreuzen sich Luft- und Speiseweg. Die Trennung und Weiterleitung von Nahrung in die Speiseröhre (Ösophagus) und Atemluft in die Luftröhre (Trachea) ist eine Aufgabe des Kehlkopfes (Larynx).

Tonsillen (Mandeln). An der Nasenrachenhinterwand liegen die Rachenmandeln (Tonsillae pharyngeae), weiter unten am Mund-Rachen-Boden die Gaumenmandeln (Tonsillae palatinae). Sie bestehen aus lymphatischem Gewebe und dienen der Immunabwehr, weshalb es bei Besiedelung der Gaumenmandeln mit Keimen, insbesondere Streptokokken, zu einer erheblichen Entzündungsreakti-

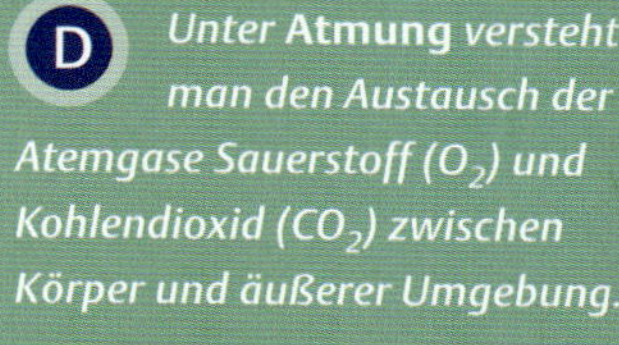

D *Unter **Atmung** versteht man den Austausch der Atemgase Sauerstoff (O_2) und Kohlendioxid (CO_2) zwischen Körper und äußerer Umgebung.*

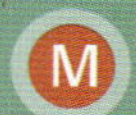

*Die Nasennebenhöhlen sind im Einzelnen (**Abb. 1.342**):*
- *Stirnhöhle,*
- *Kieferhöhle,*
- *Siebbeinzellen,*
- *Keilbeinhöhle.*

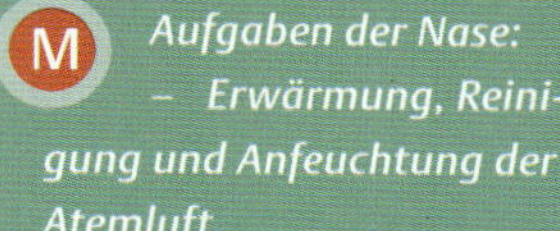

M *Aufgaben der Nase:*
- *Erwärmung, Reinigung und Anfeuchtung der Atemluft,*
- *Riechorgan,*
- *Resonanzraum für die Stimme.*

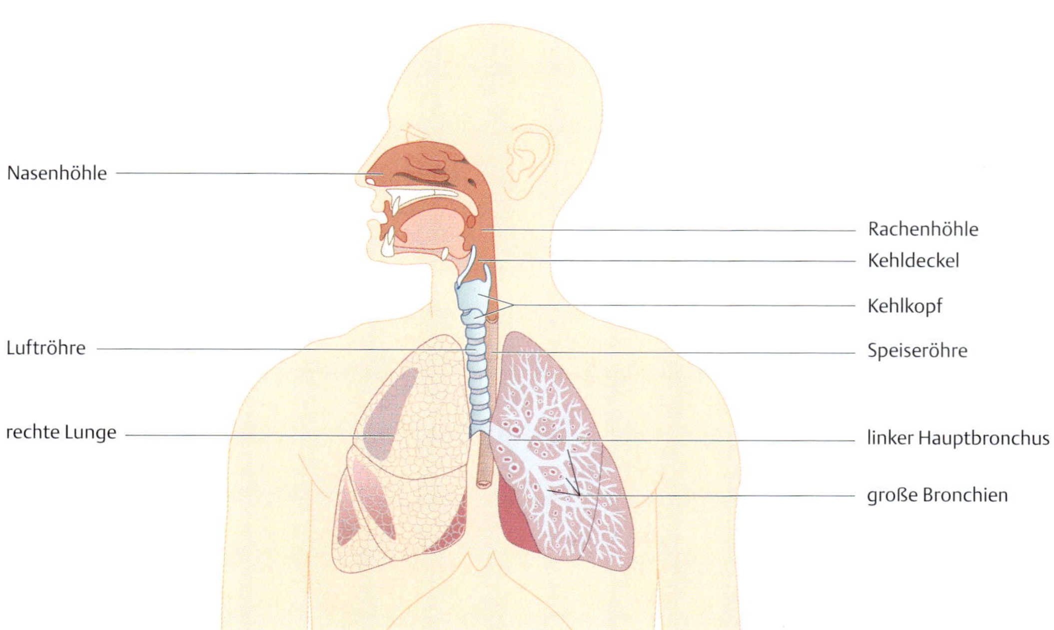

Abb. 1.341 Obere und untere Atemwege und Lunge (nach Schwegler 2011).

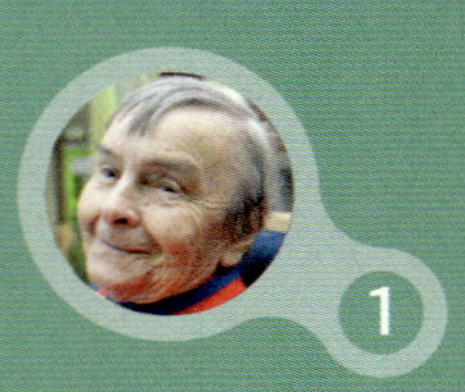

Stirnbeinhöhle (Sinus frontalis)
Keilbeinhöhle (Sinus sphenoidalis)
Siebbeinzellen
Kieferhöhle (Sinus maxillaris)
Nasenmuscheln (Conchae nasales) in der Nasenhöhle
Nasenscheidewand (Nasenseptum)

Abb. 1.342 Lage der Nasennebenhöhlen bei frontaler Schädelansicht (= von vorne).

on kommen kann (lat. angina = Enge; Mandelentzündung = Angina tonsillaris).

Kehlkopf. Im unteren Rachenraum (Hypopharynx) liegt der Kehlkopf (Larynx), also das Ventil zur Trennung von Speisebrei und Luft. Der Kehlkopf besteht aus einem Knorpelgerüst mit darüberliegender Schleimhaut. Der größte der Kehlkopfknorpel ist der wie ein Schiffsbug geformte Schildknorpel, den man auch von außen am Hals als „Adamsapfel" sehen kann. Darüber liegt der Kehldeckel (Epiglottis), der zum Verschließen der Luftröhre dient. Beim Atmen steht der Kehldeckel nach oben offen, sodass die Atemluft unbehindert durch die Luftröhre fließen kann. Beim Schlucken senkt sich der Kehldeckel und verschließt sie wie ein Ventil. Im Innern des Kehlkopfes verlaufen von vorne nach hinten die beiden Stimmbänder und bilden zwischen sich die Stimmritze (Glottis). Sie werden durch feine Muskeln unterschiedlich eng gestellt, die durchströmende Atemluft erzeugt Schallwellen und damit die Stimme.

Schlucken. Beim Schlucken von flüssigen und festen Nahrungsbestandteilen wird durch das reflexartige Zusammenspiel von zahlreichen Rachenmuskeln und dem Kehlkopf das Eindringen von Nahrung in die Lunge verhindert. Durch die Zungengrundmuskulatur wird der Kehldeckel gegen den Gaumen gepresst, und der Nahrungsbrei kann am verschlossenen Kehlkopf vorbei in die dahinterliegende Speiseröhre fließen.

Hustenreflex. Der Hustenreflex dient der Reinigung der unteren Atemwege von Sekret aus dem Bronchialsystem, aber auch von verschluckten Fremdkörpern oder Nahrung. Gelangen sie in die unteren Atemwege, wird ein sensibler Reiz auf die Bronchialschleimhaut ausgelöst, der einen reflexartigen Hustenstoß zur Folge hat.

M *Das Eindringen von festen oder flüssigen Fremdkörpern in das Bronchialsystem und damit in die Lunge* **(= Aspiration)** *kann zum Ersticken oder zu schlecht behandelbaren Lungenentzündungen (Pneumonien) führen.*

Luftröhre

Unterhalb des Kehlkopfs beginnt die Luftröhre (Trachea). Sie ist 10–15 cm lang und besteht aus 15–20 hufeisenförmigen Knorpelspangen, die nach hinten (dorsal) durch eine bindegewebige Membran verschlossen sind. Die Knorpel halten die Luftröhre während des in der Einatmungsphase herrschenden Unterdrucks offen.

Bronchialbaum

An ihrem Ende (Bifurkation = Aufteilung) teilt sich die Luftröhre in 2 Hauptbronchien, die sich wie das Geäst eines Baumes immer weiter verzweigen. Durch mehr als 20 solche Verzweigungen wird das weit verzweigte System des Bronchialbaumes gebildet. Es ist nach innen mit einem Flimmerepithel ausgekleidet, welches Fremdkörper und Bronchialschleim mundwärts (nach oral) transportiert. Die kleinen Bronchien verlieren ab einem Durchmesser von 1–2 mm ihr Knorpelgerüst, enthalten dafür mehr glatte Muskulatur in der Wand und werden dann Bronchiolen genannt.

Lungen

Der rechte Lungenflügel enthält 3 Lungenlappen (Ober-, Mittel- und Unterlappen), der linke Lungenflügel wegen des Platzbedarfs für das Herz nur 2 (Ober- und Unterlappen), die man gut voneinander abgrenzen kann. An der Lungenwurzel (Lungenhilus) treten die beiden Hauptbronchien und die Lungengefäße in die Lungen ein.

Lungenbläschen (Alveolen). Nachdem sich die Bronchiolen noch einmal verzweigt haben, endet der Atemweg blind in den Lungenbläschen (Alveolen, **Abb. 1.343**), die sich traubenförmig an die Bronchiolen anschließen. Hier findet der Blut-Gas-Austausch statt: Die Alveolen haben eine dünne Wand und sind von einem dichten Netzwerk aus Blutkapillaren umgeben. Die Grenzschicht zwischen der mit Luft gefüllten Alveole und den Blutkapillaren ist nur 1 µm (1/1000 mm) dünn, sodass Sauerstoff aus der Alveolarluft rasch ins Blut und Kohlendioxid aus dem Kapillarblut in die Atemluft übertreten kann. Insgesamt besteht das Lungengewebe aus über 300 Mio. solcher Alveolen, welche zusammen eine Gesamtfläche von 80 m² ergeben.

Pleura. Die beiden Lungenflügel sind mit Aussparung des Lungenhilus von einer feinen Haut, dem Lungenfell (Pleura visceralis), überzogen. Auch die Innenseite des Brustkorbes wird von solch einer feinen Haut, dem Rippenfell (Pleura parietalis), ausgekleidet. Lungen- und Rippenfell liegen eng aneinander und sind nur durch einen feinen, flüssigkeitsgefüllten Spalt voneinander getrennt, in dem Unterdruck herrscht. Wie bei zwei aufeinanderliegenden Glasscheiben mit einem dazwischen befindlichen Flüssigkeitsfilm können sich die zwei Pleurablätter zwar gegeneinander verschieben, durch den unter Unterdruck stehenden Flüssigkeitsfilm werden sie jedoch zusammengehalten. Dadurch kann das Lungengewebe durch die Volumenvergrößerung und Verkleinerung des Brustkorbs auseinandergezogen und zusammengepresst werden, ohne dass dieses empfindliche Gewebe zerrissen wird (**Abb. 1.344a**).

Beim Pneumothorax gelangt Luft durch eine äußere oder innere Verletzung in den Pleuraspalt. Der

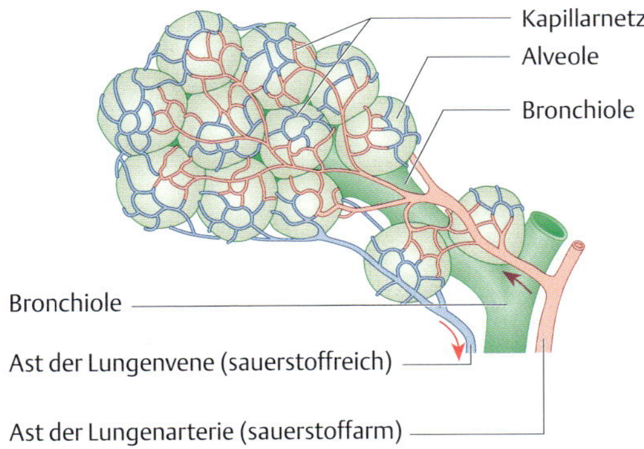

Abb. 1.343 Die Lungenbläschen (**Alveolen**) schließen sich traubenförmig an die Bronchiolen an und werden von einem dichten Gefäßnetz umgeben (aus Schwegler 2006).

Unterdruck geht verloren, die beiden Pleurablätter kleben nicht mehr aneinander und der betreffende Lungenflügel fällt in sich zusammen (**Abb. 1.344b**).

Zwerchfell. Nach unten, zum Bauchraum hin, begrenzt das Zwerchfell (Diaphragma) – eine große kuppelartige Muskelplatte – den Brustraum. In ihrem Zentrum besteht sie aus Bindegewebe mit den Durchtrittsöffnungen für Aorta und Speiseröhre.

Atmung

Atemmechanik

Einatmungsphase (Inspiration). Zieht sich der Zwerchfellmuskel zusammen, dann verkürzt er sich, die Krümmung im Zwerchfell verflacht sich, und es wird damit abgesenkt. Außerdem ziehen sich die äußeren Zwischenrippenmuskeln (Mm. intercostales externi) zusammen und heben die schräg nach unten stehenden Rippen und damit den Brustkorb an. Wie bei einem Blasebalg nimmt das Brustkorbvolumen zu, es entsteht ein relativer Unterdruck im Vergleich zur Außenluft, letztendlich wird Luft in die Lunge gesaugt (**Abb. 1.345**).

Ausatmungsphase (Exspiration). In der Ausatmungsphase wird dieser physikalische Vorgang umgekehrt: Die Zwerchfellmuskulatur erschlafft, die Zwerchfellkuppel wölbt sich nach oben, unterstützt durch die Eigenelastizität zieht sich die Lunge zusammen und verringert ihr Volumen. Dadurch entsteht relativ zur Außenluft ein Überdruck, die Luft wird über die Luftröhre nach außen geblasen.

Atemhilfsmuskulatur. Bei vertiefter Atmung, also sowohl bei Atemnot infolge von Krankheitszuständen als auch bei vermehrter körperlicher Arbeit, werden für Ein- und Ausatmung zusätzliche Muskelgruppen eingesetzt. Dies sind bei der Einatmung hauptsächlich der große und kleine Brustmuskel (M. pectoralis major und minor), bei der Exspiration vor allem die Bauchmuskulatur (z. B. beim Husten).

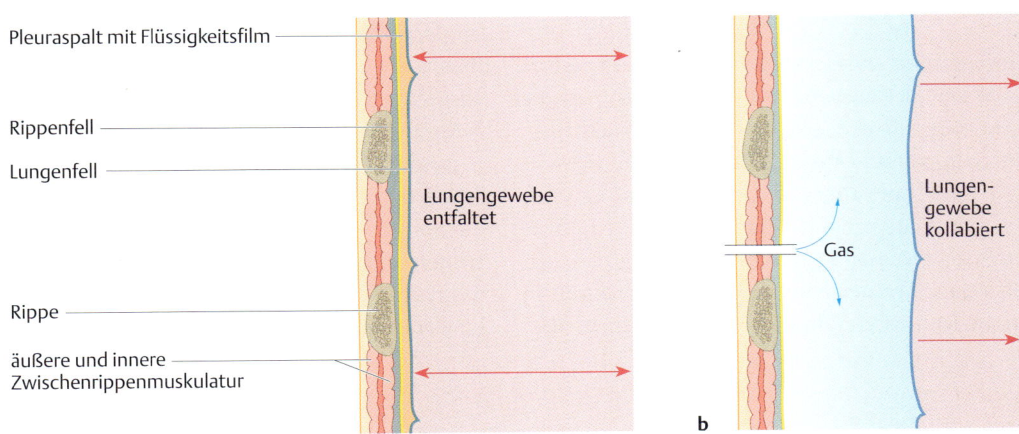

Abb. 1.344 Detailbilder des Pleuraspaltes **a** im Normalzustand und **b** beim Pneumothorax (nach Faller u. Schünke 2008).

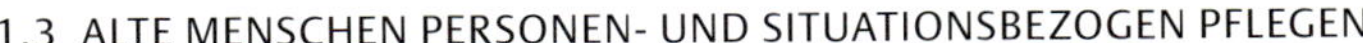

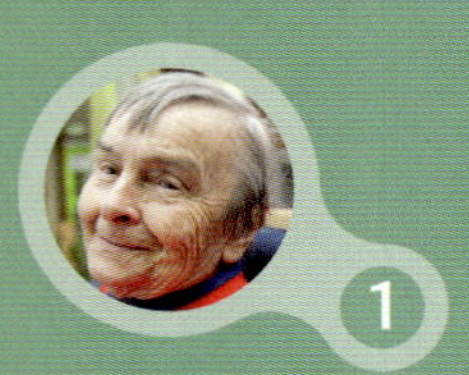

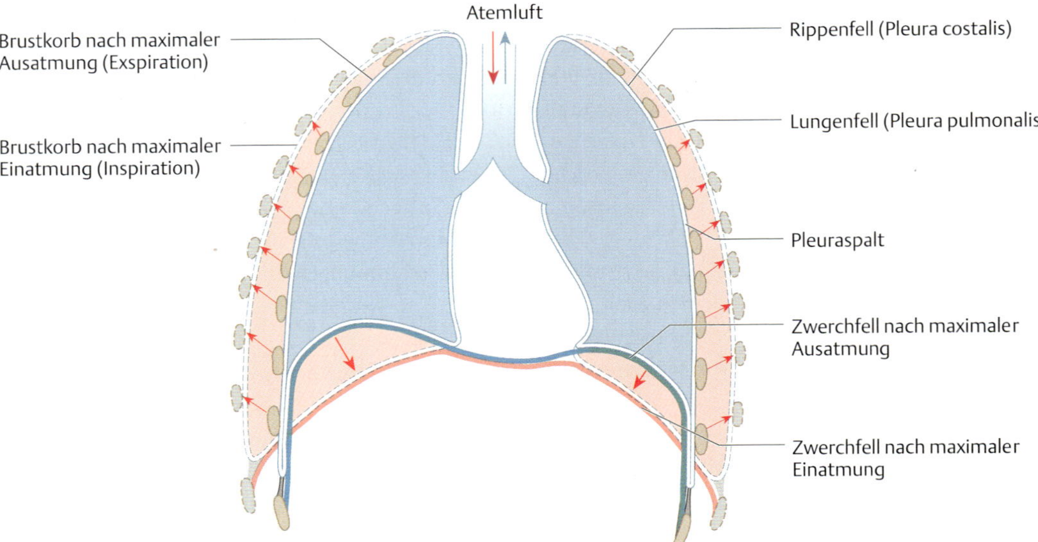

Abb. 1.345 Atemmechanik. Frontalschnitt der Lunge während Einatmungs- (rot) und Ausatmungsphase (blau) (nach Faller u. Schünke 2008).

Steuerung der Atmung

Der Atemvorgang wird durch ein eigenes Zentrum im zentralen Nervensystem (ZNS) gesteuert, in dem die Atemmuskeln koordiniert und rhythmisch erregt werden. Dieses Atemzentrum liegt im Halsrückenmark (Medulla oblongata) und kann sowohl die Atemfrequenz als auch die Atemtiefe verändern. Um den Bedarf zu ermitteln, wird die Konzentration des Sauerstoffs und des Kohlendioxids im Blut mit Chemorezeptoren an der Aorta und der Halsschlagader gemessen. Bei hohem Kohlendioxidgehalt, aber auch bei einer niedrigen Sauerstoffkonzentration, wird das Atemzentrum aktiviert, Atemfrequenz und -tiefe zu erhöhen. Ist dadurch der Kohlendioxidgehalt auf den Zielwert gefallen bzw. die Sauerstoffkonzentration angestiegen, so reduziert das Atemzentrum seine Aktivität wieder.

M *Normalerweise liegt die **Atemfrequenz** beim Gesunden in Ruhe bei 8–16/min. Bei körperlicher Anstrengung steigt sie auf bis zu 40/min an, aber eben auch bei Erkrankungen der Lunge (z. B. Pneumonie) oder des Herzens (z. B. Lungenödem).*

Messung des Lungenvolumens

Messung der Atemfrequenz. Die Beobachtung der Atmung kann uns wichtige Informationen über den Zustand eines Menschen geben: Die einfachste Maßnahme ist die Messung der Atemfrequenz, d. h. die Anzahl der Atemzüge pro Minute.

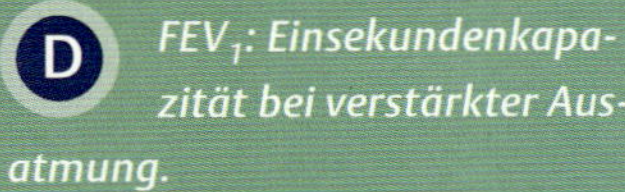

D *FEV_1: Einsekundenkapazität bei verstärkter Ausatmung.*

D *VK: Vitalkapazität oder nach maximaler Einatmung ausgeatmetes Luftvolumen.*

Spirogramm. Würde man die ein- und ausgeatmete Luft in einem Luftballon auffangen und die Atemvolumina pro Zeit messen, so erhielte man ein Spirogramm (**Abb. 1.346**). Das dafür verwendete Gerät, der Spirometer, misst folgende Größen: Bei jedem Atemzug in Ruhe werden ca. 0,5 l Luft (Atemzugvolumen = AZV) in die Atemwege gesaugt. Über dieses Volumen hinaus können noch ca. 2–3 l zusätzlich (inspiratorisches Reservevolumen =IRV)

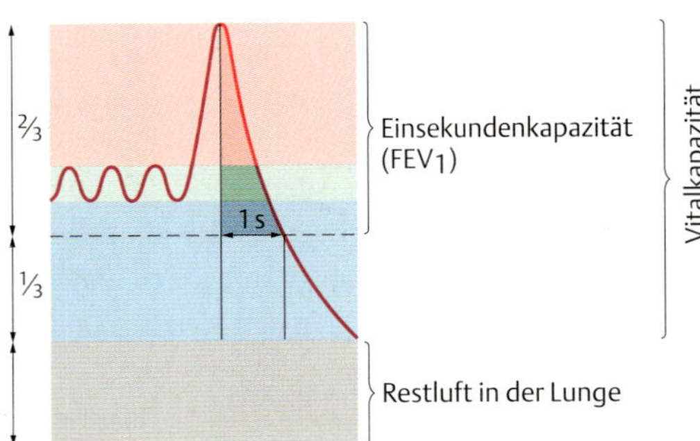

Abb. 1.346 Spirogramm mit Messung der Einsekundenkapazität: Nach möglichst tiefer Einatmung sollten in 1 Sekunde ²⁄₃ der Vitalkapazität ausgeatmet werden können (nach Faller u. Schünke 2008).

eingeatmet werden, wenn der Körper einen größeren Sauerstoffbedarf hat (Anstrengung, Atemnot). Andererseits kann, von der Atemruhelage (ARL) ausgehend, noch ca. 1 l zusätzlich ausgeatmet werden, was man als exspiratorisches Reservevolumen (ERV) bezeichnet (z. B. beim Seufzen). Damit die Alveolen nicht zusammenfallen (kollabieren), verbleiben auch nach stärkster Ausatmung noch ca. 1–2 l Luft (Residualvolumen) in der Lunge. Als Vitalkapazität (VK) bezeichnet man das Luftvolumen, welches nach tiefer Inspiration maximal ausgeatmet werden kann, also die Summe aus IRV, AZV und ERV. Bei erhöhtem Atemwegswiderstand – insbesondere beim Asthma bronchiale – ist die Geschwindigkeit des Atmungsvorgangs herabgesetzt. Zur Ermittlung des Atemvolumens lässt man die Patienten so schnell wie möglich ausatmen und misst das nach 1 Sekunde ausgeatmete Volumen (Einsekundenkapazität = FEV_1).

Infektiöse Atemwegserkrankungen

Infektionen der oberen Luftwege

Erwachsene erkranken 2- bis 5-mal pro Jahr an einem Atemwegsinfekt, sie sind also ausgesprochen häufig und zumeist viral bedingt. Es sind unzählige Viren bekannt, die diese hervorrufen können. So kennt man beispielsweise über 100 Virusarten, die Schnupfen verursachen können. Da sich diese Viren zum Teil stark unterscheiden, kann trotz erworbener Immunität gegen eines der Viren eine andere Virusart erneut zur Infektion führen. Daher kann man innerhalb kurzer Zeit mehrfach an Schnupfen erkranken.

Krankheitsverlauf. Häufig berichten die Patienten, dass sie zuerst einen Schnupfen hatten, unmittelbar danach Schluckbeschwerden auftraten und sie zuletzt an Husten litten. Man nennt dies einen Etagenwechsel, d. h., die Infektion ist im Körper jeweils eine Stufe nach unten gerutscht.

Prognose. Da die Ansteckung über die sog. Tröpfcheninfektion erfolgt, besteht eine hohe Ansteckungsgefahr! Entsprechend therapiert verlaufen

D *Bei* **Infektionen der oberen Luftwege** *handelt es sich um meist viral bedingte Entzündungen* (Tab. 1.36).

Tab. 1.36 Infektionen der oberen Luftwege

Erkrankung	*Symptome*	*Komplikationen*	*Therapie*
Rhinitis (Schnupfen)	– wässriges Nasensekret – eingeschränktes Riechvermögen	Bei Verschleppung der Keime in die Nasennebenhöhlen kann sich eine Sinusitis entwickeln. Kommt es über die Ohrtrompete zur Ausbreitung der Erreger ins Ohr, kann eine Otitis media (Mittelohrentzündung) die Folge sein	abschwellende Nasentropfen und Inhalationen (z. B. mit Kamille oder Emser Salz)
Sinusitis (Nasennebenhöhlenentzündung)	– Gesichts- und Kopfschmerzen, die sich beim Bücken, Heben, Husten usw. (erhöhter Druck in den Nebenhöhlen) verstärken – Klopfschmerz über der betroffenen Nebenhöhle (meist Kieferhöhle) – schleimiges oder eitriges Nasensekret – evtl. Fieber und allgemeines Krankheitsgefühl	Die Entzündung kann auf die benachbarten Weichteile (Oberlid, Unterlid, Wange) übergreifen, was zur Schwellung und Rötung dieser Strukturen führt. Besonders gefürchtet ist ein Übergreifen der Entzündung auf die Augenhöhle. Durch die enge Nachbarschaft kann es zu Komplikationen im Gehirn kommen (Meningitis = Hirnhautentzündung, Hirnabszess)	abschwellende Nasentropfen, lokale Wärme (z. B. Rotlicht), Inhalationen, evtl. Antibiotika; wenn keine Besserung, Punktion und Spülung der Nasennebenhöhlen
Pharyngitis (Rachenentzündung) **(Abb. 1.347)**	– Schluckbeschwerden – „Kratzen" und „Brennen" im Hals		heiße Milch mit Honig und lokale Wärme sind wohltuend; Schleim lösende Mittel; bei Verdacht auf eine bakterielle Ursache Antibiotika
Tonsillitis (Mandelentzündung) **(Abb. 1.348)**	– Brennen und Schmerzen im Hals – Schluckbeschwerden mit Ausstrahlung ins Ohr – evtl. „kloßige" Sprache – Fieber und allgemeines Krankheitsgefühl – Mandeln (Tonsillen) hochrot und geschwollen, häufig mit Eiterauflagerungen	Es kann sich ein lokaler Abszess bilden. Bei Verschleppung der Keime über die Blutbahn besteht die Gefahr einer Sepsis! Evtl. Spätkomplikationen aufgrund immunologischer Prozesse sind das rheumatische Fieber und die Glomerulonephritis	Die meisten Tonsillitiden sind viral bedingt. Nur bei Verdacht auf eine bakterielle Entzündung (Eiterstippchen auf den Mandeln) müssen Antibiotika verabreicht werden. Zusätzlich können ähnliche Maßnahmen wie bei einer Pharyngitis die Beschwerden lindern
Laryngitis (Kehlkopfentzündung) **(Abb. 1.349)**	– Symptome wie bei der Pharyngitis, zusätzlich beklagt der Patient: – Heiserkeit – Räusperzwang und Hustenreiz		Wichtig sind die „Stimmschonung" (Ruhe, kein Flüstern, kein Räuspern) und der Nikotinverzicht! Die übrige Therapie ähnelt der einer Pharyngitis; Antibiotika sind nur selten nötig

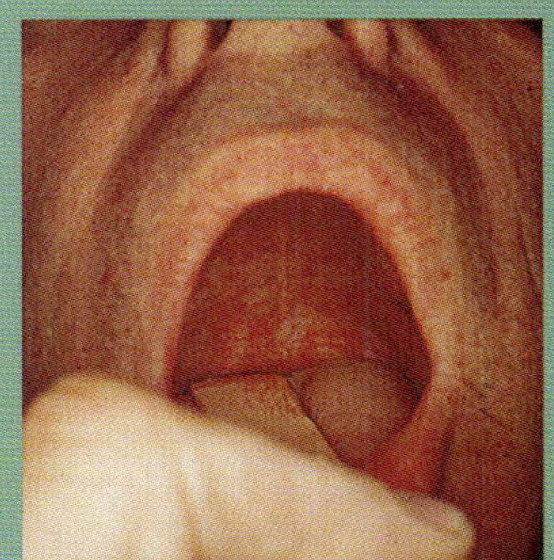

Abb. 1.347 Pharyngitis (Rachenentzündung).

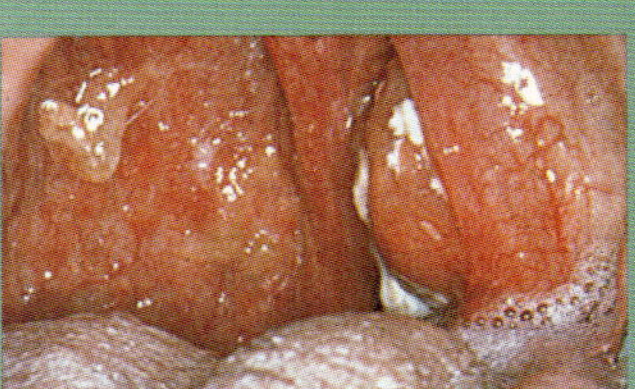

Abb. 1.348 Tonsillitis (Mandelentzündung).

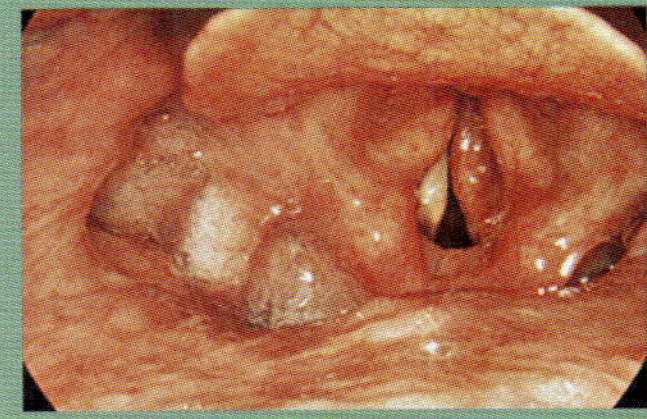

Abb. 1.349 Laryngitis (Kehlkopfentzündung).

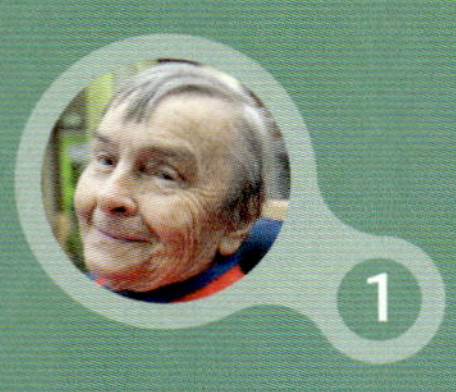

ABEDL s. a. S. 18.

M *Durch die Tröpfcheninfektion kann sich der Grippevirus rasch verbreiten und zu Epidemien, bei Verbreitung über die ganze Welt sogar zu Pandemien führen.*

D *Eine* **Grippe** *ist eine durch Tröpfcheninfektion übertragene Erkrankung, ausgelöst durch den Influenzavirus. Infektionskrankheit, die besonders bei alten und geschwächten Patienten komplikationsreich verlaufen kann.*

M *Bei alten Menschen kann eine „banale" Grippe tödlich verlaufen!*

D *Eine* **akute Bronchitis** *ist eine meist viral bedingte Entzündung der Bronchialschleimhaut, die durch Tröpfcheninfektion übertragen wird.*

P **Antitussiva** *nur bei nächtlichem quälendem Husten einnehmen! Schleimlösende Mittel morgens verabreichen, sie können bei abendlicher Gabe zu nächtlichem Husten führen.*

D *Eine* **Pneumonie** *ist eine meist bakteriell, selten viral oder durch Pilze verursachte Entzündung des Lungengewebes.*

solche Infektionen aber meist harmlos und heilen folgenlos ab. Besonders bei stark geschwächten Patienten aber kann es zu gefährlichen Verläufen mit bakterieller Superinfektion (Infektion, die sich auf die Viruserkrankung „aufpfropft") kommen!

Prophylaxe. Um Infektionen dieser Art zu verhindern, sind generelle abhärtende Maßnahmen (regelmäßig saunieren, Bewegung an der frischen Luft usw.) hilfreich.

Therapie. Natürliche Behandlungsmöglichkeiten:
- Inhalationen mit Kamille, ätherischen Ölen oder Emser Salz wirken schleimhautabschwellend.
- Bei Halsschmerzen sind Quarkwickel schmerzlindernd,
- Fieber lässt sich durch Wadenwickel senken,
- Bestrahlung mit einer Infrarotlampe wirkt schmerzlindernd, durchblutungsfördernd und schleimlösend.

Influenza (Grippe)

Symptome. Nach kurzer Inkubationszeit (1–3 Tage) kommt es zu den typischen „Grippesymptomen":
- Kopf- und Gliederschmerzen,
- Fieber, starkes Krankheitsgefühl,
- Husten, Schnupfen, Heiserkeit.

Dauern die Symptome lange an, kommt es zu einem erneuten Fieberanstieg und/oder eitrigem Auswurf, so muss von einer bakteriellen Superinfektion ausgegangen werden.

Komplikationen. Im Allgemeinen verläuft eine Grippe harmlos. Kinder und alte Menschen aber sind durch Komplikationen, wie Otitis media, eitrige Bronchitis, Pneumonie, oder Begleiterkrankungen anderer Organe gefährdet!

Therapie. Die Behandlung besteht meist aus symptomatischen Maßnahmen: Bettruhe, fiebersenkende und schmerzlindernde Medikamente. Beginnt man sofort nach dem Auftreten der ersten Grippeanzeichen mit der Einnahme von Medikamenten, welche das Influenzavirus hemmen (z. B. Tamiflu), so lässt sich die Erkrankung verkürzen und Komplikationen zumeist vermeiden. Antibiotika werden nur bei Verdacht auf bakterielle Superinfektionen verabreicht.

Aspekte der Pflege bei einer Virusgrippe: Besonders wichtig bei an Grippe erkrankten alten Menschen ist es, den fieberbedingten Flüssigkeitsverlust auszugleichen, d. h., pro Grad Celsius Temperaturerhöhung muss 1 Liter Flüssigkeit am Tag zusätzlich gegeben werden. Aufgrund des Fiebers und der Bettruhe sind eine sorgfältige Dekubitus-, Thrombose- und Obstipationsprophylaxe notwendig. Besonders wichtig, um einer Lungenentzündung als Komplikation der Virusgrippe vorzubeugen, sind pneumonieprophylaktische Maßnahmen. Insbesondere zu Beginn der Erkrankung ist eine engmaschige Vitalzeichenkontrolle (d. h. Beobachtung der Atmung, RR-, Puls- und Temperaturkontrolle) notwendig, und auch das Abhusten und das Sputum müssen beobachtet werden. So ist z. B. ein grünliches Sputum Zeichen einer bakteriellen Superinfektion. Soweit erforderlich, ist Hilfestellung bei den ABEDL zu geben: Das Waschen und Kleiden muss unterstützt oder übernommen, Bett- und Leibwäsche bei Bedarf gewechselt werden; evtl. ist auch Hilfe beim Essen und Trinken notwendig. Der meist appetitlose Kranke erhält Wunschkost, die leicht verdaulich und vitaminreich sein soll.

Prophylaxe. Bei gefährdeten Patienten (> 60 Jahre, Patienten mit chronischen Erkrankungen, bes. Herz- und Lungenerkrankungen) wird im Herbst eine Schutzimpfung durchgeführt. Die Impfung wirkt nur gegen den jeweils aktuellen Virustyp. Da die Influenza-Viren oft ihre Struktur verändern, muss die Impfung jährlich erneut durchgeführt werden.

Akute Bronchitis

Symptome. Häufig entwickelt sich die akute Bronchitis im Rahmen eines Infektes der oberen Luftwege („Etagenwechsel"). Typisch ist ein anfangs schmerzhafter, trockener Husten, der in einen starken Husten mit meist weißlichem Auswurf übergeht. Außerdem treten Fieber und allgemeine Erkältungszeichen (Kopf- und Gliederschmerzen, Schnupfen, Halsschmerzen usw.) auf. Besonders bei alten und immungeschwächten Patienten kann es zur bakteriellen Superinfektion kommen.

Therapie. Auch hier erfolgt eine symptomatische Behandlung: Besonders wichtig sind schleimlösende Maßnahmen:
- Inhalationen,
- Einreibungen mit ätherischen Ölen,
- erhöhte Flüssigkeitszufuhr (heißer Tee).

Medikamentöse Therapie:
- fiebersenkende, schmerzlindernde und schleimlösende Präparate (z. B. Mucosolvan, ACC),
- hustenhemmende Medikamente, sog. Antitussiva (z. B. Paracodein), (nur bei quälendem, nächtlichem Husten)
- zur Verhinderung einer Pneumonie werden bei Verdacht auf eine bakterielle Superinfektion Antibiotika verordnet.

Natürliche Behandlungsmöglichkeiten:
- schleimlösend wirkende Senfwickel,
- Kartoffelauflagen,
- Wadenwickel bei Fieber.

Pneumonie (Lungenentzündung)

Ursachen. Pneumonien sind ein im Alter recht häufiges Krankheitsbild. Allein in Deutschland erkranken jährlich 800 000 Menschen! Alte Menschen sind in vielerlei Hinsicht stark gefährdet:

- häufig besteht eine verminderte Lungenbelüftung:
  - bei Bettlägerigkeit oder Störungen des Atemzentrums atmen die Betroffenen meist nur flach, einige Lungenbereiche werden gar nicht belüftet; die unbelüfteten Lungenbereiche fallen zusammen, es bilden sich sog. Atelektasen, die ein idealer Nährboden für Bakterien sind,
- oft besteht eine erhöhte Sekretansammlung in den Bronchien:
  - z. B. bei einer chronischen Bronchitis oder einem Asthma bronchiale,
  - aber auch bei Geschwächten, die das Lungensekret nur ungenügend abhusten können,
- aus der Mundhöhle können Keime in die Lunge verschleppt werden:
  - bei schlechter Mundhygiene, einem Mundsoor oder Eiterherden im Mund,
- bei eingeschränktem Schluckreflex ist die Gefahr einer Aspiration sehr groß,
- wenn das Immunsystem geschwächt ist, also z. B. im Alter, bei AIDS und Krebserkrankungen.

Ebenso können Krankheitserreger auch direkt auf dem Luftweg, über das Blut oder aus der Nachbarschaft der Lunge einwandern. Insgesamt sind diese Fälle jedoch Raritäten.

Pathologische Anatomie. Die bei Weitem häufigste Form der Lungenentzündung ist die Bronchopneumonie. Die Erkrankung beginnt an vielen Stellen gleichzeitig. Es entstehen überall im Lungengewebe millimeter- bis zentimetergroße Entzündungsherde. Ursache der Bronchopneumonie sind diverse Bakterien (Streptokokken, Staphylokokken, Klebsiellen, Haemophilus influenzae).

Die Grippepneumonie ist eine Sonderform der Bronchopneumonie. Am Beginn der Grippepneumonie steht die Infektion mit Viren; später kommt aber fast immer auch eine bakterielle Infektion dazu.

Ganz anders sieht die Lobärpneumonie aus, die prinzipiell auf einen oder mehrere Lungenlappen begrenzt ist. Die Ursache dieser Erkrankung sind fast immer Pneumokokken (Streptococcus pneumoniae).

Symptome. Innerhalb weniger Stunden entwickelt sich ein schweres Krankheitsbild:

- hohes Fieber und Schüttelfrost,
- Husten mit gelblich-eitrigem oder rostbraunem (durch Blutbeimischungen) Auswurf,
- Dyspnoe (Atemnot),
- evtl. Schmerzen beim Atmen (durch Begleitpleuritis, s. unten),
- Tachypnoe (beschleunigte Atmung), da der Patient versucht, den Sauerstoffmangel durch vermehrte Atmung auszugleichen,
- bei beschleunigter Atmung kann man gelegentlich eine Mitbewegung der Nasenflügel („Nasenflügeln") beobachten,
- bei massivem Sauerstoffmangel ist der Patient zyanotisch: es kommt zu einer bläulich-roten Verfärbung von Haut und Schleimhäuten. Besonders gut zu erkennen ist dies an den Lippen und den Akren, den äußersten Körperteilen (Finger-, Zehen- oder Nasenspitze).

Bei alten Menschen können weit weniger dramatische Symptome Zeichen einer Pneumonie sein:

- Meist zeigt sich nur eine leichte Temperaturerhöhung; hohes Fieber mit Schüttelfrost ist im Alter selten.
- Oft klagen die Patienten nur über leichten Husten mit Auswurf.
- Aufgrund der Unterversorgung des Blutes mit Sauerstoff und im Rahmen einer Exsikkose (Flüssigkeitsmangel) kann es zu plötzlichen Verwirrtheitszuständen kommen.
- Atemnot, Tachykardie (schneller Puls) und Zyanose sind weitere Zeichen des Sauerstoffmangels und der schweren Erkrankung.

Diagnostik. Bei Verdacht auf Pneumonie sollte neben der körperlichen Untersuchung durch den Arzt immer eine Röntgenaufnahme der Lunge veranlasst werden **(Abb. 1.350)**.

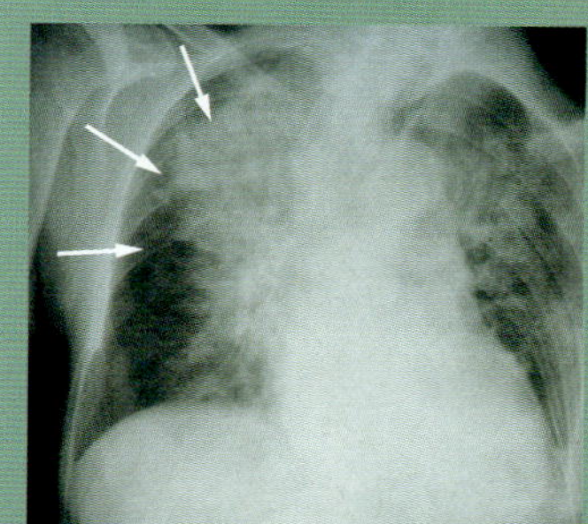

Abb. 1.350 Röntgenbild einer Lobärpneumonie im rechten Oberlappen (aus Gerlach u. a. 2006).

Therapie. Meist ist eine stationäre Behandlung im Krankenhaus erforderlich! Ganz im Vordergrund steht die antibiotische Therapie: Man sollte zu Beginn der medikamentösen Therapie Sputum des Patienten zur Erregerbestimmung einschicken. Eine antibiotische Behandlung muss aber sofort erfolgen. Wenn das Ergebnis der bakteriologischen Untersuchung vorliegt, muss evtl. ein anderes Antibiotikum gewählt werden.

Zusätzlich sind folgende Allgemeinmaßnahmen wichtig:

- Bettruhe und körperliche Schonung,
- ausreichende Flüssigkeitszufuhr, besonders bei hohem Fieber, denn pro 1 °C Temperaturerhöhung verliert der Körper 1 Liter Flüssigkeit!,
- evtl. leichte Krankengymnastik mit Atemübungen und Abreibungen, z. B. mit Franzbranntwein (verbessert die Belüftung der gesunden Lungenabschnitte),
- wichtig ist die Thromboseprophylaxe bei Bettlägerigkeit (Beine wickeln, Heparin s.c.),
- bei ausgeprägter Atemnot sollte über eine Nasensonde Sauerstoff verabreicht werden (z. B. 2 l O_2/min),
- um das Herz zu entlasten (es muss bei Tachykardie aufgrund des Fiebers mehr arbeiten), empfiehlt sich beim alten Menschen eine frühzeitige Fiebersenkung durch Medikamente oder Wadenwickel.

M *Begleiterkrankungen (z. B. Diabetes mellitus, Asthma bronchiale, Herzinsuffizienz) können sich rasch verschlechtern. Deswegen frühzeitig den Arzt informieren!*

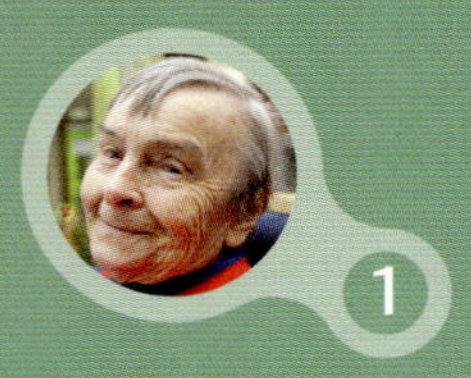

P *Aufgrund der schmerzbedingten* ***Schonatmung*** *ist besonders auf eine gute Belüftung der Lunge zu achten. Ist die Pleuritis nicht auf der Grundlage einer Pneumonie entstanden, besteht durch die Schonatmung eine hohe Pneumoniegefahr. Deshalb ist auch hier die Pneumonieprophylaxe besonders wichtig.*

D *Eine* ***Tuberkulose*** *ist eine meist in der Lunge lokalisierte Infektionskrankheit durch Tuberkelbakterien, kann aber auch jedes andere Organ befallen.*

M *Die* ***Pneumonie*** *ist die am häufigsten zum Tode führende Infektionskrankheit! Insgesamt stellt sie die fünfthäufigste Todesursache dar!*

P *In der Altenpflege sollte bei verdächtigen Symptomen zu einem Arztbesuch geraten werden, sodass Diagnosenstellung und Therapie frühzeitig erfolgen können. Einige Heime verlangen bereits beim Einzug ins Altenheim eine Röntgenaufnahme der Lunge.*

D *Eine* ***Pleuritis*** *ist eine Entzündung der Pleura.*

Aspekte der Pflege bei Pneumonie:

Vorrangiges Ziel pflegerischer Interventionen bei einem an einer Pneumonie erkrankten alten Menschen ist wie bei der Pneumonieprophylaxe die Sekretlösung und das Erreichen einer möglichst guten Lungenbelüftung. Dabei können individuelle Bewältigungsstrategien bei früheren Atemwegserkrankungen erfragt und berücksichtigt werden. Wichtig ist ebenso eine gesunde und intakte Mundschleimhaut. Hier kann das Durchführen einer speziellen Mundpflege notwendig sein. Des Weiteren sind eine ausreichende Flüssigkeitszufuhr und die Kontrolle von Vitalzeichen und Temperatur, Absenken des Fiebers und die Gabe der Antibiotika nach Arztanordnung von Bedeutung.

Komplikationen. Im Allgemeinen ist die Prognose einer Pneumonie gut, Komplikationen treten vorwiegend bei Patienten mit Herz-Lungen-Erkrankungen oder Immunschwäche auf, z. B.:

- respiratorische Insuffizienz (drohendes Lungenversagen); Zeichen sind zunehmende Atemnot und Sauerstoffmangel im Blut; es kann eine künstliche Beatmung nötig werden!,
- Lungenabszess (Eiteransammlungen im Lungengewebe),
- Pleuraerguss oder Pleuraempyem (Eiter im Pleuraraum), z. B. im Rahmen einer Begleitpleuritis (s. unten),
- Sepsis durch Übertreten der Erreger in die Blutbahn,
- Thrombose (Verstopfung von Venen). Besonders bei lang dauernder Bettlägerigkeit und Exsikkose,
- Herzversagen im Rahmen einer vorbestehenden Herzschwäche.

Pleuritis (Rippenfellentzündung)

Ursachen. Zu einer Pleuritis kommt es meist im Rahmen einer Pneumonie (Begleitpleuritis). Sie kann aber auch bei einer Tuberkulose, einer Lungenembolie oder einem Lungentumor auftreten.

Formen. Man unterscheidet die fibrinöse (trockene) und die exsudative (feuchte) Pleuritis. Häufig geht die trockene Pleuritis in eine feuchte über. Bei der fibrinösen Pleuritis ist wenig Flüssigkeit im Pleuraspalt. Im ungünstigen Fall führt die fibrinöse Pleuritis zu einer Verwachsung der Pleurablätter, welche dann die Atmung einschränkt. Die exsudative Pleuritis steht oft im Zusammenhang mit Tumorerkrankungen, insbesondere dem Bronchialkarzinom.

Symptome. Bei der fibrinösen Pleuritis verursacht das Aneinanderreiben der entzündeten Pleurablätter stechende, atemabhängige Thoraxschmerzen. Geht die fibrinöse in eine exsudative Pleuritis über, entwickelt sich ein Pleuraerguss. Die Schmerzen lassen nach, der Patient klagt über Atemnot und ein Druckgefühl in der Brust; dieses entsteht, weil der Erguss Lungengewebe verdrängt.

Diagnostik. Eine Pleuritis lässt sich röntgenologisch (lokale Verschattung, **Abb. 1.351**) und sonografisch (im Ultraschall) diagnostizieren. Bei unklarer Ursache wird die Ergussflüssigkeit auf bösartige Zellen oder infektiöse Erreger untersucht.

Therapie. Im Vordergrund steht die Therapie der Grundkrankheit. Zur Erleichterung der Beschwerden verabreicht man Schmerzmittel (z. B. Diclofenac). Liegt ein ausgedehnter Erguss vor, muss dieser abpunktiert werden, damit sich die Lunge entfalten kann.

Tuberkulose („Schwindsucht")

Epidemiologie. Tuberkulose (TB, Morbus Koch) ist eine Erkrankung, die nur bei immungeschwächten Menschen ausbricht. Tuberkulosegefährdeter Personenkreis:

- Menschen, die in schlechten hygienischen Bedingungen und engen Wohnverhältnissen zusammenleben,
- Suchtkranke (bes. Alkoholiker), Obdachlose,
- alte Menschen, aber auch Säuglinge und Kleinkinder,
- Menschen, deren Immunsystem durch Medikamente (z. B. hoch dosierte Kortisontherapie, Chemotherapie bei Krebspatienten) oder schwere Krankheiten (z. B. Diabetes mellitus, Krebs) geschwächt ist,
- Menschen, die an der Immunschwächekrankheit AIDS leiden.

Pathologische Anatomie. Die Tuberkulose gehört zu den granulomatösen Entzündungen (lat. granulum = Körnchen). Die Infektion breitet sich selten diffus im Gewebe aus, sondern greift von einem Herd (Granulom) auf den nächsten über. In der Mitte der Granulome entsteht typischerweise eine Verkäsungszone aus abgestorbenen Leukozyten. Benachbarte Granulome haben in der Lunge die Tendenz, miteinander zu verschmelzen. Mit der Zeit

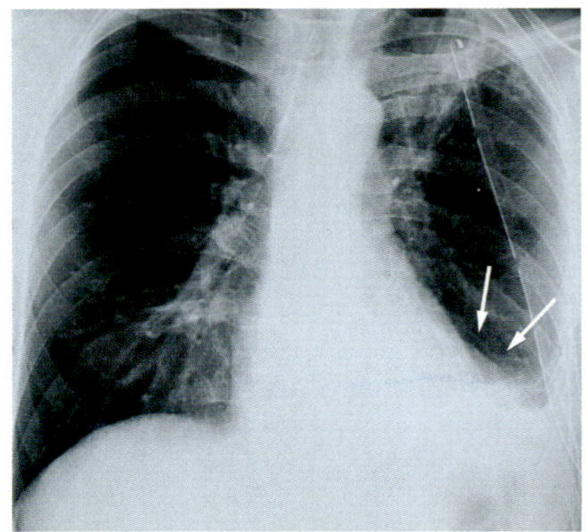

Abb. 1.351 Linksseitiger Pleuraerguss.

entstehen Kavernen (Hohlräume), besonders in den hinteren und oberen Abschnitten der Lunge. Diese gewinnen Anschluss an größere Bronchien und damit an die Außenwelt. Mit dem Luftstrom können jetzt Tuberkelbakterien sowohl in andere Teile der Lunge gelangen als auch auf andere Personen übertragen werden.

Krankheitsverlauf. Die sehr widerstandsfähigen Tuberkelbakterien werden durch Tröpfcheninfektion (Husten, Niesen, Sprechen) übertragen. Ansteckend sind fast ausschließlich Patienten mit einer offenen Lungentuberkulose, bei denen die Bakterien im Sputum nachweisbar sind. Im Falle einer geschlossenen Lungentuberkulose oder einer Organtuberkulose besteht nur geringe Ansteckungsgefahr! Die Tuberkulose verläuft in 3 Stadien **(Abb. 1.352).**

Erstinfektion: Nur bei 2–3% der angesteckten Personen kommt es direkt nach der Infektion zum Ausbruch einer Tuberkulose. Meistens bildet sich stattdessen ein kleiner (erbs- bis haselnussgroßer) Infektionsherd in der Lunge und in den zugehörigen Lymphknoten. Man nennt dies den Primärkomplex. Durch Streuung der Bakterien über die Blutbahn kommt es auch zur Absiedlung von Bakterien in anderen Organen. Bei intaktem Immunsystem heilt die Krankheit in diesem Stadium unter Bildung eines Tuberkuloms (verkapselter Lungenherd mit zentraler Nekrose) folgenlos aus. So abgeschirmt können die Tuberkelbakterien aber auch jahrelang unbemerkt überleben und später zur Tuberkulose führen!

Subprimäres Stadium: Heilt die Tuberkulose nach Erstkontakt nicht spontan aus, kommt es zur generalisierten Streuung der Tuberkelbakterien über die Blutbahn. Es bilden sich in fast allen Organen kleine (stecknadelkopfgroße) Infektionsherde. Man nennt dies Miliartuberkulose (lat. miliar = hirsekorngroß).

Postprimäres Stadium: Jahre nach der Erstinfektion kann es im Rahmen einer allgemeinen Schwächung des Immunsystems zum „Aufbrechen" der Tuberkulome mit Freisetzung der Tuberkelbakterien kommen. Dies führt in dem betroffenen Organ (meist die Lunge) zur Tuberkulose (z. B. offene Tuberkulose bei Lungenbefall).

Symptome. Während die Erstinfektion meist nur mit grippeähnlichen Symptomen einhergeht und daher oft unbemerkt verläuft, stellt die Miliartuberkulose ein schweres Krankheitsbild mit raschem körperlichem Verfall dar. An eine Lungentuberkulose sollte man bei folgenden Krankheitszeichen denken:

- chronischer Husten, evtl. mit blutigem Auswurf,
- nur leichtes Fieber,

M Die Tuberkulose wird auch das „Chamäleon der Medizin" genannt, weil sie ganz unterschiedliche Symptome hervorrufen kann.

M Viele alte Menschen haben sich als Jugendliche infiziert, doch erst im Alter kommt es zum Ausbruch einer Tuberkulose!

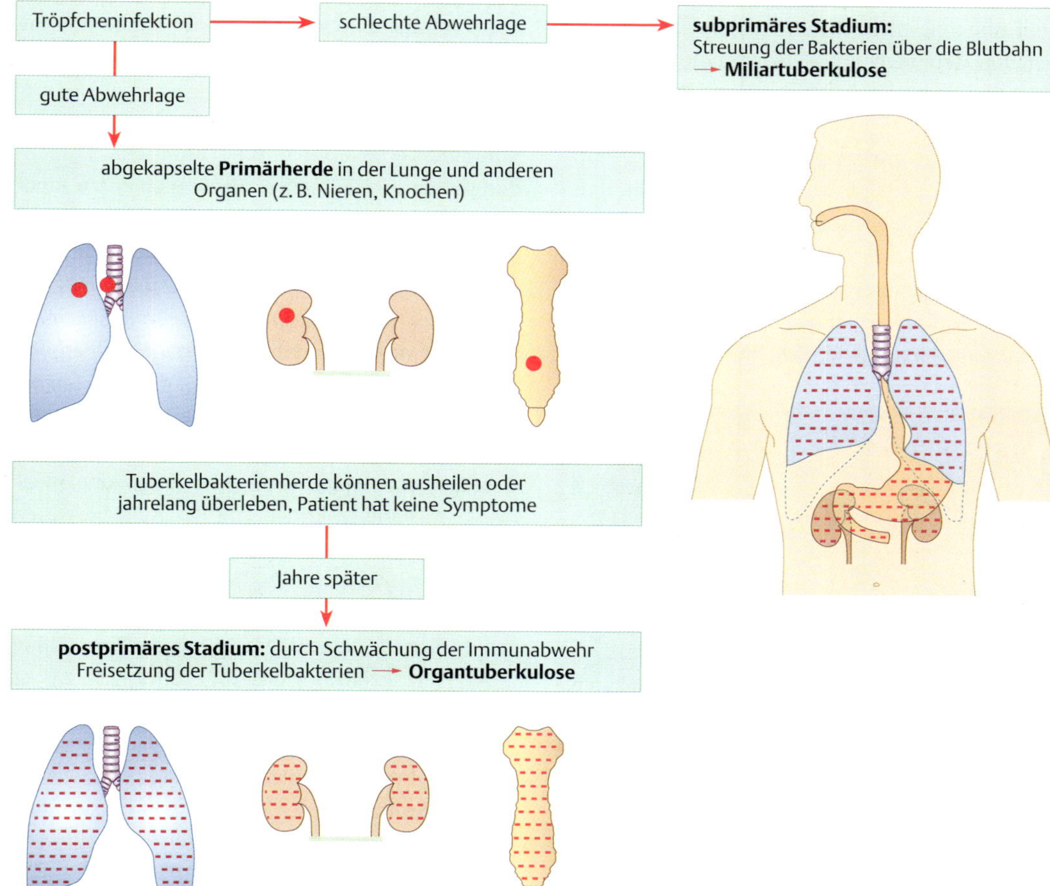

Abb. 1.352 Krankheitsverlauf bei der Tuberkulose.

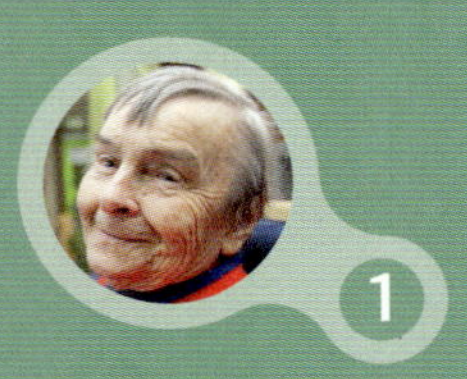

M *Ein* **positiver Tuberkulintest** *kann durch Infektion oder Impfung hervorgerufen sein. Ein negativer Test schließt die Tuberkulose nicht aus, bei geschwächtem Immunsystem (z. B. Alter, AIDS) kann eine Reaktion z. B. ausbleiben.*

D *Von einer* **chronischen Bronchitis** *(meist „Raucherhusten" genannt) spricht man, wenn während mindestens 3 Monaten in 2 aufeinanderfolgenden Jahren die Symptome einer Bronchitis (Husten und Auswurf) auftreten.*

M *Etwa 20 % aller Erwachsenen haben eine chronische Bronchitis; sie ist eine der häufigsten Lungenerkrankungen!*

M *Nicht selten geht eine chronische Bronchitis in die chronisch-obstruktive Bronchitis über.*

M *Die beste Therapie und Prophylaxe einer chronischen Bronchitis ist der Verzicht auf Zigaretten!*

- Nachtschweiß, Leistungsknick, Gewichtsverlust, Appetitlosigkeit.

Befällt die Tuberkulose andere Organe, so stehen organbezogene Symptome (z.B. Bauchschmerzen bei Darmtuberkulose) im Vordergrund.

Diagnostik.

- Röntgenuntersuchung des Thorax: bei ausgedehnter Tuberkulose lassen sich z.B. Kavernen (entzündliche Einschmelzungen im Lungengewebe) oder Pleuraergüsse nachweisen (**Abb. 1.353**),
- ein direkter Nachweis der Tuberkelbakterien gelingt allenfalls im Sputum und Magensaft (verschlucktes Sputum),
- besonders zur Reihenuntersuchung (z.B. nach Kontakt mit Tuberkulosepatienten) ist der Tuberkulintest wichtig: Der Kontakt mit Tuberkelbakterien führt innerhalb von 5–6 Wochen zur zellgebundenen Immunität. Bringt man mit einem Stempel oder durch eine Injektion Tuberkulinprotein in die Haut, lässt sich nach 72 Stunden eine lokale allergische Reaktion ablesen.

Therapie. Dank einer über Monate konsequent durchzuführenden Kombinationstherapie mit verschiedenen Antibiotika ist die Tuberkulose heute in den meisten Fällen heilbar.

Sicherheitsmaßnahmen bei offener TB: Während alte Menschen mit einer geschlossenen TB in ihrer gewohnten Umgebung bleiben können, müssen bei einer offenen, infektiösen TB besondere Maßnahmen ergriffen werden; z.B. werden die Betroffenen meist zur stationären Therapie ins Krankenhaus eingewiesen. Sie werden isoliert, Pflegepersonal und Besucher tragen bei Kontakt mit ihnen Schutzkleidung, Handschuhe und Mundschutz. Die Kranken dürfen keinen Besuch von Kindern bekommen. Stellt sich erst im Nachhinein heraus, dass ein von Pflegenden betreuter Mensch an einer offenen TB litt, ist dies unmittelbar nach der Diagnosestellung dem Personalarzt mitzuteilen. Er veranlasst die notwendigen Untersuchungen bzw. Kontrolluntersuchungen bei den Pflegepersonen.

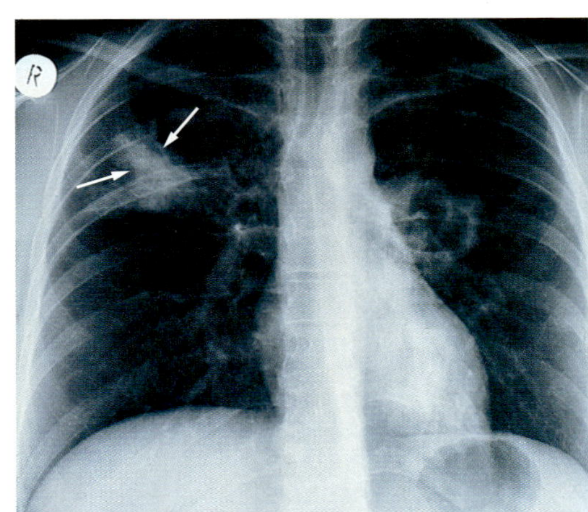

Abb. 1.353 Tuberkuloseherd im rechten Oberlappen.

Prophylaxe. Bei Patienten mit einer offenen Lungentuberkulose sollte man bestimmte Sicherheitsvorkehrungen treffen.

Chronische Bronchitis

Ursachen. 90% aller Patienten mit einer chronischen Bronchitis sind Raucher oder Exraucher, denn Zigarettenrauch gilt als die häufigste Ursache. Weitaus seltener führen häufige Atemwegsinfekte oder Berufsgifte zur Ausbildung einer chronischen Bronchitis.

Bei der chronischen Bronchitis findet man vermehrt Schleim produzierende Zellen in den Bronchien, die große Mengen zähen Schleims absondern. Dies führt zu einer Störung der Reinigungsmechanismen in der Lunge, da die mundwärts schlagenden Zilien Schwierigkeiten haben, den zähen Schleim abzutransportieren.

Symptome. Leitsymptome sind Husten und besonders morgendlicher Auswurf. Aufgrund des in der Lunge gestauten Sekrets treten jahreszeitlich gehäuft (bes. im Frühjahr und Herbst) immer wieder Infekte der Luftwege auf.

Diagnostik. Die Diagnosestellung gelingt mithilfe der Anamnese (häufig Husten und Auswurf, Raucher). Röntgenuntersuchungen der Lunge und die Lungenfunktionsprüfung sind bei einer chronischen Bronchitis unauffällig.

Komplikationen. Durch die chronische Entzündung kann es im Bereich der Bronchien zu einer Zerstörung der Bronchialwand und damit zu irreversiblen Aussackungen der Bronchien kommen, den sog. Bronchiektasen (Ektasie = Aussackung). In diesen Aussackungen sammelt sich Bronchialsekret und führt besonders morgens zum Abhusten von großen Mengen übel riechenden Sekrets („morgendliche Maulfülle"), häufig mit Blutbeimengungen. Der Sekretstau ist ebenfalls Ursache der rezidivierenden Infekte. Therapeutisch ist eine möglichst vollständige Entleerung der Bronchiektasen wichtig. Unterstützend wirken die morgendliche Drainagelagerung (Knie-Ellenbogen-Lage) sowie Klopfmassagen und Atemgymnastik. Infekte müssen frühzeitig behandelt werden. In Einzelfällen (Therapieresistenz, lokalisierte Bronchiektasen) ist eine operative Entfernung nötig.

Therapie. Medikamente zur Heilung einer chronischen Bronchitis gibt es nicht, sie bessert sich aber mit der Zeit, wenn das Rauchen eingestellt wird.

Chronisch-obstruktive Lungenerkrankungen

Man unterscheidet zwischen restriktiven und obstruktiven Lungenerkrankungen. Restriktive Lungenerkrankungen vermindern nach und nach die Vitalkapazität des Patienten, weil die Austauschfläche für Sauerstoff in der Lunge immer weniger wird, die Lunge eingeengt wird oder sich nicht mehr ganz entfaltet. Diese Erkrankungen schränken einen Patienten erst in einem sehr späten Stadium ein. Obstruktive Lungenerkrankungen erhöhen den Atemwegswiderstand. Das heißt, im Prinzip steht genügend Lungenvolumen zur Verfügung, nur muss der Patient ständig gegen einen erhöhten Widerstand ein- oder ausatmen.

Restriktive Lungenerkrankungen sind z. B.:

- Pleuraverschwartung (behindert die Ausdehnung des Brustkorbs),
- Lungenfibrose (das Lungengewebe wird weniger elastisch),
- ausgeprägte Kyphoskoliose – „Buckel" (Verkrümmungen der Wirbelsäule).

Obstruktive Erkrankungen sind z. B.:

- Asthma bronchiale,
- chronisch-obstruktive Bronchitis.

Asthma bronchiale

Ursachen. Beim Asthma bronchiale sind 3 Mechanismen ursächlich (**Abb. 1.354**):

- **Spasmus (Verkrampfung) der Muskulatur kleiner Bronchien:** Das in diesem Bereich unvollständige Knorpelgerüst kann die kleinen Bronchien bei Ausatmung nur unzureichend offen halten, wenn sie durch einen Muskelspasmus verengt sind. Die Luft gelangt zwar in die Lunge, jedoch nur langsam wieder heraus.
- **Verdickung des Bronchialsekrets:** Zäher Schleim engt die Öffnung der Bronchien weiter ein. Das führt in schweren Fällen auch zu einer Behinderung der Atmung.
- **Hyperreagibilität (Überempfindlichkeit) der Bronchialschleimhaut:** Verschiedene Reize (Allergene, Infektionen, körperliche Belastung usw.) führen zu einer Entzündungsreaktion in der Bronchialschleimhaut. Die Folge sind Schleimhautschwellungen und somit eine Einengung der Atemwege.

Formen. Je nach auslösender Ursache unterscheidet man folgende Asthmaformen: Bei Kindern und jungen Erwachsenen liegt häufig ein allergisch bedingtes Asthma vor, ausgelöst durch eingeatmete Allergene (Pollen usw.). Ältere Patienten leiden dagegen eher unter endogenem (nichtallergischem) Asthma. Es beginnt meist mit einem Atemwegsinfekt. Die genaue Ursache der Asthmaanfälle ist individuell unterschiedlich (z. B. Infekte, Anstrengungen, kalte Luft).

M *Von* **Asthma cardiale** *spricht man, wenn es bei Patienten mit Linksherzinsuffizienz im Rahmen einer Lungenstauung zu asthmaähnlichen Symptomen kommt.*

D **Asthma bronchiale** *ist eine anfallsartig auftretende Atemnot, ausgelöst durch eine Obstruktion (Verengung) der Atemwege.*

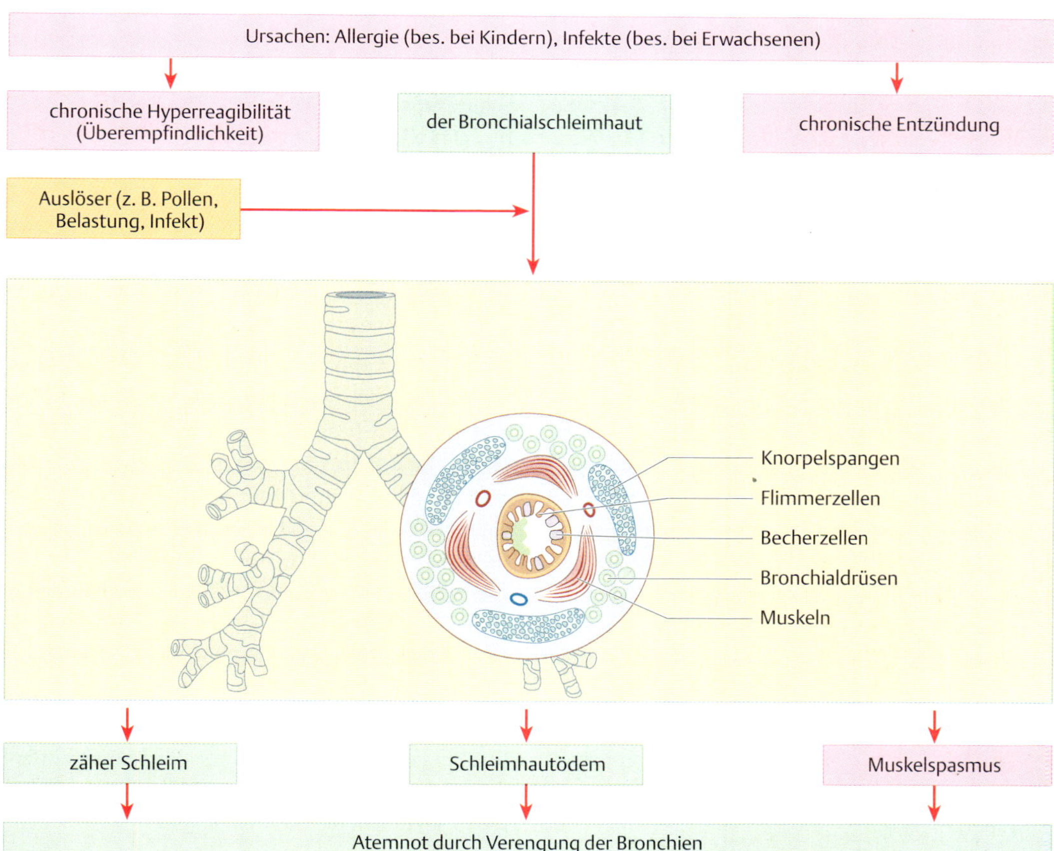

Abb. 1.354 Pathogenese beim Asthma bronchiale.

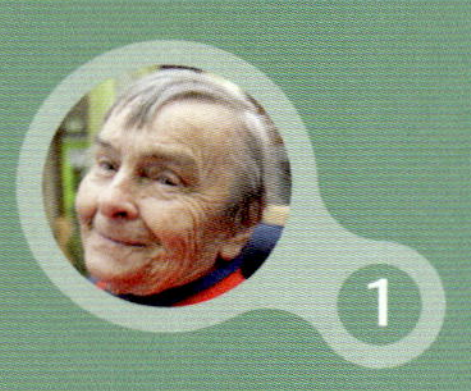

M *Der **Status asthmaticus** ist ein Notfall! Es muss sofort ein Arzt gerufen werden.*

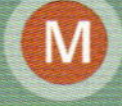

P *Wichtig ist, den Patienten auf die richtige Anwendung des „Asthmasprays" hinzuweisen und diese immer wieder zu überprüfen und zu trainieren!*

M *Umgang mit Asthmamedikamenten:*
- *Vorsicht bei Aspiringabe an Asthmatiker (kann in seltenen Fällen Asthmaanfall auslösen),*
- *Kortison wirkt nicht atemwegserweiternd,*
- *nach Kortisonsprayanwendung Mund ausspülen (zur Verhinderung eines Mundsoors),*
- *Theophyllinpräparate möglichst nicht spätabends verabreichen (kann zu Schlafstörungen führen).*

Symptome. Typisch sind plötzlich auftretende Asthmaanfälle, die häufig unter Medikamenten oder spontan verschwinden. Meist treten die Anfälle in den frühen Morgenstunden auf und dauern Minuten bis Stunden. Typisch sind:
- Atemnot, die sich bis zur Todesangst steigern kann. Der Patient wirkt unruhig, ist tachykard und zyanotisch. Um die Atemnot zu lindern, atmet er im Sitzen.
- Häufig tritt Husten mit zähem Schleim auf.
- In den verengten Atemwegen bildet die eingeschlossene Luft Wirbel. Diese sind als Giemen und Brummen über der Lunge zu hören (der Arzt spricht von „trockenen Rasselgeräuschen").

Außer bei schwerem, chronischem Asthma ist der Patient zwischen den Anfällen völlig beschwerdefrei.

Sofortmaßnahmen beim Asthmaanfall:
- **Information des Arztes durch eine zweite Pflegeperson:** Die Pflegeperson, die zuerst zum Asthmatiker kommt, bleibt bei ihm.
- **Unterstützung beim Einnehmen einer atemerleichternden Lagerung:** Ein mobiler Asthmatiker kennt die für ihn günstigste Stellung und hat sie evtl. schon eingenommen bzw. muss dabei unterstützt werden. Ein Bettlägeriger ist sofort in Oberkörperhochlage zu bringen.
- **Unterstützung bei der Verabreichung des „Asthmasprays":** Das vom Arzt als Dosieraerosol verordnete Bronchospasmolytikum (die Bronchien erweiterndes Medikament, das in den Mund gesprüht und inhaliert wird) hat der Kranke in der Regel bei sich bzw. im Nachtschränkchen. Meist besteht eine ärztliche Anordnung darüber, wie viele Hübe im Bedarfsfall gegeben werden sollen. Oft ist es hilfreich, den unruhigen, angstvollen alten Menschen mit ruhigen Worten anzuleiten.
- **Verabreichen von O_2:** Achtung: Die Atmung muss genau beobachtet werden. Es könnte durch die höhere O_2-Konzentration zu einer Atemdepression kommen! (Sehr selten!)
- **Öffnen beengender Kleidungsstücke.**
- **Anleitung zu ruhiger Atmung mit Lippenbremse:** Dies ist nur möglich, wenn der alte Mensch diese Technik bereits beherrscht und die Atemnot nicht zu stark ist.
- **Öffnen des Fensters:** Die meist feuchte Frischluft vermindert die Schleimhautschwellung und erleichtert die subjektiv empfundene Atemnot. Vorsicht im Winter: kalte Luft fördert den Bronchospasmus.
- **Atemluft anfeuchten:** mittels 0,9%iger NaCl-Lösung und Ultraschallvernebler.
- **Vermittlung von Sicherheit:** Sicher auftreten, Ruhe ausstrahlen; körperliche Berührung wirkt oft beruhigend.

Komplikationen. Gefürchtet ist besonders der Status asthmaticus. Hierunter versteht man einen schweren Asthmaanfall, der mit den üblichen Medikamenten nicht zu beeinflussen ist.

Diagnostik. Bei Verdacht auf Asthma kann mittels der Lungenfunktionsprüfung ein erhöhter Atemwegswiderstand aufgrund der verengten Bronchien festgestellt werden. Dieser bessert sich nach Gabe eines Asthmasprays oder -pulvers.

Therapie. Sie basiert auf 3 Grundpfeilern:
- Karenz, d. h. Meiden aller Einflüsse, die einen Anfall auslösen können. Auch sollten Atemwegsgifte (besonders Rauchen) gemieden werden.
- Medikamente zur Erweiterung der Bronchien. Die wichtigsten sind die inhalierbaren Beta-2-Agonisten; sie wirken schnell und verschaffen dem Asthmatiker rasch Erleichterung.
- Medikamente zur Eindämmung der chronischen Entzündung im Bereich der Bronchien. Diese gilt als die eigentliche Ursache des Asthmas. Man verabreicht Kortison.

Je nach Schwere des Asthmas werden die Medikamente verschieden kombiniert (**Tab. 1.37**).

Asthmamedikamente werden oft in Form von Dosieraerosolen oder feinen Pulvern (Turbohaler) verabreicht. Das Medikament kann so eingeatmet werden, gelangt direkt in die Lunge und führt kaum zu Nebenwirkungen. Verstärkt wird die Wirkung der Medikamente, wenn sie durch eine Inhalationshilfe eingeatmet werden.

Richtiger Gebrauch eines Dosieraerosol-Sprays. Schutzkappe entfernen und Aerosolbehälter kräftig schütteln; tief und ruhig ausatmen. Mundstück fest mit den Lippen umschließen, Aerosolbehälter gerade nach oben halten, mit Beginn der Einatmung kräftig auf den Medikamentenbehälter drücken. Aerosol kräftig inhalieren und ca. 5 Sekunden den Atem anhalten.

Einsatz von Applikationshilfen (z. B. Spacer). Vorteile: Damit gelangt mehr Wirkstoff in die Lunge und wird dort besser verteilt. Ein Kältereiz bei direktem Einatmen vom Mundstück des Dosieraerosols, der einen weiteren Bronchospasmus auslösen kann, wird weitgehend verhindert. Koordinationsprobleme zwischen Einatmung und Druck auf den Aerosolbehälter können so vermieden werden. Nach Schütteln und Abnahme der Schutzkappe Spacer auf das Dosieraerosol stecken, Spacer mit Schutzkappe verschließen, Medikamentenbehälter senkrecht nach oben halten und durch Druck Aerosol in den Spacer geben. Verschlusskappe entfernen, Mundstück in den Mund nehmen und inhalieren, 5 Sekunden den Atem anhalten.

Tab. 1.37 Die wichtigsten Asthmamedikamente

Präparat	*Wirkstoff (Bsp.)*	*Wirkung*	*zu beachten*	*Nebenwirkungen*
Beta-Sympathomimetika	kurz wirkende Sprays (4–6 Stunden): z. B. Fenoterol, Salbutamol lang wirkende Sprays (12–24 Stunden): z. B. Formoterol, Salmeterol	am besten geeignete Medikamente zur Behandlung der Atemnot! Bewirken eine Entspannung der Bronchialmuskulatur		evtl. Tachykardie (Anstieg der Herzfrequenz), selten leichter Tremor (Zittern der Hände)
Parasympathikolytika (Anticholinergika)	kurz wirksam: Ipratropiumbromid lang wirksam: Tiotropiumbromid Handelsname: Spiriva	ähnliche Wirkung wie Beta-Sympathomimetika. Wird besonders bei chronisch-obstruktiver Bronchitis eingesetzt	wird oft mit Beta-Sympathomimetika kombiniert (Wirkungsverstärkung)	Mundtrockenheit, Obstipation, Erhöhung Augeninnendruck bei grünem Star (!), Harnverhalt (bes. bei vergrößerter Prostata), Tachykardie
Theophyllin	Theophyllin Handelsnamen: Bronchoretard	Bronchienerweiterung, Schutz gegen bronchienverengende Reize	besonders bei nächtlicher Atemnot	Unruhe, Tachykardie, Schlafstörungen (Einnahme spätabends vermeiden)
Glukokortikoide (Kortison)	inhalative Präparate: z. B. Budenosid, Fluticason orale Präparate: z. B. Prednison, Prednisolon	Mittel der ersten Wahl zur Dauertherapie! Bewirkt eine Eindämmung der chronischen Entzündung in den Bronchien	nach Kortisonspray Mund ausspülen (verhindert Mundsoor). Einnahme oraler Kortikoide bevorzugt morgens	nur bei langfristiger Einnahme oraler Kortikoide!

Chronisch-obstruktive Bronchitis

Ursache. Eine chronisch-obstruktive Bronchitis entwickelt sich meist aus einer chronischen Bronchitis. Die chronische Reizung der Bronchialschleimhaut führt auf Dauer zu einer zunehmenden Verengung der Bronchien.

Klinik. Neben den Symptomen der chronischen Bronchitis, also Husten und Auswurf, ist das Leitsymptom der chronisch-obstruktiven Bronchitis die Atemnot. Diese tritt zunächst erst bei Belastung auf (Belastungsdyspnoe), kann sich aber bis zur Ruhedyspnoe (Atemnot in Ruhe) steigern. Die Atemnot in Ruhe ist ein alarmierendes Zeichen, denn es ist Ausdruck einer chronischen Hypoxie (Sauerstoffmangel). Diese kann sich auch durch Zyanose (bläuliche Verfärbung von Haut und Schleimhäuten), Trommelschlägelfinger und Uhrglasnägel zeigen (**Abb. 1.355**).

Bei der Auskultation (Abhorchen) sind bei Verengung der Bronchien ähnlich wie beim Asthma „trockene Rasselgeräusche" zu hören. Sind die Bronchien mit Schleim gefüllt, hört man dagegen feuchte Rasselgeräusche. Typisch sind Verschlechterungen der Lungenfunktion, besonders im Frühjahr und Herbst, infolge häufiger Infekte.

Komplikationen. Durch die fortschreitende Entzündung in den Bronchien kann es zur Zerstörung der Alveolarmembranen kommen, es bildet sich ein Lungenemphysem (s. unten). Ein Lungenemphysem wiederum führt zur respiratorischen Insuffizienz (Sauerstoffmangel im Blut) und zur Erhöhung des Blutdrucks im Lungenkreislauf, was langfristig ein Cor pulmonale (S. 328) zur Folge hat.

Therapie. Es werden ähnliche Medikamente wie beim Asthma bronchiale eingesetzt (**Tab. 1.37**). Das Rauchen sollte natürlich eingestellt werden. Bei zunehmender Atemnot wird eine Sauerstofflangzeittherapie empfohlen. Die Betroffenen werden mit einem feststehenden oder tragbaren Sauerstoffgerät versorgt, über das sie Sauerstoff einatmen.

Prognose. Auch die chronisch-obstruktive Bronchitis bessert sich, wenn das Rauchen eingestellt wird. Ist es aber zu irreversiblen (endgültigen) Veränderungen in der Lunge gekommen, so ist keine Heilung mehr möglich.

Lungenemphysem (Lungenüberblähung)

Ursachen. Wie bei der chronisch-obstruktiven Bronchitis ist der mit Abstand wichtigste Auslöser des

D *Eine **chronisch-obstruktive Bronchitis** ist eine entzündliche Veränderung der Bronchialschleimhaut, die zu einer chronischen Obstruktion (Verengung) der Bronchien führt.*

M *Chronisch-obstruktive Bronchitis und Lungenemphysem werden oft auch als COLD (chronic obstructive lung disease) oder COPD (chronic obstructive pulmonary disease) bezeichnet.*

M *Auch das wiederholte Einatmen von Staub kann zur chronisch-obstruktiven Lungenerkrankung führen, man nennt sie **Pneumokoniosen**. Die bekanntesten sind die Steinstaublunge (Silikose) und die Asbeststaublunge (Asbestose).*

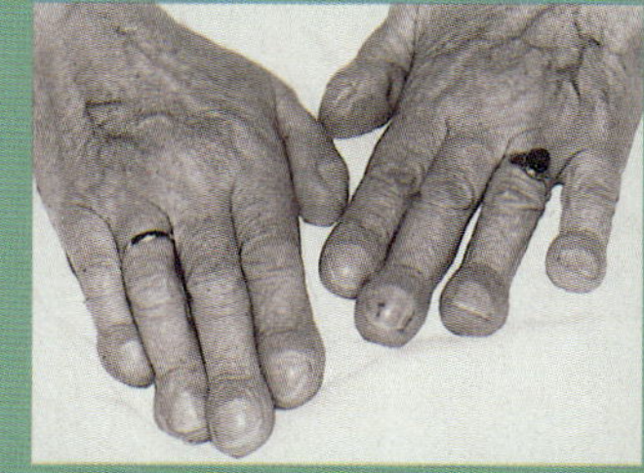

Abb. 1.355 Trommelschlägelfinger und Uhrglasnägel. Patient mit Bronchiektasen (aus Gerlach et al. 2011).

D *Ein **Lungenemphysem** ist eine irreversible Lungenüberblähung durch Zerstörung der Alveolarmembranen.*

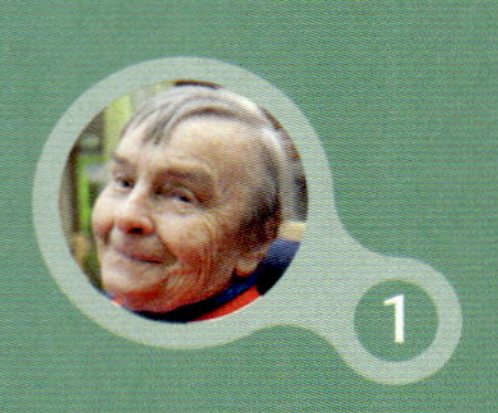

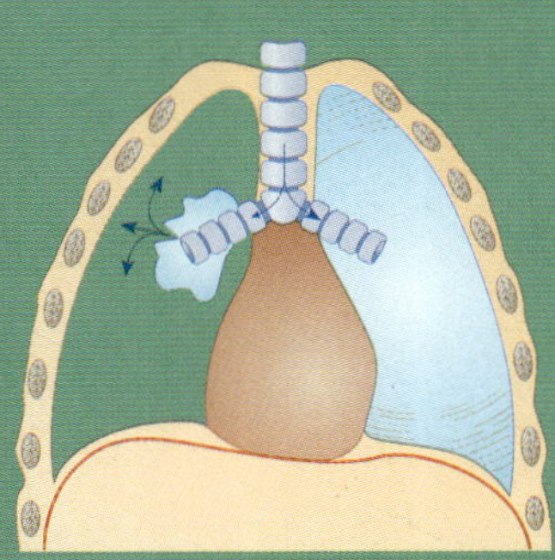

Abb. 1.357 Beim Pneumothorax gelangt Luft durch die Ruptur einer Emphysemblase in den Pleuraraum. Aufgrund ihrer Eigenelastizität zieht sich die Lunge zusammen.

M *Jede mehrere Wochen anhaltende Heiserkeit (besonders beim älteren Mann) muss abgeklärt werden!*

D ***Cor pulmonale** sind Veränderungen des rechten Herzens, verursacht durch eine pulmonale Hypertonie (erhöhter Blutdruck in der Lunge).*

M ***Hauptrisikofaktor für Tumoren** der Atemwege ist und bleibt das Rauchen (95 % der Patienten mit Bronchialkarzinom sind Raucher!).*

Lungenemphysems das Rauchen. Offenbar nimmt durch Rauchen der Gehalt der Lunge an sog. Antiproteasen – Enzymen, welche die Selbstverdauung des Lungengewebes verhindern – ab. Es kommt infolgedessen zu einer langsam fortschreitenden Zerstörung des Lungengewebes. Die Trennwände zwischen den Alveolen reißen ein, und die schwammartige Struktur der Lunge vergröbert sich. Dadurch wird die für den Gasaustausch zur Verfügung stehende Fläche kleiner. Gleichzeitig gehen immer mehr Blutkapillaren zugrunde. Das Herz muss also das gesamte Blutvolumen durch immer weniger Blutgefäße pressen und wird dadurch zunehmend belastet. Im Alter (> 60 Jahre) findet man auch bei Nichtrauchern immer ein leichtes Lungenemphysem, das jedoch normalerweise keine Symptome verursacht.

Symptome. Leitsymptom des Lungenemphysems ist die zunehmende Belastungsdyspnoe.
- Es bildet sich ein sog. Fassthorax aus: Durch die Lungenüberblähung ist es zu einer Waagrechtstellung der Rippen gekommen. Atem- und Thoraxbewegungen sind kaum noch erkennbar.
- Aufgrund des überblähten Lungengewebes sind bei der Auskultation nur sehr leise Atem- und Herzgeräusche zu hören.
- Zyanose und ständige Atemnot deuten auf einen Sauerstoffmangel aufgrund der verminderten Gasaustauschfläche hin.
- Die verengten Lungengefäße führen zum erhöhten Blutdruck in der Lunge. Dies belastet die rechte Herzhälfte und führt zu Zeichen der Rechtsherzinsuffizienz (Cor pulmonale, **Abb. 1.356**).

Häufig finden sich zusätzliche Symptome ähnlich denen der chronisch-obstruktiven Bronchitis.

Komplikationen. Platzt eine der Emphysemblasen, so gelangt Luft in den Pleuraraum (Pneumothorax, **Abb. 1.357**). Durch den fehlenden Unterdruck „schnurrt" die entsprechende Lungenhälfte zusammen. Das Absaugen der Luft gelingt über eine Pleuradrainage. Meist verschließt sich der Riss im Lungengewebe anschließend von selbst; andernfalls ist eine operative Übernähung nötig.

Aufgrund der Stauung des Lungensekrets in den Emphysemblasen kommt es zu häufigen Infekten in den Luftwegen. Durch die stetig abnehmende Lungenleistung entwickelt sich eine respiratorische Insuffizienz, die anhand eines verminderten Sauerstoffgehalts im Blut nachzuweisen ist (respiratorische Partialinsuffizienz). Kommt es zusätzlich zum Anstieg des Kohlendioxidspiegels im Blut, spricht man von einer respiratorischen Globalinsuffizienz; sie hat eine schlechte Prognose.

Therapie. Das Lungenemphysem ist eine irreversible Schädigung des Lungengewebes, deshalb ist nur eine symptomatische Therapie, aber keine Heilung möglich. Ein Fortschreiten der Lungenveränderungen kann nur durch ein absolutes Rauchverbot erreicht werden. Die übrige Therapie richtet sich nach den Symptomen des Patienten (z. B. frühzeitig Antibiotika bei rezidivierenden Infekten). Häufig ist zur Besserung der respiratorischen Insuffizienz eine Sauerstoff-Langzeittherapie nötig.

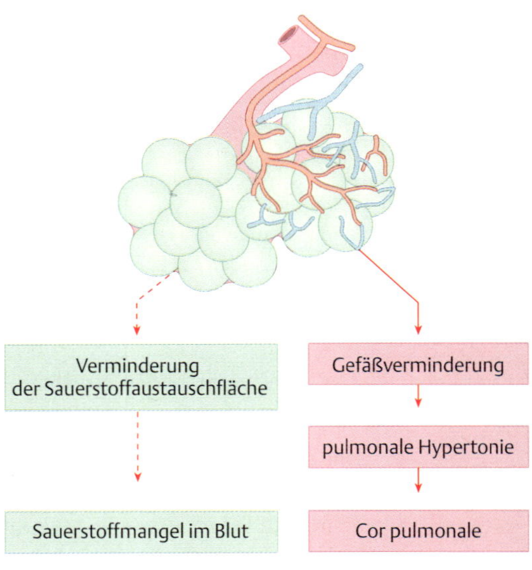

Abb. 1.356 Mögliche Folgen eines Lungenemphysems.

Cor pulmonale (Lungenherz)

Ursachen. Die oben angeführten Lungenerkrankungen führen zu einer Verengung (Vasokonstriktion) oder zu einer Verminderung der Lungengefäße. Dies hat eine Erhöhung des Blutdrucks in der Lunge zur Folge. Da das rechte Herz sein Blut in die Lunge pumpt, muss es bei pulmonaler Hypertonie gegen einen erhöhten Druck „arbeiten" und wird dadurch vermehrt belastet.

Mögliche Ursachen eines Cor pulmonale sind:
- chronisch-obstruktive Lungenerkrankungen, chronische Bronchitis, Asthma bronchiale,
- ihre Folgeerscheinungen: Bronchiektasen, Lungenemphysem,
- seltenere Ursachen: wiederkehrende Lungenembolien, Lungenfibrosen (bindegewebig-narbige Veränderungen des Lungengewebes).

Symptome. Die Veränderungen bilden sich langsam, nach Jahren zeigen sich Symptome einer Rechtsherzinsuffizienz (S. 339).

Therapie. Im Vordergrund steht die Behandlung der Grundkrankheit.

Tumoren der Atemwege

Die häufigste bösartige Geschwulst im Bereich der Atemwege ist das Lungenkarzinom. Häufig ist die Lunge auch Sitz von Metastasen (Absiedlungen) anderer Tumoren (z. B. Brustkrebs).

Larynxkarzinom (Kehlkopfkrebs)

Epidemiologie. Der Kehlkopfkrebs ist ein Plattenepithelkarzinom und der häufigste Tumor im Halsbereich. Betroffen sind zumeist ältere Menschen ab dem 60. Lebensjahr; Männer erkranken 15-mal häufiger als Frauen. Die meisten Patienten sind starke Raucher, oft in Kombination mit übermäßigem Alkoholgenuss.

Symptome. Das Larynxkarzinom beginnt meist an den Stimmlippen. Daher ist das Leitsymptom dieses Tumors die chronische, therapieresistente Heiserkeit. Karzinome, die von anderen Abschnitten des Kehlkopfes ausgehen, führen meist nur zu uncharakteristischen Schluckbeschwerden und werden deshalb nur selten im Frühstadium erkannt.

Therapie. Im Frühstadium ist oft eine Strahlentherapie ausreichend. Häufig wird aber eine Operation mit Entfernung von mehr oder weniger großen Anteilen des Kehlkopfes durchgeführt. Bei vollständiger Entfernung des Kehlkopfes muss die Luftröhre (Trachea) nach außen abgeleitet werden (**Abb. 1.358**). Dazu wird das obere Luftröhrenende in eine künstlich geschaffene Hautöffnung am unteren Hals eingenäht (Tracheostoma).

Trachealkanülen: Um das Tracheostoma offen zu halten, muss, zumindest in der ersten Zeit nach der Operation, eine Trachealkanüle getragen werden, die individuell vom behandelnden Arzt ausgesucht und angepasst wird. Kanülen aus Silber sind gut sterilisierbar und lassen wegen ihrer Dünnwandigkeit viel Luft durch das Tracheostoma strömen. Kanülen aus Kunststoff eignen sich wegen ihrer guten Anpassung an die Luftröhre eher zum Dauergebrauch. Trachealkanülen, die aus einer Innen- (auch „Seele" genannt) und einer Außenkanüle bestehen (**Abb. 1.359**), empfehlen sich bei Patienten mit starker Sekretbildung.

Prognose. Das Larynxkarzinom wächst zunächst innerhalb des Kehlkopfes, dann in die unmittelbare Nachbarschaft am Hals und schickt erst relativ spät Metastasen zu den Lymphknoten. Eine Ausbreitung auf dem Blutweg ist sehr selten. Alle diese Charakteristika sprechen für eine gute Behandlungsmöglichkeit. Die Heilungschance liegt bei über 90 %.

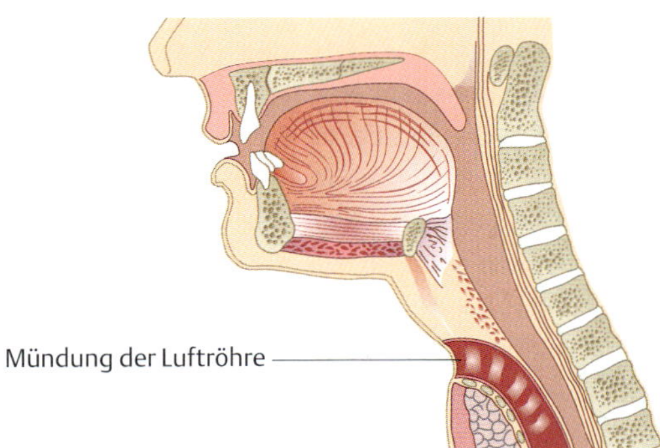

Abb. 1.358 Zustand nach Entfernung des Kehlkopfes. Die Luftröhre mündet jetzt in die vordere Halshaut.

Bronchialkarzinom (Lungenkrebs)

Epidemiologie. Das Bronchialkarzinom ist das weltweit häufigste Karzinom des Mannes. Betroffen sind meist ältere Männer, denn der Erkrankungsgipfel liegt zwischen dem 55. und 65. Lebensjahr. Auch bei Frauen steigt die Häufigkeit stetig an. Hauptrisikofaktor ist das Rauchen! Ursächlich kommen auch berufsbedingt Atemgifte infrage, wie Asbest, Kohleverbrennungsprodukte und Passivrauchen.

Symptome. Da starke Raucher oft an einer chronischen Bronchitis (sie gilt als „Präkanzerose") leiden, bleiben die klinischen Zeichen eines Lungenkarzinoms häufig lange Zeit unerkannt:

- chronischer (mehr als 4 Wochen andauernder), therapieresistenter Husten gilt als Leitsymptom,
- gelegentlich tritt Bluthusten (Hämoptoe) auf,
- Atemnot (Dyspnoe) kann durch Einengung größerer Bronchien verursacht sein,
- Fieberschübe und atemabhängige Thoraxschmerzen können auf eine Retentionspneumonie (Pneumonie durch tumorös verstopften Bronchus) hindeuten,
- rasche Verschlechterung des Allgemeinzustandes, unklare Gewichtsabnahme und Appetitlosigkeit sind generelle Symptome eines Krebsleidens.

Da das Bronchialkarzinom rasch in andere Organe metastasiert, können andere Beschwerden (z. B. epileptische Anfälle bei Hirnmetastasen, Knochenbrüche infolge einer Knochenmetastase usw.) zur Diagnose führen.

Diagnostik. Bei Verdacht auf ein Lungenkarzinom ist immer eine Röntgenuntersuchung des Thorax zu veranlassen (**Abb. 1.360**). Genauere Auskunft über Veränderungen im Lungengewebe gibt ein Lungen-CT (Computertomogramm). Die beste diagnostische Methode ist die Bronchoskopie (Spiegelung des Bronchialsystems), bei der Biopsien (Gewebsproben) des Tumors entnommen werden können.

Therapie. Wenn möglich, wird der Tumor operativ entfernt, mit anschließender Chemo- oder Strahlentherapie.

Prognose. Die Prognose des Bronchialkarzinoms ist insgesamt schlecht: Konnte der Tumor vollständig entfernt werden, liegt die 5-Jahres-Überlebensrate bei ca. 25 %, ansonsten leben die Patienten oft nur noch Wochen bis Monate!

D *Ein **Larynxkarzinom** ist ein bösartiger Tumor im Bereich des Kehlkopfes.*

D *Ein **Bronchialkarzinom** ist ein maligner (bösartiger) Tumor, meist vom Epithelgewebe der Bronchien ausgehend.*

M *Raucher haben ein bis zu 15-mal höheres Risiko, an Lungenkrebs zu erkranken, als Nichtraucher!*

M *Nicht selten produziert ein Bronchialkarzinom Hormone (z. B . ACTH) oder andere Stoffe, die zu diversen Symptomen (z. B. Cushing-Syndrom) führen können. Man nennt dies ein paraneoplastisches Syndrom.*

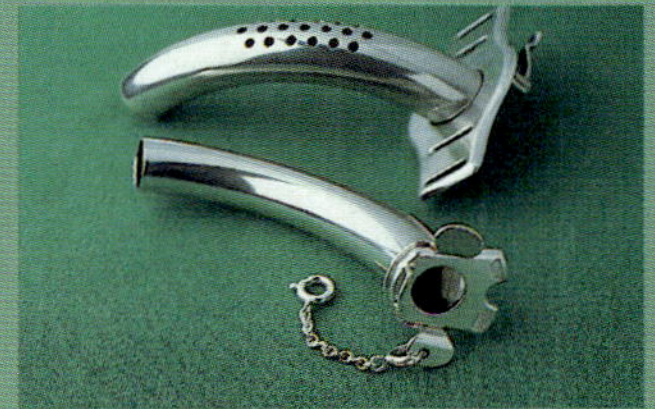

Abb. 1.359 Die Innenkanüle bei dieser Trachealkanüle ist separat herausnehmbar und zu reinigen.

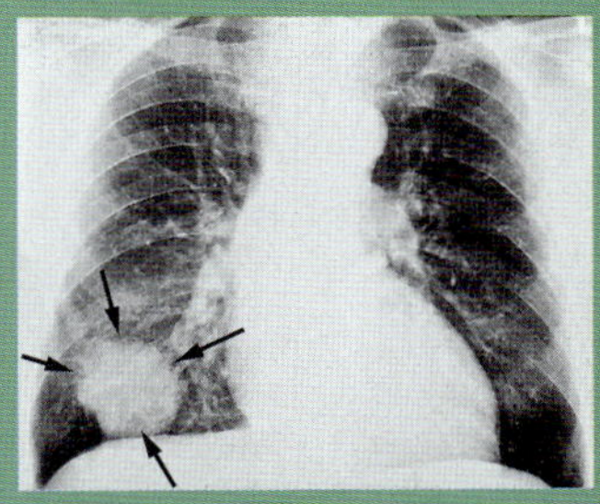

Abb. 1.360 Bronchialkarzinom in der rechten Lunge (aus Gerlach u. a. 2006).

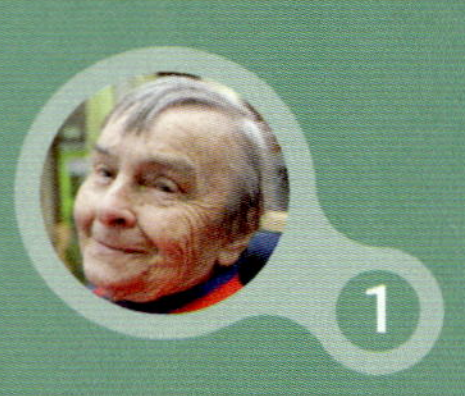

Pflege alter Menschen mit Erkrankungen des Herz-Kreislauf-Systems

Anatomie und Physiologie

Blutkreislauf

Das Herz-Kreislauf-System ist das wichtigste „Energieversorgungsunternehmen" des Körpers. Mithilfe des Blutes wird Sauerstoff aus der Lunge ins Gewebe transportiert und Kohlendioxid aus dem Gewebe zur Abatmung in die Lunge gebracht. Außerdem werden über den Blutkreislauf die meisten Gewebe des Körpers mit Nährstoffen versorgt als auch Stoffwechselendprodukte, die schädlich für das Gewebe sind, abtransportiert.

Wir benötigen einen Gefäßkreislauf zur Versorgung des Körpers (Körperkreislauf), einen Kreislauf für die Anreicherung des Blutes mit Sauerstoff (Lungenkreislauf), sowie ein dazwischenliegendes Pumpsystem (Herz) zum Antreiben dieser beiden Kreisläufe (**Abb. 1.361**).

D ***Arterien** sind alle diejenigen Gefäße, die das Blut vom Herzen weg ins Gewebe transportieren.*

Gefäßsystem

Arterien

Die Arterien müssen den vom Herzen erzeugten hohen Blutdruck in ihrem Verlauf weiter aufrechterhalten und haben deshalb eine im Vergleich zu den Venen große Wanddicke. Der typische 3-teilige Schichtaufbau der Arterien:

- Die innerste Schicht wird Intima genannt. Sie besteht aus einem einschichtigen Plattenepithel (Gefäßendothel) auf einer feinen Bindegewebsmembran (Basalmembran).
- Die Media besteht aus einer kräftigen Schicht elastischer Fasern und glatter Muskelzellen, durch deren Kontraktion die Gefäßweite reguliert und der Blutdruck aufrechterhalten wird.
- Die äußerste Gefäßschicht (Adventitia) setzt sich aus Bindegewebe und elastischen Fasern zusammen und dient dem Schutz und der Fixierung der Arterie.

In der Peripherie (im äußeren Körperbereich) verjüngen sich die Arterien immer mehr und besitzen nur noch eine feine Gefäßwand. Sie werden dann Arteriolen genannt, die den Übergang zu den Kapillaren darstellen.

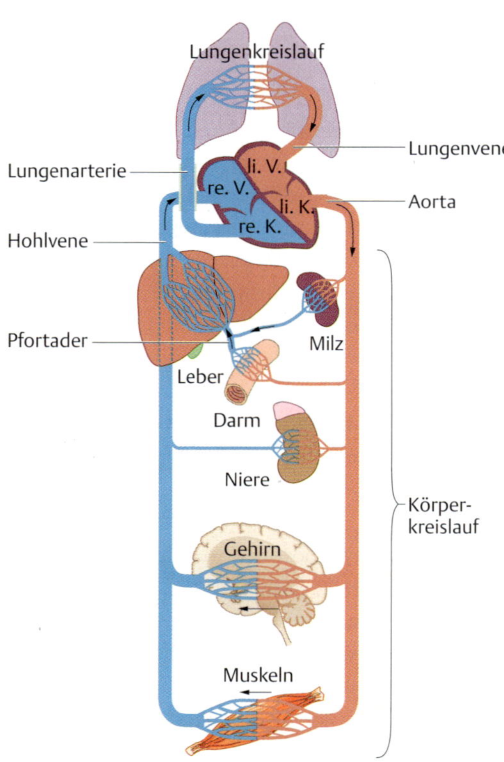

Abb. 1.361 Körper- und Lungenkreislauf sind über das Herz miteinander verbunden wie eine „8" (nach Schwegler 2011).

D ***Kapillaren** sind extrem feine Gefäße mit einer dünnen und durchlässigen Wand, die nur noch aus einem Endothel besteht.*

Kapillaren

Durch die durchlässigen Poren der Kapillaren können außer den roten Blutkörperchen und „großen Eiweißen" alle im Blut gelösten Stoffe in das Gewebe strömen.

Über diesen Weg wird ein Großteil aller Zellen des Körpers mit den lebenswichtigen Brennstoffen, Sauerstoff und Zucker (Glukose), mit Eiweißen (Proteinen), Fetten (Lipiden) sowie Wasser und gelösten Salzen (Elektrolyten) versorgt. Umgekehrt werden auf diesem Wege für das Gewebe schädliche Stoffe wie Kohlendioxid, Stoffwechselendprodukte, aber natürlich auch Wasser und Elektrolyte ins venöse Blut abtransportiert.

Kommt es bei diesem Transport zu Störungen, z. B. durch Veränderung der Poren oder des Teilchendrucks im Gewebe, so entsteht ein Ungleichgewicht der Flüssigkeitsverteilung im Gewebe, ein Ödem. Dabei handelt es sich um eine Wasseransammlung zwischen den Zellen eines Gewebes.

Aus den Kapillaren fließt das Blut in kleinste venöse Gefäße, die Venolen, die sich zu den Venen vereinigen.

D ***Venen** sind diejenigen Gefäße, die das Blut zum Herzen transportieren.*

D ***Venenklappen** sind taschenförmige Ausstülpungen der Gefäßinnenwand, die sich bei rückwärts gerichtetem Blutfluss verschließen (Abb. 1.362).*

Venen

Venen haben wie die Arterien einen 3-teiligen Wandaufbau, allerdings befinden sich hier in der Media kaum glatte Muskelfasern. Um im venösen Gefäßsystem den zum Bluttransport nötigen Druck zu erzeugen, lassen sich die Venen von den sie umgebenden Skelettmuskeln helfen: Verdicken sich die Muskelbäuche, so werden die dazwischenliegenden Venen zusammengepresst.

Damit das Blut nicht wieder in Richtung Peripherie zurückfließt, besitzen die meisten Venen „Rückschlagventile", sog. Venenklappen. Das Prinzip der Venenklappen wirkt vor allem in den tiefen Venen, die in den Extremitäten zwischen den Muskeln eingebettet verlaufen. Von den oberflächlichen, an der Haut sichtbaren Venen fließt das Blut dorthin jeweils durch Verbindungsvenen (Perforansvenen).

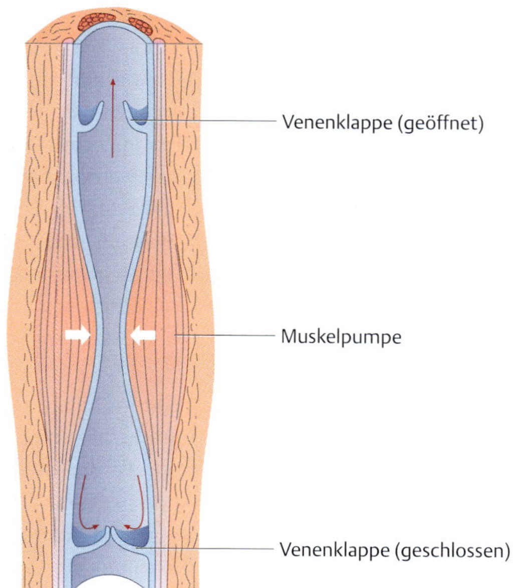

Abb. 1.362 Bluttransport in einer Vene mithilfe der Muskelpumpe und der Venenklappen (aus Schwegler 2006).

Zusätzlich zu diesem „Muskelpumpe" genannten Mechanismus unterstützen noch der Gewebsdruck und der Sog des Herzens den Bluttransport im venösen Gefäßsystem.

Körperkreislauf

Der Körperkreislauf beginnt in der linken Herzkammer, von der das Blut in die Aorta ausgeworfen wird. Diese größte aller Schlagadern verläuft vom Herzen bogenförmig nach unten und gibt Arterien in alle wichtige Organe ab. Die weiteren Stationen führen über die Arteriolen, die Kapillaren und die Venolen zu den Venen, die sich in der unteren und oberen Hohlvene sammeln, von wo aus das Blut in den Vorhof der rechten Herzhälfte fließt.

Lungenkreislauf

Der Lungenkreislauf beginnt in der rechten Herzkammer, das Blut wird über die Lungenarterien in das Lungengewebe transportiert, wo es in einem feinen Gefäßnetz um die Lungenbläschen (Alveolen) fließt. Dies ist der Ort der Sauerstoffaufnahme ins Blut und der Kohlendioxidabgabe in die Atemluft (S. 317). Aus den Lungenkapillaren fließt das sauerstoffreiche Blut über die Lungenvenen (Pulmonalvenen) zurück zum linken Vorhof (s. **Abb. 1.361**).

Da der Gefäßwiderstand in diesem Gefäßsystem deutlich niedriger ist als im Körperkreislauf, herrscht im arteriellen Teil des Lungenkreislaufs ein mittlerer Druck von ca. 30 mmHg (im Vergleich zu einem mittleren arteriellen Blutdruck von ca. 100 mmHg im Körperkreislauf).

Herz

Aufbau und Lage

Das Herz pumpt das Blut durch das Gefäßsystem. Das Herz ist ein muskuläres Hohlorgan, d.h. es besteht aus 4 Hohlräumen, die vom Herzmuskel umgeben sind. Wenn sich diese Muskulatur zusammenzieht (Kontraktion), verkleinern sich die Hohlräume, und das Blut wird aus dem Herzen in die arteriellen Gefäße geworfen. Damit das Blut nicht wieder zurück ins Herz fließt, befinden sich an allen Öffnungen zum Gefäßsystem Herzklappen, die wie ein Fahrradreifenventil nur eine Flussrichtung zulassen.

Das Herz ist in die rechte und linke Kammer (Ventrikel) aufgeteilt. Da das Blut für den Körperkreislauf einen höheren Druck (s. oben) und mehr Volumen als im Lungenkreislauf hat, ist der linke Ventrikel größer und hat eine dickere Muskelwand als der rechte. Vor den Ventrikeln befindet sich je ein Vorhof (Atrium), ein kleinerer Hohlraum, in dem sich Blut ansammelt, bevor es dann schnell und in großer Menge in die Kammer fließen kann (**Abb. 1.363**).

Klappensystem

Es gibt am Herzen zwei unterschiedliche Typen von Herzklappen.

Segelklappen. Die Segelklappen befinden sich zwischen Vorhof und Ventrikel, sie öffnen sich in der Füllungsphase und verschließen sich in der Auswurfphase. Sie bestehen aus dünnem Bindegewebe

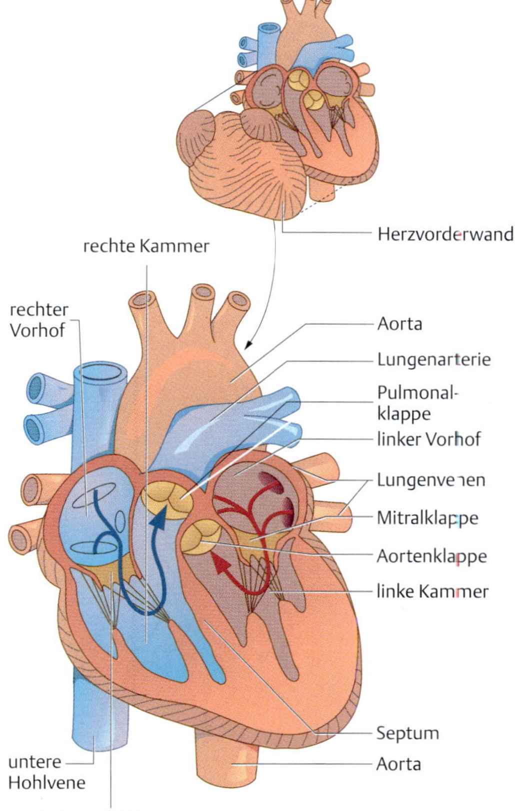

Abb. 1.363 Längsschnitt durch das Herz. Der blaue Pfeil zeigt den Fluss von sauerstoffarmem Blut in der rechten Herzhälfte, der rote Pfeil den Fluss von sauerstoffreichem Blut in der linken Herzhälfte (aus Schwegler 2006).

> **M** *Im* ***Körperkreislauf*** *(großer Kreislauf) wird sauerstoffreiches Blut in alle Gewebe des Körpers und sauerstoffarmes wieder zurück zum Herzen transportiert* **(s. Abb. 1.361).**

> **M** *In den Lungenarterien fließt sauerstoffarmes Blut (vom Herzen weg), in den Lungenvenen dagegen sauerstoffreiches Blut (zum Herzen hin). Die Gefäßbezeichnungen werden daher oft verwechselt.*

> **M** *Das Herz wird zur Seite von den Lungenflügeln, nach vorne vom Brustkorb (Thoraxwand), nach unten vom Zwerchfell und nach hinten von der Speiseröhre (Ösophagus) begrenzt, der so gebildete Raum wird auch Mediastinum genannt.*

> **M** *Das Herz besteht aus zwei getrennten Kammern (rechte und linke Herzkammer), damit sich das sauerstoffreiche Blut aus dem Lungenkreislauf nicht mit dem sauerstoffarmen Blut aus dem Körperkreislauf vermischt.*

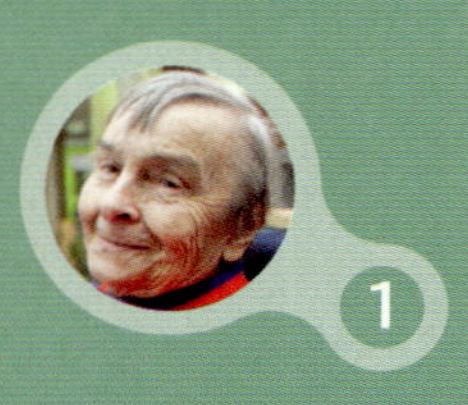

M **„Arterienverkalkung" (= Arteriosklerose):** *Eine der Arterien verengt sich durch Ablagerungen in der Gefäßwand, und es gelangt nicht genügend sauerstoffreiches Blut in das von ihr versorgte Herzmuskelgewebe.*
Herz- oder Myokardinfarkt: *Eine Arterie verschließt sich vollständig, sodass das Herzmuskelgewebe abstirbt (Nekrose).*

und haben entsprechend ihrem Namen eine segelähnliche Form. Die Segelklappe im linken Ventrikel hat zwei Segel und heißt Mitralklappe (lat.: mitra = Bischofsmütze), die Segelklappe der rechten Herzhälfte wird Trikuspidalklappe (lat.: trikuspis = drei Segel) genannt.

Taschenklappen. Die beiden Taschenklappen (Aorten- und Pulmonalklappe) am Ausgang der Herzkammern zum arteriellen Gefäßsystem haben ähnlich wie die Venenklappen eine taschenartige Form. Sie öffnen sich während der Auswurfphase der Herzkammern und verschließen sich, sobald die Herzkammern entleert sind.

Herzmuskel

Das gesunde menschliche Herz ist ungefähr so groß wie die geschlossene Faust seines Trägers und hat eine ovale Form. Das Gewicht beträgt etwa 300 g. In seiner Längsachse zeigt das Herz nach links unten, die schmalere Herzspitze liegt am Unterrand des linken Brustkorbs.

Auch beim Herzen findet man einen 3-schichtigen Wandaufbau vor: Von innen werden die Herzhöhlen von einer zarten Innenhaut ausgekleidet, dem Endokard, das auch die Herzklappen bildet. Darauf liegt die Muskelschicht (Myokard) mit sehr unterschiedlichen Durchmessern (von 1 mm im Vorhof über ca. 3 mm in der rechten und bis zu 12 mm in der linken Kammer). Von außen wird das Herz von einer zarten Außenhaut überzogen, dem Epikard. Umschlossen wird das Herz vom Herzbeutel (Perikard), dazwischen befindet sich eine geringe Menge Herzbeutelflüssigkeit zur Reibungsverminderung.

Herzkranzgefäße

Wie jedes andere Organ muss auch der Herzmuskel mit Blut versorgt werden. Die zwei dafür nötigen Arterien ziehen auf der Außenseite des Herzens kranzförmig um das Herz herum und werden deshalb Herzkranzarterien (Koronararterien, **Abb. 1.364**) genannt. Sie zweigen kurz nach der Aortenklappe aus der Aorta ab und senden jeweils Äste zur Herzspitze, mit denen alle Teile des Herzmuskels versorgt werden.

Phasen der Herztätigkeit

Das Herz schlägt beim Erwachsenen in Ruhe normalerweise zwischen 60- und 100-mal pro Minute, man spricht von einer Herzfrequenz zwischen 60 und 100. Ein einzelner Herzschlag besteht aus 2 Phasen, der Systole (Anspannungs- und Austreibungsphase) und der Diastole (Entspannungs- und Füllungsphase, **Abb. 1.365**).

In der Anspannungsphase sind die beiden Ventrikel mit Blut gefüllt, die Herzmuskulatur zieht sich zusammen (kontrahiert). Bei noch geschlossenen Herzklappen erhöht sich der Blutdruck im Ventrikel, bis er größer ist als in der Aorta bzw. den Lungenarterien, sodass sich nun die Taschenklappen öffnen. Damit beginnt die Austreibungsphase, d. h., die Hälfte des in den Herzkammern befindlichen Blutes (also ca. 70 ml) wird in die großen Arterien ausgeworfen.

Jetzt schließen sich die Taschenklappen aufgrund des niedrigeren Drucks in den Ventrikeln, die Diastole beginnt. Während noch alle Herzklappen verschlossen sind, entspannt sich der Herzmuskel. Sobald sich die Segelklappen aufgrund des höheren Drucks in den Vorhöfen öffnen, beginnt die Füllungsphase. Das zuvor in den Vorhöfen angesammelte Blut fließt in die beiden Ventrikel, bis die Se-

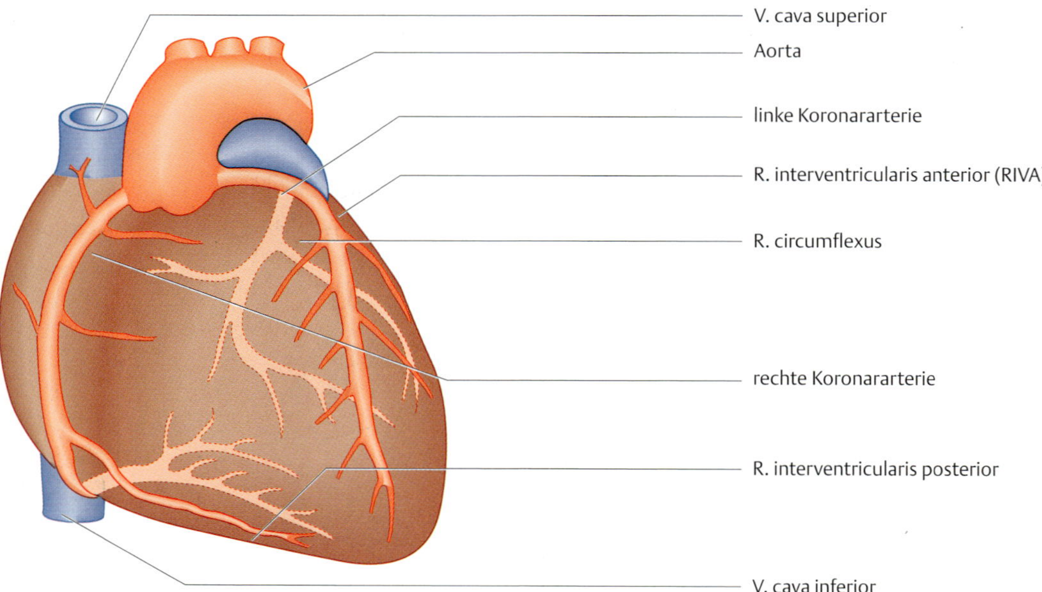

Abb. 1.364 Lage und Verlauf der Herzkranzgefäße können besonders an der Herzhinterwand variieren (sog. unterschiedliche Versorgungstypen, aus Gerlach et al. 2011).

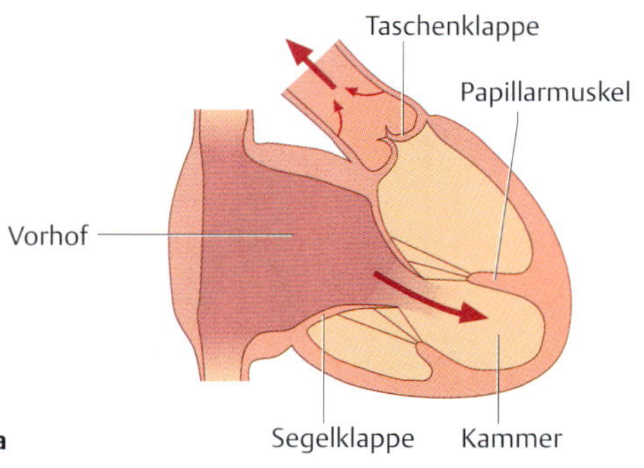

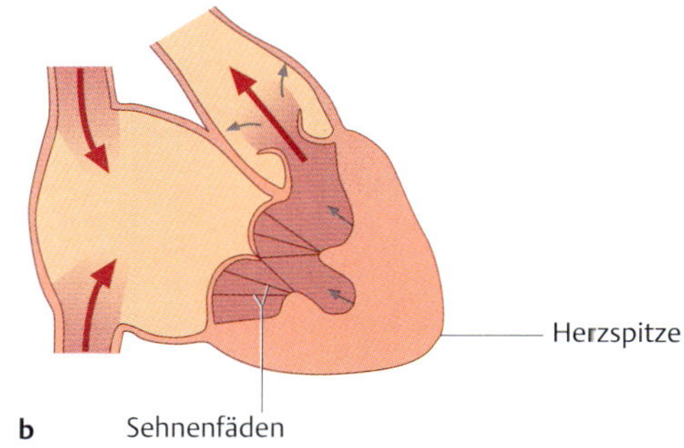

Abb. 1.365 Phasen des Herzzyklus. a Diastole (Füllungsphase), **b** Systole (Austreibungsphase) aus Faller u. Schünke 2008).

gelklappen vom angesammelten Blut verschlossen werden. Nun beginnen sich die Kammermuskeln wieder zu kontrahieren, ein neuer Herzzyklus wird eingeleitet.

Einige Teile der Herztätigkeit können mit dem Stethoskop auf dem Brustkorb nachvollzogen werden. Bei der Auskultation („Abhorchen") können zwei Herztöne wahrgenommen werden: Als ersten Herzton kann man das „Aneinanderschlagen" der kontrahierten Kammermuskeln hören – er wird auch „Anspannungston" genannt – als zweiten Herzton den Schluss der beiden Taschenklappen (Aorten- und Pulmonalklappe). Alle zusätzlichen mit dem Stethoskop wahrnehmbaren Strömungsgeräusche können durch Gefäß- bzw. Klappenverengungen (Stenosen) oder undichte Klappen (Klappeninsuffizienz) verursacht sein. Sie werden Herzgeräusche genannt.

Schrittmacher und Reizleitungssystem des Herzens

Wie jeder andere Muskel, so benötigt auch der Herzmuskel einen elektrischen Reiz durch einen Nerv, um sich zu kontrahieren. Der Sinusknoten befindet sich in der Wand des rechten Vorhofs und bildet einen kurzen elektrischen Reiz, der über ein eigenes Reizleitungssystem aus umgewandelten Herzmuskelzellen zuerst in die beiden Vorhöfe geleitet wird. Nach einer kurzen Verzögerung im sog. AV-(Atrioventrikular-)Knoten wird die Kammermuskulatur über die Tawara-Schenkel erregt. Da sowohl bei Nervenreizen als auch bei Muskelerregung elektrische Ströme fließen, lassen sich diese u. a. am Brustkorb mit Elektroden messen – man erhält so ein Elektrokardiogramm (EKG).

Vor allem beim alten Menschen kann es an allen Teilen dieses Reizleitungssystems zu Störungen kommen, z. B. wenn eine ungerichtete Vorhoferregung (Vorhofflimmern) die Schrittmacherfunktion des Sinusknotens übernimmt.

Kreislaufregulation

Pulswelle

Durch das mit einem Herzschlag ausgeworfene Blutvolumen werden Aorta und Lungenarterie elastisch auseinandergedehnt, ziehen sich wie ein Gummi langsam wieder zusammen und transportieren das Blut gleichmäßig in die Peripherie des Gefäßsystems weiter. Diese „Windkesselfunktion" genannte elastische Eigenschaft der Aorta nimmt im Alter ab, sodass es in der Systole zu einem schnelleren Blutdruckanstieg und -abfall kommt.

Das Blut wird als „Pulswelle" in den Arterien weitertransportiert, d. h., die Arterienmuskulatur kontrahiert und schiebt das Blutvolumen in die Peripherie. Diese rhythmischen Kontraktionen der Arterien sind an einigen typischen Körperstellen (am Handgelenk und Hals sowie in der Leiste) als Puls tastbar, man kann so mit einfachen Mitteln auf die Herzfrequenz schließen.

Blutdruck

Durch die Pumpleistung des Herzens und die Kontraktionen der Arterien baut sich ein Blutdruck auf, durch den das Blut zu den Organen gebracht wird, damit diese versorgt werden.

Kreislaufregulation

Um die Blutversorgung des Körpers bedarfsgerecht zu regulieren, kann zum einen die Herzfrequenz und damit die Pumpleistung verändert werden. Zum anderen können durch das vegetative Nervensystem aber auch die Gefäße enger oder weiter gestellt werden; dafür befinden sich an den großen Arterien Messfühler (Barorezeptoren), die den arteriellen Blutdruck registrieren können.

Schock

Fällt der Blutdruck z. B. bei Herzversagen, starken Blutverlusten oder allergischen Reaktionen systolisch unter 80–90 mmHg, versucht der Körper mit einer Alarmreaktion die Durchblutung der beiden wichtigsten Organe Gehirn und Herz (Zentralisation) aufrechtzuerhalten: Durch die massive Ausschüttung von Adrenalin werden alle anderen Gewebe infolge von Gefäßengerstellung nur noch gering durchblutet (blasse, kaltschweißige Haut) und die Herzfrequenz deutlich erhöht (flacher, schneller Puls). Führen diese Maßnahmen nicht zur Kreislaufstabilisierung, versiegt letztlich die ausreichende Durchblutung aller Organe, die Folge sind irreversible Organschäden und letztlich der Tod durch Kreislaufstillstand.

M *Der **Sinusknoten** übernimmt als das herzeigene Schrittmachersystem die Impulsgebung beim Herzen (also den Befehl zum Herzschlag).*

M *Der Sinusknoten wird vom vegetativen Nervensystem beeinflusst, sodass die Herzfrequenz bei körperlicher Anstrengung oder Aufregung durch das ins Blut ausgeschüttete Adrenalin erhöht, in Ruhephasen durch den Parasympathikus gesenkt wird.*

M *Bei vermehrter körperlicher Anstrengung können durch Ausschüttung von Adrenalin Herzfrequenz und arterieller Blutdruck erhöht werden, sodass letztendlich mehr Blut durch den Körper gepumpt wird.*

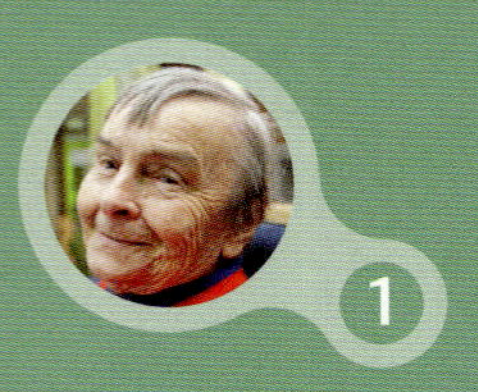

D *Von einer **KHK** oder **Koronarsklerose** spricht man bei einer Verengung der Herzkranzgefäße. Folge ist eine Unterversorgung des Herzmuskels mit Sauerstoff.*

M *Die KHK ist in den Industrienationen die häufigste Todesursache!*

M *Erst bei einer Gefäßverengung um 70 % kommt es zu belastungsabhängigen Beschwerden. Stenosen über 90 % führen schon in Ruhe zu Symptomen.*

M *Bei einer instabilen Angina besteht ein hohes Infarktrisiko. Deshalb immer den Arzt benachrichtigen!*

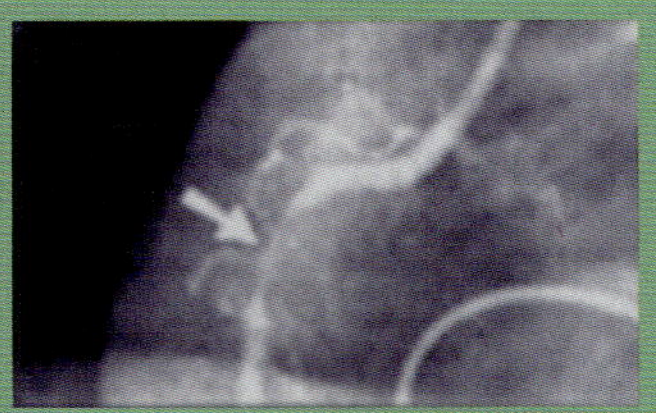

Abb. 1.367 Koronarangiografie einer deutlichen Koronarsklerose.

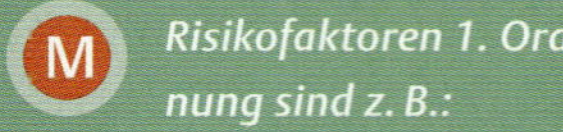

M *In 20 % der Fälle führt die KHK zum „plötzlichen Herztod", ohne dass der Patient zuvor Beschwerden verspürte!*

M *Risikofaktoren 1. Ordnung sind z. B.:*
- *Rauchen,*
- *Fettstoffwechselstörung,*
- *Hypertonie,*
- *Diabetets mellitus,*
- *genetische Faktoren.*

Begünstigende Faktoren sind z. B.:
- *Adipositas,*
- *Bewegungsmangel,*
- *Stress,*
- *Alter.*

Erkrankungen der Herzkranzgefäße

Koronare Herzkrankheit (KHK)

Epidemiologie. Betroffen sind 30% aller Männer zwischen 40 und 60 Jahren. Bei Männern beginnt der Anstieg des KHK-Risikos mit 30 Jahren, bei Frauen mit den Wechseljahren; insgesamt liegt das Geschlechterverhältnis bei 3:1.

Ursachen. Die der KHK zugrunde liegende Ursache ist die Arterienverkalkung oder Arteriosklerose. Diese entsteht vermutlich durch ein fehlerhaftes Zusammenspiel verschiedener Komponenten der Gefäßwand und des Blutes. Es kommt zu kleinen Einrissen in der Gefäßinnenwand, in denen sich Fette (besonders LDL-Cholesterin) und Kalk ablagern. Diese Ablagerungen haben langfristig eine Gefäßeinengung zur Folge.

Die Verengung der Herzkranzgefäße führt zu einem Missverhältnis zwischen Sauerstoffbedarf und Sauerstoffangebot im Herzmuskel. Meist sind die Gefäße noch so durchlässig, dass die Blutversorgung des Herzens in Ruhe gewährleistet ist. Erhöht sich aber der Sauerstoffbedarf des Herzens (z. B. bei körperlicher Belastung), reicht die Blutversorgung nicht mehr aus und es kommt zu Beschwerden.

Symptome. Eine koronare Herzkrankheit kann sich in Form von Herzinsuffizienz (S. 339), Herzrhythmusstörungen (S. 344) oder gar als Herzinfarkt (S. 337) manifestieren. Das klassische Symptom aber ist die Angina pectoris. Die meisten Patienten mit einer Koronarsklerose haben in Ruhe keinerlei Beschwerden. Bei körperlicher Tätigkeit, Aufregung nach schweren Mahlzeiten oder im Rahmen von Infekten, also Situationen, in denen das Herz vermehrt arbeiten muss, bemerken sie aber plötzlich Schmerzen im Brustkorb, die sog. Angina pectoris (wörtlich: „Enge in der Brust"). Beschrieben werden krampfartige, starke Schmerzen in der Herzgegend, die in den linken Arm, Rücken oder Hals ausstrahlen können (**Abb. 1.366**). Oft empfinden die Patienten dabei Angst oder Atemnot. Klassischerweise lassen die Schmerzen innerhalb weniger Minuten nach, wenn die auslösende Situation unterbrochen wird.

Manche Patienten, besonders Diabetiker und Alkoholiker, verspüren aufgrund von Nervenschäden (Polyneuropathie, S. 441) trotz ausgeprägter Koronarsklerose keine Schmerzen. Man nennt dies eine „stumme KHK". Diese Patienten müssen intensiv überwacht werden, damit ein Infarkt nicht übersehen wird.

Man unterscheidet zwei Formen der Angina pectoris:
- **Stabile Angina pectoris:** In bestimmten Situationen, die der Patient meist kennt, verspürt er Schmerzen, die sich durch entsprechende Maßnahmen (körperliche Ruhe, Nitrospray) aber rasch bessern lassen.
- **Instabile Angina:** Es kommt zu einer Häufung der Beschwerden, sie treten schon bei geringer Belastung auf, evtl. sogar in Ruhe, und sprechen schlechter auf die Therapiemaßnahmen an.

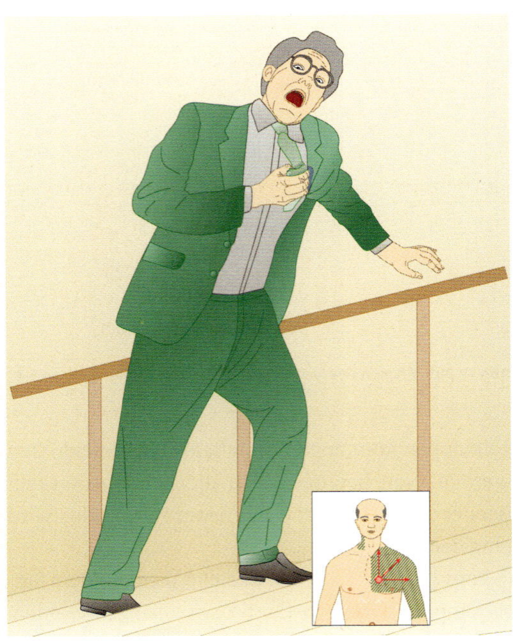

Abb. 1.366 Typische Symptome einer Angina pectoris: krampfartige, starke Schmerzen in der Herzgegend, die in den linken Arm, Rücken oder Hals ausstrahlen können, verbunden mit Angst oder Atemnot.

Diagnostik. Da in Ruhe die Durchblutung des Herzmuskels ausreichend ist, finden sich im Ruhe-EKG oft keine Veränderungen. Die Diagnosestellung erfolgt deshalb mithilfe eines Belastungs-EKG. Dazu werden während körperlicher Belastung (z. B. Fahrrad fahren) die Herzströme abgeleitet. Bei einer Minderversorgung des Herzmuskels ändert sich die EKG-Kurve.

Die genaueste Information über mögliche Veränderungen der Herzkranzgefäße erhält man durch eine Koronarangiografie („Herzkatheter"). Dabei wird unter Röntgenkontrolle Kontrastmittel in die Herzkranzgefäße gespritzt, wodurch Engstellen deutlich sichtbar werden (**Abb. 1.367**).

Stressechokardiografie: Bei diesem moderneren Verfahren werden dem Patienten in Ruhe herzantreibende Mittel gespritzt, er muss sich also selbst nicht körperlich anstrengen, oder aber die Untersuchung wird bei körperlicher Belastung durchgeführt. Während das Herz vermehrt arbeitet, wird der Herzmuskel mittels Echokardiografie (Ultraschalluntersuchung des Herzens) untersucht. Im Falle einer Minderversorgung bestimmter Herzabschnitte zeigen sich in diesen Bezirken Bewegungsstörungen des Muskels.

Risikofaktoren. Bei bestimmten Konstellationen ist das Risiko einer Koronarsklerose erhöht. Man unterscheidet zwischen Risikofaktoren 1. Ordnung, die ein hohes Risiko darstellen, und begünstigenden Situationen, die zur Verschlechterung der Risikofaktoren führen.

Bei Vorhandensein mehrerer Risikofaktoren multiplizieren sich die Einzelrisiken: zwei Faktoren 1. Ordnung erhöhen das Infarktrisiko um das 4-fache, beim Vorliegen von drei Risikofaktoren ist es sogar 10-fach erhöht! In seltenen Fällen kommt es allerdings auch ohne Risikofaktoren zur Entwicklung einer KHK.

Therapie. Die Therapie der KHK basiert auf folgenden drei Säulen:
- Besserung der Risikofaktoren,
- medikamentöse Therapie,
- invasive Verfahren.

Besserung der Risikofaktoren: Die wichtigsten Maßnahmen zur Vorbeugung oder Besserung einer KHK ist die Besserung oder Beseitigung der Risikofaktoren! In den meisten Fällen ist eine generelle Umstellung der Lebensführung nötig. So kann man mit einer gesundheitsbewussten Ernährung (fettarm, ballaststoffreich), dem Verzicht auf Zigaretten und regelmäßiger körperlicher Bewegung (Koronarsportgruppe, tägliche Spaziergänge) viel erreichen. Oft werden zusätzlich Medikamente zur Besserung des Blutdrucks, der Fettwerte oder der Blutzuckereinstellung verabreicht.

Medikamentöse Therapie: Die medikamentöse Therapie verfolgt zwei Ziele: die Verminderung des Sauerstoffverbrauchs im Herzen durch Senkung der Herzarbeit und die Verbesserung der Durchblutung der Koronargefäße. Dazu werden vier Medikamentengruppen eingesetzt (**Tab. 1.38**):

- **Nitrate:** Sie senken die Herzarbeit durch Entspannung der Gefäßmuskulatur; die Folge ist ein verminderter Rückfluss zum Herzen durch die Erweiterung der Venen und ein Absinken des arteriellen Drucks durch die Erweiterung der Arterien. Das Herz muss somit insgesamt weniger arbeiten.
- **Betablocker:** Sie vermindern den Einfluss des Sympathikus (S. 427) auf das Herz. Dadurch werden besonders die Herzfrequenz und der Blutdruck gesenkt. Folge ist auch hier eine Senkung der Herzarbeit.
- **Kalzium-Antagonisten:** Auch sie führen zur Gefäßerweiterung und somit zur Herzentlastung.
- **Aspirin:** Die Verklumpung der Thrombozyten (Blutplättchen) wird verringert. Bei der KHK wird dieses Medikament eingesetzt, um die Bildung und Anlagerung von Thromben (Blutgerinnseln) im Bereich der verengten Herzkranzgefäße zu verhindern.

Invasive Verfahren: Es ist möglich, mit einem Katheter in die Herzkranzgefäße vorzudringen, um die Engstellen zu beseitigen. Bei der Ballondilatation wird die Gefäßverengung mit einem Ballon erweitert (**Abb. 1.368**). Diese Methode hat eine zunächst hohe Erfolgsrate, leider verengen sich in bis zu 40 % der Fälle die aufgedehnten Engstellen innerhalb von 6 Monaten wieder. Durch Implantation eines Stents, einer Art Drahtgerüst (**Abb. 1.369**), lässt sich diese Zeitspanne deutlich verlängern.

Bei der Bypass-Operation werden Gefäßstücke (meist aus einer Beinvene oder aus einer Brustwandarterie) an die Herzkranzgefäße angenäht, um die Engstellen zu überbrücken (**Abb. 1.370**). Der Operationserfolg ist meist sehr gut, doch innerhalb

M **Rotweingenuss.** *Ganz genau ist der Wirkungsmechanismus nicht bekannt, doch hat man festgestellt, dass bei täglich 1–2 Gläsern Rotwein das Risiko einer KHK und somit eines Herzinfarktes deutlich reduziert ist!*

In neueren Verfahren werden die gefäßverengenden Plaques durch spezielle Laserverfahren oder Rotatoren weggefräst.

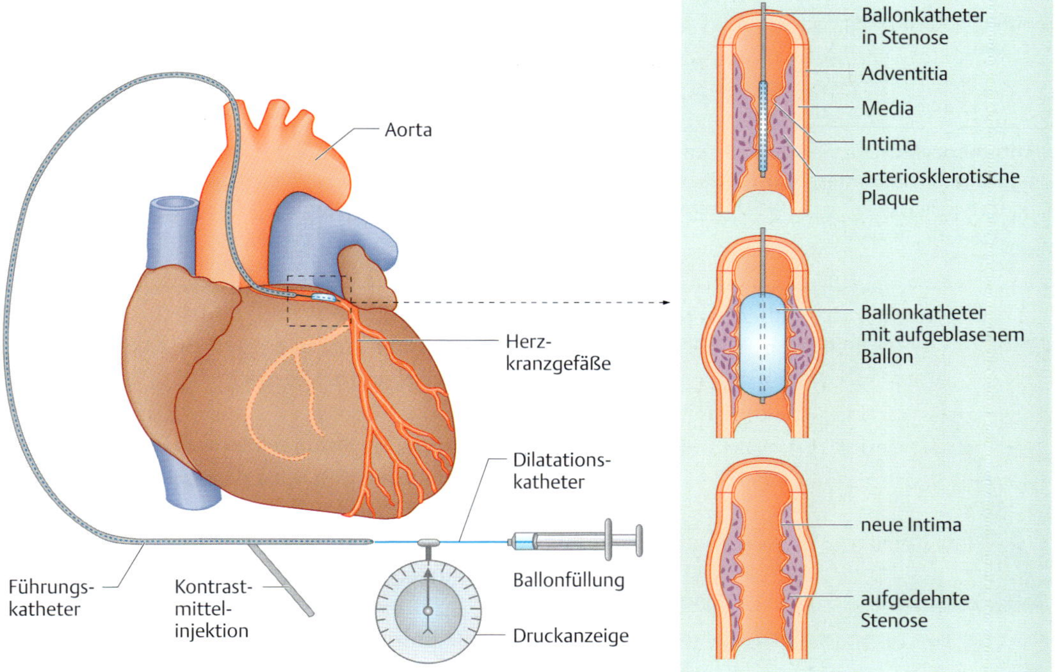

Abb. 1.368 Aufweitung arteriosklerotisch verengter Koronararterien durch die Ballondilatation (aus Gerlach et al. 2011).

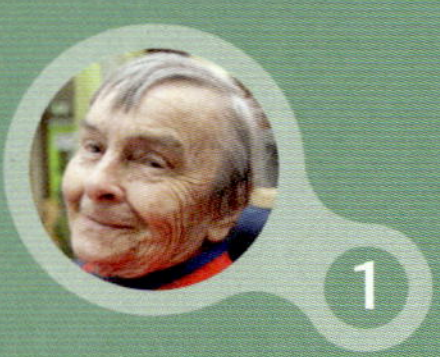

Tab. 1.38 Medikamente bei KHK

Präparat; Wirkstoff und Präparatbeispiele	*Indikation*	*typische Nebenwirkungen*	*zu beachten*
Betablocker – Atenolol (Tenormin, Atenolol-ratio) – Metoprolol (Beloc zok, Metoprolol-ratio) – Bisoprolol (Concor, Bisoprolol-ratio)	KHK, Hypertonie, Herzrhythmusstörungen, Herzinsuffizienz	die Herzfrequenz wird gesenkt, es kann zu Schwindel, Müdigkeit oder Blutdruckabfall kommen	Vorsicht bei: – Diabetikern: Symptome einer Hypoglykämie (erniedrigter Blutzucker) können vermindert sein – peripherer AVK: verstärkte Durchblutungsstörungen – chronisch-obstruktiven Lungenerkrankungen: Gefahr Asthmaanfall durch Verengung der Bronchien – nicht abrupt absetzen, da Gefahr der Tachykardie, deshalb langsam ausschleichend absetzen
Nitrate – Isosorbiddinitrat (ISDN-ratio) – Isosorbidmononitrat (Corangin, Mono mack) – Nitroglycerin (Nitrolingual)	KHK, Medikament der Wahl bei Angina-pectoris-Anfall, Herzinsuffizienz	durch die generelle Gefäßerweiterung verursachen die Nitrate oft Kopfschmerzen, die nach wenigen Tagen häufig verschwinden; die Folge ist auch ein Blutdruckabfall mit Schwindel und reflektorischer Tachykardie	damit keine Toleranzentwicklung (Wirkungsverlust) auftritt, wird die letzte Dosis eines Nitratmedikaments mittags oder abends gegeben („Nitratpause") Nitrospray oder -kapseln schon zu Beginn der Schmerzen, nicht erst am Schmerzmaximum verabreichen! Kapseln müssen zerbissen werden; die Wirkung sollte nach 1–3 Minuten eintreten; nur im Sitzen oder Liegen verabreichen, da es zu starkem Blutdruckabfall kommen kann (im Stehen daher Kollapsgefahr)!
Koronartherapeutikum – Molsidomin (Molsidomin-ratio)	KHK, Linksherzinsuffizienz	ähnliche Wirkung wie Nitrate, verursacht aber seltener Kopfschmerzen	bei Molsidomin gibt es keine Toleranzentwicklung, deshalb wird es oft mit Nitraten kombiniert zur Nacht gegeben, um auch einen nächtlichen Schutz zu erreichen
Kalzium-Antagonisten – Nifedipin (Adalat, Nifedipin-ratio) – Nisoldipin (Baymycard) – Verapamil (Ispotin, Verapamil-ratio)	KHK, Hypertonie, Herzrhythmusstörungen	am häufigsten sind Nebenwirkungen infolge der Gefäßerweiterung: Schwindel, Müdigkeit, Blutdruckabfall, Gesichtsröte, Kopfschmerz	besonders bei Verapamil Vorsicht bei Kombination mit Betablockern: es kann zu gefährlichen Herzrhythmusstörungen kommen! Isoptin: evtl. hartnäckige Obstipation (Verstopfung); Adalat- Kapseln bei hypertensiver Krise, Anwendung wie Nitro-Spray
Thrombozytenaggregationshemmer – Acetylsalicylsäure (ASS-ratio, Herz-ASS)	KHK, Arteriosklerose, Fieber, leichte Schmerzen	bei empfindlichen Patienten evtl. Magenbeschwerden bis hin zum Magengeschwür	10 Tage vor geplanten operativen Eingriffen absetzen (leicht erhöhte Blutungsgefahr); bei empfindlichem Magen Tablette nicht nüchtern einnehmen

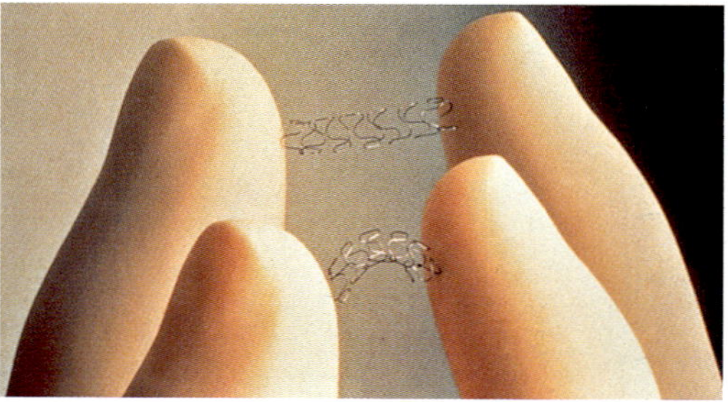

Abb. 1.369 Stent. Das nach der Implantation in dem Herzkranzgefäß verbleibende Metallgeflecht hält das Gefäßlumen offen (aus Gerlach et al. 2011)

von 10 Jahren kommt es in 10–50% der Fälle zu einem Verschluss der Bypässe.

Ernährung bei Koronarsklerose. Eine mediterrane (südländische) Kost senkt das Risiko einer Koronarsklerose um über 60%. Daher sind folgende Ernährungsrichtlinien empfehlenswert:

- Bei Übergewicht ist die Gewichtsnormalisierung zur Entlastung des Herzens wichtig.
- Auf rotes Fleisch sollte verzichtet werden, besser ist Geflügel oder Fisch (enthält viele ungesättigte Fettsäuren).

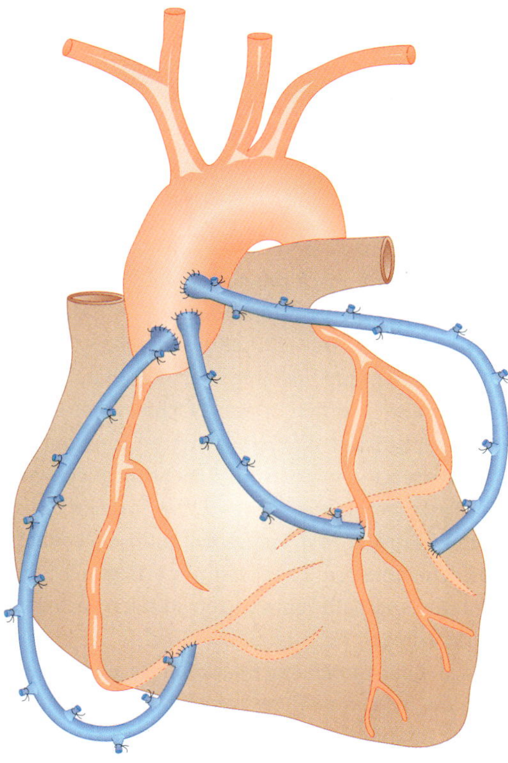

Abb. 1.370 Aortokoronarer Venenbypass. 3-fach-Bypass aus einer körpereigenen Vene, der die Stenosen in den Herzkranzgefäßen überbrückt (aus Paetz u. Benzinger-König 2004).

- Wenn möglich nur pflanzliche Öle, besonders Olivenöl, verwenden.
- Reichlich Salat, Obst, Gemüse und Vollkornprodukte verzehren.

Man hat festgestellt, dass Menschen mit erhöhtem Homozysteinspiegel ein erhöhtes Risiko einer Arteriosklerose haben. Normalerweise wird diese Aminosäure (Bestandteil der Eiweiße) rasch abgebaut. Erhöhte Werte lassen sich durch Vitamin B_6, B_{12} und Folsäure senken. Diese sind in Gemüse, Obst und Vollkornprodukten enthalten. Für Vitamin E dagegen lässt sich keine Senkung des Risikos von Herzerkrankungen nachweisen.

Sofortmaßnahmen bei einem Angina-pectoris-Anfall. Den alten Menschen ins Bett und in Oberkörperhochlage bringen, beengende Kleidung entfernen. Meist ist die koronare Herzkrankheit bekannt und der behandelnde Arzt hat ein Nitropräparat angeordnet, das im Falle einer Brustenge eingenommen werden soll. Der alte Mensch ist dabei ggf. zu unterstützen. Die Pflegeperson bleibt beim Patienten, bis Erleichterung eingetreten ist, und versucht, Ruhe und Sicherheit zu vermitteln. Sie achtet auch auf evtl. auftretende Nebenwirkungen (**Tab. 1.38**). Tritt keine Besserung ein, ist der Arzt zu informieren.

Patienten mit einer KHK können sich in ein sog. „DMP-Programm" eintragen.

Myokardinfarkt (Herzinfarkt)

Epidemiologie. Einen Herzinfarkt erleiden in Deutschland pro Jahr ca. 250 000 Menschen. Er ist weltweit die häufigste Todesursache! Männer sind etwa doppelt so häufig betroffen. Die Wahrscheinlichkeit, einen Herzinfarkt zu erleiden, steigt mit zunehmendem Alter.

Ursachen. In 95 % der Fälle entwickelt sich ein Herzinfarkt auf dem Boden einer koronaren Herzerkrankung (s. oben). Die aufgrund der Arteriosklerose gebildeten Plaques reißen auf, und es kommt zur Anlagerung von Blutgerinnseln. Die Folge ist ein plötzlicher vollständiger Gefäßverschluss (**Abb. 1.371**), der entsprechende Herzmuskelanteil wird nekrotisch (stirbt) und heilt unter Narbenbildung aus. Je nach Infarktausdehnung hat dies eine unterschiedlich deutliche Minderung der Herzleistung zur Folge.

Symptome. Auslösende Ursachen eines Herzinfarktes können plötzliche körperliche oder psychische Belastungen sein. 40 % aller Herzinfarkte ereignen sich allerdings in den Morgenstunden (6–12 Uhr).

- Typisch sind starke, lang andauernde Brustschmerzen, häufig mit Ausstrahlungen ähnlich der Angina pectoris (s. oben). Im Gegensatz zur Angina pectoris tritt nach Nitroglyzeringabe aber keine Besserung ein.
- Die Todesangst ist den Patienten ins Gesicht geschrieben.
- Häufig sind vegetative Begleitsymptome, wie Übelkeit, Erbrechen, Kaltschweißigkeit.
- Plötzlich auftretende Luftnot kann ebenfalls Hinweis auf einen Herzinfarkt sein.
- Besonders bei älteren Patienten kann sich ein Infarkt auch durch plötzliche Verwirrtheitszustände (infolge einer herabgesetzten Hirndurchblutung) präsentieren.

Sofortmaßnahmen bei Verdacht auf einen Herzinfarkt:

1. Die als Erste hinzukommende Pflegeperson löst Alarm aus und bleibt beim Patienten,
2. die zweite Pflegekraft ruft sofort den Notarzt,

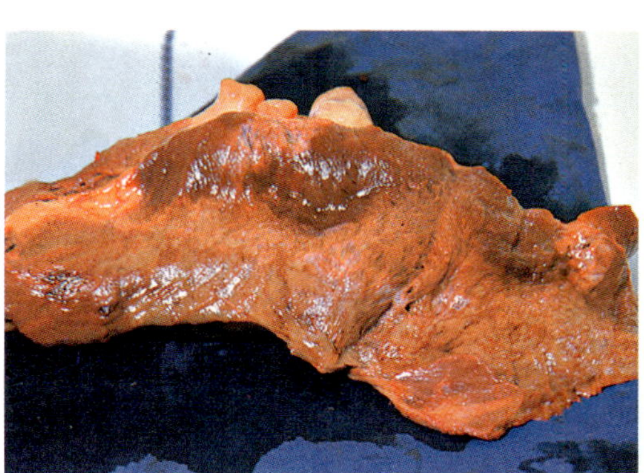

Abb. 1.371 Herz mit frischem Infarkt, hervorgerufen durch Anlagerung von Blutgerinnseln, die einen plötzlichen Gefäßverschluss zur Folge haben.

D *Bei einem **Myokardinfarkt** ist eine Herzkranzarterie durch einen Thrombus (Blutgerinnsel) vollständig verschlossen. Ein Teil des Myokards (Herzmuskel) wird deshalb nicht mehr mit Sauerstoff versorgt und stirbt ab.*

M *In bis zu 25 % der Fälle verläuft ein Infarkt stumm, d. h., es treten keine Schmerzen auf (besonders bei Diabetikern und Alkoholikern) oder es zeigen sich untypische Beschwerden (z. B. Oberbauchschmerzen bei Hinterwandinfarkt)!*

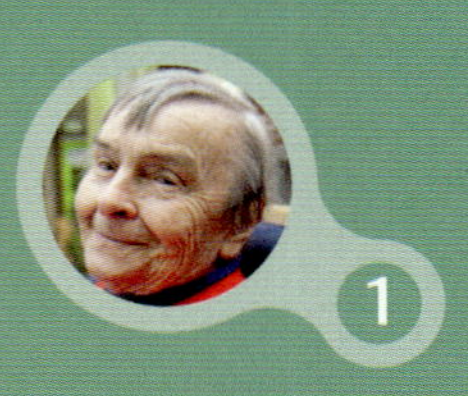

3. beruhigend auf den alten Menschen einwirken, Ruhe ausstrahlen,
4. beengende Kleidung öffnen oder entfernen,
5. bei Herz-Kreislauf-Stillstand: Beginn der Reanimation,
6. andernfalls den Kranken in Oberkörperhochlagerung bringen,
7. Puls, Blutdruck und Atmung beobachten,
8. ist ein Nitropräparat für Angina-pectoris-Anfälle angeordnet, dieses verabreichen, Achtung: bei Schock und bei systolischen Blutdruckwerten unter 100 mmHg darf es nicht gegeben werden!
9. Sauerstoff verabreichen (2–4 l/min).

M 30 % der Herzinfarktpatienten versterben innerhalb der ersten Stunde – deshalb sofortige Therapieeinleitung!

Komplikationen. Häufig kommt es zu Herzrhythmusstörungen von unterschiedlicher Ausprägung, am gefährlichsten ist das Kammerflimmern (s. unten), was einem Herzstillstand gleichkommt.

M Der gefährlichste Zeitraum nach einem Herzinfarkt sind die ersten 24 Stunden! Die häufigsten Komplikationen sind Kammerflimmern und akutes Herzversagen.

Bei großen Infarkten kann der Herzmuskel so nekrotisch sein, dass er reißt (Myokardruptur). Dies führt immer zum Tode.

Die häufigste Todesursache nach Infarkt ist das plötzliche Pumpversagen des Herzens mit einem kardiogenen Schock (s. unten) als Folge.

Je nach Größe eines Infarktes, d. h. abhängig von der Ausdehnung des abgestorbenen Muskelanteils, kommt es infolge eines Herzinfarktes langfristig zur Herzinsuffizienz (s. unten).

Seltener bildet sich im Infarktgebiet eine Aussackung der Herzwand, ein sog. Aneurysma. Dies führt nicht nur zu einer verminderten Herzleistung, im Aneurysma können sich durch den herabgesetzten Blutfluss auch Thromben bilden, die in andere Organe ausgeschwemmt werden können und dort zu Gefäßverschlüssen führen (S. 347).

M Der Herzinfarkt ist ein Notfall! Schon bei Verdacht muss der Notarzt verständigt werden.

Diagnostik. Ein Herzinfarkt führt zu typischen EKG-Veränderungen. Außerdem lassen sich im Blut erhöhte Werte der herzspezifischen Enzyme (Troponin T, CK, GOT, LDH) feststellen. Echokardiografisch ist ein Infarkt als lokale Herzwandveränderung sichtbar.

Therapie. Schon im Rettungswagen wird Heparin und Aspirin gespritzt, um eine weitere Thrombenbildung in den Koronarien zu verhindern. Des Weiteren verabreicht man starke Schmerzmittel, meist Morphin, bei Angstzuständen beruhigende Medikamente, wie Valium, sowie Betablocker oder Nitroglyzerin zur besseren Herzdurchblutung.

Im Krankenhaus versucht man, das verschlossene Herzkranzgefäß rasch wieder durchgängig zu machen, um den Schaden am Herzmuskel möglichst gering zu halten. Deshalb sollte sobald als möglich eine Katheteruntersuchung der Koronararterien durchgeführt werden. Das verschlossene Gefäß kann so lokalisiert, dilatiert (erweitert) und mittels Stent versorgt werden. Ist dies nicht möglich, wird eine Lysetherapie eingeleitet. Dabei werden Substanzen gespritzt, die Thromben auflösen können. Diese Therapieform kann aber nur erfolgreich sein, wenn sie innerhalb von wenigen Stunden nach dem Infarkt erfolgt.

Nach überstandenem Infarkt muss der Patient langsam, meist im Rahmen einer Rehabilitation, an die Alltagsanforderungen gewöhnt werden. Um die langfristige Prognose zu bessern, ist auch hier die Feststellung, Besserung oder Beseitigung der Risikofaktoren eines Infarktes (entsprechend denen der KHK, S. 334) unbedingt nötig!

Krankheitsverlauf und Prognose. Kleine Infarkte können symptomlos verlaufen und werden häufig zufällig, meist erst lange Zeit später, vom Hausarzt im EKG festgestellt. Bei ausgedehnteren Herzinfarkten ist die Prognose vom Infarktausmaß, der verbleibenden Herzmuskelschwäche und natürlich der Entwicklung der Risikofaktoren abhängig. Nicht selten kommt es innerhalb weniger Monate oder Jahre zu einem zweiten Infarkt mit einer insgesamt schlechten Prognose.

Erkrankungen des Herzmuskels

Herzinsuffizienz (Herzmuskelschwäche)

Epidemiologie. Die Herzinsuffizienz ist die häufigste Herzerkrankung. Betroffen ist weltweit 1% der Bevölkerung; im Alter nimmt die Häufigkeit zu.

Ursachen. Die Herzinsuffizienz ist meistens Folge einer Erkrankung, die den Herzmuskel über viele Jahre z. B. durch vermehrte Belastung oder einen chronischen Sauerstoffmangel geschwächt hat. Ein langjähriger Hypertonus (erhöhter Blutdruck) und die koronare Herzerkrankung (S. 334) sind in fast 90% der Fälle die der Herzinsuffizienz zugrunde liegende Erkrankung. Doch auch chronische Lungenerkrankungen, wie eine chronisch-obstruktive Bronchitis (S. 325), können mit den Jahren zu einer Schwächung des rechten Herzens führen, dem sog. Cor pulmonale (S. 328). Seltenere Ursachen sind Herzklappenfehler (S. 342), Herzrhythmusstörungen (S. 344) oder Erkrankungen des Herzmuskels, die sog. Kardiomyopathien.

Die langfristige Belastung des Myokards (Herzmuskel) führt zur Herzmuskelhypertrophie, der Muskel wird dicker. Irgendwann reicht dieser Kompensationsmechanismus nicht mehr aus, und es staut sich nach der Systole Blut im Herzinnenraum. Dadurch erweitern sich die Herzräume. Die Herzmuskelfasern schaffen es nicht mehr, ausreichend Blut in den Körperkreislauf zu pumpen, und das Blut staut sich vor dem schwachen Herzanteil.

Symptome. Generelle Symptome einer Herzinsuffizienz sind:

- Tachykardie (beschleunigter Puls): Der geschwächte Herzmuskel versucht, durch eine Erhöhung der Herzfrequenz die verminderte Auswurfsleistung zu kompensieren (auszugleichen).
- Nykturie (nächtliches Wasserlassen): In Ruhe ist die Nierendurchblutung gesteigert, und Ödeme (Wasseransammlungen im Gewebe) werden ausgeschwemmt.

Linksherzinsuffizienz

Je nachdem, welche Form von Herzinsuffizienz vorliegt, kommen andere Beschwerden hinzu: Die linke Herzhälfte nimmt das Blut aus der Lunge, dem kleinen Kreislauf, auf. Bei einer Linksherzinsuffizienz staut sich das Blut vor der linken Herzhälfte, es finden sich daher Zeichen des Blutstaus in der Lunge. Die Patienten berichten deshalb insbesondere über Atembeschwerden:

- Belastungsdyspnoe (Atemnot bei Anstrengung): Patienten mit Linksherzinsuffizienz bemerken meist als erstes Symptom Dyspnoe (Atemnot) bei Anstrengung. Bei zunehmender Herzinsuffizienz kann es auch zu Atemnot in Ruhe kommen.
- Orthopnoe (Atemnot im Liegen): Fragt man den Patienten nach seinen Schlafgewohnheiten, so berichtet er, dass er versucht, hochgelagert zu schlafen, da bei flacher Lagerung Atemnot auftritt.
- Tachypnoe: Wenn sich in der Lunge das Blut staut, ist der Sauerstofftransport von den Lungenbläschen ins Blut erschwert. Um dies zu kompensieren, wird automatisch die Atemfrequenz erhöht, und der Patient muss besonders bei körperlicher Anstrengung schneller atmen.
- Lungenödem: Ist die Lungenstauung sehr ausgeprägt, kann es zum Lungenödem kommen. Beim Atmen ist ein deutliches Rasseln zu hören, weil sich Wasser in den Lungenbläschen angesammelt hat; das Sputum ist blutig-schaumig.

Rechtsherzinsuffizienz

Das rechte Herz sammelt das Blut aus dem Körperkreislauf, somit kommt es bei einer Rechtsherzinsuffizienz zur Stauung im Körperkreislauf:

- Ödeme: Durch den Blutstau in den Gefäßen wird Gewebswasser in das umliegende Gewebe gedrückt, es bilden sich Ödeme. Besonders sichtbar sind diese an den Füßen. In schweren Fällen bilden sich Ödeme am Körperstamm, die Anasarka.
- Obere Einflussstauung: Äußerlich sichtbar wird die Blutstauung in den oberen Halsvenen. Normalerweise sind diese nicht sichtbar, doch bei einer Rechtsherzinsuffizienz sind die Gefäße besonders im Liegen deutlich erweitert.
- Ödembildung in inneren Organen: Patienten mit einer schweren Rechtsherzinsuffizienz haben z. B. häufig eine vergrößerte Leber. Bei chronischer Leberstauung kann es zur Organveränderung bis hin zur Leberzirrhose (sog. kardiale Zirrhose) mit entsprechenden Veränderungen kommen. Treten Appetitlosigkeit und Übelkeit auf, kann die Ursache eine Stauungsgastritis durch Stauung der Magenvenen sein.
- nicht selten entwickeln sich Pleuraergüsse (Wasseransammlung im Pleuraspalt)

Der **Schweregrad** einer Herzinsuffizienz wird anhand von Kriterien der New York Heart Association, der NYHA-Klassifikation, eingeteilt:

- **NYHA I:** keine Beschwerden, Herzinsuffizienzzeichen aber technisch (z. B. echokardiografisch) nachweisbar,
- **NYHA II:** Symptome nur bei stärkerer Belastung,
- **NYHA III:** Symptome schon bei geringer Belastung,
- **NYHA IV:** Beschwerden schon in Ruhe.

Diagnostik. Im EKG lassen sich bei Herzmuskelhypertrophie, KHK oder zugrunde liegenden Herzrhythmusstörungen Veränderungen finden. Röntgenologisch sind die Lungenstauung bei Linksherzinsuffizienz und eine Herzvergrößerung darstellbar. Die Stauung der Körpervenen bei Rechtsherz-

D *Eine* ***Herzinsuffizienz*** *ist eine Unfähigkeit des Herzens, das vom Organismus benötigte Blutvolumen zu fördern.*

P *Ödeme an Füßen und Beinen infolge einer Herzinsuffizienz kann man von einem Lymphödem unterscheiden, indem man mit dem Finger eine Delle eindrückt. Bleibt sie bestehen, ist die Herzinsuffizienz die Ursache des Ödems, andernfalls ist eine Lymphödem die Ursache* (Abb. 1.372).

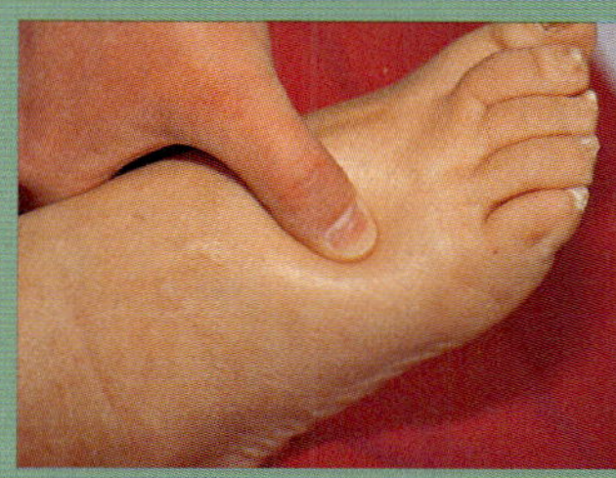

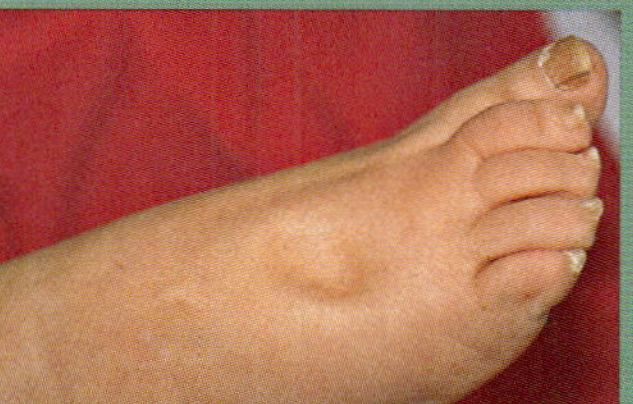

Abb. 1.372 Sichtbarer Daumenabdruck bei Ödemen (aus Gerlach et al. 2011).

M *Bei einer Herzinsuffizienz als Folge eines Herzinfarktes oder einer Kardiomyopathie entwickelt sich die Herzschwäche aufgrund einer lokalen oder generellen Herzmuskelschwäche.*

M *Je nachdem, welche Herzhälfte geschwächt ist, spricht man von* ***Links- oder Rechtsherzinsuffizienz;*** *sind beide Herzhälften betroffen, handelt es sich um eine Globalinsuffizienz.*

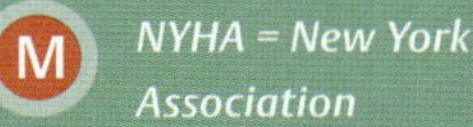

M *NYHA = New York Heart Association*

M *Bei der* ***akuten Herzinsuffizienz*** *entwickelt sich die Herzschwäche plötzlich, bei der im Alter häufigeren* ***chronischen Herzinsuffizienz*** *sind es Monate und Jahre.*

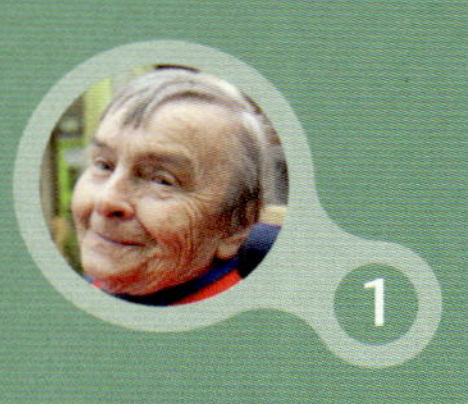

M *Patienten mit Herzinsuffizienz sind besonders bei Infekten genau zu überwachen (Gefahr der Dekompensation)!*

insuffizienz ist sonografisch gut nachweisbar. Das insgesamt beste Verfahren, um den Schweregrad einer Herzinsuffizienz zu bestimmen, ist die Echokardiografie. Hier sind Verdickung des Myokards und Erweiterung der Herzkammern problemlos feststellbar.

Komplikationen. Bei einem Herzinfarkt oder einem plötzlichen Blutdruckanstieg (hypertensive Krise, S. 353), also einer plötzlich erhöhten Belastung oder Schädigung des Myokards, kann es zur akuten Herzinsuffizienz kommen. Bei völligem Versagen der Herzleistung entwickelt sich ein kardiogener Schock. Von dekompensierter Herzinsuffizienz spricht man, wenn die therapeutischen und physiologischen Kompensationsmöglichkeiten zur Aufrechterhaltung einer ausreichenden Herzleistung plötzlich nicht mehr ausreichen. Die Folge ist eine Zunahme der Beschwerden. Zugrunde liegen können Erkrankungen, die das Herz zusätzlich belasten, wie fieberhafte Infekte, Anämie (Blutarmut), oder eine Überwässerung des Körpers durch verminderte Nierenleistung.

Erstmaßnahmen bei akuter Herzinsuffizienz:

1. Alarm auslösen bzw. weiteren Helfer rufen; dieser benachrichtigt den Arzt,
2. Oberkörper hoch und Beine tief lagern; in einem speziellen Herzbett kann zusätzlich das Becken tief gelagert werden, wodurch das Herz durch eine weitere Abnahme des zirkulierenden Blutvolumens noch mehr entlastet wird,
3. beengende Kleidung entfernen, Fenster öffnen,
4. den Kranken beruhigen; Aufregung und Anstrengung müssen unbedingt vermieden werden,
5. Sauerstoff (2–4 l/min) mithilfe einer Gesichtsmaske verabreichen, die jedoch nur locker vor das Gesicht des Betroffenen gehalten wird; eine Nasensonde oder das Andrücken der Gesichtsmaske würde die Erstickungsangst bei akuter Atemnot steigern.

Therapie. Die chronische Herzinsuffizienz ist nicht heilbar. Wenn möglich, versucht man, das ursächliche Grundleiden (z.B. Herzklappenfehler, verengte Herzkranzgefäße) zu beseitigen. Des Weiteren werden Allgemeinmaßnahmen angeordnet und Medikamente verabreicht, die den Herzmuskel entlasten und stärken sollen, damit der Patient keine oder nur sehr geringe Beschwerden hat (kompensierte Herzinsuffizienz).

Allgemeine Maßnahmen: Eine der häufigsten Ursachen einer Herzinsuffizienz ist die KHK. Deshalb steht auch hier die Bekämpfung der Risikofaktoren

Tab. 1.39 Medikamente bei Herzinsuffizienz

Medikament und Präparatbeispiele	*Indikation*	*typische Nebenwirkungen*	*zu beachten*
ACE-Hemmer – Delix (Ramipril-ratiopharm), – Benalapril (Enalapril-ratiopharm)	Herzinsuffizienz (auch schon bei leichten Formen, da prognoseverbessernd, daher Medikament der ersten Wahl!), Hypertonie, diabetische Nephropathie (S. 368)	chronischer Reizhusten, Hautausschlag, Geschmacksstörung	nach Ersteinnahme genaue Überwachung, Gefahr des starken Blutdruckabfalls! Keine Kombination mit kaliumsparenden Diuretika, da Gefahr der Hyperkaliämie
Diuretika – Schleifendiuretika: Lasix (Furosemid-ratiopharm) – Thiazide: Aquaphor – Aldosteronantagonisten: Aldactone (Spironolacton-ratiopharm) – Kombinationspräparate: Dytide H	Hypertonie, Herzinsuffizienz, Niereninsuffizienz (S. 405)	bei Überdosierung evtl. Verwirrtheit, Schwindel aufgrund einer Dehydratation (Wassermangel); evtl. Veränderung von Blutzucker- und Harnsäurewerten durch verminderte Ausscheidung; Elektrolytverschiebungen, insbes. Hypokaliämie (Kaliummangel)	morgens verabreichen, um Nachtruhe durch erhöhten Harndrang nicht zu stören; regelmäßig Blutdruck und Gewicht kontrollieren – keine Ödemausschwemmung über 500 g/Tag (Thrombosegefahr!); auf Zeichen des Kaliummangels achten: Muskelkrämpfe, Herzrhythmusstörungen, Obstipation usw.
Herzglykoside – Digoxinpräparate (Ausscheidung über Nieren): Novodigal (Digox von ct) – Digitoxinpräparate (Ausscheidung über die Leber): Digimerck, Digitoxin-ratio	absolute Arrhythmie bei Vorhofflimmern (S. 344), Herzinsuffizienz	Übelkeit, Erbrechen (erstes Symptom einer Überdosierung!), Herzrhythmusstörungen, Störungen des Farbsehens (bes. des Gelbsehens), Verwirrtheitszustände	besonders bei Verdacht auf Überdosierung Wirkstoffbestimmung im Blut; regelmäßige EKG-Kontrollen; bei alten Menschen Bevorzugung von Digitoxin wegen häufig bestehender leichter Niereninsuffizienz

(**Tab. 1.39**) ganz im Vordergrund. Maßnahmen sind z. B.:

- Normalisierung des Körpergewichts
- kochsalzarme Kost und evtl. Trinkmengenbeschränkung (z. B. auf 1,5 l/Tag),
- leichte Kost, kleine Mahlzeiten
- leichtes körperliches Training (z. B. Koronarsportgruppe),
- Alkohol nur in geringen Mengen.

Krankenbeobachtung bei chronischer Herzinsuffizienz:

- Puls- und Blutdruckkontrollen,
- regelmäßige Gewichtskontrolle zur Überprüfung der Ödembildung (Gewichtsschwankungen von über 500 g/Tag müssen dem Arzt mitgeteilt werden!),
- Beobachtung der Atmung: Besteht eine Dyspnoe? Ist die Atmung beschleunigt? Sind Atemnebengeräusche zu hören? Bei einem ausgeprägten Lungenödem ist ein deutliches Rasseln und Brodeln hörbar,
- Beobachtung des Sputums: bei einem Lungenödem ist es hellrot, dünnflüssig und schaumig,
- Beobachtung von Haut, Lippen, Fingernägeln; Zyanose (Blaufärbung) zeigt eine Minderversorgung des Körpers mit Sauerstoff an.

Medikamentöse Therapie: Folgende Medikamente werden allein oder in Kombination eingesetzt (**Tab. 1.39**):

- Herzglykoside erhöhen die Kontraktionskraft des Herzmuskels; sie werden besonders bei schwerer Herzinsuffizienz eingesetzt.
- Diuretika entlasten das Herz durch Erhöhung der Wasser- und Salzausscheidung.
- Nitrate führen durch eine Erweiterung der Blutgefäße zu einer Entlastung des Myokards und einer besseren Herzdurchblutung.
- ACE-Hemmer senken den Blutdruck und entlasten auf diese Weise das Herz.
- Betablocker werden niedrig dosiert eingesetzt, um den Gegenregulationsmechanismen des Herzens (besonders der Tachykardie) entgegenzuwirken und so die Herzarbeit zu ökonomisieren.

Operative Therapie: Bei einer Herzinsuffizienz NYHA IV ist eine medikamentöse Besserung oft nur sehr begrenzt erreichbar. Sind die Voraussetzungen (Alter unter 65 Jahren, keine sonstigen lebensbedrohlichen Erkrankungen usw.) gegeben, kann eine Herztransplantation erwogen werden.

Prognose. Prognostisch entscheidend ist die Entwicklung der zugrunde liegenden Erkrankungen (z. B. Hypertonie, KHK), insgesamt ist die Prognose der chronischen Herzinsuffizienz aber schlecht. Besonders in fortgeschrittenen Stadien (NYHA III und IV) liegt die Todesrate bei 40–50 %!

Myokarditis (Herzmuskelentzündung)

Dieses insgesamt seltene Krankheitsbild tritt am häufigsten als Komplikation von Virusinfekten auf, seltener ist es durch Bakterien oder Parasiten verursacht. Unabhängig von Krankheitserregern kann eine Myokarditis im Rahmen von rheumatischen Erkrankungen auftreten.

Symptome. Insgesamt bemerken die meisten Patienten keine oder nur sehr gering ausgeprägte Beschwerden. Neben leichter Erschöpfbarkeit, Kurzatmigkeit und Schwächegefühl sind vor allem Herzbeschwerden typisch. Sie können von leichten Herzrhythmusstörungen bis zu Symptomen einer Herzinsuffizienz reichen.

Diagnostik. Bei neu aufgetretenen EKG-Veränderungen im Rahmen einer Virusinfektion und erhöhten Entzündungszeichen im Labor muss an eine Myokarditis gedacht werden.

Therapie. Eine spezifische Therapie gibt es nicht, man beschränkt sich auf symptomatische Maßnahmen. Dazu gehören die körperliche Schonung oder gar Bettruhe und die Behandlung eventueller Komplikationen (z. B. höhergradige Herzrhythmusstörungen). Bei einer bakteriellen Myokarditis werden Antibiotika verabreicht. Eine Herzmuskelentzündung im Rahmen rheumatischer Erkrankungen bessert sich meist nach Gabe von Kortison.

Prognose. In den meisten Fällen verläuft die Myokarditis komplikationslos und heilt folgenlos aus. Manchmal bleibt eine Herzrhythmusstörung zurück, nur ganz selten entwickelt sich eine schwere Herzinsuffizienz.

M **Digitalispräparate** *sind ursprünglich von der Fingerhutpflanze abgeleitet und gehören zu den ältesten Herzmedikamenten.*

M *Als pathophysiologische Ursache vermutet man, dass das Immunsystem versehentlich Bestandteile des Herzmuskels angreift, die der Virenstruktur ähneln (sog. Kreuzantigenität).*

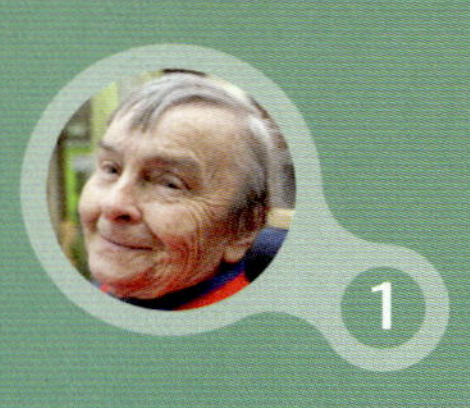

D *Schließt eine Herzklappe nicht richtig, spricht man von einer* **Klappeninsuffizienz**. *Bei einer* **Klappenstenose** *dagegen öffnet sich die Herzklappe nur unvollständig.*

M *Die häufigste Herzklappenveränderung bei alten Menschen ist die degenerativ-sklerotische Aortenstenose.*

Erkrankungen der Herzklappen

Endokarditis (Herzinnenhautentzündung)

Ursachen. Zu einer Entzündung des Endokards kann es im Rahmen von bakteriellen Infekten oder dem rheumatischen Fieber kommen; selten werden Pilze als Krankheitsauslöser nachgewiesen.

Bakterien, die im Rahmen einer Sepsis oder über in die Blutbahn eingebrachte Materialien (Venenkatheter, Herzschrittmacher usw.) in den Blutkreislauf eingeschwemmt werden, setzen sich an den Herzklappen fest (**Abb. 1.373**) und führen dort zu entzündlichen Veränderungen. Besonders betroffen sind vorgeschädigte Herzklappen (z. B. degenerative Herzklappenveränderungen oder künstliche Herzklappen).

Die weltweit häufigste Ursache einer Endokarditis ist das rheumatische Fieber als Folge eines Streptokokkeninfektes. Etwa 1–3 Wochen nach einer Infektion mit diesen Bakterien, z. B. einer Tonsillitis oder Scharlach, kommt es plötzlich zu hohem Fieber mit stark schmerzhaften Gelenksentzündungen. Später folgt eine Endokarditis mit Schädigung der Herzklappen. Aufgrund der heute üblichen Penizillinbehandlung eines Streptokokkeninfektes ist das rheumatische Fieber in den Industrienationen aber zu einer Seltenheit geworden.

Symptome. Kommt es im Rahmen eines fieberhaften Infektes plötzlich zu neu auftretenden Herzgeräuschen, muss an eine Endokarditis gedacht werden. Zur Diagnosesicherung dient die Echokardiografie.

Komplikationen. Da das Endokard die Herzklappen bildet, führt eine Endokarditis oft zu irreversiblen Herzklappenfehlern. Die Entzündung hinterlässt Narben, durch die die Ränder der Herzklappen uneben werden, die Klappen schrumpfen oder verkleben. Deshalb können sie nicht mehr exakt schließen (Klappeninsuffizienz) oder lassen sich nur schwer öffnen (Klappenstenose). Betroffen sind am häufigsten die Aorten- und Mitralklappe. Eine Endokarditis der Klappen des rechten Herzens ist eine Seltenheit und kommt fast nur bei intravenösem Drogenmissbrauch vor.

Lösen sich Bakterienherde von den Herzklappen, können sie in andere Organe geschwemmt werden und dort Abszesse bilden (z. B. in Niere oder Gehirn), man nennt dies septische Metastasen.

Prognose. Die akute Endokarditis ist ohne gezielte antibiotische Therapie eine aufgrund der raschen Zerstörung der Herzklappen tödlich verlaufende Erkrankung. Abhängig von einer Vorschädigung der Klappen, dem Therapiebeginn und dem Allgemeinzustand des Patienten versterben noch heute 30–40 % der Erkrankten. Nicht selten resultieren Herzklappenfehler, die einen operativen Herzklappenersatz notwendig machen.

Endokarditisprophylaxe. Um eine Endokarditis zu verhindern, muss bei Patienten mit bekannten Herzklappenveränderungen oder künstlichen Herzklappen vor jedem chirurgischen Eingriff eine Endokarditisprophylaxe durchgeführt werden. Meist besteht sie in einer einmaligen Antibiotikagabe.

Herzklappenfehler

Ursachen. Degenerativ-sklerotische Klappenveränderungen durch Kalkeinlagerungen im Rahmen einer Arteriosklerose sind heute die häufigsten Ursachen von Klappenveränderungen. Die insgesamt seltene Endokarditis (s. oben) kann ebenfalls zu Herzklappenfehlern führen.

Aufgrund der stärkeren mechanischen Beanspruchung sind die Klappen der linken Herzhälfte, also die Aorten- und Mitralklappe, am häufigsten betroffen, wobei Stenosen häufiger sind als Klappeninsuffizienzen.

Da bei der Klappeninsuffizienz die Klappe nicht vollständig schließt, fließt während der Systole Blut zurück in den vorgeschalteten Herzabschnitt. Dieses Pendelvolumen führt zu einer vermehrten Volumenbelastung und einer Dilatation (Erweiterung) der Herzabschnitte. Bei einer Klappenstenose dagegen ist die Klappenöffnungsfläche vermindert und das Herz muss einen hohen Druck aufbringen, um eine ausreichende Menge Blut zu transportieren (Druckbelastung). Die Folge ist eine Herzmuskelhypertrophie. Die Druckbelastung ist generell prognostisch ungünstiger als die Volumenbelastung.

Symptome. Manchmal gibt schon der äußere Aspekt Hinweis auf einen möglichen Herzfehler. So sind bei einer schweren Mitralstenose die sog. Mitralbäckchen typisch, eine Rötung der Wangen aufgrund einer lokalen Gefäßerweiterung.

Herzklappenfehler bleiben lange Zeit ohne klinische Symptomatik. Mit den Jahren führt die vermehrte Belastung des Herzmuskels aber zur Herzinsuffizienz mit der entsprechenden Symptomatik (S. 329).

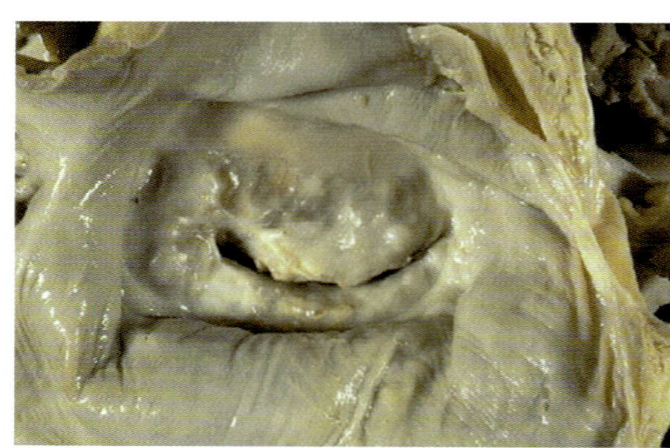

Abb. 1.373 Endokarditis. Deutlich sichtbar ist die infolge der Entzündung verengte Herzklappe.

Die Mitralstenose hat häufig durch eine Vergrößerung des linken Vorhofs Vorhofflimmern zur Folge. Um die Bildung von Thromben im linken Vorhof zu verhindern, müssen die Patienten deshalb mit blutverdünnenden Medikamenten (Antikoagulanzien) behandelt werden.

Diagnostik. Den Verdacht auf einen Herzklappenfehler stellt der Arzt schon bei der Auskultation, denn die veränderte Klappenmechanik ist als Herzgeräusch hörbar. Die Echokardiografie gibt Aufschluss über den Schweregrad eines Klappenfehlers und die dadurch bedingten Veränderungen des Herzmuskels.

Therapie. Je nach Schweregrad der Klappenveränderung rät man dem Patienten zur körperlichen Schonung; medikamentös steht die Behandlung der Herzinsuffizienz oder anderer Komplikationen (z. B. Herzrhythmusstörungen) im Vordergrund.

Bei zunehmender Symptomatik ist aber ein operativer Klappenersatz unumgänglich. Bei jüngeren Patienten wird meist eine künstliche Herzklappe aus Metall oder Kunststoff eingesetzt (**Abb. 1.374a**). Nachteil ist die lebenslang notwendige Antikoagulation (blutverdünnende Medikamente). Biologische Prothesen, meist Herzklappen Verstorbener oder von Schweinen, werden nur bei älteren Patienten verwendet, da diese Klappen eine mit ca. 10 Jahren nur kurze Haltbarkeit haben (**Abb. 1.374b**). Eine Antikoagulation ist hier nicht nötig.

Erkrankung des Herzbeutels: Perikarditis (Herzbeutelentzündung)

Ursachen. Bakterielle oder virale Infektionen, aber auch Autoimmunerkrankungen oder Erkrankungen, die auf den Herzbeutel übergreifen, wie z. B. ein Herzinfarkt, können Ursache einer Perikarditis sein. In vielen Fällen aber bleibt die Ursache unklar.

Symptome. Außer unspezifischen Beschwerden, wie Abgeschlagenheit oder Symptomen der Grundkrankheit, beklagen die Patienten Atemnot, lageabhängige Schmerzen hinter dem Brustbein (im Liegen verstärkt) und Engegefühl. Auskultatorisch ist ein Reiben über dem Herzen hörbar („Perikardreiben"). Ähnlich wie bei der Pleuritis (S. 322) bildet sich im Herzbeutel ein entzündliches Infiltrat, der Perikarderguss. Nimmt dieser zu, kann die Herzleistung erheblich eingeschränkt sein. Schlimmstenfalls bildet sich eine Perikardtamponade (Abdrücken des Herzmuskels durch den Erguss), die zum kardiogenen Schock (S. 354) führen kann.

Diagnostik. Mittels Echokardiografie ist eine Perikarditis heute leicht feststellbar. Auch im EKG zeigen sich charakteristische Veränderungen.

Therapie. Neben der Therapie der Grunderkrankung (z. B. Antibiose) werden entzündungshemmende Medikamente verabreicht und dem Patienten zur körperlichen Schonung geraten. Bei starker Ergussbildung muss dieser abpunktiert werden (Perikardpunktion).

Prognose. Meist heilt die Entzündung folgenlos ab. Bei rezidivierender Ergussbildung hilft manchmal nur eine operative Perikardfensterung. Die seltene chronische Perikarditis kann durch Kalkeinlagerungen zum „Panzerherz" führen. Das Perikard umgibt das Herz dann wie ein starrer Panzer und muss operativ entfernt werden.

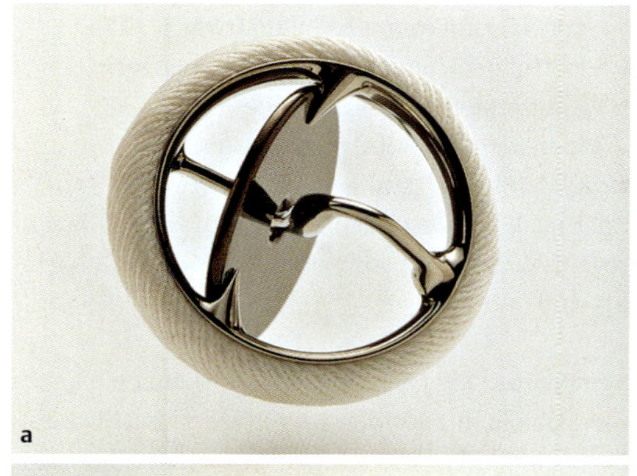

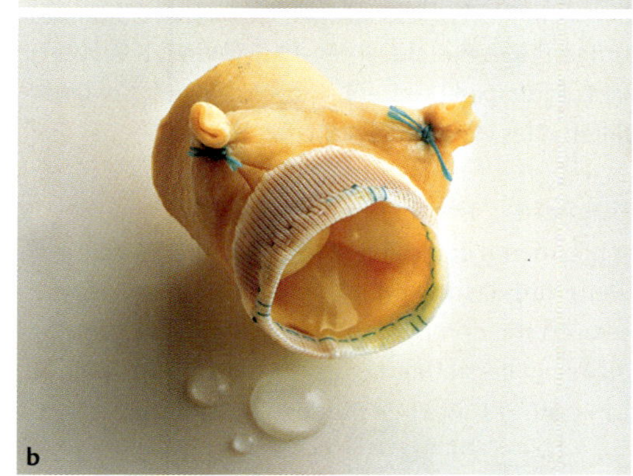

Abb. 1.374 Herzklappen. **a** Mechanische Kippscheibenprothese (hier z. B. von der Fa. Medtronic). **b** Biologische Herzklappe vom Schwein (aus Gerlach et al. 2011).

M *Träger einer künstlichen Herzklappe sind nicht zu „überhören", da die Bewegung der Klappe als „Ticken" hörbar ist. Biologische Klappen dagegen bewegen sich geräuschlos.*

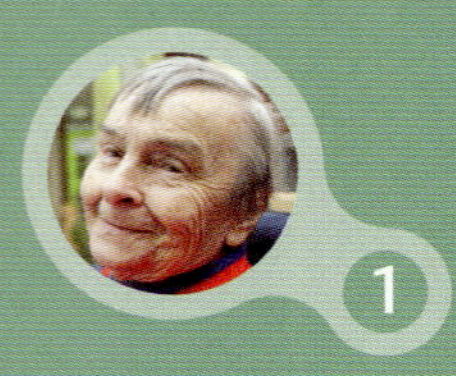

D *Von Herzrhythmusstörungen spricht man, wenn das Herz zu langsam, zu schnell oder unregelmäßig schlägt.*

D *Von* ***Herz-Kreislauf-Stillstand*** *spricht man beim plötzlichen Versagen von Herz, Kreislauf und Atmung. Es kommt zur Unterversorgung der Organe mit Sauerstoff und daraus resultierendem Zelluntergang. Besonders im Gehirn können rasch, schon nach 3–6 Minuten, irreversible Schäden auftreten.*

Herzrhythmusstörungen

Der normale Herzrhythmus ist regelmäßig und liegt zwischen 60 und 80 Schlägen pro Minute.

Die wichtigsten Herzrhythmusstörungen sind:

- Tachykardie: > 100 Schläge/Min.,
- Bradykardie: < 60 Schläge/Min.,
- Extrasystolen: zusätzliche Schläge bei normalem Grundrhythmus,
- AV-Überleitungsstörungen (I. bis III. Grades): Erregungsüberleitung von Vorhof auf Kammer ist gestört,
- Vorhofflimmern: vollkommen unregelmäßiger, teils beschleunigter Herzrhythmus,
- Kammerflattern: >250 Schläge/Min., kein Puls tastbar,
- Kammerflimmern: >350 Schläge/Min., kein Puls tastbar,
- Asystolie: Herzstillstand, „Nulllinien-EKG".

Ursachen. Rhythmusstörungen können ausgelöst sein durch:

- Herzerkrankungen (z. B. KHK, Myokarditis, Herzinfarkt),
- Erkrankungen der Hormondrüsen (bes. Unter- oder Überfunktion der Schilddrüse, S. 374),
- Elektrolytstörungen (z. B. Kaliummangel),
- Genussmittel (z. B. Kaffee, Tee),
- Medikamente (z. B. Antiarrhythmika),
- psychische Belastungen.

Aber auch bei Gesunden kann es zu Herzschlagunregelmäßigkeiten kommen, die jedoch i. d. R harmlos sind.

Symptome. Rhythmusstörungen können unbemerkt bleiben oder den Betroffenen als „Herzstolpern" irritieren. Höhergradige Herzrhythmusstörungen führen nicht selten zu Schwindel, Verwirrtheit, Synkopen (kurze Bewusstlosigkeit), Schlaganfällen oder gar zum plötzlichen Herztod.

Diagnostik. Herzrhythmusstörungen fallen oft schon beim normalen Pulstasten auf. Wichtig ist weiterhin das Ruhe-EKG, in dem sich nur zeitweise auftretende Rhythmusveränderungen allerdings oft nicht darstellen lassen. In diesen Fällen ist ein Langzeit-EKG über 24 Stunden notwendig.

Therapie. Immer ist nach der Ursache neu aufgetretener Rhythmusstörungen zu suchen. Gegebenenfalls werden sog. Antiarrhythmika, Medikamente zur Regulierung des Herzrhythmus, eingesetzt. Nicht selten muss ein Herzschrittmacher implantiert (eingebaut) werden (**Abb. 1.375**), der durch elektrische Impulse den Herzrhythmus vorgibt.

Bei sehr schwerwiegenden Herzrhythmusstörungen versucht man, mittels Strom evtl. vorhandene Herde im Herzmuskel oder zusätzliche Leitungsbahnen, welche die Ursache der Rhythmusstörungen sein können, zu zerstören. In extremen Fällen implantiert man dem Betroffenen einen Defibrillator.

Herz-Kreislauf-Stillstand

Ursachen. Besonders Störungen der Atmung und des Herz-Kreislauf-Systems können zum Herz-Kreislauf-Stillstand führen:

Störungen der Atmung:

- Verlegung der Atemwege durch Erbrochenes, Fremdkörper, zurückfallende Zunge oder Zahnprothesen,
- Atemdepression, z. B. bei Opiatvergiftung oder Überdosierung von Schlafmitteln,
- Lungen- oder Thoraxverletzung,
- Apoplex (Schlaganfall).

Störungen des Herz-Kreislauf- Systems:

- Herzinfarkt,
- Lungenembolie,
- Elektrolytstörungen,
- Schock,
- traumatische Schädigung des Herzens (z. B. Schussverletzung).

Symptome. Bei Verdacht auf Herz-Kreislauf-Stillstand genügen ein paar einfache Untersuchungen und Beobachtungen zur Überprüfung:

- Bewusstlosigkeit: keine Reaktion auf Lichtreize, Ansprechen oder Schmerzreize,
- Pulslosigkeit: kein tastbarer Karotispuls,
- Atemstillstand: keine Atmung hörbar, tastbar (keine Thoraxbewegungen) oder spürbar (keine Luftbewegung),

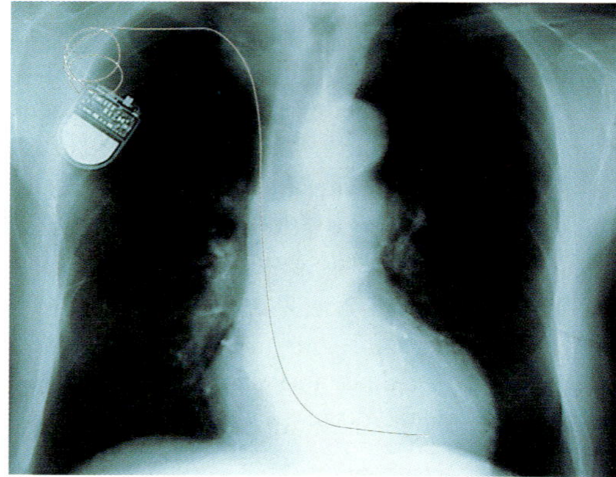

Abb. 1.375 Röntgenbild eines Herzschrittmachers, der deutlich vor dem rechten Lungenflügel zu erkennen ist.

Erkrankungen der Arterien

Arteriosklerose (Gefäßverkalkung)

Ursachen. Mit dem Alter kommt es zum Elastizitätsverlust der Gefäße, da die elastischen Fasern verschwinden und durch „starres" Bindegewebe ersetzt werden. Altern ist aber nur ein Faktor, der zur Arteriosklerose führt; die auf Seite 334 genannten Risikofaktoren können die Gefäßverkalkung beschleunigen.

Symptome. Die Arterienverkalkung ist ein chronischer Prozess, der meist erst nach Jahren zu Beschwerden führt. Abhängig davon, welche Stellen des Blutkreislaufs durch die Arteriosklerose betroffen sind, kommt es zu organspezifischen Veränderungen mit entsprechender Symptomatik. Da es sich meist um ein generalisiertes Gefäßleiden handelt, leiden viele Patienten an mehreren Folgeerkrankungen.

Tab. 1.40 fasst die möglichen Folgeerkrankungen bei Arteriosklerose zusammen.

Diagnostik. Die Durchlässigkeit der Blutgefäße kann durch spezielle Ultraschalluntersuchungen (Duplex-Sonografie) sowie durch röntgenologische Gefäßdarstellung mittels Kontrastmittel beurteilt werden (Angiografie).

Therapie. Bestehende Blutgefäßveränderungen können nicht rückgängig gemacht werden. Die einzige Chance, den Krankheitsprozess abzubremsen, ist die konsequente Besserung der Risikofaktoren (S. 334). Zusätzliche Therapiemaßnahmen richten sich nach den betroffenen Organen.

Arterielle Verschlusskrankheit (AVK) der Extremitäten

Symptome. Hinweise auf eine AVK kann schon der äußere Aspekt geben: Das betroffene Bein fühlt sich kühl an und ist blass (**Abb. 1.376**). Bei ausgeprägter AVK sind Ulzera oder nekrotische Veränderungen keine Seltenheit. Setzt man den Patienten an die Bettkante, bleibt das erkrankte Bein länger blass als das gesunde.

Nach dem klinischen Erscheinungsbild wird die AVK in vier Stadien eingeteilt (**Tab. 1.41**).

Das typische Symptom der AVK ist die Claudicatio intermittens, die sog. „Schaufensterkrankheit": Die Patienten beschreiben ab einer bestimmten Gehstrecke Schmerzen in den Beinen (meist in den Waden), die sie zum Stehenbleiben zwingen. Nach einer kurzen Pause lassen die Beschwerden nach und der Patient läuft weiter. Damit dieser merkwürdige Gehrhythmus nicht zu sehr auffällt, bleiben die Betroffenen gerne vor Schaufenstern stehen. Pathophysiologisch liegt diesem Symptom eine Muskelischämie (Sauerstoffmangel im Muskel infolge schlechter Durchblutung) zugrunde. Während in Ruhe die Muskeldurchblutung ausreicht, genügt sie bei Betätigung der Muskeln rasch nicht mehr und führt zu Muskelschmerzen. Die Schmerzangabe richtet sich nach der Lokalisation des Gefäßverschlusses. Generell sind die Beschwerden immer unterhalb der betroffenen Arterie lokalisiert (**Abb. 1.377**).

Komplikationen. Der fortschreitende Arterienverschluss führt langfristig zur Gangrän (**Abb. 1.378**). Häufigste Lokalisation dieser abgestorbenen Gewebsbezirke sind die Zehen. Bei der trockenen Gangrän ist der Bereich schwarz und hat ein mumifiziertes Aussehen, bei der feuchten Gangrän dagegen hat ein Gewebszerfall durch Bakterienbesiedlung einge-

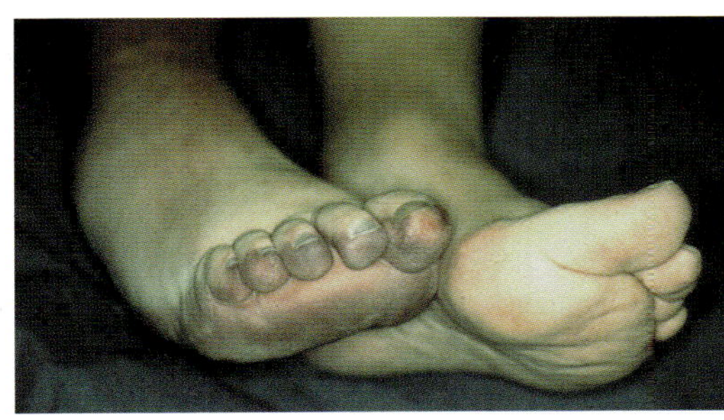

Abb. 1.376 Bei einer AVK ist das betroffene Bein kühl und blass; es kann zu Ulzera und nekrotischen Veränderungen kommen.

Tab. 1.40 Folgeerkrankungen bei Arteriosklerose

Organ	*Symptome*	*Komplikation*
Herz	KHK durch arteriosklerotische Veränderungen der Koronararterien (S. 334)	Angina pectoris, Herzinfarkt, Herzinsuffizienz
periphere Gefäße	Durchblutungsstörungen, bes. in den Beinen	Gefäßverschluss, Gangrän, Amputation
Aorta	meist keine Symptome	Aneurysmabildung mit Gefahr der Ruptur (S. 348)
Gehirn	Schwindel, Verwirrtheit, zunehmende Demenz durch Einengung der kleinen Hirngefäße	Apoplex (Schlaganfall) durch Hirnblutung oder Ischämie (S. 431)
Niere	Hypertonie durch Arteriosklerose der Nierenarterie (S. 353)	Nierenversagen, Dialyse

D *Bei einer* ***Arteriosklerose*** *handelt es sich um Veränderungen in den Wänden der Blutgefäße, welche die betroffenen Gefäße zunehmend einengen und mit der Zeit völlig verschließen können.*

M *50 % aller Todesfälle in den Industrienationen sind auf Folgen der Arteriosklerose zurückzuführen!*

D *Als* ***arterielle Verschlusskrankheit*** *bezeichnet man arteriosklerotisch bedingte Stenosen (Einengungen) und Verschlüsse der Gliedmaßenarterien. Zumeist betroffen sind die Becken- und Beinarterien, die AVK der Arme ist eine absolute Seltenheit.*

M ***Leriche-Syndrom:*** *Bei dieser seltenen Form der AVK ist die untere Aortengabelung verschlossen. Die Folge sind Schmerzen in Becken, Gesäß und Oberschenkel beidseits sowie eine begleitende Impotenz.*

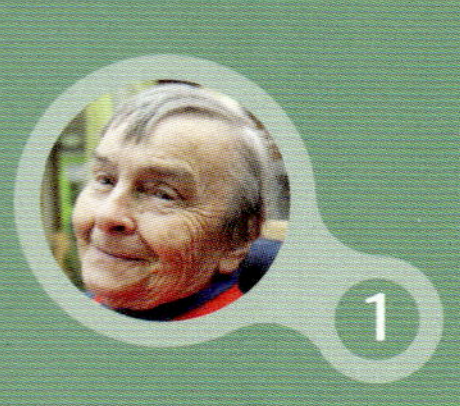

Tab. 1.41 Stadieneinteilung der peripheren AVK, Symptome und Therapie

Stadium	*Symptome*	*Therapie*
Stadium I	keine klinische Symptomatik, aber nachweisbare Gefäßveränderungen	Besserung der Risikofaktoren, Gehtraining, medikamentöse Therapie
Stadium IIa	Schmerzen nach einer Gehstrecke > 200 m	Besserung der Risikofaktoren, Gehtraining, evtl. operative Verfahren, Medikamente
Stadium IIb	Schmerzen nach einer Gehstrecke < 200 m	Besserung der Risikofaktoren, Gehtraining, evtl. operative Verfahren, Medikamente
Stadium III	Schmerzen schon in Ruhe	Besserung der Risikofaktoren, evtl. operative Verfahren, Medikamente
Stadium IV	Nekrose, Gangrän (Gewebstod)	operative Therapie, oft ist Amputation nötig

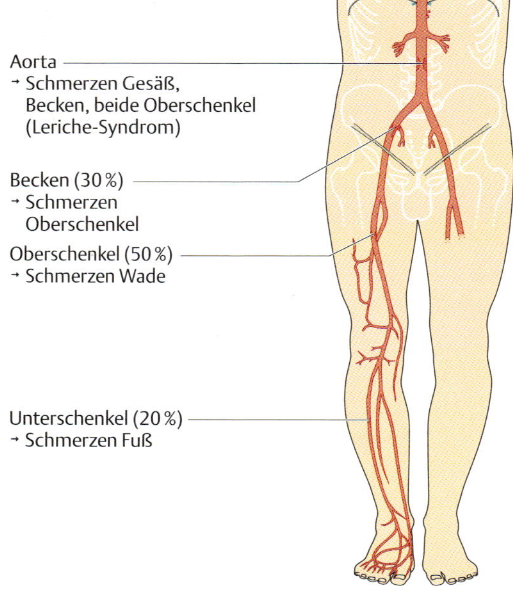

Abb. 1.377 Lokalisation häufiger Arterienverkalkungen und typische Schmerzangaben.

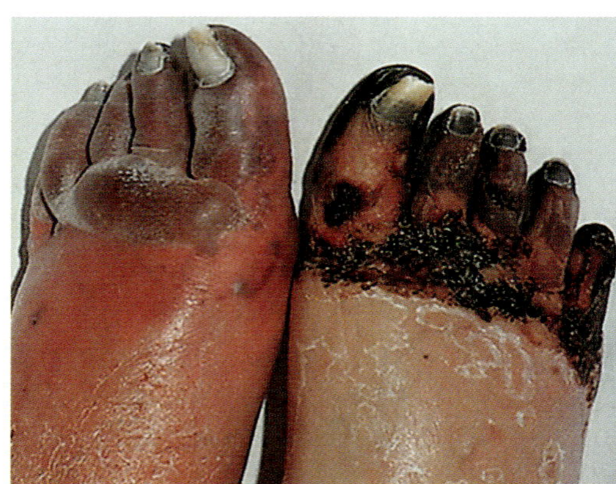

Abb. 1.378 Am linken Fuß feuchte Gangrän mit Infektzeichen, am rechten Fuß trockene Gangrän (aus Paetz u. Benzinger-König 2004)

(M) Der Patient soll nicht über die Schmerzgrenze hinaus weiterlaufen, es besteht sonst die Gefahr des Absterbens einzelner Muskelfasern durch die Sauerstoffunterversorgung!

(P) Bei Diabetikern kann trotz tastbarem Puls eine AVK vorliegen, da hier oft eine Durchblutungsstörung der kleinen Gefäße (Mikroangiopathie) vorliegt.

setzt, typisch ist der üble Geruch. In beiden Fällen bleibt therapeutisch meist nur die Amputation.

Besonders im Bereich der Aorta kann es durch Aussackung aller oder einzelner Gefäßwände zur Aneurysmabildung (S. 348) kommen. Gefürchtet ist der akute Arterienverschluss durch eine Embolie oder Thrombose (S. 347).

Versorgung der Gangrän: Eine feuchte Gangrän muss sofort mit systemischer Antibiotikagabe behandelt werden, denn es besteht die Gefahr eines aufsteigenden Infektes, der zu einer Sepsis oder zum Verlust der Extremität führen kann. Ziel ist es, von der feuchten Gangrän zu einer trockenen Gangrän zu gelangen. Zur Wundreinigung können Hydrokolloidverbände oder Wundsekret aufsaugende Mittel wie Aktisorb verwendet werden. Die trockene Gangrän soll trocken bleiben und wird daher auch trocken verbunden. Salbenverbände, Fußbäder oder andere feuchte Anwendungen sind kontraindiziert!

Diagnostik. Hinweise auf die arterielle Verschlusskrankheit geben ganz einfache Untersuchungen. Die Pulse im betroffenen Bein sind nicht mehr oder nur noch schwach tastbar, und über manchen Gefäßen ist ein Stenosegeräusch auskultierbar (**Abb. 1.379**).

Genauere Hinweise auf Ausprägung und Lokalisation der Gefäßveränderungen erhält man durch Ultraschalluntersuchungen der Arterien und natürlich durch die Angiografie.

Therapie. Der Einsatz der verschiedenen Maßnahmen richtet sich nach dem Schweregrad der AVK (**Tab. 1.41**).

Allgemeine Maßnahmen: An erster Stelle steht die Beeinflussung der Risikofaktoren, denn nur durch deren Besserung ist ein Fortschreiten der AVK zu verhindern. Die wichtigste Maßnahme im Stadium I und II ist das Gehtraining: Der Patient soll immer wieder so weit gehen, bis Schmerzen auftreten, dann bis zur Besserung der Beschwerden pausieren und weiterlaufen. Ziel dieser Therapie ist die Förderung von Umgehungskreisläufen im Bereich der verengten Gefäße. Erfolge lassen sich aber nur durch ein tägliches Training von 1–2 Stunden erreichen. Die bei AVK empfohlene Ernährung entspricht der bei Koronarsklerose (S. 334).

Medikamentöse Therapiemöglichkeiten: Ziel der medikamentösen Therapie ist es, die Fließeigenschaften des Blutes zu verbessern. Eingesetzt werden:

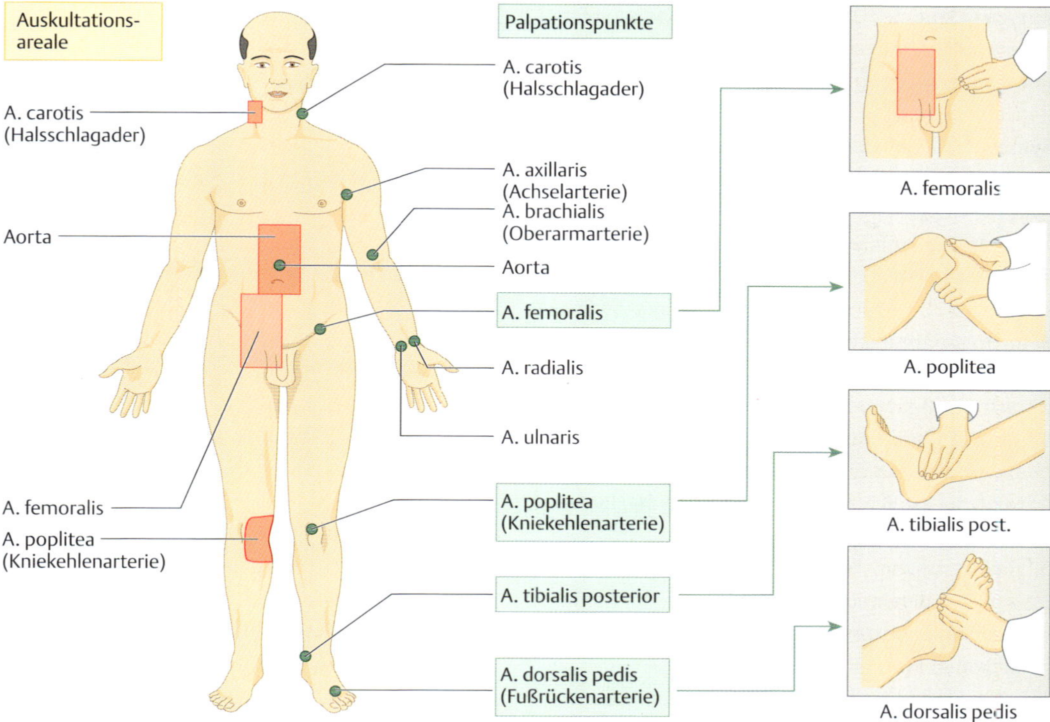

Abb. 1.379 Die wichtigsten Tast- und Auskultationspunkte bei AVK (aus Gerlach et al. 2006)

- **Thrombozytenaggregationshemmer:** Sie hemmen die Verklumpung der Thrombozyten (Blutplättchen) in den Arterien. Am bekanntesten ist das Aspirin (**Tab. 1.38**). Bei ausgeprägter Arteriosklerose wird auch Clopidogrel (Plavix) eingesetzt.
- **Pentoxifyllin (Trental):** soll die Beweglichkeit der Erythrozyten verbessern und eine gefäßerweiternde Wirkung haben, ist aber umstritten.
- **Gewebshormone Prostaglandin (Prostavasin):** wirken ähnlich, können aber nur parenteral verabreicht werden.

Invasive Verfahren:

- **Ballondilatation:** Ein Katheter wird bis zur Gefäßverengung vorgeschoben. Hier wird der Ballon aufgeblasen und so die Verengung dilatiert (geweitet). Zur Sicherung des Erfolges kann anschließend ein Stent eingelegt werden (s. **Abb. 1.368** und **Abb. 1.369**).
- **Thrombendarteriektomie (TEA):** Hierbei wird das einengende Material mitsamt der innersten Gefäßwand ausgeschält (**Abb. 1.380a**).
- **Bypassoperation:** Entweder durch körpereigenes Material (Vene) oder Kunststoffimplantate kann der arteriosklerotische Gefäßabschnitt überbrückt werden (**Abb. 1.380b**).
- **Sympathektomie:** Hier werden die Nervenbahnen des Sympathikus (S. 426) für die Beine operativ durchtrennt oder durch Alkoholeinspritzung verödet. Der Sympathikus bewirkt eine Gefäßverengung, und man kann durch dieses Verfahren eine Weitstellung der Gefäße und Durchblutungsverbesserung erreichen.

Begleitende Maßnahmen:

- Beine tief lagern,
- Extremität warm halten (z. B. dicke Wollsocken, Hausschuhe mit Schaffell, Watte),
- bequeme, eher weite Schuhe und keine einschnürenden Strümpfe,
- Spaziergänge, Bewegungsübungen der Füße und Zehen (in Stadium I und II).

Der Entstehung von Wunden vorbeugen:

- sorgfältige Hautpflege, insbesondere Zehenzwischenräume sauber und trocken halten,
- äußerste Vorsicht beim Nägelschneiden, evtl. Fußpfleger hinzuziehen,
- Hitze- und Kälteeinwirkungen, z. B. durch Wärmflaschen, vermeiden (das Temperaturempfinden kann herabgesetzt sein),
- auch kleine Verletzungen dem Arzt zeigen.

Akuter Arterienverschluss

Ursachen. Als Thrombose wird die Bildung eines Blutgerinnsels (Thrombus) in einem Gefäß bezeichnet. Löst sich der Thrombus und wird mit dem Blutfluss weggeschwemmt, nennt man ihn Embolus. Verlegt dieser Embolus die Blutzufuhr zu einem Organ, kommt es zur Embolie.

In ca. 90 % der Fälle ist der akute Gefäßverschluss durch einen Embolus verursacht, der häufig aus dem Herzen kommt. Meist handelt es sich um einen Blutpfropf, der sich im linken Vorhof bei Vorhofflimmern gebildet hat und ein arteriosklerotisch verengtes Gefäß verstopft (arterielle Embolie, **Abb. 1.381**). Doch auch im Rahmen von Herzinfarkten, einer Endokarditis, Herzwandaneurysmen oder künstlichen Herzklappen kann es zu arteriellen

D *Bei einem akuten Arterienverschluss sind Arterien durch einen Embolus oder Thrombus verschlossen.*

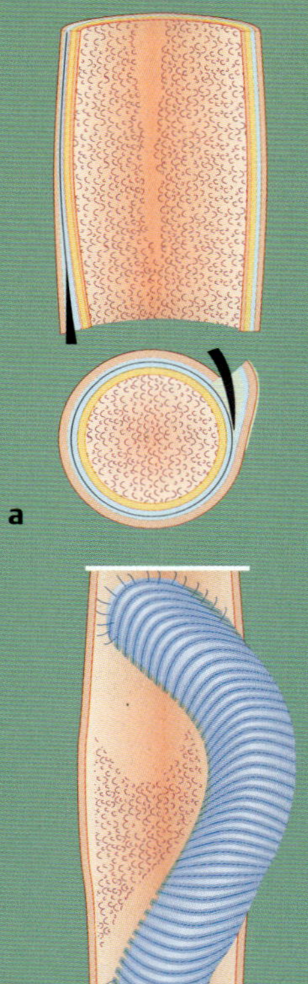

Abb. 1.380 **a** Thrombendarteriektomie (TEA). **b** Bypass (aus Paetz u. Benzinger-König 2004).

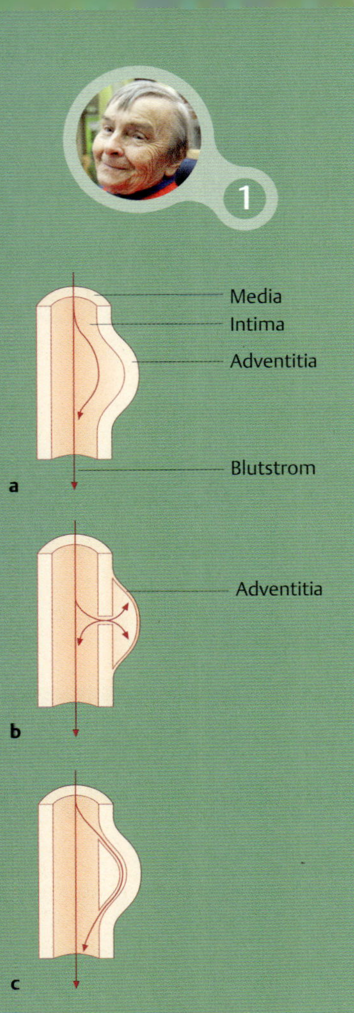

Abb. 1.382 Verschiedene Formen von Aneurysmen. a Aneurysma verum, b A. spurium, c A. dissecans.

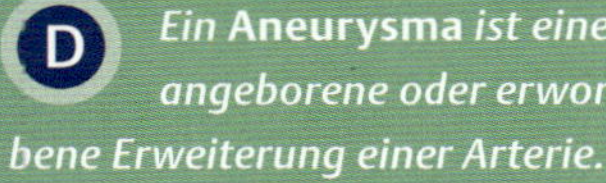

M **Der akute Arterienverschluss** *ist ein* **Notfall!** *Gelingt die Wiedereröffnung des Gefäßes nicht innerhalb von 6 Stunden, droht das Absterben der Gliedmaße oder des Organs.*

D *Ein* **Aneurysma** *ist eine angeborene oder erworbene Erweiterung einer Arterie.*

Embolien kommen. Bei nicht kardial bedingten Embolien handelt es sich meist um arterioklerotisches Material, oft aus der Aorta stammend.

Symptome. Die wichtigsten Hinweise sind:
- plötzlicher, sehr starker Schmerz („peitschenhiebartig"),
- Gliedmaße ist blass und kalt,
- kein Puls tastbar.

Sofortmaßnahmen bei akutem Arterienverschluss:
1. Arzt verständigen,
2. absolute Bettruhe,
3. Gliedmaße in Watte packen und tief lagern (verbesserte Durchblutung durch Schwerkraft),
4. keine lokale Wärme oder gar Kälte (kann Symptome verstärken),
5. nicht massieren oder zu sehr bewegen (Gefahr der erneuten Embolie),
6. keine i.m. Spritzen (bei Lysetherapie sonst ausgedehnte Muskelblutungen).

Meist sind die Gliedmaßenarterien betroffen, doch es kann auch zur arteriellen Embolie in den Organen, z. B. im Darm, kommen, dem Mesenterialarterienverschluss. Typisch sind starke Bauchschmerzen, die zuerst nachlassen, dann aber zum akuten Bauch (S. 400) mit Ileus (Darmverschluss), blutiger Diarrhö (Durchfall) und Schock (S. 354) führen. Häufig stirbt der betroffene Darmabschnitt ab, was nicht selten zum Tod des Betroffenen führt.

Therapie. Wenn möglich, sollte die Verschlussursache operativ entfernt werden (Embolektomie/Thrombektomie). Andernfalls kann versucht werden, das Blutgerinnsel durch eine Lysetherapie (S. 338) aufzulösen.

Im Anschluss an die Therapie wird zur Rezidivprophylaxe (Verhinderung erneuter Verschlüsse) eine meist lebenslange Therapie mit Antikoagulanzien, Medikamenten, die eine Gerinnungshemmung bewirken (s. unten), empfohlen.

Prognose. Akute Verschlüsse der Armarterien sind seltener und haben eine günstigere Prognose. Abhängig vom Ausmaß des Verschlusses, vom Therapiebeginn und vom Allgemeinzustand des Patienten liegt die Sterberate bei insgesamt ca. 15 %.

Aneurysma

Ursachen. Die häufigste Ursache eines Aneurysmas ist die Arteriosklerose. Zumeist ist es in der Aorta lokalisiert. Man kann 3 Aneurysmaformen unterscheiden (**Abb. 1.382**):
- Aneurysma verum (echtes Aneurysma): Die gesamte Gefäßwand mit allen 3 Wandschichten ist ausgesackt.
- Aneurysma spurium (falsches Aneurysma): Die Wandschichten sind nicht ausgesackt, sondern es ist zu einem Defekt in der Gefäßwand gekommen, durch den das Blut außen neben das Gefäß austreten kann. Ursächlich kommen eine Arterienpunktion oder eine ausgerissene Gefäßnaht nach Bypassoperation infrage.
- Aneurysma dissecans (dissezierendes Aneurysma): Die innere Gefäßwand ist eingerissen, während die äußeren Schichten intakt sind. Dadurch kann sich das Blut innerhalb der Gefäßschichten ausbreiten. Manchmal strömt das Blut durch einen tiefer gelegenen 2. Einriss der Gefäßinnenwand in das Gefäßlumen zurück.

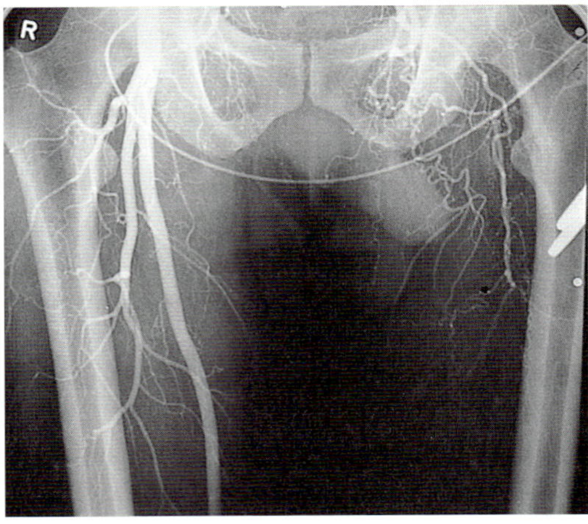

Abb. 1.381 Röntgenaufnahme einer akuten Thromboembolie der A. femoralis links.

Symptome. Das bei alten Menschen am häufigsten vorkommende Aneurysma ist ein echtes Aneurysma im Bereich der Bauchaorta, das Bauchaortenaneurysma. Lokalisiert ist die Gefäßveränderung meist unterhalb des Abgangs der Nierenarterien (infrarenales Aneurysma). Betroffen sind meist Männer zwischen 50 und 70 Jahren.

Zumeist verspüren die Patienten dabei keine Beschwerden, das Aneurysma wird zufällig im Rahmen einer Sonografie (Ultraschalluntersuchung) entdeckt. Manchmal werden Bauch- oder Rückenschmerzen beklagt, und bei der Untersuchung ist eine pulsierende Vergrößerung im Bauch tastbar.

Komplikationen. Reißt ein Aneurysma (Ruptur), kommt es in fast 90 % der Fälle zum Tod durch inneres Verbluten. Bei Größenzunahme der Aortenaussackung können Verdrängungserscheinungen durch Einengung benachbarter Organe auftreten. Losgeschwemmte Kalkablagerungen aus dem Aneurysma können eine arterielle Embolie verursachen (s. oben).

Therapie. Bei Größenzunahme des Aneurysmas oder Rupturgefahr hilft nur die Bypassoperation mit Überbrückung des Aneurysmas durch ein Kunststoffimplantat oder eine Stenteinlage.

Erkrankungen der Venen

Varizen (Krampfadern)

Nur ca. 50 % der Erwachsenen haben keine pathologischen (krankhaften) Venenveränderungen! Frauen sind 4-mal häufiger betroffen.

Ursachen und Formen. Je nach zugrunde liegender Ursache unterscheidet man zwei Formen.

Primäre Varikosis: Diese häufigste Ursache der Krampfaderbildung beruht auf einer angeborenen Bindegewebsschwäche. Diese führt über eine allgemeine Gefäßwanderweiterung oder eine Venenklappeninsuffizienz zur Venenerweiterung. Übergewicht, Schwangerschaft, stehende Berufe o.Ä. wirken begünstigend.

Sekundäre Varikosis: Hier kommt es zur vermehrten Durchblutung der oberflächlichen Venen aufgrund eines Verschlusses des tiefen Venensystems, z.B. als Spätfolge einer tiefen Beinvenenthrombose.

Varizen kommen in verschiedenen Ausprägungen vor:

- **Besenreiservarizen:** Erweiterung der kleinsten Venen in den obersten Hautschichten, die ein spinnennetzartiges, feines Netz, häufig am Oberschenkel lokalisiert, bilden,
- **retikuläre Varizen:** netzartig angeordnete Venenerweiterungen, meist in der Kniekehle oder an der Außenseite der Ober- und Unterschenkel,
- **Stammvarikosis:** Erweiterung der oberflächlichen großen Venen (V. saphena magna, **Abb. 1.383**). Während Besenreiser- und die retikulären Varizen nur ein kosmetisches Problem darstellen, führt die Stammvarikosis langfristig zur chronisch venösen Insuffizienz (s. unten).

Symptome. Folgende Symptome sind typisch:

- Schwere- und Spannungsgefühl in den Beinen, besonders nach langem Stehen, bessert sich typischerweise in Ruhe und durch Hochlagerung,
- nächtliche Wadenkrämpfe,
- Symptome bei Wärme (Sommer) verstärkt.

Komplikationen. Schon durch kleine Verletzungen kann es zur Varizenblutung kommen, die oft sehr ausgeprägt ist und sogar zum Schock infolge großen Blutverlustes führen kann. Auch wenn die Blutung meist rasch zum Stillstand kommt, sollte sie immer ärztlich untersucht und ggf. umstochen werden, um Rezidivblutungen zu verhindern.

Folgen der chronischen Stauung in den erweiterten Venen werden unter dem Begriff chronisch venöse Insuffizienz zusammengefasst (s. unten).

Entzündet sich eine oberflächliche Vene, kommt es zur harmlosen, aber behandlungsbedürftigen Thrombophlebitis (s. unten). Die weitaus gefährlichste Komplikation bei Varizen ist die tiefe Beinvenenthrombose (s. unten).

Therapie. Folgende Allgemeinmaßnahmen sind wirkungsvoll:

- regelmäßige Bewegung zur Aktivierung der Muskel-Venen-Pumpe (fördert venösen Rückfluss zum Herzen),
- Vermeidung stehender Tätigkeiten und langen Sitzens (z.B. Busreise),
- keine heißen Bäder oder Saunabesuche (Wärme führt zur Venenerweiterung),
- Hochlagern der Beine beim Sitzen und im Bett,
- wenn nötig, Gewichtsreduktion,
- Kneipp'sche Güsse: 2- bis 3-mal täglich mit einem kalten Wasserstrahl Beine von unten nach oben abduschen.

Die Kompressionsbehandlung durch Kompressionsstrümpfe oder -verbände ist die wirksamste Methode, um Spätfolgen zu verhindern.

Es gibt keine wirksamen Medikamente oder Salben zur Besserung von Krampfadern. Die Wirkung von „Venenmitteln" ist nicht erwiesen!

Durch lokales Einspritzen von Verödungsmitteln können kleine Varizen sklerosiert werden. Bei einer Stammvarikosis dagegen muss die erweiterte Vene durch „Venenstripping" entfernt werden (**Abb. 1.384**). Zuvor muss allerdings die Durchgängigkeit des tiefen Venensystems überprüft werden.

Thrombophlebitis (Venenentzündung)

Ursachen und Formen. Die im Alter häufigste Form ist die abakterielle Thrombophlebitis. Sie ist eine typische Spätkomplikation der Varikosis (nach 10–15 Jahren), bei der sich in einer oberflächlichen Krampfader ein Blutgerinnsel bildet, das zum Gefäßverschluss (Thrombose) führt. Zusätzlich bildet sich eine leichte, lokal begrenzte Entzündungsreaktion.

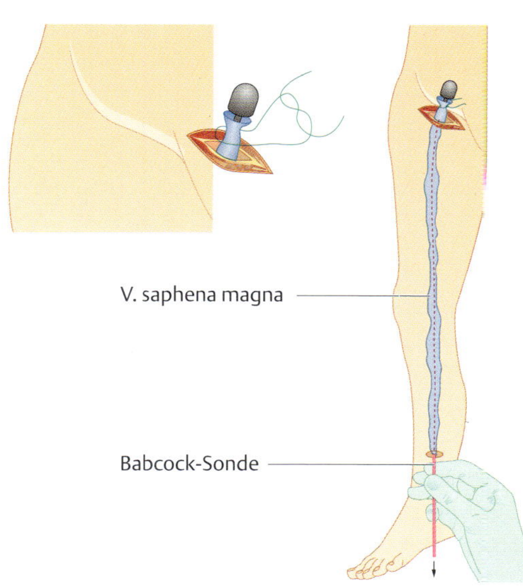

Abb. 1.384 Beim „Venenstripping" wird die V. saphena magna auf eine Sonde aufgefädelt, an deren Kopf verknotet und herausgezogen (aus Paetz u. Benzinger-König 2004).

D **Varizen** *sind „knotenförmig" oder sackartig erweiterte, oft geschlängelte oberflächliche Venen am Bein.*

P **Erstmaßnahmen bei Varizenblutung:** *Druckverband und Bein hochlagern.*

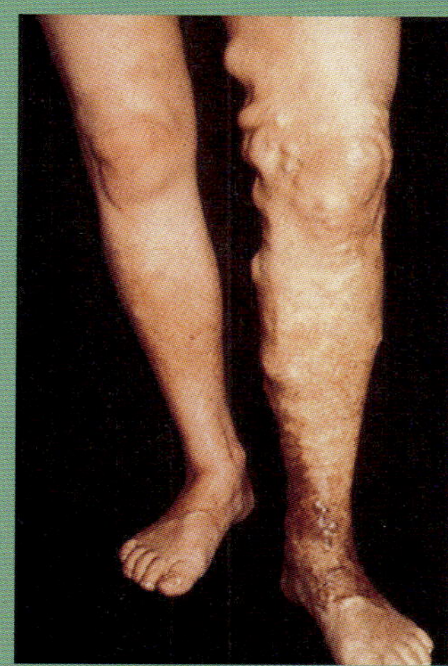

Abb. 1.383 Stammvarikosis.

M *Es gilt die 3S/3L-Regel: Stehen, Sitzen schlecht, lieber Laufen, Liegen.*

P *Vorsicht mit Kompressionsbehandlung bei gleichzeitig bestehender AVK; dies kann zur Verschlechterung führen – mit dem Arzt abklären!*

D *Bei einer* **Thrombophlebitis** *handelt es sich um einen thrombotischen Verschluss oberflächlicher Venen mit lokaler Entzündung.*

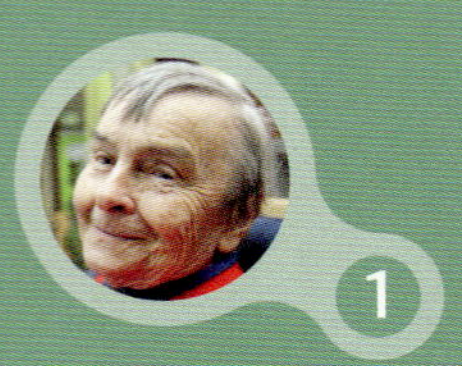

P **Mobilisation.** *Keine Bettruhe, sondern Mobilisation anordnen! Andernfalls besteht die Gefahr einer tiefen Beinvenenthrombose (s. unten) durch Übergreifen der oberflächlichen Thrombose auf die tiefen Venen.*

D *Bei einer Phlebothrombose handelt es sich um einen Verschluss einer gesunden oder vorgeschädigten Vene durch ein Blutgerinnsel (Thrombus).*

M *Die beschriebenen Veränderungen nennt man die Virchow-Trias. Sie wurde schon 1856 von dem deutschen Pathologen Rudolf Virchow (1821–1902) aufgestellt.*

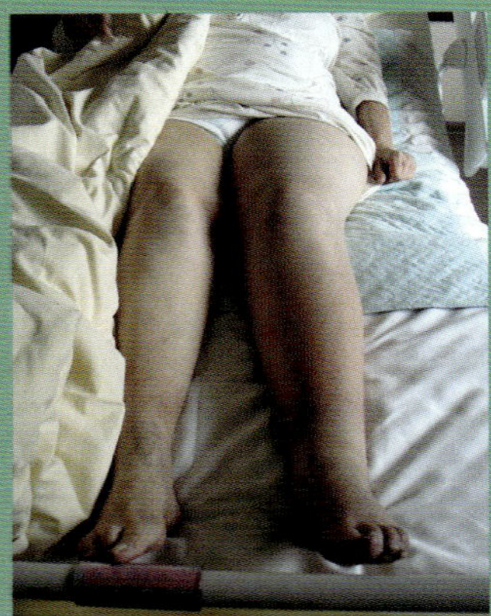

Abb. 1.386 Symptome einer Phlebothrombose: einseitige Beinschwellung mit bläulicher Verfärbung.

M *Die strikte Bettruhe bei tiefer Beinvenenthrombose ist nicht nötig! Thrombosen werden zunehmend ambulant behandelt.*

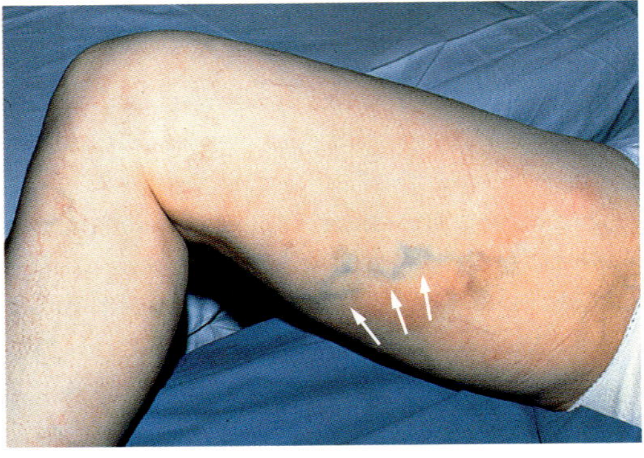

Abb. 1.385 Symptome einer Thrombophlebitis: Die verschlossene Vene ist als derber, schmerzhafter Strang tastbar, die Haut ist gerötet und überwärmt.

Von einer bakteriellen Thrombophlebitis spricht man bei einer Entzündung gesunder Venen, z. B. aufgrund eines venösen Zugangs im Rahmen einer Infusionsbehandlung.

Symptome. Die verschlossene Vene ist als derber, schmerzhafter Strang tastbar, die Haut ist gerötet und überwärmt (**Abb. 1.385**). Allgemeinsymptome, wie Fieber o. Ä., bestehen im Regelfall nicht.

Therapie. Eine lokale Wundbehandlung mit Salben (Heparinsalbe), kühlenden Umschlägen (z. B. Quarkwickel) und einem Kompressionsverband sind in der Regel ausreichend. Wenn nötig, kann das Gerinnsel durch Stichinzision (Eröffnung der Vene) ausgepresst werden. Bei bettlägerigen Patienten werden Antikoagulanzien (z. B. Heparin subkutan) gegeben, um eine Vergrößerung des Blutgerinnsels zu verhindern. Zur Besserung einer bakteriell bedingten Venenentzündung muss natürlich die Infektionsquelle (z. B. Venenkatheter) entfernt werden.

Prognose. Meist heilt die Venenentzündung innerhalb von wenigen Tagen folgenlos ab. Die Gefahr einer Lungenembolie (s. unten) ist minimal, da der venöse Abfluss zum Herzen über das tiefe Venensystem erfolgt.

Phlebothrombose (tiefe Beinvenenthrombose)

Ursachen. Prinzipiell können sich in allen Venen des Körpers Thrombosen entwickeln, die Bein- und Beckenvenen sind aber mit > 90 % am häufigsten betroffen. Zwei Drittel der Thrombosen betreffen das linke Bein. Das Risiko nimmt mit steigendem Alter zu. Im Rahmen von Unfällen oder Operationen (bes. im Becken- oder Oberschenkelbereich) besteht ohne entsprechende Schutzmaßnahmen (s. unten) das höchste Risiko, eine Thrombose zu erleiden.

Man macht drei Veränderungen für die Thrombosebildung verantwortlich:

- Schädigung der Gefäßwand, z. B. durch Verletzung, Operation, Venenkatheter,
- Verlangsamung der Blutströmung, z. B. bei langem Sitzen, Gipsverbänden, Bettlägerigkeit,
- Veränderung der Blutzusammensetzung: Bei Rauchern und Einnahme der Antibabypille besteht eine erhöhte Gerinnbarkeit; aber auch eine Eindickung des Blutes bei verringerter Trinkmenge oder hochdosierter Diuretikagabe kann eine Thrombose begünstigen. Ein erhöhtes Thromboserisiko besteht des Weiteren bei abdominellen (im Bauch liegenden) malignen Erkrankungen.

Doch auch angeborene Gerinnungsveränderungen können verantwortlich sein.

Symptome. An eine tiefe Beinvenenthrombose sollte immer gedacht werden bei:

- plötzlichen einseitigen Beinschmerzen (das linke Bein ist häufiger betroffen),
- einseitiger Beinschwellung und bläulicher Verfärbung aufgrund der venösen Abflussstörung (**Abb. 1.386**); die Haut kann glänzend, gespannt und überwärmt sein,
- verfestigter, druckschmerzhafter Wade, Schmerzen beim Hochziehen der Fußspitze und bei Druck auf die Fußsohle bei der klinischen Untersuchung.

Generell sind die Beschwerden im Stehen ausgeprägter, in vielen Fällen aber finden sich keine Symptome, und die Thrombose wird erst durch eine Lungenembolie entdeckt.

Diagnostik. Im Ultraschall (Duplexsonografie) oder einer Röntgenkontrastmitteldarstellung der Venen (Phlebografie) ist der Venenverschluss meist gut darstellbar.

Komplikation. Eine tiefe Beinvenenthrombose kann lebensgefährlich werden, wenn es zur Lungenembolie (S. 351) kommt. Die Thrombose hat oft die lokale Zerstörung der Venenklappen zur Folge; es kommt zur Abflussstörung im tiefen Venensystem mit sekundärer Varikosis (S. 349) und langfristig zum postthrombotischen Syndrom (S. 352).

Therapie. Die Maßnahmen richten sich nach der Thromboselokalisation: Bei einer Unterschenkelthrombose ist keine Bettruhe (Gefahr der Lungenembolie sehr gering), aber eine konsequente Kompressionsbehandlung (Beine wickeln oder Kompressionsstrumpf) und Heparintherapie (**Tab. 1.42**) notwendig. Zeigt sich dopplersonografisch eine Verankerung der Thrombose in der Venenwand, ist auch bei einer Oberschenkel- oder Beckenvenenthrombose keine strikte Bettruhe erforderlich. Die Betroffenen dürfen unter Heparintherapie und Kompressionsbehandlung aufstehen. Im Bett fördert die Hochlagerung des Beines den venösen Rückfluss.

Bestehen keine Kontraindikationen (z. B. Thrombosealter < 1 Woche, Patient < 65 Jahre), kann je nach Beschwerdebild und Ausdehnung versucht werden, den Thrombus durch eine Lysetherapie (S. 338) medikamentös aufzulösen. Da nur bei wenigen Patienten eine solche Therapie möglich ist, ist die häufigste Therapieform die Heparinbehandlung: intravenös oder subkutan werden hohe Heparindosen gegeben, um ein Thrombosewachstum durch Anlagerung neuer Blutgerinnsel zu verhindern. Die Thrombektomie (operative Thrombusentfernung) mithilfe eines Ballonkatheters ist bei frischen Thrombosen ebenfalls möglich.

Zur Rezidivprophylaxe schließt sich an alle Therapiemaßnahmen eine meist 6 Monate dauernde Marcumartherapie an (**Tab. 1.42**).

Prophylaxe. Bei gefährdeten Personen sollte während des entsprechenden Zeitraums (z. B. Operation, Gipsbehandlung) immer eine subkutane Antikoagulanzientherapie (z. B. Mono-Embolex s.c.) durchgeführt werden. Außerdem ist auf eine konsequente Kompressionsbehandlung bei Varikosis und auf die frühestmögliche Mobilisation zu achten.

Prognose. Meist handelt es sich um ein einmaliges Geschehen, doch bei 20% der Patienten kommt es innerhalb von 5 Jahren zum Rezidiv.

Lungenembolie

Die Lungenembolie ist die gefährlichste Komplikation einer tiefen Bein- oder Beckenvenenthrombose (s. oben). Die Gefahr ist in der Frühphase einer Thrombose am höchsten und sinkt im weiteren Verlauf stetig ab, weil die Thrombose durch Einsprossung von Bindegewebe im Gefäß fest verankert wird.

Ursachen. Zur Lungenembolie kommt es, wenn Blutgerinnsel durch das rechte Herz geschwemmt werden, über die Lungenarterie in die Lunge gelangen und dort Lungengefäße verstopfen (**Abb. 1.387**). Teile der Lunge werden dann nicht mehr ausreichend durchblutet und dadurch funktionsunfähig.

Symptome. Meist lösen sich die Thromben nach einer akuten Erhöhung des Venendrucks (morgendliches Aufstehen, Hustenanfall, körperliche Anstrengung) und plötzlich kommt es zu:
- Tachykardie,
- plötzlicher Atemnot,
- atemabhängigen Brustschmerzen (durch Pleurareizung),

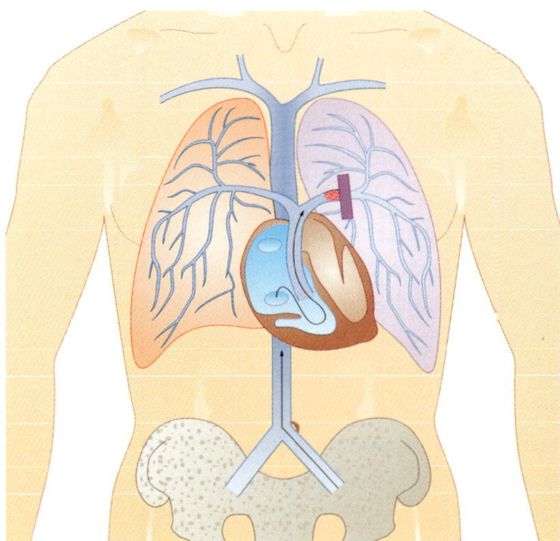

Abb. 1.387 Bei einer Lungenembolie gelangt das Blutgerinnsel aus den Beinvenen über das rechte Herz in die Lungenarterie (aus Paetz u. Benzinger-König 2004).

M *Bei* **Thromboseverdacht** *sofortige strikte Bettruhe und Arzt verständigen!*

P **Obstipationsprophylaxe.** *Auch starkes Pressen bei der Stuhlentleerung sollte vermieden werden. Eventuell sind milde abführende Mittel empfehlenswert.*

M *Die niedrig dosierte Heparintherapie ist die beste Thromboseprophylaxe und ist indiziert bei gefährdeten Patienten, die über 50% des Tages im Bett verbringen. Bei chronisch bettlägerigen Patienten ist das allerdings nicht nötig, hier kommt es ausgesprochen selten zu Thrombosen!*

D *Bei einer* **Lungenembolie** *handelt es sich um einen Lungengefäßverschluss durch ein über den Blutweg verschlepptes Blutgerinnsel.*

Tab. 1.42 Die wichtigsten Antikoagulanzien

Wirkstoff/ Präparatbeispiele	*Indikation*	*Nebenwirkungen*	*zu beachten*
Heparin – Mono-Embolex – Enoxoparin (Clexane)	Therapie und Prophylaxe von Thrombosen und Embolien	häufig subkutane Hämatome an der Injektionsstelle; ausgedehnte Blutungen sind selten, ebenso Thrombozytopenie (Abnahme der Thrombozyten) mit Blutungsgefahr	Einstichstelle täglich wechseln, auf größerflächige Blutungen achten; bes. zu Therapiebeginn regelmäßige Blutbildkontrollen
Cumarine – Marcumar	Langzeitprophylaxe bei Herzrhythmusstörungen (bes. absolute Arrhythmie, S. 344), Thrombosen, Embolien	Blutungen, selten Hautentzündungen, Haarausfall	keine i.m. Injektion (Blutungsgefahr)! Regelmäßige Überprüfung des Quickwertes; häufig Wirkung durch andere Medikamente beeinflusst; bei Blutungen oder starkem Quickabfall Vitamin K einige Tage vor operativen Eingriffen absetzen; Patientenhinweis: Immer Marcumarausweis bei sich tragen und Vitamin-K-haltige Kost (bes. Kohl, grüne Salate) nicht im Übermaß essen

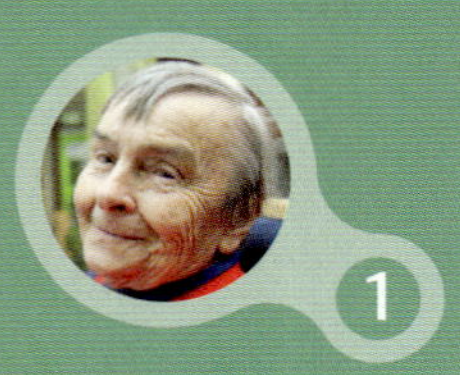

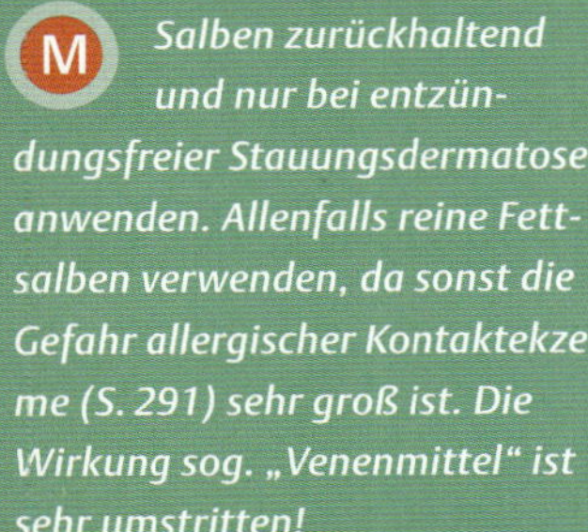

D *Unter einer* ***chronischen venösen Insuffizienz*** *versteht man Hautveränderungen besonders im Unterschenkelbereich infolge langjähriger Venenerkrankungen. Treten diese Veränderungen als Spätfolge einer tiefen Beinvenenthrombose auf, spricht man vom* ***postthrombotischen Syndrom.***

M *Salben zurückhaltend und nur bei entzündungsfreier Stauungsdermatose anwenden. Allenfalls reine Fettsalben verwenden, da sonst die Gefahr allergischer Kontaktekzeme (S. 291) sehr groß ist. Die Wirkung sog. „Venenmittel" ist sehr umstritten!*

- Husten, evtl. sogar Hämoptoe (Bluthusten),
- evtl. Zyanose (blaue Lippen),
- Angst, Unruhe,
- evtl. Synkope (kurze Bewusstlosigkeit),
- evtl. Schockzeichen.

Die Symptomatik ist stark abhängig von der Größe des verstopften Lungengefäßes. Sind sehr kleine Gefäße verschlossen, sind die Beschwerden gering und verschwinden innerhalb einiger Tage. Deshalb bleiben Lungenembolien häufig unerkannt.

Erstmaßnahmen bei Verdacht auf Lungenembolie:

1. Alarm auslösen bzw. weiteren Helfer rufen,
2. dieser verständigt den Arzt,
3. alten Menschen dort belassen, wo er sich gerade befindet (z. B. Fußboden),
4. Oberkörper vorsichtig hoch lagern, der alte Mensch sollte dabei so wenig wie möglich bewegt werden,
5. Fenster öffnen,
6. O_2-Gabe,
7. Vitalzeichen überprüfen.

Komplikationen. Man vermutet, dass die Lungenembolie die häufigste klinisch nicht erkannte Todesursache bei stationären Patienten ist. Beim Verschluss großer Lungengefäße kann es durch den plötzlich erhöhten Blutdruck im Lungenkreislauf zum akuten Rechtsherzversagen (akutes Cor pulmonale, S. 328) und zum plötzlichen Herztod kommen.

Therapie. Die Patienten müssen intensivmedizinisch überwacht werden. Neben der symptomatischen Therapie (Sauerstoffgabe, evtl. Intubation, Schmerzmittel, Sedierung, evtl. Schocktherapie) kann versucht werden, den Embolus durch eine intravenöse Heparin- oder eine Lysetherapie (S. 338) aufzulösen. Nur selten wird der Embolus operativ entfernt. Im Anschluss an die Behandlung wird prophylaktisch eine Marcumartherapie über mindestens 6 Monate angeordnet.

Chronisch venöse Insuffizienz

Man schätzt, dass bis zu 15 % der Erwachsenen von einer chronisch venösen Insuffizienz betroffen sind. Bei ca. 1 Mio. Bundesbürgern hat dies zu einem Ulcus cruris (venöses Ulkus) geführt!

Symptome. Dem Krankheitsbild liegt eine Abflussstörung im Venensystem zugrunde. Durch die chronische Druckerhöhung in den Venen, besonders im Stehen, kommt es im Unterschenkelbereich langfristig zu typischen Veränderungen:

- lokale Ödembildung,
- Stauungsdermatose: Die Haut im Knöchelbereich ist derb und hyperpigmentiert,
- aufgrund der erhöhten Anfälligkeit der Haut kann es schon infolge harmloser Verletzungen zum schlecht heilenden venösen Ulkus, dem Ulcus cruris oder „offenen Bein" kommen; typischerweise ist es im Bereich der Innenknöchel lokalisiert,
- im Bereich der Stauungsdermatose kommt es häufig immer wieder zur Erysipelbildung (S. 288), einer bakteriellen Hautentzündung.

Therapie. Um die eigentliche Ursache der beschriebenen Veränderungen zu beseitigen, ist eine konsequente Kompressionsbehandlung die wichtigste Therapiemaßnahme. Sonstige Maßnahmen richten sich nach dem Schweregrad der Veränderungen (z. B. Hauttransplantation).

Versorgung eines Ulcus cruris:

Wundreinigung: Eventuell vorhandene Nekrosen enzymatisch auflösen oder vom Arzt chirurgisch entfernen lassen. Eventuelle Infektionen mittels systemischer Antibiotikagabe oder Wundspülungen mit antiseptischen Lösungen nach Arztanordnung bekämpfen. Auch Wundspülungen mit NaCl 0,9 % oder Ringer-Lösung sind sinnvoll. Förderung der Wundheilung: Die Bildung neuen Gewebes wird, nachdem die Wunde sauber ist, durch das Herstellen eines feuchten Wundmilieus erleichtert. Hierfür eignen sich in Ringer-Lösung getränkte Kompressen, Salbenkompressen, die auch ein Verkleben des Verbandes mit dem neuen Gewebe verhindern, oder Hydrokolloidverbände. Anlegen eines Kompressionsverbandes: Auf die Wundauflage, die evtl. mit einer Mullbinde fixiert wurde, wird ein Kompressionspolster, z. B. aus Schaumstoff oder Schaumgummi, gelegt. Es soll ca. 2–3 cm dick sein und an allen Seiten etwa 3–5 cm über das Wundgebiet hinausreichen. Auf diese Weise soll das Wundgebiet selbst vor zu großem Druck geschützt werden, der venöse Rückfluss in der Extremität jedoch durch den Kompressionsverband verbessert werden.

Blutdruckregulationsstörungen

Hypotonie (erniedrigter Blutdruck)

Ursachen. Von der primären Hypotonie, deren Ursache unklar ist, sind meist junge, schlanke Frauen betroffen. Bei alten Menschen handelt es sich eher um eine sekundäre Hypotonie. Der erniedrigte Blutdruck ist hier Ausdruck einer anderen Erkrankung.

Mögliche Ursachen der sekundären Hypotonie:
- Herzinsuffizienz,
- Exsikkose (Flüssigkeitsmangel),
- Bettlägerigkeit,
- Medikamentenüberdosierung, z. B. Diuretika oder Antihypertensiva.

Symptome. Bei Schwindel, Müdigkeit, Konzentrationsschwäche, aber auch Synkopen sollte eine Hypotonie ausgeschlossen werden.

Kommt es nach plötzlichem Aufstehen zu Schwindel, „Schwarzwerden“ vor den Augen oder Synkopen nach längerem Stehen, so handelt es sich um eine orthostatische Dysregulation (Orthostase = aufrechte Körperhaltung), ein häufiges Begleitsymptom bei Hypotonie: In aufrechter Haltung versackt das Blut in die Beine. Kann das Herz den verminderten venösen Rückfluss nicht kompensieren (ausgleichen), kommt es zu einer Minderversorgung des Gehirns mit entsprechender Symptomatik.

Therapie. Generell gilt: Nur eine Hypotonie, die Beschwerden verursacht, ist behandlungsbedürftig! Lässt sich keine zugrunde liegende Ursache finden, stehen Allgemeinmaßnahmen therapeutisch im Vordergrund:
- kein plötzliches Aufstehen, erst einige Minuten am Bettrand sitzen bleiben,
- längeres Stehen, bes. in der Sonne, vermeiden,
- viel Bewegung an der frischen Luft,
- kochsalzreiche Ernährung (nicht bei Herzinsuffizienz!),
- Kaffee, Tee,
- evtl. Kompressionsbehandlung (S. 349).

Nur selten sind Medikamente (z. B. Dihydergot, Effortil) nötig.

Hypertonie (erhöhter Blutdruck)

Ursachen. Die Hypertonie mit ihren Folgekrankheiten ist das bedeutsamste gesundheitliche Problem in den Industrieländern. Die Häufigkeit nimmt mit dem Alter zu, Schätzungen zufolge leiden etwa 40–50 % der über 65-Jährigen an Hypertonie.

In den meisten Fällen (> 90 %) handelt es sich um eine primäre (essenzielle) Hypertonie, deren Ursache unklar ist. Besonders bei jungen Menschen aber muss eine sekundäre Hypertonie mit einer anderen zugrunde liegenden Ursache ausgeschlossen werden. Meist handelt es sich um Erkrankungen der Niere oder hormonelle Störungen. Mögliche Ursachen einer sekundären Hypertonie sind:
- Nierenveränderungen (Glomerulonephritis, Pyelonephritis, Nierenarterienstenose; S. 404),
- Hormonstörungen (Phäochromozytom, Morbus Cushing, Hyperthyreose; S. 375),
- Medikamente (z. B. „Pille“, Kortison).

Symptome. Die Hypertonie ist eine heimtückische Krankheit, weil sie meistens keine Beschwerden verursacht und oft zufällig oder im Rahmen von Folgeerkrankungen diagnostiziert wird! Allenfalls sehr unspezifische Symptome, wie Kopfschmerzen (häufig frühmorgens), Ohrensausen, Tachykardie, Nasenbluten oder Sehstörungen werden bemerkt.

Bei langjährigem Hypertonus kann es zu Organveränderungen kommen:
- **Herz:** Linksherzhypertrophie (Vergrößerung des linken Herzens), KHK, Herzinsuffizienz, Herzinfarkt,
- **Arterien:** beschleunigte Entwicklung der Arteriosklerose mit allen Folgeerkrankungen,
- **Gehirn:** Hirnleistungsstörungen, Apoplex (Schlaganfall) infolge Ischämie (Minderdurchblutung) oder Blutung,
- **Auge:** Netzhautschäden bis hin zur Erblindung,
- **Niere:** arteriosklerotische Schrumpfniere mit Niereninsuffizienz bis zum Nierenversagen mit Dialysepflicht.

Komplikationen. Eine häufige Komplikation ist die hypertensive Krise, eine plötzliche Blutdrucksteigerung auf Werte > 230/130 mmHg: Häufig beklagen die Patienten Schwindel, Kopfschmerzen, Angina pectoris o. Ä. Die hypertensive Krise ist ein Notfall! Es kann zum Lungenödem (dekompensierte Linksherzinsuffizienz), Hirnblutung oder gar Herzinfarkt kommen.

Diagnostik. Manchmal sind die Blutdruckwerte nur in Anwesenheit des Arztes oder des Pflegepersonals

Tab. 1.43 Einteilung der Hypertonie nach der Deutschen Hypertonie-Gesellschaft

Blutdruck	*systolisch (in mmHg)*	*diastolisch (in mmHg)*
optimale Werte	< 120	< 80
normale Blutdruckwerte	120–139	80–89
leichte Hypertonie	140–159	90–99
mittelschwere Hypertonie	160–179	100–109
schwere Hypertonie	> 180	> 110
isolierte systolische Hypertonie	> 140	< 90
maligne Hypertonie		> 115

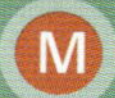

Erstmaßnahmen bei Kollaps:
1. *Beine hoch, wenn möglich, Kopf tief lagern,*
2. *Blutdruck- und Pulskontrolle,*
3. *wenn keine rasche Besserung, den Arzt benachrichtigen,*
4. *Achtung: bei Diabetikern immer BZ-Kontrolle, Kollapsursache kann auch eine Hypoglykämie sein!*

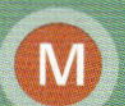

Natürliche Behandlungsmöglichkeiten. *Blutdruckanregend wirken kurze (ca. 5 Minuten) kalte Armbäder oder Wassertreten.*

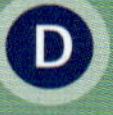

Bei einer Hypertonie liegen die Blutdruckwerte über systolisch > 140 und diastolisch > 90 mmHg (Tab. 1.43).

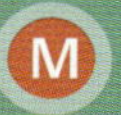

Hypertonie ist neben dem Typ-2-Diabetes, der Hypercholesterinämie und dem Rauchen ein sehr wichtiger Risikofaktor für Schlaganfall, Arteriosklerose, Herzinfarkt und Herzinsuffizienz!

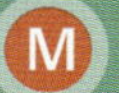

Maßnahmen bei hypertensiver Krise:
- *Bettruhe,*
- *Gabe rasch wirkender Antihypertonika, bevorzugt Nitrospray,*
- *engmaschige Blutdruckkontrolle,*
- *wenn keine Blutdrucksenkung innerhalb von 20–30 Minuten, Arzt verständigen.*

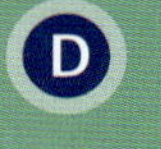

Der normale Blutdruck liegt bei 120/80 mmHg, von einer ***Hypotonie*** *spricht man bei systolischen Werten < 100 mmHg.*

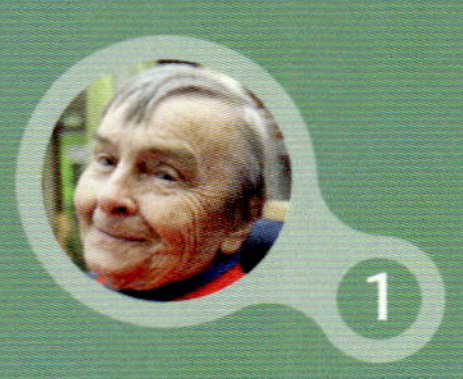

P **Compliance:** *Da erhöhte Blutdruckwerte an sich keine Beschwerden verursachen, ist beim Hypertonus die Compliance (Mitarbeit) der Patienten oft gering. Die Medikamente werden oft nur unregelmäßig oder gar nicht eingenommen. Wichtig sind daher Motivation und Aufklärung des Patienten!*

D *Ein Schock ist ein lebensbedrohliches Krankheitsbild mit Kreislaufversagen, Minderversorgung der Organe und Tod durch Organversagen.*

M *Den Quotienten aus Puls und systolischem Blutdruck (Puls/RR) nennt man* **Schockindex**. *Beim Gesunden liegt der Wert bei ca. 0,5 (Puls 60/120 mmHg), bei einem Schock ist der Schockindex > 1 (z. B. Puls 160/80 mmHg).*

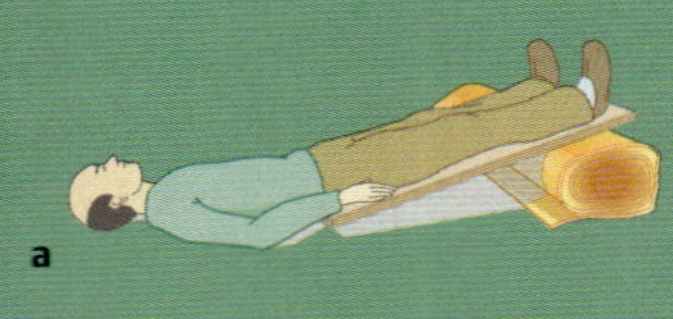

a

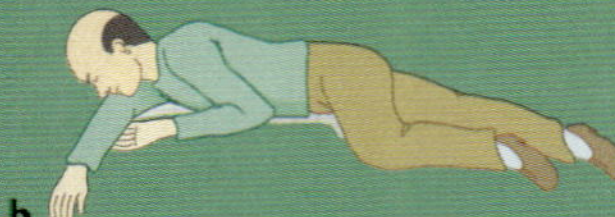

b

Abb. 1.388 a Schocklagerung. b Stabile Seitenlagerung.

erhöht (sog. „Weißkittelsyndrom"), deshalb ist ein einmalig erhöhter Blutdruck noch nicht behandlungsbedürftig, sondern erst bei wiederholt erhöhten Werten oder nach einer Langzeitblutdruckmessung (Blutdruckmessung über 24 Stunden).

Andere Untersuchungen dienen dem Ausschluss von Folgekrankheiten: Bei langjährig erhöhten Blutdruckwerten finden sich im EKG und Röntgenbild Veränderungen, die auf eine Linksherzhypertrophie hindeuten. Ein Hypertoniker sollte sich jährlich augenärztlich untersuchen lassen, um Netzhautveränderungen frühzeitig entdecken zu können. Zur Kontrolle der Nierenfunktion genügt die Blut- und Harnuntersuchung.

Therapie. Vor einer medikamentösen Therapie sollte versucht werden, den Blutdruck durch allgemeine und diätetische Maßnahmen zu senken:

- regelmäßiger Schlafrhythmus,
- Stress vermeiden,
- regelmäßige Bewegung an der frischen Luft,
- Genussmittel, wie Zigaretten, Kaffee, Tee, Alkohol, vermeiden oder einschränken,
- Gewichtsnormalisierung (Adipositas ist ein Risikofaktor für kardiovaskuläre Erkrankungen),
- wichtig ist die kochsalzarme Diät (< 6 g Salz pro Tag), insbesondere keine Konserven- oder Fertiggerichte (sehr salzhaltig) und kein Zusalzen,
- empfehlenswert ist eine mediterrane Kost mit viel Obst, Gemüse, ungesättigten Fettsäuren und wenig Fleisch (s. KHK, S. 334).

Erst wenn dies nicht zur Blutdrucksenkung führt, greift man zu Antihypertonika (blutdrucksenkende Medikamente) (**Tab. 1.38** und **Tab. 1.39**):

- ACE-Hemmer,
- ähnlich wie die ACE-Hemmer wirken die sog. Sartane (z. B. Atacand, Lorzaar), sie haben aber weniger Nebenwirkungen und werden daher besonders bei Unverträglichkeiten der ACE-Hemmer eingesetzt,
- Diuretika,
- Betablocker,
- Kalzium-Antagonisten,
- nur selten sind die Sympathikolytika (z. B. Catapresan, Doxazosin) nötig; sie hemmen die Wirkung des Sympathikus an den Gefäßen und senken so den Blutdruck; Nebenwirkungen, wie Mundtrockenheit, Kollapsgefahr, Müdigkeit, sind nicht selten.

Das Ziel ist eine langsame Blutdrucksenkung über mehrere Wochen. Besonders bei alten Menschen ist dies wichtig, um mögliche Komplikationen (Schwindel, Kollaps, Störungen der Hirnleistung) zu vermeiden. Treten diese Komplikationen auf, wird meist auf eine weitere Blutdrucksenkung verzichtet. Oft ist die Kombination verschiedener Medikamente nötig.

Prognose. Hypertonie ist eine lebenslange Krankheit, die unbehandelt aufgrund der kardiovaskulären Veränderungen zu einer um Jahre verkürzten Lebenserwartung führt. Insbesondere wenn zusätzliche, das Gefäßsystem schädigende Erkrankungen, wie Diabetes mellitus, vorliegen, ist eine strenge Blutdruckeinstellung lebensverlängernd!

Schock (Kreislaufzusammenbruch)

Formen. Je nach zugrunde liegender Ursache unterscheidet man vier Schockformen (**Tab. 1.44**).

Symptome. Hauptsymptome eines Schocks sind:

- Kaltschweißigkeit,
- Blässe,
- Bewusstseinstrübung bis zur Bewusstlosigkeit,
- Tachypnoe (beschleunigte Atmung),
- Tachykardie,
- erniedrigter systolischer Blutdruck,
- Hinweise auf Zentralisation (Zentralisation der Durchblutung auf lebenswichtige Organe) sind: kalte, blasse Haut, Puls nur schwach tastbar, verminderte Ausscheidung (bei beginnendem Nierenversagen).

Hinzu kommen spezielle Symptome wie Fieber beim septischen Schock oder Zeichen des Herzversagens beim kardiogenen Schock.

Erstmaßnahmen bei Schock:

1. Notarzt verständigen,
2. Patient in Schocklagerung (**Abb. 1.388a**),
3. bei Bewusstlosigkeit stabile Seitenlagerung (**Abb. 1.388b**),
4. engmaschige Kontrolle von Blutdruck und Puls,
5. ggf. spezielle Maßnahmen, wie z. B. Druckverband bei Blutung.

Therapie. Der Schockpatient muss immer intensivmedizinisch versorgt werden. Die Therapiemaßnahmen richten sich nach der Schockursache.

Tab. 1.44 Schockformen

Schockform	*Ursache*	*wichtigste Therapie*
Volumenmangelschock	Blut- oder Flüssigkeitsverlust (z. B. Blutung, starkes Erbrechen)	intravenöse Volumengabe
kardiogener Schock	Pumpversagen des Herzens, z. B. bei Herzinfarkt	herzstärkende Medikamente (z. B. Dopamin, Dobutamin)
anaphylaktischer Schock	Kreislaufversagen durch Weitstellung der Gefäße aufgrund einer massiven allergischen Reaktion	hochdosiert Kortison i.v.
septischer Schock	Kreislaufversagen bei Sepsis durch Bakterientoxine (Giftstoffe)	intravenöse Antibiose

Pflege alter Menschen mit Erkrankungen des Blut- und Lymphsystems

Anatomie und Physiologie

Zusammensetzung des Blutes

Das in den Gefäßen fließende Blut besteht aus festen Bestandteilen, den roten Blutkörperchen (Erythrozyten), den weißen Blutkörperchen (Leukozyten) und den Blutplättchen (Thrombozyten) sowie aus flüssigen Bestandteilen, dem Blutplasma (**Abb. 1.389**).

Das ganze im Körper befindliche Blut macht bei einem normalgewichtigen Erwachsenen ca. 8 % des Körpervolumens aus; ca. 5–7 l.

Erythrozyten

Aufgaben

Mithilfe der roten Blutkörperchen (Erythrozyten) wird der für alle Zellen lebensnotwendige Sauerstoff von der Lunge ins Gewebe transportiert. Außerdem findet man auf der Erythrozytenmembran das Merkmal für die Blutgruppe (A, B, AB oder 0).

Aufbau

Erythrozyten sind kernlose Zellen mit einem typischen Aussehen ähnlich einer in der Mitte eingedellten ringförmigen Scheibe (**Abb. 1.390**). Dadurch sind sie gut verformbar und können kleinste Kapillaren passieren. Der Durchmesser der Scheibe beträgt ca. 7 µm. Ihre Form und ihre rote Farbe werden vom wichtigsten Bestandteil der Erythrozyten, dem Hämoglobin, erzeugt. Dabei handelt es sich um ein ringförmiges Eiweißmolekül mit einem großen Eisenanteil und der Fähigkeit, Sauerstoffmoleküle zu binden.

Erythrozytenbildung und -abbau

Erythrozyten werden im roten Knochenmark gebildet. Wichtige Bausteine sind Eisen und Eiweiß sowie Vitamin B_{12} und Folsäure. Gesteuert wird die Erythrozytenbildung durch das Hormon Erythropoetin, das in der Niere gebildet und bei Sauerstoffmangel im Blut vermehrt ausgeschüttet wird.

Erythrozyten haben eine mittlere Lebensdauer von 120 Tagen, ältere Erythrozyten werden in der Milz aus dem Blut aussortiert und in ihre Bestandteile (vor allem Eisen) zerlegt, sodass diese wieder vom Knochenmark zur Erythrozytenbildung verwendet werden können.

Leukozyten

Die weißen Blutkörperchen (Leukozyten) sind kernhaltige Blutzellen, deren Hauptaufgabe die Abwehr von körperfremden Stoffen ist. Die Gesamtzahl der Leukozyten liegt bei ca. 4000–9000/µl Blut. Sie werden im Knochenmark gebildet und gespeichert, sodass sie im Bedarfsfall (z.B. bei einer Infektion mit Krankheitserregern) in großer Zahl ins Blut ausgeschüttet werden können, was sich dann im Blutbild als Leukozytenerhöhung (Leukozytose) nachvollziehen lässt. Es gibt verschiedene Gruppen von Leukozyten, die sich nach Form und speziellem Aufbau unterscheiden.

Granulozyten. Die Granulozyten spielen eine wichtige Rolle bei der Abwehr von Krankheitserregern (vor allem Bakterien) und Fremdkörpern. Unter dem Mikroskop lassen sich einige Unterformen unterscheiden (**Abb. 1.391a**). Sie können in die meisten Gewebe des Körpers auswandern, haben die Fähigkeit, Fremdkörper zu erkennen, sie in den Zellleib aufzunehmen und dort zu zerstören.

Monozyten. Sie (**Abb. 1.391c**) sind die größten Blutzellen; sie können in verschiedene Gewebe auswandern, wo sie sich in sog. Makrophagen umwandeln und Krankheitserreger verdauen können.

Lymphozyten. Die Lymphozyten (**Abb. 1.391b**) ergänzen die Immunabwehr durch ihre Fähigkeit, spezifische Antikörper gegen viele körperfremde Stoffe zu bilden. Antikörper sind Eiweißmoleküle, die sich an körperfremde Stoffe (z.B. Bakterien) heften, sodass diese verklumpen und von anderen Leukozyten zerstört werden können. Eine weitere wichtige Fähigkeit der Lymphozyten besteht in ihrem „Immungedächtnis", d.h. sie erkennen Fremdkörper wieder, mit denen der Körper schon einmal Kontakt hatte, und beschleunigen die Immunant-

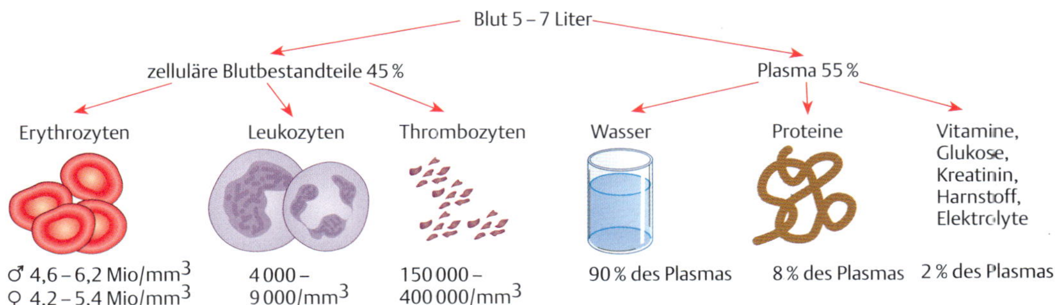

Abb. 1.389 Feste und flüssige Bestandteile des Blutes (1 mm³ = 1 µl) (aus Schwegler 2011).

D ***Erythrozytopenie*** *bezeichnet den Mangel an Erythrozyten,* ***Anämie*** *bedeutet das Vorliegen von zu wenig Hämoglobin im Blut; meistens gehen beide Zustände miteinander einher.*

M *Der Blutwert* ***Hämatokrit*** *gibt den Anteil der Blutkörperchen am Gesamtvolumen des Blutes an (normalerweise 40–45 %).*

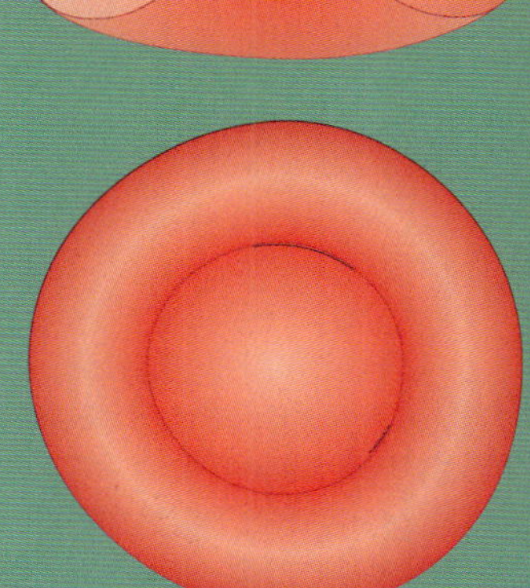

Abb. 1.390 Charakteristische Form eines Erythrozyten (aus Schwegler 2011).

M ***Eiter*** *besteht hauptsächlich aus zerfallenen Granulozyten und Zelltrümmern.*

M ***Normalwert der Erythrozytenanzahl*** *im Blut:*

- *Frauen: 4,2–5,4 Mio./µl,*
- *Männer: zwischen 4,6–6,2 Mio./µl.*

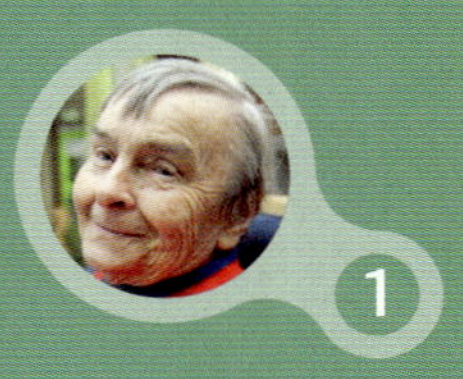

M *Das* ***„Immungedächtnis“*** *macht man sich beim Impfen mit abgetöteten oder abgeschwächten Krankheitserregern zunutze und trainiert das Immunsystem so für den „Ernstfall“.*

M *Bei* ***Autoimmunerkrankungen****, wie z. B. Rheuma oder Multiple Sklerose (MS), hält das Immungsystem fälschlicherweise körpereigenes Gewebe für körperfremdes und „bekämpft“ den eigenen Körper.*

M *Lymphe und Lymphbahnen bilden ein zu den Venen parallelgeschaltetes Gefäßsystem. Seine Besonderheit liegt in der Fähigkeit, in den Lymphknoten körpereigene Zelltrümmer, aber auch Fremdkörper herauszufiltern. Deshalb lassen sich bei Infektionen und bösartigen Tumoren häufig geschwollene Lymphknoten tasten.*

wort. Außerdem steuern die Lymphozyten als Helferzellen die Immunabwehr der Leukozyten.

Immunsystem. Das Immunsystem soll die Ausbreitung von Mikroorganismen im Körper verhindern. Wichtigste Bestandteile der Immunabwehr sind die Granulozyten, das lymphatische System und vor allem die Lymphozyten. Letztere erkennen die „Eindringlinge“, produzieren gegen diese spezielle Antikörper, die sich an die Oberfläche heften und sie so zerstören. Das Immunsystem „merkt sich“ mithilfe der Gedächtniszellen diesen Eindringling, damit es beim nächsten Mal schnell reagieren kann. Außerdem werden „im Angriffsfall“ zahlreiche „Alarm“-Proteine produziert und ins Blut ausgeschüttet, die das gesamte Immunsystem aktivieren – auch diese lassen sich durch spezielle Laboruntersuchungen nachweisen (z. B. C-reaktives Protein = CRP).

Thrombozyten und Gerinnungssystem

Thrombozyten. Die Blutplättchen (Thrombozyten) werden wie alle anderen Blutzellen im Knochenmark gebildet und nach einer Lebensdauer von ca. 2 Wochen in Milz und Leber abgebaut. Wie die Erythrozyten sind sie kernlos, ihre Größe entspricht ca. 1/3 des Erythrozytenvolumens. Die Normalzahl im Blut liegt zwischen 150 000 und 400 000/µl Blut.

Die Hauptaufgabe besteht in der Blutstillung. Wird ein Blutgefäß verletzt, so lagern sich die Thrombozyten an die veränderte Gefäßwand an und verkleben untereinander. Mit diesem Pfropf (Thrombus) wird der Gefäßriss vorerst abgedichtet.

Gerinnungsfaktoren. Im Blutplasma findet man einen weiteren Teil des Gerinnungssystems, die Gerinnungsfaktoren. Das sind zahlreiche aufeinander abgestimmte Eiweißkörper, mit denen der Thrombozytenpfropf stabilisiert wird. Die Hauptrolle spielt hier das Fibrin, das ein faseriges Netz über den Gefäßriss legt und die Wundränder endgültig verschließt. Da im Körper andauernd kleinste Gefäßeinrisse vorkommen und somit auch eine Aktivierung des Gerinnungssystems, bildet der Körper eigene gerinnungshemmende Stoffe, damit sich dieser Prozess im Gleichgewicht befindet.

Blutplasma

Der gesamte flüssige Bestandteil des Blutes wird Blutplasma genannt. Es besteht zu 90 % aus Wasser, zu 8 % aus Eiweißen (Proteinen) und zu 2 % aus kleinmolekularen Substanzen. Unter den im Wasser gelösten kleinmolekularen Substanzen versteht man eine Vielzahl von lebenswichtigen Stoffen: gelöste Salze (Elektrolyte), Zucker (Glukose), Vitamine, aber auch Stoffwechselprodukte wie Harnstoff, Harnsäure oder Kreatinin. Die Plasmaproteine sind ein Gemisch aus unterschiedlichen Eiweißkörpern wie Albumin, Hormonen, Gerinnungsfaktoren, Antikörpern und Transportproteinen.

Lymphe und Lymphbahnen

Von der Gesamtmenge des Blutplasmas, das durch die Kapillaren gepresst wird, fließen 90 % ins venöse System ab; 10 % werden aus dem Gewebe über die Lymphbahnen abtransportiert. Diese Lymphbahnen vereinigen sich in den Lymphknoten, die man im gesamten Körper findet, und leiten die Lymphe über ein großes Lymphgefäß (Milchbrustgang = Ductus thoracicus) in die obere Hohlvene.

Lymphatisches System

Die Lymphbahnen und -knoten sind Teil des lymphatischen Systems, das außerdem aus der Milz, dem Thymus (Bries) und lymphatischem Gewebe im Rachen (Tonsillen = „Mandeln“) und im Verdauungstrakt (Appendix = „Blinddarm“) besteht. Der Zusammenhang zwischen diesen recht unterschiedlichen Organen besteht in der wichtigen Rolle für die Immunabwehr; sie beherbergen außerdem viele Lymphozyten.

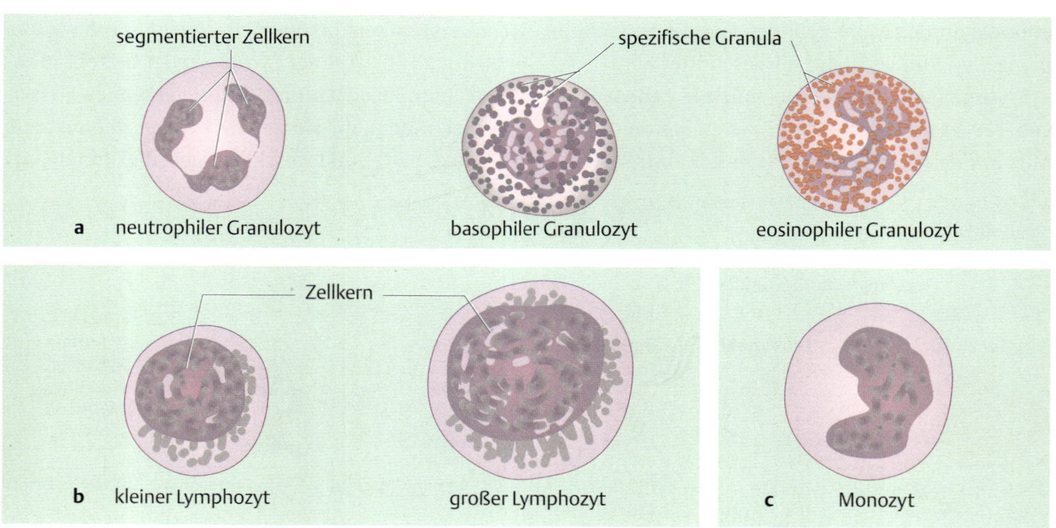

Abb. 1.391 Aufteilung der Leukozyten. **a** Verschiedene Unterformen der Granulozyten, **b** Lymphozyten, **c** Monozyt

Erkrankungen der roten Blutkörperchen

Anämie (Blutarmut)

Ursachen. Es gibt viele Anämieformen; verursacht werden sie generell durch eine Erythrozytenbildungsstörung, einen Verlust an roten Blutkörperchen oder einen vermehrten Abbau von Erythrozyten. Die verschiedenen Anämieformen und ihre Therapie sind in **Tab. 1.45** zusammengefasst.

Symptome. Unabhängig von der Ursache finden sich bei jeder Anämie ähnliche Symptome:

- Haut- und Schleimhautblässe (besonders gut an den Skleren zu erkennen, **Abb. 1.392**),
- Leistungsschwäche, rasche Ermüdung, Atemnot,
- Tachykardie (das Herz versucht, durch eine erhöhte Herzarbeit die Anämie auszugleichen),
- evtl. Angina-pectoris-Beschwerden (da Blutarmut einen bestehenden Sauerstoffmangel des Herzens bei KHK verstärken kann),
- Schwindel, Verwirrtheit (infolge Sauerstoffunterversorgung des Gehirns).

Bei schnellem, hohem Blutverlust kommt es zu Schweißausbruch, Atemnot, Blutdruckabfall bis hin zum Volumenmangelschock (S. 354). Eine chronische Anämie kann aber auch keine oder erst spät Symptome hervorrufen, wenn sie sich so langsam entwickelt, dass der Körper Zeit hat, sich anzupassen.

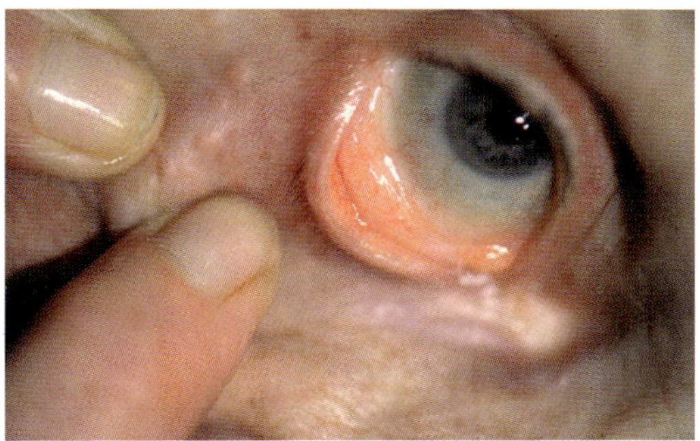

Abb. 1.392 Untersuchung der Skleren bei einem stark anämischen Patienten. An den Skleren ist die typische Haut- und Schleimhautblässe sehr gut zu erkennen.

Eisenmangelanämie

Ursachen. Die häufigste Ursache ist ein chronischer Blutverlust, z. B. bei Blutungen im Verdauungstrakt oder genitalen Blutungen bei Frauen. Außerdem können ungenügende Eisenaufnahme mit der Nahrung, verminderte Eisenresorption bei Magenteilentfernung oder chronischen Verdauungsstörungen oder ein erhöhter Eisenbedarf, z. B. im Rahmen einer Schwangerschaft oder im Wachstum, eine Anämie auslösen.

Therapie. Neben der Besserung der Grundkrankheit (z. B. Blutungsquelle stillen) muss dem Körper vermehrt Eisen zugeführt werden, i. d. R. in Form von Medikamenten. Meist wird es als zweiwertiges Eisenpräparat in Tablettenform (z. B. Ferro sanol, Eisendragees-ratiopharm) verordnet. Häufige Nebenwirkungen sind Magen-Darm-Störungen, wie Übelkeit, Erbrechen, Völlegefühl o. Ä. Bei einer Eisenresorptionsstörung muss Eisen parenteral zugeführt werden. Dreiwertiges Eisen (z. B. Ferrlecit) wird intravenös gespritzt, diese Therapieform wird wegen erheblicher Nebenwirkungen aber nur selten angewandt. Die Hämoglobinwerte bessern sich meist innerhalb von 2 Monaten. Um die Eisenspeicher aufzufüllen und Rückfälle zu vermeiden, ist eine Therapie über insgesamt 4 Monate nötig.

Ernährung: Eisen ist in fast allen Lebensmitteln enthalten, meist jedoch nur in sehr geringen Mengen. Es gelten folgende Regeln:

- Der tägliche Eisenbedarf beträgt im Alter ca. 10 mg Eisen pro Tag.
- Eisen in tierischen Produkten wird generell besser resorbiert (aufgenommen) als nichttierisches Eisen. Beispiel: 15 mg Eisen sind enthalten in 750 g Muskelfleisch, 100 g Schweineleber oder 400 g Spinat.
- Die Resorption tierischen Eisens ist unabhängig von anderen Inhaltsstoffen der Nahrung.
- Nichttierisches Eisen wird z. B. in Kombination mit Ballaststoffen schlecht resorbiert, Vitamin C aus Obst oder Gemüse dagegen fördert die Aufnahme von Eisen.

Tab. 1.45 Anämieformen und ihre Therapie

Pathophysiologie	*Ursache*	*Beispiel*	*Therapie*
Erythrozytenbildungsstörung	Eisenmangel	Eisenmangelanämie	Eisensubstitution
	Vitamin-B_{12}-Mangel, Folsäuremangel	megaloblastäre Anämie	Vitamin B_{12} i.m.; Substitution von Folsäure
	Erythropoetinmangel	renale Anämie	Erythropoetinsubstitution
	Störung des Knochenmarks	aplastische Anämie	Transfusionen, Knochenmarktransplantation
Erythrozytenverlust	Blutung	Blutungsanämie	Blutungsursache beseitigen, evtl. Transfusion
Erythrozytenzerstörung	Erythrozytendefekt, Autoantikörper, Malaria, mechanische Ursachen	hämolytische Anämie	je nach Ursache, evtl. Transfusion, Kortison, Splenektomie

D *Eine **Anämie** liegt vor, wenn die Hämoglobinwerte unter 12 g/dl (bei Frauen) und unter 13 g/dl (bei Männern) liegen.*

M *In 80 % der Fälle ist eine Anämie Folge eines Eisenmangels!*

M *Tumoren oder chronische Entzündungen führen oft zur Anämie. Ursache ist eine verminderte Freisetzung von Eisen aus den Eisenspeichern des Körpers (Ferritin), also im Grunde kein „echter“ Eisenmangel.*

M *Viele Nahrungsmittel stören die Eisenresorption erheblich, weshalb Eisenpräparate nüchtern eingenommen werden sollen. Nur bei erheblichen gastrointestinalen Beschwerden ist eine Einnahme nach dem Essen besser. Nicht erschrecken: Eisenpräparate führen zu einer Schwarzfärbung des Stuhls.*

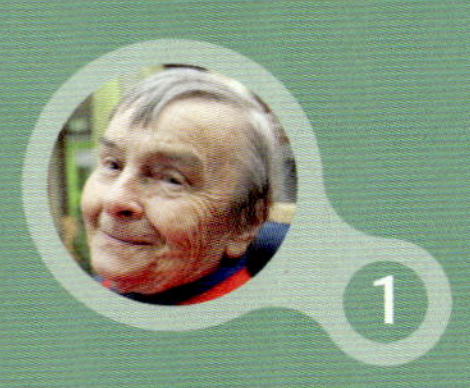

M *Im höheren Lebensalter nicht selten ist die* ***perniziöse Anämie****. Es handelt sich um eine Autoimmunerkrankung mit Antikörperbildung gegen die Belegzellen in der Magenschleimhaut, die den intrinsic factor bilden. Häufig finden sich zusätzlich neurologische Symptome, wie Sensibilitätsstörungen und Gangunsicherheit (funikuläre Myelose).*

D *Bei einer* ***Polyglobulie*** *handelt es sich um einen Anstieg der Erythrozyten (Hämoglobulin > 18 g/dl).*

P *Auch bei* ***Dehydratation*** *(Wassermangel) kann es zu einer scheinbaren Polyglobulie kommen, erkennbar an dem erhöhten Hämatokritwert. Die Erythrozytenzahl ist jedoch nicht erhöht, sondern das Plasmavolumen vermindert. Die Werte bessern sich durch eine erhöhte Trinkmenge oder eine Infusionstherapie.*

P *Bei einer Polyglobulie ist Thromboseprophylaxe wichtig!*

Megaloblastäre Anämie

Ursachen. Vitamin B12 und Folsäure werden zur Erythrozytenreifung benötigt. Sind diese Stoffe nur ungenügend vorhanden, kommt es durch eine Zellteilungsstörung zur Bildung weniger, aber sehr großer Erythrozyten. Vitamin B12 wird mithilfe des im Magen gebildeten „intrinsic factors" im Ileum (Krummdarm) resorbiert. Deshalb kann es außer durch eine verminderte Nahrungsaufnahme auch nach Magenresektionen oder Ileumentfernungen zum Vitamin-B12-Mangel kommen. Gehäuft findet sich diese Anämie bei Alkoholabhängigen oder älteren Menschen infolge einer Mangelernährung und bei streng vegetarischer Kost.

Therapie. Bei Mangelernährung ist auf den vermehrten Genuss besonders von tierischen Lebensmitteln wie Fleisch und Fisch zu achten. Eine streng vegetarische Kost enthält fast kein Vitamin B12. Folsäure ist besonders in Gemüse (z. B. Bohnen, Spinat oder Tomaten) enthalten.

Kann Vitamin B12 nicht resorbiert werden, ist eine lebenslange intramuskuläre Substitution nötig, Folsäure dagegen kann in Tablettenform (z. B. Folsan) eingenommen werden.

Renale Anämie

Erythropoetin ist ein in der Niere gebildetes Protein mit hormonähnlicher Wirkung, das bei der Erythrozytenbildung eine Rolle spielt. Bei chronischer Niereninsuffizienz (S. 401) kommt es aufgrund einer verminderten Bildung zur Anämie. Die Therapie besteht in der intravenösen oder subkutanen Erythropoetinsubstitution.

Aplastische Anämie

Sie ist eine sehr seltene, aber gefährliche Anämieform, die in unterschiedlichen Schweregraden auftritt. Infolge einer allergischen Reaktion auf Medikamente (z. B. Goldpräparate, Antibiotika, Antirheumatika), Viren oder aus unklarer Ursache kommt es zu einer Knochenmarkschädigung. Die Folge ist eine verminderte Bildung aller Blutzellen (Panzytopenie).

Aufgrund dessen kommt es zur Anämie, einer erhöhten Infektanfälligkeit mit Sepsisgefahr, wegen der verminderten Anzahl von Leukozyten (Leukopenie), und zu Blutungen, wenn die Thrombozytenzahl (Blutplättchen) zu sehr abfällt (Thrombozytopenie).

Da sich die Blutbildung nur selten von selbst erholt, sollte besonders bei jüngeren Patienten eine Knochenmarktransplantation durchgeführt werden. Ist dies nicht möglich, wird mit Kortison und der Gabe von Wachstumsstoffen zur Anregung der Blutbildung behandelt. In jedem Fall ist eine bedarfsgerechte Transfusion der fehlenden Blutzellen nötig.

Hämolytische Anämie

Bei dieser Anämieform ist die Lebensdauer der Erythrozyten (normalerweise 100–120 Tage) erheblich verkürzt (auf Tage bis Wochen). Zur Blutarmut kommt es, wenn der Zellzerfall größer ist als die Neuproduktion im Knochenmark.

Ursachen. Ursachen einer hämolytischen Anämie können neben angeborenen Defekten der Erythrozyten auch Autoimmunerkrankungen sein, bei denen Antikörper gegen die roten Blutkörperchen gebildet werden. Eher selten sind mechanische Ursachen wie künstliche Herzklappen oder eine Infektionskrankheit (z. B. Malaria).

Symptome. Neben den typischen Anämiesymptomen finden sich häufig auch eine Splenomegalie (Vergrößerung der Milz), da hier die defekten Erythrozyten abgebaut werden, und ein Ikterus (Gelbsucht), der durch die Erhöhung des Bilirubins (Abbauprodukt der Erythrozyten) zustande kommt.

Therapie. Die Therapie richtet sich nach der Grundkrankheit. Bei manchen Erythrozytendefekten führt man zur Verlängerung der Lebensdauer der roten Blutkörperchen eine Splenektomie (Milzentfernung) durch, bei Autoimmunerkrankungen hilft Kortison.

Polyglobulie („dickes Blut")

Formen. Neben der seltenen primären Polyglobulie im Rahmen einer Knochenmarkerkrankung mit unkontrollierter Wucherung der Erythrozytenstammzellen (Polycythaemia vera) ist im Alter die sekundäre Polyglobulie, besonders im Rahmen chronischer Lungenerkrankungen, deutlich häufiger.

Ursachen. Bei chronischen Lungenerkrankungen ist der Sauerstofftransport von der Lunge ins Blut erschwert, die Folge ist ein erniedrigter Sauerstoffgehalt im Blut. Damit möglichst jedes Sauerstoffmolekül transportiert werden kann, bildet der Körper vermehrt Erythrozyten. Ähnliche Umstände (erniedrigter Sauerstoffgehalt der Luft) sind die Ursache der Polyglobulie bei Menschen, die in großen Höhen leben.

Symptome. Das erhöhte Blutvolumen verleiht den Patienten eine rot-blaue Hautfarbe („blühendes Aussehen"). Die vielen Blutzellen bewirken eine „Eindickung" des Blutes, es wird zähflüssiger und bereitet dadurch Symptome wie Schwindel, Kopfschmerzen, Ohrensausen, Angina pectoris usw. Nicht selten kommt es zu Thrombosen und Embolien.

Therapie. Neben der Besserung der Grunderkrankung können auch regelmäßige Aderlässe helfen, eine Verminderung der Zellzahl zu erreichen. Zur Thromboseprophylaxe wird Aspirin in niedrigen Dosen (100 mg/Tag) gegeben. Bei einer Polyzythämie ist evtl. zusätzlich eine Chemotherapie nötig.

Erkrankungen der weißen Blutkörperchen

Leukämie

Leukämie bedeutet „weißes Blut". Die Namensgebung stammt von Virchow (deutscher Pathologe, 1821–1902) und bezieht sich auf die Farbe des Blutes bei Leukämiepatienten mit extrem hohen Leukozytenzahlen.

Allen Leukämieformen liegt eine unkontrollierte Wucherung einer Leukozytenart im Knochenmark zugrunde. Nach der Abstammung der Leukozyten unterscheidet man lymphatische (Vorstufen der Lymphozyten) und myeloische (Vorstufen der Leukozyten) Leukämien. Je nach Krankheitsverlauf spricht man von akuter oder chronischer Leukämie.

Ursachen. Sie sind weitgehend unbekannt. Man weiß aber, dass Benzol, Chemotherapeutika oder radioaktive Strahlung eine Leukämie auslösen können. Auch die Genetik scheint eine Rolle zu spielen; so erkranken beispielsweise Menschen mit Down-Syndrom (Mongolismus) häufiger, und es ist auch eine familiäre Häufung von Erkrankungsfällen bekannt.

Symptome. Die ersten Krankheitszeichen sind meist uncharakteristisch, die Patienten bemerken eine zunehmende Leistungsschwäche, Fieber und Nachtschweiß. Das Knochenmark ist so von Leukozyten übersät, dass es zu einer verminderten Bildung der übrigen Zellen kommt:

- es finden sich die Symptome einer Anämie (S. 357),
- erhöhte Blutungsneigung durch eine Thrombozytopenie (Verminderung der Thrombozyten),
- erhöhte Infektanfälligkeit, denn die Leukozyten sind nicht ausgereift und daher nicht voll funktionsfähig,
- besonders bei den chronischen Leukämien findet sich nicht selten eine Splenomegalie (Milzvergrößerung),
- ebenfalls durch den Zellabbau bedingt, steigt der Harnsäurespiegel im Blut an, und es kann zu Gichtanfällen kommen.

Diagnostik. Untersuchungen des Differenzialblutbildes mit Auszählung der einzelnen Zellformen sind wegweisend, endgültigen Aufschluss gibt aber die Knochenmarkpunktion.

Akute Leukämien

Die häufigste Krebserkrankung im Kindes- und Jugendalter ist die akute lymphatische Leukämie (ALL); sie ist im Erwachsenenalter seltener. Die akute myeloische Leukämie (AML) dagegen macht 80% aller Leukämiefälle im Erwachsenenalter aus.

Die Erkrankung beginnt akut und führt unbehandelt innerhalb von wenigen Monaten zum Tode. Dank Chemotherapie und einer Knochenmarktransplantation bei Rückfällen ist die akute Leukämie im Kindes- und Jugendalter heute oft heilbar. Bei älteren Menschen ist die Prognose dagegen eher ungünstig.

Chronische Leukämien

Formen. Diese Leukämieformen kommen meistens bei Erwachsenen vor. Während die chronisch myeloische Leukämie (CML) in den mittleren Lebensjahren auftritt, ist die chronisch lymphatische Leukämie (CLL) eine Erkrankung des höheren Lebensalters.

Symptome. Typisch ist ein schleichender Beginn mit unspezifischen Symptomen, nicht selten wird eine chronische Leukämie zufällig entdeckt. Leitsymptome sind bei der CLL schmerzlose Lymphknotenschwellungen, während bei der CML eine massive Splenomegalie typisch ist.

Therapie. Die CML lässt sich durch eine Knochenmarktransplantation heilen, die CLL dagegen ist nicht heilbar. Deshalb wird hier sehr zurückhaltend therapiert. Bei asymptomatischen Patienten wird trotz teils extrem hoher Leukozytenzahlen nichts unternommen; starke Beschwerden oder Komplikationen aber rechtfertigen eine leichte Chemotherapie. Bei einer CLL ist die Lebenserwartung meist nicht verkürzt, Patienten mit einer CML dagegen versterben meist nach 3–8 Jahren an einem Blastenschub (Übergang in die akute Leukämie).

Morbus Hodgkin (Lymphdrüsenkrebs)

Ursachen. Die jährliche Erkrankungsrate liegt bei 2–4/100 000. Betroffen sind meist Männer zwischen 30 und 70 Jahren; die Ursache ist unklar.

Symptome. Die Symptomkombination leichtes Fieber, Nachtschweiß, Gewichtsverlust und tastbar vergrößerte, derbe Lymphknoten (Beginn meist im Halsbereich, **Abb. 1.393**) lässt immer den Verdacht auf ein Hodgkin-Lymphom aufkommen. Hinzu kommen meist noch unspezifische Beschwerden, wie Leistungsminderung, Müdigkeit oder Juckreiz.

Therapie. Je nach Lokalisation und Menge der veränderten Lymphknoten werden Bestrahlung und Chemotherapie einzeln oder in Kombination eingesetzt. Dadurch wird eine Heilungsrate von ca. 70% erzielt.

D **Leukämie** *ist eine unkontrollierte Vermehrung der Leukozyten.*

M *Bei den Überlebenden der Atombomben auf Hiroshima und Nagasaki fand sich ein Anstieg der Leukämien um das mehr als 30-fache!*

D *Bei* **Morbus Hodgkin** *handelt es sich um eine maligne Erkrankung, die vom lymphatischen Gewebe ausgeht.*

M *Bei den* **Non-Hodgkin-Lymphomen** *handelt es sich um eine Gruppe bösartiger Erkrankungen des lymphatischen Gewebes, die sich vom Morbus Hodgkin abgrenzen lassen. Dazu zählen z. B. das Plasmozytom (S. 304) und die chronisch lymphatische Leukämie (s. o.).*

P *Bei vielen Menschen sind in der Leiste vergrößerte Lymphknoten tastbar. Sind sie nicht größer als 1 cm und gut verschieblich, haben sie meist keinen Krankheitswert.*

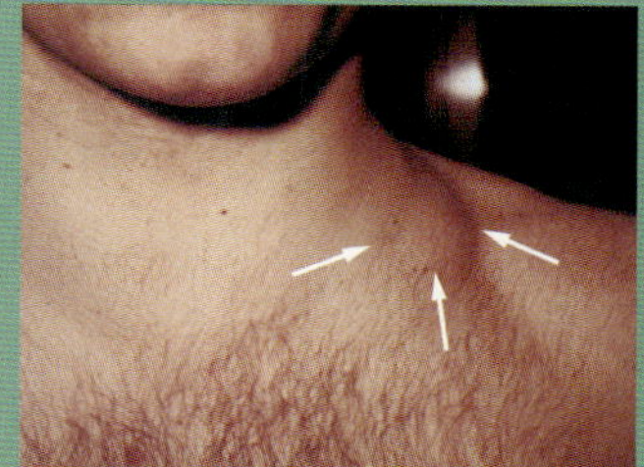

Abb. 1.393 Bei Patienten mit Morbus Hodgkin zeigen sich die vergrößerten Lymphknoten meist zuerst im Halsbereich.

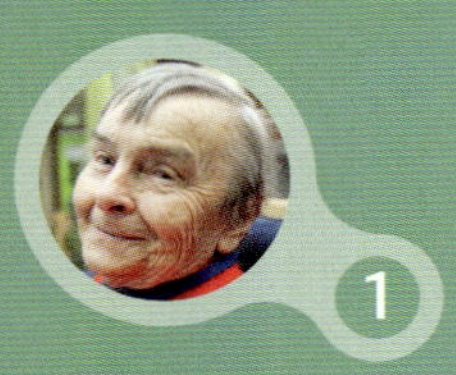

D **AIDS** *steht für „acquired immune deficiency syndrome" (erworbenes Immundefektsyndrom); durch eine virale Infektion wird das Immunsystem geschwächt, die Folge ist ein Symptomkomplex mit verschiedenen, teils typischen Erkrankungen.*

M *AIDS gehört zu den 5 häufigsten infektiösen Todesursachen weltweit: infektiöse Durchfallerkrankungen (z. B. Cholera), Pneumonie, Tuberkulose, AIDS, Malaria.*

M *Übertragung durch:*
- *Körpersekrete wie Blut, Sperma, Muttermilch.*

Keine *Übertragung durch:*
- *Alltagskontakte (Berühren, Anhusten, Essbesteck),*
- *Insektenstiche,*
- *Speichel, Urin, Stuhl, Schweiß.*

P *Bei Tätigkeiten, die zu einem Kontakt mit Blut führen, müssen, wie sonst auch, Handschuhe getragen werden. Ansonsten sind keine besonderen Maßnahmen zum Schutz zu treffen.*

M *Besondere Infektionsgefahr besteht bei Nadelstichverletzungen.*

M **„HIV-positiv"** *besagt, dass jemand das HI-Virus im Blut hat, nicht aber, dass er krank ist. Erst wenn erste typische Symptome auftreten, spricht man von AIDS.*

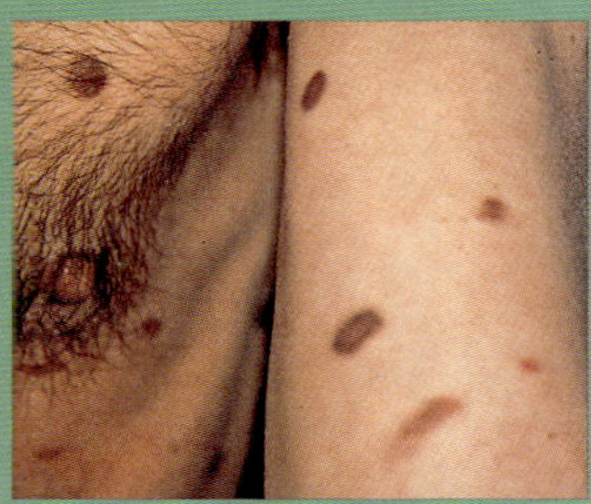

Abb. 1.394 Das Kaposi-Sarkom ist eine der typischen, mit einer HIV-Infektion gekoppelten, bösartigen Krebserkrankungen.

Erkrankungen des Immunsystems
AIDS (erworbene Immunschwäche)

Pathophysiologie. Das HI-Virus I oder II blockiert einen zentralen Mechanismus der Immunantwort – es zerstört die Helferzellen (eine Unterform der Lymphozyten), die bei der Koordination des Immunsystems eine entscheidende Rolle spielen. Angegriffen werden aber auch andere Zellen des Immunsystems, wie Fress- oder bestimmte Nervenzellen. Deshalb kommt es im Verlauf einer HIV-Infektion häufig zu neurologischen Störungen.

Erschwerend kommt hinzu, dass das HI-Virus sehr wandlungsfähig ist. Bei den enorm hohen Vermehrungsraten von HIV entstehen immer neue Varianten des Virus, die sich mehr oder weniger voneinander unterscheiden. Das menschliche Immunsystem muss sich deshalb immer wieder auf neue „Gegner" einstellen, was auf die Dauer zum Zusammenbruch der Immunabwehr führt.

Übertragungsweg. Am häufigsten erfolgt die Infektion beim Geschlechtsverkehr oder durch infizierte Spritzen. Bei älteren Menschen ist AIDS meist Folge einer infizierten Bluttransfusion.

Symptome. Die Inkubationszeit von AIDS ist sehr lange, es kann bis zu 10 Jahre dauern, bis erste Symptome auftreten. Die HIV-Infektion verläuft klassischerweise in verschiedenen Stadien, kann sich aber individuell sehr verschieden präsentieren. Insgesamt handelt es sich um eine langsam fortschreitende Erkrankung. Die Geschwindigkeit des Krankheitsverlaufes ist entscheidend von der Immunabwehr des Patienten abhängig, bei Älteren wird das Vollbild AIDS daher rascher erreicht.

- **1. Stadium: akute HIV-Infektion.** Einige Wochen nach der Infektion zeigen sich grippeähnliche Symptome, oft verbunden mit Lymphknotenschwellungen. Die Beschwerden heilen ab und die Krankheit geht über in die nächste Phase.
- **2. Stadium: Latenzperiode.** Der Patient ist beschwerdefrei, in 2/3 der Fälle finden sich allerdings schmerzlose, generalisierte Lymphknotenschwellungen. Das Stadium kann Wochen bis Jahre andauern.
- **3. Stadium: Lymphadenopathiesyndrom.** Mit zunehmender Dauer der Erkrankung und allmählichem Abfall der Helferzellenkonzentration kommt es häufig zu leichteren Infekten und Lymphknotenschwellungen. Nicht selten sind Symptome wie Nachtschweiß, Gewichtsverlust, leichtes Fieber oder eine allgemeine Schwäche.
- **4. Stadium: Vollbild AIDS.** Typisch sind die sog. opportunistischen Erkrankungen: Die Patienten erkranken an Infektionen, ausgelöst durch Erreger, mit denen jeder Mensch besiedelt ist. Bei fast 80% der AIDS-Patienten tritt eine Pneumonie, ausgelöst durch einen eigentlich harmlosen Keim im Lungengewebe, auf.

Praktisch alle AIDS-Patienten leiden an Pilzinfektionen, auch Virusinfektionen wie der Herpes zoster sind sehr häufig. Generell können alle Erreger, die beim Gesunden nur wenig Schaden anrichten, bei AIDS zu gravierenden Infektionen führen (z.B. Salmonellose). Das HI-Virus greift auch Nervenzellen an, es kommt daher im Verlauf der Erkrankung häufig zu neurologischen Erkrankungen (Meningitis, Enzephalitis).

Besonders bei älteren Patienten wird eine HIV-Infektion nicht selten im Rahmen einer der mit HIV gekoppelten Malignome (Krebserkrankung) entdeckt. Typisch ist das Kaposi-Sarkom, ein sehr bösartiger Hauttumor, der rasch in innere Organe metastasiert (**Abb. 1.394**). Etwa 5% der AIDS-Patienten entwickeln sehr rasch fortschreitende maligne Lymphome mit schlechter Prognose.

Erstmaßnahmen nach Kontakt mit HIV-infiziertem Blut:

Stich- oder Schnittverletzung:

1. ca. 1 Minute den Blutfluss durch Druck auf das umliegende Gewebe fördern,
2. Desinfektion, evtl. Anlegen eines sterilen Verbandes,
3. den zuständigen Arzt benachrichtigen,
4. Unfalldokumentation und Meldung an die Berufsgenossenschaft,
5. HIV-Antikörpertest und Hepatitisserologie,
6. weitere Tests nach 3 und 6 Monaten,

Kontamination von geschädigter Haut/Schleimhaut:

1. sofort intensive Spülung mit Wasser und Seife,
2. Desinfektion mit einem Haut-/Schleimhautantiseptikum, Mund mit Alkohol (80%) spülen,
3. weiter s. oben.

Diagnostik. Erst 1–3 Monate nach einer Infektion sind im Blut Antikörper gegen das HI-Virus nachweisbar.

Therapie. AIDS ist nach wie vor nicht heilbar. Mit den heute verfügbaren Medikamenten lässt sich aber die Vermehrung der Viren hemmen, was die Lebenserwartung erheblich verlängert.

Erkrankungen des Blutgerinnungssystems

Grundlagen des Blutgerinnungssystems

Wie notwendig eine prompte Blutgerinnung ist, zeigt sich an Menschen, deren Gerinnungssystem gestört ist (Bluter, s. unten) und die daher bereits durch kleinere äußere oder innere Verletzungen einen lebensgefährlichen Blutverlust erleiden können.

Bei einer zu starken Gerinnung riskiert der Körper, dass Blut auch an nicht verletzten Stellen gerinnt und als Thrombose den venösen Rückstrom des Blutes zum Herzen blockiert. Daher existieren Mechanismen, die das Entstehen und die Wiederauflösung eines Gerinnsels steuern und beide Prozesse in einem Gleichgewichtszustand halten.

Die Reparatur des Gefäßsystems kann nur erfolgen, wenn vorübergehend der Blutstrom zum Stillstand kommt. An diesem Vorgang wirken zelluläre Bestandteile im Blut (Thrombozyten, Blutplättchen) und ein Plasmaeiweiß (Fibrin) mit.

Erste Gerinnungsphase

Thrombozytenaggregation. Wird ein Gefäß verletzt, dann zieht sich die Gefäßwand innerhalb von Sekunden durch aktive Muskelkontraktion zusammen und verengt so den zu verschließenden Querschnitt. Gleichzeitig wirken lokal aus der Gefäßwand freigesetzte Substanzen auf die Thrombozyten. Diese Stoffe binden sich an spezifische Membranrezeptoren und bringen die Blutplättchen dazu, sich spindel- oder stechapfelartig zu verformen. Die Thrombozyten verkeilen sich (Aggregation) und bilden einen Pfropf. Diese Zusammenlagerung verfestigt sich zu einem nicht mehr aufzulösenden Stopfen. Während der Aggregation geben die Thrombozyten den Inhalt ihrer Vesikel frei. Diese enthalten gefäßaktive Substanzen, die ihrerseits die lokale Verengung des verletzten Blutgefäßes noch verstärken.

Zweite Gerinnungsphase

Fibrin. Nach wenigen Minuten lässt die Gefäßverengung im Verletzungsgebiet nach und der Pfropf kann das Gefäß nicht mehr wirksam verschließen. Daher setzt bereits zum Zeitpunkt der Verletzung ein langsamerer Mechanismus, die sekundäre Hämostase (plasmatische Gerinnung) ein. Sie schweißt die Thrombozyten unauflöslich aneinander und bildet ein Fibrinmaschenwerk, das die Wundränder elastisch miteinander verbindet. In diesem Maschenwerk verfangen sich Erythrozyten, die den Thrombus rot färben.

Fibrinolyse

Um eine überschießende Gerinnung in den Gefäßen (Thrombose) zu verhindern oder ein Gerinnsel am falschen Ort notfalls wieder zu beseitigen, besitzt der Organismus ein System zur Auflösung bereits gebildeter Fibrinnetze, die Fibrinolyse.

Im Mittelpunkt der Fibrinolyse steht das Protein Plasmin. Seine Aktivierung wird von den therapeutisch einsetzbaren Fibrinolytika Urokinase und Streptokinase gefördert.

Gerinnungshemmung durch Medikamente

In Klinik, Labor und Praxis finden hauptsächlich vier Substanzgruppen Anwendung:

- **Zitrat, EDTA** oder ähnliche Komplexbildner binden das zur Gerinnung notwendige freie Ca^{++}. Sie dürfen keinesfalls im lebenden Organismus angewendet werden, da Kalzium im Plasma lebensnotwendig ist!
- **Heparin** ist dagegen als körpereigene Substanz gut verträglich. Es aktiviert den körpereigenen Gerinnungshemmstoff Antithrombin drei (AT III) und hemmt so indirekt die Gerinnung.
- **Kumarine** sind Gegenspieler des Vitamin K, das in der Leber für die Bildung einiger Gerinnungsfaktoren notwendig ist. Sie eignen sich besonders gut zur langanhaltenden Thromboseprophylaxe.
- **Thrombozytenaggregationshemmer** sind Medikamente aus der Klasse der sog. „nichtsteroidalen Antiphlogistika" (NSAID) – am bekanntesten die Acetylsalicylsäure (ASS). Sie hindern die Thrombozyten daran, einen Pfropf zu bilden.

Hämorrhagische Diathese (erhöhte Blutungsneigung)

Ursachen. Die Blutgerinnung basiert auf einem komplexen Zusammenspiel von Thrombozyten (Blutplättchen), Gefäßwand und den Gerinnungsfaktoren. Dieses Gleichgewicht kann in verschiedener Weise gestört sein: Die häufigste Ursache einer erhöhten Blutungsneigung ist die Thrombozytopenie (verminderte Thrombozytenanzahl), z. B. im Rahmen einer Knochenmarkerkrankung (s. oben). Eine Blutungsgefahr besteht erst, wenn die Thrombozytenanzahl unter 30 000/µl abgefallen ist. Typischerweise zeigen sich petechiale Blutungen (stecknadelkopfgroße Hauteinblutungen).

Bei der Hämophilie (Bluterkrankheit) liegt ein angeborener Mangel an bestimmten Gerinnungsfaktoren vor. Schon kleine Verletzungen führen zu ausgedehnten Hämatomen (Blutergüsse). Dank der heute möglichen intravenösen Substitution von Gerinnungsfaktoren sind schwerwiegende Komplikationen, wie spontane Muskel- oder Gelenkblutungen, selten geworden. Im Rahmen einer Sepsis kann es zum völligen Zusammenbruch der Blutgerinnung kommen (Verbrauchskoagulopathie) und der Patient verstirbt an inneren Blutungen. Bei einer Leberinsuffizienz (z. B. Leberzirrhose) können Blutungen aufgrund einer verminderten Bildung von Gerinnungsfaktoren auftreten.

M *Die* ***Blutstillung*** *ist somit ein lebenswichtiger, jedoch keineswegs gefahrloser Vorgang.*

M *Plasmin kann die langen, verzweigten Fibrinketten spalten. Außerdem inaktiviert es als eiweißverdauendes Enzym die meisten der übrigen Gerinnungsfaktoren.*

M *Bekannteste Beispiele für eine solche Lysetherapie sind die Lungenembolie, der frische Herzinfarkt und der frische ischämische Schlaganfall.*

M *Die gesamte* ***erste Gerinnungsphase*** *dauert ca. 2–4 Minuten.*

P *Ältere Menschen haben oft Hauteinblutungen; deren Ursache ist eine altersbedingte Brüchigkeit der Kapillaren. Daher sind Verletzungen zu vermeiden:*

- *keine i.m. Injektionen,*
- *Maßnahmen der Sturzprophylaxe beachten,*
- *selbst kleinere Haut-/Schleimhautverletzungen beobachten.*

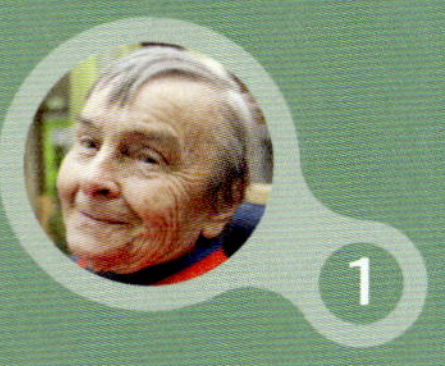

D *Unter* ***Hyperurikämie*** *versteht man erhöhte Harnsäurespiegel im Blut ohne Symptome, während es bei der Gicht zu Ablagerungen von Harnsäurekristallen an verschiedenen Körperstellen gekommen ist.*

M *Dank wirksamer medikamentöser Therapie ist die chronische Gicht heute eine Seltenheit.*

M *Die Gicht tritt häufig zusammen mit den Erkrankungen des sog. metabolischen Syndroms („Wohlstandssyndrom") auf:*
- *Adipositas,*
- *Diabetes mellitus Typ 2,*
- *Bluthochdruck,*
- *erhöhte Blutfette.*

M *Neben dem Großzehengrundgelenk* (Abb. 1.395a) *sind auch Daumengrundgelenk und die Sprung- und Kniegelenke betroffen.*

M *Bier (auch alkoholfreies) ist sehr purinhaltig; Wein ist purinfrei, aber der recht hohe Alkoholgehalt des Weines hemmt die Harnsäureausscheidung der Nieren.*

M *Bei der Gicht ist der Befall eines einzelnen Gelenkes charakteristisch, im Gegensatz z. B. zur rheumatoiden Arthritis (S. 307).*

P *Im akuten Gichtanfall wirken Ruhigstellung und kühlende Alkohol- oder Rivanolumschläge schmerzlindernd.*

Pflege alter Menschen mit Erkrankungen des Stoffwechsels

Hyperurikämie (Gicht)

Eine Hyperurikämie ist bei 20–30% der Männer und bei 3% der Frauen feststellbar. Nicht jeder Patient mit erhöhten Harnsäurewerten leidet unter den Symptomen einer Gicht, doch die Gefahr eines Gichtanfalls steigt mit dem Lebensalter und der Höhe des Harnsäurespiegels. Männer, meist zwischen 40 und 60 Jahren, erkranken 10-mal häufiger als Frauen, die meist erst ab dem 60. Lebensjahr unter Gichtanfällen leiden (schützende Wirkung der Östrogene bis zu den Wechseljahren).

Ursachen. Purine zählen zu den Bausteinen der Nukleinsäuren, die sich in Form von DNA und RNA in allen menschlichen und tierischen Zellen finden. Diese Purine werden im Organismus zu Harnsäure abgebaut und mit dem Urin ausgeschieden. Einem erhöhten Harnsäurespiegel können zwei Ursachen zugrunde liegen:

Primäre Gicht: Bei 99% der Patienten findet sich eine verminderte Ausscheidungsfähigkeit der Niere für Harnsäure. In seltenen Fällen führt ein erblich bedingter Enzymdefekt zur vermehrten Harnsäurebildung. Symptome treten bei hoher Purinzufuhr (besonders Fleisch, Innereien) auf, denn es lagern sich Harnsäurekristalle in den Gelenken ab. Leukozyten nehmen die Kristalle auf, werden zerstört und setzen dabei Enzyme frei, die zu lokalen Entzündungen führen.

Sekundäre Gicht: Zur sekundären Gicht kann es bei Leukämien oder Chemotherapien kommen, denn der massive Zellzerfall führt zu hohen Harnsäurespiegeln. Bei einer chronischen Niereninsuffizienz entwickelt sich die Hyperurikämie aufgrund der verminderten Harnsäureausscheidung. Letzteres ist eine häufige Ursache im Alter.

Symptome. Die Erkrankung verläuft in 3 Stadien:
- **Stadium I:** Hyperurikämie ohne Symptome (wesentlich häufiger als die Gichterkrankung).
- **Stadium II:** akuter Gichtanfall. Häufig ausgelöst durch purinreiche Kost (bes. Fleisch, Innereien) in Verbindung mit Alkohol (z. B. Festessen). Plötzlich kommt es (oft nachts) zur stark schmerzhaften Entzündung eines Gelenkes (**Abb. 1.395a**) mit Hautrötung, Überwärmung und Schwellung. Der akute Gichtanfall, der oft mit Fieber einhergeht, klingt nach einigen Tage bis Wochen spontan ab.
- **Stadium III:** Wiederholte Gichtanfälle (chronische Gicht) führen nach Jahren zur Gelenksschädigung mit schmerzhaften Deformierungen (**Abb. 1.395b**). Harnsäure lagert sich z. B. in der Gelenkumgebung wie dem Schleimbeutel ab, der sich entzündet (Bursitis). In Sehnenscheiden ist die Folge eine Tendovaginitis (Sehnenscheidenentzündung). Gefährlich ist die Bildung von Harnsäuresteinen in der Niere, die zur Niereninsuffizienz führen können („Gichtniere").

Therapie. Akuter Gichtanfall: Im akuten Gichtanfall sind heute hochdosierte nichtsteroidale Antirheumatika (z. B. Voltaren, Diclofenac-ratiopharm) Mittel der Wahl. Das früher oft eingesetzte Colchizin (Colchicum dispert) führt in den erforderlichen Mengen fast immer zu Magen-Darm-Beschwerden (Erbrechen, häufig Diarrhö). Kortison wird i. d. R. nur bei sehr schweren Gichtanfällen eingesetzt.

Prophylaxe. Zur Verhinderung von Gichtanfällen ist bei gering erhöhten Harnsäurespiegeln eine entsprechende Diät meist ausreichend. Ab einem Harnsäurespiegel von > 9 mg/dl oder bei Komplikationen, wie Gichtanfällen, Nierensteinen o. ä., müssen zusätzlich lebenslang Medikamente eingenommen werden.

Ernährung bei erhöhten Harnsäurewerten. Manche Lebensmittel sind sehr purinhaltig, diese sollte man meiden:
- höchstens einmal pro Tag Fisch, Fleisch oder Wurst essen,
- auf Innereien verzichten,
- Hülsenfrüchte (z. B. Linsen) und pflanzliche Lebensmittel wie Kohl nur selten essen,
- kein oder nur wenig Alkohol.

Außerdem sind folgende Tipps zu beachten:
- viel trinken,
- die meisten Menschen mit erhöhten Harnsäurewerten sind übergewichtig; eine Gewichtsabnahme senkt auch die Harnsäurespiegel im Blut.

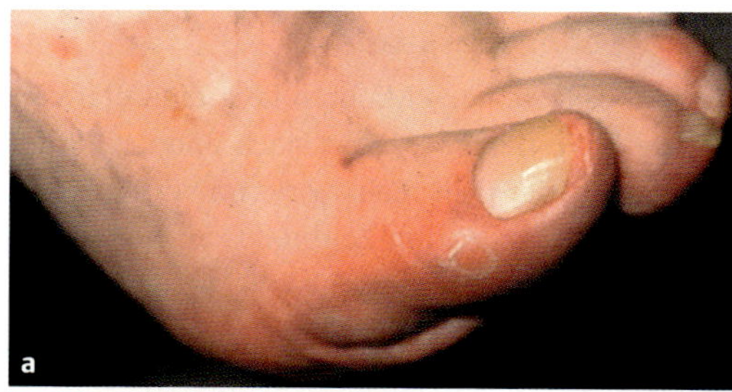

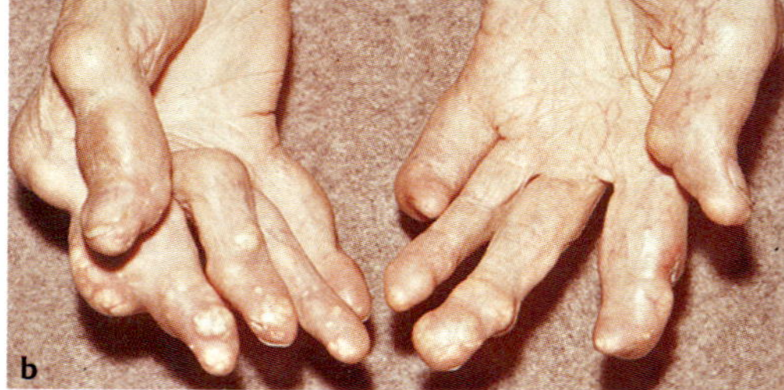

Abb. 1.395 Gichtsymptome. **a** Großzehengrundgelenk mit akutem Gichtanfall, **b** schmerzhafte Gelenkdeformierungen bei chronischer Gicht

Hyperlipoproteinämie (Fettstoffwechselstörung)

Ursachen. Cholesterin ist eine lebenswichtige Substanz, die unter anderem zum Aufbau der Zellmembran und zur Bildung vieler Hormone notwendig ist. Doch erhöhte Cholesterinwerte fördern die Arteriosklerose (S. 345) durch Verengung der Gefäße infolge von Ablagerungen in der Gefäßwand. Die Gefahr einer Arteriosklerose lässt sich anhand der Transportproteine des Cholesterins, den Lipoproteinen, abschätzen: Das „schlechte" Lipoprotein ist das LDL. Es ist sehr cholesterinreich, weil es Cholesterin aus dem Blut zu den Zellen transportiert. Deshalb besteht bei hohen LDL-Werten, besonders, wenn noch andere Risikofaktoren (Rauchen, Hypertonie usw.) vorliegen, ein hohes Arterioskleroserisiko. Nicht so bei hohen HDL-Werten. Dieses „gute" Lipoprotein transportiert Cholesterin zur Leber, wo es über die Galle ausgeschieden wird. Bei hohen HDL-Werten besteht daher ein geringeres Arterioskleroserisiko.

Bei übermäßiger Zufuhr von Kohlenhydraten werden diese in Triglyzeride, die Neutralfette, umgewandelt. Erhöhte Werte sind meist die Folge von Adipositas, Alkoholabusus und Diabetes mellitus. Auch hohe Triglyzeridwerte im Serum erhöhen das Risiko einer Arteriosklerose, vor allem wenn gleichzeitig niedrige HDL-Werte vorliegen.

Formen. Man unterscheidet primäre Hyperlipoproteinämien, denen eine erblich bedingte Stoffwechselstörung zugrunde liegt. Häufiger sind die sekundären Hyperlipoproteinämien infolge zu fettreicher Ernährung. Meist handelt es sich um eine Kombination beider Ursachen, also eine erbliche Vorbelastung bei gleichzeitig zu fetthaltiger Kost. Doch auch Erkrankungen wie Diabetes mellitus oder Hypothyreose (Schilddrüsenunterfunktion) können Ursachen sein.

Symptome. Erhöhte Blutfette werden meist zufällig entdeckt. Nur bei sehr hohen Fettwerten, meist im Rahmen erblich bedingter Fettstoffwechselstörungen, finden sich sichtbare Fettablagerungen z. B. in Form von Xanthelasmen (Cholesterinablagerungen in den Augenlidern, **Abb. 1.396a**) oder dem Arcus lipoides („Greisenbogen": Fett- und Kalkeinlagerungen in der Hornhaut, **Abb. 1.396b**).

Therapie. Erstrebenswert sind folgende Blutwerte:

- Cholesterin < 200–240 mg/dl,
- LDL < 160 mg/dl,
- HDL > 40 mg/dl,
- Triglyzeride < 200 mg/dl.

Besteht allerdings aufgrund weiterer Risikofaktoren (S. 334) ein erhöhtes Arterioskleroserisiko, sind niedrigere Werte als Therapieziel anzusetzen.

Ernährung bei erhöhten Fettwerten. Während sich durch eine Umstellung der Ernährung meist eine rasche Senkung der Triglyzeridwerte erreichen lässt, sinken die Cholesterinwerte im Mittel nur um 15–25 %. Folgende Ernährungsempfehlungen sind bei erhöhten Fettwerten zu beachten:

- bei bestehendem Übergewicht ist eine Normalisierung des Körpergewichtes eine der wichtigsten und auch wirkungsvollsten Maßnahmen,
- Ausdauersport ist der alleinigen Diät überlegen,
- Alkohol sollte reduziert werden,
- Zucker, zuckerhaltige Getränke, Süßigkeiten sollten gemieden werden,
- fettreduzierte Kost: kein fettes Fleisch, Wurst, Käse oder Butter, stattdessen magere Fleisch- (z. B. Pute, Kalbfleisch) und Milchprodukte,
- extrem cholesterinhaltige Lebensmittel, wie Eier, Innereien, geräucherter Fisch, sollten nicht oder nur selten gegessen werden,
- Fisch ist sehr geeignet, denn er enthält ungesättigte Fettsäuren,
- Ballaststoffe senken das Gesamtcholesterin und das LDL-Cholesterin, deshalb sollte man reichlich Vollkornprodukte, Obst und Gemüse essen,
- zum Kochen und Anrichten von Salaten o. Ä. sollte nur pflanzliches Öl (z. B. Oliven- oder Rapsöl) verwendet werden,
- fettarme Zubereitungsformen, wie Dünsten, Dämpfen, Grillen oder Garen in Folie, sind zu bevorzugen,
- abgesehen von der richtigen Ernährung ist regelmäßige körperliche Bewegung wichtig, dadurch lässt sich besonders eine Erhöhung des HDL-Cholesterins erreichen.

Lässt sich trotz einer Ernährungsumstellung nach 3–6 Monaten keine ausreichende Senkung der Fettwerte erreichen, werden zusätzlich Medikamente zur Fettsenkung (z. B. Simvastatin) eingesetzt. Diese ersetzen aber keine Diät, eine entsprechende Ernährung ist in jedem Falle nötig!

D *Bei Hyperlipoproteinämie zeigen sich im Nüchternserum erhöhte Blutfette. Es können Cholesterin, Triglyzeride oder beides erhöht sein.*

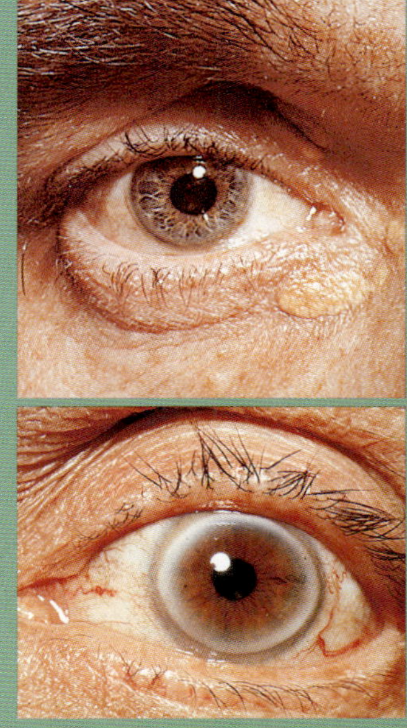

Abb. 1.396 Fettablagerungen. **a** Xanthelasma am Augenlid, **b** Arcus lipoides in der Hornhaut.

M **Natürliche Behandlungsmöglichkeiten.** *Studien haben erwiesen, dass täglich 50–100 g Haferkleie den Cholesterinspiegel senken. Eine entsprechende Diät wird dadurch aber nicht ersetzt!*

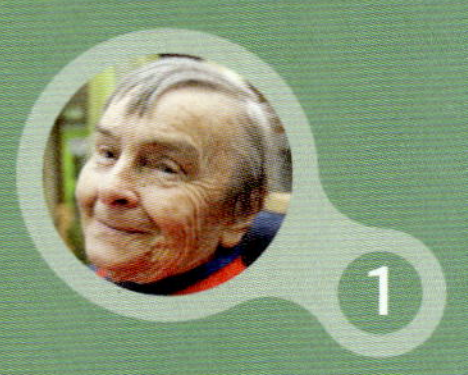

Pflege alter Menschen mit Erkrankungen des Hormonsystems

D **Hormone** *sind chemische Botenstoffe, die von Hormondrüsen gebildet und ins Blut ausgeschüttet werden (Abb. 1.397). Über den Blutkreislauf gelangen Hormone zu den Zielzellen in den Körpergeweben, die sie dann beeinflussen.*

Anatomie und Physiologie

Aufbau des Hormonsystems

Aufgaben

- Regelung des Stoffwechsels und des Energiehaushaltes (z. B. durch Insulin, Kortisol, Adrenalin),
- Steuerung von Körperwachstum und Entwicklung (z. B. Schilddrüsen-, Wachstumshormon),
- Aufrechterhaltung des Wasser- und Elektrolythaushaltes (z. B. ADH, Aldosteron, Kalzitonin),
- Steuerung des Blutdrucks und der Durchblutung des Körpers (z. B. Adrenalin, Noradrenalin),
- Steuerung des Sexualverhaltens, der Geschlechtsorgane und der Schwangerschaft (z. B. Östrogen und Progesteron bei der Frau, Testosteron beim Mann),
- Steuerung der Verdauung (z. B. Gastrin, Somatostatin).

Wie das Nervensystem dient auch das Hormonsystem der Steuerung von vielen wichtigen Körperfunktionen. Wegen der ähnlichen Aufgabenstellung werden viele Organe sowohl vom vegetativen Nervensystem als auch vom Hormonsystem gesteuert, weshalb es zahlreiche Verbindungen zwischen den beiden Systemen gibt.

M *Im Gegensatz zum rasch fortgeleiteten Nervenreiz mit prompter Wirkung sind Hormone in ihrer Wirkung langsamer und lang anhaltender.*

M *Das* **Hormonsystem** *wird endokrines System (griech. endo = „nach innen", griech. krin = „absondern") genannt, weil die meisten Hormone ins Blut („nach innen") ausgeschüttet werden.*

Botenstoff und Rezeptor

Der Wirkmechanismus der Hormone beruht darauf, dass sich auf der äußeren Oberfläche (Zellmembran) der Zielzelle spezifische Hormonrezeptoren befinden. Diese können wie bei einem Türschloss nach dem Kontakt mit einem passenden Hormon („Schlüssel") die Durchlässigkeit der Zellmembran verändern („Tür öffnen") oder den Zellstoffwechsel beeinflussen („Schlüssel-Schloss-Prinzip").

Regelkreise

Negative Rückkoppelung. Die Ausschüttung eines Hormons aus der Hormondrüse muss entsprechend der Körpersituation bzw. Stoffwechsellage reguliert werden. Die einfachste Steuerung erfolgt durch die negative Rückkoppelung (veranschaulicht am Beispiel des Insulins, **Abb. 1.398**): Ziel ist die Aufrechterhaltung des Sollwertes, also eines gleichbleibenden Blutzuckerspiegels. Eine Abweichung, wie nach der Nahrungsaufnahme, nimmt die Hormondrüse mithilfe ihrer Messfühler wahr und schüttet ihr Hormon (Insulin) in das Blut aus. Das Hormon bewirkt die Aufnahme von Glukose aus dem Blut in die Gewebszellen, wodurch der Blutzucker gesenkt

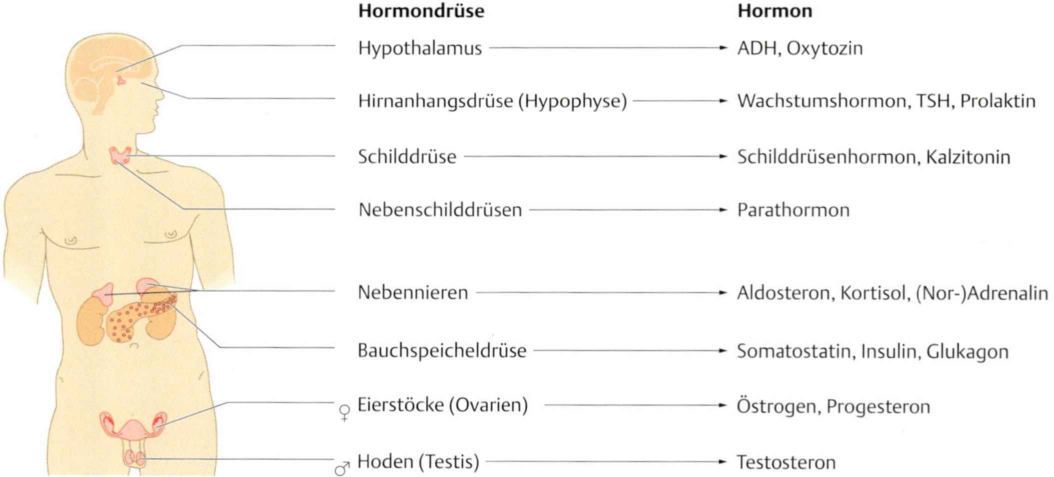

Abb. 1.397 Lage der wichtigsten Hormondrüsen mit den von ihnen gebildeten Homonen (nach Faller u. Schünke 2008).

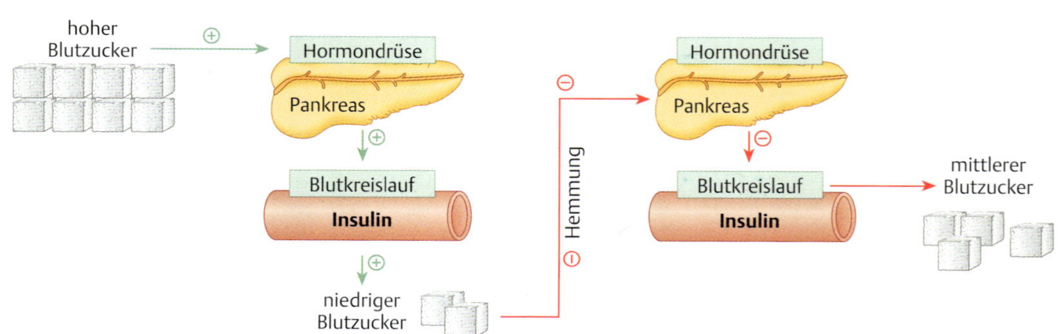

Abb. 1.398 Wirkprinzip der negativen Rückkoppelung am Beispiel des Insulins.

wird. Nähert sich der Wert dem Sollwert nach einer gewissen Zeit an und normalisiert sich der Blutzucker, wird die Ausschüttung des Hormons wieder reduziert.

Übergeordnete Regelkreise. Bei vielen anderen Hormonen wird die Ausschüttung durch eine übergeordnete Hormondrüse mit eigenen Messfühlern gesteuert. Bei Abweichungen vom Sollwert werden Hormone aus dem übergeordneten Zentrum (z. B. Hypophyse im Zwischenhirn) ausgeschüttet, die die Zielhormondrüse stimulieren.

Bestimmung des Hormonspiegels. Da die meisten Hormone ins Blut ausgeschüttet und laborchemisch gemessen werden können, lässt sich die Funktion einer Hormondrüse am Hormonspiegel im Blut überprüfen. Bei Hormondrüsen mit stark schwankender Ausschüttung wird das übergeordnete Hormon gemessen (vgl. TSH bei der Schilddrüse).

Hormonmedikation. Mittlerweile lassen sich die meisten Hormone synthetisch herstellen und man kann das Hormon bei einem Hormonmangel (z. B. Diabetes mellitus Typ 1) durch Zufuhr von außen ersetzen (z. B. „Insulin-Spritzen").

Schilddrüsenhormone

Schilddrüse

Die Schilddrüse (Glandula thyreoidea) ist eine ca. 25 g schwere Hormondrüse, die eine Schmetterlingsform hat und unterhalb des Schildknorpels (Adamsapfel) vor der Luftröhre liegt. Das Schilddrüsengewebe besteht aus einem Drüsenepithel, das die beiden Schilddrüsenhormone Thyroxin (T4) und Trijodthyronin (T3) bildet.

Wirkung der Schilddrüsenhormone

- Förderung der Gehirnreifung und des Körperwachstums (ein angeborener Schilddrüsenhormonmangel führt zu geistiger Behinderung),
- Steigerung des Energieumsatzes: Temperatur- und Herzfrequenzerhöhung, Bereitstellung von Energieträgern im Blut,
- Aktivitätszunahme des Nervensystems.

Regelkreis der Schilddrüsenhormone

Die Schilddrüsenhormone müssen aufgrund ihrer Aufgaben kontinuierlich an das Blut abgegeben werden. Die Hypophyse registriert mit ihren Messfühlern einen zu niedrigen Schilddrüsenhormonspiegel und schüttet daraufhin das „Schilddrüsen-(thyreoidea-)stimulierende Hormon" TSH in die Blutbahn aus. Nähert sich der Schilddrüsenhormonspiegel dem Sollwert, sinkt die Ausschüttung

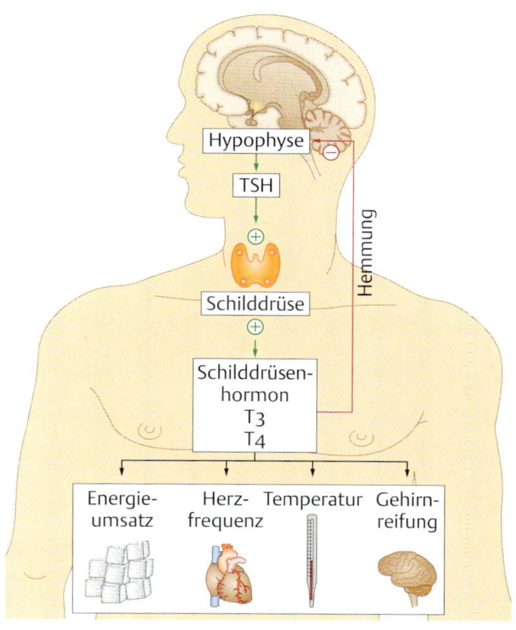

Abb. 1.399 Wirkprinzip der übergeordneten Hormondrüsen am Beispiel der Schilddrüse und der Hypophyse.

von TSH und die Schilddrüsenhormonausschüttung wird reduziert (**Abb. 1.399**). Aufgrund dieses Regelmechanismus lässt sich am TSH-Spiegel im Blut die Schilddrüsenfunktion ablesen: Bei zu viel Schilddrüsenhormon im Organismus muss die Hypophyse nur wenig TSH ausschütten („supprimiertes TSH"), bei Schilddrüsenhormonmangel wird viel TSH ausgeschüttet.

Insulin

In der Bauchspeicheldrüse (Pankreas) wird nicht nur Bauchspeichel produziert, sondern auch so wichtige Hormone wie Insulin und Glukagon. Wirkungen des Insulins sind:

- Steigerung der Aufnahme von Zucker aus dem Blut in die Gewebszellen (v. a. Muskelzellen),
- Förderung des Umbaus von Zucker (Glukose) in Speicherzucker (Glykogen) in den Zellen,
- Förderung des Aufbaus von Speicherfetten (Triglyzeriden),
- Hemmung des Fettabbaus und damit Senkung der Fettsäuren im Blut,
- vermehrte Bildung von Eiweißen (Proteinsynthese).

Unter diesen Aufgaben ist die Senkung des Blutzuckerspiegels die bedeutendste, da das Insulin das einzige blutzuckersenkende Hormon des Körpers ist. Dagegen gibt es zahlreiche blutzuckersteigernde Gegenspieler. Blutzuckersteigende Hormone sind das im Pankreas gebildete Hormon Glukagon, das den Abbau von Speicherzucker (Glykogen) fördert, und die Stresshormone Kortisol und Adrenalin.

M *Der* **Vorteil eines übergeordneten Regelkreises** *liegt in einem verstellbaren Sollwert. Der Körper kann so auf veränderte Bedingungen reagieren (z. B. vermehrte Produktion von Schilddrüsenhormon in der Schwangerschaft oder bei Stress).*

M **Jod** *ist ein Hauptbestandteil der Schilddrüsenhormone und muss deshalb in ausreichender Menge mit der Nahrung aufgenommen werden.*

M *In bestimmten Situationen, wie z. B. in der Schwangerschaft oder in Belastungssituationen, wird die Hormonausschüttung durch ein übergeordnetes Zentrum (Hypophyse) gesteigert*

M *Die wichtigste Aufgabe des Insulins ist das Senken des Blutzuckerspiegels, da es das einzige blutzuckersenkende Hormon des Körpers ist.*

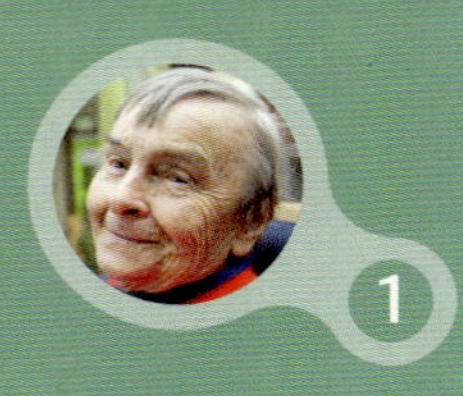

D **Diabetes mellitus** *ist eine Stoffwechselstörung mit Erhöhung der Blutzuckerwerte (BZ-Werte) infolge Insulinmangels oder Insulinresistenz (verminderte Wirksamkeit).*

M *In Deutschland leben ca. 5-8 Mio. Diabetiker. Diabetesrisiko und -häufigkeit steigen mit dem Lebensalter und der Überernährung: 10–30 % der älteren Bevölkerung erkranken an Diabetes Typ 2 (im Volksmund als „Alterszucker" bekannt).*

M *In Deutschland wird meist die Maßeinheit Milligramm pro Deziliter (mg/dl oder mg%) zur Angabe des Glucosegehalts im Blut verwendet. Es gibt aber auch die Einheit Millimol pro Liter (mmol/l) (s. a. S. 577). Formeln zur Umrechnung:*
- *mg/dl x 0,056 = mmol/l*
- *mmol/l x 18,02 = mg/dl*

M *Beim Gesunden ist im Urin kein Zucker nachweisbar, da die Glukose aus dem sog. Primärharn rückresorbiert wird. Ab einem Blutzuckerspiegel von über 180 mg/dl (sog. „Schwellenwert") aber sind diese Transportmechanismen überfordert und der Zucker wird mit dem Urin ausgeschieden.*

M **Oraler Glukosetoleranztest:** *Der Patient trinkt große Mengen Glukoselösung (Traubenzucker) und im Anschluss werden in regelmäßigen Abständen die Blutzuckerwerte bestimmt.*

Diabetes mellitus

Ursachen. Wie oben beschrieben, wirkt Insulin wie eine Art „Schlüssel", der die Zellen von Leber, Muskeln und Fettgewebe für den Energiestoff Glukose öffnet. Kommt es zu Störungen der Insulinfreisetzung im Pankreas (Diabetes Typ 1) oder zu einer unzureichenden Wirkung des Insulins an den Zellen (Diabetes Typ 2), steigt der Blutzuckerspiegel an (Hyperglykämie).

Formen. Man unterscheidet zwei Formen von Diabetes mellitus, den Typ 1 (juveniler Diabetes) und den Typ 2 (Altersdiabetes, meist infolge einer Adipositas, **Tab. 1.46**). Je nachdem, ob zusätzlich eine Adipositas vorliegt, unterscheidet man den schlanken Typ-2a- vom übergewichtigen Typ-2b-Diabetiker. Häufig entwickelt sich diese Diabetesform im Rahmen eines „metabolischen Syndroms", denn ca. 80% der Typ-2-Diabetiker sind übergewichtig!

Neben diesen Formen des primären Diabetes gibt es den weitaus selteneren sekundären Diabetes als Folgeerscheinung einer anderen Erkrankung, z.B. chronischer Pankreasentzündungen bei Alkoholikern oder nach operativer Pankreasentfernung. Doch auch im Rahmen einer langfristigen, hochdosierten Kortisontherapie oder einer erhöhten körpereigenen Kortisonproduktion („Cushing-Syndrom"), kann sich ein Diabetes entwickeln.

Symptome. Folgende Symptome sollten an einen Diabetes mellitus als Ursache denken lassen. Sie sind allesamt durch eine Ausscheidung der überschüssigen Glukose durch den Urin (Glukosurie) bedingt. Bei alten Menschen sind die Symptome meist nur gering ausgeprägt, sodass der Typ-2-Diabetes nicht selten rein zufällig, z.B. im Rahmen einer Routineuntersuchung, entdeckt wird:

- Polyurie (Harnmenge über 2 l/Tag): Die Ausscheidung von Glukose mit dem Harn gelingt nur durch vermehrte Wasserausscheidung.
- Polydipsie: Die erhöhte Harnmenge führt zu einem verstärkten Durstgefühl.
- Exsikkose: Kann der Harnverlust nicht ausgeglichen werden, sind eine Exsikkose (Austrocknung des Körpers) und ein rascher Gewichtsverlust die Folge.
- Besonders bei älteren Menschen kann die Gesamtheit der Veränderungen zu allgemeiner Schwäche, Verwirrtheitszuständen, einer erhöhten Infektanfälligkeit, Hautentzündungen oder Juckreiz führen.

Diagnostik. Ein Diabetes mellitus liegt vor, wenn im venösen Blut nüchtern ein Blutzuckerspiegel über 126 mg/dl erreicht wird und der Blutzucker unabhängig vom Essen über 200 mg/dl liegt (**Abb. 1.400**). Wird Blut aus der Fingerkuppe oder dem Ohrläppchen entnommen, ist schon ein Wert >110 mg/dl zu hoch. Gelegentlich wird zur Diagnosestellung ein oraler Glukosetoleranztest durchgeführt.

Akutkomplikationen. Meist bedingt durch Diät- oder Therapiefehler, aber auch ausgelöst durch Infekte oder Medikamente, die den BZ-Spiegel verändern, kommt es zu Blutzuckerentgleisungen, die zu den akut auftretenden Komplikationen führen (**Abb. 1.400**).

Hyperglykämie: Bei Blutzuckerwerten von 600–1000 mg/dl kommt es durch die Überzuckerung zur Bewusstseinstrübung bis hin zum diabetischen Koma. Je nach Diabetesform unterscheidet man zwei Formen von diabetischem Koma:

- Beim Typ-1-Diabetiker tritt das ketoazidotische Koma auf. Hier muss der Körper aufgrund des Insulinmangels zur Energiegewinnung Fett abbauen. Dabei bildet sich Azeton, ein Stoff, der

Tab. 1.46 Typ-1-/Typ-2-Diabetiker

	Typ 1	*Typ 2*
Ursache	*absoluter Insulinmangel*	*Insulinmangel/Insulinresistenz*
Krankheitsauslöser	Zerstörung Insulin produzierender Zellen im Pankreas, wahrscheinlich infektiös bedingt	Störung der Insulinwirkung an den Zielzellen (bes. bei Adipositas) oder verminderte Insulinfreisetzung aus dem Pankreas
Erkrankungsalter	meist Jugendliche, junge Erwachsene („juveniler Diabetes")	meist erst ab 40. Lebensjahr („Altersdiabetes")
Häufigkeit	ca. 10 % aller Diabetiker	ca. 90 % aller Diabetiker, in den meisten Fällen besteht zusätzlich eine Adipositas
Symptomatik	meist plötzlicher Beginn mit hohen Blutzuckerwerten, im Krankheitsverlauf häufig stark schwankende Blutzuckerwerte	allmählicher Beginn, im Verlauf oft relativ stabile Blutzuckerwerte
Vererbung	geringe Vererblichkeit	hohe Vererblichkeit
Therapie	Diät, Insulin	Diät, Bewegung, Tabletten, evtl. Insulin

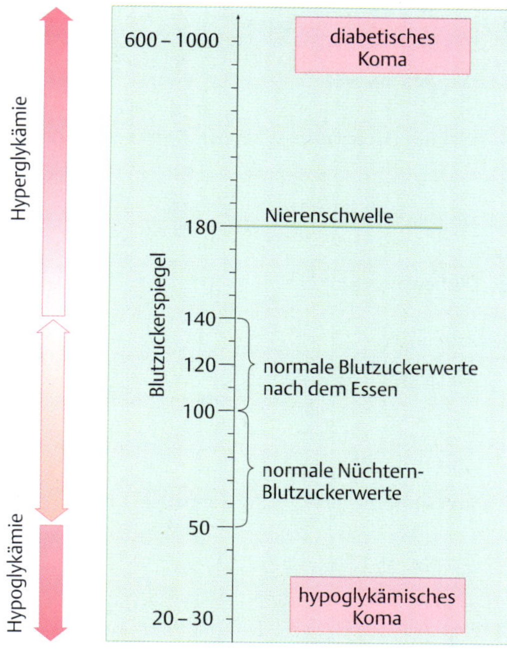

Abb. 1.400 Normale und pathologische Blutzuckerwerte.

zur Azidose im Körper (Übersäuerung) führt. Die Folge ist eine zunehmende Bewusstseinstrübung mit vertiefter Atmung (Kußmaul-Atmung) und Azetongeruch der Atemluft (ähnlich wie Nagellackentferner).

- Beim Typ-2-Diabetes dagegen kann es zum hyperosmolaren Koma kommen. Grund der Bewusstseinstrübung ist hier die massive Exsikkose („Austrocknung"), verursacht durch die Ausscheidung des überschüssigen Zuckers über die Nieren. Fehlt dem Gehirn Flüssigkeit, äußert sich dies in Bewusstseinsveränderungen bis hin zum Koma.

Leichte Hyperglykämien werden mit zusätzlicher Gabe von Altinsulin behandelt, beim diabetischen Koma ist i. d. R. eine intensivmedizinische Betreuung nötig.

Hypoglykämie: Ab Blutzuckerwerten unter 50 mg/dl treten Symptome der Hypoglykämie auf (**Tab. 1.47**): Gelegentlich weist ein weißes „Warndreieck" um Mund und Nase auf eine Unterzuckerung hin.

Tab. 1.47 Symptome bei Hypo- und Hyperglykämie

Hypoglykämie	*Hyperglykämie*
– Zittern – Heißhunger – Schweißausbruch – Herzrasen – Verwirrtheit – Verhaltensauffälligkeiten – Stürze unklarer Genese – Gefahr des hypoglykämischen Komas	– vermehrter Durst – vermehrtes Wasserlassen – Sehstörungen – Bewusstseinstrübungen – Gefahr des ketoazidotischen oder hyperosmolaren Komas

Die Therapie besteht in der sofortigen Gabe von Zucker, z. B. in Form von Traubenzucker oder Obstsaft (durch den Zusatz von Kohlensäure wird der Zucker schneller resorbiert, deshalb ist eine Mischung aus Sprudel und Obstsaft am schnellsten wirksam). Nach Besserung der Symptomatik sollten zusätzlich langwirkende Kohlenhydrate, wie ein Glas Milch, ein Butterbrot oder Fruchtjoghurt, getrunken bzw. gegessen werden, um einen erneuten Abfall des Blutzuckerspiegels zu verhindern. Bei Bewusstlosigkeit stabile Seitenlagerung, Gebiss entfernen, entweder Glukagon i.m. spritzen (Gegenspielerhormon zu Insulin, hebt den BZ-Spiegel) oder Arzt benachrichtigen; dieser spritzt intravenös Glukose.

Erstmaßnahmen beim Koma:

Bei Bewusstlosigkeit unklarer Ursache immer BZ-Kontrolle durchführen. Bei unklarem Koma nie Insulin, sondern Glukose geben. Handelt es sich um eine Hyperglykämie, richtet eine weitere Blutzuckererhöhung keinen zusätzlichen Schaden an, handelt es sich jedoch um eine Hypoglykämie, kann eine Insulingabe tödlich sein.

Prophylaxe Hypoglykämie:

Bei Patienten, die rein diätetisch behandelt werden, besteht keine Gefahr der Unterzuckerung, weil ggf. aus der Leber Zucker freigesetzt wird. Wegen der hohen Komplikationsrate (bes. Stürze) sind Unterzuckerungen gefährlicher als leicht überhöhte BZ-Werte! Die Patienten sollten auf die Symptome einer Hypoglykämie hingewiesen werden. Ein Diabetiker muss immer Traubenzucker mit sich tragen. Falls der Betroffene schlecht kauen kann, ist einzeln verpackter flüssiger Traubenzucker (Jubin, Hypogluc, Carrera) empfehlenswert.

Folgeerkrankungen. Langfristig führt der Diabetes zu typischen Spätkomplikationen, deren Ursache in einer Schädigung großer und kleiner Blutgefäße liegt (**Abb. 1.401**).

Die Zuckermoleküle verbinden sich mit Eiweißkörpern und lagern sich in den Innenwänden der Blutgefäße ab. Langfristige Folge ist eine Gefäßverengung. Man unterscheidet zwischen der diabetestypischen Mikroangiopathie mit Schädigung kleinster Gefäße (**Tab. 1.48**) und der Makroangiopathie. Hier kommt es früher als beim Gesunden zur Schädigung großer Blutgefäße im Sinne einer fortschreitenden Arteriosklerose mit den entsprechenden Komplikationen (S. 345): 70–80 % der Diabetiker versterben an Gefäßkomplikationen (meist KHK)! Besonders im Bereich der Füße sind krankhafte Veränderungen häufig, man spricht vom diabetischen Fuß. Nicht genau geklärt ist die Ursache der Nervenschädigung infolge eines Diabetes mellitus. Es kommt besonders im Bereich langer Nervenbahnen zu einer Polyneuropathie.

D *Das metabolische Syndrom („Wohlstandssyndrom") besteht aus: Adipositas, Diabetes mellitus Typ 2, Bluthochdruck und erhöhten Blutfetten.*

M **Bei Bewusstlosigkeit** *keine orale Glukosegabe – Erstickungsgefahr!*

M **Hohe Blutzuckerwerte** *führen nicht notwendigerweise zum Koma! Es gibt Diabetiker, die mit einem Blutzuckerwert von 500 mg/dl nicht auffällig sind!*

M **Spätschäden** *sind nach 15–25 Jahren bei bis zu 90 % der Diabetiker nachweisbar, bei schlechter Stoffwechsellage oder zusätzlichen Risikofaktoren, wie Rauchen, erhöhten Blutfetten usw., deutlich früher.*

M **„Pseudohypoglykämie":** *Bei einem schlecht eingestellten, an hohe Blutzuckerwerte gewöhnten Diabetiker kann es schon bei noch normalen Blutzuckerwerten zu Zeichen einer Unterzuckerung kommen.*

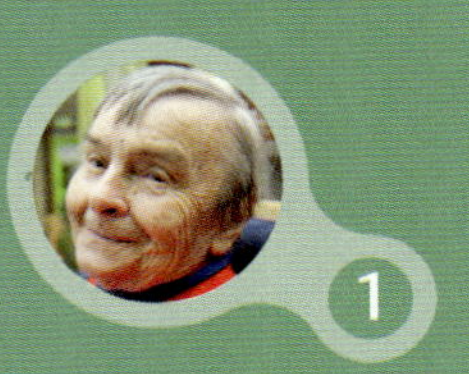

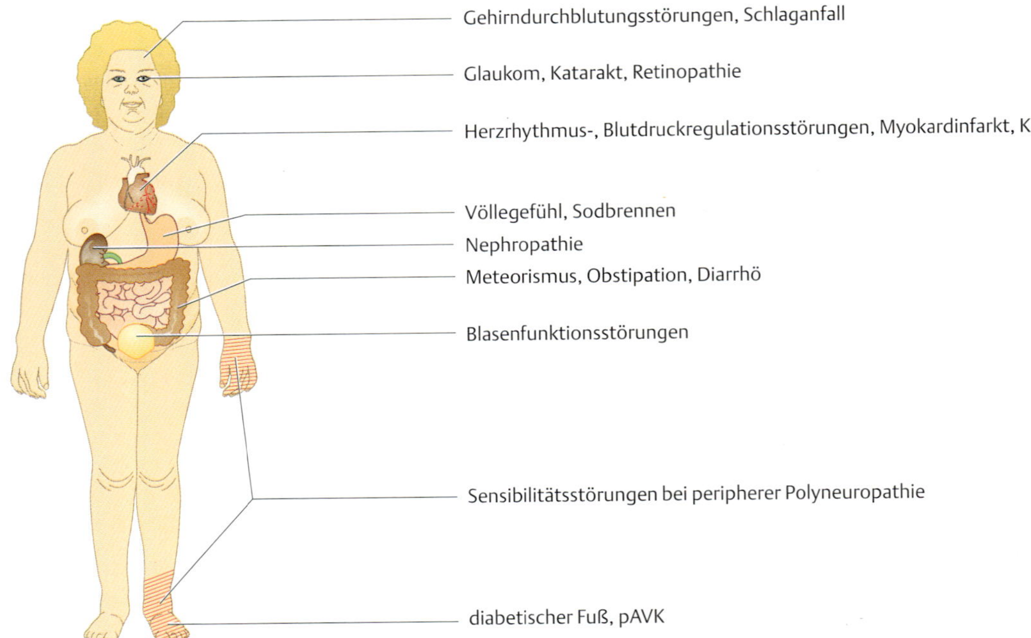

Abb. 1.401 Diabetes mellitus führt langfristig zu typischen Spätkomplikationen.

Tab. 1.48 Folgen der Mikroangiopathie

Organ	*Pathophysiologie*	*Komplikation*	*Prophylaxe/Therapie*
Auge – Retinopathie	Schädigung der feinen Blutgefäße des Auges	vorzeitige Kataraktbildung (Linsentrübung), Glaukom (erhöhter Augeninnendruck), schlimmstenfalls Erblindung: häufigste Erblindungsursache (35 % aller Erblindungen)!	Prophylaxe: jährliche augenärztliche Überprüfung Therapie: verbesserte Blutzuckereinstellung
Niere – Nephropathie	Schädigung kleiner Nierengefäße	chronische Niereninsuffizienz, evtl. Dialysepflichtigkeit (35 % aller Dialysepatienten sind Diabetiker!)	Prophylaxe: regelmäßige Urinkontrolle auf Eiweiß (bei Nephropathie erhöht) Therapie: verbesserte Blutzuckereinstellung, ACE-Hemmer (S. 340)

Therapeutisch steht die verbesserte Blutzuckereinstellung an erster Stelle. Eine Besserung der Gefäßschäden ist damit zwar nur selten erreichbar, doch es gilt, größere Schäden zu verhindern. Gezielte Therapiemaßnahmen sind nur selten möglich.

Diabetische Polyneuropathie

Nach 10-jähriger Krankheitsdauer kommt es bei ca. 50 % der Diabetiker zu Nervenschäden. Als Ursache vermutet man eine Kombination aus direkter Schädigung und einer verminderten Blutversorgung der Nerven infolge der Mikroangiopathie.

Die klassische Folge sind Erkrankungen der langen peripheren Nerven (periphere Polyneuropathie), welche die Extremitäten, also Arme und Beine, versorgen. Seltener sind Veränderungen im Bereich des vegetativen Nervensystems (autonome Polyneuropathie), dies macht sich anhand von Störungen der inneren Organe bemerkbar.

Symptome. Man unterscheidet Symptome der peripheren und der autonomen Polyneuropathie.

Periphere Polyneuropathie:

- Schmerzhafte Sensibilitätsstörungen besonders im Bereich der Füße, seltener der Hände; die Patienten berichten über „Ameisenkribbeln", besonders nächtliche stechende Schmerzen, die sich durch Bewegung bessern („burning feet"), oder häufige Wadenkrämpfe,
- „strumpf-" oder „handschuhförmiges" Taubheitsgefühl,
- Gangstörung (Ataxie), wird beschrieben wie „Gehen auf Watte",
- Lähmungserscheinungen (Ausdruck einer ausgeprägten Nervenschädigung).

Autonome Polyneuropathie:

- Herz-Kreislauf: Blutdruckregulationsstörungen, Herzrhythmusstörungen, Gefahr der „stummen KHK" infolge fehlenden Schmerzempfindens,

- Magen-Darm-Trakt: Völlegefühl bei Magenentleerungsstörung, Obstipation (Verstopfung) oder Diarrhö (Durchfall) infolge einer Beeinträchtigung der Darmperistaltik (Darmbewegung),
- Harntrakt: Blasenentleerungsstörungen, z. B. Inkontinenz (S. 409), bei Beeinträchtigung des Blasenschließmuskels; nicht selten sind Erektionsstörungen,

Therapie. Neben einer Besserung der Blutzuckereinstellung und symptomatischen Maßnahmen (z. B. Viagra bei Erektionsstörung oder MCP-Tropfen bei Völlegefühl, Schmerzmittel) kann ein Therapieversuch mit Alpha-Liponsäure (z. B. Thioctacid) unternommen werden. Immer häufiger werden auch Antidepressiva eingesetzt.

Diabetischer Fuß

Der langjährige Diabetes führt an den Füßen zu mehreren Veränderungen: infolge der Mikro- und Makroangiopathie ist die Durchblutung vermindert und die Sensibilität durch die Polyneuropathie herabgesetzt. Deshalb bemerken Diabetiker Verletzungen im Fußbereich oder Fremdkörper im Schuh nicht oder verspätet. Diese Verletzungen heilen nur langsam ab und infizieren sich leicht. Darum sollten Diabetiker einige Regeln beachten (**Abb. 1.402**).

Symptome. Typisch ist das meist schmerzlose Mal perforans, eine wie ausgestanzt wirkende Hornhautläsion meist im Bereich des Vorfußes (**Abb. 1.403**). Bei diabetischem Fuß kann sich bei kleinsten Verletzungen eine trockene oder feuchte Gangrän (**Abb. 1.404**) entwickeln.

Therapie. An allererster Stelle steht die Druckentlastung, d. h., es besteht weitgehende Bettruhe. Das Ulkus sollte mit einer feuchten Wundbehandlung versorgt werden, Nekrosen müssen entfernt werden und bei Infektion ist eine antibiotische Therapie nötig. Führen diese Maßnahmen nicht zur Besserung, wird nicht selten die Amputation der betroffenen Region (meist der Zehen) notwendig.

Diabetestherapie

Unser Blutzuckerspiegel schwankt je nach Zufuhr von Kohlenhydraten mit der Nahrung, die übrigen Nahrungsbestandteile Eiweiß oder Fett verändern den Blutzuckerspiegel dagegen nicht. Daher ist eine entsprechende Diät die Basis der Diabetestherapie, unabhängig davon, um welchen Diabetestyp es sich handelt. Da der Typ-1-Diabetiker kein Insulin produzieren kann, muss bei ihm in jedem Fall zusätzlich zur Diät eine Insulintherapie durchgeführt werden. Beim Typ-2-Diabetiker werden ggf. orale Antidiabetika eingesetzt. Da Bewegung die Insulinwirkung verbessert, ist auch sie ein wichtiger Therapiebaustein (**Abb. 1.405**).

Ernährung bei Diabetes

Ein Diabetiker, der mittels einer intensivierten Insulintherapie (s. unten) behandelt wird, muss zur Berechnung der pro Mahlzeit nötigen Insulindosis die genaue Menge an Kohlenhydraten wissen, die er isst. Er berechnet daher seine Kohlenhydratmenge in Broteinheiten (BE). Dabei entsprechen 12 g Kohlenhydrate einer BE. Mittels Austauschtabellen kann die Menge der Broteinheiten berechnet werden. Die Ernährung bei intensiviert eingestellten Diabeti-

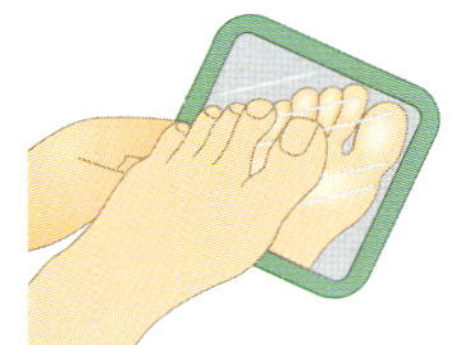
Tägliche Kontrolle der Füße auf Veränderungen. Nicht heilende Wunden und Veränderungen vom Arzt kontrollieren lassen.

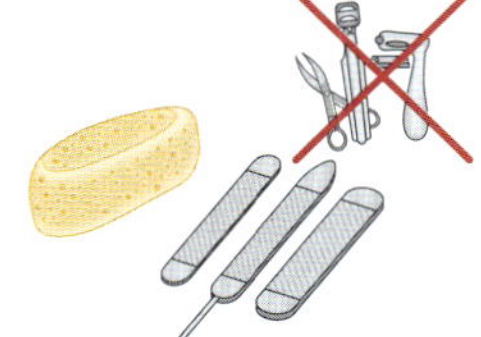
Bei der Fußpflege lieber feilen als schneiden, damit Verletzungen vermieden werden.

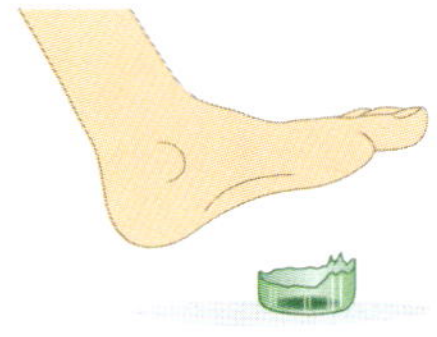
Nicht barfuß gehen (Verletzungsgefahr).

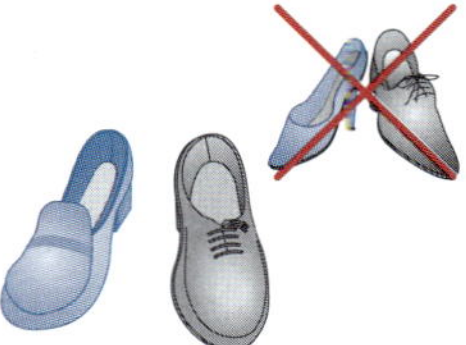
Bequeme, nicht einengende, evtl. orthopädische Schuhe mit diabetesgerechtem Fußbett tragen.

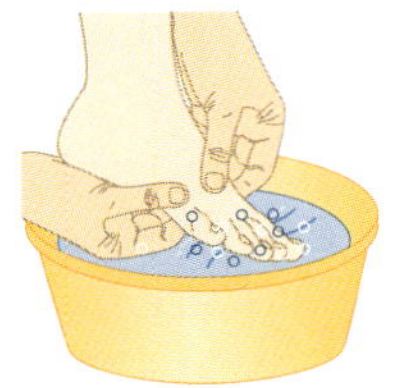
Füße täglich in lauwarmem (nicht heißem oder kaltem) Wasser mit wenig Seife waschen.

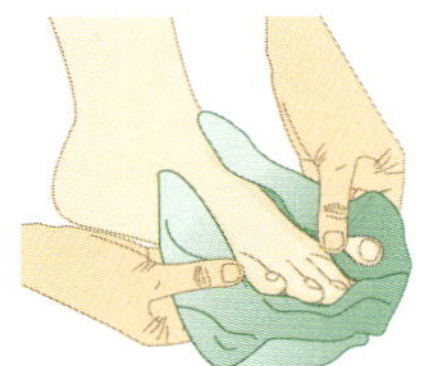
Füße anschließend gut abtrocknen, besonders zwischen den Zehen (sonst wird die Ausbreitung von Bakterien und Fußpilz begünstigt).

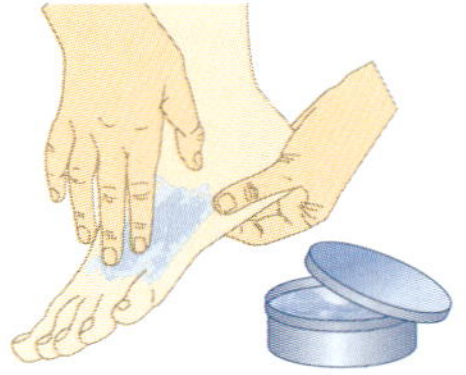
Füße öfter eincremen, jedoch nicht zwischen den Zehen (dort bildet sich sonst eine „feuchte Kammer“).

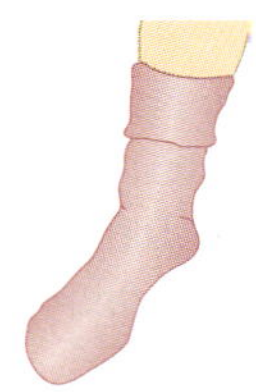
Warmhaltende, nicht einschnürende Socken aus Naturfasern tragen, täglich wechseln.

Abb. 1.402 Empfehlungen zur Fußpflege für den Diabetiker.

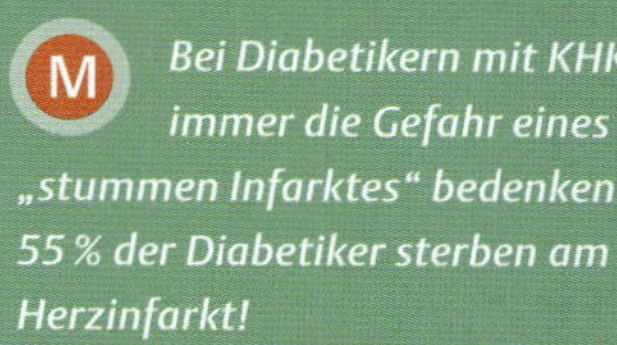

M
Bei Diabetikern mit KHK immer die Gefahr eines „stummen Infarktes“ bedenken! 55 % der Diabetiker sterben am Herzinfarkt!

M *In Deutschland werden jährlich 28 000 Amputationen infolge eines diabetischen Fußes durchgeführt.*

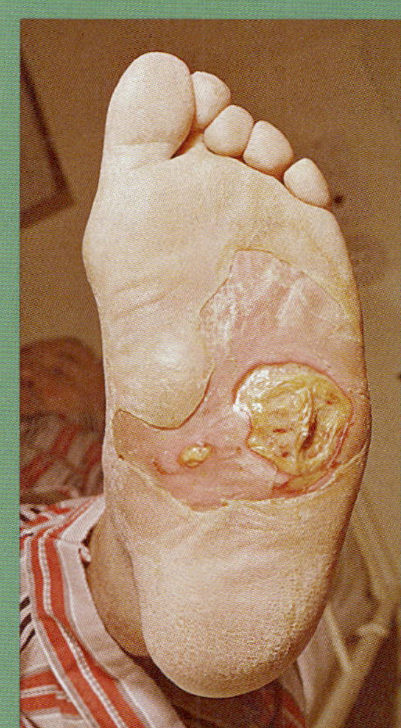
Abb. 1.403 Diabetischer Fuß. Mal perforans.

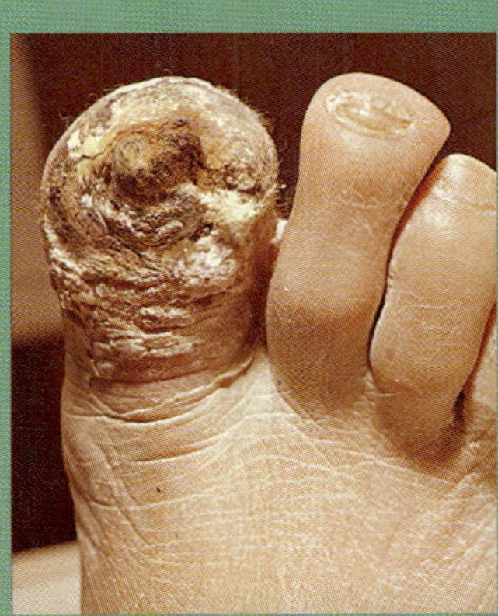
Abb. 1.404 Diabetischer Fuß. Diabetische Gangrän.

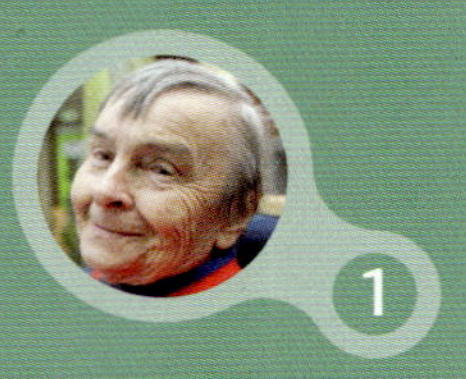

M **Broteinheit** *hat nichts mit „Brot" zu tun! Intensivierte Insulintherapie: Ernährungsberechnung in BE, „Altersdiabetes": meist Gewichtsreduktion in Kombination mit „zuckerloser Vollkost" ausreichend.*

M **Altinsulin:** *Andere Bezeichnung für Normalinsulin. Chemisch nicht modifiziertes Humaninsulin.*
Analoginsulin: *Ist dem menschlichen Insulin am ähnlichsten.*
Mischinsuline: *Kombination aus Normal- und Verzögerungsinsulin.*
Verzögerungsinsulin: *Insulin ist an Substanzen gebunden, die es nur langsam ins Blut abgeben.*

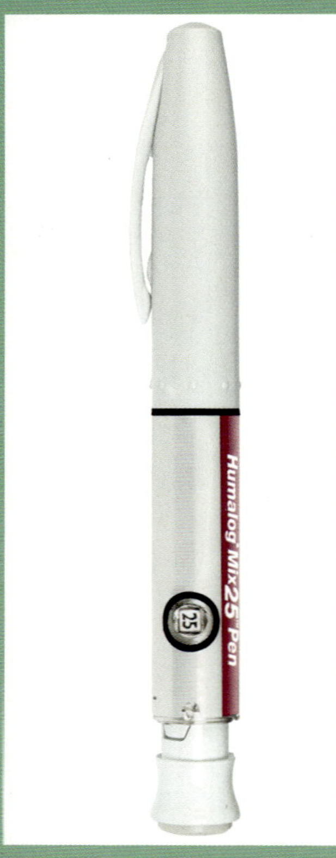

Abb. 1.406 Insulinpen mit Lupe (Fa. Lilly, Bad Homburg).

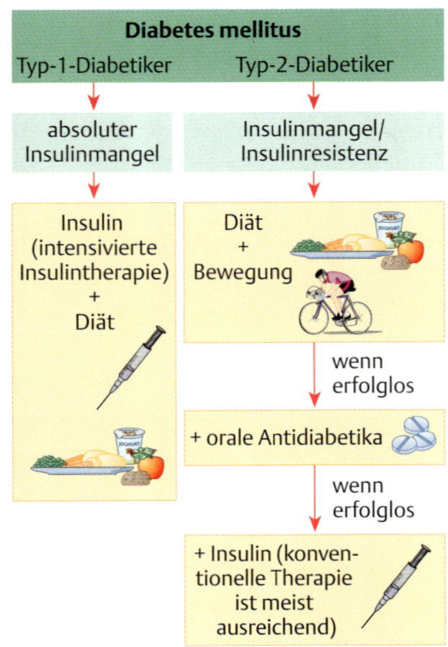

Abb. 1.405 Vorgehen bei der Behandlung eines Diabetes mellitus.

kern ist relativ frei, während man bei der konventionellen Insulintherapie täglich 5–7 Mahlzeiten zu sich nehmen sollte, um die Blutzuckerschwankungen möglichst gering zu halten.

Besonders bei älteren Diabetikern ist die genaue Kohlenhydratberechnung in der Nahrung nicht nötig, denn hier sind die Therapieziele andere (s. unten), und oft sind alte Menschen mit diesen Berechnungen auch überfordert. Daher gelten hier die Regeln einer gesunden, zuckerlosen Ernährung. Die Ernährung sollte wie beim Gesunden möglichst kohlenhydratreich und dafür fettarm und eher eiweißarm sein. 5–7 Mahlzeiten sind für die Blutzuckerregulierung gut, überfordern alte Menschen aber häufig. Die Ernährung sollte daher individuell angepasst und mit dem Patienten oder den Angehörigen besprochen werden.

Zusätzlich sind einige Regeln wichtig:

- Die meisten Typ-2-Diabetiker sind übergewichtig, daher ist die Gewichtsnormalisierung eine der wichtigsten Maßnahmen, denn dadurch lässt sich fast immer eine Besserung oder gar Normalisierung der Blutzuckerwerte erreichen.
- Viele Diabetiker haben eine Scheu vor Kohlenhydraten, denn diese Nahrungsstoffe erhöhen den Blutzuckerspiegel. Man muss sie darauf hinweisen, dass Kohlenhydrate wenig Kalorien haben, im Gegensatz zu Fetten. Übermäßiger Fettgenuss ist der ernährungsbedingte Hauptrisikofaktor einer Arteriosklerose!
- Ballaststoffreiche Kohlenhydrate, z. B. in Vollkornnudeln, vermindern die Blutzuckerschwankungen.
- Fett verschlechtert zusätzlich die Insulinwirkung und sollte daher gemieden oder in Form ungesättigter Fettsäuren (z. B. Olivenöl, Fisch) verwendet werden.
- Auf den normalen Haushaltszucker muss verzichtet werden, stattdessen können Zuckeraustauschstoffe, z. B. Fruktose oder Süßstoffe, benützt werden.
- Auch „Diabetikerprodukte" enthalten oft Fett und Zucker; besser ist es, gelegentlich kleine Mengen „echter" Schokolade als häufig Diabetikerschokolade zu essen.
- Alkohol nur in geringen Mengen, er kann zu Hypoglykämien führen; deshalb sollte er unter einer Therapie mit Sulfonylharnstoffen oder Insulin nur zusammen mit einer kohlenhydrathaltigen Nahrung getrunken werden.
- Wenn möglich, tägl. Trinkmenge 1–1,5 l, hauptsächlich kalorienarme Getränke, wie Mineralwasser, Tee, Süßstofflimonaden.

Insulintherapie

Täglich werden im Organismus ca. 40–50 Einheiten Insulin gebildet. Auch wenn wir nichts essen, benötigen die Organe Energie, deshalb wird nachts oder zwischen den Mahlzeiten Glukose aus dem Leberspeicher freigesetzt. Damit dieser Zucker auch außerhalb der Mahlzeiten in die Zellen gelangen kann, wird ein Teil des Insulins gleichmäßig über den Tag verteilt gebildet („Basalsekretion"). Je nach Kohlenhydratzufuhr wird zusätzlich zu jeder Mahlzeit Insulin ausgeschüttet. Um diese physiologischen Schwankungen nachahmen zu können, werden in der Insulintherapie verschiedene Insulinsorten mit unterschiedlichem Wirkprofil eingesetzt (**Tab. 1.49**). Welches Insulin verwendet wird, richtet sich nach der gewählten Insulintherapie (**Tab. 1.50**).

Insulinlagerung. Der Insulinvorrat sollte unter Beachtung des Verfallsdatums im Kühlschrank gelagert werden (am besten im Gemüsefach, das wird nicht so oft geöffnet und das Insulin dadurch nicht so sehr „geschüttelt"). Pens müssen bei Zimmertemperatur aufbewahrt werden. Der Patient muss darauf hingewiesen werden, dass Insulin bei zu starker Hitze, Kälte oder Sonneneinstrahlung (Urlaub!) seine Wirkung verliert.

Spritztechnik. Insulin ist ein Eiweißmolekül, das bei oraler Aufnahme im Magen zerstört wird, es muss daher subkutan ins Fettgewebe gespritzt werden. Eine vorherige Desinfektion der Haut ist bei Selbstinjektion durch den Patienten nicht zwingend nötig, denn dem Insulin sind antibakterielle Zusätze beigemischt. Früher musste Insulin immer aus der Ampulle aufgezogen werden, heute gibt es sehr einfach zu handhabende Spritzhilfen, die Pens (**Abb. 1.406**).

Tab. 1.49 Insulinsorten

Insulinart	*Wirkprofil*	*Indikation*	*zu beachten*
Normal-, Altinsulin – Actrapid – Huminsulin	Wirkungsbeginn nach 30–60 Min., max. Wirkdauer 4–6 Stunden	Stoffwechselentgleisungen, intensivierte Insulintherapie, Insulinpumpentherapie	30 Min. vor der Mahlzeit spritzen („Spritz-Ess-Abstand"), genaue Dosisberechnung, da sonst Gefahr der Hypoglykämie
Analoginsulin – Humalog – Lispro	sofortiger Wirkungsbeginn, max. Wirkdauer 2–3 Stunden	s. Altinsulin, ist heute aber die modernere, da physiologischste Therapieform	kein Spritz-Ess-Abstand nötig
Langzeit-Analog-Insulin – Lantus	Wirkungsbeginn nach 60 Min., max. Wirkdauer 20–30 Stunden	meist in Kombination mit oralen Antidiabetika, wenn deren Wirkung nicht mehr ausreicht	einmal pro Tag subkutan, meist abends
Verzögerungsinsulin – Insuman Basal – Insulin-Protaphan – Huminsulin Basal	Wirkungsbeginn nach 30–60 Min., max. Wirkdauer 10–12 Stunden	intensivierte/konventionelle Insulintherapie, Kombination mit oralen Antidiabetika, wenn deren Wirkung nachlässt	schlecht zu steuern, daher Gefahr der Hypoglykämie bei sportlicher Betätigung oder nachts
Mischinsuline – Insuman-Comb 15, 25 usw. (= 15, 25 % Normalinsulin, Rest Verzögerungsinsulin) – Insulin Actraphane 10/90, 20/80 usw. (= erste Zahl Anteil Normalinsulin) – Humalog Mix 25, 50 usw.	Wirkungsbeginn nach 15–30 Min., max. Wirkdauer 10–12 Stunden	konventionelle Insulintherapie	30 Min. Spritz-Ess-Abstand, gut mischen, Humalog **ohne** Spritz-Ess-Abstand spritzen!

Tab. 1.50 Insulintherapieformen

Therapieform	*Anwendung*	*Prinzip*
konventionelle Insulintherapie	Typ-2-Diabetiker nach Versagen anderer Therapieformen	1 oder 2 Injektionen von Misch- oder Verzögerungsinsulin mit konstanter Dosierung. Aufteilung der Insulindosis meist ⅔ morgens, ⅓ abends. Zur Vermeidung von Unterzucker Zwischenmahlzeiten nötig – Gewichtsreduktion schwierig! 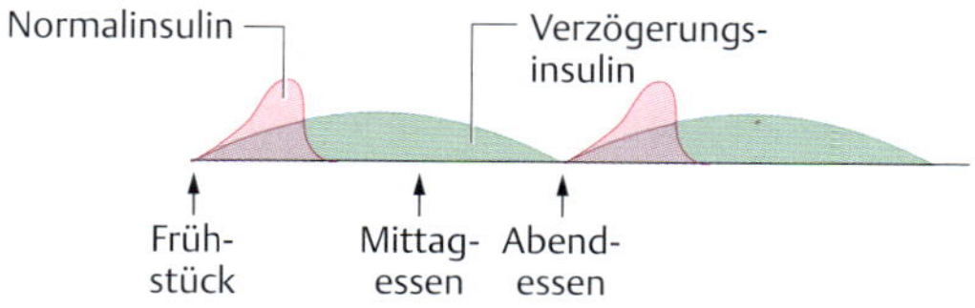 Normalinsulin / Verzögerungsinsulin / Frühstück / Mittagessen / Abendessen
intensivierte Insulintherapie	Typ-1-Diabetiker, junge Typ-2-Diabetiker	morgens und abends Injektion von Verzögerungsinsulin, je nach Blutzuckerspiegel vor jedem Essen Injektion von Normalinsulin 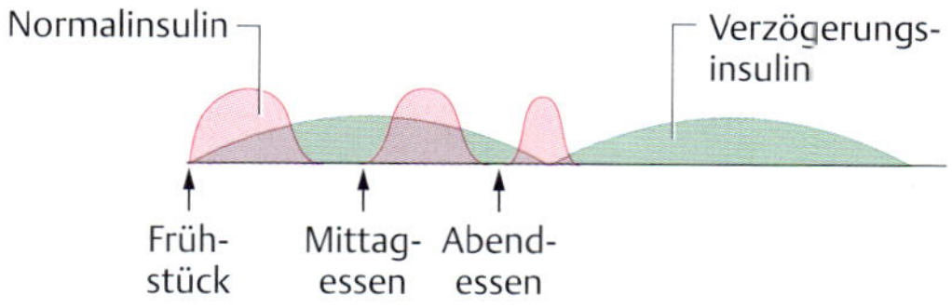 Normalinsulin / Verzögerungsinsulin / Frühstück / Mittagessen / Abendessen
intensivierte Insulintherapie (SIT)	ältere Typ-2-Diabetiker, die nur zum Essen Insulin brauchen	feste Insulindosen zu den Hauptmahlzeiten
basal-orale Therapie (BOT)	Übergang Typ-2-Diabetiker zur Insulintherapie	zusätzlich zur oralen Therapie abendliche Gabe eines Basalinsulins 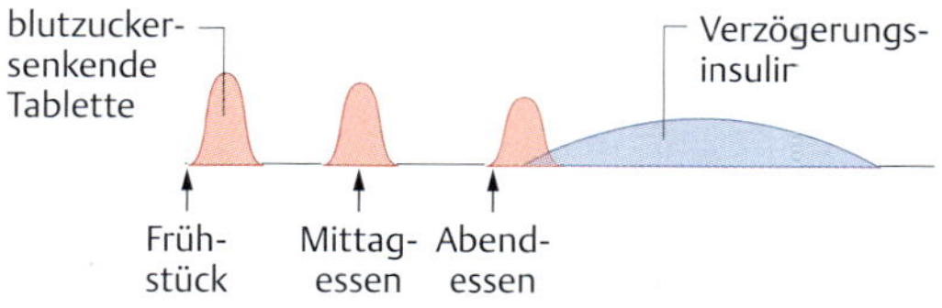 blutzuckersenkende Tablette / Verzögerungsinsulin / Frühstück / Mittagessen / Abendessen
Insulinpumpentherapie	Typ-1-Diabetiker	kontinuierliche Insulininfusion über tragbare Pumpen, vor jeder Mahlzeit je nach Blutzuckerspiegel zusätzliche Abgabe 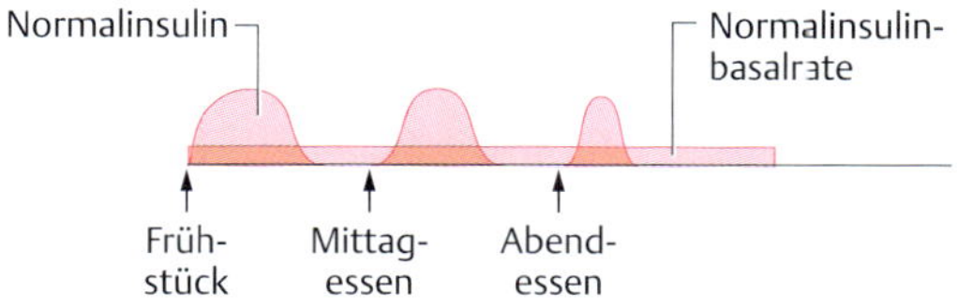 Normalinsulin / Normalinsulinbasalrate / Frühstück / Mittagessen / Abendessen

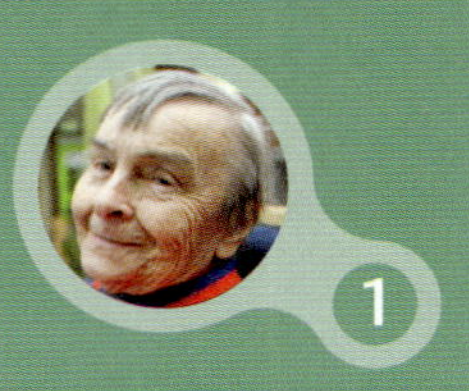

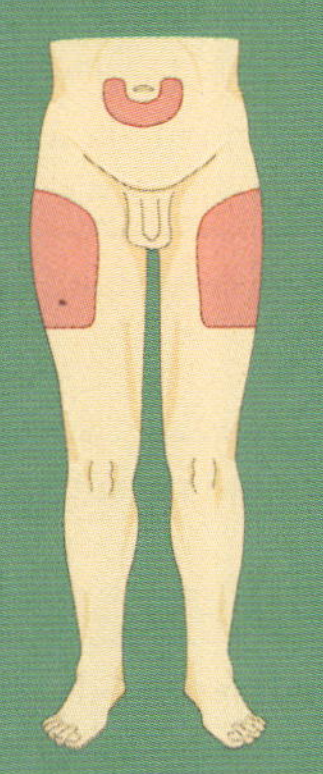

Abb. 1.407 Stellen für die Insulininjektion.

P Natürliche Behandlungsmethoden. *Auch Zimt erhöht die Empfindlichkeit der Zellen für Insulin und wirkt somit blutzuckersenkend. Allerdings ist die Wirkung individuell sehr unterschiedlich, und es kann zu Unterzuckerungen kommen!*

P *Niemals darf aus der Patrone des Pens Insulin in eine Insulinspritze aufgezogen werden. In Insulinpatronen für Pens befindet sich U-100 Insulin (d. h. 1 ml Insulin entspricht 100 IE Insulin). Die „Insulinfläschchen" für Injektionen mit Insulineinwegspritzen sind mit U-40 Insulin (d. h. 1 ml Insulin entspricht 40 IE Insulin) gefüllt. Es würde also die 2,5fache Dosis gespritzt!*

M *Diabetiker können sich in ein „DMP-Programm" eintragen.*

Insulininjektion mit dem Pen:

1. der Hygiene wegen muss vor jeder Injektion durch das Pflegepersonal eine neue Nadel aufschraubt werden; der Patient selbst darf seine Nadel mehrfach benutzen,
2. Kontrolle, ob sich das angeordnete Insulin im Pen befindet,
3. Pen-Funktionskontrolle: 1–2 Einheiten senkrecht nach oben herausspritzen, Luftblasen werden dabei automatisch mit entfernt,
4. Pen ca. 10-mal kippen (je nach Insulin),
5. Pen entriegeln wie in der Gebrauchsanweisung beschrieben,
6. angeordnete Dosis einstellen, z.B. durch Drehen des Dosierknopfes,
7. Diabetiker informieren, Hautdesinfektion,
8. Hautfalte bilden und senkrecht einstechen,
9. zur Abgabe des Insulins auf den Dosierknopf drücken,
10. langsam bis 10 zählen, vor allem die Abgabe größerer Mengen Insulin benötigt etwas Zeit,
11. Hautfalte lösen und Kanüle rasch herausziehen.

Insulininjektion mit Insulineinwegspritzen:

1. Verzögerungsinsulin zwischen den Händen rollen, bis das Insulin sichtbar vermischt ist,
2. Gummistopfen desinfizieren,
3. angeordnete Menge Insulin aufziehen,
4. Diabetiker informieren, Injektionsstelle desinfizieren,
5. Hautfalte bilden,
6. Kanüle senkrecht einstechen,
7. evtl. aspirieren (Spritzenkolben leicht zurückziehen), um sicher zu sein, dass die Kanüle nicht in einem Blutgefäß liegt,
8. Insulin einspritzen,
9. Kanüle erst nach ca. 10 Sekunden herausziehen, damit kein Insulin aus der Einstichstelle verloren geht.

Spritzort. Insulin wird abhängig von der Injektionsstelle unterschiedlich schnell resorbiert. Daher sollte schnell wirksames Insulin (z.B. Normalinsulin) in Bauch oder Oberarme, lang wirksames (z.B. Verzögerungsinsulin) in Oberschenkel oder Gesäß gespritzt werden (**Abb. 1.407**). Bewegung, Wärme und Massage können den Wirkungseintritt des Insulins deutlich beschleunigen. Die Spritzstelle sollte täglich gewechselt werden, um die Bildung von lokalen Hautveränderungen zu verhindern. Nicht gespritzt werden darf in jegliche Hautveränderung (Narbengewebe, blaue Flecken, Muttermale oder Schwangerschaftsstreifen).

Insulindosierung. Generell gelten folgende Richtlinien:

- 1 BE erhöht den BZ-Spiegel um ca. 30–40 mg/dl.
- 1 Einheit Insulin senkt den BZ-Spiegel um ca. 30–50 mg/dl.
- Je nach Insulinsorte muss evtl. ein „Spritz-Ess-Abstand" eingehalten werden (**Tab. 1.49**).
- Bewegung (Sport, Spaziergänge) oder Diäten senken den Insulinbedarf, die Dosis muss daran angepasst werden.
- Entzündungen und Fieber steigern den Insulinbedarf – frühzeitig reagieren!
- Bei alten Menschen, deren Nahrungsaufnahme sehr schwankt (manchmal essen sie viel, manchmal gar nichts), spritzt man die je nach Essensmenge notwendige Insulindosis nach dem Essen, so lassen sich Unterzuckerungen vermeiden!

Orale Antidiabetika

Beim Typ-2-Diabetes werden Tabletten eingesetzt, die ganz unterschiedlich wirken (**Tab. 1.51**). Sie werden je nach Stoffwechsellage in einer Art „Stufentherapie" eingesetzt: Man beginnt meist mit Metformin und gibt dann zusätzlich Antidiabetika. Wenn nötig, wird Insulin gespritzt.

Therapieüberwachung

Um eine möglichst gute BZ-Einstellung zu erzielen und Komplikationen zu vermeiden bzw. frühzeitig zu erkennen, sind regelmäßig folgende Kontrolluntersuchungen nötig:

- regelmäßige Zuckerbestimmung im Blut oder Urin,
- Kontrolle HbA1c-Wert (bei Diabetikern bindet Glukose an Hämoglobin),
- augenärztliche Untersuchungen,
- Blutdruckkontrollen (bei Hypertonie ist das Risiko der Makroangiopathie deutlich erhöht),
- Untersuchungen der Füße auf Durchblutungsstörungen, Druckstellen und Verletzungen.

Blutzuckerkontrolle. Es stehen verschiedene Blutzuckermessgeräte zur Verfügung, deren Gebrauchsanweisung immer beachtet werden muss. Im Allgemeinen gilt:

1. Blutentnahmestelle auswählen: Ohrläppchen oder seitlich der Fingerkuppe (nicht in die Fingerkuppe selbst stechen; dies ist schmerzhaft und führt langfristig zu Verhornung und Sensibilitätsstörungen);
2. Ist die Entnahmestelle gut durchblutet? Evtl. massieren, Arm nach unten hängen lassen oder warmes Handbad machen;
3. Hautdesinfektion oder gründliches Waschen der Blutentnahmestelle, da bei manchen Teststreifen das Hautdesinfektionsmittel den Wert verfälschen kann;
4. Blutzuckermessgerät nach Gebrauchsanweisung vorbereiten;
5. Teststreifen bereitlegen;
6. mit Lanzette einstechen;
7. ohne starkes Drücken Bluttropfen gewinnen;

Tab. 1.51 Orale Antidiabetika

Wirkstoff/ Präparatbeispiele	*Indikation*	*Nebenwirkungen*	*zu beachten*
Metformin – Glucophaghe – Metformin-ratiopharm – Siofor – Diabetase	adipöse Typ-2- Diabetiker	bes. bei Niereninsuffizienz Gefahr der Laktatazidose (Anreicherung von Milchsäure im Blut); kann zu gastrointestinalen Beschwerden führen	– Einnahme nach den Mahlzeiten – Maximaldosis 3000 mg/Tag – 2 Tage vor einer geplanten Operation absetzen!
Acarbose – Glucobay – Diastabol	Typ-2-Diabetiker	häufig Blähungen: Dosis langsam erhöhen	Einnahme „mit dem ersten Bissen"
Sulfonylharnstoff – Euglucon – Glibenclamid – Amaryl	Typ-2-Diabetiker im fortgeschrittenen Krankheitsstadium	massive, lang anhaltende Hypoglykämien (bes. in Kombination mit Alkohol oder bei Niereninsuffizienz), Gefahr bei neueren Präparaten (z. B. Amaryl) geringer	Einnahme *vor den Mahlzeiten*
Glinidine – NovoNorm – Starlix	wie Sulfonylharnstoffe	Hypoglykämie	Einnahme vor den Mahlzeiten
DPP-4-Inhibitoren – Januvia – Velmetia	wenn unter anderen oralen Antidiabetika keine ausreichende Blutzuckereinstellung möglich ist	– Übelkeit, selten Hypoglykämien	nur in Kombination mit Metformin zugelassen
Inkretininhibitoren – Byetta	s. DPP-4-Inhibitoren	– Übelkeit, geringe Gefahr der Hypoglykämie, da Insulinausschüttung erst bei hohen BZ-Werten angeregt wird	– nur in Kombination mit Metformin zugelassen – subkutane Injektion 2 x/Tag 30 Min. vor den Hauptmahlzeiten

8. den Bluttropfen auf das Reaktionsfeld des Teststreifens geben;
9. Gerät ermittelt den genauen Wert.

Therapieziele

Beim Typ-1-Diabetiker und einem jungen „Altersdiabetiker" ist zur Verhinderung der Folgeerkrankungen eine strenge Blutzuckereinstellung nötig. Aber bei älteren Typ-2-Diabetikern hat man festgestellt, dass eine intensive Blutzuckersenkung zu einer höheren Sterblichkeitsrate führt! Deshalb sind höhere BZ-Werte im Alter durchaus tolerabel.

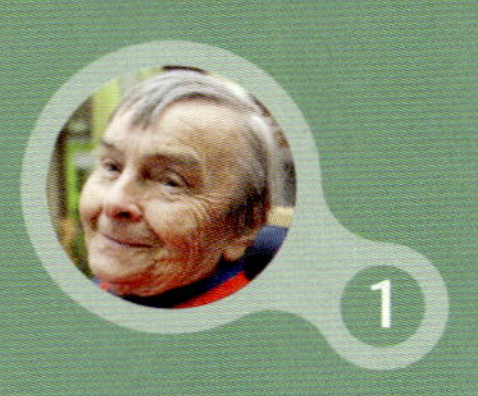

D Bei einem **Kropf** handelt es sich um eine tast- oder sichtbare Vergrößerung der Schilddrüse, unabhängig von der Ursache.

M In manchen Gegenden sind über 50 % der Erwachsenen von einer Struma betroffen, Frauen 10-mal häufiger. Mit dem Alter nimmt die Häufigkeit besonders knotiger Strumen zu.

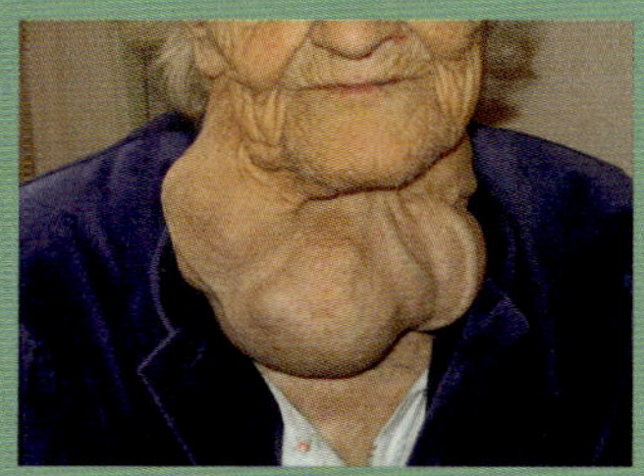

Abb. 1.409 Große Knotenstruma

D Bei einer **Hypothyreose** handelt es sich um einen Mangel an Schilddrüsenhormonen.

M Häufig werden die Symptome als „Altersbeschwerden" abgetan – eine genaue Krankenbeobachtung ist daher wichtig!

M Schilddrüsenhormone müssen nüchtern (30 Minuten vor dem Frühstück) eingenommen werden. Zur Verhinderung von Herzbeschwerden ist bei älteren Patienten eine einschleichende Dosierung (langsame Dosiserhöhung) wichtig.

D Bei einer **Hyperthyreose** handelt es sich um eine erhöhte Bildung von Schilddrüsenhormonen.

Erkrankungen der Schilddrüse

Struma (Kropf)

Ursachen. Der Kropf ist die häufigste Schilddrüsenveränderung in Deutschland. Zur ausreichenden Synthese der Schilddrüsenhormone ist Jod nötig. Bei Jodmangel, meist infolge unzureichender Zufuhr in der Nahrung, muss die Schilddrüse ihre Jodverwertung verbessern (Jodmangelstruma). Die Folge ist eine Organvergrößerung, der Kropf. Aufgrund des unterschiedlichen Jodgehalts im Trinkwasser (in Meeresnähe hoch, in Gebirgsgegenden niedrig) lassen sich regionale Unterschiede der Kropfhäufigkeit feststellen (**Abb. 1.408**).

Am häufigsten handelt es sich um eine euthyreote Struma, d. h., es bestehen keine veränderten Schilddrüsenwerte, die Stoffwechsellage ist normal. Doch die Struma kann auch Ausdruck einer Schilddrüsenfunktionsstörung (Unter- oder Überfunktion) oder gar eines Karzinoms sein.

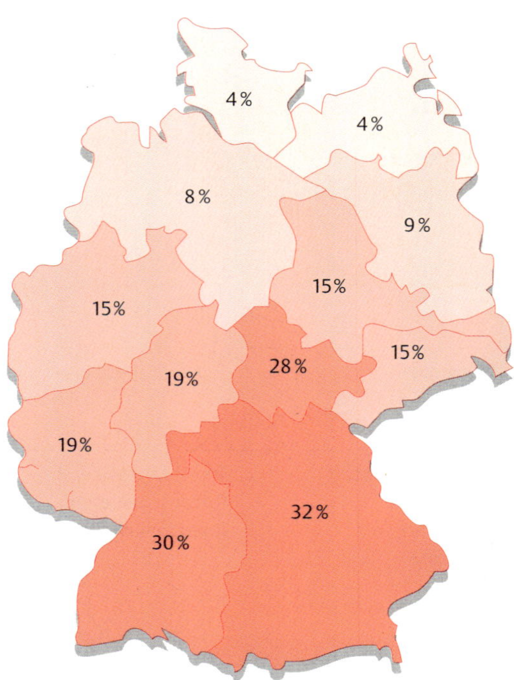

Abb. 1.408 Süd-Nord-Gefälle der Kropfhäufigkeit (aus Paetz u. Benzinger-König 2004).

Symptome. Typisch ist die langsame Zunahme des Halsumfanges. Tastbar ist eine entweder diffus oder knotig vergrößerte Schilddrüse (**Abb. 1.409**), die Patienten beschreiben ein Druck-, Kloß- oder Fremdkörpergefühl im Hals. Bei zunehmendem Wachstum der Schilddrüse kann es zur Einengung der Trachea oder des Ösophagus (Speiseröhre) mit Luftnot, Schluckbeschwerden oder einer oberen Einflussstauung bei Einengung der großen Venen kommen. Je nach Ursache der Struma kommen andere Beschwerden hinzu (s. unten).

Therapie. Ist eine Schilddrüsenfunktionsstörung ausgeschlossen, wird bei Erwachsenen zur Kropfverkleinerung eine Kombination aus Jodid und Schilddrüsenhormon (z. B. Jodthyrox) verabreicht. Bei Beschwerden kann die Struma operativ entfernt werden: Man führt eine subtotale Strumaresektion durch, bei der ein Teil der Schilddrüse und die Nebenschilddrüsen belassen werden. Zur Verhinderung einer Rezidivstruma ist im Anschluss an die Operation die lebenslange Einnahme von Schilddrüsenhormonen (z. B. Euthyrox) nötig.

Prophylaxe. Erwachsene benötigen täglich 200 µg Jod. Man kann diese in Tablettenform (z. B. Jodid 200) oder mit der Nahrung zuführen. Unerlässlich ist deshalb die Verwendung von jodiertem Speisesalz. Besonders viel Jod ist in Seefisch (z. B. Seelachs, Schellfisch, Scholle) enthalten.

Hypothyreose (Schilddrüsenunterfunktion)

Ursachen. Dank der Untersuchung aller Neugeborenen ist die angeborene Hypothyreose, früher Kretinismus genannt, infolge einer Anlagestörung der Schilddrüse zur absoluten Seltenheit geworden. Die häufigste Ursache der Schilddrüsenunterfunktion ist die Thyreoiditis (Schilddrüsenentzündung). Nach einer operativen Schilddrüsenentfernung oder einer Radiojodtherapie (s. unten) kann sich eine Hypothyreose entwickeln. Auch Medikamente (z. B. Lithium oder Thyreostatika, s. unten) können ursächlich sein.

Symptome. Da die Schilddrüse unseren „inneren Motor" regelt, läuft dieser bei einer Unterfunktion der Schilddrüse auf „Sparflamme", der Organismus arbeitet langsamer (**Abb. 1.410**): Die Patienten fühlen sich matt, müde, antriebslos, zeigen Denkstörungen – häufig wird fälschlicherweise eine Depression diagnostiziert. Die Haut ist blass und teigig, das Haar trocken und es besteht eine erhöhte Kälteempfindlichkeit. Infolge des reduzierten Stoffwechsels sind die Betroffenen oft übergewichtig; häufig wird Obstipation beklagt. Herzbeschwerden können auftreten, evtl. ist der Puls verlangsamt (Bradykardie): Im Extremfall kann sich ein hypothyreotes Koma entwickeln.

Therapie. Die Therapie besteht aus einer lebenslangen Einnahme von Schilddrüsenhormonen (z. B. Euthyrox).

Hyperthyreose (Schilddrüsenüberfunktion)

Ursachen. Die häufigste Ursache einer Hyperthyreose beim alten Menschen ist das autonome Adenom („heißer Knoten"), während bei jüngeren Patienten nicht selten die Autoimmunerkrankung Morbus Basedow vorliegt.

Autonomes Adenom: Autonom bedeutet „unabhängig", und so handelt es sich hier um eine Zellgruppe (Adenom), die unabhängig von dem oben beschriebenen Regelkreis ungehemmt Schilddrü-

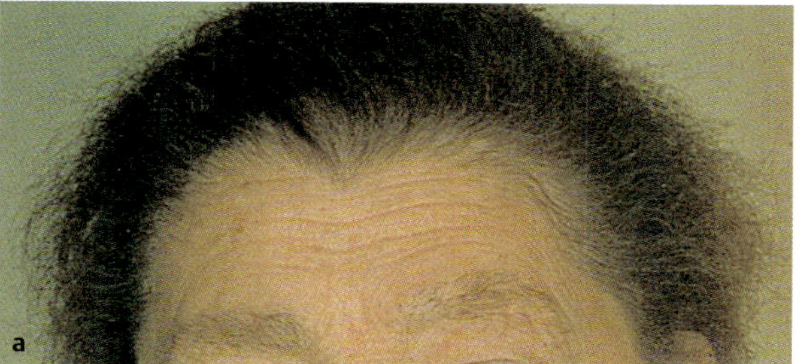

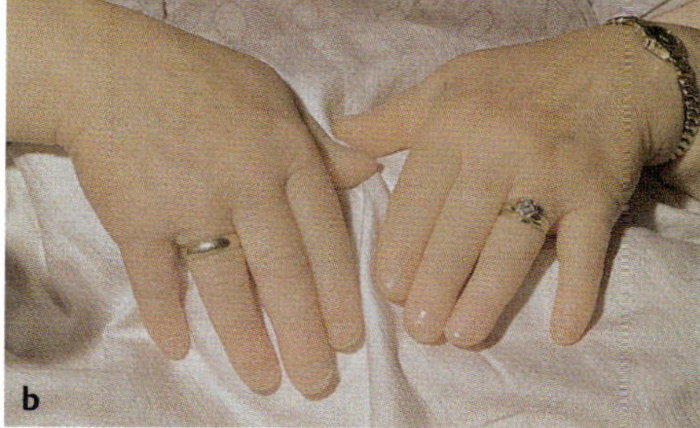

Abb. 1.410 **a** trockenes, schwer kämmbares Haar, **b** teigige Schwellung der Haut an den Händen (aus Kobbert 2011)

senhormone produziert. Die genaue Entstehungsursache ist unklar, doch zumeist entwickeln sich diese Adenome in seit vielen Jahren bestehenden Jodmangelstrumen. Deshalb nimmt die Häufigkeit mit dem Lebensalter zu.

Morbus Basedow: Aus ungeklärter Ursache werden vom Körper „Autoantikörper" gebildet, die sich gegen Oberflächenstrukturen der Schilddrüse (TSH-Rezeptoren) richten. Die Folge ist eine vermehrte Hormonproduktion mit Kropfbildung und Hyperthyreose. Bei 60% der Patienten kommt es zusätzlich zu einer endokrinen Orbitopathie – aufgrund der Einwanderung von Lymphozyten in den Augenhinterraum treten die Augen hervor (**Abb. 1.411**). Folgen sind ein verstärkter Tränenfluss, Rötung und Brennen der Augen bis hin zu Sehstörungen (Doppelbilder). Nicht selten findet sich durch Bindegewebseinlagerung auch eine weiche Verdickung im Schienbeinbereich (prätibiales Ödem).

Symptome. Im Gegensatz zur Hypothyreose läuft der Organismus bei der Schilddrüsenüberfunktion „auf Hochtouren": Zeichen sind zarte, weiche, warme Haut, innere Unruhe, Schlaflosigkeit, Tachykardie, Herzrhythmusstörungen, Hypertonie, vermehrtes Schwitzen, Fingerzittern, Gewichtsabnahme, Durchfall. Schlimmstenfalls kommt es zur thyreotoxischen Krise. Diese maximale Stimulierung des Organismus führt in 30–50% der Fälle zum Tod durch Herzversagen.

Diagnostik. Neben der Bestimmung der Schilddrüsenwerte im Blut führt die Schilddrüsenszintigrafie zur Diagnose. Über die Vene wird eine schwach radioaktive Substanz verabreicht, die sich in der Schilddrüse anreichert. Kameraaufnahmen geben Aufschluss über die Stoffwechselaktivität der Hormondrüse.

Therapie. Die Überfunktion der Schilddrüse lässt sich medikamentös durch Thyreostatika (z.B. Carbimazol) unterdrücken. Hierbei ist die regelmäßige Kontrolle der Schilddrüsenwerte und des Blutbildes wichtig, da Blutbildveränderungen (Agranulozytose) auftreten können. Meist wird das erkrankte Gewebe operativ entfernt. Auch beim älteren Patienten ist die Methode der Wahl aber die Radiojodtherapie. Beim Morbus Basedow ist ein abwartendes Verhalten angezeigt, denn bei ca. 50% der Patienten kommt es innerhalb eines Jahres zur vollständigen Rückbildung der Symptome. Symptomatische Maßnahmen (getönte Brillengläser, künstliche Tränen usw.) stehen bei der endokrinen Orbitopathie im Vordergrund.

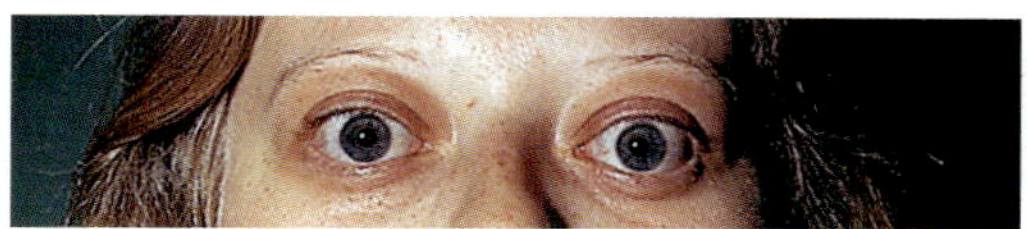

Abb. 1.411 Patientin mit Morbus Basedow. Gut zu erkennen ist die endokrine Orbitopathie (aus Andreae 2011)

Schilddrüsenkarzinom (Schilddrüsenkrebs)

Das Schilddrüsenkarzinom ist eine der selteneren Krebsarten. Der Häufigkeitsgipfel liegt zwischen dem 4. und 5. Lebensjahrzehnt, Frauen sind ca. 3-mal häufiger betroffen. Als Risikofaktoren gelten Bestrahlungen im Halsbereich im Kindes- und Jugendalter, eine Struma dagegen stellt kein erhöhtes Risiko dar.

Symptome. Rasche Vergrößerung der Schilddrüse, Wachstum eines derben, harten, nicht verschieblichen Knotens in der Schilddrüse, plötzliche Heiserkeit, tastbar vergrößerte Halslymphknoten sind karzinomverdächtig.

Diagnostik. Im Szintigramm ist ein kalter Knoten, der keinerlei Stoffwechselaktivität aufweist, immer karzinomverdächtig. Weiteren Aufschluss liefern die Sonografie sowie eine Feinnadelbiopsie (ultraschallgesteuerte Gewebeentnahme mittels einer feinen Nadel).

Therapie. Das Karzinom wird operativ entfernt. Bei Metastasen wird im Anschluss eine Radiojod- oder Chemotherapie durchgeführt.

M *Bei alten Menschen sind besonders kardiale Beschwerden (plötzliche Herzinsuffizienz, Angina pectoris oder Herzrhythmusstörungen, bes. Vorhofflimmern) typisch.*

M *Bei der* ***Radiojodtherapie*** *wird eine Kapsel mit radioaktivem Jod geschluckt, die innerhalb weniger Tage die erkrankten Schilddrüsenzellen zerstört, die gesunden aber nicht angreift.*

P *Im Rahmen der* ***Krankenbeobachtung*** *ist sowohl bei Hypo- als auch bei Hyperthyreose auf Folgendes zu achten:*

- *allgemeines Befinden,*
- *Gewicht,*
- *Appetit,*
- *Stuhlgang,*
- *Haut,*
- *Schlaf/Aktivität,*
- *Motorik,*
- *Puls,*
- *Blutdruck,*
- *Temperatur.*

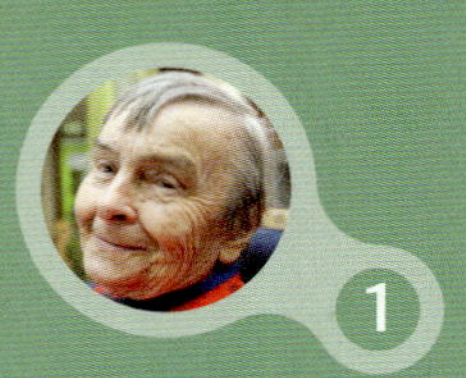

Pflege alter Menschen mit Erkrankungen des Verdauungstraktes

Anatomie und Physiologie

Weg der Nahrung vom Mund bis zum Enddarm

Das Verdauungssystem hat folgende Aufgaben:
- Aufnahme von flüssiger und fester Nahrung,
- mechanische Zerkleinerung,
- biochemische Zerlegung der Nahrungsbestandteile (Verdauung),
- Aufnahme (Resorption) der einzelnen zerlegten Nahrungsbestandteile in das Blut,
- Umwandlung und Entgiftung der verdauten Stoffe,
- Ausscheidung von für den Körper nicht verwertbaren oder giftigen Stoffen über den Stuhlgang.

Dafür brauchen wir einerseits einen Ver- und Entsorgeweg, den Verdauungstrakt (Gastrointestinaltrakt), der aus einem durchgehenden „Rohr" von der Mundhöhle bis zum After (Anus) besteht, und andererseits Bauchorgane zur Produktion der Verdauungssekrete (z. B. Bauchspeicheldrüse) und zur Entgiftung (z. B. Leber, **Abb. 1.412**).

Mundhöhle

Die Mundhöhle ist die Eingangspforte zum Verdauungstrakt. In ihr wird die Nahrung mit den Zähnen und der Zunge mechanisch zerkleinert, als Sinnesempfindung wahrgenommen (Geschmacksinn) und durch den Speichel aus der Speicheldrüse angedaut.

Zähne. Das Gebiss des erwachsenen Menschen besteht aus 32 Zähnen, die je zur Hälfte im Ober- und Unterkiefer sitzen. Zähne werden unterteilt in die sichtbare Zahnkrone, den Zahnhals und eine oder mehrere Zahnwurzeln.

Zunge. Die Zunge ist ein großer mit Schleimhaut überzogener Muskel, der fest und breitbasig mit dem Mundboden verwachsen ist. Durch ein dreidimensionales Geflecht quergestreifter Muskeln ist sie extrem beweglich.

Ihre Aufgaben sind:
- Nahrungszerkleinerung,
- Transport des Nahrungsbreis,
- Schluckbewegung,
- Geschmacksempfindung (in den Geschmacksknospen),
- Lautbildung beim Sprechen.

Speicheldrüsen. Der Speichel fördert die Bildung des Nahrungsbreis, kann durch Enzyme (z. B. Amylase) die Nahrung andauen und trägt mit der Befeuchtung der Mundschleimhaut zu deren Schutz bei. Für die Speichelbildung (mehr als 1 l pro Tag) finden wir auf jeder Seite der Mundhöhle drei Speicheldrüsen: die Ohrspeicheldrüse zwischen Backen und Ohren, die Unterkieferspeicheldrüse an der Innenseite des Unterkiefers und die Unterzungendrüse im Mundboden. Die Steuerung der Speichel-

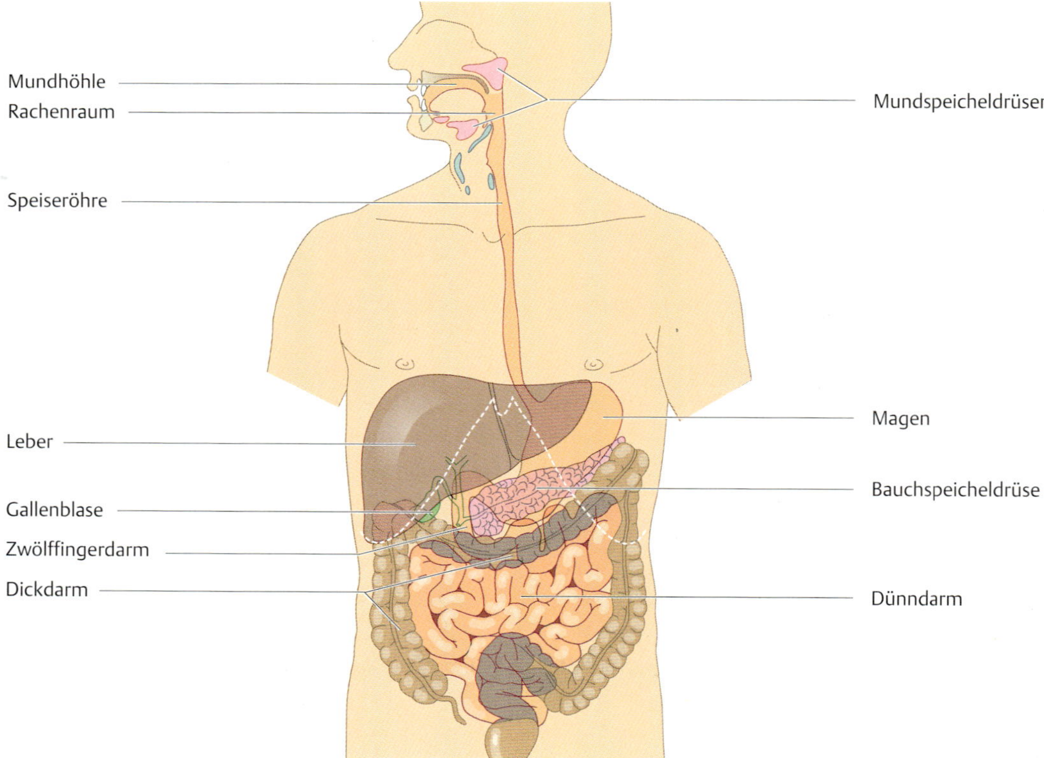

Abb. 1.412 Der Verdauungstrakt von der Mundhöhle bis zum Anus mit den an der Verdauung beteiligten Bauchorganen (aus Schwegler 2011).

produktion erfolgt über das vegetative Nervensystem, das Sekret wird über Ausführungsgänge in den Mundraum abgegeben.

Gaumen und Rachen. Das Dach der vorderen Mundhöhle wird vom harten und weichen Gaumen gebildet, im hinteren Teil des Rachens (Pharynx) findet man oben den Anschluss an den Nasenraum und unten den Anschluss an die Speise- (Ösophagus) und die Luftröhre (Trachea). Da sich hier Atem- und Speiseweg überkreuzen, werden durch den „Schluckakt" mithilfe des Kehlkopfes Luft und Nahrung voneinander getrennt.

Wandaufbau des Verdauungstraktes

Unter dem Mikroskop betrachtet, findet man im gesamten Verdauungstrakt einen vierschichtigen Wandaufbau aus: Mukosa, Submukosa, Muskularis und Serosa.

Die Mukosa besteht aus Epithel und Drüsengewebe und ist je nach der Aufgabe des jeweiligen Abschnitts des Verdauungstraktes unterschiedlich aufgebaut. Im Dünndarm z.B. findet man zur Oberflächenvergrößerung der Schleimhaut kleinste Ausstülpungen (Zotten) und Furchen (Krypten). Dadurch wird eine Gesamtoberfläche der Schleimhaut von der Größe eines Volleyballfeldes erreicht, auf der pro Tag nicht nur ca. 2 l flüssige und feste Nahrung, sondern ca. 7 l Verdauungssäfte (Bauchspeichel, Magensaft) aufgenommen (resorbiert) werden.

Die Muskularis besteht nur in der Speiseröhre aus quergestreifter, ansonsten aus glatter Muskulatur. Glatte Muskelfasern sind kleiner und langsamer, aber ausdauernder als Skelettmuskulatur und sind unwillkürlich gesteuert (durch das vegetative Nervensystem). Durch wellenförmige Kontraktionen (peristaltische Wellen) wird der Nahrungsbrei Richtung Anus geschoben.

Speiseröhre und Magen

Speiseröhre. Die Speiseröhre beginnt am Kehlkopf und führt hinter der Luftröhre abwärts zum Magen. Ihre Aufgabe ist der Transport der Nahrung zum Magen mithilfe von peristaltischen Wellen; deshalb ist sie wie ein elastischer Schlauch aufgebaut. Am Kehlkopf, der Luftröhrenverzweigung und am Zwerchfelldurchtritt befinden sich die Engstellen der Speiseröhre, an denen Nahrungsstücke stecken bleiben, aber auch Wandausbuchtungen (Divertikel) entstehen können. Eine wichtige Aufgabe hat der untere Schließmuskel (Sphinkter) der Speiseröhre, er verschließt den Magen nach oben (**Abb. 1.413**).

Magen. Der Magen hat die Form eines Weinschlauches, ein Fassungsvermögen von ca. 1,5 l und eine flexible Wand, die sich in entleertem Zustand in Falten legt. Er wird aufgeteilt in den Magengrund (Fundus), den Magenkörper (Korpus) und die Magenhöhle (Antrum). Am Magenausgang zum Zwölffingerdarm (Duodenum) befindet sich ein Schließmuskel, der Pförtner (Pylorus), der den Mageninhalt erst nach 0,5–3 Stunden Verweilzeit portionsweise in den Dünndarm durchlässt (**Abb. 1.413**).

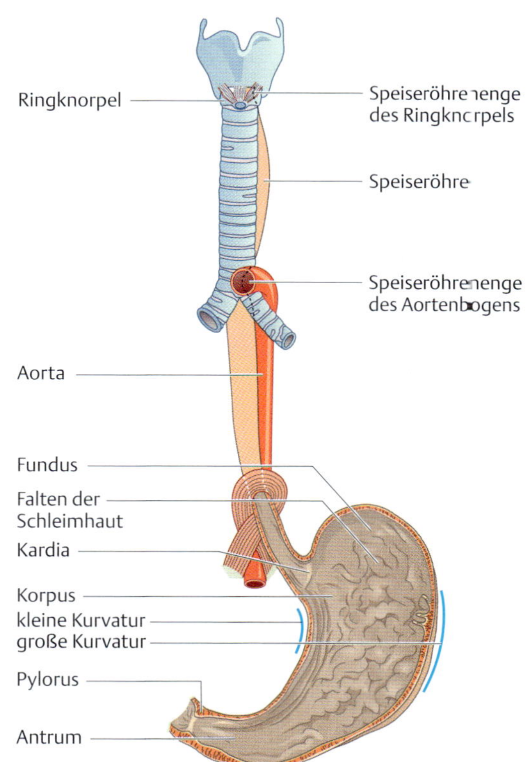

Abb. 1.413 Aufbau von Ösophagus und Magen (aus Schwegler 2002).

Wie im Darm, so gibt es auch in der Magenwand eine Muskelschicht aus glatter Muskulatur, die sowohl ringförmig als auch schräg verläuft und durch deren Zusammenziehen der Mageninhalt durchmischt und in Richtung Dünndarm transportiert wird. Dieser Vorgang wird durch mehrere große Nervengeflechte außerhalb des Magens gesteuert, die zum vegetativen Nervensystem gehören. Aus diesem Grund reagiert der Magen sehr empfindlich auf psychische Belastungen oder Stresssituationen („etwas schlägt einem auf den Magen").

Magenschleimhaut und Magensaft. Die Magenschleimhaut besteht aus einem Saum von fingerförmigen Ausstülpungen, die mit einem Epithelgewebe überzogen sind. Hier finden die Produktion und Sekretion des Magensaftes statt, der aus folgenden Bestandteilen besteht:

- Salzsäure wird in den Belegzellen produziert. Durch ihren hohen Säuregrad (pH-Wert 1–2) kann sie Eiweiße im Nahrungsbrei zerlegen und die meisten Mikroorganismen wie Bakterien und Viren zerstören.
- Pepsine spalten die Eiweißmoleküle weiter auf. Diese Enzyme werden in den Hauptzellen produziert und im Speisebrei durch Salzsäure aktiviert.

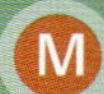

- Mukosa = Schleimhaut
- Submukosa = Bindegewebsschicht
- Muskularis = Muskelschicht
- Serosa = Schutzhülle

M *Die **Mukosa** besitzt ein starkes Zellwachstum und ist krebserregenden Stoffen in der Nahrung ausgesetzt. Es kann hier daher leicht zur Entstehung von bösartigen Tumoren (Karzinomen) kommen.*

M *Da die Magenvorderwand im Korpus- und Antrumbereich an der Bauchwand anliegt, kann man hier im Rahmen einer Magenspiegelung (Gastroskopie) eine direkt in den Magen führende Magensonde anbringen, die PEG-Sonde (PEG = perkutane endoskopische Gastrostomie). Sie dient der Ernährung von Patienten mit Schluckstörungen im Rahmen von neurologischen Erkrankungen, bei Ösophagus-Tumoren und immer häufiger im Endstadium einer Demenz.*

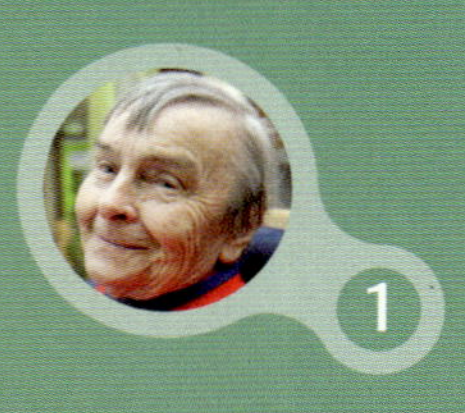

- Ein zäher Schleim, der von den Nebenzellen produziert wird, legt sich zum Schutz vor der aggressiven Salzsäure wie ein Schutzfilm über die Magenschleimhaut.

Befinden sich Säureproduktion und Schutzmechanismen der Schleimhaut im Ungleichgewicht, greift der Magensaft das eigene Gewebe an und es kann zu Geschwüren des Magens oder Duodenums (Ulcus ventriculi oder duodeni) kommen. Außerdem wird in den Belegzellen der sog. Intrinsic Factor produziert, der zur Aufnahme des wichtigen Vitamins B_{12} notwendig ist. Bei einem Mangel von Vitamin B_{12} (durch Antikörperbildung oder nach Magenentfernung) kann es zu schwerwiegenden Blut- und Nervenschäden kommen.

Dünndarm

Die drei Abschnitte des Dünndarms:
- *Zwölffingerdarm (Duodenum),*
- *Leerdarm (Jejunum),*
- *Krummdarm (Ileum).*

Die Abschnitte des Dünndarms gehen ohne scharfe Abgrenzung ineinander über (**Abb. 1.414**):

Der Dünndarm sieht von außen wie ein glatter, elastischer Schlauch aus, im Inneren befinden sich charakteristische ringförmige Falten (Kerckringfalten), die der Oberflächenvergrößerung dienen. Während das Duodenum fest in der Bauchhinterwand verwachsen ist, sind Jejunum und Ileum frei beweglich und nur mit einem flexiblen Aufhängeband an der Bauchhinterwand befestigt. Durch diese stielförmige Aufhängung, Mesenterium genannt, führen die Blut- und Lymphgefäße, die die Versorgung des Dünndarms sichern.

Duodenum. An den Magenausgang schließt sich das wie ein „S" geschwungene Duodenum an, das eine Länge von ca. 25 cm hat und dann ins Jejunum übergeht. Im Duodenum mündet der Ausführungsgang von Bauchspeicheldrüse (Pankreas) und Gallenblase, der Nahrungsbrei wird hier mit Galle, Bauchspeichel und Dünndarmsekret vermengt. Einschließlich des Speichels und Magensaftes werden pro Tag 7 l Verdauungssekrete produziert, die im weiteren Verdauungstrakt wieder aufgenommen werden müssen.

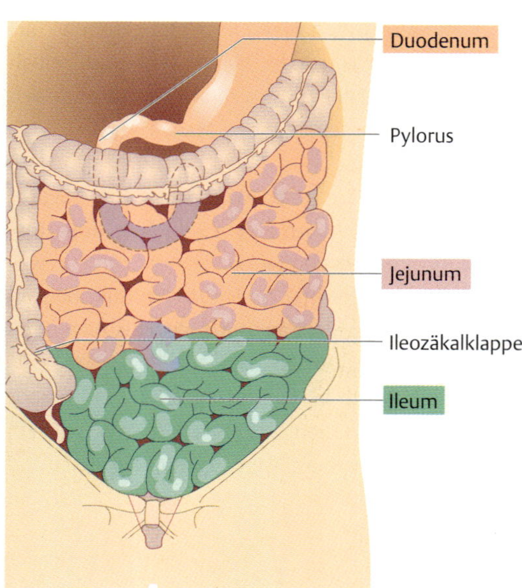

Abb. 1.414 Abschnitte des Dünndarms (aus Schwegler 2011).

Jejunum und Ileum. Die beiden übrigen Dünndarmabschnitte Jejunum und Ileum sind insgesamt ca. 3–5 m lang und gleichen einem Schlauchknäuel. Hier findet die Resorption der von den Verdauungssäften zerlegten Nahrungsbestandteile statt.

Verdauung im Dünndarm. Die Eiweißbestandteile der Nahrung werden durch Salzsäure und Pepsin aus dem Magen, die Enzyme Trypsin und Peptidase aus der Bauchspeicheldrüse sowie durch die eiweißspaltenden Bakterien im Dünndarm zerlegt. In der Form von kleinen Eiweißmolekülen und Aminosäuren werden sie von der Dünndarmschleimhaut aufgenommen und in den Blutgefäßen abtransportiert. Die Kohlenhydrate werden schon durch den Mundspeichel angedaut und durch die Amylase aus dem Pankreas und zahlreiche Enzyme aus der Dünndarmschleimhaut weiter in den Einfachzucker Glukose zerlegt und können so resorbiert werden. Die Fettbestandteile der Nahrung werden durch die Lipase aus dem Pankreas in Fettsäuren zerlegt, durch Gallensäuren weiter aufgeschlossen, als kleine Fetteiweißtröpfchen von der Dünndarmschleimhaut resorbiert und in das Blut abgegeben. Gemeinsam mit den Fetttröpfchen werden die fettlöslichen Vitamine (A, D, E, K: Merkwort „Edeka") in die Dünndarmschleimhaut aufgenommen.

Dickdarm

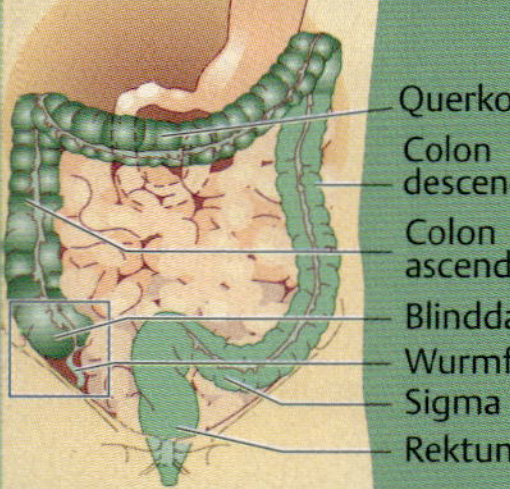

Abb. 1.415 Abschnitte des Dickdarms (aus Schwegler 2006).

Der Dickdarm (**Abb. 1.415a**) begrenzt den Bauchraum zur Seite und nach oben wie ein umgekehrtes U, er ist ca. 1,5 m lang. Er wird unterteilt in:
- Blinddarm (Zäkum) mit dem Wurmfortsatz (Appendix),
- aufsteigenden Dickdarm (Colon ascendens),
- querliegenden Dickdarm (Colon transversum),
- absteigenden Dickdarm (Colon descendens),
- S-förmigen Dickdarm (Sigma = Colon sigmoideum),
- End- oder Mastdarm (Rektum).

Das Ileum mündet im rechten Unterbauch seitlich in den rechten Arm des umgekehrten U, den Blinddarm (**Abb. 1.415b**). Ein Zurückfließen von Darminhalt in den Dünndarm wird durch die sog. Ileozäkalklappe verhindert. Am unteren Ende des Blinddarms befindet sich eine wurmförmige Aussackung, der Wurmfortsatz (Appendix), in dessen Wand sich viel lymphatisches Gewebe befindet. Dieses kann sich entzünden und zu einer sog. Appendizitis (S. 386) führen, welche im Deutschen nicht ganz korrekt Blinddarmentzündung genannt wird, obwohl nicht der Blinddarm, sondern der Wurmfortsatz betroffen ist.

Auch im Dickdarm besteht die Muskelschicht aus glatter Muskulatur, charakteristisch sind die in 3

Streifen längs verlaufenden Tänien und die ringförmigen Einschnürungen, die die charakteristischen Ausbuchtungen (Haustren) bilden. Im Dickdarm findet hauptsächlich Aufnahme (Resorption) von Flüssigkeit aus dem verbliebenen Darminhalt statt sowie eine weitere Zersetzung der unverdaulichen Nahrungsreste durch Bakterien.

Enddarm und Anus. Der Enddarm (**Abb. 1.416**) bildet den letzten Teil des Dickdarms, er besteht aus einem Sammelbehälter, der Ampulle, sowie dem Darmausgang, dem After (Anus). Der Anus wird durch den inneren und äußeren Schließmuskel verschlossen, eine zusätzliche Abdichtung erfolgt durch die Hämorrhoidalzone. Diese besteht aus einem arteriovenösen Schwellkörper, der zum Verschluss des Afters beiträgt.

Stuhlentleerung (Defäkation). Der Stuhlgang wird willkürlich (bewusst) eingeleitet, der Ablauf erfolgt dann aber reflexartig. Die Schließmuskeln erschlaffen, die Längsmuskeln des Enddarms ziehen sich zusammen, durch die Anspannung von Bauchmuskel und Zwerchfell wird der Bauch zusammengepresst.

Stuhlinkontinenz. Durch Nervenschädigungen oder Erschlaffung des Enddarmbindegewebes kann der Schließmechanismus des Anus beeinträchtigt sein; dadurch kommt es zu unbeabsichtigtem Stuhlgang (Stuhlinkontinenz).

Gefäßversorgung (Pfortadersystem)

Die Versorgung des Verdauungstraktes und der Verdauungsorgane mit arteriellem Blut erfolgt über drei große Arterien, die nacheinander aus der Bauchaorta abzweigen, der Abfluss des venösen Blutes über die Pfortader (**Abb. 1.417**). Diese sammelt nährstoffreiches Blut aus den Venen des gesamten Verdauungstrakts (von der Speiseröhre bis zum Mastdarm) sowie aus Milz und Pankreas und transportiert es direkt zur Leber. Erst nachdem dieses Blut die Leber passiert hat und dort entgiftet wurde, fließt es über die Lebervene in die untere Hohlvene und damit zurück in den Körperkreislauf.

Verdauungsorgane

Leber

Die Leber (Hepar) ist mit einem Gewicht von ca. 1,5–2 kg das schwerste Organ des Körpers. Der kuppelförmige rechte Leberlappen liegt unterhalb des Zwerchfells und füllt nahezu den gesamten rechten Oberbauch aus, der schmalere linke Leberlappen zieht im linken Oberbauch bis zur Milz. Von unten betrachtet, lassen sich an der Eingeweideseite der Leber noch zwei weitere Lappen abgrenzen, der Lobus quadratus und der Lobus caudatus. Dieser Bereich an der Unterseite der rechten Leber wird Leberpforte genannt, hier münden die Blut- und Gallengefäße.

Die Leber erhält aus zwei Gefäßen Blut, die Versorgung der Lebergewebszellen mit sauerstoffreichem Blut erfolgt über die Leberarterie (A. hepatica propria) aus der Bauchaorta. 4-mal mehr Blut wird der Leber über die Pfortader (V. portae) zugeführt, allerdings handelt es sich hier um venöses Blut aus dem Verdauungstrakt (Pfortaderkreislauf), das in der Leber entgiftet oder verstoffwechselt wird. Das gereinigte Blut wird über die Lebervene (V. hepatica) aus der Leber in die untere Hohlvene gebracht. An der Leberpforte beginnt der Hauptgallengang (Ductus hepaticus communis), der die in der Leber produzierte Gallensäure zur Gallenblase transportiert. Diese vier Gefäße verzweigen sich jeweils in der Leber weiter, sodass man sie in der kleinsten Baueinheit der Leber, dem Leberläppchen, wiederfindet. Die Leberläppchen setzen sich aus sternförmig angeordneten Reihen von Leberzellen (Hepatozyten) zusammen, zwischen denen sich Hohlräume (Sinusoide) befinden. Hier fließt Pfortaderblut, gemischt mit arteriellem Blut, an den Leberzellen vorbei, wird gereinigt und von den Zentralvenen abtransportiert. Die von den Leberzellen produzierte Galle wird von kleinsten Gallenkanälchen in entgegengesetzter Richtung gesammelt und von den Gallengängen am Rande der Leberläppchen abtransportiert. Die Leber erfüllt die folgenden Aufgaben.

M *Das Zusammenspiel der Muskeln beim Stuhlgang funktioniert im Liegen nicht so gut. Daher ist der Stuhlgang für den bettlägerigen Patienten nur erschwert möglich.*

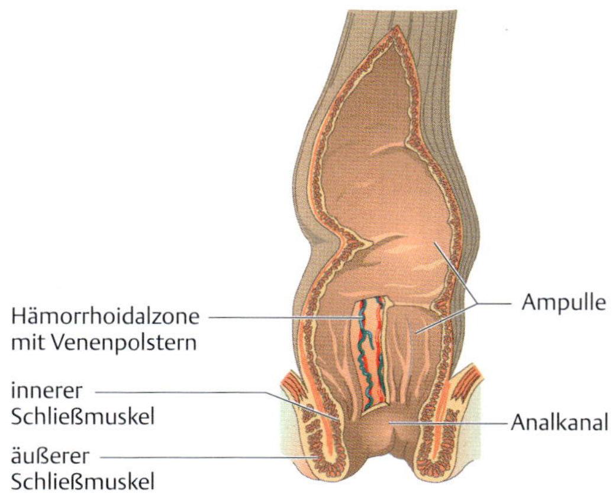

Abb. 1.416 Enddarm und Anus (aus Schwegler 2011).

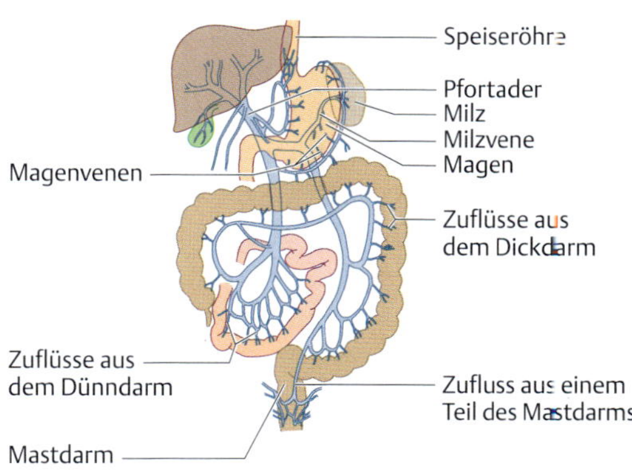

Abb. 1.417 Pfortadersystem. Die Pfortader führt sauerstoffarmes, aber nährstoffreiches Blut aus dem Magen-Darm-Trakt direkt zur Leber, ohne den Umweg über den großen Kreislauf (aus Schwegler 2011).

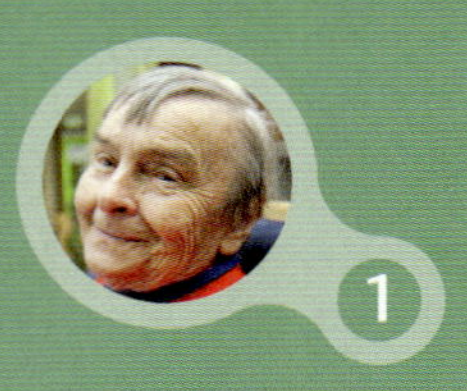

M *Von Gelbsucht (Ikterus) spricht man, wenn zu viel Bilirubin im Körper anfällt, z. B. bei Galleabflussstörungen oder bei Erythrozytenzerfall (Hämolyse).*

Produktion und „Recycling" der Gallensäuren. Gallensäuren ermöglichen die Resorption von Nahrungsfetten im Dünndarm, da sie kleinste Fetttröpfchen bilden, die über die Schleimhaut aufgenommen werden können. Gallensäuren werden in den Leberzellen produziert, über die Gallenblase in den Dünndarm abgegeben und am Dünndarmende wieder aufgenommen, sodass sie über die Pfortader wieder in die Leber gelangen, wo sie recycelt werden.

Entgiftung. Die Leber kann viele für den Köper giftige (toxische) Substanzen, wie z. B. Alkohol, Ammoniak oder Medikamente, biochemisch in eine weniger giftige Form umwandeln, in der sie dann über die Niere oder die Gallengänge aus dem Körper ausgeschieden werden. Das beim Erythrozytenabbau in der Milz frei werdende Hämoglobin wird in der Leber zu Bilirubin umgewandelt, das über die Galle ausgeschieden wird.

Stoffwechselzentrale Leber. Die Leber kann überschüssigen Zucker aus dem Blut in den Speicherzucker Glykogen umwandeln und diesen speichern. Sinkt der Blutzuckerspiegel, so kann das Glykogen wieder zum Einfachzucker (Glukose) abgebaut und ans Blut abgegeben werden. Sind die Glykogenvorräte erschöpft, können in der Leber in einem komplizierten Verfahren aus Proteinen und Aminosäuren Zucker neu gebildet werden (Glukoneogenese). In der Leber werden die meisten im Körper benötigten Eiweißkörper wie das Albumin oder die Gerinnungsfaktoren gebildet, aber auch viele Eiweiße zu Harnstoff abgebaut, der ins Blut abgegeben und von der Niere mit dem Urin ausgeschieden wird. Auch beim Fettstoffwechsel spielt die Leber eine wichtige Rolle: überschüssige Kohlenhydrate können in Neutralfette umgewandelt und in dieser Form gespeichert werden, bei Zuckerbedarf können diese Fettreserven wieder mobilisiert werden.

M *Bei den* **Enzymen des Bauchspeichels** *handelt es sich um die Enzyme Trypsin und Peptidase zur Spaltung von Eiweißkörpern, Amylase zur Spaltung von Kohlenhydraten und Lipase zur Spaltung von Neutralfetten (Triglyzeriden).*

Gallenblase

Die Gallenblase ist ein ca. 10 cm langer birnenförmiger Hohlkörper, sie liegt an der Unterseite des rechten Leberlappens und ragt mit ihrem sackförmigen Ende unter dem Leberrand hervor. An der Wandinnenseite weist sie zahlreiche Falten und Ausstülpungen auf, über die Wasser aus der Galle resorbiert und diese damit eingedickt wird. Die Gallenblase verjüngt sich zum Gallenblasenhals und geht hier in den Gallenblasengang über, der sich mit dem Lebergallengang vereinigt, zum Duodenum zieht und zusammen mit dem Bauchspeicheldrüsengang in das Duodenum mündet.

Die Hauptfunktion der Gallenblase besteht im Speichern der in der Leber gebildeten Galle. Zwischen den Mahlzeiten, wenn keine Verdauungssäfte benötigt werden, wird der Gallengang an seiner Mündung am Duodenum durch einen Muskel verschlossen. Dadurch staut sich die aus der Leber kommende Galle zurück in die Gallenblase. Wird Nahrung in den Verdauungstrakt aufgenommen, so erschlafft dieser Muskel und der Gallenblaseninhalt kann sich in das Duodenum entleeren.

Bauchspeicheldrüse

Die Bauchspeicheldrüse (Pankreas) hat eine langgestreckte Form wie ein liegendes L und befindet sich im mittleren Oberbauch, fest fixiert an der hinteren Bauchwand. Der Pankreaskopf schmiegt sich an die S-förmige Schlinge des Duodenums, der Pankreasschwanz zieht nach links bis zur Milz.

Durch das ganze Pankreas zieht der Länge nach der Pankreasgang (Ductus pancreaticus), der den Bauchspeichel aus den Drüsenläppchen sammelt und zusammen mit dem Gallengang an der Vater-Papille in das Duodenum mündet.

Bauchspeichel. Pro Tag werden im Pankreas mindestens 1,5 l Sekret gebildet und dem Nahrungsbrei im Duodenum beigemengt. Der durch die Magenpassage saure Nahrungsbrei wird durch den bikarbonatreichen Bauchspeichel wieder neutralisiert, damit die Enzyme des Bauchspeichels die Nahrungsbestandteile zerlegen können. Da auch der menschliche Körper aus diesen drei Bestandteilen zusammengesetzt ist, werden die Enzyme im Pankreas in einer inaktiven Form produziert und erst nach Kontakt mit dem Nahrungsbrei aktiviert, denn ansonsten würde sich der Pankreas selber verdauen.

Hormonproduktion im Pankreas (endokrine Pankreas-Funktion). Neben den Bauchspeichel bildenden Drüsen findet man im Pankreas Zellgruppen, die Hormone bilden und Langerhans-Inseln heißen. Sie bestehen aus B-Zellen, in denen Insulin zur Blutzuckersenkung gebildet wird, aus A-Zellen, in denen der blutzuckersteigernde Gegenspieler Glukagon produziert wird, und D-Zellen, die das Verdauungshormon Somatostatin bilden (S. 364).

M *Die Milz gehört für den Erwachsenen nicht zu den lebenswichtigen Organen, sie kann z. B. nach Milzverletzungen entfernt werden (Splenektomie), ihre Funktionen werden dann von anderen lymphatischen Organen übernommen.*

Milz

Die Milz liegt im linken Oberbauch unterhalb des Zwerchfells, hat eine Bohnenform und wiegt ca. 150 g. Die Aufgaben der Milz liegen nicht im Verdauungsvorgang, sondern beim Blut- und Lymphsystem, sie bestehen im Abbau von alten Erythrozyten sowie in der Speicherung von Thrombozyten und Lymphozyten (S. 355). Aufgrund dieser recht einfachen Anforderungen besteht der mikroskopische Feinbau der Milz aus einem schwammförmigen Balkenwerk, das von einem dichten Geflecht von arteriellen, venösen und lymphatischen Gefäßen durchzogen wird.

Erkrankungen der Speiseröhre

Gastroösophageale Refluxkrankheit

Refluxbeschwerden zählen zu den häufigsten gastrointestinalen Symptomen. Etwa 6% der Bevölkerung suchen deshalb den Arzt auf, aber nur jeder 10. entwickelt eine Refluxösophagitis.

Ursachen. Ein geringes Aufsteigen von Magensaft in die untere Speiseröhre ist, besonders nach fettreichem Essen, normal. Doch eine dadurch ausgelöste vermehrte Peristaltik (Selbstreinigungsmechanismus) und der untere Ösophagussphinkter (muskulärer Verschlussmechanismus) verhindern einen massiveren Reflux. Ist dieser Verschlussmechanismus gestört (z.B. aufgrund einer Hiatushernie, s.u.), fließt vermehrt Magensaft in die Speiseröhre. Die darin enthaltene Salzsäure führt langfristig zur chronischen Entzündung und Zerstörung der Ösophagusschleimhaut (Refluxösophagitis).

Symptome. Die typischen Beschwerden sind Sodbrennen, retrosternaler (hinter dem Brustbein lokalisierter) Schmerz und saures Aufstoßen. Die Symptome nehmen im Bücken, Liegen, nach dem Essen, bei Anstrengung, Stress, Alkohol oder bestimmten Medikamenten (z.B. Kalziumantagonisten, S.336) zu.

Diagnostik. Die schnellste und sicherste Untersuchungsmethode ist die Gastroskopie (Magenspiegelung). Zusätzlich zur Betrachtung der Schleimhaut können dabei auch Biopsien entnommen werden.

Therapie. Allgemeine Maßnahmen:

- Gewichtsnormalisierung,
- bei Obstipation abführende Maßnahmen,
- keine Zigaretten, wenig Alkohol,
- eiweißreiche, fettarme Kost,
- keine säurehaltigen Getränke (Wein), Kaffee, Hochprozentiges und keine stark kohlensäurehaltigen Getränke,
- mehrere kleine Mahlzeiten,
- keine Mahlzeiten am späten Abend,
- schlafen mit erhöhtem Oberkörper.

Medikamentöse Therapie: Dank verschiedener Wirkstoffgruppen mit unterschiedlichen Ansatzpunkten bestehen gute medikamentöse Therapiemöglichkeiten (**Tab. 1.52**).

Invasive Maßnahmen: Eine Operation ist heute nur noch selten nötig. Bei der Fundoplikation wird der Magenfundus wie ein „Kragen" um den unteren Ösophagussphinkter herumgeschlagen. Es entsteht ein ventilartiger Verschluss der unteren Speiseröhre. Narbige Verengungen können bougiert (aufgedehnt) werden.

Prognose. In den meisten Fällen lässt sich durch eine mehrwöchige Therapie die Abheilung der Ösophagitis erreichen. Bei vielen Patienten kommt es allerdings innerhalb von wenigen Monaten zum Rezidiv. Daher empfiehlt sich hier eine Rezidivprophylaxe mit niedrig dosierter Dauermedikation.

Tab. 1.52 Medikamente bei Refluxkrankheit und Refluxösophagitis

Wirkungsprinzip/ Präparatbeispiel	*Indikation*	*Nebenwirkungen*	*zu beachten*
Protonenpumpenhemmer – Omeprazol-ratiopharm – Pantoprazol	Mittel der ersten Wahl bei: Refluxösophagitis, chronischer Gastritis, Magen- und Duodenalulzera	Übelkeit, Kopfschmerzen, Schwindel, Blutbildveränderungen, Geschmacksstörungen	Einnahme morgens oder abends vor dem Essen (Pantoprazol muss nüchtern eingenommen werden)
H_2-Antagonisten – Ranitidin-ratiopharm – Ranitic	leichte Refluxösophagitis, Gastritis, Magen- und Duodenalulzera	Übelkeit, Diarrhö, Obstipation, Kopfschmerzen, Müdigkeit	meist einmal abends ausreichend
Prokinetika – MCP-Tropfen	leichte Refluxkrankheit ohne Ösophagitis	Diarrhö, Bauchschmerzen, hochdosiert evtl. ZNS-Symptome (Bewegungsstörungen, Unruhe)	Einnahme 15–30 Min. vor dem Essen
Antazida – Maaloxan – Talcid – Riopan	leichte Refluxkrankheit ohne Ösophagitis; Gastritis, Magen- und Duodenalulzera	in hoher Dosierung evtl. Stuhlveränderungen (Diarrhö/Obstipation)	Einnahme ½ –1 Stunde nach dem Essen; Antazida können die Resorption (Aufnahme) anderer Medikamente hemmen, daher sollte deren Gabe ca. 1 Stunde versetzt zu den Antazida erfolgen.

D *Bei der* **gastroösophagealen Refluxkrankheit** *handelt es sich um eine rezidivierende (wiederkehrende) Reizung der Speiseröhre durch aufsteigende Magensäure (= Refluxkrankheit).*

D *Bei der* **Refluxösophagitis** *handelt es sich um Entzündungen des Ösophagus infolge des Refluxes.*

M *Bei* **retrosternalen Schmerzen,** *besonders bei Anstrengung, auch an Angina pectoris denken!*

Natürliche Behandlungsmöglichkeiten. *Bei starkem Sodbrennen verschafft ein Glas verdünnter, warmer Milch oder ein Stück Weißbrot Erleichterung, weil dadurch die Magensäure neutralisiert wird.*

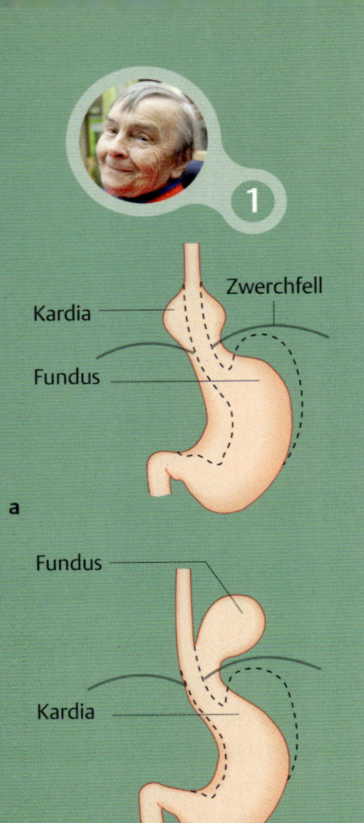

Abb. 1.418 Hiatushernien. Schematische Darstellung der anatomischen Verhältnisse bei **a** axialer Gleithernie und **b** paraösophagealer Hernie. Gestrichelt eingezeichnet ist die normale Anatomie.

D *Eine **Hiatushernie** ist eine Verlagerung von Magenanteilen in den Brustkorb.*

M *Die häufigste Ursache für Schluckbeschwerden ab dem 40. Lebensjahr ist ein Ösophaguskarzinom!*

D *Ein **Ösophagusdivertikel** ist eine Ausstülpung der Ösophaguswand.*

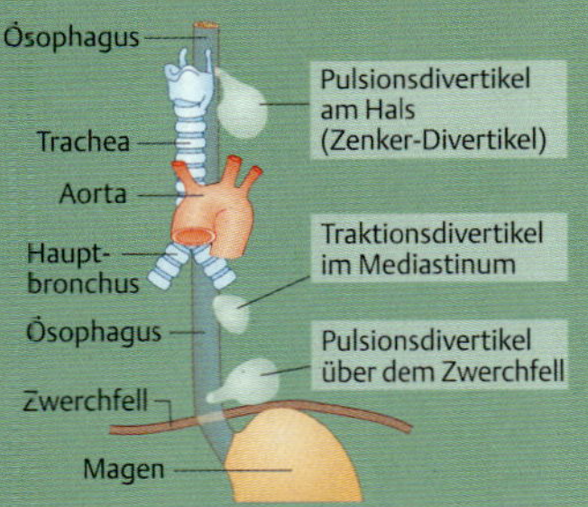

Abb. 1.419 Man unterscheidet drei anatomische Lokalisationen von Ösophagusdivertikeln.

P **Ernährung bei einem** *Ösophaguskarzinom:*
- *viele kleine Mahlzeiten mit reichlich Flüssigkeit,*
- *nach den Mahlzeiten umhergehen,*
- *Mahlzeiten mit flüssiger Zusatzkost und Vitaminen ergänzen.*

Hiatushernie (Zwerchfellbruch)

Die Hiatushernie ist die häufigste Veränderung im oberen Verdauungstrakt, bei 60 % der älteren Menschen ist ein Zwerchfellbruch nachweisbar.

Ursachen. Als Ursachen kommen eine Bindegewebsschwäche des Zwerchfells und eine intraabdominelle Drucksteigerung, insbesondere im Zusammenhang mit Adipositas, in Betracht.

Formen. Je nach Größe der verlagerten Magenanteile unterscheidet man:
- **Axiale Gleithernie:** Der untere Ösophagus und der obere Magenanteil (Kardia) sind in den Brustraum verlagert (**Abb. 1.418a**); macht 90 % aller Hiatushernien aus.
- **Paraösophageale Hernie:** Ein Teil des Magenfundus hat sich neben dem Ösophagus in den Thorax gedrängt (**Abb. 1.418b**); 5 % aller Hiatushernien.

Symptome. Die axiale Gleithernie macht meistens keine Beschwerden, es kann aber aufgrund der Verlagerung des unteren Ösophagussphinkters und dem damit gestörten Verschlussmechanismus zu Symptomen der Refluxkrankheit (s. o.) kommen. Sonstige Symptome sind Völlegefühl, Übelkeit oder Atemnot je nach Größe der verlagerten Magenanteile.

Diagnostik. Die Diagnosestellung erfolgt endoskopisch oder durch einen Röntgenbreischluck (Kontrastmitteldarstellung von Ösophagus und Magen).

Therapie. Meist ist keine Therapie nötig. Bei Refluxbeschwerden wird entsprechend behandelt (s. oben), nur selten müssen operativ die Zwerchfelllücke verengt und die Magenanteile am Zwerchfell fixiert werden.

Ösophagusdivertikel

Formen und Ursachen. Man unterscheidet zwischen echten Divertikeln, bei denen die gesamte Wand des Hohlorgans (besonders Darm oder Ösophagus) ausgestülpt ist, und den viel häufigeren falschen Divertikeln, hier ist nur die Schleimhaut durch kleine Muskellücken nach außen gewölbt.

Pulsionsdivertikel sind falsche Divertikel. Wohl infolge einer Druckerhöhung im Ösophagus kommt es zu Lücken in der Muskelschicht, durch die sich Schleimhaut nach außen stülpt. Sie sind meist am Beginn der Speiseröhre und oberhalb des Zwerchfelldurchtritts lokalisiert.

Traktionsdivertikel sind echte Divertikel. Sie entstehen durch Zug von außen, z. B. nach Narbenbildung infolge lokaler Entzündungen (z. B. entzündete Lymphknoten bei Tuberkulose), die gesamte Wand des Ösophagus ist hierbei nach außen gezogen (**Abb. 1.419**).

Symptome. Es kann zu Dysphagie (Schluckstörungen), Druckgefühl und retrosternalen Schmerzen kommen. Bei großen Divertikeln beschreiben die Patienten gelegentlich ein Zurückfließen unverdauter Speisen (Regurgitation).

Diagnostik und Therapie. Divertikel erkennt man am besten im Röntgenbreischluck (s. o.). Meist ist keine Therapie nötig, große Divertikel können operativ abgetragen werden.

Ösophaguskarzinom (Speiseröhrenkrebs)

Das Ösophaguskarzinom macht 7 % der Tumoren des Gastrointestinaltraktes aus. Betroffen sind meist Männer zwischen dem 50. und 70. Lebensjahr.

Ursachen. Die genauen Ursachen sind letztlich unklar, doch typische Risikofaktoren sind chronischer Alkoholmissbrauch und Rauchen. Aus sog. Präkanzerosen, z. B. Verätzungsnarben, kann sich mit den Jahren ein Karzinom entwickeln.

Symptome. Das Karzinom verengt die Speiseröhre, die Folge ist eine Dysphagie (Schluckstörung) mit Druckgefühl und Brennen hinter dem Brustbein. Die Symptome werden erst bei fester, später auch bei weicher oder flüssiger Nahrung bemerkt. Im weiteren Verlauf kommen allgemeine Tumorzeichen (rascher Gewichtsverlust usw.) hinzu.

Diagnostik. Bei einer Endoskopie fallen Schleimhautveränderungen auf, die dann histologisch untersucht werden. Die Karzinome finden sich meist an den physiologischen Engstellen des Ösophagus, meist im Bereich der Luftröhrenverzweigung (S. 377).

Therapie. Falls möglich, wird der Ösophagus ganz oder teilweise entfernt. Als Speiseröhrenersatz wird meist der Magen hochgezogen. Da Chemo- und Strahlentherapie nur geringen Erfolg zeigen, werden palliative (lebenserleichternde) Maßnahmen ergriffen. So kann man in den Tumor einen Tubus (Plastikschlauch) bzw. einen Stent (Metallgitter) einlegen, um die Nahrungsaufnahme weiterhin zu ermöglichen. Eine Stenose (Einengung) der Speiseröhre durch den Tumor lässt sich gelegentlich auch durch eine wiederholte Lasertherapie des Tumors bessern. Möglich ist auch die Einlage einer Sonde in den Magen, ähnlich einer PEG (S. 377).

Bei 70 % aller Patienten ist das Ösophaguskarzinom bei Diagnosestellung bereits so weit fortgeschritten, dass eine operative Entfernung nicht mehr möglich ist.

Prognose. Mit einer 5-Jahres-Überlebensrate von unter 10 % ist die Prognose sehr schlecht. Besonders wenn keine operative Therapie möglich ist, überleben die Patienten meist nur wenige Monate.

Erkrankungen des Magens

Gastritis (Magenschleimhautentzündung)

Ursachen. Zu einer Gastritis, wie auch zu einem Magengeschwür (s. u.), kann es kommen, wenn die Schleimhautschutzschicht des Magens durch einwirkende aggressive Faktoren zerstört wird. Je nach Verlauf unterscheidet man zwischen der akuten und der chronischen Gastritis.

Akute Gastritis

Ursachen. Meist ist die akute Magenschleimhautentzündung Folge massiven Alkohol- und Nikotinmissbrauchs (regen die Magensäureproduktion an). Doch auch stressbedingt (z. B. bei Verbrennungen, nach großen Operationen, Herzinfarkt) oder durch bestimmte Medikamente (bes. NSAR) kann es zu Reizungen der Magenschleimhaut kommen. Auch können virale oder bakterielle Infekte ursächlich sein.

Symptome. Die Symptome einer akuten Gastritis sind: Oberbauchschmerzen, Übelkeit, Erbrechen, Appetitlosigkeit.

Therapie. Meist reichen leichte Kost (z. B. Kamillentee und Zwieback) sowie lokale Wärme aus. Zusätzlich kann mit Antazida oder H_2-Blockern (**Tab. 1.52**) therapiert werden.

Prognose. Eine akute Gastritis heilt meist spontan ab, evtl. Erosionen (oberflächliche Zerstörungen der Magenschleimhaut) heilen narbenlos ab. Zur Rezidivprophylaxe sollten die auslösenden Ursachen beseitigt oder gemieden werden. Gut ist es, Kaffee, Nikotin und Alkohol einzuschränken. Wenn möglich, sollte auf aggressive Medikamente verzichtet oder ein säurehemmendes Präparat eingenommen werden.

Chronische Gastritis

Klassifikation. Je nach zugrunde liegender Ursache unterscheidet man nach dem ABC-Muster verschiedene Typen (**Tab. 1.53**).

Symptome. Die meisten Patienten haben keine Beschwerden, gelegentlich werden Oberbauchbeschwerden, Völlegefühl oder Unverträglichkeit von schwer verdaulichen Speisen beschrieben.

Diagnostik. Die chronische Gastritis kann nur endoskopisch und histologisch diagnostiziert werden.

Prognose. Nicht selten führt die chronische Gastritis zur Schleimhautatrophie (Schleimhautverminderung) des Magens, auf deren Boden sich Karzinome bilden können. Daher sollte besonders die Autoimmungastritis regelmäßig endoskopisch kontrolliert werden.

Ernährung bei Gastritis. Eine spezielle Gastritisdiät ist nicht erforderlich. Meist lässt der Patient ohnehin die Nahrungsmittel und Getränke weg, die ihm nicht bekommen. Folgende Hinweise können jedoch hilfreich sein:
- mehrere kleine Mahlzeiten (5–6) über den Tag verteilen; gut kauen,
- Kaffee, Nikotin und vor allem hochprozentigen Alkohol meiden,
- ausgewogene, leicht verdauliche, mild gewürzte und ballaststoff- und fettarme Nahrung.

Ulcus ventriculi/duodeni (Magen-/Zwölffingerdarmgeschwür)

Ursachen. Als Ursache wird ein gestörtes Gleichgewicht zwischen aggressiven Einflüssen und schützenden Faktoren der Schleimhaut angesehen. Zu den aggressiven Einflüssen zählen die Salzsäure im Magensaft und die Gallensäuren. Schützend wirken die Schleimproduktion im Magen, eine gute Durchblutung der Schleimhäute und eine ausreichende Regeneration (Neubildung) der obersten Schleimhautzellschichten.

Ähnlich wie bei der Gastritis wirken Alkohol, Nikotin oder Kaffee ebenso wie bestimmte Medikamente (bes. Schmerzmittel wie Diclofenac oder Aspirin) oder Stress ulkusfördernd. Insgesamt aber wird heute die Besiedlung der Magenschleimhaut mit dem Bakterium Helicobacter pylori als der bedeutendste ulkusauslösende Faktor angesehen.

Tab. 1.53 ABC-Schema der chronischen Gastritis

	Ursache	*Häufigkeit*	*Komplikation*	*Therapie*
Typ A	Autoimmungastritis durch Autoantikörper gegen Belegzellen und Intrinsic factor	5 %	komplette Schleimhautatrophie, Vitamin-B_{12}-Mangel-Anämie (S. 357), erhöhtes Magenkarzinomrisiko	keine Therapie möglich, aber 4-wöchentliche intramuskuläre Substitution von Vitamin B_{12} zur Besserung der Anämie
Typ B	bakterielle Gastritis durch Helicobacter pylori	85 %	Magengeschwür, erhöhtes Magenkarzinomrisiko	Eradikationstherapie
Typ C	chemische Gastritis bes. durch Medikamente (z. B. NSAR, Kortison, S. 308)	10 %	Magengeschwür	Vermeiden der auslösenden Medikamente, evtl. zusätzlich Magenschutzpräparat

D *Unter einer* ***chronischen Gastritis*** *versteht man eine chronische, histologisch nachweisbare Entzündung der Magenschleimhaut, die nur selten Beschwerden macht.*

M *Die chronische Gastritis ist im Alter ausgesprochen häufig, 50 % aller Menschen über 50 Jahre sind betroffen!*

NSAR s. a. S. 308.

D *Bei einem* ***Ulcus ventriculi*** *bzw.* ***U. duodeni*** *handelt es sich um einen umschriebenen Substanzdefekt der Magen- oder Duodenalschleimhaut, bei dem im Gegensatz zur Erosion auch die unter der Schleimhaut liegenden Schichten betroffen sind* (Abb. 1.420).

M *5–10 % der Bevölkerung erkranken mindestens einmal an einem gastroduodenalen Ulkus. Magengeschwüre sind bei beiden Geschlechtern gleich häufig, die Häufigkeit von Duodenalulzera bei Männern dagegen 3-mal so hoch.*

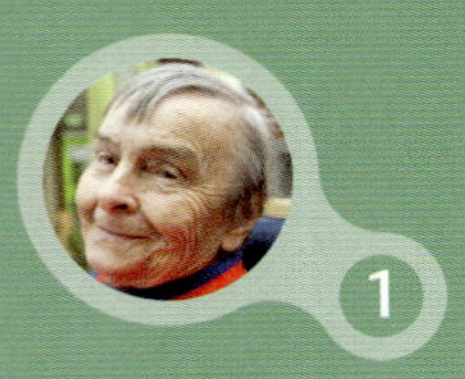

M *Häufigste Ulkusursache: Magensäure und Helicobacter-Besiedlung.*

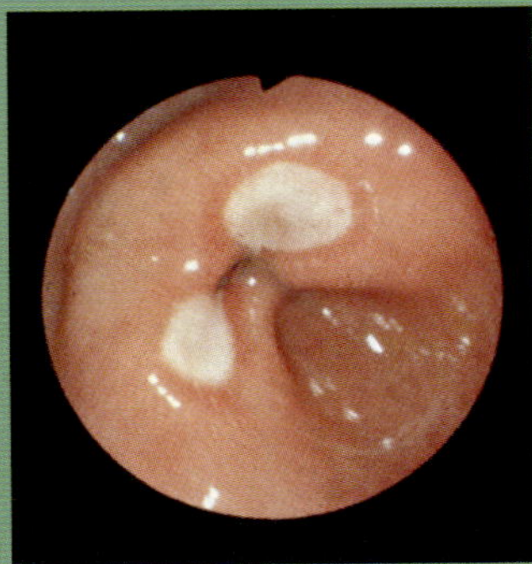

Abb. 1.421 Gastroskopische Aufnahme zweier Ulzera im Antrum

M *Auch verschiedene Nahrungsmittel (z. B. rote Bete, Schwarzwurst) oder Medikamente (bes. Eisenpräparate) führen zu Veränderungen der Stuhlfarbe!*

P **Krankenbeobachtung.** *Um Komplikationen schnell erkennen zu können, sind insbesondere zu beobachten:*
- *Vitalzeichen (Schock?),*
- *Erbrochenes (Hämatemesis?),*
- *Stuhl (Teerstuhl?),*
- *Schmerzen (plötzlich auftretend?, Schmerzverlauf?).*

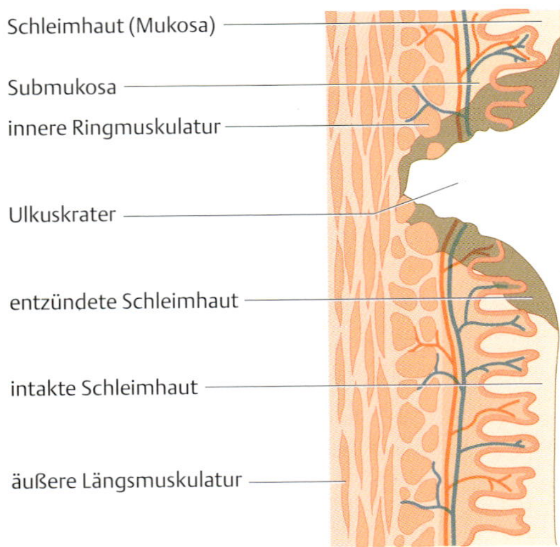

Abb. 1.420 Schematische Darstellung eines Ulkus (aus Gerlach et al. 2006).

Man kann es bei 99 % der Patienten mit Duodenalgeschwür und bei 75 % der Patienten mit Magengeschwür nachweisen. Doch auch ganz andere Faktoren spielen eine Rolle: So besteht bei Trägern der Blutgruppe 0 und bei Verwandten von Ulkuspatienten eine erhöhte Erkrankungsrate.

Symptome. Unabhängig von der Ulkuslokalisation werden Oberbauchschmerzen, Übelkeit, Druck- und Völlegefühl beklagt. Der Zusammenhang von Schmerz und Nahrungsaufnahme lässt Rückschlüsse auf die Lokalisation zu:
- **Ulcus ventriculi:** Charakteristischerweise treten die Beschwerden nach den Mahlzeiten oder nahrungsunabhängig auf.
- **Ulcus duodeni:** Nüchternschmerz, der sich nach Nahrungsaufnahme bessert; typisch sind Beschwerden in der Nacht.

Nicht selten kommt es im Rahmen der typischen Ulkuskomplikationen zu Symptomen (**Tab. 1.54**).

Diagnostik. Im Verdachtsfall sollte immer eine Gastroskopie angestrebt werden (**Abb. 1.421**), denn wichtig ist die Biopsieentnahme zum Ausschluss eines evtl. vorliegenden Karzinoms und zum Nachweis von Helicobacter pylori. In Ausnahmefällen kann alternativ eine Röntgenkontrastmitteluntersuchung durchgeführt werden.

Therapie. Allgemeine Maßnahmen:
- Regulierung der Lebensweise und Stressabbau,
- leichte Mischkost mit mehreren kleineren Mahlzeiten, keine späte Abendmahlzeit,
- langsam essen und gut kauen,
- kein Alkohol (vor allem keine hochprozentigen Getränke) und keine Zigaretten,
- Absetzen ulkusbegünstigender Medikamente.

Medikamentöse Therapie: Medikamentös wird versucht, das gestörte Gleichgewicht von schleimhautaggressiven und schützenden Faktoren wiederherzustellen. Die wirksamsten Therapeutika sind auch hier die Protonenpumpenhemmer (**Tab. 1.52**). Nicht ganz so wirkungsvoll sind Antazida und H_2-Antagonisten. Bei älteren Patienten, die regelmäßig nichtsteroidale Antiphlogistika (NSAR) einnehmen müssen, kann zur Ulkusvermeidung prophylaktisch ein Protonenpumpenhemmer dazugegeben werden. Bei Nachweis des Helicobacter pylori muss

Tab. 1.54 Komplikationen bei gastroduodenalem Ulkus

Komplikation	*Häufigkeit*	*Symptome*	*Therapie*
Blutung	20 %	akute Blutung: Hämatemesis (Bluterbrechen, aufgrund der Magensäure kaffeesatzartiges Aussehen), Meläna (Teerstuhl), evtl. Schockzeichen; chronische Blutung: Müdigkeit, Leistungsabfall, Anämie	endoskopische Blutstillung, evtl. Umstechung der Blutung oder Magenteilresektion
Perforation (Magendurchbruch)	5 %	plötzliche massive Schmerzen bei angespannter Bauchdecke („bretthater Bauch"), evtl. Schockzeichen	operative Übernähung der Perforationsstelle
Penetration (Einbrechen des Ulkus in Nachbarorgane, bes. Pankreas)		therapieresistente, evtl. in den Rücken ausstrahlende Schmerzen, Pankreatitis	Operation
Stenose (Magenausgangsstenose durch narbige Abheilung)		Erbrechen nach Nahrungsaufnahme, Gewichtsabnahme	Operation
karzinomatöse Entartung	3 % der Magengeschwüre, Ulzera des Duodenums entarten praktisch nie!	s. Magenkarzinom (S. 385)	s. Magenkarzinom (S. 385)

eine Eradikationstherapie durchgeführt werden: Man verordnet für 7 Tage die Einnahme zweier Antibiotika (2-mal täglich nach dem Essen) und eines Protonenpumpenhemmers (2-mal täglich vor dem Essen). Diese Therapie führt meistens zur dauerhaften Ulkusabheilung.

Operative Maßnahmen: Operative Maßnahmen sind heute fast nur noch bei Ulkuskomplikationen nötig. Meist wird eine ⅔-Magenresektion (Billroth I oder II) mit Entfernung des Ulkus und der säurestimulierenden Magenanteile durchgeführt (**Abb. 1.422**). Beim therapieresistenten Ulcus duodeni kann die sog. selektive proximale Vagotomie nötig werden. Dabei werden die Nervenfasern des Nervus vagus, welche die säurebildenden Magenanteile stimulieren, durchtrennt.

Prognose. Fast 50% der Ulzera heilen auch ohne Therapie innerhalb weniger Wochen ab. Mit Medikamenten erreicht man im selben Zeitraum das Ausheilen von über 90% der Geschwüre. Bei bis zu 70% der Patienten kommt es allerdings innerhalb eines Jahres zum Rezidiv. Daher sind die Einhaltung der genannten Allgemeinmaßnahmen und eine Ausrottung des Helicobacters enorm wichtig.

Magenkarzinom (Magenkrebs)

Die Zahl der Magenkarzinome ist in den letzten Jahren um etwa die Hälfte zurückgegangen, doch noch immer erkranken in Deutschland ca. 17 000 Menschen jährlich. Das Magenkarzinom ist nach dem Darmkrebs das zweithäufigste Karzinom des Verdauungstraktes. Die Erkrankungshäufigkeit nimmt ab dem 50. Lebensjahr deutlich zu, Männer sind fast doppelt so häufig betroffen.

Ursachen. Die Entstehungsursache ist nicht genau geklärt. Man kennt aber Risikofaktoren, die mit einer erhöhten Erkrankungswahrscheinlichkeit einhergehen:

- erbliche Vorbelastung,
- nitratreiche Ernährung (vor allem gesalzene und gepökelte Speisen) erhöht das Risiko, weil Nitrat im Magen in krebserregendes Nitrosamin umgewandelt wird,
- Rauchen und hochprozentige alkoholische Getränke,
- bestimmte Magenerkrankungen (chronische Gastritis Typ A und B, S. 383), 10–15 Jahre nach Magenoperationen oder bei Magenulzera besteht ein erhöhtes Karzinomrisiko.

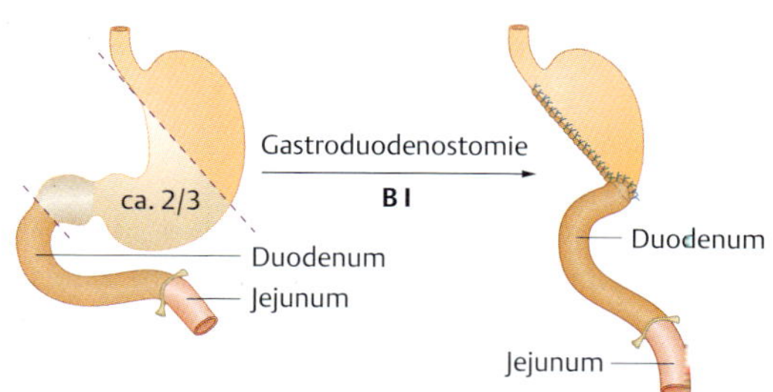

Abb. 1.422 Magenresektion nach Billroth. Billroth-I-Operation: ⅔-Magenresektion, Verbindung des Restmagens mit dem Duodenum (Zwölffingerdarm).

Symptome. Es gibt keine typischen Frühsymptome, weswegen Magenkrebs oft erst in fortgeschrittenen Stadien entdeckt wird. Unspezifische Beschwerden, wie Druck- und Völlegefühl, Erbrechen oder neu aufgetretener Widerwillen gegen bestimmte Speisen (bes. Fleisch), können Frühsymptome sein. Später kommen Gewichtsverlust, Leistungsknick usw. hinzu. Chronische Blutungen des Karzinoms führen zur Anämie mit den entsprechenden Symptomen.

Diagnostik. Bei länger andauernden Magenbeschwerden unklarer Genese sollte besonders bei Älteren immer eine Gastroskopie veranlasst werden.

Therapie. Wird das Karzinom rechtzeitig entdeckt, wird eine operative Sanierung angestrebt. I.d.R. werden dabei der Magen ganz oder größtenteils, aus Sicherheitsgründen oft auch die lokalen Lymphknoten und die Milz entfernt. Das Ende der Speiseröhre wird mit dem Dünndarm verbunden, was im Anschluss eine weitgehend normale Ernährung ermöglicht. Eleganter ist die Bildung eines „Ersatzmagens" aus Jejunumschlingen. Ist eine Operation nicht möglich, kann endoskopisch eine Art Röhrchen (Stent) eingeführt werden, um den Speiseweg offen zu halten. Alternativ erfolgt die Ernährung über eine von außen in den Magen eingebrachte Ernährungssonde (Witzel-Fistel). Begleitend oder alternativ werden Chemo- oder Strahlentherapie durchgeführt.

Prognose. Wird das Karzinom frühzeitig entdeckt und kann es vollständig entfernt werden, ist eine dauerhafte Heilung möglich. In fortgeschritteneren Stadien kommt es oft zur Metastasierung in Leber, Lunge, Knochen und Gehirn mit einer insgesamt schlechten Prognose.

M *Vermutlich aufgrund der anderen Ernährung ist die Erkrankung in manchen Ländern (bes. Japan und China) um ein Vielfaches häufiger.*

D *Bei einem* ***Magenkarzinom*** *handelt es sich um eine bösartige Entartung der Magenschleimhautzellen.*

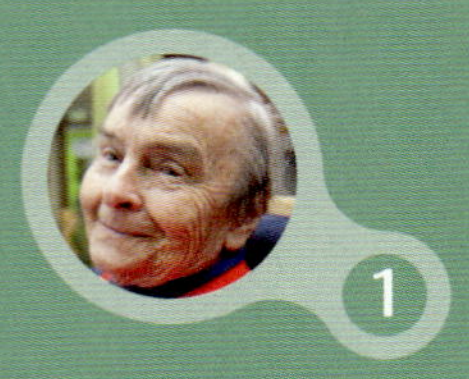

D *Bei* **Madenwürmern** *handelt es sich um die häufigste, ansteckende, aber meist harmlose Wurmerkrankung.*

P *Damit die Betroffenen sich nicht zu sehr kratzen und sich durch eine fäkal-orale Infektion immer wieder neu anstecken, sind* **vorbeugende Maßnahmen** *wichtig:*
- *eng anliegende Unterwäsche,*
- *kurz geschnittene Fingernägel, damit keine zu tiefen Kratzspuren entstehen,*
- *regelmäßiges Händewaschen,*
- *Desinfektion von verschmutzter Wäsche.*

M **Bandwürmer** *verursachen gastrointestinale Beschwerden, meist hervorgerufen durch Rinder- oder Schweinebandwurmbefall des Darmes.*

D *Bei einer* **Gastroenteritis** *handelt es sich um eine akute Darmentzündung, meist ausgelöst durch Bakterien oder Viren; in südlichen Ländern auch durch Einzeller (z. B. Amöbenruhr).*

M *Von* **Diarrhö** *spricht man erst, wenn es mindestens 3-mal pro Tag zu breiartigem oder dünnflüssigem Stuhlgang kommt.*

P *Bei Diarrhö genaue Überwachung der Vitalzeichen und des Hautturgors!*

P **Natürliche Behandlungsmöglichkeiten.** *Alte Hausmittel bei Durchfall sind z. B. rohe, feingeriebene Äpfel, zerdrückte Bananen oder kräftig gewürzter (zur Mineralienzufuhr) Hafer- oder Reisschleim.*

D *Bei einer Appendizitis handelt es sich um eine Entzündung des Wurmfortsatzes (Appendix).*

Erkrankungen des Darmes

Entzündliche Darmerkrankungen

Wurmerkrankungen des Darmes

Madenwürmer

Madenwürmer sind mit 12 mm sehr kleine Fadenwürmer. Sie vermehren sich im unteren Dünndarm und im Dickdarm. Die Weibchen legen, angelockt durch die „Bettwärme“ nachts ihre Eier in der Analgegend ab. Innerhalb weniger Stunden entwickeln sich Larven, welche die Infektion weiterverbreiten können.

Symptome. Die Eier verursachen einen lästigen Juckreiz in der Analregion, der die Betroffenen besonders nachts am Schlafen hindert.

Diagnostik. Die Diagnostik erfolgt mit der sog. „Klebestreifenmethode“: Morgens wird ein Klebestreifen auf die juckende Stelle geklebt und gleich wieder abgezogen. Man klebt den Streifen auf einen Objektträger und kann die Wurmeier unter dem Mikroskop betrachten.

Therapie. Zur Behandlung stehen wirksame Wurmmittel (z.B. Vermox-Tabletten) zur Verfügung, sie ist unproblematisch.

Bandwürmer

Bandwürmer bestehen aus einem kleinen Kopf, mit dem sie sich im Dünndarm festhalten. Am Hals beginnt die Gliederkette, die bis zu einigen Metern lang sein kann. Jedes Glied kann selbstständig Eier produzieren. Am Ende des Wurmes trennen sich die Glieder ab, hinter dem Kopf wachsen ständig Glieder nach. Die abgetrennten Glieder werden mit dem Kot ausgeschieden und geben im Freien sehr viele Eier ab, die in der Natur monatelang überleben können.

Ansteckend sind nicht die Eier, sondern die sog. Finnen, die sich im Organismus von anderen Lebewesen (z.B. Schweine oder Rinder) bilden. Sie sind somit die „Zwischenwirte“ im Vermehrungszyklus der Bandwürmer.

Übertragung. Wenn man rohes, finnenhaltiges Rinder- oder Schweinefleisch (z.B. Hackfleisch) isst, können sich die Finnen im Darm zu Bandwürmern weiterentwickeln.

Symptome. Oft bemerken die Betroffenen nur „wurmartiges Getier“ in ihrem Stuhl. Es kann aber auch zu Gewichtsverlust („der Wurm isst mit“) oder Oberbauchschmerzen kommen. Der Nachweis einer Bandwurmerkrankung erfolgt durch eine Stuhluntersuchung auf Würmer.

Therapie. Durch die Einnahme wirksamer Wurmmittel ist die Behandlung kein Problem. Die Medikamente wirken schon im Darm wurmauflösend.

Gastroenteritis („Darmgrippe“)

Erreger. Die häufigsten Erreger einer Gastroenteritis sind folgende Bakterien und Viren:
- Salmonellen (bes. nach dem Genuss roher Eierspeisen, Fleisch, Geflügel, Muscheln),
- Escherichia coli, ein normaler Keim der Darmflora, die häufigste Ursache der „Reisediarrhö“ nach Reisen in südliche Länder,
- Staphylokokken verursachen durch ihre Toxine (Gifte) die klassische Lebensmittelvergiftung durch verdorbene Speisen,
- unter den Viren meist Rota- oder Enteroviren (z.B. Noroviren).

Symptome. Nach oft nur kurzer Inkubationszeit kommt es plötzlich zu Diarrhö (Durchfall) mit Bauchschmerzen, häufig begleitet von Übelkeit und Erbrechen.

Therapie. Die meisten Durchfallerkrankungen heilen nach 2–4 Tagen spontan aus, sodass keine weitere Therapie nötig ist. Bei starken Durchfällen, Kindern und alten Menschen aber kann es zu raschem Wasser- und Elektrolytverlust mit der Gefahr von Kreislaufkollaps und Exsikkose kommen. Deshalb steht therapeutisch der Flüssigkeitsersatz im Vordergrund. In leichten Fällen sind „Kamillentee und Zwieback“ ausreichend, nicht selten ist aber eine Infusionstherapie nötig. Medikamentös kann die Darmperistaltik mit hemmenden Medikamenten (z.B. Imodium) herabgesetzt werden, bei Fieber und blutigen Durchfällen muss evtl. ein Antibiotikum verabreicht werden.

Prophylaxe. Da die Erreger meist über verunreinigte Speisen, Schmierinfektion oder kontaminiertes (mit Keimen besiedeltes) Wasser in den Körper gelangen, ist zur Vorsorge Folgendes wichtig:
- Hände waschen nach jedem Toilettengang oder vor dem Kontakt mit Lebensmitteln,
- ausreichende Kühlung empfindlicher Lebensmittel (v.a. Eier, Geflügel, Hackfleisch); bei Geflügel das Auftauwasser wegschütten,
- gründliche Küchenhygiene,
- starkes Erhitzen oder Durchbraten von häufig befallenen Speisen (v.a. Geflügel),
- Vorsicht bei Speisen aus rohen Eiern (z.B. Tiramisu, frische Mayonnaise),
- für Auslandsreisen gilt der Satz „cook it, boil it, peel it or leave it“, d.h. Lebensmittel kochen, braten, schälen oder gar nicht essen.

Appendizitis (Blinddarmentzündung)

Die akute Appendizitis ist die häufigste operationsbedürftige intraabdominelle Erkrankung. Sie betrifft meist Kinder und Jugendliche, kann aber auch im hohen Alter vorkommen (Altersappendizitis).

Ursachen. Die häufigste Ursache sind Kotsteine oder Fremdkörper (z.B. Obstkerne) die den Appendix verschließen. Der resultierende Sekretstau bildet dann einen hervorragenden Nährboden für Bakterien.

Symptome. Typisch sind anfangs im Nabel oder Magenbereich gelegene Bauchschmerzen, die sich nach einiger Zeit in den rechten Unterbauch verlagern. Häufige Begleitsymptome sind Übelkeit, Erbrechen, Diarrhö oder Obstipation.

Diagnostik. Klassisch ist ein Druckschmerz in der Mitte der Verbindungslinie zwischen Nabel und rechtem vorderen Darmbeinstachel (McBurney-Punkt). Bei lokaler Bauchfellreizung lässt sich der gekreuzte Loslassschmerz auslösen: Beim plötzlichen Loslassen des eingedrückten linken Unterbauchs werden Schmerzen im rechten Unterbauch angegeben. Typisch ist der Temperaturunterschied von ca. 1 °C zwischen der rektalen und axillaren Temperaturmessung.

Therapie. Wenn sich unter lokaler Eisbehandlung, Nahrungskarenz und abführenden Maßnahmen die Beschwerden nicht bessern, sollte entweder durch einen kleinen Bauchschnitt oder laparoskopisch (durch Bauchspiegelung) eine Appendektomie durchgeführt werden.

Komplikationen. Gefürchtet ist die Perforation der entzündeten Appendix, die zur Peritonitis führt. Als Spätkomplikation kann es Monate bis Jahre später zu einem mechanischen Ileus (S. 391) aufgrund von Verwachsungen mit Narbenzug (sog. Bridenileus) kommen.

Chronisch entzündliche Darmerkrankungen

Die klassischen Erkrankungen dieser Art sind der Morbus Crohn und die Colitis ulcerosa. Die Häufigkeit liegt bei ca. 16 Fällen/100 000 Personen, besonders junge Menschen zwischen 20 und 35 Jahren, aber auch andere Altersgruppen sind betroffen.

Ursachen und Diagnostik. Die Krankheitsursache ist unklar, man vermutet autoimmunologische, psychische und genetische Einflüsse. Die Diagnose lässt sich meist mithilfe einer Koloskopie (Darmspiegelung) und einer histologischen Untersuchung der entzündlichen Darmabschnitte stellen. Laborchemisch finden sich deutliche Entzündungszeichen.

Symptome. Der Erkrankungsverlauf ist immer schubförmig, typische Symptome sind Bauchschmerzen und Diarrhö. Im Gegensatz zu jüngeren Betroffenen findet sich im Alter oft ein milderer Verlauf. Die wichtigsten Unterschiede zwischen Morbus Crohn und Colitis ulcerosa sind in **Tab. 1.55** dargestellt.

Therapie. Die Therapie gliedert sich in diätetische, medikamentöse und operative Maßnahmen.

Diätetische Behandlung: Zur Darmentlastung wird je nach Schwere des Erkrankungsschubes eine schlackenarme Kost („Astronautenkost"), ggf. sogar eine parenterale Ernährung (Infusionstherapie) angeordnet.

Medikamentöse Therapie: Je nach Schwere eines Schubes und befallenem Darmabschnitt wird Kortison in Tablettenform oder lokal (z. B. als Einlauf bei Rektumbefall) eingesetzt. Es wird häufig mit 5-Aminosalizylsäure (z. B. Salofalk, Azulfidine) kombiniert, einem Mittel zur lokalen Entzündungshemmung, das auch zur Rezidivprophylaxe eingesetzt wird. Nur in schweren Fällen ist eine Therapie mit Immunsuppressiva (z. B. Azathioprin) nötig.

Invasive Maßnahmen: Beim Morbus Crohn werden bei Komplikationen nur die betroffenen Darmabschnitte entfernt, eine Heilung ist operativ hier nicht zu erreichen. Die Colitis ulcerosa dagegen kann durch die komplette Entfernung des Kolons (Proktokolektomie) geheilt werden. Zur Stuhlentleerung wird entweder ein Ileostoma (S. 390) oder ein künstliches Stuhlreservoir aus mehreren Ileumschlingen (Ileum-Pouch) angelegt.

Wird eine psychische Ursache vermutet, kann sich eine begleitende Psychotherapie positiv auf den Krankheitsverlauf auswirken.

Divertikulose

Dickdarmdivertikel sind im Alter sehr häufig, sie sind bei 30–40 % der 70-Jährigen nachweisbar („Altersrunzeln des Darmes").

Ursachen. Bedingt durch die Bindegewebsschwäche im Alter, begünstigt durch ballaststoffarme Kost, Adipositas und Obstipation, kommt es infolge des erhöhten Drucks im Kolon zur Ausstülpung der Schleimhaut an den Durchtrittsstellen der Blutgefäße durch die Kolonwand (**Abb. 1.424**). Am häufigsten finden sich Divertikel im Sigma.

Symptome. Divertikel verursachen erst bei Komplikationen Beschwerden und werden oft rein zufällig im Rahmen einer Koloskopie oder eines Kontrastmitteleinlaufs entdeckt (**Abb. 1.425**).

Komplikationen. Divertikulitis: Die Divertikelentzündung ist die häufigste Komplikation, sie entwickelt sich infolge eines Kotstaus in den Divertikeln. Die Patienten beklagen plötzlich linksseitige Unterbauchschmerzen (man spricht von einer „linksseitigen Appendizitis"), evtl. mit Fieber, Übelkeit und Erbrechen. Unter Nahrungskarenz, Antibiotikatherapie und lokaler Eisbehandlung heilt die Entzündung meist ab.

Divertikelblutung: Es kann zur massiven Darmblutung mit der Gefahr des Volumenmangelschocks kommen. Häufig stoppt die Blutung spontan, falls eine endoskopische Blutstillung nicht gelingt, muss der betroffene Darmabschnitt entfernt werden.

M *Bei alten Menschen verursacht die Appendizitis häufig nur sehr wenige Beschwerden!*

M *1889 gelang einem deutschen Chirurgen erstmals eine Appendektomie (operative Entfernung des Appendix). Bis zu diesem Zeitpunkt verlief die Erkrankung meist tödlich!*

D **Chronisch entzündliche Darmerkrankungen** *sind chronisch entzündliche Erkrankungen des Magen-Darm-Traktes unklarer Ursache.*

D *Bei einer* **Divertikulose** *handelt es sich um Ausstülpungen der Dickdarmschleimhaut (falsche Divertikel).*

M *Bauchkrämpfe und Durchfall können auch durch eine* **Laktoseintoleranz** *verursacht sein. Hier fehlt in der Dünndarmschleimhaut ein Enzym zur Spaltung von Laktose, dem Milchzucker. Typisch sind Bauchbeschwerden nach dem Genuss von Milchprodukten.*

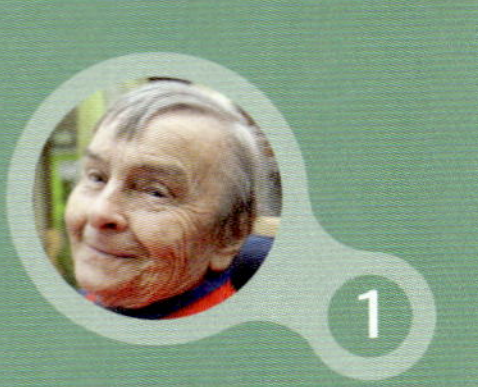

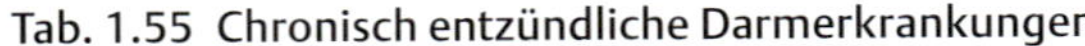

Tab. 1.55 Chronisch entzündliche Darmerkrankungen

	Morbus Crohn (Ileitis terminalis)	*Colitis ulcerosa*
Häufigkeit	2–3/100 000	10–15/100 000
typisches Erkrankungsalter	20–35 Jahre, zweiter Häufigkeitsgipfel > 60-Jährige	20–40 Jahre, zweiter Häufigkeitsgipfel 60–70 Jahre
Lokalisation	befallen sind meist die letzte Dünndarmschlinge (terminaler Ileus) und der Dickdarm, kann aber im gesamten Magen-Darm-Trakt auftreten	immer befallen ist das Rektum, eine Ausbreitung auf das gesamte Kolon ist möglich, aber kein Befall des übrigen Magen-Darm-Traktes
Schleimhautbefall	alle Wandschichten sind betroffen, es finden sich gesunde neben erkrankten Schleimhautstellen (diskontinuierlicher Befall)	nur die Schleimhaut ist betroffen, die Erkrankung breitet sich kontinuierlich aus
Symptome	im Erkrankungsschub krampfartige Bauchschmerzen (bes. rechter Unterbauch) und schleimige Diarrhö, oft Fieber und Gewichtsverlust (infolge ungenügender Nährstoffresorption); nicht selten Befall anderer Organe: Leber- und Gallenerkrankungen, Augen- und Gelenksentzündungen oder Hautveränderungen	im Erkrankungsschub krampfartige Bauchschmerzen mit häufigen (bis zu 40-mal täglich!) blutig-schleimigen Durchfällen; bei schwerer Entzündung zusätzlich Fieber, Gewichtsverlust usw; selten Befall anderer Organe (s. Morbus Crohn)
Komplikationen	Fistelbildung zu anderen Darmabschnitten, Blase, Vagina oder im Afterbereich (perianale Fisteln), lokale Abszessbildung, entzündliche Stenosen im Darm mit Gefahr eines mechanischen Ileus, Darmperforation mit Gefahr einer Peritonitis **(Abb. 1.423)**	gefürchtet ist das toxische Magakolon: eine massive Dilatation des Kolons mit hohem Fieber und einer hohen Letalität; massive Darmblutung oder chronische Anämie infolge des Blutverlustes; Darmperforation mit Gefahr der Peritonitis; nach jahrelanger (10–20 Jahre) Erkrankung häufig Entwicklung eines Kolonkarzinoms!

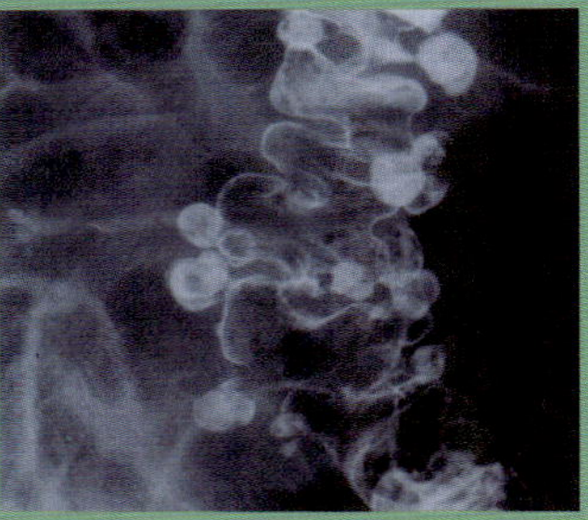

Abb. 1.425 Kontrasteinlauf bei Divertikulose: das Kontrastmittel ist in den Divertikeln hängen geblieben. Es sieht aus, als ob „Perlen" am Darm hängen.

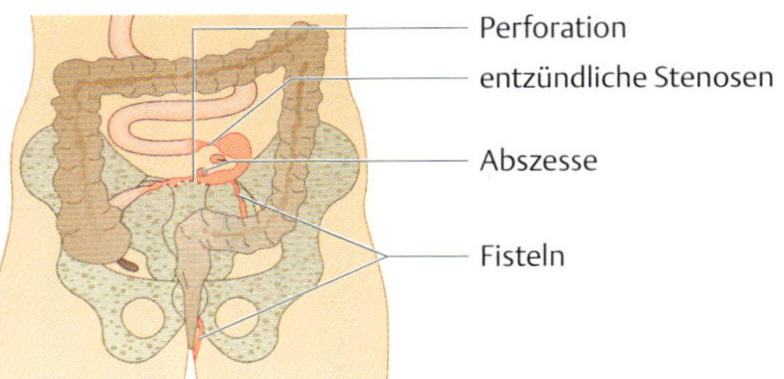

Abb. 1.423 Komplikationen bei Morbus Crohn (nach Paetz u. Benzinger-König 2004)

Narbige Stenose: Rezidivierende Entzündungen der Divertikel führen zur narbigen Einengung des Darmabschnitts. Nicht selten entwickelt sich ein mechanischer Ileus (S. 391). Der entsprechende Darmanteil muss operativ entfernt werden.

Perforation: Bei der Perforation eines Divertikels ist eine sofortige Operation nötig, denn durch den Austritt von Kot in den Bauchraum entwickelt sich rasch eine Peritonitis.

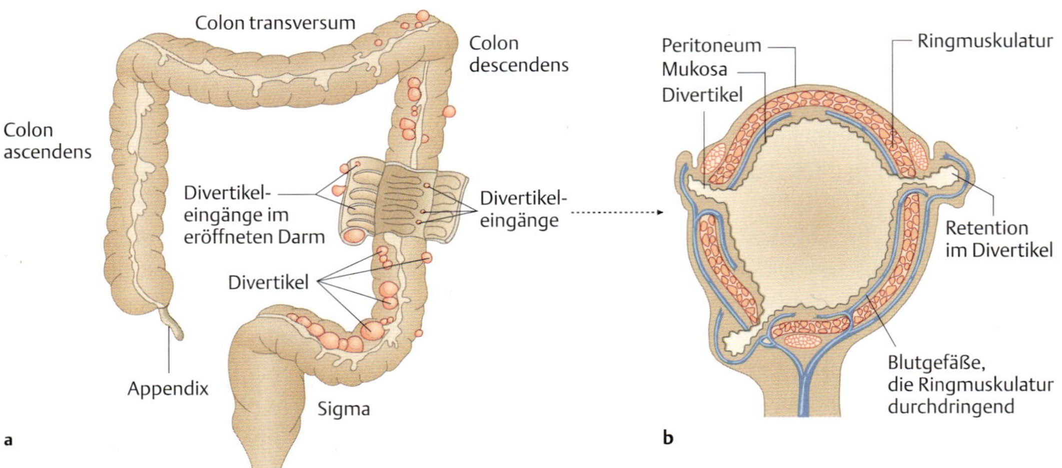

Abb. 1.424 Dickdarm-Divertikulose. a Entstehung von Divertikeln im Dickdarm, **b** Divertikeleingänge im eröffneten Darm (aus Gerlach et al. 2011).

Fistelbildung: Die Entzündung kann sich auf benachbarte Organe (Blase, Vagina) ausbreiten und zu Fistelgängen (Verbindungsgängen) führen. Auch hier muss operativ eingegriffen werden.

Prophylaxe. Ballaststoffreiche Kost, ergänzt durch körperliche Aktivität, steigert die Darmtätigkeit und senkt den Druck im Innern des Darmes. Dadurch verringert sich das Risiko einer Divertikelbildung. Günstig wirkt auch eine Gewichtsreduktion.

Kolorektales Karzinom (Dickdarmkrebs)

Das Kolonkarzinom ist nach dem Bronchialkarzinom bei den Männern und dem Mammakarzinom (Brustkrebs) bei den Frauen die zweithäufigste Krebserkrankung. Es handelt sich um eine typische Erkrankung des älteren Menschen, die Erkrankungsrate steigt ab dem 50. Lebensjahr deutlich an.

Ursachen. Wie so häufig bei Krebserkrankungen, ist auch beim kolorektalen Karzinom die genaue Entstehungsursache unklar. Man kennt aber verschiedene Risikofaktoren und Erkrankungen (Präkanzerosen), die mit einem erhöhten Krebsrisiko einhergehen:

- erbliche Belastung,
- manche Dickdarmerkrankungen, z. B. Colitis ulcerosa (s. oben), können nach jahrelangem Verlauf zu malignen Entartungen führen,
- Ernährung: bei hohem Fleisch- und Fettkonsum sowie ballaststoffarmer Kost beobachtet man ein höheres Erkrankungsrisiko, ballaststoffreiche Kost dagegen scheint protektiv (schützend) zu wirken,
- Darmpolypen: 90 % aller kolorektalen Karzinome entwickeln sich aus Dickdarmpolypen.

Dickdarmpolypen. Polypen (oft auch Adenome genannt) sind gutartige Schleimhauttumoren, die je nach histologischem Typ und Größe unterschiedlich rasch entarten können (**Abb. 1.426**). Man unterscheidet zwischen tubulären (75 %), tubulovillösen (15 %) und villösen (10 %) Polypen.

Dickdarmadenome sind ausgesprochen häufig, man findet sie bei 30–50 % der über 55-Jährigen. Meist machen sie keine Symptome und werden rein zufällig im Rahmen einer Koloskopie (**Abb. 1.427**) oder eines Röntgenkontrasteinlaufs bemerkt. Gelegentlich führen Blutbeimengungen im Stuhl zur Entdeckung.

Die Polypen müssen immer vollständig entfernt und histologisch untersucht werden.

Symptome. Aufgrund des besonders im Alter langsamen Karzinomwachstums macht ein kolorektales Karzinom oft erst spät Symptome: Immer abklären sollte man eine Änderung der Stuhlgewohnheiten, besonders ein neu aufgetretener Wechsel von Diarrhö und Obstipation. Nicht selten führt der Nachweis von verstecktem Blut im Stuhl (positiver Haemoccult) zur Diagnose, doch auch hinter einer chronischen Anämie oder einer Darmblutung kann sich ein Dickdarmtumor verbergen. Führt der Tumor zur Einengung des Darmlumens, treten Schmerzen und die Symptome eines Ileus auf (S. 391). Im späteren Tumorstadium beschreibt der Patient allgemeine Tumorzeichen, wie rasche Gewichtsabnahme, Leistungsknick usw.

Diagnostik. Bei Verdacht auf einen Dickdarmtumor sollte immer eine Koloskopie veranlasst werden, denn im Rahmen dieser Untersuchung ist die Gewinnung von Gewebsproben möglich. Eine Alternative ist die Röntgenkontrastdarstellung des Darmes (**Abb. 1.428**).

Lokalisation. Die meisten kolorektalen Karzinome sind im Rektum lokalisiert, nicht selten sitzen sie aber auch im Sigma und im Colon ascendens.

Therapie. Ziel ist die vollständige operative Tumorentfernung mit Sicherheitsabstand und die Entfernung der regionalen Lymphknoten; die häufigsten Operationen sind in **Abb. 1.429** dargestellt. Meist können die Enden des belassenen Darmes nach Tu-

D *Bei einem kolorektalen Karzinom handelt es sich um einen häufig von Polypen ausgehenden bösartigen Tumor der Dickdarmschleimhaut.*

M *Wegen des Risikos der erneuten Polypenbildung ist auch bei gutartigen Adenomen eine regelmäßige Nachkontrolle dringend erforderlich!*

M *Eine der häufigsten Ursachen für Bauchschmerzen, verbunden mit Blähungen, Wechsel von Durchfall und Verstopfung ist das* ***Reizdarmsyndrom*** *(Colon irritabile). Man vermutet, dass Verkrampfungen der Darmmuskulatur die Beschwerden verursachen.*

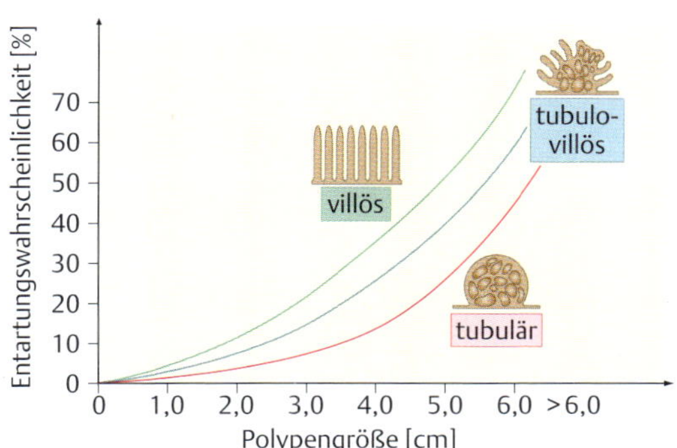

Abb. 1.426 Wahrscheinlichkeit der Entartung von tubulären, villösen und tubulovillösen Kolonpolypen. Man erkennt deutlich die vom tubulären zum villösen Polyp ansteigende Entartungswahrscheinlichkeit.

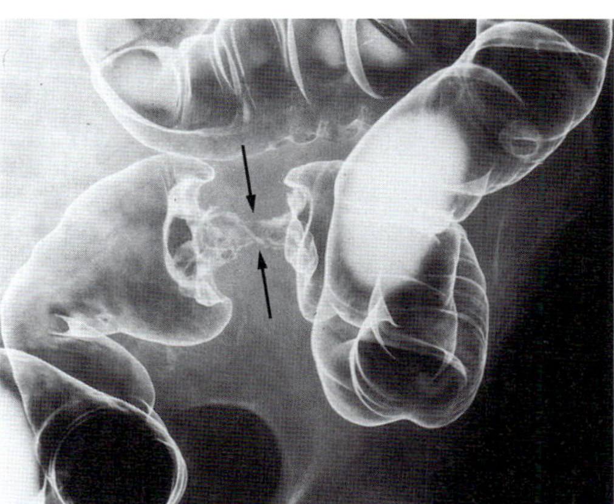

Abb. 1.428 Röntgenologische Darstellung eines Kolonkarzinoms in fortgeschrittenem Stadium nach Röntgenkontrasteinlauf (aus Gerlach et al. 2011).

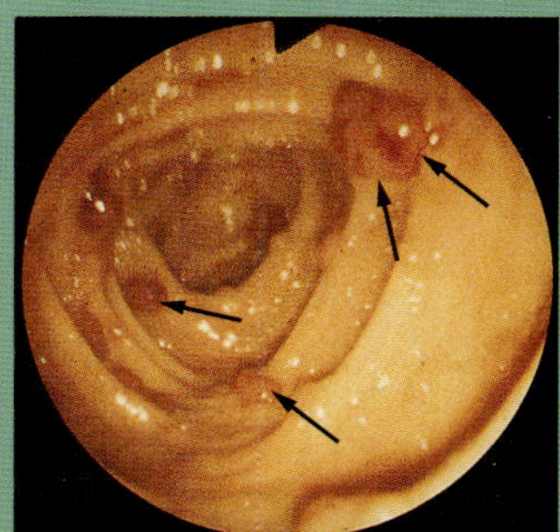

Abb. 1.427 Koloskopie bei Dickdarmpolypen (aus Gerlach et al. 2006).

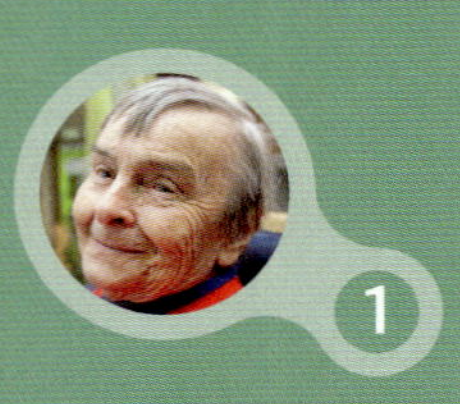

morentfernung miteinander verbunden werden. Bei der Operation eines Rektumkarzinoms muss häufig der Schließmuskel am After mitentfernt werden, daher ist die Anlage eines Enterostomas (s. unten) nötig. Zur Verhinderung eines Ileus sollte auch in fortgeschrittenen Tumorstadien operiert werden. In diesen Fällen kann eine Umgehungsoperation ohne Tumorentfernung oder die Anlage eines Enterostomas nötig werden.

Hemikolektomie rechts

a

Hemikolektomie links

b

anteriore Rektumresektion

c

Rektumexstirpation (= Rektumamputation)

d

Abb. 1.429 Operationen bei kolorektalem Karzinom. Links die Ausgangssituation mit Lokalisation des Karzinoms, rechts der Zustand nach Operation. Der zu entfernende Darmabschnitt ist violett gefärbt (nach Paetz u. Benzinger-König 2004).

Zur Verhinderung oder Behandlung von Metastasen (meist in der Leber), wird eine Chemotherapie empfohlen. Beim Rektumkarzinom kombiniert man diese mit einer lokalen Bestrahlung (Radiochemotherapie). Bei kleineren Rektumkarzinomen kann versucht werden, den Tumor endoskopisch über einen mikrochirurgischen Eingriff zu entfernen.

Enterostoma. Das Enterostoma wird nach dem ausgeleiteten Darmteil benannt, so ist beim Ileostoma das Ileum in die Bauchwand eingenäht, während beim Kolostoma ein Teil des Dickdarmes ausgeleitet wird (**Abb. 1.430**).

Von außen sind ein oder zwei Darmöffnungen zu sehen (**Abb. 1.431**). Beim sog. doppelläufigen Stoma sind zwei Darmöffnungen sichtbar, der zu- und der abführende Darmanteil. Es handelt sich hier meist um einen vorübergehenden künstlichen Darmausgang, z. B. nach einer Divertikeloperation (S. 387), der nach einiger Zeit zurückverlegt werden kann.

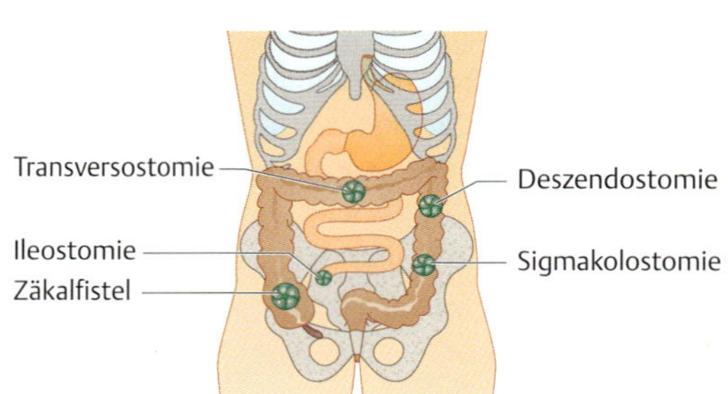

Abb. 1.430 Verschiedene Enterostomaformen (aus Paetz u. Benzinger-König 2004).

D *Unter einem* **Enterostoma** *versteht man die künstliche Ausleitung des Magen-Darm-Traktes nach außen. Häufig spricht man vom Anus praeter, dem Ausgang vor dem natürlichen Ausgang.*

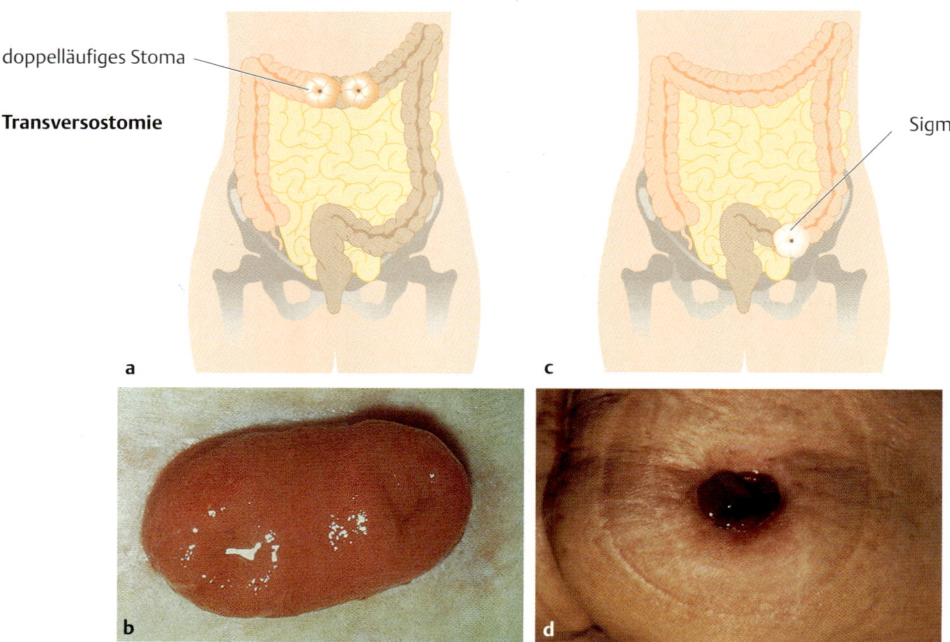

Abb. 1.431 Doppel- und endläufiger Anus. a, b Doppelläufiges Stoma mit den beiden Darmöffnungen des zu- und abführenden Darmanteils, **c, d** endständiges Stoma mit nur einer Darmöffnung, da der ableitende Darmanteil entfernt wurde (aus Köther, 2011).

Nicht so beim endständigen Stoma. Dabei ist nur eine Darmöffnung in der Bauchwand zu sehen, denn der ableitende Darmteil musste entfernt werden. Ursache ist meist die Entfernung eines tiefsitzenden Rektumkarzinoms. Hier muss der Patient lernen, mit dem Stoma zu leben, denn es kann nicht mehr rückgängig gemacht werden.

Prognose. Im Vergleich zu anderen Krebserkrankungen hat das Dickdarmkarzinom eine der besten Prognosen. Nimmt man alle Patienten mit kolorektalem Karzinom zusammen, liegt die 5-Jahres-Überlebensrate bei ca. 40–60%. Der individuelle Krankheitsverlauf ist vom Tumorstadium abhängig.

Prophylaxe. Durch ballaststoffreiche und fettarme Kost kann das Erkrankungsrisiko gesenkt werden. Zusätzlich sollte man ab dem 35. Lebensjahr regelmäßig zur Krebsvorsorge gehen. Besteht ein individuell erhöhtes Risiko, sind regelmäßige Koloskopien empfehlenswert.

Ileus (Darmverschluss)

Ursachen. Man unterscheidet zwischen den Ursachen für einen mechanischen und einen paralytischen Ileus.

Mechanischer Ileus:

- Karzinom, große Polypen,
- Verwachsungen (Bridenileus) nach vorangegangenen Bauchoperationen,
- Fremdkörper, z.B. Gallensteine (S. 396) oder Kotsteine,
- Stenosebildung durch narbige Abheilung, z.B. bei Divertikulitis oder chronisch entzündlicher Darmerkrankung,
- eingeklemmte Leistenhernie (S. 399),
- Volvulus (Verdrehung einer Darmschlinge).

Paralytischer Ileus:

- intraabdominelle (im Bauchraum gelegene) Ursachen:
  - Peritonitis,
  - Verschluss der Darmgefäße (Mesenterialinfarkt),
- extraabdominelle (außerhalb des Bauchraums gelegene) Ursachen:
  - massive Schmerzen (z.B. Gallen- oder Nierenkolik),
  - Herzinfarkt,
  - Pankreatitis,
  - Elektrolytveränderungen (z.B. erniedrigte Kaliumwerte),
  - Medikamentenüberdosierung (z.B. Psychopharmaka).

Symptome. Bei beiden Ileusformen finden sich ähnliche Beschwerden:

- Stuhl- und Windverhalt,
- Meteorismus (aufgeblähtes Abdomen),
- Übelkeit, Erbrechen, bei Koterbrechen spricht man von Miserere,
- Schmerzen durch krampfartige Darmtätigkeit, häufig aber schmerzlose Ileusentwicklung,
- evtl. Schockzeichen durch den massiven Flüssigkeitsverlust in den Darm.

Diagnostik. Richtungweisend ist die Auskultation des Darmes. Beim mechanischen Ileus versucht der Darm durch verstärkte Kontraktionen das Hindernis zu überwinden, man hört metallisch plätschernde Darmgeräusche. Beim paralytischen Ileus sind aufgrund der Darmlähmung keine Darmgeräusche zu hören. Die Untersuchung der Wahl aber ist die Röntgenuntersuchung des Abdomens.

Therapie. Bei Verdacht auf Ileus muss eine möglichst sofortige stationäre Einweisung erfolgen, nicht selten muss der Patient intensivmedizinisch betreut werden. Im Krankenhaus gilt die Devise: Ein mechanischer Ileus wird operiert (z.B. Entfernung eines Karzinoms), während beim paralytischen Ileus meist die Bekämpfung der zugrunde liegenden Ursache im Vordergrund steht (z.B. Lysetherapie bei Herzinfarkt).

Prognose. Die Letalität (Todesrate) eines Ileus liegt bei 15–25%. Entscheidend sind Ursache und Zeitdauer der Erkrankung sowie der Allgemeinzustand des Patienten.

Obstipation (Verstopfung)

Die chronische Obstipation ist eine typische Zivilisationskrankheit. In Ländern mit hohem Ballaststoffanteil in der Ernährung sind die Obstipation und die damit verbundenen Erkrankungen (Hämorrhoiden, Divertikulose) eine Seltenheit.

Ursachen. Bei akuter Obstipation, besonders im Wechsel mit Diarrhö ist beim alten Menschen immer an ein Kolonkarzinom (S. 389) zu denken. Die Analregion sollte untersucht werden, evtl. wird der Stuhldrang infolge schmerzhafter Hämorrhoiden oder lokaler Hauteinrisse unterdrückt. Auch Stress, psychische Belastungen, Depressionen, eine ungewohnte Umgebung (Urlaub) oder Medikamente (z.B. Beruhigungsmittel, Psychopharmaka oder Opiate) können zu einer meist vorübergehenden Verstopfung führen.

Die häufigsten Ursachen der chronischen Obstipation sind Bewegungsmangel, Bettlägerigkeit, ballaststoffarme Kost und eine zu geringe Flüssigkeitsaufnahme, die Folge ist eine Eindickung des Stuhls und eine verminderte Gleitfähigkeit. Oft liegt zusätzlich ein Laxanzienabusus (regelmäßige Einnahme von Abführmitteln) vor, wodurch langfristig die Obstipation verstärkt wird.

M *Verdacht auf Ileus: rasch den Arzt verständigen!*

D *Bei einem **Ileus** handelt es sich um eine Störung der Darmpassage durch einen Verschluss des Darmes (mechanischer Ileus) oder eine Lähmung der Darmmuskulatur (paralytischer Ileus).*

D *Von **akuter Obstipation** spricht man, wenn die zuvor normale Stuhlentleerung plötzlich für mehrere Tage ausbleibt. Die im Alter sehr häufige **chronische Obstipation** liegt vor, wenn weniger als 3-mal pro Woche Stuhl entleert wird.*

M *Die **Stuhlfrequenz** ist individuell unterschiedlich – generell gilt aber, dass man nicht jeden Tag Stuhlgang haben muss.*

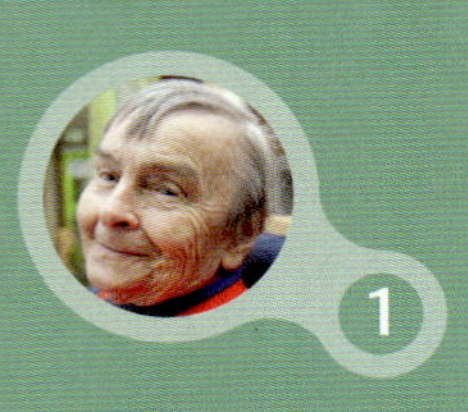

Symptome. Die Patienten beschreiben ein Völlegefühl, Unwohlsein, Bauchkrämpfe und Blähungen. Typisch ist die Notwendigkeit des starken Pressens bei der Stuhlentleerung. Bei chronischer Obstipation beklagen die Betroffenen nicht selten starke Schmerzen im gesamten Bauch, oft ist der gestaute Stuhl als Tumor durch die Bauchdecke tastbar.

Therapie. Allgemeinmaßnahmen: Zur Anregung der Darmtätigkeit ist eine Umstellung der Ernährung mit Erhöhung der Ballaststoffmenge in der Nahrung, also viel Gemüse, Salat und Vollkornprodukte, nötig. Die tägliche Trinkmenge sollte 1,5–2 l pro Tag betragen. Regelmäßige Bewegung wirkt unterstützend.

Laxanzien (Abführmittel): Meist werden zuerst Quellstoffe eingesetzt, da sie mild sind und wenig Nebenwirkungen haben. Sie werden nicht resorbiert, verbleiben also im Darm, binden Wasser und erhöhen so das Stuhlvolumen und die Gleitfähigkeit. Natürliche Quellstoffe sind z. B. Leinsamen und Weizenkleie, täglich sollten 1–2 Esslöffel mit einer ausreichenden Trinkmenge eingenommen werden. Besonders bei Patienten mit erhöhten Cholesterinwerten sollte Weizenkleie bevorzugt werden, da Leinsamen sehr kalorien- und fetthaltig ist. Laktulose, ein Milchzucker (z. B. Bifiteral), wirkt ähnlich, sollte aber einschleichend dosiert werden (15–45 ml), da es nicht selten zu Diarrhö und Bauchkrämpfen mit Blähungen führt. Anthrachinone, wie Laxoberal oder Agiolax, gehören zu den meistgebräuchlichsten Abführmitteln. Sie haben eine schleimhautreizende Wirkung und vermindern die Resorption von Wasser und Natrium aus dem Darm, fördern aber gleichzeitig die Ausscheidung von anderen Elektrolyten, z. B. Kalium. Bei regelmäßiger Einnahme kommt es deshalb aufgrund des Kaliummangels zur Darmträgkeit und damit zur Verstärkung der Obstipation.

M **Laxanzien** *sollten nur nach Rücksprache mit dem Arzt über einen längeren Zeitraum verabreicht werden!*

Prophylaxe. Ballaststoffe, viel trinken und regelmäßige Bewegung sind die Grundvoraussetzungen für eine problemlose Stuhlentleerung. Auf keinen Fall sollte man täglich Stuhlgang erzwingen, andererseits aber den Stuhldrang auch nicht „aufschieben". Abführmittel sollten vermieden werden, da sie dem Körper Flüssigkeit und Elektrolyte entziehen und dadurch die Verstopfungsneigung erhöhen; natürliche Quellstoffe, getrocknete Früchte o. Ä. sind in jedem Falle vorzuziehen!

P **Natürliche Behandlungsmöglichkeiten.** *Über Nacht eingeweichte Trockenpflaumen oder Feigen wirken stuhlregulierend. Linderung bei Bauchkrämpfen erzielt man mit feuchtwarmen Wickeln: Wärmflasche mit feuchtem Tuch umwickeln und auf den Bauch legen.*

Hämorrhoiden

D *Bei Hämorrhoiden handelt es sich um eine Erweiterung des arteriovenösen Gefäßgeflechts im Analkanal.*

Ursachen. Die bei alten Menschen häufigste Ursache ist eine Venenerweiterung infolge starken Pressens bei Obstipation. Generell wirken eine angeborene Bindegewebsschwäche, Adipositas, sitzende Tätigkeit oder Schwangerschaft begünstigend.

Einteilung. Je nach Ausprägung teilt man Hämorrhoiden in 4 Stadien ein:

- **Stadium I:** Die Hämorrhoiden sind von außen nicht sichtbar.
- **Stadium II:** Beim Pressen sinkt der Hämorrhoidalknoten nach außen, verschwindet nach dem Pressakt aber wieder spontan im Analkanal.
- **Stadium III:** Nach dem Pressen bleiben die Hämorrhoidalknoten sichtbar, sie können nur manuell (von Hand) reponiert werden.
- **Stadium IV:** Die Hämorrhoidalknoten bleiben immer außerhalb des Analkanals und können nicht reponiert werden.

Symptome. Typisch sind lokaler Juckreiz und Fremdkörpergefühl; Schmerzen treten erst später auf. Bei kleinen Einrissen der Hämorrhoiden kommt es zu hellroten Schmierblutungen.

Komplikationen. Massive Blutungen, lokale Entzündungen oder die sehr schmerzhafte Thrombosierung eines Hämorrhoidalknotens sind typische Komplikationen.

Diagnostik. Bei Verdacht auf Hämorrhoiden sollten eine Proktoskopie (Spiegelung des Analkanals) oder eine Rektoskopie (Spiegelung des Enddarms) veranlasst werden.

Therapie. Allgemeinmaßnahmen: Wenn nötig Gewichtsreduktion, Vermeidung von Schleimhaut reizenden Nahrungs- und Genussmitteln (Kaffee, scharfe Gewürze, Alkohol usw.) und Regulation des Stuhls durch ballaststoffreiche Kost, erhöhte Trinkmenge und regelmäßige Bewegung. Zur Verhinderung von lokalen Entzündungen ist das Waschen der Analregion nach jedem Stuhlgang wichtig; Sitzbäder mit Kamille lindern Juckreiz und Entzündungen.

Medikamentöse Therapie: Lokal können Salben (z. B. Haemo-Exhirud) die Beschwerden lindern. Meist wird zusätzlich ein „Analdehner" verschrieben, um die Sphinktermuskulatur zu lockern, damit das Blut leichter abfließt. Bei entzündlich veränderten Hämorrhoiden werden oft kortison- oder lokalanästhetikahaltige Salben angewandt. Sie sollten wegen der recht hohen Nebenwirkungsrate (z. B. Hautatrophie oder Hautpilz) nicht dauerhaft angewandt werden.

Invasive Therapie: Geringgradige Hämorrhoiden können sklerosiert werden, dazu werden Verödungsmittel unter die Schleimhaut gespritzt um die Blutzufuhr zu den Hämorrhoiden zu drosseln. Höhergradige Hämorrhoiden müssen mittels Gummiligatur unterbunden oder operativ entfernt werden (Abb. 1.432).

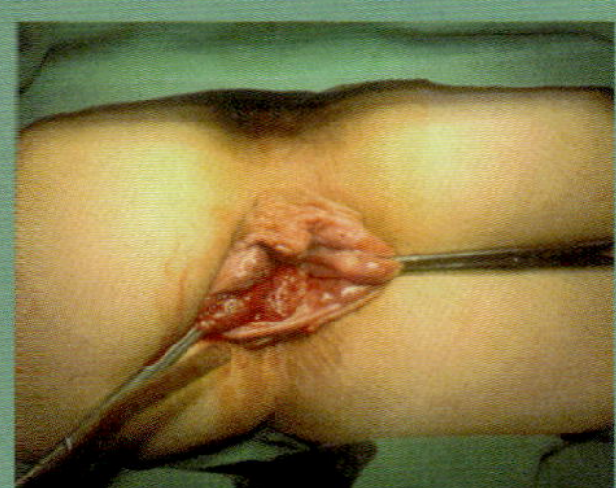

Abb. 1.432 Operative Hämorrhoidenentfernung.

Erkrankungen der Leber

Virushepatitis (Leberentzündung)

Ursachen. Die häufigste Ursache einer akuten Hepatitis ist eine Virusinfektion, doch auch Bakterien oder tierische Einzeller können eine Leberentzündung auslösen. An nichtinfektiösen Ursachen spielt besonders der chronische Alkoholmissbrauch eine Rolle.

Einteilung. Es sind mindestens fünf verschiedene Viren bekannt, die eine Hepatitis auslösen können, sie werden mit den Großbuchstaben A bis E gekennzeichnet, man unterscheidet daher eine Hepatitis A bis E (**Tab. 1.56**).

Symptome. Die Symptomatik der einzelnen Hepatitisformen ist sehr ähnlich: Nach einer Inkubationszeit von Wochen bis Monaten kommt es meist zu „grippalen Symptomen", wie leichtes Fieber, Abgeschlagenheit, Kopf- und Gliederschmerzen. Hinzu kommen Appetitlosigkeit, Übelkeit und Druckschmerz im rechten Oberbauch durch die entzündlich bedingte Leberschwellung. In ca. 50% der Fälle tritt ein Ikterus (Gelbsucht) auf. Durch den ansteigenden Bilirubinspiegel im Blut kommt es zur Gelbfärbung von Skleren und Haut (**Abb. 1.433**), die Folge ist ein manchmal sehr quälender Juckreiz. Der Stuhl wird infolge der fehlenden Gallensäuren hell, der Urin dagegen bierbraun, weil ein Teil des Bilirubins mit dem Urin ausgeschieden wird.

Diagnostik. Bei der körperlichen Untersuchung fällt eine Hepatomegalie (Lebervergrößerung), evtl. auch eine Splenomegalie (Milzvergrößerung) auf. Laborchemisch finden sich erhöhte Leberwerte und ein Anstieg der Antikörper gegen den spezifischen Hepatitiserreger. Bei gänzlich unklaren Fällen ist eine Leberbiopsie (Gewebepunktion unter sonografischer Kontrolle) nötig.

Therapie. Medikamentös lässt sich eine Hepatitis nicht heilen. Im Vordergrund stehen symptomatische Maßnahmen, wie Bettruhe und körperliche Schonung, leberschädigende Stoffe (bes. Alkohol und Medikamente) müssen gemieden werden. Bei starkem Ikterus kann der Bilirubinspiegel durch gallensäurebindende Medikamente (z.B. Quantalan) gesenkt werden. In schweren Fällen werden Interferone eingesetzt.

Pflegerische Aspekte. Der Patient erhält Wunschkost, sofern eine orale Ernährung möglich ist. Bei starkem Juckreiz mehrmals täglich Puder (z.B. Ingelan) anwenden. Scheuerreize, z.B. durch eng anliegende Kleidung, sind zu vermeiden. Bei Oberbauchschmerzen feucht-warme Wickel anlegen, die den Juckreiz jedoch verschlimmern können. Evtl. fiebersenkende Maßnahmen ergreifen. Der Patient braucht nur eine gelockerte Bettruhe einzuhalten. Bewegung fördert die Durchblutung der Leber.

Verlauf. In den meisten Fällen heilt die Hepatitis innerhalb einiger Wochen folgenlos aus; es resultiert eine lebenslange Immunität gegen den Erreger. Ist die Hepatitis nach 6 Monaten noch nicht ausgeheilt, spricht man von einer chronischen Hepatitis. Diese kann nach Jahren in eine Leberzirrhose übergehen und gilt als Risikofaktor für das Leberzellkarzinom.

Prophylaxe. Insgesamt steht die Vermeidung des direkten Kontaktes mit Ausscheidungen und Blut von Erkrankten im Vordergrund. Zur Vermeidung einer Hepatitis A ist besonders in südlichen Ländern vom Genuss von Leitungswasser und Schalen-

M *Bei der **Virushepatitis** ist ein fulminanter (schneller und heftiger) Verlauf mit Entwicklung eines Leberkomas infolge einer massiven Leberinsuffizienz und meist tödlichem Ausgang sehr selten.*

D *Eine Virushepatitis ist eine viral bedingte Entzündung der Leber.*

M **Fäkal-orale Übertragung**: *vom Stuhl über Nahrungsmittel oder beschmutzte Hände in den Mund*

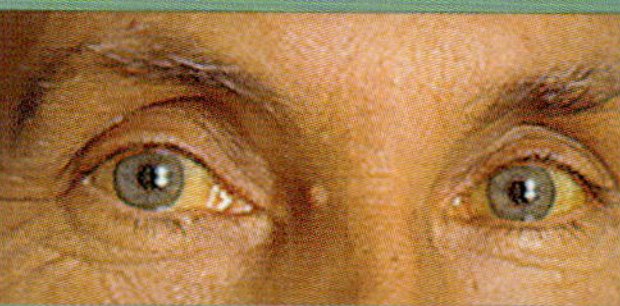

Abb. 1.433 Sklerenikterus. Der erhöhte Bilirubinspiegel im Blut führt zur Gelbfärbung von Skleren und Haut.

M *Nicht selten fehlen die typischen Beschwerden, sodass viele Patienten völlig unbemerkt eine Hepatitis durchmachen. Im Alter verläuft eine Hepatitis aber oft schwerer.*

P *Beobachtet werden bei Hepatitis-Patienten:*
- *das Allgemeinbefinden,*
- *Kreislauf,*
- *Atmung,*
- *Bewusstsein,*
- *Temperatur,*
- *die Ausscheidungen,*
- *die Hautfarbe,*
- *Farbe der Skleren,*
- *Blutungszeichen an Haut und Schleimhaut.*

Tab. 1.56 Virushepatitiden

	Häufigkeit	*Übertragung*	*Risikogruppen*	*Inkubationszeit/ Verlauf*
Hepatitis A	50% aller Virushepatitiden (häufigste Hepatitis!)	Virus wird mit dem Stuhl ausgeschieden, daher fäkal-orale Übertragung	besonders Touristen in Ländern mit niedrigem hygienischen Standard	2–5 Wochen praktisch immer folgenlose Ausheilung
Hepatitis B	30–35% aller Hepatitiden	Blut, Blutprodukte oder kontaminierte Instrumente sexuelle Kontakte infizierte Mütter übertragen das Virus auf ihr Kind	– medizinisches Personal – Dialysepatienten – Prostituierte – Fixer – homosexuelle Männer	1–6 Monate 1% fulminanter Verlauf, in 5–10% Übergang in eine chronische Hepatitis
Hepatitis C	10% aller Hepatitiden	s. Hepatitis B (90% der durch Bluttransfusionen übertragenen Hepatitiden!)	s. Hepatitis B, zusätzlich Personen, die bis 1989 Bluttransfusionen erhielten (seither Testung der Konserven)	2 Wochen bis 4 Monate in 70–80% Übergang in eine chronische Hepatitis

M **Hepatitis B und C** *sind 100-mal infektiöser als AIDS, d.h. bei einer Stichverletzung werden bei AIDS 100-mal mehr übertragbare Viren zur Infektionsauslösung benötigt.*

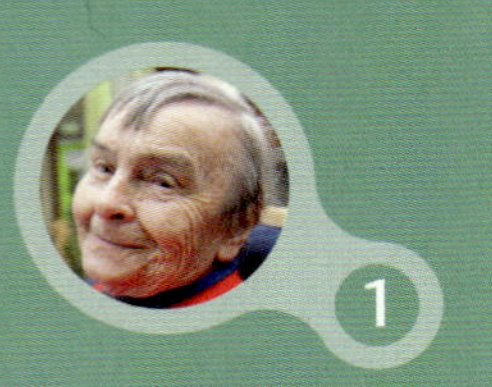

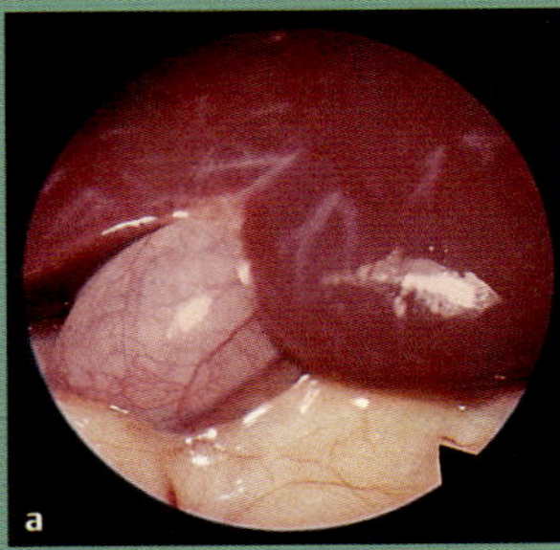

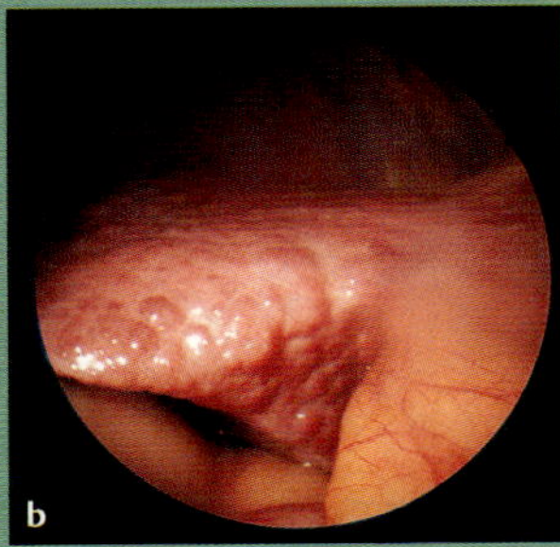

Abb. 1.434 **a** Normale Leber und Gallenblase, **b** höckeriger Umbau der Leber bei Leberzirrhose (aus Gerlach u. a. 2006).

D *Bei einer* ***Echinokokkose*** *handelt es sich um zystische Leberveränderungen, verursacht durch Hunde- oder Fuchsbandwürmer.*

M *Der* ***Fuchsbandwurm*** *ist gefährlicher als der Hundebandwurm, weil er im befallenen Organ infiltrierend und zerstörend wächst.*

D *Bei einer* ***Leberzirrhose*** *handelt es sich um einen irreversiblen, narbigen Umbau des Lebergewebes.*

P *Viele, auch rezeptfreie Medikamente belasten die Leber erheblich (z. B. Paracetamol). Medikamente, die in der Leber abgebaut werden, müssen bei Leberzirrhose niedriger dosiert, nicht dringend erforderliche Medikamente abgesetzt werden.*

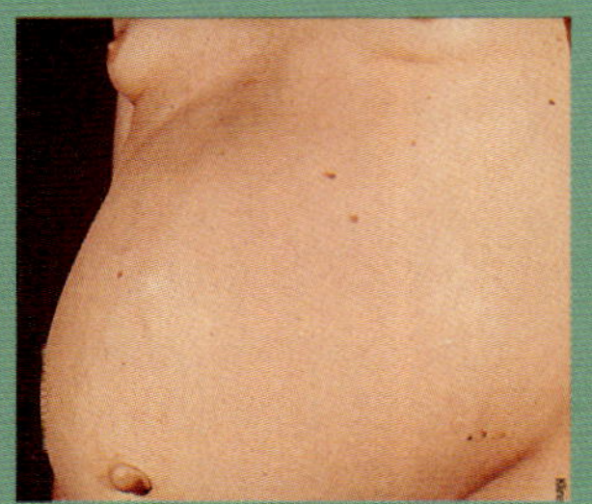

Abb. 1.436 Männlicher Patient mit deutlicher Gynäkomastie, abgemagertem Brustkorb und starker Vorwölbung des Leibes mit Nabelbruch durch Aszites (Fa. Thomae).

tieren oder Salat abzuraten. Eine Impfung existiert bisher nur gegen Hepatitis A und B.

Hygienevorschriften. Hygienemaßnahmen sollten dem alten Menschen erklärt werden, um Ängste und Unsicherheit abzubauen. Ein Schutzkittel und Handschuhe müssen immer getragen werden, wenn ein Kontakt zu infektiösem Material (Speichel, Blut, Sperma und Ausscheidungen) möglich ist. Auch angetrocknetes Blut ist infektiös! Nach jeder Tätigkeit am Hepatitiskranken müssen die Hände desinfiziert werden. Der Hepatitispatient benötigt eine separate Nasszelle. Steckbecken oder Toilettenstuhl sollten im Zimmer belassen werden. Die Wäsche wird in speziell gekennzeichneten Säcken gesammelt, kontaminierte Bettwäsche gekennzeichnet und extra entsorgt. Alle verwendeten Instrumente sind zu desinfizieren, reinigen und sterilisieren. Patienten mit Hepatitis A müssen bis eine Woche nach Auftreten des Ikterus isoliert werden. Bei Hepatitis B ist dies nicht unbedingt erforderlich, meist ist es jedoch sinnvoll, um die Hygienevorschriften einhalten zu können. Es besteht Meldepflicht bei Erkrankung und beim Tod.

Echinokokkose

Die Echinokokkose ist in Mitteleuropa eine eher seltene Erkrankung, häufiger tritt sie bei Südeuropäern auf. Befallene Hunde oder Füchse scheiden die eihaltigen Wurmglieder mit dem Kot aus. Der Mensch infiziert sich meist an ungewaschenem Waldobst oder durch Schmierinfektionen über ein befallenes Tier. Im Organismus entwickeln sich die Eier zu Larven, welche sich in verschiedenen Organen festsetzen, meist in der Leber. Hier bilden sie mit Larven gefüllte Zysten.

Symptome. Der Befall der Leber bleibt meist lange unbemerkt, erst wenn die Zyste eine gewisse Größe hat, bemerken die Betroffenen ein dumpfes Druckgefühl in der Leber. Sonografisch oder im CT sind gekammerte Zysten nachweisbar.

Therapie. Einzelne Zysten können meist problemlos operativ entfernt werden. Die Larven des Fuchsbandwurmes zerstören die Leber wie ein Krebsgeschwür, hier ist eine Operation meist nicht erfolgreich. Da die Larven auch medikamentös nur schwer zu behandeln sind, endet ein Befall der Leber durch den Fuchsbandwurm oft tödlich!

Leberzirrhose

Ursachen. Die mit 50 % häufigste Ursache der Leberzirrhose ist der langjährige Alkoholmissbrauch, 25 % der Fälle gehen auf eine chronische Virushepatitis zurück. Besonders bei alten Menschen kann die Ursache auch in einer chronischen Rechtsherzinsuffizienz mit massivem Blutstau in der Leber liegen (kardiale Zirrhose).

Das bei einer Zirrhose gebildete Narbengewebe schädigt die Struktur der Leber, sie wird hart, die Oberfläche ist höckrig tastbar (**Abb. 1.434**). Die Folge ist ein verminderter oder versperrter Blutfluss durch die Leber, der zur portalen Hypertension (Bluthochdruck in der Pfortader) führt. Infolge der zunehmenden Leberinsuffizienz können Nährstoffe, Hormone, Medikamente und Giftstoffe nur noch verlangsamt oder gar nicht mehr abgebaut werden. Die Syntheseleistung der Leber nimmt ab mit weitreichenden Folgen für den Gesamtorganismus.

Symptome. Die wichtigsten Symptome der Leberzirrhose sind auch in **Abb. 1.435** und **Abb. 1.436** dargestellt.

Allgemeinsymptome: Abgeschlagenheit, Leistungsschwäche, Druck- und Völlegefühl im Oberbauch, evtl. Übelkeit und Appetitlosigkeit mit Gewichtsabnahme.

Zeichen der portalen Hypertonie (Pfortaderhochdruck): Das Blut aus der Pfortader kann aufgrund des narbigen Organumbaus die Leber nicht mehr ungehindert durchfließen, deshalb steigt der Blutdruck in der Pfortader an. Es bilden sich „Umgehungskreisläufe" über andere Venensysteme in das rechte Herz. Die Folge ist eine vermehrte Durchblutung und Erweiterung verschiedener Venen: es kommt zu Ösophagusvarizen (Krampfadern in der Speiseröhre, **Abb. 1.437**). Auch der bei Leberzirrhose typische Aszites („Wassersucht") ist Folge des Pfortaderhochdrucks. Durch den hohen Druck kommt es zum „Abpressen" von Blutserum in den Bauchraum. Verstärkt wird die Aszitesbildung durch die verminderte Albuminsynthese in der Leber, ein Protein, das Wasser bindet und so im Gefäß zurückhält. Die Aszitesmenge kann bis zu 20 l be-

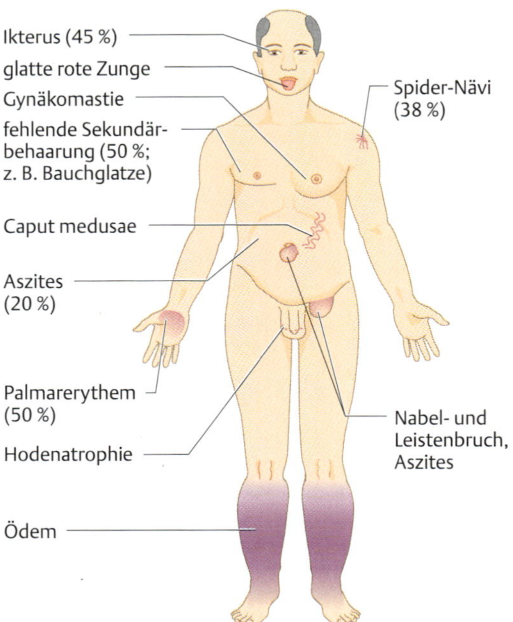

Abb. 1.435 Die wichtigsten Symptome der Leberzirrhose.

tragen! Durch den erhöhten Druck im Bauchraum bildet sich häufig ein Nabel- oder Leistenbruch.

Leberhautzeichen: An Haut und Schleimhäuten kommt es zu typischen Veränderungen:
- Spider naevi (Gefäßspinnen), erweiterte Hautkapillaren,
- Palmar- und Plantarerythem, eine Rötung der Hand- und Fußinnenflächen,
- „Lackzunge": die Zunge ist glatt und tiefrot,
- Weißfleckung der Haut, bes. nach Abkühlung,
- evtl. Sklerenikterus (S. 393).

Hormonelle Veränderungen: Durch den verminderten Abbau der Sexualhormone in der Leber kommt es zur „Verweiblichung":
- Gynäkomastie,
- Bauchglatze,
- Hodenatrophie, Potenzstörungen,
- bei Frauen Menstruationsstörungen.

Zeichen der Leberfunktionsstörung: Die Leber spielt in vielen Stoffwechselprozessen eine wichtige Rolle. Bei Leberzirrhose resultieren deshalb gravierende Veränderungen wie erhöhte Blutungsneigung durch die verminderte Bildung von Gerinnungsstoffen, Aszites und Ödeme infolge der gestörten Albuminbildung.

Komplikationen. Eine der häufigsten und gefährlichsten Komplikationen bei Pfortaderhochdruck ist die Ösophagusvarizenblutung. Die blutenden Varizen müssen sofort mit einer speziellen Sonde (Senkstakensonde) komprimiert oder endoskopisch verödet werden.

Die hepatische Enzephalopathie ist gekennzeichnet durch neuropsychiatrische Symptome, wie Persönlichkeitsveränderungen, Verhaltensauffälligkeiten, Konzentrationsstörungen oder Bewusstseinstrübung. Als Ursache vermutet man eine Schädigung des zentralen Nervensystems durch die Anhäufung besonders von Ammoniak (infolge gestörten Eiweißabbaus) im Körper. Die schwerste Form der hepatischen Enzephalopathie ist das Leberausfallkoma, an dem die meisten Patienten versterben.

Die langjährige Leberzirrhose gilt als Risikofaktor für ein Leberzellkarzinom (s. u.).

Therapie. Die wichtigste Maßnahme ist natürlich das strikte Alkoholverbot und/oder die Bekämpfung der Grundkrankheit. Eine medikamentöse Therapie gibt es nicht, man behandelt rein symptomatisch (z. B. vorbeugende Verödung der Ösophagusvarizen), in seltenen Fällen wird eine Lebertransplantation angestrebt.

Bei Aszites wird die Trinkmenge reduziert, salz- und eiweißreiche Kost verabreicht und mit Diuretika (S. 340) behandelt. Erst wenn der Patient durch den Aszites z. B. in der Atmung stark beeinträchtigt ist, wird eine Aszitespunktion durchgeführt.

Ernährung bei Leberzirrhose:
- absoluter Verzicht auf Alkohol und Medikamente, die über die Leber ausgeschieden werden,
- vitaminreiche, kochsalzarme, eiweißreiche Ernährung.

Prognose. Der Erkrankungsverlauf richtet sich natürlich nach dem Ausmaß der Leberschädigung und der zugrunde liegenden Ursache. Insgesamt ist die Prognose aber schlecht, denn es kommt häufig zu schwerwiegenden Komplikationen.

Aspekte der Pflege. Bei Aszites begünstigen Bettruhe, Flüssigkeitsbeschränkung und eiweißreiche Kost die Ödemausschwemmung. Tritt als Komplikation eine hepatische Enzephalopathie auf, ist die Eiweißzufuhr jedoch zu beschränken. Durch die stark eingeschränkte Beweglichkeit ist der Patient dekubitus-, thrombose- und kontrakturgefährdet, deshalb müssen die entsprechenden Prophylaxen sorgfältig durchgeführt werden. Ist die Atmung durch den Aszites eingeschränkt, sind pneumonieprophylaktische Maßnahmen durchzuführen. Bestehen Gerinnungsstörungen, ist besonders darauf zu achten, dass der alte Mensch sich nicht verletzt.

Lebertumoren

Gutartige Lebertumoren

Die häufigsten gutartigen Lebertumoren sind Hämangiome (Blutschwamm). Diese Gefäßtumoren sind meist angeborene Fehlbildungen, die nie entarten und nur äußerst selten (Ruptur usw.) Beschwerden bereiten. Auch Leberzysten werden meist zufällig entdeckt. Diese flüssigkeitsgefüllten Hohlräume in der Leber bereiten nur bei entsprechender Größe ein lokales Druckgefühl (**Abb. 1.438a**). Bei Frauen kann es nach langjähriger Antikonzeptivaeinnahme („Pille") zur Bildung von Adenomen kommen. Diese i. d. R. gutartigen Tumoren verkleinern sich nach Absetzen der Medikamente.

Bösartige Lebertumoren

Das Leberzellkarzinom ist bei uns eher selten, in tropischen Ländern dagegen sehr häufig und zählt zu den weltweit häufigsten Karzinomen. Die Ursache ist unklar, das Karzinom entwickelt sich meist auf dem Boden einer alkoholtoxischen Leberzirrhose oder bei chronischer Hepatitis. Die Symptome sind meist sehr uncharakteristisch (Druckgefühl im Oberbauch, Abgeschlagenheit, Gewichtsverlust, evtl. Ikterus oder Zeichen des Pfortaderhochdrucks). Daher wird der Tumor oft erst spät entdeckt und die Prognose ist sehr schlecht, die durchschnittliche Überlebenszeit liegt bei 6 Monaten.

90% aller Lebertumoren sind Metastasen. Nach den Lymphknoten ist die Leber das von Metastasen am häufigsten befallene Organ, die Primärtumoren sitzen meist im Magen-Darm-Trakt, in der Lunge oder der weiblichen Brust. Metastasen werden meist im Rahmen der Tumornachsorge entdeckt (**Abb. 1.438b**).

M *Bei Alkoholikern liegt oft ein Mangel an Vitamin B und Folsäure vor.*

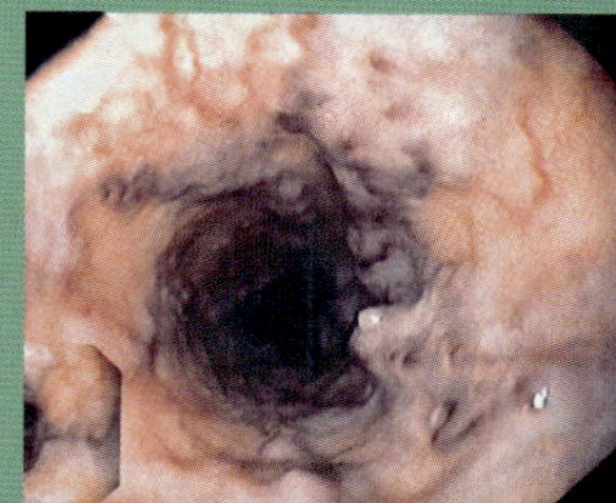

Abb. 1.437 Ösophagusvarizen. Aufgrund des Pfortaderhochdrucks können sich bei einer Leberzirrhose Krampfadern in der Speiseröhre bilden (aus Gerlach et al. 2011).

P *Bei einem Leberzirrhose-Patienten muss Folgendes beobachtet werden:*
- *Allgemeinbefinden und Bewusstsein,*
- *Vitalzeichen,*
- *Haut,*
- *Blutungszeichen,*
- *bei Aszites: Bauchumfang messen, Körpergewicht, Flüssigkeitsbilanzierung.*

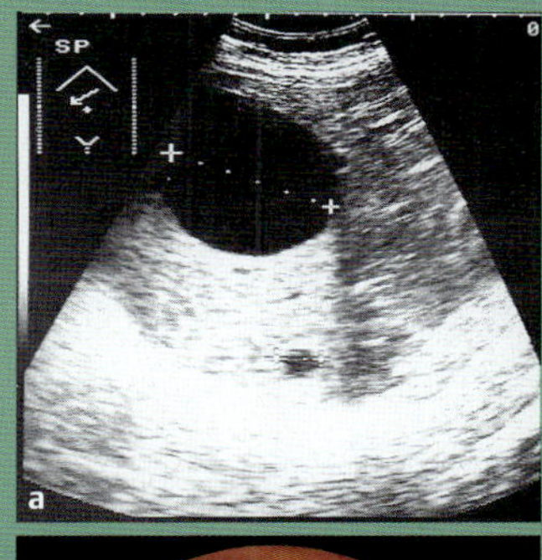

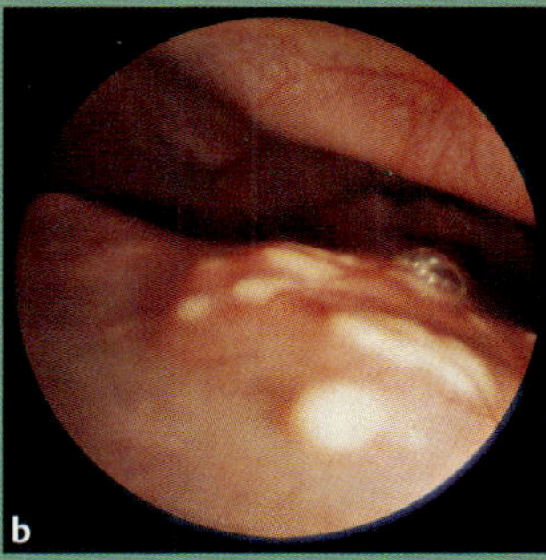

Abb. 1.438 Lebertumoren. a Sonografische Darstellung zweier Leberzysten (Durchmesser ca. 7 und 1,5 cm), **b** laparoskopischer Befund von Lebermetastasen bei einem Kolonkarzinom (aus Gerlach et al. 2011).

M *Bei starker Blutung entwickelt sich rasch ein Volumenmangelschock.*

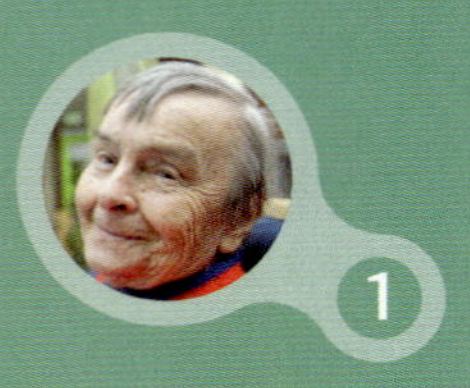

D *Bei einer* **Cholelithiasis** *befinden sich Steine oder Konkremente in der Gallenblase (Cholezystolithiasis) oder in den Gallenwegen, z. B. dem Ductus choledochus (Choledocholithiasis).*

Erkrankungen der Gallenblase

Cholelithiasis (Gallensteine)

Das Gallensteinleiden gehört zu den häufigsten Krankheiten in den westlichen Industrienationen. Etwa jeder 10. Erwachsene hat Gallensteine, Frauen sind 3-mal häufiger betroffen; die Häufigkeit nimmt mit dem Alter zu.

Ursachen. Gallensteine entstehen, wenn Stoffe, wie Cholesterin oder Bilirubin, die normalerweise in der Galle gelöst sind, auskristallisieren. Meist handelt es sich um Mischsteine aus Cholesterin und Bilirubin (**Abb. 1.439**).

Risikofaktoren. Der wichtigste Risikofaktor für die Bildung von Gallensteinen ist die Adipositas. Doch auch im Rahmen einer Schwangerschaft, Diabetes mellitus, einer genetischen Veranlagung oder hämolytischen Anämie (durch große Mengen anfallendes Bilirubin) können sich Steine bilden.

Man spricht bei den Risikofaktoren zur Steinbildung gerne von den „6 F“: female (weiblich), fat (Adipositas), forty (über 40 Jahre alt), fair (hellhäutig), fertile (Mutter mehrerer Kinder) und Familie (familiär gehäuftes Vorkommen).

Symptome. Die weitaus meisten Gallensteine sind klinisch stumm, d. h., sie verursachen keinerlei Beschwerden und werden rein zufällig im Rahmen einer Ultraschalluntersuchung entdeckt. Gelegentlich beklagen die Patienten Oberbauchbeschwerden bei fettem Essen, Eierspeisen, Kaffee o. ä. Das typische Symptom ist die Gallenkolik. Oft ausgelöst durch fettes Essen (starker Reiz für die Entleerung der Gallenblase) kommt es zur Steinwanderung. Bleibt der Stein in den Gallengängen hängen, treten starke, kolikartige Schmerzen im rechten Oberbauch auf, oft mit Ausstrahlung in die rechte Schulter, meist begleitet von Übelkeit und Erbrechen.

Pflege bei Gallenkolik. Der Patient sollte Bettruhe und Nahrungskarenz einhalten; ab dem 2. Tag wird die Kost langsam wieder aufgebaut. Nach ärztlicher Anordnung können schmerzlindernde Medikamente gegeben werden. Warme Bauchwickel wirken krampflösend, dürfen aber nicht bei entzündlichen Erkrankungen angewendet werden. Wichtig ist die regelmäßige Kontrolle:

- des Befindens (Bauchschmerzen?),
- des Abdomens (feste Bauchdecke als Zeichen einer Peritonitis?),
- von Temperatur, Puls und Blutdruck.

Komplikationen. Die häufigste Komplikation ist eine Entzündung der Gallenblase (Cholezystitis). Bei Perforation der Gallenblase in den Bauchraum droht eine Peritonitis, ein Gallensteinileus bei Steinperforation in den Dünndarm. Der Verschlussikterus und die biliäre Pankreatitis resultieren meist aus einer Choledocholithiasis (**Abb. 1.440**).

Cholezystitis (Entzündung der Gallenblase): Zur Gallenblasenentzündung kommt es fast nur bei Gallensteinträgern. Wie bei einer Gallenkolik treten plötzliche Schmerzen auf, verbunden mit Fieber und laborchemisch erhöhten Entzündungswerten. Ist zusätzlich der Ductus cysticus (Gallenblasengang) verschlossen, droht eine massive Eiteransammlung in der Gallenblase, das Gallenblasenempyem. Platzt die Gallenblase (Gallenblasenperforation), entleert sich das eitrige Sekret in die Bauchhöhle, es resultiert eine gallige Peritonitis mit Sepsisgefahr. Bei wiederholten, oft weniger dramatischen Entzündungen kann eine chronische Cholezystitis entstehen. Die Gallenblasenwand ist dann entzündlich verdickt, bei Einlagerungen von Kalk in die Wand spricht man von einer Porzellangallenblase. Therapeutisch wird bis zum Abklingen der Beschwerden meist konservativ behandelt: Antibiose, lokale Eisbehandlung, Schmerzbekämpfung und Nahrungskarenz. Im Anschluss erfolgt die operative Gallenblasenentfernung (Cholezystektomie).

Gallensteinileus: Im Rahmen lokaler Entzündungsprozesse kann es zur entzündlichen Verklebung von Gallenblase und Duodenum kommen. Bei weiterer Wandirritation perforiert der Gallenstein in den Zwölffingerdarm, wandert mit dem Stuhlgang bis zum Beginn des Kolons und bleibt dort hängen (Ileozäkalklappe). Es resultiert ein mechanischer Ileus; der Stein muss baldmöglichst operativ entfernt werden.

Biliäre Pankreatitis: Eine der häufigsten Ursachen der Pankreatitis (Bauchspeicheldrüsenentzündung, s. u.), ist die Choledocholithiasis. Gemeinsam mit dem Ductus choledochus mündet im Bereich der Vater-Papille der Pankreasgang in das Duodenum. Ist dieser Abflussweg durch einen Gallenstein verschlossen, staut sich das Pankreassekret und es kommt zur Pankreatitis. Meist kann der Stein im Rahmen einer ERCP entfernt werden.

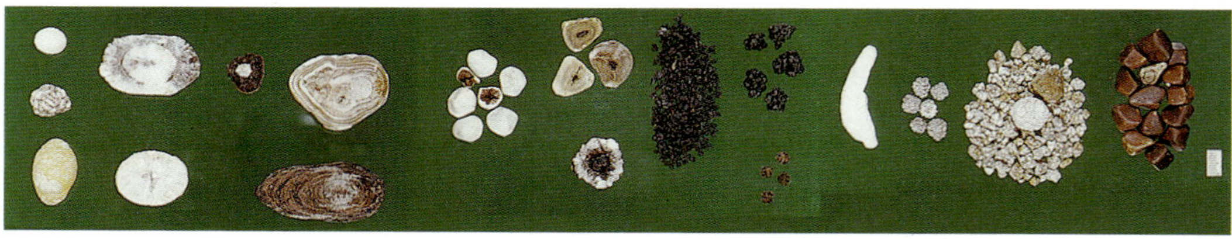

Abb. 1.439 Sammelsurium einiger Gallensteine von verschiedenen Patienten (aus Paetz u. Benzinger-König 2004).

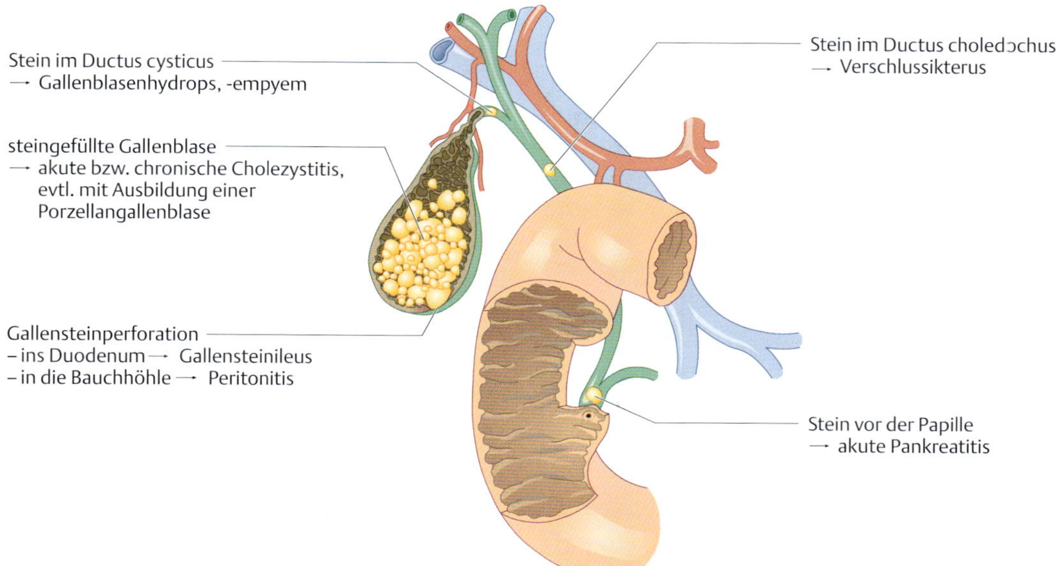

Abb. 1.440 Gallensteinkomplikationen. Mögliche Steinlokalisationen mit den entsprechenden Auswirkungen (nach Dannhardt-Thiem).

Verschlussikterus: Verschließt ein Stein den Ductus choledochus (Choledocholithiasis), kann die Galle nicht mehr abfließen, und es entwickelt sich ein Ikterus infolge der erhöhten Bilirubinspiegel im Blut mit Entfärbung des Stuhls und bierbraunem Urin aufgrund der vermehrten Bilirubinausscheidung mit dem Harn. Der Stein muss mittels einer ERCP (endoskopischen Sondierung des Ganges) oder operativ entfernt werden.

Therapie. Asymptomatische Gallenblasensteine werden nicht entfernt. Bei einer akuten Gallenkolik lassen unter starken Schmerzmitteln und Spasmolytika (krampflösende Medikamente) die Beschwerden meist rasch nach.

Nur bei wiederholten Koliken oder Komplikationen wird die Gallenblase durch Bauchschnitt oder laparoskopisch (mittels spezieller Instrumente durch kleine Bauchschnitte, „Schlüssellochchirurgie") entfernt (Cholezystektomie). Alternativ können Steine je nach Größe und Beschaffenheit durch Ultraschallwellen (Lithotripsie) zertrümmert werden. Wird die Gallenblase belassen, kommt es aber in über 50 % der Fälle zur erneuten Steinbildung.

Ernährung zur Prophylaxe von Gallensteinen:
- Übergewicht vermeiden,
- bei Übergewicht langsame Gewichtsreduktion,
- fettarme Ernährung,
- ballaststoffreiche Kost.

Gallenblasen- und Gallengangskarzinom

Karzinome der Gallenblase und der Gallengänge sind insgesamt selten. Gallenblasensteine werden als Risikofaktor angesehen, da sie bei bis zu ⅔ der Karzinome zu finden sind. Daher sind Frauen häufiger betroffen. Der Häufigkeitsgipfel liegt zwischen 60 und 70 Jahren, deswegen ist das Gallenblasenkarzinom eine typische Tumorerkrankung im Alter.

Symptome. Diese sind eher uncharakteristisch, richtungweisend kann ein schmerzloser Ikterus verbunden mit Gewichtsabnahme, Leistungsknick usw. sein.

Therapie. Gallenblasen- oder Gallengangskarzinome werden oft so spät entdeckt, dass eine operative Heilung nicht mehr möglich ist. Um einen Abfluss der Gallenflüssigkeit zu gewährleisten, wird eine Art Katheter (Stent) in die Gallengänge eingelegt und die Gallenflüssigkeit nach innen (in den Darm) oder nach außen abgeleitet. Möglich ist auch die operative Verbindung zwischen Gallensystem und Magen-Darm-Trakt.

Prognose. Mit einer 5-Jahres-Überlebensrate von nur 2 % ist die Prognose sehr schlecht.

P **Cholezystektomie.** *Nach Entfernung der Gallenblase ist keine spezielle Diät nötig. Der Betroffene soll alle Speisen „ausprobieren", um herauszufinden, welche Nahrungsbestandteile er evtl. meiden sollte.*

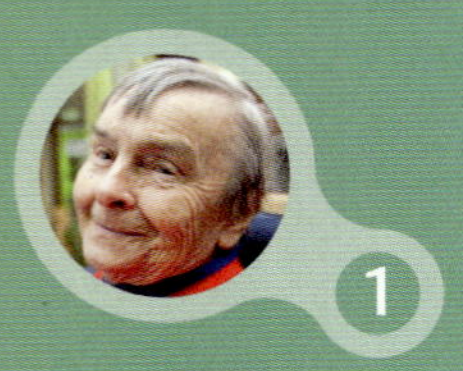

D *Bei einer* ***akuten Pankreatitis*** *handelt es sich um eine Entzündung des Pankreas mit Gefahr der „Selbstandauung" des Organs.*

M *Bei einer akuten Pankreatitis besteht die Gefahr eines Volumenmangelschocks, denn durch die entzündlich bedingte Schwellung des Pankreas und seiner Umgebung sowie eine durch die Entzündung ausgelöste Gefäßerweiterung gehen große Flüssigkeitsmengen verloren.*

M *Bei schmerzlosem Ikterus immer an ein Pankreas- oder Gallenblasenkarzinom denken!*

D ***Pankreaspseudozysten*** *sind flüssigkeitsgefüllte Hohlräume, die sich bei Verlegung von Drüsenausführungsgängen bilden und bis zu kindskopfgroß werden können.*

M *Ernährung bei chronischer Pankreatitis:*
- *leicht verdauliche, kohlenhydratreiche und fettarme Kost,*
- *schwer verdauliche, ballaststoffreiche Kost meiden,*
- *häufig kleine Mahlzeiten,*
- *lebenslanger Alkoholverzicht!,*
- *evtl. Mangel an fettlöslichen Vitaminen (E, D, K, A) ausgleichen.*

Erkrankungen der Bauchspeicheldrüse

Akute Pankreatitis (Bauchspeicheldrüsenentzündung)

Ursachen. 80% der Fälle sind durch Alkoholabusus oder Gallensteine (biliäre Pankreatitis, s. oben) ausgelöst. Andere Ursachen sind Infektionen (z. B. Mumps), Verletzungen oder Medikamente (z. B. Kortison, Diuretika). In 10–20% der Fälle bleibt die Ursache ungeklärt.

Während Alkohol das Pankreasgewebe direkt schädigt, wird beim Verschluss der Vater-Papille durch einen Gallenstein das Pankreassekret aufgestaut. Dabei werden die Verdauungsenzyme im Pankreassaft schon im Pankreas und nicht erst im Duodenum aktiviert; durch die eiweißspaltenden Enzyme kommt es zur „Selbstandauung" des Organs.

Symptome. Die Krankheit setzt akut ein:
- starke, gürtelförmige Oberbauchschmerzen,
- Übelkeit und Erbrechen,
- geblähter, „gummiartiger" Bauch,
- evtl. Ikterus,
- die starken Schmerzen führen häufig reflektorisch zum paralytischen Ileus (S. 391),
- evtl. bestehen Schockzeichen.

Komplikationen. Die Pankreatitis kann lebensgefährlich sein, denn es kann zum Kreislaufschock oder zur Sepsis kommen.

Gefürchtet ist der Übergang in eine nekrotisierende Pankreatitis mit irreversibler Organzerstörung und einer hohen Letalitätsrate. Als Spätfolge einer Pankreatitis können sich Pankreaspseudozysten entwickeln,.

Diagnostik. Laborchemisch lassen sich neben erhöhten Entzündungswerten deutlich erhöhte Pankreaswerte (Lipase und Amylase) feststellen. Die entzündliche Schwellung des Organs ist sonografisch oder im CT (Computertomografie) zu sehen.

Therapie. Schon bei Verdacht auf Pankreatitis ist eine stationäre Einweisung unerlässlich, nicht selten erfolgt eine intensivmedizinische Betreuung. Neben der Therapie der Grundkrankheit (z. B. ERCP bei biliärer Pankreatitis) stehen bis zur Besserung der Laborwerte Bettruhe, absolute Nahrungskarenz und parenterale Ernährung (Ernährung über Infusionstherapie) im Vordergrund. Begleitend bekommt der Patient Schmerzmittel und ggf. Antibiotika. Bei Organnekrosen, Abszessbildung oder Pseudozysten muss operiert werden.

Verlauf. Kommt es nicht zu schwerwiegenden Komplikationen, heilt eine Pankreatitis meist folgenlos aus.

Besonders bei chronischem Alkoholabusus aber kann sich nach wiederholten Entzündungen eine chronische Pankreatitis entwickeln. Es kommt zum fortschreitenden Funktionsverlust der Drüse mit Nahrungsunverträglichkeiten (bes. fette Speisen), zunehmender Gewichtsabnahme aufgrund einer gestörten Nährstoffaufnahme (Malabsorption) und wiederkehrenden sehr starken Bauchschmerzen. In ausgeprägten Fällen entwickelt sich ein insulinpflichtiger Diabetes mellitus.

Pankreaskarzinom (Bauchspeicheldrüsenkrebs)

Die Ursache ist unklar, ein erhöhtes Risiko besteht bei Nikotin- und Alkoholabusus.

Symptome. Diese sind insgesamt sehr uncharakteristisch (Druckschmerz im Oberbauch, Appetitmangel, Gewichtsabnahme, Übelkeit usw.), richtungweisend kann ein schmerzloser Ikterus sein. Verursacht wird er durch die meist im Pankreaskopf lokalisierten Karzinome, die rasch zum Verschluss des Ductus choledochus im Bereich der Vater-Papille führen.

Therapie. Nur wenige Pankreaskarzinome sind bei Diagnosestellung noch operabel. Üblich ist die Whipple-Operation (**Abb. 1.441**). Bei Inoperabilität stehen palliative Operationen zur Sicherung des Galleabflusses im Vordergrund. Chemo- oder Strahlentherapie haben nur selten eine lebensverlängernde Wirkung.

Prognose. Das Pankreaskarzinom hat die schlechteste Prognose aller Karzinome im Magen-Darm-Trakt: Die durchschnittliche Überlebensdauer beträgt 6 Monate!

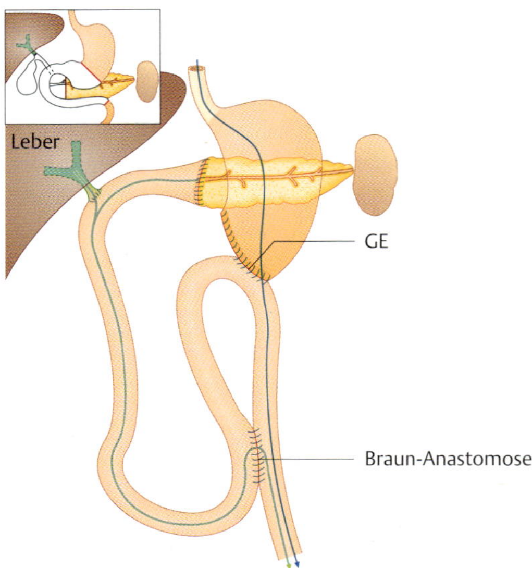

Abb. 1.441 Whipple-Operation. Entfernung von Pankreaskopf, Duodenum, Gallenblase und ⅔ des Magens. Die entfernten Organe sind in der kleinen Teilabbildung ohne Färbung dargestellt (aus Paetz u. Benzinger-König 2004).

Erkrankungen der Bauchhöhle

Peritonitis (Bauchfellentzündung)

Ursachen. Meist entsteht eine Bauchfellentzündung durch das Eindringen von Bakterien in den Bauchraum, beispielsweise bei einer perforierten Appendizitis (S. 386) oder durch Austritt von Stuhlgang infolge einer Anastomoseninsuffizienz („Leck" in der operativen Verbindung zweier Darmteile) nach Darmoperationen. Doch auch infolge einer Organperforation (Platzen eines inneren Organs) mit Austritt von körpereigenen Säften, wie Galle, Magensaft oder Urin, kann sich eine Peritonitis entwickeln.

Symptome. Charakteristische Symptome finden sich meist erst bei fortgeschrittener Peritonitis:
- starke Bauchschmerzen,
- lokale oder generelle Abwehrspannung („brettharter Bauch"),
- abgeschwächte oder fehlende Darmgeräusche als Zeichen eines reflektorischen paralytischen Ileus,
- evtl. Zeichen des Volumenmangelschocks.

Komplikationen. Die generelle Peritonitis (ganzes Bauchfell entzündet), hat eine Letalität von 40–60 %! Es drohen Sepsis und lokale Abszessbildung, und als Spätkomplikation kommt es nicht selten zum verwachsungsbedingten mechanischen Ileus (S. 391).

Therapie. Die Peritonitis ist ein chirurgischer Notfall! Nach der Kreislaufstabilisierung muss sofort operiert und die Entzündungsursache beseitigt werden. Wichtig sind des Weiteren die gründliche Spülung des Bauchraums und eine intravenöse Antibiotikatherapie.

Hernie (Bauchwandbruch)

Eine Hernie besteht immer aus (**Abb. 1.442**):
- Bruchpforte, der Lücke in der Muskel- oder Faszienschicht der Bauchwand,
- Bruchsack, er kleidet die Hernie aus und besteht aus dem Peritoneum (Bauchfell),
- Bruchinhalt, die im Bruchsack enthaltenen inneren Organe, meist handelt es sich um Dünndarm und/oder Teile des Bauchnetzes.

Ursachen. Die Ursache aller im Alter typischen Hernien ist eine lokale Bindegewebsschwäche (z. B. im Bereich der Leiste). Meist kombiniert mit einem erhöhten intraabdominellen Druck (z. B. durch schwere körperliche Arbeit, chronischen Husten, Obstipation o. Ä.) kommt es an diesen Stellen zum Weichteilbruch.

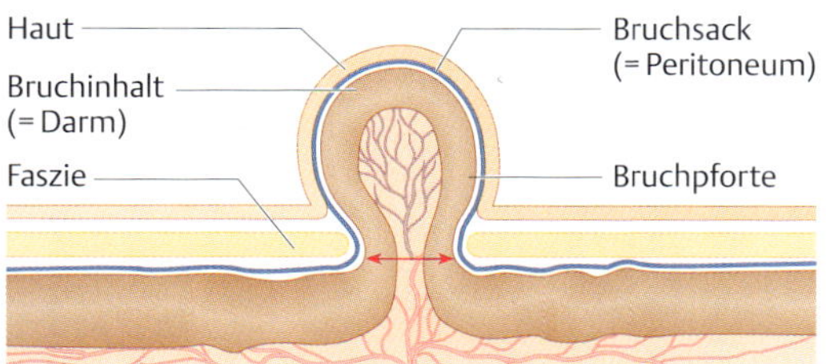

Abb. 1.442 Aufbau eines Bauchwandbruches. Der Bruchsack stülpt sich durch die Bruchpforte in das Unterhautfettgewebe. Bruchinhalt ist hier eine Darmschlinge (aus Paetz u. Benzinger-König 2004).

Symptome. Oft handelt es sich um einen symptomlosen Zufallsbefund: Die Patienten bemerken in der Bruchregion eine Vorwölbung, die sich besonders beim Pressen, Husten oder Niesen bemerkbar macht. Manchmal werden ziehende Schmerzen bei Bewegung, Stuhlgang oder körperlicher Betätigung beschrieben.

Komplikationen. Meist lässt sich die Vorwölbung durch leichten Druck von außen zurückdrücken, der Inhalt des Bruchsackes rutscht in den Bauchraum zurück (reponible Hernie). Lässt sich die Vorwölbung nicht beseitigen, weil der Bruchinhalt nicht durch die Bruchlücke passt, handelt es sich um eine irreponible Hernie; es droht die Brucheinklemmung (inkarzerierte Hernie): Der Bruchinhalt wird durch die zu enge Bruchlücke eingeklemmt. Es kommt zu Durchblutungsstörungen der im Bruchsack gelegenen Organe mit der Gefahr des mechanischen Ileus und einer Darmnekrose. Daher muss eine irreponible Hernie baldmöglichst operiert werden.

Therapie. Sofern keine Kontraindikationen vorliegen, sollte jede Hernie operiert werden, um Komplikationen vorzubeugen. Bei der Herniotomie wird der Bruchsack abgetragen und die Bruchlücke wird verschlossen. Besonders Leistenhernien werden heute meist endoskopisch operiert, die Bruchlücken werden dabei durch von innen vorgelegte Netze verschlossen.

Lokalisation. Etwa 80 % aller Hernien sind Leistenbrüche, 10 % Schenkelhernien, 5 % Nabelhernien und 5 % andere Formen.

Leistenbruch: Die Bruchpforte liegt oberhalb des Leistenbandes (**Abb. 1.443a**). Betroffen sind in 90 % der Fälle Männer, denn aufgrund der Verlagerung des Hodens aus dem Bauchraum in den Hodensack am Ende der Embryonalentwicklung besteht hier eine gewisse Weichteilschwäche. Bei großer Bruchlücke kann es zur Verlagerung von Bauchorganen bis in den Hodensack kommen, man spricht dann von einer Skrotalhernie.

Schenkelhernie: Diese Bruchform ist bei Frauen häufiger. Die Bruchpforte liegt an der Durchtrittsstelle der Femoralgefäße am Oberschenkel.

Nabelhernie: Bruch im Bereich des Nabels, kann sich z. B. bei ausgeprägtem Aszites oder gegen Ende einer Schwangerschaft bilden.

Narbenhernie: Die Bruchpforte liegt im Bereich einer alten Operationsnarbe (**Abb. 1.443b**). Narbenhernien bilden sich gehäuft bei zu früher körperlicher Belastung nach einer Operation.

D *Eine **Peritonitis** ist eine bakteriell oder chemisch bedingte lokale oder generalisierte Entzündung des Bauchfells.*

P *Bei Verdacht auf eine irreponible Hernie immer den Arzt verständigen!*

D *Eine **Hernie** ist eine pathologische Ausstülpung des Bauchfells durch eine Bauchwandlücke. In der Ausstülpung können sich Organe aus dem Bauchraum befinden.*

M *Die „gute alte" Bruchbinde ist heute nur noch bei inoperablen Patienten zu vertreten.*

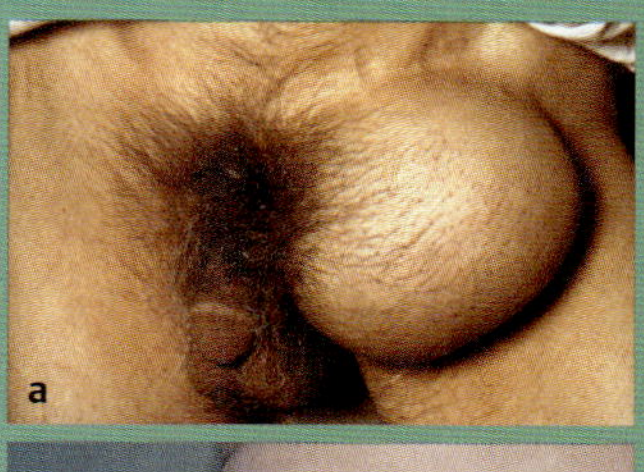

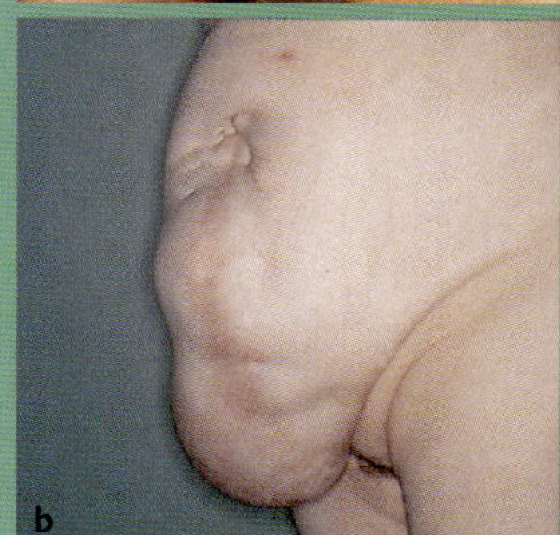

Abb. 1.443 Hernien. a Leistenhernie, **b** Narbenhernie nach medianer Laparotomie (aus Paetz u. Benzinger-König 2004).

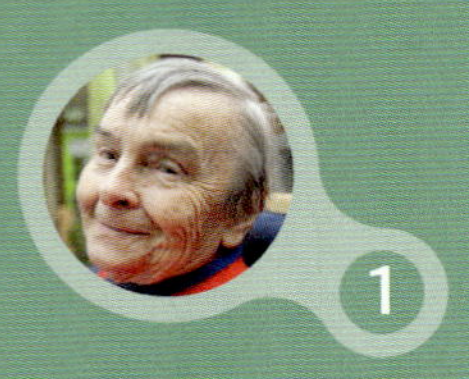

M *Das akute Abdomen ist ein Notfall – rasch den Arzt verständigen!*

D *Ein* ***akutes Abdomen*** *bezeichnet starke Bauchschmerzen unklarer Ursache, die innerhalb weniger Stunden auftreten und den Allgemeinzustand des Patienten deutlich beeinträchtigen. Ein akutes Abdomen ist ein medizinischer Notfall.*

Akutes Abdomen (akuter Bauch)

Ursachen. Zumeist liegen Erkrankungen von Bauchorganen zugrunde, doch auch extraabdominelle Erkrankungen können zu den Symptomen des akuten Abdomens führen (**Abb. 1.444**):

- Entzündungen, z. B. Appendizitis (S. 386), Cholezystitis (S. 396), Pankreatitis (S. 398),
- Perforation eines Hohlorgans, z. B. Magenperforation (S. 384), Perforation bei Appendizitis (S. 386), Sigmaperforation bei Divertikulitis (S. 387),
- Durchblutungsstörungen, z. B. inkarzerierte Hernie, Mesenterialinfarkt,
- Steineinklemmung, z. B. Gallenkolik (S. 396), Nierenkolik (S. 408),
- Verletzungen im Bauchraum,
- Blutungen in den Bauchraum z. B. rupturiertes Aortenaneurysma (S. 348),
- extraabdominelle Erkrankungen, z. B. Herzinfarkt (S. 337), Pneumonie (S. 320), akuter Harnverhalt, Bandscheibenvorfall (S. 314).

Symptome. Die Patienten spüren Bauchschmerzen, die entweder kolikartig oder als Dauerschmerzen auftreten. Sind die Schmerzen durch einen mechanischen Ileus (abgeschnürter Darmabschnitt) oder eine Choledocholithiasis (Steine in den Gallenwegen, S. 396) bedingt, bewegen sich die Kranken unruhig im Bett hin und her und krümmen sich vor Schmerzen. Im Gegensatz dazu verharren Patienten mit einer Reizung des Peritoneums, z. B. eine Begleitperitonitis bei akuter Appendizitis, regungslos in Rückenlage und vermeiden jede Bewegung.

Die Kranken haben oft Fieber, leiden unter Übelkeit und Erbrechen, Durchfall oder Verstopfung. Sie sind kaltschweißig und blass, das Gesicht ist häufig fleckig gerötet, die Wangen eingefallen.

Einteilung. Nach dem Schweregrad der Schmerzen unterscheidet man drei verschiedene Formen des akuten Abdomens:

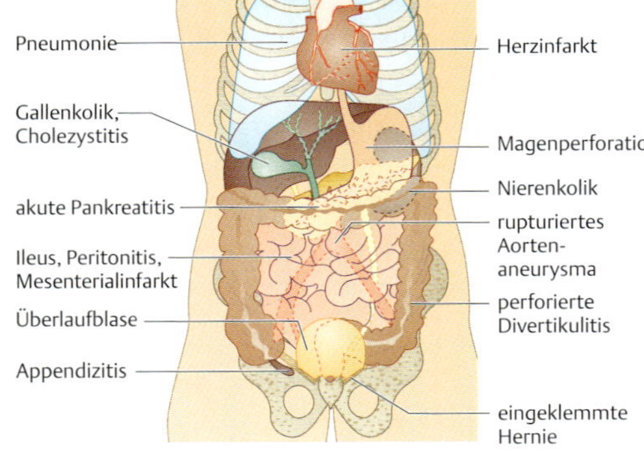

Abb. 1.444 Mögliche Ursachen für ein akutes Abdomen.

1. Perakutes Abdomen: Der Patient spürt urplötzlich äußerst starke Schmerzen („Vernichtungsschmerz"), das Abdomen ist bretthart, der Patient hat einen Schock,
2. Akutes Abdomen: Die Schmerzen sind sehr heftig, bei der Palpation des Abdomens spannen sich die Bauchmuskeln im gesamten Bauch an (diffuse Abwehrspannung), der Kreislauf ist instabil (Blutdruck fällt, die Herzfrequenz ist erhöht),
3. Subakutes Abdomen: Die Schmerzen treten ständig oder kolikartig auf, eine Abwehrspannung tritt nur lokal auf, der Kreislauf ist stabil.

Therapie. Mittels gezielter Diagnostik (Labor, Sonografie, Röntgen oder EKG) muss möglichst rasch die Grunderkrankung gefunden und schnell behandelt werden, um die Prognose des Patienten zu verbessern. In über 90 % der Fälle ist eine chirurgische Therapie nötig.

Die Behandlung des akuten Abdomens richtet sich nach der zugrunde liegenden Krankheit. Jeder Patient mit einem akuten Abdomen sollte einen großlumigen venösen Zugang erhalten, damit man rasch Medikamente oder Flüssigkeit verabreichen kann. Blutdruck und Puls sollten regelmäßig überprüft werden, um einen drohenden Kreislaufzusammenbruch zu erkennen.

Bei einem perakuten oder akuten Abdomen kann es erforderlich sein, ohne eine eindeutige Diagnose eine Therapie einzuleiten (z. B. Laparotomie oder Laparoskopie), z. B. bei Verdacht auf eine akute Appendizitis, einen akuten Mesenterialinfarkt oder eine Milzruptur.

Prognose. Ein akutes Abdomen kann durch Störungen des Wasser- und Elektrolythaushaltes oder durch eine Sepsis (Besiedelung der Blutbahn mit Bakterien) zu einem Herz-Kreislauf-Stillstand führen. „Alarmsymptome", die auf einen drohenden Schock hinweisen, sind Hypotonie (Blutdruckabfall), Tachykardie (schneller Herzschlag), Oligurie (Rückgang der Harnausscheidung) oder Exsikkose. Bei jedem akuten Abdomen kann sich eine generalisierte Peritonitis oder ein Ileus entwickeln. Die Prognose des akuten Abdomens hängt ganz entscheidend von der Grundkrankheit ab: Während ein Patient mit einer akuten Appendizitis eine sehr gute Prognose hat, ist die Letalität bei einem rupturierten Aortenaneurysma oder einem Mesenterialinfarkt sehr viel schlechter.

Pflege alter Menschen mit Erkrankungen der Niere und Harnwege

Anatomie und Physiologie

Lage und Aufbau der Niere

Die beiden Nieren liegen unterhalb des Zwerchfells jeweils seitlich neben der Wirbelsäule (**Abb. 1.445**). Sie haben ein bohnenförmiges Aussehen und sind ca. 11 cm lang, 6 cm breit und 3 cm dick. An der kleineren Krümmung, also zur Mitte hin, befindet sich das Nierenbecken, in dem der Urin gesammelt und in den Harnleitern nach unten geleitet wird. Hier münden auch die Nierenarterie (Arteria renalis), die Nierenvene (Vena renalis) sowie Lymphgefäße und Nervenstränge in die Niere ein. Die Niere ist von einer derben Bindegewebshülle, der Nierenkapsel, umgeben und in Fettgewebe eingepolstert.

Der Länge nach aufgeschnitten kann man schon mit bloßem Auge die drei Schichten der Niere erkennen: innen liegt ein sternförmiges Hohlsystem, das Nierenbecken, an das sich jeweils strahlenförmig die Markpyramiden anschließen, umgeben von der Nierenrinde (**Abb. 1.446**).

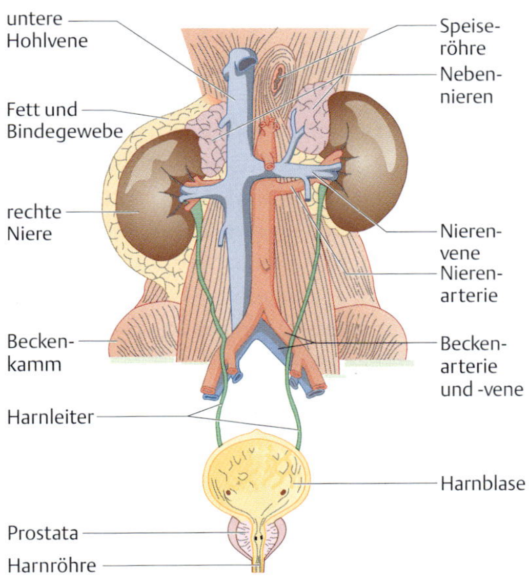

Abb. 1.445 Lokalisation der Nieren und Harnwege beim Mann (Schwegler 2006).

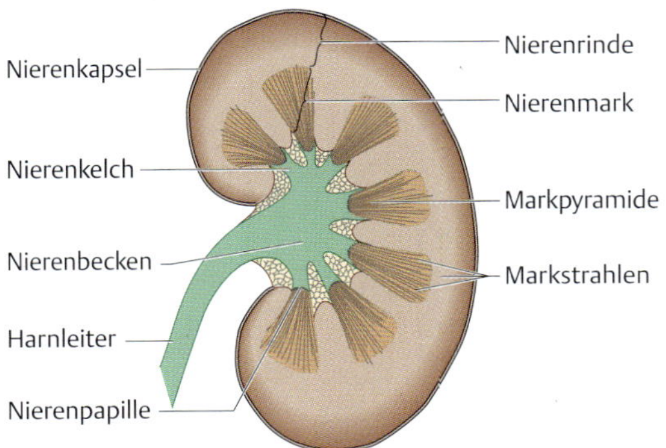

Abb. 1.446 Längsschnitt durch eine Niere. Die Nierenkapsel umschließt die drei Schichten der Nieren: Nierenrinde, Nierenmark und Nierenbecken (aus Schwegler 2006).

Aufgaben und Funktionsweise der Nieren

Die Nieren haben folgende Aufgaben:

- Ausscheidung von Flüssigkeit und für den Körper schädlichen Stoffwechselprodukten (Harnstoff, Harnsäure, Kreatinin),
- Ausscheidung von körperfremden, giftigen Substanzen (z. B. Medikamenten),
- Regulation des Elektrolyt- und Wasserhaushalts,
- Bildung von Hormonen (z. B. Erythropoetin, S. 355).

Das Besondere an der Entgiftungsfunktion der Niere ist, dass sie wie ein Filter alle für den Körper wichtigen Stoffe (wie Erythrozyten, Glukose, Proteine uvm.) zurückhält, während Giftstoffe mit dem Urin ausgeschieden werden.

Harnproduktion. Sie findet im Nephron statt, der kleinsten funktionellen Einheit der Niere, vereinfacht gesehen ein Sieb mit einem angeschlossenen Konzentrierungssystem (ähnlich einer Destillerie, **Abb. 1.447a**). Das aus der Nierenarterie kommende Blut fließt in einen durchlässigen Gefäßknäuel (Glomerulum = Nierenkörperchen), dabei wird Flüssigkeit durch die Poren abgepresst und von einer Kapsel (wie durch einen Trichter) aufgefangen. Die entstandene Flüssigkeit wird Primärharn genannt (**Abb. 1.447b**). Dieser muss konzentriert werden. Dafür führt von jeder Glomerulumkapsel ein feines Röhrensystem bis ins Nierenmark und bogenförmig wieder zurück. Hier werden dem Primärharn Flüssigkeit und Elektrolyte entzogen und es entsteht Sekundärharn. Dieser wird in einem weiteren Röhrensystem gesammelt (Sammelrohre) und über die Nierenkelche zum Nierenbecken und damit in die Harnwege geleitet. Außerdem können im Tubulussystem zahlreiche andere Substanzen sowohl in den Sekundärharn abgegeben (tubuläre Sekretion z. B. von Medikamenten, Elektrolyten, Harnsäure), aber auch herausgenommen werden (Resorption z. B. von Elektrolyten, Glukose).

Chronische Niereninsuffizienz. Die Anzahl der Nephrone in der Niere nimmt ab dem Erwachsenenalter kontinuierlich ab, rein statistisch gesehen verliert die Niere dann pro Lebensjahr 1 % ihrer Entgiftungsleistung. Auch ohne besondere Nierenerkrankungen muss man deshalb beim älteren Menschen von einer verminderten Nierenleistung ausgehen, auch wenn sich keine Krankheitszeichen oder auffälligen Laborwerte zeigen müssen. Aus diesem Grunde verbleiben Medikamente, die über die Niere ausgeschieden werden, länger im Körper und müssen deshalb meist niedriger dosiert werden.

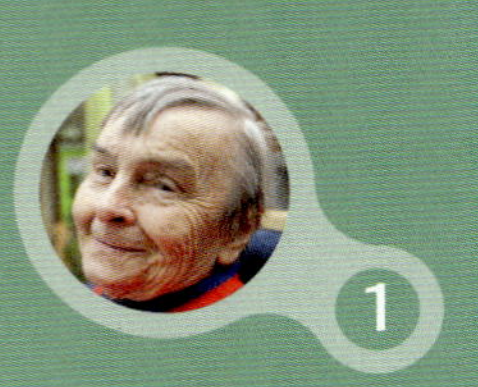

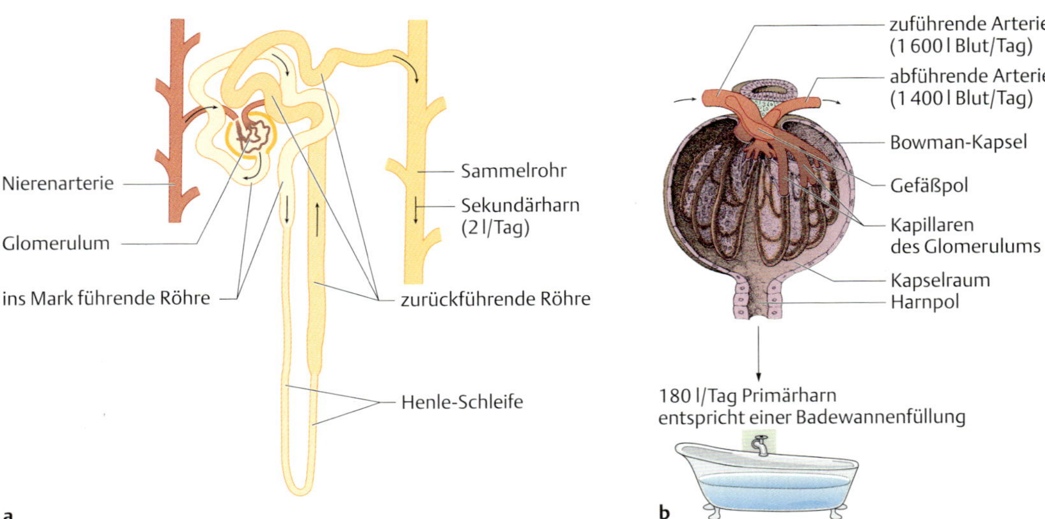

Abb. 1.447 Aufbau des Nephrons. **a** Schematische Darstellung der Bestandteile: Nierenkörperchen (Glomerulum), Röhrensystem und Sammelrohr, **b** Abpressen des Primärharns im Nierenkörperchen (aus Schwegler 2006).

Steuerung des Elektrolyt- und Wasserhaushalts

Wasserhaushalt

Der Flüssigkeitsbedarf des Körpers kann erhöht sein, z. B. durch vermehrte Verdunstung bei Fieber oder körperlicher Anstrengung, aber auch durch Flüssigkeitsverluste, z. B. bei Diarrhö (Durchfall). Der Körper reagiert in diesem Fall zum einen mit Durstempfinden und vermehrtem Trinken, zum anderen mit der Verminderung der Urinproduktion: Im Gehirn wird über Messfühler ein zu hoch konzentriertes Blut gemessen, als Reaktion darauf wird in der Hypophyse das Hormon ADH (antidiuretisches = gegen die Wasserausscheidung gerichtetes Hormon) ausgeschüttet, das eine vermehrte Wasserrückaufnahme (Rückresorption) in den Sammelrohren der Niere auslöst. Außerdem hat es ein vermehrtes Durstempfinden zur Folge. Bei älteren Menschen kommt es zu einer verminderten ADH-Ausschüttung, sodass der Körper bei Zuständen mit erhöhtem Wasserbedarf nicht mehr richtig gegenregulieren kann: Alte Menschen haben weniger Durst.

Flüssigkeitsbilanz

Oft ist es bei älteren Patienten nötig, über die Flüssigkeitsein- und -ausfuhr Buch zu führen, wie bei einer kaufmännischen Bilanz. Ein gesunder Erwachsener, der sich körperlich nicht anstrengen muss, nimmt normalerweise ca. 1500 ml Flüssigkeit durch Getränke und ca. 500 ml durch feste Nahrung zu sich. Auf der Habenseite kommen noch 400 ml Oxidationswasser dazu, das ist Flüssigkeit, die im Körper im Rahmen von chemischen Reaktionen entsteht. Auf der Sollseite finden sich ca. 1600 ml Flüssigkeit, die über den Stuhlgang und Urin ausgeschieden werden, sowie 800 ml, die über die Haut und die Atemluft verdunsten (**Abb. 1.448a**). Haben und Soll gleichen sich in diesem Fall aus. Verändert sich eine Seite z. B. bei Fieber (pro 1 °C Temperaturerhöhung ca. 800 ml zusätzlicher Flüssigkeitsverlust durch Verdunstung), so verlangt eine ausgeglichene Bilanz eine vermehrte Flüssigkeitszufuhr, da der Körper nur in einem begrenzten Maße mit einer verringerten Urinausscheidung reagieren kann. Der Urin wäre in diesem Fall dunkel und konzentriert, die Urinausscheidung bei einem Minimum von ca. 500 ml (**Abb. 1.448b**).

Regulation des Elektrolythaushaltes. Elektrolyte sind in Flüssigkeit gelöste Mineralstoffe. Neben den nur in niedrigen Konzentrationen vorkommenden Spurenelementen spielen im Körper folgende Elektrolyte eine wesentliche Rolle: Natrium, Chlorid, Kalium, Kalzium und Magnesium (**Tab. 1.57**). Da die Plasmakonzentrationen der einzelnen Elektrolyte mit sehr geringen Schwankungsbreiten konstant gehalten werden müssen, erfolgt die Regulation des

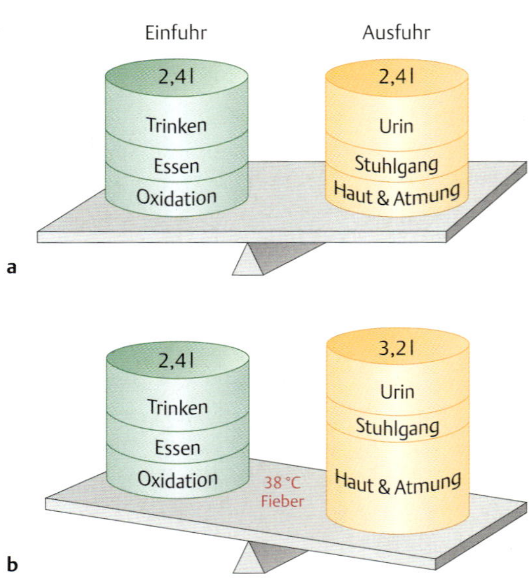

Abb. 1.448 Regulation des Flüssigkeitshaushaltes. **a** Ausgeglichene Flüssigkeitsbilanz mit gleich großer Ein- und Ausfuhr, **b** negative Bilanz durch vermehrten Flüssigkeitsverlust bei Fieber.

Tab. 1.57 Elektrolythaushalt des Körpers

Elektrolyt (chem. Symbol)	*Funktion*	*Störungen und Symptome*	*Ursachen*	*Therapie*
Natrium (Na^+)	Teilchendruck im Körperwasser, Erregbarkeit der Nerven	Hypernatriämie (hoher Natriumspiegel), stehende Hautfalten	Flüssigkeitsmangel/-verlust, z. B. Dürsten	größere Trinkmenge, Infusionen (Glukose 5 %)
		Hyponatriämie (niedriger Natriumspiegel) mit Ödemen, epileptischen Anfällen	zu viel Flüssigkeitszufuhr (z. B. bei Infusionen), Erbrechen, Diarrhö	geringere Flüssigkeitszufuhr, Diuretika
Kalium (K^+)	häufigstes Ion in den Zellen, wichtig für Nerven und Herzmuskel	Hyperkaliämie mit Herzrhythmusstörungen	chronische Niereninsuffizienz	Diuretika, Infusionen (NaCl 0.9 %)
		Hypokaliämie mit Herzrhythmusstörungen	Diuretika, Laxanzien	Kalium-Tabletten oder -Infusionen
Kalzium (Ca^{2+})	Knochenbaustein, Muskelerregbarkeit	Hypokalzämie mit Muskelkrämpfen, Knochenerweichung	Mangelernährung	Kalzium-Tabletten oder -Infusionen
Magnesium (Mg^{2+})	Muskelerregbarkeit	Magnesiummangel mit Muskelkrämpfen	Niereninsuffizienz	Magnesium-Tabletten

Elektrolythaushaltes zum einen über die Aufnahme (meist aus der Nahrung), zum anderen über die Ausscheidung der Elektrolyte in der Niere.

Zusammensetzung des Urins

Der Hauptbestandteil des Urins ist Wasser, daneben findet man harnpflichtige Substanzen vor, die aus dem Körper ausgeschieden werden sollen: Harnstoff und Harnsäure aus dem Eiweißstoffwechsel und Kreatinin aus den Muskeln. Bei Flüssigkeitsmangel sinkt die ausgeschiedene Urinmenge, sie wird konzentriert („dunkelgelbe Farbe"). Bei reichlichem Flüssigkeitsangebot steigt die Urinmenge, sie wird schwach gelb oder farblos. Schon mit dem Auge lassen sich einige Krankheitszustände an Farbe und Menge des Urins erkennen.

Harnwege

Ureter. Die Sammelrohre aus dem Nephron vereinigen sich in der Markpyramide und führen in die sternförmigen Nierenkelche, die sich zum Nierenbecken vereinigen. Das Nierenbecken verjüngt sich trichterförmig nach unten und geht in den Harnleiter (Ureter) über, einen ca. 3 mm dicken und 30 cm langen Schlauch, der zur Harnblase führt. In der Harnleiterwand befinden sich ringförmig angeordnete glatte Muskeln, die sich wie bei einer Pulswelle nacheinander in Richtung Harnblase kontrahieren (peristaltische Welle) und den Urin zur Harnblase transportieren (**Abb. 1.445**).

Harnblase. Die Harnblase ist ein ballonförmiger Sammelbehälter für den Urin, der in leerem Zustand völlig in sich zusammenfallen und im Bedarfsfall maximal 700–800 ml Urin aufnehmen kann. Wie die gesamten Harnwege, so ist auch die Harnblase innen mit einem extrem dehnungsfähigen Epithel, dem Übergangsepithel, ausgekleidet. Darüber liegt ein dichtes Geflecht mit glatter Muskulatur zum „Auspressen der Harnblase" und als äußerste Schicht eine bindegewebige Hülle. Die beiden Harnleiter münden an der Hinterseite der Harnblase in flachem Winkel ein, die Harnröhre liegt wie ein Trichter etwa in der Mitte des Harnblasenbodens. Das Weiterfließen des Urins in den Harnleiter wird durch 2 Muskeln verhindert: durch den im Blasenwandboden befindlichen inneren Schließmuskel sowie den äußeren Schließmuskel am Beginn der Harnröhre. Die Harnröhre ist beim Mann 20 cm lang und mündet an der Glans penis, bei der Frau ist sie 6 cm lang und mündet im Scheidenvorhof (Vestibulum) kurz hinter der Klitoris. Die unterschiedliche Länge hat zur Folge, dass aufgrund der kürzeren Barriere gegen Krankheitserreger Frauen häufiger Harnwegsinfekte bekommen können (S. 409).

Miktion (Wasserlassen). Ab einem Blasenfüllungsvolumen von 350 ml werden Impulse an das Gehirn gesendet, die zum Harndrang führen. Die Miktion selbst ist ein willkürlich (bewusst) ausgelöster, in der Folge aber reflektorisch ablaufender Prozess: Nachdem sich die Muskulatur der Blase angespannt und der Innendruck erhöht hat, erschlafft als Erstes der innere und dann der äußere Blasenschließmuskel. Nun kann der Urin durch die Harnröhre nach außen befördert werden. Ab einer Blasenfüllung von 500 ml kann es zu unwillkürlichem Harnabgang kommen.

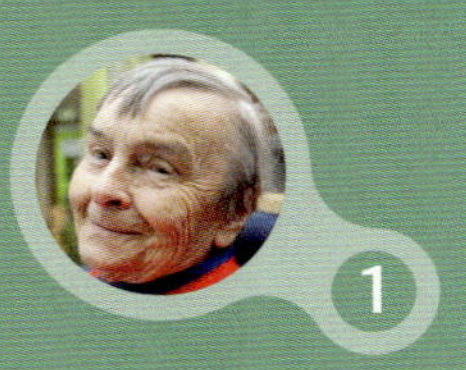

1

D *Eine Pyelonephritis ist eine bakteriell bedingte Entzündung des Nierengewebes und -beckens.*

D
- *Pollakisurie = häufiges Wasserlassen in kleinen Mengen*
- *Dysurie = erschwertes, meist schmerzhaftes Wasserlassen*
- *Proteinurie = Proteinausscheidung im Urin*
- *Hyperlipidämie = erhöhte Fettwerte*
- *Hypertonus = erhöhter Blutdruck*
- *Hämaturie = Erythrozyten im Urin*

D *Eine **Urosepsis** ist eine Sepsis, ausgelöst durch eine Nierenentzündung infolge einer Harnabflussstörung.*

M *Bei alten Menschen sind die Beschwerden oft nur sehr schwach ausgeprägt.*

D *Eine **Glomerulonephritis** ist eine Entzündung der Nierenkörperchen mit Gefahr der Niereninsuffizienz.*

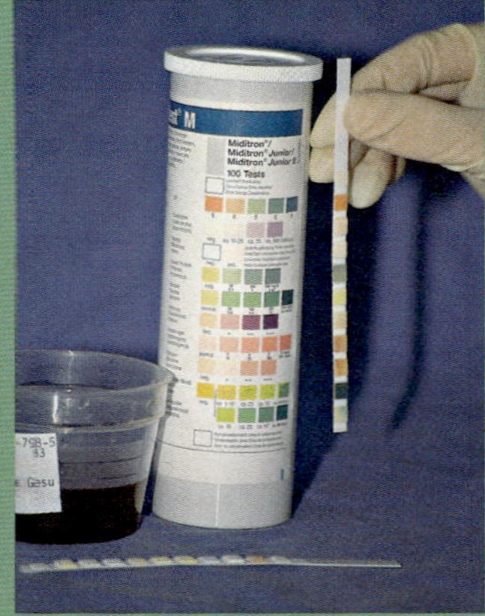

Abb. 1.450 Streifen-Schnelltest. Nach Eintauchen des Teststreifens in den Urin sind Normabweichungen im Vergleich mit der Skala auf dem Behälter der Teststreifen ablesbar.

Erkrankungen der Nieren

Entzündliche Erkrankungen

Pyelonephritis (Nierenbeckenentzündung)

Ursachen. Die häufigste Ursache ist ein aufsteigender Infekt der unteren Harnwege. Doch auch Harnabflussstörungen mit Harnstau können zu wiederkehrenden Nierenentzündungen führen (**Abb. 1.449**).

Symptome. Fieber, allgemeines Krankheitsgefühl, Schmerzen in der Nierengegend, verbunden mit Pollakisurie und Dysurie, sprechen für eine Pyelonephritis.

Diagnostik. Richtungweisend ist der Urinbefund mit Nachweis von Leukozyten, Nitrit und geringen Eiweißmengen (**Abb. 1.450**). Mittels einer Urinkultur kann die Keimzahl bestimmt werden. Laborchemisch sind im Gegensatz zum Harnwegsinfekt (S. 409) erhöhte Entzündungswerte feststellbar. Besonders bei rezidivierenden Entzündungen sollte zum Ausschluss einer Harnabflussstörung eine Ultraschalluntersuchung durchgeführt werden.

Komplikationen. In den meisten Fällen heilt die Pyelonephritis folgenlos ab, bei rezidivierenden Entzündungen kann sich aber eine chronische Pyelonephritis entwickeln. Die Patienten beschreiben dann meist uncharakteristische Beschwerden wie Abgeschlagenheit, Müdigkeit, Kopfschmerzen oder dumpfe Rückenschmerzen. Über die Jahre kann sich durch Narbenbildung eine pyelonephritische Schrumpfniere mit Einschränkung der Nierenfunktion bis hin zur chronischen Niereninsuffizienz und Dialysepflichtigkeit bilden.

Hohes Fieber bei nachgewiesenem Harnstau ist sehr gefährlich, es kann zur Urosepsis kommen.

Therapie. Eine Antibiotikatherapie über mehrere Tage ist unverzichtbar. Zusätzlich sollte der Patient Bettruhe einhalten und viel trinken (mind. 1,5 l). Lokale Wärme wirkt oft schmerzlindernd. Ggf. ist eine Behandlung der Grunderkrankung (z. B. Prostatahyperplasie mit Harnstau) notwendig.

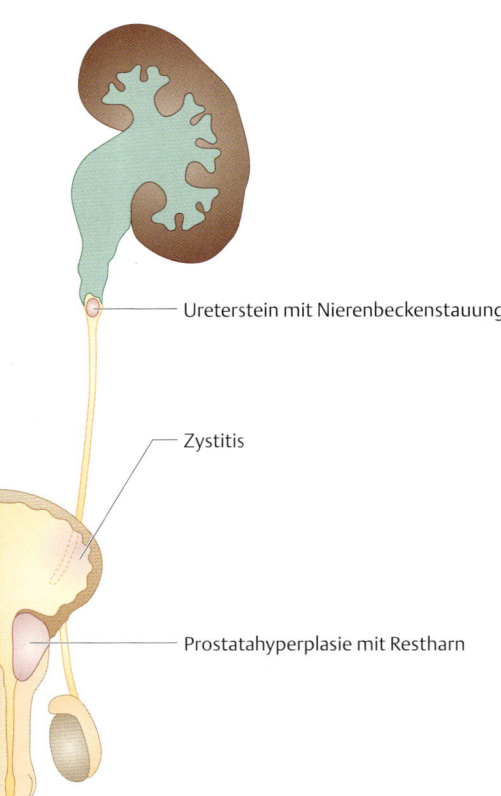

Ureterstein mit Nierenbeckenstauung

Zystitis

Prostatahyperplasie mit Restharn

Abb. 1.449 Neben einem aufsteigenden Infekt kann z. B. auch eine Harnabflussstörung zu einer Pyelonephritis führen (aus Oestreicher u. a. 2003).

Glomerulonephritis

Ursachen. In den meisten Fällen ist die Ursache der Glomerulonephritis nicht bekannt, man vermutet Autoimmunerkrankungen. Besonders bei Jugendlichen kann eine akute Glomerulonephritis Tage oder Wochen nach einer Streptokokkenangina auftreten. Bei alten Menschen entwickelt sich das Krankheitsbild eher im Rahmen rheumatoider Erkrankungen oder infolge eines Diabetes mellitus, eines langjährigen Hypertonus oder arteriosklerot. Veränderungen der Nierengefäße.

Infolge der Schädigung der Nierenkörperchen erhöht sich die Durchlässigkeit der Glomerulum-Membran für Erythrozyten und Eiweiße. Dies kann zum Symptomkomplex des nephrotischen Syndroms führen: starke Proteinurie, dadurch erniedrigte Proteinmengen im Blut mit der Folge ausgeprägter Ödeme. Die Ursache der ebenfalls auftretenden Hyperlipidämie ist nicht bekannt. Meist entwickelt sich ein Hypertonus.

Symptome. Bei der akuten Glomerulonephritis kommt es plötzlich zu Ödemen, besonders in der Gesichtsregion, in ausgeprägten Fällen zu Aszites, Pleuraergüssen oder Lungenödem. Die Patienten beklagen leichtes Fieber, ein generelles Krankheitsgefühl und Schmerzen in der Nierengegend. Die chronische Glomerulonephritis dagegen wird nicht selten zufällig im Rahmen einer Urinuntersuchung, eines neu aufgetretenen Hypertonus oder bei Ödemen unklarer Ursache entdeckt.

Diagnostik. Richtungweisend sind Proteinurie und Hämaturie. Im Blut können bei bestimmten Autoimmunerkrankungen spezielle Antikörper gefunden werden; in unklaren Fällen wird eine Nierenbiopsie veranlasst.

Komplikationen. Bei einer chronischen Glomerulonephritis sind regelmäßige Blutuntersuchungen wichtig, um eine Einschränkung der Nierenfunktion rechtzeitig zu entdecken, denn es kann sich daraus ein chronisches Nierenversagen entwickeln.

Therapie. Neben der Behandlung der Grundkrankheit (z.B. verbesserte Diabetes-Einstellung) ist eine ausreichende Flüssigkeitszufuhr wichtig, da ein Flüssigkeitsmangel zur Verschlechterung der Nierenfunktion führen kann. Man empfiehlt eine eiweißarme Kost, da man annimmt, dass eine hohe Eiweißzufuhr die noch funktionierenden Nierenkörperchen schädigen könnte. Medikamentös werden besonders bei begleitendem Hypertonus ACE-Hemmer (S. 340) eingesetzt. Bei entzündlicher Ursache kann ein Therapieversuch z. B. mit Kortison unternommen werden.

Niereninsuffizienz (Nierenversagen)

Akutes Nierenversagen

Ursachen. Die häufigsten Ursachen des akuten Nierenversagens sind verminderte Nierendurchblutung oder direkte Nierenschädigung. Je nach Lokalisation unterscheidet man zwischen:

- prärenalem Nierenversagen (80% der Fälle): meist ausgelöst durch verminderte Nierendurchblutung infolge eines Schocks („Schockniere", s. oben). Im Alter ist meist Flüssigkeitsmangel (Exsikkose) die Ursache,
- renalem Nierenversagen: zugrunde liegen entzündliche Nierenerkrankungen (z. B. Glomerulonephritis, s. oben) oder eine direkte Schädigung der Nieren durch Giftstoffe (z. B. Medikamente),
- postrenalem Nierenversagen: bei beidseitigem Verschluss der ableitenden Harnwege (z. B. Prostatahypertrophie, Nierensteine) kommt es infolge des Harnstaus zur Nierenschädigung.

Symptome. Leitsymptome sind die verminderte Urinproduktion bis hin zur Anurie (<100 ml Urin/24 Stunden) und ein Anstieg der harnpflichtigen Substanzen (Kreatinin und Harnstoff) im Blut.

Komplikationen. Infolge der fehlenden Urinausscheidung kommt es zur „Überwässerung" des Körpers mit Lungen- oder Hirnödem, Herzinsuffizienz oder Hypertonie. Der Elektrolythaushalt ist gestört, besonders gefährlich ist die Hyperkaliämie: sie kann schwere Herzrhythmusstörungen zur Folge haben. Die Anreicherung der harnpflichtigen Substanzen im Blut führt zur Urämie, die sich in typischen „Vergiftungssymptomen" (Erbrechen, Bewusstseinstrübung usw.) äußert. Nicht selten kommt es zusätzlich zu Infektionen infolge der generellen Abwehrschwäche.

Krankheitsverlauf. Das akute Nierenversagen verläuft in vier Stadien:

1. **Schädigungsphase** (Dauer Stunden bis Tage): nachlassende Urinproduktion,
2. **oligo-/anurische Phase** (Dauer ca. 10 Tage): infolge der geringen Urinmenge hohe Komplikationsrate (s. oben),
3. **polyurische Phase** (Dauer ca. 3 Wochen): die einsetzende Nierenfunktion zeigt sich durch eine Polyurie (Urinmenge bis zu 5 l/Tag!) – es besteht die Gefahr der Exsikkose und des Elektrolytverlustes,
4. **Erholungsphase** (Dauer bis zu 2 Jahren): meist erholt sich die Niere vollständig, es sind aber auch Defektheilungen möglich.

Therapie. Die Betroffenen müssen intensivmedizinisch betreut werden. Im Vordergrund steht natürlich die Behandlung der Grundkrankheit, die übrige Therapie richtet sich nach dem Krankheitsverlauf. Durch hohe Gaben von Diuretika versucht man, die Urinproduktion anzuregen. Wichtig ist die genaue Überwachung und Korrektur der Elektrolyte, der Einsatz von Antibiotika bei Infektionen und die Flüssigkeitsbilanzierung. Führen diese Maßnahmen nicht zum Erfolg, ist eine kurzzeitige Dialyse (s. u.) notwendig.

Prognose. Sie ist abhängig von Art und Dauer der Nierenschädigung sowie dem Allgemeinzustand und Alter des Patienten. Die Sterblichkeitsrate liegt bei ca. 50%.

Chronische Niereninsuffizienz

Ursachen. Die mit Abstand häufigste Ursache der chronischen Niereninsuffizienz ist die diabetische Nephropathie, eine Nierenschädigung bei schlecht eingestelltem Diabetes mellitus (S. 366). Es folgen in der Statistik die chronische Glomerulonephritis und die pyelonephritische Schrumpfniere. Im Alter spielen Gefäßschäden infolge eines Hypertonus oder der Arteriosklerose eine entscheidende Rolle. Doch auch angeborene Nierenveränderungen, wie die Zystennieren oder eine Nierenschädigung nach jahrelanger hochdosierter Einnahme von Analgetika (Analgetikaniere), können ursächlich sein.

Symptome. Eine chronische Niereninsuffizienz entwickelt sich über viele Jahre. In den Anfangsstadien bestehen meist keine oder nur geringe Beschwerden (z. B. Leistungsknick, allgemeines Unwohlsein), und die Nierenschädigung fällt zufällig bei Blutuntersuchungen auf. Mit zunehmender Nierenfunktionseinschränkung treten sog. urämische Symptome auf, bedingt durch Organschädigungen infolge der Anhäufung harnpflichtiger Substanzen und Wasser im Körper (**Abb. 1.451**). Schlimmstenfalls entwickelt sich ein urämisches Koma.

Therapie. An erster Stelle steht die Behandlung der Grundkrankheit (z. B. verbesserte Diabeteseinstellung). Medikamentös muss symptomatisch behandelt werden, z. B. Förderung der Harnausscheidung durch hohe Diuretikadosen, Korrektur des gestörten Elektrolythaushalts, Besserung der Anämie durch

M *Nierenschädigende Medikamente, besonders Analgetika, sind unbedingt zu meiden!*

D *Ein* ***akutes Nierenversagen*** *ist ein akut auftretender, meist vollständig reversibler Funktionsausfall der Nieren.*

D *Oligurie/Anurie = verminderte Urinausscheidung (<500ml/<100ml) pro Tag.*

D ***Chronische Niereninsuffizienz*** *ist ein fortschreitender irreversibler Funktionsverlust der Nieren.*

M *Häufigste Ursache des akuten Nierenversagens beim alten Menschen ist die Exsikkose!*

M *Die Reservekapazität der Niere ist enorm: Erst wenn ca. 50 % des funktionsfähigen Nierengewebes (Nephrone) ausgefallen sind, erhöhen sich die harnpflichtigen Substanzen (bes. Kreatinin) im Blut!*

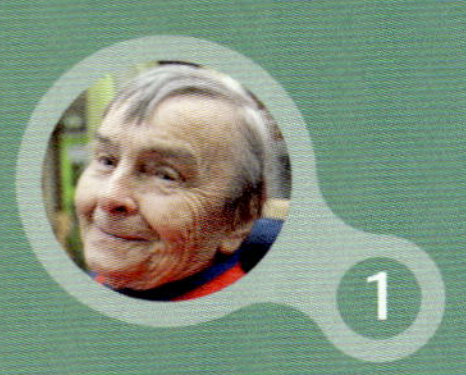

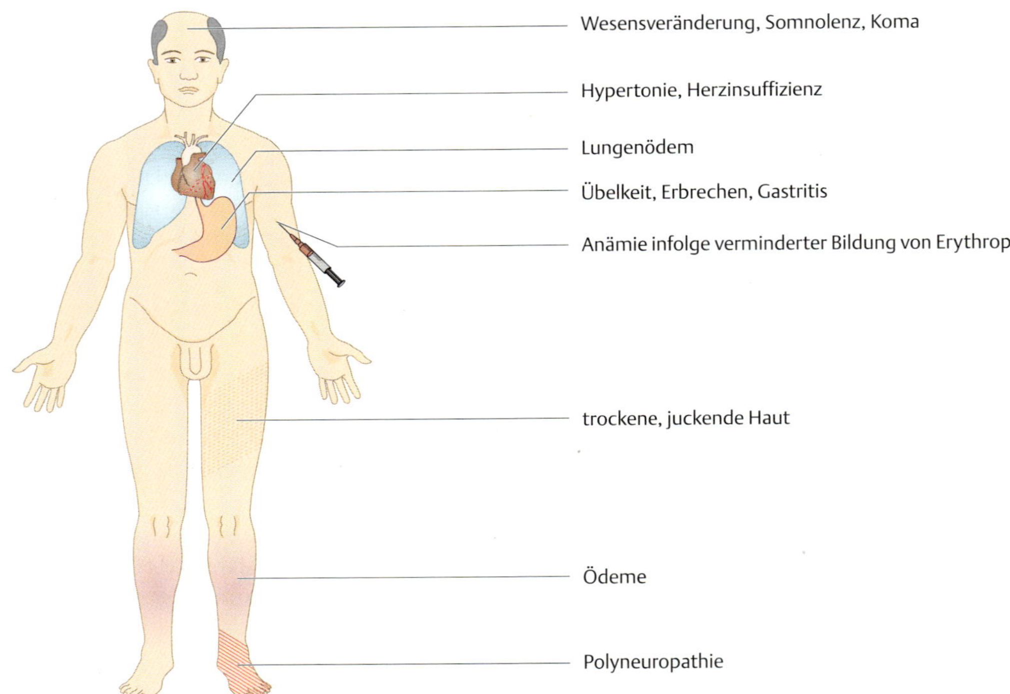

Abb. 1.451 Urämische Symptome. Bedingt durch Organschädigungen aufgrund der Anhäufung harnpflichtiger Substanzen und Wasser im Körper, treten als Folge der chronischen Niereninsuffizienz die sog. urämischen Symptome auf.

P *Bei Patienten mit chronischer Niereninsuffizienz muss Folgendes beobachtet werden:*
- *Flüssigkeitsbilanzierung,*
- *Gewicht,*
- *Blutdruck und Puls,*
- *Atmung,*
- *Temperatur,*
- *Haut,*
- *Bewusstsein,*
- *Überdosierungserscheinungen von über die Niere ausgeschiedenen Medikamenten.*

M *Möglich ist auch die* ***Peritonealdialyse.*** *Die Dialysierflüssigkeit wird über einen Katheter in die Bauchhöhle eingefüllt, wo das Peritoneum (Bauchfell) als Membran für die Filtration dient.*

D ***Dialyse*** *ist ein Verfahren zum Entzug von Wasser und harnpflichtigen Substanzen aus dem Blut (Blutreinigung) bei Niereninsuffizienz im Endstadium (terminale Niereninsuffizienz).*

M *Der* ***Shunt*** *muss wie ein „rohes Ei" behandelt werden: am entsprechenden Arm keine Blutdruckmessung, keine Blutentnahme und keine lokal einschnürende Kleidung oder Verbände!*

Erythropoetingabe oder die Behandlung von Komplikationen (z. B. Herzinsuffizienz, Hypertonie).

Aspekte der Pflege. Die Ernährung sollte eiweiß-, kalium- und phosphatarm sein. Die Flüssigkeitsmenge wird vom Arzt je nach Ödembildung und Höhe des Blutdrucks meist individuell angeordnet. Getränkewünsche sind zu berücksichtigen, und die Trinkmenge ist gleichmäßig über den Tag zu verteilen. Nierenkranke im fortgeschrittenen Stadium riechen trotz guter Pflege nach Urin. Eine häufige und sorgfältige Körperpflege ist deshalb unbedingt notwendig. Einem urinähnlichen Mundgeruch wird mit häufiger Mundpflege und Mundwasser begegnet. Kühl-feuchte Umschläge oder Bäder vermindern den bei Urämie auftretenden Juckreiz. Da bei chronischer Niereninsuffizienz wenig Besserung zu erwarten ist, darf das psychische Wohlbefinden des alten Menschen nicht vergessen werden. Auch das Fördern von Sozialkontakten oder das Ermuntern zu Beschäftigungen, die dem alten Menschen Freude machen, gehören dazu.

Prognose. Bei frühzeitiger konservativer Therapie kann eine Niereninsuffizienz über längere Zeit stabil gehalten werden. Doch eine chronische Nierenfunktionsstörung ist nicht heilbar, und so ist langfristig häufig eine Dialysebehandlung oder Nierentransplantation notwendig.

Dialyse

Prinzip. In Flüssigkeit gelöste Teilchen wandern immer vom Ort der höheren zum Ort der niedrigeren Konzentration (Diffusion). Bei der Dialyse fließt das Blut an einer semipermeablen Membran (nur für bestimmte Substanzen durchlässig) vorbei. Auf der anderen Seite der Membran befindet sich die sog. Dialysierlösung. Die harnpflichtigen Substanzen wechseln nach dem Prinzip der Diffusion aus dem Blut in die Dialysierlösung über und können so dem Körper entzogen werden – das Blut wird „gewaschen".

Um in möglichst kurzer Zeit große Mengen Blutes zu reinigen, muss vor der Hämodialyse ein Shunt angelegt werden. Operativ wird meist am Unterarm eine Arterie mit einer Vene verbunden. Somit fließt in die Vene arterielles Blut mit entsprechend höherem Druck, die Vene wird dadurch erweitert (ähnlich einer Krampfader) und kann so gut punktiert werden (**Abb. 1.452**).

Bei einer Hämodialyse wird das Blut des Patienten nach außen in einen Filter geleitet, dessen semipermeable Membran die Filtrationsvorgänge im Glomerulum nachahmt (**Abb. 1.453**). Bei älteren Menschen, insbesondere wenn weitere Erkrankungen oder Einschränkungen vorliegen, ist i. d. R. eine Behandlung in einem Dialysezentrum notwendig. Sie dauert 4–6 Stunden und muss bis zu 3-mal in der Woche durchgeführt werden.

Ernährung dialysepflichtiger Menschen. Wichtig sind ausreichend Eiweiß (Verluste während der Dialyse), Kalorien, Vitamine und Ballaststoffe. Da Natrium Flüssigkeit bindet und dadurch zu Ödembildung führen kann, dürfen Speisen nicht oder nur wenig gesalzen werden. Auch zu starkes Würzen

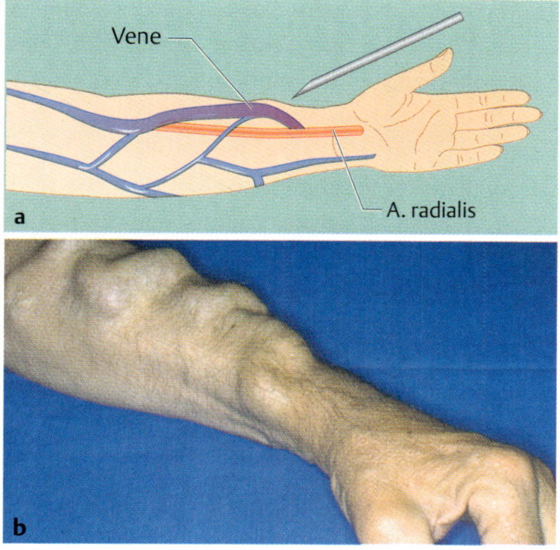

Abb. 1.452 Über den Shunt wird am Unterarm eine Arterie mit einer Vene verbunden. Der Druck in der Vene erhöht sich, die Vene erweitert sich und kann so besser punktiert werden (aus Paetz u. Benzinger-König 2004).

sollte man unterlassen. Die Hyperkaliämie ist eine gefürchtete Komplikation und führt zu Verwirrtheit, Bradykardie oder Herzrhythmusstörungen bis hin zum Herzstillstand. Erstes Symptom einer Hyperkaliämie ist ein metallischer Geschmack. Gemüse, Kartoffeln, Vollkornprodukte und Schokolade sind sehr kaliumreich und dürfen deshalb nur begrenzt gegessen werden. Auf frisches Obst (besonders Bananen) und Trockenfrüchte muss ebenfalls verzichtet werden. Wegen des geringen Phosphatgehalts sind Milch, Joghurt, Fleisch und Fisch empfohlen. Die Trinkmenge wird vom Arzt individuell festgelegt und muss genau eingehalten werden.

Aspekte der Pflege. Sie sollten Dialysepatienten motivieren, die Ernährungsvorschriften einzuhalten. Sie wirken sich positiv auf ihr Befinden aus, und die Dialysebehandlung wird dadurch besser vertragen. Unterstützen Sie den alten Menschen dabei, rechtzeitig seinen Dialysetermin wahrnehmen zu können. Ermöglichen Sie ihm danach bei Bedarf Erholung. Regelmäßige Blutdruckkontrollen und Pulskontrollen sind sehr wichtig. Durch Natriumverluste bei der Dialyse können Muskelkrämpfe auftreten. Eine salzhaltige Brühe und Wärmeanwendungen an den Muskeln sind dann hilfreich. Ermuntern Sie den alten Menschen in der Zeit zwischen den Dialyseterminen, die wertvolle Zeit aktiv zu gestalten und Dinge zu tun, die ihm Erholung und Freude bringen.

Dialysepatienten haben eine trockene Haut und leiden oft unter Juckreiz. Es sind deshalb milde, pH-neutrale Körperpflegemittel zu benutzen. Ölbäder fetten die Haut, wasserhaltige Hautpflegemittel, z. B. Lotionen wirken kühlend. Kühle Waschungen oder kurzes Abduschen, wobei die Haut nur abgetupft wird, wirken gegen den Juckreiz. Auch die Mundschleimhaut ist ausgetrocknet, und es besteht häufig ein ständiges Durstgefühl. Eine sorgfältige Mundpflege, Spülungen oder Auswischen mit speichelflussanregenden Mundwässern (z. B. mit ätherischen Ölen) wirken lindernd.

Um zu prüfen, ob das Blut noch mit erhöhtem Druck durch den Shunt strömt, kann der Shunt mit dem Stethoskop abgehört werden (es rauscht). Eine schwächere Strömung kann auf eine Thrombose hinweisen! Rötung, Schwellung und Druckschmerzen des Patienten können Hinweise auf eine Thrombose oder auch auf eine Infektion sein.

M *Ein Shunt darf bei Blutungen aus der Punktionsstelle nicht stark komprimiert werden! Eine Ausnahme stellen lebensgefährliche Blutungen dar, die anders nicht zu stillen sind.*

M *Die **Trinkmenge** errechnet sich aus der Urinmenge vom Vortag plus 500 ml. Auch der Flüssigkeitsgehalt in der Nahrung ist dabei mitzuberechnen. Bei starkem Schwitzen darf der Flüssigkeitsverlust ausgeglichen werden.*

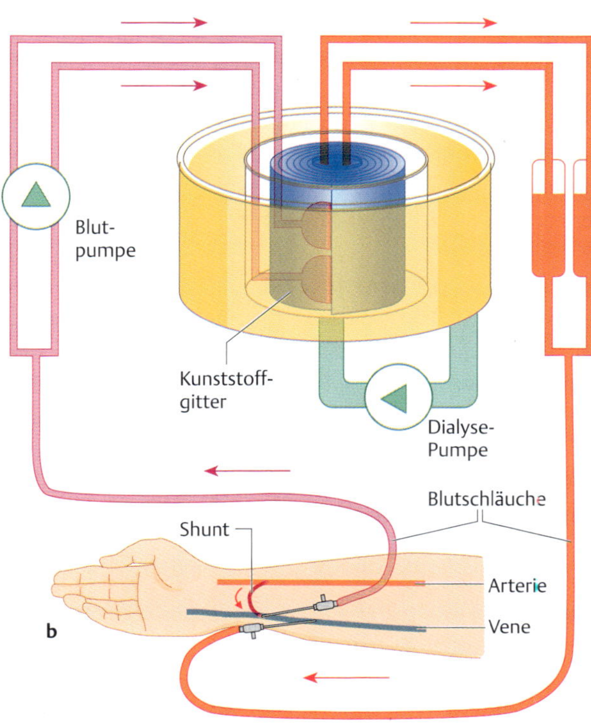

Abb. 1.453 **Prinzip der Dialyse.** **a** Durch die semipermeable Membran können nur niedermolekulare Substanzen hindurchtreten. Die treibende Kraft ist dabei das Konzentrationsgefälle. **b** Schematische Darstellung des Hämodialyse-Systems (aus Gerlach u. a. 2006).

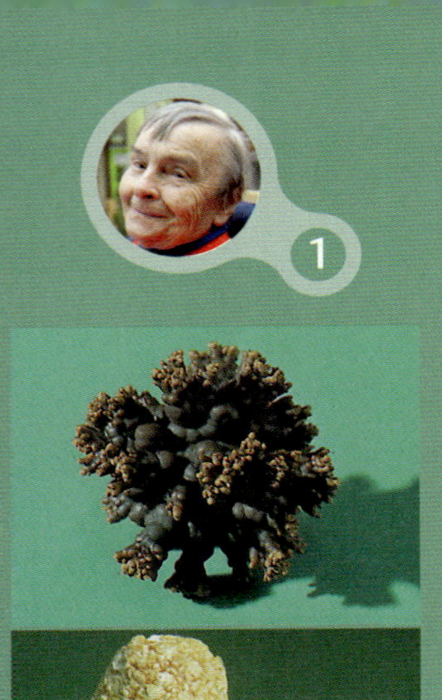

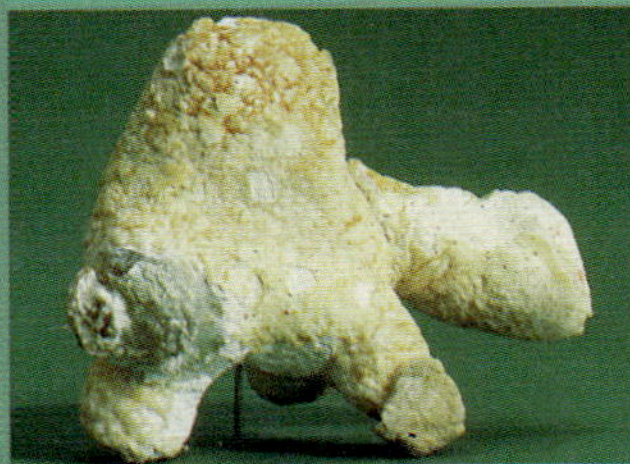

Abb. 1.454 Nierensteine können ganz unterschiedliche Größen und Formen annehmen (aus Kellnhauser u. a. 2004).

D *Bei einer Nephrolithiasis bilden sich Steine in der Niere oder den ableitenden Harnwegen.*

M *Ein Patient mit einer Entzündung im Bauchraum liegt ruhig, er bewegt sich kaum. Bei einer Kolik dagegen sind die Betroffenen unruhig und wollen nicht liegen bleiben.*

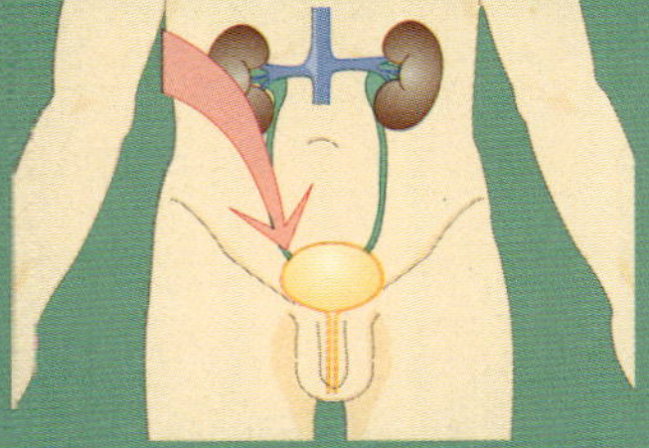

Abb. 1.455 Die kolikartigen Schmerzen bei Nephrolithiasis strahlen in den Harnleiterverlauf aus, meist sogar bis in die Genitalregion.

D *Ein Hypernephrom ist ein von den Nierenzellen ausgehender bösartiger Tumor* (**Abb. 1.456**).

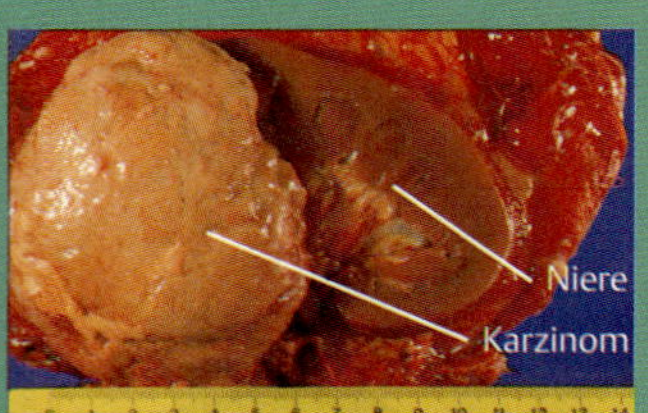

Abb. 1.456 Nierenzellkarzinom (aus Gerlach u. a. 2006).

Nierentransplantation

Findet sich ein passender Spender und bestehen keine Ausschlusskriterien, so kann ein Dialysepatient durch eine Nierentransplantation „geheilt" werden. Die Spendernieren stammen von Angehörigen (Lebendspende) oder von Verstorbenen. Alle Patienten, die auf eine Nierentransplantation warten, sind im Eurotransplantatzentrum in Holland gespeichert. Wurde eine passende Niere gefunden, wird der Empfänger informiert und die Niere baldmöglichst transplantiert.

Nephrolithiasis (Nierensteine)

Etwa 5 % der Bevölkerung sind betroffen, Männer 2- bis 3-mal häufiger als Frauen. Der Erkrankungsgipfel liegt zwischen dem 30. und 50. Lebensjahr.

Ursachen. Die genaue Entstehungsursache von Harnsteinen ist nicht vollständig geklärt. Man vermutet eine Übersättigung des Harns mit Substanzen, die kleine Kristalle bilden, welche mit der Zeit größer werden. Harnstau oder Harnwegsinfekte wirken begünstigend.

Die meisten Steine (ca. 70 %) haben einen hohen Kalziumanteil, aber auch Harnsäuresteine sind mit 20 % nicht selten.

Symptome. Die Größe von Nierensteinen reicht vom Reiskorn bis zu Steinen, die das ganze Nierenbecken ausfüllen (**Abb. 1.454**). Solange sich die Steine in den Nieren befinden, ohne harnableitende Wege zu verschließen, bestehen keine Beschwerden. Löst sich der Stein und wandert in den Harnleiter, kommt es zum klassischen Beschwerdebild, der Nierenkolik: Es bestehen starke kolikartige Schmerzen mit Ausstrahlung in den Harnleiter, meist bis in die Genitalregion (**Abb. 1.455**), außerdem Übelkeit und Erbrechen, sowie ein kurzfristiger paralytischer Ileus (Darmlähmung) als Folge der starken Schmerzen. Typisch sind die Mikro- oder Makrohämaturie, denn die abgehenden Steinchen verletzen die Schleimhaut der Harnwege.

Komplikationen. Ein im Harnleiter eingeklemmter Stein führt zum Harnstau, der dann die Bildung von aufsteigenden Infektionen, besonders die der Pyelonephritis, begünstigt. Beim Zusammentreffen von Nierenstauung und Pyelonephritis besteht die Gefahr der Einschwemmung von Bakterien in die Blutbahn, woraus sich die lebensgefährliche Urosepsis entwickeln kann.

Diagnostik. Sonografisch lassen sich Steine im Nierenbecken und ein Harnstau nachweisen. Zur genauen Steinlokalisation dienen Röntgenkontrastaufnahmen (intravenöses Pyelogramm): Man spritzt Kontrastmittel, das über die Nieren ausgeschieden wird, und röntgt in verschiedenen Zeitabständen.

Therapie. Bei der Nierenkolik steht die Schmerzbekämpfung mit intravenöser Analgetika- und Spasmolytikagabe (krampflösende Medikamente, z. B. Buscopan) im Vordergrund. Wichtig ist die rechtzeitige Antibiotikagabe bei Verdacht auf Harnwegsinfekte zur Verhinderung einer Urosepsis.

Durch hohe Flüssigkeitszufuhr und Bewegung (Hüpfen, Springen usw.) versucht man, den Stein „auszuschwemmen". Meist geht der Stein durch diese konservativen Methoden spontan ab. Andernfalls kann der Stein durch Stoßwellen von außen zertrümmert werden (extrakorporale Stoßwellenlithotripsie – ESWL). Ein tiefsitzender Stein lässt sich mithilfe eines durch die Harnröhre eingeführten Endoskops entfernen. Nur selten ist eine operative Steinentfernung nötig.

Prophylaxe. Am wichtigsten ist eine ausreichende Trinkmenge (2–3 l/Tag), besonders bei heißem Wetter oder starkem Schwitzen, denn konzentrierter Harn fördert die Steinbildung. Regelmäßige Bewegung und Gewichtsnormalisierung wirken ebenfalls prophylaktisch. Bei kalziumhaltigen Steinen sollte auf eine eiweißarme, bei Harnsäuresteinen auf eine purinarme Kost geachtet werden. Die konsequente Behandlung von Harnwegsinfekten vermindert das Risiko einer Steinbildung.

Hypernephrom (Nierenzellkarzinom)

Die Häufigkeit liegt bei ca. 10/100 000 Einwohner. Betroffen sind zumeist Menschen zwischen dem 50. und 60. Lebensjahr, Männer ca. 2-mal häufiger.

Ursachen. Die Entstehungsursache ist unklar, Risikofaktoren sind Nikotinabusus, Nierenschädigung durch Schmerzmittel, erworbene Nierenzysten bei Dialysepatienten und berufl. Schadstoffe.

Symptome. Es gibt kein typisches Frühsymptom. Die meist plötzlich auftretende schmerzlose Makrohämaturie ist bedingt durch das Einbrechen des Tumors ins Nierenbecken und damit oft schon Zeichen eines fortgeschrittenen Tumorwachstums. Selten ist ein Tumor in der Flanke tastbar, oder es bestehen lokale Schmerzen.

Das Hypernephrom ist ein sich rasch ausbreitender Tumor, so lassen sich zum Zeitpunkt der Diagnosestellung bei einigen der Patienten bereits Metastasen nachweisen (bes. in Knochen, Lunge, Leber).

Therapie. Die gesamte Niere und lokale Lymphknoten werden entfernt (radikale Nephrektomie). Die meisten organbegrenzten Nierentumoren können durch diese Operation geheilt werden. Strahlen- und Chemotherapie zur Behandlung oder Verhinderung von Metastasen sind insgesamt wenig erfolgreich, deshalb ist die Prognose bei fortgeschrittenen Tumoren insgesamt schlecht.

Erkrankungen der ableitenden Harnwege

Zystitis (Harnblasenentzündung)

Die Zystitis ist eine sehr häufige Erkrankung: Man schätzt, dass jede fünfte Frau mindestens einmal in ihrem Leben daran erkrankt. Männer sind deutlich seltener betroffen.

Ursachen. Ursache der Zystitis ist meist eine aufsteigende Infektion der Harnröhre. Die Harnröhre der Frauen ist deutlich kürzer als die männliche; zusätzlich begünstigt bei Frauen die Nähe von Harnröhrenöffnung und After eine aufsteigende Infektion.

Weitere begünstigende Faktoren für die Entstehung einer Zystitis sind Blasenentleerungsstörungen. So kommt es z.B. bei einer Prostatavergrößerung, seltener auch bei Blasensteinen oder Blasentumoren, zum Harnstau mit der Folge einer Vermehrung der Keime in der Harnblase und häufigen Harnwegsinfektionen.

Bei katheterisierten Patienten kommt es vermehrt zu Harnwegsinfektionen, weil die Keime über den Katheter in die Blase einwandern können.

Symptome. Klassische Symptome einer Zystitis sind Pollakisurie, Dysurie und Unterbauchschmerzen. Kommt es zusätzlich zur Makrohämaturie (sichtbares Blut im Urin), spricht man von einer hämorrhargischen Zystitis. Im Gegensatz zur Pyelonephritis bestehen bei einer Zystitis weder Fieber noch Schmerzen in der Nierengegend.

Komplikationen. Wandern die Keime ins Nierenbecken, kann sich eine Pyelonephritis entwickeln.

Diagnostik. Im Urin lassen sich massenhaft Leukozyten, Bakterien und evtl. Erythrozyten nachweisen.

Werden die typischen Beschwerden geschildert, ohne dass sich im Urin Entzündungszeichen finden, kann es sich um eine sog. Reizblase handeln. Deren genaue Ursache ist unbekannt, manchmal liegt ein Östrogenmangel vor.

Therapie. Lokale Wärme und eine kurzfristige (3–5 Tage) Antibiotikagabe sowie eine erhöhte Trinkmenge (2–3 l) sind meist ausreichend. Bei rezidivierenden Blasenentzündungen sollte eine mögliche Ursache (vor allem eine Blasenentleerungsstörung) ausgeschlossen werden.

Zystitisprophylaxe. Einer Zystitis kann vorgebeugt werden durch:

- ausreichende Flüssigkeitszufuhr: Keime werden wieder ausgeschwemmt,
- sorgfältige Intimtoilette: separate Waschlappen und Handtücher verwenden und insbesondere bei Menschen, die zu Harnwegsinfekten neigen, täglich wechseln; nur pH-neutrale Syndets verwenden, die die Haut/Schleimhaut nicht reizen,
- geeignete, wärmende und saubere Unterwäsche: möglichst aus kochfester Baumwolle, da dieses Material für eine gute Wärmeregulation sorgt und das Entstehen feuchter Kammern, in denen sich Keime vermehren, verhindert,
- Wärme: es sollte auf eine ausreichende Wärmung des Unterleibs geachtet werden,
- Miktion: wenn ein Drang zum Wasserlassen besteht, sollte dieser nicht unterdrückt werden,
- alte Menschen, die an einer Zystitis leiden, sollten über prophylaktische Maßnahmen informiert und bei der Umsetzung unterstützt werden

Blasenkarzinom (Harnblasentumor)

Das Blasenkarzinom macht 3 % aller Karzinome aus. Betroffen sind meist ältere Menschen zwischen 50 und 60 Jahren, Männer 3-mal häufiger als Frauen.

Ursachen. Auch hier ist die Ursache unbekannt, gehäuft treten Blasenkarzinome bei Industriearbeitern (z.B. chemische Industrie) und Zigarettenrauchern auf.

Symptome. Das typische Erstsymptom ist die schmerzlose Makrohämaturie. Doch auch Beschwerden ähnlich denen einer Zystitis können auf ein Karzinom hinweisen. Im Spätstadium kann es infolge eines Verschlusses der Harnleitermündung in die Blase zur Nierenstauung kommen.

Diagnostik. Sonografisch sind nur große Tumoren zu erkennen, deshalb dient besonders die Blasenspiegelung (Zystoskopie) zur Diagnosestellung.

Therapie. Meist kann das Karzinom im Rahmen einer Blasenspiegelung abgetragen werden (transurethrale Resektion, **Abb. 1.457**). Ist der Tumor bereits in die Blasenmuskulatur eingewachsen, muss die Harnblase entfernt werden (Zystektomie). Die Harnableitung erfolgt über eine Harnblasenersatzplastik aus Darm, oder der Harn wird in ein Stoma ausgeleitet (**Abb. 1.458**). Bei Metastasierung ist eine Chemotherapie angezeigt, allerdings mit insgesamt nur mäßigem Erfolg.

Prognose. Oberflächliche Blasentumoren rezidivieren sehr häufig, etwa in 80 % der Fälle. Die Rezidivrate im ersten Jahr beträgt ca. 50 %, jedoch bleiben die Tumoren in der Regel oberflächlich. Tumoren, die in die Blasenmuskulatur eingewachsen sind, haben eine deutlich schlechtere Prognose.

Harninkontinenz (Blasenschwäche)

Die Harninkontinenz ist ein sehr häufiges Problem, besonders im höheren Lebensalter. Man schätzt, dass ca. 50 % aller Frauen mindestens einmal in ih-

D *Bei einer **Zystitis** handelt es sich um eine meist bakteriell bedingte Entzündung der Harnblase.*

M *In 70–80 % der Fälle ist eine Zystitis durch das Bakterium Escherichia coli bedingt, einen natürlichen Bewohner der Darmschleimhaut.*

D ***Pollakisurie** ist häufiges Wasserlassen in kleinen Mengen.*

D ***Dysurie** ist erschwertes, meist schmerzhaftes Wasserlassen.*

D *Ein **Blasenkarzinom** ist ein bösartiger Tumor, von der Blasenschleimhaut ausgehend.*

D *Unter **Harninkontinenz** versteht man einen unwillkürlichen, nicht unterdrückbaren Urinabgang.*

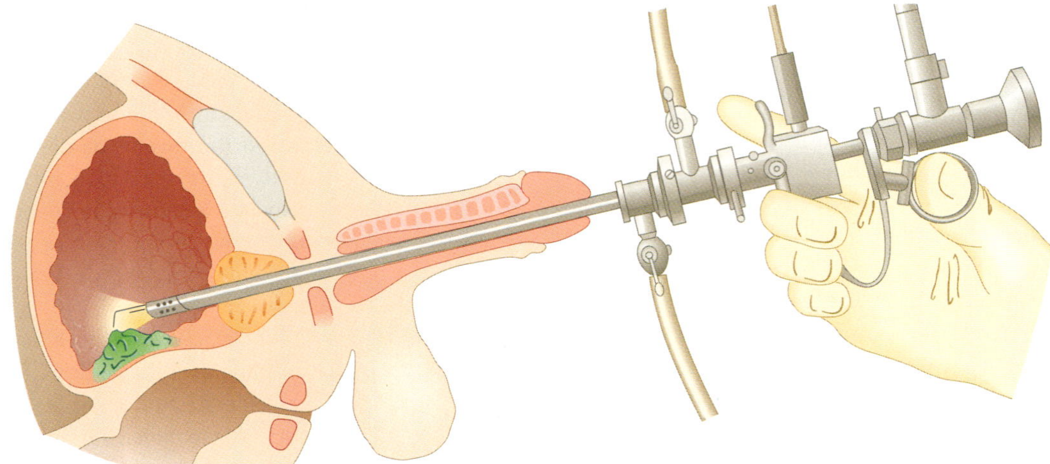

Abb. 1.457 **Elektroresektion bei Blasentumoren.** Im Rahmen einer Blasenspiegelung kann das Karzinom abgetragen werden (aus Oestreicher u. a. 2003).

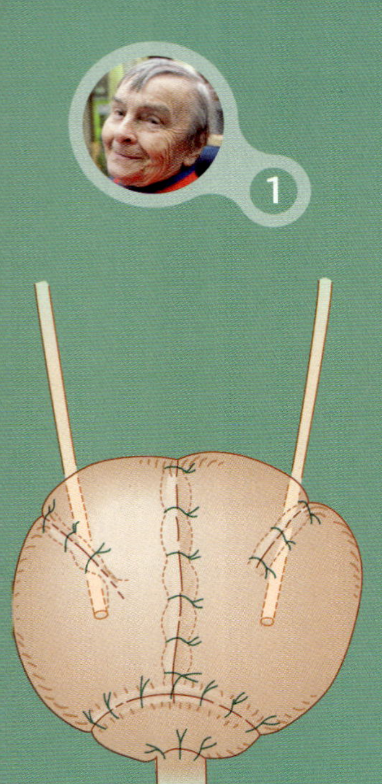

Abb. 1.458 Ileum-Neoblase. Aus einem 60–70 cm langen Dünndarmstück wird eine Ersatzblase gebildet. Die Harnleiter werden in die Blase eingepflanzt, ebenso die Harnröhre. Somit ist normales Wasserlassen möglich, es besteht keine Inkontinenz (aus Oestreicher u. a. 2003).

Harnkontinenzförderung s. a. S. 240.

rem Leben mit diesem Problem konfrontiert sind. In Deutschland leiden insgesamt mindestens 3 Millionen Menschen gelegentlich oder regelmäßig an Harninkontinenz.

Ursachen. Anatomisch gesehen gibt es 4 Gründe für eine Inkontinenz:

- Veränderungen im Bereich der Beckenbodenmuskulatur (z. B. Muskelschwäche),
- pathologische Veränderungen im Bereich der Harnröhre (z. B. Prostatahyperplasie, S. 419),
- Störungen innerhalb der Blase (z. B. Zystitis),
- neurologische Störungen (z. B. Demenz).

Inkontinenzformen. Je nach klinischer Präsentation unterscheidet man 4 Inkontinenzformen. In 90 % der Fälle handelt es sich um eine Stress- oder Dranginkontinenz (Urge-Inkontinenz). Die verschiedenen Formen der Harninkontinenz, mögliche Ursachen und ihre Therapie sind auf Seite 185 dargestellt.

Komplikationen. Entleert sich die Blase nicht vollständig, bleibt eine gewisse Menge Restharn zurück. Bakterien können sich hier leicht vermehren und zu wiederkehrenden Harnwegsinfektionen führen.

Ein großes Problem können Hautprobleme, wie Pilze, darstellen, die sich in den durch kleine Urinmengen oft feuchten Hautfalten bilden.

Um die Urinmenge und damit die Schwierigkeiten infolge der Inkontinenz zu vermindern, trinken die Betroffenen oft zu wenig! Somit besteht die Gefahr der „Austrocknung“. Außerdem wird der Urin sehr konzentriert, und deshalb kommt es häufiger zu Hautreizungen im Genitalbereich!

Pflege alter Menschen mit Erkrankungen der Geschlechtsorgane

Anatomie und Physiologie

Primäre und sekundäre Geschlechtsmerkmale

Primäre Geschlechtsmerkmale. Darunter versteht man die schon bei Geburt vorhandenen Geschlechtsorgane. Bei der Frau sind das Eierstöcke, Eileiter, Gebärmutter und Scheide, beim Mann Hoden, Nebenhoden, Samenleiter, Geschlechtsdrüsen, Harnsamenröhre und Penis.

Sekundäre Geschlechtsmerkmale. Die sekundären Geschlechtsmerkmale entwickeln sich mit der Pubertät unter dem Einfluss von Geschlechtshormonen. Bei der Frau bewirkt das Östrogen Wachstum der Brust, Achsel- und Schambehaarung sowie die Entwicklung von typischem Knochenbau und Fettverteilung. Beim Mann kommt es unter dem Einfluss von Testosteron zum Wachstum von Bart-, Achsel-, Brust- und Schambehaarung sowie zur Ausbildung einer tieferen Stimme.

Geschlechtshormone

Die Bildung der Geschlechtshormone Östrogen und Progesteron bei der Frau sowie Testosteron beim Mann wird durch die übergeordneten Hormone FSH (Follikel stimulierendes Hormon) und LH (luteinisierendes Hormon) aus der Hypophyse gesteuert. Die Wirkungen der Geschlechtshormone sind vielfältig, sie beeinflussen Fortpflanzungsfähigkeit, Ausbildung der Geschlechtsorgane und sexuelles Verlangen, aber auch die Funktionen anderer Organe.

Veränderungen im Alter

Die natürliche Veränderung der Geschlechtsorgane im Alter basiert bei beiden Geschlechtern auf einer verminderten Produktion von Geschlechtshormonen in den Eierstöcken und Hoden. Die sexuelle Reaktionsbereitschaft der Geschlechtsorgane kann verändert sein, was keinesfalls ein Ende der Sexualität im Alter bedeuten muss.

Frauen

Bei der Frau verändert sich zwischen dem 47. und dem 57. Lebensjahr die Fortpflanzungsfähigkeit, die Produktion von Östrogen und Progesteron sinkt stark ab und es kommt zum Ende der Menstruationsblutungen (Menopause). Man nennt diese Übergangsphase Klimakterium (umgangssprachlich „Wechseljahre").

Neben den Veränderungen an den Geschlechtsorganen und den Knochen kommt es während der gesamten Übergangsphase zu vegetativen Begleiterscheinungen (insgesamt bei 70% aller Frauen), wie Hitzewallungen, Herzklopfen, Kopfschmerzen und Schlafstörungen, seltener zu Reizbarkeit und depressiver Verstimmung.

Männer

Die Altersveränderungen beim Mann treten i.d.R. später auf, eine starre Altersgrenze für das Erlöschen der männlichen Fortpflanzungsfähigkeit gibt es nicht. Es kommt zu einer verminderten Produktion von Testosteron und zu einem Ungleichgewicht mit dem auch beim Mann in geringen Mengen produzierten Östrogen, was häufig zu Prostatavergrößerungen (Prostatahyperplasie) führt.

Weibliche Geschlechtsorgane

Die inneren Geschlechtsorgane der Frau befinden sich im kleinen Becken (**Abb. 1.459**).

Eierstöcke und Eileiter

Eierstöcke. Die beiden Eierstöcke liegen jeweils am seitlichen Rand des kleinen Beckens, fest verankert im Bauchfell, sie haben eine ovale Form und

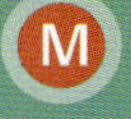

Die Geschlechtsorgane erfüllen folgende Aufgaben:
- *Produktion der Geschlechtszellen (Ei- und Samenzellen),*
- *Produktion der Geschlechtshormone,*
- *Beeinflussung von Psyche und Sexualität,*
- *Bildung von Sekreten,*
- *Geschlechtsakt (Koitus),*
- *Fortpflanzungsfähigkeit.*

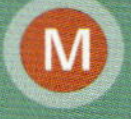

Innere Geschlechtsorgane der Frau (Abb. 1.459)**:**
- *Eierstöcke (Ovarien),*
- *Eileiter (Tuben),*
- *Gebärmutter (Uterus),*
- *Scheide (Vagina).*

Äußere Geschlechtsorgane der Frau:
- *Große und kleine Schamlippen (Labien),*
- *Klitoris,*
- *Scheidenvorhof,*
- *Vorhofdrüsen.*

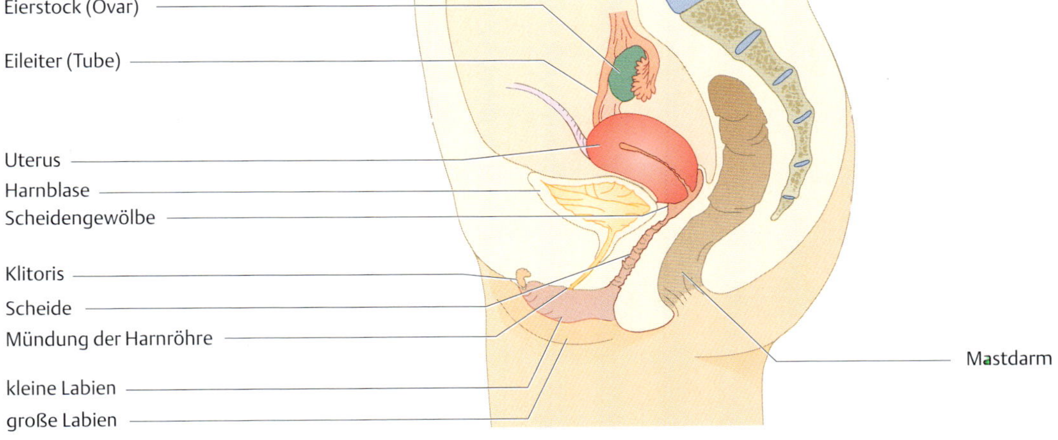

Abb. 1.459 Innere und äußere weibliche Geschlechtsorgane im Becken (aus Schwegler 2006).

eine Länge von ca. 3 cm. Von Geburt an befinden sich ca. 400 000 Eizellen in den Ovarien, von denen von der Pubertät bis zur Menopause monatlich eine Eizelle ausreift und aus den Ovarien in die Eileiter wandert (Eisprung).

Eileiter. Die Eileiter stülpen sich mit ihren fingerförmigen Fortsätzen über die Eierstöcke, fangen die gesprungenen Eizellen auf und leiten sie über ihr schlauchförmiges Hohlsystem zur Gebärmutter. Sowohl der Eisprung als auch der zyklische Aufbau der Gebärmutterschleimhaut werden von den Hormonen Östrogen und Progesteron gesteuert, die von den Eizellen bzw. deren Hüllen (Gelbkörper) gebildet werden. Die Eileiter sind ca. 10–15 cm lang, schlauchförmig und ziehen von den beiden Eierstöcken zur Gebärmutter, wo sie jeweils am hinteren Ende seitlich einmünden (**Abb. 1.460**).

Gebärmutter (Uterus)

Die Gebärmutter liegt nach oben gekrümmt in der Mitte des kleinen Beckens, hat eine Länge von 6 cm und ist kegelförmig. Die Wand der Gebärmutter besteht aus einer ca. 1 cm dicken Muskelschicht (Myometrium) und einer innen anliegenden Schleimhautschicht (Endometrium), die sich im Verlauf der Periode aufbaut und danach abgestoßen wird. Man unterteilt den Uterus in den Fundus, den muskelstarken Hauptanteil (Korpus), den inneren Muttermund und den Gebärmutterhals (Zervix), der den Übergang zur Scheide bildet.

Scheide (Vagina)

Die Scheide ist ein ca. 10 cm langer elastischer Schlauch aus Muskel- und Bindegewebe, der von der Gebärmutter nach außen führt. Die Innenfläche der Scheide zeigt zahlreiche Querfalten und ist von einem von den Gebärmutterhalsdrüsen produzierten Sekret bedeckt. Durch das Zusammenwirken mit abgestoßenen Epithelzellen und milchsäurebildenden Bakterien entsteht ein saures Sekret zum Schutz der inneren Geschlechtsorgane vor der Besiedelung mit Keimen.

Die äußeren, sichtbaren weiblichen Geschlechtsorgane werden unter dem Begriff Vulva zusammengefasst, dazu gehören die kleinen und großen Schamlippen, der Kitzler (Klitoris) sowie der Scheidenvorhof. Der Kitzler befindet sich am oberen Winkel der kleinen Schamlippen und weist zahlreiche Nervenendigungen für die sexuelle Erregung auf, darunter mündet die Harnröhre ein.

Weibliche Brust

Die beiden weiblichen Brüste (Mammae) liegen jeweils auf den großen Brustmuskeln und bestehen hauptsächlich aus Fettgewebe und in geringerem Ausmaß Drüsengewebe. Die Drüsenlappen sind durch Ausführungsgänge miteinander verbunden, die zur Brustwarze führen, um nach der Geburt die Muttermilch transportieren zu können. In der Brustwarze (Mamille) und dem Brustwarzenhof finden sich zahlreiche sensible Nervenendigungen.

Männliche Geschlechtsorgane

Die Geschlechtsorgane des Mannes werden in die inneren Geschlechtsorgane und die äußeren Geschlechtsorgane unterteilt (**Abb. 1.461a**).

M Innere Geschlechtsorgane des Mannes:
- *Hoden (Testes),*
- *Nebenhoden (Epididymis),*
- *Samenleiter,*
- *Geschlechtsdrüsen (z. B. Prostata).*

Äußere Geschlechtsorgane des Mannes:
- *Penis,*
- *Hodensack (Skrotum).*

Hoden und Nebenhoden

Hoden. Die beiden Hoden sind eiförmig, von sehr unterschiedlicher Größe und liegen im Hodensack. Jeder Hoden ist außen von einer straffen Bindegewebskapsel umgeben und im Innern von feineren Bindegewebsscheidewänden durchzogen, zwischen denen sich die knäuelförmigen Samenkanälchen befinden. Sie enthalten die Stützzellen, die Keimzellen und die Leydig-Zellen, die das männliche Geschlechtshormon Testosteron produzieren. Die Keimzellen reifen während der Pubertät zu befruchtungsfähigen Samenzellen (Spermien) aus, werden über die Samenkanälchen in den Nebenhoden transportiert und dort gespeichert. Der Hoden ist wie die meisten anderen inneren Geschlechtsorgane von zahlreichen sensiblen Nervenfasern versorgt und sehr schmerzempfindlich (**Abb. 1.461**).

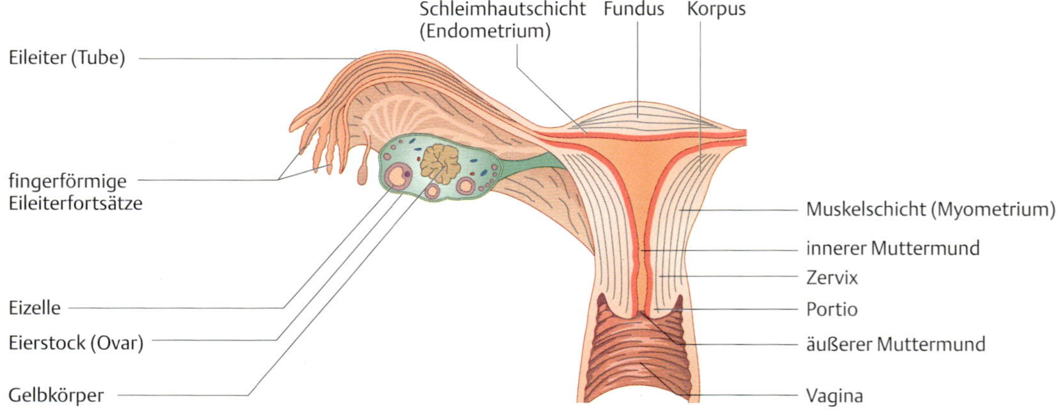

Abb. 1.460 Weibliche innere Sexualorgane. Die fingerförmigen Eileiterfortsätze heben sich vom Eierstock ab (aus Schwegler, 2006).

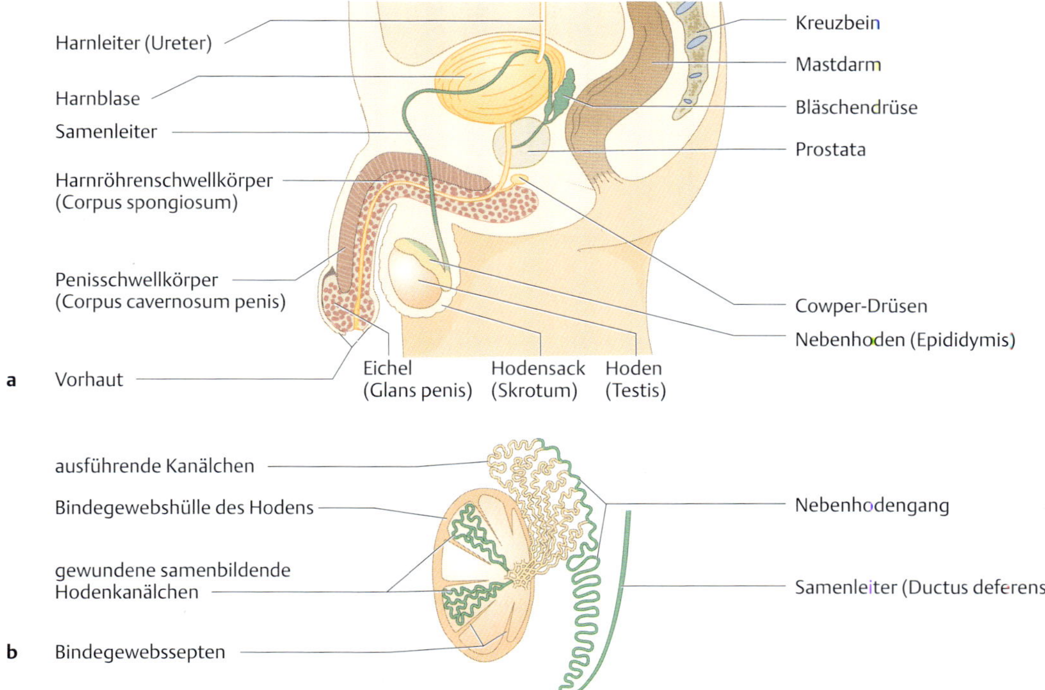

Abb. 1.461 Männliche Geschlechtsorgane. **a** Übersicht, **b** Längsschnitt durch Hoden und Nebenhoden mit den feinen Samenkanälchen (aus Faller u. Schünke 2008).

Nebenhoden. Der Nebenhoden bedeckt wie eine Kappe die hintere äußere Seite des Hodens und besteht hauptsächlich aus dem stark gewundenen Nebenhodengang, in dem die Spermien inaktiviert und gespeichert werden. Während des Samenergusses (Ejakulation) werden die Spermien aus dem Nebenhoden in die Samenleiter gepresst, mit den Sekreten der Geschlechtsdrüsen vermischt und über die Harnsamenröhre nach außen transportiert.

Samenleiter und Prostata

An seinem unteren Ende verjüngt sich der Nebenhoden und geht in den Samenleiter über. Dabei handelt es sich um einen ca. 50 cm langen Schlauch, der aus reichlich glatter Muskulatur und Bindegewebe besteht. Er zieht vom Nebenhoden zusammen mit Arterien, Venen und Nerven neben dem Leistenband zur Hinterseite der Harnblase und mündet an der Prostata in die Harnröhre (Ureter). Der Transport der Samenflüssigkeit erfolgt durch peristaltische Wellen der glatten Muskulatur des Samenleiters.

Die Samenflüssigkeit besteht nur zum geringen Teil aus Spermien, hauptsächlich aus einem dünnflüssigen Sekret, das das Überleben der Spermien in Vagina und Uterus über einige Tage ermöglicht und in den Geschlechtsdrüsen gebildet wird. Diese bestehen aus den Samenbläschen, der Cowper-Drüse und vor allem aus der Prostata (Vorsteherdrüse). Die Prostata hat durch die lappenförmigen Drüsen eine Zwiebelform und umschließt die Mündung des Samenleiters in die Harnröhre.

Harnröhre und Penis

Das männliche Glied (Penis) wird in Penisschaft und Eichel, die von einer dehnbaren Vorhaut überzogen ist, unterteilt. Charakteristisch für den Penisaufbau sind zwei Schwellkörper, der zweischenkelige Penisschwellkörper (Corpus cavernosum) und der Harnröhrenschwellkörper (Corpus spongiosum), der die Harnröhre umgibt und das Innere der Eichel ausfüllt. Sie bestehen aus einem schwammförmigen arteriovenösen Gefäßgeflecht, das sich bei der Erektion – vom vegetativen Nervensystem gesteuert – prall mit Blut füllt und aufrichtet.

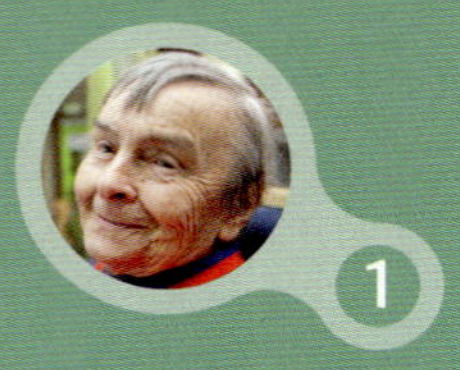

D *Bei einem* **Descensus uteri** *handelt es sich um ein Tiefertreten des Uterus und der Vagina (Abb. 1.462).*

M *Eine* **Gebärmuttersenkung** *entwickelt sich schleichend und wird von der betroffenen Frau oft nicht bemerkt. Erstes Zeichen ist meist ein unfreiwilliger Urinverlust.*

D *Bei einem* **partiellen** *Uterusprolaps (Gebärmuttervorfall) sind Teile der Gebärmutter und Scheide im Scheideneingang sichtbar. Bei einem* **totalen Prolaps** *handelt es sich um einen Vorfall der gesamten Gebärmutter.*

D *Bei einer* **Kolpitis** *handelt es sich um eine Infektion der Scheide, oft gemeinsam mit einer Entzündung der Schamlippen und des Scheidenvorhofs, der Vulva (Vulvitis), auftretend.*

Erkrankungen der weiblichen Geschlechtsorgane

Descensus uteri (Gebärmuttersenkung)

Ursachen. Hauptursache ist die Schwäche der Beckenbodenmuskulatur – es besteht ein Missverhältnis zwischen Belastung und Belastbarkeit der Muskulatur. Auslösend sind meist mehrere Faktoren:

- Adipositas,
- körperliche Überforderung (z. B. schwere körperliche Arbeit, Landwirtschaft) mit Überlastung der Beckenbodenmuskulatur,
- angeborene oder altersbedingte Bindegewebsschwäche,
- vorausgegangene Geburten und mangelnde Rückbildung des Beckenbodens.

Symptome. Bei einer Gebärmuttersenkung werden die Beschwerden oft als individuell sehr unterschiedlich empfunden, während bei einem Uterusprolaps der Zustand für viele Frauen unerträglich ist:

- Unterbauchbeschwerden, oft beschrieben mit dem Gefühl eines „Drucks nach unten" in der Scheide;
- diffuse Kreuz- und Unterleibsschmerzen, besonders bei schwerer körperlicher Arbeit, Pressen und Heben (die Gebärmutter zerrt an ihren Aufhängebändern);
- Fluor vaginalis (Ausfluss), bedingt durch eine Reizung der verlagerten Scheidenanteile;
- Blutungen oder blutiger Fluor (Ausfluss) sind durch lokale Druckschäden bedingt;
- Uterus und Vagina sind mit Harnblase und Rektum verbunden; diese senken sich also mit ab (Zysto- und Rektozele). Da sich die Blase nicht mehr vollständig entleeren kann, sind Miktionsbeschwerden in Form von rezidivierenden Harnwegsinfekten oder eine Stressinkontinenz nicht selten. Beim Totalprolaps führt dies unter Umständen zum akuten Harnverhalt, der ein sofortiges Handeln erfordert. Im Bereich der Rektozele sammelt sich Kot, dies erschwert die Stuhlentleerung, es kommt zur Obstipation.

Ist die Gebärmutter vollständig vorgefallen, kann es zu Druckulzera im Bereich der Scheide kommen, die Betroffenen berichten über ein Fremdkörpergefühl, welches besonders beim Hinsetzen störend und schmerzhaft sei (**Abb. 1.463**).

Therapie. In jedem Fall ist Beckenbodengymnastik zur Stärkung der Beckenbodenmuskulatur wichtig. Häufig werden die Organverlagerungen operativ korrigiert; dabei wird die Gebärmutter entfernt und die Blase bzw. das Rektum „hochgezogen" (Hysterektomie mit vorderer/hinterer Scheidenplastik). Auch durch die Einlage eines Scheidenpessars zur Stützung der Gebärmutter lässt sich eine Beschwerdebesserung erzielen (**Abb. 1.464**). Das Pessar muss individuell angepasst und zur Infektionsprophylaxe regelmäßig gewechselt werden.

Entzündliche Erkrankungen

Kolpitis (Scheidenentzündung)

Ursachen. Der im Alter vorherrschende Östrogenmangel führt zu einer erhöhten Anfälligkeit der Scheide, denn die Scheidenhaut wird atrophisch und weniger gut durchblutet. Hinzu kommen oft chronische Erkrankungen, die die Immunabwehr schwächen (z. B. Diabetes mellitus). Die Folge ist ein vermehrtes Wachstum schädigender Keime und eine Anfälligkeit der Scheide gegen mechanische Reize (z. B. Geschlechtsverkehr). Deshalb ist die Kolpitis ein im Alter häufiges Problem (Kolpitis senilis).

Eine Vulvitis entwickelt sich oft infolge gesteigerter lokaler Schweißbildung, besonders bei Adipositas. Es kommt zur Intertrigo, dem Wundwerden der Haut durch Aneinanderreiben gegenüberliegender Hautflächen.

Symptome. Typische Beschwerden bei einer Vulvitis sind lokaler Juckreiz, Brennen, Schmerzen und Rötung. Eine Kolpitis geht teilweise mit einem unangenehm riechenden, vermehrten Ausfluss (Fluor vaginalis) einher. Durch eine Begleitentzündung

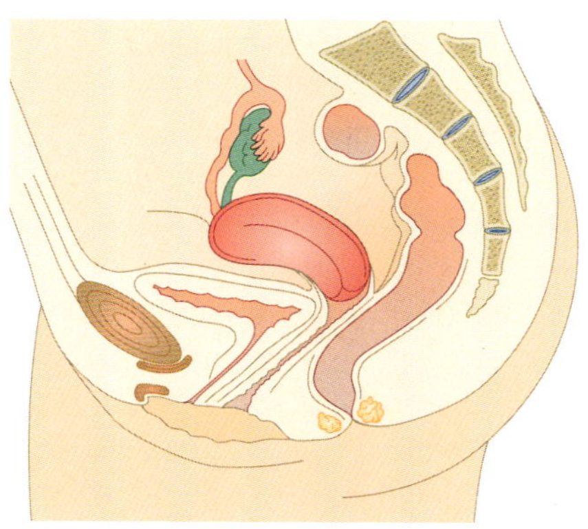

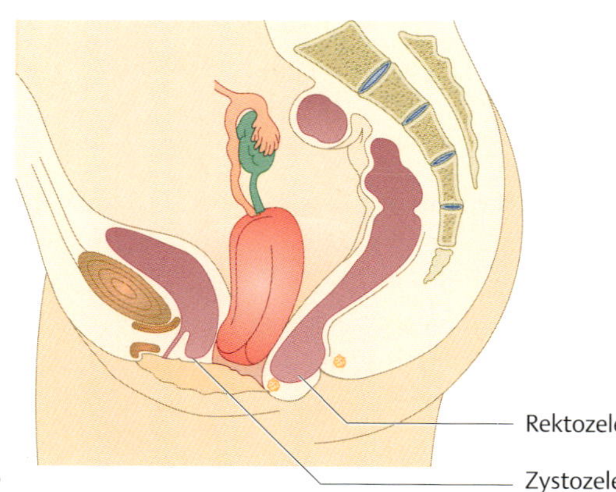

Abb. 1.462 Descensus uteri et vaginae. Gebärmutter- und Scheidenvorfall. **a** Normale anatomische Organlage, **b** Descensus uteri mit Zysto- und Rektozele.

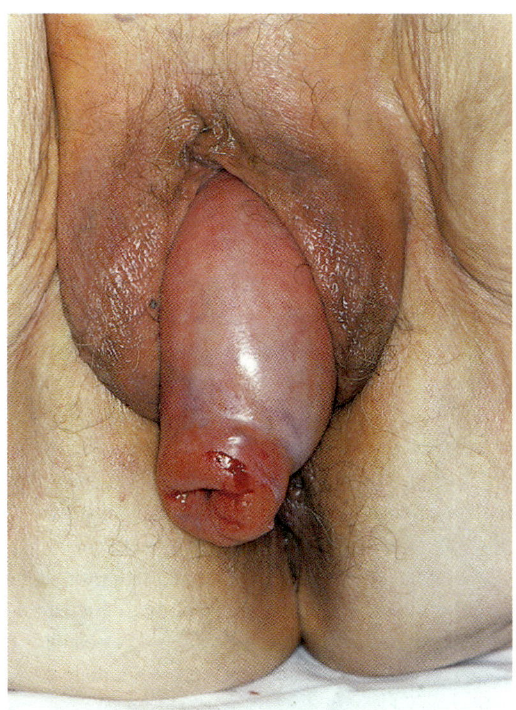

Abb. 1.463 **Totalprolaps.** Man erkennt ein kleines Druckulkus an der Scheide (aus Skibbe u. Löseke 2007).

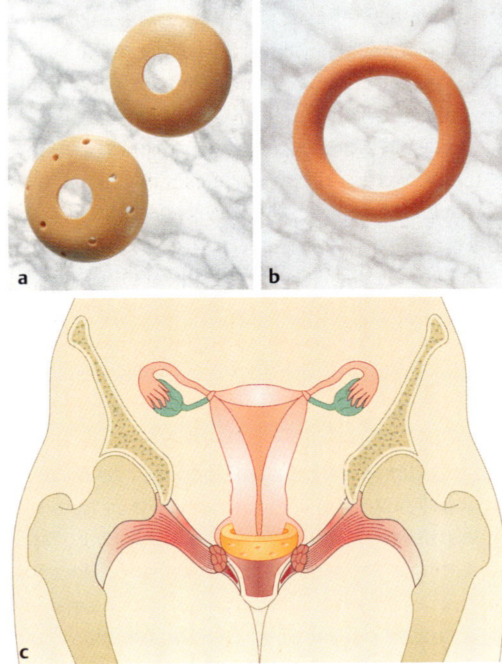

Abb. 1.464 **Scheidenpessare.** **a** Schalenpessar, **b** Ringpessar, **c** eingelegtes Pessar (a u. b aus Kellnhauser u. a. 2004).

der Harnröhre können Beschwerden ähnlich denen einer Zystitis vorherrschen.

Diagnostik. Durch einen Abstrich lassen sich die Infektionserreger feststellen. Bei einer Kolpitis sieht man bei der Kolposkopie (s. unten) entzündliche Veränderungen.

Therapie. Je nach Erreger wird systemisch (z. B. Zovirax bei Herpesinfektion) oder lokal (z. B. Moronal bei Pilzinfektion) behandelt. Im Alter steht meist die lokale oder systemische Östrogensubstitution (z. B. Ovestin-Salbe oder Ovestin-Tabletten) im Vordergrund. Eine Vulvitis heilt unter lokaler Salben- oder Pudertherapie ab.

Bartholinitis

Symptome. Meist einseitig zeigt sich im Bereich der kleinen Schamlippen eine schmerzhafte Schwellung und Rötung. Da jede Berührung schmerzhaft ist, können die Betroffenen nur schlecht laufen und sitzen.

Therapie. Der Entzündungsherd wird zur Eiterentleerung und Schmerzlinderung eingeschnitten. Im Anschluss daran schlägt man die Drüsenwand nach außen um und vernäht sie mit der Haut, um einen dauerhaften Abfluss zu schaffen (Marsupialisation). Auf eine antibiotische Therapie kann meist verzichtet werden.

Tumoren

Mammakarzinom (Brustkrebs)

Brustkrebs ist die häufigste Krebserkrankung der Frau – jede 9. Frau ist betroffen! Das Risiko steigt ab dem 40. Lebensjahr stetig an. Die Erkrankung ist bei Frauen zwischen 35 und 55 die häufigste Todesursache.

Risikofaktoren. Die genaue Ursache eines Mammakarzinoms ist unklar, doch man beobachtet verschiedene Einflüsse mit erhöhtem Erkrankungsrisiko: Wie häufig, besteht auch hier ein erhöhtes Brustkrebsrisiko, wenn diese Krebserkrankung in der Familie bekannt ist (familiäres Risiko). Einen recht großen Einfluss scheint die Dauer der Östrogenproduktion zu haben: so erkranken Frauen mit einem frühen Beginn der Menstruation (vor dem 12. Lebensjahr) und/oder einer späten Menopause (Ende der Regelblutungen) häufiger. Eine lange Stillzeit scheint einen schützenden Einfluss zu haben, Kinderlosigkeit, aber auch eine späte Schwangerschaft (>35. Lebensjahr) dagegen gelten als Risikofaktoren. Bei einer schweren Mastopathie (gutartige, als kleine Knoten tastbare Zellveränderungen in der Brust) können bösartige Neubildungen auftreten.

Symptome. Die meisten Symptome werden von den Frauen selbst entdeckt. Das klassische Erstsymptom ist der tastbare, derbe, nicht verschiebliche und nicht schmerzhafte Knoten. Meist ist er im oberen äußeren Quadranten lokalisiert (**Abb. 1.465**). Sind zusätzlich in der Achselhöhle vergrößerte Lymphknoten (axilläre Lymphknoten) tastbar, ist dies ein Zeichen für eine lymphogene Metastasierung (Ausbreitung in die Lymphbahnen). Weitere Symptome sind:

– Die betroffene Brust ist mit „Orangenhaut" überzogen; verursacht wird dies durch die Großpo-

M *Bei blutig gefärbtem Fluor immer ein Karzinom ausschließen!*

M *Es ist zwar eher selten, doch es sollten besonders bei dementen Patientinnen immer Fremdkörper als mögliche Ursache ausgeschlossen werden.*

P *Gefährdete Hautregionen nach der Reinigung sorgfältig und sanft trocknen. Es kann zur Prophylaxe eine Salbe dünn aufgetragen werden. Wenn nötig, dort, wo Haut auf Haut liegt, Kompressen anbringen.*

D *Bei einer Bartholinitis handelt es sich um eine bakterielle Entzündung einer Bartholin-Drüse.*

D **Bartholin-Drüsen** *sind paarig angeordnete Sekretdrüsen mit Ausführungsgängen, die in die kleinen Labien, Schamlippen, münden.*

D *Ein* **Mammakarzinom** *ist ein bösartiger Tumor der Brust.*

M *Auch eine Therapie mit Östrogenen, z. B. zur Linderung der Wechseljahresbeschwerden, erhöht das Brustkrebsrisiko!*

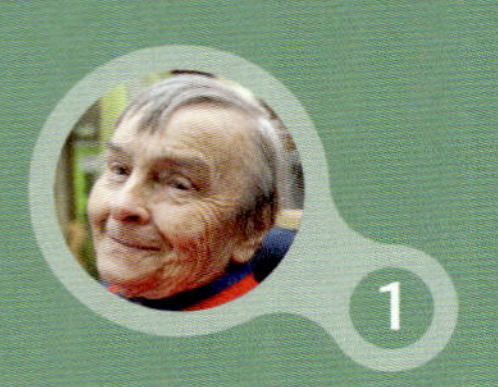

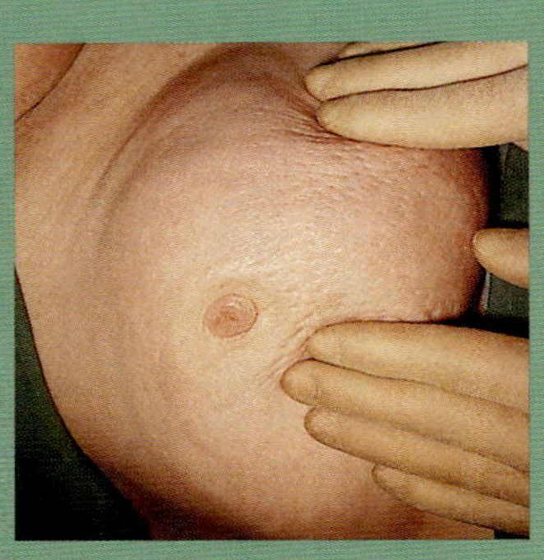

Abb. 1.466 „Orangenhaut" bei Mammakarzinom. Mit beginnender Infiltration bekommt die Haut in der Nähe des Tumors ein grobporiges Aussehen (aus Paetz u. Benzinger-König 2004).

M *Jede tastbare Verhärtung in der Brust gilt bis zum Beweis des Gegenteils als bösartig.*

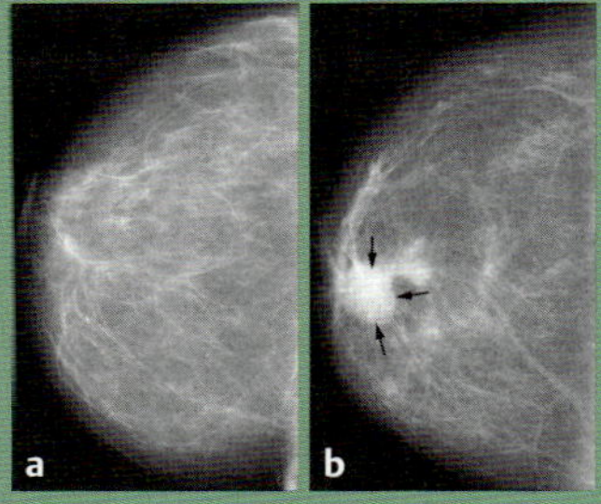

Abb. 1.467 Mammografie. a Unauffällige Brustdrüse, b Mammakarzinom (aus Paetz u. Benzinger-König 2004).

M *Eine ganz neue Methode ist die Therapie mit Antikörpern (Herceptin), also Abwehrstoffen gegen bestimmte Rezeptoren, die besonders bei sehr aggressiven Tumoren zu finden sind.*

D *Bei **Zervixkarzinom** handelt es sich um einen bösartigen Tumor des Gebärmutterhalses.*

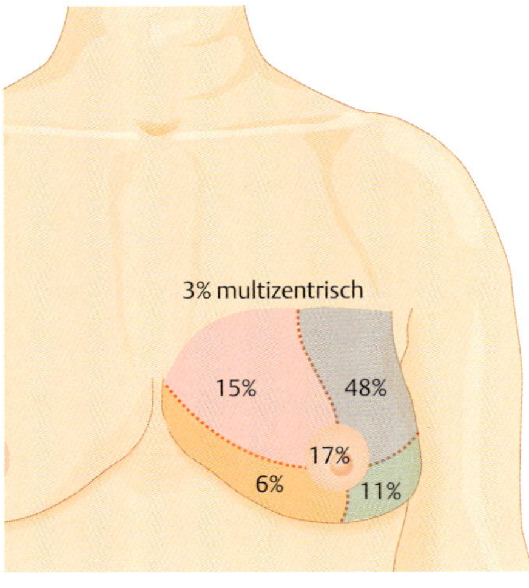

Abb. 1.465 Lokalisation Mammakarzinom. Ein Mammakarzinom entwickelt sich am häufigsten im oberen, äußeren Quadranten der Brust (aus Kellnhauser u. a. 2004).

rigkeit der Haut infolge eines Lymphödems (**Abb. 1.466**).

- Verwächst der Tumor mit der Haut, zeigen sich Haut- oder Mamilleneinziehung (Brustwarze).
- Blutige oder seröse Sekretion (Absonderung) aus der Brustwarze kann Anzeichen eines sich in den Milchgängen ausbreitenden Karzinoms sein.
- Lokale Geschwüre bilden sich, wenn ein fortgeschrittenes Karzinom „aufbricht".
- Doch auch plötzliche Form- und Größenveränderung einer Brust oder unterschiedlicher Stand der Brustwarzen bei hängenden oder erhobenen Armen können Hinweis auf Brustkrebs sein.

Diagnostik. Verdächtige Brustveränderungen können sonografisch oder in der Mammografie, einer Röntgenuntersuchung der Brust, festgestellt werden (**Abb. 1.467**). Gewissheit aber bringt wie bei allen karzinomverdächtigen Bezirken nur eine Gewebeprobe der histologischen Untersuchung.

Therapie. Wenn möglich, wird der Tumor (meist brusterhaltend) operativ entfernt. Es werden nur der Tumor mit entsprechendem Sicherheitsabstand und mindestens 10 Achsellymphknoten entfernt, die Brust muss anschließend bestrahlt werden. Die Entfernung der Lymphknoten ist nötig, um eine eventuelle Metastasierung festzustellen. Möglich ist auch die vollständige Brustentfernung, die sog. Ablatio mammae.

Bei Lokalrezidiven (Wiederauftreten eines Tumors am selben Ort), Haut- oder Skelettmetastasen lassen sich mit einer Strahlentherapie gute Erfolge erzielen. Zur Verhinderung oder Eindämmung von Metastasen sind unterschiedliche Chemotherapien möglich.

Die Karzinomzellen sind besonders bei älteren Frauen häufig mit Rezeptoren für die weiblichen Hormone ausgestattet. Dies macht man sich bei der Hormontherapie zunutze. Man verabreicht Frauen in der Menopause Antiöstrogene (z. B. Tamoxifen) oder andere Hormonpräparate in Tablettenform.

Krankenbeobachtung. Wird die betroffene Frau nach der Operation entlassen, ist besonders auf ihre psychische Verfassung, die OP-Narbe, Schmerzen, Gefühlsstörungen im OP-Gebiet, Frühsymptome bei Metastasen (Körpertemperatur, Gewicht, Schmerzen in den Knochen, speziell der Wirbelsäule, Atmung als Hinweis auf Lungenmetastasen) und Lymphödeme im Arm der betroffenen Seite zu achten.

Prognose. Das Mammakarzinom metastasiert in die lokalen Lymphknoten und kann sich über den Blutweg im ganzen Körper verbreiten, so sind z. B. Absiedlungen in den Knochen nicht selten.

Die Prognose eines Mammakarzinoms ist vor allem – wie bei allen Tumorerkrankungen – von der Ausbreitung des Tumors zum Zeitpunkt der Diagnosestellung abhängig. Konnte man den Tumor vollständig entfernen, sind die Heilungschancen sehr gut, kommt es zu Metastasen sinkt die Chance auf Heilung.

Früherkennung. Am wichtigsten ist die regelmäßige (mindestens einmal jährliche) Teilnahme an der Krebsvorsorgeuntersuchung. Mittels der regelmäßigen Selbstuntersuchung der Brüste gelingt es, Veränderungen frühzeitig festzustellen. Bundesweit wurde das Mammografie-Screening eingeführt: Frauen zwischen 50 und 69 werden alle zwei Jahre zur Mammografie in festgelegten Untersuchungszentren eingeladen.

Zervixkarzinom (Gebärmutterhalskrebs)

Erste Zellveränderungen als Vorstufe eines Zervixkarzinoms findet man am häufigsten zwischen dem 20. und 35. Lebensjahr. Der Altersgipfel der Karzinome dagegen liegt bei etwa 40–50 Jahren.

Risikofaktoren. Die genaue Krankheitsursache ist nicht bekannt. Man hat aber festgestellt, dass sich in den meisten Karzinomen Teile bestimmter Papillomviren nachweisen lassen. Die Virusinfektion ist aber sicher nicht der einzige Grund für eine maligne Entartung, andere Risikofaktoren sind mit verantwortlich: früher regelmäßiger Sexualverkehr mit häufig wechselnden Partnern (Prostituierte sind 4-mal häufiger betroffen), schlechte Genitalhygiene des Mannes und Rauchen.

Symptome. Ein Zervixkarzinom bleibt häufig lange Zeit unbemerkt. Mit zunehmendem Tumorwachstum können folgende Symptome auffallen:

- fleischwasserfarbener, teils blutiger Ausfluss,
- Schmierblutungen, z. B. nach Geschlechtsverkehr (Kontaktblutung) oder als Zwischenblutung bis hin zur massiven vaginalen Blutung,
- Schmerzen treten meist erst durch Ausbreitung des Krebses in die Nachbarorgane auf.

Diagnostik. Diese Karzinomart kann im Frühstadium durch einen Zellabstrich am Muttermund oder eine Kolposkopie (Untersuchung des Muttermundes mit einem Vergrößerungsglas) mit Gewebeprobe entdeckt werden. Ausgedehnte Zervixkarzinome sind makroskopisch erkennbar.

Therapie. Bei lokal begrenzten Karzinomen ist es manchmal ausreichend, einen Kegel aus Muttermund und Gebärmutterhals zu entfernen (Konisation, **Abb. 1.468**). Bei tiefer reichenden Stadien muss die Gebärmutter entfernt werden (Hysterektomie). Von einer radikalen Hysterektomie spricht man, wenn zusätzlich die lokalen Lymphknoten und ein Teil der Scheide entfernt werden (Operation nach Wertheim-Meigs). Zusätzlich ist hier evtl. eine Strahlenbehandlung oder eine Chemotherapie nötig. Bei Inoperabilität kann eine alleinige Strahlenbehandlung angezeigt sein. Die Bestrahlung erfolgt durch die Haut und lokal über ein in die Scheide eingeführtes strahlendes Röhrchen.

Hysterektomie: Die Entfernung der Gebärmutter kann durchaus Auswirkungen auf den Gesundheitszustand einer Frau haben. Oft äußern Frauen, sie hätten das Gefühl, ein „Loch im Unterleib" zu haben. Eine Hysterektomie zieht häufig psychische Folgen nach sich. Manche Frauen verlieren an Selbstwertgefühl oder fühlen sich sexuell nicht mehr attraktiv. Wichtig für die Genesung ist eine positive Einstellung zur Operation. Die Frau muss sich sicher sein, dass sie wirklich notwendig war. In den ersten Wochen nach der Operation muss längeres Stehen, schweres Heben und Tragen vermieden werden.

Früherkennung. Das Zervixkarzinom ist nur durch regelmäßige Vorsorgeuntersuchungen rechtzeitig zu erkennen. Seit Einführung der Krebsvorsorgeuntersuchungen sind die Erkrankungszahlen deshalb deutlich zurückgegangen.

Myom (Muskelgeschwulst der Gebärmutter)

Uterusmyome sind die häufigsten genitalen Tumoren der Frau. Man schätzt, dass bei ca. 20% aller Frauen über 30 ein Myom vorliegt. Myome kommen selten nur einzeln vor. Bei zahlreichen Myomen spricht man vom Uterus myomatosus.

Ursachen. Die Entstehungsursache der Myome ist unbekannt. Sie entwickeln sich aus normalen Muskelzellen der Uteruswand (**Abb. 1.469**). Ihr Wachstum ist an die Hormonbildung in den Ovarien gekoppelt. Deshalb kommt es in der Regel nicht zu Neubildung oder Wachstum von Myomen nach der Menopause.

Symptome. Viele Frauen haben keinerlei Beschwerden. Kommt es zu Symptomen, so handelt es sich meist um Blutungsveränderungen (meist starke Menstruationsblutung), Druck- oder Verdrängungserscheinungen aufgrund der Myomgröße oder Schmerzen im Unterbauch. Myome, die deutlich in die Uterushöhle hineinragen, können Ursache von Fertilitätsstörungen (Fruchtbarkeitsstörungen) sein.

Komplikationen. Auch wenn Myome im Alter nicht mehr wachsen, können sie je nach Lokalisation erhebliche Beschwerden verursachen. Im Vordergrund stehen Druck oder Verdrängung anderer Organe. So kann ein Myom Ursache von Blasen- oder Darmbeschwerden (z.B. Nierenstauung, Obstipation), aber auch therapieresistenter Kreuzschmerzen sein. Bei gestielten Myomen ist eine Stieldrehung möglich, die Folge sind heftigste Bauchschmerzen aufgrund einer Nekrose des Myomknotens, da die Blutzufuhr unterbrochen ist. Die maligne Entartung eines Myoms ist eine Seltenheit.

Therapie. Wichtig sind regelmäßige Untersuchungen zur Wachstumskontrolle, doch behandelt wird ein Myom erst, wenn es Beschwerden verursacht. Möglich sind eine Hormontherapie zur Wachstumshemmung und die operative Entfernung. Meist wird eine Hysterektomie, d.h. die Entfernung des ganzen Uterus, vorgenommen. Es ist aber auch möglich, nur den Myomknoten zu entfernen.

Korpuskarzinom (Gebärmutterschleimhautkrebs)

Die Häufigkeit des Korpuskarzinoms hat in den letzten Jahren zugenommen. Es kommt im Allgemeinen im höheren Lebensalter vor, meist im Alter von 55–60 Jahren. Vor der Menopause ist es sehr selten.

Ursachen. Korpuskarzinome entstehen aus Zellveränderungen in der Gebärmutterschleimhaut, die genaue Ursache ist unklar. Ein lang wirkender Östrogeneinfluss auf die Gebärmutterschleimhaut wird als möglicher Risikofaktor diskutiert. So ist ein Korpuskarzinom z.B. häufiger bei Frauen mit einem frühen Beginn der Menstruationsblutungen und einer späten Menopause zu beobachten. Ebenso gilt eine langjährige Östrogenbehandlung als Risikofaktor. Bei Frauen, die kinderlos bleiben, besteht ebenfalls ein höheres Erkrankungsrisiko. Doch man beobachtet auch eine Häufung dieser Karzinome bei Patientinnen, die zugleich an einer Hypertonie, einer Adipositas und einem Diabetes mellitus erkrankt sind („Korpuskarzinom-Syndrom").

Symptome. Das klassische Leitsymptom ist die vaginale Blutung in der Menopause. Vor der Menopause sind plötzliche Schmier- und Zwischenblutungen verdächtig. Auch therapieresistenter, evtl. fleischwasserfarbener Ausfluss können Zeichen eines Korpuskarzinoms sein.

M *Der Zellabstrich wird angefärbt und die Zellveränderungen nach Papanicolaou in Grad I–IV eingeteilt. Pap I steht für ganz normale Zellen, unter Pap IV versteht man Karzinomzellen.*

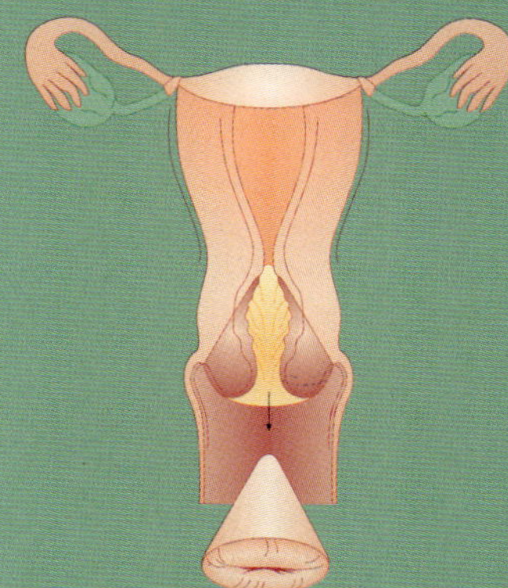

Abb. 1.468 Bei der Konisation wird ein kegelförmiges Gewebestück rings um den Zervixkanal entnommen.

D *Ein Myom ist ein gutartiger Tumor der Gebärmuttermuskulatur.*

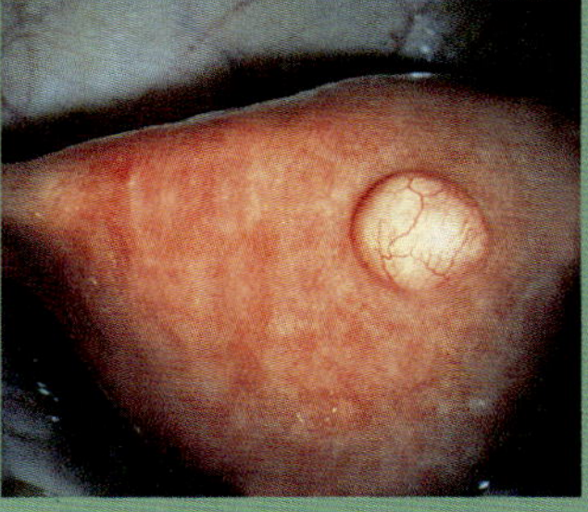

Abb. 1.469 Myom. Gutartige Muskelgeschwulst der Gebärmutter.

D *Ein **Korpuskarzinom** ist ein bösartiger Tumor der Gebärmutterschleimhaut.*

M *Östrogene werden besonders in der Prophylaxe der Osteoporose eingesetzt (S. 298). Zu Beginn und im Therapieverlauf sollten die Patientinnen regelmäßig gynäkologisch untersucht werden.*

M *Bei einer Blutung in der Menopause immer an ein Korpuskarzinom denken!*

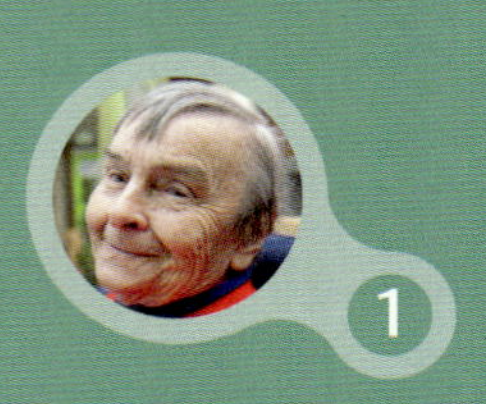

D *Ein* ***Ovarialkarzinom*** *ist ein bösartiger Tumor der Eierstöcke.*

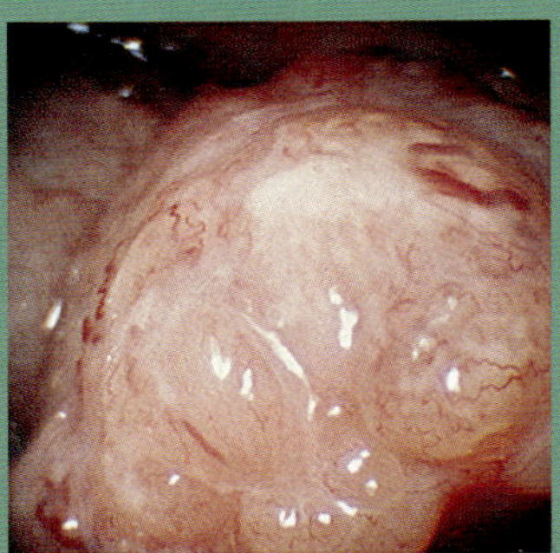

Abb. 1.470 Ovarialkarzinom. Bösartiger Tumor der Eierstöcke.

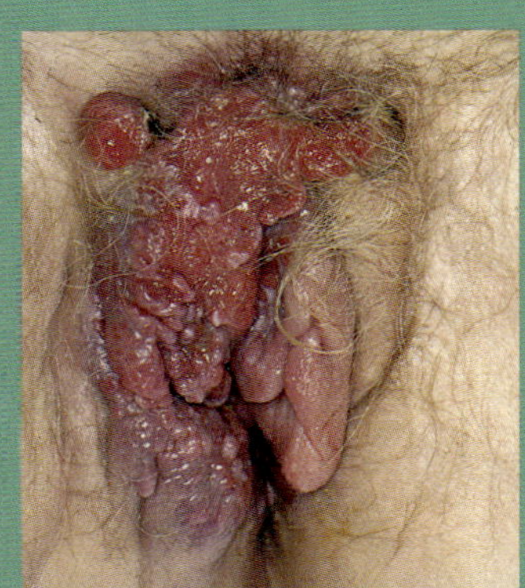

Abb. 1.471 Vulvakarzinom. Ausgedehntes Vulvakarzinom im Bereich der rechten Schamlippe (aus Skibbe u. Löseke 2001).

Diagnostik. Bei Verdacht auf Korpuskarzinom sollte immer eine Abrasio (Ausschabung) der Gebärmutter zur Abtragung der Gebärmutterschleimhaut erfolgen. Ausgedehntere Veränderungen der Schleimhaut sind in der Vaginalsonografie (Ultraschalluntersuchung durch die Scheide) zu erkennen.

Therapie. Ähnlich wie beim Zervixkarzinom wird, wenn möglich, eine radikale Hysterektomie (s. oben) mit Entfernung der Eierstöcke (hier finden sich oft Metastasen) durchgeführt. Zur Rezidivprophylaxe und bei Inoperabilität lassen sich durch eine lokale und über die Haut durchgeführte Strahlentherapie (s. oben) gute Erfolge erzielen. Ähnlich erfolgreich ist die Hormontherapie mit Gestagenen (z. B. Progesteron) oder Antiöstrogenen. Eine Chemotherapie dagegen ist wenig wirkungsvoll.

Ovarialkarzinom

Der Häufigkeitsgipfel liegt zwischen dem 40. und 60. Lebensjahr, doch auch Erkrankungen bei jüngeren Frauen oder Kindern kommen vor.

Risikofaktoren. Auch hier werden hormonelle Einflüsse als Krankheitsursache diskutiert. Die Einnahme der „Pille" scheint eine schützende Wirkung zu haben, denn bei Frauen, die keine Kinder geboren und nur kurzfristig Antikonzeptiva eingenommen haben, besteht ein erhöhtes Erkrankungsrisiko. Auch besteht ein gewisses Vererbungsrisiko bei Ovarialkarzinomen in der Familie.

Symptome. Typische Frühsymptome sind nicht bekannt. Beschwerden sind bedingt durch das Tumorwachstum und die Verdrängung anderer Organe:

- Unterbauchschmerzen unklarer Ursache,
- ausgedehntere Ovarialkarzinome führen zur Aszitesbildung; deshalb bemerken die Frauen eine Zunahme des Bauchumfanges bei gleichzeitiger Gewichtsabnahme,
- Blasen- oder Darmbeschwerden durch Verdrängung des Darmes oder Kompression der Harnleiter,
- bei Ruptur, eitrigem Tumorzerfall oder Stieldrehung des Tumors (durch Tumorverdrehung kommt es zum Abschnüren der versorgenden Blutgefäße) kann sich das Bild eines akuten Abdomens (S. 400) entwickeln,
- im späteren Verlauf stehen tumorbedingte Allgemeinsymptome, wie rascher Gewichtsverlust, Leistungsknick usw., im Vordergrund.

Diagnostik. Die Vaginalsonografie steht diagnostisch an erster Stelle, bei unklaren Befunden wird eine Laparotomie (Eröffnung der Bauchhöhle, **Abb. 1.470**) durchgeführt.

Therapie. Der Tumor muss operativ behandelt werden. Abgesehen von wenigen Ausnahmen werden zur vollständigen Tumorentfernung nicht nur zusätzlich die Gebärmutter, beide Eierstöcke sowie das große Netz und die lokalen Lymphknoten, sondern nicht selten auch Blasen- oder Darmanteile, evtl. mit Anlage eines Anus praeter (künstlicher Darmausgang), entfernt.

Im Anschluss an die Operation oder bei Inoperabilität ist eine Chemotherapie nötig. Strahlen- und Hormontherapie spielen bei der Behandlung des Ovarialkarzinoms eine untergeordnete Rolle.

Prognose. Das Ovarialkarzinom gehört zu den am meisten gefürchteten Karzinomen der Frau, denn häufig haben die Karzinome bei Diagnosestellung bereits metastasiert und deshalb eine insgesamt meist schlechte Prognose.

Vulvakarzinom (Scheidenkarzinom)

Das Vulvakarzinom ist mit drei Fällen auf 100 000 Frauen ein eher seltenes Karzinom. Betroffen sind meist Frauen über 75 Jahren.

Ursachen. Die Krankheitsursache ist unbekannt, diskutiert werden auch hier Virusinfektionen.

Symptome. Das Vulvakarzinom kann an allen Teilen der Scheide lokalisiert sein, am häufigsten an den großen Schamlippen. Es kommt zu Blutungen, Ausfluss, Juckreiz und Schmerzen bei Ausdehnung in die Nachbarorgane. Frühzeitig zeigen sich Metastasen in den Leistenlymphknoten, hämatogene Metastasen dagegen sind sehr selten (**Abb. 1.471**).

Therapie. Die chirurgische Therapie steht im Vordergrund. Die Radikaloperation mit Entfernung der Vulva, des Schamhügels und der lokalen Lymphknoten ist ein besonders im Alter sehr belastender Eingriff mit einer hohen Rate an Wundheilungsstörungen. Deshalb beschränkt man sich oft auf die lokale Tumorentfernung und eine örtliche Bestrahlung.

Erkrankungen der männlichen Geschlechtsorgane

Epididymitis (Nebenhodenentzündung)

Ursachen. Ursache sind meist aufsteigende Infektionen aus den Harnwegen, die über die Samenleiter zum Nebenhoden gelangen. Prädisponierende (fördernde) Faktoren sind daher Umstände oder Erkrankungen, die mit Blasenentleerungsstörungen oder häufigen Harnwegsinfekten einhergehen:

- Prostatahyperplasie (s. unten),
- Verweilkatheterträger,
- Harnröhrenstriktur (Harnröhrenverengung),
- Prostata-Operation.

Symptome. Innerhalb weniger Stunden entwickeln sich im betroffenen Hoden die klassischen Entzündungszeichen: der Hoden ist rot, geschwollen, stark schmerzhaft (Schmerzen oft in die Leiste ausstrahlend) und überwärmt. Häufig bestehen Fieber und ein allgemeines Krankheitsgefühl.

Therapie. Absolut notwendig ist strenge Bettruhe. Zur Schmerzlinderung und zum besseren Abfluss des Gewebewassers ist besonders die Hochlagerung des Hodens wichtig. Analgetika und lokal kühlende Umschläge sind ebenfalls sinnvoll. Zur Verhinderung einer Hodenschädigung ist eine Antibiotikabehandlung angezeigt. Wenn bereits entzündliche Einschmelzungen im Nebenhoden und/oder Hoden vorhanden sind oder ein Abheilen der Entzündung durch Antibiotika nicht mehr erreicht werden kann, muss der Hoden operativ entfernt werden.

Paraphimose („spanischer Kragen")

Ursachen. Es besteht ein Missverhältnis zwischen der Eichelgröße und der Vorhautöffnung. Im Alter ist Letzteres durch lokale Hautatrophien oder Hauteinrisse bedingt, die narbig verheilen. Häufig treten Paraphimosen bei Dauerkatheterträgern auf, wenn nach der Katheterpflege die Vorhaut nicht zurückgestreift wurde. Es bildet sich dann ein Ödem der Vorhaut, ähnlich einem „spanischen Kragen" (**Abb. 1.472**).

Therapie. Man versucht, unter Massage und sanftem Zusammendrücken der Eichel die Vorhaut zurückzustreifen. Ist dies nicht möglich, muss der Schnürring eingeschnitten oder die Vorhaut ganz entfernt werden (Zirkumzision).

Benigne Prostatahyperplasie (gutartige Prostatavergrößerung)

Man spricht auch von einer „Altherrenkrankheit", denn Veränderungen im Sinne einer benignen Prostatavergrößerung finden sich bei 50% der über 50-Jährigen, bei 80-Jährigen sind sogar 90% betroffen. Jeder 4. ältere Mann wird deswegen behandelt, es handelt sich somit bei den Männern um die häufigste urologische Erkrankung im höheren Lebensalter.

Ursachen. Die genaue Ursache der benignen Prostatahyperplasie (BPH) ist nicht bekannt, man vermutet ein altersbedingtes Ungleichgewicht zwischen weiblichen und männlichen Hormonen. Die Folge ist ein Wachstum besonders der harnröhrennahen Drüsenanteile. Dadurch kommt es zu einer zunehmenden Einengung der Harnröhre.

Symptome. Alle Beschwerden resultieren aus einer Blasenentleerungsstörung infolge der Harnröhreneinengung: Der Harnstrahl setzt verzögert ein und verliert an Kraft. Der Betroffene berichtet über häufiges Wasserlassen kleiner Portionen im Sinne einer Pollakisurie. Es kommt nach dem Wasserlassen zum Nachträufeln und dem Gefühl, die Blase sei nicht vollständig entleert. Häufig wird über Nykturie (nächtliches Wasserlassen) geklagt. Bei einer massiven Blasenentleerungsstörung entwickelt sich eine Überlaufinkontinenz (S. 185) mit nicht unterdrückbarem Harndrang.

Komplikationen. Infolge der Blasenentleerungsstörung kommt es zur zunehmenden Restharnbildung mit der Gefahr rezidivierender Harnwegsinfektionen (**Abb. 1.473**). Der Blasenmuskel versucht, durch vermehrten Druckaufbau die Harnröhreneinengung zu überwinden. Die Muskelschicht wird dicker, es bildet sich die sog. Balkenblase, als deren

D *Bei einer* ***Epididymitis*** *handelt es sich um eine meist bakteriell bedingte Entzündung der Nebenhoden.*

P **Intimtoilette.** *Bei der Intimtoilette nie vergessen, die Vorhaut wieder zurückzustreifen!*

D *Bei einer* ***Paraphimose*** *handelt es sich um eine Einschnürung der Eichel durch eine zu enge Vorhaut.*

D *Bei einer* ***benignen Prostatahyperplasie*** *handelt es sich um gutartige Prostatavergrößerung mit Einengung der Harnröhre (früher „Prostataadenom").*

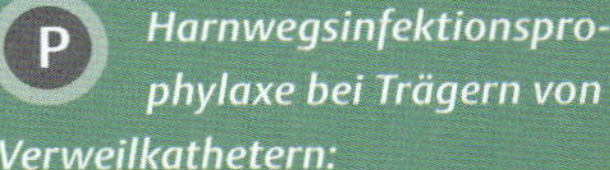

Harnwegsinfektionsprophylaxe bei Trägern von Verweilkathetern:

- *ausreichende Flüssigkeitszufuhr,*
- *Urinauffangbeutel nicht über Blaseniveau anbringen,*
- *Katheter und Ableitungssystem nur unter aseptischen Bedingungen trennen,*
- *2-mal täglich Intimtoilette durchführen und Verkrustungen am Katheter entfernen.*

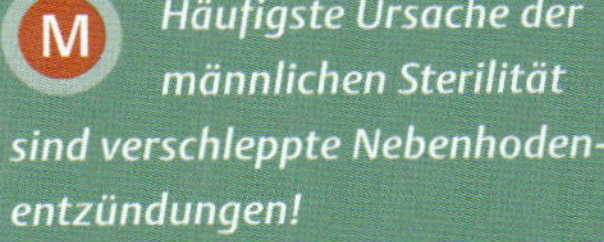

Häufigste Ursache der männlichen Sterilität sind verschleppte Nebenhodenentzündungen!

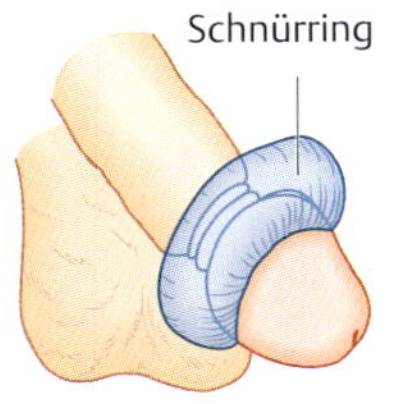

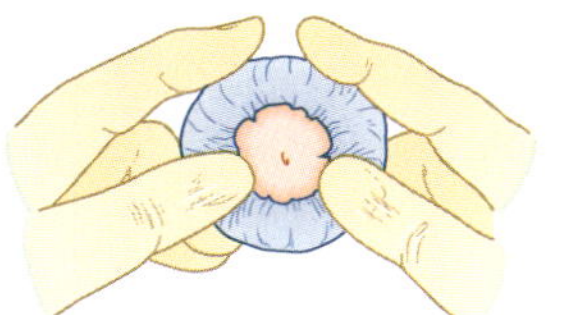

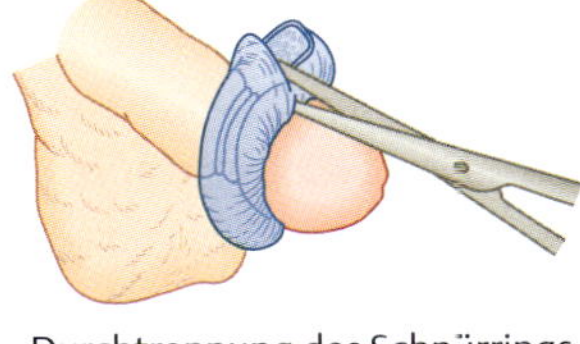

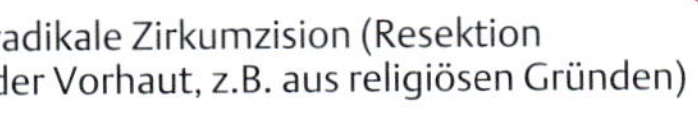

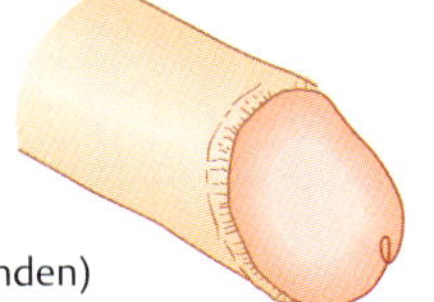

Abb. 1.472 Entstehung und Therapie einer Paraphimose (aus Oestreicher u. a. 2003).

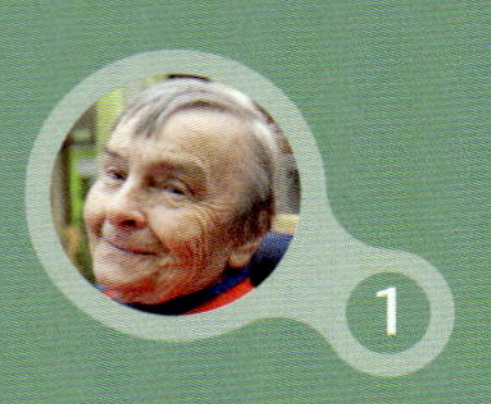

P Akuter Harnverhalt. *Bei akutem Harnverhalt muss der Urin fraktioniert (langsam mit größeren Pausen in Portionen von ca. 500 ml) abgelassen werden, sonst besteht die Gefahr einer Blasenblutung durch die plötzliche Entlastung der Blasenschleimhaut.*

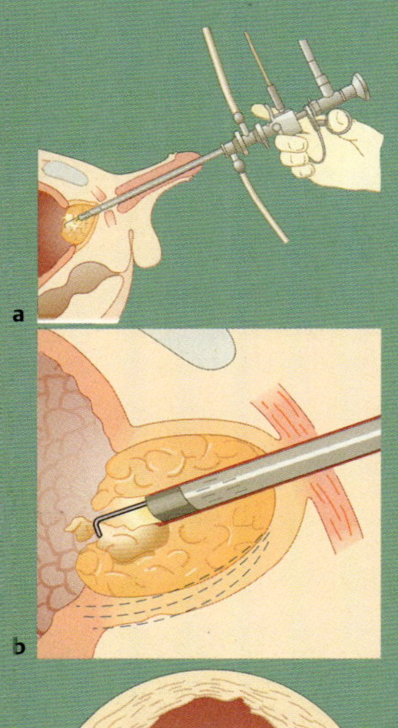

Abb. 1.475 Transurethrale Resektion. Operationsschritte einer transurethralen Resektion der Prostata (aus Oestreicher u. a. 2003).

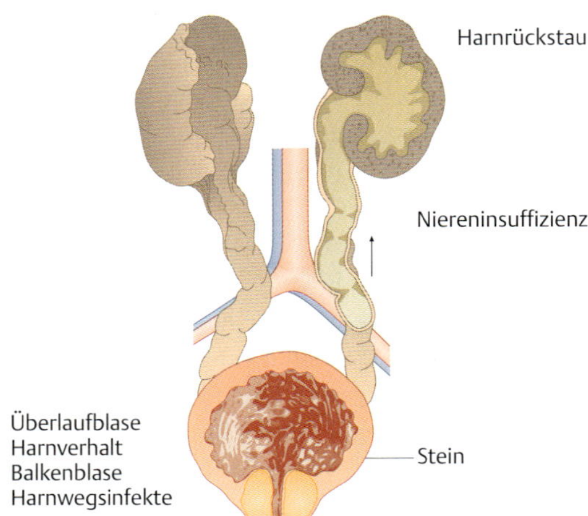

Abb. 1.473 Prostataadenom. Entwicklung und Komplikationen (aus Oestreicher u. a. 2003).

Folge es zu Blasendivertikeln, Ausstülpungen der Blasenwand, und zur Bildung von Blasensteinen kommen kann. Staut sich der Urin bis in die Niere zurück, besteht langfristig die Gefahr einer chronischen Niereninsuffizienz.

Nicht selten wird eine BPH erst durch einen akuten Harnverhalt entdeckt. Es bestehen heftigste Bauchschmerzen und der Patient ist unfähig, Wasser zu lassen. Die Blase ist als Unterbauchtumor tastbar und muss über einen Katheter entleert werden.

Diagnostik. Die normalerweise kastaniengroße Prostata ist bei der rektalen Untersuchung vergrößert tastbar. Eine genauere Beurteilung ist mithilfe der transrektalen Sonografie (Ultraschalluntersuchung über den Enddarm) möglich. Mittels der Uroflowmetrie werden Harnstrahl, Harnmenge und Miktionsdauer gemessen (**Abb. 1.474**).

Therapie. Es sind verschiedene Formen der Therapie möglich.

Medikamentöse Therapie: Obwohl eine Wirkung nicht erwiesen ist, lassen sich leichte Beschwerden durch pflanzliche Präparate, wie Kürbiskerne (z. B. Granufink) oder Brennnesselextrakt (z. B. Bazaton), lindern. Alpharezeptorenblocker (z. B. Tamsulosin) senken die Muskelspannung in der Blase und der Prostata. Allerdings senken sie auch den Gefäßwiderstand, die Folge ist eine Hypotonie mit entsprechenden Komplikationen. Neuerdings werden Präparate (z. B. Proscar) eingesetzt, die die Wirksamkeit von Testosteron vermindern und das Prostatawachstum hemmen. Dadurch lässt sich eine Verkleinerung der Prostata erreichen, allerdings können Nebenwirkungen wie Potenzstörungen auftreten.

Operative Maßnahmen: Aufgrund der guten Erfolge und einer niedrigen Komplikationsrate wird heute schon früh zur operativen Prostataverkleinerung geraten. Meist wird eine transurethrale Prostataresektion (TUR-P) durchgeführt. Wie wenn man eine Apfelsine von innen schält und die Schale erhalten bleibt, wird das Prostatagewebe mit einer elektrischen Schlinge abgehobelt (**Abb. 1.475**). Bei sehr großer Prostata ist eine Bauchoperation nötig. Der Therapieerfolg liegt bei bis zu 90 %, es kann aber auch zu Komplikationen, wie Verletzungen des Blasenschließmuskels mit Inkontinenz, kommen. Sehr häufig (60–90 %) ist die „trockene Ejakulation". Hier erfolgt der Samenerguss nach rückwärts in die Blase, da der innere Blasenverschlussmechanismus wegfällt, das Sperma wird später mit dem Urin ausgeschieden.

Aspekte der Pflege. Im Anfangsstadium sollten Sie den Mann darüber informieren, dass die Abschwächung des Harnstrahls und häufigere Toilettengänge in höherem Alter normal sind. Weisen Sie ihn außerdem darauf hin, dass es wichtig ist, trotzdem ausreichend zu trinken. Die Toiletten sollten gut und schnell erreichbar sein. Größere Trinkmengen in kurzer Zeit („Trinkexzesse") sind allerdings zu vermeiden, sie können durch einen Spannungsverlust der Harnblase zum akuten Harnverhalt führen.

Prostatakarzinom (Prostatakrebs)

Das Prostatakarzinom hat in den letzten Jahren an Häufigkeit zugenommen. Es ist heute nach dem Bronchialkarzinom der zweithäufigste Tumor des Mannes. Betroffen sind vor allem Männer ab 60 Jahren; vor dem 40. Lebensjahr ist es eine Seltenheit.

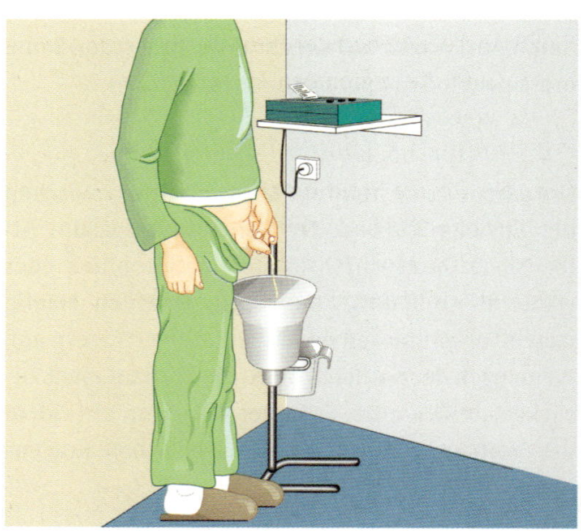

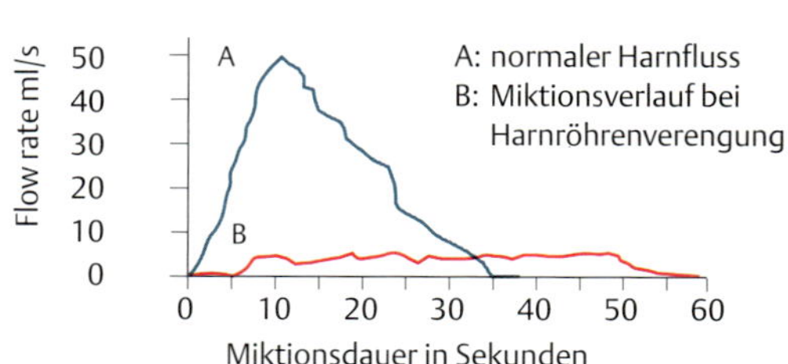

Resultate der Uroflowmetrie	A	B
max. Menge (ml/s)	50	7
Gesamtmenge (ml)	800	400
Miktionsdauer (s)	35	60

Abb. 1.474 Messung der Geschwindigkeit des Harnflusses mit der Uroflowmetrie (aus Kellnhauser u. a. 2004).

Ursachen. Die genaue Ursache des Prostatakarzinoms ist nicht bekannt. Der Hauptrisikofaktor scheint das Alter zu sein. Doch auch erbliche Einflüsse lassen sich beobachten, so ist die Gefahr an einem Prostatakarzinom zu erkranken erhöht, wenn Verwandte ersten Grades betroffen sind oder waren.

Symptome. Das Karzinom wächst meist in den hinteren Prostataanteilen und führt daher im Gegensatz zur Prostatahyperplasie oft erst spät zu einer Einengung der Harnröhre. Deshalb macht es meist lange Zeit keine Beschwerden. Die ersten Zeichen können denen einer gutartigen Prostatavergrößerung ähneln. Das Prostatakarzinom metastasiert in die Knochen, deshalb wird es häufig erst bei entsprechenden Beschwerden (Knochenschmerzen, pathologische Fraktur) entdeckt.

Diagnostik. Bei der rektalen Untersuchung tastet man verhärtete knotige Prostataanteile. Zur Gewebeentnahme wird eine Prostata-Stanzbiopsie veranlasst. Laborchemisch findet man erhöhte Werte des Tumormarkers PSA (prostataspezifisches Antigen).

Therapie. Die Wahl der Therapie ist von Tumorstadium, Alter und Allgemeinzustand des Patienten abhängig.

Auf die Prostata begrenzter Tumor ohne Metastasen: Hier steht die operative Therapie im Vordergrund. Bei der radikalen Prostatektomie (**Abb. 1.476**) werden neben der Prostata auch die Samenblasen und die regionalen Lymphknoten entfernt. Durch eine Verletzung des Blasenschließmuskels kann es zur Inkontinenz kommen. Eine Verletzung der für die Erektion nötigen Nerven hat eine Impotenz zur Folge. Wenn aus Altersgründen oder hohem Risiko eine Operation nicht infrage kommt, wird eine Strahlentherapie (lokal oder durch die Bauchdecke) durchgeführt.

Pflege nach einer Prostatektomie:

- starke Erschütterungen und starke Temperaturschwankungen (z.B. Sauna) bis 8 Wochen (Abschluss der inneren Wundheilung) nach Prostatektomie vermeiden,
- keine Bauchpresse zur Darmentleerung einsetzen (meist ist die Gabe von schwachen Abführmitteln notwendig),
- dem Betroffenen Mut zusprechen (Inkontinenz bildet sich meist innerhalb von 1--2 Jahren wieder zurück) und zu geeigneten Hilfsmitteln raten,
- Krankengymnastin oder einen Arzt hinzuziehen, um Maßnahmen zur Wiederherstellung der Kontinenz einzuleiten.

Inoperables oder metastasiertes Karzinom: Hier steht die Hormontherapie, evtl. in Kombination mit einer Strahlentherapie im Vordergrund. Männliche Hormone wirken auf ein Prostatakarzinom wachstumsfördernd. Die Hormontherapie hat daher ein Ausschalten der männlichen Hormonproduktion bzw. die Blockade der Hormonrezeptoren zum Ziel. Diese kann man durch eine beidseitige Hodenentfernung erreichen. Häufiger werden Antiandrogene verabreicht (z.B. Zoladex i.m. als 1-3 Monatsdepot). Sie blockieren die männlichen Hormone und bremsen so das Karzinomwachstum. Nachteile beider Therapieformen sind unter anderem Impotenz, Hitzewallungen, Schweißausbrüche, Gynäkomastie (verstärktes Wachsen der Brustdrüsen) und eine Abnahme der Muskelmasse.

Die Chemotherapie gilt beim Prostatakarzinom als „Mittel der letzten Wahl", denn sie kommt zur Anwendung, wenn der Tumor unter der Hormonbehandlung weiter wächst. Leider zeigen sich nur bei einem Teil der Patienten Erfolge.

Prognose. Lokal begrenzte Prostatakarzinome, die operativ vollständig entfernt werden können, haben eine gute Überlebensrate. Fortgeschrittene Karzinome zeigen unter einer Hormontherapie zu Beginn eine mit 80% hohe Ansprechrate. Dies darf jedoch nicht darüber hinwegtäuschen, dass die mittlere Überlebenszeit für Patienten mit metastasiertem Prostatakarzinom nur 20 Monate beträgt.

M *Plötzlich auftretende therapieresistente Rückenschmerzen beim älteren Mann sind immer verdächtig auf ein Prostatakarzinom!*

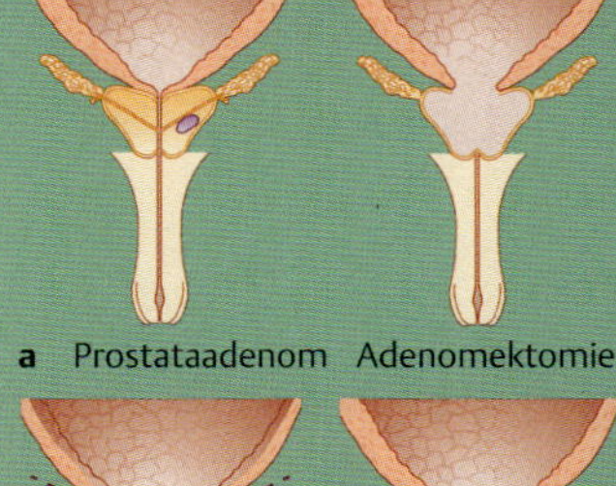

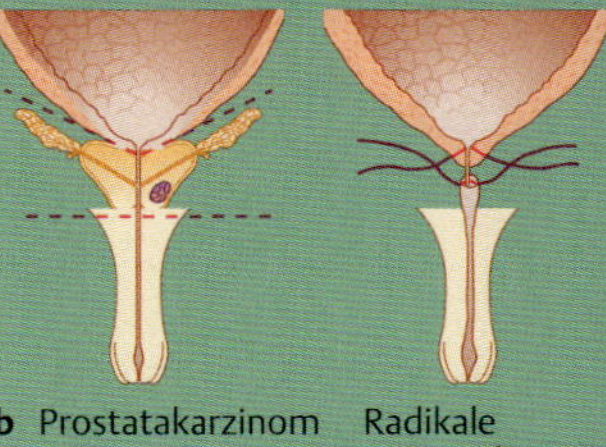

Abb. 1.476 Radikale Prostatektomie im Vergleich zur Adenomektomie (aus Kellnhauser u. a. 2004).

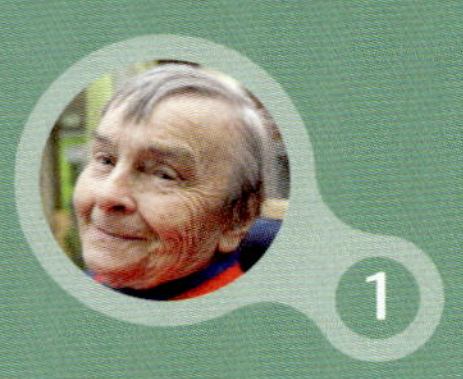

Pflege alter Menschen mit Erkrankungen des Nervensystems

D *Mithilfe des **Nervensystems** werden Informationen wahrgenommen, verarbeitet, gespeichert und an die Umwelt abgegeben. Zusammen mit dem Hormonsystem ist es für die Steuerung aller wichtigen Organfunktionen verantwortlich.*

Anatomie und Physiologie

Nervengewebe

Nervenzelle

Nervenzellen (Neuronen) sind hochspezialisierte Zellen zur Reizleitung, die sich nicht selbstständig stützen oder ernähren können und dafür eigene Helferzellen (Gliazellen) benötigen. Sie können sich nach Abschluss des Gehirnwachstums nicht mehr teilen, sodass zugrunde gegangene Zellen nicht mehr ersetzt werden können und Nervenschädigungen häufig irreversibel, also nicht rückgängig zu machen sind.

Neuronen haben einen typischen Aufbau, vergleichbar einem entlaubten Baum. Vom Zellkörper mit dem Zellkern ziehen astförmige Zellfortsätze, die Dendriten, nach außen, nehmen elektrische Signale auf und leiten sie zum Zellkörper. Der Baumstamm entspricht dem Axon, das ist ein Zellfortsatz, mit dem die elektrischen Impulse vom Zellkörper zu anderen Neuronen weitergeleitet werden. Das Axon verzweigt sich am Fuß wie Baumwurzeln, an deren Ende sich Endknöpfe befinden, die die Kontaktstellen (Synapsen) mit anderen Neuronen bilden (**Abb. 1.477**). Axone können sehr lang sein, bei einem Fußnerv über 1 m.

Reizleitung

Die Reizleitung erfolgt durch das Fließen von elektrischen Impulsen entlang der Nervenzelloberfläche. Voraussetzung hierfür ist die Fähigkeit der Nervenzellen, an ihrer Membran eine winzige Spannung von –70 mV aufzubauen (Ruhepotenzial). Durch die unterschiedliche Durchlässigkeit der Membran werden Kalium- und Natriumionen ungleich verteilt, sodass das Zellinnere negativ geladen ist.

Wird die Nervenzelle gereizt, so verändert sich die Durchlässigkeit der Zellmembran für die Natriumionen und die Ladungsdifferenz bricht zusammen (Depolarisation), sodass das Zellinnere nicht mehr negativ, sondern positiv geladen ist. Dieser elektrische Impuls wird Aktionspotenzial genannt, er breitet sich entlang der Nervenzellmembran aus. Damit die Nervenzelle nach dem Aktionspotenzial einen erneuten Reiz weiterleiten kann, muss die Zelle wieder negativ geladen werden (Repolarisation).

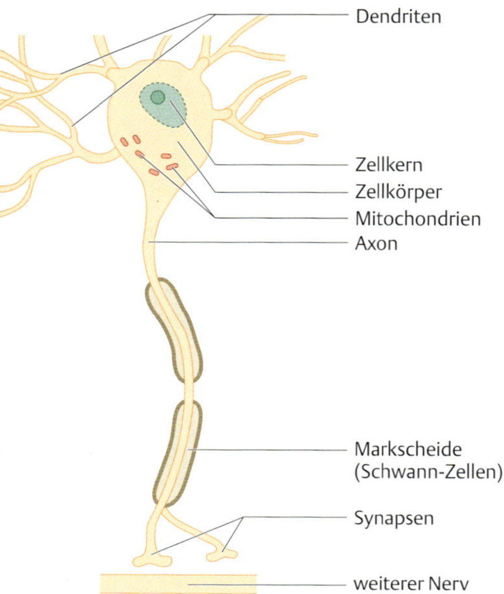

Abb. 1.477 Typische „Baumform" eines Neurons (aus Schwegler 2006).

Afferenzen und Efferenzen

Die Erregungsleitung ist in allen Nerven nur in einer Richtung möglich, und zwar von den Dendriten über den Zellkörper und das Axon in die Synapsen. Aus diesem Grund lassen sich alle Nervenfasern anhand der beiden Richtungen unterteilen: Die afferenten Fasern (lat. ad = zu, ferre = tragen) leiten Reize aus der Peripherie in Richtung Gehirn, sie werden als sensorische Nerven bezeichnet, wenn sie Sinneseindrücke des Körpers (z. B. Berührungssinn, Sehen, Hören) zum zentralen Nervensystem (ZNS) leiten. Die efferenten (lat. ex = aus) Nervenfasern bringen Nervenimpulse aus dem Gehirn in die Peripherie, sie werden motorisch genannt, wenn sie zur Erregung eines Muskels dienen.

Synapsen

Die Übertragung eines Nervenreizes von einer Nervenzelle auf die andere erfolgt an den Synapsen. Das sind Verbindungsstellen zwischen dem Axonende und einer anderen Nervenzelle, einer Muskelzelle oder Drüse. Die Erregungsübertragung an der Synapse findet nicht durch Stromfluss, sondern mithilfe von biochemischen Botenstoffen (Transmittern) statt. Diese werden aus dem Axon ausgeschüttet, fließen durch den synaptischen Spalt und binden sich an Rezeptoren der zu erregenden Nervenzelle. Dadurch wird an der Nervenzellmembran eine Erregung ausgelöst, die sich dann wieder als elektrisches Aktionspotenzial ausbreiten kann. Bei den Botenstoffen handelt es sich z. B. um Azetylcholin, Noradrenalin oder Dopamin. Nachdem sie die Rezeptoren in der Nervenzellmembran erregt haben, werden sie abgebaut und wieder in das präsynaptische Axon aufgenommen.

Gliazellen

Die Nervenzellen benötigen aufgrund ihrer spezialisierten Form andere Zellen zur Ernährung, zum Abstützen und zum Schutz, die Gliazellen. Dies sind zum einen die sternförmigen Astrozyten, zum anderen die Schwann-Zellen, die sich um das Axon wickeln und eine Markscheide (Myelinscheide) bilden. Wie bei einem Metallkabel erhöht sich durch die Isolierung der Stromfluss und damit die Nervenleitgeschwindigkeit. Bei manchen neurologischen Erkrankungen werden die Markscheiden zerstört (z. B. bei der Multiplen Sklerose), wodurch sich die Nervenleitgeschwindigkeit verlangsamt und es zu „Kurzschlüssen" kommt. Nervenfasern mit einer dicken Myelinschicht und damit hohen Leitungsgeschwindigkeit werden markhaltig genannt. Marklose Nervenfasern haben eine dünne Myelinschicht und leiten dadurch langsamer.

Zentrales und peripheres Nervensystem

Das Nervensystem wird in das zentrale Nervensystem (ZNS) – bestehend aus Gehirn und Rückenmark – und das periphere Nervensystem unterteilt. Im ZNS finden die komplizierten Steuerungsvorgänge der höheren Gehirnfunktionen statt, das periphere Nervensystem bringt Informationen aus dem Körper in das ZNS und leitet Signale aus dem ZNS in den gesamten Körper weiter.

Großhirn

Im Großhirn sitzen das Bewusstsein, die Intelligenz, das Gedächtnis und ähnliche höhere Gehirnfunktionen. Auch wenn die anatomische Grundlage dieser Leistungen nicht exakt nachvollziehbar ist, weiß man doch, dass sie auf komplizierten Verschaltungen von vielen Milliarden Neuronen beruhen.

Aufbau. Das Großhirn ist in die rechte und linke Hirnhälfte unterteilt. Es ist von zahlreichen Windungen und Furchen durchzogen und stülpt sich wie eine Mütze über die tieferen Gehirnstrukturen. Die beiden Hirnhälften sind durch eine tiefe Längsfurche voneinander getrennt und nur durch den Balken (Corpus callosum) in der Hirnmitte miteinander verbunden (**Abb. 1.478**). Die Großhirnrinde besteht aus der außen liegenden „grauen Substanz" mit einer hohen Zellkörperdichte und der innen liegenden „weißen Substanz" mit zahlreichen Nervenfasern. Die Gehirnarchitektur folgt also dem System, die Zellkörper im äußeren Bereich und die Leitungsbahnen im inneren Bereich zu platzieren und so den kürzesten Weg zu wählen. Im Zwischenhirn finden sich ebenfalls noch einige Bereiche mit grauer Substanz (z. B. Thalamus). Die Gehirnrinde wird in vier Lappen aufgeteilt (Stirn-, Schläfen-, Scheitel- und Hinterhauptlappen, **Abb. 1.479**).

Rindenfelder. Man kann den einzelnen Teilen der Hirnrinde (Rindenfeldern) bestimmte Funktionen zuordnen (**Abb. 1.479**), z. B. das Sehzentrum dem Hinterhauptlappen. Für die Sprache gibt es zwei Zentren, ein motorisches Sprachbildungszentrum im Stirnlappen und ein Sprachverständniszentrum im Schläfenlappen. In der vorderen und hinteren Zentralwindung befinden sich für jede Region des Körpers sowohl Areale für die Verarbeitung der sensorischen Empfindungen als auch für die motorischen Muskelbewegungen.

Pyramidenbahnen

Die Pyramidenbahnen sind Nervenfasern zur Steuerung der willkürlichen, bewussten Muskelbewegungen. Sie führen vom jeweiligen motorischen Rindenareal zum Zwischenhirn, kreuzen vor dem Rückenmark auf die Gegenseite und ziehen in die Peripherie. Aus diesem Grund macht sich eine Schädigung des Großhirns (z. B. eine Hirnblutung

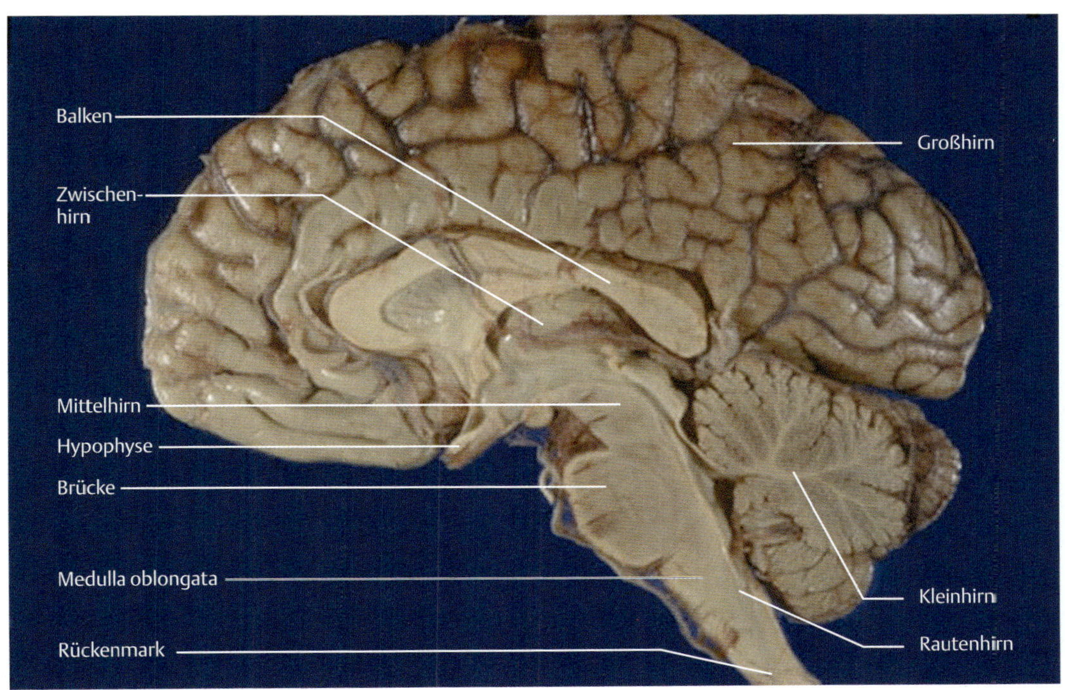

Abb. 1.478 Längsschnitt zwischen den beiden Großhirnhälften durch den Balken; gut zu erkennen sind die Windungen und Furchen.

> **M** *Myelin ist weiß und lässt sich schon mit bloßem Auge im ZNS-Nervengewebe mit markhaltigen Nervenfasern als* **„weiße Substanz"** *erkennen. Die Bereiche mit den Zellkörpern und den darin liegenden Zellkernen erscheinen dunkler und werden deshalb als* **„graue Substanz"** *bezeichnet.*

> **D** *Das* **Großhirn** *ist der Sitz des Bewusstseins, der Intelligenz, des Gedächtnisses und ähnlicher höherer Gehirnfunktionen.*

> **M** *Bei* **Hirnschädigungen** *(z. B. Hirnblutungen) kommt es zum Ausfall der Funktionen, die vom betroffenen Areal gesteuert werden.*

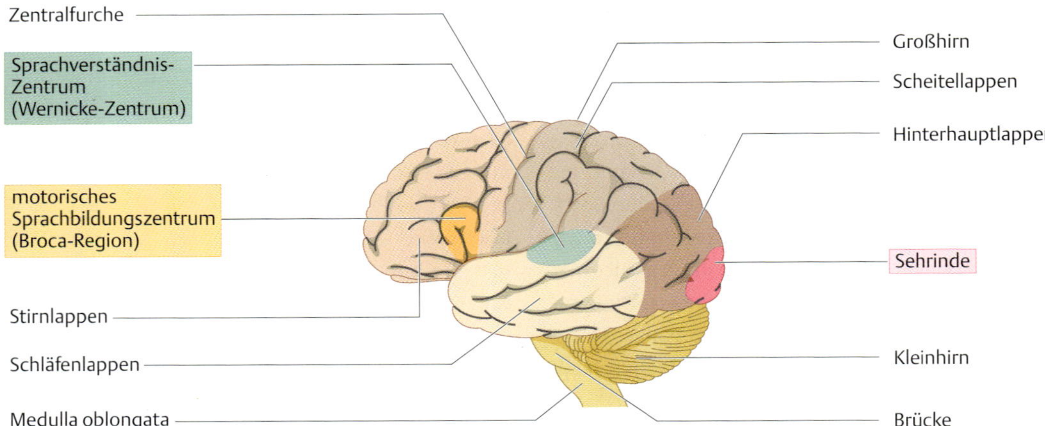

Abb. 1.479 Linke Hirnhälfte von außen. Aufteilung der Großhirnlappen und Lokalisation der Sprach- und Sehzentren (aus Schwegler 2002).

in der linken Großhirnhälfte) immer auf der Gegenseite (als Lähmung der rechten Extremitäten) bemerkbar.

Zwischenhirn

Das Zwischenhirn ist die Schaltstelle zwischen Großhirn und Hirnstamm, es beherbergt neben zahlreichen Nervenfasern einige Kerngebiete, wie den Thalamus, und mit Hypothalamus und Hypophyse zwei wichtige Schnittstellen mit dem Hormonsystem. Die Hormone des Hypothalamus und der Hypophyse steuern die Ausschüttung vieler Hormondrüsen im Körper (z.B. bei der Schilddrüse TSH, S.365).

Hirnstamm

Der Hirnstamm ist der unterste Teil des Gehirns, er verbindet das Großhirn mit dem Rückenmark und dem Kleinhirn und besteht aus Mittelhirn, Brücke und verlängertem Mark. In diesem Ausgangsbereich des Gehirns drängen sich alle Nervenfasern, die ins Rückenmark ziehen. Die tiefer liegende Brücke (Pons) enthält neben diesen Nervenfasern die Verbindungen zum Kleinhirn. Im verlängerten Mark (Medulla oblongata) findet man weitere Steuerungszentren für lebenswichtige Körperfunktionen, wie z.B. Atem-, Herz-Kreislauf- und Schluckzentrum. Außerdem kreuzen in diesem Bereich viele Nervenfasern auf die Gegenseite.

M *__Hirnstammschädigungen__ betreffen lebenswichtige Funktionen und sind deshalb immer lebensbedrohlich.*

M *Die Bezeichnung „Hirnnerven" gibt häufig Anlass zu Verwirrung, es handelt sich dabei nicht um die Nervenfasern im Gehirn, sondern um Nerven, die das Gehirn ohne „Umweg" über das Rückenmark direkt verlassen.*

Kleinhirn

Das Kleinhirn liegt in der hinteren Schädelgrube unterhalb des Hinterhauptlappens und schließt sich an die Pons nach hinten an. Wie die Großhirnrinde, so ist auch die Oberfläche des Kleinhirns von zahlreichen, allerdings kleineren Furchen und Windungen durchzogen. Die Aufgaben des Kleinhirns bestehen in der Koordination der Muskelgrundspannung und der Muskelbewegungen (mithilfe des extrapyramidalen Systems) und in der Aufrechterhaltung des Gleichgewichts.

Hirnnerven

Hirnnerven sind Nerven, die das Gehirn ohne den „Umweg" über das Rückenmark direkt verlassen. Sie versorgen den Kopf- und Halsbereich sowie die Sinnesorgane am Kopf. Es gibt auf jeder Hirnhälfte 12 Hirnnerven, die das Gehirn an der Unterseite verlassen und nach der Reihenfolge ihres Austrittsortes mit römischen Ziffern benannt werden.

- **Nervus olfactorius** (N. I): Riechnerv,
- **Nervus opticus** (N. II): Sehnerv,
- **Nervus oculomotorius** (N. III): Steuerung der Pupillengröße und der Augenbewegungen,
- **Nervus trochlearis** (N. IV): Augenbewegungen,
- **Nervus trigeminus** (N. V; lat. trigeminus = Drilling): Drillingsnerv für die Gesichtssensibilität, die motorische Versorgung der Kaumuskulatur und der Mundspeicheldrüsen,
- **Nervus abducens** (N. VI; lat. ab = weg, ducere = führen): Bewegung des Auges nach außen,
- **Nervus facialis** (N. VII): motorischer Gesichtsnerv, Geschmacksempfindungen aus dem vorderen Teil der Zunge,
- **Nervus vestibulocochlearis** (N. VIII): Hör- und Gleichgewichtsnerv,
- **Nervus glossopharyngeus** (N. IX): sensibler Zungen- und Rachennerv, motorisch zur Schluckmuskulatur,
- **Nervus vagus** (N. X): „Parasympathikus" – Teil des vegetativen Nervensystems, motorische und sensible Innervierung von Brust und Oberbauchorganen sowie des Verdauungstraktes,
- **Nervus accessorius** (N. XI): motorische Versorgung der Hals- und Schultermuskeln,
- **Nervus hypoglossus** (N. XII): motorischer Zungennerv.

D *Das __Rückenmark__ verbindet als Teil des zentralen Nervensystems das Gehirn mit dem peripheren Nervensystem.*

Rückenmark

Das Rückenmark zieht vom großen Hinterhauptsloch im Wirbelkanal der Wirbelsäule (S.295) bis etwa auf die Höhe des ersten Lendenwirbelkörpers hinunter und hat die Form eines ovalen Schlauches mit einem Durchmesser von ca. 1 cm. Schneidet

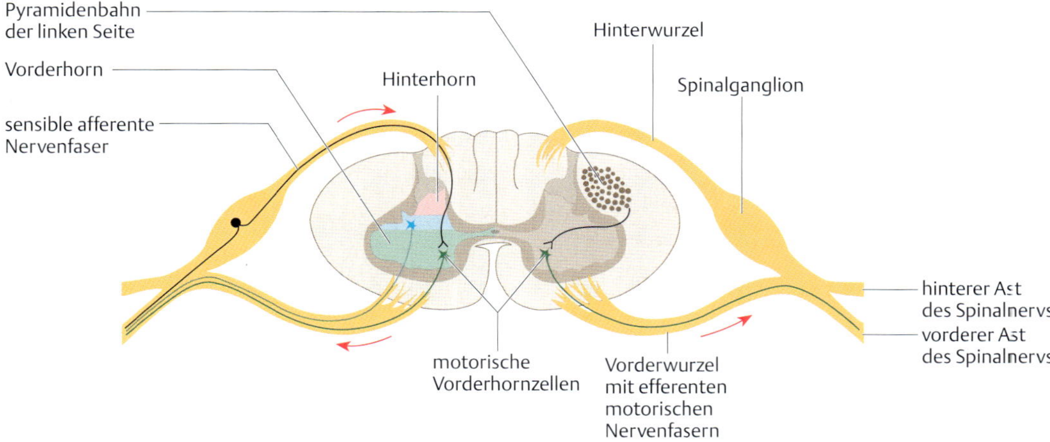

Abb. 1.480 Querschnitt durch ein Rückenmarksegment mit den Abgängen zu den Spinalnerven (aus Faller u. Schünke 2008).

man das Rückenmark im Querschnitt auf, lässt sich auch hier mit bloßem Auge die graue von der weißen Substanz unterscheiden. Allerdings liegt hier die graue Substanz in der Mitte und hat eine schmetterlingsartige Form. Die Nervenzellkörper mit ihren Verschaltungen liegen im Zentrum, die Nervenfasern verlaufen im Randbereich als „absteigende" oder „aufsteigende" Nervenbahnen. Aus diesem Grund ist die weiße Substanz in den oberen Rückenmarkabschnitten (z. B. im Halsrückenmark) dicker als in den unteren, da hier alle auf- und absteigenden Bahnen für den gesamten Körper verlaufen.

Das Rückenmark dient allerdings nicht nur der Weiterleitung von Signalen zum und aus dem Gehirn, in der grauen Substanz findet man auch zahlreiche vom Gehirn unabhängige Verschaltungen (z. B. bei Eigenreflexen), sodass man jedes Rückenmarksegment als eigenständiges Koordinationszentrum auffassen kann.

Der nach vorne zeigende „Flügel" der schmetterlingsförmigen grauen Substanz wird Vorderhorn genannt, hier liegen die motorischen Nervenzellen, deren Axone über Spinalnerven zur willkürlichen Muskulatur ziehen. Der nach hinten zeigende „Flügel" wird als Hinterhorn bezeichnet; hier münden die sensiblen Nervenfasern aus der Peripherie. Die aus dem Vorder- und Hinterhorn auf beiden Seiten des Rückenmarks in regelmäßigen Abständen entspringenden Nervenwurzeln vereinigen sich zu den Spinalnerven, die beiderseits durch Kanäle zwischen den Wirbelkörpern in den Körper führen (**Abb. 1.480**).

Periphere Nerven

Unter den peripheren Nerven verstehen wir die Nerven, die als Spinalnerv beiderseits aus jedem Wirbelkörper herausziehen und die jeweiligen Körperregionen innervieren. Genauer betrachtet, teilen sich die Spinalnerven nach ihrem Durchtritt durch den Wirbelkanal in verschiedene Äste auf: Die hinteren Äste versorgen die Haut der Rückenregion sensibel und die Rückenmuskulatur motorisch. Die vorderen Äste der Spinalnerven haben einen charakteristischen Verlauf: Sie vereinigen sich auf jeder Seite des Körpers zu sog. Nervengeflechten, die Nervenplexus genannt werden (**Abb. 1.481**):

- **Armgeflecht** (Plexus brachialis), aus dem die drei großen Armnerven N. radialis, N. ulnaris und N. medianus entspringen,
- **Lendengeflecht** (Plexus lumbalis) zur Versorgung der Geschlechtsorgane und der Vorderseite der Beine, hieraus entspringt u. a. der N. femoralis,
- **Kreuzgeflecht** (Plexus sacralis) zur Versorgung des Gesäßes und der unteren Gliedmaßen, aus dem der N. ischiadicus entspringt, der sich an der Kniekehle zum N. tibialis und N. peronaeus verzweigt.

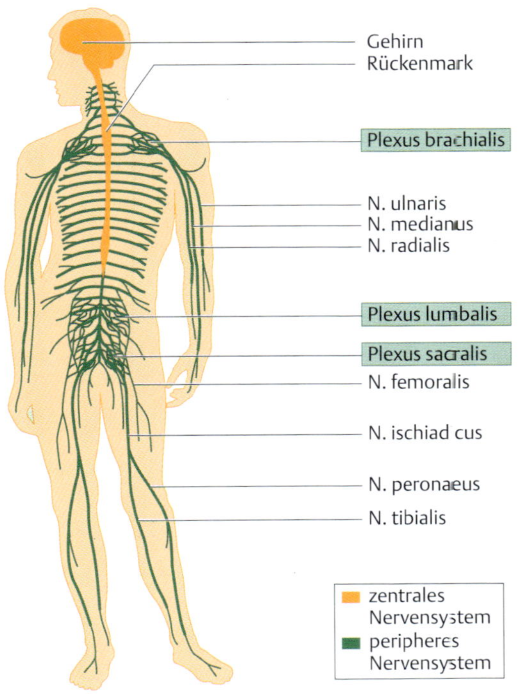

Abb. 1.481 Peripheres Nervensystem. Die Nervengeflechte (Plexus) und die wichtigsten peripheren Nerven (aus Schwegler, 2006).

> **M** *Als **Nerv** bezeichnet man Bündel von vielen nebeneinander liegenden Nervenfasern (also Axonen), die von einer Hülle aus Bindegewebe umgeben sind. Nerven können sich aufteilen oder mit anderen Nerven verbinden und sowohl sensorische (also afferente) als auch motorische (also efferente) Nervenfasern enthalten.*

> **M** *Eine **Schädigung des Rückenmarks** an einer beliebigen Stelle (z. B. durch Verletzung) unterbricht alle Nervenbahnen ab diesem Segment (Querschnittlähmung), d. h., alle Empfindungen aus den darunterliegenden Segmenten und die willkürliche Bewegung der entsprechenden Muskeln fallen aus.*

> **M** *Wird ein Spinalnerv abgeklemmt (z. B. durch einen Bandscheibenvorfall), kann es zu Lähmungen und Empfindungsstörungen in den von diesem Spinalnerv versorgten Muskeln bzw. Hautarealen kommen.*

D *Reflexe sind unwillkürliche Muskelreaktionen auf einen äußeren Reiz; sie werden vom ZNS auf Rückenmarksebene gesteuert.*

M *Da das Gehirn vollständig von Schädelknochen umgeben ist, kann das Hirngewebe bei Raumforderungen in der Schädelhöhle (z. B. durch Blutungen oder Hirnödem) nicht ausweichen. Deshalb besteht Lebensgefahr!*

Reflexe

Reflexe sind vom Willen unabhängige (unwillkürliche) Reaktionen von Muskeln auf einen äußeren Reiz; sie werden vom zentralen Nervensystem auf Rückenmarksebene gesteuert. Aus diesem Grund sind blitzschnelle Muskelreaktionen möglich, ohne dass der Reiz in das Großhirn weitergeleitet und vom Bewusstsein wahrgenommen werden muss, bevor die Reaktion entwickelt werden kann.

Eigen-/Fremdreflexe. Bei den Eigenreflexen finden der Reiz und die Reaktion im selben Muskel statt. In den Muskeln befinden sich Muskelspindeln, das sind Dehnungsmessfühler, die bei starker Muskeldehnung gereizt werden und diesen Reiz über afferente Nervenfasern in das Hinterhorn des Rückenmarks weiterleiten. Hier wird der Reiz unmittelbar, über nur eine Synapse, auf eine motorische Vorderhornzelle umgeschaltet, die über ihr Axon den gedehnten Muskel erregt, sodass sich dieser zusammenzieht (kontrahiert). Bei Fremdreflexen finden der Reiz und die Reflexantwort in verschiedenen Organen statt. Der Reflexbogen erfolgt über mehrere Verschaltungen (also Synapsen) und meist auch über mehrere Rückenmarkssegmente hinweg.

Patellarsehnenreflex. Der bekannteste Eigenreflex ist der Patellarsehnenreflex (PSR, **Abb. 1.482**), bei dem durch einen Schlag mit dem Reflexhammer auf die Kniescheibensehne (Patella-Sehne) eine Kontraktion des Oberschenkelstreckmuskels und damit eine schnelle Streckung im Kniegelenk ausgelöst wird. Ähnlich Reflexe lassen sich an der Achillessehne sowie der Bizepssehne an der Ellenbeuge auslösen. Die Reflexe dienen der Regulation der Muskelspannung auf unterschiedliche Krafteinwirkungen hin, vor allem beim Stehen.

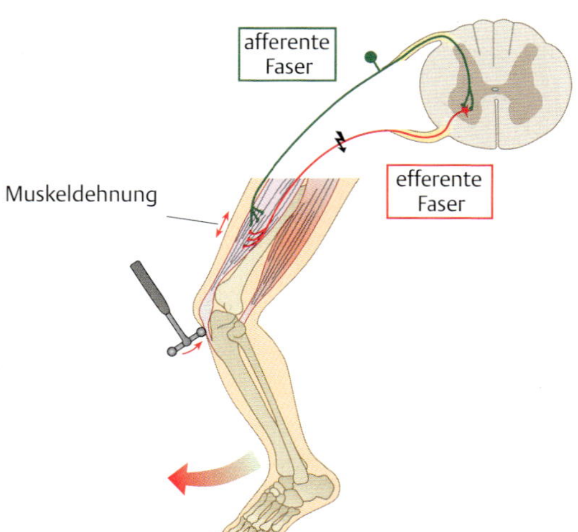

Abb. 1.482 Patellarsehnenreflex: Der Schlag mit dem Reflexhammer auf die Kniescheibensehne löst eine Kontraktion des Oberschenkelstreckmuskels aus (aus Schwegler 2006).

Korneal-/Pupillenreflex. Beispiele für Fremdreflexe sind der Kornealreflex, bei dem durch die Berührung der Augenhornhaut (Kornea) ein Lidschluss ausgelöst wird, und der Pupillenreflex, bei dem Lichteinfall in die Augen eine beidseitige Pupillenverengung zur Folge hat.

Vegetatives Nervensystem

Das vegetative oder autonome Nervensystem (VNS) steuert alle wichtigen Organfunktionen, wie Atmung, Herz-Kreislauf-System, Verdauung, Stoffwechsel, Harnblasen- und Sexualfunktion, Temperaturregulation und Wasserhaushalt. Es hat sowohl Anteile im ZNS als auch im peripheren Nervensystem und funktioniert unwillkürlich, ist also nur indirekt vom menschlichen Bewusstsein beeinflussbar.

Aufbau. Das vegetative Nervensystem besteht aus zwei anatomisch getrennten Teilen, dem Sympathikus und Parasympathikus. Die meisten Organe werden von beiden Anteilen mit Nerven versorgt. Das Wirkungsprofil des Sympathikus lässt sich mit Stress, Arbeit oder Angriff umschreiben, der Parasympathikus steht für Verdauung, Erholung, Aufbau (**Tab. 1.1**). Beide Systeme reagieren aufeinander.

Überträgerstoffe. Die peripheren Nervenstränge des Sympathikus entspringen im Brust- und Lendenrückenmark und führen zu den einzelnen Organen, wo durch den Überträgerstoff Noradrenalin unterschiedliche Rezeptoren (Alpha- und Beta-Rezeptoren) stimuliert werden. Der Parasympathikus entspringt aus den Hirnnerven sowie dem Sakralmark und zieht zu den Organen, die mit dem Überträgerstoff Azetylcholin stimuliert werden. Die Überträgerstoffe und die Rezeptoren an den Zielorganen lassen sich durch Medikamente beeinflussen: z. B. Beta-Rezeptorenblocker („Betablocker") zur Senkung der Herzfrequenz und des Blutdrucks.

Gehirn

Knöcherner Schädel

Der Schädel sitzt auf der Wirbelsäule und schützt das empfindliche Gehirngewebe gegenüber Verletzungen von außen. Im Inneren befindet sich die Schädelhöhle, in der das Gehirn liegt. An der Unterseite (Schädelbasis) gibt es eine große Öffnung (großes Hinterhauptsloch) für die Verbindung des Gehirns zum Rückenmark sowie kleinere Löcher für die Durchtrittsstellen von Hirnnerven und -gefäßen.

Hirnhäute

Da das Nervengewebe im Rückenmark und Gehirn sehr empfindlich ist, ist es von mehreren bindegewebigen Hirnhäuten (Meningen) umgeben und wird zur Polsterung von Gehirnflüssigkeit (Liquor) umspült. Die harte Hirnhaut (Dura mater) umgibt

Tab. 1.58 Organeffekte des Sympathikus und Parasympathikus

Organe	*Wirkung des Sympathikus*	*Wirkung des Parasympathikus*
Herz	Zunahme der Herzfrequenz und Kontraktionskraft	Abnahme der Herzfrequenz und Kontraktionskraft
Haut- und Eingeweidegefäße	Verengung	keine
Bronchien	Erweiterung	Verengung
Magen-Darm-Trakt	Verminderung der Darmbewegung, Zusammenziehen der Verschlussmuskeln	vermehrte Darmtätigkeit, Erschlaffen der Verschlussmuskeln
Pupillen	Erweiterung	Verengung

als äußere Hülle das ZNS. Sie besteht aus einer derben Bindegewebsschicht und enthält große venöse Gefäße (Sinus), die das Blut aus dem Gehirn abtransportieren. Die mittlere Hirnhaut ist weicher und dünner, sie legt sich innen an die Dura an und bildet knospenförmige Wucherungen in die venösen Gefäße, durch die der Liquor abgeleitet wird. Nach innen hat sie spinnengewebsartige Verbindungen zur inneren Hirnhaut, die deshalb auch Spinnenwebenhaut (Arachnoidea) genannt wird. Zwischen mittlerer und innerer Hirnhaut umfließt der Liquor Gehirn und Rückenmark im sog. Subarachnoidalraum. Die innere Hirnhaut (Pia mater) ist sehr zart und bedeckt Gehirn und Rückenmark unmittelbar über allen Windungen und Furchen (**Abb. 1.483**).

Liquor und Ventrikelsystem

Die Gehirnflüssigkeit (Liquor) ist eine farblose, klare Flüssigkeit, die das Gehirn außen im Subarachnoidalraum sowie innen über die vier Hirnkammern (Ventrikel, **Abb. 1.484**) umspült. Neben seiner Funktion als Polsterung findet über den Liquor ein Teil des Stoffaustausches zwischen Blut und Nervengewebe statt. Die vier Hirnkammern durchziehen das Gehirn wie ein Drainagesystem und sind durch Kanäle untereinander und mit dem Subarachnoidalraum verbunden. Der Liquor wird in zwei Gefäßgeflechten (Plexus choroideus) im 1. und 2. Ventrikel gebildet und in den Arachnoidalzotten (s. oben) wieder resorbiert. Liquorbildung und -resorption müssen sich im Gleichgewicht befinden, da sonst eine krankhafte Erweiterung der Liquorräume (Hydrozephalus = „Wasserkopf") entsteht. Der Liquor umspült auch das Rückenmark und wird im Rückenmarkskanal der Wirbelsäule von den sackförmigen Gehirnhäuten umgeben.

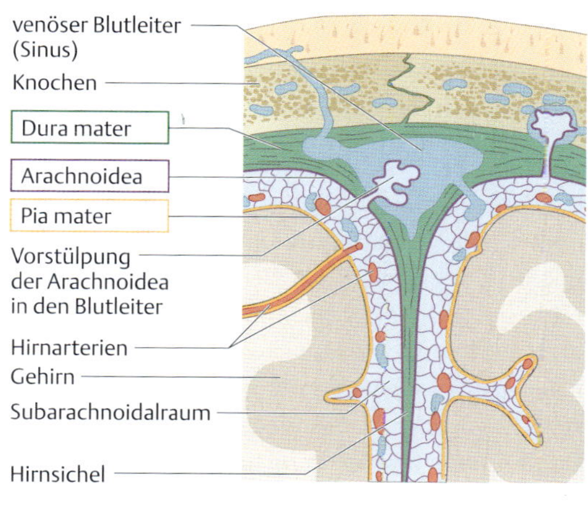

Abb. 1.483 Äußere Liquorräume. Hirnhäute, venöse Gefäße und äußerer Liquorraum: vertikaler Querschnitt (Frontalschnitt) durch Hirnsichel und Schädelknochen (aus Schwegler 2006).

Blutversorgung des Gehirns

Arterien. Die Versorgung des Gehirns mit arteriellem Blut erfolgt über ein ringförmiges Arteriensystem an der Hirnbasis, das von den beiden inneren Halsschlagadern (Arteria carotis interna) sowie in geringerem Maß von den Wirbelarterien (Arteria vertebralis) gespeist wird. Aus dem „Arterienring" an der Hirnbasis zweigen auf jeder Hirnhälfte die vordere, mittlere und hintere Gehirnarterie (Arteriae cerebri anterior, media und posterior) ab, ziehen an der Außenseite des Gehirns nach oben und entsenden Äste nach innen.

Da das ringförmige Arteriensystem im Subarachnoidalraum verläuft, breitet sich bei einer Blutung aus diesen Arterien das Blut dort aus, was dann als Subarachnoidalblutung (SAB) bezeichnet wird (S. 433). Kommt es durch Gefäßverengungen (Arteriosklerose) oder durch ein eingeschwemmtes Blutgerinnsel (arterielle Embolie) zum Verschluss einer der Gehirnarterienäste, so wird das von diesem Gefäß versorgte Gehirngewebe nicht mehr durchblutet und stirbt ab (Hirninfarkt, S. 431).

Venen. Die Venen des Gehirns verlaufen nicht an der Hirnbasis, sondern wie ein Dachfirst entlang der Längsachse des Gehirns innerhalb der harten Hirnhaut (Dura mater). Von diesen venösen Gefäßen (Sinus) sprossen kleine Gefäßknospen in den Subarachnoidalraum.

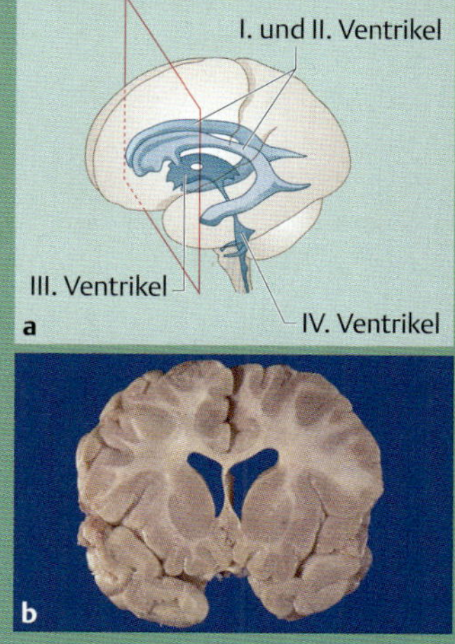

Abb. 1.484 Innere Liqorräume. a Ventrikel-(Hirnkammer-)System (aus Schwegler 2006), **b** I. und II. Ventrikel im Frontalschnitt durch das Gehirn (Schnittebene in **a** rot eingezeichnet).

> **M** *Bei starken* **Krafteinwirkungen** *auf den Schädel (z. B. bei einem Sturz oder Unfall) kann es zu Einrissen an den Hirnvenen kommen. Da sich diese Blutungen zwischen Dura mater und Arachnoidea ausbreiten, spricht man von einer Subduralblutung (SDH, S. 433).*

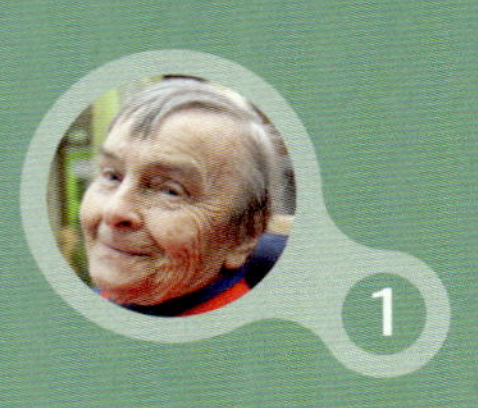

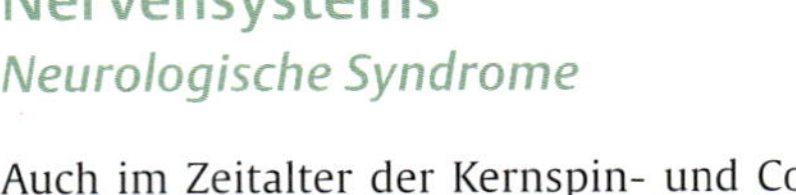

Diagnostik bei Erkrankungen des Nervensystems

Neurologische Syndrome

Auch im Zeitalter der Kernspin- und Computertomografie ist eine sorgfältige Krankenbeobachtung immer noch die wichtigste Untersuchungsmethode in allen Professionen. Das Nervensystem lässt sich mit wenigen, einfachen Mitteln untersuchen und auch mit Basiskenntnissen beurteilen.

Bei der neurologischen Beurteilung des Bewusstseins ist vor allem der zeitliche Verlauf zu beachten. Da sich bei einigen Erkrankungen des Nervensystems (z. B. Gehirnblutungen nach einem Sturz) Ausfälle erst nach einiger Zeit (symptomfreies Intervall) zeigen können, ist eine Wiederholung sowohl für den Arzt als auch die Pflegekraft unerlässlich.

D *Unter einer* ***Parese*** *versteht man die Bewegungseinschränkung eines oder mehrerer Muskeln, der vollständige Funktionsausfall wird als Plegie oder Paralyse bezeichnet.*

Bewegungs- und Sensibilitätsstörungen

Für eine genaue Patientenbeurteilung muss der Patient aufgefordert werden, alle Körperteile zu bewegen, und diese müssen dann genau beobachtet werden.

Lähmungen (Paresen)

Einteilung. Paresen lassen sich folgendermaßen einteilen:

- spastische Lähmung: erhöhte Muskelgrundspannung (s. unten),
- schlaffe Lähmung,
- Monoparese: Lähmung eines einzelnen Körperteils (z. B. Arm oder Bein),
- Hemiparese: Lähmung der rechten oder linken Körperhälfte, „Halbseitenlähmung",
- Paraparese: Lähmung beider Beine,
- Tetraparese: Lähmung aller vier Gliedmaßen.

Ursachen. Die Ursachen von zentraler und peripherer Lähmung sind unterschiedlich.

Zentrale Lähmung: Bei der zentralen Lähmung (z. B. nach einem Gehirninfarkt) sind die Nervenbahnen im ZNS, die von der Hirnrinde über die Pyramidenbahnen ins Rückenmark ziehen, geschädigt. Die betroffenen Körperteile können willkürlich nicht ausreichend oder gar nicht bewegt werden, meist ist die Muskelgrundspannung im Sinne einer Spastik (s. unten) erhöht und die Muskeleigenreflexe sind auslösbar oder sogar gesteigert. Bei zentralen Lähmungen ist die der Schädigung gegenüberliegende Seite betroffen, da die absteigenden Nervenbahnen (Pyramidenbahnen) im verlängerten Rückenmark (Medulla oblongata) auf die Gegenseite kreuzen.

Periphere Lähmung: Bei dieser Form werden motorische Nerven, die aus dem Rückenmark zum Muskel führen, geschädigt (z. B. durch eine Verletzung). Man findet eine schlaffe Lähmung der betroffenen Muskeln, die Muskeleigenreflexe sind nicht mehr auslösbar und es kommt im Verlauf häufig zu Muskelschwund (Muskelatrophie).

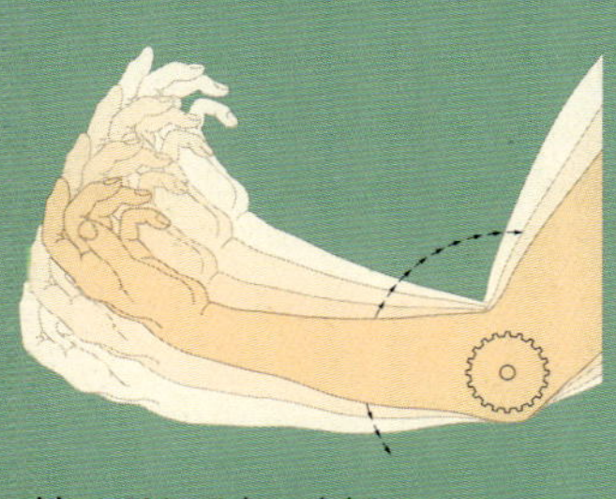

Abb. 1.486 „Zahnradphänomen".

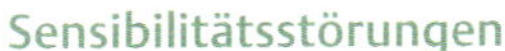

Sensibilitätsstörungen

Sensibilitätsstörungen (sensible Lähmungen) sind Störungen der Sinneswahrnehmungen, deren Ursache im Sinnesorgan (z. B. in der Haut bei Verbrennungen), in der sensiblen Nervenbahn (z. B. bei Schädigung von peripheren Nerven) oder in der Verarbeitung durch das ZNS (z. B. bei Multipler Sklerose) liegen können. Es können unterschiedliche Bereiche der Sinnesempfindung betroffen sein, wie Berührung, Tiefensensibilität, Temperatur oder Schmerz.

Veränderung der Muskelgrundspannung (Muskeltonus)

Spastik. Bei der Spastik ist der Muskeltonus erhöht, sodass sich bei einer passiven Muskeldehnung zu Beginn ein erhöhter Widerstand zeigt, der später nachlässt (Taschenmesserphänomen). Die Ursache ist ein Ausfall von hemmenden Nervenbahnen, z. B. bei der spastischen Hemiparese nach einem Hirninfarkt. Häufig „verkrampfen" die der Schwerkraft entgegenwirkenden Muskeln – wie die Streckmuskeln an den Beinen oder die Armbeuger –, sodass es zu Fehlstellungen in den Gelenken (Kontrakturen) kommen kann (**Abb. 1.485**).

Rigor. Auch beim Rigor liegt ein erhöhter Muskeltonus vor, allerdings zeigt sich gegenüber einer passiven Bewegung entweder ein gleichmäßiger „wächserner" Widerstand oder ein ruckartiges Nachlassen (sog. Zahnradphänomen, **Abb. 1.486**). Betroffen sind beim Rigor Beuger und Strecker gleichmäßig, typische Ursachen sind die Parkinson-Krankheit oder Medikamentennebenwirkungen bei Neuroleptikatherapie.

Tremor. Darunter versteht man ein rhythmisches Zittern der Extremitäten oder des Kopfes:

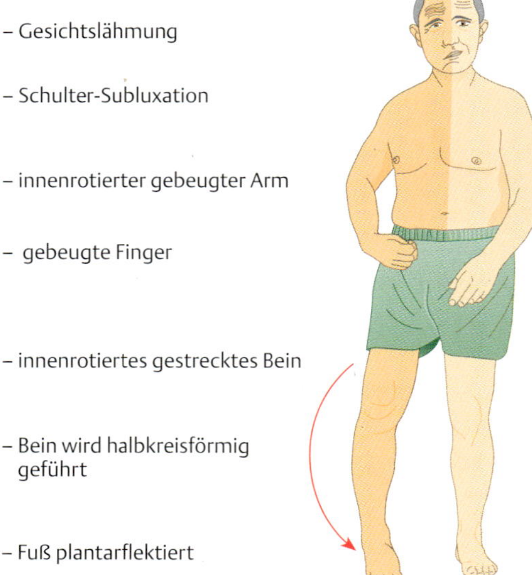

Abb. 1.485 Spastische Hemiparese.

- psychogener Tremor: bei Angst- oder Erregungszuständen mit einer wechselnden Frequenz,
- Ruhe-Tremor: nur in Ruhe vorkommend, bei gezielten Bewegungen nachlassend oder verschwindend, meist die Hände betreffend; eine typische Ursache ist die Parkinson-Erkrankung,
- Halte-Tremor: tritt erst beim Halten eines Gegenstandes auf; Ursache kann eine (meist erbliche) Veranlagung sein, im höheren Alter seniler Tremor, mit einer Mitbeteiligung des Kopfes.

Pupillen und Sehstörungen

Durch die Untersuchung von Augen und Pupillen lassen sich viele Störungen vor allem des ZNS erkennen, da jedes Auge von vier Hirnnerven versorgt wird. Beurteilungskriterium ist die Pupillengröße. Wichtig hierbei ist, ob beide Pupillen gleich groß (isokor) sind und die Reaktion auf das Beleuchten des Auges mit Licht (Pupillenreflex) seitengleich ist. Ein wichtiger Hinweis auf die Bewusstseinslage ist die Fähigkeit des Patienten, einen Gegenstand mit dem Auge zu fixieren.

Bewusstseinsstörungen

Bewusstseinsstörungen, also Veränderungen der Wachheit (Vigilanz) sind wichtige Zeichen für eine Schädigung des ZNS. Zur Beurteilung wird heute weltweit die Glasgow-Koma-Skala (GCS, **Tab. 1.2**) verwendet. Die Untersuchung ist mit einfachen Mitteln durchführbar, wird zur Verlaufsbeurteilung häufig wiederholt und „benotet" die Reaktion des Patienten auf Reize von außen: der Minimalwert liegt bei 3, der Maximalwert bei 15.

Apallisches Syndrom. Das apallische Syndrom ist eine Sonderform des Komas („Wach-Koma"): Die Patienten bewegen die Extremitäten ungezielt und öffnen die Augen spontan, sie können jedoch keine Gegenstände fixieren oder Kontakt mit der Umwelt aufnehmen. Infolge eines Sauerstoffmangels im gesamten Gehirn (z.B. nach Herz-Kreislauf-Stillstand) kommt es zum Verlust der Funktionen der Hirnrinde und des Zwischenhirns (Bewusstsein, Wahrnehmung). Die lebenswichtigen Funktionen (Atmung, Kreislauf) werden durch den Hirnstamm aufrechterhalten, Körperbewegungen finden auf Reflexebene statt, häufig kommt es zu einer spastischen Tetraparese (s. oben). Eine Rückbildung ist möglich, aber extrem selten.

Sprachstörungen (Aphasie)

Ursachen sind Störungen des ZNS, die die verschiedenen an der Sprachbildung beteiligten Teile des Großhirns beeinträchtigen (S. 423). Je nach dem Ort der Schädigung kann die Aphasie unterschiedliche Formen haben.

Motorische (Broca-)Aphasie. Das Sprach- und Leseverständnis ist erhalten, das Vermögen, Worte (sprachlich) auszudrücken, ist verlangsamt und gestört. Die vermehrte Sprachanstrengung zeigt sich im „Ringen" um Worte und in einem „Telegrammstil".

Sensorische (Wernicke-)Aphasie. Hier ist das Verständnis für Sprache und Schrift stark beeinträchtigt, bei flüssigem Sprechen. Typisch ist ein ungehemmter Sprachfluss mit erhaltener Sprachmelodie, allerdings ergeben die einzelnen Worte wenig Sinn. Aufgrund des fehlenden Sprachverständnisses erkennt der Betroffene seine Fehler selbst nicht.

Amnestische Aphasie. Dabei kommt es zu Wortfindungsstörungen bei flüssigem Sprechen und nur wenig gestörtem Sprachverständnis. Da dem Betroffenen die Worte nicht einfallen, neigt er dazu, die betreffenden Gegenstände zu umschreiben.

Globale Aphasie. Sowohl Sprachverständnis als auch Sprachproduktion sind stark beeinträch-

Tab. 1.59 Glasgow-Koma-Skala

Überprüfte Funktion	*Beste Reaktion*	*Bewertung (Punkte)*
Augen öffnen	spontanes Augenöffnen	4
	Öffnen auf Ansprechen	3
	Öffnen auf Schmerzreiz	2
	keine Reaktion der Augen	1
(motorische) Reaktion auf Schmerzreize	Befolgen von Aufforderungen	6
	gezielte Abwehr auf Schmerzreize	5
	ungezielte Abwehr auf Schmerzreize	4
	vorwiegend Reaktion der Beugungsmuskeln auf Schmerzreize	3
	vorwiegend Reaktion der Streckmuskeln auf Schmerzreize	2
	keine Reaktion	1
sprachliche (verbale) Reaktion	orientiert	5
	verwirrt, nicht richtig orientiert	4
	unzusammenhängende Worte	3
	unverständliche Laute	2
	keine sprachliche Reaktion	1
Summe		

P **Pupillenreflex:** *Man leuchtet mit einer Taschenlampe von der Seite kurz in ein Auge und beobachtet die Reaktion der Pupille: normalerweise verkleinert sie sich sofort. Eine fehlende Reaktion ist ein Hinweis auf eine Schädigung des Gehirns oder der Hirnnerven, kommt aber auch nach einer Katarakt-OP (grauer Star OP) oder bei Glasaugen vor.*

D *Unter einer* **Aphasie** *versteht man eine Sprachstörung bei funktionierenden Sprechorganen.*

tigt; typisch ist ein vollkommen unverständlicher „Wortsalat".

Technische Untersuchungen

Im Gegensatz zu zahlreichen anderen Fachgebieten der Medizin kann man viele Krankheiten des Nervensystems schon mittels einer sorgfältigen körperlichen Untersuchung diagnostizieren. Zusätzlich stehen mittlerweile zahlreiche technische Untersuchungsmethoden zur Verfügung.

Nervenwasseruntersuchung (Lumbalpunktion = LP). Da das Nervenwasser (Liquor) sowohl das Gehirn als auch das Rückenmark umspült (S. 427), lassen sich bei vielen Erkrankungen des Nervensystems laborchemische Veränderungen im Liquor nachweisen. Dafür wird eine Nadel (Punktionskanüle) auf Höhe der hinteren oberen Beckenschaufel zwischen zwei Wirbelkörper geschoben und Liquor entnommen (**Abb. 1.487**). Vor allem für die Diagnose einer Gehirnhautentzündung (Meningitis, S. 434) ist diese Untersuchung sehr wichtig, aber auch beim Verdacht auf eine Multiple Sklerose (MS) oder zur genaueren Abklärung einer Demenz (S. 436).

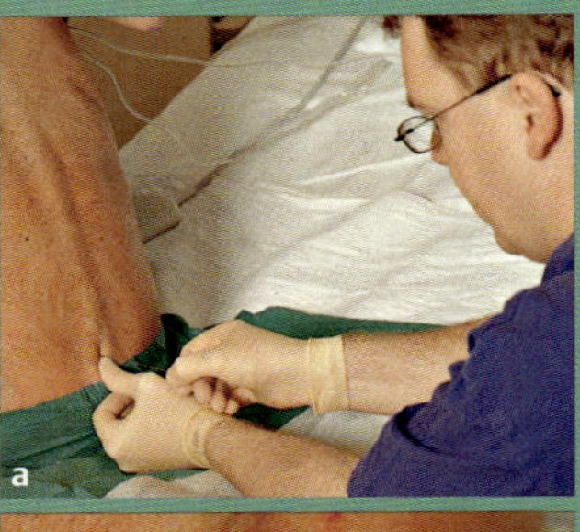

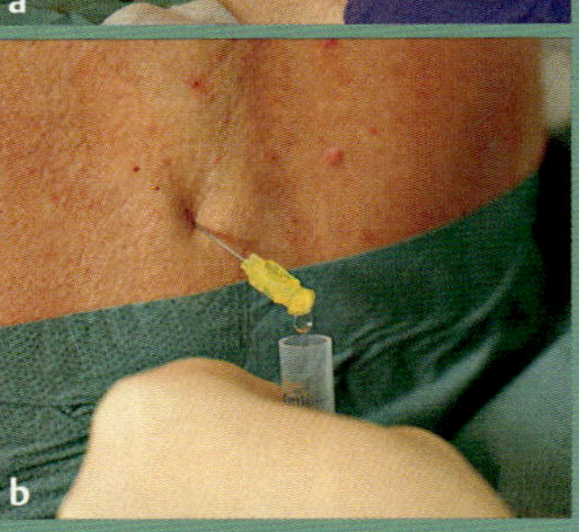

Abb. 1.487 Lumbalpunktion. a Eine Nadel wird zwischen den Wirbelkörpern bis zum Liquorraum geschoben. **b** Das klare Nervenwasser (Liquor) tropft aus der Nadel (aus Haupt u. a. 2002).

Computertomografie- und Kernspin-Untersuchungen. Um das Gehirn oder das Rückenmark bildgebend darzustellen, wird heute vor allem die Computertomografie (CT) angewendet. Dabei wird ein Röntgenstrahl kreisförmig von allen Seiten durch den Körper geschickt und elektronisch ausgewertet. Es entstehen typische Schichtbilder (griech. tome = Schnitt), mit denen der Körper auf dem Bildschirm in dünne „Scheiben" geschnitten wird. Die Patienten werden dafür auf einer Liege liegend durch eine große Röhre geschoben und dürfen sich dabei nicht bewegen. Mit modernen Geräten dauert die Untersuchung weniger als 1 Minute, trotzdem besteht eine erhebliche Strahlenbelastung.

Mit der Kernspintomografie (NMR oder MRT) lassen sich die Strukturen des Nervengewebes noch exakter und ohne Strahlenbelastung darstellen. Dafür wird der Körper durch ein starkes Magnetfeld in einer Röhre „magnetisiert" und die Resonanz der verschiedenen Gewebe gemessen. Allerdings ist diese Untersuchung sehr teuer und benötigt einen erheblichen Zeitaufwand (20–30 Minuten). Deshalb ist sie für Unruhige oder Menschen mit Platzangst nicht geeignet.

EEG (Elektroenzephalografie). Überall wo Strom fließt, lässt sich dieser auch verstärken und messen. Da die Reizleitung im Nervengewebe durch elektrische Impulse erfolgt (S. 422), also Strom fließt, lässt sich dieser mit Elektroden ableiten. Bei der Hirnstrommessung (Elektroenzephalografie = EEG) werden 12–20 Elektroden auf der Kopfhaut angebracht und der Stromfluss in der Hirnrinde gemessen (**Abb. 1.488**). Vor allem bei der Diagnose einer Epilepsie ist das EEG immer noch unerlässlich. Es existieren noch andere elektrophysiologische Untersuchungen, die nach demselben Prinzip der Ableitung von elektrischem Stromfluss in Nerven funktionieren, wie z. B. die Nervenleitgeschwindigkeit (NLG). Sie werden für die Diagnose von Schädigungen der peripheren Nerven benötigt, z. B. bei der Fazialisparese (S. 441) oder der peripheren Polyneuropathie (S. 441).

Doppler-Ultraschall (Doppler-Sonografie). Mit den modernen Ultraschallgeräten lassen sich nicht nur Blutgefäße darstellen, sondern auch die Fließgeschwindigkeit des Blutes mit einer Art Radar (Doppler) messen. Da die zum Gehirn führenden Arterien am Hals gut zugänglich sind, kann man z. B. die Halsschlagader (Arteria carotis) ohne großen Aufwand nach Wandverdickungen (Plaques) und Gefäßverengungen (Stenosen) untersuchen. Vor allem bei den Durchblutungsstörungen des ZNS spielt diese Untersuchung eine wichtige Rolle.

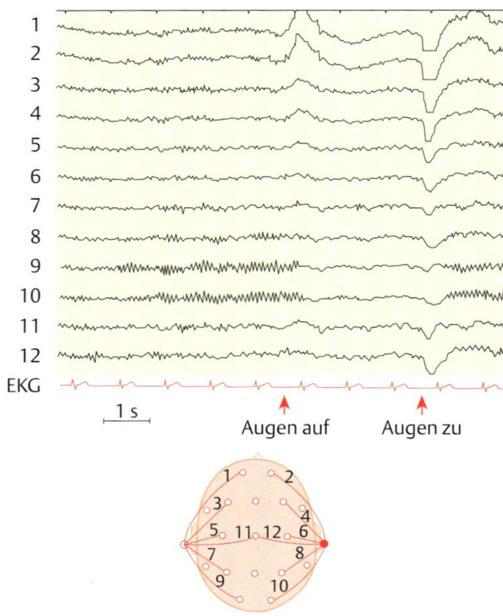

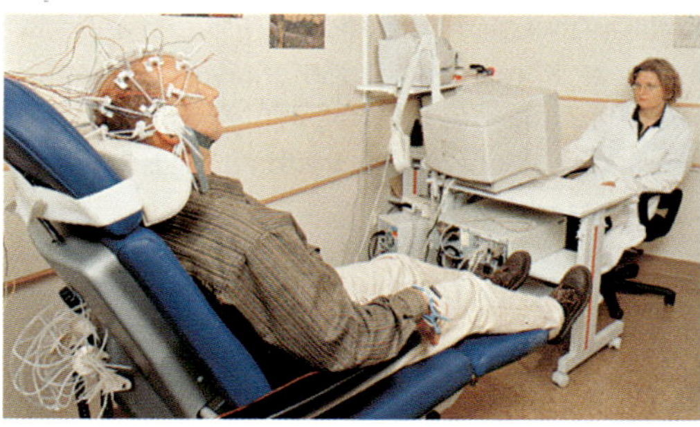

Abb. 1.488 Elektroenzephalogramm (EEG). a Normalbefund: auf der rechten Kurvenhälfte ist die Veränderung der Hirnströme nach Augenöffnen zu sehen, **b** EEG-Ableitung (aus Haupt u. a. 2002).

Durchblutungsstörungen des ZNS

Der Begriff Schlaganfall oder Hirnschlag (Apoplex) ist ein unpräziser Sammelbegriff, der sowohl Hirninfarkte als auch Hirnblutungen umfasst. Da die Ursache eines Apoplex zu 85% in einem Hirninfarkt besteht, werden beide Begriffe in der Umgangssprache synonym gebraucht, für das Verständnis ist es allerdings sinnvoller, im Folgenden Hirninfarkt und Hirnblutung zu unterscheiden.

Hirninfarkt

Ursachen. Verschleppung eines Gerinnsels (Thrombembolie) aus Gefäßverengungen (Arteriosklerose) der großen Gehirnarterien (in 50% der Fälle), Verschleppung eines Gerinnsels (Embolie) aus dem Herzen (in ca. 20% der Fälle) oder Gefäßverengung der kleinen Gehirnarterien (Mikroangiopathie), typischerweise als Folge eines Bluthochdrucks (bei 25% der Fälle).

Risikofaktoren sind:

- Bluthochdruck (Hypertonie),
- Rauchen,
- Diabetes mellitus,
- Vorhofflimmern,
- Alter über 55 Jahre.

TIA und PRIND. Häufig führen Durchblutungsstörungen der Hirnarterien nicht zum Gewebstod (Nekrose), sondern normalisieren sich innerhalb von Minuten oder Stunden, sodass auch die Ausfälle der Gehirnfunktionen wieder verschwinden. Wenn sich die Symptome innerhalb von 24 Stunden zurückbilden, spricht man von einer transitorischen ischämischen Attacke (TIA). Bei einem prolongierten reversiblen ischämischen Defizit (PRIND) gehen die Ausfälle innerhalb von 20 Tagen wieder zurück.

Typische Beispiele für solche neurologischen Ausfälle sind flüchtige, über einige Minuten anhaltende Sehstörungen auf einem Auge (Amaurosis fugax), kurzzeitige Lähmungen und Sensibilitäts- oder Sprachstörungen.

Symptome. Wie der Begriff Schlaganfall oder Hirnschlag schon nahelegt, kommt es zu einem plötzlichen, „schlagartigen" Ausfall von Hirnfunktionen. Je nach Größe des Hirninfarktes können akute Verwirrtheit, Bewusstseinstrübung oder Bewusstlosigkeit (Koma) auftreten. Im Gegensatz zur Gehirnblutung klagen die Patienten sehr selten über Kopfschmerzen. Weitere, oft lebensbedrohliche Symptome sind Atem- und Kreislaufstörungen sowie epileptische Anfälle. Je nach Lokalisation des Hirninfarktes kann es zu ganz typischen neurologischen Ausfällen kommen:

- vordere Hirnarterie (A. cerebri anterior): beinbetonte Halbseitenlähmung, Persönlichkeitsveränderungen,
- mittlere Hirnarterie (A. cerebri media): gesichts- und armbetonte Halbseitenlähmung, Aphasie,
- hintere Hirnarterie (A. cerebri posterior): halbseitige Sehstörung (Gesichtsfeldausfall),
- Kleinhirnarterien: Drehschwindel, Gangstörungen, Augenbewegungsstörungen.

Je nach dem betroffenen, also nicht mehr durchbluteten Hirnareal (**Abb. 1.489a**), fallen einzelne Leistungen des Gehirns aus. Da das Sprachzentrum bei allen Rechtshändern und vielen Linkshändern in der linken Großhirnrinde liegt (S. 424), kommt es bei einem Infarkt in diesem Areal zu Sprachstörungen (Aphasie). Die meisten neurologischen Ausfälle machen sich auf der gegenüberliegenden Seite der betroffenen Hirnhälfte bemerkbar.

Diagnostik. Aufgrund der typischen neurologischen Ausfälle wird so schnell wie möglich eine Computertomografie (cCT) oder Kernspintomografie (NMR) des Gehirns durchgeführt (**Abb. 1.489b**), auf der man eine Gehirnblutung sofort, einen Gehirninfarkt jedoch erst nach Stunden erkennen kann. Außerdem wird eine Ultraschalluntersuchung der Halsschlagadern (Karotis-Doppler-Sonografie) und des Herzens (Echokardiografie) durchgeführt, um ein Blutgerinnsel als Ursache ausschließen zu können.

Therapie. Die Therapie besteht aus

- Sicherung der Vitalfunktionen,
- Wiedereröffnung des Hirnarterienverschlusses,
- Pflege des Hirninfarktpatienten,
- Prophylaxe.

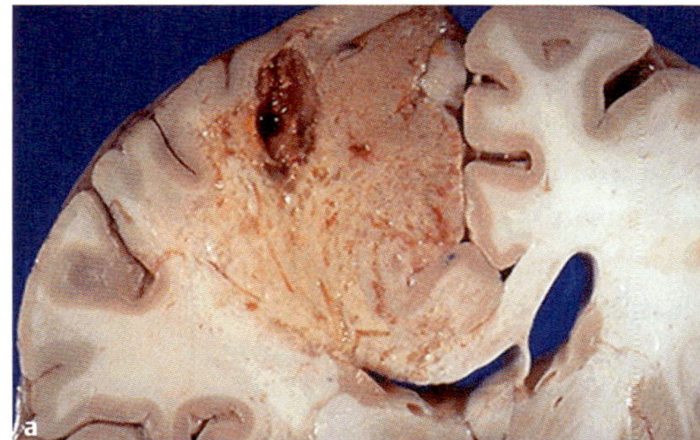

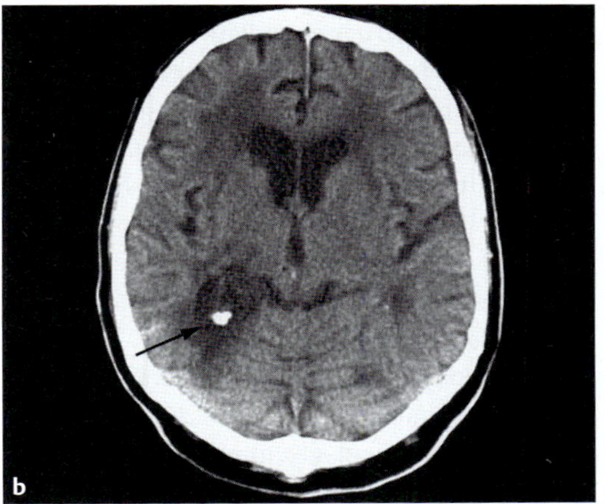

Abb. 1.489 Hirninfarkt. a Älterer Hirninfarkt im Bereich des rechten Scheitellappens, **b** Darstellung im cCT (Pfeil).

> **M** ***Der Schlaganfall (Apoplex)** ist ein gefährliches und häufiges Krankheitsbild. Nach den Herz-Kreislauf- und Tumorerkrankungen sind Schlaganfälle die dritthäufigste Todesursache in den Industrieländern (10–15% aller Todesfälle). Das Schlaganfallrisiko ist bei über 65-Jährigen 20-fach erhöht.*

> **D** *Bei einem **Hirninfarkt** handelt es sich um eine Zerstörung von Gehirngewebe als Folge des Verschlusses eines hirnversorgenden Gefäßes mit irreversiblen neurologischen Ausfällen.*

> **M** *Die **Hypertonie** ist der wichtigste Risikofaktor für einen Hirninfarkt.*

> **M** *Bei einem **Schlaganfall** lässt sich durch ein frühzeitiges Handeln oft Schlimmeres verhindern.*

> **M** ***TIA** und **PRIND** sind Vorboten des Hirninfarktes, das Risiko ist danach 6-fach erhöht!*

Sicherung der Vitalfunktionen: Da es sich um einen lebensbedrohlichen Zustand handelt, erfolgt die Versorgung der Patienten meist auf Intensivstationen oder speziellen Schlaganfalleinrichtungen (Stroke Unit). Folgende Maßnahmen werden ergriffen, um die Vitalfunktionen zu sichern:

- Blutdrucksenkung nur bei Werten systolisch > 200 mmHg, ansonsten in den ersten Tagen keine Blutdrucksenkung,
- Normalisierung von Körpertemperatur und Blutzuckerspiegel,
- Sicherung der Atmungsfunktion (bei Schluck- und Atemantriebsstörungen),
- Behandlung einer Gehirnschwellung (Hirnödem) durch Hochlagerung des Oberkörpers,
- Durchführung einer Thromboseprophylaxe,
- frühzeitige Anlage einer PEG (S. 377) bei Schluckstörungen.

Wiedereröffnung des Hirnarterienverschlusses (Thrombolyse): Ähnlich wie beim Herzinfarkt kann man versuchen, mit Medikamenten den Gefäßverschluss aufzulösen und so die Blutversorgung des Gehirns wiederherzustellen. Leider ist diese Therapie komplikationsreich und nur innerhalb der ersten 3 Stunden nach Auftreten der neurologischen Ausfälle wirkungsvoll. Sie wird in speziellen Zentren durchgeführt, den sog. Stroke Units.

M *Bei 20–30 % aller Hirninfarkte handelt es sich um ein Wiederholungsereignis (Rezidiv; alter Hirninfarkt in* Abb. 1.490).

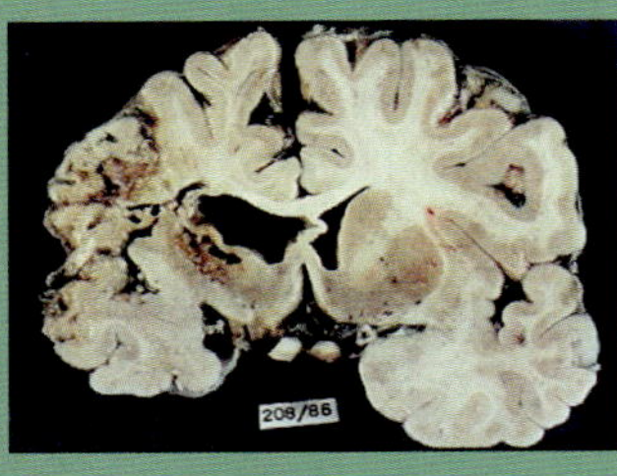

Abb. 1.490 Alter Hirninfarkt im Bereich der rechten A. cerebri media.

D **Intrazerebrale Blutungen** *sind meist akut verlaufende Blutungen aus einer Hirnarterie ins Hirngewebe.*

M **Intrazerebrale Blutungen und Hirninfarkte** *lassen sich aufgrund der Symptome nicht so leicht unterscheiden.*

Prophylaxe. Die langfristige Verhütung eines erneuten Gehirninfarktes (Rezidivprophylaxe) ist sehr wichtig; vor allem im Alter ist das Risiko für einen erneuten Hirninfarkt sehr groß.

Kontrolle der Risikofaktoren: Bei erhöhtem Blutdruck (Hypertonie) ist eine konsequente Senkung des Blutdrucks erstes Ziel der Maßnahmen, bei Diabetes mellitus ist es die Blutzuckereinstellung; sehr wichtig ist der Nikotinverzicht.

Thrombozytenaggregationshemmer/Blutverdünnung: Mithilfe von Aspirin oder neueren Medikamenten (z. B. Tyklid oder Plavix) wird die Verklumpung von Thrombozyten gehemmt und damit das Risiko für einen erneuten Gefäßverschluss gesenkt. Besteht beim Patienten eine Herzrhythmusstörung (z. B. Vorhofflimmern) oder finden sich am Herzen Blutgerinnsel, so wird das Gerinnungssystem im Blut dauerhaft medikamentös gehemmt (z. B. mit Marcumar).

Karotisoperation: Findet sich auf der vom Hirninfarkt betroffenen Seite eine hochgradige Verengung der Halsschlagader (Karotisstenose), so wird diese angiografisch (PTA) oder mithilfe einer Operation (TEA) beseitigt.

Komplikationen. Neben allgemeinen Komplikationen, wie Pneumonien, Atem- und Schluckstörungen, Harnwegsinfekten und -inkontinenz, können im weiteren Verlauf typische Schäden am Bewegungsapparat auftreten. Aus der anfangs schlaffen Lähmung kann sich eine spastische Hemiparese (S. 428) entwickeln, mit einer spastischen Beugung des Ellenbogen- und Handgelenks und einer Überstreckung im Bein, das in einem Bogen nach vorne bewegt wird („Wernicke-Mann-Lähmung"). Am Schultergelenk kommt es häufig durch ein Ungleichgewicht der Schultermuskeln zu einer Fehlstellung (Subluxation), bei der der Oberarmknochen (Humerus) tastbar aus der Gelenkspfanne nach innen verschoben ist.

Vor allem bei Infarkten der rechten Hirnhälfte kann es zur Nichtbeachtung (Neglect) der linken Körper- und Raumhälfte kommen.

Eine wichtige Rolle spielt die psychische Unterstützung der Betroffenen sowie die Einbindung der Angehörigen, da es nach Hirninfarkten sehr häufig zu Depressionen kommen kann und sowohl der Betroffene als auch die Angehörigen erst lernen müssen, sich auf den Verlust wichtiger Fähigkeiten einzustellen.

Gehirnblutungen

Bei 15 % aller Schlaganfälle handelt es sich um eine Gehirnblutung. Da sich die einzelnen Blutungsarten in Lokalisation und Krankheitsbild je nach betroffenem Gefäß wesentlich unterscheiden, werden die einzelnen Blutungstypen getrennt behandelt.

Zum Verständnis ist eine Vergegenwärtigung der Anatomie von Hirnhäuten und Gefäßen wichtig, da die Blutungstypen nach ihrem anatomischen Ausbreitungsgebiet unterschieden werden.

Intrazerebrale Blutungen (ICB)

Ursachen. Es existieren folgende Ursachen:

- Bluthochdruck (Hypertonus),
- Einblutung in einen frischen Hirninfarkt,
- Folge einer Gerinnungsstörung oder bei Blutverdünnung (z. B. Marcumar),
- Schädelverletzung (Schädel-Hirn-Trauma).

Intrazerebrale Blutungen können in allen Gehirnregionen auftreten, das Ausmaß kann von kleinsten bis zu sog. Massenblutungen reichen, mit Verdrängung des Hirngewebes, Einbruch in die Hirnkammern (Ventrikel) und Erhöhung des Hirndrucks, der häufig zum Tode führt.

Symptome. Je nach betroffenem Hirnareal treten schlagartig typische neurologische Ausfälle (S. 428) auf, zu Beginn auch häufig Kopfschmerzen. Man beobachtet schnell zunehmende Bewusstseinsstörungen bis hin zum Koma, Atemstörungen, sowohl eine akute Erhöhung des Blutdrucks (hypertensive Krise) als Blutungsursache als auch Kreislaufversagen durch die Entwicklung eines Hirndrucks und Pupillenstörungen: Häufig ist eine unterschiedliche Größe der Pupillen (Pupillendifferenz) oder ein gestörter Pupillenreflex zu beobachten.

Diagnostik. Durch eine rasch durchgeführte Computertomografie des Kopfes (cCT) lassen sich fast alle Hirnblutungen darstellen (**Abb. 1.491**).

Erstmaßnahmen bei Verdacht auf Hirninfarkt oder Hirnblutung: Beim Verdacht auf eine Gehirnblutung oder einen Hirninfarkt handelt es sich um einen Notfall, deshalb ist schnelles Handeln notwendig: Die erste Pflegeperson bleibt beim alten Menschen und beruhigt ihn, die zweite Pflegeperson ruft sofort den Notarzt und schildert die Symptome; anschließend:

1. Atemwege freihalten,
2. wenn vorhanden, Zahnprothese entfernen,
3. Bewusstlose in die stabile Seitenlagerung bringen, bei wachen Patienten den Oberkörper ca. 30° erhöht lagern,
4. Atmung, Puls, Blutdruck kontrollieren.

Erstmaßnahmen s. a. S. 434.

Therapie. Die Behandlung aller Gehirnblutungen erfolgt meist auf einer Intensivstation. Hier werden engmaschig die Vitalfunktionen (Atmung, Blutdruck und Puls) überwacht. Je nach Größe der Blutung ist es notwendig, im Rahmen einer Operation die Blutmassen aus dem Gehirn abzusaugen oder Teile der Schädeldecke zur Entlastung vorübergehend zu entfernen (Entlastungstrepanation).

Ist die Akutphase überstanden, so werden ähnliche Pflegekonzepte wie beim Hirninfarkt (Bobath-Konzept, frühzeitige Krankengymnastik) angewendet. Da die Rückbildung der neurologischen Ausfälle langwierig und meist nicht vollständig ist, ist auch bei diesen Patienten die Rehabilitation sehr wichtig.

Subarachnoidalblutung (SAB)

Ursachen. Die häufigste Ursache ist das Platzen einer (meist angeborenen) Gefäßaussackung (Aneurysma) einer Hirnarterie (**Abb. 1.492**). Seltener kann eine Gehirnverletzung (Schädel-Hirn-Trauma) die Ursache sein.

Symptome. Man unterscheidet folgende Symptome:

- Plötzlich auftretende, stärkste Kopfschmerzen (meist im Hinterkopfbereich),
- extreme Nackensteife (Meningismus, S. 434),
- Übelkeit und Erbrechen,
- unterschiedliche Pupillengröße,
- Bewusstseinstörungen.

Diagnostik. Die Diagnose wird mithilfe eines cCT oder Kernspintomografie (MRT) gestellt.

Therapie. Wie alle anderen Hirnblutungen ist auch die Subarachnoidalblutung ein Notfall, der einer intensivmedizinischen Behandlung bedarf. Meist wird durch eine frühzeitige Gefäßoperation versucht, die geplatzte Gefäßaussackung mit kleinsten Metallklemmen zu verschließen.

Komplikationen. Häufig kommt es allerdings zu Komplikationen, wie dem krampfartigen Verschluss der betroffenen Gehirnarterie (Gefäßspasmus) mit Hirninfarkten oder der krankhaften Erweiterung der Liquorräume (Hydrozephalus), selten aber zu bleibenden Bewusstseinsstörungen oder schweren Hirnleistungsschwächen.

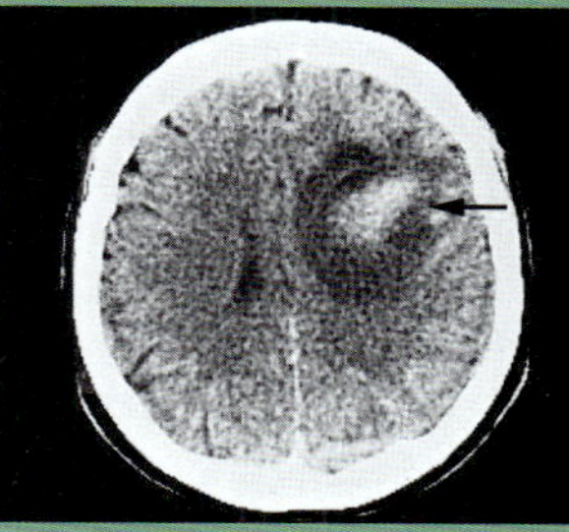

Abb. 1.491 Intrazerebrale Blutung links medial: Die Ausbreitung des Blutes ist auf dem cCT gut zu erkennen: innerhalb eines dunklen Hofes erscheint die Blutansammlung als heller Fleck.

> **D** *Bei einer* **Subarachnoidalblutung** *handelt es sich um eine meist akut verlaufende Blutung aus den gehirnversorgenden Arterien in den Subarachnoidalraum.*

Subdurales Hämatom (SDH)

Ursachen. Ursache ist meist eine Krafteinwirkung auf den Schädel (z. B. durch einen Sturz), durch die es zu Zerreißungen der großen venösen Gefäße kommt (**Abb. 1.493**). Ein besonderes Risiko besteht bei älteren Patienten, Stoffwechsel- und Gefäßerkrankungen sowie chronischer Alkoholkrankheit.

> **D** *Bei einem subduralen Hämatom handelt es sich um eine sowohl chronisch als auch akut verlaufende Blutung aus den venösen Blutleitern, die sich unterhalb der harten Hirnhaut (Dura mater) ausbreitet* **(Abb. 1.493).**

Symptome. Man unterscheidet:

- Bewusstseinsstörungen,
- psychische Auffälligkeiten (z. B. akute Verwirrtheit),
- unterschiedliche Pupillengröße,
- Halbseitenlähmung der Gegenseite (kontralaterale Hemiparese).

Bei älteren Patienten kann es zu einem verzögerten Verlauf mit geringen, langsam zunehmenden neurologischen Ausfällen über Wochen hinweg kommen (chronisches subdurales Hämatom).

Diagnostik. Wegweisend ist die Computertomografie (cCT) oder Kernspintomografie (NMR) des Schädels.

Therapie. Vor allem bei älteren Patienten ohne neurologische Ausfälle ist man mit einem operativen Vorgehen abwartend. Bei dem Eingriff wird das Blut operativ über ein Bohrloch abgesaugt.

Prognose. Die Patienten erholen sich meist vollständig, allerdings kann es wiederholt zu Blutungen kommen.

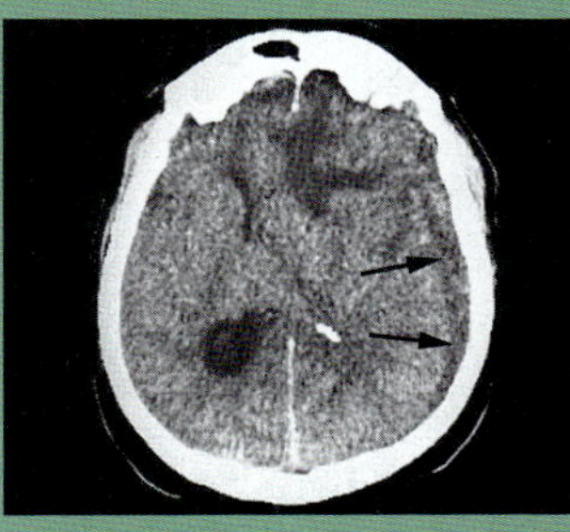

Abb. 1.493 Subdurales Hämatom. Zwischen dem linken Schädelknochen und der Hirnrinde lässt sich das sichelförmige subdurale Hämatom im cCT erkennen (Pfeile).

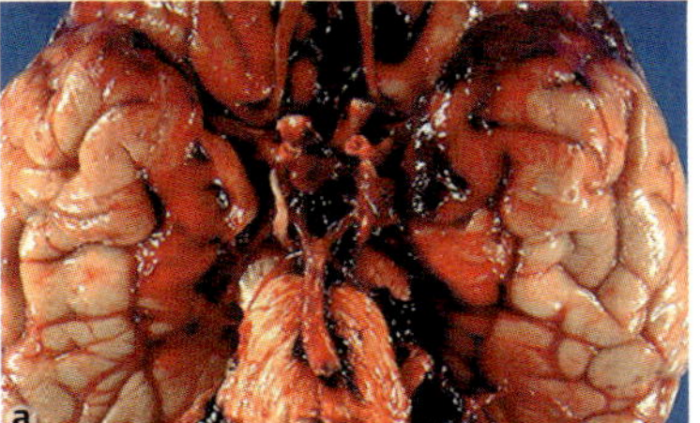

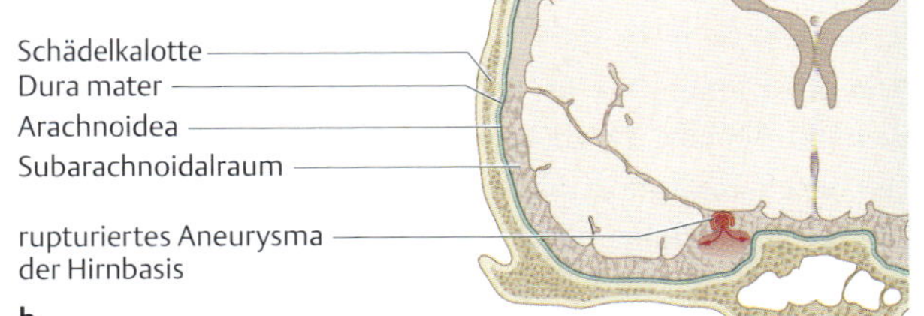

Abb. 1.492 Subarachnoidalblutung. **a** Verteilung des Blutes an der Hirnbasis, **b** schematische Darstellung.

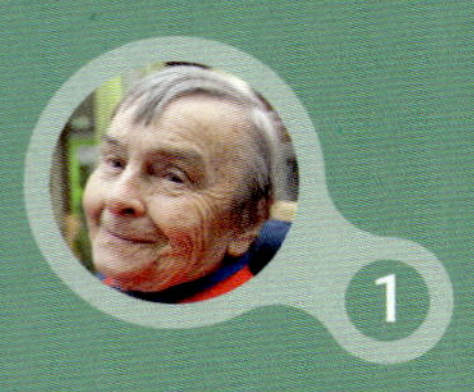

D *Eine* **Meningitis** *ist eine ZNS-Infektion mit hauptsächlicher Beteiligung der Hirnhäute (Meningen), verursacht durch Bakterien (Abb. 1.19a) oder Viren, seltener durch Pilze oder Einzeller.*

M *Die Meningitis des älteren Patienten wird meistens durch das Bakterium Streptococcus pneumoniae (Pneumokokken) hervorgerufen, daneben findet man im Jugendlichen- und Erwachsenenalter häufig Meningokokken (auch als Epidemie) und zahlreiche Viren.*

D *Als* **Meningismus** *bezeichnet man den schmerzbedingten Widerstand gegen eine Beugung des Kopfes nach vorne.*

D *Bei einer* **Gehirnentzündung** *handelt es sich um eine ZNS-Infektion mit vorwiegendem Befall des Gehirngewebes.*

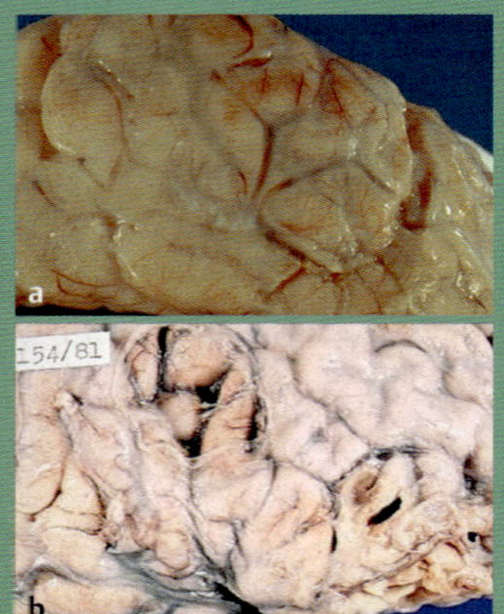

Abb. 1.494 Eitrige Meningitis. **a** Frühstadium, **b** späteres Stadium mit Hirnödembildung.

D **Durch Zecken übertragene Infektionserkrankungen des ZNS** *mit zwei unterschiedlichen Krankheitsbildern, Borreliose und Frühsommer-Meningoenzephalitis (FSME; Tab. 1.60).*

Erregerbedingte, entzündliche Erkrankungen des ZNS

Die typischen Infektionen des ZNS haben sich in den letzten Jahrzehnten stark verändert. Die früher sehr häufigen Folgeschäden durch eine Syphilisinfektion sind durch die Anwendung von Antibiotika selten geworden, die „Kinderlähmung" (Poliomyelitis, „Polio") ist durch die flächendeckende Polioschutzimpfung zumindest in den Industrieländern stark zurückgegangen. Dagegen haben neurologische Schäden bei den durch Zecken übertragenen Erkrankungen oder im Rahmen von AIDS (S.360) zugenommen.

Meningitis

Ursachen. Meistens breiten sich die Erreger über den Blutweg von einem anderen Infektherd (z.B. bei Lungenentzündung oder Magen-Darm-Grippe) oder direkt aus Mittelohr- oder Nebenhöhleninfektionen aus.

Symptome. Es treten folgende Symptome auf:
- Hohes Fieber (bei älteren Patienten häufig weniger ausgeprägt),
- starke Kopfschmerzen,
- Nackensteife (Meningismus),
- Lichtempfindlichkeit,
- Übelkeit und Erbrechen.

Diagnostik. Die Nackensteifigkeit wird gezielt in der neurologischen Untersuchung geprüft. Da die Rückenmarkshäute mitbefallen sind, ist das Anheben des gestreckten Beines im Liegen schmerzhaft behindert (Lasègue-Zeichen). Die Diagnose wird durch eine Entnahme von Gehirnflüssigkeit (Lumbalpunktion) bestätigt: Die Erreger lassen sich unter dem Mikroskop nachweisen und später anzüchten, außerdem ist laborchemisch eine Entzündungsreaktion zu erkennen. Daneben erfolgt immer eine Computertomografie des Kopfes (cCT) sowie Blutuntersuchungen zum Nachweis des Erregers oder der gegen ihn gerichteten Antikörper.

Therapie. Die Therapie der Meningitis erfolgt stationär. Lassen sich im Liquor Hinweise auf einen bakteriellen Erreger finden, so wird sofort mit einer hochdosierten, intravenösen Antibiotikatherapie begonnen, auch wenn das verursachende Bakterium noch nicht identifiziert ist. Ein Teil der viralen Erreger (v.a. das Herpes-Virus) lässt sich durch eine intravenöse Therapie mit Zovirax behandeln.

Komplikationen. Da es bei den Betroffenen im weiteren Verlauf oft zu Bewusstseins- und Atemstörungen kommt, ist häufig eine intensivmedizinische Behandlung notwendig. Die Entwicklung eines Hirnödems oder die Ausbreitung des Erregers im gesamten Körper (Sepsis, v.a. bei Meningokokken) stellen lebensbedrohliche Komplikationen dar (**Abb. 1.494b**).

Prognose. Die Prognose ist stark vom jeweiligen Erreger abhängig, bei der im Alter häufigen Pneumokokken-Meningitis besteht trotz der Antibiotikatherapie eine Sterblichkeit von 20–30%. Als Folgeschäden können epileptische Anfälle, Paresen oder Hör- und Sehstörungen bestehen bleiben.

Gehirnentzündung (Enzephalitis)

Ursachen. Häufig sind Viren (z.B. Herpes-, Mumps- oder Rötelnvirus) im Rahmen der jeweiligen Erkrankung Auslöser, seltener handelt es sich um herdförmige Absiedelungen von Bakterien aus Abszessen oder bei Herzklappenentzündungen.

Symptome. Es treten folgende Symptome auf:
- plötzliche Verwirrtheit,
- Bewusstseinstrübung,
- neurologische Ausfälle (Halbseitenlähmung, Sprachstörung) oder epileptische Anfälle,
- bei Beteiligung der Gehirnhäute können zusätzlich Symptome einer Meningitis (Meningismus) auftreten.

Diagnostik. Die Diagnose wird durch die Entnahme und laborchemische Untersuchung von Gehirnflüssigkeit (Liquor) gestellt.

Therapie. Bei der bakteriellen und der Herpes-Enzephalitis handelt es sich um gefährliche Krankheitsbilder, die einer intensivmedizinischen Behandlung (s. oben, Therapie der Meningitis) bedürfen. Je nach Erreger erfolgt eine intravenöse Therapie mit Antibiotika oder Zovirax, im Zweifelsfall als Kombination.

Krankheitsverlauf. Es handelt sich meist um schwere Krankheitsverläufe mit häufigen Komplikationen (z.B. epileptische Anfälle oder Hirndruckanstieg), vor allem ältere Patienten über 65 Jahre haben ein hohes Risiko zu versterben (Sterblichkeit über 50%) oder behalten bleibende neurologische Schäden (s.oben).

Durch Zecken übertragene Infektionen des ZNS

Ursachen. Beide Erreger werden durch den Speichel der befallenen Zecken übertragen, allerdings ist erst nach längerem Saugen eine Infektion wahrscheinlich, weshalb eine frühzeitige Entfernung der Zecke wichtig ist.

Prophylaxe. Folgendes ist zu beachten:
- Meiden von dichtem Unterholz,
- vollständige Bedeckung der Körperteile durch Kleidung,

Tab. 1.60 Unterschiede zwischen Borreliose und FSME

	FSME	*Borreliose*
Erreger	FSME-Virus	Mehrzeller (Spirochäte) Borrelia burgdorferi
Verbreitung/ Erkrankungshäufigkeit	nur Süddeutschland u. Österreich selten	ganz Europa und Amerika/häufige Erkrankung
Verlauf	rasch	langsam, in vier Stadien
betroffene Organe	ZNS	Haut, periphere Nerven, Gelenke, später ZNS
Hautbefund	nein	typische ringförmige Rötung um den Zeckenstich (Erythema migrans)
Therapie	keine	Antibiotika
Impfung	aktiv/passiv	keine
Verlauf	selten schwerer Verlauf	häufig langwieriger Verlauf

- sofortige Entfernung der Zecke mit einer Pinzette (Zeckenkörper nicht zerreißen, gleichmäßiger Zug, Bisswunde desinfizieren),
- aktive Impfung gegen den FSME-Virus derzeit für Bewohner und Besucher der betroffenen Risikogebiete in Süddeutschland und Österreich empfohlen,
- für die Borreliose existiert derzeit keine Impfung.

Krankheitsverlauf.
Borreliose: Die häufiger auftretende Borreliose hat einen typischen, stadienförmigen Verlauf. Klassisch ist die einige Tage nach dem Zeckenbiss auftretende ringförmige Hautrötung (Erythema migrans, **Abb. 1.495**), die sich nach außen ausbreitet und in der Mitte abblasst. Nach einigen Monaten klagen die Patienten über Kopf- und Nackenschmerzen, es kommt häufig zu Lähmungen von peripheren Nerven (z. B. Gesichtslähmung) und zu Nervenwurzelreizungen. Das letzte Stadium mit rot-bläulichen Hautveränderungen, vielfältigen Gelenkbeschwerden und letztendlich einer Entzündung des Gehirngewebes tritt erst nach ca. 1 Jahr auf.

FSME: Bei der selteneren Frühsommer-Meningoenzephalitis (FSME) kommt es nach Infektion durch das FSME-Virus innerhalb von einigen Wochen zu grippeähnlichen Symptomen, später bei einem kleinen Teil der Betroffenen zu einer Hirnhaut- und Gehirnentzündung (Meningoenzephalitis), aber nur im Extremfall mit bleibenden Hirnschädigungen und Lähmungen. Häufig (in ca. 90% der Fälle) zeigen sich trotz einer Infektion mit dem FSME-Virus keine Krankheitszeichen.

Therapie. Die Therapie der Borreliose erfolgt in jedem Krankheitsstadium durch Antibiotika. Für die FSME existiert derzeit keine spezifische Therapie.

Creutzfeldt-Jakob-Erkrankung

Die Creutzfeldt-Jakob-Erkrankung kommt nur sehr selten vor (nur ca. 1 von 1 000 000 Menschen ist betroffen), es handelt sich dabei um eine sog. Prionenerkrankung, die man nur schwierig mit den gängigen ansteckenden (infektiösen) Erkrankungen vergleichen kann. Prionen sind Eiweißteile, die im gesunden Körper als Teile der Nervenzellmembran im Gehirn, aber auch in vielen anderen Organen vorkommen. Verändern sich diese Eiweißteile in ihrer räumlichen Struktur, kommt es zu Schäden an den Nervenzellen und letztendlich zu einem schwammförmigen Abbau der Gehirnzellen, der dann die Creutzfeldt-Jakob-Erkrankung hervorruft.

Ursachen. Bei 90% der Creutzfeldt-Jakob-Erkrankungen kommt es zu zufälligen Veränderungen des Prionen-Gens, bei ca. 10% der Fälle handelt es sich um eine angeborene Erbkrankheit mit einer krankhaften Veränderung des Prionen-Gens. Sehr selten findet eine direkte Infektion des ZNS durch die Übertragung von infiziertem Gehirngewebe (z. B. bei der Transplantation von Horn- oder Gehirnhaut) statt; noch nicht sicher geklärt ist die Übertragung einer bei Rindern auftretenden Prionenerkrankung (BSE) durch die Nahrung.

Symptome. Zu Beginn zeigt sich bei den Betroffenen meist eine depressive Verstimmung, danach entwickelt sich innerhalb eines Jahres eine rasch fortschreitende Demenz. Daneben zeigen sich neurologische Auffälligkeiten wie Muskelzuckungen (Myoklonien), Gang- und Augenmuskelstörungen.

Diagnostik. Typische Befunde lassen sich nur in den Gehirnströmen (EEG) und im Liquor finden, im cCT zeigen sich keine beweisenden Veränderungen. Häufig wird die Diagnose erst durch eine Autopsie gestellt.

Krankheitsverlauf. Nach einem Krankheitsverlauf von insgesamt nicht mehr als einem bis maximal zwei Jahren verfallen die Patienten und versterben. Eine spezielle Therapie der Creutzfeldt-Jakob-Erkrankung existiert nicht, im Vordergrund steht die Pflege bei einer rasch fortschreitenden Demenzerkrankung.

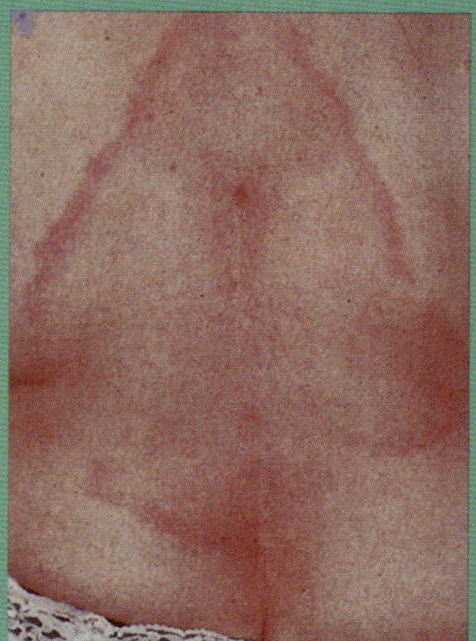

Abb. 1.495 Erythema migrans. Randbetonte, wandernde Zeckenstichreaktion.

D *Bei der* ***Creutzfeldt-Jakob-Erkrankung*** *handelt es sich um einen durch Prionen verursachten Abbau von Gehirngewebe; sowohl übertragbare als auch vererbbare ZNS-Erkrankung.*

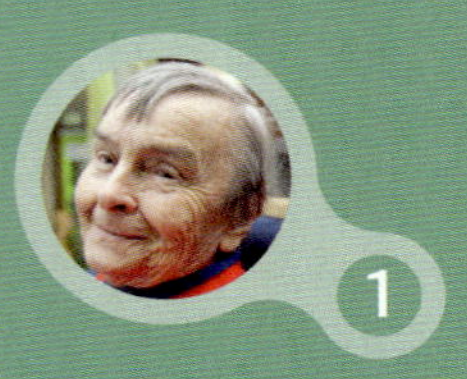

D **Degenerative Erkrankungen** *sind durch den Abbau von Nervengewebe bedingt.*

D *Die* **Multiple Sklerose,** *auch Enzephalomyelitis disseminata (ED) genannt, ist eine chronisch entzündliche Erkrankung von Gehirn und Rückenmark, die meist schubförmig verläuft.*

M *Multiple Sklerose kann, je nachdem welche Teile des zentralen Nervensystems betroffen sind und wie weit die Erkrankung fortgeschritten ist, sehr unterschiedlich in Erscheinung treten.*

M *Vor allem bei* **älteren MS-Patienten** *unterscheidet sich der Krankheitsverlauf, hier kann es zu anhaltenden neurologischen Ausfällen ohne Rückbildung und mit der Tendenz zur Verschlechterung kommen.*

Degenerative Erkrankungen des ZNS

Multiple Sklerose (MS)

Ursachen. Die genaue Ursache der Erkrankung ist noch nicht geklärt; es kommt zur Zerstörung der Markscheiden (Schutzhülle um das Axon) durch das eigene Immunsystem des Körpers. Betroffen ist das gesamte zentrale Nervensystem, insbesondere die weiße Substanz des Großhirns, sodass sich eine Vielzahl von neurologischen Ausfällen zeigen kann.

Frauen sind von MS häufiger betroffen als Männer, meist beginnt die Erkrankung zwischen dem 20. und 40. Lebensjahr, mit einer Häufigkeit von bis zu 1:1000 Einwohnern handelt es sich um eine häufige neurologische Erkrankung in Europa.

Symptome. Zu den Symtomen der MS zählen:

- Sehstörungen: häufig das erste Krankheitszeichen; z. B. Verschwommensehen, Doppelbilder, unwillkürliche Augenbewegungen (Nystagmus), vorübergehende Blindheit,
- Sensibilitätsstörungen: Missempfindungen (Parästhesien), vermindertes Berührungs- und Schmerzempfinden,
- Lähmungen: typisch sind spastische Lähmungen im späteren Verlauf der Erkrankung, betroffen ist meist ein Bein,
- Tremor: typisch ist ein Intentionstremor (Zittern bei zielgerichteten Bewegungen),
- Sprechstörungen: undeutliche Aussprache, Heiserkeit, später verwaschene Sprache,
- Blasenfunktions- und Sexualstörungen: Urininkontinenz, Harnverhalt, sexuelle Funktionsstörungen, selten Stuhlinkontinenz, eher Verstopfung (Obstipation),
- Gesichtsschmerzen: Dauerschmerz im Bereich des Nervus facialis und Nervus trigeminus,
- psychische Störungen: anfangs eher euphorische Stimmung, im weiteren Verlauf häufig Depressionen, in 25 % der Fälle Entwicklung einer Demenz.

Krankheitsverlauf. Die MS verläuft typischerweise in Schüben, d. h., die Krankheitssymptome treten plötzlich auf und bilden sich innerhalb von Tagen oder Wochen wieder zurück. Zwischen den einzelnen Schüben liegen anfangs Monate oder Jahre ohne Symptome, erst im späteren Verlauf zeigen sich bleibende neurologische Ausfallserscheinungen.

Diagnostik. Bei dem Verdacht auf eine Multiple Sklerose werden eine Kernspintomografie (NMR) des Gehirns und Rückenmarks, eine Liquoruntersuchung und die Messung der Nervenleitgeschwindigkeit vorgenommen. Trotzdem ist die Diagnosestellung in manchen Fällen schwierig.

Therapie. Eine ursächliche Therapie ist bis jetzt nicht möglich; die Therapie besteht aus 2 Teilen:

- Hemmung des körpereigenen Immunsystems durch:
  - hochdosiertes *Kortison* über 5–10 Tage, meist intravenös,
  - ursprünglich zur Chemotherapie bei bösartigen Tumoren eingesetzte Medikamente (wie Imurek),
  - Beta-Interferone, die derzeit den besten Behandlungserfolg zeigen.
- Linderung der einzelnen Krankheitserscheinungen bei:
  - Spastik: Gabe von Lioresal, einem Muskel entspannenden Medikament,
  - Blasenentleerungsstörungen: Doryl (Cholinergikum),
  - Gesichtsschmerzen: Tegretal (Epilepsie-Medikament),
  - Tremor: Betablocker (z. B. Dociton),
  - starken depressiven Verstimmungen: Antidepressiva (z. B. Citalopram).

Pflege bei MS. Das Ziel der pflegerischen Maßnahmen ist, die Rückbildung von Ausfallerscheinungen zu fördern und Sekundärerkrankungen zu vermeiden. Je nach Zustand des Erkrankten sind insbesondere Dekubitus-, Pneumonie-, Kontrakturen- oder Harnwegsinfektionsprophylaxen von Bedeutung. Um motorische Störungen zurückzubilden, kommt alltäglichen Verrichtungen, wie Essen und sich Ankleiden, eine besondere Bedeutung zu. Der Kranke soll so viel wie möglich selbst tun, darf jedoch nicht überfordert werden. Oft können alltägliche Handgriffe durch den Einsatz geeigneter Hilfsmittel noch selbstständig ausgeführt werden. Eventuell ist eine Physio- oder Ergotherapeutin hinzuzuziehen. Besonders wichtig ist die Mobilisation. Die Art der Mobilisation ist dem Zustand des Betroffenen anzupassen. Im akuten Schub wird meist Bettruhe verordnet. Besteht eine Blasenstörung, ist auf eine ausreichende Trinkmenge (2 l/Tag) zu achten. Ansonsten kann ein Blasenklopftraining (nach Rücksprache mit dem Arzt), wiederholtes Einmalkatheterisieren, manuelles Ausdrücken der reflexlosen Blase oder eine angemessene Versorgung mit Inkontinenzhilfsmitteln angebracht sein. Eine erhöhte Ermüdbarkeit ist als echte Krankheitserscheinung zu akzeptieren und mehr Ruhepausen sind einzuplanen.

Prognose. Die mittlere Krankheitsdauer liegt heute bei mehr als 25 Jahren, die MS wird nicht mehr als lebensverkürzende Erkrankung angesehen. Ein Drittel der Patienten weist während des gesamten Lebens nur geringgradige Krankheitszeichen auf, ein weiteres Drittel zeigt nur mäßige Behinderungszeichen ohne ausgeprägte Einschränkung im Privat- oder Berufsleben, ein sehr schwerer Verlauf tritt bei weniger als 5 % der Patienten auf.

Morbus Parkinson

Ursachen. Beim Morbus Parkinson sterben aus ungeklärter Ursache dopaminproduzierende Zellen im Mittelhirn ab, und es entsteht damit ein Dopaminmangel im Gehirn (S. 422). Treten die Symptome als Nebenwirkung von Medikamenten (z. B. Neuroleptika), nach einer Enzephalitis oder bei diffuser Hirnarteriosklerose auf, so spricht man von einem Parkinson-Syndrom.

Der Morbus Parkinson (umgangssprachlich „Schüttellähmung") gehört zu den häufigsten neurologischen Erkrankungen, etwa 1–1,5 % der über 60-Jährigen sind betroffen.

Symptome. Zu den Symptomen zählen (**Abb. 1.496**):

- **Bewegungsverarmung (Hypokinese):** wichtigstes und meist erstes Krankheitszeichen, betrifft die gesamte Skelettmuskulatur, bewirkt eine Einschränkung der Willkürmuskulatur; Extremformen von der Bewegungsblockade (Freezing) bis zur völligen Erstarrung (Akinesie) sind möglich;
- **Zittern (Tremor):** meist erst im Krankheitsverlauf auftretend, oft einseitiger Ruhe-Tremor, typischerweise als sog. Pillendreher- oder Münzenzähler-Tremor;
- **Rigor** (S. 428): gleichbleibender, „wächserner Widerstand" der Muskeln gegenüber einer passiven Bewegung, typischerweise ruckartiges Nachgeben der Muskulatur (Zahnradphänomen, S. 428);
- **starre Mimik:** Maskengesicht (**Abb. 1.497**);
- **typisches Gangbild:** kleinschrittiger Gang (Trippeln), Fehlen von Ausgleichsbewegungen (Arme schwingen nicht mit, Fallneigung);
- **typische Haltung:** nach vorne geneigter Rumpf, Kopf zwischen Schultern abgesenkt;
- **kleinere Schrift:** Schrift wird zum Zeilenende hin immer kleiner;
- **vegetative Störungen:** Speichelfluss, erhöhte Schweiß- und Talgproduktion (vor allem im Gesicht) mit einem „Salbengesicht", Verdauungsbeschwerden (meist Obstipation), Blasenstörungen;
- **psychische Probleme:** intellektuelle Fähigkeiten und Bewusstsein sind zunächst nicht beeinträchtigt, deshalb häufig depressive Verstimmungen, erst im weiteren Verlauf kann sich das Denken bei erhaltenem Bewusstsein verlangsamen oder sich eine Demenz entwickeln.

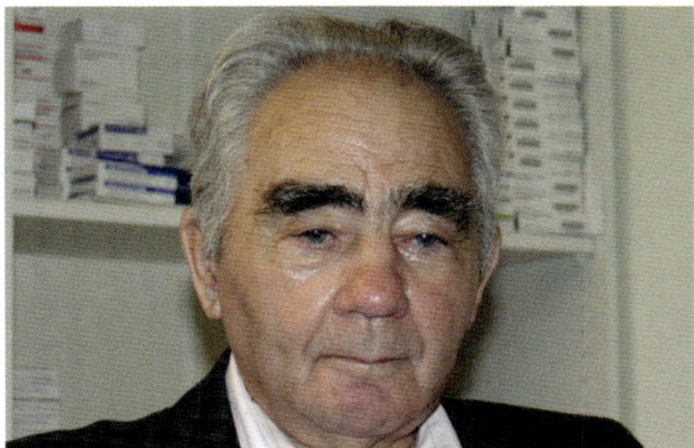

Abb. 1.497 Salben- oder Maskengesicht beim Morbus Parkinson (aus Andreae et al. 2011)

Diagnostik. Die Diagnose wird klinisch gestellt, also aufgrund der beobachteten Symptome. Die Symptome können auch einzeln auftreten, man spricht dann je nachdem von einem Tremor-, Rigor- oder Hypokinese-Dominanz-Typ.

Therapie. Es gibt verschiedene Therapieformen.

Medikamentöse Maßnahmen: Es gibt viele verschiedene Typen von Parkinson-Medikamenten, die die Verfügbarkeit von Dopamin im zentralen Nervensystem erhöhen (**Tab. 1.61**). Da die Wirkzeit dieser Medikamente teils sehr kurz ist, kommt es oft zum Wechsel von Aktivität und Bewegungslosigkeit, was nur durch häufige Medikamenteneinnahme oder Kombination verschiedener Wirkstoffe zu vermeiden ist. Bei solchen Störungen sollten die Patienten angehalten werden, ein Patiententagebuch zu führen. Insgesamt ist die Einstellung auf Medikamente schwierig. Die Behandlung sollte deswegen durch einen Facharzt unterstützt werden.

Elektrische Tiefenstimulation: In jüngster Zeit wurden bei erfolgloser medikamentöser Therapie mit einer Gehirnoperation eine Art elektrischer Schrittmacher eingesetzt. Dadurch bessern sich die meisten Symptome.

Physiotherapie: Es werden regelmäßige krankengymnastische Übungen zur Besserung der Bewegungsstörungen und zur Überwindung der Starthemmung durchgeführt:

- Gehübungen mit optischen (**Abb. 1.498**) und akustischen Reizen zur Vergrößerung der Schrittlänge,
- Tricks zur Überwindung der Starthemmung: Freezing-Gehstock (**Abb. 1.499**), Seitwärtsschritte,
- Förderung der Feinbeweglichkeit der Hände (**Abb. 1.460**),
- durch die erhöhte Muskelspannung kommt es zu Fehlhaltungen und Muskelverkürzungen: Muskeldehnung und Lockerung bringen Linderung,
- Anleitung zum Selbsttraining.

Krankheitsverlauf. Nur beim Parkinson-Syndrom als Medikamentennebenwirkung lässt sich durch das Absetzen der Medikamente eine sofortige Besserung erreichen. Bei allen anderen Formen des Morbus Parkinson ist eine Heilung derzeit nicht möglich, sie ist irreversibel. Die Krankheit hat einen chronischen, progredienten Verlauf, d. h., die Symptome sind dauerhaft und verstärken sich mit der Zeit. Mit den zahlreichen vorhandenen Medikamenten können die Krankheitszeichen zwar über 5–15 Jahre gemildert werden, danach verlieren die Medikamente aber häufig ihre Wirksamkeit. Viele

D **Morbus Parkinson** *ist eine degenerative Erkrankung des ZNS mit einem Symptomenkomplex aus Zittern (Tremor), erhöhter Muskelspannung (Rigor) und Bewegungsarmut (Hypokinese).*

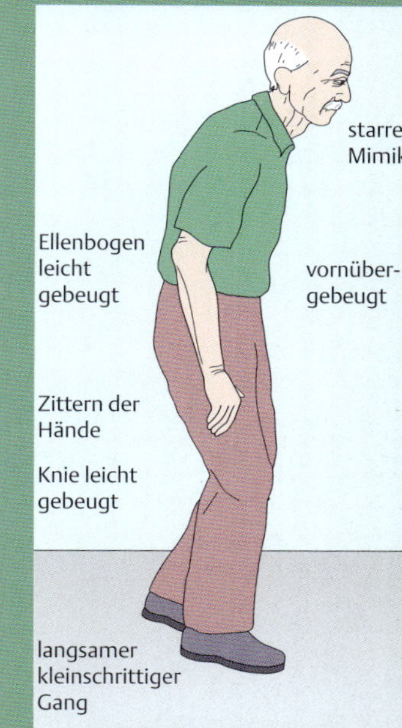

Abb. 1.496 Symptome beim Morbus Parkinson.

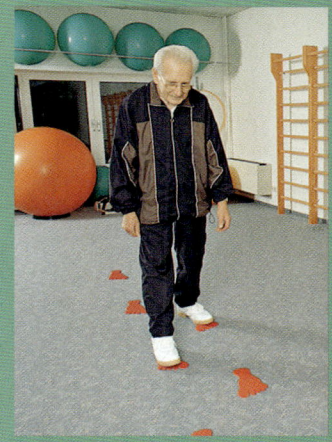

Abb. 1.498 Gehübung. Mit optischen Reizen, wie z. B. farbigen Fußabdrücken, sollen die Betroffenen animiert werden, ihre Schrittlänge zu vergrößern (aus Haupt u. a. 2002).

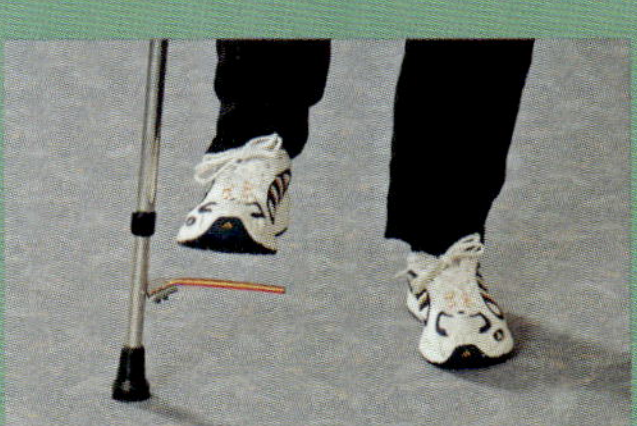

Abb. 1.499 Freezing-Gehstock. Wenn das Signal unten am Stock auf Knopfdruck ausklappt, hilft dieser Reiz dem Patienten, die Starthemmung zu überwinden (aus Haupt u. a. 2002).

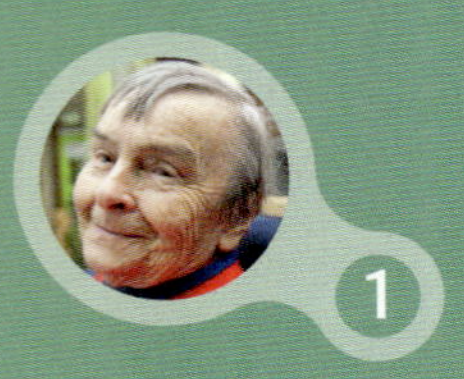

M Bis zu 5–10 % der Gesamtbevölkerung erleiden innerhalb ihres Lebens einen epileptischen Gelegenheitsanfall, der sich nur bei einem sehr geringen Anteil wiederholt.

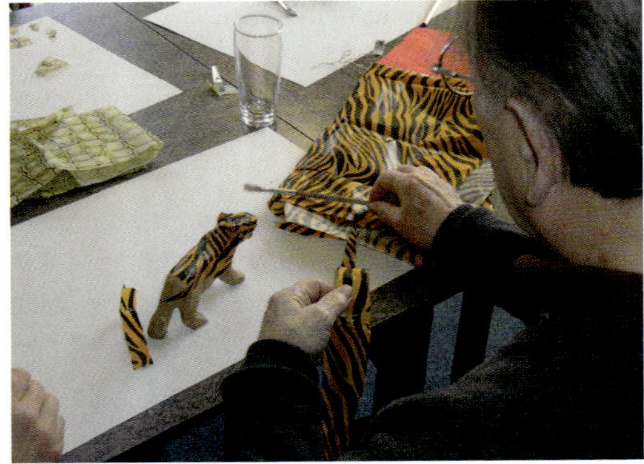

Abb. 1.500 Handarbeit. Durch alle Formen der Handarbeit wird die Feinmotorik gefördert (aus Köther 2011).

Betroffene versterben dann aufgrund steigender Bettlägerigkeit und der daraus folgenden Komplikationen, wie Druckgeschwür (Dekubitus) oder Lungenentzündung (Pneumonie).

Aufklärung. Die Betroffenen müssen zum einen über den chronischen Verlauf der Erkrankung und über die zahlreichen Behandlungsmöglichkeiten aufgeklärt werden. Denn ihre Mitarbeit (Compliance) ist aufgrund der häufigen Medikamentengaben und der regelmäßigen Bewegungsübungen besonders wichtig. Zum anderen müssen die Ängste angesprochen werden, häufig werden Depressionen übersehen. Obwohl die Erkrankung das „Gehirn befällt", kommt es nur sehr selten und wenn dann im Endstadium zur Minderung der intellektuellen Fähigkeiten.

M Dauert ein epileptischer Anfall länger als 5 Minuten muss der Notarzt gerufen werden.

Epileptisches Anfallsleiden

Ursachen. Grundlage sind abnorme elektrische Stromflüsse in einigen Hirnarealen, die zu unwillkürlichen Bewegungen der Extremitäten führen. Epileptische Anfälle stellen die dritthäufigste neurologische Störung im höheren Lebensalter dar.

*D Ein **epileptisches Anfallsleiden** ist ein anfallsartiges, unwillkürliches Auftreten von Muskelzuckungen oder -krämpfen aufgrund abnormer Gehirnströme.*

Einteilung. Man unterscheidet epileptische Gelegenheitsanfälle, die ausschließlich in außergewöhnlichen Belastungssituationen des Gehirns vorkommen, von der Epilepsie, bei der schon bei einfachen Reizen wiederholt epileptische Anfälle ausgelöst werden.

Symptome. Zu den Symptomen zählen Folgende.

Grand-mal-Anfall (tonisch klonisch): Zu Beginn verspürt der Betroffene ein seltsames Körpergefühl (Aura), eingeleitet durch einen (Initial-) Schrei beginnt die tonische Phase mit krampfhaft gestreckten Extremitäten, weiten, lichtstarren Pupillen sowie fehlender Atmung (über 1–2 Minuten). Danach folgt mit rhythmischen Zuckungen am ganzen Körper die klonische Phase, bei der es zu Zungenbiss sowie Urin- und Stuhlabgang kommen kann. Je nach Dauer des Anfalls (über Sekunden bis Minuten) lassen die Zuckungen langsam nach und es folgt eine Schlafphase (bis zu 1 Stunde), in der der Patient zwar weckbar, aber mürrisch und wenig orientiert ist. Der Patient ist während des Anfalls nicht bei Bewusstsein und kann sich auch später nicht mehr an den Anfall erinnern.

Fokale Anfälle: Hier sind nur einzelne Körperteile von den rhythmischen Zuckungen betroffen und das Bewusstsein bleibt erhalten. Fokale Anfälle sprechen für die Schädigung eines bestimmten Gehirnareals (z. B. durch Blutung oder Tumor). Sie können auf den gesamten Körper übergreifen (sekundär generalisiert) und selten zu Bewusstseinsstörungen führen.

Absencen: Selten äußern sich epileptische Anfälle einzig in einer kurzzeitigen Bewusstseinstrübung ohne krampfartige Zuckungen der Muskeln.

Status epilepticus: Dauern die epileptischen Anfälle länger als 20 Minuten oder erlangt der Patient zwischen einzelnen Anfällen über 20 Minuten nicht mehr das Bewusstsein, so spricht man von einem Status epilepticus.

Verhalten während eines epileptischen Anfalls: Schutz des Krampfenden vor Verletzungen; Gegenstände, an denen er sich verletzen könnte, wegräumen. Kopf vor wiederholtem Aufprall auf den Boden schützen, auf Decke oder Kissen legen; keinen Mundkeil einschieben, den Betroffenen nicht festhalten oder schütteln, denn das erhöht die Verlet-

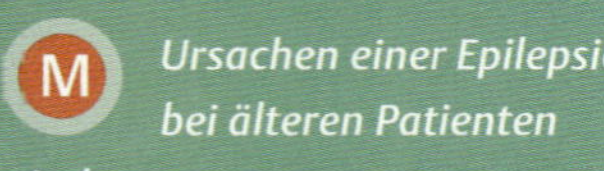

M Ursachen einer Epilepsie bei älteren Patienten sind:

- *Alkoholmissbrauch und Alkoholentzug,*
- *Hirninfarkt,*
- *Gehirntumoren oder -blutungen,*
- *Meningitis und Enzephalitis,*
- *massiver Schlafentzug und Stress,*
- *Medikamente (z. B. Neuroleptika),*
- *Elektrolytverschiebungen.*

Tab. 1.61 Parkinson-Medikamente

Wirkstoff/Wirkprinzip	*Präparate*	*Indikation*	*Nebenwirkungen*
L-Dopa (Vorstufe von Dopamin)	Madopar, Nacom	Akinesie, Tremor	Übelkeit und Erbrechen, Herzrasen, Halluzinationen, überschießende Bewegungen
Dopaminwirkstoffe (Agonisten)	Dopergin, Parcotil	jüngere Patienten unter 65, ungleichförmige Wirkung von L-Dopa	wie bei L-Dopa
Hemmung des Dopaminabbaus	Antiparkin, Komtess	ungleichförmige Wirkung von L-Dopa	Schlafstörungen, Halluzinationen
Amantidin	PK-Merz	absolute Bewegungslosigkeit (akinetische Krise)	Herzrasen, Blutdruckabfall, Übelkeit, Halluzinationen

zungsgefahr. Notarzt rufen, wenn der Anfall länger als 5 Minuten dauert, der Betroffene innerhalb von 20 Minuten nicht erweckbar ist (z.B. mit einem Schmerzreiz), ein erneuter Anfall innerhalb 1 Stunde auftritt und bisher keine Epilepsie bekannt ist.

Verhalten nach einem Anfall: Ist der Betroffene nicht bei Bewusstsein, wird er in die stabile Seitenlage gebracht, um eine Aspiration von Speichel oder Blut zu vermeiden. Bewusstsein, Atmung, Puls und Blutdruck kontrollieren und den Zeitpunkt des Anfallbeginns und -endes notieren. Die Pflegeperson bleibt bei dem Patienten, bis er sein Bewusstsein und seine Orientierung wiedererlangt hat. Sie sieht nach, ob der Betroffene sich verletzt hat. Insbesondere der Hinterkopf und die Extremitäten sind auf Schürfungen, Prellungen und Platzwunden hin zu kontrollieren. Aggressivität und negative Stimmungen gehören nach der Schlafphase zur Symptomatik.

Diagnostik. Bei einem neu aufgetretenen epileptischen Anfall muss eine Computertomografie (cCT) oder besser eine Kernspintomografie (NMR) des Schädels durchgeführt werden; durch die wiederholte Ableitung der Gehirnströme (EEG) kann die Diagnose gesichert und der Verlauf beobachtet werden.

Therapie. Ein akuter epileptischer Anfall wird erst ab einer Dauer von 5 Minuten oder bei wiederholten Anfällen behandelt, meist durch eine intravenöse Gabe von Valium.

Zur dauerhaften Verhinderung von epileptischen Anfällen müssen die Patienten permanent Medikamente einnehmen (**Tab. 1.62**), teilweise als Zweifach- oder Dreifachkombination. Häufig ist die Einstellung mit diesen Medikamenten schwierig; die Medikamentenspiegel im Blut müssen untersucht und bei Anfallshäufungen Präparatwechsel vorgenommen werden.

Tab. 1.62 Epilepsie-Medikamente (Antikonvulsiva)

Substanz	*Präparate*	*Nebenwirkungen*
Carbamazepin	Tegretal	allergische Hautreaktionen, Blutbild- und Elektrolytveränderungen, häufig Überdosierung
Phenytoin	Phenhydan	allergische Reaktionen, Nervenschädigungen, Zahnfleischwucherungen, Herz-Kreislauf-Störungen
Valproinsäure	Convulex, Ergenyl, Orfiril	Magen-Darm-Beschwerden, Tremor, Leber- und Pankreasschäden
Lamotrigin	Lamictal	allergische Hautreaktionen, zahlreiche Wechselwirkungen mit anderen Medikamenten

Prophylaxe. Alkohol, Lichtreize (Fernsehen) und andere auslösende Reize müssen gemieden werden. Sportliche Betätigung darf nicht bis zur Erschöpfung betrieben werden; keine Sportarten, bei denen epileptische Anfälle Selbst- oder Fremdgefährdung verursachen können (z.B. Schwimmen). Die Epilepsiemedikamente dürfen nicht eigenmächtig verändert werden.

Prognose. Die frühere Auffassung, dass es bei der Epilepsie zu typischen Wesensveränderungen kommt, ist heute widerlegt. Der überwiegende Teil der Epileptiker ist dank einer medikamentösen Behandlung anfallsfrei.

D *Bei einem* ***Gehirntumor*** *vermehrt sich Gewebemasse im Gehirn unkontrolliert und krankhaft. Tumoren des Gehirns können primär von allen Hirngeweben ausgehen oder können als Tochtergeschwulst (Metastase) eines bösartigen (malignen) Tumors außerhalb des Gehirns auftreten.*

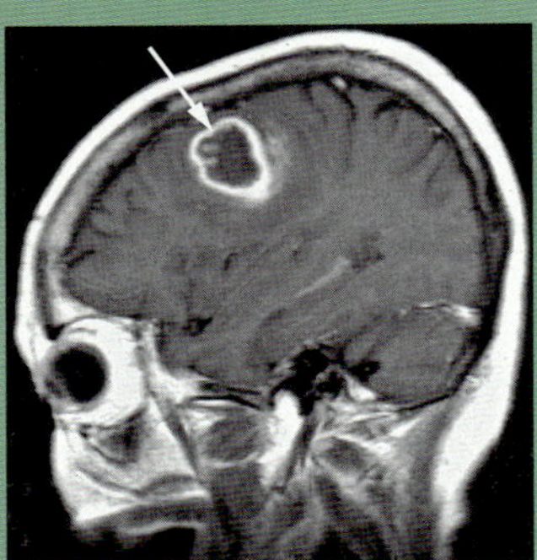

Abb. 1.501 Glioblastom (Pfeil) im Frontallappen rechts in der Kernspintomografie (NMR) dargestellt (Sagittalschnitt aus Gerlach u. a. 2006).

M *Ein Gehirntumor kann in seiner Umgebung ein Ödem verursachen.*

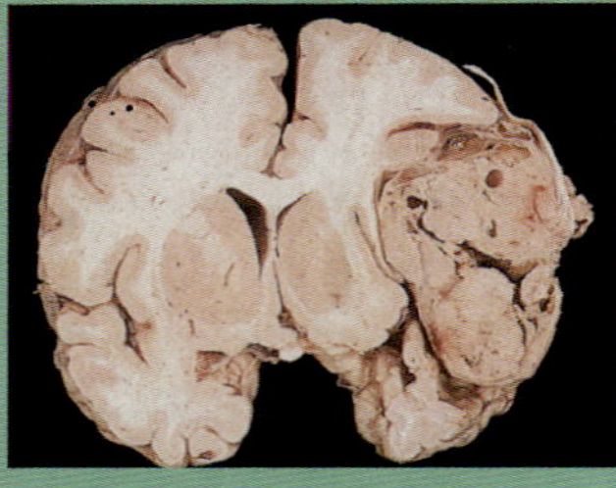

Abb. 1.502 Meningeom. Große Tumormasse in der Fossa lateralis.

Tumoren des Gehirns

Einteilung. Man unterteilt Gehirntumoren nach verschiedenen Kriterien.

Primäre Gehirntumoren: Diese häufigsten Gehirntumoren entwickeln sich aus Funktions-, Binde- oder Stützgewebe des Gehirns, wie z. B. aus Gehirnzellen, Rückenmarkszellen und Hirnhäuten.

Sekundäre Gehirntumoren: Diese Tumoren sind Metastasen anderer Tumoren. Sie wachsen zwar im Gehirn, aber ihre Zellen bestehen ursprünglich aus anderem Gewebe. Sie stammen meist von Lungen-, Brust-, Nieren- und Hauttumoren ab.

Bösartige Gehirntumoren: Diese Tumoren wachsen in das gesunde Umgebungsgewebe hinein und zerstören es nach und nach.

Gutartige Gehirntumoren: Auch die sog. gutartigen Tumoren können Schaden anrichten. Ihr Wachstum kann eine Schwellung der umliegenden gesunden Hirnzellen hervorrufen.

Ursachen. Weshalb primäre Gehirntumoren entstehen, ist weitgehend unbekannt. Vermutet wird, dass äußere Faktoren (etwa ionisierende Strahlen) die Erkrankung fördern. Zudem scheinen einige Erkrankungen Gehirntumoren zu begünstigen, so etwa die Neurofibromatose, ein Leiden, bei dem die Hautnerven ihre Struktur verändern.

Symptome. Es gibt keine typischen Krankheitszeichen für Gehirntumoren. Auftreten können:

- erstmalig im Erwachsenenalter auftretende epileptische Anfälle,
- schwere Kopfschmerzen (oft mit Übelkeit und Erbrechen), die häufig in der Nacht beginnen und im Laufe des Tages verschwinden,
- Probleme mit dem Sehen, Sprechen, Gedächtnis, Verständnis,
- Lähmungserscheinungen, Sensibilitätsstörungen,
- rasche Veränderungen der Persönlichkeit,
- Bewusstseinsstörungen, Schlafstörungen,
- Persönlichkeitsveränderungen wie Depressionen und Angststörungen.

Krankheitsverlauf. Er ist sehr unterschiedlich und wird von der Wachstumsgeschwindigkeit und der Lokalisation des Tumors bestimmt (**Tab. 1.63**).

Therapie. Die Therapie des Gehirntumors hängt von vielen unterschiedlichen Faktoren ab. Art, Lage und Größe des Tumors spielen hierbei ebenso eine wichtige Rolle wie das Stadium, der allgemeine Gesundheitszustand des Patienten und dessen Alter.

Operative Therapie: Wenn der Tumor gut zugänglich ist, kann er operiert werden. Dann wird die Schädeldecke geöffnet und der Tumor mikrochirurgisch möglichst vollständig entfernt. Wächst der Tumor in wichtige Gehirnregionen hinein oder liegt er an einer ungünstigen Stelle, versucht man ihn zumindest zu verkleinern. So vermeidet man, dass das Tumorwachstum wichtige Hirnstrukturen weiter beeinträchtigt. Während einer Operation werden fast immer Hirnstrukturen verletzt. Dadurch können Teile des Gehirns versagen und bestimmte Körperteile gelähmt oder die Sprache gestört werden. Physiotherapie oder Logopädie können helfen, diese Störungen zu bekämpfen.

Strahlen- und Chemotherapie: Kann der Tumor chirurgisch nicht vollständig entfernt werden oder ist er inoperabel, greift man auf eine Strahlen- oder auf eine Chemotherapie zurück. Diese Therapien können einander ergänzen oder sie werden jeweils als alleinige Behandlungsmethode angewandt. Eine Bestrahlung der Tumorzellen von außen kann die kranken Zellen abtöten und so den gesamten Tumor verkleinern. Eine Strahlenquelle kann aber auch mittels Operation direkt in den Tumor eingesetzt werden (stereotaktische Bestrahlung). Mit der Chemotherapie können nur sehr wenige Gehirntumorarten behandelt werden. Zytostatika können nicht gezielt zum Tumor gebracht werden und bewirken so, dass alle Zellen im Körper weniger wachsen und sich nicht mehr so stark vermehren. Daher können sie schwere Nebenwirkungen verursachen.

Symptomatische Therapie: Sie kann die Beschwerden, die ein Gehirntumor verursacht, beseitigen, nicht aber den Tumor direkt behandeln. Hat der Patient Schmerzen, sollten diese mit Analgetika oder auch Opioiden bekämpft werden. Antiepileptika können epileptische Anfälle lindern. Kortikosteroide können helfen, eine Gehirnschwellung (Hirnödem) zu behandeln.

Tab. 1.63 Die Hirntumoren des höheren Lebensalters in der Reihenfolge ihrer Häufigkeit

Tumortyp	*gutartig/bösartig*	*Wachstumsgeschwindigkeit*	*Prognose*
Hirnmetastase z. B. eines Bronchial- oder Mammakarzinoms	bösartig (maligne)	schnell	schlecht
Glioblastom (Tumor des Gehirngewebes, **Abb. 1.501**)	bösartig	schnell	sehr schlecht, mittlere Überlebensdauer < 1 Jahr
Astrozytom (Tumor des Gehirngewebes)	unterschiedlich bösartig	unterschiedlich	unterschiedlich
Meningeom (Hirnhauttumor, **Abb. 1.502**)	gutartig	langsam	gut

Erkrankungen des peripheren Nervensystems

Gürtelrose (Zoster)

Ursachen. Die Krankheitsursache sind die Erreger der Windpocken (Varicella-zoster-Viren), die nach der durchgemachten Windpockenerkrankung in den Nervenzellgeflechten (Spinalganglien) verbleiben. Im Alter oder bei einer Abwehrschwäche werden diese Viren wieder aktiviert und befallen das von dem betroffenen Spinalganglion versorgte Hautareal. Aus diesem Grund treten die Hauterscheinungen einseitig auf und betreffen die jeweiligen Versorgungsgebiete der Rückenmarksnerven (S. 424).

Symptome. Zu Beginn zeigen sich Abgeschlagenheit und leichtes Fieber, danach starke gürtelförmige Schmerzen und Missempfindungen (Parästhesien); nach einigen Tagen kleine, bis zu erbsengroße Bläschen mit einer typischen violetten Hautrötung. Die Ausbreitung ist typischerweise einseitig, nur wenig über die Körpermittellinie hinausreichend; oft ist der Rumpf betroffen (**Abb. 1.503**). Es treten über Wochen anhaltende Schmerzen auf, auch nach dem Zurückgehen der Bläschen; bei Befall eines Hirnnervs entsprechend Seh- oder Hörstörung, Gesichtslähmung.

Therapie. Möglichst frühzeitig Einnahme von Zovirax, das die Virusvermehrung hemmt. Zur Schmerzbekämpfung: schmerzlindernde Salben, sowohl peripher als auch zentral wirkende Analgetika, das Medikament Neurontin gegen die Nervenschmerzen nach einer Herpes-zoster-Infektion.

Pflege bei Gürtelrose. Die betroffenen Hautbezirke sollen trocken gehalten werden. Nach Arztanordnung werden schmerzlindernde Salben aufgetragen. Bei Kontakt mit den betroffenen Hautarealen sind Einmalhandschuhe zu tragen.

Prognose. Die Symptome bilden sich i. d. R. nach einigen Wochen zurück und verschwinden völlig.

Komplikationen. Vor allem ältere Patienten leiden noch über Jahre im betroffenen Hautbezirk an Nervenschmerzen (Post-Zoster-Neuralgie). Bei abwehrgeschwächten Patienten kann es zu einem Befall des Gehirns (Herpes-zoster-Enzephalitis) kommen.

Periphere Polyneuropathie (PNP)

Ursachen. Dies sind:
- Gifte (toxisch): Alkohol, Medikamente,
- Stoffwechselerkrankungen: Diabetes mellitus,
- Mangelernährung: z. B. Vitamin-B-Mangel,
- bösartige Tumoren,
- Infektionserkrankungen: AIDS, Borreliose.

Nervenfasern und die Markscheiden werden geschädigt; meist ist zuerst die afferente und später die efferente Erregungsleitung gestört (S. 422).

Symptome. Es treten symmetrische Sensibilitätsstörungen und Missempfindungen an den Extremitäten auf. Im weiteren Verlauf breiten sich die Sensibilitätsstörungen bis zum Körperstamm hin aus, später kommt es zu Lähmungen und zu Gang- und Koordinationsstörungen. Die Beeinträchtigung des vegetativen Nervensystems hat Störungen der Schweißsekretion, der Verdauung, des Wasserlassens sowie verzögerte Wundheilung zur Folge.

Therapie. Da es bis jetzt nur wenig wirksame Therapieformen gibt, ist die Bekämpfung der Ursachen (z. B. Blutzuckereinstellung, Alkoholabstinenz, Vitamineinnahme) die wichtigste Maßnahme. Zusätzlich kann man versuchen, durch Infusion von Alpha-Liponsäure Beschwerden zu lindern.

Pflege bei Sensibilitätsstörungen an den Extremitäten. Die Haut, besonders der Füße, sollte einmal täglich auf Rötungen, Druckstellen und Hautläsionen kontrolliert werden. Der Betroffene kann Verletzungen nicht fühlen!

Komplikationen. Bleibende Lähmungen der Extremitäten in unterschiedlichem Ausmaß stellen die schwersten Komplikationen dar, daneben kann eine Gangstörung mit Sturzgefahr bestehen. Die Patienten können sich aufgrund der Sensibilitätsstörungen schwer verletzen oder verbrennen, ohne es zu bemerken. Durch die gestörte Wundheilung kann es selbst bei kleinen Wunden zu schweren Wundinfektionen kommen.

Prognose. Vor allem bei älteren Patienten ist aufgrund der langjährigen Schädigung eine Besserung der Krankheitserscheinungen selten, Komplikationen sind dagegen häufig.

Fazialisparese

Ursachen. Man nimmt Schädigungen des Nervus facialis durch eine Virusinfektion oder Minderdurchblutung an.

Symptome. Die Patienten bemerken eine plötzliche einseitige Gesichtslähmung, Geschmacksstörungen und oft ein gesteigertes Hörvermögen. Es fallen der herunterhängende Mundwinkel, der unvollständige Lidschluss und das fehlende Stirnrunzeln auf (**Abb. 1.504**). Es treten im Gegensatz zum Hirninfarkt keine weiteren neurologischen Ausfälle auf.

Therapie. Eine ursächliche Therapie existiert nicht, allerdings müssen mögliche Komplikationen durch den Nervenausfall kompensiert werden. Das betroffene Auge sollte zum Schutz der Hornhaut durch Augentropfen oder Augensalben und einen Uhrglasverband vor dem Austrocknen geschützt werden. Der Betroffene sollte durch mimische Übungen die Muskulatur trainieren.

D *Eine **Gürtelrose** ist eine durch Viren verursachte Erkrankung peripherer Nerven mit typischem Hautausschlag.*

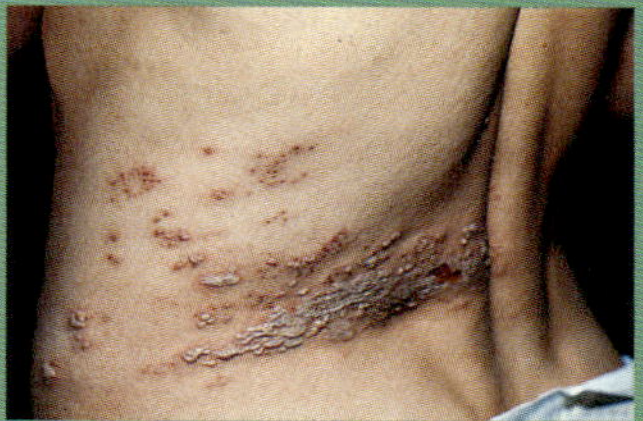

Abb. 1.503 Typische Ausbreitung der Gürtelrose (Zoster) am Rumpf mit Begrenzung durch die Körpermittellinie.

D *Bei der **peripheren Polyneuropathie** handelt es sich um eine diffuse, nicht verletzungsbedingte Schädigung von Teilen oder des gesamten peripheren Nervensystems.*

D *Bei einer **Fazialisparese** handelt es sich um eine schlaffe Lähmung der vom Nervus facialis (VII. Hirnnerv) versorgten Muskeln einer Gesichtshälfte.*

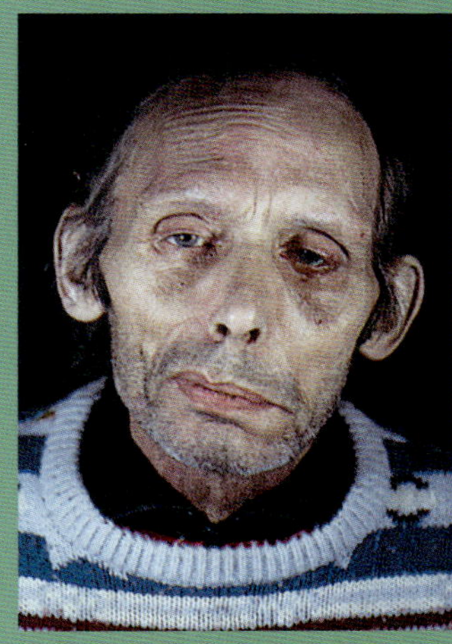

Abb. 1.504 Fazialisparese. Der Befall aller drei Gesichtsäste zeigt sich im herunterhängenden Mundwinkel, im unvollständigen Lidschluss und im fehlenden Stirnrunzeln in der gelähmten Gesichtshälfte (aus Füeßl u. Middeke 2005).

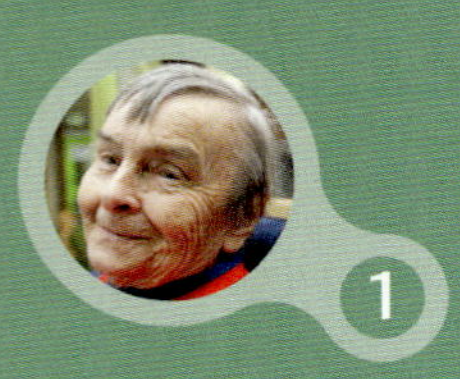

Infektionskette und Infektionserreger

D *Es kommt nur zu einer Infektion, wenn ein Krankheitserreger in den Körper eindringen kann und hier Krankheitszeichen auslöst. Man bezeichnet den Weg von der Infektionsquelle bis zur Infektion daher als* ***Infektionskette.***

M *Beim Husten werden Schleim und reizende Substanzen mit bis zu 1000 km/Std. ausgestoßen.*

Wir sind in unserer Umwelt ständig von Mikroorganismen umgeben. Besonders Bakterien sind überall. Sie finden sich nicht nur auf unserer Haut, sondern auch im Inneren unseres Körpers, so z.B. auf den Schleimhäuten und im Darm. Dort erfüllen sie z.T. lebenswichtige Funktionen (Darmbakterien sind z.B. unerlässlich für die Verdauung). Andererseits verfügt unser Körper über Mechanismen, die ein weiteres Vordringen von Erregern verhindern. So ist z.B. die Haut durch einen schützenden Säuremantel bedeckt, und das Flimmerepithel der Atemwege sorgt für eine grobe Reinigung der Atemluft.

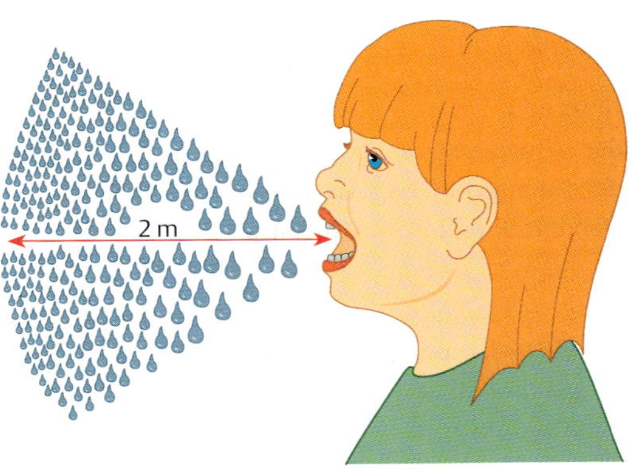

Abb. 1.505 Tröpfcheninfektion. Keimhaltige Sekrettröpfchen können sich allein durch Sprechen mehrere Meter im Raum verteilen

Infektionskette

Die Infektionskette umfasst drei „Stationen“:

1. Infektionsquelle,
2. Übertragungs- oder Infektionsweg,
3. „Empfänger“, also den Menschen, welcher den Erreger aufnimmt und dadurch krank wird.

Infektionsquelle

Lebende Infektionsquelle. Die wichtigste lebende Infektionsquelle ist der Mensch. Er trägt einerseits viele Keime auf der Haut, welche auf andere übertragen werden können (z.B. Staphyloccocus aureus im Wundbereich). Andererseits scheidet er im Erkrankungsfall die Erreger aus (z.B. Erregerausscheidung im Stuhl bei ansteckenden Durchfallerkrankungen).

Unbelebte Infektionsquelle. Unter unbelebten Erregerquellen versteht man z.B. verseuchtes Wasser. Aber auch über medizinische Geräte wie Inhalatoren oder Katheter können Keime übertragen werden. Nicht zu vergessen sind Pflegeutensilien wie Thermometer oder Steckbecken als mögliche Infektionsquellen!

P *Ein großes Problem in medizinischen Einrichtungen ist die Kontaktinfektion. Deshalb sind die regelmäßige und gründliche Händedesinfektion sowie der Gebrauch von Handschuhen, besonders im Umgang mit infektiösen Bewohnern, extrem wichtig!*

Infektionsweg

Bakterien gelangen durch die normalen Körperöffnungen (z.B. Mund und Nase), durch Hautverletzungen oder über Blutgefäße in den Körper. So kann z.B. ein Patient mit einer Atemwegserkrankung durch Husten, Niesen oder direkten Kontakt mit dem Speichel Erreger auf andere Menschen übertragen und diese dadurch anstecken. Man nennt dies eine Tröpfcheninfektion (**Abb. 1.505**).

Infektionswege werden unterschieden in:
- direkte Übertragungswege,
- indirekte Übertragungswege.

Direkte Übertragungswege:
- Atemwege (Tröpfcheninfektion, z.B. alle Infekte der oberen und unteren Atemwege),
- Nahrungsmittel (perorale Infektion, z.B. Hepatitis A),
- Verletzungen der Haut (z.B. Tetanus),
- Geschlechtsverkehr (z.B. Gonorrhö, Syphilis, AIDS),
- Blutprodukte (parenterale Infektion, z.B. AIDS, Hepatitis B),
- direkten Kontakt (Kontaktinfektion, z.B. infektiöse Durchfälle),
- künstliche Zugänge wie Blasen- oder Venenkatheter (z.B. Harnwegsinfekt bei Blasenkatheter).

Mengingitis s. a. S. 434.

Indirekte Übertragungswege:
- Lebensmittel (z.B. Salmonelleninfektion durch verdorbene Lebensmittel),
- verseuchtes Trinkwasser (z.B. Cholera),
- Zwischenwirte (z.B. Meningitis nach Zeckenbiss),
- verunreinigte Gegenstände (z.B. schlecht desinfizierte medizinische Instrumente),
- Menschen (z.B. verunreinigte Hände des Pflegepersonals).

Empfänger

Ob die eingedrungenen Erreger den Ausbruch einer Infektionskrankheit herbeiführen, hängt von folgenden Faktoren ab:
- eingedrungene Erregermenge,
- Allgemeinzustand des Empfängers,
- Abwehrmechanismen des Empfängers.

M *Nicht jeder enge Kontakt mit einem infektiösen Patienten führt zur Ansteckung!*

Abwehrschwäche. Ist die körpereigene Abwehr geschwächt, können Mikroorganismen leichter in den Körper eindringen und eine Entzündung auslösen. Mögliche Ursachen einer Abwehrschwäche sind:
- die körpereigene Abwehr ist noch nicht vollständig ausgebildet (Neugeborene);
- die körpereigene Abwehr ist aufgrund schwerer Allgemeinerkrankungen geschwächt (z.B. Diabetes mellitus, Krebs, AIDS);
- die Abwehrmechanismen sind überlastet (z.B. bei starkem körperlichen oder seelischen Stress);
- die körpereigene Abwehr ist aufgrund des Alters vermindert.

Infektionserreger

Man unterscheidet folgende Infektionserreger:
- Bakterien,
- Viren,
- Pilze,
- Parasiten.

Die häufigsten und wichtigsten Infektionserreger sind Viren und Bakterien. Pilze findet man als Ursache einer Infektion eigentlich nur bei Patienten mit schweren Grunderkrankungen (z. B. Krebs) oder sehr hohem Alter. Weiterhin können auch Parasiten und andere Mikroorganismen Infektionen verursachen.

Bakterien

Bakterien sind winzige, einzellige Lebewesen. Sie sind nur bei 500–1000-facher Vergrößerung unter dem Mikroskop zu erkennen. Bakterien besitzen zwar keinen richtigen Zellkern, können sich aber durch Querteilung vermehren. Um die Vielzahl der Bakterien in Gruppen einzuteilen, unterscheidet man sie z. B. nach Aussehen, Anordnung und Anfärbbarkeit.

Ein anderes wichtiges Unterscheidungsmerkmal, welches auch für die Bekämpfung der Bakterien wichtig ist, ist deren Reaktion auf Sauerstoff. Bakterien, die nur bei Vorhandensein von Sauerstoff leben können, sind Aerobier. Bakterien, die mit und ohne Sauerstoff leben können nennt man fakultative Anaerobier, z. B. die meisten der Bakterien, welche unseren Darm besiedeln.

In **Tab. 1.64** sind die wichtigsten Bakterien, ihr natürliches Vorkommen und typische Erkrankungen, welche sie auslösen, beschrieben.

Viren

Der Begriff Virus bedeutet „Gift“. Viren unterscheiden sich in einigen Punkten von anderen Mikroorganismen:
- **Größe:** Viren sind noch viel kleiner als Bakterien. Man kann sie nur mit speziellen Mikroskopen in einer Vergrößerung von 1 : 3000 darstellen,
- **Aufbau:** Viren besitzen keine Zellstruktur, sie bestehen nur aus Proteinen (Eiweiß) und Nukleinsäuren (RNA oder DNA),
- **Vermehrung:** Viren können sich nicht selbst vermehren, sondern brauchen dazu die Hilfe der befallenen Zelle (Wirtszelle). Die Viren greifen in deren Stoffwechsel ein, indem sie ihre Nukleinsäuren in die Zelle einbringen. Die Wirtszelle liest die darin enthaltene Information ab und stellt neue Viren her. Viren können sich durch diese Methode explosionsartig vermehren! (**Abb. 1.506**).

D **Infektionserreger** *sind Mikroorganismen (Kleinstlebewesen) unterschiedlicher Art, die eine Infektionskrankheit auslösen können.*

M *Man kann Bakterien nach ihrer Färbbarkeit in der sog.* **Gramfärbung** *in grampositive (färben sich blau) und gram-negative Bakterien (färben sich rot) unterteilen.*

Tab. 1.64 Die wichtigsten Bakterien und die Krankheiten, die sie verursachen

Bakterienform	*Unterform*	*Beispiel*	*Natürliches Vorkommen/Übertragungsweg*	*Krankheiten*
Kugelbakterien (Kokken)	Staphylokokken (Haufenkokken)	Staphylococcus aureus	natürliches Vorkommen auf Haut und Schleimhäuten	– eitrige Prozesse der Haut und der Hautanhangsgebilde (Furunkel, Karbunkel, Abszesse usw.)
	Streptokokken (Kettenkokken)	A-Streptokokken	natürliches Vorkommen auf Schleimhäuten	– Erysipel (Wundrose) – Tonsillitis (Mandelentzündung) – Otitis media (Mittelohrentzündung)
Diplokokken (Doppelkokken)		Meningokokken	bei 5–10 % der Menschen Vorkommen im Nasen-Rachen-Raum	– Menigitis (Hirnhautentzündung)
		Gonokokken	Übertragung durch Geschlechtsverkehr	– Gonorrhö („Tripper“)
Stäbchenbakterien		E. coli	natürlicher Bewohner des Darmtraktes	– bes. Harnwegsinfekte
		Salmonellen	Übertragung durch Schmierinfektion	– Lebensmittelvergiftung – Darmgrippe – Typhus
	gekrümmte Stäbchen	Borrelien	Übertragung durch Zeckenbiss	– Borreliose
		Treponema	Übertragung durch Geschlechtsverkehr	– Lues (Syphilis)
	säurefeste Stäbchen (schwer anfärbbar)	Tuberkelbakterien	Übertragung über die Atemwege („Tröpfcheninfektion“)	– Tuberkulose

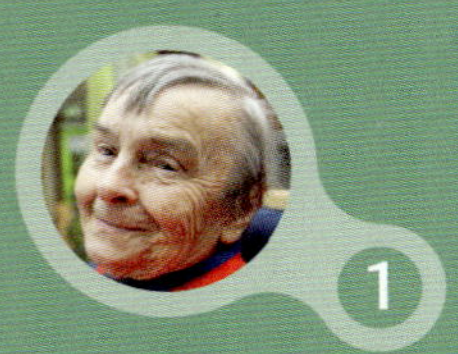
1

Tab. 1.65 Die wichtigsten Pilze und die Krankheiten, welche sie verursachen

Pilzformen	*Beispiel*	*Vorkommen/ Übertragungsweg*	*Krankheiten*
Dermatophyten	Tinea	Übertragung durch direkten Kontakt	Haut-, Nagelpilz
Schimmelpilze	Aspergillus	besonders auf faulenden Lebensmitteln	befällt bei stark immungeschwächten Menschen die inneren Organe
Hefen	Candida albicans	natürlicher Bewohner der Schleimhäute	Soor, Intertrigo

Pilze

Pilze wachsen entweder als Einzelzellen (z.B. Hefen) oder in Kolonien (z.B. Schimmelpilze). Koloniebildende Pilze bestehen aus Fäden (Hyphen), die zentimeterlang werden können und ein Geflecht bilden (Myzel, **Abb. 1.507**). Die Vermehrung erfolgt durch Bildung von Sporen am Ende der Hyphen. Diese Sporen sind sehr widerstandsfähig und deshalb manchmal nur schwer abzutöten.

Man schätzt, dass es ca. 120 000 Pilzarten gibt. Die wenigsten (ca. 100) sind für den Menschen gefährlich. Meist findet man Pilze in Hautfalten, da sie sich in feuchten und dunklen Kammern gut vermehren können. Doch auch in Hand- und Fußnägeln bilden sie nicht selten lokale Infektionen. Die Gefahr der Ausbreitung einer Pilzerkrankung im Körper besteht nur bei einer extremen Immunschwäche, z.B. bei einer fortgeschrittenen AIDS-Erkrankung oder einer schweren Krebserkrankung. Die wichtigsten Pilze und die durch sie ausgelösten Erkrankungen s. **Tab. 1.65**.

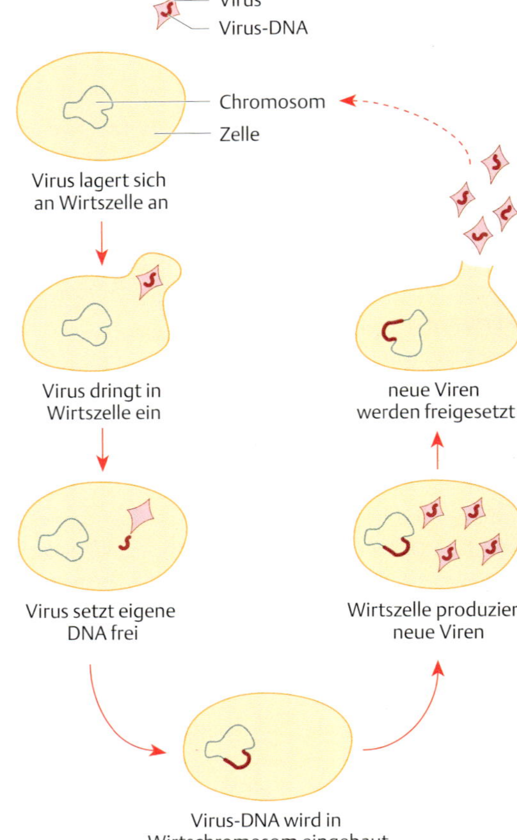
Virus
Virus-DNA
Chromosom
Zelle
Virus lagert sich an Wirtszelle an
Virus dringt in Wirtszelle ein
Virus setzt eigene DNA frei
Virus-DNA wird in Wirtschromosom eingebaut
Wirtszelle produziert neue Viren
neue Viren werden freigesetzt

Abb. 1.506 Vermehrungszyklus der Viren

Parasiten

Parasiten sind Kleinstlebewesen, die sich im menschlichen Organismus einnisten. Im Grunde sind es Schmarotzer, die von unserem Organismus leben und dadurch Schaden anrichten können.

Krätze s. a. S. 289.
Pedikulose s. a. S.289.
Bandwürmer s. a. S. 386.

Die Übertragung dieser Krankheitserreger erfolgt nicht direkt von Mensch zu Mensch, sondern indirekt durch Überträger, verunreinigtes Wasser oder Lebensmittel. Die in der Altenpflege wichtigsten Parasiten sind:

- Milben (Verursacher der Krätze),
- Läuse und Flöhe,
- Würmer (meist Madenwürmer, Schweine- oder Rinderbandwurm, gefährlicher ist der Hunde- oder Fuchsbandwurm, der Verursacher der Echinokokkenkrankheit).

Therapie. Bei einer Parasitenerkrankung handelt es sich i.d.R. um einen lokalen Befall von Haut oder Haaren. Behandelt wird mit speziellen Salben oder Shampoos. Darmwürmer werden mit speziellen Mitteln in Tablettenform behandelt, in Einzelfällen muss der Wurm operativ entfernt werden.

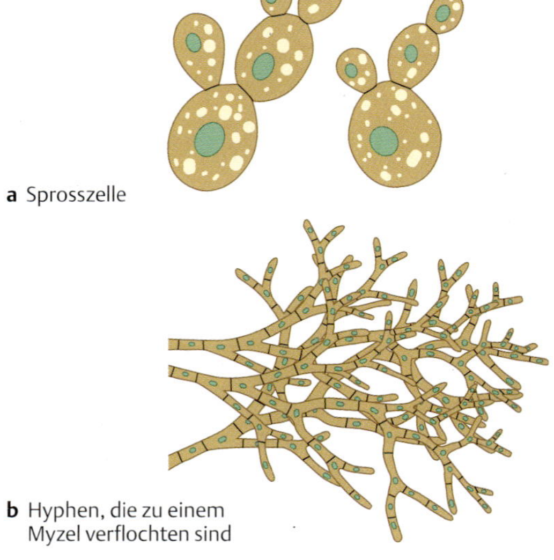

a Sprosszelle

b Hyphen, die zu einem Myzel verflochten sind

Abb. 1.507 Grundformen der Pilze.

Infektionskrankheiten

In der Infektionslehre werden verschiedene Begriffe verwandt, welche die Ursache der Krankheit, ihre Häufigkeit und Gefährlichkeit beschreiben. Die Wichtigsten sind in **Tab. 1.66** erklärt.

Symptome

Klassische Entzündungszeichen. Die Krankheitszeichen einer Infektion entsprechen den klassischen Entzündungszeichen. Sie werden besonders sichtbar, wenn sich die Infektion unter der Haut oder im Bereich der Schleimhäute abspielt. Bei Infektionen innerer Organe sind sie nicht sichtbar. Die klassischen Entzündungszeichen sind:

- **Rötung:** Ursache ist eine lokale Gefäßerweiterung am Infektionsort. Beispiel: gerötete Mandeln bei Tonsillitis (Mandelentzündung);
- **Wärme:** Als Folge der Gefäßerweiterung kommt es zur Überwärmung im Infektionsgebiet. Beispiel: überwärmtes Knie bei Gelenkentzündung;
- **Schwellung:** Entsteht durch Austritt von eiweißreicher Flüssigkeit und Blutzellen in das umgebende Gewebe. Beispiel: geschwollene Schleimbeutel bei Bursitis (Schleimbeutelentzündung);
- **Schmerz:** Durch Flüssigkeitsansammlung wird Druck auf die örtlichen Hautnerven ausgeübt. Folge sind lokale Schmerzen. Beispiel: schmerzhaftes Ohr bei Otitis media (Mittelohrentzündung);
- **eingeschränkte Funktion:** Die Entzündungsreaktion bewirkt eine Zell- und Gewebsschädigung. Beispiel: durch Schmerzen bedingte Bewegungseinschränkung eines entzündeten Kniegelenks.

Neben diesen lokalen Beschwerden beklagt der Erkrankte oft allgemeine Symptome, wie generelle Schwäche, Gelenk- und Gliederschmerzen oder Müdigkeit (**Tab. 1.67**). Häufig kommt es auch zu Fieber.

Laborchemische Veränderungen. Das Vorliegen einer Infektionserkrankung führt zu laborchemischen Veränderungen. So findet sich im Blut z. B. eine erhöhte Anzahl von weißen Blutkörperchen. Die Ursache ist eine Aktivierung der körpereigenen Abwehr; man spricht von einer Leukozytose. Eine andere wichtige Laborveränderung im Rahmen einer Infektion ist die Erhöhung des CRP (C-reaktives Protein). Es handelt sich dabei um ein Eiweiß, das im Rahmen von Abwehrreaktionen in der Leber gebildet wird.

Fieber. Fieber ist i. d. R. die Folge einer Infektion mit Viren oder Bakterien (s. **Tab. 1.67**). Der Körper setzt nach dem Kontakt mit den Erregern bestimmte Stoffe frei, die zu einer Erhöhung der Körpertemperatur führen. Der Nutzen von Fieber liegt darin, der Infektion entgegenzuwirken, denn durch die Temperaturerhöhung wird die Vermehrung mancher Erreger verhindert, teilweise sterben sie sogar ab.

Tab. 1.66 Grundbegriffe der Infektionslehre

Begriff	*Definition*	*Beispiel*
Iatrogene Infektion	Eine durch ärztliches Handeln verursachte Infektion.	Eine durch einen Arzt verordnete Chemotherapie schwächt das Immunsystem und die Infektionsgefahr ist erhöht.
Nosokomiale Infektion	Eine im Krankenhaus erworbene Infektion.	Am häufigsten sind Harnwegsinfekte, meist infolge eines im Krankenhaus gelegten Blasenkatheters oder Lungenentzündungen.
Opportunistische Infektion	Eine durch Erreger, welche einem Gesunden nichts anhaben können, ausgelöste Infektionskrankheit.	Entwickelt sich nur bei einer ausgeprägten Immunschwäche, bes. im Rahmen einer fortgeschrittenen AIDS-Erkrankung (S. 360).
Inzidenz	Häufigkeit einer Erkrankung innerhalb eines gewissen Zeitraums oder einer Bevölkerungsmenge.	In Deutschland erkranken pro Jahr ca. 200–300 Menschen an FSME (Frühsommer-Meningoenzephalitis, S. 435).
Epidemie	Eine zeitliche und örtliche Häufung von Erkrankungen.	Grippeepidemie in den Wintermonaten, wenn sich die Zahl der an Grippe Erkrankten stark erhöht.
Pandemie	Eine sich über einen Kontinent oder die ganze Welt ausbreitende Epidemie.	Grippe, die vor Einführung der Grippeschutzimpfung teils Millionen Menschen das Leben gekostet hat. AIDS, eine heute über die ganze Welt verbreitete Erkrankung, welche besonders in Afrika viele Menschenleben fordert.
Letalität	Zahl der an einer bestimmten Krankheit Verstorbenen bezogen auf alle Erkrankten.	Die Letalitätsrate alter Menschen bei einer Pneumonie ist recht hoch, sie ist eine der Haupttodesursachen im Alter.

D *Man spricht von einer* **Infektion** *oder* **Entzündung**, *wenn krank machende Erreger in den Körper eindringen.*

D *Bei einer* **Infektionskrankheit** *vermehren sich die Erreger im Körper und schädigen Zellen und Gewebe.*

M *Unabhängig davon, ob eine Infektionskrankheit die Ursache ist, werden Organentzündungen durch das Anhängen der* **Silbe „-itis"** *an den Wortstamm des Organnamens gekennzeichnet.*

Die Entzündungszeichen wurden bereits vor fast 2000 Jahren von Celsus (lebte kurz nach Christi Geburt) und Galen (130–200 n. Chr.) beschrieben.

P *Die typischen Symptome einer Infektionskrankheit sind bei alten Menschen oft weniger stark ausgeprägt – häufig zeigt sich nur eine unspezifische Verschlechterung des Allgemeinzustandes. Die Erholungszeit ist im Alter deutlich verlängert, Komplikationen sind häufiger.*

M **Körpertemperaturen über 42 °C** *sind sehr gefährlich, weil es bei diesen Temperaturen zu einer Zerstörung der körpereigenen Eiweiße kommt (sog. „Denaturierung"). Normalerweise steigt die Körpertemperatur aber nicht so hoch, da sie über das zentrale Nervensystem kontrolliert wird.*

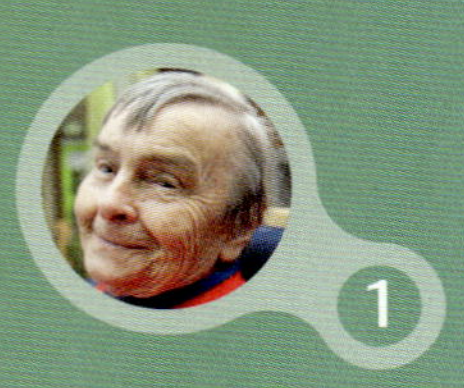

D *Die Zeit zwischen dem Eindringen des Infektionserregers in den Körper und dem Auftreten von ersten Symptomen bezeichnet man als* **Inkubationszeit.**

Meningitis s. a. S.434.
Enzephalitis s. a. S. 434.

Bronchitis s. a. S. 320.

Herpes zoster s. a. S. 441.

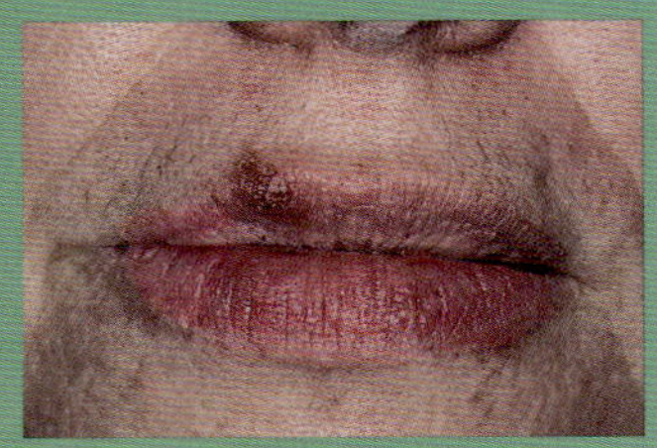

Abb. 1.508 Herpesbläschen auf der Oberlippe.

D *Von einer* **Komplikation** *im Rahmen einer Infektionskrankheit spricht man, wenn der Krankheitsverlauf anders als normalerweise und dadurch deutlich schwerer verläuft.*

Tab. 1.67 Mögliche Symptome einer viralen bzw. bakteriellen Infektion

Symptom	*virale Infektion*	*bakterielle Infektion*
Beginn der Symptome	allmählich	akut
Fieber	langsam ansteigend	schon bei Erkrankungsbeginn hoch
Allgemeinzustand	weniger beeinträchtigt	stark beeinträchtigt
Muskelschmerzen	häufig	selten
Gelenkschmerzen	häufig	selten
laborchemische Entzündungszeichen (CRP, Leukozytose)	gering erhöht	stark erhöht

Außerdem beschleunigt Fieber die körpereigenen Abwehrmechanismen. Die normale Körpertemperatur beträgt 37,0 °C. Sie kann rektal (im Enddarm), axillar (unter der Achsel) und oral (im Mund) gemessen werden. Von Fieber spricht man erst, wenn die rektal gemessene Temperatur über 38,0 °C beträgt. Zu beachten ist, dass die rektal gemessene Temperatur um ca. 0,5 °C höher liegt als an den anderen Messstellen.

Krankheitsverlauf

Häufig haben wir engen Kontakt mit infektiösen Patienten, erkranken selbst aber erst einige Tage später. Meist kommt es zu Beginn einer Infektionskrankheit zu allgemeinen Symptomen wie Abgeschlagenheit oder Kopf- und Gliederschmerzen. Sie entstehen durch eine örtliche Vermehrung der Erreger und deren Übertritt in das Blut. Auf dem Blutweg gelangen die Erreger in die Organe und führen dort zu den für die Infektionskrankheit typischen Symptomen (z. B. Ohrenschmerzen bei Mittelohrentzündung oder Husten bei Bronchitis).

Welchen weiteren Verlauf eine Infektionskrankheit nimmt, hängt sehr vom Verhalten des Erkrankten (z. B. Schonung statt weiterer körperlicher Belastung) und seinem Abwehrsystem ab.

Einteilung von Infektionskrankheiten nach ihrem Verlauf

Folgende Krankheitsverläufe werden unterschieden:
- akute Infektion,
- chronische Infektion,
- rezidivierende Infektion.

Akute Infektion. Die meisten Infektionskrankheiten verlaufen akut: Es kommt zu plötzlich auftretenden Symptomen, welche stärker werden und dann allmählich von selbst wieder vollständig verschwinden. Ein typisches Beispiel ist die klassische Erkältungskrankheit. Reicht die Immunabwehr nicht zur Eindämmung der Erkrankung aus, kann es aber auch zu schweren Verläufen, teils mit Todesfolge kommen (z. B. bei einer Meningitis, der Hirnhautentzündung). Oder es bleiben dauerhafte Schäden zurück (z. B. nach einer Enzephalitis, einer Hirnentzündung).

Chronische Infektion. Sie verläuft ohne ausgeprägte Symptomatik über Monate und Jahre hinweg. Typisch ist ein gelegentliches Aufflammen der Beschwerden. So kann z. B. eine chronische Bronchitis (schwere Lungenerkrankung) über Jahre bestehen. Typischerweise kommt es nur 2- bis 3-mal im Jahr, meist im Herbst, zu einer Verschlimmerung der Beschwerden. Eine andere klassische chronische Infektion ist die Osteomyelitis (Knochenentzündung), die über Jahrzehnte bestehen kann und zeitweise zu starken Schmerzen führt.

Rezidivierende Infektion. Von einer rezidivierenden (wiederkehrenden) Infektionskrankheit spricht man, wenn die Krankheit über einen langen Zeitraum hinweg immer wieder ausbricht. Zwischen diesen Zeiträumen aber ist der Patient im Gegensatz zu einer chronischen Infektion völlig gesund. Ein typisches Beispiel ist der Lippenherpes. Im Körper verbleibende Herpesviren führen immer wieder zu Bläschenbildung im Lippenbereich (**Abb. 1.508**).

Komplikationen

Sekundärinfektion. Von einer Super- oder Sekundärinfektion spricht man, wenn sich auf einen bestehenden Infekt eine andere Infektion „aufpfropft“, wenn also z. B. auf einen viral bedingten grippalen Infekt eine bakterielle Bronchitis folgt. Aufgrund der Virusinfektion sind die Schleimhäute geschädigt und können die eindringenden Bakterien nicht abwehren.

Sepsis. Vor allem bakterielle Infekte sind lokal begrenzt, d. h., die Infektion betrifft nur einen bestimmten Körperabschnitt oder ein Organ (z. B. Ohren-, Mandelentzündung). Werden Erreger, ausgehend von diesem Infektionsherd, in andere Organe gestreut und schädigen diese, bezeichnet man dies als systemische Infektion oder Sepsis („Blutvergiftung“). Symptome einer Sepsis sind:
- hohes, immer wieder rasch ansteigendes Fieber,
- Tachykardie (beschleunigter Herzschlag),
- evtl. Zeichen eines Kreislaufversagens (niedriger Blutdruck trotz Tachykardie, verminderte Urinausscheidung usw.),
- massiv erhöhte laborchemische Entzündungszeichen,
- schweres Krankheitsbild.

Diagnostik

Klinische Symptome. Zumeist wird die Diagnose einer Infektionskrankheit anhand der klinischen Symptome und der körperlichen Untersuchung gestellt. Wichtig ist auch die Krankengeschichte (Anamnese).

Erregernachweis. Lässt sich die Ursache der Infektion dadurch nicht eindeutig klären, versucht man, den Erreger im Blut, Sekret, Sputum oder Urin des Patienten nachzuweisen, indem man ihn auf speziellen Nährböden züchtet und mikroskopisch untersucht (**Abb. 1.509**).

Antikörpernachweis. Eine häufig angewandte Methode zur Identifikation einer Infektionskrankheit ist der Nachweis von Antikörpern im Blut des Patienten. Antikörper werden im Rahmen der speziellen Abwehrreaktion gebildet.

Therapie

Antivirale Therapie

Zur Bekämpfung von Virusinfektionen ist bisher „kein Kraut gewachsen". Es gibt inzwischen zwar vereinzelt Stoffe, die bestimmte Viren (z. B. Grippeviren) abtöten sollen, meist lassen sich die Symptome aber nur lindern oder die Erkrankungsdauer um 1–2 Tage verkürzen. Somit bleibt bei Virusinfektionen nach wie vor nur die symptomatische Therapie. D. h., man versucht, die Beschwerden des Patienten zu lindern (z. B. durch fiebersenkende Medikamente), um damit seine Immunabwehr zu stärken und den Verlauf der Infektion abzuschwächen.

Antibakterielle Therapie – Antibiotikabehandlung

Bei bakteriellen Infekten dagegen greift man zusätzlich zur antibiotischen Therapie. Antibiotika sind ursprünglich von Pilzen und Bakterien gebildete Stoffe, die schon in geringen Mengen das Wachstum von Bakterien hemmen oder sie abtöten können. Daher ihr Name, denn „Anti" bedeutet „gegen" und „bios" heißt „Leben". Die Bekämpfung einer Infektion durch Antibiotika stellt eine Unterstützung der körpereigenen Abwehr dar, die eigentliche „Aufräumarbeit" muss durch die sog. „Fresszellen" erfolgen.

Antibiogramm. Nicht jedes Antibiotikum wirkt gegen jedes Bakterium (**Tab. 1.68**). Um die Wirksamkeit verschiedener Antibiotika gegen einen bestimmten Keim herauszufinden, wird besonders bei problematischen Keimen ein sog. Antibiogramm erstellt. So lässt sich gezielt gegen den Keim vorgehen.

Antibiotikaresistenz. Der zunehmende Einsatz sog. Breitbandantibiotika, die sehr viele verschiedene Bakterien abtöten können, führt zu einer raschen Zunahme der resistenten Bakterien. Diese verändern ihren Stoffwechsel so, dass das Medikament ihnen nicht mehr schaden kann, es ist wirkungslos geworden. Die zunehmende Resistenz der Bakterien ist ein großes Problem in der Medizin, denn diese Keime sind oft nur sehr schwer zu behandeln (z. B. MRSA, S. 449).

Kombinationstherapie. Zur Bekämpfung mancher Bakterien ist eine Kombinationstherapie mit verschiedenen Antibiotika nötig, z. B. bei der Behandlung einer Tuberkulose.

Nebenwirkungen. Antibiotika verursachen nicht selten Nebenwirkungen. Die häufigsten sind allergische Reaktionen, welche sich meist als Hautausschlag äußern. Unter einer Antibiotikabehandlung können sich Pilze leichter vermehren. Deshalb kommt es oft zu Pilzinfektionen, besonders im Genitalbereich. Die Bakterien abtötende Wirkung der Medikamente hat auch Auswirkungen auf unsere Bakterien im Darm. Werden diese zerstört, kommt es zu Durchfällen mit Übelkeit und Erbrechen.

Richtlinien. Bei einer Antibiotikabehandlung sollte auf Folgendes geachtet werden:

- Vor der Gabe sollte man sich davon überzeugen, dass beim Erkrankten keine Allergie gegen das Medikament besteht!
- Die angegebenen Zeitabstände zwischen den Tabletteneinnahmen sollten eingehalten werden.
- Während der Therapie ist auf eventuelle allergische Reaktionen und Pilzinfekte zu achten.
- Die meisten Antibiotika werden über die Niere ausgeschieden. Die Einnahme der Tabletten mit viel Wasser erleichtert die Ausscheidung.
- Die Behandlungsdauer sollte eingehalten werden, auch wenn unter der Therapie die Beschwerden vollständig verschwinden. Werden die Medikamente zu früh abgesetzt, kann die Infektion wieder aufflammen.

Antimykotische Therapie

Bei lokalen oder systemischen Pilzinfektionen greift man zu Antimykotika. Meist ist eine lokale Therapie in Form von Salben oder Lösungen ausreichend. Die Präparate sollten 1–2-mal täglich auf die befallenen Stellen aufgetragen werden. Um eine völlig pilzfreie Haut zu erreichen, ist aber oft eine Anwendung über mehrere Wochen nötig. Nur bei einem Befall der inneren Organe oder einer hartnäckigen Pilzerkrankung greift man zu Tabletten (**Tab. 1.69**).

Nebenwirkungen. Eine lokale Therapie verursacht meist keine Nebenwirkungen, denn die Wirkstoffe wirken nur in der Haut, sie dringen nicht in den Körper ein. So kann es allenfalls zu allergischen Reaktionen der Haut kommen. Die Therapie in Tabletten – oder gar Spritzenform (systemische Anwendung) – kann aber zu schweren Nebenwirkungen, z. B. gastrointestinalen Beschwerden (Bauchschmerzen, Magenbeschwerden usw.), Leber- oder Nierenschädigung, führen.

M *Die **Sepsis** ist eine lebensbedrohliche Erkrankung, die unbehandelt zum Tode durch Kreislaufversagen führt!*

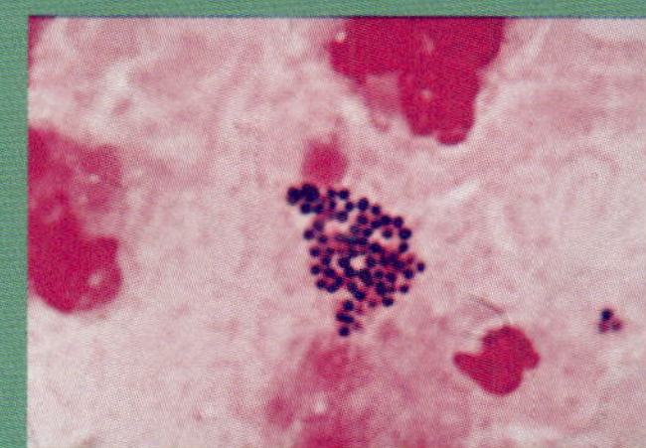

Abb. 1.509 Staphylococcus aureus. Eiterpräparat zum Erregernachweis. Man erkennt grampositive Haufenkokken.

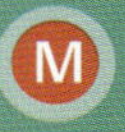

M *Antibiotika wirken nicht gegen Viren!*

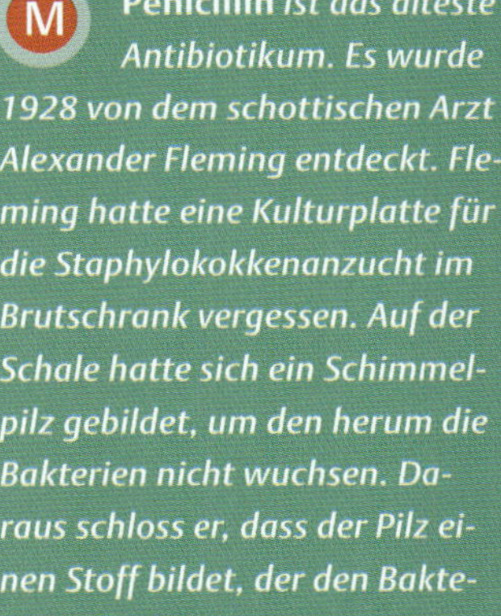

M ***Penicillin** ist das älteste Antibiotikum. Es wurde 1928 von dem schottischen Arzt Alexander Fleming entdeckt. Fleming hatte eine Kulturplatte für die Staphylokokkenanzucht im Brutschrank vergessen. Auf der Schale hatte sich ein Schimmelpilz gebildet, um den herum die Bakterien nicht wuchsen. Daraus schloss er, dass der Pilz einen Stoff bildet, der den Bakterien schadet.*

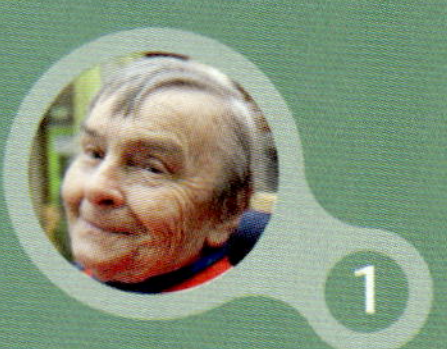

Tab. 1.68 Die wichtigsten Antibiotika

Antibiotikum/Präparatbeispiel	*Indikation*	*zu beachten*
Penicillin – Penicillin V	besonders bei Erkrankungen der Atemwege	– häufig bestehen Kreuzallergien: Wenn man auf ein Penicillin allergisch reagiert, dann auch auf die anderen Penicillinsorten – Einnahme ca. 1 h vor dem Essen
Breitspektrum-Penicilline – Amoxicillin	wie Penicillin, aber gegen mehr Keime wirksam **Achtung**! Recht häufig allergische Hautreaktionen!	– verursacht häufig allergische Reaktionen in Form von Hautausschlägen! – Einnahme 1 h vor dem Essen oder nüchtern
Clavulansäure mit Amoxicillin – Augmentan – Amoxiclav	bei komplizierten Haut-, Atem- oder Harnwegsinfektionen	– wirkt ähnlich wie Amoxicillin, aber gegen mehr Keime – Einnahme 1 h vor dem Essen oder nüchtern
Makrolide – Zithromax – Azithromycin-ratio – Clarithromycin – Rulid	Infekte der oberen Atemwege, Hautinfekte, Infekte im Hals-Nasen-Ohren-Bereich	– Einnahme unabhängig vom Essen – bei Zithromax ist meist eine drei- bis fünftägige Therapie ausreichend – Clarithromycin 1–2 h vor oder nach anderen Tabletten einnehmen, da häufig Wechselwirkungen mit anderen Medikamenten – Rulid wird oft als „Ersatzpenicillin" bei Allergie eingesetzt, Einnahme 1–2 h vor oder nach dem Essen
Tetracycline – Doxycyclin	bes. bei Borreliose	– nicht zusammen mit Milch, einer Mahlzeit oder anderen Tabletten einnehmen, dies vermindert die Aufnahme – besser ist eine um 2 h zeitversetzte Einnahme
Sulfonamide – Cotrim forte-ratiopharm	Harnwegsinfekte	– mit großen Mengen Flüssigkeit einnehmen, unabhängig vom Essen
Gyrasehemmer – Ofloxacin – Ciprobay – Tarivid	komplizierte Harnwegsinfekte	– Einnahme erst 2 h nach dem Essen mit viel Flüssigkeit
Mifloxacin – Avalox	Atemwegsinfekte, Hautinfekte, Sinusitis (Nasennebenhöhlenentzündung)	– meist ist eine Therapie über 5–10 Tage ausreichend, eine Tablette pro Tag genügt – Einnahme vor dem Essen

Tab. 1.69 Die wichtigsten Antimykotika

Antibiotikum/Präparatbeispiel	*Indikation*	*Zu beachten*
Clotrimazol – Canesten – Canifug	Haut- oder Vaginalpilz	– 2–3-mal/Tag dünn auftragen – 1 Vaginalzäpfchen/Tag
Terbinafin – Lamisil	Haut- oder Nagelpilz	– Salbe 1 Woche lang 1-mal täglich auftragen – Tabletten gegen Nagelpilz 1-mal täglich
Nystatin – Moronal	bes. Candida-Pilzinfektionen der Schleimhaut, Candida im Windelbereich	– die Lösung sollte vor dem Schlucken einige Minuten im Mund behalten werden – 8–14 Tage mehrmals täglich auftragen
Amphotericin B – Ampho-Moronal	schwere lokale und systemische Candidainfektion	– bei parenteraler Gabe als Infusion sehr nebenwirkungsreich!
Ciclopirox – Batrafen – Nagel-Batrafen (Nagellack)	bes. Nagel- und Hautpilz	– Salbe bei Hautpilz 2-mal täglich über 4 Wochen – Nagelpilzbehandlungen sind oft sehr langwierig, die Therapie sollte über mehrere Monate fortgesetzt werden!
Itraconazol – Sempera	bei Haut- und Schimmelpilzen	– nicht gemeinsam mit Magenschutzpräparaten einnehmen (vermindern die Aufnahme), sondern erst 2 Stunden später

MRSA – Der Problemkeim

Staphyloccocus aureus ist ein Bakterium, das bei vielen Menschen die Haut und Schleimhäute besiedelt, ohne dass dies zu Schäden führt. Erst wenn der Keim in die Haut eindringt, führt er zu Entzündungen. Er ist der klassische „Eitererreger", denn er verursacht typischerweise Hautinfektionen wie Furunkel, Abszesse o. ä.

Staphylokokken sind eine häufige Ursache von nosokomialen Infekten und deshalb in medizinischen Einrichtungen sehr gefürchtet. Denn bei Immunschwäche können sie zu schweren Infekten wie Pneumonien (Lungenentzündungen) und Harnwegsinfektionen bis zur Sepsis führen!

Risikofaktoren für eine Besiedlung mit MRSA

Da MRSA ein besonders in den Kliniken gefürchteter Keim ist, wird bei Patienten vermehrt nach diesem Keim gesucht, um rasch entsprechende Vorsichtsmaßnahmen einleiten zu können. MRSA ist jedoch nicht krankheitserregender, also gefährlicher als der normale Staphylococcus aureus!

Um die Besiedlung mit MRSA festzustellen, werden Hautabstriche an häufig besiedelten Hautstellen genommen:

- Haaransatz/Stirn,
- Nasenvorhöfe,
- Rachen,
- Leistenregion,
- Analgegend,
- offene Wundflächen,
- Katheter- oder Sondeneintrittsstellen und Urin bei Harnblasendrainage.

In Alten- und Pflegeeinrichtungen hat man bei bis zu 3 % der Bewohner MRSA nachgewiesen.

Übertragung

Die Keimübertragung erfolgt durch Hautkontakte, besonders der Hände, oder durch Schmierinfektion. Möglich ist auch eine Übertragung durch verunreinigte medizinische Instrumente oder mit keimhaltigen Hautabschilferungen verseuchte Gegenstände (Kämme, Bettwäsche usw.).

Eine Tröpfcheninfektion beim Husten oder Niesen ist sehr selten! Da Gesunde durch diesen Keim nicht gefährdet sind, können die Betroffenen uneingeschränkt Besuch empfangen. Allerdings besteht bei Menschen mit offenen Wunden oder chronischen Hautekzemen ein leicht erhöhtes Infektionsrisiko. Besucher sollten sich nach dem Besuch die Hände desinfizieren, um eine mögliche Übertragung des Keimes zu verhindern.

Gesunde Menschen sind durch MRSA nicht gefährdet! Die Besiedlung mit MRSA ist keine Kontraindikation gegen die Aufnahme in einem Alten-, Pflegeheim oder der häuslichen Krankenpflege! Eine Hautbesiedlung mit MRSA ist nicht meldepflichtig! Beim Gesundheitsamt gemeldet werden müssen nur behandlungsbedürftige Infektionen, bei denen man einen Zusammenhang mit der Besiedlung vermutet.

Sanierungsmaßnahmen

Körper. Die Sanierungsmaßnahmen müssen am ganzen Körper gleichzeitig durchgeführt werden, um eine erneute Infektion durch noch nicht sanierte Stellen zu verhindern (**Tab. 1.70**). Um den Keim auch von Gegenständen zu entfernen, ist die Desinfektion oder Auswechslung von Gebrauchsgegenständen und Wäsche nötig.

Gebrauchsgegenstände. Um eine erneute Besiedlung durch keimbelastete Gegenstände zu verhindern, müssen Zahnbürste, Deoroller und sonstige Hygieneartikel, welche mit der Haut in Kontakt kommen, täglich ausgetauscht oder desinfiziert werden. Kämme, Bürsten, Brillen, Hörgerät und Zahnprothese müssen (soweit möglich) desinfiziert werden. Auf nicht dringend notwendige Dinge wie Schmuck oder Uhr sollte während der Sanierung verzichtet werden, sie könnten unter der Desinfektion leiden.

Wäsche. Nach der täglichen antiseptischen Waschung muss frische Kleidung angezogen und das Bett neu bezogen werden. Natürlich müssen die Handtücher täglich gewechselt werden. Persönliche Kleidung sollte bei mindestens 60 °C gewaschen werden. Nach erfolgreicher Sanierung sind diese Maßnahmen nicht mehr nötig.

Weitere Desinfektions- und Entsorgungsmaßnahmen

Zu den weiteren Desinfektions- und Entsorgungsmaßnahmen gehören:

1. Flächendesinfektion: Die Bewohnerumgebung (Bett, Nachttisch, Schrank usw.) muss einmal täglich mittels Wischdesinfektion desinfiziert werden.
2. Nötige Pflegeutensilien wie Verbandsmaterial, Fieberthermometer o. ä. müssen im Zimmer verbleiben. Werden sie aus dem Zimmer entfernt, müssen sie desinfiziert werden.
3. Das Geschirr muss desinfiziert werden!

Tab. 1.70 Sanierungsmaßnahmen Körper

Sanierungsort	*Sanierungsmaßnahme*
Nase	3x täglich antiseptische oder antibiotische Nasensalbe in beide Nasenlöcher
Rachen	1x täglich gurgeln mit antiseptischer Lösung
Haut	1x täglich Ganzkörperwaschung einschließlich Haaren mit antiseptischen Mitteln

D **MRSA** *bedeutet „methizillinresistenter Staphylococcus aureus". Methizillin war ein in den 60er-Jahren häufig verwendetes Antibiotikum. Der Keim MRSA ist gegen dieses Antibiotikum resistent, daher der Name. Infolge dieser Resistenz ist er schwer zu bekämpfen.*

M *Etwa 30 bis 40 % aller Menschen sind ständig oder vorübergehend mit Staphylococcus aureus besiedelt, vorwiegend im Nasen- und Rachenraum. Der Anteil besiedelter Menschen in medizinischen Einrichtungen wird auf ca. 70 % geschätzt. Diese Besiedlung hat keinen Krankheitswert.*

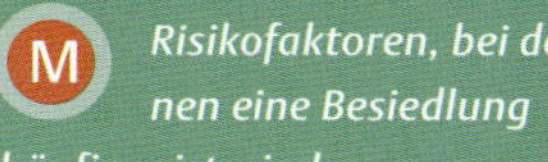

M *Risikofaktoren, bei denen eine Besiedlung häufiger ist, sind:*

- *Wundflächen (z. B. Verbrennungen),*
- *chronische Hautverletzungen (z. B. Ulcus cruris),*
- *Tracheostoma,*
- *Dialyse,*
- *Diabetes.*

D **Sanierungsmaßnahmen** *sind Maßnahmen, die angewandt werden, um einen Menschen von einem Problemkeim zu befreien.*

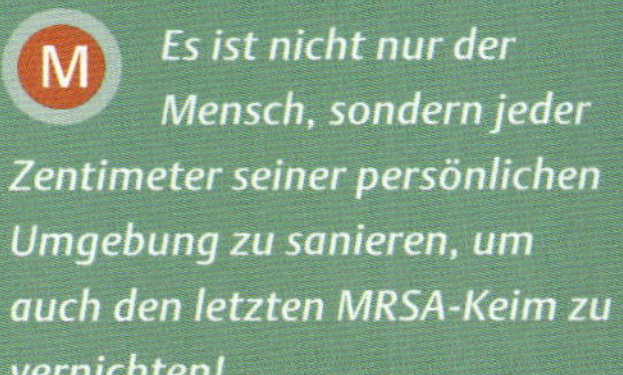

M *Es ist nicht nur der Mensch, sondern jeder Zentimeter seiner persönlichen Umgebung zu sanieren, um auch den letzten MRSA-Keim zu vernichten!*

Hygienemaßnahmen s. a. S. 128.

P **Dauer von Sanierungsmaßnahmen:** *5 Tage, danach 3 Tage pausieren und anschließend Kontrollabstriche nehmen. Wenn 3 Kontrolluntersuchungen an 3 aufeinander folgenden Tagen MRSA-negativ ausfallen, gilt die Sanierung als erfolgreich. Weitere Kontrollen sind nach 1 und 6 Monaten erforderlich.*

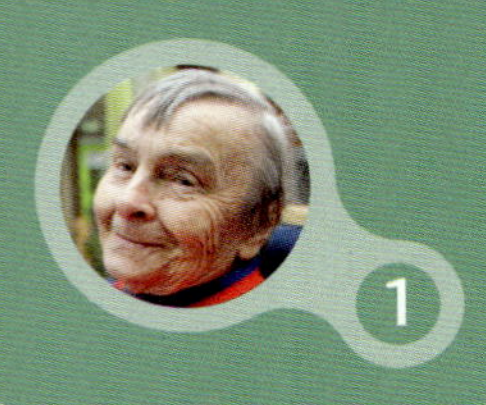

M **Wichtigste Schutzmaßnahme:** *Händedesinfektion!*

M *Bei der häuslichen Pflege durch Angehörige sind grundsätzlich keine Schutzmaßnahmen notwendig!*

P *Bei Pflege durch den Pflegedienst sollten die MRSA-Träger möglichst als Letzte besucht werden.*

P *Damit der MRSA-Keim nicht durch Pflegende auf andere Bewohner übertragen werden kann, ist eine Untersuchung der Pflegenden von MRSA-Trägern empfehlenswert.*

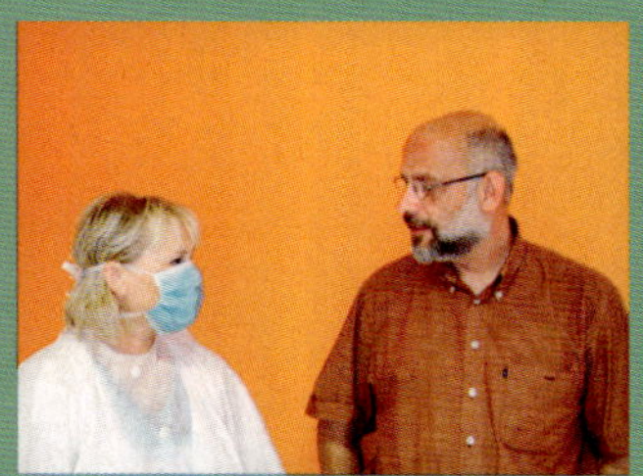

Abb. 1.510 Mundschutz bei MRSA ist nur bei bestimmten Versorgungsmaßnahmen notwendig.

4. Abfall muss in keimdichten Abfallsäcken entsorgt werden.
5. Bewohner mit MRSA im Urin müssen eine separate Toilette benutzen, die nach jedem Toilettengang desinfiziert wird. Ist die Toilette im Zimmer und wird nur von dem MRSA-Träger benutzt, reicht eine einmal täglich durchgeführte Desinfektion.
6. Das Zimmer muss am Ende eines Reinigungsdurchganges mit frisch angesetzter Desinfektionslösung desinfiziert werden. Der Reinigungswagen bleibt währenddessen im Flur. Während der Desinfektion ist kein Schutzkittel, aber es sind Einmalhandschuhe nötig. Nach Abschluss der Zimmerreinigung müssen die Hände desinfiziert werden!
7. Nach erfolgreicher Sanierung oder Verlegung des Bewohners findet eine Schlussdesinfektion (s. o.) des Zimmers statt.

Schutzmaßnahmen bei MRSA

Ziel ist, die Übertragung von MRSA auf andere Bewohner zu verhindern.

Generelle Schutzmaßnahmen. Diese sind bei jedem Kontakt anzuwenden:

- Der Hauptübertragungsweg sind die Hände, deshalb müssen sie nach jedem Kontakt desinfiziert werden. Das Tragen von Handschuhen ersetzt nicht die Desinfektion!
- Hand- und Armschmuck, einschließlich Ehering und Armbanduhr, dürfen während der Pflege von MRSA-Trägern nicht getragen werden.
- Bei der Körperpflege, Wundversorgung, Katheter-, Sonden- oder Tracheostomaversorgung sowie dem Kontakt mit keimbelastetem Material müssen Schutzkittel und Einmalhandschuhe getragen werden. Die Schutzkittel verbleiben im Zimmer und müssen einmal täglich erneuert werden.
- Die Zahl der pflegenden Kontaktpersonen sollte auf ein Minimum beschränkt werden.
- Personen mit Hautläsionen an Händen oder Unterarmen (z. B. Wunden, Ekzeme, Psoriasis) sollten keine MRSA-Träger pflegen. Denn Staphylokokken (und somit auch MRSA) können veränderte Hautflächen leicht und über längere Zeit besiedeln.

Spezielle Schutzmaßnahme – Mundschutz. Ein Mundschutz muss nicht generell getragen werden. Er ist nur nötig bei der Versorgung stark hustender Bewohner mit Nasen-Rachen-Befall, Wundversorgung, Trachealabsaugung und Versorgung eines Tracheostomas (**Abb. 1.510**).

Unterbringung. Ein mit MRSA besiedelter Bewohner muss nicht zwangsläufig isoliert werden! Dies ist nur nötig, wenn offene Wunden, MRSA im PEG-Bereich oder Urin, Husten, ein Infekt der Atemwege, ein Tracheostoma o. ä. vorliegen, bei denen eine erhöhte Gefahr der Keimverbreitung besteht. Mehrere MRSA-Träger in einem Zimmer unterzubringen ist möglich.

Gemeinschaftsleben. Der Betroffene darf das Zimmer verlassen und am Gemeinschaftsleben teilnehmen, wenn folgende Schutzmaßnahmen ergriffen werden: Wunden müssen keimdicht verbunden sein, bei einer Besiedlung des Nasen-Rachen-Raums muss bei Husten ein Mundschutz getragen werden. Die Keimträger müssen sich vor dem Verlassen des Zimmers die Hände desinfizieren. Betroffene, die aufgrund ihres Verhaltens (z. B. mangelnde Disziplin beim Einhalten von Hygienemaßnahmen) ein Risiko für die Mitbewohner darstellen, sollten im Zimmer bleiben. Sie dürfen jedoch aus hygienischer Sicht uneingeschränkt das Haus für Spaziergänge oder Ähnliches verlassen.

Schutzmaßnahmen bei häuslicher Pflege

Gesunde sind durch MRSA nicht gefährdet. Allerdings besteht bei offenen Wunden, entzündlichen Hauterkrankungen, Katheterträgern oder Immungeschwächten ein leicht erhöhtes Besiedlungsrisiko.

Pflege. Bei der Pflege sind Schutzkittel (werden zwei- bis dreimal wöchentlich gewechselt) und Handschuhe zu tragen. Mundschutz ist nur in Einzelfällen (s. oben) nötig. Nach der Versorgung müssen die Hände desinfiziert werden, ebenso Pflegehilfsmittel wie Blutzuckermessgerät, Blutdruckmanschette, Stethoskop. Wenn diese Hilfsmittel beim Betreuten verbleiben, entfällt die Desinfektion.

Transport. Beim Transport im Taxi sind keine speziellen Schutzmaßnahmen erforderlich, eine Desinfektion ist im Anschluss an den Transport nicht nötig. Auch beim Krankentransport mit dem Rettungsdienst müssen anschließend nur Gegenstände mit direktem Kontakt zum MRSA-Träger (z. B. Transportliege) desinfiziert werden. Eine entsprechende Information über die Keimbesiedlung sollte dem Rettungsdienst vorab mitgeteilt werden!

Mitarbeiteruntersuchung

Nach Entlassung oder erfolgreicher Sanierung eines Bewohners werden alle, die in engen Kontakt mit dem Keimträger getreten sind, durch einen Abstrich von Rachen und Nasenvorhöfen kontrolliert. Eine routinemäßige Untersuchung von medizinischem Personal ist nicht notwendig!

Bei positivem Befund erfolgen dieselben Sanierungsmaßnahmen wie beim Bewohner. Bis zum Nachweis der erfolgreichen Sanierung dürfen die Mitarbeiter keine Tätigkeiten mit erhöhtem Infektionsrisiko (z. B. Pflege Immungeschwächter, Verbandwechsel, Katheterpflege) verrichten. Sie sollten sehr streng auf persönliche Hygiene und regelmäßige Händedesinfektion achten.

Multimorbide alte Menschen

Gesundheit ist eine Situation, in welcher „Körper, Geist und Seele" im Gleichgewicht sind. Es bedeutet aber nicht das Freisein von Krankheit und körperlichen Beschwerden!

Alle alten Menschen leiden an irgendwelchen Beschwerden oder Krankheiten. Deshalb sollte man für das Alter Gesundheit anders definieren. Gesundheit bedeutet hier eher eine gelungene Anpassung an körperliche, geistige und soziale Einschränkungen.

Was jeder Einzelne für sich als Krankheit definiert, ist allerdings sehr unterschiedlich. So kann man immer wieder erleben, dass manche Menschen schon bei harmlosen Beschwerden den Arzt aufsuchen, während andere ihn erst bei deutlichen Symptomen konsultieren.

Multimorbidität

Bei alten Menschen liegen häufig mehrere Krankheiten gleichzeitig vor; man nennt dies **Multimorbidität.** So hat man festgestellt, dass Menschen im 60. Lebensjahr an 1–3 Krankheiten leiden und sich die Zahl bis zum 90. Lebensjahr auf 7–9 erhöht.

Krankheitsursachen

Gesundheit ist kein Besitz, sondern ein Zustand, der durch unterschiedliche Einflüsse jederzeit in Krankheit übergehen kann. Man unterscheidet:
- endogene (innere) Krankheitsursachen,
- exogene (äußere) Krankheitsursachen.

Innere Krankheitsursachen

Diese sind meist nicht beeinflussbar:
- genetische Veränderungen,
- Alter, Geschlecht,
- Krankheitsdisposition (Krankheitsanfälligkeit).

Genetische Veränderungen. Unter genetischen Veränderungen versteht man die vererbte Anlage zu einer bestimmten Krankheit. So kann man z. B. beobachten, dass Angehörige von Krebspatienten oft ein erhöhtes Risiko haben, ebenfalls an Krebs zu erkranken. Man kann heute sogar durch Untersuchung der „Genkarte" eines Menschen Aussagen über Krankheitsrisiken machen!

Alter. Die natürliche Alterung der Organe kann ebenfalls zu krankhaften Veränderungen führen. Auch ist der Organismus im Alter durch seine verminderte Widerstandskraft infektanfälliger.

Geschlecht. Aber auch Geschlechtsunterschiede in der Krankheitshäufigkeit sind zu beobachten. So leiden Männer häufiger an Gicht, Frauen sind dagegen oft durch Blasenentzündungen geplagt.

Krankheitsdisposition. Unabhängig von anderen Faktoren erkranken manche Menschen schneller als andere, man spricht von einer erhöhten Krankheitsdisposition (Krankheitsanfälligkeit)!

Äußere Krankheitsursachen

Dies sind Faktoren oder Einflüsse, die von außen auf den Körper einwirken und dadurch zu Erkrankungen führen können. Hierzu gehören:
- Verletzungen, Krankheitserreger,
- Ernährung,
- psychosoziale Faktoren.

Ganz offensichtliche äußere Krankheitsursachen sind Verletzungen oder eindringende Krankheitserreger (bes. Bakterien und Viren).

Ernährung

Einen sehr großen Einfluss auf unser Erkrankungsrisiko hat die Ernährung. So kann deutliches Übergewicht zu Hypertonie (erhöhtem Blutdruck), Diabetes mellitus (Zuckerkrankheit) oder Fettstoffwechselstörungen führen. Aber auch chronische Mangelernährung (z. B. in Ländern der Dritten Welt) hat krankhafte Veränderungen zur Folge, bedingt durch Vitamin- oder Eiweißmangel.

Psychosoziale Faktoren

Zunehmend spielen psychosoziale Faktoren eine Rolle in der Krankheitsentstehung. Man versteht darunter psychische und soziale Einflüsse, die auf Dauer zu krankhaften Veränderungen führen können. In unserer Gesellschaft sind alte Menschen häufig belastenden Faktoren ausgesetzt. Alles geht hektisch zu, häufig leben sie getrennt von ihrer Familie oder haben Angehörige, die krank sind und gepflegt werden müssen. Nicht selten leben alte Menschen alleine und leiden unter Einsamkeit.

Deshalb ist eine Zunahme von Erkrankungen, ausgelöst durch dauerhafte psychische Belastungen, zu beobachten. Man bezeichnet sie als psychosomatisch bedingte Erkrankungen. So leiden z. B. Menschen, die dauernd unter innerer Anspannung stehen (ausgelöst z. B. durch Beruf, Umwelt oder Familie) gehäuft an Magengeschwüren. Auch der Lebensstil zählt zu den psychosozialen Krankheitsfaktoren. So ist z. B. feststellbar, dass arme Menschen häufiger krank sind.

Diagnose

Das Erkennen einer bestimmten Erkrankung, die Diagnosestellung, basiert auf drei Grundpfeilern:
- Anamnese (Krankengeschichte),
- körperliche Untersuchung,
- weitere Untersuchungen (Labor, Ultraschall, Röntgen usw.).

Anamnese

Im Rahmen der Anamnese schildert der Patient dem Arzt seine Beschwerden. Diese Krankheitszei-

M *Schon Platon (ein griechischer Philosoph) hat im 4. Jh. v. Chr. festgestellt: „Es ist der größte Fehler bei der Behandlung der Krankheiten, dass Leib und Seele zu sehr voneinander getrennt werden, denn sie können nicht getrennt werden."*

M ***Alter** ist keinesfalls mit Krankheit und Pflegebedürftigkeit gleichzusetzen. Statistische Erhebungen belegen, dass sich Pflegbedürftigkeit aufgrund von Erkrankungen auf die letzten zwei Lebensjahre konzentriert. Dies ist völlig unabhängig vom chronologischen Alter.*

D *Von **Multimorbidität** spricht man, wenn jemand an mehreren Krankheiten gleichzeitig leidet (z. B. ein Diabetiker, der zu dick ist und einen erhöhten Blutdruck hat).*

M *Nur selten ist ein einzelner Faktor als Ursache einer Krankheit festzustellen. Meist handelt es sich um das Zusammenspiel verschiedener Einflüsse, die letztlich zum Krankheitsausbruch führen.*

Parkinson-Syndrom s. a. S. 37.

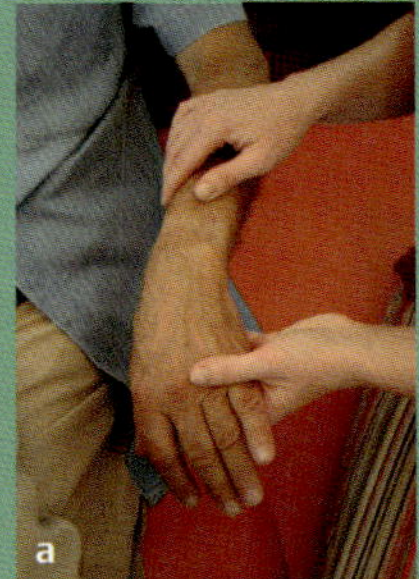

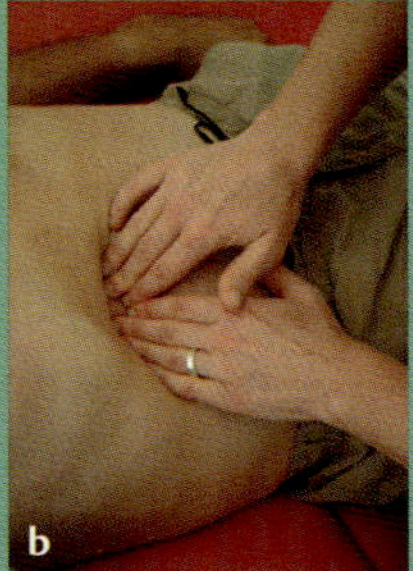

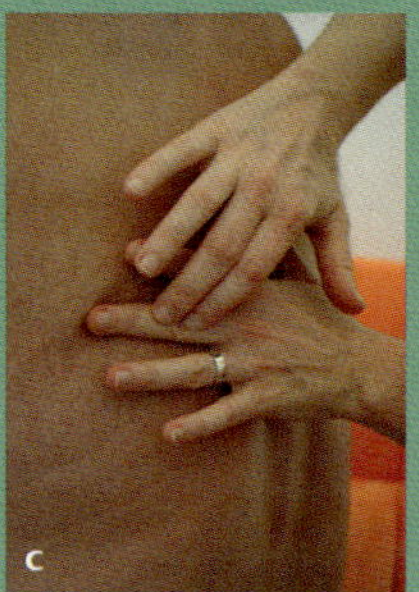

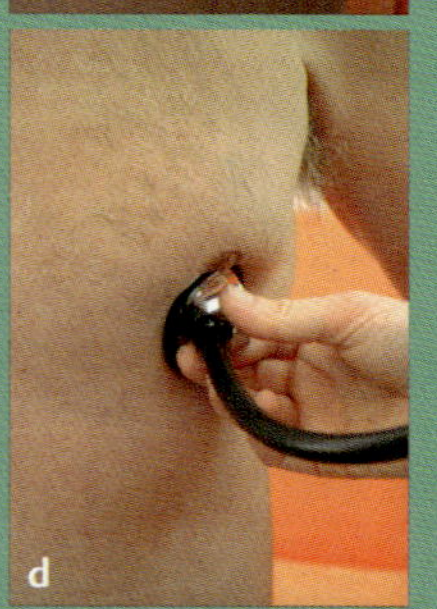

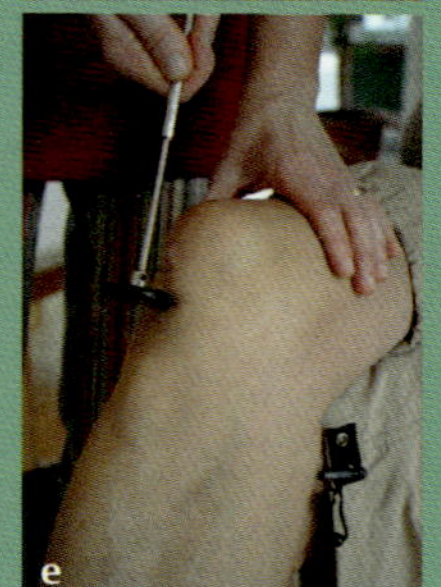

Abb. 1.511 Körperliche Untersuchung. a Inspektion, b Palpation, c Perkussion, d Auskultation, e Überprüfen von Funktionen des Nervensystems

M **Anamnese.** *Es ist wichtig, alle Arzneimittel (auch die rezeptfreien!) eines Patienten genau zu erfassen.*

chen nennt man Symptome. Lassen sich die Symptome einer bestimmten Krankheit zuordnen (z.B. Schmerzen im rechten Oberbauch bei Gallenkolik), sind es **spezifische** (charakteristische) **Symptome**.

Unspezifische Symptome dagegen sind Beschwerden, die bei ganz verschiedenen Krankheiten auftreten; so kommt es z.B. bei fast allen Erkrankungen im Magen-Darm-Trakt zu Übelkeit oder Erbrechen. Die verschiedenen Ursachen eines Symptoms bezeichnet man als Differenzialdiagnosen.

Besonders alte Menschen sind manchmal nicht mehr in der Lage, ihre Beschwerden selbst zu schildern. In einem solchen Fall werden durch eine **Fremdanamnese** die betreuenden Personen befragt. Durch gezieltes Abfragen bestimmter Symptome kann der Arzt schon durch ein ausführliches Gespräch eine **Verdachtsdiagnose** auf eine bestimmte Erkrankung stellen. Bei manchen Krankheiten findet sich typischerweise ein Komplex von Symptomen, die meist gemeinsam auftreten – man spricht dann von einem **Syndrom** (z.B. Parkinson-Syndrom mit den typischen Symptomen Tremor, Rigor, Akinese).

Sozialanamnese. Um die Gesamtsituation des Erkrankten kennenzulernen, sollte sich die Anamnese aber nicht nur auf die Krankheitszeichen konzentrieren. Im Rahmen einer Sozialanamnese wird die häusliche Versorgung erfragt. Wenn sich der Arzt ein Bild von den häuslichen Gegebenheiten machen kann, können evtl. notwendige Versorgungsmaßnahmen rechtzeitig eingeleitet werden. Oder es finden sich Hinweise auf eine psychisch belastende Lebenssituation, welche u.U. auch Auslöser der Krankheitszeichen sein könnte.

Familienanamnese. Sie ist wiederum wichtig, um festzustellen, ob evtl. in der Familie häufiger vorliegende Krankheiten als Krankheitsursache eine Rolle spielen könnten.

Körperliche Untersuchung

Bei der körperlichen Untersuchung werden die Beschwerden überprüft und mögliche Differenzialdiagnosen ausgeschlossen (z.B. Abhören der Brust bei Husten zum Ausschluss einer Lungenentzündung). Eine gründliche körperliche Untersuchung umfasst verschiedene Schritte (**Abb. 1.511**):

- **Inspektion** (Betrachtung): Äußere Betrachtung des Patienten oder bestimmter Körperteile. Beispiel: Bei einem Ileus (Darmverschluss) ist der Bauch stark aufgebläht.
- **Palpation** (Tastuntersuchung): Die Körperregion wird abgetastet. Beispiel: Bei einer Entzündung kann man eine erhöhte Hauttemperatur und eine lokale Schwellung feststellen.
- **Perkussion** (Klopfuntersuchung): Die Körperoberfläche des Patienten wird abgeklopft, um Rückschlüsse auf darunterliegende Organe zu erhalten. Beispiel: Der Klopfschall im Bereich gesunder Lungenanteile ist anders als im Bereich einer Pneumonie (Lungenentzündung).
- **Auskultation** (Abhorchen): Mithilfe des Stethoskops werden die im Körper normalen Geräusche überprüft. Beispiel: Entzündete Lungenanteile klingen bei der Atmung anders als gesunde.
- **Überprüfen von Bewusstsein und Funktionen des Nervensystems:** Überprüft werden besonders die Reflexe und die Muskelfunktionen. Bespiel: Überprüfen des Wachheitsgrades und Ausschluss von Lähmungen nach einem Schlaganfall.

Falls nötig, werden anschließend weitere Untersuchungen angeordnet (z.B. Röntgenuntersuchung des Bauches bei Verdacht auf einen Darmverschluss oder die Blutuntersuchung bei Verdacht auf eine Infektionskrankheit).

Arzneimitteltherapie im Alter

Im Alter sind bei der Arzneimitteltherapie verschiedene Dinge zu beachten:

- **Multimorbidität:** Alte Menschen leiden meist an verschiedenen Erkrankungen (Multimorbidität) und nehmen deswegen meist mehrere Medikamente ein (durchschnittlich 3–4 Medikamente täglich). Dabei kann es zu Wechselwirkungen zwischen den einzelnen Wirkstoffen kommen.
- **Körperliche Veränderungen:** Sie verändern die Pharmakokinetik (Verhalten eines Medikamentes im Körper).
- **Verminderte Compliance:** Oft ist die Mitarbeit des Patienten bezüglich der medikamentösen Therapie bei älteren Patienten ein Problem.

Therapie bei Multimorbidität

Da es hier mehrere Erkrankungen zu therapieren gilt, ist die Einnahme von bis zu zehn Medikamenten täglich bei alten Patienten keine Seltenheit. So wird jeder Mensch über 60 Jahre mit durchschnittlich drei Arzneimitteln behandelt! Dadurch steigt die Gefahr der Nebenwirkungen und der gegenseitigen Medikamentenbeeinflussung. Außerdem hat die Einnahme zu vieler Medikamente oft einen ungünstigen Einfluss auf Appetit, Verdauung und Allgemeinzustand des Patienten.

Schwerpunkttherapie. Im Alter ist daher eine Schwerpunkttherapie der wichtigsten Erkrankungen entscheidend. Das bedeutet im Grunde, dass man sich auf die Behandlung der schwerwiegendsten Erkrankungen beschränkt, um die Anzahl der Medikamente gering zu halten und Nebenwirkungen möglichst zu vermeiden.

Einfluss der körperlichen Veränderungen auf die Therapie

Resorption, Verteilung, Verstoffwechselung und Ausscheidung eines Arzneimittels sind im Alter aufgrund altersbedingter Organveränderungen teilweise erheblich verändert:

1. Die Verteilung eines Wirkstoffes im Körper ist infolge der nachlassenden Herzleistung verlangsamt.
2. Der Fettanteil des Körpers nimmt gegenüber der Muskelmasse zu. Wirkstoffe werden deshalb im Fettgewebe gespeichert und verzögert freigesetzt.
3. Der Medikamentenabbau in der Leber ist vermindert und die Ausscheidungsfunktion der Nieren lässt nach.

Deshalb sollten im Alter Medikamente einschleichend dosiert werden. Das heißt, man beginnt mit einer kleinen Dosis und steigert sie langsam. Nicht selten ist die halbe Dosis eines Medikamentes aufgrund der veränderten Verstoffwechselung ausreichend.

Wegen der genannten körperlichen Veränderungen besteht eine erhöhte Gefahr von Nebenwirkungen aufgrund einer Wirkstoffanreicherung im Körper (Kumulierung). Typische Nebenwirkungen bei alten Patienten sind in **Tab. 1.71** beschrieben.

Die veränderte Resorption kann auch eine verminderte Wirkung zur Folge haben. Im Alter ebenfalls nicht selten sind sog. paradoxe Medikamentenwirkungen, d.h. ein Medikament hat eine teils völlig entgegengesetzte Wirkung. Schlafmittel z.B. können erregend, Koffein kann dagegen einschläfernd wirken.

Patientenbeobachtung. Klinische Studien mit Medikamenten werden nahezu immer mit vorwiegend männlichen Teilnehmern in jüngerem Alter durchgeführt. So liegen kaum systematisch gewonnene Erkenntnisse zu Nebenwirkungen speziell bei betagten und hochbetagten Menschen vor. Sie können unter Umständen erheblich von den Angaben abweichen. Eine genaue Patientenbeobachtung hinsichtlich der Medikamentenverträglichkeit ist im Alter deshalb doppelt wichtig!

Tab. 1.71 Häufige „Altersmedikamente“ und ihre Nebenwirkungen

Medikament	*Typische Nebenwirkungen*
Herzglykoside (z. B. Digimerck, Novodigal)	– gastrointestinale Beschwerden: Übelkeit, Erbrechen – ZNS-Störungen: Verwirrtheit, Sehstörungen – Herzrhythmusstörungen
Diuretika (z. B. Furosemid, Torasemid, Spironolacton)	– Exsikkose – Kaliummangel – Hypotonie
Betablocker (z. B. Bisoprolol, Metoprolol)	– Bradykardie – Hypotonie
Benzodiazepine (z. B. Diazepam, Tetrazepam)	– erhöhte Schläfrigkeit mit Unsicherheit und Sturzgefahr – Schwindel – paradoxe Reaktion (Erregung)
Antidepressiva (z. B. Citalopram, Mirtazepin)	– Müdigkeit, Verwirrtheit – gastrointestinale Beschwerden

Compliance

Patienten aller Altersgruppen neigen dazu, verordnete Medikamente versehentlich oder absichtlich nicht einzunehmen, doch besonders bei älteren Patienten ist die Compliance oft ein großes Problem. Gründe hierfür können sein:

- **nachlassende Gedächtnisleistung:** Oft müssen mehrere Präparate eingenommen werden. Sich diese zu merken, fällt mit nachlassender Gedächtnisleistung schwer;
- **Schwierigkeiten bei der Einnahme:** Diese bestehen manchmal, wenn das Schlucken der teils großen Tabletten erschwert ist oder das Aufbrechen der Packungen ein Problem darstellt;
- **körperliches Unwohlsein:** Dieses oder generelle Schwäche gefährden die regelmäßige Medikamenteneinnahme.

Förderung der Compliance. Um die Compliance zu fördern, ist die Beratung des Patienten über Art, Notwendigkeit und Einnahme der Medikamente wichtig. Es sollte gemeinsam ein Medikamentenplan erstellt und besprochen werden. Gegebenenfalls kann in Rücksprache mit dem Arzt die Arzneimittelform geändert werden (z.B. Tropfen statt Tabletten). Ist der Patient nicht in der Lage, seine Medikamenteneinnahme eigenständig zu kontrollieren, sollten sie vorgerichtet und die Einnahme überwacht werden.

Geriatrika

Es ist eine Vielzahl verschiedener Präparate erhältlich. Die Bandbreite reicht von Knoblauch, Hormonen über Vitamine bis zu Spurenelementen.

In vielen Praxen werden zunehmend unter dem Oberbegriff **„Anti-Aging“** (engl.: gegen das Altern) verschiedene, teils sehr teure Therapien zur Verlangsamung der Alterungsprozesse angeboten. Die Wirksamkeit all dieser Stoffe und Therapien ist nicht erwiesen und es können problematische Nebenwirkungen auftreten.

Nichtmedikamentöse Maßnahmen wie Ernährung (ballaststoffreich, ausgewogen) und regelmäßiges körperliches und geistiges Training („Gehirn-Jogging“) dagegen haben nachgewiesenermaßen eine verzögernde Wirkung auf die sog. „Alterungsprozesse“.

M **Nebenwirkungen von Arzneimitteln** *(z. B. Exsikkose nach Diuretikaeinnahme oder Sturz infolge Schwindel bei Hypotonie) sind ein häufiger Einweisungsgrund alter Menschen in die Klinik!*

D *Als* **Compliance** *(engl.: Einverständnis) bezeichnet man die allgemeine Mitarbeit des Patienten bei pflegerischen oder ärztlichen Maßnahmen.*

D **Geriatrika** *sind Mittel, die das Altern verzögern und seine Beschwerden erleichtern sollen.*

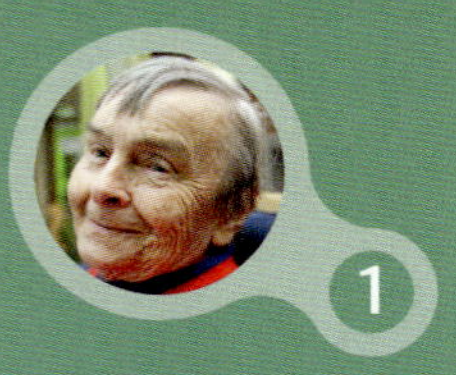

1

D *Von* ***chronischen Schmerzen*** *spricht man, wenn die Schmerzen über einen Zeitraum von mindestens 6 Monaten (fast) ständig vorhanden sind oder ständig wiederkehren.*

B *Typische Beispiele für chronische Schmerzen sind:*
- *Rückenschmerzen (z. B. Osteoporose, Osteochondrose),*
- *Kopfschmerzen,*
- *rheumatische Schmerzen (z. B. rheumatoide Arthritis),*
- *degenerative Schmerzen (z. B. Arthrose),*
- *Tumorschmerzen (bei fortgeschrittener Krebserkrankung),*
- *Phantomschmerzen (z. B. nach Amputation).*

M ***Grundregeln der Schmerztherapie:*** *So viel wie nötig, so wenig wie möglich! Bei akuten Schmerzen werden die Medikamente nach Bedarf verabreicht, bei chronischen Schmerzen ist ein festes Zeitschema notwendig, um Schmerzfreiheit zu erreichen.*

M *Die in Tab. 1.72 genannten Arzneimittel werden auch als „nichtsteroidale Antirheumatika" (NSAR) bezeichnet, denn sie helfen bei rheumatischen Beschwerden, enthalten aber kein Kortison, ein Steroid.*

M *Bei richtiger* ***Medikamenteneinnahme*** *(festes Zeitschema), entwickelt sich auch bei Langzeittherapie mit Morphin oder ähnlichen Substanzen keine Entzugssymptomatik!*

Alte Menschen mit Schmerzen

Meist haben Schmerzen körperliche Ursachen, doch sie können auch psychisch ausgelöst sein (z. B. Spannungskopfschmerzen) oder sich als chronische Schmerzen verselbstständigen.

Ca. 80 % aller Bundesbürger leiden unter Schmerzen, nach Angaben der Deutschen Schmerzliga leiden 8 Mio. Menschen sogar unter chronischen Dauerschmerzen. Im Alter nehmen Schmerzen zwar oft zu, doch sie müssen nicht als „Übel des Alters" hingenommen werden.

Der **akute Schmerz** ist ein Warnsignal. Er signalisiert uns eine Verletzung oder Erkrankung des Körpers. Werden seine Ursachen behandelt, verschwindet er wieder.

Chronische Schmerzen

Chronische Schmerzen sind Schmerzen, die ihre Warnfunktion verloren haben. Sie entstehen, wenn akute Schmerzen nicht geheilt oder nicht ausreichend behandelt werden, denn andauernde Schmerzen hinterlassen eine Art **Schmerzgedächtnis**. Deshalb kann es sein, dass die auslösende Schmerzursache verschwindet, die Schmerzen aber bleiben. Besonders durch eine frühzeitige Behandlung akuter Schmerzen kann man eine Chronifizierung der Beschwerden verhindern.

Medikamentöse Schmerztherapie

Schmerzen entstehen durch die Bildung schmerzauslösender Stoffe (Prostaglandine) an peripheren (in den jeweiligen Organen gelegenen) Rezeptoren. Am Rezeptor wird ein Nervenimpuls ausgelöst, der über die Nervenbahnen an das Gehirn weitergeleitet und dort verarbeitet wird. Die moderne Schmerztherapie basiert deshalb auf zwei Pfeilern:
- **peripher wirkende Analgetika** (Schmerzmittel): Sie verhindern die Prostaglandinbildung und werden bei leichten Schmerzen eingesetzt.
- **zentral wirkende Analgetika:** Sie beeinflussen die Schmerzzentren im Gehirn und werden bei starken Schmerzen, besonders bei Tumorschmerzen, eingesetzt.

Begleitmedikation. Besonders bei starken Tumorschmerzen ist häufig eine Begleitmedikation nötig. Kortison ist z. B. ein häufig verabreichtes Begleitmedikament. In niedrigen Dosen wirkt es appetitanregend und aufbauend, wodurch das Allgemeinbefinden verbessert wird. In höherer Dosierung hat Kortison eine gute schmerzlindernde Wirkung. Depression und Angstzustände, ein häufiges Problem bei Patienten mit chronischen Schmerzen, bessern sich unter Antidepressiva.

Nichtmedikamentöse Schmerztherapie. Besonders bei chronischen Schmerzen kommen neben der medikamentösen Therapie auch andere Therapieansätze zum Einsatz. So können gute krankengymnastische Übungen, Massagen oder gezielte Muskelentspannung schmerzlindernd wirken. Lokale Kälte- oder Wärmeanwendungen können besonders bei Gelenkbeschwerden helfen. Akupunktur wird zunehmend zur Schmerzlinderung eingesetzt. Aber auch Gesprächs- und Verhaltenstherapie können helfen, wie auch die Teilnahme an einer Selbsthilfegruppe.

Peripher wirkende Analgetika

Diese Analgetika sind alle sowohl schmerzlindernd als auch entzündungshemmend und fiebersenkend wirksam (**Tab. 1.72**). In der richtigen Dosierung sind sie bei mäßigen bis mittelstarken Schmerzen ausreichend. Bei starken Schmerzen werden sie häufig mit zentral wirkenden Analgetika kombiniert, um deren Wirksamkeit zu erhöhen.

Nebenwirkungen. Sie betreffen vor allem den Magen-Darm-Trakt. Besonders unter Aspirin kommt es häufig zur Gastritis (Magenschleimhautentzündung) oder zum Magenulkus (Magengeschwür). Im Alter nicht selten sind auch Blutbildveränderungen.

Zentral wirkende Analgetika

Eines der wirksamsten Schmerzmittel ist **Morphin, d**ie übrigen zentral wirkenden Analgetika sind abgewandelte Formen des Morphins, man nennt sie auch **Opioide**. Eingesetzt werden sie nur bei stärksten Schmerzen, zumeist im Rahmen einer Krebserkrankung. Einige dieser Substanzen unterliegen dem Betäubungsmittelgesetz.

Viele Patienten haben Angst, sie könnten abhängig werden, und lehnen deshalb eine Therapie mit Opioiden ab. Werden die Medikamente aber nach einem festen Zeitschema eingenommen, entwickeln sich keine Entzugssymptome, da der Wirkstoffspiegel im Blut konstant bleibt. Ein Entzug tritt nur auf, wenn die Therapie abrupt abgesetzt wird. Soll eine Langzeittherapie mit Opioiden beendet werden, muss deshalb die Dosis langsam reduziert werden.

Beispiele für Opioide sind:
- **schwach wirksame Opioide:** Tramadol (z. B. Tramal) und Tilidin (z. B. Valoron/Tilidin-Generika),
- **stark wirksame Opioide:** Morphin (z. B. MST-Tabletten) und Fentanyl (z. B. Fentanyl-Pflaster Hexal, Actiq, ein Wirkstoff, der 70-mal stärker wirksam ist als Morphin!).

Schmerzpflaster. Opioide können als Tabletten gegeben werden, doch zunehmend werden „Schmerzpflaster" verordnet, denn besonders für alte Menschen ist es oft schwierig, ein genaues Zeitschema zur Tabletteneinnahme einzuhalten. Diese Pflaster

Tab. 1.72 Peripher wirkende Analgetika

Wirkstoff/ Präparatbeispiel	*Anwendung*	*Nebenwirkungen*	*zu beachten*
Acetylsalicylsäure – Aspirin – ASS	– Gelenk-, Knochen-, Muskel-, Zahn- und Kopfschmerzen – Blutverdünnung (z. B. als Dauertherapie nach Herzinfarkt)	– Beschwerden im Magen-Darm-Trakt	– nicht anwenden bei bekanntem Magenleiden oder bei Asthma bronchiale (kann Asthmaanfall auslösen) – es gibt besser magenverträgliche Darreichungsformen, z. B. Aspirin protect
Paracetamol – Benuron – Paracetamol ratio	– Fieber – Tumorschmerzen – Kopf- und Zahnschmerzen – Arthrose	– besser verträglich als Aspirin – bei längerfristiger hochdosierter Einnahme (>8 g/Tag) Gefahr von Leber- und Nierenschäden	– Vorsicht bei Leber- und Nierenschäden – Mittel der ersten Wahl bei Fieber oder grippalen Beschwerden!
Ibuprofen – Dolgit, – Dolormin	– Fieber – Kopf-, Zahn- und Gelenkschmerzen – Arthrose	– Beschwerden im Magen-Darmtrakt	– Geringstes Risiko schwerer Magenprobleme, trotzdem nicht nüchtern einnehmen
Metamizol – Novalgin – Novaminsulfon ratio	– mittelstarke Schmerzen nach Verletzungen und Operationen – Tumorschmerzen – Koliken – hohes Fieber, wenn andere Maßnahmen nicht wirken	– kaum Nebenwirkungen im Magen-Darm-Trakt – selten Blutbildveränderungen (1:2-4 Mio.), Hypotonie oder allergischer Schock	– bei längerer Anwendung sind regelmäßige Blutbildkontrollen notwendig
Diclofenac – Voltaren – Diclofenac ratio	– besonders bei rheumatischen Beschwerden und Gelenkschmerzen, Arthrose	– Beschwerden im Magen-Darm-Trakt	– nicht anwenden bei bekanntem Magenleiden – im Alter meist zusätzliche Gabe eines Magenschutzmittels nötig

P Beim Wechsel des Pflasters sollte das neue Pflaster auf eine andere Hautstelle und nicht auf Hornhaut oder Narben geklebt werden.

verbleiben für 2–3 Tage auf der Haut. Der Wirkstoff wird über diesen Zeitraum regelmäßig ins Gewebe abgegeben.

Schmerzkatheter. Reicht auch diese Therapieform nicht mehr aus, muss man die Schmerzmittel über einen Katheter kontinuierlich als subkutane Infusion in die Haut laufen lassen. Besonders bei sehr starken Tumorschmerzen wird nicht selten ein Katheter in den Rückenmarksbereich gelegt, meist in Form eines Periduralkatheters (liegt im Epiduralraum des Rückenmarks). Diese Katheter sind mit Medikamentenpumpen versehen, welche in regelmäßigen Abständen eine gewisse Menge Schmerzmittel abgeben. Die Opioide hemmen die Schmerzrezeptoren im Hinterhornbereich des Rückenmarks (**Abb. 1.512**).

Nebenwirkungen. Unter einer Therapie mit Opioiden kann es zu teils sehr unangenehmen Nebenwirkungen kommen. Meist bessern sich diese im Therapieverlauf. Ein echtes Problem stellt allerdings die in fast 100 % der Fälle auftretende Obstipation (Verstopfung) dar. Die wichtigsten Nebenwirkungen, ihr Verlauf und Therapiemöglichkeiten sind in **Tab. 1.73** dargestellt.

Je nach Schmerzstärke beginnt man eine Schmerztherapie mit peripher wirkenden Analgetika und kombiniert diese bei Zunahme der Schmerzen erst mit schwächeren und dann mit stärkeren Opioiden. Man orientiert sich an dem von der WHO (Weltgesundheitsorganisation) festgelegten Stufenplan zur Schmerztherapie (**Abb. 1.513**).

Pflege bei chronischen Schmerzen

Rolle der Altenpflegerin bei der Schmerztherapie

Der Altenpflegerin kommt aufgrund ihrer Nähe zum Schmerzpatienten eine besondere, koordinierende Rolle zu.

Medikamentöse Therapie. Sie hat häufig Kontakt zum Bewohner und deshalb gute Möglichkeiten, das Schmerzempfinden genau zu beobachten und den Verlauf zu dokumentieren. Auch verabreicht sie die vom Arzt verordnete Schmerzmedikation und

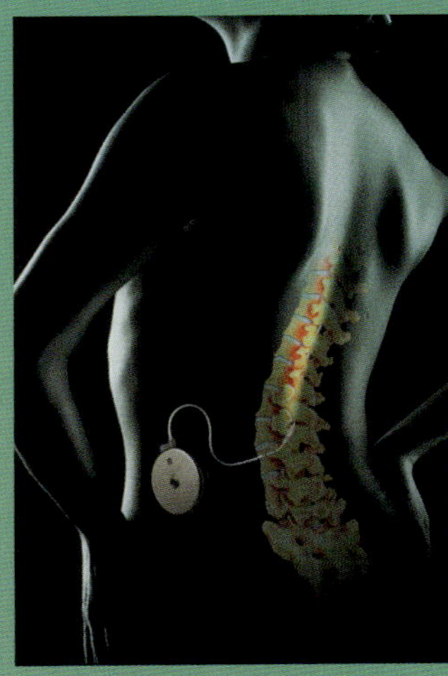

Abb. 1.512 Schematische Darstellung einer implantierten Schmerzmittelpumpe.

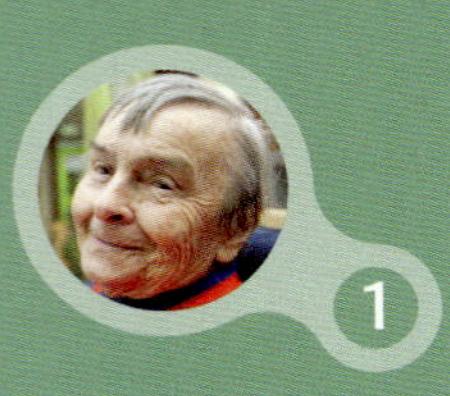

Tab. 1.73 Nebenwirkungen zentral wirkender Analgetika

Nebenwirkung/Ursache	*Verlauf*	*Therapie*
Obstipation durch erhöhten Muskeltonus im Magen-Darm-Trakt	kann im Therapieverlauf zunehmen	Obstipationsprophylaxe dringend nötig (Diät, Mobilisierung, Flüssigkeit, abführende Medikamente)
Harnverhalt durch Krampf des Harnblasenschließmuskels		evtl. krampflösende Medikamente
Übelkeit, Erbrechen durch Reizung des Brechzentrums im Gehirn	meist nur zu Therapiebeginn	kurzfristig lindernde Medikamente
Sedierung, Müdigkeit	Besserung nach den ersten Therapiewochen, dann eher entspannende und stimmungsaufhellende Wirkung	
Atemdepression (Patient atmet nicht ausreichend, ohne dass er dabei Atemnot verspürt) durch Hemmung des Atemzentrums	diese Komplikation ist nur ein Problem bei intravenöser Opioidgabe, unter oraler Therapie wird sie extrem selten beobachtet	genaue Überwachung, evtl. Dosisreduzierung

M *Zu einem* **therapeutischen Team** *gehören Altenpfleger, Mediziner, Psychologen, Physiotherapeuten, Ergotherapeuten.*

Schmerzstärke	Schmerzmittel	Wirkstoffbeispiel
Stufe I (mäßige Schmerzen)	peripher wirkende Analgetika	Paracetamol (z.B. Benuron), Acetylsalicylsäure (z.B. Aspirin) Diclofenac (z.B. Voltaren)
Stufe II (starke Schmerzen)	schwaches zentral wirkendes Schmerzmittel (Opioid) + peripher wirkende Analgetika	Tramadol (z.B. Tramal), Tilidin (z.B. Valoron) + Medikamente der Stufe I
Stufe III (stärkste Schmerzen)	starkes Opioid + peripher wirkende Analgetika	Morphin (z.B. MST), Fentanyl (z.B. Fentanyl-Pflaster) + Medikamente der Stufe I

Abb. 1.513 Der WHO-Dreistufenplan zur Schmerztherapie.

D **Schmerzmanagement** *beinhaltet das Durchführen und Aufeinanderabstimmen geeigneter Therapien und Einzelmaßnahmen zur Bekämpfung schwerer Schmerzzustände auf der Grundlage einer systematischen Beobachtung und Dokumentation des Schmerzes.*

beobachtet das Eintreten der erhofften Wirkung. Insbesondere bei Opiaten ist die Beobachtung des Auftretens unangenehmer Nebenwirkungen wichtig. Es sind geeignete Maßnahmen zur Vorbeugung oder zur Behandlung der Nebenwirkungen einzuleiten. Bei Schmerzpatienten ist eine genaue Berichterstattung an den behandelnden Arzt besonders wichtig, damit eine wirksame Schmerztherapie und eine Abstimmung der Dosierung auf die Bedürfnisse des Bewohners möglich ist.

Nichtmedikamentöse Therapien. Sie ergänzen die pharmakologische Therapie, dürfen diese jedoch niemals ersetzen. Die Altenpflegerin kennt einige dieser nichtmedikamentösen Therapien, kann sie selbst anwenden oder sie dem Bewohner empfehlen. Oft werden Physiotherapeuten (physikalische Therapien), Ergotherapeuten oder Psychologen hinzugezogen. Der Bewohner und eventuelle Angehörige sollten mit einbezogen werden. Mithilfe kognitiver und verhaltensorientierter Techniken kann der Bewohner eventuell einen verbesserten Umgang mit dem Schmerz erlernen. Die Altenpflegerin steht ihm dabei beratend zur Seite und vermittelt eventuell notwendige Schulungen.

M *In einer Studie des Landes Nordrhein-Westfalen zur „Situation und Zukunft der Pflege..." gaben 80 % der Bewohnerinnen und Bewohner Dauerschmerzen über einen längeren Zeitraum hinweg an.*

Interdisziplinäre Zusammenarbeit. Chronische Tumorschmerzen oder auch starke akute Schmerzzustände sind ein sehr häufiges und sehr komplexes Pflegeproblem. Die Mitglieder des sog. therapeutischen Teams haben unterschiedliche Therapiemöglichkeiten zur Bekämpfung des Schmerzes. Es bedarf einer guten Organisation und interdispziplinärer Zusammenarbeit, um insgesamt eine wirksame Schmerzbekämpfung zu erreichen.

Expertenstandard „Schmerzmanagement in der Pflege"

Ein frühzeitiges und effektives Schmerzmanagement ist von zentraler Bedeutung für die Betroffenen. Deshalb wurde bereits zum Januar 2004 ein Expertenstandard „Schmerzmanagement in der Pflege" fertiggestellt (**Abb. 1.514**), dessen Aussagen sich ausdrücklich auf akute und tumorbedingte chronische Schmerzen beziehen. Im Altenheim und in der häuslichen Pflege werden Pflegende jedoch häufig mit chronischen Schmerzen unterschiedlicher Art konfrontiert sein.

Schmerzen systematisch einschätzen

Schmerz ist einem Außenstehenden nicht direkt zugänglich und nicht messbar wie Fieber oder der

Blutdruck. Die Pflegefachkraft ist auf die Angaben des Betroffenen angewiesen.

Schmerzanamnese

Der erste Schritt ist die Schmerzanamnese. Erfragt wird:

- **Lokalisation des Schmerzes:**
  - genaue Ortsangabe z. B. an einer Narbe,
  - diffus z. B. im Bauchraum,
  - ausstrahlend z. B. zum Ohr bei Zahnschmerzen.
- **Art des Schmerzes:**
  - stechend, z. B. bei Pleurareizung,
  - brennend z. B. bei Durchblutungsstörungen in den Füßen,
  - ziehend z. B. bei Rückenschmerzen,
  - klopfend z. B. bei Kopfschmerzen,
  - bohrend z. B. bei einem Tumor,
  - krampfartig z. B. bei Koliken.
- **Zeitpunkt und Auslöser des Schmerzes:**
  - witterungsabhängig z. B. bei Rheuma,

Präambel

Schmerzen beeinflussen das physische, psychische und soziale Befinden und somit die Lebensqualität der Betroffenen und ihrer Angehörigen. Darüber hinaus entstehen dem Gesundheitswesen durch schmerzbedingte Komplikationen und einer daraus oft erforderlichen Verweildauerverlängerung im Krankenhaus sowie durch die Chronifizierung von Schmerzen beträchtliche Kosten, die durch ein frühzeitiges Schmerzmanagement in den meisten Fällen erheblich verringert werden könnten. Der vorliegende Expertenstandard beschreibt den pflegerischen Beitrag zum Schmerzmanagement und hat zum Ziel, die Schmerzwahrnehmung der Pflegefachkräfte zu verbessern und so die Zeit zwischen dem Auftreten von Schmerzen und deren Linderung deutlich zu verkürzen. Er berücksichtigt alle Patienten mit akuten oder tumorbedingten chronischen Schmerzen, schmerzbedingten Problemen oder zu erwartenden Schmerzen in allen Bereichen der pflegerischen Versorgung. Patienten/Betroffene mit nichttumorbedingtem chronischen Schmerz werden hier explizit nicht als Zielgruppe angesprochen, da aufgrund der Unterschiede im Schmerzmanagement die Standardaussagen zu allgemein würden und keine konkrete Orientierung für die pflegerische Praxis bieten könnten. Die Expertenarbeitsgruppe war sich darüber im Klaren, dass Patienten/Betroffene, die sich nicht, noch nicht oder nicht mehr äußern können, z.B. Säuglinge, beatmete Patienten, Patienten im Wachkoma oder demente Patienten, über die Reichweite des Standards hinaus besonderer Aufmerksamkeit bedürfen. Aus diesem Grund findet sich in der Literaturanalyse ein Kapitel zur Schmerzeinschätzung bei Kindern, älteren Menschen und Menschen mit kognitiven und schweren kognitiven Einschränkungen, in dem Besonderheiten der Schmerzeinschätzung bei diesen Patientengruppen beschrieben werden. Dieses Kapitel soll die eigenständige Anpassung des Expertenstandards an die jeweiligen Anforderungen dieser Patientengruppen in den verschiedenen Einrichtungen unterstützen.
Angehörige von Schmerzpatienten – gemeint sind damit die primären Bezugspersonen, also auch solche, die nicht im gesetzlichen Sinne Verwandte sind – sind häufig „Mitbetroffene" und sollten daher sowohl im Rahmen der Schmerzeinschätzung als auch bei der Schulung/Beratung mit einbezogen werden. Voraussetzung dafür ist selbstverständlich die Einwilligung des Patienten/Betroffenen. Besonders bei Kindern, aber auch bei übrigen vulnerablen Patientengruppen, ist die Einbeziehung der Bezugsgruppen als Experten für den Umgang mit Schmerz auf allen Ebenen des Schmerzmanagements unabdingbar.
Dem Expertenstandard liegt eine umfassende Recherche der nationalen und internationalen Literatur zugrunde, die aufgrund der Weiterentwicklung in den letzten zwei Dekaden auf dem Gebiet der Schmerztherapie evidenzbasiert ist. Neben der umfangreichen Literaturanalyse wurden die klinischen und außerklinischen Erfahrungen der Mitglieder der Expertenarbeitsgruppe genutzt, um den aktuellen Stand der Therapie wie auch eine Vielzahl verschiedener moderner Versorgungsmuster und damit verbundene Bedingungen zu erfassen. Die Ergebnisse der Literaturrecherche und des Expertenkonsenses zeugen von einer vielschichtigen schmerztherapiebezogenen Wissensbasis. Jedoch sprechen die Erfahrungen aus den Krankenhäusern, Hospizen und Altenhilfeeinrichtungen sowie aus dem häuslichen Pflegebereich dafür, dass diese Erkenntnisse noch unzureichend umgesetzt werden. Folge ist ein deutliches Versorgungsdefizit bei Patienten/Betroffenen mit Schmerzproblemen. Therapien, die nicht dem aktuellen Stand der Wissenschaft entsprechen, wie die Gabe von zu gering dosierten Schmerzmedikamenten oder die Verabreichung von Plazebos, sollten innerhalb der Berufsgruppe kritisch betrachtet werden.
Den Pflegefachkräften kommt im interdisziplinären Team aufgrund ihres häufigen und engen Kontaktes zu den Patienten und Bewohnern eine Schlüsselrolle im Rahmen des Schmerzmanagements zu. Grundvoraussetzung für ein gelungenes pflegerisches Schmerzmanagement ist eine personelle Kontinuität in der pflegerischen Betreuung sowie eine gute Kooperation mit den behandelnden Ärzten. Zentrales Anliegen des Expertenstandards ist, Patienten/Betroffenen mit Schmerzen unnötiges Leid zu ersparen sowie einer Chronifizierung vorzubeugen. Aufgabe der Pflege im Rahmen des Schmerzmanagement ist es, Frühzeichen des erfahrenen Schmerzes zu erkennen und adäquate Therapien zu koordinieren und durchzuführen. Unabdingbare Voraussetzung dafür ist eine aktuelle wie auch systematische Schmerzeinschätzung und Verlaufskontrolle mithilfe von Einschätzungsinstrumenten oder bei tumorbedingten chronischen Schmerzen mittels komplexer Dokumentationsverfahren wie Schmerztagebüchern. Zur Stärkung der Selbstkompetenzen der Patienten/Betroffenen und ihrer Angehörigen gehört das Angebot von Schulungen und Beratungen zu einem möglichst frühen Zeitpunkt. Nur so können bestehende Vorurteile gegenüber Schmerzmedikamenten abgebaut und eine aktive Einbindung von Patienten/Betroffenen in das Schmerzmanagement mit dem Ziel eines weitestgehenden Selbstmanagements erreicht werden. Ziel einer gelenkten Schmerztherapie bei akuten Schmerzen ist die Schmerzfreiheit. Bei chronischen Schmerzpatienten steht eine umfassende Schmerzlinderung im Vordergrund.Für die Umsetzung des Expertenstandards ist es wesentlich, dass die Wissensbasis von professionell Pflegenden in Aus-, Fort- und Weiterbildungen vertieft und verbreitert wird. Darüber hinaus bedarf es interner und externer Verfahrensregelungen zwischen den Berufsgruppen und den verschiedenen Einrichtungen, die die interdisziplinäre Kooperation, insbesondere die Vorgehensweisen und Zuständigkeiten im Rahmen des Schmerzmanagements beschreiben.
Die Einführung und Umsetzung des Expertenstandards muss als gemeinsame Aufgabe der Betriebsleitung, des Pflegemanagements und der beteiligten Pflegefachkräfte sowie weiterer beteiligter Berufsgruppen in den Versorgungsbereichen der Kliniken, der ambulanten Pflegedienste, der Altenheime wie auch der Hospize erkannt und umgesetzt werden. Nur durch die konsequente Bearbeitung auf der Management- wie auch auf Stationsebene oder im ambulanten Bereich werden Wissensdefizite reduziert, adäquate Maßnahmen geplant und konsequent versorgungsstrukturübergreifend umgesetzt. Das Ergebnis der Umsetzung eines auf dem Stand der Pflegewissenschaft wie auch ihrer Bezugswissenschaften basierenden Schmerzmanagements wird sein, dass die gesundheitsökonomischen und gesellschaftlichen Erfordernisse und nicht zuletzt die Lebensqualität der Betroffenen umfassend interprofessionell Berücksichtigung finden.

Abb. 1.514 Expertenstandard Schmerzmanagement in der Pflege. Hrsg.: Deutsches Netzwerk für Qualitätssicherung in der Pflege (DNQP) 2005. Expertenteam: Kristine Böhm, Jutta Busch, George C. M. Everst, Hedwig François-Kettner, Hubert R. Jocham, Barbara Jung, Gabriele Müller-Mundt, Nadja Nestler, Jürgen Osterbrink, Christa Schulte, Barbara Strohbücker, Monika Thomm.

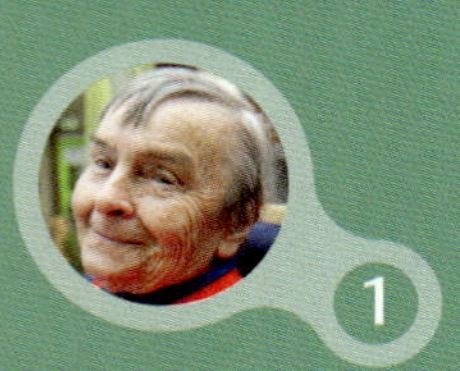

Expertenstandard Schmerzmanagement in der Pflege

Standardaussage: Jeder Patient/Betroffene mit akuten und tumorbedingten chronischen Schmerzen sowie zu erwartenden Schmerzen erhält ein angemessenes Schmerzmanagement, das dem Entstehen von Schmerzen vorbeugt, sie auf ein erträgliches Maß reduziert oder beseitigt.

Begründung: Eine unzureichende Schmerzbehandlung kann für Patienten/Betroffene gravierende Folgen haben, z.B. physische und psychische Beeinträchtigungen, Verzögerungen des Genesungsverlaufs oder Chronifizierung der Schmerzen. Durch eine rechtzeitig eingeleitete, systematische Schmerzeinschätzung, Schmerzbehandlung sowie Schulung und Beratung von Patienten/Betroffenen und ihren Angehörigen tragen Pflegefachkräfte maßgeblich dazu bei, Schmerzen und deren Auswirkungen zu kontrollieren bzw. zu verhindern.

Struktur	Prozess	Ergebnis
Die Pflegefachkraft **S1**–verfügt über das notwendige Wissen zur systematischen Schmerzeinschätzung. **S1b**–Die Einrichtung stellt zielgruppenspezifische Einschätzungs- und Dokumentationsinstrumente zur Verfügung.	**Die Pflegefachkraft** **P1**–erhebt zu Beginn des pflegerischen Auftrags, ob der Patient/Betroffene Schmerzen oder schmerzbedingte Probleme hat. Ist dies nicht der Fall, wird die Einschätzung in individuell festzulegenden Zeitabständen wiederholt. – führt bei festgestellten Schmerzen oder schmerzbedingten Problemen eine systematische Schmerz-Ersteinschätzung mittels geeigneter Instrumente durch. – wiederholt die Einschätzung der Schmerzintensität sowie der schmerzbedingten Probleme in Ruhe und Belastung/Bewegung in individuell festzulegenden Zeitabständen.	**E1**–Eine aktuelle, systematische Einschätzung der Dekubitusgefährdung liegt vor.
S2a–verfügt über das erforderliche Wissen zur medikamentösen Schmerzbehandlung. **S2b**–Die Einrichtung verfügt über eine interprofessionell geltende Verfahrensregelung zur medikamentösen Schmerzbehandlung.	**P2**–setzt spätestens bei einer Schmerzintensität von mehr als 3/10 analog der numerischen Rangskala (NRS) die geltende Verfahrensregelung um oder holt eine ärztliche Anordnung zur Einleitung oder Anpassung der Schmerzbehandlung ein und setzt diese nach Plan um. – überprüft bei Neueinstellung bzw. Anpassung der Medikation den Behandlungserfolg in den Zeitabständen, die dem eingesetzten Analgesieverfahren entsprechen. – sorgt dafür, dass bei zu erwartenden Schmerzen präventiv ein adäquates Analgesieverfahren erfolgt.	**E2**–Der Patient/Betroffene ist schmerzfrei bzw. hat Schmerzen von nicht mehr als 3/10 analog der numerischen Rangskala (NRS).
S3–kennt schmerzmittelbedingte Nebenwirkungen, deren Prophylaxe und Behandlungsmöglichkeiten.	**P3**–führt in Absprache mit dem zuständigen Arzt Maßnahmen zur Prophylaxe und Behandlung von schmerzmittelbedingten Nebenwirkungen durch.	**E3**–Schmerzmittelbedingte Nebenwirkungen wurden verhindert bzw. erfolgreich behandelt.
S4–kennt nichtmedikamentöse Maßnahmen zur Schmerzlinderung sowie deren mögliche Kontraindikationen.	**P4**–bietet in Absprache mit den beteiligten Berufsgruppen dem Patienten/Betroffenen und seinen Angehörigen als Ergänzung zur medikamentösen Schmerztherapie nichtmedikamentöse Maßnahmen an und überprüft ihre Wirkung.	**E4**–Die durchgeführten Interventionen zu den Risikofaktoren sind dokumentiert.
S5a–verfügt über die notwendigen Beratungs- und Schulungskompetenzen in Bezug auf Schmerz und schmerzbedingte Probleme. **S5b**–Die Einrichtung stellt die erforderlichen Beratungs- und Schulungsunterlagen zur Verfügung.	**P5**–gewährleistet eine gezielte Schulung und Beratung für den Patienten/Betroffenen und seine Angehörigen.	**E5**–Dem Patienten/Betroffenen sind gezielte Schulung und Beratung angeboten worden, um ihn zu befähigen, Schmerzen einzuschätzen, mitzuteilen und zu beeinflussen.

Abb. 1.514 (Fortsetzung)

  - nach dem Essen z. B. bei einem Magengeschwür,
  - nach Anstrengung z. B. bei Herzerkrankungen.
- **Dauer des Schmerzes:**
  - konstant z. B. bei einem Tumor,
  - mit Unterbrechungen z. B. bei Koliken.
- **Stärke des Schmerzes** (Abb. 1.515):
  - numerische Analogskala (NAS): der Zahlenwert 0 steht für „keine Schmerzen", der höchste Wert 10 bedeutet „stärkste vorstellbare Schmerzen",
  - visuelle Analogskala (VAS): benutzt dieselbe Einteilung wie die NAS, die Schmerzintensität ist jedoch optisch dargestellt,
  - Smiley-Skala: sog. „Smiley-Skala" (nach Wong/Baker), die mit Gesichtern in entsprechender Mimik arbeitet,
  - Beobachtung: Ist die Schmerzintensitätsmessung mithilfe von Skalen unmöglich, ist eine sorgfältige Beobachtung des alten Menschen von besonderer Bedeutung.

- **Begleitsymptome:**
  - Übelkeit,
  - Schwellung.
- **Bisherige Therapie:**
  - Erfolg,
  - Nebenwirkungen,
  - Akzeptanz durch den Betroffenen.
- **Psychosoziale Anamnese:**
  - aktuelle Belastungen z. B. Neueinzug ins Heim, Tod des Partners,
  - Einstellung zu Krankheit und den Schmerzen,
  - Verhalten und Reaktionen der Angehörigen.

Schmerzkranke beobachten

Während des Anamnesegesprächs oder auch während anderer pflegerischer Tätigkeiten können Schmerzen gut beobachtet werden. Nicht der Schmerz selbst, jedoch einige ihm verbundene Erscheinungen sind der Beobachtung zugänglich:
- Mimik, z. B. schmerzverzerrtes Gesicht,
- Gestik, z. B. fahrig,
- Haltung, z. B. gekrümmt,
- sichtbare vegetative Reaktionen auf Schmerz, z. B. Schweiß, Blässe.

Chronische Schmerzen. Sie gehen einher mit Schlafstörungen, Depressivität, Erschöpfung und Gereiztheit. Zu beobachten ist:
- vermehrte Müdigkeit,
- verminderte Lebhaftigkeit,
- aggressives Verhalten,
- traurige Stimme,
- verminderte Gesprächsbereitschaft, viele Schmerzpatienten ziehen sich zurück.

Assessmentbogen

Es gibt verschiedene Bögen, auf denen die Art und Intensität der Schmerzen differenziert dokumentiert werden. Sie sind in angemessenen Abständen abhängig von der Stärke der Schmerzen und deren Veränderung zu überprüfen, sodass immer ein aktueller Schmerzeinschätzungsbogen vorliegt.

Schmerztagebuch

In einem Schmerztagebuch schätzt der Betroffene mehrmals täglich seine Schmerzen anhand einer Schmerzskala, die meist von 0–10 oder von 0–100 reicht, ein. Es wird gleichzeitig dokumentiert, was der Schmerzpatient gerade tut (z. B. habe Besuch, gehe spazieren). So kann ein Zusammenhang zwischen Alltagssituationen und Schmerz hergestellt werden. Gleichzeitig dient es der Selbstbeobachtung und einer bewussteren Wahrnehmung. Der Patient merkt, was ihm gut tut, bzw. in welchen Situationen die Schmerzen nachlassen und was schmerzverstärkend wirkt. Ebenso wird die Wirksamkeit der medikamentösen Therapie überprüft.

Therapien und Techniken zur Schmerzlinderung

Physikalische Therapien

Kältetherapie. Der Haupteffekt der Kältetherapie besteht darin, dass der Schmerz während des intensiven Kältereizes „übertönt" und in seiner Intensität verringert wird. Bei einer 20-minütigen Anwendung hält dieser Effekt für ca. 1 Stunde an. Eine langsame Steigerung der Kälte ist für den Schmerzpatienten angenehmer.

Wärmetherapie. Wärmeanwendungen mit einer Temperatur von ungefähr 40–45 °C wirken auf Haut, Muskulatur und tiefere Gewebe. Sie führen zu einer verbesserten Durchblutung und zur Entspannung und haben somit einen positiven Einfluss auf das Schmerzempfinden. Wärme kann angewandt werden in Form von:
- Wärmflaschen (in ein Tuch geschlagen),
- heiße, feuchte Kompressen,
- Wickel,
- Kirschkern- oder Dinkelkissen (auf 120 °C aufgeheizt),
- Voll- oder Teilbäder.

Kontraindikationen: Wärme darf nicht angewandt werden bei akuten Verletzungen, Blutung, Schwellung und bösartigen Tumoren nahe der Hautoberfläche.

Massage. Massage erfolgt durch Reibung oder Zug- und Druckreize auf einen Körperbereich. Sie fördert die Durchblutung von Haut und Muskulatur, bei bestimmten Techniken auch der inneren Organe. Vibrationen können ebenfalls eingesetzt werden. Ödeme und Verspannungen werden verringert, was zu einer Erleichterung der Schmerzen führt.

Kognitive, verhaltensorientierte Techniken

Autogenes Training. Autogenes Training ist eine anerkannte Methode zur Selbstentspannung. Durch bewusstes Erleben sowie übendes, aktives „Entlasten" des Nervensystems sollen Körper und Psyche in ein neues Gleichgewicht gebracht werden.

Autogenes Training kann zunächst mithilfe eines Trainers erlernt und dann selbstständig durchgeführt werden.

Autogenes Training kann zur Schmerzlinderung, zum Abbau von Stress und bei Schlafstörungen eingesetzt werden. Es bedarf einer inneren Bereitschaft, sich auf die Übungen einzulassen.

Progressive Muskelentspannung nach Jacobson. Dem Patienten wird der Gegensatz zwischen muskulärer Anspannung und Entspannung bewusst gemacht durch Übungen mit großen Muskelgruppen. Anschließend breitet sich das Gefühl einer tiefen muskulären Entspannung auf den ganzen Körper aus und führt so auch zu einer psychischen Entspannung.

M *Oft zeigen Menschen mit chronischen Schmerzen nicht die bei der angegebenen Schmerzintensität zu erwartenden Symptome, was beim ungeübten Beobachter leicht zu der Annahme führen kann, dass die Angaben überzogen sind.*

M *Zu den physikalischen Therapien gehören u. a.:*
- *Kältetherapie,*
- *Wärmetherapie,*
- *Massage.*

P **Steigerung der Kältetherapie:** *Man kann z. B. mit der Anwendung einer mentholgetränkten Leinenauflage beginnen, dann folgen in Eiswasser getränkte Auflagen. Werden diese toleriert, können sog. Coldpads folgen.*

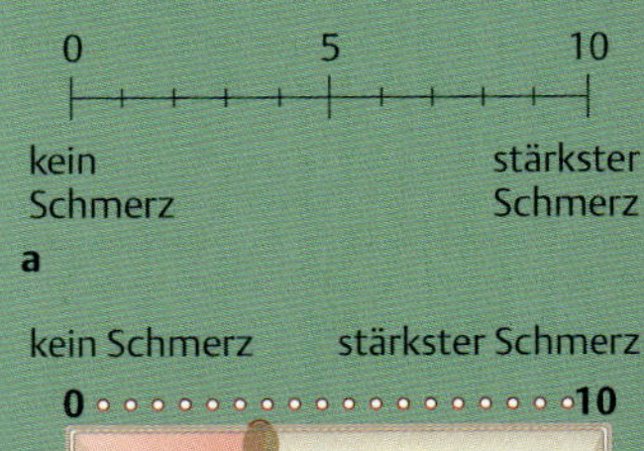

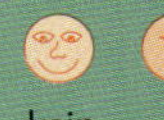
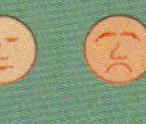
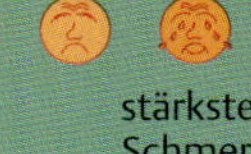

Abb. 1.515 Schmerzskalen. **a** Numerische Analogskala (NAS), **b** visuelle Analogskala (VAS), **c** Smiley-Skala (nach Wong/Baker).

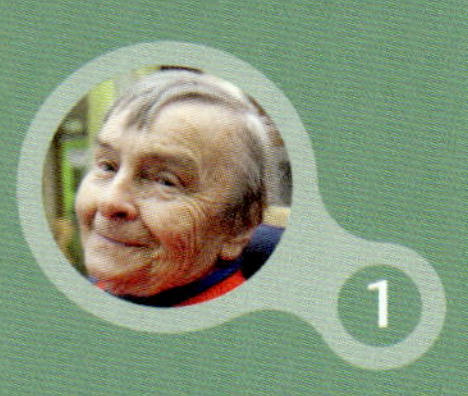

M *Die progressive Muskelentspannung wird auch* ***Tiefenmuskelentspannung (TME)*** *genannt.*

Der Patient lernt, jeweils verschiedene Muskelgruppen im Wechsel maximal anzuspannen und möglichst vollständig zu entspannen. Der Therapeut unterstützt und führt den Patienten, indem er in wiederkehrenden, gleichbleibenden Formeln Anweisungen gibt. Progressive Muskelentspannung wirkt sich wie autogenes Training günstig auf Schmerzen und Stress aus. Das progressive Muskelrelaxationstraining kann schneller und einfacher erlernt werden als das autogene Training.

Imagination. Die Imagination (= gelenkte Vorstellung) erfolgt durch den Einsatz der Vorstellungskraft. Die Imagination kann durch Bilder, Erzählen und gedankliche Phantasie eingeleitet und durchgeführt werden. Die gedanklichen Bilder können eine direkte Auswirkung auf den Körper und den Schmerz haben. Die Methode der Imagination kann auch rein psychisch wirken. Durch häufige Anwendung kann sich beim Patienten die Art der Schmerzwahrnehmung verändern. Die Schmerzen bleiben, werden aber erträglicher. Brennende unerträgliche Schmerzen, verbunden mit dem Gefühl, es nicht mehr auszuhalten z. B. bei Durchblutungsstörungen in den Füßen, können sich in angenehmere gleichmäßige Schmerzen verwandeln, die keine Angst mehr machen (selbstverständlich unterstützt durch eine entsprechende medikamentöse Therapie). Imagination kann mithilfe eines Therapeuten einzeln oder in einer Gruppe erlernt und anschließend selbst durchgeführt werden.

Folgendes sollte beim Umgang beachtet werden:
- *Nur der Schmerzkranke nimmt den Schmerz wahr,*
- *Schmerzen sind bedrohlich,*
- *Schmerz hat etwas mit kultureller Zugehörigkeit und individueller Persönlichkeit zu tun.*

Umgang mit schmerzkranken Menschen

Nur der Schmerzkranke nimmt den Schmerz wahr

Neben physiologischen Erklärungen und Definitionen des Schmerzes wird häufig die Multidimensionalität des Schmerzes betont. Dabei wird deutlich, welch starken Einfluss Schmerz auf den ganzen Menschen, seine Psyche und sein soziales Umfeld hat (**Abb. 1.516**).

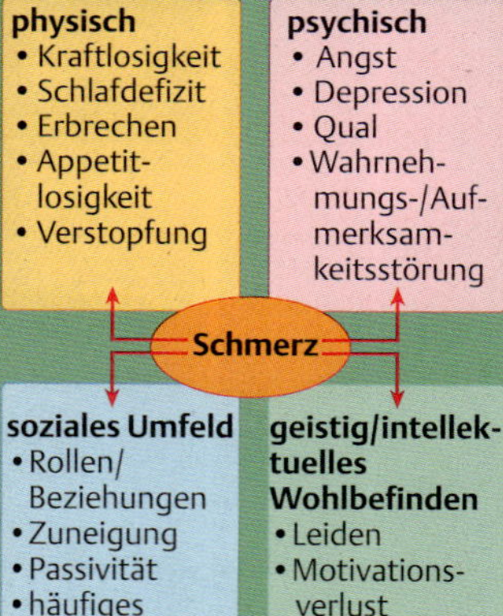

Abb. 1.516 Multidimensionalität des Schmerzes. Einfluss des Schmerzes auf den Patienten (Kellnhauser u. a. 2004).

Im direkten pflegerischen Umgang mit Schmerzpatienten muss das Schmerzempfinden sehr individuell betrachtet werden. Schmerz ist immer etwas Subjektives. Nur der Schmerzkranke weiß, wann, wo und in welcher Weise er Schmerzen hat.

Schmerzen sind bedrohlich

Schmerzen bedrohen den Menschen als ganze Person. Menschen, die über einen längeren Zeitraum unter starken Schmerzen leiden, werden häufig depressiv. Auch äußern Schmerzpatienten häufig unterschiedliche Ängste, denen die Pflegende auf unterschiedliche Art begegnen kann:

- **Angst vor Schmerzen:**
  - Schmerztagebuch anlegen,
  - schmerzauslösende und schmerzlindernde Faktoren erkennen,
  - Betroffenen über geeignete nichtmedikamentöse Therapien/Techniken informieren, anleiten, schulen,
  - Medikamente frühzeitig verabreichen.
- **Angst vor Abhängigkeit:**
  - sorgfältige und gut verständliche Aufklärungsgespräche über die Wirkungsweise der Arzneimittel.
- **Angst, von medizinischer Versorgung abhängig zu sein:**
  - über Anwendungen/Techniken informieren, die der Schmerzkranke selbstständig einsetzen kann,
  - Unabhängigkeit fördern z. B. durch selbstbestimmte Einnahme der Medikamente.
- **Angst, nicht mehr als Individuum betrachtet zu werden:**
  - pflegerische Tätigkeiten nicht auf die Schmerzen reduzieren.
- **Angst, mit dem Schmerz allein gelassen zu werden:**
  - gesprächsbereit sein und sich Zeit für den Schmerzkranken nehmen,
  - Pflegemaßnahmen in Ruhe ausführen,
  - mit dem alten Menschen nach Beschäftigungsmöglichkeiten suchen, die ihn etwas ablenken.
- **Angst vor der Zukunft:**
  - Angehörige mit einbeziehen,
  - Gespräche führen über die Bedeutung des Schmerzes und seine Auswirkung auf die Person und die Aktivitäten des Betroffenen,
  - über die Möglichkeit rehabilitativer Maßnahmen oder die Versorgung mit Hilfsmitteln informieren,
  - Zuversicht geben, dass die Schmerzen auch bei einer Verschlechterung des Zustandes beherrschbar sein werden,
  - informieren über die Möglichkeiten von fächerübergreifenden Schmerzambulanzen.

Schmerz ist individuell

Schmerz wird von Menschen aus unterschiedlichen gesellschaftlichen Gruppen verschieden erlebt und mitgeteilt. Dies wird besonders deutlich bei der Pflege von Menschen aus anderen Kulturkreisen.

In unserer Gesellschaft ist z. B. ein weit verbreitetes Konzept, dass Jungen weniger schmerzempfindlich sind und sein dürfen als Mädchen. Schmerz offen zuzugeben gilt häufig als Zeichen von Schwäche. Man spricht in diesem Zusammenhang von kulturellen Schmerzkonzepten. Der einzelne Mensch hat immer auch ein individuelles Schmerzkonzept, das natürlich stark von den vorherrschenden Ansichten der gesellschaftlichen Kreise oder der Kultur, in der er lebt oder früher gelebt hat, beeinflusst wird. Diese Einstellung des Einzelnen zu Schmerzen wirkt sich z. B. auf die Schmerzwahrnehmung und den Umgang mit Schmerzen aus:

Unverstandener Schmerz. Wenn der Schmerz dem Kranken völlig unerklärlich ist oder schicksalhaft über ihn hereinbricht, wird er für ihn zu einer echten „Katastrophe". Er hat häufig große Angst und entwickelt kaum Bewältigungsstrategien, da das Verständnis für das Leiden fehlt.

Persönlichkeitsmerkmale und Schmerz. Ängstlichkeit, Neigung zu Panik, der Wunsch und die Fähigkeit, Unangenehmes zu verdrängen u. Ä. nehmen Einfluss auf den Umgang mit Schmerzen. Menschen, die z. B. eine schwere Erkrankung nicht wahrhaben wollen, halten oft erhebliche Schmerzen aus. So können selbst größere Tumoren, die „normalerweise" erhebliche Schmerzen auslösen würden, nicht bemerkt werden.

Alter und Schmerz. Schmerzen werden von älteren Menschen genauso intensiv wahrgenommen wie von jüngeren. Lediglich die Fähigkeit, den Schmerzcharakter zu erkennen, ist (vermutlich) vermindert. In der Praxis ist aber wohl wichtiger, dass viele alte Menschen Schmerzen als „logische" Folge des Alterns ansehen und sich besonders bei langsamer Zunahme der Schmerzintensität an die Einschränkung ihrer Lebensqualität gewöhnen. Häufig fällt es ihnen schwer, über ihre Befindlichkeit zu reden, oder sie nehmen an, Pflegende und Ärzte wüssten über ihre Schmerzen auch ohne Klagen Bescheid.

Wichtig ist:
- mit schmerzleidenden Menschen vorurteilslos umzugehen, die Schmerzäußerungen ernst zu nehmen und die Art ihrer Reaktion auf Schmerzen zu respektieren,
- ältere Menschen regelmäßig gezielt nach Schmerzen zu fragen,
- zu erfragen, welche Bedeutung die Schmerzen für den Betroffenen haben und ob und welche Erklärungen er für die Schmerzen hat,
- zu erfragen, wie in seiner Familie oder seinem Freundeskreis mit Schmerzen umgegangen wird,
- zu erfragen, welche Erfahrungen er schon mit Schmerzen gemacht hat,
- zu erfragen, was ihm geholfen hat.

Schmerzeinschätzung bei demenziellen Erkrankungen

Warum ist die Schmerzeinschätzung besonders wichtig?

Eine demenzielle Erkrankung stellt eine wichtige Ursache für ernsthafte Barrieren der Schmerzeinschätzung dar. Demenziell erkrankte Menschen erhalten im Vergleich mit anderen Patientengruppen am wenigsten Schmerzmittel, da ihre Schmerzen häufig nicht entdeckt werden. Die Folgen unentdeckter und damit unbehandelter Schmerzen bei alten und demenziell erkrankten Menschen sind eine weitere Verschlechterung des kognitiven Zustands, psychische Beeinträchtigungen wie Depressionen, Ängste und Schlafstörungen, aber auch physische Probleme wie Gangschwierigkeiten und eine damit verbundenen Sturzgefahr. Daraus resultiert wiederum eine vermehrte Inanspruchnahme von Gesundheitsleistungen, welche mit beträchtlich steigenden Kosten verbunden sind.

Trotz dieser Entwicklungen sind Schmerzen ein oft wenig beachtetes Problem in der Versorgung von Menschen mit demenziellen Erkrankungen. Die Demenz verändert jedoch nicht das Schmerzerleben. Man geht heute davon aus, dass demenziell erkrankte Menschen Schmerzen genauso stark empfinden wie nicht demenziell Erkrankte.

Unterversorgung von Menschen mit demenziellen Erkrankungen

Da etwa drei von vier alten Menschen – auch ohne eine demenzielle Erkrankung – an Schmerzen leiden, muss davon ausgegangen werden, dass mindestens ein genauso hoher Prozentsatz der Betroffenen an Schmerzen leidet. Schätzungsweise 45–80 % aller Heimbewohnerinnen und Heimbewohner leiden unter einer Unterversorgung mit Schmerzmitteln. Gründe für die Häufigkeit (hohe Prävalenz) der Schmerzen bei älteren Menschen sind möglicherweise das Nichterkennen von Schmerzen mit der Folge der Nichtbehandlung.

Demenziell erkrankte Menschen könnten sogar ein höheres Risiko haben, da sie über die altersüblichen Schmerzen hinaus häufig Druckstellen, Kontrakturen, Zahn- und Gebissschmerzen oder Harnwegsinfekte haben. Aufgrund der demenziellen Erkrankung ist es den Betroffenen oft nicht möglich, diese Schmerzen auszudrücken und zu lokalisieren und somit Hilfe und Linderung zu erfahren.

Ursachen der Unterversorgung

Keine zuverlässige Auskunft. Das mit fortschreitender Erkrankung zunehmende Unvermögen, zuverlässig Auskunft über die empfundenen Schmerzen zu geben, ist wohl die Hauptursache für die Unterversorgung.

Fehlinterpretationen. Von folgenreicher Bedeutung sind aber auch Fehlinterpretationen der Schmerzindikatoren der einschätzenden Personen. Häufig werden Anzeichen für Schmerzen (Schmerzindikatoren) als Sekundärsymptome einer demenziellen Erkrankung verkannt, z. B. Angst, Scham, Unsicherheit, Aggressivität, Wut, Unruhe, überschießende Bewegungen, aber auch Rückzug, Depression, Antriebsarmut oder Apathie. Um Fehlinterpretationen der Verhaltensweisen zu vermeiden müssen die Verhaltensweisen der demenziell erkrankten Menschen gedeutet werden. Das Erkennen dieser Verhaltensweisen, die sich auch in Widerstand gegen die Pflege auswirken können,

D **Kognitiv** *bedeutet die Erkenntnis betreffend.*

M *Etwa zwei von drei alten Menschen leiden unter Schmerzen, wobei der Anteil demenziell erkrankter Menschen, die Schmerzen haben, wahrscheinlich höher ist, da viele ihre Schmerzen nicht mehr kommunizieren können.*

M *Zwischen 20 und 30 % der demenziell erkrankten Bewohner in Altenhilfeeinrichtungen kommunizieren nonverbal und sind nicht in der Lage, ihre Bedürfnisse adäquat auszudrücken.*

B *Beispiel für eine nonverbal kommunizierende Bewohnerin: Eine 84-jährige Frau, die nicht mehr über ihr Schmerzempfinden reden kann, sondern wimmert und schreit und die Stirn in Falten wirft.*

D *„**Schmerz** ist ein unangenehmes Sinnes- und Gefühlserlebnis, das mit aktueller oder potenzieller Gewebsschädigung verknüpft ist oder mit Begriffen einer solchen beschrieben wird" (International Association for the study of pain 1986, 217).*

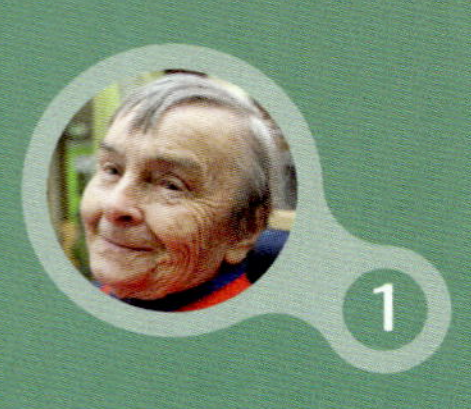

gehört zu den größten Herausforderungen im Umgang mit den Betroffenen.

Der Umgang mit demenziell erkrankten und unter Schmerzen leidenden Menschen ist zeitaufwendig und bedeutet auch für Pflegende eine erhebliche psychische Belastung und Stress. Zur Wahrung der Menschenwürde und Lebensqualität der Betroffenen und um die Chance einer zuverlässigen Schmerzeinschätzung bei nonverbalen demenziell erkrankten Menschen für Pflegende und Außenstehende zu erhöhen, ist es erforderlich, sich der Schmerzeinschätzung dieser vulnerablen (verletzlichen) Personengruppe verstärkt zuzuwenden. Die Schmerzeinschätzung erfolgt je nach Kommunikationsfähigkeit durch Selbst- oder Fremdeinschätzung.

M *Schmerzen werden häufig verkannt, da sie für Sekundärsymptome demenzieller Erkrankungen gehalten werden.*

Skalen zur Selbstauskunft

Auch bei Menschen mit kognitiven Einschränkungen und demenziellen Erkrankungen ist eine Selbstauskunft einer Fremdeinschätzung vorzuziehen, da Schmerz ein subjektives Phänomen ist und nur die Betroffenen selbst zuverlässig Auskunft über ihr individuelles Schmerzerleben geben können (s. o.). Bei einer Fremdauskunft kann es immer zu Ungenauigkeiten kommen, da auch die einschätzende Person durch ihre persönlichen Einstellungen, Erfahrungen und Verletzungen subjektiv beeinflusst ist.

M *Schmerz ist immer subjektiv, d. h. nur der Betroffene selbst kann zuverlässig Auskunft geben.*

D *„Schmerzen sind das, was der Betroffene über Schmerzen mitteilt, sie sind vorhanden, wenn der Betroffene sagt, dass er Schmerzen hat" (McCaffery 1997).*

Die Benutzung von Skalen zur Selbstauskunft bei demenziell Erkrankten ist Forschungsergebnissen zufolge möglich, zuverlässig (reliabel) und gültig (valide) (Ferell u. a. 1995). Die Skalen dienen der Schmerzeinschätzung und der systematischen Verlaufskontrolle, welche die Voraussetzung für die Erfolgsbeurteilung der Schmerzbehandlung ist.

M *Es wird zwischen einer Selbstauskunft von kommunikativen demenziell erkrankten Menschen und einer Fremdeinschätzung bei nonverbalen demenziell erkrankten Menschen unterschieden.*

Skalen zur Selbstauskunft messen die Dimension Intensität und das Vorhandensein (die Präsenz) des Schmerzes. Sie werden daher als eindimensionale Skalen bezeichnet. Der Sinn des Schmerzeinschätzungsprozesses mittels standardisierter Skalen zur Selbstauskunft bei kommunikativen demenziell erkrankten Menschen besteht darin, die Schmerzintensität in Zahlen und Worte zu übertragen, um so eine möglichst objektive Beschreibung für ein subjektives Erleben zu erhalten (s. **Abb. 1.515**).

Begriffsskala/verbale Ratingskala (VRS). Die VRS ist eine vier- oder fünfstufige Ordinalskala, die in die Stufen kein Schmerz, leichter Schmerz, mittelstarker bis mäßiger Schmerz, starker Schmerz und bei der fünfstufigen Skala ggf. maximal vorstellbarer Schmerz eingeteilt ist.

M *Auch Menschen mit schweren bis mittelschweren demenziellen Erkrankungen sind häufig noch zur Selbstauskunft in der Lage. Eine Selbstauskunft ist einer Fremdeinschätzung immer vorzuziehen.*

Die visuelle Analogskala (VAS). Die VAS ist eine meist 10 cm lange Linie, deren Ende „kein Schmerz" und „stärkster vorstellbarer Schmerz" repräsentieren. Sie ist in Papierform oder als Schmerzlineal mit Schieber erhältlich. Die Strecken zwischen den Enden markieren die Schmerzintensität.

Gesichter Rating-Skala (Wong Baker Skala). Die Gesichter Rating-Skala ist eine ursprünglich für Kinder entwickelte, meist sechsstufige Skala, deren linkes Ende mit einem fröhlichen Gesicht beginnt und deren rechtes Ende mit einem weinenden Gesicht endet.

Vorgehen

Bei der Auswahl der Instrumente zur Selbsteinschätzung sollten die Vorlieben der demenziell erkrankten Menschen berücksichtigt und nach Möglichkeit immer dieselbe Skala verwendet werden. Um einheitliche Beurteilungskriterien zu erhalten, ist es sinnvoll, dieselben Instrumente in einer Einrichtung zu verwenden. Demenziell erkrankte Menschen brauchen Zeit, um die Fragen zu verstehen und angemessen zu reagieren. Die Schmerzeinschätzung sollte in einer möglichst störungsfreien Umgebung bei guten Lichtverhältnissen mit ggf. vergrößerten Skalen durchgeführt werden.

Jeder demenziell erkrankte Mensch, dessen körperlicher Zustand Schmerzen verursachen könnte, sollte mindestens einmal pro Schicht nach seinen Schmerzen befragt werden. Es gilt die Empfehlung, die Schmerzintensität sowohl in Ruhe als auch in Bewegung zu messen, da Belastung und/oder Bewegung schmerzverstärkend wirken könnten, was wiederum die Gefahr einer Schonhaltung und diese die Gefahr von Komplikationen wie Pneumonie, Dekubitus, Thrombose oder Kontrakturen birgt.

Fremdeinschätzung

Wahrnehmbare Schmerzindikatoren. Eine Fremdeinschätzung erfolgt durch Beobachtung und Einschätzung folgender Schmerzindikatoren:

- **Lautsprachliche Indikatoren:**
  - verbal: unspezifische Äußerungen; um Hilfe (bei Bewegung) bitten; nach Schmerzmitteln fragen; fluchen; verbale Ausbrüche; abgehackte Sprache usw.
  - vokal: stöhnen; weinen; schreien; brummen; seufzen; jammern; winseln; geräuschvolles Atmen usw.
- **Mimische Indikatoren:**
  - Grimassen schneiden, Gesicht verziehen; Augenzwinkern; Zähne zusammenbeißen; ängstlicher Gesichtsausdruck; zusammengekniffene und/oder geschlossene Augen oder Lippen; trauriger Ausdruck; Zuckungen im Gesicht; in Falten geworfene Stirn; vertikale Falte zwischen den Brauen usw.
- **Verhaltensindikatoren:**
  - verhaltensbedingte Indikatoren: körperlich unruhig, agitiert, zappelig; ängstlich und/oder ärgerlich; vor Berührung zurückschrecken; bestimmte Körperteile reiben; sich festhalten;

aufgeregt sein; sich kratzen; Schonhaltung; angespannte Körperhaltung; nesteln usw.

- Indikatoren durch Verhaltens- oder Stimmungsänderung: Bewegung verändert, eingeschränkt; Schlafrhythmus verändert; erhöhte Verwirrtheit; Appetitlosigkeit, Nahrungsverweigerung; verstummen; sich sozial zurückziehen; Aggressivität, Reizbarkeit; veränderter Gang und oder humpeln; Angst; Aufmerksamkeit; Depression; erschwertes Aufstehen; sich langsamer bewegen; klagen, jammern bei Lagerung; Bewegung ablehnen usw.
- Physiologische Indikatoren: erhöhter Muskeltonus; Atmung verändert (z.B. kurzatmig); Haut- und/oder Gesichtsfarbe verändert; Schwellungen (Gelenke, Knöchel); Vitalzeichen verändert; verkürztes Bein; Steifheit des gesamten Körpers; schwitzen; erbrechen; zittern usw. (Metzing 2005).

Instrumente zur Fremdeinschätzung

Instrumente zur Fremdeinschätzung sind mehrdimensional. Dimensionen des Schmerzes sind z.B. Schmerzintensität, Schmerzqualität, Schmerzlokalisation, zeitlicher Kontext oder – für die Schmerzeinschätzung bei nonverbalen demenziell erkrankten Menschen relevant – Verhaltensdimensionen (behaviorale Dimensionen). Diese werden durch wahrnehmbare Schmerzindikatoren gemessen.

In den letzten Jahren wurden international einige Instrumente zur Fremdeinschätzung auf der Basis der wahrnehmbaren Schmerzindikatoren bei demenziell erkrankten Menschen entwickelt. Obwohl Instrumente zur Fremdeinschätzung noch heute als nicht ausreichend valide (gültig) und reliabel (zuverlässig) bewertet werden, sind demenziell erkrankte Menschen aufgrund des fortschreitenden Krankheitsverlaufs meist irgendwann nicht mehr zur Selbstauskunft fähig und auf eine Fremdeinschätzung angewiesen, damit ihre Schmerzen nicht unerkannt und damit unbehandelt bleiben.

Welche Instrumente finden Anwendung in der Pflege?

In deutscher Sprache liegen z.B. die BESD (Abb. 1.517) (basierend auf der amerikanischen PAINAD) und die BISAD (basierend auf der französischen ECPA) vor. Außerdem die ZOPA (Zurich Observation Pain Assessment), ein von Pflegewissenschaftlerinnen des Zentrums für Entwicklung und Forschung in der Pflege am Universitätsspital Zürich (ZEFP) und der Universität Witten/Herdecke in Zusammenarbeit mit Pflegenden entwickeltes Instrument. Diese Instrumente sind wissenschaftlich getestet und liefern vergleichsweise gute Ergebnisse.

	0	1	2	Score
Atmung (unabhängig von Lautäußerung)	☐ normal	☐ gelegentlich angestrengtes Atmen ☐ kurze Phase von Hyperventilation	☐ lautstark angestrengtes Atmen ☐ lange Phasen von Hyperventilation Cheyne-Stokes-Atmung	
negative Lautäußerung	☐ keine	☐ gelegentlich stöhnen oder ächzen ☐ sich leise negativ oder missbilligend äußern	☐ wiederholt beunruhigt rufen ☐ laut stöhnen oder ächzen ☐ weinen	
Gesichtsausdruck	☐ lächelnd ☐ nichtssagend	☐ traurig ☐ ängstlich ☐ sorgenvoller Blick	☐ grimassieren	
Körpersprache	☐ entspannt	☐ angespannt ☐ nervös hin und her gehen ☐ nesteln	☐ starr ☐ geballte Fäuste ☐ angezogene Knie ☐ sich entziehen oder wegstoßen ☐ schlagen	
Trost	☐ trösten nicht notwendig	☐ ablenken oder beruhigen durch Stimme oder Berührung möglich	☐ trösten, ablenken oder beruhigen nicht möglich	
			Total	

Abb. 1.517 Beurteilung von Schmerzen bei Demenz (BESD) (Warden u. a. 2003 übersetzt von Basler u. a. 2006).

M *Instrumente zur Selbstauskunft sind eindimensional, Instrumente zur Fremdauskunft mehrdimensional.*

M *Die Schmerzeinschätzung durch Instrumente zur Fremdeinschätzung ersetzt keine Krankenbeobachtung oder Intuition aus langer Pflegeerfahrung.*

I **Literatur:**

Expertenstandard Schmerzmanagement in der Pflege, DNQP 2005
McCaffery et al. Schmerz: Ein Handbuch für die Pflegepraxis. Aus dem Amerikanischen. Villwock, Osterbrink. Berlin, Wiesbaden: Ullstein Mosby; 1997
Stoppe, G.: Demenz: Diagnostik – Beratung – Therapie. Ernst Reinhardt, München 2006
Internet:
www.dgss.org
Anleitung: Die Gesellschaft/Arbeitskreise/Schmerz und Alter/Schmerzrelevante Instrumente validiert für Ältere

I **Internet:**

www.dnqp.de
Anleitung: Expertenstandards und Auditinstrumente/Anlage zum Expertenstandard Schmerzmanagement in der Pflege bei akuten Schmerzen – 1. Aktualisierung 2011/Beispiele für Instrumente zur Schmerzeinschätzung

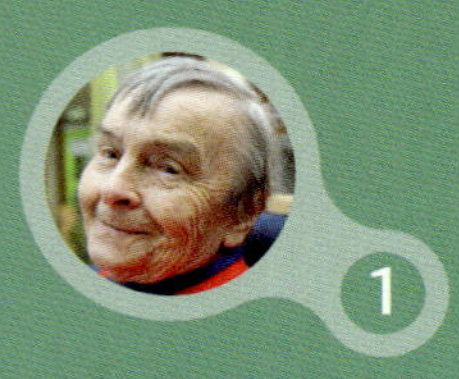

M *Ein Verwirrtheitszustand darf nie mit einer Demenz gleichgesetzt werden.*

D **Verwirrtheit** *bezeichnet einen zeitlich begrenzten, reversiblen Zustand und wird synonym mit Delir, AOPS (akutes organisches Psychosyndrom) oder AHOPS (akutes hirnorganisches Psychosyndrom) verwendet.*

D **ICD-10** *ist die Bezeichnung für die 10. überarbeitete Ausgabe des Internationalen Klassifikationssystems der Erkrankungen, welches die Weltgesundheitsorganisation (WHO) zusammenstellt.*

D **DSM-4** *ist die vierte Revision des Klassifikationssystems für psychiatrische Krankheiten der Amerikanischen Psychiatrischen Gesellschaft.*

Verwirrtheitszustände alter Menschen

Medizinische Grundlagen

Begriffsklärung

Die Begriffe „altersverwirrt", „Verwirrtheit" oder „Verwirrtheitszustand" werden häufig verwendet, um vage den gesundheitlichen Zustand eines älteren Menschen zu beschreiben. Am häufigsten wird mit dieser Bezeichnung Demenz oder Delir gemeint. Die Vermischung oder Verwechslung kann zu unnötigen und folgenschweren Fehlern bei der Pflege und Betreuung der Betroffenen führen. Während ein Delir grundsätzlich behandelbar ist, führt die evtl. Fehldiagnose „Demenz" dazu, dass der Zustand hingenommen und die eigentliche Ursache der Verhaltensänderung nicht behandelt wird. Aus diesem Grund ist eine Klärung der Begrifflichkeiten dringend erforderlich (Hirsch 1992).

In den psychiatrischen Klassifikationssystemen (ICD-10 und DSM-4) ist die Diagnose „Verwirrtheitszustand" nicht mehr aufgeführt, sondern durch den Begriff „Delir" ersetzt (Dilling 1994; American Psychiatric Association 1998). Viele Autoren sprechen sich dafür aus, die Begriffe „Verwirrtheitszustand" oder „Verwirrtheit" nur noch zur Beschreibung akuter Krankheitsbilder zu verwenden (Hirsch 1992). In der psychiatrischen Praxis wird ein Verwirrtheitszustand auch „akutes organisches Psychosyndrom" (AOPS) oder „akutes hirnorganisches Psychosyndrom" (AHOPS) genannt.

Symptome

In **Tab. 1.74** sind die Symptome eines Delirs nach ICD-10 aufgeführt.

Tab. 1.74 Symptome eines Delirs

Symptome des Delirs (nach ICD-10)	*Beobachtungen*
Störung des Bewusstseins und der Aufmerksamkeit Beeinträchtigung von Kognition und Wahrnehmung	– leichte Bewusstseinsminderungen, von Somnolenz (Dämmerzustand) bis zum Koma – Konzentrationsstörungen, – Verzerrungen in der Wahrnehmung, – Verkennung von Gegenständen oder Personen bis hin zu Halluzinationen, – Beeinträchtigung des abstrakten Denkens, – Störung des Kurzzeitgedächtnisses, – zeitliche Desorientierung, – in schweren Fällen Desorientierung zu Ort und Person
psychomotorische Störungen	– motorische Unruhe, – verlängerte Reaktionszeiten, – verstärkte Schreckreaktionen, – sich wiederholende Bewegungen (z. B. stundenlang Tisch abwischen)
Störung des Schlaf-wach-Rhythmus	– Schläfrigkeit am Tag, – nächtliche Verschlimmerung der Symptome, – Albträume
affektive Störungen	– Depression, – Angst, – Ratlosigkeit, – Reizbarkeit
akuter Beginn, reversibel	– die Ursachen der Symptome können meist rekonstruiert werden, – Symptome wechseln im Tagesverlauf

Ursachen

Gerade im Alter sind unser Körper und insbesondere unser Gehirn einer Reihe von extremen Belastungen ausgesetzt. Wir müssen zahlreiche Verluste verarbeiten, müssen unser ganzes Leben den neuen Herausforderungen anpassen, die körperlicher Verfall mit sich bringt. Alle diese neuen Herausforderungen müssen wir u.U. mit einem Gehirn bewältigen, das recht schlechte „Betriebsbedingungen" hat. Die Blutversorgung (und damit die Sauerstoffversorgung) ist im Alter um etwa 20% reduziert. Aber auch Herzfunktionsstörungen und zahlreiche Stoffwechselstörungen bringen das Gehirn an die Grenze seiner physischen Leistungsfähigkeit. Dementsprechend ist auch nur selten ein einzelner Faktor für das Zustandekommen eines Verwirrtheitszustandes entscheidend.

Körperliche Ursachen. Dies können sein:
- Verringerung des Nährstoff- oder Sauerstoffangebotes im Gehirn, z.B. durch:
  - mangelnde Flüssigkeitszufuhr (Exsikkose),
  - lange Nahrungspausen (Blutzuckerabfall) v.a. abends und nachts,
  - Blutdruckabfall,
  - Durchblutungsstörungen (Hirninfarkte),
  - Störungen der Blutversorgung des Gehirns,
  - Mangelernährung,
  - Leber-, Nierenerkrankungen,
  - Harnverhalt (Harnretention),
- Infektionen, z.B.:
  - Harnweginfektionen,

- Lungenentzündung,
- Tuberkulose,
- allgemeine Fieberzustände,
- Intoxikationen z. B. durch:
  - medikamentöse Unverträglichkeit,
  - Überdosierung von Medikamenten,
  - Kumulation verschiedener Wirkstoffe (z. B. Herzmittel, Blutdrucksenker, Schmerzmittel),
  - Alkohol, Drogen,
- Hirntumoren, Hirntraumata,
- Auswirkungen von Narkosen und Operationen.

Psychosoziale Ursachen. Dies sind:
- Verlust von Bezugspersonen, Einsamkeit,
- plötzlicher Krankenhausaufenthalt,
- unvorbereiteter Umzug in ein Pflegeheim,
- Streit mit Angehörigen oder Nachbarn,
- Zukunftsängste (z. B. finanzielle Probleme),
- plötzliche Veränderung der Lebensumstände,
- Schmerzen,
- Sehbinderung, Schwerhörigkeit,
- Einschränkung der Beweglichkeit, Bettlägerigkeit, Inkontinenz.

Pflege alter Menschen im Verwirrtheitszustand

Akute Verwirrtheitszustände sind die häufigste psychische Störung des höheren Lebensalters. Sie treten besonders häufig in Verbindung mit akuten körperlichen Erkrankungen auf. Mit zunehmender Multimorbidität steigt auch das Risiko eines Delirs.

Angesichts der Häufigkeit und der vielfältigen Ursachen des akuten organischen Psychosyndroms (AOPS), stellt die Pflege verwirrter Menschen eine echte Herausforderung dar. Erforderlich sind sowohl körperliche als auch psychische und soziale Maßnahmen (Hewer 2003; Ewers u. Osterbrink 2003).

Prävention

Kein Schubladendenken. Es sollte nicht vorschnell das Etikett „verwirrt" oder gar „dement" vergeben werden (Grond 1992). Immer noch werden alte Menschen, die sich anders verhalten als Angehörige oder Pflegende es sich vorstellen, für verwirrt erklärt. Besonders betroffen sind Menschen die:
- stören, unruhig hin und her laufen, aggressiv oder handgreiflich werden, nörgeln oder die Erwartungen der Pflegenden nicht erfüllen,
- ängstlich reagieren, antriebsarm, interesselos oder verlangsamt reagieren,
- undeutlich sprechen und schlecht zu verstehen sind oder Menschen, die falsch verstehen, weil sie schwerhörig sind,
- andere Wertvorstellungen von Essen, Trinken, Waschen haben, die unsympathisch, ungekämmt, zahnlos, verwahrlost sind, die riechen, weil sie inkontinent sind,
- nicht einsehen wollen, dass sie krank sind.

Dieses Etikett bedeutet für die Betroffenen den Verlust von Identität, Selbstwertgefühl, Lebenssinn, Kontrolle über ihr Leben. Es wird zu tatsächlichen Verwirrtheitszuständen kommen.

Begleitung. Bei plötzlichen Veränderungen der Lebensumstände ist der alte Mensch geduldig zu begleiten, ihm muss geholfen werden, mit der veränderten Situation zurechtzukommen. Beispiele hierfür sind Veränderungen durch Erkrankungen oder den Tod von Angehörigen.

Medikamente. Wichtig ist der verantwortungsvolle Umgang mit Medikamenten: richtige Dosierung, Beachtung des Verfallsdatums und Beobachtung der Nebenwirkungen (**Abb. 1.518**). Auffälligkeiten müssen dem Arzt gemeldet werden.

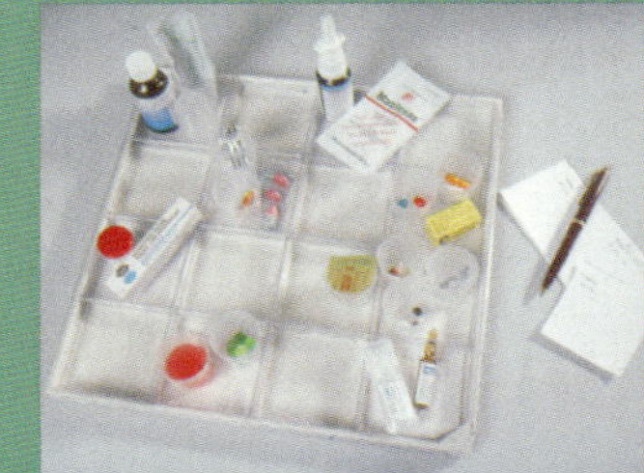

Abb. 1.518 Auch Medikamente können zu Verwirrtheitszuständen führen (Kellnhauser u. a. 2004)

Sorgfältige Beobachtung. Werden Symptome eines Delirs beobachtet, ist eine sorgfältige Beobachtung des körperlichen Allgemeinzustandes zwingend erforderlich, um körperliche Ursachen der Verwirrtheit festzustellen und therapieren zu können.

Behandlung

Behandlungsmaßnahmen. Die Behandlung bei Verwirrtheitszuständen setzt die Klärung des Grundleidens durch den Arzt voraus. Dieser wird die notwendigen Behandlungsmaßnahmen einleiten. Häufig geht es dabei erstmals um die Unterstützung der Herz-Kreislauf-Funktion und eine kritische Überprüfung der bisherigen Medikation.

> M *Bei der Entstehung eines Verwirrtheitszustandes wirken meist körperliche und psychische Faktoren gleichzeitig und sich gegenseitig verstärkend so zusammen, dass ein akutes Krankheitsbild entsteht.*

Umfeld. Genauso wichtig ist es, für den Kranken eine Umgebung zu schaffen, die ein Höchstmaß an Sicherheit und Orientierung bietet. Das Umfeld sollte möglichst angstfrei und entspannt sein.
- Bezugsperson sollte möglichst nicht wechseln,
- klare, eindeutige Kommunikation (verbal und nonverbal, mit Blickkontakt); langsam, in Ruhe, mit einfachen Worten alle Maßnahmen erklären,
- dem Betroffenen Selbstbestimmung, Selbstbild und Lebenskontinuität erhalten,
- Reizüberflutung (viele Personen, Lärm, Hektik) aber auch Reizarmut vermeiden (durch Beschäftigung, Mobilität),
- enger Kontakt zu den Angehörigen halten, dadurch können gegensätzliche Interventionen verhindert werden.

Einweisung. Wichtig ist die Abschätzung, wann eine Krankenhauseinweisung notwendig wird. Da Krankenhäuser meist nicht auf die Pflege verwirrter Menschen vorbereitet sind, empfiehlt es sich, sorgfältig abzuwägen, ob die körperlichen Beschwerden einen Krankenhausaufenthalt dringend notwendig machen oder ob der alte Mensch auch im gewohnten Umfeld behandelt werden kann (Hewer 2003).

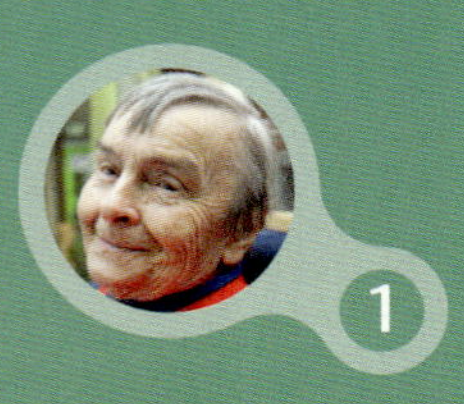

D *Unter **Demenz** werden fortschreitende Hirnleistungsschwächen verstanden, die sich in einer Beeinträchtigung bei den Aktivitäten des täglichen Lebens niederschlagen und langfristig zu Pflegebedürftigkeit führen.*

M *Demenz ist klar von einer Verwirrtheit (einem Delir) abzugrenzen! Einige Unterscheidungsmöglichkeiten finden Sie in Tab. 1.75.*

M *Viele Auffälligkeiten dementer Menschen sind nicht durch die Krankheit ausgelöst, sondern stellen einen Versuch dar, mit den Krankheitssymptomen in unserer Realität zu leben.*

Demenzielle Erkrankungen

Medizinische Grundlagen

Begriffsklärung

Während wir uns im vorherigen Abschnitt mit der reversiblen Störung der Hirnleistung beschäftigten, geht es in diesem Teil nun um eine fortschreitende Hirnleistungsstörung. Bei einer Demenz kann es aus mehreren Gründen zu einer nicht umkehrbaren Schädigung der Gehirnmasse gekommen sein.

In den letzten Jahren hat die Zahl der Menschen, die an einer Demenz leiden, stetig zugenommen. Im Jahr 2000 wurde die Zahl der mittelschwer bis schwer Demenzkranken in Deutschland auf 953 500 geschätzt. Gibt es in den nächsten Jahren keine entscheidenden Fortschritte in Prävention und Therapie dieser Erkrankung, so rechnet man mit einer Verdopplung der Zahl der Demenzkranken bis zum Jahr 2040 (Deutsche Alzheimer Gesellschaft 2001).

Ein Grund für die steigende Zahl der Menschen, die an einer Demenz leiden, ist die steigende Lebenserwartung der Bevölkerung. Demenzerkrankungen nehmen mit dem Alter zu. Internationale Studien zeigen übereinstimmende Ergebnisse. Bei den 70-Jährigen erkranken 5% an Demenz, bei den 80-Jährigen sind es 20% und bei den 90-Jährigen sind es 35% (Deutsche Alzheimer Gesellschaft).

Für Altenpflegerinnen bedeutet dies, dass sie zunehmend mit der Pflege Demenzkranker konfrontiert werden. Die Fähigkeit, demenzielles Verhalten zu verstehen und damit umgehen zu können, muss zu einer grundlegenden Fähigkeit von allen Altenpflegekräften werden.

Symptome

Um die folgenschwere Diagnose „Demenz" stellen zu dürfen, müssen laut der Weltgesundheitsorganisation (WHO) folgende Kriterien erfüllt sein:

1. Delir, Schizophrenie oder eine Depression müssen ausgeschlossen werden. Diese Störungsbilder sind leicht mit einer Demenz zu verwechseln. Eine falsche Diagnose hat jedoch für den Betroffenen katastrophale Folgen. Ihm würde ärztliche Hilfe versagt bleiben, was zu einer Verschlimmerung seines Zustandes führen kann.
2. Es muss eine Gedächtnisstörung vorliegen (**Abb. 1.519**):
   - Störung des Kurzzeitgedächtnisses: z. B. die Unfähigkeit, sich nach 5 Minuten an 3 Objekte zu erinnern,
   - Störung des Langzeitgedächtnisses: z. B. die Unfähigkeit, sich an Ereignisse vom Vortag zu erinnern; dabei ist zu beobachten, dass die Inhalte beginnend mit der Gegenwart weiter zur Vergangenheit hin verloren gehen.
3. Es muss mindestens eine weitere Störung vorliegen:
   - Störung des abstrakten Denkens: z. B. Unfähigkeit, Synonyme oder Gegensätze zu finden.
   - Eingeschränkte Urteilsfähigkeit: Unfähigkeit, Handlungen zu planen oder Schlussfolgerungen zu ziehen, die alle relevanten Informationen berücksichtigen. Verspürt der Betroffene z. B. Hunger und sieht Essen, so zieht er die Schlussfolgerung: „ich nehme mir zu essen" ohne zu berücksichtigen, dass dieses Essen vielleicht einem Mitbewohner gehört.
4. Die Persönlichkeit verändert sich; z. B. werden bisher sanftmütige Menschen aggressiv.
5. Es treten Störungen anderer höherer kognitiver Funktionen auf:
   - Aphasie: Störung des Sprachverständnisses und/oder des Sprechens,
   - Apraxie: Unfähigkeit, motorische Aktivitäten auszuüben, trotz Verständnis und intakter Motorik,
   - Agnosie: Unfähigkeit Gegenstände wiederzuerkennen oder zu identifizieren, trotz intakter sensorischer Funktionen,
   - Akalkulie: Rechenstörung.

Aufgrund dieser Störungen kommt es zu zahlreichen weiteren Auffälligkeiten, die mit Demenzen einhergehen, sog. Sekundärsymptome (**Tab. 1.76**).

Verlauf der Demenzen

Die allgemeinen Kriterien für den Schweregrad der Demenz beschreiben gleichzeitig auch den Verlauf der Erkrankung (nach DSM IV: diagnostische Kriterien und Differenzialdianosen der American

Tab. 1.75 Unterscheidungsmerkmale zwischen Verwirrtheit (Delir) und Demenz (nach Grond 1991)

	Delir bzw. Verwirrtheit	*Demenz*
Beginn	akut, innerhalb von Stunden oder Tagen	schleichend über Wochen oder Monate
Leitsymptome	Verwirrtheit	Gedächtnisstörung
Bewusstsein	getrübt	klar
Orientierung	gestört (v. a. zu Zeit)	gestört
Halluzinationen	optische und akustische	häufig keine
Wahn	häufig	selten

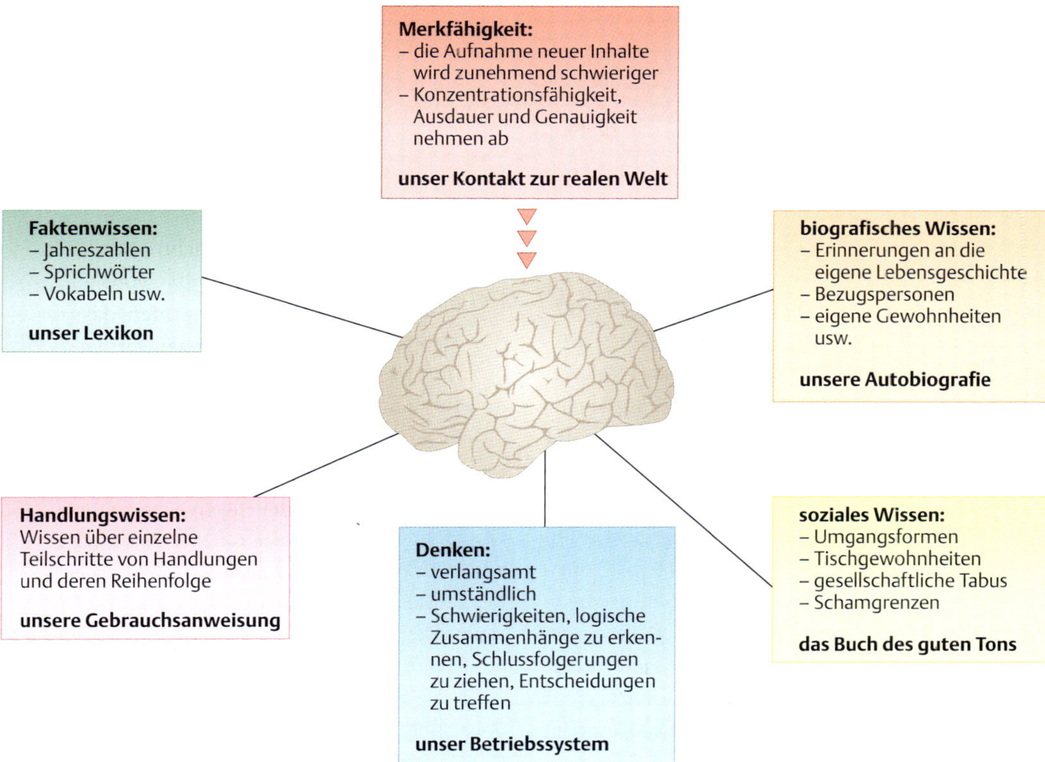
Merkfähigkeit:
– die Aufnahme neuer Inhalte wird zunehmend schwieriger
– Konzentrationsfähigkeit, Ausdauer und Genauigkeit nehmen ab
unser Kontakt zur realen Welt
Faktenwissen:
– Jahreszahlen
– Sprichwörter
– Vokabeln usw.
unser Lexikon
biografisches Wissen:
– Erinnerungen an die eigene Lebensgeschichte
– Bezugspersonen
– eigene Gewohnheiten usw.
unsere Autobiografie
Handlungswissen:
Wissen über einzelne Teilschritte von Handlungen und deren Reihenfolge
unsere Gebrauchsanweisung
Denken:
– verlangsamt
– umständlich
– Schwierigkeiten, logische Zusammenhänge zu erkennen, Schlussfolgerungen zu ziehen, Entscheidungen zu treffen
unser Betriebssystem
soziales Wissen:
– Umgangsformen
– Tischgewohnheiten
– gesellschaftliche Tabus
– Schamgrenzen
das Buch des guten Tons

Abb. 1.519 Funktionen des Gehirns.

Tab. 1.76 Primärsymptome der Demenz und die daraus entstehenden Sekundärsymptome

Primärsymptom	*Sekundärsymptom*
Durch die Gedächtnisstörung, die Agnosie oder die Störung der Urteilsfähigkeit entsteht:	Orientierungsstörung: örtlich, zeitlich, räumlich, situativ und zur Person
Durch die Wahrnehmung der Symptome und ihrer Folgen entsteht:	reaktive Depression
Aufgrund der Orientierungslosigkeit entsteht:	Angst
Durch die gestörte Einschätzung der Situation, als Reaktion auf Angst entsteht:	Aggressivität
Durch die Suche nach Orientierung entsteht:	Unruhe
Durch den Versuch, sich die eigene Situation zu erklären (wieso finde ich nichts? – weil andere es verstecken!), entstehen:	Wahnideen, Wahnvorstellungen
Durch die Amnesie, um Lücken auszufüllen, um sich selbst noch wahrzunehmen, entstehen:	Perseverationen, sich monoton wiederholende Bewegungen (z. B. schaukeln, nesteln, sich kratzen, stundenlanges Tisch abwischen)
Aufgrund von Resignation in einer unerklärlichen Situation entstehen:	Apathie, Rückzug in die Vergangenheit
Durch die Unfähigkeit, die Toilette zu finden, oder die Unfähigkeit, eigene Bedürfnisse richtig einzuschätzen, entsteht:	Stuhl- und Harninkontinenz

Psychiatric Association). In durchschnittlich 7 Jahren entwickelt sich aus einer leichten Demenz ein schweres Syndrom, das schließlich zum Tod führt.

Leichte Demenz. Obwohl Arbeit und soziale Aktivitäten deutlich beeinträchtigt sind, bleibt die Fähigkeit, unabhängig zu leben, erhalten. Die Betroffenen sind fähig, ihr Leben selbstständig zu gestalten, soweit nicht besondere Anforderungen an sie gestellt werden. Angehörigen fällt auf, dass sich der Mensch verändert. Interessen und Hobbys nehmen ab. Die Betroffenen haben Schwierigkeiten, sich in einer neuen Umgebung zurechtzufinden. Sie haben Probleme mit dem Kurzzeitgedächtnis, wodurch es zu

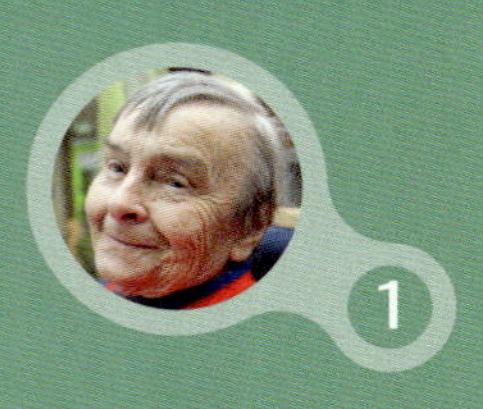

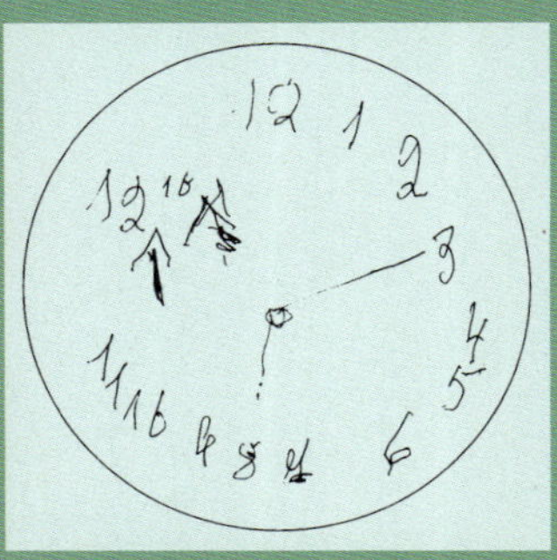

Abb. 1.520 Der Uhrzeichen-Test. Dieser ist ein Testverfahren, um die psych. Leistungsfähigkeit zu untersuchen. Der Patient wurde aufgefordert, in den Kreis ein Zifferblatt und die Uhrzeiger für 12:10 einzuzeichnen (Andreae u. a. 2006).

Fehlleistungen kommt, die den Angehörigen meist „merkwürdig" vorkommen. Für den Betroffenen sind diese Veränderungen sehr beängstigend. Er reagiert mit Rückzug, Depression oder Gereiztheit und Unruhe. Viele entwickeln Wahnvorstellungen (z. B. Bestehlungswahn), um sich die seltsamen Vorgänge erklären zu können.

Mittelschwere Demenz. Inzwischen ist bei diesen Menschen ein gewisses Ausmaß an Aufsicht erforderlich. Auch ältere Gedächtnisinhalte gehen verloren. Die Betroffenen benötigen zunehmend Hilfestellung bei der Durchführung gewohnter Handlungsabläufe. Komplexere Handlungen sind nicht mehr durchführbar. Das Lernen von neuen Handlungen ist nicht mehr möglich (z. B. die Bedienung neuer Geräte, die den Kranken angeblich entlasten sollen). Es treten Sprachstörungen auf, die Kommunikation ist häufig nur auf der Gefühlsebene möglich. Die Betroffenen reagieren auf diese Veränderungen häufig mit Apathie oder motorischer Unruhe. Sie ziehen sich entweder zurück, um nicht mit der für sie unerklärlichen Realität konfrontiert zu werden, oder begeben sich auf die Suche nach Bekanntem, nach Anhaltspunkten, an denen sie ihr Handeln ausrichten können.

Schwere Demenz. Diese letzte Phase ist gekennzeichnet durch eine schwere Beeinträchtigung der Selbstständigkeit. Es ist eine dauernde Betreuung notwendig. Die Betroffenen können häufig nicht allein gelassen werden und sind nicht mehr in der Lage, auch einfache Handlungen selbstständig auszuführen. Auch die nächsten Angehörigen werden nicht mehr erkannt. Die Fähigkeit, zu sprechen und Sprache zu verstehen, geht verloren. Mit der Zeit verlieren die Betroffenen auch die Fähigkeit, zu gehen, zu sitzen oder zu schlucken. Es kommt zu Inkontinenz, Bettlägerigkeit und schließlich zum Tod.

Demenzformen

Allgemein unterscheidet man je nach Ursache der Störung drei Demenzformen (**Abb. 1.521**), die im Erscheinungsbild, in der Häufigkeit und in der Prognose variieren. Während bei den vaskulären Demenzen und den andernorts klassifizierten Demenzen durch die medizinische Behandlung des Grundleidens der Verlauf beeinflusst werden kann, gibt es für die Demenz vom Alzheimer-Typ keine Behandlungsmöglichkeiten. Es kann nur die Verschlechterung des Zustandes verlangsamt werden. Diese Form der Demenz führt langsam zum Tod.

Ob jemand an einer Multi-Infarkt-Demenz (MID) oder einer senilen Demenz vom Alzheimer-Typ (SDAT) leidet, lässt sich an den in **Tab. 1.77** aufgelisteten Merkmalen unterscheiden.

MID. Die MID (Multi-Infarkt-Demenz) oder arteriosklerotische Demenz entwickelt sich aufgrund chronischer Hirndurchblutungsstörungen. Durch Gefäßverschlüsse, die zu kleinen Hirninfarkten führen, zerfällt Hirngewebe lokal. Dadurch verläuft diese

Tab. 1.77 Unterscheidungsmerkmale zwischen SDAT und MID (nach Grond 1991)

	Senile Demenz vom Alzheimer-Typ (SDAT)	*Multi-Infarkt-Demenz (MID)*
Beginn	langsam	plötzlich
Verlauf	gleichmäßig	sprunghaft
Persönlichkeit, Sozialverhalten	geht verloren	bleibt erhalten
Lernfähigkeit, Urteilsfähigkeit	geht verloren	bleibt anfangs erhalten
Kopfschmerzen, Schwindel, Ohrensausen	selten	oft
Depression, Stimmungsschwankungen	selten	oft
Lähmungen, Sprachstörungen	später	oft
Geschlechtshäufigkeit	gleich	mehr Männer

Demenz

Demenz von Alzheimer Typ (DAT)
ca. 70% der Fälle
- mit frühem Beginn
- mit spätem Beginn (senile Demenz von Alzheimer Typ SDAT)
- atypische Formen

vaskuläre Demenz (VD)
ca. 15% aller Fälle
- mit akutem Beginn
- Multiinfarktdemenz (MID)
- subkortikale vaskuläre Demenz
- Mischformen

Demenz bei anderen Krankheiten ca. 15% aller Fälle
z. B. bei
- Pick-Krankheit, Creuzfeldt-Jakob-Krankheit, Parkinson, HIV
- Epilepsie, Enzephalopathie, Schädel-Hirn-Trauma
- Stoffwechselstörungen, Vitamin-B_{12}-Mangel, Vergiftungen
- Alkoholmissbrauch

Abb. 1.521 Formen der Demenz.

Form der Demenz sprunghaft oder episodisch. Mit durchblutungsfördernden Medikamenten lässt sich der Verlauf aufhalten. Aufgrund der Plastizität des Gehirns können durch Training andere Hirnbereiche die Funktion der zerstörten Areale übernehmen, sodass verlorene Fähigkeiten wiedererlangt werden.

Senile Demenz vom Alzheimer-Typ (SDAT). Eine Alzheimer-Demenz ist begleitet von einer ganzen Reihe von Veränderungen des Gehirns (**Abb. 1.522**). Über die genauen Ursachen gibt es viele Hypothesen, die allerdings bis heute noch nicht abschließend belegt werden konnten. Die Forschung ist jedoch fieberhaft damit beschäftigt, dieses Rätsel zu lösen, um die Entwicklung wirksamer Medikamente möglich zu machen. Veränderungen, die bei Menschen mit Alzheimer-Demenz gefunden worden sind (Whitehouse & George 2009):

- Anhäufung **amyloider Plaques** zwischen den Neuronen im Gehirn. Amyloid sind Spaltprodukte von Eiweiß. Diese werden im gesunden Gehirn zersetzt und vernichtet. Bei Menschen mit Alzheimer häufen sie sich zu harten und unauflöslichen Plaques an.
- Um die Neurone mit Nährstoffen zu versorgen, führen sogenannte Mikrotubuli (Röhrchen) von der Nervenzelle über das Axon zu den präsynaptischen Endköpfen. Diese bestehen aus Fibrillen, die überwiegend aus dem **Protein Tau** gebildet werden. Bei Menschen mit Alzheimer-Demenz ist das Protein Tau abnormal, dadurch kollabieren diese Röhrchen und die Nährstoffversorgung der Neurone funktioniert nicht mehr, sie sterben ab.
- **Acetylcholin** ist der Neurotransmitter, der für Lern- und Erinnerungsprozesse zuständig ist. Dieser wird bei Menschen mit Alzheimer-Demenz immer weniger produziert. Dadurch kommt es zu den bekannten Störungen.

Dass es scheinbar keinen klaren Zusammenhang zwischen dem Grad an neuropathologischen Veränderungen und Demenz gibt, erschwert die Interpretation der Forschungsergebnisse. Es gibt Menschen mit nachweisbaren schweren Schäden des Hirngewebes, die nicht an einer Demenz leiden. Umgekehrt kann eine Demenz ohne wesentliche Hirnatrophien bestehen, und es sind nur alterstypische Veränderungen des Gehirns festzustellen. Laut einigen Forschern können wir noch nicht einmal sicher sein, dass der Ursprung der Alzheimer-Krankheit ausschließlich in den Neuronen liegt (Kitwood 2008). Einige Forscher überlegen, ob das, was wir Alzheimer-Demenz nennen, nicht nur einen normaler Alterungsprozess beschreibt, den wir nicht behandeln, sondern begleiten sollten (Whitehouse & George 2009).

Entstehungstheorien

Verschiedene Autoren haben in den letzten Jahren unterschiedliche Ansätze entwickelt, mithilfe derer die Entstehung und der Verlauf demenziellen Verhaltens erklärt werden kann.

Konfliktaufarbeitung

Naomi Feil, die Begründerin der „Validation", geht davon aus, dass Desorientierung bei hochaltrigen Menschen dann entsteht, wenn Konflikte, die in früheren Entwicklungsstadien ungelöst blieben, nur im Alter (der Zeit des Rückblicks) aufgearbeitet werden. Sie geht davon aus, dass Menschen, die im Laufe ihres Lebens nie gelernt haben, sich Verlusten zu stellen, sie zu akzeptieren und zu verarbeiten, sich nach innen in die Vergangenheit zurückziehen, um den Stress der unerträglichen Realität zu überstehen. Mit diesem Ansatz regte Naomi Feil in den 80er-Jahren fruchtbare Diskussionen, ein Umdenken in der Pflege Dementer und zahlreiche Forschungsprojekte an.

Interaktion verschiedener Faktoren

Ein aktueller Ansatz, der sich auf umfangreiche Forschungsarbeiten stützt, ist der von Tom Kitwood (2002). Er zählt folgende Hauptfaktoren auf, die aufgrund eines komplexen Interaktionsmusters zur Entstehung einer Demenz führen können.

Neurologische Beeinträchtigungen. Neurologische Beeinträchtigungen führen zu einer Veränderung der Funktion und der Struktur des Neuronensystems.

Persönlichkeit. Damit sind die im Laufe eines Lebens erworbenen Fähigkeiten, Coping-Strategien (Problembewältigungsfähigkeiten), psychologische Abwehrmechanismen usw. gemeint. Je nach Persönlichkeit wird jeder Mensch anders mit seinen neurologischen Beeinträchtigungen umgehen.

Biografie. Von Bedeutung sind insbesondere die Folgen der Lebensveränderungen, die der betroffenen Person in jüngster Zeit widerfahren sind. Muss ein Mensch viele belastende Lebensereignisse verarbeiten, wird es ihm schwerer fallen, für seine neurologischen Beeinträchtigungen Kompensationsmöglichkeiten zu finden.

Physische Gesundheit und Sinnesfunktionen. Hierzu zählen insbesondere Sehen und Hören, Beweglichkeit usw. Bei einem geschwächten Allgemeinzustand, bei Immobilität oder erschwerter Orientierung durch Schwerhörigkeit oder Sehbeeinträchtigungen können leichte neurologische Ausfälle dramatische Folgen haben.

Sozialpsychologische Umgebung. Von Bedeutung sind die Muster der Beziehungen einer Person, Interaktionen, Beschäftigung und Entscheidungsmöglichkeiten. Menschen, die in festen, vertrauensvollen Beziehungen leben, können gelassener nach neuen Möglichkeiten suchen, ihr Leben zu organisieren, als solche, die sich in ihren Beziehungen

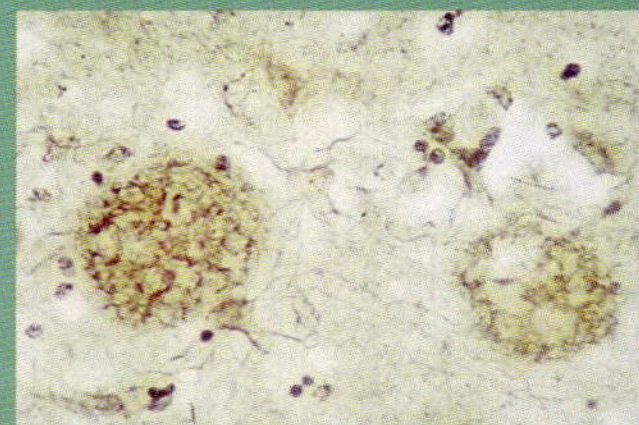

Abb. 1.522 Unter dem Lichtmikroskop weist dieses Hirngewebe die typischen verklumpten Nervenzellen auf, die auch Alzheimer-Fibrillen genannt werden (Andreae u. a. 2006).

M *Demenzielles Verhalten kann nicht allein durch Veränderungen des Neuronensystems erklärt werden.*

Validation s. a. S. 257.

schon immer bedroht oder allein gelassen gefühlt haben.

Aufgrund dieses Ansatzes ist es bedeutsam, ob eine Person mit einer ausgeglichenen und erfahrenen Persönlichkeit neurologische Beeinträchtigungen erfährt, oder ob sie schon eine lange Geschichte von Depression oder erlernter Hilflosigkeit hinter sich hat. Ebenso ist es bedeutsam, ob diese neurologischen Veränderungen in einer Zeit auftreten, in der diese Person ein ruhiges, geregeltes Leben führt oder ob verschiedene größere Verluste oder Veränderungen vorangingen.

Da diese von Kitwood isolierten Faktoren nicht nur einen wichtigen Einfluss auf die Entstehung von Demenz haben, sondern auch den Verlauf der Demenz bestimmen, bieten sie zahlreiche Möglichkeiten präventiv und rehabilitativ einzugreifen.

Pflege und Begleitung demenziell erkrankter alter Menschen

M *Das Ziel der Pflege demenzkranker Menschen ist, ihnen zu helfen mit ihren kognitiven Einbußen ein würdevolles Leben zu leben, Sekundärsymptome der Demenz zu verhindern oder da, wo sie auftreten, zu bessern.*

In der Pflege Demenzkranker ist das Nachlassen der geistigen Kräfte aufgrund von neurologischen Beeinträchtigungen nicht aufzuhalten. Das Ziel der Betreuung sollte sein, mithilfe von positiver Arbeit an der Person, die persönliche Wesenheit, also die Identität dieses Menschen, zu erhalten.

Kitwood und seine Mitarbeiter erarbeiteten detaillierte Richtlinien für eine positive Arbeit an der Person, die sie in einem umfangreichen Evaluationsinstrument der Pflege dementer Menschen, dem „Dementia Care Mapping" (DCM-Methode) zusammenfassten.

Beziehung zu einem dementen Menschen

Die Gestaltung der Beziehung zu einem demenziell veränderten Menschen stellt Pflegende und Angehörige häufig vor fast unlösbare Probleme. Hier sind einige Grundsätze zusammengefasst, die sich im alltäglichen Handeln bewährt haben (Maciejewski u. a. 2001; Lind 2000).

Kontaktaufnahme

Wenn Sie zu einem dementen Mensch Kontakt aufnehmen wollen, beachten Sie die folgenden Punkte.

Blickkontakt. Stellen Sie erst Augenkontakt her. Dadurch helfen Sie dem Menschen, seine Aufmerksamkeit auf Sie zu richten und die Situation zu verstehen. Achten Sie auf gleiche Augenhöhe. Das vermittelt das Gefühl der Wertschätzung. Wird man von oben oder von hinten angesprochen, kann ein Gefühl der Bedrohung und dadurch Rückzug oder Aggression entstehen.

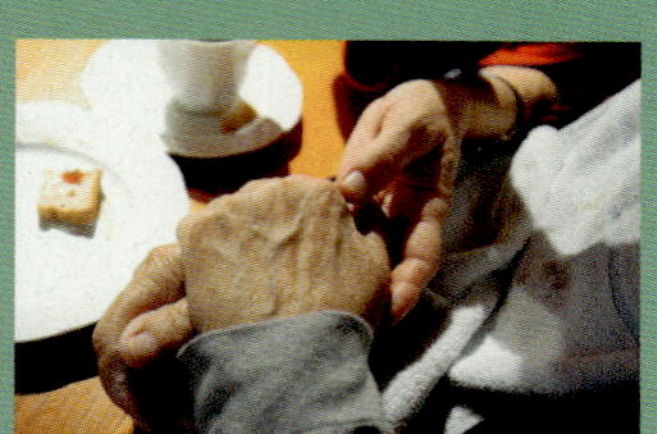

Abb. 1.523 Durch leichte Berührung spürt der Demente Nähe und kann sich evtl. leichter auf die Situation einlassen.

Berührung. Berühren Sie den Kranken leicht. Das hilft ihm evtl., das Gefühl der Nähe zu einem Menschen zu spüren und sich auf die Situation einzulassen (**Abb. 1.523**). Beobachten Sie aber genau seine nonverbalen und verbalen Signale. Ziehen Sie Ihre Hand sofort zurück, wenn die Berührung dem Kranken unangenehm ist.

Hinweisreize. Verwenden Sie Rituale oder Hinweisreize, die diesem Bewohner signalisieren „Ich will Kontakt mit dir!". Diese Hinweisreize müssen mithilfe der Biografiearbeit gefunden werden. (z. B. kann es sein, dass ein Bewohner nur auf „Grüß Gott!", ein anderer auf „Moin moin!" reagiert). Es ist wichtig, diese Rituale und Hinweisreize in der Dokumentation festzuhalten, damit alle Pflegenden sie anwenden. Das verhindert beim Kranken Verwirrung und Stress.

Wertschätzung. Sprechen Sie ihn mit Wertschätzung an. Vermeiden Sie unbedingt eine negative Ansprache. Wenn Sie etwas ärgert, atmen Sie tief durch oder verlassen Sie kurz den Raum. Gehen Sie wieder in Kontakt, wenn Sie sich beruhigt haben. Der Kranke versteht den Sinn ihres Ärgers nicht, er bekommt nur die negativen Emotionen mit, auf die er wiederum negativ reagiert.

Kontaktende. Denken Sie schon bei der Kontaktaufnahme daran, wie Sie den Kontakt wieder beenden können. Wichtig ist es, eindeutig zu sein und langsam aus dem Kontakt zu gehen, um den Kranken nicht zu verwirren. Lassen Sie die körperliche Distanz größer werden, unterstreichen Sie das Beenden verbal („Ich muss jetzt gehen, ich komme wieder").

Verstehen

Wenn sie versuchen, einen dementen Menschen zu verstehen, achten Sie auf die folgenden Punkte.

Signale. Signale von dementen Menschen müssen stets als Mitteilungen und nicht als „dementes Verhalten" wahrgenommen werden.

Biografiearbeit. Versuchen Sie durch Biografiearbeit zu erfahren, welche Bedeutung bestimmte Verhaltensweisen für den dementen Menschen haben. Je gründlicher die Biografie sowie die Gewohnheiten und Eigenheiten eines Menschen bekannt sind, umso leichter werden Sie ihn verstehen können. Auch hier ist wieder eine gründliche Dokumentation und eine enge Zusammenarbeit aller an der Pflege beteiligten Personen notwendig.

Nonverbale Kommunikation. Da die Fähigkeit zu verbaler Kommunikation eingeschränkt ist, müssen Sie verstärkt auf die anderen Signalebenen achten (Mimik, Gestik, Körperhaltung, Tonfall, Lautstärke usw.). Achten Sie auf begleitende und unterstreichende Gesten des Kranken. Sie können eine Ahnung vermitteln, was der Kranke meint. Vom Körper wegführende Handbewegungen sind häufig ein Zeichen von Ablehnung. Zum Körper hinführende Bewegungen sind Gesten des Nehmens, also zustimmende Gesten.

Gefühle. Da häufig verbale Äußerungen für uns unverständlich erscheinen, achten Sie auf die Gefühle des Kranken. Der Demente kann mit seiner Logik nichts mehr verstehen, sich nichts mehr erklären, er kann aber immer noch fühlen. Dementsprechend können Sie die Welt des Dementen auch nicht mehr „verstehen" sondern eher „erfühlen". Indem Sie diese Welt der Gefühle ernst nehmen und achten, sind Sie eher in der Lage, die Zeichen des Dementen zu verstehen.

„Mitmachen". Wenn Sie das Verhalten dementer Menschen nicht verstehen, können Sie die Bewegungen des Betroffenen „mitmachen", um zu fühlen, wie es ihm geht. Wenn z. B. eine Bewohnerin in ihrem Schrank kramt und Wäsche immer um und um ordnet, tun Sie es mit ihr. Sie wird sich verstanden fühlen und Sie werden entweder merken, wie geschäftig sich die Frau fühlt oder wie verzweifelt sie etwas sucht.

Suche nach Worten. Wenn der demenziell Erkrankte nach Worten sucht und diese nicht findet, springen Sie ein und helfen Sie ihm (lassen Sie ihm aber genügend Zeit, um evtl. selber darauf zu kommen).

Vermitteln

Wenn Sie versuchen, einem dementen Menschen etwas zu vermitteln, achten Sie auf die folgenden Punkte.

Aufmerksamkeit. Vergewissern Sie sich erst durch Blickkontakt, Ansprache und ggf. Körperkontakt, dass der demente Mensch seine Aufmerksamkeit auf Sie richtet.

Signalebenen. Senden Sie Signale möglichst auf mehr als einer Signalebene. Sagen Sie z. B. „Sie können jetzt essen!", während Sie das körpersprachlich durch symbolische Essbewegungen betonen. Ideal wäre es, wenn Sie gleichzeitig dem Bewohner das Essen zeigen können und er Essensgerüche wahrnehmen kann.

Umgangston. Finden Sie mithilfe von Biografiekenntnissen heraus, in welchem Ton sich ein dementer Mensch am ehesten angesprochen fühlt. Wollen Sie eine Bewohnerin in ihr Zimmer begleiten, so reagiert die Frau, die ein Leben lang in einer Großfamilie lebte, vielleicht am ehesten, wenn Sie einen vertrauensvollen warmen Umgangston wählen. Die unverheiratete Chefsekretärin fühlt sich vielleicht durch einen distanziert höflichen Ton eher angesprochen.

Aufnahmebereitschaft. Stellen Sie sich auf den Rhythmus des demenziell Erkrankten ein. Sprechen Sie erst mit ihm, wenn er Ihnen signalisiert, dass er bereit ist, sich auf Sie zu konzentrieren.

Kurze Sätze. Sprechen Sie in kurzen Sätzen. Senden Sie immer nur eine Botschaft, jedoch auf möglichst vielen Kanälen. Warten Sie dann bis sie ein Signal bekommen, dass diese Botschaft verstanden ist. Erst dann folgt die nächste Botschaft.

Geschlossene Fragen. Stellen Sie lieber geschlossene als offene Fragen. Statt zu fragen: „Warum sind Sie traurig?", fragen Sie lieber „Sind sie traurig?" Vermeiden Sie immer Warum-Fragen. Damit verwirren Sie Demente, bringen Sie in Verlegenheit und konfrontieren Sie mit ihrer Unfähigkeit, logisch zu denken und sich auszudrücken. Das führt zu Angst, Rückzug oder Aggression.

Konkrete Themen. Sprechen Sie mit dem Dementen möglichst über konkrete Themen wie Eltern, Tiere, Essen usw. Das wird Ihnen sicher leichter fallen, als über abstrakte Themen wie Liebe oder Hoffnung zu reden.

Besonderheiten bei der Pflege in den einzelnen Lebensaktivitäten

Kommunizieren können

Besonders bedrückende Symptome der Demenz sind der zunehmende Verlust der Sprachfähigkeit und der Verlust des Bezuges zur Realität.

Die wichtigste Brücke, um den Kontakt zu diesen Menschen nicht zu verlieren, ist die Biografie der Kranken. Nur durch Biografiearbeit können Sie eine Ahnung von der Welt erhalten, in der Demenzkranke leben, und eine Brücke zwischen unserer Welt und ihrer Realität herstellen.

P: Stellen Sie sich auf die Realität der kranken Menschen ein und bedienen Sie sich zunehmend der nonverbalen Kommunikation.

P: Eine Alltagshilfe zur Kommunikation kann ein Erinnerungsalbum sein.

Sich bewegen können

Infolge von neurologischen Ausfällen kommt es bei vielen dementen Menschen zu Gangunsicherheit, Gleichgewichtsstörungen oder der Unfähigkeit, ihre Körperhaltung zu kontrollieren.

P: Beseitigen Sie Verletzungsgefahren. Denken Sie dabei an Stolperfallen usw. Wichtig sind Sitzgelegenheiten, aus denen man nicht leicht herausfallen kann.

Treppen und Entfernungen. Weitere Schwierigkeiten entstehen aufgrund der Apraxie und Agnosie. Demente Menschen erkennen häufig Treppen nicht oder sind nicht fähig, Entfernungen richtig einzuschätzen. Das führt dazu, dass sie z. B. einen Treppenabgang nicht erkennen können, oder aber, dass sie glauben, vor einem Abgrund zu stehen. Im ersten Fall kommt es zu Stürzen, im zweiten Fall wird eine Treppe zum unüberwindlichen Hindernis, zu einem Ort des Grauens für den betroffenen Menschen.

Licht und Schatten. Eine weitere Folge der Erkrankung ist die Schwierigkeit dieser Menschen, Licht und Schatten bzw. Farbunterschiede richtig einzuschätzen. Ein Schatten, ein Lichtkegel, eine Spiegelung auf glattem Fußboden oder ein Muster im Teppich kann für diese Menschen zu einer unüberwindbaren Barriere werden, die sie in ihrer Bewegungsmöglichkeit einschränkt.

P *Ein Flur sollte keine Sackgasse sein. Steht am Ende eines Flures eine Sitzgruppe oder gibt es dort etwas zu tun (herumkramen) fällt das Umkehren leichter.*

P *Ermöglichen Sie viel Bewegungsfreiraum, ohne verschlossene Türen und Schränke.*

P *„Verstecken" Sie die Ausgangstüren z. B. mit einem Vorhang. Türen laden den Dementen ein, hindurchzugehen. Wo keine Tür wahrgenommen wird, suchen demente Menschen auch nicht danach.*

M *Um die Selbstständigkeit dieser Menschen so lange wie möglich zu bewahren, müssen Sie ihre Gewohnheiten so lange wie möglich berücksichtigen.*

M *Achten Sie bei einem Demenzkranken regelmäßig auf die Menge des Gegessenen und Getrunkenen. Es besteht eine akute Gefahr der Mangelernährung und Exsikkose.*

Lange Flure. Aufgrund ihrer Unfähigkeit, logische Schlüsse zu ziehen, kann man bei Demenzkranken häufig Folgendes beobachten: Sie laufen einen Flur entlang, an dessen Ende angekommen sind sie jedoch nicht mehr fähig, umzukehren. Sie suchen eine Möglichkeit weiterzugehen, fühlen sich eingesperrt, geraten evtl. in Panik und begreifen nicht, dass sie sich einfach umdrehen könnten.

Bewegungsdrang. Bei vielen demenziell erkrankten Menschen ist ein sehr starker Bewegungsdrang zu beobachten. Sie gehen scheinbar ziellos hin und her, versuchen oft Türen, an die sie kommen, zu öffnen. Dieses Verhalten kann als ein Versuch interpretiert werden, sich in der unerklärlichen Welt zu orientieren. Wenn Sie z. B. zum ersten Mal eine Ferienwohnung betreten, werden Sie auch zunächst in alle Räume gehen, um sich ein Bild von ihrer neuen Umgebung zu machen. So kann auch das Verhalten dementer Menschen verstanden werden. Sie versuchen ununterbrochen, sich ein Bild von ihrer Umgebung zu machen. Dieses Bild verschwimmt aufgrund ihrer Erkrankung jedoch sofort wieder, sodass sie nie mit ihrem Verhalten aufhören können.

Orientierung. Ein weiteres Problem besteht darin, dass sich demente Menschen in ihrer Umgebung nicht orientieren können. Verlassen diese Menschen das Haus, finden sie womöglich den Weg zurück nicht mehr. Wollen sie zur Toilette gehen, kommen sie vielleicht im Keller an, die Toilette finden sie aber nicht.

Informieren Sie die Nachbarn, sorgen Sie dafür, dass der Betroffene immer einen Zettel mit seiner Adresse und Telefonnummer in einer Tasche hat. Deponieren Sie evtl. bei einem Nachbarn einen Zweitschlüssel. Bringen Sie an Türen, Schränken und Schubladen Schilder mit großen Symbolen an.

Benutzen Sie bei Spaziergängen mit dem dementen Menschen immer dieselben Wege. Weisen Sie dabei immer wieder auf vertraute Orientierungspunkte hin, z. B. eine Kirche. Dies gibt dem Betroffenen eine Struktur seiner Umgebung.

Sich pflegen können

Irgendwann im Verlauf der Krankheit stellen Angehörige verwundert fest, dass der demente Mensch gewohnte Routinehandlungen, wie Ankleiden, Waschen oder Essen, nicht mehr ausführen kann. Es kommt zu einem zunehmenden Verlust von Handlungswissen.

Ermöglichen Sie dem Dementen, seine gewohnte Kleidung zu tragen und seine Pflegegewohnheiten fortzusetzen.

Die verminderte Konzentrationsfähigkeit und die hohe Ablenkbarkeit führen dazu, dass diese Menschen ihre Morgentoilette nicht alleine zu Ende bringen können. Begleitet man sie ins Bad und gibt ihnen den Waschlappen, so kann es sein, dass sie sich zuerst das Gesicht waschen und dann plötzlich anfangen die Kacheln des Bades abzuwaschen.

Lenken Sie die Aufmerksamkeit des betroffenen Menschen verbal oder mit Gesten immer wieder behutsam auf den Waschvorgang. Übernehmen Sie das Waschen für den Kranken, wird er die Situation nicht verstehen und wird entweder alles resigniert über sich ergehen lassen oder sich aggressiv wehren. Seine Unsicherheit, Angst und Unruhe werden steigen. Scham oder das verletzte Selbstwertgefühl können zu heftigen Gegenreaktionen führen.

Biografiearbeit. Durch die Apraxie und die Agnosie ist es häufig schwierig, dem Kranken zu verdeutlichen, was von ihm erwartet wird. Es kann passieren, dass Sie dem Demenzkranken für die Körperpflege einen Waschlappen in die Hand geben und er ihn auswringt, ihn glättet und ihn zum Trocknen aufhängt. Auch in solch einem Fall hilft nur Biografiearbeit. Für Sie ist die Information wichtig, welche Gegenstände dem Betroffenen signalisieren, was von ihm erwartet wird. Hat sich jemand immer nur mit einem Seifenstück gewaschen, so wird er nicht verstehen, was er mit der Waschlotion soll, die Sie ihm aus einer Flasche in die Hand spritzen.

Essen und trinken

Häufig nehmen Demenzkranke Hunger und Durst bzw. ein Sättigungsgefühl nicht mehr wahr. Spüren sie noch Hunger und Durst, so können sie sich häufig nichts zu essen besorgen oder können anderen Menschen nicht mitteilen, was sie sich wünschen.

Sowohl Mangelernährung als auch Exsikkose führen zu einem Delir, das wegen der bestehenden Demenz häufig nicht erkannt wird. Meist werden die Symptome des Delirs auf eine Verschlimmerung der Demenz zurückgeführt. Besonders von Bedeutung ist dieses Thema bei ambulant betreuten dementen Menschen. Hier müssen die Angehörigen für die Problematik sensibilisiert werden.

Schlüsselreize. Häufig verlernen Demenzkranke sehr schnell, selbstständig zu essen. Und oft liegt der Grund dafür nicht im feinmotorischen Geschick, sondern in der Unfähigkeit, mit der Situation (Tisch, Teller usw.) etwas anzufangen. Hier ist es wichtig, mithilfe von biografischem Wissen herauszufinden, welche Schlüsselreize den Betroffenen helfen würden, sich in der Situation zu orientieren, welche Essgewohnheiten der Mensch hatte und welche „Bräuche" er mit Essen verbindet.

Kommt ein Bewohner aus dem ländlichen Milieu, wird er an einen Tisch, auf dem er nur Portionspackungen findet, vielleicht überfordert sein (**Abb. 1.524**). Er bräuchte vielleicht eine Schüssel, aus der er sein Essen löffelt und einen „Pott" zum Trinken.

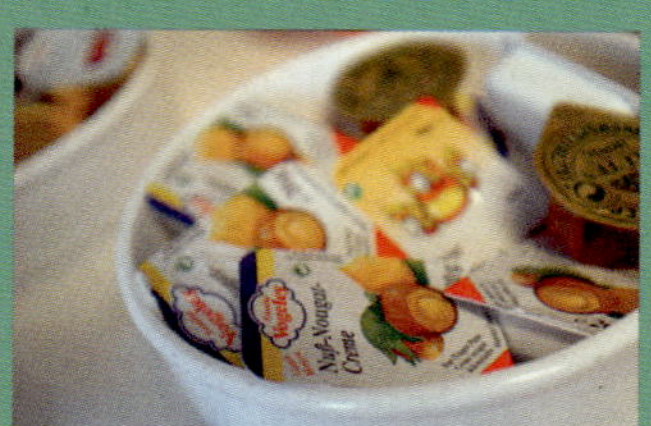

Abb. 1.524 Manche demenziell erkrankten Menschen werden nicht lernen können, dass solche Portionspackungen ihr Frühstück enthalten

Zeitpunkt. Achten Sie darauf, in welcher Reihenfolge das Essen aufgetischt wird. Sitzen die Bewohner lange an ihrem Platz, um auf das Essen zu warten, werden einige vielleicht nicht verstehen, worum es geht, und wieder weggehen wollen. Kommen sie zu Tisch und es stehen schon drei Gänge bereit, werden sie wiederum Schwierigkeiten haben, die Situation zu erfassen.

Rituale. Führen Sie Rituale zu den Essenszeiten ein. Beginnen Sie das Essen immer mit einem Gongschlag, einem gemeinsamen Lied oder einem gemeinsamen Gebet. Richten Sie sich im Heim dabei nach den Gewohnheiten der meisten Bewohner. Das Essen sollte immer im selben Raum und zu den gleichen Zeiten stattfinden. Rituale, die möglichst früh in der demenziellen Entwicklung eingeführt wurden, helfen in späteren Stadien bei der Orientierung.

Form des Essens. Denken Sie daran, dass der Sehsinn ebenfalls der Orientierung dient. Ein Mann, der morgens immer seine Butterstulle gegessen hat, wird mit kleinen, mundgerecht geschnittenen Häppchen, die zudem schwer zu greifen sind, nichts anfangen können. Er wird sie nicht als sein Frühstück erkennen. Ebenso werden viele demente Menschen einen pürierten Brei nicht als ihr Mittagessen erkennen.

Ausscheiden können

Die Stuhl- und Harninkontinenz dementer Menschen ist v. a. im häuslichen Bereich sehr problematisch, fordert aber auch im stationären Bereich viel Zeit- und Pflegeaufwand. Dieses Problem kann unterschiedliche Ursachen haben.

Orientierungsstörungen. Tritt dieses Problem durch Orientierungsstörungen auf, muss überlegt werden, wie der kranke Mensch in seiner Orientierung unterstützt werden kann. Mithilfe der Biografiearbeit muss herausgefunden werden, welche hygienischen Gewohnheiten er hatte. Alte Menschen, die in ihrer Vergangenheit leben, suchen vielleicht noch das Plumpsklo hinten im Garten. Der weißgekachelte, sterile Raum neben ihrem Zimmer erinnert sie vielleicht eher an ihre Abstellkammer. Wer geht schon in die Abstellkammer, wenn er auf die Toilette muss?

Verkennen der Situation. Ein weiteres Problem entsteht, wenn Bewohner Situationen verkennen und statt zur Toilette zu gehen, andere Orte auswählen. Männer entleeren sich z. B. in Blumentöpfe oder an Wänden, Frauen suchen sich vielleicht einen bestimmten Lehnstuhl. Auch hier hilft nur herauszufinden, warum die Menschen das machen und welche Signale ihnen helfen könnten, sich besser zu orientieren.

Mobilitätsdefizite. Ist es dementen Menschen nicht mehr möglich, alleine zur Toilette zu gehen, so ist es wichtig, sie regelmäßig dahin zu begleiten, um eine Inkontinenz möglichst zu verhindern.

Verschmutzen mit Kot. Viel Ärger entsteht, wenn demente Menschen – meist nachts – ihre verschmutzten Inkontinenzeinlagen ausziehen und sich selbst und häufig das gesamte Bett oder Zimmer verschmutzen. Auch hier ist die Aufregung, der Ekel und der Ärger der Pflegenden zwar verständlich, führt aber zu keiner Verhaltensänderung des dementen Menschen. Meist ist es möglich, Verständnis für das Verhalten der Dementen zu entwickeln, wenn man die Motive für diese Handlung zu verstehen versucht.

Sich kleiden können

Ein wichtiges Ziel in der Pflege Demenzkranker ist die Wahrung ihrer Persönlichkeit. Dazu gehört auch das äußere Erscheinungsbild. Für Pflegende kann es sicherlich einfacher sein, wenn Frau Arnd statt der altmodischen Strümpfe und Röcke einfach eine Jogginghose trägt. Genauso kann es sein, dass Pflegende nicht begreifen, wieso ein alter Mann täglich eine Krawatte umgebunden bekommen soll.

Es kann passieren, dass demenziell veränderte Menschen ihre Bekleidungsgewohnheiten plötzlich ändern. Eine Frau lässt sich ihre langen Haare nicht mehr hochstecken. Der alte Mann will plötzlich keine Schuhe mehr tragen. Auch hier ist es wichtig, sich von eigenen Meinungen zu distanzieren und zu versuchen, den alten Menschen zu verstehen. Fühlt sich die alte Frau als junges Mädchen, glücklich und frei, dann wäre es sehr enttäuschend für sie, wenn sie gezwungen wird, ihre Haare hochzustecken. Fühlt sich der alte Mann wieder als kleiner Junge, der nur sonntags Schuhe anziehen durfte, so wird er wahrscheinlich Strafe befürchten, wenn Sie ihn zwingen, doch Schuhe anzuziehen.

Ruhen und schlafen können

Schlafstörungen können für alle Beteiligten sehr belastend sein. Je nach Schwere der Demenz kann das Spektrum von einfachen Schlafstörungen bis hin zur völligen Tag- und Nachtumkehr kommen. Hilfreich können die folgenden Maßnahmen sein.

Kein Tagesschlaf. Sorgen Sie dafür, dass demenziell Erkrankte nicht am Tag schlafen. Sorgen Sie für eine anregende Umgebung, in der die Betroffenen genügend Beschäftigung finden, um abends müde zu sein.

Späteres Zubettgehen. Bringen Sie Demenzkranke schon um 20 Uhr ins Bett könnte es sein, dass sie um 2 Uhr nachts aufstehen und aktiv werden (was Ihnen vermutlich auch so gehen würde: 7 Stunden Schlaf genügen normalerweise einem erwachsenen Menschen). Im stationären Bereich haben sich „Nachtcafés" bewährt, wo Bewohner sich auch nachts aufhalten können.

Rituale. Achten Sie auf Rituale beim Schlafengehen. Ein Bewohner, der mit einem wohligen Sicher-

P *Lassen Sie die kranken Menschen alleine mit der Hand essen, wenn der Gebrauch des Bestecks nicht mehr möglich ist. So bleibt ein Rest von Selbstständigkeit erhalten.*

M *In einem späten Stadium der Krankheit kann es sein, dass der Kranke versucht, alle erreichbaren Gegenstände in den Mund zu nehmen. Gefährliche Gegenstände (giftige Pflanzen, Kosmetika) dürfen daher nicht in erreichbarer Nähe stehen.*

P *Versuchen Sie, durch genaues Beobachten herauszufinden, ob und wo der Kranke die Toilette sucht. Hinweisreize wie bekannte Symbole, offene Türen zur Toilette, Licht auf der Toilette könnten ihm helfen, die Toilette zu finden.*

M *Mit der Berücksichtigung der Bekleidungsgewohnheiten helfen Sie dem demenziell veränderten Menschen, ein Stück seiner Identität zu wahren.*

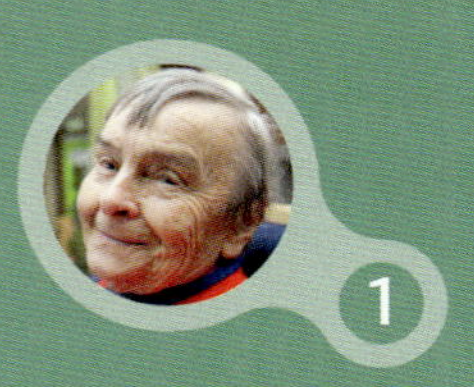

P *Gestalten Sie die Umgebung des dementen Menschen so, dass er sich möglichst selber beschäftigen kann. Je nach Biografie wird diese Umgebung anders aussehen müssen.*

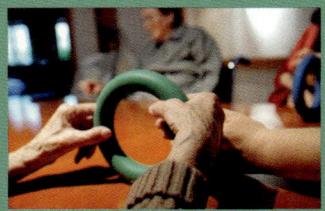

Abb. 1.525 Auch einfache Spiele können mit dementen Menschen gespielt werden.

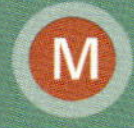

M *Mit den folgenden Konzepten beschäftigen wir uns näher:*
- *Milieutherapie,*
- *biografieorientierte Pflege,*
- *Gedächtnis- und Gehirntraining,*
- *integrative Validation (IVA),*
- *Reminiszenz-Therapie (REM),*
- *Böhm'sches Pflegemodell,*
- *mäeutisches Pflegekonzept,*
- *personzentrierter Pflegeansatz,*
- *medikamentöse Demenztherapie.*

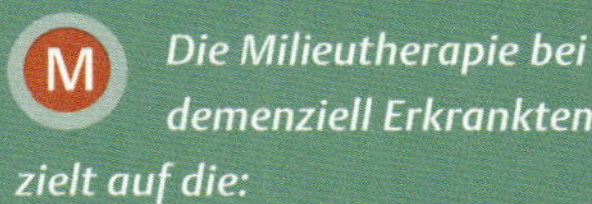

M *Die Milieutherapie bei demenziell Erkrankten zielt auf die:*
- *Gestaltung der räumlichen Umgebung,*
- *Gestaltung des sozialen Umfeldes,*
- *Strukturierung des Tagesablaufs.*

M *Die Wohnraumgestaltung für demenziell Erkrankte soll:*
- *anregend wirken und Schutz bieten,*
- *Orientierung geben,*
- *überschaubar sein,*
- *sicher sein.*

heitsgefühl einschläft, wird eher durchschlafen als einer, der sich schon voll Angst und Befürchtungen ins Bett legt. Möglich sind „Gutenachtgeschichten" oder ein „Abendlied" für alle Bewohner einer Wohngruppe vor dem Schlafengehen. Sicherheit vermittelt ein kurzes Gebet, das im Bett gesprochen wird, ein liebevolles Streicheln oder das fürsorgliche Zurechtzupfen der Bettdecke.

Keine Schlafmedikamente. Vermeiden Sie es, Schlafmedikamente zu geben. Diese führen zu noch stärker verminderter Aufmerksamkeit und häufig zu Verwirrtheitszuständen. Dadurch werden die Symptome der Demenz verstärkt.

Sich beschäftigen können

Eine sinnvolle Beschäftigung kann Demenzkranken Orientierung geben und von Ängsten ablenken (**Abb. 1.525**). Eine sinnvolle Aktivität vermittelt das Gefühl, gebraucht zu werden und ein vollwertiger Mensch zu sein. Dabei muss immer vom kranken Menschen ausgegangen werden, von dem was ihm sinnvoll erscheint und was ihm Orientierung und Identität bietet.

Während die ehemalige Hausfrau vielleicht glücklich ist, wenn sie stundenlang Kartoffeln oder Karotten schneidet, den Tisch wieder und wieder abwischt oder Wäsche zusammenlegt, kann es für den ehemaligen Handwerker sinnvoll sein, Schrauben zu sortieren oder wochenlang einen ausrangierten Fernseher zu „reparieren".

Vermeiden Sie es, mit Demenzkranken ein festes Gruppenprogramm durchführen oder etwas unbedingt herstellen zu wollen. Sie könnten beim Gruppenprogramm frustriert werden, weil die Gruppenteilnehmer sich nicht an Ihren Programmablauf halten oder weil das von Ihnen erwartete Ergebnis nicht erreicht wird. Die Gruppenteilnehmer werden auf Handlungsvorgaben entweder inaktiv abwartend reagieren, weil sie nicht wissen, was von ihnen erwartet wird, oder sie werden gleich wieder vergessen, worum es geht. Vielleicht reagieren sie auch abwertend oder abweisend, da sie Angst vor Versagen haben.

Sich als Frau oder Mann fühlen und verhalten können

Große Verunsicherung entsteht bei Angehörigen, aber auch bei Pflegekräften, wenn demente Menschen ihre Sexualität ausleben möchten. Schwierigkeiten können auch entstehen, wenn zwei demente Menschen eine Zuneigung füreinander entwickeln und diese Gefühle auch ausleben wollen. Dies kann für den Ehepartner oder, wenn dieser nicht mehr lebt, für die Kinder sehr schwer zu verstehen und zu akzeptieren sein. Hier ist Angehörigenarbeit, Beratung und Aufklärung von großer Bedeutung. Der Kranke wird evtl. Vorwürfe, Verbote usw. nicht verstehen und einordnen können. Den Angehörigen muss verständlich gemacht werden, dass sie für den Dementen nur noch eines tun können: Ihm helfen, sich wohl und geborgen zu fühlen.

Es kann passieren, dass demente Menschen durch ihre kognitiven Einbußen einen fremden Menschen als ihren Lebenspartner oder ihre Jugendliebe verkennen. Wichtig ist in diesen Fällen, einfühlsam auf die Situation zu reagieren. Es gilt herauszufinden, welche Hinweisreize zu der Verwechslung führen und diese möglichst zu beseitigen.

Erhebliche Schwierigkeiten können entstehen, wenn durch die Demenz alle sozialen Hemmschwellen verlorengehen. In diesem Fall müssen Mitbewohner, Angehörige und Pflegende vor möglichen Übergriffen geschützt werden. Es darf aber nicht vergessen werden, dass das Verhalten des dementen Menschen krankheitsbedingt ist.

Betreuungs- und Therapiekonzepte für demente Menschen

Für Demenzkranke gibt es eine ganze Reihe von Betreuungs- und Therapiekonzepten.

Milieutherapie

Die Milieutherapie beruht auf der Erkenntnis, dass die räumliche und soziale Umwelt einen entscheidenden Einfluss auf die menschliche Entwicklung im Allgemeinen und auf den Alternsprozess im Speziellen hat (Lawton 1999). Unsere Umwelt stellt ständig Anforderungen an uns, die wir mithilfe unserer Kompetenzen bewältigen. Mit dem stetigen Rückgang der Kompetenzen im Alter und speziell bei einer demenziellen Erkrankung, verringern sich für die Betroffenen die Möglichkeiten, sich der Umwelt anzupassen bzw. die Umwelt nach eigenen Bedürfnissen zu gestalten. Dementsprechend versucht die Milieutherapie die Umwelt so zu gestalten, dass Menschen mit verminderten Kompetenzen sich nicht bedroht, überfordert oder unterfordert fühlen. Die Bedeutung dieses Ansatzes für die Betreuung dementer Menschen hat insbesondere Corry F.M. Bosch (1998) in ihrer Studie zur Lebenswelt dementer alter Menschen herausgestellt.

Die Ziele der Milieutherapie sind:
- Schutz vor Überforderung und dadurch Linderung der Symptome (Angst, Unruhe, Aggression),
- Anregung und Stimulation zum Erhalt der Fähigkeiten, den Alltag zu bewältigen,
- eine Verbesserung der Lebensqualität, vermehrte Zufriedenheit und Wohlbefinden bei den demenziell erkrankten alten Menschen.

Wohnraumgestaltung

Bei der Gestaltung des Wohnumfeldes sind einige Punkte zu beachten.

Möglichkeiten, diese Anforderungen zu verwirklichen, sind inzwischen in vielen Modellprojekten erprobt worden (vgl. Heeg u. Radzey 2002; Maciejewski u. Reuß 2002; Lind 2000; Maciejewski u. a.

2001; Bosch 1998). Hier einige Möglichkeiten, mit denen gute Erfahrungen gemacht wurden:

Raumstruktur. Die Wohngruppen sollten eher klein sein, mit einer einfachen Raumstruktur, großen Fenstern und Glastüren. Das schafft Überschaubarkeit für die Bewohner und eine bessere Übersicht für das Personal (**Abb. 1.526**).

Barrierefreiheit. Es sollten barrierefreie Wege vorhanden sein, die ein geringes Gefährdungspotenzial aufweisen. Empfehlenswert sind zudem eingefriedete Außenbereiche, die den Lebensbereich der Kranken entscheidend erweitern können und zahlreiche sinnliche Erfahrungen ermöglichen.

Raumgestaltung. Die Raumgestaltung sollte individuell und biografisch orientiert sein, um das Gefühl der Geborgenheit zu ermöglichen. Das räumliche Milieu soll Anregung zur Eigenbeschäftigung und zu Gruppenaktivitäten geben. Möglich sind Regale mit Wäsche, Küchenutensilien und Werkzeugen, Fenster mit interessanten Ausblicken, Kleintiere und Kuscheltiere, Kramkästen, Hochbeete usw.

Beleuchtung. Die Beleuchtung sollte ausreichend, nicht blendend und möglichst natürlich sein. Allzu bunte Pastellfarben, Muster oder starke Kontraste an den Wänden und am Boden sollten vermieden werden, damit es nicht zu Verkennungen kommt.

Musik. Akustische Anregung sollte durch Musik erfolgen. Zu vermeiden ist eine akustische Überreizung durch einen hohen Lärmpegel (z. B. Telefon) oder eine ständige, überfordernde „Dauerberieselung" durch Radio oder Fernseher.

Soziale Kontakte. Die Umgebung soll Voraussetzungen für die Aufnahme sozialer Kontakte schaffen und die Möglichkeit der freiwilligen Teilnahme an Gruppenbeschäftigungen bieten.

Gestaltung des sozialen Umfeldes

Ein therapeutisches Milieu ist erst möglich, wenn sich alle Mitarbeiter an einem einheitlichen Konzept orientieren, ein gemeinsames Pflegeverständnis entwickeln und alle zusammenarbeiten. Die Milieutherapie ist nicht auf einzelne Berufsgruppen beschränkbar. Wichtig ist, dass im Bezugspflegesystem gearbeitet wird. Für einen Menschen mit geschwächtem Gedächtnis muss es besonders beunruhigend sein, wenn jeden Tag verschiedene Menschen kommen, die er nicht sicher zuordnen kann.

Grundhaltung. Die Grundhaltung dem Kranken gegenüber sollte von Respekt, Partnerschaftlichkeit und Akzeptanz geprägt sein. Es ist ein einfühlsamer, verstehender und wertschätzender Umgang notwendig. Die Pflegenden sollen Ruhe und Geduld ausstrahlen und Sensibilität für die Bedürfnisse des einzelnen Bewohners mitbringen.

Biografie. Die Kenntnis der Lebensgeschichte und Lebenssituation des Betroffenen ist unerlässlich. Nur durch eine biografische Orientierung kann der einzelne Mensch als Individuum wahrgenommen werden und kann ein Verständnis für sein „dementes Verhalten" entstehen. Die Mitarbeiter sollen ihr Handeln immer wieder auf den einzelnen Menschen abstimmen. Das bedeutet, dass Schwankungen in der Symptomatik zu berücksichtigen sind.

Angehörige. Die Angehörigen werden in die Betreuung mit einbezogen, um einen Bruch im bisherigen Beziehungsgefüge zu vermeiden. Sie werden kompetent beraten, informiert, gefördert und unterstützt.

Arbeitsmilieu. Das therapeutische Milieu funktioniert nur dann, wenn auch ein gutes Arbeitsmilieu vorhanden ist. Die Arbeitsbedingungen sollten so gestaltet sein, dass sich die Mitarbeiter bei ihrer Arbeit zufrieden fühlen. Wichtig ist dabei, dass alle Mitarbeiter Einfluss nehmen und mitbestimmen können. Von großer Bedeutung sind Fortbildungen, Teambesprechungen und Supervision. Diese fördern die psychische Balance und die fachliche Kompetenz der Mitarbeiter und wirken sich dementsprechend direkt auf das therapeutische Milieu aus.

Tagesstrukturierung

Es ist davon auszugehen, dass es demenziell veränderten Menschen nicht möglich ist, ihre Zeit selbst planend und willentlich zu gestalten und sich sinnvoll zu beschäftigen. Deswegen sollte ihnen eine Tagesstruktur gegeben werden, die eine sensorische und soziale Über- oder Unterstimulierung vermeidet.

Ruhepausen. Aktivitäten und Ruhepausen sollen abwechseln. Dabei wird die geringe Aufmerksamkeits- und Konzentrationsspanne der Betroffenen berücksichtigt. Dadurch soll eine Überreizung und Erschöpfung vermieden werden.

Konstanz. Der Zeitplan des klar strukturierten Tagesablaufes wiederholt sich täglich. Beständigkeit und Konstanz fördert ein Gefühl der Vorhersagbarkeit und Kontrollierbarkeit.

Rituale. Es werden Rituale eingeführt und von allen Mitarbeitern streng eingehalten. Diese festen Rituale helfen Dementen, sich zu orientieren und sind Hinweisreize für die kommenden Ereignisse. Die Biografie, der bisherige Lebensstil und der Lebensrhythmus des jeweiligen Menschen ist bei der Tagesstrukturierung zu berücksichtigen. Dies schafft Vertrautheit und gibt Sicherheit.

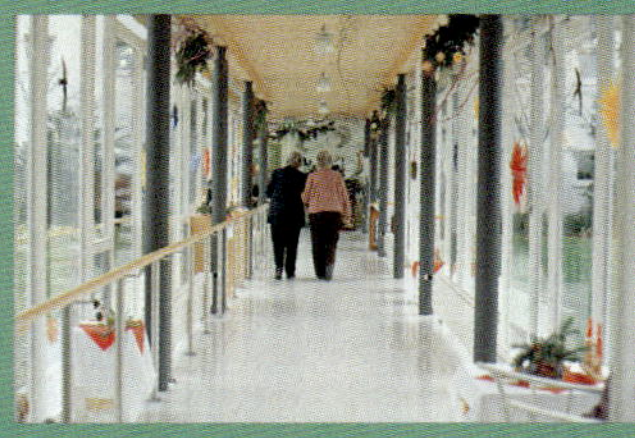

Abb. 1.526 Dieser Glasflur lässt den Blick auf die Natur zu (Haupt u. a. 2002).

M *Bei der Arbeit mit dem Dementen muss flexibel auf dessen Tagesform eingegangen werden, um ihn nicht zu unter- oder zu überfordern.*

M *Nur durch **Bezugspflege** kann sich eine persönliche Beziehung entwickeln und dadurch Vertrauen, Geborgenheit und Sicherheitsempfinden entstehen.*

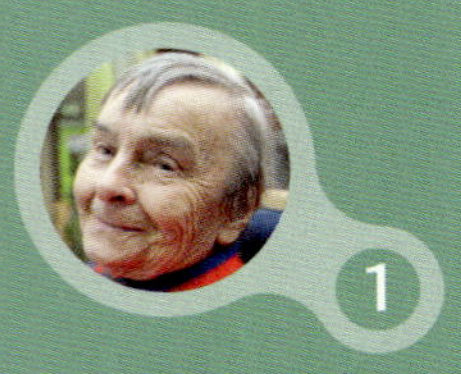

Biografieorientierte Pflege s. a. S. 45.

M *Bei der biografieorientierten Pflege Demenzkranker soll herausgefunden werden:*
- *was für den Menschen in bestimmten Lebensphasen wichtig war,*
- *wie er sich und seine Umwelt in diesen Phasen erlebt hat,*
- *welche Gewohnheiten er hatte,*
- *was ihm Sorgen bereitet hat,*
- *was ihm Angst gemacht hat,*
- *was seinem Leben in diesen Phasen Sinn und Richtung gegeben hat.*

P *Viel Freude kann allen Beteiligten ein „Gästebuch" bereiten. Es kann festgehalten werden:*
- *Tag und den Ort des Besuches,*
- *wer da war,*
- *was miteinander gemacht wurde,*
- *welches die neuesten Ereignisse in der Familie sind,*
- *was mitgebracht wurde,*
- *wann man wieder kommt,*
- *gute Wünsche oder Sprüche.*

Integrative Validation (IVA) s. a. S. 257.

Relatitätsorientierungstraining s. a. S. 254.

Gedächtnis- und Gehirntraining s. a. S. 255.

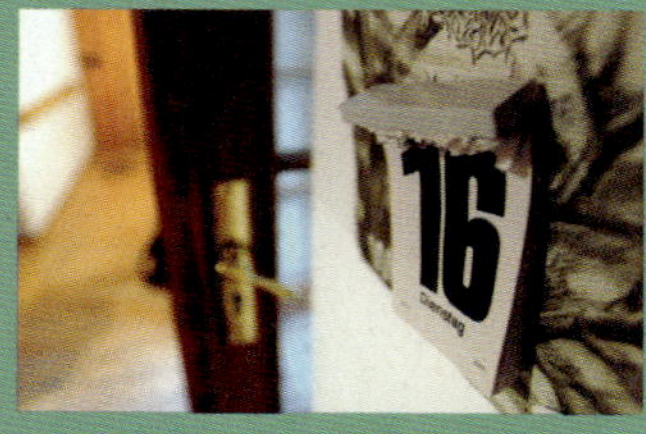

Abb. 1.527 Der Kalender hält den Bezug zur Realität.

Biografieorientierte Pflege

Lebensgeschichte. Das Wissen um die Lebensgeschichte eines dementen Menschen erleichtert es uns, seine innere Situation zu verstehen, seine Themen aufzugreifen und ihm geeignete Orientierungshilfen zu geben. Wir haben die Möglichkeit, ein vorläufiges Bild seiner Persönlichkeit, seiner früheren Lebensführung und seiner sozialen Fähigkeiten zu entwerfen. Das ist möglich, wenn die Fakten aus dem Leben des Menschen (Geburtsort, Berufsausbildung, Kinder usw.) mit persönlichen Erfahrungen angereichert werden (wie nannte er seinen Lebenspartner usw.).

Zeitgeist. Sehr hilfreich ist ein möglichst umfassendes Wissen über den „Zeitgeist", in dem ein Mensch bestimmte Phasen seines Lebens verbrachte. So können wir erahnen, dass z. B. für eine Frau, die ihre Kinder in einem städtischen Arbeitermilieu der 30er-Jahre aufzog, ganz andere Lebensprobleme im Mittelpunkt standen als für eine Frau, die ihre Kinder in einem Dorf in Ostpreußen in den 40er-Jahren aufzog.

Erinnerungsalbum. Eine weitere Möglichkeit, möglichst viele Informationen zu sammeln, die bei der Betreuung des kranken Menschen erleichternd wirken, ist das Anlegen eines Erinnerungsalbums. Dies sollte möglichst frühzeitig, zu Beginn der Krankheit geschehen, kann aber auch später noch mithilfe der Angehörigen angelegt werden. Es kann Fotos, Erinnerungsstücke, Lieblingssprüche, Listen mit Vorlieben, Abneigungen oder Lieblingsmusikstücken enthalten.

Ein Erinnerungsalbum oder Gästebuch ermöglicht Altenpflegern, möglichst schnell einen Eindruck von der Lebenswelt eines Menschen zu bekommen und kann eine Grundlage für Gespräche und Beschäftigungen sein.

Erinnerungsarbeit. Gute Erfahrungen konnten mit gezielter Erinnerungsarbeit (s. Reminiszenz-Therapie auf S. 477) gesammelt werden. Dabei geht es darum, bei den kranken Menschen durch gezielte Aktivitäten oder Gesprächsthemen noch vorhandene Erinnerungen wieder wachzurufen.

Hilfreich hat sich Erinnerungsarbeit auch erwiesen, wenn sie zusammen mit den Angehörigen gemacht wird. Für die Mitarbeiter sind Angehörige eine wichtige Informationsquelle. Für die Angehörigen sind solche Angebote eine der wenigen Hilfen, sich mit der Krankheit des einst so vertrauten und nun so fremden Menschen auseinanderzusetzen und wieder Gemeinsamkeiten mit ihm zu finden.

Gedächtnis- und Gehirntraining

Realitäts-Orientierungs-Training. Eines der ersten Konzepte, das entwickelt wurde, um den Verlauf der Demenz positiv zu beeinflussen, war das Realitäts-Orientierungs-Training (ROT). Das Ziel dieser Maßnahmen war, den Menschen mit Demenz Orientierungshilfen zu geben, um sie wieder in die „objektive" Realität zurückzuholen. Hilfsmittel, wie Uhren, und konsequente Hinweise auf die objektive Realität, sollen einen Rückzug in eine eigene Welt verhindern (**Abb. 1.527**). Inzwischen wird dieser Ansatz kritisch betrachtet. Das ständige Hinweisen auf die Realität führt bei den desorientierten Menschen leicht zu Überforderung, Versagensgefühlen, Ängsten und Rückzug. Dieser Ansatz kann allerdings bei allen nicht dementen Menschen oder bei Menschen mit einer beginnenden Demenz hilfreich sein, um sich in der für sie fremden Welt des Pflegeheimes orientieren zu können.

Ganzheitliches Gehirntraining. Neueste Erkenntnisse zeigen, dass eine Kombination aus Gedächtnis- und Bewegungstraining die besten Ergebnisse bringt (Oswald u. Baumann 2000). Berücksichtigt man auch noch Erkenntnisse der Lern- und Gedächtnisforschung (Vester 1975), wird deutlich, dass auch eine entspannte Atmosphäre, Erfolgserlebnisse, eine gute Versorgung des Gehirns mit Sauerstoff und Nährstoffen, soziale Kontakte und die Aktivierung möglichst vieler Sinneskanäle wichtig sind. Daraus entwickelte sich das „Ganzheitliche Gehirntraining mit Kopf, Herz und Hand" (Oppolzer 1997). Es geht dabei darum, durch viele unterschiedliche Übungen die Aktivität der Gehirnzellen zu aktivieren, den Hirnstoffwechsel anzuregen und die Ausschüttung von „Luststoffen" (Endorphinen) zu stimulieren, um das Wohlbefinden des alten Menschen zu erhöhen (**Abb. 1.528** u. **Abb. 1.529**).

Weitere Ansätze. Andere Ansätze des Gedächtnistrainings versuchen durch gezielte Aktivitäten und Übungen spezielle kognitive Fähigkeiten zu trainieren (**Abb. 1.530**).

Integrative Validation (IVA)

Bei diesem Konzept handelt es sich, wie bei der Validation nach Naomi Feil, um eine Kommunikationsform. Für die Pflegenden bietet dieser Ansatz eine Möglichkeit, Kontakt zu dementen Menschen herzustellen und einen Zugang zu ihrem Erleben zu finden. Bei den Betroffenen soll Vertrauen zu den Betreuern entstehen. Sie sollen ihre Angst verlieren und neuen Freiraum zur Entfaltung finden.

Nicole Richard, die Begründerin der integrativen Validation, betont, dass jeder Versuch einem Demenzkranken im Gespräch auf der Inhaltsebene zu begegnen, scheitern muss. Der Betroffene wird unfähig sein, sein Erleben zu erklären und sich in der Realität zu orientieren. Durch Integrative Validation wird versucht, auf der Gefühlsebene Zugang zur Erlebniswelt Demenzkranker zu bekommen. Dabei werden die Ressourcen der dementen Menschen genutzt. Diese Ressourcen sind:

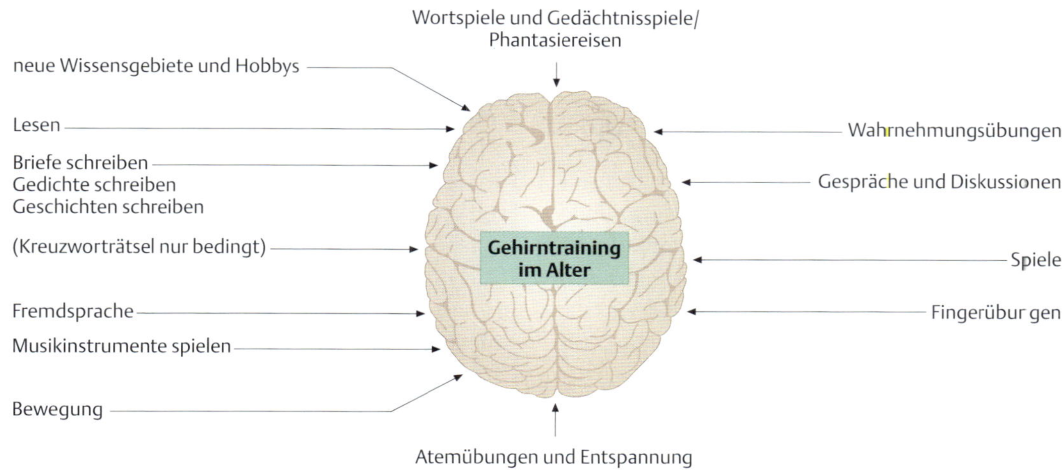

Abb. 1.528 Aktivitäten, die unsere Hirnaktivität anregen (nach Oppolzer 1997)

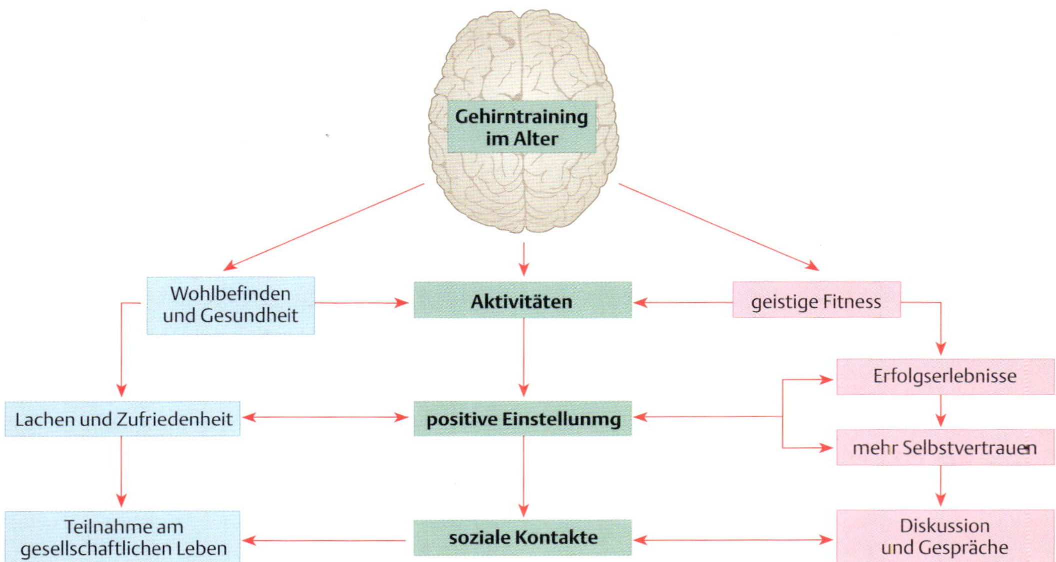

Abb. 1.529 Auswirkungen gesteigerter Hirnaktivität: es kommt zu mehr Lebensfreude (nach Oppolzer 1997)

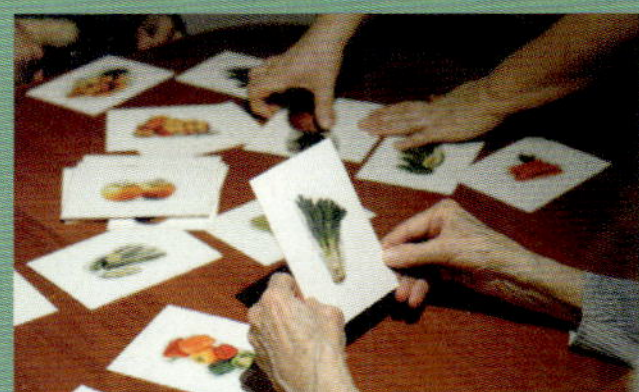

Abb. 1.530 Spiele mit Bildern sind zum Gehirntraining sehr gut geeignet.

- die Fähigkeit, Gefühle wahrzunehmen und auszudrücken,
- die Antriebe, nach denen ein Mensch sich ein Leben lang ausgerichtet hat, wie Ordnungssinn, Sparsamkeit, Gerechtigkeit, Fleiß, Pflichtbewusstsein oder Pünktlichkeit.

Für die Betreuer geht es bei diesem therapeutischen Ansatz darum:

- das Gefühl und den Antrieb des Dementen zu erspüren,
- mit direkten und kurzen Sätzen dem Kranken zu signalisieren, dass diese Gefühle und Antriebe angenommen, akzeptiert und wertgeschätzt werden (die Gefühle und Antriebe werden validiert),
- das individuell bestätigte Gefühl wird dann zusätzlich allgemein validiert, z.B. mit Sprichwörtern oder Liedern.

Um das zu erreichen, müssen die Betreuer lernen, nicht mehr auf das zu achten, *was* ein Mensch tut, sondern darauf, *wie* er etwas tut (hektisch oder genüsslich, ängstlich oder ärgerlich, sorgfältig oder nebenbei). Unverzichtbar sind auch möglichst genaue Kenntnisse der Lebenswelt und des Zeitgeistes, in dem der einzelne Mensch die für ihn wichtigen Lebensabschnitte erlebte.

Reminiszenz-Therapie (REM)

Die Reminiszenz-Therapie ist eine spezielle Ausrichtung der Erinnerungsarbeit und wurde von Robert N. Butler speziell für Menschen mit Demenz und Depression entwickelt. Dieser Ansatz geht davon aus, dass Erinnerung und Lebensrückschau kreative Prozesse sind, die auf das Erlangen der „Ich-Integrität" ausgerichtet sind. Die Aufarbeitung ungelöster Lebenskonflikte ist die zentrale Aufgabe des hohen Alters (entsprechend dem psychosozialen Entwicklungsmodell nach Erikson). Diese Aufarbeitung kann heilsam sein aber auch schmerzhaft. Sie kann in Depression, Schuldgefühle und Panik münden. Butler geht davon aus, dass es sinnvoller ist, diese Erinnerungen zu begleiten, als sie zu übergehen, da das Rückblicken auf jeden Fall stattfindet.

M *Bei der Betreuung des Demenzkranken sollte weniger darauf geachtet werden was er tut, sondern darauf, wie er es tut.*

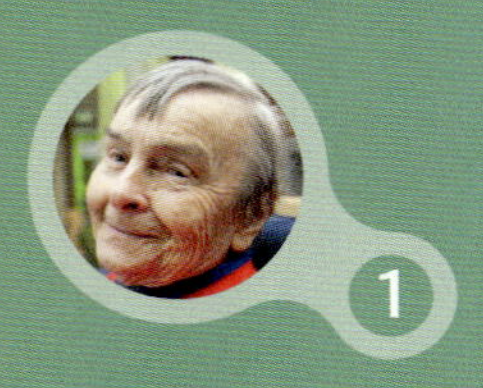

P Mögliche Themen für eine Reminiszenz-Therapie wären z. B. aus der Zeit der Kindheit:
- *mein Spielzeug,*
- *Weihnachten zu Hause,*
- *mein Schulweg,*
- *Kleidung in meiner Kindheit,*
- *mein Lieblingsessen.*

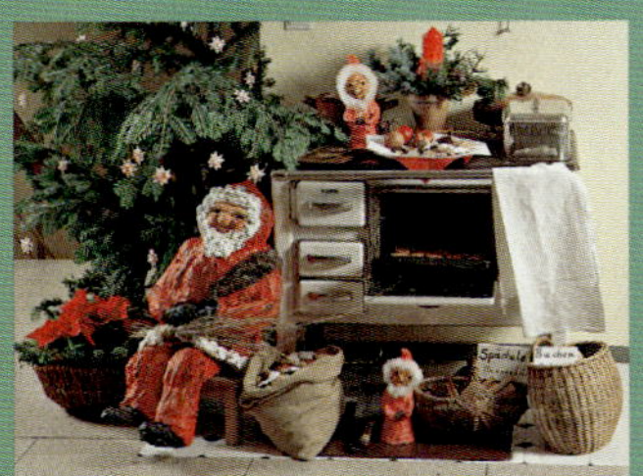

Abb. 1.531 Für die Reminiszenz-Therapie können die vielfältigsten Gegenstände eingesetzt werden (Haupt u. a. 2002)

M Pflegende sollen nicht nur versuchen, die Beweglichkeit der alten Menschen zu erhalten, sie sollen bei ihnen auch wieder die Lebenslust wecken.

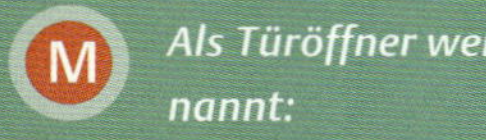

M Als Türöffner werden genannt:
- *gute Angehörigenarbeit,*
- *Bezugspersonenpflege,*
- *gute Pflegeplanung und -dokumentation,*
- *kleine Organisationseinheiten,*
- *das Vertrautheitskonzept (Bosch 1998),*
- *Haustiere,*
- *Heiterkeit.*

Die Reminiszenz-Therapie kann sehr unterschiedlich durchgeführt werden. Denkbar sind Gruppensitzungen mit Themenvorgaben, die an den chronologischen Lebenslauf angelehnt sind.

Als Erinnerungshilfe wird möglichst viel Material zur Verfügung gestellt. Erinnerungshilfen sind Gegenstände wie Spielzeug, Haushaltsgegenstände, Werkzeug oder Kleider (**Abb. 1.531**). Dazu kommen Musik, Filme, Zeitungsausschnitte, alte Fotos oder Erzählungen. Falls möglich können Museen, alte Bauernhöfe oder andere erinnerungsträchtige Orte besucht werden.

Böhm'sches Pflegemodell

Der Pflegewissenschaftler Erwin Böhm entwickelte in Österreich das psychobiografische Pflegemodell (Böhm 2002). Er prägte den Begriff der „reaktivierenden Pflege", was für ihn die Wiederbelebung der Altersseele bedeutet. Pflegende sollen nicht nur während der Grund- und Behandlungspflege versuchen, die Selbstständigkeit der alten Menschen weitestgehend zu erhalten. „Vor den Beinen muss die Seele bewegt werden!" ist der Grundgedanke dieses Pflegemodells.

Das psychobiografische Pflegemodell orientiert sich an den emotionalen, triebhaften Ressourcen des Menschen (der Tymopsyche: der Gefühlsanteil der Seele), in die sich der demente Mensch zurückzieht. Ziel der reaktivierenden Pflege ist es, diesen Rückzug zu verhindern, die Symptome der Krankheit zu lindern und die Lebensqualität zu erhöhen. Dies geschieht durch Erinnerungsarbeit, Biografiearbeit und indem die Pflegenden aufgrund der biografischen und historischen Daten versuchen, das Verhalten der dementen Menschen zu verstehen.

Mäeutisches Pflegekonzept

Ein Konzept, das sich auch speziell mit dem Erleben der Pflegenden bei der Betreuung der Demenzkranken beschäftigt, entwickelte Cora van der Kooij (IMOZ-Institut) aus den Niederlanden. Sie stellte fest, dass Pflegende häufig Schwierigkeiten haben, das Konzept der Validation konsequent anzuwenden. Pflegende reagieren sehr individuell auf Bewohner. Fragt man sie nach dem Grund dafür, so nennen sie: „mein Gefühl". Die Pflege Demenzkranker verläuft demzufolge häufig intuitiv richtig.

Das mäeutische Konzept (Mäeutik = Hebammenkunst, Geburtshilfe, das Hervorholen von etwas Verborgenem) soll den Pflegenden helfen, das, was sie intuitiv schon wissen, methodisch und bewusst im Team umzusetzen. Es soll eine gut funktionierende Kommunikation im Team aufgebaut werden. Alle Mitarbeiter werden aufgefordert, ihre Intuition schriftlich auf Pflegekarten zu formulieren, damit diese im Team diskutiert werden können. Die Wohnbereichsleitung sorgt für die Teamarbeit und für eine reibungslose Kommunikation auf allen Ebenen. Die Heimleitung kennt die Erfahrungen und Überlegungen des Teams, berücksichtigt diese in ihren Entscheidungen und sucht mit dem Team nach Lösungen.

Auch bei diesem Konzept geht es darum, dass sich die Pflegenden in die Welt der Kranken einfühlen. Sie sollen versuchen, das zunächst unverständliche Verhalten zu deuten, nachzuvollziehen und zu verstehen.

Ziel dieser Arbeit ist, wie auch in den vorher angesprochenen Konzepten, dass sich die Demenzpatienten aufgehoben und geborgen fühlen. Dafür wird für jeden Menschen eine persönliche, individuell abgestimmte Pflege als Kombination aus verschiedenen Methoden und Fertigkeiten zusammengestellt. Intuitiv entscheiden sich Pflegende für ROT, Validation, Biografiearbeit oder Snoezelen.

Türöffnungskonzept. Aufbauend auf dieses Konzept, entwickelte Willi Rückert vom Kuratorium Deutsche Altershilfe (KDA) mit anderen Mitarbeitern das „Türöffnungskonzept". Es soll die verwirrende Vielzahl von Verfahren zur Betreuung Demenzkranker bündeln. Das Ziel ist, die geschlossene, immer kleiner werdende Welt der Dementen und ihrer Betreuer zu öffnen, zu erweitern und erträglicher zu machen.

Personzentrierter Pflegeansatz

Nach Tom Kitwood besteht das Problemfeld der Demenz nicht in dem Kranken, der die Demenz hat, sondern aus der gestörten Interaktion und Kommunikation zwischen neurologisch Behinderten und Menschen, deren Kulturtechnik intakt ist (Kitwood 2002). Durch Missverständnisse und Störungen entsteht bei den kranken Menschen ein Verhalten, das zum eigentlichen „Problem" wird. Dieses Verhalten wird nun als „Symptom" fehlbeschrieben und führt zu Maßnahmen, die das Personsein des Betroffenen bedrohen (z. B. Ruhigstellung).

Kitwood geht davon aus, dass die neurologischen Beeinträchtigungen unaufhaltsam voranschreiten. Abhängig vom Grad der neurologischen Beeinträchtigungen sind die Betroffenen darauf angewiesen, in ihrem Personsein gestützt zu werden. Sie benötigen zunehmend Unterstützung, indem ihnen Wertschätzung gespiegelt wird, sie Beschäftigung und Arbeit angeboten bekommen, sie in Gemeinschaft geführt und begleitet werden, sie Konstanz von Personen, Strukturen und individuellen Routinen, Sicherheit und Geborgenheit erfahren. In einem so gestalteten Milieu nehmen auch Verhaltensweisen ab, die von gesunden Menschen als „dement" erlebt werden.

Interaktionsformen

Kitwood beschreibt 12 Interaktionsformen, die dem Betroffenen helfen, sich selbst als Person zu erfahren. Einige Grundsätze dieses Pflegeansatzes können wie folgt zusammengefasst werden.

Beziehung. Grundlage der Pflege ist die Beziehung zwischen Pflegenden und den kranken Menschen. Diese Beziehung ist geprägt von Wertschätzung, Echtheit und Empathie. Es geht darum, den anderen einfühlend zu verstehen, ihn in seiner Welt zu begleiten und nicht allein zu lassen.

Neugier. Jeden Tag muss neu herausgefunden und erarbeitet werden, was jetzt und hier für diesen Menschen sinnvoll ist. Die Pflegenden müssen immer eine Suchhaltung mit viel Neugier und Phantasie aufrechterhalten, um „Schlüssel" zu den Welten der dementen Menschen zu gewinnen.

Pflege als Prozess. Nicht das „objektive Pflegeresultat" ist entscheidend (die soziale Präsentabilität der Menschen), sondern das „Wie" der Pflege – der Pflegeprozess. Die Qualität der Pflege wird bestimmt durch das Ausmaß, in dem es den Pflegenden gelingt, während der Pflege ein Milieu zu schaffen, in dem sich die dementen Menschen wohl fühlen und in ihrer Identität und Subjektivität unterstützt werden.

Keine zwanghaften Rituale. Es wird auf zwanghafte Sauberkeits- und Beschäftigungsrituale verzichtet. Nicht jedes chaotische und anarchische Verhalten wird sofort unterbunden. Gegen die Symptome (z. B. Schreien oder Kot schmieren) zu arbeiten (verbieten, unterbinden, ruhigstellen), ist ein Pflegefehler. Jedes Verhalten ist als Kommunikationsversuch zu verstehen, der verstanden werden will.

Teamarbeit. Kitwood geht speziell auf die Anforderungen an die Betreuenden und die Organisationen ein. Pflege dementer Menschen im oben beschriebenen Sinne ist nur in starken Teams möglich, die sich von der Organisation unterstützt fühlen. Starke Teams entstehen, wenn sich alle Mitarbeiter an hermeneutischer (ständig reflektierender) Fallarbeit beteiligen. Ebenso sind Reflexionsschulungen wichtig, um es den Pflegenden zu ermöglichen, Gegenaffekte zu vermeiden, angstbesetzte Themen zu bearbeiten und organisationsdynamische Prozesse in der Institution zu verstehen und zu steuern.

Medikamentöse Behandlung von Demenz

Ein Jahrhundert nachdem Alois Alzheimer im Jahr 1906 die „Plaques" genannten Eiweißablagerungen im Gehirn von Demenzkranken beschrieb, verstehen Wissenschaftler immer noch nicht vollständig, wie einzelne Veränderungen im Gehirn und Symptome der Demenz zusammenhängen. Wirksame Medikamente, die diese Krankheit aufhalten oder gar rückgängig machen können, gibt es nicht. Trotz vieler Rückschläge auf diesem Forschungsgebiet herrscht aber Optimismus. Es wird inzwischen sogar über Medikamente nachgedacht, die vorbeugend wirken sollen. Im Moment können durch Medikamente nur Symptome gelindert werden.

Therapie der Hirnleistungsstörungen

Acetylcholin-Esterase-Hemmer. Sie normalisieren die Menge des Hirnbotenstoffes Acetylcholin, der bei Alzheimer vermindert ist. Die Medikamente hemmen den Abbau des Botenstoffes, indem sie ein Enzym (die Esterase) behindern. Sie gelten derzeit als die Medikamente der ersten Wahl. Moderne Vertreter sind besser verträglich und einfacher anwendbar, und einige sollen zusätzliche Wirkmechanismen besitzen. Sie sind für leichte bis mittelschwere Alzheimerfälle zugelassen.

NMDA-Antagonisten. Sie sind außer für mittelschwere auch für schwere Fälle zugelassen. Bei Alzheimer ist die Konzentration einiger Moleküle, die an der Signalübertragung beteiligt sind, krankhaft erhöht. Der Wirkstoff Memantin schützt die Hirnzellen vor diesem erhöhten „Hintergrundrauschen", indem er die NMDA-Rezeptoren blockiert.

Nootropika. Dazu gehört eine Reihe von Arzneien mit ganz unterschiedlichen Wirkmechanismen, die traditionell zur Steigerung der Hirnaktivität eingesetzt werden. Einige Vertreter, etwa Ginkgo-Extrakte, werden derzeit in Studien auf ihre spezifische Wirkung bei Alzheimer erprobt. Die Ergebnisse sind noch nicht eindeutig.

Therapie der Begleitsymptome und Begleitkrankheiten

Neuroleptika. Sie bessern typische Begleiterscheinungen der Krankheit, wie Unruhe, Angst, Feindseligkeit, Misstrauen und Aggression bis hin zu Sinnestäuschungen (Halluzinationen) und Wahnvorstellungen. Bei Unruhe und Getriebenheit sollte der behandelnde Arzt vor dem Einsatz von Neuroleptika jedoch alle Möglichkeiten einer nichtmedikamentösen Therapie ausschöpfen.

Antidepressiva. Depressionen häufen sich bei Alzheimer-Patienten. Weil die Niedergeschlagenheit selbst mit Symptomen wie Konzentrationsstörungen oder verminderter Merkfähigkeit einhergeht, kann eine Depression den Zustand des Patienten zusätzlich verschlechtern. Der Arzt wählt bevorzugt Wirkstoffe, die bei älteren Patienten weniger Nebenwirkungen entfalten oder zusätzlich angstmindernd wirken.

Blutdruck- und Cholesterinsenker, Antidiabetika. Häufig vermischt sich eine Alzheimer-Krankheit mit Gedächtnisstörungen, die von Erkrankungen der Blutgefäße im Gehirn herrühren. Darum ist eine konsequente Therapie von Krankheiten wichtig, die Blutgefäße schädigen. Dazu zählen u. a. Bluthochdruck, erhöhtes Cholesterin, oder Diabetes mellitus.

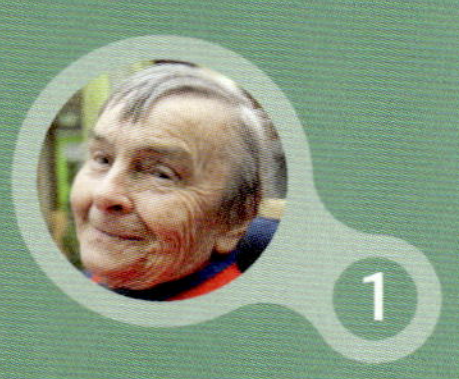

D **Depressionen** *sind affektive Störungen (Störungen des Gefühlslebens). Der dabei auftretende Stimmungswechsel ist i. d. R. mit einer Veränderung des allgemeinen Aktivitätsniveaus verbunden.*

M *Man unterteilt die Symptome der Depression in:*
- *psychische Symptome,*
- *psychomotorische Symptome,*
- *körperliche Symptome.*

M *Charakteristisch für Depressionen im Alter ist die Tatsache, dass häufiger als bei jüngeren Menschen die körperlichen Symptome im Vordergrund stehen.*

M *Hinter vielen körperlichen Beschwerden alter Menschen verbirgt sich eine Depression.*

M *Konzentrationsstörungen und Vergesslichkeit im Alter sind nicht unbedingt Anzeichen einer Demenz. Sie können auf eine Depression hinweisen (Tab. 1.78).*

M *Eine Depression wird häufig nicht erkannt, weil ein normaler Alterungsprozess, eine Demenz oder eine körperliche Erkrankung vermutet wird.*

M *Als Ursachen von Altersdepressionen unterscheidet man:*
- *lebensgeschichtliche Ursachen,*
- *psychische Ursachen,*
- *soziale Ursachen,*
- *Umweltfaktoren,*
- *körperliche Ursachen,*
- *Nebenwirkungen von Medikamenten.*

Depression bei alten Menschen

Medizinische Grundlagen

Symptome

Psychische Symptome

Wahrnehmung. Es werden nur noch negative Aspekte der Realität wahrgenommen. Erfreuliches wird übersehen.

Denken. Im Bereich des Denkens kommt es zu:
- Gedankenkreisen, Grübeln,
- Konzentrationsstörungen,
- verlangsamtem Denken, Einfallsarmut,
- einem negativen Bild der Gegenwart, der Zukunft und der Vergangenheit (sog. kognitive Triade),
- einem „Schwarz-Weiß-Denken“,
- falsch gezogenen Schlussfolgerungen: aus einem Fehler wird gefolgert, dass man ein Versager ist.

Fühlen. Die Gefühle des Depressiven sind schmerzhaft schwermütig:
- es besteht eine innere Leere („Losigkeits-Syndrom“): trostlos, freudlos, hoffnungslos, lustlos, ziellos, kraftlos,
- es existieren tiefe Schuldgefühle,
- der Betroffene ist von tiefen Minderwertigkeitsgefühlen beherrscht,
- er fühlt sich unverstanden, ausgestoßen, abgelehnt, einsam.

Psychomotorische Symptome

Gehemmt-apathisch. Der gehemmt-apathische Depressive ist:
- verlangsamt,
- wortkarg,
- klagend,
- kraftlos,
- zu keinem Blickkontakt fähig,
- mimisch starr und schlaff.

Agitiert-ängstlich. Der agitiert-ängstliche Depressive:
- ist erregt und gereizt,
- klammert sich an,
- weint und jammert laut,
- ist angespannt und ruhelos,
- ringt mit den Händen,
- ist verkrampft,
- kratzt und reibt,
- ist fahrig und zittrig,
- bewegt ständig unruhig die Beine.

Körperliche Symptome

Es gibt folgenden Auffälligkeiten:
- Störung der Vitalgefühle: fühlt sich müde usw.,
- Schlafstörungen (bes. Durchschlafstörungen),
- Appetitlosigkeit führt zu Gewichtsverlust,
- Schmerzen ohne körperliche Ursache in Kopf, Brust, Bauch oder Rücken,
- Kloßgefühl,
- Verdauungsstörungen führen zu Verstopfung,
- Schwindel, Frieren, Schwitzen,
- Libidoverlust.

Die betroffenen alten Menschen berichten eher über Schwindel und Schwäche als über Hoffnungslosigkeit und Schuldgefühle. Ältere Menschen vermuten eher Kreislaufprobleme oder eine andere körperliche Krankheit als Grund für ihren Zustand. Diese körperlichen Klagen werden von der Umgebung auch eher akzeptiert und ernst genommen als Gefühle wie Angst, Trauer und Schuld.

Eine weitere Schwierigkeit besteht bei alten Menschen darin, eine Depression von einer Demenz zu unterscheiden. Häufig wird die Unfähigkeit alter Menschen, ihr Leben selbstständig zu bewältigen, vorschnell als erstes Anzeichen einer Demenz gewertet und dementsprechend nicht behandelt. Die typischen Symptome der Depression wie Konzentrationsstörungen, Denkhemmung und Entscheidungsunfähigkeit unterstützen diese Annahme.

Gleichwohl ist es auch möglich, dass durch die ersten Anzeichen einer Demenz ein Mensch in eine Depression verfällt. In allen diesen Fällen ist eine Behandlung der Depression dringend erforderlich, um den Allgemeinzustand und das Wohlbefinden des alten Menschen zu bessern.

Dass wir meinen, gewisse depressive Symptome im Alter seien normal, ist eine weitere Gefahr, die dazu führt, dass Depressionen bei alten Menschen nicht ernst genommen und behandelt werden. Die Vorstellung, dass alte Menschen sich zurückziehen und ihrem körperlichen und geistigen Verfall ausgeliefert sind (Defizit- und Disengagement-Modell des Alters) führt dazu, eine Depression als eine normale Begleiterscheinung des Alters anzusehen.

Die WHO unterscheidet im ICD-10 zwischen Episoden (einzelnem Vorkommen von Depression) und rezidivierenden Störungen (wiederholtem Vorkommen von depressiven Episoden) (**Abb. 1.532**). Dazu kommen die bipolaren Störungen, bei denen Episoden tiefster Niedergeschlagenheit mit Episoden höchster Glücksgefühle wechseln. Die Schwere der Depression wird mit leicht, mittelgradig oder schwer bezeichnet. Hinzukommen können somatische oder psychotische Symptome (Verlust des Realitätsbezuges).

Ursachen

Lebensgeschichtliche Ursachen. Depressionen können aufgrund von Verlusten, die nicht verarbeitet werden, entstehen. Im Alter häufen sich Verluste. Das Alter als Lebensabschnitt beginnt meist mit dem altersbedingten Verlust des Arbeitsplatzes oder dem Auszug der Kinder. Die Rolle in der Gesellschaft ändert sich für den alternden Menschen. Es folgt häufig der Verlust der körperlichen Attrak-

Tab. 1.78 Unterscheidungsmerkmale zwischen Depression und Demenz (nach Grond 1991)

	Depression	*Demenz*
Beginn	kurzfristig	schleichend über Wochen oder Monate
Grundstimmung	traurig, verzweifelt	launisch
Alltagsbewältigung	Versagens- bzw. Schuldgefühle	versucht, das Versagen zu überspielen oder zu verbergen
kognitive Leistung	antwortet: „ich weiß nicht!“	antwortet fehlerhaft, unkonzentriert, versucht Fehler zu überspielen
soziales Verhalten	kooperationsbereit	unkooperativ, uneinsichtig
motorische Leistung	verlangsamt	erstarrt, desorientiert
Schlaf	Durchschlafstörungen	Schlafumkehr
Suizidgefahr	hoch	gering

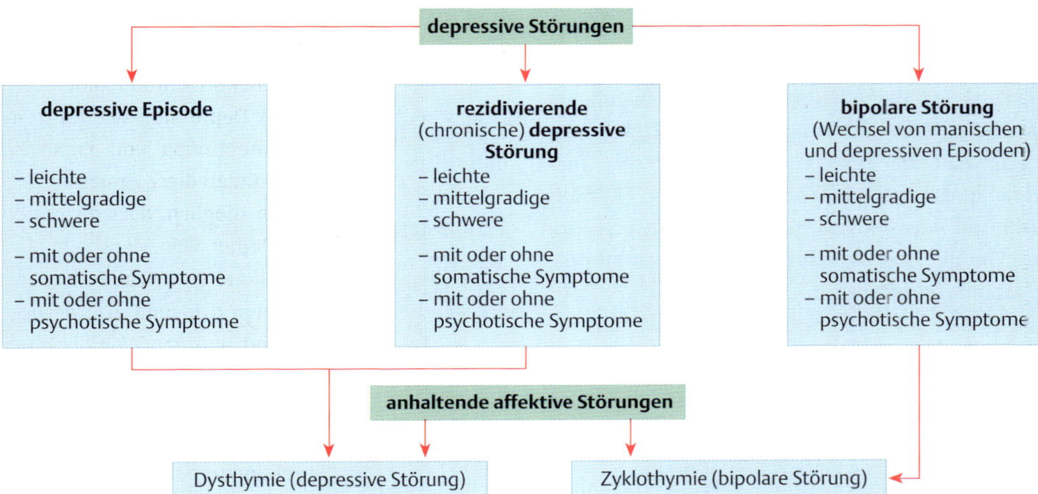

Abb. 1.532 Formen depressiver Störungen

tivität und Leistungsfähigkeit oder gar der körperlichen Gesundheit. Freunde und Nachbarn sterben, und irgendwann kommt der Verlust des Partners. Mit fortschreitendem Schwinden der körperlichen und geistigen Kräfte, gehen immer mehr soziale Kontakte, Selbstständigkeit und Betätigungsmöglichkeiten verloren. Wird ein Heimeinzug notwendig, so verliert man auch noch die eigene Wohnung und die Selbstbestimmung über sein Leben.

Psychische Ursachen. An einer Depression erkranken eher Menschen, die im Laufe ihres Lebens die Fähigkeit nicht erlernt haben, Probleme anzupacken und zu lösen. Sie fühlen sich in belastenden Situationen hilflos ausgeliefert, werden passiv und versuchen nicht, sich die Situation zu erleichtern. Seligman (1986) nannte dieses Phänomen „erlernte Hilflosigkeit“. Typisch für Menschen, die eher an einer Depression erkranken, sind bestimmte Denkmuster und Einstellungen:

- Sie werten sich ab, unterschätzen eigene Erfolge und überschätzen eigene Fehler. Ihr Selbstbild ist extrem negativ.
- Sie meinen, nichts an der gegenwärtig schlechten Situation ändern zu können. Sie meinen, ihrem Schicksal hilflos ausgeliefert zu sein und dieses erdulden zu müssen.
- Sie bewerten die Vergangenheit negativ, wodurch Schuldgefühle und Selbstvorwürfe entstehen.
- Sie erwarten von der Zukunft nichts Gutes. Sie haben keine Ziele und keine Hoffnungen.
- Sie verallgemeinern willkürlich: Wenn ich einen Fehler begangen habe, bin ich immer schlecht. Wenn einer mich nicht mag, bin ich kein liebenswerter Mensch. Mit diesem hohen Ich-Ideal kommt es zwangsläufig zu ständigem Scheitern.

Soziale Ursachen. Von Depressionen sind Menschen bedroht, die von ihrer Umwelt keine Rückmeldung mehr bekommen. Wenn Menschen kein Lob, keine Anerkennung, Anregung oder Ermutigung bekommen, erscheint für sie jede Handlung sinnlos. Fühlen sie sich zudem auch noch abgelehnt, abgeschoben, ungebraucht, unnütz und nur noch als Last für die Familie oder gar die Gesellschaft, steigt das Risiko, an einer Depression zu erkranken, dramatisch an.

M *Es bedarf einer sehr gefestigten Persönlichkeit, um alle Verluste zu verarbeiten, ohne am Leben zu verzweifeln. Je nach psychischer Konstitution werden mehr oder weniger Belastungen ertragen.*

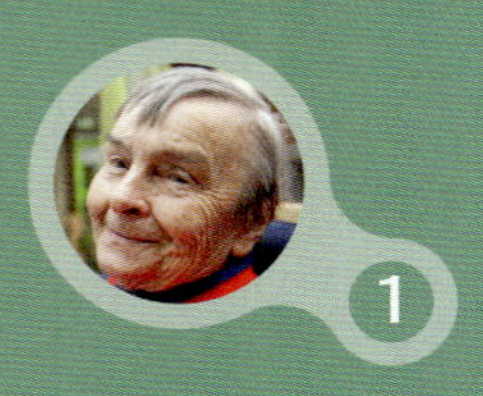

M Weitere körperliche Erkrankungen, die eine symptomatische Depression auslösen können, sind:
- *Hormonstörungen,*
- *Lebererkrankungen,*
- *Nierenerkrankungen,*
- *Darmleiden,*
- *Herzschwäche,*
- *Rheuma,*
- *Anämie,*
- *Vitamin-B_{12}-Mangel,*
- *Virusinfekte (z. B. Tuberkulose),*
- *Krebsleiden.*

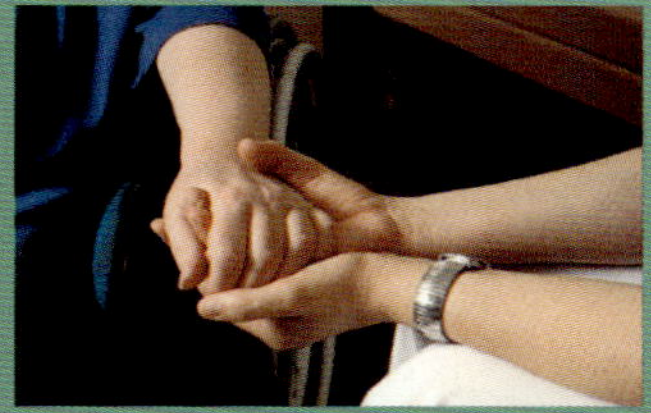

Abb. 1.533 Dem Depressiven sollte Nähe signalisiert werden, wenn dies erwünscht ist, auch durch das Halten der Hand.

P Versuchen Sie, den depressiven alten Menschen als einen mündigen, selbstständigen, eigenverantwortlichen Menschen wertzuschätzen. Nur so können Sie sein Selbstwertgefühl stärken, seine Selbstwahrnehmung verbessern.

M Sie können depressive Menschen nur durch ihre Depression hindurch begleiten. Der depressive Mensch muss alleine einen Weg aus seiner Situation finden.

Umweltfaktoren. Für Menschen, die aufgrund ihrer Einschränkungen in einem Heim leben, können institutionelle Faktoren zu einer Depression führen oder diese aufrechterhalten. Besonders gefährdend sind Einrichtungen, die den Bewohnern Selbstbestimmung und Privatheit vorenthalten, um reibungslose Arbeitsabläufe zu ermöglichen. Negative Bedingungen herrschen auch da, wo die Bewohner keine Ansprechpartner haben, wo ihnen alles abgenommen wird, wo sie ruhiggestellt und zur Ruhe gezwungen werden. Hier entsteht das Gefühl, keine Kontrolle über die eigene Situation zu haben, der Institution hilflos ausgeliefert zu sein, nichts mehr zu können und deshalb alles erdulden zu müssen.

Auch die Gestaltung der Räumlichkeiten kann Einfluss auf die Gemütslage der Bewohner haben. So fördern dunkle, anregungsarme und enge Räume die Depressivität.

Körperliche Ursachen. Depressionen können auch aufgrund von Hirnschädigungen unterschiedlicher Ursache entstehen. Häufig treten sie nach einem Schlaganfall oder Hirntumoren auf. Auch bei einer Erkrankung durch Alzheimer-Demenz, Morbus Parkinson oder Multipler Sklerose kann eine Depression die Grunderkrankung verstärken und die Behandlung erschweren.

In all diesen Fällen erschwert die Depression die Behandlung der Grunderkrankung und schränkt die Lebensqualität des Betroffenen noch weiter ein.

Nebenwirkungen von Medikamenten. Beruht die Depression auf Nebenwirkungen von Medikamenten, spricht man auch von pharmakogener Depression. Aufgrund einer Multimorbidität sind alte Menschen häufig gezwungen, zahlreiche Medikamente zu nehmen. Etliche Medikamente verursachen jedoch affektive Störungen. Bei einer auftretenden Depression muss daher immer überprüft werden, ob der Auslöser nicht eines der verordneten Medikamente ist. Ist dies der Fall, sollte der Arzt versuchen, eine alternative Medikation zu finden.

Pflege depressiver alter Menschen

Die Pflege depressiver alter Menschen stellt hohe Anforderungen an die Betreuer. Die Hoffnungslosigkeit, Mutlosigkeit und Hilflosigkeit der Betroffenen ist häufig kaum auszuhalten. Depressive Menschen lösen in uns das Bedürfnis aus, sie aufzuheitern, ihnen ihre Last abzunehmen, für sie zu handeln und ihnen zu helfen. Doch trotz (oder aufgrund) dieser Bemühungen verbessert sich der Zustand der Kranken nicht.

Unterstützung von depressiven alten Menschen in Bereichen der ABEDL

Im Folgenden werden typische Probleme depressiver Menschen in den einzelnen ABEDLs angeführt und einige Möglichkeiten, die Pflege dieser Menschen zu erleichtern (vgl. Grond 1993).

Kommunizieren können

Depressive Menschen haben das Gefühl, von niemandem verstanden zu werden und niemandem erklären zu können, wie hoffnungslos, sinnlos und unerträglich ihre Situation ist. Entweder geben sie es auf, mit anderen zu kommunizieren und sitzen die meiste Zeit schweigend da, oder sie beklagen sich ununterbrochen über dieselben Sachen. In beiden Fällen fällt es Pflegenden schwer, ein Gespräch mit diesen Menschen zu führen. Im Folgenden einige gute Verhaltensregeln.

Zuwendung. Signalisieren Sie Nähe, Geduld und Akzeptanz durch Körpersprache und Blicke. Setzen Sie sich einfach zum depressiven Menschen, halten Sie seine Hand (wenn erwünscht), zeigen Sie ihm, dass Sie für ihn da sind (**Abb. 1.533**).

Ermutigung. Ermutigen Sie ihn, über seine Stimmungslage zu sprechen, ohne ihn zu drängen.

Verbalisierung. Zeigen Sie ihm, dass Sie ihn wahrnehmen, indem Sie seine Gefühle verbalisieren. So z. B.: „Sie sehen heute ganz niedergeschlagen aus!“

Keine Bewertungen. Bewerten Sie nie das, was der kranke Mensch fühlt oder denkt. Das ist Ausdruck seiner Krankheit. Durch Äußerungen, wie: „Aber Sie haben es ganz gut hier!“, fühlt sich der depressive Mensch wieder unverstanden und ganz alleine.

Akzeptanz. Versuchen Sie alles was der Kranke sagt, als seine momentane Sicht der Dinge zu akzeptieren.

Kein falsches Mitleid. Depressive Menschen lösen bei den Pflegenden Mitleid aus und den Wunsch, alle Probleme für den Kranken zu lösen, ihm alle Last abzunehmen, ihn zu trösten. Durch jeden Trost fühlt sich der depressive Mensch jedoch noch unverstandener. Jeder Versuch, ihn „aufzubauen“, löst bei ihm wieder Versagensgefühle und schlechtes Gewissen aus, weil er den Ansprüchen der Umwelt nicht gerecht wird.

Abgrenzung. Sie können bei dem Versuch, einem Depressiven durch „gutes Zureden“ zu helfen, nur scheitern. Aus dem Mitleid wird dann Hilflosigkeit. Es entsteht das Gefühl, in die Depression mit hineingezogen zu werden. Es entsteht Resignation oder Wut. Die negative Sicht der Situation des Kranken wird von den Pflegenden übernommen.

Sich bewegen können

Depressive Menschen haben häufig ausgeprägte Antriebsstörungen und neigen dazu, sich ins Bett zurückzuziehen. Dies sollte durch eine aktivierende Pflege verhindert werden. Achten Sie darauf, dass die depressiven Menschen zu einer angemessenen Uhrzeit aufstehen und sich nicht wieder ins Bett zurückziehen, da dies zu nächtlichen Schlafstörungen führen kann. Stattdessen sollten Aktivitäten angeboten werden, ohne den Kranken zu drängen.

Sich pflegen können / Sich kleiden können

Depressive Menschen haben aufgrund ihrer Antriebsstörung häufig Schwierigkeiten, sich selbstständig zu pflegen und erscheinen dann oft verwahrlost. Sie fühlen sich hilflos und geben jede Initiative an Pflegende ab. Bei den Pflegenden entsteht der Eindruck, sie lassen sich hängen oder lassen sich verwöhnen. Beachten Sie die folgenden Verhaltensregeln:

Unterstützung. Unterstützen Sie den Kranken, ohne ihm alles abzunehmen. Erklären Sie jede gewünschte Handlung kurz und langsam. Lassen Sie dem depressiven Menschen Zeit. Loben Sie ihn auch für kleinste Handgriffe oder Entscheidungen. Kritisieren Sie ihn nie, auch wenn Ihnen das vielleicht manchmal schwerfallen mag!

Ernst nehmen. Nehmen Sie alle seine Wünsche ernst und versuchen Sie, diese zu erfüllen. So erlebt der depressive Mensch, dass er seine Umwelt positiv verändern kann.

Genuss. Benutzen Sie ätherische Öle, duftende Seife usw. Machen Sie die Körperpflege zu einem Genuss für alle Sinne (vgl. basale Stimulation). Das fördert die Selbstwahrnehmung und die Genussfähigkeit.

Schmuck. Ermutigen Sie den depressiven Menschen, Schmuck, Parfüm oder Make up anzulegen. Auch durch einen Friseurbesuch kann das Selbstwertgefühl aufgerichtet werden.

Essen und trinken können

Depressive leiden häufig an Appetitlosigkeit. Pflegende müssen daher darauf achten, dass diese Menschen genügend essen und trinken. Hilfreich ist es, Lieblingsgerichte anzubieten. Ist dem Betroffenen aus Lebensüberdruss „alles egal“ und verweigert er die Nahrung vollständig, muss gemeinsam mit ihm und einem Arzt entschieden werden, ob Sondenernährung sinnvoll ist.

Ausscheiden können

Häufig ist Inkontinenz mit ein Auslöser einer Depression. Geht unkontrolliert Harn oder Stuhlgang ab, entstehen Versagensgefühle, Ängste, Scham und Ekel. Erklären Sie ausführlich den Gebrauch von Inkontinenzhilfen, damit diese akzeptiert werden. Sprechen Sie über Ekel und Scham mit dem Betroffenen. Akzeptieren Sie diese Gefühle, versuchen Sie nicht, ihm diese Gefühle auszureden.

Ruhen und schlafen können

Ausgeprägte Schlafstörungen sind ein wesentliches Symptom depressiver Erkrankungen. Beachten Sie bei der Pflege depressiver Menschen das Folgende.

Entspannung. Bei Schlafstörungen helfen ruhige Phasen am Abend, Entspannungsübungen, abendliche Zuwendung mit Gesprächen und Schlafrituale.

Schlaffördernde Mittel. Warme Milch, pflanzliche Schlafmittel und Tees fördern das Durchschlafen.

Natürlicher Rhythmus. Unterstützen Sie den natürlichen Tag-Nacht-Rhythmus und versuchen Sie, den depressionsfördernden Schlaf am Vormittag zu verhindern.

Beschäftigung. Beschäftigen Sie den Betroffenen nachts, statt ihn grübeln zu lassen, das hebt die Stimmung und den Lebenswillen (Wachtherapie).

Sich beschäftigen, lernen und entwickeln können

Depressive Menschen sehen häufig keinen Sinn in irgendwelchen Beschäftigungen. Sie haben keine Interessen, verspüren keine Freude. Im Folgenden einige Anregungen für Sie.

Einladen. Mit Beschäftigungen erhalten Sie bei den Betroffenen Fähigkeiten, Sie können seine Sinne anregen, lenken vom Sinnlosigkeitsgefühl ab und lassen den Hilflosen erleben, dass er noch etwas kann. Laden Sie den depressiven Menschen daher immer wieder ein, sich an Tätigkeiten zu beteiligen. Tun sie dies, auch wenn er desinteressiert erscheint und die Beteiligung ablehnt. Die Einladung ist wichtig, damit er sich nicht ausgegrenzt fühlt.

Nicht drängen. Drängen Sie nie zu einer Aktivität. Fühlt sich der depressive Mensch tatsächlich überfordert, bestätigt ihn dies in seiner negativen Selbstwahrnehmung. Geben Sie ihm nie das Gefühl, persönlich verletzt zu sein, wenn er nicht mitmacht. Benutzen Sie keinesfalls Äußerungen, wie: „Kommen Sie doch mit, sonst bin ich ganz traurig!“ So würden Sie seine Schuldgefühle, seine Selbstvorwürfe und sein negatives Selbstbild nur steigern.

Würdigen. Würdigen Sie auch kleinste Aktivitäten, das stärkt das Selbstwertgefühl des Depressiven.

Für eine sichere und fördernde Umgebung sorgen können

Depressive fühlen sich in ihrer Umgebung häufig ausgeliefert und ungeliebt. Sie haben den Eindruck, nichts verändern zu können und von niemandem verstanden zu werden. Alles erscheint ihnen grau, düster, unerfreulich und sinnlos. Ziel der Umgebungsgestaltung ist daher, den depressiven Men-

M *Wenn Sie einem depressiven Menschen Aufgaben abnehmen, bestätigen Sie ihm, dass er hilflos ist. Je mehr sie ihn „bemuttern“, umso stärker wird seine Depression.*

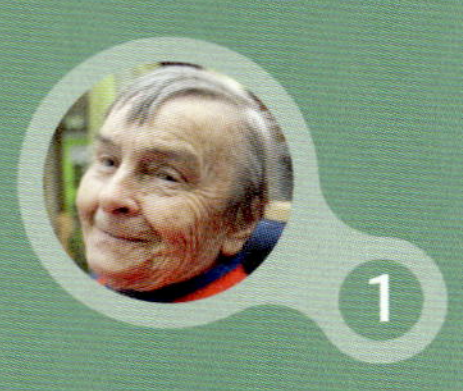

M Angehörige müssen in die Betreuung depressiver Menschen mit einbezogen werden. Ihre Bemühungen sind ergebnislos, wenn Angehörige (in guter Absicht) die Hilflosigkeit des Depressiven verstärken.

schen Sicherheitsgefühl, Geborgenheitsgefühl, ein Gefühl der Kontrolle über ihre Umgebung zu geben.

Bezugspflege. Organisieren Sie Bezugspflege und einen klaren, sich immer wiederholenden Tagesablauf. Das gibt Sicherheit und Kontrollgefühle.

Mitbestimmung. Beziehen Sie den Depressiven immer in Entscheidungen mit ein. Ist er nicht fähig, Entscheidungen zu treffen, informieren Sie ihn ausführlich, erklären Sie ihm die Entscheidungen. Erklären Sie ihm immer, was mit ihm geschieht bzw. welche Pflegehandlungen Sie vornehmen möchten.

Atmosphäre. Sorgen Sie für viel Licht. Lassen Sie den Kranken nicht allein in einem verdunkelten Zimmer sitzen. Sorgen Sie für eine freundliche Atmosphäre, Zimmerschmuck, Blumen usw.

Orientierungshilfen. Erleichtern Sie durch Orientierungshilfen die Orientierung des Bewohners. Wenn er sich leichter zurechtfindet, fühlt er sich weniger hilflos und der Situation ausgeliefert.

Soziale Bereiche des Lebens sichern können

Depressive fühlen sich von allen Menschen unverstanden und aus der Gesellschaft ausgestoßen. Sie fühlen sich alleine wie in einem tiefen „Loch", in dem kein Rand, kein Lichtstreifen zu sehen ist, aus dem es kein Entrinnen gibt.

Einfühlen. Pflegende können für den depressiven Menschen zu einer verlässlichen, konstanten Bezugsperson werden, wenn Sie es schaffen, sich ab und zu in dieses tiefe Loch zu begeben und ihn da nicht alleine zu lassen. Dazu müssen Sie dem depressiven Menschen zuhören, sich in seine Situation einfühlen und ihn akzeptieren. Gelingt diese schwere Aufgabe, so können Pflegende zum ersten Lichtblick werden, den der Betroffene in seinem „Loch" wahrnimmt.

Beziehungsaufbau. Bauen Sie eine verlässliche Beziehung auf, mit festen Besuchszeiten, die auch unbedingt von Ihnen eingehalten werden.

Aufklärung. Klären Sie Angehörige oder Mitbewohner über den Umgang mit depressiven Menschen auf. Auch sie müssen wissen, dass sie den Kranken durch ständiges Mitleid und Bemuttern noch hilfloser machen.

Rückzugsmöglichkeiten. Ermöglichen Sie dem depressiven Menschen Rückzugsmöglichkeiten. Laden Sie ihn jedoch immer wieder in eine überschaubare, konstante Gruppe ein.

Mit existenziellen Erfahrungen des Lebens umgehen können

Existenzielle Erfahrungen sind häufig eine Ursache für depressive Störungen. Die Aufgabe der Pflegenden ist es, den Betroffenen zu helfen, mit diesen Erfahrungen zu leben, ohne depressiv zu werden. Die folgenden Regeln können dabei hilfreich sein.

Probleme ansprechen. Es ist nötig, die entsprechenden Erfahrungen offen anzusprechen, um dem Betroffenen die Möglichkeit zu geben, sich mit diesem Thema auseinanderzusetzen und über seine Probleme zu sprechen. Dadurch gelingt es möglicherweise, einen Teil der Last abzulegen, die auf ihm liegt.

Grenzen erkennen. Machen Sie sich klar, dass Sie ein als verpfuscht erlebtes Leben nicht rückgängig machen können. Sie können den Ekel oder die tiefe Verzweiflung wegen eines Stomabeutels oder eines Dekubitus nicht einfach abstellen. Sie können eine tödliche Diagnose nicht wieder aufheben und keine Kinder dazu zwingen, ihrem Vater seine Gewalttätigkeit zu verzeihen. Sie können dem alten, depressiven Menschen nur helfen, trotz aller Schwierigkeiten noch einen Lebenssinn zu finden, Selbstachtung und Selbstwert aufzubauen, sich an kleinen Dingen des Alltags zu erfreuen.

Unterstützung holen. Hilfe können sich Pflegende bei Seelsorgern, Psychotherapeuten, Beratungsstellen oder Selbsthilfegruppen holen. Machen Sie davon Gebrauch!

Therapie bei Depression

Die Therapie einer Depression sollte immer eine Kombination aus körperlicher Behandlung und Psychotherapie sein. **Tab. 1.79** gibt eine Übersicht über mögliche Behandlungsmethoden von Depressionen.

Tab. 1.79 Behandlungsmethoden depressiver Störungen

Körperliche Behandlung		*Psychotherapie*	
Medikamentöse Therapie	**Körperorientierte Therapie**	**Individuumzentrierte Methoden**	**Soziotherapie**
Antidepressiva: – stimmungsaufhellend – antriebssteigernd – angstdämpfend	– Bewegungs- und Atemtherapie – Entspannungstherapie – Massagen, Bäder – Lichttherapie – Wachtherapie	– Verhaltenstherapie: Loben nichtdepressiven Verhaltens, Kompetenz- und Selbstkontroll-Training, Genusstraining – Gesprächstherapie – Familientherapie	– Üben von Alltagsfertigkeiten – Beschäftigung, – Tagesstrukturierung – Freizeitplanung – Selbsthilfegruppen

Suizidhandlungen alter Menschen

In Deutschland versucht etwa alle drei Minuten ein Mensch, sich umzubringen. Dabei sind es wesentlich mehr alte als junge Menschen, die ihrem Leben ein Ende setzen wollen. Die Suizidrate (Anzahl der Suizide bezogen auf 100 000 Personen der jeweiligen Altersgruppe) bei Älteren ist etwa doppelt so hoch wie die in der Gesamtbevölkerung. Die höchste Rate liegt bei Männern über 75 Jahren (Erlemeier 1997). In dieser Statistik sind all jene nicht enthalten, die indirekt Suizid begehen. Damit gemeint ist z. B. die bewusste Verweigerung von Nahrung, das bewusste Unterlassen der notwendigen Medikamenteneinnahme oder bewusst gesundheitsschädigende Verhaltensweisen wie Alkoholmissbrauch.

Medizinische Grundlagen

Anzeichen und Symptome einer Suizidgefährdung

Es ist schwer nachzuvollziehen und wirkt geradezu skandalös, wenn Menschen, die ihr Leben gemeistert haben, es am Ende nicht mehr aushalten und gewaltsam beenden. Oder sollte dieses selbst bestimmte Sterben als ein Zeichen von Größe und Charakterstärke gewertet werden? Ist ein Suizid das Zeichen einer krankhaften Persönlichkeitsstruktur oder der Versuch, bis zum letzten Moment Kontrolle über sich zu wahren und nicht fremden Entscheidungsmächten und Kontrollinstanzen ausgeliefert sein zu müssen?

Häufig werden Suizide alter Menschen nachsichtiger bewertet, als wenn Menschen „in der Blüte ihres Lebens" Schluss machen. Was hat ein alter Mensch noch vom Leben, wenn er krank und hilflos ist? Ist die Selbsttötung dann für ihn nicht eine Erlösung?

Doch auch alte Menschen haben das gleiche Recht auf Früherkennung, Vorbeugung und Hilfe bei Suizidgefährdung. Pflegende müssen Hilfe anbieten, damit diese Menschen möglichst nicht in eine derart kritische Lage geraten, die ihnen die Selbsttötung als einzige Lösung erscheinen lässt. Die frühzeitige Erkennung von suizidalen Neigungen ist eine der Möglichkeiten, rechtzeitig Hilfe anzubieten.

Hohes Suizidrisiko. Das Suizidrisiko ist besonders hoch bei Menschen:

- die schon Suizidversuche unternommen haben,
- in deren Familie oder Umgebung Suizide begangen wurden,
- die an Depressionen, Suchterkrankungen, lang andauernden Schlafstörungen, chronischen Schmerzen oder unheilbaren Krankheiten leiden,
- die vor kurzer Zeit die Diagnose einer unheilbaren Krankheit mitgeteilt bekommen haben (z. B. Krebs, Demenz),
- die sich in biologischen Krisenzeiten befinden (Pubertät, Gravidität, Klimakterium),
- die sozial isoliert sind, deren Familien zerrüttet sind, die entwurzelt oder enttäuscht wurden,
- die keine Aufgabe und kein Lebensziel mehr haben,
- die berufliche und finanzielle Schwierigkeiten haben,
- denen eine tragfähige religiöse Bindung fehlt,
- bei denen sich schlimme Ereignisse im Leben jähren,
- die einen runden Geburtstag haben oder aufgrund anderer Ereignisse (z. B. Weihnachten) Lebensbilanz ziehen.

Präsuizidales Syndrom. Bei allen Menschen, bei denen ein erhöhtes Suizidrisiko vermutet wird, muss vermehrt auf Anzeichen geachtet werden, die auf einen möglichen Suizidversuch hinweisen. Ringel (1953) beschrieb das „präsuizidale Syndrom". Dieses schildert typische Veränderungen der Persönlichkeit vor einem Suizidversuch (**Tab. 1.80**). Eine weitere Möglichkeit, auf suizidale Neigungen aufmerksam zu werden, ist die suizidale Entwicklung nach Reiner (**Tab. 1.81** u. **Abb. 1.534**).

Pflege und Begleitung von Suizidgefährdeten

Wird eine Suizidgefährdung vermutet, sollte dieses Thema durch die Pflegenden angesprochen werden. Ein Gespräch über Todeswünsche entlastet den alten Menschen. Es befreit ihn aus seiner Isolation, es zeigt ihm, dass seine Gedanken und Gefühle von anderen Menschen noch wahrgenommen werden.

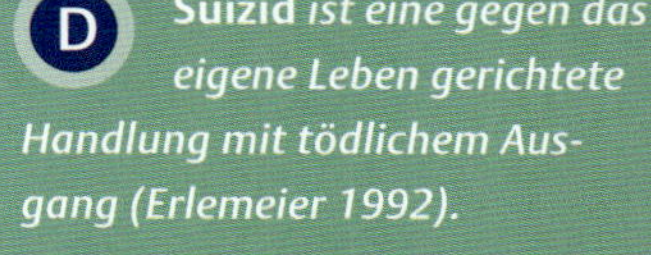

Suizid *ist eine gegen das eigene Leben gerichtete Handlung mit tödlichem Ausgang (Erlemeier 1992).*

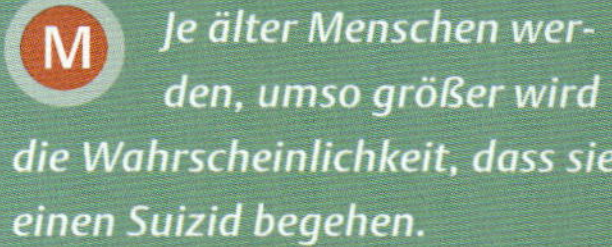

Je älter Menschen werden, umso größer wird die Wahrscheinlichkeit, dass sie einen Suizid begehen.

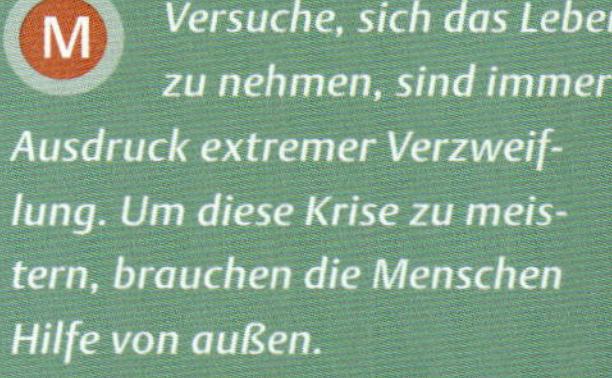

Versuche, sich das Leben zu nehmen, sind immer Ausdruck extremer Verzweiflung. Um diese Krise zu meistern, brauchen die Menschen Hilfe von außen.

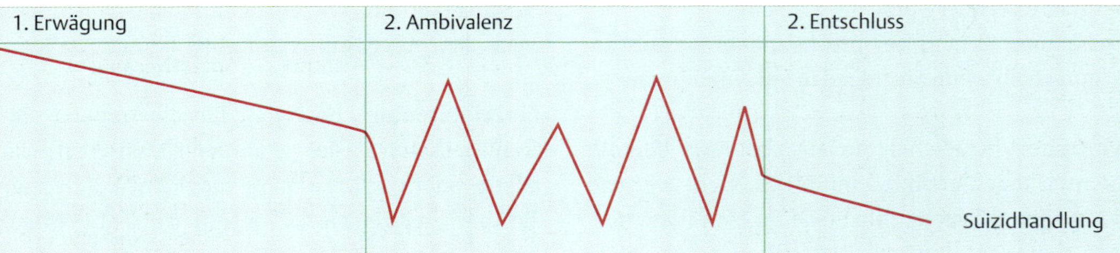

Abb. 1.534 Stadien der suizidalen Entwicklung grafisch dargestellt.

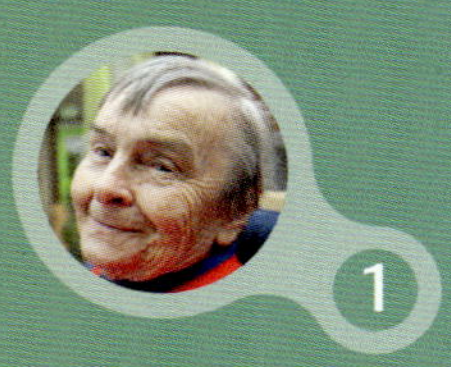

Tab. 1.80 Das präsuizidale Syndrom nach Ringel (1953)

Symptome	*Verhalten des Suizidgefährdeten*
Zunehmende Einengung: – des Verhaltens, – der Gefühle und Gedanken, – der sozialen Beziehungen, – der Werte	– Der alte Mensch zieht sich zurück, er schränkt seine sozialen Kontakte und Aktivitäten ein. – Sein ganzes Denken und Fühlen dreht sich zunehmend nur noch um eine „ausweglose“ Situation. – Er verliert den Glauben und die Hoffnung auf eine Besserung seiner Situation. – Sein Leben erscheint ihm zunehmend wertlos und sinnlos. Es gibt nichts mehr, wofür es sich zu leben lohnt.
Aggressionsanstauung und Wendung der Aggression gegen die eigene Person	– Der alte Mensch sucht für alle negativen Situationen die Verantwortung bei sich (wenn seine Kinder ihn nicht besuchen, entschuldigt er sie, wertet sich ab). – Er fühlt sich schuldig, auch dann, wenn er unangemessen behandelt wird (das habe ich nicht anders verdient, wo ich doch allen nur noch zur Last falle). – Angestaute Aggressionen zeigen sich auch in gespannter Körperhaltung, gereizter Redeweise, anklagender Sprache.
Todesphantasien	– Der alte Mensch berichtet über Katastrophenträume („ich bin aus dem Fenster gestürzt“) oder über Treffen mit lieben Verstorbenen („letzte Nacht war mein Mann bei mir“) oder von Träumen von der eigenen Beerdigung. – Er erzählt von Todesphantasien, wie schön es sein wird, wenn er keine Schmerzen mehr hat, wenn er mit seinen verstorbenen Angehörigen zusammen sein wird, wenn er nicht mehr um jeden Handgriff betteln muss.

Tab. 1.81 Stadien der suizidalen Entwicklung (nach Reiner 1974)

Stadium 1: Erwägung	*Stadium 2: Ambivalenz*	*Stadium 3: Entschluss*
Einengung und Aggressionshemmung wie in **Tab. 1.80** dargestellt	Betroffener ringt mit sich selber um einen Ausweg aus der Situation, sucht Hilfe.	Vorbereitungshandlungen, „Ruhe vor dem Sturm“
Suizid wird vom alten Menschen als mögliche Lösung der erdrückenden Probleme in Erwägung gezogen.	Der alte Mensch sucht Kontakt und Hilfe. Es gibt direkte und indirekte Suizidandrohungen („Ich esse nicht mehr, bis ihr mich besuchen kommt!“, „ihr werdet schon sehen, wie es ist, wenn ich einmal nicht mehr bin!“). Es werden Hilferufe losgeschickt („ich kann nicht mehr!“, „es hat alles keinen Sinn!“).	Sehr angespannte, unruhige Menschen werden ruhig und entspannt. Sehr apathische Menschen werden aktiv. Es werden persönliche Angelegenheiten geregelt (Testament). Persönliche Gegenstände werden verschenkt. Der alte Mensch spricht nicht mehr von Suizid, die Pflegenden haben häufig den Eindruck „er ist über den Berg“, es geht ihm besser.
		Es folgt schließlich die Suizidhandlung.

M *Sie können keinen Suizid verhindern, indem Sie das Thema verdrängen und möglichst nicht ansprechen.*

Gespräche führen

Nachfragen. Scheuen Sie sich nicht, einen Menschen zu fragen:
- „Was meinen Sie damit, wenn Sie sagen, das ganze Leben ist sinnlos?“
- „Halten Sie Ihre Situation für aussichts- und hoffnungslos?“
- „Haben Sie in letzter Zeit daran denken müssen, sich das Leben zu nehmen?“
- „Gibt es etwas, woran Sie hängen?“
- „Können Sie uns versprechen, dass Sie uns ansprechen, wenn Suizidgedanken aufkommen?“

Vertrauen. Reagieren Sie auf das, was der alte Mensch ihnen erzählt, einfühlend, nicht wertend. Versuchen Sie nicht, ihm seine Probleme auszureden. Geben Sie ihm keine Ratschläge, beschuldigen Sie ihn oder andere nicht. Reden Sie ihm nicht ins Gewissen, drohen Sie ihm nicht. Dieser verzweifelte Mensch braucht einen Menschen, dem er vertrauen kann, bei dem er das Gefühl hat, akzeptiert und wertgeschätzt zu werden, der ihm hilft das Leben zu ertragen, einen Lebenssinn zu finden.

Informationsweitergabe. Dokumentieren Sie alle Beobachtungen und reden Sie mit den Kollegen darüber. Auch die nächste Schicht muss von der Suizidgefährdung wissen, um für den lebensmüden Menschen einen Ansprechpartner bereitzustellen.

Einzelbetreuung. Häufig ist Einzelbetreuung notwendig. Lassen Sie den gefährdeten Menschen nicht alleine oder vereinbaren Sie möglichst kurzfristige Termine („Ich gehe jetzt, wir treffen uns in 15 Minuten im Speisesaal!“).

Hilfsplan. Erstellen Sie einen Hilfsplan, um:
- den Gefährdeten von der Krise zu distanzieren; bieten Sie Aktivitäten an, die ablenken, entlasten, entspannen (spazieren gehen, vorlesen, einfach da sein auch wenn jeder für sich Zeitung liest),
- Bezugspersonen zu mobilisieren; vermitteln Sie Gespräche mit Angehörigen, zu Seelsorgern, Beratungsstellen oder Selbsthilfegruppen (nur in Absprache mit dem alten Menschen),
- dem Kranken zu helfen, einen Ausweg aus seiner Situation oder einen Sinn in seinem Leben zu finden.

Sicherheitsmaßnahmen. Ergreifen Sie Maßnahmen zur Sicherheit des Gefährdeten. Diese Maßnahmen sollten in Absprache mit dem alten Menschen erfolgen, sie sollten ihm zumindest ausführlich erklärt und begründet werden und dürfen für den Betroffenen nicht entwürdigend und kränkend sein. Die Maßnahmen vom gesamten Team gemeinsam entschieden und getragen werden.

Einweisung. Für akut suizidale Menschen, bei denen evtl. auch eine psychotische Störung vorliegt, ist eine Einweisung in ein gerontopsychiatrisches Krankenhaus notwendig.

Verhalten nach einem begangenen Suizid

Der Pflege suizidaler Menschen sind, wie jeder anderen Pflege, Grenzen gesetzt. Nicht jeder Suizid lässt sich verhindern.

Nach einem gelungenen Suizid braucht das Team Raum und Zeit für Gespräche, in denen es sich mit Trauer, Angst und Schuldgefühlen auseinandersetzen kann. Hilfreich ist hier Supervision. Unbedingt zu vermeiden sind gegenseitige Schuldzuweisungen. Alle Mitarbeiter sollten sich vom Team mitgetragen fühlen. Aussprache und Einigkeit im Team ist auch wichtig, um sich gemeinsam eventuellen Vorwürfen durch Angehörige, Mitbewohner oder Behörden zu stellen.

Erst mit einem angemessenen Abstand sollte im Team reflektiert werden, ob es Möglichkeiten gibt, zukünftig ähnliche Ereignisse zu vermeiden.

M *Bloße Überwachung eines lebensüberdrüssigen Menschen, ohne weitere vertrauensbildende und entlastende Maßnahmen ist kein Weg aus der Suizidalität.*

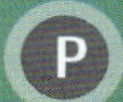

Wurde ein Suizid begangen, gilt:
- *Nicht kopflos werden! Nach Lebenszeichen suchen, Wiederbelebungsmaßnahmen einleiten.*
- *Sofort den zuständigen Arzt rufen.*
- *Kümmern Sie sich sofort um die am meisten betroffenen Mitbewohner.*
- *Machen Sie den Ort des Geschehens für andere unzugänglich.*
- *Informieren Sie die Angehörigen.*

D **Sucht oder Abhängigkeit** *bezeichnet das unbeherrschbare Verlangen eines Menschen, sich eine bestimmte Substanz zuzuführen, obwohl er sich selbst oder anderen dadurch schadet.*

D **Toleranzminderung** *bezeichnet die altersbedingte verringerte Verträglichkeit.*

M *Typisch für das Phänomen „Sucht und Alter" ist, dass es mit Depressivität einhergeht und sich in der Einsamkeit abspielt. Daher muss mit einer hohen Dunkelziffer gerechnet werden (Gehl 1995).*

Sucht bei alten Menschen

Medizinische Grundlagen

Häufigkeit

Nach amerikanischen Studien ist Sucht, nach Demenz und Depression, bereits die dritthäufigste psychische Erkrankung im Alter (Gehl 1996).

Nach Schätzungen sind etwa 2–6% der älteren Menschen alkoholabhängig. In Heimen soll dieser Anteil noch höher sein (Gehl 1996).

Die Zahl der medikamentenabhängigen alten Menschen wird noch viel höher geschätzt. Die Einnahme von Medikamenten steigt im Alter drastisch an. Untersuchungen belegen, dass ca. 80% aller suchtgefährdenden Langzeitverordnungen an Patienten über 50 Jahre gehen. Zwei Drittel davon sind Frauen. Umfragen zufolge (Weyerer u. Zimber 1996) bekommen je nach Einrichtung 32–73% der Bewohner regelmäßig Psychopharmaka.

Die wichtigsten Gruppen von Medikamenten, die ein Suchtpotenzial enthalten, sind im Folgenden aufgelistet (Studie der WHO, 1992).

Schmerzmittel. Schmerzmittel einschließlich Hustenmittel (Analgetika und Antitussiva):

- opioidartige Schmerzmittel: enthalten Morphin oder Codein und haben hohes Suchtpotenzial,
- nicht opioidartige Schmerzmittel: z. B. Aspirin und Benuron; diese Mittel können zum analgetikainduzierten Schmerzmittelkopfschmerz führen.

Beruhigungsmittel. Benzodiazepin-Tranquilizer: Es kann schon nach wenigen Wochen zu paradoxen Wirkungen in Form von Erregung und innerer Unruhe kommen. Bei plötzlichem Absetzen können schwere Entzugssymptome wie Krampfanfälle und Delirien auftreten.

Schlafmittel. Hypnotika, Sedativa: auch hier spielen Benzodiazepine eine wichtige Rolle. Sie haben die Barbiturate abgelöst, die ein noch höheres Suchtpotenzial besaßen.

Aufputschmittel/Appetitzügler. Zu den Psychostimulanzien zählen Amphetamine, die leistungssteigernd wirken. Sie verleiten zur Überschätzung der eigenen Kräfte. Nach dem Absetzen kommt es zu einer Art „Katerstimmung". Die Wirkung der Appetitzügler entspricht in abgeschwächter Form den Amphetaminen.

Entstehung von Sucht

Einteilung

Grundsätzlich unterscheidet man zwischen physischer und psychischer Abhängigkeit von einer bestimmten Substanz.

- Physische Abhängigkeit bezeichnet die Reaktion des Körpers auf das plötzliche Absetzen der Substanz. Der Körper reagiert mit Entzugserscheinungen.
- Psychische Abhängigkeit liegt vor, wenn eine bestimmte Substanz eingenommen wird, um Probleme zu verdrängen und sich positive Gefühle zu verschaffen.

Stadien

Suchtkrankheit muss nicht immer mit einer physischen Abhängigkeit verbunden sein. Gross (1992) unterteilt die Stadien, die zu einer Suchtkrankheit führen, wie folgt:

1. **Genuss:** Wir empfinden bestimmte Substanzen als angenehm, brauchen sie aber nicht unbedingt. Zu den in unserem Kulturkreis häufigsten Genussmitteln gehören Alkohol, Nikotin, Koffein, Zuckerstoffe und andere.
2. **Missbrauch:** Diese Substanzen werden auf selbstschädigende Weise genommen.
3. **Gewöhnung:** Ein eingeschliffenes Verhaltensmuster wiederholt sich in gewissen Abständen, z. B. erfolgt bei Problemen automatisch der Griff zum Alkohol usw.
4. **Abhängigkeit:** Zunehmende körperliche oder psychische Gewöhnung führt zu Abhängigkeit. Dazu zählt die dauerhafte Problemlösung mit Alkohol oder Medikamenten.
5. **Suchtkrankheit:** Sucht beginnt, wenn das ganze Leben des Betroffenen von dieser Substanz beherrscht wird. Im Vordergrund steht die Beschaffung des Suchtmittels. Es gilt, Entzugserscheinungen zu vermeiden und die Sucht gegenüber anderen zu verheimlichen. Die Persönlichkeit verändert sich schleichend. Häufig gehen soziale Bedürfnisse und Aktivitäten zurück, es können Unzuverlässigkeit, Kritikschwäche oder Konzentrationsstörungen entstehen.

Alterstypologie

Den typischen Suchtkranken gibt es nicht. Jedoch hat sich in den letzten Jahren eine Alterstypologie der Suchterkrankungen herauskristallisiert, die auch sinnvoll erscheint, um pflegerische Maßnahmen zu planen.

Gruppe 1. Die alt gewordenen Abhängigen, die lange vor dem 60. Lebensjahr abhängig wurden, leiden meist unter großen körperlichen und psychischen Schädigungen. Zu dieser Gruppe gehören auch Menschen, die schon jahrelang süchtig sind, ohne sozial auffällig zu werden. Reduzieren sie jedoch ihren Konsum im Alter nicht, werden sie aufgrund der Toleranzminderung zu Abhängigen.

Gruppe 2. Ein anderer Personenkreis reagiert auf die im Alter auftretenden belastenden Situationen, wie Verlust von sozialen Rollen oder körperliche Beschwerden mit dem Griff zum Alkohol o.Ä.

Gruppe 3. Die dritte Gruppe sind Menschen, die über einen längeren Zeitraum abstinent waren (keine Suchtmittel konsumiert haben) und nun unter den Altersbelastungen rückfällig werden.

Pflege bei Suchterkrankungen

Prävention

Bei Suchterkrankungen im Alter sollte die Prävention im Vordergrund stehen. Pflegende sollten darauf achten, dass nicht leichtfertig Schmerz- oder Schlafmittel genommen werden. Sie sollten den alten Menschen helfen, andere Möglichkeiten als Alkohol oder Betäubungsmittel zu finden, um die innere Leere und Sinnlosigkeit zu füllen (**Abb. 1.535**).

Bestehende Abhängigkeit

Bei einer bestehenden Abhängigkeit ist die Behandlung schwierig. Alte, z.T. bewegungsbehinderte Menschen gehen so gut wie nie in Beratungsstellen für Suchtkranke. Es ist schwierig, alte Menschen zur Enthaltsamkeit zu motivieren. Für sie stellt sich die Frage, warum sie auf die entlastenden Medikamente verzichten sollten, warum sie Schmerzen aushalten oder einen Entzug über sich ergehen lassen sollten.

Entzug

Am Anfang jeder Suchtbehandlung steht der Entzug, also die Entgiftung des Körpers und damit die Befreiung von der physischen Abhängigkeit. Dieser sollte im Alter nur stationär durchgeführt werden, da zahlreiche Komplikationen auftreten können. Bei jedem Entzug kann es zu epileptischen Anfällen, zu Herzschwäche oder zum Delirium kommen. Bei alten Menschen können diese Begleiterscheinungen noch häufiger als bei jungen Patienten tödliche Folgen haben.

Entwöhnung

Die Entwöhnung kann nur mit therapeutischer Hilfe durchgeführt werden. Angebote für alte Menschen gibt es jedoch so gut wie nicht (Gehl 1995). Ein Entzug alleine kann aber keinem Suchtkranken helfen. Es müssen die hinter der Suchtkrankheit stehenden Sehnsüchte erfüllt werden (Grond 1994). Es gilt, dem alten Menschen zu helfen, einen Sinn zu finden, sich nicht selbst aufzugeben. Es muss eine Umgebung geschaffen werden, in der sich der alte Mensch wohl fühlt, wo er sich akzeptiert und anerkannt fühlt.

Begleiterscheinungen

Pflege von Suchtkranken bedeutet, die Begleiterscheinungen der Sucht zu verbessern. Dabei geht es insbesondere um: Depressionen, Suizidgefahr, Verwahrlosung, aggressives Verhalten, Demenz, körperliche Folgeerkrankungen, Folgen von Stürzen.

Beratung

Insbesondere in der ambulanten Altenpflege sollten auch Angehörige beraten und ihnen Beratungsstellen und andere spezialisierte Hilfen genannt werden. Partner oder Kinder leiden oft mehr unter der Abhängigkeit ihres Angehörigen als dieser selber. Ohne ihre Hilfe wird es auch der kranke Mensch nicht schaffen, sich von seiner Sucht zu befreien.

Wichtig ist es, das Thema Sucht in den Einrichtungen der Altenhilfe oder der Wohnung der Betroffenen nicht zu tabuisieren, aus Angst, dem Ruf des Hauses zu schaden. Vielmehr sollte sich das betreuende Team Hilfe suchen (z.B. bei der Bundeszentrale für gesundheitliche Aufklärung oder bei der Deutschen Hauptstelle gegen die Suchtgefahren), um dem alten Menschen helfen zu können.

Beispiel: Alkoholabhängigkeit und Entzug

Ursachen. Es gibt keine einheitliche Erklärung für das Entstehen einer Alkoholabhängigkeit, verschiedene soziale und psychische Faktoren werden dafür verantwortlich gemacht.

Symptome. Ständiges, zwanghaftes Verlangen nach Alkohol, verminderte Kontrollfähigkeit des Alkoholkonsums (mehr Alkohol als beabsichtigt), körperliche Entzugszeichen (s.u.) bzw. prophylaktischer Alkoholkonsum zu deren Vermeidung, Toleranzentwicklung (immer größere Mengen werden vertragen), Vernachlässigung anderer Interessen zugunsten des Alkoholkonsums, anhaltender Alkoholkonsum trotz Wissen um negative Folgen und Außer-Acht-Lassen gesellschaftlicher Trinkregeln sind die wichtigsten Symptome (**Abb. 1.536**).

Die Alkoholabhängigkeit kommt im Alter seltener (3 % der über 65-Jährigen) als in den jüngeren Altersgruppen (17 % der 20- bis 30-Jährigen) vor. Bei älteren Frauen lässt sich häufig eine unbewusste Alkoholabhängigkeit durch den regelmäßigen Genuss von alkoholhaltigen „Naturheilmitteln" (z.B. Klosterfrau Melissengeist) beobachten.

Komplikationen. Hierzu gehören z.B.:

- **Allgemein:** reduzierter Allgemeinzustand, gerötete Gesichtshaut, Schlaf- und Potenzstörungen, vermehrte Schweißneigung;
- **Nervensystem:** Korsakow-Syndrom (Verlust des Kurzzeitgedächtnisses, Orientierungsstörungen, Überspielen der Defizite mit erfundenen Geschichten), Wernicke-Enzephalopathie (Gangunsicherheit, Augenmuskellähmungen, Bewusstseinsstörungen), periphere Polyneuropathie;
- **Herz-Kreislauf-System:** Herzinsuffizienz durch toxische Herzmuskelschädigung, Bluthochdruck;
- **Blutsystem:** Mangel an roten Blutkörperchen durch gestörte Bildung (makrozytäre Anämie);
- **Stoffwechsel:** Durch wiederholte Pankreasentzündungen kommt es zum Erliegen der endo-

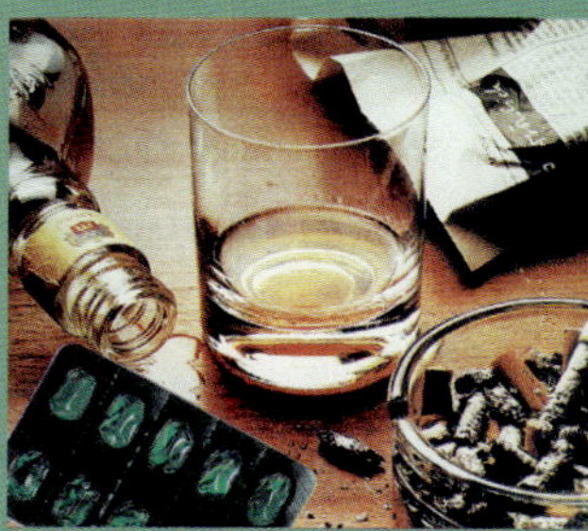

Abb. 1.535 Viele alte Menschen versuchen belastende Situationen, wie körperliche Beschwerden oder Verluste, durch Einnahme von Medikamenten oder Alkohol zu bewältigen (Haupt u.a. 2002).

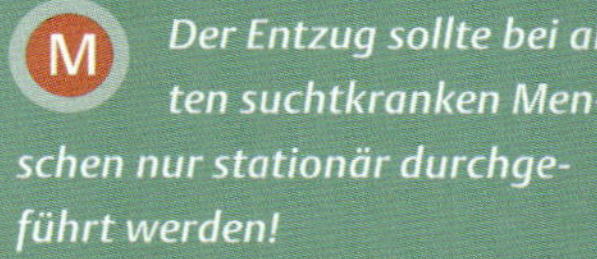

M *Der Entzug sollte bei alten suchtkranken Menschen nur stationär durchgeführt werden!*

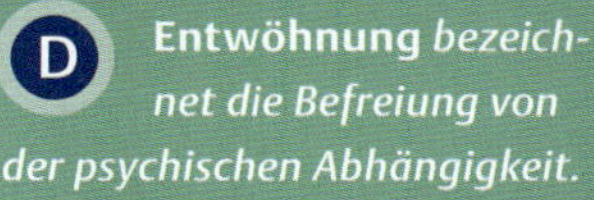

D **Entwöhnung** *bezeichnet die Befreiung von der psychischen Abhängigkeit.*

D **Alkoholabhängigkeit** *bezeichnet den dauerhaften Alkoholkonsum in großen Mengen mit Verlust der Kontrolle über den Alkoholkonsum sowie typischen psychischen, körperlichen und sozialen Folgeschäden.*

Periphere Polyneuropathie s.a. S. 441.

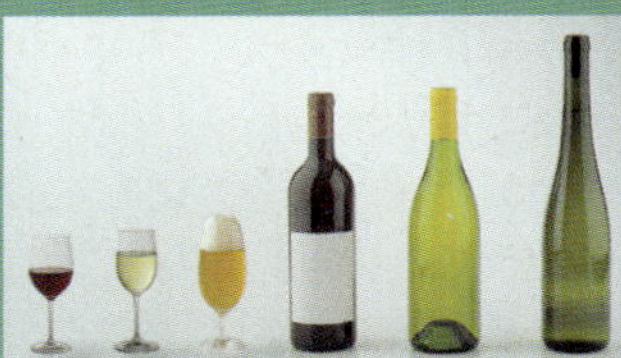

Abb. 1.536 Alkoholabhängigkeit kommt im Alter weniger häufig vor als in jüngeren Altersgruppen.

M *Ein Entzug alleine kann keinem Suchtkranken helfen, auf Dauer ohne ein Suchtmittel zu leben.*

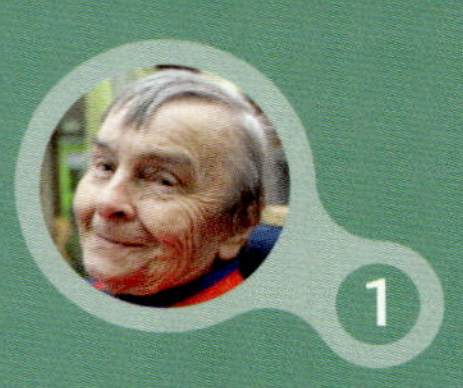

M *Das **akute Alkoholentzugsdelir** hat unbehandelt eine Sterblichkeit von 20 %.*

Akuter Verwirrtheitszustand s. a. S. 464.

D *Unter **Alkoholentzug** versteht man die abrupte Beendigung der Alkoholzufuhr zum Körper, die sowohl im Rahmen einer Entzugstherapie geplant als auch im Alter häufiger ungeplant bei Krankenhausaufenthalten oder schweren Krankheiten vorkommen kann.*

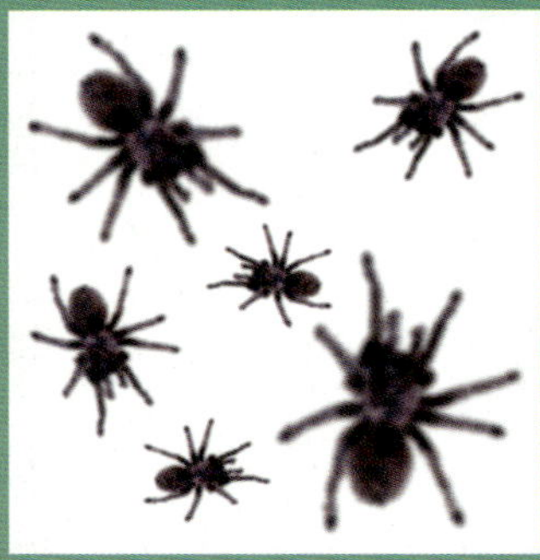

Abb. 1.537 Optische Halluzinationen, z. B. Spinnen an der Wand, bei einem Alkoholentzugsdelir.

P ***Pflege bei Alkoholentzug:***

- *raten Sie zum Alkoholentzug,*
- *führen Sie den Entzug nie eigenmächtig durch,*
- *benachrichtigen Sie den Arzt bei unbeabsichtigt auftretenden Entzugssymptomen,*
- *weisen Sie nach der Entgiftung auf Selbsthilfegruppen hin bzw. stellen Sie den Kontakt her,*
- *zeigen Sie Alternativen zum Trinken auf, z. B.:*
  - *Entspannungsübungen,*
  - *körperliche Betätigung,*
  - *geistige Anregung,*
  - *sinnvolle Beschäftigung, evtl. Übernahme von kleineren Diensten (handwerkliche, soziale).*

krinen (Insulin) und exokrinen (Bauchspeichel) Pankreasfunktion, mit schlecht einstellbarem sekundären Diabetes mellitus und Verdauungsproblemen;
- **Immunsystem:** generell geschwächtes Immunsystem, erhöhte Anfälligkeit für Tuberkulose, Lungen- und Gehirnhautentzündungen;
- **Magen-Darm-Trakt:** Erbrechen und Durchfall, Gastritis und Ulkuskrankheit.

Alkoholentzug

Verlauf. Für die Entzugstherapie bei älteren Alkoholabhängigen gelten prinzipiell dieselben Behandlungsgrundsätze wie bei jüngeren, entweder eine Vollabstinenz oder zumindest eine Verminderung der Rückfälle zu erreichen. Zumindest die *Entgiftungsphase* (ca. 1–2 Wochen) mit den massiven psychischen und organischen Entzugssymptomen sollte stationär in internistischen oder psychiatrischen Einrichtungen erfolgen. Die darauf folgende *Entwöhnungstherapie* (über mehrer Monate) kann auch ambulant durchgeführt werden. Ingesamt sind die Erfolgsraten der stationären Entwöhnungsbehandlungen bei älteren Patienten ähnlich günstig (bzw. ungünstig) wie bei jüngeren, nämlich zwischen 40 und 50 %. In der Praxis wird bei älteren Patienten selten eine Alkoholentwöhnungstherapie begonnen, im Vordergrund steht meist die Behandlung des akuten Alkoholentzugs-Syndroms.

Symptome. Die psychischen Krankheitszeichen entsprechen definitionsgemäß denen des akuten Verwirrtheitszustands, typisch sind hier die *optischen Halluzinationen* (**Abb. 1.537**).

Besonders schwerwiegend und oft lebensbedrohlich sind die zusätzlich auftretenden *vegetativen Entzugssymptome*. Schon früh fällt ein Zittern beim Abspreizen der Finger auf sowie Nesteln, Schweißausbrüche, Herzrasen, Durchfall und Erbrechen. Später kann es zu bedrohlichen Störungen im Herz-Kreislauf-System (Bluthochdruck, Herzrhythmusstörungen) und zu wiederholten, schweren epileptischen Anfällen kommen.

Therapie. Bei milderen Entzugsformen kommen *Distraneurin* (maximal 15 g/Tag) oder langwirksame *Benzodiazepine* (z. B. Tranxilium, max. 200 mg/Tag) zur Anwendung. Schwere Verläufe müssen intensivmedizinisch behandelt werden.

Beispiel: Medikamentenabhängigkeit und Entzug

Die Abhängigkeit von Medikamenten im Alter ist ein häufiges, aber wenig beachtetes Problem, ca. *75 % der Fälle betreffen Benzodiazepine*, bei den übrigen Fällen handelt es sich um Schmerzmittelabhängigkeit. 15 % aller über 70-Jährigen nehmen über einen längeren Zeitraum (mehr als 6 Monate) Benzodiazepine ein, in der Mehrheit Frauen.

Symptome. Die Symptome entsprechen denen der Alkoholabhängigkeit (s. o.), allerdings *fehlen hier körperlicher Verfall und sozialer Abstieg* weitgehend. Zwar ist die zeitlich begrenzte und überwachte Gabe von Benzodiazepinen bei Angstzuständen, Schlafstörungen und einer Reihe psychiatrischer Erkrankungen sinnvoll, meist wird aber durch die unkritische Verschreibungspraxis von Hausärzten dieses Abhängigkeitsproblem erst geschaffen.

Komplikationen. Durch die regelmäßige Einnahme von Benzodiazepinen (z. B. Valium) treten schon nach einigen Wochen Verwirrtheit, Aufmerksamkeits-, Konzentrations- und Gedächtnisstörungen, Tagesmüdigkeit, epileptische Anfälle, Gangstörungen und Stürze auf. Zu beachten ist, dass die meisten verwendeten Benzodiazepine lange Halbwertszeiten (Zeitraum bis zum Abbau des Wirkstoffs im Körper auf die Hälfte) bis zu 100 Stunden haben, die sich altersbedingt noch auf das bis zu 3-fache verlängern können.

Verlauf. Leider wird eine Entzugsbehandlung der Benzodiazepin-Abhängigkeit im Alter nur sehr selten begonnen, da der vermeintliche Nutzen der Medikamente für wichtiger als die unerwünschten Wirkungen angesehen wird. Im Vergleich zum Alkoholentzug ist der Benzodiazepinentzug langwieriger und kann über Wochen und Monate andauern. Zur Vermeidung von Krampfanfällen werden Antiepileptika gegeben und die Tagesdosis in kleinsten Schritten reduziert, trotzdem kann es zu massiven psychischen Entzugserscheinungen kommen. Diese reichen von quälender innerer Unruhe, psychischer Erregung, Herzrasen und Schweißausbrüchen bis hin zu Wahnvorstellungen oder Halluzinationen.

Prophylaxe. Die wichtigste Maßnahme zur Vermeidung der Benzodiazepin-Abhängigkeit ist die Änderung des unkritischen Umgangs von Ärzten und Pflegenden mit Benzodiazepinen, z. B. durch *zeitlich begrenzte Gabe* von kurz wirksamen Benzodiazepinen oder den Einsatz anderer Stoffgruppen oder Therapieformen.

Unterstützung schwerstkranker und sterbender Menschen bei spezifischen Problemen und Bedürfnissen

Pflegerische Unterstützung

Der Beginn und das Ende des menschlichen Lebens haben manche Gemeinsamkeiten. Ein Neugeborenes ist ganz und gar auf die behutsame und einfühlsame Pflege seiner Mutter, seiner Betreuerin angewiesen. Um leben zu können, braucht es die Zuwendung, das Angesprochenwerden.

Genauso tun einem Sterbenden alle die Verhaltensweisen gut, die wir am Anfang unseres Lebens brauchen: Berührung zusammen mit der menschlichen Stimme, Blickkontakt, eine freundlich zugewandte Mimik, ein bequemes Bett, etwas zu Trinken und zu Essen, gewaschen und gesäubert werden und die Sorge für Ruhe und Bequemlichkeit.

Pflege und Berührung

Einem sterbenden Menschen macht gerade sein Körper besonders viel Mühe, oft hat er Atemnot oder er leidet an einer zehrenden Krankheit (z.B. Krebs oder Aids). Gute Pflege hat deswegen eine große Bedeutung für den sterbenden Menschen.

Schwerkranke und Sterbende erleben unser Bei-ihnen-Sein, unser Dasein dann besonders intensiv und tröstend, wenn sie uns, unsere Hände spüren können.

Schmerzen

Schmerzen können unterschiedliche Ursachen haben. Fortgeschrittene Erkrankungen gehen oft mit starken Schmerzen einher. Sie machen dem Kranken seine Situation bewusst, werfen ihn auf seinen Körper zurück. Schmerzen zwingen ihn dazu, sich mit seinem Körper zu beschäftigen, sie rauben ihm die Kräfte, Abschied zu nehmen.

Der Kranke sollte so wenig wie möglich unter Schmerzen leiden müssen. In Absprache mit dem Arzt – hier sollten unbedingt die vorhandenen Schmerzambulanzen eingeschaltet werden – sind schmerzstillende Medikamente so zu dosieren, dass Schmerzen so weit wie möglich ausgeschaltet werden. Der Kranke bekommt den Medikamentencocktail regelmäßig und muss nicht um das schmerzstillende Mittel bitten. Die heute üblichen Kombinationen von Schmerz- und Beruhigungsmitteln lassen dem Sterbenden sein waches Bewusstsein. Auch bei großen Angstzuständen und starker innerer Unruhe kann auf Medikamente nicht verzichtet werden.

Körperpflege

Die tägliche Körperpflege ist besonders gewissenhaft und behutsam durchzuführen. Jede Bewegung ist für den Sterbenden anstrengend und kann Schmerzen verursachen. Sterbende schwitzen meist stark und leiden unter Körpergeruch. Mit einer sorgfältig durchgeführten Ganz- oder Teilwäsche kann ihnen Erleichterung verschafft werden. Auch das Einreiben mit erfrischenden Waschlotionen wird als angenehm empfunden.

Schwäche und Immobilität

Aufgrund von körperlicher Schwäche und Bettlägerigkeit kommt es zu einem Immobilitätssyndrom. Deshalb werden prophylaktische Maßnahmen zur Verhinderung von Dekubitus, Pneumonie, Kontrakturen, so weit möglich, in schonender Weise im Zusammenhang mit der Körperpflege durchgeführt.

Auch bereitet das unbewegliche Liegen den Sterbenden viele Schmerzen. Der Zeitpunkt für Lagern und behutsames Betten wird von ihnen selbst bestimmt, nicht von den Arbeitsplänen der Mitarbeiterinnen. Die Häufigkeit der Lageveränderungen und Pflegemaßnahmen wird auch von der Zumutbarkeit für die Sterbenden abhängig gemacht.

Der Lagewechsel sollte grundsätzlich von zwei Pflegepersonen durchgeführt werden. Die Wünsche und Bedürfnisse des Kranken werden beachtet. Ein erhöht gelagerter Oberkörper – von halbhoch bis zur sitzenden Position – erleichtert die Atmung und das Abhusten und wird als angenehm empfunden.

Kälteempfinden

Aufgrund der reduzierten Kreislauffunktion haben Sterbende kalte Extremitäten. Sie empfinden es oft als wohltuend, wenn Beine und Füße mithilfe einer leicht warmen Wärmflasche und/oder Socken warm gehalten werden.

Appetitlosigkeit

Die meisten Sterbenden möchten nichts mehr essen, sie haben keinen Appetit, oft ist ihnen auch übel. Manche Schwerkranken spüren, dass ihr Leben zu Ende geht, und möchten aus diesem Grund nichts zu sich nehmen. Ihnen sollte dann kein Essen aufgenötigt werden.

Sterbende, die essen möchten, sollten Wunschkost bekommen, auch wenn sie von dem speziell für sie zubereiteten Gericht nur zwei oder drei Häppchen essen. Das Angebot von Lieblingsspeisen in mundgerechten Portionen und kleinen phantasievollen Desserts können Freude bereiten, ebenso wie der kleine Schluck eines geliebten Likörs.

Mundtrockenheit

Im Endstadium haben Sterbende häufig Schluckprobleme und lehnen das Trinken ganz ab. Meistens atmen sie mit offenem Mund, und die Folge ist eine

D ***Sterbende** sind Personen, bei denen die Krankheit oder die Folgen der traumatischen Schädigung irreversibel sind und trotz Behandlung in absehbar kurzer Zeit zum Tod führen werden. Die Feststellung erfolgt durch den Arzt aufgrund der klinischen Zeichen.*

M *Pflege hat in der Begleitung Sterbender einen ganz hohen Stellenwert. Pflegen, Berühren, Streicheln ist eine besonders liebevolle Art der Zuwendung, die der Schwerkranke „lebens-not-wendend“ braucht.*

M *Die **wesentlichsten Bedürfnisse Sterbender** sind: Möglichst schmerzfrei zu sein, gut zu liegen, sich sauber zu fühlen, keinen Durst zu haben und einen Menschen an ihrer Seite, der einfach da ist, der sie streichelt und berührt.*

Schmerztherapie s. a. S. 54.

M *Nicht die technisch perfekte **Lagerung** ist das Ziel, sondern die subjektiv als angenehm empfundene Lage. Es zählt zu den wichtigsten, aber schwierigsten Pflegetätigkeiten, es dem Sterbenden bequem zu machen.*

M *Zur Sterbebegleitung gehört eine professionelle Schmerztherapie, wie sie in der Hospizarbeit als Grundvoraussetzung für eine gute Sterbebegleitung gefordert wird.*

M *Eine regelmäßige, spezielle **Mundpflege** ist beim Sterbenden sehr gewissenhaft durchzuführen. Gute Mundverhältnisse sind die Voraussetzung für genügend Speichel, das Kauen, das Schlucken und nicht zuletzt für das Sprechen.*

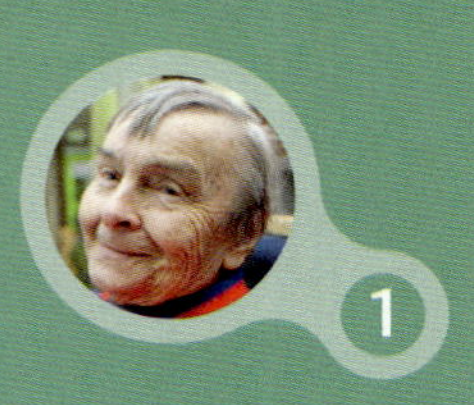

Austrocknung der Mundschleimhaut. Eine trockene Zunge wird erfahrungsgemäß schnell borkig und bereitet große Schmerzen. Fehlende Kautätigkeit führt zu Parotitis und Soorbelag auf der Zunge.

Maßnahmen zur Linderung von Mundtrockenheit und Durst. Folgende Maßnahmen sind sinnvoll:

- Lieblingsgetränke anbieten oder mit einem Teelöffel geben (evtl. gekühlt, auch Wein, Bier usw.),
- leicht säuerliche Getränke anbieten, die die Speichelsekretion anregen, z. B. verschiedene Früchtetees, Sekt, Mineralwasser (evtl. mit einigen Spritzern Zitronensaft),
- kleine Stücke von frischen Früchten abbeißen oder lutschen lassen,
- einen in Flüssigkeit getränkten Pflaumentupfer zum Aussaugen reichen,
- Getränk in einer Babyflasche anreichen,
- Mund häufig ausspülen lassen,
- zerstoßenes Eis in feuchte Gaze wickeln und in den Mund legen,
- mit einer Pipette tropfenweise Flüssigkeit auf die Lippen und auf die Zunge träufeln,
- Zunge, Gaumen und Wangentaschen mit feuchtem Tupfer vorsichtig auswischen,
- Lippen pflegen.

P **Vorsicht** *bei der Verwendung von säurehaltigen Produkten, wenn Schleimhautdefekte vorhanden sind, die dadurch gereizt werden und schmerzen können!*

M *Bei all diesen Maßnahmen ist wichtig, dass sie für die Betroffenen angenehme Gefühle auslösen und zum Wohlbefinden beitragen.*

Infundieren von Flüssigkeit. Auch bei sterbenden Menschen ist die Basisversorgung sicherzustellen, wozu das Stillen von Hunger- und Durstgefühlen gehört. In der Sterbephase sind wegen veränderter physiologischer Zustände die Gefühle von Hunger und Durst allerdings vielfach verringert oder nicht mehr vorhanden. Deshalb ist eine künstliche Zufuhr von Flüssigkeit und Nahrung in der Sterbephase nicht mehr angezeigt.

Wenn nach ärztlicher Anordnung erforderliche Flüssigkeit per Sonde oder Infusion zugeführt wird, ist auf Reaktionen wie Erbrechen, verstärkte Atemnot, vermehrtes Absetzen von Bronchialschleim und andere Symptome zu achten, um ggf. die Menge der Infusionsflüssigkeit zu reduzieren oder die Infusion ganz abzustellen.

M *Auf jeden Fall muss bei einer Entscheidung für oder gegen eine künstliche Ernährung der Wille der betroffenen Person respektiert werden.*

Erschwerte Atmung

Wenn jeder Atemzug eine Anstrengung bedeutet und Atemnotanfälle auftreten, löst dies Angst aus. Es gelingt, die Spirale von „Atemnot – Angst – noch mehr Atemnot – noch mehr Angst" zu durchbrechen, wenn die Begleitpersonen Ruhe bewahren und für frische Luft sorgen. Durch eine atemerleichternde Oberkörper-Hochlagerung kann Linderung erreicht werden. Bei Bedarf wird der Arzt ein beruhigendes Medikament verabreichen oder die Schmerzmedikation (z. B. Morphindosis) erhöhen.

Wenn der Sterbende keine Kraft mehr zum Abhusten hat, sammelt sich in den Luftwegen viel Schleim. Dieser Schleim muss aus dem Rachenraum abgesaugt werden. Der Kranke kann auch auf der Seite gelagert werden, sodass der Schleim aus dem offenen Mund herausfließen kann. Durch Medikamente (z. B. Scopolaminpflaster) kann die Schleimabsonderung gehemmt werden.

Obstipation

Durch Bewegungs- und Flüssigkeitsmangel, aber auch durch jahrelangen Abführmittelmissbrauch kann es zur Obstipation kommen. Auch durch Schmerzbehandlung mit Opiaten werden Verstopfungen hervorgerufen. Bei allen Kranken, die nicht unmittelbar im Sterben liegen, wird auf Darmentleerung etwa alle 2–3 Tage geachtet. Kranken, die Opiate bekommen, wird gleichzeitig ein orales Abführmittel verabreicht.

Nach einer rektalen Untersuchung können dann Abführzäpfchen, Klysmen oder abführende Einläufe – auf ärztliche Anordnung – verabreicht werden.

Geruchsempfindlichkeit

Manche Kranken reagieren sensibel auf Gerüche von Speisen, Parfüm, Zigaretten, Schweiß, teilweise sogar mit Übelkeit und Erbrechen. Es kann vorkommen, dass der Kranke die Pflegeperson wegschickt mit der Aussage „Ich kann den Zigarettengeruch an Ihnen nicht ertragen." Die Anwendung von ätherischen Ölen und Duftlampen sollte nur auf Wunsch des Kranken erfolgen.

Fehlende Orientierung und Unruhe

Infolge des vielen Schlafens verlieren Sterbende oft jedes Zeitgefühl. Nachfragen, welche Tages- oder Jahreszeit ist, haben aber nichts mit geistiger Verwirrung zu tun. In den letzten Stunden ihres Lebens sind Sterbende oft gedanklich in einer „anderen Welt". Sie sprechen Personen an, die nicht anwesend sind, und von denen Angehörige sagen, dass es der Name der Mutter oder von anderen nahestehenden bereits verstorbenen Personen sei.

Zeichen der inneren Unruhe sind sog. „Nestelbewegungen", suchende Bewegungen mit den Händen auf der Bettdecke. Wenn eine Person mit dem Sterbenden spricht oder am Bett sitzt, hören diese Bewegungen meistens auf.

In den letzten Stunden äußern Sterbende oft den Wunsch nach mehr Licht. Das Zimmer sollte deshalb auch in der Nacht gut beleuchtet sein.

Man kann immer wieder beobachten, dass sich ein Sterbender kurz vor dem Tod besser fühlt, er wacher wird und auflebt; es ist wie ein „letztes Aufblühen aller Kräfte".

Zuwendung und Nähe

Viele Sterbende haben ein großes Bedürfnis nach liebender Nähe und Zuwendung. Sie sollten nie über längere Zeit allein gelassen werden. Angehörige und Freunde dürfen diese Aufgabe nicht nur den Pflegenden überlassen. Gesten der Zuwendung, wie die Hand halten, über Stirn und Wange streicheln und jede Art von Hautkontakt vermitteln dem Kranken das Gefühl, nicht allein zu sein.

Es ist die Aufgabe der Begleitperson, einfach da zu sein, auch wenn nichts zu tun ist oder nichts getan werden kann. Schwerkranke brauchen vielfach nur die wortlose Zuwendung. Sie müssen die Bereitschaft spüren, bei ihm in seinen Ängsten und Sorgen auszuhalten. Das ist für viele Begleiter nicht selten sehr belastend. Weil sie nichts tun können, fühlen sie sich hilflos. Manche Helfer geraten dann in eine Betriebsamkeit, die den Sterbenden belastet.

Wahrheit und Ehrlichkeit

Sterbende spüren, wie es um sie steht, sie wissen, dass sie sterben müssen, auch wenn nicht offen darüber geredet wird. Versteckspielen und/oder die Wahrheit verheimlichen, belastet den Sterbenden sehr. Er wünscht sich, mit den Menschen, die ihm nahe stehen, über sein bevorstehendes Sterben reden zu können. Einfühlsame Begleiterinnen finden die richtigen Worte. Sterbende nehmen sehr viel mehr aus ihrer Umwelt wahr, als durch ihre Reaktionen deutlich wird.

Realitätsarbeit

Wünsche, die Sterbende haben, sollten, wenn irgend möglich, erfüllt werden. Das gilt vor allem dann, wenn sie Verwandte oder Freunde zu sehen wünschen oder von bestimmten Situationen Abschied nehmen möchten. Wenn der Sterbende bereit ist, Realitätsarbeit zu leisten, d. h. ganz bewusst vom Leben Abschied zu nehmen und auf seinen Tod hin zu leben, so braucht er jede nur mögliche Unterstützung. Besondere Beachtung erfordern seine Wünsche, unbereinigte Situationen in Ordnung zu bringen, nach Versöhnung, nach Beichte und Absolution. Es geht darum, dem Sterbenden zu helfen, sein Leben zu beenden, damit er in dem Glauben, in dem er gelebt hat, oder mit der Weltanschauung, die für ihn wichtig war, sterben kann.

Selbstbestimmung und Hilflosigkeit

Hilflosigkeit und Abhängigkeit kennzeichnen die letzten Lebenstage. Es ist die Aufgabe und Pflicht der Pflegenden, alles zu tun, um die Selbstbestimmung von Sterbenden aufrechtzuerhalten. Vor allem Personen, die sich nicht mehr äußern können, sind in der Gefahr „entmündigt" zu werden. Beobachtung von Gesichtsausdruck, Mimik und Gestik und anderen nonverbalen Äußerungen sind wichtig, um auf Wünsche und Bedürfnisse angemessen eingehen zu können.

Gespräche mit Sterbenden

Sterbende brauchen das Gespräch. Begleiter haben oft große Ängste vor dem Reden mit schwerkranken Menschen. Viele wünschen sich Rezepte oder Regeln für ein solches Gespräch.

Dies klingt sehr einfach, ist aber deshalb sehr schwer, weil wir damit auf unsere eigene innere Unruhe, auf unsere Ängste zurückgeworfen werden. Wir spüren unsere Hilflosigkeit und unsere Ohnmacht im Angesicht des Todes. In dieser Situation ist weniger wichtig, was wir sagen, jetzt zählt vor allem, wer wir sind. Daher bedeutet Sterbebegleitung immer auch eine Auseinandersetzung mit sich und dem eigenen Sterben.

Hand halten. Sterbende sind mit ihrer physischen Existenz im Übergang, im Aufbruch, an einer Grenze, an der das Wahrnehmenkönnen eine ganz andere Dimension erreicht. So hören Sterbende sehr gut, auch wenn sie vorher schwerhörig waren. Über die Art, wie wir sie berühren, spüren Sterbende, was wir ihnen wirklich sagen wollen, sie spüren unsere echte Zuneigung oder unsere Ablehnung. Daher ist die Geste des Handhaltens eine wichtige Hilfe zum Verstehen, zum Kommunizieren (**Abb. 1.538**).

Aktiv zuhören. Die Art, wie wir zuhören, gibt dem Sterbenden das Wissen, ob er über alles, was ihn quält und ängstigt, reden kann. Sterbende spüren deutlich, was mit ihnen vorgeht. Wenn sie trotzdem nicht von ihrem bevorstehenden Tod reden, reagieren sie damit i.d.R. auf ihre Umgebung, die ihnen unbewusst vermittelt, dass sie, die Angehörigen und Begleiter, selber Angst haben, über dieses Thema zu sprechen. Für den Sterbenden ist aber nichts so wichtig, wie offen über seinen bevorstehenden Tod reden zu können. Im Gespräch kann er seine Gefühle verarbeiten und bewusst Abschied nehmen und loslassen (**Abb. 1.539**).

Sprache der Sterbenden

Das Gespräch mit Sterbenden erfordert ein hohes Maß an Aufmerksamkeit und Achtung vor dem, was Schwerkranke sagen oder erzählen. Von Begleitern ist häufig zu hören, der Sterbende wolle gar nicht über seinen bevorstehenden Tod reden. Das mag in dieser Direktheit stimmen, doch beim genauen Hinhören, beim Achten auf symbolische Aussagen und Berichte von Träumen, können oft viele Ansätze zum Reden über sein Sterben entdeckt werden. Wenn Begleitpersonen diese nicht verstehen und vielleicht sogar noch verächtlich als „Spinnerei" abtun, wird der Sterbende verstummen.

Manchmal sind die Aussagen von Sterbenden für die Begleitpersonen nicht nachvollziehbar, weil sie außerhalb der für uns wahrnehmbaren Wirklichkeit liegen. Sie dürfen dem Kranken nicht ausgeredet oder verächtlich kommentiert werden, sie gehören in sein Sterbeerleben hinein und helfen, die Angst vor dem Unbekannten und Fremden zu mindern.

M *Sterbebegleitung bedeutet, die eigene Hilflosigkeit aushalten können.*

M *Im Sterbezimmer sollte nie über den Kranken oder über die Situation nach seinem Sterben geredet werden. Angehörige und Besucher müssen deutlich darauf aufmerksam gemacht werden, dass nicht über Dinge geredet werden darf, die man dem Sterbenden nicht direkt sagen würde.*

M *Im Sterbezimmer nicht flüstern oder tuscheln, das verunsichert den Kranken. Das Hören ist der Sinn, der am längsten wahrnehmen kann.*

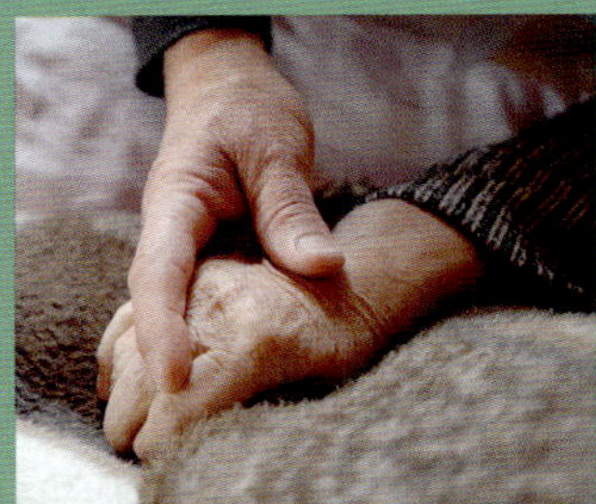

Abb. 1.538 „Halte meine Hand, so kann ich spüren, dass du da bist."

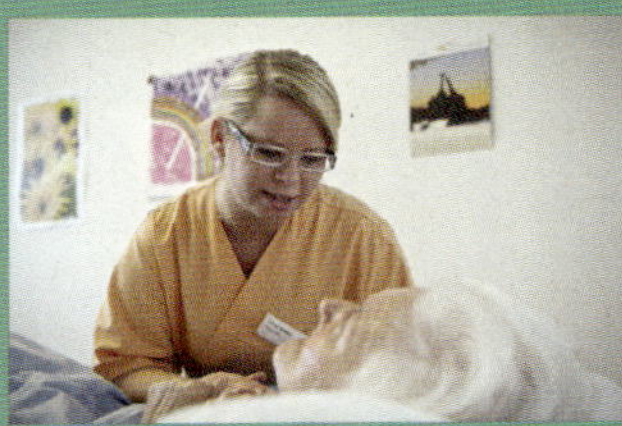

Abb. 1.539 Sterbende brauchen das Gespräch

M *Die beste Regel heißt: Sei einfach ganz da, sitze still, habe kein Ziel, zu dem hin du das Gespräch lenken möchtest, höre den ausgesprochenen oder oft nur zu erahnenden Gedanken des Sterbenden zu.*

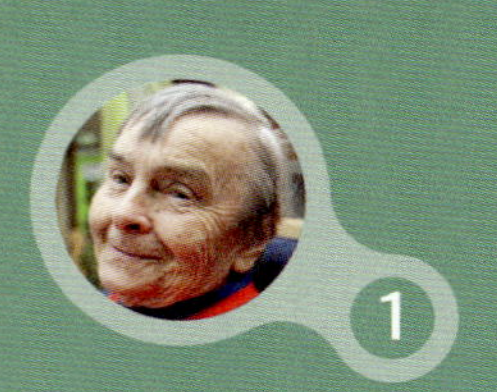

Umfeld des Sterbenden und die Begleitung der Angehörigen

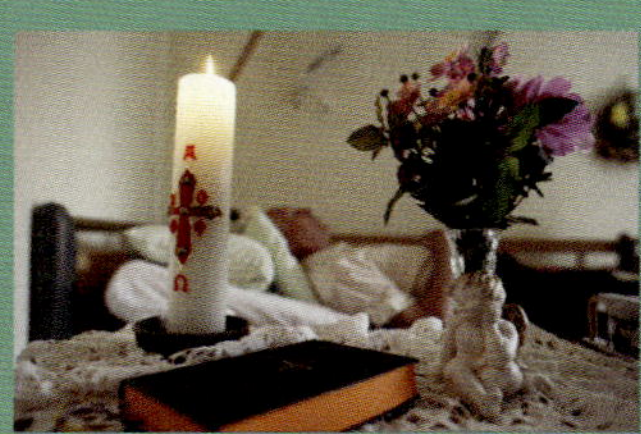

Abb. 1.540 Die Umgebung des Sterbenden sollte ein Gefühl der Geborgenheit und Wertschätzung vermitteln.

M *Alle Maßnahmen orientieren sich an der Biografie und an den Wünschen des alten Menschen.*

P *Reden Sie in Gegenwart eines* **Menschen im Koma**, *wie Sie mit ihm reden würden, wenn er bei Bewusstsein wäre, denn er hört alles was Sie sagen. Wenn Sie oder Angehörige dem Sterbenden noch etwas Wichtiges mitteilen möchten, sagen Sie es ihm ruhig. Es ist keinesfalls zu spät für ein liebevolles Wort, ein Dank, ein Segenswort.*

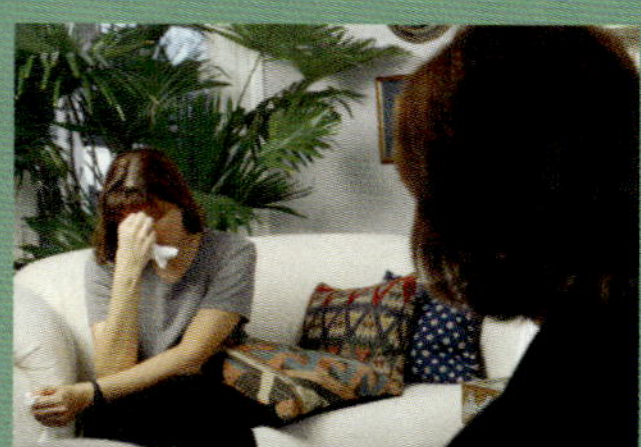

Abb. 1.541 Zur Begleitung der Angehörigen gehört, dass man ihnen die Gelegenheit gibt, über ihre Ängste und Probleme zu reden

M *Im Zimmer des Sterbenden brauchen die Angehörigen bequeme Sitzgelegenheiten, auch sollte ihnen immer wieder ein Getränk und ein kleiner Imbiss angeboten werden.*

Umfeld des Sterbenden

Der Sterbende erlebt trotz scheinbarer Teilnahmslosigkeit die Stimmung seiner Umgebung sehr deutlich. Er braucht vor allem menschliche Wärme und Zuwendung, aber auch einen Ort, der Ruhe und Geborgenheit vermittelt. Die Fremdheit und Anonymität von Institutionen wirken auf den Schwerkranken sehr belastend.

Kalte Sauberkeit, farblose Sterilität oder Unordnung, Hektik, Lärm und ständiges Herumhantieren verstärken die Ängste und das Gefühl des Verlassenseins. In vielen Fällen ist es nicht möglich, zu Hause zu sterben; es ist aber möglich, die Umgebung des Sterbenden so zu gestalten, dass er sich nicht abgeschoben und allein gelassen fühlt. Er soll erleben können, dass er im Mittelpunkt der Aufmerksamkeit steht – das beruhigt und tröstet.

Kriterien für die Gestaltung des Umfeldes von Sterbenden im Altenpflegeheim

Folgende Kriterien sollten beachtet werden (**Abb. 1.540**):

- Der sterbende alte Mensch, der im Heim seine letzte Wegstrecke erlebt, soll in dem ihm vertrauten Zimmer bleiben können. Nach Absprache kann evtl. der Mitbewohner für diese Zeit in ein anderes Zimmer verlegt werden.
- Die Dinge, die dem Kranken wichtig sind, werden so in seine Nähe gestellt, dass er sie ohne Anstrengung sehen oder nach ihnen greifen kann.
- Das Zimmer sollte hell und geräumig sein, sauber und aufgeräumt. Es sind bequeme Sitzgelegenheiten für die Angehörigen und Begleitpersonen vorhanden.
- Für manche Sterbenden ist ein christliches Symbol, ein siebenarmiger jüdischer Leuchter oder ein anderes Symbol entsprechend der Religionszugehörigkeit, oder ein vertrautes Bild in Sichtweite meist eine Hilfe.
- Frische Blumen und Kerzen vermitteln eine Atmosphäre der Geborgenheit und geben das Gefühl der Wertschätzung und Aufmerksamkeit.
- Frische Luft ist sehr wichtig, Zugluft ist zu vermeiden.

Störende und belastende Einflüsse. Ein Sterbender nimmt das, was in seiner Umgebung geschieht, oft besonders intensiv wahr, ohne dass er darauf reagieren kann. Aus diesem Grund sollte besonders behutsam darauf geachtet werden, störende Einflüsse zu vermeiden. Zu solchen belastenden Dingen gehören z. B.:

- grelles und blendendes Licht ebenso wie absolute Dunkelheit,
- lautes oder flüsterndes Sprechen,
- Gespräche über den Sterbenden unter der Annahme, dass dieser nichts hört,
- Angehörige, die unbeherrscht weinen oder schreien,
- Besucher, die nur aus Neugierde kommen oder den Sterbenden belasten,
- Angehörige und Pflegende, die sich in dem, was und wie sie mit dem Sterbenden reden, widersprechen oder seinen Fragen ausweichen.

Manche Menschen fallen in den letzten Tagen in ein Koma. Aus vielen Befragungen von Menschen, die klinisch tot waren und wiederbelebt wurden, wissen wir, dass der Mensch, auch wenn er von uns aus gesehen nicht bei Bewusstsein ist, alles hört. Der Hörsinn ist der letzte Sinn der schwindet.

Begleitung der Angehörigen

Für den Sterbenden und seine Angehörigen ist wichtig, dass sie den Prozess des Sterbens gemeinsam erleben können. Das bedeutet, dass auch die Angehörigen in die Zuwendung der Pflegeperson eingeschlossen sein sollten. Findet das Sterben im Heim oder im Krankenhaus statt, hilft es ihnen, wenn sie zum Dableiben ermuntert werden, wenn sie sich nicht selbst überlassen bleiben und sie auch einmal außerhalb des Sterbezimmers über ihre Ängste und Probleme reden können (**Abb. 1.541**).

Manchmal besteht zwischen den Pflegepersonen und den Angehörigen ein unausgesprochenes Spannungsverhältnis, und oft haben Angehörige unbewusste Schuldgefühle, weil sie die Mutter oder den Vater zur Pflege ins Heim geben mussten. Es ist in solchen Fällen möglich, dass sie die Pflege und Betreuung im Heim sehr kritisch beobachten und besondere Ansprüche an die Mitarbeiter stellen.

Die Pflegenden ihrerseits können darauf mit offenen oder versteckten Aggressionen reagieren und eine helfende Begegnung blockieren. Damit solche Schwierigkeiten nicht zu Lasten des Sterbenden gehen, sollte eine Pflegeperson die Begleitung des Sterbenden übernehmen, die frei von solchen Belastungen ist. Hilfreicher ist es, über Konflikte offen zu reden und sie auszuräumen.

In der häuslichen Umgebung sind die Angehörigen diejenigen, die die Pflege des Sterbenden übernehmen. Die Altenpflegerin hilft bei der fachgerechten Pflege und unterstützt die Angehörigen so weit wie möglich bei der Bewältigung der psychischen Probleme.

Häufig benötigen Angehörige auch nach der Bestattung die Begleitung der Altenpflegerin. Es ist gut, wenn sie sich dafür Zeit nehmen kann, um mit den Angehörigen über den Verstorbenen zu reden und ihnen auf diese Weise zu helfen, den Trauerprozess positiv zu bewältigen.

Was sind Notfallsituationen?

Notfallsituationen treten plötzlich und unerwartet auf (**Abb. 1.542**). Sie „reißen" nicht nur die betroffene Person, sondern auch die Pflegepersonen aus der Routine des Alltags. Notfälle erfordern ein plötzliches Umdenken und Einsteigen in neue Handlungsmuster, wobei sich Pflegende nicht nur um den Notfallpatienten kümmern müssen, sondern gleichzeitig noch die Sorge um die Mitbewohner besteht, die durch ungewohnte Abläufe häufig verunsichert und ängstlich sind. Jede Notfallsituation stellt eine hohe psychische Belastung für alle Beteiligten dar.

Störungen der Vitalfunktionen

Störungen der Vitalfunktionen können eingeteilt werden in (**Abb. 1.543**):
- Störung des zentralen Nervensystems,
- Störung des Herz-Kreislauf-Systems,
- Störung des Atemsystems.

Störung des zentralen Nervensystems

Zeichen einer Störung des zentralen Nervensystems sind:
- Benommenheit,
- akute Verwirrtheit,
- plötzliche Lähmungen,
- verwaschene Sprache,
- Bewusstlosigkeit.

Störung des Herz-Kreislauf-Systems

Zeichen einer Störung des Herz-Kreislauf-Systems sind:
- Engegefühl in der Brust,
- Schmerzen in Brust und Bauchraum,
- Veränderung des Pulses: Bradykardie, Tachykardie, Arrhythmie,
- Veränderung der Hautfarbe: Blässe, Grauverfärbung, Zyanose,
- Kaltschweißigkeit,
- Störungen des Bewusstseins.

Störung des Atemsystems

Zeichen einer Störung des Atemsystems sind:
- angestrengte Atmung,
- schwache Atmung,
- Atemgeräusche,
- Veränderung der Hautfarbe: Zyanose.

Organisatorische Notfallplanung

Für Pflegende ist Hilfestellung im Notfall nicht nur eine rechtliche und sittliche Pflicht, sondern vielmehr ein Teil ihres Berufsbildes.

Viele ältere Menschen entscheiden sich für „betreutes Wohnen" oder die Aufnahme in stationäre Einrichtungen, um speziell im Notfall gut und richtig versorgt zu sein. Daher sollten sich Pflegende rechtzeitig darüber informieren, welche Vorstellungen der alte Mensch für einen evtl. eintretenden Notfall hat. Es sollte darüber eine sorgfältige Dokumentation erfolgen. Ist der alte Mensch dazu nicht mehr in der Lage, ist es notwendig, dass Angehörige oder der Betreuer sowie der Hausarzt vor Eintritt eines lebensbedrohlichen Zustandes hinzugezogen werden.

Um im Notfall richtig und umsichtig reagieren zu können, sollte sich jede Pflegeperson mit dem möglichen Eintritt einer Notfallsituation intensiv und immer wieder neu auseinandersetzen.

In jeder neuen Einrichtung sollte nach dem Notfallstandard gefragt werden. Hier sind üblicherweise die haustypischen Verfahrensweisen festgelegt. Ebenso sollten Standort und Inhalt des Notfallkoffers bekannt sein und ein sicherer und schneller Umgang mit den verfügbaren Geräten des Hauses gewährleistet sein. Hält die Einrichtung einen Beatmungsbeutel (Ambu-Beutel) oder einen Frühdefibrillator bereit, sollten sich Pflegende einweisen lassen. Auch sollten sie sich die Frage stellen, wie es mit ihrem Fachwissen in Erster Hilfe steht. Liegt vielleicht der letzte „Erste-Hilfe-Kurs" zwei Jahre oder länger zurück, sollte eine erneute Schulung erfolgen und auch mit dem Arbeitgeber darüber gesprochen werden.

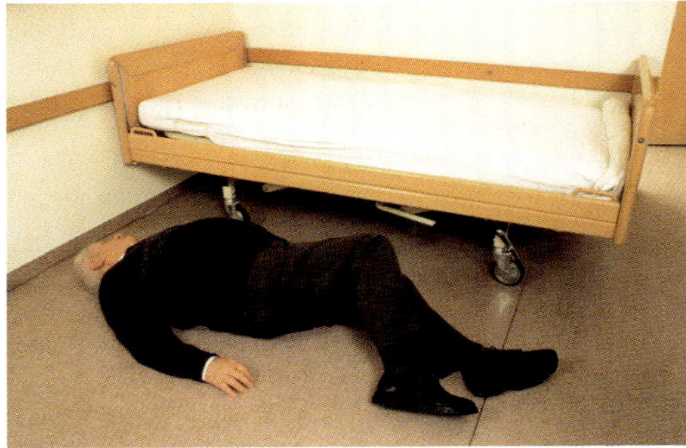

Abb. 1.542 Notfallsituationen treten unerwartet auf.

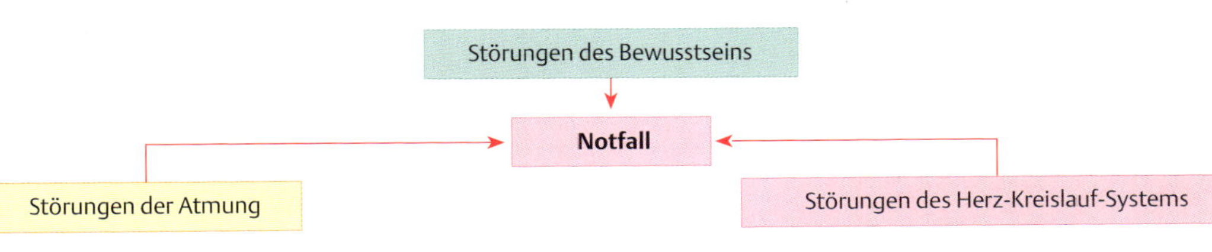

Abb. 1.543 Notfall.

D *Ein **Notfall** in der Altenpflege liegt dann vor, wenn ein alter Mensch unvermutet und akut über intensive Beschwerden klagt oder sich plötzlich nicht mehr verständlich machen kann, weil die lebenswichtigen Körperfunktionen (Vitalfunktionen) gestört sind oder eine Störung bevorsteht.*

M *Nur wer gut vorbereitet ist, kann in Notfallsituationen sicher und verantwortungsvoll handeln.*

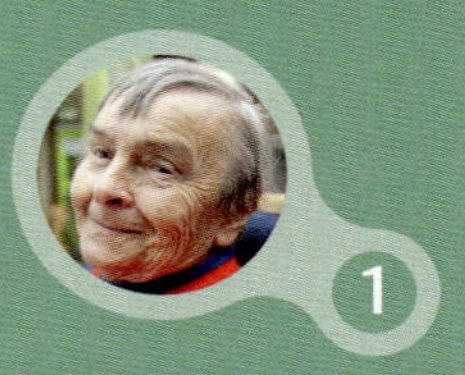

M *Bei Bewusstlosigkeit erschlafft die Muskulatur. Die Zunge kann nach hinten fallen und dabei die Atemwege verschließen. Wichtige Schutzreflexe wie z. B. der Hustenreflex können ausfallen, sodass z. B. Erbrochenes in die Atemwege gelangen und zum Ersticken führen kann.*

P *Die **stabile Seitenlage** kann auch im Bett durchgeführt werden: Vorher Kopfteil flach stellen, Kopfkissen entfernen, alten Menschen seitlich verlagern, in die stabile Seitenlage bringen und zudecken.*

Wie verhalte ich mich in Notfallsituationen?

Grundverhaltensweisen zur Bewältigung von Notfallsituationen

Folgende Verhaltensweisen sollten in Notfallsituationen befolgt werden (**Abb. 1.544**):

- ruhig bleiben und Ruhe ausstrahlen,
- Hausnotruf über die hausinterne Klingel auslösen,
- Hilfe und Notfallkoffer anfordern,
- den betroffenen Menschen nicht alleine lassen,
- wann immer möglich, Mitbewohner bitten, den Raum zu verlassen oder versuchen den Menschen abzuschirmen,
- sich einen Überblick verschaffen,
- Aufgaben wie z. B. die Alarmierung des Rettungsdienstes an Kollegen delegieren,
- lebensrettende Sofortmaßnahmen einleiten,
- Erste Hilfe leisten,

Überblick verschaffen

Um sich einen Überblick zu verschaffen, sollte Folgendes geprüft werden:

- Ist das Bewusstsein vorhanden?
- Ist die Atmung vorhanden?
- Sind Bewegungs- und Lebenszeichen sichtbar?
- Ist der Puls tastbar?
- Sind Verletzungen, abnorme Lage von Extremitäten oder Blutungen sichtbar?
- Sind Anzeichen eines Schockes vorhanden?
- Gibt es Hinweise auf den Unfallhergang?
- Gibt es Hinweise auf die Notfallursache?

Bewusstseinslage prüfen. Der alte Mensch sollte mehrmals laut mit Namen angesprochen und dabei auch angefasst werden. Das Vorliegen einer Schwerhörigkeit oder Taubheit sollte bedacht werden. Reagiert der Betroffene nicht, ist er bewusstlos.

Lebensrettende Sofortmaßnahmen einleiten

Fremdkörper entfernen. Sichtbare Fremdkörper aus dem Mund wie z. B. lockere Zahnprothesen oder sichtbare Speisereste werden entfernt.

Kopf überstrecken. Der Kopf wird nach hinten überstreckt und der eigene Kopf über den Kopf des Betroffenen geneigt. Dabei wird auf den Brustkorb geblickt: Bei vorhandener Atmung ist das Heben und Senken des Brustkorbes sichtbar, der Atemstrom an der Wange fühlbar und evtl. Atemgeräusche hörbar.

Stabile Seitenlage. Wird festgestellt, dass der Betroffene atmet, wird er unverzüglich in die stabile Seitenlage gebracht. Dabei muss darauf geachtet werden, dass der Mund die tiefste Stelle des Kopfes und geöffnet ist (**Abb. 1.545**).

Beatmung. Atmet der alte Mensch nicht, wird 2-mal entweder Mund zu Mund oder Mund zu Nase beatmet. Erneut werden die Lebenszeichen und der Puls an der A. carotis überprüft.

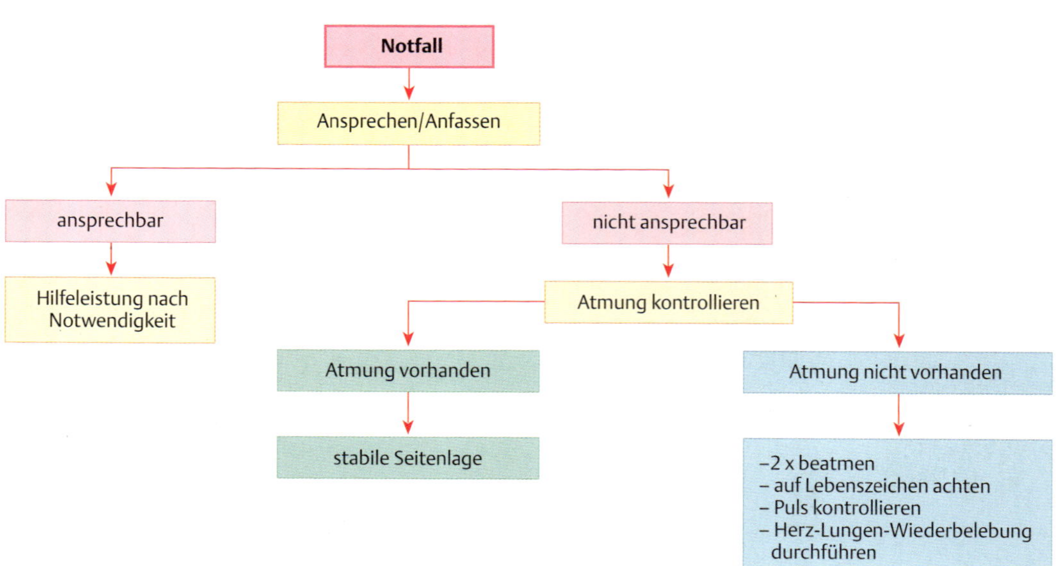

Abb. 1.544 Grundverhalten in Notfallsituationen.

Herz-Lungen-Wiederbelebung. Sind keine Atmung und keine Lebenszeichen wie Bewegungen, Schlucken, Husten erkennbar, wird der Mensch auf eine feste Unterlage gebracht (z. B. mit dem Rettungsgriff vom Bett oder aus dem Rollstuhl heraus auf den Boden, **Abb. 1.546**) und mit der Herz-Lungen-Wiederbelebung begonnen (s. unten).

Erste-Hilfe-Maßnahmen durchführen

Zu diesen Maßnahmen gehören:
- alten Menschen und seine Umgebung beruhigen,
- gewünschte Lagerung unterstützen,
- Wärmeverlust vermeiden,
- beim Erbrechen unterstützen,
- Wunden versorgen,
- Vitalzeichen, Blutzucker usw. kontrollieren.

Weitere wichtige Maßnahmen bis zum Eintreffen des Rettungsdienstes

Weitere wichtige Maßnahmen sind:
- Schicht/Bereichsleitung oder Pflegedienstleitung informieren,
- Haus- und Wohnungstür öffnen,
- evtl. Einweiser organisieren, Rezeption informieren,
- Fahrstuhl bereithalten,
- Durchgang freiräumen,
- Dokumentationsmappe und aktuelle Vitalwerte bereithalten,
- Überleitungsbogen ausfüllen und mitgeben,
- ggf. Tasche für das Krankenhaus packen,
- Angehörige/Betreuer informieren,
- Hausarzt informieren,
- Angehörige betreuen,

Notfall ausführlich dokumentieren: Datum, Uhrzeit, vorgefundene Situation, Symptome, eingeleitete Maßnahmen, angewandte verordnete Medikamente mit Dosierung (verordnete Höchstdosis immer beachten!), Anruf Hausarzt, ärztlichen Notdienst, Rettungsdienst (Uhrzeit der Ankunft), Verlegung in welche Klinik, Anrufen der Angehörigen (Name, Telefonnummer und Uhrzeit).

Maßnahmen nach der Notfallbewältigung

Folgendes sollte nach der Notfallbewältigung beachtet werden:

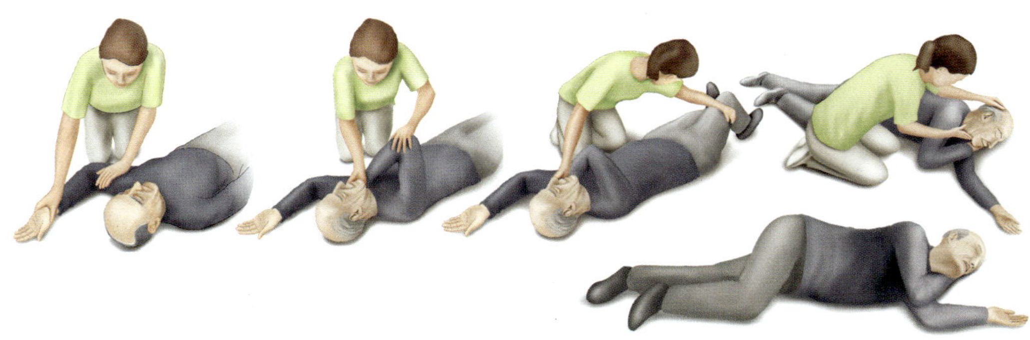

Abb. 1.545 Stabile Seitenlage. **a** Der nahe liegende Arm des Bewusstlosen wird angewinkelt mit der Handinnenfläche nach oben zeigend neben den Kopf gelegt. **b** Der gegenüberliegende Arm wird über die Brust geführt und die Handaußenfläche unter die Wange des Betroffenen gelegt. **c** Unter Beibehaltung der Handposition wird das von Ihnen abgewandte Bein durch Zug am Oberschenkel im Knie gebeugt. **d** Drehen Sie den Betroffenen zu sich herüber, sodass der Oberschenkel rechtwinklig zur Hüfte liegt. **e** Der Kopf wird nackenwärts gestreckt, die wangennahe Hand stabilisiert die Kopflage, der Mund ist leicht geöffnet. Der Bewusstlose wird zugedeckt, kontrollieren Sie Bewusstsein und Atmung bis der Notarzt eintrifft.

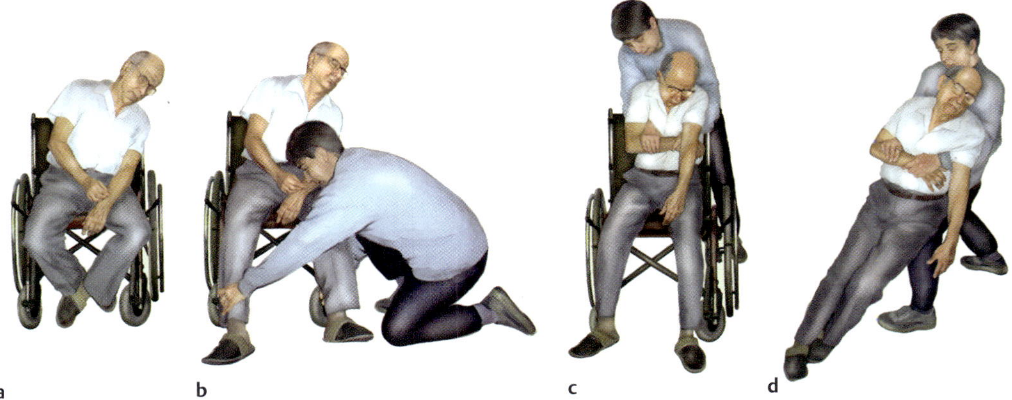

Abb. 1.546 Rettungsgriff aus dem Rollstuhl

> **D** **Lebensrettende Sofortmaßnahmen** *sind alle Maßnahmen, die unmittelbar der Erhaltung des Lebens dienen:*
> - *stabile Seitenlage,*
> - *Blutstillung,*
> - *Schockbekämpfung,*
> - *Beatmung,*
> - *Herz-Lungen-Wiederbelebung.*

> **D** **Erste-Hilfe-Maßnahmen** *sind Maßnahmen, die neben den lebensrettenden Sofortmaßnahmen bzw. in nicht lebensbedrohlichen Situationen bis zum Eintreffen des Arztes durchgeführt werden.*

> **P** *Denken Sie auch in dieser Situation an Ihren Eigenschutz! Schutzhandschuhe sind dringend erforderlich. Günstig ist es, wenn die Einrichtung einen Ambu-Beutel für die Beatmung bereithält.*

> **P** *Bei ggf. telefonisch verordneten Medikamenten sollten möglichst zwei Pflegende mithören (Telefon laut stellen) und beim nächsten Besuch des Arztes sollten diese Anordnungen unterschrieben werden.*

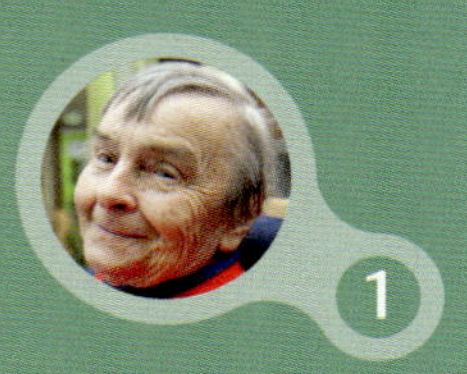

P *Das* **Vorgehen bei einer Reanimation** *muss regelmäßig geübt werden, denn nur ein genau koordiniertes Zusammenspiel der Beteiligten führt zum Erfolg!*

- Kolleginnen und Kollegen, die den Notfallpatienten betreut haben, sollten unterstützt und die gefällten Entscheidungen mitgetragen werden.
- den erlebten Notfall reflektieren:
  - Was ist gut gelaufen?
  - Wo sind Schwachstellen aufgetreten?
  - Besteht Schulungsbedarf bei den Kollegen (Erste-Hilfe-Kurs, Erste-Hilfe-Training, Dokumentation)?
- Notfallkoffer auffüllen.

Kardiopulmonale Reanimation (Herz-Lungen-Wiederbelebung)

Die kardiopulmonale Reanimation erfolgt immer nach dem „ABCDE-Muster“:

- A = Atemwege freimachen: Kopf nach hinten überstrecken (bis „Nasenlöcher zum Himmel zeigen“), Überprüfung der Mundhöhle auf Erbrochenes, Fremdkörper oder Zahnprothesen (**Abb. 1.547a**),
- B = Beatmen: Mund-zu-Mund-, Mund-zu-Nase-Beatmung oder mittels Beatmungsbeutel; am wirkungsvollsten ist die Beatmung über den Intubationsschlauch (**Abb. 1.547b,c**),
- C = Herzdruckmassage (**Abb. 1.547d**): zuvor Patienten unbedingt auf harter Unterlage flach lagern!,
- D = Drugs, Medikamente: intravenöse Gabe von Medikamenten durch den Arzt;
- E = Elektrotherapie: Defibrillation durch den Arzt (**Abb. 1.547e**).

Rhythmus, Herzdruckmassage und Beatmung. Beatmung und Herzdruckmassage werden in regelmäßigem Wechsel durchgeführt. Unabhängig von der Helferzahl (1 oder 2 Personen) sollten im Wechsel *2 Atemspenden und 30 Herzdruckmassagen* erfolgen.

Hinweise auf erfolgreiche Reanimation. Bei *Verengung der Pupillen, tastbarem Puls* oder *Wiedereinsetzen der Atmung* kann von einer erfolgreichen Wiederbelebung gesprochen werden. Zur Überwachung und Ursachenklärung wird der Patient im Anschluss intensivmedizinisch überwacht.

Abbruchkriterien. Der Arzt entscheidet, wann eine Reanimation abgebrochen wird. Meist ist dies der Fall, wenn über einen Zeitraum von 20–30 Minuten

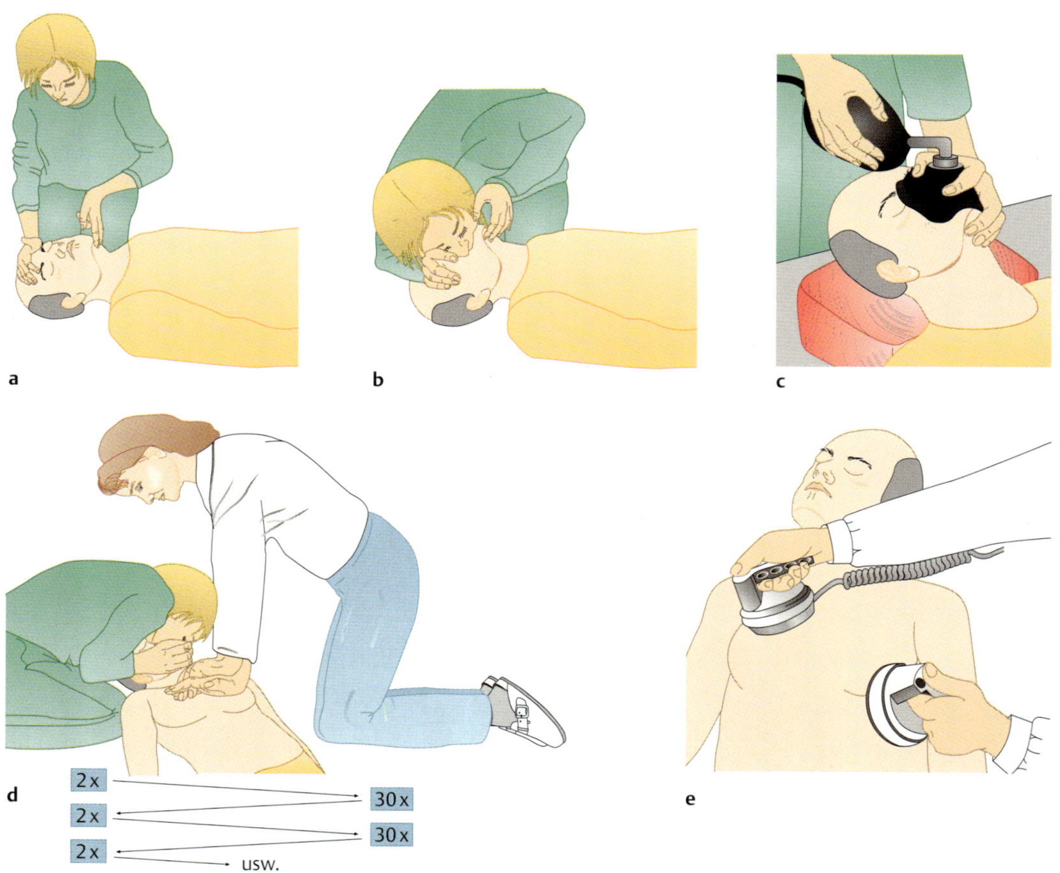

Abb. 1.547 ABCDE-Schema. a Kopf überstrecken, Mundhöhle auf Fremdkörper, Erbrochenes oder Zahnprothesen überprüfen; **b** mit weit offenem Mund in die Nase des Patienten blasen; ist die Nase verlegt, in den Mund; **c** Beatmung alternativ mit dem Beatmungsbeutel; **d** Herzdruckmassage nach der Zweihelfermethode (das Sternum sollte um ca. 5 cm eingedrückt werden; **e** Defibrillation durch den Arzt.

trotz Reanimation keine Zeichen der Wiederbelebung erkennbar sind. Eine Ausnahme ist die Reanimation nach Unterkühlung (z.B. Sturz in kaltes Wasser), denn hier ist die Lebenszeit der Organe verlängert.

Halbautomatische Defis. Bei vielen Reanimationen ist eine Defibrillation nötig. Je früher diese erfolgt, umso höher ist die Überlebenschance, denn jede Minute, um die sich die Defibrillation verzögert, verringert die Überlebenschance erheblich! Deshalb gibt es an vielen öffentlichen Plätzen heute halbautomatische Defibrillatoren (**Abb. 1.548**), die auch von Laien zur Reanimation benutzt werden können.

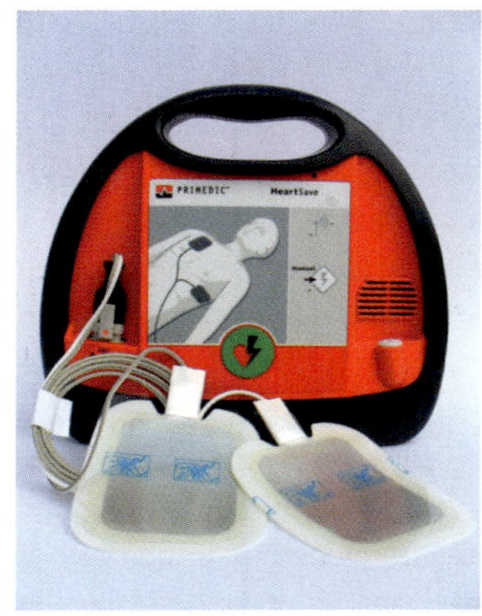

Abb. 1.548 Halbautomatischer Defibrillator. Das Gerät kann den Herzrhythmus feststellen und ggf. automatisch Stromstöße zur Defibrillation abgeben.

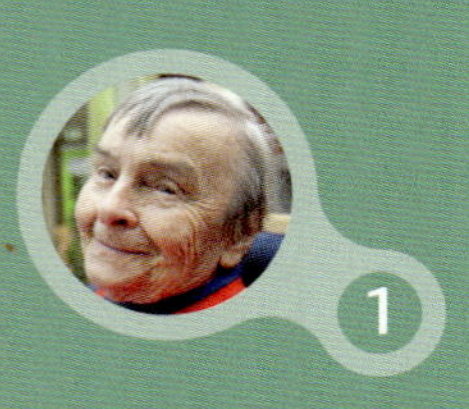

Notfallspezifische Erste-Hilfe-Maßnahmen

Erste Hilfe bei Stürzen

Trotz intensiver Sturzprophylaxe vonseiten des Pflegepersonals muss in stationären Einrichtungen mit Stürzen gerechnet werden. Sie treten in bestimmten Krankheitsphasen vermehrt auf. Trotzdem sollten alte Menschen in Bewegung bleiben und sich möglichst lange auf eigenen Beinen fortbewegen. Stürze gehören zum aktiven Leben eines Menschen.

Die meisten Stürze verlaufen glimpflich, und doch ist der gestürzte alte Mensch häufig ängstlich und beunruhigt. Nach einem Sturz werden folgende Maßnahmen durchgeführt:

- Betroffenen beruhigen,
- auf sichtbare Verletzungen achten,
- betroffenen Menschen zur Bewegung anregen: Sich beide Hände reichen lassen und den Gestürzten bitten, die Beine aufzustellen,
- können Knochenbrüche ausgeschlossen werden, sollte vorsichtig aufgeholfen und Unterstützung beim Aufstehen über den „Vierfüßlerstand" aus der Kinästhetik gegeben werden,
- Puls- und Blutdruck kontrollieren (nach Beruhigung! Als Vergleichswert für spätere Kontrollen),
- Sturzprotokoll ausfüllen,
- In der Akutphase und im weiteren Verlauf auf die charakteristischen Anzeichen einer Gehirnerschütterung achten:
  - Schwindel, Kopfschmerzen
  - Erinnerungslücken bezogen auf den Sturzhergang,
  - Übelkeit, Erbrechen,
- 24 Stunden nach dem Sturz (auch nachts!) auf Hirndruckzeichen achten: lichtstarre Pupillen, Druckpuls.

M Charakteristische Zeichen einer Gehirnerschütterung zu beobachten, kann bei dementen alten Menschen sehr erschwert sein!

Frakturen im Alter s. a. S. 301.

Erste Hilfe bei Stürzen mit sichtbaren Verletzungen

Folgende Maßnahmen werden durchgeführt:

- **Offene Wunden:** steril bedecken, evtl. Druckverband oder Aufpressen auf die Wunde, Arzt informieren.
- **Nasenbluten:** Kopf nach vorne neigen, Nierenschale zum Auffangen des Blutes, kalte Kompressen in den Nacken legen, verlorene Blutmenge einschätzen.
- **Vorsicht bei Bewohnern unter Antikoagulanzientherapie:** Arzt informieren.

Erste Hilfe bei Stürzen mit Verdacht auf eine Fraktur

Zeichen. Dies sind Folgende:

- Schmerzäußerungen,
- Bewegungseinschränkung,
- abnorme Lage,
- unfreiwilliger Harnabgang.

Maßnahmen. Folgende werden durchgeführt:

- bequem lagern (Bewegung vermeiden!),
- vor Wärmeverlust schützen,
- Arzt informieren.

Erste Hilfe bei akuter Atemnot

Erste Hilfe bei Asthma bronchiale

Asthma bronchiale s. a. S. 325.

Das Asthma bronchiale ist eine akut anfallsweise auftretende Atemnot, die durch einen Spasmus der Bronchialmuskulatur bes. die Ausatmung betrifft.

Zeichen. Dies sind Folgende:

- schwerste Atemnot,
- Einsatz der Atemhilfsmuskulatur,
- pfeifendes, keuchendes Atemgeräusch,
- Zyanose, besonders Lippen und Gesicht,
- Angst, Unruhe,
- Tachykardie, Hypertonie, kalter Schweiß.

Maßnahmen. Folgende werden durchgeführt:

- nach Wunsch des Erkrankten lagern, vorzugsweise halbsitzende Position (Kutschersitz, **Abb. 1.549**),
- beengende Kleidung öffnen (Kragen, Büstenhalter, Gürtel, Hosenbund),
- evtl. Allergene entfernen (Blumen, Tiere),
- Dosieraerosol nach Gebrauchsanweisung anwenden (Höchstdosis beachten),
- Anleitung zum richtigen Atmen evtl. vormachen: Atmen Sie durch die Nase ein und geben Sie der Ausatmungsphase viel Zeit, indem Sie mit gespitzten Lippen (Lippenbremse) möglichst langsam ausatmen.
- tritt keine Besserung ein, muss der Arzt informiert werden.

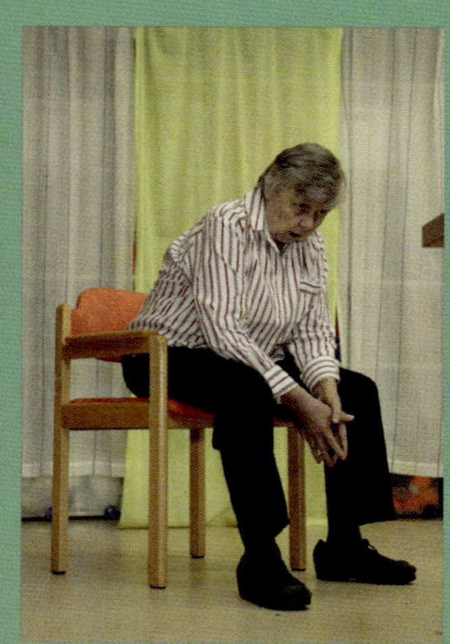

Abb. 1.549 Kutschersitz

Erste Hilfe bei „Verschlucken"

Beim Verschlucken (Aspiration) handelt es sich um eine plötzliche Verlegung der Atemwege durch Ansaugen/Einatmen flüssiger oder fester Fremdkörper z. B. Schleim, Erbrochenes, Getränke, Nahrung oder Zahnprothesen.

Zeichen. Dies sind Folgende:

- schwerste Atemnot,
- brodelnde oder pfeifende Atemgeräusche,
- Zyanose,
- Unruhe, Angst,
- starker Hustenanfall.

Maßnahmen. Folgende werden durchgeführt:

- möglichst Oberkörper weit nach vorne beugen (Oberkörpertieflagerung, mithilfe von zwei Personen: Im Bett Oberkörper aus dem „Bett hängen" und gut abstützen),
- vorsichtig zwischen die Schulterblätter klopfen,
- sichtbare Fremdkörper entfernen,

- evtl. Absauggerät einsetzen,
- bei Atemstillstand beatmen,
- Notruf tätigen.

Erste Hilfe bei Lungenembolie

Eine Lungenembolie entsteht durch eine Verlegung einer Lungenarterie z. B. durch einen Thrombus. Dadurch erfolgt eine Unterbrechung eines mehr oder weniger großen Bereiches des Lungenkreislaufs.

Zeichen. Dies sind Folgende:
- schwerste Atemnot,
- leichte bis schwerste Schmerzen im Brustkorb,
- Engegefühl im Brustkorb,
- Zyanose,
- kalter Schweiß,
- Angst/Unruhe,
- Tachykardie.

Maßnahmen. Folgende werden durchgeführt:
- atemerleichternd lagern,
- Notruf tätigen.

Erste Hilfe bei Lungenödem

Ein Lungenödem entsteht durch eine pathologische Flüssigkeitszunahme in der Lunge. Alte Menschen mit akut auftretendem Lungenödem haben häufig eine Herzerkrankung, z. B. Herzinfarkt, Hypertonie, Angina pectoris.

Zeichen. Dies sind Folgende:
- schwerste Atemnot,
- deutlich hörbare rasselnde Atmung,
- kalter Schweiß,
- Zyanose,
- Angst/Unruhe/Todesangst,
- schaumiges Sputum,
- Tachykardie,
- Halsvenenstauung.

Maßnahmen. Folgende werden durchgeführt:
- atemerleichternd lagern,
- Arme und Beine nach unten hängen lassen,
- Notruf tätigen.

Erste Hilfe bei Herz-Kreislauf-Notfällen

Erste Hilfe bei Angina pectoris/Herzinfarkt

Die Angina pectoris tritt anfallsweise auf – ausgelöst durch einen vorübergehenden Sauerstoffmangel am Herzmuskel. Die Ursache für einen Herzinfarkt ist der plötzliche Verschluss einer Koronararterie.

Zeichen. Dies sind Folgende:
- Schmerzen hinter dem Brustbein, häufig in den linken Arm ausstrahlend,
- Engegefühl in der Brust,
- Angst/Unruhe/Todesangst,
- Übelkeit bis Erbrechen,
- fahlgraue Gesichtsfarbe,
- Kaltschweißigkeit.

Maßnahmen. Folgende werden durchgeführt:
- gewünschte Lagerung unterstützen, meist erhöhter Oberkörper,
- beengende Kleidung öffnen,
- verordnetes Nitrospray nach Gebrauchsanweisung verabreichen,
- Notruf tätigen,
- mit Verschlimmerung des Zustandes rechnen,
- bei eintretender Bewusstlosigkeit Patienten auf harte Unterlage bringen, z. B. aus dem Bett oder dem Rollstuhl auf den Fußboden, auf den Rücken legen,
- Vitalzeichen überprüfen.

Erste Hilfe bei akutem peripheren Gefäßverschluss

Der akute periphere Gefäßverschluss wird eingeteilt in:
- akuten arteriellen Gefäßverschluss,
- akuten venösen Gefäßverschluss.

Akuter arterieller Gefäßverschluss

Bei einem akuten arteriellen Gefäßverschluss kommt es zum Verschluss einer Arterie in der Peripherie z. B. durch Arteriosklerose, Embolie oder Thrombose.

Zeichen. Dies sind Folgende:
- plötzlich auftretende starke einseitige Schmerzen – häufig an einer unteren Extremität,
- Blässe und Kälte der betroffenen Extremität,
- kein tastbarer Puls an der betroffenen Extremität,
- Tachykardie.

Maßnahmen. Folgende werden durchgeführt:
- Oberkörper leicht erhöht lagern,
- betroffene Extremität tief lagern,
- betroffene Extremität vorsichtig vor weiterem Wärmeverlust schützen,
- Notruf tätigen.

Akuter venöser Gefäßverschluss

Bei einem akuten venösen Gefäßverschluss kommt es zum Verschluss einer Vene in der Peripherie z. B. durch eine Thrombose oder Thrombophlebitis.

Zeichen. Dies sind Folgende:
- plötzlich auftretende Schmerzen,
- Rötung und Schwellung der betroffenen Extremität,
- Hitze- und Spannungsgefühl in der betroffenen Extremität,
- Fußsohlenschmerz,
- Tachykardie.

Lungenembolie s. a. S. 351.

M *Verbessert sich der Zustand in kürzester Zeit nicht wesentlich, besteht die Gefahr eines Herzinfarktes! Wenn es zu einem Herzstillstand kommt (d. h. Bewusstlosigkeit, Atemstillstand, keine Lebenszeichen, Pulslosigkeit) muss umgehend mit der Herz-Lungen-Wiederbelebung (s. oben) begonnen werden.*

Angina pectoris s. a. S. 334.

Thrombophlebitis s. a. S. 349.
Phlebothrombose s. a. S. 350.

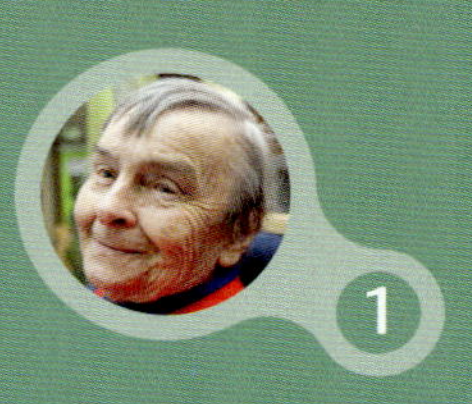

Maßnahmen. Folgende werden durchgeführt:
- Oberkörper leicht erhöht lagern,
- betroffene Extremität vorsichtig leicht erhöht lagern, nicht über Herzhöhe, bequem auf ca. 20–30 cm,
- alten Menschen möglichst wenig bewegen oder sich bewegen lassen (Gefahr: Lungenembolie),
- Notruf tätigen.

Erste Hilfe bei Schockzuständen

Schock s. a. S. 354.

Ein Schock ist ein komplexes Kreislaufversagen – hervorgerufen durch ein Missverhältnis zwischen Blutangebot und Blutbedarf. Der Blutdruck sinkt. Dies führt zu einer verminderten Versorgung und Entsorgung der Körperzellen und damit zu bedrohlichen Stoffwechselstörungen.

Ursachen. Ein Schock kann sehr unterschiedliche Ursachen haben:
- Volumenmangelschock: Ein großer Blutverlust oder Flüssigkeitsverluste durch Erbrechen, größere Verbrennungen oder Durchfälle.
- Kardiogener Schock: Ein Pumpversagen des Herzens z. B. nach Herzinfarkt.
- Psychogener Schock: Angst oder starke Schmerzen, welche durch nervöse Fehlsteuerung zur Erweiterung der großen Gefäße führen und so einen Schock auslösen – das Blut „versackt“ im Bauchraum und führt zu einem Volumenmangel im Kreislauf.
- Allergischer Schock: Eine starke Antigen-Antikörper-Reaktion ausgelöst z. B. durch Medikamente.
- Toxischer Schock: Eine Infektion, die den Körper mit Toxinen überschwemmt.

Zeichen. Dies sind Folgende:
- Blässe, Kaltschweißigkeit, der Betroffene friert,
- anfangs Unruhe, Nervosität, Angst – später Teilnahmslosigkeit,
- Verwirrtheit,
- Tachykardie, fadenförmiger Puls,
- Hypotonie,
- Zyanose der Akren,
- beschleunigte Atmung.

Maßnahmen. Folgende werden durchgeführt:
- Notruf tätigen,
- wenn möglich Ursachen des Schocks beseitigen/lindern: Äußere Blutungen stillen, Medikamentenzufuhr unterbrechen, Verbrennung kühlen,
- vor zusätzlichem Wärmeverlust schützen,
- kardiogener Schock: Oberkörper leicht erhöht lagern (s. auch Maßnahmen bei Herzinfarkt).

Erste Hilfe bei stark erhöhtem Blutdruck – hypertensive Krise

Erhöht sich der Blutdruck plötzlich auf Werte systolisch über 250 mmHg und diastolisch auf 140 mmHg sprechen wir von einer hypertensiven Krise.

Zeichen. Dies sind Folgende:
- starke Kopfschmerzen,
- Schwindel,
- Sehstörungen, Ohrengeräusche,
- Angst/Unruhe,
- Übelkeit und Erbrechen.

Maßnahmen. Folgende werden durchgeführt:
- Blutdruck kontrollieren,
- Oberkörper leicht erhöht lagern,
- bei bekanntem Bluthochdruck blutdrucksenkende Medikamente verabreichen – im Vorfeld mit Arzt absprechen und dokumentieren lassen, ab welchem Blutdruckwert wie hoch dosiert werden soll,
- weitere Blutdruckkontrollen nach Medikamentengabe durchführen.
- Tritt keine Besserung ein, muss ein Arzt gerufen werden oder ein Notruf erfolgen!

Erste Hilfe bei Apoplex (Schlaganfall)

Apoplex s. a. S. 431.

Bei einem Apoplex ist die Blutversorgung und damit die Sauerstoffversorgung in einem Teil des Gehirns unterbrochen, z. B. durch eine Thrombose oder Embolie. In etwa 15% der Fälle kommt es zu einer Massenblutung im Gehirn.

*M Dem **Apoplex** gehen häufig flüchtige Minderdurchblutungen des Gehirns voraus (transitorische ischämische Attacken – TIA). Die Symptomatik ist weniger ausgeprägt und verschwindet innerhalb eines Tages. Arzt benachrichtigen!*

Zeichen. Dies sind Folgende:
- schlagartig auftretende Kopfschmerzen,
- einseitig hängender Mundwinkel/schiefes Gesicht,
- Sprachstörungen,
- Sehstörungen, Doppelbilder,
- einseitige Bewegungsstörung oder Lähmung,
- vermehrtes Gähnen,
- Schwitzen,
- hochroter Kopf bei Hypertonie/Blässe bei Hypotonie,
- Bewusstseinstrübung,
- bei Bewusstlosigkeit „Tabaksbeutelatmung“: Wange wölbt sich bei der Ausatmung, vertieftes Atmen, Schnarchen.

Maßnahmen. Folgende werden durchgeführt:
- Notruf tätigen,
- bei hochrotem Kopf/Hypertonie: Oberkörperhochlagerung,
- Blässe/Hypotonie: Flachlagerung,
- Bewusstlosigkeit/Atmung vorhanden: stabile Seitenlage.

Erste Hilfe bei akuten Verwirrtheitszuständen

Akuter Verwirrtheitszustand s. a. S.464.

Ein akuter Verwirrtheitszustand ist gekennzeichnet durch erhöhte motorische und vegetative Funktionen.

Ursachen. Die Ursachen dafür können sehr unterschiedlich sein, z. B.:
- Störungen im Wasser- und Elektrolythaushalt,

- organische Hirnerkrankungen,
- Psychosen,
- Neurosen.

Er geht i. d. R. einher mit sehr viel Angst, Unsicherheit und Sich-nicht-verstanden-Fühlen.

Zeichen. Dies sind Folgende:
- Bewegungsdrang, Unruhe,
- Schreien, Schimpfen, Toben,
- Schweißausbruch,
- Zittern,
- Hypertonie und Tachykardie.

Maßnahmen. Folgende werden durchgeführt:
- beruhigen, ablenken, validieren,
- gefährliche Gegenstände entfernen,
- an Diagnosen denken, z. B. bekannter Diabetes,
- süßes Getränk anbieten,
- sich auf keinen Fall provozieren lassen,
- körperliche Auseinandersetzungen vermeiden,
- wenn vorhanden: Rückzugsräume nutzen z. B. „snoezelen",
- wenn verordnet: Notfallmedikament verabreichen, z. B. Haldol (Einzel- und Tageshöchstdosis beachten!),
- wenn die Situation eskaliert: Eigengefährdung des Bewohners, eigene Bedrohung oder Bedrohung von Mitbewohnern erkennen,
- Notruf tätigen,
- evtl. Zwangseinweisung veranlassen,
- Mitbewohner beruhigen und Situation erklären.

Erste Hilfe bei diabetischen Stoffwechselentgleisungen

Diabetes wird verursacht durch einen Mangel an körpereigenem Insulin bzw. einer mangelnden Wirkung des vorhandenen Insulins. Dadurch kommt es zu einer Störung des Stoffwechsels mit einer Erhöhung des Blutzuckers.

Unterschieden werden:
- Hypoglykämie (Unterzuckerung),
- Hyperglykämie (Überzuckerung).

Hypoglykämie

Diabetiker, die blutzuckersenkende Tabletten einnehmen oder Insulin spritzen, können eine Unterzuckerung (Hypoglykämie) bekommen, wenn sie nicht rechtzeitig Kohlenhydrate zuführen bzw. sich ungewöhnlich körperlich anstrengen. Der Blutzucker liegt dann häufig unter 50 mg/dl. Da sich ohne Hilfe die Symptome sehr schnell verstärken und es zum hypoglykämischen Schock führen kann, steht die Hypoglykämie für Erste-Hilfe-Maßnahmen an erster Stelle.

Warnzeichen. Dies können sein:
- Blässe,
- Schweißausbruch,
- Herzklopfen,
- Heißhunger,
- Pelzigkeitsgefühl um den Mund,
- Kribbeln,
- weiche Knie,
- Zittrigkeit,
- Nervosität,
- Angstgefühl,
- Kopfschmerzen.

Schwere Zeichen. Dies sind Folgende:
- Sprach-, Seh- und Konzentrationsstörungen,
- Wesensveränderungen (aggressiv, albern, weinerlich),
- Verwirrtheit,
- Torkeln,
- Bewusstlosigkeit,
- Krämpfe.

Maßnahmen. Folgende werden durchgeführt:
- ist der alte Mensch in der Lage zu schlucken, werden ihm Traubenzucker oder zuckerhaltige Getränke (kein Süßstoff!) gegeben, i. d. R. geht es dem Betroffenen sichtlich besser, der Blutzucker steigt,
- Blutzucker kontrollieren,
- bei Bewusstlosigkeit Notruf tätigen,
- bei vorhandener Atmung stabile Seitenlage durchführen,
- weitere Blutzuckerkontrollen durchführen.

Diabetes mellitus s. a. S. 366.

Hyperglykämie

Die Ursachen für eine Überzuckerung (Hyperglykämie) sind häufig schwere Diätfehler oder vergessenes bzw. falsch dosiertes Insulin. Der Blutzucker ist hoch, häufig über 300 mg/dl. Diabetiker können sich mit hohen Blutzuckerwerten durchaus wohl fühlen.

Hyperglykämie s. a. S. 366.

Hypoglykämie s. a. S.367.

Zeichen. Dies sind Folgende:
- Müdigkeit, Schlappheit,
- gesteigertes Durstgefühl,
- häufiges Wasserlassen,
- Sehstörungen (meist verschwommenes Sehen),
- Appetitlosigkeit,
- trockene Haut bis Exsikkose,
- Zuckergehalt im Urin (Urin klebt),
- Acetongehalt in der Ausatmungsluft (riecht obstartig nach faulen Äpfeln).

Maßnahmen. Folgende werden durchgeführt:
- Blutzucker kontrollieren,
- Insulininjektion nach ärztlicher Anordnung (bei alten Menschen, deren Blutzucker häufiger erhöht ist, geben Ärzte oft schon im Vorfeld Anordnungen zu Blutzuckerhöhe und Insulinmenge),
- reichlich ungezuckerte Getränke anbieten.

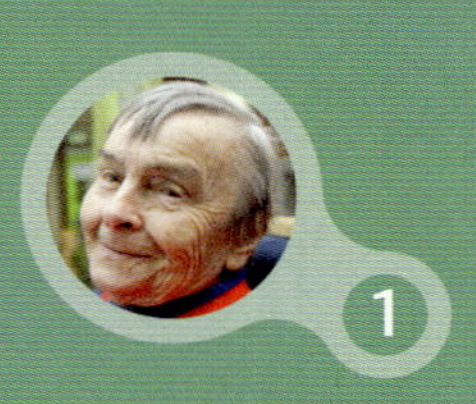

Diabetisches Koma

Das diabetische Koma ist die extremste lebensbedrohliche Komplikation bei zu hohem Blutzucker.

Zeichen. Zu den oben geschilderten Beschwerden kommen bei einem diabetischem Koma folgende hinzu:
- Übelkeit,
- Erbrechen,
- Bauchschmerzen,
- vertiefte, zwanghafte Atmung (Kußmaul'sche Atmung),
- Bewusstseinstrübung/Bewusstlosigkeit.

Maßnahmen. Folgende werden durchgeführt:
- Notruf tätigen,
- bei Bewusstlosigkeit und vorhandener Atmung stabile Seitenlage durchführen,
- Blutzucker kontrollieren.

Erste Hilfe bei zerebralen Krampfanfällen

Epileptisches Anfallsleiden s. a. S. 438.

Krampfanfälle können durch Störungen der Durchblutung der Hirnarterien oder anderer (äußere) Einflüsse hervorgerufen werden. Sie können nach Schädel-Hirn-Traumen, als Entzugserscheinung bei chronischem Alkoholismus oder Epilepsie auftreten.

Häufig kündigen sich die Anfälle an: Bewohner werden unruhig oder ziehen sich zurück, klagen über Schwindel, Übelkeit und/oder Erbrechen.

Zeichen. Dies sind Folgende:
- plötzliches Hinfallen mit Bewusstlosigkeit,
- zuckende schlagende Bewegungen,
- weite, lichtstarre Pupillen,
- kurze Apnoe-Phase mit Zyanose,
- häufig unfreiwilliger Urin- und Stuhlabgang, Nach dem Anfall wird Folgendes beobachtet:
- Tiefschlaf,
- Verwirrtheit,
- motorische Unruhe,
- keine Erinnerung an den Anfall.

Maßnahmen. Folgende werden durchgeführt:
- während des Anfalls nicht festhalten,
- vor Verletzungen schützen durch Herstellen einer gefahrlosen Umgebung,
- Zeit erfassen – Krampfdauer ist entscheidend! Nach dem Anfall:
- Diazepan-Rectiole nach Arztanordnung verabreichen zur Verhinderung eines weiteren Anfalls (Gefahr: Status epilepticus), der Arzt gibt an, ab welcher Krampfdauer und Schwere des Krampfes Diazepam verabreicht werden soll,
- Inkontinenzversorgung durchführen,
- während der möglichen Tiefschlafphase in stabile Seitenlage bringen,
- für Ruhe sorgen,
- Krampfprotokoll führen – Umstände, Dauer, Beschreibung des Anfalls.

Erste Hilfe bei Vergiftungen

M Vergiftungserscheinungen können je nach Gift, Konzentration des Giftes und Zeitpunkt der Giftaufnahme sehr unterschiedlich sein.

Vergiftungen in häuslichen Notfallsituationen haben ihre Ursachen meist in einer Giftaufnahme über die Verdauungswege, z. B. Alkoholmissbrauch, Arzneimittelmissbrauch, Essen verdorbener Lebensmittel, giftige Pflanzen, Beeren oder Pilze, Substanzverwechslungen.

Gefahrstoffe, z. B. Putz- und Reinigungsmittel, unbedingt so aufbewahren, dass die alten Menschen keinen unbeaufsichtigten Zugang haben. Als Dekoration und zum Basteln nur bekannt ungiftige Materialien verwenden. Diese Maßnahmen gelten besonders für an Demenz Erkrankte. Es ist wichtig, dass Sie auf leere Alkoholflaschen, Lebensmittelreste, Medikamentenverpackungen, gehortete Medikamente in der Umgebung der Bewohner achten.

Zeichen. Dies sind Folgende:
- Erregungszustand oder Bewusstseinstrübung/ Bewusstlosigkeit,
- Kopfschmerzen,
- Schwindel,
- Krämpfe,
- Übelkeit, Erbrechen, Durchfall,
- Tachykardie oder Bradykardie,
- Schocksymptomatik,
- Aggressivität, Delir, Depression, „High-Gefühl“.

Maßnahmen. Folgende werden durchgeführt:
- Notruf tätigen,
- Zufuhr des Giftstoffes stoppen,
- Hilfestellung beim natürlichen Erbrechen geben (nicht zum Erbrechen reizen), Vorsicht: Durch herabgesetzte Schutzreflexe besteht erhöhte Aspirationsgefahr mit der Gefahr einer zusätzlichen Schädigung der Lunge!
- Probe von Erbrochenem sicherstellen, ebenso Reste des Giftstoffes, Medikamentenröhrchen usw.,
- Puls- und Blutdruck kontrollieren,
- Bewusstseinslage kontrollieren.

Erste Hilfe bei akuten Baucherkrankungen

Akutes Abdomen s. a. S. 400.

Das „akute Abdomen“ ist ein Sammelbegriff für unterschiedliche Krankheitsbilder mit dem Hauptsymptom heftiger Schmerzen im Bauchbereich.

Zeichen. Dies sind Folgende:
- spontane heftige Bauchschmerzen, evtl. kolikartig,
- bretthafter Bauch,
- Schocksymptomatik,
- Übelkeit und Erbrechen:
  - grünliche Flüssigkeit lässt auf Kolik schließen,

- Koterbrechen (Miserere) ist ein Hinweis auf einen Ileus,
- kaffeesatzartiges Erbrechen tritt bei Magenblutungen auf,

– schmerzbedingte oberflächliche Atmung.

Maßnahmen. Folgende werden durchgeführt:
- Notruf tätigen,
- Bewohner in der eingenommenen Schonhaltung unterstützen evtl. Knierolle zur Entspannung der Bauchdecke,
- beim Erbrechen unterstützen und Erbrochenes beobachten/Probe zurückstellen,
- Schock bekämpfen,
- keine Speisen und Getränke geben.

Erste Hilfe bei sichtbaren Blutungen

Erste Hilfe bei Blutungen an den oberen/ unteren Extremitäten

Blutungen entstehen durch Eröffnung von Blutgefäßen. Die Blutungsstärke ist abhängig von der Art, der Anzahl und der Größe der verletzten Gefäße und bestimmt die Gefährlichkeit der Blutung.

Zeichen. Dies sind Folgende:
- sichtbare Blutung nach außen (Blut auf der Kleidung oder in der Umgebung des Betroffenen),
- evtl. Schocksymptomatik.

Maßnahmen. Folgende werden durchgeführt:
- Notruf tätigen,
- Betroffenen bitten sich hinzusetzen oder besser hinzulegen,
- bei starken Blutungen an der oberen Extremität Arteria brachialis abdrücken:
  - nach Möglichkeit Druckverband anlegen,
  - Arm erhöht lagern,
- bei starken Blutungen der unteren Extremität Druckverband anlegen,
- bei Bedarf Schock bekämpfen.

Erste Hilfe bei Ösophagusvarizenblutung

Ösophagusvarizen sind erweiterte Venen im unteren Bereich der Speiseröhre, die durch einen erhöhten Druck im Pfortaderkreislauf hervorgerufen werden. Häufig ist die Grunderkrankung eine Leberzirrhose.

Zeichen. Dies sind Folgende:
- massives schwallartiges Erbrechen größerer Blutmengen,
- Übelkeit,
- Schocksymptomatik.

Maßnahmen. Folgende werden durchgeführt:
- Notruf tätigen,
- Oberkörper erhöht lagern,
- beim Erbrechen unterstützen (Vorsicht: erhöhte Aspirationsgefahr!),
- Blut auffangen, Menge einschätzen,
- Schock bekämpfen.

Erste Hilfe bei rektalen Blutungen

Bei rektalen Blutungen handelt es sich um Blutungen aus dem Anus oder Rektum, häufig bei bekannten Hämorrhoiden und bestehender Obstipation.

Zeichen. Dies sind Folgende:
- Blutung mit hell- bis dunkelrotem Blut, häufig nach der Defäkation,
- Juckreiz/Schmerzen im Analbereich.

Maßnahmen. Folgende werden durchgeführt:
- Inkontinenzvorlage, Kompresse vor den Anus legen,
- Blutmenge: Art und Dauer der Blutung einschätzen,
- Intimpflege durchführen,
- verordnete Salbe, Zäpfchen gegen Hämorrhoidenbeschwerden anwenden,
- Arzt informieren.

Erste Hilfe bei Hyperventilation

Die Hyperventilation ist eine „Überatmung", wobei zu viel Kohlenstoffdioxid abgeatmet wird. Es droht eine Verschiebung des Blut-pH-Wertes in Richtung einer Alkalose.

Zeichen. Dies sind Folgende:
- gesteigerte Atemfrequenz,
- Erregungszustand/Angst,
- Erstickungsgefühl,
- Schweißausbruch,
- „Pfötchenstellung der Hände",
- Tachykardie.

Maßnahmen. Folgende werden durchgeführt:
- Oberkörper leicht erhöhen,
- Hyperventilationsmaske oder Plastiktüte einsetzen oder beide Hände vor den Mund wölben (der Betroffene soll seine eigene Ausatmungsluft wieder einatmen),
- Betroffenen zum langsamen Atmen auffordern,
- Tritt keine Besserung ein oder ist der Zustand zu weit fortgeschritten, muss ein Notruf erfolgen.

P *Bereiten Sie sich bei einem akuten Abdomen auf folgende Fragen des Arztes vor:*
- *Grunderkrankungen z. B. Ulkusleiden, Gallen- oder Nierensteine, Herzerkrankungen,*
- *Bauchoperationen,*
- *tägliche Alkoholmenge oder früherer Alkoholabusus,*
- *letzter Stuhlgang (Teerstuhl), Diarrhö,*
- *letzte Miktion (Blutbeimengungen, schmerzhaft?),*
- *Zusammensetzung der letzten Mahlzeit,*
- *Medikation.*

M *Bei alten Menschen, die unter Antikoagulanzientherapie (z. B. Marcumar) stehen, ist die Blutungs- und Gerinnungszeit stark verlängert.*

Erste Hilfe bei Verbrennung s. a. S. 284.

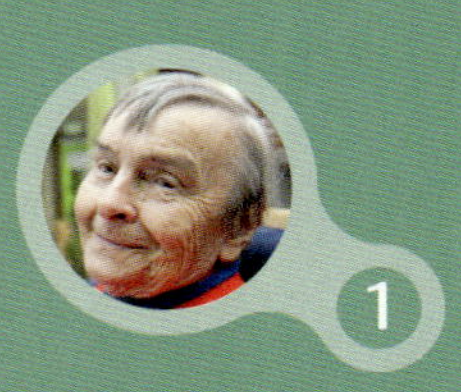

Wie funktioniert Kommunikation?

Kommunizieren ist eine grundlegende Tätigkeit jedes Menschen. Es ermöglicht den Informationsaustausch bezüglich Sachfragen, aber auch die Mitteilung von Stimmungen, Wünschen, Gefühlen und Bedürfnissen. Menschen treten über verbale und nonverbale Kommunikation zueinander in Beziehung.

Auch für das berufliche pflegerische Handeln gilt: Der Pflegeprozess ist sowohl ein Problemlösungs- als auch ein Beziehungsprozess, der nur dann erfolgreich verlaufen kann, wenn sich die beteiligten Personen einander mitteilen können. Darüber hinaus erfordert auch die Kooperation im Team kommunikative Kompetenzen. Kommunikation ist jedoch ein sehr komplexes Geschehen und hierdurch sehr störanfällig. Nicht immer versteht der Gesprächspartner das Gesagte so, wie es gemeint ist. Die Folge hiervon sind Kommunikationsstörungen, die sich nicht nur auf den Informationsfluss, sondern auch auf die Beziehung zwischen den Gesprächspartnern auswirken können.

Kommunikation im täglichen Handeln

In einer hochtechnisierten Zeit findet Informationsaustausch als eine besondere Form auch zwischen Mensch und Maschine (als Hilfsmittel) statt. Ebenso haben Tiere eine spezielle Art der Kommunikation untereinander, sei es z. B. durch Gesten, Laute und Gerüche usw. Im Zusammenhang mit der Pflege interessiert vor allem die Kommunikation zwischen Menschen. Diese Art der Kommunikation wird auch als interpersonale bzw. zwischenmenschliche Kommunikation bezeichnet.

Kommunizieren ist eine Tätigkeit, die von jedem Menschen in vielfältiger Form ständig ausgeübt wird. Und doch gibt es gleichzeitig kaum etwas im Leben, das so oft für Missverständnisse verantwortlich ist wie eine missglückte Kommunikation.

D *Als* **Kommunikation** *wird der Prozess der Informationsübertragung zwischen Individuen mittels sprachlicher (verbaler) und/oder nicht sprachlicher (nonverbaler) Ausdrucksmittel bezeichnet.*

D **Kommunikation** *ist die Verständigung durch die Verwendung von Zeichen und Sprache. Sprache und Zeichen dienen der Übertragung und dem Austausch von Informationen.*

Aufgaben der Kommunikation. Im menschlichen Zusammenleben erfüllt die Kommunikation vielfältige Aufgaben:

- Austausch, Vermittlung und Aufnahme von Sachinformationen.
- Austausch, Vermittlung und Aufnahme von Gefühlen, Empfindungen und Bedürfnissen.
- Einflussnahme auf das Verhalten anderer Menschen und trägt so entscheidend zur Organisation menschlichen Zusammenlebens bei.

Ohne Kommunikation ist ein geregeltes Zusammenleben nicht denkbar. Sie bietet Menschen die Möglichkeit, ihre Bedürfnisse zu äußern und mit anderen Menschen in Kontakt zu treten, um z. B. Beziehungen einzugehen und aufrechtzuerhalten. Dementsprechend kann Kommunikation als die Grundlage menschlicher Beziehungen bezeichnet werden. Deshalb ist Kommunikation auch eine Form der Interaktion zwischen Menschen. Dabei regelt die Sprache als Kommunikationsmittel zu einem wesentlichen Teil menschliches Zusammenleben.

Zwischenmenschliche Beziehungen sind auch die Grundlage zwischen Pflegeperson und Patient. Der Pflegeprozess ist sowohl ein Problemlösungs- als auch ein Beziehungsprozess. Kommunikative Kompetenz ist eine Voraussetzung für pflegerisches Handeln und im Weiteren auch die Grundlage des beruflichen Miteinanders.

Kommunikation als Regelkreis

Zwischenmenschliche Kommunikation umfasst mehrere Aspekte, die in ihrem Zusammenwirken als Regelkreis der Kommunikation dargestellt werden können (**Abb. 1.550**).

Zu diesen Aspekten gehören: der Sender einer Nachricht, die Kommunikationsmittel und Kommunikationskanäle, der Empfänger der Nachricht und das sog. „Feedback“, die Antwort bzw. Reaktion des Empfängers auf die gesendete Nachricht. Der Sender vermittelt Informationen in Form einer Nachricht. Diese Informationen können auf unterschied-

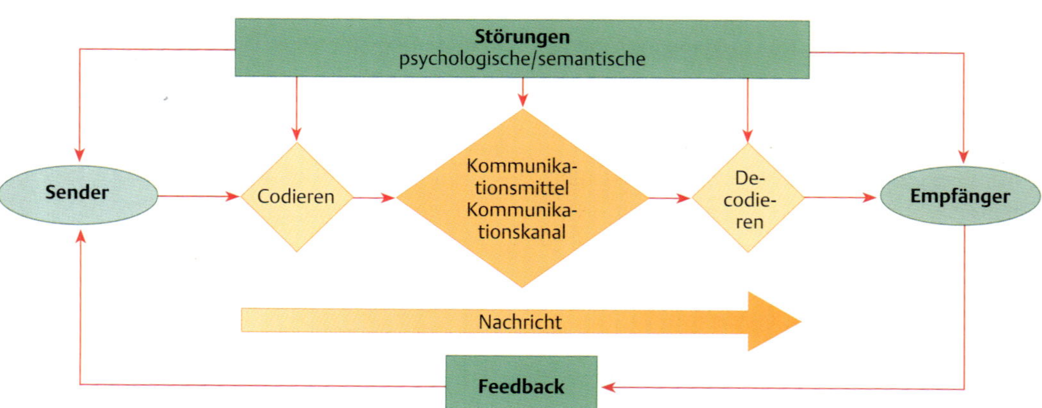

Abb. 1.550 Regelkreis der Kommunikation

liche Art und Weise codiert bzw. verschlüsselt sein, d.h. er bedient sich zur Informationsweitergabe verschiedener Kommunikationsmittel (z.B. Briefe, Bilder).

Kommunikationsmittel und Kommunikationskanal. Je nach gewähltem Kommunikationsmittel wird ein entsprechender Kommunikationskanal aktiviert. Das gesprochene Wort wird z.B. über den Kommunikationskanal „Hören" aufgenommen. Setzt der Sender neben der Sprache in Form von Gestik, Mimik oder Körperhaltung zusätzliche Kommunikationsmittel ein, spricht er den Empfänger in diesem Moment nicht nur über den Kommunikationskanal „Hören" sondern auch über das „Sehen" an.

Wichtig ist hierbei, dass der Sender für die Übermittlung seiner Nachricht ein Kommunikationsmittel wählt, das der Empfänger auch verstehen kann. Der Empfänger kann die Nachricht nur decodieren, bzw. entschlüsseln, wenn er in der Lage ist, den Code des Senders zu verstehen. Das gilt z.B. für das Senden von Nachrichten mit vielen „Fremdwörtern" bzw. spezifischen Fachausdrücken.

Decodierung und Feedback. Hat der Empfänger die Nachricht decodiert und aufgenommen, teilt dieser im Idealfall dem Sender wörtlich mit, wie er die Nachricht verstanden hat. Durch dieses sog. „Feedback" (Rückmeldung), kann der Sender erkennen, ob die Botschaft in seinem Sinne angekommen ist. Aber auch Gestik und Mimik, z.B. ein fragender Gesichtsausdruck, kann dem Sender einer Nachricht mitteilen, ob und wie seine Aussage vom Empfänger verstanden worden ist. In dem Moment, in dem der Empfänger das Feedback sendet, wird auch er zum Sender einer Nachricht, unabhängig davon, ob diese Reaktion sprachlich oder nicht sprachlich, eindeutig oder uneindeutig gezeigt wird.

Störfaktoren des Regelkreises. Im Regelkreis der Kommunikation erzeugt das Verhalten des Senders wiederum Verhalten (Reaktionen) des Gesprächspartners. Hierdurch schließt sich der Regelkreis und beginnt von Neuem. In allen Sequenzen verbergen sich mögliche Störfaktoren, die den Regelkreis der Kommunikation behindern können. Insbesondere im Bereich der Codierung und Decodierung können Missverständnisse auftreten, da diese Bereiche den Gesprächspartnern viel Gestaltungsfreiheit erlauben. Die Ursachen für mögliche Störungen sind vielseitig: Sie können sowohl im semantischen (z.B. Anwendung medizinischer Fachsprache) als auch im psychologischen Bereich, also der Wahrnehmung liegen.

Psychologische Störungen des Regelkreises hängen i.d.R. mit der psychischen Verfassung des Senders oder Empfängers einer Nachricht zusammen. Eine wichtige Rolle spielt hierbei auch die bestehende Beziehung zwischen den Kommunikationspartnern. Kommunikation wird beeinflusst von den verschiedenen Beziehungen (Rollen, berufliche Positionen) von Menschen zueinander, aber Kommunikation beeinflusst auch die Gestaltung von Beziehungen.

Formen der Kommunikation

Man vermutet, dass die Sprache eine Weiterentwicklung und Differenzierung von Lauten und deren Bedeutung ist und zusammen mit entsprechenden Verhaltensweisen ausgeprägt wurde. Heute verfügt der Mensch durch verbale (sprachliche) und nonverbale (nichtsprachliche) Ausdrucksmöglichkeiten über zwei Hauptformen der Informationsübertragung.

Verbale Kommunikation

Sprache ist die differenzierteste Möglichkeit, sich ganzheitlich darzustellen.

Versuche im 15 Jhdt. zeigten, dass Menschen in Gruppen eine Art Sprache als Kommunikationsmittel entwickeln. Zum Erlernen einer bestimmten Nationalsprache ist aber ein entsprechendes sprachliches Umfeld nötig.

Soziales Umfeld. Das soziale Umfeld wirkt sich auf Art und Umfang des Wortschatzes aus. Dieser wird unterschieden in einen aktiven Wortschatz, also Wörter, die von einem Menschen in Sprache und Schrift verwendet werden, und einen passiven Wortschatz, d.h. Wörter, die lediglich verstanden werden. Eine erfolgreiche Kommunikation ist allerdings auch abhängig vom Sprachcode, den eine Person aufgrund von Erziehung und sozialer Umgebung erfahren hat. Wissenschaftler unterscheiden diesbezüglich den restringierten vom elaborierten Sprachcode.

Dialekte und Fachsprache. Innerhalb einer Landessprache werden zudem häufig Dialekte gesprochen, die je nach Situation zum Gelingen, aber auch Misslingen von Kommunikationsabläufen beitragen können. Sprache und Wortschatz variieren z.B. aber auch zwischen einzelnen Berufsgruppen. Hier werden häufig sog. „Fachsprachen" gesprochen. Eine Fachsprache dient dem effizienten und ökonomischen Informationsaustausch innerhalb bzw. zwischen Berufsgruppen. Ein Ansatz einer einheitlichen Fachsprache in der Pflege ist die Anwendung von Pflegediagnosen.

So sehr die Fachsprache in der Kommunikation zwischen Berufsangehörigen und im Rahmen der Professionalisierung der Pflegeberufe von Nutzen ist, darf sie als Kommunikationsmittel jedoch nur in Situationen verwendet werden, in denen beide Kommunikationspartner diesen Sprachcode verstehen. In der Kommunikation zwischen Pflegepersonen und hilfsbedürftigen Menschen sollte

M **Verbale Kommunikation:** *das gesprochene, geschriebene und das vertonte Wort. Sprache und Stimme eines Menschen als Träger der verbalen Kommunikation spielen eine entscheidende Rolle.*

D *Der* **restringierte Sprachcode** *ist u. a. gekennzeichnet durch geringe Ausdrucksalternativen und eine bildliche Darstellung von Sachverhalten.*
Der **elaborierte Sprachcode** *zeichnet sich durch einen differenzierten Wortschatz und die Fähigkeit, abstrakte Sachverhalte verbal darstellen zu können, aus.*

M *Sender und Empfänger bedienen sich verschiedener Kommunikationsmittel und -kanäle. Um eine gesendete Nachricht verstehen zu können, muss der Code des Senders vom Empfänger decodiert werden. Gelingt dieses nicht, kann es zu Kommunikationsstörungen kommen.*

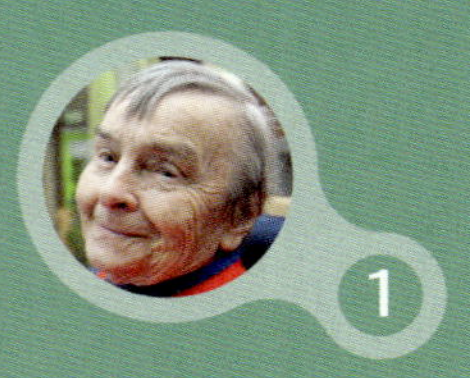

M *Die sprachlichen Aspekte Sprachcode, Dialekt und Fachsprache können zu* **Kommunikationsstörungen** *führen, wenn die Sprache (das Kommunikationsmittel) vom Empfänger nicht decodiert werden kann.*

sie deshalb nicht eingesetzt werden, da zunächst davon ausgegangen werden muss, dass diese die Fachsprache nicht beherrschen.

Stimme. Die Fähigkeit, die Stimme einzusetzen, ist abhängig von anatomischen und physiologischen Voraussetzungen und entwickelt sich durch Erziehung, Gewohnheiten und Erfahrungen. Ihr Einsatz kann trainiert werden. Sie dient als natürliches Kommunikationsmittel des gesprochenen Wortes und besitzt eine starke Ausdruckskraft. Sie kann beim Gesprächspartner gewollte, aber auch ungewollte Empfindungen auslösen. Der Klang einer Stimme wird als tief, hoch, rau, nasal, hell, sanft usw. beschrieben. Ferner vermitteln Aspekte wie Geschwindigkeit und Rhythmus dem Empfänger Informationen über die Befindlichkeit des Senders.

D *Die* **nonverbale Kommunikation** *bezieht sich auf die Körpersprache und wird über Körperhaltung, Mimik und Gestik ausgedrückt.*

Betonung. Auch die Betonung der einzelnen Worte kann die eigentlichen Gedanken des Senders verraten. Je nach der Beziehung der beiden Kommunikationspartner kann die Stimme unterschiedliche Empfindungen auslösen, wie Verärgerung. Welche Ausdruckskraft allein die Stimme im Rahmen der verbalen Kommunikation hat, wird besonders beim Telefonieren deutlich, da hier die optische Wahrnehmung des Gesprächspartners vollständig entfällt.

Nonverbale Kommunikation

M **Körpersprache** *qualifiziert die verbale Kommunikation zusätzlich und gibt Aufschluss über Gefühle und Beziehung der Gesprächspartner zueinander.*

Etwa 65% des Kommunikationsablaufes erfolgen über den Einsatz von Körpersprache, die i. d. R. unbewusst vonstatten geht. Die Körpersprache hat also einen wesentlichen Anteil an der zwischenmenschlichen Kommunikation. Wird diese Tatsache im Gespräch beachtet und werden die nonverbalen Signale in der Kommunikation berücksichtigt, kann Missverständnissen vorgebeugt werden.

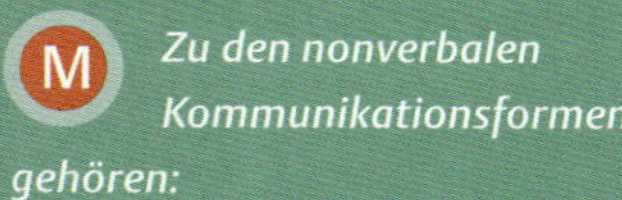

M *Zu den nonverbalen Kommunikationsformen gehören:*
- *Körperhaltung,*
- *Mimik,*
- *Gestik,*
- *Kommunikation durch Gegenstände.*

Körperhaltung. Die Körperhaltung eines Menschen bestimmt ganz wesentlich den Eindruck, den dieser bei einem anderen hinterlässt. Häufig ist die Körperhaltung Ausdruck der emotionalen Stimmung eines Menschen. Da die „äußere Haltung" Rückschlüsse auf die „innere Haltung" eines Menschen zulässt, wird sie auch als „Spiegel der Seele" bezeichnet. Damit wird deutlich, dass die Art der Körperhaltung im Rahmen der Kommunikation ebenfalls Informationen bzw. Nachrichten übermittelt.

Gestik. Unter dem Begriff Gestik werden alle menschlichen Gebärden zusammengefasst. Vor allem die Bewegungen der Arme und Hände begleiten die verbale Kommunikation. Sie werden auch als Ausdrucksbewegungen bezeichnet und können zur Verstärkung des gesprochenen Wortes eingesetzt werden.

Mimik. Als Mimik wird das Mienenspiel des Gesichtsausdrucks mittels Gesichtsmuskulatur bezeichnet. Auch der Gesichtsausdruck eines Menschen kann Informationen über seine emotionale Stimmung geben. Lachen, Weinen usw. sind beobachtbare mimische Ausdrucksmöglichkeiten. Jedes Verhalten und jede Körperhaltung, aber auch Schweigen bzw. Regungslosigkeit, wirkt beim Gesprächspartner und erzeugt immer ein Gegenverhalten.

Kulturelle Besonderheiten nonverbaler Kommunikation

Die Kommunikation über nonverbale Ausdrucksmöglichkeiten ist stark von der Zugehörigkeit zu einer kulturellen Gruppe geprägt. Körperhaltung, Mimik und Gestik werden in unterschiedlichen Kulturen mit unterschiedlicher Bedeutung belegt. So stellt das Kopfnicken in unserem Kulturkreis eine bejahende Geste, das Wiegen des Kopfes eine Haltung der Skepsis dar. In manchen indischen Regionen wird unter dem Wiegen des Kopfes jedoch eine Geste der Zustimmung verstanden.

Distanz und Nähe

Neben den bisher beschriebenen Kommunikationsformen gibt auch die Distanz, die Gesprächspartner einhalten, Aufschluss über ihre Beziehung und über die Art der Kommunikation. Die **öffentliche Distanz** beträgt mindestens etwa vier Meter. Sie kann z. B. beim Abstand zwischen einem Referenten und seiner Zuhörerschaft beobachtet werden.

In unpersönlichen Beziehungen, wie z. B. auf einem städtischen Amt, wird die sog. **soziale Distanz** eingehalten, bei der Körperkontakt ausgeschlossen wird. Bewegt sich ein Mensch unter Menschen in gewöhnlichen Alltagssituationen, so versucht er automatisch, einen Schutzabstand von etwa einem Meter um sich herum zu erhalten, was als **persönliche Distanz** bezeichnet wird. Die **Intimdistanz** beschreibt die Nähe, die den körperlichen Kontakt zwischen zwei Liebenden erlaubt.

Die einzelnen Distanzen können als eine Art Schutzzone des Menschen gesehen werden. Die Art der gewählten Distanz während der Kommunikation lässt dementsprechend Rückschlüsse auf die Beziehung der Kommunikationspartner zu.

Kongruenz und Inkongruenz der Nachricht

Verbale und nonverbale Kommunikation mit ihren jeweiligen Aspekten gehören eng zusammen. Sie können sich gegenseitig ergänzen, aber auch im Widerspruch zueinander stehen. Stimmt die Körpersprache mit der verbalen Aussage und dem Tonfall überein, wird dies als **kongruente Botschaft** bezeichnet. Stimmt die Körpersprache nicht mit der sprachlichen Aussage überein, wird dies als **inkongruente Botschaft** bezeichnet.

Verschiedene Situationen und emotionale Empfindungen können Ursache für das mehrdeutige Verhalten des betreffenden Menschen sein. Oftmals hängt es damit zusammen, dass der Sender sich selbst über eine Situation unklar ist. Um in dieser Situation eine weitere erfolgreiche Kommunikation zu ermöglichen, liegt es an dem Gegenüber durch gezieltes Nachfragen die eigentliche Botschaft zu ermitteln (**Abb. 1.551**).

Beziehungen und Kommunikation

Wie kommuniziert wird, ist auch abhängig von der bereits bestehenden Beziehung, die von Rollenerwartungen geprägt wird. Menschen haben aufgrund ihres Alters, ihrer beruflichen Position, ihrer privaten Umgebung usw. bestimmte Aufgaben zu erfüllen. Im Wissen um die verschiedenen Aufgaben erwarten Mitmenschen diesbezüglich ein entsprechendes Verhalten, was sich auch in der Kommunikation widerspiegelt.

Kommunikation bzw. Interaktion kann in Abhängigkeit von Beziehungen, Rollen und Positionen in vier verschiedene Grundtypen unterschieden werden, die alle je nach Situation ihre Vor- und Nachteile sowie ihre Berechtigung haben können: Es geht um die asymmetrische, die symmetrische, die wechselseitige Kommunikation sowie die Pseudokommunikation.

Asymmetrische Kommunikation

Sie ist durch ein Hierarchiegefälle, durch Rollenunterschiede der kommunizierenden Personen gekennzeichnet, z. B. eine unterschiedliche Machtverteilung. Dabei verläuft die Kommunikation nach bestimmten Regeln, wobei der „Machthöhere" aufgrund seiner Autorität z. B. Anweisungen, Befehle oder Empfehlungen von Verhaltensweisen erteilt und somit das Verhalten des Gegenüber dirigieren und kontrollieren kann.

Der „machtniedrigeren" Person kommt dabei die Rolle des nach Anweisung Reagierenden zu. Innerhalb asymmetrischer Kommunikationsabläufe können sich beide Gesprächspartner ergänzen, was auch komplementär asymmetrisch genannt wird.

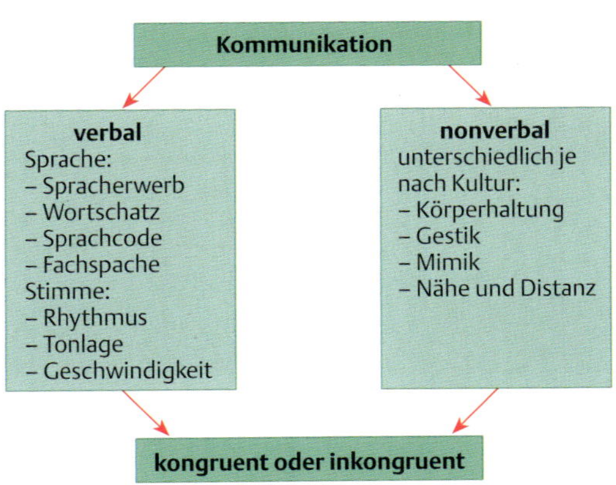

Abb. 1.551 Verbale und nonverbale Kommunikation.

Oft sind bei Berufsgruppen innerhalb einer Institution (z. B. Altenheim) die verschiedenen Kompetenzbereiche mit Weisungsbefugnis ein Grund für asymmetrische Kommunikation.

Symmetrische Kommunikation

Sie stellt ein Streben nach gleichberechtigter Kommunikation und nach Verminderung von Rollen- und Statusunterschieden dar. Sie ist gekennzeichnet durch den gemeinsamen partnerschaftlichen Informationsaustausch. Die Kommunikation verläuft auf einer Ebene, d. h., es besteht kein Hierarchiegefälle, also z. B. keine Weisungsbefugnis.

Die symmetrische Kommunikation findet unter gleichberechtigten Kollegen, Freunden, Ehepartnern usw. statt. Sie ist die zwischen Pflegepersonen und hilfsbedürftigem Menschen geeignete Gesprächsform, um eine vertrauensvolle Beziehung zu fördern.

Wechselseitige Kommunikation

Von einer wechselseitigen Kommunikation ist die Rede, wenn die Gesprächspartner sachlich und zielgerichtet Bezug nehmen auf die Informationen. Nur wenn die Gesprächspartner genau auf die Inhalte des Gesagten, d. h. auf die Argumentation des Gesprächspartners eingehen, kann das Gesprächsziel erreicht werden.

Pseudokommunikation

Die Pseudokommunikation hat bestimmte Rituale (z. B. die Vereidigung) oder religiöse Rituale sowie eingeübte Rollen (Höflichkeit, Grüße) zum Inhalt. Diese Art der Kommunikation erfolgt mit festgelegten Worten.

Die Absicht der Kommunikation ist bereits vor der eigentlichen Durchführung bekannt, sodass die Kommunikationspartner nach einem festgelegten und ihnen bekannten Schema agieren können. Ebenso ist die Position und Beziehung der Kommunizierenden bereits im Vorfeld festgelegt.

Rollenmerkmale

Die Beziehungen bei der Kommunikation werden oft durch Rollenmerkmale verstärkt, z. B. äußere Attribute oder stumme Merkmale, die eine Aussagekraft (Signalkraft) besitzen und dadurch zu einem automatischen Verhalten führen können. Äußere Attribute können sich positiv oder negativ auf eine Beziehung auswirken (**Abb. 1.552**).

Ähnlich kann es einem Menschen ergehen, der einem anderen zum ersten Mal begegnet und aufgrund äußerer Merkmale zu einer Bewertung des anderen kommt. Auch frühere Erfahrungen spielen eine Rolle.

Damit wird die Kommunikation dann stark beeinflusst von den Erwartungshaltungen und den Rollenzuschreibungen zwischen den Kommunikationspartnern.

M *Beziehungen zwischen Pflegepersonen und hilfsbedürftigen Menschen basieren auf dem Wert der Gleichberechtigung. Eine symmetrische Kommunikation fördert eine vertrauensvolle Beziehung.*

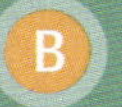

B *Beispiele für asymmetrische Kommunikation:*
- *Die leitende und anweisende Kommunikation einer Mutter mit ihrem Kleinkind.*
- *Die Kommunikation zwischen Lehrern und Schülern.*

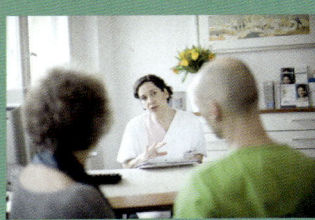

Abb. 1.552 Rollenmerkmale und äußere Attribute einer Rolle nehmen Einfluss auf die Kommunikation.

Lesen Sie mehr zur beruflichen „Rolle" auf S. 882.

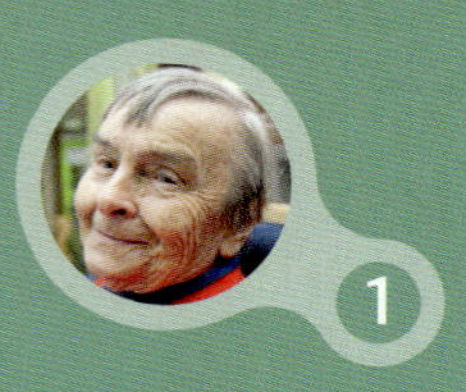

Das Kommunikationsmodell nach Schulz von Thun

Erfolgreiche Kommunikation ist nicht nur von den bereits beschriebenen Aspekten abhängig. Der deutsche Professor Friedemann Schulz von Thun, der sich an der Universität Hamburg im Fachbereich Psychologie intensiv mit Informationsvermittlung beschäftigt hat, entwarf 1977 ein Modell der Kommunikation, das auch als „Quadrat der Nachricht" bezeichnet wird (**Abb. 1.553**).

Das Modell basiert auf Entwicklungen von Bühler (1934) und Watzlawick (1969). Schulz von Thun geht in seinem Modell davon aus, dass jede gesprochene Nachricht vier Aspekte beinhaltet: einen Sachaspekt, einen Selbstoffenbarungsaspekt, einen Beziehungsaspekt und einen Appellaspekt. Die Aspekte werden auch als die „Seiten einer Nachricht" bezeichnet (**Abb. 1.554**).

Das Modell beschreibt, dass innerhalb einer einzigen Aussage vier verschiedene Informationen i. d. R. unterschiedlicher Bedeutung weitergegeben werden, obwohl nur der Sachaspekt wörtlich ausgesprochen wird. Schulz von Thun unternimmt eine differenzierte Beschreibung des Kommunikationsgeschehen in den Bereichen „Codierung" und „Decodierung" der Nachricht, die in der **Abb. 1.550** bereits angesprochen wurden.

D *Der **Selbstoffenbarungsaspekt** liefert Informationen über den Sender einer Nachricht. Sie können bewusst oder unbewusst vermittelt werden.*

Vier Aspekte einer Nachricht

Sachaspekt

Der Sachaspekt einer Nachricht umfasst die reine sachliche Information. Die Sachlichkeit einer Nachricht ist dann gegeben, wenn weitere versteckte oder auch offene Botschaften, die noch der Decodierung bedürften, den Informationsaustausch nicht stören und keinen Einfluss nehmen.

D *Der **Sachaspekt** einer Nachricht beinhaltet reine Informationen zur Sache.*

B Beispielsweise sagt Herr Meinhardt morgens zur nachtdiensthabenden Pflegeperson: „Jedes Mal, wenn Sie ins Zimmer kamen, bin ich aufgewacht und habe ewig gebraucht, bis ich wieder einschlafen konnte." Die Sachinformation dieser Aussage beinhaltet, dass Herr M. nicht durchschlafen konnte und die Nachtschwester mehrmals ins Zimmer kam.

Selbstoffenbarungsaspekt

Nach Schulz von Thun enthält eine Nachricht neben der Sachinformation auch einen Selbstoffenbarungsaspekt. Dieser „offenbart" Informationen über den Sender, was auch als Ich-Botschaft bezeichnet wird. Dabei offenbart der Sender etwas von sich und seiner Persönlichkeit. Dieses kann freiwillig und bewusst oder unfreiwillig und unbewusst geschehen. Offenbart der Sender einer Nachricht bewusst etwas von sich und seiner Persönlichkeit, um bei seinem Gesprächspartner ein bestimmtes gewünschtes Bild von sich zu produzieren, so wird diese Art der Selbstoffenbarung auch als „Selbstdarstellung" bezeichnet. Die unbewusste Selbstoffenbarung, welche auch „Selbstenthüllung" genannt wird, geschieht häufig über den nonverbalen Ausdruck. Auch sie kann zur Preisgabe persönlicher Meinungen, Einstellungen und Emotionen des Senders führen, ohne dass dieser sie bewusst beabsichtigt. Nach Schulz von Thun ist es nicht möglich,

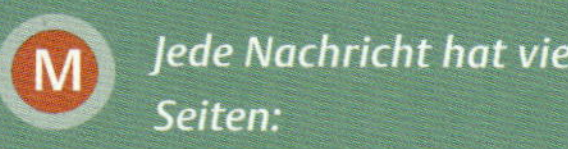

M *Jede Nachricht hat vier Seiten:*
- *Selbstoffenbarungsaspekt*
- *Beziehungsaspekt*
- *Sachaspekt*
- *Appellaspekt*

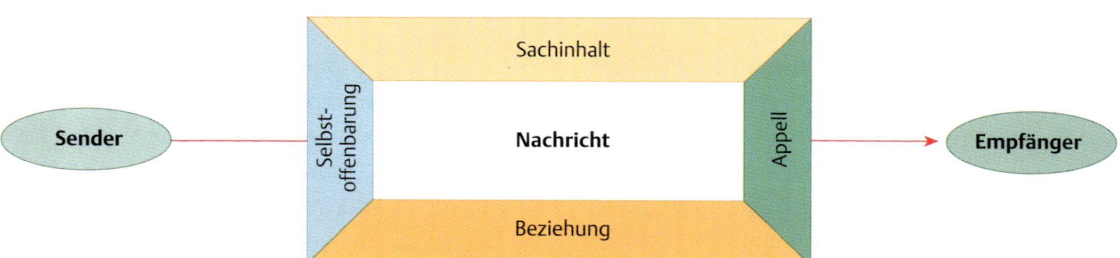

Abb. 1.553 Quadrat der Nachricht.

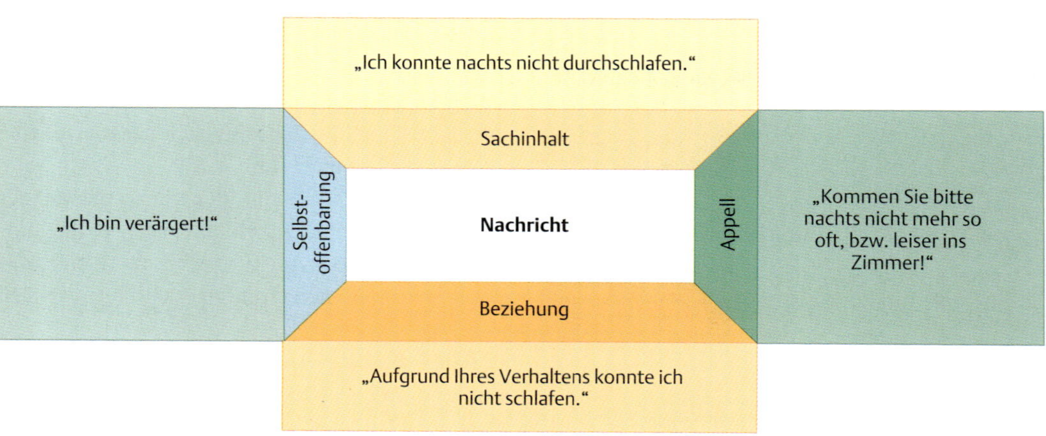

Abb. 1.554 Quadrat der Nachricht mit Beispiel.

Nachrichten ohne Selbstoffenbarungsaspekt zu senden.

B In dem Beispiel des Herrn Meinhardt, dessen Nachtruhe durch das Hereinkommen der Pflegeperson unterbrochen wurde, könnte je nach Gesichtsausdruck, Tonfall und Betonung der Worte der Selbstoffenbarungsaspekt sein: „Ich bin unausgeschlafen, was mich sehr ärgert".

Im Selbstoffenbarungsaspekt einer Nachricht verbirgt sich auch die Gefahr, einen falschen oder ungewollten Eindruck zu hinterlassen.

Beziehungsaspekt

Der Beziehungsaspekt einer Nachricht gibt sowohl Aufschluss darüber, wie der Sender den Empfänger sieht, als auch darüber, wie er die Beziehung zum Kommunikationspartner einschätzt. Der Beziehungsaspekt ist beeinflusst von den Rollen, die Menschen einnehmen, und verbunden mit entsprechenden Erwartungshaltungen. Bereits die Anrede lässt eine bestimmte Beziehung erkennen. Vor allem nonverbale Ausdrucksformen wie Mimik, Gestik, aber auch der Tonfall, zeigt dem Gegenüber, was der Sender von dem Empfänger hält.

Gewollt oder ungewollt werden hierbei auch bestimmte Gefühle beim Empfänger der Botschaft ausgelöst. Streng genommen beinhaltet der Beziehungsaspekt eine „Du-Botschaft", in der es um den Empfänger selbst geht („So sehe ich dich"). Deshalb ist der Empfänger für diesen Aspekt der Nachricht häufig sehr sensibel.

B Die Nachricht des Herrn Meinhardt könnte folgenden Beziehungsaspekt enthalten: „Aufgrund Ihres Verhaltens konnte ich nicht schlafen!" Diese Botschaft beinhaltet die Erwartungshaltung, dass eine Pflegeperson in der Funktion als Nachtschwester die Ruhe auf Station gewährleisten muss.

Appellaspekt

Nach Schulz von Thun enthält eine Nachricht immer auch einen Appellaspekt, mit dem auf das Verhalten des Empfängers Einfluss genommen werden soll. Die Verhaltensänderung kann sowohl im Handeln wie auch im Denken oder Fühlen erwünscht sein. Sie kann sich wiederum offen oder aber versteckt zeigen und ist u. a. abhängig von Beziehungen, Position, Hierarchiegefüge und Rolle der Gesprächspartner. Wird der Appellaspekt offen ausgesprochen, hat der Gesprächspartner die Möglichkeit, hierauf ebenso offen zu reagieren. Verdeckte Appelle haben einen manipulativen Charakter, d. h. Menschen können hierdurch ohne ihr Wissen zu der gewünschten Verhaltensänderung gebracht werden.

B Herrn Meinhardts Nachricht könnte folgenden Appellaspekt enthalten: „Kommen Sie bitte nachts nicht mehr so oft bzw. leiser ins Zimmer!"

Vier Empfangs-Ohren

Dieselben Aspekte, die beim Senden einer Nachricht mit ihren vier Botschaften in unterschiedlicher Ausprägung beinhaltet sind, spielen beim Empfänger einer Botschaft eine wichtige Rolle. Sie werden bezüglich des Empfängers die vier „Empfangs-Ohren" genannt (**Abb. 1.555**).

Sach-Ohr

Der Sachaspekt einer Nachricht wird durch das kognitive Verständnis für die gesendeten Inhalte empfangen. Hierbei geht es um das Verstehen-Können bezüglich Fakten, Daten und Informationen.

B In dem Beispiel des Herrn Meinhardts, dessen Schlaf durch die Pflegekraft der Nachtschicht unterbrochen wurde, könnte die Pflegeperson auf dem Sach-Ohr die Aussage: „Herr Meinhardt konnte nicht ruhig schlafen, da es zu Störungen kam" hören.

Selbstoffenbarungs-Ohr

Mit dem Ohr, welches die Selbstoffenbarung des Senders wahrnimmt, wird der Empfänger zum einen versuchen herauszufinden, mit wem er es zu tun hat. Zum anderen ist er um eine Situationseinschätzung des Senders bemüht: „Wie geht es dem Sender?" Dieser Aspekt kann sich sowohl auf eine momentane Situation wie auch auf eine Lebenssituation beziehen. Dabei kann der Empfänger anhand verbaler oder nonverbaler gesandter Botschaften Gefühle entdecken. Voraussetzung für den Empfang solcher Botschaften ist eine gewisse Sensibilität und Offenheit für das ausgedrückte Empfinden des Senders.

D *Der **Beziehungsaspekt** beinhaltet Informationen über die Einstellung des Senders zum Empfänger und darüber, wie er die Beziehung zwischen den Kommunikationspartnern einschätzt.*

M *Auf dem **Sach-Ohr** hört der Empfänger den Sachaspekt einer Nachricht.*

D *Der **Appellaspekt** einer Nachricht kann offen oder versteckt sein und umfasst die Absicht, Verhalten zu verändern.*

M *Auf dem **Selbstoffenbarungs-Ohr** nimmt der Empfänger die Selbstdarstellung, Selbstenthüllung und damit verbundene Befindlichkeiten des Senders einer Nachricht wahr.*

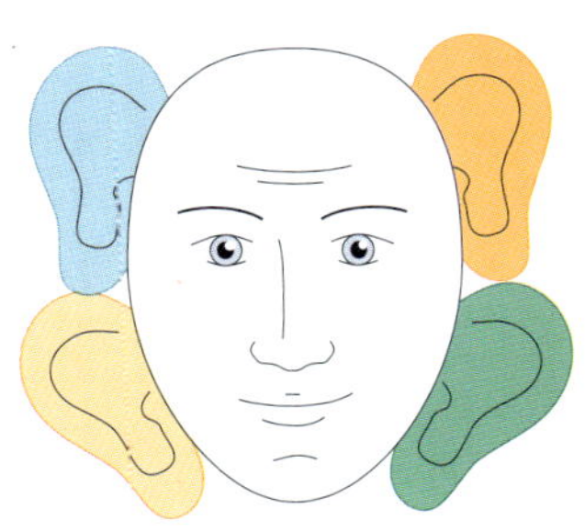
Was ist das für einer? Was ist mit ihm?
Wie ist der Sachverhalt zu verstehen?
Wie redet der eigentlich mit mir? Wen glaubt er vor sich zu haben?
Was soll ich tun, denken, fühlen aufgrund seiner Mitteilung?

Abb. 1.555 Mit vier Ohren empfangen.

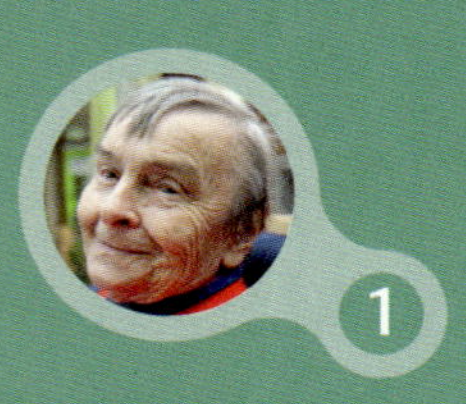
1

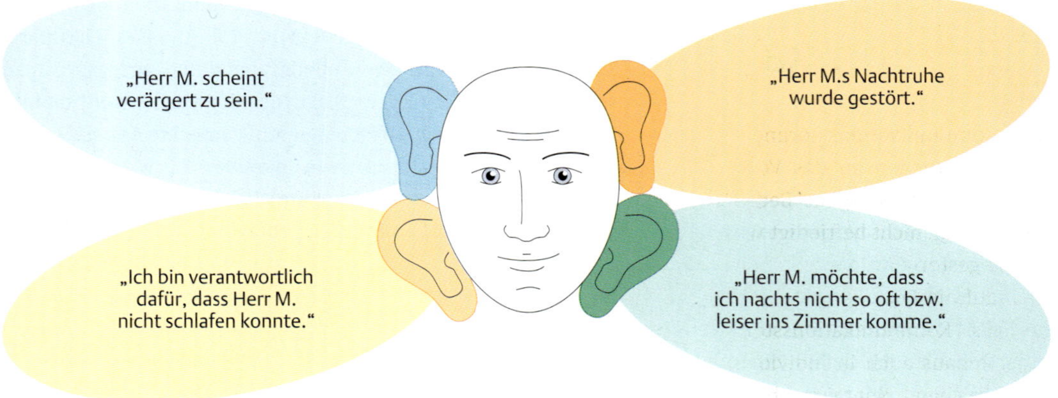
„Herr M. scheint verärgert zu sein."
„Herr M.s Nachtruhe wurde gestört."
„Ich bin verantwortlich dafür, dass Herr M. nicht schlafen konnte."
„Herr M. möchte, dass ich nachts nicht so oft bzw. leiser ins Zimmer komme."

Abb. 1.556 Mit vier Ohren empfangen mit Beispiel.

M *Auf dem* ***Beziehungs-Ohr*** *nimmt der Empfänger ein bestimmtes Verhältnis wahr, das vom Sender signalisiert wird.*

B Bezüglich des Beispieles könnte die Pflegeperson registrieren, dass Herr Meinhardt verärgert ist. Sicherlich gibt es weitere Möglichkeiten, wie die Pflegekraft die Selbstoffenbarung des Herrn Meinhardt wahrnimmt, was wiederum von der Gesamtsituation und auch von der Befindlichkeit der Pflegeperson abhängig ist.

Beziehungs-Ohr

Durch die Nachricht, die der Empfänger auf dem Beziehungs-Ohr hört, wird er persönlich angesprochen. Diese Ansprache geschieht aufgrund eines bestimmten Verhältnisses der Gesprächspartner zueinander, oder aufgrund einer vermuteten Beziehung durch Erwartungen an eine bestimmte Berufsgruppe und die dazugehörige Aufgabe bzw. Rolle. „Warum behandelt der mich gerade so" könnte eine Frage sein, die sich der Empfänger stellt.

B Im Beispiel des Herrn Meinhardt fühlt sich die nachtdiensthabende Pflegeperson vielleicht verantwortlich für die Gewährung einer ausreichenden Nachtruhe. Auf dem Beziehungs-Ohr könnte sie die Nachricht hören: „Ich bin verantwortlich dafür, dass Herr Meinhardt nicht schlafen konnte" (**Abb. 1.556**)

M *Mit dem* ***Appell-Ohr*** *hört der Empfänger, welches Handeln und welche Verhaltensänderung von ihm gewünscht werden.*

Appell-Ohr

Mit dem Appell-Ohr hört der Empfänger, was von ihm gefordert wird, welches Verhalten bzw. welche Verhaltensveränderungen von ihm gewünscht werden. Bei Übereinstimmung mit dem Sachaspekt wird der Empfänger überlegen, was er tun kann, um die Informationen umzusetzen.

B Im Beispiel des Herrn Meinhardt empfängt die Pflegekraft mit ihrem Appell-Ohr wahrscheinlich die Aufforderung, nachts nicht mehr so oft bzw. leiser ins Zimmer zu kommen, damit Herr Meinhardt durchschlafen kann.

Das beschriebene Beispiel verdeutlicht, dass das Gelingen von Kommunikation zu einem wesentlichen Teil bei dem Empfänger einer Botschaft liegt, da er je nach Sensibilität für das Gesagte die Chance hat, eine Gesprächssituation zum Positiven zu wenden, selbst wenn sein Gesprächspartner zunächst Vorwürfe, Verärgerung usw. zeigt.

Die eigentliche Herausforderung an den Empfänger liegt deshalb darin, die Hauptnachricht zu entschlüsseln, das Zusammenspiel von nonverbalen und verbalen Kommunikationsaspekten zu verstehen und zu entscheiden, welche Seite der Botschaft überwiegend angesprochen ist, um dann entsprechend reagieren zu können. Hört die Person „einseitig", wird die eigentliche Nachricht dann vielleicht gar nicht empfangen.

Wie vermeide ich Kommunikationsstörungen?

Eine Kommunikationsstörung hat zur Folge, dass z.B. Erwartungen an das Verhalten einer Person nicht erfüllt oder eigene Bedürfnisse und die des Partners ggf. nicht befriedigt werden.

Eine gestörte Kommunikation wirkt sich deshalb auch auf die Beziehung der Kommunikationspartner aus. Kommunikationsstörungen können darüber hinaus auch in individuelle Lebensbereiche hineinreichen. Kontaktprobleme, Schulversagen, Einsamkeit, Depressionen usw. bis hin zu Selbstmordgedanken können Folgen von andauernden Kommunikationsstörungen und damit verbundenen Konflikten sein.

Im Bereich des Pflegehandelns kann es aufgrund von Kommunikationsstörungen zu Hindernissen im Verlauf des Pflegeprozesses kommen. Um mögliche Gefahren für Kommunikationsstörungen vermeiden zu können, gibt **Tab. 1.81** einen Überblick über sehr häufig auftretende Störfaktoren in der Kommunikation.

Sicherlich ist es nicht notwendig, im Alltag jeden formulierten Satz zu analysieren und die verschiedenen Aspekte deuten zu wollen. Jedoch können die

D ***Eine Störung der Kommunikation** liegt dann vor, wenn die an der Kommunikation beteiligten Personen ihr Ziel nicht erreichen und dadurch die gewünschte Wirkung ausbleibt.*

Tab. 1.81 Übersicht Kommunikationsstörungen

Semantische bzw. verbale Kommunikationsstörungen	*Nonverbale Kommunikationsstörungen*	*Inkongruente Kommunikation*	*Psychologische Kommunikationsstörungen*	*Kommunikationsstörungen innerhalb bestehender Beziehungen*
Kommunikationsstörungen im semantischen Bereich treten besonders dann auf, wenn – der Sender seine Nachricht nicht entsprechend codiert – der Empfänger den vom Sender verwendeten Code nicht decodieren/entschlüsseln kann – ungeeignete Kommunikationsmittel und -kanäle gewählt wurden	nonverbale Kommunikationsstörungen treten besonders dann auf, wenn – die nonverbale Nachricht mehrdeutig gesendet wird und nicht eindeutig entschlüsselt werden kann – bestimmte Zeichen aufgrund unterschiedlicher kultureller Bedeutung nicht verstanden werden können – aufgrund von Rollenmerkmalen automatisch spezifische Verhaltensweisen erwartet werden – durch das Nichtbeachten von Kommunikationsdistanzen Signale vermittelt werden, die nicht der Beziehung der Kommunikationspartner entsprechen	inkongruente Kommunikation tritt besonders dann auf, wenn – der verbale und nonverbale Aspekt der Nachricht nicht zusammenpassen bzw. sich widersprechen	psychologische Kommunikationsstörungen treten besonders dann auf, wenn – der Empfänger einer Nachricht besonders „einseitig“ auf nur einem der vier „Empfangs-Ohren“ hört, ohne die anderen Aspekte der Nachricht wahrzunehmen – der Kommunikationskanal vom Sender nicht entsprechend dem Empfänger ausgewählt wurde – Stress und Ärger usw. den eigentlichen Sachaspekt einer Nachricht verdrängen oder die eigene Befindlichkeit zum Zeitpunkt der Kommunikation im Vordergrund steht – Wahrnehmungsstörungen auftreten, z. B. durch Vorurteile, Stereotypisierungen, Wahrnehmungsfehler	Kommunikationsstörungen können innerhalb von Beziehungen besonders dann auftreten, wenn – Beziehungsprobleme über den Sachaspekt einer Nachricht ausgetragen werden – Sachprobleme über den Beziehungsaspekt einer Nachricht ausgetragen werden – ein Gesprächspartner bewusst versucht, den Beziehungsaspekt außer Acht zu lassen – ein Gesprächspartner z. B. eine asymmetrisch angelegte Beziehung mit der ihm obliegenden Rolle und Position nicht akzeptieren kann – innerhalb einer Beziehung Gefühle von Abhängigkeit, Unmündigkeit usw. im Vordergrund stehen – Unklarheit über die Art der Beziehung besteht

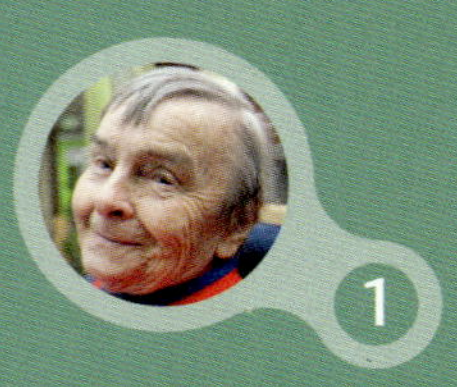

D *Eine* ***erfolgreiche Kommunikation*** *ist dann gegeben, wenn das Kommunikationsziel für alle Beteiligten erreicht wird, die Erwartungen an den Gesprächspartner sich somit erfüllen und Bedürfnisse befriedigt werden können.*

M *Kommunikation kann durch die Auswahl der für die Gesprächssituation angemessenen Worte und Sprachcodes positiv beeinflusst werden.*

M *Die Auswahl eines oder mehrerer geeigneter Kommunikationskanäle hilft, Missverständnisse zu vermeiden.*

M *Der Inhalt von Nachrichten kann durch den Einsatz von eindeutiger Körpersprache unterstützt und verdeutlicht werden.*

M *Den Gesprächspartner ernst nehmen zeigt sich in der Wertschätzung und in dem ihm entgegengebrachten Respekt, nicht in der Übereinstimmung der Meinungen.*

M *In der Pflege erhält die „Wir"-Sprache ihre Brisanz außerdem dadurch, dass Tätigkeiten zwar angekündigt, jedoch praktisch nur von einer Person (oft der Pflegekraft) durchgeführt werden: „Wir waschen uns jetzt". Besser: „Ich möchte Ihnen beim Waschen behilflich sein".*

Kenntnisse um mögliche „Kommunikationskiller" helfen, Gesprächssituationen besser zu verstehen und daraufhin gezielt eine gelingende Kommunikation anzustreben, die innerhalb des Pflegeprozesses die Basis für professionelle Pflege und Teamarbeit darstellt.

Eine gelungene Kommunikation ist jedoch nicht nur von der Kenntnis um die verschiedenen Aspekte innerhalb von Kommunikationsabläufen abhängig, sondern auch vom gekonnten „miteinander Reden". Für dieses Gelingen können die Kommunikationsregeln hilfreich sein, die im Folgenden beschrieben sind.

Kommunikationsregeln

Die zu beachtenden Grundsätze in der Gesprächsführung gelten gleichermaßen für Sender und Empfänger, da in einem Gespräch jede Person, entsprechend des Regelkreises der Kommunikation, beide Positionen einnimmt. Deshalb wird an dieser Stelle keine explizite Trennung der Gesprächsregeln bezüglich Sender und Empfänger vorgenommen.

1. Richtig anfangen bestimmt den Erfolg und das Ergebnis. Die Grundvoraussetzung für einen guten Gesprächsanfang ist eine gute Vorbereitung. Hierfür muss ein zeitlicher Freiraum geschaffen werden. Dazu sollte überlegt werden, in welche Situation sich die Gesprächspartner begeben, oder in welcher Situation sich beide bereits befinden. Je nach Anlass des Gespräches ist es sinnvoll, dem Gespräch einen Rahmen zu geben, d. h. die Intention (Absicht) der Kommunikation kurz zu schildern, damit sich die Gesprächspartner darauf einstellen können. Zum richtigen Anfang gehört auch die Auswahl des Zeitpunktes, um dem Gespräch einen entsprechenden zeitlichen Rahmen zu geben.

2. Gesprächspartner ernst nehmen. Ungeachtet der Beziehung der Kommunikationspartner zueinander lautet eine Hauptregel, die Perspektive (Sichtweise) des Gegenübers zu berücksichtigen. Das verlangt von den Gesprächspartnern die Fähigkeit, sich in den anderen hineinversetzen zu können, um ggf. für einen Moment seine Sichtweise annehmen und so seine Argumente verstehen zu können. Wird diese Regel berücksichtigt (unterstützt durch gezieltes Nachfragen, Feedback), ist der Boden für eine symmetrische Kommunikation bereitet.

3. Richtige Wortwahl treffen. Worte können eine hemmende Wirkung auf die Kommunikation haben, wenn sie z. B. unverständlich sind oder einen Inhalt bewerten. Auch die Fähigkeit, einen elaborierten Sprachcode anzuwenden, hemmt die Kommunikation, wenn der Gesprächspartner einen restringierten Sprachcode verwendet (s. o.). Die Nachricht bleibt dem Gesprächspartner unverständlich. Um solche semantischen Kommunikationsstörungen zu vermeiden, sollte darauf geachtet werden, dass:

- beide Gesprächspartner denselben Sprachcode verwenden, oder bei Anwendung unterschiedlicher Sprachcodes diese gegenseitig verstanden werden,
- die Sprache und Ausdrucksweise des Gesprächspartners berücksichtigt wird,
- Fachsprache vermieden wird, sobald diese von einem Gesprächspartner nicht verstanden werden kann,
- eine eindeutige, klare Sprache verwendet wird,
- neutrale, nicht wertende Worte benutzt werden, um eine ungewollte Betroffenheit zu vermeiden.

4. Geeigneten Kommunikationskanal ansprechen. Dieser Aspekt beinhaltet, sich zu überlegen, wie der Gesprächspartner die Nachricht empfangen kann. So ist es wenig sinnvoll, eine Broschüre zur Information zu geben, wenn die betreffende Person an einer Seheinschränkung leidet. Um also diesbezüglichen Missverständnissen vorzubeugen, muss eine dem Gesprächspartner entsprechende Möglichkeit gefunden werden, die Nachricht verständlich und ansprechend zu übermitteln.

5. Eindeutigkeit der Körpersprache beachten. Wie bereits erwähnt, kommt dem nonverbalen Verhalten in Kommunikationssituationen eine wesentliche Bedeutung zu. So sollte darauf geachtet werden, dass:

- eindeutige Signale gesendet werden, die der Gesprächspartner verstehen kann,
- die verbale Nachricht und die Körpersprache zueinander stimmig bzw. kongruent sind,
- die Kommunikationsdistanz dem Gesprächsanlass entspricht,
- Blickkontakt zum Gesprächspartner hergestellt werden kann, um Bereitschaft zur Kommunikation zu signalisieren.

6. Für sich selbst sprechen. Ein wesentlicher Aspekt der kommunikativen Kompetenz besteht darin, Verallgemeinerungen im Gespräch, z. B. die verbreitete Anwendung von Redewendungen wie „man macht" und „wir haben uns überlegt" zu vermeiden. Hierbei wird nämlich nicht deutlich, von wem diese Nachricht eigentlich ausgeht. So kann es sich um eine Tatsache oder eine Meinung handeln. Ferner kann eine Nachricht bedrohlich wirken, wenn durch „Wir"-Sprache die ganze Welt hinter einer Aussage zu stehen scheint.

Durch die Verwendung einer klaren Ich-Botschaft erhält die Kommunikation ihre Deutlichkeit. Deshalb sollten folgende Punkte beachtet werden:

- Ich-Botschaften senden und für sich selbst sprechen, es sei denn, es wird im Namen einer bestimmten Gruppe gesprochen. Dazu gehört auch das Aussprechen von Befürchtungen oder von dem, was einem nicht gefällt.

- „Wir"- und „Man"-Redewendungen sollten vermieden werden, um Verallgemeinerungen einzuschränken.
- Die eigene Meinung sollte nicht durch „Man"-Redewendung als Tatsache verkleidet, sondern als „Ich meine", „Ich denke" formuliert werden, um herauszustellen, dass es um die persönliche Meinung geht.

7. Feedback geben. Um zu klären, ob die Nachricht auch im Sinne des Senders angekommen ist, oder um vonseiten des Empfängers Unklarheiten zu beseitigen, ist ein Feedback (Rückmeldung) notwendig. Hierdurch kann in allen störanfälligen Bereichen, sei es nun im verbalen oder nonverbalen Bereich, eine Klärung herbeigeführt werden.

Liegen nicht zu deutende Botschaften im Bereich der Beziehung, ist hierdurch die Möglichkeit gegeben, Beziehungsprobleme anzusprechen und aufzudecken. Nicht vergessen werden darf auch die Tatsache, dass ein Feedback beim Gesprächspartner positive Verhaltensweisen stützen und fördern kann, weil diese im Feedback anerkannt werden.

Ein Feedback sollte immer aus Ich-Botschaften bestehen. Des Weiteren helfen folgende Aspekte für das Gelingen des Feedback:

- Nachfragen gezielt stellen, um die nicht verstandene Botschaft möglichst genau zu benennen. Das Feedback stellt sozusagen den Beginn eines neuen Dialogs zwischen den Gesprächspartnern dar. Der Mensch, dem das Feedback gegeben wurde, muss Gelegenheit bekommen, darauf zu reagieren.
- Auch durch Körpersprache wird ein Feedback gegeben, sodass der Empfänger einer Nachricht die Möglichkeit besitzt, eine nonverbale Rückmeldung zu senden. Diese muss jedoch eindeutig sein.
- Das Feedback sollte zu einem Zeitpunkt gegeben werden, an dem der andere es auch annehmen kann.
- Ein Feedback sollte auch positive Gefühle und Wahrnehmungen umfassen.
- Beim Anhören eines Feedbacks muss genau darauf gehört werden, muss beachtet werden, was der andere Mensch sagen möchte. Es sollte auch nicht sofort darauf reagiert werden, da der andere dann das Gefühl bekommen kann, dass ihm nicht wirklich zugehört wird.
- Letztlich bedeutet Feedback-Geben die Weitergabe von Informationen. Es ist nicht dazu da, den anderen zu verändern.

8. Aktiv Zuhören. Aktiv Zuhören ist mehr als nur die physiologische Fähigkeit, mit den Ohren hören zu können und Aussagen durch „mmh" oder Kopfnicken zu bestätigen. Zuhören ist eine Tätigkeit, die auch mit den Augen, dem Herzen, mit dem ganzen Körper durchgeführt wird. Es ist ein aktives Tun, das in dieser besonderen Qualität auch aktives Zuhören genannt wird. Seinen Ursprung hat das aktive Zuhören in der humanistischen Psychologie. Diese aktive Form des Zuhörens

- fördert die Klärung von Ausgangspositionen, um zu einer Kommunikationsgrundlage zu gelangen,
- fördert das Verständnis der Gesprächspartner füreinander,
- hilft, gezielte Feedbacks zu geben und darüber hinaus Inhalte und Gefühle zu reflektieren,
- fördert die Denkprozesse und trägt somit wesentlich zum Gelingen des Kommunikationsregelkreises in allen Aspekten bei. Kommunikation wird dadurch präziser und intensiver.

Folgende Aspekte gehören zu den Voraussetzungen, um aktiv zuhören zu können:

- Von den Gesprächspartnern gehen Haltungen aus, die möglichst frei sind von vorgefassten Meinungen. Die Gesprächspartner nehmen sich ernst.
- Den Gesprächspartnern liegt eine wertschätzende Haltung zugrunde, die weder beurteilen, Kritik üben, Ratschläge geben will, oder gar Schuldgefühle wecken möchte. Sie ist von gegenseitigem Respekt geprägt.
- Die Gesprächspartner haben eine möglichst symmetrische Position zueinander.

Die Form des aktiven Zuhörens empfiehlt sich, um Informationen zu gewinnen, um Konflikte zu klären, um jemanden zu bestätigen oder zu unterstützen, oder um in einer emotionsgeladenen Situation für Verständnis zu sorgen.

Ist die Ausgangsposition der Gesprächspartner erst einmal geklärt, kann zur Problemlösung übergegangen werden. Lässt sich eine Situation jedoch bereits im Anfang nicht klären, kann ggf. auf die Anwendung der Metakommunikation zurückgegriffen werden.

9. Möglichkeiten der Metakommunikation nutzen. Kommunikationsforscher halten das Gespräch über Kommunikation und Kommunikationsstörungen für den wichtigsten Aspekt, um Klarheit zu gewinnen und Kommunikationsstörungen zu vermeiden.

Metakommunikation ist die Auseinandersetzung über die Art, wie Menschen miteinander umgehen. Unter dem aus der Psychologie kommenden Begriff Metakommunikation werden dreierlei Aspekte verstanden:

- Kommunikation über die Kommunikation,
- Kommunikation über die Beziehung zwischen den Kommunikationspartnern,
- verdeutlichen, wie eine Information verstanden werden soll.

Metakommunikation als Kommunikation über die Kommunikation dient z. B. dazu, Verabredungen und Regeln für die Art und Weise, wie Personen miteinander kommunizieren möchten, zu benennen. Es geht also um die Gestaltung einer Kommunikati-

M *Das Senden von* **Ich-Botschaften** *verdeutlicht den Inhalt einer Nachricht sowie die Beziehung der Gesprächspartner zueinander und zeigt eindeutig, von wem die Nachricht ausgeht.*

M **Aktives Zuhören** *fördert die Qualität der Kommunikation hinsichtlich des Verständnisses füreinander, der Reflexion von Inhalten und Gefühlen sowie der Konzentration auf das Hauptanliegen des Gespräches.*

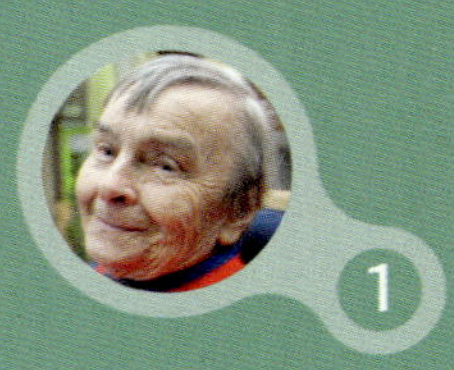

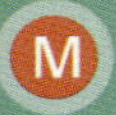

Neun Regeln für erfolgreiche Kommunikation:

1. Richtig anfangen,
2. Gesprächspartner ernst nehmen,
3. richtige Wortwahl treffen,
4. geeigneten Kommunikationskanal ansprechen,
5. Eindeutigkeit der Körpersprache beachten,
6. Für sich selbst sprechen,
7. Feedback geben,
8. aktiv zuhören,
9. Metakommunikation nutzen.

onssituation, z. B.: „Wie wollen wir unser Gespräch gestalten? Ich schlage vor, dass zunächst jeder der Anwesenden eine kurze Stellungnahme abgibt, bevor wir die einzelnen Punkte näher diskutieren. Sind Sie alle damit einverstanden?“ So können vor dem eigentlichen Gespräch Vereinbarungen getroffen werden, um ein Gespräch strukturiert und diszipliniert zu führen. Voraussetzung ist jedoch, dass alle beteiligten Personen die aufgestellten Regeln akzeptieren können.

Metakommunikation als Kommunikation über die Beziehung zwischen den Kommunikationspartnern dient dazu, Positionen innerhalb von Kommunikationssituationen zu klären. Sie hat jedoch auch das Ziel, Kommunikation partnerschaftlich zu gestalten. Hierbei steht die Frage im Vordergrund „Wie erlebe ich dich und was spielt sich zwischen uns ab?“

Auch der Aspekt, wie Kommunikation in diesem Moment geschieht, kann ggf. zunächst analysiert werden, wenn eine konstruktive Gesprächssituation nicht mehr möglich ist. In einer solchen Situation ist es manchmal sinnvoll, das Gespräch zu unterbrechen, über das gemeinsame Verfahren zu beraten, um dann die Kommunikation weiterhin erfolgreich zu gestalten.

Metakommunikation zur Verdeutlichung, wie eine Information verstanden werden möchte, ist sehr eng mit der Beziehung zwischen den Kommunikationspartnern verbunden.

Die Chancen, die Metakommunikation bietet, liegen z. B. in der Entspannung einer angespannten Situation oder in der Möglichkeit, Situationen zu klären, um eine gemeinsame kommunikative Basis zu schaffen und die Zusammenarbeit konstruktiv und professionell zu gestalten.

Wann immer eine Situation festgefahren erscheint, ist Metakommunikation eine Möglichkeit, Kommunikation und menschliche Beziehungen konstruktiv in Bewegung zu setzen. Metakommunikation hilft durch Auseinandersetzung über die Kommunikationsvorgänge, Kommunikation an sich zu verstehen und diese erfolgreich zu führen.

Kommunikation und Pflege

Pflegen heißt auch Kommunizieren

Die Definition von Kommunikation als Miteinander-in-Verbindung-Treten auf sprachliche und nicht sprachliche Weise macht deutlich, wie untrennbar Pflege und Kommunikation sind. Vor, während und nach jeder pflegerischen und betreuerischen Handlung läuft Kommunikation zwischen Pflegenden und Gepflegten ab (**Abb. 1.557**). Das pflegerische Tun selbst ist im Grunde ein Teil der Kommunikation: Wie sanft oder unsanft ein Verband angelegt, Essen gereicht wird – und natürlich auch, wie der Bewohner auf das Verhalten der Pflegeperson reagiert. Das alles sagt etwas über die Beziehung zwischen den beiden aus (Beziehungsaspekt), die Befindlichkeit des Einzelnen (Selbstoffenbarung) und die Äußerung und Berücksichtigung von Bedürfnissen (Appell).

Kommunikative Grundhaltung in der Pflege

Klarheit. Um Kommunikation positiv zu gestalten und Missverständnisse zu vermeiden, ist es wichtig, in seinen Botschaften klar, für den anderen verständlich und eindeutig zu sein.

Echtheit. Unehrlichkeit in der Kommunikation gefährdet die Beziehung. Meist merkt das Gegenüber an den Widersprüchen zwischen Körpersprache und Verbalsprache ohnehin, dass etwas nicht stimmt.

Kongruenz. Das Bemühen um Klarheit und Echtheit mündet in ein kongruentes Kommunikationsverhalten: Körpersprache und verbale Aussagen stimmen überein und bilden ein Ganzes. Widersprüchliche und damit verunsichernde Aussagen werden konsequent vermieden.

Empathie. Entscheidend für eine gute Beziehung zwischen Menschen ist eine deutlich zum Ausdruck gebrachte Grundhaltung positiver Zugewandtheit, die dem anderen zugleich vermittelt, dass er als Person wahrgenommen, geschätzt und akzeptiert wird, auch wenn er sich einmal nicht so verhält, wie von ihm erwartet wird. Ein wesentliches Element empathischen Kommunizierens ist das aktive, d.h. bewusste und engagierte Zuhören.

Distanz und Nähe

Funktionierende Kommunikation lebt vom richtigen Verhältnis von Distanz und Nähe der Kommunizierenden, auf der sprachlichen wie der nicht sprachlichen Ebene. Zu viel Nähe kann überfordern, ja bedrängend wirken, zu viel Distanz signalisiert Gleichgültigkeit bis Ablehnung.

Wohltuende Distanz dagegen beginnt sprachlich mit der respektierenden Anrede und endet körpersprachlich mit einem vorsichtigen, nicht überstülpenden Umgang mit Berührung. Dazu gehört auch das Einhalten eines angemessenen räumlichen Abstandes zum Gesprächspartner, z.B. das Respektieren des Bettes als Intimraum, der nicht ungefragt als Sitzgelegenheit „missbraucht" werden darf.

Wohltuende Nähe wiederum wird im aufmerksamen Zuhören und in körpersprachlichen Signalen wie Zuwendung, Blickkontakt, Berührung, wo sie vom anderen gewünscht wird und ihm gut tut, spürbar.

Begegnung auf der richtigen Ebene

Eine gute Orientierungshilfe für die schwierige Balance aus Distanz und Nähe bietet die Ampel der Transaktionsanalyse nach E. Berne (**Abb. 1.558**).

Kommunikationspartner können aus der Elternposition heraus agieren, aus der Kindposition oder aus der Erwachsenenposition. Sie nehmen damit Einfluss auf die Ebene, auf der der andere reagiert. Wer z.B. wie ein strenges Elternteil mit dem Gesprächspartner spricht, drängt diesen damit automatisch in die Position des Kindes. Gerade diese Konstellation findet sich oft zwischen Pflegenden und Gepflegten. Häufig findet sich dann auch die umgekehrte Interaktionsrichtung, dass alte Menschen sich diesem Umgang anpassen und aus der Kindposition heraus mit den Betreuenden kommunizieren. Daneben gibt es natürlich auch immer wieder dominante alte Menschen, die die Pflegeperson als eine Art Dienstboten betrachten und herumkommandieren. Beide Konstellationen können für keinen der Beteiligten wünschenswert sein.

Sprache als tragfähige Brücke

Anrede

Der Respekt vor dem alten Menschen als reifer Persönlichkeit, die ein Leben gemeistert hat, drückt sich schon in der Anrede aus. Ein Ansprechen mit „Sie" und dem Nachnamen, ggf. auch mit Titel, ist selbstverständlich. Ausnahmen sind hier allenfalls bei schwer demenziell erkrankten Menschen zulässig, wobei die Anrede auch hier grundsätzlich dem Wunsch und der Entscheidung des verwirrten alten Menschen überlassen werden muss. Außerdem sollte bei jedem neuen Herstellen und Beenden des Kontakts der Name genannt werden.

Information

Pflegerisches Tun ohne begleitendes Sprechen ist für den Menschen, mit dem etwas getan wird, nahezu unerträglich. Es sollte grundsätzlich durch Sprache erläutert und durch Nachfragen ergänzt werden. Auch bei den alltäglich wiederkehrenden Routinemaßnahmen ist es wichtig, dass durch das begleitende Gespräch und unterstützende nonverbale Signale ein Gefühl der Wertschätzung vermit-

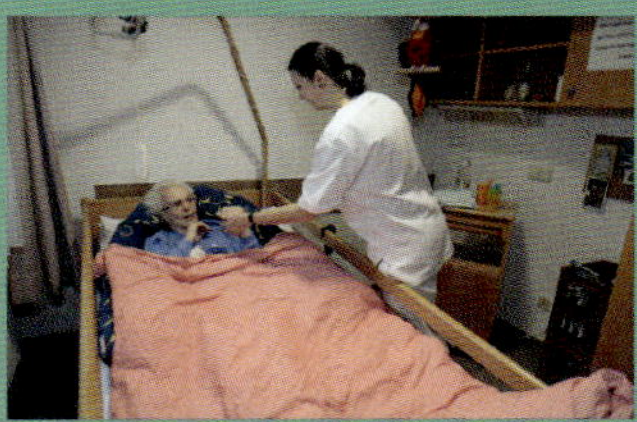

Abb. 1.557 Pflegen heißt kommunizieren.

M *Um positiv zu kommunizieren, werden ähnliche Gesichtspunkte wichtig wie für den Aufbau einer „hilfreichen Beziehung" (Rogers u. Stevens 1986):*
- *Klarheit,*
- *Echtheit,*
- *Kongruenz,*
- *Empathie.*

P *Statt die Aussage: „Lassen Sie sich ruhig Zeit!" durch einen ungeduldigen Gesichtsausdruck und entsprechende Körpersignale Lügen zu strafen besser die eigene Zeitknappheit eingestehen: „Ich habe gerade wenig Zeit, aber dafür reicht es noch."*

M *In der Pflege sollte der pflege- oder hilfebedürftige Kommunikationspartner grundsätzlich als Erwachsener betrachtet, angesprochen oder behandelt werden, ebenso wie die Betreuenden dieses für sich in Anspruch nehmen dürfen.*

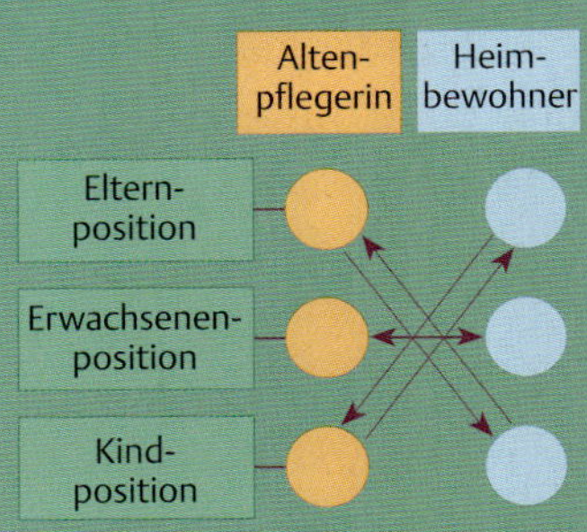

Abb. 1.558 Kommunikationspartner können aus unterschiedlichen Positionen agieren und reagieren.

M *Der Name ist das zentrale Zeichen persönlicher Identität, das bleibt. Auch da, wo so viel Persönliches, Individuelles zurückgelassen werden muss wie beim Einzug in ein Heim.*

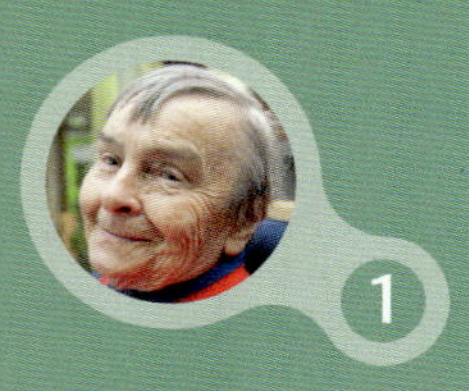

P *Bei schwerhörigen Menschen muss keineswegs besonders laut, sondern deutlich, mit zugewandtem Gesicht und langsam gesprochen werden.*

D ***Zuhören** heißt aufnehmen, was der andere sagt, es bündeln, kurz nachfragen, sich der Person mit seiner ganzen Aufmerksamkeit zuwenden.*

M *Aktives Zuhören begleitet die Pflege und gibt ihr wichtige Impulse.*

M *Bewusste Kommunikation erfolgt immer über drei Schritte:*
- ***Schritt 1:** sich selbst wahrnehmen,*
- ***Schritt 2:** den anderen wahrnehmen,*
- ***Schritt 3:** Beziehung herstellen.*

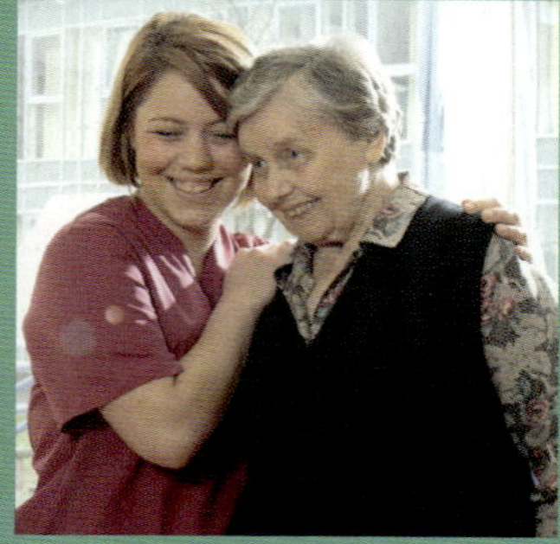

Abb. 1.559 Berührung ist für viele Menschen wohltuend.

M *Unbefriedigendes Kommunizieren ergibt sich, wenn die ersten beiden Schritte des Kommunikationsaufbaus vergessen oder übergangen werden.*

telt wird. Ein wesentliches Moment der sprachlichen Kommunikation mit alten Menschen ist auch die Verständlichkeit des Gesagten. Fachausdrücke, lange Sätze und viele Verneinungen wirken für den Zuhörer verwirrend. Kurze, klare Aussagen und die Nachfrage, ob man verstanden wurde, erleichtern das gegenseitige Verstehen.

Aktives Zuhören

Zuhören wird oft fälschlicherweise als passives Sich-berieseln-Lassen verstanden, dem man allenfalls noch ein ab und zu eingeschobenes „ah ja" hinzufügen muss. Viele Pflegende wären nach der Morgentoilette mit einem alten Menschen kaum in der Lage wiederzugeben, was die Person gesagt hat. Dies ist ein Zeichen, dass sie nicht zugehört haben. Hier gilt es im Sinne einer kommunikativen Grundhaltung bewusst gegenzusteuern!

Begegnung auf der nonverbalen Ebene

In vielen Pflegesituationen steht die Sprache als Verständigungsmittel nur noch teilweise oder gar nicht mehr zur Verfügung. Das ist u. a. der Fall bei Patienten mit Spracheinbußen durch Schlaganfall, bei Demenzerkrankten im fortgeschrittenen Stadium, bei bewusstlosen oder komatösen Patienten und bei Sterbenden. Aber auch bei wortkargen, stark in sich zurückgezogenen Personen ist das Gespräch im üblichen Sinn oft erschwert. Hier gewinnt die Verständigung über nicht sprachliche Signale noch mehr Bedeutung.

Mit dem Körper Beziehung herstellen

Die empathische kommunikative Grundhaltung drückt sich sehr stark auf der körpersprachlichen Ebene aus. Eine zugewandte Körperhaltung, das Herstellen von Blickkontakt, der Ausdruck des Gesichts sowie Berührung und Körperkontakt signalisieren Nähe und Zuwendung. Begleitet werden sollte diese nonverbale Kontaktaufnahme aber grundsätzlich von der sprachlichen Anrede und Mitteilung.

Auf nicht sprachliche Signale hören

In der Zugewandtheit zum anderen werden wir auch sensibel für all das, was uns das Gegenüber durch seine Körperhaltung, Gesichts- und Augenausdruck mitteilt! Das Zurückzucken der Hand vor einer Berührung, das Verziehen der Lippen, das Schließen der Augen, das Weg- oder Hinwenden des Kopfes sind wichtige Botschaften, auf die Pflegepersonen reagieren sollten. Sie sind genauso ernst zu nehmen wie ein verbal geäußerter Protest oder eine Bitte.

Berührung

Berührung kann einem anderen Menschen Gewalt antun oder ihn stützen und trösten. Pflege besteht letztlich aus Berührung, daher ist ein bewusster Umgang mit diesem Werkzeug entscheidend für die Pflegenden. Ob eine Heimbewohnerin aus Gereiztheit und Ungeduld unsanft aus dem Stuhl hochgehievt oder freundlich unterstützt wird – sie wird die in der Berührung steckende Botschaft spüren und darauf reagieren. Berührung sollte deshalb nie extrem und unvermittelt sein. Sie darf den anderen nicht überfallen oder vergewaltigen. Sein Bedürfnis nach Distanz bzw. Nähe muss hier leitend sein. Auch ein allzu zaghaftes Hinfassen, aus dem Berührungsängste sprechen, kann kränkend wirken.

Wohltuend wirkt für viele Menschen die sanfte, aber feste, flächige Berührung mit der – warmen – Handinnenfläche an Hand, Arm, Schulter oder Rücken. Nur wenn viel Nähe zwischen Pflegenden und Gepflegten da ist, ist auch eine Berührung im Gesicht möglich und angenehm (**Abb. 1.559**).

Die Sensibilität der Pflegenden für die Bedürfnisse der alten Menschen, aber auch für ihre eigenen Grenzen ist in höchstem Maße gefordert. Wo allen anderen Formen der Kontaktaufnahme Grenzen gesetzt sind, wird die Berührung zum entscheidenden Transportmittel für Zuwendung und Nähe.

Kommunikationsaufbau

Drei Schritte zum Aufbau von Kommunikation:

Sich selbst wahrnehmen. Dieser Schritt beinhaltet:
- sich selbst wahrnehmen, auch in seiner momentanen, emotionalen Verfassung und im Körperausdruck, ein Gespür für sich entwickeln,
- sich bewusst ausdrücken wollen, im Einklang mit dem Wahrgenommenen.

  Fragen, die dabei helfen können, sind:
- Wie geht es mir gerade?
- Was spüre ich?
- Was möchte ich ausdrücken?

Den anderen wahrnehmen. Dieser Schritt beinhaltet:
- den anderen mit seinen verbalen und nonverbalen Signalen wahrnehmen und ernst nehmen,
- ihn zu verstehen versuchen.

  Fragen, die dabei helfen können, sind:
- Was nehme ich beim anderen wahr?
- Wie geht es ihm möglicherweise gerade?
- Was möchte er möglicherweise ausdrücken?
- Stehen vielleicht hinter seinen direkten Botschaften noch andere, die verdeckt sind?

Beziehung herstellen. Dieser Schritt beinhaltet:
- Beziehung herstellen, unter den Gesichtspunkten einer hilfreichen Kommunikation in einen Austausch miteinander treten,
- ausdrücken, was man beim anderen wahrnimmt und zu verstehen versucht,
- sich selbst ausdrücken in einer Weise, die echt und kongruent, dabei aber auch für den anderen verstehbar und hilfreich ist.

Spezielle Kommunikationssituationen in der Pflege

Die erarbeitete kommunikative Grundhaltung kommt in allen Bereichen der Kommunikation mit alten, kranken oder sonst hilfebedürftigen Menschen zum Tragen. Diese Grundhaltung ist zugleich aber auch mit wenigen Abweichungen und Ergänzungen die Basis der Kommunikation unter Pflegenden im Team. Neben der Kommunikation im pflegerischen und betreuerischen Alltag gibt es eine Reihe von Situationen, in denen der Kommunikation eine besondere Rolle zukommt oder in denen sie erschwert ist und besondere Einfühlung und Kompetenz erfordert.

Informationssituationen. Häufig kommt es Pflegenden zu, Betreute oder auch ihre Angehörigen zu informieren. Die Pflegeperson wird zum Sender von Botschaften, während das Gegenüber hauptsächlich aufnimmt. In dieser Situation wird der Grundsatz der Klarheit besonders wichtig. Zugleich muss immer wieder überprüft werden, ob die Botschaft richtig aufgenommen wird und der Kommunikationspartner etwas mit ihr anfangen kann.

Physische und psychische Belastungssituationen. Bei Krankheit, Schmerzen, aber auch in Situationen der Angst oder Trauer verändert sich die Kommunikation. Die Befindlichkeit des kranken, traurigen oder angstgequälten Menschen tritt in den Vordergrund. Echtheit, Empathie und Nähe werden dann wesentlich. Oft tritt das Sprachliche hinter den einfühlenden nonverbalen Kontakt zurück.

Aggression. Der Ausdruck von Wut und Zorn auf der sprachlichen wie der nicht sprachlichen Ebene, aber auch beleidigende und verletzende Äußerungen verlangen dem Kommunikationspartner besondere Kompetenz ab. Trotz allem bleibt der Grundsatz der Akzeptanz und Wertschätzung erhalten. Ein Mensch sollte Zorn ausdrücken dürfen, ohne dadurch die Achtung und Zuwendung seiner Umwelt zu verlieren. Zugleich aber gilt es, der Aggression, v. a. wenn sie sich gegen andere richtet, in klarer und kongruenter Weise Grenzen zu setzen. Dazu gehört auch, der eigenen Betroffenheit oder Verärgerung in kurzer sachlicher Weise Ausdruck zu geben, wenn dies nötig ist, um echt bleiben zu können.

Psychische Krankheit, Demenz. Die Kommunikation mit psychisch veränderten Menschen gehorcht z. T. eigenen, durch diese Veränderung bestimmten Gesetzen. Die Pole des Sendens und Empfangens sind gestört, Sprache steht manchmal nicht mehr zur Verfügung. Dennoch kann auch hier die Basis der hilfreichen Beziehung helfen, neue Wege des In-Verbindung-Tretens zu finden.

Einfühlendes Gespräch

Wenn wir negativen, belastenden Gefühlen bei anderen begegnen, neigen wir i. d. R. dazu, ihnen diese Gefühle möglichst schnell „nehmen" zu wollen, sie zu trösten oder ihr Problem zu lösen. Wir übersehen, dass wir damit eher uns selbst Erleichterung verschaffen. Intensive Gefühle wie Trauer oder Angst verflüchtigen sich meist nicht einfach durch Zuspruch von außen. Der andere bleibt vielmehr auf diese Weise mit seiner Bedrängnis allein und wird durch vorschnelles Zureden zudem noch zum Schweigen verdammt.

Sich zurücknehmen. Bei Gefühlen von Angst, Kummer und Traurigkeit kommt dem hilfreichen, stützenden Begleiten durch eine entsprechend einfühlsame Kommunikation allergrößte Bedeutung zu. Die Befindlichkeit des Betroffenen, seine Bedürfnisse und Signale stehen dabei im Vordergrund, während der Kommunikationspartner (z. B. die Pflegeperson) sich zurücknimmt, um den anderen auffangen zu können.

Sich Zeit nehmen. Stattdessen wird der Gesprächspartner bei einem einfühlenden Gespräch Signale senden, die dem Gegenüber Geborgenheit und Angenommensein vermitteln. Am Anfang steht die Botschaft „Ich habe Zeit für dich", die schon in einem ruhigen Stehenbleiben, noch mehr aber durch das ausdrückliche Sich-zum-anderen-Setzen zum Ausdruck kommt. Dazu gesellt sich das aufmerksame, bejahende Zuhören.

Nähe und Zuwendung. Neben der auch durch Berührung vermittelten Nähe und Zuwendung wird das Schweigen, das Aushalten von Gesprächspausen, in denen der andere Zeit hat, sich über seine Empfindungen klar zu werden und seine Gedanken zu sortieren, ganz wichtig. Eine Hilfe für den Gesprächspartner, um in eine einfühlende Gesprächshaltung hineinzufinden, kann sein, weitgehend auf Fragen zu verzichten. Der Leidende möchte in dieser Situation nicht ausgefragt, sondern verstanden werden.

Aushalten und Dableiben. Die eigene Hilflosigkeit angesichts der schwierigen, belasteten Situation des Gegenübers wird hier nicht, wie sonst oft, durch Zerreden und Aktivismus überwunden, sondern durch Aushalten und Dableiben. Wo dies geschieht, kann der Leidende sich zumindest aufgehoben und verstanden fühlen. Vielleicht hilft ihm das Äußern seiner Gefühle sogar, sie ein wenig loszulassen und im Gespräch einen Schritt weiterzugehen. In dieser nächsten Phase deutet der Betroffene schon selbst an, was ihm gut tun würde. Nun können neben dem akzeptierenden Zuhören auch vertrautere Gesprächselemente wie das Eingehen auf Fragen usw. Raum bekommen.

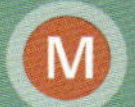
Kontraindiziert sind:
- *Ratschläge,*
- *Abwiegeln,*
- *Phrasen,*
- *zum Schweigen bringen,*
- *Zusammenreiß-Appelle,*
- *Erzählen eigener Erfahrungen,*
- *Nachbohren.*

P *Bei der Formulierung „Ich habe das Gefühl, es geht Ihnen schlecht." statt „Geht es Ihnen schlecht?" kann der andere unbedrängter äußern, was ihn bewegt.*

M **Einfühlend kommunizieren** *heißt die Gefühle des anderen zulassen, ihn aussprechen lassen, sich auf ihn einlassen, seine Empfindungen gelten lassen, ihn dabei aber nicht verlassen.*

Was ist klientenzentrierte Gesprächsführung?

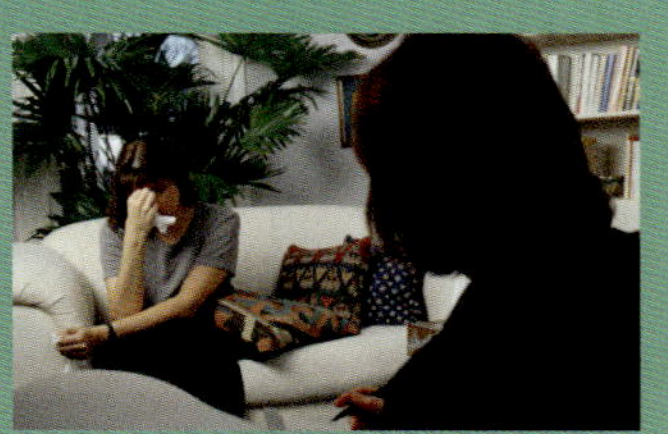

Abb. 1.560 Ziel der Gesprächsführung ist die Klärung und das Verstehen unklarer Gefühle

Eine besondere Form der Kommunikation ist die Gesprächsführung. Sie wurde von dem Psychotherapeuten Carl Rogers auf der Grundlage der humanistischen Psychologie entwickelt. In der Gesprächsführung geht es vor allem darum, die Gefühlsseite des Menschen stärker in sein kommunikatives Verhalten einzubeziehen. Da die Gefühle immer da sind und sich sogar vor dem Denken als erste Reaktion auf unsere Sinneswahrnehmungen einstellen, versucht die Gesprächsführung, einen Beitrag zum Verstehen und zur Klärung der Gefühle zu leisten.

Hilfreiches Gespräch. Die Gesprächsführung wird oft auch als das hilfreiche Gespräch bezeichnet. Damit ist natürlich nicht gemeint, dass ein Berater dem ihn aufsuchenden Ratsuchenden sein Problem abnehmen kann, um ihm zu helfen. Helfen muss sich jeder letztendlich selbst. Ein wesentlicher Beitrag des zuhörenden Beraters kann jedoch darin bestehen, die anfangs sehr oft schwammigen und ungenauen Gefühle durch gezieltes Nachfragen zu verdeutlichen und damit zu klären. Die Psychologen sprechen von der „Katharsis", der reinigenden Kraft, die darin liegt, dass zunächst unklare Gefühle ausgedrückt werden. Die Form der Versprachlichung von Gefühlen ist eine Art der Verarbeitung. Das Nachdenken über Gefühle und das Aussprechen von Gefühlen ist eine nicht zu unterschätzende Hilfe bei der Integration der Gefühle auf dem Weg zum Handeln (**Abb. 1.560**).

B Die examinierte Altenpflegerin Kathleen Busch betritt zur Grundpflege das Zimmer von Frau Leutner. Es ist 6.45 Uhr. Frau Busch: „Guten Morgen Frau Leutner, wie geht es Ihnen heute?" Frau Leutner: „Es geht mir nicht gut. Sie können mich jetzt unmöglich waschen!" Frau Busch: „Was heißt denn nicht gut, haben Sie Schmerzen?" Frau Leutner: „Nein, aber ich hab schlecht geträumt." Frau Busch: „Was haben Sie denn so Schlimmes geträumt, dass es Ihnen jetzt gar nicht gut geht?" Frau Leutner: „Ich hab geträumt, dass ich in meiner alten Wohnung, im Haus meiner Tochter Monika gestürzt bin. Ich habe ganz laut um Hilfe gerufen und keiner ist gekommen, obwohl ich gehört habe, dass Monika zu Hause ist. Es war so schrecklich, ich hab mich so furchtbar allein und verlassen gefühlt." Frau Busch: „Das muss ja ein wirklich schreckliches Gefühl sein, von allen verlassen und aufgegeben zu sein." Frau Leutner: „Monika bin ich doch nur noch lästig, weil ich jetzt so oft Hilfe brauche. Die ist jetzt bestimmt froh, dass sie mich losgeworden ist." Frau Busch: „Sie werfen ihrer Tochter Monika also vor, dass sie es sich zu leicht macht, wenn sie jetzt den Platz im Altenpflegeheim für Sie gesucht hat?" Frau Leutner: „Zu leicht eigentlich auch nicht. Ich verstehe das ja schon, dass sie auch eine eigene Familie und Kinder hat, die sie brauchen. Aber ich wäre so gerne in meiner Wohnung geblieben." Frau Busch: „Ich habe mitbekommen, dass Ihre Tochter Sie diese Woche schon zweimal besucht hat. Vielleicht ist es ja auch ganz schön, dass sie dann spazieren gehen und es sich schön machen können, weil wir ja jetzt für die Pflege zuständig sind." Frau Leutner: „Da haben Sie natürlich auch wieder recht. Wenn Monika jetzt kommt, muss sie sich nicht um mein Essen kümmern und so. Dann können wir einfach Kaffee trinken. Das ist wirklich schön. Aber es sind eben nicht meine eigenen vier Wände hier." Frau Busch: „Da haben Sie natürlich Recht. Da können wir uns noch so sehr anstrengen, so schön wie zu Hause werden wir das wahrscheinlich nicht hinkriegen. Es dauert bestimmt ne ganze Weile bis Sie sich hier eingewöhnt haben." Frau Leutner: „Ja, wenn Sie meinen Schwester. Ich glaub Sie können mich jetzt doch waschen. Dann bin ich frisch, wenn Monika nachher kommt."

Aktives Zuhören. Gesprächsführung wird auch als aktives Zuhören bezeichnet. Das hört sich wie ein Widerspruch an, denn Hören ist erst einmal passiv. Der Zuhörer muss den Mund halten, dem anderen „sein Ohr leihen", um zu verstehen, worum es eigentlich geht. Trotzdem muss er auch aktiv sein: Er muss das Gespräch lenken und immer wieder zum Thema zurückkommen, auf die mitschwingenden Gefühle, um diese zu klären. Erst durch das Nachfragen im obigen Beispiel wird für die Altenpflegerin klarer, wie es der neuen Bewohnerin geht. Aus dem allgemeinen und schwammigen „mir geht es überhaupt nicht gut" schält sich erst durch das behutsame Nachfragen der Altenpflegerin die Not des „Allein- und Verlassenseins" von Frau Leutner heraus. Die neue Bewohnerin fühlt sich durch das warmherzige und interessierte Nachfragen der Altenpflegerin verstanden und kann sich dadurch auch wieder auf ihre neue Situation im Altenpflegeheim einlassen.

Hören auf dem Selbstoffenbarungs-Ohr. Gesprächsführung ist das professionelle Hören auf dem Selbstoffenbarungsohr. Hier wird die selektive Wahrnehmung bewusst eingesetzt, indem die Anteile der Appell-, der Sach- und der Beziehungsebene ausgeblendet werden. Es geht fast ausschließlich darum, was der Kommunikationspartner in der Art, wie er etwas sagt, über sich und seine momentane Gefühlslage aussagt. Die Beziehungsebene spielt natürlich immer mit hinein. Der Zuhörer versucht bewusst, sich nicht als Beziehungsperson angesprochen zu fühlen, denn er ist nicht zuständig dafür, stellvertretend zu handeln. Dafür stellt er sich als aufmerksamer Zuhörer zur Verfügung und gibt als

Feedback immer zurück, was er an mitschwingenden Gefühlen registriert. Er versucht, zwischen den Zeilen zu hören. Die emotionalen Untertöne interessieren ihn am meisten, sie werden ins Zentrum des weiteren Gesprächs gestellt. Der aktive Part des Zuhörers liegt in der Fokussierung, der Konzentration auf die Gefühlsebene und deren Klärung.

Anwendung. Gesprächsführung wird im beruflichen Rahmen angewendet in der Gesprächstherapie, in allgemeinen Beratungsgesprächen, im psychiatrischen Stationsalltag von Ärzten, Psychologen und Pflegeangehörigen, in der Sterbebegleitung und vielen weiteren Einsatzfeldern. Selbst im privaten Alltag der Gespräche mit Partner bzw. Partnerin und Kindern ist sie sehr hilfreich, dient sie doch allgemein der besseren Verständigung und dem Versuch, nicht so oft aneinander vorbeizureden.

Grundhaltung der Gesprächsführung

Die Gesprächsführung ist weniger eine Frage der Technik, sondern zuerst einmal eine Frage der Grundhaltung. Die Haltung beschreibt die Einstellung eines Menschen zu sich und vor allem zu seiner Umwelt, zu seinen Mitmenschen. Da gibt es die völlig von sich selbst eingenommene, egozentrische Grundhaltung genauso wie die dem Mitmenschen zugewandte.

Egozentrische Grundhaltung

Wie oft reden Menschen, die eigentlich vorgeben, miteinander reden zu wollen, aneinander vorbei, wie im obigen Beispiel. Im obigen Beispiel antwortet B. auf die Aussage von A.: „Ich komm nach der Arbeit zu nichts mehr!“ mit: „Wie lang war ich nicht mehr im Kino!“ Der Beitrag des Gesprächspartners wird überhaupt nicht richtig wahrgenommen und gehört, sondern nur als Stichwort für die eigene Selbstdarstellung benutzt. Es handelt sich hierbei um eine egozentrische Grundhaltung: Der Gesprächspartner wird nur für die Inszenierung der eigenen Person gebraucht. Ein wirkliches Interesse am anderen als Person ist nicht vorhanden bzw. wird nur vorgetäuscht.

Partnerzentrierte Grundhaltung

In der Gesprächsführung wird eine völlig andere, dem Gesprächspartner zugewandte Grundhaltung gefordert. Ich bin nicht wichtiger als der andere, ich brauche ihn und der andere braucht mich, damit wir uns gegenseitig verstanden fühlen. Ich darf den anderen nicht so manipulieren, wie ich ihn haben will.

Die partnerzentrierte Grundhaltung bedeutet also, sich selbst im Gespräch, vor allem wenn es beruflich begründet und bezahlt wird, zurückzunehmen. Wir müssen dem Gesprächspartner „unser Ohr leihen“ und ihm Raum bieten, sich darzustellen. Erst durch die Akzeptanz des anderen, die Toleranz gegenüber seinen Ansichten und den Respekt vor seiner Eigenständigkeit stellt sich Vertrauen ein. Vertrauen ist die Basis, auf der Beziehungen gegründet sein müssen. Wer sich abgelehnt und abgewertet fühlt, wird sich niemals öffnen und wachsen, sondern wird sich rechtfertigen und verteidigen.

Akzeptanz. Ich muss den anderen so akzeptieren, wie er ist, ich darf ihn nicht bewerten und vor allem nicht verurteilen, wenn er nicht so ist, wie ich ihn haben will. Alle Bewertungen sind subjektiv und damit letztendlich auch willkürlich, weil jeder die Welt anders sieht und sehen kann. Der Satz „über Geschmack lässt sich nicht streiten!“ wird erst auf den zweiten Blick richtig: Man muss zwangsläufig über Geschmack streiten, weil jeder einen anderen hat. Auf den zweiten Blick lohnt es sich aber tatsächlich nicht, darüber zu streiten, eben weil das so ist und man den subjektiven Geschmack des anderen akzeptieren muss.

Toleranz. Das bedeutet auszuhalten, dass es verschiedene Meinungen, Ansichten und Standpunkte gibt. Ich muss dulden, dass andere eigene Sichtweisen von sich und der Welt haben. Alle Dinge in der Welt sind vielgestaltig, komplex, und nicht so eindeutig, wie wir uns das oft wünschen. Das auszuhalten erfordert ein gehöriges Maß an Selbstwertgefühl, um nicht unter die Räder oder ins Schwimmen zu kommen. Wir müssen den anderen in seiner Andersartigkeit und Individualität verstehen lernen. Das bedeutet allerdings nicht, dass wir alles verzeihen müssen. Die Grenze ist also immer in den Menschenrechten vorgegeben: Tolerieren müssen wir nur, was nicht auf Kosten anderer Menschen und ihrer Lebens- und Entfaltungsmöglichkeiten geht.

Respekt. Das bedeutet, Rücksicht auf den Mitmenschen zu nehmen, ihn in seiner Individualität zu achten. „Ehrfurcht vor dem Leben“ bildet das Zentrum des Humanismus bei Albert Schweitzer. Jedes Leben will leben und hat auch das gleiche Recht darauf. Wir müssen daher versuchen, Gewaltlosigkeit zu leben, denn Gewalt liegt immer dann vor, wenn sich jemand auf Kosten eines anderen durchsetzt.

B *Zwei Freunde treffen sich nach Wochen wieder und kommen ins Gespräch. A: „Ich komm nach der Arbeit zu nichts mehr!“ B: „Das kenn ich, wie lang war ich schon nicht mehr im Kino!“ A: „Ich würde so gerne mal einfach in die Kneipe gehen, abhängen oder Billard spielen, aber dann muss ich noch Rasen mähen und meiner Frau die Winterreifen wechseln...“ B: „Na, da hab ich als Single zum Glück keine Probleme mit... “*

M *Die* ***Grundvoraussetzungen der partnerzentrierten Grundhaltung*** *in der Gesprächsführung sind:*
- *Akzeptanz,*
- *Toleranz,*
- *Respekt.*

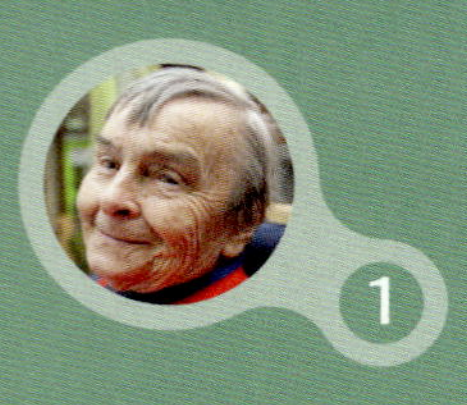

Technik der Gesprächsführung

Wenn die entscheidende Frage der Gesprächsführung die dem Partner zugewandte akzeptierende, nicht wertende Grundhaltung ist, dann geht es in der Technik der Gesprächsführung jetzt darum, diese Grundhaltung im Gespräch zu verdeutlichen und sie umzusetzen.

In beruflichen Zusammenhängen der Gesprächsführung hängt es sehr stark von den Reaktionen und Antworten des Zuhörers ab, ob das Gespräch befruchtend und weiterführend ist oder ob sich der Partner blockiert fühlt und zurückzieht. Es werden fördernde Antworten, die das Gespräch weiterbringen, und hindernde Antworten, die das Gespräch blockieren und abbrechen, unterschieden.

M *Ziel und Technik oder Ziel und Methode müssen immer aufeinander abgestimmt sein.*

Gesprächsfördernde Antworten und Reaktionen

Fördernde Antworten und Reaktionen sind solche, die dem Patienten vermitteln, dass:

- seine Gefühle, Meinungen und Ansichten verstanden und als seine subjektiven Äußerungen akzeptiert werden,
- man am Gespräch und am Gesprächspartner interessiert ist und das Gespräch weiterführen möchte,
- man sich nicht nur als passiver Zuhörer zur Verfügung stellt, sondern sich auch selbst ernst nimmt und mit seinen Gefühlsreaktionen in das Gespräch einbringt.

M *Etwas weniger hilfreich sind die **Warum-Fragen**, weil sich der Erzähler durch sie schnell kritisiert fühlt und anfängt, sich zu rechtfertigen. Bei den Warum-Fragen ist man außerdem sehr schnell auf der Ebene der Vernunft. Dies ist nicht so hilfreich, geht es in der Gesprächsführung doch vor allem um die Gefühlsklärung. Aber natürlich sollten Warum-Fragen nicht verboten werden.*

Interesse zeigen. Im Gegensatz zum passiven Zuhören und Über-sich-ergehen-Lassen bedeutet aktives Zuhören, Blickkontakt zu suchen statt an die Wand oder aus dem Fenster zu schauen, aufmerksam zu sein, sich nicht ablenken zu lassen durch Aktenstudium oder ähnliche Aktivitäten, zustimmende nonverbale Äußerungen (Kopfnicken, freundlicher Blick) und zustimmende verbale Kurzäußerungen wie „ja", „hm", „genau" oder „aha" zu machen. Hierbei handelt es sich um unwillkürliche oder spontane Äußerungen, die automatisch einfließen, wenn wir am Gespräch interessiert und beteiligt sind. Es sind gewissermaßen „Urlaute" der Gesprächsführung. Werden sie als eigenständiger Teil und Technik der Gesprächsführung gelernt und trainiert, wirken sie leicht aufgesetzt und lächerlich. Es geht um die Kongruenz (Übereinstimmung) von geäußertem Interesse am anderen und der entsprechenden Körperhaltung und inneren Einstellung.

Paraphrasieren. Der Zuhörer soll als Feedback dem Erzähler zurückmelden, was er verstanden hat. So werden mögliche Missverständnisse direkt aufgeklärt und bereinigt. Er soll aber nicht platt wiederholen, was der andere gesagt hat, sondern in eigenen Worten verdeutlichen, was er verstanden hat.

Spiegeln der gefühlsmäßigen Erlebnisinhalte. Hier geht es nicht um die Wiederholung des Gesagten, sondern um das Spiegeln der gefühlsmäßigen Botschaft, die eben oft nur zwischen den Zeilen herauszuhören ist. Diese Art des Spiegelns, bei der sich der Zuhörer als Resonanzboden zur Verfügung stellt und die bei ihm ankommenden Gefühlsbotschaften zurückmeldet, ist der eigentliche Kern der Gesprächsführung.

Informationssuchende Fragen. Sind wir uns noch nicht sicher über die mitschwingenden Gefühle, können wir als Zuhörer hilfsweise erst einmal Fragen stellen, um das eigentliche Gefühlsthema weiter einzukreisen. Hilfreich sind vor allem offene Fragen, weil sie im Gegensatz zu den geschlossenen Fragen, auf die man nur mit „ja" oder „nein" antworten kann, das Gespräch suchen und eröffnen. Hierbei handelt es sich um die W-Fragen was, wie, wo. Überhaupt sind Fragen in der Gesprächsführung oft unsere wirksamsten Interventionen, denn sie fordern Antworten heraus. Neue Fragen oder Fragestellungen erfordern neue Antworten. Dadurch werden oft Denkblockaden aufgelöst und Alternativen des Handelns sichtbar.

Wahrnehmungsüberprüfung. Auch dies ist eine Möglichkeit, vorsichtig das gefühlsmäßige Thema weiter einzukreisen, wenn wir uns noch nicht so sicher sind. Wenn der Zuhörer seinen Eindruck als Frage formuliert, kann der Erzähler immer noch korrigieren, präzisieren oder auch zurückweisen, wenn er sich falsch verstanden fühlt.

Mitteilung der eigenen Gefühle. Indem der Zuhörer seine eigenen Gefühle mitteilt, kann er viel Verständnis für den Erzähler ausdrücken. Er kann sich hiermit aber auch selbst mit seinen Gefühlen einbringen und selber wichtig nehmen. Wir reagieren als Mensch auf das Erzählte und als Mensch empfinden wir wahrscheinlich ähnlich wie andere Menschen. Die Mitteilung unserer eigenen Gefühle ist also auch für den Erzähler ein wertvolles Feedback, was seine Darstellung bei anderen an Gefühlen positiver oder negativer Art auslöst.

Gesprächsblockierende Antworten und Reaktionen

Hindernde Antworten oder Reaktionen stoppen das Gespräch und blockieren die Fortsetzung. Dies ist der Fall, wenn:

- der Erzähler in seinen geäußerten Gefühlen nicht akzeptiert, sondern abgewertet wird. Er bekommt das Gefühl vermittelt, dass seine Gefühle nicht erlaubt sind usw.,

- der Erzähler deutlich die moralische oder sonstige Überlegenheit des Zuhörers zu spüren bekommt,
- der Erzähler den Eindruck gewinnt, der Zuhörer traue ihm nicht zu, mit seinen Problemen fertig zu werden oder eine Lösung zu finden.

Desinteresse zeigen. Abbrechen des Blickkontaktes, aus dem Fenster zu schauen oder in Unterlagen zu blättern wird als inkongruentes Verhalten, als Nichtübereinstimmung von geäußertem Interesse am Gespräch und dem Gesprächspartner und der gezeigten körperlichen Haltung und Aufmerksamkeit verstanden (**Abb. 1.561**).

Themenwechsel. Dies ist ein sehr beliebtes Mittel der alltäglichen Kommunikation, um Desinteresse an der Fortsetzung des Gesprächs oder zumindest des angeschnittenen Themas zu zeigen.

Interpretationen. In Form der Du-Botschaften wird in das Verhalten des Erzählers etwas hineininterpretiert. Der Erzähler fühlt sich unweigerlich angegriffen, und wer sich angegriffen fühlt, verbarrikadiert sich oder schlägt zurück. Beides ist für die Fortsetzung des Gesprächs nicht förderlich, weil dann die Akzeptanz fehlt.

Ratschläge. Der Erzähler sucht zwar meist einen Rat, wenn er von seinen Problemen erzählt, doch darf der Zuhörer einen solchen Rat nicht vorschnell geben. Das geflügelte Wort „Ratschläge können auch Schläge sein" meint, dass Ratschläge immer aus der eigenen Erfahrung resultieren. Damit treffen wir die Erfahrung und Situation des anderen aber wahrscheinlich nicht, weil jeder Situationen anders, subjektiv, erlebt. Außerdem birgt das Ratschlaggeben noch die Gefahr, dass wir uns als Experten für die Lösung der Probleme anderer empfinden. Der Ratsuchende wird so ganz schnell zum ohnmächtigen Hilfesuchenden. Beratende Gesprächsführung muss aber immer prozessorientiert und -begleitend sein. Jeder ist der Experte für sich selbst und muss selbst herausfinden, was für ihn gut ist. In diesem Prozess kann man den Ratsuchenden begleiten und unterstützen, der Berater darf ihn aber nicht entmündigen und zum Objekt seiner Expertenratschläge machen. Denn oft wird dann aus der Expertenhaltung heraus vom Ratsuchenden erwartet, dass er dem Ratschlag auch folgt. Verwirft er ihn, ist der Berater gekränkt und verärgert.

Verneinung der Gefühle. Werden geäußerte Gefühle des Erzählers nicht akzeptiert, sondern abgewertet und abgewehrt, stellt sich bei ihm sehr schnell das Empfinden ein, dass er nicht so sein darf, wie er ist. Er fühlt sich abgelehnt, die Vertrauensbasis ist verloren, und er zieht sich zurück zum Schutz vor weiterer Ablehnung.

Benutzung früherer Äußerungen als Waffe. Vertrauensvoll geäußerte Mitteilungen aus früheren Situationen oder Gesprächen dürfen nicht gegen den Erzähler gewendet werden, um ihn ins Unrecht zu setzen. Der Erzähler fühlt sich sonst angegriffen, und das Gespräch ist wieder blockiert.

Emotionale Verpflichtung. Es wird versucht, dem Erzähler ein schlechtes Gewissen einzureden, indem er emotional verpflichtet und moralisch unter Druck gesetzt wird. Scham- und Minderwertigkeitsgefühle, die beim Erzähler erzeugt werden, erfüllen einen ähnlichen Zweck.

Gesprächsbeispiel

An einem Beispiel aus der Praxis soll versucht werden, den Unterschied von fördernden Antworten, die positiv und zum Gespräch einladend, und hindernden Antworten, die als das Gespräch blockierend erlebt werden, zu verdeutlichen.

B Eine neue Kollegin sagt in der Frühstückspause zu den Kolleginnen: „Ich hab das Gefühl, ihr könnt mich nicht leiden und wäret froh, wenn ich in einen anderen Wohnbereich wechseln würde."

Fördernde Antworten der Kolleginnen. Dies sind:
- „Das ist mir auch schon als mies aufgefallen, dass wir noch nicht auf dich zugegangen sind und dich links liegen lassen." (Mitteilung der eigenen Gefühle)
- „Wie du das sagt, klingt das sehr traurig. Stimmt das?" (Wahrnehmungsüberprüfung)
- „Du fühlst dich abgelehnt von uns?" (spiegeln des gefühlsmäßigen Erlebnisinhaltes)
- „Geht dir das bei allen von uns so?" (informationssuchende Frage)

Hindernde Antworten der Kolleginnen. Dies sind:
- „Du bist wahrscheinlich nur zu schüchtern!" (Du-Botschaft und Interpretation)
- „Da musst du auch von dir aus mal was unternehmen und dich um Aufnahme in das Team bemühen!" (Ratschlag)
- „Du widersprichst dir, gestern hast du mir noch gesagt, dass es dir ganz gut bei uns gefällt!" (frühere Äußerungen als Waffe benutzen)
- „Das kannst du nun aber wirklich nicht behaupten, wo ich dich doch jedes Mal nach der Spätschicht mit nach Hause nehme!" (emotionale Verpflichtung)
- „Das ging uns zu Anfang allen so!" (Verneinung der Gefühle)
- „Wir müssen unbedingt noch über die Besetzung des Wochenenddienstes sprechen!" (Themenwechsel)

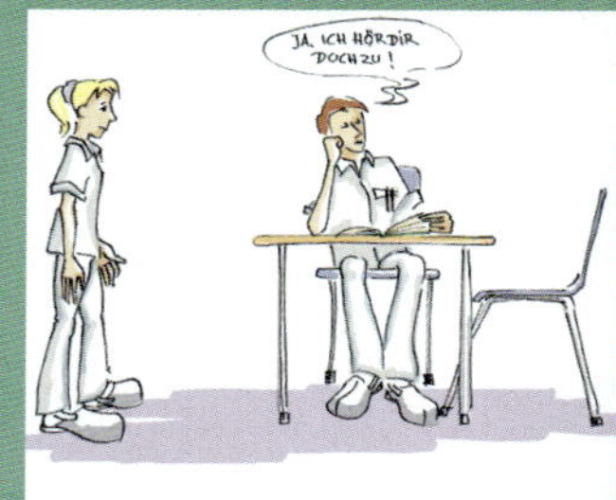

Abb. 1.561 Inkongruente Nachricht.

M *Gesprächsführung ist nicht nur eine professionelle Methode zur Gefühlsklärung von ratsuchenden Bewohnern oder Klienten, sie kann auch im privaten Rahmen sehr hilfreich angewendet werden.*

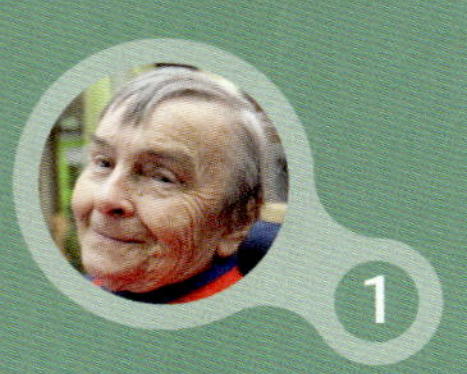

Welche Vorüberlegungen müssen für Gespräche getroffen werden?

M Die Vorüberlegungen sollen helfen, sich für eine Art des Gespräches zu entscheiden, das Ziel zu verdeutlichen und Besonderheiten z. B. bezüglich des Gesprächspartners zu berücksichtigen. Je nach Art des Gespräches erhält dieses somit einen speziellen Schwerpunkt, der dann im Vordergrund steht.

M Vier Leitfragen, um die Intention eines Gespräches, d. h. die Absicht, die es erfolgt, zu klären:

1. *Inhalt des Gespräches?*
2. *Wer ist der Gesprächspartner?*
3. *Grund des Gespräches?*
4. *Geeigneter Moment für das Gespräch?*

M Je mehr die Pflegeperson über den Empfänger ihrer Nachricht informiert ist, desto gezielter und erfolgreicher kann die Kommunikation gestaltet werden.

M Die Frage nach der Intention eines Gespräches klärt die Absicht und den Anlass unter Berücksichtigung der Individualität des Gesprächspartners und des geeigneten Zeitpunktes.

M Das Kriterium Aufmerksamkeit klärt die Frage, wie der Empfänger einer Nachricht die Signale optimal empfangen kann.

Spezielle Kommunikationssituationen erfordern speziell strukturierte Vorgehensweisen. Im Pflegeberuf werden täglich sehr spezielle Gespräche, z. B. Informations-, Beratungs-, Anleitungs- sowie Konfliktgespräche, geführt. Unabhängig von der Art des zu führenden Gespräches sind einige Vorüberlegungen notwendig, um den unterschiedlichen kommunikativen Ansprüchen gerecht zu werden.

Die Vorüberlegungen zur Planung von Kommunikationssituationen betreffen die Kriterien Intention, Aufmerksamkeit, Behalten, Teilnehmen und Wahrnehmung. Die einzelnen Kriterien stehen in enger Wechselbeziehung zueinander; ihre Übergänge sind fließend.

Intention eines Gespräches

Was ist der Inhalt des Gespräches? Diese erste Frage bezieht sich z. B. auf den Sachaspekt eines Gespräches. Beinhaltet das Gespräch die Klärung eines Konfliktes, kann neben dem Sachaspekt auch der Beziehungsaspekt eine wesentliche Rolle spielen. Nachdem diese Frage geklärt wurde, ist es unerlässlich, die eigene Kompetenz bezüglich des zu klärenden Inhaltes persönlich einzuschätzen. Das ist notwendig für die Entscheidung, ein spezielles Gespräch selbstständig durchzuführen oder ggf. eine Fachperson zur Hilfe hinzuzuziehen.

Wer ist der Gesprächspartner? Die nächste Leitfrage bezieht sich auf den Empfänger. Sie soll klären, welche Erwartungen der Kommunikationspartner hat und über welche Erfahrungen er verfügt. Hierzu gehört auch die persönliche Situation des Empfängers, die z. B. beim kranken Menschen einen starken Einfluss auf die Erwartungen an die Pflegeperson als Sender einer Nachricht ausübt.

Warum findet das Gespräch statt? Die dritte Leitfrage erfasst den Grund, den eigentlichen Anlass der Kommunikation. Diese Frage klärt die Art des Gespräches, sodass entschieden werden kann, ob es sich z. B. um ein Informationsgespräch oder ein Beratungsgespräch handelt.

Wann ist der geeignete Moment für das geplante Gespräch? Der vierte Aspekt verdeutlicht die Intention von Kommunikation. Die Antwort richtet sich nach der Art der Gesprächsinhalte. Bei Informationen, die voraussichtlich belastende Nachrichten darstellen, muss unbedingt der aktuelle seelische Zustand des hilfsbedürftigen Menschen berücksichtigt werden. Weitere Faktoren, die die Auswahl des Zeitpunktes für eine gezielte Kommunikation beeinflussen, wie z. B. der Zeitaufwand, die Dringlichkeit eines Gespräches oder Rahmenbedingungen, finden zuvor Beachtung.

Aufmerksamkeit

Konkret geht es um die Wahrnehmung von Nachrichten über die verschiedenen Kommunikationskanäle. Der Sender einer Nachricht überlegt sich hierzu, über welchen Kanal er den Gesprächspartner am besten erreichen kann, um dem Empfänger seine Nachricht zu verdeutlichen. Dementsprechend wird der Sender seine Auswahl an Kommunikationskanälen treffen.

Die Notwendigkeit, die Aufmerksamkeit des Empfängers zu erregen, besteht darin, dass nur ein aufmerksamer Mensch Informationen aufnehmen kann. Ferner kann ein Mensch durch die Aufmerksamkeit eigenverantwortlich und aktiv an Entscheidungen beteiligt sein.

Nachrichten jeglicher Art können mit den fünf Sinnen bzw. Kommunikationskanälen aufgenommen werden: durch Sehen, Tasten, Riechen, Hören und Schmecken. Ob Dinge, Informationen, Geschehnisse usw. Aufmerksamkeit erregen, hängt von zwei Faktoren ab:

Objektive Faktoren. Es handelt sich um Einflüsse von außen, die Aufmerksamkeit auf sich lenken können. Das kann z. B. eine bestimmte Art der Bewegung eines von Schmerzen geplagten Menschen sein, ein Geräusch, Situationen usw., worauf eine Person aufmerksam wird.

Objekte wirken z. B. in ihrer Ästhetik oder weil sie Betroffenheit hervorrufen. Außergewöhnliche Ereignisse erregen ein größeres Maß an Aufmerksamkeit als gewohnte Ereignisse, auch wenn diese gewohnten Ereignisse noch so spektakulär in ihrem Ausmaß sein sollten.

Subjektive Faktoren. Die subjektiven Faktoren beziehen sich auf jene Einflüsse in den Personen selbst, wie Müdigkeit, Verärgerung usw. Ferner geht es um die Faktoren, die ein Mensch selber erlernt und verinnerlicht hat, die verstanden werden, oder die ihn interessieren. Sie sind bei jedem Menschen anders ausgerichtet und führen dazu, dass Beziehungen, Situationen usw. auf ebenso unterschiedliche Weise wahrgenommen werden.

Die objektiven und subjektiven Faktoren haben folgende Konsequenz für die Planung von Kommunikationssituationen: Es ist grundsätzlich zu überlegen, welche Kommunikationskanäle die Aufmerksamkeit der Gesprächspartner erregen können. Im Umgang mit hilfsbedürftigen Menschen ist zu überlegen, wie Aufmerksamkeit für Informationen über bestimmte Maßnahmen geweckt werden kann.

In Fällen, in denen dem betroffenen Menschen bestimmte Sinne nicht mehr zur Verfügung stehen, muss die Pflegeperson geeignete Möglichkeiten finden, Aufmerksamkeit zu erlangen, um Verständigung zu ermöglichen.

Die zweite Konsequenz zielt auf die Transparenz der Maßnahme ab, auf die Frage des Nutzens, des Gewinns für den Empfänger der Nachricht. Diese Aspekte müssen gleich zu Beginn der Kommunikation verdeutlicht werden. Dazu müssen auch subjektive Faktoren, z. B. persönliche Erfahrung, berücksichtigt werden.

Auch dadurch wäre die Aufmerksamkeit erregt, jedoch bedürfte es in einem solchen Fall weiterer Nachforschungen, um den persönlichen Vorteil und Nutzen verdeutlichen zu können.

Behalten

Um Nachrichten verarbeiten zu können, müssen sie behalten werden. Eine grundlegende Voraussetzung dafür ist die Motivation, die durch die Aufmerksamkeit gefördert werden kann, indem dem Empfänger der Nutzen verdeutlicht wird. Er soll die Nachricht speichern, sich erinnern und diese gebrauchen können.

Trotzdem kommt es dann immer wieder zum Vergessen, insbesondere, wenn jemand die Nachricht nicht über die dem Empfänger entsprechenden Kommunikationsmittel und -kanäle gesendet hat, die Nachricht zu kompliziert war oder gar zu viele Informationen gleichzeitig gegeben wurden. Behalten und Erinnern sind abhängig von der Qualität der gesendeten Nachricht.

Durch einige zu berücksichtigende Aspekte kann dem Vergessen entgegengewirkt und das Behalten gefördert werden.

Viele Sinne ansprechen. Für das Senden von Nachrichten ist es notwendig, möglichst viele Sinne anzusprechen oder auch Ressourcen zu nutzen (z. B. bei Patienten mit Einschränkungen bezogen auf die Wahrnehmungsfähigkeit, wie Sehen, Hören, Sprechen), um den zu vermittelnden Sachverhalt überhaupt zugänglich zu machen. Diesbezüglich wird auch von sog. „Behaltwerten" gesprochen, die den unterschiedlichen Erfolg verdeutlichen.

Hinsichtlich dieser Werte soll auf keinen Fall der Eindruck entstehen, dass ausschließlich das eigenständige Handeln zum gewünschten Erinnern, Verhalten und Können führt. Eine Kombination ist durchaus sinnvoll. Hierbei spielt die individuelle Einschätzung, wie Sachverhalte am besten behalten werden können, eine bedeutende Rolle. Berücksichtigt werden muss jedoch unbedingt: Je komplexer der zu vermittelnde Sachinhalt ist, desto gezielter müssen die einzelnen Schritte geplant werden.

Nicht zu viele neu Inhalte. Eine andere Ursache des Vergessens ist ein Zuviel an neuen Inhalten, die ältere Informationen überdecken können, besonders dann, wenn kaum Gelegenheit war, die vorherigen Kenntnisse zu vertiefen. Hier eignet sich das Vermitteln von Informationen in kleinen Schritten mit Pausen.

Kleine Schritte. Das Arbeiten in kleinen Schritten ermöglicht überhaupt erst den Erfolg und das Erreichen von Zielen. Nicht zuletzt deshalb werden im Pflegeprozess Fern- und Nahziele formuliert. Das ist im Umgang mit dem pflegebedürftigen Menschen wichtig, um zusätzliche Belastungen zu vermeiden, nicht zu überfordern und Teilerfolge sichtbar zu machen.

Bedeutung hat die Verarbeitung von Nachrichten auch in der Begegnung mit vergesslichen, z. B. älteren Menschen. Erhalten diese eine Fülle von aneinandergereihten Informationen, so sind sie schnell überfordert und fühlen sich unter Druck gesetzt. Informationen wohldosiert in kleinen Schritten zu vermitteln, hilft auch dem Pflegepersonal, da es sich stereotype Wiederholungen („das habe ich Ihnen doch schon mal erklärt") ersparen kann. Vor allem aber bleibt dem hilfsbedürftigen Menschen hierdurch das Gefühl der Überforderung in der neuen Umgebung erspart.

Am Anfang und Ende positive Informationen. Entsprechend sollten am Anfang und Ende eines Gespräches eher positive emotionale Informationen/Nachrichten gegeben werden, da diese durch den gewählten Zeitpunkt am ehesten im Gedächtnis bleiben. Wird die strukturierte und dosierte Informationsweitergabe an hilfsbedürftige Menschen berücksichtigt, so kann dies das Gefühl der Sicherheit in der häufig nur wenig kontrollierbaren Situation der Erkrankung oder Behinderung unterstützen.

Teilnahme

Die Planung der Teilnahme zielt darauf ab, die aktive Beteiligung des Kommunikationspartners zu fördern. Das Kriterium der Teilnahme zieht sich durch alle Vorüberlegungen zur Gestaltung von Kommunikation hindurch.

- Der Sender einer Nachricht plant hierzu bereits bei den Überlegungen zur Intention, welchen Nutzen der Empfänger von der Botschaft hat, wie er diese verarbeiten kann.
- Er überlegt sich, wie Aufmerksamkeit erregt werden kann, also soll auch hier eine aktive Teilnahme erzielt werden.
- Der Sender überlegt, wie der Empfänger durch Eigenbeteiligung einbezogen werden und so Sachaspekte besser behalten kann.

Dadurch entsteht ein Dialog mit wechselseitiger Aufrechterhaltung der Kommunikation. Kann ein Gesprächspartner z. B. aufgrund von Kommunikationsstörungen nicht mehr am Gespräch teilnehmen, ist der Dialog beendet.

M *Die Überlegungen zur Aufmerksamkeit unter Berücksichtigung von objektiven und subjektiven Faktoren sollen klären, wie am besten die Bereitschaft zur Aufnahme einer Nachricht geschaffen werden und welchen Nutzen der Empfänger daraus ziehen kann.*

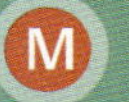

Behaltwerte:

- *lesen: etwa 10%,*
- *hören: etwa 20%,*
- *sehen: etwa 30%,*
- *sehen und hören: etwa 50%,*
- *selbst vortragen: etwa 70%,*
- *selbst ausführen: etwa 90%.*

M *Vorüberlegungen, wie Inhalte einer Nachricht am besten behalten werden können, haben zum Ziel, Gesprächssituationen so effektiv wie möglich zu gestalten.*

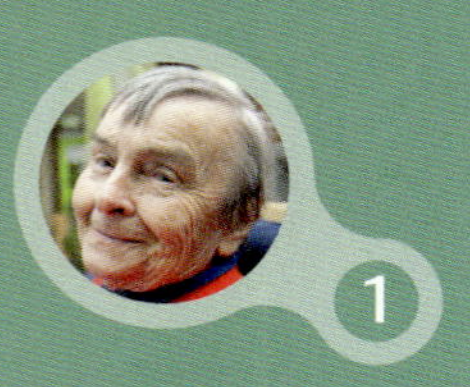

M *Die Vorüberlegung zur aktiven Beteiligung des Gesprächspartners hat den Dialog zum Ziel. Die aktive Beteiligung findet sich in allen Bereichen des Kommunikationsregelkreises, jedoch stellt das Feedback eines der wichtigsten Möglichkeiten zur Teilnahme dar.*

M *Folgende Faktoren beeinflussen die Wahrnehmung:*
- *Selbstwahrnehmung,*
- *äußere Faktoren,*
- *soziale Vergleichsprozesse.*

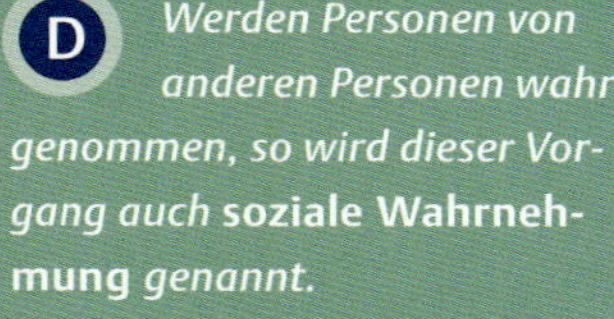

D *Werden Personen von anderen Personen wahrgenommen, so wird dieser Vorgang auch* ***soziale Wahrnehmung*** *genannt.*

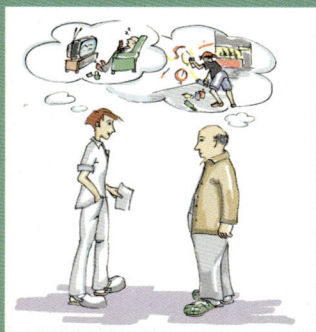

Abb. 1.562 Soziale Wahrnehmung.

M *Wahrnehmungsfehler führen zu einem verfälschten Eindruck von Personen. Gelangt eine Pflegeperson im Umgang mit einem hilfsbedürftigen Menschen zu einem falschen Eindruck, kann das u. U. eine falsche Pflegemaßnahme zur Folge haben, ggf. mit weitreichenden Konsequenzen.*

M *Durch Vorüberlegungen zur Wahrnehmung können Wahrnehmungsverzerrungen und verfälschte Eindrücke von anderen Menschen vermieden werden.*

Um diese Teilnahme zu erreichen, ist es notwendig, Feedback einzufordern oder zu ermöglichen. Dadurch erkennt der Sender, ob der Empfänger die Nachricht verstanden hat, um weiterhin am Gespräch teilnehmen zu können.

Auch das Zuhören ist eine aktive Teilnahme an der Kommunikation, auch wenn vom Zuhörenden in diesem Moment keine verbale Aktivität erfolgt.

Wahrnehmung

Grundsätzlich sind Aufmerksamkeit und Wahrnehmung sehr eng miteinander verbunden. Wahrnehmung dient dazu, sich ein Bild von seinem Gegenüber oder von einer Situation zu machen. Bei der Wahrnehmung interpretiert der Empfänger die Nachricht auf eine bestimmte Art und Weise. Wahrnehmungsvorgänge geschehen zum Teil unbewusst und auf der Basis verschiedener Einflussfaktoren.

Die Einflussfaktoren sind geprägt durch Erziehung, Bildung und Erfahrungen, die ein Mensch im Lauf seines Lebens macht. Dabei entwickelt er bestimmte geistige Ordnungssysteme, entsprechend denen er dann wahrnimmt, vergleicht und reagiert. So gelangt ein Mensch zu verschiedenen Standpunkten, Einstellungen und Meinungen.

Die Problematik der unterschiedlichen Sichtweisen kann Kommunikation erheblich erschweren. Deshalb muss eine Vorüberlegung bezüglich der Wahrnehmung sein, die Nachricht so zu senden, dass der Empfänger den Standpunkt des Senders versteht. Hilfreich kann diesbezüglich sein, sich in die Position des Gesprächspartners hineinzuversetzen. Voraussetzung hierfür ist, möglichst viel über den Gesprächspartner und seine besondere Situation zu erfahren. Im Rahmen des Pflegeprozesses ist das insbesondere in der Phase der Informationssammlung und Erhebung der Pflegeanamnese möglich.

Soziale Wahrnehmung

Die Art und Weise, wie eine Person eine andere wahrnimmt, wirkt sich auf den Umgang miteinander aus. Die Wirkung sozialer Wahrnehmung und des weiteren Kommunikationsverlaufes zwischen zwei sich begegnenden Menschen verdeutlicht **Abb. 1.562**. Wie mag die Kommunikation zwischen diesen beiden Personen wohl verlaufen?

Weiterhin beinhaltet der Begriff soziale Wahrnehmung auch psychische und soziale Aspekte, wie Wertvorstellungen und Vorurteile, Gelerntes, Erwartungen, die eigene momentane emotionale Stimmung, aber auch die berufliche Position, Rollenbeziehungen, Bedürfnisse sowie das persönliche Selbstverständnis. Auch die soziale Schichtzugehörigkeit sowie kulturelle Aspekte haben maßgeblichen Einfluss auf die Art und Weise, wie wir unsere Mitmenschen wahrnehmen.

Leitfragen. Da Pflegepersonen immer mit Menschen zu tun haben, spielt die soziale Wahrnehmung, z. B. bei der Erstellung einer Pflegeanamnese, eine große Rolle. Zur Verdeutlichung können drei Leitfragen zur sozialen Wahrnehmung hilfreich sein:

1. Welche Kriterien sind wichtig, wenn sich Pflegepersonen einen Eindruck von einem Menschen verschaffen möchten?
2. Wie beeinflusst die äußere Erscheinung eines Menschen den Eindruck, der von ihm gewonnen wird?
3. Wie bilden sich Urteile über andere Menschen?

Wahrnehmungsfehler

Ursachen für Wahrnehmungsfehler sind zum einen die zuvor beim Thema Aufmerksamkeit erwähnten subjektiven Einflüsse (Emotionen, Motivation, Interesse, soziale Situation). Auch die physische Konstitution einer Pflegeperson kann sich auf die Wahrnehmung auswirken. Diese individuellen Befindlichkeiten können ihre Auslöser in den zuvor beschriebenen objektiven Faktoren haben, z. B. in knappen personellen bzw. zeitlichen Ressourcen. Hier gilt es, sich solche Besonderheiten und Einflüsse auf die Wahrnehmung bewusst zu machen, da sie zu einem falschen Eindruck von dem anderen Menschen führen können.

Da die Wahrnehmung einer der störanfälligsten Bereiche von Kommunikation ist, erscheint es notwendig, sich in manchen Situationen klarzumachen, wie der Gesprächspartner gesehen wird, welche Eigenschaften ihm zugeschrieben werden und welcher Eindruck von ihm gewonnen wurde. Möglicherweise können mithilfe der oben genannten Leitfragen Vorurteile oder Situationen aufgedeckt werden, die für einen verfälschten Eindruck verantwortlich sind, sodass dieser korrigiert werden kann.

Ein Beruf wie die Pflege verlangt eine professionelle Einstellung: Die Haltung anderen Menschen gegenüber muss von Offenheit und bewusster Wahrnehmung geprägt sein. Überlegungen zu den formulierten Leitfragen können die Entwicklung einer solchen Haltung unterstützen.

Tab. 1.82 gibt einen Überblick über die wichtigsten Aspekte der Gesprächsvorbereitung.

Spezielle Gesprächsituationen

Die zuvor beschriebenen Vorüberlegungen sind die Voraussetzungen für die im Folgenden dargestellten speziellen Gesprächsarten. Diese kommen in Institutionen des Gesundheitswesens täglich vor.

Tab. 1.82 Vorüberlegungen zur Gestaltung spezieller Gesprächssituationen

Intention	*Aufmerksamkeit*	*Behalten*	*Teilnahme*	*Wahrnehmung*
Die Vorüberlegungen zur Intention klären folgende Aspekte: – Was ist der Inhalt des Gespräches? – Wer ist der Gesprächspartner? – Welches ist der Anlass, der Grund des Gespräches? – Wann ist der geeignete Zeitpunkt zur Durchführung eines Gespräches?	Die Aufmerksamkeit in einer Gesprächssituation wird beeinflusst durch: – Äußere Einflüsse, wie z. B. Intensität, Größe, Bedeutung, Neuheit – Innere Einflüsse, z. B. Müdigkeit, vorausgegangene Erfahrungen usw.	Die Vorüberlegungen dazu, wie sich der Gesprächspartner die Gesprächsinhalte am besten merken kann, berücksichtigen: – Die Motivation des Gesprächspartners – Die Ansprache der geeigneten Sinne, der Kommunikationskanäle – Die Möglichkeit zur praktischen Übung – Die Notwendigkeit zum Wiederholen und Durchdenken eines Sachverhaltes – Das Vermitteln von Sachverhalten in kleinen Schritten	Durch Vorüberlegungen bezüglich der Teilnahme wird geplant, wie und wann: – Der Empfänger einer Nachricht aktiv an der Kommunikation teilnehmen kann – Ein Feedback eingeplant oder eingefordert werden kann. Es ermöglicht darüber hinaus den aktiven Dialog zwischen beiden Gesprächspartnern	Die Vorüberlegungen zur Wahrnehmung wollen, um einen falschen Eindruck zu vermeiden, grundsätzlich klären: – Wie eine Person zu einem bestimmten Eindruck kommt – Welchen Einfluss die äußere Erscheinung dabei spielt – Wie daraufhin die persönliche Urteilsbildung erfolgt

M *Vorüberlegungen wirken sich positiv auf Gesprächsgestaltung, Erfolg, Verständlichkeit und auch auf die eigene Sicherheit in besonders schwierigen Situationen aus. Dabei spielt Routine eine wichtige Rolle.*

Näheres zur Anleitung finden Sie auf S. 529, 542 u. 549.

Welche Gesprächsarten gibt es?

Informationsgespräche

Ein Informationsgespräch verfolgt immer ein oder mehrere Ziele, es ist somit zweckgebunden. Im Vordergrund steht das Erreichen von Transparenz zu einem bestimmten Thema. Auch die Aufnahmebereitschaft zur Umsetzung von Neuerungen sowie das Gewinnen von Sicherheit im Handeln sind Zielsetzungen.

Bezogen auf die Information eines pflegebedürftigen Menschen ist auch das Erreichen von Kooperation ein häufiges Ziel dieser Gespräche, da Informationen die Basis für Handeln darstellen. Unter Berücksichtigung des Beziehungsaspektes stellen sie auch ein Forum für Fragen dar, um durch Transparenz der Informationen zu dem beabsichtigten Ziel zu gelangen.

Hauptaspekte. In der Pflege haben Informationen drei Hauptaspekte:
- sie sind Basis für den Pflegeprozess,
- sie sind notwendig, um die Zusammenarbeit mit anderen Berufsgruppen zum Nutzen des hilfsbedürftigen Menschen zu gestalten,
- sie bilden die Grundlage für ein gemeinsames zielgerichtetes Miteinander.

Die Inhalte des Informationsgespräches beziehen sich hauptsächlich auf die Vermittlung von Fakten, z. B. die Vorgehensweise bei bestimmten Pflegemaßnahmen, Inhalte von Dienstanweisungen, Umgang mit neuen Medikamenten usw.

Der Empfänger soll aufgrund der erhaltenen Information Nutzen daraus ziehen können und das neue Wissen auch anwenden. Dieses Wissen bildet die Grundlage, auf der dann weitere Informationen aufgebaut werden können.

M *Das* ***Informationsgespräch*** *ist zielgerichtet, der Sachaspekt steht im Vordergrund. Das Ziel ist Transparenz zu schaffen, um Sicherheit im Handeln zu erreichen und Möglichkeiten zur Mitentscheidung zu geben.*

Fehler. Fehler, die im Zusammenhang mit Informationsgesprächen gemacht werden, sind die Verwendung von Fachsprache, die nicht von allen Empfängern verstanden wird, oder die Vermittlung von mehr Informationen als verarbeitet werden können. Beides kann dazu führen, dass das Ziel der Information nicht erreicht wird. Dies sollte deshalb bereits in der Vorbereitung ausgeschlossen werden. Es kann sonst anstelle eines Gefühls von Sicherheit das der Unsicherheit entstehen, welches sich wiederum auf die Beziehung zwischen den Kommunizierenden auswirkt.

M *Ein wichtiger Aspekt für ein erfolgreiches Informationsgespräch ist die Auswahl von Inhalt und Zielsetzung der Information. Hierauf basiert jedes weitere Vorgehen.*

Informationsgespräche mit dem Patienten

Im Rahmen von Informationsgesprächen mit dem hilfsbedürftigen Menschen müssen Informationen dem Betroffenen so angeboten werden, dass er diese verstehen und verarbeiten kann. Zur Gestaltung eines effektiven Informationsgespräches mit dem pflegebedürftigen Menschen sind im Folgenden einige Überlegungen aufgeführt, die als Leitfaden genutzt werden können.

Der Inhalt einer Information kann sehr kurz und wenig erläuterungsbedürftig sein, wie die Information über den Zeitpunkt einer angeordneten Untersuchung. Pflegerische Informationen können aber je nach Art auch sehr umfassend bzw. komplex sein.

Zielsetzung des Gesprächs. Darüber sollte man sich vorher im Klaren sein. Grundsätzlich ist es für das Verständnis hilfreich, die Informationen zu veranschaulichen, z. B. durch entsprechende Geräte.

Zeitpunkt und Tempo. Der Inhalt einer Information an den Betroffenen ist weiterhin entscheidend für die Auswahl von Zeitpunkt und Tempo einer Information. Handelt es sich um eine komplexe Information, wie die Informationen über den Ablauf und das Vorgehen bei einer präoperativen Vorbereitung, ist es sinnvoll, einen Zeitpunkt zu wählen, bei dem Ruhe und ausreichend Zeit garantiert werden kann. Das Tempo der Informationsweitergabe muss individuell angepasst werden.

Teilinformationen. Der Inhalt einer Information kann so umfassend sein, dass es sinnvoll ist, nicht alle Informationen auf einmal zu vermitteln, sondern diese in Teilinformationen zu zerlegen. Bei einer großen Fülle von Informationen geschieht es leicht, dass ein Teil der Informationen in Vergessenheit gerät. Oftmals geschieht eine solche typische Überhäufung mit Informationen am Tag der Aufnahme.

P *Am Tag der Aufnahme sollte sich die informierende Person überlegen, welche Informationen zu diesem Zeitpunkt absolut notwendig sind und welche auch noch zu einem späteren Zeitpunkt vermittelt werden können.*

Räumlichkeit. Der Inhalt einer Information wirkt sich auch auf die Auswahl der Räumlichkeiten aus. Die Auswahl der geeigneten Räumlichkeiten oder aber das Schaffen einer entsprechenden Umgebung hat den Sinn, Ablenkungen und vor allem Störungen während des Informationsgespräches zu vermeiden. Insbesondere das Aufnahmegespräch erfordert eine ruhige und freundliche Atmosphäre, da die Basis des gemeinsamen Miteinanders oft bei der ersten Begegnung gelegt wird.

Feedback. Bei der Durchführung eines Informationsgespräches, spätestens aber nachdem die ausgewählten Informationen im geeigneten Rahmen vermittelt wurden, sollte Gelegenheit zu Rückfragen bzw. Feedback gegeben werden. Hierdurch kann sich die Pflegeperson versichern, ob die übermittelten Informationen verstanden wurden.

Pflegevisite

Die Kommunikation mit einem pflegebedürftigen Menschen über seinen Pflegeprozess wird auch als Pflegevisite bezeichnet. Die Pflegevisite dient der gemeinsamen

- Benennung der Pflegeprobleme und Ressourcen bzw. der Pflegediagnose,
- Vereinbarung der Pflegeziele,
- Vereinbarung der Pflegeinterventionen,
- Überprüfung der Pflege.

Die Pflegevisite ermöglicht einen Austausch von Informationen zwischen dem pflegebedürftigen Menschen und der für ihn zuständigen Pflegeperson. Alle wichtigen Aspekte im Zusammenhang mit dem Pflegeprozess werden hier besprochen. Der pflegebedürftige Mensch wird so aktiv in die Pflege einbezogen (**Abb. 1.563**).

Informationsgespräche im Team und mit anderen Berufsgruppen

Informationsgespräche finden nicht nur mit pflegebedürftigen Menschen und deren Angehörigen statt, sondern auch im Pflegeteam bzw. im therapeutischen Team. Diese Art von Informationsgesprächen ist oft institutionalisiert, d.h. sie finden in einem vorher festgelegten zeitlichen Rahmen, an bestimmten Orten und in regelmäßig wiederkehrenden Abständen statt.

Dienstübergabe

Ziel ist der Austausch über die aktuelle Situation pflegebedürftiger Menschen bzw. die Gewährleistung des Informationsflusses zwischen allen Mitarbeitern, um so die Kontinuität der Pflege sicherzustellen. Grundsätzlich kann die Dienstübergabe intra- oder interdisziplinär ablaufen.

Da es sehr unterschiedlich organisierte Pflegesysteme mit stark variierenden Zuständigkeiten der einzelnen Pflegepersonen gibt, wird die Übergabe dementsprechend unterschiedlich gestaltet. Allen gemeinsam ist i.d.R. jedoch die Übergabe mittels der dokumentierten Pflegeplanung und des Pflegeberichts, sowie der Austausch über Beobachtungen zur aktuellen Befindlichkeit der zu Pflegenden. Hierbei werden vor allem Veränderungen und Reaktionen eines pflegebedürftigen Menschen auf Pflegemaßnahmen besprochen. Dabei sollte die Bezugsperson des pflegebedürftigen Menschen die Übergabe an die Mitarbeiter durchführen, da sie den jeweiligen Menschen am besten kennt. Weitere Inhalte der Dienstübergabe sind die Weiterleitung medizinischer Informationen.

Um die Zeit der Dienstübergabe effektiv zu nutzen, empfiehlt es sich, nach einer im Team besprochenen Struktur vorzugehen. Diese Struktur unterstützt ein zeitökonomisches Vorgehen und verhindert das Vergessen wichtiger Aspekte und ausufernde Abschweifungen vom Thema.

Die Dienstübergabe findet in einigen Institutionen auch als sog. „Übergabe mit dem Patienten" statt. Der Vorteil dieser Vorgehensweise liegt vor allem darin, dass der jeweilige pflegebedürftige Mensch in die Übergabe einbezogen wird und so die aus seiner Sicht wichtigen Dinge ansprechen kann. Auch für die Kollegen der nachfolgenden Schicht ermöglicht die Begegnung mit dem betroffenen Menschen ein vollständigeres Bild der aktuellen Situation.

Besprechungen im Pflegeteam

Bei der Teambesprechung stehen alle Themen im Vordergrund, die wichtig für die Stations- bzw. Wohnbereichsorganisation sind.

Das können z.B. Überlegungen zur Gestaltung der Ablauforganisation sein oder Veränderungen der Bestellung von Materialien oder Medikamenten, die Bekanntgabe von Dienstanweisungen, Klärung organisatorischer Probleme, Einführung neuer Pflegeprodukte und -hilfsmittel usw. Sinnvoll ist es, ein Protokoll anzufertigen, damit jede Pflegekraft und neue Kolleginnen sich über die Neuerungen informieren können.

Arztvisite

Inhaltlich dient die gängige Arztvisite dem Informationsaustausch zwischen:

- dem kranken Menschen und dem behandelnden Arzt,
- Pflegekräften und Arzt sowie
- Ärzten untereinander.

Dabei handelt es sich um Informationen bezüglich der weiteren medizinischen Behandlung, wie z.B. Festlegung der Medikamentengabe, Planung von Untersuchungen oder operativen Eingriffen, Entlassungsvorgehen usw.

Weitere Informationsgespräche (**Abb. 1.564**) finden im Rahmen von Besprechungen, z.B. Stationsleitungs-, Mentoren-, und interdisziplinären Teambesprechungen, statt. Sie geben neben dem Informationsaustausch einen Rahmen ab für die Diskussion von Sichtweisen und Meinungen sowie für die gemeinsame Suche nach Lösungen bei Problemen.

Anleitungsgespräche

Anleitungsgespräche dienen der Wissensvermittlung mit dem Ziel, dieses Wissen später praktisch anwenden und umsetzen zu können. Dabei werden unterschiedliche Methoden eingesetzt, wie verbale Informationsweitergabe, Zeigen und Üben usw.

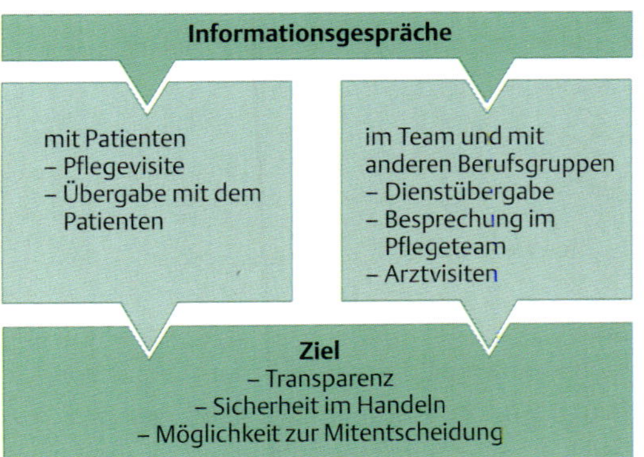

Abb. 1.564 Informationsgespräche in der Pflege.

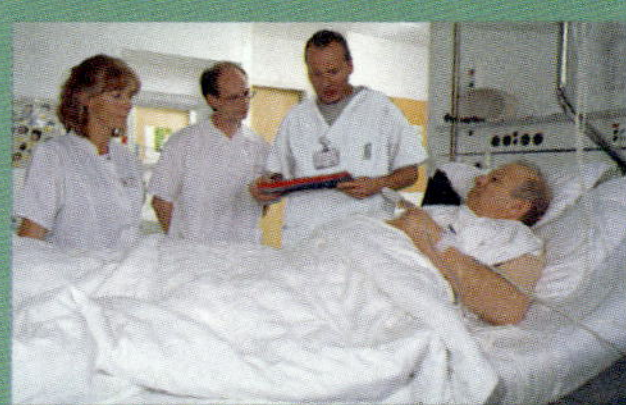

Abb. 1.563 Pflegevisite.

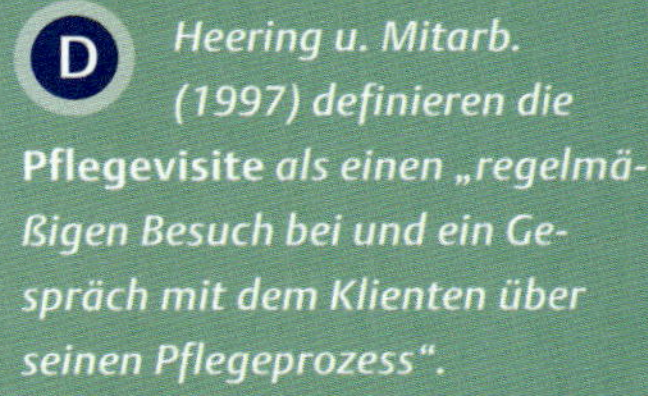

D *Heering u. Mitarb. (1997) definieren die* **Pflegevisite** *als einen „regelmäßigen Besuch bei und ein Gespräch mit dem Klienten über seinen Pflegeprozess".*

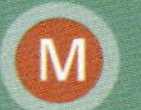

M *Zu Informationsgesprächen gehören:*

- *Dienstübergabe,*
- *Besprechungen im Pflegeteam,*
- *Arztvisite.*

P *Um Störungen von außen zu vermeiden, kann für die Zeit der Dienstübergabe ein Schild an der Tür angebracht werden. Günstig ist es, für den Telefondienst und dringende Bedürfnisse einzelner Patienten eine zuständige Pflegeperson für die Zeit der Dienstübergabe zu bestimmen.*

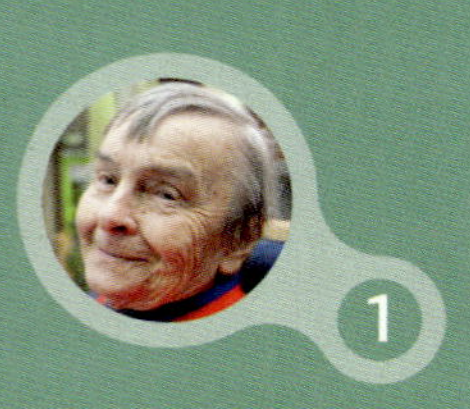

Zielgruppen sind Menschen, die z. B. aufgrund einer Krankheit bestimmte Fähigkeiten und Wissen benötigen, um eine neue Lebenssituation bewältigen zu können.

Andere Adressaten von Anleitungsgesprächen sind Auszubildende und neue Kollegen. Aber auch in der Fort- und Weiterbildung ist die Anleitung gerade in speziellen Fachbereichen eine gängige Form des praktischen Lehrens und Lernens. Anleitungsgespräche unterscheiden sich von Informationsgesprächen dahingehend, dass sie das Wissen in praktisches Tun umzusetzen helfen.

Anleitungsbeispiel

Näheres zur Anleitung finden Sie auf S. 542.

An einem Beispiel soll die Vorgehensweise einer Anleitungssituation verdeutlicht werden. Das Prinzip der Anleitung ist grundsätzlich auf unterschiedliche Anleitungssituationen übertragbar. Die einzelnen Schritte erhalten ihre unterschiedliche Gewichtung in der praktischen Situation, die sich dann jeweils individuell nach der anzuleitenden Person richten muss.

B Nach einer Thrombektomie in den Beinen soll Herr Sauber zu Hause weiterhin Kompressionsstrümpfe tragen. Die Aufgabe der Pflegeperson besteht darin, Herrn Sauber in der Technik des Anziehens der Kompressionsstrümpfe anzuleiten.

M *Wichtig ist, dass die anzuleitenden Menschen weder über- noch unterfordert werden. Das Tempo der Anleitung ist immer an die individuelle Situation und Aufnahmefähigkeit des Menschen anzupassen.*

Eine entscheidende Voraussetzung für Anleitungsgespräche ist, die **eigene Fachkompetenz** bezüglich des Anleitungsthemas zu ermitteln, um Sicherheit im zu vermittelnden Sachverhalt zu erhalten.

B Im Beispiel muss sich die Pflegeperson über das Thema „Kompressionsstrümpfe" (z. B. Notwendigkeit, Gefahren und Probleme, Technik bezüglich des Anziehens, Pflege der Strümpfe usw.) informieren.

Der nächste Aspekt der Vorbereitung bezieht sich auf die **individuelle Situation des Betroffenen**.

B Dazu muss überlegt werden, wie Herr Sauber den notwendigen Sachverhalt aufnehmen und über welche Kommunikationskanäle seine Aufmerksamkeit geweckt werden kann.

Ferner muss eine **Vertrauensbasis** zwischen beiden Personen bestehen:

B Herr Sauber muss sich sicher sein, dass er eine sinnvolle und korrekte Hilfestellung erhält, die für ihn von Nutzen ist.

Inhaltlich ist zu entscheiden, welchen **Umfang und Komplexität der Sachverhalt** (hier: „Anziehen von Kompressionsstrümpfen") aufweist. Abhängig davon kann eine Anleitung in mehreren Teilschritten geplant werden. Hier muss die Pflegeperson überlegen, ob eine einmalige Anleitung oder ggf. Staffelung sinnvoll ist, wobei das Ziel evtl. innerhalb einer Woche erreicht wird. Sie überlegt auch, welche Rolle sie in der Anleitung einnimmt.

B Gegebenenfalls ist es zunächst sinnvoll, eine führende und erklärende Position einzunehmen, wenn Herrn Sauber die Information noch neu ist.

Im weiteren Verlauf kann sich die Rolle der Pflegeperson zu einer mehr **unterstützenden Funktion** verändern.

B Sie gibt dann nur noch Hilfestellung zu einzelnen Schritten, die Herrn Sauber noch schwerfallen.

Auch hierbei gilt, dass die **Staffelung und Rollenverteilung** nach Möglichkeit mit dem betroffenen Menschen abgesprochen werden sollte.

B Eine geplante Staffelung und die jeweilige Rolle der Pflegeperson könnte wie folgt aussehen:

- 1. Tag: Pflegeperson demonstriert und erklärt das Anziehen der Strümpfe; Herr Sauber hört und sieht zu.
- 2. Tag: Herr Sauber zieht die Strümpfe selbstständig unter Anleitung durch die Pflegeperson an.
- 3. Tag: Herr Sauber zieht die Strümpfe selbstständig an ohne begleitenden Kommentar der Pflegeperson; sie sieht zu und korrigiert, falls nötig.

Rahmenbedingungen. Überlegungen zu den Rahmenbedingungen beziehen sich auf die zur Verfügung stehende Zeit, im Krankenhaus auch auf Besuchszeiten, aber auch auf die räumlichen Gegebenheiten. Je nach dem zu vermittelnden Sachverhalt und unter Berücksichtigung der Intimsphäre empfiehlt es sich, einen ruhigen, externen Raum aufzusuchen. Zum einen gewährleistet das eine konzentrierte Anleitung, ohne Ablenkung bzw. Störungen, zum anderen bietet diese Umgebung einen geschützten Raum für Nachfragen des Betroffenen.

Feedback. Nach den einzelnen Teilschritten oder nach der gesamten Anleitung muss bei dem angeleiteten Menschen unbedingt eine Rückmeldung über die vermittelten Inhalte eingeholt werden. Hierdurch bekommt dieser einerseits die Gelegenheit, noch nicht verstandene Aspekte der Anleitung zu erfragen, andererseits kann eine Überprüfung erfolgen, ob das Ziel der Anleitung erreicht worden ist. Grundsätzlich kann das Feedback bei Anleitungsgesprächen verbal durch eine kurze Wiederholung des Gelernten durch den Patienten erfolgen, in vielen Fällen bietet sich jedoch eine Demonstration bzw. das praktische Wiederholen der Situation an. Gegebenenfalls wird daraufhin eine Korrektur vorgenommen.

B Herr Sauber könnte entweder den Inhalt des Anleitungsgespräches noch einmal mit eigenen Worten wiedergeben oder einzelne Schritte der Technik des „Anziehens von Kompressionsstrümpfen“ wiederholen.

Viele Menschen schämen sich häufig aus diversen Gründen, nachzufragen. Daher ist es sinnvoll, den Anzuleitenden dazu zu ermuntern auszusprechen oder nachzufragen, was ihm noch schwerfällt oder unklar ist. Somit erhält der Anleiter auch gleichzeitig eine Rückmeldung hinsichtlich der Verständlichkeit seiner Anleitung.

Beide bekommen hierdurch Gelegenheit, eine kurze Auswertung durchzuführen, zu überlegen, ob das Vorhaben gelungen ist, die Ziele erreicht wurden, oder ob ggf. zu einem anderen Zeitpunkt eine nochmalige Anleitungssituation notwendig ist.

Beratungsgespräche

Beratungsgespräche beziehen sich inhaltlich meist auf bestimmte Probleme in einzelnen Lebensbereichen oder -situationen, in denen der Betroffene nicht alleine zurechtkommt und Hilfe benötigt.

Wenn pflegebedürftige Menschen mit einschneidenden Veränderungen ihrer Lebenssituation konfrontiert werden, z.B. durch die Diagnose einer chronischen Erkrankung oder auch mit der Tatsache, dass sie in ihrem häuslichen Umfeld nicht mehr ohne pflegerische Unterstützung zurechtkommen, stellt dies i.d.R. eine Situation dar, in der Beratung durch eine Pflegeperson hilfreich sein kann.

Möglichkeiten aufzeigen. Die Kunst der Beratung besteht darin, dem Menschen keine vorgefertigten Lösungen anzubieten, sondern entsprechend seiner individuellen Situation Möglichkeiten aufzuzeigen und ihn aktiv einzubeziehen, da die Betroffenen sich und ihre Ressourcen am besten kennen. Dabei übernimmt die Pflegeperson als Beraterin die Rolle einer Impulsgeberin, die Hilfe zur Selbsthilfe bietet, in einer lenkenden und partnerschaftlichen, jedoch nicht führenden oder vorgebenden Weise.

Diese Aspekte sind die wesentlichen Unterschiede zur puren Information, in der es darum geht, Fakten zu vermitteln, die bereits feststehen. Bei einem reinen Informationsaustausch gibt es kaum Entscheidungsspielraum für die beteiligten Personen. Die Beratung setzt demgegenüber an den Fakten, den gegebenen Tatsachen an, um nach Lösungen im Umgang mit den Gegebenheiten zu suchen. Der Rahmen der Entscheidungsfreiheit kann dabei variieren und ist auch abhängig von der Dringlichkeit der Lösungssuche bzw. der notwendigen Verhaltensänderung.

Je nach Intensität der notwendigen Beratung ist zu entscheiden, ob die Pflegekraft als alleinige Fachkraft beratend tätig sein kann oder ob das Hinzuziehen von anderen Fachkräften notwendig ist.

Spezielle Beratungsangebote. Grundsätzlich findet Beratung auch institutionalisiert statt. Dabei handelt es sich oft um präventive Beratung außerhalb des Krankenhauses, wie die Empfehlung diverser Impfungen.

Auch kommunale Einrichtungen bieten gesundheitliche Beratungsmöglichkeiten – teilweise in Seminaren – an. Hierzu gehören auch Angebote für pflegende Angehörige. Ferner haben sich Pflegepersonen durch Weiterqualifizierungen spezialisiert, um spezielle Beratungsangebote für die betroffenen Menschen geben zu können wie in der Ernährungs- oder Stomaberatung.

Kommunikative Kompetenzen. Um beratend tätig werden zu können, sind kommunikative Kompetenzen unabdingbar. Außerdem verlangen Beratungsgespräche Fähigkeiten wie:

- fachliche Kompetenzen bezüglich des Beratungsthemas,
- soziale Kompetenzen, die dazu beitragen, die Situation und die Fähigkeiten bzw. Ressourcen des betroffenen Menschen einzuschätzen,
- Fähigkeit, ein ausgewogenes Verhältnis zwischen Nähe und Distanz zum ratsuchenden Menschen einzuhalten.

Die Planung und Vorgehensweise des Beratungsgespräches ist vergleichbar mit dem prozesshaften Geschehen der Anleitung. Die Gruppe der Ratsuchenden in Institutionen des Gesundheitswesens besteht in erster Linie aus pflegebedürftigen Menschen und deren Bezugspersonen. Beratungsgespräche finden aber auch innerhalb der pflegerischen Berufsgruppe, z.B. zwischen Lernenden in der Pflege und Pflegepersonen, oder aber auch zwischen neuen Kollegen und Pflegepersonen statt.

Entsprechend beinhalten die von Pflegekräften durchgeführten Beratungsgespräche mit betroffenen Menschen und deren Angehörigen fachliche Informationen im pflegerischen Rahmen, Hilfe zur Entscheidungsfindung, Hilfestellungen zur Bewältigung und Auseinandersetzung mit neuen Lebenssituationen. Beratungsgespräche mit Lernenden in der Pflege betreffen meist gezielte Lernsituationen.

Konfliktgespräche

Konflikte können immer dann auftreten, wenn Menschen miteinander in Beziehung treten.

Auslöser für Konflikte. Die Auslöser im beruflichen Bereich sind sehr unterschiedlich: Kommunikationsstörungen, Meinungsverschiedenheiten, Streitigkeiten bezüglich der Arbeitsorganisation und Anwendung bestimmter Pflegemaßnahmen oder bezüglich der Verteilung von Kompetenzen usw. können Anlass zu Konflikten geben. Dabei ergeben sich Konfliktsituationen auch zwischen den verschiedenen Berufsgruppen oder zwischen Pflegepersonen und pflegebedürftigen Menschen sowie den Angehörigen.

M *Anleitungsgespräche dienen der Weitergabe von Wissen mit dem Ziel, dieses Wissen im Folgenden praktisch anwenden zu können. Die Zielgruppe für Anleitungen sind neben pflegebedürftigen Menschen häufig Lernende in den Pflegeberufen oder Berufsanfänger sowie neue Mitarbeiter.*

M ***Ziel eines Beratungsgespräches** ist es, den betroffenen Menschen in der Suche nach Lösungsmöglichkeiten zu unterstützen und/oder eine Entscheidungshilfe bei der Bewältigung neuer bzw. schwieriger Lebenssituationen zu geben.*

M *Das Beratungsgespräch dient der Bewältigung veränderter Lebenssituationen unter der Aktivierung der Eigenverantwortlichkeit und Kompetenz des betroffenen Menschen.*

M *Die **Bewältigung von Konflikten** ist sicherlich eine der größten Herausforderungen im menschlichen Miteinander. Sie verlangt kommunikative Fähigkeiten, die im Rahmen einer Ausbildung unbedingt erworben werden sollten.*

*M Das **Ziel eines Konfliktgespräches** ist es, eine Klärung des auslösenden Sachverhaltes durch eine konstruktive Auseinandersetzung herbeizuführen, sodass alle Beteiligten mit der gemeinsam erarbeiteten Lösung einverstanden sein können.*

Folgen von Konflikten. Die Folgen sind häufig Stress durch die entstehende unangenehme Arbeitssituation, Unstimmigkeiten zwischen Mitarbeitern, die das Arbeiten im Team erschweren, vielleicht sogar Krankheit usw., wenn das Arbeitsklima für die betreffenden Personen unerträglich wird. Unabhängig von der Art der beteiligten Personen können alltägliche Konflikte durch die Berücksichtigung einiger wichtiger Regeln angegangen und bewältigt werden.

Voraussetzungen

Diese Klärung bzw. Konfliktlösung kann in der Beseitigung der Ursache liegen, z.B. in der Klärung von Missverständnissen, Kompromisse beinhalten und ggf. zu einer Verhaltensänderung führen. Notwendig ist hierbei eine von Respekt und gegenseitiger Achtung geprägte Grundeinstellung.

Das beinhaltet, sich bewusst zu machen, dass es in einem Konfliktgespräch keine „Verlierer", sondern nur Gewinner geben sollte. Deshalb ist es wichtig, nach einer Lösung zu suchen, die für alle Beteiligten zufriedenstellend ist.

Wird die Lösung für ein Problem vorgegeben, so wird sich der „Verlierer" vielleicht fügen, das gewünschte gute Arbeitsklima mit einer allgemein verträglichen Lösung wird sich jedoch nicht einstellen. Die Widerstände würden größer, selbstständiges Handeln und Denken dadurch unterdrückt, wodurch sich die Fronten zwischen den Konfliktparteien schließlich noch verhärten. Neben dieser Grundeinstellung müssen weitere Aspekte bedacht werden, wenn ein Problem gelöst werden soll. Diese Aspekte können anhand der verschiedenen Phasen eines Konfliktgespräches verdeutlicht werden:

Günstig ist es, sich auf das kommende Konfliktgespräch vorzubereiten, dieses zu planen, einen Termin in ruhiger Atmosphäre zu vereinbaren und den Grund des Treffens zu benennen. Rahmen und Umfang des Gespräches sollte von dem zu besprechenden Sachverhalt abhängig gemacht werden.

Die gesprächsführende Person sollte sich über das Problem im Klaren sein, damit sie es konkret benennen kann. Das könnte z.B. ein Nicht-Einhalten gemeinsam vereinbarter Pflegemaßnahmen im Rahmen des Pflegeprozesses oder auch das wiederholte Zuspätkommen einer Kollegin sein.

Das Konfliktgespräch sollte in einem möglichst freundlichen und spannungsfreien Klima stattfinden, sofern die Situation und die räumlichen Gegebenheiten dieses ermöglichen, denn diese Voraussetzungen sind als Ressource für das Gespräch an sich und auch für die weitere Zusammenarbeit unerlässlich.

M Ziel des Einstieges in ein Konfliktgespräch ist es, die Inhalte des Konfliktes durch Sachlichkeit als Tatsache offen und ehrlich zu formulieren und Geschehnisse konkret zu beschreiben.

Ablauf eines Konfliktgesprächs

Gesprächseinstieg. Zunächst sollte der Gesprächsanlass geschildert werden. Verallgemeinerungen, die durch Worte wie „immer", „nie" oder „jeden" usw. ausgedrückt werden, sind zu vermeiden. Eine Einleitung zur sachlichen Formulierung des zu kritisierenden Sachverhaltes im o.a. Beispiel könnte folgendermaßen aussehen:

B „Mir ist aufgefallen, dass Sie in der letzten Woche dreimal verspätet zum Frühdienst gekommen sind. Ich würde gerne wissen, warum?".

Diese Formulierung enthält eine Konkretisierung des Problems und zeigt, bezogen auf die Situation, dass dieser Konflikt keinen persönlichen Angriff darstellt.

Ungünstig wäre dahingegen eine ungenaue und die Person angreifende Formulierung wie: „Nie sind Sie pünktlich". Sie beinhaltet Vorwürfe, die weitere Botschaften mitklingen lassen, z.B. „mit Ihnen kann man nicht zusammenarbeiten." Dabei werden Gefühle ausgelöst, die die Person in ihrem Selbstwertgefühl angreifen. Die Folgen wären möglicherweise Rückzug oder Gegenangriff. Inhaltlich wäre dieses Gespräch dann bereits beendet.

Anhand der Fakten kann dann herausgestellt werden, welche Auswirkungen das zum Konflikt führende Verhalten auf die Arbeitsorganisation und die Kollegen hat, um die eigentliche Problematik zu verdeutlichen.

B Bei wiederholter Unpünktlichkeit könnten z.B. die Probleme aufgezeigt werden, die die Informationsweitergabe im Team (Dienstübergabe) oder die Arbeitsorganisation betreffen.

M Ziel des weiteren Gesprächsverlaufes ist es, gemeinsam nach Lösungsansätzen für zukünftiges Handeln zu suchen. Hierzu muss die betroffene Person unbedingt aktiv mit einbezogen werden.

Stellungnahme. Eine Stellungnahme der betroffenen Person ist hierzu absolut notwendig, denn in den meisten Fällen gibt es Gründe und Ursachen für ein bestimmtes Verhalten. Viele Konflikte lassen sich bereits zu diesem Zeitpunkt klären. Ideen und Wünsche werden hierbei deutlich, Alternativen zeigen sich auf, der eigentliche Konfliktinhalt beginnt sich zu lösen, und vielleicht sind sogar schon erste Lösungen erkennbar.

Lösungsansätze suchen. Idealtypisch wird die Lösung von der betroffenen Person formuliert, sie kann aber auch gemeinsam überlegt werden. Sollte keine Lösung von der betreffenden Person gegeben werden, muss zunächst eine Lösung vorgegeben werden, die mit Einverständnis ausprobiert wird.

M In der Abschlussphase wird gemeinsam nach Vereinbarungen gesucht und ein zeitlicher Rahmen zur Erprobung und späteren Evaluation der Veränderungen und ihren Wirkungen festgelegt. Die beteiligten Personen müssen sich dazu mit den Lösungsvorschlägen einverstanden erklären.

Vereinbarungen treffen. Weiterhin sollten nun in beiderseitigem Einvernehmen Vereinbarungen zur Überprüfung und Einhaltung der gewünschten Veränderungen getroffen werden, um so Verbindlichkeit herzustellen und die Effektivität und Sinnhaftigkeit der gemeinsamen Lösung ermitteln zu können.

Sollten Konfliktlösungen durch solche Strategien nicht zu bewältigen sein oder beziehen sich Konflikte auf das gesamte Team und erreichen ein Ausmaß, in dem fremde Hilfe notwendig wird, da jede Person zu betroffen ist, um zur Lösung beizutragen, kann hier der Einsatz von Supervision als Hilfe sinnvoll sein.

Ziele und Inhalte der Beratung

Unter beruflichen Bedingungen werden an eine Beratung eine Reihe spezieller Anforderungen gerichtet: Sie wird zum festen Bestandteil beruflichen Handelns, das prinzipiell strukturiert, methodengeleitet und geplant erfolgen muss. Beraten geht über Tätigkeiten wie Informieren und Anleiten hinaus, da es den ratsuchenden Menschen konsequent in den Mittelpunkt des Handelns stellt.

Im Gesundheits- und Sozialwesen kommt beratenden Tätigkeiten ein hoher Stellenwert zu, da diese in besonderem Maß die Eigenverantwortlichkeit, Unabhängigkeit und Selbstständigkeit des betroffenen Menschen fördern bzw. wieder herstellen und so ein weitestgehend selbstbestimmtes Leben ermöglichen. Gerade unter den z.T. problematischen ökonomischen Bedingungen wird hierin auch ein wesentlicher Beitrag zur zukünftigen Finanzierbarkeit von Gesundheitsleistungen gesehen. Die Beratungsziele Unabhängigkeit und Selbstständigkeit werden darüber hinaus insbesondere in den Bereichen Prävention und Rehabilitation deutlich, in denen es vor allem darum geht, Gesundheitsprobleme vorzubeugen bzw. ein gutes Leben mit ggf. bedingter Gesundheit zu ermöglichen.

Im aktuellen Altenpflegegesetz und in der dazugehörigen Ausbildungs- und Prüfungsverordnung sind Anleitung und Beratung älterer Menschen und deren Bezugspersonen als Ausbildungsinhalte festgeschrieben. Dabei zeigt ein genauerer Blick auf diesen Aufgabenbereich, dass hiermit kein eigentlich neuer Anspruch an pflegerisches Handeln formuliert wird, sondern vielmehr eine dem pflegerischen Handeln immanente Tätigkeit neu bewertet wird.

So erwähnen viele Pflegetheoretikerinnen, z.B. Dorothea Orem, Hildegard Peplau oder Patricia Benner, in ihren Ansätzen explizit beratende Tätigkeiten als Bestandteil pflegerischen Handelns. Beruflich ausgeübte Beratung ist jedoch eine komplexe Tätigkeit, deren Umsetzung von der beratenden Person eine Vielzahl von Kompetenzen aus den unterschiedlichen Bereichen verlangt, die vor allem über Übung und Erfahrungslernen im praktischen Anwendungsbezug erworben werden können.

Pflegemodell von Dorothea Orem s. a. S. 22.

Elemente und Merkmale von Beratung

Beratung kann unterschieden werden in:
- Alltagsberatung,
- berufliche Beratung.

Alltagsberatung

Privater Bereich. Beratungsprozesse sind allen Menschen aus ihrem täglichen Leben vertraut. Häufig werden Lebenspartner oder Freunde um Rat gebeten, wenn es um Entscheidungsprozesse (z.B. die Auswahl eines Geschenks), das Verhalten in einem persönlichen Konflikt oder auch den Kauf technischer Geräte geht. Diese Form der Alltagsberatung im privaten Bereich ist aus dem täglichen Leben von Menschen kaum wegzudenken. Sie besteht im Wesentlichen aus hilfreichen Gesprächen und dem Ratgeben von Freunden, hat eine entlastende Funktion für den ratsuchenden Menschen und dient dem Austausch von Erfahrungen, Ratschlägen oder nützlichen Informationen. Auf diese Weise wird der ratsuchende Mensch beim Treffen einer möglichst guten Entscheidung für sein aktuelles Anliegen unterstützt.

Beruflicher Bereich. Auch im beruflichen Bereich spielen Formen der Alltagsberatung eine Rolle, z.B. wenn es um den kollegialen Austausch über Erfahrungen mit speziellen beruflichen Situationen oder den Einsatz von Arbeitstechniken geht.

Alltagsberatung findet:
- situativ,
- ungeplant,
- außerhalb eines institutionellen Rahmens statt.

Berufliche Beratung

Beruflich ausgeübte Beratung geht in wesentlichen Punkten über die Alltagsberatung hinaus. Beruflich ausgeübte Beratung findet:
- zielorientiert,
- methodengeleitet (geplant),
- in einem institutionellen Rahmen statt.

Ratsuchender Mensch und Berater begegnen sich folglich nicht zufällig, sondern in einem beruflichen Zusammenhang, in welchem der Ratsuchende eine Leistung anfordert und in Anspruch nimmt, die der Berater aufgrund seiner beruflichen Aufgabe und Qualifikation anbietet. Beratung im beruflichen Kontext unterliegt somit nicht der persönlichen Beliebigkeit des Einzelnen, sondern verlangt vielmehr ein geplantes Vorgehen, bei dem bestimmte Beratungsziele durch den Einsatz spezieller Methoden erreicht werden sollen (**Abb. 1.565**).

Merkmale. Aus der Definition von Beratung lassen sich mehrere Merkmale der Beratung ableiten:

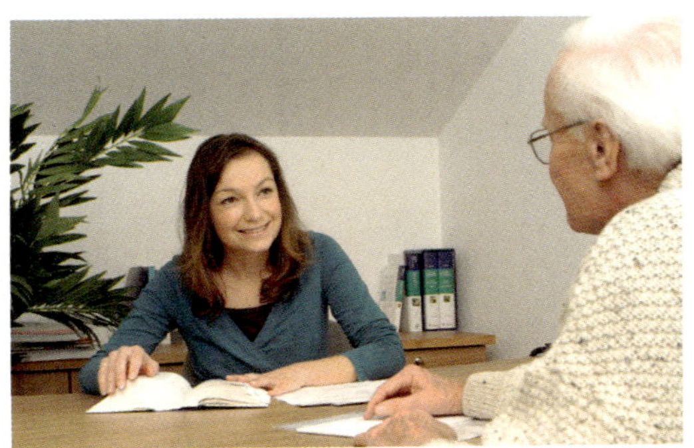

Abb. 1.565 Der Ratsuchende nimmt eine Leistung in Anspruch, die der Berater aufgrund seiner beruflichen Aufgabe und Qualifikation anbietet.

D *Beratung lässt sich allgemein definieren als „ein vom Berater nach methodischen Gesichtspunkten gestalteter Problemlösungsprozess, durch den die Eigenbemühungen des Ratsuchenden unterstützt/optimiert bzw. seine Kompetenzen zur Bewältigung der anstehenden Aufgaben/des Problems verbessert werden" (Dorsch [1982] zitiert in Knelange u. Schieron 2000).*

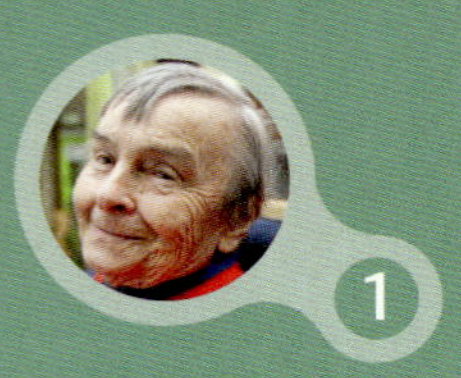

- Beratung ist ein wechselseitiger zwischenmenschlicher, d.h. interaktiver Prozess zwischen einem ratsuchenden und einem beratenden Menschen,
- Beratung vollzieht sich als prozesshaftes Geschehen und verlangt vom Berater spezifische methodische Kenntnisse in der Gestaltung des Beratungsprozesses,
- Beratung unterstützt den ratsuchenden Menschen bei seinen eigenen Bemühungen bzw. im Erwerb von Kompetenzen, um die anstehende Aufgabe bzw. das vorliegende Problem selbst bearbeiten bzw. lösen zu können, kann also vereinfacht als „Hilfe zur Selbsthilfe" bezeichnet werden und
- Beratung erfolgt prinzipiell ergebnisoffen, d.h. nicht über die Präsentation vorgefertigter Lösungen, sondern vielmehr so, dass der betroffene Mensch bezüglich seines Problems eigene Lösungen finden bzw. Entscheidungen treffen kann.

Beratung zielt folglich darauf ab, einen Menschen in die Lage zu versetzen, seine Probleme, Schwierigkeiten und Entscheidungen selbst zu bearbeiten und zu lösen. Eine erfolgreiche Beratung führt dazu, dass der ratsuchende Mensch nach deren Abschluss anders bzw. besser mit der eingangs formulierten Problemstellung zurechtkommt. Während des Prozesses behält der ratsuchende Mensch folglich seine Unabhängigkeit bzw. Verantwortung oder aber erlangt sie durch die Beratung wieder. Der Berater übernimmt im Beratungsprozess überwiegend eine den ratsuchenden Menschen unterstützende und begleitende Funktion; er hilft diesem Menschen beispielsweise, Klarheit über seine Situation zu gewinnen, sodass dieser eine für ihn passende und gute Entscheidung treffen kann (**Abb. 1.566**).

Dieses Verständnis von Beratung orientiert sich eng an einer Sichtweise vom Menschen, die davon ausgeht, dass ein Mensch selbst seine Schwierigkeiten erklären und bearbeiten sowie Lösungen für seine Probleme finden kann, wie sie u.a. in der Humanistischen Psychologie grundgelegt wird.

> **M** *Beratung:*
> - *Beratung ist ein interaktiver Prozess zwischen einem ratsuchenden und einem beratenden Menschen.*
> - *Die Gestaltung des Beratungsprozesses verlangt vom Berater spezifische methodische Kenntnisse.*
> - *Im Mittelpunkt des Beratungsprozesses steht das individuelle Problem des ratsuchenden Menschen, der bei der eigenen Lösungssuche unterstützt wird.*
> - *Beruflich ausgeübte Beratung erfolgt in einem institutionellen Rahmen sowie zielorientiert und methodengeleitet und unterscheidet sich damit von Alltagsberatung.*
> - *Beratung geht über Information und Anleitung hinaus, da sie mehr am individuellen Problem des ratsuchenden Menschen ansetzt und ihn in der Einordnung und Bewertung der erhaltenen Information unterstützt.*

Abgrenzung zu Information und Therapie

An dieser Stelle wird nicht nur der Unterschied zwischen Alltagsberatung und beruflich ausgeübter Beratung deutlich. Beratung geht den oben genannten Merkmalen zufolge einerseits über die Information und Anleitung eines Menschen hinaus und versteht sich andererseits auch nicht als Therapie.

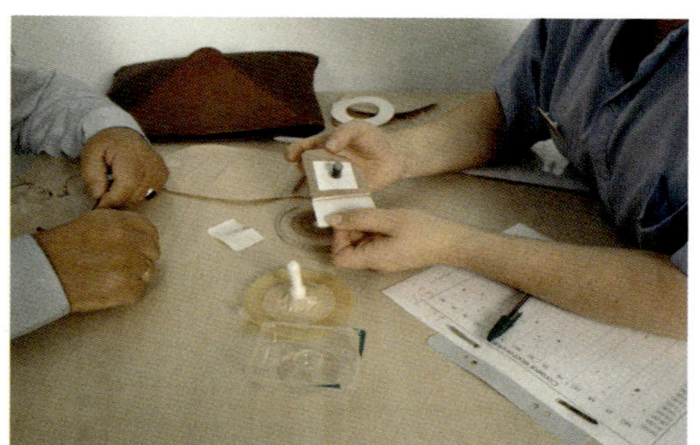

Abb. 1.566 Im Beratungsprozess übernimmt der Berater eine unterstützende Funktion. Er hilft dem ratsuchenden Menschen, bezüglich seines Problems eine eigene Entscheidung zu treffen

Information und Anleitung

Reine Information und Anleitung ist ausgerichtet auf das Vermitteln von Fakten und Kenntnissen über einen spezifischen Sachverhalt, z.B. über die erforderlichen pflegerischen Maßnahmen in der präoperativen Phase oder die Durchführung der Versorgung eines Urostomas. Dabei ist die individuelle Bedeutung dieses Sachverhalts für den betroffenen Menschen, z.B. die emotionalen und sozialen Bezüge „Ich habe Angst vor dem operativen Eingriff" oder „Wird mich mein Partner mit dem veränderten Körper noch akzeptieren?" zumeist zweitrangig. Das Wissen bzw. die Fähigkeit zur Durchführung bestimmter Tätigkeiten muss jedoch aus Sicht des betroffenen Menschen als unabdingbare Voraussetzung bzw. Basis z.B. für eine anstehende Entscheidung betrachtet werden. Insofern sind Informieren und Anleiten Bestandteile einer Beratung.

Beratung geht jedoch über die Information und Anleitung eines Menschen hinaus: Sie setzt einerseits mehr am individuellen Problem eines Menschen an und unterstützt andererseits die Bewertung bzw. Einordnung der erhaltenen Informationen. Auf diese Weise regt sie eine kritische und reflexive Auseinandersetzung vor dem Hintergrund der individuellen Situation des ratsuchenden Menschen an.

Informieren und Anleiten können folglich einerseits Situationen darstellen, in denen ein Beratungsbedarf offensichtlich wird und die den Beginn eines Beratungsprozesses markieren sowie andererseits Aktivitäten eines Beraters im Rahmen einer Beratung sein. Beratung ist jedoch umfassender als Information und Anleitung, weil sie u.a. die individuelle emotionale und soziale Bedeutung eines Geschehens und die sich hieraus ergebenden Entwicklungsmöglichkeiten für den betroffenen Menschen berücksichtigt.

Psychotherapie

Beratung unterscheidet sich darüber hinaus auch in wesentlichen Punkten von Psychotherapie. Beratung gilt gegenüber der Therapie u.a. als stärker an den Ressourcen eines Klienten orientiert, während psychotherapeutische Verfahren mehr auf dessen Defizite und abweichendes bzw. abnormes Verhalten und dessen Ursachen ausgerichtet sind. Erziehung, Beruf und Bildung sind Themen, die in der Psychotherapie weniger, in der Beratung dagegen stärker thematisiert werden. Darüber hinaus erstreckt sich eine Psychotherapie häufig auch über einen längeren Behandlungszeitraum, da zumeist stärkere Störungen und Beeinträchtigungen des Klienten vorliegen.

Prinzipien und Methoden der Beratung

Ziele und Methoden der Beratung variieren in Abhängigkeit vom jeweils zugrunde gelegten Beratungskonzept. Vor allem im Bereich der Psychologie, der Sozialarbeit und der Sozialpädagogik, in denen die Beratung seit langer Zeit einen festen Bestandteil beruflichen Handelns markiert, lassen sich unterschiedliche Ansätze herausarbeiten. Der Ursprung der Beratung in diesen Bereichen erklärt auch, warum in der Beratung von „Klient“ anstelle von „Patient“ gesprochen wird.

Bei aller Unterschiedlichkeit der Beratungskonzepte lassen sich dennoch einige grundlegende Elemente des Beratungsprozesses herausarbeiten, die sich auf die Pflege übertragen lassen und im Folgenden näher beschrieben werden sollen.

Problemlösungsprozess. Der Verlauf eines idealtypischen Beratungsprozesses weist eine große Ähnlichkeit zu den Schritten des Problemlösungsprozesses auf. Ausgehend vom individuellen Beratungsbedarf eines Menschen werden Beratungsziele und die zum Erreichen dieser Ziele als geeignet erscheinenden Interventionen festgelegt. Der Erfolg der Interventionen bzw. das Erreichen der Ziele wird laufend und abschließend evaluiert, d.h. geprüft und bewertet. Beratung findet folglich über einen zeitlich begrenzten Zeitraum statt, dessen Umfang in Abhängigkeit vom jeweiligen Beratungsanliegen steht.

Beziehungsprozess. Für eine gelungene Beratung spielt immer und vor allem die Beziehung zwischen dem Berater und der ratsuchenden Person eine wesentliche Rolle. Der Beratungsprozess kann folglich ähnlich wie der Pflegeprozess sowohl als Problemlösungsprozess, der eine strukturierte analytische Betrachtung ermöglicht, als auch als Beziehungsprozess zwischen Berater und der ratsuchenden Person gesehen werden. Der Beziehungsaufbau bzw. die Qualität der Beziehung gilt als Voraussetzung, um überhaupt einen verstehenden Zugang zum Klienten erlangen zu können (**Abb. 1.567**).

Beratungsauftrag

Entscheidend für den Beginn eines Beratungsprozesses ist die Formulierung des Beratungsauftrags.

Expliziter Beratungsauftrag. Er liegt vor, wenn der ratsuchende Mensch um eine Beratung nachsucht, z.B. wenn es um pflegerische Unterstützungsmöglichkeiten bei der Rückkehr in die häusliche Umgebung nach einem Krankenhausaufenthalt geht.

Impliziter Beratungsauftrag. Er besteht, wenn einem Menschen Hilfs- und Unterstützungsangebote unterbreitet werden, die ihm nicht bekannt sind und die er ohne die Beratung nicht aktiv in Anspruch nehmen würde.

Beratungsauftrag wahrnehmen

Insbesondere implizite Beratungsaufträge – wie sie in der pflegerischen Berufspraxis häufig vorkommen – verlangen von der beratenden Person, dass der Beratungsauftrag bzw. das bestehende Beratungsbedürfnis der ratsuchenden Person überhaupt wahrgenommen und erkannt wird.

Sich auf den Beratungsprozess einlassen

Neben dem Wahrnehmen und Erkennen eines Beratungsauftrags stellt auch die Bereitschaft des Beraters, sich auf den Beratungsprozess einzulassen, eine wesentliche Voraussetzung für den Beginn des Beratungsprozesses dar. Dies erfordert u.a., dass beratende Tätigkeit als Teil der Berufsausübung anerkannt wird. Vielfach spielt hierbei auch die Angst davor, mit einer „schlechten“ Beratung Schaden anrichten zu können, oder die Angst vor der eigenen Unsicherheit eine große Rolle.

Individueller Ansatz

Im Rahmen eines Beratungsprozesses steht das individuelle Problem eines Klienten im Mittelpunkt.

Situation erfassen. Für den Berater ist wichtig, dass er die Situation in ihrer subjektiven Bedeutung für den Klienten erfasst, nachvollzieht und versteht. Letztlich kann ein Beratungsprozess nur dann effektiv sein, wenn Ratsuchender und Berater ein gemeinsames Verständnis und eine gemeinsame Vorstellung über die Dinge haben, die Schwierigkeiten bereiten und das Problem ausmachen, sonst fehlt die Basis für alle weiteren Aktivitäten.

Ziele erarbeiten. Gleiches gilt für das Erarbeiten von Zielen und möglichen Handlungsalternativen. Auch sie müssen sich an der individuellen Situation, der konkreten Lebenswelt und Lebensgeschichte orientieren und Lebensumstände, Ressourcen jeglicher Art berücksichtigen, um realistisch, praktikabel und effektiv sein zu können. Ein wesentlicher Punkt hierbei ist zudem, dass Probleme, Ziele und Maßnahmen konsequent mit dem Klienten gemeinsam erarbeitet und festgelegt werden.

Beziehung gestalten. Auch für die Gestaltung der Beziehung zwischen Berater und Ratsuchendem ist dieser individuelle Ansatz entscheidend, denn er ermöglicht einen verstehenden Zugang zum anderen und ist damit auch Basis für Vertrauen. Beratungsprozesse berühren wesentliche emotionale und psychosoziale Bereiche eines Menschen und sind ohne ein gewisses Maß an Intimität nicht vorstellbar. Die Bereitschaft des Beraters, das Problem des Ratsuchenden aus dessen Perspektive zu betrachten und gemeinsam mit ihm daran zu arbeiten, ist darum nicht nur wesentlich für die Effizienz

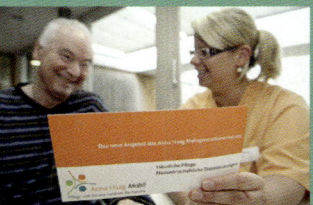

Abb. 1.567 Für eine gelungene Beratung spielt die Beziehung zwischen ratsuchendem Menschen und Berater eine wesentliche Rolle.

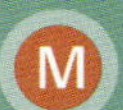

Der Beratungsauftrag kann grundsätzlich:
- *explizit oder*
- *implizit erfolgen.*

M *Der Wunsch nach Beratung kann sich verbal z.B. durch Äußerung von Unsicherheit in Bezug auf eine bestimmte Vorgehensweise äußern aber auch nonverbal, z.B. dann, wenn verbale Äußerungen („Danke, mir geht es gut“) mit nonverbalen Verhaltensweisen (leise Stimme) nicht übereinstimmen.*

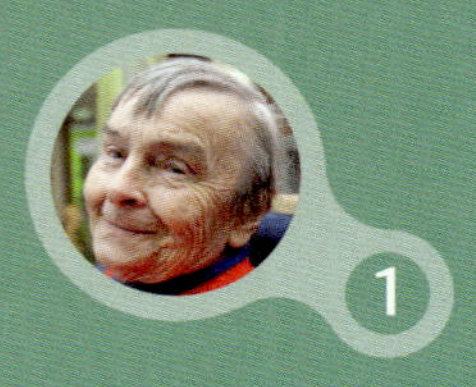

Anforderungen an den Berater sind u. a.:
- *die Fähigkeit, den Beratungsbedarf wahrzunehmen,*
- *die Bereitschaft, sich auf den Beratungsprozess einzulassen,*
- *kommunikative Kompetenz,*
- *personale Kompetenz,*
- *fachliche Kompetenz,*
- *das Einnehmen einer Haltung, die es dem Klienten ermöglicht, sein Problem selbstständig zu lösen.*

Kommunikationsmodell nach Schulz von Thun s. a. S. 510.

Die Grundhaltung des Beraters umfasst im Wesentlichen drei Elemente:
- *Echtheit,*
- *Akzeptanz,*
- *einfühlsames Verstehen (Empathie).*

der Problemlösung, sondern zugleich Basis für den Aufbau einer vertrauensvollen Beziehung.

Anforderungen an den Berater

Die Komplexität der Beratungssituation stellt an den Berater eine ganze Reihe Anforderungen.

Kommunikative Kompetenz

Beratung besteht zu einem wesentlichen Teil aus Interaktion und Kommunikation zwischen Berater und ratsuchendem Menschen. Aus diesem Grund müssen Berater über kommunikative Kompetenzen verfügen. Eine Hilfestellung bei der Analyse und Reflexion von Kommunikation im Rahmen der Beratung kann z. B. das Kommunikationsmodell nach Schulz von Thun geben.

Kommunikative Kompetenz im Rahmen der Beratung umfasst eine ganze Reihe von Fertigkeiten, die wesentlich zum Aufbau und zur Gestaltung der Beziehung zwischen Klient und Berater beitragen.

Personale Kompetenz

Auch Persönlichkeitsmerkmale werden als Anforderung an den Berater formuliert. Hierzu gehört u. a., dass der Berater über eine gewisse Sicherheit im Handeln verfügt, d. h. Selbstvertrauen besitzt und sich angstfrei in eine Beratungssituation begeben kann. Wichtig ist auch, dass er fähig ist, eine Atmosphäre des Vertrauens zu schaffen. Nicht zuletzt gehört auch Mut dazu, sich in eine Beratungsbeziehung zu begeben, und Abhängigkeiten des Klienten zuzulassen, auszuhalten und wieder aufzulösen. Dabei muss zudem auf eine angemessene Nähe bzw. Distanz zum Klienten geachtet werden.

Beratung verlangt also neben Fach-, Sozial- und Methodenkompetenz auch eine ganze Reihe personaler Kompetenzen, vor allem die Fähigkeit des Beraters, den Beratungsprozess, aber auch das eigene Handeln im Nachhinein zu reflektieren. Die gemachten Erfahrungen tragen auf diese Weise zur Weiterentwicklung der Beratungskompetenz und auch der eigenen Persönlichkeit bei.

Fachliche Kompetenz

Neben dem bereits beschriebenen beratungsbezogenen Grundlagenwissen aus den unterschiedlichen Fachschwerpunkten (z. B. der Psychologie, der Soziologie, der Ethik, des Rechts usw.) verlangt erfolgreiches Beraten vom Berater auch solides und umfassendes Fachwissen aus dem Bereich, in dem er berät. Berater benötigen folglich einerseits die Fähigkeit zur Gestaltung der Beratungsbeziehung und des Beratungsprozesses, andererseits müssen sie auch über Spezialwissen und Erfahrung in ihrem Beratungsbereich verfügen. Dies sind bei der Beratung eines Menschen bezüglich der Inanspruchnahme von Rehabilitationsleistungen z. B. Kenntnisse rechtlicher, finanzieller und gesundheitlicher Aspekte.

Haltung

Beratung erfolgt grundsätzlich so, dass der ratsuchende Mensch bei seinen eigenen Bemühungen und im Erwerb von Kompetenzen unterstützt wird, um die anstehende Aufgabe bzw. das vorliegende Problem selbst bearbeiten oder lösen zu können. Beratung zielt damit auf weitestgehende Unabhängigkeit des Klienten: Sie hilft dem Ratsuchenden über einen gewissen Zeitraum mit dem Ziel, dass er am Ende des Prozesses wieder selbstständig zurechtkommt.

Beratungsprozesse müssen also so gestaltet sein, dass der Klient entweder seine Unabhängigkeit während des gesamten Prozesses behält oder diese im Verlauf des Beratungsprozesses schrittweise zurückgewinnt. Umgekehrt bedeutet dies für den Berater, dass er sich schrittweise im Beratungsprozess zurücknimmt und konsequent so handelt, dass der ratsuchende Mensch eine eigene Entscheidung bezüglich seines Problems treffen kann.

Diese Beratungsprinzipien setzen einerseits eine Haltung des Beraters voraus, die dem Ratsuchenden grundsätzlich die Fähigkeit zuspricht, dass er seine Probleme selbst lösen kann. Andererseits muss eine Gesprächsatmosphäre gestaltet werden, die von einem Klima der Offenheit und des gegenseitigen Vertrauens geprägt ist.

Grundhaltung des Beraters

Hierbei kann die von dem amerikanischen Psychologen Carl Rogers im Rahmen der Gesprächspsychotherapie formulierte Grundhaltung des Therapeuten eine Hilfestellung für die Haltung des Beraters im Beratungsprozess darstellen.

Echtheit. Echtheit verlangt das Interesse an einer wirklichen Begegnung mit dem anderen Menschen und die Bereitschaft, sich auch mit seinen eigenen Gefühlen auseinanderzusetzen.

Akzeptanz. Akzeptanz bezieht sich auf die Forderung, dem anderen das Gefühl zu vermitteln, dass ihm wertfrei begegnet wird. Dies zeigt sich u. a. darin, dass eine bedingungslose positive Wertschätzung und emotionale Wärme vermittelt wird.

Einfühlsames Verstehen. Einfühlsames Verstehen, häufig auch als Empathie bezeichnet, ist das Bemühen, sich in die Situation des anderen Menschen einzufühlen und hineinzuversetzen. Dies geschieht in erster Linie über aktives Zuhören.

Die hier skizzierte Haltung trägt in Kombination mit den formulierten Hinweisen zur Gesprächsgestaltung entscheidend dazu bei, in Beratungssituationen eine Atmosphäre der Offenheit und des Vertrauens zu schaffen, die den Klienten ermutigt, offen über seine Anliegen zu sprechen und hilft, das individuelle Problem des Klienten mit seiner subjektiven Bedeutung zu verstehen.

Beratung in der Pflege

Die bislang beschriebenen Merkmale von Beratung und Hinweise zur Gestaltung des Beratungsprozesses sowie die genannten Anforderungen an Berater beziehen sich im Wesentlichen auf die Gestaltung der Beratungsbeziehung und lassen sich prinzipiell auf Beratungssituationen in den unterschiedlichen Berufsfeldern übertragen. Inhaltlich bzw. thematisch, d.h. in der Konkretisierung des Problembereichs, um den es geht, wird die Beratungssituation jedoch jeweils neu ausgestaltet.

Allgemeine Kompetenzen. Entsprechend haben die beschriebenen Beratungselemente für Beratungssituationen in der pflegerischen Berufsausübung Gültigkeit: Auch die Beratung in der Pflege gestaltet sich als interaktiver Prozess zwischen Berater (Pflegeperson) und Klient (pflegebedürftiger Mensch), verfolgt einen individuellen Ansatz, erfolgt ergebnisoffen und zielt darauf ab, den ratsuchenden Menschen beim Treffen einer eigenen Entscheidung zu unterstützen. Damit sind die bisher genannten Kompetenzen des Beraters im Beratungsprozess auch wichtig für beratend tätige Pflegepersonen.

Fachliche Kompetenzen. Darüber hinaus benötigen sie jedoch auch ein solides Wissen in Bezug auf den in der Beratung thematisierten Bereich der Pflege, um kompetent beraten zu können. Wendet sich ein pflegebedürftiger Mensch z.B. an seine pflegerische Bezugsperson, um ein für ihn „passendes" Versorgungssystem für sein Kolostoma zu finden, so kann dieser Beratungsprozess nur dann effektiv verlaufen, wenn die Pflegeperson die Beratungsbeziehung gut gestaltet, pflegefachlich in Bezug auf Versorgungsmöglichkeiten von Kolostomien über spezielles Wissen verfügt und dieses Wissen stetig aktualisiert und weiterentwickelt.

Beratung in speziellen Bereichen

Der enge Zusammenhang zwischen effizienter Beratung und fachlichem Expertentum wird z.B. daran deutlich, dass sich Pflegepersonen für bestimmte Beratungsbereiche weiterbilden können. Mittlerweile gibt es in einigen Einrichtungen auch Spezialisten für die Pflegeüberleitung, d.h. die Sicherstellung der Kontinuität der pflegerischen Versorgung bei dem Wechsel eines pflegebedürftigen Menschen von einer Institution in eine andere.

Beratung im Pflegeprozess

Beratung pflegebedürftiger Menschen findet jedoch nicht ausschließlich in „Spezialbereichen" statt, sondern spielt – in unterschiedlicher Ausprägung – in jedem Pflegeprozess eine wichtige Rolle.

Häufig begegnen Pflegepersonen pflegebedürftigen Menschen in einer Problem- oder Krisensituation, z.B. wenn diese mit der Diagnose einer chronischen Erkrankung konfrontiert werden oder sich mit der Tatsache auseinandersetzen müssen, dass sie künftig nicht ohne pflegerische Unterstützung in ihrem häuslichen Umfeld zurechtkommen usw. Alle diese Situationen sind letztlich für den betroffenen Menschen existenziell bedeutsam, d.h. sie bringen wesentliche Veränderungen in der Gestaltung des täglichen Lebens, der sozialen Kontakte usw. mit sich. Für den pflegebedürftigen Menschen ergeben sich hierdurch viele Unsicherheiten und Fragen, bei denen Pflegepersonen unterstützend zur Seite stehen können. In diesem Zusammenhang kann ein beratender Zugang der Pflegeperson zum pflegebedürftigen Menschen hilfreich sein, indem in gemeinsamen Gesprächen Unsicherheiten und Schwierigkeiten thematisiert und Handlungsalternativen und -perspektiven ausgelotet werden.

So könnten z.B. bei einem Menschen mit chronischer Erkrankung Ressourcen in Form von Bezugspersonen oder Selbsthilfegruppen, bei einer erforderlichen pflegerischen Versorgung verschiedene Versorgungsmodelle, z.B. durch einen ambulanten Pflegedienst oder Tages- bzw. Nachtpflegeangebote thematisiert werden. Der pflegebedürftige Mensch kann in diesen Beratungsgesprächen einerseits seine emotionale Befindlichkeit, Ängste, Unsicherheiten, Sorgen in Bezug auf die neue Situation zur Sprache bringen, andererseits erhält er Informationen über konkrete Unterstützungsmöglichkeiten und kann so für seine individuelle Situation eine Perspektive entwickeln.

Beratung von Bezugspersonen

Beratung in der Pflege bezieht sich darüber hinaus jedoch häufig nicht nur auf den pflegebedürftigen Menschen selbst (**Abb. 1.568**). Auch Bezugspersonen des pflegebedürftigen Menschen, wie Ehe- und Lebenspartner können Klienten im pflegerischen Beratungsprozess sein. Dies ist z.B. der Fall, wenn Angehörige einen pflegebedürftigen Menschen im häuslichen Umfeld selbst versorgen möchten. Vielfach können solche Situationen nur mit allen Beteiligten gemeinsam bearbeitet und zu einer tragbaren Lösung gebracht werden.

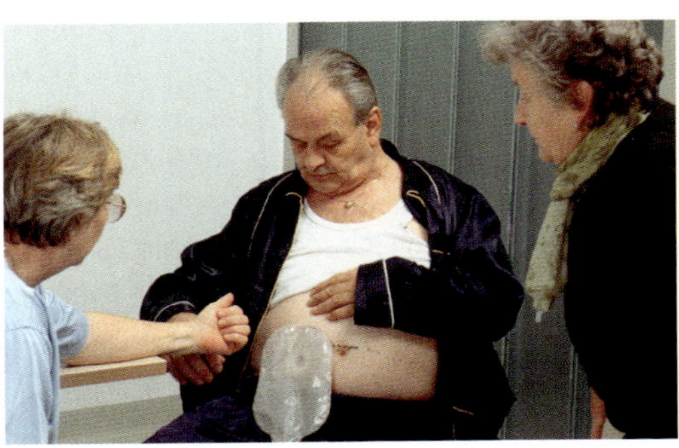

Abb. 1.568 Die Ehefrau des Klienten wird in die Beratung einbezogen.

> **M** *Entscheidend für die Beratungsqualität in der Pflege ist auch, dass die Pflegeperson eigene Grenzen akzeptiert und andere Spezialisten hinzuzieht, wenn ihre eigenen Möglichkeiten erschöpft sind.*

> **M** *Beratung ist immanenter Bestandteil umfassenden und am pflegebedürftigen Menschen orientierten pflegerischen Handelns.*

> **M** *Beratung in der Pflege:*
> - *Allgemeine Grundsätze zur Gestaltung des Beratungsprozesses und Kompetenzen des Beraters lassen sich auf die Beratung in der Pflege übertragen.*
> - *Kompetenz in der Gestaltung der Beratungsbeziehung und pflegerisches Fachwissen sind für die Qualität der Beratung in der Pflege unerlässlich.*
> - *Beratung in der Pflege bezieht sich nicht nur auf den pflegebedürftigen Menschen selbst, sondern kann auch Angehörige, Eltern und andere Bezugspersonen einschließen.*

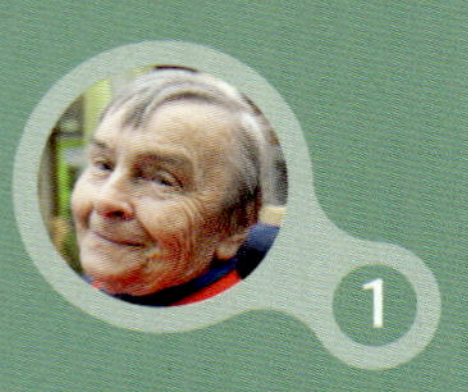

Pflegemodell von Dorothea Orem s. a. S. 22.

Selbstpflegekompetenzen des alten Menschen

Was ist Selbstpflege?

Der Begriff der Selbstpflegekompetenz geht auf das Pflegemodell von Dorothea Orem zurück. Die Selbstpflege dient dazu, Wohlbefinden und Gesundheit zu erlangen, zu erhalten oder wiederherzustellen. Es handelt sich um erlernte menschliche Eigenschaften. Voraussetzung für die Selbstpflege ist, dass man die Fähigkeit oder das Potenzial besitzt, überlegt und zielgerichtet zu handeln. Über Selbstpflegekompetenz verfügt, wer den Bedarf an Selbstpflege richtig einschätzen kann, fachlich korrekte Entscheidungen zur Durchführung trifft, die Tätigkeiten selbst ordnungsgemäß ausführen sowie die Effizienz derselben überprüfen kann.

M *Ziele der Selbstpflege: Wohlbefinden und Gesundheit erlangen, erhalten oder wiederherstellen.*

Die Selbstpflegekompetenz ist eine menschliche Eigenschaft. Sie setzt sich aus zwei Teilen zusammen, den Fähigkeiten und den Selbstpflegetätigkeiten. Die Fähigkeiten wiederum bestehen u.a. aus den folgenden Komponenten, die jeweils im Zusammenhang mit Selbstpflegetätigkeiten stehen (Evers 2002). Sie werden nachfolgend in Beziehung zu der besonderen Situation alter Menschen gesetzt.

Aufmerksam sich selbst gegenüber sein. Aufmerksam und wach sein, in Bezug auf sich selbst und alle inneren und äußeren Aspekte, die mit Selbstpflege zu tun haben können. Ein alter Mensch, der diese Fähigkeit besitzt, nimmt Veränderungen der körperlichen und psychischen Situation aufmerksam wahr. Er registriert z. B., wenn sein Sehen schlechter wird, er lässt seine Augen prüfen und die Stärke seiner Brillengläser entsprechend ändern. Er nimmt wahr, wenn er vergesslicher wird und schafft sich Erinnerungsmöglichkeiten, z. B. durch Notizen.

Wissen über Selbstpflege aneignen. Wissen über Selbstpflege aus geeigneten Quellen erwerben, abspeichern und umsetzen können. Ein alter Mensch, der diese Fähigkeit besitzt, informiert sich z. B. bei einem neu diagnostizierten Diabetes mellitus Typ II über das Krankheitsbild und die Möglichkeiten, z. B. durch Umstellung der Ernährung und regelmäßige körperliche Aktivität, aktiv etwas gegen die Folgeerscheinungen und eine Verschlechterung zu tun.

ABEDL-Strukturmodell von Monika Krohwinkel s. S. 18.

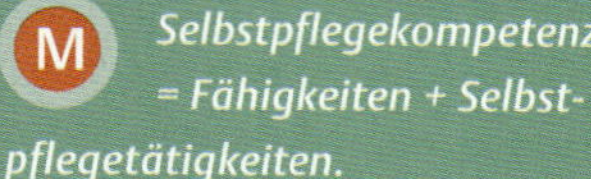

M *Selbstpflegekompetenz = Fähigkeiten + Selbstpflegetätigkeiten.*

Motivation zur Selbstpflege. Es ist bewusst, wie wichtig die Selbstpflege für die Gesundheit und das Wohlbefinden ist. Ein alter Mensch, der diese Fähigkeit besitzt, hat z. B. einen regelmäßigen Lebensrhythmus. Egal wie sein tägliches Befinden ist, steht er auf, wäscht sich, nimmt ausgewogene regelmäßige Mahlzeiten und Getränke zu sich, bewegt sich, pflegt soziale Kontakte, sorgt für Hygiene in der Wohnung - kurzum, er kümmert sich um alle ABEDL in seinem täglichem Leben.

Entscheidungen zur Selbstpflege treffen und diese in die Tat umsetzen. Ein alter Mensch setzt z. B. bei einem sich ankündigenden Infekt Hausmittel ein, die dazu dienen, dass es ihm möglichst bald wieder besser geht. Er trinkt ausreichend, gönnt sich Ruhe und sorgt für warme Füße.

Energie kontrolliert einsetzen. Dies ist notwendig, damit genügend Ressourcen für die Selbstpflege verbleiben. Ein alter Mensch fordert sich z. B. körperlich, aber überfordert sich nicht.

Die für die Selbstpflege notwendigen Bewegungen steuern. Ein alter Mensch hält sich z. B. durch regelmäßige Gymnastik so beweglich, dass er weiterhin selbstständig seine Körperpflege, das An- und Auskleiden übernehmen kann.

Über eine Vielfalt an Möglichkeiten zu Selbstpflegetätigkeiten verfügen. Ein alter Mensch kennt sich auf vielen Ebenen aus und verfügt über vielfältige Ideen und Ressourcen zur Selbstpflege.

Prioritäten beim Ausführen der Selbstpflege setzen. Ein alter Mensch setzt z. B. an Tagen mit gesundheitlichen Beeinträchtigungen Schwerpunkte, indem z. B. nur eine „Katzenwäsche" durchgeführt wird, er ab dennoch kocht, um durch eine ausgewogene Ernährung Kräfte zurückzugewinnen.

Diese Komponenten und die Beispiele zeigen, über welch ausgeprägte Selbstpflegekompetenzen selbst alte Menschen noch verfügen können. Durch eine zunehmende Multimorbidität oder Krankheiten kann die Selbstpflegekompetenz eingeschränkt oder auch ganz verloren gehen. Betroffene sind dann vollständig oder teilweise auf fremde Hilfe angewiesen.

B Konrad Thurano (gestorben 2007) ist ein gutes Beispiel dafür, dass durch eine ausgeprägte Selbstpflegekompetenz die Vitalität in fast allen ABEDL bis ins hohe Alter erhalten bleiben kann. Seinen 98. Geburtstag feierte der bekannte Artist auch auf der Bühne, u. a. mit Zwei-Finger-Klimmzügen am Drahtseil.

Beratung zur Selbstpflegekompetenz

Ein hohes Alter muss nicht zwangsläufig mit Krankheit einhergehen. Eine ausgeprägte Selbstpflegekompetenz, mit den zuvor dargestellten Fähigkeiten, kann dazu beitragen, dass auch betagte Menschen lange Zeit ohne Pflegeunterstützung zurechtkommen. Im Idealfall setzen sie sich vorausschauend mit ihren, sich altersbedingt verändernden, Fähigkeiten auseinander. Sie suchen nach Lösungen, die es ihnen ermöglichen, ihr Leben weiterhin allein oder mit Unterstützung durch geeignete Hilfsmittel, wie einem Rollator, zu gestalten.

Die Lebensqualität älterer Menschen kann durch einen hohen Gesundheitsstandard gesteigert werden. Dieser trägt zudem maßgeblich dazu bei, einen Pflegebedarf so lange wie möglich hinauszuzögern und spart somit Kosten. Insbesondere der Ausbau präventiver und rehabilitativer Maßnahmen ist hierbei von Bedeutung. Ein entsprechendes Beratungsangebot sollte darauf hinwirken, dass die ältere Generation diese Angebote nutzt, um ihre Selbstpflegekompetenzen nachhaltig zu stärken. Speziell für alte Menschen mit chronischen Krankheiten ergeben sich Einsparpotenziale. Ein gutes Beispiel ist die intensive Beratung und Schulung von Diabetikern, durch die Folgeerkrankungen vermieden werden können.

Bedeutung präventiver Beratung

Auch bei alten Menschen haben präventive Verhaltensweisen nachweislich einen positiven Effekt auf die Gesundheit. Ein Großteil der altersbedingten Krankheiten wie Diabetes mellitus Typ II, Apoplex und Altersdepression, könnte bei entsprechendem Wissen meist verhindert werden. Hier gilt es, die Selbstpflegekompetenz durch gezielte Beratung, über präventiv wirksame Verhaltensweisen, zu stärken (**Abb. 1.569**). Zu diesen zählen insbesondere:

- gesunde und ausgewogene Ernährung,
- nicht Rauchen,
- maßvoller Umgang mit Alkohol,
- körperliche Aktivität, geistige Fitness,
- Warnsymptome für altersbedingte Krankheiten.

Wichtig ist, dass eine Beratung präventiv erfolgt, d. h. die Betroffenen sie nicht erst dann in Anspruch nehmen, wenn „der Pflegefall", mit hohen körperlichen und psychischen Belastungen für alle Beteiligten, bereits eingetreten ist. Stattdessen sollte es niederschwellige Beratungsangebote geben, die bereits bei ersten Anzeichen – z. B. auffallende Vergesslichkeit, die die Angst vor einer demenziellen Erkrankung aufwirft – aufgesucht werden. Dies wiederum kann nur gelingen, wenn sich die Beratungskompetenzen der verschiedenen Beteiligten, wie der Hausarzt, die Krankenkassen, die Apotheken, die Pflegedienste und die Therapeuten vernetzen und sich gegenseitig über ihre Angebote informieren. Erfolgt zudem eine Zusammenarbeit mit Senioren-, Verbraucher- u. ä. Verbänden, können bestehende Beratungsangebote durch eine Bündelung des Know-hows auf den unterschiedlichen Fachebenen kontinuierlich weiterentwickelt werden.

Ein Beratungs- und Unterstützungsangebot kann nur dann effektiv und gut arbeiten, wenn es bekannt ist. Viele Kommunen geben Broschüren heraus, die einen Überblick über das örtliche Hilfeangebot geben. Im Zeitalter der neuen Medien sollten parallel weitere Kommunikations- und Informationstechnologien wie Datenbanken und das Internet genutzt werden, um als Wegweiser durch das Beratungssystem zu wirken.

Selbstpflegekompetenz bei Hilfebedarf

Tritt doch ein Hilfebedarf oder sogar eine Pflegebedürftigkeit ein, sind die Betroffenen vor besondere Herausforderungen gestellt. Dann geht es darum, die Selbstpflegekompetenz dahingehend einzubeziehen, dass Betroffene mit Unterstützung durch externe Hilfe, aber mit aktiver eigener Beteiligung, im eigenen Zuhause verbleiben können. Viele Pflegehaushalte verfügen über ausgeprägte Selbstpflegekompetenzen. Das eigenverantwortliche Handeln kann jedoch nur dann auf Dauer bewahrt werden, wenn die nun pflegebedürftig gewordenen Menschen und ihre Angehörigen umfassend beraten und somit nicht alleine gelassen werden. Sie benötigen insbesondere fachliche Informationen und Begleitung zu den nachfolgenden Themen:

- finanzielle Möglichkeiten der Unterstützung,
- Leistungen und Angebote bürgerschaftlichen Engagements, z. B. Nachbarschaftshilfe,
- Möglichkeiten entlastender Angebote im pflegerischen und psychosozialen Bereich,
- niederschwellige, d. h. leicht zugängliche Betreuungsangebote,
- Selbsthilfe-, bzw. Gesprächsgruppen für Pflegebedürftige (z. B. mit Alzheimer-Demenz) und ihre Angehörigen,
- Umgestaltung des Wohnraumes.

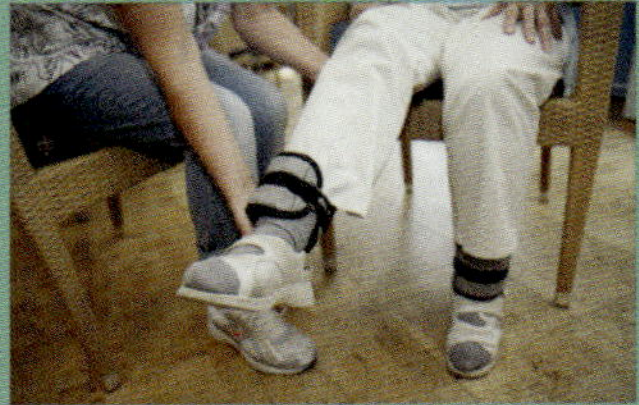

Abb. 1.569 Gezielte Beratung stärkt die Selbstpflegekompetenz.

Bundesarbeitsgemeinschaft der Senioren-Organisationen

Die Bundesarbeitsgemeinschaft der Senioren-Organisationen (BAGSO) e. V. tritt als Interessenvertretung der älteren Generationen in Deutschland vor allem dafür ein, dass jedem Menschen ein selbstbestimmtes Leben im Alter möglich ist und die dafür notwendigen Rahmenbedingungen geschaffen werden. Sie setzt sich dafür ein, dass auch alte Menschen die Chance haben, sich aktiv am gesellschaftlichen Leben zu beteiligen. Die Ziele der BAGSO sind:

- das Bild und die Stellung älterer Menschen in Gesellschaft und Familie zu verbessern,
- ein selbstbestimmtes Leben im Alter zu ermöglichen,
- Ältere darin zu bestärken, Verantwortung für sich und andere zu übernehmen,
- das solidarische Miteinander und den Dialog der Generationen voranzubringen,
- die Gesunderhaltung zu fördern, Behinderungen auszugleichen und die pflegerische Versorgung zu verbessern sowie
- die Interessen älterer Verbraucher zu stärken.

Unter dem Dach der BAGSO arbeiten zurzeit (Stand September 2010) 102 Verbände, Organisationen und Initiativen der freien Altenarbeit zusammen. Über ihre Mitglieder vertritt die BAGSO mehr als dreizehn Millionen ältere Menschen in Deutschland.

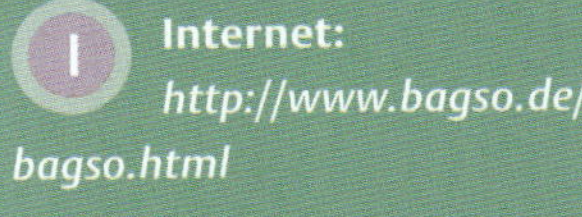

Internet: *http://www.bagso.de/bagso.html*

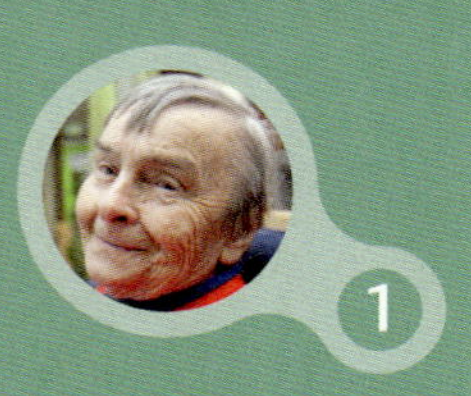

Kommunikationsprobleme älterer Menschen

Die Kommunikation mit anderen Menschen, bis ins hohe Alter hinein, stellt eine wesentliche Selbstpflegekompetenz dar. Durch sie kann Unabhängigkeit bewahrt werden, da sich der alte Mensch eigenständig mitteilen und verständigen kann (**Abb. 1.570**).

Die Sichtweise auf die Kommunikationsfähigkeit alter Menschen ist häufig vorrangig defizitorientiert. So geht z. B. bei vielen alten Menschen die Hörfähigkeit zurück, wodurch sie die Äußerungen des Gegenübers schlechter verstehen. Und nicht immer trauen sich alte Menschen, nachzufragen, wenn sie etwas akustisch nicht verstanden haben (**Abb. 1.571**). So entstehen leicht Missverständnisse oder die Menschen wirken auf ihr Gegenüber desinteressiert, da sie sich nicht aktiv am Gespräch beteiligen.

M *Die eigentliche Kommunikationsfähigkeit bleibt beim gesunden alten Menschen erhalten.*

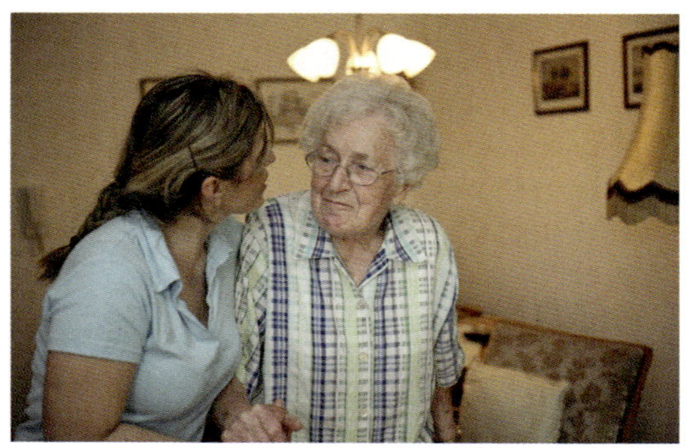

Abb. 1.570 Kommunikation ist eine wichtige Selbstpflegekompetenz.

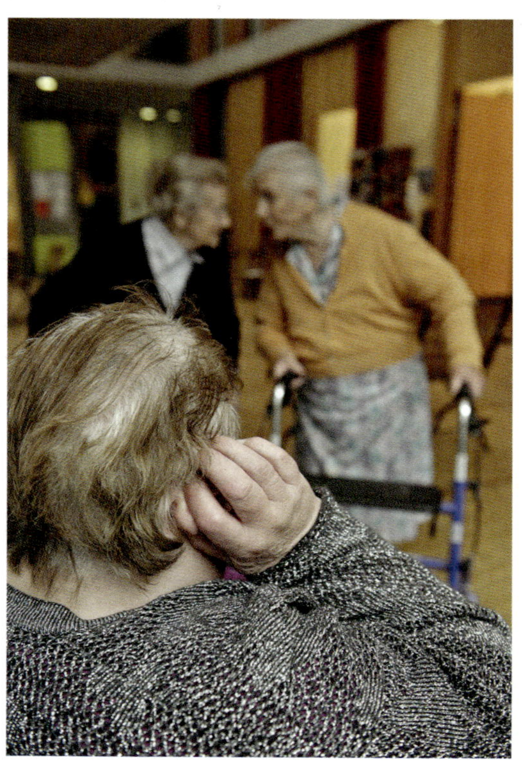

Abb. 1.571 Wer schwerhörig ist wird schnell ausgegrenzt.

Ein weiteres Problem ist, dass sich die Geschwindigkeit kognitiver Prozesse (= Denkleistung) verringert und das Gedächtnis schneller überlastet ist. Dadurch nimmt der Betroffene nicht alle Informationen auf. Der alte Mensch scheint nur selektiv aufmerksam, da er ihm irrelevant erscheinende Informationen ausblendet.

Das konkrete sprachliche Handeln, die Kommunikation ist erschwert. Alten Menschen wird aufgrund dieser möglichen Veränderungen häufig ein Stempel als „inkompetenter Gesprächspartner" aufgedrückt. Dies ist tragisch, da so das Erleben der Kommunikation im höheren Lebensalter von Defiziten geprägt ist. Die Folge kann sein, dass alte Menschen sowohl im sozialen, wie auch im intellektuellen Bereich ausgegrenzt werden und sich zurückziehen. Und dabei verändern sich nur einzelne Komponenten.

Kommunikationsfähigkeit älterer Menschen

Nach dem Zweikomponentenmodell der Intelligenz besteht die Kommunikationsfähigkeit aus zwei sehr unterschiedlichen Bereichen, der kristallinen und der flüssigen Intelligenz.

M *Die* ***kristalline Intelligenz*** *wird auch als* ***pragmatische Intelligenz*** *bezeichnet, die flüssige Intelligenz als mechanische Intelligenz.*

Kristalline Intelligenz. Zur kristallinen Intelligenz zählt, bezogen auf die Sprache, z. B. die Bedeutung von Worten oder dessen grammatikalische Eigenschaften. Es sind Wissensinhalte, die sich nur langsam verändern und enger in Beziehung zum Langzeitgedächtnis stehen. Ein gesunder alter Mensch weist in diesem Bereich keine erkennbaren Defizite auf.

D ***Sprachrezeption*** *bezeichnet die Aufnahme der Sprache, des Gesagten.*

D ***Syntax*** *bezeichnet den Satzbau, d. h. die Regeln und Muster, nach denen Wörter zu größeren funktionellen Einheiten wie Sätzen zusammengestellt sind.*

Flüssige Intelligenz. Die flüssige Intelligenz umfasst dynamische Vorgänge. Auf der Ebene der Sprache zählen hierzu die Sprachrezeption und die Sprachproduktion. Durch die nachlassende Speicherkapazität des Gedächtnisses produzieren ältere Menschen bevorzugt Sätze mit einfacherer syntaktischer Struktur oder kürzere Sätze. Es fällt ihnen schwerer, sich komplexere oder längere Sätze zu merken. Dies erleichtert wiederum dem Zuhörer, den Ausführungen zu folgen. Die Tendenz Monologe zu führen erklärt sich daraus, dass es älteren Menschen schwer fällt, Aufmerksamkeit zu teilen. Auf diese Weise können sie sich vorrangig auf ihre eigenen Ausführungen konzentrieren.

Langsameres Sprechen mit Pausen lässt sich dadurch erklären, dass sich die benötigten sprachlichen Informationen nur verlangsamt abrufen lassen. Bei langen, komplexen Sätzen fällt es älteren Menschen schwer, den Inhalten zu folgen. Dementsprechend mehr Zeit benötigen sie auch, um auf Äußerungen des Kommunikationspartners zu reagieren. Dagegen bleiben die Wortflüssigkeit und der Zugriff auf sprachliches Material beim gesunden Alterungsprozess vollkommen erhalten. Zudem erzählen viele ältere Menschen sehr anschaulich, und mit einem meist größeren Wortschatz als jüngere Menschen, da sie ihre vielfältigen Lebenserfahrungen in die Schilderungen integrieren.

Diese Beispiele verdeutlichen, dass Altern nicht zwangsläufig zu einer Verschlechterung sprachlicher Fähigkeiten führt. Stattdessen kommt es zu einer Verlagerung von formalen auf inhaltliche Aspekte. Tatsächlich nachlassende Fähigkeiten können meistens durch die weiterhin vorhandenen mentalen Fähigkeiten aufgefangen werden.

Probleme beim Kommunizieren

Trotz der zuvor dargestellten objektiv erhaltenen kommunikativen Kompetenzen des älter werdenden Menschen gelten sie aus der Sicht jüngerer Menschen häufig als eingeschränkt kommunikativ und es kommt zu Problemen in der Kommunikation. Was ist der Grund hierfür?

Intergenerationelle Kommunikationsprobleme

Unter diesem Begriff „intergenerationelle Kommunikationsprobleme“ werden Probleme der nonverbalen und verbalen Kommunikation zwischen alten und jungen Menschen zusammengefasst. Die Kommunikation zwischen diesen Gruppen verläuft nicht ungestört, sondern ist von meist negativen Stereotypen geprägt.

In dem Modell der sog. „Kommunikationspräjudiz des Alters nach Ellen B. Ryan“ (Fiehler 2003; **Abb. 1.572**) wird der Ablauf der intergenerationellen Kommunikation als Teufelskreis dargestellt. Dieses Modell geht davon aus, dass Gesprächspartner zum Erlangen größtmöglicher Effektivität des Austausches, ihr nonverbales und verbales Verhalten an den Gesprächspartner anpassen. So nehmen z.B. junge Pflegende beim Erstkontakt mit dem Bewohner äußere Altersmerkmale wahr. Durch diese werden meist negative stereotype Erwartungen angeregt. Sie lösen ein angepasstes Kommunikationsverhalten aus, der Teufelskreis der intergenerationellen Kommunikation beginnt, verbunden z.B. mit der Erwartung, dass alte Menschen schlecht hören und langsam denken. Sie bewirken bei den Pflegenden eine Anpassung des Kommunikationsverhaltens, der patronisierenden Sprache („Babysprache“) mit nonverbalen und verbalen Merkmalen. Ältere Menschen wiederum reagieren auf dieses veränderte Kommunikationsverhalten mit altersstereotypen Verhaltensweisen. Die Folge ist, dass sich z.B. die Möglichkeiten zur Kommunikation verringern, das Selbstvertrauen sinkt, die geistige Aktivität und soziale Interaktionen abnehmen. Die dadurch verstärkten Merkmale des Alterns bilden den Einstieg in den nächsten Schritt des Teufelskreises.

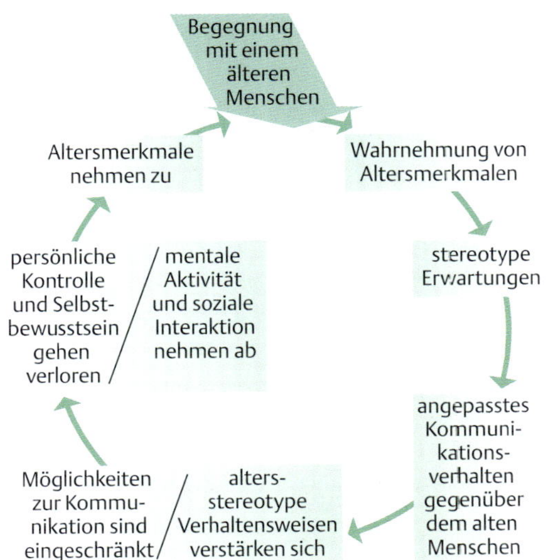

Abb. 1.572 Das Modell der sog. Kommunikationspräjudiz des Alters nach Ellen B. Ryan (modifiziert nach Fiehler 2003).

Zusammengefasst veranschaulicht das Modell, dass stereotype Erwartungen ausgelöst werden können, wenn man weiß, dass ein Mensch alt ist. Dies führt zu einer veränderten verbalen und nonverbalen Kommunikation. Diese negative Verstärkung fördert nun tatsächlich alterstereotype Verhaltensweisen (z.B. Abhängigkeit). Ein befriedigender Austausch wird eingeschränkt. Der alte Mensch zweifelt an seinem Kommunikationsvermögen und zieht sich zurück.

Verbesserung der Kommunikation

Wer alte Menschen fachgerecht und menschlich zugewandt beraten möchte, muss seine stereotypen Vorstellungen von der Kommunikation im Alter über Bord werfen und den vorgestellten Teufelskreis durchbrechen. Folgende Grundprinzipien tragen dazu bei, die intergenerationelle Kommunikation zu verbessern:

- Erwerbe Wissen zu Veränderungen der Kommunikationsfähigkeit des älter werdenden Menschen.
- Zolle jedem einzelnen alten Menschen Respekt.
- Ermögliche es ihm, auf die bestmögliche Form zu kommunizieren.
- Gehe auf jeden alten Menschen und seine Bedürfnisse individuell ein.
- Beobachte die eigenen verbalen und nonverbalen Verhaltensweisen und vermeide eine patronisierende Sprache.

D *Unter* **intergenerationeller Kommunikation** *versteht man die verbale und nonverbale Kommunikation zwischen alten und jüngeren Menschen.*

D *Der Begriff* **Stereotyp** *bezeichnet das Ergebnis einer schematischen, vereinfachenden Reduktion einer Meinung, Erfahrung oder Vorstellung. Als Ergebnis von Stereotypen können Vorurteile entstehen.*

D *Unter* **patronisierender Sprache** *versteht man die sog. Babysprache, d. h. eine einfache, undifferenzierte Sprache als Folge einer Überanpassung in der Kommunikation. Kennzeichen sind:*

- *einfache Sprache,*
- *kindliche Begriffe,*
- *Wiederholungen,*
- *übertriebenes Loben,*
- *Kosenamen,*
- *laute und hohe Stimmlage,*
- *übertrieben langsames Sprechen,*

häufig besteht eine Diskrepanz zwischen den nonverbalen und verbalen Äußerungen.

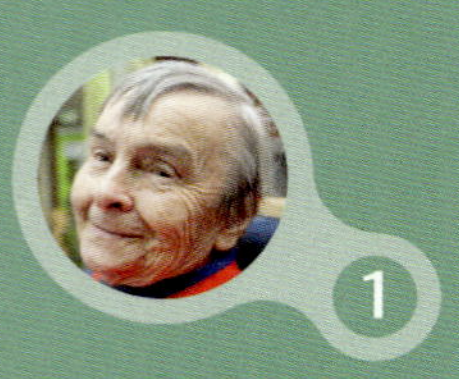

D *Unter **Anleiten** fasst man alle Aspekte zusammen, die dazu dienen, einem anderen Menschen etwas Neues beizubringen und zu zeigen, oder ihn zu führen und zu leiten.*

D *Unter **Lernen** versteht man, dass Informationen aufgenommen, verarbeitet und wiedergegeben werden.*

Anleitung alter Menschen

Prinzipien und Methoden

Zu den Zielen der Ausbildung in der Altenpflege gehört es nicht nur, Wissen, Kenntnisse, Fähigkeiten und Fertigkeiten für die Betreuung und Pflege alter Menschen zu erwerben. Sondern ebenso, dieses Wissen und Können bei Bedarf an andere Menschen weiterzugeben. Nicht selten bedarf der alte Mensch einer Anleitung. Doch was ist darunter zu verstehen?

Unter „Anleiten" werden alle Aspekte zusammengefasst, die dazu dienen, einem anderen Menschen etwas Neues beizubringen und zu zeigen, oder ihn zu führen und zu leiten. Das Ziel dabei ist, dass der alte Mensch den Lerninhalt versteht und die Tätigkeit so nachvollziehen kann, dass er sie nach einer entsprechenden Phase des Übens selbstständig durchführen kann. Voraussetzung hierfür ist eine gelungene Anleitung. Diese setzt sich aus vielfältigen Aspekten zusammen, die nachfolgend dargestellt werden.

Besonderheiten für das Lernen im Alter

Das Gedächtnis ist die Voraussetzung, um Informationen aufzunehmen, zu behalten und sie unwillkürlich oder willkürlich abzurufen. Die Zeiten sind glücklicherweise vorbei, in denen eine defizitäre Sichtweise des Alterns im Mittelpunkt stand. Viele wissenschaftliche Untersuchungen haben gezeigt, dass ein Mensch ein Leben lang lernfähig bleibt, wenngleich neue Lerninhalte nicht mehr so gut gespeichert werden können. Allerdings spielen neben dem Alter bei der Aufnahmefähigkeit andere Faktoren eine wichtige Rolle. Dazu gehören z. B. die Bildung, der gesundheitliche Zustand, die Motivation und die Umgebung.

Beim Lernen werden neue Fähigkeiten, Fertigkeiten oder Einstellungen gewonnen. Diese ermöglichen es, an die jeweilige Situation angepasst zu handeln. Es reicht nicht, Informationen aufzunehmen, sondern erst das Handeln mit dem Gelernten beweist, dass gelernt wurde. Der Erfolg des Lernens hängt dabei mit davon ab, wie Inhalte vermittelt werden (**Abb. 1.573**). Diese Erkenntnis ist für die Anleitung von alten Menschen hilfreich, da bei ihnen häufig bestimmte Sinne, z. B. das Hören oder Sehen eingeschränkt sein können und die Aufnahmegeschwindigkeit für neue Lerninhalte reduziert ist. Es muss in der Anleitung darum gehen, sie über die verbliebenen Sinne so intensiv anzusprechen, dass die alten Menschen die neu vermittelten Inhalte aufnehmen und umsetzen können. Außerdem muss genügend Gelegenheit zum Üben gegeben werden, damit sich das neu erworbene Wissen verfestigen kann.

Lerntypen

Hilfreich ist es, beim Austausch mit dem alten Menschen zu erfahren, wie er sich in seinem zurückliegenden Leben am besten neue Lerninhalte angeeignet hat. Benötigt der alte Mensch Anschauungsmaterial, z. B. Abbildungen, dann ist er ein visueller Lerntyp. Muss er intensiv zuhören und die Erklärungen wiederholen, dann ist er ein auditiver Lerntyp. Muss er etwas anfassen, selber spüren, dann ist er ein haptisch-kinästhetischer Lerntyp. Die meisten Menschen lernen am besten, wenn bei einer Anleitung die verschiedenen Bereiche angesprochen werden.

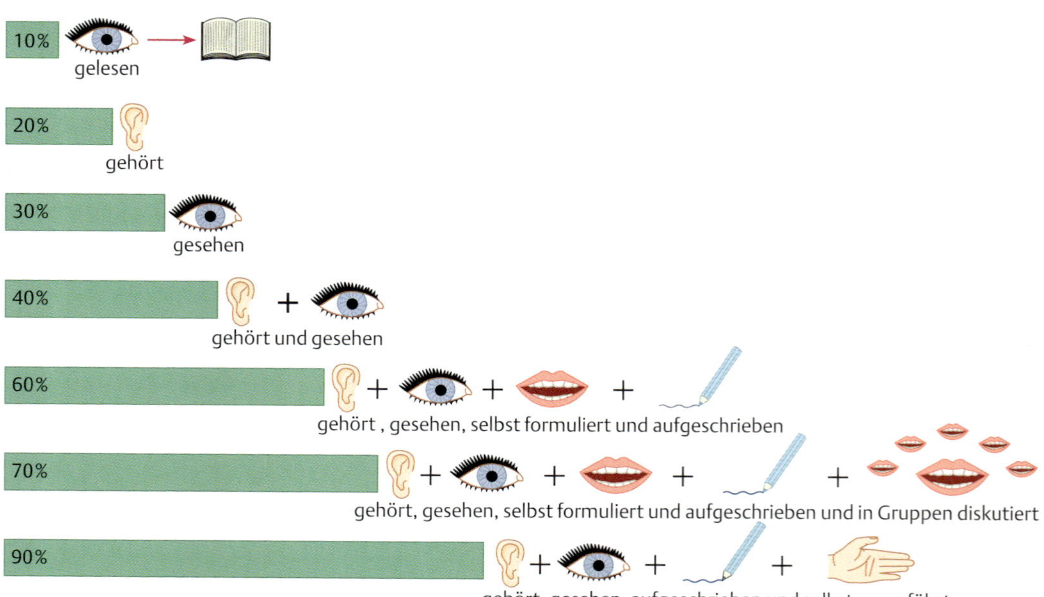

Abb. 1.573 Die Intensität der Informationsaufnahme wird von den Sinnen gesteuert (Richtwerte).

Beispiele für Situationen, die Anleitung erfordern

Die Altenpflege, sowohl im ambulanten als auch im stationären Sektor, ist darauf ausgerichtet, die Ressourcen und Selbstpflegekompetenzen des alten Menschen zu stärken. Dementsprechend muss es in der Gestaltung des Alltages darum gehen, dass der alte Mensch möglichst lange, möglichst viele ABEDL selbstständig durchführen kann. Nicht immer wird er dazu von Anfang an alleine in der Lage sein. Gerade neu aufgetretene Krankheiten, wie ein insulinpflichtiger Diabetes mellitus Typ II, erfordern völlig neue Verhaltensweisen von den Betroffenen. Wenn es darum geht, dem alten Menschen neue Kompetenzen zu vermitteln, ist die intensive Anleitung durch Pflegende gefragt.

Ziele der Anleitung

Gerade alte Menschen, die in einer Pflegeeinrichtung leben, sind gefährdet, noch unselbstständiger zu werden, als sie es von ihrem physischen und psychischen Zustand her sein müssten. Morgens werden sie geweckt, beim Waschen, Ankleiden und selbst bei der Ausscheidung wird ihnen ggf. geholfen, das Bett wird gemacht, das Zimmer geputzt, die Mahlzeiten serviert und angerichtet, die Tagesstruktur vorgegeben. Es werden ihnen sehr viele Dinge abgenommen. Umso wichtiger ist es, die verbliebenen Selbstpflegekompetenzen zu erhalten und zu stärken.

Es geht bei einer Anleitung darum, dem alten Menschen praxisnah Fertigkeiten und Fähigkeiten zur Selbstpflege zu vermitteln, über die er vorher nicht verfügte. Diese sollen ihn dazu befähigen, dass er seinen Alltag auch bei Krankheitseinschränkungen weitgehend unabhängig von der Hilfe durch andere Menschen und dadurch selbstbestimmter gestalten kann (**Abb. 1.574**). Außerdem erhält er neue Aufgaben und hat dadurch das Gefühl, weiterhin etwas wert zu sein.

Gestaltung positiver Lernbedingungen

Der Alltag in der Pflege ist durch straff organisierte Abläufe und Zeitdruck geprägt. Es fällt schwer, Zeit und Ruhe zur Anleitung zu finden und manchmal erscheint es leichter, Aufgaben selbst zu erledigen, statt sie an den alten Menschen abzugeben. Die Zeitersparnis erfolgt jedoch nur kurzfristig. Mittel- und langfristig tritt der gegenteilige Effekt ein. Der alte Mensch wird immer unselbstständiger, da seine Fähigkeiten verkümmern. Dementsprechend zeitintensiver ist nun die pflegerische Betreuung. Wird dieser Teufelskreis einmal bewusst, fällt es leichter, die Anleitung als eine wichtige Aufgabe anzusehen. Ihr muss ein entsprechend hoher Stellenwert eingeräumt werden und sie sollte wie andere Aufgaben in den Tagesablauf integriert und eingeplant werden.

Gerade bei alten Menschen hängt der Lernerfolg maßgeblich davon ab, ob ihre Motivation gestärkt wird. Hierbei können nachfolgende organisatorische Überlegungen helfen:

- Der Wissensstand des Bewohners wurde ermittelt, sodass klar ist, welche Inhalte in der Anleitung vermittelt werden müssen.
- Der Wissenshintergrund des Anleiters ist fundiert.
- Die Anleitung erfolgt mit Motivation.
- Die Anleitung erfolgt in kleinen Schritten und klar strukturiert. Fachbegriffe werden übersetzt, Handgriffe gezeigt.
- Das Wissen des alten Menschen zum Thema der Anleitung wird integriert.
- Für Rückfragen des alten Menschen ist genügend Zeit und Raum.
- Die Anleiterin überprüft, ob alles verstanden wird.
- Es gibt ausreichend Möglichkeiten zum Üben.

Tipps zum verständlichen Erklären

Bei vielen alten Menschen ist die Hörfähigkeit eingeschränkt. Außerdem ist die Geschwindigkeit kognitiver Prozesse verlangsamt, das Gedächtnis ist schneller überlastet. Die Erklärungen bei der Anleitung müssen diese und andere Aspekte unbedingt berücksichtigen, wenn sie zum Erfolg führen sollen. Nachfolgende Tipps helfen:

- **Niedriger Grad an Komplexität:** einfache Darstellung, klarer Aufbau, kurze und einfache Sätze, Fachwörter werden erklärt, konkrete und anschauliche Formulierungen.
- **Struktur:** Ein Unterschied zwischen Wesentlichem und Unwesentlichen ist erkennbar, die Erklärung ist gegliedert, ein roter Faden ist stets erkennbar, es gibt sprachliche Zusammenfassungen.
- **Prägnanz:** Die Aussagen sind klar und deutlich, sie beschränken sich auf das Wesentliche, es gibt kurze, sinnvolle Wiederholungen und Zusammenfassungen.
- **Stimulanz:** Die Erklärungen wecken Interesse und Aufmerksamkeit, sie sind durch Beispiele belebt und sprechen den alten Menschen persönlich an.

Methoden der Anleitung alter Menschen

Es gibt eine Vielzahl von Methoden zur Anleitung. Die für den Erwerb von Fertigkeiten für alte Menschen geeignete Methode wird nachfolgend vorgestellt.

Die Vier-Stufen-Methode

Die am häufigsten angewendete Methode der Unterweisung von Tätigkeiten ist die Vier-Stufen-Methode. Sie ist besonders gut für die Anleitung alter Menschen geeignet, da sie vorrangig auf Nach-

B *Themen für eine Anleitung können sein:*
- *Kontrolle des Blutzuckers,*
- *s. c. Injektion von Insulin,*
- *Anziehen von Kompressionsstrümpfen,*
- *Messen von Blutdruck.*

M *Es geht bei einer Anleitung darum, dem alten Menschen praxisnah Fertigkeiten und Fähigkeiten zur Selbstpflege zu vermitteln, über die er vorher nicht verfügte.*

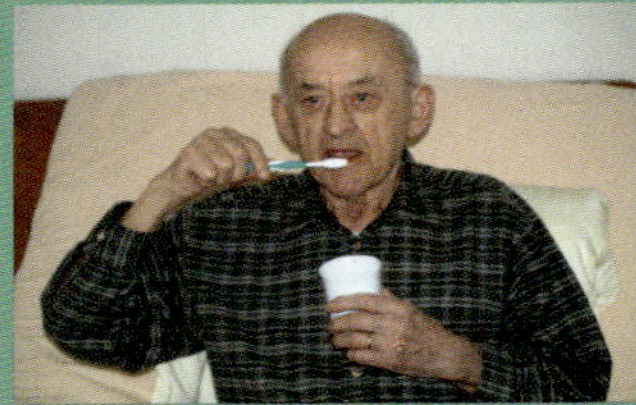

Abb. 1.574 Auch bettlägerige Menschen können noch selber etwas tun, z. B. Zähne putzen. Eventuell müssen sie dazu angeleitet werden.

B *Frau Maier, 79 Jahre alt, lebt im Pflegeheim. Sie hat einen Diabetes mellitus Typ II, der seit kurzem mit Insulin behandelt wird. Frau Maier verbringt das Wochenende manchmal bei einer alten Schulfreundin. Sie möchte daher lernen, ihren Blutzucker zu messen und Insulin zu spritzen.*

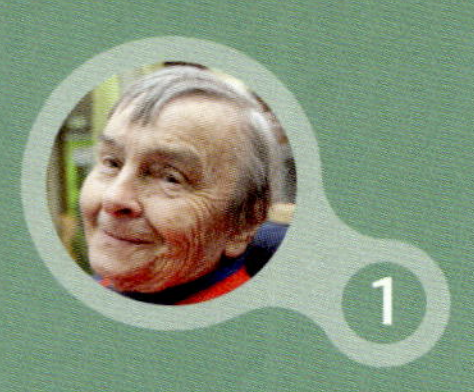

M Das Vier-Stufen-Modell unterscheidet folgende Phasen:
– Vorbereitung,
– Vormachen,
– Nachmachen,
– Üben.

B Die Pflegerin Martha erklärt Frau Unruh: „Sie lernen heute, sich selber Insulin zu spritzen, damit Sie unabhängiger werden. So können Sie trotz Ihrer Erkrankung auch einmal Ihre Freundin über Nacht besuchen."

D Unter ***Üben*** *versteht man die nur zeitweise unterstützte selbstständige Durchführung der Handlung durch den alten Menschen.*

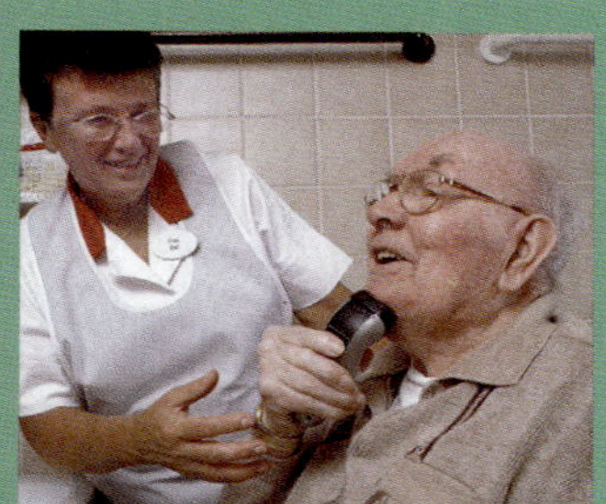

Abb. 1.575 Eine Trockenrasur kann selbstständig durchgeführt werden.

machen ausgerichtet ist. Eigenständige Denkleistungen werden wenig gefordert, zudem benötigt der Bewohner kein fachliches Hintergrundwissen. Stattdessen steht das manuelle Lernen von Tätigkeiten im Vordergrund.

1. Stufe: Vorbereitung. In dieser Phase wird der Anleitungsbedarf ermittelt, es werden Ziele festgelegt (Was soll durch die Anleitung erreicht werden?) und die Bedingungen werden fixiert (Wann, wo und wie soll die Anleitung erfolgen?). Außerdem frischt die Anleiterin ihr theoretisches Wissen zu dem zu vermittelnden Thema auf. Der Arbeitsplatz und das Material werden vorbereitet, ggf. werden ergänzende Medien besorgt.

Außerdem kann es erforderlich sein, den Bewohner zu motivieren, etwas Neues zu lernen. Nicht selten bekommt man zu hören: „Aber Sie machen das doch viel besser, warum soll ich es denn auf meine alten Tage noch lernen?" In diesem Fall ist vor der eigentlichen Anleitung intensive Überzeugungsarbeit gefragt. Die nachfolgenden Fragen helfen bei der Vorbereitung.

- Was soll, weshalb soll angeleitet werden?
  - z. B. die Injektion von Insulin;
- Welche Vorkenntnisse bringt der alte Mensch zum Thema mit?
  - die Klientin hat z. B. im Krankenhaus an einer Schulung teilgenommen, fühlt sich aber noch unsicher;
- Welche Fähigkeiten und Fertigkeiten werden benötigt, damit der alte Mensch die Handlung selbstständig durchführen kann?
  - z. B. der Umgang mit dem BZ-Messgerät, Reaktion auf Fehlermeldungen, Dokumentation des ermittelten Wertes, Durchführung der s. c. Insulininjektion;
- Was erwartet der alte Mensch von der Anleitung, welche Wünsche hat er?
- Wann und wo soll die Anleitung stattfinden, welche zeitnahen Übungsmöglichkeiten gibt es?
  - z. B. die Injektion zunächst an einer Orange üben lassen.

Sind all diese Fragen zur Zufriedenheit beantwortet, alle benötigten Materialien bereitgelegt, der Bewohner über das Vorhaben informiert, kann es losgehen!

2. Stufe: Vormachen. Diese Phase beginnt i. d. R. mit Erklärungen. Dem Bewohner werden Sinn und Zweck der Tätigkeit erläutert.

Außerdem werden dem Betroffenen die einzelnen Schritte der Handlung und das benötigte Material erklärt. Es gilt, die „Tipps zum verständlichen Erklären" zu beachten. Um den Bewohner nicht zu überfordern ist darauf zu achten, dass er nicht zu viele Informationen auf einmal erhält. An die Erklärungen schließt sich schrittweise die praktische Demonstration der Handlung an. Jeder Handlungsschritt wird erklärt und begründet. Der Bewohner hört und sieht zu. Wo immer vom Handlungsablauf her möglich, sollte Gelegenheit für Rückfragen gegeben werden. Alten Menschen, die besonders unsicher sind, wird die Tätigkeit ein paar Mal hintereinander, z. B. an den darauffolgenden Tagen, gezeigt, bevor sich die nächste Anleitungsstufe anschließt.

3. Stufe: Nachmachen. In dieser Phase führt der alte Mensch die Handlung, unter Beobachtung des Anleiters, selbstständig durch. Im Vorfeld sollte Gelegenheit gegeben werden, die einzelnen Schritte miteinander durchzusprechen. So findet der Anleiter heraus, ob der alte Mensch sich sicher genug fühlt und wo er ggf. noch Tipps benötigt. Außerdem muss ihm vermittelt werden, dass nichts passieren kann, da der Anleiter dabei ist.

Nach diesem Vorgespräch führt der Bewohner die Tätigkeit Schritt für Schritt durch. Er erklärt und begründet sein Handeln. Wenn der Bewohner keine gefährlichen Fehler macht, z. B. verkehrte Einheiten Insulin aufzieht, sollte der Anleiter während der Handlung keine Korrekturen vornehmen. Im sich anschließenden Nachgespräch kann auf Fehler eingegangen werden. Außerdem können dem alten Menschen Tipps zur Verbesserung gegeben werden. Wichtig ist außerdem ein positives Feedback („Lob"), damit der alte Mensch motiviert bleibt, diese Tätigkeit weiterhin selbstständig auszuführen. Es sollte ihm Mut gemacht werden, wenn er sich noch unsicher fühlt. Hier kann der Hinweis helfen, dass der Anleiter noch ein paar Mal beobachtend dabei sein wird.

4. Stufe: Üben. Durch das Üben der Fertigkeit verankern sich die neu aufgenommenen Informationen fest im Gedächtnis. Sprachliche, motorische und bildhafte Schemata verknüpfen sich miteinander und stehen jederzeit abrufbereit als gesamte Pflegehandlung zur Verfügung. Die Bereitschaft zum Üben und der Erfolg sind voneinander abhängig. Erst das Erfolgserlebnis weckt neue Übungsbereitschaft. Es sollte bei der Anleitung daher darauf geachtet werden, den alten Menschen nicht zu überfordern und ihn dadurch zu entmutigen (**Abb. 1.575**). Auch in der Phase des Übens ist es immer wieder erforderlich, den Prozess als Anleiter beobachtend zu begleiten. Sonst besteht die Gefahr, dass sich Fehler einschleichen. Diese verstärken sich im weiteren Verlauf des Übens, wenn sie nicht zeitnah korrigiert werden. Irgendwann ist der Zeitpunkt gekommen, an dem der alte Mensch sicher und eigenständig in der angeleiteten Tätigkeit ist. Nach zwei bis drei Wochen vergewissert sich der Anleiter nochmals, ob der alte Mensch weiterhin zurechtkommt oder ob es einen erneuten Anleitungsbedarf gibt.

Auswertung der Anleitung. Zu einer guten Anleitung gehört, dass sich der Anleiter Zeit zum Reflektieren nimmt. Nur so kann er herausfinden, was an der Anleitung gelungen war und wo es Verbesserungspotenziale gibt. Die Reflexion hilft dabei, sich selbst besser kennenzulernen und neue Ziele zu setzen. Außerdem unterstützt sie die Persönlichkeitsentwicklung als Anleiter. Es kann hilfreich sein, sich die nachfolgenden Fragen zu stellen:

- Was ist bei der Anleitung positiv abgelaufen? Wo fühlte ich mich sicher?
  - Waren z. B. alle benötigten Materialien vorhanden?
- Was ist negativ abgelaufen? Wo fühlte ich mich unsicher?
  - Waren z. B. die Erklärungen durch Aufregung konfus?
- Wie habe ich die Anleitung in der Beziehung zum alten Menschen erlebt?
  - War der alte Mensch z. B. motorisch geschickt, hat die Anleitung aber immer wieder unterbrochen, sodass sie unstrukturierter wurde?
- Was möchte ich in der nächsten Anleitung beibehalten, was verändern?
  - Möchte ich z. B. die Umsetzung der Vier-Stufen-Methode beibehalten, kann ich die zeitliche Planung verbessern?
- Wie habe ich den alten Menschen bei der Anleitung erlebt?
  - War er über- oder unterfordert oder war das Vorgehen angemessen?

Wer einen alten Menschen das erste Mal nach dieser Methode anleitet, nimmt den zeitlichen Aufwand vermutlich als sehr hoch wahr. Dies ist normal, da unbekannte Situationen immer einen höheren Zeiteinsatz erfordern, als wenn Aufgaben zur Routine geworden sind. Allerdings wird der alte Mensch durch eine gezielte Anleitung viel eher in der Lage sein, die Handlung zukünftig selbstständig durchzuführen. Neben dem gestärkten Selbstwertgefühl und einer gesteigerten Selbstpflegekompetenz sparen Pflegekräfte nun Zeit, da der alte Mensch in dieser Aufgabe keine Unterstützung mehr benötigt.

M *Eine Anleitung verläuft immer wieder anders. Es ist erforderlich, sich mit den Problemen und Ressourcen des Bewohners zum Anleitungsthema auseinanderzusetzen, um den Komplexitätsgrad der Anleitung individuell festzulegen.*

M *Dem alten Menschen sollten nicht zu viele Tätigkeiten auf einmal vermittelt werden, damit er sich nicht überfordert fühlt. Im Einzelfall kann es natürlich auch wichtig sein, Gesamthandlungen zu vermitteln, damit ein noch geistig sehr reger alter Mensch sich nicht unterfordert fühlt.*

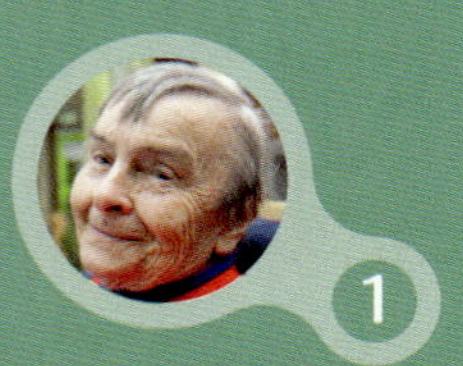

Bedeutung der Angehörigen im Pflegeprozess

Die Situation pflegender Angehöriger

Die Hilfe und Pflege für ältere Menschen wird vorrangig von familiären, nichtprofessionellen Pflegepersonen geleistet. Eine statistische Repräsentativerhebung aus dem Jahr 2005 hat ergeben, dass von 1,9 Mio. Pflegebedürftigen der Stufe I–III 1,29 Mio. Menschen zu Hause versorgt und betreut werden und nur 0,6 Mio. im Pflegeheim (Gräßel 2007). In der Mehrzahl der Fälle erfolgt die häusliche Versorgung ausschließlich als private Pflege. Nur gut 30 % der pflegenden Angehörigen nehmen zusätzlich Unterstützung durch private und professionelle Pflege in Anspruch. Auch Beratungs- und Enlastungsangebote werden nur von einem kleinen Anteil der Angehörigen, nämlich 16 %, wahrgenommen. Andererseits äußern mehr als die Hälfte aller Menschen, die ihren Angehörigen pflegen, einen dringenden Entlastungsbedarf.

Angehörige werden im Laufe der Pflege zu Experten des Krankseins „ihres Patienten". Sie stehen unter Einsatz ihrer Kompetenzen und ihrer physischen und psychischen Kräfte nicht nur ihren Angehörigen bei, sondern leisten auch unter ethischen und ökonomischen Gesichtspunkten einen unschätzbaren Dienst für die Gesellschaft.

Ursachen der Belastung

Einen Angehörigen zu pflegen bedeutet eine fortwährende, manchmal 24 Stunden am Tag andauernde Belastung. Doch welche konkreten Ursachen stecken dahinter?

Die Belastungen der Angehörigen als Partner im Pflegeprozess sind hoch. In lebensbedrohlichen Situationen müssen die Angehörigen für den Patienten entscheiden, ob und wie die Behandlung weitergehen soll und übernehmen somit die Verantwortung für das Leben der Patienten. Sie fühlen sich in der neuen Situation jedoch selbst oft unsicher und hilflos, werden von Selbstvorwürfen und Schuldgefühlen geplagt (Claas u. Osterbrink 2000). Über die Angst um das Überleben und die Sorge um die Gesundheit des Erkrankten hinaus, müssen sie die Veränderungen auch alltagspraktisch, organisatorisch bewältigen. Angehörige fühlen sich in dieser Situation oftmals von den Pflegenden mit ihren Sorgen nicht gesehen, mit ihren Leistungen nicht anerkannt und erleben sich von ihnen manchmal wie Störenfriede behandelt (George 1999; **Abb. 1.576**).

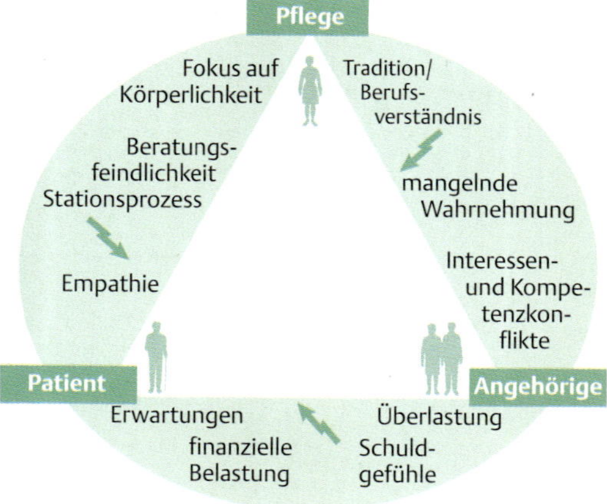

Abb. 1.576 Unterschiedliche Akteure, verschiedene Perspektiven und Erwartungen: Spannungen im Beziehungsdreieck zwischen Pflegenden, Patienten und Angehörigen.

Je nach Ausprägung der Pflegebedürftigkeit müssen allmählich immer mehr Aufgaben für den Erkrankten übernommen werden. Wenn der Pflegende noch nicht das Rentenalter erreicht hat, bedeutet es nicht selten, dass die Erwerbstätigkeit reduziert, wenn nicht sogar ganz aufgegeben werden muss. Dadurch fehlen Anerkennung und Sinn, die mit der beruflichen Rolle verbunden waren. Zugleich kommt es zu finanziellen Einbußen, da das berufliche Einkommen wegfällt und zugleich die Ausgaben ansteigen (z. B. für Pflegehilfsmittel, den Umbau der Wohnung).

Die Möglichkeiten zur Regeneration werden geringer. Gerade bei schwerkranken Menschen oder Menschen mit Demenz ist nicht selten eine Rund-um-die-Uhr-Betreuung gefordert. Wenn dann keine Unterstützung durch die ambulante Pflege, andere Angehörige oder Freunde erfolgt, geht der pflegende Angehörige einem Full-Time-Job nach. Mit dem Unterschied, dass sein Arbeitstag noch nicht nach acht Stunden beendet ist und er auch nicht Urlaub nehmen kann, wenn er erholungsbedürftig ist. Außerdem dreht sich das Leben inhaltlich schwerpunktmäßig um den Erkrankten. Soziale Aktivitäten und Außenkontakte nehmen ab. Pflegende Angehörige fühlen sich zunehmend in ihrer Rolle gefangen und die Betreuung wird als anstrengend erlebt. Nicht selten leidet die eigene Gesundheit auf der körperlichen und psychischen Ebene.

Entlastung von der Belastung

Damit die pflegenden Angehörigen durch die oft Jahre andauernde Belastung in allen Lebensbereichen nicht selbst zu Pflegefällen werden, müssen sie entlastet werden. Hier können bewusste Verhaltensstrategien stärkend wirken.

Eine helfende Person, die aktiv mit der Situation umgeht, zieht sich nicht zurück und gibt soziale Kontakte nicht auf. Sie sucht die Unterstützung durch ihr soziales Netzwerk (z. B. Angehörige und Freunde), um Pflegezeit abzugeben. Während dieser Zeit nimmt sie sich bewusst frei und trennt sich auch räumlich vom Pflegebedürftigen, um sich zu regenerieren, besucht z. B. einen Sportkurs oder geht ins Theater. Außerdem erweitert sie ihr Wissen und ihre Kompetenzen über die Erkrankung des zu Pflegenden (z.B. Umgang mit schwierigen Situationen, rückenschonende Arbeitsweise). Durch die Aktivierung intrapsychischer Bewältigungsstrategien, z.B. die Anwendung von Entspannungstechniken, gelingt es ihr, in den Pflegealltag kleine Regenerationspausen zu integrieren (**Abb. 1.577**).

Neben diesen Verhaltensweisen gibt es weitere, meist institutionalisierte Formen der Entlastung. Dazu gehören vor allem individuelle Beratungen, die Unterstützung durch ambulante Pflege, die Nachbarschaftshilfe, die ärztliche Hilfe (Rat, Information, Behandlung), teilstationäre Angebote (Tages-/Nachtpflege), Kurzzeitpflege, betreutes Wohnen und die vollstationäre Pflege. Alle Angebote haben zum Ziel, die körperliche und psychische Gesundheit des unterstützenden Angehörigen zu erhalten oder zu verbessern, damit die Lebensqualität – auch des Erkrankten – zu erhöhen, sowie die häusliche Versorgung zu stärken.

Beratung Angehöriger

Pflegende Angehörige sind vielfältigen Belastungen ausgesetzt. Zudem fehlen ihnen oft die nötigen Kenntnisse, um die Pflegebedürftigen fachgerecht zu versorgen. Hier setzt die pflegerische Beratung an. Seit der Einführung der Pflegeversicherung sind im SGB XI bestimmte Beratungsrechte und -pflichten pflegerischer Beratung festgelegt und können von ambulanten Pflegediensten auch abgerechnet werden. Im Folgenden wird auf Beratungsanlässe, die im SGB XI festgelegt sind, eingegangen.

Beratung in der stationären Pflege. Trotz vieler positiver Impulse besteht der Eindruck, dass die Beratung von Angehörigen nicht in die Strukturen der Organisationen eingebunden ist und in den Konzepten stationärer Einrichtungen eine untergeordnete Rolle spielt. Pflegefachkräfte sehen die Notwendigkeit der Angehörigenberatung, betrachten sie aber nicht als Merkmal ihres professionellen Selbstverständnisses, sondern als freundliche Zusatzleistung.

Beratung in der ambulanten Pflege. Im Gegensatz zur stationären Pflege sind in der ambulanten Pflege durch das SGB XI schon Strukturen für eine Beratung pflegender Angehöriger vorgegeben. Diese Leistungen werden von den Krankenkassen bezahlt und können so von den ambulanten Diensten abgerechnet werden. Ziel der Integration der Beratung in die ambulante Pflege ist es, der Überlastung der Pflegepersonen entgegenzuwirken.

Ziele der Beratung

Ziele einer Beratung von Angehörigen können sein:

- Schaffung von Handlungskompetenz: Fachliche Beratung über pflegerische und medizinische Belange.
- Informationsvermittlung zu den einzelnen Beratungs- und Hilfsangeboten.
- Informationsvermittlung über die Betreuung durch die ambulante Pflege.
- Informationsvermittlung über Kurzzeit- und Langzeitpflege und andere Betreuungsmöglichkeiten.
- Informationsvermittlung zu Pflegehilfsmitteln und der Einrichtung des Pflegezimmers.
- Entlastung der Angehörigen durch Reduktion oder Bearbeitung emotionaler Belastung.

Formen und Inhalte der Beratung

Telefonische Beratung. Die Möglichkeiten pflegender Angehöriger zum aktiven Aufsuchen von Beratungsangeboten sind begrenzt. Hier kann die Telefonberatung eine wichtige Brücke bauen. Auch hilft die relative Anonymität des Telefons, die Scheu vor einem persönlichen Gespräch zu überwinden.

Beratung zur häuslichen Pflege nach § 7 SGB XI. Dieser Paragraph schreibt die Beratungspflicht der Pflegekassen fest. Allerdings ist der Informationsgrad der Angehörigen meistens nicht ausreichend, sodass die ambulanten Pflegedienste auch auf den aus der Pflegeversicherung erwachsenden Leistungsanspruch eingehen.

Pflegekurse und häusliche Schulungen nach § 45 SGB XI. In diesem Paragraphen ist festgelegt, dass für Laienpfleger unentgeltliche Schulungsmöglichkeiten zum Erwerb pflegerischer Kenntnisse und Fertigkeiten angeboten werden müssen. Träger der Kurse sind Pflegekassen, die zu diesem Zweck Kooperationen mit ambulanten Pflegediensten eingehen. Es ist freigestellt, wo die Schulungen stattfinden.

Erstgespräche bei der Übernahme der Pflege. Obwohl das Erstgespräch nicht zu den in der Pflegeversicherung festgehaltenen Beratungsanlässen zählt, fassen ambulante Pflegedienste sie als eine der zentralen Beratungsaufgaben auf. Neben der gründlichen Pflegeanamnese wird bezüglich benötigter Pflegehilfsmittel oder notwendig erscheinender Wohnraumanpassung beraten.

Pflegeeinsätze nach § 37 SGB XI. Der sog. Pflegepflichteinsatz, der bei Pflegestufe I und II halbjährlich und bei Pflegestufe III vierteljährlich erfolgt, wenn Angehörige ausschließlich Geldleistungen aus der Pflegeversicherung beziehen, dient in erster Linie der Überprüfung der von den Angehörigen geleisteten Pflegequalität. Zunehmend wird er zudem als Option für eine Pflegeberatung gesehen, die auch die Angehörigen und die zu Pflegenden erreicht, die sonst keinerlei Beratung in Anspruch nehmen.

Beratungsstellen für häusliche Pflege. Es handelt sich um regionale Beratungsstellen unterschiedlicher Träger. Sie halten eine breite Angebotspalette

Lesen Sie mehr zur persönlichen Gesundheitsförderung auf S. 938 ff.

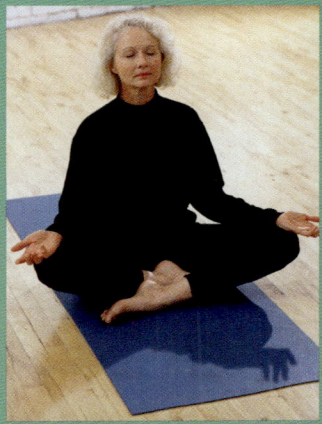

Abb. 1.577 Entspannungsübungen können die psychische und physische Belastung ausgleichen.

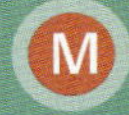

SGB = Sozialgesetzbuch.

bezüglich ihrer Beratungsinhalte bereit. So bieten z.B. manche Pflegeheime kostenlose Beratung z.B. zum Thema „Demenz" an, um sich mit einem speziellen Thema auf dem Markt zu positionieren und einen höheren Bekanntheitsgrad zu erreichen.

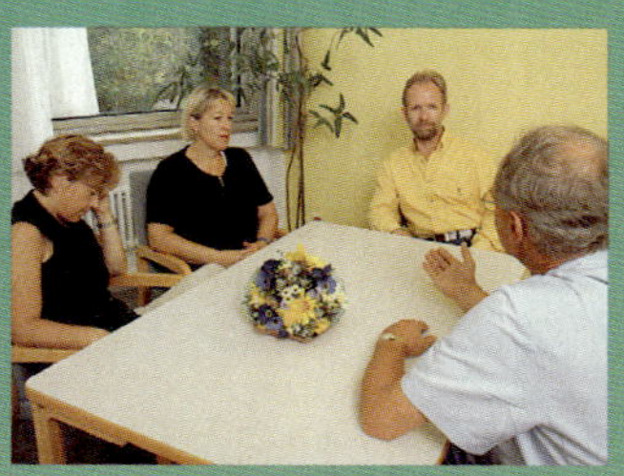

Abb. 1.578 Die Beratung von Angehörigen sorgt u.a. dafür, dass sie sich mit ihren Anliegen ernstgenommen fühlen.

Pflegebegleitende Beratung. Diese Beratung wird nur selten als explizite Beratungsaufgabe der Pflegenden formuliert, da sie nicht als Beratungsanlass in der Pflegeversicherung vorgegeben ist. Dennoch stellt sie einen wichtigen Beratungsschwerpunkt dar. Auch Angehörige, die bereits über einen längeren Zeitraum hinweg pflegen, weisen einen hohen Bedarf an Beratung auf. Die angefragten Themen liegen im pflegepraktischen, im pflegefachlichen und psychosozialen Bereich. Im pflegepraktischen Bereich handelt es sich meist um praktische Anleitungen, denen ggf. eine Beratung vorausgeht (**Abb. 1.578**).

Prinzipien und Methoden der Beratung von Angehörigen

Pflegerische Beratung verläuft als Prozess. Im deutschsprachigen Pflegeraum folgt eine Pflegeberatung meistens dem sechsstufigen Pflegeprozess:

1. Im pflegebedürftigen Haushalt werden Informationen gesammelt.
2. Die erhobenen Informationen werden ausgewertet, die Ressourcen und Probleme der Pflegepersonen und der Pflegebedürftigen werden erkannt.
3. Aus diesen leiten sich die Beratungsziele ab, diese werden festgelegt.
4. Die Pflegeberatung und evtl. begleitende Maßnahmen (z.B. Anleitung einer Pflegehandlung) werden geplant.
5. Die Pflegeberatung wird durchgeführt.
6. Die Wirkung der Pflegebratung auf die Pflegeperson und den Pflegebedürftigen wird evaluiert.

Pflegeberatung findet allerdings selten als explizit geplante Situation statt. In der ambulanten Pflege entsteht der Beratungsbedarf häufig spontan in Situationen, die dem Angehörigen Probleme bereiten. Sie wenden sich mit ihrem Anliegen dann bei der nächsten Gelegenheit, also dem nächsten Besuch, an eine Fachkraft und wünschen sogleich eine Lösung. Diese Unmittelbarkeit der Beratungssituation lässt keine vorherige Planung zu. Umso hilfreicher ist es, die sechs Schritte des Beratungsprozesses zu verinnerlichen, um auch spontane Beratungen an diesem Ablauf zu orientieren.

Neben der Vermittlung von fachlichen Inhalten geht es bei der Anleitung und Beratung auch darum, herauszufinden, ob der Angehörige der Pflegesituation gewachsen ist. Sind Anzeichen der psychischen oder physischen Überforderung erkennbar, sollte man dem Angehörigen raten, sich regelmäßige professionelle Unterstützung zu suchen. Hierfür ist es hilfreich, Kontaktadressen dabei zu haben.

Anleitung von Angehörigen

An Angehörige, die ihre Nächsten pflegen, werden vielfältige Anforderungen gerichtet. Nicht selten versorgen sie die Pflegebedürftigen in allen ABEDL und übernehmen damit viele Aufgaben das erste Mal in ihrem Leben. Immer wieder stoßen sie dabei an fachliche und persönliche Grenzen, z.B. wenn ein Angehöriger gewaschen werden muss, Katheterbeutel gewechselt werden müssen oder ein Demenzkranker veränderte Verhaltensweisen zeigt. Dann kann eine Anleitung durch professionell Pflegende helfen, fachliche Unsicherheiten abzubauen.

Ziele von Anleitungen

Ziele der Anleitungen sind z.B.:

- Praxisnahe Vermittlung von Fertigkeiten und Fähigkeiten zur Pflege des von dem Angehörigen betreuten Menschen.
- Stärkung der Laienpflegekompetenzen, um dem Pflegealltag gewachsen zu sein.
- Burnout vorbeugen.
- Austausch über pflegerelevante Themen.
- Stärkung des Selbstbewusstseins.

Methoden der Anleitung

Vier-Stufen-Methode s. S. 543.

Auch für die Anleitung von Angehörigen eignet sich die Vier-Stufen-Methode am besten. Sie ist besonders gut für die Anleitung von Angehörigen geeignet, da sie vorrangig auf das Nachmachen ausgerichtet ist. Praktische Vorkenntnisse werden wenig gefordert, zudem benötigt der Angehörige kein fachliches Hintergrundwissen. Stattdessen steht das manuelle Lernen von Tätigkeiten im Vordergrund.

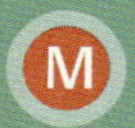

Die Vier-Stufen-Methode umfasst folgende Phasen:
1. Vorbereitung,
2. Vormachen,
3. Nachmachen,
4. Üben.

Angehörigen, die sehr viele Aufgaben für den Pflegebedürftigen übernehmen, sollte empfohlen werden, an einem kostenfreien Kurs für „Häusliche Krankenpflege" teilzunehmen, der von vielen ambulanten Pflegediensten angeboten wird. Meist in den Räumlichkeiten des Pflegedienstes werden umfassend alle relevanten Themen angeleitet, die zur Pflege zu Hause befähigen. Es ist viel Zeit und Raum, um Probleme anzusprechen und individuelle Lösungen zu finden. Außerdem können eigene Erfahrungen und Einsichten gesammelt werden, da aneinander geübt werden kann. Dadurch fällt es leichter, sich zukünftig besser in die Situation des Pflegebedürftigen einzufühlen. Auch die Möglichkeit, sich im neutralen Rahmen mit anderen Betroffenen auszutauschen, wird meistens rege genutzt.

Inhalte der Anleitung

Es gibt vielfältige Möglichkeiten, Angehörige anzuleiten. Im Prinzip können alle Aufgaben, die für den Betroffenen übernommen werden müssen, Thema sein. Sehr häufig erfolgt eine Anleitung zur Körperpflege, dem Eingeben von Essen, Sondenernährung inkl. Versorgung der Ernährungssonde, Mobilisation, Lagerung, Pflege eines künstlichen Darmausgangs, Umgang mit Medikamenten inkl. s.c. Injektion von Insulin und Antikoagulanzien usw.

I **Internet:**
http://www.neuro24.de/entspan.htm
http://www.medizinfo.de/psychotherapie/entspannung/autogenes_training.shtml

Anleitung von Pflegehilfskräften

Strukturelle Voraussetzungen und Situation

Das Besondere am Arbeitsfeld der Altenpflege ist u.a., dass in den Pflegeheimen nicht nur Fachkräfte arbeiten. Es ist lediglich eine Quote von 50 % für Pflegeheime vorgeschrieben. Dies bedeutet, dass etwa die Hälfte der Mitarbeiter nicht über eine qualifizierende dreijährige Ausbildung verfügt. Mitarbeiter ohne pflegerische Fachausbildung bringen ganz unterschiedliche Erfahrungen mit.

Es gibt Pflegehilfskräfte, die Pflegekurse von 4 – 6 Wochen, z.B. beim Roten Kreuz, besucht haben. Andere haben praktische Erfahrungen durch die Erziehung ihrer Kinder und Pflege ihrer Angehörigen erworben. Es gibt aber auch absolute Neulinge wie die Helferinnen des Sozialen Jahres und die Zivildienstleistenden, die das erste Mal nach ihrem Schulabschluss in der Pflege arbeiten. Allen gemeinsam ist, dass ihnen das Pflegefachwissen, u.U. sowohl in der Theorie als auch in der Praxis, fehlt. Anders als bei der Anleitung von Bewohnern oder ihren Angehörigen, muss Pflegehilfskräften eine Vielzahl unterschiedlicher Pflegemaßnahmen vermittelt werden. Diese müssen so sicher beherrscht werden, dass sie bei unterschiedlichen Menschen und in unterschiedlichen Situationen fachgerecht umgesetzt werden können. Wer Pflegehilfskräfte anleitet, übernimmt die Verantwortung für die zukünftige Arbeit dieser Kollegen.

Im Altenpflegegesetz (AltPfG, Fassung vom 1.8.2003) ist festgelegt, dass zu den Aufgaben einer examinierten Altenpfleger/in eindeutig die Anleitung von Pflegehilfskräften gehört. Dort heißt es: „Die Ausbildung in der Altenpflege soll die Kenntnisse, Fähigkeiten und Fertigkeiten vermitteln, die zur selbstständigen und eigenverantwortlichen Pflege einschließlich der Beratung, Begleitung und Betreuung alter Menschen erforderlich sind. Dies umfasst insbesondere: (...) 7. die Anleitung, Beratung und Unterstützung von Pflegekräften, die nicht Pflegefachkräfte sind.

Vorbereitung von Anleitungssituationen

In vielen Fällen findet die Anleitung von Pflegehilfskräften ungeplant statt. Darunter leidet langfristig die Qualität der Arbeit. Geplante Anleitungen sind letztendlich nicht aufwendiger, denn eine Tätigkeit, in die eine Pflegehilfskraft optimal hineinfinden kann, d.h. auch Zeit zum Üben und Wiederholen hat, wird sie schon relativ bald selbstständig, zuverlässig und sicher durchführen. Der Aufwand für erneute Erklärungen und lästige Kontrollen entfällt. Nachfolgend werden Tipps gegeben, wie bereits im Vorfeld eine der Pflegehilfskraft und dem Thema angemessene Lernsituation gestaltet werden kann.

Der Anleiter sollte zunächst mit der Wohnbereichsleitung besprechen, welche Aufgaben zukünftig schwerpunktmäßig auf die Pflegehilfskraft zukommen. Daraus leitet sich der Lernbedarf ab. In einem Vorgespräch wird geklärt, welche Erfahrungen in Theorie und Praxis die Pflegehilfskraft mitbringt. Aufgrund der „Soll-Ist-Analyse" wird die Einarbeitungszeit geplant. Es sollte sichergestellt sein, dass die zukünftigen Aufgaben eine Beziehung zu der Vorstellungs- und Erfahrungswelt der Pflegehilfskraft bieten. Die Lerninhalte sollten Bedürfnisse ansprechen, dann werden sie bedeutsam und lassen sich lernend bewältigen.

Wenn nicht nur der Ist-Zustand erhalten bleiben, sondern eine Weiterentwicklung angestoßen werden soll, muss die anzuleitende Tätigkeit ein gewisses Maß an neuen Kenntnissen, Fähigkeiten und Fertigkeiten enthalten. Andererseits darf der Schwierigkeitsgrad nicht zu hoch angesetzt sein, sonst kann der damit verbundene Misserfolg demotivierend wirken. Im Dienstplan sollten gezielt Zeiten für geplante Anleitungen fixiert werden. Aber auch für die Anleitung selbst gilt es, möglichst ideale Voraussetzungen zu schaffen. Man sollte vorab überlegen, ob sie nur bei einem bestimmten Bewohner durchgeführt werden kann oder ob mehrere Personen zur Auswahl stehen. Die Auswahl sollte sich an Kriterien orientieren, z.B. ob der gesundheitliche Zustand (physisch und psychisch), die intellektuelle Verfassung und die räumlichen Voraussetzungen eine Anleitung zulassen (**Abb. 1.579**).

Lernprozesse steuern

Nach den konkreten Vorüberlegungen geht es darum, die einzelnen Schritte einer Anleitung so zu planen, dass die Lernprozesse möglichst optimal ablaufen können. Im Verlauf ihrer täglichen Arbeit setzen sich Pflegehilfskräfte immer wieder selbstständig mit Lernaufgaben auseinander, da sie relativ schnell gezwungen sind, in ihrem Aufgabenfeld eigenständig zu arbeiten.

Effektive Lernprozesse können dann ablaufen, wenn der Anleiter sich auch als Berater versteht und durch einen Hinweis, Rat oder Impuls das selbstbestimmte Lernen fördert. Dies kann bedeu-

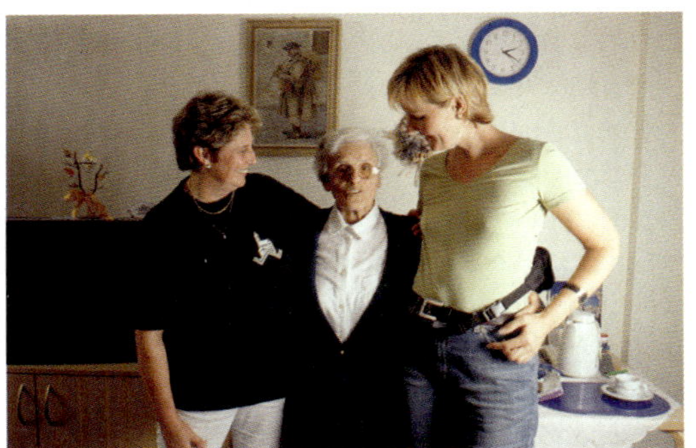

Abb. 1.579 Wenn die Bewohnerin in die Anleitung einbezogen wird, verläuft der Prozess für alle Beteiligten entspannt.

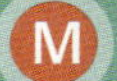

M **Soll-Ist-Analyse** *für die Anleitung:*
- *Soll = Tätigkeiten, die zukünftig beherrscht werden müssen,*
- *Ist = Tätigkeiten, die bereits beherrscht werden.*

Bei der Analyse werden Soll und Ist miteinander abgeglichen. Daraus ergeben sich die Schwerpunkte der Anleitung.

D *Ein* **Lernprozess** *ist ein allgemeiner Vorgang des Lernverlaufs, der mit einem Wissens- und Erfahrungszuwachs verbunden ist.*

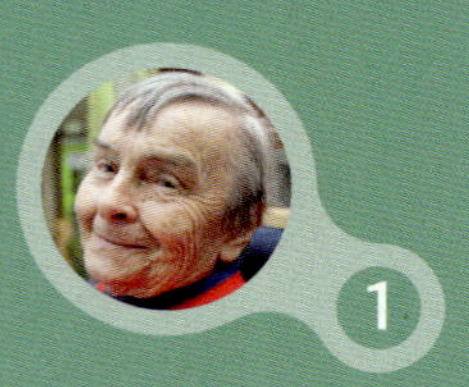

ten, dass fachkompetenten Pflegehelfern bereits zu einem frühen Einsatzzeitpunkt bestimmte Teilaufgaben im Rahmen eines festgelegten und zuvor angeleiteten Themas (z. B. Körperpflege, jedoch zunächst ohne Prophylaxen) in eigener Kompetenz und Verantwortung übertragen werden. Gerade die Bereichspflege eignet sich dafür sehr gut. Die Pflegehilfskraft kann früh durch Übernahme der pflegerischen Aufgaben in einem Zimmer selbstbestimmtes Handeln lernen. Der Anspruch und die Komplexität der damit verknüpften Aufgaben steigern sich, je nach den sichtbaren Fortschritten. Der Anleitende ist stets auf den drei Ebenen der Motivation, der Stoffvermittlung und der Moderation der zu lernenden Tätigkeit zugleich präsent.

Ziele der Anleitung

„Wenn man das Ziel nicht kennt, ist kein Weg der richtige." Dieses Sprichwort lässt sich auch auf das Anleiten übertragen. Denn: Jede menschliche Aktivität ist zielgerichtet, also auch das Lehren und Lernen. Lernziele beschreiben, was genau gelernt werden soll. Sie helfen dadurch bei der Auswahl der jeweils geeigneten Lerninhalte, -materialien und -verfahren. Lernziele sollten operational sein, damit sich der Lernfortschritt messen lässt. Durch die Lernziele wird der Lernprozess für die Pflegehilfskraft transparent. Sie kann gezielter zum eigenen Lernfortschritt beitragen. Es werden drei Lernzielarten unterschieden:

- **Richtziele:** Sie beziehen sich auf übergeordnete Prinzipien und besitzen nur einen geringen Grad an Eindeutigkeit und Präzision. Damit geben sie lediglich eine Richtung an.
  - z. B. Die Pflegehilfskraft überträgt die Prinzipien der Hygiene auf den Pflegealltag.
- **Grobziele:** Sie besitzen ein mittleres Maß an Präzision und Eindeutigkeit und zeigen eine erste Beschreibung des angedeuteten Verhaltens.
  - z. B. Die Pflegehilfskraft setzt bei der Arbeit am Bewohner hygienische Prinzipien um.
- **Feinziele:** Sie arbeiten mit präzisen und eindeutigen Formulierungen und beziehen sich auf konkrete Arbeits-/Anleitungsinhalte. Es sind kaum Alternativen möglich. Im Vordergrund stehen nützliche und jederzeit abrufbare Fähigkeiten und Kenntnisse. Sie sind somit operational.
  - z. B. Die Pflegehilfskraft desinfiziert sich ihre Hände nach dem Hygienestandard, bevor sie mit der Körperpflege bei dem Bewohner beginnt.

D **Lernziele** *beschreiben möglichst präzise Fähigkeiten, Fertigkeiten, Kenntnisse und Haltungen, die am Ende eines Lernprozesses erreicht werden sollen.*

Je nachdem welcher Aspekt bei der Vermittlung des Inhaltes im Vordergrund steht, kann jedes Lernziel einem bestimmten Lernbereich zugeordnet werden:

- **kognitive Lernziele:** Sie beziehen sich auf den Verstand, das Denken und Wissen. Sie werden mit Begriffen wie Wissen, Erklären, Begründen beschrieben.
  - z. B. Die Pflegehilfskraft kennt die Prinzipien bei der Intimpflege einer Frau und kann sie erklären und begründen.
- **affektive Lernziele:** Sie beziehen sich auf das Verhalten wie Einstellungen, Gefühle und Haltungen. Sie werden mit Begriffen wie Empfinden und Einfühlungsvermögen beschrieben.
  - z. B. Die Pflegehilfskraft ist in der Lage die Bedürfnisse der Bewohnerin zur Wahrung der Intimsphäre bei der Intimpflege wahrzunehmen.
- **psychomotorische Lernziele:** Sie beziehen sich auf das Erlernen manueller/praktischer Fähigkeiten und Fertigkeiten.
  - z. B. Die Pflegehilfskraft wäscht den Intimbereich der Bewohnerin mit einer angemessenen Berührungsintensität.

Inhalte der Anleitung

Um den berufstheoretischen Inhalt zu erschließen, sollte man an das Anleitthema Leitfragen richten. Durch diese lassen sich dann die inhaltlichen Schwerpunkte der Anleitung besser festlegen.

- Kann durch die Demonstration ein allgemeines Gesetz oder Prinzip erschlossen werden? Dies können z. B. bei der Körperpflege die Regeln der aktivierenden Pflege aller Pflegebedürftigkeitsgrade sein. Themen, bei denen solche Handlungszusammenhänge mit vermittelt werden, sind für die Anleitung besonders geeignet. Ihre Erkenntnisse lassen sich auf andere Situationen übertragen, sodass dann keine erneute Anleitung erforderlich ist (**Abb. 1.580**).
- Hat die Aufgabenstellung Bedeutung für den zukünftigen Arbeitsalltag der Pflegehilfskraft? Diese Frage sollte mit „ja" beantwortet werden können, wenn man die Anleitung effektiv gestalten möchte. Es macht z. B. wenig Sinn, einem Zivildienstleistenden eine i. m. Injektion zu vermitteln, da er diese Tätigkeit rechtlich gar nicht durchführen darf.
- Gibt es Teilaspekte des zu erschließenden Konzeptes und stehen diese in einem sachlogischen Zusammenhang? Bei der Anleitung zur Mobilisation von Bewohnern geht es neben allgemeinen

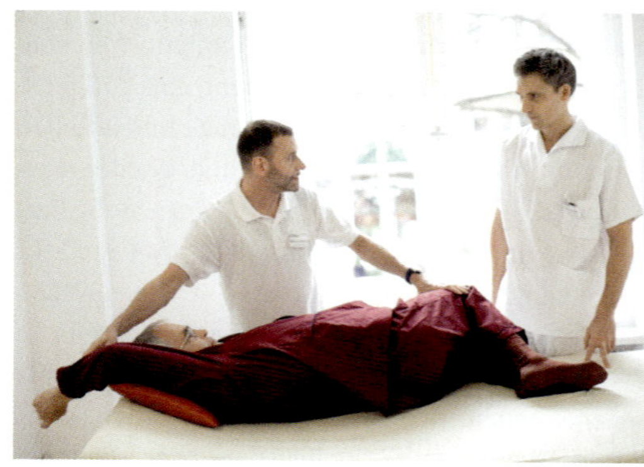

Abb. 1.580 Demonstration ist ein wichtiger Aspekt der Anleitung.

Grundsätzen (z. B. Sorge um Kreislaufstabilität) gleichzeitig um die Vermittlung kinästhetischer Prinzipien.

- Wie kann die Aufmerksamkeit der Pflegehilfskraft auf die Handlungsschwerpunkte gelenkt werden? Durch welche Aufgabenstellungen kann die Aufmerksamkeit der Pflegehilfskraft so ausgerichtet werden, dass das zu lernende Gesetz oder Prinzip zum Handlungsgegenstand wird?

Prinzipien und Methoden der Anleitung

Je nach Vorkenntnissen und zu übernehmenden Tätigkeiten durch die Pflegehilfskraft wird die Anleitungsmethode festgelegt. Die für die Anleitung von Pflegehilfskräften wichtigsten werden nachfolgend kurz vorgestellt. Jede der vorgestellten Methoden schließt ein Vorgespräch und ein Nachgespräch mit ein. Nur so kann der Lernfortschritt gezielt geplant und evaluiert werden.

Vorgespräch. Das Vorgespräch dient dazu, gemeinsam mit der Pflegehilfskraft eine Basis für die jeweilige Anleitungssituation zu schaffen. Im Zentrum steht das anzuleitende Thema. Zu Beginn sollten die Vorkenntnisse zum Thema ermittelt werden, da sich an diesen die Lernziele, die Aufgabenverteilung und die Art der Anleitung ableiten. Außerdem wird entschieden, welche Informationen und Erklärungen vorab vermittelt werden. Auch der Bewohner mit seinen Besonderheiten wird in den Blick genommen, da gerade bei komplexen Aufgaben (z. B. aktivierende Ganzkörperpflege mit Prophylaxen) ein Gesamtüberblick erforderlich ist. In einem nächsten Schritt werden die Lernziele und der Auftrag an die Pflegehilfskraft möglichst präzise, schriftlich festgehalten.

Nachgespräch. Das Nachgespräch dient dazu, die Anleitungssituation zu reflektieren. Es lenkt den Blick auf die Lernelemente, die besonders positiv verlaufen sind und andererseits auf die Aspekte, die noch verbessert, d. h. geübt werden müssen. Es bietet außerdem Gelegenheit, unvorhergesehene Situationen zu reflektieren und auf weitergehende Fragen einzugehen. Wesentlicher Bestandteil ist das Feedback an die Pflegehilfskraft. Inhalte, die aufgegriffen werden, betreffen die Sozialkompetenz (z. B. Kommunikation mit dem Bewohner), die Fachkompetenz (z. B. in Bezug auf die Hygiene) und die Lernkompetenz (z. B. Interesse). Hat die Praxisanleiterin die aktive Rolle eingenommen, geht es im Nachgespräch vorrangig darum, fachliche Ergebnisse zu sichern und Unklarheiten zu beseitigen. Jeder Lernende benötigt eine Rückmeldung über seinen Lernerfolg.

M Für das Feedback gelten zwei wichtige Grundregeln: Ohne zu verurteilen, wird beurteilt. Ohne abschätzig zu sein, wird eingeschätzt!

Für jegliche Gespräche sollten die Grundregeln der Gesprächsführung beachtet werden. Es sollte einem bewusst sein, dass jeder Mensch neben dem verbalen Austausch im Gespräch zusätzlich mit der Mimik und Gestik, der Sprachmelodie und Lautstärke agiert. Immer dann, wenn sich Aspekte intern widersprechen, gibt es einen Konflikt.

Grundlagen der Gesprächsführung s. a. S. 520 ff.

Vier-Stufen-Methode für die Anleitung

Auch für die Anleitung von Pflegehilfskräften eignet sich die bereits vorgestellte Vier-Stufen-Methode am besten.

Vier-Stufen-Methode s. a. S. 543.

Anleitung mit Handlungsketten. Bei Neuaufnahme der Tätigkeit oder wenn Pflegehilfskräfte nicht strukturiert arbeiten, kann es hilfreich sein, neue Pflegeaspekte in Einzelhandlungen zu gliedern (z. B. Blutdruck messen). Die Handlung wird Schritt für Schritt erläutert und in Vorbereitung, Durchführung, Nachbereitung gegliedert. Im Nachgespräch wird die Reihenfolge der Teilhandlungen nochmals besprochen. Ggf. wird die Pflegehilfskraft gebeten, diese aufzuschreiben.

Anleitung mit Pflegestandards. In den meisten Pflegeheimen ist in Pflegestandards das Vorgehen für bestimmte Pflegetätigkeiten festgelegt. Sie haben den Charakter von Dienstanweisungen, da sie die Pflegequalität für alle Wohnbereiche eines Hauses verbindlich und präzise festlegen. Auch die Anleitung erfolgt anhand des Standards. Die Pflegehilfskraft erhält im Anschluss den Standard als Ergebnissicherung sowie den Auftrag, in Zukunft bei Unsicherheiten auf diesen zurückzugreifen. Dieses Verfahren darf nicht eingesetzt werden, wenn die Aufgabe noch ganz unbekannt ist. Außerdem muss abgewogen werden, ob die Pflegehilfskraft schon nach einmaliger Anleitung befähigt ist, die entsprechende Aufgabe eigenständig durchzuführen.

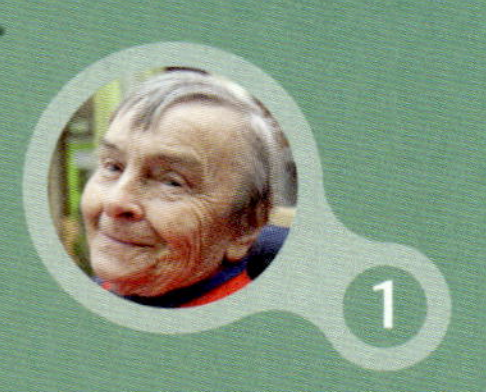

Umgang mit Geräten (Medizinproduktegesetz)

D *Medizinprodukte sind Instrumente, Gegenstände, Apparate, Vorrichtungen und Stoffe, die meist zur Diagnostik, Therapie, Überwachung und Prophylaxe von Erkrankungen eingesetzt werden.*

M *Medizinprodukte sind mit einem CE-Siegel und einer vierstelligen Prüfnummer gekennzeichnet.*

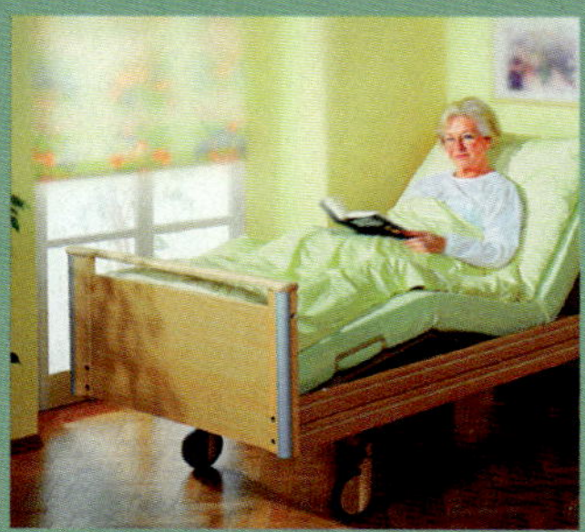

Abb. 1.581 Ein Pflegebett ist ein Medizinprodukt, mit dem Pflegende täglich umgehen.

M *Jeder, der ein Medizinprodukt anwendet, muss mit seiner Funktion vertraut sein und es vor der Anwendung überprüfen!*

M *Die Durchführung und Überwachung der Sterilisation von kritischen Medizinprodukten übernehmen entsprechend ausgebildete Fachkräfte.*

I **Internet:** *http://www.bfarm.de*

Definition

Das am 1.1.1985 in Kraft getretene (Neufassung 7.8.2002) Medizinproduktegesetz regelt die Herstellung, das Vertreiben und die Verwendung von Medizinprodukten sowie deren Zubehör.

Was ist ein Medizinprodukt?

Nach dem Medizinproduktegesetz §3 sind Medizinprodukte alle einzeln oder miteinander verbunden verwendete Instrumente, Apparate, Vorrichtungen, Stoffe und andere Gegenstände, einschließlich der nötigen Software, die für folgende Zwecke bestimmt sind:

- Erkennung, Verhütung, Überwachung, Behandlung oder Linderung von Krankheiten,
- Erkennung, Überwachung, Behandlung, Linderung oder Kompensierung von Verletzungen oder Behinderungen,
- Untersuchung, Ersatz oder Veränderung des anatomischen Aufbaus oder eines physiologischen Vorgangs,
- Empfängnisregelung.

Im Gegensatz zu Arzneimitteln erfüllen Medizinprodukte ihre Zwecke nicht durch pharmakologische oder immunologische, sondern durch physikalische Wirkung (z.B. Herzschrittmacher, chirurgische Instrumente, Knochenzement etc).

Nach EU-Richtlinien kann jedes in einem EU-Staat zugelassene Medizinprodukt auch in den anderen EU-Staaten verwendet werden. Dadurch steht Ärzten und Patienten EU-weit der gesamte europäische Markt der Medizinprodukte zur Verfügung. Erfasst sind über 500000 Medizinprodukte mit einem geschätzten Jahresumsatz in Deutschland von ca. 23 Mrd. Euro (Stand 02/07)!

CE-Zeichen. Die nach dem Medizinprodukterecht geprüften Medizinprodukte tragen ein CE-Zeichen (CE = Communauté Européenne; frz. für Europäische Gemeinschaft). Die vierstellige Nummer hinter dem CE-Siegel kennzeichnet die Stelle in Europa, bzw. die Organisation, die das Medizinprodukt geprüft hat.

Zubehör. „Zubehör" zu einem Medizinprodukt ist ein Gegenstand, der für sich genommen kein Medizinprodukt ist, aber zusammen mit diesem verwendet wird, damit es entsprechend seiner Bestimmung angewendet werden kann (z.B. eine Schachtel, in dem das Medizinprodukt aufbewahrt wird).

Aktives Medizinprodukt. Ein „aktives Medizinprodukt" ist von einer Stromquelle oder einer anderen Energiequelle abhängig. (z.B. Endoskop, Herzschrittmacher) (**Abb. 582**).

Sonderanfertigung. Eine „Sonderanfertigung" ist jedes Produkt, das nach Verordnung des Arztes speziell zur Verwendung an einem bestimmten Patienten angefertigt wird (z.B. Prothesen, Schuheinlagen).

Umgang mit medizinischen Geräten

Jeder, der ein Medizinprodukt anwendet, muss mit seiner Funktion vertraut sein und es vor der Anwendung überprüfen. Medizinproduktbeauftragte kümmern sich um die regelmäßige Wartung und weisen neue Mitarbeiter ein.

Ist ein Medizinprodukt kaputt und muss zur Reparatur, sollte es vorher desinfiziert werden. Die Desinfektion sollte auf der Reparaturanforderung vermerkt werden. Diese Maßnahme dient zum Schutz der Medizintechniker.

Aufbereitung von Instrumenten und Pflegeutensilien

Für die Aufbereitung von Medizinprodukten sind bestimmte Aufbereitungsanweisungen vorgeschrieben. Diese sind Bestandteil des Hygieneplans. Das RKI (Robert-Koch-Institut) hat zusammen mit dem Bundesinstitut für Arzneimittel und Medizinprodukte eine Empfehlung herausgegeben. Nach dieser werden die Medizinprodukte in drei Gruppen eingeteilt:

- unkritische Medizinprodukte sind solche, die nur mit intakter Haut in Berührung kommen. Beispiele: EKG-Elektroden, Blutdruckmanschette, Gehhilfen etc. Es reicht i.d.R. aus, diese Medizinprodukte zu reinigen und gelegentlich zu desinfizieren.
- halbkritische Medizinprodukte kommen mit intakter Schleimhaut in Berührung. Beispiele: Endoskope, Mundstücke von Inhalatoren, Spekula in der Gynäkologie etc. Hier ist i.d.R. eine Desinfektion, gelegentlich eine Sterilisation vorgesehen.
- kritische Medizinprodukte durchstoßen intakte Haut und dringen in sterile Bereiche des Körpers vor. Beispiele: Pinzetten, Scheren, Ballonkatheter zur Herzuntersuchung etc. Diese Medizinprodukte müssen sterilisiert werden.

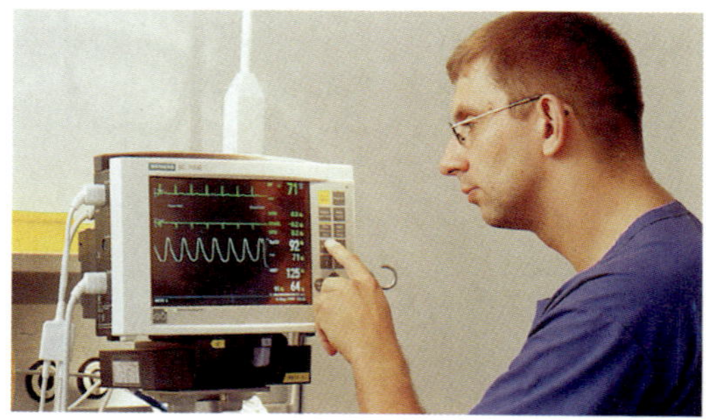

Abb. 1.582 Ein Monitor ist ein Medizinprodukt, das der Überwachung von Erkrankungen dient.

Wickel und Auflagen

Definitionen

Wickel. Wickel werden in Form von einem oder mehreren Tüchern zirkulär angelegt. Sie können feucht oder mit einer Substanz bestrichen und unterschiedlich temperiert sein. Das Außentuch, das den eigentlichen Wickel umhüllt, dient als Wärmeschutz und Halt.

Auflagen. Auflagen werden meist in Form von Kompressen, Umschlägen, Salbenlappen usw. lokal aufgelegt (z.B. auf bestimmte Organgebiete). Auch sie werden zum besseren Halt oft zirkulär angewickelt.

Allgemeine Richtlinien

- Wickel und Auflagen müssen mit dem Arzt abgesprochen, von diesem angeordnet und entsprechend dokumentiert werden,
- Wickel und Auflagen in einem warmen Zimmer und im Bett durchführen bzw. anwenden,
- Fenster schließen, Zugluft vermeiden,
- Zimmer kennzeichnen (z.B. Schild anbringen: „Bitte nicht stören – Wickelanwendung“),
- vor der Anwendung dem Patienten die Möglichkeit zur Blasenentleerung geben,
- der Patient sollte sich schon vor der Anwendung ins Bett gelegt haben, um zur Ruhe zu kommen und die nötige Körperwärme zu entwickeln,
- Patient darf keine kalten Füße haben, ggf. vor Anwendung erwärmen (z.B. Socken anziehen),
- keine kalten Wickel an kalten Körperstellen anwenden,
- Nachruhe nach der Anwendung ist wichtig (ca. 30 Min.).

Kühle Quarkauflage

Ziele

- Linderung von Halsschmerzen,
- Entzündungshemmung,
- Hautberuhigung.

Indikationen

Quarkauflagen werden z.B. angewendet bei:
- Bronchitis,
- Venenreizung (z.B. nach Blutentnahme),
- Hautausschlag, Ekzeme, beginnende Abszessbildung,
- Sonnenbrand,
- chronische Gelenksentzündung.

Kontraindiziert sind Quarkauflagen bei einer Milcheiweißkontaktallergie und offenen Wunden (Infektionsgefahr!)

Vorbereitung der Materialien

- Quark (nach Möglichkeit Magerquark),
- Baumwolltuch, Mullkompressen (Größe richtet sich nach Anwendungsort, mindestens aber doppelt so groß wie die spätere Auflagefläche),
- Spatel oder Messer,
- Wickeltuch oder dünne Mullbinde.

Umgang mit Quark. Magerquark ist fester, weniger nässend und preisgünstiger. Er sollte keine Bindemittel enthalten (Hautreizungen!). Angebrochene Packungen nur 24–48 Std. verwenden. Nicht direkt aus dem Kühlschrank nehmen, sonst ist der Quark zu kalt auf der Haut. Besonders bei sehr dünnen Patienten, die leicht frieren, ist ein zusätzlicher Wärmeentzug zu vermeiden. Besser Auflage vorbereiten und dann noch 10–15 Min. auf einem sauberen Teller bei Zimmertemperatur abgedeckt liegen lassen.

Durchführung

- Hände nach Hygieneplan desinfizieren,
- benötigte Gegenstände auf desinfizierter Arbeitsfläche (z.B. Tablett) richten, auf Vollständigkeit überprüfen,
- im Vorfeld Patienten über geplante Maßnahme informieren, sich erkundigen, ob er Wasser lassen muss und ihn bitten, sich danach hinzulegen,
- Besucher aus dem Patientenzimmer bitten und Fenster und Türen schließen,
- Pflegebett auf eine Rücken schonende Arbeitshöhe bringen und evtl. den Handlungsablauf störende Kleidungsstücke entfernen, dabei die Intimsphäre beachten und für Sichtschutz sorgen,
- Quark ca. 1 cm dick in der Größe der zu bedeckenden Fläche auf die ausgefaltete Kompresse streichen, die z.B. über einen Teller gebreitet wurde (**Abb. 1.583a**),
- Päckchen durch Übereinanderfalten der Tuchränder schließen (**Abb. 1.583b**), sodass unten nur eine Stoffschicht den Quark bedeckt (durch die Kompresse wird ein Verkleben der Haut mit dem Quark verhindert. Je heißer und entzündeter die Haut ist, desto schneller verliert der Quark seine Flüssigkeit und wird krümeliger. Um ihn bei direktem Hautkontakt nach der Anwendung wieder von der Haut zu entfernen, würde Rubbeln die Haut reizen und für den Patienten schmerzhaft sein),
- Päckchen auflegen und mit einer Mullbinde leicht anwickeln (**Abb. 1.583c-d**),
- Nässeschutz unterlegen (je größer die Auflagefläche ist, desto mehr Molke kann herausrinnen); Halswickel können mit einem Halstuch befestigt werden,
- die Auflage so lange anwenden wie die Kühlung als angenehm bzw. lindernd empfunden wird, was 30 Min. bis zwei Std. dauern kann; im Akutfall (z.B. Mastitis) aber nur 20 Min. aufliegen lassen. Es darf auf keinen Fall zum Wärmestau kommen!

Nachbereitung

- Patienten evtl. beim Anziehen und bei der bequemen Lagerung unterstützen,

D *Wickel werden z. B. in Form von feuchten oder mit einer Substanz bestrichenen Tüchern zirkulär angelegt. Auflagen werden z. B. in Form von Umschlägen oder Salbenlappen auf Gelenke aufgelegt.*

M *Ein Quarkwickel kann z. B. Halsschmerzen lindern. Quark leitet auf der Haut einen Milchsäureprozess ein und trägt dazu bei, dass Entzündungsstoffe abgeleitet werden.*

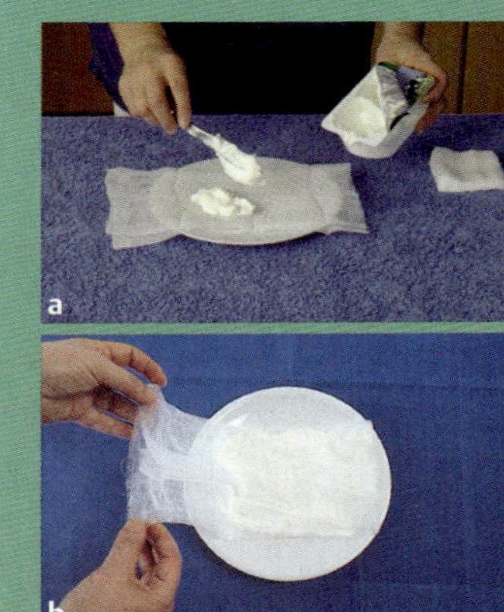

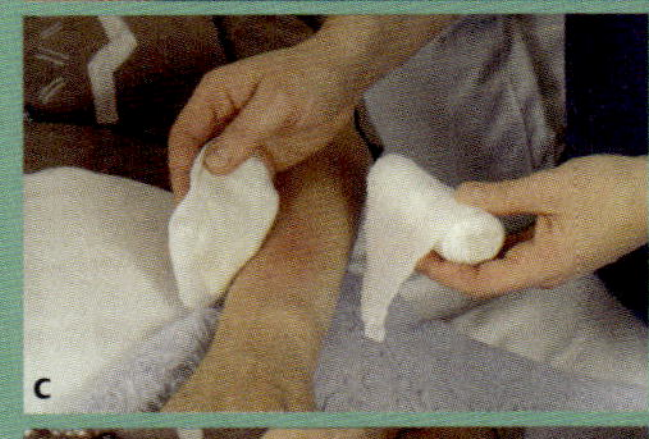

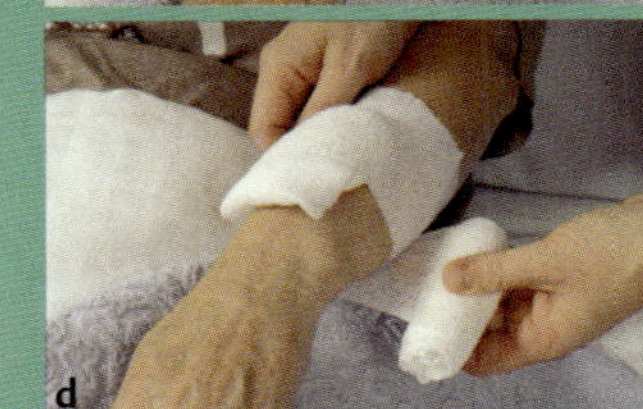

Abb. 1.583 Die kühlende Quarkauflage kann einmal bis mehrmals am Tag angewendet werden; im Akutfall auch halbstündlich.

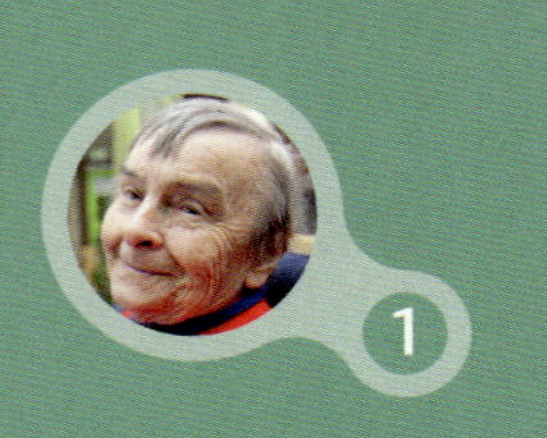

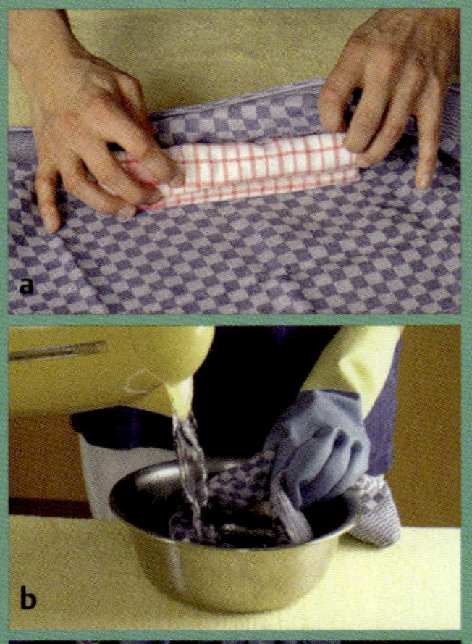
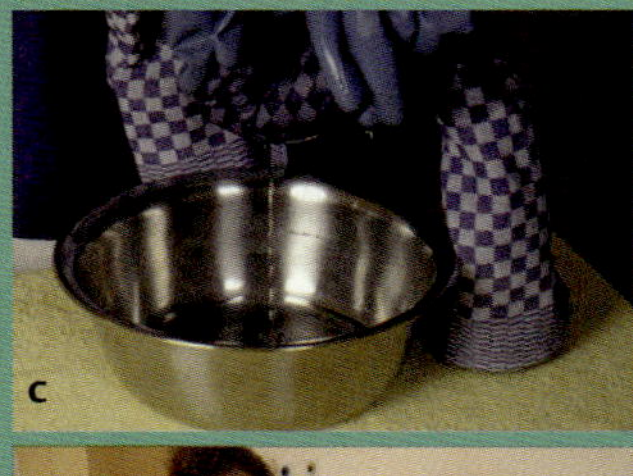
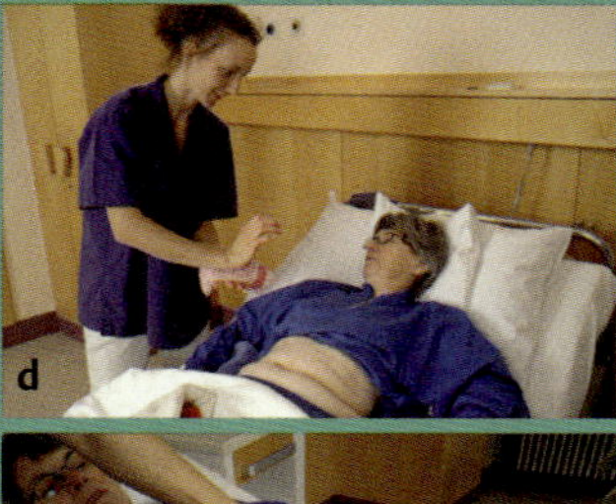
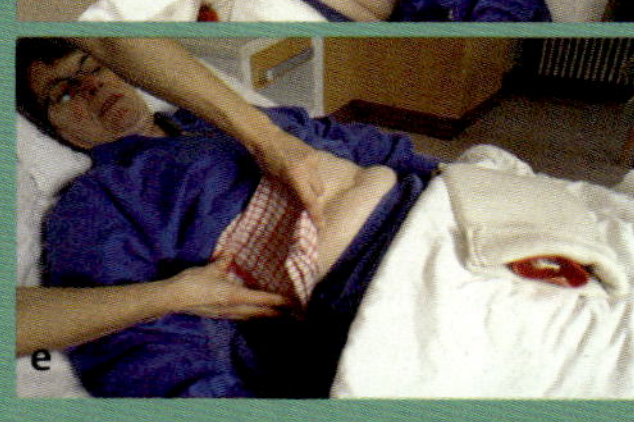

Abb. 1.584 Beim Vorbereiten einer heißen Auflage können Haushaltshandschuhen aus Gummi vor zu starker Hitze schützen.

M *Wickel kühlen schnell ab, wenn sie nicht faltenfrei anliegen oder zu nass sind. Je besser ein Wickel ausgewrungen ist, desto länger hält er die Wärme.*

I **Internet:**
http://www.medizin.de
http://www.das-gesundheits-portal.com
http://www.klinikheute.de

- vor dem Verlassen des Patienten nachfragen, ob noch Wünsche bezüglich Lagerung, Getränke, Belüftung des Zimmers usw. bestehen,
- gebrauchte Materialien sachgerecht ver- bzw. entsorgen,
- abschließend Hände desinfizieren,
- Maßnahme und Beobachtung (Reaktion des Patienten, Anwendungsdauer, Hautreaktion) im Pflegebericht mit Uhrzeit und Handzeichen dokumentieren.
- **Blick zurück:** Ist die am Patienten vorgenommene Pflegehandlung korrekt und vollständig ausgeführt worden? War der Zeitpunkt der Wickelanwendung vom Tagesablauf her gut gewählt?

Feucht-heiße Bauchauflage

Ziele

- Linderung von Beschwerden (z.B. bei Magen-Darm-Krämpfen),
- Vorbeugung (z.B. bei Blähungen),
- Unterstützung physiologischer Prozesse (z.B. bei Verstopfung),
- Beruhigung (z.B. bei Nervosität, Schlafstörungen).

Indikationen

Feucht-heiße Bauchauflagen sind z.B. indiziert bei:
- Verstopfung, Darmträgheit, Blähungen,
- Magen-Darm-Krämpfen, Gallenkolik,
- Menstruationsbeschwerden,
- Blasenentzündung,
- Schlafstörungen, Unruhe, Nervosität.

Kontraindiziert sind feucht-heiße Bauchauflagen bei Durchfall mit Fieber, Blinddarmentzündung (Appendizitis), Bauchspeicheldrüsenentzündung (Pankreatitis).

Vorbereitung der Materialien

- Gefäß/Schüssel mit 1 l sehr heißem Wasser,
- trockenes Innentuch (Geschirrtuch oder Mullwindel),
- Außentuch,
- zusätzliches Tuch als Auswringtuch.

Da der Wickel am Bett zubereitet wird, kann man das heiße Wasser in einer Thermoskanne mitnehmen und erst am Bett in die Schüssel umgießen. Das schützt vor Verbrühung durch Verschütten.

Durchführung

- Hände nach Hygieneplan desinfizieren,
- benötigte Gegenstände auf desinfizierter Arbeitsfläche (z.B. Tablett) richten und auf Vollständigkeit überprüfen,
- im Vorfeld Patienten über geplante Maßnahme informieren, sich erkundigen, ob er Wasser lassen muss und ihn bitten, sich danach hinzulegen,
- Besucher aus dem Patientenzimmer bitten und Fenster und Türen schließen,
- Pflegebett auf eine Rücken schonende Arbeitshöhe bringen und evtl. den Handlungsablauf störende Kleidungsstücke entfernen, dabei die Intimsphäre beachten und für Sichtschutz sorgen,
- Innentuch durch Zurechtfalten auf benötigte Form/Größe bringen und aufrollen,
- längs auf das auseinandergefaltete Auswringtuch legen und in diesem zu einer Rolle einwickeln (**Abb. 1.584a**),
- heißes Wasser in bereitgestelltes Gefäß gießen, Rolle eintauchen und vollsaugen lassen (**Abb. 1.584b**),
- Rolle aus dem Wasser nehmen und sehr kräftig auswringen (**Abb. 1.584c**),
- am Patientenbett das Auswringtuch entfernen und die Temperatur des Innentuchs an der Pulsseite des eigenen Handgelenks prüfen (**Abb. 1.584d**); sie muss am eigenen Handgelenk bei leichtem Druck für 30 Sek. gut auszuhalten sein,
- wenn die Temperatur für den Patienten angenehm ist, Innentuch möglichst faltenfrei auflegen.
- Außentuch unter den Unterkörper des Patienten legen,
- Innentuch in Bauchgröße zurechtlegen (möglichst 4–6-fach),
- Innentuch anlegen (Lokalisation abhängig von Beschwerden, z.B. Leberregion, Unterbauch usw.) und dabei so halten, dass es zur Prüfung der Wärmeverträglichkeit auf die Bauchhaut aufgelegt, aber jederzeit wieder entfernt werden kann (**Abb. 1.584e**),
- Außentuch dicht darüberwickeln (Außentuch muss Innentuchränder überall gut abdecken), dann feststecken,
- wenn der Patient das Gewicht toleriert, kann zusätzlich eine Wärmflasche auf das Außentuch aufgelegt werden, um die Wirkung des Wickels zu unterstützen,
- Patienten jetzt gut auf Reaktion beobachten; es kann sein, dass das Innentuch noch zu heiß für ihn ist, sodass die Tücher nochmals kurzfristig gelockert werden müssen,
- Patient gut einhüllen bzw. so zudecken wie er es als angenehm empfindet (insbesondere darauf achten, dass die Füße bedeckt sind, auf Absonderung von Schweiß achten),
- Wickel bleibt so lange angelegt, wie ihn der Patient als angenehm empfindet; oft reichen schon 5–15 Min. Einwirkzeit,
- Patient bitten, Wickel entweder selbst zu entfernen oder sich zu melden,
- während der Einwirkzeit Patienten nicht stören,
- nach der Entfernung des Innentuchs Haut gut abtrocknen, Patienten, wenn nötig, beim Ankleiden unterstützen,
- Patient soll noch mindestens 15 Min. nachspüren bzw. nachruhen. Sich erkundigen, wie er den Wickel erlebt hat.

Nachbereitung

Nachbereitung wie unter „kühle Quarkauflage". 

Anlegen einer Unterschenkelprothese

Eine Prothese ist ein aus körperfremdem Material hergestelltes Ersatzstück. Exemplarisch soll hier die Unterschenkelprothese vorgestellt werden, es gibt aber z. B. auch Oberschenkel- oder Armprothesen.

Ziele

- Bestmöglicher Ersatz der natürlichen Funktionen der amputierten Gliedmaße,
- Erhaltung der intakten Hautverhältnisse,
- größtmögliche Bewegungsfähigkeit und Selbstständigkeit des Patienten im Alltag.

Indikationen

Das Anlegen der Unterschenkelprothese wird von Pflegenden übernommen:
- um den Patienten beim Anlegen der Prothese anzuleiten (im Rahmen der rehabilitativen Maßnahmen),
- bei Patienten mit eingeschränkter Beweglichkeit der Hände oder verminderter geistiger Leistungsfähigkeit.

Umgang mit gliedmaßenamputierten Patienten

Sich mit dem Verlust eines Körperteils auseinanderzusetzen, bedeutet nicht nur eine Veränderung des Körperbildes, sondern bringt meist große psychische Probleme mit sich. Gedanken und Gefühle, z. B. anders und für den Partner unattraktiv zu sein, den Beruf nicht mehr ausüben zu können und bei alltäglichen Verrichtungen abhängig zu sein, beschäftigen den Patienten. Geben Sie ihm daher Gelegenheit mitzuteilen, was ihn bewegt und ermöglichen Sie evtl. den Kontakt zu einem Psychologen oder zu einer Selbsthilfegruppe.

Vorbereitung der Materialien

- Unterschenkelprothese,
- je nach Art der Prothesenversorgung frischen Stumpfstrumpf bzw. Schlauchmull.

Durchführung

- Hände nach Hygieneplan desinfizieren,
- benötigte Gegenstände richten und Vollständigkeit überprüfen,
- Patienten über geplante Maßnahme informieren, Zeitpunkt mit ihm abstimmen (z. B. morgens vor dem Frühstück) und evtl. nach Gewohnheiten bei der Stumpfversorgung fragen,
- Fenster und Türen schließen, Besucher aus dem Patientenzimmer bitten bzw. Situation zur Anleitung nutzen,
- Pflegebett auf eine Rücken schonende Arbeitshöhe bringen, Intimsphäre beachten und für Sichtschutz sorgen,
- Patienten unterstützen, an der Bettkante zu sitzen und benötigte Gegenstände in Reichweite bringen,
- Patienten bei den einzelnen Schritten anleiten und Handlung selbstständig durchführen lassen bzw. evtl. korrigieren; Durchführung übernehmen, wenn der Patient Hilfe benötigt,
- je nach Art der Stumpfversorgung vorgehen: Kann z. B. die Prothesenschale direkt auf der Haut getragen werden, wird beim Anziehen zuerst das Innere der Schale nach außen gedreht, dann der untere Teil auf den Stumpf gesetzt und der Rest übergestülpt (**Abb. 1.585a**); die Schale muss glatt anliegen,
- zum leichteren Abnehmen und Fixieren der Prothese wird über die angelegte Prothesenschale ein Schlauchmull gestülpt (**Abb. 1.585b**) und bis zum Oberschenkel hochgezogen,
- anschließend wird der Amputationsstumpf mit Prothesenschale und Schlauchmull vorsichtig in die Prothese eingeführt (**Abb. 1.585c**) und der sichere Sitz überprüft.

Eine weitere Möglichkeit der Stumpfversorgung besteht darin, mit dem Schlauchmull die Länge vom Oberschenkel bis zur Stumpfspitze auszumessen und dann zu verdoppeln; anschließend den Schlauchmull bis zum Oberschenkel hochziehen und die andere Hälfte durch die Prothesenschale führen.
- Dann die Prothesenschale aufsetzen und den Rest des Schlauchmulls darüberziehen,
- den Patienten den richtigen Sitz der Prothese austesten lassen; er muss bequem gehen können, er darf kein Druckgefühl haben,
- Patient informieren, sich bei Druckschmerz sofort zu melden, Rufanlage in Reichweite legen.

Nachbereitung

- Patienten, wenn nötig, beim Ankleiden unterstützen und ihn z. B. zum Sitzen an den Tisch begleiten,
- sich vor dem Verlassen des Zimmers nach Bedürfnissen des Patienten bezüglich Getränke, Belüftung des Zimmers usw. erkundigen,
- gebrauchte Materialien sachgerecht ver- bzw. entsorgen (z. B. benutzten Stumpfstrumpf zur privaten Wäsche geben),
- abschließend Hände desinfizieren,
- Maßnahme durch Eintragung in die Pflegedokumentation mit Handzeichen, Uhrzeit und Beobachtungen zur Stumpfsituation (Wundverhältnisse, Hautzustand, Selbstständigkeit des Patienten) dokumentieren,
- **Blick zurück:** Ist die Rufanlage in Reichweite, damit der Patient sich melden kann, falls die Prothese drückt?

D *Eine Prothese ist ein aus körperfremdem Material hergestelltes Ersatzstück, das den Verlust einer Gliedmaße ausgleicht. Eine Prothese wird nach Abheilung und Abschwellung der Stumpfwunde von einem Orthopädiemechaniker speziell für die Bedürfnisse des Patienten angepasst.*

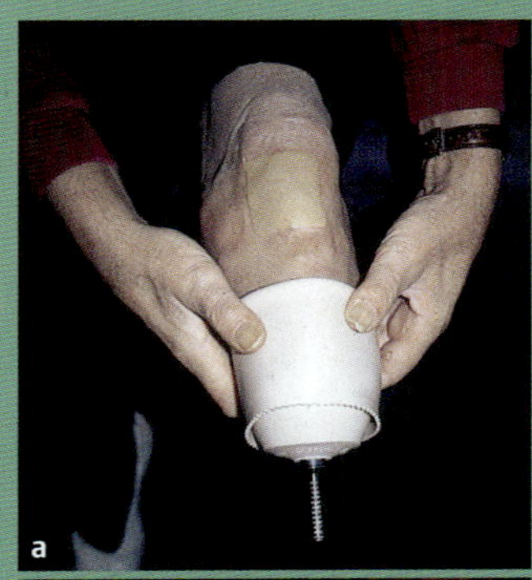

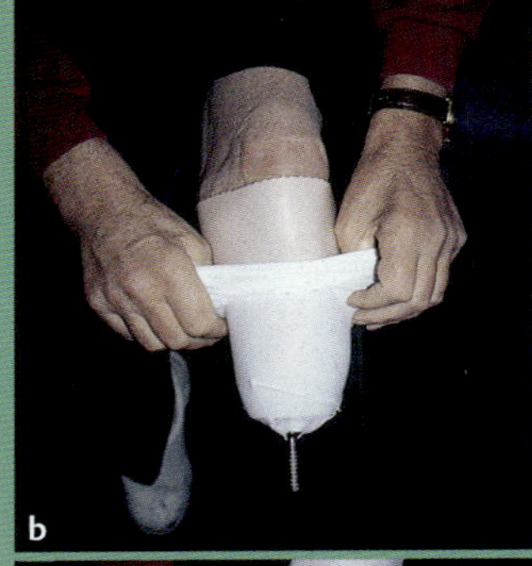

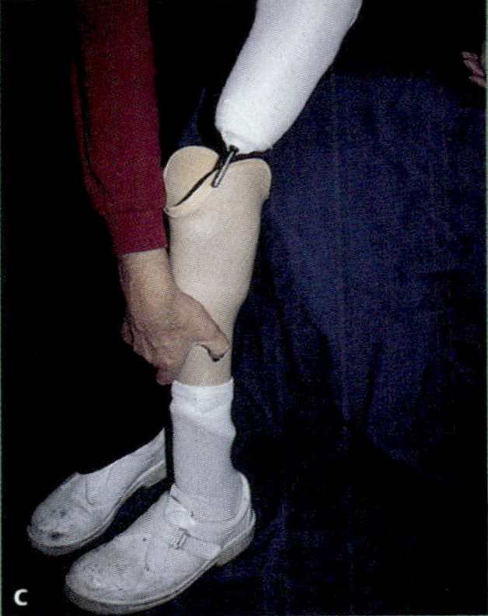

Abb. 1.585a-c Vor dem Einführen des Stumpfs in die Prothese wird das Innere der Schale nach außen gedreht, der untere Teil auf den Stumpf gesetzt und der Rest übergestülpt.

I **Internet:**
http://www.medizinfo.de
http:// www.klinikheute.de

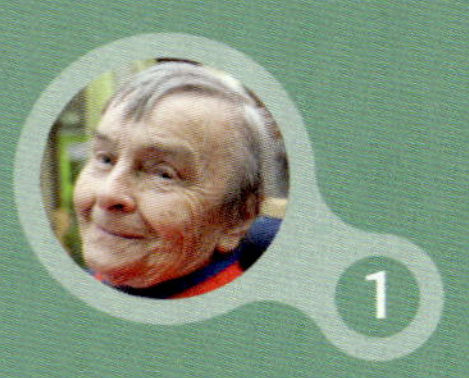

D *Der Verbandwechsel bei aseptischen Wunden ist die Erneuerung eines Verbandes auf einer keimfreien (aseptischen) Wunde. Ziel ist es, Keime von der Wunde fernzuhalten.*

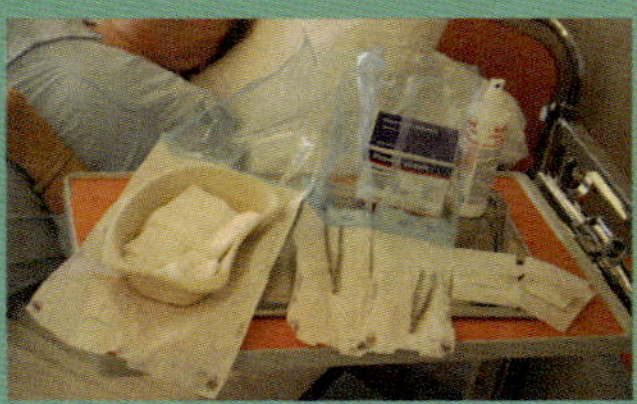

Abb. 1.586 Platzieren Sie alles so, dass Sie in der sterilen Phase des Verbandwechsels die Materialien allein steril entnehmen können.

M *Aus hygienischen Gründen dürfen zeitgleich zum Verbandwechsel keine Pflegemaßnahmen an anderen Patienten oder Reinigungsarbeiten im Zimmer durchgeführt werden. Sollten Sie keinen Mundschutz tragen, sprechen Sie nicht direkt über dem Wundgebiet (Keimübertragung!) oder über sterilem Material. Legen Sie nach Entfernung des alten Verbands sofort einen neuen an. Bedenken Sie: Nicht desinfizierte Hände sind der häufigste Übertragungsweg für Keime!*

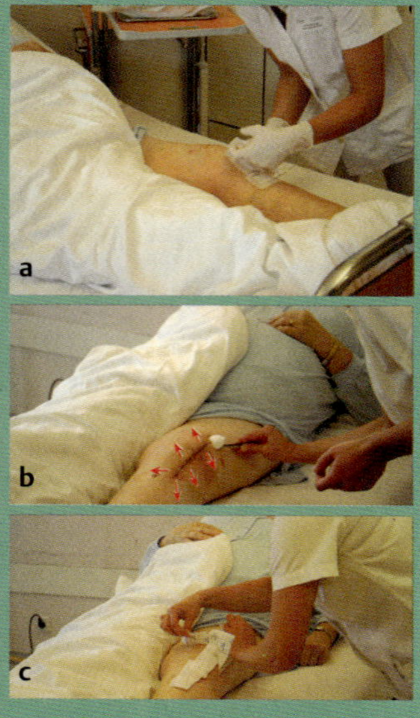

Abb. 1.587 **a** äußeren Verband lösen, **b** Wundgebiet von innen nach außen reinigen, **c** Pflaster auf die wundabdeckenden Kompressen auflegen und glatt streichen.

Verbandwechsel

Definitionen

Nach der Funktion des Verbands wird unterschieden in:

- **Wundverband:** zum Aufsaugen von Wundsekreten oder Schutz gegen Umwelteinflüsse,
- **Druckverband:** zur Blutstillung,
- **Stützverband:** zur Ruhigstellung verletzter Körperabschnitte,
- **funktionelle Verbände:** zum Schutz, zur Stützung und Entlastung gefährdeter, geschädigter oder gestörter Abschnitte des Bewegungsapparates.

Nach der Wundsituation wird unterschieden zwischen: Verbandwechsel bei aseptischen und septischen Wunden.

Verbandwechsel bei aseptischen Wunden

Definition

Der Verbandwechsel bei aseptischen Wunden bezeichnet die Erneuerung eines Verbands auf einer keimfreien (aseptischen) Wunde. Ziel ist es, durch entsprechendes Handeln Keime von der Wunde fernzuhalten.

Ziele

- Komplikationslose Wundheilung durch Fernhalten von Keimen,
- Förderung des Wohlbefindens des Patienten.

Indikationen

Der Verbandwechsel bei aseptischen Wunden ist z. B. indiziert:

- postoperativ nach aseptischen Operationen,
- an der Eintrittsstelle von Kathetern und Sonden.

Vorbereitung der Materialien

Unsterile Materialien

- Tablett bzw. Verbandwagen,
- Einmalhandschuhe,
- Händedesinfektionsmittel,
- Nierenschale,
- Fixationsmaterialien wie Pflaster, Binden, Schlauchmull,
- Abwurfbehälter,
- Verbandschere,
- evtl. Mundschutz.

Sterile Materialien

- Einmalhandschuhe,
- Kompressen oder Tupfer,
- Pinzette (chirurgisch),
- Schere,
- NaCl 0,9%.

Durchführung

- Benötigte Gegenstände auf desinfizierter Arbeitsfläche richten und auf Vollständigkeit überprüfen,
- Patienten über geplante Maßnahme informieren (auch bewusstlose Patienten!),
- Besucher aus dem Patientenzimmer bitten, Fenster und Türen schließen,
- Pflegebett auf eine Rücken schonende Arbeitshöhe bringen und für Sichtschutz sorgen,
- den Handlungsablauf störende Bekleidung entfernen, dabei die Intimsphäre beachten,
- Patienten schmerzfrei in Abhängigkeit zur Wundlokalisation lagern.
- Hände nach Hygieneplan desinfizieren,
- Arbeitsfläche mit den notwendigen Materialien gut erreichbar positionieren.

Wenn Sie alleine steril arbeiten müssen, öffnen Sie die sterile Verpackung der Pinzette oder der Kompresse nachdem Sie den äußeren Verband entfernt haben (**Abb. 1.586**). Tränken Sie die Kompressen z. B. mit NaCl-Lösung.

- Mundschutz anlegen (z. B. bei Erkältung) und unsterile Einmalhandschuhe anziehen,
- äußeren Verband vorsichtig lösen (**Abb. 1.587a**); bei Verklebungen der Kompressen mit dem Wundgebiet durch austretendes Wundsekret Kompressen z. B. mit NaCl-Lösung durchfeuchten, um sie besser ablösen zu können; dabei mit der anderen Hand überschüssige Lösung mit einer Kompresse auffangen,
- Kompressen vorsichtig ohne Wundberührung entfernen und direkt mit den Einmalhandschuhen im Abwurfbehälter entsorgen,
- sterile Pinzette entnehmen bzw. sterile Einmalhandschuhe anziehen, ohne sie dabei unsteril zu machen,
- Wundgebiet mit steriler Pinzette und den bereits mit NaCl-Lösung getränkten Kompressen von innen nach außen reinigen (**Abb. 1.578b**); für jeden Wischvorgang neue Kompresse verwenden (bei Verwendung von Einmalhandschuhen darauf achten, dass die Handschuhspitzen nicht die Haut des Patienten berühren),
- die gereinigte Wunde sorgfältig auf Zeichen einer Infektion (z. B. Rötung) oder Veränderung des Wundgebiets (z. B. Schwellung) beobachten,
- wundabdeckende sterile Kompresse mit steriler Pinzette auflegen; bei Drainagen oder Kathetern Schlitzkompressen verwenden oder Kompressen selbst mit steriler Schere einschneiden,
- weitere Kompressen zur Abpolsterung des Wundgebiets aufbringen,
- Pflasterlänge an dem zu versorgenden Wundgebiet abmessen und entsprechend zurechtschneiden; darauf achten, dass das Pflaster so angelegt wird, dass keine Spannungsblasen entstehen; locker auflegen und vorsichtig glatt streichen (**Abb. 1.578c**).

Die Auswahl des Pflasters richtet sich immer zuerst nach der Empfindlichkeit der Patientenhaut und dann nach der Notwendigkeit des Verbands. Sie können die Hautreaktion des Patienten auf das Material des Pflasters z. B. vorher an seinem Unterarm austesten.

Nachbereitung

- Patienten evtl. beim Anziehen und bei der bequemen Lagerung unterstützen,
- vor dem Verlassen des Patienten nachfragen, ob noch Wünsche bezüglich seiner Lagerung, Getränke, Belüftung des Zimmers usw. bestehen,
- gebrauchte Materialien sachgerecht ver- bzw. entsorgen (z. B. Müll trennen, korrekter Umgang mit Sterilgut, Arbeitsfläche desinfizieren),
- abschließend Hände desinfizieren,
- Maßnahme durch Eintragung in die Pflegedokumentation mit Handzeichen, Uhrzeit und Beobachtungen dokumentieren.
- **Blick zurück:** Gibt es Anzeichen für eine Wundveränderung? Sind neuerdings Zeichen einer Infektion aufgetreten (z. B. Rötung)? Sind andere oder zusätzliche Maßnahmen zur Unterstützung der Wundheilung erforderlich?

Beachten Sie bitte bei einer Verbandvisite, in welcher Reihenfolge die Verbände gewechselt werden sollten, um eine Keimverschleppung zu vermeiden:

1. aseptische Wunden (z. B. nach Operationen),
2. mikrobiell besiedelte Wunden (z. B. Darmresektionen),
3. septische Wunden (z. B. infizierte Wunden, Abszessspaltung).

Verbandwechsel bei septischen Wunden

Definition

Der Verbandwechsel bei septischen Wunden bezeichnet die Erneuerung eines Verbandes auf einer keimbesiedelten (septischen) Wunde. Ziel ist es, durch entsprechendes Handeln vorhandene Keime auf der Wunde zu bekämpfen und deren Ausbreitung zu vermeiden.

Ziele

- Keimreduktion im Wundgebiet,
- Verhinderung einer Keimverbreitung,
- Förderung des Wohlbefindens des Patienten.

Indikationen

Ein Verbandwechsel bei septischen Wunden ist z. B. indiziert:

- postoperativ nach septischen Operationen,
- an der Inzisionsstelle nach Abszessspaltung,
- bei sekundär heilenden Wunden (Wundheilungsstörungen).

Vorbereitung der Materialien

Unsterile Materialien

- Tablett bzw. Verbandwagen,
- Einmalhandschuhe, Händedesinfektionsmittel,
- Nierenschale,
- Fixationsmaterialien wie Pflaster, Binden, Schlauchmull,
- Verbandschere,
- Abwurfbehälter, Mundschutz, Schutzkittel.

Sterile Materialien

- Einmalhandschuhe,
- Kompressen oder Tupfer,
- chirurgische Pinzette,
- NaCl 0,9%,
- evtl. verordnete Medikamente wie Hydrokolloide (vgl. S. 561), Wundantiseptika,
- evtl. Materialien zur Wundspülung (S. 560).

Durchführung

Die Durchführung des Verbandwechsels bei septischen Wunden entspricht im Wesentlichen denen des aseptischen Verbandwechsels. Der entscheidende Unterschied besteht in der Desinfektionsrichtung.

Immer vom keimarmen zum keimbesiedelten Gebiet desinfizieren: Also bei aseptischen Wunden von innen nach außen wischen, bei septischen Wunden von außen nach innen.

- Hände nach Hygieneplan desinfizieren,
- Schutzkittel, Mundschutz und unsterile Handschuhe anziehen,
- alten Verband wie beim aseptischen Verbandwechsel entfernen,
- nachdem der äußere Verband entfernt ist, die Kompressen bzw. Tupfer mit NaCl-Lösung tränken,
- sterile Einmalhandschuhe anziehen, ohne sie dabei unsteril zu machen,
- Wundgebiet mit steriler Pinzette und den mit NaCl-Lösung getränkten Tupfern von außen nach innen reinigen (**Abb. 1.588a–b**); für jeden Wischvorgang neuen Tupfer verwenden, dabei mit den Handschuhspitzen nicht die Haut des Patienten berühren,
- die gereinigte Wunde **sorgfältig** auf Zeichen einer Infektion (z. B. Rötung) oder Veränderung des Wundgebiets (z. B. Schwellung) beobachten,
- evtl. Wundantiseptika oder z. B. Hydrokolloide (wie hier in **Abb. 1.588c**) nach Arztverordnung verwenden und mit steriler Pinzette oder sterilen Handschuhen auflegen (Hydrokolloide müssen nach dem Auflegen leicht angedrückt und erwärmt werden),
- weitere Kompressen zur Abpolsterung bzw. zum Aufsaugen von Wundsekret aufbringen,
- Wundauflage oder Kompressen durch Pflaster bzw. Bindenverband fixieren (**Abb. 1.588d**).

Nachbereitung

- Siehe „Nachbereitung Verbandwechsel bei aseptischen Wunden“, S. 556.

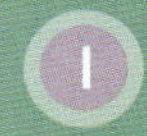

D *Der Verbandwechsel bei septischen Wunden bezeichnet die Erneuerung eines Verbands auf einer keimbesiedelten (septischen) Wunde. Ziel ist es, vorhandene Keime auf der Wunde zu bekämpfen und deren Ausbreitung zu vermeiden.*

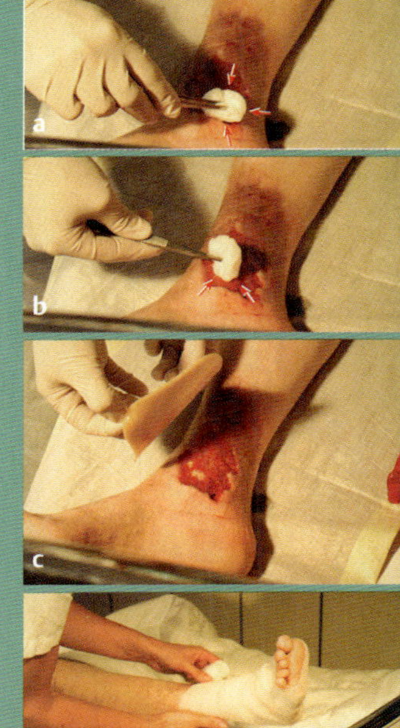

Abb. 1.588 a–b Wundgebiet von außen nach innen reinigen, **c** Wundauflage z. B. wie hier Hydrokolloide auflegen, **d** Wundauflage durch Pflaster bzw. wie hier Bindenverband fixieren.

M *Immer vom keimarmen zum keimbesiedelten Gebiet desinfizieren: Also bei aseptischen Wunden von innen nach außen wischen, bei septischen Wunden von außen nach innen.*

I **Internet:**
http://www.medizininfo.de
http:// www.pflegeteam-dismer.de
http:// www.klinikheute.de

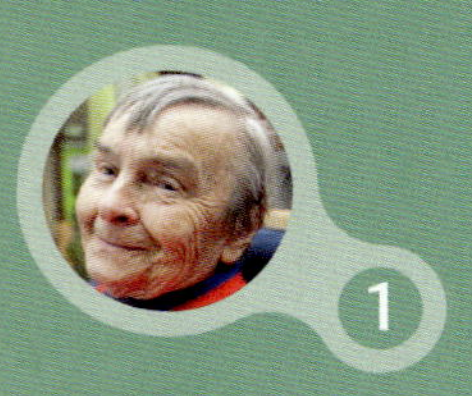

D *Eine Wunde ist ein Defekt von Geweben oder Organen, der durch äußere Einwirkungen entstanden ist. Je nach Wundart unterscheidet man primär heilende Wunden und sekundär heilende Wunden.*

D *Primär heilende Wunden sind Wunden, deren Ränder aneinander anliegen (z. B. Operationswunden) und die komplikationslos abheilen. Sie werden mit Naht oder Klammern verschlossen.*

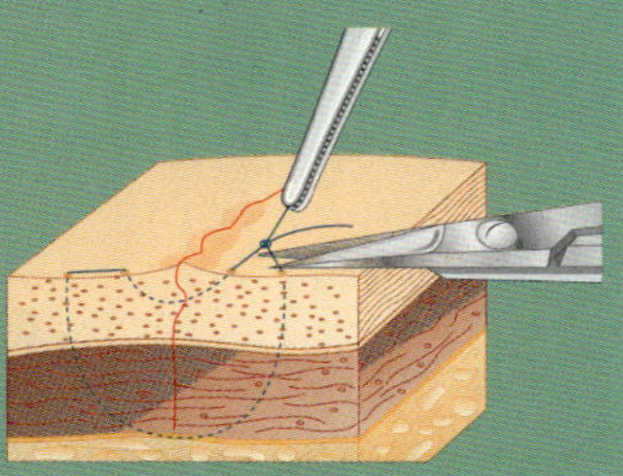

Abb. 1.589 Der Faden wird mit einer anatomischen Pinzette angehoben und direkt oberhalb der Haut einseitig durchtrennt.

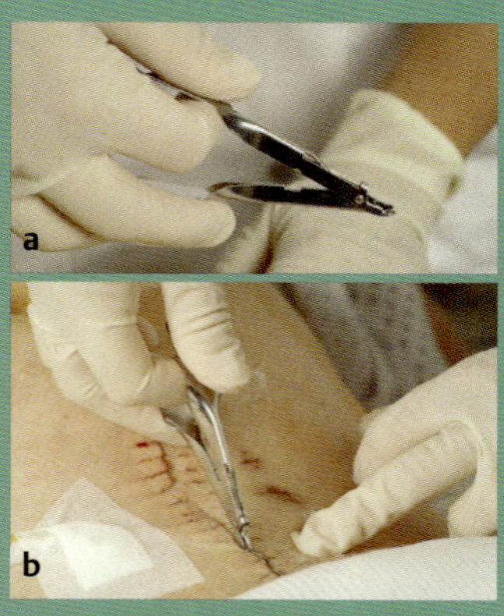

Abb. 1.590 **a** Hautklammerentferner zwischen Haut und Klammer schieben, **b** durch Zusammendrücken der Griffe Klammer aufbiegen, so dass die Klammer aus der Haut herausgehoben werden kann.

Wundbehandlung

Definitionen

Wunde. Eine Wunde ist ein Defekt von Geweben oder Organen, der durch äußere Einwirkungen entstanden ist. Je nach Art der Entstehung wird unterschieden in z. B. Biss-, Kratz-, Platz-, Quetsch-, Schnitt-, Schürf-, Stich- und Operationswunden. Je nach Wundart unterscheidet man primär heilende Wunden und sekundär heilende Wunden.

Wundbehandlung. Die Wundehandlung umfasst alle Maßnahmen (z. B. operative Wundversorgung, Ruhigstellung, Wundverband, Wundantiseptik), um eine schnelle Wundheilung zu erreichen.

Primär heilende Wunden

Definition

Primär heilende Wunden sind Wunden, deren Ränder aneinander anliegen (z. B. Operationswunden) und die komplikationslos abheilen. Sie werden mit Naht oder Klammern verschlossen. Deren Entfernung gehört zu den pflegerischen Aufgaben.

Faden- bzw. Klammerentfernung

Definition

Faden. Nahtmaterial zum chirurgischen Wundverschluss (Wundnaht) oder zur Fixierung von Kathetern und Sonden (Fixierungsnaht).

Hautklammer. Metallspangen in unterschiedlichen Größen, die mit einem speziellen Klammersetzer über die Wunde zum Wundverschluss platziert werden. Zum Verbandwechsel bei primär heilenden Wunden s. Verbandwechsel bei aseptischen Wunden (S. 556).

Ziel

Ziel ist es, Klammern bzw. nichtresorbierbare Fäden in Wunden zu entfernen.

Indikationen

Die Fäden bzw. Klammern werden zum Abschluss der Wundheilung entfernt.

Vorbereitung der Materialien

- Hautdesinfektionsmittel,
- sterile und unsterile Einmalhandschuhe,
- sterile anatomische Pinzette,
- Fadenentfernung: sterile spitze Schere oder Skalpell bzw. Fadenmesser,
- Klammerentfernung: steriler Klammerentferner,
- sterile Tupfer und Kompressen,
- Schnellverband,
- Abwurfbehälter.

Durchführung

- Hände nach Hygieneplan desinfizieren,
- benötigte Gegenstände auf desinfizierter bzw. steriler Arbeitsfläche (z. B. fahrbarer Tisch) richten und auf Vollständigkeit überprüfen,
- Patienten über geplante Maßnahme informieren (auch bewusstlose Patienten!),
- Besucher aus dem Patientenzimmer bitten, Fenster und Türen schließen,
- Pflegebett auf eine Rücken schonende Arbeitshöhe bringen, evtl. den Handlungsablauf störende Kleidungsstücke entfernen, dabei die Intimsphäre beachten und für Sichtschutz sorgen,
- Patienten je nach Wundlokalisation lagern,
- Arbeitsfläche gut erreichbar positionieren und unsterile Einmalhandschuhe anziehen,
- Wundverband vorsichtig entfernen und direkt im Abwurfbehälter entsorgen,
- Wunde sorgfältig inspizieren und desinfizieren (Einwirkzeit beachten),
- sterile Handschuhe anziehen.

Fadenentfernung

- Faden mit einer anatomischen Pinzette anheben und direkt oberhalb der Haut einseitig durchtrennen (**Abb. 1.589**),
- Faden vorsichtig herausziehen, auf einer Kompresse ablegen und überprüfen, ob er ganz entfernt wurde,
- Vorgang wiederholen bis alle Fäden der Wunde entfernt sind; sollen nur die Teilfäden entfernt werden, nur jeden 2. Faden ziehen,
- bei fortlaufenden Intrakutannähten den Knoten am Fadenende abschneiden und den Fadenanfang mit der anatomischen Pinzette fassen; durch Drehen um die Pinzette den Faden aufwickeln und dabei entfernen,
- Wunde erneut desinfizieren und sterilen Wundverband bzw. Schnellverband anlegen.

Klammerentfernung

- Hautklammerentferner (**Abb. 1.590a**) zwischen Haut und Klammer schieben und Klammer durch Zusammendrücken der Griffe so aufbiegen, dass sie problemlos aus der Haut herausgehoben werden kann (**Abb. 1.590b**),
- Vorgang wiederholen bis alle Klammern der Wunde entfernt sind; sollen nur Teilklammern entfernt werden, nur jede 2. Klammer ziehen,
- Wunde erneut desinfizieren und sterilen Wundverband bzw. Schnellverband anlegen.

Der Zeitpunkt und die Anzahl der zu entfernenden Fäden (Teil- oder Komplettfäden) bzw. Klammern richtet sich nach der Wundheilung und wird vom Arzt festgelegt.

Nachbereitung

- Patienten beim Rücklagern und Anziehen unterstützen,
- vor dem Verlassen des Patienten nachfragen, ob noch Wünsche bezüglich Lagerung, Getränke, Belüftung des Zimmers usw. bestehen,
- gebrauchte Materialien sachgerecht ver- bzw. entsorgen (z. B. Mülltrennung beachten, benutzte Instrumente wieder aufbereiten),
- abschließend Hände desinfizieren,
- Maßnahme durch Eintragung in die Pflegedokumentation mit Handzeichen, Uhrzeit und Ergebnis der Wundinspektion dokumentieren.
- **Blick zurück:** Wurde die Wunde vor dem Anlegen des abschließenden Verbandes nochmals desinfiziert?

Sekundär heilende Wunden

Definition

Sekundär heilende Wunden sind Wunden, die aufgrund einer Wundheilungsstörung nur sehr langsam heilen. Oft handelt es sich um tiefe Wunden mit großem Gewebedefekt, chronische oder septische Wunden, die nicht zugenäht werden dürfen. Der Gewebespalt zwischen den Wundrändern muss durch neugebildetes Gewebe aufgefüllt werden. Sekundär heilende Wunden sind immer mit Keimen besiedelt (kontaminiert). Wenn Wunde oder Wundumgebung Infektionszeichen aufweisen, besteht der Verdacht auf eine Wundinfektion. Dieser kann z. B. durch einen Wundabstrich bestätigt werden. Zum Verbandwechsel bei infizierten Wunden s. Verbandwechsel bei septischen Wunden (S. 557).

Allgemeines

Wundbeurteilung

Eine Wunde muss zunächst sorgfältig inspiziert und beobachtet werden, um das Wundstadium feststellen zu können. Dies ist eine wesentliche Voraussetzung, um den passenden Verbandstoff ermitteln zu können (**Tab. 1.83**).

Wundbeschreibung

Zur Beschreibung einer Wunde können u. a. folgende Kriterien zugrunde gelegt werden:

- Beschreibung der Wundoberfläche: schwarz (Nekrose), schwarz/gelb (Mischung von Nekrose und Fibrin), gelb/rot (Fibrin/Granulation),
- Beschreibung des Exsudats (Wundbelags): serös, blutig, eitrig usw.,
- Bestimmung der Wundgröße: Bestimmung des Durchmessers mittels Maßband (**Abb. 1.598a**), Bestimmung der Tiefe mit einer Pinzette (**Abb. 1.598 b–c**),
- Beobachtung der Wunde auf Wundheilungsstörungen wie z. B. Entwicklung eines Seroms (Ansammlung von serösem Exsudat), eines Hämatoms (Bluterguss) oder einer Wundinfektion (z. B. Rötung, Druckschmerzhaftigkeit).

Verbandmaterial

- Basierend auf den Ergebnissen der Wundbeobachtung ordnet der Arzt das Verbandmaterial an, das für das Wundstadium geeignet ist bzw. die Maßnahmen zur Antiseptik (z. B. Wundspülung),
- bei sich verändernden Wundverhältnissen, wenn die Wunde eine neue Wundheilungsphase er-

Tab. 1.83 Verschiedene Wundstadien und ihre Merkmale

Bezeichnung des Wundstadiums	*Merkmale*	*Empfohlene Wundauflage*
primär heilende Wunde (**Abb. 1.591**)	trocken	Textilpflaster oder Kompresse Alternative: Folienverband, dünner Hydrokolloidverband
primär heilende Wunde mit Sekretion (**Abb. 1.592**)	Sekretion von Wundsekret	Textilpflaster oder Kompresse/Vlies
sekundär heilende Wunde mit schmierigen Belägen (**Abb. 1.593**)	fibrinöse Beläge, Wunde in der Granulationsphase Hydrokolloidverband Alternative: Hydrogel, Alginat, Hydropolymerverband	
sekundär heilende Wunde mit Nekrose, trocken (**Abb. 1.594**)	Zelluntergang (Schwarzfärbung)	Hydrogel Alternative: Hydrokolloidverband, Hydropolymerverband, TenderWet
sekundär heilende Wunde, infiziert (**Abb. 1.595**)	Nekrose und Eiter	Alginatverband Alternative: Kompressen, TenderWet
sekundär heilende Wunde, Granulationsphase (**Abb. 1.596**)	Granulation flächig (hellrot, gut durchblutet), am Rand noch leicht fibrinös	Hydrokolloidverband Alternative: Alginat, Hydropolymerverband
sekundär heilende Wunde, Epithelisierungsphase (**Abb. 1.597**)	Wunde fast komplett mit Epithel bedeckt	Hydrokolloidverband Alternative: Hydropolymerverband

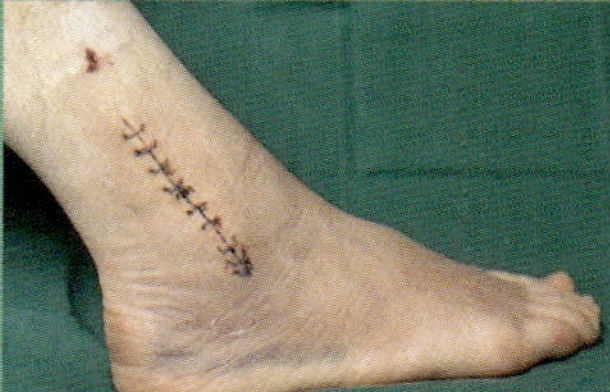
Abb. 1.591 Primär heilende Wunde.

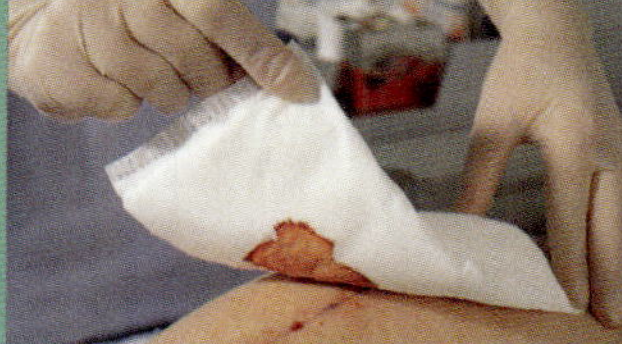
Abb. 1.592 Primär heilende Wunde mit Sekretion.

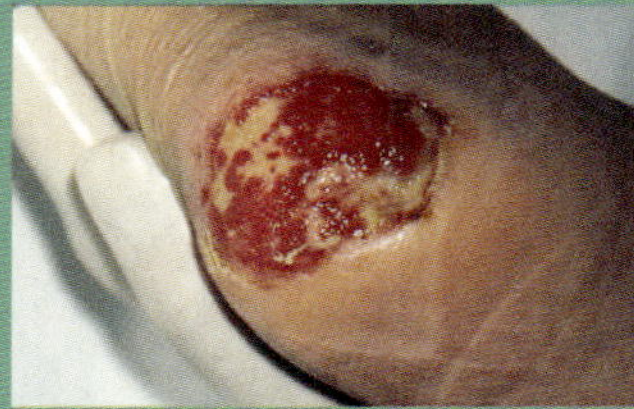
Abb. 1.593 Sekundär heilende Wunde mit schmierigen Belägen.

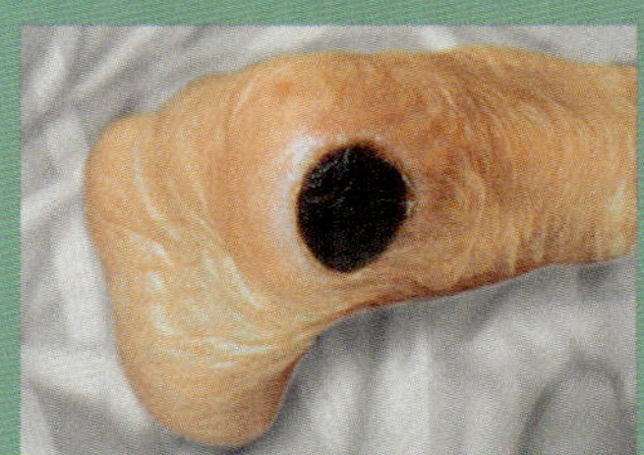
Abb. 1.594 Sekundär heilende Wunde mit trockener Nekrose.

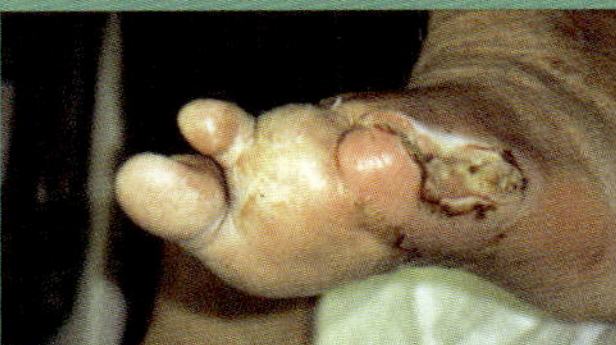
Abb. 1.595 Sekundär heilende, infizierte Wunde.

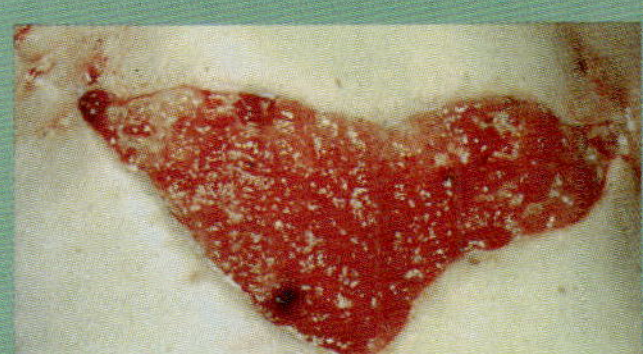
Abb. 1.596 Sekundär heilende Wunde in der Granulationsphase.

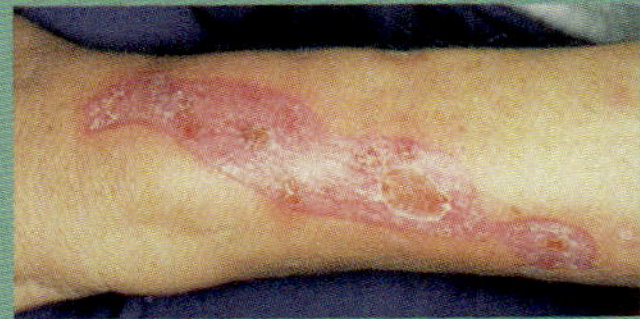
Abb. 1.597 Sekundär heilende Wunde in der Epithelisierungsphase.

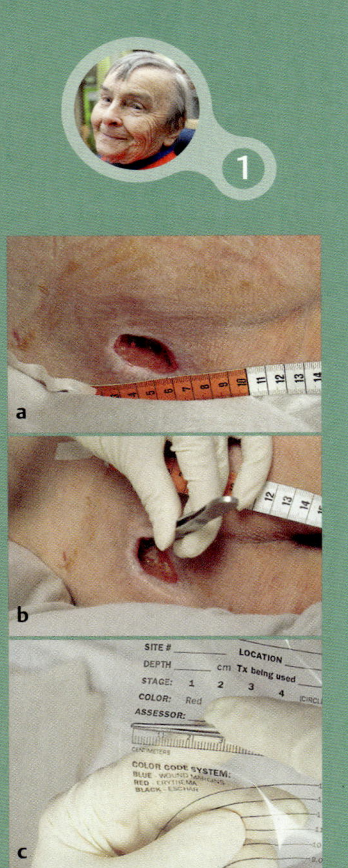

Abb. 1.598 a Bestimmung des Durchmessers mittels Maßband, b–c Bestimmung der Tiefe mit einer Pinzette.

M *Für alle Wunden gilt: Nekrosen, als lokal begrenztes abgestorbenes Gewebe, sollten durch den Arzt entfernt werden.*

M *Die Grunderkrankung bei sekundär heilenden Wunden ist oft ein Ulcus cruris, ein Dekubitus oder eine Diabeteserkrankung. Informieren Sie sich zu diesen Krankheitsbildern auf den Seiten 352, 285 und 366.*

M *Die Frage, welche Spüllösung verwendet wird, entscheidet der Arzt. Ringer-Lösung hat den Vorteil, dass damit Elektrolytverschiebungen im Wundgebiet und somit einer Wundheilungsstörung vorgebeugt werden kann.*

reicht, muss die Wahl der Verbandmaterialien entsprechend angepasst werden.

Bei der Anwendung anderer Wundbehandlungsmittel wie Antiseptika oder nekroselösender Externa sollte der Nutzen genau abgewogen werden. Viele dieser Substanzen sind umstritten und beeinträchtigen die Wundheilung. Nur nach Arztanordnung verwenden.

Verbandwechsel

- Der Verbandwechsel ist bei nicht infizierten und bei infizierten, septischen Wunden unterschiedlich,
- während des Verbandwechsels unter allen Umständen eine Keimverschleppung vermeiden,
- hygienische Richtlinien beachten: z. B. hygienische Händedesinfektion durchführen, sterile Handschuhe korrekt anziehen, sterile und unsterile Materialien voneinander trennen und nicht über sterile Materialien hinwegarbeiten, evtl. Mundschutz anziehen (z. B. bei Erkältungen).

Dokumentation

- Beobachtungsergebnisse müssen gewissenhaft festgehalten werden, um allen an der Wundversorgung Beteiligten das Feststellen von Veränderungen zu ermöglichen,
- Veränderungen müssen dem Arzt mitgeteilt werden.

Behandlung der Grunderkrankung

Je nach Grunderkrankung muss eine ergänzende Pflegestrategie oder Therapie erfolgen.

- Bei Ulcus cruris venosum muss die Extremität mit Kompressionsverbänden versorgt werden,
- bei Dekubitus eine vollkommene Druckentlastung vorgenommen werden und
- bei diabetisch entstandenen Wunden muss der Blutzuckerspiegel eingestellt werden.

Wundspülung bei sekundär heilenden Wunden

Ziele

- Kontrolle des Wundzustands,
- Reinigung der Wunde,
- Förderung der Wundheilung.

Indikationen

Eine Wundspülung ist indiziert bei infizierten und nicht infizierten, sekundär heilenden Wunden.

Nur infizierte Wunden werden mit Wundantiseptika gespült. Bei allen anderen Wunden wird Ringer-Lösung oder isotone Kochsalzlösung verwendet.

Vorbereitung der Materialien

Unsterile Materialien

- Desinfektionsmittel,
- Einmalhandschuhe,
- Bettschutz,
- Mundschutz,
- Abwurfbehälter,
- Tablett.

Sterile Materialien

- 20-ml-Spritze,
- Knopfkanüle,
- Spüllösung (z. B. Ringer-Lösung, NaCl-Lösung, bei infizierten Wunden evtl. Wundantiseptika),
- sterile anatomische Pinzette,
- Einmalhandschuhe,
- sterile Kugeltupfer bzw. Kompressen,
- Verbandmaterialien.

Durchführung

- Hände nach Hygieneplan desinfizieren,
- benötigte Gegenstände auf desinfizierter bzw. steriler Arbeitsfläche (z. B. fahrbarer Tisch) richten und Vollständigkeit überprüfen; unsterile Materialien patientennah, sterile Materialien patientenfern platzieren; steht kein Kollege zum Anreichen zur Verfügung, sterile Materialien vorher öffnen, Spüllösung vorher aufziehen,
- Patienten über geplante Maßnahme informieren (auch bewusstlose Patienten),
- Besucher aus dem Patientenzimmer bitten, Fenster und Türen schließen,
- Pflegebett auf eine Rücken schonende Arbeitshöhe bringen, evtl. den Handlungsablauf störende Kleidungsstücke entfernen, dabei die Intimsphäre beachten und für Sichtschutz sorgen,
- Bettschutz platzieren, Arbeitsfläche gut erreichbar positionieren,
- unsterile Einmalhandschuhe und evtl. Mundschutz (z. B. bei Erkältung) anziehen,
- äußeren Verband lösen, vorsichtig ohne Wundberührung entfernen und direkt mit den Einmalhandschuhen im Abwurfbehälter entsorgen (der Verband darf erst unmittelbar vor dem Verbandwechsel entfernt werden, Non-Touch-Prinzip beachten!),
- wundabdeckende Kompresse mit steriler Pinzette abheben und direkt entsorgen,
- Hände erneut desinfizieren und Wunde sorgfältig inspizieren,
- Spritze (z. B. 20 ml) mit steriler Spüllösung in die eine Hand nehmen, die andere mit sterilem Handschuh bedecken,
- je nach Wundsituation Wundgebiet mit Ringer-Lösung bzw. NaCl-Lösung spülen (bei infizierten Wunden evtl. Wundantiseptika verwenden); auf die Spritze evtl. Knopfkanüle aufsetzen, wenn Wundtaschen oder Gänge zu spülen sind; damit die herauslaufende Spüllösung nicht die Wundumgebung infiziert, sterile Kompressen zum Auffangen der Flüssigkeit an den Wundrand halten (**Abb. 1.599**),
- Vorgang je nach Arztanordnung wiederholen,

- Wunde mit steriler Pinzette und sterilen Kugeltupfern austupfen,
- Wundumgebung mit Pinzette und sterilen Kugeltupfern reinigen; für jeden Wischvorgang neuen Tupfer verwenden,
- wundabdeckende sterile Kompresse mit Pinzette auflegen bzw. andere Wundauflage (je nach Arztverordnung) aufbringen,
- bei Bedarf weitere Kompressen oder steriles Pflaster aufbringen.

Die Frage, welche Spüllösung verwendet wird, entscheidet der Arzt. Ringer-Lösung hat den Vorteil, dass damit Elektrolytverschiebungen im Wundgebiet und somit einer Wundheilungsstörung vorgebeugt werden kann.

Nachbereitung

- Patienten beim Rücklagern und Anziehen unterstützen,
- vor dem Verlassen des Patienten nachfragen, ob noch Wünsche bezüglich Lagerung, Getränke, Belüftung des Zimmers usw. bestehen,
- gebrauchte Materialien sachgerecht ver- bzw. entsorgen (z. B. Mülltrennung beachten, benutzte Instrumente wieder aufbereiten),
- abschließend Hände desinfizieren,
- Maßnahme durch Eintragung in die Pflegedokumentation mit Handzeichen, Uhrzeit und Ergebnis der Wundinspektion dokumentieren.
- **Blick zurück:** Sind alle Materialien wieder entfernt? Wurde nicht zufällig etwas im Bett vergessen?

Wundverband bei infizierten, sekundär heilenden Wunden (Beispiel Hydrokolloidverband mit Alginat-Tamponade)

Definitionen

Hydrokolloidverband. Dies ist eine Wundauflage zur feuchten Wundbehandlung. Die Grundsubstanz, die Hydrokolloide, nehmen Wundsekret auf, verwandeln sich in Gel und bilden so ein feuchtes Wundmilieu. Bei der Abnahme des Verbandes entsteht oft ein typischer Geruch, und das Hydrokolloid-Wundsekret-Gemisch sieht aus wie Eiter. Diese Phänomene sind typisch und kein Zeichen einer Infektion. Sie werden von der Wundauflage hervorgerufen.

Alginat-Tamponade. Dies ist eine Tamponade aus Kalziumalginat. Die saugfähigen Fasern der Kalziumalginate wandeln sich bei Kontakt mit natriumhaltigen Flüssigkeiten wie Blut oder Wundsekret zu einem Gel um (**Abb. 1.600**). Das Gel deckt die Wunde ab, sodass ein idealfeuchtes Wundmilieu entsteht.

Ziele

- Reinigung der Wunde, Reduzierung von Wundkeimen,
- Förderung der Wundheilung.

Indikationen

Ein Hydrokolloidverband mit Alginattamponade ist z. B. indiziert bei:

- Dekubitus,
- Ulcus cruris.

Vorbereitung der Materialien

Unsterile Materialien

- Desinfektionsmittel,
- Einmalhandschuhe,
- Bettschutz,
- Mundschutz,
- Schutzkittel,
- Abwurfbehälter,
- Tablett.

Sterile Materialien

- 20-ml-Spritze, evtl. bei Bedarf Knopfkanüle,
- Alginat-Tamponade,
- Hydrokolloidverband,
- Spüllösung (z. B. Ringer-Lösung, NaCl-Lösung, Wundantiseptika),
- anatomische Pinzetten,
- Einmalhandschuhe,
- sterile Kugeltupfer bzw. Kompressen,
- Verbandmaterialien.

Bitte beachten Sie bei der Verbandvisite, dass infizierte Wunden erst nach kontaminierten bzw. primär heilenden Wunden versorgt werden dürfen.

Durchführung

- Hände nach Hygieneplan desinfizieren,
- benötigte Gegenstände auf desinfizierter bzw. steriler Arbeitsfläche (z. B. Tablett) richten und auf Vollständigkeit überprüfen; unsterile Materialien patientennah, sterile Materialien patientenfern platzieren.

Wenn Sie alleine steril arbeiten müssen, denken Sie daran, sich vor dem Lösen des Verbands die Materialien vorzubereiten, denn wenn Sie sterile Handschuhe anhaben, dürfen Sie nur noch sterile Gegenstände anfassen. Also z. B. sterile Kompressen vorher öffnen und Folie abziehen, Spüllösung steril aufziehen usw.

- Patienten über geplante Maßnahme informieren (auch bewusstlose Patienten!),
- Besucher aus dem Patientenzimmer bitten, Fenster und Türen schließen,
- Pflegebett auf eine Rücken schonende Arbeitshöhe bringen, evtl. den Handlungsablauf störende

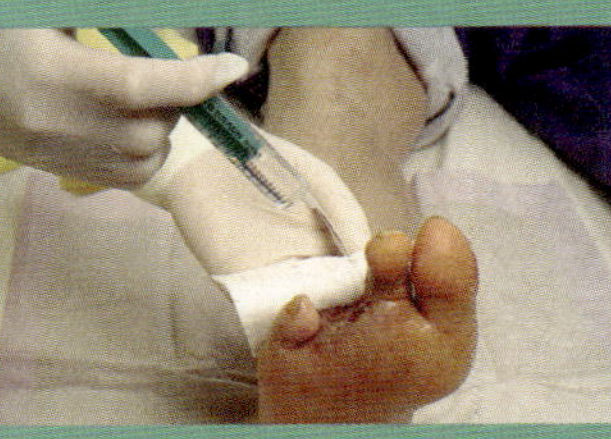

Abb. 1.599 Damit die herauslaufende Spüllösung nicht die Wundumgebung infiziert, sterile Kompressen zum Auffangen der Flüssigkeit an den Wundrand halten.

D *Ein Hydrokolloidverband ist eine Wundauflage zur feuchten Wundbehandlung. Hydrokolloide nehmen Wundsekret auf, verwandeln sich in Gel und bilden so ein für die Wundheilung günstiges feuchtes Wundmilieu.*

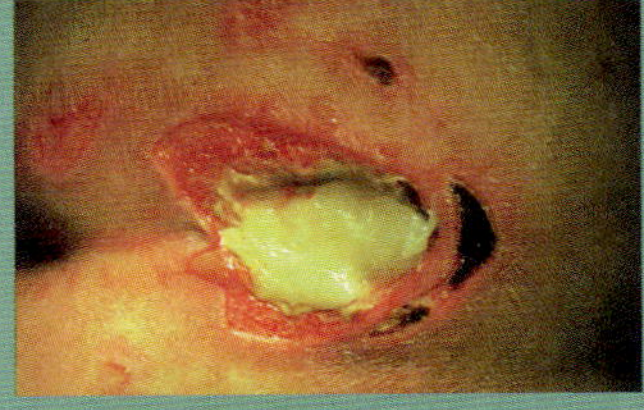

Abb. 1.600 So sieht ein Alginat nach der Umwandlung in ein Gel aus.

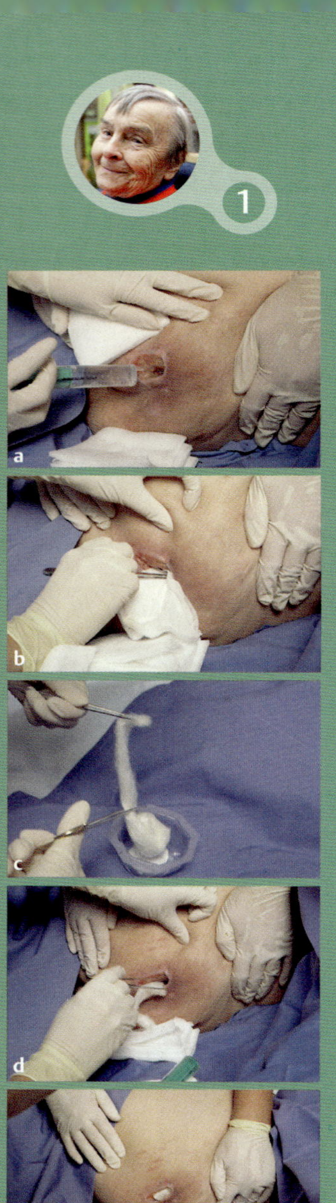

Abb. 1.601 **a** Wundgebiet mit Ringer-Lösung bzw. mit NaCl-Lösung spülen, **b** Wundtaschen mit Pinzette und steriler Kompresse austupfen, **c** Alginat-Tamponade mit steriler Pinzette aus Verpackung ziehen und mit steriler Schere kürzen, **d** Tamponade mit steriler Pinzette in die Wunde und die Wundtaschen einlegen, **e** Platte zum Abschätzen der Größe neben die Wunde halten, **f** auf spannungsfreies Anbringen achten.

Kleidungsstücke entfernen, dabei die Intimsphäre beachten und für Sichtschutz sorgen,
- Schutzkittel anziehen, bei großflächigen infizierten Wunden auch Mund- und Haarschutz,
- Patienten in Abhängigkeit der Wundlokalisation schmerzfrei lagern,
- Arbeitsfläche gut erreichbar positionieren, Bettschutz platzieren, unsterile Einmalhandschuhe anziehen,
- äußeren Verband lösen, vorsichtig ohne Wundberührung entfernen und direkt mit den Einmalhandschuhen im Abwurfbehälter entsorgen,
- alte Wundauflage mit steriler Pinzette abheben und direkt entsorgen,
- Hände erneut desinfizieren und Wunde sorgfältig inspizieren,
- in eine Hand Spritze (z.B. 20 ml) mit steriler Spüllösung nehmen, die andere Hand mit sterilem Handschuh bedecken,
- je nach Wundsituation Wundgebiet mit Ringer-Lösung bzw. mit NaCl-Lösung spülen (**Abb. 1.601a**); auf die Spritze evtl. Knopfkanüle aufsetzen, wenn Wundtaschen oder Gänge zu spülen sind; damit die herauslaufende Spüllösung nicht die Wundumgebung infiziert, sterile Kompressen zum Auffangen der Flüssigkeit an den Wundrand halten,
- Wundtaschen mit Pinzette und steriler Kompresse austupfen (**Abb. 1.601b**) und Wunde mit sterilen Kompressen trocken tupfen,
- Alginat-Tamponade mit steriler Pinzette aus Verpackung ziehen und mit steriler Schere wenn nötig kürzen (**Abb. 1.601c**),
- Tamponade mit steriler Pinzette in die Wunde, besonders auch in die Wundtaschen, einlegen (**Abb. 1.601d**); dabei jedoch keinen zu starken Druck ausüben, da dies zu Nekrosen führen kann,
- passende Größe des Hydrokolloidverbandes auswählen bzw. zurechtschneiden; die Platte des Hydrokolloidverbands sollte ca. 2 cm größer als die Wunde sein; am besten dazu die Platte neben die Wunde halten (ohne diese zu berühren), um die Größenverhältnisse besser vergleichen zu können (**Abb. 1.601e**),
- nochmals prüfen, ob Umgebung der Wunde wirklich trocken ist (sonst haftet der Verband nicht richtig),
- Verband für 2 bis 3 Min. mit den flachen Händen andrücken und evtl. Luftblasen seitlich ausstreichen (durch die Handwärme haftet der Verband besser),
- je nach Lokalisation der Wunde Hydrokolloidverband evtl. mit Binde fixieren. Erstreckt sich der Verband über Hautfalten, auf spannungsfreies Anbringen achten (**Abb. 1.601f**). Beachten Sie die Herstellerangaben, ob der Hydrokolloidverband für die Wunde geeignet ist. Bei stark infizierten Wunden evtl. die Alginat-Tamponade mit textilem Verband fixieren.

Nachbereitung

- Patienten beim Rücklagern und Anziehen unterstützen,
- vor dem Verlassen des Patienten nachfragen, ob noch Wünsche bezüglich Lagerung, Getränke, Belüftung des Zimmers usw. bestehen,
- gebrauchte Materialien sachgerecht ver- bzw. entsorgen (z.B. Mülltrennung beachten, benutzte Instrumente aufbereiten),
- abschließend Hände desinfizieren,
- Maßnahme durch Eintragung in die Pflegedokumentation mit Handzeichen, Uhrzeit und Ergebnis der Wundinspektion dokumentieren.
- **Blick zurück:** Liegt der Verband komplett an? Haben sich keine Falten gebildet?
- Verband erneut nach 5–7 Tagen wechseln (siehe Herstellerangaben) oder wenn die Flüssigkeitsblase die Wundränder erreicht hat. Die Beurteilung und Einschätzung des richtigen Wechselzeitpunktes wird erleichtert, wenn nach dem Anlegen eines neuen Verbandes die Wundumrisse angezeichnet worden sind.

Internet:
http:// www.medizin-info.de
http:// www.pflegeteam-dismer.de
http:// www.dermapharm.de
http:// www.klinikheute.de

Anlegen von Kompressionsverband und medizinischer Thromboseprophylaxestrümpfe

Definitionen

Thrombose. Bei einer Thrombose bildet sich ein Thrombus in Gefäßabschnitten des Herz- und Kreislaufsystems. Bei der Entstehung spielt die sog. Virchow-Trias (S. 217) eine entscheidende Rolle.

Thromboseprophylaxe. Vorbeugende Maßnahmen um eine Thrombose zu verhindern, z.B. Maßnahmen zur Mobilisation, die Beobachtung des Patienten auf Thrombosezeichen (S. 217) oder die Venenkompression durch Antithrombosestrümpfe oder einen Kompressionsverband.

Kompressionsverband. Ein mit elastischen Textilbinden gewickelter Verband zur Thromboseprophylaxe.

Medizinische Thromboseprophylaxestrümpfe (MTS). Sie dienen der Thromboseprophylaxe, indem sie die oberflächlichen Beinvenen komprimieren und die Strömungsgeschwindigkeit in den tieferen Beinvenen verbessern.

Kompressionsverband modifiziert nach Pütter

Leitlinie Kompressionsverband

Da nicht abschließend belegt ist, welche Kompressionstechnik wirkungsvoller ist, sollten Sie sich erkundigen, welche Technik in Ihrer Einrichtung Standard ist. Die Deutsche Gesellschaft für Phlebologie empfiehlt in ihrer Leitlinie zum Kompressionsverband keine bestimmte Technik, legt allerdings Wert auf die Beachtung bestimmter Prinzipien:

- Ferse und Zehengrundgelenke miteinbinden,
- gefährdete Stellen ab- und unterpolstern,
- mit nachlassendem Druck von distal nach proximal wickeln. Grundsätzlich ist es wichtig, dass Sie die Binde anmodellieren (**Abb. 1.602**).

Ziele

- Verbesserung des Rückflusses aus den tiefen Beinvenen,
- Kompression der oberflächlichen Beinvenen,
- optimal dosierte Kompression.

Indikationen

Ein Kompressionsverband ist indiziert bei:

- Ödemen,
- Krampfadern (Varikosis),
- Thrombophlebitis,
- postthrombotischem Syndrom und wenn keine passenden Strumpfgrößen vorhanden sind.

Kontraindikationen

Ein Kompressionsverband ist kontraindiziert bei:

- peripherer arterieller Verschlusskrankheit,
- dekompensierter Herzinsuffizienz,
- septischer Phlebitis,
- fortgeschrittener Neuropathie.

Vorbereitung der Materialien

Im Folgenden wird die Kompressionstechnik nach Pütter detailliert vorgestellt.

- 2 Kompressionsbinden (Kurzzug) 8 cm für Unterschenkel,
- 2 Kompressionsbinden (Kurzzug) 10 cm für Oberschenkel (Anzahl und Breite der Binden können bei besonders dicken oder sehr dünnen Beinen variiert werden),
- Verbandklammern bzw. gut klebendes Heftpflaster,
- ggf. Polstermaterial und Schere.

Durchführung

- Hände nach Hygieneplan desinfizieren,
- benötigte Gegenstände auf desinfizierter Arbeitsfläche (z.B. Tablett) richten und auf Vollständigkeit überprüfen,
- Patienten über geplante Maßnahme informieren (auch bewusstlose Patienten!),
- Fenster und Türen schließen und ggf. Besucher aus dem Patientenzimmer bitten,
- Pflegebett auf eine Rücken schonende Arbeitshöhe bringen und den Handlungsablauf störende Kleidungsstücke entfernen, dabei die Intimsphäre beachten und für Sichtschutz sorgen,
- den Patienten in Rückenlage lagern, den Fuß im Sprunggelenk im Winkel von 90° anwinkeln (dabei kann zum Halten des Beins eine zweite Pflegende notwendig sein).

Anlegen eines Kompressionsverbandes am Unterschenkel

- Die erste Bindentour am Zehengrundgelenk von innen nach außen beginnen (**Abb. 1.603a**), lediglich die Zehen bleiben zur Kontrolle der Durchblutung sichtbar,
- die nächsten 2 bis 3 Bindentouren zirkulär oder als Kornährentouren um den Mittelfuß wickeln,

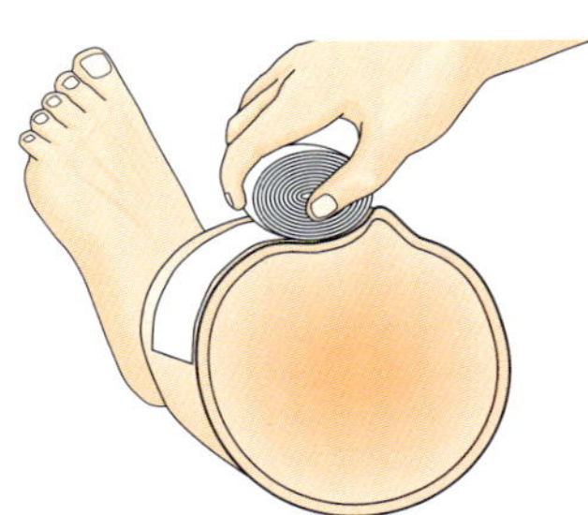

Abb. 1.602 Beim Anmodellieren liegt die Bindenrolle am Körper an und wird nicht strammgezogen.

D *Ein Kompressionsverband ist ein mit elastischen Textilbinden gewickelter Verband zur Thromboseprophylaxe. Beim Kompressionsverband nach Fischer laufen die Bindentouren streng spiralig, nach Pütter werden zwei Binden gegenläufig gewickelt.*

M *Bei kachektischen Patienten oder Patienten mit sehr dünner Haut sollten Sie empfindliche Stellen am Knie oder in der Knöchelgegend gut umpolstern, um die Entstehung eines Dekubitus zu vermeiden.*

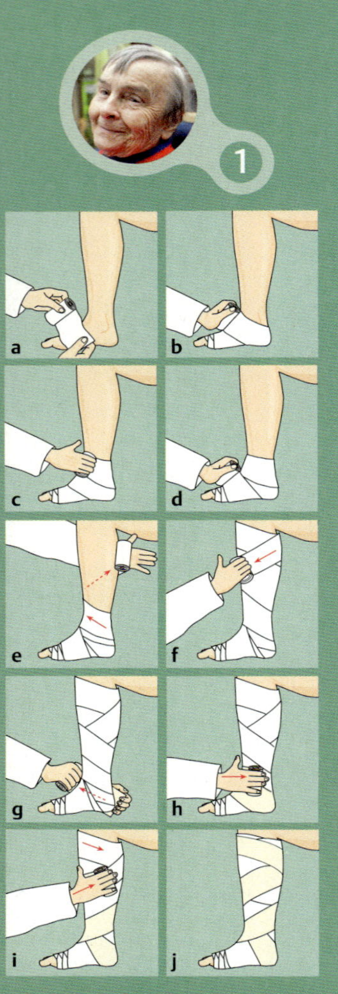

Abb. 1.603 Beim Kompressionsverband nach Pütter werden zwei Binden gegenläufig gewickelt.

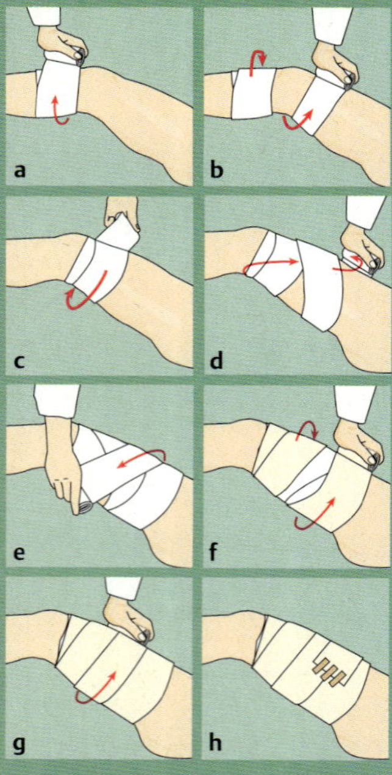

Abb. 1.604 So wird ein Kompressionsverband oberhalb des Oberschenkels angelegt.

Medizinische Thromboseprophylaxestrümpfe dienen der Thromboseprophylaxe. Sie komprimieren die oberflächlichen Beinvenen und verbessern die Strömungsgeschwindigkeit in den tieferen Beinvenen.

dann eine Tour um die Ferse über den Innenknöchel zurückführen (**Abb. 1.603b**),
- mit einer weiteren Tour den oberen Rand der Fersentour fixieren (**Abb. 1.603c**),
- anschließend folgt eine Tour über den unteren Rand der Fersentour über die Fußwölbung (Abb. **Abb. 1.603d**),
- eine weitere Tour um den Mittelfuß legen und zur Fessel führen,
- Binde der Form des Beines folgend nach oben abrollen (**Abb. 1.603e**),
- in mehreren Touren Binde von der Kniekehle wieder zurückführen und dabei die Lücken des Verbandes schließen (**Abb. 1.603f**),
- das Ende der ersten Binde mit einem Pflasterstreifen fixieren,
- die zweite Binde am Knöchel von außen nach innen anlegen (**Abb. 1.603g**) und gegenläufig zur ersten Binde mit zwei Touren die Ferse fest umschließen (**Abb. 1.603h**),
- diese Binde ebenfalls der Form des Beines folgend nach oben (**Abb. 1.603i**) führen und von der Kniekehle wieder zurückführen, dabei die Lücken der Touren der zweiten Binde schließen (**Abb. 1.603j**),
- das Bindenende mit einer Verbandklammer oder mit Heftpflaster fixieren.

Anlegen eines Kompressionsverbandes am Oberschenkel

Der Kompressionsverband nach Pütter bedeckt nur den Unterschenkel und ist i.d.R. zur Thromboseprophylaxe ausreichend. Je nach Arztanordnung wird jedoch auch der Oberschenkel in den Verband mit einbezogen.
- Das Kniegelenk beim Wickelvorgang in einem Winkel von ca. 20° halten,
- mit einer Zirkulärtour dritte Binde unterhalb des Knies von innen nach außen fixieren (**Abb. 1.604a**),
- die nächste Tour oberhalb der Kniescheibe zirkulär wickeln und über die Kniescheibe zurückführen,
- in zwei weiteren Touren diese Kniescheibentour zunächst oben und dann unten fixieren,
- die Binde zum Oberschenkel zurückführen (**Abb. 1.604b**) und nochmals zirkulär wickeln (**Abb. 1.604c**),
- ähnlich wie beim Unterschenkel die Binde jetzt steil nach oben führen (**Abb. 1.604d**),
- diese durch eine Zirkulärtour im Leistenbereich fixieren; danach bei den Abwärtstouren die vorhandenen Lücken im Verband schließen (**Abb. 1.604e**),
- das Bindenende durch Klebestreifen fixieren,
- die vierte Binde oberhalb des Knies ansetzen, durch eine erste zirkuläre Tour fixieren und von außen nach innen wickeln (**Abb. 1.604f**),
- vierte Binde gegenläufig zur dritten Binde nach oben in die Leistengegend führen (**Abb. 1.604g**),
- bei den nachfolgenden Touren Lücken der vierten Binde schließen,
- das Ende der Binde gut mit Heftpflaster oder Verbandklammern fixieren (**Abb. 1.604h**),
- bei mobilen Patienten können zusätzliche Pflasterstreifen z.B. an Knöchel und Ferse den Kompressionsverband vor dem Verrutschen bewahren,
- leiten Sie den Patienten an, auf Taubheitsgefühle, Abschnürungen und Herunterrutschen des Verbandes zu achten und sich zu melden, falls er Veränderungen feststellt,
- mobile Patienten sollen nach dem Anlegen des Verbands möglichst einige Zeit umhergehen.
- kontrollieren Sie nach etwa einer halben Stunde, ob der Verband zu fest gewickelt ist; der Patient gibt dann Schmerzen an oder seine Zehen verfärben sich zyanotisch. In diesem Fall müssen Sie den Verband entfernen und mit etwas weniger Druck neu anlegen.

Nachbereitung

- Patienten beim Rücklagern und Anziehen unterstützen,
- sich vor dem Verlassen des Zimmers nach Bedürfnissen des Patienten bezüglich seiner Lagerung, Getränke, Belüftung des Zimmers usw. erkundigen,
- abschließend Hände desinfizieren,
- Maßnahme durch Eintragung in die Pflegedokumentation mit Handzeichen und Uhrzeit dokumentieren. Festhalten, welche Bindenbreite und wie viele Binden benötigt wurden.
- **Blick zurück:** Wurde der Verband faltenfrei angelegt? Sitzen die Binden fest genug?

Medizinische Thromboseprophylaxestrümpfe

Definition

Medizinische Thromboseprophylaxestrümpfe oder MT-Strümpfe sind spezielle Strümpfe zur Kompression der oberflächlichen Beinvenen und zur Verbesserung der Strömungsgeschwindigkeit in den tieferen Beinvenen. Diese Strümpfe sind nicht zu verwechseln mit den vom Orthopäden passgenau angefertigten Stützstrümpfen (Kompressionsstrümpfe).

Ziele

- Vermeidung einer Thrombose,
- Verbesserung des Rückflusses aus den tiefen Beinvenen,
- Kompression der oberflächlichen Beinvenen.

Indikationen

MT-Strümpfe sind indiziert bei:
- eingeschränkter Mobilität bzw. Immobilität,
- nach einer Geburt,
- Krampfadern (Varikosis),
- postoperativ,
- Adipositas.

Kontraindikationen

Die MT-Strümpfe sind kontraindiziert bei:

- Ödemen,
- arterieller Verschlusskrankheit,
- Polyneuropathie,
- einer Allergie auf das Strumpfmaterial oder bei Operationswunden am Bein (in diesen Fällen können die Beine nach Rücksprache mit dem Arzt gewickelt werden).

Vorbereitung der Materialien

- Maßband zum Feststellen der exakt passenden Strumpfgröße,
- Anziehhilfe,
- MT-Strümpfe entsprechender Größe.

Durchführung

- Hände nach Hygieneplan desinfizieren,
- Maßband und Anziehhilfe auf desinfizierter Arbeitsfläche (z. B. Tablett) richten,
- Patienten über geplante Maßnahme informieren (auch bewusstlose Patienten!),
- Fenster und Türen schließen und ggf. Besucher aus dem Patientenzimmer bitten,
- Pflegebett auf eine Rücken schonende Arbeitshöhe bringen und den Handlungsablauf störende Kleidungsstücke entfernen, dabei die Intimsphäre beachten und für Sichtschutz sorgen,
- Patienten auf den Rücken mit evtl. leicht erhöhten Beinen lagern.

Beinausstreichungen unterstützen den venösen Rückstrom: 3- bis 5-mal das Bein von der Ferse bis oberhalb des Knies ausstreifen (S. 218). Nicht bei herzinsuffizienten Patienten oder Patienten mit einer Thrombose bzw. Verdacht auf Thrombose durchführen!

Strumpfgröße ermitteln

- Länge des Beines messen, ebenso die Dicke des Oberschenkels und der Waden- bzw. Knöchelumfang (**Abb. 1.605**), dabei Herstellerangaben beachten,
- bei Patienten, die Diuretika bekommen, müssen die Beine vor jedem Strumpfwechsel neu ausgemessen werden, da sich der Umfang von Ober- und Unterschenkel ändern kann,
- nach Herstellerangaben den passenden Strumpf auswählen. Die meisten Hersteller bieten ihre Strümpfe in 9 Größen an und kennzeichnen diese durch unterschiedliche Farben. Die passenden Farben sind mitunter schon auf dem Maßband abzulesen.

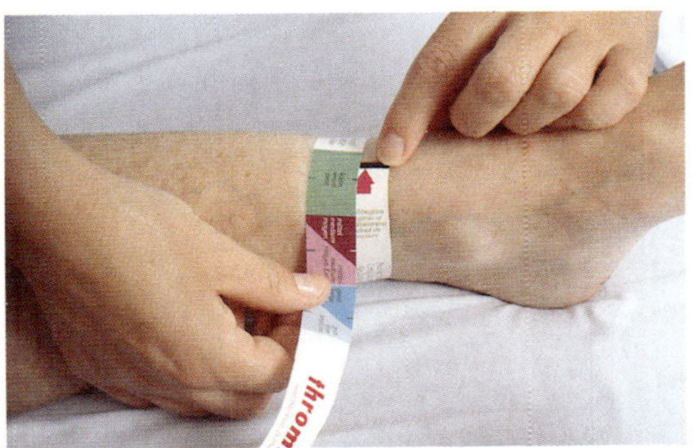

Abb. 1.605 Die Strumpfgröße wird durch exaktes Abmessen der Länge des Beines, der Dicke des Oberschenkels und des Wadenumfangs festgestellt.

MT-Strümpfe anziehen mit Anziehhilfe

- Strumpf bis zur Ferse frei in die Anziehhilfe hängen (**Abb. 1.606a**),
- restlichen Strumpf umstülpen (**Abb. 1.606b**),
- Strumpf über den Fuß und die Ferse sorgfältig anziehen (**Abb. 1.606c**),
- Anziehhilfe bis zum Knie vorschieben,
- Strumpf bis zur Leiste von Hand hochstreifen, dabei darauf achten, dass keine Falten entstehen und dass der Strumpf ganz nach oben gezogen wird,
- Sichtfenster an den Zehen ausrichten (Fenster dient zur Überwachung der Zehendurchblutung).

Es ist leichter, wenn Sie bei diesem Vorgang eher seitlich am Bett mit dem Rücken zum Kopfende stehen und die Strümpfe hochziehen, anstatt sie vom Fußende aus zu schieben.

MT-Strümpfe anziehen ohne Anziehhilfe

- Patienten vorbereiten, exakte Strumpfgröße feststellen usw. entsprechend dem Vorgehen mit der Anziehhilfe,
- Strümpfe bis zur Ferse umstülpen, indem Sie mit der Hand in den Strumpf fahren, die Ferse festhalten und den restlichen Strumpf darüber stülpen (**Abb. 1.607a**),
- Öffnung weiten, um das Anziehen im Fußbereich zu erleichtern (**Abb. 1.607b**),
- den Strumpf vorsichtig über den Vorfuß in Richtung Ferse ziehen (**Abb. 1.607c**),
- den restlichen Strumpf aufrollen und über die Ferse stülpen,
- nun den aufgerollten Strumpf über den Unter- und Oberschenkel ziehen,
- den Patienten anleiten, auf Taubheitsgefühle, Abschnürungen und Herunterrutschen der Strümpfe zu achten und sich zu melden, falls er Veränderungen feststellt.

Strümpfe zweimal täglich zur Pflege kurz ausziehen. Das Eincremen der Beine erschwert das Anziehen der Strümpfe erheblich. Beobachten Sie die Hautverhältnisse an den Beinen gut, da durch das vermehrte Schwitzen in den Strümpfen die Fußpilzgefahr erhöht ist.

Nachbereitung

- Patienten beim Rücklagern und Anziehen unterstützen,

M *Die Beine müssen vor dem Beginn von Kompressionsmaßnahmen entstaut sein (ca. 20 Min. erhöht lagern, s. S. 608).*

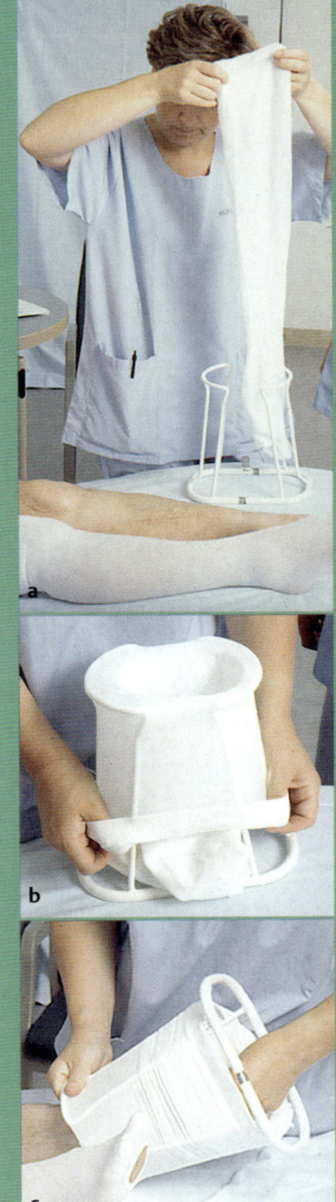

Abb. 1.606 Das Anziehen von medizinischen Thromboseprophylaxestrümpfen wird durch eine Anziehhilfe erleichtert.

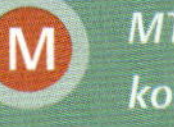

MT-Strümpfe müssen kontinuierlich über 24 Std. getragen werden, also auch nachts! Strümpfe mind. alle 2–3 Tage wechseln. Nach häufigem Waschen werden die Strümpfe weit und müssen aussortiert werden.

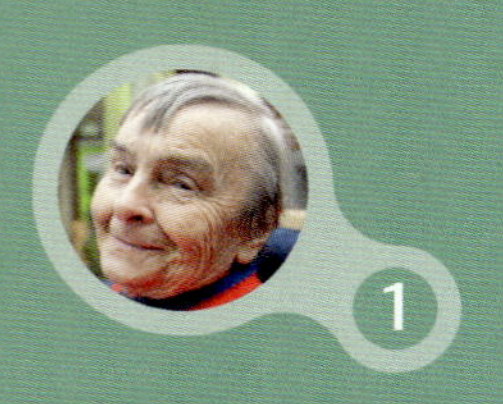

- sich vor dem Verlassen des Zimmers nach Bedürfnissen des Patienten bezüglich seiner Lagerung, Getränke, Belüftung des Zimmers usw. erkundigen,
- gebrauchte Materialien sachgerecht ver- bzw. entsorgen (z. B. Tablett desinfizieren, Anziehhilfe bei Patienten deponieren),
- abschließend Hände desinfizieren,
- Maßnahme durch Eintragung in die Pflegedokumentation mit Handzeichen und Uhrzeit dokumentieren; Größe der Strümpfe eintragen und festhalten, wann neue, saubere Strümpfe angezogen wurden.
- **Blick zurück:** Wurde die richtige Strumpfgröße ermittelt? Liegt der Strumpf faltenfrei am Bein an?

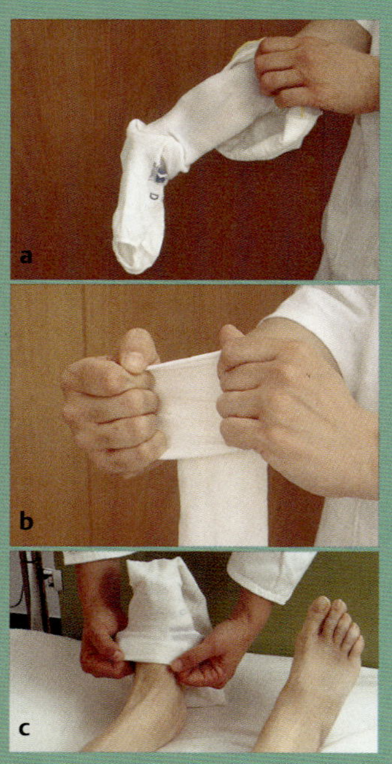

Abb. 1.607 Diese Handgriffe erleichtern das Anziehen von MT-Strümpfen auch ohne Anziehhilfe.

Inhalation

Inhalation mit dem Ultraschallvernebler (ohne Maske)

Ziele

- Befeuchten der Tracheal- und Bronchialschleimhaut durch Anfeuchten der Atemluft,
- Einbringen von Medikamenten in die Atemwege.

Indikationen

- Therapie von Lungenerkrankungen (z. B. bei Asthma bronchiale, Bronchitis),
- Maßnahme zur Pneumonieprophylaxe.

Vorbereitung der Materialien

- Ultraschallvernebler (**Abb. 1.608**),
- Schlauchsysteme,
- Flüssigkeitsbehälter mit dem Inhalat (Aqua destillata und ggf. Medikamentenzusätze, z. B. Emser Salz oder ein Sekretolytikum),
- Abwurfschale, Zellstoff.

Durchführung

- Hände nach Hygieneplan desinfizieren,
- Ultraschallvernebler, benötigte Materialien und das Inhalat auf desinfizierter Arbeitsfläche richten und Vollständigkeit bzw. Verfallsdatum überprüfen,
- Gerät nach Herstellerangaben zusammenbauen,
- Schlauchsystem anschließen und darauf achten, dass die Schläuche nicht durchhängen,
- ggf. Medikament nach Arztanordnung zusetzen,
- Patienten über geplante Maßnahme informieren (auch bewusstlose Patienten!), Fenster und Türen schließen und Besucher aus dem Patientenzimmer bitten,
- Patienten, wenn möglich, mit erhöhtem Oberkörper lagern und zu normaler Atmung anhalten,
- Zellstoff mit Abwurfschale für abgehusteten Schleim bereitlegen,
- Ultraschallvernebler in ca. 50 cm Entfernung zum Patienten aufstellen,
- Verneblungsgrad einstellen und Vernebler nach Herstellerangaben in Betrieb nehmen,
- Inhalationsdauer nach Arztanordnung beachten,
- nach der Inhalation den Patienten zum Abhusten anhalten.

Nachbereitung

- Patienten beim Rücklagern unterstützen und evtl. Mund ausspülen lassen,
- sich vor dem Verlassen des Patienten nach Bedürfnissen erkundigen (Lagerung bequem? Getränk erwünscht? Fenster öffnen?),
- gebrauchte Materialien sachgerecht ver- bzw. entsorgen (z. B. Schlauchsystem nach Herstellerangaben und Hygienerichtlinien der Klinik aufbereiten lassen),
- abschließend Hände desinfizieren,
- Maßnahme durch Eintragung in die Pflegedokumentation dokumentieren.
- **Blick zurück:** Wurde die Inhalationsdauer eingehalten? Ist das Gerät für den nächsten Einsatz startklar?

Inhalation mit dem Düsenvernebler

Ziele

- Befeuchten der Tracheal- und Bronchialschleimhaut durch das Anfeuchten der Atemluft,
- Einbringen von Medikamenten in die Atemwege.

Indikationen

- Therapie von Lungenerkrankungen (z. B. bei Asthma bronchiale, Bronchitis),
- Maßnahme zur Pneumonieprophylaxe.

Vorbereitung der Materialien

- Inhalationsgerät,
- Schlauchsystem und Maske bzw. Mundstück,
- Flüssigkeitsbehälter mit dem Inhalat (Aqua destillata und ggf. Medikamentenzusätze, z.B. ein Spasmo- oder Sekretolytikum),
- Zellstoff mit Abwurfschale.

Durchführung

- Hände nach Hygieneplan desinfizieren,
- benötigte Materialien und das Inhalat auf desinfizierter Arbeitsfläche richten und Vollständigkeit bzw. Verfallsdatum überprüfen,
- Gerät nach Herstellerangaben zusammenbauen,
- Schlauchsystem und Maske anschließen,
- ggf. Medikament nach Arztanordnung zusetzen,
- Patienten über geplante Maßnahme informieren, Fenster und Türen schließen und Besucher aus dem Patientenzimmer bitten,
- Zellstoff mit Abwurfschale für abgehusteten Schleim bereitlegen,
- wenn möglich, den Patienten mit erhöhtem Oberkörper lagern,
- Patienten richtige Atemtechnik erklären:
  - Maske dicht anlegen bzw. Mundstück dicht mit den Lippen umschließen,
  - tief und langsam bei gedrücktem Kompressionsknopf durch den Mund einatmen,
  - Knopf loslassen und durch die Nase ausatmen,
  - Vorgang zweimal hintereinander wiederholen und kurz pausieren (**Abb. 1.609a**).
- Inhalationsdauer nach Arztanordnung beachten (15 Min. sollten nicht überschritten werden),
- nach der Inhalation den Patienten zum Abhusten anhalten.

Nachbereitung

Siehe Nachbereitung „Inhalation mit dem Ultraschallvernebler".

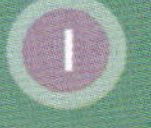

D *Bei der Inhalation werden Nebel, Gase, Dämpfe oder feinste, in Luft zerstäubte Teilchen in die oberen und unteren Atemwege eingebracht.*

M *Die Inhalation mit Düsenvernebler und Maske oder Mundstück ist deutlich effektiver als die Inhalation ohne Maske* **(Abb. 1.608)**.

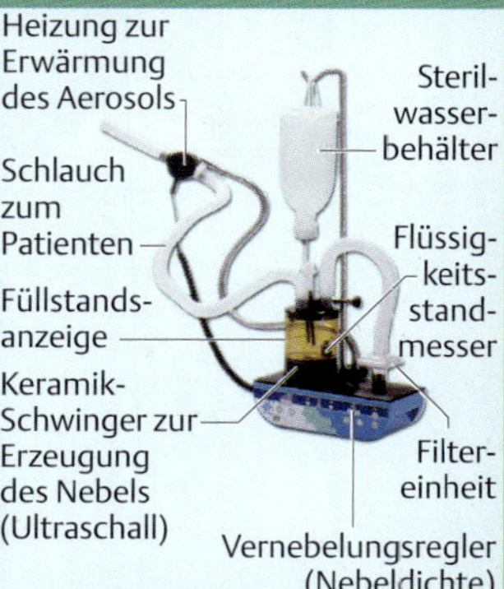

Abb. 1.608 Der Ultraschallvernebler sollte in ca. 50 cm Entfernung stehen.

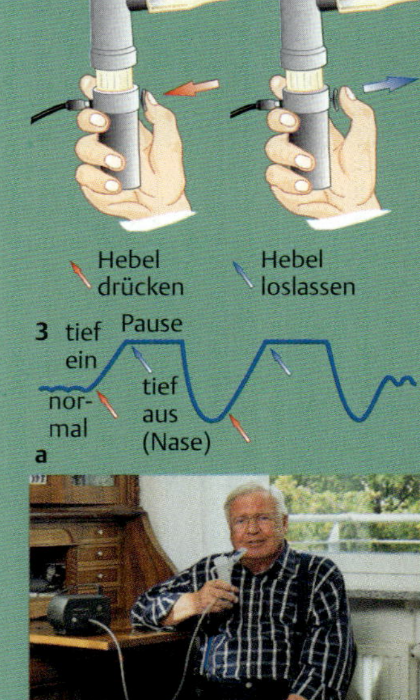

Abb. 1.609 a Der Ventilknopf wird atemsynchron bei der Einatmung betätigt.
b Ältere Menschen brauchen eventuell Anleitung und Unterstützung bei der Anwendung (Fa. Pari GmbH).

M *Weisen Sie darauf hin, dass zu schnelles Atmen zu Schwindel und sogar zu Übelkeit führt. Bleiben Sie so lange beim Patienten, bis Sie sicher sind, dass er die richtige Atemtechnik beherrscht.*

I **Internet:** *http://www.atemwegsliga.de*

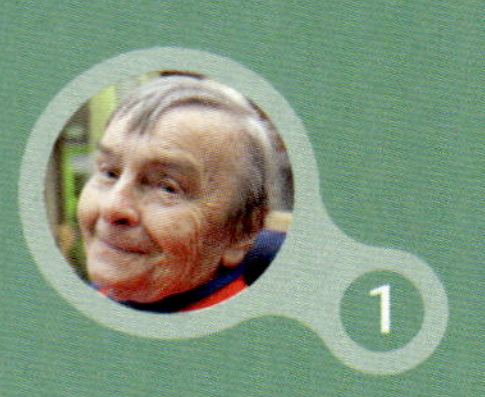

D *Sauerstoff ist ein lebensnotwendiges Gas. Eine Sauerstoffgabe ist z. B. bei Lungenerkrankungen indiziert.*

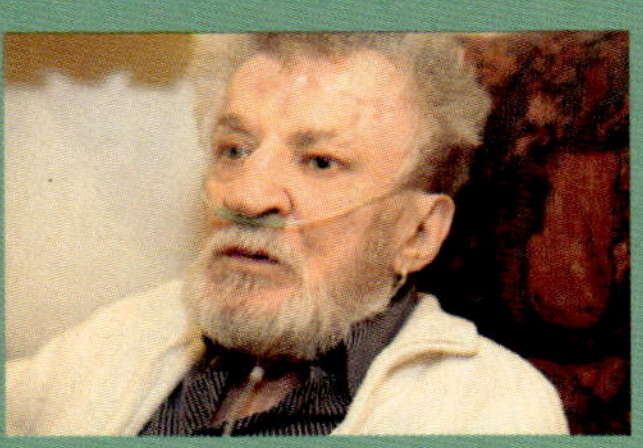

Abb. 1.610 Sauerstoff kann z. B. über eine Sauerstoff-Brille verabreicht werden.

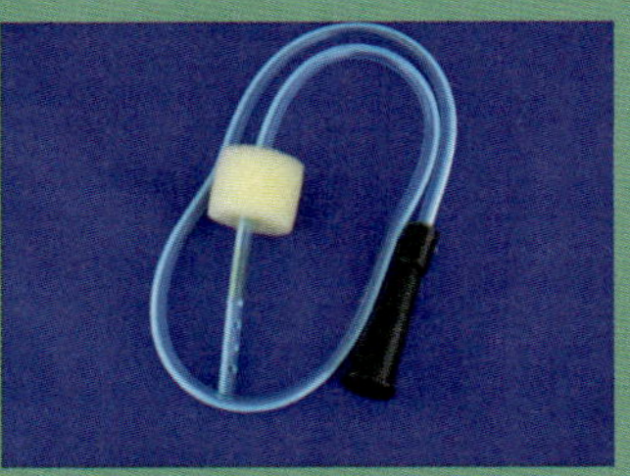

Abb. 1.611 Bei einer Sauerstoff-Nasensonde besteht Dekubitusgefahr. Nasenloch regelmäßig wechseln.

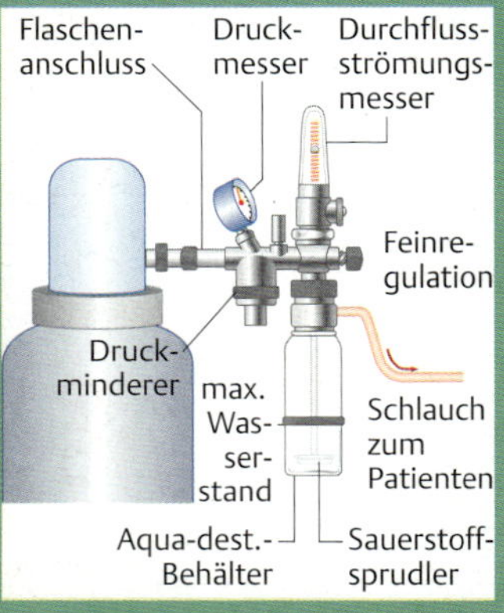

Abb. 1.612 Sauerstoffgerät mit Manometer, Feinregulierventil und Durchflussströmungsmesser.

M *Gasflaschen vor Gebrauch kontrollieren (O_2-Flaschen sind blau und tragen die Aufschrift „Sauerstoff"). Flaschen vor Überwärmung (z. B. direkte Sonneneinstrahlung, Heizung) schützen. Kein Fett, Öl oder Pflasterrückstände auf das Ventil bringen (Brandgefahr!).*

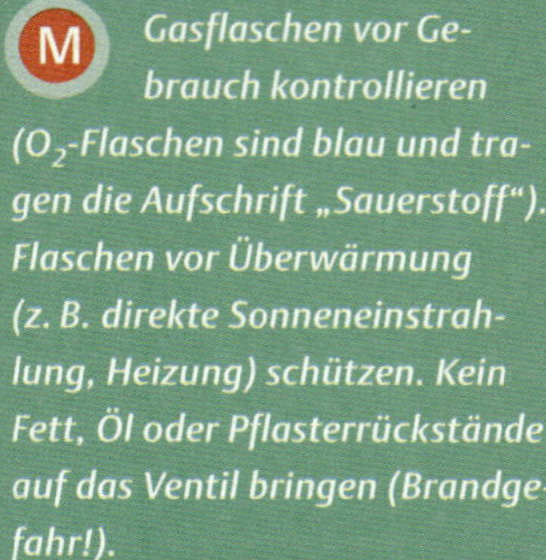

I **Ineternet:**
www.pneumologie.de
www.selbsthilfe-lot.de

Sauerstoffgabe

Definition

Sauerstoff ist ein lebensnotwendiges Gas, das in der Luft zu ca. 21 Vol.-% enthalten ist. Es wird über eine Sauerstoffflasche oder im Krankenhaus über einen Wandanschluss bezogen. Es kann dem Patienten über verschiedene Insufflationsgeräte (Sauerstoffbrille, -maske oder -sonde) verabreicht werden.

Ziele

- Dosierte Anreicherung der Atemluft mit Sauerstoff,
- Erhöhung des Partialdrucks im Blut.

Indikationen

Die Insufflation von Sauerstoff ist indiziert bei Lungenerkrankungen mit Ateminsuffizienz, Hypoxien, Anämien.

Sauerstoff verabreichen

Vorbereitung der Materialien

- verordnetes Insufflationsgerät,
- zentrale Sauerstoffanlage mit Wandanschluss im Patientenzimmer oder Sauerstoffflasche,
- Reduzierventil,
- Sauerstoffbefeuchter,
- Aqua destillata.

Durchführung

- Hände nach Hygieneplan desinfizieren,
- benötigte Gegenstände auf desinfizierter Arbeitsfläche (z. B. Tablett) richten,
- Sauerstoffflasche auf Inhalt (Aufschrift „Sauerstoff"), Füllungszustand und Dichtigkeit überprüfen,
- Sauerstoffvorrat berechnen,
- Sauerstoffbefeuchter mit Aqua destillata unter sterilen Bedingungen füllen und an Sauerstoffflasche oder Wandanschluss ankoppeln,
- Patienten über geplante Maßnahme informieren, Fenster und Türen schließen und Besucher aus dem Patientenzimmer bitten,
- Patientenbett auf eine Rücken schonende Arbeitshöhe bringen und Patienten unterstützen, eine sitzende Position einzunehmen (atemerleichternd), sofern keine Kontraindikation vorliegt,
- Nase reinigen lassen, evtl. nasal absaugen (S. 570),
- Insufflationsgerät aufsetzen bzw. Sauerstoff-Nasensonde unter Drehbewegungen vorsichtig in ein Nasenloch einführen und mit dem Sauerstoffbefeuchter verbinden,
- Sauerstoffflasche öffnen und verordnete Literzahl nach Arztverordnung einstellen,
- Atemfrequenz und -tiefe, Puls, Blutdruck, Hautfarbe und Bewusstseinszustand des Patienten regelmäßig überprüfen.

Nachbereitung

- Vor dem Verlassen des Zimmers sich nach dem Befinden des Patienten und möglichen Bedürfnissen erkundigen,
- gebrauchte Materialien sachgerecht ver- bzw. entsorgen (z. B. Verpackungsmaterialien zum Kunststoffabfall geben),
- abschließend Hände desinfizieren,
- Maßnahme durch Eintragung in die Pflegedokumentation mit Angaben der Literzahl und verwendetem Insufflationsgerät, Handzeichen und Uhrzeit dokumentieren,
- **Blick zurück:** Ist das Insufflationsgerät korrekt angebracht? Ist die verordnete Literzahl richtig eingestellt?

Nach der O_2-Applikation muss das Hauptventil geschlossen und das System entlüftet werden. Bei einer Sauerstofftherapie über einen längeren Zeitraum müssen die Sauerstoff-Nasensonde, -brille oder -maske täglich gewechselt und Sonde und Brille auf Durchgängigkeit überprüft werden. Achten Sie auf ausreichend Flüssigkeit (Aqua destillata) im Sauerstoffbefeuchter.

Wechseln einer leeren Sauerstoffflasche

Durchführung

- Hände nach Hygieneplan desinfizieren,
- neue Sauerstoffflasche richten und Inhalt (Aufschrift „Sauerstoff"), Füllungszustand und Dichtigkeit überprüfen,
- Sauerstoffvorrat berechnen,
- Patienten über geplante Maßnahme informieren, Fenster und Türen schließen und Besucher aus dem Patientenzimmer bitten,
- Sauerstoffzufuhr abstellen (Hauptventil schließen) und System durch nochmaliges Öffnen des Reglers entlüften,
- Verbindungsschlauch vom Insufflationsgerät trennen, Druckminderer und Sauerstoffbefeuchter abschrauben, Schutzkappe über das Hauptventil schrauben und Flasche im speziellen Transportsystem aus dem Patientenzimmer bringen,
- Sauerstoffflasche als „leer" kennzeichnen und getrennt von vollen Flaschen liegend oder an einer Wandhalterung fixiert lagern,
- neue Sauerstoffflasche mit speziellem Transportsystem ins Patientenzimmer bringen und Sauerstoffbefeuchter ankoppeln.

Unfallverhütungsvorschriften. Flaschen immer außerhalb des Patientenzimmers wechseln. Befeuchtungssystem und Druckminderer von leeren Flaschen abschrauben und Flasche durch Schutzkappe sichern. Leere Flaschen kennzeichnen. Flaschenventile vorsichtig handhaben (z. B. langsam öffnen und leicht schließen). Schwergängige Ventile dürfen nur mit einem Aufsteckrad geöffnet werden.

Absaugen der oberen Atemwege

Definitionen

Beim Absaugen werden Blut, Sekrete, Luft oder feste Stoffen aus Körperöffnungen oder Körperhöhlen mithilfe eines Absaugkatheters unter Sog entfernt. Je nach Vorgehensweise wird unterschieden in endotracheales, nasales und orales Absaugen.

- endotracheales Absaugen: über einen Endotrachealtubus (endotracheal = in die Luftröhre eingelegt),
- nasales Absaugen: über den Nasen-Rachen-Raum,
- orotracheales Absaugen: über den Mund-Rachen-Raum.

Endotracheales Absaugen über einen Endotrachealtubus

Ziele

- Vermeidung von Sekretanhäufungen und Verbesserung der Lungenventilation,
- Absaugung von Fremdkörpern (z.B. Erbrochenem) bei Verdacht auf Aspiration oder nach erfolgter Aspiration,
- Gewinnung von Lungensekret zur bakteriologischen Untersuchung.

Indikationen

Über einen Endotrachealtubus wird z.B. abgesaugt bei:

- Rasselgeräuschen bei der Atmung (Atmung ist durch zu viel Sekret erschwert),
- Verdacht auf Aspiration,
- bakteriologischer Untersuchung von Lungensekret.

Vorbereitung der Materialien

- 1 Abwurfbehälter,
- 1 Mundschutz,
- Schutzhandschuhe und 2 sterile Einmalhandschuhe,
- 2 sterile Absaugkatheter (Größe richtet sich nach der Tubusgröße: für Erwachsene i.d.R. Katheter von 12–16 Charrière),
- 1 Absauganlage mit Auffangbehälter (geschlossenes System), Wasserbehälter zum Durchspülen des Schlauchsystems und Überleitungsschlauch (mit Fingertipp).

Durchführung (2 Personen)

- Hände nach Hygieneplan desinfizieren,
- benötigte Gegenstände auf desinfizierter Arbeitsfläche richten und Vollständigkeit überprüfen, Funktionsfähigkeit der Absauganlage durch Herstellen des Sogs kontrollieren,
- Patient über geplante Maßnahme informieren, Fenster und Türen schließen und Besucher ggf. aus dem Zimmer bitten, da der Anblick dieser Maßnahme von vielen als belastend empfunden wird,
- Patientenbett auf eine Rücken schonende Arbeitshöhe bringen,
- auch bewusstlose Patienten immer vor dem Absaugen über die Maßnahme informieren.
- Vergegenwärtigen Sie sich bitte stets die Sichtweise des Patienten und versuchen Sie, beruhigend auf ihn einzuwirken.
- Patient nach Absprache mit dem Arzt ausreichend oxygenieren (für Sauerstoffsättigung sorgen, z.B. Sauerstoffgehalt am Beatmungsgerät auf 100% für mehrere Atemzüge erhöhen),
- Mundschutz und Schutzhandschuhe anziehen,
- Verpackung des Absaugkatheters unter Wahrung der Sterilität öffnen und mit dem Absaugschlauch verbinden (Verpackung bleibt zunächst um den Absaugkatheter),
- sterilen Einmalhandschuh anziehen, 2. Pflegeperson reicht den Absaugkatheter an und entfernt vorsichtig die Verpackung, während die durchführende Pflegeperson den Katheter mit der sterilen Hand ergreift (**Abb. 1.613a**),
- Absauggerät einschalten und auf einen Unterdruck von ca. 0,2 bar einstellen (Sog durch Verschließen der Öffnung am Fingertipp mit dem Daumen der unsterilen Hand herstellen),
- Absaugkatheter ohne Sog einführen,
- Rachenraum durch Mund und Nase zügig absaugen,
- Katheter und sterilen Handschuh abwerfen und neuen sterilen Einmalhandschuh und frischen Absaugkatheter anreichen lassen,
- Alarm des Beatmungsgerätes deaktivieren, Beatmungsschlauch vom Tubus abkoppeln und Konus auf sterile Fläche (z.B. Innenseite der Verpackung für den sterilen Handschuh) durch die 2. Person legen lassen (**Abb. 1.613b**).
- Absaugkatheter bis zum leichten Widerstand rasch einführen: Katheter mit einer Öffnung ohne Sog, mit mehreren Öffnungen mit Sog (**Abb. 1.613c**),
- unter Sog Absaugkatheter zurückziehen und abgesaugtes Sekret auf Menge, Konsistenz und Farbe beobachten:
  - drehende Bewegungen beim Herausziehen waren bei Absaugkathetern mit einem Auge üblich, die heute allerdings kaum mehr verwendet werden,
  - Katheter mit mehreren Augen können gerade zurückgezogen werden.
- Nach dem Absaugen Tubus mit dem Beatmungsschlauch durch die 2. Person verbinden lassen und den Druck im Blockerballon durch einen Cuffdruckmesser überprüfen,
- Beatmungsparameter überprüfen, Alarm des Beatmungsgeräts aktivieren und Vitalzeichen kontrollieren.

D *Beim Absaugen werden z.B. Sekrete aus Körperöffnungen oder Körperhöhlen mithilfe eines Absaugkatheters unter Sog entfernt.*

M *Grundsätzlich gilt: So wenig wie möglich und so häufig wie nötig absaugen. Das Absaugen ist eine invasive Maßnahme, bei der die Gefahr besteht, dass durch unsachgemäßes Arbeiten Keime in den Körper eingebracht werden.*

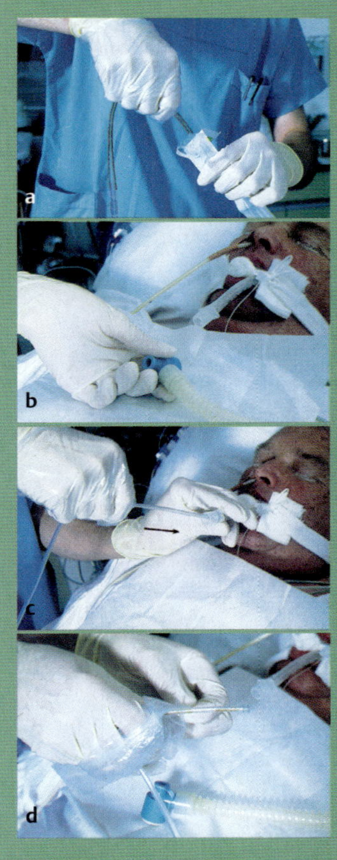

Abb. 1.613 Endotracheales Absaugen. **a** Steriles Entnehmen, **b** abgekoppelter Beatmungsschlauch, **c** rasches Einführen, **d** Entsorgen des Katheters.

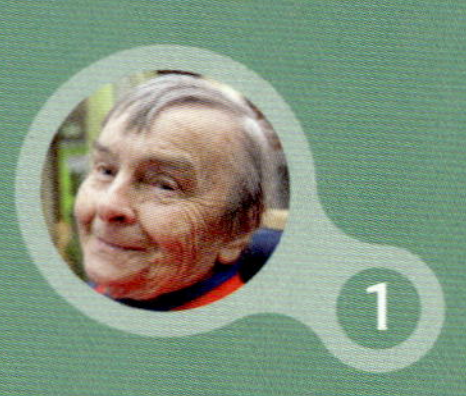

P Wenn Sie den Katheter nur gerade herausziehen, können Sie ihn schon nach kurzer Zeit schlecht führen. Ein Trick ist, sich den Katheter während des Herausziehens um den Finger zu wickeln.

P Da die Lungenventilation während des Absaugens unterbrochen ist, sollte der Vorgang auf max. 15 Sek. begrenzt werden. Um ein Gefühl für die Dauer des Vorgangs zu bekommen, können Sie z. B. selbst die Luft anhalten.

M Ist eine nochmalige Absaugung notwendig, muss der Patient erst mit ca. 10–15 Beatmungen ausreichend oxygeniert werden. Verwenden Sie einen frischen sterilen Handschuh und einen neuen Absaugkatheter.

P Wenn beim Absaugen ein Hustenreiz ausgelöst wird, kann dadurch Sekret nach oben transportiert und die Effektivität des Vorgangs gesteigert werden. Wenn möglich, kann der Patient zum Husten aufgefordert werden.

Katheter herausziehen. Wenn Sie den Katheter nur gerade herausziehen, können Sie ihn schon nach kurzer Zeit schlecht führen. Ein Trick ist, sich den Katheter während des Herausziehens um den Finger zu wickeln. Anschließend können Sie sich den Handschuh über den aufgerollten Katheter stülpen und ihn so ordentlich entsorgen (**Abb. 1.613d**).

Nachbereitung

- Absaugschlauch durchspülen und gebrauchte Materialien sachgerecht entsorgen,
- bei Bevorratung der Materialien am Bett darauf achten, dass alles Notwendige für den nächsten Absaugvorgang vorhanden ist,
- abschließend Hände desinfizieren und Maßnahme einschl. Farbe, Menge, Konsistenz, Geruch und Beimengungen des Sekrets, Häufigkeit und Komplikationen, Vitalzeichen sowie Reaktion des Patienten mit Handzeichen und Uhrzeit in der Pflegedokumentation dokumentieren.
- **Blick zurück:** Überprüfen, ob der Patient freier atmet, korrekt gelagert und entsprechend seinen Bedürfnissen versorgt ist (z. B. Rufanlage in Reichweite). Sind für den nächsten Absaugvorgang alle Vorbereitungen getroffen (z. B. genügend Spülflüssigkeit vorhanden)?

Nasales/orales Absaugen

Ziele

- Vermeidung von Sekretanhäufungen und Verbesserung der Lungenventilation,
- Absaugung von Fremdkörpern bei Verdacht auf Aspiration oder nach erfolgter Aspiration.

Indikationen

Nasal oder oral wird z. B. abgesaugt bei:
- Rasselgeräuschen bei der Atmung,
- Verdacht auf Aspiration.

Vorbereitung der Materialien

- Schutzhandschuhe und 1 sterilen Einmalhandschuh,
- 2 sterile Absaugkatheter,
- 1 Absauganlage oder Absauggerät mit Auffangbehälter (geschlossenes System) und Wasserbehälter zum Durchspülen des Schlauchsystems,
- 1 Abwurfbehälter,
- 1 Mundschutz,
- evtl. Salbe oder Gel als Schleimhautanästhetikum,
- Materialien zur Mund- bzw. Nasenpflege,
- Zellstoff, Nierenschale (falls Patient erbricht).

Durchführung

- Hände nach Hygieneplan desinfizieren,
- benötigte Gegenstände auf desinfizierter Arbeitsfläche richten und Vollständigkeit überprüfen; Funktionsfähigkeit der Absauganlage durch Herstellen des Sogs kontrollieren,
- Patienten über geplante Maßnahme informieren (auch bewusstlose Patienten!) und Oberkörper hoch lagern, wenn keine Kontraindikation besteht,
- Fenster und Türen schließen und Besucher ggf. aus dem Patientenzimmer bitten, da der Anblick dieser Maßnahme von vielen als belastend empfunden wird,
- Patientenbett auf eine Rücken schonende Arbeitshöhe bringen,
- Mundschutz und Schutzhandschuhe anziehen,
- Mund- bzw. Nasenpflege durchführen, um die Gefahr einer Keimverschleppung zu reduzieren.
- Um dem Patienten unnötige Schmerzen zu ersparen und um Schleimhautläsionen vorzubeugen, empfiehlt es sich, den Katheter mit einem anästhesierenden Gel oder mit Salbe gleitfähig zu machen.
- Mundschutz und Schutzhandschuhe anziehen, Nierenschale und Zellstoff bereitstellen, falls Patient erbricht,
- Patient zur Oxygenierung mehrmals tief durchatmen lassen oder Sauerstoff verabreichen, wenn vom Arzt angeordnet,
- Verpackung des Absaugkatheters öffnen und unter Wahrung der Sterilität mit dem Absaugschlauch verbinden (Verpackung bleibt zunächst um den Absaugkatheter),
- sterilen Einmalhandschuh anziehen, mit der unsterilen Hand vorsichtig die Verpackung vom Katheter abziehen, dabei den Katheter mit der sterilen Hand ergreifen,
- Absauggerät einschalten und auf einen Unterdruck von ca. 0,2 bar einstellen (Sog durch Verschließen der Öffnung am Fingertipp mit dem Daumen der unsterilen Hand herstellen),
- Absaugkatheter über Mund oder Nase rasch einführen und Rachenraum absaugen, dabei Sekret auf Menge, Konsistenz und Farbe beobachten,
- unter Sog Absaugkatheter zurückziehen, dabei um den Finger wickeln und Handschuh darüberstülpen.

Nachbereitung

- Vitalzeichen überprüfen (Vagusreizung möglich),
- gebrauchte Materialien sachgerecht entsorgen und Absaugschlauch durchspülen,
- bei Bevorratung der Materialien am Bett darauf achten, dass alles Notwendige für den nächsten Absaugvorgang vorhanden ist,
- abschließend Hände desinfizieren und Maßnahme dokumentieren (s. Nachbereitung bei endotrachealem Absaugen).

Wechsel und Pflege der Trachealkanüle

Definition

Ein Tracheostoma (Trachea = Luftröhre, Stoma = Öffnung) ist eine operative Eröffnung der Luftröhre durch eine Tracheotomie. In das Tracheostoma wird eine Trachealkanüle eingeführt. So kann eine freie Atmung aufrechterhalten werden. Die fachgerechte pflegerische Versorgung des Stomas umfasst den regelmäßigen Verbandwechsel, den Kanülenwechsel sowie die Hautbeobachtung in der Umgebung des Stomas.

Ziel

Ein Tracheostoma wird angelegt, um eine ausreichende Sauerstoffaufnahme und Kohlendioxidabgabe sicherstellen zu können.

Indikationen

Ein Tracheostoma ist z. B. indiziert bei:
- Verengungen der Trachea durch Tumor,
- Stimmbandlähmung,
- Langzeitbeatmung,
- Laryngektomie (Entfernung des Kehlkopfs).

Verbandwechsel

Ziele

- Förderung der Wundheilung,
- Kontrolle des Wundgebietes.

Indikationen

Der Verbandwechsel beim Tracheostoma ist indiziert:
- bei einer Durchblutung und/oder Durchfeuchtung des Verbands,
- regelmäßig zur Infektionsprophylaxe.

Vorbereitung der Materialien

Unsterile Materialien

- Einmalhandschuhe,
- Desinfektionsmittel,
- Nierenschale,
- Abwurfbehälter,
- evtl. Mundschutz,
- Fixationsmaterialien wie z. B. Pflaster, Binden, Schlauchmull,
- Verbandschere.

Sterile Materialien

- Einmalhandschuhe,
- Schlitzkompressen,
- Tupfer,
- chirurgische Pinzette,
- Schere,
- evtl. Klemme,
- Kochsalz 0,9%.

Durchführung

- Hände nach Hygieneplan desinfizieren,
- benötigte Gegenstände auf desinfizierter bzw. steriler Arbeitsfläche richten (z. B. Tablett bzw. Verbandwagen) und Vollständigkeit kontrollieren,
- Patienten über geplante Maßnahme informieren (auch bewusstlose Patienten),
- Fenster und Türen schließen und Besucher aus dem Patientenzimmer bitten,
- Patientenbett auf eine Rücken schonende Arbeitshöhe bringen und evtl. den Handlungsablauf störende Kleidungsstücke entfernen, dabei die Intimsphäre beachten und für Sichtschutz sorgen.
- Reinigungsarbeiten im Zimmer und Pflegemaßnahmen an benachbarten Patienten dürfen aus hygienischen Gründen nicht durchgeführt werden.
- Patienten, wenn möglich, in halbsitzender Position lagern und den Hals leicht nach hinten überstrecken,
- Arbeitsfläche (Tablett, ausgezogener Nachttisch oder Verbandwagen) gut erreichbar positionieren,
- Mundschutz und unsterile Einmalhandschuhe anziehen,
- Halteband und äußeren Verband lösen (**Abb. 1.615a**), vorsichtig ohne Wundberührung entfernen und direkt mit den Einmalhandschuhen im Abwurfbehälter entsorgen,
- sterile Einmalhandschuhe anziehen,
- wundabdeckende Schlitzkompresse abheben und ebenfalls direkt entsorgen,
- Wundgebiet mit kochsalzgetränktem Tupfer von innen nach außen reinigen (**Abb. 1.615b**); für jeden Wischvorgang neuen Tupfer verwenden (nur bei infizierten Wundrändern werden Antiseptika verwendet),
- Haut sorgfältig beobachten,
- befindet sich ein Luftfilter auf dem Tracheostoma, diesen ebenfalls erneuern,
- wundabdeckende sterile Schlitzkompresse unter die Halteplatte der Trachealkanüle ziehen (**Abb. 1.615c**). Um Hautberührung zu vermeiden, können Sie dazu eine sterile Pinzette verwenden,
- Kanüle wieder mit Halteband fixieren (**Abb. 1.615d**).

Nachbereitung

- Patienten bei der bequemen Lagerung und beim Anziehen unterstützen,
- Rufanlage in Reichweite legen,
- sich vor dem Verlassen des Zimmers nach Bedürfnissen des Patienten bezüglich seiner Lagerung, Getränke, Belüftung des Zimmers usw. erkundigen,
- gebrauchte Materialien sachgerecht ver- bzw. entsorgen (z. B. Mülltrennung),
- abschließend Hände desinfizieren,
- Maßnahme durch Eintragung in die Pflegedokumentation mit Handzeichen, Uhrzeit und ggf. Ergebnis der Beobachtung dokumentieren.

D *Bei einem Tracheostoma wurde die Luftröhre operativ eröffnet, um eine ausreichende Sauerstoffaufnahme und CO_2-Abgabe sicherzustellen.*

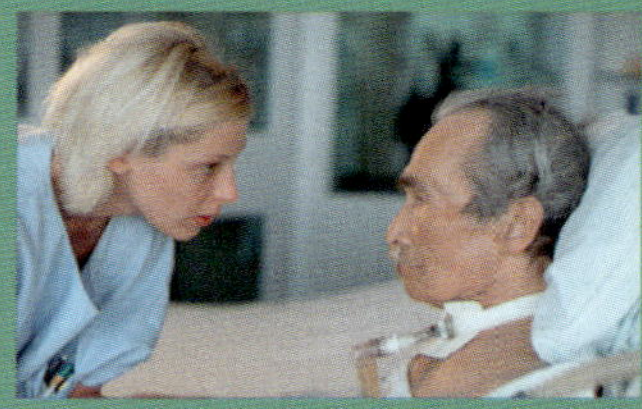

Abb. 1.614 Ein Tracheostoma kann das Sprachvermögen beeinträchtigen. Achten Sie daher auf Körpersprache und kommunizieren Sie auch nonverbal.

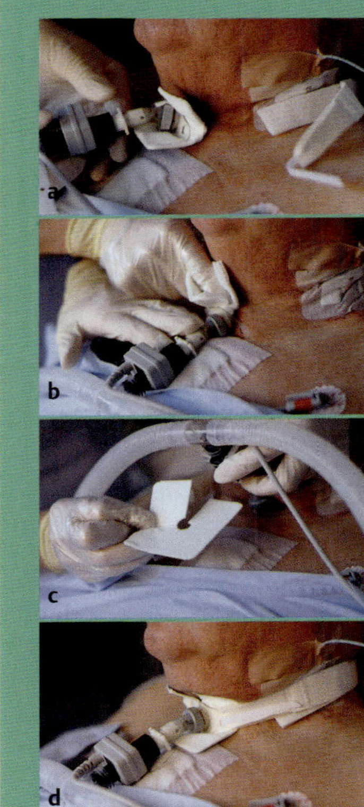

Abb. 1.615 Der Verbandwechsel der Trachealkanüle muss unter sterilen Bedingungen vorgenommen werden.

M *Der erste Trachealkanülenwechsel wird immer vom Arzt durchgeführt. Ist der Wechsel komplikationslos verlaufen, kann er auch an Pflegende delegiert werden.*

M *Vor einem Kanülenwechsel unter Beatmung muss der Patient ausreichend oxygeniert (= Sauerstoffaufsättigung) werden. Materialien zur Intubation und ein Beatmungsbeutel müssen bereitliegen.*

M *Die Kanüle so fixieren, dass ein Herausrutschen oder Verrutschen verhindert wird. Ein zu großer Spielraum führt zu Husten und Schleimhautreizungen, ein zu enges Halteband zu Einschnürungen.*

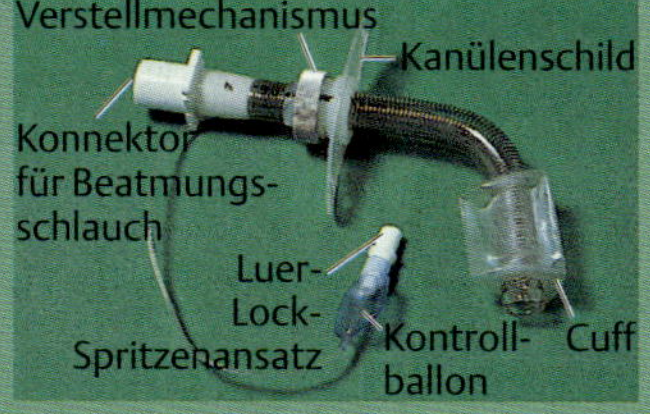

Abb. 1.616 Ein Cuff ist eine aufblasbare Manschette am Tubusende zum Abdichten der Trachea.

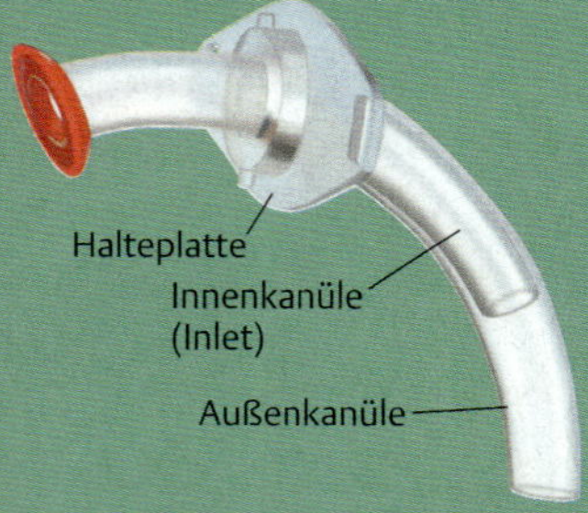

Abb. 1.617 Bei der Kunststoffkanüle mit Inlet wird im Bedarfsfall nur das Inlet ausgetauscht.

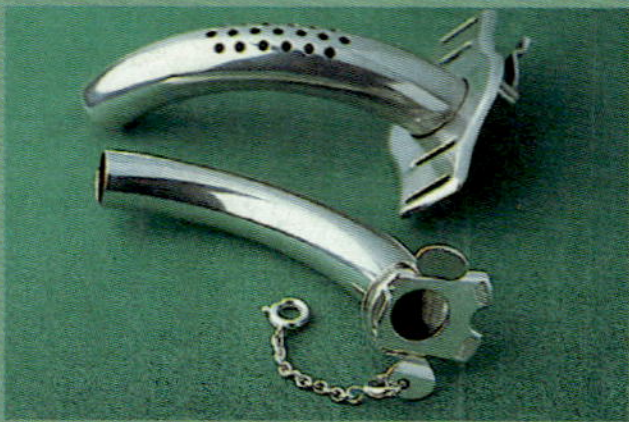

Abb. 1.618 Bei der Metallkanüle mit Inlet wird im Bedarfsfall nur das Inlet gereinigt.

I **Internet:** *http://www.stiftung-noah.de*

- **Blick zurück:** Wurde die Trachealkanüle sicher fixiert?

Wechsel der Trachealkanüle

Ziel

Ziel ist es, das Tracheostoma offen zu halten.

Indikationen

Der Wechsel einer Trachealkanüle ist indiziert bei:
- starker Verschleimung,
- verstopfter Trachealkanüle.

Vorbereitung der Materialien

- unsterile und sterile Einmalhandschuhe,
- Mundschutz,
- Schutzkittel,
- neue Trachealkanüle mit Führungsmandrin,
- steriles Kilianspekulum (Spreizer für das Tracheostoma),
- evtl. abgeschnittener steriler Absaugkatheter bei sehr engem Stoma als Führungsschiene, damit die Kanüle keinen falschen Weg nimmt,
- evtl. Lokalanästhetikum zur Schleimhautanästhesie,
- Stethoskop,
- Absaugkatheter und Absauggerät,
- Abwurfbehälter,
- Intubationsmaterial für den Notfall,
- Beatmungsbeutel.

Durchführung

- Hände nach Hygieneplan desinfizieren,
- benötigte Gegenstände auf desinfizierter bzw. steriler Arbeitsfläche (z. B. fahrbarer Tisch) richten und Vollständigkeit kontrollieren,
- Patienten über geplante Maßnahme informieren (auch bewusstlose Patienten),
- Fenster und Türen schließen und Besucher aus dem Patientenzimmer bitten,
- Patientenbett auf eine Rücken schonende Arbeitshöhe bringen und evtl. den Handlungsablauf störende Kleidungsstücke entfernen, dabei die Intimsphäre beachten und für Sichtschutz sorgen,
- bei liegender Magensonde wird der Magen durch Absaugen entleert (evtl. muss vorher auch Sekret aus Luftröhre und Rachenraum abgesaugt werden),
- Patienten, wenn möglich, in halbsitzender Position lagern und den Hals leicht nach hinten überstrecken,
- Einmalhandschuhe anziehen, Halteband der liegenden Trachealkanüle lösen, Verband entfernen und direkt im Abwurfbehälter mit den Einmalhandschuhen entsorgen,
- sterile Handschuhe anziehen und Cuff,
- zweite Pflegende entblocken lassen (befindet sich ein Filter auf dem Stoma, diesen abnehmen),
- Kanüle in der Ausatemphase unter gleichzeitigem Absaugen vorsichtig herausziehen,
- Stomaöffnung mit Kilianspekulum spreizen,
- neue Kanüle vorsichtig in der Einatemphase einführen,
- Cuff blocken und Schlitzkompresse von unten nach oben unter die Halteplatte ziehen,
- Kanüle mit Halteband fixieren,
- Atmung des Patienten kontrollieren und Brustkorb abhören.

Nachbereitung

- Patienten bei der bequemen Lagerung und beim Anziehen unterstützen,
- Rufanlage in Reichweite legen,
- Vitalzeichen überprüfen (Vagusreizung ist möglich!),
- sich vor dem Verlassen des Zimmers nach Bedürfnissen des Patienten bezüglich seiner Lagerung, Getränke, Belüftung des Zimmers usw. erkundigen,
- gebrauchte Materialien sachgerecht ver- bzw. entsorgen,
- abschließend Hände desinfizieren,
- Maßnahme durch Eintragung in die Pflegedokumentation mit Handzeichen, Uhrzeit und ggf. Besonderheiten beim Wechsel dokumentieren.
- **Blick zurück:** Ist die Trachealkanüle richtig eingelegt und sicher fixiert? Ist die Atmung ausreichend?

Tab. 1.84 Verschiedene Trachealkanülen und ihre Indikationen

Kanülenart	*Merkmale*	*Indikationen*
Kunststoffkanüle mit Cuff (**Abb. 1.616**)	weicher Kunststoff mit Halteplatte und Cuff	beatmungspflichtige Patienten
Kunststoffkanüle mit Inlet (**Abb. 1.617**)	weicher Kunststoff mit Halsschild (Halteplatte) und einrastbarem Inlet	spontan atmender Patient; es ist kein vollständiger Kanülenwechsel notwendig
Metallkanüle (**Abb. 1.618**)	Silberkanüle mit Halsschild (Halteplatte) und einrastbarem Inlet	spontan atmender Patient; es ist kein vollständiger Kanülenwechsel notwendig
Fonationskanüle (Sprechkanüle)	ein Ventilmechanismus ermöglicht die Inspiration, verhindert aber zum Sprechen die Exspiration	spontan atmender und nicht bewusstloser Patient mit erhaltenem und funktionierendem Kehlkopf
Stoma-Button	wulstförmiger Silikonstopfen	Offenhalten des Tracheostomas

Pulskontrolle

Definition

Der Puls ist die vom Herzschlag durch das Arteriensystem getriebene und an den Gefäßwänden spürbare Blutwelle. Er ist tastbar, wo eine oberflächliche Arterie gegen eine härtere Unterlage gedrückt werden kann (z. B. Radialispuls) oder in herznahen Gefäßen (z. B. Karotispuls). Kontrolliert werden Pulsfrequenz, Pulsqualität und Pulsrhythmus.

Ziele

- Pulskontrolle im Rahmen der Vitalzeichenkontrolle,
- rechtzeitiges Erkennen von Veränderungen.

Indikationen

Indiziert ist eine Pulskontrolle z. B.:

- zur Überwachung bei Herz-Kreislauf-Erkrankungen,
- zur Erfassung einer Schocksituation (S. 502).

Vorbereitung der Materialien

- Pulsuhr.

Manuelle Pulskontrolle

Durchführung

- Hände nach Hygieneplan desinfizieren,
- Patienten über geplante Maßnahme informieren (auch bewusstlose Patienten!), Fenster und Türen schließen und Besucher aus dem Patientenzimmer bitten,
- Arterie zur Pulsmessung auswählen (**Abb. 1.619**). In der Regel wird der Puls an der A. radialis (= Speichenschlagader an der Daumenseite des Handgelenks) getastet. Bei Patienten im Schock, mit Herz-Kreislauf-Stillstand oder mit schlecht tastbarem Radialispuls erfolgt die Kontrolle herznah an der A. carotis (Halsschlagader) oder A. femoralis (Leistenschlagader),
- Patienten unterstützen, sich so zu lagern, dass der gewünschte Pulsort gut zugänglich ist (z. B. flache Rückenlage bei der Pulskontrolle in der Leiste), Bett auf eine Rücken schonende Arbeitshöhe bringen,
- Zeige-, Mittel- und Ringfinger (nicht den eigenen Daumen) auf den Pulsort legen (z. B. Radialispuls) und Arterie mit sanftem Druck nach unten drücken (**Abb. 1.620**),
- bei Normalwerten Pulsschläge 15 Sek. lang auszählen und Ergebnis mit 4 multiplizieren (= 1 Min.),
- beim Auszählen auf Pulsrhythmus und -qualität achten.

Bei Patienten mit Herzrhythmusstörungen (z. B. Arrhythmien oder Bradykardie/Tachykardie) Puls eine volle Minute auszählen und Arzt informieren, wenn diese Veränderungen nicht bekannt sind. Evtl. beim Patienten nachfragen, ob er sich vorher körperlich belastet hat (bei Tachykardie), viel Sport treibt (bei Bradykardie) bzw. Rhythmusstörungen bekannt sind.

Beim Messen des Karotispulses sollte immer beidseitig gemessen werden, um evtl. Unterschiede durch Gefäßverengung festzustellen (Arztinfo!). Mit mäßigem Druck messen, da es sonst durch eine Reizung von Druckrezeptoren zu einer Verlangsamung der Pulsfrequenz kommen kann.

Nachbereitung

- Patienten beim Rücklagern unterstützen und sich vor dem Verlassen nach Bedürfnissen erkundigen (Getränk erwünscht? Fenster öffnen?),
- abschließend Hände desinfizieren,
- Maßnahme durch Eintragung in die Pflegedokumentation mit Handzeichen und Uhrzeit dokumentieren (einen arrhythmischen Puls durch eine geschlängelte Linie im Dokumentationssystem festhalten).
- **Blick zurück:** Wann muss bei einem veränderten Puls das nächste Mal kontrolliert werden?

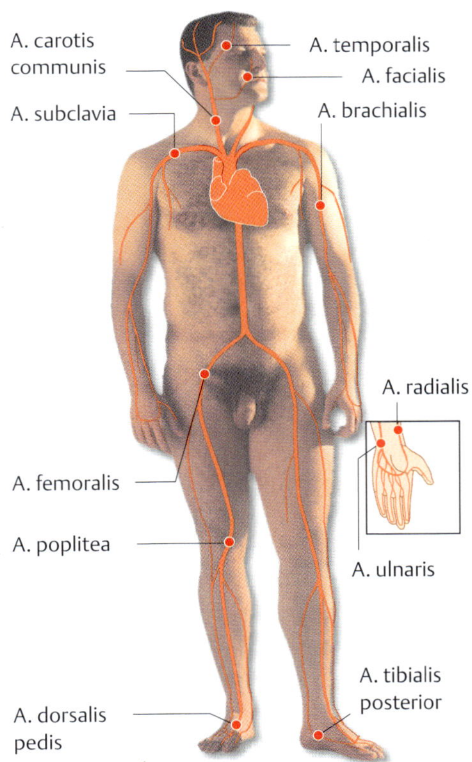

Abb. 1.619 Übersicht der tastbaren Pulse am menschlichen Körper.

D *Der Puls ist die vom Herzschlag durch das Arteriensystem getriebene und an den Gefäßwänden spürbare Blutwelle. Er ist tastbar, wenn eine oberflächliche Arterie gegen eine härtere Unterlage gedrückt wird oder in herznahen Gefäßen, z. B. an der Halsschlagader.*

M *Messen Sie den Puls nicht mit dem eigenen Daumen, denn dann besteht die Gefahr, dass Sie Ihren eigenen Daumenpuls ermitteln und nicht den Puls des Patienten.*

I **Internet:**
http://www.medizinfo.de
http://www.herz.hexal.de
http://www.cardiologe.de

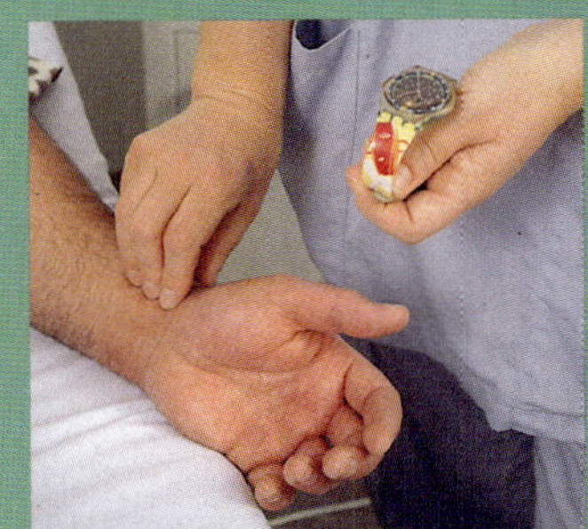

Abb. 1.620 Tasten des Radialispulses am Handgelenk.

D *Beim Blutdruckmessen wird der im arteriellen System herrschende Druck bestimmt. Zurückgehend auf den italienischen Internisten und Erfinder Riva-Rocci wird der Blutdruck auch mit RR bezeichnet.*

M *Legen Sie die Manschette grundsätzlich* **nicht** *auf der Seite an, wo für Dialysepatienten ein Shunt angelegt wurde, ein arterieller oder venöser Zugang liegt, wo eine Brustentfernung stattfand oder eine Hemiparese vorliegt.*

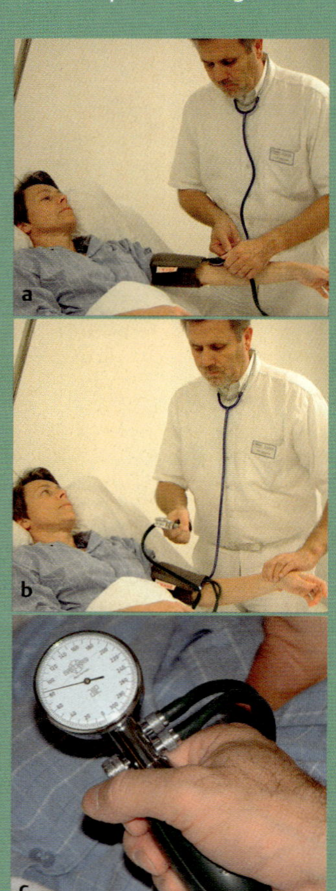

Abb. 1.621 **a** Schallmembran an der Ellenbeuge ansetzen, **b** Rädchen langsam öffnen, **c** ersten Ton ablesen.

I **Internet:**
http://www.onmeda.de
http://www.praxinfo.de

Blutdruck messen

Definitionen

Der Blutdruck wird gemessen, um den im arteriellen System herrschenden Druck zu bestimmen. Der Blutdruck ist abhängig von der Pumpleistung des Herzens, dem durch Tonus und Wandelastizität bestimmten Gefäßwiderstand und der Blutviskosität.

Messwerte. Der obere (systolische) Blutdruckwert entsteht während der Kontraktion, der untere (diastolische) während der Dilatation der Herzkammer. Die Spanne zwischen beiden Werten ist die Blutdruckamplitude.

Normalwerte. Diese sind abhängig vom Lebensalter und werden i. d. R. in mmHg (Millimeter Quecksilbersäule) angegeben. In der Praxis übliche Dokumentationsweise z. B. RR 120/80 mmHg. Dies ist auch der Normwert für Erwachsene.

Ziel

Ziel ist es, den arteriellen Blutdruck zu beurteilen bzw. zu überwachen.

Indikationen

Indiziert ist eine Blutdruckmessung z. B.:

- bei Schock, Hypertonie, Blutdruckkrise, Hypotonie und medikamentöser Blutdrucksenkung.

Blutdruckmessung am Oberarm

Die als indirekte (unblutige) Blutdruckmessung bezeichnete Messung erfolgt über einen z. B. am Oberarm angelegten Blutdruckapparat durch Auskultation (Abhören) des Blutdrucks über ein Stethoskop. Die direkte (blutige) Blutdruckmessung erfolgt über einen Gefäßkatheter, der in einer Arterie liegt.

Vorbereitung der Materialien

- Blutdruckapparat (richtige Manschettenbreite beachten!),
- Stethoskop.

Durchführung

- Hände nach Hygieneplan desinfizieren,
- benötigte Gegenstände richten und auf Funktionsfähigkeit überprüfen,
- Patienten über geplante Maßnahme informieren (auch bewusstlose Patienten!),
- Besucher aus dem Zimmer bitten, Patientenbett auf eine Rücken schonende Arbeitshöhe bringen und evtl. den Handlungsablauf störende Kleidungsstücke entfernen (Intimsphäre beachten). Der Oberarm sollte so weit frei sein, dass die Manschette in voller Breite dem Arm anliegt, ca. 2 Finger breit oberhalb der Ellenbeuge. Patient sollte liegen oder sitzen.
- Messung erfolgt am Oberarm. Arm auf Herzhöhe gelagert, die Hand geöffnet.
- Die Kleidung sollte den Arm, an dem gemessen wird, nicht einschnüren, weil dies das Messergebnis verfälschen kann.
- Manschette eng und luftleer an den Oberarm anlegen, die Klettverschlüsse schließen.
- Ventil am Manometer schließen, indem das Rädchen zurückgedreht wird,
- Luft in die Manschette pumpen und dabei den Radialispuls tasten; ist kein Puls mehr tastbar, Manschettendruck noch um ca. 30 mmHg (4 kPa) erhöhen,
- Ohroliven des Stethoskops in den äußeren Gehörgang stecken und Schallmembran an der Ellenbeuge ansetzen (**Abb. 1.621 a**).
- Druck langsam (max. 2–3 mmHg/Sek.) durch Öffnen des Ventils senken, der Zeiger fällt langsam ab (**Abb. 1.621 b**),
- ersten hörbaren Ton als Druckwert auf dem Manometer ablesen (systolischer Druckwert, **Abb. 1.621 c**),
- Manschettendruck weiter langsam reduzieren,
- letzten hörbaren Ton als Druckwert auf dem Manometer ablesen (diastolischer Druckwert),
- Restluft ablassen und Manschette abnehmen,
- Patienten beim Anziehen und Rücklagern unterstützen.

Erste Messung. Bei der ersten Blutdruckmessung sollte der Wert an beiden Armen ermittelt werden. Besteht eine Messwertdifferenz, sollte im Weiteren an dem Arm mit dem höheren Wert gemessen werden. Über die Differenz sollte der Arzt informiert werden, weil die Ursache dafür in einer Gefäßstenose (Verengung) liegen kann.

Abweichende Werte. Wenn der von Ihnen gemessene Wert von den vorherigen Werten abweicht, sollten Sie das hinterfragen. Ist er z. B. höher als sonst, sollten Sie sich beim Patienten erkundigen, ob eine körperliche oder psychische Belastung vorausgegangen ist. Wenn Sie sich unsicher sind, messen und vergleichen Sie die Ergebnisse.

Nachbereitung

- Sich nach Bedürfnissen des Patienten erkundigen,
- gebrauchte Materialien sachgerecht versorgen (z. B. Blutdruckmanschette und Stethoskop desinfizieren),
- abschließend Hände desinfizieren,
- Maßnahme und Messergebnis durch Eintragung in die Pflegedokumentation mit Handzeichen und Uhrzeit dokumentieren,
- Abweichungen vom Normalwert dem Arzt melden.
- **Blick zurück:** Ist die am Patienten vorgenommene Handlung korrekt ausgeführt worden (z. B. war die Lagerung richtig)?

Blutzucker messen

Definition

Beim Messen des Blutzuckers wird die Glukose im Blut bestimmt. Dazu wird kapillares Blut aus der Fingerbeere oder dem Ohrläppchen gewonnen und zur Auswertung auf den Teststreifen eines Blutzuckermessgeräts aufgebracht.

Ziel

Ziel ist es, die Glukose im Blut mithilfe eines Blutzuckermessgeräts zu bestimmen.

Vorbereitung der Materialien

- Desinfektionsmittel,
- Schutzhandschuhe,
- keimarme Tupfer,
- Stichlanzette,
- Teststreifen,
- Testgerät,
- Pflaster für Schnellverband.

Durchführung

- Hände nach Hygieneplan desinfizieren,
- benötigte Gegenstände auf desinfizierter Arbeitsfläche (z. B. Spritzentablett) richten und Vollständigkeit überprüfen; kontrollieren, ob noch genügend Teststreifen vorhanden sind und ob der Code auf dem Behälter mit dem des Testgeräts übereinstimmt (Code erscheint beim Einschalten des Geräts),
- Patienten über geplante Maßnahme informieren (auch bewusstlose Patienten!),
- Patienten bitten, sich hinzusetzen oder hinzulegen, ggf. dabei unterstützen (Verletzungsgefahr, wenn ein stehender Patient kollabiert!),
- Punktionsstelle zugänglich machen (z.B. bei Punktion am Ohrläppchen Haare ausreichend zurückstreichen),
- Punktionsstelle auswählen:
  - Fingerbeere ist sehr empfindlich (weniger schmerzhaft ist das Einstechen am äußeren Rand der Fingerbeere),
  - das Ohrläppchen ist schlechter zugänglich, dafür weniger sensibel,
- Punktionsstelle durch Reiben (**Abb. 1.622a**) oder Wärmeanwendung hyperämisieren (Durchblutung erhöhen),
- Schutzhandschuhe anziehen und Entnahmestelle mit keimarmen Tupfer desinfizieren (Einwirkzeit beachten!),
- seitlich mit der Stichlanzette ausreichend tief einstechen (**Abb. 1.622b**). Nicht zu zaghaft, da sonst evtl. noch einmal gestochen werden muss. Stichlanzette in die Kanülensicherheitsbox abwerfen.
- Bevor Sie zustechen, schauen Sie sich die Punktionsstelle genau an. Wurde dort bereits einmal Blut abgenommen, dann genügt bei guter Durchblutung manchmal ein leichtes Drücken und ein Bluttropfen bildet sich von selbst.
- Ersten Blutstropfen abwischen. Zweiten Blutstropfen mit dem Teststreifen in dem dafür vorgesehenen Feld aufnehmen (**Abb. 1.623**). Nicht mit dem Finger über das Testfeld streifen, da sonst die Auswertung gestört sein kann. Je nach Modell wird der Teststreifen vor oder nach der Blutentnahme in das Gerät eingelegt,
- Teststreifen im Testgerät nach Herstellerangaben auswerten lassen. Ergebnis wird meist mit einem Signalton angezeigt,
- Punktionsstelle mit Pflaster verbinden.

Maßeinheit. In Deutschland gibt es zwei Maßeinheiten zur Angabe des Glucosegehalts im Blut. Zum einen besteht die weit verbreitete Einheit Milligramm pro Deziliter (mg/dl oder mg%). Zum anderen gibt es die Einheit Millimol pro Liter (mmol/l). Die Wichtigkeit dieses Wissens wird an der unterschiedlichen Höhe der Werte deutlich. So liegt der Normbereich des nüchtern gemessenen Blutzuckers zwischen 50–110 mg/dl bzw. zwischen 2,8–6,1 mmol/l. Es gibt Blutzuckermessgeräte, bei denen man zwischen beiden Maßeinheiten wählen kann, ansonsten gelten die Formeln zur Umrechnung:

- mg/dl x 0,056 = mmol/l
- mmol/l x 18,02 = mg/dl

Abweichende Werte. Ist der Blutzucker des Patienten stark erniedrigt (Hypoglykämie) oder erhöht (Hyperglykämie), verständigen Sie bitte sofort den Arzt (s. a. S. 366). Schauen Sie zum Vergleich früher gemessene Blutzuckerwerte an, um Ihr Messergebnis besser beurteilen zu können.

Nachbereitung

- Sich nach Bedürfnissen des Patienten erkundigen (Getränk in Reichweite? Rufanlage in Griffnähe? Fenster öffnen?),
- gebrauchte Materialien sachgerecht entsorgen,
- abschließend Hände desinfizieren,
- Maßnahme und Messergebnis durch Eintragung in die Pflegedokumentation mit Handzeichen und Uhrzeit dokumentieren.
- **Blick zurück:** Blutet es evtl. aus der Punktionsstelle nach? Sind alle Materialien wieder entfernt und nichts vergessen worden im Zimmer? Ist für die nächste Messung ein Teststreifen vorhanden? Wenn nicht, hat die neue Packung der Teststreifen einen anderen Code? Dann Gerät mit neuer Codierung nach Angaben des Herstellers versehen.

M *Eine kapillare Blutabnahme wie beim Blutzuckermessen stellt eine invasive (in den Körper eindringende) Maßnahme dar und ist an die Einwilligung des Patienten gebunden.*

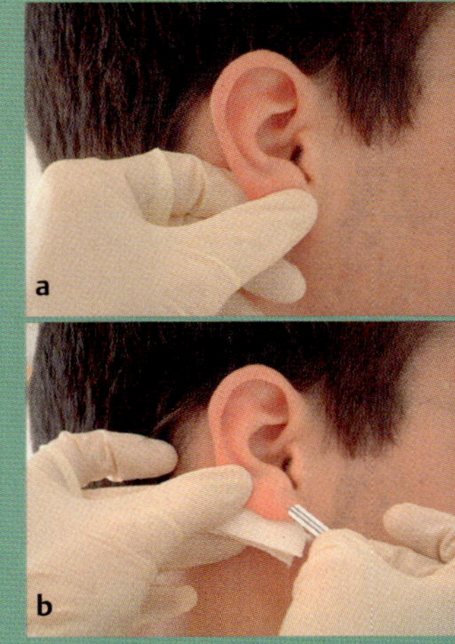

Abb. 1.622 **a** Durchblutung der Punktionsstelle erhöhen, **b** mit der Lanzette seitlich einstechen.

M *Ist der Blutzucker stark erniedrigt oder erhöht, verständigen Sie bitte sofort den Arzt. Bei älteren Patienten können leicht erhöhte Werte bis 140 mg/dl noch als normal angesehen werden.*

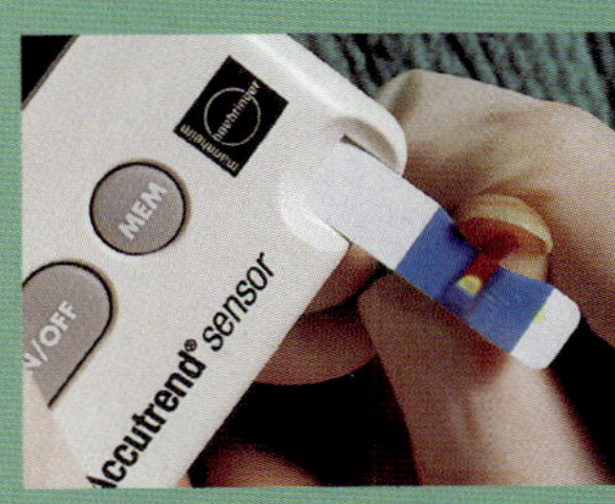

Abb. 1.623 Einen Tropfen Blut auf einen Teststreifen aufbringen.

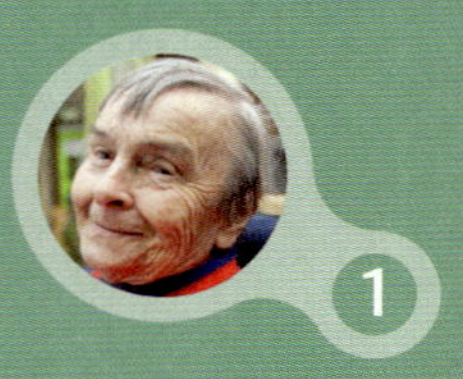

Flüssigkeit bilanzieren

M *Das Bilanzieren der Wasseraufnahme und -abgabe ist ein wichtiger Teil der Krankenbeobachtung. Lesen Sie auch den Abschnitt „Essen und Trinken können", z. B. über die Anzeichen einer Exsikkose auf der Seite 172.*

Das Bilanzieren der Wasseraufnahme und -abgabe ist ein wichtiger Teil der Krankenbeobachtung, nicht nur bei Kranken mit Infusionstherapie. Sie wird notwendig u. a. bei:

- Nieren- und Herzerkrankungen,
- Diabetes mellitus,
- fieberhaften Erkrankungen,
- Schockzuständen und Bewusstlosigkeit,
- Erbrechen und Durchfall.

Wichtige Aspekte bei der Beobachtung der Flüssigkeitsbilanz sind:

- Vitalzeichen: Puls, RR, Atemfrequenz und Atemtiefe, Körpertemperatur,
- Urinausscheidung,
- Durchfall, Erbrechen, Schwitzen,
- Medikamenteneinnahme (z. B. Abführmittel oder Diuretika),
- Hautstatus (trockene Schleimhäute, Schrumpfung der Haut, Ödeme),
- subjektives Befinden (Durst; kann bei alten Menschen fehlen),
- Bewusstseinslage,
- Körpergewicht.

24-Stunden-Bilanz

D *Die tägliche Ein- und Ausfuhr von Wasser ist dann im Gleichgewicht, wenn die Menge der Einfuhr gleich der Menge der Ausfuhr ist.*

Die tägliche Ein- und Ausfuhr von Wasser ist dann im Gleichgewicht, wenn die Menge der Einfuhr gleich der Menge der Ausfuhr ist. Bei einem Plus von bis zu 200 ml wird von einer ausgeglichenen Bilanz gesprochen.

Negative Bilanz. Wird weniger zugeführt als ausgeschieden, entsteht ein Wassermangel.

Positive Bilanz. Wird wesentlich mehr Wasser zugeführt als ausgeschieden, lagert sich Flüssigkeit im Gewebe in Form von Ödemen ein.

Einfuhr

Messbare Anteile der Wasserzufuhr sind Getränke und Infusionen. Die Nährwerttabelle gibt Auskunft über den Wassergehalt der festen Nahrung. Oxidationswasser entsteht als Produkt aus dem Energiestoffwechsel und kann nicht gemessen werden.

Ausfuhr

Messbarer Anteil der Wasserabgabe ist der Urin. Die nicht messbare Ausscheidung durch Haut und Atmung (Perspiratio insensibilis) und der Wasseranteil im Fäzes müssen geschätzt werden (**Tab. 1.85**).

M *Körpertemperatur, Atemtiefe und -frequenz, Raumtemperatur und Schwitzen (Perspiratio insensibilis) können die Wasserabgabe sehr steigern. Pro Grad Temperaturerhöhung bei Fieber ist ein zusätzlicher Wasserbedarf von 500 ml/24 Std. zu berechnen.*

Bilanzbogen

Ein einfacher Überwachungsbogen ermöglicht die Überprüfung der Ein- und Ausfuhr (**Abb. 1.624**). So kann frühzeitig therapeutisch eingegriffen werden, wenn der Kranke zu viel oder zu wenig ausscheidet. So wird bilanziert:

- immer zur gleichen Tageszeit bilanzieren, eine Zwischenbilanz oder stündliche Kontrolle zur Orientierung kann sinnvoll sein,
- der Kranke wird, so weit möglich, informiert und miteinbezogen, besonders bei freier Kostwahl oder selbstständigem Toilettengang. Das Pflegepersonal kontrolliert durch Rückfragen,
- Urinsammelgefäße bereitstellen und beschriften,
- Verluste durch Erbrechen, Durchfall, Wundsekrete und Wunddrainagen sowie Magensonden mitberechnen,
- über das Fassungsvermögen von Trink- und Essgeschirr in ml informieren,
- nicht getrunkene Mengen zurückrechnen.

Tab. 1.85 Beispiel einer ausgeglichenen Bilanz

Wasserzufuhr		*Wasserabgabe*	
– mit fester Nahrung:	1000 ml	– Urin:	1200 ml
– Infusion:	1000 ml	– Haut und Lunge:	1000 ml
– Oxidationswasser (nicht sichtbar):	300 ml	– Fäzes (geschätzt):	100 ml
	ca. 2300 ml		ca. 2300 ml

Frau Paul, Erika			
Uhrzeit	**Einfuhr**	**Ausfuhr**	**Bemerkung**
06:30	300 ml Tee		
06:45		200 ml Urin	
07:00			Frau Paul klagt über Übelkeit
07:15		ca. 300 ml erbrochen	
10:00			kein Frühstück
10:15	1 000 ml Infusion		Herr Dr. Müller verordnet eine Infusion, siehe Anordnung
12:30	300 ml Suppe	250 ml Urin ca. 150 ml Stuhl	
15:00			Infusion beendet
18:00	400 ml Tee und Suppe		
19:00		200 ml Urin	
06:00		200 ml Urin	
Summe	**2000 ml**	**1300 ml**	

Abb. 1.624 In diesem Beispiel hat die Bewohnerin Frau Paul eine positive Bilanz.

Organisation der Medikamentenversorgung

Definition

Arzneimittel sind Stoffe, die zur Erkennung, Verhütung, Linderung und Behandlung von Krankheiten und deren Beschwerden dienen. Bei Betäubungsmitteln handelt es sich um Arzneimittel zur Schmerzbekämpfung. Da sie Einfluss auf Stimmung und Bewusstsein haben können, ist ihre Aufbewahrung und Verwendung strengen Regeln unterworfen.

Verordnung von Medikamenten

Es dürfen nur vom Arzt angeordnete Medikamente verabreicht werden. Die Anordnung muss in der Patientenakte genau festgelegt werden. Sie muss Folgendes enthalten:

- Name des Medikamentes,
- Dosierung (wie oft täglich, welche Menge?),
- Darreichungsform (Tablette, Zäpfchen, intramuskulär, subkutan?),
- Verabreichungszeitpunkt (vor/zum/nach dem Essen, zu genauen Zeiten?).

Die Anordnung muss vom Arzt unterschrieben werden. Änderungen in den Verordnungen müssen in gleicher Weise festgehalten und vom Arzt unterschrieben werden.

Nimmt ein alter Mensch zusätzlich rezeptfreie Medikamente wie Vitamine oder pflanzliche Stoffe ein, muss auch dies notiert und mit dem Arzt abgesprochen werden, um eventuellen Nebenwirkungen durch Unverträglichkeiten vorzubeugen.

Beschaffung von Medikamenten

Im Altenheim oder im ambulanten Pflegedienst sind, sofern die betreute Person dazu nicht mehr alleine in der Lage ist, die Pflegenden für die Medikamentenversorgung verantwortlich. Meist werden Arzneimittel telefonisch oder per Fax beim Hausarzt bestellt. Die Praxis leitet die Rezepte an die Apotheke weiter, welche die Medikamente dann zeitnah ausliefert.

Aufbewahrung von Medikamenten

In der ambulanten Versorgung werden Arzneimittel zusammen mit dem Verordnungsplan an einem mit dem alten Menschen und dessen Angehörigen abgestimmten Platz gelagert. Ist der betreute Mensch sehr verwirrt oder depressiv, sollten die Arzneimittel in einem abschließbaren Schrank verwahrt werden.

In der stationären Versorgung sind Arzneimittel in einem abschließbaren Schrank mit getrennt verschließbarem Fach für die Betäubungsmittel zu lagern. Sie sind bewohnerbezogen geordnet, das heißt jeder Bewohner hat seinen eigenen, namentlich gekennzeichneten Medikamentenbehälter (**Abb. 1.625**).

Richten von Medikamenten

Neben kleinen Behältern für nur eine Tablette oder Tropfen können Arzneimittel in speziellen Vorratsbehältern für einen Tag oder die ganze Woche vorgerichtet werden.

Für das Richten von Medikamenten gelten einige allgemeine Regeln:

- Medikamente immer auf Trübungen (bei Flüssigkeiten), Ausflockungen oder Verfärbungen überprüfen. Bestehen Zweifel, ob die Veränderungen schädlich sind, erst mit dem Arzt oder der Apotheke klären.
- Immer das Ablaufdatum überprüfen. Ist es überschritten, dürfen Medikamente nicht mehr verwendet werden!
- Hygienisch arbeiten, d. h. wenn möglich die Tabletten oder Kapseln direkt aus der Aluverpackung (Blister) in den Vorratsbehälter geben (**Abb. 1.626**). Wenn nötig, Tabletten mit dem Tablettenteiler teilen.
- Man braucht die volle Konzentration, damit beim Richten der Arzneimittel keine Fehler unterlaufen. Die zuständige Pflegekraft sollte deshalb so lange von allen anderen Stationsaufgaben befreit werden.
- Sollte dennoch ein Bewohner die falsche Medikamentendosis erhalten haben, immer sofort den Arzt informieren!

Besondere Regeln gelten beim Richten der sogenannten „Betäubungsmittel“:

- Nur einzelne Personen (meist die Stationsleitung) haben einen Schlüssel zum Betäubungsmittel-Schrank. Über die Verwendung muss genau Buch geführt werden.
- Die Lieferung von der Apotheke wird mit genauer Mengenangabe als „Zugang“ notiert. Jede Entnahme von Tabletten, Pflastern oder Ampullen wird mit Angabe des Patienten, der das Medikament erhält, als „Abgang“ vermerkt.
- Zu Bruch gegangene Ampullen müssen vermerkt werden. Günstig ist in einem solchen Fall die Notierung von Zeugen, um Unstimmigkeiten vorzubeugen.
- Schreibfehler werden durchgestrichen, keinesfalls darf mit Tipp-Ex oder Ähnlichem Geschriebenes unkenntlich gemacht werden!

Wichtig ist die „5-R-Regel: beim Richten der Medikamente sind immer sind diese fünf Dinge zu überprüfen:

1. Richtiger Patient?
2. Richtiges Medikament?
3. Richtige Dosierung?
4. Richtige Darreichungsform?
5. Richtiger Zeitpunkt?

D *Arzneimittel sind Stoffe, die zur Erkennung, Verhütung, Linderung und Behandlung von Krankheiten und deren Beschwerden dienen.*

M *Der Lagerungsort für Medikamente sollte trocken, normal temperiert und für Kinder unerreichbar sein. Manche Medikamente, z. B. Insulin, müssen im Kühlschrank aufbewahrt werden.*

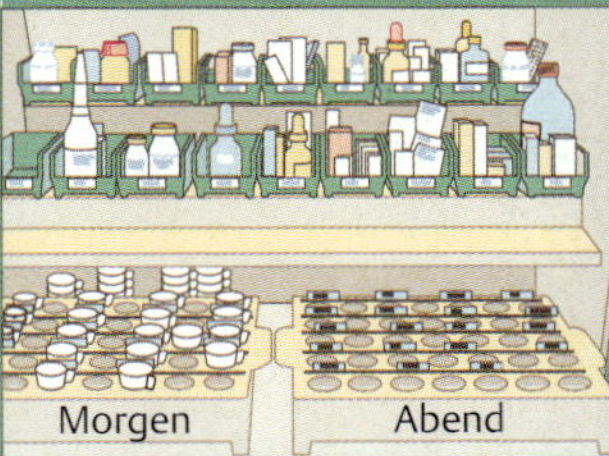

Abb. 1.625 Jeder Bewohner erhält ein mit seinem Namen versehenes Fach für seine Medikamente.

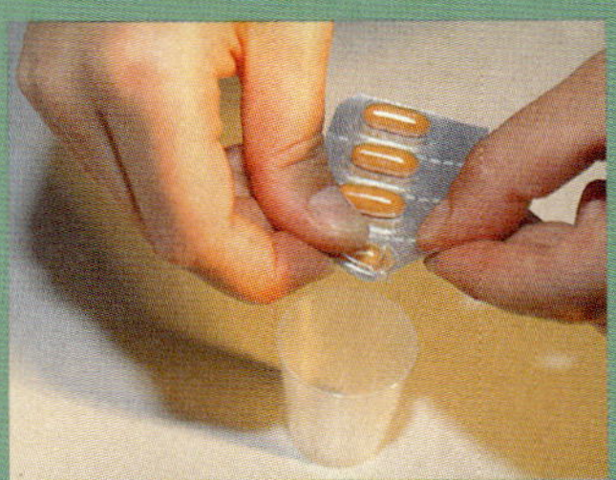

Abb. 1.626 Hygienischer Umgang: Medikamente aus dem Blister direkt in den Becher geben.

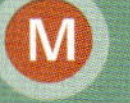 *Regeln beim Richten von Medikamenten:*

- *Hygiene,*
- *5-R-Regel,*
- *Überprüfung auf Richtigkeit, Verfallsdatum, Verfärbung, Trübung,*
- *versehentlich falsche Dosis – sofort Arzt informieren!*
- *bei Betäubungsmitteln Buch führen!*

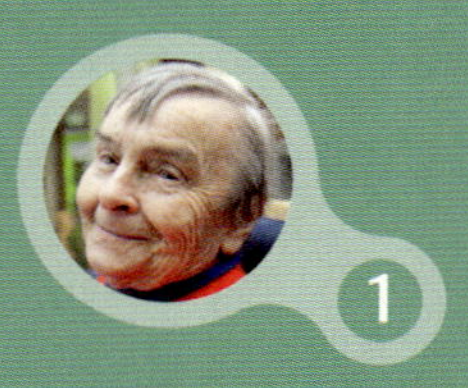

D *Arzneimittel sind Stoffe und Zubereitungen aus Stoffen, die durch Applikation am oder im menschlichen Körper eingesetzt werden.*

P *Stimmen Sie mit Ihren Kollegen ab, dass derjenige, der Medikamente richtet, in dieser Zeit nicht ansprechbar ist, damit er konzentriert und in Ruhe arbeiten kann. Durch Ablenkung passieren Fehler!*

P *Sprechen Sie beim Richten von Medikamenten z. B. Patientennamen, Präparat und Dosis laut vor sich hin. Das verstärkt die Aufmerksamkeit und ermöglicht das unmittelbare Erkennen von Abweichungen.*

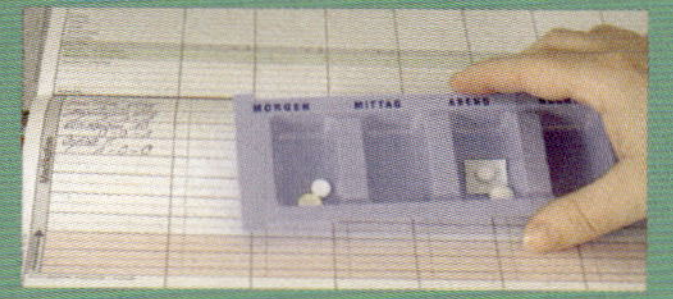

Abb. 1.627 Zur Kontrolle den Medikamentenschieber direkt neben die Verordnung stellen.

M *Manche Tabletten brauchen die Verpackung als Lichtschutz und dürfen daher erst unmittelbar vor der Verabreichung ausgedrückt werden. Beachten Sie dazu bitte die Packungsbeilage.*

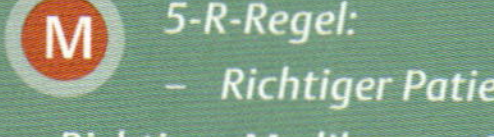

M *5-R-Regel:*
- *Richtiger Patient?*
- *Richtiges Medikament?*
- *Richtige Dosierung?*
- *Richtige Darreichungsform?*
- *Richtiger Zeitpunkt?*

Medikamente richten und verabreichen

Definition

Arzneimittel sind nach dem Arzneimittelgesetz Stoffe und Zubereitungen aus Stoffen, die durch Applikation am oder im menschlichen Körper eingesetzt werden. Arzneimittel werden u. a. verwendet, um:
- krankhafte Beschwerden zu heilen, zu lindern, zu verhüten,
- den Zustand des Körpers zu erkennen,
- vom Körper erzeugte Wirkstoffe oder Körperflüssigkeiten zu ersetzen,
- Krankheitserreger oder körperfremde Stoffe abzuwehren oder unschädlich zu machen,
- den Zustand oder die Funktionen des Körpers oder seelischer Zustände zu beeinflussen.

Ziel

Ziel ist es, Medikamente nach ärztlicher Verordnung zu verabreichen.

Indikationen

- tägliche Medikamenteneinnahme nach Therapieplan,
- Sondergabe von Medikamenten z. B. bei Bedarf oder vor Untersuchungen.

Vorbereitung der Materialien

- Patientendokumentation mit Arztverordnung,
- vom Arzt verordnetes Arzneimittel,
- von der Darreichungsform des Medikaments (Glasampulle, Stechampulle, Tablette usw.) hängt die Vorbereitung des weiteren Materials ab:
  - evtl. Medikamententeiler, Medikamentenschieber,
  - evtl. Messlöffel,
  - evtl. Spritze mit Kanülen (Aufzieh- und Injektionskanüle), Ampullenfeile, Kanülensicherheitsbox und Tupfer,
  - evtl. Desinfektionsmittel.

Egal, welches Medikament Sie richten, lassen Sie sich während des Vorgangs nicht ablenken. Stimmen Sie mit Ihren Kollegen ab, dass derjenige, der Medikamente richtet, in dieser Zeit nicht ansprechbar ist, damit er konzentriert und in Ruhe arbeiten kann. Durch Ablenkungen passieren Fehler!

Tabletten richten

Durchführung

- Hände nach Hygieneplan desinfizieren,
- benötigte Gegenstände auf desinfizierter Arbeitsfläche (z. B. Medikamententablett) richten;
- 5-R-Regel beachten,
- dreifache Kontrolle durchführen:
  - beim Herausnehmen aus dem Medikamentenschrank,
  - bei der Entnahme aus der Originalpackung,
  - beim Zurückstellen der Packung.
- Medikamententablett mit Name und Zimmernummer des Patienten sowie Medikamentenschälchen bereitstellen,
- Medikamente in der verordneten Darreichungsform (z. B. Tabletten, Dragees) nach Verordnungsplan richten.
- neu angefangene Medikamentenpackungen kennzeichnen, damit nicht mehrere Packungen gleichzeitig angebrochen werden,
- Einnahmezeit berücksichtigen: manche Medikamente müssen z. B. 30 Min. vor der Mahlzeit eingenommen werden (allgemein sollte beachtet werden, dass Medikamente bei nüchternem Magen die Magenschleimhaut angreifen können, daher sollte immer eine Kleinigkeit vorher gegessen werden),
- Medikamente dürfen nicht in der Verpackung zum Patienten gelangen, sondern müssen vorher ausgedrückt werden. Medikamente nicht mit den Fingern berühren, sondern direkt in den Schieber/Becherchen fallen lassen. Bei verwirrten Patienten sollte die Pflegeperson bei der Einnahme anwesend sein. Manche Tabletten brauchen die Verpackung als Lichtschutz und dürfen daher erst unmittelbar vor der Verabreichung ausgedrückt werden. Beachten Sie dazu bitte die Packungsbeilage,
- zur Kontrolle den Medikamentenschieber direkt neben die Verordnung stellen (**Abb. 1.627**) und abschließend überprüfen, wie viele Medikamente insgesamt sich in den Fächern für morgens, mittags und abends befinden sollten. So fällt auf, wenn ein Medikament aus Versehen in das falsche Fach gelangt ist,
- um Medikamentenverwechslungen zu vermeiden, ist es hilfreich, das, was auf der Medikationskarte steht (z. B. Patientennamen, Präparat, Dosis und Einnahmezeitpunkt), laut vor sich hinzusprechen. Das Ablesen verstärkt die Aufmerksamkeit, ermöglicht unmittelbar das Erkennen von Abweichungen und wirkt so als zusätzliches Kontrollinstrument.
- auf den Boden gefallene oder aus anderen Gründen zu entsorgende Medikamente sachgerecht in dafür vorgesehene Behälter entsorgen.

Aufziehen aus einer Glasampulle

Durchführung

- Hände nach Hygieneplan desinfizieren,
- benötigte Gegenstände auf desinfizierter Arbeitsfläche richten,
- 5-R-Regel beachten,
- Spritze mit Aufziehkanüle zusammensetzen,
- Ampulle anfeilen oder aufbrechen. Die meisten Ampullen sind heute Brechampullen. Beim Abbrechen muss der farbige Punkt auf dem Ampullenhals zur Pflegeperson zeigen. Zum Selbstschutz nur mit Tupfer abbrechen (**Abb. 1.628a**),

- Aufziehkanüle unter aseptischen Bedingungen in die Ampulle einführen und Medikament aufziehen (**Abb. 1.628b**),
- Spritze nach oben halten und luftleer machen (**Abb. 1.628c**),
- Aufziehkanüle direkt in die Kanülensicherheitsbox entsorgen,
- Injektionskanüle aufsetzen und Spritze mit Medikamentenetikett kennzeichnen.

Flüssigkeit im Ampullenhals. Wenn Sie vor dem Öffnen der Ampulle sehen, dass sich Flüssigkeit im Ampullenhals festgesetzt hat, dann führen Sie mit der Ampulle eine schnelle, großzügige Kreisbewegung aus oder ziehen Sie sie auf dem Tisch rasch zu sich her. Durch die Rotations- und Fliehkräfte wird die gesamte Flüssigkeit aus dem Ampullenhals in den Ampullenbehälter befördert.

Aufziehen aus einer Stechampulle

Durchführung

- Hände nach Hygieneplan desinfizieren,
- benötigte Gegenstände auf desinfizierter Arbeitsfläche richten,
- 5-R-Regel beachten,
- Spritze mit Aufziehkanüle zusammensetzen,
- Schutzdeckel der Stechampulle entfernen,
- Gummistopfen desinfizieren (Einwirkzeit beachten),
- Aufziehkanüle einstechen,
- Stechampulle kippen und Medikament aufziehen (**Abb. 1.629**),
- Spritze nach oben halten und luftleer machen,
- Aufziehkanüle direkt in die Kanülensicherheitsbox entsorgen,
- Injektionskanüle aufsetzen und Spritze mit Medikamentenetikett kennzeichnen,
- Entnahmedatum auf der Stechampulle notieren, wenn es sich um eine Mehrfachentnahmeflasche handelt.

Aufziehen bzw. Herstellen einer Lösung aus Trockensubstanzen

Durchführung

- Hände nach Hygieneplan desinfizieren,
- benötigte Gegenstände auf desinfizierter Arbeitsfläche richten,
- 5-R-Regel beachten.

Aufziehkanüle

- Spritze mit Aufziehkanüle zusammensetzen,
- vorgeschriebenes Lösungsmittel aufziehen (z.B. Aqua ad injectabila),
- Lösungsmittel in die Glas- oder Stechampulle spritzen (**Abb. 1.630**), bei Stechampullen Gummistopfen vorher desinfizieren,
- warten, bis die Trockensubstanz vollständig aufgelöst ist,
- Medikament aufziehen,
- Spritze nach oben halten und luftleer machen,
- Aufziehkanüle direkt in die Kanülensicherheitsbox entsorgen,
- Injektionskanüle aufsetzen und Spritze mit Medikamentenetikett kennzeichnen.

Ein kleiner Tipp, wenn sich die Flüssigkeit aus der Ampulle schlecht aufziehen lässt: Es geht leichter, wenn Sie vorher Luft in die Spritze aufziehen und in die Stechampulle spritzen. Dadurch entsteht im Behälter ein Überdruck und die Spritze füllt sich automatisch mit der Injektionslösung. Dieser Mechanismus basiert auf dem physikalischen Prinzip, dass ein Überdruck immer einen Druckausgleich sucht. Schrittweise Luft und Lösung austauschen. Nicht mit zu hohen Drücken arbeiten, weil es sonst beim Herausziehen der Kanüle zu Verspritzungen des Wirkstoffs kommen kann. Das Zuspritzen von Luft darf aber nur durchgeführt werden, wenn die gesamte Flüssigkeit auch sofort verbraucht wird (Keimbesiedelung!).

Überleitungskanüle

- Gummistopfen des Behälters mit Trockensubstanz desinfizieren,
- Schutzkappe von einer Seite der Überleitungskanüle nehmen und in den Behälter mit Trockensubstanz einstechen (**Abb. 1.631a**),

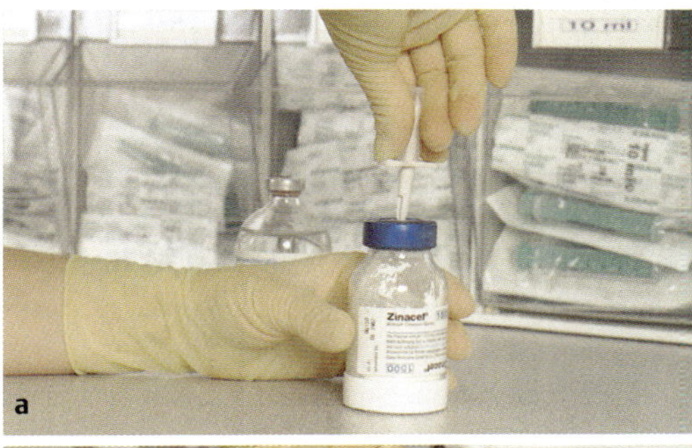

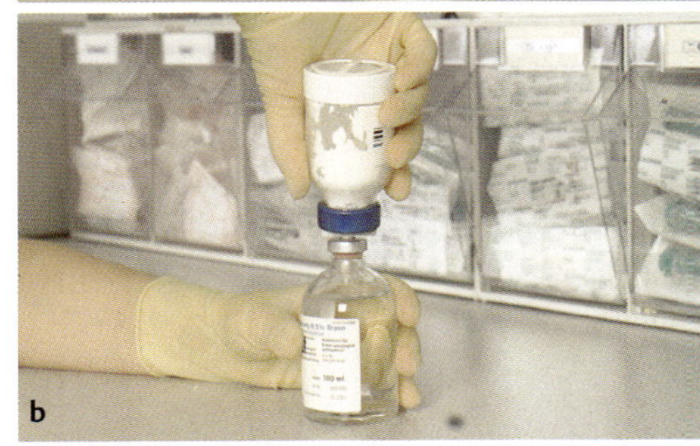

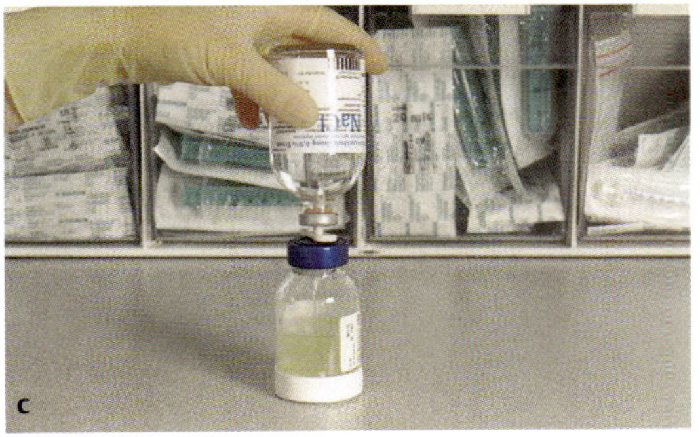

Abb. 1.631 **a** Überleitungskanüle einstechen, **b** Trockenflasche aufstecken, **c** die Flüssigkeit läuft von oben hinein.

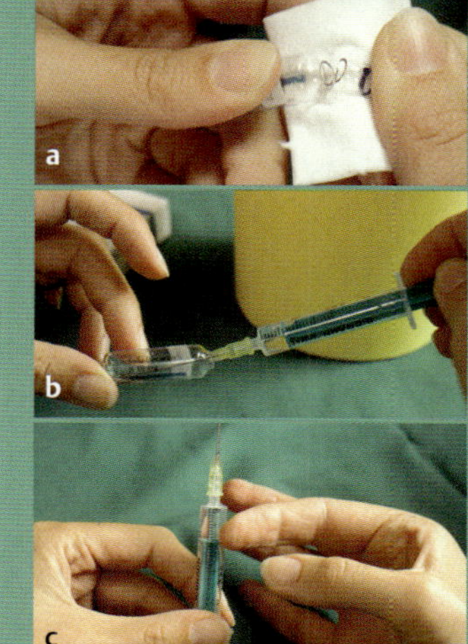

Abb. 1.628 **a** Ampullenhals mit Tupfer abbrechen, **b** Lösung aufziehen, **c** Spritze entlüften, dabei Herstellerangaben beachten.

P *Führen Sie bei Flüssigkeit im Ampullenhals mit der Ampulle eine schnelle, großzügige Kreisbewegung aus oder ziehen Sie sie auf dem Tisch rasch zu sich her.*

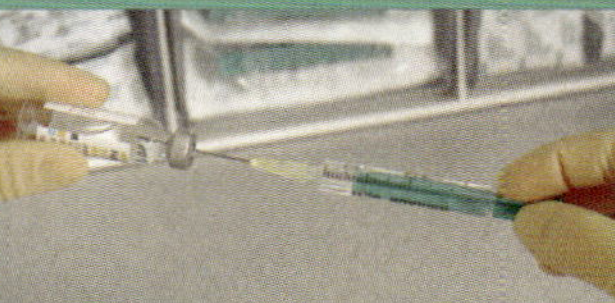

Abb. 1.629 Zum Aufziehen des Medikaments wird die Stechampulle gekippt.

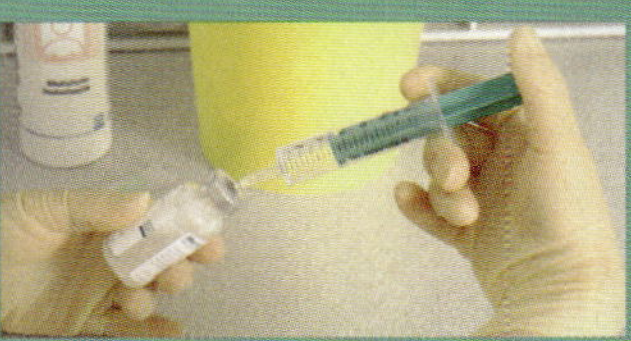

Abb. 1.630 Das Lösungsmittel wird in die Glas- oder Stechampulle gespritzt.

Medikamente sind nur eine gewisse Zeit nach der Erstentnahme haltbar, dazu den Beipackzettel berücksichtigen.

P *Flüssigkeit lässt sich aus Stechampullen leichter aufziehen, wenn Sie Luft in die Spritze aufziehen und hineinspritzen. Vorsicht, bei zu viel Luft kann es beim Herausziehen der Kanüle zu Verspritzungen kommen!*

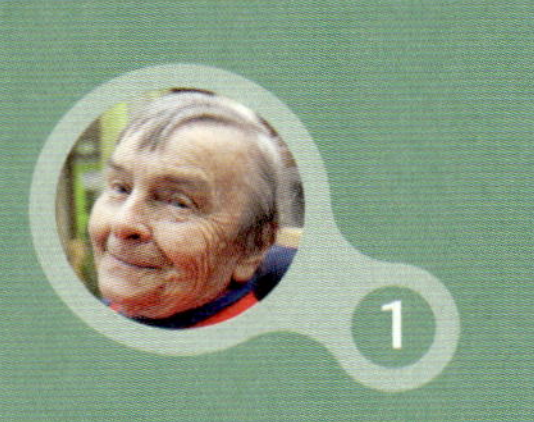

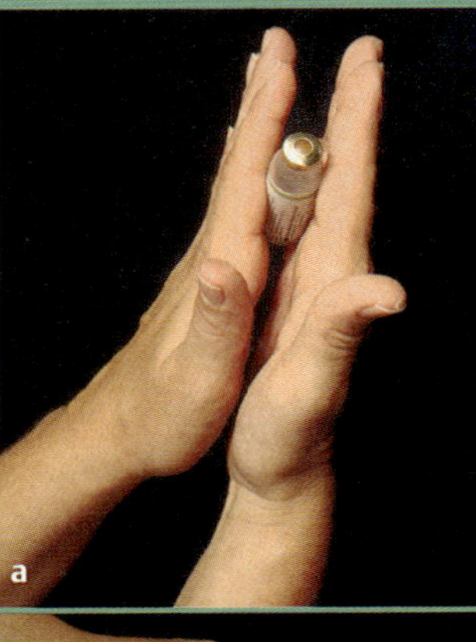

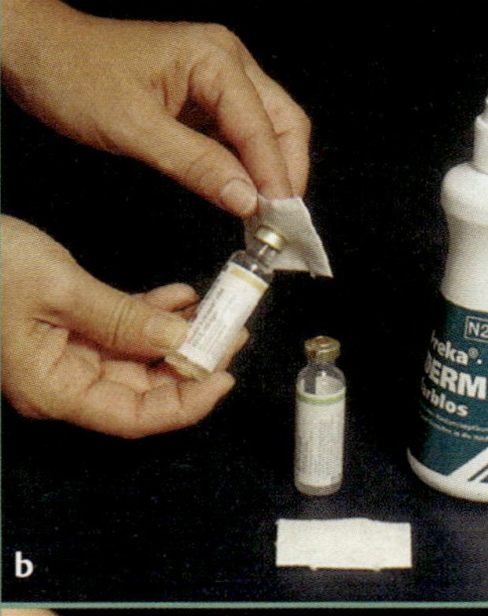

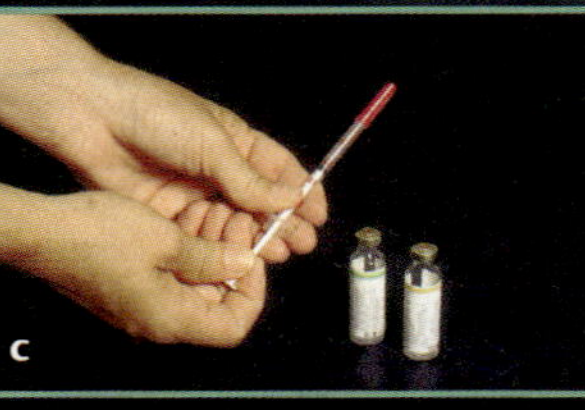

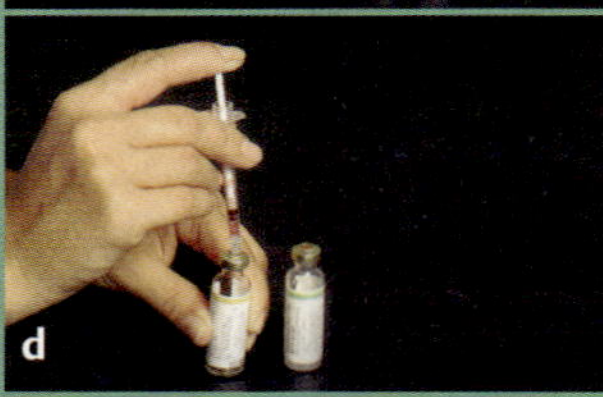

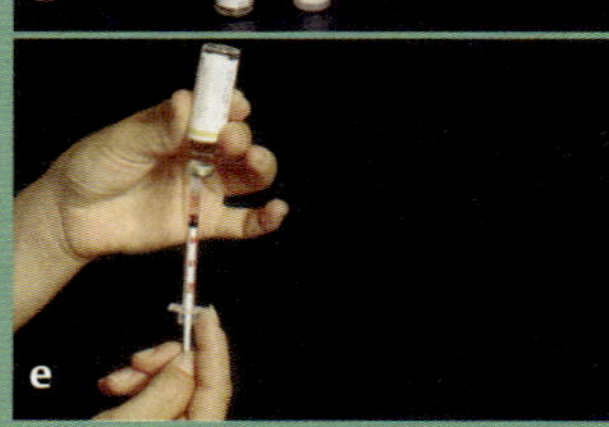

Abb. 1.632 **a** Stechampulle langsam zwischen den Händen rollen, **b** Membran desinfizieren, **c**, **d** Luft aufziehen und in die Ampulle geben, **e** Stechampulle kippen und Medikament aufziehen.

M *Vorsicht: Beim Verabreichen von Suppositorien nicht in eine Hämorrhoidalfalte kommen und das Zäpfchen nicht (wissentlich) in eine Kotmasse hineindrücken!*

I **Internet:** *http://www.rote-liste.de/*

- zweite Schutzkappe abziehen und Trockenflasche auf Lösungsflasche aufstecken (**Abb. 1.631b**),
- dann drehen, sodass die Trockenflasche unten steht und die Flüssigkeit der Lösungsflasche einlaufen kann (**Abb. 1.631c**),
- abwarten, bis sich die Trockensubstanz völlig aufgelöst hat,
- Medikamentenlösung mit Namen des Patienten, Zimmernummer und Uhrzeit beschriften.

Aufziehen von Insulingemischen

Vorbereitung der Materialien

- Patientendokumentation mit Arztverordnung,
- Insulin (Stechampulle),
- feingraduierte Insulinspritze mit Aufzieh- und Injektionskanüle,
- Desinfektionsmittel, Tupfer und Kanülensicherheitsbox.

Durchführung

- Hände nach Hygieneplan desinfizieren,
- benötigte Materialien auf desinfizierter Arbeitsfläche richten,
- 5-R-Regel beachten,
- Spritze mit Aufziehkanüle zusammensetzen,
- Schutzdeckel der Stechampulle entfernen,
- bei Verzögerungsinsulin Stechampulle langsam zwischen den Händen rollen (**Abb. 1.632a**), da sich der Verzögerungswirkstoff absetzt (Schütteln soll wegen der Schaumbildung und Schädigung der Insulinkristalle vermieden werden),
- Gummimembran desinfizieren und Einwirkzeit beachten (**Abb. 1.632b**),
- Luft in die Spritze aufziehen (**Abb. 1.632c**),
- Aufziehkanüle einstechen und Luft in die Ampulle geben (**Abb. 1.632d**),
- Stechampulle kippen und Medikament aufziehen (**Abb. 1.632e**),
- Spritze nach oben halten und luftleer machen,
- Aufziehkanüle direkt in die Kanülensicherheitsbox entsorgen,
- Injektionskanüle aufsetzen und Spritze mit Medikamentenetikett kennzeichnen,
- Entnahmedatum auf der Stechampulle notieren und wieder kühl lagern.

Suppositorien richten und verabreichen

Definition

Suppositorien sind Zäpfchen aus leicht schmelzenden Stoffen (Fette, Gelatine, Glyzerin), die ein Medikament enthalten.

Vorbereitung der Materialien

- verordnetes Zäpfchen,
- Fingerling und Handschuh,
- Zellstoff,
- Krankenunterlage (sofern nicht bereits vorhanden),
- Nachtstuhl oder Steckbecken.

Durchführung

- Hände nach Hygieneplan desinfizieren,
- benötigte Gegenstände auf desinfizierter Arbeitsfläche richten,
- 5-R-Regel beachten,
- Patienten über geplante Maßnahme informieren (auch bewusstlose Patienten!), Fenster und Türen schließen,
- Besucher aus dem Patientenzimmer bitten, Patientenbett auf eine Rücken schonende Arbeitshöhe bringen,
- den Handlungsablauf störende Kleidungsstücke entfernen, dabei die Intimsphäre beachten und für Sichtschutz sorgen,
- Patienten unterstützen, sich in flacher Seitenlage links mit leicht angewinkelten Knien zu lagern oder in Rückenlage die Beine aufzustellen (die angewinkelten Beine erleichtern das Arbeiten und entspannen die Bauchmuskulatur),
- flüssigkeitsdichte Unterlage unter das Gesäß des Patienten legen,
- Hand der Pflegeperson durch Handschuh und zusätzlich Fingerling am Zeigefinger schützen,
- Patienten auffordern sich zu entspannen und den Schließmuskel zu lockern,
- Zäpfchen von der Umhüllung befreien und evtl. mit warmem Wasser gleitfähig machen,
- Zäpfchen in den After einführen und genügend weit einschieben (bis hinter den Schließmuskel).

Injektionen

Definition

Injektion bezeichnet die parenterale Verabreichung von Medikamenten oder anderen Stoffen nach Arztanordnung in das Gewebe mithilfe einer Injektionskanüle. Intraarterielle und intravenöse Injektionen sind ärztliche Tätigkeit. Für jede Injektion durch die Pflegeperson muss eine Arztanordnung vorliegen.

D *Injektion bezeichnet die Verabreichung von Medikamenten oder anderen Stoffen nach Arztanordnung in das Gewebe mithilfe einer Injektionskanüle.*

Nach Applikationsort und -form werden verschiedene Injektionen (**Abb. 1.633**) unterschieden:

- Intrakutane (i.c.) Injektion: Verabreichen eines Medikaments in die Haut (Epidermis). Das Medikament wird langsam resorbiert.
- Subkutane (s.c.) Injektion: Verabreichen eines Medikaments unter die Haut (Subkutis). Das Medikament wird verzögert resorbiert.
- Intramuskuläre (i.m.) Injektion: Verabreichen eines Medikaments in den Muskel. Das Medikament wird leicht verzögert resorbiert.
- Injektionspen: subkutanes Verabreichen eines Medikaments über eine Injektionshilfe, bestehend aus einer Medikamentenpatrone, einem Dosierkopf und einer Injektionskanüle.

intramuskuläre Injektion
intrakutane Injektion
subkutane Injektion
Corium
Subkutis
Muskulatur
Epidermis
15°
45°
90°
90°

Abb. 1.633 Die verschiedenen Applikationsformen unterscheiden sich in Einstichwinkel und Einstichtiefe.

Subkutane Injektion

Ziel

Verabreichung eines Medikaments in das subkutane Fettgewebe.

Indikationen

Indiziert ist eine subkutane Injektion z.B. bei:

- Insulin- und Heparininjektion,
- Schmerzmittelinjektion.

Vorbereitung der Materialien

- ärztlicher Verordnungsplan,
- Spritzentablett (s. **Abb. 1.635**),
- verordnete Injektionslösung,
- evtl. Ampullensäge,
- Zellstofftupfer,
- Aufziehkanüle, sterile Injektionskanüle (Größe z.B. 20–25 G),
- sterile Einmalspritze (Größe der Injektionsmenge entsprechend, bei Insulininjektion Spritze mit spezieller Graduierung),
- Schnellverband,
- Kanülensicherheitsbox,
- Desinfektionsmittel,
- Einmalhandschuhe.

Durchführung

- Hände nach Hygieneplan desinfizieren,
- benötigte Gegenstände auf desinfizierter Arbeitsfläche (z.B. Tablett) richten und auf Vollständigkeit überprüfen,
- Injektionslösung mit Aufziehkanüle aufziehen (S. 579) bzw. Fertigspritze richten; gerichtetes Medikament nach der 5-R-Regel (S. 577) überprüfen,
- Patienten über geplante Maßnahme informieren (auch bewusstlose Patienten!), Fenster und Türen schließen,
- Besucher aus dem Patientenzimmer bitten, Patientenbett auf eine Rücken schonende Arbeitshöhe bringen und evtl. den Handlungsablauf störende Kleidungsstücke entfernen, dabei die Intimsphäre beachten und für Sichtschutz sorgen,
- Injektionsstelle auswählen: Oberarm- bzw. Oberschenkelaußenseite, Bauchdecke zwischen Darmbeinstachelhöhe und Bauchnabel, ober- oder unterhalb des Schulterblattes,
- Patienten lagern,
- Einmalhandschuhe anziehen,
- Wegen der Gefahr der Nachblutung aus der Einstichstelle sollten sowohl bei der s.c. als auch bei der i.m. Injektion Handschuhe getragen werden,
- Injektionsstelle desinfizieren und Einwirkzeit beachten (**Abb. 1.634a**),
- Hautfalte mit Daumen und Zeigefinger abheben (**Abb. 1.634b**), bei sehr dünnen Patienten Haut spannen,
- Injektionsnadel im 45°- bzw. 90°-Winkel einführen (**Abb. 1.634c**), selbst aufgezogene Insuline im 45°-Winkel verabreichen, Fertigspritzen mit Heparin im Winkel von 90°,
- Medikament ohne zu aspirieren langsam in die noch abgehobene Hautfalte injizieren; nach der Injektion Kanüle noch kurze Zeit liegen lassen, um zu vermeiden, dass das Medikament beim Herausziehen zurückfließt,
- Aspirationsversuch ist nur notwendig, wenn keine Hautfalte abgehoben werden kann oder bei speziellen durch den Arzt ausgeführten Injektionen z.B. zur Lokalanästhesie oder Immuntherapie.
- Patienten auf mögliche Reaktionen (Nebenwirkungen) beobachten,
- Tupfer auf die Einstichstelle legen, Kanüle rasch entfernen und direkt in der Kanülensicherheitsbox entsorgen,
- Einstichstelle kurz abtupfen, Medikament nicht verreiben!,
- bei Nachblutung aus der Einstichstelle Schnellverband anlegen.

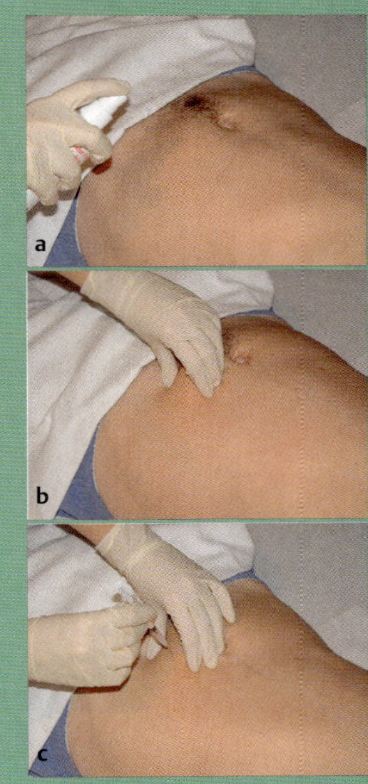

Abb. 1.634 **a** Zur subkutanen Injektion Haut desinfizieren, **b** eine Hautfalte anheben, **c** Injektionsnadel einführen.

Nachbereitung

- Patienten beim Rücklagern und Anziehen unterstützen,
- sich vor dem Verlassen des Patienten nach Bedürfnissen erkundigen (Lagerung bequem? Getränk erwünscht? Fenster öffnen?),
- gebrauchte Materialien sachgerecht ver- bzw. entsorgen (z.B. Einmalspritze in Plastikmüll),
- abschließend Hände desinfizieren,
- Maßnahme durch Eintragung in die Pflegedokumentation mit Handzeichen und Uhrzeit dokumentieren, evtl. in Injektionsschema eintragen.

M *Wenn z.B. Diabetiker über lange Zeit s.c. Injektionen erhalten, empfiehlt sich ein Injektionsschema. Darin werden turnusmäßig wechselnde Injektionsgebiete festgelegt, um die Haut zu schonen.*

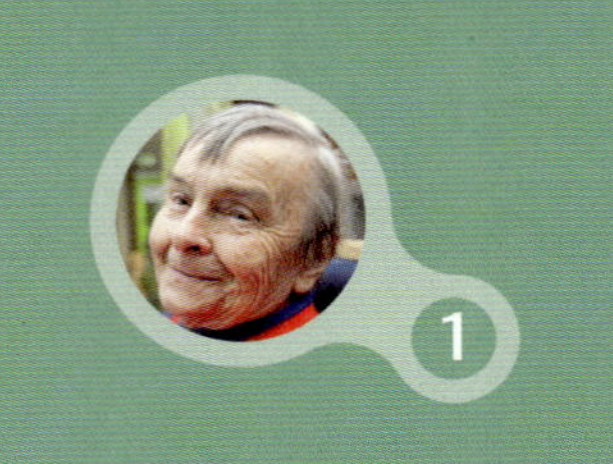

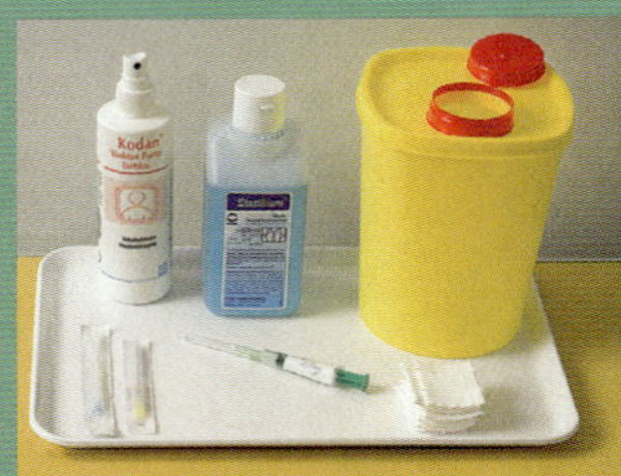

Abb. 1.635 Spritzentablett mit Desinfektionsmitteln, Kanülensicherheitsbox, Injektionszubehör und Tupfern.

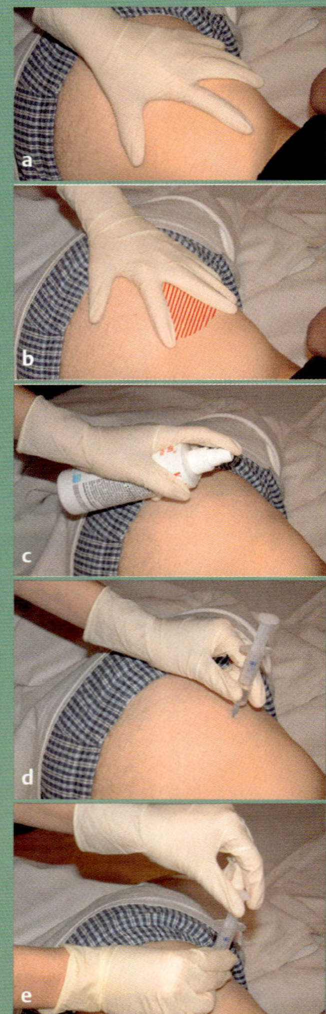

Abb. 1.636 Bei dieser Injektion in den Gesäßmuskel steht die Pflegende hinter dem Patienten.

- **Blick zurück:** Blutet es aus der Einstichstelle nach? Wurde die Injektion auch im Injektionsschema eingetragen?

Intramuskuläre Injektion

Ziel

Verabreichung eines Medikaments in das Muskelgewebe.

Indikationen

Eine intramuskuläre Injektion ist z. B. indiziert bei:
- Schmerzmittelinjektion,
- Impfung (z. B. Tetanusprophylaxe),
- Injektionen von Präparaten mit Depotwirkung.

Injektion in den Gesäßmuskel (ventroglutäale Injektion nach v. Hochstetter)

Vorbereitung der Materialien

- ärztlicher Verordnungsplan,
- Spritzentablett (**Abb. 1.635**),
- verordnete Injektionslösung,
- evtl. Ampullensäge,
- sterilisierte Zellstofftupfer,
- Aufziehkanüle, sterile Injektionskanüle (Größe z. B. 20 G, abhängig vom Körpergewicht),
- sterile Einmalspritze (Größe der Injektionsmenge entsprechend),
- Schnellverband,
- Kanülensicherheitsbox,
- Desinfektionsmittel,
- Einmalhandschuhe.

Durchführung

- Hände nach Hygieneplan desinfizieren,
- benötigte Gegenstände auf desinfizierter Arbeitsfläche richten und Vollständigkeit überprüfen; Injektionslösung mit Aufziehkanüle aufziehen (S. 579) bzw. Fertigspritze richten; gerichtetes Medikament nach der 5-R-Regel (S. 577) überprüfen,
- Patienten über geplante Maßnahme informieren (auch bewusstlose Patienten!), Fenster und Türen schließen,
- Besucher aus dem Patientenzimmer bitten, Patientenbett auf eine Rücken schonende Arbeitshöhe bringen und evtl. den Handlungsablauf störende Kleidungsstücke entfernen, dabei die Intimsphäre beachten und für Sichtschutz sorgen,
- Patienten unterstützen, sich flach auf die Seite zu lagern (das Knie ist zur Entspannung der Muskulatur leicht angezogen),
- Einmalhandschuhe anziehen,
- mit dem Zeigefinger den höchsten Punkt des Darmbeinkamms ertasten, mit dem Mittelfinger den Darmbeinstachel (**Abb. 1.636a**),
- Hand um ca. 2 cm nach unten drehen, so dass der Handballen auf den großen Rollhügel (= Trochanter major) zu liegen kommt (**Abb. 1.636b**).

Injektionsstellle bestimmen. Um den Injektionsort zu bestimmen, können Sie vor oder hinter dem Patienten stehen. Wenn Sie **vor dem Patienten** stehen und mit der linken Hand abmessen, liegt der Mittelfinger auf dem Darmbeinkamm, der Zeigefinger auf dem Darmbeinstachel. Wenn Sie mit der rechten Hand abmessen, umgekehrt (Zeigefinger am Darmbeinkamm, Mittelfinger am Darmbeinstachel). Wenn Sie **hinter dem Patienten** stehen und mit der linken Hand abmessen, dann ist der Mittelfinger am Darmbeinstachel und der Zeigefinger am Darmbeinkamm (vgl. **Abb. 1.636b**). Wenn Sie mit der rechten Hand abmessen, umgekehrt (Zeigefinger am Darmbeinstachel, Mittelfinger am Darmbeinkamm).

- Zeige- und Mittelfinger bilden mit dem Darmbeinkamm ein Dreieck, in dessen Winkel der Injektionsort liegt (**Abb. 1.636b**),
- Einstichstelle an der Spitze des Dreiecks markieren z. B. mit dem Fingernagel,
- Einmalhandschuhe anziehen,
- Injektionsstelle desinfizieren und Einwirkzeit beachten (**Abb. 1.636c**),
- Haut mit Daumen und Zeigefinger spannen; Injektionsnadel im 90° Winkel einstechen (**Abb. 1.636d**),
- beim Aspirieren Kanüle fixieren, um Lageveränderungen zu vermeiden (**Abb. 1.636e**) (bei Aspiration von Blut Vorgang abbrechen, Medikament neu aufziehen und Injektion an anderer Stelle wiederholen),
- Medikament langsam injizieren,
- Patienten auf mögliche Reaktionen (Nebenwirkungen) beobachten; ihn informieren, sich bei Veränderungen (z. B. Schmerzen) zu melden und sich nach seinem Befinden erkundigen.
- Äußert der Patient beim Einführen der Kanüle einen stechenden Schmerz, der in das Bein ausstrahlt, wurde vermutlich ein Nerv angestochen. Dann Kanüle sofort entfernen und Arzt informieren. Ebenso bei Taubheitsgefühl oder Missempfindungen,
- Frischen Tupfer auf die Einstichstelle legen und Kanüle rasch entfernen,
- Kanüle direkt in die Kanülensicherheitsbox entsorgen und Stichkanal mit Tupfer kurz komprimieren,
- Bei Nachblutung Schnellverband anlegen.

Nachbereitung

- Patienten beim Rücklagern und Anziehen unterstützen,
- sich vor dem Verlassen des Patienten nach Bedürfnissen erkundigen (Lagerung bequem? Getränk erwünscht? Fenster öffnen?),
- gebrauchte Materialien sachgerecht ver- bzw. entsorgen (z. B. Einmalspritze in Plastikmüll),
- abschließend Hände desinfizieren,
- Maßnahme durch Eintragung in die Pflegedokumentation mit Handzeichen und Uhrzeit dokumentieren.

- **Blick zurück**: Blutet es aus der Einstichstelle nach? Ist der Patient informiert, sich bei Veränderungen (z. B. Schmerzen) zu melden und ist die Rufanlage in Reichweite?

Injektion in den Oberschenkelmuskel

Vorbereitung der Materialien

Siehe „Injektion in den Gesäßmuskel" (S. 582).

Durchführung

Die Durchführung entspricht bis zur Lagerung der Injektion in den Gesäßmuskel. Bei der Injektion in den Oberschenkel liegt der Patient entspannt in Rückenlage.

- Einmalhandschuhe anziehen,
- Injektionsstelle auswählen (ca. eine Handbreit unterhalb des Rollhügels im äußeren mittleren Drittel des Oberschenkels, **Abb. 1.637a**),
- Injektionsstelle desinfizieren und Einwirkzeit beachten,
- Injektionsnadel im 90°-Winkel einführen (**Abb. 1.637b**) und Kanüle sicher fixieren, um Lageveränderungen zu vermeiden,
- aspirieren und Medikament langsam injizieren (bei Aspiration von Blut Vorgang abbrechen, Medikament neu aufziehen, Injektion wiederholen),
- Patienten auf mögliche Reaktionen (Nebenwirkungen) beobachten, ihn informieren, sich bei Veränderungen (z. B. Schmerzen) zu melden,
- frischen Tupfer auf die Einstichstelle legen und Kanüle rasch entfernen,
- Kanüle direkt in der Kanülensicherheitsbox entsorgen und Stichkanal mit Tupfer kurz komprimieren,
- bei Nachblutung Schnellverband anlegen.

Nachbereitung

Siehe „Injektion in den Gesäßmuskel" (S. 582).

Injektion in den Oberarmmuskel

Vorbereitung der Materialien

Siehe „Injektion in den Gesäßmuskel" (S. 582).

Durchführung

Die Durchführung entspricht bis zur Lagerung der Injektion in den Gesäßmuskel. Bei der Injektion in den Oberarm sitzt der Patient.

- Injektionsstelle auswählen (höchste Stelle des Deltamuskels, drei Querfinger unterhalb der Schulterhöhe) und markieren (**Abb. 1.638a**).
- Injektionsstelle desinfizieren und Einwirkzeit beachten,
- Injektionsnadel im 90°-Winkel einführen (**Abb. 1.638b**),

Die weitere Durchführung entspricht ab der Aspiration der Injektion in den Oberschenkelmuskel.

Nachbereitung

Siehe „Injektion in den Gesäßmuskel" (S. 582).

Umgang mit Injektionspen (z. B. Insulininjektion)

Ziel

Selbstständige Injektion von Insulin.

Indikationen

Indiziert ist ein Injektionspen z. B. bei insulinpflichtigem Diabetes.

Vorbereitung der Materialien

- Injektionspen,
- Spezialkanüle,
- Kanülensicherheitsbox,
- evtl. neue Zylinderampulle.

Durchführung

- Hände nach Hygieneplan desinfizieren,
- benötigte Gegenstände auf desinfizierter Arbeitsfläche (z. B. Tablett) richten; den mit dem Namen des Patienten beschrifteten Pen rechtzeitig vor dem Essen aus dem Kühlschrank nehmen und überprüfen, ob noch genügend Insulin in der Ampulle ist,
- Patienten über geplante Maßnahme informieren (auch bewusstlose Patienten!), Fenster und Türen schließen,
- Besucher aus dem Patientenzimmer bitten, Angehörige evtl. anleiten,
- Patientenbett auf eine Rücken schonende Arbeitshöhe bringen und evtl. den Handlungsablauf störende Kleidungsstücke entfernen, dabei die Intimsphäre beachten,
- Spezialkanüle auf den Pen aufschrauben (evtl. ist Mehrfachbenutzung möglich),
- Insulindosis nach Arztverordnung durch Drehen am Dosierring einstellen (**Abb. 1.639a**); eingestellter Wert ist am Sichtfenster ablesbar,
- Injektionsstelle nach Injektionsschema auswählen, Schutzkappe von der Kanüle entfernen,
- Hautfalte abheben und Injektionsnadel im 90°-Winkel einführen (**Abb. 1.639b**),
- Insulin durch Druck auf den Penkopf vollständig injizieren und Kanüle kurz im Stichkanal belassen, um den Rückfluss des Medikaments beim Herausziehen zu vermeiden,
- Injektionsnadel rasch herausziehen,
- nach der Injektion Sicherungsring wieder in die Ausgangsposition drehen, Spezialkanüle abschrauben und direkt in die Kanülensicherheitsbox entfernen,
- bei Nachblutung Schnellverband anlegen.

Nachbereitung

Siehe „Injektion in den Gesäßmuskel" (S. 582).

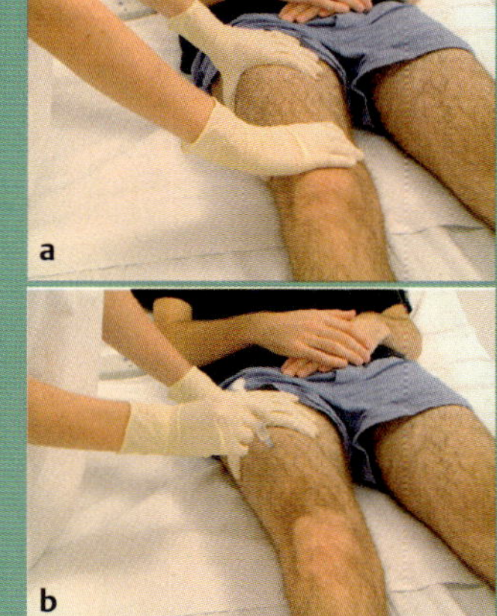

Abb. 1.637 Die Injektionsstelle bei der Injektion in den Oberschenkelmuskel liegt im äußeren mittleren Drittel des Oberschenkelmuskels.

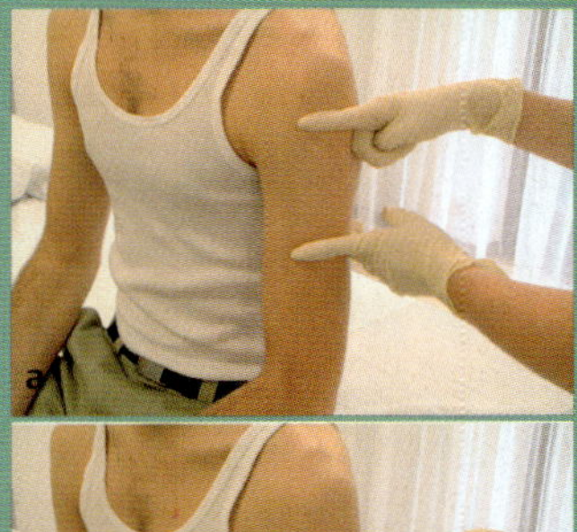

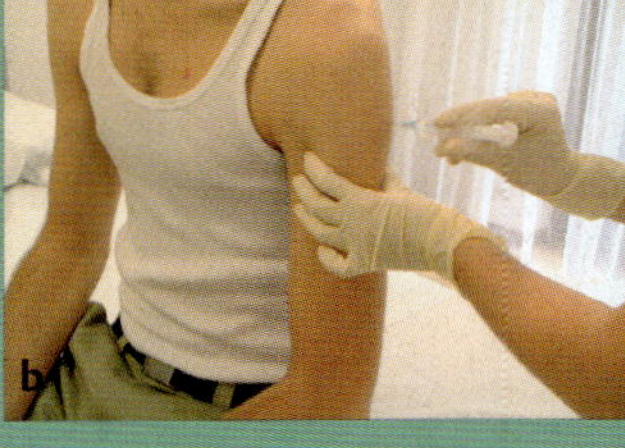

Abb. 1.638 Bei der Injektion in den Oberarmmuskel liegt die Injektionsstelle drei Querfinger unterhalb der Schulterhöhe.

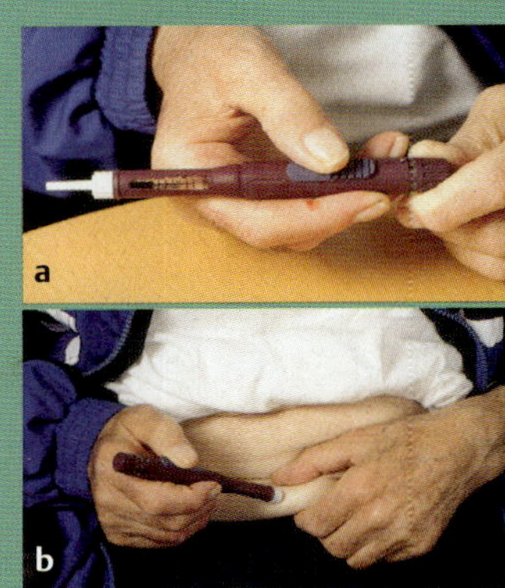

Abb. 1.639 Der Pen ist eine Injektionshilfe in Füllhalterformat. Die eingestellte Medikamentenmenge wird per Knopfdruck gespritzt.

Internet:
http://www.bundesaerztekammer.de
http://www.bbraun.ch
http://www.medizinfo.de

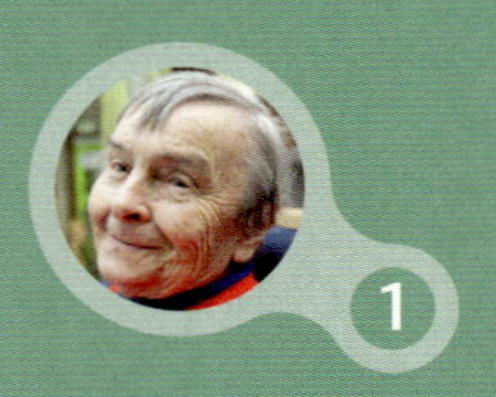

1

D *Mit einer Infusion (infundere = lat. für hineingießen) werden meist über eine Kanüle in einer Vene Flüssigkeiten in den Körper eingebracht.*

M *Der behandelnde Arzt hat die Anordnungsverantwortung und entscheidet, welche Infusionen wie gegeben werden. Juristisch einwandfrei sollte er die erste Infusion anhängen.*

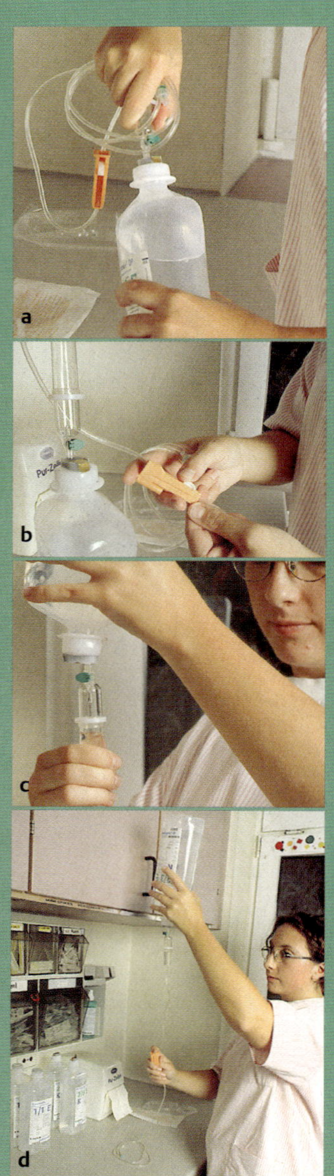

Abb. 1.640 **a** Stopfen durchstechen, **b** Rollklemme schließen, **c** Tropfkammer füllen, **d** Lösung durch das Schlauchsystem fließen lassen.

Richten und Anschließen von i. v. Infusionen

Definitionen

Mit Infusionen werden Flüssigkeiten in den Körper eingebracht, meist über einen peripheren Katheter (Venenverweilkanüle) oder zentralen venösen Katheter (s.S. 586). Nach der Infusionsmenge unterscheidet man Kurzinfusionen (ca. 100 ml über 30 Min.) oder Dauerinfusionen (größere Mengen über mehrere Stunden). Infusionen können entweder frei laufen (schwerkraftgesteuert) oder über Infusionspumpen (S. 585) bzw. Spritzenpumpen.

Ziele

- ausreichende parenterale Ernährung durch Gabe von Grundnahrungsstoffen (Fett, Eiweiß, Kohlenhydrate, Vitamine und Spurenelemente),
- Aufrechterhaltung bzw. Verbesserung des Flüssigkeitsvolumens,
- Aufrechterhaltung bzw. Wiederherstellung der Elektrolytkonzentration,
- Aufrechterhaltung bzw. Wiederherstellung eines konstanten osmotischen Drucks,
- medikamentöse Versorgung.

Indikationen

Indiziert ist die Gabe von Infusionen z. B. bei:

- Erkrankungen mit hohem Elektrolyt- und Flüssigkeitsverlust (z. B. chronisches Erbrechen, massive Diarrhö, Verbrennungskrankheit),
- perioperativer Flüssigkeitsversorgung (vor, während und nach Operationen),
- Notwendigkeit einer parenteralen Ernährung (Umgehung des Magen-Darm-Trakts),
- medikamentöser Unterstützung des Patienten z. B. durch Schmerzmittel (Analgetika),
- gestörtem Säure-Basen-Haushalt (Azidose, Alkalose).

Schwerkraftgesteuerte Infusion richten und anschließen

Vorbereitung der Materialien

- Infusionsbehälter (z. B. Glas-, Kunststoffflasche oder -beutel) nach Arztverordnung,
- Infusionsbesteck nach DIN 58362,
- Infusionsständer,
- Desinfektionsmittel.

Anordnungsverantwortung. Der behandelnde Arzt hat die Anordnungsverantwortung und entscheidet, welche Infusionen über welchen Zeitraum mit welcher Geschwindigkeit und evtl. welchen Zusätzen gegeben werden. Juristisch einwandfrei sollte die erste Infusion (außer Kochsalz- und Ringerlösung) vom Arzt angehängt werden; auch Infusionen mit veränderten Mischungsverhältnissen. Die zweite Infusion wird von einer examinierten Pflegeperson angehängt. Der Zeitraum zwischen dem Richten einer Infusion bis zu ihrer Verabreichung darf maximal 1 Stunde betragen.

Durchführung

- Hände nach Hygieneplan desinfizieren,
- benötigte Gegenstände auf desinfizierter Arbeitsfläche (z. B. fahrbarer Tisch) richten, Vollständigkeit und Verfalldatum überprüfen,
- Verschlussring von der Infusionsflasche abziehen,
- bei Infusionsflaschen mit Metallverschluss Gummistopfen desinfizieren, Einwirkzeit beachten!) und evtl. noch vorhandene Desinfektionslösung abschütteln (darf nicht in die Infusionslösung gelangen),
- sterile Verpackung des Überleitsystems an der dafür vorgesehenen Stelle aufreißen und System entnehmen,
- Verschlusskappe vom Einstichdorn abnehmen und diesen durch den Gummistopfen in die Flasche stechen (**Abb. 1.640a**),
- Rollklemme zudrehen (**Abb. 1.640b**) und Infusionsflasche am Infusionsständer aufhängen oder umgedreht halten,
- Tropfenkammer durch mehrfaches Zusammendrücken mit Daumen und Zeigefinger bis zur Markierung füllen (**Abb. 1.640c**),
- Belüftungsventil öffnen, Rollklemme aufdrehen und Lösung langsam durch das System fließen lassen (**Abb. 1.640d**), sodass keine Luft im Schlauch ist (Gefahr einer Luftembolie!).

Luft im System. Sind Luftblasen im Schlauchsystem? Ein Trick ist, die Rollklemme zu schließen und so weit wie möglich in Richtung Flasche zu schieben. Durch Wickeln des Infusionsschlauches von unten nach oben (z. B. um einen Stift) werden die Luftblasen in die Tropfenkammer gedrückt. Sind alle Luftblasen in der Tropfenkammer, Spiegel durch Rückpumpen der Lösung in die Flasche einstellen. Oder Sie halten nach dem Füllen der Tropfenkammer das Schlauchteil nach oben und füllen dann das System. Die Flüssigkeit breitet sich langsamer aus, die Wahrscheinlichkeit der Blasenbildung ist geringer.

Medikamente zuspritzen

- Medikament in sterile Einmalspritze aufziehen und über sterile Kanüle oder Spike in die Infusionsflasche spritzen,
- bei Zuspritzen von mehreren Ampullen muss Flüssigkeitsmenge der Ampullen vorher aus der Infusionsflasche steril abgezogen werden,
- Infusionslösung mit Medikament durch Kippen durchmischen und auf Unverträglichkeit überprüfen (z. B. Ausflockungen),

- Infusionsflasche mit Namen des Patienten, Datum, Uhrzeit und Zusätzen beschriften (**Abb. 1.641**). Wenn möglich, bei Kunststoffflaschen keinen Filzstift verwenden! (Lösungsmittel des Stifts kann durch den Kunststoff diffundieren.)
- auch wenn mehrere Infusionslösungen gleichzeitig verabreicht werden, muss die Verträglichkeit (Kompatibilität) der Lösungen untereinander überprüft und z. B. auf Ausflockungen beobachtet werden.

Infusion anschließen

- Patienten über geplante Maßnahme informieren (auch bewusstlose Patienten!), Besucher evtl. aus dem Patientenzimmer bitten,
- den Handlungsablauf störende Kleidungsstücke und Schmuck entfernen, dabei die Intimsphäre beachten; Patienten unterstützen, sich bequem zu lagern,
- Schlauchsystem an die liegende Venenverweilkanüle anschließen und Tropfgeschwindigkeit nach Arztverordnung einstellen; Überleitsystem evtl. mit Pflaster am Unterarm des Patienten fixieren, um Abknickungen zu vermeiden,
- Infusionsgeschwindigkeit überwachen und Patienten auf Nebenwirkungen bzw. Reaktionen beobachten (z. B. Thrombophlebitis),
- Patienten informieren, sich bei Veränderungen (z. B. Übelkeit) zu melden und Rufanlage in Reichweite bringen.

Nachbereitung

- Sich vor dem Verlassen des Patienten nach Bedürfnissen erkundigen: Lagerung bequem? Getränk erwünscht? Fenster öffnen?,
- gebrauchte Materialien sachgerecht ver- bzw. entsorgen (z. B. Mülltrennung für Verpackungsmaterialien beachten),
- Nach Beendigung der Infusion kann der Einstichdorn am Gummistopfen abgebrochen werden, um Gefahr einer Stichverletzung zu reduzieren.
- abschließend Hände desinfizieren,
- Maßnahme durch Eintragung in die Pflegedokumentation mit Handzeichen, Uhrzeit und evtl. Nebenwirkungen dokumentieren.
- **Blick zurück:** Wurde der Infusionsschlauch sicher fixiert? Tropft die Infusion? Ist der Patient informiert, sich z. B. bei Übelkeit zu melden oder wenn Infusion nicht mehr läuft? Rufanlage in Reichweite? Ist die Tropfgeschwindigkeit richtig eingestellt?

Pumpengesteuerte Infusion

Vorbereitung der Materialien

- Infusionsbehälter (z. B. Glas-, Kunststoffflasche oder -beutel) nach Arztverordnung,
- Infusionspumpe (Infusomat) mit Tropfendetektor,
- Infusionsbesteck für Infusionspumpe,
- Infusionsständer,
- Desinfektionsmittel.

Durchführung

- Infusion richten s. „Schwerkraftgesteuerte Infusion" (S. 584),
- Infusomat am Infusionsständer befestigen,
- Überleitsystem in Infusomat nach Herstellerangaben einlegen (**Abb. 1.642a**); dabei überprüfen, ob sich keine Luftblasen im System befinden,
- Klappe am Infusomat schließen und Tropfendetektor an der Tropfenkammer anbringen (**Abb. 1.642b**), Rollerklemme ist geschlossen.
- Patienten über geplante Maßnahme informieren (auch bewusstlose Patienten!), Besucher evtl. aus dem Patientenzimmer bitten,
- den Handlungsablauf störende Kleidungsstücke und Schmuck entfernen, dabei die Intimsphäre beachten; Patienten unterstützen, sich bequem zu lagern,
- Infusomat an den Stromkreis anschließen und einschalten (das Gerät nimmt eine Überprüfung vor, danach kann die Tropfenzahl eingetippt werden (**Abb. 1.643**),
- Rollklemme öffnen und Gerät am Startknopf starten,
- kurze Zeit abwarten, ob Alarm des Infusomaten ausgelöst wird durch z. B. Luft im System, nicht geöffnete Rollklemme o. ä.,
- Patient informieren, sich bei Veränderungen (z. B. Alarm, Übelkeit o. ä.) zu melden, Rufanlage in Reichweite bringen,
- nach Beendigung der Infusion Folgeinfusion anhängen oder Venenverweilkanüle abstöpseln.

Nachbereitung

Siehe Nachbereitung „Schwerkraftgesteuerte Infusion" (S. 584).

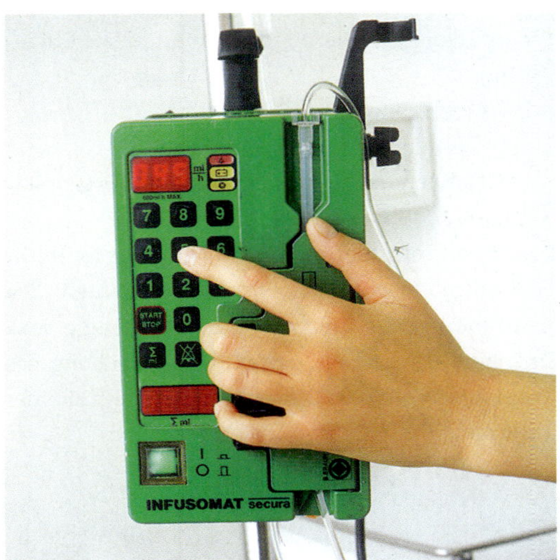

Abb. 1.643 Die gewünschte Infusionsgeschwindigkeit wird z. B in ml/Stunde am Gerät eingegeben.

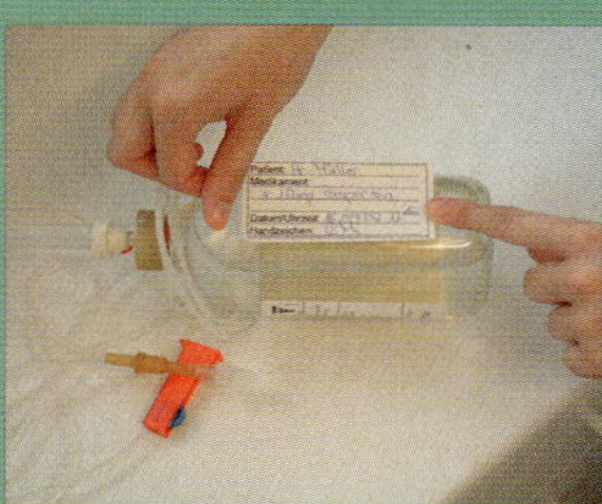

Abb. 1.641 Diese Infusionsflasche ist mit Name, Datum, Uhrzeit und Medikamentenzusätzen beschriftet.

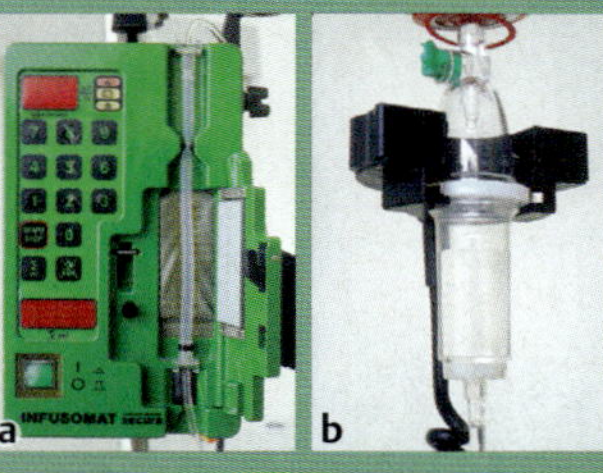

Abb. 1.642 **a** Das Überleitsystem ist blasenfrei eingelegt, **b** der Tropfendetektor „zählt" die Tropfen.

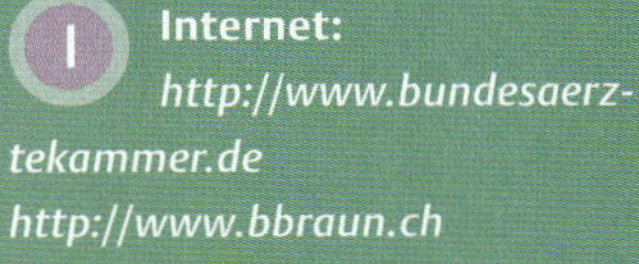

Internet:
http://www.bundesaerztekammer.de
http://www.bbraun.ch

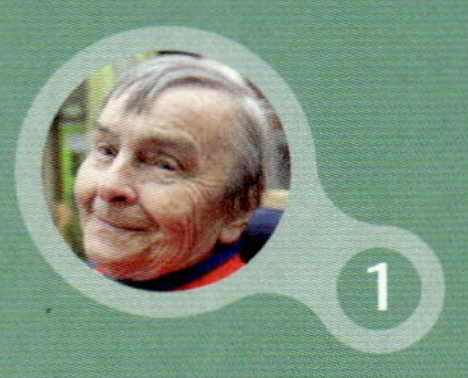

D Ein zentraler Venenkatheter (ZVK) ist ein Katheter zur Infusionstherapie. Im Gegensatz zur peripheren Venenpunktion liegt die Katheterspitze herznah (zentral). Der Katheter wird über eine Kanüle bis kurz vor den rechten Vorhof vorgeschoben.

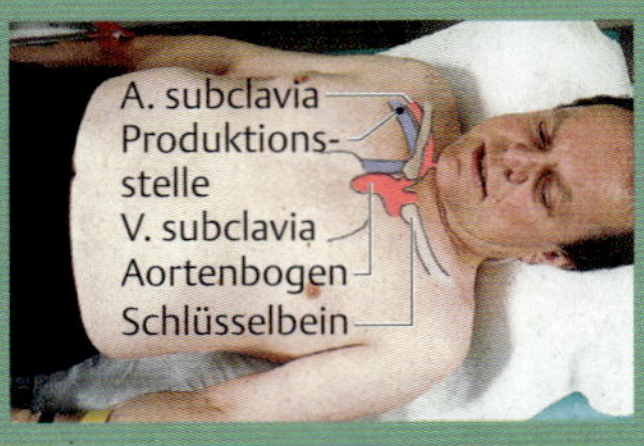

Abb. 1.644 Für einen zentralen Venenkatheter wird i. d. R. die Vena subclavia (Subklaviakatheter) in der Nähe des Schlüsselbeins punktiert.

M Das Legen eines zentralen Venenkatheters ist ärztliches Aufgabengebiet. Die Pflegeperson kann für die Assistenz bei der Anlage des ZVK zuständig sein. Dies schließt die Lagerung und Überwachung des Kreislaufs sowie das Richten und die Kontrolle der Infusion mit ein.

D Die zentrale Venendruckmessung (ZVD) ist ein Verfahren zu Bestimmung des zentralen Venendrucks. Der ZVD wird gemessen, um Information über das Verhältnis des venösen Blutangebotes und der Leistungsfähigkeit des rechten Herzens zu erhalten.

Umgang mit zentralen Venenkathetern

Definition

Zentraler Venenkatheter (ZVK). Ein zentraler Venenkatheter (Syn. Kavakatheter) ist ein flexibler, steriler Kunststoffschlauch mit Führungsdraht und Venenpunktionskanüle. Im Gegensatz zur peripheren Venenpunktion liegt die Katheterspitze herznah (zentral). In der Regel wird die V. subclavia (Subklaviakatheter) oder V. jugularis (Jugulariskatheter) punktiert. Der Katheter wird über die Kanüle bis zur oberen klappenlosen Hohlvene (V. cava superior) bis kurz vor den rechten Vorhof vorgeschoben. Pflegende sollten die Ziele und Indikationen eines zentralen Venenkatheters kennen und messen den zentralen Venendruck über den Katheter.

Zentraler Venenkatheter

Ziele

- Verbesserung des Flüssigkeitshaushalts durch Infusion,
- Stabilisierung des Kreislaufs,
- Vermeidung von Komplikationen bei Langzeitinfusionstherapie (z. B. Thrombophlebitis),
- diagnostische Erkenntnis über mechanische Störungen des Blutstroms z. B. bei Herzklappeninsuffizienz oder über den zentralen Venendruck,
- Bewegungsfreiheit für die Extremitäten.

Indikationen

Indiziert ist ein ZVK z. B.:

- bei akuten Erkrankungen wie Schock, Verbrennungskrankheit, Lungenödem, die mit Hypo - oder Hypervolämie einhergehen,
- zur Verabreichung hochwirksamer Medikamente (Nitroglycerin, Katecholamine),
- wenn keine periphere Vene punktiert werden kann, bzw. wenn ein sicherer venöser Zugang für einen längeren Zeitraum benötigt wird,
- zur Infusion hyperosmolarer (stark Venen reizender) Lösungen wie bei der parenteralen Ernährung,
- bei Herzklappeninsuffizienz,
- zur zentralen Venendruckmessung,
- bei Notwendigkeit bewegungsfreier Extremitäten.

Das Legen eines zentralen Venenkatheters ist ärztliches Aufgabengebiet. Die Pflegeperson kann für die Assistenz bei der Anlage des ZVK zuständig sein. Dies schließt die Lagerung und Überwachung des Kreislaufs sowie das Richten und die Kontrolle der Infusion mit ein.

Messung des zentralen Venendrucks

Definition

Zentrale Venendruckmessung (ZVD). Verfahren zur Bestimmung des zentralen Venendrucks (Druck in der oberen Hohlvene), wobei der Katheter am äußeren Ende mit einem Messsystem verbunden werden kann. Die Messung erfolgt über Wassersäule oder elektronisch über einen Druckwandler und einen Monitor. Der Normalwert beträgt + 2 bis + 10 cm H_2O (Wassersäule).

Ziel

Der ZVD wird gemessen, um Information über das Verhältnis des venösen Blutangebotes und der Leistungsfähigkeit des rechten Herzens zu erhalten.

Indikation

Indiziert ist eine Messung des ZVD zur Überwachung des venösen Volumenstatus bei Hypovolämie oder Hypervolämie.

Voraussetzungen

- Zentraler Venenkatheter,
- Bestimmung des Nullpunktes mit einer Thoraxschublehre.

Vorbereitung der Materialien

- Thoraxschublehre,
- Markierungsstift,
- an einem Infusionsständer befestigter Venotonometer (Messskala mit Messschlauch) und Pfeil,
- Infusionslösung (NaCl-Lösung 0,9%), Infusionssystem für ZVD-Messung.

Durchführung

- Hände nach Hygieneplan desinfizieren,
- benötigte Gegenstände auf desinfizierter Arbeitsfläche (z. B. Tablett) richten und auf Vollständigkeit überprüfen,
- Patienten über geplante Maßnahme informieren (auch bewusstlose Patienten!), Fenster und Türen schließen und Besucher aus dem Patientenzimmer bitten,
- evtl. den Handlungsablauf störende Kleidungsstücke entfernen, dabei die Intimsphäre beachten und für Sichtschutz sorgen,
- die drei Schenkel des Infusionssystems zur ZVD-Messung luftleer mit NaCl-Lösung füllen: 1. Schenkel: von der Infusionsflasche zum Dreiwegehahn,

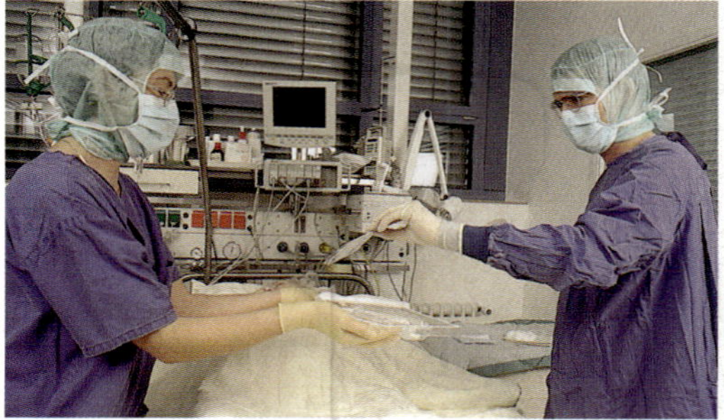

Abb. 1.645 Das Legen eines zentralen Venenkatheters ist ärztliches Aufgabengebiet.

2. Schenkel: vom Dreiwegehahn zur Messlatte, 3. Schenkel: vom Dreiwegehahn zum Patienten.

- Messsystem vorbereiten:
  - System wie eine Infusion bis zum Dreiwegehahn füllen; Dreiwegehahn so stellen, dass Schenkel der Messleiste luftleer gemacht wird (**Abb. 1.646**) dann Hahn umstellen, so dass der zum Patienten führende Schenkel gefüllt wird,
  - den zum Patienten führenden, gefüllten Schlauch am ZVK anschließen (der die drei Schläuche miteinander in Verbindung setzende Dreiwegehahn bleibt noch geschlossen),
  - den zum Ablesen des ZVD-Werts vorgesehenen Schlauch in die am Infusionsständer befestigte Messlatte einspannen.
- Patienten lagern:
  - flache Rückenlagerung, wenn keine Kontraindikationen vorliegen (z.B. bei Atemnot halb sitzende Lagerung). Wichtig ist, dass der Patient sich bei der Messung dann immer in derselben Lage befindet (immer sitzend oder immer halb hoch).
- Nullpunkt bestimmen und einrichten:
  - Thoraxschublehre ca. eine Handbreit oberhalb des Schwertfortsatzes unter den Patienten schieben (dabei die Schublehre mit der Hand abdecken, um die Haut des Patienten nicht zu schädigen, **Abb. 1.647**),
  - wenn sich die Wasserwaage am oberen Schenkel der Schublehre auf der Brust des Patienten im Lot befindet (**Abb. 1.648**), Nullpunkt am Dorn der Schublehre mit einem Stift auf der Haut markieren,
  - Nullmarkierung der Messskala auf diesen Punkt ausrichten. Dazu die am Infusionsständer befestigte Messlatte an den Patienten heranfahren, den Pfeil ausklappen, sich auf Augenhöhe des Nullpunkts begeben und Pfeil so einstellen, dass die Spitze auf den markierten Nullpunkt zeigt.
- Messvorgang:
  - der am ZVK befindliche Dreiwegehahn wird in Richtung des Messsystems gestellt, sodass andere laufende Infusionslösungen gestoppt werden. Alle Infusionen müssen angehalten werden, da sonst ein falscher Wert ermittelt wird. Bei druckgesteuerten Infusionen besteht bei unvollständigem Stopp die Gefahr der Bolusinjektion,
  - die Messeinrichtung wird mit dem Öffnen des Dreiwegehahns in Betrieb genommen. Zunächst einige Milliliter NaCl-Lösung aus der Infusionsflasche in den ZVK laufen lassen, sodass er frei durchgängig ist,
  - durch Umstellung des Dreiwegehahns in Richtung Messschenkel kann die NaCl-Lösung aus dem Steigrohr zum Patienten fließen,
  - die Wassersäule senkt sich bis zum Erreichen des tatsächlichen ZVD-Werts, der jetzt an der Messlatte abgelesen und dokumentiert werden kann. Bei atemsynchronen Auf- und Abwärtsbewegungen des Flüssigkeitsspiegels wird der Mittelwert angenommen. Beispiel: Flüssigkeitssäule pendelt zwischen 4 und 6 cm rauf und runter, der Wert von 5 cm H_2O wird dokumentiert.

Nach erfolgter Messung Dreiwegehahn am ZVK wieder in Richtung der vor der Messung laufenden Infusionen umstellen. Wenn der Zugang für das Messsystem am Dreiwegehahn für andere Zwecke benötigt wird, wird das Messsystem abgestöpselt, mit einem sterilen Schraubverschluss verschlossen und an der Aufhängung der Rollenklemme des Infusionsschlauchs befestigt.

Nachbereitung

- Patienten beim Rücklagern und beim Anziehen unterstützen (dabei darauf achten, dass keine Gegenstände im Bett vergessen worden sind z.B. Verschlusskappe des Infusionssystems usw.,
- sich vor dem Verlassen des Patienten nach Bedürfnissen erkundigen (Fenster öffnen? Getränk erwünscht?),
- gebrauchte Materialien sachgerecht ver- bzw. entsorgen (z.B. Mülltrennung bei Verpackungsmaterialien beachten),
- abschließend Hände desinfizieren,
- Maßnahme durch Eintragung in die Pflegedokumentation mit Handzeichen, Uhrzeit, ermittelten ZVD-Wert und Lage des Patienten, in der gemessen wurde, dokumentieren.
- **Blick zurück:** Läuft das verordnete Infusionsprogramm wieder in der verordneten Tropfengeschwindigkeit?

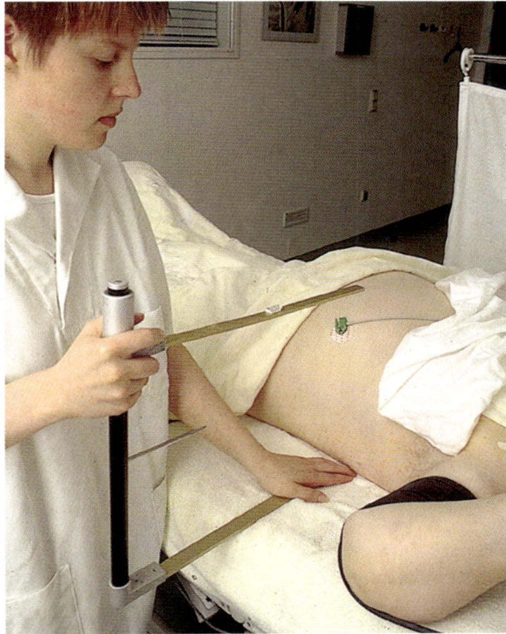

Abb. 1.647 Die Thoraxschublehre wird ca. eine Handbreit oberhalb des Schwertfortsatzes unter den Patienten geschoben.

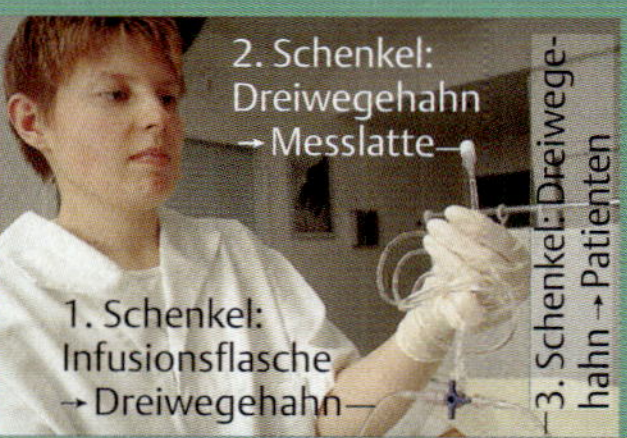

Abb. 1.646 Zur Messung des zentralen Venendrucks wird ein Messsystem mit einem Dreiwegehahn benötigt.

M *Messpunkte, die mit einem wasserfesten Stift markiert wurden, müssen nicht mehr neu ermittelt werden. Dem Patienten wird damit das ständige Einführen der Schublehre erspart.*

M *Sie können den Vorgang für den Patienten außerdem dadurch leichter gestalten, dass Sie ihn erst dann in die flache Rückenlagerung bringen, wenn alle Vorbereitungen getroffen sind. Für viele Patienten ist die flache Rückenlagerung unangenehm.*

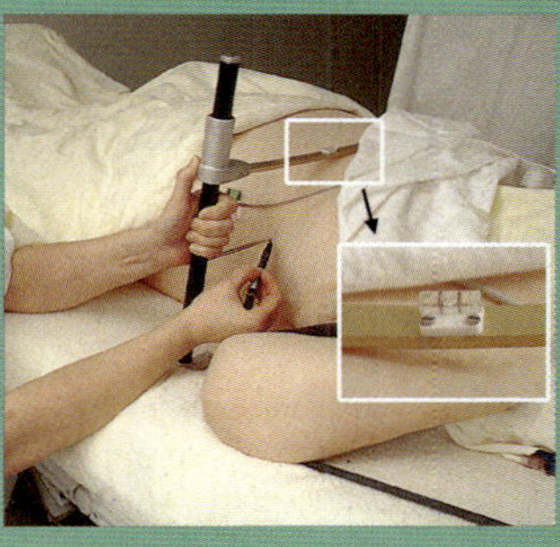

Abb. 1.648 Die Wasserwaage muss sich am oberen Schenkel der Schublehre auf der Brust des Patienten im Lot befinden.

I **Internet:**
http:// www.med-serv.de
http://www.klinikheute.de

Umgang mit Portsystemen

Definition

Port (engl. Anschluss, Schnittstelle): subkutan implantiertes kleines Metallgehäuse mit Membran und Gefäßanschluss (**Abb. 1.649**) zur Durchführung der Infusions-Chemotherapie, häufiger Blutabnahmen. Die Implantation eines Ports erfolgt unter Lokalanästhesie bzw. Allgemeinnarkose.

Ziel

- Dauerhafter Zugang zum venösen oder arteriellen Gefäßsystem (**Abb. 1.650**).

Indikationen

Indiziert ist ein Port z. B.:

- zur Langzeittherapie von Zytostatika,
- bei Patienten mit schlechtem peripheren Venenstatus,
- zur Infusionstherapie,
- zur parenteralen Ernährung.

Die Implantation eines Ports ist ärztliches Aufgabengebiet. Nach dem Legen kontrolliert die Pflegeperson regelmäßig die Durchgängigkeit und beobachtet die Hautumgebung auf Entzündungszeichen.

Punktion des Ports zur Infusionstherapie

Vorbereitung der Materialien

- Unsterile Materialien:
  - Einmalhandschuhe,
  - Desinfektionslösung,
  - Abwurfbeutel,
  - Infusionsständer.
- Sterile Materialien:
  - Portpunktionsset mit spezieller Portkanüle (non-coring = nicht stanzend) und 10-ml-Spritze,
  - 10 ml NaCl 09% Lösung,
  - Heparin-Lösung,
  - Aufziehkanüle, Tupfer,
  - Infusionsbesteck,
  - Infusionslösung nach Arztverordnung,
  - Transparentverband.

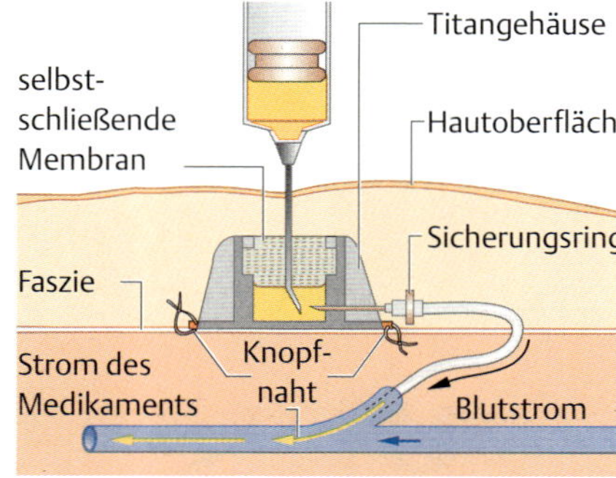

Abb. 1.650 Ein Port ist ein dauerhafter Zugang zum venösen oder arteriellen Gefäßsystem.

Durchführung

- Hände nach Hygieneplan desinfizieren,
- benötigte Gegenstände auf desinfizierter Arbeitsfläche (z. B. fahrbarer Tisch) richten und auf Vollständigkeit überprüfen,
- Infusion richten (S. 584), Spritze mit z. B. 200 IE Heparin in 10 ml NaCl 0,9% nach Arztverordnung aufziehen (S. 579) und beschriften,
- Patienten über geplante Maßnahme informieren (auch bewusstlose Patienten!), Fenster und Türen schließen und Besucher aus dem Patientenzimmer bitten,
- evtl. den Handlungsablauf störende Kleidungsstücke entfernen, dabei die Intimsphäre beachten und für Sichtschutz sorgen,
- Patienten so lagern, dass ein ungehinderter Zugang zum Port möglich ist, Bett auf eine Rücken schonende Arbeitshöhe bringen,
- Handschuhe anziehen und Konnektionsstellen großflächig mit sterilem Tupfer und alkoholischer Hautdesinfektionslösung desinfizieren (**Abb. 1.651a**); Einwirkzeit beachten.
- Vor jeder Behandlung muss die korrekte Lage des Portgehäuses getastet werden und sichergestellt sein, dass keine Wunde oder Infektion vorliegt,
- Portkammer mit „alkoholnassen" Fingern unter der Haut abtasten und mit 2 Fingern in ihrer Lage fixieren (**Abb. 1.651b**),
- Kanüle vorsichtig und senkrecht zur Grundplatte in die Silikonmembran einführen bis der Widerstand des Portkapsel-Bodens erreicht ist (**Abb. 1.651c**),
- kleine Lösungsmengen (1–2 ml) im Intervall ins Portsystem injizieren, einwirken lassen und Durchgängigkeit prüfen,
- Infusion anschließen und Tropfgeschwindigkeit nach Arztverordnung einstellen,
- Portnadel mit sterilem Gaze- oder Transparentverband verbinden (**Abb. 1.651d**).

Nachbereitung

- Patienten evtl. rücklagern und beim Anziehen unterstützen,
- sich vor dem Verlassen des Patienten nach Bedürfnisse bezüglich seiner Lagerung, Getränke, Belüftung des Zimmers usw. erkundigen,
- gebrauchte Materialien sachgerecht ver-, bzw. entsorgen (z. B. Einmalspritze in Plastikmüll),
- abschließend Hände desinfizieren,
- Maßnahme durch Eintragung in die Pflegedokumentation mit Handzeichen und Uhrzeit dokumentieren.
- **Blick zurück:** Ist die am Patienten vorgenommene Handlung korrekt (z. B. wurde der Port richtig punktiert und anschließend richtig verbunden?) und vollständig ausgeführt worden? Können schon Vorbereitungen für evtl. nachfolgende Tätigkeiten getroffen werden?

1

Septum
Port-
kammer
Portbasis

Abb. 1.649 Der Port besteht aus der Portkammer, der Portbasis, dem Auslassröhrchen und der Silikonmembran.

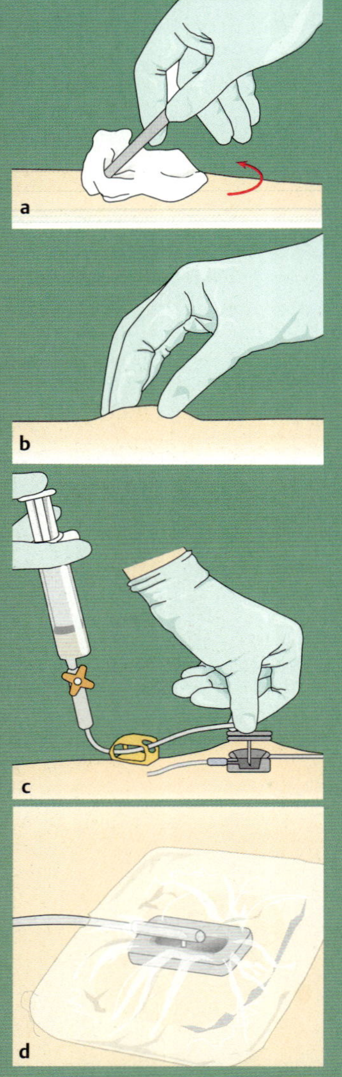

Abb. 1.651 **a** Desinfektion, **b** Ertasten der Portkammer, **c** Kanüle einführen, **d** Port verbinden.

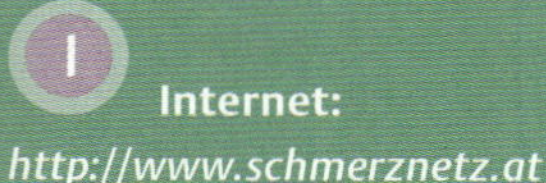

Internet:
http://www.schmerznetz.at

Legen und Ziehen einer Magensonde

Definitionen

Magensonde. Die Magensonde wird nasal oder oral in den Magen eingeführt. Spezielle Sonden können bis zum Duodenum (Duodenalsonde) oder Jejunum (Jejunalsonde, Miller-Abbott-Sonde) reichen.

Ernährungssonde. Diese dünne und sehr weiche Sonde wird nasal oder oral in den Magen oder bis ins Duodenum eingeführt. Hierüber wird die Ernährungsflüssigkeit verabreicht (S. 591).

PEG-Sonde. Abkürzung für perkutane endoskopische Gastrostomie. Zur künstlichen Ernährung wird operativ eine Magenfistel angelegt: Während einer Magenspiegelung wird ein Katheter nach vorheriger Punktion durch die Bauchdecke in den Magen eingelegt und fixiert.

Legen einer nasalen Magensonde bzw. Ernährungssonde

Ziel

Die Sonde wird durch ein Nasenloch über die Speiseröhre in den Magen gelegt.

Indikationen

Nasale Magensonden bzw. Ernährungssonden (**Abb. 1.652**) sind z. B. bei folgenden Maßnahmen indiziert:

- Ableiten von gestautem Magensaft oder Blut zur Entlastung (z. B. bei einem Ileus oder einer Magenblutung),
- Verabreichen von Medikamenten,
- Zufuhr von Spülflüssigkeit bei einer orthograden Darmspülung,
- Gewinnen von Magensaft zu diagnostischen Zwecken,
- Entleerung von Mageninhalt (z. B. vor Notfalloperationen oder nach Suizidversuchen),
- Zufuhr von Sondennahrung.

Vorbereitung der Materialien

- Gleitmittel (z. B. anästhesierendes Gel),
- Schleimhautanästhetikum zur Rachenanästhesie,
- anatomische Klemme,
- Pflasterstreifen (Sondenfixierung),
- Markierungsstift,
- Ableitungssystem (z. B. Auffangbeutel) bei Entlastungssonden,
- Verschlusskonus bei Ernährungssonden,
- Nierenschale mit Zellstoff,
- Papiertaschentücher,
- evtl. Zahnprothesenschale,
- evtl. Glas Wasser,
- Patienten- und Bettschutz,
- unsterile Einmalhandschuhe,
- Indikatorpapier (Säurenachweis),
- Einmalspritze (20 ml) und ggf. Adapter,
- Stethoskop,
- Abwurfbeutel,
- bei sedierten bzw. intubierten Patienten evtl. zusätzlich Laryngoskop, Magillzange, funktionsfähiges Absauggerät.

Durchführung

- Hände nach Hygieneplan desinfizieren,
- benötigte Gegenstände auf desinfizierter Arbeitsfläche (z. B. Tablett) richten und Vollständigkeit überprüfen (**Abb. 1.653**),
- Patienten über die geplante Maßnahme informieren (auch bewusstlose Patienten!),
- Fenster und Türen schließen und die Besucher aus dem Patientenzimmer bitten,
- Patientenbett auf eine Rücken schonende Arbeitshöhe bringen,
- Intimsphäre beachten und für Sichtschutz sorgen,
- Oberkörper leicht erhöht lagern, bewusstlose oder bewusstseinsgetrübte Patienten in Seitenlage bringen,
- Nase säubern bzw. schnäuzen lassen,
- geeignetes Nasenloch auswählen,
- Evtl. Zahnprothese entfernen und in der gekennzeichneten Zahnprothesenschale aufbewahren,
- Schleimhaut zur Rachenanästhesie einsprühen (Patient soll während des Vorgangs nicht einatmen) und Einwirkzeit beachten,
- Schutztuch umhängen und Bettschutz anbringen,
- Sondenlänge abmessen (Nasenspitze – Ohrläppchen – Magengrube bzw. Schwertfortsatz) und benötigte Länge mit Markierungsstift auf der Sonde markieren (**Abb. 1.654**),
- Patienten Nierenschale in die Hand geben,
- Patienten auffordern, ruhig und gleichmäßig durch den offenen Mund zu atmen,
- Einmalhandschuhe anziehen,
- Sonde mit anästhesierendem Gel gleitfähig machen,
- Sonde über ein Nasenloch ca. 10 cm tief unter Drehbewegungen einführen (**Abb. 1.655a**),

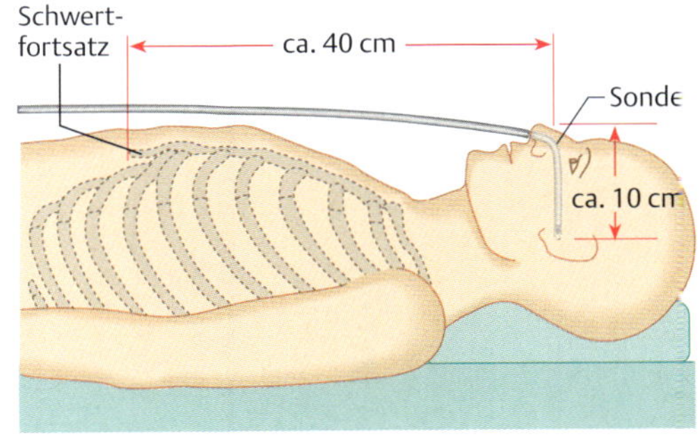

Abb. 1.654 Die Sondenlänge wird anhand der Orientierungspunkte Nasenspitze – Ohrläppchen – Schwertfortsatz individuell bemessen.

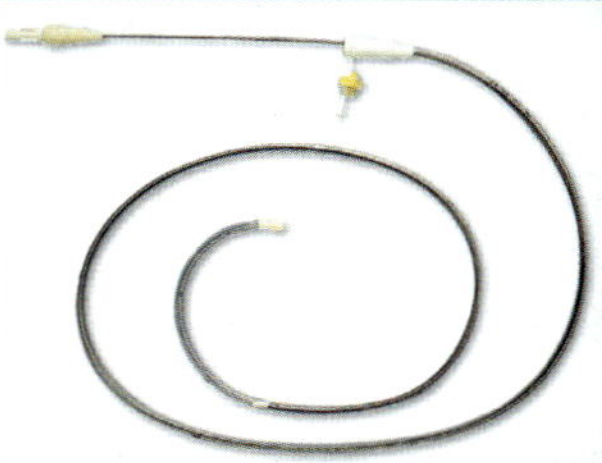

Abb. 1.652 Eine nasale Magensonde wird durch ein Nasenloch über die Speiseröhre in den Magen gelegt.

M *Das Legen einer Magen- bzw. Ernährungssonde erfolgt ausschließlich auf ärztliche Anordnung. Die Einwilligung des Patienten muss vorliegen.*

P *Sonden, die gekühlt wurden (Aufbewahrung im Kühlschrank), sind beim Legen formstabiler; außerdem wird durch die Kühle die Nasenschleimhaut weniger gereizt.*

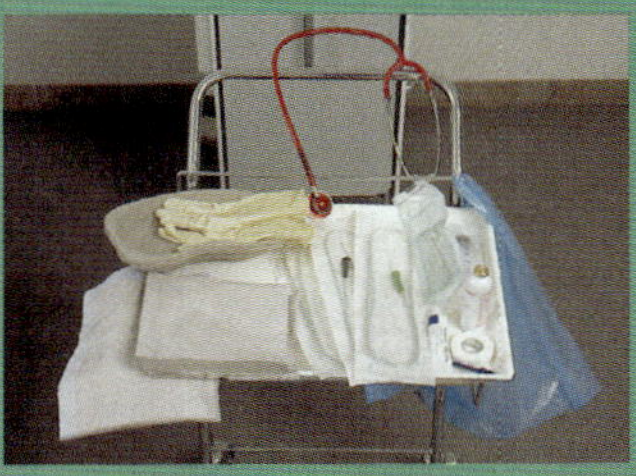

Abb. 1.653 Materialien zum Legen einer Magensonde: Stethoskop, Handschuhe, Spritze, Schutztuch, Zellstoff, Magensonden, Rachenanästhesie, anästhesierendes Gel, Fixierpflaster, Abwurf.

P *Oft weiß der Patient am besten, welche Nasenöffnung größer ist und wo weniger Widerstand besteht. Dünne Ernährungssonden können auch durch das kleinere Nasenloch gelegt werden; das größere bleibt dem Patienten dann zum Atmen.*

P *Rollt sich die Sonde im Mund auf, ist sie möglicherweise nicht steif genug. In diesem Fall eine gut gekühlte Sonde oder eine Sonde mit Führungsmandrin benutzen.*

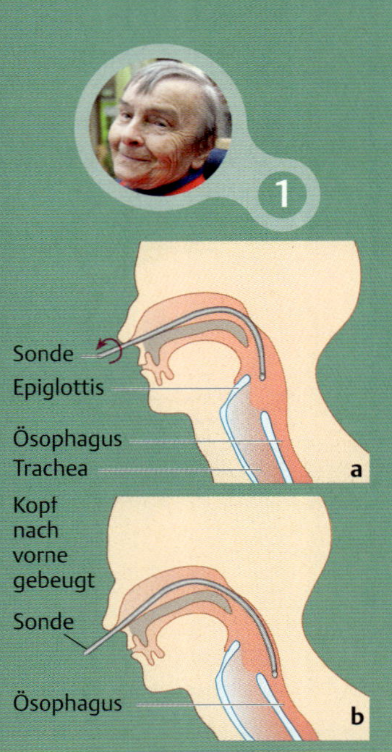

Abb. 1.655 **a** Die Sonde wird ca. 10 cm eingeführt, **b** neigt der Patient den Kopf nach vorne, verschließt sich zum sicheren Weiterschieben die Glottis.

M *Luftnot oder starker Hustenreiz deuten darauf hin, dass die Sonde in der Luftröhre liegt. Bei Anzeichen einer Zyanose, Husten oder Würgen, Sonde etwas zurückzuziehen und eine Pause einlegen.*

M *Die richtige Lage kann durch Insufflation von Luft oder durch den Säurenachweis mit Indikatorpapier im aspirierten Magensaft kontrolliert werden. Bei zweifelhafter Lage ist eine Röntgenkontrolle notwendig.*

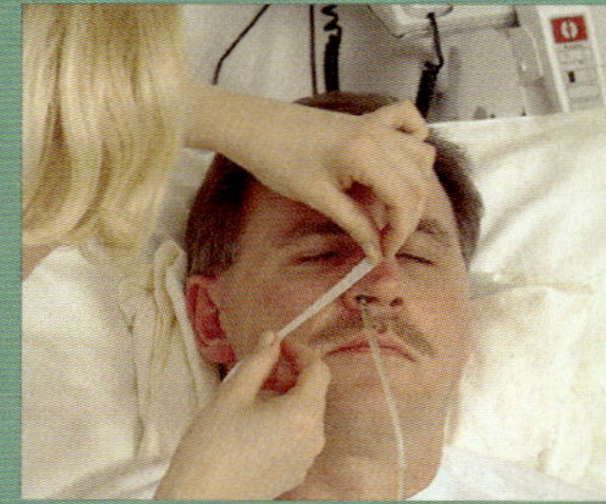

Abb. 1.657 Die Nasensonde wird mit einem Pflasterstreifen am Nasenflügel fixiert.

P *Um Zug von der Sonde zu nehmen und die Gefahr des Herausrutschens zu vermindern, Sonde mit einem Pflasterzügel am Pyjama fixieren.*

M *Das Legen einer PEG-Sonde geschieht durch einen kleinen endoskopischen und chirurgischen Eingriff und ist daher ärztliches Aufgabengebiet.*

- Patienten bitten, den Kopf nach vorne zu neigen (**Abb. 1.655b**), um die Glottis zu verschließen und während des Weiterschiebens der Sonde mehrfach zu schlucken (evtl. ein Glas Wasser anbieten),
- Sonde während des Schluckaktes zügig bis zur Markierung vorschieben und abklemmen,
- richtige Lage kontrollieren durch Insufflation von Luft: dabei werden mindestens 10 ml aus der mit Luft gefüllten Spritze über die Sonde insuffliert und das Geräusch mit dem Stethoskop über dem Magen lokalisiert (**Abb. 1.656**),
- Sonde sicher mit Pflaster auf dem Nasenrücken ohne Druck auf den Nasenflügel fixieren (**Abb. 1.657**). Damit das Pflaster hält, sollte die Haut fettfrei sein. Daher bei fettiger Haut z. B. Tupfer mit Desinfektionsmittel abseits des Patienten einsprühen und über Nasenrücken wischen,
- Bei Magensonden Auffangbeutel anschließen und Ableitungssystem sichern, Klemme entfernen. Bei Ernährungssonden Verschlusskonus aufstecken,
- bei einer Entlastungssonde: Mageninhalt nach Arztverordnung permanent oder fraktioniert ableiten, Mengen dokumentieren,
- Patienten Mund ausspülen lassen und evtl. Zahnprothese wieder einsetzen, Informationen über den Umgang einer liegenden Magensonde geben.

Nachbereitung

- Patienten bei der bequemen Lagerung unterstützen und sich vor dem Verlassen nach seinen Bedürfnissen erkundigen (z. B. Fenster öffnen),
- gebrauchte Materialien sachgerecht ver- bzw. entsorgen,
- abschließend Hände desinfizieren,
- Maßnahme durch Eintragung in die Pflegedokumentation mit Handzeichen, Uhrzeit, Sondenart und Längenangabe dokumentieren.
- **Blick zurück:** Wurde die Sonde druckfrei am Naseneingang fixiert? Ist kein Zug auf der Sonde? Behindert die Fixierung nicht den Patienten?

Ziehen einer Magen- bzw. Ernährungssonde

Ziel

Ziel ist es, die Magensonde bzw. Ernährungssonde zu entfernen.

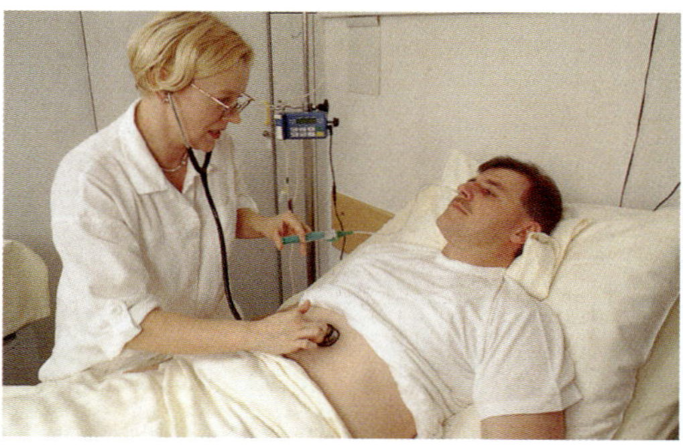

Abb. 1.656 Ist die mithilfe einer Spritze eingebrachte Luft über der Magengrube zu hören, liegt die Sonde richtig.

Indikationen

Die Magensonde bzw. Ernährungssonde wird entfernt, wenn:
- die Diagnostik abgeschlossen ist,
- eine Entlastung von Magensaft ist nicht mehr notwendig ist,
- die Sondenernährung beendet werden kann.

Vorbereitung der Materialien

- Nierenschale mit Zellstoff,
- Papiertaschentücher,
- ein Glas Wasser,
- evtl. Zahnprothesenschale,
- Schutztuch und Bettschutz,
- Einmalhandschuhe.

Durchführung

- Hände nach Hygieneplan desinfizieren,
- benötigte Gegenstände auf desinfizierter Arbeitsfläche (z. B. Tablett) richten und Vollständigkeit überprüfen,
- Patienten über geplante Maßnahme informieren (auch bewusstlose Patienten!), Fenster und Türen schließen und Besucher aus dem Patientenzimmer bitten,
- Patientenbett auf eine Rücken schonende Arbeitshöhe bringen,
- Intimsphäre beachten und für Sichtschutz sorgen,
- bei Entlastungssonden Sekretmenge notieren,
- Oberkörper erhöht lagern,
- evtl. Zahnprothese entfernen,
- dem Patienten Bettschutz vorlegen,
- Patienten Nierenschale in die Hand geben und auffordern, gleichmäßig und ruhig durch den offenen Mund zu atmen,
- Schutzhandschuhe anziehen,
- Fixierungspflaster entfernen,
- Sonde abklemmen und rasch herausziehen,
- Schleim mit Zellstoff auffangen,
- Patient Nase putzen und Mund ausspülen lassen,
- evtl. Zahnprothese wieder einsetzen.

Nachbereitung

- Patienten bei der bequemen Lagerung unterstützen und sich vor dem Verlassen nach seinen Bedürfnissen erkundigen (Rufanlage in Reichweite? Fenster öffnen?),
- gebrauchte Materialien ver- bzw. entsorgen,
- abschließend Hände desinfizieren,
- Maßnahme durch Eintragung in die Pflegedokumentation mit Handzeichen und Uhrzeit dokumentieren.
- **Blick zurück:** Ist die Zahnprothese wieder eingesetzt? Ist bei einer Entlastungssonde die zuletzt gemessene Sekretmenge dokumentiert worden?

Sondennahrung verabreichen

Definition

Durch Sondenernährung kann der Körper künstlich ernährt werden. Die dünnbreiige oder flüssige Nahrung wird über eine vorübergehend durch Mund oder Nase eingeführte Sonde in den Magen oder über eine PEG-Sonde direkt in den Gastrointestinaltrakt zugeführt.

Ziel

Ziel ist es, dem Patienten ausreichend Nährstoffe, Flüssigkeit, Vitamine usw. zuzuführen.

Indikationen

Eine kontinuierliche künstliche Sondenernährung ist z. B. indiziert bei:

- schweren Schluckstörungen,
- Ösophagustumoren,
- eingeschränkter Bewusstseinslage,
- reduziertem Ernährungszustand,
- gestörter Nährstoffrelation.

Sondenernährung per Schwerkraft verabreichen

Vorbereitung der Materialien

- Sondenkostbeutel mit Einfüllstutzen,
- Sondenkost (**Abb. 1.658**) nach Arztanordnung (rechtzeitig vorher im Wasserbad auf Körpertemperatur anwärmen),
- spezielles Überleitungssystem für Ernährungssonde bzw. PEG-Sonde (**Abb. 1.659**),
- Infusionsständer,
- Materialien zur Überprüfung der richtigen Sondenlage (20-ml-Spritze, Stethoskop, Teststreifen),
- evtl. Flaschenöffner für Nährlösungen in Flaschen mit Kronkorken,
- Wanne für Wasserbad zur Erwärmung der Sondenkost,
- handwarmes Wasser.

Durchführung

- Hände nach Hygieneplan desinfizieren,
- benötigte Gegenstände auf desinfizierter Arbeitsfläche (z. B. fahrbarer Tisch) richten und Vollständigkeit überprüfen,
- Sondenkost kurz schütteln,
- Lösung in Sondenkostbeutel einfüllen und an Infusionsständer hängen, Überleitungssystem an Beutel anschließen und dieses entlüften, spezielle Überleitungssysteme können auch direkt an die Sondenkostflasche angeschlossen werden,
- Patienten über geplante Maßnahme informieren (auch bewusstlose Patienten!),
- Fenster und Türen schließen, Besucher aus dem Zimmer bitten,
- Patientenbett auf eine Rücken schonende Arbeitshöhe bringen und Patienten mit erhöhtem Oberkörper lagern,
- korrekte Sondenlage durch Einspritzen von ca. 20 ml Luft in den Magen (vgl. S. 590) oder durch Aspiration von Magensaft überprüfen (bei korrekter Lage sind gurgelnde Luftgeräusche über dem Magen mit dem Stethoskop hörbar bzw. ist ein Magensäurenachweis durch den Teststreifen möglich), bei einer PEG-Sonde ist diese Kontrolle nicht notwendig,
- Überleitungssystem an die Ernährungssonde anschließen (**Abb. 1.660**) und Tropfengeschwindigkeit nach Arztanordnung einstellen,
- Nach Verabreichen der Sondenkost gesamtes System und Sonde mit stillem Wasser spülen. Vorsicht beim Durchspülen mit Tee; dieser kann Ablagerungen bilden, wenn er längere Zeit in der Sonde verbleibt. (**Abb. 1.661**). Keine säurehaltigen Säfte oder gesüßten Flüssigkeiten zum Durchspülen der Sonde verwenden (führt zu Gärungsprozessen und Verklebungen!),
- Patienten noch ca. 30 Min. mit erhöhtem Oberkörper lagern, um einen Reflux in die Speiseröhre zu vermeiden,
- Patienten während und nach der Sondenernährung immer wieder beobachten und ihn auffordern, sich bei Übelkeit oder Unwohlsein zu melden. Rufanlage in Reichweite bringen,
- Sonde abstöpseln und Fixierung überprüfen. Patient bei der Mundpflege unterstützen.

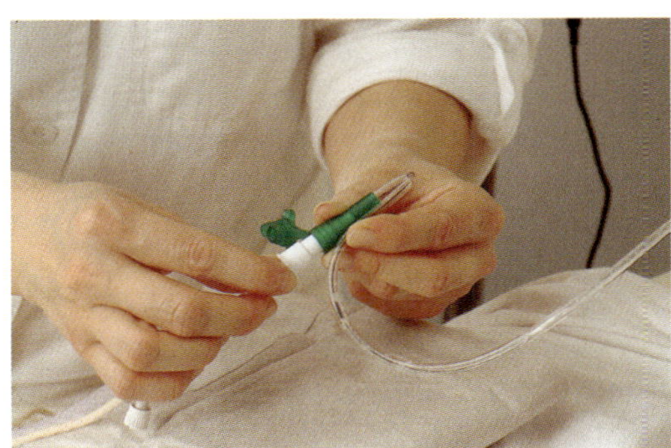

Abb. 1.660 Beim Anschließen des Überleitungssystems die Klemme schließen oder wie hier die Sonde abknicken.

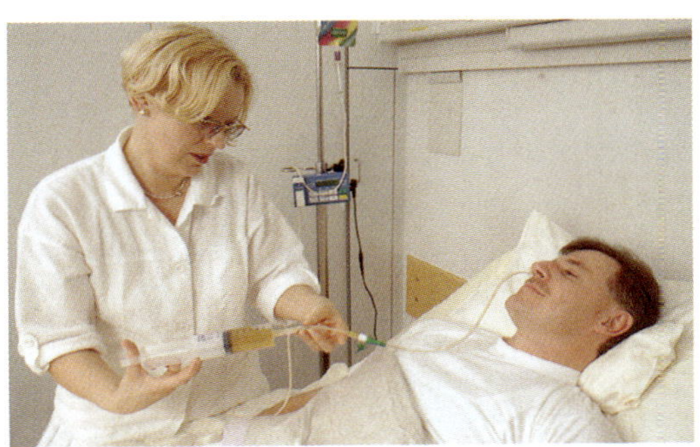

Abb. 1.661 Nach der Gabe von Tee mit stillem Wasser nachspülen; Tee kann Ablagerungen bilden.

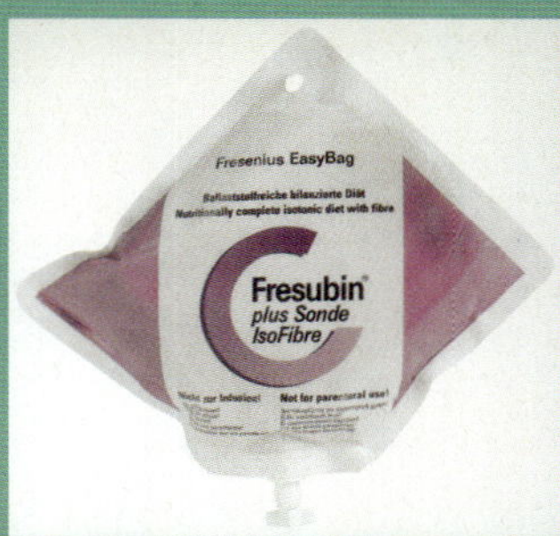

Abb. 1.658 Sondenkost muss den Anforderungen an eine gesunde Ernährung entsprechen und steril verpackt sein.

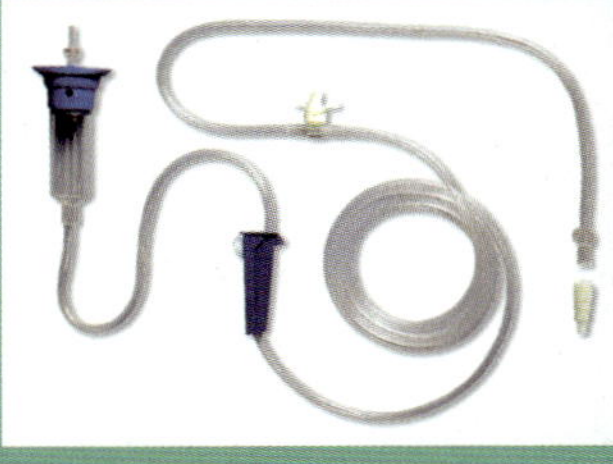

Abb. 1.659 Überleitungssystem für Sonden mit Tropfkammer, Rollklemme, Sperrventil und Verbindungskonus.

M *Angebrochene Sondenkostbehältnisse nicht offen stehen lassen und nicht länger als 12 Stunden im Kühlschrank aufbewahren. Zur Haltbarkeit Herstellerangaben beachten.*

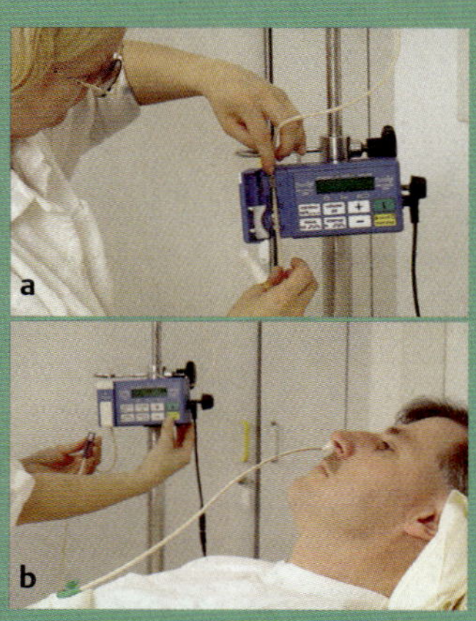

Abb. 1.662 a Überleitungssystem in die Ernährungspumpe einlegen, b Rollklemme öffnen und Ernährungspumpe starten.

I **Internet:**
http://www.dife.de
http://www.aponet.de/vorsorge/ernaehrung/
http://www.enterale-ernaehrung.de
http://www.ernaehrung.de

Kontrollen. Bei der Sondenernährung über Schwerkraftsonden verringert sich sehr oft im Laufe einer Sondenkostgabe die eingestellte Tropfrate. Daher ist eine regelmäßige Kontrolle der Tropfrate notwendig. Überleitungssysteme müssen alle 24 Stunden gewechselt werden (Infektionsgefahr!). Nährlösungen sind der ideale Boden für Keimwachstum.

Medikamente über die Ernährungssonde verabreichen

- Medikamentengaben zum richtigen Zeitpunkt (vor, während oder nach der Ernährung) einplanen,
- Medikamente mit Stößel zermörsern und mit einer Spritze aufziehen,
- Lösung separat über die Sonde verabreichen oder mit einer Blasenspritze direkt in die Magensonde geben. Danach gut durchspülen.

Nicht alle Tabletten bzw. der Inhalt von Kapseln dürfen im Mörser zerkleinert werden. Lesen Sie die Packungsbeilagen oder halten Sie Rücksprache mit dem Arzt oder der Apotheke. Zermörserte Medikamente nie mit Sondenkost vermischen, da diese ausflocken und die Sonde dadurch verstopfen kann.

Nachbereitung

- Sich vor dem Verlassen des Patienten nach seinen Bedürfnissen erkundigen (Ist die Lagerung bequem? Fenster öffnen?),
- ggf. Patienten nach 30 Min. wieder zurücklagern,
- gebrauchte Materialien sachgerecht ver- bzw. entsorgen,
- abschließend Hände desinfizieren,
- Maßnahme durch Eintragung in die Pflegedokumentation mit Handzeichen und Uhrzeit dokumentieren; Mengenangabe und Art der Sondennahrung werden in einem Ernährungsprotokoll festgehalten.
- **Blick zurück:** Ist der Patient informiert, sich bei Übelkeit oder Unwohlsein zu melden? Ist die Rufanlage in Reichweite? Ist die Sonde durchgespült?

Sondenernährung mit einer Ernährungspumpe

Ziel und Indikation

Siehe Ziel und Indikation bei „Sondenkost per Schwerkraft verabreichen" (S. 591).

Vorbereitung der Materialien

Siehe Materialien bei „Sondenkost per Schwerkraft verabreichen" (S. 591). Zusätzlich benötigte Materialien:

- Ernährungspumpe,
- spezielles Überleitungssystem für den Einsatz in Ernährungspumpen.

Durchführung

- Hände nach Hygieneplan desinfizieren,
- benötigte Gegenstände auf desinfizierter Arbeitsfläche (z. B. fahrbarer Tisch) richten und auf Vollständigkeit überprüfen; Sondenkost sollte im Wasserbad auf Körpertemperatur angewärmt sein,
- Ernährungspumpe nach Herstellerangaben überprüfen,
- Lösung in Sondenkostbeutel einfüllen und an Infusionsständer hängen, Überleitungssystem an Beutel anschließen und dieses entlüften, spezielle Überleitungssysteme können auch direkt an die Sondenkostflasche angeschlossen werden,
- Überleitungssystem in die Ernährungspumpe einlegen (**Abb. 1.662a**) und nach Herstellerangaben in Betrieb nehmen (**Abb. 1.662b**); nach Arztanordnung Tropfrate einstellen.
- Patienten über geplante Maßnahme informieren (auch bewusstlose Patienten!), Fenster und Türen schließen und Besucher aus dem Zimmer bitten,
- Patientenbett auf eine Rücken schonende Arbeitshöhe bringen und Patienten mit erhöhtem Oberkörper lagern,
- korrekte Sondenlage durch Einspritzen von Luft in den Magen (vgl. S. 590) oder durch Aspiration von Magensaft überprüfen, bei korrekter Lage sind gurgelnde Luftgeräusche über dem Magen mit dem Stethoskop hörbar bzw. ist ein Magensäurenachweis durch den Teststreifen möglich,
- nach Verabreichen der Sondenkost gesamtes System und Sonde mit stillem Wasser spülen.
- Vorsicht beim Durchspülen mit Tee, da dieser Ablagerungen bilden kann, wenn er längere Zeit in der Sonde verbleibt. Keine säurehaltigen Säfte oder gesüßten Flüssigkeiten zum Durchspülen der Sonde verwenden (führt zu Gärungsprozessen und Verklebungen!),
- Patienten noch ca. 30 Min. mit erhöhtem Oberkörper lagern, um einen Reflux in die Speiseröhre zu vermeiden,
- Patienten während und nach der Sondenernährung immer wieder beobachten und auffordern, sich bei Übelkeit oder Unwohlsein zu melden; Rufanlage in Reichweite bringen,
- Sonde abstöpseln und Fixierung überprüfen; Patient bei der Mundpflege unterstützen,
- darauf achten, dass Ernährungspumpe nach Gebrauch zum Aufladen des Akkus am Stromnetz hängt.

Sondenpflege

Sondenpflege bei liegender nasaler Magensonde

Ziel

Zu den Zielen der Sondenpflege bei liegender nasaler Magensonde gehören:

- Kontrolle der Sondenlage,
- Pflege der Nasenschleimhaut,
- Prophylaxe von Druckgeschwüren,
- Erfassung der Sekretmenge (bei Entlastungssonden).

Vorbereitung der Materialien

- Markierungsstift,
- Pflasterstreifen,
- kleine Wattestäbchen,
- physiologische Kochsalzlösung,
- Nasensalbe.

Durchführung

- Sondenlage anhand der Längenmarkierung täglich kontrollieren,
- ggf. Markierungsstrich erneuern,
- Sondenfixierung täglich lösen (**Abb. 1.663a**), um dem Entstehen von Druckgeschwüren vorzubeugen,
- Nasenpflege durchführen (bei gelöster Fixierung):
  - Nasenschleimhaut und Nasenöffnungen auf Veränderungen (z.B. Rötung) beobachten,
  - Verkrustungen und Verklebungen mit einem mit physiologischer Kochsalzlösung angefeuchteten Wattestäbchen entfernen,
  - geeignete Nasensalbe (z.B. Bepanthen) über einen Watteträger applizieren (**Abb. 1.663b**),
- Sonde mit einem neuen Pflasterzügel an anderer Stelle als vorher so fixieren, dass kein Druck auf die Nasenwand entsteht; dazu eine Pflastertour um die Sonde legen und andrücken; damit wird ein Verrutschen der Sonde und Druck auf den Nasenflügel vermieden (**Abb. 1.663c**),
- Sonde alle 10 Tage oder bei Bedarf (z.B. Verstopfung) wechseln.

Sondenpflege bei liegender PEG-Sonde

Ziel

Zu den Zielen der Sondenpflege bei liegender PEG-Sonde gehören:

- Kontrolle von Verband und Sondeneintrittstelle,
- Vermeidung von Zug- und Drucknekrosen,
- Granulation des Stomakanals,
- Vermeidung einer Wundinfektion.

Vorbereitung der Materialien

- unsterile Einmalhandschuhe,
- sterile Einmalhandschuhe,
- Desinfektionsspray,
- Nierenschale,
- Abwurfbeutel,
- evtl. Mundschutz,
- Fixierungsmaterialien, wie z.B. Steristrips, Pflaster,
- Verbandschere,
- Tablett bzw. Verbandwagen,
- sterile Schlitzkompressen,
- sterile Tupfer,
- sterile Pinzette (chirurgisch),
- sterile Schere, evtl. sterile Klemme.

Durchführung

Grundsätzlich siehe „Verbandwechsel bei aseptischen Wunden" (S. 556). Zu den Besonderheiten beim Verbandwechsel einer PEG gehören:

- den Handlungsablauf störende Kleidungsstücke entfernen, dabei die Intimsphäre beachten und für Sichtschutz sorgen,
- alten Verband entfernen und in bereitliegenden Abwurfbeutel werfen,
- Sondenfixierung lösen und Fixierplatte an der Bauchdecke vorsichtig anheben und die Einstichstelle auf Entzündungszeichen untersuchen,
- die Sondenlage anhand der Längenmarkierung kontrollieren,
- täglich Verbandwechsel in der ersten Woche durchführen, dann nur noch jeden 3. Tag; Sonde zusätzlich auf der Bauchhaut fixieren (**Abb. 1.664**),
- Veränderungen bzw. Entzündungszeichen genau dokumentieren und Arzt informieren.

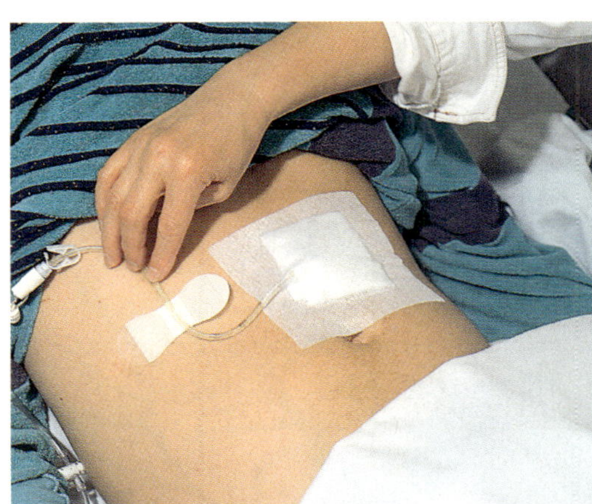

Abb. 1.664 Die Sonde muss auch unter dem Verband knickfrei liegen und wird zusätzlich auf der Bauchhaut fixiert.

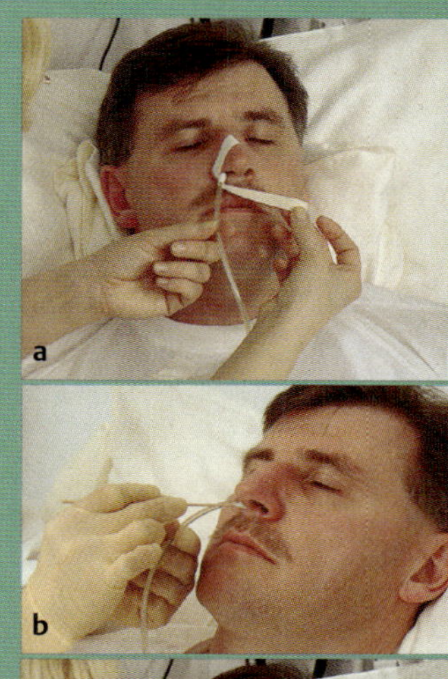

Abb. 1.663 Den Pflasterstreifen einer Magensonde täglich lösen und Nasenpflege durchführen, um Druckgeschwüren vorzubeugen.

Internet:
http://www.dife.de
http://www.meine-gesundheit.de

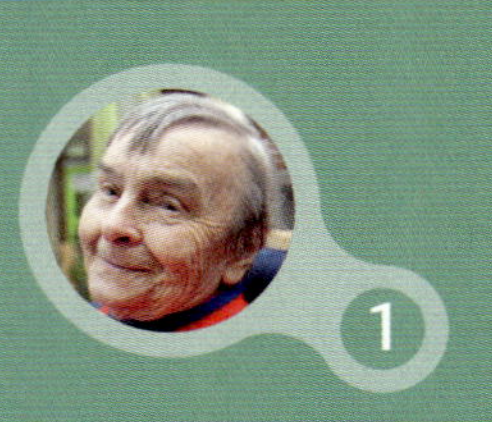

P Vor endoskopischen Untersuchungen nur Silikongel als Gleitmittel benutzen. Vaseline oder andere fetthaltige Salben würden auf der Optik des Gerätes Schlieren hinterlassen.

M Vorsicht beim Einführen der Schlauchspitze bei Hämorrhoiden oder anderen Veränderungen (Blutungsgefahr!). Der Vorgang sollte bei Schmerzäußerung oder deutlichem Widerstand sofort unterbrochen werden.

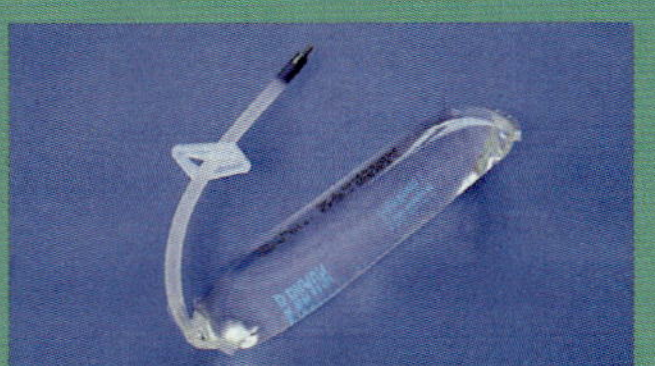

Abb. 1.665 Mit einem Klysma werden 100–200 ml Flüssigkeit in den Enddarm eingebracht.

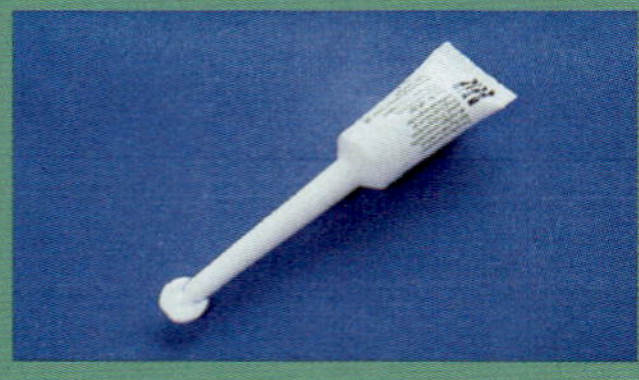

Abb. 1.666 Ein solches Mikroklysma enthält eine kleine Menge eines Abführmittels.

*M Einläufe dürfen **nicht** bei akutem Abdomen, mechanischem Ileus, drohender Fehl- oder Frühgeburt, Darmfisteln und direkt nach Darmoperationen durchgeführt werden.*

Einläufe und digitale Ausräumung

Definitionen

Einlauf ist der Sammelbegriff für die Verabreichung einer Flüssigkeit in den Dickdarm. Nach Vorgehensweise und Menge der verabreichten Flüssigkeit erfolgt die Unterscheidung in:

Klistier (Klysma). Einbringen einer kleinen Flüssigkeitsmenge (z. B. Abführmittel) mit einem Fertigklistier oder einer Klistierspritze in den Mastdarm.

Reinigungseinlauf. Über ein ca. 10–20 cm weit in den Darm eingeführtes Darmrohr wird in Linksseitenlage lauwarme Spülflüssigkeit aus einem Irrigator instilliert.

Hebe-Senk-Einlauf. Die Effektivität eines Reinigungseinlaufes kann gesteigert werden, indem der Irrigator wiederholt unter das Darmniveau gesenkt und wieder angehoben wird. Hierdurch kommt es zu einem Spüleffekt.

Darmspülung. Reinigung des Darmes, die entweder als Darmeinlauf (retrograd) oder durch Trinken bzw. eine Sonde (orthograd) durchgeführt wird. Die Darmspülung über einen Anus praeter wird Irrigation genannt (s. S. 600).

Klistier

Ziele

- Darmreinigung,
- Darmentleerung,
- lokale medikamentöse Darmbehandlung.

Indikationen

- Abführen des Darminhalts vor kleinen Eingriffen oder endoskopischen Untersuchungen,
- Abführen des Darminhalts bei Obstipation oder Darmatonie,
- rektales Einbringen von Medikamenten (z. B. bei entzündlichen Darmerkrankungen).

Vorbereitung der Materialien

- Einmalklistier z. B. Practoclyss (**Abb. 1.665**) oder Mikroklist (**Abb. 1.666**),
- Einmalhandschuhe,
- Gleitmittel (z. B. Vaseline, Silikongel),
- flüssigkeitsdichte Unterlage als Bettschutz,
- Zellstoff,
- Steckbecken oder Nachtstuhl.

Durchführung

- Hände desinfizieren,
- Klysma auf Körpertemperatur anwärmen (z. B. in einem Gefäß mit körperwarmem Wasser),
- benötigte Gegenstände auf desinfizierter Arbeitsfläche (z. B. Tablett) richten und Vollständigkeit überprüfen,
- Patienten über geplante Maßnahme informieren (auch bewusstlose Patienten!), Fenster und Türen schließen,
- Besucher aus dem Patientenzimmer bitten, Patientenbett auf eine Rücken schonende Arbeitshöhe bringen,
- den Handlungsablauf störende Kleidungsstücke entfernen, dabei die Intimsphäre beachten und für Sichtschutz sorgen,
- Patienten unterstützen, sich in flacher Seitenlage links mit leicht angewinkelten Knien zu lagern,
- flüssigkeitsdichte Unterlage unter das Gesäß des Patienten legen,
- Einmalhandschuhe anziehen,
- Gleitmittel auf die Spitze des Klistiers geben,
- Patienten auffordern sich zu entspannen und den Schließmuskel zu lockern,
- Schlauchspitze vorsichtig unter drehenden Bewegungen in den Enddarm einführen,
- Flüssigkeit langsam und vollständig ausdrücken (Einmalklistiere von hinten nach vorne aufrollen),
- Patienten auffordern, Schließmuskel anzuspannen,
- entleerten Klistierbehälter vorsichtig entfernen,
- evtl. austretende Flüssigkeit mit Zellstoff auffangen,
- Handschuh über den leeren Behälter stülpen und entsorgen,
- Patienten informieren, die Darmentleerung möglichst lange hinauszuzögern,
- Patienten ggf. beim Rücklagern und Anziehen unterstützen.

Nachbereitung

- Sich vor dem Verlassen des Patienten nach Bedürfnissen erkundigen (Lagerung bequem? Getränk erwünscht? Fenster öffnen? usw.),
- Patienten bitten sich zu melden, wenn er Hilfe benötigt (Gang zur Toilette, Benutzen des Steckbeckens) oder eine Darmentleerung stattgefunden hat; Patient ggf. informieren, Toilettenspülung nicht zu betätigen, bis Pflegeperson Stuhlgang gesehen hat,
- gebrauchte Materialien sachgerecht ver- bzw. entsorgen,
- abschließend Hände desinfizieren,
- Maßnahme durch Eintragung in Pflegedokumentationmit Handzeichen, Uhrzeit und Mengenangabe der verabreichten Klistierflüssigkeit dokumentieren und festhalten, ob Maßnahme erfolgreich war. Beurteilung von Stuhlgeruch, Stuhlfarbe, Stuhlkonsistenz und Stuhlmenge.
- **Blick zurück:** Ist die Toilette frei oder der Nachtstuhl erreichbar? Liegt die Rufanlage in Reichweite?

Reinigungseinlauf

Ziel

Ziel ist es, größere Flüssigkeitsmengen (500–1000 ml) zur Reinigung des Enddarms zu verabreichen.

Indikationen

Indiziert ist ein Reinigungseinlauf z. B.:
- vor operativen Eingriffen,
- zur Behandlung einer schweren Obstipation.

Vorbereitung der Materialien

- Irrigator (anstatt eines Irrigators kann auch ein Sekretauffangbeutel verwendet werden. Dieser wird an einer Ecke aufgeschnitten und die Reinigungsflüssigkeit eingefüllt, **Abb. 1.667**),
- Infusionsständer,
- großlumiger Schlauch, Charrière 24–26, ca. 1,5 m lang,
- ca. 1 l körperwarme Spülflüssigkeit (evtl. mit Zusatz nach Arztverordnung),
- Darmrohr (**Abb. 1.668**),
- 2 Péan-Klemmen,
- Vaseline bzw. Silikongel,
- flüssigkeitsdichte Unterlage,
- Einmalhandschuhe,
- Abwurfbeutel,
- Nierenschale, Zellstoff,
- evtl. Steckbecken oder Nachtstuhl.

Durchführung

- Hände desinfizieren,
- benötigte Gegenstände auf desinfizierter Arbeitsfläche (z. B. Tablett) richten und Vollständigkeit überprüfen,
- Irrigator bzw. Sekretbeutel außerhalb des Patientenzimmers mit Spülflüssigkeit füllen, Schlauchsystem luftleer machen (Schlauch muss ganz mit Flüssigkeit gefüllt sein) und mit 1. Klemme abklemmen, am Infusionsständer aufhängen,
- Patienten über geplante Maßnahme informieren (auch bewusstlose Patienten!), Fenster und Türen schließen,
- Besucher aus dem Patientenzimmer bitten, Patientenbett auf eine Rücken schonende Arbeitshöhe bringen,
- evtl. den Handlungsablauf störende Kleidungsstücke entfernen, dabei die Intimsphäre beachten und für Sichtschutz sorgen,
- Patienten in flacher Seitenlage links mit leicht angewinkelten Knien lagern,
- Irrigator bzw. gefüllten Sekretbeutel nur ganz leicht erhöht hängen,
- flüssigkeitsdichte Unterlage unter das Gesäß des Patienten legen,
- Abwurfbeutel bereit legen,
- Einmalhandschuhe anziehen,
- Darmrohr mit Vaseline einfetten (vor endoskopischen Untersuchungen mit Silikongel) und mit 2. Klemme abklemmen,
- Patienten auffordern, sich zu entspannen und den Schließmuskel zu lockern,
- Darmrohr vorsichtig unter drehenden Bewegungen ca. 10–20 cm einführen; bei Widerstand Darmrohr etwas zurückziehen,
- Darmrohr mit dem Schlauchsystem über einer Nierenschale verbinden, um evtl. austretende Flüssigkeit aufzufangen,
- Patienten zum ruhigen und gleichmäßigen Atmen anhalten,
- beide Klemmen öffnen und Spüllösung einfließen lassen,
- Flüssigkeitsbeutel langsam auf ein Niveau von etwa 60 cm über dem Anus anheben (**Abb. 1.669**),
- ist etwa die Hälfte der Flüssigkeit eingelaufen, nach Möglichkeit den Patienten über den Bauch auf die andere Seite umlagern, den Rest einlaufen lassen (**Abb. 1.670**),
- auf Patientenäußerungen achten und bei zu starkem Druck Irrigator etwas tiefer hängen; bei Schmerzen Reinigungseinlauf unterbrechen, ggf. Arzt informieren.
- Schlauchsystem und Darmrohr bei Beendigung abklemmen und Irrigator über der Nierenschale vom Darmrohr trennen,
- Darmrohr langsam unter drehenden Bewegungen entfernen, Anus mit Zellstoff reinigen,
- Patienten informieren, die Flüssigkeit, wenn möglich, mindestens für 5 Min. zu halten,
- Patienten beim Rücklagern und Anziehen unterstützen,
- wenn möglich sollte sich der Patient von der linken auf die rechte Seite drehen, um alle Abschnitte des Dickdarms mit der Spülflüssigkeit zu erreichen,
- ggf. Blutdruck und Puls kontrollieren.

Nachbereitung

Entspricht der Nachbereitung beim „Klistier“.

Orthograde Darmspülung

Definitionen

Reinigung des Darmes vor Darmspiegelungen oder präoperativ durch Trinken bzw. über eine Magen- oder Dünndarmsonde. Orthograd bedeutet: in physiologische Richtung voranschreitend.

Ziel

Ziel ist die vollständige Reinigung des Darms.

Indikation

Indiziert ist eine orthograde Darmspülung z. B. bei vom Magen zum Enddarm durchzuführender (orthograde) Reinigung vor Darm-Operationen oder endoskopischen Untersuchungen.

Vorbereitung der Materialien

- Salinische Lösung (z. B. Clean-Prep, Oralav),
- Mischbehälter, Trinkgefäß,
- Blutdruckapparat und Stethoskop,
- evtl. Toilettenstuhl, bzw. Steckbecken.

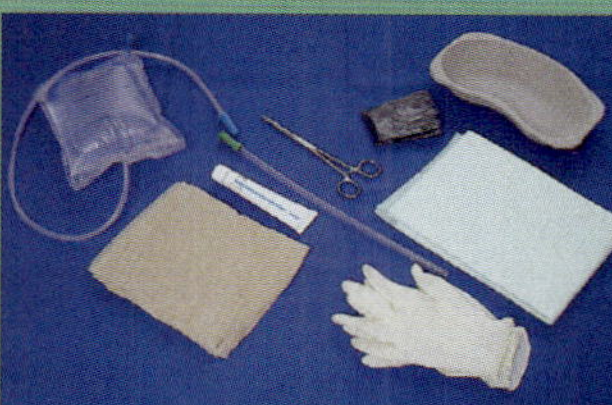

Abb. 1.667 Vorbereitete Materialien für einen Einlauf.

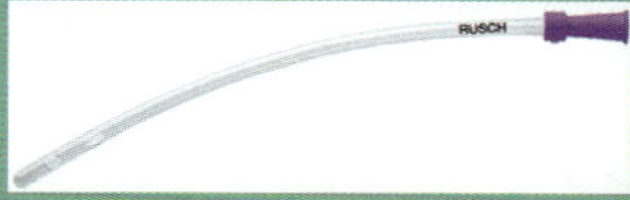

Abb. 1.668 Ein Darmrohr ist aus flexiblem Kunststoff und an der Spitze abgerundet.

Abführmaßnahmen durch Einläufe dringen stark in die Intimsphäre des Patienten; u. U. kann er die Spülflüssigkeit nicht halten und befürchtet einzunässen. Gehen Sie bitte mit viel Einfühlungsvermögen vor.

M *Bei kreislauflabilen Patienten vor der Maßnahme den Blutdruck kontrollieren. Den Patienten während der Maßnahme auf eine Kreislaufschwäche hin beobachten und nach seinem Befinden befragen.*

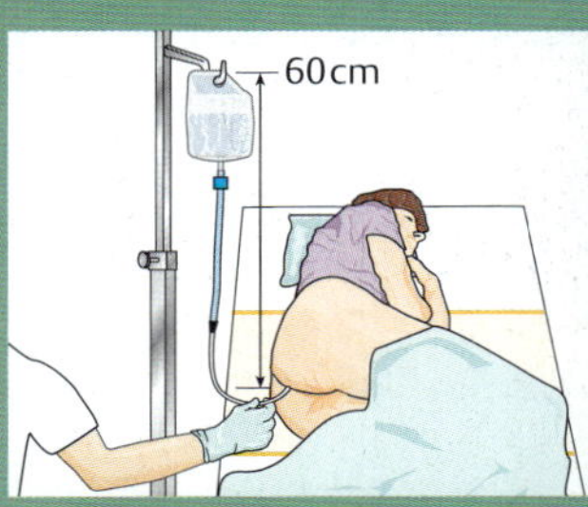

Abb. 1.669 Den Beutel mit der Spülflüssigkeit langsam auf ca. 60 cm oberhalb des Anus anheben.

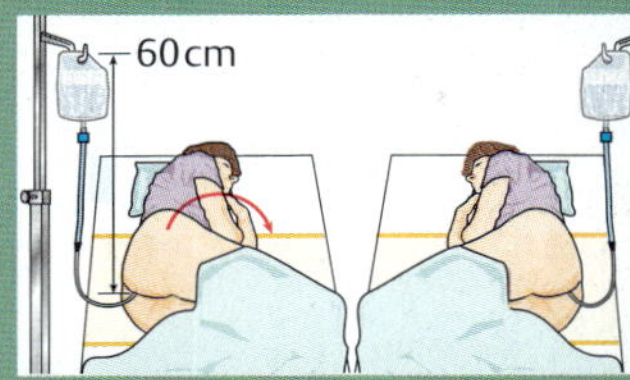

Abb. 1.670 Die 2. Hälfte der Spülflüssigkeit sollte nach Möglichkeit von der anderen Seite einlaufen.

D *Bei der orthograden Darmspülung wird der Darm z. B. vor Darmspiegelungen durch Trinken bzw. über eine Sonde vollständig gereinigt.*

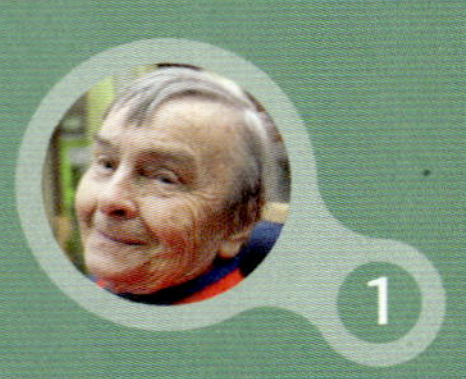

P *Zum Herstellen von z. B. 1 Liter Clean-Prep-Lösung Behälter bis zur 500 ml Messmarke mit lauwarmem Wasser füllen und den Beutelinhalt einstreuen. Nach kräftigem Schütteln bzw. Rühren bis zur 1-Liter-Messmarke auffüllen.*

P *Für die Qualität der Darmreinigung sind Trinktempo und Trinkmenge ausschlaggebend. „Je zügiger der Patient die Lösung trinkt, umso weniger muss er trinken."*

M *Die digitale Ausräumung soll langsam und vorsichtig erfolgen. Durch die mechanische Reizung können bestehende Hämorrhoiden perforieren und zu starken Blutungen führen.*

D *Bei der digitalen Ausräumung werden z. B. bei chronischer Obstipation mit dem Finger Kotsteine aus dem Enddarm entfernt.*

I **Internet:**
http://www.50plus.at
http:// www.gesundheitstrends.de

Durchführung

- Hände nach Hygieneplan desinfizieren,
- benötigte Gegenstände auf desinfizierter Arbeitsfläche richten und auf Vollständigkeit überprüfen,
- salinische Lösung nach Herstellerangaben im Mischbehälter auflösen (Pulver muss vor der Einnahme vollständig aufgelöst sein)
- Besucher aus dem Patientenzimmer bitten, Kreislauf kontrollieren und ermittelte Werte dokumentieren,
- Patienten über die Einnahme der Trinklösung informieren:
  - Patient muss verordnete Flüssigkeit glasweise (1/4 l) alle 10–15 Minuten trinken, wobei die ersten 2 Liter innerhalb von etwa 2 Stunden verbraucht sein sollen,
  - nach Bedarf kann der Patient eine Pause einlegen und dann in der gleichen Weise die nächsten 1–2 Liter einnehmen bzw. die Darmvorbereitung am nächsten Morgen fort setzen,
- bei bettlägerigen oder Patienten mit Immobilität raschen Toilettenbesuch ermöglichen, bzw. Steckbecken bzw. Toilettenstuhl bereitstellen.
- Die Darmvorbereitung ist abgeschlossen, wenn die gesamten 4 Liter verbraucht und die rektale Ausscheidung klar ist.

Darmspülung über Magensonde. Ist der Patient aufgrund seines Allgemeinzustandes nicht in der Lage die Lösung zu trinken, erhält er nach Arztverordnung eine Magensonde. Der erste Liter wird langsam verabreicht, bis der Stuhlgang abgesetzt wird. Die restliche Spüllösung wird zügig appliziert, bis die entleerte Stuhlflüssigkeit klar ist. Ein Überwachungsblatt mit Blutdruck, Puls, Einlaufmenge, Einlaufgeschwindigkeit ist zu führen.

Nachbereitung

- Patienten evtl. rücklagern und beim Anziehen unterstützen,
- sich vor dem Verlassen des Patienten nach Bedürfnissen bezüglich seiner Lagerung, Getränke, Belüftung des Zimmers usw. erkundigen,
- gebrauchte Materialien sachgerecht ver-, bzw. entsorgen (z. B. Arbeitsfläche desinfizieren),
- abschließend Hände desinfizieren,
- Maßnahme durch Eintragung in die Pflegedokumentation mit Handzeichen und Uhrzeit dokumentieren.
- **Blick zurück:** Hat der Patienten die Informationen richtig verstanden und trinkt er die salinische Lösung innerhalb der vorgegebenen Zeit?

Digitale Ausräumung

Definition

Bei der digitalen Ausräumung werden Kotsteine mit dem Finger (digitus) aus dem Enddarm entfernt.

Ziel

Ziel ist es, Kotsteine zu beseitigen.

Indikationen

Indiziert ist eine digitale Ausräumung z. B. bei chronischer Obstipation bei z. B. Paraplegie.

Vorbereitung der Materialien

- Einmalschutzkittel,
- Einmalhandschuhe und evtl. Fingerlinge für Zeigefinger und Mittelfinger,
- Vaseline, Bettschutz, Zellstoff,
- Steckbecken, bzw. Toilettenstuhl.

Durchführung

- Hände nach Hygieneplan desinfizieren,
- benötigte Gegenstände auf desinfizierter Arbeitsfläche (z. B. Tablett) richten und auf Vollständigkeit überprüfen,
- Patienten über geplante Maßnahme informieren (auch bewusstlose Patienten!), Fenster und Türen schließen,
- Besucher aus dem Patientenzimmer bitten und Patientenbett auf eine Rücken schonende Arbeitshöhe bringen,
- auf angepasste Raumtemperatur achten und evtl. den Handlungsablauf störende Kleidungsstücke entfernen, dabei die Intimsphäre beachten und für Sichtschutz sorgen,
- Patienten bequem auf die linke Seite mit angezogenen Beinen lagern,
- Einmalhandschuhe und Schutzkittel anziehen,
- Anus auf äußere Veränderungen z. B. Hämorrhoiden inspizieren und abtasten,
- Einmalhandschuhe und Fingerlinge gut gleitfähig machen (anstelle der Fingerlinge kann ein zweiter Einmalhandschuh angezogen werden),
- max. 2 Finger vorsichtig in den After einführen und Kotklumpen aus der Rektumampulle entfernen,
- bei Stuhldrang durch die einsetzende Peristaltik, Patienten auf das Steckbecken oder den Toilettenstuhl setzen, bzw. zur Toilette begleiten.

Nachbereitung

- Patienten rücklagern und beim Anziehen unterstützen,
- sich vor dem Verlassen des Patienten nach Bedürfnissen bezüglich Lagerung, Getränken, Belüftung des Zimmers usw. erkundigen,
- gebrauchte Materialien sachgerecht ver-, bzw. entsorgen (z. B. Arbeitsfläche desinfizieren),
- abschließend Hände desinfizieren,
- Maßnahme durch Eintragung in die Pflegedokumentation mit Handzeichen, Uhrzeit und Konsistenz des Stuhls bzw. sonstigen Auffälligkeiten dokumentieren.
- **Blick zurück:** Wurden beim Patienten alle Kotsteine entfernt und sind keine Verletzungen der Darmschleimhaut aufgetreten?

Versorgung eines Kolostomas und Urostomas

Definitionen

Als Stoma oder Stomie (griech. = Mund, Öffnung) werden künstlich geschaffene Verbindungen zwischen einem inneren Hohlorgan und der äußeren Haut bezeichnet. Sie dienen der Ableitung von Harn (Urostoma) oder Stuhl (Enterostoma). Unterschieden wird je nach Lokalisation des Stomas in Ileostomie (Dünndarmstoma), Kolostomie (Dickdarmstoma) und Urostomie (Blasenstoma).

Stomaversorgung

Eine Stomaversorgung ist eine Auffangvorrichtung aus Haftmaterial und Stomabeutel. Zur Verfügung stehen geschlossene Beutel mit Aktivkohlefilter, Ausstreifbeutel mit Verschlussklammer, Urostomiebeutel mit Rücklaufsperre, Stomakappen und -verschlüsse.

Unterschieden wird zwischen einteiligen und zweiteiligen Systemen:

- bei den zweiteiligen Systemen verbleibt die Basisplatte länger auf der Haut. Der Beutel kann gewechselt werden,
- bei den einteiligen Systemen sind Platte und Beutel fest miteinander verbunden. Sie müssen zusammen gewechselt werden.

Tab. 1.86 gibt eine Übersicht der wichtigsten Versorgungssysteme.

Pflegehilfsmittel

Der Markt bietet dem Stomaträger eine Vielzahl von Pflegehilfsmitteln zum Hautschutz oder zur Unterstützung beim Anbringen und Tragen des Stomabeutels. **Tab. 1.87** gibt einen Überblick über die wichtigsten Pflegehilfsmittel.

Manche Stomaträger verwenden Pflasterentferner, um Rückstände zu entfernen. Da es heute keine klebenden, sondern nur noch haftende Versorgungen gibt, sind Pflasterentferner nicht mehr notwendig.

Stomabeutelwechsel

Ziel

Ziel ist es, die Stomaversorgung zu erneuern.

Indikationen

Indiziert ist ein Wechsel z. B. bei:

- vollem Stomabeutel,
- undichter Adhäsivplatte,
- routinemäßigem Wechsel (z. B. bei Hautkomplikationen).

Vorbereitung der Materialien

- Bettschutz,
- Stomaversorgung je nach System (s. **Tab. 1.86**),
- benötigte Pflegehilfsmittel wie z. B. (s. **Tab. 1.87**):
  - Fixiermaterial (z. B. Gürtel),
  - Klammer für Ausstreifbeutel,
  - zusätzliche Hautschutzmaterialien zum Abdichten (Hautschutzpaste, -ringe),
- Wasser und pH-neutrale Seife, nicht rückfettende Reinigungslotion und unsterile Kompressen (10 × 10 cm),
- evtl. Materialien zur Rasur,
- Einmalhandschuhe,
- Schablone,
- Abwurfsack.

Tab. 1.86 Übersicht der wichtigsten Versorgungssysteme (Kellnhauser u. a., 2000)

Versorgungssystem	*Beschreibung*	*Anwendungsbereich*
Kolostomiebeutel, einteilig (**Abb. 1.671**)	– geschlossener Beutel mit integriertem Hautschutz und Aktivkohlefilter	– bei Kolostomie – kompletter Wechsel des Beutels 1–3-mal täglich
Ileostomiebeutel, einteilig mit Verschlussklammer (**Abb. 1.672**)	– Ausstreifbeutel mit integriertem Hautschutz	– bei Ileostomie sowie bei Kolostomie (wenn flüssiger Stuhl ausgeschieden wird)
Urostomiebeutel, einteilig mit Ablasshahn (**Abb. 1.673**)	– Urostomiebeutel mit Rücklaufsperre und Ablasshahn	– bei Urostomie – Beutelwechsel in der Regel einmal täglich
Stomaversorgung, zweiteilig (**Abb. 1.674**)	– bestehend aus Basisplatte und dem dazugehörigen Beutel – für alle gängigen Beutelformen erhältlich	– bei Kolostomie, Ileostomie, Urostomie, wenn ein längeres Verbleiben des Haftmaterials auf der Haut erwünscht ist
konvexe Versorgungssysteme (ein- oder zweiteilig) (**Abb. 1.675**)	– besitzen eine Wölbung der Basisplatte – in allen gängigen Versorgungsarten erhältlich	– bei retrahierten (zurückgezogenen) Stomaanlagen zur besseren Abdichtung

D *Ein Stoma ist eine künstlich geschaffene Verbindung zwischen einem Hohlorgan und der Haut. Über ein Stoma wird Harn oder Stuhl abgeleitet.*

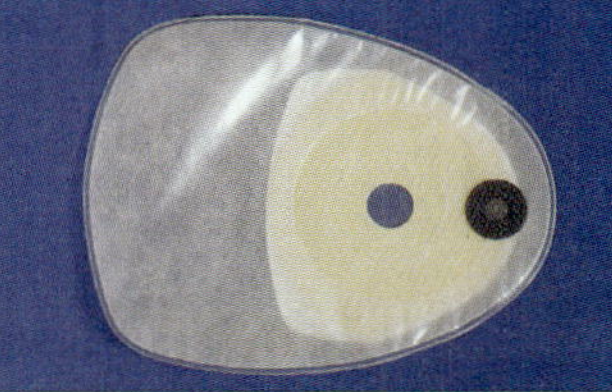

Abb. 1.671 Bei einteiligen Kolostomiebeuteln entweichen Darmgase durch den Filter geruchsfrei.

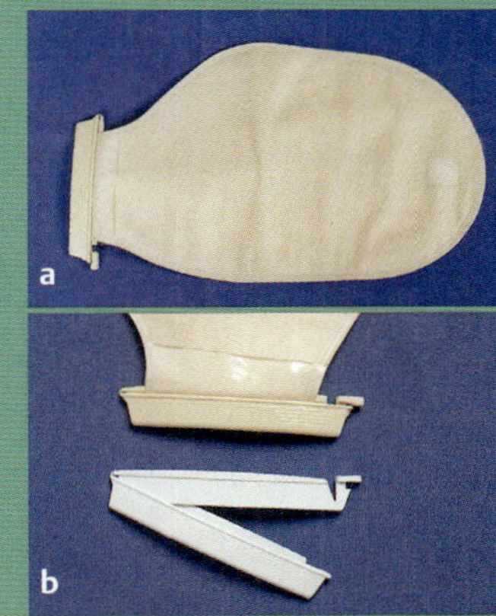

Abb. 1.672 Ein einteiliger Ileostomiebeutel wird nach der Entleerung mit einer Klammer verschlossen.

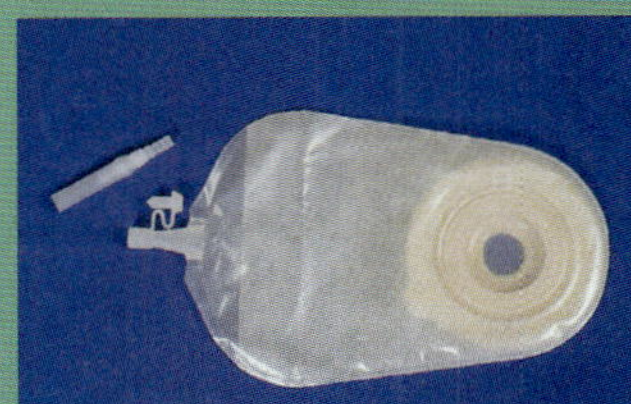

Abb. 1.673 Urostomiebeutel mit Ablasshahn, der an ein Beutelsystem angeschlossen wird.

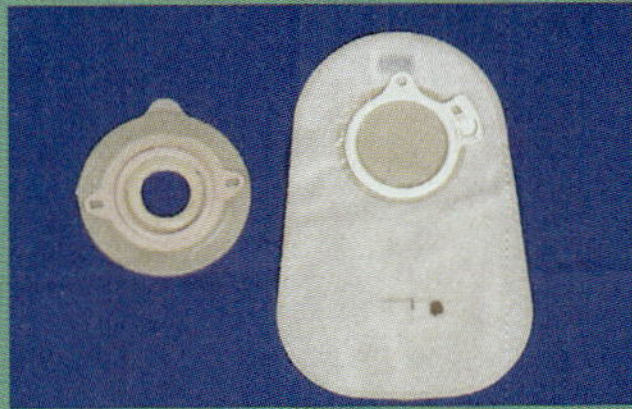

Abb. 1.674 Eine zweiteilige Versorgung eignet sich zum bequemen Beutelwechsel oder z. B. bei empfindlicher Haut.

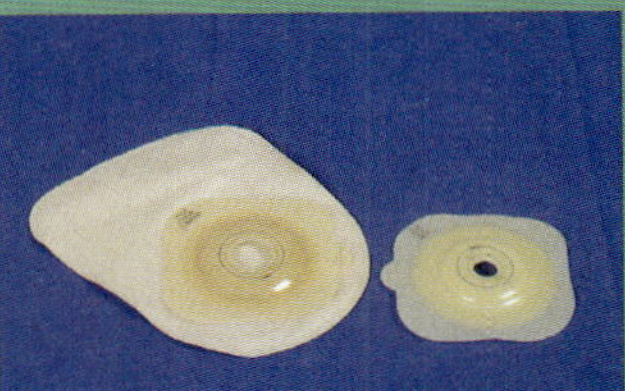

Abb. 1.675 Konvexe Versorgungen werden angewendet, wenn das Stoma unter dem Hautniveau liegt.

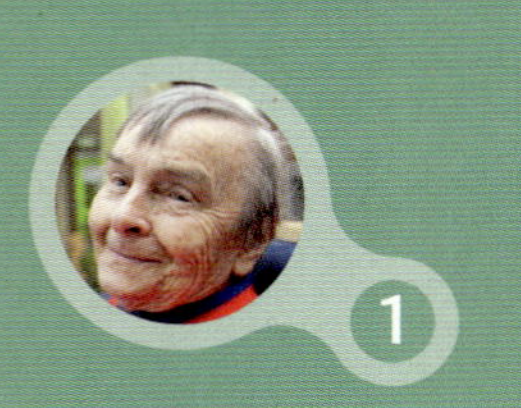

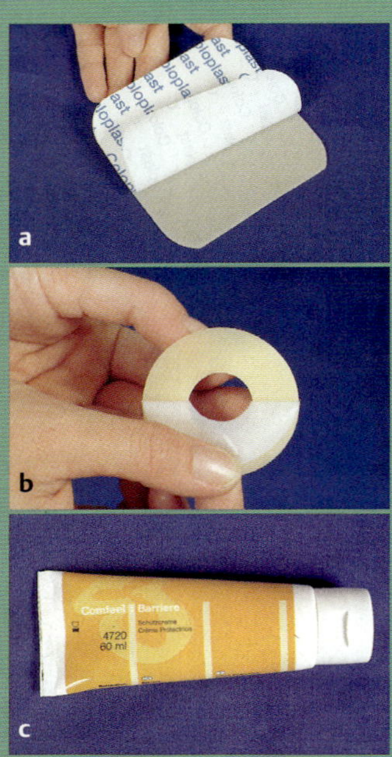

Abb. 1.676 a Hautschutzplatte, b Hautschutzring, c Hautschutzpaste.

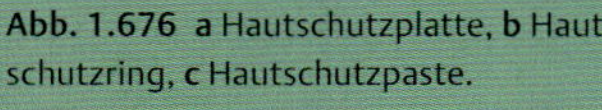

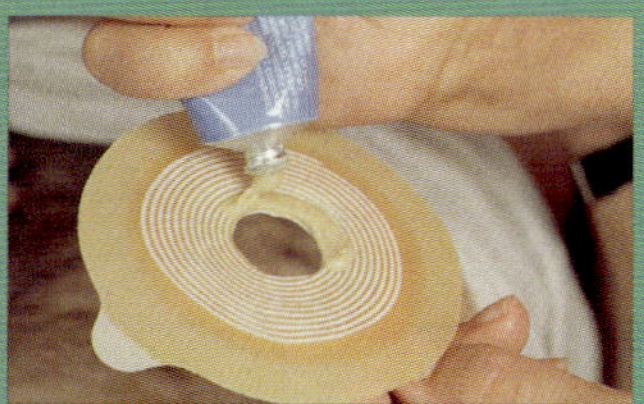

Abb. 1.677 Barrierecreme bildet bei Hautrötungen einen Schutzfilm auf der Haut.

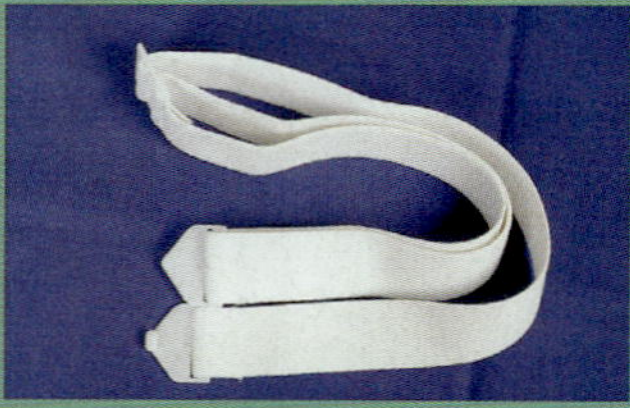

Abb. 1.678 Gürtel passen sich dem Bauchumfang an und geben dem Träger ein sichereres Gefühl.

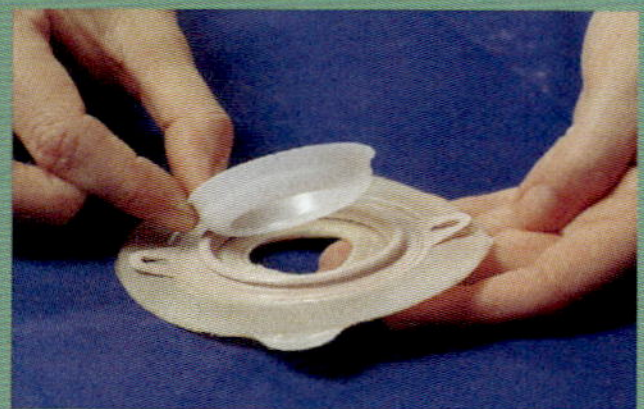

Abb. 1.679 Einlageringe werden in die Basisplatte eingelegt und dienen der Andruckverstärkung.

Tab. 1.87 Überblick über das Pflegehilfsmittelangebot (Kellnhauser u. a., 2000)

Produktgruppe	*Eigenschaften*	*Anwendungsbereiche*
Hautschutzprodukte Hautschutzplatten Hautschutzringe Hautschutzpaste Hautschutzpuder Modellierstreifen (**Abb. 1.676**)	– heilungsfördernde Wirkung, können deshalb direkt auf die irritierte Haut aufgebracht werden – feuchtigkeitsbindend – modellierbar	– Hautschutzprodukte dienen der besseren Abdichtung ums Stoma und zum Ausgleichen von Unebenheiten
Barrierecreme (**Abb. 1.677**)	– bildet eine schützende Schicht auf der Haut	– bei zu starker Haftung der Versorgung
Deodorants	– Deodorants (z. B. in Kapselform) mindern Gerüche	– Deodorants direkt für das Beutelsystem oder zur Raumdeodorierung
Gürtel (**Abb. 1.678**)	– Gürtel werden direkt an die Basisplatte oder an den Beutel angebracht – sind individuell verstellbar	– Gürtel werden zur zusätzlichen Befestigung des Beutelsystems verwendet
Einlageringe (**Abb. 1.679**)	– Einlageringe sind konvexe Ringe aus Plastik	– Einlageringe werden in die Basisplatte eingelegt

Durchführung

- Hände nach Hygieneplan desinfizieren,
- benötigte Gegenstände auf desinfizierter Arbeitsfläche (z. B. Tablett) richten und Vollständigkeit überprüfen,
- Patienten über geplante Maßnahme informieren (auch bewusstlose Patienten!),
- Fenster und Türen schließen und Besucher aus dem Patientenzimmer bitten bzw. Situation, wenn gewünscht, zur Anleitung nutzen,
- Patientenbett auf eine Rücken schonende Arbeitshöhe bringen und evtl. den Handlungsablauf störende Kleidungsstücke entfernen, dabei die Intimsphäre beachten und für Sichtschutz sorgen,
- bettlägerige Patienten in Rückenlage mit leicht erhöhtem Oberkörper bringen (bei mobilen Patienten wird die Versorgung im Stehen vor einem Spiegel trainiert),
- Bettschutz unterlegen und Einmalhandschuhe anziehen,
- Stomabeutel vorsichtig von oben nach unten lösen und einen Gegendruck auf die Haut ausüben,
- Stomaversorgung im Abwurfsack entsorgen,
- Stuhlreste sanft mit Hygienepapier entfernen,
- Haut mit Wasser und Waschlotion von außen nach innen reinigen (**Abb. 1.680a**) und anschließend mit einer Kompresse gut abtrocknen (z. B. zwei Kompressen mit Waschlotion, zwei mit Wasser und zwei zum Abtrocknen),
- Stoma v. a. in der postoperativen Phase beobachten auf gute Durchblutung, auf ein Abschwellen des Stomaödems, auf Stomaretraktion, Wundheilung und allgemein auf die Hautverhältnisse,
- evtl. den Stomabereich von innen nach außen rasieren; das Stoma dabei durch Vorlegen einer Kompresse vor Verletzungen schützen (**Abb. 1.680b**),
- Größe des Stomas mithilfe einer Schablone bestimmen (**Abb. 1.680c**),
- Schablone ausschneiden (**Abb. 1.680d**) und zur Kontrolle noch einmal auflegen,
- dann Schablone auf die Hautschutzplatte legen und ausschneiden (**Abb. 1.680e**); darauf achten, dass die Haut vollständig bedeckt ist; sie darf nicht mit Stuhl in Berührung kommen,
- eventuelle Hautunebenheiten können mit Paste ausgeglichen werden, die rund um den inneren Rand der Plattenöffnung aufgetragen wird. Sie kann auch noch von außen zum Abdichten von Unebenheiten aufgetragen werden (**Abb. 1.680f**).
- Platte aufbringen und Beutel faltenfrei von unten nach oben anlegen und anstreichen (**Abb. 1.680g**). Bei bettlägerigen Patienten muss der Beutel seitlich, bei mobilen nach unten hängend angebracht werden. Abschließend den korrekten Sitz des Beutels durch leichtes Abheben kontrollieren (**Abb. 1.680h**).

Vorgehen bei einem Ausstreifbeutel

- Steckbecken unter den Beutel halten,
- Verschlussklammer lösen und Beutel ausstreifen,
- Auslass des Beutels mit Pflegetüchern reinigen und desinfizieren,
- neue Verschlussklammer anbringen,
- die benutzten Materialien in den Abwurfsack geben und die Luft daraus entfernen (**Abb. 1.681**), anschließend Sack verknoten und entsorgen.

Nachbereitung

- Patienten bei der bequemen Lagerung und beim Anziehen unterstützen,

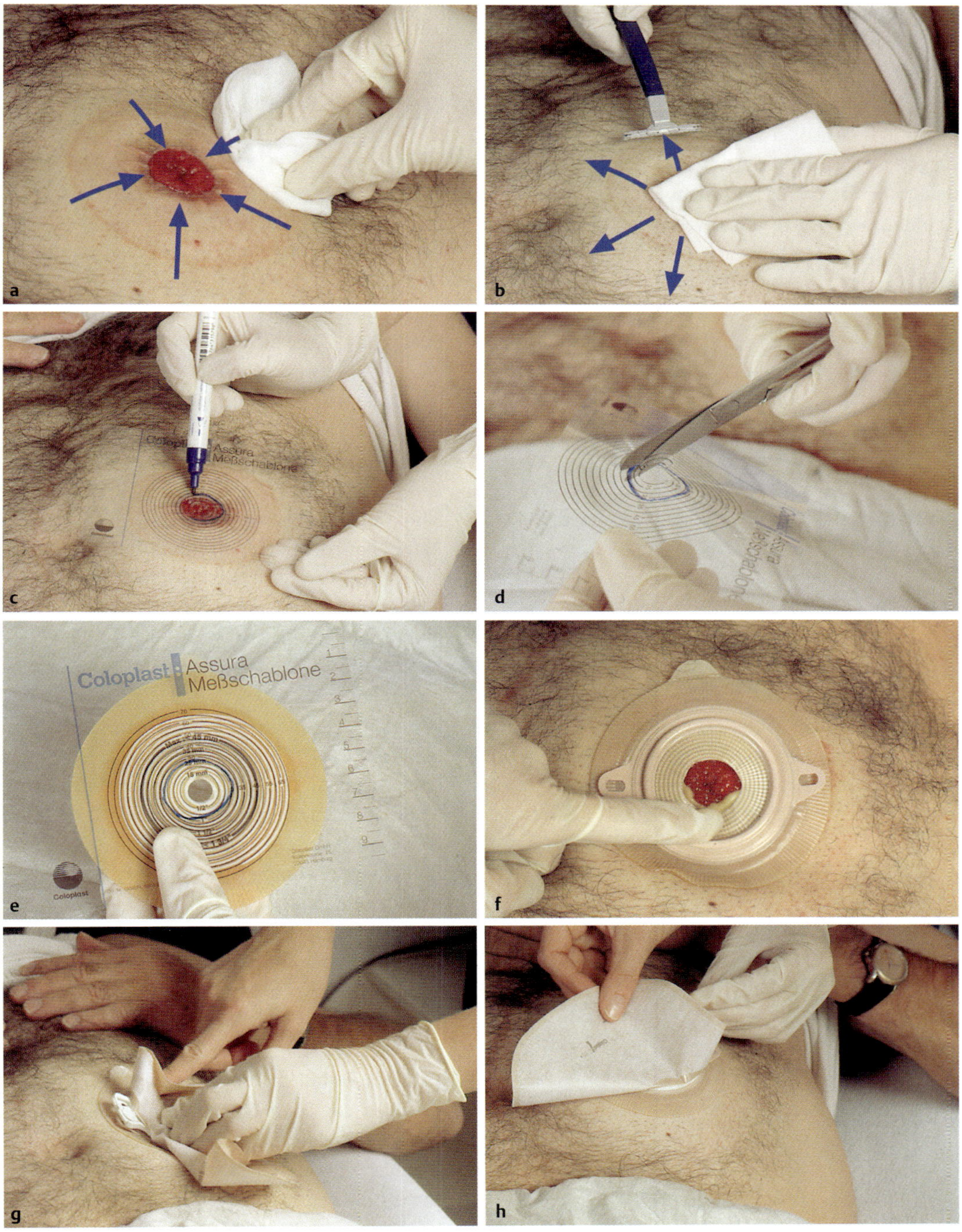

Abb. 1.680 Nach der Reinigung wird die Größe des Stomas mithilfe einer Schablone bestimmt.

- vor dem Verlassen des Zimmers sich nach dem Befinden des Patienten und möglichen Bedürfnissen erkundigen,
- gebrauchte Materialien sachgerecht ver- bzw. entsorgen (z. B. Mülltrennung),
- abschließend Hände desinfizieren,
- Maßnahme durch Eintragung in die Pflegedokumentation mit Handzeichen, Uhrzeit, Beobachtung des Hautzustands und Stuhlbeobachtung dokumentieren.
- **Blick zurück:** Ist die Stomaversorgung dicht? Wurde der Abfallsack nicht im Zimmer vergessen? Sind noch genügend Materialien für die nächste Stomaversorgung vorhanden (z. B. genügend Ausstreifbeutel)?

M *Hautschutzpaste wird nur bei zweiteiligen Systemen angebracht, wenn die Hautschutzplatte länger als 24 Std. belassen werden kann. Bei kürzerer Verweildauer ist sie nur schwer von der Haut zu entfernen.*

M *Die Hautrasur im Bereich des Stomas ist notwendig, um ein Ausreißen der Haare beim Versorgungswechsel zu verhindern und damit einer Haarbalgentzündung vorzubeugen.*

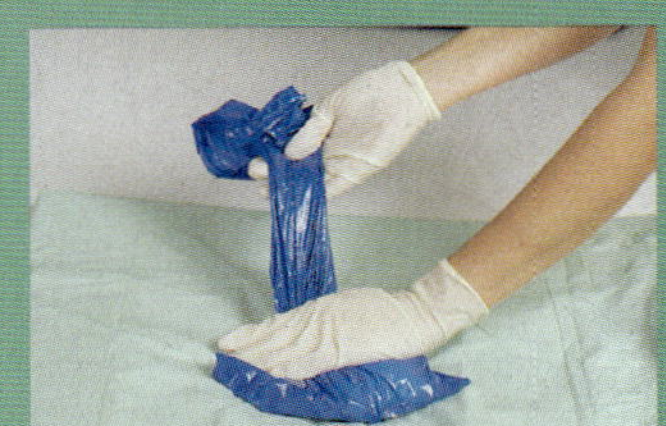

Abb. 1.681 Luft aus einem Abwurfsack entfernen und den Sack verknoten.

I **Internet:**
http://www.stiftung-noah.de
http://www.dansac.de

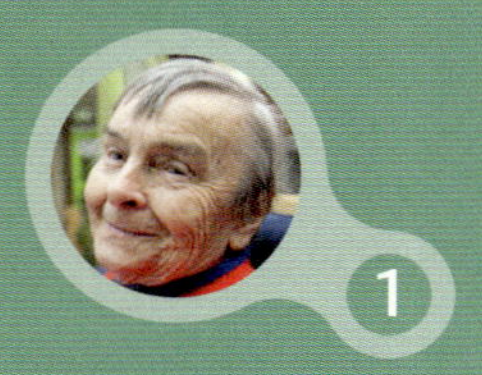

D Die Irrigation ist eine Durchspülung des Dickdarms durch Einleiten von Wasser. Der Stomaträger erreicht damit eine 24- bis 48-stündige ausscheidungsfreie Zeit.

Irrigation

Definition

Die Irrigation ist eine Durchspülung des Dickdarms. Durch das Einlaufenlassen von lauwarmem Leitungswasser entleert sich reflektorisch das gesamte Kolon. Der Stomaträger erreicht mit dieser Methode eine 24- bis 48-stündige Kontinenz.

Ziel

Die Spülung des Dickdarms provoziert eine komplette Darmentleerung. Damit kann eine längere ausscheidungsfreie Zeit (24–48 Std.) erreicht werden, in der das Stoma mit einer Stomakappe verschlossen werden kann.

Indikation

Indiziert ist eine Irrigation z. B. im Rahmen der täglichen Darmentleerung (bzw. jeden 2. Tag).

Vorbereitung der Materialien

- Irrigationsset (Wasserbehälter mit Aufhängevorrichtung, Ableitungsschlauch mit Rollenklemme, Irrigationsbeutel mit Klemme und Gürtel, (**Abb. 1.682**),
- Infusionsständer,
- ca. 800–1000 ml körperwarmes Wasser,
- Materialien zur Reinigung,
- Stomakappe (**Abb. 1.675**) oder Minibeutel,
- Gleitmittel (z. B. Vaseline).

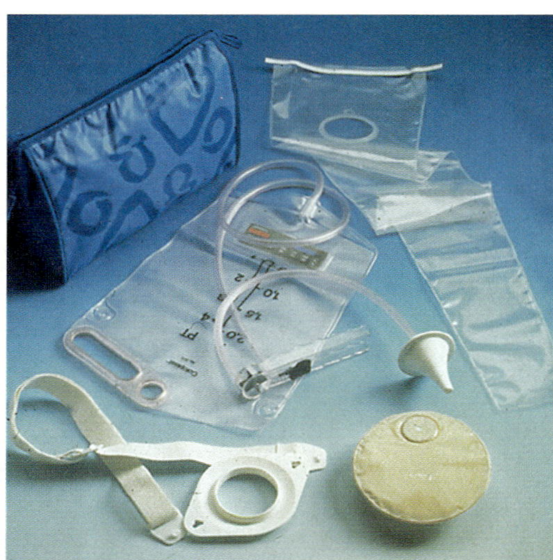

Abb. 1.682 Ein Irrigationsset mit Wasserbehälter und Aufhängvorrichtung, Ableitungsschlauch mit Rollenklemme sowie Irrigationsbeutel mit Klemme und Gürtel.

Durchführung

- Hände nach Hygieneplan desinfizieren,
- benötigte Gegenstände auf desinfizierter Arbeitsfläche (z. B. Tablett) richten und Vollständigkeit überprüfen,
- Wasserbehälter (Irrigator) mit 800–1000 ml Spüllösung füllen, auf Schulterhöhe hängen, Schlauchsystem anschließen und Wasser durchlaufen lassen, um Schlauch luftleer zu machen (**Abb. 1.683a**),
- die Irrigation sollte im Sitzen oder Stehen auf der Toilette erfolgen,
- Stomaversorgung abnehmen,
- Abflussbeutel über dem Stoma anbringen und mit Gürtel fixieren (**Abb. 1.683b**); dabei hängt das untere offene Ende in der Toilette,
- Einmalhandschuhe anziehen,
- Konus mit Vaseline einfetten und bis zur Abdichtung einführen,
- Wasser in den Darm innerhalb von ca. 10 Min. einfließen lassen,
- Konus noch kurz festhalten und dann entfernen,
- Stuhlentleerungen in den nächsten 30 bis 60 Min. abwarten (**Abb. 1.683c**),
- Abflussbeutel abnehmen und direkt im Abwurfbehälter entsorgen,
- nach der abschließenden Reinigung das Stoma mit einer Stomakappe (**Abb. 1.684**) oder einem Minibeutel verschließen.

Nachbereitung

- Vor dem Verlassen des Zimmers sich nach dem Befinden des Patienten und möglichen Bedürfnissen erkundigen,
- gebrauchte Materialien sachgerecht ver- bzw. entsorgen (z. B. Nachtstuhl und Irrigator reinigen und desinfizieren),
- abschließend Hände desinfizieren,
- Maßnahme durch Eintragung in die Pflegedokumentation mit Handzeichen und Uhrzeit dokumentieren.
- **Blick zurück:** Sitzt die Kappe wirklich dicht auf dem Stoma? War die Stuhlentleerung ausreichend?

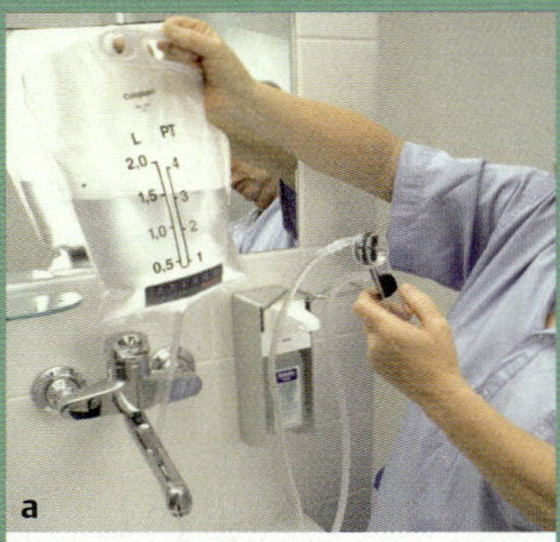

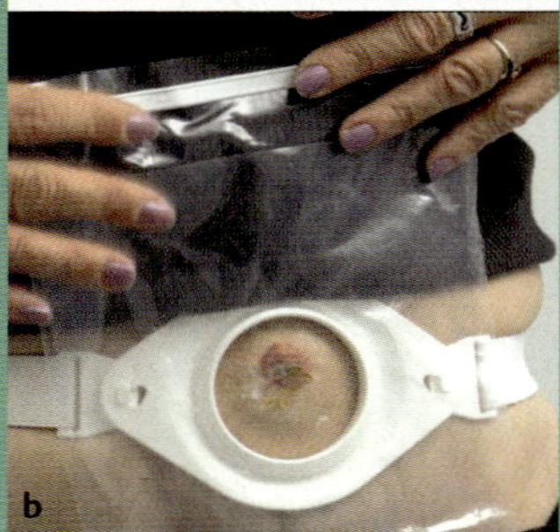

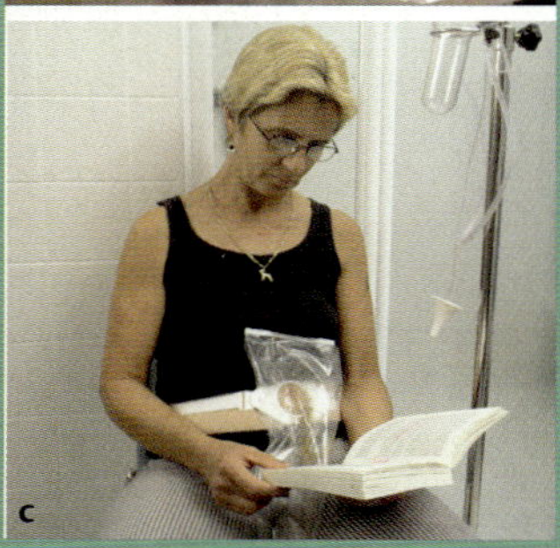

Abb. 1.683 **a** Irrigator an Spülsystem anschließen, **b** Abflussbeutel über dem Stoma anbringen, **c** Stuhlentleerungen abwarten.

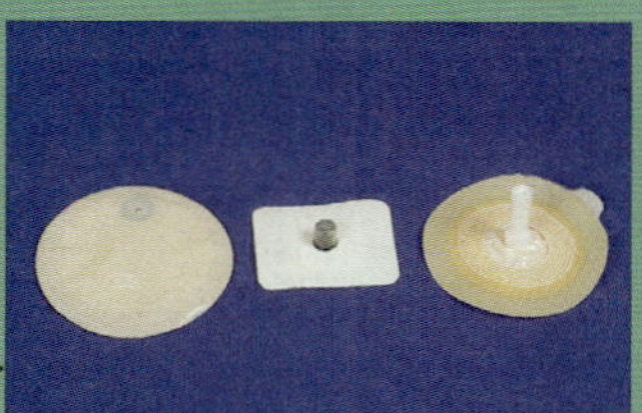

Abb. 1.684 Eine Stomakappe deckt das Stoma ab, wenn z. B. nach einer Irrigation kein Stuhlgang zu erwarten ist.

I **Internet:**
http://www.stiftung-noah.de
http://www.dansac.de

Gewinnung von Mittelstrahlurin

Definition

Zur Diagnostik von Spontanurin wird sog. Mittelstrahlurin gewonnen. Dabei lässt man die erste Urinportion ablaufen; die mittlere Urinportion wird in einen Auffangbehälter entleert und der Resturin verworfen.

Ziel

Ziel ist es, Bakterien im Urin nachzuweisen.

Indikation

Die Gewinnung von Mittelstrahlurin ist indiziert bei einem Verdacht auf Bakteriurie.

Vorbereitung der Materialien

- Laboranforderungsschein,
- Urinprobenbecher,
- Einmalhandschuhe,
- Abwurfbehälter,
- pH-neutrale Seife,
- Einmalwaschlappen zur Intimtoilette.

Die Gewinnung von Mittelstrahlurin setzt voraus, dass der Patient in der Lage ist, die Miktion willentlich zu unterbrechen. Sie eignet sich also nicht für inkontinente Patienten. Hier muss der Urin nach Arztanordnung evtl. über Einmalkatheterismus (S. 604) gewonnen werden.

Durchführung

- Hände nach Hygieneplan desinfizieren,
- benötigte Gegenstände auf desinfizierter Arbeitsfläche (z. B. Tablett) richten und Vollständigkeit überprüfen,
- Patienten über geplante Maßnahme informieren (abhängig von den Ressourcen des Patienten kann er über die korrekte Durchführung informiert werden und übernimmt diese dann selbstständig. Bei Patienten, die Unterstützung brauchen, kann die Pflegende zur Toilette mitgehen und dort anleiten bzw. unterstützen. Bei bettlägerigen Patienten kann evtl. ein Steckbecken untergeschoben und das Kopfteil des Bettes hochgestellt werden, dass der Patient wie auf der Toilette sitzt),
- Fenster und Türen schließen, Besucher und Mitpatienten, wenn möglich, aus dem Patientenzimmer bitten,
- Patientenbett auf eine Rücken schonende Arbeitshöhe bringen, evtl. den Handlungsablauf störende Kleidungsstücke entfernen, dabei die Intimsphäre beachten und für Sichtschutz sorgen,
- Einmalhandschuhe tragen,
- Patient bitten, Intimtoilette durchzuführen bzw. dabei unterstützen:
  - **bei der Frau:** Labien spreizen und Genitale mit Wasser und Einmalwaschlappen waschen; bei der Verwendung von Seife (z. B. zur Entfernung von verschmiertem Stuhl) diese mit ausreichend Wasser wieder gründlich abwaschen; immer von vorn nach hinten (Richtung Anus) waschen,
  - **beim Mann:** Vorhaut zurückziehen, Eichel und Harnröhrenmündung mit Wasser und Einmalwaschlappen reinigen,
- Patient bitten, die erste Portion Urin zu entleeren,
- zweite Portion (ca. 50 ml) in Urinprobenbecher laufen lassen. Urin soll dabei möglichst frei fließen (Vorhaut zurückziehen bzw. Labien spreizen), mit Becherrand und Deckel nirgends anstoßen,
- restlichen Urin entleeren lassen,
- Urinfarbe, Urinbeimengungen beobachten und Uringeruch wahrnehmen,
- Urinprobenbecher mit Deckel verschließen und überprüftes Etikett mit Patientendaten auf Becher aufkleben.

Nachbereitung

- Patienten, wenn nötig, beim Anziehen und bei der bequemen Lagerung unterstützen,
- sich vor dem Verlassen des Zimmers nach Bedürfnissen des Patienten bezüglich seiner Lagerung, Getränke, Belüftung des Zimmers usw. erkundigen,
- gebrauchte Materialien sachgerecht ver- bzw. entsorgen (z. B. Urinprobenbecher mit Leistungsanforderungsschein ins Labor bringen),
- abschließend Hände desinfizieren,
- Maßnahme durch Eintragung in die Pflegedokumentation mit Handzeichen und Uhrzeit dokumentieren.
- **Blick zurück:** Stimmen die Patientendaten auf dem Becher mit dem Leistungsanforderungsschein überein?

D *Zur Gewinnung von Mittelstrahlurin lässt man die erste Urinportion ablaufen; die mittlere Urinportion wird in einen Auffangbehälter entleert und der Resturin verworfen.*

M *Die Gewinnung von Mittelstrahlurin setzt voraus, dass der Patient die Miktion willentlich unterbrechen kann. Sie eignet sich also nicht für inkontinente Patienten. Hier muss der Urin evtl. über Einmalkatheterismus (S. 604) gewonnen werden.*

P *Wenn der Patient „Startschwierigkeiten" beim Wasserlassen hat, hilft evtl. ein Handbad bzw. das Aufdrehen des Wasserhahns.*

I **Internet:**
http://www.aerzteblatt.de
https://ap2.gesundheitshilfe.de

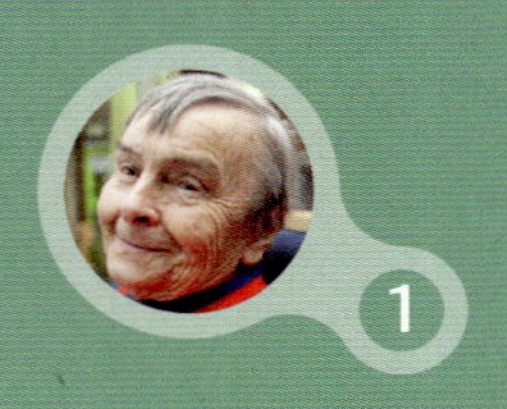

M *Der Urikulttest ist bei Verdacht auf bakterielle Infektion der Nieren und der ableitenden Harnwege indiziert.*

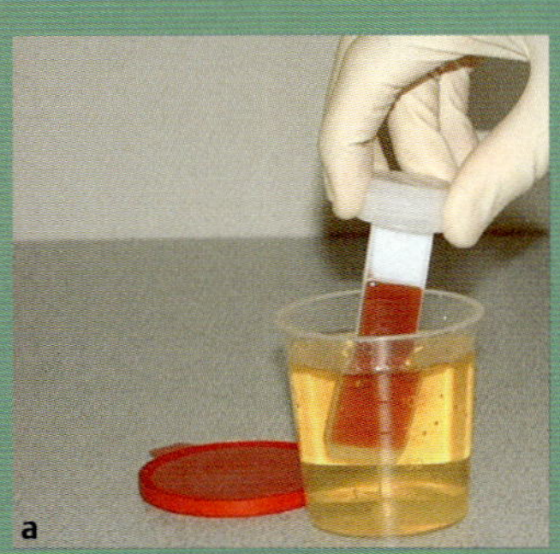

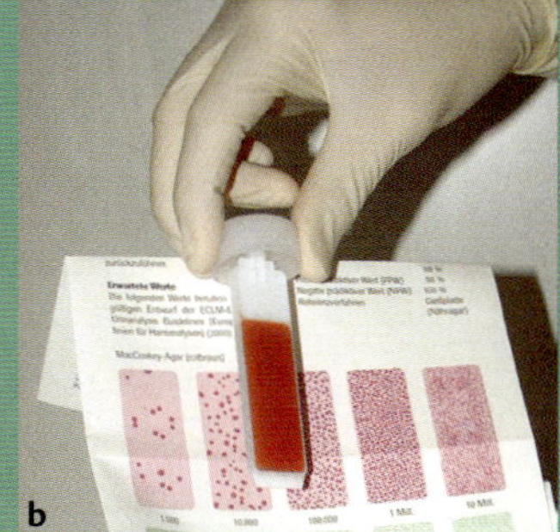

Abb. 1.685 Mit dem Urikult-Test kann die Anzahl von Keimen bestimmt werden.

M *Eine Verunreinigung des Urins liegt bei einer Keimzahl von > 1000 Keimen/ml vor. Pathologisch ist eine Keimzahl von > 10000 Keimen/ml.*

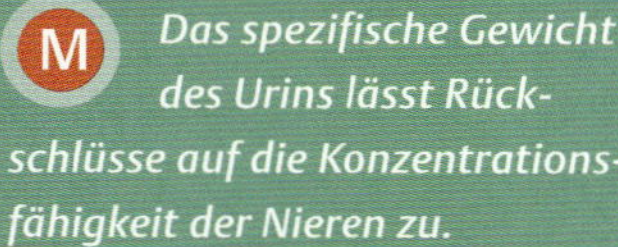

M *Das spezifische Gewicht des Urins lässt Rückschlüsse auf die Konzentrationsfähigkeit der Nieren zu.*

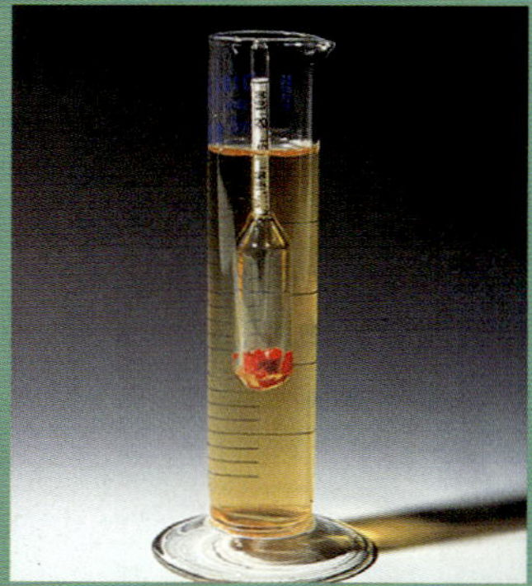

Abb. 1.686 Das spezifische Gewicht gibt Auskunft darüber, wie viel Bestandteile im Urin gelöst sind.

I **Internet:**
http://www.aerzteblatt.de
https://ap2.gesundheitshilfe.de

Urinuntersuchung

Urikulttest

Ziele

- Keimzahlbestimmung,
- Keimdifferenzierung und Resistenzbestimmung.

Indikation

Der Urikulttest ist indiziert bei Verdacht auf bakterielle Infektion der Nieren und der ableitenden Harnwege.

Vorbereitung der Materialien

- Steriler Eintauchnährboden mit sterilem Untersuchungsröhrchen,
- Abtropfpapier,
- Einmalhandschuhe,
- Urinprobe (z. B. Mittelstrahlurin, s. S. 601),
- Abwurfbehälter.

Durchführung

- Hände nach Hygieneplan desinfizieren,
- benötigte Gegenstände auf desinfizierter Arbeitsfläche (z. B. Ablage im Arbeitsraum) richten und Vollständigkeit kontrollieren,
- Einmalhandschuhe anziehen und Behälter mit Urinprobe auf Arbeitsfläche stellen,
- Deckel mit Eintauchnährboden unter aseptischen Bedingungen von sterilem Untersuchungsröhrchen abschrauben,
- Urikult-Nährmediumträger in die frisch gelassene Urinprobe eintauchen bis die Agaroberflächen vollständig bedeckt sind (**Abb. 1.685a**); steht nicht genügend Urin zum Eintauchen zur Verfügung, können die Agaroberflächen auch übergossen werden,
- überflüssigen Urin abtropfen lassen und mit saugfähigem Papier abtupfen,
- Nährboden in das Röhrchen zurückschieben und wieder auf das Untersuchungsröhrchen aufschrauben,
- zum Bebrüten (24 Stunden bei 37 °C) ins Labor bringen;
- zur Ermittlung der Kolonienzahl den Urikult-Nährmediumträger aus dem Röhrchen entnehmen und die Koloniendichte mit den Musterbildern vergleichen (**Abb. 1.685b**).

Eine Verunreinigung des Urins liegt vor bei einer Keimzahl von > 1000 Keimen/ml. Pathologisch ist eine Keimzahl von > 10000 Keimen/ml. Bei einem pathologischen Befund wird eine Keim- und Resistenzbestimmung vorgenommen.

Nachbereitung

- Gebrauchte Materialien sachgerecht ver- bzw. entsorgen (z. B. restlichen Urin in der Steckbeckenspüle ausgießen),
- abschließend Hände nach Hygieneplan desinfizieren,
- Maßnahme durch Eintragung in den Pflegebericht mit Handzeichen und Uhrzeit dokumentieren.

Bestimmung des spezifischen Gewichts

Definition

Das spezifische Gewicht von Urin ist ein Maß für die Harnkonzentration und beschreibt das Verhältnis der gelösten Bestandteile zum Lösungsmittel (Urin).

Ziel

Ziel ist es, die Konzentrationsfähigkeit der Nieren nachzuweisen.

Indikationen

Die Bestimmung des spezifischen Gewichtes ist indiziert bei:

- Niereninsuffizienz, Nierenversagen (Urämie, Oligurie),
- Harnflut (z. B. Polyurie).

Vorbereitung der Materialien

- Urometer (Senkwaage),
- Einmalhandschuhe,
- Urinprobe,
- Abwurfbehälter.

Durchführung

- Hände nach Hygieneplan desinfizieren,
- benötigte Gegenstände auf desinfizierter Arbeitsfläche (z. B. Ablage im Arbeitsraum) richten und Vollständigkeit kontrollieren,
- Einmalhandschuhe anziehen und Behälter mit Urinprobe auf Arbeitsfläche stellen (saugfähige Unterlage unter den Messzylinder legen, falls Urin beim Einfüllen in den Zylinder verschüttet wird),
- Urin schaumfrei in den Messzylinder bis zur Markierung einfüllen,
- Senkwaage in den Urin eintauchen und frei schwimmen lassen (**Abb. 1.686**).
- Spezifisches Gewicht in Augenhöhe am Rand des Flüssigkeitsspiegels an der Skala (Senkwaage) ablesen,
- der Normalwert beträgt 1010 bis 1025 mg/ml. Das bedeutet, dass 1 ml Urin 25 mg Bestandteile enthält.

Nachbereitung

Siehe „Nachbereitung Urikulttest", oben.

Die meisten Urometer sind auf 15 oder 20° Celsius geeicht. Ist der Urin wärmer, so muss für 3° Celsius 1 Teilstrich zugezählt werden. Ist der Urin kälter, so muss für 3° Celsius 1 Teilstrich abgezogen werden.

Blasenspülung

Definition

Spülung der Harnblase mit einer Janet-Spritze (Blasenspritze mit bis zu 200 ml Fassungsvermögen) über einen Blasenkatheter oder über ein geschlossenes steriles Spülsystem. Sie erfolgt als Einmal- oder Dauerspülung unter aseptischen Bedingungen nach strenger Indikationsstellung. Um das Infektionsrisiko so gering wie möglich zu halten, sind geschlossene Systeme zu bevorzugen.

Ziel

Ziel ist es, die Blase über einen liegenden Blasenkatheter (S. 604) auszuspülen.

Indikationen

Indiziert ist eine Blasenspülung z. B. nach urologischen Operationen (z. B. nach Prostataresektion), um die Bildung von Blutkoageln zu vermeiden.

Vorbereitung der Materialien

- steriles Spülset mit Beutel für die Spüllösung und Urinauffangbeutel,
- Péanklemme,
- Desinfektionsmittel,
- Bettschutz,
- Handschuhe,
- Infusionsständer,
- Abwurfbehälter.

Durchführung

- Hände nach Hygieneplan desinfizieren,
- benötigte Gegenstände auf desinfizierter Arbeitsfläche richten und Vollständigkeit überprüfen; darauf achten, dass die Spülflüssigkeit ungefähr Körpertemperatur hat (evtl. vorher in körperwarmem Wasser einlegen),
- Patienten über geplante Maßnahme informieren (auch bewusstlose Patienten!),
- evtl. den Handlungsablauf störende Wäschestücke entfernen, dabei Intimsphäre beachten,
- Patientenbett auf Rücken schonende Arbeitshöhe bringen und für gute Lichtverhältnisse sorgen,
- Bettschutz unter Intimbereich und Ansatzstück des Katheters bringen, falls beim Entfernen des Ableitsystems Flüssigkeit austritt,
- Handschuhe anziehen, Katheter mit Péanklemme abklemmen und Urinauffangbeutel entfernen,
- Katheterende desinfizieren und darauf achten, dass das Ende nicht berührt wird (Infektionsgefahr!),
- Spülsystem steril anschließen; bei einem dreiläufigen Spülkatheter eine Öffnung mit der Spülflüssigkeit, die zweite mit dem Ableitsystem verbinden (**Abb. 1.687**),
- Klemme am Katheter öffnen und Schlauch am Auffangbeutel abklemmen,
- Spüllösung nach Arztanordnung einfließen lassen (**Abb. 1.687**).
- Klemme am Auffangbeutel öffnen und Schlauch der Spüllösung abklemmen,
- Urin abfließen lassen und Menge dokumentieren,
- bei einer einmaligen Spülung Vorgang bei Bedarf wiederholen; bei einer Dauerspülung z. B. nach Prostataresektion bleibt die Spülung meist 2–3 Tage hängen,
- zur Beendigung der Spülung Spülset entfernen, Katheterende desinfizieren und Urinauffangbeutel wieder anschließen.

Beobachtungen. Bitte beobachten Sie die Farbe des Urins genau und dokumentieren Sie Ihre Beobachtungen. Erkundigen Sie sich nach dem Befinden des Patienten und achten Sie auf Schmerzreaktionen und z. B. Anzeichen einer verstärkten Blutung. Nach einer Prostataresektion z. B. ist eine Rosafärbung durch Nachblutung aus dem OP-Gebiet normal. Wenn Sie eine Zunahme der Blutung feststellen, verständigen Sie bitte den Arzt.

Bilanzierung. Die Urinmenge sollte ungefähr der Spülmenge entsprechen. Bei einer Dauerspülung über mehrere Tage (z. B. nach Prostataresektion) ist es Aufgabe der Pflegeperson, Spülflüssigkeit und Urinmenge zu bilanzieren. Vor Beginn der Bilanzierung muss der Auffangbeutel leer sein.

Komplikationen. Nach einer Prostataresektion können sich Blutkoagel bilden, wenn die Spülung nicht ausreichend ist. Dadurch kann der Spülkatheter verstopfen und es besteht die Gefahr einer Blasentamponade. Urin und Spülflüssigkeit können nicht mehr abfließen, der Patient klagt über einen starken Blasendruck. Kontrollieren Sie daher bitte engmaschig, ob Urin und Spülflüssigkeit abfließen oder ob die Blutbeimengungen zunehmen. Informieren Sie den Patienten, sich auch selbst zu beobachten und Veränderungen sofort mitzuteilen.

Nachbereitung

- sich vor dem Verlassen des Patienten nach Bedürfnissen erkundigen (Getränk? Fenster auf? Schmerzen?),
- gebrauchte Materialien sachgerecht entsorgen,
- abschließend Hände desinfizieren,
- Maßnahme durch Eintragung in die Pflegedokumentation mit Angaben der Spülmenge, Urinfarbe, evtl. Besonderheiten, Handzeichen und Uhrzeit dokumentieren.
- **Blick zurück:** Ist das Bett feucht geworden? Ist der Bettschutz entfernt? Fließt Urin ab? Sind alle Teile der Urinableitung korrekt miteinander verbunden?

D *Bei einer Blasenspülung wird die Harnblase über einen Blasenkatheter ausgespült, z. B. nach einer Operation an Blase oder Prostata.*

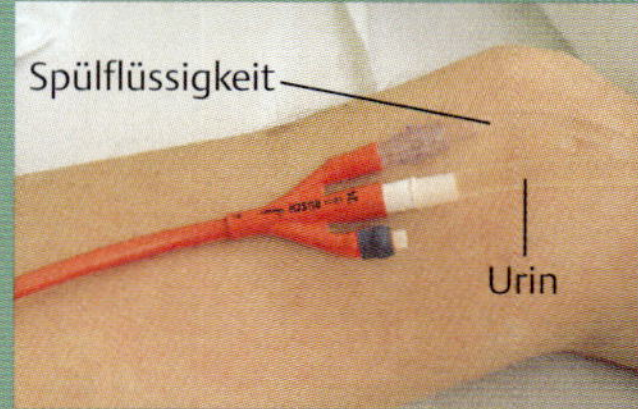

Abb. 1.687 Dreiläufiger Spülkatheter zum sterilen Anschließen des Spülsystems.

M *Beachten Sie beim Verabreichen der Spülflüssigkeit unbedingt die vom Arzt verordnete Menge und die Fließgeschwindigkeit.*

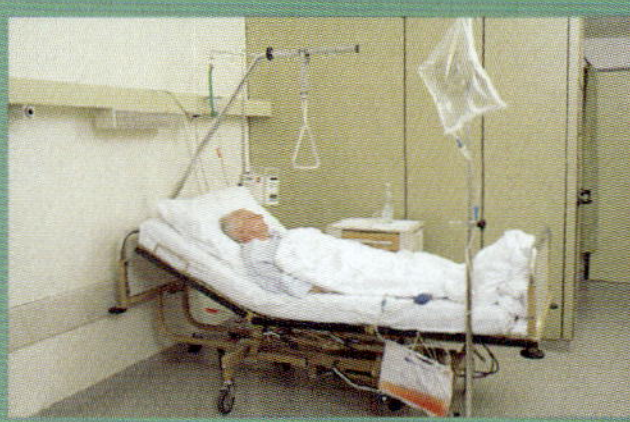

Abb. 1.688 Nach einer Prostataresektion z. B. ist eine Rosafärbung des Urins durch eine Nachblutung normal.

D *Bei einer Blasentamponade ist der Spülkatheter durch Blutkoagel verstopft; der Patient klagt dann über starken Druck auf der Blase. Die Blasentamponade ist eine ernste Komplikation der Blasenspülung!*

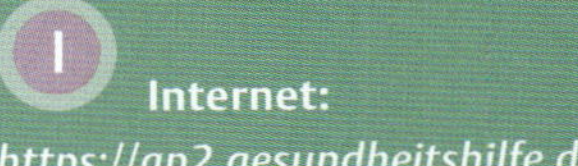

I **Internet:** *https://ap2.gesundheitshilfe.de*

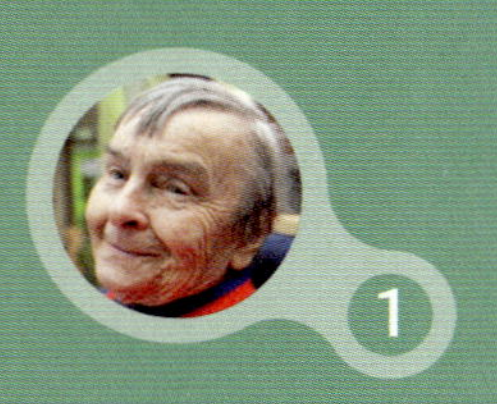

M Die Anlage eines Dauer- und eines Einmalkatheters ist Arztanordnung! Die Indikation muss sehr streng gestellt werden, weil ein Harnwegsinfekt die häufigste nosokomiale (= im Krankenhaus oder im Pflegeheim erworbene) Infektion darstellt.

sterile Tupfer, sterile Pinzette, steriles Abdecktuch, sterile Handschuhe

Abb. 1.689 Die Bestandteile eines sterilen Kathetersets.

M Das Katheterisieren stellt einen großen Eingriff in die Intimsphäre dar. Bitte gehen Sie sehr behutsam vor, informieren Sie den Patienten, dass die Maßnahme unangenehm ist, jedoch i. d. R. keine Schmerzen verursacht.

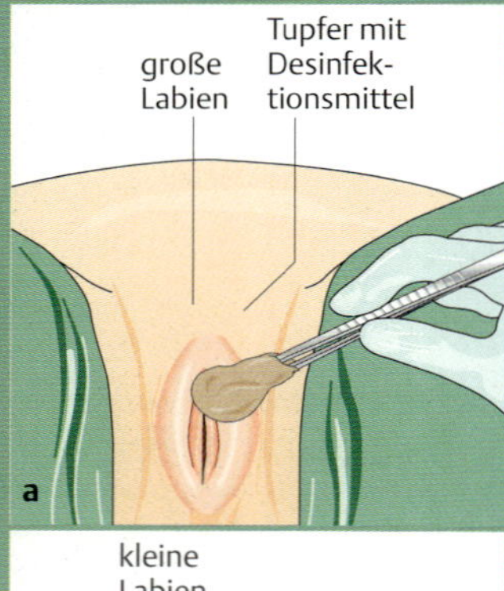

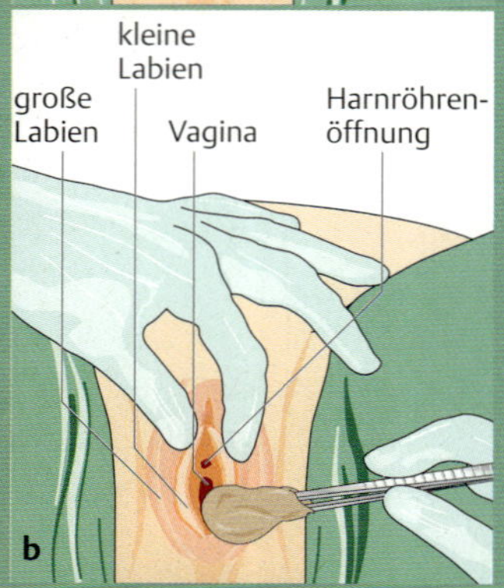

Abb. 1.690 a, b Schamlippen desinfizieren.

Katheterisierung der Harnblase

Definitionen

Katheterismus bezeichnet das Einführen eines Katheters in ein Hohlorgan zu diagnostischen oder therapeutischen Zwecken. Beim Blasenkatheterismus erfolgt eine Unterscheidung in:

- Einmalkatheterismus: Einmaliges Einführen eines Blasenkatheters z. B. zur Uringewinnung für laborchemische Untersuchungen. Der Urin wird jedoch einmalig in ein Auffanggefäß abgelassen.
- Dauerkatheterismus: kontinuierliche Urinableitung über mehrere Tage bis Wochen z. B. bei neurogenen Blasenentleerungsstörungen. Der Katheterwechsel hängt vom Material des verwendeten Katheters ab.
- Intermittierender Selbstkatheterismus: Der Patient katheterisiert die Blase in regelmäßigen Abständen selbst (bei dauerhaft bestehenden Urinentleerungsstörungen z. B. bei einer Querschnittslähmung).

Ziele

- Uringewinnung bzw. Urinableitung (Blasendrainage) unter strenger Indikationsstellung und sorgfältiger Beachtung der Asepsis mit Hilfe eines Katheters,
- Anlage eines Blasenkatheters als notwendige Voraussetzung zur Blasenspülung.

Blasendauerkatheter anlegen

Vorbereitung der Materialien

- steriles Katheterset (**Abb. 1.689**), enthält i. d. R. folgende Bestandteile:
  - Schale mit 4–6 Kugeltupfern,
  - wasserdichte Unterlage,
  - steriles Abdecktuch,
  - anatomische Pinzette,
  - Auffangschale,
- mindestens 2 sterile Blasenkatheter in verschiedenen Größen und Formen,
- steriles Gleitmittel (z. B. Instillagel),
- steriles geschlossenes Ablaufsystem mit Halterung,
- ein Paar sterile Handschuhe,
- Spritze mit z. B. 10 ml Aqua destillata (mit Angaben auf dem Katheter vergleichen),
- Händedesinfektionsmittel,
- Schleimhautdesinfektionsmittel (z. B. Betaisodona-Lösung),
- Abwurfbehälter,
- unsterile Handschuhe.

Die assistierende Pflegeperson sollte sich während des Vorgangs so gut wie möglich dem Patienten zuwenden, um ihn zu unterstützen. Bitten Sie Besucher und mobile Mitpatienten aus dem Zimmer oder sorgen Sie für Sichtschutz.

Durchführung bei der Frau

- Hände nach Hygieneplan desinfizieren,
- benötigte Gegenstände auf desinfizierter Arbeitsfläche (z. B. Tablett) richten und Vollständigkeit überprüfen,
- Patientin über geplante Maßnahme informieren (auch Bewusstlose!), Fenster und Türen rechtzeitig schließen, damit das Zimmer nicht zu kalt ist,
- Patientenbett auf Rücken schonende Arbeitshöhe bringen und für gute Lichtverhältnisse sorgen,
- evtl. den Handlungsablauf störende Kleidungsstücke entfernen, dabei die Intimsphäre durch Sichtschutz beachten,
- Patientin bitten, die Beine aufzustellen und leicht zu spreizen, sie ggf. dabei unterstützen; Becken leicht erhöht lagern, z. B. klein gefaltetes Bettlaken unter das Gesäß bringen,
- Schutzhandschuhe anziehen und Patientin Intimtoilette durchführen lassen, evtl. dabei unterstützen,
- Katheterset öffnen, wasserdichte Unterlage (liegt meist oben auf) vorsichtig wegnehmen, ohne sterile Materialien zu berühren und unter das Gesäß der Patientin legen,
- Schlitztuch so auflegen, dass Vulva sichtbar ist,
- durch 2. Pflegeperson Katheter (nur Ansatz öffnen) und Ablaufsystem steril anreichen lassen und miteinander verbinden, auf Arbeitsfläche ablegen,
- sterile Handschuhe anziehen,
- 6 sterile Kugeltupfer mit Schleimhautdesinfektionsmittel übergießen lassen,
- Patientin informieren, dass sich das Desinfektionsmittel kühl anfühlen wird,
- Tupfer mit Pinzette aus der Schale entnehmen, überschüssiges Desinfektionsmittel ausdrücken und große Schamlippen desinfizieren (**Abb. 1.690a**); für jede Schamlippe einen neuen Tupfer nehmen und von vorne nach hinten (Richtung Anus) wischen,
- Schamlippen mit einer Hand spreizen und kleine Schamlippen mit 2 weiteren Tupfern desinfizieren (**Abb. 1.690b**). Die Schamlippen bis zum Einführen des Katheters gespreizt halten (dürfen sich aus hygienischen Gründen nach dem Desinfizieren nicht wieder berühren),
- Harnröhrenmündung desinfizieren und 6. Tupfer vor die Vagina legen, Einwirkzeit des Desinfektionsmittels abwarten,
- Pinzette abwerfen.
- Achten Sie bitte darauf, den Tupfer so mit der Pinzette zu umfassen, dass keine Verletzungsgefahr besteht. Manche Pflegepersonen bevorzugen statt der Pinzette die Verwendung eines einzeln verpackten sterilen Handschuhs, der meist jedoch nicht eng genug an den Fingern anliegt und so das sterile Arbeiten erschwert.

- Katheter mit Auffangsystem zwischen die Beine der Patientin legen und Katheterhülle abziehen lassen, Katheterspitze steril mit Gleitmittel anfeuchten,
- Katheter steril einführen (**Abb. 1.690c**) bis Urin abfließt, dann noch ca. 2 cm weiter einführen, damit Katheter für das Blocken weit genug in der Harnblase liegt,
- Ballon des Blasenverweilkatheters vorsichtig unter Berücksichtigung der Mengenangabe des Katheterherstellers mit Aqua destillata füllen (**Abb. 1.690d**),
- Katheter bis zum federnden Widerstand am Blasengrund zurückziehen.

Nachbereitung

- Patientin Intimbereich mit feuchten Tüchern abwischen lassen (ggf. unterstützen), um eine Verschmutzung der Wäsche zu vermeiden,
- Materialien aus dem Bett entsorgen,
- Patientin informieren, sich z. B. bei Schmerzen oder Druckgefühl in der Blase sofort zu melden.
- Patientin beim Rücklagern und Anziehen unterstützen und sich vor dem Verlassen nach Bedürfnissen erkundigen,
- gebrauchte Materialien sachgerecht entsorgen (z. B. in Arbeitsunterlage einschlagen, Mülltrennung beachten),
- abschließend Hände nach Hygieneplan desinfizieren,
- Maßnahme durch Eintragung in die Pflegedokumentation mit Handzeichen, Uhrzeit, Katheterart, Größe, Menge der Blockerflüssigkeit und des abgelaufenen Urins sowie ggf. Besonderheiten beim Legen des Katheters dokumentieren.
- **Blick zurück:** Ist der Katheter geblockt? Wie viel Urin ist schon abgeflossen? Fließt weiter Urin ab? Ist das Ableitungssystem abgeknickt? Hängt der Katheterbeutel unter Blasenniveau?

Beobachtungen. Bitte beobachten Sie den Urin auf Blutbeimengungen, Trübungen oder einen Ablaufstopp. Verständigen Sie bei Auffälligkeiten bitte den behandelnden Arzt. Führen Sie einmal am Tag eine Katheterpflege durch und beobachten Sie den Urin sowie die Harnröhrenöffnung auf Rötungen. Bei Auffälligkeiten kann auf Arztanordnung steriler Katheterurin abgenommen werden.

Durchführung beim Mann

- Hände nach Hygieneplan desinfizieren,
- benötigte Gegenstände auf desinfizierter Arbeitsfläche (z. B. Tablett) richten und Vollständigkeit überprüfen,
- Patienten über geplante Maßnahme informieren (auch Bewusstlose!), Fenster und Türen rechtzeitig schließen, damit das Zimmer nicht zu kalt ist,
- Patientenbett auf Rücken schonende Arbeitshöhe bringen und für gute Lichtverhältnisse sorgen,
- evtl. den Handlungsablauf störende Kleidungsstücke entfernen, dabei die Intimsphäre durch Sichtschutz beachten,
- Patienten bitten, die Beine auszustrecken, leicht zu spreizen und Intimtoilette durchzuführen, ggf. unterstützen,
- Katheterset öffnen und Schlitztuch vorsichtig herausnehmen, ohne sterile Materialien zu berühren,
- Penis mit Schutzhandschuhen durch das Schlitztuch führen,
- durch 2. Pflegeperson Katheter (nur Ansatz öffnen) und Ablaufsystem anreichen lassen und steril miteinander verbinden, auf Arbeitsfläche ablegen,
- sterile Handschuhe anziehen,
- Kugeltupfer in Schale mit Desinfektionsmittel tränken, Patient informieren, dass sich das Desinfektionsmittel kühl anfühlt,
- Tupfer mit der Pinzette ausdrücken, mit der anderen Hand Penis fassen (evtl. mit steriler Kompresse), Vorhaut zurückziehen und eine Hälfte der Eichel desinfizieren (**Abb. 1.691a**), mit einem 2. Tupfer die andere Hälfte, dann Pinzette abwerfen,
- Gleitgel in die Harnröhre injizieren (**Abb. 1.691b**) und Penis auf steriler Kompresse ablegen (Einwirkzeit beachten, dabei Harnröhrenmündung zusammengedrückt halten, um zu vermeiden, dass Gel herausfließt,
- Penis gerade aufrichten (um Knick der Harnröhre zu begradigen) und Katheter mit Ablaufsystem in der Nähe des Penis platzieren; Hülle vom Katheter von der 2. Pflegeperson abstreifen lassen,
- Katheter ca. 10 cm weit einführen (**Abb. 1.691c**), dann bei leichtem Widerstand Penis senken und Katheter weiter einführen, bis Urin fließt (**Abb. 1.691d**); dann noch ca. 2 cm weiter schieben, damit der Katheter für das Blocken weit genug in der Blase liegt,
- Ballon des Blasenverweilkatheters vorsichtig unter Berücksichtigung der Mengenangabe des Katheterherstellers mit Aqua destillata füllen,
- Katheter bis zum federnden Widerstand am Blasengrund zurückziehen.
- Achten Sie bitte beim Katheterisieren grundsätzlich darauf:
  - keine NaCl-Lösung zum Blocken des Katheterballons verwenden, weil sich durch Kristallisierung der Katheter später nicht mehr entblocken lässt,
  - Katheter je nach Herstellerangaben für das verwendete Material wechseln,
  - nie mit Gewalt katheterisieren, um Verletzungen zu vermeiden,
  - nie mehr als 700 ml Urin abfließen lassen, da sonst Gefahr eines Blasenkollapses besteht: Katheter abklemmen und später 2. Portion abfließen lassen.

Blasenkatheter

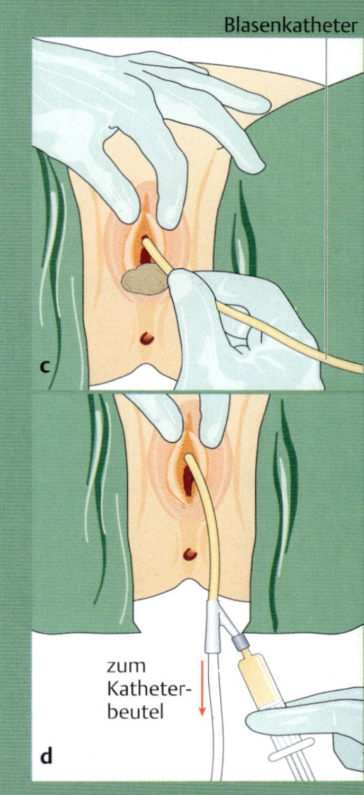

Abb. 1.690 c Katheter einführen, d Katheter blocken.

M *Bitte beobachten Sie den Urin auf Blutbeimengungen, Trübungen oder einen Ablaufstopp. Verständigen Sie bei Auffälligkeiten bitte den behandelnden Arzt. Führen Sie einmal am Tag eine Katheterpflege durch und beobachten Sie den Urin sowie die Harnröhrenöffnung auf Rötungen.*

M *Katheterisieren ist eine Sache der Übung. Es kann vorkommen, dass Sie statt der Harnröhrenöffnung die Scheide treffen. Lassen Sie den Katheter dann dort liegen, um beim nächsten Versuch denselben Fehler nicht noch einmal zu machen.*

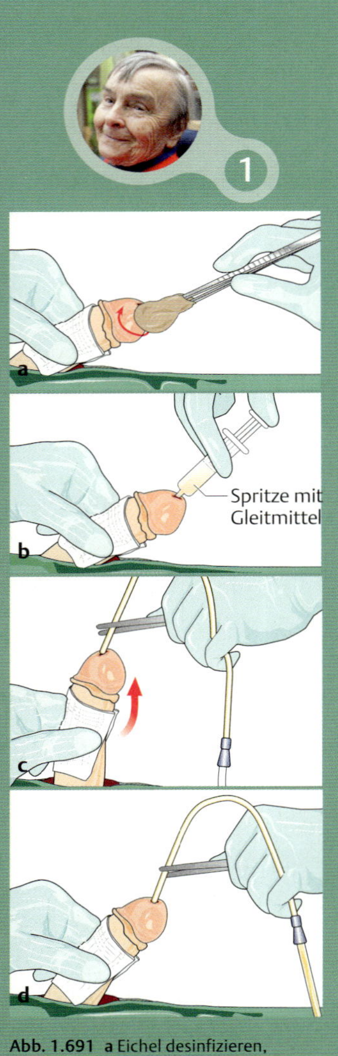

Abb. 1.691 a Eichel desinfizieren, b Gleitgel injizieren, c Katheter ca. 10 cm einführen, d Penis senken und Katheter weiter einführen.

P *Wulstbildungen und Falten an der Ballonmembran können beim Entfernen Schmerzen verursachen. Durch eine Restfüllung von ca. 1 ml Blockflüssigkeit sind die Falten nicht mehr so unelastisch. Die Entfernung ist schmerzfreier.*

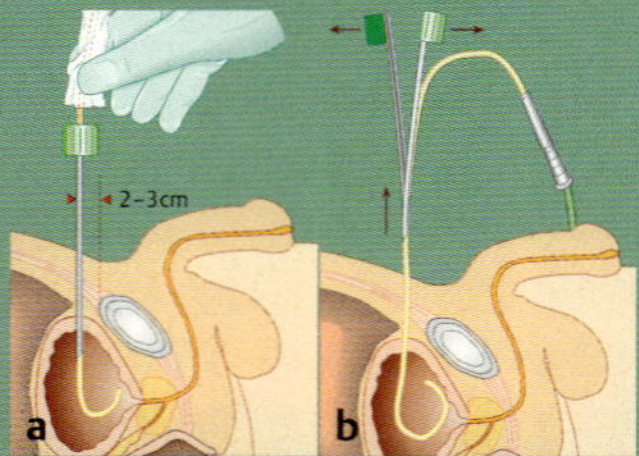

Abb. 1.692 Anlage eines suprapubischen Blasenkatheters. a Einführen, b Auseinanderklappen des Trokars.

M *Gefahren der suprapubischen Blasenfisteln: Blutungsgefahr und über die Wunde Verschleppung von Keimen in die Bauchdecke*

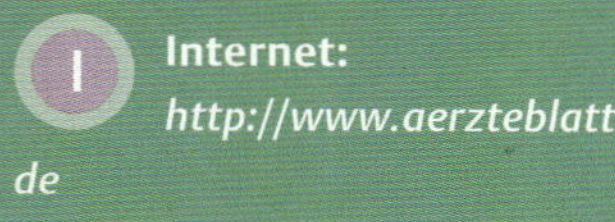

Internet: *http://www.aerzteblatt.de*
https://ap2.gesundheitshilfe.de

Nachbereitung

Die Nachbereitung entspricht der Katheterisierung bei der Frau (S. 605). Bei Beendigung der Tätigkeit darauf achten, dass die Vorhaut wieder über die Eichel zurückgeschoben ist, um die Entstehung einer Paraphimose zu verhindern.

Blasendauerkatheter entfernen

Vorbereitung der Materialien

- sterile 10-ml-Spritze (je nach Angaben im Pflegebericht über die Menge, mit der der Katheter geblockt wurde),
- Schutzhandschuhe,
- Abwurfbehälter,
- Bettschutz,
- Hände- und Sprühdesinfektionsmittel.

Durchführung

- Hände nach Hygieneplan desinfizieren,
- benötigte Gegenstände auf desinfizierter Arbeitsfläche (z. B. Tablett) richten und Vollständigkeit überprüfen,
- Patienten über geplante Maßnahme informieren (auch Bewusstlose!), Fenster und Türen rechtzeitig schließen, damit das Zimmer nicht zu kalt ist,
- Patientenbett auf Rücken schonende Arbeitshöhe bringen und für gute Lichtverhältnisse sorgen,
- evtl. den Handlungsablauf störende Kleidungsstücke entfernen, dabei die Intimsphäre durch Sichtschutz beachten,
- wasserdichte Unterlage unter Penis bzw. Gesäß schieben,
- Zuleitungsschlauch für Blockflüssigkeit mit Sprühdesinfektionsmittel desinfizieren, Einwirkzeit beachten,
- Menge des abgelaufenen Urins im Beutel ablesen,
- Spritze auf Zuleitungsschlauch aufsetzen und Blockflüssigkeit abziehen (Menge muss ca. der im Pflegebericht dokumentierten Menge entsprechen),
- Katheter vorsichtig herausziehen und dabei auf evtl. nachlaufenden Urin achten.

Nachbereitung

- alle Materialien aus dem Bett entfernen und sachgerecht entsorgen,
- Patient ggf. bei der Intimtoilette und beim Anziehen unterstützen,
- Bett wieder in Ausgangsposition bringen und Patient beim Rücklagern helfen,
- sich vor dem Verlassen nach Bedürfnissen erkundigen (Fenster auf? Getränk erwünscht?),
- Patient informieren sich zu melden, wenn er das erste Mal selbstständig Wasser gelassen hat oder wenn er kein Wasser lassen kann,
- abschließend Hände nach Hygieneplan desinfizieren,
- Maßnahme durch Eintragung in die Pflegedokumentation mit Handzeichen, Uhrzeit und Menge der Blockflüssigkeit und des abgelaufenen Urins dokumentieren.
- Blick zurück: Ist die Rufanlage in Reichweite? Sind alle Materialien entsorgt?

Haben Sie nach der Katheterentfernung auch schon Wulstbildungen und Falten an der zuvor maximal gedehnten Ballonmembran entdeckt? Dies kann beim Patienten Schmerzen durch Reibung verursachen. Durch eine Restfüllung von ca. 1 ml Blockflüssigkeit sind die Falten nicht mehr so unelastisch. Die Entfernung ist dadurch schmerzfreier.

Suprapubische Blasenpunktion

In diesem Fall wird mittels eines kleinen chirurgischen Eingriffes durch die Bauchdecke oberhalb der Symphyse ein Spezialkatheter in die Harnblase gelegt und an der Bauchdecke fixiert oder ebenfalls durch einen Ballon in der Blase gehalten (**Abb. 1.692**). Dieser Katheter wird nach seiner Lage suprapubischer Blasenkatheter genannt (supra = oberhalb; Os pubis = Schambein).

Vorteile dieses Blasenkatheters (SPDK) sind:

- Verletzungen und in der Folge Strikturen der Urethra werden vermieden,
- trotz Blasenfistel ist eine Spontanmiktion und somit eine Restharnbestimmung möglich.

Der Katheter wird an ein geschlossenes Urinableitungssystem angeschlossen. Zur Vermeidung von Komplikationen muss darauf geachtet werden, dass der dünne Katheter nicht abknickt und der Harn ungehindert ablaufen kann.

Verbandwechsel

Der Wundverband an der Punktionsstelle (**Abb. 1.693**) wird etwa jeden 2. Tag unter Wahrung der Asepsis gewechselt:

- Der alte Verband wird mit aller Vorsicht entfernt, damit die Lage des Katheters nicht verändert wird.
- Die Punktionsstelle wird mit (nichtalkoholischem) Schleimhautdesinfektionsmittel desinfiziert und mit einem sterilen Wundverband abgedeckt.
- Unter dem Verband darf keine feuchte Kammer entstehen.
- Austreten von Urin an der Punktionsstelle oder Entzündungen der Umgebung sind sofort dem Arzt zu melden. Urinaustritt ist in der ersten Zeit, ca. 1–2 Tage nach der Blasenpunktion häufig zu beobachten.

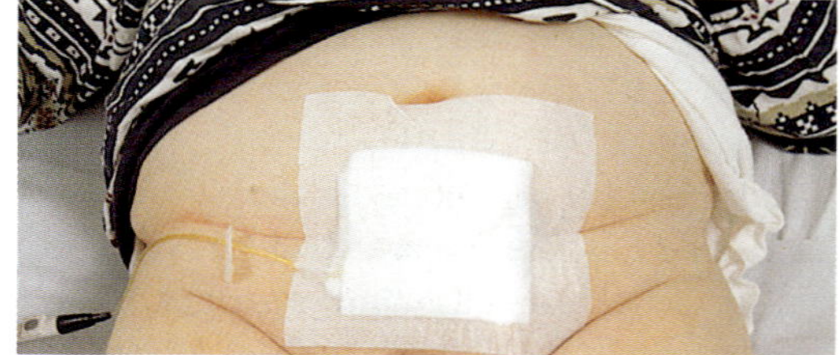

Abb. 1.693 Steriler Verband eines suprapubischen Blasenkatheters.

Voraussetzungen für die Übertragung ärztlicher Aufgaben auf Pflegekräfte

Die Frage, ob eine Pflegekraft ärztliche Aufgabenbereiche (insbesondere Injektionen, Infusionen, Blutentnahmen, Katheterisierung oder das Legen von Magensonden) übernehmen darf, lässt sich nicht generell mit Ja oder Nein beantworten. Die hierzu immer wieder aufgeworfenen Fragen sind u.a. deshalb nicht einfach zu klären, weil keine gesetzlichen Vorschriften existieren, die eindeutige Antworten geben. Einig sind sich aber Rechtsprechung, Bundesärztekammer und andere Institutionen wie ADS, DBfK, DKG in ihrer generellen Aussage, dass das Delegieren ärztlicher Aufgaben im begrenzten Umfang zulässig ist. Die Delegation ist grundsätzlich rechtlich nur zulässig, wenn:

- Der Patient in diese Maßnahme einwilligt.
- Der Arzt die Maßnahme anordnet.
- Die Art des Eingriffes das persönliche Handeln des Arztes nicht erfordert.
- Die Pflegeperson zur Durchführung fähig und dazu bereit ist.

Sie hängt außerdem von der objektiven Gefährlichkeit des Eingriffs ab.

Einwilligung und Aufklärung

Wie bei jeder Heilbehandlung, die aus juristischer Sicht i.d.R. eine Körperverletzung darstellt, muss der Patient/Bewohner in die Maßnahme einwilligen und über Bedeutung und Tragweite aufgeklärt werden. Des Weiteren müssen ärztliche Maßnahmen immer vom Arzt verordnet worden sein.

Ärztliche Anordnung

Die Delegation ärztlicher Aufgaben auf das Pflegepersonal bedarf immer der Anordnung durch einen Arzt. Diese ist formfrei und kann mündlich erteilt werden. Auf eine schriftliche Form besteht kein Rechtsanspruch, sie sollte aber immer vom delegierenden Arzt schriftlich fixiert werden. Dadurch werden Kommunikationsfehler vermieden und die Pflegekraft hat den Nachweis, dass sie berechtigt wurde, die ärztliche Tätigkeit durchzuführen (im Streitfall trägt die Pflegekraft die Beweislast für die Anordnung). Eine telefonische Anordnung sollte daher dies Ausnahme bleiben, sie ist von der Pflegekraft zu dokumentieren und sollte zeitnah vom anordnenden Arzt gegengezeichnet werden.

Persönliche Durchführung

Der Arzt hat zu prüfen, ob die Maßnahme überhaupt delegierbar ist. Dabei hat er insbesondere den Gesundheitszustand seines Patienten zu berücksichtigen sowie die möglichen Nebenwirkungen oder Komplikationen eines Medikaments. Vor allem im Altenpflegebereich, aber auch in der ambulanten Pflege ist zu bedenken, dass ein ärztliches Eingreifen bei Komplikationen nie ohne zeitliche Verzögerung möglich ist.

Qualifikation der Pflegekraft

Der übertragende Arzt hat sich zu vergewissern, ob die beauftragte Pflegekraft über die notwendige Qualifikation verfügt. Als Qualifikationsnachweis reicht der Ausbildungsabschluss nicht aus, denn dieser berechtigt nur zur Führung der Berufsbezeichnung, lässt also keine Rückschlüsse auf das tatsächliche Können zu. Der Arzt muss sich also darüber informieren, ob die Pflegekraft über die erforderlichen Fähigkeiten und Kenntnisse verfügt.

Anordnungs-/Durchführungsverantwortung

Dem Arzt obliegt die Anordnung von diagnostischen und therapeutischen Maßnahmen. Er entscheidet über Notwendigkeit und Richtigkeit dieser Anordnung (sog. Anordnungsverantwortung). Die Pflegekraft ist dagegen für die sach- und fachgerechte Durchführung verantwortlich, sie trägt die Durchführungsverantwortung. Sieht sie sich nicht imstande, die übertragene Maßnahme zu übernehmen (durch Krankheit, Übermüdung, Überlastung oder nicht ausreichender Qualifizierung), so hat sie ein(e) sog. Remonstrationsrecht bzw. -pflicht (= Übernahmeverweigerung), ansonsten muss sie sich ein sog. Übernahmeverschulden anlasten lassen.

Auswahl- und Überwachungspflicht. Für Auswahl und Überwachung des Delegationsadressaten ist der anweisende Arzt zuständig. Gemäß § 831 BGB trägt der Arzt die Beweislast für den Nachweis der richtigen Auswahl und Überwachung. Kann er den Nachweis nicht erbringen, ist er für den Schaden, den der Delegationsadressat bei der Durchführung der übertragenen Maßnahme verursacht, verantwortlich (Haftung für den sog. Verrichtungsgehilfen).

Spritzenschein. Dieser dokumentiert eine gewisse Befähigung der Pflegekraft, befreit den Arzt im Rahmen seiner Auswahlpflicht jedoch nicht davon, sich von dem tatsächlichen Wissensstand der Person zu überzeugen und sich durch Stichproben zu vergewissern. Er entlastet aber im Streitfall den Arzt, denn der Schein dokumentiert letztlich die fehlerfreie Auswahl durch den Arzt. Ist der Arzt diesen Pflichten nachgekommen, so ist er für die fehlerhafte Ausführung nicht mehr verantwortlich, sondern der Handelnde trägt die Durchführungsverantwortung.

Anweisungsverhältnis Arzt – Auszubildender. Für dieses haben die Gerichte ausdrücklich manifestiert, dass die Durchführung ärztlicher Tätigkeiten den Auszubildenden nur zu Lernzwecken unter Aufsicht übertragen werden darf. Es muss eine zur möglichen Unterstützung bereitstehende Fachkraft anwesend sein.

M *ADS = Arbeitsgemeinschaft deutscher Schwesternverbände.*
DBfK = Deutscher Berufsverband für Pflegeberufe.
DKG = Deutsche Krankenhausgesellschaft.

M *Grundsätzlich muss die Anordnung genaue Angaben zu Menge, Zeitpunkt und Art der Verabreichung enthalten.*

M *Remonstrationsrecht/-pflicht: Für Angestellte ergab sich diese(s) Remonstrationsrecht/-pflicht früher ausdrücklich aus § 8 BAT. Dieses Recht bzw. diese Pflicht wurde nicht in den TVöD übernommen. Nach herrschender Meinung ergibt sich die Remonstration aber aus der generellen arbeitsvertraglichen Verpflichtung zur sorgfältigen Ausführung einer Tätigkeit.*

B *Treten z. B.* ***Komplikationen*** *wegen der Unverträglichkeit eines Medikaments auf oder gibt der Arzt falsche Anweisungen hinsichtlich der Dosierung einer Arznei, so trägt er allein die haftungsrechtliche Verantwortung dafür.*

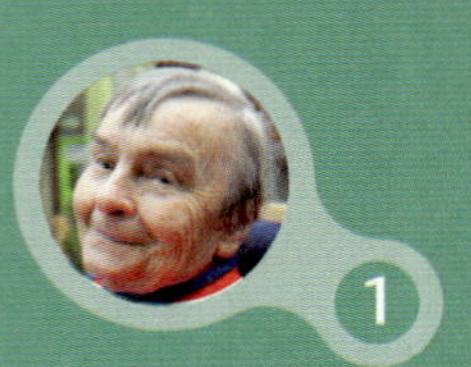

Verweigerungsrecht

Grundsätzlich ist festzuhalten, dass der Arzt, wenn es um die Ausführung ärztlicher Tätigkeiten geht, Vorgesetzter des nichtärztlichen Personals ist. Ärztlichen Anordnungen ist demnach Folge zu leisten.

Verweigerungsrecht des Handelnden

Demjenigen, der die Durchführungsverantwortung hat, muss aber ein Entscheidungsspielraum, im Extremfall auch ein Verweigerungsrecht zustehen. Fühlt die Pflegekraft sich den berufsfremden Aufgaben subjektiv nicht gewachsen, kann sie die Ausführung ärztlicher Tätigkeiten verweigern (so auch die Stellungnahme der Bundesärztekammer vom 27.4.1978 für den Fall einer intravenösen Injektion (**Abb. 1.694**). Trotz des grundsätzlichen Anweisungsrechtes kann der Arzt die Pflegekraft nicht verpflichten etwas zu tun, was sie meint nicht zu können. Würde die Pflegekraft trotz ihrer Bedenken der ärztlichen Anordnung Folge leisten und käme es dann bei der Durchführung tatsächlich zu einer Schädigung des Patienten, dann wäre die Pflegekraft strafrechtlich verantwortlich.

Nach einhelliger Meinung hat die Pflegekraft auch ein Verweigerungsrecht in gravierenden Fällen der Unvereinbarkeit der Maßnahme mit dem eigenen Gewissen. Beispiel: Die Pflegekraft kann die Teilnahme an einer Abtreibung nach § 218 a StGB verweigern.

Notfälle

Die Frage eines Verweigerungsrechtes oder Delegationsrechtes stellt sich nicht in Notfällen. Gemäß § 323 c StGB ist jeder verpflichtet in Unglücksfällen, gemeiner Gefahr oder Not in dem Umfang Hilfe zu leisten, wie dies erforderlich und den Umständen nach zumutbar ist. In solchen Fällen muss die Pflegekraft unbestritten auch ärztliche Tätigkeiten übernehmen, wenn keine andere Möglichkeit besteht und niemand sonst vor Ort rechtzeitig zur Verfügung steht. Sie hat dann kein Verweigerungsrecht!

Verweigerungspflicht

Würde die Anordnung des Arztes erkennbar den Strafgesetzen zuwiderlaufen, muss die Pflegekraft die Durchführung verweigern.

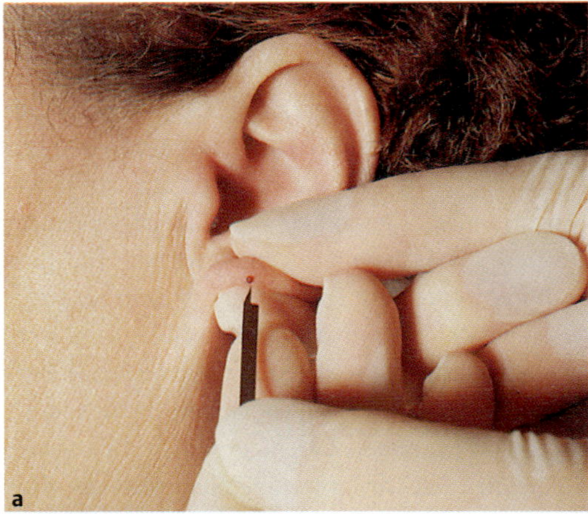

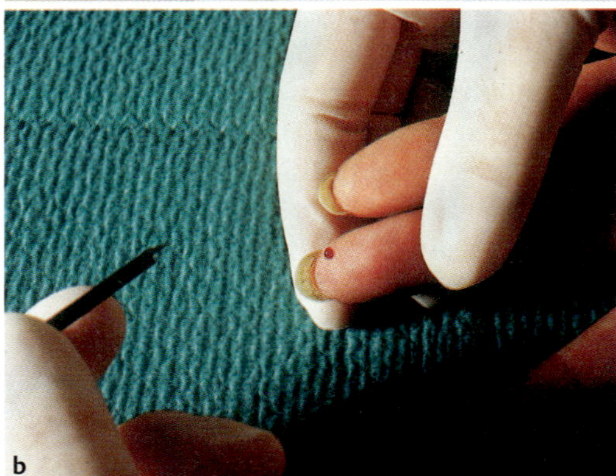

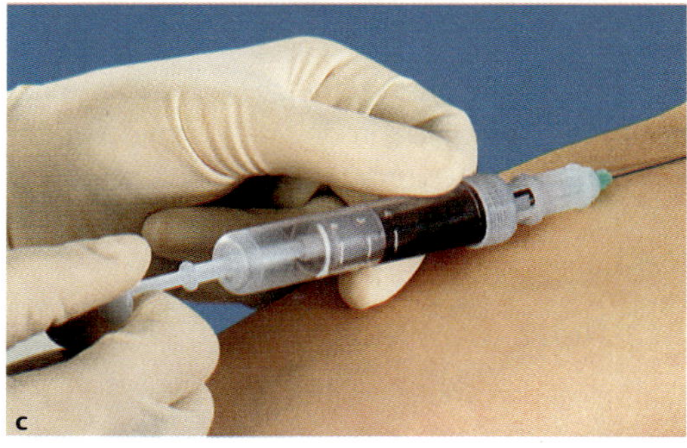

Abb. 1.694 Blutentnahmen an Ohr oder Finger sind ebenso delegierbar wie venöse Blutentnahmen. Die Ausführung kann aber verweigert werden, wenn sich die Pflegekraft der Aufgabe nicht gewachsen fühlt.

B Ein Bewohner/Patient möchte nicht von der Pflegekraft, sondern nur vom Arzt eine Injektion verabreicht bekommen. Die Injektion stellt eine Körperverletzung im Sinne des § 223 StGB dar. Nur über die Einwilligung des Betroffenen wäre die „Tat“ gerechtfertigt.

Dokumentation

Das Anlegen von Krankenunterlagen ist eine vertragliche Nebenpflicht, die sich aus dem Behandlungsvertrag ergibt. In ihnen sind alle behandlungsrelevanten Daten (Operationsberichte, Fieberkurven, Röntgenaufnahmen usw.) und alle Behandlungsmaßnahmen zu dokumentieren.

Art, Inhalt und Umfang der Dokumentation sind vom Dokumentationszweck abhängig. Die Dokumentation der Therapie soll sicherstellen, dass ein mit- oder nachbehandelnder Arzt über die Krankengeschichte und die Medikation informiert ist. Dies hat zur Folge, dass der Arzt alles über die Anamnese, die Diagnose und die Therapie dokumentieren muss, unabhängig davon, ob es sich um Fakten handelt, die dem Patienten nicht zugänglich sein dürfen (**Abb. 1.695**).

Pflegedokumentation

In zunehmendem Maße nimmt auch die Bedeutung der Pflegedokumentation zu. Das Pflegepersonal unterliegt der Dokumentationspflicht sowohl hinsichtlich der „Behandlungspflege" als auch der „Grundpflege". Dieser Anspruch des Patienten ergibt sich als Nebenpflicht aus dem Behandlungsvertrag.

Beweissicherung. Ein wesentlicher Aspekt der Dokumentation (neben der Sicherung von Pflegequalität) ist aus rechtlicher Sicht die Beweissicherung bei gerichtlichen Verfahren. Inhalt und Umfang der Dokumentation müssen sich daher an der Erfüllung dieses Zwecks messen lassen. Die Aufzeichnungen müssen in erster Linie vom Aufzeichnenden selbst und den übrigen mit der Behandlung und Pflege betrauten Personen verstanden werden. Dabei genügt oft eine stichwortartige Darstellung dessen, was wichtig ist und worauf es ankommt. Trotz Beweissicherungscharakter kommt es nur darauf an, was für die Weiterführung der Behandlung oder Pflege benötigt wird. Maßgebend ist dabei das Wohl des Patienten.

Inhalt der Dokumentation

Dokumentation der Behandlung	Dokumentation der Pflege
Ärztliche Behandlung: – Anamnese – Diagnose – Therapie – Medikation – Krankheitsverlauf – Aufklärung	Pflegedokumentation: – sämtliche Pflegeleistungen Bezugnahme auf Standards oder Dienstanweisungen möglich – Ärztliche Anordnung – Auffäligkeiten – Atypische Verläufe

Abb. 1.695 Inhalt der Dokumentation.

Auffälligkeiten und atypische Verläufe. Neben den wesentlichen Behandlungs- und Pflegemaßnahmen sind insbesondere Auffälligkeiten und atypische Verläufe zu dokumentieren, während selbstverständliche Maßnahmen nicht dokumentiert zu werden brauchen. Auch sollte das Pflegepersonal mündliche Anordnungen des Arztes sowie deren Ausführung sorgfältig und zeitnah dokumentieren, um im Haftungsfall die Beweisführung zu erleichtern.

Standards. Soweit in der Pflege bestimmte Standards vorliegen, braucht auf diese und deren Durchführung nur hingewiesen werden. Der Inhalt ist dann nicht zu dokumentieren, wenn im Nachhinein eindeutig festgestellt werden kann, was dieser Pflegestandard zum Zeitpunkt der Durchführung der Pflegeleistung beinhaltet hat. Das Gleiche gilt, wenn schriftlich Dienstanweisungen für stets wiederkehrende Behandlungssituationen bestehen und diese eingehalten werden.

Verantwortlichkeit. Verantwortlich für die Durchführung der Pflegedokumentation ist grundsätzlich die Pflegekraft, die die Pflegemaßnahme durchführt. Die Stationsschwester oder Pflegedienstleitung hat dabei die Pflicht, regelmäßig die richtige Führung der Dokumentation zu kontrollieren.

Krankenunterlagen sind Urkunden. Die Krankenunterlagen müssen sorgfältig aufbewahrt werden, da ihr Inhalt der Schweigepflicht unterliegt. Aufgrund der 30-jährigen Verjährungsfrist für vertragliche Schadensersatzansprüche sind die Unterlagen auch so lange aufzubewahren. Durch die Eintragung patientenbezogener Daten in die Krankenakte wird diese zu einer Urkunde. Eine strafbare Urkundenfälschung gem. § 267 StGB liegt somit vor, wenn:

- jemand solche Daten in den Unterlagen verändert, die nicht von ihm selbst verfasst wurden,
- jemand die von ihm selbst aufgenommenen Daten verändert, nachdem der Patient einen Anspruch auf den unveränderten Bestand der Urkunde erworben hat.

Dies ist spätestens dann der Fall, wenn der Patient sein Einsichtsrecht geltend macht. Jedoch dürfte bereits ab dem Zeitpunkt, ab dem die Pflegekraft die Dokumentation abgeschlossen und so „abgelegt" hat, dass die Krankenunterlagen für die weitere Behandlung zur Verfügung stehen und dementsprechend auf die vorhandenen Eintragungen aufbaut und Bezug nimmt, eine Veränderung unzulässig sein. Dies betrifft nicht Änderungen, die nur offensichtliche Schreibfehler oder vergleichbare Unrichtigkeiten betreffen.

*M: Der Arzt ist zur **Dokumentation** seiner Tätigkeit einschließlich pflegerischer Maßnahmen verpflichtet. Diese Dokumentation muss er ausführlich, sorgfältig und vollständig durchführen.*

M: Bereits das Unterlassen erforderlicher Dokumentation kann einen Sorgfaltsverstoß darstellen.

M: Die Veränderung der Dokumentation ist eine Urkundenfälschung.

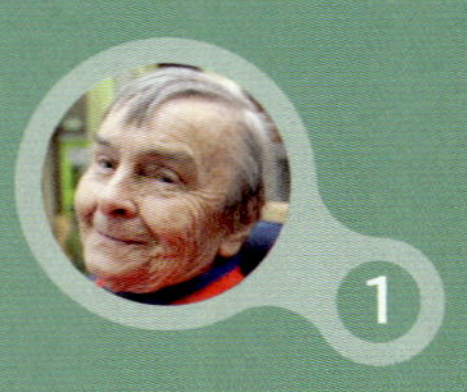

Haftungsrecht

Wer ist wann und in welchem Umfang verantwortlich, wenn z. B. eine zu pflegende Person stürzt und sich verletzt, wer hat für den Schaden einzustehen und muss die Kosten tragen? Diese und ähnliche Fragen zu beantworten, ist Aufgabe des Haftungsrechts.

M *Das **Haftungsrecht** ist eingeteilt in:*
- *strafrechtliche Haftung,*
- *zivilrechtliche Haftung.*

Strafrechtliche Haftung

Das Strafrecht hat die Aufgabe, das Zusammenleben der Menschen zu regeln und zu schützen. Dieser Schutz wird erreicht, indem der Staat Verbote und Gebote aufstellt, deren Verletzung er mit einer Strafe bedroht. Voraussetzungen für die Bestrafung einer Person sind: Tatbestand, Rechtswidrigkeit, Schuld.

M *Zu prüfen ist, ob der „Bestand einer Tat" vorliegt, also das Handeln des Täters gegen ein vom Gesetzgeber aufgestelltes Verbot oder Gebot verstoßen hat.*

Tatbestand

Der Tatbestand eines Strafdelikts beschreibt die Handlungen, die mit Strafe bedroht sind. In Ausnahmefällen ist auch ein Unterlassen unter Strafe gestellt. Bei diesen sog. Unterlassungsdelikten wird vom Täter ein bestimmtes Handeln zur Abwendung eines drohenden Schadens gefordert. Unterlässt er diese Handlung, macht er sich strafbar (z. B. Unterlassene Hilfeleistung, § 323c StGB).

M *Ein **Rechtfertigungsgrund** schließt die Rechtswidrigkeit des Handelns aus. Der wichtigste Rechtfertigungsgrund in der Pflege ist die Einwilligung.*

Rechtswidrigkeit

Handlungen, die einen Straftatbestand verwirklichen, sind grundsätzlich rechtswidrig. Die Rechtswidrigkeit entfällt jedoch, wenn Rechtfertigungsgründe zugunsten des/der Täter(s) greifen. Denn in gewissen Situationen sind Eingriffe in die Rechtsgüter anderer notwendig, um einen Schaden abzuwenden (s. Beispiel).

M *Bei einer Einwilligung in eine Körperverletzung darf die Tat nicht gegen die guten Sitten verstoßen (§ 226a StGB). Sittenwidrig ist eine Körperverletzung dann, wenn sie gegen das Anstandsgefühl und die Wertvorstellungen einer Gesellschaft verstößt, z. B. Kannibalismus.*

B Die Feuerwehr tritt die Türen einer in Brand stehenden Pflegeeinrichtung ein, um die Bewohner zu retten. Auch wenn der Straftatbestand der Sachbeschädigung und des Hausfriedensbruchs hier erfüllt sind, so ist ein solches Verhalten nicht rechtswidrig, da sog. Rechtfertigungsgründe vorliegen, hier insbesondere die mutmaßliche Einwilligung. Die Feuerwehr konnte davon ausgehen, dass der Eigentümer mit der Beschädigung seines Eigentums einverstanden war, um das Leben der Bewohner zu retten.

M *AMG = Arzneimittelgesetz.*

Rechtfertigungsgründe

Einwilligung. Die Einwilligung basiert auf dem Selbstbestimmungsrecht des Betroffenen und seinem Recht, auf den Schutz gewisser Rechte verzichten zu können (Art. 2 Abs.1 GG).

M *Die **Aufklärung** ist nicht an eine bestimmte Form gebunden, sie muss aber immer im Rahmen eines Gesprächs zwischen Betroffenem und Aufklärendem stattfinden. Schriftlichen Aufklärungsbögen sind nur Hilfsmittel und ersetzen nicht das Gespräch.*

Einwilligungsberechtigter. Die Einwilligung kann grundsätzlich nur von demjenigen erklärt werden, der Inhaber des verletzten Rechtsgutes ist oder von dessen Vertreter (Bevollmächtigter oder Betreuer), der über dieses Rechtsgut verfügen darf (Einwilligungsberechtigter).

B Ein Bewohner ist nicht mehr in der Lage, seine Situation zu erfassen und in pflegerische Maßnahmen einzuwilligen. Die Pflegekraft befragt die Angehörigen, ob sie damit einverstanden sind. Da der Bewohner sein Selbstbestimmungsrecht nicht mehr wahrnehmen kann, ist eine rechtfertigende Einwilligung nur von einem Bevollmächtigten oder dem gesetzlichen Betreuer zulässig, die mit der Vertretung der Rechte des Bewohners beauftragt worden sind. Nur wenn die Angehörigen aufgrund einer Vollmacht oder eines gerichtlichen Beschlusses berechtigt sind, können sie in pflegerische oder ärztliche Maßnahmen einwilligen.

Verfügungsbefugnis. Der Einwilligende muss über das verletzte Rechtsgut verfügen dürfen. Bei Handlungen, die sich gegen sein Leben richten, hat der Einzelne kein Verfügungsrecht. Das entspricht der grundgesetzlichen Werteordnung, die dem Rechtsgut „Leben" oberste Priorität und niemandem das Recht einräumt, einen Menschen zu töten (Art. 1, 2, 102 GG).

Einwilligungsfähigkeit. Der Einwilligende muss einwilligungsfähig sein, d. h. er muss die Bedeutung und Tragweite des Eingriffs erkennen. Dies hängt von der tatsächlichen natürlichen Einsichts- und Urteilsfähigkeit ab.

Erkennbarkeit. Die Einwilligung muss vor der Tat nach außen erkennbar zum Ausdruck kommen und zum Zeitpunkt der Maßnahme noch bestehen. Eine einmal erklärte Einwilligung kann jederzeit widerrufen werden.

Form der Einwilligung. Die Einwilligung kann formlos erklärt werden und setzt keine Schriftform voraus (Ausnahme §§ 40ff AMG). Sie kann abgegeben werden, indem der Betroffene sich verbal erklärt oder durch verständliche Gestik seinen Willen bekundet (z. B. Arm hinhalten, wenn man mit Blutabnahme einverstanden ist). Diese Grundsätze gelten auch für den Widerruf oder die Ablehnung einer Einwilligung.

Aufklärung. Nur wenn der Betroffene weiß, in was er einwilligt, kann der Eingriff gerechtfertigt sein. Dies setzt eine entsprechende Aufklärung durch den Arzt (oder durch die Pflegekraft bei pflegerischen Maßnahmen) voraus, es sei denn, der Betroffene verzichtet auf eine Aufklärung oder ist bewusstlos. Während sich im ärztlichen Bereich der Eingriff von dem Aufklärungsgespräch zeitlich deutlich absetzen muss, reicht es im pflegerischen Alltag, den betroffenen Bewohner direkt vor der Maßnahme aufzuklären (s. Richtlinien zur Aufklärung der Krankenhauspatienten der Deutschen Krankenhausgesellschaft).

Mutmaßliche Einwilligung. Ist der Betroffene nicht einwilligungsfähig (bewusstlos, verwirrt), kann eine mutmaßliche Einwilligung einen Eingriff rechtfertigen. Das setzt die Übereinstimmung der Täterhandlung mit dem hypothetischen (vermuteten) Willen des Betroffenen voraus, ob er also bei Kenntnis der Sachlage vernünftigerweise zustimmen würde.

B Ein bewusstloses Unfallopfer wäre mit einer medizinisch indizierten Operation einverstanden; zur Rettung wären eingeschlossene Brandopfer mit dem Aufbrechen der Tür einverstanden; ein nach einem Sturz bewusstloser Bewohner wäre mit einer Einlieferung ins Krankenhaus einverstanden.

Schuld

Neben der Erfüllung des Tatbestandes und der Rechtswidrigkeit ist zu prüfen, ob der Täter auch schuldhaft gehandelt hat. Nicht schuldhaft handelt, wer schuldunfähig ist oder wenn Entschuldigungsgründe vorliegen.

Schuldfähigkeit. Sie ist bei gewissen Personengruppen ausgeschlossen (§§ 19, 20 StGB):

- alle Kinder, die noch nicht 14 Jahre alt sind (§ 19 StGB),
- Personen, die nicht in der Lage sind, das Unrecht ihrer Tat einzusehen oder nach dieser Einsicht zu handeln (§ 20 StGB), wegen einer:
  - krankhaften seelischen Störung (z. B. Volltrunkenheit),
  - tief greifenden Bewusstseinstörung (z. B. Debilität) oder Schwachsinns,
  - schweren anderen seelischen Abartigkeit (z. B. Psychopathien).

Entschuldigungsgründe. Hier kommt im Pflegealltag insbesondere die entschuldigende Pflichtenkollision in Betracht. Ohne Schuld handelt, wer eine ihm auferlegte Pflicht nur auf Kosten einer anderen ihm gleichzeitig auferlegten Pflicht erfüllen kann.

B Die Pflegende Klara Mustermann ist allein auf ihrer Station. Kurz hintereinander kommt es in zwei Zimmern zu einer Notsituation. Sie entscheidet sich für einen der Bewohner. Gegenüber dem anderen Bewohner verletzt sie folglich ihre Pflichten und macht sich strafbar. Doch egal für welchen Notfall sie sich entscheidet, verletzt sie damit ihre Pflichten gegenüber dem anderen Teil. Das kann ihr nicht vorgeworfen werden, sie handelt ohne Schuld und ist nicht zu bestrafen.

Schuldformen. Wird die Schuldfähigkeit bejaht, ist weiterhin zu fragen, ob vorsätzlich oder fahrlässig gehandelt wurde (Schuldformen). Grundsätzlich ist nur vorsätzliches Handeln strafbar, wenn nicht das Gesetz fahrlässiges Handeln ausdrücklich mit Strafe bedroht (§ 15 StGB).

B Die Fixierung eines Bewohners stellt immer eine vorsätzliche Freiheitsberaubung dar, denn das Recht, sich frei zu bewegen, soll dem Fixierten ja gerade genommen werden.

B Die Pflegende führt eine schwergewichtige behinderte 87 Jahre alte Bewohnerin zur Toilette. Als sie der alten Dame von der Toilette hoch helfen will, ist sie ihr zu schwer und rutscht ihr durch die Arme zu Boden. Dabei erleidet die Bewohnerin eine schmerzhafte Beule am Kopf und einen Oberschenkelhalsbruch. Die Pflegekraft hat sich einer fahrlässigen Körperverletzung schuldig gemacht (§ 229 StGB). Sie hätte bedenken müssen, dass sie nicht allein in der Lage sein würde, einer so schweren Bewohnerin hochzuhelfen oder einen möglichen Sturz aufzufangen. Der Sturz hätte vermieden werden können durch das Hinzuziehen einer weiteren Pflegenden.

Versuchte Straftaten

Wegen einer versuchten Straftat ist strafbar, wer nach seiner Vorstellung von der Tat zur Verwirklichung eines Straftatbestandes unmittelbar ansetzt (§ 22 StGB). Nicht der tatsächliche Erfolg einer Handlung wird unter Strafe gestellt, sondern der Wille des Täters, sich über strafrechtliche Verbote oder Gebote hinwegzusetzen. Würde der Gesetzgeber nur auf den Handlungserfolg abstellen, dann würden Täter, die zu ungeschickt sind, zum Erfolg zu kommen, straffrei ausgehen. Der Versuch wird daher auch grundsätzlich genauso bestraft wie das vollendete Delikt. Gemäß § 23 Abs.2 StGB kann er aber im Einzelfall milder bestraft werden.

B Die Pflegende kann das lange qualvolle Sterben einer Bewohnerin nicht länger mit ansehen und beschließt, diese zu erlösen. Zu diesem Zweck zieht sie eine Spritze mit einem tödlich wirkenden Mittel auf und verabreicht ihr die Spritze. Aus Versehen hat sie jedoch eine Kochsalzlösung aufgezogen. Die Pflegekraft macht sich strafbar wegen versuchter Tötung nach §§ 212, 22, 23 StGB. Auch wenn die Bewohnerin durch die Spritze nicht getötet worden ist, so war der Wille der Pflegenden auf die Tötung gerichtet.

Strafen

Hat der Täter eine Straftat begangen, so drohen ihm verschiedene Rechtsfolgen, die das Gericht im Einzelfall festlegt. Der Richter ist an den Strafrahmen, den das Gesetz vorgibt, gebunden (z. B. Tötung nach §§ 212 Abs.1, 38 StGB: Freiheitsstrafe zwischen 5 und 15 Jahren):

M *Ist ein entgegenstehender Wille des Betroffenen bekannt, so scheidet die mutmaßliche Einwilligung als Rechtfertigungsgrund aus. Es ist dann von dem geäußerten Willen auszugehen.*

D **Vorsätzlich handelt,** *wer mit Wissen und Wollen einen Tatbestand erfüllt.*

M *Im Strafrecht wird nicht nur bestraft, wer eine Straftat vollendet, sondern auch, wer versucht, eine Straftat zu begehen.*

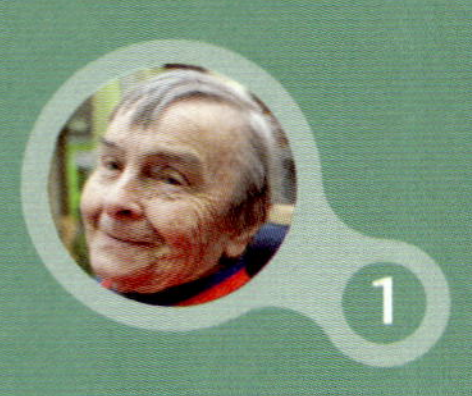

M *Für den **Geschäftsunfähigen** handelt der Betreuer (wenn der Vertragsabschluss in seinen Aufgabenbereich fällt) oder der Bevollmächtigte, nicht die Angehörigen oder der Ehepartner.*

M *Jeder haftet für sein eigenes Handeln, unabhängig davon, ob er auf Anordnung eines Arztes oder auf Anweisung eines Vorgesetzen oder des Arbeitgebers handelt.*

- Freiheitsstrafen, § 38 StGB (ein Monat bis lebenslang),
- Geldstrafen, §§ 40ff StGB (5 bis 360 Tagessätze von 1 bis 30000 Euro),
- Vermögensstrafen, § 43 a StGB (vermögensabhängig),
- Fahrverbot, § 44 StGB (1 bis 3 Monate),
- Maßregeln der Besserung und Sicherung (61ff StGB):
  - Unterbringung in einem psychiatrischen Krankenhaus,
  - Unterbringung in einer Entziehungsanstalt,
  - Sicherungsverwahrung,
  - Führungsaufsicht,
  - Entziehung der Fahrerlaubnis,
  - Berufsverbot.

Die Staatsanwaltschaft ist zuständig für die Strafverfolgung und die Anklageerhebung vor den Strafgerichten. Diese haben dann die Schuld des Täters zweifelsfrei festzustellen und das Strafmaß festzulegen.

Zivilrechtliche Haftung

Die zivilrechtliche Haftung, die im Bürgerlichen Gesetzbuch (§ 280 BGB) und in zahlreichen Nebengesetzen geregelt ist, behandelt die Frage, wer für den Schaden, den jemand einem anderen zugefügt hat, aufzukommen hat. Die Verpflichtung zum Schadensersatz kann sich ergeben aus der:

- vertraglichen Haftung (schuldhafte Verletzung eines Vertrages),
- deliktischen Haftung (unerlaubte Handlung § 823 BGB).

Die Arten der Haftung sind in **Abb. 1.696** aufgeführt.

Während der vertragliche Schadensersatzanspruch immer die Verletzung einer vertraglichen Verpflichtung voraussetzt, begründet sich der deliktische Schadensersatzanspruch aus der Verletzung einer gesetzlichen Verpflichtung (§ 823 BGB – Leben, Körper, Gesundheit, Eigentum, Freiheit oder ein sonstiges Recht).

Arten der Haftung

Vertragliche Haftung (Vertragspflicht-Verletzung)	Deliktische Haftung (unerlaubte Handlung)
– Schaden – Vertrag zwischen Geschädigtem und dem Anspruchsgegner – schuldhafte Verletzung einer Pflicht aus dem Vertrag durch · Anspruchsgegner oder · seinen Erfüllungsgehilfen	– Schaden – schuldhafte Verletzung von · Leben, · Körper, · Freiheit, · Eigentum durch · Anspruchsgegner oder · seinen Verrichtungsgehilfen

Abb. 1.696 Arten der Haftung.

Vertragliche Haftung

Voraussetzung der vertraglichen Haftung ist das Bestehen eines wirksamen Vertrages und die schuldhafte Verletzung einer vertraglichen Verpflichtung.

Vertrag. Das wirksame Zustandekommen eines Vertrags setzt die Geschäftsfähigkeit beider Vertragpartner voraus. Geschäftsfähig sind grundsätzlich alle Personen ab 18 Jahren. Bei Einschränkungen der freien Willensbildung durch die krankhafte Störung der Geistestätigkeit ist der Betreffende geschäftsunfähig und darf keine Verträge z.B. mit stationären oder ambulanten Pflegeeinrichtungen abschließen, §§ 104 Abs.2, 105 BGB.

B Ein Betreuer veranlasst nach einem Krankenhausaufenthalt die Unterbringung der von ihm betreuten Person in einer Pflegeeinrichtung. Da der Betreute geschäftsunfähig ist, unterschreibt der Betreuer den Vertrag mit dem Heim. Er nimmt aber nicht eigene Rechte wahr, sondern die des Vertretenen, in dessen Namen schließt er den Vertrag ab. Vertragspartner der Pflegeeinrichtung ist somit der Betreute.

Vertragliche Pflichten. Aus dem Vertrag ergeben sich die Rechte und Pflichten beider Vertragspartner, jeder schuldet dem anderen seinen Teil der vereinbarten Leistung. So schuldet der Heimträger dem Heimbewohner Unterkunft, Verpflegung und fachgerechte Pflegeleistungen. Der Heimbewohner hat den vereinbarten Pflegesatz zu zahlen.

Schuldhafte Pflichtverletzung. Die Vertragsverletzung eines der beiden Vertragsparteien muss schuldhaft sein, d.h. entweder vorsätzlich oder fahrlässig (§ 276 Abs.1 BGB).

B Ein Bewohner weigert sich, den vereinbarten Pflegesatz zu zahlen; der Träger umgeht bewusst die Regelungen der Heimpersonalverordnung und stellt nicht ausreichend qualifizierte Pflegende ein, um Kosten zu sparen, §§ 4 ff HeimPersV (Heimpersonalverordnung).

Erfüllungsgehilfe. Die Vertragsverletzung kann auch von einem sog. Erfüllungsgehilfen ausgehen. Erfüllungsgehilfen sind Personen, deren sich der Vertragspartner zur Erfüllung seiner vertraglichen Pflichten bedient (§ 278 BGB). In Pflegeeinrichtungen wären dies die angestellten Altenpflegekräfte, Altenpflegehelfer oder das Küchenpersonal. Unabhängig vom eigenen Verschulden haftet der Vertragspartner in vollem Umfang für die Sorgfaltspflichtverletzungen dieser Erfüllungsgehilfen (§ 278 BGB).

B Der Rock einer Bewohnerin wird in der Wäscherei einer Pflegeeinrichtung zu heiß gewaschen und ist nicht mehr zu gebrauchen. Das Verschulden der

Wäschereimitarbeiter wird dem Träger wie eigenes schuldhaftes Handeln zugerechnet und er muss für die Ersatzkosten aufkommen.

Schadensersatz. Der zivilrechtliche Schadensausgleich sieht zunächst vor, dass der Zustand wiederherzustellen ist, der bestehen würde, wenn der zum Ersatz verpflichtende Umstand nicht eingetreten wäre (§ 249 BGB). Ist eine Wiederherstellung nicht möglich, so ist ein Ausgleich für den materiellen Wert zu leisten (§ 251 BGB).

Zu ersetzen sind bei dem oberen Beispiel die Kosten für die Wiederherstellung des Rocks. Ist eine Wiederherstellung nicht möglich, so ist ein Ausgleich für den materiellen Wert zu leisten (§ 251 BGB) in unserem Beispiel die Kosten für einen neuen Rock.

B Durch die Unachtsamkeit einer Pflegenden stürzt ein Bewohner und zieht sich schmerzhafte Prellungen zu. Er verlangt von dem Träger Schmerzensgeld. Die Pflegende ist Erfüllungsgehilfe des Trägers, deren Unachtsamkeit er sich wie eigenes Verschulden anrechnen lassen muss. Diese Unachtsamkeit ist eine Vertragsverletzung, denn geschuldet wird fachgerechte Pflege. Der Bewohner hat dadurch einen Schaden – Prellungen – erlitten, für die er gem. § 253 Abs.2 BGB Schmerzensgeld verlangen kann. Die Höhe legt im Streitfall das Gericht nach freiem Ermessen fest, unter Berücksichtigung der Art und Dauer des Schadens.

Deliktische Haftung

Der Schadensersatzanspruch aus vertraglicher Haftung richtet sich ausschließlich gegen den Vertragspartner, der deliktische Anspruch gegen den Verursacher. Dieser muss nicht notwendigerweise der Vertragspartner sein. Diese sog. deliktische Haftung ist in § 823 BGB geregelt. Voraussetzung ist, dass die im § 823 Abs.1 BGB aufgezählten Rechtsgüter – Leben, Körper, Gesundheit, Freiheit, Eigentum oder ein sonstiges Recht – rechtswidrig und schuldhaft verletzt werden. Der Verursacher ist dann zum Ersatz des entstandenen Schadens verpflichtet.

B Eine Pflegende stößt beim Lagern des Bewohners gegen den Nachttisch. Die Brille des Bewohners fällt herunter und ein Glas zerbricht. Vertragliche Beziehungen bestehen zwischen der Pflegenden und dem Bewohner nicht. Gem. § 823 Abs.1 BGB kann der Bewohner aber den Ersatz für die Beschädigung des Eigentums (Brille) verlangen. Die Pflegende hat die Kosten für ein neues Brillenglas zu zahlen.

Verrichtungsgehilfen. Neben der allgemeinen deliktischen Haftung für eigenes Verschulden nach § 823 Abs.1 BGB gibt es auch noch die Haftung für den sog. Verrichtungsgehilfen. Danach haftet das Heim für die Schäden, die durch das Verhalten der Arbeitnehmer (Pflegende, Küchenpersonal usw.) den Bewohnern zugefügt wurden. Anders als im Vertragsrecht haften die Vorgesetzen oder Träger einer Einrichtung im Deliktsrecht aber nicht für jedes schuldhafte Verhalten ihrer Mitarbeiter. Die Ersatzpflicht tritt nicht ein, wenn der Träger bei der Auswahl, Anleitung und Überwachung der Pflegenden die erforderliche Sorgfalt beachtet hat (Entlastungsbeweis), § 831 Abs.1 S. 2 BGB.

Schutzgesetz. Schadensersatzpflichtig ist auch derjenige, der schuldhaft gegen ein Schutzgesetz (ApoG, AMG, BtMG, IfSG) verstößt (§ 823 Abs. 2 BGB).

Schmerzensgeld. Im Fall der Verletzung des Körpers oder der Gesundheit sowie im Falle der Freiheitsentziehung kann der Verletzte auch wegen des Schadens, der nicht Vermögensschadens ist, eine billige Entschädigung in Geld verlangen (§ 847 Abs.1 BGB). Der Anspruch auf Schmerzensgeld soll einerseits einen Ausgleich der erlittenen, oftmals nicht mehr voll zu beseitigenden Schäden herbeiführen, anderseits aber auch zur Genugtuung des Geschädigten wegen der erlittenen Nachteile beitragen. Die Höhe des Schmerzensgeldes steht im Ermessen des Gerichts. Bei der Bemessung hat das Gericht zu berücksichtigen:

- die Art und Dauer der Verletzung,
- die persönlichen und die Vermögensverhältnisse des Schädigers und des Geschädigten,
- eine etwaige Haftpflichtversicherung des Schädigers.

Sorgfaltspflichtverletzung

Sowohl bei dem vertraglichen als auch dem deliktischen Schadensersatzanspruch muss die Verletzung eines Rechtsgutes vorsätzlich oder fahrlässig erfolgen.

Die „erforderliche Sorgfalt" beinhaltet zum einen die objektive Anforderung, das Mögliche zu tun, ohne Rücksicht auf Gewohnheiten oder übliche Praktiken. Das Mögliche hat sich an dem gegenwärtigen Stand der Wissenschaft und Praxis in den jeweiligen Berufszweigen zu orientieren. Dies erfordert regelmäßige Information und Weiterbildung. Die Sorgfaltsanforderung bezieht sich außerdem auf das zu erwartende Verhalten der jeweiligen Angehörigen einer Berufsgruppe (z.B. häufigere Kontrollen bei Dekubitusgefährdung und Durchführung prophylaktischer Maßnahmen).

Zur Beurteilung des Umfangs und der Art der erforderlichen Sorgfalt zieht die Rechtsprechung u.a. die Expertenstandards der DNQP, die Richtlinien der Bundesausschüsse für Ärzte und Krankenkassen und die Empfehlungen des Robert-Koch-Instituts heran. Diese spiegeln das Ergebnis medizinwissenschaftlicher, ärztlicher und pflegerischer Erkenntnisse wider und sind damit der Maßstab der berufsspezifischen Sorgfaltspflichten und zugleich Maßstab für die vertragliche und deliktische Haftung.

M *Seit dem* ***Schadensersatzänderungsgesetz*** *von 2002 kann auch für Körperverletzungs- und Gesundheitsschäden, die auf einer Vertragsverletzung beruhen, Schadensersatz in Geld gefordert werden (§ 253 Abs.2 BGB).*

M ***Verrichtungsgehilfe*** *ist derjenige, dem von einem anderen eine Aufgabe übertragen worden ist und der in Ausführung dieser Aufgabe einem anderen einen Schaden zufügt (§ 831 Abs.1 BGB).*

M ***Vorsatz*** *bedeutet, dass ein Schaden bewusst und gewollt herbeigeführt wird.* ***Fahrlässigkeit*** *liegt vor, wenn z. B. die im Verkehr erforderliche Sorgfalt außer Acht gelassen wird, §276, Abs. 1 Satz 2 BGB.*

M **Kern des Betäubungsmittelrechtes** *ist das Gesetz über den Verkehr mit Betäubungsmitteln (Betäubungsmittelgesetz) mit seinen Verordnungen (z. B. Betäubungsmittelverschreibungsverordnung).*

Betäubungsmittel der Anlage I *sind nicht verkehrsfähig.*

M *BtMVV = Betäubungsmittelverschreibungsverordnung.*

M *Der Umgang mit* **Betäubungsmitteln der Anlage III** *bedarf besonderer Sorgfaltspflichten insbesondere hinsichtlich des Verschreibens und der Aufbewahrung.*

Betäubungsmittelrecht

Das Betäubungsmittelrecht enthält Regelungen, die den legalen Umgang mit Betäubungsmitteln zum Gegenstand haben und den illegalen Umgang unter Strafe stellen. Damit soll vor allem den enormen Suchtgefahren, die mit dem Gebrauch von Betäubungsmitteln verbunden sind, begegnet werden.

Betäubungsmittel

Das Gesetz hat in drei Anlagen zum Gesetz (**Abb. 1.697**) Stoffe aufgeführt, die wegen ihrer Wirkungsweise eine Abhängigkeit hervorrufen können. Nur die in diesen Anlagen aufgeführten Stoffe sind Betäubungsmittel im Sinne des Betäubungsmittelgesetzes.

Betäubungsmittel der Anlage I

Diese Betäubungsmittel sind gesundheitsschädlich und für medizinische Zwecke nicht geeignet. Der Umgang mit ihnen (z.B. Anbau, Herstellung, Einfuhr) ist grundsätzlich strafbar. Eine Ausnahme besteht nur dann, wenn eine Erlaubnis des Bundesinstituts für Arzneimittel und Medizinprodukte vorliegt. Diese Erlaubnis kann nur ausnahmsweise zu wissenschaftlichen oder anderen im öffentlichen Interesse liegenden Zwecken erteilt werden.

Betäubungsmittel der Anlage II

Diese Betäubungsmittel können zwar nicht ärztlich verschrieben werden, sie dürfen aber u.U. in der Pharmaindustrie oder im Rahmen des Betriebes einer öffentlichen Apotheke verwendet werden.

Betäubungsmittel der Anlage III

Diese Betäubungsmittel sind verkehrs- und verschreibungsfähig. Sie dürfen aber nur von Ärzten, Zahnärzten und Tierärzten verschrieben werden, wenn ihre Anwendung am oder im menschlichen oder tierischen Körper begründet ist. Wenn der beabsichtigte Zweck auf andere Weise (z.B. durch Medikamente) erreicht werden kann, darf das Betäubungsmittel nicht verschrieben werden.

Betäubungsmittel

Anlage I	Anlage II	Anlage III
Nicht verkehrsfähige Betäubungsmittel: der Verkehr mit ihnen ist insgesamt verboten Beispiele: Psilocybin (in bestimmten „Rauschpilzen"), LSD, Ecstasy, Heroin	Verkehrsfähige, aber nicht verschreibungsfähige Betäubungsmittel: sie dürfen nur in bestimmten Bereichen verwendet werden	Verkehrsfähige, verschreibungsfähige Betäubungsmittel: sie können unter bestimmten Voraussetzungen von einem Arzt verschrieben werden Beispiele: Amphetamin, Kokain, Methadon, Morphin, Opium, Kodein, Benzodiazepin, Diazepam, Dronabinol, Cannabis

Abb. 1.697 Die drei Kategorien von Betäubungsmitteln.

Verschreiben eines Betäubungsmittels

Die Voraussetzungen über das zulässige Verschreiben eines Betäubungsmittels sind festgelegt im Betäubungsmittelgesetz und in der Verordnung über das Verschreiben, die Abgabe und den Nachweis des Verbleibs von Betäubungsmitteln (kurz: BtMVV). Dabei sind z.B. folgende Anforderungen zu beachten:

- Grundsätzlich dürfen von Ärzten, Zahnärzten und Tierärzten nur die Betäubungsmittel verschrieben werden, die in der Anlage III enthalten sind.
- Sie dürfen nur verschrieben oder verabreicht werden, wenn ihre Anwendung am oder im menschlichen oder tierischen Körper begründet ist. Dies ist dann nicht der Fall, wenn der Zweck auf andere Weise erreicht werden kann.
- Betäubungsmittel für Patienten dürfen nur auf einem dreiteiligen amtlichen Formblatt (Betäubungsmittelrezept) verschrieben werden.
- Betäubungsmittel für den Bedarf einer Krankenhausstation dürfen nur nach Vorlage eines ausgefertigten dreiteiligen Betäubungsmittelanforderungsscheins (Stationsverschreibung) abgegeben werden. Teil I verbleibt in der Apotheke, Teil II ist für die Krankenkasse bestimmt und Teil III bleibt beim Arzt. Betäubungsmittelrezepte werden nur vom Bundesinstitut für Arzneimittel und Medizinprodukte ausgegeben und sind durchnummeriert.
  - Sie sind vor Diebstahl besonders zu schützen.
  - Im Fall ihres Verlustes ist dies unter Angabe der Rezeptnummer dem Bundesinstitut für Arzneimittel und Medizinprodukte zu melden.
  - Apotheke und Arzt müssen Rezepte (auch fehlerhaft ausgefertigte) drei Jahre aufbewahren.
- Auf dem Betäubungsmittelrezept sind anzugeben:
  - Name, Vorname und Anschrift des Patienten,
  - Ausstellungsdatum,
  - Arzneimittelbezeichnung und Bezeichnung sowie Gewichtsmenge des enthaltenen Betäubungsmittels je Packungseinheit,
  - Gebrauchsanweisung,
  - Name des verschreibenden Arztes, seine Berufsbezeichnung, Anschrift und Telefonnummer,
  - Unterschrift des verschreibenden Arztes.
- Betäubungsmittel dürfen nur in einer Apotheke gegen das Rezept ausgegeben werden, wobei dieses nicht älter als sieben Tage sein darf.
- In Notfällen darf die zur Behebung des Notfalles erforderliche Menge Betäubungsmittel durch ein normales Rezept verschrieben werden. Dieses Rezept muss jedoch die gleichen Angaben ent-

halten wie das Betäubungsmittelrezept. Zusätzlich ist es mit dem Wort „Notfall-Verschreibung" zu kennzeichnen. Der Arzt muss aber unverzüglich die Verschreibung auf einem Betäubungsmittelrezept nachholen. Diese Verschreibung ist mit dem Buchstaben „N" zu kennzeichnen.

- Für einen Patienten darf der Arzt innerhalb von 30 Tagen nur bestimmte Höchstmengen an Betäubungsmittel verschreiben. Diese sind festgelegt. In begründeten Einzelfällen darf der Arzt hiervon abweichen. Eine solche Verschreibung ist mit dem Buchstaben „A" zu kennzeichnen.
- Verschreibung zur Substitution. Die Verschreibung ist mit dem Buchstaben „S" zu kennzeichnen und im Wesentlichen nur unter bestimmten Voraussetzungen zulässig.

Aufbewahrung eines Betäubungsmittels

Soweit Betäubungsmittel im Krankenhaus auf Station aufbewahrt werden, müssen folgende Punkte beachtet werden:

- Über jeden Zugang und Abgang müssen genaueste Aufzeichnungen geführt werden. Hier sind die vorgesehenen Formblätter oder das Betäubungsmittelbuch zu verwenden, die drei Jahre aufbewahrt werden müssen.
- Die Aufbewahrung muss getrennt von den übrigen Arzneimitteln gesondert erfolgen (im sog. Giftschrank).
- Die Betäubungsmittel müssen vor unbefugter Entnahme geschützt sein. Der Betäubungsmittelschrank ist daher zu verschließen und der Schlüssel sicher zu verwahren.
- Soweit Betäubungsmittel vernichtet werden, muss dies in Gegenwart von zwei Zeugen derart geschehen, dass eine auch nur teilweise Wiedergewinnung ausgeschlossen ist und keine schädlichen Einwirkungen auf die Umwelt erfolgen.

Strafbarkeit des Umgangs mit Betäubungsmitteln

Betäubungsmittel erzeugen eine körperliche und psychische Abhängigkeit des Konsumenten. Des Weiteren kommt es zu einer Schädigung des gesamten Organismus dadurch, dass der Körper oft weit über seine Leistungsfähigkeit beansprucht wird. Hinzu kommt die Entwicklung einer Toleranz des Körpers, sodass die gewünschte Wirkung bei gleicher Einnahmemenge schwächer wird oder gar nicht mehr eintritt. Der Körper gewöhnt sich an die Droge, sodass der Konsument für die gleiche Wirkung ein Mehr an Droge benötigt. Dies führt aber unweigerlich zu immer höheren Geldausgaben für Drogen, sodass neben dem psychischen und körperlichen Verfall auch der Weg in die Kriminalität insofern führt, als der Abhängige sich Geld beschaffen muss, was oft nur noch in strafbarer Weise gelingt (sog. Beschaffungskriminalität wie Diebstahl, Raub).

Der Gesetzgeber stellt daher den Umgang mit den in den Anlagen I–III des Betäubungsmittelgesetzes enthaltenen Stoffen weitestgehend unter Strafe.

Anbau. Unter Anbau versteht man das Aussäen von Samen und die Aufzucht von Pflanzen, die Betäubungsmittel sind. Dabei erfüllt bereits der Anbau schon einer einzelnen Pflanze diesen Tatbestand und ist daher strafbar.

Eine Ausnahme besteht für den Anbau von Cannabis als Schutzstreifen bei der Rübenzüchtung und wenn die Pflanze vor der Blüte vernichtet wird und der Anbau bestimmter Sorten von Nutzhanf in bestimmten landwirtschaftlichen Betrieben zu ausschließlich gewerblichen Zwecken.

Besitz. Ein Betäubungsmittel besitzt, wer die tatsächliche Herrschaft über die Droge hat und diese auch bewusst ausüben will. Hierunter fallen auch das Aufbewahren des Rauschgiftes für einen anderen sowie die Beförderung.

Erhält jemand ein Betäubungsmittel und konsumiert es sofort nach Erhalt, stellt dies nur den Besitz über einen nicht nennenswerten Zeitraum dar und ist nicht strafbar. Aber: bereits die Aufbewahrung für späteren Konsum wäre ein strafbarer Besitz, auch wenn nur Eigenverbrauch beabsichtigt ist.

Die Strafbarkeit des Drogenbesitzes hängt nicht von der Menge des Betäubungsmittels ab. Jede noch so geringe Menge erfüllt den Tatbestand und kann daher bestraft werden. Lediglich bei der Frage der Strafhöhe spielt die Menge eine Rolle.

In-Verkehr-Bringen. Ein In-Verkehr-Bringen besteht immer dann, wenn die Möglichkeit eröffnet wird, dass ein anderer an ein Betäubungsmittel gelangt.

Nachdem bereits Fahrlässigkeit genügt, ist der Tatbestand erfüllt, wenn z. B. Arzt oder Krankenpflegepersonal Betäubungsmittel nicht sorgfältig verwahren. Kommt es dann infolge nicht ordnungsgemäßer Aufbewahrung dazu, dass ein Unbefugter Zugriff zum Betäubungsmittel erhält, liegt ein strafbares In-Verkehr-Bringen vor.

Kommt es zu einer Bestrafung des Täters, besteht im Unterschied zu den übrigen Straftaten, auch zu „Alkohol"-Straftaten, die Möglichkeit, dass unter ganz bestimmten Voraussetzungen ein Straffälliger eine verhängte Freiheitsstrafe nicht (in der Justizvollzugsanstalt) verbüßen muss, sondern in einer stationären Therapie (staatlich anerkannte Drogentherapieeinrichtung) behandelt wird. Die Dauer des dortigen Aufenthalts wird dann so weit auf seine Strafe verrechnet, bis zwei Drittel der verhängten Freiheitsstrafe erledigt sind. Der Rest (das letzte Drittel) wird bei durchgestandener Therapie zur Bewährung ausgesetzt.

M **Substitution** *ist die Anwendung eines ärztlich verschriebenen Betäubungsmittels bei einem opiatabhängigen (meist heroinabhängigen) Patienten.*

M *Unter* **„Umgang"** *kommen z. B. folgende Tathandlungen in Betracht:*
- *Anbau,*
- *Besitz,*
- *In-Verkehr-Bringen.*

M *Der Anbau von Nutzhanf muss der Bundesanstalt für Landwirtschaft und Ernährung gemeldet werden.*

M *Nicht strafbar ist der reine Konsum des Betäubungsmittels.*

M *Kommt es dann infolge nicht ordnungsgemäßer Aufbewahrung dazu, dass ein Unbefugter Zugriff zum Betäubungsmittel erhält, liegt ein* **strafbares In-Verkehr-Bringen** *vor.*

M *Weitere, z. T. schwerere Formen des strafbaren Umgangs mit Betäubungsmitteln können sein: Herstellung, Handel treiben, Einführen, Ausführen, Veräußern, Abgeben.*

I **Literatur:**
Klie, T.: Rechtskunde. Das Recht der Pflege alter Menschen, 9. Aufl. Vincentz, Hannover 2010

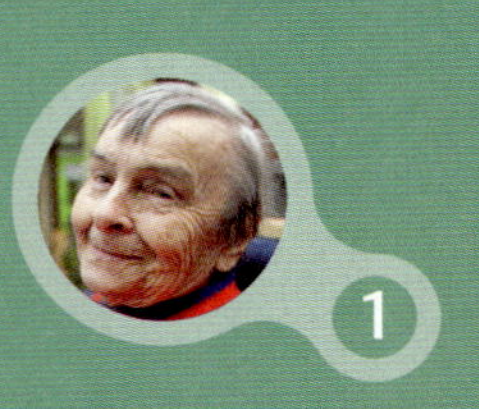

Rahmenbedingungen: Krankenhaus, stationäre und ambulante Altenpflege

B Frau Haas ist 86 Jahre alt. Vor über 20 Jahren starb ihr Mann, seither bewohnt sie die Vierzimmerwohnung im dritten Stock alleine. Aufgrund eines grünen Stares ist sie fast blind, kocht aber noch und versorgt ihren Haushalt alleine. Immer wieder hatte sie eine Haushaltshilfe, doch mit keiner kam sie zurecht, weil sie immer Angst hatte, diese wollten nur an ihr Geld.

Aufgrund einer ausgeprägten Hüftarthrose kann sie sich nur mit Mühe bewegen und ohne Hilfe das Haus nicht verlassen. Seit Jahren ist sie zuckerkrank und muss zweimal am Tag Insulin spritzen. Nachdem sie vor ein paar Monaten wegen einer Unterzuckerung im Krankenhaus war, kommt jetzt morgens und abends die Sozialstation zum Spritzen.

Eines Morgens findet die Pflegekraft Frau Haas im Hausflur sitzend vor. Dort habe sie die Nacht verbracht, nachdem sie am Abend zuvor gestolpert und alleine nicht mehr auf die Füße gekommen war. Es ist Sonntagmorgen, die Hausärztin nicht zu erreichen, sodass die Schwester das Rote Kreuz alarmiert. Die Sanitäter bringen Frau Haas ins Krankenhaus.

Auf dem Röntgenbild kann ein Knochenbruch ausgeschlossen werden. Doch Frau Haas ist insgesamt sehr schwach und benötigt intensive krankengymnastische Betreuung, um wieder mobil zu werden.

Nachdem aus medizinischer Sicht die Therapie abgeschlossen ist, schlägt der Stationsarzt Frau Haas vor, in die Kurzzeitpflege zu wechseln, bis sie sich wieder alleine versorgen kann. Sie lehnt diesen Vorschlag ab. Auch der Sozialarbeiterin gelingt es nur mit Mühe, Frau Haas zu einer gemeinsamen Begehung ihrer Wohnung zu überreden.

Im Badezimmer organisiert sie mithilfe der Hausärztin eine Toilettenbrillenerhöhung, zwei Haltegriffe werden angebracht, damit Frau Haas sich nicht mehr an der Heizung von der Toilette hochziehen muss. Sie sieht zwar ein, dass die Teppiche übereinander Stolperfallen darstellen, doch ist sie nicht bereit, die Wohnungseinrichtung entsprechend zu ändern.

Langsam fasst Frau Haas Vertrauen zu der Sozialarbeiterin und gesteht, dass es mit dem Essen immer beschwerlicher wird, weil sich nicht immer ein Nachbar finden lässt, der für sie einkauft. Letztendlich willigt sie in die Organisation einer Art „Essen auf Rädern" ein. Nachdem sie zugibt, dass es mit der persönlichen Hygiene auch immer schwieriger wird, wird ein Badhocker verschrieben und die Sozialstation kommt einmal die Woche zum Duschen. Nach ihrer im Hausflur verbrachten Nacht ist sie jetzt bereit, einen „häuslichen Notruf" vom Roten Kreuz installieren zu lassen.

M Die Verlegung in ein Krankenhaus bedeutet besonders für Demenzkranke eine erhebliche Belastung.

M Das oberste Gebot im Umgang mit alten Menschen im Krankenhaus ist: Sicherheit vermitteln!

Rahmenbedingungen im Krankenhaus

Die meisten Senioren führen ein weitgehend selbstständiges Leben bei recht guter geistiger und körperlicher Gesundheit. Leider ändert sich dies oft dramatisch, wenn ein älterer Mensch aufgrund eines Unfalls oder einer Erkrankung ins Krankenhaus muss. Nicht selten treten im Rahmen der stationären Behandlung und Überwachung unerwartet bisher nicht bemerkte Erkrankungen zutage. Es entwickeln sich körperliche und vor allem psychische Leiden. Die Palette reicht von leichter Demenz bis hin zu schweren Depressionen, die oft nicht richtig erkannt werden.

Viele Krankenhäuser sind nicht auf die adäquate Versorgung von alten Menschen eingerichtet. Nicht nur, dass schlechte Orientierungshilfen diese Menschen verwirren, auch ist ihnen oft die geplante Therapie nicht ausreichend verständlich. Nicht selten führt dies bei den Betroffenen zu einer Pflegebedürftigkeit, die zu einer höheren Sterblichkeit alter Menschen im Krankenhaus beiträgt.

Aus pflegerischer Sicht zeigen sich nicht selten typische Merkmale und Probleme:

- häufig besteht eine mangelnde Krankheitseinsicht,
- meistens äußern Demenzkranke kein Schmerzempfinden oder zeigen eine veränderte Schmerzäußerung wie Stöhnen, Schlagen usw.,
- Demenzkranke können sich der neuen Situation und Umgebung nicht anpassen,
- Demenzkranke leiden unter Angst, Unruhe und Aggressivität,
- Demenzkranke haben ausgeprägte Störungen des Schlaf-wach-Rhythmus,
- Demenzkranke lehnen pflegerische Maßnahmen ab.

Damit die Situation auf Station nicht „eskaliert", ist eine intensive Betreuung der Demenzkranken nötig. Denn ein Krankenhaus gehört aus verschiedenen Gründen zu besonders ungünstigen Einrichtungen für Demenzkranke.

Faktoren der Verunsicherung sind:

- eine unbekannte, unüberschaubare Umgebung,
- eingeschränkte Bewegungs- und Betätigungsmöglichkeiten,
- veränderte Tagesabläufe, veränderte Umgangsformen,
- andere Formen der Betreuung,
- beängstigende Handlungen (Blutabnehmen, EKG-Schreiben usw.)
- Fehlen vertrauter Personen,
- allgemeine Hektik, chaotische Geräuschkulisse.

Oft reagieren Demenzkranke auf diese veränderte Situation mit Aggressivität, erhöhter Weglauftendenz oder völliger Verweigerung.

In verschiedenen Bereichen muss Sicherheit gewährleistet werden:

- in der Orientierung,

- in der Pflege,
- in der Kommunikation.

Nicht nur an Demenz Erkrankte haben Schwierigkeiten, sich in den oft langen Gängen eines Krankenhauses zurechtzufinden. Hier lässt sich schon mit kleinen Hilfen viel erreichen. So helfen beispielsweise Markierungen an der Zimmertür ein bestimmtes Zimmer auch zu finden (**Abb. 1.698**). Große und verständliche Wegweiser erleichtern es den älteren Patienten die verschiedenen Untersuchungsräume zu finden. Menschen mit Demenz sollten nur in Begleitung zu Untersuchungen und Ähnlichem gebracht werden.

Je nach Stationsbesetzung kann es passieren, dass Pflegepersonen häufig wechseln. Dies sollte vermieden werden, denn es fördert die Unsicherheit. Wenn möglich, sollte eine Bezugspflegekraft dem Patienten an die Seite gestellt werden. Diese kümmert sich um die Belange des Patienten und koordiniert die interdisziplinäre Zusammenarbeit. Falls es sich ermöglichen lässt, sollte bei Menschen mit Demenz so oft wie möglich die häusliche Betreuungsperson anwesend sein.

Um Unsicherheiten bei der Körperpflege vorzubeugen, sind die Badezimmer entsprechend einzurichten. Haltegriffe, erhöhte Toilettenbrillen, behindertengerechte Duschen und Badelifter erleichtern nicht nur die tägliche Pflege, sondern geben den Kranken Halt und Sicherheit.

Durch die im Alter typische Hochtonschwerhörigkeit und die Altersweitsichtigkeit sind die Kommunikationsfähigkeiten oft eingeschränkt. Wenn die zur Diagnostik oder Therapie notwendigen Maßnahmen nicht verstanden werden, verunsichert dies die Patienten erheblich.

Maßnahmen zur Verbesserung der Kommunikation:

- Das gesamte Pflegepersonal muss über die eingeschränkte Hör- oder Sehkraft des Patienten informiert sein.
- Männer werden aufgrund der tieferen Stimmlage insgesamt besser verstanden.
- Das Tragen von Brille oder Hörgerät sollte regelmäßig überprüft werden.
- Deutliches, langsames Sprechen einfacher, kurzer Sätze erleichtert das Verständnis. Dabei den Betroffenen direkt ansehen um so die Aufmerksamkeit zu erhöhen.
- Nebengeräusche sollten vermieden werden.
- Jede Pflegemaßnahme sollte angekündigt werden.
- Manche Patienten benötigen zur Korrektur ihrer Sehschwächen verschiedene Brillen. Die Pflegenden sollten darauf achten, dass die für die Situation richtige Brille getragen wird.
- Besonders nachts muss man auf eine ausreichende Beleuchtung von Gang und Zimmer achten, um die Selbstständigkeit der Patienten zu erhalten.

Rahmenbedingungen in der stationären Altenpflege

Die Übersiedlung aus der eigenen Wohnung in ein Altenwohnheim ist für die meisten Betroffenen ein einschneidender Schritt in ihrer Lebensplanung. Sie müssen die meist über lange Jahre gewachsene Wohnung und Lebenssituation verlassen und begeben sich in völliges „Neuland“.

Zurzeit leben in Deutschland ca. 660 000 Menschen in Altenwohnheimen oder Altenpflegeheimen. 520 000 von ihnen sind pflegebedürftig, rund zwei Drittel sogar schwer- oder schwerstpflegebedürftig. Etwa 60% leiden an einer Demenzerkrankung oder einer psychischen Störung.

Die Wohn- und Lebensbedingungen dieser Menschen sollten ihren besonderen Ansprüchen an Individualität, Intimität und persönliche Entfaltungsmöglichkeiten Rechnung tragen.

Der alte, nicht selten pflegebedürftige Mensch muss in der Einrichtung Bedingungen vorfinden, die ihn darin unterstützen und die es ihm trotz gewisser Einschränkungen ermöglichen, ein weitgehend selbst bestimmtes Leben zu führen.

Die Realität sieht anders aus: Nur ein Drittel der Heimbewohner kann die Essenszeiten selbst bestimmen. 15% dürfen keine eigenen Möbel mitbringen, etwa 20% dürfen ihre Schlaf- und Weckzeiten nicht selbst festlegen. In etwas über der Hälfte der Heime sind zwischenzeitlich Haustiere erlaubt. Nur knapp die Hälfte der Bewohner hat ein eigenes Zimmer, ein eigenes Bad und WC.

Zum Wohlfühlen kann auch Biografiearbeit beitragen. Sie hat besonders bei der Betreuung dementer Menschen große Bedeutung. So kann das Schwelgen in Erinnerungen oder die Beschäftigung mit alten, vertrauten Gegenständen positive Gefühle stimulieren. Viele Pflegeheime haben deshalb Aufenthaltsräume mit antiken Gegenständen eingerichtet.

Abgesehen von der weitgehend selbst gestalteten Einrichtung der eigenen Räume sollten die Gänge und Versorgungsräume ansprechend gestaltet sein, damit sich die Bewohner wohl fühlen (**Abb. 1.699**).

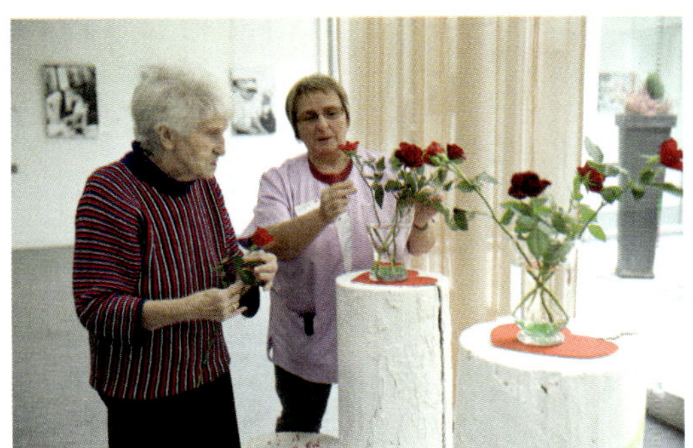

Abb. 1.699 Eine angenehme Umgebung und Kontakte zu anderen sind wichtig, um sich wohl zu fühlen.

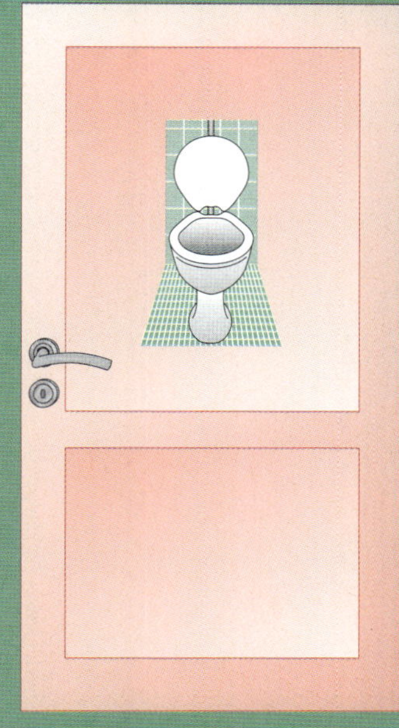

Abb. 1.698 Schilder und biografisch orientierte Symbole können dementen Menschen helfen, sich zu orientieren.

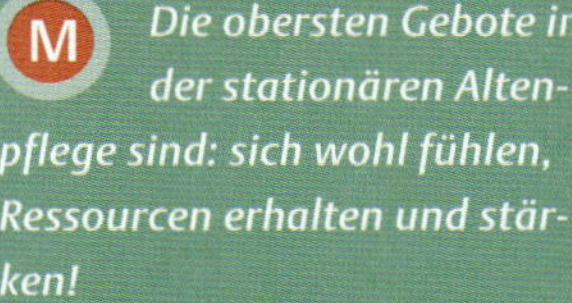

Die obersten Gebote in der stationären Altenpflege sind: sich wohl fühlen, Ressourcen erhalten und stärken!

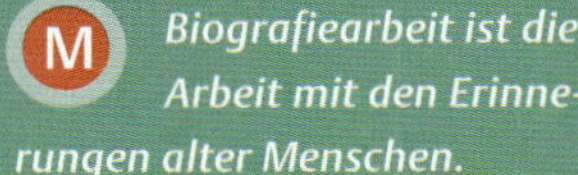

Biografiearbeit ist die Arbeit mit den Erinnerungen alter Menschen.

Biografiearbeit s. a. S. 45 ff.

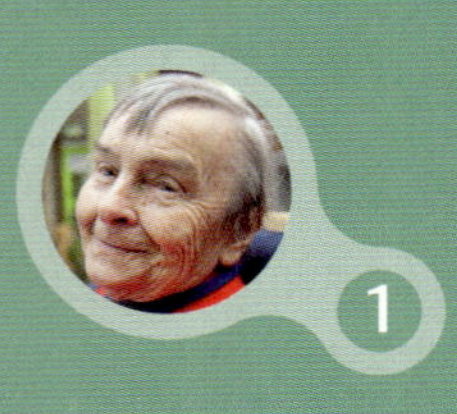

M *Das oberste Gebot in der ambulanten Altenpflege ist: Prävention und Ressourcen erhalten!*

I **Internet:** *http://www.deutscher-verein.de*

Ist die Unterbringung im Einzelzimmer nicht möglich, sollte bei der Auswahl geeigneter Mitbewohner größte Sorgfalt gelten!

Die pflegerische Aufgabe besteht bei der stationären Altenpflege in der Unterstützung und der Teilhabe am Leben in der Gesellschaft innerhalb und außerhalb der Einrichtung. Besonders gilt dies für Bewohner, die nur wenig Pflege bedürfen.

Die Bewohner sollten in ihrer Eigenverantwortung gestärkt und in alle für die Pflege wichtigen Aufgaben einbezogen werden. Ihre Bedürfnisse sind zu respektieren. Die ressourcenfördernde Pflege orientiert sich deshalb an den individuellen Erwartungen, Bedürfnissen, Fähigkeiten und Möglichkeiten des Einzelnen.

Unter Ressourcen versteht man die persönlichen Eigenschaften, die einen Menschen dazu befähigen, selbstständig zu handeln, den eigenen Bedürfnissen nachzugehen und Anforderungen oder Probleme des Alltages zu bewältigen. Es handelt es sich jedoch nicht nur um körperliche Fähigkeiten. Der Begriff umfasst z. B. auch Wissen oder Erfahrung, Interessen oder soziale Kontakte. Diese Ressourcen gilt es zu erhalten oder zu fördern, um das Selbstwertgefühl zu steigern und zu sichern.

Angebote wie Gedächtnistraining, Bastelnachmittage oder anderweitige Beschäftigungsprogramme dienen der Ressourcenförderung und -erhaltung genauso wie regelmäßige Seniorengymnastik. Deshalb sollten Angebote dieser Art regelmäßig organisiert werden.

B Zwei alte Damen tanzen zur Akkordeonmusik von Herrn Graf, während die an fortgeschrittener Demenz leidende Frau Frost zufrieden in der Ecke sitzt und die Servietten für das Abendessen faltet. Frau Kopp ist mal wieder mit ihrem Rollator in die Stadt gegangen, sie will ein Geschenk für ihre Nichte kaufen.

Rahmenbedingungen in der ambulanten Altenpflege

Präventiv handeln heißt, die Pflegemaßnahmen auf den Erhalt der Selbstständigkeit und der Gesundheit auszurichten.

Liegen bereits gesundheitliche Einschränkungen vor, so dient die Pflege der Vermeidung, bzw. dem Hinauszögern einer gesundheitlichen Verschlechterung.

Die klassischen Prophylaxen wie Dekubitus-, Pneumonie- oder Kontrakturenprophylaxe dienen der rein körperlichen Pflege. Doch präventives Handeln bezieht sich auch auf die psychische Gesundheit. Drohende soziale Isolation oder Neigung zu Angstzuständen sind Beispiele für Situationen, die präventives Handeln erforderlich machen.

Die meisten Unfälle ereignen sich im Haushalt. Deshalb ist eine Überprüfung der Wohnung auf Stolperfallen, eine altengerechte Einrichtung des Badezimmers oder die Gewährleistung einer guten Wohnungsbeleuchtung sehr wichtig (**Abb. 1.700**). Entsprechende Hilfsmittel wie Rollator, Haltegriffe, Nachtstuhl oder Krankenbett müssen ausreichend vorhanden sein. Lebt die betreute Person alleine, ist die Einrichtung eines häuslichen Notrufes zu überlegen.

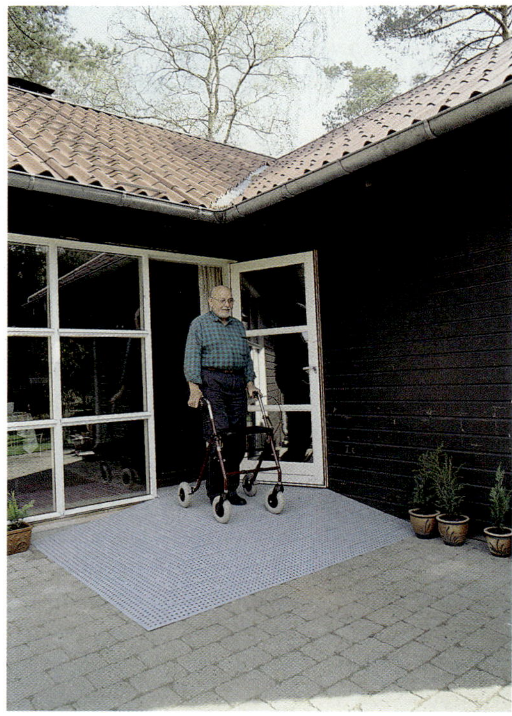

Abb. 1.700 Stolperfallen müssen beseitigt werden.

Besonderheiten der Zusammenarbeit

Nicht selten sind alte Menschen nach einem Krankenhausaufenthalt nicht mehr oder erst nach einer gewissen Übergangszeit in der Lage, sich wieder alleine zu versorgen. Deshalb ist es enorm wichtig, die nötigen Betreuungsformen schon vor der Entlassung zu organisieren. Keinesfalls dürfen alte Menschen unverhofft und ohne Vorbereitung der weiteren Versorgung und Pflege entlassen werden!

Dies ist besonders bei Patienten, die an chronischen Erkrankungen leiden, wichtig. Eine Lücke in der Versorgung führt zu unnötigen Belastungen der Betroffenen und ihrer Angehörigen. Folge ist nicht selten eine erneute stationäre Einweisung, nach einem nur kurzen Aufenthalt zu Hause, dem sog. „Drehtüreffekt".

Um dies zu verhindern, ist eine frühzeitige Information der nachbetreuenden Einrichtung oder des ambulanten Pflegedienstes sehr wichtig. Die nach dem stationären Aufenthalt nötigen medizinischen und pflegerischen Maßnahmen müssen genau dokumentiert und an die poststationäre Betreuung weitergeleitet werden.

Früher wurde ein Krankenhaus nach Tagessätzen je nach Dauer des Aufenthaltes eines Patienten bezahlt. Seit 2004 erfolgt in den Krankenhäusern die Abrechnung des stationären Aufenthaltes nach dem DRG-System. Dieses besagt, dass für jeden Behandlungsfall je nach Diagnose eine festgelegte Pauschale bezahlt wird. Das ist mit ein Grund, warum sich die durchschnittliche Verweildauer der Patienten in einem Krankenhaus in den letzten Jahren deutlich verkürzt hat. Denn je kürzer der Patient stationär bleibt, desto wirtschaftlicher kann das Krankenhaus arbeiten.

Besonders für multimorbide und alte Menschen kann das verhängnisvoll sein. Nicht selten werden sie entlassen, bevor sie sich vollständig erholt haben. Zur Organisation der Übergangspflege, welche viele Patienten benötigen, bis sie sich so weit erholt haben, dass sie sich wieder alleine versorgen können, haben inzwischen viele Krankenhäuser mit Altenheimen sog. Kooperationsverträge geschlossen. Darin stellen die Altenheime Plätze für Patienten zur Verfügung, die vorübergehend Pflege bedürfen. Man spricht hier von „Kurzzeit- oder Überleitungspflege". Die Patienten werden von ausgebildetem Personal gepflegt. Die Visiten führt der Hausarzt durch, er verschreibt auch weitere Therapien wie Krankengymnastik oder Lymphdrainage.

B Frau Broghammer bricht sich auf ihrem täglichen Spaziergang das Sprunggelenk. Die Operation verläuft komplikationslos. Nach 10 Tagen ist die medizinische Behandlung abgeschlossen. Doch Frau Broghammer kann ihren Fuß noch nicht voll belasten. Die von der Sozialarbeiterin beantragte Anschlussheilbehandlung wird mit der Begründung abgelehnt, die Vollbelastung sei Voraussetzung für diese Behandlung. Frau Broghammer lebt alleine und kann sich noch nicht ausreichend versorgen. Sie wird in die dem Haus angeschlossene Kurzzeitpflegestation verlegt. Die Hausärztin verschreibt Krankengymnastik und Lymphdrainage. Drei Wochen später kann Frau Broghammer den Fuß voll belasten und die Anschlussheilbehandlung antreten.

Zeichnet sich im Verlauf des stationären Aufenthaltes ab, dass auch weiterhin eine stationäre Pflege nötig ist, wird die Sozialarbeiterin nach Rücksprache mit den Angehörigen versuchen, einen Alten- oder Pflegeheimplatz zu organisieren.

Ist eine dauerhafte oder vorübergehende ambulante Pflege nötig, so wird das Krankenhaus dies dem Hausarzt und den Angehörigen vorschlagen. Dieser übernimmt die ambulante Betreuung und verordnet per Rezept ambulante Pflegemaßnahmen oder Hilfsmittel, welche zur Versorgung nötig sind.

Für die Versorgung im ambulanten Bereich ist eine gute Zusammenarbeit zwischen dem Hausarzt und der Pflegekraft der Sozialstation enorm wichtig. Ähnlich einer Visite im Pflegeheim sollte ein regelmäßiger Austausch bestehen. Die Pflegekraft muss den Hausarzt informieren können, wenn sich die Pflegesituation oder der Pflegebedarf ändert. Sie muss die Informantin für den Arzt sein, denn dank des regelmäßigen Kontakts kann sie Änderungen im Gesundheitszustand viel schneller erkennen als der betreuende Arzt, der den Patienten nur bei gelegentlichen Hausbesuchen sieht. Wichtig ist nicht nur, sich gegenseitig zu informieren, auch eine gegenseitige Wertschätzung ist nötig. Wenn der Arzt die Informationen oder Pflegevorschläge der Pflegekraft nicht ernst nimmt oder diese sich nicht um die Anweisungen des Hausarztes kümmert, ist keine vernünftige Versorgung des Patienten möglich. Werden Änderungen in den Pflegemaßnahmen nötig, muss der Arzt diese in der Pflegedokumentation vermerken, um für eine lückenlose Dokumentation zu sorgen.

M *DRG = diagnosis related system.*

M *KZP = Kurzzeitpflege oder Übergangspflege. Pflege zum Erreichen der vollständigen Selbstständigkeit nach stationärem Aufenthalt.*

P *Schon vor Ende der stationären Behandlung sollte die weitere Versorgung organisiert werden!*

P *Auch beim poststationären Aufenthalt ist eine genaue Pflegedokumentation wichtig!*

Bei der ärztlichen Visite mitwirken

Eine gute Zusammenarbeit zwischen Arzt und Altenpflegepersonal ist unverzichtbar für die Gesundheit der zu Pflegenden. Deshalb sollten sich beide Seiten um eine reibungslose Kooperation bemühen. Ziel ist eine partnerschaftliche und vertrauensvolle Zusammenarbeit, um die bestmögliche medizinische Betreuung der zu Pflegenden sicherzustellen. Die Betreuung wird i.d.R. durch niedergelassene Ärzte koordiniert. Ansprechpartner ist deshalb der Hausarzt des Bewohners. Falls es erforderlich ist, werden, nach Anweisung des Hausarztes, Fachärzte hinzugezogen.

Die ärztliche Versorgung der zu Pflegenden lässt sich verbessern, wenn ärztliche Besuche rechtzeitig bekannt sind und deshalb vorbereitet werden können. Manche Ärzte haben deshalb „Visitentage" verabredet, d.h. sie kommen in regelmäßigen Abständen zu festgelegten Zeiten ins Heim. Angehörige, Betreuer oder andere Personen, die an der Betreuung der Bewohner beteiligt sind, können so über Arztbesuche informiert werden und dazu eingeladen werden, falls Gesprächsbedarf besteht (**Abb. 1.701**).

M *In Notfällen, wenn ärztliche Hilfe nicht schnell vor Ort ist, kann und muss die Pflegekraft nach bestem Wissen und Fähigkeiten auch ohne ärztliche Anordnung handeln!*

Ansprechpartner des Arztes auf Visite ist immer eine Fachkraft. Bei der Visite geht es neben der Pflegedokumentation, die die Arzneimittelabgaben und die pflegerischen Leistungen umfasst, auch um die Beantwortung von Fragen des Pflegepersonals und deren Einschätzung des gesundheitlichen Zustands des Bewohners.

M *Aus rechtlichen Gründen ist es wichtig, dass jede ärztliche Anweisung und ihre Umsetzung genau dokumentiert wird. Jede Anordnung muss deshalb in der Pflegedokumentation vermerkt werden.*

Vor allem Menschen mit Demenz können Änderungen in ihrem Gesundheitszustand oft nicht mehr ausdrücken. Die Pflegekraft hat durch den täglichen Umgang mit den zu Pflegenden viel eher ein Gespür für Änderungen im Verhalten oder im Gesundheitszustand. Ihre Einschätzung ist für den betreuenden Hausarzt deshalb sehr wichtig.

Um eine angemessene medizinische Versorgung sicherzustellen, kann der Arzt die Durchführung von Behandlungs- und Pflegemaßnahmen der Pflegekraft übertragen. Generell gilt, dass die Pflegekraft nur Maßnahmen durchführen darf, wenn sie die dafür notwendigen Fähigkeiten und Kenntnisse besitzt. In der Regel handelt es sich um gefahrlose Tätigkeiten wie Verbandwechsel, Insulingaben oder Bestimmung des Blutzuckers. Eingreifende medizinische Leistungen wie das Legen einer intravenösen Infusion muss der Arzt selbst vornehmen.

B Frau Schütz, eine 86 Jahre alte Dame, kann sich nach einer Oberschenkelamputation nicht mehr selbst versorgen. Die Angehörigen finden einen Platz im Altenheim am Ort. Frau Schütz ist zuckerkrank und muss Insulin spritzen. Auch das müssen jetzt die betreuenden Pflegekräfte übernehmen. Bei der ersten Visite nach der Aufnahme von Frau Schütz, bespricht die Hausärztin mit der Schwester den Spritzplan. Frau Schütz wird von der betreuenden Pflegekraft morgens und abends je nach vorliegendem Blutzucker gespritzt. In regelmäßigen Abständen überprüft die Hausärztin auf Visite die Blutzuckereinstellung. Gibt es Schwierigkeiten außerhalb der Besuchszeiten, kann die Pflegekraft jederzeit telefonisch Rücksprache halten.

Um die optimale medizinische Betreuung zu gewährleisten, ist es wichtig, dass die ärztlichen Anweisungen genau befolgt werden. Die Ermittlung der nötigen Behandlungsmaßnahmen sollte im gemeinsamen Gespräch zwischen Arzt und betreuendem Personal erfolgen. Wenn möglich sollte ein gemeinsames Assessment durchgeführt werden. Dadurch können die Wünsche und Bedürfnisse des Bewohners hinsichtlich seiner medizinischen Behandlung, aber auch Möglichkeiten der aktivierenden Pflege oder der Rehabilitation abgeklärt werden. Denn bei der medizinischen Betreuung alter Menschen geht es nicht nur um den Erhalt der Gesundheit, sondern auch um die Erhaltung oder Wiedererlangung körperlicher Fähigkeiten, also um Rehabilitation.

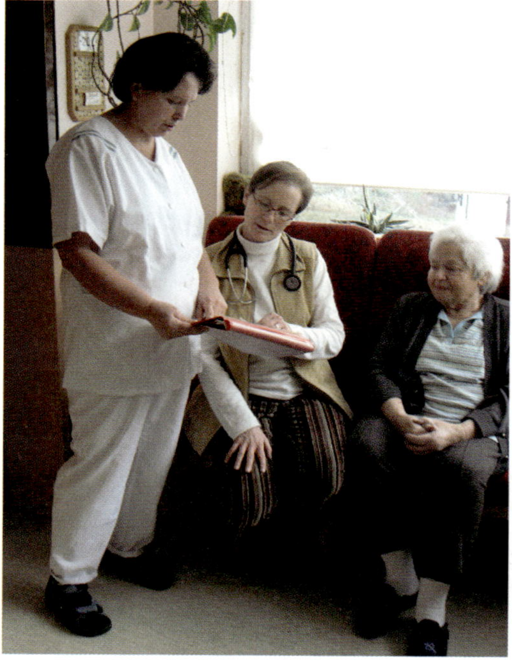

Abb. 1.701 Bei der Visite geht es auch um die Pflegedokumentation und die Beantwortung von Fragen des Pflegepersonals.

Interdisziplinäre Zusammenarbeit

Prinzipien und Ziele

Um die bestmögliche pflegerische und medizinische Versorgung alter Menschen zu gewährleisten ist die Zusammenarbeit verschiedener Bereiche nötig.

Koordinator der Zusammenarbeit ist der Hausarzt. Seit der Gesundheitsreform 2007 ist jede Krankenkasse verpflichtet, sog. Hausarztverträge anzubieten. Der Versicherte kann diesen Vertrag freiwillig unterschreiben, mit der Unterschrift stimmt er der hausarztzentrierten Versorgung zu. Diese besagt, dass der Hausarzt als Lotse fungiert. Er ist der Koordinator aller medizinischen Leistungen im ambulanten Bereich. Das heißt, dass er Überweisungen zu Fachärzten ausstellt, den Patienten berät und medizinisch begleitet.

Rehabilitation

Der Begriff Rehabilitation leitet sich von dem lateinischen Wort „rehabilitare" ab und bedeutet soviel wie „wieder tauglich machen". Bezogen auf alte Menschen bedeutet Rehabilitation, verlorene Fähigkeiten wiederherstellen oder bei drohendem Verlust der Fähigkeiten diese möglichst lange zu erhalten.

Voraussetzungen. Für eine erfolgreiche Rehabilitation muss der Betroffene gewisse Voraussetzungen mitbringen:

- Die Funktionseinschränkungen müssen zumindest teilweise rückbildungsfähig sein.
- Der alte Mensch muss die Therapiemaßnahmen verstehen und mitarbeiten können.
- Grundvoraussetzung ist, dass eine ausreichende Motivation besteht, an den Maßnahmen aktiv mitzuarbeiten, und dass er an einer Verbesserung seines Gesundheitszustandes interessiert ist.

Ziele. Vor Beginn einer Rehabilitation wird das Ziel der interdisziplinären Zusammenarbeit festgelegt. Je nach Ziel werden die nötigen Maßnahmen gewichtet und zusammengestellt.

Wenn eine rein körperliche Schädigung vorliegt, liegt der Schwerpunkt der Behandlung in der physiotherapeutischen Betreuung. Liegt dagegen eine Sprachstörung vor, wird man eher den Logopäden zur Behandlung heranziehen.

Die Ziele bei einer geriatrischen Rehabilitation sind:

- die Fähigkeiten, welche zur Alltagsbewältigung nötig sind, wiederzuerlangen,
- die größtmögliche Selbstständigkeit zu erreichen,
- in die bisherigen Lebensumstände zurückzukehren.

Ist es zu einem akuten Verlust an körperlichen und sozialen Fähigkeiten gekommen, wird nicht selten an den stationären Aufenthalt im Krankenhaus eine geriatrische Rehabilitation angeschlossen. Diese findet in speziellen Kliniken statt.

Viel häufiger aber handelt es sich um eine ambulante Rehabilitation, welche im Heim oder zu Hause stattfindet. Hier besteht das „therapeutische Team" oft nur aus dem Pflegedienst, einem niedergelassenen Physiotherapeuten und dem Hausarzt.

Egal wo und in welchem Rahmen Rehabilitation stattfindet, ist eine Zusammenarbeit mit den Angehörigen sehr wichtig. Ihre Mitarbeit ist nötig zur Motivation des alten Menschen. Verbleibende Behinderungen werden von ihnen aufgefangen und mit getragen.

Zusammensetzung des therapeutischen Teams

Eine gelungene Rehabilitation ist nur möglich, wenn alle Therapeuten erfolgreich zusammenarbeiten. Grundvoraussetzung ist Kommunikation und Kooperation im therapeutischen Team (**Abb. 1.702**). Folgende therapeutische Angebote gehören zur geriatrischen Rehabilitation.

Physiotherapie

Die Physiotherapie ist eine Bewegungstherapie, die besonders zur Behandlung von Erkrankungen des Bewegungsapparates eingesetzt wird. Die Therapie muss auf die Symptome des Patienten abgestimmt sein. Um eine Bewegungsstörung oder Muskelschwäche dauerhaft zu verbessern ist eine kontinuierliche Bewegungstherapie nötig. Der Patient sollte deshalb im Zuge der Behandlung Übungen erlernen, die er zu Hause selbst oder mithilfe der Angehörigen regelmäßig durchführen kann. Wenn nötig, wird der Physiotherapeut mit dem Hausarzt Kontakt aufnehmen, um die Verordnung von Hilfsmitteln vorzuschlagen.

Physikalische Therapie

Unter diesem Begriff werden alle Behandlungsmethoden zusammengefasst, welche auf physikalischen Methoden beruhen. Dazu gehören Behandlungen mit Wärme, Gleichstrom, Infrarot- und UV-Licht. Aber auch Wasseranwendungen oder Massagen zählen dazu. Die Behandlungen werden meistens von Physiotherapeuten durchgeführt. Da es sich meist um rein symptomatische Therapien, z. B. zur Schmerzlinderung, handelt, werden sie nicht selten zusätzlich zu einer physiotherapeutischen Behandlung verordnet.

Hilfreich sind Behandlungen dieser Art besonders bei Schmerzen und Funktionseinschränkungen aufgrund von Überbelastung oder degenerativer Prozesse, z. B. Arthrose oder sonstiger rheumatischer Erkrankungen.

Ergotherapie

Viele Bewegungsabläufe, z. B. Autofahren, machen wir ganz automatisch. Im Zuge von neurologischen

M *Das* ***therapeutische Team*** *umfasst alle zur individuellen Rehabilitation nötigen Therapeuten.*

M *Ziel der interdisziplinären Zusammenarbeit ist vor allem die Rehabilitation alter Menschen.*

M *Unter* ***Physiotherapie*** *versteht man Bewegungstherapie.*

M *In der* ***physikalischen Therapie*** *werden physikalische Behandlungsmethoden wie Wärme, Bewegungsbad, Kälte usw. angewendet.*

M *In der* ***Ergotherapie*** *werden Alltagsaktivitäten trainiert.*

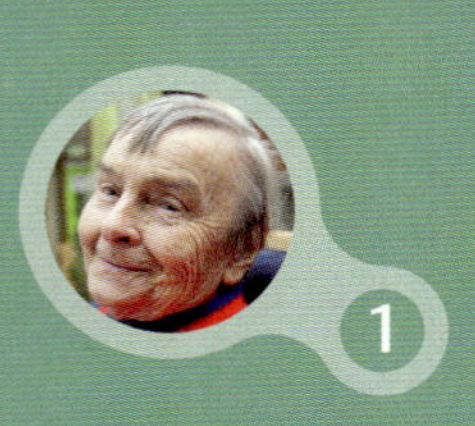

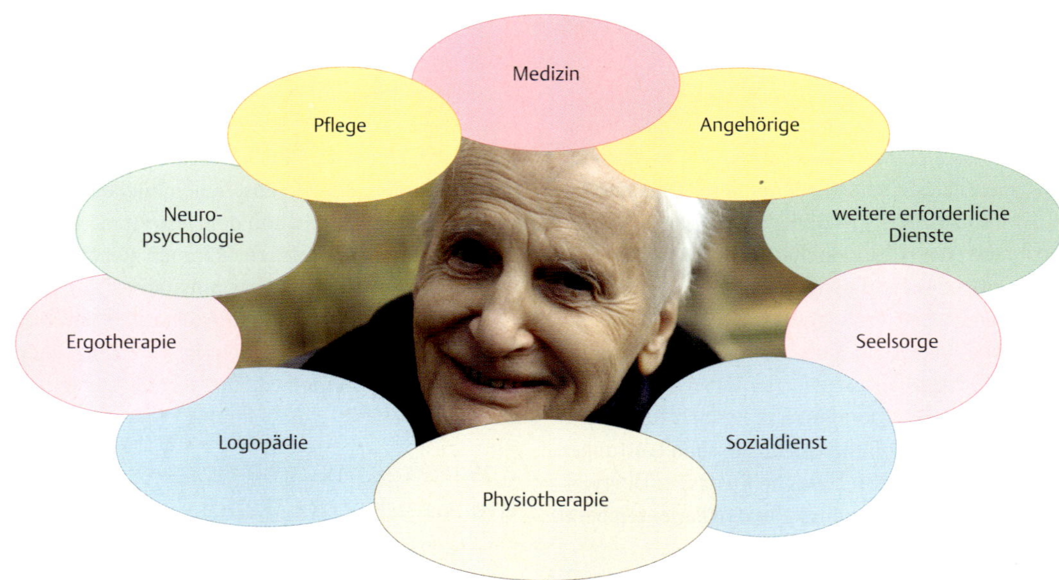

Abb. 1.702 Eine gelungene Rehabilitation älterer Menschen ist das Ergebnis einer erfolgreichen Zusammenarbeit aller am therapeutischen Team Beteiligten.

*Die **Logopädie** umfasst Sprech- und Schlucktraining.*

*Durch **Diätberatung** sollen die aufgrund einer Erkrankung notwendigen Diätmaßnahmen erlernt werden.*

Der Sozialdienst leistet eine Betreuung in sozialen und sozialrechtlichen Dingen.

*Die **Neuropsychologie** befasst sich mit der Verbesserung der Hirnleistung durch Training.*

*Durch **psychologische Betreuung** werden Erkrankungen und Änderungen der Lebenssituation verarbeitet.*

Erkrankungen kommt es vor, dass diese Abläufe gestört sind und der Betroffene sie nicht mehr oder nur noch schlecht ausführen kann. In der Ergotherapie werden diese Bewegungsabläufe trainiert. Sind zum Erhalt der Abläufe Hilfsmittel nötig, so wird der Umgang mit diesen eingeübt. Ziel einer ergotherapeutischen Behandlung ist es, die größtmögliche Selbstständigkeit in den Alltagsverrichtungen zu erreichen.

Logopädie

Ist es im Rahmen einer Erkrankung zu Sprach- oder Schluckstörungen gekommen, wird der Logopäde aktiv. Anhand standardisierter Tests wird die vorliegende Störung diagnostiziert und behandelt. Liegt eine schwerwiegende Sprachstörung vor, müssen andere Kommunikationsformen, wie die Kehlkopfsprache nach Tracheotomie, erlernt werden.

Die Behandlung einer Schluckstörung ist für den Patienten lebenswichtig, denn es besteht die Gefahr, dass Speisereste in Luftröhre oder gar in die Lunge geraten. Gelingt die Therapie einer Schluckstörung, kann man den Patienten nicht selten vor dem Anlegen einer PEG bewahren.

Neuropsychologie

Die Neuropsychologie beschäftigt sich mit den Zusammenhängen zwischen Hirnleistungsstörungen, die durch Schäden oder Krankheiten im Gehirn auftreten. Mittels Übungen zur Verbesserung der Hirnleistung wird eine Verminderung der Behinderung durch die Hirnschädigung und eine Stärkung der noch vorhandenen Fähigkeiten trainiert.

Psychologische Betreuung

Viele geriatrische Patienten leiden unter Trauer, Ängsten und Einsamkeit. Im Rahmen von Gesprächen werden die Erkrankung und damit verbundene Änderungen der Lebenssituation verarbeitet.

Diätberatung

Bei manchen Erkrankungen ist zum Erhalt der Gesundheit die richtige Ernährung wichtig. Diätassistenten beraten die Patienten und ihre Angehörigen hinsichtlich der Durchführung nötiger Diäten. Wenn möglich, wird gemeinsam ein individuelles Diätprogramm entwickelt. Manche Rehabilitationszentren bieten gemeinsame Kochkurse an, in denen das Erlernte praktisch umgesetzt werden kann.

Sozialdienst

Geriatrische Patienten leiden häufig nicht nur an medizinischen Problemen, sondern in steigendem Maße auch an Veränderungen in ihrem sozialen Umfeld. So sind sie z. B. nicht selten plötzlich auf fremde Hilfe angewiesen und wissen nicht, wie man diese organisiert. Der Sozialdienst gibt Auskunft und Rat in sozialen und sozialrechtlichen Fragen. Er bietet fachliche Hilfe für Menschen, die persönliche und soziale Probleme im Zusammenhang mit ihrer Erkrankung oder Behinderung haben. So wird der Sozialarbeiter z. B. zur Vorbereitung der Entlassung aus dem Krankenhaus oder der Rehabilitation hinzugezogen. Er kümmert sich um die Versorgung nach dem Krankenhausaufenthalt und wird in der Beratung der Angehörigen tätig.

Seelsorge

Im Rahmen der Rehabilitation spielt die Psychohygiene eine wichtige Rolle. Hier kann ein Seelsorger, sofern der Patient dies wünscht, einen Beitrag zur Verbesserung der individuellen Situation des Betroffenen und evtl. seiner Angehörigen leisten.

Unterstützung pflegender Angehöriger bei präventiven Maßnahmen

Trotz Unterstützung durch ambulante Pflegedienste liegt die überwiegende Betreuung alter Menschen bei deren Angehörigen oder anderen Betreuungspersonen. Oft ist dies psychisch und körperlich belastende „Arbeit". Um einer psychischen und körperlichen Dekompensation vorzubeugen, ist die Unterstützung in verschiedener Richtung wichtig.

Im Zuge der Überalterung unserer Gesellschaft haben sich verschiedene Industriezweige auf die Unterstützung alter Menschen im häuslichen Umfeld spezialisiert.

Nicht selten scheitert die Inanspruchnahme von Diensten dieser Art an den finanziellen Möglichkeiten. Das muss nicht sein. Ist eine ambulante oder stationäre Pflege nötig, so kann diese aus den Mitteln der Pflegeversicherung bezahlt werden. Dazu muss eine Einstufung in die vorliegende Pflegestufe erfolgen. Sie richtet sich nach dem Umfang des täglich nötigen Pflegebedarfs. Die Einstufung erfolgt durch den medizinischen Dienst der Krankenkassen (MDK). Die Angehörigen müssen sich mit der Krankenkasse in Verbindung setzen, diese informiert den medizinischen Dienst, der zum Hausbesuch vorbeikommt, um die Pflegesituation einzuschätzen.

Hausnotruf. Viele alte Menschen leben alleine. Mithilfe eines Hausnotrufes kann man diesen zu einem großen Maß an Sicherheit verhelfen. Zur Einrichtung muss ein Telefonanschluss in der Wohnung vorhanden sein. Über einen am Handgelenk oder in Form einer Kette getragenen Sender kann im Notfall Hilfe alarmiert werden. Bei Betätigung des Senders meldet sich der Hilfsdienst über einen Lautsprecher. Die verunfallte Person kann mitteilen was passiert ist. Der Hilfsdienst organisiert dann die nötigen Maßnahmen.

Nachbarschaftshilfe. Vielerorts sehr gut organisiert ist die Nachbarschaftshilfe. Hier haben sich oft Menschen zusammengefunden, die Hilfsdienst für Ältere übernehmen. Diese reichen von der Begleitung beim Einkaufen über die Gartenpflege bis hin zur Übernahme hauswirtschaftlicher Tätigkeiten. Geht es um kleinere Reparaturen im Haus oder Garten, kann man sich nach kleinen „Ein-Mann-Betrieben" erkundigen, die sich auf Hausmeisterdienste spezialisiert haben.

Essen auf Rädern. Wird das Kochen zum Problem, so kann man heute „Essen auf Rädern" in der unterschiedlichsten Form bestellen – tiefgefroren, bestellt nach einem Katalog oder frisch gekocht von einem Kurierdienst geliefert. In manchen Orten bieten Lokale „Mittagstisch für Senioren" an, eine schöne Gelegenheit, sich mit anderen alten Menschen zum preiswerten Essen zu treffen.

Seniorentreffen. In vielen Pflegeheimen finden regelmäßig Seniorennachmittage oder Seniorengymnastik statt. Sie bieten eine Möglichkeit, sich auszutauschen und zu bewegen.

B „Wissen Sie Frau Doktor, ich gehe schon 40 Jahre in die Seniorengymnastik. Wegen meiner Knie kann ich nicht mehr viel mitmachen, ich sitze meistens auf dem Stuhl und mache ein wenig Gymnastik mit den Armen. Doch hinterher gehen wir immer in den „Engel" – und wissen Sie, das tut mir gut!"

Tagespflegestätten. In Tagespflegestätten werden alte Menschen tagsüber 6–8 Stunden betreut. Ziel der Tagespflege ist nicht nur die Entlastung der pflegenden Angehörigen. Durch den Kontakt mit anderen wird zur psychischen Stabilität beigetragen. Es gibt auch „Nachtpflegestätten". Wenn die unruhigen Nächte den pflegenden Angehörigen die Kräfte rauben, ist diese Möglichkeit eine echte Hilfe!

B Frau Reich verlangte in regelmäßigen Abständen nach einem Hausbesuch. Meist klagte sie über Altersbeschwerden und vor allem Einsamkeit. Seit einigen Wochen besucht sie zweimal die Woche die Tagespflege im Ort. Jetzt schimpft sie zwar über diese Einrichtung, ist aber insgesamt psychisch stabiler und braucht den Hausarzt nur noch selten.

Selbsthilfegruppen. Selbsthilfegruppen dienen der Information von Betroffenen und Angehörigen, sowie praktischer Lebenshilfe. Im Gespräch mit Gleichgesinnten kann man sich Tipps holen, aber auch seine Sorgen und Ängste mit Menschen teilen, die in einer ähnlichen Situation stecken. Meist trifft man sich regelmäßig zur lockeren Gesprächsrunde um sich auszutauschen. Typische Themen sind beispielsweise der Umgang mit chronischen oder seltenen Erkrankungen, mit Lebenskrisen und belastenden sozialen Situationen.

B Mithilfe des ambulanten Pflegedienstes pflegt Herr Hilzmann seit vielen Jahren seine an Demenz erkrankte Frau. Er muss alle seine persönlichen Belange vollständig zurückstellen. Beim regelmäßigen Besuch der Selbsthilfegruppe für Angehörige Demenzkranker holt er sich oft Ratschläge anderer Betroffener. Als die Hausärztin ihn auf die Möglichkeit der „Kur für Pflegende", welche seine Krankenkasse anbietet, hinweist, nimmt er gerne an. Er erholt sich drei Wochen in einer Rehabilitationsklinik. Seine Frau wird derweil in der Kurzzeitpflegestation des Pflegeheims betreut.

Ziele und Konzepte der Rehabilitation s. S. 38.

Bedeutung der Altenpflege in der Rehabilitation s. S. 39.

Ziele und Konzepte rehabilitativer Pflege s. S. 40.

M *Die Einstufung in eine Pflegestufe richtet sich nach dem Umfang des täglich nötigen Pflegebedarfs.*

Hausnotruf s. a. S. 720.

I **Internet:**
http://www.alzheimerforum.de
http://www.dag-selbsthilfegruppen.de

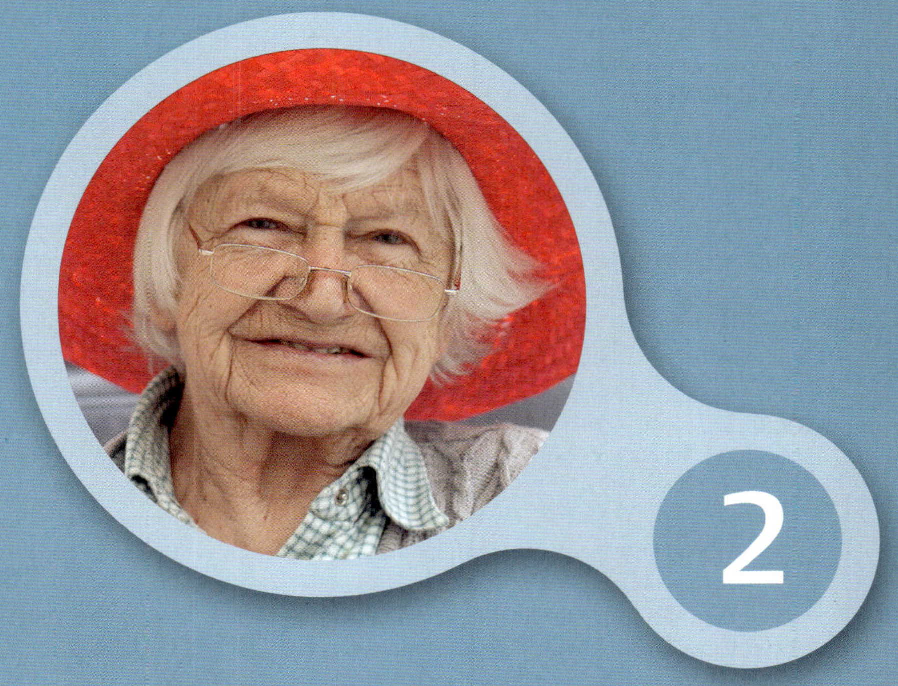

LERNBEREICH 2

Unterstützung alter Menschen bei der Lebensgestaltung

D *Die **Entwicklungspsychologie** betrachtet das Verhalten und Erleben des Menschen von der vorgeburtlichen Zeit bis zum Lebensende. Sie versucht, Gesetzmäßigkeiten herauszufinden, Entwicklungsphasen zu beschreiben und Vorhersagen für die weitere Entwicklung eines Menschen zu machen.*

M *Entwicklung geht zunächst mit zunehmender Differenzierung einher. Sprache, Erleben, Bewegung, Gefühl und Verhalten entwickeln sich vom Undifferenzierten zum Differenzierten.*

Entwicklung des Menschen

Einleitung

Alle menschlichen Lebensläufe ähneln sich in gewisser Weise, und doch gibt es kaum etwas Verschiedeneres auf der Welt als zwei Menschenleben. Obwohl jeder Mensch etwa zum gleichen Zeitpunkt das Stehen, Laufen, Sprechen beginnt, ist er schon in diesem Alter eine kleine Persönlichkeit geworden (**Abb. 2.1**).

In diesem Spannungsfeld zwischen der den Menschen gemeinsamen Entwicklung und deren Individualität steht die Entwicklungspsychologie. Sie erforscht und stellt Gesetzmäßigkeiten dar, die immer wieder beobachtet und bestimmten Altersstufen zugeordnet werden können. Sie kann diagnostizieren, ob ein Entwicklungsstand altersentsprechend ist oder ob ein Entwicklungsrückstand vorliegt. Eine solche Diagnose hilft, eine passende und damit wirkungsvolle Entwicklungsförderung einzuleiten.

Entwicklungsverläufe

In der Psychologie meint Entwicklung – zunächst ohne jede Bewertung – alle Veränderungen, die im Verlauf des menschlichen Lebens auftreten. Entwicklung findet schon auf der Ebene der Zellen statt. Aus einer Eizelle entstehen einzelne spezifischere Zellformen, die nur noch ganz bestimmte Möglichkeiten der Weiterentwicklung, dagegen aber oft äußerst spezielle Funktionen haben. Eine Muskelzelle kann sich zusammenziehen, eine Sinneszelle Reize aufnehmen, eine Nervenzelle Reize weitergeben. Weitere Beispiele für Bereiche, die eine Entwicklung durchlaufen, sind:
- Sprache,
- Wahrnehmung,
- Motorik,
- Gefühle.

Sprache

In der „Sprache" eines neun Monate alten Babys finden sich sämtliche Lautkombinationen aller Sprachen der Welt, in der Sprache des sechsjährigen Kindes nur noch die seiner eigenen Sprache. Erst durch oft mühsames Erlernen können Lautkombinationen verschiedener Sprachen wieder erworben werden.

Die vielen neuen Wörter, die ein Kind im ersten Lebensjahr verstehen und im zweiten Lebensjahr sprechen lernt, werden nach und nach in grammatischer Form strukturiert und in schriftlicher und mündlicher Form verwendet. Aus der Vielfalt an Verhaltensmöglichkeiten wird einiges ausgewählt, andere Möglichkeiten gehen verloren. Die Anpassungsfähigkeit ist in den ersten Entwicklungsstadien am größten und geht nach und nach zugunsten der Differenzierung und Spezialisierung verloren.

Wahrnehmung

Im optischen Bereich besteht nach der Geburt die Fähigkeit Hell und Dunkel zu sehen, dann folgt das Erkennen von Bewegungen, später von Formen und Farben. Der Entwicklungsprozess optischer Wahr-

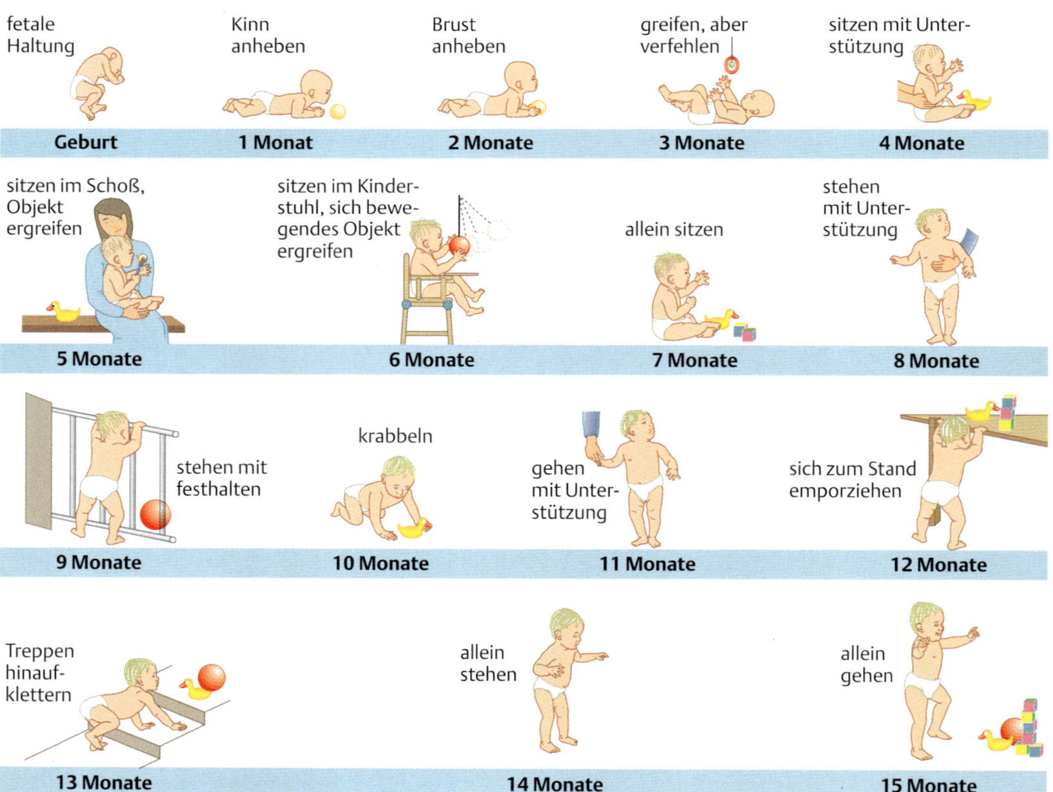

Abb. 2.1 Differenzierung der Motorik von der fetalen Haltung bis zum freien Gehen (nach Zimbardo).

nehmung ist abgeschlossen, wenn sich schließlich ein nahezu vollständiges Bild unserer sichtbaren Umwelt ergibt. Das im Auge entstandene Bild wird durch das Gedächtnis vervollständigt und erweitert.

Motorik

Im Bereich von Grob- und Feinmotorik, beim Laufen und Greifen, bei der Mimik und Gestik finden wir den gleichen Ablauf der Entwicklung vom Ganzheitlichen, Einfachen zum differenzierten und gesteuerten Einsatz. Beim Neugeborenen reagiert die ganze willkürliche Muskulatur auf angenehme oder unangenehme Reize. Später kann der Mensch eine schmerzende Stelle gezielt bewegen oder benennen. Aus den Ganzkörperbewegungen („Bewegungssturm") wird einmal ein zielsicheres Greifen, ein verneinendes Kopfschütteln oder ein Lächeln.

Gefühle

Die Gefühlsskala beim Säugling umfasst zunächst nur Wohlbefinden und Unwohlsein. Im Verlauf der emotionalen Entwicklung differenziert sie sich zu einer Vielzahl von Emotionen (**Abb. 2.2**). Ein erwachsener Mensch kennt Gefühle wie Freude, Liebe, Wut, Ehrgeiz, Begeisterung, Eifersucht, Trauer, Mitleid und viele andere.

Entwicklungsfaktoren

Die Frage nach den Faktoren, die Entwicklung beeinflussen, bewegt vor allem Eltern und Erzieher: Welche Rolle spielen genetische Anlagen und welche die Umgebung, in der ein Mensch aufwächst (Umwelt)? Heute werden drei Entwicklungsfaktoren unterschieden, die sich gegenseitig beeinflussen können:

1. genetische Anlagen,
2. Umweltfaktoren,
3. Eigenaktivität.

Genetische Anlagen

Wie hoch der Anteil der genetischen Anlage und wie stark der Umwelteinfluss eines Verhaltensmerkmals ist, ist noch ungeklärt. Während der genetische Anteil bei einigen Merkmalen, z. B. der Augenfarbe, eindeutig nachgewiesen ist, ist er besonders im Bereich der Persönlichkeitsmerkmale äußerst umstritten. Es gibt im Bereich des menschlichen Verhaltens keine Methode, um diese Fragestellung eindeutig zu beantworten.

Umweltfaktoren

Psychische Merkmale sind komplexer als biologische Merkmale wie Größe oder Haarfarbe. Es ist bekannt, dass Merkmale wie Geiz, Misstrauen, Nervosität und viele andere familiär gehäuft auftreten können. Dabei ist oft schwer erkennbar, ob dies auf genetische Anlagen oder auf Lernprozesse zurückzuführen ist.

Verhaltenstradition. „Großmutter war so nervös, Mutter ist nervös und jetzt ist der Junge auch schon so". Schnell wird nun gefolgert: „Das liegt in der Familie!" In der Tat gibt es eine Verhaltenstradition in der Familie: Auf unruhiges mütterliches Verhalten reagiert eben auch ein Kind mit Unruhe und Nervosität (möglicherweise ohne genetische Anlage dafür) und ruft dadurch bei der Mutter wieder Ungeduld hervor.

Modelle. Kinder lernen an den Modellen ihrer Umgebung. So werden Verhaltensweisen, die sich später zu eigenen Persönlichkeitsmerkmalen entwickeln können, z. B. von den Eltern, von Geschwistern, Lehrern, Freunden, Großeltern oder auch von Personen aus den Medien abgeschaut.

Chancen. Die Umgebung ist für die Entwicklung eines Menschen sehr wichtig. Welche Schulen und Vereine gibt es? Kann ein Studium finanziert werden? Welche Freunde umgeben den Menschen? All diese Faktoren können die Entwicklung massiv beeinflussen. Jedoch ist auch die Bereitstellung der besten Möglichkeiten keine Garantie für einen reibungslosen Entwicklungsverlauf.

Zusammenwirken von genetischen Anlagen und Umweltfaktoren

Ein Kind großgewachsener Eltern hat wahrscheinlich die genetische Voraussetzung, auch groß zu werden. Hierzu ist jedoch eine Umgebung wichtig, die für ausreichende Ernährung sorgt. Die Anlage eröffnet die Möglichkeit Basketballprofi zu werden,

Empfindet ein Säugling Schmerz, reagiert er mit Schreien und Bewegung des ganzen Körpers. Später kann der Mensch einen Schmerz gezielt benennen. Aus einer diffusen Bewegung wird eine Vielzahl variabler, sehr differenzierter Bewegungen.

D *Mit dem Begriff „Entwicklungsfaktoren" bezeichnet man die Faktoren, die Entwicklung in Gang setzen, aufrechterhalten und vorantreiben.*

M *Die genetische Anlage stellt den Rahmen, innerhalb dessen die Umweltfaktoren die Entwicklung fördern können.*

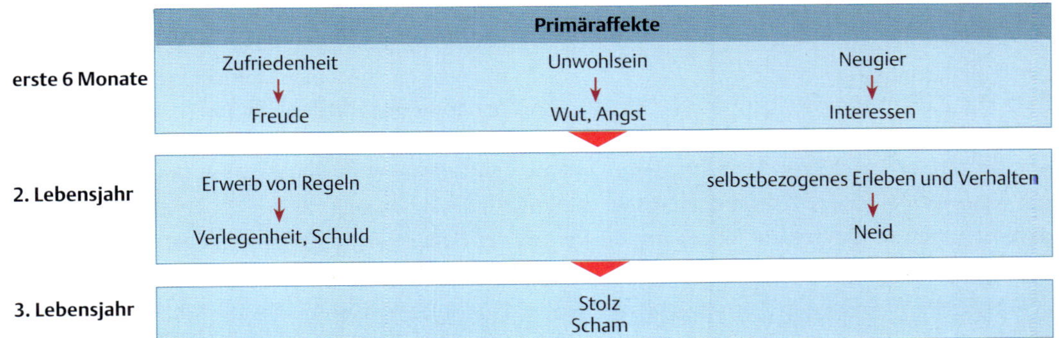

Abb. 2.2 Differenzierung verschiedener Gefühle in den ersten Lebensjahren.

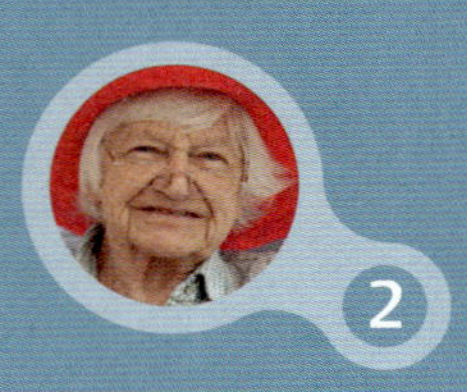

M *Besonders im ersten Lebensjahr finden sich Entwicklungsprozesse, die biologische Reifung voraussetzen. Sie werden mit zunehmendem Alter immer seltener. Kennzeichnend für sie ist: Das neue Verhalten verlernt der gesunde Mensch nicht mehr.*

D *Die Eigenaktivität beschreibt die Art und Weise, in der das Kind auf Entwicklungsreize antwortet: Wie es sie verarbeitet, Neues ausprobiert, in seine Verhaltensmöglichkeiten aufnimmt, Lust an der Wiederholung und Übung hat und sich schließlich am „Erfolg" freuen kann.*

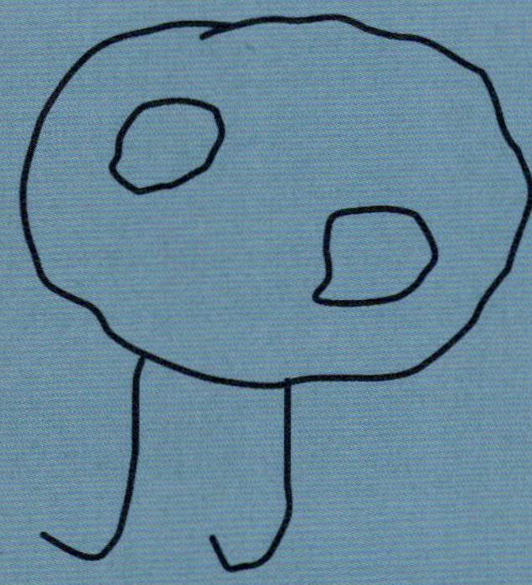

Abb. 2.3 Kinderzeichnung: Der Mensch als Kopffüßler.

M *Beim Entwicklungsgeschehen ergänzen sich genetische Anlage, körperliche Reifung, fördernde oder einschränkende Umwelteinflüsse, gegenständliche und mitmenschliche Umgebung und die Eigenaktivität.*

D **Kognition: Unter Kognition versteht man alle Prozesse, die mit Wahrnehmen, Erkennen und Denken zu tun haben. Alle Funktionen, die das Erkennen und Erfassen der Welt ermöglichen, sind kognitive Fähigkeiten, z. B.: Wahrnehmen, Denken, Sprache, Gedächtnis und Intelligenz.**

D *Assimilation: wörtlich "Ähnlichmachung", Angleichen, Anpassung*

jedoch ist hier auch eine Umgebung mit entsprechender Förderung und Trainingsangeboten nötig.

Reifungsprozesse

In vielen Bereichen existieren genetisch vorprogrammierte Reifungsprozesse, bei denen Umweltprozesse eher eine untergeordnete Rolle spielen. Die Hopi-Indianer z. B. binden ihre Kinder im ersten Lebensjahr auf ein Wiegenbrett. Nach einem Jahr lernen sie etwa zum gleichen Zeitpunkt das Laufen wie andere Kinder. Innerhalb von Stunden holen sie nach, was Kinder normalerweise über Wochen erwerben.

So eindeutig die Beobachtungen an den Hopi-Kindern auf eine allein von Reifung abhängige Entwicklung hinzuweisen scheinen, ist bei genauerem Hinsehen doch nicht ausschließlich Reifung beteiligt: Beim täglichen Wickeln sind mehrmals einige Minuten der Bewegung möglich und damit läuft ein kleiner begleitender Lernprozess ab.

Eigenaktivität

Der dritte Entwicklungsfaktor ist die Eigenaktivität des Kindes: das Schritt für Schritt Erfahrung sammelnde Lernen, das durch die angeborene Neugier bei der Begegnung des Kindes mit seiner Umwelt spontan, ohne Hilfe von anderen Personen in Gang gehalten wird.

Fast alle Kinder malen einen Menschen zunächst als Kopffüßler (**Abb. 2.3**). Diese undifferenzierte Gestalt repräsentiert den Menschen auf dieser Wahrnehmungs- und Gestaltungsstufe. Eines Tages erlebt das Kind, dass das gezeichnete Bild dem Wahrgenommenen nicht mehr entspricht. Es löst spontan diesen Konflikt, indem es seine Zeichnung der objektiven Menschenfigur etwas mehr annähert (zeichnet Arme und Beine).

Zusammenwirken von genetischer Anlage und Eigenaktivität

Ein Ineinanderwirken dieser Entwicklungsfaktoren soll an folgendem Beispiel verdeutlicht werden.

B Peter ist sieben Jahre alt und geht seit vier Monaten in die Schule. Er zeigt keine Motivation am Unterricht teilzunehmen. Bei einer Untersuchung stellt sich heraus, dass Peter eine angeborene Sehschwäche hat. Dies wirkt sich auf seine Motivation, Kontakt mit der Umwelt aufzunehmen aus: seine Eigenaktivität wird durch genetische Anlagen beeinflusst.

Zusammenwirken von Umwelt und Eigenaktivität

Der eigene Wille, etwas zu erkunden, hängt auch davon ab, welche Anreize die Umgebung zur Verfügung stellt.

Tanja bekam zum achten Geburtstag einen Chemie-Experimentierkasten. Dadurch wurde ihre Neugier für diesen Bereich verstärkt. Als in der fünften Klasse eine Chemie-Arbeitsgemeinschaft angeboten wird, meldet Tanja sich selbst dort an.

Zusammenwirken von genetischer Anlage, Umweltfaktoren und Eigenaktivität

Entwicklung ist ein kompliziertes Geschehen. Genetische Anlage, körperliche Reifung, fördernde oder einschränkende Umwelteinflüsse, gegenständliche und mitmenschliche Umgebung und die Eigenaktivität, sind in sich ergänzender Weise am Entwicklungsgeschehen beteiligt.

B Anna ist ein sehr hübsches Mädchen. Sie ist groß, schlank, hat schöne blonde Haare und blaue Augen. Annas Mutter ist Modedesignerin und hat früh Annas Interesse für schöne Kleidung geweckt. Bereits in der Grundschule hatte Anna Freundinnen, die sich nachmittags trafen, um sich zu schminken. Als in der Diskothek eine „Miss-Wahl" angekündigt wird, meldet Anna sich als Kandidatin an.

Kognitive Entwicklung nach Piaget

Der Entwicklungspsychologe Jean Piaget (1896–1980) verbrachte viele Jahrzehnte mit der Erforschung der kindlichen Entwicklung. Dabei stellte er die Frage: Wie kommt der Mensch zu Erkenntnissen und Wissen über die Welt? Er wollte wissen, wo die Anfänge der kognitiven (erkennenden) Fähigkeiten liegen und wie das Weltbild eines Kindes zustande kommt. Er war fasziniert davon, wie Kinder die sie umgebende Welt wahrnehmen und über sie denken und wie sich die kognitiven Fähigkeiten immer wieder verändern und im Laufe der kindlichen Entwicklung fortschreiten.

Durch zahlreiche Studien kommt er zu dem Schluss, dass Kinder anders denken als Erwachsene und dass sich ihr Denken in verschiedenen, voneinander unterscheidbaren Phasen entwickelt. Bei der Beschreibung der kognitiven Entwicklung gebraucht er Begriffe, die ursprünglich in der Biologie verwendet werden: Assimilation, Akkommodation und Äquilibration. Sie werden im Folgenden erläutert:

Assimilation. Aus der Umwelt wird das aufgenommen, was mit den vorhandenen kognitiven Fähigkeiten (Denken, Wahrnehmen, Fühlen, Motorik, Intelligenz usw.) des Kindes möglich ist. Nimmt das Baby einen kleinen Stoffball in eine Hand, dann findet die Assimilation an das – wie Piaget sagt – Greifschema statt, d. h., der Gegenstand wird mit der Fähigkeit zu greifen dem Wissensschatz des Kindes einverleibt. Weil das Kind über die Motorik der Handbewegung beim Ergreifen und Festhalten eines Spielzeugballs verfügt, kann es ihn kennenlernen und entsprechend seinen kognitiven Möglichkeiten Kenntnis über die Welt sammeln und seinem vorhandenen Weltbild hinzufügen. So bauen sich seine Vorstellungen von der Welt auf. Piaget: Das Kind konstruiert aktiv seine Welt.

Akkommodation. Dabei passt das Kind seine kognitive Struktur einer neuen Umweltrealität an. Wenn das Baby z. B. statt des Balls einen Knopf nehmen möchte, wird es nicht mit der ganzen Hand, sondern mit zwei Fingern (Pinzettengriff) greifen. Gelingt es ihm nach einigen Versuchen, hat es sein Greifschema dem Gegenstand angemessen verändert.

Äquilibration. Wenn das Kind feststellt, dass seine Vorstellung von der Welt mit der ihm begegnenden Realität nicht übereinstimmt, ist es bestrebt, dieses Ungleichgewicht zu beseitigen. Dieses Streben nach Gleichgewicht ist immer wieder Voraussetzung dafür, dass die Entwicklung fortschreitet. Es bauen sich immer komplexere Strukturen auf, und es kommt zu immer differenzierteren Vorstellungen von der Welt.

Phasen der kognitiven Entwicklung

Piaget teilt die kognitive Entwicklung in vier Phasen ein. Eine Phase baut auf der anderen auf (**Abb. 2.4**). Die Übergänge können fließend sein, d. h., es werden noch alte kognitive Strukturen (z. B. Greifen mit der ganzen Hand) verwendet, während neue (z. B. der Pinzettengriff) schon ausprobiert werden, bis sie so sicher funktionieren, dass die alten abgelegt werden. Die Altersangaben können von Kind zu Kind variieren.

Sensomotorische Phase

Piaget geht davon aus, dass das Neugeborene keine Repräsentation von Personen und Gegenständen besitzt. Es muss lernen, sich als unabhängig von der Welt wahrzunehmen. Die ersten Wahrnehmungen entstehen durch Ausübung angeborener Reflexe (z. B. Saugreflex). Im Wesentlichen ist der Säugling aber von der äußeren Stimulation abhängig und versucht angenehme Erfahrungen wiederholt auszulösen, z. B. das Berühren eines Glöckchens.

Am Ende des zweiten Lebensjahres hat das Kind die Fähigkeit, nicht vorhandene Objekte symbolisch zu repräsentieren. Es verfügt über ein inneres Bild, eine kognitive Struktur eines Gegenstandes, ohne dass dieser gerade wahrnehmbar ist. Diese These lässt sich an drei Verhaltensweisen des Kleinkindes festmachen:

- Das Kind sucht nach einer Person oder einem Gegenstand, den es nicht sehen kann.
- Das Kind kann eine Handlung nachmachen, die es beobachtet hat.
- Das Kind führt Tätigkeiten symbolisch aus (z. B. das Zu-Bett-Gehen, indem es den Kopf auf die Hand legt und die Augen schließt).

Präoperationale Phase

Die Fähigkeiten und „Denkfehler" des Kindes werden in diesem Stadium nochmals in zwei Phasen untergliedert:

1. **egozentrische bzw. symbolische Phase:** ungefähr bis zum Ende des vierten Lebensjahres,
2. **intuitive bzw. anschauliche Phase:** ungefähr bis zum siebten Lebensjahr.

Beide Phasen sind dadurch gekennzeichnet, dass es dem Kind bis zum siebten Lebensjahr nach Piaget nicht möglich ist, logische Operationen zu vollziehen.

Egozentrische/symbolische Phase. Wie der Name „symbolische Phase" bereits andeutet, können Kinder durch den Erwerb der Sprache jetzt mit Worten, Dinge und Handlungen bezeichnen, also symbolisieren. Ein weiteres Merkmal dieser Phase ist die Egozentrizität oder Selbstbezogenheit des Kindes. Es ist noch nicht in der Lage, den Standpunkt anderer einzunehmen oder z. B. eine Landschaft aus einer anderen Perspektive zu beschreiben.

Intuitive/anschauliche Phase. Während der intuitiven Phase lässt sich das Denken des Kindes vom äußeren Anschein von Dingen leiten, es ist gebunden an anschauliche Merkmale. Schüttet ein Kind eine Flüssigkeit von einem hohen schmalen in ein niedriges breites Glas um, glaubt es, in dem breiten Glas sei weniger Flüssigkeit als in dem hohen. Das Kind kann nur Ausgangs- und Endzustand des Versuches miteinander vergleichen. Daher haben Kinder in dieser Phase kein Verständnis für das Erhaltungsprinzip von Massen, Gewichten oder Mengen.

Des Weiteren wurde bei Kindern im Vorschulalter beobachtet, dass sie Phänomene intentionalistisch begründen, d.h., ihre Erklärungen von Handlungen beruhen auf Zielen und Wünschen einer Person. Auch unbelebten Objekten werden Intentionen zugeschrieben und Objekte und Vorgänge, die gleichzeitig auftreten, werden in einen kausalen Zusammenhang gebracht. So könnte z. B. eine Erklärung für einen Gewitterregen lauten: „Der Donner macht den Regen, weil er jemandem böse ist."

Phase der konkreten Operationen

Wissen und Erkenntnis über die Welt erfahren etwa mit Beginn des Schulalters einen deutlichen Fortschritt. Das bisher an die Anschauung gebundene Denken kann nun mehrere Merkmale der Umgebung einbeziehen: Beim Umfüllen der Flüssigkeit (s. o.) von einem Gefäß in ein Gefäß mit einer anderen Form bezieht das Kind nun auch die Breite und Höhe des zweiten Gefäßes ein; es kann sich auch gedanklich vorstellen, die Flüssigkeit in das erste Gefäß zurückzugeben und urteilt: „Es ist die gleiche Menge, egal in welchem Gefäß." Zu solchen **Denkoperationen** braucht es zwar die **konkrete** Situation, aber hat sich in seiner Einschätzung des

Phasen der kognitiven Entwicklung

formaloperational
konkretoperational
intuitiv
präoperational
präoperational
sensomotorisch
1 3 5 7 9 11 13 15+
Lebensalter

Abb. 2.4 Kognitive Entwicklung nach Piaget als Abfolge bestimmter Entwicklungsstadien (nach Gage und Berliner 1986).

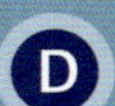

Äquibrilieren lat. ins Gleichgewicht bringen

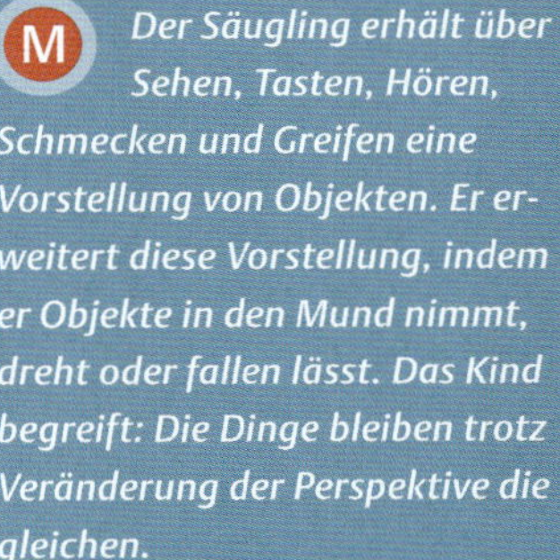

Der Säugling erhält über Sehen, Tasten, Hören, Schmecken und Greifen eine Vorstellung von Objekten. Er erweitert diese Vorstellung, indem er Objekte in den Mund nimmt, dreht oder fallen lässt. Das Kind begreift: Die Dinge bleiben trotz Veränderung der Perspektive die gleichen.

D *Unter* ***logischen Operationen*** *versteht man verinnerlichte Formen von Handlungen. Diese bilden organisierte kognitive Strukturen und folgen einem System von Regeln, die reversibel angewendet werden können (Sodian 1998).*

M *Ein Kind in der egozentrischen Phase konzentriert sich bei der Klassifizierung einer Situation oder eines Objektes auf ein zentrales Merkmal. Jeder Mann kann z. B. als Papa bezeichnet werden, weil er genau wie der Vater einen Bart hat (Krech u. Crutchfield 1992).*

Mit der Fähigkeit zur formalen Operation erwirbt der Jugendliche die Fähigkeit zur Selbstreflexion. In dieser Entwicklungsphase hat der Mensch den Zustand der geistigen Reife erreicht.

Jeder Säugling macht auch unangenehme Erfahrungen. Entscheidend aber ist, dass die positiven überwiegen. Da Erfahrungen ein Leben lang wirken, spricht man auch von Urvertrauen.

Vorgangs von der reinen Anschauung (Höhe des Wasserspiegels) gelöst. Der „Denkfehler" der präoperationalen Phase ist durch die richtige Schlussfolgerung überwunden. Äquilibration hat stattgefunden.

Phase der formalen Operation

In diesem Stadium ist das logische Denken nicht mehr an Konkretes gebunden, sondern wird abstrakt: Dies zeigt sich z.B. an der zunehmenden Fähigkeit, Probleme „im Kopf", also nur denkerisch von verschiedenen Seiten zu betrachten, Annahmen aufzustellen und zu verwerfen, Vorausgegangenes einzubeziehen und Zukünftiges vorauszusagen.

Psychosoziale Entwicklung nach Erikson

Für die psychosoziale Entwicklung nach Erikson (1902–1994) ist charakteristisch, dass sie sich über die gesamte Lebensspanne – von der Zeugung bis zum Tod – erstreckt. Der Zielpunkt der Entwicklung ist eine autonome und sozial integrierte Persönlichkeit, die verantwortlich handelt (Flammer 1996).

Die Veränderungen, die der Mensch erfährt, führen zu emotionalen und sozialen Spannungen. Der erfolgreiche Umgang mit diesen Krisen oder Konflikten ist wichtig für positive Bewältigung neuer Konflikte. Das schließt aber nicht aus, dass in einer späteren Lebensphase eine angemessene Konfliktlösung zuvor inadäquat bewältigter Krisen möglich wird (**Abb. 2.5**).

In Eriksons Modell steht in jeder Entwicklungsphase eine bestimmte Lebensaufgabe im Mittelpunkt. Der Übergang von einer zur nachfolgenden Phase ist häufig durch krisenhafte Konflikte gekennzeichnet. Gelingt es nicht, die zentralen Krisen zu bewältigen, führt das auf Dauer zu Entwicklungs- bzw. Persönlichkeitsstörungen (Oerter u. Montada 1995).

Aus der Beobachtung menschlicher Lebensläufe ergeben sich nach Erikson für die psychosoziale Entwicklung acht Entwicklungsstufen (Flammer 1996):

1. **Säuglingsalter:** Vertrauen versus Misstrauen,
2. **frühe Kindheit:** Autonomie versus Scham und Selbstzweifel,
3. **Kindheit:** Initiative (Entschlusskraft) versus Schuld,
4. **Schulalter:** Kompetenz (Werksinn) versus Minderwertigkeit,
5. **Adoleszenz:** Identität versus Rollendiffusion,
6. **frühes Erwachsenenalter:** Intimität versus Isolation,
7. **Erwachsenenalter:** Generativität (Produktivität) versus Stagnation,
8. **hohes Alter:** Ich-Integrität versus Verzweiflung.

Säuglingsalter: Vertrauen versus Misstrauen

Der Säugling lernt durch den Kontakt zu seinen Bezugspersonen, Gefühle von Vertrauen und Misstrauen gegenüber seinen Mitmenschen zu entwickeln. Wichtige Faktoren sind die ihm entgegengebrachte Aufmerksamkeit, Körperkontakte und die Ernährungssituation. Erhält der Säugling genügend Beachtung und Wärme, öffnet er sich seiner Umwelt. Fehlt ihm die nötige Fürsorge, kann er sich zum vorsichtigen, zurückhaltenden, ängstlichen, niedergeschlagenen oder pessimistischen Kind entwickeln.

Frühe Kindheit: Autonomie versus Scham und Selbstzweifel

Mit der Entwicklung sprachlicher und motorischer Fähigkeiten und der Kontrolle über die eigenen Ausscheidungen erwirbt das Kleinkind die Möglichkeit, die Welt zunehmend unabhängig zu entdecken. Es kann sich der Kontrolle anderer etwas entziehen, den eigenen Willen entwickeln und umsetzen. Das Kleinkind will Dinge „selber machen". Erlebt das Kleinkind das eigene Handeln als nicht erfolgreich

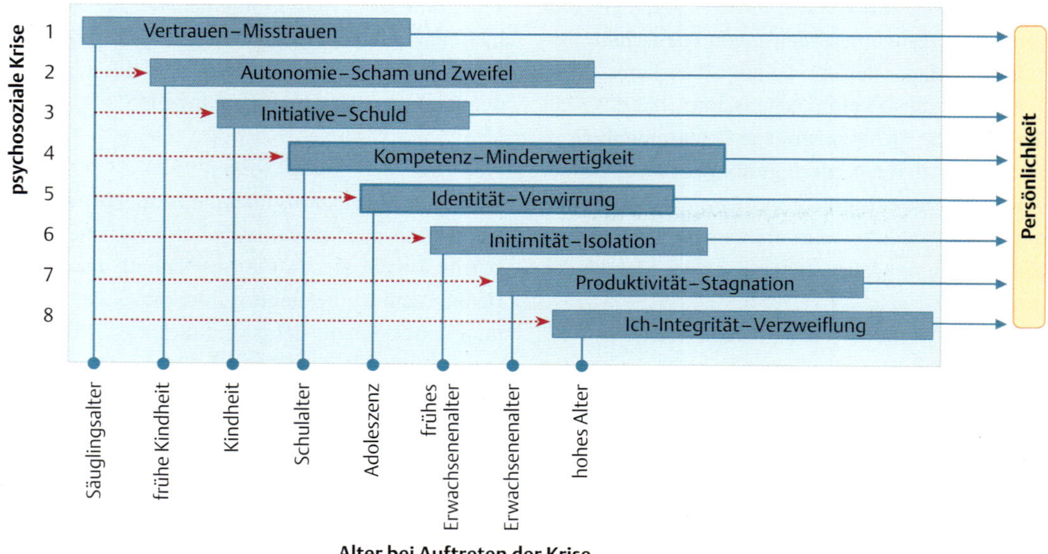

Abb. 2.5 Entwicklung der Persönlichkeit nach Erikson durch Bewältigung psychologischer Krisen (nach Gage und Berliner 1986).

oder wird es bestraft, kritisiert und überfordert, dann zweifelt es an sich und seinen Fähigkeiten und schämt sich für sein „misslungenes" Verhalten.

Kindheit: Initiative (Entschlusskraft) versus Schuld

Ist das Gefühl von einer eigenständigen Person gewachsen, beschäftigt sich das Kind mit der Frage, welche Person es sein möchte. Dieses klärt es spielerisch, zum einen durch die Erkundung der Umgebung und zum anderen, indem es typische Rollen ausprobiert (z.B. Vater–Mutter–Kind spielen). In dieser Phase knüpft das Kind neue soziale Kontakte und zeigt viel Fantasie und Wissbegierde. Die typischen Warum-Fragen treten auf.

Begegnen die Eltern den Initiativen des Kindes zu häufig mit Verboten oder erhöhten Leistungserwartungen, kann es Schuldgefühle oder auch Übergewissenhaftigkeit entwickeln. Werden angemessene Erfahrungen und Kreativität gefördert, stärken sie Selbstvertrauen, eine realistische Einschätzung von Handlungsspielräumen und die eigene Identität.

Schulalter: Kompetenz (Werksinn) versus Minderwertigkeit

Im Schulalter werden Neugierde und Lernbereitschaft der Kinder systematisch zur Entwicklung von kognitiven (Lesen, Rechnen, Schreiben), sozialen und motorischen (Sport) Fähigkeiten genutzt. Aus spielerischen werden leistungsorientierte Aktivitäten, die sich an der Welt der Erwachsenen orientieren. Durch die Erledigung von (Pflicht-)Aufgaben und die Anfertigung von Handlungsprodukten bekommt das Kind Anerkennung innerhalb und außerhalb der Schule. Im Vergleich zu Gleichaltrigen erlebt es sich als kompetent und erfolgreich oder als minderwertig und unterlegen.

Adoleszenz: Identität versus Rollendiffusion (Verwirrung)

Die zentrale Herausforderung in der Adoleszenz ist die Ausbildung einer relativ stabilen Identität. Ausgelöst wird die Entwicklung durch die körperliche Reifung, den veränderten Umgang mit dem anderen Geschlecht, die Neubestimmung sozialer Rollen und die Festlegung von Berufszielen. All das erfordert die Fähigkeit, sich selbst zu verstehen und eine Vorstellung davon zu entwickeln, was man aus seinem Leben machen will.

Können bisher erlernte Rollen und Kompetenzen nicht in das erweiterte Verständnis der eigenen Person, des eigenen Lebens und der Gesellschaft integriert werden, kommt es zu Gefühlsverwirrungen, einem gestörten Selbstbild und zur Orientierungslosigkeit bezüglich gesellschaftlicher Normenerwartungen.

Frühes Erwachsenenalter: Intimität versus Isolation

Wer eine stabile Identität aufgebaut hat, ist fähig, feste, tragfähige, intime soziale Beziehungen aufzubauen. Private Gedanken, Freude und Sorgen mit jemandem in Gemeinschaft zu teilen, das kann gelingen oder misslingen. Misslingt es, so werden die verbleibenden Beziehungen als berechnend und kühl oder höflich und distanziert beschrieben. Anstelle des Wir-Gefühls und gemeinsamen Zukunftsplänen tritt vornehmlich der Gedanke an das eigene Ich, psychische Isolation droht.

Erwachsenenalter: Generativität (Produktivität) versus Stagnation

Der erwachsene Mensch hat das Bedürfnis, fürsorglich für andere da zu sein, sich für und in Gemeinschaften und Organisationen einzusetzen, Kenntnisse und Fertigkeiten weiterzugeben, kreativ, künstlerisch tätig zu sein und am Fortkommen weiterer Generationen mitzuarbeiten. Verantwortliche und aktive Elternschaft ist die natürlichste Form der (Für-)Sorge für nachfolgende Generationen. Dennoch sind Kinder nicht automatisch ein Zeichen einer gelungenen Gestaltung dieser Lebensaufgabe, da Elternschaft durchaus egoistisch ausgeübt werden kann.

Das Zusammenleben mit jüngeren Menschen setzt nicht nur kreative Kräfte frei. Es kann auch ein Gefühl der Begrenztheit und Stagnation hervorrufen, welches durch erste körperliche Einschränkungen verstärkt wird. Wer durch diese Gefühle nicht mehr dazu motiviert wird, Ideen zu verwirklichen oder Beziehungen zu pflegen, bei dem können z.B. Ichbezogenheit, Langeweile oder Pessimismus Fuß fassen.

Hohes Alter: Ich-Integrität versus Verzweiflung

Geburt von Enkeln und Urenkeln, Pensionierung, Geburtstage, eigene Erkrankungen oder der Tod von Angehörigen sind Anlässe, sein eigenes Leben Revue passieren zu lassen, Lebenssituationen zu reflektieren und im Angesicht der Endlichkeit des Lebens nach dessen Sinn zu fragen.

> **M** *Wer Lebensziele realisieren konnte, Leistungen und Misserfolge als Konsequenz seiner eigenen Biografie erlebt und mit seinem Leben zufrieden ist, der kann sich selbst akzeptieren und erlangt eine zeitlose Identität.*

> **M** *Wir fassen zusammen: Entwicklung ist ein Zusammenspiel von Reifungsfaktoren, psychischen und soziokulturellen Faktoren. Die motorische und sensorische Entwicklung, die Umwelteinflüsse und die Eigenaktivität des Kindes wirken dabei wechselseitig aufeinander ein. Das genetische Erbe stellt den Rahmen dar, in dem durch Umwelteinflüsse und Eigenaktivität unterschiedliche Ausprägungen erreicht werden* **(Abb. 2.6).**

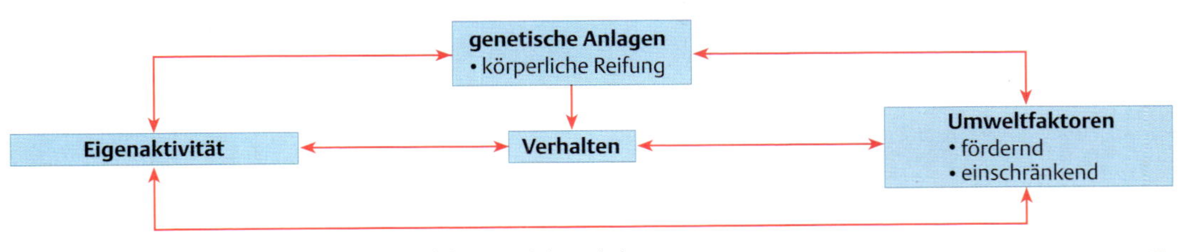

Abb. 2.6 Einfluss der verschiedenen Entwicklungsfaktoren auf das Verhalten.

Subjektive Wahrnehmung des Alterns und des Alters

„Ich habe beschlossen, dass ich 16, 35, 60 und 100 bin. Je nachdem." (zitiert nach Joschko/Huntemann 1986).

„Altsein ist ein herrlich Ding, wenn man nicht verlernt hat, was anfangen heißt" (Martin Buber).

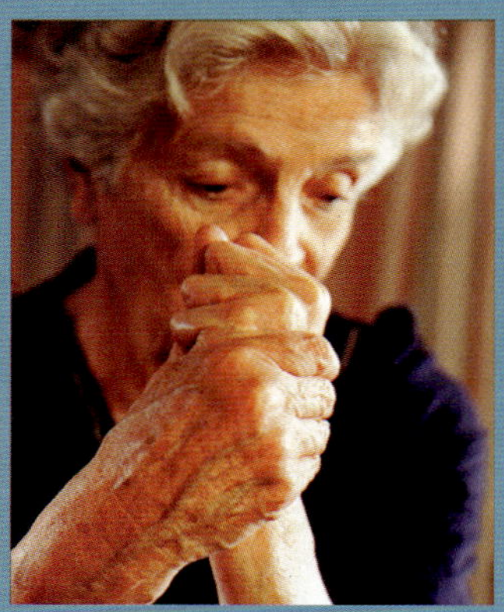

Abb. 2.7 Viele alte Menschen trauern geliebten Menschen nach, die vor ihnen gestorben sind.

Viele alte Menschen trauern nicht um ihre Angehörigen, sondern um die Gesundheit ihrer jüngeren Jahre und um die Achtung, die sie in ihrem damaligen Lebenskreis genossen. Sie erleben vor allem die Verluste ihres Alters.

Das Erleben des Alterns ist so vielfältig wie das Leben. Wir müssen uns auf die einzelnen alten Menschen, mit denen wir es zu tun haben, einstellen und wach bleiben für das, was sie selbst uns über ihr Erleben mitteilen können und wollen.

Hier sollen alte Menschen selbst zu Wort kommen. Ihre Stimmen können einen Eindruck von der Vielfalt der Alternserfahrungen vermitteln.

„So alt wie man sich fühlt?" – Alter ist relativ

„Gestern hatte ich übrigens meinen 18-Jahre-Tag mit dem neuen Pullover, der guten Nachricht und der blendenden Laune, aber heute bin ich 70, friere, die Hände tun mir weh von meiner falschen Methode zu tippen, die Haare sind klebrig und ich bin lahm und muffig. Mal sehn, wie alt ich morgen bin? […]"

„So jung wie deine Zuversicht"

„Du bist so jung wie deine Zuversicht, so alt wie deine Zweifel, so jung wie dein Selbstvertrauen, so alt wie deine Furcht. So jung wie deine Hoffnungen, so alt wie deine Verzagtheit. Solange die Botschaften der Schönheit, Freude, Kühnheit, Größe, von der Erde, von den Menschen und von dem Unendlichen dein Herz erreichen, so lange bist du jung" (Albert Schweitzer).

Gewinnen, Wachsen, Schätze des Alters

„Wer loslässt, befreit sich. Ist dies nicht die Formel, die uns im Alter entbindet? Loslassen ist eine der größten Künste, die es zu lernen gibt – öffnen wir endlich die Hände, halten wir nichts mehr fest. Wir sind Scheidende, die nicht mehr gebunden sein wollen. Kein Vorgang bleibt ohne Folge. Gott nimmt dem, der nichts mehr begehrt, die Binde von den Augen, lässt uns eine neue, erhöhte Welt schauen, in der die Farben leuchtender, die Berge gewaltiger, die Wiesen grüner, die Schmetterlinge bunter, die Bäche lustiger sind" (von Crailsheim 1980).

Die Lebensbedingungen

„Nein, ich meine nicht, dass man verzagen soll. Oder aufgeben, sich aufgeben. […] Nur: Sich nicht von den Jungen verwirren lassen. Sie reden vom Alter wie der Blinde von der Farbe. Da haben natürlich auch viele entdeckt, dass man mit unserem Alter Geld machen kann, vor allem wenn man es durch das Wort Senioren ersetzt: Seniorenreisen und -residenzen, -kuren und -kleider, -apparate und -stützen, -ernährungsprogramme und -zellaufbauprogramme – alles interessant und sicher manchmal auch nützlich. Aber der alte Mensch ist kein Reparaturproblem. Er ist einfach alt. Vor allem alt. Unveränderlich alt. In unserer Zeit oft älter als er sein möchte" (Schönfeldt 1999).

Unaufhaltsamer Verfall

„Viele zerbrechen unter der Last der Gleichgültigkeit […] Sie vegetieren, erfüllen müde und abgespannt ihre Pflicht […] Es ist, als habe ein Reif sie befallen. Aber alles verändert sich. Nichts bleibt beständig. […] Die Welt dreht sich unausgesetzt […] So kann es sein, dass auch den Traurigen und Melancholischen manchmal die Sonne voll ins Gesicht scheint" (von Crailsheim 1980).

Bleibende Lasten

„Wer vermöchte völlig zu schweigen, sich so verlassen zu fühlen, dass jedes seiner Worte im Wind verweht? Sprechen erlöst, bricht Dämme und Hemmungen, beruhigt, erleichtert, beschenkt, trifft Entscheidungen, hilft, das Rechte zu tun, Schmerzen zu lindern, Freundschaft und Freude zu bringen, sich aus der Vereinsamung zu lösen, Brücken zwischen Welt und Menschen zu schlagen […] Sie bescheiden sich mit einem Minimum an Worten. Aber das Ungesagte ihres langen Lebens bedrückt sie, das nie Ausgesprochene, ewig Verschwiegene, das auch jetzt, zuletzt, niemand mehr anhören will, das sie mit ins Grab nehmen müssen" […] (von Crailsheim 1980).

Trauer

„Mein Schicksal war, meine ganze Familie zu überleben. Einer nach dem anderen verließ mich. Nun lebe ich allein in einer kleinen Wohnung, die nur noch Kulisse ist. In ihr spielt sich mein armes, verborgenes Leben am Rande der Welt ab. Herr, entbinde mich. Mein Dasein ist gering geworden, meine Möglichkeiten beschränkt, meine Existenz belanglos. Herr, entbinde mich" (von Crailsheim 1980).

Am Ende

„Ich lebe in meiner letzten Lebenszeit. Ich erlebe es als Würdigung meiner Person, dass ich noch hier bin auf dieser Erde, ein einmaliger Gedanke der Schöpferkraft, ‚Karin'. Gott kennt mich durch und durch. Er bietet mir noch immer an zu wachsen, zu reifen, auszureifen zu dem hin, wozu ich angelegt bin in dieser Welt. Ich bitte ihn, dass mir dieses starke Gefühl, gewürdigt zu werden, bis an mein Ende erhalten bleibt, und dass ich die Angebote zu wachsen erkenne" (80-jährige Frau, früher Krankengymnastin und lange Hausfrau, vor acht Jahren an Parkinson erkrankt).

Altern als sozialer Veränderungsprozess

Frühes Alter (60 – 69 Jahre)

Ende der Berufstätigkeit

Bis zum Beginn der Industrialisierung gab es keinen Ruhestand im heutigen Sinne. Es wurde gearbeitet, so lange es möglich war, anschließend wurde der alte Mensch in der Familie versorgt. Durch die Industrialisierung kam es zu einer Trennung von Familie und Arbeitsplatz. 1923 wurde die Berentungsaltersgrenze auf das 65. Lebensjahr festgelegt, angesichts einer gestiegenen Lebenserwartung und leerer Rentenkassen aber in jüngster Vergangenheit wieder hochgestuft.

Persönlicher Aspekt des Ruhestandes

Der Eintritt in den Ruhestand wird von Mensch zu Mensch ganz unterschiedlich erlebt. Für viele ein lang ersehnter Tag, für andere ein Albtraum. Generell kann man sagen: Je größer das Engagement und die Freude an dem Beruf waren, um so mehr ist er Teil der Identität eines Menschen geworden. Mit der Aufgabe des Berufs wird befürchtet, einen Teil dieser Identität zu verlieren. Leichter fällt die Berufsaufgabe bei:

- geringer Verbundenheit mit der Arbeit und dem Betrieb,
- geringem beruflichen Engagement und belastendem Betriebklima, körperlich anstrengender Arbeit und körperlicher Beschwerden,
- tragfähigen sozialen Beziehungen und sozialen Kontakten außerhalb des Berufs,
- einer Vielfalt von Hobbys und außerberuflichen Interessen.

Oft finden Menschen in diesem Lebensabschnitt eine neue Aufgabe in der kommunalen oder kirchlichen Gemeinde, übernehmen Ämter in Vereinen, die bald wieder viel Zeit ausfüllen und neue Funktionen und Rollen zur Verfügung stellen oder beginnen Freundschaften aufzufrischen und zu pflegen (**Abb. 2.8**).

Soziologischer Aspekt des Ruhestandes

Die Beendigung des Berufslebens ist, wie sich in unserer Gesellschaft an dem sinkenden Einkommen zeigt, mit einem Statusverlust verbunden und wirft die Frage nach dem Selbstwert auf, die in der Gestaltung der neu gewonnen Zeit beantwortet werden kann. Aus soziologischer Sicht bedeutet der Eintritt in den Ruhestand:

- **Funktionsverlust:** Berufliche Aufgaben entfallen, das kann zu Beeinträchtigungen des Selbstwertgefühls führen.
- **Finanzielle Veränderungen:** Bei der Berentung entsteht i.d.R. ein Einkommensverlust.
- **Veränderungen der Paarbeziehung bzw. des familiären Systems:** Aufgaben im Haushalt und die gemeinsame Zeit müssen überdacht und meist neu gestaltet werden.
- **Kontaktverluste:** Kontakte zu Arbeitskollegen werden weniger.
- **Status- und Prestigeverlust:** Mit der Berentung sinkt häufig das gesellschaftliche Ansehen einer Person.
- **Veränderung der Tagesstruktur:** Entgegen der Annahme, dass im Ruhestand viel Zeit zur Verfügung steht, äußern viele Rentner das Gegenteil. Tatsächlich fällt die durch Arbeit bestimmte Zeit (Determinationszeit) weg. Trotzdem bleibt die Freizeit (Dispositionszeit) bei den meisten Rentnern annähernd gleich wie im mittleren Lebensalter. Eine Erklärung liegt im Anstieg der Obligationszeit, der Zeit für „Pflichten" wie Einkaufen, Haushalt, Behördengänge oder Arztbesuche (**Abb. 2.9**).

Produktivität im Alter

Wenn mit dem Eintritt in den Ruhestand auch das Ende der Produktivität verbunden wird, erscheint das Thema Produktivität im Alter ein Widerspruch zu sein. Obwohl ältere Menschen auch etwas herstellen können, liegt der Schwerpunkt im Alter auf der psychologischen Produktivität (**Abb. 2.10**):

- Erfahrungen weitergeben,
- Ratschläge anbieten,
- Probleme durch Erfahrung lösen,
- geistige Produkte herstellen, z.B. Bücher, Zeitungsartikel, Briefe schreiben,
- über die Vergangenheit berichten, Geschichten erzählen, Zeitzeuge sein,
- Lernmodell für die jüngere Generation sein.

Informationen über die Vergangenheit weiterzugeben ist eine Aufgabe älterer Menschen. Sie haben sowohl die geschichtlichen Ereignisse erlebt, als auch Zeit genug gehabt, darüber nachzudenken. Gerade die Emotionalität des selbst Erlebten beeindruckt die jüngere Generation weit mehr als manche im Geschichtsunterricht vermittelte Fakten.

Weitere produktive Tätigkeitsformen sind:

- einen eigenen Haushalt führen (**Abb. 2.11**),
- sich ehrenamtlich engagieren,
- Kinder betreuen (meistens die Enkel),
- Angehörige oder Bekannte pflegen,
- Hausmeister-, Gärtner-, Botentätigkeiten u.a.

Aufgabe der gesellschaftlichen Umwelt ist es, ihr Bild vom alten Menschen zu verändern, Gebrechlichkeit und Pflegebedürftigkeit ist nicht mehr gleichzusetzen mit Nutzlosigkeit und fehlender Produktivität. Es gilt, mit geeigneter Unterstützung und Pflege, trotz der gesundheitlichen Einbußen, die psychologische Produktivität zu erhalten, abzurufen und zu nutzen:

B Frau und Herr Altmeister sind 78 Jahre alt. Ihre Enkelin hat sie gebeten, vor der Schulklasse aus ihrem Leben zu erzählen, besonders von den Ereignis-

M *Der Eintritt in den Ruhestand ist für viele ein ersehnter Tag, für andere ein Albtraum – ganz abhängig davon, wie engagiert und mit wie viel Freude sie ihren Beruf ausgeübt haben.*

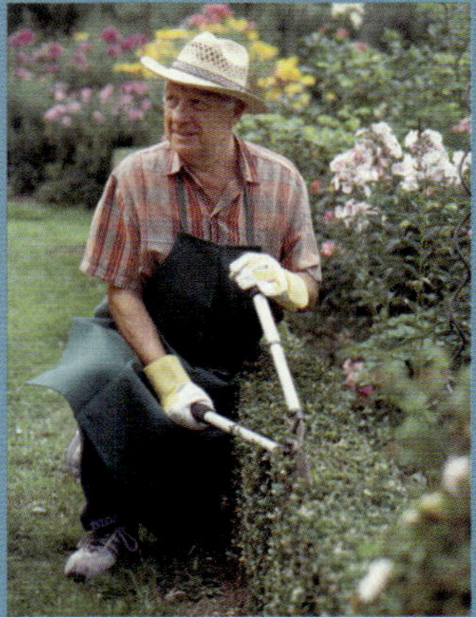

Abb. 2.8 Ruhestand kann als Entlastung erlebt werden, als Chance einen neuen Lebensabschnitt neu zu gestalten.

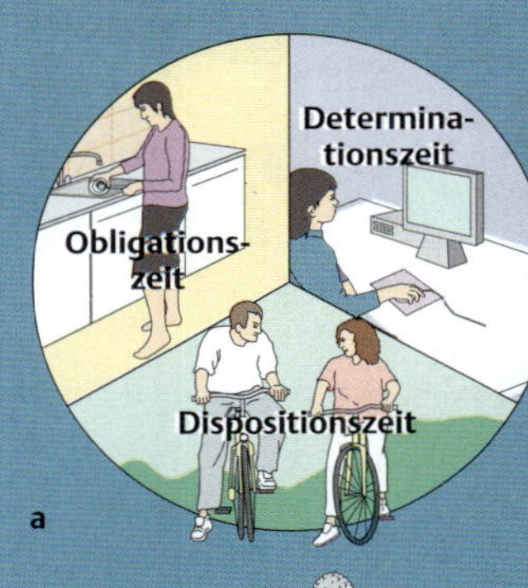

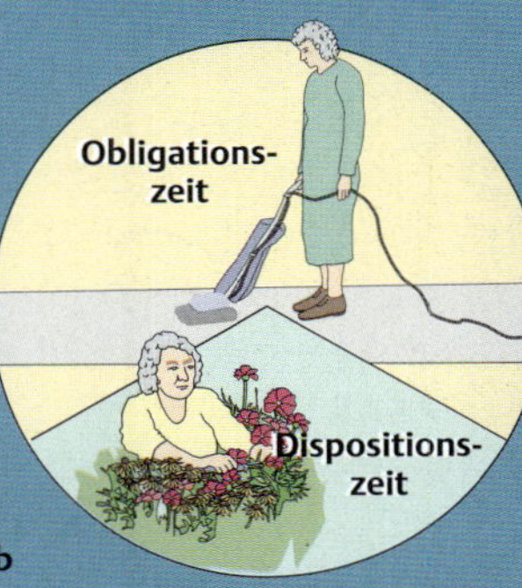

Abb. 2.9 **a** Tagesstruktur während der Berufstätigkeit, **b** Tagesstruktur im Ruhestand.

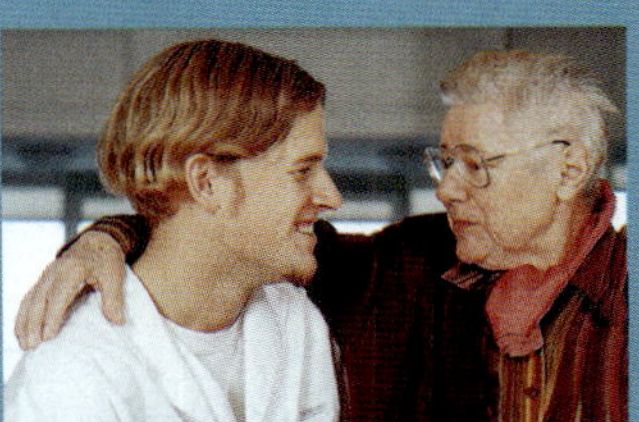

Abb. 2.10 Das Erfahrungswissen steigt bis ins hohe Alter an. Ältere Menschen können psychologisch produktiv sein, z. B. beim Anbieten von Rat.

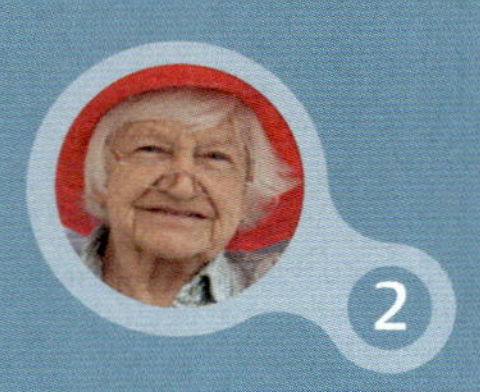

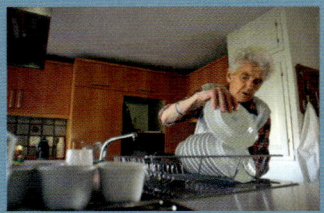

Abb. 2.11 Produktive Tätigkeit besteht im Alter auch in der Führung des Haushalts.

D **Psychologische Produktivität** *(trotz Einschränkungen der Sinnesfunktionen und kognitiver Leistungen) dient als Modell für junge Menschen, die daran das Altern lernen können. Neuere generationenübergreifende Wohnprojekte knüpfen hier an.*

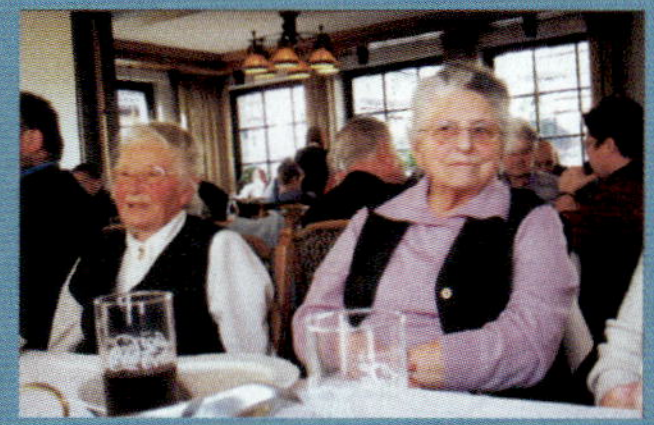

Abb. 2.12 Familienfeste sind eine Gelegenheit, auch im Alter familiäre und freundschaftliche Beziehungen zu pflegen.

D **Akkommodation** *und* **Assimilation** *sind Strategien, um mit einschränkenden Veränderungen der eigenen Person oder der Lebensbedingungen zurechtzukommen.*

M *Der Spannungszustand zum anderen Geschlecht besteht während des ganzen Lebens. Im Alter noch einmal zu lieben ist nicht lächerlich oder beschämend. Eine Partnerschaft kann bis ins hohe Alter erfüllend und beglückend sein.*

Informieren Sie sich ausführlich zu körperlichen Veränderungen im Alter auf S. 4.

sen der Jahre 1935 bis 1950. Herr Altmeister kann sich noch gut an die politische Situation und an die Zeit als junger Soldat erinnern. Frau Altmeister erzählt von den Nöten der Kriegsjahre, aber auch von dem Einsatz als Trümmerfrau, dem Willen zum Wiederaufbau und von den Jahren des Wirtschaftswunders. Die Schulklasse war so begeistert von diesen „Unterrichtsstunden", dass sie zu einer festen Einrichtung an der Schule wurden. Herr und Frau Altmeister kommen ihrer neuen Aufgabe mit Eifer und großer Verantwortung nach.

Mittleres und hohes Alter (ab 70. bzw. 80. Lebensjahr)

Entwicklungsaufgaben

Auch im mittleren und hohen Alter stehen Entwicklungsaufgaben an:

- körperliche Veränderungen wahrnehmen und akzeptieren,
- Kenntnisse über den Umgang mit körperlichen Leistungseinbußen erwerben,
- Gesundheit schützen und erhalten,
- kognitive Leistungsfähigkeit erhalten und trainieren,
- strukturierten Tagesablauf einhalten,
- familiäre und freundschaftliche Beziehungen aufrechthalten (**Abb. 2.12**),
- ideelle und materielle Werte an die nächste Generation weitergeben,
- Themen wie Tod und Sterben zulassen,
- Lebensbilanz ziehen,
- entsprechende Maßnahmen der eigenen Anpassung an die Umwelt (Akkommodation) ergreifen oder Angleichung der Umwelt an die reduzierten Kräfte (Assimilation) organisieren.

Akkommodation und Assimilation

Im Falle der Akkommodation bewältigt der Mensch Schwierigkeiten, indem er seine Ansprüche zurücknimmt, andere, erreichbare Ziele wählt, also die Lösung durch Veränderungen an sich selbst herbeiführt. Er passt sich der Umwelt an. Durch Assimilation werden Probleme bewältigt, indem die Umwelt verändert wird. Es werden Bedingungen geschaffen, die Schwierigkeiten in einem erträglichen Rahmen halten.

B Herr Maier ist nach einer Unterschenkelamputation auf den Rollstuhl angewiesen. Zuvor hat er gerne und oft in seinem Garten gearbeitet. Das ist nun nicht mehr möglich. Herr Maier schaut sich dafür nun Bücher und Fernsehsendungen über Pflanzen an. Auch das macht ihm Freude. Um selbstständig zum Briefkasten zu gelangen, lässt er eine Rampe an den Hauseingang bauen.

Biopsychosoziale Veränderungen

Biopsychosoziale Veränderungen werden eingeteilt in:

- körperliche Veränderungen,
- soziale Veränderungen,
- psychische Veränderungen.

Körperliche Veränderungen

Für das subjektive Erleben des Älterwerdens wird fast immer der Zeitpunkt der ersten körperlichen Einschränkungen angegeben. Der Körper signalisiert beim Übergang in das Alter, dass der Mensch in eine neue Ordnung eintritt, und fordert zum Nachdenken über das eigene Altern auf.

Sinnesorgane. Mit zunehmendem Alter kommt es häufig zu Seh- und Hörbeeinträchtigungen. Die Einschränkung der Sehfähigkeit wird normalerweise problemlos durch das Tragen einer Brille korrigiert. Schwerhörigkeit aber bringt Gefühle der Abhängigkeit von anderen und vielleicht des Misstrauens mit sich. Der Betroffene leugnet seine Beeinträchtigung oft und er beginnt sich zurückzuziehen.

Herz-Kreislauf-System. Das Risiko für Herzinsuffizienz, Bluthochdruck und Arteriosklerose steigt an. Dies zwingt meist zu einer Veränderung des bisherigen Lebensstils.

Bewegungsapparat. Hier treten vor allem an den Gelenken Abnutzungserscheinungen auf. Arthrose und Osteoporose mit der Folge von Knochenbrüchen sind bekannte Altersleiden. Das Nachlassen der Muskelkraft führt zu Ermüdbarkeit; die Bewegungen werden vorsichtiger und langsamer; man ist nicht mehr so kräftig, wendig und elastisch.

Zentrales Nervensystem. Die Arteriosklerose der Hirngefäße kann ebenso wie hirnorganische Veränderungen der Alzheimer-Demenz zu einem Abbau von kognitiven Fähigkeiten z. B. in Form von Merkfähigkeits-, Konzentrations- und Wortfindungsstörungen führen.

Reaktionsgeschwindigkeit. Ein Nachlassen der Reaktionsgeschwindigkeit geschieht vor allem durch Einschränkungen der Sinnesorgane und des Bewegungsapparates, aber auch aufgrund zentralnervöser Veränderungen.

Sexualität. Ältere Menschen, die in einer befriedigenden Partnerbeziehung leben, können bis ins Alter hinein sexuell aktiv sein. Sexuelles Interesse und Aktivität hängen mit einer Reihe von Faktoren zusammen, die keineswegs nur den körperlichen Bereich betreffen. Die angeblich körperlich bedingte Abnahme des sexuellen Verlangens (z. B. mit der Menopause) ist nicht nachzuweisen.

Emotionale Zärtlichkeit und Nähe gelten auch im Alter als Ausdruck von Übereinstimmung und Zufriedenheit in der Partnerbeziehung. Die weibliche oder männliche Anlage besteht ein Leben lang und geht auch im Alter nicht verloren, ebenso wenig wie die im Verlauf der Sozialisation erlernte Geschlechtsrolle (**Abb. 2.13**).

Soziale Veränderungen

Bis ins Alter steht der Mensch in sozialen Beziehungen (**Abb. 2.14**). Noch vor hundert Jahren war ein 80-jähriger Mensch eindeutig alt, gebrechlich, verwitwet und in finanziell eher schlechten Verhältnissen lebend und hatte wenig soziale Kontakte. Heute gestalten sich die Lebenssituationen bezüglich der Kontakte höchst unterschiedlich: Der eine Mensch lebt in seiner Partnerschaft und hat viele Angehörige, der andere ist allein. Ausschlaggebend dafür können folgende Faktoren sein:

- bisherige Teilnahme am sozialen Leben in der Familie, im Bekanntenkreis oder in der kommunalen oder kirchlichen Gemeinde,
- Verfügbarkeit von Rollen oder Aufgaben,
- Bewegungsradius: Besteht die Fähigkeit mit Auto oder öffentlichen Verkehrsmitteln bestimmte Ziele zu erreichen oder ist nicht einmal das Verlassen von Wohnung oder Bett möglich?
- Kommunikationsmöglichkeiten und -fähigkeiten (Internet usw.),
- finanzielle Situation,
- sozialer Status,
- Abhängigkeit von anderen Menschen, z. B. durch Pflegebedürftigkeit.

Aktuelle Tendenzen zeigen, dass bei steigender Anzahl hochaltriger Sozialhilfeempfänger (vor allem Frauen) gleichzeitig mehr alte Menschen finanziell unabhängig, wenn nicht gar vermögend sind. Neben einem starken Anstieg an pflegebedürftigen älteren Personen steigt auch die Zahl der gesunden, reisefreudigen älteren Menschen.

Psychische Veränderungen

Emotionalität. Während viele Menschen im höheren Lebensalter eine gewisse Gelassenheit entwickeln, kommt es auch häufig zu einer verstärkten affektiven Labilität mit Weinen, Reizbarkeit oder Zornesausbrüchen; Verhaltensweisen, die man sich früher nicht erlaubte. Depressive Verstimmungen und Depressionen nehmen im Alter zu. In diesem Zusammenhang ist auch auf die erhöhte Suizidrate in dieser Altersgruppe hinzuweisen (S. 879).

Persönlichkeit. Persönliche Eigenheiten können mit dem Alter abflachen oder verstärkt hervortreten. So wird manch strenger Vater als Opa sanfter, Sparsamkeit kann sich im Alter zu Geiz entwickeln. Die Fähigkeit, auf körperliche, psychische und soziale Einflüsse angemessen zu reagieren, nimmt bei manchen älteren Menschen ab. So kann es zu einer anhaltenden Trauerreaktion kommen, wenn der Verlust eines Menschen, eines Gegenstandes oder der Tod eines Tieres zu beklagen ist.

Lebenszufriedenheit und subjektives Wohlbefinden

Die Lebenszufriedenheit bleibt trotz zunehmender gesundheitlicher Probleme über viele Jahre des hohen Alters unverändert gut (**Abb. 2.15**). Wie ist das möglich? Hierzu werden vor allem zwei Strategien eingesetzt:

1. Absenken des Anspruchsniveaus,
2. Änderung der Vergleichsgruppe.

Absenken des Anspruchsniveaus. „Ich muss nicht unbedingt in 15 Minuten meinen Einkauf erledigen, sondern kann mir mehr Zeit lassen." „Ich muss nicht täglich mit meinen Enkeln die Hausaufgaben machen, es genügt, wenn ich das zweimal in der Woche übernehme."

Änderung der Vergleichsgruppe. „Mein Freund Max kann noch seinen Haushalt alleine führen. Ich schaffe es nicht mehr. Ferdinand und Walter können es schon seit Jahren nicht mehr. Da bin ich noch besser dran als sie, ich brauche nur etwas Hilfe, sie leben im Heim."

Heimeintritt

In Deutschland leben derzeit etwa 749000 Menschen in ca. 9105 stationären Einrichtungen der Altenhilfe (BMFSFJ 2005). Die Anzahl steigt erheblich, betrachtet man die höheren Altersgruppen (**Tab. 2.1**).

Der Einzug in ein Heim findet in immer höherem Lebensalter statt. Die durchschnittliche Verweildauer im Heim hingegen ist auf 41 Monate gesunken. Bezüglich der Lebensdauer älterer Menschen in stationären Altenhilfeeinrichtungen zeigt sich, dass etwa:

- 22% innerhalb der ersten 6 Monate nach dem Heimeinzug verstarben,
- 7% zwischen 7 und 12 Monaten im Heim lebten,
- 16% zwischen 5 und 10 Jahren im Heim lebten,
- 7% für 10 und mehr Jahre im Heim lebten (BMFSFJ 2005).

Tab. 2.1 **Prozentualer Anteil der Bewohner stationärer Altenhilfeeinrichtungen nach Alter (BMFSFJ 2005)**

Altersgruppe	*Anteil der Bewohner stationärer Altenhilfeeinrichtungen*
60 – 70 Jahre	7%
70 – 75 Jahre	7%
75 – 80 Jahre	13%
80 – 85 Jahre	23%
85 – 90 Jahre	20%
> 90 Jahre	25%

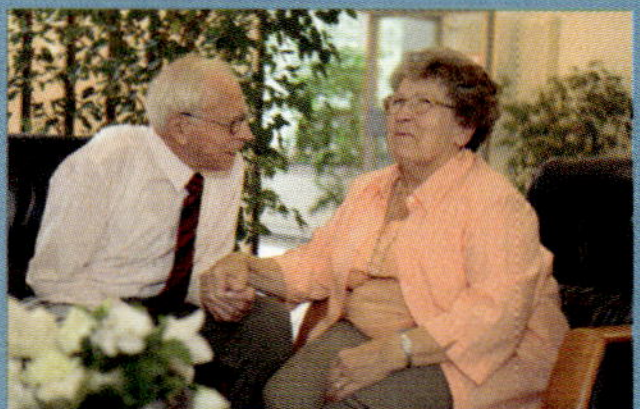

Abb. 2.13 Diese Dame drückt durch Schmuck, Kleidung und Frisur aus, dass sie sich auch noch im hohen Alter als Frau erlebt.

Altenpflege-personal
Nachbarin
Verwandte
Pfarrer
Kinder
Ehepartner
Arzt

Abb. 2.14 Der alte Mensch und mögliche soziale Beziehungen.

M *Die Vorstellung von den älteren Menschen als Problemgruppe muss heute revidiert werden. Eine Vielzahl aktiver und vitaler Älterer pflegen soziale Kontakte oder ehrenamtliches und soziales Engagement weiter.*

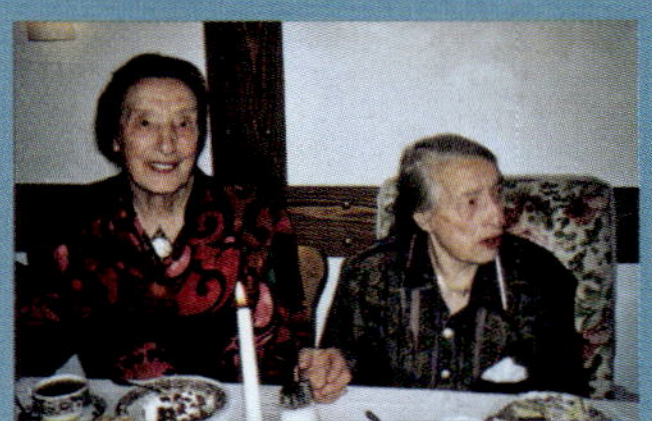

Abb. 2.15 Lebenszufriedenheit bleibt oft bis ins hohe Alter gut wie bei diesen neunzigjährigen Zwillingsschwestern.

M *Alte Menschen leisten meist bis zum 75. Lebensjahr mehr Unterstützung als sie erhalten. Ab dem 85. Lebensjahr brauchen sie mehr Hilfe als sie geben. Auch bei gesunden älteren Menschen lassen die Körperkräfte ab diesem Zeitpunkt deutlich nach.*

M *Der Mensch ist fähig, ein einmal erreichtes Selbstverständnis zu schützen und aufrechtzuhalten. Er sorgt damit für ein stabiles subjektives Wohlbefinden und kann wahrhaftig sagen: „Mir geht es gut".*

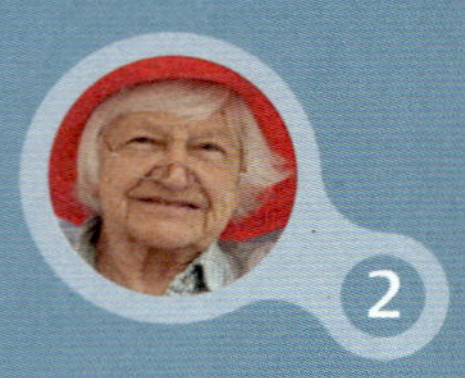

M Der Wechsel von der häuslichen Umgebung in ein Pflegeheim ist ein gravierender Lebenseinschnitt, fast immer begleitet von Trauer und Angst. Die eher wenigen Fälle frühzeitiger, freiwilliger Entscheidung in ein attraktives Haus für ältere Menschen einzuziehen, bleiben die Ausnahme.

Die Zeit, in der ein älterer Mensch auf einen Heimplatz wartet, ist eine belastende Situation. Der „letzte Umzug im Leben" gilt als endgültig und macht Angst. In dieser Zeit besteht für manchen Betroffenen erhöhte Suizidgefahr.

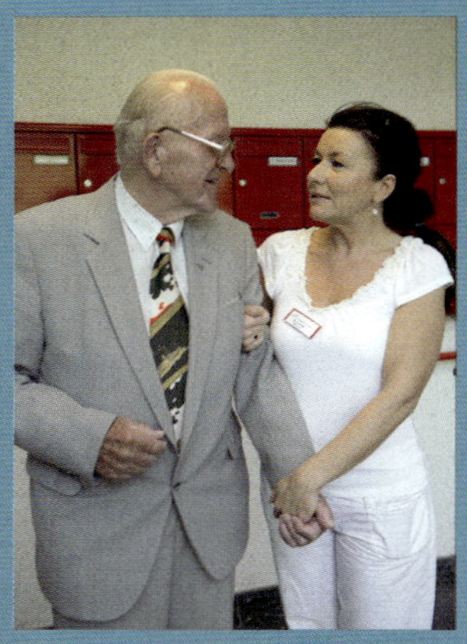

Abb. 2.16 Das Gefühl, im Heim Hilfe in der Nähe zu haben, kann manche Angst verringern.

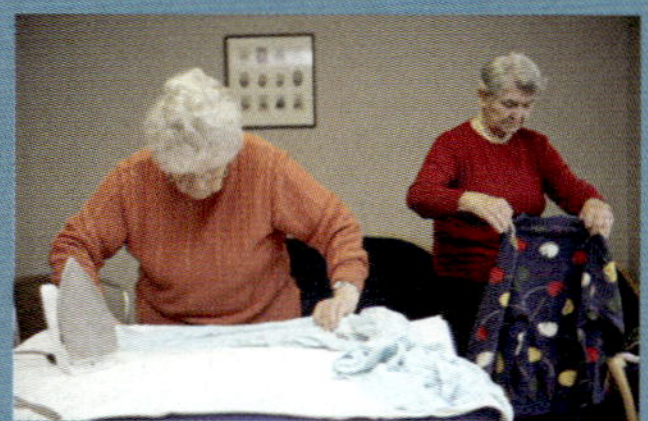

Abb. 2.17 Viele Menschen fühlen sich auch im Heim nützlich, wenn sie Aufgaben übernehmen.

M Viele Bewohner erleben die im Heim angebotenen Aktivitäten als Bereicherung. Mit dem Heimeintritt kann sich auch die familiäre Situation entspannen; Angehörige werden entlastet, und der Bewohner erlebt sich nicht mehr so sehr als Belastung.

Gründe für den Heimeintritt. So liegen für die Entscheidung eines Heimeintritts i.d.R. gravierende Gründe vor:
- körperliche Krankheit, z.T. verbunden mit räumlichen Gegebenheiten,
- Unfähigkeit, sich selbst versorgen zu können,
- fehlende Sicherheit verbunden mit dem Fehlen von Angehörigen, die Versorgung, Pflege und Sicherheit gewährleisten können oder wollen,
- Einsamkeit, z.B. nach Tod des Partners.

Verluste beim Heimeintritt. Der Heimeintritt wird vor allem deshalb als belastend erlebt, weil er mit vielen Verlusten einhergeht:
- Das eigene Zuhause muss aufgegeben werden.
- Möbel und Eigentum müssen zurückgelassen werden und damit verbunden zunächst auch das Gefühl von Heimat, Sicherheit und Wohlbefinden.
- Soziale Kontakte verändern sich: Nachbarn, Freunde, Bekannte entfernen sich mit dem Einzug ins Heim, auch kurze Alltagsgespräche mit dem Lebensmittelhändler, dem Postboten, der Bäckersfrau entfallen.
- Lebensgewohnheiten müssen aufgegeben werden: Eine Anpassung an Heimregeln und vorgegebene Tagesstrukturen wird verlangt. Es kann nicht mehr frei gewählt werden, was und wann man essen will. Besuchszeiten sollten eingehalten werden, ebenso Schlafenszeiten. Hobbys und gewohnte Möglichkeiten der Tagesgestaltung sind oft nicht mehr möglich.
- Aufgaben und Funktionen entfallen: Vor allem Frauen befürchten, zur Untätigkeit verurteilt zu werden, was z.B. die tägliche Haushaltsführung betrifft.
- Intimsphäre geht verloren: Das Leben im Doppelzimmer mit einem fremden Menschen, die Verrichtung pflegerischer Tätigkeiten durch das Pflegepersonal und die ständige Angst, jemand könne das Zimmer betreten, stellen erhebliche Eingriffe in die gewohnte Privatsphäre eines Menschen dar.
- Finanzielle Verluste müssen hingenommen werden: Durch die anfallenden Heimkosten sinken die finanziellen Möglichkeiten.

Die ersten Wochen und Monate im Pflegeheim

Meistens in sehr hohem Alter und bei schwindenden Kräften erfordert der oft plötzliche und wenig vorbereitete Übergang ins Pflegeheim alle verfügbaren Ressourcen und führt nicht selten zu einem vorübergehenden Zusammenbruch der Kräfte des Bewohners.

So werden, bedingt durch diese Verlusterfahrungen, in den ersten Wochen oder Monaten nach dem Heimeinzug immer wieder verschiedene Verhaltensweisen und Reaktionen beobachtet.

Verhaltensweisen und Reaktionen

Auf den meist überraschenden Eintritt in ein Pflegeheim reagieren Bewohner auf unterschiedliche Weise:
- bei fast einem Drittel der neuen Bewohner treten verstärkt Verwirrtheitszustände auf,
- etwa ein Viertel reagiert mit schweren depressiven Verstimmungen,
- manche Bewohner weigern sich, sich einzuleben, reagieren aggressiv, laufen weg oder reagieren mit psychosomatischen Beschwerden,
- andere freuen sich über die Erleichterungen, die ein Leben im Pflegeheim ihnen bringt und leben sich sehr schnell ein.

Hier wird deutlich, wie wichtig die Gestaltung des Heimeinzugs und die Begleitung des Bewohners in den ersten Tagen und Wochen ist.

Das Heim als neues Zuhause

So negativ der Heimeintritt oft erlebt wird, er kann auch eine Verbesserung der Lebenssituation des alten Menschen darstellen. Die persönliche Sicherheit wird erhöht, das Gefühl, Hilfe in der Nähe zu haben, kann manche Angst reduzieren (**Abb. 2.16**). Eine Entlastung von alltäglichen Verpflichtungen kann positiv erlebt werden. Auch die Chance, Kontakte zu anderen aufzunehmen, kann für einsame Menschen hilfreich sein.

Einige Heimbewohner können sich gebraucht und nützlich fühlen, wenn sie Aufgaben übernehmen können (**Abb. 2.17**). Dies kann eine Tätigkeit im Heimbeirat sein, aber auch die Unterstützung anderer hilfebedürftiger Mitbewohner bei alltäglichen Verrichtungen.

Psychohygiene des Alterns

Wie das Altern ein mehrdimensionales Geschehen ist, so umfasst die Vorbereitung auf das Alter auch mehrere Bereiche. Sie beginnt i.d.R. schon viele Jahre vor dem Erreichen des Ruhestandes mit:
- finanziellen Vorbereitungen,
- gesundheitlichen Vorbereitungen wie richtige Ernährung, regelmäßige Bewegung in frischer Luft und angemessenem Training,
- psychologischer Vorbereitung wie Selbstbestimmung, Identitätsfindung, Selbstpflege, Verantwortungsübernahme für das eigene Leben, also mit der Entwicklung der Persönlichkeit,
- Aufbau und Pflege von Beziehungen zu jüngeren und älteren Menschen,
- dem Bemühen, einen Lebenssinn zu finden.

Auch Erfahrungen wie Erfolge und Misserfolge, Gesundheit und Krankheit, Freude und Leid, Leistung und Versagen, Freiheit und Begrenztheit sind als Ganzes, nämlich als das Leben zu sehen. Besteht diese Sichtweise, kommt das Altwerden nicht als gänzlich neue Lebensform hinzu, sondern gehört zu den Erfahrungen des Lebens.

Demografische Entwicklungen in Deutschland

Die westlichen Industriegesellschaften verändern sich zurzeit tiefgreifend. Die Soziologie liefert dafür Zahlenmaterial und Erklärungen als Grundlage. Ein wichtiges Arbeitsinstrument in der Soziologie ist die Bevölkerungsstatistik.

Lebenserwartung

Zu Beginn des 19. Jahrhunderts starben 50 % der Neugeborenen als Säuglinge oder Kinder, und auch Erwachsene starben an Krankheiten, die heute nicht mehr oder meist nicht mehr zum Tod führen. Die Erfolge der Medizin haben die Säuglingssterblichkeit erheblich verringert. Seuchen gehören der Vergangenheit an und viele Krankheiten haben ihre Schrecken verloren, sodass insgesamt die Lebenserwartung erheblich gestiegen ist.

Während die durchschnittliche Lebenserwartung eines Neugeborenen um 1800 bei etwa 35 Jahren und 1900 bei etwa 45 Jahren lag, hat heute ein neugeborener Junge in Deutschland eine Lebenserwartung von 77,2 Jahren, ein neugeborenes Mädchen von 82,4 Jahren. Hat ein Mann seinen 70. Geburtstag erreicht, so beträgt seine mittlere Lebenserwartung noch weitere 13,5 Jahre, eine 70-jährige Frau hat im Durchschnitt noch 16,2 Jahre vor sich. Ein 90-jähriger Mann hat eine mittlere Lebenserwartung von 3,8, eine 90-jährige Frau von 4,1 Jahren.

Geburtenrückgang

Etwa seit 1970 nehmen viele Frauen die Antibabypille und auch andere Mittel zur Verhütung werden stärker genutzt. Der Geburtenrückgang wirkt sich mittelbar auf die folgende Generation aus: Es leben 20 Jahre später weniger junge Erwachsene, die als Eltern in Frage kommen – mit dem Effekt, dass die Geburten weiter dramatisch zurückgehen (Birg 2001).

Alterspyramide

Die Bevölkerungsentwicklung Deutschlands der Jahre 1950, 2008 und 2050 wird in **Abb. 2.18** grafisch dargestellt.

Bevölkerung 2008

Im Altersaufbau lässt sich erkennen, dass es viele über 90-Jährige gibt und immer mehr Menschen ihren 100. Geburtstag erleben, besonders unter den Frauen. Wegen des 2. Weltkriegs leben deutlich weniger Männer als Frauen zwischen 70 und 90 Jahren. Bei den 65-Jährigen sieht man einen scharfen Einschnitt, dies sind die um 1945 Geborenen: Kriegsende und Nachkriegsnot bewirkten einen Geburtenrückgang.

Drei Zacken weisen auf geburtenstarke Jahrgänge hin: In der Zwischenkriegszeit, zwischen 1922

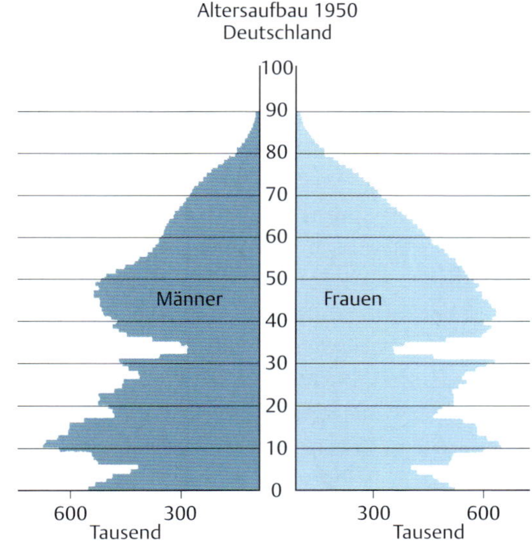

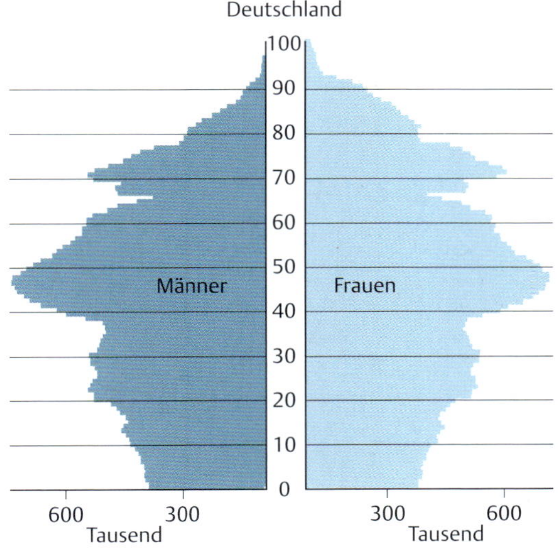

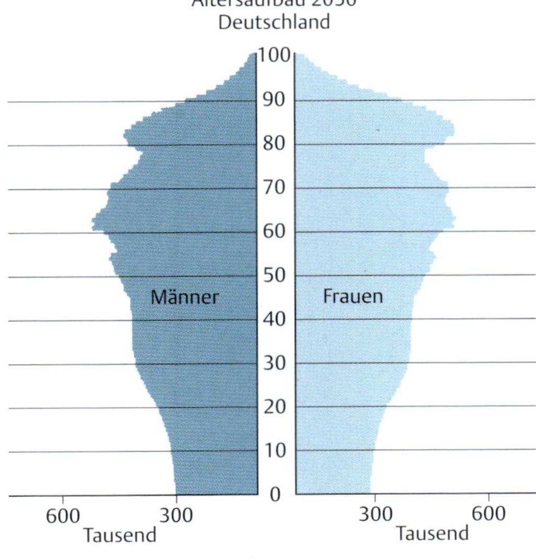

Abb. 2.18 Bevölkerungsentwicklung Deutschlands der Jahre 1950, 2008 und 2050.

D *Die **Soziologie** ist die Wissenschaft, die sich mit dem Aufbau und der Entwicklung der Gesellschaft beschäftigt.*

D ***Lebenserwartung** bezeichnet die durchschnittliche Lebensdauer, die eine Person zu erwarten hat. Sie wird aus Sterbetafeln errechnet, und zwar für jedes Lebensalter und für die Geschlechter getrennt, und gilt nur für den Kulturkreis, in dem sie errechnet wurde, denn sie hängt u. a. von den Lebensumständen wie Ernährung und ärztlicher Versorgung ab.*

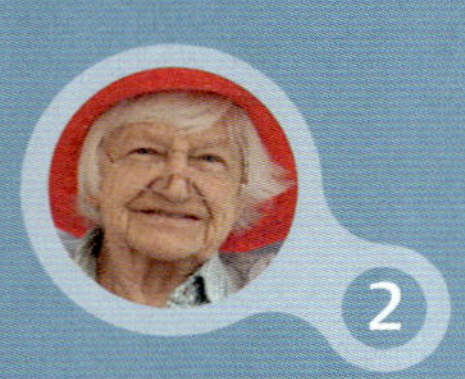

M *Auf 100 Personen zwischen 20 und 65 kamen im Jahr 2000 etwa 60 Personen unter 20 und ab 65 aufwärts; im Jahr 2030 wird mit etwa 70 gerechnet (Engstler 2003).*

und 1930, wurden viele Kinder geboren, von denen allerdings wenige Männer den Zweiten Weltkrieg überlebten. Der zweite Zacken befindet sich bei den 67- bis 74-Jährigen. Sie spiegelt die Förderung der Mutterschaft in der Nazizeit wider, wo Frauen mit vier und mehr Kindern mit dem Mutterkreuz geehrt wurden. Den dritten Zacken bilden die 40- bis 50-Jährigen, die etwa Mitte der 60er-Jahre geboren wurden, in der Zeit des „Wirtschaftswunders" und des „Babybooms".

An den Jahrgängen von 30 Jahren abwärts ist zweierlei ablesbar: 1. Ein drastischer Geburtenrückgang als Auswirkung der Familienplanung, der sog. „Pillenknick". 2. Die etwa gleich bleibende Zahl der lebenden Menschen von der Geburt bis zum Erwachsenenalter. Die Medizin bekämpft erfolgreich die Säuglings- und Kindersterblichkeit.

Ein weiterer Geburtenrückgang zeichnet sich bei den 0- bis 10-Jährigen ab: Es wirkt sich aus, dass nach dem „Pillenknick" weniger junger Erwachsene leben, die als Eltern infrage kommen. Zudem werden in den östlichen Bundesländern nach der deutschen Einheit weniger Kinder geboren.

Bevölkerung 2050

Für 2050 ergibt sich dagegen eine pilzähnliche Figur. Etwas vergröbert kann man sagen: „Die Pyramide steht Kopf". Die Spitze ragt noch weiter in die Höhe, verhältnismäßig viele Männer und Frauen leben bis in ihr zehntes Lebensjahrzehnt. Die „Babyboom-Jahrjänge" sind im Jahre 2050 80 bis 90 Jahre alt. Eine leichte Beule zeigt die Grafik bei den etwa 65-Jährigen: Sie sind die Kinder dieser geburtenstarke Jahrgänge der 60er-Jahre.

Die Auswirkungen des Geburtenrückgangs seit 1970 zeigen sich immer stärker. Auch wenn weiterhin jede Frau im Durchschnitt 1,4 Kinder bekommt, werden kontinuierlich weniger Kinder geboren, weil es immer weniger (mögliche) Eltern gibt.

Von besonderem Interesse ist dabei das Zahlenverhältnis zwischen zwei Gruppen:

- Abgenommen hat die Zahl derer, die im Erwerbsleben stehen und die Last der sozialen Sicherung sowie der praktischen Sorge tragen, der 20- bis 65-Jährigen.
- Zugenommen hat die Zahl derer, die praktisch und finanziell versorgt werden, der Generation unter 20 und die der über 65-Jährigen.

Strukturwandel in der älteren Bevölkerung

Mit den Zahlen ändert sich auch die Lebenssituation der Älteren. Die Soziologen heben einige Besonderheiten gegenüber früheren Generationen hervor wie Verjüngung und Langlebigkeit, die Feminisierung und die Singularisierung.

Verjüngung und Langlebigkeit

Jugendlichkeit ist der Maßstab geworden, an dem Jung und Alt sich orientieren. Die älter werdenden Menschen bedenken früher, was sie tun können, um möglichst lange jugendlich, frisch und leistungsfähig zu bleiben. Schon mit 40 beginnt bei vielen die Sorge, alt zu werden. Verstärkt wird dieser Trend durch den Arbeitsmarkt: Ab 45 gelten Frauen wie Männer in manchen Berufen schon als kaum vermittelbar. Auch die Ruheständler haben sich verjüngt: Die jungen Alten sind tatkräftig und unternehmend, sie melden sich zu Wort und vertreten sich selbst (**Abb. 2.19**). Gleichzeitig leben viele Menschen länger.

Feminisierung

Wie sich den Bevölkerungspyramiden entnehmen lässt, leben im höheren Alter deutlich mehr Frauen als Männer. Für die nächsten Jahrzehnte ist weiter damit zu rechnen, dass mehr Frauen sehr alt werden und im hohen Alter mehr oder weniger unter sich sind. Männer werden oft noch von ihren (auch schon alten) Frauen oder Partnerinnen gepflegt. Frauen dagegen müssen lange Zeit allein zurechtkommen. Wird eine Frau pflegebedürftig, ist sie oft bereits Witwe und auf fremde Hilfe angewiesen. Außerdem wird die Pflege der Eltern meist von den Töchtern oder von den Schwiegertöchtern übernommen, seltener von den Söhnen.

Singularisierung

Für das Jahr 2008 verzeichnete das Statistische Bundesamt bei der Altersgruppe ab 60 Jahren, dass 17% der Männer, jedoch 41% der Frauen allein lebten. Nach Altersgruppen unterteilt heißt dies: Bei der Gruppe der 60 bis 64-jährigen lebten 16% der Männer und 23% der Frauen allein. Die Quote der alleinlebenden Männer blieb in der Altersgruppe von 70 bis 74 Jahren relativ konstant bei 15%, währenddessen die Alleinlebendenquote der Frauen bereits auf 37% anstieg. Da Frauen eine durchschnittlich höhere Lebenserwartung als Männer haben, lag der Anteil der alleinlebenden Frauen in der Altersgruppe ab 85 Jahre mit 76% mehr als doppelt so hoch als der der Männer mit 35% (Abb. 2.20). Der Trend zu mehr Ein-Personen-Haushalten im Alter wirkt sich auch auf den Unterstützungsbedarf aus: Hilfe von außen muss organisiert werden, wo kleine alltägliche Hilfeleistungen nicht von den Familienangehörigen kommen (**Abb. 2.20**).

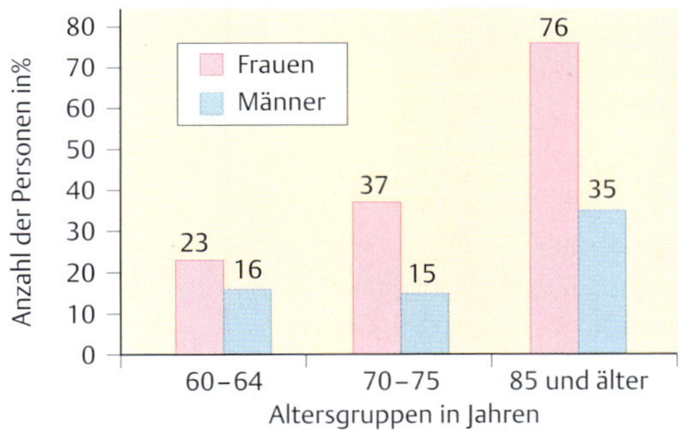

Abb. 2.20 In Ein-Personen-Haushalten lebende alte Menschen (Prozent der jeweiligen Altersgruppe) (nach Statistischem Bundesamt 1998).

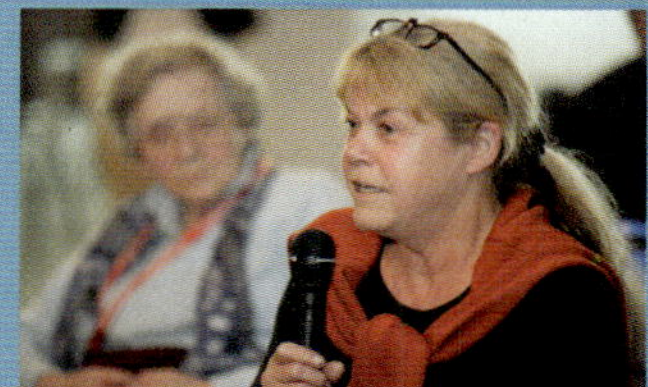

Abb. 2.19 Die jungen Alten sind tatkräftig und melden sich zu Wort (Bundesarbeitsgemeinschaft der Senioren-Organisationen, BAGSO).

M *1965 gratulierte der Bundespräsident 224 Frauen und 52 Männern zum 100. Geburtstag – 2003 waren es in Gesamtdeutschland 3380 Frauen und 503 Männer. 2008 waren es bereits 5172 Frauen und 742 Männer.*

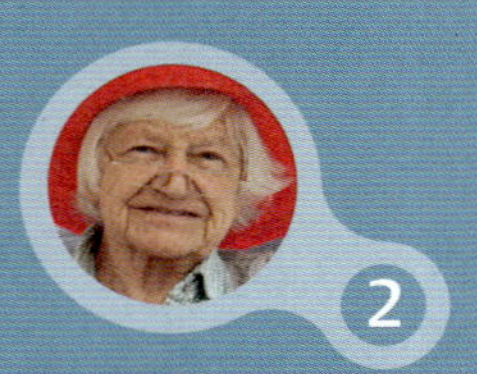

Bedeutung der demografischen Entwicklung

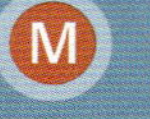

Als ***Generationenvertrag*** *werden die Beziehungen und gegenseitigen Verpflichtungen zwischen Alt und Jung bezeichnet. Es ist kein Vertrag im üblichen Sinne, sondern die Beschreibung der Zusammenhänge und Regelungen zwischen den Generationen.*

M *Beide* ***Elemente des Generationenvertrags*** *finden auf drei Ebenen statt:*
- *in den Familien,*
- *in den Nachbarschaften, dem Wohnumfeld,*
- *als öffentliche Verantwortung in Kommune und Staat (BMFSFJ 2002; BAGSO 2006).*

M *Altenpflegerinnen, die bei häuslichen Pflegediensten beschäftigt sind, werden in Zukunft verstärkt mit nachbarschaftlichen Unterstützungsnetzen zu kooperieren haben.*

Familienstruktur und Haushaltsform

Immer wieder neu muss die Frage gestellt werden, wie in einer Gesellschaft die Generationen miteinander umgehen und wie jede Generation eine sinnvolle Rolle spielen kann, sodass alle voneinander profitieren und in Frieden miteinander leben.

Generationenvertrag

Der Generationenvertrag umfasst:
- die Pflege und Sorge der Älteren für den Nachwuchs und Verantwortung dafür, dass ihre erwachsenen Kinder persönlich gesichert, möglichst glücklich und in einer funktionierenden Welt leben können,
- die Sorge der Jüngeren für die Alten – für ihr Auskommen, für ihre Zufriedenheit, für einen friedlichen Tod.

Familie als Netzwerk

Die Zusammensetzung und das Zusammenleben der Familien haben sich geändert. Die 5-Generationen-Familien nehmen zu. Da Menschen mittlerweile eine höhere Lebenserwartung als in früheren Jahrhunderten haben, haben heute viel mehr Kinder beide Großeltern bis in ihr Erwachsenenalter (Lauterbach 2002). In Deutschland leben allerdings nur noch wenige Großfamilien mit drei bis vier Generationen unter einem Dach. (Lehr 1998).

Hilfe und Pflege wird innerhalb der Familien geleistet, besonders von den Ehe- oder Lebenspartnern. Kinder können oft die intensive Pflege und Betreuung ihrer Eltern nicht leisten, da sie z. B. berufstätig sind, in einer anderen Stadt wohnen oder evtl. selbst schon der Pflege bedürfen. 45,5 % der Heimbewohner aus der Berliner Altersstudie sind 95 Jahre und älter – die noch lebenden Kinder benötigen möglicherweise selbst bereits Pflege. 55,4 % der Heimbewohner haben keine lebenden Kinder (Mayer u. Baltes 1996).

Neue Solidarität

Einfallsreichtum, Initiative und Mut zu neuen Wegen sind beim Umbau der Gesellschaft gefragt. Die Potenziale des Alters, die gegenseitige menschliche Hilfe sowie die ehrenamtliche Mitarbeit in gemeinnützigen Organisationen, die engagierte Menschen immer schon geleistet haben, werden wieder hoch geschätzt (Hummel 2004). Etwa jede dritte Frau und jeder dritte Mann im Alter zwischen 60 und 70 Jahren ist ehrenamtlich tätig.

Solidargemeinschaft Nachbarschaft

Die anstehenden Aufgaben werden in der Zukunft nur gelöst werden können, wenn wir uns wieder auf das Netz besinnen, das die Nachbarschaft bilden kann.

Solidargemeinschaft der Älteren

Seit Anfang der 90er-Jahre gibt es an vielen Orten Senioreninitiativen, die sich für Vorsorge im Alter, Selbsthilfe und gegenseitige Hilfen bei Alltagsproblemen einsetzen. In organisierten Gruppen wirken sie bewusst der Vereinsamung allein lebender alter Menschen entgegen, bieten Anregung und Hilfen für ein aktives Altern.

Gemeinschaftliches Wohnen. Das gemeinschaftliche Wohnen im Alter ist eine Form von selbstbestimmten, meist auch selbst organisierten Wohn- oder Hausgemeinschaften. Einzeln lebende alte Menschen oder Ehepaare tun sich zusammen, regen sich gegenseitig an und entlasten sich bei alltäglichen Aufgaben. Auch „Wahlfamilien“ aus Jung und Alt haben sich bewährt. Die Tatsache, dass man sich auf andere Menschen und ihre Lebensgewohnheiten einstellen muss, fordert die geistig-psychische Beweglichkeit und die Gesprächsfähigkeit.

Solidargemeinschaft der Generationen

Durch Öffentlichkeitsarbeit machen Senioreninitiativen die Bereitschaft der Älteren bekannt, sich für das gemeinsame Wohl einzusetzen. Dadurch tragen sie viel dazu bei, dass sich die negativen Altersstereotype auflösen und die Generationen unverkrampfter miteinander umgehen.

Seniorengenossenschaft. Die seit 1991 bestehende „Seniorengenossenschaft Ulm Wiblingen e. V.“ hat das Ziel, das Image der älteren Bewohner im Stadtteil zu verbessern: vom hilfsbedürftigen und zu betreuenden Klienten zum aktiven selbstbestimmten Menschen. Der Stadtteil und die Beziehungen zwischen jüngeren und älteren Bürgern sind lebendiger geworden, das Bewusstsein der älteren Bürger, etwas zum gemeinsamen Ganzen beitragen zu können, wurde gestärkt.

Die Arbeitsfelder und Aktivitäten der Senioren richten sich nach der jeweiligen Nachfrage, z. B. Hausaufgabenhilfe, kleine praktische Hilfen in Haus und Garten, Vermittlung von Partnern zur gemeinsamen Freizeitgestaltung.

Familienpatenschaften. Das Zentrum Aktiver Bürger (ZAB) in Nürnberg startete 2003 das Modellprojekt Familienpatenschaften. Familienpaten sind Ehrenamtliche, die in der nachberuflichen Phase eine sinnvolle Tätigkeit suchen. Dabei werden sie vom Zentrum Aktiver Bürger begleitet und geschult. Der

Familienpate begleitet eine Familie so lange, wie es von beiden Seiten gewünscht wird.

Die Gestaltung der Gesellschaft ist eine verantwortungsvolle Aufgabe, von der die künftige Lebensqualität für Alt und Jung abhängt. Sozialwissenschaftler und Politologen halten die Probleme für lösbar. Es liegt im Interesse aller, dass alte Menschen einen anerkannten Platz in der Gesellschaft behalten oder finden und dass jede Generation ihren Beitrag zum Ganzen leisten kann. Wichtig ist die Beteiligung vieler Bürger an der Gestaltung des Zusammenlebens in den Nachbarschaften der Städte und Dörfer, in Kirchengemeinden und Vereinen. Das Nachdenken über die möglichen Lösungen wird Sie durch die Ausbildung begleiten.

Gesundheits- und Sozialwesen

Aufgabe der Politik ist, gesellschaftliche Entwicklungen zu steuern und Vorsorge zu treffen mit dem Ziel, ein Zusammenleben der Menschen ohne soziale Not zu sichern.

Bevor Ende des 19. Jahrhunderts unter Bismarck das staatliche Rentensystem eingeführt wurde, gab es nur einen privaten Generationenvertrag: Eltern bekamen Kinder, um im Alter versorgt zu sein. Bismarck führte die Sozialgesetze, neben der Rentenversicherung auch die Kranken- und später Arbeitslosenversicherung ein. Zu dieser Zeit betrug die durchschnittliche Lebenserwartung 50 Jahre. Das Renteneintrittsalter lag nach den erforderlichen Beitragsjahren bei 70 Jahren. Die Rentenversicherung war daher am Anfang eher ein Sonderfall einer versicherbaren Invalidität.

Heute wird der Generationenvertrag so verstanden, dass die heutige Generation der Beitragszahler (frühere Kinder) die heutige Generation der Rentner (frühere Eltern) finanziert. Nach 45 Beitragsjahren erhielt der, meist männliche Beitragszahler der Nachkriegszeit, die volle Rente, d. h. ca.70 % des durchschnittlichen Bruttogehalts der letzten fünf Arbeitsjahre. Bei der gestiegenen Lebenserwartung auf mittlerweile ca. 75 Jahre kam die Nachkriegsgeneration, die dieses Rentensystem aufgebaut hatte, größtenteils auch in den Genuss der Vorzüge dieses Systems. In den 70er- und 80er-Jahren des 20. Jahrhunderts war das Verhältnis noch ausgeglichen und man bekam für jede eingezahlte DM eine DM zurück. Durch den beschriebenen Geburtenrückgang bei gleichzeitig größer werdendem Anteil der Älteren an der Bevölkerung verschlechtert sich der „Ertrag" in den nächsten Jahren jedoch auf 0,40 Euro, die man für eingezahlte 0,50 Euro ausbezahlt bekommt.

Jürgen Borchert (2005) berechnet, dass im Geburtsjahrgang 1935, also dem Rentenzugang 2000, noch weniger als 10 % der Menschen lebenslang kinderlos geblieben sind, während es im Geburtsjahrgang 1965 fast 35 % sind. Genau hieraus resultieren aber die „demografischen" Probleme. Laut Borchert müssen im Jahre 2030 45 % des gesamten Altersaufwands -- Renten und Pensionen, Gesundheit und Pflege – der derzeit etwa 350 Mrd. Euro ausmacht, von „anderer Leute Kinder" erbracht werden. Das wären, bezogen auf das gegenwärtige Sozialbudget um die 157,5 Mrd. Euro mehr als das gesamte Lohnsteueraufkommen.

Zukunft des beitragsfinanzierten staatlichen Rentensystems

Die Zukunft unseres Rentensystems ist also mehr als unsicher, weil der Generationenvertrag als Versicherungssystem missverstanden und der Nachwuchs der Beitragszahler nicht mehr gewährleistet ist. Bevölkerungswissenschaftler sehen jedoch eine Möglichkeit zur strukturellen Gegensteuerung mit Steuern. Konkrete Maßnahmen bestehen ihrer Ansicht nach z. B. aus:

- einer Erhöhung des Steuerzuschusses zum Rentensystem,
- einer größeren Steuergerechtigkeit,
- einem Kindersplittings statt Ehegattensplittings,
- geringeren Sozialbeiträgen für Familien,
- besseren gesellschaftlichen Anerkennung von Erziehungszeiten,
- einer längeren Lebensarbeitszeit,
- einer gerechteren Verteilung der Arbeit auf Männer und Frauen,
- Leisten von gemeinnütziger, ehrenamtlicher und damit unbezahlter Arbeit,
- einer Absicherung der Betriebsrenten über Solidarfonds,
- einer neuen Vision einer humanen Gesellschaft, in der der Einzelne sich verantwortlich für die Gemeinschaft engagiert.

M *Ein wirklicher, solidarischer Generationenvertrag bedeutet eigentlich eine zweifache Verpflichtung: die Eltern, heutigen Rentner, über Beiträge zu finanzieren und eigene Kinder zu erziehen, damit das System in die Zukunft verlängert werden kann.*

M *Aus den demografischen Veränderungen ergeben sich Herausforderungen, die unser Staat bewältigen muss, z. B:*
- *die finanzpolitische Aufgabe der Rentensicherung,*
- *die gesellschaftspolitische Aufgabe, notwendige Pflege zu gewährleisten.*

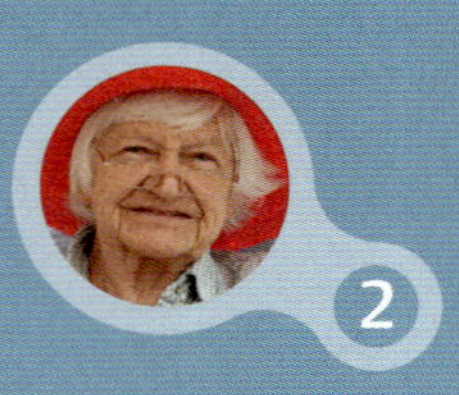

Verständnis in anderen Kulturen

Eine Kultur ist ein Orientierungssystem, an dem die jeweilige Gesellschaft und die darin eingebundenen einzelnen Menschen ihr Handeln ausrichten. Sie besteht u.a. aus Symbolen, Repräsentations- und Kommunikationsmitteln. Die symbolischen Mittel wie Sprache, Wohnstile und Rituale passen sich an die gesellschaftlichen Bedingungen an. Angehörige einer Kultur haben das gleiche Verständnis dieser symbolischen Mittel. Sie stimmen ihr Handeln ohne Probleme aufeinander ab.

Die Wertvorstellungen, Ideen und Bedeutungsinhalte verschiedener Kulturen unterscheiden sich. Sie führen zur Abgrenzung. Dies führt u.a. dazu, dass Migranten, die von einer Kultur in eine andere wechseln, häufig mit ihren bisherigen Deutungsmustern nicht mehr zurechtkommen. Sie sind plötzlich mit einem ihnen unbekannten Regelwerk konfrontiert. Ob eine Integration in die neue Kultur gelingt, hängt einerseits von den individuellen Fähigkeiten und Einstellungen des Zuwandernden ab, andererseits von den Möglichkeiten, die die Aufnahmegesellschaft ihnen gibt. Es handelt sich um einen wechselseitigen Prozess der Veränderung und Auseinandersetzung mit der jeweiligen Kultur.

D *Das Wort* **Integration** *kommt aus dem Lateinischen und bedeutet Wiederherstellung, Erneuerung. Inzwischen versteht sich die soziale Integration zunehmend als offener wechsel- und gegenseitiger Lernprozess zwischen der Bevölkerungsmehrheit und den verschiedenen Minderheiten. Dieser akzeptiert auch abweichende Eigenbereiche und Verhaltensweisen von Minderheiten innerhalb der Gesellschaft.*

D *Man spricht von* **Migration** *bei einem längerfristigen Ortswechsel mit längerfristigem Aufenthalt in einem anderen Staat. Es handelt sich i.d.R. um einen freiwilligen Ortswechsel. Man unterscheidet:*
- *Migranten der ersten Generation: Menschen, die selbst zu-/auswanderten,*
- *Migranten der zweiten und dritten Generation: Die Kinder von Migranten und deren Kindeskinder, die entweder ihren Eltern durch Nachzug gefolgt sind, bzw. im Aufnahmeland geboren wurden.*

Wandel der Nationalkulturen

Ein gut nachvollziehbares Beispiel ist der Wandel in der deutschen Kultur bezüglich des Essens und der Begrüßung. Mit dem Zuzug von Menschen aus Italien und der Türkei entstanden überall Restaurants mit Pizza und Pasta und Imbisse, in denen Döner verkauft wird. Speisen, die zuvor in Deutschland unbekannt waren. Zunehmend verändert sich auch die Form der Begrüßung, vor allem unter jungen Menschen, die sich bereits kennen. Statt sich die Hand zu geben, reicht man sich die Wangen zum (angedeuteten) Kuss.

Noch immer ist es weit verbreitet, von sog. homogenen Nationalkulturen zu sprechen. Diese Beispiele zeigen jedoch deutlich, dass die heutigen Kulturen nicht mehr den alten Vorstellungen von einheitlichen und geschlossenen Nationalkulturen entsprechen. Folgende Entwicklungen haben u.a. dazu geführt:
- Migrationsbewegungen aus unterschiedlichen Gründen.
- Die Bildung neuer Staaten, durch den Zerfall von Imperien (z.B. Jugoslawien, Russland).
- Zunehmende regionale und globale Vernetzung auch auf politischer Ebene (z.B: EU, UNO).
- Verbreitung einer medienvermittelten „Weltkultur" durch die Massenmedien.

Konzept der Transkulturalität

Heute sind Kulturen grenzüberschreitend und durch vielfältige mögliche Identitäten gekennzeichnet (**Abb. 2.21**). Das Konzept der Transkulturalität nach Wolfgang Welsch berücksichtigt diese Veränderung. Moderne Kulturen zeichnen sich durch eine Vielzahl unterschiedlicher Lebensformen und Lebensstile aus. Für die meisten Menschen sind mehrfache kulturelle Anschlüsse notwendig, sie sind „kulturelle Mischlinge". Ihre kulturelle Identität entwickelt und verändert sich im Laufe eines Lebens. Daraus kann sich ein anderes Verhältnis der Kulturen entwickeln. Dieses ist nicht mehr von Konflikten und Isolation geprägt, sondern die Gesellschaften durchmischen sich, entdecken Gemeinsamkeiten und fördern die Interaktion. Voraussetzung ist, dass man sich von liebgewordenen Gewohnheiten trennt und sich für das Neue öffnet.

Für Mitarbeiter in der Altenpflege ist es besonders wichtig, transkulturell zu denken und zu handeln. Auf allen Ebenen, sowohl im Team, als auch bei den Bewohnern, haben sie es mit Menschen aus anderen Kulturen zu tun. Die Zusammenarbeit kann nur gelingen, wenn sie sich auf die Kultur ihres Gegenübers einlassen.

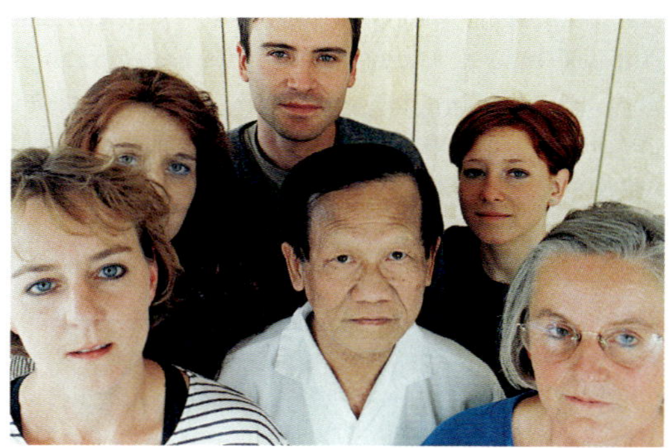

Abb. 2.21 Multikulturelle Gesellschaft.

Familienbeziehungen in anderen Kulturen

Statistische Informationen

Die Zahl der Ausländer, die in Deutschland leben, hat sich seit 1991 von 5,8 Millionen auf über 6,75 Millionen Menschen zum Jahresende 2010 erhöht (Statistisches Bundesamt). Mit über 24% stellen Staatsangehörige aus der Türkei die größte Nationalitätengruppe dar, gefolgt von Italienern (7,7%) und Menschen aus Polen (6,2%) (**Abb. 2.22**).

Bei Migranten bilden die familiären Beziehungen das wichtigste Unterstützungsnetz in Notlagen. Die Mehrheit der überwiegend männlichen Arbeitsmigranten der ersten Generation hat zunächst viele Jahre getrennt von der Familie gelebt. Insbesondere bei türkischen Staatsangehörigen waren Trennungsphasen von mehr als einem Jahrzehnt nicht selten. Dabei sind ältere Arbeitsmigranten aus den Hauptanwerbeländern überdurchschnittlich häufig verheiratet: Migranten aus der Türkei zu 85% und aus Griechenland zu 82 %. Allerdings ist für die älteren Migranten aus Italien und Spanien ein relativ hoher Anteil an Ledigen zu verzeichnen.

Ältere Migranten können häufiger als Deutsche auf einen Ehepartner als Unterstützungs- und Kontaktperson zurückgreifen. Außerdem ist der Anteil an Mehrgenerationenhaushalten bei Migranten fast doppelt so hoch, wie bei der deutschen Bevölkerung. Den Familien steht somit im Bedarfsfall ein intergeneratives Beziehungs- und Hilfenetz zur Verfügung.

Türkische Migranten

Die differenziertesten Einsichten liegen für die größte Nationalitätengruppe, die türkischen Migranten, vor. Sie können exemplarisch für alle muslimisch geprägten Migranten gesehen werden. Die Besonderheiten der familiären Beziehungen werden anhand exemplarischer Ereignisse in den unterschiedlichen Lebensphasen deutlich.

Ehe. Die Ehe und die Gründung einer Familie haben einen hohen Stellenwert in der türkischen Gesellschaft, da sie zur Stabilisierung gesellschaftlicher Strukturen beitragen. Nach dem islamischen Menschenbild sind Frau und Mann vor Gott gleichwertig und ebenbürtig. Die unterschiedliche Natur von Frau und Mann führt jedoch zu einer unterschiedlichen Verteilung der Rechte und Pflichten. Die Welt der Frauen und Männer sind getrennt. Die Männer leben außerhalb, Frauen innerhalb des Hauses. Traditionell ist in den Migrantenkulturen die Frau für die Hausarbeit und persönliche Versorgungs- und Pflegeleistungen, z. B. die Kindererziehung, zuständig. Der Mann wiederum muss den Unterhalt und die Versorgung der Familie sichern.

Diese Rollen sollen einander ergänzen. Migrantenfamilien halten ihre Bindungen zum Herkunftsland häufig aufrecht. Der potenzielle Heiratsmarkt der nachfolgenden Generation erstreckt sich auch heute noch bis in die Herkunftsregionen der Elterngeneration hinein.

Kinder. Die Geburt eines Kindes wird als einzigartiges Erlebnis von der Familie freudig gefeiert. Das Kind kommt als Muslim auf die Welt, und es ist keine Zeremonie nötig, damit es in die Religionsgemeinschaft aufgenommen wird. Allerdings wird unmittelbar nach der Geburt der Gebetsruf des Muezzins in das Ohr des Kindes rezitiert. Die Mutter gilt 40 Tage nach der Geburt als besonders schutzwürdig. Sie wird von den Angehörigen und dem Bekanntenkreis verwöhnt, ihr wird bei der Hausarbeit geholfen. Das Stillen findet in den islamischen Grundquellen große Achtung und ist daher eine wichtige Pflicht der Mutter.

D **Intergenerative Beziehungen** *sind Generationenbeziehungen, d.h. Beziehungen zwischen den Generationen, die in einem direkten Kontakt zueinander stehen.*

I *Das Bundesamt für Migration und Flüchtlinge (BAMF) nimmt vielfältige Aufgaben wahr. So entscheidet es z. B. über Asylanträge und Abschiebeschutz von Flüchtlingen. Außerdem koordiniert es die Integration von Zuwanderern durch sprachliche, soziale und gesellschaftliche Förderung. Eine weitere Aufgabe ist die umfassende Information sowohl für Zuwanderer, Ausländerbehörden, Integrationskursträgern und anderen an der Integration beteiligten Stellen. Umfangreiche Informationsmaterialien werden auf der Homepage kostenlos zur Verfügung gestellt. Zusätzlich führt das BAMF das Ausländerzentralregister und betreibt wissenschaftliche Forschung zu Fragen der Migration.*

Internet:
http://www.bamf.de

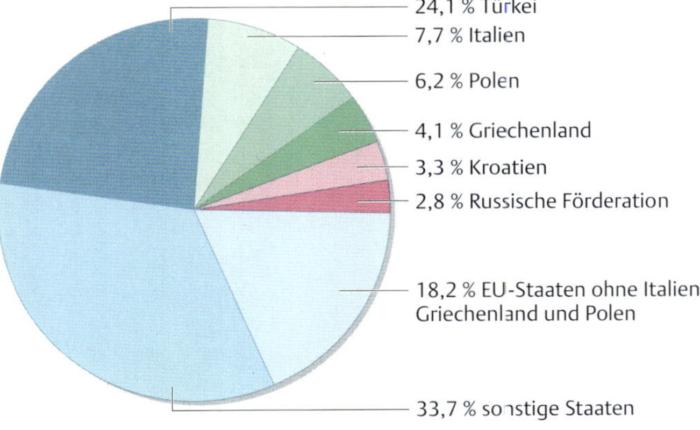

Türkei	1629480
Italien	517546
Polen	419435
Griechenland	276685
Kroatien	220199
Russische Förderation	191270
EU-Staaten ohne Italien, Griechenland und Polen	1239664
sonstige Staaten	2269342
Gesamt	6753621

Abb. 2.22 Die häufigsten ausländischen Bevölkerungsgruppen nach Staatsangehörigkeiten in Deutschland im Jahr 2010 (Quelle: Bundesamt für Migration und Flüchtlinge, Ausländerzentralregister).

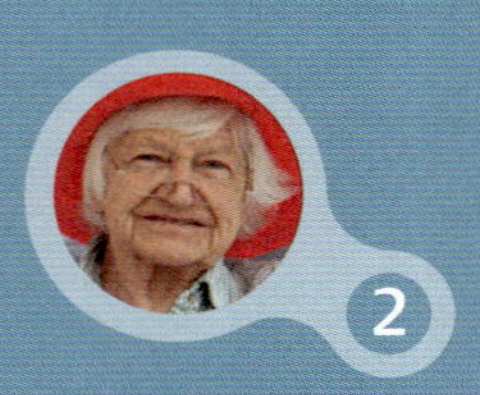

Familienbeziehungen bei türkischen Migranten

Altern

Der Lebensabschnitt des Alterns wird von religiösen und kulturellen Wertvorstellungen geprägt. Altsein gehört zur Natur des Menschen. Es ist nach dem Verständnis der Muslime daher nicht notwendig, diesen Prozess zu verheimlichen oder zu verschieben, z.B. durch Schönheitsoperationen. Ein wichtiges Anliegen ist dagegen, die alltäglichen Bedürfnisse möglichst lange selbstständig zu erfüllen und nicht pflegebedürftig zu sein. Tritt Pflegebedürftigkeit ein, so gehört die Versorgung und Pflege zu den wesentlichen Aufgaben der Kinder.

Religiöse und kulturelle Wertvorstellungen. Nach den religiösen und kulturellen Wertvorstellungen sind die Kinder ihren Eltern gegenüber lebenslang verpflichtet. In türkischen Migrantenfamilien erhalten die älteren verheirateten ausländischen Männer im Bedarfsfall dennoch vorrangig von ihren Ehefrauen Unterstützung und Hilfe. Die Migration stärkt dadurch die Position der älteren Frauen. Der traditionell weibliche Bereich an Zuständigkeiten gewinnt an Bedeutung. Gerade ältere Frauen sichern sich mit ihren im Laufe ihres Lebens erworbenen Fähigkeiten und Kompetenzen innerhalb der Migrantenfamilie eine hohe Stellung. Männliche Familienmitglieder, die berentet sind, werden dagegen mit Macht- und Funktionsverlusten konfrontiert. Die älteren Migrantinnen sind bei Pflegebedarf auf andere Unterstützungspersonen, insbesondere die Töchter und Schwiegertöchter angewiesen (**Abb. 2.23**). Das Ausmaß der familiären Unterstützung wird wesentlich durch ihre Verfügbarkeit geprägt.

M Wie bei den türkischen Migranten, so gibt es bei fast allen Völkern über die verschiedenen Lebensphasen hinweg ritualisierte Formen der Familienbeziehungen. Eine Kenntnis der jeweiligen Besonderheiten hilft dabei, sich individuell darauf einzustellen.

I Deutschland ist ein Land der Einwanderung. Dennoch fällt es vielen Migranten schwer, hier zu leben. Anderen wiederum fällt es leicht und sie zeigen, wie eine Integration gelingen kann.

Ressourcen der Unterstützung. In den 70er-Jahren des letzten Jahrhunderts bekamen türkische Frauen im Durchschnitt 4,3 Kinder. Daraus resultiert, dass Migranten der ersten Generation i.d.R. über ein großes familiäres Netzwerk verfügen. In der zweiten Migrantengeneration dagegen ist hinsichtlich der Anzahl der Kinder eine zunehmende Angleichung an deutsche Verhältnisse zu verzeichnen. Neben der Anzahl von Kindern und Enkelkindern bestimmt die räumliche Nähe die Intensität der familiären Beziehungen und die Ressourcen der Unterstützung. Etwa die Hälfte der älteren Migranten wohnt in Mehrgenerationenhaushalten. In diesem Falle ist es selbstverständlich, dass die hilfebedürftigen Eltern von den Kindern versorgt und gepflegt werden.

Im modernen Leben mit der starken Einbindung ins Arbeitsleben und den eher auf die Kernfamilie eingerichteten, relativ kleinen Wohnungen, kann den Verpflichtungen zur Versorgung der Eltern nicht immer nachgekommen werden. In diesem Fall muss eine Alternative gefunden werden. Nur mit äußerster Zurückhaltung werden dann Einrichtungen der Altenhilfe genutzt. Bei vielen Migranten werden kulturelle Normen verletzt, wenn professionelle Hilfe in Anspruch genommen wird und die Eltern in einem Altersheim leben müssen. Häufig löst es bei den Angehörigen Gefühle der Schuld und des Versagens aus.

Islamische Grundpflichten. Das Altern, der vor dem Tod liegende Lebensabschnitt, bringt meist eine Intensivierung der religiösen Sensibilität mit sich. Die islamischen Grundpflichten werden besonders ernst genommen. Hierzu gehören auch intensivierte Besuche durch Verwandte und Bekannte. Insbesondere „der letzte Besuch" bei einem im Sterben liegenden Muslim ist für alle Seiten von besonderer Bedeutung. Es bietet sich dabei die letzte Gelegenheit, zwischenmenschliche Beleidigungen und Rechtsverletzungen zu klären und einander zu verzeihen. Außerdem ist er Ausdruck der Solidarität und Freundschaft. Dementsprechend bevölkert ist der Raum, in dem der Sterbende verweilt. Die Sterbebegleitung ist nicht professionalisiert. Meistens übernehmen die Angehörigen sie. Stirbt ein Mensch, so ist es weit verbreitet, sich sieben Tage lang hintereinander im Hause des Verstorbenen zu versammeln. Während dieser Zeit versorgen die Nachbarn die Angehörigen mit Speisen.

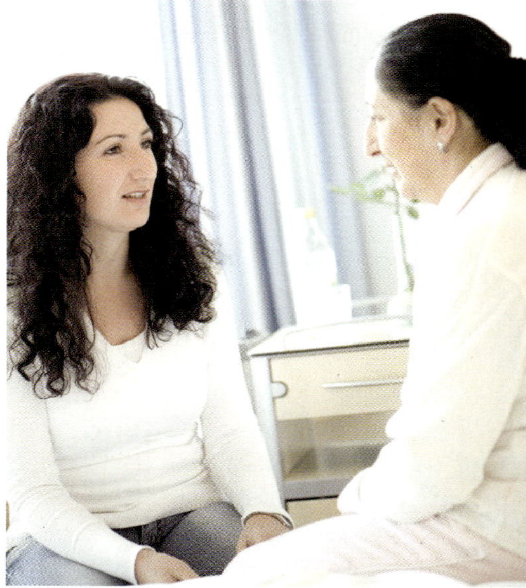

Abb. 2.23 Ältere Migrantinnen werden bei Pflegebedarf meist von ihren Töchtern oder Schwiegertöchtern versorgt.

Belastungsfaktoren für erfolgreiches Altern bei Migranten

Migranten bringen im Vergleich zur einheimischen Bevölkerung besondere Belastungsfaktoren mit, die die Gestaltung dieses Lebensabschnittes erschweren. Hierfür sind unterschiedliche Gründe verantwortlich.

Einkommens- und Wohnsituation

Ältere Migranten gehören mehrheitlich zu den einkommensschwachen und durch ein niedrigeres Bildungsniveau gekennzeichneten Gruppen. Sie beziehen eine Rente, die zumeist unter dem Durchschnitt liegt. Dies liegt an der geringeren Zahl an Beitragsjahren, einem niedrigeren Einkommen und einem höheren Risiko, während ihres Erwerbslebens arbeitslos zu werden. Außerdem leben sie in einer schlechteren Wohnsituation als der Durchschnitt der Bevölkerung. Die Wohnungen sind häufig beengt, weisen unkomfortable Heiz- und sanitäre Lösungen auf und lassen sich schlechter an den besonderen Bedarf des älter werdenden Menschen anpassen.

Gesundheitszustand

Der Gesundheitszustand der heute ins Rentenalter kommenden Arbeitsmigranten, bzw. der älteren ausländischen Bevölkerung, wird allgemein als schlecht eingeschätzt. Die meisten der jetzt alten Migranten waren in Schicht- oder Akkordarbeit beschäftigt und verrichteten schwere körperliche Arbeit, mit einer hohen Lärm- und/oder Hitzebelastung.

Zu Beginn ihrer Arbeitstätigkeit in Deutschland gingen Migranten aus Unkenntnis und aufgrund der Sprachschwierigkeiten mangelnden Informationsmöglichkeiten häufig Gesundheitsrisiken ein, bzw. es wurden ihnen gefahrengeneigte Arbeiten zugewiesen. Da viele Migranten möglichst schnell, möglichst viel Geld verdienen mussten, um ihre Familien im Heimatland zu unterstützen, leisteten sie zudem überproportional viele Überstunden ab.

All diese Faktoren und die psychische Belastung, durch die Trennung von wichtigen Bezugspersonen und ihrem Heimatland, gefährden die Gesundheit. Viele ältere Migranten leiden unter chronischen Krankheiten, die zur Multimorbidität führen. Es ist wissenschaftlich erwiesen, dass Migranten, häufiger als Deutsche, an Krankheiten der Atmungsorgane, des Muskel- und Skelettsystems und des Verdauungssystems leiden.

Zugleich verhindern die Sprachbarrieren, dass sie sich fundiert über ihre Krankheiten informieren können, um präventive Maßnahmen zu ergreifen, die eine Verschlechterung (z. B. Umstellung der Ernährung, bei Diabetes mellitus Typ II) verhindern.

Fehlende Integration

Ein weiteres Problem stellt die oft fehlende Integration der Migranten der ersten Generation in das Gesellschaftssystem des Gastlandes dar. Die meisten Migranten hatten geplant, ihren Lebensabend in ihrem Herkunftsland und in ihrer Kultur zu verbringen. Dementsprechend haben sie ihr Bleiben immer nur als einen vorübergehenden Status angesehen und verfügen häufig selbst im Alter nur über geringe Kenntnisse der deutschen Sprache.

Problematisch wird dieser Mangel bei Behörden-, Arzt- oder Krankenhausbesuchen. Eine angemessene Diagnose und Behandlung setzt voraus, dass der Betroffene seine Beschwerden äußern kann. Außerdem ist die Kontaktaufnahme zu Einheimischen erschwert, das Selbstvertrauen sinkt, und gerade wenn familiäre Kontakte gering sind (z. B. nach dem Verlust des Ehepartners) kann dies zur Isolation führen.

Ein weiteres Problem stellt der Eintritt in das Rentendasein dar. Durch die veränderten Rollen kommt es gerade bei Männern zum Verlust an Sinn- und Werthaftigkeit (**Abb. 2.24**). Migranten leben zumeist konventionell geprägte Rollen. Der Mann vertritt die Außenwelt und hat die Unterhaltspflicht, die Frau ist für Kindererziehung und den Haushalt zuständig. Mit dem Eintritt in das Rentenalter verliert der Mann seine Funktion, ohne neue Aufgaben zu erhalten. Die Erwerbsbiografie ist von anstrengender und harter Arbeit geprägt. Der Feierabend galt der Familie oder der Pflege anderer Beziehungen. Im Alter kann die „Mehrzeit“ evtl. nicht sinnvoll gefüllt werden, Langeweile stellt sich ein.

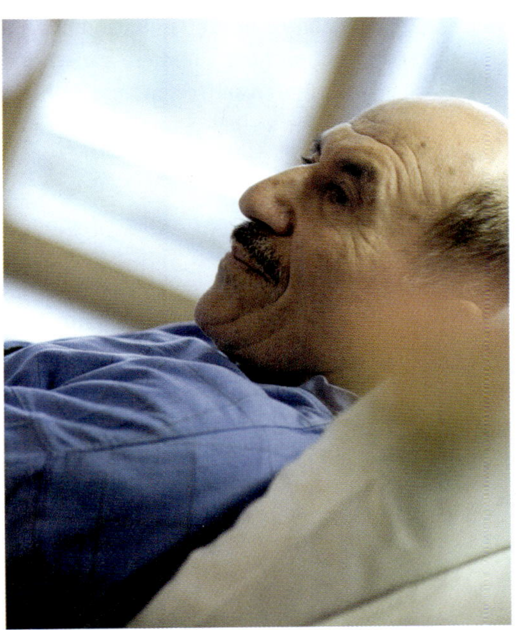

Abb. 2.24 Beim Eintritt ins Rentenalter kann es bei Männern zu einem Verlust an Sinn- und Werthaftigkeit kommen.

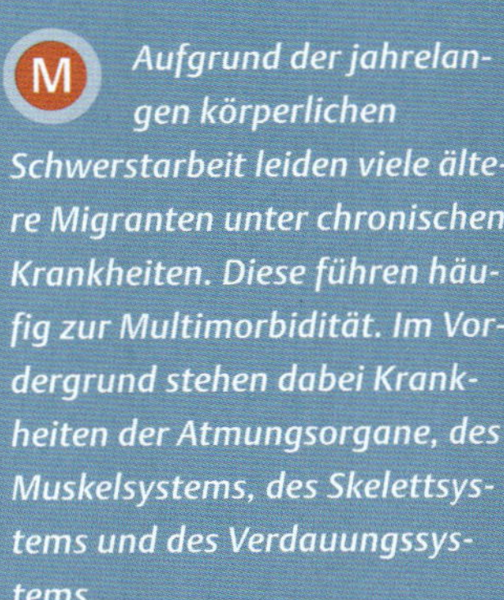

M Aufgrund der jahrelangen körperlichen Schwerstarbeit leiden viele ältere Migranten unter chronischen Krankheiten. Diese führen häufig zur Multimorbidität. Im Vordergrund stehen dabei Krankheiten der Atmungsorgane, des Muskelsystems, des Skelettsystems und des Verdauungssystems.

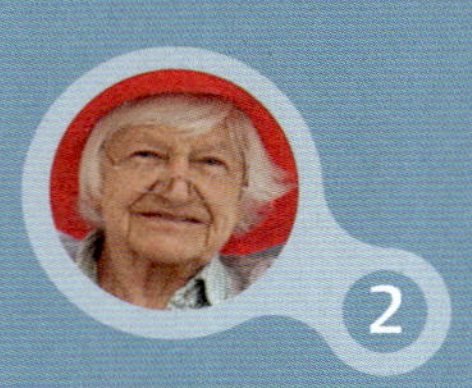

Gestalten und Sichern sozialer Beziehungen bei Migranten

Enges soziales Netzwerk

In der Bevölkerungsgruppe der Migranten der ersten Generation, die die Mehrzahl der heute alten Migranten stellt, verfügen einige Gruppen über große soziale Netzwerke. Dies ist vorrangig bei den aus der Türkei stammenden älteren Menschen der Fall. Sie haben i.d.R. eine eigene Infrastruktur an sozialen Beziehungen und sind daher kaum darauf angewiesen, soziale Kontakte außerhalb dieses Kontextes zu pflegen. Wie viele andere ausländische Bürger bevorzugen sie es, in ihren kulturellen Nischen, mit eigenen religiösen Institutionen und Migrantenorganisationen, zu bleiben.

Diesem engen sozialen Netzwerk kommt eine sozial und emotional unterstützende Funktion zu. Außerdem gehören sie zu der Generation, die eine ausgeprägte Verbundenheit zum Heimatland auszeichnet. Sie ziehen meistens nicht in ihr Herkunftsland um, da sie weiterhin die sozialen und materiellen Ressourcen beider Länder nutzen wollen. Dazu gehören z.B. eine bessere medizinische Versorgung in Deutschland, soziale Netzwerke und Beziehungen in beiden Ländern und Wohneigentum im Herkunftsland.

Gerade ein längerfristiger Aufenthalt im Herkunftsland, das viele seit dem Verlassen nur noch von kürzeren Besuchen kannten, führt nicht selten zur Enttäuschung. Viele fühlen sich nur noch bedingt heimisch. Die Entfremdung vom Herkunftsort bewirkt, dass Migranten sich teilweise weder hier noch dort heimisch fühlen können. Dies führt nicht selten zu einem Pendeln zwischen den Kulturen. Der Lebensmittelpunkt wird nicht mehr dauerhaft verlegt, sondern es wird „spontan“ entschieden, zu welcher Zeit im Jahr sie im Herkunftsland oder in Deutschland leben möchten. Auf diese Weise können sie in beiden Kulturen aktive Kontakte zu ihrem jeweiligen sozialen Netz pflegen.

Gefahr der Isolation im Alter

Schwierig wird es dagegen für die Migranten, die aufgrund gesundheitlicher Einschränkungen nicht mehr mobil sind. Sie entscheiden sich meistens zwangsläufig zum dauerhaften Aufenthalt in Deutschland, da sie auf die bessere medizinische Versorgung angewiesen sind. Plötzlich sind sie nur noch auf die in Deutschland aufgebauten sozialen Beziehungen angewiesen. Wenn dann z.B. der Ehepartner verstirbt und/oder die Kinder weiter weg wohnen, tritt nicht selten eine soziale Isolation ein.

Um soziale Beziehungen auch außerhalb des engen Netzwerkes aktiv gestalten und pflegen zu können, bedarf es deutscher Sprachkenntnisse. Über diese verfügen die heute alten Migranten häufig nur bruchstückhaft.

Außerdem ist es im Alter aufgrund eingeschränkter körperlicher Aktivität schwieriger, Kontakte zu knüpfen. Wer gebrechlich ist und ggf. sogar die häusliche Umgebung nicht mehr verlassen kann, ist besonders gefährdet zu vereinsamen.

Auch im Alter sollte man nach Aufgaben suchen und Kontakte pflegen, die einen ansprechen und herausfordern. Denn durch sein Verhalten trägt man entscheidend dazu bei, ob auch ein hohes Alter bei erhaltener Gesundheit, Aktivität und Selbstständigkeit erreicht werden kann. Hier sind auch die Erfahrungen, die im Beruf und in der Familie gewonnen wurden, nützlich. Ebenso sind Freizeitaktivitäten eine bedeutende Grundlage für die Kompetenz im hohen Alter. An diesem Punkt weisen die meisten Migranten Defizite auf. Bis zum Rentenalter hat sich ihr Alltag in Arbeit und Familie aufgeteilt. Für andere Aktivitäten und Interessen blieb meistens keine Zeit und Kraft. Im Alter wiederum ist es für viele zu spät, um sich neue Interessen zu suchen und dabei auch neue soziale Kontakte zu knüpfen.

Ein weiteres Problem in der Gestaltung sozialer Beziehungen betrifft vorrangig die Männer. Sie waren vorrangig für die (finanzielle) Versorgung der Familie zuständig. Mit Eintritt in das Rentenalter fällt ihre zentrale Aufgabe weg, ohne dass ihnen eine neue Rolle zufällt. Die Beziehung zu ihrer Familie, allen voran der Ehefrau und den nun erwachsenen Kindern, verändert sich.

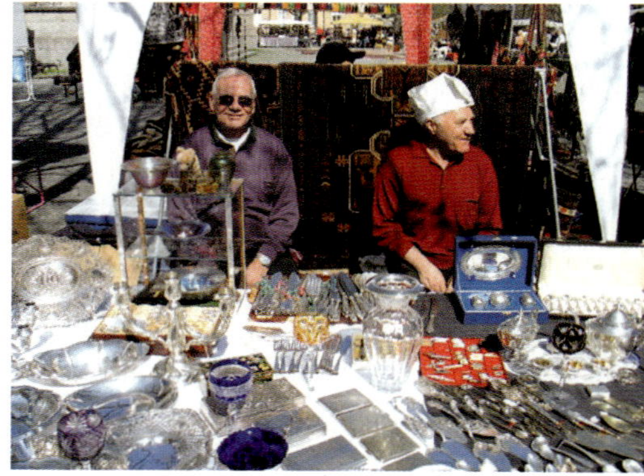

Abb. 2.25 Im Alter ist es wichtig, soziale Kontakte zu pflegen und nützliche Aufgaben zu haben.

M *Alter kann gelingen, wenn soziale Beziehungen gepflegt und neue Aufgaben gesucht und übernommen werden* (Abb. 2.25).

D *Der Begriff* **soziales Netzwerk** *bezeichnet ein Beziehungsgeflecht, man unterscheidet Folgende:*

- **primäre Netzwerke:** *Familie, Verwandtschaft, Nachbarschaft, Freunde. Es handelt sich um selbst gewählte Netzwerke. Aber auch altersspezifische, frauenspezifische oder arbeitsplatzspezifische Netzwerke gehören dazu.*
- **sekundäre oder gesellschaftliche Netzwerke:** *institutionelle Netzwerke, z. B. Kindergarten, Schule, Hochschule, Verkehrssysteme.*
- **tertiäre Netzwerke:** *Sie sind zwischen den primären und sekundären Netzwerken angesiedelt und haben eine vermittelnde Funktion. Es handelt sich hierbei um Gruppen der Selbsthilfe, Bürgerinitiativen und um professionelle Dienstleistungen wie Krankenpflegedienste, Gesundheitsberatung oder Einrichtungen der sozialen Arbeit.*

Soziale Netzwerke bieten praktische, emotionale und kognitive Unterstützung. Gerade in Belastungs- und Krisensituationen erfüllen sie wichtige (unter) stützende Funktionen.

Bekleidungs- und Essgewohnheiten

Bekleidungsgewohnheiten

In der modernen Gesellschaft gehört die Auswahl der Kleidung, zum Bedecken oder auch zum Verhüllen des Körpers, zum ureigenen Recht.

Funktion. Zunächst ist Kleidung von ihrer Funktion zu betrachten. In allen Kulturen dient sie als Schutz vor der Witterung, besonders bei der Arbeit. Außerdem wird durch Kleidung die Zugehörigkeit zu einer sozialen Gruppe und zum Geschlecht erkennbar. Kleidung, z.B. Formen, Farben, Material, sind Bestandteil von Traditionen. Allen Kulturen gemeinsam ist dabei die Freude am Schönen.

Bekleidungsvorschriften. Bekleidungsvorschriften wiederum repräsentieren symbolhaft ein Regelsystem. Über diese Symbole definieren Kulturen sich selbst und grenzen sich von anderen ab. Bei Muslimen, der größten Gruppe der in Deutschland lebenden Migranten, sind die Kleidervorschriften im Koran und der Sunna festgehalten. Zum Großteil beruhen sie jedoch auch auf gesellschaftlichen Traditionen. Im islamischen Glauben hat der Körper eine besondere Stellung. Diese zieht spezielle Bekleidungsformen und Formen des Umgangs zwischen nicht miteinander verwandten und unverheirateten Frauen und Männern nach sich.

Aus dem islamischen Verständnis der Intimität, des Schamgefühls und körperlichen Unversehrtheit resultiert, dass der Körper als Schutz vor Blicken durch Fremde bedeckt wird. Für Frauen gilt i.d.R., dass fast ihr gesamter Körper, auch das Kopfhaar, verhüllt werden (**Abb. 2.26**). Ausgenommen sind die Hände, die Füße und das Gesicht. Beim Mann sind die Körperteile vom Nabel, bis zum Knie zu bedecken, wenngleich eine vollständigere Bekleidung empfohlen wird. Für beide Geschlechter gilt, dass die Kleidung nicht durchscheinend oder zu eng sein darf, um das andere Geschlecht nicht zu erregen. Auch im Krankheits- oder Pflegefall fällt es vielen Muslimen schwer oder sie weigern sich sogar, ihren Körper vor gegengeschlechtlichen Ärzten oder Pflegenden zu entblößen.

Essgewohnheiten

Jeder Mensch hat andere Essgewohnheiten, abhängig davon, in welchem Land er lebt, welcher Religion er angehört und welchen Beruf er ausübt. Die Essgewohnheiten sind in vielen Ländern unterschiedlich. Es kommt stark darauf an, zu welcher Zeit gegessen wird, was das Essen für die Menschen bedeutet, wie lange sie essen und wie groß die Vielfalt der Gerichte ist. In den südlicheren Ländern von Europa wird morgens meist süß gefrühstückt (Fettgebäck in Spanien, Joghurt in Griechenland). Menschen der nördlicheren Länder bevorzugen salzige Speisen, wie Käse, Wurst oder Ei.

In Deutschland bildet das Mittagessen die Hauptmahlzeit am Tag. In anderen europäischen Ländern besteht das Mittagessen eher aus einer schnellen Zwischenmahlzeit (kalte Salate, salziges Gebäck usw.). In einigen Ländern (z.B. Großbritannien) gibt es am Nachmittag eine kleine Zwischenmahlzeit, die meist aus süßem Gebäck und aus Tee oder Kaffee besteht (tea time). Das Abendessen wird in nördlicheren Ländern ab 18 Uhr, in Mittelmeerländern hingegen erst gegen 21 Uhr eingenommen. Im Süden wird mehr Fisch, Muscheln, Gemüse und Obst gereicht, in den nördlichen Ländern gibt es eher Fleischgerichte.

Muslimische Essgewohnheiten

Muslime verzichten auf den Verzehr von Schweinefleisch. Es gibt zudem Muslime, die darauf achten, dass es sich um sog. geschächtetes Fleisch, d.h. Fleisch, das nach islamischen Ritualen geschlachtet wird, handelt. Wenn man ihnen dieses nicht bieten kann, ist vegetarische Kost, die frei von tierischen Fetten ist, eine angemessene Alternative. Da Muslime keinen Alkohol trinken ist zudem darauf zu achten, dass auch die Speisen keinen Alkohol enthalten. Auch Arzneien dürfen keine Mittel enthalten, die nach islamischen Quellen als verboten gelten (**Abb. 2.28**). Dazu gehören alle flüssigen Arzneien, die Alkohol enthalten sowie aus dem Schwein gewonnene Präparate oder Arzneibestandteile wie Gelantine.

Fasten. Ebenfalls eng im Zusammenhang mit den Essgewohnheiten steht das Fasten. Im Monat Ramadan hat es einen besonderen Stellenwert für gläubige Muslime. Zwischen Morgendämmerung und Sonnenuntergang beinhaltet es jeglichen Verzicht auf feste und flüssige Nahrung, Rauchen und Geschlechtsverkehr. Nach Sonnenuntergang wird dafür häufig umso üppiger gespeist. Es gibt besondere Gruppen, z.B. Kranke, die von der Fastenpflicht entbunden sind, um ihren Körper nicht zusätzlich zu belasten. Allerdings sind die Grenzen im Koran nicht detailliert beschrieben. Muslimische Kranke geraten oft in einen Konflikt innerhalb ihres Wertesystems. Sie müssen gut aufgeklärt werden, welche Risiken ein Nahrungsverzicht mit sich bringt. Am Ende des Fastenmonats findet das drei Tage dauernde Ramadanfest statt. Das Fasten dient dazu, Leidenschaften und Begierden beherrschen zu lernen.

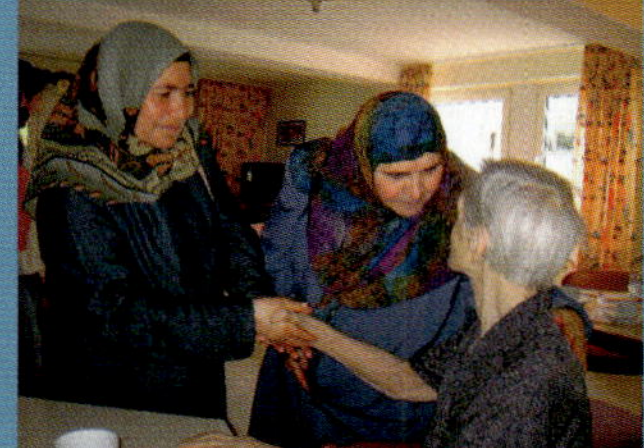

Abb. 2.26 Musliminnen bedecken mit ihrer Kleidung den gesamten Körper, auch das Haar (Foto: E. Stecher-Breckner, AWO Köln).

D ***Esskultur** umfasst das gesamte kulturelle Umfeld der Ernährung **(Abb. 2.27)**: Dekoration und Tischsitten, Rituale und Zeremonien, Speisen als Symbole der Reinheit oder der Sünde, oder auch regionale Spezialitäten und damit kulturelle Identifikation.*

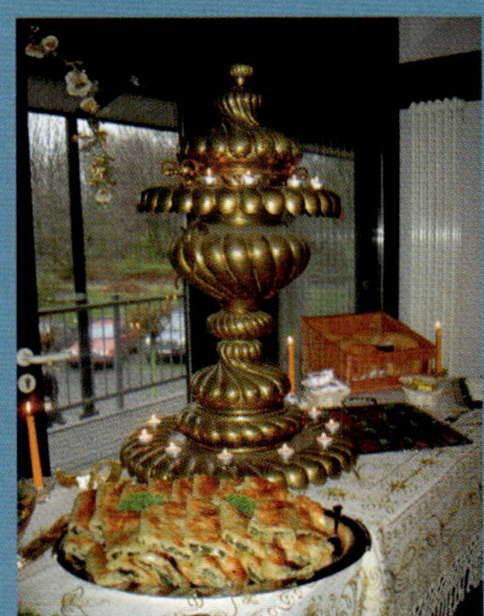

Abb. 2.27 Türkisches Buffet.

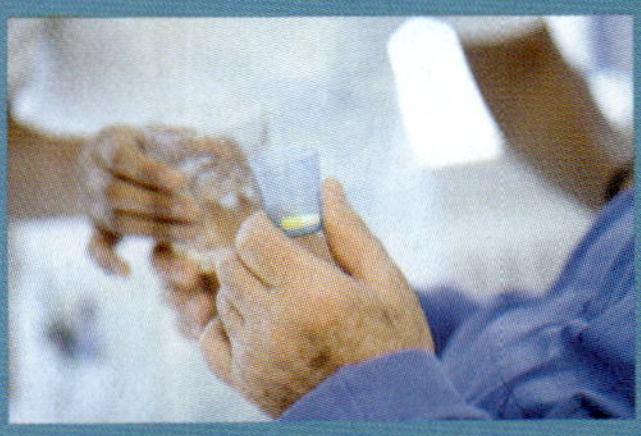

Abb. 2.28 Auch Arzneimittel dürfen keine Bestandteile enthalten, die nach dem islamischen Glauben verboten sind.

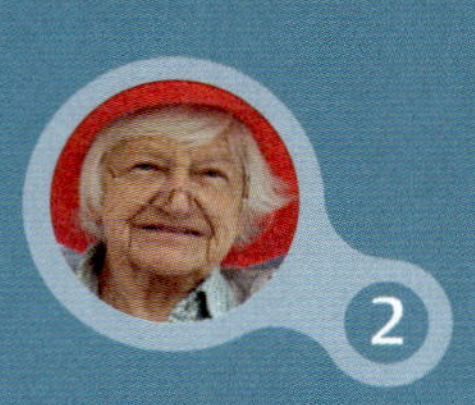

Maßnahmen der Grundpflege bei Migranten

In vielen Ländern besteht die professionelle Pflege in erster Linie aus der ärztlichen Assistenz. Maßnahmen der Grundpflege werden dort von Angehörigen übernommen. Werden in Deutschland lebende Migranten pflegeabhängig und benötigen z.B. Unterstützung bei der Körperpflege, fällt es ihnen zumeist entsprechend schwer, wenn diese von ihnen fremden Menschen, den Pflegenden, wahrgenommen wird. Dennoch bleibt ihnen manchmal, wenn z.B. keine Kinder in ihrer Nähe wohnen, nichts anderes übrig, als sich in fremde Hände zu begeben. Sie bemühen sich dann, sich an das deutsche Pflegeverständnis anzupassen und stellen die eigenen Verhaltensweisen zurück. Dies wiederum führt dazu, dass sie sich unwohl fühlen und u.U. sogar leiden.

M *Grundpflegerische Maßnahmen sollten bei Muslimen grundsätzlich von gleichgeschlechtlichen Pflegepersonen durchgeführt werden.*

Wertschätzung und Empathie. Pflegende, die im interkulturellen Kontext Aufgaben der Grundpflege übernehmen, sollten in erster Line über Wertschätzung und Empathie gegenüber den Migranten verfügen. Außerdem sollten sie die individuellen Bedürfnisse und Gewohnheiten im Rahmen des Pflegeprozesses erfassen. Dies sollte unter Umständen im Beisein von Angehörigen, die über gute deutsche Sprachkenntnisse verfügen, geschehen.

Interkultureller Bezugsrahmen. Außerdem müssen Pflegende über die Fähigkeit verfügen, Probleme im interkulturellen Bezugsrahmen zu erkennen. Hierfür benötigen sie Wissen über den jeweiligen kulturellen Zusammenhang der durchzuführenden Tätigkeit. So sollte z.B. dafür Sorge getragen werden, dass gläubige Muslime nur von gleichgeschlechtlichen Pflegekräften gewaschen werden. Professionell Pflegende müssen Pflegebedürftige jeweils in ihrem individuellen Wirklichkeitserleben erfassen und begleiten. Nur so kann eine Ausgrenzung durch das „Anderssein" überwunden werden.

B *Eine 75-jährige muslimische Frau mit schlechten Sprachkenntnissen erhält das erste Mal Besuch von einem Altenfleger der Diakoniestation, der ihr beim Waschen helfen will. Die Frau verweigert jegliche Unterstützung und ist nicht einmal bereit, sich beim Wechseln ihres durchgeschwitzten Nachthemdes helfen zu lassen.*

Rituelle Reinheit bei Moslems

Die rituelle Reinheit der Moslems dient der Vorbereitung auf die Begegnung mit Gott im Gebet. Da die äußere Reinheit ein Symbol für die innere Reinheit ist, sind Muslime bemüht, alle Unreinheiten zu vermeiden. Zu diesem Zweck werden zwei Waschungen unterschieden:

- **Ganzwaschung** (arab. Ghsl, türk. Gusül): Sie umfasst die Reinigung des gesamten Körpers durch ein Vollbad. Diese Waschung wird nach dem Wochenbett, der Menstruation, nach sexuellen Ergüssen, vor dem Freitagsgebet und zusätzlich nach Bedarf (z.B. ärztliche Untersuchungen im Intimbereich) durchgeführt.
- **Teilwaschung** (arab. Wudu, türk. Abdest): Sie findet vor einem Pflichtgebet, d.h. fünf Mal pro Tag, statt. Sie umfasst das Waschen der Hände, Unterarme, Mund, Zähne, Nase, Gesicht, Ohren, sowie Füße bis über die Knöchel unter fließendem Wasser. Außerdem ist sie nötig, wenn ein Muslim mit unreinen Stoffen in Berührung gekommen ist, z.B. Stuhlgang, Urin, Blut. Auch nach dem Tiefschlaf sollte sie erneut vollzogen werden.

Muslime waschen sich nur unter fließendem Wasser. Ein Waschlappen ist ihnen fremd und wird als unhygienisch empfunden. Bei Bewohnern, die im Bett gewaschen werden müssen, sollte die Intimpflege daher unter Verwendung eines Kruges, mit fließendem Wasser, durchgeführt werden. Auch die Hände und Füße können ähnlich gereinigt werden. So sollte die Pflegeperson diese mit einem über die Waschschüssel gehaltenen Krug begießen.

Ausscheidungen

Beim Ausscheidungsvorgang ist die Intimsphäre sehr wichtig. Erwachsene müssen ihre Genitalien vor allen Erwachsenen verbergen. Urin und Stuhlgang gelten als unrein. Zur Reinigung danach dient fließendes Wasser. Moslems benötigen daher eine Wasserkanne auf der Toilette. Toilettenpapier wird nicht immer akzeptiert. Die Reinigung erfolgt nur mit der linken Hand, da die rechte zum Essen benutzt wird. Wenn ein Moslem Unterstützung beim Ausscheidungsvorgang benötigt, ist darauf zu achten, dass diese Hilfe von einer gleichgeschlechtlichen Pflegeperson übernommen wird.

Weitere Maßnahmen der Grundpflege. Das Schneiden der Nägel, Rasieren der Achselhöhle, der Schamhaare und meist auch der übrigen Körperbehaarung gehört bei den Muslimen zur Grundhygiene.

Tagesstrukturierung bei Migranten

Auch für Migranten hat die Tagesstrukturierung einen entscheidenden Einfluss auf das allgemeine Wohlbefinden und die Orientierungsfähigkeit.

Individuelle Gewohnheiten herausfinden

Es ist wichtig herauszufinden, welche Aufgaben dem Alltag vor der Aufnahme ins Heim Sinn gegeben haben und welche dieser Inhalte an bestimmte Tageszeiten gebunden sind (z.B. das fünfmalige Pflichtgebet der Muslime). Außerdem gilt es herauszufinden, welchen Freizeitbeschäftigungen die Migranten früher nachgegangen sind (z.B. musizieren, spielen, Handarbeit) und für welche neuen Aspekte sie offen sind (z.B. Sitzgymnastik).

Morgenrituale/Frühstück. Der Beginn des Tages sollte sich, wenn möglich, an den bisherigen Gewohnheiten des alten Menschen orientieren. Es gilt, evtl. mithilfe der Angehörigen, herauszufinden, welche Aufsteh- und Körperpflegerituale für den Migranten wichtig sind. Diese sollten so weit möglich respektiert werden. Bei den Mahlzeiten, die im Speiseraum eingenommen werden, ist auf die Auswahl des Tischnachbarn zu achten. So muss z.B. gewährleistet sein, dass keine Ressentiments gegenüber dem Migranten bestehen. Außerdem gilt es, die Ernährungsgewohnheiten und die gewohnte Frühstückszeit zu berücksichtigen. Denn wenn dem alten Menschen das Frühstück schmeckt, ist ein guter Start in den Tag gegeben. Dieser wiederum ist Voraussetzung dafür, dass sich der Migrant in andere Tagesaktivitäten einbinden lässt.

Interkulturelle tagesstrukturierende Angebote

Heime, die multikulturelle Bewohner haben, sollten ihre tagesstrukturierenden Angebote an diese Klientel anpassen. Wenn z.B. gesungen wird, sollten nicht nur deutsche Volks- sondern ebenfalls z.B. türkische Lieder gesungen oder zumindest vorgespielt werden. Die tagesstrukturierenden Angebote könnten z.B. immer unter bestimmten Schwerpunkten stehen, in deren Mittelpunkt jeweils eine ethnische Gruppe steht. In der Kochgruppe könnten z.B. täglich wechselnde Gerichte, z.B. italienisch, deutsch, türkisch, griechisch zubereitet werden.

Insgesamt gilt es, die Mahlzeiten flexibel an die individuellen Gewohnheiten weitestgehend anzupassen. So kann z.B. Südländern mittags nur ein Imbiss gereicht werden und abends bekommen sie das eigentliche Mittagessen, das tagsüber im Kühlschrank aufbewahrt wurde, in der Mikrowelle warm gemacht. Auf diese Weise können, ohne dass gesamte Organisationsabläufe, z.B. in der Küche, umgestellt werden müssen, Besonderheiten respektiert werden.

Angebote am Morgen. Sie sollten eher Arbeitscharakter haben, z.B. hauswirtschaftliche Aktivitäten wie Kochen oder Backen. Eine schöne Idee ist auch ein wöchentlicher hausinterner mediterraner Markt mit Obst- und Gemüseverkauf und Raum zum gemütlichen Zusammensein. Die eingekauften Produkte könnten dann anschließend zusammen zu einer Mahlzeit verarbeitet werden.

Angebote am Nachmittag. Die Angebote am Nachmittag können sehr breit gefächert sein. So könnten z.B. internationale Märchenstunden angeboten werden, ein interkultureller Besuchsdienst Angebote für verschiedene ethische Gruppen anbieten, internationale Kinonachmittage – z.B. mit Filmen in türkischer Sprache – gestaltet werden. Angebote wie Gymnastik, Sitztanz, Spiele, Hand- und Bastelarbeiten sind, unabhängig von der Kultur, bei vielen alten Menschen beliebt und sorgen für Geselligkeit.

Andachtsräume

Wichtig ist es zudem, einen ruhig gelegenen und gut erreichbaren Raum zu haben, in dem den speziellen religiösen Bedürfnissen nachgegangen werden kann. Die in vielen Pflegeheimen vorhandenen Andachtsräume könnten prinzipiell z.B. auch für Muslime zum Gebet benutzt werden. Evtl. religiöse Symbole sollten abnehmbar, bzw. abdeckbar sein. Aufgrund der vorhandenen religiösen Symbole, wie Kruzifix und Bilder, fühlen sich viele Muslime darin jedoch nicht wohl (**Abb. 2.9**). In Pflegeheimen, die interkulturelle Bewohner betreuen, ist ein neutraler Raum, der u.a. einen sauberen Teppich enthält und mit einem seperaten Waschbecken ausgestattet ist, daher wichtig.

Besonders wichtig ist es für viele Migranten auch, dass sie Besuch von Verwandten bekommen können, wann immer sie wollen und mit wie vielen Personen sie wollen. Hier ist Sorge zu tragen, dass es nicht zu Konflikten mit evtl. ruhebedürftigen Zimmernachbarn kommt.

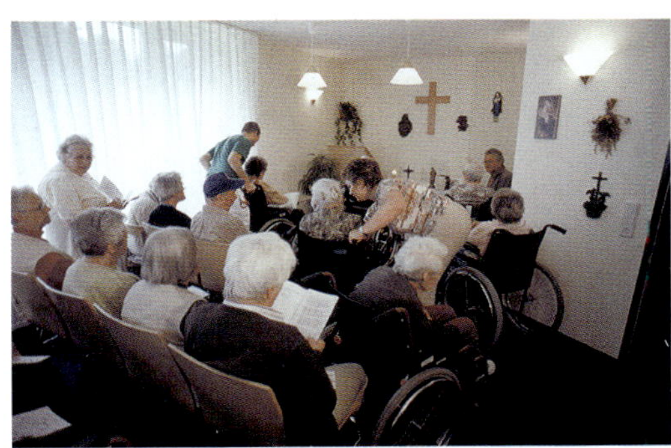

Abb. 2.29 Die in den meisten Heimen vorhandenen Andachtsräume sind aufgrund der darin enthaltenen Symbole für Andersgläubige (z.B. Muslime) meist nicht geeignet.

D **Das Ressentiment** *(franz. für heimlicher Groll) ist eine gefühlsmäßige, mit starken negativen Affekten verbundene Ablehnung eines Sachverhaltes, einer Person oder eines Gegenstands. Ressentiments beruhen, wie das Vorurteil, häufig auf einem Mangel an ausreichender Information, der eine rationale Auseinandersetzung nicht oder nur teilweise ermöglicht, und werden mit Vermutungen, Verdächtigungen und Ahnungen begründet.*

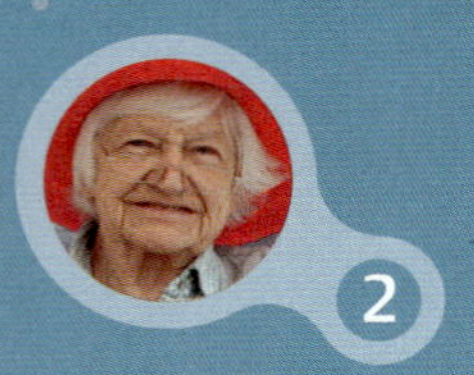

Regeln ethniespezifischer Kommunikation und Gesprächsführung

Im Pflegealltag mit Migranten herrscht vielerorts eine Sprachbehinderung, da alle Beteiligten nur sehr vermindert artikulieren können. Dadurch kommt es häufig zu Missverständnissen. Fast jegliche Pflegetätigkeit, beginnend bei der Pflegeanamnese, bis hin zur Unterstützung bei Aktivitäten des täglichen Lebens, setzt voraus, dass sich der Pflegebedürftige und die Pflegenden sprachlich verständigen können. Im Idealfall sind Kenntnisse der Muttersprache des Migranten vorhanden. Viele Pflegeheime beschäftigen multikulturelle Pflegende.

Wirkung der Muttersprache

Die Muttersprache wirkt wie ein Türöffner, da sie Wertschätzung und Interesse signalisiert. Außerdem können emotional Anteil genommen, Denk- und Verhaltensweisen nachvollzogen werden. So können z.B. Rückfragen gestellt werden, wenn etwas nicht verstanden wurde. Aber auch mit geringen Sprachkenntnissen kann viel erreicht werden. Allein eine freundliche Begrüßung und Verabschiedung in der Muttersprache kann Wunder wirken und von allen Pflegenden, ohne großen Aufwand, erlernt werden. Sie vermitteln dem zu Pflegenden, dass er wertgeschätzt und geachtet wird.

Für die Durchführung der reinen Pflegehandlungen lassen sich viele Tätigkeiten mit wenigen sprachlichen Mitteln, z.B. mit nonverbaler Kommunikation (z.B. auf Körperteile zeigen und Tätigkeit andeuten, bzw. an sich selbst zeigen), Bildern und Piktogrammen vermitteln. Natürlich sind Missverständnisse auch hierbei nicht auszuschließen. Anpassung, Zurückhaltung und der Respekt vor aufgezeigten Grenzen helfen dabei, dass weder die eine noch die andere Seite sich zur Anpassung und zum Identitätsverzicht verpflichtet fühlt. Immer wieder gibt es jedoch Situationen, die eine muttersprachliche Kommunikation erfordern. Dazu gehören z.B. Beratungssituationen über die Therapie von Erkrankungen (wie Diabetes mellitus Typ II). Bei ihnen muss gewährleistet sein, dass der alte Mensch versteht, worum es geht (z.B. Umstellung der Ernährung wegen des Diabetes). In solchen Situationen müssen ggf. Dolmetscher hinzugezogen werden.

Schulung interkultureller Kommunikationskompetenz

Da multikulturelle Kommunikation besonders anfällig für Missverständnisse ist, sollte der Kommunikationsablauf, mit den verschiedenen Aspekten einer Mitteilung (z.B. Körpersprache, Tonfall, kulturspezifische Kommunikationsstile), in Fortbildungen geschult werden. Außerdem ist das Lernen von Schlüsselbegriffen und Sätzen (z.B. Essen, Seife, „Wie geht es Ihnen?“) sinnvoll.

Die Kommunikationshaltung im multikulturellen Pflegealltag sollte von Interesse, Aufgeschlossenheit und Akzeptanz gegenüber dem Fremden geprägt sein (**Abb. 2.30**). Außerdem müssen Pflegende fähig sein, einen Wechsel der Perspektive vorzunehmen. Dies bedeutet, dass sie sich neue Denk-, Empfindungs- und Verhaltensweisen erschließen, ohne die eigene kulturelle Identität aufzugeben. So können dann z.B. bestimmte Verhaltensweisen verstanden werden. In der Pflege von Migranten erfolgt häufig eine Konfrontation mit fremd erscheinenden Verhaltensweisen, Wertvorstellungen und Verhaltensnormen, auch im Bereich der Kommunikation. Um diese zu verstehen und adäquat handeln zu können, bedarf es der Fähigkeit zur kritischen Selbstreflexion.

B *Übung zu interkultureller Kommunikation: Es ist sehr wichtig, im interkulturellen Kontext folgenden Dreischritt zu befolgen:*

1. **Beschreiben:** *Was sehe ich (nur beobachtete Fakten)?*
2. **Interpretieren:** *Was denke ich (über das, was ich sehe)?*
3. **Bewerten:** *Was fühle ich (über das, was ich denke)?*

1. *Ich sehe eine Frau muslimischer Herkunft, die eine Hand vor den Mund hält.*
2. *Sie gähnt, weil sie sich zu langweilen scheint.*
3. *Das ist nicht schlimm, es stört mich doch nicht.*

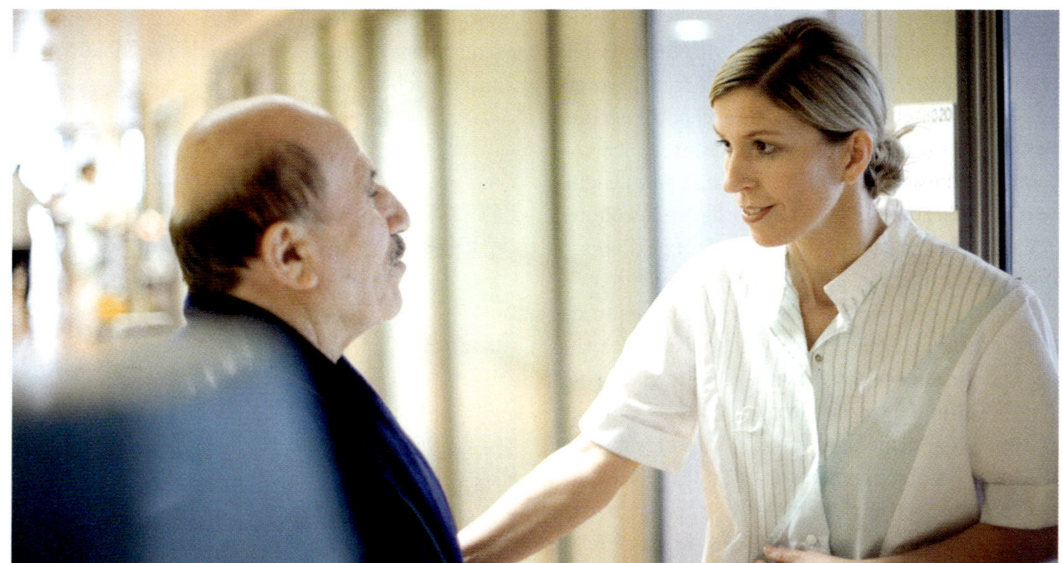

Abb. 2.30 Die Kommunikation mit Migranten sollte Interesse, Aufgeschlossenheit und Akzeptanz gegenüber dem Fremden widerspiegeln.

Lebensbilanz

Zu verschiedenen Zeitpunkten des Lebens blicken Menschen auf ihr bisheriges Leben zurück. Sie ziehen eine Lebensbilanz und fragen sich:

- Wie ist mir mein Leben gelungen?
- Welchen Sinn hatte es, wozu habe ich gelebt?
- Was ist mir in der verbleibenden Lebenszeit besonders wichtig?

Die Lebensbilanz ist ein Vorgang, der auch bildlich dargestellt werden kann: Ein Mensch begibt sich auf einen Berg, um vom Gipfel das Panorama seiner eigenen Lebenslandschaft zu überblicken. Dabei schaut er zurück und versucht die Umrisse, die in der Ferne liegen, zu deuten.

Die Weichen neu stellen. In allen Altersstufen tragen einschneidende Erfahrungen, z. B. eine schwere Erkrankung, der Verlust eines geliebten Menschen, dazu bei, sich zu fragen, welchen Sinn das Leben in der Vergangenheit hatte, in der Gegenwart hat und in Zukunft haben wird. Die Lebensbilanz kann helfen, sich bewusst für Aspekte seines Lebens zu entscheiden, z. B. für eine Partnerschaft, oder auch zu erkennen, dass der bisher eingeschlagene Weg der verkehrte war, z. B. die Berufswahl.

Im Schicksal einen Sinn sehen. Beim Bilanzziehen gelingt es vielen Menschen sogar, schwere Lebensereignisse mit einem Sinn zu versehen. Sie hadern nicht mit ihrem (z. B. durch eine Erkrankung) schweren Schicksal, sondern finden die Antwort auf das „Warum". Allerdings vermissen sie oft ein Gegenüber, mit dem sie über die Sinnfragen sprechen können. In unserer Gesellschaft gehört die Auseinandersetzung mit den Themen wie „Sterben und Tod" zu den tabuisierten. Selbst im Krankenhaus und im Pflegeheim ist nur selten Zeit, Bereitschaft und Raum für Gespräche über diese Themen.

Den Tod annehmen. Je älter ein Mensch wird, desto stärker tritt die Frage nach der Zukunft in den Hintergrund. Stattdessen rückt das Bewusstsein, dass das eigene Leben begrenzt ist, in den Vordergrund. Besonders im Alter und angesichts des nahenden Todes hat diese Form der Erinnerung eine Identität bewahrende Funktion. Es geht dem alten Menschen, der seine Lebensbilanz zieht, darum, das Ende des Lebens anzunehmen und auch auszuhalten.

Lebensbilanz – der Sinn

B Eine alte, schwerkranke Frau, die erst seit kurzer Zeit im Pflegeheim lebt, wird von ihrem Sohn, der Schwiegertochter und den Enkeln besucht. Sie will ihnen „alte Geschichten" erzählen. Die Angehörigen können sie eigentlich nicht mehr hören und lassen sich bei der zuständigen Altenpflegerin darüber aus. Der Pflegekraft gelingt es, bei den Angehörigen die Bereitschaft zum Zuhören noch einmal zu wecken. Sie zeigt auf, wie wichtig es der alten Frau, die vermutlich nicht mehr lange zu leben hat, zu sein scheint. Die alte Dame berichtet daraufhin von dem schrecklichsten und dem schönsten Erlebnis ihres Lebens. Es ist, als wenn sie spürt, dass sie nicht mehr lange leben wird und sie deshalb das dringende Bedürfnis hat, sich rückblickend auf ihr Leben zu besinnen. Es scheint dem Sohn, als wenn sie „das was sie je alles erzählt hatte, zu einem Abschluss bringen wollte.", wie er später einmal äußert. Wenige Tage später erleidet die Bewohnerin einen Apoplex und kann nicht mehr sprechen. Die Kinder sind bewegt, dass sie es im Vorfeld gespürt zu haben schien. Sie sind erleichtert, ihr doch noch einmal zugehört zu haben. Da die alte Dame gläubig ist und regelmäßig an den Gottesdiensten des Pflegeheims teilgenommen hat, lassen sie den Pfarrer kommen und feiern alle zusammen das Abendmahl. In der darauffolgenden Nacht verstirbt sie friedlich.

Dieses Beispiel verdeutlicht, stellvertretend für viele andere, dass es sich bei dem alten, am Ende seines Lebens stehenden Menschen, meistens nicht um ein reines Erzählen von Geschichten handelt, sondern dass diese eine Lebensbilanz beinhalten. Das Erzählen dient dazu, sich Gehör zu verschaffen, sich noch einmal im Mittelpunkt zu platzieren, bevor diese Familienmitte endgültig verlassen werden muss.

Rolle der Pflegenden. Bei der Suche nach dem Sinn, nach der Lebensbilanz kann es die Rolle der Pflegenden sein, das sensibel Beobachtete zu nutzen, um die innerhalb der Familien häufig verkrustete, stereotype und dadurch blockierte Kommunikation neu zu beleben. Diese wiederum ermöglicht allen gemeinsam die Teilhabe an der Lebensrückschau. Voraussetzung ist, dass die Altenpflegerin aufmerksam, einfühlsam und durchsetzungsfähig ist. Eigenschaften, die man durchaus trainieren kann, z. B. in Kommunikationsseminaren.

Die Lebensbilanz zeigt – „Ich bin nicht allein!"

Die Lebensbilanz stellt eine Chance dar. Der alte Mensch breitet sein Leben noch einmal vor seinen eigenen Augen und den ihm nahe stehenden Menschen aus. Meistens erwartet er von diesen nicht, dass sie nachfragen und um eine Vertiefung des Erzählten bitten, sondern es genügt ihr Dasein und Zuhören. Sie sind seine Zeugen, denen er zentrale Lebensaspekte, das Kostbarste, anvertraut. Das Erzählenkönnen wirkt wie ein Spiegel, in dem der Rückschau haltende sein Leben und sich selbst eingehend betrachten kann.

M *Die Lebensbilanz kann auch bildlich dargestellt werden: Ein Mensch begibt sich auf einen Berg, um vom Gipfel das Panorama seiner eigenen Lebenslandschaft zu überblicken. Er fragt sich: „Was ist mir gelungen?", „Wozu habe ich gelebt?" oder „Was ist mir jetzt wichtig?".*

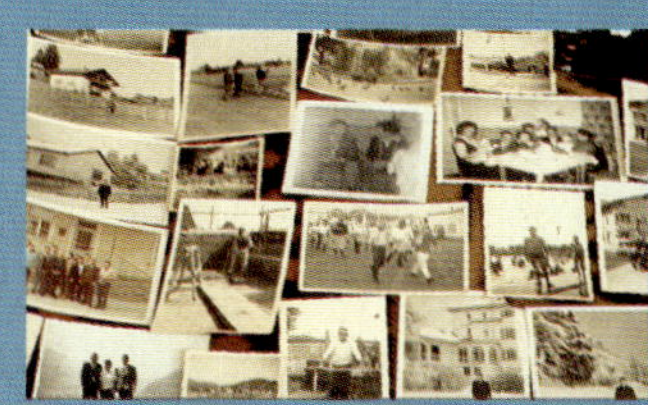

Abb. 2.31 Das Erzählen alter Lebensgeschichten, z. B. anhand von Familienfotos, kann dem alten Menschen dabei helfen, seine Lebensbilanz zu ziehen.

M *Die Lebensbilanz stellt eine Chance dar. Der alte Mensch breitet sein Leben noch einmal vor seinen eigenen Augen und den ihm nahe stehenden Menschen aus. Meistens genügt ihr Dasein und Zuhören.*

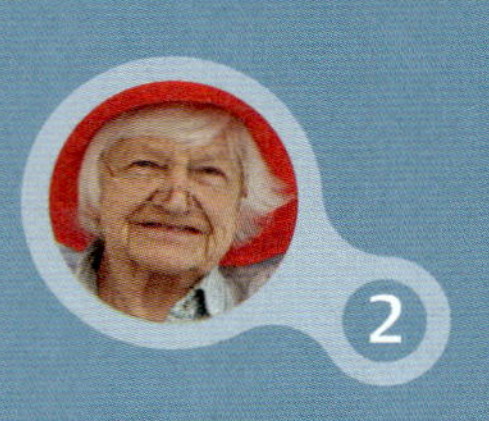

M *Es ist schwer, ein Leben abgeben zu müssen, das nicht als selbst gestaltet angesehen werden kann. Die Lebensbilanz stellt für diese Menschen die Chance dar, sich das eigene Leben bzw. bestimmte Abschnitte, von denen man sich entfremdet hatte, wieder anzueignen.*

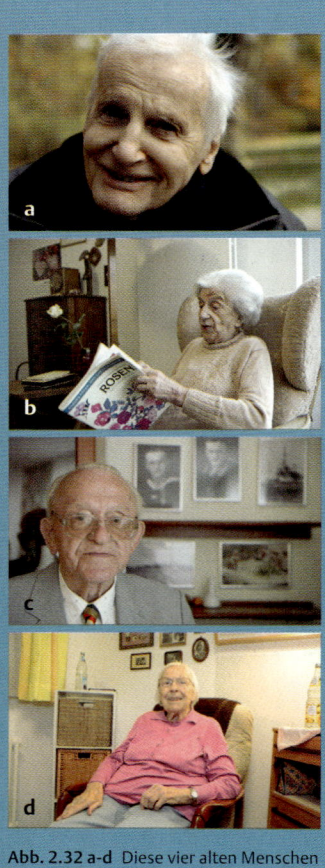

Abb. 2.32 a-d Diese vier alten Menschen bringen unterschiedliche Biografien mit. Alle ziehen auf ihre Weise eine Lebensbilanz, um sich mit dem Schönen und Schweren ihres Lebens auseinanderzusetzen und sich dadurch auf ihren letzten Lebensabschnitt vorzubereiten.

Lebensbilanz – mitten im Leben

Überall dort, wo sich Menschen in ihrer Identität verunsichert oder bedroht fühlen, z.B. durch Krankheiten, Trennungserlebnisse, Heimatverlust, Arbeitslosigkeit, kann eine Lebensrückschau angezeigt sein.

B Ein 38-jähriger Altenpfleger tastet an der Außenseite seines Halses eine Schwellung. Daraufhin geht er zum HNO-Arzt. Dieser schickt ihn mit den Worten: „Da steckt sicher nichts Schlimmes dahinter, aber sie sollten den Knoten zur Sicherheit im Krankenhaus entfernen lassen." und einer Überweisung in die Klinik. Der nächste OP-Termin ist erst in drei Wochen. In der Zeit bis zu diesem Termin ist der Betroffene sehr nachdenklich, zieht sich zurück und fragt sich: „Wozu habe ich bisher gelebt? Was möchte ich in Zukunft anders machen?" Er erkennt, dass es viel Positives gibt. So lebt er in einer glücklichen Beziehung, liebt trotz vieler Stressmomente seinen Beruf, findet im Malen von großformatigen Bildern einen Ausgleich und fühlt sich spirituell verankert ... Als der Tag der Operation da ist, fühlt er sich erstaunlich gelassen.

Hier stellt die Angst vor einer tödlichen Krankheit die Motivation zur Auseinandersetzung mit dem bisherigen Leben dar. Die Erkenntnis, dass der Altenpfleger mit seinem bisherigen Leben zufrieden ist und nichts Grundlegendes ändern würde, wenn er wesentliche Lebensentscheidungen neu treffen könnte, nimmt ihm die Angst vor der Zukunft. Dies ist die Voraussetzung, um den Blick wieder frei zu bekommen und relativ gelassen zu werden.

Lebensbilanz – um loslassen zu können

Bei manchen alten Menschen lässt sich beobachten, dass sie nicht sterben können. Sie quälen sich durch ihr Sterben, weil sie u.U. ihr ungelebtes Leben daran hindert. Es ist schwer, ein Leben abgeben zu müssen, das nicht als das eigene, selbst gestaltete Leben angesehen werden kann. Die Lebensbilanz stellt für diese Menschen die Chance dar, sich das eigene Leben bzw. bestimmte Abschnitte, von denen man sich entfremdet hatte, wieder anzueignen.

B Eine alte Dame hatte aus Vernunftgründen, sie war schwanger und der zukünftige Vater im Zweiten Weltkrieg, ihren Jugendfreund geheiratet. Ihrem Sohn hat sie verheimlicht, dass sein leiblicher Vater ein anderer Mann war, als der, mit dem er aufwächst. Inzwischen ist sie sterbenskrank, ihr Sohn ist auf Geschäftsreise im Ausland. Erst als er sie wieder besuchen kommt und sie ihm alles erzählen kann, kommt sie mit sich ins Reine. Einen Tag später verstirbt die alte Frau. Ihr Sohn nimmt beim Abschied einen entspannten Gesichtsausdruck wahr. Er kann sich gar nicht mehr daran erinnern, wann er seine Mutter je so gelassen gesehen hat.

Dieses Beispiel zeigt, wie wichtig es ist, in sein vergangenes Leben einzuwilligen und mit sich ins Reine zu kommen. Erstaunlich oft kann der Betroffene dann auch in sein zukünftiges Leben bzw. Sterben einwilligen.

Lebensbilanz – die Doppelrolle

Ein Mensch, der sein Leben bilanziert, füllt eine Doppelrolle aus. Einerseits ist er der gewesene Autor, der gewesene Regisseur, der gewesene Spieler des eigenen Lebens. Durch die verschiedenen Positionen nimmt er Punkte wahr, an denen er andere Lebensentscheidungen hätte treffen können, sich aber bewusst, bzw. unbewusst für eine entschieden hat. Im Hier und Jetzt ist dieser Mensch aufs Neue Autor, Regisseur und Spieler seines momentanen Lebens. Er hält die Schlüssel für sein Leben in seinen Händen. Es ermöglicht Distanz zum Vergangenen, denn es geht darum, sein Leben heute zu bewerten. Durch neue Einsichten können sie ganz neu betrachtet werden. Dies kann sowohl belastend als auch befreiend wirken. Es gilt, die Chance zu ergreifen, das eigene Leben neu zu sehen und sich mit ihm zu versöhnen.

Lebensbilanz – als Reise ins eigene Leben

B Eine alte Frau, die die letzten Jahrzehnte ihres Lebens im Ausland gelebt hat, begibt sich aus Anlass ihres 70. Geburtstages auf eine Reise in die Vergangenheit. Sie besucht alle Orte, die in ihrer Biografie eine wesentliche Rolle gespielt haben.

Die Reise ist der Versuch, das eigene Leben in Konzentration auf das Wesentliche noch einmal nachzuerleben. Das Unterwegssein hilft dabei, sich mit seinem Leben mit seinen Höhen und Tiefen intensiv auseinanderzusetzen und die Lebensernte einzubringen. Anschließend fällt es u.U. leichter, für den letzten Reiseabschnitt, dem Abschied vom Leben, bereit zu sein.

Auseinandersetzung mit Verlusten

Definition

In der Buchhaltung werden der Aufwand und Ertrag einander gegenübergestellt. Die Gewinn- und Verlustrechnung gibt Auskunft über den Zustand und die Liquidität einer Firma. Der Verlust in einem Geschäft verlangt nach Korrekturen und nach Neuausrichtung. Der Verlust in unseren Leben bedeutet Loslassen von Liebgewonnenem und eine damit verbundene Neuausrichtung unseres Lebens.

Verlustaspekte des Lebens

Die Verluste sind auf allen Ebenen des Menschseins, aber v.a. auf der Ebene der Beziehung zu anderen Menschen angesiedelt. Intensive Bindungen an andere Menschen sind der Mittelpunkt des menschlichen Lebens und dies nicht nur im Säuglings-, Kleinkind- oder Schulalter, sondern ebenso während der Adoleszenz, den reifen Jahren bis hinein in das hohe Alter. Sie vermitteln Stärke und Lebensfreude, sofern die Beziehungen als positiv wahrgenommen werden.

Trennungen erleben

Vom Tag der Geburt an muss der Mensch aber auch Trennungen erleben. Er trennt sich z.B. von seiner Kindheit, der Schule, dem Elternhaus und oft auch von seiner Heimat. Nicht alle Trennungen sind gewollt, gerade der Tod nahestehender Menschen, z.B. den Eltern, fällt schwer. Aber auch das Bewusstwerden der eigenen Vergänglichkeit, z.B. in Form von sichtbar werdenden Falten, schwindenden Kräften und zunehmender Multimorbidität zeigt, dass der Mensch sein Leben nicht immer selbst in der Hand hat.

So schwer Trennungen auch sind – sie gehören unabdingbar zum Leben und sind Voraussetzung dafür, um sich als eigenständige Persönlichkeit zu entwickeln. Nur das Kind, das sich von seinen Eltern gelöst hat, kann sich zu einem selbstständigen Individuum entwickeln. Trennungen, die gelungen sind, unterstützen die Heranbildung von Autonomie. Trennungen, die misslungen sind, können dagegen bis ins hohe Alter hinein für Probleme sorgen.

Abschied nehmen

Verluste gehen mit Abschieden einher. Das Abschiednehmen wiederum gehört zum Leben dazu. Jede Biografie ist von wechselnden Prozessen des Abschieds und einem damit verbundenen Neubeginn verbunden. Abschied nehmen müssen beinhaltet immer, dass ein Verlust erlebt wird. Etwas was einem Menschen zuvor wichtig war, muss er loslassen. Dies weist zugleich darauf hin, dass Abschied nehmen Vergangenheit, Gegenwart und Zukunft beinhaltet. Mit zunehmendem Alter werden Verluste wahrscheinlicher und die Möglichkeit, aus diesen Abschieden neue Lebensimpulse zu gewinnen, geringer.

Nicht selbst bestimmen können

Leben geschieht und manchmal muss es erlitten werden. Niemand bestimmt seinen Geburtszeitpunkt. Dabei wird die Lebensgeschichte entschieden durch die Zeit geprägt, in die ein Mensch hineingeboren wurde. Auch seine leiblichen Eltern kann man sich nicht selbst aussuchen. Selbst die Partnerwahl war für die heute alten Menschen nur begrenzt steuerbar. Anders als in der Gegenwart, war sie meist durch strikte Konventionen, z.B. den hierarchischen Status, Religionszugehörigkeit, und moralische Vorgaben, z.B. kein Zusammenleben vor der Ehe, geprägt. Nicht jeder alte Mensch lebte in einer glücklichen Beziehung und hatte die Chance, eine positive Achtung vor sich selbst auszubilden.

Verluste im Alter

Die nachfolgende, unvollständige Auflistung verdeutlicht das Ausmaß der Verluste, mit denen alte Menschen zurechtkommen müssen:

- Verlust der körperlichen und geistigen Leistungsfähigkeit, häufig einhergehend mit Multimorbidität,
- Verlust der Unabhängigkeit, da Unterstützung von anderen Menschen in Anspruch genommen werden muss,
- Verlust von Rollen, wie der Berufsrolle, der Rolle als Ehefrau/Ehemann,
- Verlust des vertraut gewordenen Umfeldes, Wohnung und Nachbarschaft,
- Verlust von liebgewordenen Gewohnheiten, wie Aufstehzeiten, Essgewohnheiten,
- Verlust von Menschen, je älter der Mensch wird, desto mehr Trennungen (v.a. durch Tod) durchlebt er,
- Verlust materieller Werte, so muss z.B. das Haus verkauft werden, um das Pflegeheim zu finanzieren,
- Verlust des Gefühls, gebraucht zu werden – die Kinder sind längst erwachsen und aus dem Haus,
- Trauer um Versäumtes und letztendlich Verlust des Lebens, durch den sich nahenden Tod im zunehmenden Alter.

Bedeutung von Verlusten im Alter

Im Alter bestehen im Grunde die Verlustaspekte Trennung, Abschied nehmen und mangelnde Selbstbestimmung wie bei einem jungen Menschen. Die Bedeutung von Verlusten ist jedoch für den alten Menschen eine andere.

Verlust als Endgültigkeit

Je älter ein Mensch wird, desto belastender werden Verluste für ihn. Sie hinterlassen meistens große Lücken. Anders als bei jüngeren Menschen, bei denen sich, nach einer gewissen Trauerzeit, meistens neue Lebenswege erschließen, nehmen im Alter die

D ***Verlust** bedeutet in unserem Leben Loslassen von Liebgewonnenem und eine damit verbundene Neuausrichtung unseres Lebens. Verluste sind v.a. auf der Ebene der Beziehung zu anderen angesiedelt.*

M *Trennungen helfen die eigenständige Persönlichkeit zu entwickeln. Gelungene Trennungen unterstützen die Heranbildung von Autonomie. Misslungene Trennungen können dagegen bis ins hohe Alter hinein für Probleme sorgen.*

M *Mit zunehmendem Alter werden Verluste wahrscheinlicher und die Möglichkeit, aus diesen Abschieden neue Lebensimpulse zu gewinnen, geringer.*

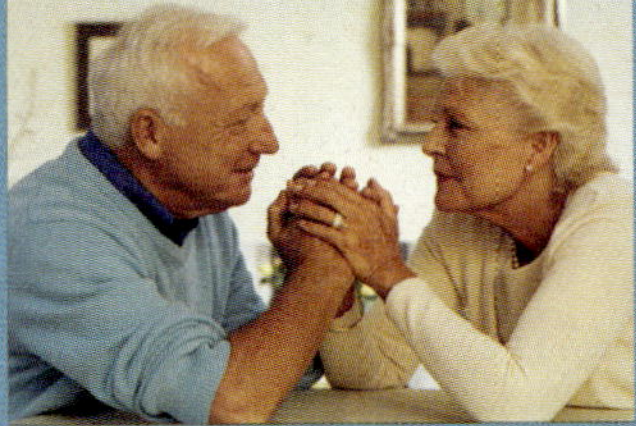

Abb. 2.33 Ihre Zuneigung zueinander hält bereits viele Jahrzehnte. Umso schwerer wird der Verlust zu verkraften sein, wenn sie durch den Tod des Partners voneinander getrennt werden.

Möglichkeiten ab, diese zu begehen. Dabei müssen sie sogar weitaus häufiger mit Verlusten fertig werden. Erlebnisse der Trennung stellen zunehmend etwas Alltägliches dar. Sie umfassen alle Bereiche des Lebens und werden nicht selten endgültig.

M *Ein alter Mensch sieht sich gezwungen, einen Lebensabschnitt zu beenden und einen neuen zu beginnen. Nicht selten entsteht das Gefühl, dass das Leben unerträglich ist.*

Verlust als Krise und Grenzsituation

Wenn die Verbindung zum Vertrauten abbricht, eine Beziehung mit tiefer Verbundenheit gegen den eigenen Wunsch verloren geht oder die körperlichen Kräfte immer mehr schwinden, entstehen Grenzsituationen. Sie werden mit zunehmendem Alter immer häufiger erlebt. Sie lösen bei den Betroffenen Wehmut, Enttäuschung, Schmerz, Empörung, Desorganisation und Verzweiflung aus. Nicht selten entsteht das Gefühl, dass das Leben unerträglich ist. Es sind Grenzsituationen des Lebens, die zeitweilige Gefühle von Heimatlosigkeit, Verunsicherung und Trauer auslösen.

M *Wie Verluste verarbeitet werden, hängt von der Persönlichkeit des alten Menschen und von seinem Umfeld ab. Nur durch eine Verarbeitung kann der alte Mensch schwerwiegende Verluste in seinen Lebenslauf integrieren.*

Verlust als Umbruch und Neubeginn

Ganz egal, ob eine Krankheit, der Tod eines nahestehenden Menschen oder andere ungewollte Abschiede den Verlust verursachen – jeder Umbruch führt dazu, dass der alte Mensch aus seinem gewohnten Lebenszusammenhang herausgelöst wird. Er wird gezwungen, nicht nur äußerlich, sondern auch innerlich einen Lebensabschnitt zu beenden und einen neuen zu beginnen. Je älter ein Mensch wird, desto mehr Lebensabschnitte muss er beenden, ohne dass er wirklich Gestaltungsspielräume für neue hat, denn die Endlichkeit seines Lebens wird immer deutlicher. Verluste bekommen zumeist einen endgültigen Charakter.

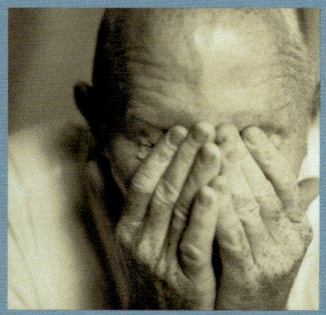

Abb. 2.34 Der Verlust eines geliebten Menschen löst Trauer aus.

B Eine Frau, die über 50 Jahre glücklich mit ihrem Ehemann verbracht hat, wird sich z. B. nicht wieder binden. Ein 18-jähriges Mädchen, das sich gerade von ihrem Freund getrennt hat, wird sich vermutlich dagegen schon bald wieder verlieben.

Verarbeitung von Verlusten im Alter

Die Art und Weise, wie Verluste und die damit verbundenen Konflikte und Belastungen von einem alten Menschen verarbeitet werden, hängt von unterschiedlichen Aspekten ab.

Biografische Aspekte

Wie Verluste verarbeitet werden, hängt von der Persönlichkeit des alten Menschen ab. Wie stabil und widerstandsfähig ist er, wie offen war er in seinem bisherigen Leben für Veränderungen? Außerdem prägen die im bisherigen Leben gemachten Erfahrungen in der Auseinandersetzung mit Belastungen und Konflikten seinen Umgang.

Soziales Umfeld

Es hängt zudem davon ab, welche soziale Unterstützung der alte Mensch in diesen belastenden Situationen erfährt und welche einschränkenden Lebensbedingungen parallel zu dem aktuellen Verlust zu bewältigen sind. Nur eine Verarbeitung ermöglicht dem alten Menschen, die schwerwiegenden Verluste in seinen Lebenslauf zu integrieren. Dabei spielt der Prozess des Trauerns eine wesentliche Rolle.

Trauerverarbeitung

Trauer ist eine gesunde Reaktion auf jedes Unglück, z. B. den Verlust eines nahestehenden Menschen (z. B. Ehemann), vertrauter und geliebter Orte (z. B. Haus durch Heimeinzug) oder sozialer Rollen (z. B. Ehefrau). Ein trauernder Mensch muss sich mit einem Verlust auseinandersetzen und wird damit konfrontiert, dass etwas unwiederbringlich ist (z. B. die Liebe des Lebens). In der Trauerarbeit durchlebt der Mensch z. B. Szenen der Gemeinsamkeit in der Phantasie und verabschiedet sich auf diese Weise von dem geliebten Mensch oder dem verlorengegangenen Ort.

In der Trauerzeit leben Betroffene meistens sehr zurückgezogen und sind wenig auf die Außenwelt bezogen. Dennoch wünschen sich Menschen, die Verluste verarbeiten müssen, Anteilnahme, Hilfe und Trost von ihnen nahestehenden Personen. Diese geben ihnen in diesen schweren Zeiten Stabilität und das Vertrauen, dass sie mit genügend Zeit und Unterstützung wieder zur Erholung fähig werden.

M *Trauer ist eine gesunde Reaktion darauf, dass etwas unwiederbringlich ist (z. B. die Liebe des Lebens). Trauernde wünschen sich Anteilnahme, Hilfe und Trost von ihnen nahestehenden Personen.*

Auseinandersetzung mit der eigenen Vergänglichkeit

Das Leben endet mit dem Tod. Dieser beginnt bereits mit der Geburt des Menschen. Ständig sterben Zellen des Körpers ab und werden durch neue ersetzt. Der Tod ist ein ständiger Begleiter des Lebens.

Vergänglichkeit in früheren Gesellschaften

In früheren Generationen gehörte die unabänderliche Tatsache, dass der Tod gegenwärtig ist, selbstverständlich zum Lebensalltag. Der Tod wird in anderen Kulturen auch heute noch in den Alltag integriert. Alte Menschen sind hier bis zu ihrem Tode in die Familien integriert. Sie sterben zumeist in ihrer gewohnten Umgebung, im Beisein ihrer Angehörigen.

Vergänglichkeit in modernen Gesellschaften

Moderne Gesellschaften wie unsere sperren sich jedoch meistens gegenüber dem Tod, der eine Grenzsituation des menschlichen Lebens bedeutet. Dies lässt sich u.a. dadurch erklären, dass sie schon über mehr als ein halbes Jahrhundert hinweg von den so genannten alten Geißeln der Menschheit wie Hunger, Pest und Krieg verschont geblieben sind. Das Sterben wird zudem durch die medizinischen und technischen Fortschritte immer weiter verschoben.

Sterben als Versagen der Medizin. Täglich erlebt man vor allem in Krankenhäusern, wie bestehende Grenzen überschritten werden. Die medizinischen Möglichkeiten scheinen nahezu unbegrenzt. Dies hat zur Folge, dass die Auseinandersetzung mit der Endlichkeit des Lebens und der Umgang mit dem Tod von den meisten Menschen verdrängt werden. Sterben und Tod sind nicht mehr natürlich in den Lebensalltag integriert. Der Tod scheint mehr auf das Versagen von Medizin und Technik hinzuweisen, als ein natürlicher Vorhang zu sein. Dadurch fällt es den meisten Menschen zunehmend schwer, ihren individuellen Standpunkt und Umgang zu der eigenen Vergänglichkeit zu entwickeln.

Sterben in der Institution. Anstatt die Endlichkeit des Lebens als natürlich hinzunehmen, werden Sterben und Tod institutionalisiert. Die meisten Menschen sterben in Institutionen wie Krankenhaus oder Pflegeheim statt in der häuslichen Umgebung, im Beisein der Familie. Etwa 90% der städtischen und 60% der ländlichen Bevölkerung sterben heute in Institutionen, obwohl verschiedene Umfragen immer wieder gezeigt haben, dass die meisten Menschen das Bedürfnis haben, zu Hause zu sterben.

Sterben als entfremdeter Prozess. Dass immer mehr Menschen in einer Institution sterben, hängt u.a. auch damit zusammen, dass es fast keine Großfamilien mehr gibt, die eine Rund-um-die-Uhr-Pflege und Betreuung leisten können. Zunehmend fehlen daher Erfahrungen mit dieser letzten Lebensphase. Der Umgang mit dem Tod kann nicht mehr eingeübt werden. Es fehlen traditionelle Rituale, Normen und Umgangsformen für diese letzte Lebensphase. Diese verleihen dem Tod einen Sinn, nehmen dadurch den Schrecken und sichern Sterbenden und Verstorbenen innerhalb ihres sozialen Bezugssystem einen Platz.

Alte Menschen und Vergänglichkeit

Je älter ein Mensch wird, desto dichter rückt die Vergänglichkeit des Lebens an ihn heran. Das Sterben von Familienangehörigen (z. B. Geschwistern), Freunden und Bekannten wird allgegenwärtig. Symbolhaft steht dafür, dass gerade für alte Menschen Todesanzeigen zu einer wichtigen Lektüre gehören.

Selbst wer bisher Gedanken an die eigene Vergänglichkeit verdrängt hat, angesichts zunehmendem Alters und Gebrechlichkeit ist dies nicht mehr möglich (**Abb. 2.35**). Dabei fällt es auch den meisten alten Menschen schwer, sich mit ihrer eigenen Vergänglichkeit auseinanderzusetzen. Der Tod stellt eine extreme Bedrohung dar und ängstigt. Er führt beim alten Menschen zur Unsicherheit über die noch verbleibende Zeit. Viele Fragen tauchen auf, ohne dass irgendjemand eine Antwort darauf geben kann:

- Wie viel Zeit bleibt mir noch, bis ich sterben muss?
- Werde ich am Lebensende leiden müssen und Schmerzen haben?
- Werde ich alleine sterben oder werden nahestehende Menschen bei mir sein?
- Was möchte ich noch erledigen?
- Was folgt nach dem Tod?

Über Vergänglichkeit
Noch spür ich ihren Atem auf den Wangen:
Wie kann das sein, dass diese nahen Tage
Fort sind, für immer fort, und ganz vergangen?
Dies ist ein Ding, das keiner voll aussinnt,
Und viel zu grauenvoll, als dass man klage:
Dass alles gleitet und vorüberrinnt
Und dass mein eignes Ich, durch nichts gehemmt,
Herüberglitt aus einem kleinen Kind
Mir wie ein Hund unheimlich stumm und fremd.
Dann: dass ich auch vor hundert Jahren war
Und meine Ahnen, die im Totenhemd,
Mit mir verwandt sind wie mein eignes Haar,
So eins mit mir als wie mein eignes Haar.
Hugo von Hofmannsthal (1874-1929)

M *In früheren Generationen gehörte die Tatsache, dass der Tod gegenwärtig ist, selbstverständlich zum Lebensalltag. Moderne Gesellschaften wie unsere sperren sich jedoch meistens gegenüber dem Tod, der eine Grenzsituation des menschlichen Lebens bedeutet.*

M *Etwa 90% der städtischen und 60% der ländlichen Bevölkerung sterben heute in Institutionen, obwohl Umfragen gezeigt haben, dass die meisten Menschen gerne zu Hause sterben würden.*

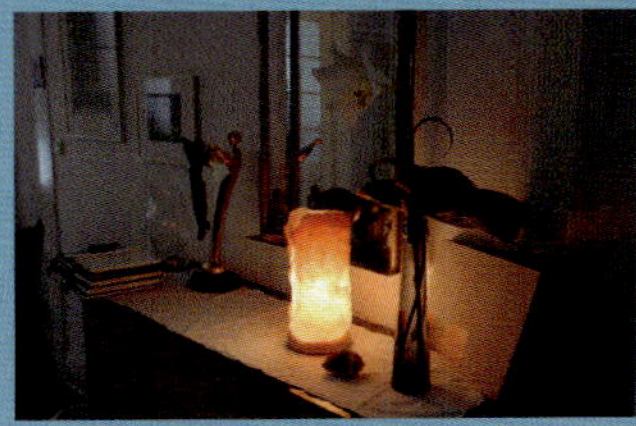

Abb. 2.35 Angesichts zunehmendem Alters und Gebrechlichkeit ist es nicht mehr möglich, die Gedanken an die eigene Vergänglichkeit zu verdrängen.

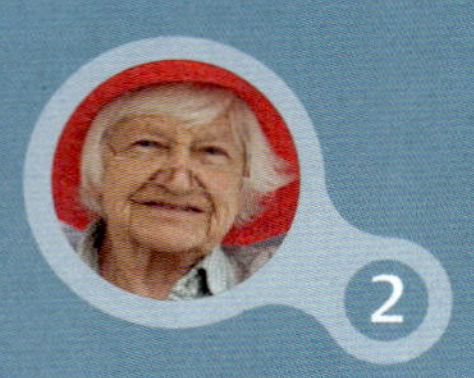

D **Transzendenz** *(lat.): das jenseits des Bereichs der sinnlichen Erfahrung Liegende, das Jenseits.*

Auseinandersetzung mit eigener Vergänglichkeit

Die Vergänglichkeit anerkennen

Der Tod, als die Schattenseite des Lebens, stellt den Gegenpol dar. Schon in der Bedürfnispyramide nach Ibrahim Maslow taucht das Bedürfnis des Menschen nach Transzendenz auf. Der Mensch denkt sich über sein begrenztes Leben hinaus, unter der Fragestellung: „Was passiert mit mir nach meinem Tod?"

Im Angesicht seiner immer näher rückenden Vergänglichkeit hält der alte Mensch Rückschau auf sein gelebtes Leben. Er zieht eine Lebensbilanz (s. S. 651), bei der zentrale Fragen sind:
- Kann ich vor mir selbst bestehen?
- Habe ich meine Potenziale zum stetigen Wachsen genutzt?
- Bin ich zufrieden, so wie es jetzt ist?

Wenn er sich diesen – übertragen dargestellten – Fragen stellt, wird es ihm u.U. leichter fallen, die eigene Vergänglichkeit zu akzeptieren. Voraussetzung ist, dass der alte Mensch über kognitive Fähigkeiten zur Reflexion verfügt und nicht z. B. durch eine demenzielle Erkrankung daran gehindert wird.

B Solange ihr Mann noch lebte, hat die 78-jährige Dame allen eine perfekte Ehe vorgespielt. Jetzt, wo ihr Mann tot ist, gesteht sie sich ein, dass sie schon seit Jahrzehnten eine Zweckgemeinschaft gebildet haben. Sie hört endlich auf, sich und anderen etwas vorzumachen. Stattdessen überlegt sie, was ihr für die verbleibende Lebenszeit noch wichtig ist und welche Potenziale lange Zeit brach lagen. Die alte Frau erkennt, dass sie schon seit Jahren wieder mit dem Malen beginnen wollte und meldet sich in einer Malschule an.

Achtsamer Umgang mit der verbleibenden Lebenszeit

M *Die intensive Auseinandersetzung kann dem alten Menschen helfen, aufmerksam mit der noch verbleibenden, immer kürzer werdenden Zeit, umzugehen. Sie macht sein Leben i.d.R. tiefer und kann zu einem ganz neuen Lebensgenuss führen.*

Die intensive Auseinandersetzung kann dem alten Menschen dabei helfen, aufmerksam mit der noch verbleibenden, immer kürzer werdenden Zeit umzugehen. Diese Aufmerksamkeit auf die verbleibende Lebenszeit bewahrt den alten Menschen davor, ein ausschließlich nach außen gerichtetes Leben, das vorrangig der Zerstreuung dient, zu führen. Es macht sein Leben i.d.R. tiefer und kann zu einem ganz neuen Lebensgenuss führen. Es führt den alten Menschen in die Achtsamkeit für den Augenblick und den Genuss der naheliegenden Wunder. Eine gelingende Aufmerksamkeit auf die verbleibende Lebenszeit setzt einen ausgewogenen Umgang mit der Zeit voraus, die sich aus der Vergangenheit, der Gegenwart und der Zukunft zusammensetzt.

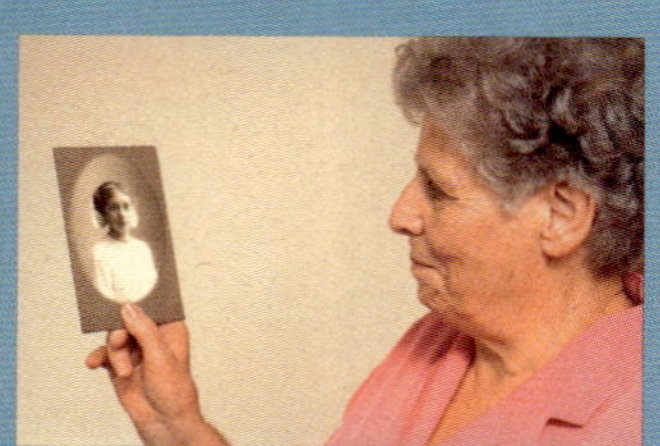

Abb. 2.36 Diese ältere Dame hat sich im Angesicht des näher rückenden Lebensendes mit sich selbst versöhnt.

B Ein 81-jähriger Mann, selbstständiger Architekt, hat noch bis vor kurzem aktiv in seinem Beruf gearbeitet. 10-Stunden-Tage und lange Autofahrten waren keine Seltenheit. Zeit für seine Familie und Freunde hatte er selten. Nun ist er an einer feuchten Makuladegeneration erkrankt, seine Sehkraft hat sich stark verschlechtert und er droht zu erblinden. Dieser gesundheitliche Einbruch bringt ihn plötzlich zum Nachdenken. Viele Tage verbringt er vor Fotoalben oder schreibt Briefe an seine zahlreichen Verwandten und Freunde, „so lange ich noch meine Schrift sehen kann", geht in Kunstmuseen und freut sich an dem Farbenrausch. Im Frühling nimmt er das Erblühen der Natur wahr, „als würde ich es das erste Mal erleben."

Mit sich selbst versöhnen

Im Angesicht des näher rückenden Lebensendes ist es erstrebenswert, dass der alte Mensch sich mit sich selbst versöhnt (**Abb. 2.36**). Dass er sich endlich zu seinen Stärken aber auch zu seinen Schwächen bekennt, die im Leben gemachten Fehler akzeptiert und den Blick mehr nach innen denn nach außen wendet. Dies setzt voraus, dass sich die Aufmerksamkeit seines Lebens mehr auf das näher rückende Ende richtet und er nicht alle Energie auf die äußere Welt verschwendet. Die Vergänglichkeit wird akzeptiert, wenn die berufliche Rastlosigkeit der früheren Jahre und die extravertierte Hektik (z. B. überall mitreden und mitmischen zu wollen, selbst im Alter noch [im übertragenen Sinne] jeden Berg besteigen wollen) in eine innere Lebendigkeit und Ruhe übergehen.

Wechsel
Wir gleichen Wolken, die den Mond verhüllen;
Wie blinkend sie in rastlos ziehnder Jagd
Mit streifigem Licht die Dunkelheit erfüllen,
Doch bald auf ewig schwinden in die Nacht!
Dem Saitenspiele auch, verstimmt, verschollen,
Dem jeder Wind entlocket andern Ton,
Und dem beim nächsten Hauche nie entquollen
Derselbe Klang, der eben ihm entflohn.
Wir ruhn - ein Traum kann unsern Schlaf vernichten;
Wir wachen - ein Gedanke trübt den Tag;
Wir fühlen, lachen, weinen, denken, dichten,
In Weh und Jubel bebt des Herzens Schlag:
Es bleibt sich gleich! - Der Freude wie den Sorgen
Ist stets zum Flug die Schwinge ausgespannt;
Des Menschen Gestern gleichet nie dem Morgen,
Und nichts als nur der Wechsel hat Bestand.
Percy Bysshe Shelley (1792-1822,
aus dem Englischen von Adolf Strodtmann)

Bedeutung von Glauben und Religiosität

Definition

Als Religion wird eine Vielzahl unterschiedlicher kultureller Phänomene, die menschliches Verhalten, Handeln und Denken prägen und Wertvorstellungen mit Normen beeinflussen, bezeichnet. Es gibt eine lange Tradition religiöser Weltanschauungen. Sie sind meistens auf übernatürliche Vorstellungen bezogen. Fast alle gehen von der Existenz eines oder mehrerer persönlicher oder unpersönlicher überweltlicher Wesen (z.B. einem Gott oder von Geistern) oder Prinzipien aus. Es werden Aussagen über die Herkunft und Zukunft des Menschen, etwa über das Jenseits, gemacht. Sehr viele Religionen weisen gemeinsame Elemente auf, wie die Kommunikation mit transzendenten Wesen im Rahmen von Heilslehren, Symbolsystemen, Kulten und Ritualen.

Funktion

Religion kann als der Ort gesehen werden, der den Themen Identität und Selbstvergewisserung Raum gibt. Religion hilft dabei, dem Leben Orientierung zu geben, sich über seinen Alltag zu erheben und in einer Gemeinschaft Gleichgesinnter Annahme zu finden. Religion bietet Raum, die eigene Vergänglichkeit anzunehmen. Religion trägt unter anderem dazu bei:

- Identität zu stiften (z.B. durch Bewältigung von Ängsten),
- Handlungen zu führen (z.B. durch Moralvorstellungen),
- Unrecht, Leid und Schicksalsschläge zu verarbeiten,
- in eine Gemeinschaft eingebunden zu sein,
- Distanz zur Welt aufzubauen, d.h. gegen Verhältnisse, die als ungerecht erfahren werden.

Religiöse Fragen des Alters

Es ist davon auszugehen, dass jeder einzelne alte Mensch eine individuelle Religiosität aufweist, d.h. es gibt nicht die eine Altersreligiosität. Zwar sind nicht alle älteren Menschen kirchlich gebunden – dennoch haben die meisten eine individuelle Entwicklung des Glaubens durchgemacht. Sie stellen sich Fragen nach dem Lebenssinn, nach dem Warum von Krankheit, Leiden und Sterben und nach dem, was nach dem Tode kommt.

Umgang mit Erkrankungen. Gerade in als bedrohlich empfundenen Situationen, z.B. einer schweren Erkrankung, suchen viele Menschen in der Religion Halt, Geborgenheit, Hoffnung, Hilfe und Antwort. Viele Menschen finden im Glauben das Fundament zur Gestaltung ihres Lebens. Die Gemeinschaft im Glauben vermittelt ihnen Halt, Geborgenheit und Sicherheit und das Gefühl in jeder Lebenssituation angenommen zu sein und nicht alleine gelassen zu werden.

Umgang mit Grenzsituationen. Nach dem Vierten Altenbericht der Bundesregierung aus dem Jahr 2002 ist „Glaube" ein Bereich, der im zunehmenden Alter einen höheren Stellenwert erfährt. Bestandteile der Spiritualität und Religiosität helfen dem alten Menschen dabei, mit Grenzsituationen im Alter gelingend umzugehen. Der Glaube unterliegt während des gesamten Lebens Veränderungen und kann sich weiterentwickeln.

Umgang mit Altern und Tod. Die Endlichkeit des Lebens berührt den Menschen in seiner ganzen Existenz. Ältere Menschen wünschen sich Pflegende, die für ihre spirituellen und religiösen Fragen offen sind. Diese beziehen sich vorrangig auf nachfolgende Themen:

- Erleben des Alt-Werdens.
- Der Tod rückt näher.
- Die Endlichkeit ist präsent.

Religiöse Bedürfnisse pflegebedürftiger alter Menschen

Pflegebedürftige ältere Menschen bringen spezifische Lebens- und Alltagssituationen mit. Sie sind u.U. von vielfältigen Aspekten und schwerwiegenden Lebensereignissen geprägt, wie Bettlägerigkeit, Schwäche, Schmerzen, Erfahrungen des Verlustes und der Trauer. In der Biografiearbeit sollten diese Aspekte erfasst werden, um besser auf religiöse Bedürfnisse eingehen zu können. Diese verbergen sich nicht selten hinter anderen Anliegen. Die nachfolgenden Ausführungen gründen sich auf den Darstellungen des amerikanischen Religionspsychologen Harold G. Koenig (in Kobler-von Komorowski/Schmidt 2005, S. 97–100).

Religiöses Bedürfnis nach Hoffnung, Sinn und Zweck

Je älter der Mensch wird, desto schwieriger wird es für ihn, neue Sinnorientierungen zu entwickeln. So beschränkt er sich auf die unmittelbare Umgebung und seinen Körper. Trotz aller Einschränkungen strebt er danach, dem Leben Sinn zu geben und selbst in eindeutig negativen Ereignissen wie dem Tod einen positiven Sinn zu sehen. So deutet er diesen aus religiöser Sicht als Vollendung des Lebens.

Religiöses Bedürfnis nach Gemeinschaft und Verbundenheit

Gerade im Pflegeheim trägt das religiöse Leben, z.B. im Gottesdienst, dazu bei, dass sich Menschen, die sich zunächst einsam fühlen, Gemeinschaft erleben. Außerdem tragen die Rituale, die in allen Gemeinden ähnlich sind, dazu bei, dass der Glaubende sich über die Heimgrenzen hinweg mit allen Gläubigen verbunden fühlt (**Abb. 2.37**).

D **Religion** *ist ein kulturelles, weltanschauliches Phänomen, das menschliches Verhalten und Denken prägt und Wertvorstellungen beeinflusst. Fast alle Religionen gehen von der Existenz eines oder mehrerer über-weltlicher Wesen (z.B. einem Gott oder von Geistern) aus.*

M *Religion kann Themen wie Identität und Selbstvergewisserung Raum geben. Religion hilft dabei, dem Leben Orientierung zu geben, sich über seinen Alltag zu erheben und in einer Gemeinschaft Annahme zu finden.*

D **Spiritualität** *ist die durch einen Glauben begründete und durch konkrete Lebensbedingungen ausgeformte geistlich-geistige Orientierung und Lebenspraxis eines Menschen.*

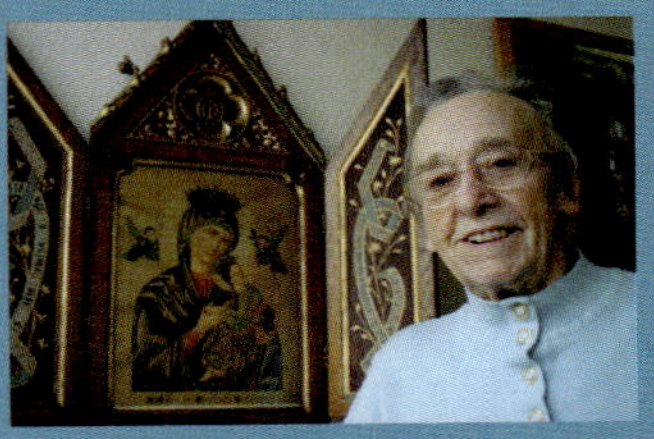

Abb. 2.37 Vielen alten Menschen vermittelt Religion Geborgenheit und Halt.

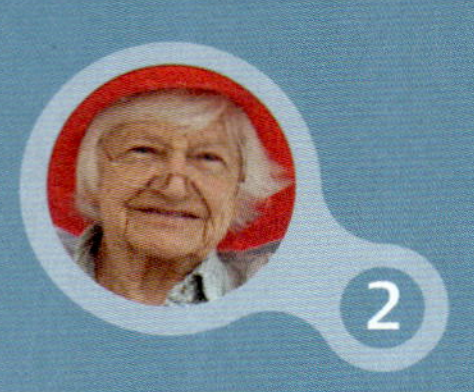

Religiöses Bedürfnis, die gegenwärtige Situation in einen größeren Zusammenhang zu stellen

Trotz oder vielleicht sogar gerade wegen der zunehmenden Lebensbegrenzungen, z. B. durch Multimorbidität, stellt das Alter eine Zeit des Lebensrückblickes dar. Der alte Mensch hat dabei den Wunsch, sich nicht nur zu erinnern, sondern das Erlebte, auch wenn es u.U. beschwerlich war und für ihn nur noch bruchstückhaft rekonstruiert werden kann, in einen größeren Sinnzusammenhang zu stellen. Es geht dem alten Menschen darum, Lebensmuster zu finden, die dem Ganzen Sinn, Richtung und Bedeutung verleihen.

M *Der alte Mensch blickt auf sein Leben zurück und möchte das Erlebte in einen größeren Sinnzusammenhang stellen. Es geht ihm darum, Lebensmuster zu finden, die dem Ganzen Sinn, Richtung und Bedeutung verleihen.*

Religiöses Bedürfnis, bei der Verarbeitung von Verlusten Unterstützung zu finden

Im Alter kann es durch zahlreiche Verluste, z. B. nahestehender Menschen, Selbstständigkeit, der Wohnung, zu belastenden Trauerprozessen kommen. Das Sinnsystem, das bisher gültig war, lässt sich nicht mehr aufrechterhalten. Das Selbstverständnis und die Sinndeutungen müssen an die veränderte Situation angepasst werden.

M *Pflegende können Prozesse der Erhaltung und des Findens der Identität unterstützen, z. B. wenn sie auf die Lebensgeschichte eingehen und Trauerprozesse begleiten.*

Religiöses Bedürfnis, Zweifel und Ängste auszudrücken

Ältere Menschen haben u.U. im Laufe ihres Lebens tiefe Enttäuschung, Bitterkeit aber auch Wut und Verzweiflung angesammelt. Am Lebensende verspüren sie häufig das Bedürfnis, sich diesen tiefgehenden Empfindungen zu stellen.

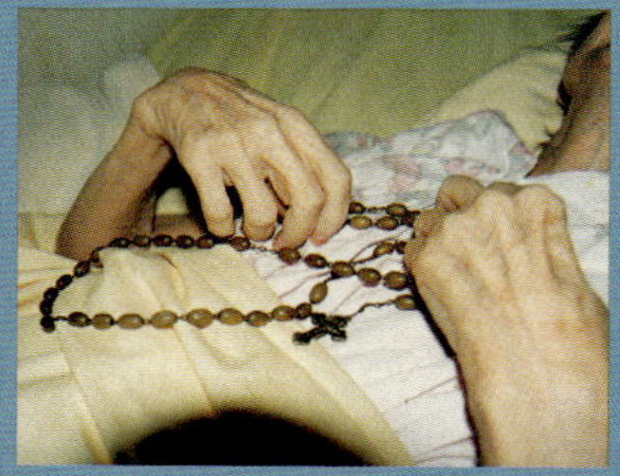

Abb. 2.38 Eingeübte Formen des Betens können selbst bettlägerigen Menschen Zuversicht geben.

Religiöses Bedürfnis, Selbstwertgefühl, Würde und Individualität zu wahren

Trotz des häufigen Gefühls, eine Last zu sein, kann der Glaube Stärke und Zuversicht geben und so dazu beitragen, dass der alte Mensch trotz zahlreicher Verluste, ein positives Selbstbild behält und seine Individualität wahren kann.

Religiöses Bedürfnis, unbedingte Zuwendung zu erfahren

Wie andere Menschen auch, benötigen alte Menschen Beziehungen zu anderen, von denen sie sich angenommen, wertgeschätzt und umsorgt fühlen. Sie möchten in diesen Beziehungen als Individuum wahrgenommen, wertgeschätzt und würdevoll behandelt werden.

Religiöses Bedürfnis, zu vergeben und Vergebung zu erfahren

In jedem Leben gibt es Schattenseiten. Ältere Menschen haben manchmal das Bedürfnis, alte Verletzungen loszulassen und Personen aus der Vergangenheit zu vergeben. Umgekehrt kann es sein, dass der alte Mensch anderen Leid und Unrecht zugefügt hat und nun Vergebung, bzw. Versöhnung sucht.

Religiöses Bedürfnis, sich auf das Sterben und den Tod vorzubereiten

Gerade in seinem letzten Lebensabschnitt benötigt der alte Mensch Gewissheit, nicht alleine gelassen zu werden, sondern von ihm vertrauten Menschen und von Gott in dieser letzten Lebensphase begleitet zu werden (**Abb. 2.38**).

Zusammenfassende Gedanken zu Glauben und Religiosität im Alter

Religiosität im Pflegealltag mit alten Menschen, sei es im Pflegeheim, der ambulanten Pflege oder im Krankenhaus, darf nichts Aufgesetztes sein. In der seelsorgerlichen Begleitung, die durchaus von Pflegenden wahrgenommen werden kann, geht es vorrangig darum, den Prozess der Erhaltung und des Findens der Identität zu unterstützen. Dies kann geschehen, wenn auf die Lebensgeschichte eingegangen wird, Trauerprozesse begleitet werden, Beziehungen geklärt werden u.v.m. Für viele alte Menschen hat Religiosität einen hohen Stellenwert in ihrem, von vielfältigen Abschieden geprägten, Lebensalltag.

Bedeutung von Lebenssinn und Lebenswert

Es ist eine menschliche Eigenschaft, dass der Mensch sich und seine Existenz zu interpretieren und zu (be)werten versucht. Schon früh entwickelten sich religiöse Welt- und Selbstdeutungen. Auch heute noch stellen Religionen in den nicht industrialisierten Ländern die wichtigsten persönlichen Sinnsysteme dar. In den westlichen Ländern dagegen steht der Individualismus im Vordergrund, d.h. der Einzelne entscheidet, ob und welcher Religion er angehören will oder ob er stattdessen sein Leben unter Einbeziehung freier Sinnsysteme (Ziele, Werte, Annahmen) deutet.

Lebenssinn – Deutung des Begriffes

Antike und Mittelalter

Schon sehr früh haben sich die Menschen mit der Frage beschäftigt, welchen Sinn das Leben hat. Die Philosophen haben die Auseinandersetzung angestoßen. Nach Aristoteles (griechischer Philosoph, 384 bis 322 vor Christus) ist der Lebenssinn die Frage nach dem guten Leben, denn dieses ist das sinnvolle. Damit ist nicht vorrangig das glückliche Leben zu verstehen, sondern zugleich das sozial verantwortliche und tugendhafte Leben.

Augustin war einer der bedeutendsten christlichen Kirchenlehrer und ein wichtiger Philosoph, an der Zeitenwende zwischen Antike und Mittelalter. Er hat im 4. Jahrhundert nach Christus in seiner Biografie für sein eigenes Leben ein Verständnis von Lebenssinn entwickelt. Im Mittelalter wurden dann auch der individuelle Lebenssinn und das gute Leben religiös definiert.

Moderne

Aber auch in der heutigen Zeit setzen sich die Menschen intensiv mit der Frage nach dem Sinn des Lebens auseinander. Schriftsteller beschäftigen sich in ihren Werken immer wieder mit dem Thema „Lebenssinn“, vorrangig mit Problemen, die Sinnkrisen auslösen. Aber auch Psychologen, Soziologen und Philosophen setzen sich in vielfältiger Form und unterschiedlichen Ansätzen mit Fragen nach dem Sinn des Lebens auseinander.

Verantwortung des Einzelnen. In der Moderne gibt es verschiedene Lebenseinstellungen, z.B. religiöse oder humanistisch geprägte. Die Gesellschaft ist diffus, die Grenzen der Länder verwischen und die Menschen werden mit vielfältigen Informationen und Ideen zum Leben überflutet. In unserer Gesellschaftsform muss jeder Einzelne selbst dazu beitragen, seinem Leben Sinn zu verleihen.

Individuelle Sinnbezüge. Werden Menschen nach dem Sinn ihres Lebens befragt, so antworten sie meistens, dass sie ihr Leben genießen und Beziehungen pflegen wollen, um glücklich zu sein und sterben zu können. Manche Menschen entwickeln z.B. anhand einer Aufgabe, wie das Erziehen ihrer Kinder, einen übergreifenden und positiven Lebenssinn. Ein positiver Sinn kann auch in Alltagsfreuden und in glücklichen Lebensphasen gefunden werden.

Entwicklung des Lebenssinns im Alter

Wenn das Alter als die Phase des Lebens, die das letzte Viertel umfasst, definiert wird, kann der Beginn auf etwa 60 Jahre festgesetzt werden. In der heutigen Zeit ist man jedoch biologisch gesehen noch nicht „alt“. Nachfolgend wird daher zwischen dem frühen und dem höheren Alter unterschieden

Lebenssinn im frühen Alter

Von der Mitte des Lebens an rücken körperliche Aspekte des Seins und zunehmende Einschränkungen in den Blickwinkel. Das biologische Alter und der Tod manifestieren sich als Perspektive der Zukunft. Hinzu kommt die Aufgabe gesellschaftlicher Rollen, die Sinn vermittelt haben, z.B. die des Berufstätigen, der Mutter, der sexuell begehrenswerten Frau. Neue Sinnbezüge müssen gesucht werden. Wer mit Eintritt in den Ruhestand (körperlich) nicht besonders beeinträchtigt ist, finanziell gesichert dasteht und über eine kreative Phantasie, in Bezug auf neue Interessensgebiete und Verhaltensweisen verfügt, wird noch relativ leicht neue Sinnbezüge entwickeln können.

Lebenssinn im höheren Alter

Das höhere Alter, manchmal auch Greisenalter genannt, ist die Periode des Lebens, in der auf fast allen Ebenen des Seins die Funktionen beeinträchtigt sind. Obwohl die damit einhergehenden Probleme durch den medizinischen Fortschritt meistens gelindert werden können, fällt es vielen Menschen sehr schwer, Leid und Bedrohung zu ver- und bearbeiten und in ihr Sinnsystem zu integrieren.

Sinnprobleme im Alter

Folgen der körperlichen Entwicklung

Die körperliche Entwicklung, die das Älterwerden mit sich bringt, bedeutet für viele Betroffene Verluste, Einbußen, Einschränkungen und Krankheiten, die für ihr Sinnsystem als bedrohlich empfunden werden.

Eingeschränkte Beschäftigung und Rollen. Durch Einschränkungen im Alter verändern sich die Sinnquellen eines alten Menschen. Erschwerend hinzu kommen soziale Verluste, der Rollenwandel und die nachlassende Funktionstüchtigkeit des Körpers. Sie machen viele Befriedigungen unmöglich. Hierzu gehört z.B. Bewegen in der Natur, Sport und Reisen.

M Der Mensch sucht nach dem Sinn und dem Wert des Lebens. Religionen stellen dabei in den nicht industrialisierten Ländern die wichtigsten persönlichen Sinnsysteme dar. In den westlichen Ländern entscheidet dagegen oft der Einzelne, ob und welcher Religion er angehören will.

In der Antike standen Verantwortlichkeit und Tugendhaftigkeit für den Sinn des Lebens; im Mittelalter die Religiosität. In der modernen Gesellschaft steht jeder Einzelne in der Verantwortung, den Sinn seines Lebens individuell zu deuten.

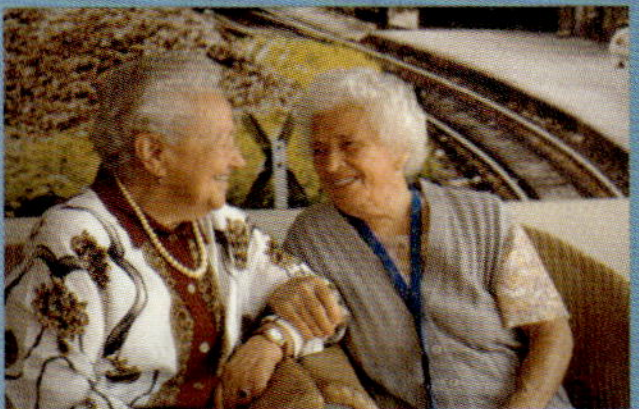

Abb. 2.39 Die Freundschaft gibt diesen Frauen auch im hohen Alter Halt, macht sie glücklich und verleiht ihrem beschwerlicher gewordenen Leben Sinn.

M Körperliche Einschränkungen des Alters bedrohen die Beschäftigungen, die früher das individuelle Sinnsystem gebildet haben. Schwere Krankheiten und der Umzug ins Pflegeheim können nur schwer in den so nie angestrebten Lebensentwurf integriert werden.

Trennung vom alten Lebensentwurf. Bei vielen alten Menschen beeinträchtigen zudem schwere Krankheiten das Allgemeinbefinden und führen zur Mutlosigkeit, was die weitere Lebenserfüllung anbelangt. Die Beeinträchtigungen wirken sich besonders tiefgreifend aus, wenn der alte Mensch in ein Pflegeheim ziehen muss. Er muss sich von seiner materiellen Umwelt lösen (z. B. Wohnung, Haus). Seine soziale Umwelt (z. B. Kontakte wie zu Nachbarn, Freunden) und sein Lebensstil (z. B. Aufsteh- und Essgewohnheiten, Hobbys) verändern sich und bedeuten die Trennung vom alten Lebensentwurf.

Folgen der Veränderungen im Selbstkonzept

Die Selbstachtung stellt einen zentralen Aspekt des Sinns dar. Im Alter wird sie durch die physischen, psychischen und sozialen Veränderungen auf vielfältige Weise bedroht. Das Selbstbild wird nun nicht mehr als aktiv und unternehmend wahrgenommen. Je mehr sich der Zustand des alten Menschen verschlechtert, desto schwieriger wird es für ihn, Sinnbezüge und Definitionen des Selbst aufrechtzuerhalten, die Lebensgenuss und Erlebnisfähigkeit beinhalten.

M *Im höheren Alter führen Prozesse des Fühlens und Denkens zu einer Neubewertung des Selbst- und Weltbildes und letztendlich zur Zufriedenheit. Der alte Mensch reduziert oder verhindert dadurch Gefühle der Sinnlosigkeit oder negatives Erleben.*

Sinnorientierung und Zukunftsperspektive

Je älter man wird, desto schwieriger wird es, neue Sinnorientierungen aufzubauen – die Lebenszeit reicht nicht mehr, um z. B. ein ganz neues Leben zu beginnen. Das persönliche Sinnsystem wird kleiner. Viele alte Menschen ziehen sich aus der „großen" Welt zurück und konzentrieren sich auf ihre unmittelbare Umwelt und ihren Körper. Das Lebensinteresse reduziert sich.

„Zu leben, das ist Kraft, die voll sich genügt. Ganz ohne sonstigen Sinn, allmächtig genug."

Emily Dickinson (1830–1886), US-amerikanische Dichterin

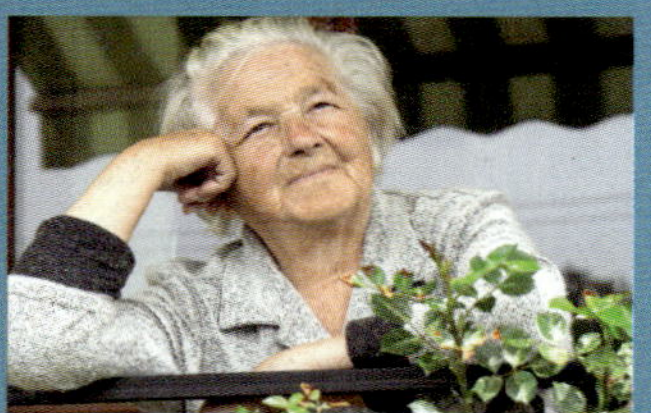

Abb. 2.40 Der alte Mensch muss nicht mehr „höher-weiter-schneller-besser" sein, sondern ist erfüllt von heiterer Zufriedenheit.

Lebenszeit und Sinngebung

Im persönlichen Sinnsystem der meisten älteren Menschen ist es kein Lebensziel, um jeden Preis ein möglichst hohes Lebensalter zu erreichen. Ganz im Gegenteil. Die meisten alten Menschen haben Angst, durch Pflegebedürftigkeit ihre Autonomie oder ihr Gedächtnis und ihre Orientierung zu verlieren. Ältere Menschen wünschen sich meistens einen möglichst schnellen Tod, der sie mitten aus einem sinnerfüllten Leben herausreißt.

Strategien, um auch im Alter lebens- und selbstzufrieden zu sein

Obwohl Altern mit vielfältigen Verlusten einhergeht, sind die meisten alten Menschen zufrieden. Verschiedene Untersuchungen sprechen dafür, dass im höheren Alter Prozesse des Fühlens und Denkens einsetzen, die zu einer Neubewertung des Selbst- und Weltbildes und letztendlich zur Zufriedenheit führen. Der alte Mensch reduziert oder verhindert dadurch Gefühle der Sinnlosigkeit oder negatives Erleben. Nachfolgend ein paar Aussagen alter Menschen zur Veranschaulichung dieser These:

- Ich bin stolz und froh, dass ich weniger gealtert bin als Frau Maier, die sogar drei Jahre jünger ist als ich.
- Ich bin stolz darauf, dass ich trotz meines hohen Alters noch einmal in der Woche meine ganze Familie bekochen kann.
- Ich bin stolz, trotz meines Alters, noch so gesund zu sein!
- So vielen anderen Menschen geht es viel schlechter als mir!

Diese Selbstbescheidung führt dazu, dass das positive Erleben wieder zunimmt. Der alte Mensch ist dankbar, lebendig zu sein und dankbar für das, was noch möglich ist, statt mehr haben zu wollen, als möglich ist.

Religion als Schutzfaktor gegen Sinnprobleme

Gläubigen alten Menschen vermittelt ihre Religion bei Krisen und Problemen einen Sinnrahmen. Die kritischen und belastenden Lebensereignisse bekommen ihren Platz, da Gott „irgendetwas sagen möchte". Die religiösen Glaubensinhalte als Leitlinie stellen den übergeordneten Lebenszweck dar. Leben und Leiden dienen somit einem höheren Zweck und führen schließlich zum ewigen Leben.

Die soziale Dimension des Lebenssinns

Der wichtigste Aspekt für einen positiven Lebenssinn oder ein erfülltes Leben stellen die Beziehungen zu anderen Menschen dar. Neben dem Ehepartner sind dies vor allem die Beziehungen zu Kindern und Enkelkindern. Da Familienmitglieder heutzutage häufig nicht mehr an den gleichen Orten wohnen, wird es für alt werdende Menschen zunehmend wichtig, ihre Kontaktfähigkeit und sozialen Fähigkeiten auf andere Kreise auszuweiten, z. B. Freunde und Nachbarn.

Begriffe und Aspekte der Gerontologie

Die Gerontologie ist eine sehr junge Wissenschaft, die sich den Sozialwissenschaften zuordnet. Dazu gehören alle Wissenschaften, die sich mit dem Verhalten und den Beziehungen des Menschen befassen: Psychologie, Sozialpsychologie, Soziologie, Politologie, Philosophie, Pädagogik und Pflegepädagogik.

Soziale Gerontologie

Soziale Gerontologie bedeutet zum einen den Einbezug der Gesellschaft. Zum anderen bedeutet „sozial" konkret immer die Lebens- und Arbeitsbedingungen, unter denen Menschen existieren.

Lebensbedingungen. Dazu gehören z. B.: Lebe ich allein? Habe ich Kinder? Wohne ich in einer Mietwohnung oder im Eigentum, in der Stadt oder auf dem Land? Wie sehen meine sozialen Kontakte aus? Wie viel Geld steht mir zur Verfügung? Bin ich gesund?

Arbeitsbedingungen. Mit zunehmendem Alter verändern sich die Lebensbedingungen mit dem Eintritt ins Rentenalter entscheidend. Der Wegfall der Arbeit erscheint vielen als der „wohlverdiente Ruhestand". Ebenso wird aber deutlich, wie wichtig die Arbeit bezüglich Tagesstruktur, Finanzen, Anerkennung und sozialen Kontakten ist.

Bezugswissenschaften

Die Gerontologie hat viele Bezugswissenschaften bzw. sie wird durch spezielle Fragestellungen vieler einzelner Wissenschaften gespeist:

Biologie. Das biologische Altern beginnt eigentlich schon mit der Geburt: Ständig sterben Zellen ab und erneuern sich. Mit zunehmendem Alter kommt es zu Alterungserscheinungen nicht nur der Haut und der Sinnesorgane, sondern auch des Gehirns.

Medizin. Die spezielle Richtung der Medizin, die sich auf das Alter spezialisiert hat, heißt Geriatrie. Die Geriater sprechen von der sog. Multimorbidität des Alters, d. h. mit zunehmendem Alter haben sich verschiedene Krankheiten ausgebildet und angehäuft.

Pflege. Die Pflege fühlt sich dem Menschen und seinen Bedürfnissen verpflichtet: Gesundheit wiederherstellen bzw. erhalten, Sicherheit, Unabhängigkeit und Selbstständigkeit, Beziehungsfähigkeit und Selbstpflege. In der Altenpflege steht der ganzheitliche Umgang im Vordergrund.

Psychiatrie. Sie beschäftigt sich mit den seelischen Erkrankungen des Menschen, also mit den Schwierigkeiten der Verarbeitung unseres Gefühls- und Gedankenerlebens. Die Gerontopsychiatrie kennt für das Alter eigenständige Krankheitsbilder. Im Vordergrund steht dabei aktuell die Demenz (S. 466).

Psychologie. Sie beschäftigt sich mit der Frage, wie der Mensch zu einer Persönlichkeit heranreift (s. S. 630). Nach Ansicht der meisten Fachleute gibt es keine gesonderte Alterspsychologie: Der Mensch bleibt auch im Alter derselbe. Allerdings können z. B. chronische Erkrankungen das Erleben sehr stark beeinflussen.

Pädagogik. Es geht vorrangig um die Erziehung des Menschen und in der Folge um die Bildung und Ausbildung. Die Geragogik, als pädagogische Arbeit mit alten Menschen, konzentriert sich auf die Persönlichkeitsbildung. In diesem Sinne sprechen wir heute vom „lebenslangen Lernen" des Menschen.

Soziologie. Der Mensch als „soziales Wesen" ist auf das Zusammenleben mit anderen angewiesen. Die soziologische Definition des Alters macht sich am Kriterium der fehlenden Erwerbsfähigkeit fest. In der Alterssoziologie geht es u. a. darum, wie eine Gesellschaft mit ihren „Alten" umgeht.

Politologie. Es geht um Fragen der Sozial- und Gesundheitspolitik, also um die Frage der Zukunft des Sozialstaats. Bisher war der tragende Grundgedanke das „Solidarprinzip", d. h. wer viel verdiente, der leistete auch einen größeren Beitrag zur Unterstützung schwächerer Mitmenschen.

Volkswirtschaftslehre. Während es in der Betriebswirtschaft nur um den privaten Gewinn und Vorteil geht, behält die Volkswirtschaft das Wohl des Ganzen im Auge. Volkswirtschaftlich ist bereits abzusehen: Immer weniger Menschen in Arbeit bezahlen über ihre Rentenversicherungsbeiträge immer mehr Rentner.

Demografie. Sie beschäftigt sich mit der Altersentwicklung bzw. der Verteilung von alt und jung in der Gesellschaft. Im statistischen Durchschnitt gibt es zurzeit 1,38 Kinder pro Familie. Da wir zu wenig junge, erwerbstätige Menschen und zu viele alte, erwerbslose Menschen haben, ist die Zukunft der Renten und der Gesellschaft mehr als gefährdet.

Theologie. Der Mensch ist das einzige bekannte Lebewesen, das im Wissen um seine Endlichkeit und Sterblichkeit seinem Leben einen „Sinn" abgewinnen muss. Die Theologie versucht die Frage danach in Zusammenhang mit der Frage nach der Transzendenz, dem Weiterleben nach dem Tod, zu klären.

Philosophie. Ethik als Teil der Philosophie ist der gesellschaftliche Diskurs, die gesellschaftliche Auseinandersetzung, über Moral und Werte. In der Altenpflege brauchen wir eine sog. Berufsethik, um verantwortlich handeln zu können.

D **Gerontologie** *(von gr. geron = Greis) meint die Wissenschaft vom Altern und vom Alter. Sie dient der Erforschung der körperlichen, psychischen und sozialen Situation alter Menschen in der Gesellschaft.*

M *Auch der alte Mensch hat noch ein Interesse am Lernen. Er lernt allerdings anders: nicht mehr so schnell, dafür kann er viel besser neue Informationen in seinen Erfahrungsspeicher einbauen.*

D *Die* ***Berufsethik*** *der Altenpflege betrifft Fragen der Intimität, der Menschenwürde, der Sterbehilfe usw. Letztlich gehört auch das Rechtswesen als Ausformulierung gesellschaftlicher Werte und Grenzen hierzu.*

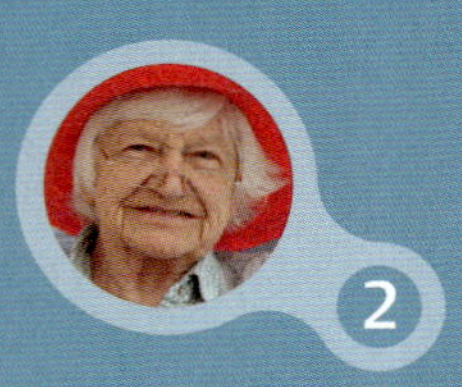

Alltag und Wohnen im Alter zu Hause

M *Fast alle alten Menschen möchten so lange wie möglich in ihrer eigenen Wohnung leben. Der Gedanke an die Aufgabe der vertrauten Umgebung ist bei älteren Menschen mit Ängsten verbunden.*

M *In seiner Wohnung fühlt der Mensch sich wohl. Eine Wohnung ist ein Schutzraum, aber auch Ausdruck von Individualität, Persönlichkeit und Ort des Familienlebens.*

M *Nicht immer sind die baulichen Gegebenheiten an die Bedürfnisse älterer Menschen angepasst. Eine altersgerechte Wohnung sollte barrierefrei sein, also z. B. keine Treppen und Schwellen haben.*

M *Eine altersgerechte Wohnanlage zeichnet sich u. a. durch die einfache Erreichbarkeit von Arzt und Pflegedienst, Geschäften, Verkehrsmitteln oder Grünanlagen aus.*

M *Bei anerkannter Pflegebedürftigkeit erstattet die Pflegekasse die Beratungskosten einer Wohnraumanpassung und fördert die entsprechende Maßnahme. Wer zur Miete wohnt, benötigt vorher eine Zustimmung des Vermieters.*

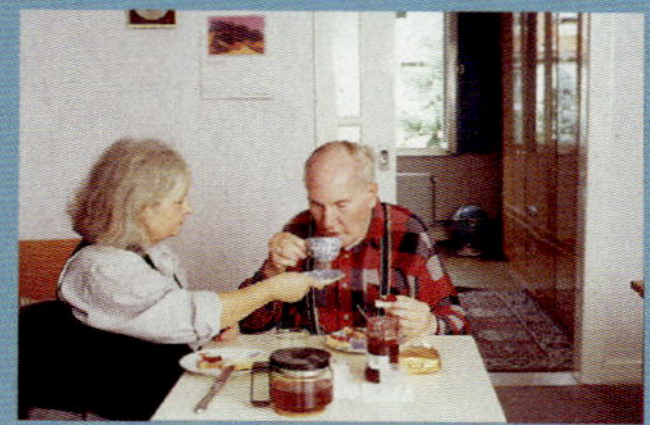

Abb. 2.41 Die meisten alten Menschen wünschen sich auch bei Pflegebedürftigkeit in der ihnen vertrauten Umgebung bleiben zu können.

Wohnen im Alter zu Hause

Fast alle alten Menschen möchten so lange wie möglich in ihrer eigenen Wohnung leben. Mit der eigenen Wohnung werden zumeist auch Erinnerungen an Familie und Partnerschaft verbunden. Der Gedanke daran, diese vertraute Umgebung aufzugeben, ist bei vielen älteren Menschen mit Unsicherheiten und Ängsten verbunden.

Bedeutung von Wohnen

Das Wort „Wohnen" geht auf das altdeutsche Wort „wonen" zurück. Es bedeutet soviel wie *sich aufhalten, bleiben, gewohnt sein; aber auch zufrieden sein, Gefallen finden* (DUDEN. Das Herkunftswörterbuch, 1989, S. 817). Wohnen beinhaltet also schon vom Wortursprung her mehr, als sich nur „irgendwo aufzuhalten", sondern ist mit den Begriffen „Wohlfühlen" und „Gewöhnung" verwandt.

Ausdruck von Individualität. Für die meisten Menschen ist die Wohnung der Ort, an dem sie ihre Individualität maximal zum Ausdruck bringen können, d. h. der Bereich, in dem sich der Einzelne verwirklichen kann. Mit der Einrichtung der „eigenen vier Wände" wird der Grundstock zum Wohlfühlen gelegt. Es erleichtert die Eingewöhnung in eine neue Umgebung. Neben der Arbeit ist das Wohnen ein wichtiger, Identität stiftender Aspekt im Leben des erwachsenen Menschen.

Ausdruck von Souveränität. Der Wohnraum kann sowohl als Ausdruck von Individualität als auch als Schutzraum und Ort des Rückzugs verstanden werden. Daher ist er sogar im Grundgesetz als „unverletzlich" geschützt (vgl. Art. 13 des Grundgesetzes). Die Selbstständigkeit eines erwachsenen Menschen drückt sich u. a. darin aus, dass er einen eigenständigen Wohn- und Lebensbereich besitzt.

Ausdruck von Persönlichkeit und Familienleben. Darüber hinaus gibt es weitere Bedeutungen, die dem Wohnen zugeschrieben werden. Sie reichen von der Betonung des Wohnens als Wesensbestimmung des Menschen – die Wohnung vermittelt viel über das Wesen der darin lebenden Menschen (z. B. Dekoration, Bilder, [Un]Ordnung, [Un]Sauberkeit, [keine] Bücher...) über Wohnen als soziales Grundbedürfnis des Menschen – z. B. ist sie meistens die Mitte des Familienlebens, in ihr werden Gäste bewirtet; bis hin zu einer rein räumlichen Komponente.

Barrierefreies Wohnen

Nicht immer sind die baulichen Gegebenheiten an die besonderen Bedürfnisse älterer und damit meist auch gebrechlicher werdenden alten Menschen angepasst.

Merkmale barrierefreien Wohnens

Eine altersgerechte, also barrierefreie Wohnung sollte folgende Merkmale besitzen:

Größe. Die Wohnung hat eine angemessene Größe. Auch eine Person verfügt über einen abgetrennten Wohn- und Schlafbereich, die Küche ist geräumig, das Bad ist ausreichend groß und bietet altersgerechte Sanitäreinrichtungen.

Maßstab. Sie hat einen großzügigen Maßstab. Es gibt keine engen und verwinkelten Räume. Alle Zuschnitte sind so ausreichend (auch das Bad/WC), dass man sich auch mit einem Rollstuhl oder Gehhilfen sicher bewegen kann.

Schwellen und Türen. Die Wohnung hat keine Schwellen oder Stufen, die Türbreite beträgt mindestens 80 cm, bzw. sie lassen sich verbreitern, damit ein Rollstuhl bei Bedarf hindurchfahren kann.

Heizmöglichkeit. Alle Räume sollten einfach zu heizen sein. Am besten geeignet ist eine Zentralheizung, die Temperaturregler in Greifhöhe besitzt.

Zugang zu Frischluft. Die Wohnung sollte gut zu lüften und hell sein. Ein kleiner Garten, eine Terrasse oder ein Balkon sind stufenlos erreichbar. So kann der alte Mensch auch bei nachlassender Beweglichkeit problemlos an der frischen Luft sitzen.

Erreichbarkeit von Griffen und Schaltern. Sie ist mit Fenstern in Sitzhöhe ausgestattet, die sich leicht öffnen und schließen lassen. Türgriffe und Lichtschalter lassen sich bequem erreichen.

Wohnungsanpassung

Wer im Alter trotz körperlicher Einschränkungen nicht umziehen möchte, muss seine Wohnung barrierefrei gestalten (**Abb. 2.41**). In Deutschland gibt es über 200 Wohnberatungsstellen. Bei Bedarf kommen die Mitarbeiter ins Haus, helfen bei der Lösung von Wohnproblemen und klären, von wem welche Kosten übernommen werden. Bei anerkannter Pflegebedürftigkeit erstattet die Pflegekasse die Beratungskosten und fördert die Maßnahme.

Lage und Umfeld der Wohnung

Eine altersgerechte Wohnanlage zeichnet sich u. a. durch die einfache Erreichbarkeit nachfolgender Merkmale aus:

Öffentliche Verkehrsmittel. Die Wohnung ist mit öffentlichen Verkehrsmitteln gut erreichbar. Eine Straßenbahn- oder Bushaltestelle mit regelmäßigen, täglichen Verbindungen ins Zentrum liegt in unmittelbarer Nähe.

Medizinische/pflegerische Versorgung. In der Nähe befindet sich die Praxis eines Allgemeinarztes, im Wohnviertel bietet ein ambulanter Pflegedienst Unterstützung.

Wichtige Geschäfte. In der Nähe der Wohnanlage befinden sich die wichtigsten Geschäfte: Lebensmittel, Bäcker, Metzger, Apotheke. Die täglichen Einkäufe können zu Fuß erledigt werden.

Treffpunkte und Grünanlagen. In der Nachbarschaft gibt es soziale und kulturelle Treffpunkte, eine Grünanlage ist zu Fuß erreichbar.

Alltag im Alter zu Hause

Mit zunehmendem Alter sind viele Senioren im Alltag oder im Haushalt auf Hilfe angewiesen. In der heutigen Zeit leben die Kinder oft zu weit weg oder sind zu eingespannt, um diese Alltagshilfen zu leisten. Auch Nachbarn oder Freunde stehen nicht jedem alten Menschen zur Seite. Außerdem ist es vielen alten Menschen wichtig, weiterhin von ihrer Familie unabhängig zu bleiben.

Mobile Hilfsleistungen für ältere Menschen

Mobile Hilfs- oder Pflegedienste können den Alltag erleichtern und helfen, die Selbstständigkeit zu erhalten. Nachfolgend werden einige der vielfältigen Möglichkeiten vorgestellt.

Essen auf Rädern. Das Deutsche Rote Kreuz ist der bekannteste „Essen auf Rädern" Menü-Bringedienst. Täglich werden bundesweit 170000 Menschen mit dem angebotenen Essen versorgt. Es gibt wöchentlich wechselnde Speisepläne mit über 150 zur Auswahl stehenden Menüs. Auch Spezialdiäten, z.B. für Diabetiker, werden angeboten.

Mittagstisch. Eine gute Alternative bieten die Mittagstische von Pflegeheimen, teilstationären Angeboten, Altenbegegnungs- und Tagesstätten. Das Essen ist dort i.d. R. sehr abwechslungsreich. Ein weiterer Vorteil ist, dass der alte Mensch in Gesellschaft essen kann. Immer mehr Einrichtungen gehen auch dazu über, gehbehinderten Menschen das Essen nach Hause zu liefern.

Hilfe im Haushalt. Das Angebot an Hilfeleistungen bezieht sich bei den meisten ambulanten Pflegediensten nicht nur auf die Pflege, sondern auf viele andere Bereiche des Lebens, wie z.B. Reinigung der Wohnung, Wäschepflege und Einkäufe.

Alltagsbegleiter. Neben den Hilfeleistungen durch Pflegedienste gibt es mittlerweile den Beruf des Alltagsbegleiters. Zu seinen Aufgaben gehören neben alltagsunterstützenden, betreuenden und vorpflegerischen Dienstleistungen auch hauswirtschaftliche und handwerkliche Angebote.

Besuchsdienste. Meist ehrenamtliche, z.B. von der Kirchengemeinden oder Wohlfahrtsverbänden geschulte Helfer, besuchen hilfebedürftige Menschen mit wenig Kontakt. Sie organisieren z.B. kleine Ausflüge oder stellen Kontakt zu anderen alten Menschen, zu Altentagesstätten oder Freizeittreffs her.

Fahr- und Begleitservice. Die hilfebedürftigen Menschen werden zu Arztbesuchen, Behördengängen oder kulturellen Veranstaltungen begleitet.

Friseur/Hand- und Fußpflege. Viele Friseure bieten ihre Dienste – Haare schneiden, Hand- und Fußpflege – auch für zu Hause an.

Vorlese-, Bücher- und Schreibdienste. Viele alte Menschen haben eine verminderte Sehleistung. Ehrenamtliche Helfer oder Honorarkräfte, die aus der Zeitung oder einem Buch vorlesen und bei der Korrespondenz helfen, sind ein wichtiges Bindeglied zur Außenwelt und zum Tagesgeschehen.

Hausnotruf. Wenn ein alter Mensch alleinstehend oder pflegebedürftig ist, kann ein Hausnotruf Sicherheit bieten. Körpernah kann z.B. über eine Art Armbanduhr ein Notruf ausgelöst werden, der per Funk an ein Telefon-Zusatzgerät gesendet wird. Dieses leitet den Hilferuf an die Notrufzentrale weiter. Es kann schnell und effektiv geholfen werden.

Informationen über mobile Hilfsleistungen

Die nachfolgend genannten Stellen informieren über ambulante Pflegedienste, Nachbarschaftshilfen, örtliche soziale Dienste und ehrenamtliche Helfer. Die Adressen und Telefonnummern lassen sich einfach im örtlichen Telefonbuch oder im Internet recherchieren.

- Städte und Gemeinden: Informationsstelle für ältere Menschen, Seniorentelefon, Bürgerberatungsstelle, Sozialamt.
- Sonstige Auskunftsstellen: Kirchengemeinden, Wohlfahrtsverbände, Wohnberatungsstellen, Pflegeberatungsstellen, Seniorenberatungsstellen und -büros, Seniorenvertretungen.

Finanzierung mobiler Hilfeleistungen

Zur Finanzierung mobiler Hilfeleistungen stehen unterschiedliche Modelle zu Verfügung:

- **Stundenlohn:** Die Mitarbeiter der vorgestellten Dienste werden meistens stundenweise bezahlt. Die Sätze variieren je nach Tätigkeit und Träger.
- **Pflegekasse:** Wenn die Pflegebedürftigkeit anerkannt ist, d.h. eine Einstufung in die Pflegeversicherung erfolgte, erstatten die Pflegekassen einen Teil der Kosten für die hauswirtschaftlichen Hilfen.
- **Sozialamt:** Einzelne Dienstleistungen werden bei Bedürftigkeit vom Sozialamt finanziell unterstützt. Es muss zuvor ein Antrag gestellt werden.

M *Bevor Pflegebedarf entsteht, werden oft kleine, alltägliche Dinge immer mühsamer. Viele alte Menschen benötigen Unterstützung bei der Hausarbeit, der Gartenarbeit, bei Behördengängen, beim Einkaufen, bei Arztbesuchen oder bei kleinen Reparaturen.*

M *Oft leben die Kinder zu weit weg oder sind zu eingespannt, um Alltagshilfen zu leisten. Mobile Hilfs- oder Pflegedienste können den Alltag erleichtern und helfen, die Selbstständigkeit zu erhalten.*

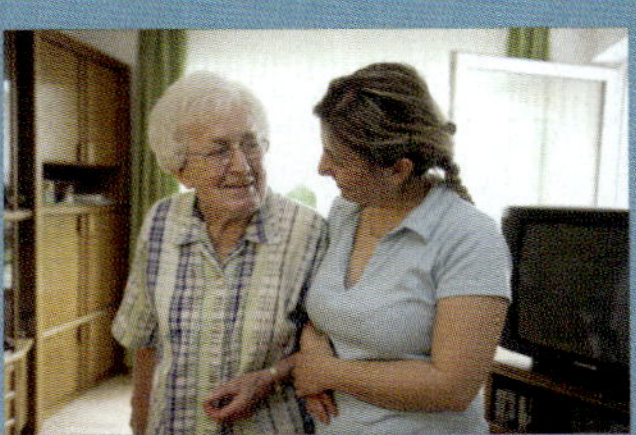

Abb. 2.42 Den meisten alten Menschen tut es gut, im eigenen Zuhause versorgt zu werden.

I **Internet:** *http://www.barrierefrei-bauen.de*

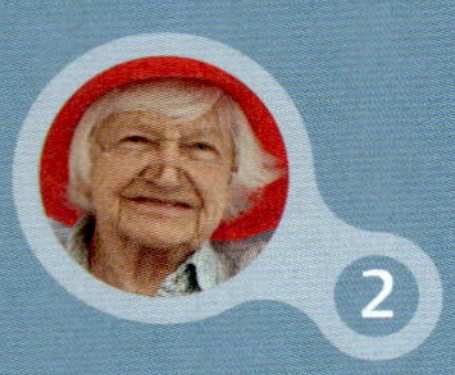

2

D *Ein **Altenwohnheim/ Betreutes Wohnen** ist meist ein barrierefrei gestaltetes Wohnhaus. In ihren Ein- und Zwei-Zimmer-Wohnungen versorgen die Bewohner sich und ihren Haushalt eigenständig.*

D ***Seniorenresidenzen** bieten neben einer Wohnung auch eine Rund-um-die-Uhr-Pflege an. Dazu können kulturelle Angebote, Therapie- und Sportangebote und Freizeiteinrichtungen (z. B. Café, Schwimmbad) genutzt werden.*

D *Ein **Altenpflegeheim** bietet alten Menschen und chronisch Kranken eine 24-Stunden-Pflege, Versorgung und Betreuung. Pflegebedürftige, die ein hohes Maß an Pflege benötigen, werden hier fachkompetent gepflegt.*

D *In einer **Kurzzeitpflege** werden alte Menschen betreut und gepflegt, z. B. wenn pflegende Angehörige krank oder verreist sind oder nach einem Krankenhausaufenthalt noch intensivere Betreuung nötig ist.*

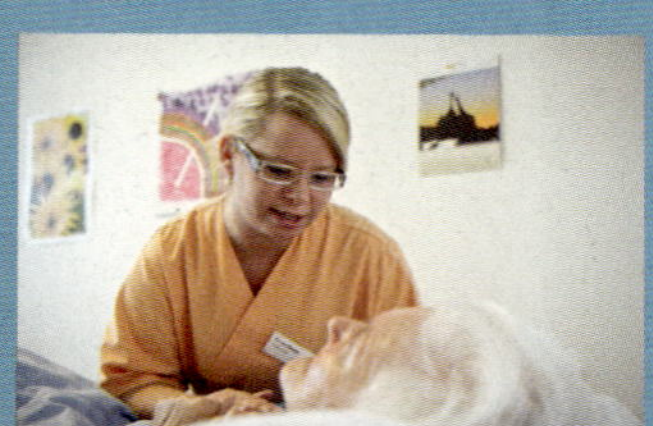

Abb. 2.43 Für Pflegebedürftige, die ein hohes Maß an Pflege benötigen, sind konventionelle Pflegeheime meistens am besten geeignet.

Alltag und Wohnen im Alter im Heim

Wohnen im Alter im Heim

Einrichtungen für alt gewordene, meist pflegebedürftige, Menschen werden von Außenstehenden meistens als Altenheim bezeichnet. Hinter dieser Bezeichnung finden sich verschiedene Institutionen mit ganz unterschiedlichen Konzepten und Schwerpunkten. Die Wichtigsten werden nachfolgend vorgestellt.

Altenwohnheim/Betreutes Wohnen

Hierbei handelt es sich meistens um ein größeres Gebäude, in dem sich mehrere Ein- und Zwei-Zimmer-Wohnungen befinden. Das gesamte Gebäude ist altengerecht, d.h. barrierefrei gestaltet. Die Bewohner versorgen sich und ihren Haushalt eigenständig. Bei zunehmender Pflegebedürftigkeit haben sie die Möglichkeit, von einem niedergelassenen oder integrierten ambulanten Pflegedienst versorgt zu werden.

Langsam setzen sich immer mehr Einrichtungen durch, die Altenwohnungen in Verbindung mit einem Pflegeheim anbieten. Bei Einrichtungen dieser Art ist der Vorteil, dass die angebotenen Leistungen, gegen Bezahlung, mit in Anspruch genommen werden können. Hierzu gehören z.B. die Teilnahme an den Mahlzeiten, eine 24-Stunden-Rufbereitschaft, hauswirtschaftliche Dienstleistungen und das kulturelle Angebot. Bei starker Pflegebedürftigkeit wird aber auch in diesem Wohnmodell meistens ein Wechsel in die Pflegegruppe erforderlich.

Seniorenresidenz / Altenwohnstift

Die alten Menschen leben so lange eigenständig in ihrer Wohneinheit (es gibt ganz unterschiedliche Größen), bis sie vor Ort die vertraglich zugesicherten Hilfen in Anspruch nehmen. Wenn der Pflegebedarf stark ansteigt, gibt es spezielle Betreuungsstationen, in denen eine Rund-um-die-Uhr-Pflege möglich ist. Das Besondere an Seniorenresidenzen ist, dass sich die Bewohner zumeist mit einem bestimmten Betrag „einkaufen". Im Gegenzug nutzen sie ein Appartement und gewisse Leistungen (trägerabhängig), z.B. kulturelle Angebote, Therapie- und Sportangebote und Freizeiteinrichtungen (z.B. Café, Schwimmbad). Je nach Anbieter werden die Mahlzeiten in Restaurants serviert. Die Seniorenresidenzen wenden sich an gut betuchte alte Menschen und liegen in bevorzugten und teuren Wohngebieten.

Kursangebote. Die wöchentlichen Kursangebote einer Seniorenresidenz lassen Vielfalt erkennen:
- Wassergymnastik, Sitzgymnastik, Wirbelsäulengymnastik, Sturzprophylaxe,
- Yoga, Tai Chi, Volkstanz,
- Bücherausgabe, Zeitungslesedienst, Literaturkreis für Sehbehinderte,
- Gedächtnistraining, Gedächtnistraining für Sehbehinderte,
- Schach, Scrabble, Canasta, Skat, Bridge,
- Englisch, Französisch,
- Aquarell-, Acryl- und Zeichentechniken,
- Handarbeitskreis, Singen.

Altenpflegeheim

Für pflegebedürftige alte Menschen und chronisch Kranke wird im Pflegeheim eine 24-Stunden-Pflege, Versorgung und Betreuung geboten. Die individuellen Fähigkeiten und Fertigkeiten der Bewohner werden durch eine aktivierende und fördernde Pflege unterstützt. Gerade Pflegebedürftige, die ein hohes Maß an Pflege benötigen, werden in Pflegeheimen fachkompetent gepflegt (**Abb. 2.43**). Es ist immer eine Fachkraft (examinierte Altenpflegerin, bzw. Gesundheits/Krankenpflegerin) anwesend. Allerdings begrenzt sich das Leben nun überwiegend auf das Zimmer, das manchmal zusammen mit einem Mitbewohner bewohnt wird, und Gemeinschaftsräume wie den Speise- und den Aufenthaltsraum.

Kurzzeitpflege

Maximal für vier Wochen im Jahr werden alte Menschen in Einrichtungen der Kurzzeitpflege betreut und gepflegt (geregelt in PflegeVG § 42). Es gibt verschiedene Gründe, z.B.:
- Die pflegenden Angehörigen sind krank oder wollen zur Entlastung Urlaub machen.
- Im Anschluss an einen Krankenhausaufenthalt ist noch für eine begrenzte Zeit intensivere Pflege und Betreuung erforderlich.
- Alte, pflegebedürftige Menschen wollen herausfinden, ob ihnen eine Einrichtung zusagt. Sie wohnen sozusagen auf Probe.

Eine Einrichtung der Kurzzeitpflege sollte bevorzugt Einzelzimmer haben, da es für die meisten alten Menschen eine Überforderung darstellt, sich für eine so kurze Zeit auf fremde Mitbewohner einzulassen. Von Nachteil ist, dass der kurze Aufenthalt in einer fremden Umgebung zu Verwirrtheit und damit zur Verschlechterung des allgemeinen Gesundheitszustandes des alten Menschen führen kann.

Alltag im Alter im Heim

Der Alltag im Alter im Heim beginnt für jeden immer zunächst mit dem Heimeinzug. Ein Großteil der Unterstützungen, die in Pflegeheimen geleistet werden, betreffen Alltagssituationen (z.B. waschen, kleiden, essen), die von den Betroffenen bis zu ihrem Heimeinzug (also lebenslang) selbst bestimmt und selbstständig praktiziert wurden.

Probleme nach dem Heimeinzug

Alte Menschen, die vor dem Einzug in ein Pflegeheim ein selbstbestimmtes Leben in den „eigenen" vier Wänden geführt haben, erleiden einen schweren Verlust. Ihr restliches Leben spielt sich plötzlich auf wenigen Quadratmetern ab, die u.U. noch – in Zwei-Bett-Zimmern – mit ihnen fremden Menschen geteilt werden müssen.

Heimatlosigkeit. Die meisten Menschen fühlen sich nach dem Umzug in ein Pflegeheim heimatlos. Der Ort, zu dem sie sich zugehörig fühlen, fehlt. Damit verbunden sind Gefühle der Schutzlosigkeit. Erschwerend kommt hinzu, dass es den meisten alten Menschen schwerfällt, sich auf neue Lebenssituationen einzustellen. Der Heimeinzug führt bei den meisten alten Menschen zu einem Verlust an Lebensqualität. Außerdem fehlt ihnen eine Rückzugsmöglichkeit in die eigenen vier Wände.

Fremdbestimmung. Auch die Tagesgestaltung unterliegt nun den Vorgaben der Institution und ist z. B. geprägt durch die Weckzeit, die Pflegezeit und die Essenszeiten. Umso wichtiger ist es daher, dass der Alltag so gestaltet wird, dass dem alten Menschen Möglichkeiten zur individuellen Entwicklung und Entfaltung bleiben. Zunehmend orientieren sich Einrichtungen der stationären Altenpflege daher an lebensweltorientierten Ansätzen.

Ein an der Lebenswelt orientierter Alltag

Das Lebensweltkonzept ist darauf ausgerichtet, dem Pflegekunden genau die Dienstleistung in der Art und zu dem Zeitpunkt anzubieten, die er benötigt. Dies wiederum ermöglicht dem alten Menschen ein Höchstmaß an Sicherheit, Wohlbefinden und Selbstbestimmung.

Individuelle Unterstützung. Im Zuge dieser Neuorientierung gilt es, den Unterstützungs- und Hilfebedarf jedes alten Menschen unter Einbeziehung seiner Biografie, der gewohnten Alltagsgestaltung, individuellen Prioritäten und Persönlichkeit und Stabilität fördernde Rituale zu reflektieren. Ein wichtiger Gesichtspunkt des Lebensweltkonzeptes ist es, den Alltag individuell sinnvoll, an der jeweiligen Lebenssituation der Bewohner orientiert, zu gestalten. Dadurch werden die Selbstbestimmung und die Selbstständigkeit des Einzelnen so weit wie möglich gefördert und die Pflege bis zum Abschluss des Lebens, gestaltet.

Individuelle Alltagsgestaltung. Bei einer weitgehend selbstbestimmten Alltagsgestaltung muss z. B auch klar sein, welche für den privaten Alltag benötigten Gegenstände vorgehalten werden müssen, z. B. ein bevorzugter Tee und wie der Einzelne, wann immer er es möchte, zu seiner Tasse Tee kommt. Es muss also geklärt werden, welche Bedeutungen, die „Wohnen" hat (z. B. Durchführung von Alltagsverrichtungen im eigenen Rhythmus, ästhetische und individuelle Gestaltungsmöglichkeiten, Ort für emotionale und soziale Begegnungen), für die Bewohner des Pflegeheims gültig sind (**Abb. 2.44**).

Eine an der Lebenswelt orientierte Pflege

Das gängige pflegerische Selbstverständnis entwickelt sich beim lebensweltorientierten Ansatz von der vorrangig bedürfnisorientierten Sicht hin zu einem auf das Gesamtleben bezogenen Verständnis. Dieser Ansatz geht davon aus, dass zu einem zufriedenen Leben im Alltag mehr gehört, als alleinig für eine Bedürfnisbefriedigung zu sorgen. Dazu gehört z. B. auch, die Übernahme von Verantwortung und mit Ängsten und Nöten fertig zu werden.

Es muss in der Pflege daher auch darum gehen, dem alten Menschen eigene Verantwortungsbereiche zu lassen und ihn von Anforderungen, die er bewältigen muss (z. B. die Klärung einer schwierigen Beziehung zu einem Kind), nicht auszuschließen. Außerdem sollten Unterstützungs- und Begleitungspotenziale von Angehörigen und anderen Bezugspersonen integriert werden. Auch sie bringen Lebensnormalität ins Pflegeheim und entlasten zudem die Pflegenden von ihrer „Allzuständigkeit". Bei allen Unterstützungen im Alltag gilt der Grundsatz: „So viel Unterstützung wie nötig, so wenig wie möglich."

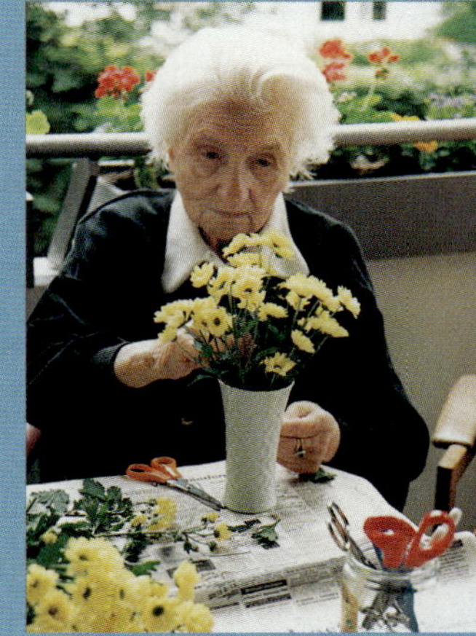

Abb. 2.44 Eine alte Dame, die früher einen Garten hatte, hat nun die Aufgabe, die Sträuße für den Tagesraum zu binden. Sie fühlt sich verantwortlich und gebraucht.

Lesen Sie mehr zum Lebensweltkonzept nach Kämmer auf S. 264.

Internet:
http://www.augustinum-wohnstifte.de
http://www.awo-pflege-sh.de/einrichtungen/einrichtungsdaten/flensburger-servicehaeuser

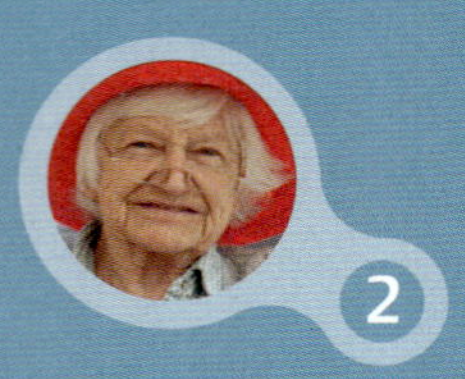

2

Pflegearbeit in der Häuslichkeit des alten Menschen

M Den Lebensabend in der eigenen Häuslichkeit zu verbringen, wird für viele alte Menschen nicht zuletzt dadurch möglich, dass ambulante Dienste bei einsetzendem Hilfebedarf und Pflegebedürftigkeit ihre Hilfe anbieten.

M Das ambulante Pflegepersonal wird für eine Dienstleistung in Anspruch genommen, ist in der Wohnung also ein „Gast" und sollte Konflikte zu vermeiden suchen. Der Patient hat das Hausrecht.

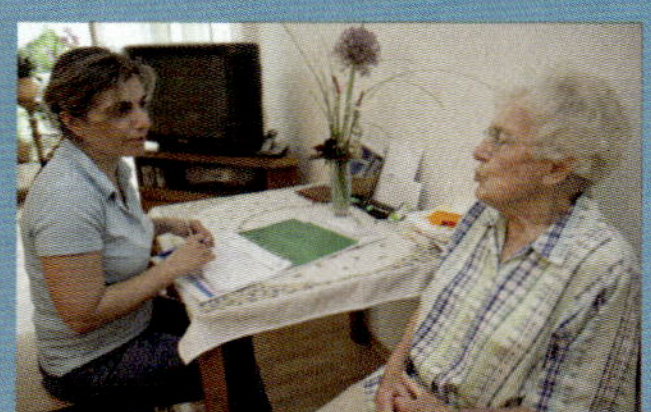

Abb. 2.45 Um Missverständnissen bei der Pflegearbeit in der Häuslichkeit des alten Menschen vorzubeugen, ist die Integration des alten Menschen, z. B. in die Pflegedokumentation, wichtig.

Der Wunsch der meisten Menschen ist es, ihren Lebensabend in der eigenen Wohnung zu verbringen und dort auch sterben zu können. Die Pflegearbeit in der Häuslichkeit des alten Menschen weist Besonderheiten auf, einige Aspekte werden nachfolgend dargestellt.

Die Gastrolle der Pflegenden

Im Gegensatz zum Pflegeheim, wo nur das Zimmer der geschützte Privatraum ist, befinden Pflegende sich in der gesamten Wohnung des Patienten im Privatbereich. Hieraus kann sich u.U. ein vielfältiges Konfliktpotenzial entwickeln.

Regeln zur Konfliktvermeidung in der Gastrolle

Zu diesen Regeln gehören:

- Für alle Tätigkeiten am und im Umfeld des Patienten immer erst das Einverständnis einholen.
- Das Herstellen eines Vertrauensverhältnisses schafft ein günstiges, tragfähiges Arbeitsklima.
- Es müssen klare Absprachen innerhalb des Teams getroffen und dokumentiert werden, damit der Patient von allen Mitarbeitern ähnlich gepflegt und dadurch nicht verunsichert wird.
- Mit Patienteneigentum (z. B. Wohnungsschlüssel) muss sorgfältig und zuverlässig umgegangen werden. Andere Räume und Schränke (z. B. um Wäsche zu entnehmen) erst nach Rückfrage betreten/öffnen; unbrauchbare Gegenstände dürfen nicht ungefragt weggeworfen werden.
- Selbstbewusstsein, Überzeugungskraft und gutes Fachwissen erleichtern die Zusammenarbeit mit Patienten und Angehörigen.
- Veränderungen sollten erst angeregt, bzw. durchgeführt werden, wenn eine Beziehung entstanden ist.
- Den aus dem Pflegeheim gewohnten großzügigeren Umgang mit Wäsche und Materialien den Gegebenheiten anpassen und ggf. einschränken.
- Über Geschmack lässt sich streiten, aber nicht in einer fremden Wohnung.

Zusammenarbeit mit den Angehörigen

Angehörige spielen im Pflegeheim eine untergeordnete Rolle. In der ambulanten Pflege bringt die Pflege zu Hause neue Aufgaben, Pflichten und auch Einschränkungen für die Familie.

Ursachen für mögliche Probleme der Angehörigen mit dem Pflegepersonal sind u. a.:

- oft jahrelange Erfahrung mit der Betreuung des pflegebedürftigen Angehörigen, schon vor dem Besuch der ambulanten Pflege,
- das Fachwissen der Pflegenden wird evtl. infrage gestellt,
- Unverständnis z. B. für fortschreitende Zustandsverschlechterung trotz guter Pflege,
- Burnout der Angehörigen.

Regeln zur Konfliktvermeidung mit Angehörigen

Zu diesen Regeln gehören:

- Das eigene Fachwissen und das „Laienwissen" der Angehörigen zur gemeinsamen Arbeitsgrundlage machen.
- Bei der Erstellung von Pflegeplanungen den Patienten und seine Angehörigen einbeziehen.
- Bewährtes und Neues immer wieder auf Wirksamkeit überprüfen und ggf. ändern, die Angehörigen darüber in Kenntnis setzen.
- Beratung und Anleitung der Angehörigen z. B. in Kinästhetik, Umgang mit Hilfsmitteln.
- Medikamente und angeordnete Maßnahmen erklären.
- Biografischen Hintergrund der Patienten bei den Angehörigen erfragen.
- Kurse für pflegende Angehörige anbieten.
- Einen Gesprächskreis für pflegende Angehörige einrichten.
- Bei Kommunikationsstörungen und Konflikten zwischen Angehörigen und Patienten Hilfestellung anbieten, ausgleichen und so neutral als möglich bleiben.
- Entlastung von der Pflege, z. B. durch Vermittlung von Kurzzeitpflegeplätzen bieten.
- Tabuthemen der Angehörigen, wie Ekel und Abscheu (z. B. Ausscheidungen), Wut, Zorn, Aggression etc. Raum geben und Unterstützung anbieten.

Hilfsmittel in der ambulanten Pflege

Während im Pflegeheim alles auf die Pflege abgestimmt ist (Räume, Einrichtung, Ausstattung) findet die Pflegeperson im häuslichen Umfeld meistens keine pflegegerechten Bedingungen vor. Sie muss das Arbeitsumfeld erst einrichten. Dies geschieht v.a. durch den Einsatz von Pflegehilfsmitteln. Hilfsmittel für die Pflege können bei Sozialstationen geliehen oder auf Hilfsmittelrezept durch den Arzt verordnet werden (eine gute Begründung hilft). Immer wieder gilt es jedoch auch, selbst kreativ zu werden, so können z. B. Sofakissen als Lagerungskissen eingesetzt werden.

Pflegearbeit im Heim

Die Zahl pflegebedürftiger Menschen steigt aufgrund der demografischen Entwicklung stetig. Mit dem Rückgang der Großfamilien und anderer stabilisierender Elemente können immer weniger pflegebedürftige Menschen von ihren Angehörigen zu Hause versorgt werden.

Auch die ambulante Pflege gerät immer wieder an ihre Grenzen. In diesem Fall steht zumeist die Aufnahme in ein Pflegeheim an. Anfang 2006 lebten bundesweit etwas über 675000 Menschen in gut 10000 Einrichtungen. Dies entspricht einem Anteil von 32 Prozent der circa zwei Millionen pflegebedürftigen Menschen in Deutschland.

Besonderheiten

Der Frühdienst

In vielen Pflegeheimen wird versucht, die Gewohnheiten der Bewohner in den Tagesablauf zu integrieren. So erinnert der Tag im Idealfall an zu Hause. Da jedoch nicht alle Bewohner z.B. um 6.00 Uhr oder erst um 9.00 Uhr geweckt und gepflegt werden können, müssen Kompromisse geschlossen werden.

Bereichsbezogene Pflege. Idealerweise findet die Pflege und Betreuung bereichsbezogen statt. Das heißt, eine Altenpflegerin ist für eine bestimmte Personenzahl (je nach dem Personalschlüssel und der Pflegeintensität) zuständig. Sie arbeitet meistens im Wechselschichtsystem und alle zwei Wochen auch am Wochenende. In ihrer Schicht sind Altenpflegefachkräfte bei ihren Bewohnern für alles Anfallende zuständig. Alle durchgeführten Maßnahmen müssen dokumentiert und eine Pflegeplanung erstellt und regelmäßig evaluiert werden.

Pflegerische Maßnahmen. Im Frühdienst beginnt die Arbeit meist mit der Unterstützung oder Übernahme der Körperpflege und beim Ankleiden (**Abb. 2.46**). Eine an den Ressourcen des Bewohners orientierte, aktivierende Pflege, die notwendige Prophylaxen integriert, kennzeichnet die fachkompetente Arbeit. In den meisten Pflegeheimen folgt nach dem Frühstück noch einmal eine intensive Pflegezeit. Insbesondere die aufwendigeren Bewohner werden nun bevorzugt versorgt. Auch die ärztlich verordneten Pflegemaßnahmen, die unabhängig von der Tageszeit durchgeführt werden können, wie z.B. aufwendige Verbände, werden nun durchgeführt.

Ärztlich angeordnete Maßnahmen. Parallel werden ärztlich angeordnete Maßnahmen durchgeführt, z.B. Medikamente verabreichen, BZ-Kontrollen, Insulin-Injektionen und Kompressionsverbände. Nach der Körperpflege wird das Frühstück vorbereitet, der Tisch gedeckt, bei der Nahrungsaufnahme geholfen (z.B. Brot gestrichen, Essen angereicht), der Tisch abgedeckt und aufgeräumt.

Die Hilfe und Pflege kann durch ärztlich verordnete weitere Maßnahmen ergänzt werden. Gerade Bewohner mit Apoplex bekommen meistens Physiotherapie, Logopädie und manchmal auch Kunsttherapie verordnet.

Aktivitätsangebote. Das Pflegekonzept sieht meistens auch eine sinnhafte Teilnahme der Bewohner an Alltagstätigkeiten vor. Meistens ist die Personaldecke jedoch so dünn, dass die Pflegenden solche Angebote nur in Ausnahmefällen unterbreiten können.

Daher bieten die meisten Pflegeheime ihren Bewohnern regelmäßig stattfindende Aktivitäten an, wie z.B. Beschäftigungstherapie, Sitzgymnastik, Singen, die den Tagesablauf strukturieren. Anders als in ihrem gewohnten Zuhause fällt es vielen alten Menschen schwer, ihrem Tagesablauf im Pflegeheim eine Struktur zu geben. Gerade für Bewohner, die wenig Besuch bekommen, stellen die Mahlzeiten und die Flure die „Hauptabwechslung" im Tagesablauf dar. Dementsprechend wichtig ist die Bedeutung, die der Qualität der Mahlzeiten zukommt.

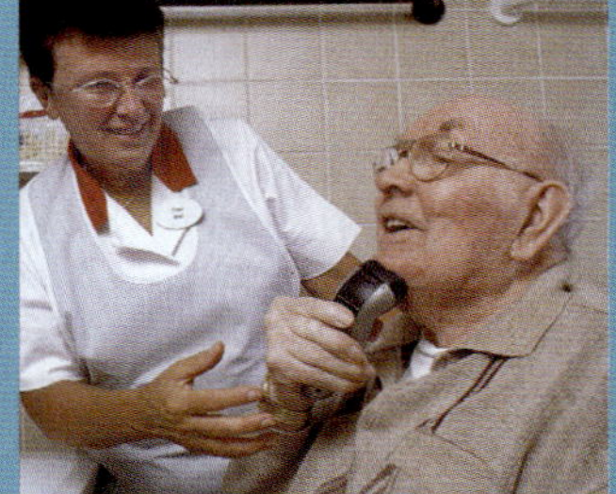

Abb. 2.46 Die Unterstützung bei der Körperpflege, wie hier bei der Rasur, ist eine typische Pflegearbeit im Frühdienst.

Aktivitätsangebote, die sich an Heimbewohner richten, finden Sie auf den S. 726 ff.

Der Spätdienst

Pflegerische Maßnahmen. Der Nachmittag ist durch pflegerische Maßnahmen wie die Lagerung bettlägeriger Bewohner, Visiten mit den betreuenden Ärzten, Anreichen von Getränken, Wechsel von Inkontinenzhilfsmitteln, Bestellen von benötigten Materialien etc. geprägt. Wenn es die Zeit der Pflegenden zulässt, werden für die Bewohner Aktivitäten wie z.B. Brettspiele, Singen und Spaziergänge angeboten.

Unterstützung bei der Vorbereitung auf die Nacht. Nach dem Abendessen, das meistens schon vor 18.00 Uhr gereicht wird, beginnt die Unterstützung der Bewohner bei der Vorbereitung auf die Nacht. Sie erhalten z.B. Hilfe beim Umkleiden, bei der Mundpflege und Toilettengängen. Im Nachtdienst liegt der Schwerpunkt in der Betreuung unruhiger, verwirrter Bewohner mit einer Umkehrung des Tag-Nacht-Rhythmus, dem Lagern bettlägeriger Bewohner, der Unterstützung bei Toilettengängen und dem Wechsel von Inkontinenzhilfsmitteln.

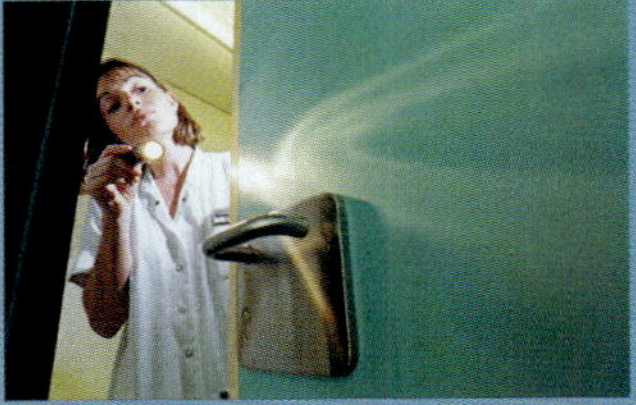

Abb. 2.47 Pflegende im Nachtdienst arbeiten oft allein und müssen eigenverantwortlich handeln.

Der Nachtdienst

Da eine Nachtkraft für mehr Bewohner als am Tage zuständig ist, haben auch diese Pflegenden entsprechend viel zu tun (**Abb. 2.47**). Um in Zeiten der ausgedünnten Personaldecken eine gute Pflegequalität zu gewähren, müssen Fachkräfte über vielfältige Kompetenzen verfügen und bereit sein, ihr Wissen und Können immer wieder an die veränderten Erfordernisse anzupassen. Eine kontinuierliche Fort- und Weiterbildung stellt hierfür eine wichtige Basis dar.

Informieren Sie sich zur Durchführung ärztlich angeordneter Maßnahmen, z. B. Wechseln von Wundverbänden, auf S. 556.

Armut im Alter

Einkommen im Alter

Über ausreichend Einkommen zu verfügen ist in jedem Lebensalter wichtig, im Alter bekommt es aber auf verschiedene Weise eine besondere Bedeutung. Einkommen im Alter wird zunehmend wichtig um:
- unabhängig von Behörden oder Kindern zu sein,
- sich Unterstützung im eigenen Haushalt zu finanzieren,
- steigende Krankheits- und Pflegekosten zu finanzieren,
- das Gefühl der Sicherheit zu haben,
- Mobilität zu erhalten,
- den Ruhestand zu genießen, am kulturellen Leben teilnehmen zu können,
- persönliches Ansehen zu haben,
- etwas vererben zu können.

Der Armutsbegriff

Man unterscheidet zwischen absoluter und relativer Armut:

Absolute Armut. Dies bezeichnet einen Mangelzustand, der es nicht erlaubt, die physische Existenz (Ernährung, Kleidung, Unterkunft und gesundheitliche Versorgung) dauerhaft zu sichern.

Relative Armut. Für den Staat als Sozialbehörde gilt als arm, wer einen Rechtsanspruch auf staatliche Unterstützung hat. Diese Grenze kann als soziokulturelles Existenzminimum bezeichnet werden.

Armut in Deutschland

Die Armutsquote, also die Anzahl der Personen, die weniger als 60 % des durchschnittlichen nationalen Nettoeinkommens zur Verfügung hat, beträgt in Deutschland insgesamt ca. 15,5% (2008) (**Abb. 2.48**).

Verglichen mit der Armutsquote für die Gesamtbevölkerung liegt die Armutsquote für die Rentner momentan noch knapp unter dem Durchschnitt. Dies ist überwiegend auf das bisherige Leistungsniveau der Alterssicherungssysteme zurückzuführen. Bei alleinstehenden hochaltrigen Frauen und bei den stationär Pflegebedürftigen ist die Armutsquote jedoch überdurchschnittlich hoch.

Ursachen für Armut älterer Frauen

Altersarmut bei hochaltrigen Frauen hat verschiedene Ursachen:
- oft keine Berufsausbildung,
- geringere Einkommen,
- kürzere/unterbrochene Einzahlung in Rentenkassen wegen Schwangerschaft/Erziehungszeiten,
- höhere Lebenserwartung,
- durchschnittlich längere Pflegebedürftigkeit.

Zunahme der Altersarmut in den nächsten Jahren

Mit dem Eintritt in den Ruhestand tritt bei den meisten Menschen eine Versorgungslücke auf. Diese wird in den nächsten Jahren größer. Dies zeigt sich schon jetzt in einer Zunahme der Empfänger der Grundsicherung in den Jahren 2003 bis 2010. Zum Ende des Jahres 2003 bezogen rund 438 830 Personen Leistungen der Grundsicherung, zum Ende des Jahres 2010 rund 796 650 Personen. Davon waren ca. 412 000 Personen 65 Jahre und älter. (Statistisches Bundesamt 2012).

Einer Studie zufolge, die das Deutsche Institut für Altersvorsorge (DIA) 2005 vorlegte, droht nahezu jedem dritten Bürger Verarmung im Alter. Ursachen dafür sind:
- Absenkung des Rentenniveaus durch Rentenreform,
- weniger Kapitalanlagen durch sinkende Reallöhne und hohe Arbeitslosigkeit bei steigenden Lebenshaltungskosten,
- die heute am stärksten von Armut betroffene Bevölkerung (Alleinerziehende, Arbeitslose, Teilzeitbeschäftigte, Mini-Jobber) kommt ins Rentenalter.

Folgen von Armut

Armut beeinträchtigt die Lebensqualität im Alltag. Sie führt zu:
- Einschränkungen in den Bereichen Kleidung, Wohnen, Ernährung, Gesundheit, Freizeitgestaltung,
- kultureller oder sozialer Armut: Für viele Menschen sind Ausgaben für Kino, Konzert, Dorf-/Stadtfest nicht möglich.
- Isolation aus Scham oder durch Ausgrenzung,
- eingeschränkten Bildungsmöglichkeiten: Verkürzung der Schulzeiten mit der Folge geringerer Verdienstchancen,
- Einschränkungen der Mobilität (Auto, Taxi, öffentliche Verkehrsmittel),
- Einschränkung persönlicher Freiheit durch finanzielle Abhängigkeit vom Ehepartner.

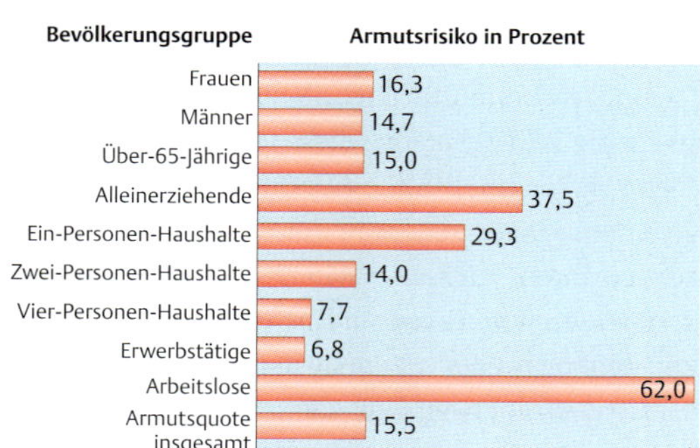

Abb. 2.48 Armutsquote 2008. Als armutsgefährdet gilt, wer von weniger als 60 Prozent des mittleren Einkommens der Bevölkerung lebt (Statistisches Bundesamt 2008).

D *Es gibt zwei Arten von **Armut**:*
- absolute Armut: Einkommen reicht nicht, um Ernährung, Kleidung, Gesundheit und Wohnung zu sichern,
- relative Armut: Rechtsanspruch auf staatliche Unterstützung..

D *Die Bundesregierung und die Europäische Union definieren diejenigen als **arm**, die weniger als 60% des durchschnittlichen nationalen Nettoeinkommens zur Verfügung haben.*

D *Die **Grundsicherung** im Alter und bei Erwerbsminderung besteht in Deutschland seit Anfang 2003. Sie ist eine bedarfsorientierte Sozialleistung zur Sicherstellung des notwendigen Lebensunterhalts. Personen, die die Altergrenze erreicht haben oder wegen Erwerbsminderung auf Dauer aus dem Erwerbsleben ausgeschieden sind und ihren Lebensunterhalt nicht selbst bestreiten können, erhalten damit eine Leistung, mit der das soziokulturelle Existenzminimum gedeckt werden kann.*

D *Unter dem Begriff „**Versorgungslücke**" versteht man die bei der Berentung entstehenden Einkommensverluste, d. h. wie viel Prozent des Nettoeinkommens vergleichbarer Arbeitnehmer dem Berenteten verloren gehen.*

M *Armut stellt für die Betroffenen eine erhebliche Belastung dar. Pflegende sind gefordert, die Lebenssituation zu erfassen, die Betroffenen durch die Vermittlung von Hilfen zu unterstützen und Wertschätzung zu vermitteln.*

I **Internet:** *http//:www. jjahnke.net*

Alterskriminalität

Der Begriff „Alterskriminalität" bezeichnet die Gesamtheit der strafbaren Handlungen, die von Personen mit einem Alter über 60 Jahren ausgehen bzw. ausgeübt werden.

Statistische Daten

Insgesamt begehen Menschen in der Altersgruppe über 60 Jahren die wenigsten kriminellen Handlungen. Mit 143 732 Tatverdächtigen lag ihr prozentualer Anteil im Jahr 2006 bei 6,3 % (Polizeiliche Kriminalstatistik 2006), was weit unter dem Anteil der Altersgruppe an der Gesamtbevölkerung liegt.

Häufigste Delikte

Zu den häufigsten Delikten gehören:
- Diebstahl,
- Betrug, Vermögens- und Fälschungsdelikte,
- Beleidigung,
- Nutzung öffentlicher Verkehrsmittel ohne gültigen Fahrschein,
- Bei den Männern ab 60 Jahren überdurchschnittlich häufig fahrlässig begangene Verkehrsdelikte.

Vergleichsweise selten sind in dieser Altersgruppe Verkehrsdelikte im Zusammenhang mit Alkoholkonsum. Bei sexuellem Missbrauch von Kindern entfällt auf Tatverdächtige über 60 Jahre auch ein vergleichsweise geringer Anteil. Die deutliche Mehrheit der Tatverdächtigen findet sich bei diesen Delikten in jüngeren Jahrgängen.

Ursachen für die relativ niedrige Kriminalitätsrate

Die über 60-Jährigen zeigen eine insgesamt noch niedrige Kriminalitätsrate. Ursachen hierfür können sein:
- körperlich sind (z. B. durch eingeschränkte Kräfte und eingeschränkte Mobilität) viele Arten von Straftaten kaum mehr möglich,
- verstärkte informelle Sozialkontrolle durch die Familie oder in Alters- und Pflegeheimen,
- zum Teil strengere moralische und religiöse Wertvorstellungen in dieser Altersgruppe,
- in der Generation der über 60-Jährigen finden sich wenig durch Kriminalität vorbelastete Biografien,
- zum Teil weniger intensive Strafverfolgung bei dieser Altersgruppe.

Ursachen für die Zunahme der Alterskriminalität

Das Statistische Bundesamt meldet für Deutschland einen Anstieg der Alterskriminalität seit 1995. Ursachen hierfür könnten sein:

Demografische Entwicklung. Da es immer mehr ältere Menschen gibt, die dazu heute oft bis ins hohe Alter aktiv und mobil bleiben, ist es nicht erstaunlich, dass auch unter den Straftätern mehr ältere Menschen sind.

Nachlassende Leistungen der Sinnesorgane. Hieraus entstehen häufig Verkehrsdelikte (z. B. durch das Übersehen von Beschilderungen oder von Verkehrsteilnehmern), unter Umständen mit fahrlässiger Körperverletzung und sogar Fahrerflucht.

Zunahme demenzieller und anderer Erkrankungen. Diese Erkrankungen können zu gesetzwidrigem Verhalten führen: So steigt z. B. ein demenziell erkrankter älterer Mensch in ein öffentliches Verkehrmittel, ohne sich bewusst zu sein, dass er einen Fahrschein benötigt. Oder er nimmt im Laden Sachen mit, ohne daran zu denken, dass man diese eigentlich bezahlen muss. So werden im Alter krankheitsbedingt viele Straftaten ohne Vorsatz begangen.

Finanzielle Schwierigkeiten. Notlagen in diesem Bereich bringen ältere Menschen dazu, Diebstähle oder Betrugsdelikte zu begehen, um die eigene Existenz oder den Lebensstandard zu sichern.

Mangel an sozialen Kontakten und Langeweile. Auch diese eher im sozialen Bereich liegenden Lebensumstände können zu Diebstählen führen.

Unflexiblere Persönlichkeitsstrukturen. Unter Umständen ist ein älterer Mensch weniger flexibel oder einfach nicht mehr bereit, Kompromisse zu schließen. Solche Persönlichkeitsstrukturen können zu Nachbarschaftsstreitigkeiten oder zu Beleidigungen führen.

Kriminelle Biografie. Es gibt zunehmend Straftäter, die ihr Leben lang regelmäßig oder immer wieder mit dem Gesetz in Konflikt gekommen sind.

Hinzu kommt die insgesamt höhere Aufklärungsrate (zum Beispiel durch Ladendetektive), die sich auch in dieser Altersgruppe niederschlägt.

Fazit

Auch wenn Alterskriminalität derzeit noch keine hervorstechende Problematik darstellt, ist doch mit einem Anstieg der Zahlen zu rechnen, auf den sich Gesetzgebung und der Strafvollzug einstellen müssen. Zu vollstreckende Freiheitsstrafen sind in dieser Altersgruppe eher selten. Dennoch ist bei einer Inhaftierung die gesundheitliche Situation zu berücksichtigen. Bisher gibt es kaum seniorengerechte Vollzugsanstalten. Erste Modellprojekte sind angelaufen, und werden vermutlich in den nächsten Jahren ausgeweitet werden.

D *Der Begriff* ***„Alterskriminalität"*** *bezeichnet die Gesamtheit der strafbaren Handlungen, die von Personen mit einem Alter über 60 Jahren ausgehen bzw. ausgeübt werden.*

D *Die meisten Menschen, die in dieser Altersgruppe Straftaten begehen, sind in diesem Alter zum ersten Mal straffällig geworden. Dies wird mit dem Begriff* ***„Spätkriminalität"*** *bezeichnet.*

M *Die über 60-Jährigen zeigen eine insgesamt niedrige Kriminalitätsrate. Dennoch ist die Alterskriminalität seit 1995 gestiegen.*

M *Im Alter werden viele Straftaten ohne Vorsatz begangen – z. B. nimmt ein älterer Mensch mit demenziellem Syndrom im Laden Sachen mit, ohne an das Bezahlen zu denken.*

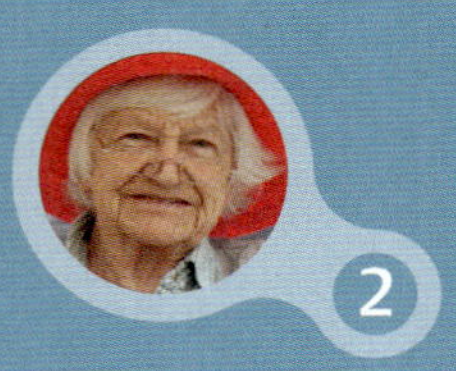

M *Hinter der alten Persönlichkeit ihre Erfahrungsschätze zu erkennen und etwas von den Schicksalsschlägen, inneren und äußeren Kämpfen zu erfahren, kann eine Bereicherung für jüngere Menschen sein (Neulist 2005).*

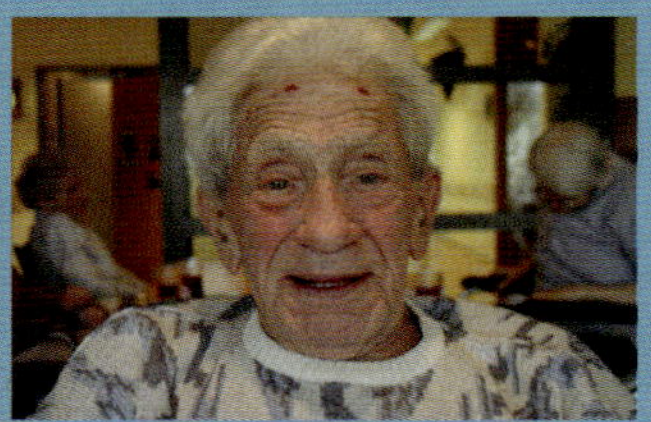

Abb. 2.49 Welche Ereignisse ein alter Mensch erlebt hat, ist oft nur schwer vorstellbar.

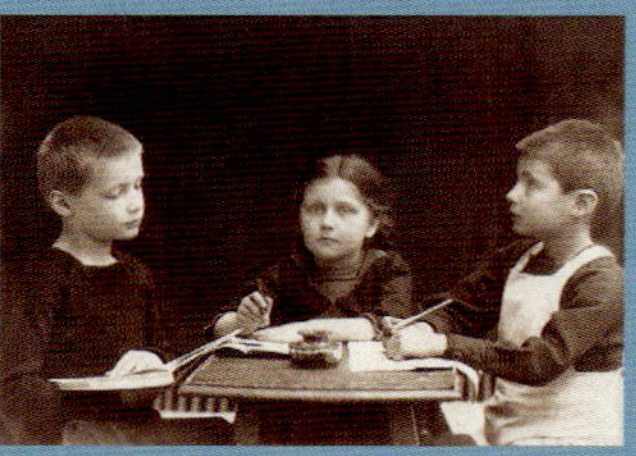

Abb. 2.50 Der Alltag war vor 100 Jahren vollkommen anders als heute.

D *Ein **Vorurteil** ist eine nicht sachlich begründete, dauerhafte, meist negative Einstellung gegenüber Personen oder Gruppen. Klischees sind eingebürgerte Vorurteile mit feststehenden Vorstellungen; Stereotype werden besonders innerhalb einer Gruppe vertreten.*

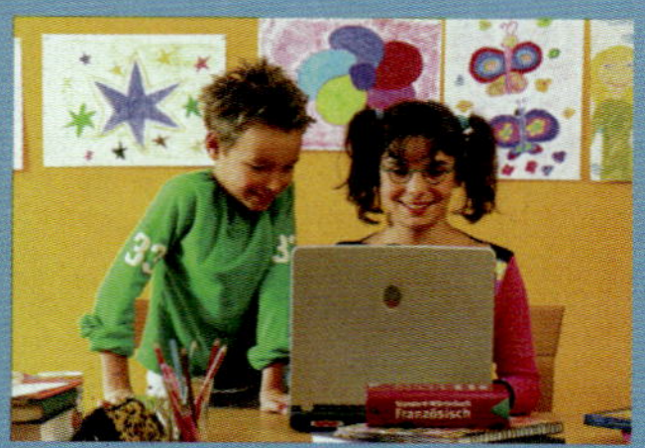

Abb. 2.51 Entbehrungen früherer Zeiten sind Kindern von heute schwer zu vermitteln.

Alt sein früher und heute

Die noch junge Gerontologie hat sich entsprechend dem wachsenden Interesse am Alter und der heutigen Bedeutung alter Menschen zu einem umfangreichen Fach entwickelt. Dieses Interesse hat v. a. zwei Gründe:
- der demografische Wandel,
- die Lebensqualität im Alter.

Demografischer Wandel. Politik, Wirtschaft und alle gesellschaftlichen Kräfte bereiten sich auf die neuen Aufgaben vor, die der demografische Wandel (S. 637) mit sich bringt. Das Bild vom Alter muss überdacht, neue Rollen für rüstige Ältere müssen entwickelt, die Pflege für kranke und hinfällige alte Menschen gewährleistet, die Renten gesichert werden.

Lebensqualität im Alter. In den zurückliegenden Jahrzehnten wirtschaftlicher Blüte galt die Parole: Bildung und Wohlstand, Lebensqualität für alle! Die Regierungen gaben entsprechende Studien in Auftrag. Auch dem Leben im Alter mit seinen Belastungen und Chancen wandte sich die Aufmerksamkeit zu.

Alte Menschen – wer sind sie?

In keinem anderen Lebensabschnitt finden wir solch eine Bandbreite von Eigenschaften und Lebenssituationen: Alte Menschen sind rüstig, klug, hinfällig, hilfsbedürftig, großzügig, weise, dankbar, unglücklich, schwierig, unausstehlich, gütig, vereinsamt, geizig, gesellig, verwirrt, geschäftstüchtig, interessiert, kompetent, überlegen, kleinlich, unbeweglich, aktiv, hilfsbereit, ohne Initiative, passiv, hektisch, korpulent, hager, egoistisch, schwerfällig oder begeisterungsfähig.

Alte Persönlichkeiten sind von ihrem langen Leben geprägt

Sie, die Jüngeren, begegnen alten Menschen. Oft sind es ausgeprägte Persönlichkeiten, die auf Sie interessant, anziehend oder unsympathisch wirken. Welche Erlebnisse und innere Entwicklung einen Menschen zu dem gemacht haben, was er heute darstellt, das ist auch bei einer lange währenden Beziehung nur zu ahnen (**Abb. 2.49**).

Bei einem Kind zum Zeitpunkt des Schulbeginns gibt es noch sehr viel Gemeinsames mit den Gleichaltrigen. In ihrer lebenslangen Entwicklung bilden Menschen jedoch ihre ganz eigene Art aus. Erlebnisse und Erfahrungen prägen sie, dadurch vergrößern und verfestigen sich die Unterschiede, die sich in der Jugend andeuten.

Alte Menschen kommen aus einer anderen Welt

Die vergangenen 100 Jahre sind eine Zeit rasanter Entwicklung. Wir kennen die Welt nicht mehr, in der die Menschen, die heute alt sind, aufgewachsen sind. Vieles, was sie in ihrer Jugend erlebt haben, findet sich nur noch in wenigen abgelegenen Winkeln, und der heutige Alltag in Mitteleuropa ist für viele von ihnen schwer zu verstehen (**Abb. 2.50**).

Vorurteile – Klischees – Stereotype

Vorurteile sind verbreitet und spielen auch beim Bild vom Alter eine Rolle. Durch Werbung, Fernseh- und Rundfunksendungen, durch Zeitungsartikel und Bücher werden Bilder vom Alter vermittelt. Sie beeinflussen das Verhalten gegenüber alten Menschen, aber oft entsprechen sie nicht der Wirklichkeit des Alters. Klischees sind eingebürgerte Vorurteile mit feststehenden Vorstellungen; beim Stereotyp kommt hinzu, dass sie besonders innerhalb einer Gruppe vertreten werden.

Früher gab es das Klischee vom alten weisen Menschen, der in allen Lebenslagen Rat und Hilfe weiß, oder das Bild von der gütigen Großmutter, die ihren Enkeln Geschichten erzählt. Heute sind gegensätzliche Klischees verbreitet. Wir kennen die negativen Stereotype vom Alter, wie krank und hässlich, arm, hinfällig, nicht anpassungsfähig oder eigensinnig. Andererseits fördert die Rolle alter Menschen als Kunden das Bild vom „jungen Alten", der kompetent und selbstbestimmt, kreativ und dynamisch, von einer gewissen Wohlhabenheit ist und gut aussieht.

Stereotyp und Selbstbild

Ein Problem sind stereotype Vorstellungen vom Alter deshalb, weil sich Menschen häufig so fühlen und verhalten, wie es von ihnen erwartet wird. Stereotype beeinflussen das Selbstbild und das tatsächliche Verhalten alter Menschen.

B Herr Boltes widmete sein ganzes Interesse und seine gesamte Energie seinem Beruf als Verwaltungsbeamter. In seiner Familie und in seinem Umfeld gilt der Übergang in den Ruhestand als Ende des aktiven Lebens. So sieht er den Tag der Pensionierung mit Bangen herankommen. Als es dann so weit ist, sucht er sich zwar Beschäftigung in Haus und Garten, lehnt aber ab, als er gebeten wird, im Schrebergartenverein eine Aufgabe zu übernehmen. Beschwerden mit den Hüften sind für ihn ein Grund, sich aus seiner Kegelgruppe zurückzuziehen.

Einsamkeit und Isolation

Bedeutung sozialer Kontakte

Soziale Beziehungen gehören zu den Grundbedürfnissen aller Menschen. Die Intensität und die Zahl der sozialen Kontakte sind allerdings bei den Menschen sehr unterschiedlich. Sich alleine fühlen, einsam sein, ist ein subjektives Gefühl, das jeder anders erlebt. Starke Einsamkeitsgefühle sind ein Signal für folgende Gefühlslagen:

- Verzweiflung (fühlt sich hilflos, hoffnungslos, verlassen),
- Depression (fühlt sich niedergeschlagen, leer und traurig),
- geringes Selbstwertgefühl (fühlt sich unsicher und macht sich Vorwürfe).

Bedeutung von Rollen

Die Lebensqualität und das Wohlbefinden alter Menschen hängen entscheidend von dem Eingebundensein in ein Netz von tragfähigen Beziehungen ab. In jeder Gruppe, in jeder Beziehung, in der wir leben, haben wir eine andere Rolle (z. B. zu Hause bin ich Tochter, im Verein Trainerin, im Beruf Pflegende usw.). Unterschiedliche Kontakte und eine Vielzahl von Rollen geben uns das Gefühl, einen Wert für andere zu haben.

Soziologische Grundlagen

Sozialisation

Sozialisation ist ein natürlicher Prozess, der den einzelnen Menschen von seiner Geburt an zu einem Mitglied seiner Gruppe bzw. der Gesellschaft macht. Sozialisation ist das Einüben von unterschiedlichen Rollen, in unterschiedlichen Lebensbezügen. Sozialisation ist ein fortdauernder, lebenslanger Prozess, der bewirkt, dass der Betreffende sein Leben sinnvoll erlebt, dass er zufrieden ist und ein positives Lebensgefühl entwickeln kann.

Soziale Isolation

Soziale Isolation ist ein Zustand des Alleinseins, der als negativ oder bedrohlich erlebt wird. Sozial isolierte Menschen klagen darüber, dass sie keine Kontakte hätten und sich ausgeschlossen fühlten. Soziale Isolation kann durch den Verlust von sozialen Rollen entstehen, z. B. wenn durch den Tod des Mannes die Rolle „Ehefrau" wegfällt.

Desozialisation

„Unter Desozialisation verstehen wir einen Prozess, in dessen Verlauf soziale Fähigkeiten verlernt werden. Ist dieser Prozess erst einmal in Gang gesetzt, entsteht rasch ein Teufelskreis: Der Verlust sozialer Fähigkeiten führt zu einer stärkeren Isolation, die einen umso größeren Verlust sozialer Fähigkeiten zur Folge hat" (Taggart 1994).

Soziale Isolation als Problem des Alterns

Zur Aufrechterhaltung von Kontakten und Beziehungen sind Fähigkeiten und Fertigkeiten nötig, die sich aufgrund verschiedener Alternsprozesse verändern. Es sind biologische, psychosoziale und soziokulturelle Veränderungen, die es dem älter werdenden Menschen erschweren, Kontakte zu pflegen.

Biologische Veränderungen

Bestimmte biologische Alterungsprozesse erschweren zunehmend das soziale Miteinander und die Pflege von Kontakten und Beziehungen. Menschen, die schwerhörig sind, werden schnell an den Rand gedrängt, weil sie Äußerungen falsch verstehen und so Misstrauen und Konflikte entstehen (**Abb. 2.52**). Eine Verminderung von Sehvermögen und Leistungsfähigkeit hindert Menschen daran, das Haus zu verlassen – sei es aus Angst vor Stürzen oder um eine Anstrengung zu vermeiden.

Psychosoziale Veränderungen

Das Nachlassen der Merkfähigkeit und eine Verlangsamung des zentralen und peripheren Nervensystems verhindern eine angemessene Reaktion auf Reize und Anregungen aus dem Umfeld. Solche Störungen können das Zurechtfinden in fremder Umgebung erschweren; die Betroffenen werden deshalb gemieden. Menschen, die an einer Depression leiden, fallen auf durch ein ungepflegtes Äußeres oder Unsicherheit beim Erledigen der alltäglichen Dinge. Solche Verhaltensweisen wiederum bergen die Gefahr für soziale Isolation in sich.

Soziokulturelle Veränderungen

Die Anzahl sozialer Kontakte schwindet im Alter, gleichzeitig wird es schwieriger neue Kontakte zu knüpfen. Außerdem erschweren viele soziokulturelle Veränderungen das Aufrechterhalten und Pflegen bestehender Beziehungen. Folgende Faktoren begünstigen u. a. soziale Isolation:

- geringes Einkommen,
- Ortswechsel, z. B. der Umzug zu den Kindern,
- das Alleinleben und der Wandel der Familienbezüge,
- Familienmitglieder, Freunde, Bekannte, Nachbarn sterben,
- gesellschaftliche Rollen verhindern Kontakte (z. B. darf eine Witwe keinen Witwer besuchen),
- verschiedene Formen von Diskriminierung älterer Menschen,
- Automaten statt Menschen, viele Dienstleistungen werden komplizierter,
- Fernsehen unterbindet Kommunikation, wenn Sendungen nicht verpasst werden „dürfen" (**Abb. 2.53**).

M *Rollen prägen unser Leben und schaffen soziale Kontakte. Mit jeder Rolle ist eine andere Anforderung verbunden, in jeder Rolle wird eine andere Art von Zuwendung, Nähe und Gebrauchtwerden erlebt.*

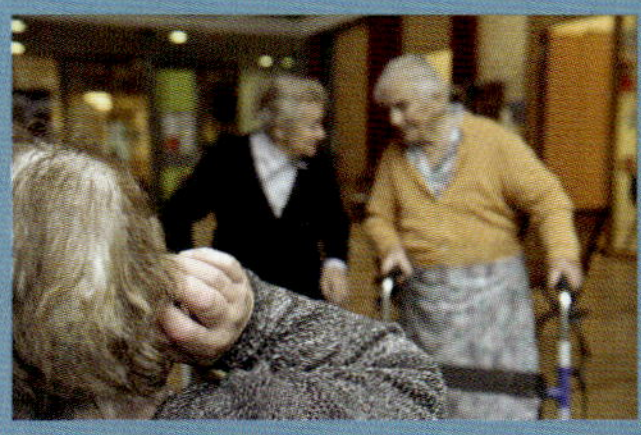

Abb. 2.52 Durch erschwerte Kommunikation fühlen sich ältere Menschen leicht aus ihrem sozialen Umfeld ausgeschlossen.

M *Häufige Krankheiten des Alters, z. B. Arthrosen, Arthritis, Schlaganfall, Inkontinenz sowie Mobilitätsprobleme können Menschen stark behindern und eine soziale Isolation begünstigen.*

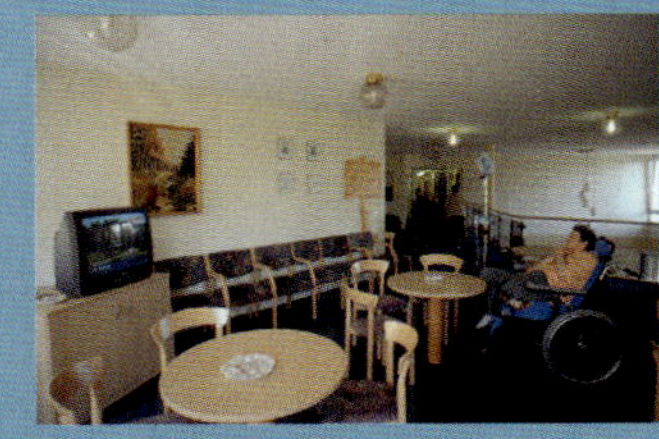

Abb. 2.53 Wenn die Lieblingssendung im Fernsehen läuft, treten Gespräche und soziale Kontakte schnell in den Hintergrund.

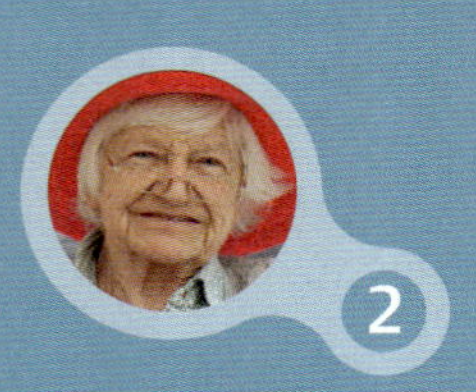

Gesellschaftliche Integration alter Menschen

D *Altenhilfe ist ein Sammelbegriff für alle Aktivitäten und Hilfeleistungen, die von Familien, Nachbarn, vom Staat, den Wohlfahrtsverbänden und Privatunternehmen zur Verbesserung der Lebensqualität alter Menschen geplant und ausgeführt werden.*

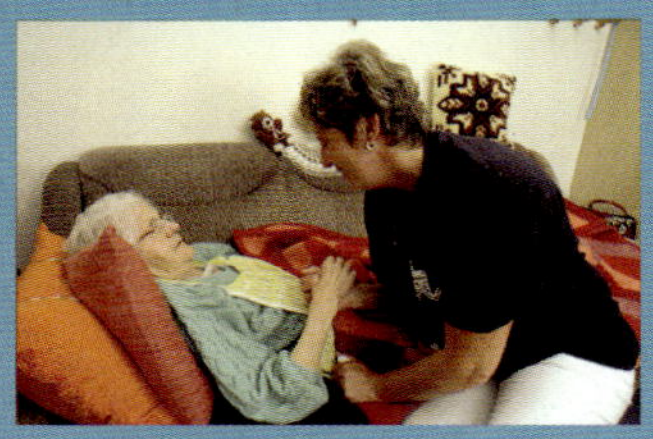

Abb. 2.54 Ziel der Altenhilfe ist es, den alten Menschen den gewohnten Lebensraum möglichst lange zu erhalten.

M *Die Ziele der Altenhilfe orientieren sich an der gegenwärtigen Bedarfslage (siehe Altenberichte) und den Wünschen der älteren Generation. Das Leitziel der Altenhilfe ist, die Selbstbestimmung und Selbstständigkeit älterer Menschen zu erhalten.*

I **Internet:** *www.bmfsj.de/BMFSFJ/aeltere-menschen,did=129352.html*

Altenhilfepolitik und Altenhilfe

Traditionell waren es die Kirchen und Klöster, die sich – finanziell unterstützt von wohlhabenden Bürgern – um alte Menschen gekümmert haben. So entstand im 13. Jahrhundert z. B. das erste Alten- und Pflegeheim, das „Heiligen Geist Hospital Lübeck“. In der Zeit der Weimarer Republik (1919–1933) übernahm der Staat mehr Verantwortung für das Wohlergehen seiner älteren Bürger. Auf Basis der „Reichsverordnung über die Fürsorgepflicht“ kümmerte er sich um verarmte Rentner. Im 3. Reich wurden ältere Menschen als „weniger wertvoll“ diskriminiert: „Der alte und kranke Volksgenosse (…) wird aber zurückstehen müssen gegenüber jenen anderen, die erbbiologisch wichtiger und daher für die Zukunft des Volkes wertvoller sind.“ Diese Staatsideologie wurde nach dem Ende des 2. Weltkrieges abgelehnt.

Im Grundgesetz der BRD wurde als Leitbild „die Achtung der Menschenwürde und Menschenrechte“ verankert; es ist Maßstab des politischen Handelns in unserem heutigen Sozialstaat. Im Mittelpunkt der Politik für Ältere steht neben der Renten- und Sozialpolitik die **Altenhilfe-Politik**, für deren Planung und Realisierung vor allem die Bundesländer zuständig sind. Alte Menschen sind in Gefahr, aufgrund von körperlichen Beeinträchtigungen im Sehen, Hören, der Mobilität, aufgrund von geistigen Veränderungen und Altersarmut aus dem gesellschaftlichen Leben ausgeschlossen zu sein, dem möchte die Altenhilfe-Politik entgegenwirken.

Instrumente der Altenhilfe-Politik

Altenberichte. Grundlage der Altenhilfe-Politik sind die Altenberichte der Bundesregierung, auch Bericht zur Lage der älteren Generation in der BRD genannt. Im Jahr 1993 gab die Bundesregierung einen ersten umfangreichen Altenbericht heraus, der eine Bestandsaufnahme der Lebenssituation älterer Menschen in Ost- und Westdeutschland enthielt. Es folgten Berichte zu den Themen „Wohnen im Alter“ (1998), „Alter und Gesellschaft“ (2002), „Risiken, Lebensqualität und Versorgung Hochaltriger – unter besonderer Berücksichtigung demenzieller Erkrankungen“ (2003), „Der Beitrag älterer Menschen zum Zusammenhalt der Generationen“ (2005) und „Altersbilder in der Gesellschaft“ (2010).

Bundesaltenplan – Landesaltenpläne. Auf Bundesebene ist der **Bundesaltenplan** das Instrument zur Förderung der Altenhilfe und im Bundeshaushalt mit einem eigenen Etat enthalten. Mit diesen Mitteln werden z. B. Seniorenbüros, Lehrgänge, Publikationen gefördert. Für die Realisierung der Seniorenpolitik sind die Bundesländer zuständig. Bundesländer und Kommunen haben in Zusammenarbeit mit den Verbänden der freien Wohlfahrtspflege ihre Zielvorstellungen in **Landes-Altenplänen** beschrieben.

Altenhilfe

„Die Altenhilfe soll dazu beitragen, Schwierigkeiten, die durch das Alter entstehen, zu verhüten, zu überwinden oder zu mildern und alten Menschen die Möglichkeit zu erhalten, am Leben in der Gemeinschaft teilzunehmen.“ (§71Abs.1 SGB XII)

Ziele der Altenhilfe

- alten Menschen eine weitgehend unabhängige und selbstständige Lebensführung zu ermöglichen,
- alten Menschen den gewohnten Lebensraum möglichst lange zu erhalten (**Abb. 2.54**),
- alten Menschen die Teilhabe am gesellschaftlichen Leben zu sichern,
- Gesundheitsversorgung für alte Menschen in den Bereichen Prävention, Therapie und Rehabilitation auszubauen,
- geeignete Einrichtungen für alte Menschen bereitzuhalten, die nicht oder nur teilweise in der Lage sind, ihr Leben selbstständig zu führen,
- alten Menschen durch Begleitung und Versorgung in angemessener Umgebung ein menschenwürdiges Sterben zu ermöglichen..

Maßnahmen zur Erhaltung der Selbstständigkeit

Zur Erreichung dieses Zieles sind viele Maßnahmen erforderlich, welche die Gesamtheit der Lebensbezüge alter Menschen betreffen, z. B.:

- Sicherung der wirtschaftlichen Lebensgrundlage durch ein ausreichendes Einkommen (Rente, Pension usw.), im Ausnahmefall durch Sozialhilfe,
- Unterstützung des selbstständigen Wohnens durch altengerechte Wohnungen, Modernisierungen der eigenen Wohnung und Wohnraumanpassung bei Behinderung, durch Wohngemeinschaften und Tagespflege,
- Entlastung bei den Aufgaben der Haushaltsführung durch Mahlzeiten-, Einkaufs- und Putzdienste,
- Hilfe im Krankheitsfall durch häusliche Pflege und Beratung von pflegenden Angehörigen.

Fazit

Älteren Menschen die Teilnahme am gesellschaftlichen Leben zu ermöglichen, ist nicht nur eine Aufgabe von Trägern und Diensten der Altenhilfe. Durch ehrenamtliches Engagement von Menschen aller Altersstufen werden Senioren vor Isolation und Einsamkeit bewahrt. Politische Aktivitäten können schon jetzt die Weichen stellen für ein lebenswertes, vom Staat gefördertes und geschütztes Alter. Gefragt sind auch die jungen Menschen, denn sie sind die Alten von morgen.

Familienformen und Familienbeziehungen zwischen den Generationen

Veränderungen der Familienstrukturen sind einerseits eine Ursache, andererseits aber auch eine Folge der demografischen Entwicklung. Sie haben weitreichende Auswirkungen auf die Situation älterer Menschen in Deutschland.

Funktionen der Familie

Wenn Menschen sich entschließen, Eltern zu werden oder auch überraschend die Elternrolle übernehmen, haben sie ihren Kindern gegenüber verschiedene Aufgaben zu erfüllen.

Versorgung der Kinder

Neben der biologischen Funktion der Fortpflanzung und somit der „Arterhaltung" müssen die Kinder zunächst körperlich versorgt werden. Sie benötigen z.B. Nahrung und eine warme Wohnung, um die physische Existenz zu sichern. Dazu kommt die psychische Versorgung mit Liebe und emotionalem Rückhalt.

Sozialisation

Eine weitere wichtige Aufgabe ist die Sozialisation. Die Kinder sollen Normen, Werte und Einstellungen erlernen, um in dieser Gesellschaft zurechtzukommen. Die Eltern haben die Aufgabe, den Status des Kindes in der Gesellschaft positiv zu beeinflussen, in dem sie für Schulbesuch sorgen und später eine Ausbildung bzw. ein Studium unterstützen.

Versorgung der Großelterngeneration

Diese Aufgaben bestanden in ähnlicher Form auch in den vorigen Generationen. Zudem bestand eine wichtige Aufgabe der Familie auch in der Versorgung der älter gewordenen Eltern, bzw. der Großeltern. In den letzten Generationen haben sich jedoch die Familienstrukturen und damit zum Teil auch die Zuständigkeiten deutlich verändert.

Soziologische Veränderungen der Familienstrukturen

Die Familienstrukturen haben sich seit Beginn der Industrialisierung (Ende des 19. Jahrhunderts) deutlich verändert:
- Rückgang der Kinderzahlen,
- Rückgang der 3-4-Generationen-Haushalte,
- zunehmende Entfernung zu Verwandten,
- neue Familienmodelle.

Kinderzahlen und Mehrpersonenhaushalte. Während noch vor hundert Jahren eine Familie in der Regel viele Kinder hatte, drei oder sogar vier Generationen unter einem Dach lebten, und Arbeits- und Wohnort beieinander lagen, sieht das heute meist anders aus. Heute hat eine (junge) Familie durchschnittlich 1-2 Kinder.

Entfernung zu den Verwandten. Dass die Großeltern im gleichen Haus leben, ist heute eher die Ausnahme, ebenso, dass Arbeitsort und Wohnort identisch sind. Inzwischen sind meistens beide Elternteile berufstätig.

Familienmodelle. Heute gibt es eine Vielzahl an sozial akzeptierten Familienmodellen und Lebensformen: Doppelverdienerfamilien mit Fremdbetreuung der Kinder, Wochenendfamilien, in denen ein Elternteil nur am Wochenende bei der Familie ist oder alleinerziehende Mütter oder Väter. Ebenso leben viele Menschen als Single oder in Lebensgemeinschaften ohne Kinder, mit oder ohne Eheschließung. Stark steigend ist die Anzahl sogenannter Patchwork-Familien, in denen sich Teilfamilien neu zusammenfinden (z.B. ein alleinerziehender Vater mit einem Kind lebt zusammen mit einer geschiedenen Frau und deren Kindern) (**Abb. 2.56**).

Ursachen für die Veränderungen

Industrialisierung

Mit ihr stiegen die Entfernungen zwischen Arbeits- und Wohnort bzw. zu den Verwandten. Berufs- und Familienleben finden heute in der Regel an verschiedenen Orten statt, da es weniger Familienbetriebe gibt, und die Arbeitsstellen oft nicht direkt am Wohnort liegen. Die Tendenz geht dahin, täglich zur Arbeit zu pendeln oder in Richtung der Arbeitsstelle umzuziehen. Die Folge sind oft große Entfernungen zu Großeltern und anderen Verwandten.

Familienplanung, veränderte Rollen und Normen

Aufklärung und moderne Verhütungsmöglichkeiten reduzierten die Kinderzahl und ermöglichen eine exaktere Familienplanung. Veränderungen der Rolle der Frau und verlängerte Ausbildungszeiten führten dazu, dass Frauen später ihr erstes Kind und insgesamt weniger Kinder bekommen. Die eigene Ausbildung und der Wunsch oder die Notwendigkeit einer Berufstätigkeit führten unter anderem zu einem Rückgang der Kinderzahl. Es gibt zahlreiche Ursachen für die Vielzahl neuer Familienmodelle: Scheidungen sind heute verglichen mit früher einfacher und gesellschaftlich weitgehend akzeptiert. Heiraten ist nicht mehr zwangsläufig nötig, da Frauen finanziell unabhängiger sind, und die Gesellschaft auch diesbezüglich toleranter geworden ist. Während eine alleinerziehende Mutter früher gesellschaftlich nicht akzeptiert wurde, wird es

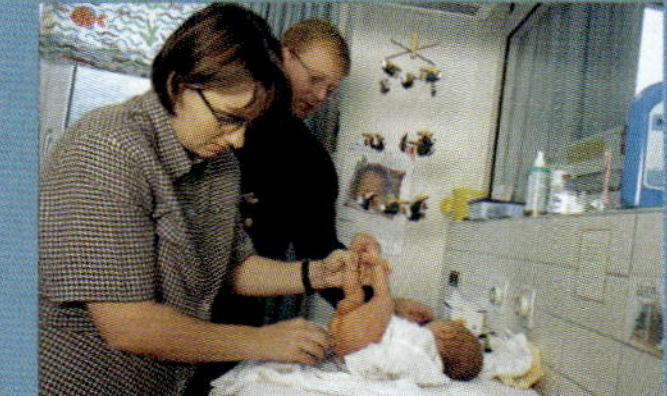

Abb. 2.55 Für ihr Kind übernehmen Eltern Versorgungsaufgaben.

Die Familienstrukturen haben sich durch den Rückgang der Kinderzahlen und der Viel-Generationen-Haushalte, die zunehmende Entfernung von Verwandten und durch neue Familienmodelle deutlich verändert.

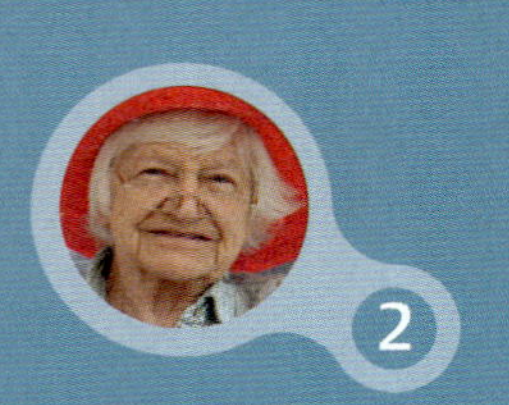

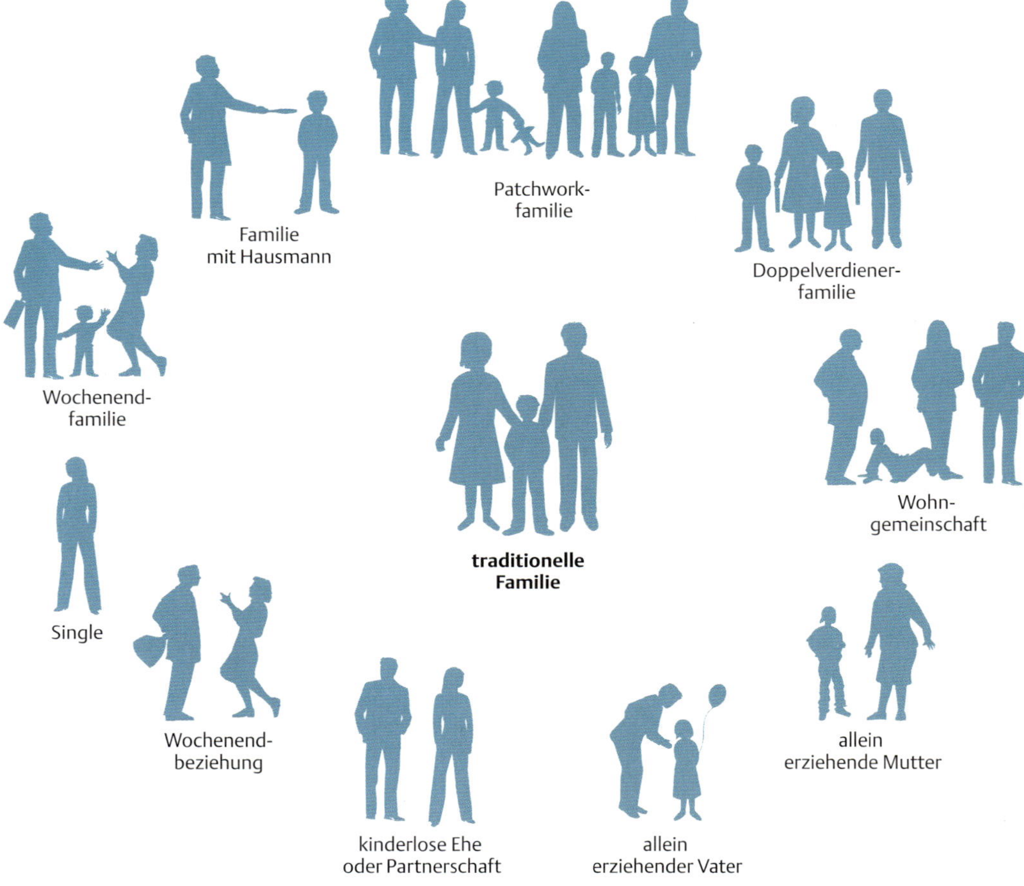

Abb. 2.56 Neben der „klassischen" Familie gibt es heute sehr viele andere Familienmodelle.

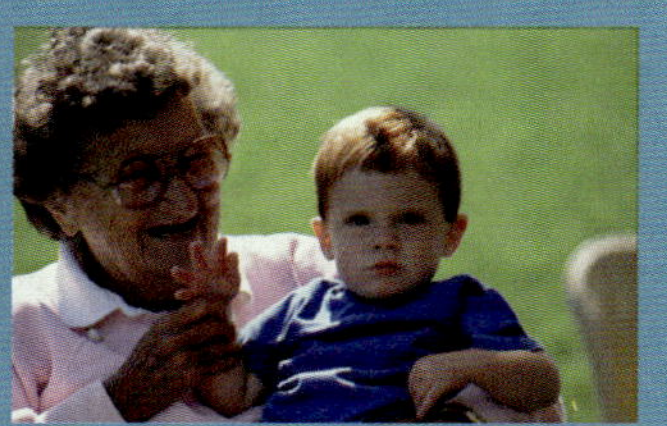

Abb. 2.57 Viele Kinder leben weit von ihren Großeltern entfernt und sehen diese nur sporadisch.

heute weitgehend toleriert, dass Eltern sich trennen oder ein Elternteil von Beginn an nicht präsent ist.

Familienbeziehungen zwischen den Generationen

Beziehungen gestalten sich in jeder Familie anders. So können auch hier keine allgemein gültigen Aussagen, sondern lediglich verschiedene Tendenzen dargestellt werden.

Ein entscheidender Faktor ist die räumliche Distanz der Generationen:

- Zunächst hat die **räumliche Entfernung** zwischen den Generationen insgesamt zugenommen. Dies verändert auch die Beziehungen. Neben der äußeren Distanz, die meistens dazu führt, dass man weniger vom Leben der anderen Generationen weiß und weniger direkt daran teilnimmt, kommt es häufig auch zu einer **Zunahme der inneren Distanz.** Während die Enkel früher oft sehr engen Kontakt zu den Großeltern hatten, die oft auch eine wichtige Erziehungsfunktion übernahmen, sehen sich Großeltern und Enkel heute oft nur sporadisch. Dies kann für beide Seiten erhebliche Auswirkungen haben: Für viele Großeltern kam es in dieser Hinsicht zu einem **Funktionsverlust**. Dies kann zu einem Gefühl des Nicht-gebraucht-Werdens führen, es kann andererseits jedoch auch **neue Perspektiven** öffnen für ein selbstbestimmtes Seniorenalter. Unterstützt wird diese Möglichkeit auch dadurch, dass heute in der Regel eine finanzielle Unabhängigkeit der Senioren besteht. So sind manche Senioren durch diese Distanz sehr einsam geworden, andere haben sich neue soziale Netze aufgebaut und engagieren sich oft auch ehrenamtlich. Für viele Kinder bedeutet diese räumliche Distanz zu den Großeltern die Notwendigkeit einer Fremdbetreuung durch Tagesmütter, Kindertagesstätten usw. Dies hat unter anderem zur Folge, dass viele Kinder nur wenig über die Generation ihrer Großeltern wissen.
- Andererseits zeigen sich ganz andere Entwicklungen. Bei räumlicher Nähe übernehmen heute die oft sehr gesunden und mobilen Senioren wichtige **Erziehungsaufgaben**, während die Eltern berufstätig sind. Viele berufstätige Eltern sind heute darauf angewiesen, dass die Großeltern die Kinder zu bestimmten Zeiten übernehmen, um ihren Beruf überhaupt ausüben zu können. Solche Strukturen bedeuten einerseits eine Notwendigkeit sehr enger Absprachen, oft auch Dankbarkeit gegenüber den Großeltern, und für diese eine wichtige Funktion. Allerdings können hier auch **Rollenkonflikte** zum Beispiel in Bezug auf die Erziehung der Enkel entstehen.

Die meisten älteren Menschen wünschen sich Selbstständigkeit in einer separaten Wohnung, die sich jedoch in der näheren Umgebung zu den Kindern befindet.

Auswirkungen der veränderten Familienbeziehungen auf die Versorgung pflegebedürftiger Angehöriger

Insgesamt sinkt die Zahl der pflegenden Angehörigen derzeit, während die Pflege durch ambulante oder stationäre Einrichtungen zunimmt.

Neben der finanziellen Situation, der Berufstätigkeit und der Wohnsituation ist die Art der Familienbeziehung vor der Zeit der Pflegebedürftigkeit oft ausschlaggebend für die Entscheidung, wer die Pflege übernimmt. Insgesamt wirken sich die früheren familiären Beziehungen häufig auch auf die Gestaltung der Pflege aus. Das Gefühl den Eltern gegenüber verpflichtet zu sein kann zu eigener Überforderung der pflegenden Angehörigen führen. In Grenzsituationen kann es zu Rachegefühlen kommen, in denen „abgerechnet" wird.

Die Pflege der eigenen Eltern bzw. der Schwiegereltern kann sich erheblich auf die aktuellen Familienbeziehungen auswirken, z. B. wenn die eigene Ehe durch die Pflege der Angehörigen belastet wird (s. S. 678).

Generationenkonflikte oder Nutzung der verschiedenen Potenziale?

Während lange von Generationenkonflikten und Kommunikationsproblemen durch eine Zunahme der Altersspanne und schnell fortschreitende technische Entwicklungen ausgegangen wurde, zeigen sich zunehmend Tendenzen eines veränderten Altersbildes: Die Altersphase wird heute differenzierter betrachtet und neben den noch immer existierenden Vorstellungen von einem durch Defizite geprägten Alter, bestehen heute vielfach Vorstellungen von einem aktiven, selbst bestimmten Alter mit der Möglichkeit neue Rollen zu übernehmen. Diese neuen Vorstellungen vom Alter erhöhen die Toleranz gegenüber der älteren Generation und eröffnen viele Möglichkeiten für die jüngere Generation, diese Potenziale zu nutzen.

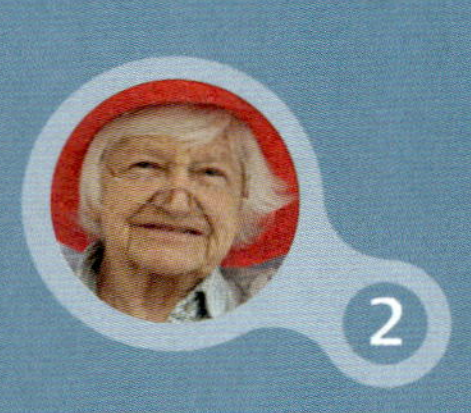

2

Ehe und Partnerschaft im Alter

Entwicklungsaufgaben im Alter

Im Lebenszyklus einer Familie durchlebt ein Mensch verschiedene Abschnitte. Nach der Zeit, die man als Paar lebt, folgt die Zeit als Eltern mit kleinen Kindern, dann die Zeit als Eltern mit pubertierenden Kindern, die nachelterliche Phase und schließlich die Zeit als älteres Paar oder Einzelperson. Jedes Lebensalter hat seine Entwicklungsaufgaben, in denen sich die Erwartungen der Gesellschaft und auch die eigenen Bedürfnisse niederschlagen.

Menschen im letzten Lebensabschnitt sind damit befasst, in einer Zeit, wenn körperlicher und eventuell geistiger Abbau spürbar werden, als Einzelperson oder als Paar so weiter zu leben, dass:
- Gesundheit möglichst erhalten bleibt oder Krankheit bewältigt wird,
- persönliche Zufriedenheit erreicht wird bzw. bestehen bleibt,
- einige soziale Kontakte gepflegt werden,
- Aktivitäten gelebt werden und eigene Kompetenzen eingesetzt werden,
- geistig-intellektuelle Aktivität aufrechterhalten bleibt,
- angesichts des Todes von Geschwistern, Freunden und Gleichaltrigen eine Auseinandersetzung mit dem Thema Sterben und der Frage nach dem Sinn des Lebens stattfinden kann.

Dieser Art von Aufgaben sehen sich die meisten Menschen im Alter gegenübergestellt.

M *Gegenüber früheren Zeiten beobachtet man heute eine zunehmende Vielfalt der familiären Lebensformen. So leben auch im Alter immer mehr Paare in Partnerschaften zusammen, ohne verheiratet zu sein.*

M *Von den über 80-jährigen Männern haben weit mehr als die Hälfte eine Partnerin, von den über 80-jährigen Frauen haben weniger als 10% einen Partner.*

M *In einer langjährigen Paarbeziehung haben sich Verhaltensmuster und Kommunikationsstil ausgeprägt. Man kann abschätzen, in welchem Ausmaß die eigenen Interessen umsetzbar sind und was man für ein gelingendes Zusammenleben leisten muss.*

Familienstand

Der Familienstand ist Bestandteil des gesamten Lebensumfeldes. Er beeinflusst, wie auch andere Faktoren (Persönlichkeitsstruktur, soziale Beziehungen, finanzielle Situation, Gesundheit, Bildungsgrad, berufliche Tätigkeit usw.) die Lebensgestaltung im Alter.

Lebensformen im Alter erscheinen heute in großer Vielfalt. Menschen leben entweder
- alleine als ledige Person,
- alleine als geschiedene Person,
- alleine als verwitwete Person,

oder ein Mensch lebt in einer Beziehung
- verheiratet in lange anhaltender Ehe,
- verheiratet in kürzlich geschlossener Ehe (eher selten),
- wieder verheiratet nach Scheidung,
- wieder verheiratet nach dem Tod des Partners,
- oder in einer auf Partnerschaft ohne Eheschließung beruhenden Beziehung.

Gegenüber früheren Zeiten beobachtet man heute eine zunehmende Vielfalt der familiären Lebensformen. So leben auch im Alter immer mehr Paare in Partnerschaften zusammen, ohne verheiratet zu sein.

Verhaltensmuster

In einer über viele Jahre währenden Paarbeziehung, sei es in Ehe oder Partnerschaft, haben sich Verhaltensmuster und Kommunikationsstil ausgeprägt. Man versteht sich, man weiß mit den Fehlern des anderen umzugehen und hat seine Strategien, den häuslichen Frieden nach Unstimmigkeiten wieder herzustellen. Man kann abschätzen, in welchem Ausmaß die eigenen Interessen umsetzbar sind, und was man für ein gelingendes Zusammenleben leisten muss.

B Wenn sich Frau Paul über die Schweigsamkeit ihres Mannes ärgert, anfangs gab es bei solchen Gelegenheiten Streit, zieht sie sich zurück und verhält sich ihrerseits auffallend wortkarg. Wenn das keine Verhaltensänderung ihres Mannes bewirkt, verlässt sie wortlos die Wohnung und besucht ihre Enkel oder eine Freundin. Wenn sie nach einigen Stunden heimkehrt, findet sie einen zuvorkommenden, aufmerksamen Ehemann vor. Dieses Muster funktioniert auch umgekehrt: Auch Herr Paul entfernt sich, wenn seine Frau schlechter Stimmung ist. Nach einer kleinen Zeit der Trennung finden beide zu ihrem gewohnten, freundlichen Umgangsstil zurück.

In der Partnerbeziehung älterer Menschen wird die Attraktivität des Partners weniger durch sein Aussehen als durch seine Persönlichkeitseigenschaften und seine Ausstrahlung bestimmt. Gegenseitiges Vertrauen, Geborgenheit, das Gefühl der Zusammengehörigkeit und Zärtlichkeit gewinnen im hohen Lebensalter i.d.R. mehr Bedeutung als Sexualität im engeren Sinne (s. S. 685).

Sexuelle Aktivität im Alter richtet sich vor allem danach,
- ob es einen Partner gibt,
- in welchem Ausmaß körperliche Einschränkungen oder Schmerzen vorliegen,
- wie sie im bisherigen Leben stattfand bzw. welchen Stellenwert sie hatte.

Die Partnerschaft bekommt im höheren Lebensalter meistens eine große Bedeutung aufgrund von
- gemeinsam erlebten Erfahrungen,
- eingeschränkter Mobilität und damit eingeschränkter Möglichkeiten sozialer Kontakte.

Wenn Pflegende sich um Kenntnisse über Ehe und Partnerschaft eines Bewohners im Pflegeheim bemühen, können sie ihr Interesse und ihr Wissen sowohl bei Paaren als auch mit hinterbliebenen Einzelpersonen in ihren pflegerischen Umgang einfließen lassen.

Pflegende Angehörige – statistische Daten

Einem alten Menschen in der eigenen Familie Zuwendung und Geborgenheit zu geben und ihn bis zu seinem Tod zu begleiten, ist die natürlichste Form der Altenhilfe. Der Prozess des Alterns erfährt hierbei keinen schmerzhaften Einschnitt durch Wechsel in eine andere Umgebung und zu anderen Bezugspersonen. Diese Kontinuität des Lebensverlaufes wirkt sich stabilisierend auf die psychische und körperliche Situation aus (**Abb. 2.58**).

Demografische Veränderungen

Mit zunehmender Änderung der Familienstruktur verändert sich auch die Häufigkeit und Art der Hilfeleistung. Die hauptsächlich in vorindustrieller Zeit anzutreffende „Großhaushaltsfamilie" mit Angehörigen unterschiedlicher Generationen ist schon lange die Ausnahme geworden, und auch die heutige Kernfamilie, die nur aus Eltern und Kindern besteht, wandelt sich.

Es hat in der Geschichte noch keine Zeit gegeben, in der so viele Hochaltrige von einer kleiner werdenden Zahl jüngerer Menschen Hilfe beanspruchten. Der 4-Generationen-Haushalt war in der Vorkriegszeit eher eine Ausnahme. In Amerika prägte man für die mittlere Generation, die gewissermaßen nach unten und oben wirken musste, die Bezeichnung „Sandwich-Generation", wobei nicht nur die Eltern, sondern zunehmend auch die Großeltern, die für die Urgroßeltern und Kinder verantwortlich sind, dazugerechnet werden.

Hauptpflegepersonen

Trotz der sich ändernden Familienstrukturen werden die meisten Pflegebedürftigen in Privathaushalten und von Familienangehörigen, Freunden und Bekannten (und zum größten Teil ohne Mitwirkung professioneller Pflegepersonen) betreut und versorgt (**Abb. 2.59**). Man könnte also behaupten, dass die Familie die größte Altenhilfe-Institution ist.

Die Hauptpflegepersonen sind vorwiegend Ehefrauen, Töchter oder Schwiegertöchter. Sie übernehmen damit Aufgaben, die sie selbst an die Grenzen ihrer seelischen und körperlichen Belastungsfähigkeit führen, die aber auch die betroffenen Pflegefamilien, Ehepartner und Kinder belasten können (s. S. 678).

Physische und psychische Belastungen

„Familienpflege führt oft zu schweren emotionalen Belastungen aller Beteiligten. Hilfsbedürftigkeit und besonders auch Persönlichkeitsveränderungen des Kranken verlangen immer eine tiefgreifende Umstellung der gegenseitigen Erwartungen und Verpflichtungen innerhalb der Familie gegenüber den Zeiten, zu denen der alte Mensch noch in gewohnter Weise seinen Aufgaben nachkommen konnte. Je nach den gewachsenen Beziehungen innerhalb der Familie und abhängig von den persönlichen Voraussetzungen aller Familienmitglieder gelingen diese Umstellungen unterschiedlich gut" (KDA, 1996).

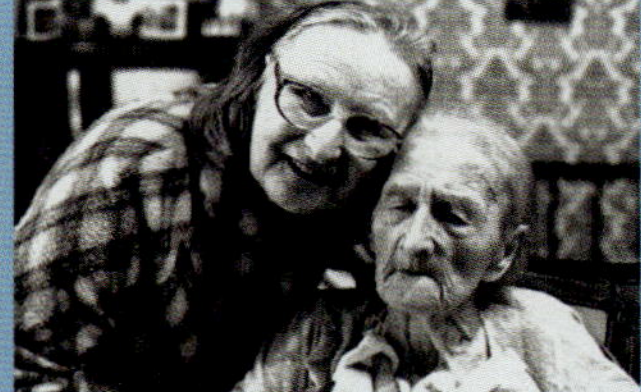

Abb. 2.58 Selbstverständlich pflegt sie ihre ältere Schwester.

M *Trotz der sich ändernden Familienstrukturen werden die meisten Pflegebedürftigen in Privathaushalten und von Familienangehörigen, Freunden und Bekannten betreut und versorgt.*

M *Wenn Familie bzw. Angehörige auch in Zukunft ihren alten, hilfebedürftigen Eltern die soziale Heimat erhalten und Pflege übernehmen sollen, brauchen sie beratende, entlastende und finanzielle Unterstützung.*

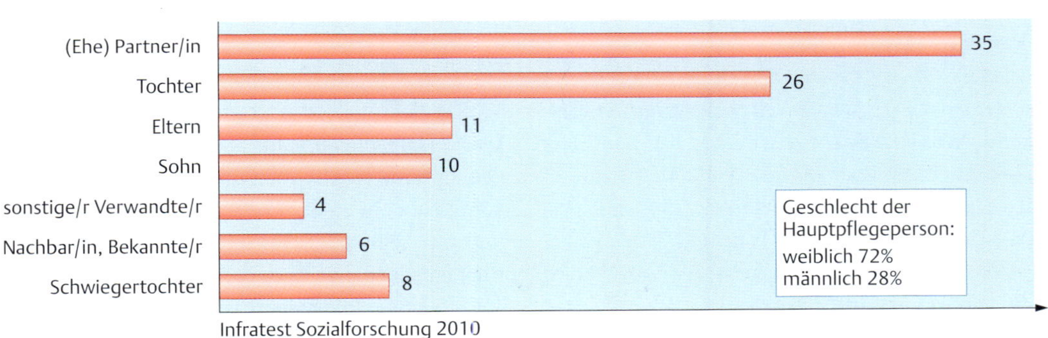

Abb. 2.59 Hauptpflegepersonen von Pflegebedürftigen in Privathaushalten zum Jahresende 2010 in % (Infratest Sozialforschung).

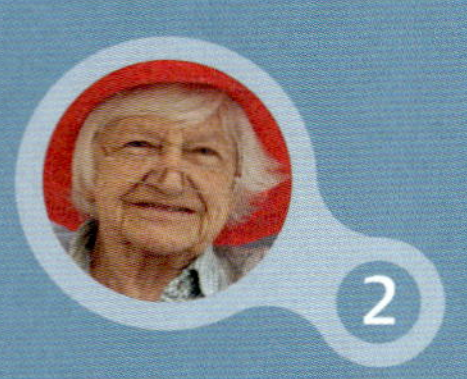

Pflegende Angehörige – Motivation und Situation

M *Zu den Gründen, die Pflege und Betreuung eines Familienmitgliedes zu übernehmen, gehören z. B. Gefühle von Verpflichtung und Dankbarkeit sowie finanzielle Interessen.*

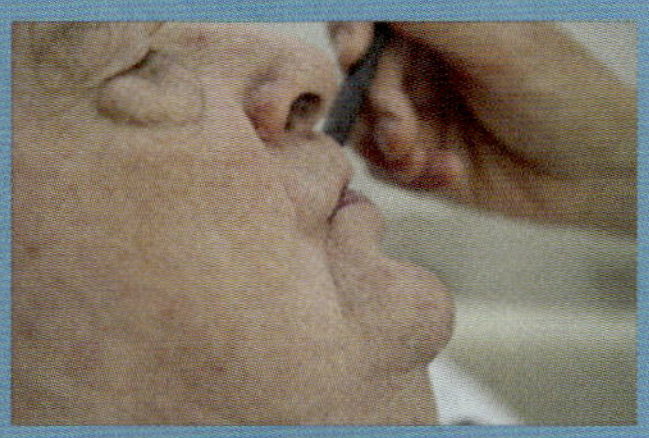

Abb. 2.60 Die Pflege von Familienangehörigen bedeutet einen Rollentausch in Bezug auf Betreuung, Schutz und Versorgung.

M *Den Rollentausch bei pflegenden Angehörigen empfinden oft beide Seiten als belastend. Auch Gefühle wie Scham (z. B. die Intimpflege der Eltern oder Schwiegereltern) oder Ekel können zur Belastung werden.*

M *Trotz vieler Belastungen erleben viele pflegende Angehörige eine neue Nähe zu den Menschen, die ihre Pflege brauchen und bekommen. Sie bewerten im Nachhinein diese Zeit oft als Bereicherung und als Chance einer persönlichen Weiterentwicklung.*

M *Wer sich über längere Zeit pflegend um einen Angehörigen kümmert, darf sich selbst nicht außer Acht lassen. Er muss sich auch selbst pflegen können, um seine Kräfte zu erhalten, z. B. mithilfe eines Selbstpflegekonzepts.*

Motivation pflegender Angehöriger

Menschen, die sich entscheiden, die Pflege und Betreuung eines Familienmitgliedes zu übernehmen, geben dafür unterschiedliche Gründe an:

- **Verpflichtung:** Kinder fühlen sich Eltern gegenüber verpflichtet, für sie zu sorgen, da sie ein Leben lang für sie selbst da waren.
- **Dankbarkeit:** Aus einer emotionalen Beziehung heraus ist es Kindern ein wirkliches Bedürfnis, für Eltern zu sorgen und ihnen so etwas von dem zurückzugeben, was sie selbst bekommen haben.
- **Druck von anderen Personen:** Manchmal üben Angehörige, z. B. Geschwister, auf eine Person in der Familie Druck aus, eine Pflege zu übernehmen. Vor allem, wenn diese weiblich, ungebunden, beruflich flexibel oder in einem Pflegeberuf tätig ist.
- **Finanzielle Interessen:** Pflege zu Hause bedeutet, dass Geldbeträge nicht an ein Pflegeheim gezahlt werden, das Erbe also nicht verringert wird.

Die Situation pflegender Angehöriger

B Familie Bayer lebt mit zwei Kleinkindern in einer Vier-Zimmer-Wohnung. Eines Tages wird der Großvater, der nach dem Tod seiner Frau schon 10 Jahre alleine in seiner Wohnung in einer 50 km entfernten Stadt lebt, nach einem Unfall pflegebedürftig. Herr Bayer ist beruflich vollkommen ausgelastet, Frau Bayer versucht anfangs, die Pflege des halbseitig gelähmten Vaters in dessen Wohnung durch Hin- und Herfahren zu bewältigen; sie ist aber bald durch die Aufgaben der Mutterrolle und der Rolle der pflegenden Tochter überfordert. Familie Bayer entschließt sich, den Großvater, zu dem die Familie nur gelegentlich Kontakt hatte, zu sich zu nehmen, sieht sich aber großen Schwierigkeiten gegenüber: Ein Zimmer muss in der kleinen Wohnung für ihn bereitgestellt werden, die Pflege gestaltet sich äußerst problematisch, da der Patient sich mit seiner neuen Rolle nicht abfinden kann und unter heftigen Stimmungsschwankungen leidet.

Rahmenbedingungen

Verschiedene Rahmenbedingungen beeinflussen die Situation der pflegenden Angehörigen:

- Vorbereitungsmöglichkeiten auf die neue Situation: allmählicher Übergang oder plötzliches Eintreten des Pflegefalls,
- die an der Pflege beteiligten Personen (Alter, Berufstätigkeit, Familienkonstellation) und die Art der Beziehung zwischen Pflegenden und Gepflegten,
- Art der Erkrankung bzw. Schweregrad der Pflegebedürftigkeit,
- Wohnverhältnisse/Größe der Wohnung.

Belastungen

Die Pflege der eigenen Angehörigen ist auch bei guten Beziehungen mit vielen Belastungen verbunden:

- Diejenigen, die bisher pflegten, schützten und versorgten, werden nun gepflegt, geschützt, versorgt.
- Nicht alle Gepflegten sind nur freundlich und dankbar, hadern sie doch oft selbst mit ihrem Schicksal. Wenn Angehörige nun vieles aufgegeben haben, um die Pflege zu übernehmen, wird oft zumindest unbewusst etwas Dankbarkeit erwartet.
- Verschiedene Pflegesituationen beinhalten Scham oder Ekel (Umgang mit Ausscheidungen, Gerüchen, verschiedenen Anblicken und Geräuschen),
- Schuldgefühle: Das Gefühl, nicht gut genug, nie perfekt genug zu sein, zuweilen sogar Aggressionen zu empfinden oder zu zeigen, führt oft zu Schuldgefühlen.
- Aufgabe oder Reduzierung der Berufstätigkeit, dadurch Einbußen bei der eigenen Rente,
- Finanzielle Einbußen, die durch das Pflegegeld nicht ausgeglichen werden,
- Einschränkung der Freizeit mit der Folge, dass soziale Kontakte abnehmen ,
- Auswirkungen auf die Paarbeziehung,
- physische Belastungen, wie nicht Durchschlafen, körperlich schweres Tragen und Heben.

Selbstpflegekonzept

Wer andere pflegt, kann durch vielerlei Belastungen an seine psychischen und physischen Grenzen kommen. Er braucht in vielen Fällen Unterstützung und ein Selbstpflegekonzept, um der Überforderung entgegenzuwirken:

- Ambulante Pflegedienste bieten Beratung und Hilfe im Pflegealltag an. Als Entlastungsmöglichkeiten stehen auch Nachbarschaftshilfe, Kurzzeitpflege und Tagespflege zur Verfügung.
- Selbsthilfegruppen für pflegende Angehörige ermöglichen Unterstützung, um die Belastungen besser zu bewältigen.

Wer sich über längere Zeit pflegend um einen Angehörigen kümmert, darf sich selbst nicht außer Acht lassen. Die Pflegeperson muss herausfinden, was ihr gut tut und wie sie immer wieder selbst Kraft schöpfen kann. Ein persönliches Selbstpflegekonzept hilft ihr dabei, ihre körperliche und psychische Gesundheit zu erhalten.

Familienorientierte Altenpflege

Durch die verbesserten Lebensbedingungen, z. B. in Bezug auf die Hygiene und Ernährung, werden die Menschen in Europa immer älter. Für die meisten Menschen gelten die nachberuflichen Jahre als gewonnene Zeit, die weitgehend selbst bestimmt und selbst organisiert und gestaltet werden kann. Erst wenn eine zunehmende Hilfs- und Pflegebedürftigkeit eintritt, erweist sich das steigende Alter als Herausforderung.

Altern als Herausforderung für soziale Netzwerke

Nicht nur der älter werdende Mensch sieht sich steigender Hilfsbedürftigkeit gegenüber – auch sein gesamtes soziales Netzwerk – seine Bezugspersonen, die Familie, Freunde und Nachbarn.

„Größter Pflegedienst der Welt"

Auch wenn gesundheitliche Einschränkungen und vielleicht sogar Pflegebedürftigkeit auftreten, möchten die meisten alten Menschen zu Hause betreut werden (**Abb. 2.61**). Dieser Wunsch wird für viele Menschen Realität, denn die Familie ist, zahlenmäßig gesehen, der größte Pflegedienst der Welt. Dementsprechend wichtig ist es, den Fokus nicht nur auf den Pflegebedürftigen, sondern auch auf seine Bezugspersonen zu richten.

Pflege als Beziehung

Auch das „einander pflegen und versorgen" hat schließlich in der Familie zentral mit Aspekten der Gestaltung von Beziehungen zu tun. Es gehört zu einer als gut wahrgenommenen Pflege, neben einer fachkompetenten medizinisch-pflegerischen Versorgung ebenso vorrangig eine als positive wahrgenommene Beziehungsqualität zu gestalten. Nur wenn die Beziehungen stimmen, ist es trotz Pflegebedarf im Alter möglich, Lebensqualität zu erfahren.

Familiale Pflege im Alter

Für die über 80-jährigen Menschen gilt Pflegebedürftigkeit als allgemeines Lebensrisiko.

Familiale Pflege als neue Familienphase

Die stetig ansteigende Lebenserwartung führt dazu, dass einem Familienverband heutzutage bis zu fünf Generationen (Urgroßeltern, Großeltern, Eltern, Kinder, Kindeskinder) gleichzeitig angehören. Damit erhöht sich zugleich die Wahrscheinlichkeit, dass zwei Generationen – Urgroß- und Großeltern – pflegerische Unterstützung benötigen. Da die Kinderzahl abgenommen hat und Familien u.U. räumlich voneinander getrennt leben sind Probleme vorprogrammiert.

Für alle Generationen gilt, dass die Auseinandersetzung mit dem Thema Pflegebedürftigkeit unumgänglich ist, da die Wahrscheinlichkeit, als Pflegende oder Gepflegte davon betroffen zu werden, vergleichsweise hoch ist. Die Familienpsychologie geht inzwischen sogar so weit, die Pflege von alten Verwandten als neue Familienverlaufsphase zu bezeichnen. Vor dem Hintergrund, dass vielfach mehrfach Pflege übernommen wird und die addierte Gesamtdauer die der Erziehung der Kinder manchmal sogar übersteigt, scheint dies sinnvoll zu sein.

Verteilung der Pflegearbeit

Auch wenn die Familienstrukturen sich u. a. aufgrund von Patchworkfamilien und erhöhter Mobilität, mit einer größeren räumlichen Distanz zwischen den Generationen, verändert haben – die familiale Solidarität ist häufig dennoch lebenslang ungebrochen (**Abb. 2.62**). Leben bei einem Paar beide, so pflegt ein Teil den anderen, bei verwitweten Elternteilen sind es i.d.R. die erwachsenen (Schwieger-)Kinder, vorrangig die Frauen. Mehr als die Hälfte der Pflegenden zieht keine professionellen ambulanten Pflegedienste hinzu.

Fast immer leistet eine Person die Hauptpflegearbeit. Sie erhält jedoch i.d.R. Unterstützung von Personen aus ihrem sozialen Netzwerk. Aufgrund der demografischen Entwicklung müssen sich bereits jetzt immer weniger Kinder um ihre Eltern kümmern. Dies führt dazu, dass sich nicht selten eine einzige Person um mehrere Hilfsbedürftige kümmert. Die älteren Menschen ohne Verwandten müssen dagegen von vornherein auf Pflegeleistungen außerhalb der Familie zurückgreifen. Häufig werden sie von Freunden, Bekannten oder Nachbarn unterstützt.

Herausforderungen familialer Altenpflege

Die Generation der heute alten Menschen hat meistens selbst Pflege geleistet. Die dabei gemachten Erfahrungen bestärken viele alte Menschen in der Ansicht, dass sie das Gleiche von der nachfolgenden Generation nicht erwarten. Die meisten möchten ihren Kindern die damit verbundenen Belastungen nicht zumuten.

Die Kinder wiederum erleben, dass ihre Lebensweise es nahezu unmöglich macht, die in der Kindheit und Jugend erfahrene Unterstützung durch die Eltern zurückzugeben, indem sie nun ihrerseits ihre hilfebedürftigen Eltern unterstützen. Die meisten leben räumlich zu weit voneinander getrennt oder zu beengt. Auch das starke berufliche Eingebundensein von Männern und Frauen erschwert eine Rund-um-die-Uhr-Versorgung.

Familiale Pflege contra Selbstbestimmung

Gepflegt zu werden und Pflege zu leisten passen meistens nicht mehr in das Selbstbild der nach Un-

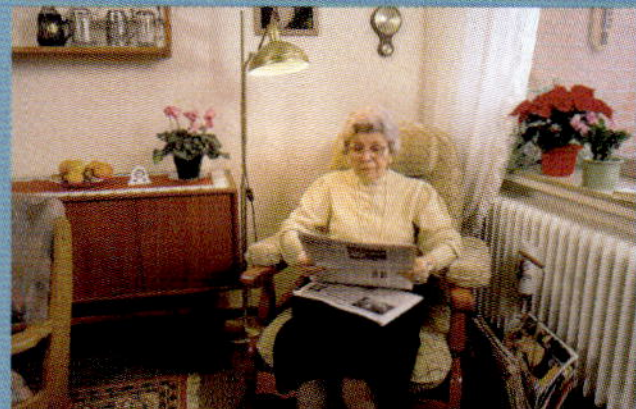

Abb. 2.61 Unterstützung durch Familienangehörige ermöglicht vielen älteren Menschen ihren gewohnten Lebensraum lange zu halten.

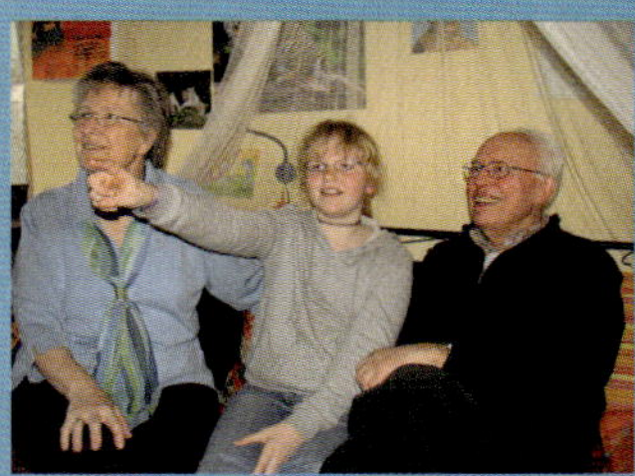

Abb. 2.62 Sie sind füreinander da. Erst die Großeltern für die Enkeltochter, irgendwann vielleicht umgekehrt.

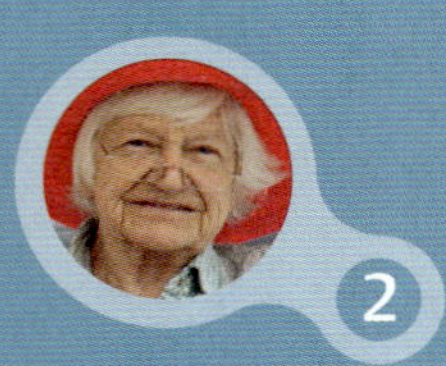

abhängigkeit und dem Ausleben von Individualität strebenden Eltern und Kinder. Die einen wollen sich nicht in die Abhängigkeit von anderen begeben, die anderen wollen ihre Selbstverwirklichung nicht aufgeben. Vielerorts verliert das auf traditionell-christliche Werte ausgerichtete Weltbild an Wirkkraft. Es stehen jedoch keine neuen Leitbilder zur Verfügung, die dabei helfen, im Umgang mit Fragen der Krankheit und Pflegebedürftigkeit die „richtigen" Entscheidungen zu treffen. Trotz dieser gesellschaftlichen Veränderungen werden über 70% der pflegebedürftigen Menschen in Deutschland im häuslichen Umfeld versorgt.

Konfliktpotenzial familialer Pflege

Untersuchungen zeigen, dass die Übernahme familialer Pflege ein erhebliches Konfliktpotenzial in sich trägt. Sowohl die Pflegenden, als auch die Pflegebedürftigen nehmen psychische Probleme und Spannungen in der Familie wahr. Bei schwerer Pflegetätigkeit werden sowohl vielfältige physische als auch psychische Belastungssymptome genannt. Andererseits erleben die meisten familiäre Pflege zugleich als einen existenziellen Gewinn und als Steigerung der Beziehungsqualität zu dem gepflegten Menschen. Dennoch ist es erforderlich, den pflegenden Angehörigen beratende, unterstützende und finanzielle Unterstützung zu bieten. Nur so kann ihre Pflegebereitschaft, wenn möglich dauerhaft, erhalten bleiben.

Hilfen für pflegende Angehörige

Pflegende Angehörige sind vielfältigen Belastungen ausgesetzt (**Abb. 2.63**). Wer ein Familienmitglied pflegt leistet physische und psychische Schwerstarbeit. Um bei der anstrengenden Pflege nicht selbst zum Pflegefall zu werden, sollten pflegende Angehörige auf die vielfältigen Unterstützungs- und Entlastungsangebote zurückgreifen. Die wichtigsten werden nachfolgend aufgelistet:

Beratungsstellen. In Angehörigen- und Seniorenberatungsstellen und bei ambulanten Pflegediensten gibt es fachliche Beratung.

Kurse für pflegende Angehörige. Fachkompetentes Pflegen will gelernt sein. Ambulante Pflegedienste bieten Kurse an, die Grundkenntnisse der häuslichen Pflege vermitteln.

Tages- und Nachtpflege. Tages- und Nachtpflege ergänzen die häusliche Pflege sinnvoll. Die Gäste einer Tagespflege besuchen an einem oder mehreren Tagen in der Woche die Einrichtung und erfahren vielfältige Betreuungs- und Beschäftigungsangebote. Bei der Nachpflege erfolgt die Betreuung in der Nacht. Beide Angebote richten sich häufig speziell an demenziell veränderte Menschen. Ihr Krankheitsbild führt dazu, dass sie häufig eine Rund-um-die-Uhr Betreuung nötig haben und pflegende Angehörige keine Erholungsphasen mehr haben.

Kurzzeitpflege. Für die Dauer von maximal vier Wochen im Jahr kann Kurzzeitpflege in Anspruch genommen werden. Die Kurzzeitpflege entlastet Angehörige, wenn sie z. B. in den Urlaub fahren oder durch Krankheit ausfallen.

Finanzielle Unterstützung. Pflegende erhalten finanzielle Unterstützungen. Diese setzen sich aus Leistungen der Krankenkasse, der Pflegekassen und ggf. des Sozialamtes zusammen. Über den Anspruch beraten die o.g. Beratungsstellen.

Familiengesundheit als Handlungsfeld der Altenpflege

Familien als Fundament der Gesellschaft stellen eine wichtige Ressource in Bezug auf die Gesundheit der Bevölkerung dar. Beratung und Schulung aller an der Pflege Beteiligten werden zunehmend wichtiger, um die Gesundheit zu fördern und Krankheiten präventiv zu begegnen.

geringer Wohnraum:
Einschränkung der Privatsphäre
keine bzw.
nicht ausreichende
Freizeit
Belastung durch eingeschränkte
Erwerbstätigkeit
Belastung durch den Krankheitsverlauf
des Pflegebedürftigen
zusätzliche Belastung durch
unzureichende
Wohnbedingungen (z.B.: kein
behindertengerechtes Bad,
keine behindertengerechte Toilette)
Einschränkung bzw. Verlust von
sozialen Kontakten
negative Auswirkungen auf die
eigene finanzielle Lage

Abb. 2.63 Belastungen der pflegenden Angehörigen.

Family Health Nurse

Das Konzept der Weltgesundheitsorganisation (WHO) „Family Health Nurse“ (FHN) sieht vor, dass die Eigenverantwortung und Beteiligung der Bevölkerung an der Gesundheitsförderung und Prävention gestärkt werden muss. Präventive und die Gesundheit fördernde Maßnahmen müssen zielgruppenspezifisch ausgerichtet werden. Grundsätzlich sollen sie so niederschwellig angesiedelt sein, dass auch sozial benachteiligte und von Krankheiten stärker betroffene Bevölkerungsgruppen einen leichten Zugang finden.

Gesundheitsförderung und Prävention

Verschiedene Untersuchungen belegen, dass die sozial unteren Schichten Krankheitssignale und Risiken nicht adäquat einordnen können, sie benötigen entsprechende fachliche Begleitung zu den Themen „Gesundheitsförderung“ und „Prävention“. Diese Interventionen werden zunehmend mit dem Aufgabenbereich von Pflegenden in Verbindung gebracht (**Abb. 2.64**).

Auch das Altenpflegegesetz von 2003 formuliert als Ausbildungsziel ausdrücklich vielfältige Aspekte der Gesundheitsvorsorge:

§3 Altenpflegegesetz: Die Ausbildung in der Altenpflege soll die Kenntnisse, Fähigkeiten und Fertigkeiten vermitteln, die zur selbstständigen und eigenverantwortlichen Pflege einschließlich der Beratung, Begleitung und Betreuung alter Menschen erforderlich sind. Dies umfasst insbesondere: ...(5) die Gesundheitsvorsorge einschließlich der Ernährungsberatung, ...(7) die Anleitung, Beratung und Unterstützung von Pflegekräften, die nicht Pflegefachkräfte sind, ...(8) die Betreuung und Beratung alter Menschen in ihren persönlichen und sozialen Angelegenheiten, ... (9) die Hilfe zur Erhaltung und Aktivierung der eigenständigen Lebensführung einschließlich der Förderung sozialer Kontakte und .. (10) die Anregung und Begleitung von Familien- und Nachbarschaftshilfe und die Beratung pflegender Angehöriger.

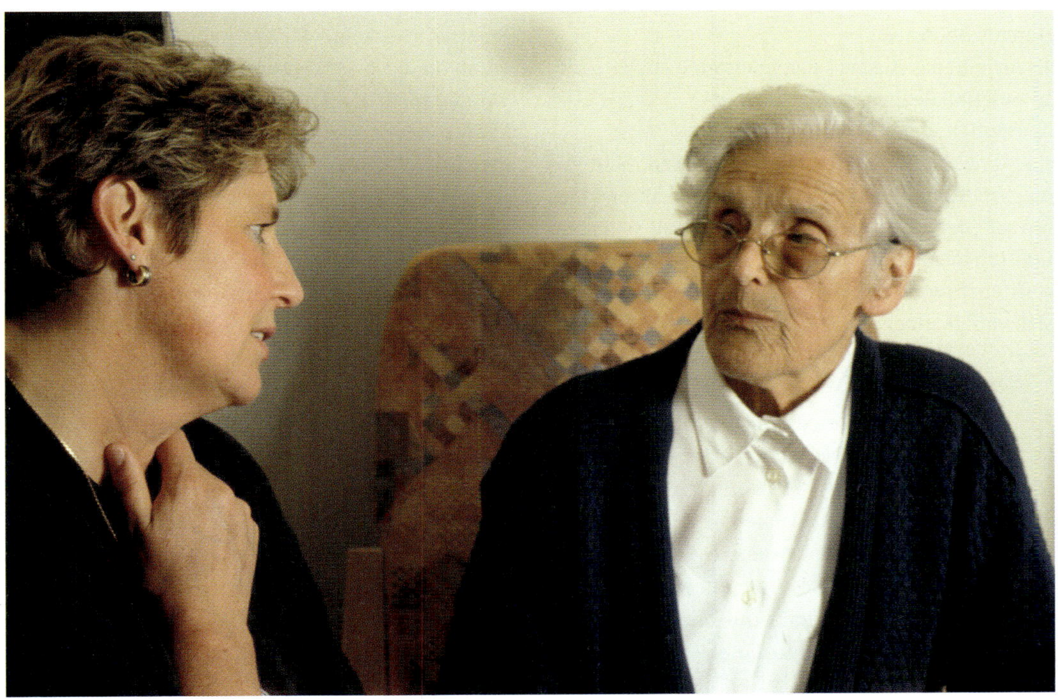

Abb. 2.64 Pflegende nehmen durch Beratung im häuslichen Umfeld Einfluss auf die Gesundheit des alten Menschen.

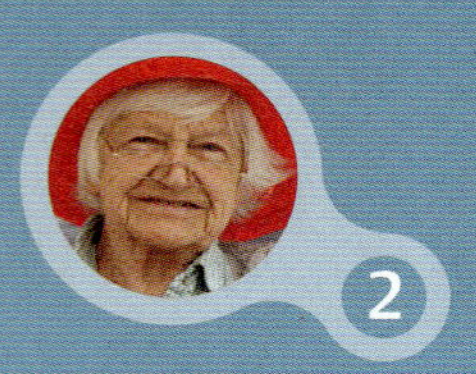

Soziale Beziehungen und Freundschaften im Alter

D *Unter einer* **sozialen Beziehung** *versteht man ein relativ stabiles Verhältnis zwischen verschiedenen Personen.*

D *Ein* **Stereotyp** *ist eine vereinfachte, schemenhafte Beurteilung.*

D **Empirisch** *bedeutet erfahrungsgemäß; aus der Erfahrung, Beobachtung (erwachsen); dem Experiment entnommen (http://www.lexikon.meyers.de).*

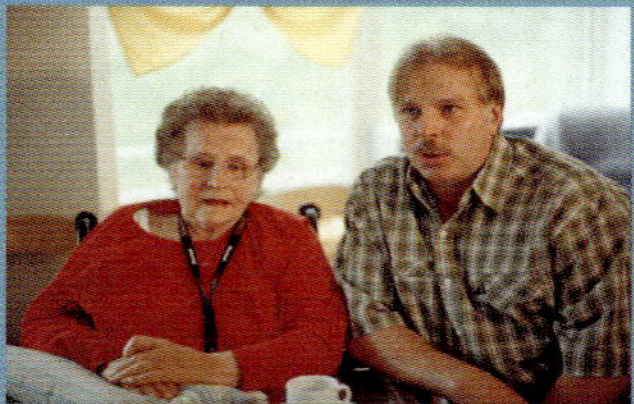

Abb. 2.65 Die Mehrheit der älteren Menschen hat mindestens einmal pro Woche Kontakt mit ihren Kindern.

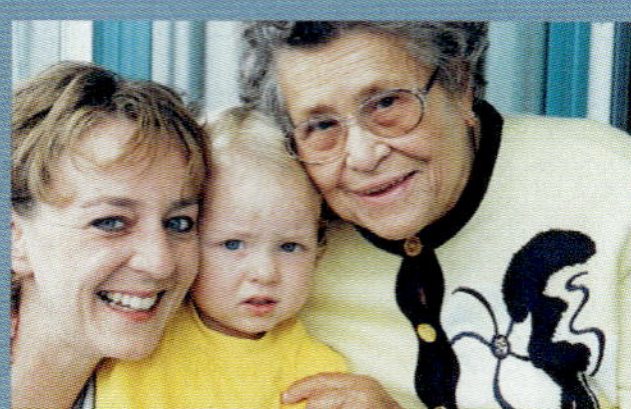

Abb. 2.66 Bei den interfamilialen Kontakten ist die Beziehung zwischen Müttern und ihren Töchtern zumeist am intensivsten.

Verlässliche soziale Beziehungen sind gerade für alte Menschen von hoher Bedeutung. Unter einer sozialen Beziehung versteht man ein relativ stabiles Verhältnis zwischen verschiedenen Personen. Zumeist definieren sie sich über Interaktionen. Die damit verbundene emotionale wie instrumentelle Unterstützung wirkt sich für viele Ältere positiv auf die Gesundheit und den Behandlungserfolg medizinisch-therapeutischer Maßnahmen aus. Menschen aus dem sozialen Netz des Betroffenen stellen meistens die zentrale Quelle sozialer Unterstützung dar, wenn Hilfs- und Pflegebedürftigkeit eintreten.

In der öffentlichen Diskussion herrschen immer noch stereotype Vorstellungen zu den Sozialbeziehungen im Alter vor. Einerseits prägt sie ein kulturpessimistischer Ansatz, der von einem Zerfall der sozialen und auch der familialen Solidarität und Unterstützung spricht. Andererseits ist das Bild der „Einsamkeit im Alter" weit verbreitet. Beide defizitär orientierten Sichtweisen lassen sich in Untersuchungen empirisch nicht belegen. Bezogen auf Unterstützung und Solidarität wirken sich drei Dimensionen aus:

1. Art und das Ausmaß der geleisteten Hilfe,
2. emotionale Enge der Beziehung,
3. Häufigkeit der Kontakte.

Allerdings liegen bei häufigen Kontakten nicht immer emotional enge Beziehungen vor, während dies bei seltenen Kontakten durchaus der Fall sein kann und umgekehrt. Instrumentelle Hilfe kann wiederum auch von Angehörigen geleistet werden, die sich voneinander entfremdet haben.

Kontakte älterer Menschen

Für Menschen im fortgeschrittenen Alter haben Kontakte zu anderen Menschen eine große Bedeutung für ihr allgemeines Wohlbefinden. Es gibt auch im höheren Lebensalter meistens vielfältige Beziehungen. Diese Kontakte beziehen sich sowohl auf die Familienmitglieder, als auch auf außerfamiliale Begegnungen. Nachfolgend wird das soziale Netz eines älteren Menschen mit seinen Hauptmerkmalen vorgestellt.

Der Partner

Sofern ein Partner vorhanden ist, stellt er für den alten Menschen die wichtigste Bezugs- und Unterstützungsperson dar. Die Zufriedenheit mit der Partnerschaft spielt eine entscheidende Rolle für Wohlbefinden und Gesundheit bis ins hohe Alter. Dabei liegt das Hauptproblem darin, dass mit steigendem Alter meistens auch die Gebrechlichkeit des Ehepartners zunimmt, sodass irgendwann die Unterstützung und Hilfe durch andere Personen notwendig wird.

Je älter ein Mensch wird, desto stärker nimmt der Anteil von Frauen und Männern mit Partnern ab. Da Frauen i. d. R. eine längere Lebenserwartung als Männer haben, betrifft die Verwitwung vorrangig Frauen. Insgesamt hat durch die höhere Lebenserwartung der Anteil hochbetagter Paare zugenommen. Bei der Generation der jüngeren Rentner steigt andererseits der Anteil der Geschiedenen an. Die „neuen Alten" werden weniger oft verheiratet sein und zudem stärker individualisierte Paarbeziehungen führen.

Die Kinder

Bei den heute alten Menschen ist der Anteil Kinderloser relativ gering. Die Ehe hat in diesen Generationen einen hohen Stellenwert, zumal andere Lebensformen kaum toleriert wurden. Der Wirtschaftsaufschwung führte zu Ehen und Familiengründung meist in relativ jungem Alter und es kam zum „baby boom". Allerdings erfolgte damit keine Rückkehr zur Großfamilie, sondern die (bürgerliche) Kleinfamilie erhielt Auftrieb. Der Anteil der Rentner, die keine Kinder haben, ist gering. Erst wenn die nach 1960 geborenen Frauen alt werden, werden mehr als ein Drittel kinderlos sein.

Zwar leben die erwachsenen Kinder selten im gleichen Haushalt, dennoch sind die Kontakte wechselseitig oft sehr intensiv. Die Mehrheit hat mindestens einmal pro Woche untereinander Kontakt (**Abb. 2.65**). Die engsten Kontakte zwischen den Generationen herrschen zwischen Müttern und ihren Töchtern, die flüchtigsten zwischen Vätern und ihren Söhnen. Überwiegend zeichnen sich die Beziehungen zwischen den Eltern und ihren erwachsenen Kindern durch eine ausgeprägte Verbundenheit aus. Auch das getrennte Wohnen schwächt die Solidarität zwischen den Generationen nicht ab.

Die Enkelkinder

Die heute alten Menschen haben zu einem großen Teil Enkelkinder (**Abb. 2.66**). Allerdings ist der Anteil in ländlichen Gebieten höher als in der Stadt. In Europa weist die Großelternschaft u. a. nachfolgende Besonderheiten auf: Die Generationen leben meistens in getrennten Haushalten, es bestehen keine klar formulierten Rechte und Pflichten für beide Seiten, d. h. die Beziehungen zwischen den Großeltern und ihren Enkelkindern beruhen auf Freiwilligkeit und gestalten sich individuell.

Das Verhältnis der Generationen ist von Selbstständigkeit und persönlicher Freiheit geprägt. Die Großeltern greifen nicht in die Erziehung der Enkelkinder ein, erwarten dafür aber andererseits Eigenständigkeit und Autonomie in Bezug auf ihre Lebensführung. Die Beziehungen zwischen Großeltern und ihren Enkelkindern sind heute vorrangig emotional-psychisch geprägt. Dementsprechend individuell gestaltet sich das persönliche Verhältnis untereinander.

In Bezug auf die Lebensbiografie bieten Enkelkinder die Möglichkeit, erneut enge und persönliche Kontakte zur jüngsten Generation zu pflegen und damit (symbolisch) an frühere Lebensphasen anzuknüpfen. Durch die Großelternrolle fühlen sich viele ältere Menschen akzeptiert, da sie –zumindest wenn sie in der Nähe wohnen – eine beträchtliche soziale Unterstützung (z. B. Betreuung) zugunsten der jüngeren Generation leisten. Dementsprechend intensiv sind die Beziehungen meistens auf beiden Seiten.

Die Geschwister

Die heute alten Menschen haben überwiegend Geschwister. Ihre Beziehung intensiviert sich häufig im Alter. Dies hängt u. a. damit zusammen, dass die Geschwister die Brücke zwischen der familialen Vergangenheit und der biografischen Gegenwart herstellen. Die Geschwister sind zudem mit ähnlichen Fragen und Problemen des Alters konfrontiert. Die früher unter den Geschwistern herrschenden Rivalitäten treten zunehmend in den Hintergrund. Sie weichen im Idealfall einer intensiven und befriedigenden Beziehung. Auch in diesen Kontakten zeigt sich die Tendenz, dass vorrangig Frauen die Beziehungspflege ernst nehmen. So haben alt gewordene Schwestern i. d. R. intensivere Beziehungen als Brüder. Die historische Entwicklung zu Kleinfamilien führt dazu, dass der Anteil älterer Menschen mit keinem oder nur einem Bruder oder einer Schwester gerade in städtischem Kontext auffallend hoch ist.

Die Freunde

Gerade für kinderlose oder unverheiratete alte Menschen sind Freunde von großer Bedeutung. Sie helfen, fehlende familiale Kontakte zu kompensieren. Aber auch für verheiratete Betagte haben langjährige Freundschaften mit Gleichaltrigen meistens eine wichtige Bedeutung. So werden sie z. B. bei Problemen und Sorgen mit dem Ehepartner ins Vertrauen gezogen. Freundschaften beruhen auf Freiwilligkeit. Sie sind meistens durch langjährige gemeinsame Interessen geprägt. Primär ist die affektiv-emotionale Komponente von Freundschaften bedeutsam. Allerdings werden sie, wenn nötig, auch für praktische Dinge genutzt, z. B. bei Einkäufen begleiten und bei administrativen Problemen beraten.

Da enge Freunde meistens gleichaltrig sind, kommt es im hohen Alter zu Verlusten, die meistens nicht durch andere Menschen ersetzt werden können. Die Zahl naher Freunde ist unabhängig vom Vorhandensein eines Partners und den Beziehungen zwischen den Generationen. Je mehr Freunde ein alter Mensch aufweist, desto häufiger nimmt er an anderen Gruppenaktivitäten (z. B. Vereine, kulturelle Gruppen) teil. Dies führt dazu, dass ältere Menschen mit Freunden ein aktiveres und erfolgreicheres Altern zeigen. Dies hängt damit zusammen, dass Freunde im Alter häufig Begleitpersonen für außerhäusliche Aktivitäten sind. Zukünftige alte Menschen, die schon in ihrer Kindheit und Jugend intensive Kontakte in sog. „peer-groups" hatten, wird die Bedeutung von Freundschaften im Alter noch weiter zunehmen.

Die Nachbarn

Die Nachbarschaft ist i. d. R. nicht selbst gewählt, sondern vorgegeben. Der Begriff wird in städtischen und ländlichen Gebieten unterschiedlich weit gefasst. Meistens sind die Nachbarschaftsbeziehungen älterer Menschen nicht besonders ausgeprägt. Die Kontakte zu Nachbarn werden bei Einschränkungen der Mobilität bedeutsam. Wenn die Nachbarschaftshilfe funktionieren soll, muss sie allerdings bereits frühzeitig durch gute Kontakte untereinander gepflegt werden. Bei langfristiger Pflege ist die Nachbarschaftshilfe dagegen überfordert.

Allgemeine Kontakte zu jüngeren Menschen

Meistens gibt es nur wenige außerfamiliale Kontakte zwischen den verschiedenen Generationen. Dies hängt damit zusammen, dass außerhalb der Kerngruppe Jung und Alt weitgehend ihr individuelles Leben führen. Dies führt dazu, dass offene Generationenkonflikte seltener geworden sind. Andererseits verstärkt es aber unterschwellige Missverständnisse und Stereotypen der verschiedenen Generationen untereinander.

Gesamtbild der sozialen Beziehungen im Alter

Häufig sind alte Menschen gut in soziale Netzwerke integriert. Meistens handelt es sich dabei um Mitglieder der Familie oder Gleichaltrige. Generationsübergreifende Kontakte außerhalb der Familie sind dagegen selten. Die meisten alten Menschen können auch im höheren Lebensalter auf eine Vertrauensperson zurückgreifen. Der Grund für den Anstieg sozial isolierter Menschen im Alter lässt sich auf vorhandene soziale Lücken im jüngeren Lebensalter zurückführen. Die Mehrzahl der über 80-jährigen Menschen bleibt in familiale und freundschaftliche Kontakte integriert. Allerdings steigt mit zunehmendem Alter der Anteil der alten Menschen, die informelle Hilfe benötigen.

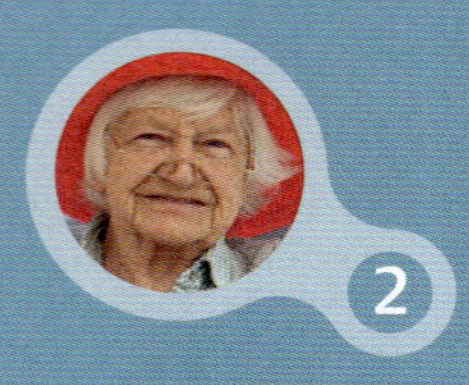

D *Unter einem* **ehrenamtlichen Dienst** *wird das freiwillige Engagement zusammengefasst, das ohne Arbeitsvertrag und Gehalt geleistet wird.*

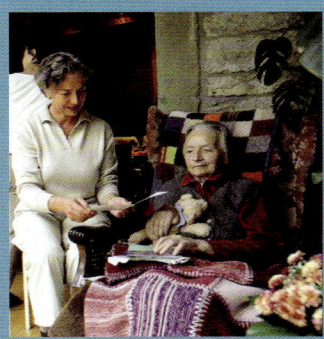

Abb. 2.67 Diese Ehrenamtliche besucht die Bewohnerin regelmäßig einmal in der Woche und liest ihr z. B. ihre Briefe und aus der Zeitung vor.

M *Ehrenamtliche übernehmen i. d. R. Aufgaben, die nicht über die Pflegesätze finanziert werden, sich aber positiv auf die Lebensqualität der Bewohner auswirken.*

Ehrenamtlich arbeiten in der Altenpflege

Die finanziellen und personellen Rahmenbedingungen im Bereich der Altenpflege sind so begrenzt, dass die nötigen Maßnahmen der Unterstützung nicht ausschließlich durch professionell Tätige erbracht werden können. Stattdessen ist ehrenamtliches gesellschaftliches Engagement erforderlich.

Definition

Unter einem ehrenamtlichen Dienst wird sämtliches freiwillige Engagement zusammengefasst, das ohne Arbeitsvertrag und Gehalt, maximal gegen ein geringes Entgelt, geleistet wird. Die Tätigkeit ist zudem nicht professionell, nicht sozial gesichert und wird ohne formale Qualifikation geleistet.

Kennzeichen ehrenamtlicher Arbeit

Die Kennzeichen sind Folgende:

- Ehrenamtliche interessieren sich für die Inhalte ihrer Arbeit,
- sie haben die Erwartung, dass die Arbeitsinhalte ihrem individuellen Anspruchsniveau entsprechen und interessant sind,
- sie wollen die Arbeit mitgestalten,
- Ehrenamtliche möchten zwischen verschiedenen Angeboten wählen können.

Motivation zur ehrenamtlichen Arbeit

Ehrenamtliche sind von ganz unterschiedlichen Motivationslagen getragen:

- Vorbereitung auf einen späteren Beruf: Junge Menschen, die einen Beruf im Sozialbereich anstreben, bereiten sich z. B. durch Praktika oder ein Freiwilliges Soziales Jahr auf ihr späteres Tätigkeitsfeld vor.
- Als Wiedereinstieg nach der Familienphase: Frauen, meist zwischen 40 und 50 Jahren, die nach einer neuen Perspektive nach der Phase als Familienfrau suchen.
- Im Ruhestand: Rentner, die sich noch rüstig fühlen und ihre Kenntnisse und ihre Lebenserfahrung in den Dienst für die Gesellschaft stellen möchten.

Interesse Ehrenamtlicher. Die meisten Ehrenamtlichen interessieren sich für bestimmte Themen (z. B. alter Mensch). Für dieses möchten sie sich engagieren. Meistens sind sie dabei nicht an eine Organisation gebunden. Sie möchten sich durch ihren Einsatz persönlich weiterentwickeln. Ihnen ist es wichtig, mit hauptamtlichen Mitarbeitern und anderen Ehrenamtlichen gleichwertig zu kooperieren. Ehrenamtliche nehmen ihre Arbeit als qualifiziert und fachlich ausgerichtet wahr.

Erwartungen Ehrenamtlicher. Zur Unterstützung ihrer Aufgaben erwarten sie, eingearbeitet, begleitet und fortgebildet zu werden. Die ehrenamtliche Tätigkeit muss inhaltlich und zeitlich begrenzt und überschaubar sein. Um die Fähigkeiten der Ehrenamtlichen gezielt in die Arbeit mit alten Menschen zu integrieren, ist es wichtig, ihre individuelle Motivation und Erwartungshaltung im Vorfeld in einem persönlichen Gespräch zu klären.

Bedeutung ehrenamtlicher Arbeit

Ehrenamtliche müssen immer zusätzlich eingesetzt werden. Sie übernehmen i.d.R. Aufgaben, die nicht über die Pflegesätze finanziert werden, sich aber positiv auf die Lebensqualität der Bewohner auswirken. Dies wiederum entlastet auch die Mitarbeiter. Andererseits stecken hierin Herausforderungen, da engagierte Ehrenamtliche eigene Sichtweisen und Positionen einbringen und mit diesen wahrgenommen werden wollen.

Bedeutung für die Bewohner. Der Einsatz Ehrenamtlicher kann die Kontaktsituation alleinstehender Heimbewohner verbessern und ihre Einsamkeit verringern (z. B. Besuchsdienste). Die Teilnahme am gesellschaftlichen Leben wird ermöglicht (z. B. Begleitdienste zu Veranstaltungen in der Gemeinde). Viele Ehrenamtliche werden im Laufe der Zeit zu Vertrauenspersonen für die Bewohner und stehen ihnen in unterschiedlichen Lebenssituationen bei.

Bedeutung für die Einrichtung. In Hinblick auf die Altenpflegeeinrichtung können Ehrenamtliche dazu beitragen, die Pflege- und Betreuungsqualität zu verbessern, die Integration des Heimes in die soziale Umwelt (z. B. Gemeinde) zu fördern, damit zur Öffnung des Heimes beizutragen und das Pflegepersonal zu entlasten. Insgesamt wirkt sich die Arbeit von Ehrenamtlichen positiv auf das Heimleben aus.

Grenzen ehrenamtlicher Arbeit

Ehrenamtliche Mitarbeiter dürfen weder psychisch noch zeitlich überfordert werden. Außerdem dürfen sie keine Aufgaben übernehmen, die einen hohen Grad an Fachlichkeit voraussetzen. Ehrenamtliche dürfen nicht zu Lückenbüßern werden, durch die Mängel in der stationären Altenhilfe überdeckt werden.

Bedeutung der Sexualität im Alter

Sexualität als Lebensenergie

Sexualität wird aus psychologischer Sicht laut Stanjek (1998) in drei Funktionen unterteilt:

1. Fortpflanzungsfunktion,
2. Lustfunktion,
3. Sozialfunktion.

Fortpflanzungsfunktion

Während in früheren Zeiten eindeutig die Fortpflanzungsfunktion der Sexualität als Pflicht zum Gattungserhalt im Vordergrund stand, hat seit Freud im 20. Jahrhundert eine Entwicklung zu mehr Lust stattgefunden. Die Kehrseite wird heute allerdings ebenso deutlich, wenn zu wenig Kinder für den Fortbestand der Gesellschaft geboren werden.

Die Fortpflanzungsmöglichkeit ist bei den Geschlechtern unterschiedlich verteilt: bei Frauen i.d.R. nach dem 40. Lebensjahr vom Wunsch her nachlassend und mit dem Ende der Wechseljahre unmöglich; beim Manne zwar viel länger biologisch möglich, vom Wunsch her aber auch mit zunehmendem Lebensalter nachlassend, weil man für Kinder noch einigermaßen jung sein muss.

Lustfunktion

Die eigentliche Bedeutung der Befreiung der Sexualität liegt in der Unterstreichung der Lustfunktion. Dies ist auf der einen Seite der Erfolg der Sexualaufklärung seit Freud. Sexualität als Teil der Lebensenergie (Libido) will als Energie (Trieb) fließen. Verklemmte Sexualität und abgeklemmter Trieb sind biologisch und psychologisch gesehen ungesund.

Die Befreiung der Sexualität ist viel mehr noch das Ergebnis der Empfängnisverhütungsmöglichkeiten durch die „Anti-Baby-Pille" seit den 1960er-Jahren. Erst seit die Frauen mit der „Pille" selbst und frei entscheiden können, ob und mit wem sie Kinder haben wollen, konnte die Lustfunktion der Sexualität mehr zum Tragen kommen.

Sozialfunktion

Sexualität kann auch eingesetzt werden, um Kontakt herzustellen, zu kommunizieren, um Anerkennung zu bekommen. Dieses Bedürfnis ist ein Leben lang vorhanden. Sexualität im weitesten Sinne, also jenseits des Geschlechtsaktes, meint flirten, kuscheln, streicheln, in den Arm nehmen, Hautkontakt, kosen und herzen, Händchen halten und Augenkontakt (**Abb. 2.68**). Sie dient der Kontaktaufnahme und der Beziehungsgestaltung. In diesem Sinne bleibt sie bis ins Alter erhalten und wird – bei nachlassender Fortpflanzungsfunktion der Sexualität – sogar immer wichtiger.

Körperliche Veränderungen im Alter

Mit zunehmendem Alter führen die körperlichen Veränderungen allerdings auch zu Veränderungen im sexuellen Verhalten von Frauen und Männern. Bettina Jasper beschreibt in ihrem Lehrbuch zur Gerontologie (2002) die Unterschiede wie folgt:

„Der Mythos nachlassender Lust und sexueller Funktionsfähigkeit mit den Wechseljahren hält sich hartnäckig. Frauen definieren sich stark über ihren ganzen Körper. Darin wird zum Teil der Grund gesehen, dass sie das Älterwerden ihres Körpers nur schwer verkraften, während Männer meist eher mit den Alterserscheinungen zurechtkommen. Frauen verbinden so oft selbst gedanklich das Enden der Menstruation und die hormonellen Veränderungen im Körper mit nachlassender Sexualität. Hinzu kommt, dass Frauen gerade in diesem Alter oft fürchten, für Männer unattraktiv zu sein. Tatsächlich haben die Wechseljahre zwar oft unangenehme Begleiterscheinungen, sind aber keineswegs mit dem Verlust sexueller Bedürfnisse verknüpft."

Körperlich gibt es bei **der Frau** vor allen Dingen folgende Veränderungen im Alter (Jasper 2002):

- Verzögerung oder Verlust der Produktionsfähigkeit der Gleitsubstanz (hat nichts mit der Erregung zu tun, sondern ist normal und physiologisch bedingt),
- längere Zeitdauer bis zum Orgasmus,
- kürzeres Orgasmus-Erleben im Vergleich zu früher.

Männer erleben ihre Krise oft schon in früheren Jahren als Frauen. Sie definieren häufig ihre sich verändernde Potenz als Impotenz. Der älter werdende Mann unterliegt dem Mythos, dass „ein richtiger Mann immer kann". Deshalb setzen sich manche Männer unter Druck und schon die Angst vor vermeintlichem „Versagen" führt vielfach zum Abwenden von der gewohnten Partnerin und zu neuem Flirtverhalten gegenüber jüngeren Frauen.

Körperlich sind **beim Mann** mit zunehmendem Alter v.a. folgende Veränderungen zu beobachten (Jasper 2002):

- längere Zeitdauer bis zur Erektion, oft Stimulierung notwendig,
- Erektion oft nicht mehr so intensiv,
- Menge des Ejakulats verringert sich,
- Refraktärzeit, d.h. die Zeit, in der keine neue Stimulation möglich ist, verlängert sich stark, kann Stunden oder Tage dauern.

M *Aus psychologischer Sicht erfüllt Sexualität drei Funktionen: Fortpflanzungsfunktion, Lustfunktion und Sozialfunktion. Als Teil der Lebensenergie ist sie ein lebenslanges Bedürfnis.*

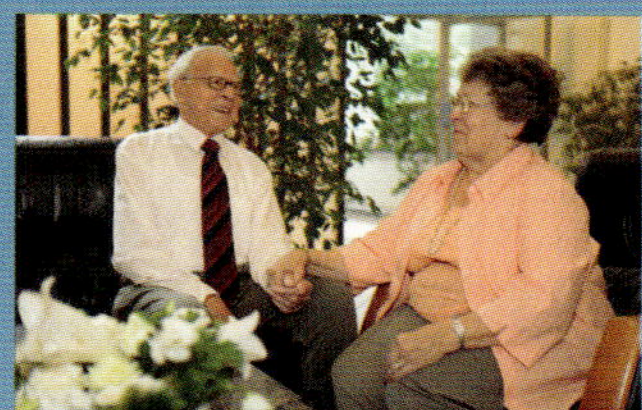

Abb. 2.68 Im Alter steht die Sozialfunktion der Sexualität im Vordergrund.

M *Sexualität im weitesten Sinne meint flirten, kuscheln, streicheln, in den Arm nehmen, Händchen halten und Augenkontakt. Sie dient der Kontaktaufnahme und der Beziehungsgestaltung.*

M *Für Frauen bedeutet häufig das Ende der Menstruation eine nachlassende Sexualität. Ältere Männer unterliegen häufig der Angst vor dem „Versagen".*

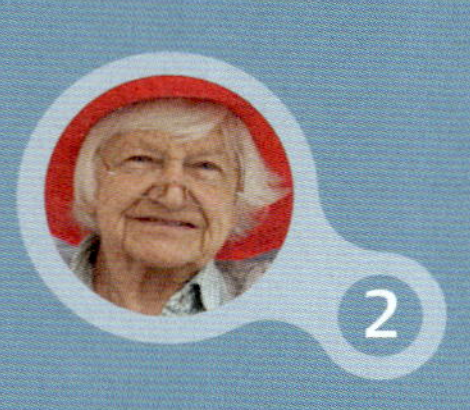

Neue Beziehungen im Alter

B Anita Hase hatte nach dem Tod ihres Mannes lange Zeit zurückgezogen gelebt und Kontakte eher gemieden. Zunächst wollte sie die Begegnung mit Wilhelm Schneider verdrängen; ihr verstorbener Mann sollte seinen Platz in ihrem Leben behalten. Ihr Gefühl der Zuneigung zu Wilhelm, sein sympathisches Wesen und seine Hilfsbereitschaft veränderten sie und holten sie aus ihrer Isolation heraus. Sie spürte plötzlich wieder Freude am Leben und fing auch an, Pläne zu schmieden. Auch ihre Kinder begrüßten die Veränderungen an ihrer Mutter und unterstützten ihre Haltung.

Eine neue Beziehung, wie sie Anita Hase und Wilhelm Schneider erleben, ist kein Einzelfall. Viele ältere Menschen leben allein, sind geschieden oder haben ihren Partner durch Tod verloren und wünschen sich nach einer Zeit des Alleinseins eine neue Partnerschaft.

„Ältere Menschen verlieren nicht das Bedürfnis, berührt zu werden, sondern sie verlieren Mitmenschen, die sie berühren" (Bruns 1990).

Oft zeigen gerade die Jüngeren wenig Verständnis für Liebe und Zärtlichkeit im Alter. Häufig wird angenommen, alte Menschen seien generell sexuell desinteressiert und nicht mehr in der Lage, sexuell aktiv zu werden.

Sexualität und Zweisamkeit

Über dem Thema Altersliebe liegt bis heute noch eine seltsame Scheu. Bis heute wurde über kein Thema in der Vergangenheit mehr geschwiegen. Zwar ist es kein Tabu mehr, über die Sexualität Jugendlicher und Erwachsener zu reden, über die Sexualität alter Menschen wird jedoch erst allmählich und noch verunsichert gesprochen.

Für die sexuelle Entwicklung des Menschen galten drei Stadien:
- die Kindheit als das vorgeschlechtliche Stadium,
- das Erwachsenenalter als das geschlechtliche Stadium,
- das Alter als das nachgeschlechtliche Stadium.

Wir wissen heute, dass auch im Alter sexuelle Interessen und Verhaltensweisen ganz natürlich vorhanden und möglich sind. Es besteht jedoch häufig eine Verschiebung von genitalen Interessen zu einer Betonung der Zärtlichkeit und dem Wunsch nach Partnerschaft. Nonverbale Äußerungen wie Berührungen, Anschmiegen, Streicheln, Küssen werden als wichtige Zuwendung erlebt.

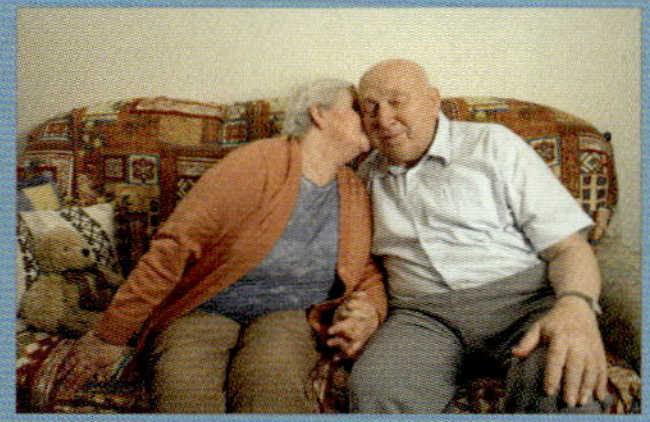

Abb. 2.69 Zärtlichkeit und Erotik wirken in allen Lebensphasen lebensbestimmend.

Der Wunsch, sich jemandem zu offenbaren, seine Nähe, Wärme und Zuwendung ganz konkret zu spüren, bleibt ein Leben lang bestehen. Zärtlichkeit und Erotik wirken in allen Lebensphasen lebensbestimmend – erst recht im Alter. Sie beeinflussen die Selbstentfaltung und das Glücksempfinden in entscheidendem Maße (**Abb. 2.69**).

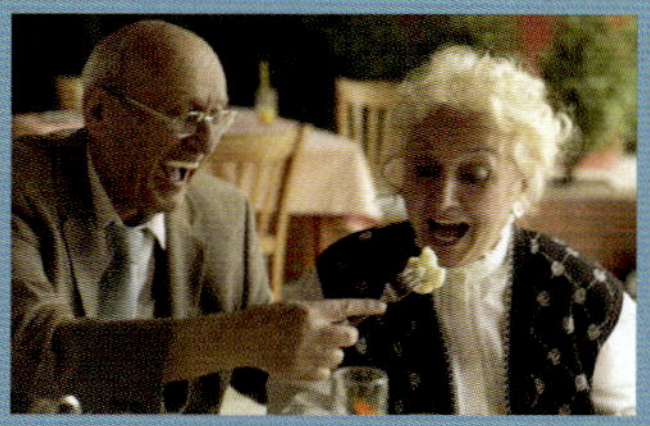

Abb. 2.70 In einer Partnerschaft können die Einschränkungen des Alters gemeinsam bewältigt werden.

Sexualität ist bei vielen Heimbewohnern nicht selten mit Angst und Scham besetzt. Die Sorge, was andere denken könnten oder was die eigenen Kinder sagen würden, lässt erotische Gefühle oft erst gar nicht aufkommen.

Um altersbedingte Veränderungen im sexuellen Erleben differenzieren zu können, muss zwischen dem genital-biologischen Bereich und der nicht-genitalen Sexualität unterschieden werden. Der genital-biologische Bereich unterliegt einer altersbedingten hormonellen Veränderung bei Mann und Frau. Dies muss aber weder Frigidität (sexuelle Funktionsstörung der Frau) noch Impotenz oder Erektionsstörungen zur Folge haben. Die genitale Sexualität kann bis ins hohe Alter sowohl für Frauen als auch für Männer ein Teil ihres Lebens sein.

Herkömmlich wird im Bereich der menschlichen Sexualität zwischen körperlicher und seelisch-geistiger Liebe unterschieden. Die körperliche Liebe wird Sexus (= Geschlecht) oder Sex, die seelisch-geistige Liebe Eros (= Liebe) oder Erotik genannt.

Im Bereich der Genitalsexualität zeigen sich verschiedene Erscheinungsformen, z. B. die
- **Heterosexualität:** sexuelle Aktivität, Erregbarkeit und Orientierung gegenüber Partnern des jeweils anderen Geschlechts,
- **Homosexualität:** sexuelle Aktivität, Erregbarkeit und Orientierung gegenüber Partnern des gleichen Geschlechts,
- **Onanie, Masturbation:** geschlechtliche Selbstbefriedigung.

Beziehungen unter Bewohnern

Selbstverständlich betrifft das Thema sexueller Beziehungen im Alter auch die alten Menschen, die im Heim leben und unter körperlichen Einschränkungen und Krankheiten leiden. Gerade hier kann eine glückliche Partnerschaft helfen, gemeinsam die Zeit zu gestalten und die Beschwerden des Alters zu tragen (**Abb. 2.70**).

Dass es jedoch auch glückliche Begegnungen im Heim geben kann, beschreibt das folgende Beispiel:

B Sie saßen im Aufenthaltsraum, beide im Rollstuhl, sie blickten durchs Fenster in den Garten hinaus und hielten sich an der Hand. Sie, 97 Jahre alt, er, 96 Jahre alt. Sie hatte 4 Kinder großgezogen, vor 20 Jahren starb ihr Mann. Seine Frau ist vor 5 Jahren gestorben, er war 70 Jahre lang verheiratet. Und sie erzählt, wie sie vor einem Jahr ins Seniorenheim kam und ihn sah – er war schon ein Jahr da, einsam und teilnahmslos. Und sie saß dann stundenlang an seinem Bett, streichelte seine Hand und machte ihm Mut (Behring 1994).

„Das Sexualverhalten im Alter ist nicht primär biologisch bestimmt, denn von den biologischen Grundlagen her wird es nur wenig eingeschränkt. Die zentralen Determinanten liegen in den Lebenserfahrungen und in den sozialen Normen" (Schneider 1992).

Ein großes Hindernis für das Entstehen und Wachsen einer liebevollen Beziehung zwischen zwei Menschen im Heim ist meist auch die eingeschränkte Privatsphäre des Einzelnen. Zweibettzimmer, häufiges Ein- und Ausgehen des Personals in den persönlichen Wohnbereich oder die aufmerksame und nicht immer wohlwollende Beobachtung durch Mitbewohner. Das eigene, unerfüllbare Verlangen nach Zärtlichkeit und Zuwendung blockiert hier das Verständnis und die Toleranz gegenüber Paaren, die im Heim zusammengefunden haben.

Sexualität und Krankheit

Körperliche Erkrankungen und Sexualität

Krankheiten beeinflussen das Lebensgefühl und das Verhalten des Menschen und damit auch die Sexualität, zumindest vorübergehend. Die Gedanken konzentrieren sich vordergründig auf das Krankheitserleben. Akute Erkrankungen führen meist auch zu einer Reduzierung der sexuellen Gefühle, sobald die Krise jedoch überwunden ist, stellen sich die alten, normalen Gefühle und Bedürfnisse wieder ein.

Langfristig kann ein gestörtes Sexualempfinden ausgelöst sein durch:

- chronische Erkrankungen,
- geschlechtsspezifische Erkrankungen und Operationen,
- psychosoziale Faktoren und Traumata,
- psychische Erkrankungen,
- Medikamente und Alkohol.

Vor allem bei älteren Menschen können sich Krankheiten chronisch entwickeln und damit langfristig das Lebensgefühl und auch die Sexualität beeinflussen, z.B. Herz- und Kreislauferkrankungen, Stoffwechselerkrankungen, Erkrankungen des Bewegungsapparates oder eine Urin- und Stuhlinkontinenz mit allen pflegerischen Problemen.

Auch psychosoziale Faktoren, die ebenfalls auf das Krankheitsgeschehen Einfluss nehmen wie z.B. Verlusterleben, können das Lebensgefühl negativ verändern.

Geschlechtsspezifische Erkrankungen und Operationen (Brust, Gebärmutter oder Prostata) können die Identifikation als Frau oder Mann beeinflussen (**Abb. 2.71**): Man fühlt sich verletzt oder entstellt. Auch die Folgen von Operationen, z.B. die Anlage eines Stomas nach einer Darmoperation, Lähmungen nach einem Schlaganfall oder neurologische Erkrankungen wie Multiple Sklerose, Parkinson erfordern eine Umstellung in der Lebensführung und verändern die Prioritäten des Kranken.

B Bei Frau Zacharias ist die Intimpflege tagtäglich ein großes Problem: Sie hält die Hände oder das Handtuch krampfhaft vor ihre Genitalien, schreit, zwickt und beißt die Altenpflegerin, wo sie sie erwischen kann. Einen männlichen Pflegenden lässt sie überhaupt nicht an sich heran. Bei Gesprächen lässt sich bruchstückhaft erkennen, dass sie während der Flucht sehr schlimme Erfahrungen mit Vergewaltigungen gemacht hat. Da Frau Zacharias inkontinent ist, beschließen die Pflegenden, das Waschen des Intimbereiches nicht gegen ihren Willen vorzunehmen und sie dafür häufiger zu baden. Ihre Betreuung wird von einer Pflegenden übernommen, die eine relativ gute Beziehung zu ihr hat und langsam ihr Vertrauen mehr und mehr gewinnen kann. Sie wird versuchen, Frau Zacharias zu animieren, sich wenigstens teilweise im Intimbereich selbst zu waschen.

Psychische Erkrankungen und Sexualität

Besonders psychische Erkrankungen können das Sexualverhalten alter Menschen verändern, auch die Nebenwirkungen bestimmter Medikamentengruppen (manche Psychopharmaka und Antihypertensiva).

Bei Manien wurde ein Ansteigen sexueller Bedürfnisse beobachtet, während bei Depressionen oder Angststörungen das Gegenteil eintreten kann. Bei Psychosen, besonders mit paranoiden Erscheinungen, können sexuelle Wahnvorstellungen vorkommen, die besonders schwierig anzugehen sind, besonders wenn die Pflegenden in die Wahnvorstellungen einbezogen sind. Auch Alkohol kann zu Kontrollverlust und verändertem Sexualverhalten führen.

Mit dem wachsenden Anteil psychisch veränderter und psychisch erkrankter alter Menschen in Heimen wächst auch die Möglichkeit, mit unkontrollierten sexuellen Wünschen konfrontiert zu werden. Sexuelle Impulse bis zu perversen (krankhaft abweichenden) Verhaltensweisen können vom Betroffenen nicht mehr gesteuert werden. Durch den Kontrollverlust kann es auch zur Enthemmung ihres früheren sexuellen Verhaltens kommen. Wenn z.B. ein desorientierter alter Mann tags und nachts immer wieder in das Zimmer einer Mitbewohnerin geht, kann dies ein Symptom seiner Erkrankung (Verwirrtheit), aber auch ein Zeichen seiner emotionalen Wünsche nach Wärme und Zuwendung oder beides sein.

Im Umgang mit psychisch Kranken wird gerade im sexuellen Bereich viel Toleranz und Verständnis von den Pflegenden und Angehörigen gefordert. Eine eindeutige Haltung und Sprache in Verbindung mit einer angemessenen Abwehr wird i.d.R. auch bei fortgeschrittenen Hirnerkrankungen noch wahrgenommen. Falls die Grenze des Tolerierbaren für Mitbewohner und Pflegende überschritten wird, sollte individuell geprüft werden, ob ein Gerontopsychiater zu Rate gezogen werden muss.

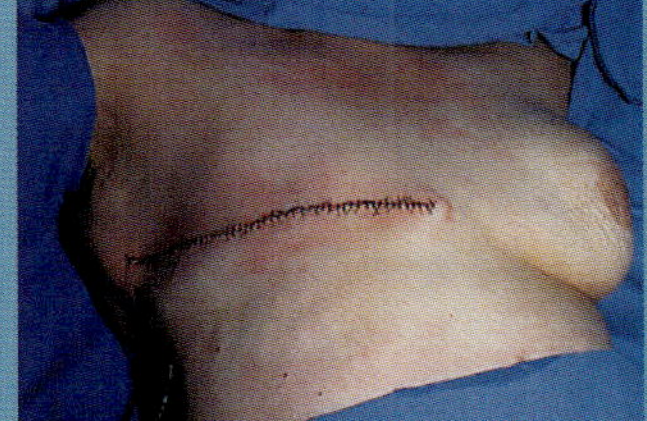

Abb. 2.71 Es ist kaum vorstellbar, was eine Mastektomie für eine Frau bedeutet.

M *Schwere Traumata wie sexueller Missbrauch, Demütigungen und Vergewaltigungen können schwerwiegende Störungen, sexuelle Abwehr und Angstgefühle bis ins hohe Alter hervorrufen.*

„Wann die Grenze von der Normalität zur Pathologie überschritten ist, hängt immer von unserer Bewertung ab" (Schneider 1992).

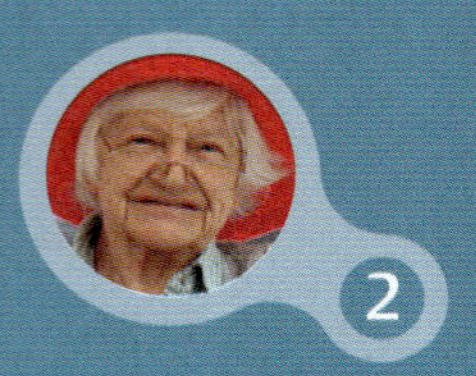

Umgang mit Alterssexualität

M *Pflegende sollten dem Thema Sexualität im Alter ohne Tabu begegnen und sich durch den Austausch mit Kollegen entlasten. Voraussetzung ist eine offene und vertrauensvolle Atmosphäre, die auch Äußerungen über Scham, Ekel oder Abwehr zulässt.*

Nähe in der Pflege

Pflegende haben durch ihre Arbeit einen besonders engen und intensiven Kontakt zum alten Menschen und sind daher in besonderer Weise mit Fragen zur Sexualität konfrontiert. Sie müssen sich diesen Fragen stellen und versuchen, das Thema zu enttabuisieren und sich durch den Austausch mit Kollegen zu entlasten. Voraussetzung ist eine offene und vertrauensvolle Atmosphäre, die auch Äußerungen über Scham, Ekel oder Abwehr zulässt.

Pflegen erfordert Berührung und Hautkontakte z.B. bei der Körperpflege, bei Einreibungen oder Massagen, Pflegen erfordert Nähe und bietet damit auch Anlässe für Verletzbarkeit. Wichtig für den Umgang mit Nähe sind folgende Fragen:

- Wie viel Nähe kann ich ertragen?
- Wann und bei wem macht mir Nähe zu schaffen?
- Wie kann ich mich entlasten?
- Wie kann ich mich schützen?
- Welche Abwehrmechanismen setze ich (auch unbewusst) ein, wenn ich Nähe nicht ertragen kann?

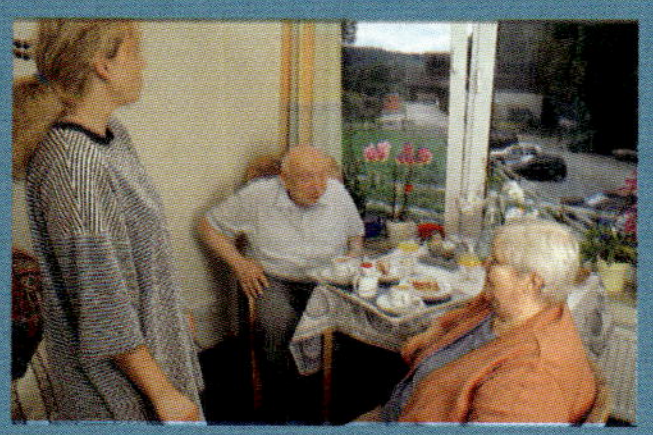

Abb. 2.72 Häufiges Ein- und Ausgehen der Pflegenden belastet die Privatsphäre.

Intimsphäre respektieren

Pflegende erleben täglich viele Möglichkeiten, den alten Menschen bei der Wahrung seiner geschlechtlichen Identität zu respektieren, ihn als Frau oder Mann ernst zu nehmen und zu unterstützen. Ein respektvoller und taktvoller Umgang mit einer alten Frau oder einem alten Mann strahlt auch positiv auf andere anwesende Personen wie Mitbewohner oder Angehörige aus. Pflegende können dafür Sorge tragen, dass

- die Intimsphäre des zu Pflegenden geschützt wird, z.B. bei der Körperpflege, beim Umgang mit Ausscheidungen, bei der Katheter- oder Stomapflege, beim Anlegen eines Kondomurinals,
- dem Wunsch, durch eine gleichgeschlechtliche Pflegende betreut zu werden, nach Möglichkeit entsprochen wird,
- der alte Mensch stets sorgfältig gekleidet ist, die Kleidung seine Persönlichkeit unterstreicht,
- der Wohnraum des zu Pflegenden als sein persönlicher Lebensbereich geschützt wird, der nicht ohne anzuklopfen betreten werden darf (**Abb. 2.72**),
- das Eigentum des alten Menschen respektiert wird und nicht ohne seine Genehmigung in seinem Schrank oder Nachttisch nach etwas gesucht wird,
- die persönlichen Vorlieben, z.B. Sammeln von Gegenständen, Lesen von Pornoheften, respektiert werden.

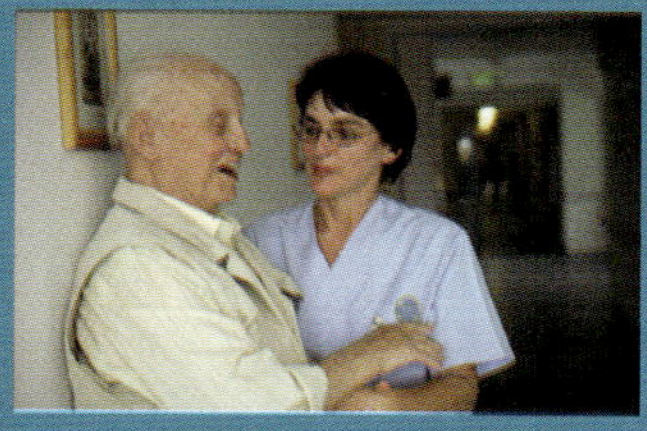

Abb. 2.73 Persönliche Zuwendung kann den Alltag erhellen – aber nicht jede Pflegende kann sie geben.

M *Jede pflegerische Begegnung zwischen Frau und Mann hat nicht nur ihre rein berufliche Ebene, sondern auch ihre persönlichen, auf das Geschlecht bezogenen sexuellen Anteile. Pflegende sollten daher unbedingt die Intimsphäre der Betroffenen und die eigene wahren.*

Sexualität und pflegerische Nähe

Eine Pflegende kann niemals als „geschlechtsloses Wesen" pflegen und auch der Pflegebedürftige hat seine geschlechtspezifischen Eigenschaften. Zwischen den Geschlechtern besteht sowohl eine starke Spannung als auch eine große Anziehungskraft (**Abb. 2.73**). Diese Spannung kann neben ihren positiven Auswirkungen (z.B. erhöhte Sorgfalt im Erscheinungsbild wie Kleidung, Haare) auch Probleme im täglichen, beruflich erforderlichen Zusammensein aufwerfen, z.B. im Umgang mit dem Schamgefühl, auch dem eigenen.

Der Schutz der Intimsphäre ist ein Grundbedürfnis des Menschen, wobei sich der Begriff Intimbereich nicht nur auf die Genitalregion bezieht, sondern alle körperlichen und seelischen Bereiche umfassen kann. Eine Verletzung der Intimsphäre kommt einer „Ich-Bedrohung" gleich, denn *mein* Person-Sein wird angetastet. Dies beginnt schon damit, wie mit mir und über mich gesprochen wird, wie viel Verfügungsgewalt ich über meinen Körper habe, z.B. bei Krankheit und Pflegeabhängigkeit.

Während der Gesunde auf die Wahrung dieser Schutzdistanz selbst achten kann, muss ein Kranker oder Behinderter im Rahmen der Pflege das Eindringen in diese innersten Bereiche zulassen, z.B. bei der Intimpflege, beim Umgang mit Ausscheidungen, bei der Katheterpflege. Beide Partner, Kranker und Pflegender, werden durch die enge Kontaktaufnahme mit den beidseitig vorhandenen sexuellen Anteilen konfrontiert.

Beispiele aus dem Pflegealltag

Nachfolgend sollen anhand von Fallbeispielen einige Situationen aus dem Pflegealltag geschildert werden.

B Immer wieder geht der verwirrte Herr Müller in die Zimmer seiner Nachbarn und Nachbarinnen – zu jeder Tages- und Nachtzeit, egal, was dort gerade geschieht. Er lasse sich, so berichten die betroffenen Nachbarinnen, nur schwer überreden, das Zimmer wieder zu verlassen. Manchmal mache er sogar anzügliche Bemerkungen.

B In einer Wohngruppe bekommt eine alte Dame häufig Besuch von einem gut gekleideten, gepflegten Herrn. „Es ist vorgekommen, dass das Zimmer dann abgeschlossen wurde", berichteten die Mitbewohner, die die Türe der alten Dame nicht aus den Augen ließen. Wenn die beiden dann Hand in Hand weggingen, folgten ihnen nicht nur wohlwollende Blicke.

B Als die neue Praktikantin, Anna Montag, Herrn Braun zum ersten Mal wäscht, kommt sie erschreckt aus dem Zimmer und sagt: „Da geh ich nicht wieder hin, Herr Braun hat eine Erektion beim Waschen. Ich ekle mich so, das kann ich nicht aushalten!" Sie ist völlig verstört und hat Mühe, den Rest des Vormittags einigermaßen konzentriert bei anderen Bewohnern zu arbeiten.

B Frau Treben ist zeitweise desorientiert, aber im Allgemeinen ein fröhlicher Mensch. Sie versucht den ganzen Tag Zuwendung zu bekommen – wenn sie eine Pflegende erwischt, erfasst sie deren Hand, küsst sie und lässt sie lange nicht los. Dabei scheint es ihr egal zu sein, welches Geschlecht der/die Pflegende hat.

B Frau Nagold, schon seit Monaten fast völlig ans Bett gebunden, hält jeden männlichen Pflegenden so fest, dass es für alle ausgesprochen unangenehm ist, zu ihr zu gehen. Sie verstärkt ihr Verlangen nach männlicher Zuwendung mit vulgären verbalen Forderungen. Auf höfliche Bemerkungen reagiert sie überhaupt nicht, sondern versucht, die Hände der Pflegenden unter ihre Bettdecke zu ziehen.

Auch in der ambulanten Pflege werden Pflegende mit bedrängenden Situationen konfrontiert. Sie sind dabei meist mehr auf sich allein gestellt als Mitarbeiter in Pflegeheimen.

B „Ich habe vor einiger Zeit einen älteren Herrn gepflegt, mit dem ich morgens allein in der Wohnung war. Dieser Patient hat erst angefangen, mich mit schmutzigen Witzen und sexuellen Anspielungen zu überhäufen, die ich zugelassen, über die ich auch mit ihm gemeinsam gelacht habe. In seinem Zimmer sagte er dann, dass seine Geschlechtsteile mit einer Hautcreme eingerieben werden sollen. Ich habe ihm dann die Cremedose gereicht und ihm gesagt, dass ich dafür nicht zuständig sei. Solange seine Hände noch gesund seien, könne er dies selber machen. Er hat es akzeptiert, hat aber noch einen weiteren Versuch gestartet: Ich kam mit dem Hausschlüssel in die Wohnung. Er lag nackt in seinem Bett, schlug die Bettdecke zurück und forderte mich auf, mich für eine halbe Stunde zu ihm zu legen. Ich sagte ihm klipp und klar, dass ich nicht den Wunsch hätte, mich in sein Bett zu legen, um meine sexuellen Bedürfnisse mit ihm zu befriedigen. Als ihm klar war, dass ich bei der Erfüllung seiner sexuellen Bedürfnisse nicht mitmachen würde, sind wir sehr gut miteinander umgegangen. Ich hatte auch keine Probleme, zu ihm zu gehen. Es war sogar sein Wunsch, von mir bis zu seinem Tod gepflegt zu werden. Das habe ich auch getan“ (Caelers 1997).

Wie kann ich mich selbst entlasten?

Eine eindeutige klare Grundhaltung des Pflegenden zeigt dem Pflegebedürftigen die jeweils persönlichen Grenzen an, an welchen sich beide orientieren können. Pflegende müssen sich sexuelle Belästigungen nicht gefallen lassen, sie sollten sich aber auch überlegen, inwieweit sie selbst, z. B. durch ihre erotische Ausstrahlung (Kleidung, Schmuck, Parfüm, Make-up) derartige Situationen auslösen können.

Die Würde des Pflegebedürftigen wird auch in schwierigen Situationen gewahrt, wenn Pflegende:
- grundsätzlich Distanz wahren und keine Verbrüderung anstreben,
- eindeutige Grenzen setzen, besonders wenn die persönliche Integrität gefährdet ist,
- den alten Menschen z. B. bei der Körperpflege oder auf der Toilette vor den Blicken anderer schützen,
- seine Privatsphäre respektieren.

Praktische Hilfen im Alltag können z. B. sein:
- konsequenter Gebrauch von Einmalhandschuhen bei der Intimpflege oder im Umgang mit Körperflüssigkeiten,
- Schutzkleidung bei intimen pflegerischen Maßnahmen,
- „kritische Arbeiten“ mit Kollegen gemeinsam durchführen,
- unangenehme Arbeiten abwechselnd mit Kollegen erledigen.

Alterssexualität im Unterricht

Besonders unter Jugendlichen und Auszubildenden in der Altenpflege wird heute über das Thema Sexualität wesentlich offener diskutiert als in der Vergangenheit. Nicht nur das Erleben der eigenen Gefühle, sondern auch Beobachtungen und diesbezügliche Erlebnisse mit alten Menschen im Praktikum werden heute ehrlicher und offener angesprochen.

„Die Teilnehmer einer Ausbildungsklasse, die mit ihrem Lehrer über das Thema ‚Umgang mit der Sexualität in der Krankenpflege‘ gearbeitet haben, kommen zu dem Schluss: Viele von uns versuchen, ihre Gefühle dadurch abzuschotten, dass sie ihre Geschlechtlichkeit, ihr Mann- oder Frausein, während ihrer Pflegetätigkeit so weit wie möglich abstrahieren. Deshalb muss das Bestreben, Sexualität in unserem Beruf auszuklammern, notgedrungen zu Spannungen führen“ (Klass-Siegel u. a. 1992).

Für den Unterricht erscheint dabei wichtig, die Sexualität allgemein nicht als einen ausgegrenzten Spezialbereich des Körpers und der Seele darzustellen, sondern als eine untrennbar zum gesamten menschlichen Leben gehörende notwendige Triebkraft, die alle Phasen des Lebens entscheidend mitgestaltet und deren gelungene Integration ganz wesentlich für ein erfülltes Leben ist. Günstig könnte sein, mithilfe möglichst konkreter Fallbeispiele (s. o.) die Diskussion zu beginnen.

M *Pflegende müssen sich sexuelle Belästigungen nicht gefallen lassen, sie sollten sich aber auch überlegen, inwieweit sie selbst, z. B. durch ihre Ausstrahlung oder Kleidung, derartige Situationen auslösen können.*

M *Immer wieder werden Pflegende durch Zeichen (unbefriedigter) sexueller Wünsche von Pflegebedürftigen konfrontiert und auch irritiert. Wichtig ist darüber zu sprechen – Gespräche können entlasten und oft weiterhelfen.*

Von über hundert Schülern und Schülerinnen zweier bayerischer Altenpflegeschulen beantworteten die Frage, ob im Unterricht das Thema Alterssexualität unterrichtet wurde, 16 % mit Ja und 84 % mit Nein. Diese Zahlen zeigen, dass hier noch Defizite zu beseitigen sind.

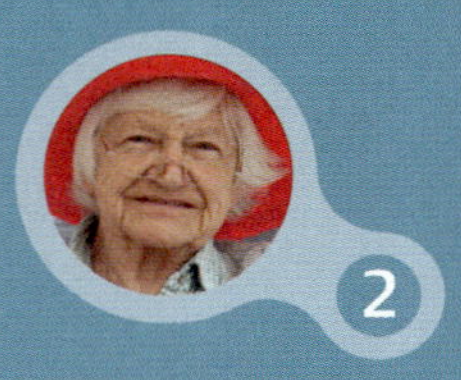

M *Mehr als die Hälfte aller in Deutschland lebenden Menschen mit Schwerbehinderung sind über 65 Jahre alt. 68 % aller Behinderungen werden als „körperliche Behinderung“ und 17 % als „geistig-seelische“ Behinderung eingeordnet.*

D ***„Behinderung** liegt vor, wenn ein Mensch mit einer Schädigung oder Leistungsminderung ungenügend in sein vielschichtiges Mensch-Umfeld-System integriert ist“ (Eberwein/Knauer 2002).*

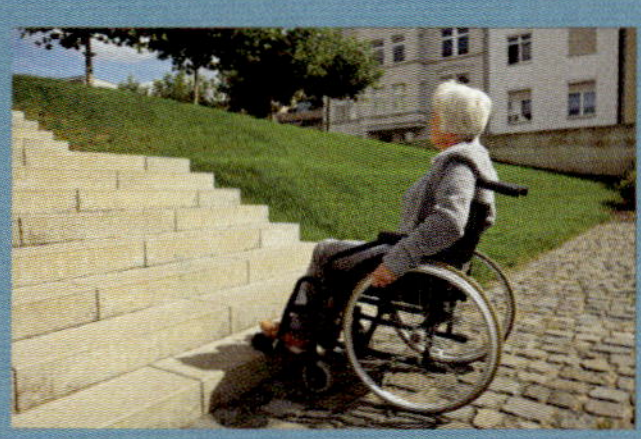

Abb. 2.74 Behinderte stoßen im Alltag immer wieder auf Hindernisse.

M *Die WHO beschreibt „Behinderungen“ nicht nur als Beeinträchtigung von Körperfunktionen, sondern erfasst deren Ausprägung auch unter Aspekten wie persönliche Verwirklichung, Teilhabe sowie Umweltfaktoren, in der ein Mensch das eigene Leben gestaltet.*

M *Aufgrund alterphysiologischer oder krankhafter Veränderungsprozesse sind viele alte Menschen in ihren täglichen Verrichtungen oder aber auch ihren sozialen Beziehungen „behindert“. Die Folge ist häufig ein zunehmender Unterstützungs-, Betreuungs- und Pflegebedarf.*

Lebenswelten

Alter und Behinderung in Deutschland

Statistische Daten

Nach Angaben des Statistischen Bundesamtes gelten folgende statistische Daten (Statistisches Bundesamt, 2003):

- 2003 lebten in Deutschland mehr als 6,5 Mio. Menschen mit einer Schwerbehinderung. Ein hoher Anteil von ihnen (52 %) sind ältere Menschen über 65 Jahre.
- Während in der Altersgruppe der 44-45-Jährigen der Anteil Schwerbehinderter bei ca. 5% liegt, beträgt diese Quote in der Altersgruppe der 69-70-Jährigen ca. 20% und sind in der Altersgruppe der 79-80-Jährigen nahezu 30% schwerbehindert.
- 68 % aller Behinderungen werden als „körperliche Behinderung“ und 17 % als „geistig-seelische“ Behinderung eingeordnet.
- 84 % der Behinderungen sind durch Krankheit, 2 % durch Unfall erworben.

Es muss hierbei jedoch betont werden, dass diese Statistik nicht alle Betroffenen erfasst, sondern nur Personen, die den rechtlichen Status eines Schwerbehinderten (Behinderungsgrad über 50 %) und den damit verbundenen Schwerbehindertenausweis erfolgreich beantragt haben. Glücklicherweise gibt es in Deutschland seit Ende der nationalsozialistischen Diktatur keine „Meldepflicht“ für Behinderungen mehr. Daher lässt sich die tatsächliche Zahl der Menschen mit Behinderung nur schätzen, wobei häufig die Zahl von 10 % der Gesamtbevölkerung genannt wird.

Definitionen

„Behinderung liegt vor, wenn ein Mensch mit einer Schädigung oder Leistungsminderung ungenügend in sein vielschichtiges Mensch-Umfeld-System integriert ist“ (Eberwein/Knauer 2002).

Formen von Behinderung

Behinderungen lassen sich in folgende Formen kategorisieren:

- körperliche Behinderung,
- Sinnesbehinderung (Blindheit, Gehörlosigkeit, Schwerhörigkeit, Taubblindheit),
- Sprachbehinderung,
- psychische (seelische) Behinderung,
- Lernbehinderung, geistige Behinderung.

Ursachen von Behinderung

Allgemein werden zwei Ursachen von Behinderungen unterschieden:

1. erworbene Behinderungen
   - durch perinatale (während der Geburt) entstandene Schäden,
   - durch Krankheiten,
   - durch körperliche Schädigungen (z. B. Gewalteinwirkung, Unfall),
   - durch Alterungsprozesse.
2. angeborene Behinderungen
   - durch Vererbung bzw. chromosomal bedingt,
   - durch pränatale (vor der Geburt entstandene) Schädigungen.

Durch diese Unterscheidungen allein ist das Phänomen der Behinderung jedoch bei weitem nicht umfassend beschrieben. So wird z. B. nicht deutlich, wie sich Behinderungen auf die Selbstständigkeit und die soziale Teilhabe der Betroffenen auswirken.

Klassifikationsschema der WHO

Das von der WHO 2001 entwickelte ICF Klassifikationsschema („Internationale Klassifikation der Funktionsfähigkeit, Behinderung und Gesundheit“ DIMDI 2005) soll helfen, die Ausprägung einer Behinderung unter Berücksichtigung von zwei Komponenten zu erfassen:

Funktionsfähigkeit und Behinderung:

- (eingeschränkte) Funktionsfähigkeit des Körpers oder seiner Strukturen bspw. durch Schädigungen
- Aktivitäten und Teilhabe (Partizipation), die individuellen Möglichkeiten oder Einbindung in Lebenssituationen im Zusammenspiel mit der Funktionsfähigkeit

Kontextfaktoren

- Umweltfaktoren, die materiell, sozial oder einstellungsbedingt sind (z. B.Barrierefreiheit)
- Individuelle Einflüsse der Person, die sich auf die Funktionsfähigkeit auswirken

Die Komponenten lassen sich defizitorientiert erfassen (Welche Probleme bestehen?) oder erlauben eine ressourcenorientierte Sicht: Welche Fähigkeiten sind vorhanden?

Behinderung als Herausforderung für die Altenpflege

Unabhängig von der rein zahlenmäßigen (quantitativen) Größe ist das Thema „Alter und Behinderung“ für die professionelle Altenpflege in zweifacher Hinsicht auch eine qualitative Herausforderung: Zum einen treten mit zunehmendem Alter – häufig krankheitsbedingt – mehr und mehr Behinderungen auf. Zum anderen werden Menschen mit Behinderung zunehmend älter. Wie in der übrigen Bevölkerung auch steigt ihre Lebenserwartung stetig an.

Erworbene Behinderungen im Alter

Aufgrund alterphysiologischer oder krankhafter Veränderungsprozesse sind viele alte Menschen in ihren täglichen Verrichtungen oder aber auch ihren sozialen Beziehungen „behindert“. Folge dieser Behinderung ist häufig ein zunehmender Unterstützungs-, Betreuungs- und Pflegebedarf. Sozialpolitisch wird dieses Problem dadurch verschärft, dass aufgrund des demographischen Wandels die Anzahl alter Menschen in der Gesellschaft kontinuierlich steigt. Eine politische Antwort auf diese Entwicklung war sicherlich die Einführung des Pflegeversicherungsgesetzes 1995. Es wurde erkannt, dass der durch Behinderung im Alter entstehende Pflegebedarf eine soziale Herausforderung darstellt und solidarisch finanziert werden muss.

Alternde Menschen mit lebenslangen Behinderungserfahrungen

Das Problem des Auftretens von Behinderungen im zunehmenden Alter steht schon lange im Blick der Altenhilfe. Seit ca. Mitte der 80er-Jahre des 20. Jahrhunderts aber rückt eine weitere Entwicklung ins Zentrum der Aufmerksamkeit: Menschen, die häufig bereits von Kindheit an mit angeborenen körperlichen, psychischen oder geistigen Behinderungen leben, werden immer älter.

Dass diese Entwicklung erst seit Kurzem an Bedeutung gewinnt, hat mehrere Gründe:

- Lag die durchschnittliche Lebenserwartung von Menschen mit lebenslangen Behinderungserfahrungen früher bei ungefähr 50 Jahren, so nimmt diese durch die verbesserten medizinischen und heilpflegerischen Behandlungskonzepte zu.
- Besonders Menschen älterer Geburtsjahrgänge, die geistige Behinderungen aufwiesen, wurden häufig Opfer des nationalsozialistischen Terrors, sodass die heute „alternden Generationen behinderter Menschen" meist erst nach dem Zweiten Weltkrieg geboren wurden.
- Die Präsenz behinderter Menschen in der Gesellschaft war lange Zeit eher gering, da sie – z. B. bei geistigen Behinderungen – meist in psychiatrischen Kliniken untergebracht wurden. Dabei wurde die Notwendigkeit einer besonderen Form der Betreuung alternder Behinderter oft nicht erkannt. Die Meinung war eher, dass es keinen Unterschied zwischen alten und jungen Behinderten gäbe, da behinderte Menschen sich in ihrem Lebenslauf nicht weiter entwickeln und „auf dem Entwicklungsstand eines Kindes" verharren würden.

Auch bei Menschen mit Behinderungen steigt mit zunehmendem Alter das Risiko pflegebedürftig zu werden. Zunehmend wichtige Fragen werden sein, ob die bisher bestehenden Einrichtungen der Behindertenhilfe überhaupt auf einen Anstieg von pflegebedürftigen Bewohnern eingestellt sind, wie und wo diese alten Menschen mit Behinderungen leben können und wie die Pflege der Betroffenen finanziert wird.

Unterschiede in der lebensweltlichen Prägung

Die Art und Weise, in der Menschen mit angeborenen Behinderungen ihre individuelle Lebensplanung angehen, unterscheidet sich sicher häufig nicht grundsätzlich von derjenigen der nichtbehinderten Menschen. Allerdings hängt der Umfang, in dem diese Lebensplanungen tatsächlich realisiert werden, häufig maßgeblich von Art und Ausmaß der Behinderung und vom Grad der Unterstützung ab, die die Menschen mit angeborenen Behinderungen erfahren.

Berufsleben

Anders als bei Menschen, die erst im höheren Lebensalter Behinderungen erfahren, haben nicht alle Menschen mit angeborenen Behinderungen die Möglichkeit, reguläre Bildungsabschlüsse und Berufsausbildungen zu absolvieren. Je nach Art und Ausmaß der Behinderung sind Menschen mit lebenslangen Behinderungserfahrungen häufig in sog. „Werkstätten für Behinderte" erwerbstätig und beschäftigt.

Soziale Kontakte

Single-Dasein. Viele Menschen mit lebenslangen Behinderungserfahrungen gründen keine eigenen Familien, sodass ihnen die Eltern- und Großelternrolle versagt bleibt. Ca. 90% aller schwerstbehinderten Menschen verbringen ihr Leben als Single. Parallel zur Familienplanung entwickelt sich üblicherweise die Gründung eines eigenen Haushaltes. Auch hier zeigt sich bei Menschen mit angeborenen Behinderungen eine Besonderheit: Viele von ihnen verbringen ihr Leben entweder bis ins höhere Alter in ihren Herkunftsfamilien (also meist bei ihren eigenen Eltern) oder sogar ganz in institutionell-organisierten stationären Einrichtungen der Behindertenhilfe.

Einrichtung als soziales Netz. Aufgrund dieser besonderen Lebensumstände von Menschen mit lebenslangen Behinderungserfahrungen besteht auch das primäre soziale Netz nicht in einer eigenen Familie; stärkere Bedeutung haben oft diejenigen sozialen Kontakte, die über die Erwerbstätigkeit in Behindertenwerkstätten oder das Leben in Behinderteneinrichtungen geknüpft wurden (**Abb. 2.75**).

Konsequenzen für die Pflege

Um beide Gruppen von Menschen mit Behinderungen im Alter adäquat pflegen und betreuen zu können, muss man sich zunächst mit den je unterschiedlichen Lebenswelten von Menschen mit erworbenen Behinderungen und Menschen mit lebenslangen Behinderungserfahrungen vertraut machen. Biographische Kenntnisse und das Wissen um die jeweilige lebensweltliche Prägung eines alten Menschen ermöglichen es nämlich, Konsequenzen für die Betreuung, Pflege und Begleitung der betroffenen Menschen zu ziehen.

M *Behinderung ist immer auch als ein wechselseitiges Phänomen zu verstehen: Menschen, die Behinderungen haben, werden häufig auch behindert.*

M *Auch Menschen, die häufig bereits von Kindheit an mit angeborenen körperlichen, psychischen oder geistigen Behinderungen leben, werden immer älter, z. B. durch die verbesserte Behandlung.*

Auch Menschen mit Behinderungen können im Alter pflegebedürftig werden. Bei ihnen kann es sogar zu einem früheren bzw. beschleunigten Auftreten von typischen Altersveränderungen und Erkrankungen (z. B. Demenz) kommen.

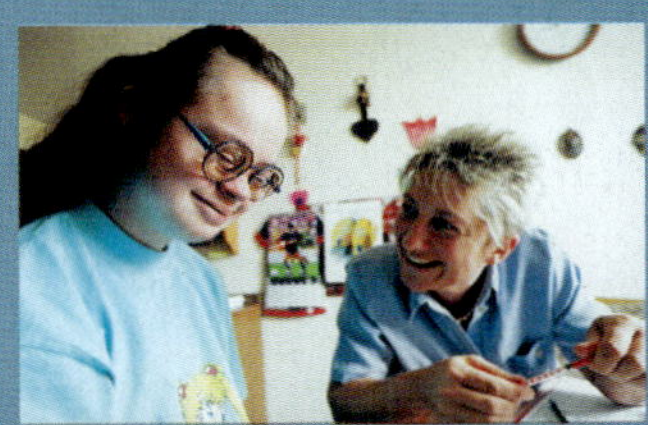

Abb. 2.75 Menschen mit Behinderungen erfahren soziale Kontakte häufig nur innerhalb einer Einrichtung der Behindertenhilfe.

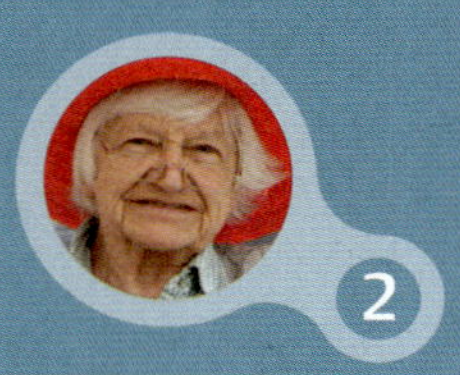

Geringes Einkommen verhindert oft private Altersvorsorge, sodass Menschen mit lebenslangen Behinderungserfahrungen im Alter meist nur über geringe eigene Mittel verfügen. Eine eigenständige und unabhängige Lebensführung im Alter ist daher nahezu unmöglich.

M *Menschen mit angeborenen Behinderungen leben nur selten in einem eigenen Haushalt. Das „Heim" wird für diese Menschen zur eigentlichen „Heimat".*

M *Durch das Fehlen einer eigenen Familie ist bei Menschen mit angeborenen Behinderungen die soziale Isolation im Alter meist stärker als bei alten Menschen, die Behinderungen erst später erworben haben.*

I **Internet:**
http://www.bmfsfj.de
http://www.bvkm.de
http://www.lv-koerperbehinderte-bw.de

Sozialer Status

Auch der soziale Status von Menschen mit erworbenen und angeborenen Behinderungen unterscheidet sich in der Regel gravierend. Verschiedene Aspekte bestimmen dabei den sozialen Status eines Menschen (**Abb. 2.76**).

Materielle/finanzielle Situation

Die finanzielle Situation im Alter hängt entscheidend von der Art und der Dauer der Berufstätigkeit ab. Für gewöhnlich werden mehr als 40 Jahre lang einkommensabhängig Rentenversicherungsbeiträge gezahlt. Aufgrund gesundheitlicher Einschränkungen ist die Zeit der Beitragszahlung bei Menschen mit angeborenen Behinderungen jedoch oft verkürzt.

Rentensituation

Schwerwiegend wirkt sich aus, dass Menschen mit angeborenen Behinderungen oft der Weg in den allgemeinen Arbeitsmarkt verschlossen ist und sie in „Werkstätten für Behinderte" ihren Lebensunterhalt verdienen. Der Verdienst liegt dabei in der Regel weit unter dem, der in einer regulären Berufstätigkeit erworben wird. Entsprechend geringer sind die Rentenleistungen, die entweder als Erwerbsunfähigkeitsrente (sog. „Behindertenrente" nach § 43 Abs. 3 SGB VI) oder als Altersrente für Schwerbehinderte (nach § 37 SGB VI) bezogen werden.

Eine Möglichkeit, die finanzielle Situation zu verbessern, besteht in der Gründung einer Familie: Sind nach der Heirat beide Ehepartner berufstätig, so steht i.d.R. ein doppeltes Haushaltseinkommen zur Verfügung. Sogar im Fall des Todes eines Ehepartners besteht eine gewisse finanzielle Absicherung („Witwenrente") für den hinterbliebenen Partner. Da Menschen mit angeborenen Behinderungen häufig weder Partnerschaften eingehen noch eigene Familien gründen, entfällt auch diese Option der finanziellen Sicherung.

Wohnsituation

Der Großteil der nichtbehinderten Menschen, die älter als 65 Jahre sind, leben im eigenen Haushalt – häufig zusammen mit dem Ehe- oder Lebenspartner.

Menschen mit angeborenen Behinderungen leben hingegen nur selten in einem eigenen Haushalt: Je nach Art und Ausprägung/Schwere der Behinderung verbringen sie oft die meiste Zeit ihres Lebens im elterlichen Haushalt oder in stationären Einrichtungen der Behindertenhilfe. Ihr Leben ist dann oft geprägt von der kontinuierlichen Anpassung an vorgegebene Regeln und der Integration in gemeinschaftliche Lebensformen unter Aufsicht.

Soziale Kontakte

Das Fehlen einer eigenen Familie (Ehepartner, Kinder, Enkelkinder) ist der wohl auffälligste Unterschied, vergleicht man die sozialen Kontakte von Menschen mit angeborenen und erworbenen Behinderungen. Leben Menschen mit lebenslangen Behinderungserfahrungen bis ins höhere Alter in ihrer Herkunftsfamilie, besteht meist eine ausgeprägte Verbindung zu den eigenen Eltern und Geschwistern. Diese Verbindungen brechen aber im Alter mehr und mehr weg: Eltern sterben, eigene Geschwister werden selbst alt.

Leben Menschen mit lebenslangen Behinderungserfahrungen über Jahre hinweg in stationären Behinderteneinrichtungen, so beschränken sich soziale Beziehungen oft auf Mitbewohner und Betreuer. Der Aufbau von Freundeskreisen außerhalb des Heimes fällt den Betroffenen meist schwer. Auch das Knüpfen sozialer Kontakte durch die Mitgliedschaft in Vereinen oder durch die berufliche Tätigkeit entfällt bei dieser Personengruppe oft.

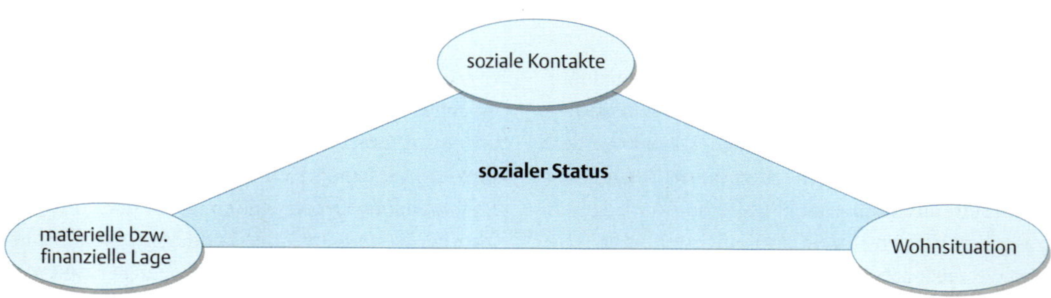

Abb. 2.76 Aspekte des sozialen Status.

Spezielle Wohnangebote und Dienste

Denkt man über Wohnangebote für Menschen mit Behinderungen im Alter nach, so gilt es zwischen zwei Aspekten zu unterscheiden:

1. Finanzierung von Einrichtungs- und Dienstleistungsangeboten,
2. Konzeptionierung von Wohn- und Betreuungs-/Pflegeangeboten.

Finanzierung von Einrichtungs- und Dienstleistungsangeboten

Die Finanzierung von „Eingliederungshilfen" für Menschen mit lebenslangen Behinderungserfahrungen erfolgt i.d.R. nach dem Bundessozialhilfegesetz (BSHG, §§ 39 und 40). Was aber passiert, wenn sich aufgrund zunehmenden Alters ein höherer Hilfe- und Pflegebedarf bei den Betroffenen einstellt?

Die bisherigen Wohneinrichtungen für behinderte Menschen sind leider nur unzureichend auf einen erhöhten Pflegebedarf ihrer Bewohner eingestellt. Maßnahmen der direkten Pflege können häufig nicht angeboten werden, weil die Kosten dieses Betreuungsmehraufwandes nur unzureichend gedeckt werden. Behinderte Menschen, die in stationären Einrichtungen der Behindertenhilfe leben, können zwar Leistungen der Pflegeversicherung (SGB XI) in Anspruch nehmen. Die Pflegekasse zahlt jedoch maximal 10% der Kosten des Heimentgelts – höchstens 256,00 € pro Monat (§ 43a SGB XI). Mit diesem Betrag ist ein entstehender Pflegeaufwand in der Regel nicht zu finanzieren.

Konzeptionierung von Wohn- und Betreuungs-/Pflegeangeboten

Einrichtungen der Behindertenhilfe sind bisher meist nur unzureichend auf einen erhöhten Pflegebedarf ihrer Bewohner eingestellt. Andererseits fehlen in bisherigen Alten- und Pflegeheimen Konzepte für die Pflege von Menschen mit lebenslangen Behinderungserfahrungen.

Bei der Entwicklung von Wohn- und Betreuungsangeboten für alte Menschen mit Behinderungen sollte die Förderung oder Wiederherstellung von Unabhängigkeit, Lebensqualität und Wohlbefinden als leitende Idee der Pflege gelten. Generell sollte berücksichtigt werden, dass behinderte Menschen und damit auch ältere behinderte Menschen die gleichen Grundbedürfnisse haben wie nichtbehinderte Menschen:

- Bedürfnis auf Wahrung der eigenen Identität,
- Bedürfnis nach Erhalt und Förderung vorhandener Selbstständigkeit,
- Bedürfnis nach sinnvoller Beschäftigung,
- Bedürfnis nach Teilnahme am sozialen Leben in der Gemeinschaft,
- Bedürfnis nach Sicherheit.

Wohnformen

Für die Wohnumfeldgestaltung ergeben sich folgende Konsequenzen:

1. Die vertraute Wohnumgebung ist durch bedarfsgerechte Unterstützung so lange wie möglich zu erhalten – auch, um bestehende soziale Netze nicht zu zerstören. (Der Grundsatz „ambulant vor stationär" gilt zwar auch für Menschen mit angeborenen Behinderungen – zu beachten ist aber, dass der Verbleib in der eigenen häuslichen Umgebung häufig dann erschwert ist, wenn z. B. Eltern versterben und die Betreuung durch eigene Familienangehörige nicht mehr geleistet werden kann.)
2. Je nach individuell bestehendem Bedarf müssen Betreuungseinrichtungen dem Bedürfnis nach Sicherheit durch Schaffung einer verlässlichen Tages-, Wochen- und Jahresstruktur Rechnung tragen. Ebenso müssen sinnvolle – das heißt lebensweltlich und biographisch orientierte – Beschäftigungsangebote vorgehalten werden.
3. Die Teilnahme am gesellschaftlichen Leben sollte konsequent ermöglicht werden. Gleichzeitig sollte die Einbindung in ein möglichst umfassendes „Netzwerk von Hilfeformen" erfolgen. Damit ist gemeint, dass professionelle, teilprofessionelle, familiäre und ehrenamtliche Unterstützung miteinander verknüpft werden sollten. Einer „Behinderung durch die Gesellschaft" kann so entgegengewirkt werden.

Meindert Haveman schlägt – mit Blick auf die Gruppe älter werdender und alter Menschen mit geistiger Behinderung – u. a. Wohnformen vor, die in **Tab. 2.2** dargestellt sind.

Pflege oder Betreuung?

Die wohl wichtigste Frage bei der Entwicklung geeigneter Wohn- und Betreuungsangebote für alte Menschen mit Behinderungen ist die, wie deren Selbstständigkeit gefördert werden kann. Für die Pflege und Betreuung von Menschen mit angeborenen Behinderungen sind hierbei spezifische Pflege- und Betreuungskonzepte zu entwickeln und anzuwenden. Idealerweise sollten diese am individuellen Pflege- und Unterstützungsbedarf orientierten Konzepte „multiprofessionell" gestaltet werden: Alten- und Behindertenhilfe müssen sich ergänzen und ihre Kompetenzen – nämlich die der (heil-)pädagogischen Begleitung, Unterstützung, Eingliederung und Betreuung und die der Pflege – sinnvoll miteinander verknüpfen zum Wohl der alten Menschen mit Behinderungen.

M *Die Finanzierung der Pflege alter Menschen mit lebenslangen Behinderungserfahrungen ist schwierig. Sie können zwar Leistungen der Pflegeversicherung in Anspruch nehmen, die Pflegekasse zahlt jedoch maximal 10% der Kosten des Heimentgelts.*

M *Bei der Entwicklung von Wohn- und Betreuungsangeboten für alte Menschen mit Behinderungen sollte die Förderung oder Wiederherstellung von Unabhängigkeit, Lebensqualität und Wohlbefinden als leitende Idee der Pflege gelten.*

M *Die vertraute Wohnumgebung der Betroffenen ist so lange wie möglich zu erhalten. Die Teilnahme am gesellschaftlichen Leben sollte konsequent ermöglicht werden, z. B. durch die Integration von Wohnangeboten in das Leben der Gemeinde.*

M *Die Selbstständigkeit alter Menschen mit Behinderungen kann gefördert werden, indem spezifische, am individuellen Bedarf ausgerichtete Pflege- und Betreuungskonzepte entwickelt werden. Alten- und Behindertenhilfe sollten sich dazu ergänzen.*

I **Internet:**
www.bmfsfj.de
www.bvkm.de
www.lv-koerperbehinderte-bw.de

Tab. 2.2 Wohnformen für alte Menschen mit geistigen Behinderungen (nach Haveman 2006)

Wohnform	*Kennzeichen*
Wohnfamilien	– Dauerhaftes Zuhause mit familienähnlicher Atmosphäre: – Die Bewohner leben mit den Wohnfamilienbetreuern und deren Familie unter einem Dach zusammen. **Vorteile:** – hohes Maß an sozialer Integration; – kann für Menschen mit lebenslangen Behinderungserfahrungen ein neues Zuhause nach dem Verlassen des Elternhauses, der Familie oder anderer Wohneinrichtungen sein – hohes Maß an individueller und bedürfnisorientierter Förderung möglich
Ambulant betreute/ unterstützte Einzel- oder Paarwohnungen und Wohngemeinschaften	– Die Betreuten wohnen in ihren eigenen, individuell gestalteten Mietwohnungen. – Sie wohnen in größtmöglicher Selbstständigkeit und erhalten von pädagogischen und hauswirtschaftlichen MitarbeiterInnen die notwendigen unterstützenden Hilfen. – Das ambulant betreute Wohnen kann in einer Einzel-, Paarwohnung, Wohngemeinschaft oder in einer Familie stattfinden; – es setzt einen hohen Grad an vorhandener Selbstständigkeit und gut ausgebildete soziale Handlungskompetenzen voraus. **Vorteil:** – hohe Einbindung in das gesellschaftliche Leben durch räumliche Nähe
Gruppengegliedertes Wohnen (Kleinstwohnheime, Wohnhäuser, Wohnstätten)	– In sich abgeschlossenen Wohngruppen mit max. 3 Gruppen, in denen jeweils ca. 6–8 Bewohner leben. – Jede Wohngruppe verfügt über einen eigenen Wohn-, Koch- und Esszimmerbereich. – Die Bewohnerinnen und Bewohner leben in Einzelzimmern, die sie selbst einrichten und gestalten können. – Therapie- und Beschäftigungsräume zur individuellen Förderung und zur Freizeitgestaltung sind vorhanden. – Denkbar ist auch, dass an diese gruppengegliederten Wohnformen **Einzel- und Paarwohnungen** angeschlossen werden. **Vorteile:** – Die Regeln des Zusammenlebens werden in der Gruppe definiert; – Alltagsverrichtungen werden den Fähigkeiten der Gruppenbewohner entsprechend aufgeteilt (> Förderung).

Essenswünsche und Essverhalten

Essen ist für die meisten Menschen ein Genuss, ein Empfinden von sinnlichen Freuden und stellt darüber hinaus noch – im Beisein von Freunden – ein gesellschaftliches Ereignis dar. Eine solche Mahlzeit wird auch als Zeichen der Gastfreundschaft empfunden und unterstützt religiöse, saisonale oder regionale Gepflogenheiten (z.B. Weihnachtsessen, Grillfest, Winzermahlzeit).

Körperliche Faktoren

Nahrungsaufnahme und Nahrungsverwertung sind abhängig von einer intakten Mundsituation und einem funktionstüchtigen Verdauungssystem. Einige Veränderungen im körperlichen Bereich, die das Essverhalten beeinflussen und beeinträchtigen können, werden im Folgenden vorgestellt.

Mundraum

Kaubeschwerden können durch einen schlechten Zahnstatus, eine schlecht sitzende Prothese oder schmerzhafte Erkrankungen im Mundraum hervorgerufen werden. Schluckstörungen sind eine häufige Beeinträchtigung infolge neurologischer Erkrankungen.

Pflegemaßnahmen. Eine sach- und fachrichtige Mundhygiene sollte im Rahmen der Körperpflege sowie nach jeder Mahlzeit durchgeführt werden. Die Krankenbeobachtung umfasst dabei die Beurteilung der Mundschleimhaut, Zahnsituation (z.B. wackelnde Zähne), Zunge und Lippen sowie die Überprüfung der Passgenauigkeit von Zahnprothesen.

Appetitbeeinträchtigung

Eine Appetitbeeinträchtigung kann aufgrund nachlassender sensorischer Fähigkeiten wie Geruchs- und Geschmackswahrnehmung (bedeckt eine Prothese einen großen Bereich des Mundraumes leidet der Geschmacksinn sehr darunter) oder einer Beeinträchtigung des Sehens (Alterssichtigkeit, Glaukom, Katarakt) auftreten.

Pflegemaßnahmen. Speisen ganz bewusst riechen und schmecken lassen. Bewusstes Schmecken und Riechen kann jedoch nur mit der entsprechenden Ruhe und Hinwendung gelingen. Da das Auge diese Wahrnehmung unterstützt, ist nicht nur auf ein ansprechendes Anrichten der Speisen zu achten, sondern auch auf das Benutzen der Sehhilfe.

Verdauungsvorgänge

Die im Alter physiologisch verlangsamten Verdauungsvorgänge können zu Völlegefühl, Sodbrennen, Magenschmerzen, Meteorismus oder Obstipation führen. Die Produktion von Verdauungssäften verringert sich; es besteht eine geringere Darmtätigkeit und eine schlechtere Resorption.

Pflegemaßnahmen. Bei solchen Beschwerden ist auf eine leichter zu verdauende Kostform – evtl. auf leichte Vollkost oder Schonkost – umzustellen. Die Nahrung ist in Ruhe einzunehmen und gut zu kauen. Bei Blähungen helfen verschiedene Tees, z.B. Kümmel- oder Fencheltee, auch eine warme Wärmflasche kann die Beschwerden lindern. Bei Sodbrennen sollte der Betroffene nach den Mahlzeiten immer noch mind. zwanzig Minuten (nach Art der Nahrung) in aufrechter Haltung sitzen bleiben. Auf Nahrung, die erfahrungsgemäß zu Sodbrennen führt, muss verzichtet werden.

Psychische Faktoren

Bewusstseinsverändernde Faktoren

Bewusstseinsverändernde Faktoren beeinflussen je nach Ausprägungsgrad (z.B. bei Demenz oder Psychosen) das gesamte Leben und somit auch das Essverhalten und Essenswünsche.

Pflegemaßnahmen. Diese sind hier äußerst feinfühlig zu wählen, da sie ausschließlich vom Grad der Beeinträchtigungen abhängt. Ziel und damit Grundlage des pflegerischen Handelns ist immer der wertschätzende Umgang mit dem Betroffenen. Eine klare Tagesstruktur, gleich bleibende Rituale können hier hilfreich sein. Exotische Gerichte werden den Appetit weniger anregen als altbekannte Gerichte, die beim Duft appetitanregend wirken.

Stimmung

Die innere Gestimmtheit nimmt Einfluss auf das Essverhalten, wobei die Reaktionen individuell unterschiedlich sind. So verschlägt es dem einen bei Traurigkeit den Appetit, während ein anderer unkontrolliert zu viel zu sich nimmt. Freude, Fröhlichkeit steigern häufig die Lust am Essen. Ein stabiles psychisches Gleichgewicht unterstützt ein gesundes Essverhalten. Gleichermaßen unterstützt ein gesundes Essverhalten das seelische Gleichgewicht.

Pflegemaßnahmen. Hier steht vor allem der wertschätzende Umgang mit den Pflegebedürftigen im Vordergrund: empathisches Eingehen sowie das Wahrnehmen der inneren Gestimmtheit der zu betreuenden Personen mit der Einleitung entsprechender, individuell angepasster Maßnahmen. Dies betrifft alles, was zum psychischen Gleichgewicht beiträgt. Auch die äußeren Umstände sind dabei zu bedenken, wie z.B. Tischnachbarn, Tischgestaltung und die Art und Weise der Nahrungsanreichung.

M ***„Essen und trinken hält Leib und Seele zusammen".*** *Mahlzeiten bedeuten Genuss und Sinnesfreude, strukturieren aber auch den Tagesablauf. Beim gemeinsamen Essen tauscht man sich aus, bespricht und entscheidet wesentliche familiäre Abläufe.*

D *Unter* ***Schonkost*** *werden leicht verdauliche Lebensmittel verstanden, die fettarm und ballaststoffarm sind. Die Nahrung wird meist gedünstet oder gekocht.*

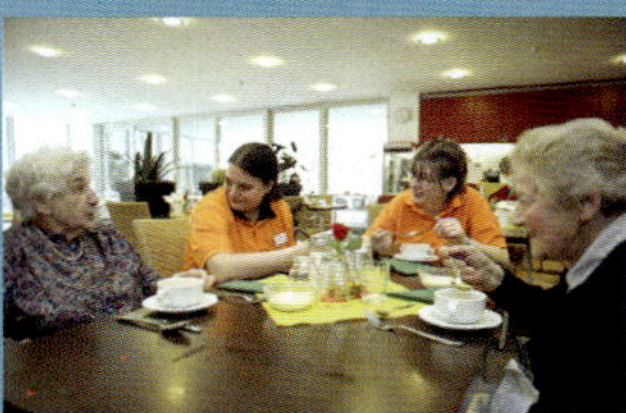

Abb. 2.77 Beim gemeinsamen Essen kann man sich austauschen.

M *Ein halbjährlicher Zahnarztbesuch ist auch im Alter angezeigt. Aufgrund der Kieferveränderungen trifft dies auch auf Zahnprothesenträger zu. Zunehmend werden zahnärztliche Untersuchungen auch in Pflegeheimen durchgeführt.*

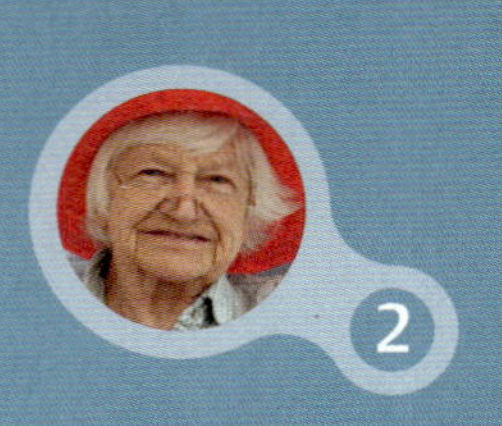

Essen zu Hause und im Heim

Essen zu Hause

Rüstige alte Menschen kochen i.d.R. ihr Essen selbst, je nach:
- Vorliebe, Gewohnheit und Jahreszeit,
- individuellem Bedarf,
- finanziellen Möglichkeiten.

Einkaufen und Mahlzeiten zubereiten gehören für die meisten Frauen zu den alltäglichen Dingen des Lebens. Die Essenszeiten strukturieren den gesamten Tagesablauf und sind häufig ein wesentlicher Bestandteil der Tagesorganisation. Bei zunehmenden gesundheitlichen Problemen kann das Kochen jedoch so beschwerlich werden, dass nur noch selten oder sehr einfach gekocht wird, z.B. bei rheumatisch bedingten Schmerzen in den Handgelenken, Zittern der Hände bei Morbus Parkinson oder allgemein bei zunehmender Schwäche.

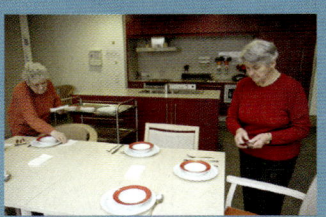

Abb. 2.78 „Selbermachen" schafft Beschäftigung.

Durch kleine Veränderungen bzw. Anpassungen in der Küche, z.B. gute Beleuchtung, gute Erreichbarkeit des Kochgeschirrs, Sitzmöglichkeit oder entsprechend einfach zu handhabende Küchengeräte kann die Nahrungszubereitung erleichtert werden.

Bei zunehmenden Schwierigkeiten kann z.B. durch Angehörige, Nachbarschaftshilfen oder sog. Einkaufshilfen die Eigenständigkeit weiterhin unterstützt werden.

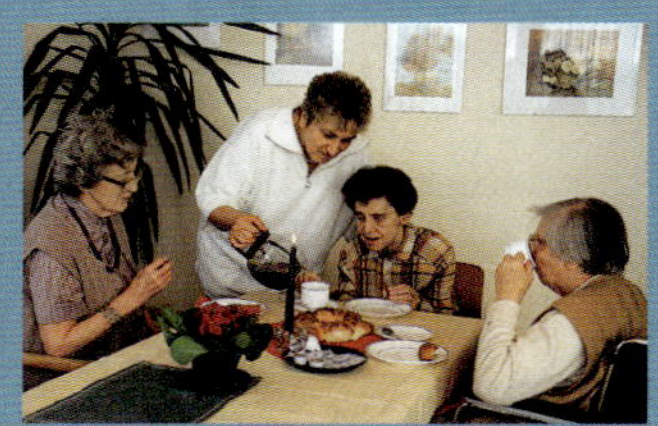

Abb. 2.79 Das gemeinsame Essen fördert die Kommunikation und erhöht die Lebensfreude.

Grenzen der eigenständigen Versorgung

Kritisch wird es, wenn der körperliche oder geistige Abbau so weit fortschreitet, dass eine Gefährdung für den alten Menschen entsteht. Dies kann z.B. in Form einer Mangelernährung geschehen, wenn keine entsprechenden Mahlzeiten mehr zubereitet werden. Aber auch durch Gefährdung im Haushalt, wenn z.B. vergessen wird, die Herdplatten auszuschalten.

Bei derartigen Anzeichen wird i.d.R. eine intensivere Betreuung z.B. durch ambulante Dienste, auch in anderen Bereichen des täglichen Lebens, erforderlich sein. Im Rahmen der Ernährung ist es sinnvoll, entsprechende Dienste in Anspruch zu nehmen, so bieten z.B. Kirchengemeinden oder viele Pflegeheime offene Mittagstische an. Hier steht nicht nur das Essen im Mittelpunkt, sondern auch die Begegnung mit anderen Menschen. Eine andere Möglichkeit ist es, Lieferdienste in Anspruch zu nehmen, die die Mahlzeit direkt nach Hause bringen (z.B. „Essen auf Rädern").

Essen im Heim

Die Pflegeeinrichtungen stellen eine bedarfsgerechte Ernährung sicher, auch im Bereich verschiedener Diäten. Einige Häuser bieten Wahlmenüs an, um entsprechende Vorlieben oder Abneigungen zu berücksichtigen. In Ausnahmefällen kann häufig auch Wunschkost zubereitet werden (z.B. bei Geburtstagen oder bei besonderen Erkrankungen).

Das Speiseangebot wird vor allem bekannte Speisen enthalten. Ebenfalls werden die Jahreszeit (z.B. deftige Speisen eher im Winter), bestimmte Festtage (z.B. Karfreitag, Ostern) und Wochentage (z.B. Eintopf am Samstag), den Speiseplan beeinflussen.

Zeiten

Die Mahlzeiten werden im Pflegeheim zu bestimmten Zeiten, meist gemeinsam eingenommen. Somit strukturieren die Mahlzeiten das Tagesgeschehen.

Zwischen den Hauptmahlzeiten werden kleine Zwischenmahlzeiten gereicht. Besonders wichtig ist die Spätmahlzeit um ca. 22.00 Uhr für Diabetiker, um zu große Blutzuckerschwankungen zu vermeiden.

Häufig wird für Menschen, die später aufstehen wollen, die Möglichkeit eingeräumt, das Frühstück später einzunehmen. Zunehmend bieten die Einrichtungen auch für Bewohner, die später zu Bett gehen wollen, Räume der Geselligkeit an (z.B. Nachtcafés). Selbstverständlich werden auch hier Getränke und eine Kleinigkeit zum Essen bereitstehen.

Orte der Begegnung

Das Essen wird meist gemeinsam, entweder auf den Wohngruppen oder in größeren Speiseräumen eingenommen. In einigen Pflegeheimen wird die Mahlzeit mit einem Gebet oder einem Tischspruch begonnen, solche Rituale können das Zusammengehörigkeitsgefühl unterstützen.

Die Wahl der Tischnachbarn sollte, wenn möglich, den Bewohnerwünschen entsprechen, um die Kontaktpflege zu unterstützen. Allerdings muss auch immer die Erreichbarkeit des Platzes, z.B. für Rollstuhlfahrer bedacht werden.

Durch den Umzug in ein Pflegeheim verändert sich die gesamte Lebenssituation. Die Selbstbestimmung tritt in den Hintergrund, die gewohnte Umgebung und gewohnte Speisen werden oft vermisst.

Ideal ist es, wenn die Möglichkeit besteht, gemeinsam eine Kleinigkeit zu backen oder zu kochen. Das gemeinsame, altbekannte Tun macht Freude und regt den gegenseitigen Austausch an. Entsprechende hygienische Richtlinien sind hierbei zu beachten.

Ernährungsanamnese und Biografie

Die Pflegeanamnese und die Biografiearbeit gehören zu den Qualität sichernden Instrumenten und sind innerhalb der Informationssammlung ein Teil der Pflegeplanung. Im Weiteren bietet die gezielte Erhebung einer Pflegeanamnese die Grundlage einer Pflegediagnose.

Ernährungsanamnese

Die Ernährungsanamnese ist ein Teil der Pflegeanamnese und wird erstellt, um den momentanen Ernährungszustand zu erfassen und einzuschätzen. Es wird dadurch deutlich ob und in welchen Bereichen Schwierigkeiten vorhanden sind oder Probleme in nächster Zeit zu erwarten sind. Innerhalb der Pflegeplanung sind diese Informationen die Basis, um sinnvolle, erreichbare Ziele festzusetzen und frühzeitig die individuellen, optimalen Maßnahmen zu folgern und festzulegen.

Inhalt

Schwerpunktmäßig sind Fragen zu folgenden Faktoren zu finden:

Appetit, aktuelle Gewichtsschwankungen, Body-Mass-Index, Mobilität (Beweglichkeit), akute Erkrankungen, chronische Erkrankungen, Menge und Häufigkeit der Nahrungsaufnahme, Lebensmittelwahl, Flüssigkeitsaufnahme, eigene Einschätzung der Situation, eventueller Unterstützungsgrad beim Essen mit entsprechender Hilfsmittelwahl, Einnahme bestimmter Medikamente, Akzeptanz einer eventuellen Diätkost, Unverträglichkeiten.

Zeitpunkt

Die Informationssammlung in Form einer Pflegeanamnese ist in den ersten Tagen nach Inanspruchnahme professioneller Pflege zu erheben. Das trifft in diesem Rahmen auch auf die Ernährungsanamnese zu. Sind im Bereich der Nahrungsaufnahme Probleme zu finden, werden entsprechende Ziele und Maßnahmen festgelegt. Es empfiehlt sich dringend hier entsprechende Pläne, wie ein Ernährungsprotokoll und einen Trinkplan zu führen.

Biografiearbeit

Jeder Mensch hat eine ganz individuelle Lebensgeschichte, die sein Verhalten, sein Empfinden, seine gesamte Persönlichkeit prägt. Im Altenpflegebereich ist das Wissen darüber von ganz besonderer Bedeutung, wenn eine individuelle, Lebensqualität steigernde Pflege erreicht werden soll.

Da das Essen eine zentrale Rolle in unserem Leben einnimmt, ist es selbstverständlich, dass auch in diesem Bereich entsprechende Informationen eingeholt und dokumentiert werden. So ist gewährleistet, dass der zu pflegende Mensch, auch wenn er hinfälliger wird und sich evtl. nicht mehr äußern kann, die ihm förderlichen Maßnahmen erhält.

Inhalt

Im Bereich Essen und Trinken wird dies natürlich Lieblingsspeisen oder Abneigungen betreffen. Wichtig ist auch die Wahl der Kostform, z. B. vegetarische Vorlieben. In der Biografie werden bezüglich der Ernährung auch Faktoren, die nicht alleine mit der Speise an sich zu tun haben aufgenommen, sondern auch Gewohnheiten oder Rituale. Der religiöse oder kulturelle Hintergrund spielt beim Umgang mit bestimmten Speisen häufig eine große Rolle.

Zeitpunkt

Zu Beginn einer Pflegebeziehung werden sich die biografischen Daten im allgemeinen Bereich bewegen. Erst nach Aufbau einer vertrauensvollen Beziehung wird der Pflegende mehr, z. T. auch sehr Intimes erfahren. Biografische Erhebungen im Bereich der Pflege können nie abgeschlossen sein und enden auch nicht mit dem Einzug in ein Pflegeheim oder bei Inanspruchnahme professioneller Hilfe.

Erkenntnisse

Die Biografiearbeit unterstützt auch im Bereich der Ernährung das pflegerische Handeln und ergänzt die Ernährungsanamnese um wichtige Erkenntnisse:

- Bestimmte Gerüche von Speisen lassen Lebenssituationen wieder lebendig werden. Dies ist z. B. auch bei sehr hinfälligen oder demenziell erkrankten Personen von Bedeutung (**Abb. 2.80**).
- Das Pflegen und Weiterführen von liebgewonnenen Gewohnheiten unterstützt das Wohlbefinden.
- Wurde in der Vergangenheit Hunger gelitten, ist der Betroffene wahrscheinlich äußerst unangenehm berührt, wenn Nahrungsmittel weggeworfen werden. Plötzlich wird verständlich, warum Nahrungsmittel im Nachtschrank aufbewahrt werden.
- Wenn Personen in ihrem Leben um Nahrungsmittel anstehen mussten, kann ein kaltes Büfett, an dem man sich anstellen muss, evtl. Abneigung hervorrufen.

D *Die **Ernährungsanamnese** ist ein Teil der Pflegeanamnese und wird erstellt, um den momentanen Ernährungszustand zu erfassen und einzuschätzen.*

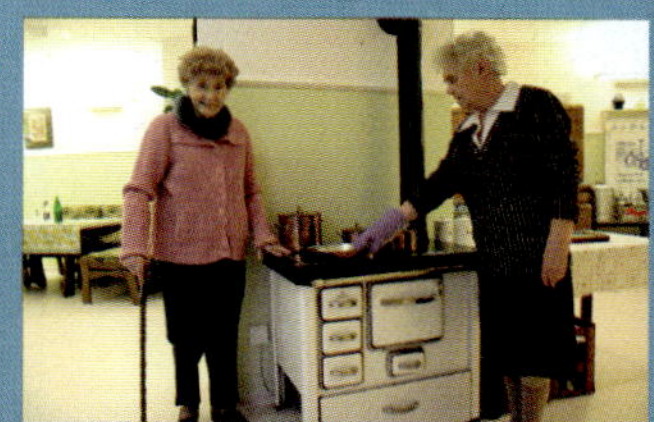

Abb. 2.80 Aus früherer Zeit bekannte Geräte oder Tätigkeiten lassen Lebenssituationen wieder lebendig werden.

M *In der Biografiearbeit geht es darum zu erkennen, wie die Lebensgeschichte das Verhalten und die gesamte Persönlichkeit prägt. Das Wissen darüber kann eine die Lebensqualität steigernde Pflege ermöglichen.*

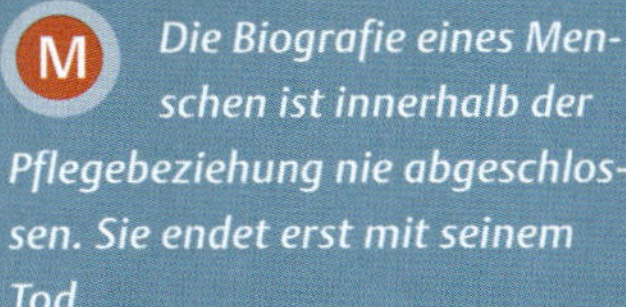

M *Die Biografie eines Menschen ist innerhalb der Pflegebeziehung nie abgeschlossen. Sie endet erst mit seinem Tod.*

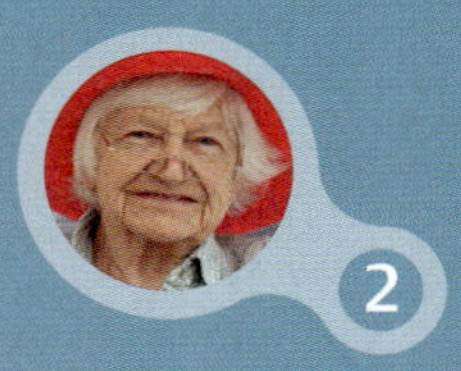

Ernährungsverhalten bei Bettlägerigen

M Wenn das Bett nicht mehr verlassen wird, führen fehlende geistig-seelische Reize zu einem Verkümmern und völligem inneren Rückzug.

Die Situation der Bettlägerigkeit stellt sich i.d.R. nicht plötzlich ein. Die Entwicklung zur völligen Immobilität ist ein Prozess. Dies zeigt sich dadurch, dass der Aufenthalt im Bett durch stundenlanges Sitzen im Rollstuhl oder einem Sessel unterbrochen wird. Im Weiteren verlässt der Betroffene das Bett nur noch für bestimmte Tätigkeiten, z.B. dem Toilettengang. Die höchste Stufe der Immobilität ist erreicht, wenn das Bett ohne fremde Hilfe nicht mehr verlassen werden kann.

Risiken der Bettlägerigkeit

In jeder Phase der Immobilität zeigen sich die bekannten Problemfelder: Im körperlichen Bereich z.B. Dekubitus, Kontrakturen, Thrombose und Pneumonie. Im psychischen Bereich kann es durch die Isolation zum inneren Rückzug, zur Interesselosigkeit an der Umwelt und somit zur Vereinsamung kommen. Im Bereich der Ernährung können sich folgende Probleme entwickeln.

Mangelernährung. Gelingt es nicht, bettlägerige Menschen zur ausreichenden Nahrungsaufnahme zu bewegen, droht die Gefahr der Mangelernährung. Um das frühzeitig zu erkennen, empfiehlt es sich ein Ernährungsprotokoll zu führen und dieses mit den entsprechenden Gewichtskontrollen zu ergänzen.

Exsikkose. Um der parallel dazu drohenden Exsikkose zu begegnen, sollten alle Kriterien bedacht werden, die das Trinken erleichtern. So sollte das Getränkeangebot abwechslungsreich, die Getränke immer erreichbar sein, die Wahl des Trinkgefäßes muss individuell angepasst sein, dabei ist darauf zu achten, dass nicht randvoll eingeschenkt wird. Das Führen eines Trinkprotokolls ist unumgänglich.

Essen und Trinken bei schwindender Mobilität

Grundsätzlich muss die Situation so gestaltet werden, dass die Eigenständigkeit gefördert wird. Das bedeutet, dass bestimmte Handlungsabläufe fachrichtig unterstützt werden und eine optimale Hilfsmittelwahl getroffen wird. Eine gefahrenfreie Nahrungsaufnahme und ein gefahrenfreies Trinken müssen gewährleistet sein.

Essen am Tisch

Die Nahrungsaufnahme sollte so lange wie möglich am Tisch sitzend erfolgen – wenn möglich in Gesellschaft mit anderen.

Essen am Bettrand

Ist eine Nahrungsaufnahme am Tisch nicht mehr möglich, ersetzt das Sitzen am Bettrand ein Stück weit die Normalität der Mahlzeit. Auch wenn das Essen eingegeben werden muss, sollte von dieser Möglichkeit Gebrauch gemacht werden.

Essen im Bett mit Oberkörperhochlagerung

M Die leicht nach hinten geneigte Haltung im Bett erschwert das Essen und Trinken deutlich und strengt die bereits geschwächten Personen sehr an; zudem steigt das Aspirationsrisiko.

Bei der Nahrungsaufnahme nehmen wir im Normalfall eine leicht nach vorne geneigte Haltung ein. Diese ist mit dem Aufrichten des Bettteils nicht zu erreichen. Die leicht nach hinten geneigte Haltung und ein zusätzliches Herunterrutschen im Bett erschwert das Essen und Trinken deutlich. Das Essen wird für die bereits geschwächten Personen sehr anstrengend, zudem steigt das Aspirationsrisiko.

M Sitzhaltung während des Essens im Bett:
- *Hüftknick entspricht dem Bettknick,*
- *Sitzbremse,*
- *Kissen im Lendenwirbelbereich.*

Bettstellung. Um eine eigenständige Nahrungsaufnahme zu erleichtern, müssen Hüftknick und Bettknick übereinstimmen. Idealtypisch wird die leicht nach vorne geneigte Sitzhaltung durch ein Kissen im LWS-Bereich unterstützt. Die Knie sind leicht angewinkelt, gegen das Herunterrutschen kann eine Sitzbremse eingebracht werden. Die Lagerung ist dem jeweiligen Schweregrad der körperlichen Einschränkungen anzupassen. (**Abb. 2.81**).

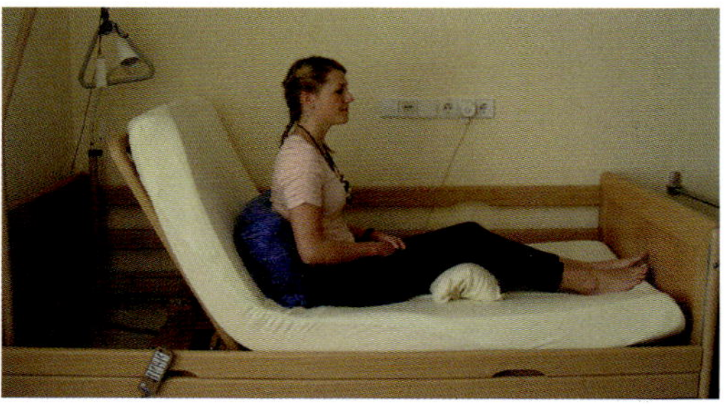

Abb. 2.81 Ein festes Kissen unterstützt die leicht nach vorne geneigte Haltung. Eine Knierolle und evtl. eine Sitzbremse verhindert das Herunterrutschen im Bett.

Essen in 30° Seitenlagerung

Diese Lagerung wird nur bei sehr schwachen Menschen während des Essens eingesetzt. Vorteil dieser Seitenlagerung ist, dass das Kopfteil etwas hochgestellt werden kann. Voraussetzung ist, dass Hüftknick und Bettknick übereinstimmen. 30° Grad sollten hier das Maximum sein, da sonst die Neigung im Hüftbereich zu Schmerzen führen kann. Eigenständiges Trinken ist sehr gut möglich, wobei das Essen einer gesamten Mahlzeit sehr anstrengt und der Unterstützung bedarf.

Kostform

Dem reduzierten Hunger- und Durstgefühl geschwächter Menschen lässt sich nur mit Individualität begegnen: Angepasste Portionsgrößen und Häufigkeiten der Mahlzeiten, eine leichte Kostform, individuelle Vorlieben usw. können oftmals das Entstehen einer Ablehnung bereits im Vorfeld unterbinden. So werden z.B. gut gewürzte, nicht zu dickflüssige Suppen in jeder Form sehr lange akzeptiert.

Ernährungsfehler

Die Qualität und die Menge der aufgenommenen Nahrung – einschließlich der Flüssigkeitsaufnahme – bestimmen den Ernährungszustand, wobei beides vom individuellen Energieverbrauch abhängig ist.

Fehlernährung

Eine Fehlernährung liegt dann vor, wenn zu viel, zu wenig oder zu einseitige Nahrung aufgenommen wird. Überernährung oder Mangelernährung belegen immer, dass die Menge oder die Qualität der aufgenommenen Nahrung nicht dem Körperbedarf entspricht.

Gerade im Alter entwickelt sich häufig eine Mangelernährung mit Untergewicht. Die Ursachen dafür sind in körperlichen, in seelisch-geistigen Bereichen, in der Umgebungsgestaltung oder in der Biografie des Betroffenen zu finden.

Viele ältere Menschen machen sich nicht die Mühe, für sich alleine zu kochen. So wird oft auf Tütensuppen oder ähnliche Fertigprodukte zurückgegriffen. Markant ist auch der Übergang vom dunklen Brot zu Weißbrot oder Zwieback (mit Tee) oder ein übermäßiges Weichkochen von Gemüse, um das Kauen zu erleichtern. Hinzu kommt, dass einige Lebensmittel nicht mehr so gut vertragen werden. Obst, rohes Gemüse oder hochwertige Säfte kommen selten bis gar nicht mehr im Speiseplan vor. Eine angeordnete, ausgleichende Diät stößt oftmals auf Ablehnung.

Auch bei sinkendem Kalorienverbrauch bleibt der Bedarf an Vitaminen und Mineralstoffen konstant. Tritt eine Krankheit auf, steigt der Bedarf sogar an. Daraus ist zu schließen, dass die Qualität der aufgenommenen Lebensmittel an Bedeutung gewinnt und Lebensmittel mit einer größeren Nährstoffdichte Verwendung finden sollten. Die Ernährungspyramide gilt als wichtigste Richtlinie für eine gesunde und vollwertige Ernährung (**Abb. 2.82**).

Flüssigkeitsaufnahme

Für eine richtige Ernährung ist neben der Nahrungsaufnahme die Flüssigkeitsaufnahme als gleichwertig zu betrachten. Als Faustregel gilt: Der Mensch benötigt täglich ca. 40 ml Flüssigkeit pro kg Körpergewicht. Natürlich wird diese Flüssigkeitsmenge nicht ausschließlich über Getränke eingenommen, sie ist auch in festen Nahrungsmitteln enthalten (ca. 600ml).

Dehydratation

Bei Essstörungen, Diarrhö oder starkem Erbrechen besteht die Gefahr einer Dehydratation oder Exsikkose. Deshalb ist in solchen Fällen die direkte Flüssigkeitszufuhr zu erhöhen. Folgen einer Dehydratation sind:

- Durst (das Durstgefühl kann mit zunehmender Dehydratation abnehmen),
- fehlender Speichelsee unter der Zunge, verminderte Urinmenge,
- Müdigkeit, Schwäche, Schwindelgefühl, Gangunsicherheit,
- Kopfschmerzen, Verwirrtheitszustände, Krämpfe.

Gezielte pflegerische Vorgehensweise

Um Ernährungsfehler frühzeitig zu erkennen, müssen entsprechende Informationen eingeholt werden:

- Informationen über den Ernährungszustand und Ernährungsgewohnheiten,
- Ernährungsanamnese mit Gewicht und Body-Mass-Index,
- biografische Daten von Gewohnheiten, Ritualen, Vorlieben und Abneigungen.

Problemidentifizierung und Problembeschreibung

Leitfragen. Die Ursachensuche hat den körperlichen, den seelisch-geistigen Bereich und die Umgebungsfaktoren zu berücksichtigen. Dabei gelten folgende Leitfragen:

- *Kann* die Person nicht essen, *darf* sie nicht essen oder *möchte* sie nicht essen?
- Welche Gründe gibt es hierfür?
- Ist die Beschaffenheit der Lebensmittel Grund für die Fehlernährung?

Ziel. Das Ziel all dieser Maßnahmen muss sein, einer Fehlernährung vorzubeugen oder diese zu beheben. Individuelle Maßnahmen betreffen den körperlichen, seelisch-geistigen Bereich ebenso wie die Umgebungsfaktoren, z.B. sach- und fachrichtige individuelle Unterstützung durch eine Pflegekraft, Auswahl der richtigen Hilfsmittel, Art und Menge der Nahrung den individuellen Bedürfnissen anpassen.

Zu beachten ist:

- Da schwache, mangelernährte Menschen keinen Appetit haben, ist es besonders wichtig, dass die Mahlzeiten immer frisch zubereitet werden. Dies gilt auch für kleine Zwischenmahlzeiten.
- Häufig erschweren Schluckprobleme mit der Gefahr der Aspiration die Nahrungsaufnahme. Deshalb muss immer auf eine optimale Sitzhaltung geachtet werden. Das Andicken der flüssigen Speisen oder der Getränke kann das Schlucken erleichtern (Herstellerhinweise sind zu beachten).
- Eine zusätzliche Kalorienzufuhr kann durch das Angebot einer Trinknahrung erreicht werden. Dies ist im Trinkprotokoll oder im Ernährungsprotokoll aufzunehmen.

M *Der Bedarf an Energie beträgt bei einem gesunden Erwachsenen i. d.R. 30 kcal/kg Körpergewicht und sinkt bei Menschen über 65 Jahre um ca. 25% (Deutsche Gesellschaft für Ernährung).*

M *Es genügt nicht, dass gegessen wird, es ist ebenso wichtig, was gegessen wird*

M *Ein Wasserverlust von über 20% des Körpergewichts kann zum Tod führen. Die Festlegung der zuzuführenden Flüssigkeitsmenge bei einem großen Wasserverlust ist an die medizinische Diagnose und eine ärztliche Verordnung gebunden.*

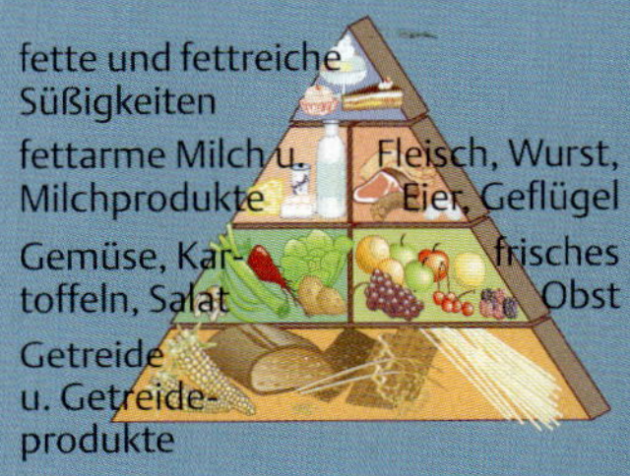

Abb. 2.82 Die Ernährungspyramide als wichtigste Richtlinie für eine gesunde und vollwertige Ernährung (nach Biesalski).

P *Sehr schwache, mangelernährte Menschen empfinden ein sehr schnelles Sättigungsgefühl. Es empfiehlt sich, häufige und kleinere Wunschmahlzeiten anzubieten.*

P *Angebrochene Behälter von Trinknahrung sind im Kühlschrank aufzubewahren (nicht wärmer als +7 °C) und innerhalb von 24 Stunden zu verbrauchen. Vor dem Trinken ist die Nahrung auf Zimmertemperatur zu bringen.*

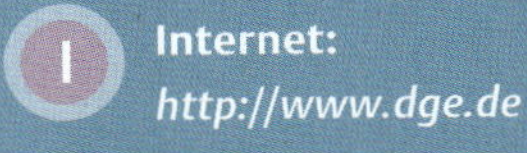

I **Internet: http://www.dge.de**

Ernährung bei demenziell erkrankten Menschen

M *Auch wenn sich im fortgeschrittenen Stadium das Tischdecken auf ein immer wiederkehrendes Umsortieren des Bestecks reduziert, bereitet es doch auf die Mahlzeit vor. Hier zählt nicht das Ergebnis, sondern das Handeln.*

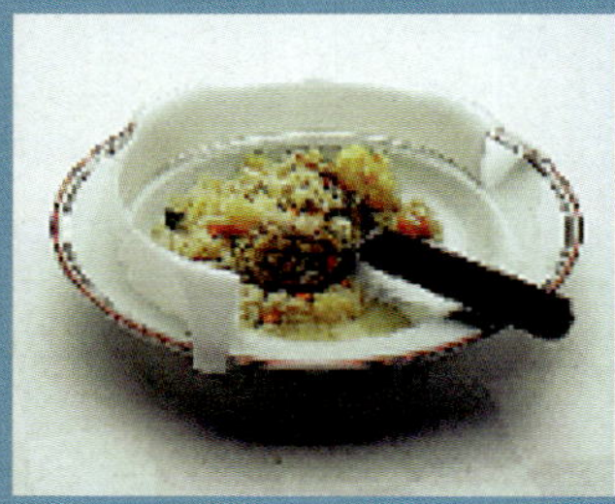

Abb. 2.83 Bei Schwierigkeiten in der Feinmotorik können Teller mit erhöhtem Rand beim Essen unterstützen.

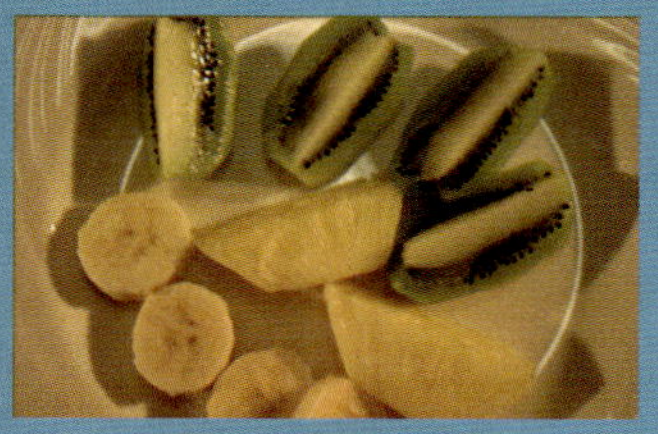

Abb. 2.84 Geeignete Speisen können mit den Fingern gegessen werden (Fingerfood).

P *Die Mahlzeiten sollten vor den Augen der Betroffenen zerdrückt oder zerkleinert werden. Auf püriertes Essen so lange wie möglich verzichten, weil es meist nicht zum Essen animiert.*

B *Im Speiseraum aßen ca. 20 Personen. Entsprechend umtriebig war es. Frau Winter schaute allem aufmerksam zu und wollte immer wieder aufstehen. Das selbstständige Essen war ihr nicht mehr möglich, es musste ihr von einer Pflegekraft gegeben werden. Jedoch war die gegessene Menge immer sehr klein. Dies änderte sich, nachdem Frau Winter die Mahlzeiten mit einer Pflegenden alleine, in ihrem Zimmer einnahm. Nach ca. einer Woche konnte sie selbstständig das gesamte Essen alleine aufessen. Damit hat sich der Verdacht der Reizüberflutung bestätigt.*

Zunächst unterscheidet sich die Zusammensetzung der Nahrung nicht von der Ernährung gleichaltriger Gesunder. Wenn jedoch durch die Demenz die Gegenwart erlischt und das Vergangene wieder lebendig wird, werden altbekannte Speisen mit größerem Appetit gegessen als neue exotische Lebensmittel. Ein grundlegendes, biografisches Arbeiten bekommt hier entscheidende Bedeutung.

Zu Beginn der Erkrankung kann sich fast unmerklich eine Mangelernährung einstellen, da das Kochen sich zunächst mehr auf einfache und einseitige Gerichte beschränkt oder später ganz eingestellt wird. Die Betroffenen können sich z. T. nicht mehr erinnern, ob sie bereits etwas gegessen haben. Auch das Einkaufen wird zunehmend unqualifizierter.

Maßnahmen zu Beginn der Erkrankung

Eine unterstützende Begleitung muss umfassend gewährleistet werden, um die auftretenden Selbstversorgungsdefizite auszugleichen. Schwerpunktmäßige Unterstützung im Bereich der Ernährung wäre z. B.: gemeinsames Einkaufen, Mahlzeiten und Trinkportionen für einzelne Tage zusammenstellen, Mahlzeiten gemeinsam vorbereiten und einnehmen.

Problemfelder und Maßnahmen innerhalb des Krankheitsverlaufs

Bei zunehmendem Verlust der kognitiven Fähigkeiten bildet ein fester, regelmäßig wiederkehrender Tagesablauf hilfreiche Orientierung. Einstimmend wirken häufig vorbereitende Tätigkeiten, z. B. das Tischdecken. Wenn der Betroffene sehr langsam isst, sollte er an dem Tisch Platz nehmen, an dem die Mahlzeiten zuerst ausgeteilt werden.

Hilfsmittel. Ein Warmhalteteller verhindert das Auskühlen der Speise. Bei Schwierigkeiten in der Feinmotorik können Teller mit erhöhtem Rand, rutschfeste Unterlagen oder Bestecke mit verstärkten Griffen das selbstständige Essen unterstützen (**Abb. 2.83**). Gläser sind nur halb zu füllen, es kann evtl. auf Plastikbecher zurückgegriffen werden.

Atmosphäre. Eine familiäre Atmosphäre unterstützt die Orientierung. Die Tische sind einfach aber stilvoll gedeckt, auf zu viel Dekoration ist zu verzichten, sie lenkt ab und kann im fortgeschrittenen Stadium der Erkrankung nicht mehr richtig zugeordnet werden. Sämtliche andere Geräuschquellen wie Radio wirken störend.

Reize. Im Laufe der Erkrankung nimmt die Konzentrationsfähigkeit ab, so lassen sich demenziell erkrankte Menschen leicht durch die umtriebige Situation in Speisesälen ablenken. Hinzu kommt, dass die verschiedenen Reize nicht selektiert werden können und somit die Konzentration auf das eigene Essen erschwert ist. Deshalb ist es sinnvoller, in kleineren Gruppen zu essen.

Bewegungsüberschuss. Wenn die Erkrankung mit einer starken Unruhe gekoppelt ist, haben die Betroffenen wenig Appetit, nehmen wenig zu sich und werden sich zu den Mahlzeiten kaum setzen. Der Kalorienbedarf kann häufig nicht gedeckt werden. Zum Ausgleich müssen deshalb viele kleine Mahlzeiten angeboten werden, geeignete Speisen können alternativ auch im Stehen oder im Umhergehen gegessen werden (**Abb. 2.84**).

Agnosie und Apraxie. Häufig genügt ein taktiler Reiz, damit die Betroffenen die Handlung in Gang setzen können: z. B. das Besteck in die Hand geben und die Hand des Betroffenen führen. Je fortgeschrittener die kognitiven Einbußen sind, desto mehr taktile Reize müssen gegeben werden, das gesprochene Wort wird in den Hintergrund treten.

Kau- und Schluckstörungen. Bei fortschreitender Erkrankung können Kaustörungen auftreten, oft besteht zudem eine reduzierte Speichelproduktion. Häufiges Nachspülen schlecht gekauter Bissen erhöht das Aspirationsrisiko. Deshalb sollte die Konsistenz der Nahrung den Schwierigkeiten angepasst und auf keinen Fall zu trocken sein. Treten noch Schluckstörungen hinzu, sind alle Maßnahmen zur Aspirationsprophylaxe durchzuführen (S. 176).

Nahrungsverweigerung. Eine besonders belastende Situation tritt dann ein, wenn die Nahrungsaufnahme gänzlich verweigert wird. Zur Einschätzung und Abklärung müssen sämtliche in Frage kommenden, möglichen Ursachen abgeklärt werden. Nahrungsverweigerung kann aber auch ein Zeichen von schwindendem Lebenswillen sein (S. 877). Dies zu erkennen und gleichzeitig zu akzeptieren bedeutet, auf eine PEG-Anlage zu verzichten. Diese äußerst schwerwiegende Entscheidung kann nur im gemeinsamen Gespräch mit Angehörigen, betreuenden Pflegekräften und Ärzten unter Einbeziehung der individuellen Persönlichkeit und Situation des Betroffenen vollzogen werden (S. 880).

Essplatzgestaltung, Getränkeangebot, Essen reichen

Die Art und Weise wie ein Tisch gedeckt, wie ein Essplatz gestaltet ist, welches Getränkeangebot besteht und wie das Essen gereicht wird, hängt sehr von persönlichen Gewohnheiten sowie den kulturellen Sitten und Gebräuchen ab. Im Alltag allerdings steht meistens die Zweckmäßigkeit im Mittelpunkt.

Essplatzgestaltung

Der Raum selbst sollte hell, freundlich und einladend wirken. Da im Pflegeheim Menschen mit Einschränkungen aller Art leben, ist eine helle, nicht blendende Beleuchtung zu installieren. Die Anordnung der Tische ist von der Räumlichkeit abhängig. Häufig werden kleine Gruppen von 4–6 Personen an einem Tisch sitzen. Es ist aber auch durchaus möglich, durch eine lange Tafel das Zusammengehörigkeitsgefühl zu unterstützen (z.B. bei einem Geburtstag oder anderen Festlichkeiten).

Tischgruppe

Die Zusammensetzung einer Tischgruppe sollte nach Möglichkeit den Bewohnerwünschen entsprechen. Dient doch das gemeinsame Essen auch dem Aufbau und dem Erhalt sozialer Kontakte. Trotzdem fließt bei der Sitzwahl die Zweckmäßigkeit aufgrund der verschiedenen Einschränkungen mit ein. So z.B. die gute Erreichbarkeit des Platzes für Rollstuhlfahrer oder eine zusätzliche Sitzmöglichkeit für eine Pflegekraft, wenn Hilfestellungen unterschiedlicher Intensität während des Essens notwendig sind.

Tischgestaltung

Eine Tischdecke unterstreicht die wohnliche Atmosphäre (**Abb. 2.85**). Eine Tischdekoration unterstützt das Gesamtbild und kann wechselnden Anlässen (z.B. Weihnachten, Geburtstag, usw.) angepasst werden. Prinzipiell ist, wenn überhaupt, nicht zu üppig zu dekorieren. Besonders bei dementen Menschen ist eine Dekoration überlegt vorzubereiten (S. 700). Um einen Tisch einladend zu gestalten, reicht oft, neben der Tischdecke, dem Besteck und den Gläsern, schon die richtige Platzierung der Servietten.

Das Tischdecken

Die Platzierung von Tellern, Gläsern und Besteck geschieht nach allgemeingültigen Regeln. Hier ein Beispiel für ein Frühstücksgedeck:

- ca. 1 cm von der Tischkante entfernt wird der Dessertteller eingedeckt,
- die Serviette liegt meist auf dem Teller,
- das Messer befindet sich mit der Schneide nach innen rechts neben den Teller,
- Tasse und Untertasse stehen rechts neben dem Messer im 45° Winkel zur Tischkante.

Getränkeangebot

Auch im Bereich der Getränkewahl hat jeder Mensch seine Vorlieben und Abneigungen. Im Pflegeheim werden üblicherweise zu den Mahlzeiten solche Getränke angeboten, die von den meisten Menschen toleriert und gleichzeitig gut vertragen werden.

Dies ist zum Frühstück meist koffeinfreier Kaffee oder verschiedene Teesorten, zum Mittagessen empfiehlt sich Wasser, da es den Geschmack der Speisen nicht übertönt, während sich am Abend Tee oder kalte Getränke eignen. Es sind die jahreszeitlich, individuell unterschiedlichen Bedürfnisse hierbei zu berücksichtigen. Auch zwischen den Mahlzeiten ist das Getränkeangebot sicherzustellen.

Umgang mit Alkohol

Der Umgang mit Alkohol bietet eine breite Diskussionsgrundlage. Prinzipiell ist gegen kleine Mengen von Alkohol nichts einzuwenden. Für einige Menschen rundet ein kleiner Schluck Wein oder ein Glas Bier die Mahlzeit ab. Auch kann ein Glas Bier als Einschlafhilfe durchaus sinnvoll sein. Es ist aber zu bedenken, dass bei Einnahme von bestimmten Medikamenten der Alkoholkonsum kontraindiziert, bei verschiedenen Erkrankungen unzuträglich ist. Außerdem muss bedacht werden, dass sich das Sturzrisiko bereits bei geringen Mengen Alkohol erhöht. Dies zeigt, dass im Umgang mit Alkohol nur eine individuelle Regelung sinnvoll ist.

Essen reichen

Essen reichen bedeutet mehr als nur den gefüllten Teller von rechts anzureichen und später wieder abzuräumen. Ein kurzes, persönliches Ansprechen, eine Bemerkung über das heutige Essen, evtl. Wahlmöglichkeiten, vermittelt das Gefühl des „Umsorgtseins" (**Abb. 2.86**). Die einzelnen Portionen müssen individuell bedacht und abgestimmt sein, denn manchem verschlagen zu große Portionen die Lust auf das Essen.

Sind alle Teller serviert, folgt ein kurzer Kontrollblick über den Tisch, ob alle Hilfsmittel eingedeckt und erreichbar sind. Die Sitzhaltung muss den möglichen Einschränkungen angepasst sein, damit der Bewohner sein Essen auch zu sich nehmen kann. Ein freundliches „guten Appetit" und evtl. ein gemeinsamer Tischspruch oder ein Gebet, schließt diesen Vorgang ab.

D *Zur **Tischkultur** gehört die Gestaltung des Tisches, das Servieren und Einnehmen der Speisen sowie der Umgang mit den Getränken.*

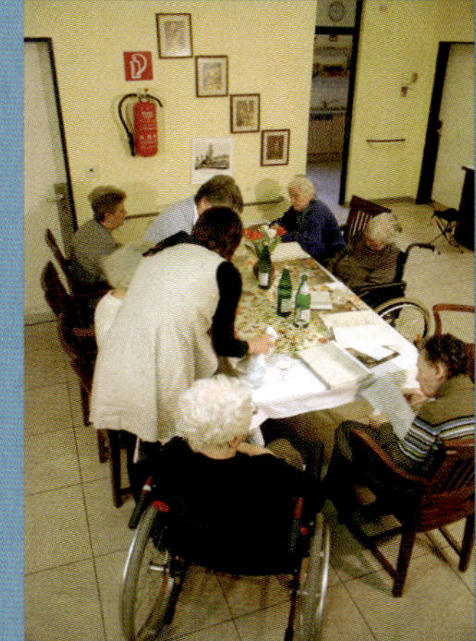

Abb. 2.85 Eine Tischdecke und ein Blumenstrauß unterstreichen die wohnliche Atmosphäre.

P *Ungekühlte Flaschen sind 24 Stunden nach dem Öffnen zu entsorgen. Das Keimwachstum ist im zimmerwarmen Getränken so hoch, dass bei immungeschwächten Menschen Erkrankungen ausgelöst werden können.*

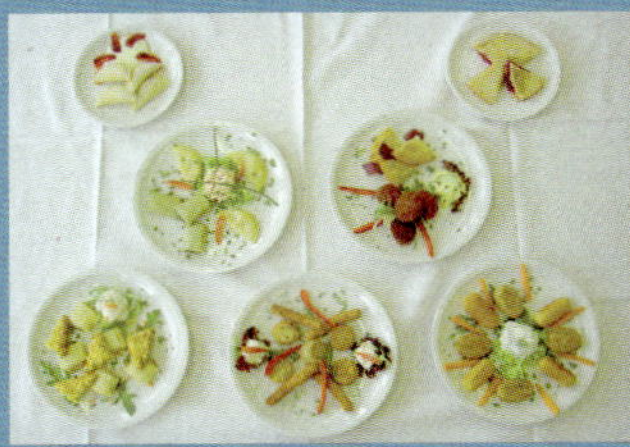

Abb. 2.86 Auch das appetitliche Anreichen von Essen und Trinken vermittelt das Gefühl des „Umsorgtseins".

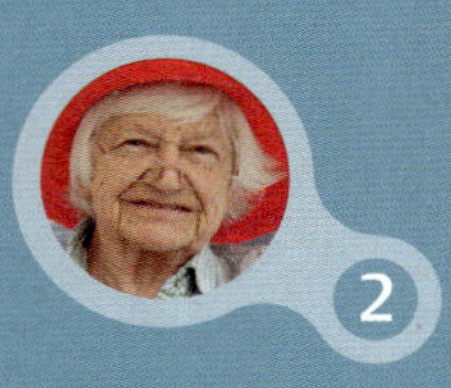

D *Unter **Verpflegungssystemen** versteht man alle Faktoren der Speiseherstellung und deren Zusammenwirken. Dies betrifft das Produktionsverfahren, Hilfs- und Betriebsmittel sowie das Personal.*

M *Seit Januar 2006 gilt in der gesamten Europäischen Union ein neues Hygienerecht. Diese Verordnung ersetzt die deutsche Lebensmittelhygieneverordnung.*

M *Werden die Speisen warm angeliefert oder wieder erwärmt, muss eine Heißhalte- bzw. Kerntemperatur von 75 °C gewährleistet sein. Die Heißhaltezeit darf 3 Stunden nicht überschreiten.*

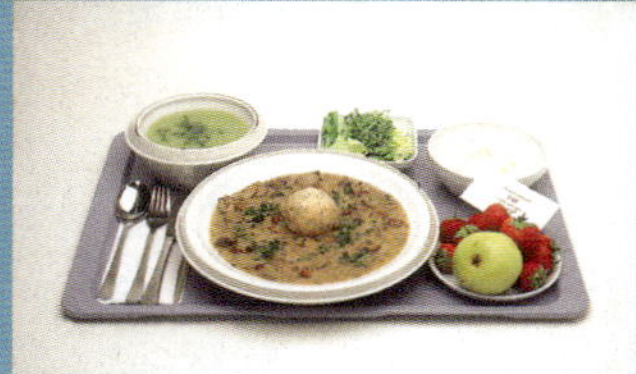

Abb. 2.87 Beim Tablettsystem werden die Tabletts für jeden Bewohner individuell vorbereitet.

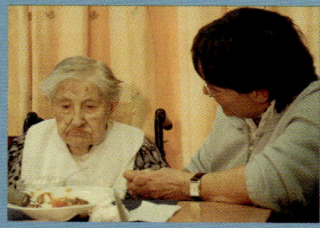

Abb. 2.88 Die Essensausgabe ist eine Schnittstelle zwischen hauswirtschaftlicher und pflegerischer Tätigkeit.

Näheres zum Schnittstellenmanagement s. S. 106.

Verpflegungssysteme

Unter Verpflegungssystemen versteht man alle Faktoren der Speiseherstellung und deren Zusammenwirken. Dies betrifft das Produktionsverfahren, Hilfs- und Betriebsmittel sowie das entsprechende Personal. Eine Vielzahl von Gesetzen, Vorschriften, Richtlinien und Verordnungen regeln dieses Organisationssystem.

Die Mahlzeitangebote verfolgen dabei nicht nur das Ziel der Sättigung, sondern auch das Ziel, den Ernährungszustand zu erhalten oder zu verbessern. Im weiteren Sinne können die Ziele der Ernährungsberatung oder Vermittlung von Esskultur und Freude am Essen genannt werden.

Aufbereitungssysteme

Cook and Serve

Viele Pflegeheime garantieren durch die hauseigene Großküche eine Frischkostzubereitung mit Vollkost, leichter Vollkost und Diabetes-Diät. Dabei muss die Zubereitung jeder speziellen, ärztlich verordneten Diät garantiert sein. Geschulte, qualifizierte Köche und Diätassistenten sind dafür Voraussetzung. Wunschkost mit entsprechenden Wahlmenüs dagegen kann nur in wenigen Pflegeheimen angeboten werden

Heißanlieferung

Einige Pflegeheime umgehen die aufwendige Einrichtung einer hauseigenen Großküche und greifen auf Anlieferfirmen (Vertrags-Caterer) zurück. Doch allein durch den Transport und/oder die Aufbewahrung der Speisen ergeben sich nicht unerhebliche Problemfelder (z. B. Vorschriften zur Warmhaltung).

Cook and Chill

Hier werden die Speisen nach der Zubereitung auf 0–3 °C gekühlt. Bei der Lagerung ist eine Temperatur von 4 °C vorgeschrieben, während beim Transport der Speisen 8° C nicht überschritten werden dürfen.

Cook and Freeze

Nach der Zubereitung werden die Speisen schockgefroren (–18 °C). Die Lieferung erfolgt in gefrorenem Zustand. Das Auftauen und das Durchgaren der Speisen kann durch Konvektomaten oder Mikrowellenherde erfolgen.

Bestimmte Lebensmittel und Speisen sind nur für den Sofortverzehr geeignet, z. B. gebundene Soßen, Kartoffeln und kurz Gebratenes. Somit würde bei Ausnutzung dieser Aufbereitungssysteme zwangsläufig das Nahrungsangebot eingeschränkt und muss deshalb mit frischen Lebensmitteln ergänzt werden.

Systeme der Speisenverteilung

Einzelportionen / Tablettsystem

Jedes Tablett ist bereits bewohnerbezogen vorbereitet (**Abb. 2.87**). Gedecke und vorportionierte Mahlzeiten (Suppe, Hauptgericht, Zwischenmahlzeit) werden von der Küche im geschlossenen Essenswagen auf die Wohnbereiche gebracht. Die warmen Speisen sind vor Auskühlung geschützt, frische Nahrungsmittel entsprechend abgedeckt.

Der Vorteil ist, dass die Handhabung der Speiseverteilung sehr einfach ist. Die Bestellung der Mahlzeiten erfolgt über Essenskarten, die mit dem Bewohner gemeinsam unter Berücksichtigung diätetischer Verordnungen oder persönlicher Wünsche (z. B. bestimmte Brotsorten, Marmeladen oder auch Unverträglichkeiten) festgehalten werden. Sie sind regelmäßig auf ihre Gültigkeit zu überprüfen und evtl. zu verändern. Eine familiäre Atmosphäre kann durch ein Tablettsystem aber schwer erreicht werden.

Mehrfachportionen / Schöpfsystem

Zum Frühstück / Abendbrot werden die Lebensmittel im Kühlwagen auf die Station gebracht. Die Lagerungszeit der Lebensmittel ist dabei auf 3 Stunden begrenzt, während dieser Zeit darf die Temperatur von 8 °C nicht überschritten werden. Hier können entweder die einzelnen Portionen direkt auf die Teller gegeben werden oder auch Tische eingedeckt werden. Manche Kühlvitrinen bieten die Möglichkeit, ein kaltes Büffet zu arrangieren.

Beim Mittagessen kommen entsprechende Warmhaltewagen zum Einsatz. Aus hygienischen Gründen ist die Heißhaltetemperatur von 70–75 °C einzuhalten. Dies bezieht sich auch auf die Speisenausgabetemperatur. Die Speisen werden auf dem Wohnbereich entweder direkt auf die Teller geschöpft oder in Schüsseln auf die Tische gestellt. Der Vorteil ist, dass individuell angepasste Portionen auf die Teller gegeben werden können.

Schnittstellenproblematik

Die Essenszubereitung und Essensausgabe auf den Stationen ist eine der Schnittstellen zwischen hauswirtschaftlicher und pflegerischer Tätigkeit (**Abb. 2.88**). Dies zeigt sich z. B. beim Kochen von Tee und Kaffe, beim mundgerechten Zubereiten von Speisen, beim Aufwärmen bestimmter Speisen, beim Ausgeben der Mahlzeiten, beim Tische eindecken, usw. So ist es durchaus üblich, dass diese Abläufe hauswirtschaftliche Mitarbeiter und Pflegekräfte gemeinsam auf dem Wohnbereich durchführen.

Grundlagen der Haushaltshygiene und -organisation

Die Hygiene befasst sich mit vorbeugenden Maßnahmen und dient der Gesunderhaltung einzelner Menschen oder ganzer Gruppen, um körperliche Erkrankungen sowie geistige, seelische und soziale Störungen fernzuhalten. Einzelne Bereiche sind z. B. Umwelthygiene, Arbeitshygiene, Krankenhaushygiene, Sozialhygiene, Psychohygiene.

Die Haushaltshygiene befasst sich mit den Maßnahmen zur Gesunderhaltung in der eigenen Wohnung. Es geht darum, schädliche Einflüsse zu erkennen, sie zu beurteilen und dann die geeigneten Maßnahmen zu ergreifen, um das Risiko von Erkrankungen minimieren zu können.

Raumtemperatur, Raumluft

Das gesamte Wohnklima wird von der Raumtemperatur und der Raumluft beeinflusst. Dabei ist die gefühlte Temperatur für den einzelnen Menschen maßgebend, empfohlen werden 20 °C für Wohnräume und 15 °C für Schlafräume. Im Alter kann sich das Temperaturempfinden verändern, es kann dann ein Thermostat an den Heizkörpern sehr nützlich sein.

Mehrmals am Tag sind die Wohnräume richtig zu durchlüften. Ein ständig gekipptes Fenster erfüllt nicht diese Anforderungen, zudem kühlen Möbel und Wände viel zu stark aus. Die ständig steigenden Heizungskosten dürfen keinesfalls dazu führen, die Belüftung einzuschränken. Dies könnte einen Schimmelpilzbefall an Wänden begünstigen.

Rauchen erzeugt eine sehr hohe Schadstoffbelastung. Da diese Schadstoffe, im Teer gebunden, langlebig in den Räumen verbleiben, bringt eine Belüftung nur bedingt Abhilfe. Deshalb sollte das Rauchen in Wohn- und Schlafräumen grundsätzlich unterlassen werden.

Küche, Bad, Toilette

Da Feuchtigkeit und Wärme immer das Bakterienwachstum fördern, sind diese Feuchträume besonders zu beachten. Regelmäßige, engmaschige Reinigung mit eigens hierfür vorgesehenen Wisch- und Putzlappen. Um eine Keimverschleppung zu unterbinden bleiben diese Reinigungstücher in den entsprechenden Räumen. Sie sind nach Gebrauch trocken und luftig zu lagern, nach zwei bis dreimaligem Gebrauch zu entsorgen oder zu waschen (am besten bei 90 °C).

Lebensmittel

Lebensmittel sind sach- und fachrichtig zu lagern. Mit frischen Lebensmitteln ist besonders sorgsam umzugehen, da sie nicht vorbehandelt sind (**Abb. 2.89**). Der Kühlschrank ist ca. alle 10 Tage auszuwischen, Verdorbenes und Lebensmittel mit überschrittenem Haltbarkeitsdatum sind zu entsorgen.

Wäsche

Aus hygienischer Sicht verdienen Bettwäsche, Leibwäsche, Wasch- und Wischlappen, Handtücher und Geschirrtücher besondere Aufmerksamkeit. Je nach Kontamination muss die Waschtemperatur zwischen 60 °C und 90 °C gewählt werden. Liegen z. B. ansteckende Erkrankungen oder Wunden vor, sind die kontaminierten Gegenstände nach den entsprechenden Hygienevorschriften (Infektionsschutzgesetz) zu behandeln.

Abfall

Die Mülltrennung ist inzwischen in jedem Haushalt übliche Praxis. Die Mülltüten sind gut zu verschließen und baldmöglichst aus dem Haushalt zu entfernen. Speisereste sollten nicht unnötig lange im Topf oder auf dem Teller belassen werden, sie werden umgehend entsorgt. Verbände und Wundauflagen werden sofort in einen separaten Abfallbehälter gegeben, aber niemals offen im Hausmüll abgelegt.

Persönliche Hygiene

Die entscheidende Bedeutung kommt hierbei der Händehygiene zu, da die Hände bei der Keimübertragung eine bedeutende Rolle spielen. Vor dem Kontakt mit Speisen ist es unumgänglich, sich die Hände zu waschen (**Abb. 2.90**). Dasselbe gilt nach Kontakt mit Abfall, nach dem Toilettengang oder nach einer Krankenversorgung. Eine hygienische Händedesinfektion ist nach Kontakt mit pathogenen Keimen durchzuführen. Die tägliche Körperpflege, der tägliche Wechsel der Leibwäsche und saubere Kleidung gehören zur Normalität.

Haushaltsorganisation

In welcher Art und Weise ein Haushalt organisiert ist, hängt von vielen verschiedenen Faktoren ab: z. B. Größe des Haushaltes, Anzahl und Alter der Familienmitglieder oder deren Berufstätigkeit. Ziel der Haushaltsorganisation ist immer, bei wirtschaftlichem Ressourceneinsatz ein Höchstmaß an Qualität zu erreichen.

Bestandteile der Haushaltsorganisation

Bestandteile der Haushaltsorganisation sind:
- bedarfsgerechter Einkauf,
- Hausreinigung und Materialpflege,
- Wäsche- und Textilpflege,
- wirtschaftlicher Umgang mit Energie,
- Beachtung des Umweltschutzes,
- Finanzplanung, Arbeitssicherheit,
- Zeitorganisation, Arbeitserleichterung, Arbeitsteilung.

D *Mit **Hygiene** sind vorbeugende Maßnahmen und die Gesunderhaltung einzelner Menschen oder ganzer Gruppen gemeint, um körperliche Erkrankungen sowie geistige, seelische und soziale Störungen fernzuhalten.*

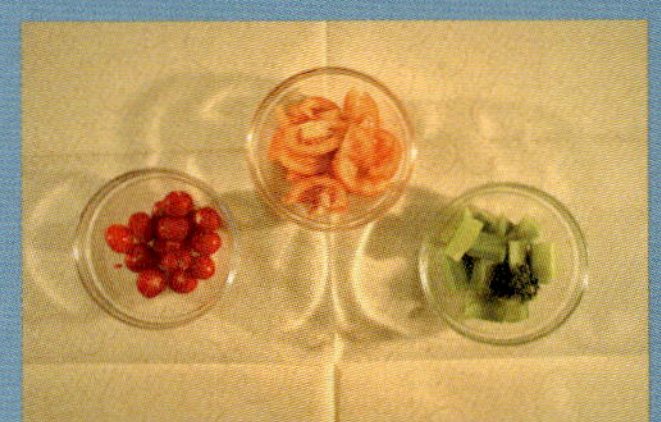

Abb. 2.89 Frisch aufgeschnittene Lebensmittel verderben bei Raumtemperatur sehr schnell.

M *Alle Arbeitsmaterialien, die mit Lebensmitteln in Berührung kommen, sind besonders reinlich zu halten. Dies gilt auch für die entsprechenden Arbeitsflächen.*

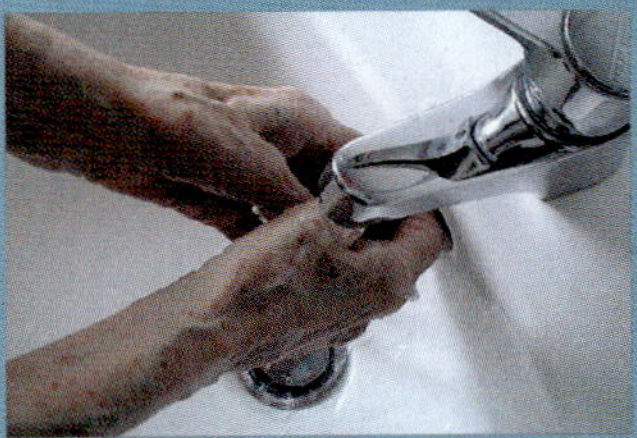

Abb. 2.90 Die Händehygiene spielt bei der Keimübertragung eine bedeutende Rolle – auch bei Bewohnern!

Mehr zu den Grundlagen der Hygiene lesen Sie auf S. 128.

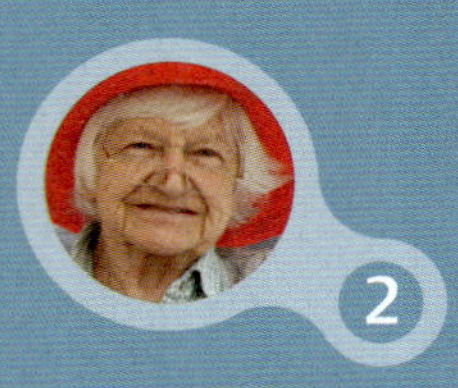

Dienste und Assistenzleistungen

M *Altersbedingte Einschränkungen bedeuten nicht zwangsläufig Leistungen der Pflegeversicherung zu erhalten. Trotzdem brauchen die Betroffenen eine unterstützende Begleitung im Haushalt, um ein Höchstmaß an Eigenständigkeit und Selbstbestimmung zu bewahren.*

Beratungs- und Informationsstellen:
Kirchengemeinden,
Wohlfahrtsverbände,
ambulante Dienste,
Beratungsstellen für Senioren,
Seniorenrat,
Nachbarschaftshilfe,
Selbsthilfegruppen, wenn eine spezielle Erkrankung vorliegt.

M *Ein systematisches Vorgehen, eine gezielte Beobachtung oder genaues gemeinsames Ermitteln der ursächlichen Probleme erleichtert das Aufspüren der notwendigen, begleitenden Unterstützung.*

M *Ein Symptom kann mehrere Ursachen haben, wenn jedoch die ursächliche Problematik nicht herausgefunden wird, werden u. U. völlig falsche Maßnahmen ergriffen.*

D ***Motivation** bedeutet, etwas aus einem individuellen, wichtigen Grund in Gang zu setzen.*

Situation der Betroffenen

Das Alter verlangt häufig einen höheren Energieaufwand zum Erledigen der Aufgaben als in jungen Jahren. So können Teile der Haushaltsführung und Haushaltsorganisation sehr mühsam werden und die eigenen Kräfte übersteigen. Altersbedingte Defizite bleiben den Angehörigen häufig lange Zeit verborgen. Zu fremd ist der Gedanke, dass die Eltern bei derart banalen Dingen Unterstützung benötigen. Oft bringt erst ein zufälliger Blick in den Kühlschrank die Realität der Situation zutage.

Die Einschränkungen sind aber häufig im Sinne der Pflegekassen (Pflegestufen) zu gering, um entsprechende Leistungen zu erhalten. Trotzdem wird jetzt eine unterstützende Begleitung bei der Haushaltsführung und -organisation notwendig.

Netz der Begleitung

Im Idealfall wird sich die Familie gemeinsam Möglichkeiten der Unterstützung überlegen. Dabei geht es darum, ein breites Netz der Begleitung aufzubauen, ohne den Betroffenen einzuschränken oder zu bevormunden. Die Unterstützung sollte möglichst gleichmäßig auf verschiedene Schultern verteilt werden, damit den begleitenden Personen die Unterstützung nicht zur Last wird, sondern als eigene Bereicherung empfunden werden kann.

Dienstleistungen können in unterschiedlicher Intensität in Anspruch genommen werden. So ist es möglich, dass zu der Unterstützung bei der Raumpflege an einigen Tagen auch Unterstützung beim Kochen oder Einkaufen nötig wird. Die Erstellung eines Wochenplans ist für alle Beteiligten hilfreich. Er lässt erkennen, wer zu welchem Zeitpunkt welche Tätigkeiten übernimmt und welche externen Dienstleistungen in Anspruch genommen werden.

Unterstützung bei der Ernährung

B Frau Winter hat in letzter Zeit sehr abgenommen. Auf Nachfrage stellt sich heraus, dass sie in letzter Zeit keine warmen Mahlzeiten für sich zubereitete.

Mögliche Ursachen:
- Frau Winter hat Schwierigkeiten im Bereich des Einkaufens,
- Frau Winter hat keinen Appetit,
- Frau Winter ist das Kochen zu mühsam,
- Frau Winter hat keine Motivation zum Kochen.

Gleich welche Ursache für das fehlende Kochen zutrifft, das Ergebnis spiegelt sich nur im Bereich der Mangelernährung wider. Je nach Ursache wird sich aber die Unterstützung unterschiedlich zeigen.

Einkaufen. Es muss nicht gleich der gesamte Einkauf abgenommen werden, vielleicht ist es möglich, gemeinsam einzukaufen. Manche Lebensmittelläden bieten Einkaufhilfen an. Hier kann man telefonisch seinen Auftrag abgeben, die Lebensmittel werden dann direkt nach Hause geliefert. Durch Getränkefirmen kann man sich die Getränke direkt ins Haus liefern lassen. In einigen Gegenden bringt der Erzeuger frisches Gemüse zu Hause vorbei.

Appetit. Häufig unterstützen gemeinsame Mahlzeiten wieder die Freude am Essen. Bei der Wahl der Lebensmittel sollte auf gute Qualität geachtet werden. Eine Suppe als Vorspeise regt den Appetit an und wird gerne gegessen. Ein Arztbesuch klärt einen möglichen, krankheitsbedingten Appetitverlust.

Motivation. „Es lohnt sich nicht für mich alleine zu kochen." Diese sehr häufige Aussage kann den Verlust des „Gebrauchtseins" widerspiegeln. Wenn der Grund tatsächlich an mangelnder Gesellschaft liegt, können Nachbarschaftshilfen oder Kirchengemeinden hilfreich unterstützen.

Mittagstisch

Fällt das Kochen schwer, wäre ein gemeinsames Kochen im Idealfall die Lösung. Dies wird aber i. d. R. nicht täglich durchführbar sein. Verschiedene Dienste bieten hier Hilfe an.

Wird täglich das Essen geliefert (Fahrbarer Mittagstisch, Essen auf Rädern), hat dies den Vorteil, dass sich ein menschlicher Kontakt zwischen Lieferant und Kunde entwickeln kann. Wenn diese Dienste in Abwechslung zum eigenen Kochen in Anspruch genommen werden, hat dies den Vorteil, dass das Kochen nicht gänzlich eingestellt wird, aber nicht jeden Tag gekocht werden muss.

Verschiedene Organisationen bieten einen offenen Mittagstisch an. Bei diesen Angeboten ist z. T. ein Hol- und Bringdienst inbegriffen. Dies hat nicht nur den Vorteil, dass regelmäßig eine Mahlzeit zu sich genommen wird, sondern auch, dass soziale Kontakte gepflegt werden können.

Eine förderliche Atmosphäre schaffen

Wohnen als Grundbedürfnis

Wohnen ist ein Grundbedürfnis des Menschen – in jeder Lebenssituation. Die Art, wie wir wohnen, und der Ort, wo wir wohnen, haben Auswirkungen auf unser Wohlbefinden. In der Gestaltung einer Wohnung drückt sich die Persönlichkeit und Kreativität ihrer Bewohner aus, so kann sie Hilfe zur Identifikation sein (**Abb. 2.91**).

Bauliche Gegebenheiten

Zum Wohnen gehören die baulichen Gegebenheiten, aber auch die Dinge, mit denen wir leben, die vielen kleinen und großen Gegenstände, die eine Wohnung unverwechselbar machen und die Zeiten und Ereignisse eines Lebens gegenwärtig halten. Die Dinge leben mit uns und wir gestalten mit ihnen unsere ganz persönliche Welt.

In die Räume unserer Wohnung können wir uns zurückziehen, die Türen verschließen, wenn wir das Bedürfnis danach haben, und wir können für Kontakte und Kommunikation die Türen öffnen. Die Wohnung bietet den Rahmen für die Gestaltung unseres Lebens. Sie gewährt Schutz und Sicherheit, sie kann der Ort sein für Entspannung und Regeneration.

Wohnumfeld

Zum Wohnen gehören die Menschen, mit denen wir leben: Familie, Freunde, Nachbarn, aber auch der Postbote und alle, mit denen wir einen Teil unseres Lebens im Stadtviertel teilen. Wohnqualität wird auch durch die Infrastruktur im Quartier bestimmt: Wie gut ist die Verkehrsanbindung? Gibt es ausreichend Geschäfte für die Befriedigung des täglichen Bedarfs? Gibt es Grünflächen und Parkanlagen? Sind Post, Arztpraxen, Apotheke, die Kirchengemeinde und Orte für kulturelle Angebote gut zu erreichen?

Eine ungeeignete Infrastruktur des Wohnumfeldes (z. B. eine breite, verkehrsreiche Straße direkt vor dem Haus, keine Geschäfte in der näheren Umgebung, die zu Fuß zu erreichen sind, und eine nicht altersgerecht ausgestattete Wohnung) können das selbstbestimmte Leben Älterer in ihrer angestammten Wohnung jedoch erschweren.

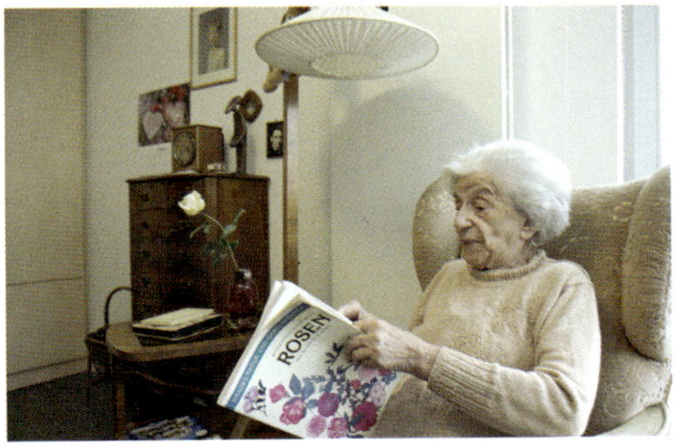

Abb. 2.91 Individuell gestaltetes Bewohnerzimmer.

Was versteht man unter einem förderlichen und sicheren Wohnraum und Wohnumfeld?

Es geht nicht nur um die Vermeidung von Stolperfallen in der Wohnung, sondern um die Schaffung vertrauter, angepasster Wohnbedingungen unter Wertschätzung und Beachtung der Wünsche und Gewohnheiten alter Menschen. Egal ob sich die Wohnung und das Wohnumfeld in den eigenen vier Wänden oder in einer anderen Wohnform befindet. Welche Wünsche und Bedürfnisse stehen für ältere Menschen hierbei im Vordergrund (**Abb. 2.92**)?

- Sind es die vertrauten Möbel, die eine Atmosphäre der Vertrautheit schaffen? Ein Sessel, in dem der Ehepartner immer saß?
- Sind es Erinnerungsstücke oder Bilder aus längst vergangener Zeit, die eine Verbindungsbrücke zu wichtigen Ereignissen im Leben der älteren Menschen bilden?
- Wie fühlt es sich für mich an, wenn ich aus meiner gewohnten Umgebung herausgerissen werde und für lange Zeit z. B. in einem sterilen, weißen Krankenhauszimmer leben sollte? Wenn ich bekannte Gesichter nicht einmal mehr auf einem Foto anschauen kann?

Geht man von sich aus, zählen viele Faktoren zu den förderlichen, die man braucht, um sich wohl, sicher und behütet in seiner Umgebung zu fühlen.

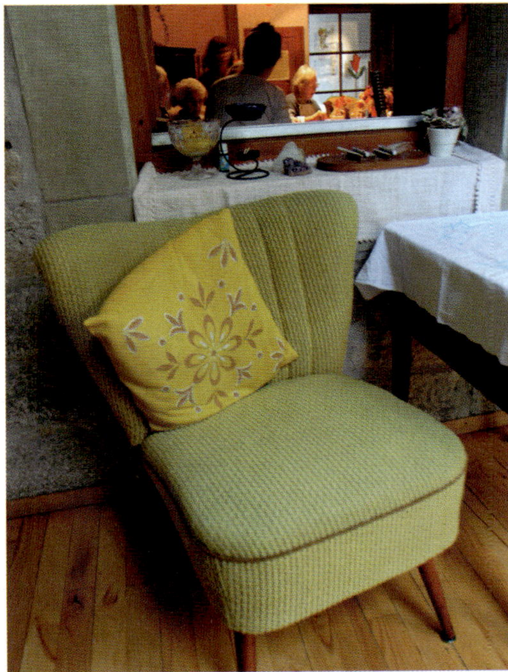

Abb. 2.92 Sind es die vertrauten Möbel, die eine Atmosphäre der Vertrautheit schaffen? Ein Sessel, in dem der Ehepartner immer saß?

M *Die Wohnung – auch als die „dritte Haut des Menschen“ bezeichnet – ist ein zentraler Orientierungspunkt, zu dem wir immer wieder zurückkehren.*

D **Förderlich** *bedeutet so viel wie vorantreibend, sich günstig auf eine Sache auswirkend. (Bertelsmanns Wörterbuch)*
Sicher *meint ein „Geschützt sein“ in seiner Umgebung, ein „Ungefährdet sein“. (Bertelsmanns Wörterbuch)*
Atmosphäre *beschreibt eine Stimmung, fröhlich, eisig oder auch harmonisch.*

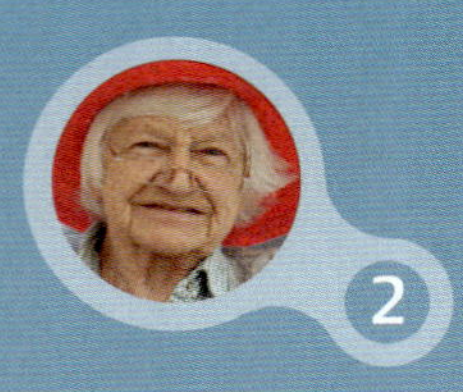

M **Menschenliebe** *bzw. Nächstenliebe definiert sich über die Freundlichkeit.*

M *Zur* **Würde eines Menschen** *wird im Grundgesetz im Artikel 1 festgehalten: „Die Würde des Menschen ist unantastbar." In der allgemeinen Erklärung der Menschenrechte vom 10.12.1948, Artikel 1 heißt es: „Alle Menschen sind frei und gleich an Würde und Rechten geboren."*

D **Taktgefühl**, *oder wie es früher hieß „Zartsinn", ist die umgangssprachliche Bezeichnung für die Charaktereigenschaft im Umgang mit anderen, diesen jede Beschämung zu ersparen.*

Diese Faktoren sind auf verschiedenen Ebenen angesiedelt. Licht und Farbe z. B. spielen auf der einen Seite eine große Rolle für die Wohnumgebung eines jeden Menschen, egal welchen Alters.

In Altenpflegeeinrichtungen sind es i. d. R. nicht die älteren Menschen selber, die über räumliche Gestaltungsmaßnahmen entscheiden. Aus diesem Grund sollten Planer bzw. Architekten das Wohnumfeld mit den Augen der Bewohner und Bewohnerinnen betrachten und deren Bedürfnisse und nicht nur den reibungslosen Funktionsablauf in den Vordergrund stellen. Neben den wichtigen baulichen Faktoren für eine wohnliche Umgebung, die weiter unten beschrieben werden, ist es für ältere Menschen aber auf der anderen Seite besonders wichtig, in einer Atmosphäre der Würde, der Freundlichkeit, des Taktgefühls und mit Zeit zu leben.

Zeit und Würde

Jeder ältere Mensch, der auf die Hilfe und Versorgung durch andere Personen angewiesen ist, hat selbstverständlich das Recht in seiner Würde als Mensch akzeptiert und anerkannt zu werden.

Im Berufskodex für Altenpfleger werden die ethischen Grundregeln der Altenpflege im Bezug zum älteren Menschen und zu seinen Bedürfnissen, seinen Wertevorstellungen, den Sitten und Gewohnheiten sowie dem Glauben eines jeden Einzelnen klar dargestellt. Hier einige Auszüge: „In der Altenpflege bestehen Grundsätze, die ebenso auf die kranken alten Menschen, wie auch auf die gesunden alten Menschen zutreffen. Der Bedarf an Pflege besteht weltweit. Sie wird ohne Rücksicht auf Nationalität, Rasse, Glauben, Geschlecht, politische Einstellung und sozialen Status ausgeübt. Die Altenpflegerin übt ihre berufliche Tätigkeit zum Wohle des Einzelnen, der Familie und der Gemeinschaft aus."

Die Einhaltung dieses Kodex im täglichen Pflege- und Lebensalltag trägt wesentlich dazu bei, eine förderliche und sichere Atmosphäre für den einzelnen älteren Menschen zu schaffen. Zum würdevollen Umgang miteinander gehört es, für den anderen Menschen Zeit zu haben. Ihn in seiner individuellen Schnelligkeit zu begleiten und ihn nicht mit meinem Arbeitstempo zu überfordern. Ihm das Gefühl von Wichtigkeit zu geben.

Freundlichkeit

In der Freundlichkeit steckt die Kraft zur Veränderung. Sie vermag eine verhärtete Seele zu erweichen. Sie kann die Spannung aus einer gereizten Atmosphäre nehmen, eine verfahrene Situation entschärfen und entgiften. Sie kann das Klima in einer Gemeinschaft erwärmen. Freundlichkeit kann Frieden stiften, kann versöhnen: durch ein Wort, eine Geste, einen Gruß. Höflichkeit, Hilfsbereitschaft und Einfühlungsvermögen haben viel miteinander gemeinsam. Wer freundlich ist, zeigt sich seinen Mitmenschen gegenüber aufmerksam und kann heiter sein.

Freundlichkeiten erweist man einander. Freundlichkeit hat nichts Berechnendes, aber durchaus etwas Ansteckendes. Freundliche Menschen haben etwas Liebenswertes. Bringen Licht ins Grau. Sie sind vielleicht weniger streitbar, aber deshalb noch lange keine Weichlinge. Harmonie ist ihnen wichtig. Anteilnahme ist eine gute Voraussetzung dafür: Wie geht es den Kindern, den Enkeln? Freundliche Menschen würden nie grußlos das Zimmer verlassen.

Freundlichkeit ist eine innere Haltung und kann freilich auch eine Maske sein, die verbirgt, wie uns in Wahrheit zumute ist. Dann lächeln wir, obwohl uns nicht nach Lächeln zumute ist. Auch das kommt vor, sollte aber nicht die Regel sein. Freundlichkeit ist die Eigenschaft, die ältere Menschen brauchen, wenn sie aus ihrer gewohnten Umgebung herausgerissen werden und vielleicht als Pflegefall auf andere Menschen angewiesen sind. Freundlichkeit ist auf jeden Fall eine Eigenschaft, die die Atmosphäre um uns herum förderlich und sicher gestalten hilft.

Taktgefühl

Taktgefühl ist nicht unbedingt angeboren, sondern muss im Laufe der Jahre im Kontakt mit Menschen, durch Vorbild und Weltkenntnis erworben oder bestärkt werden und setzt Toleranz voraus. Wesentlicher Bestandteil eines taktvollen Handelns ist, dass es von dem anderen gar nicht bemerkt wird, um ihn nicht in Verlegenheit zu bringen und keinerlei Kommentars bedarf. Taktgefühl ist kein Werkzeug, um andere Menschen zu beeinflussen, sondern ein Persönlichkeitsmerkmal, das man jedem Altenpfleger im Umgang mit älteren Menschen wünscht.

Gesundheitsfördernde Gestaltung der Wohnung

Außer den oben erwähnten allgemeinen Faktoren, die zur Sicherheit und einer förderlichen Atmosphäre beitragen, gibt es noch einige speziellere Punkte, die im Zusammenhang mit der gesundheitsfördernden Gestaltung der Wohnung und des Wohnumfeldes zum Tragen kommen:

- Licht,
- Farben,
- Grünanlagen,
- Klima,
- Temperatur,
- Geräusche.

Licht

Die Helligkeit, bzw. die richtige Lichtwirkung, gewinnt mit zunehmendem Alter an Bedeutung. Ältere Menschen nehmen ihre Umgebung durch ihre Sinne wahr. Sie sehen, riechen, schmecken, tasten, hören und reagieren auf diese Eindrücke. Die Sinne können als Hilfsmittel gesehen werden, die dem Gehirn Informationen über die Umgebung liefern. Lassen diese Hilfsmittel im Alter durch den normalen Abbauprozess der Zellen nach, kommt es häufig zu Fehlinformationen des Gehirns und dadurch zu Fehlinterpretationen der Umgebung. Licht soll der Orientierung und der Standortbestimmung des Menschen in einem Raum dienen, aber auch durch verschiedene Lichtverhältnisse der Jahreszeiten eine Orientierung in der Zeit ermöglichen.

Ebenso wird der Tag-/Nachtrhythmus von den Lichtverhältnissen geregelt. Ein sonniger Tag bringt Beleuchtungsstärken von bis zu 100 000 lux hervor, ein trüber Tag noch immerhin 3000 lux. In Innenräumen müssen wir uns häufig mit 100 lux begnügen. Lässt noch dazu das Sehvermögen nach, können z. B. Schatten schnell als Bedrohung empfunden werden.

Ältere Menschen benötigen mehr Licht. Ein 60-Jähriger benötigt für sein Wohlbefinden bereits zwei- bis dreimal so viel Licht wie ein 20-Jähriger. Ein hochbetagter Mensch braucht eine deutlich bessere Beleuchtung (ca. fünfmal höher) als ein junger Mensch. Besonders problematisch wird es bei einem dementen, älteren Menschen, der dazu noch schlecht sieht. Er ist in diesem Fall doppelt gehandicapt, da er sog. „überholende Schatten", die durch stark gebündeltes Licht entstehen, als Bedrohung ansieht und in Angstzustände versetzt wird. Diese können sich in Aggressionen den Angehörigen (oder dem Pflegepersonal) gegenüber zeigen. Irritationen durch Blendungen auf glänzenden Fußböden können dazu führen, dass Spiegelungen am Boden als Wasser oder Unebenheit empfunden werden. So kommt es, dass ein dementer alter Herr sich Schuhe und Strümpfe auszieht und über den Flur durchs „Wasser" watet. Blendungen können als Stufen empfunden werden und den Bewegungsablauf stören und somit zu Stolperfallen werden. Studien haben belegt, dass sich die Sicherheit der Heimbewohner bei der Einhaltung empfohlener Lichtstärken um ein Vielfaches steigert (M. Doser: Überblick zur VDI Richtlinie 6008).

Empfohlene Beleuchtungsstärken. Sie richten sich immer nach der unterschiedlichen Raumnutzung und den damit verbundenen Funktionen. Mittelmäßige Ansprüche werden an die Sehtätigkeit in Räumen wie Wohn-/Aufenthaltsraum, Essensraum, Bad gestellt; aber auch Treppenhäuser benötigen eine Beleuchtungsstärke von 200–300 lux ca. 10 cm und zusätzlich 300–500 lux (zylindrisch) zur Augenhöhe. Feinere Sehleistungen, wie Lesen, brauchen eine wesentlich höhere Beleuchtungsstärke von 300–1000 lux in Liege-/Leseebene.

Licht soll der Kommunikation der Menschen untereinander dienen, das Erkennen bestimmter Mimik und Gestik ermöglichen. Es soll Stimmung und Atmosphäre erzeugen, die den Erwartungen der Menschen entsprechen, aber auch ihren Bedürfnissen gerecht werden. Räume und Flure sollen einladend, harmonisch und gegen Stress und eine bedrückende Stimmung wirken. Dennoch muss die Funktionalität gewährleistet sein.

Farben

Physikalisch gesehen ist Farbe eine optische Erscheinung, die sich aus der Natur des Sonnenlichts erklären lässt. Das heißt also, nur wenn wir Licht sehen, können wir Farbe wahrnehmen. Mit abnehmendem Tageslicht wird der Farbeindruck schwächer und erlischt schließlich vollständig. Farben wirken auf unsere Sinne und beeinflussen unsere Gefühle. Farbe existiert in der Natur eigentlich gar nicht, sie wird erst durch unsere Sinnesorgane oder genauer durch das Gehirn als Farbeindruck erzeugt. Das Licht wird auf der Netzhaut des Auges als Farbreiz wahrgenommen und im Gehirn zu einer Farbempfindung (bzw. Farbeindruck) verarbeitet.

Die Wünsche älterer Menschen in Bezug auf Farben sind so unterschiedlich wie die Menschen selbst. Bei der Farbwahl sollte sicherlich das Bedürfnis der einzelnen Person im Vordergrund stehen. Generell gibt es jedoch einige Punkte, die Beachtung in der Farbauswahl von z. B. Wänden oder Bodenbelägen finden sollten. Jede Farbe hat aufgrund der ihr eigenen Ausdruckskraft eine eigene Wirkung unmittelbar auf den Menschen (**Abb. 2.93**). Sie erinnert z. B. an etwas oder löst Vorstellungen aus.

M *Ältere Menschen verbringen ca. 90 % ihrer Zeit in Innenräumen.*

M *Weitere* **Informationen über Vorschriften der Beleuchtungsansprüche**: *VDI Richtlinie 6008 Blatt 1. Hier werden Empfehlungen zu z. B. Beleuchtungsstärken, Beleuchtungsdichte und Lichtfarben gegeben, jeweils unter Berücksichtigung der „Änderungen der visuellen Fähigkeiten" älterer Menschen.*

M *„Es ist besser, ein kleines Licht zu entzünden, als über große Dunkelheit zu klagen" (Konfuzius).*

M *Eine Definition des Begriffes* **„Farbe"** *ist sehr schwierig, da in der deutschen Sprache der Begriff nicht eindeutig festgelegt ist. Er unterscheidet zwischen der Farbe, die man sieht und der Farbe, die sich auftragen lässt.*

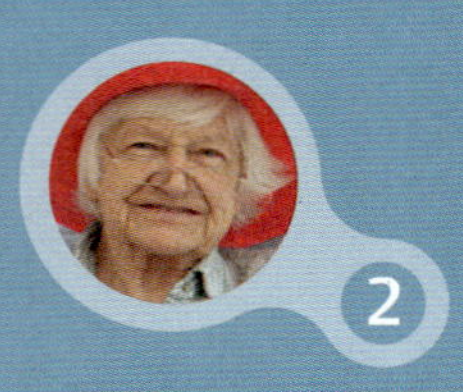

P *Es ist nicht ratsam, einer unruhigen Person mit Lauftendenzen eine Umgebung in kräftigen Rottönen zuzumuten, da Rot u. a. aufwühlend, blutdrucksteigernd und aggressiv wirken kann.*

P *Eine ältere Dame mit einer leichteren Sehschwäche versucht den weißen Lichtschalter für das Bad auf einer reinweißen Wand zu finden. Eine Markierung des Schalters mit einem roten Rand kann das Problem lösen.*

P ***Rundwege**, die immer wieder am Ausgangspunkt ankommen, helfen auch dementen Menschen, sich einen Teil der Freiräume nutzbar zu machen.*

Farbsymbolik. Die Wirkung der Farben führt häufig dazu, ihnen symbolische Bedeutung beizumessen. Schon in der Antike erfolgte die Zuordnung der Farben zu den vier Temperamenten. Rot wurde als Farbe dem Sanguiniker, Gelb dem Choleriker, Weiß dem Phlegmatiker und Schwarz dem Melancholiker nachgesagt. Diese Bedeutungen haben sich, wie in der physiotherapeutischen/ergotherapeutischen Wirkung der Farben, z. T. in modifizierter Form bis heute erhalten. Im Volksmund spielt die Farbsymbolik nach wie vor eine große Rolle. So werden die einzelnen Farben, allerdings nicht ohne Abweichungen, mit folgenden Bedeutungsgehalten belegt (Lexikon der Kunst 1977):

- **Rot:** Feuer, Blut, Leidenschaft, Revolution,
- **Gelb:** Sonne, Glanz,
- **Gelbgrün:** Neid, Hass, Eifersucht,
- **Grün:** Natur, Wachstum, Unreifes, Hoffnung, Ruhe,
- **Blau:** Treue, Ferne, Unergründlichkeit, Keuschheit,
- **Violett:** Trauer, Würde, Entsagung,
- **Weiß:** Unschuld, Reinheit, Kälte,
- **Schwarz:** Nacht, Tod, Trauer, Böses,
- **Grau:** Alter, Unterordnung, Trübsinn, Pessimismus,
- **Gold:** Sonne, Reichtum, Freude.

Farbwahl. Generell lässt sich sagen, dass eher warme und helle Farben gerade auf ältere Menschen eine ausgleichende und positive Wirkung haben. Sie vermitteln ein Gefühl der Geborgenheit, Offenheit und regen z. T. die Geselligkeit an. Helle, leichte Farben geben einem Raum eine gewisse Weite, machen ihn luftig und frisch. Helle Decken strecken den Raum nach oben, eine dunkle Decke hingegen erdrückt. Zur Realisierung sollte z. B. ein Innenarchitekt mit einer fachspezifischen Ausbildung für Farbpsychologie und Wohnen im Alter zu Rate gezogen werden.

Farbengestaltung wird aber auch als Orientierungshilfe anerkannt. So bezeichnet eine in „meiner" Farbe gestrichene Türe meinen Wohnbereich oder ein kräftig akzentuierter Handlauf den Weg zum Essplatz. Sie stellt ein Instrument für die Sicherheit dar.

Grünanlagen

Wie ein Mensch sich fühlt, der eng mit der Natur verbunden ist und jahrelang auf dem Land mit Tieren gelebt hat, kann nur jemand nachempfinden, der Lust an der Natur und an ihren Farben hat. Es gilt als erwiesen, dass die Freiraumsituation das Verhalten älterer Menschen entscheidend mitbestimmt. Je mehr die körperliche Mobilität und dadurch die Kontaktfähigkeit abnimmt, umso mehr scheint sich der Einfluss zu verstärken, die Defizite werden begünstigt. Da umgekehrt ökologisch günstige Bedingungen das aktive Verhalten verbessern, sind sinnvoll gestaltete Freiräume kein kostentreibender Luxus, sondern tragen, neben der Steigerung der Wohnqualität, tatsächlich zur Verringerung der Pflegekosten bei. Bei der Anlage solcher Freiräume sind einige Überlegungen im Vorfeld sinnvoll.

Eine Grünanlage sollte in jeder Hinsicht die Sinne und Lebensfreude der Besucher anregen und daher direkt bei Bedarf aus dem Bewohnerzimmer oder aus dem Gemeinschaftsbereich erreichbar sein. Zur Anregung der Sinne zählen der Facettenreichtum der einzelnen Pflanzen, der Gestaltungsmaßstab, wobei nicht die Größe ausschlaggebend ist und eine umfassende Farb- und Materialauswahl. In der Grünanlage sollte eine Vielfalt an Erlebnismöglichkeiten angeboten werden. Barrierefreie Zugänge, klar erkennbare, breite, trittsichere, gut begeh- und befahrbare Wegesysteme ermöglichen die Erkundung der Gartenanlage.

Kleine private Zonen, wie Lauben oder Pavillons, schattige Banknischen bieten Rückzugsmöglichkeiten und laden zur Kommunikation mit anderen ein. Kleinere, leicht zu pflegende Blumen- und Sträucherbankette bieten Spielraum zur Selbstentfaltung und eigenen Gestaltung. Brunnen oder Wasserspiele regen die optischen und akustischen Sinne an und haben außerdem noch eine beruhigende Wirkung auf den Geist. Kräuterspiralen und Kräuterbeete ermöglichen es den älteren Menschen, ihre olfaktorischen Sinne zu erweitern (**Abb. 2.94**).

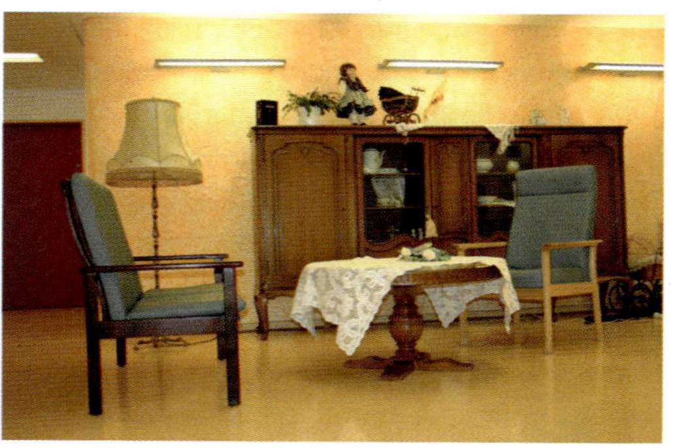

Abb. 2.93 Jede Farbe hat aufgrund der ihr eigenen Ausdruckskraft eine eigene Wirkung unmittelbar auf den Menschen: Gold drückt z. B. Freude aus.

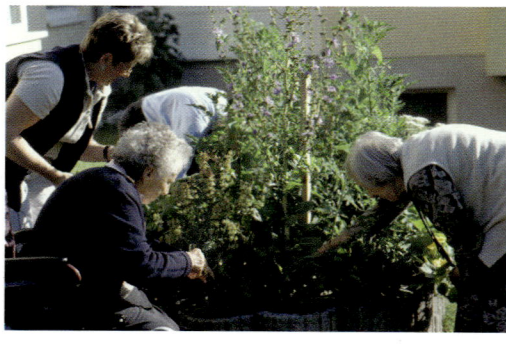

Abb. 2.94 Kräuterspiralen und Kräuterbeete ermöglichen es den älteren Menschen, ihre olfaktorischen Sinne zu erweitern.

Klima

Die Schleimhäute älterer Menschen sind aufgrund des normalen Alterungsprozesses trockener und damit anfälliger für verschiedene Erkrankungen. Umso wichtiger ist ein gewisses Maß an Luftfeuchtigkeit in der Wohnung. Dabei gilt das Prinzip: Je höher die Luftfeuchtigkeit, desto niedriger sollte die Raumtemperatur sein. Bei hoher Luftfeuchtigkeit ist nämlich der körpereigene Kühleffekt durch die Transpiration geringer, die Umgebungstemperatur kann also geringer sein. Wir fühlen uns bei einer 30 %igen Luftfeuchtigkeit und einer Temperatur von 22,5 °C genauso wohl, wie bei einer 60 %igen Luftfeuchte und 21 °C. Im letzteren Fall sparen wir allerdings Heizenergie und somit Heizkosten. Es lohnt sich also, die Luftfeuchtigkeit in einem gewissen Maße zu erhöhen, gerade in der Heizperiode. Hier kommen elektrische Befeuchter in Frage, die das zerstäubte Wasser i. d. R. über einen Ventilator verteilen.

Die Luftfeuchte sollte nie über 70% liegen, da sich sonst ebenfalls vermehrt Schimmelpilze in der Wohnung festsetzen können. Die ideale Luftfeuchte in Wohn-/Schlafräumen und Büros beträgt 40–60 % relative Feuchte.

Temperatur

Unter der gefühlten Temperatur versteht man vereinfacht die von einem Menschen als solche wahrgenommene Umgebungstemperatur, die sich aufgrund verschiedener Faktoren oft stark von der eigentlichen Luft- oder Raumtemperatur unterscheiden kann. Es handelt sich also um ein bioklimatisches Maß für das thermische Wohlbefinden eines Menschen. Es umfasst das Spektrum von Wärme- oder Hitzegefühl und reicht über Behaglichkeit bis zum Kältegefühl. Das Temperaturempfinden ist dabei im eigentlichen Sinne Ausdruck des Wärmeaustausches eines Körpers und wird als Temperatur mit der Maßeinheit Grad Celsius angegeben.

Das Wohlbefinden eines Menschen wird v. a. durch die Aktivität der körpereigenen Thermoregulation bestimmt. Je mehr Wärme man produziert, um nicht zu frieren, und je mehr man schwitzt, um nicht zu überhitzen, desto unwohler fühlt man sich. Dabei ist die Thermoregulation eng mit dem Blutkreislauf verbunden, der durch jede Anpassung der Körpertemperatur beansprucht wird. Ältere Menschen klagen häufig über unangenehme Kältegefühle. Sie sind besonders temperaturempfindlich, da sie unter verschiedenen Alterserscheinungen leiden. Kreislaufprobleme, Kachexie, Anämie oder mangelnde Durchblutung zählen dazu. Es ist gerade für sie wichtig, sich in einer Wohnungsumgebung mit konstanten Temperaturen zu bewegen, um ihren Kreislauf nicht mehr als notwendig zu belasten. Im Folgenden sind die idealen Temperaturen für die verschiedenen Wohn- und Arbeitsbereiche aufgelistet:

- **Wohnzimmer:** 20–22 °C,
- **Küche:** 18 °C,
- **Büro:** 18–20 °C,
- **Schlafzimmer:** 16–18 °C,
- **Bad:** 23–24 °C.

Temperatur hat aber nicht immer etwas mit gefühlten Außentemperaturen zu tun. Denken wir nur an folgende Aussprüche: „Sie war kalt wie ein Kühlschrank“ oder „Bei ihm lief es mir kalt den Rücken herunter“. Diese Sätze machen deutlich, dass Wohlfühlen und Wärme auch auf einer anderen Ebene ablaufen können. Gefühlsmäßige Wärme vermittelt Zusammengehörigkeit und Nähe der Menschen im täglichen Miteinander und ist häufig noch wichtiger als ein wohltemperiertes Zimmer.

Geräusche

Als „gut“ wird Akustik i. d. R. dann empfunden, wenn sie sich durch eine Ausgewogenheit der sich gegenseitig beeinflussenden Faktoren Nachhallzeit (Echo), Hintergrundgeräuschpegel (Geräuschkulisse) und Schalldämmung auszeichnet. In einem Raum mit guter Akustik wird der erwünschte Schall, z. B. das gesprochene Wort, betont, während unerwünschte Laute beseitigt oder aber so weit reduziert werden, dass sie keine Störung mehr verursachen.

Altersbedingte Hörstörungen führen dazu, dass ältere Menschen die Geräuschkulisse als störend, als negativen Lärm empfinden und sich nicht mehr auf das gesprochene Wort, das bei Hörstörungen auch mehr vermindert aufgenommen werden kann, konzentrieren können. Ihnen entgleitet damit ein wichtiger Teil der Kommunikation. Verschiedene Möglichkeiten in der professionellen Schalldämpfung helfen die Raumakustik entsprechend zu gestalten und den älteren Menschen unterstützend zur Seite zu stehen. Eine Möglichkeit, die verhältnismäßig kostengünstig und einfach eingesetzt werden kann, ist der Einbau von weichen, unregelmäßigen Oberflächen, die den störenden Geräuschpegel dämpfen.

P **Wasserverdunster**, *die einfach an den Heizkörper angehängt werden, sind nicht so gut geeignet, da sie bei nur unregelmäßigem Wasserwechsel einen idealen Nährboden für Schimmelpilze darstellen.*

M *Wärme zu vermitteln heißt nicht nur das Thermostat der Heizung hochzudrehen, sondern bedeutet gleichzeitig ein Vermitteln von Gefühlswärme und Warmherzigkeit im täglichen Miteinander.*

D **Akustik** *ist ganz allgemein die Lehre vom Schall und von der Schallwahrnehmung.*

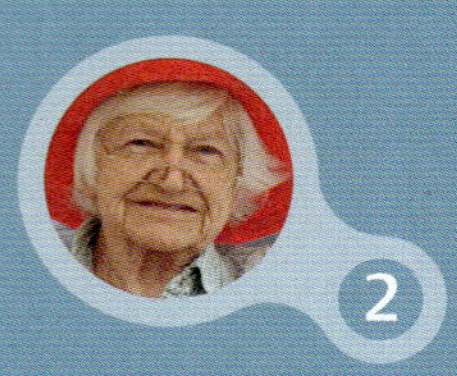

Alten- und behindertengerechte Wohn- und Umfeldgestaltung

M Je älter ein Mensch wird, umso kleiner wird sein Aktions- und Bewegungsradius. Gleichzeitig steigt damit die Bedeutung der Wohnung.

Bedürfnisgerechte Wohnraumanpassung

Häufig wohnen alte Menschen in älteren Häusern und Wohnungen, die für die Schwierigkeiten und Gebrechen, die im Alter vermehrt auftreten, wenig oder gar nicht geeignet sind. Stolperfallen, veraltete technische Installationen, unzweckmäßige Möbel, bauliche Tücken oder einfach nur fehlende Haltegriffe machen das Leben unnötig kompliziert oder sogar gefährlich. Trotzdem ist es für ältere Menschen ein wichtiges Ziel, so lange wie irgend möglich in der angestammten Wohnung bleiben zu können.

Als Anlaufstelle für Menschen, die Hilfe bei der Anpassung ihres Wohnraums brauchen, wurden von Städten und Gemeinden Beratungsstellen eingerichtet. Diese beantworten Fragen zum Thema, wie trotz körperlicher Einschränkungen weiterhin zu Hause gewohnt werden kann.

Im Rahmen der Wohnberatung (im Rathaus oder Gemeindebüro) wird auch Hilfestellung bei den Fragen der Finanzierung von Um- oder Einbauten gegeben. Um einen Zuschuss von der Pflegekasse zu erhalten, genügt ein Antrag des Versicherten an seine Pflegekasse, eine ärztliche Verordnung ist nicht erforderlich.

Barrierefreies Wohnen, s. a. S. 717.

In **Tab. 2.3** sind allgemeine Kriterien genannt, nach denen die alters- und behindertengerechte Eignung einer Wohnung bewertet werden kann. Einrichtungsgegenstände und Hilfsmittel für eine behindertengerechte Wohnung werden in **Tab. 2.4** aufgelistet.

Größe der Wohnung

In den eigenen vier Wänden gibt es keine Verordnung, die vorschreibt wie viel Platz, bzw. wie groß die Lebensräume zu gestalten sind, aber die individuellen Bedürfnisse stellen gewisse Ansprüche an die Umgebung. Um die eigene Wohnung gesundheitsfördernd zu gestalten, gilt es zunächst die Größe und Anzahl der Räume festzustellen, die man überblicken kann, in denen man sich ungehindert bewegen und mit deren Ausmaß man noch, evtl. mit Hilfe, fertig wird, ohne dass man zu stark belastet ist (abhängig natürlich von der Mobilität und dem Ausmaß der körperlichen Beeinträchtigungen).

Laut DIN Norm 18 040-2 von 2010 sollte für „ausreichende Bewegungsfreiheit in der Wohnung gesorgt sein." Das heißt, dass die Bewegungsfläche vor Einrichtungen in Küche, Bad oder Schlafraum mindestens 1,20 m × 1,20 m, für Rollstuhlfahrer 1,50 m × 1,50 m betragen sollte. Die Bewegungsflä-

Tab. 2.3 Allgemeine Kriterien zur Bewertung von alten- und behindertengerechten Wohnungen

Kriterium	*alten- und behindertengerecht*
Größe der Wohnung	– ausreichend Bewegungsraum muss vorhanden sein, – nicht zu groß, um überschaubar zu sein, – Breite der Türen: rollstuhlgerecht
Heizung	– Zentral- oder Etagenheizung
Erreichbarkeit	– Erdgeschoss oder Fahrstuhl, ggf. Rampe, – Keller und Mülltonnen müssen gut erreichbar sein
Sicherheit	– rutschfeste Fußbodenbeläge, – zusätzlich verschließbare Balkon- oder Terrassentüre, – „Spion" an der Wohnungstüre, Gegensprechanlage, – barrierefreie Wohnung, keine Stolperfallen
Aufteilung der Zimmer	– Schlafzimmer nicht zu klein, – ausreichend Stellwände im Wohnzimmer, – genügend Raum für Rollstuhl (Wendekreis)
Beleuchtung	– gute, möglichst indirekte Beleuchtung aller Räume, – zusätzliche Leselampe
Kontakte nach draußen (auch um im Notfall Hilfe holen zu können)	– Telefon, – Hausnotruf
Sanitäranlagen	– fließend kaltes und warmes Wasser, – Haltegriffe in Toilette und Bad, – Sitzerhöhung auf dem Toilettenrand, – fußbodengleiche Dusche mit Klappsitz und Haltegriffen
Küche	– Erreichbarkeit aller Gegenstände, – unterfahrbare Schränke, Arbeitsplatte bei Rollstuhlfahrern auf entsprechender Höhe

Tab. 2.4 Einrichtungsgegenstände und Hilfsmittel für eine alten- und behindertengerechte Wohnung

Kriterium	*alten- und behindertengerecht*
Hauseingang	– fest installierte Rampe (ggf. genügt auch eine tragbare Rampe), – beleuchtete Klingel, – gut sichtbare Hausnummer, – beleuchteter, überdachter Eingang
Hausflur und Treppenhaus	– Handläufe auf beiden Seiten, – Beleuchtungsintervall auf langsames Treppensteigen einstellen, – Lichtschalter an jeder Wohnungstür, – evtl. Sitzgelegenheit auf Treppenabsätzen
Wohnungsflur	– Sitzgelegenheit, – Schuhanzieher mit langem Griff, – Ablage für Schlüssel, Telefon, Post usw., – leicht erreichbare Garderobenhaken
Küche	– gute, blendfreie Beleuchtung, – Fixierbrett, – Greifhilfe, – rutschfeste Unterlage, – Teller mit breiterem Rand, – Klammergabel, – Abschaltautomatik für elektrische Geräte
Bad und WC	– rutschsicherer Bodenbelag, – ausreichend breite Türen, – Haltegriffe und Haltestangen, – Wannen- bzw. Duschsitz, – Spiegel in der richtigen Höhe (Kippspiegel), – Waschbecken unterfahrbar, – Toilettensitzerhöhung
Wohnzimmer	– erhöhte Sitzmöbel (durch Holzklötze), – Fenstergriffe niedriger anbringen, evtl. Griffverlängerung, – ausreichende Beleuchtung, – behindertengerechtes Telefon
Schlafzimmer	– gut zu erreichende Ablage am Bett oder Nachttisch, – Beleuchtung oder Lichtschalter am Bett, – Nachtlicht, – Hausnotruf am Bett

che außerhalb der Wohnung, z. B. vor Aufzügen oder Treppen sollte 1,50 m × 1,50 m nicht unterschreiten. Bei einer mehrgeschossigen Wohnung bietet sich der Einbau eines Treppenlifts an, der es auch bewegungseingeschränkten Personen erlaubt, sich frei und ohne Schwierigkeiten zu bewegen. Es ist sehr deutlich, dass diese Normen in vielen älteren Wohnungen, allein aus Platzmangel, nicht eingehalten werden können, Kompromisse sind gefragt.

B Um sich ungehindert und selbstständig mit ihrem Rollator in der Wohnung bewegen und versorgen zu können, braucht Frau Heidrich in der Küche vor Spüle und Herd Platz, um sich zu drehen und zwischendurch auch einmal setzen zu können. Nun hat ihr Sohn kurzerhand den großen Esstisch abgebaut und stattdessen einen kleinen Beistelltisch gekauft, der für Frau Heidrich durchaus als Ablage reicht und ihr damit die nötige Bewegungsfreiheit für ein eigenständiges Wohnen verschafft.

Sanitäranlagen

Ältere Häuser, bzw. ältere Wohnungen, verfügen im Badbereich nicht immer über fließend kaltes und warmes Wasser. Häufig findet sich nur ein Wannenbad, welches bei Pflegefällen oder nachlassender Mobilität zu Problemen bei der täglichen Hygiene führen kann. Trotzdem sollte der Aufenthalt im Bad nicht nur der Reinigung, der Hygiene und evtl. medizinischen Verrichtungen dienen, sondern durchaus auch ein ganz normales Badevergnügen ermöglichen. Hier kann sich der ältere Mensch entspannen und erholen und nicht nur den Körper, sondern auch die Seele pflegen. Die Möglichkeit, Musik im Bad zu hören oder mit verschiedenen Düften die Sinne anzuregen unterstützen diesen Anspruch. Bei einer Umgestaltung stehen nicht nur der funktionelle Aspekt und die Behindertenfreundlichkeit im Vordergrund, sondern auch auf das Wohlfühlgefühl und den optischen Eindruck sollte geachtet werden.

Die Farbgestaltung spielt in diesem Zusammenhang eine große Rolle. Ein Bad muss nicht grundsätzlich raumhoch gefliest werden, sodass durchaus auch farbige Wandflächen eingearbeitet werden können. Fliesen müssen nicht zwangsläufig weiß sein, farbige Fliesen erhöhen den Kostenaufwand nicht wesentlich. Allerdings sollte nicht nur ein buntes Bad entstehen, sondern sinnvollerweise mit einem schlüssigen Farbkonzept gearbeitet werden.

Um ein Bad alten- und behindertengerecht einzurichten, sind u. a. Haltegriffe an Toilette und Bad hilfreich, ebenso eine Sitzerhöhung auf dem Toilettenrand und eine fußbodengleiche Dusche mit Duschsitz und Haltegriffen und einem rutschsicheren Bodenbelag (**Abb. 2.95** und **Abb. 2.96**). Häufig sind Duschen mit Schiebetüren nachgerüstet worden, die zwar in der Vergangenheit ihren Zweck erfüllten, jedoch für bewegungseingeschränkte, ältere Menschen über einen zu schmalen Einstieg verfügen. Es sollte über einen waschbaren Duschvorhang nachgedacht werden. Spiegel sollten sich in Augenhöhe befinden, auch für Rollstuhlbenutzer. Ablagemöglichkeiten für Kleidung, für persönliche Pflegeutensilien, Handtücher usw. sowie eine Sitzmöglichkeit, damit sich der ältere Mensch evtl. noch selbstständig anziehen kann, sind obligatorisch.

Ein Badewannenlifter kann das Baden für einen Menschen bei extremen Bewegungseinschränkun-

M *Ein Aufenthalt im Bad sollte auch der Entspannung und der Erholung dienen können.*

P **Farbliche Akzente** *im sanitären Bereich helfen der Seele, sich zu entspannen und bieten den Augen Abwechslung.*

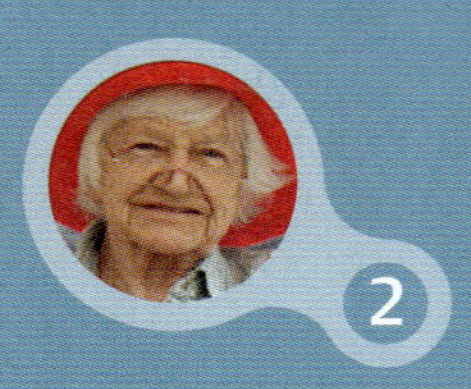

P **Notrufeinrichtungen,** *evtl. Gegensprechanlagen verstärken das Gefühl der Sicherheit im Bad. Ein automatisches System im WC zur Reinigung nach dem Abführen erleichtert die Hygiene im Bad enorm.*

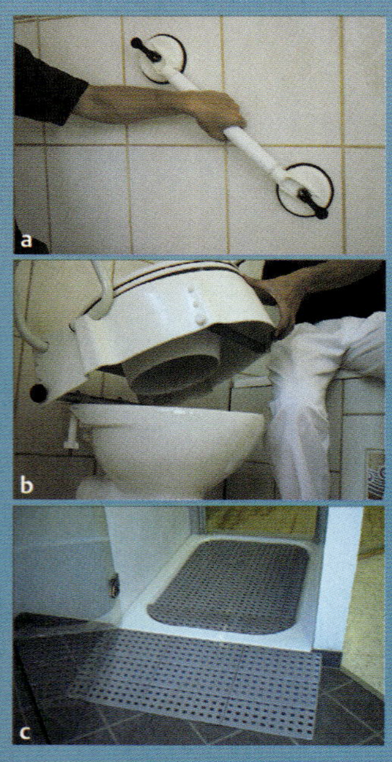

Abb. 2.95 Alten- und behindertengerechtes Badezimmer. **a** Haltegriff an Badewannenwand. **b** Sitzerhöhung auf dem Toilettenrand. **c** Fußbodengleiche Dusche mit rutschsicherem Bodenbelag (t-rv GmbH, Karlsruhe).

gen ermöglichen und für Entspannung ohne Stress beim Ein- und Aussteigen in die Wanne sorgen. Laut DIN 18 040-2/2010 gehört zur „barrierefreien Wohnung [...] vorzugsweise so zu planen, dass der Bewohner zwischen begeh- und befahrbarer Dusche oder Badewanne wählen kann. Die Höhe des Waschtisches sollte verstellbar und unterfahrbar sein, eine Aussparung darunter sorgt für Beinfreiheit. Des Weiteren darf die Badtüre nicht in das Bad hinein schlagen."

Küche

Die Küche war schon in früherer Zeit nicht nur ein Platz der Versorgung und Essenszubereitung, sondern auch Versammlungsplatz der Familie. Aus diesem Grund spielt hier neben der Funktionalität auch die Größe des Raumes eine Rolle. Viele ältere Menschen kennen noch die Bedeutung der „guten Stube", die nur an Sonn- und Feiertagen bewohnt wurde. Die Küche ist Dreh- und Angelpunkt der Familie, auch heute noch. Die arbeitsgerecht eingerichtete Küche bietet älteren Menschen die Möglichkeit sich ein Höchstmaß an Selbstständigkeit zu erhalten. Laut DIN 18 040/2010 sollten „alle Gegenstände erreichbar sein, Schränke auf der jeweiligen Arbeitshöhe angebracht sein, angepasst der individuellen Körpergröße der betreffenden Personen. Rollstuhlfahrern erleichtert eine unterfahrbare Arbeitsplatte den Umgang mit Geräten und Arbeitsmaterialien. Am günstigsten ist es, wenn sich Kochfeld, Herd, Arbeitsplatte und Spüle nebeneinander befinden."

Sollten bei der Essenszubereitung Hilfen nötig werden, weil die ältere Person in ihrer Bewegungsfreiheit eingeschränkt ist, z. B. nach einem Schlaganfall, stellt sich die Frage nach geeigneten Gebrauchsgegenständen. Hier kommen Hilfsmittel, wie rutschsichere Arbeitsbretter oder individuell an die Hand angepasste Messer- bzw. Besteckhalter zum Einsatz. Kochutensilien sollten nach der Häufigkeit ihres Bedarfs sortiert und evtl. aussortiert werden. Eine stabile Sitzhilfe ist ebenso sinnvoll wie genügend Abstellfläche neben Herd und Spüle.

B Herr Klaas lebt seit mehreren Jahren allein in seiner ebenerdigen Dreizimmerwohnung mitten in seiner Heimatstadt. Seit seine Frau gestorben ist, versorgt er sich in allen Lebenslagen selbst und kocht auch gerne mit viel Engagement und Sinn für Abwechslung. Einmal in der Woche lädt er seinen alten Schulfreund, Herrn Maier, zum „richtigen" Essen ein, wie es Herr Klaas nennt. Sein Freund bekommt täglich zwar durchaus schmackhaftes „Essen auf Rädern" von der Sozialstation der katholischen Gemeinde, aber für beide sind diese Tage der gemeinsamen Mahlzeiten wichtig und förderlich. Leider kommt es immer öfters vor, dass Herr Klaas vergisst, den Herd abzuschalten. Zweimal ist es schon vorgekommen, dass sein Freund eine rote, glühende Herdplatte vorfand. Nun lassen sich beide in dem ansässigen Elektrogeschäft über eine automatische Herdabschaltung bei Überhitzung beraten. Sie wird Abhilfe bei der drohenden Brandgefahr schaffen.

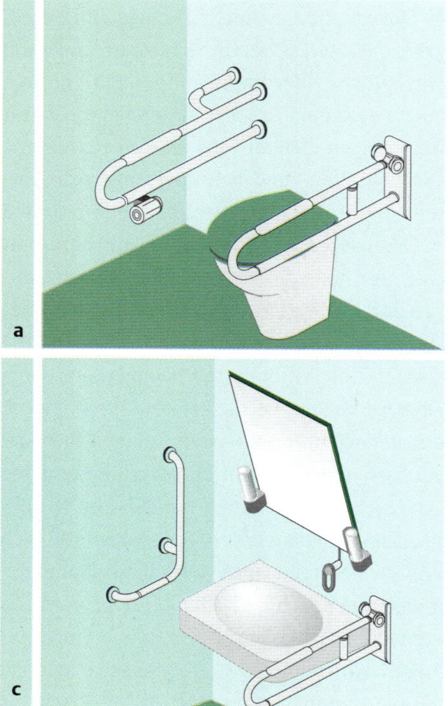

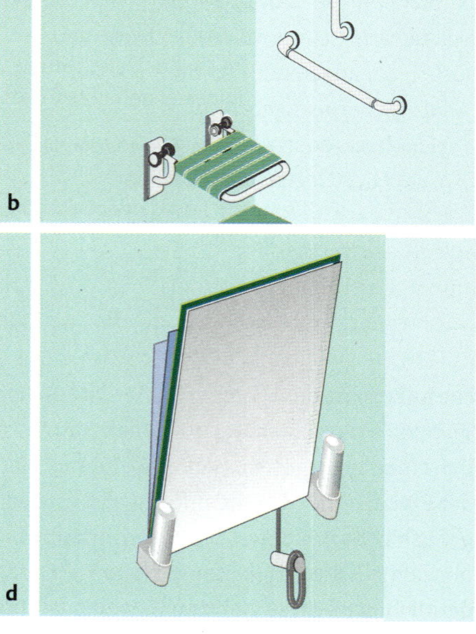

Abb. 2.96 Ausstattung von Sanitärräumen. **a** Haltegriffe auf beiden Seiten der Toilette. **b** Dusche mit Klappsitz und Haltegriffen. **c** Unterfahrbares Waschbecken mit Haltegriffen. **d** Kippspiegel.

Sicherheit in der Wohnung

Jährlich sterben 83 000 europäische Senioren durch Unfälle. Diese Todesrate ist alarmierend. Nur 21% der Europäer sind Senioren, aber auf sie entfallen 53 % der Unfälle. 2,25 Mio. Senioren werden jährlich durch Unfälle und Gewaltanwendung verletzt. Der dadurch verursachte wirtschaftliche Schaden in den EU-Mitgliedsstaaten wird auf 4900 Mio. Euro geschätzt. Dies ist jedoch kein unabwendbares Schicksal. Einige Risikofaktoren können durch ein wenig Nachdenken und Planen vermieden werden:

- Der Bodenbelag sollte möglichst in warmen Erdtönen gestaltet werden, um die Sicherheit beim Begehen gleich einem Waldboden zu assoziieren.
- Blautöne sind zu vermeiden, da sie, v.a. für demente Menschen eine rutschige Wasseroberfläche vortäuschen.
- Stolperfallen, wie unebene Durchgänge, unmarkierte Treppenauf- oder Treppenabgänge, unbefestigte Teppiche und Läufer, Telefonkabel und Türschwellen sind zu vermeiden.
- Bei der Versorgung dementer älterer Menschen ist es wichtig, dass Terrassentüren oder Balkontüren, ebenso wie Fenster abschließbar sind.

Die konkreten DIN Normen nach 18 040-2 besagen: „dass gebogene Treppen erst ab einem Innendurchmesser von 2 m Barrierefrei nutzbar sind, Handläufe beidseits befestigt sein müssen." Weiter heißt es, dass „Türschwellen und Balkonschwellen nur eine minimale Höhe von 2 cm haben dürfen. Hauseingänge, bzw. Wohnungseingänge, sollten ebenso ohne Stufen erreichbar sein. Die Nachrüstung mit einem Aufzug wird gefordert. Türen sollten innerhalb der Wohnung ein Mindestmaß von 80 cm, außerhalb der Wohnung, also z.B. Aufzugtüren eine Mindestbreite von 90 cm haben. Der Aufzug selber darf ein Maß von mindestens 1,10 m × 1,40 m nicht unterschreiten. Alle Bedienungselemente, z.B. Lichtschalter oder Türgriffe, sollten in einer Höhe von 85 cm angebracht werden."

Das Sicherheitsgefühl wird durch einen „Spion" an der Haus- oder Wohnungstür gesteigert, zusätzlich ist eine Gegensprechanlage sinnvoll. Um den Kontakt nach außen zu erhalten, ist eine Telefonanlage notwendig. Sicherheit bedeutet aber auch eine sichere, schnell verfügbare Dienstleistung und Hilfe rund um die Uhr (z.B. am Wochenende professionelle Hilfe herbeirufen zu können). Hilfe wird von verschiedenen Systemen, z.B. den Hausnotrufsystemen verschiedener Dienstanbieter, angeboten. Diese Systeme sind allerdings kostenaufwendig (Leihgebühr und Anschlussgebühr) und werden nur von den Pflegekassen refinanziert, wenn der ältere Mensch vom medizinischen Dienst der Pflegekassen in eine Pflegestufe eingruppiert wurde. Kostengünstiger sind Telefonketten und die Mobilisierung der Nachbarschaftshilfe. Im Bezug auf die Sicherheit für altengerechte Wohnungen werden mittlerweile Checklisten von verschiedenen Anbietern vorgeschlagen (**Abb. 2.97**). Sie befassen sich mit allen Möglichkeiten versteckter Unfallgefahren, auch oder gerade bei beginnendem Pflegebedarf.

Sicherheit von Geräten und Hilfsmitteln

Im Bezug auf die Sicherheit von Geräten, die im privaten Bereich zum Einsatz kommen, ist es von Vorteil, wenn diese mit einer TÜV-Plakette ausgerüstet sind. Das bedeutet, der TÜV hat geprüft und gesiegelt. In öffentlichen Einrichtungen dürfen generell nur TÜV-geprüfte Gerätschaften eingesetzt werden. Bei allen im medizinischen Bereich angewandten technischen Gebrauchsgegenständen und Geräten findet das Medizinproduktegesetz Anwendung. Nach dieser Verordnung (§ 3 MPG) dürfen „Medizinprodukte nur nach den Vorschriften der Verordnung, den allgemein anerkannten Regeln der Technik und den Arbeitsschutz- und Unfallverhütungsvorschriften errichtet, betrieben, angewendet und in Stand gehalten werden. Des Weiteren dürfen sie nur von Personen, die eine entsprechende Ausbildung, Kenntnis und Erfahrung besitzen errichtet, betrieben, angewendet und in Stand gehalten werden."

Schutz vor Diebstählen und gewaltsamen Übergriffen

Immer wieder kann man in der Zeitung von Betrügern lesen, die sich gerade an ältere Menschen heranmachen.

B Frau Mundken geht gerne nachmittags gegen 16.00 Uhr in das nahe gelegene Einkaufszentrum, um ein wenig Abwechslung und Bewegung zu haben. Sie lässt kaum einen Tag aus, nur sonntags bleibt sie zu Hause. Sie meint, dass ihr an diesem Tag zu wenig Betrieb ist. Ihre Kinder leben im Nachbarort, und die vier Enkelkinder sieht sie so gut wie nie. Letzten Freitag allerdings trat im Einkaufszentrum ein junger Mann auf sie zu und sprach sie mit „Oma" an. Erst erkannte sie ihren Enkel nicht, aber als er ihr sagte, dass er extra wegen ihr ins Einkaufszentrum gekommen sei, um sie zu sehen, meinte sie, ihren ältesten Sohn in dem Gesicht wiederzuerkennen. Es ging ihrem Enkel anscheinend nicht sehr gut, da er sie um Geld bat. 200 Euro wollte er haben, um sich eine neue Jacke kaufen zu können. Zum Glück hatte sie so viel Geld bei sich, na ja, sie kam auch gerade aus der Bank. Frau Mundken wird sich bei der nächsten Begegnung mit ihrer Familie sicher wundern, dass keiner ihrer Enkel sich mehr an die geliehenen 200 Euro erinnern kann.

Solche Begebenheiten sind leider nicht erfunden oder aus der Luft gegriffen. Sie kommen immer

Hausnotrufsysteme s. a. S. 720.

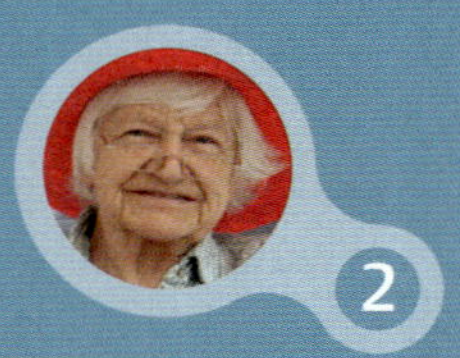

Checkliste zur Ermittlung der Sicherheit von altengerechten Wohnungen und allgemein auftretenden Gefahrenquellen

☐	mangelhafte Beleuchtung
☐	unnötiges Kabelgewirr
☐	schadhafte Steckdosen, Stecker oder Verteilerdosen
☐	fehlende Blitzschutzsteckdosen
☐	unsichere Elektrogeräte
☐	zu viel Mobiliar oder Mobiliar, das schadhaft ist
☐	Stühle, Sessel, die wackelig oder der Belastung nicht mehr gewachsen sind
☐	Tische haben keine Standfestigkeit
☐	scharfkantige Gegenstände
☐	zu geringe Bewegungsflächen in allen Räumen
☐	in den Raum hineinragende Türen
☐	Schwellen und Unebenheiten des Bodens
☐	keine rutschsicheren Bodenbeläge im Bad oder WC
☐	kein Verbrühungsschutz anhand feststellbarer Thermostate bei Armaturen
☐	keine Haltegriffe in der Dusche oder Badewanne
☐	hoch stehende Teppichecken oder Fußmatten
☐	glattes Parkett, PVC o.ä.
☐	schadhaftes Treppengeländer oder Handläufe
☐	unmarkierte Stufen
☐	lockere oder fehlende Bodenplatten auf Außenwegen
☐	fehlende Warneinrichtung oder automatische Abschaltung für Elektroherd und Mikrowelle
☐	fehlender Wasserstopp bei Waschmaschine und Geschirrspüler
☐	fehlende Kommunikationsgeräte, wie Telefon oder Notrufsender
☐	fehlende Brandschutzeinrichtungen

Name: ....

geb. am: ....

Anschrift: ....

Ort, Datum: .... Unterschrift: ....

Abb. 2.97 Checkliste in Bezug auf die Sicherheit für altengerechte Wohnungen und allgemein auftretende Gefahrenquellen. Mittels eines Punktsystems ist zu prüfen, ob die Gefahrenquelle zutrifft oder ausgeräumt wurde bzw. nicht vorhanden ist.

häufiger vor, egal ob in der Großstadt oder auf dem kleinen Dorf. Immer öfter machen Trickbetrüger auch vor den eigenen vier Wänden nicht halt. Für die Aufrechterhaltung einer selbstständigen Lebensführung bis ins hohe Alter spielt die Sicherheit eine große Rolle. Befürchtungen und Angst vor unerwünschten Eindringlingen in der Wohnung ist gerade für Senioren ein wichtiges Thema.

Das Berliner Institut für Sozialforschung fand heraus, dass „sich der Wohnungseinbruch als das gefürchtetste Geschehen erweist, das nur ein Drittel der Senioren niemals befürchtet, ca. 14% jedoch oft bzw. sehr oft.“ Der Wunsch älterer Menschen, eine effektive Möglichkeit der Verhinderung von Einbrüchen zu haben, wird indes erhoben. Am häufigsten finden sich Lichtsysteme im Eingangsbereich, die den Weg zur Wohnungs- bzw. Haustür automatisch beleuchten, vor. Besser hingegen wäre es, Bewegungsmelder an allen markanten Ecken im Flur oder im Hausbereich anzubringen. Alarmsysteme und Videoüberwachungen der Haus- und Nebentüren sind kaum zu finden.

Hier einige Tipps: Außentüren wie Haus- und Wohnungstüren sollten einbruchshemmend sein. Tatsache ist, dass viele Außentüren schon allein mit „körperlicher Gewalt“, also ohne den Einsatz von Einbruchwerkzeug leicht zu überwinden sind. Allerdings fängt die Sicherheit beim eigenen Verhalten an. Auch wenn das Haus oder die Wohnung nur kurzzeitig verlassen wird, sollte die Tür nicht nur ins Schloss gezogen, sondern zweifach abgeschlossen werden. Der Hausschlüssel sollte niemals draußen versteckt werden. Einbrecher kennen die gängigsten Verstecke. Wenn der Schlüssel „verloren“ wurde, umgehend den Schließzylinder auswechseln lassen. Bei Glastüren niemals von innen sichtbar den Schlüssel stecken lassen. Auf Klingeln niemals bedenkenlos öffnen und Fremden gegenüber ein gesundes Misstrauen an den Tag legen, indem Türspion und Türspaltsperre genutzt werden. Fenster und Türen auch bei kurzer Abwesenheit schließen. Gekippte Fenster sind eine Einladungskarte an Einbrecher. Wertsachen, die offen in der Wohnung oder im Hause herumliegen, locken Einbrecher an. Schmuckstücke, Dokumente und sonstige Wertsache sollten in sicheren Wertbehältern aufbewahrt werden.

M *Individuelle Beratungen zum Thema „Einbruch und dessen Vorbeugung“ geben die polizeilichen Beratungsstellen vor Ort gerne.*

Verhütung von Unfällen und Stürzen

Unfallverhütung

Unfallverhütung und Sicherheit im häuslichen Bereich

Im privaten Umfeld ist der alte Mensch (oder seine Angehörigen) für seine Sicherheit selbst verantwortlich. Die Pflegeperson achtet auf Unfallgefahren im Wohnbereich, z. B. defekte Elektrogeräte und Stolperfallen, und trägt dazu bei, dass sie beseitigt werden. Durch die Pflegekasse (PflegVG) werden baulich-technische Veränderungen bezuschusst, damit eine Wohnung behindertengerecht und barrierefrei gestaltet werden kann. Zur Sicherheit von alleinlebenden Personen gibt die Pflegekraft Hinweise auf Rufsysteme und vermittelt fachliche Beratung.

Unfallverhütung in stationären Einrichtungen

Was als Standard an Sicherheitsvorkehrungen notwendig ist, wird durch das Heimgesetz und die Brandschutzverordnung vorgegeben. Der Träger ist gehalten, diese Standards zu erfüllen. Dabei ist er auf die Beobachtungsfähigkeit, die Fachkompetenz und das Verantwortungsbewusstsein der Mitarbeiterschaft angewiesen.

Nach den Vorschriften der Berufsgenossenschaften sind in den verschiedenen Bereichen einer Einrichtung Mitarbeiter als Sicherheitsbeauftragte für die Einhaltung der Unfallverhütungsvorschriften (UVV) der Berufsgenossenschaft für Gesundheitsdienst und Wohlfahrtspflege (VBG 1, VBG 103 u. a.) und für Beratung und Aufklärung der Mitarbeiter und der Bewohner verantwortlich.

Verhütung von Stürzen

Der Sturz ist die häufigste Unfallursache im Haushalt. Von Stürzen im Haushaltsbereich sind mit einem Anteil von über 60 % primär Frauen und Männer ab 75 Jahren betroffen, wobei die 80- bis 84-Jährigen am stärksten gefährdet sind. Von den 5630 Bundesbürgern, die 2009 durch einen Unfall im eigenen Haushalt ums Leben kamen, waren rund 90 % über 65 Jahre alt! 30 % der über 65-Jährigen stürzen statistisch gesehen einmal pro Jahr.

Sturzursachen

Intrinsische Faktoren

Zu den intrinsischen Faktoren, d. h. Faktoren, die in der Person des Betroffenen begründet sind, gehören Altersveränderungen wie:
- Veränderungen im Gangbild,
- Beeinträchtigung der Balance- und Koordinationsleistung,
- Beeinträchtigung des Sehvermögens,
- Schmerzen,
- Einschränkungen durch Erkrankungen.

Grunderkrankungen als Ursache von Stürzen. Stürze können auch Folge von bestehenden Grunderkrankungen sein wie Gehunsicherheiten bei Gelenkarthrosen, Bandscheibenschäden, Zustand nach Schlaganfall o. ä. Aber auch plötzlich auftretende Ereignisse wie Schlaganfall, Herzinfarkt oder Schwindel durch Blutdruckschwankungen, plötzlicher Bewusstseinsverlust bei Herzrhythmusstörungen, Störungen des Gleichgewichtsorganes oder Sehbehinderungen können zu Beeinträchtigungen des Gleichgewichts beitragen und damit Stürze fördern und auslösen. Bei Verwirrtheit und psychischen Veränderungen – Angst, Unruhe, Depression – sind die Betroffenen unachtsam und stürzen ebenfalls leichter. Eine Benommenheit kann auch durch Nebenwirkungen oder Fehldosierungen von Medikamenten ausgelöst werden. Generell sind die Knochen älterer Menschen anfälliger für Brüche als die von jüngeren Menschen.

Extrinsische Faktoren

Extrinsische Faktoren sind Faktoren, die in der Umgebung der Betroffenen anzutreffen sind, z. B.:
- nicht angemessene Milieugestaltung, z. B.:
  - keine Haltegriffe vorhanden,
  - nicht ausreichende Beleuchtung,
  - Stolperfallen, z. B. Teppichkanten, herumliegende Kabel, glatte Böden, vereiste Gehwege, rutschende Badematten,
- Medikamente (z. B. Schlafmittel oder durch einen speziellen Einnahmerhythmus):
  - Hilfsmittel nicht angepasst, z. B. Bremsen am Rollator lassen sich wegen Arthrose nicht betätigen oder der Toilettenstuhl wackelt,
- ungeeignete Kleidung und schlecht sitzendes Schuhwerk, z. B.:
  - Schuhe können wegen der auftragenden Kompressionsstrümpfe nicht korrekt angezogen werden,
  - herunterbaumelnde Hosenträger,
  - zu lange Kleidung.

Sturzprophylaxe

Um Stürze weitgehend zu vermeiden und größere Sicherheit beim Gehen zu erreichen, ist es notwendig, alle Hindernisse in der Wohnung im Rahmen einer Sturzprophylaxe aus dem Wege zu räumen. Aber auch ein besonderes Gleichgewichtstraining und das Trainieren bestimmter Bewegungsabläufe ist sinnvoll. Kurse dieser Art werden von verschiedenen Einrichtungen und Sportgruppen angeboten.

Freiheitseinschränkende Maßnahmen

Wer einen Menschen einsperrt oder auf andere Weise der Freiheit beraubt, wird mit Freiheitsstrafe

M *Pflegepersonen der ambulanten Pflege sollten jederzeit aktuelles* **Informationsmaterial** *und Broschüren zur Verfügung haben, die von den Pflegekassen, den Ministerien und dem Kuratorium Deutsche Altershilfe (KDA), Köln, herausgegeben werden.*

D *„Ein* **Sturz** *ist jedes Ereignis, in dessen Folge eine Person unbeabsichtigt auf dem Boden oder auf einer tieferen Ebene zu liegen kommt." (DNQP 2005).*

Hauptrisiken für Stürze *sind:*
- *intrinsische Faktoren,*
- *extrinsische Faktoren.*

Sturzprophylaxe s. a. S. 222.

M *Tanzen lernen als Gleichgewichtstraining gilt als Teil der Sturzprophylaxe.*

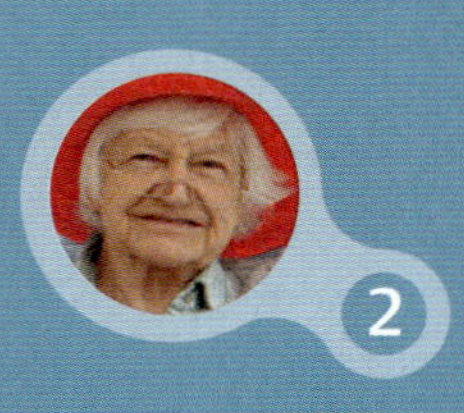

M *StGB = Strafgesetzbuch.*

M *Menschen, die ihren Aufenthaltsort nur mit der Hilfe anderer oder mit Hilfsmitteln verlassen können, können der Freiheit dadurch beraubt werden, dass man ihnen die Hilfsmittel wegnimmt.*

M *Willigt der Patient in die Maßnahme wirksam ein, darf seine Freiheit beschränkt werden.*

M *StPO = Strafprozessordnung.*

M *Auf* **freiheitsentziehende Maßnahmen** *als Maßnahme zur Sturzprophylaxe sollte nicht mehr zurückgegriffen werden.*

bis zu fünf Jahren oder mit Geldstrafe bestraft. Der Versuch ist strafbar (§ 239 Abs. 1, 2 StGB).

Freiheitsberaubung (§ 239 StGB)

Zweck von § 239 StGB ist der Schutz der persönlichen Fortbewegungsfreiheit des Menschen, wobei das Alter dieses Menschen genauso unerheblich ist, wie die Tatsache, ob er zurechnungsfähig ist. Es kommt nur auf seinen natürlichen Willen an, seinen Aufenthaltsort zu verändern.

Freiheit auf Fortbewegung

Als Mittel, die Freiheit zu berauben, kommen vor allem das Einsperren, aber auch das Festbinden oder die Fesselung („Fixierung") in Betracht. Gerade in der Krankenpflege, aber auch in der Altenpflege kommt es immer wieder vor, dass Patienten oder alte, möglicherweise verwirrte Menschen kurzzeitig oder über einen längeren Zeitraum eingesperrt bzw. festgehalten werden müssen, da sie sich sonst selbst oder anderen ungewollt Schaden zufügen würden. Eine Beraubung der persönlichen (Fort)Bewegungsfreiheit findet z. B. statt durch:

- Anlegen von Fuß-, Körper- oder Handfesseln,
- Anbringen eines Gitters am Bett,
- Narkose,
- Anbinden des Armes beim Anlegen einer Infusionslösung,
- Festbinden eines Körperteils während der Operation.

Die Maßnahmen des Pflegepersonals sind dann nicht strafbar, wenn diesbezüglich ein Rechtfertigungsgrund vorliegt und sich die Maßnahmen innerhalb dessen Grenzen bewegen.

Gerechtfertigte „Beraubung" der Fortbewegungsfreiheit

Einwilligung. Regelmäßig wird eine Einwilligung vorliegen, wenn während einer Behandlung ein Körperteil des Patienten fixiert wird und der Patient trotz voller Einsichtsfähigkeit nicht widerspricht (Festschnallen des Armes vor Injektion). Auch bei der Narkose willigt der Patient wirksam ein, wenn er zuvor aufgeklärt wurde.

Ist der Patient im Vollbesitz seiner geistigen Kräfte und willigt er in eine vernünftige und für ihn notwendige Behandlung nicht ein, darf er nicht gegen seinen Willen festgehalten werden, auch wenn dies zu seinem eigenen Schaden ist.

Ist bei einem Patienten oder einem alten Menschen die Einwilligungsfähigkeit nicht mehr vorhanden, kommt es auf die Einwilligung seines gesetzlichen Vertreters oder Betreuers an. Diese Einwilligung ist notfalls auch einzuholen.

Notstand (§ 34 StGB). Ist von dem Patienten zwar kein Angriff zu befürchten, geht von ihm aber unmittelbar und gegenwärtig eine ernsthafte Gefahr aus, so dürfen freiheitsberaubende Maßnahmen ergriffen werden, wenn dadurch die Gefahr für Leib, Leben, Freiheit, Ehre, Eigentum oder ein anderes Rechtsgut abgewendet werden kann.

Eine derartige Gefahr kann z. B. dann von ihm ausgehen, wenn es sich um einen verwirrten Patienten handelt, der sich den lebenswichtigen Infusionsschlauch aus der Vene ziehen will. In diesem Fall darf er fixiert werden.

Notwehr (§ 32 StGB). Auch Notwehr kann die Fixierung rechtfertigen, wenn sie erforderlich ist, um einen gegenwärtigen rechtswidrigen Angriff von sich oder anderen abzuwenden. So z. B., wenn ein Patient aggressiv wird und das Personal, Mitpatienten oder Besucher angreift.

Besondere gesetzliche Befugnisse. Verschiedene Gesetze enthalten besondere Befugnisse, die eine zulässige „Beraubung" der Freiheit vorsehen. Als solche kommen insbesondere in Betracht die Verhaftung und vorläufige Festnahme (§§ 112, 127 StPO), die einstweilige Unterbringung (§ 126 a StPO), die zwangsweise Blutentnahme (§ 81a StPO), die Unterbringungsgesetze der einzelnen Bundesländer und das Infektionsschutzgesetz.

Freiheitsberaubende Maßnahmen können durch bestimmte Gründe gerechtfertigt sein. Dies aber nur so lange, wie die Voraussetzungen der Rechtfertigungsgründe vorliegen. So kann eine zunächst durch Notwehr gebotene Fixierung rechtswidrig werden, wenn kein gegenwärtiger Angriff mehr zu befürchten ist. Für alle Fälle, in denen dennoch länger andauernde Maßnahmen der Freiheitsentziehung erforderlich sind, können diese nur aufgrund richterlicher Anordnung, so bei der freiheitsentziehenden Unterbringung oder mit Einwilligung des Betreuers erfolgen.

Internationaler Expertenstandard zu freiheitsentziehenden Maßnahmen

Im Nationalen Expertenstandard wird darauf verwiesen, dass der Einsatz von Bettgittern nicht zu einem gesenkten Risiko führt: „Die Verwendung freiheitseinschränkender Maßnahmen einschließlich Bettgitter zur Sturzprävention sollte unbedingt vermieden werden. Die Wirksamkeit dieser Maßnahmen hinsichtlich einer Reduktion von Sturzgefahren ist unklar. Gleichzeitig haben Untersuchungen gezeigt, dass mit ihrer Anwendung ein Gefahrenpotenzial für sturzbedingte Verletzungen verbunden ist. Werden Bettgitter von Patienten oder Bewohnern aus einem Sicherheitsbedürfnis heraus explizit nachgefragt oder wegen unruhigem Schlaf in unbekannter Umgebung als notwendig erachtet, können Teilbettgitter verwendet werden." (DNQP 2006). Mit dem Urteil vom 14.7.2005 hat auch der Bundesgerichtshof den Schutz der Würde des Menschen über den Einsatz von freiheitsentziehenden Maßnahmen zur Sturzprophylaxe gestellt (BGH 2005).

Barrierefreies Wohnen

Schlagwort in der Alten- und behindertengerechten Wohn- und Umfeldgestaltung ist das „barrierefreie Wohnen" geworden. Mit dem Begriff der „Barrierefreiheit" sind sehr unterschiedliche Assoziationen verknüpft, die oft aus den sehr unterschiedlichen Bedürfnissen der Betroffenen resultieren: Blinde Menschen verstehen darunter sicher etwas anderes als Menschen, die nicht hören oder die sich aufgrund einer Behinderung oder Krankheit nicht wie ein Gesunder bewegen können.

Das BGG vom 1.5.2002 definiert den Begriff in § 4 wie folgt: „Barrierefrei sind bauliche und sonstige Anlagen, Verkehrsmittel, technische Gebrauchsgegenstände, Systeme der Informationsverarbeitung, akustische und visuelle Informationsquellen und Kommunikationseinrichtungen sowie andere gestaltete Lebensbereiche, wenn sie für behinderte Menschen in der allgemein üblichen Weise, ohne besondere Erschwernis und grundsätzlich ohne fremde Hilfe zugänglich und nutzbar sind."

Schauen wir uns die Wohnsituation älterer Menschen an, finden wir häufig Wohnungen in Altbauten und Häusern, die früher den Anforderungen einer Familie mit Kindern entsprachen, aber den Ansprüchen heute für Menschen mit z.T. vielfältigen Gebrechen wenig oder gar nicht mehr genügen. Enge Treppenaufgänge, schmale Türrahmen, hochstehende Türschwellen, fehlende Handläufe, veraltete technische Installationen, schwere Möbelstücke, Stolperfallen machen ein Leben in den eigenen vier Wänden kompliziert oder gar unmöglich. Trotzdem ist es gerade dieses Ziel, das ältere Menschen so lange als möglich anstreben.

Aber auch in Alteneinrichtungen wird ihre Selbstständigkeit und Mobilität durch angepasste und barrierefreie Gestaltung des Hauses oder der Wohnung längerfristig gefördert oder erhalten. Seit einigen Jahren gibt es festgelegte Anforderungen an „Barrierefreie Wohnungen", die vom deutschen Institut für Normen e.V. in Berlin 2010 in der DIN18 040 beschrieben werden.

Eine DIN-Norm ist eine reine Empfehlung technischer Art. Sie ist aus sich heraus noch nicht rechtsverbindlich und hat keinerlei Gesetzescharakter. Ihre Beachtung ist daher nicht automatisch vorgegeben. Dennoch ist es ratsam, diese eingeführten DIN-Normen besonders bei geförderten Baumaßnahmen zu beachten, und sie sollten zwischen Auftraggeber und Auftragnehmer z.B. vor Umbaubeginn vereinbart werden. Die notwendige Umgestaltung sollte stets speziell auf die besondere Lebenssituation und Gesundheitszustände, also auf die speziellen Bedürfnisse und noch vorhandenen Fähigkeiten der einzelnen älteren Menschen abgestimmt sein. Es bedarf oft nur kleiner baulicher Veränderungen oder des Einsatzes technischer Hilfsmittel, um auch bei einem steigenden Pflegebedarf den Verbleib in der eigenen Wohnung zu ermöglichen (**Abb. 2.98**).

Wer seinen Wohnraum pflegebedingt verändern und anpassen muss, sollte sich vorher bei einer kompetenten Beratungsstelle informieren und beraten lassen. Stadtverwaltungen, kommunale Gemeinden und Rathäuser betreiben häufig „Seniorenbüros" oder „Wohnberatungen für Senioren", in denen Hilfestellungen bei Fragen zur Finanzierung gegeben werden. Wohnraumanpassung (Maßnahmen zur Verbesserung des Wohnumfeldes) kann bis zu einem Betrag von 2557,00 Euro pro Maßnahme (z.B. für den Badumbau) von den Pflegekassen gefördert werden (§ 40 Abs.4 SGB XI). Allerdings ist eine Voraussetzung für die Förderung, dass durch die Wohnraumanpassung die Pflege zu Hause ermöglicht oder auch erleichtert wird.

Für bauliche Anlagen, die überwiegend oder ausschließlich von Menschen mit Behinderungen oder alten Menschen genutzt werden, wie Altenheime, Altenwohnheime, Altenpflegeheime und Altenwohnungen gelten Vorschriften, die unter den Landesbauverordnungen, der HeimMinBauV und den bestimmten DIN-Normen zusammengefasst sind.

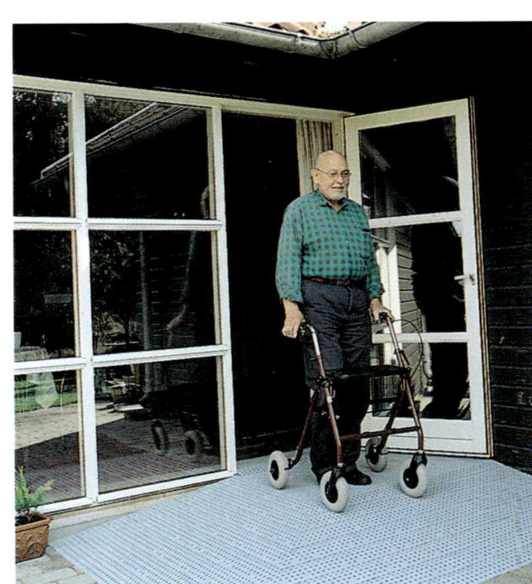

Abb. 2.98 Schon kleine bauliche Veränderungen, wie hier eine Rollstuhlrampe, ermöglichen auch bei steigendem Pflegebedarf den Verbleib in der eigenen Wohnung (t-rv GmbH, Karlsruhe).

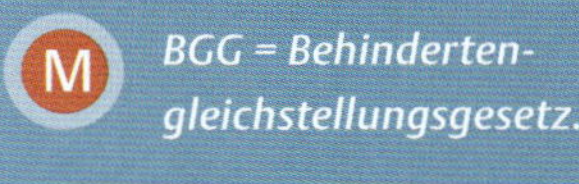

BGG = Behindertengleichstellungsgesetz.

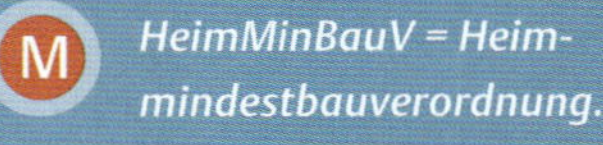

HeimMinBauV = Heimmindestbauverordnung.

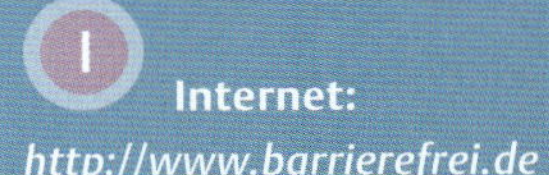

Internet:
http://www.barrierefrei.de

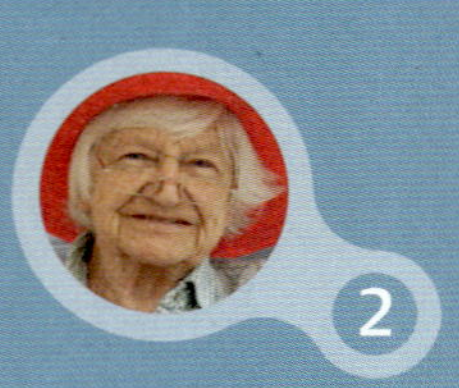

Brandschutz

Wer die Tagespresse verfolgt, stellt fest, dass es häufig in Altenheimen oder anderen Gemeinschaftseinrichtungen brennt und Menschen dabei zu Schaden kommen. Vielleicht hätte die Katastrophe verhindert oder der Schaden verringert werden können, wenn das Pflegepersonal damit gerechnet hätte, „Auch bei uns kann ein Brand ausbrechen, und was dann?"

B Beate Maier (Altenpflegefachkraft) ist am Sonntagnachmittag allein im Dienst. Die Bewohner sind beim Kaffeetrinken. Plötzlich schrillt die Feueralarmglocke, ausgelöst durch einen Rauchmelder und Beate stürzt auf den Flur. Alarm in Zimmer 30. Dort sitzt Frau Gaspari im Rollstuhl, das Kleid brennt. Beate reißt die Wolldecke vom Bett, wickelt Frau Gaspari darin ein und rollt sie auf dem Boden hin und her. Als die Feuerwehr eintrifft ist der Brand gelöscht. Die bewusstlose Frau Gaspari wird ins Krankenhaus gebracht. Beate wird für ihr schnelles, richtiges Handeln gelobt. Für Beate Maier ist dieses schockierende Ereignis noch nicht abgeschlossen.

Die Ursache des Brandes wird rekonstruiert. Es ist bekannt, dass Frau Gaspari raucht, aber aufgrund von Spastiken in den Armen die Zigarette nicht richtig festhalten kann. Sie weiß, dass sie nur dann rauchen kann, wenn eine Mitarbeiterin für sie Zeit hat. An diesem Nachmittag hatte ihr ein Mitbewohner die Zigarette angezündet und sie dann allein gelassen.

M *Ein Lehrbuch kann kein Brandschutzseminar ersetzen. Die Brandbekämpfung mit Feuerlöschern, Wandhydranten und Löschdecken muss geprobt werden, ebenso die Methoden zur Rettung von Personen.*

Lebenswichtige Telefonnummern, die jeder im privaten wie im beruflichen Alltag für den Notfall kennen muss, sind in **Abb. 2.99** zusammengefasst.

Was jeder Mitarbeiter, besonders in der Nachtwache, wissen muss und wonach sich Schüler am Anfang des Praktikums erkundigen sollten, geht aus dem Fragebogen einer Heimleiterin hervor. Es werden Fragen behandelt wie:

- Wie viele Feuerlösch-Trockengeräte gibt es im Haus und wo befinden sie sich?
- Welche Rufnummer wählen Sie bei einem Brand?
- Wann wählen Sie diese Telefonnummer?
- Was geben Sie bei der Feuermeldung an?
- Welche Personen sind darüber hinaus zu informieren?
- Was ist in einem Brandfall als Erstes zu tun?
- Welche Fluchtwege gibt es im Haus?
- Wie öffnet man eine Toilette, in der eine Person um Hilfe ruft?
- In einem Brandfall dürfen keine Fenster und Türen ohne zwingenden Grund geöffnet werden. Warum?
- Wie werden unsere Feuerlöscher betriebsbereit gemacht und wo?
- Wo befindet sich die Feuerschutzverordnung, der Sie viele Antworten auf diese Fragen entnehmen können?

Brandschutz in Privatwohnungen und in Alteneinrichtungen

Die Ansprüche an den Brandschutz unterscheiden sich je nach Wohnart. Brände können quer durch die Wohnung fast überall entstehen und zur Lebensbedrohung werden. Am gefährlichsten ist immer die Rauchentwicklung, die meistens zum Tode führt. Deshalb darf es auch dabei nicht die geringste Gefährdungsmöglichkeit geben. Ältere Menschen, die lange in den eigenen vier Wänden wohnen bleiben wollen, sollten konsequent vorbeugen. Die eigene Wohnung sollte mit einem Mindeststandard gegen Brandgefahr ausgerüstet sein, der Brandschutz in Alteneinrichtungen wird durch geeignete Brandschutzkonzepte und Brandschutzvorschriften geregelt.

Brandschutz in Privatwohnungen

Rauchmelder. Der Rauchmelder ist ein Frühwarngerät, das bei gefährlicher Rauchentwicklung einen akustischen Alarm auslöst. Die rechtzeitige Warnung vor einem Brand, z. B. im Schlaf, kann lebensrettend sein. Mindestens ein Rauchmelder sollte in der Wohnung, am besten im Flur vor den Schlafräumen installiert sein. Besser ist es jedoch, einen Rauchmelder in jedem Wohnungsraum anzubringen, wobei die Küche und das Bad ausgeschlossen werden.

Löschdecke. Eine Löschdecke besteht aus einem unbrennbaren Glasfasergewebe und wird im Brandfall einfach über die Brandquelle gelegt und erstickt so die Flammen. Besonders in Herdnähe, wo stets

Polizei

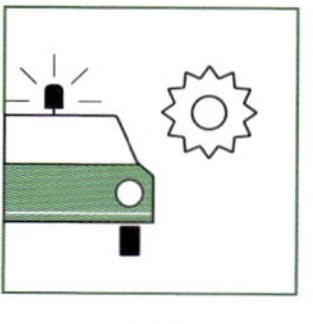

110

Feuerwehr

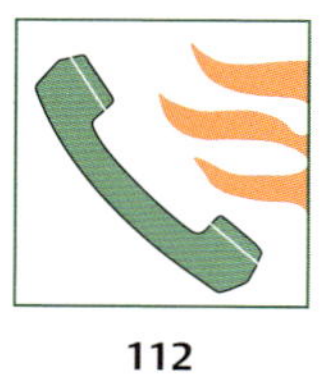

112

ärztlicher Notdienst

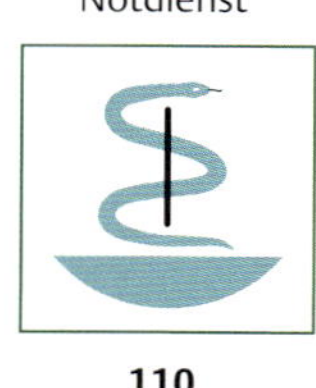

110

Rettungswagen/ Notarztwagen

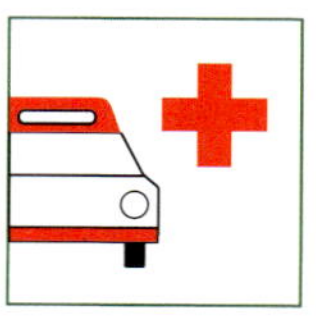

112

Apotheken-Notdienst

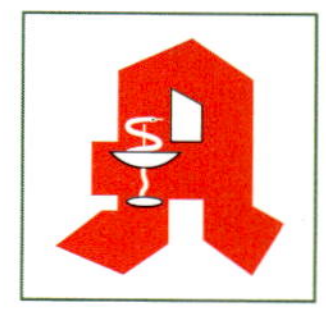

s. Tagespresse

Abb. 2.99 Diese lebenswichtigen Telefonnummern sollte jeder kennen (Köther u. Gnamm 2000).

eine erhöhte Gefahr durch z. B. in Brand geratenes Fett besteht, empfiehlt sich deren Anbringung. Ein Löschversuch mit Wasser kann hier zu verheerenden Verletzungen führen.

Feuerlöscher. Ein Feuerlöscher hilft, entstehende Brände schnell und effektiv zu bekämpfen. Da sie in verschiedenen Größen zur Verfügung stehen, eignen sie sich besonders gut für den Einsatz in der Wohnung und können auch von älteren Menschen gehandhabt werden. Um einen schnellen Zugriff zu gewähren, sollte ein Feuerlöscher an einer zentralen Stelle, z. B. im Eingangsbereich, positioniert werden. Es ist allerdings sehr wichtig, den Feuerlöscher regelmäßig durch einen Fachmann auf Funktionstüchtigkeit überprüfen zu lassen.

Gasmelder. Ein Gasmelder ist natürlich nur dann sinnvoll, wenn die Wohnung mit der entsprechenden Heizungsart ausgestattet ist. Häufig sind allerdings gerade in älteren Wohnungen oder Häusern noch veraltete Techniken, wie z. B. Gaskartuschen für den Küchenbedarf zu finden. Ein Gasmelder verschafft Sicherheit im Umgang mit dieser Energiequelle, denn die Geräte warnen vor den großen Gefahren einer Gasexplosion. Schon bei einer Gaskonzentration von weniger als 1 % alarmiert der Gasalarm mit einem ca. 85 dB lauten Alarmton, sodass sich genügend Zeit ergibt, um sich und betroffene Personen in Sicherheit zu bringen.

Richtiges Verhalten im Brandfall

Im Folgenden werden einige Hinweise gegeben, die es im Fall eines Feuers zu beachten gilt:

- Ruhe bewahren und keine Panik entstehen lassen,
- Feuerwehr alarmieren über Notruf 112 oder Feuermelder: kurz und deutlich die Art des Schadens, den Ortsteil, die Straße und die Hausnummer des Gebäudes, sowie den Namen angeben und auf Rückfragen warten,
- Brand nur dann bekämpfen, wenn sich damit keine Person in Gefahr begibt (die Sicherheit der Angehörigen und der eigenen Person geht jeder Brandbekämpfung vor!),
- Nachbarn warnen und ihnen, wenn nötig, Hilfestellung anbieten,
- das Benutzen von Aufzügen ist im Brandfall verboten (Aufzüge können bei einem Brand zur tödlichen Falle werden),
- Fenster und Türen brennender Räume schließen, um eine Ausweitung von Feuer und Rauch zu verhindern.

Die Feuerwehr wird vor dem Haus erwartet, eingewiesen und ihr wird der nächste Weg zur Brandstelle gezeigt. Die Schlüssel zu allen Räumen sind für die Feuerwehr bereitzuhalten. Sollte ein Feuermelder betätigt worden sein, so bleibt die betreffende Person bis zum Eintreffen der Feuerwehr am Melder.

Vorbeugende Maßnahmen

Um Brandgefahren im Vorfeld zu vermeiden, ist Folgendes zu beachten:

- Flure und Treppenräume stets frei von Kinderwagen, Fahrrädern, Pappkartons, Möbeln o. ä. halten, denn Flure und Treppenräume sind Rettungswege, die bei einer Flucht ungehindert passiert werden müssen,
- Türen in diesen Rettungswegen ständig geschlossen – aber nicht verschlossen – halten, denn Türen im Zuge von Rettungswegen sind meist so konstruiert, dass sie im geschlossenen Zustand einer Rauch- und Brandausbreitung Widerstand leisten können,
- die Sicherheitseinrichtungen Ihres Hauses dürfen nicht beschädigt werden.
- Vorbeugende Maßnahmen im Wohnbereich sind:
- nur dann rauchen, wenn keine Einschlafgefahr besteht,
- nie im Bett rauchen, nie unter dem Einfluss sedierender Medikamente,
- Zigaretten nur in nichtbrennbare Behältnisse legen,
- Fettbrände (z. B. Pfanne oder Friteuse) nie mit Wasser löschen, sondern mit einer Löschdecke,
- offenes Feuer (Kerzen, usw.) nicht unbeaufsichtigt lassen,
- Altpapier, brennbare Flüssigkeiten und feuergefährliche Abfällen nicht im Wohnbereich lagern.
- Reparaturen an Gas- und Elektrogeräten nur von Fachbetrieben durchführen lassen,
- eingeschaltete Elektrogeräte wie Herd, Bügeleisen, Kaffeemaschine nicht unbeaufsichtigt lassen,
- nur VDE- und TÜV- geprüfte Elektrogeräte verwenden.

Brandschutz in Alteneinrichtungen

Alteneinrichtungen zählen zu den Gebäuden besonderer Nutzung. Hier könnte es im Fall eines Brandes, wegen der Menge der dort anzutreffenden Menschen, zu einer höheren Gefahr für Leib und Leben kommen. Sie unterstehen aus diesem Grund besonders strikten Brandschutzvorschriften. Dazu zählen das Aushängen von Fluchtwegplänen, die Kennzeichnung derselben, aber auch je nach Bundesland die Verfügbarkeit von Feuerlöschern oder die Installation von Sprinkleranlagen. Sinnvoll ist der Einsatz besonderer Maßnahmen zur Rettung von z. B. Rollstuhlfahrern oder in ihrer Mobilität eingeschränkten Personen. Vorschläge dazu sind „Feuerwehraufzüge", das sind gegen Rauchentwicklung und Stromausfall geschützte Aufzüge, Außenaufzüge oder „Schlauchrutschen".

M *Betroffene Personen sollten wissen, wie sie von ihrer Wohnung in kürzester Zeit den Ausgang, bzw. den nächsten Treppenraum, der ins Freie führt, erreichen (Fluchtweg). Ebenso sollte bekannt sein, wie das nächste Telefon, die nächste Telefonzelle oder der nächste Feuermelder erreicht werden kann. Nützlich ist es zu wissen, wo der Feuerlöscher steht und wie er zu bedienen ist.*

Technische Ausstattung

Bei der technischen Ausstattung kommt es immer auf die individuelle Situation des älteren Menschen an, z.B. den Grad der Mobilität, die besonderen Wünsche und den jeweiligen Grad des Sicherheitsbedürfnisses. In Alteneinrichtungen der verschiedenen Ausrichtungen sind logischerweise schon von der Baubehörde geregelte und in den „Mindestanforderungen für Altenheime, Altenwohnungen und Pflegeheime für Volljährige" aufgeführte Bauauflagen für technische Anforderungen eingerichtet, die in der privaten Wohnung als technische Umbaumaßnahme hinzukommen könnten.

M *Die Notrufanlage vermittelt ein Sicherheitsgefühl für alle älteren Menschen, die allein leben müssen oder wollen.*

Hausnotrufanlage

Pflegebedürftige haben unter bestimmten Umständen Anspruch auf die Versorgung mit Hausnotrufgeräten (**Abb. 2.100**) oder sonstigen Notrufsystemen, den sie bei ihrer Pflegekasse geltend machen können, wenn etwa durch ein Notrufsystem eine stationäre Pflege vermieden oder hinausgezögert werden kann. Hausnotrufgeräte sind elektronische Meldesysteme, die über das öffentliche Fernsprechnetz mit einer Notrufzentrale verbunden sind. Die pflegebedürftige Person erhält eine Teilnehmerstation und einen Handsender (sog. Funkfinger). Löst die Person, z.B. bei Sturz oder nahender Ohnmacht, Alarm aus, wird eine direkte Sprechverbindung zur Notrufzentrale hergestellt oder der Alarm wird in einer Überwachungszentrale ausgelöst. Diese benachrichtigt umgehend einen Mitarbeiter vor Ort. Der Mitarbeiter wird dann sofort die Wohnung aufsuchen, von der aus der Alarm ausgelöst wurde. Dadurch wird erreicht, dass auch Senioren und andere Menschen, die aufgrund von Gebrechlichkeit oder Behinderung rascher Hilfe bedürfen – etwa bei einem Sturz –, trotzdem in ihrer vertrauten Umgebung leben können.

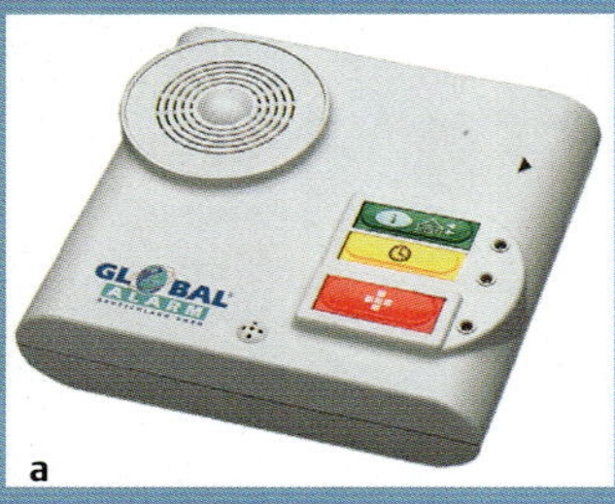

a

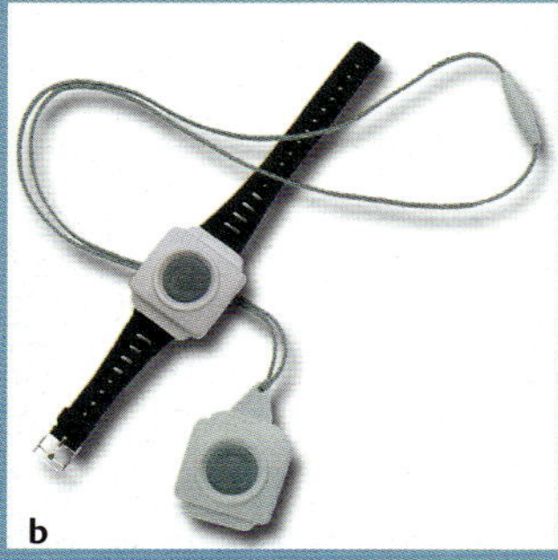

b

Abb. 2.100 Hausnotrufsystem. **a** Grundgerät. **b** Senderkette und Senderarmbanduhr (Foto: Global-Alarm)

Anhand eines Fragenkataloges kann eingeschätzt werden, ob der Hausnotruf Vorteile für die betreffende Person bietet (**Abb. 2.101**). Alternativ zum Hausnotrufsystem kann ein preiswerteres Telefonkettensystem aufgebaut werden.

M ***Telefonketten** sind ein preiswerter Weg, der allerdings die Disziplin erfordert, zur vereinbarten Zeit stets zu Hause zu sein. Eine solche Kette kann unter Bekannten völlig selbstständig eingerichtet werden, sie sollte aber nicht zu groß sein.*

Telefonketten

Eine andere Möglichkeit die Sicherheit zu Hause zu verbessern, ist die Bildung von Telefonketten, die in eigener Initiative aufgebaut werden. Die Telefonkette ist ein Zusammenschluss von mehreren älteren Menschen mit einer„verantwortlichen Person". Zu festgesetzten Zeiten rufen sich die Teilnehmerinnen und Teilnehmer in Form einer Kette an und können sich so überzeugen, dass es allen gut geht. Die verantwortliche Person wird bei jeder Unterbrechung sofort informiert und ist dafür verantwortlich, umgehend festzustellen, aus welchem Grunde sich eine Teilnehmerin oder ein Teilnehmer nicht meldet. Telefonketten bieten aber auch mit dem täglichen Anruf einen persönlichen Kontakt und können so vor Einsamkeit und Isolation schützen. In der Regel nehmen an einer Telefonkette 6–8 Personen teil. Und was die Kosten angeht – einige Städte, z.B. Köln unterstützen die Telefonketten, indem sie jedem Teilnehmer eine Telefoneinheit je Tag Zuschuss zu den Telefonkosten gibt.

Dieses System setzt natürlich die Möglichkeit zum klaren Denken und Handeln aller beteiligten Personen voraus. Eine Beteiligung einer an Demenz erkrankten Person wäre nicht sinnvoll. Hilfreich bei allen Arten der Kommunikation mittels Telefon können sog. Großtastentelefone sein, die für Personen mit Hör- oder Sehschwäche oder feinmotorischen Einschränkungen geeignet sind. Ein Blitzlicht kann als zusätzliches optisches Signal zugeschaltet werden und erstrahlt bei Anruf gut sichtbar hinter der Anzeige. Bei Hörgeräten, die hinter dem Ohr getragen werden, wird bei diesen Geräten aufgrund der magnetischen Ankopplung das Gespräch laut und deutlich empfangen. Die Lautstärken von Hörer, Lautsprecher und Tonruf sind zusätzlich über Schieberegler einstellbar.

M *Die richtigen **Lichtverhältnisse** wirken sich positiv auf die Stimmung älterer Menschen aus.*

Lichtdimmer

Eine gute Ausleuchtung der Funktionsräume im Bezug auf die Sicherheit vor z.B. einem Sturz ist wichtig, die richtige, z.T. weiche, Beleuchtung wirkt sich aber auch positiv auf die Verfassung eines älteren Menschen aus. Ein Lichtdimmer ermöglicht es, die häufig als zu grell und blendend empfundene volle Leuchtkraft verschiedener Lampen zu reduzieren und eine individuell angepasste Helligkeit zu erzeugen. Im Gegenzug dazu ist es möglich, bei Arbeiten die Helligkeit erfordern, einen Dimmer auf höchste Ausleuchtung einzustellen. Dimmer lassen sich von Fachpersonal leicht nachträglich an ein bestehendes Lichtnetz anschließen.

Treppenlift oder Rollstuhllift

Viele moderne Gebäude sind heute so geplant, dass sich z.B. Rollstuhlfahrer frei in ihnen bewegen können. Aber gerade in älteren Bauten stellen besonders Eingangsbereiche oder Treppenhäuser oftmals unüberwindbare Hindernisse für gehbehinderte Menschen oder Rollstuhlfahrer dar. Der Einbau eines Treppensitzlifts hilft, sich den Zugang zu allen Etagen des Hauses und damit ein Stück der gewohnten Lebensqualität „zurückzuerobern". Er kann eine echte – auch wirtschaftlich interessante – Alternative zum Umzug ins Altenpflegeheim oder dem Umbau des gesamten Hauses oder der Wohnung sein. Grundsätzlich ist die Anschaffung eines Treppenliftes allerdings eine private Angelegenheit. Die Krankenkassen kommen i.d.R. nicht für einen Treppenlift auf, weil er kein anerkanntes Hilfsmittel ist.

Fragenkatalog Hausnotruf

- ☐ Ich bin älter als 60 Jahre.
- ☐ Ich lebe allein in meiner Wohnung.
- ☐ Manchmal sehe ich tagelang niemanden.
- ☐ Seit meine Frau/mein Mann tot ist, fühle ich mich in unserem Haus vor allem nachts nicht mehr sicher.
- ☐ Getränke, Lebensmittel nach Hause liefern lassen? Wäre schön, aber ich lasse nicht gerne fremde Leute in meine Wohnung.
- ☐ Ins Theater oder in die Oper – ja, aber wie komme ich spät abends wieder nach Hause?
- ☐ Hin und wieder möchte ich morgens gar nicht aufstehen.
- ☐ Mir fehlt jemand, mit dem ich reden kann.
- ☐ Das Telefon ist mein wichtigster Draht zur Außenwelt.
- ☐ Manche Dinge, die ich früher „mit links" erledigt habe, fallen mir schwer.
- ☐ Oft habe ich keine Lust, für mich alleine zu kochen.
- ☐ Manchmal fühle ich mich unsicher in meiner Wohnung.
- ☐ Für alle Fälle: Das Telefon stelle ich immer ans Bett.
- ☐ Es geht nicht mehr wie früher, aber mit eisernem Willen schaffe ich es noch.
- ☐ Einmal bin ich im Bad ausgerutscht und fast gestürzt.
- ☐ Ich hatte schon einmal einen Schwächeanfall.
- ☐ Das Treppensteigen fällt mir schwerer.
- ☐ Angehörige und Freunde erledigen mir manches. Sie haben aber nicht immer Zeit.
- ☐ Manchmal ist es mir unangenehm, Verwandte und Freunde um Hilfe bitten zu müssen.
- ☐ Hin und wieder vergesse ich, meine Medikamente einzunehmen.
- ☐ Einmal stand ich vor meiner Wohnung, und der Hausschlüssel lag drinnen.
- ☐ Inzwischen bade ich seltener, weil es mir zu gefährlich ist.
- ☐ Hin und wieder überlege ich, wie ich mich für Notfälle besser absichern kann.
- ☐ Es wäre schön, wenn mir jemand meine Einkäufe in die Wohnung bringen könnte.
- ☐ Einmal bin ich mit meinem Rollstuhl umgefallen.
- ☐ Dass schnelle Hilfe kam, war schon einmal sehr wichtig für mich.
- ☐ Wenn ich krank bin, merke ich, wie sehr ich auf Hilfe angewiesen bin.
- ☐ Ich leide unter: Asthma, Diabetes Mellitus (Zuckerkrankheit), Epilepsie, Hämophilie (Bluterkrankheit), Herz-Kreislauf-Beschwerden, Multipler Sklerose, Osteoporose (Knochenschwund), spastischer Lähmung
- ☐ Ich bin halbseitig gelähmt (nach Schlaganfall).
- ☐ Ich bin gehbehindert.
- ☐ Ich hatte eine Krebsoperation.
- ☐ Ich hatte einen Herzinfarkt.
- ☐ Ich sehe immer schlechter.
- ☐ Ich benutze manchmal eine Gehhilfe.
- ☐ Manchmal fürchte ich, dass ich doch nicht mehr lange in meiner Wohnung bleiben kann.

Name: ....
geb. am: ....
Anschrift: ....

Ort, Datum: .... Unterschrift: ....

Abb. 2.101 Anhand eines Fragenkatalogs kann eingeschätzt werden, ob der Hausnotruf Vorteile für die betreffende Person bietet (aus Hausnotruf - Verlässlicher Service auf Knopfdruck, Ministerium für Arbeit und Soziales, Qualifikation und Technologie).

Möglichkeiten zur finanziellen Unterstützung kann eine betroffene Person möglicherweise bei der Pflegeversicherung, der Hauptfürsorgestelle, der Berufsgenossenschaft oder dem Sozialamt finden. Die Kosten sind abhängig von der Länge der Transportstrecke, Liftführung und Ausstattung. Nach § 554a Abs.1 BGB kann evtl. ein Mieter vom Vermieter die Zustimmung zu baulichen Veränderungen oder sonstigen Einrichtungen verlangen, die für eine behindertengerechte Nutzung der Mietsache oder den Zugang zu ihr erforderlich sind. Zu bedenken ist, dass der Treppenlift eine Maschine im Sinne der Betriebssicherheitsverordnung ist und kein Aufzug, der der DIN-Vorschrift im Rechtssinne unterliegt.

Bedeutung des Wohnens

Eigener Haushalt

Älter werdende Menschen leben am liebsten in ihrem eigenen Haushalt (**Abb. 2.102**). Das geht gut, solange Partner sich gegenseitig stützen können und das Umfeld in überschaubaren Distanzen alles bietet, was zum Leben nötig ist. In Deutschland leben mehr und mehr Menschen, auch über 65-Jährige, als Single. Statistiken zufolge leben 95 % der älteren Menschen in Deutschland in Ein- oder Mehrpersonenhaushalten (Reichert u. Saup 1997). Die Zunahme von Single-Haushalten auch älterer und alter Menschen lässt den Betreuungsbedarf durch Nicht-Familienmitglieder steigen.

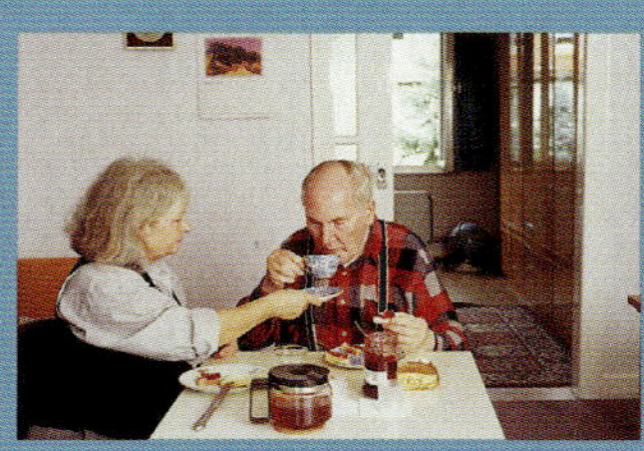

Abb. 2.102 Viele alte Menschen wünschen sich, in ihrer vertrauten Umgebung bleiben zu können.

Wohnen bei den Kindern

Nach dem bisher Gesagten erscheint es sinnvoll und wünschenswert, wenn alleinstehende ältere Menschen zusammen mit ihren erwachsenen Kindern oder anderen Familienmitgliedern wohnen. Es stellt sich allerdings die Frage, ob dieses Zusammenleben gewünscht wird.

Wirsing (1997) untersuchte im Rahmen einer Studie die Meinung älterer Menschen zu der Frage, ob sie es begrüßen, mit den erwachsenen Kindern im gemeinsamen Haushalt zu wohnen. Es zeigte sich, dass 9 % der Befragten dafür waren und 50 % dagegen.

Aus diesen Ergebnissen kann man jedoch nicht den Schluss ziehen, dass die meisten alten Menschen gegen Familienbeziehungen sind, im Gegenteil: Der Kontakt zu den Kindern, sofern er denn intakt ist, stellt eine wichtige Ressource dar. Im Krankheitsfall oder bei sonstigen Problemen wird diese Ressource gerne in Anspruch genommen.

M *Alte Menschen leben am liebsten selbstständig in ihrer Wohnung, aber in der Nähe der Kinder.*

Mehr-Generationen-Wohnen

Seit einigen Jahren werden neue Ideen für das Wohnen im Alter diskutiert. Es sollen Wohnmöglichkeiten geschaffen werden, in denen alte und junge Menschen, Singles und Familien, Alleinerziehende und Senioren gemeinsam leben können. Dabei gilt eine Grundforderung für alle: Jeder hat seine eigene vollständige und abgeschlossene Wohnung. Die Gebäude werden so gebaut, dass die Bereiche dicht beieinander liegen. Dadurch kann ein nachbarschaftliches Miteinander fast von selbst entstehen. Die Gestaltung der Außenanlagen und die Schaffung einiger Gemeinschaftsräume helfen dabei, dieses Konzept zu verwirklichen.

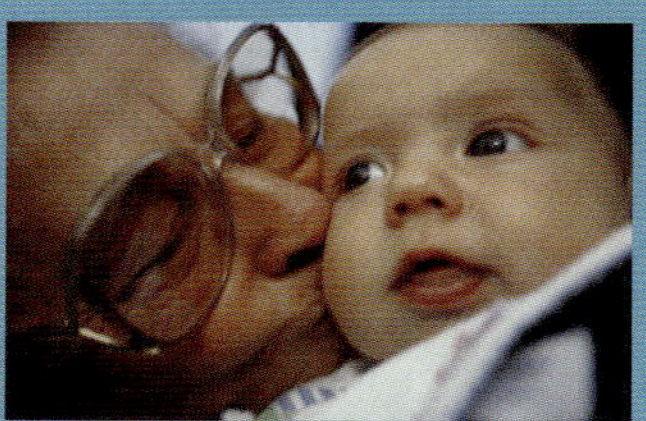

Abb. 2.103 Die „Leihoma" gehört zur Familie, sie übernimmt eine wichtige Rolle.

B Der Freiburger „Laubenhof" z. B. ist eine Anlage, die solche Nachbarschaftsformen erlaubt. Eine Bewohnerin stellte fest: „Kein Vergleich mit einem Altenheim: keine Heimordnung, keine Bevormundung, alles wie im normalen Leben. Wir sind hier wer, und nicht nur Alte!"
Diese Wohnform könnte auch in vielen Städten und Gemeinden Realität werden, weil:
- das Zusammenleben zwischen alten und jungen Menschen dem normalen Leben entspricht,
- in diesem Miteinander Gaben und Fähigkeiten der Älteren in ganz selbstverständlicher Weise nachgefragt werden,
- die Jüngeren für die Älteren z. B. Einkäufe erledigen können,
- Einsamkeit und Isolation in einem solchen Umfeld wenig oder keinen Raum haben (**Abb. 2.103**).

Haus- und Wohngemeinschaften

Das Konzept der Haus- und Wohngemeinschaften alter Menschen ist noch nicht allgemein akzeptiert.

Warum aber interessieren sich alte Menschen für eine WG? Menschen, die im Jahre 2011 in den Ruhestand gehen, sind i. d. R. noch rüstig und unternehmungslustig, viele davon wünschen sich, noch einmal etwas ganz Neues beginnen zu können. Im Idealfall gelingt es ihnen, eine Immobilie zu finden, die so groß ist, dass jeder Mitbewohner eine Wohnung für sich hat und dass Raum für gemeinsame Aktivitäten und gegenseitige Hilfeleistungen ist. In manchen Wohngemeinschaften hat jeder Bewohner eine komplette Wohnung für sich, in anderen teilen sich die Bewohner Küche und Bad.

Wohngemeinschaften für Demenzkranke. Wohngemeinschaften für Demenzkranke stellen eine Sonderform dar. Es hat sich gezeigt, dass demenziell erkrankte alte Menschen in kleinen, familienähnlich strukturierten, überschaubaren Gruppen wesentlich länger ein relativ zufriedenes Leben führen können und dass der geistige Abbau nicht aufgehalten, aber doch hinausgezögert werden kann. Das entscheidende Kriterium, damit sich Demenzkranke in einer solchen Wohngemeinschaft wohl fühlen, ist die „Normalität" des Alltags. Das bedeutet, dass möglichst viele Alltagsverrichtungen von den alten Menschen selber erledigt werden.

Betreutes Wohnen

Service-Wohnen

Alleine zu leben wird beim Erreichen eines hohen Lebensalters problematisch. Es ist dann vermehrt mit dem Risiko der Hilfs- und Pflegebedürftigkeit verbunden. So suchen alte Menschen Wohnmöglichkeiten, in denen sie selbstbestimmt, unabhängig und mit der nötigen Sicherheit im Blick auf Notfälle ihr eigenes Leben leben können. Vor diesem Hintergrund wurden Wohnkonzepte entwickelt, die diesen Wünschen entsprechen.

Ziele und positive Aspekte. Diese neu entwickelten Wohnkonzepte haben folgende Ziele und positiven Aspekte:
- Angebot von ausreichend großen barrierefreien Wohnungen,

- Angebot von Versorgungsleistungen und Sicherheit durch Begleitung und Pflege bei Bedarf rund um die Uhr,
- Vermittlung aller die Lebensführung unterstützenden Maßnahmen,
- Förderung von Kommunikation und Kontakten.

Grenzen und nachteilige Aspekte. Es gibt eine Reihe geriatrischer Probleme, die in der Wohnform des Betreuten Wohnens nicht oder nur mit einem sehr hohen Kostenaufwand aufgefangen werden können. Bei den nachfolgend aufgeführten Einschränkungen oder Erkrankungen wird vermutlich ein Umzug ins Altenpflegeheim erforderlich werden:
- regelmäßige pflegerische Hilfe in der Nacht durch eine Pflegekraft,
- Verwirrtheit und Orientierungsstörungen, die Mitbewohner belasten und evtl. zur Selbstgefährdung führen,
- ausgeprägte Inkontinenz,
- Sturz- und Verletzungsgefahr,
- Verwahrlosung durch Uneinsichtigkeit im Blick auf Körperpflege und Wohnungsreinigung und Ablehnen entsprechender Hilfsangebote.

Angebote der Grundversorgung

Zur Grundversorgung, die zusätzlich zur Miete mit einem Pauschalbetrag finanziert werden muss, gehören je nach Anbieter unterschiedliche Leistungen, von denen auch die Höhe der sog. Betreuungspauschale abhängt. Zur Grundversorgung gehören:
- eine Notrufanlage, die Tag und Nacht besetzt ist,
- Mitarbeiter, die in dringenden Fällen rund um die Uhr erreichbar sind,
- pflegerische Erstversorgung im Falle einer kurzfristigen Erkrankung,
- Hausmeisterdienste, technische Hilfeleistungen,
- Beratung in Angelegenheiten des täglichen Lebens,
- Vermittlung von Diensten durch Dritte (z. B. Reinigungsdienste, ambulante Pflegedienste, Tages-, Nacht- und Kurzzeitpflege, therapeutische Angebote).

Zusätzliche Leistungen

Zum zukaufbaren Wahlservice gehören und werden bei Inanspruchnahme individuell abgerechnet:
- Reinigungsdienste,
- Wäschereinigung,
- Mittagstisch, wenn erforderlich auch Frühstück und Abendbrot („Essen auf Rädern"),
- Beratung und Begleitung in Behördenangelegenheiten,
- Einkaufshilfen, Begleitung zum Arzt und anderes.

Weitere Wahlleistungen sind abhängig von den Möglichkeiten des Trägers und von den finanziellen Mitteln des Bewohners.

Gemeinwesenorientierung

Bei der Gemeinwesenorientierung sorgt die Einrichtung dafür, dass die Bewohner sich am Leben in ihrem Stadtteil beteiligen können. Dies setzt Folgendes voraus:
- eine möglichst zentrale Lage,
- gute Anbindung an den öffentlichen Nahverkehr,
- Vermeidung eines „Ghettos", daher nicht zu viele Wohneinheiten,
- Unterstützung beim Knüpfen von Kontakten zu bestehenden Gruppen und Kreisen im Stadtteil (Kirchengemeinden, Seniorengruppen usw.),
- Berücksichtigung möglicher Behinderungen der Bewohner im Rahmen städtebaulicher Konzeptionen (z. B. behindertenfreundliche Gestaltung öffentlicher Anlagen und Plätze).

Service-Wohnen ist eine sinnvolle Alternative für Menschen, die noch rüstig und aktiv sind, aber nicht mehr alleine leben möchten. Es ist ein Angebot und eine Beruhigung für Menschen, die spüren, dass sie zunehmend einsamer und isolierter werden und die Angst haben, im Notfall nicht schnell genug Hilfe zu bekommen. Service-Wohnen stößt bei schwerer oder schwerster Pflegebedürftigkeit eindeutig an Grenzen.

Betreutes Wohnen zu Hause

Die beschriebenen Betreuungsangebote können nicht nur in einer eigens dafür errichteten Wohnanlage in Anspruch genommen werden. Ambulante Pflegedienste und viele sonstige Dienstleistungsanbieter schaffen für ältere Menschen die Möglichkeit, in der bisherigen Wohnung im Sinne der oben erwähnten Konzeption betreut zu werden. Zwei Voraussetzungen sind erforderlich. Die Wohnung muss:
- an ein Hausnotrufsystem angeschlossen sein,
- barrierefrei und so eingerichtet sein, dass der alte Mensch so selbstständig wie möglich darin leben kann.

Bei notwendigen Umbaumaßnahmen hilft der Staat durch Wohnungsanpassungsprogramme bei der Finanzierung.

Wohnen in voll- und teilstationären Altenpflegeeinrichtungen

Einrichtungen, in denen alt gewordene und meist pflegebedürftige Menschen wohnen und leben, werden in der Umgangssprache oft nur Altenheim genannt. Hinter dieser allgemeinen Formulierung verbirgt sich eine Reihe von Institutionen mit unterschiedlichen Schwerpunkten und Konzepten.

Es geht bei allen diesen Einrichtungen um das Wohnen und die Pflege:
- wohnorientiert oder wohn- und pflegeorientiert sind das Altenwohnstift und die Seniorenresidenz,
- pflegeorientiert sind das Altenpflegeheim, ergänzt durch Kurzzeitpflegeeinrichtungen und teilstationäre Einrichtungen, wie Tages- und Nachtpflege.

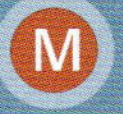

***Zu Altenpflegeeinrichtungen** zählen z. B.:*
- *Altenwohnheim,*
- *Altenwohnstift bzw. Seniorenresidenz,*
- *Altenpflegeheim,*
- *Kurzzeitpflege (Pflegehotel, Urlaubspflege),*
- *teilstationäre Einrichtungen (Tages- oder Nachtpflege).*

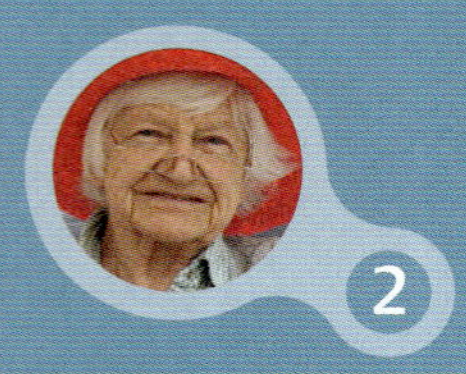

M *Zu den gesonderten Leistungen von Altenwohnungen mit Anbindung an ein Pflegeheim gehören z. B.:*
- *Rufbereitschaft rund um die Uhr,*
- *Teilnahme an den Mahlzeiten,*
- *Teilnahme an den sozialen und kulturellen Angeboten,*
- *hauswirtschaftliche Dienste.*

D *In* ***Altenwohnstiften****, die auch als* ***Seniorenresidenzen*** *bezeichnet werden, führen die Bewohner ihren eigenen Haushalt so lange, bis sie zugesicherte Hilfen benötigen (KDA 1996).*

M *Der* ***Einzug in ein Alten- oder Pflegeheim*** *bedeutet für den Betroffenen eine einschneidende Krisensituation. Daher müssen die Vorbereitung, der Einzug und die Phase der Eingewöhnung besonders aufmerksam und einfühlend begleitet werden.*

Altenwohnheim

Altenwohnheime bestehen meist aus einem größeren Baukomplex, in dem mehrere Ein- und Zwei-Zimmer-Wohnungen liegen. Altenwohnheime müssen altengerecht und barrierefrei gestaltet sein. Die alten Menschen, die in diesen Heimen leben, müssen ihren Haushalt selbstständig führen können. Viele Altenwohnheime sind einem Alten- und Pflegeheim angeschlossen, weil in den 70er-Jahren sog. dreigliedrige Heime (Altenwohnheim, Altenheim, Pflegeheim) im Altenheimbau üblich waren. Heute werden keine Altenheime mehr gebaut, denn durch die ambulante Pflege zu Hause besteht kein Bedarf mehr. Gleichzeitig werden im Pflegeheim nur die Menschen aufgenommen, die in eine Pflegestufe eingestuft worden sind. Altenwohnungen in Verbindung mit einem Pflegeheim sind noch üblich. Der Vorteil dieser Einrichtungen liegt darin, dass die alten Menschen alle Leistungen, die ihnen auch im Pflegeheim angeboten werden, bei Bedarf (gegen gesonderte Bezahlung) für sich in Anspruch nehmen können. Diese Angebote geben den noch rüstigen Menschen ein hohes Maß an Sicherheit. Bei wachsender Hilfebedürftigkeit wird ein Umzug ins Pflegeheim erforderlich.

Altenwohnstift bzw. Seniorenresidenz

Steigt der Pflegebedarf stark an, haben diese Einrichtungen Betreuungsstationen, in denen eine Pflege rund um die Uhr möglich ist. Diese Stationen haben den Status vollstationärer Pflege. In vielen Wohnstiften ist es üblich, dass sich die Bewohner mit einem bestimmten Betrag „einkaufen". Die Einrichtungen bieten dafür Appartements unterschiedlicher Größe, in die die Bewohner mit ihrem Mobiliar einziehen. Ein Wohnstift verfügt über Gemeinschaftseinrichtungen für gesellschaftliche und kulturelle Veranstaltungen. Viele Häuser haben eigene Schwimmbäder, Therapie- und Sportanlagen. Neben medizinischen Hilfen können die Bewohner auf umfassende Angebote im sozialen, aktivierenden und rehabilitativen Bereich zurückgreifen. Je nach Angebot werden die Mahlzeiten in restaurantähnlich gestalteten Speiseräumen serviert.

Altenpflegeheim

Das Altenpflegeheim bietet Pflege, Betreuung und Versorgung für chronisch Kranke und pflegebedürftige alte Menschen. Durch aktivierende und fördernde Pflege sollen die Fähigkeiten der älteren Menschen gestärkt und unterstützt werden.

Kurzzeitpflege (Pflegehotel, Urlaubspflege)

In Einrichtungen der Kurzzeitpflege werden alte Menschen für eine begrenzte Zeit (lt. PflegeVG § 42 max. 4 Wochen pro Kalenderjahr) gepflegt und betreut wie in einer vollstationären Einrichtung. Wenn die Finanzierung nicht über die Pflegeversicherung geregelt werden muss, können Privatzahler diese Einrichtung auch mehrmals im Jahr in Anspruch nehmen.

Eine Kurzzeitpflegeeinrichtung sollte möglichst nur Einzelzimmer haben. Alte Menschen, die für kurze Zeit ihre gewohnte Umgebung verlassen müssen, haben große Schwierigkeiten, sich auf fremde Mitbewohner einzustellen. Auf eine wohnliche Gestaltung muss Wert gelegt werden, da die Gäste auf die fremde Umgebung besonders sensibel reagieren. Die Pflegefachkräfte müssen sich auf den häufigen Wechsel der Bewohner einstellen. Eine wesentliche Betreuungsaufgabe besteht darin, den Gästen das Einleben zu erleichtern. Intensive Gespräche mit den Angehörigen über Gewohnheiten, Vorlieben und Rituale tragen dazu bei, dass sich der Gast möglichst rasch wie zu Hause fühlen kann. Die Pflege erfolgt selbstverständlich im Bezugspflegesystem.

Teilstationäre Einrichtungen (Tages- oder Nachtpflege)

Tagespflege ist ein Angebot, das wie die Kurzzeitpflege die Pflege zu Hause unterstützen und den Verbleib des alten Menschen in seiner gewohnten Umgebung ermöglichen soll. Die sog. Nachtpflege ist eine Betreuungsform für die Abend- und Nachtstunden. Das Angebot wird einerseits von allein lebenden, ängstlichen Menschen, die sich in der Dunkelheit fürchten, in Anspruch genommen, andererseits von demenziell erkrankten Menschen mit gestörtem Tag-Nacht-Rhythmus. Pflegepersonen bieten in den Abend- und frühen Nachtstunden Betreuung an, um die pflegenden Angehörigen zu entlasten.

Unterstützung beim Umzug in ein Heim

Bedeutung des Umzugs

Das Leben in einem Altenpflegeheim wird von den betroffenen Menschen sehr unterschiedlich erlebt. Sie fühlen sich wohl im Heim und sind mit ihrer Situation zufrieden, wenn sie selbstbestimmt und freiwillig die Entscheidung für den Einzug treffen konnten und wenn sie ausreichend Zeit hatten, alles gründlich zu planen.

Ganz anders geht es Menschen, die durch eine plötzlich auftretende schwere Erkrankung oder eine andere Notlage (z. B. Verlust des pflegenden Partners) unfreiwillig und meist unter Zwang in ein Altenpflegeheim einziehen müssen. Diese Menschen verlieren plötzlich alles, was ihr bisheriges Leben ausgemacht hat: ihre Gesundheit, ihre Selbstständigkeit, ihre Aufgaben und ihre Rolle in Familie und Nachbarschaft, ihre Wohnung und ihre Mobilität. Dies und das Wissen um die Unumkehrbarkeit der Situation bewirken eine soziale Entwurzelung, die dazu führen kann, dass die Betroffenen das Leben im Heim eher wie ein Gefängnis erleben statt wie ein Zuhause.

Pflegepersonen, die alte Menschen beim Einzug ins Heim begleiten und pflegen, müssen um diese belastende Situation wissen. Für das Einleben und das Wohlbefinden in den ersten Tagen und Wochen sind das Verhalten, die soziale Kompetenz der Mitarbeiter, die Pflegequalität und die Angebote der Einrichtung von entscheidender Bedeutung.

Vorbereitung

Der Umzug in die Einrichtung wird mit dem zukünftigen Bewohner und seinen Angehörigen vorbereitet. Hierzu soll ein Besuch in der eigenen Häuslichkeit oder im Krankenhaus durchgeführt werden. Dabei sind unter anderem der Hilfebedarf, die gewünschten bzw. notwendigen Versorgungsleistungen und die individuellen Gewohnheiten des zukünftigen Bewohners zu besprechen. Über die Mitnahme persönlicher Dinge wird der zukünftige Bewohner beraten.

Der Einzug in ein Pflegeheim verläuft in verschiedenen Phasen. Die Mitarbeiterin des Sozialdienstes und/oder die Pflegedienst- bzw. Wohnbereichsleitung sind für die Gestaltung dieser Phasen des Einzugs verantwortlich.

Informationen über das Heim

Zukünftige Bewohner und ihre Angehörigen werden sich über verschiedene Heime informieren. Beim ersten Kennenlernen sind folgende Maßnahmen hilfreich:
- Rundgang durch das Haus,
- Besichtigung eines freien Zimmers,
- Gespräch mit einem Mitglied des Heimbeirats,
- klare Informationen über die Angebote des Hauses, z. B. pflegerische und regelmäßige hauswirtschaftliche Leistungen, Mahlzeiten, Freizeitangebote, therapeutische Möglichkeiten, ärztliche Betreuung usw.,
- klare Informationen über die Grenzen der Angebote,
- Angebot zum Probewohnen für zwei bis vier Wochen.

Informationen über den zukünftigen Bewohner

Hat sich ein alter Mensch für eine bestimmte Einrichtung entschieden, so sind weitere Maßnahmen, durchgeführt von der Sozialarbeiterin und/oder Pflegedienstleistung, erforderlich:
- Besuch in der bisherigen Wohnung. Sammeln von Informationen über die bisherige Lebenssituation und die Gewohnheiten und Bedürfnisse des alten Menschen, wie:
  - Verhältnisse zwischen dem zukünftigen Bewohner und seinen Angehörigen,
  - technische Ausstattung der Wohnung (Geräte), Art der Möblierung,
  - Sauberkeit und Ordnung,
  - eventuell erkennbare Verwahrlosungserscheinungen (z. B. Müll auf dem Boden) als Hinweis auf die nicht mehr vorhandene Selbstversorgungskompetenz,
  - aufgestellte Erinnerungsstücke (z. B. Pokale, Mitbringsel),
  - Familienfotos, selbstgemalte Bilder, Zeitungsartikel, Kreuze u. ä.,
  - Hinweise auf weltanschauliche und religiöse Orientierung,
  - Einrichtungsstil,
  - Bücher, Zeitschriften, Schallplatten, CDs usw.,
- Besprechung, welche persönlichen Dinge (Möbelstücke, Erinnerungsstücke, Kleidung usw.) ins Heim mitgenommen werden können und sollen.
- Besuch im Krankenhaus, wenn der Einzug von dort aus geschehen muss, ergänzend zum Besuch zu Hause.

Tag des Einzugs

Das Zimmer ist vorbereitet. Auf dem Tisch steht ein Empfangsgruß, z. B. Blumen, Obst und eine Begrüßungskarte mit einem Foto der Einrichtung und weiteren auch für die Angehörigen wichtigen Informationen. Eine Mitarbeiterin aus der Früh- und eine aus der Spätschicht werden in den kommenden zwei bis vier Wochen Bezugspersonen für die neue Heimbewohnerin sein. Im Zusammenhang mit dem Einzug sind die folgenden Dinge zu beachten:
- Begrüßung des Neuangekommenen und seiner Angehörigen durch die Bezugsperson.
- Gespräch über Vorlieben, Gewohnheiten und Rituale.
- Die Informationen über Räumlichkeiten, Tagesstruktur, Mitbewohner usw. werden von den Bezugspflegenden übermittelt.
- Die neuen Informationen werden in kleine, überschaubare „Portionen" aufgeteilt und öfter wiederholt.
- Der Bewohner wird dem Heimbeirat und den Mitbewohnern des Wohnbereichs vorgestellt.
- Die Bezugspflegenden sind für die erste Informationssammlung zur Pflegeplanung zuständig.
- Die Bezugspflegenden erstellen zusammen mit der Leitung des Wohnbereichs einen vorläufigen Pflegeplan. Alle bisher verfügbaren Informationen werden dabei berücksichtigt. Der Plan muss schon am nächsten Tag kontrolliert und möglicherweise ergänzt und/oder verändert werden.

Zeit der Eingewöhnung

Für eine begrenzte Zeit (ca. 2–4 Wochen) wird der neue Heimbewohner intensiv durch die Bezugspflegenden und/oder durch die Sozialarbeiterin begleitet. Tägliche Besuche und wiederholte Informationen und das Einführen in bestehende Gruppen und Kreise helfen dabei, das Fremdheitsgefühl zu überwinden. In manchen Einrichtungen haben sich regelmäßige Treffen mit den neu eingezogenen Menschen bewährt. Sie sind zu festen Integrationshilfen geworden.

M *Die gründliche* ***Vorbereitung des Einzugs*** *kann entscheidend sein für das spätere Wohlbefinden des alten Menschen im Heim.*

P ***Mangelnde Sauberkeit und Unordnung*** *können auf unzureichende Selbstversorgungskompetenz hinweisen, aber auch auf einen bestimmten Lebensstil! Dies gilt es herauszufinden.*

Die Inhalte zu Lernfeld 2.2.4 „Hilfsmittel und Wohnraumanpassung" finden Sie unter 2.2.2, S. 710 ff.

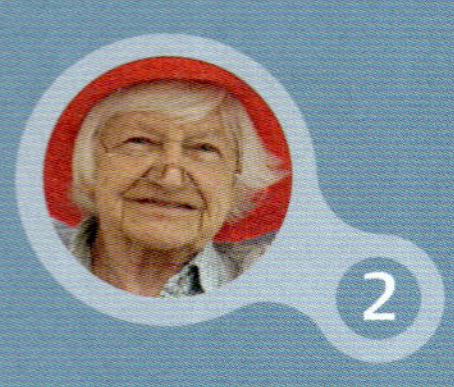

2

B *Ein Schulleiter führte in den letzten sieben Jahren vor seinem Ruhestand eine deutsche Schule in China. Nun lässt er sich durch den SES für einige Monate nach China vermitteln, um Entwicklungshilfe für eine neu entstehende deutsche Schule zu leisten.*

I **Internet:**
http://www.ses-bonn.de
http://www.engagiert-in-deutschland.de
Bundesarbeitsgemeinschaft der Seniorenorganisationen: http://www.bagso.de

Hilfe bei der Alltagsstrukturierung

Ein elementares Bedürfnis alter Menschen ist, sich bis zuletzt selbst beschäftigen zu können. Dabei sind die vielen Lebenserfahrungen mit ihren biografischen Prägungen mitentscheidend für die Gestaltung des letzten Lebensabschnittes.

Wer schon in jungen Jahren gelernt hat, sich mit Freude und Hingabe beschäftigen zu können, wird sich auch im Alter leicht tun, einer erfüllenden Tätigkeit nachzugehen und auf seine Fähigkeiten zurückzugreifen.

B „Ein dreiundneunzigjähriger Juwelier hatte immer noch so viel Freude an seiner Kunst, dass er bei einem neuen Arbeitsauftrag die ganze Nacht arbeitete, um das schönste Schmuckstück, das er je gemacht hatte, fertigzustellen. Am Morgen war er beglückt über das Ergebnis und starb in den Armen seiner Frau, erschöpft, aber tief befriedigt. Sein Sohn, der sehr liebevoll von seinem Vater spricht, sagte: ‚Wir hätten ihm nichts Besseres wünschen können. Sein ganzes Leben lebte er für die Schönheit seiner Arbeit und war nie an Geld interessiert.'" (Lily Pinkus).

Während der Erwerbsarbeit ist die Art der Beschäftigung i.d.R. festgelegt, die Arbeit innerhalb oder außerhalb der Familie geschieht in einem vorgegebenen Rahmen. Nach dem Erwerbsleben bzw. nach der überwiegenden Familienphase, während der vor allem die Kinder den Alltag mitbestimmten, wächst die persönliche Freiheit „das zu tun, was man eigentlich schon immer tun wollte".

Entscheidend jedoch für die selbst gewählte Gestaltung des Alltags sind in erster Linie die körperliche und geistige Gesundheit, aber auch die finanziellen Mittel.

Sich richtig beschäftigen können muss letztendlich nicht nur heißen, Hobbys zu pflegen und auszubauen, sondern kann bedeuten, seine beruflichen Fertigkeiten auch nach der beruflichen Lebensphase an den Mann zu bringen, oder seinen schon lange gehegten Neigungen nachzugehen und z.B. nochmals etwas Neues zu lernen.

Vereinigungen und Gruppenverbände

Senioren Experten Service. Dass das Interesse in diese Richtung für viele ältere Menschen sehr groß ist, erkennen wir an Vereinigungen und Gruppenverbänden, z.B. dem Senioren Experten Service (SES) mit Sitz in Bonn, der Senioren aus Wirtschafts- und Handwerksberufen auf ehrenamtlicher Basis rund um die Welt vermittelt. Derartige Aufgaben geben dem alten Menschen das Gefühl, dass seine lebenslang gemachten Erfahrungen auch für die jetzt im Berufsleben stehende Generation wichtig sind. Er selbst erfährt Wertschätzung, lernt Menschen kennen und trainiert seine geistigen Fähigkeiten.

Talent- und Kontaktbörsen. Räumlich nahe liegender sind Verbände mit dem Angebot an Talent- und Kontaktbörsen, die in den Stadtanzeigern größerer Städte werben. Hier werden u.a. kleine Dienste vermittelt, von Senioren für Senioren, aber auch an jede andere Person, z.B.: „Suche liebe Omi für mein Kind, 3-mal wöchentlich nach Vereinbarung."

Weitere Angebote und Interessenfelder können sein: Einkaufshilfen, Partner zum Musizieren oder zum Spazierengehen, Behördengänge, Tierbetreuung, Unterhaltung, Wandern, Walking, Vorlesen u.a. mehr. Unter dem Titel „Mit Rat und Tat" werden derartige Hilfen z.B. in einer Kleinstadt in Baden-Württemberg angeboten.

Kreisseniorenrat. Diese Angebote entspringen dem Arbeitsfeld des Kreisseniorenrates, sie dienen der Interessenvertretung der älteren Generation, welche Treffen mit Heimbeiräten der örtlichen Pflegeheime organisieren, oder Resolutionen an Politiker und Wohlfahrtsverbände verfassen. Diese vielfältigen Aufgaben werden im Interesse älterer Menschen auf ehrenamtlicher Basis angeboten und sind parteipolitisch und weltanschaulich neutral. Aber auch Parteien werben um Mitarbeit und bieten eine Plattform zur Interessenvertretung der älteren Generation an.

Fortbildungskurse. Immer häufiger trifft man Senioren, die im Ruhestand nun endlich Zeit für Bildung finden. Sprachkurse, EDV-Kurse, ja sogar Studiengänge an Hochschulen werden von immer älteren Menschen besucht.

Biografische Prägung

Wie unser Alter aussehen wird, wird durch unser Leben heute und durch unsere biografische Prägung mitbestimmt. Fließt eine künstlerische Ader in uns, wird der Schritt zum Mal-, Werk- oder Bastelkurs leichter. Waren unsere Vorlieben mehr auf andere Gebiete konzentriert, z.B. Lesen, Musizieren oder Gartenarbeit, werden wir uns im Alter entsprechende Gelegenheiten suchen.

Jedoch gilt es auch zu bedenken und zu berücksichtigen, dass nicht jeder Mensch aktiv und leistungsorientiert geprägt wurde. So wird es auch immer wieder Menschen geben, die sich ganz bewusst für das „Nichtstun" entscheiden, wobei dieses scheinbare Nichtstun sehr viel innere Auseinandersetzung bedeuten kann. Dieses Nichtstun ist oft für Angehörige und Pflegende schwerer zu akzeptieren als sichtbare Geschäftigkeit.

Alltagsaktivitäten

Die bisherigen Ausführungen betrafen im Wesentlichen alte Menschen, die relativ unabhängig ihren Alltag und ihre Beschäftigung gestalten können. Die nachfolgenden Anregungen sollen den Personen (z. B. Pflegenden und Auszubildenden) helfen, betreuungsbedürftige alte Menschen im Heimalltag bei einer sinnvollen Tätigkeit zu unterstützen, um ihnen dadurch Lebensfreude und Abwechslung zu vermitteln.

Alltagstätigkeiten im Heim

Sich beschäftigen können kann heißen, aus den ganz normalen Tagesaktivitäten im Heim (z. B. Hausarbeit, Blumen oder Tiere versorgen) Möglichkeiten für den alten Menschen auszuwählen, die ihm Freude machen und seinem Leben Sinn geben (**Abb. 2.104**).

Dies ist bei Frauen i. d. R. einfacher zu realisieren als bei Männern, zumindest bei der jetzt im Heim lebenden Männergeneration, die sich noch nicht selbstverständlich an der Hausarbeit beteiligt hat.

Für die Pflegenden heißt das, ein ganz spezielles Programm mit individuellem Inhalt für den betroffenen Menschen zu gestalten. Dabei kann es auch notwendig sein, eine evtl. passive Beteiligung als Zuschauer sicherzustellen, die Fortbewegung durch Hilfsmittel wie Gehstöcke, Rollstuhl oder Gehwagen zu ermöglichen. Schon die Bewegung, das Zuschauen und die Begegnung mit anderen haben einen therapeutischen Effekt.

Mögliche Alltagstätigkeiten im Heim können sein:
- ein Tier halten und versorgen,
- regelmäßige Besuche bei Nachbarn organisieren bzw. unterstützen,
- aktuelle Zeitschriften und Zeitungen mit Freunden austauschen und über Inhalte diskutieren,
- Pflege der Heim- und Gartenpflanzen,
- beim Wäsche waschen und bügeln helfen,
- Betten machen oder beziehen, Putzmittel bereitstellen,
- Tische decken und abräumen,
- Geschirr spülen und abtrocknen,
- Speisen auswählen und abschmecken (Gewürze auf den Tisch stellen).

B Das Interesse an den Zierfischen im Aquarium im Wohnbereich konnte bei einer Bewohnerin geweckt werden durch die Aufgabe des täglichen Fütterns der Fische. Ein besonders schönes Exemplar schloss die Dame in ihr Herz. Seitdem besucht sie ihn täglich und spricht mit ihm. Jeder Montag ist Bügeltag! Im Aufenthaltsraum des Pflegeheimes besteht die Möglichkeit, seine Fähigkeiten unter Beweis zu stellen. Es kann eigene oder fremde Wäsche gebügelt werden. Für Besucher bietet sich ein Bild geschäftigen Treibens. Durch Fachgespräche kommen die Teilnehmer in Fahrt und Zuschauer tragen so manchen Bügeltrick bei.

Es sollten täglich ganz selbstverständliche kleine Beschäftigungen auf unsere Heimbewohner und Betreuungsbedürftigen warten. Sie sind für dieses Thema meist offen und freuen sich auf eine Unterbrechung ihres sonst allzu ruhigen Alltags. Als Hausfrau war ja früher der Tagesablauf auch angefüllt mit Back- und Kochaktivitäten oder anderen Selbstversorgungsmaßnahmen und Kurzaktivitäten.

Aktivitäten im Wohnbereich könnten deshalb z. B. sein: Ein Bewohner übernimmt das Kaffeekochen für eine Kleingruppe. Das Abspülen und Abtrocknen kann die ganze Gruppe dann gemeinsam tätigen.

Tischdecken und Abtragen sollte immer in den Tagesablauf integriert werden, so lange die körperlichen Kräfte ausreichen. Das Brot- oder Brötchenstreichen, Einschenken der Tassen, Schöpfen der Suppen und Nachwürzen der Speisen sollte ganz selbstverständlich von den Bewohnern selbst gemacht werden. Auch die Getränke sollten die Bewohner selbst bereitstellen können.

Aber auch die „Selbstversorgung" mit dem Spaziergang zum nächsten Einkaufsladen oder Supermarkt kann für so manchen alten Menschen eine wichtige Beschäftigung im Wochenablauf darstellen.

Für viele Heimbewohner gibt es über die vorangegangenen Aktivitäten hinaus noch andere Bedürfnisse, denen es nachzukommen gilt. Allein die Möglichkeit, eine nette Person zu finden, die einem sehbehinderten Menschen regelmäßig vorliest oder beim Spazierengehen begleitet (**Abb. 2.105**), kann für beide Teile sehr bereichernd sein.

B Eine ältere Dame ist seit kurzer Zeit bettlägerig. Durch Vermittlung der Pflegenden bekommt sie jeden Tag von einer Mitbewohnerin Besuch. Die Besucherin leidet an der Alzheimer-Krankheit. Ihr wird bei Gruppenaktivitäten jeglicher Art durch den automatischen Leistungsvergleich mit anderen Teilnehmern bewusst, wie weit ihre Krankheit fortgeschritten ist. Da-

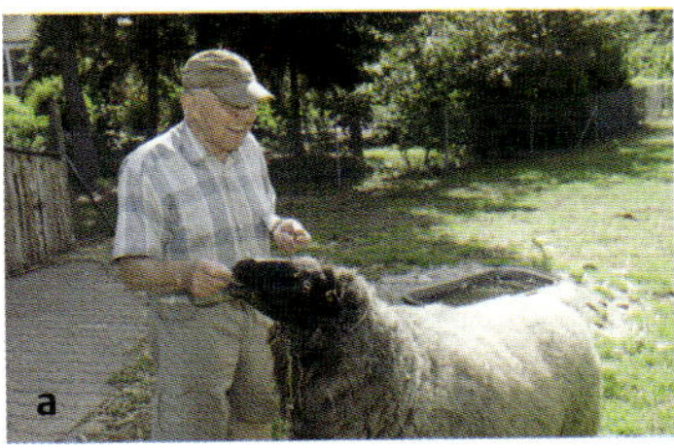
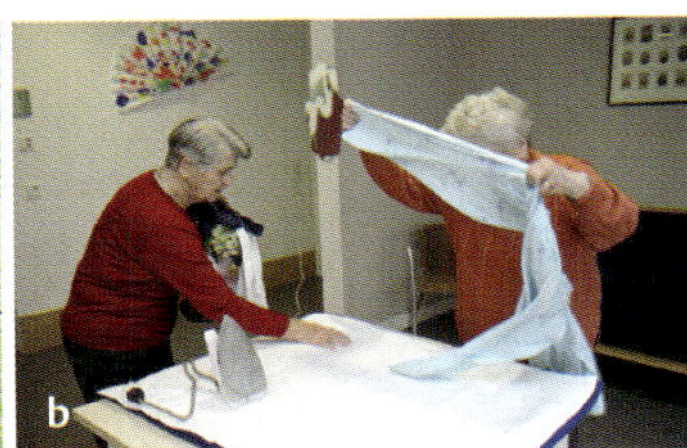
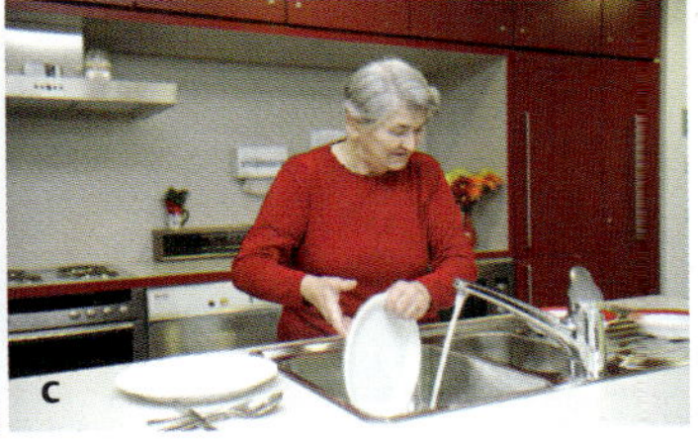

Abb. 2.104 Heimbewohner können alltägliche Tätigkeiten übernehmen, z. B. **a** ein Tier versorgen, **b** die Wäsche zusammenlegen, **c** das Geschirr spülen und trocknen.

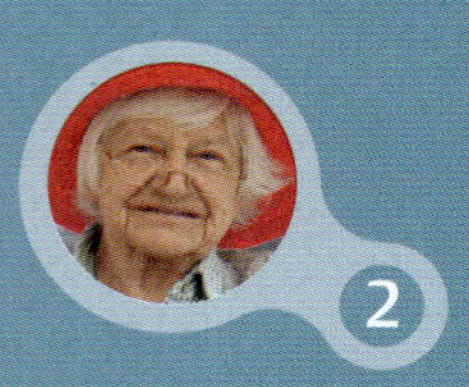

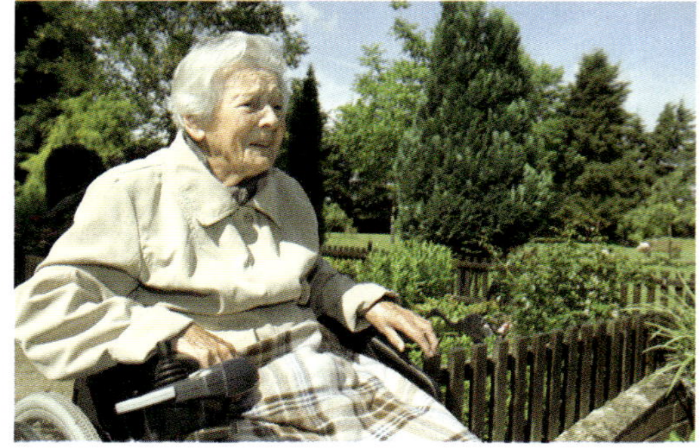

Abb. 2.105 Ein Spaziergang ist für viele Menschen ein wichtiger Bestandteil des Tagesablaufs.

M *Pflegende, aber auch Angehörige sind gefordert, vorhandene Fähigkeiten zu entdecken und verschüttete Fähigkeiten neu zu aktivieren.*

runter leidet sie sehr und ihre Reaktion darauf ist ein Aufgebrachtsein gegenüber den anderen und Unzufriedenheit gegenüber sich selbst. Bei täglichen Besuchen und Vorlesen erfährt sie deutlich, dass sie gebraucht wird und dass sie zu etwas Sinnvollem fähig ist. Nicht zuletzt kann sich dabei eine sehr schöne Freundschaft entwickeln.

B *Wenn eine neue Bewohnerin zu Hause ihr Bett selbst gemacht hat, sollte man sie darin bestärken, dies auch im Heim zu tun. Beim Beziehen des Bettes kann sie z. B. das Kopfkissen übernehmen. Genauso wird sie zumindest teilweise ihre Körperpflege übernehmen können und bei der Pflege ihres Zimmers helfen.*

So gibt es viele Bedürfnisse, die an einer Pinnwand im Eingangsbereich angeschlagen werden können und Vorübergehende anspricht:

- „Wer hilft mir, Blumen zu gießen?"
- „Suche Zeitschriften und Zeitungen!"
- „Wer unterhält sich mit mir?"
- „Gibt es einen Spielkreis? Bin interessiert am Schachspiel!"
- „Wer tauscht mit mir Spanischkenntnisse aus?"

Ein natürlicher Sammeltrieb steckt in vielen Menschen. Sei es, dass früher im eigenen Garten geerntet wurde oder dass man sich alljährlich auf den Weg zum Sammeln von wild wachsenden Beeren und Pilzen aufmachte.

Kriegszeiten haben die Menschen, die heute in den Heimen leben, stark geprägt. Diese Erlebnisse, aber auch der natürliche Bewegungstrieb lassen manche alten Menschen immer wieder unruhig und geradezu umtriebig werden.

P *„Wie würden Sie das tun?" oder „Wie haben Sie das immer gemacht?" Durch solche gezielten Fragestellungen wird der alte Mensch aufgefordert, aktiv zu werden. Seine Selbstständigkeit wird dadurch gefördert und gleichzeitig lernen Sie ihn besser kennen.*

Gut zugängliche Beerensträucher, die schon vor dem Fenster, der Terrasse oder im Garten zum Ernten einladen, können diesen Bewegungs- und Sammeltrieb befriedigen helfen (**Abb. 2.106**). Wenn im zweiten Arbeitsgang das Einkochen zur Marmelade oder das Backen eines Kuchens angeboten werden kann, zeigt das den Teilnehmern einen ganz natürlichen Ablauf im Arbeitsgeschehen und bietet eine gute Orientierung zur Tätigkeit und zur Jahreszeit. Der Genuss der Produkte stellt den Höhepunkt der Bemühungen dar.

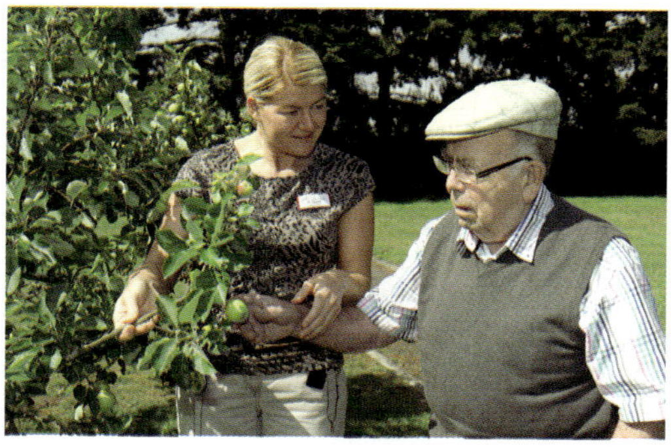

Abb. 2.106 Gartenarbeit und das Ernten von Obst und Gemüse sind gern übernommene Tätigkeiten vieler Heimbewohner, da sie ihren Lebenserfahrungen und biografischen Prägungen entsprechen.

B *Beispiele für Selbsthilfetraining sind:*
- *Kleine Wege gehen, vermeidet Gelenkkontrakturen.*
- *Aufsitzen im Bett und heraussetzen auf einen Stuhl stimuliert den Kreislauf und das Gleichgewicht.*
- *Zusammensein mit anderen Menschen wirkt der Isolation und dem geistigen Abbau entgegen.*

Selbsthilfetraining

Sich beschäftigen können heißt für viele alte und behinderte Menschen, sich mit ihrem Alter und ihrer Behinderung auseinandersetzen zu lernen. Alte Menschen verfallen oft dem Trugschluss: „Jetzt bin ich alt, ich brauche nichts mehr tun!" Damit steuern sie sich in eine Unselbstständigkeit hinein, die selbst die alltäglichen Tätigkeiten wie Körperpflege, An- und Ausziehen, Mahlzeiten einnehmen, Fertigkeiten wie Telefonieren, Schlüssel gebrauchen, sich fortbewegen usw. nicht mehr möglich machen.

Die Betreuenden sollten sich bei allen Pflegeaktivitäten die Fragen stellen:

- Welche meiner Pflegemaßnahmen tragen zur Selbstständigkeit bei, bzw. führt meine Hilfe in eine weitere Abhängigkeit?
- Wo sind in meinen Pflegemaßnahmen praktische Ansätze zur Förderung und Erhaltung der Selbstständigkeit zu erkennen?
- Tragen spezielle Hilfsmittel zur Selbstständigkeit bei?

Durch den bewusst frühzeitigen Einsatz von Maßnahmen zur Förderung der Selbstständigkeit kann im günstigsten Fall eine totale Hilflosigkeit und Abhängigkeit verhindert werden.

Lässt sich Unselbstständigkeit differenzieren?

Unselbstständigkeit (nach Neumann/Wahl, 1988) gliedert sich in:

- **physische Unselbstständigkeit:** aufgrund körperlicher Gebrechen (z. B. Rheuma, Multiple Sklerose, Schlaganfall),
- **psychische Unselbstständigkeit:** Unfähigkeit, sich räumlich/zeitlich zurechtzufinden (z. B. bei zerebralen Durchblutungsstörungen),
- **emotionale Unselbstständigkeit:** abhängig von Lob und Zuspruch anderer Personen,
- **kognitive Unselbstständigkeit:** Inanspruchnahme von Hilfe aufgrund eigener Defizite in der geistigen Leistungsfähigkeit,
- **soziale Unselbstständigkeit:** Unvermögen, soziale Kontakte einzugehen, sie zu entwickeln und aufrechtzuerhalten,
- **ökonomische Unselbstständigkeit:** Abhängigkeit von materiellen Hilfen (Hilfe zum Lebensunterhalt),
- **umgebungsbezogene Unselbstständigkeit:** steile Treppen, fehlender Fahrstuhl, keine Busverbindung.

Weichenstellung während der Eingewöhnung

Jede stationäre Einrichtung entwickelt ihre ganz eigenen Gesetzmäßigkeiten, unter denen sie funktioniert. Wird ein Mensch in einer stationären Einrichtung aufgenommen, durchläuft er zwangsläufig drei Eingewöhnungsphasen. Diese Phasen wirken sich wie eine Weichenstellung auf Erhalt oder Verlust von Eigenständigkeit, Selbstständigkeit und Eigenverantwortlichkeit aus.

1. Phase: Widerstand, unzufrieden mit sich und dem Schicksal.

2. Phase: Anpassung an Umstände, Verhältnisse und Ordnungsstrukturen.

3. Phase: Entwicklung von Gewohnheiten, Rollenverhalten, auch Ticks als Reaktion auf die erlebte Pflege.

Überlegungen zum Erhalt der Selbstständigkeit

Eine gute Beobachtungsgabe lässt erkennen, ob der Bewohner in An- oder Abwesenheit des Helfers eigenständig Teile der Grundpflege und andere Aktivitäten übernimmt oder übernehmen möchte. Wichtig ist auch das Wissen um den Wunsch nach Selbstständigkeit.

Erzählt der Bewohner über Fähigkeiten, die er vor kurzer Zeit noch besaß, signalisiert er u.U. damit, dass es ihm ein Bedürfnis ist, diese Fähigkeit wieder zu aktivieren. Nicht zuletzt sollte der Helfer auch zur Eigenreflexion im Umgang mit dem Bewohner bereit sein. Folgende Fragen sollte der Helfer sich immer wieder stellen:

1. Was kann und tut der Bewohner alles allein?
2. Wie verhält er sich bei freundlicher Aufforderung?
3. Wobei ist Fremdhilfe derzeit unerlässlich?
4. Hat der Bewohner konkrete Ziele und Bedürfnisse?
5. Kann ich mit ihm diese Ziele in Teilschritten erarbeiten?

Aktivierende Handhabung

Darunter versteht man die unterstützende Hilfe eines Pflegenden, um gemeinsam zum Ziel zu kommen. Es geht z.B. um folgende Fähigkeiten (**Abb. 2.107**):

- Funktionen im Bett: drehen, aufsitzen und aufstehen,
- Körperpflege: rasieren, duschen oder Haare kämmen,
- An- und Ausziehen: Oberkörper, Unterkörper, Verschlüsse öffnen und schließen,
- Essen und Trinken: mit Löffel oder/und Gabel essen,
- Fortbewegen: mit oder ohne Hilfsmittel,
- Transfer: das Umsetzen vom Bett zum Rollstuhl,
- Handfertigkeiten: mit der Hand schreiben oder das Telefon bedienen,
- Orientierung: zeitlich, räumlich und örtlich,
- Verständigung: durch Sprache, Schrift oder Gestik (verbal oder nonverbal).

Selbsthilfetechniken

Unter Selbsthilfetechnik versteht man z.B. ein spezielles Ankleideverfahren, welches einem Bewohner mit halbseitiger Lähmung ermöglicht, sich vollständig selbst zu kleiden:

- An- und Ausziehen von Hemd, Jacke und Pullover,
- Schuhe selbst anziehen und Schnürsenkel binden mit einer Hand,
- Hosen selbstständig anziehen und schließen.

Hilfsmittel

Um eine gewisse Stufe der Selbstständigkeit zu erreichen, sind oft Hilfsmittel unerlässlich. Man denke nur an den Rheumatiker, der sich nur noch mithilfe eines Spezialkammes selbst kämmen kann. Oder der Hemiplegiker, der mit einem Spezialfrühstücksbrett durchaus mit Einhandfunktion essen kann (**Abb. 2.108**). Auch Rollstühle und Gehhilfen gehören zu den Hilfsmitteln schlechthin. Die Hilfsmittel sind nach ihrem sinnvollen Einsatz nach folgenden Kriterien zu hinterfragen:

- Eignung,
- technischer Anspruch,
- Stabilität,
- Sicherheit,
- Materialpflege,
- Haltbarkeit.

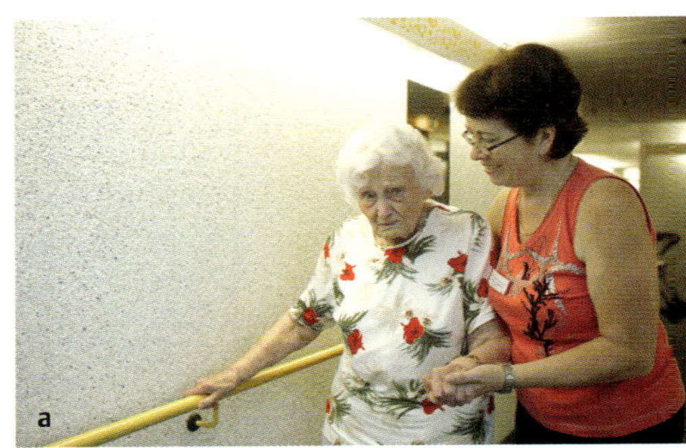
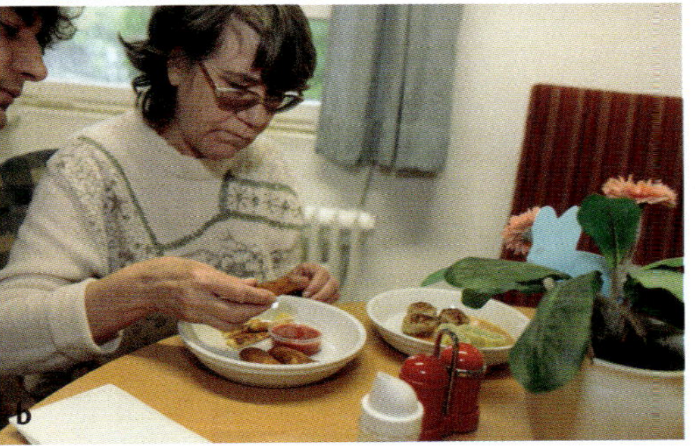

Abb. 2.107 Aktivierende Handhabung unterstützt den zu Pflegenden bei seinen Fähigkeiten, wie **a** zu gehen oder **b** beim selbstständigen Essen.

P *Stellen Sie sich vor, Sie haben verlernt, sich im Bett zu drehen. Das kann sehr schnell gehen, wenn man älter ist und ein längeres Krankenlager mit Weichlagerung hinter sich hat. Wie oft dreht man sich in der Nacht, um bequem zu liegen und schlafen zu können? Probieren Sie aus, wie viel kleine Bewegungsschritte nötig sind, den Körper zur Seite zu bringen, um dann den eigentlichen Drehvorgang einleiten zu können. Tipp: Mit aufgestelltem Bein geht es leichter!*

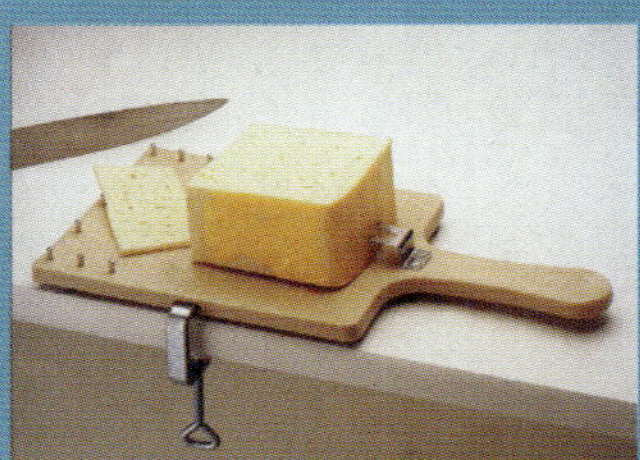

Abb. 2.108 Spezialfrühstücksbrett zur einhändigen Nahrungszubereitung.

M *Der Grundsatz zur Hilfsmittelversorgung lautet: So viel wie nötig, so wenig wie irgend möglich!*

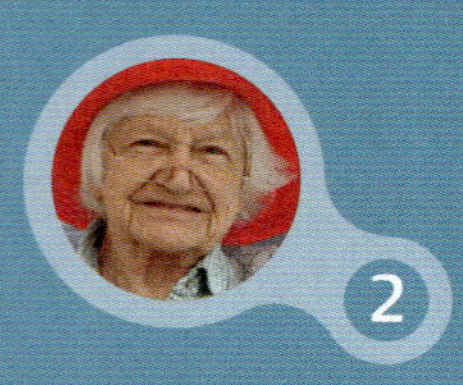

Sportwissenschaftliche Bewegungsförderung

M *Alt zu sein ist keine Krankheit, sondern eine normale Entwicklung.*

Das Wissen, dass auch im Alter funktionelle Anpassungsmechanismen erhalten bleiben und man Abbauprozesse durch Förderung im kognitiven, physischen und psychosozialen Bereich verlangsamen kann, ist in unserer Gesellschaft nur ungenügend vorhanden. Viele Funktionen von Körper und Geist verändern sich, doch sie reichen noch für eine individuell angepasste Lebensqualität bis ins hohe Alter. Voraussetzung hierfür ist eine gesunde Lebensführung. Dazu gehören:

- ausgewogene und vielseitige Ernährung,
- Stressabbau, für Entspannung sorgen,
- kontrollierter Konsum von Genussmitteln und Medikamenten,
- viel Bewegung,
- Pflege sozialer Kontakte,
- geistige Betätigung.

Eine Vielzahl wissenschaftlicher Untersuchungen (Meusel 1999, Denk u. Mitarb. 2003) zeigt, dass Bewegung und Sport dem Abbau physischer und psychischer Kräfte vorbeugen, soziale Kontakte vermitteln und einen wirkungsvollen Beitrag zur Förderung von Lebensqualität auch im höheren Alter leisten können.

Bedeutung des Alterssports

M *Die* **Bedeutung der Aktivität** *für ein gesundes Alt-Werden bei psychologischem Wohlbefinden wurde in der Wissenschaft schon vor langer Zeit erkannt: Körperliche, geistige und soziale Aktivität ist den Erkenntnissen der neueren gerontologischen Forschung zufolge die Voraussetzung für eine Lebensqualität im Alter.*

Schon Hippokrates (460–377 v. Chr.) empfahl als Garantie für ein hohes Lebensalter Regeln der gesunden Lebensführung: „Alle Teile des Körpers, die zu einer Funktion bestimmt sind, bleiben gesund, wachsen und haben ein gutes Alter, wenn sie gebraucht werden und in den Arbeiten, an die sich jeder Teil gewöhnt hat, geübt werden. Wenn man sie aber nicht braucht, neigen sie zu Krankheiten, nehmen nicht zu und altern vorzeitig." (Hippokrates: de articulis reponendis 56, vgl. Müri 1962). Frühe Hinweise auf eine notwendige Aktivität im Alter, eine lebenslange Vorbereitung auf das Alter, eine Gerontoprophylaxe findet man auch bei Platon (427–347 v.Chr.) in seiner „Politeia" (Über den Staat) und bei Cicero (106–43 v.Chr.) in seiner Schrift „Cato maior de senectute" (Cato der Ältere über das Alter). Sie preisen die lebenslange körperliche Aktivität, die richtige Ernährung, weisen aber auch auf die Notwendigkeit geistiger Aktivität, entsprechender Sozialkontakte, sozialer Zuwendung hin, die während des ganzen Lebens geübt werden müsse. Nicht-Aufhören, Weitermachen, ständiges Üben in allem sei laut Cicero die Maxime.

M *Der Begriff* **Gesundheitsförderung** *fasst die Aufgaben und Ziele im Seniorensport zusammen.*

Gründe für den Bedeutungsgewinn des Alterssports

Demografische Entwicklung

Die Zahl der 60-Jährigen hat sich verdoppelt, die Zahl der 90-Jährigen wird sich innerhalb der nächsten Jahre vervierfachen. Bis zum Jahr 2030 rechnet man zurzeit mit 3,3 Mio pflegebedürftigen Menschen (Deutscher Bundestag 2010). Um dies einzudämmen entsteht die Pflicht zu lernen, sich mit etwaigen Belastungen, mit Einschränkungen und Behinderungen im körperlichen, seelisch-geistigen und sozialen Bereich auseinanderzusetzen und adäquat damit umzugehen.

Veränderte Arbeits- und Lebensbedingungen

Die durchschnittliche Lebensarbeitszeit hat sich im Verhältnis zur gestiegenen Lebenserwartung insofern verringert, als dass der Zeitanteil der Berufsarbeit an der menschlichen Existenz auf weniger als ein Drittel der Lebenszeit zurückgegangen ist. Die Lebenserwartung ist gestiegen, das Fremd- und Selbstbild des alten Menschen hat sich in den vergangenen Jahren deutlich in Richtung eines emanzipierten Alters entwickelt. Hier könnte der alte Mensch in der Welt des Sports, die ihm möglicherweise bekannt ist, neue Betätigungsmöglichkeiten finden.

Veränderung der Lebensbedingungen hinsichtlich der körperlichen Beanspruchung

Durch das Vordringen der virtuellen Realität ist die körperliche Beanspruchung im Berufsleben enorm zurückgegangen, was zunächst zu verminderter physischer Leistungsfähigkeit geführt hat und mit zunehmendem Alter die erhöhte Gefahr von Bewegungsmangelkrankheiten mit sich bringt.

Zunahme der Krankheitskosten

Durch die Alterung der Gesellschaft und die immer besser werdende, aber aufwendige Medizintechnik bis hin zu den verhaltensbedingten Krankheiten ist es zu einem Anstieg der Kosten gekommen. Anstelle einer kurativen Medizin, könnte der Sport als Prävention wesentliche Beiträge leisten.

Ziele des Alterssports

Folgende Gesichtspunkte sind herauszustellen:

- Anbieten von vorstrukturierten Handlungsräumen, in denen ältere Menschen die Erfahrung machen können, dass ihnen noch vielfältige Bewegungsmöglichkeiten und ihren Voraussetzungen gemäße individuell befriedigende Formen des Bewegens zur Verfügung stehen,
- Erlernen, den eigenen Körper anzunehmen mit seiner im Laufe des Lebens physiologisch reduzierten Handlungsfähigkeit (Leistungsfähigkeit),
- Akzeptanz des Alters mit seiner Unumkehrbarkeit,

Tab. 2.5 Auswirkungen des Sports auf den älteren Menschen

Merkmale der Handlungs-fähigkeit/Leistungsfähigkeit	*Auswirkungen eines zielgerichteten Übungsangebots/Trainings*	*Übungstypen, die eingesetzt werden können*
Kraft ... ist die Fähigkeit durch Bewegungsarbeit Widerstand zu überwinden oder durch Haltearbeit einem Widerstand entgegenzuwirken	– Verbesserung der Gehfähigkeit, Gehgeschwindigkeit durch Stabilisation der Körpermasse – Verbesserung des Gleichgewichts – Verringerung des Sturzrisikos – Stabilität der Knochen – Förderung der psychischen Gesundheit – Verbesserung der Alltagsaktivitäten	muskelkräftigende Übungen zur Verbesserung der Beweglichkeit und Koordination
Ausdauer ... ist die Widerstandsfähigkeit gegen Ermüdung bei Bewegungsfähigkeit großer Muskelgruppen ohne Eingehen einer Sauerstoffschuld	– Ökonomisierung der Arbeit des Herz-Kreislauf-Systems – Reduktion des Risikos arteriosklerotischer Veränderungen – Erhöhung der arteriovenösen Sauerstoffdifferenz – Senkung des systolischen Blutdrucks – Verbesserung des Schlafverhaltens	leichte Übungen mit geringer Belastungsintensität über einen zunehmend längeren Zeitraum
Koordination ... ist das Zusammenwirken des zentralen Nervensystems und der Skelettmuskulatur bei der Ausführung der Bewegungen	– Entlastung der Organsysteme – erhöhte Bewegungssicherheit und Wohlbefinden – verringertes Unfallrisiko – neue Bewegungen werden leichter erlernt	z. B. jede Hand macht etwas anderes

- Sensibilisierung für die Wahrnehmung der eigenen Person,
- Erreichen von Flexibilität und Erweiterung von gewohnten Perspektiven im Umgang mit Anforderungen aller Art,
- Erhalt und Unterstützung der körperlichen Leistungsfähigkeit,
- Verbesserung der sozialen Ressourcen,
- Verbesserung der psychischen Ressourcen.

Altersbedingte Veränderungen

Mit zunehmendem Alter kommt es beim Menschen zu Veränderungen im Sinne einer Leistungsminderung und eines Abbaus in verschiedenen Bereichen.

Herz-Kreislauf-System. Die Veränderungen äußern sich durch:
- Verlangsamung des Stoffwechsels,
- Verminderung von Herzgröße und -volumen,
- Verminderung der Lungenkapazität.

Bewegungsapparat. Hier äußern sich die Veränderungen durch:
- Veränderung des lokomotiven Systems,
- Rückgang aktiver Muskelmasse,
- Rückgang der Knochenmasse mit erhöhter Bruchgefahr (Osteoporose),
- Zunahme des Körperfettanteils,
- Bindegewebsalterung und Rückgang von Gelenkschmiere.

Psyche. Psychische Veränderungen äußern sich durch:
- depressive Verstimmungen,
- Nervosität,
- Reizbarkeit,
- Angstgefühle.

Weitere Merkmale. Außerdem sind zu nennen:
- Abnahme der Grob- und Feinmotorik,
- verminderte Reaktions- und Koordinationsfähigkeit,
- Abnahme des Seh- und Hörvermögens.

Auswirkungen des Sports auf den älteren Menschen

Für das tägliche Leben sind die Merkmale der Handlungs- und Leistungsfähigkeit (Kraft, Ausdauer und Koordination) notwendig. Allein das körperliche Training dieser Merkmale steigert die Leistungsfähigkeit vieler Organsysteme (**Tab. 2.5**).

Rahmenbedingungen eines Sportangebotes für ältere Menschen

Die Erkenntnis, dass Sport gesund ist, reicht nicht aus. Es müssen auch die entsprechenden Rahmenbedingungen geschaffen werden, um eine sportliche Tätigkeit für ältere Menschen zu realisieren. Hierzu einige Gesichtspunkte:

Zielgruppen

Bei der Entwicklung von Sportangeboten muss berücksichtigt werden, welche Erfahrungen die Teilnehmer mitbringen.

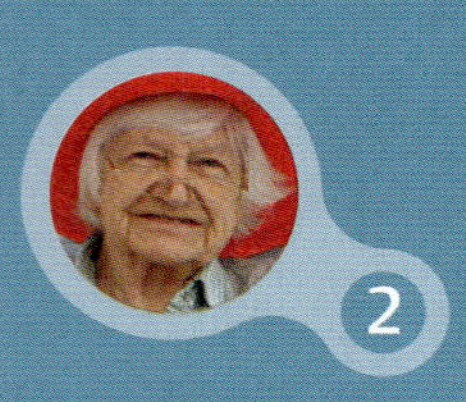

M *Vielfach werden Kurse angeboten, deren Kosten z. T. unter dem Gesichtspunkt der Prävention von Krankenkassen übernommen werden.*

B **1. Interview mit älterem Sporttreibenden:** „Sportunterricht habe ich gerne gemacht. Das war das wichtigste Fach für mich. Die anderen Fächer habe ich als notwendige Pflicht betrachtet. Aber dann im Beruf habe ich das Ganze leider nicht mehr so machen können. Sie wissen ja, dieser Schichtdienst in der Pflege. Da musste ich dann zurückstecken."

2. Interview mit älterem Sporttreibenden: „Ich habe den Sport in der Schule immer gehasst. Aber man musste ja teilnehmen, sonst bekam man Ärger. Wir haben immer das Gleiche gemacht, immer dieses Fußballspielen. Ich wurde immer als Letzter ausgewählt, wenn es um Mannschaften ging. Viel lieber hätte ich mal am Reck geturnt. Das wollte ich immer schon mal können. Tanzen, aber das gab's ja damals noch nicht in der Schule, das hätte ich gekonnt."

Der in den Interviews zum Ausdruck kommende Bezug zum Sport hängt ursächlich mit dem Erleben von Erfolg und Misserfolg zusammen, zeigt aber auch auf, dass man je nach Verlauf der „Sportkarriere" eines Menschen im Seniorensport ganz unterschiedliche Bedürfnisse antrifft. Dies ist natürlich bei einem Sportangebot zu berücksichtigen, in dem man versucht je nach Sportbiografie ein adressatenbezogenes Angebot zu machen, d.h. das Spektrum des jeweiligen Angebotes auszurichten:

- am ungeübten Anfänger oder Nichtsportler ohne größere gesundheitliche Einschränkungen und Beschwerden,
- am Wiederbeginner, der früher Freizeit- oder Wettkampfsport getrieben hat und lange Zeit untätig war,
- am Geübten, der vor einigen Jahren wieder aktiv geworden ist,
- am Lebenszeitsportler, der seit seiner Jugend regelmäßig Freizeit- und Wettkampfsport betrieben hat.

Inhaltsstruktur

Das Sportangebot muss auf unterschiedliche Belastungsvoraussetzungen abgestimmt sein. Sowohl der gering Belastbare als auch der hoch belastbare Könner müssen ein Angebot vorfinden, das Spaß macht. Deshalb ist es notwendig zu überlegen, wie intensiv, wie lange, wie oft und mit welchen Pausen der ältere Mensch mit seinen unterschiedlichen Sporterfahrungen Sport treiben kann.

Anbieter

Bei der Auswahl eines Anbieters muss die Frage gestellt werden, wer mit welchen Intentionen und mit welcher Resonanz sportliche Aktivität für ältere Menschen veranstaltet.

Gesundheitssportangebote für ältere Menschen

Das Angebot an sportlichen Aktivitäten durch Sportvereine und private Anbieter ist inzwischen ausgesprochen breit. Sportliche Betätigung im Verein ist auch nicht unbedingt an eine Mitgliedschaft gebunden.

Darüber hinaus treten die Wohlfahrtsverbände, Bildungswerke, Volkshochschulen sowie Krankenkassen als Anbieter im Bereich Bewegung auf. Eine Zusammenstellung der verschiedenen Angebote in einer Stadt bekommt man bei den Stadtsportbünden. So ist es auch möglich Kooperationsformen zu finden zwischen Sportvereinen, privaten Anbietern für Sport und Einrichtungen der Seniorenarbeit, wo z.B. die Senioreneinrichtung einen Raum zur Verfügung stellt und der Sportverein das Personal zur Durchführung von Angeboten.

Der Deutsche Sportbund empfiehlt eine deutliche Bezeichnung dieser Aktivitäten:

- Erkennbarer Bewegungsbezug zum Muskel-Skelett-System: z.B. 50plus in Bewegung – Gutes für den Rücken, Aquasport für den gesunden Rücken, Bewegungstraining, Gesundheitsförderung, Venengymnastik, gesundheitsorientiertes Training im Sport der Älteren, Seniorengymnastik,
- Erkennbarer Bewegungsbezug zur Herz-Kreislauf-Funktion z.B. Aerobic als Gesundheitssport, Aquafit, Cardio-Fit, Ausdauertraining für Herz-Kreislauf, Ausdauertraining durch Walken, mit Sport zum Wohlfühlgewicht,
- Erkennbarer Bewegungsbezug im Bereich Stressbewältigung/Entspannung: z.B. Atem – Bewegung – Rhythmus, autogenes Training, Entspannung und Bewegung, Entspannungstraining, Thai Chi, Hatha-Yoga-Kurs, Qi Gong/Thai Chi Fitness, Stressbewältigung/Entspannung.

Die vielfältigen Bewegungsangebote werden im Gehen, im Liegen oder Sitzen durchgeführt. Unterstützt von Musik regen Bewegungsspiele, Partnerübungen und rhythmische Gymnastik zu einem ungezwungenen Miteinander an.

Seniorengymnastik, Seniorentanz

Gymnastik

„Wer rastet, der rostet“, ist ein Sprichwort, welches der älteren Generation sehr geläufig ist. Mit der Einfachheit dieser Worte findet man oft besser Zugang zu Bewegungsmuffeln und Neuanfängern als wenn mit vielen Worten zur Bewegung eingeladen wird (**Abb. 2.109**).

Ob die jungen Alten bei Lauftreffs oder in Walking-Gruppen ihre Ausdauer trainieren, oder eine ganz spezielle Wirbelsäulen- und Wassergymnastik oder Yogagruppe aufsuchen, liegt mitunter an den Zielen, welche sie damit verfolgen.

Ziele der Seniorengymnastik

Das Ziel der Seniorengymnastik ist, die motorischen Fähigkeiten bewusst zu machen, aufrechtzuerhalten und zu verbessern.

Ausdauer. Ausdauer wird in der Altenarbeit mit schnellen, leicht durchzuführenden Übungen trainiert. Damit wird der Anfang einer Übungsstunde von ca. 5–10 Minuten belegt. Dazu eignen sich schnellere Rhythmen. Ziel dieser Einheit ist Erwärmung des ganzen Muskelapparates, Einstimmung zur Übungsstunde und natürlich die verstärkte Sauerstoffaufnahme.

Kraft. Als Kraftübungen dienen im Alter die dynamischen Übungen, also Bewegungsarbeiten mit Widerstandsüberwindung: Radfahren, Treppensteigen und Wandern zur Beinkräftigung und das Stemmen von Hanteln mit passenden Gewichten.

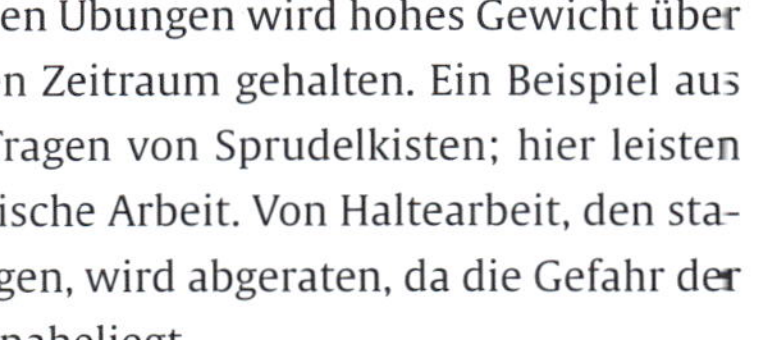

Bei statischen Übungen wird hohes Gewicht über einen längeren Zeitraum gehalten. Ein Beispiel aus dem Alltag: Tragen von Sprudelkisten; hier leisten die Arme statische Arbeit. Von Haltearbeit, den statischen Übungen, wird abgeraten, da die Gefahr der Pressatmung naheliegt.

Schnelligkeit und Beweglichkeit. Beweglichkeit wird im Alter durch Ablagerungen in den Gelenken, verspannte Muskulatur und reduzierte Dehnfähigkeit beeinflusst. Die dadurch abnehmende Bewegungsfähigkeit beeinträchtigt zwangsläufig auch die Schnelligkeit. Sie lässt sich bis zum Alter von 60–70 Jahren durch fortlaufendes Üben trainieren. Durch Untersuchungen wurde auch ein bedeutsamer Zusammenhang zwischen den Reaktionsleistungen und dem gesundheitlichen Allgemeinzustand festgestellt.

Gleichgewicht. Das Gleichgewicht kann hauptsächlich in der Fortbewegung trainiert werden. Somit sollten beim täglichen Spaziergang und in den Gruppenstunden das Gehen mit verschiedenen Schrittlängen zu unterschiedlichen Rhythmen geübt werden. Wer deutliche Schwierigkeiten mit dem Gleichgewicht aufweist, oder auch schon Stürze hinnehmen musste, sollte sich einer Sturzpräventionsgruppe anschließen, da hier Gleichgewicht und Kraft trainiert werden.

Freisitzende Bewegungsübungen und dabei Verlagerungsübungen von einer Körperseite zur anderen sind für Senioren, die nicht mehr steh- und gehfähig sind, eine Alternativform für Gleichgewichtsübungen.

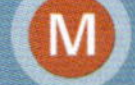

Die motorischen Fähigkeiten sind:
- *Ausdauer,*
- *Kraft,*
- *Schnelligkeit,*
- *Beweglichkeit/Gewandtheit,*
- *Koordination,*
- *Gleichgewicht.*

P *Wird der Bewegungsablauf, mit beiden Armen in unterschiedlichen Richtungen zu boxen, gut beherrscht, kann dies mit flotter Musik schneller ausgeführt werden.*

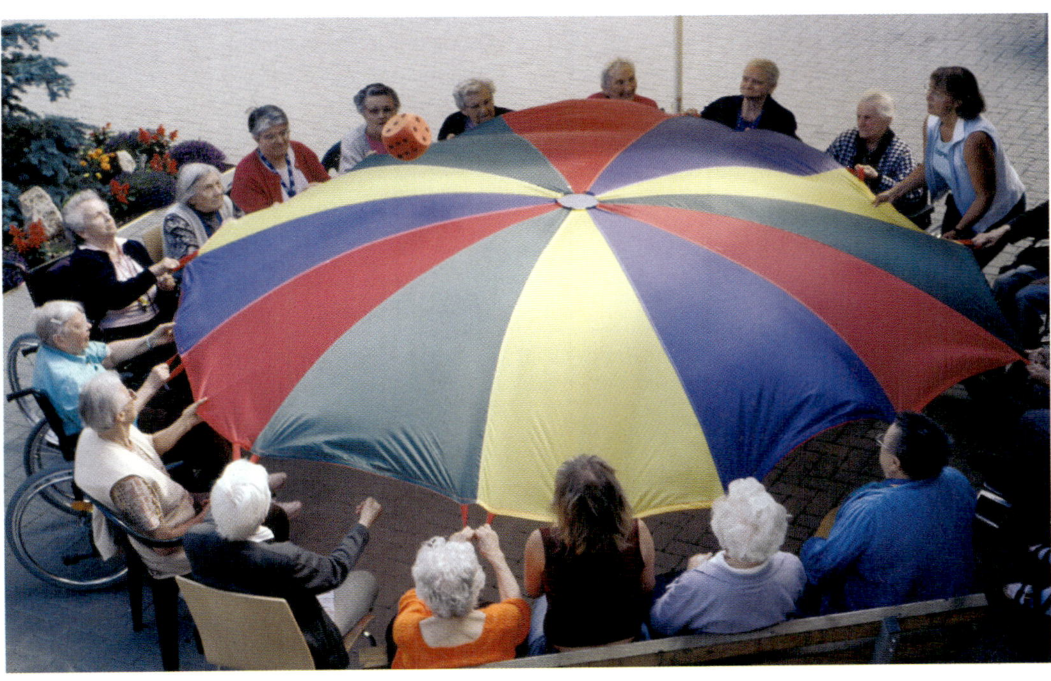

Abb. 2.109 Seniorengymnastik im Sitzen.

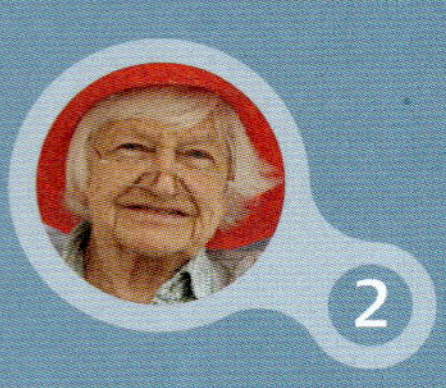

Soziale und psychische Faktoren. Neben der Verbesserung der motorischen Fähigkeiten kann die Seniorengymnastik darüber hinaus auch auf soziale und psychische Faktoren positiv einwirken. Dazu gehören:

- neue Kontakte zu anderen Teilnehmern fördern die Gemeinschaft und führen zum Abbau von Isolation,
- das Gruppenerlebnis wird gefördert und Sozialverhalten geübt,
- Interessen und Fähigkeiten für Neues können entwickelt werden, z. B. für Bewegungsspiele, Tanz,
- Sport und Bewegung dienen als Quelle der Freude und der Fröhlichkeit,
- Seele, Körper und Geist werden gestärkt,
- die Atmung und der Stoffwechsel werden angeregt,
- ästhetisches Verständnis wird vermittelt.

Organisation und Ablauf

Vorab sind folgende Fragen abzuklären:

- Welcher Raum eignet sich als Übungsraum?
- Wie groß ist die Teilnehmerzahl und wie sind die Gruppen zusammengesetzt?
- Welche Tageszeit ist am günstigsten und wie lange dauert eine Übungseinheit?
- Welche Kleidung ist geeignet?
- Welche Musik und welche Rhythmen können eingesetzt werden?
- Stehen geeignete Sitzgelegenheiten für freies aufrechtes Sitzen zur Verfügung?
- Gibt es Krankheitsbilder der Teilnehmer, die für die Übungsstunde relevant sind (akute Krankheiten schließen Teilnahme aus, z. B. akute Infektionen, akute Verdauungsstörungen, akute entzündliche Gelenkschmerzen, akute asthmatische Zustände, Störungen der Herztätigkeit)?

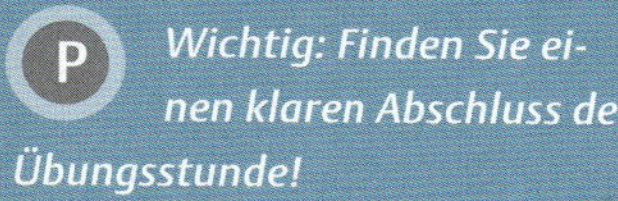

Wichtig: Finden Sie einen klaren Abschluss der Übungsstunde!

Aufbau einer Gymnastikstunde

Die Einstimmungs- und Erwärmungsphase kann in der Fortbewegung, im Stehen oder Sitzen erfolgen. Hier haben leichte und lockernde Übungen Vorrang. Sie dienen zur Anregung des Kreislaufes. Der Schwerpunkt wird unter ein spezielles Thema gestellt. Das könnte lauten: Üben mit dem Ball, Üben von Kopf bis Fuß, Reaktionsverbesserung durch Werfen und Fangen verschiedener Gegenstände wie Säckchen, Bälle und Kissen. Der Ausklang dient nach einem intensiven Hauptteil der Auflockerung und kann mit Sitztänzen oder Bewegungsspielen gestaltet werden (**Tab. 2.6**).

Atemübungen. Sie gehören zu jeder Übungsstunde, egal ob der Atem auf spielerische Art und Weise erfahrbar gemacht wird oder ganz gezielte Atemübungen zum Einsatz kommen. Günstig wäre, man könnte Atemübungen am geöffneten Fenster oder sogar in freier Natur ausführen. Zu kalte Luft ist allerdings eine starke Belastung für den Kreislauf. Die Sitzhaltung ist aufrecht. Spielerische Atemübungen im Sitzen:

- an einer gedachten Blume riechen,
- Watte wegblasen,
- Chiffontücher vor den Mund halten und dagegen blasen,
- sich strecken und recken, dabei gähnen,
- auf die Selbstlaute a, e, i, o, u im Chor mit einem Atemzug ausatmen,
- wie der Wind blasen,
- Kerzen auf einer gedachten Geburtstagstorte ausblasen.

Lockerungsübungen. Nach jeder muskelkräftigenden Übung erfolgt für die Muskelpartie eine Lockerungsübung. Das kann leichtes Schütteln der Hände und Arme oder der Beine sein. Auch durch Schwungübungen erfährt die Muskulatur Lockerung. Oft muss das Lockern und Schwingen erlernt werden, weil es nicht entspannt durchgeführt werden kann. Tipps für Teilnehmer und Übungsleiter:

- Die Teilnehmer sollen pausieren, wenn bestimmte Übungen sie überfordern.
- Das motorische Verhalten im Alter zwingt zu vermehrter Hilfestellung bei Gleichgewichtsübungen.

Tab. 2.6 Ablauf einer Gruppenstunde Seniorengymnastik

Phase	*Funktion*	*mögliche Inhalte*
Einstimmung	– Kennenlernen (falls noch notwendig) – Aufwärmen und Lockern der Muskeln	Geh-Spiele, Spiele im Sitzen
Schwerpunkt	– Fördern der Beweglichkeit, Kraft und Ausdauer – sich selbst Beobachten – Entspannen	– leichte Übungen je nach Ziel der Gymnastikgruppe – Wahrnehmungsübungen, um den Körper als Quelle vielfältiger Empfindungen kennenzulernen – Übungen zur Lockerung, Entspannung, Konzentration
Ausklang	– Entspannen – einen Abschluss finden	das Ende auf die Übungen des Hauptteils beziehen, vielleicht mit einem kleinen Höhepunkt abschließen, aber immer mit niedriger körperlicher Belastung für einen beruhigenden Ausklang sorgen

- Es ist nicht wichtig, die Übungen formgerecht auszuführen, wichtig ist eine große Auswahl an Übungen.
- Wegen der Fixierung des Beckens im Sitzen lassen sich Rumpfübungen besonders gut ausführen, aber auch Finger- und Fußübungen.
- Beim Üben sollten häufig die Muskelgruppen gewechselt werden, dies steigert die Durchblutung der Organe.
- Die Teilnehmer sollen sich beim Ausführen Zeit lassen, sich im Tempo der Gruppe bewegen und Pausen einlegen.
- Jede Übung wird vom Übungsleiter vorgezeigt und erklärt.
- Schwerhörige benötigen das Vorzeigen! Sehbehinderte sind auf das gesprochene Wort angewiesen! Deshalb genau vorzeigen und laut und deutlich erklären.
- Die Wirkung und Bedeutung wichtiger Übungen sollen erklärt werden.
- Der Übungsleiter übt nach Möglichkeit gemeinsam mit den Teilnehmern.
- Der Übungsleiter soll loben, auf Fortschritte hinweisen, aber auch korrigieren.
- Korrigiert wird durch nochmaliges, allgemeines Vorzeigen von Falsch und Richtig.
- Persönliche Korrekturen sollten aber nur dann vorgenommen werden, wenn der Teilnehmer dies verträgt.

Seniorentanz

Tanzen gehört zu den ursprünglichsten Lebens- und Bewegungsformen des Menschen. Im Tanz lassen sich Gefühle wie Freude und Trauer ausdrücken und verarbeiten. Beim Tanzen kann man Schmerzen vergessen und mithilfe der Musik Bewegungen ausführen, zu denen man sich vorher nicht in der Lage glaubte.

Tanz ist dem Wechsel der Zeiten unterworfen; er wurde jeweils von den ihn praktizierenden Gesellschaftsschichten ins Leben gerufen, wobei die Zeitepoche, aber auch regionale und familiäre Strukturen eine Rolle spielten. Deutlich erkennbar ist, dass der Tanz im 17. Jahrhundert in Europa das Abbild seiner Zeit war, und die typischen Wesenszüge in Stil und Haltung dieser damaligen Gesellschaft entsprachen. Es gab den Adel mit seinem höfischen Gebaren, aber auch das nacheifernde Volk, welches dennoch seiner Bevölkerungsschicht verhaftet blieb. So entstanden viele unterschiedliche Tänze mit vielen unterschiedlichen Bewegungsformen, Schritten und Rhythmen.

Elemente des Seniorentanzes

Der Seniorentanz unterscheidet sich v.a. dadurch von „normalen" Angeboten auf diesem Gebiet, dass die besonderen Bedürfnisse älterer Menschen berücksichtigt werden.

Seniorentänze sind immer gesellige Tänze – Volkstänze und Gruppentänze aus verschiedenen Ländern, Kreis- und Sitztänze, an denen jede und jeder teilnehmen kann, auch wenn sie/er nicht mehr „so gut zu Fuß" oder „Single" ist. Es werden auch Thementänze z.B. zum Thema Hausarbeit getanzt. Der Fantasie sind keine Grenzen gesetzt. Je nach Alter und Zusammensetzung der Gruppe bzw. je nach Wunsch der Teilnehmer können es auch klassische Gesellschaftstänze und moderne Tanzformen sein, die choreografisch auf die Teilnehmer angepasst werden.

Ziele des Seniorentanzes

Zu den Zielen des Seniorentanzes gehören:

- Vermittlung von Freude,
- Stärkung des Selbstbewusstseins,
- Förderung der Gemeinschaft im Tanz mit anderen,
- Förderung des Gleichgewichtes,
- Bewegung im Raum,
- Stimulation des Gedächtnisses durch Anregung des Großhirns,
- Stärkung von Koordination und Ausdauer.

Seniorentanz wurde und wird speziell für ältere und alte Menschen gestaltet und weiterentwickelt. Durch die unterschiedlichen Musikformen und den Einsatz von Handgeräten fällt es auch den nicht mehr so mobilen Menschen leicht, miteinander zu tanzen, sodass die Erfolgserlebnisse des Sich-immer-besser-bewegen-Könnens und der hohe soziale Faktor ganz neue Lebensperspektiven vermitteln können.

Besonderheiten des Seniorentanzes

Seniorentanz unterscheidet sich von anderen Tanzformen durch folgende Punkte:

- Die geschlossene Fassung des Gesellschaftstanzes wird vollkommen vermieden oder durch eine Fassung der Oberarme ersetzt.
- Durch die Choreografie des Tanzes soll ein Partnerwechsel ständig vorprogrammiert sein, damit niemand längere Zeit mit jemandem zusammentanzen muss, den er vielleicht nicht mag.
- Man wählt Tänze aus, in denen niemand eine Führungsrolle übernehmen muss.
- Mit der sorgfältigen Musikauswahl soll schon zum Tanzen motiviert werden.
- Jederzeit muss die Möglichkeit bestehen, neue Gruppenmitglieder zu integrieren. Dies ist meistens auch möglich, da immer wieder Mitglieder durch Krankheitsgeschehen ausscheiden. Durch die lockere Tanzform können sich neue Mitglieder schnell einleben.

Die **beliebtesten Übungsgeräte** *in der Seniorengymnastik sind:*

- *Softbälle jeder Größe,*
- *Seile,*
- *Säckchen,*
- *Luftballon,*
- *Zeitung,*
- *weiche Ringe,*
- *Tücher, Taschentücher, Chiffontücher,*
- *kleine Stäbchen,*
- *Igelbälle,*
- *Doppelklöppel,*
- *Zauberschnur,*
- *Kissen,*
- *Wasserbälle.*

M *Seit mehr als 30 Jahren versteht sich der Seniorentanz als Angebot der Gesundheitsvorsorge. Viele Krankenkassen haben Seniorentanz in ihr Bonus-Punkte-Programm aufgenommen.*

M *Bei der Auswahl von Tänzen, die als Seniorentänze in Frage kommen, nimmt man auf mögliche körperliche Beschwerden älterer Menschen Rücksicht: nicht zu schnell, nicht so viele Drehungen, keine Hüpfschritte, nicht allzu viele Kreuzschritte.*

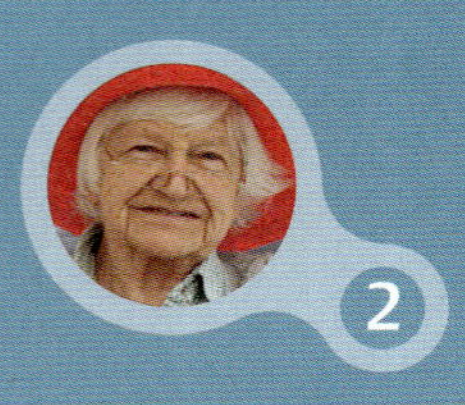

Bewegungs- und Tanzspiele

Bewegung und Aktivität sind Wesensmerkmale des Menschen. Wie wichtig es ist, das Angebot „Bewegungstraining" regelmäßig in den Wochenablauf zu integrieren, wird deutlich, wenn man sich vor Augen führt, welche elementaren Auswirkungen eine eingeschränkte Bewegungsfähigkeit auf die Selbstständigkeit eines Menschen hat. Bewegungsmangel kann schnell zu Komplikationen und Folgeerscheinungen führen, wie zu einer depressiven Verstimmung, zu Appetitlosigkeit, Obstipation oder Thrombose. Bewegungstraining mit Senioren dient somit der Gesundheitsförderung.

Aufgrund der vielfältigen Variationsmöglichkeiten (Musik, Tanzformen) sind gymnastisch-tänzerische Bewegungsformen unverzichtbar in den Bewegungsangeboten für Ältere. Für Anfänger sollte das Repertoire an Schritten und Figuren möglichst einfach ausgewählt werden; d. h. zunächst 2–3 aufeinander folgende Bewegungen/Schrittfolgen.

Grundsätzlich können Bewegungsspiele zu Tanzspielen werden, wenn sie mit entsprechender Musik begleitet werden. Hier sind der Phantasie keine Grenzen gesetzt.

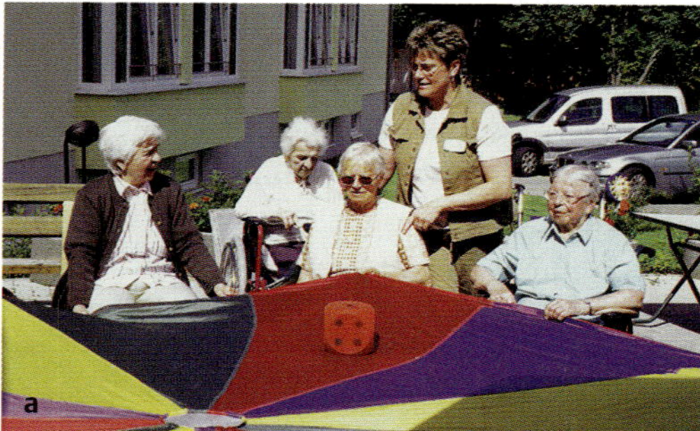

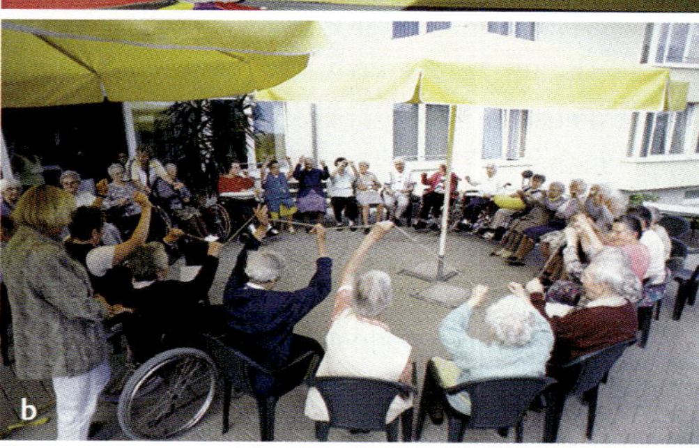

Abb. 2.110 Gruppenangebote haben das Ziel, die Kreativität und die soziale Kompetenz zu fördern. Die Mitarbeiter für diesen Bereich haben die Aufgabe, die Motivation zu wecken und den Blick weg von den Defiziten, hin zu den Ressourcen zu richten.

M *Bewegung und Sport beugen dem Abbau physischer und psychischer Kräfte vor, vermitteln soziale Kontakte und somit einen wirkungsvollen Beitrag zur Förderung der Lebensqualität auch im höheren Alter.*

Ziele

Ziele des Bewegungstrainings sind:

- Erhalt und Förderung der Gesundheit wie:
  - der allgemeinen Gelenkbeweglichkeit, der Muskelkraft, der Elastizität der Muskeln, Bänder und Sehnen,
  - der Fein- und Grobmotorik,
  - der Koordination, Konzentration, Reaktion und der Ausdauer,
  - Verbesserung der Herz-Kreislauf-Funktion, der Atmung und der Stoffwechseltätigkeit,
  - Steigerung des physischen und psychischen Wohlbefindens,
  - Förderung der Körperwahrnehmung,
  - Reduktion von psychomotorischer Unruhe.

Neben diesen gesundheitlichen Vorteilen stehen übergeordnete Ziele im Vordergrund wie:

- Aktivieren „Nicht mehr ganz Fitter" bzw. Hochaltriger,
- Fördern der Geselligkeit und sozialer Kontakte,
- Schaffen von Gemeinschaftserlebnissen (**Abb. 2.110**),
- Vermittlung von Spaß und Aufmerksamkeit,
- Wachrufen von Kindheitserinnerungen,
- Einlassen auf etwas Neues.

D **Gesundheitsförderung** *zielt auf einen Prozess, allen Menschen ein höheres Maß an Selbstbestimmung über ihre Lebensumstände und ihre Umwelt zu ermöglichen und sie damit zur Stärkung ihrer Gesundheit zu befähigen (Ottawa-Charta der WHO 1986).*

Hinweise zur Durchführung von Bewegungs- und Tanzspielen

Folgende Aspekte sind zu Organisation und Ablauf zu beachten:

- Eine möglichst homogene Gruppenzusammensetzung verhindert Über- und Unterforderung Einzelner.
- Die Leistungsfähigkeit der Gruppe entscheidet, ob Bewegungen im freien Raum oder im Sitzen (stabiler Stuhl mit gerader Rückenlehne ohne Armlehne, ausreichend Freiraum zum Bewegen einplanen) oder eine Mischform günstig sind.
- Die Gruppe sollte nicht zu groß sein (6–12 Teilnehmer, TN). Ist eine Einheit mit demenziell erkrankten TN geplant, sollte die Gruppe noch kleiner sein.
- Die Freude an der Bewegung steht im Vordergrund, nicht die exakte Ausführung.
- Die Dauer richtet sich nach dem Durchhaltevermögen der TN (Richtwert 20–60 min).
- Die Kleidung der TN soll nicht bewegungshemmend sein. Geeignetes Schuhwerk ist empfehlenswert.
- Der Einsatz von Handgeräten und geeigneter Musik lockert eine Stunde nicht nur auf, sondern erleichtert häufig die Durchführung der Übungen (harmonischer und spontaner).
- Für frische Raumluft und einen angemessenen Raum mit angenehmer Raumtemperatur sorgen.
- Eine lockere und entspannte Atmosphäre vermeidet Leistungsdruck.
- Der Gruppenleiter muss für alle gut zu sehen sein, sodass Blickkontakt möglich ist.
- Die Anweisungen müssen einfach und verständlich sein. Unterstützend wirken rhythmische Anweisungen und Richtungsangaben (rechts, links, vor, zurück).
- Geübt wird vom Einfachen zum Schweren.
- Ruckartige Bewegungen, Kopfkreisen, Überstrecken der Halswirbelsäule und schnelles Rumpf-

beugen sollen aufgrund der Verletzungsgefahr gemieden werden.
- Das Tempo der Übungen muss so sein, dass alle TN sich wohl fühlen.
- Nicht zu schnell von einer Übung zur anderen wechseln, um Hektik und Überforderung zu vermeiden.
- Die TN müssen immer wieder auf ruhiges Atmen hingewiesen werden. Pressatmung vermeiden, um ein Platzen der Gefäße zu verhindern.
- Genügend Pausen einlegen.
- Überkreuzübungen sprechen beide Gehirnhälften an.
- Pathologische Bewegungsabläufe sollen durch eine manuelle Unterstützung (Bewegung führen) korrigiert werden.
- Die Bewegungsideen der TN mit aufnehmen.
- Die Stunde abwechslungsreich gestalten (Elemente aus dem Gedächtnistraining, Geschicklichkeits- und Reaktionsspiele, leichte Atemübungen, Bewegungslieder, Lockerungs-, Dehnungs- und Kräftigungsübungen).

Bewegungsspiele

Es bieten sich viele bekannte Spielformen an, z.B. Zielwerfen, Balancierübungen, Rückenmaler, Zuwerfen von Bällen mit verschiedenen Bewegungsaufgaben. An dieser Stelle sollen nur einige Anregungen gegeben werden (**Abb. 2.111**).

Servierwagenspiele. An einen in der Mitte eines Stuhlkreises stehenden Servierwagen werden Schnüre in unterschiedlichen Farben gebunden, jeweils so viele, wie es Mitspielende gibt.

Sehr gute Erfahrungen wurden mit dem Einsatz von „Strumpfhosenzöpfen" anstelle der Schnüre gemacht (gerade bei Rheumatikern und anderen im Handbereich empfindlichen Personen und Hochaltrigen eine günstige Alternative). Jeder erhält einen dieser Schnüre. Durch vorsichtiges und gemeinschaftliches Heranziehen bzw. Nachgeben der Schnüre „wandert" der Servierwagen an den Sitzenden vorbei. Diese Feinkoordination ist Voraussetzung für alle weiteren Spielregeln, wie den Servierwagen mit einem obenauf liegenden Schaumstoffball zu bewegen oder gezielt zu einer Person zu steuern.

Strumpfhosen-Kleiderbügel-Tischtennis. Selbst hergestellte Schläger (aus Kleiderbügeln von der Reinigung sowie alten Strumpfhosen) und Schaumstoffbälle. Einfaches Zuspielen von Tischtennisbällen, später Tischtennisbällen aus Schaumstoff.

Luftballonwettkampf. 10 Ballons unterschiedlicher Größe, Schläger je nach Anzahl der Spieler (einige Blätter Zeitungspapier sehr fest zusammenrollen und mit Klebeband umwickeln). Es werden zwei gegenüberliegende Reihen (genügend Abstand) gebildet. Ziel des Spieles ist es, die in der Mitte zwischen den Reihen befindlichen Ballons über die gegnerische Mannschaft hinweg auf den Boden zu bringen. Es dürfen sowohl Schläger als auch Hände und Füße benutzt werden. Sind alle Ballons aus der Mitte verschwunden, endet das Spiel und die auf dem Boden hinter den Reihen liegenden Ballons werden gezählt.

Bewegungskanon. Die Gruppe sitzt im Stuhlkreis und wird in vier Untergruppen eingeteilt. Zunächst üben alle gemeinsam: 4× in die Hände klatschen, 4× auf die Oberschenkel klatschen, 4× mit den Füßen stampfen, mit beiden Armen einen großen Kreis machen. Haben alle TN die Bewegungsfolge gelernt, beginnt die erste Gruppe alleine, ist sie mit Klatschen fertig, setzt die 2.Gruppe ein usw. (**Abb. 2.112**).

Sitztanz. Einstimmung: Arme und Beine schwingen locker im Rhythmus der Musik.

Mögliche Tanzformen: Fig. 1 abwechselnd re/li Schulter anheben und wieder fallen lassen, danach jeweils einen Schulterkreis vorwärts und rückwärts ausführen, Fig. 2 abwechselnd mit beiden Händen auf die Oberschenkel des re und li Nachbarn klatschen und 2× auf die eigenen, Fig. 3 insgesamt 4× re/li Knie im Wechsel hochziehen, Fig. 4 jeweils einen Armkreis vorwärts bzw. rückwärts ausführen.

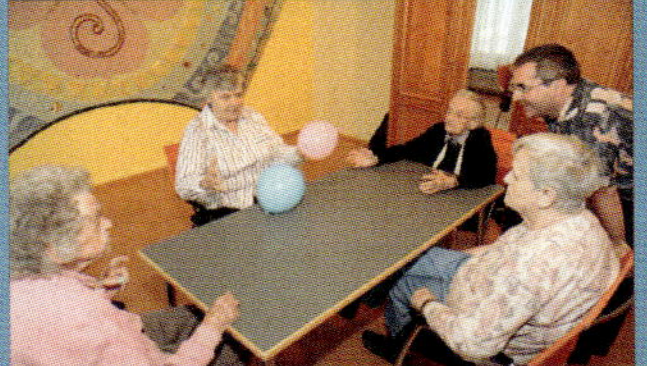

Abb. 2.111 Eine Spielform, die alle aus ihrer Kindheit kennen, ist das Zuwerfen eines Balls.

„Mein Hut der hat 3 Ecken...". Dieses und andere Lieder kann man zu einem Sitztanz machen, wenn man sich entsprechende Bewegungen ausdenkt oder einem TN einen Hut aufsetzt und diesen dann weitergeben lässt.

Gehen zu Musik mit unterschiedlichen Aufgaben. Solche Aufgabe können sein z.B. hintereinander, mit auswärts gestreckten Armen; mit vorgegebenen Schrittfolgen, langsamen Drehungen; Tanzen auf einem begrenzten Raum (Paar auf ausgebreiteter Zeitung), Tanzen mit Gegenständen (z.B. Ballons, Tüchern), Polonaisen (frei durch den Raum, in der Diagonalen, Schnecke bilden, Musikstopp).

Alle diese Formen lassen Variationen zu, die jeweils einen Spielcharakter haben.

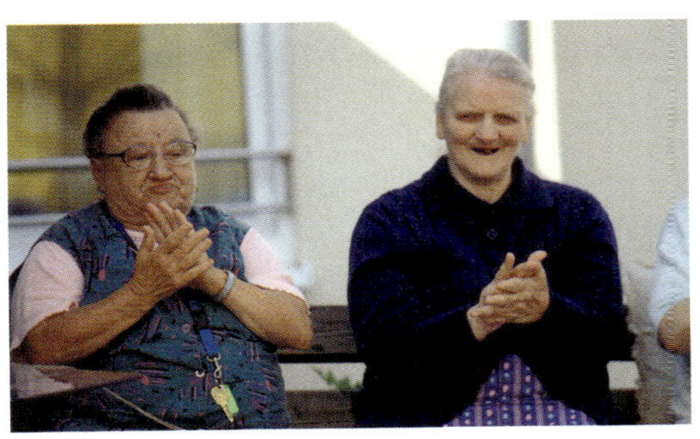

Abb. 2.112 Der Bewegungskanon fördert die Koordination und die Konzentration.

Themenorientierte Aktivierungsangebote

Ältere Menschen sind eine heterogene Gruppe. Dies gilt für die körperliche und seelisch-geistige Entwicklung. Daraus ergibt sich, dass das Ziel themenorientierter Aktivierungsangebote ein emanzipiertes Altern sein muss. Der ältere Mensch entscheidet auf der Grundlage der Reflexion seines individuellen Lebens, wie und mit welchen Aktivitäten er altern möchte, um seinen subjektiv sinnvoll empfundenen Entwurf für seine letzte Lebensphase so weit wie möglich zu verwirklichen.

Stressbewältigung s. a. S. 953.

Individuelle und Gruppenangebote zur Aktivierung werden in allen Städten und Gemeinden von unterschiedlichen Anbietern durchgeführt. Individualangebote werden vorwiegend in der stationären und ambulanten Pflege angeboten für Menschen, die aufgrund von Immobilität, Verwirrtheitszuständen oder den bewussten Rückzug nicht an Gruppenangeboten teilnehmen können.

M *Die **Motivation** mitzumachen muss geweckt werden durch fertige Werkstücke oder eine Aussage über die Verwendbarkeit.*

Die Gruppe ermöglicht eine aktive Teilnahme an der Gemeinschaft, wirkt betreuend, anregend, stützend und fördernd. Jeder hat die Möglichkeit, sich mit seiner Neigung und Fähigkeit einzubringen und zu entfalten.

P *Besonders bei der handwerklichen Arbeit ist es wichtig, dass die Gruppenleitung die Technik beherrscht.*

Bewegung und Sport

Das Angebot an sportlichen Aktivitäten durch Sportvereine, private Anbieter, Wohlfahrtsverbände, Bildungswerke, Volkshochschulen, Städten und Gemeinden und Krankenkassen ist vielfältig. Häufig werden die Kosten hierfür als Form der Prävention von Krankenkassen übernommen. Für stationäre Einrichtungen besteht die Möglichkeit einer Kooperation mit verschiedenen Anbietern. Aktivitäten mit erkennbarem Bewegungsbezug sprechen unterschiedliche Bereiche an wie:

- **Muskel-Skelett-System:** 50+ in Bewegung, gutes für den Rücken, Aquasport, Bewegungstraining, Gesundheitsförderung, Venengymnastik, gesundheitsorientiertes Training im Sport der Älteren, Seniorengymnastik.
- **Herz-Kreislauf-Funktion:** Aerobic als Gesundheitssport, Aquafit, Cardiofit, Walken, mit Sport zum Wohlfühlgewicht.
- **Bereich Stressbewältigung/Entspannung:** Atem-Bewegung-Rhythmus, autogenes Training, Yoga, Entspannung und Bewegung, Thai Chi, Hatha-Yoga, Qi Gong, Stressbewältigung, Entspannung.

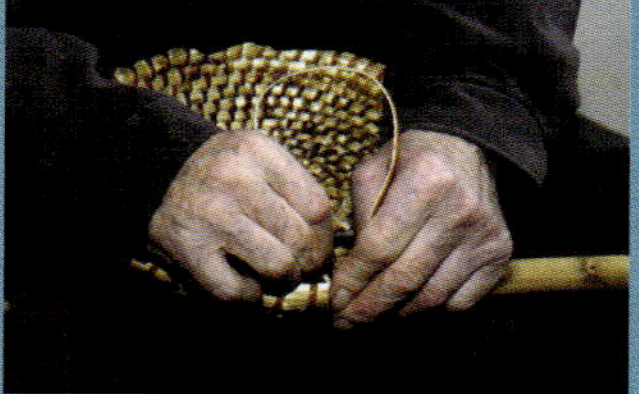

Abb. 2.113 Welche Beschäftigungstechnik gewählt wird, liegt am Interesse und an der Fähigkeit des Teilnehmers.

Gedächtnistraining s. a. S. 257.

Spiele

Sie bieten Anregung für den Körper (Bewegung, Reaktion, Handeln), für den Geist (Nachdenken, Wahrnehmen), für die Seele (Fühlen, Empfinden, Erinnern). Neben Bewegungs- und Tanzspielen werden bevorzugt nachfolgende Spiele angeboten:

- Brettspiele wie Mensch-ärgere-dich-nicht, Schach, Halma, Mühle, Vertellekes,
- Kartenspiele wie Canasta, Rommé, Doppelkopf,
- Würfelspiele, Puzzles,
- Kegeln.

P *Spielbretter und Figuren müssen groß sein.*

Singen und Musizieren

Das Singen ist die am weitesten verbreitete Art, Musik zu machen, da die menschliche Stimme das preiswerteste, in jeder Situation verfügbare Musikinstrument ist. Singen mit Liedern aus „ihrer Zeit" ist häufig ein wichtiger Bestandteil von Gruppenangeboten. Oft wird zu bestimmten Themen wie Jahreszeiten, Festtagen, Tageszeiten u.ä. musiziert. Durch Improvisation mit Instrumenten wie Klavier, Gitarre und Flöte aber auch Trommeln, Klanghölzern und Xylophonen wird das Singen häufig unterstützt. Alte Menschen haben als Kinder häufig Kochtöpfe und -löffel, Flaschen und Gläser als Instrumente genutzt.

Musik erinnert oft an vergangene und schöne Erlebnisse und bewirkt häufig positive Lebensgefühle. Musik spricht beide Hirnhälften an, die rechte erkennt die Melodie, die linke wird vor allem durch Rhythmus und Text angeregt. Demente Menschen, die sich nicht mehr mit Worten ausdrücken können, sind häufig in der Lage zu singen. Eine gemeinsame Teilnahme an Konzerten und musikalischen Darbietungen ist sehr beliebt.

Kreatives Werken, Malen, Arbeiten mit Ton und Handarbeiten

Jeder Mensch verfügt über kreatives Potenzial. Mit seinem Werk kann er eine Aussage machen, aber auch ganz schlicht etwas Nützliches und Schönes herstellen.

Die Angebote sind sehr vielfältig, z.B. Aquarellmalerei, Handarbeiten, Bastelarbeiten aus knetbaren Materialien, aus Holz, Papier und Naturmaterialien bieten viele Möglichkeiten.

Kreatives Arbeiten muss auf den jeweiligen Menschen abgestimmt sein. Wenn in Gruppen gearbeitet wird, muss jeder eine seinen Möglichkeiten entsprechende Aufgabe bekommen (**Abb. 2.113**).

Gehirntraining und Gehirnjogging

Laut neueren Forschungsergebnissen nehmen die geistigen Fähigkeiten im Alter nicht ab, wenn sie laufend in Anspruch genommen werden. Ein ständiges „Benutzen" des Gehirns kann seine Leistungsfähigkeit erhalten und sie sogar steigern. Hierbei müssen alle Bereiche des Gedächtnisses angesprochen werden, z.B. mit Übungen, die verschiedene Bereiche ansprechen wie:

- die Aufmerksamkeit, indem z.B. Gegenstände gezeigt, dann verdeckt und anschließend aufgezählt werden.
- die Wahrnehmung, indem die visuelle, akustische, olfaktorische und taktile Wahrnehmung angesprochen werden, z.B. mit Kim-Spielen.

- die Konzentration, indem z. B. ein Ausschnitt aus einem Märchen vorgelesen wird und die TN das Märchen erkennen.
- die Assoziation, indem Begriffe genannt werden und die TN sagen, was sie damit verbinden.
- das langfristige Behalten, z. B. Wortspeicherübungen.
- das kurzfristige Behalten, indem z. B. Begriffe genannt werden, zu denen ein Oberbegriff gesucht wird.
- die Problemlösung, indem z. B. aus den Buchstaben eines Wortes mehrere neue Wörter gebildet werden.
- die Denkflexibilität, indem z. B. eine berühmte Kirche in Rom gesucht wird.

Gehirnjogging beeinflusst folgende geistige Bereiche positiv:

- Lern- und Merkfähigkeit: Merken und Behalten unterschiedlich angeordneter Motive,
- Reaktionsfähigkeit: von der Aufnahme eines Sinnesreizes zur Bewegung,
- Aufmerksamkeit und Konzentration: z. B. Leseübungen,
- Kognitive Flexibilität: schneller Wechsel des Aufmerksamkeitsfokus zwischen verschiedenen Informationsquellen,
- Gedächtnisspanne und Kurzzeitgedächtnis: kurzfristiges Speichern z. B. von sieben Zahlen in einer Folge.

Medienangebote

Im Alltag älterer Menschen erfüllen Medien folgende Funktionen:

- Ersatz für direkte Kommunikation,
- Informationsquelle,
- Tagesstrukturierende Maßnahme,
- Nacherleben der eigenen Vergangenheit durch Berichte aus ihrer Jugend,
- Informationsvermittler und Meinungsträger,
- Unterhaltung und Entspannung,
- Geräuschkulisse,
- Anregung der Sensibilisierung, indem kulturelle Veranstaltungen wie Schauspiel, Konzerte oder Ausstellungen in den Medien verfolgt werden,
- Direktes Kommunikationsmittel, z. B. Telefon, Internet.

Konzepte der Mediennutzung aus der stationären Arbeit

- Radio hören als tagesstrukturierende Maßnahme, z. B. wir hören gemeinsam Nachrichten
- Gemeinsamer Fernsehabend mit ausgesuchten Filmen
- Gemeinsamer Filmeabend 1× pro Woche, z. B. über Video oder DVD
- Aktuelle Stunde: gemeinsame Lektüre der Tageszeitung, ggf. Vorlesen
- Mitarbeiter und Senioren gestalten eine gemeinsame Heimzeitung

Konzepte der Mediennutzung in der offenen Altenhilfe

- Seniorenzeitschrift, Senioren schreiben für Senioren
- Seniorenkino, welches vor allem Senioren anspricht
- Seniorenradio von und für Senioren, z. B. im Bürgerfunk
- Videoarbeit, selbst einen Videofilm erstellen und zeigen
- Angebote rund um das Buch: Bücher auf Rädern, Lesungen, Senioren lesen für Kinder
- Handykurse
- Computerkurse zum Umgang mit diesem Medium bis hin zum Erstellen und zur Pflege von Internetseiten (**Abb. 2.114**).

Die meisten Medien können auch von hör- und sehbeeinträchtigten Menschen genutzt werden, wenn ihnen entsprechende Hilfsmittel zur Verfügung stehen.

Freiwilliges Engagement älterer Menschen

Die Formen freiwilligen Engagements sind ganz unterschiedlich, sie finden für und mit alten Leuten statt, sind Generationen übergreifend und betreffen viele Lebensbereiche. Innerhalb des Bundesmodellprojektes „Erfahrungswissen für Initiativen" werden Seniorentrainer ausgebildet, die ihr Wissen an jüngere und ältere Menschen weitergeben. Aber auch ohne die „Ausbildung" im Modellprojekt sind ältere Menschen sehr engagiert, sich weiterhin am gesellschaftlichen Leben zu beteiligen, Einfluss zu nehmen, neue Menschen kennenzulernen, vorhandene Kompetenzen einzubringen und neue Fähigkeiten zu erwerben.

Bevorzugte Bereiche des Engagements

- Ehrenamtliche Tätigkeiten in allen Bereichen des gesellschaftlichen Lebens
- Politische Partizipation auf kommunaler und regionaler Ebene, z. B. in Seniorenräten
- Aktive Unterstützung in der Familie und in informellen Netzwerken
- Intergenerationelle familiale Transfers in Geld und anderen Werten
- Leichte bis mittelschwere Pflegetätigkeiten
- Betreuung der Enkelkinder
- Partizipation im Bildungssektor
- Mitgliedschaft in Vereinen und Verbänden sowie Erwerbstätigkeit
- Engagement in Selbsthilfegruppen
- Mitglieder in Besuchsgruppen, z. B. Senioren besuchen mit ihren Tieren Altenheime, Senioren betreuen ältere Mitbürger

Gesellige Angebote wie Fahrten, Erzählnachmittage, Autorenlesungen, Singkreise, Spielkreise, Sprachkurse, Wanderungen und Konzerte runden die Möglichkeiten aktiv zu altern ab.

Unter ***Kim-Spielen*** *versteht man Spiele, bei denen es vor allem auf die Merkfähigkeit des Gedächtnisses oder der Feinabstimmung anderer Sinnesorgane ankommt.*

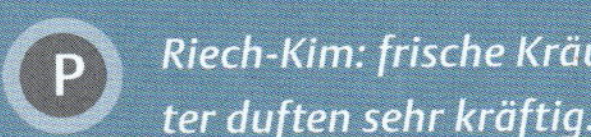

P *Riech-Kim: frische Kräuter duften sehr kräftig.*

P *Am häufigsten werden die bekannten Medien wie Fernsehen, Radio und Tageszeitung genutzt. Zu den neueren Medien bedarf es oft einer Ermutigung.*

Mediennutzung s. a. S. 98.

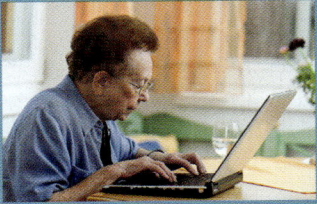

Abb. 2.114 Viele Heimbewohner sind interessiert an den neuen Medien, besuchen gerne Computerkurse oder surfen im Internet.

I **Literatur:**
Muthesius, D.: Musikerfahrungen im Lebenslauf alter Menschen. Vincentz Verlag, Hannover 1997

Internetadressen:
http://www.gesundheitpro.de
http://www.treffpunkt-altenpflege.de/altenpflege.html
http://www.wiehl.de/buergerinfo/oasezeitung.html
http://www.senioren-online.de
http://www.efi-programm.de
http://www.forum-seniorenarbeit.de

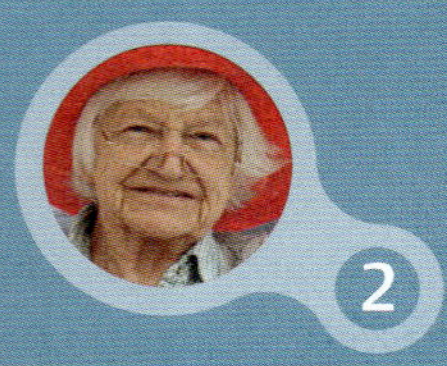

B *Beispiele für Aktivierungs- bzw. Entspannungsverfahren sind:*
- *Yoga,*
- *Qigong,*
- *Tai Chi Chuan.*

M **Yoga** *ist eine über 5000 Jahre alte indische Philosophie. Philosophie bedeutet in Indien einen Weg zur menschlichen Weiterentwicklung, die sich nicht von Religion und Lebensweise trennen lässt.*

M **Qigong** *ist ein wichtiger Bestandteil der chinesischen Medizin und wurzelt im Taoismus.*

B *Vor allem bei chronischen Erkrankungen, z. B. Bluthochdruck, Magen-Darm-Beschwerden, Asthma oder Rückenschmerzen kann Qigong helfen.*

M *Viele Krankenkassen beteiligen sich an den Kosten für Qigong-Kurse.*

D **Tai Chi** *bedeutet das Erhabene Letzte oder höchste Unendlichkeit.* **Chuan** *bedeutet Faust.*

Gesundheits- und entspannungsfördernde Verfahren

Asiatische Verfahren

Die asiatischen gesundheitsfördernden Verfahren haben nicht nur die vielen positiven Seiten der Bewegung zum Ziel, sondern hier sind aktivierende und entspannende Elemente miteinander kombiniert.

Yoga

Das Wort „Yoga" stammt aus dem Sanskrit, einer altindischen Schriftsprache. Es heißt so viel wie „Anschirren" oder „Anjochen" oder „ins Joch gehen". Im Gegensatz zu der negativen Bedeutung von „Joch" bedeutet Yoga Selbsterlösung durch die vollkommene Beherrschung des Körpers und die Befreiung des Geistes.

Die verschiedenen Yoga-Arten beginnen alle mit sittlichen und moralischen Vorschriften und führen alle zum selben Ziel: der geistigen Erleuchtung. Im Einzelnen sind dies:

- **Inana-Yoga:** der Weg des Wissens und der Weisheit; ausgeübt wird er mithilfe von Nachdenken, Meditation und Entspannung,
- **Karma-Yoga:** der Weg der Handlung; die Handlung soll leidenschaftslos sein, unabhängig von Ergebnissen und nicht auf Belohnung hoffend,
- **Bhakti-Yoga:** der Weg der Verehrung und Anbetung; der Weg zur Erkenntnis führt über die Anbetung eines persönlichen Gottes,
- **Tantra-Yoga:** der Weg, die Einheit durch die größtmögliche Gegensätzlichkeit zu erfahren, z. B. im Geschlechtsakt,
- **Raja-Yoga:** der Weg, der zur Kontrolle von Geist, Willen, Liebe, Leidenschaft und Ärger führt,
- **Mantra-Yoga:** der Weg der Töne; die Wiederholung von bestimmten Tönen ist Mittel der Meditation (Mantra),
- **Laya-Yoga:** der Weg der vorübergehenden Aufhebung der Vereinigung mit der höchsten universalen Seele durch Anbetung und Verehrung,
- **Hatha-Yoga:** der Weg, der mithilfe des Körpers auf den Geist wirkt. Er besteht aus Reinigungstechniken, körperlichen Stellungen, der Beherrschung des Atems und der Meditation. Mit dem Training gewinnt der Übende eine tiefgreifende Kontrolle über seine gesamten Körperfunktionen in acht Stufen (Lüder 1998).

Qigong

In China trifft man schon frühmorgens auf Menschengruppen, die in Parks oder auf Plätzen ihr Qigong-Bewegungsprogramm absolvieren. Qi bedeutet Lebensenergie, die nach den Vorstellungen der chinesischen Medizin in Leitbahnen (Meridiane) durch unseren Körper fließt. Gong bedeutet Arbeit.

Ziel des Qigong ist es also, das Qi des Körpers nach innen zu richten und dort eventuelle Ungleichgewichte auszugleichen. Qigong eignet sich v. a. für ältere und körperlich nicht mehr ganz rüstige Personen. Durch die Übungen soll das Qi in die richtigen Bahnen gelenkt werden. Das übergeordnete Ziel der Übungen ist, Körper und Geist zu sammeln und innere Spannung abzubauen: Es gibt Übungen in Ruhe und Übungen in Bewegung, wobei der Bewegungsablauf ruhig, rund und gleichmäßig fließend ist. Die Bewegungsabläufe sind oft den Tieren nachempfunden.

Tai Chi Chuan

Tai Chi Chuan ist ein jahrhundertealtes chinesisches meditatives Bewegungssystem mit gesundheitsfördernden Aspekten, bei uns auch als „Schattenboxen" bekannt. Im Tai Chi wirkt die Lebenskraft (chinesisch „Qi" zu „Chi") sowohl als Kraftquelle für Vitalität im Alltagsleben als auch zur Bereitstellung ungeheurer Energiemengen in lebensbedrohenden Notwehrsituationen. Die Bedeutung des Qi, welches bereits erläutert wurde, wird auch hier wichtig. Die Vermehrung und Anreicherung des Qi in den Energiebahnen und seine jederzeit willentliche bewusste Einsatzlenkung sind Hauptbestandteile des Tai Chi.

Im Tai Chi Chuan kommt es auf Weichheit und Geschmeidigkeit an. Die Muskulatur soll im Lauf der Zeit in hohem Maße entspannt und die Gelenke sollen frei beweglich werden. Dies ist nötig, um die Energie des Körpers, das Qi, in Bewegung zu bringen. Muskelverspannungen werden gelöst, die Körperhaltung optimiert, die Energieströme des Körpers werden angeregt und in Balance gebracht. Die langsame konzentrierte Ausführung der Bewegung steigert das körperliche Wohlempfinden und bewirkt eine Entspannung. Tai Chi Chuan ist bestens geeignet für alle Menschen, egal in welchem Alter oder Fitnesszustand sie sich befinden.

Zen

Zen ist eine der bekanntesten östlichen Meditationstechniken. Eine genaue Übersetzung des Wortes „Zen" ist nicht möglich. Es kommt aus dem indischen und könnte „Meditation" bedeuten oder der „Weg". Im philosophischen Sinne könnte Zen als „Alles oder Nichts" interpretiert werden. Die Wurzeln des Zen liegen in den Lehren Buddhas. Ziel dieses – von der japanischen Mentalität her gestalteten – atheistischen Buddhismus ist die Erleuchtung des „satori" (= blitzartige Erleuchtung).

Die Zen-Meditation bzw. Za-Zen (das Sitzen in der Stille) hat drei Ziele:

1. Entwicklung der Kraft der Konzentration,

2. Selbsterfahrung und Erleuchtung, die meist als Satori-Erlebnis oder Satori-Erwachen bezeichnet wird,
3. Selbstverwirklichung.

Alle drei Ziele bilden eine untrennbare Einheit. Sie sollen zur vollkommenen Befreiung des Menschen durch Selbsterfahrung und zur Umsetzung der höchsten Erkenntnis ins alltägliche Leben führen (Lüder 1998).

Entspannungsfördernde Verfahren und Methoden zur Selbstregulation

Beobachtbare Effekte sind z. B. reduzierter Sauerstoffverbrauch, niedrigere Herzfrequenz, Atemfrequenz und reduzierte Muskelspannung. Entspannung und Anspannung sollten in einem ausgewogenen Verhältnis zueinander stehen, um Überforderungen (Stress) zu vermeiden.

Für den persönlichen Erfolg eines Menschen ist es wichtig, eine Methode zu wählen, mit der er sich identifizieren kann und die für seine Lebenssituation angemessen ist. Die jeweils favorisierte Methode ist am besten zunächst professionell in entsprechenden Kursen einzuüben.

Zielsetzung

Entspannungsverfahren sollen den Übenden in die Lage versetzen, auf einen bestimmten Reiz hin (z. B. Körperhaltung) in den verschiedensten Lebenssituationen mit Entspannung zu reagieren.

Die Entspannungsreaktion ist ein psychophysiologischer Prozess, der sich zwischen Aktivität und Deaktiviertheit bewegt und gekennzeichnet ist durch Gefühle des Wohlbefindens, der Ruhe und Gelöstheit. Sie ist kein „Sonderzustand" sondern ein Reaktionsmuster, welches biologisch angelegt ist, zum natürlichen Verhaltensrepertoire des Menschen gehört und unter günstigen Bedingungen leicht hervorzurufen ist.

Entspannungsreaktionen

Entspannung lässt sich am eindeutigsten an Reaktionen erkennen, die sich auf verschiedenen Ebenen abspielen.

Psychische Kennzeichen. Entspannung drückt sich psychisch aus:
- Affekte und Emotionen, d. h. innere Reize, lassen sich kaum noch provozieren,
- mentale Frische,
- Erhöhung der Wahrnehmungsschwellen, d. h. Außenreize lösen kaum noch Reaktionen aus.

Physiologische Kennzeichen. Entspannung drückt sich körperlich aus:
- neuromuskuläre Veränderungen: Abnahme des Tonus der Skelettmuskulatur und Veränderung der Reflextätigkeit,
- kardiovaskuläre Veränderungen: periphere Gefäßerweiterung, geringfügige Verlangsamung der Herzfrequenz, Senkung des arteriellen Blutdrucks,
- respiratorische Veränderungen: Senkung der Atemfrequenz, gleichmäßige Atemzyklen, sinkender Sauerstoffverbrauch,
- elektrodermale Veränderungen: Zunahme der Hautleitfähigkeit,
- zentralnervöse Veränderungen: Veränderung der hirnelektrischen Aktivität.

Gemeinsamkeiten aller Entspannungsverfahren

Jede Methode regt direkt oder indirekt Vorstellungen an:
- direkt: durch Vorsprechen von Formeln,
- indirekt: durch verschiedene Ruheinstruktionen werden Vorstellungen von Entspannung, Gelöstheit und Wohlbefinden erzeugt.

Der Entspannungsprozess, an dessen Ende der Entspannungszustand steht, gliedert sich in verschiedene Phasen:
- Einleitungsphase mit Informationen über das Verfahren und dem Hinweis, dass Leistungsorientierung und Anstrengung die Entspannungsreaktion behindern,
- Herstellung entspannungsfördernder äußerer Bedingungen mit möglichst wenigen Außenreizen und Einnahme einer angenehmen Körperposition,
- Verlagerung der nach außen gerichteten Reaktionsbereitschaft auf die Aufmerksamkeit nach innen.

Überblick über Entspannungsverfahren

Nach Beck (1999) muss zwischen systematischen und unsystematischen Entspannungsverfahren unterschieden werden:
- Unsystematische Verfahren sind z. B.:
  - körperliche Betätigung,
  - Sonnenbaden,
  - Entspannungsbäder,
  - Lesen,
  - Musik hören,
  - Massagen.
- Systematische Verfahren:
  - mentale Verfahren z. B. Konzentration,
  - muskuläre Verfahren z. B. Muskelausprägungen und Muskelentspannungen (**Abb. 2.7**).

Stress-Management und Psychohygiene

Es gibt ganz unterschiedliche Angebote bzw. Maßnahmen, die der Einzelne ergreifen kann, um seinen persönlichen Stress zu managen und zu händeln. Dabei geht es immer um Entspannung als dem nötigen Ausgleich zur Anspannung, zum Stress. Es gibt weder eine allgemeine Empfehlung dazu noch ein objektives Erfolgsrezept. Jeder sollte für seine

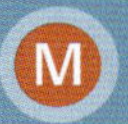
Entspannung *ist ein kurzfristiger oder länger anhaltender Zustand, bei dem u. a. die stoffwechselbezogene und gehirnbezogene Aktivität reduziert wird.*

M *Anbieter von Kursen zu Entspannungstechniken sind:*
- *Sportvereine,*
- *Volkshochschulen,*
- *Bildungsstätten,*
- *Ärzte,*
- *Physiotherapeuten,*
- *freie Bildungsträger.*

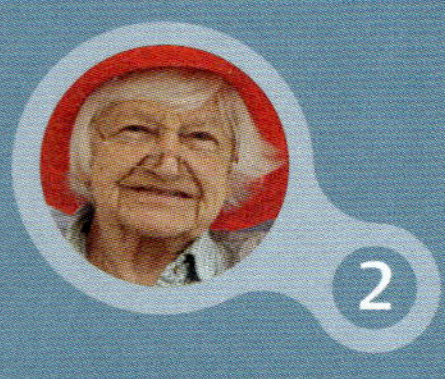

D **Psychohygiene:** *Die Gesamtheit der Maßnahmen, die die geistig-emotionale Gesundheit erhalten und belastungsbedingten psychischen Erkrankungen vorbeugen.*

M **Maßnahmen zur Psychohygiene:**

- *Autogenes Training (AT),*
- *progressive Muskelentspannung (PM) nach Jacobson,*
- *Sport,*
- *Yoga,*
- *Zen.*

P *Bei der PM werden im Sitzen oder Liegen einzelne Muskelgruppen des Körpers einige Sekunden lang intensiv angespannt und anschließend sofort entspannt. Es folgt eine Ruhe- und Entspannungsphase und danach die Anspannung der nächsten Muskelgruppe (Lüder 1998).*

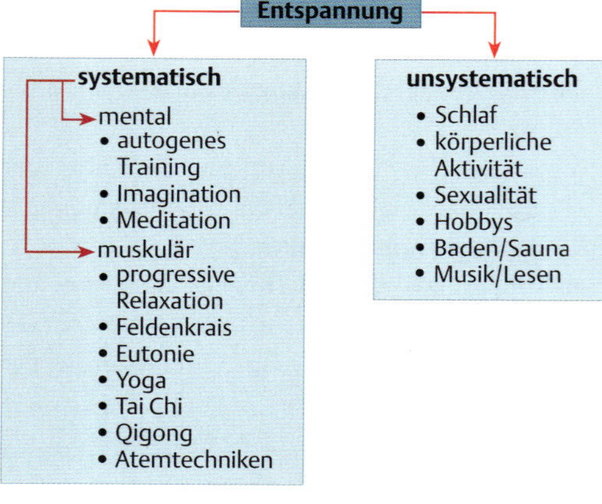

Abb. 2.115 Entspannung kann durch systematische und unsystematische Entspannungstechniken erreicht werden.

persönliche Lebenssituation die passenden Methoden durch Probieren herausfinden.

Im weitesten Sinne werden alle einzelnen Aspekte bzw. Maßnahmen unter dem Oberbegriff der Psychohygiene zusammengefasst. Hier ein zugegebenermaßen willkürliches bzw. subjektives Angebot, das keinen Anspruch auf Vollständigkeit erheben kann, allerdings die gängigen Formen aufgreift. Die vorgeschlagenen Formen können in VHS-Kursen oder über Krankenkassen ausprobiert und geübt werden.

Autogenes Training

Das autogene Training (AT) nach J. H. Schultz ist eine „konzentrative Selbstentspannung", eine Entspannungsmethode, die es jedem ermöglicht, sich selbst durch Konzentration in einen entspannten körperlichen als auch geistigen Zustand zu versetzen – mithilfe von bestimmten, einfachen Formeln (Erwerb suggestiver Techniken). In der Originalform nach J. H. Schultz wird das AT in sechs Übungen, die nacheinander eingeübt werden, aufbauend gelernt:

- die Schwereübung (Muskelentspannung),
- die Wärmeübung (Gefäßentspannung),
- die Herzübung,
- die Atemübung,
- die Bauchübung (Sonnengeflecht),
- die Kopfübung (Stirnkühle).

Damit wird Folgendes erreicht (Lüder 1998):

- die Muskelspannung wird gesenkt,
- die Blutgefäße in der Körperperipherie werden erweitert,
- die Herzschlagfrequenz nimmt ab,
- der Sauerstoffverbrauch wird vermindert,
- die Schweißdrüsentätigkeit wird gesenkt.

Progressive Muskelentspannung

Die progressive Muskelentspannung (PM) nach Jacobson ist eine leicht erlernbare, sehr effektive und universell einsetzbare Entspannungsmethode, die auch für Menschen geeignet ist, die mit anderen Methoden nicht zurechtkommen. Die PM ist i.A. leichter erlernbar als autogenes Training. Auch Probanden ohne Erfahrung mit Entspannungsmethoden nehmen den Unterschied zwischen Anspannung und tiefer Entspannung bereits beim ersten Üben wahr.

Die PM soll zu einer Intensivierung der körperlichen Wahrnehmung führen. Psychische Angespanntheit, körperliche Verspannungen und vegetative Reaktionen auf Stressoren im eigenen Umfeld sollen durch diese Methoden abgemildert und für den Übenden beherrschbar werden. Chronische Schäden bis hin zu organischen Krankheiten, die als Folge von psychischen und somatischen Daueranspannungen denkbar sind, sollen durch Entspannungsverfahren verhindert werden.

Sport

Sport gilt als klassische Methode der Entspannung. Im Sport wird das durch die Wahrnehmung des Stresses ausgeschüttete Adrenalin über die Muskelbewegung abgeführt. Hierbei am sinnvollsten sind die sog. Ausdauersportarten. Jedoch sollte jeder sein individuelles Maß finden. Eine körperliche Belastungsuntersuchung ist vor der Aufnahme von regelmäßigem Sport sicherlich zu empfehlen. Genauso sind eine gute Einführung bzw. ein begleitendes Training ratsam. In den Sportvereinen sind flächendeckend sehr gute Bedingungen vorhanden. Viele Sportarten lassen sich aber auch ganz allein ausführen (z. B. Joggen, Schwimmen).

Yoga

Yoga ist die wohl bekannteste asiatische Entspannungstechnik, ein etwa 2000 Jahre altes philosophisch-religiöses Meditationssystem aus Indien. Yoga bedeutet Einheit, Harmonie und führt zur Entwicklung der gesamten Persönlichkeit.

Zen

Ziele des Zen sind, durch Meditation, Konzentration, Selbsterfahrung und Selbstverwirklichung Entspannung zu erreichen.

Methoden zur Selbstregulation

Wenig aufwändig und leicht in den Alltag zu integrieren sind die Minimalentspannungen, die keiner besonderen Anleitung bedürfen. Beispiele hierfür sind:

- sich recken und strecken,
- Körperhaltung verändern, z. B. Kopf in die Hände nehmen, sich aufrichten,
- bewusst atmen,
- lockern.
- usw.

Kreatives Werken, Malen, Arbeiten mit Ton und Handarbeiten

Menschen, die aus dem Berufsleben austreten, beginnen nun evtl. wieder, die eigene Kreativität entsprechend ihren Neigungen und Fähigkeiten zu entdecken oder etwas aufleben zu lassen, was sie vielleicht das letzte Mal in der Schule gemacht haben. Das Arbeiten mit unterschiedlichen Materialien, sowie das Wiederentdecken der eigenen Kreativität können zu neuer Lebendigkeit und Sinnfindung führen und helfen, verborgene Begabungen wiederzufinden, sich mit Gewesenem zu versöhnen und Neues zu entdecken. Das kreative Tätigsein beinhaltet das Schaffen eines Gegenstandes, das Erfassen von Abläufen, Handlungskompetenz, im Miteinander das Gefühl der Gruppenzugehörigkeit und gibt ein gesteigertes Selbstwertgefühl.

Chancen der kreativen Arbeit

Kreative Arbeit ist nicht nur Beschäftigung, sondern es wird etwas gestaltet, es entsteht ein „Werk“, das ein Eigenleben und einen eigenen Charakter hat. Diesem „Werk“ können wir begegnen und über dieses „Werk“ können wir mit dem Gestalter sprechen und so schnell in einen Dialog treten, der uns etwas über den Menschen mit seinen unterschiedlichen Ebenen und Lebenserfahrungen sagt. Das entstandene Werk muss auch beachtet und kritisch gewürdigt werden. Vielleicht kann man es ja auch ausstellen (**Abb. 2.116**, und **Abb. 2.117**).

Kreatives Arbeiten kann:

- Biografiearbeit sein,
- Brücke zum Alltag sein,
- Identitätserweiterung sein,
- das Selbstwertgefühl stärken,
- Zugehörigkeitsgefühl vermitteln,
- Konzentration und Erinnerungsvermögen fördern.

Organisation einer Beschäftigungsaktivität

Hat sich nun eine Gruppe zusammengefunden, muss sich der Kursleiter über die psychischen und physischen Möglichkeiten der einzelnen Teilnehmer klar werden. Wenn die Einschränkungen so groß sind, dass z. B. Schneiden oder Aufzeichnen nicht möglich sind, kann auch innerhalb der Gruppe Hilfestellung geleistet werden. Nach dieser Klärung kann ein Thema festgelegt werden.

Überlegungen zur Materialauswahl

Die Empfindungen, die das Material beim Berühren und Verarbeiten auslöst, sind genauso wichtig wie das Endergebnis. Grundsätzlich sollten möglichst natürliche, gesundheitlich unbedenkliche Stoffe verwendet werden.

Kurzaktivitäten

Voraussetzung dafür ist ein kompletter, vor Ort platzierter Vorrat an Arbeitsmaterial. Die psychologischen Ziele einer solchen Aktivität können sein:

- Ablenkung, Entspannung, Auflockerung,
- Erfolgserlebnisse vermitteln,
- planvolles Handeln,
- Durchhaltevermögen und Belastbarkeit üben,
- Kritikfähigkeit,
- Auseinandersetzung mit neuen Inhalten,
- Verantwortung übernehmen,
- Kontaktförderung,
- Auseinandersetzung in und mit der Gruppe,
- Selbstdisziplin,
- spielerisch die Phantasie und Kreativität anregen.

Die physiologischen Ziele können sein:

- den Allgemeinzustand zu heben,
- die Kapillarisierung und Tonisierung alternden Gewebes zu verbessern,
- eine Inaktivitätsatrophie zu verhindern,
- Bewegungsabläufe und Gelenkmobilität zu erhalten,
- die Stoffwechselregulation und dadurch auch die Verdauung zu verbessern,
- durch die Freude an vollbrachten Tätigkeiten einer Depression entgegenzuwirken.

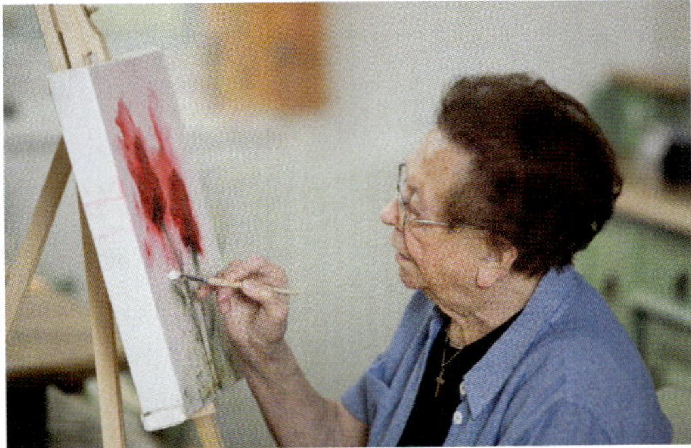

Abb. 2.116 Schön, dass es hier dieses Angebot gibt.

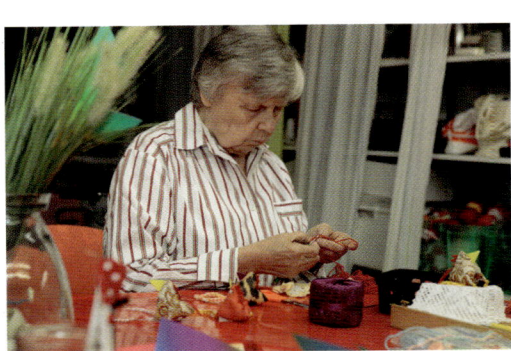

Abb. 2.117 Häkeln ist eine wichtige, biografisch orientierte Aktivierung der Bewohnerin.

M *Über kreatives Potenzial, d. h. die Möglichkeit schöpferisch zu handeln, verfügt jeder Mensch.*

M *Kreatives Arbeiten muss genau auf die alten Menschen abgestimmt sein. Wenn in Gruppen gearbeitet wird, muss jeder eine seinen Möglichkeiten entsprechende Aufgabe bekommen.*

P *Alte Menschen, die Hungersnot durch Kriegszeit erfahren mussten, haben oft Schwierigkeiten, Nahrungsmittel wie Körner zu verarbeiten. Hartes Material wie Leder verlangt Kraft, weiches Material wie Papier erfordert weniger Kraftaufwand. Klebrige Stoffe können auf Ablehnung stoßen, das können z. B. Ton oder Kleister sein.*

M *So wie man eine Strickarbeit während des Tages zur Hand nimmt und nach kurzer Zeit wieder weglegt, sollte auch jede andere Aktivität nach Lust und Laune begonnen und beendet werden können.*

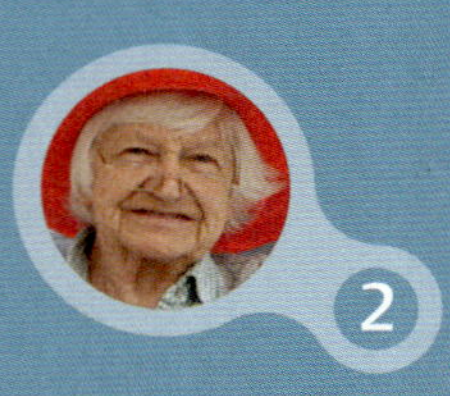

Spiele, Singen, Musizieren

Spiele

„Erst die Arbeit, dann das Spiel", dieses Sprichwort macht deutlich, welchen Stellenwert der Großteil unserer Gesellschaft dem Spiel gibt. Spielen ist eine, wenn auch spaßige und freudvolle, eher unnütze Betätigung. Dem Ergebnis dieser verbreiteten Einschätzung und der Vernachlässigung des Spielens ist die Tatsache zuzuschreiben, dass viele Menschen unfähig sind, überhaupt zu spielen. Dabei bietet Spielen eine Gelegenheit, mehr über sich und andere zu erfahren, neue Verhaltensweisen zu erproben oder ganz einfach Spaß zu haben. Spielen heißt auch, seine Persönlichkeit weiterentwickeln.

Spiel ist zweckfrei, ist Selbstzweck und eine Äußerung der Lebensfreude. Spiele können aber auch Ängste und Hemmungen hervorrufen oder starke Aggressionen auslösen.

M *Je älter oder kranker die Mitspieler sind, umso vereinfachter müssen die Spiele gestaltet werden. Zu kleine Spiele sind wegen der schlechten Handhabbarkeit nicht für sie geeignet.*

Bedeutung von Spielen

Spiele bieten Anregungen für den Körper (Bewegung, Reaktion, Handeln), für den Geist (Nachdenken, Wahrnehmen), für die Seele (Fühlen, Empfinden). Natürlich kann man Spiele auch zielorientiert einsetzen: Mögliche Ziele sind das gegenseitige Kennenlernen, das Schaffen einer entspannten Atmosphäre, der Abbau von Hemmungen, die Stärkung des Selbstbewusstseins, der Abbau von Aggressionen, Beschäftigung, Spaß zu haben, Neues zu lernen und Ideen zu entwickeln.

Tipps zur Planung und Durchführung von Spielen

Im Vorfeld sollten folgende Fragen geklärt werden:
- Wo soll gespielt werden?
- Wo liegen Interessen, Defizite, Spielerfahrungen, Erwartungen/Wünsche, Probleme, Gruppenerfahrungen, Vorlieben, Motive? Welche Ursachen haben diese Interessen, Wünsche usw. der Spielteilnehmer?
- Anzahl der Teilnehmer?
- Alter der Teilnehmer?
- Sind die Spielregeln bekannt oder müssen sie erklärt werden?
- Kennen sich die Teilnehmer? Wie ist ihr Gesundheitszustand? Wie hoch ist ihre Belastbarkeit?

Auswahl der Spiele und Aufbau der Spieleinheit

Je nach Ergebnis der Vorüberlegungen werden die Spiele angeboten. Dies können sein:
- Brettspiele mit zwei oder mehreren Personen, wie „Mensch-ärgere-dich-nicht", Schach, Mühle, Dame, Memory,
- Kartenspiele, wie Canasta, Rommé, Doppelkopf, Skat,
- Würfelspiele,
- Puzzles,
- Bewegungsspiele, z. B. mit einem Ball (Bewegungen mit Musik machen oft noch mehr Spaß!).

Gruppenspiele

Ein Spielleiter erklärt das Spiel und führt es an einem Spielenachmittag mit der Gruppe durch. Hier geht es im Wesentlichen um Geselligkeit und Gemeinschaft. Gruppenspiele fördern ohne Manipulation den mitmenschlichen Kontakt und die Kreativität, sie erhalten Flexibilität und Konzentrationsvermögen (**Abb. 2.118**).

Gespielt werden kann in zwei Gruppen, was den Vorteil hat, dass nicht bei jedem angestrebten Spiel alle Anwesenden unmittelbar aktiv werden müssen, sodass Neulinge oder zaghafte Personen allmählich zum Mitspielen ermuntert werden. Die Einteilung der Gruppen kann spielerisch erfolgen, z. B. durch Knobeln oder Partnersuche anhand von vorher gekennzeichneten Karten. Zu Beginn eignen sich sog. Eisbrecherspiele, die keine besonderen Fähigkeiten voraussetzen, sondern vom Zufall bestimmt werden.

Scherzspiele tragen zu einer fröhlichen Stimmung bei. Ratespiele haben etwas mit schneller Reaktion und Konzentration zu tun. Sprachspielereien wie Reime schmieden, Wortketten bilden, Scharaden raten sind vielen Senioren aus ihrer Kindheit bekannt. Sie sind zugleich ein gutes Gehirntraining. Quizspiele sprechen das Langzeitgedächtnis an und führen zum Erfolgserlebnis. Zur Mobilisation der „grauen Zellen" tragen Schätzspiele bei, wo es gute und weniger gute Schätzungen gibt.

Die Merk- und Kombinationsfähigkeit kann durch Kim-Spiele, welche den Tast-, Geschmacks- und Geruchssinn, das Sehen und das Hören ansprechen, herausgefordert werden. Geschicklichkeitsspiele fördern die Motorik und die Kreativität (**Abb. 2.119**). Bei Wettspielen wird um die Wette gespielt, also um einen zeitlichen Vorsprung. Zahlreiche Gesellschaftsspiele lassen sich zu Festtagsspielen umfunktionieren, wenn es darum geht den Geburtstag

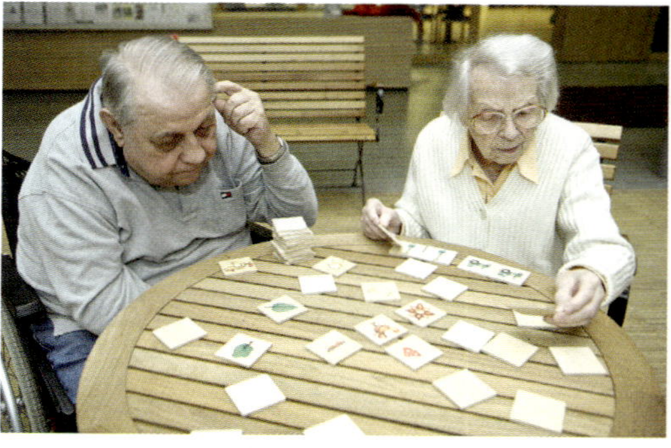

Abb. 2.118 Gruppenspiele fördern den mitmenschlichen Kontakt und die Kreativität. Sie erhalten Flexibilität und Konzentrationsvermögen.

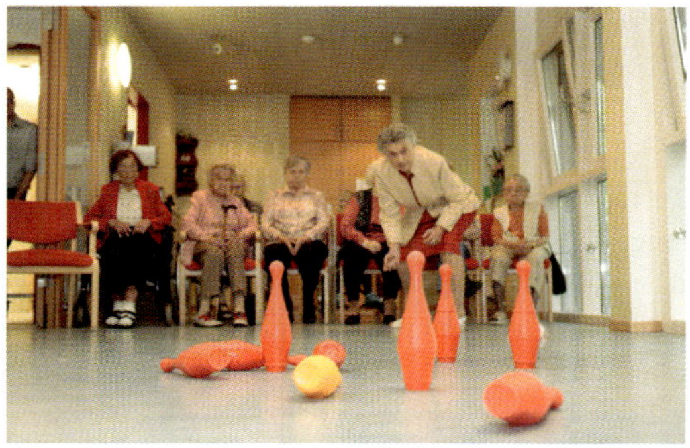

Abb. 2.119 Spiele fördern die Motorik.

oder Namenstag eines Gruppenmitglieds zu bedenken. Würfelspiele mit mehreren, am besten drei, höchsten sechs Würfeln gehören zu den Glücksspielen.

Aufgaben der Gruppenleitung

Die wichtigste Voraussetzung für die Spielleitung ist, dass sie selbst eine positive Einstellung zum Spielen hat. Sie muss die Spiele kennen. Am besten hat sie sie vorher ausprobiert. Die Leitung muss in der Lage sein, die Spiele kurz und klar zu erklären und sie je nach Bedarf auch den Situationen anzupassen und evtl. auch individuell zu vereinfachen. Die Spielregeln müssen klar sein.

Singen und Musizieren

„Immer wenn ich diese Melodie höre, denke ich an meinen ersten Kuss." In der Erinnerung eines Menschen hat die Musik einen besonderen Stellenwert, weil sie hilft, die Erinnerung an vergangene, v.a. schöne Erlebnisse zu erhalten. So wird in Erzählungen von alten Menschen die Erinnerung an die erste Liebe oder an die inzwischen verstorbenen Eltern mit einer Melodie in Verbindung gebracht. Vor allem das gemeinsame Erleben der Musik bleibt dabei in vordergründiger Erinnerung.

Das Erleben von Musik ist zu einem weit verbreiteten Konsumgut geworden, dessen ritualisierte Rezeption schwindet bzw. sich ändert. Der technische Fortschritt hat den Schwerpunkt des Musikerlebnisses von der unmittelbaren Rezeption durch Medien, z.B. Radio, welches den ganzen Tag spielt, oder CDs verschoben.

In den Erzählungen der älteren Generation halten Radio und Grammofon zum ersten Mal Einzug in die Familien. Die Geräte waren selten und teuer und die Musik, die man hörte, war kostbar. Man hörte sie mit Lust und Konzentration.

Formen der Musikbeschäftigung

Wie kann sich ein Mensch mit Musik beschäftigen? Treffen wir nicht immer wieder auf laufende Radios, denen keiner zuhört? Das kann wohl nicht unter Musikbeschäftigung zu verstehen sein.

Das Singen gehört bei vielen Personen zum Alltag, ob sie bügeln, kochen oder putzen. Singen bekannter Lieder und Melodien gehört dazu, ja es verkürzt das Einerlei der Arbeit. In der Gruppe singen bedeutet, sich aufeinander einzustellen und aufeinander zu hören. Beim Stammtisch oder Liederkreis wird die Gemeinschaft gefördert. Sind nicht bei jedem von uns Erinnerungen mit ganz bestimmten Liedern gekoppelt?

Ein Instrument spielen ist wahrscheinlich die intensivste Art, sich mit Musik zu beschäftigen. Die Fähigkeit, ein Instrument zu spielen, sollte auch im Heim regelmäßig geübt werden können.

Was kann Musik bewirken?

Musik hat auf vielen verschiedenen Ebenen positiven Einfluss auf den Menschen. So kann sie z.B.:

- Entspannung und Freude entwickeln,
- körperliche und seelische Schmerzen lindern und evtl. überwinden,
- eine tiefere und bewusstere Atmung unterstützen, was eine geringere Erkrankung der Atemwege zur Folge hat,
- die sozialen Kontakte untereinander verbessern
- bei den Teilnehmern eine Befriedigung über ihr Können fördern, schwächere Teilnehmer zum Mitmachen motivieren,
- das Gedächtnis trainieren,
- die Konzentrationsfähigkeit fördern.

Was geschieht, wenn wir ein Lied singen?

Es kann immer gesungen werden, wenn Lust und Laune, ja die Bereitschaft einer oder mehrerer Personen dazu da ist, aber was geschieht dabei (**Abb. 2.120**)?

- Ein Lied kann die Stimmung beeinflussen. Es kann froh, traurig, nachdenklich oder ruhig machen. Das Lied kann aufmuntern, aufregen, wecken, aber auch einschläfern, man denke nur an die Wiegenlieder.
- Das Lied kann Körperbewegung beeinflussen. Der Körper kann stimuliert werden zum Gehen, Wandern, Hüpfen, Springen oder Tanzen.

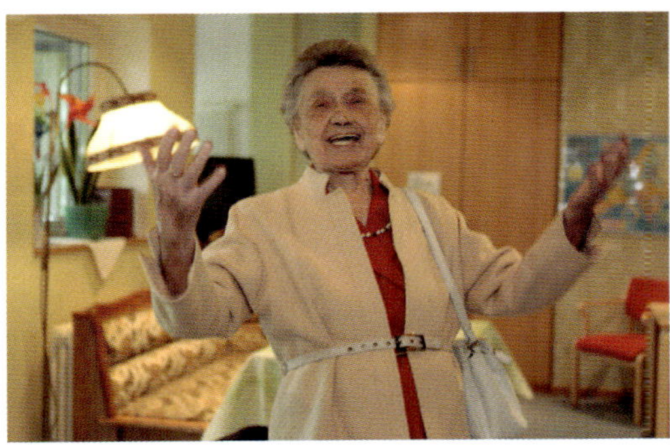

Abb. 2.120 Was lesen Sie in dieser Frau?

M *Als Animateur muss die* ***Spielleitung*** *Ruhe und Übersicht bewahren und flexibel auf die einzelnen Mitspieler eingehen. Dazu braucht sie viel Einfühlungsvermögen, ein gutes Verhältnis zu Nähe und Distanz.*

D *Vom* ***unbewussten Musikhören*** *spricht man, wenn Arbeiten nebenher getätigt werden, wenn also nur sporadisch zugehört wird.*
Das ***bewusste Musikerlebnis*** *bedeutet, sich Zeit zum Hören zu nehmen, sich in einem speziellen Musikzimmer mit der richtigen Atmosphäre niederzulassen, um bewusst über eine gewisse Zeit der Musik zu lauschen.*

M *„Singen und Musik sind die eigentliche Muttersprache aller Menschen, denn Musik ist die natürlichste Weise, in der wir uns ganz mitteilen können mit all unseren Erfahrungen, Empfindungen und Hoffnungen." Yehudi Menuhin (Musiker)*

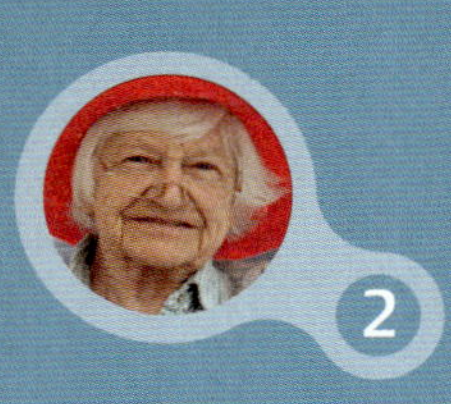

- Das Lied kann Handlungen beeinflussen. Körperliche Arbeit geht oft leichter von der Hand mit einem Lied auf den Lippen.
- Das Lied kann die geistige Tätigkeit anregen, Vorstellung entstehen lassen, nachdenklich machen und Erinnerungen wecken.
- Das Lied gibt Gelegenheit, es für mich allein oder mit anderen gemeinsam zu erleben.

Was braucht man zum Singen?

Für Senioren eignen sich Liederbücher, die eine allgemeine Volksliedersammlung enthalten. Die Bücher sollten strapazierfähig gebunden sein. Bücher mit Großdruck eignen sich am besten.

Ergänzungen zum Text, mit Hinweisen über historische Hintergründe, über die Herkunft des Liedes und den Zeitraum der Liedentstehung helfen, es besser zu verstehen. Diese Informationen können auch sehr gut im Liederkreis einfließen. Meist sind die Lieder im Buch nach Jahreszeiten geordnet, Kirchenlieder führen durch das Kalenderjahr.

P *Günstig ist, wenn über dem Notenbild die Buchstabenzeichen für Akkorde gedruckt sind, dann kann z. B. mit der Gitarre begleitet werden.*

Organisatorische Punkte

Zum gemeinsamen Singen oder zur Organisation eines Singkreises können folgende Punkte hilfreich sein:

- Ein Singkreis sollte zwischen 45 bis 60 Minuten dauern.
- Die Sitzpositionen befinden sich in der Runde oder im Halbkreis.
- Kommt im Lied ein trauriger Vers vor, sollte der Übungsleiter vorher abwägen, ob nicht dieser Liedvers entfallen kann. Gerade depressive Teilnehmer werden dadurch sehr stark angesprochen.
- Schön ist es, wenn sich ein Auftritt der Sänger beim Sommerfest oder bei einer anderen Gelegenheit planen lässt.
- Weitere Möglichkeiten sind z. B. die Verbindung von Singen und Bewegung.

Vorbereitungen zum gemeinsamen Singen

Zuerst muss geklärt werden: Handelt es sich um Singen in Sondersituationen (Singstunde, Chor) oder um alltägliches Singen, z. B. abends, tagsüber, weil man gut gelaunt ist? Danach wird Folgendes ermittelt:

- Biografie des Singens (hat der Mensch früher gerne/nicht so gerne gesungen, war er z. B. im Chor, welche Stimmlage bevorzugt er, welche Bedeutung hatte Singen für ihn?),
- Liedpräferenzen,
- Gesangssituationen.

Mit den richtigen Großdruckliederbüchern macht das Singen v. a. in der Gruppe Spaß. Man kann sich aber als Gruppe auch eine Liedermappe zusammenstellen. Häufig benötigen alte Menschen keine Texte, da sie gerade die Volkslieder auswendig können.

Möglichkeiten des Musizierens mit alten Menschen

Egal ob Singen oder Musizieren – wer Lust dazu hat, kann jederzeit beginnen. Niemand ist dafür zu alt oder zu unmusikalisch. Wichtig ist, eine Musikrichtung zu wählen, die einem wirklich Spaß macht, z. B.:

- mit Alltagsgeräuschen Tätigkeiten begleiten,
- mit einfachen Rhythmusinstrumenten wie Schellen, Hölzern, Trommeln, Rasseln Lieder begleiten,
- Fantasieren am Klavier,
- an musikalische Kompetenzen anknüpfen (vielleicht kann jemand ein Instrument spielen).

Gedächtnistraining und Gehirnjogging

In vielen Studien (Kliegl u. Mitarb. 1998; Knopf 1998) wurde aufgezeigt, dass ein altersbedingter Abbau die geistigen Leistungen aller älter werdenden Menschen betrifft. Durchschnittlich gesunde alte Menschen können Einbußen in der Gedächtnisleistung kompensieren. Anders ist dies bei demenziell erkrankten Menschen, bei denen der Verlust der kognitiven Fähigkeiten so groß ist, dass es schnell zu negativen Auswirkungen kommt.

Allerdings verläuft die Entwicklung geistiger Leistungen im Alter nicht für alle Menschen gleich, sondern es zeigen sich große individuelle Unterschiede zwischen einzelnen Personen. Die Grundgrößen der geistigen Leistungsfähigkeit sind:

- Gedächtnisspanne,
- Informationsverarbeitungsgeschwindigkeit,
- Basis-Lerngeschwindigkeit.

Bedeutung von Gedächtnistraining

Gedächtnistraining schult und erhält die in Jahrzehnten erworbenen Fertigkeiten, wenn Auffassungsgabe oder Flexibilität des Denkens allmählich nachlassen. Es steigert spielerisch und ohne Stress die Leistung des Gehirns. Gedächtnistraining bezieht alle Sinne und beide Gehirnhälften mit ein. So werden Wahrnehmung, Konzentration, Merkfähigkeit, Formulierung, assoziatives Denken, logisches Denken, Strukturieren, Urteilsfähigkeit, Fantasie, Kreativität und Denkflexibilität gefördert. Gleichzeitig kommt es zu einer Aktivierung des gesamten Organismus, zu einer verbesserten Durchblutung und somit zu einem verbesserten Stoffwechsel des Gehirns.

Gedächtnistraining wird in Gruppen- und Einzelangeboten durchgeführt. Hier soll der alte Mensch die Möglichkeit erhalten, sich geistig zu aktivieren, um seine Alltagskompetenzen zu verbessern. Gleichzeitig soll er Freude und Spaß im gemeinsamen Tun und dem gemeinsamen sich Ergänzen in der Gruppe erfahren.

Wirkung von Gedächtnistraining

Die Verbesserung der Gedächtnisleistung wirkt sich unterschiedlich aus auf:

- das Selbstbild und die Selbsteinschätzung,
- die emotionale Stabilität,
- die Erhaltung von Autonomie,
- die Möglichkeit der Aufrechterhaltung und Knüpfung neuer Kontakte,
- die Gesamtpersönlichkeit.

Möglichkeiten von Gedächtnistraining

Um die Wirkung des Gedächtnistrainings zu unterstützen, müssen alle Bereiche des Gedächtnisses angeregt werden. Notwendig sind Übungen:

- zur Wahrnehmung,
- zur Aufmerksamkeit,
- zur Konzentration,
- Assoziation,
- zum langfristigen Behalten,
- zum kurzfristigen Behalten,
- zum Problemlösen,
- zur Denkflexibilität.

Mögliche Übungen für das Gedächtnistraining:

- Anwendung von Sprichwörtern, Redewendungen,
- Anagramm,
- Worttreppe,
- Wortgerüste füllen,
- Rätsel raten,
- Gegensätze nennen, Stadt-Land-Fluss,
- Gedichte aufsagen.

Gehirnjogging (mentales Aktivierungstraining)

Im Gegensatz zum Gedächtnistraining, bei dem man übt, Informationen mit bestimmten Erinnerungs- und Memoriertechniken zu verarbeiten, geht es bei Gehirnjogging darum, die grauen Zellen anzuregen, um so die Leistungsfähigkeit zu verbessern. Natürlich eignen sich viele Gesellschafts- und Rätselspiele zum Gehirnjogging.

Gehirnjogging schult die kognitive Leistungsfähigkeit, also das Kurzzeitgedächtnis, die Konzentration, die Reaktion, die Feinmotorik, Wahrnehmung, Sprache, Denken und Entscheiden. Untersuchungen deuten an, dass ein regelmäßig trainiertes Gehirn in Kombination mit Bewegung wahrscheinlich weniger anfällig für die Alzheimer-Demenz ist (Oswald 2002; Wilson et al. 2002). Durch Gehirnjogging können sich Synapsen (Nervenverbindungen) im Gehirn neu bilden, aufrechterhalten und fehlerhafte Verbindungen gelöst werden.

Neben dem Gehirnjogging gelten als weitere Komponenten zur Steigerung der geistigen Leistungsfähigkeit körperliche Bewegung, richtige und natürliche Ernährung, Ausgeglichenheit und Zufriedenheit.

Wirkung von Gehirnjogging. Folgende Bereiche geistiger Leistungsfähigkeit werden positiv beeinflusst:

- Lern- und Merkfähigkeit: Merken und Behalten unterschiedlicher angeordneter Motive,
- Reaktionsfähigkeit: von der Aufnahme eines Sinnesreizes zur Bewegung,
- Aufmerksamkeit und Konzentrationsvermögen (z. B. Leseübungen),
- logisches Denkvermögen und Rechenfähigkeit (Denksportaufgaben),
- kognitive Flexibilität: schneller Wechsel des Aufmerksamkeitsfokus zwischen verschiedenen Informationsquellen,
- Gedächtnisspanne und Kurzzeitgedächtnis: kurzfristiges Speichern z. B. von sieben Zahlen in einer Folge.

D *Unter* ***Gedächtnis*** *versteht man die Fähigkeit, Informationen aufzunehmen, zu behalten, zu ordnen und wieder abzurufen. Je nach zeitlicher Dauer der Speicherung der Informationen unterscheidet man das* ***Kurzzeitgedächtnis*** *als „Arbeitsspeicher" und das* ***Langzeitgedächtnis,*** *welches alles enthält, was wir über die Welt und uns selbst wissen.*

D ***Gedächtnisspanne*** *ist die Zahl der Elemente, die ein Lebewesen gleichzeitig miteinander vergleichen oder in eine logische Beziehung setzen kann: Je größer die Gedächtnisspanne bzw. das unmittelbare Behalten ist, desto größer ist die Denkleistung.*

D *Die* ***Kurzspeicherkapazität*** *ist das Produkt aus Gedächtnisspanne und Informationsgeschwindigkeit. Ein regelmäßiges Training der Kurzspeicherkapazität steigert die Intelligenz.*

D *Unter* ***Gedächtnistraining*** *kann die Erweiterung der Techniken und Methoden verstanden werden, die es ermöglichen, gezielt bereits gelernte Informationen abzurufen.*

Gedächtnistraining s. a. S. 257.

D ***Gehirnjogging*** *ist eine Bezeichnung für spezielle geistige Übungen mit dem Ziel, die Gehirnleistung zu aktivieren.*

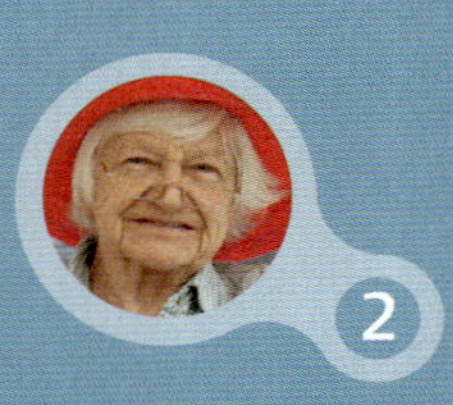

Tierhaltung und Tierbetreuung

Nach einer Meldung der Stuttgarter Nachrichten lebte im Mai 2000 durchschnittlich in beinahe jedem dritten deutschen Haushalt ein Haustier. „1,5 Mio. Menschen, die über 60 Jahre alt sind, haben sich für das Zusammenleben mit einem Hund entschieden. 1,8 Mio. über 60-Jährige besitzen Katzen. Daneben gibt es noch unzählige Seniorenhaushalte, in denen Vögel, Fische, Kaninchen und andere Kleintiere gehalten werden. Diese Heimtiere tragen – nicht zuletzt, weil sie artgerecht versorgt werden wollen – zur Aktivierung und Tagesstrukturierung der alten Menschen bei" (Olbrich u. Jonas 1994) (**Abb. 2.121**).

Ganz offensichtlich schätzen Menschen die Gesellschaft von Tieren. Nahezu jeder weiß aus eigener Erfahrung, wie wohltuend die freudige Begrüßung eines Hundes oder das gleichmäßige Schnurren einer Katze sein können. Es mehren sich Berichte über positive Effekte von Tieren auf die gesundheitliche Entwicklung von Menschen. Wenn man diesen Veröffentlichungen Glauben schenken darf, so scheint die Beziehung zwischen Menschen und Tieren therapeutisch wirksam zu sein.

M **Lebensqualität** *umfasst nach Glatzer u. Zapf (1984) Bedürfnisse „zu haben, zu lieben und zu sein."*

Bedeutung von Tieren für Gesundheit und Lebensqualität alter Menschen

Das Bedürfnis zu „haben", richtet sich auf die objektivierbaren Voraussetzungen von Lebensqualität, also auf physische Voraussetzungen wie Gesundheit, eine gute materielle Lebensbasis oder günstige soziale Lebensbedingungen. Das Bedürfnis zu „lieben" (oder auch: in einer Beziehung zu leben) richtet sich auf das Zusammensein mit nahe stehenden Menschen, mit Familie, Freunden oder einem Partner, dem man gebend und nehmend verbunden ist. Das Bedürfnis zu „sein" richtet sich auf die Überzeugung, dass man etwas bewirken kann, dass man für andere und für sich selbst Wert hat und durch niemand ersetzt werden kann.

D *Ein* **Heimtier** *ist ein Tier, mit dem der Mensch freiwillig und dauerhaft in einem Haushalt zusammenlebt.*

Bei der Beschreibung der Bedeutung von Heimtieren für alte Menschen wird v. a. das Bedürfnis zu lieben und das Bedürfnis zu sein immer wieder angesprochen.

M *Die Tatsache, dass Tiere die Lebensqualität alter Menschen positiv beeinflussen, dass sie Einsamkeit verhindern, dass sie körperliche Aktivität und damit mehr Gesundheit bewirken, ist inzwischen Allgemeingut auch in Pflegeheimen geworden.*

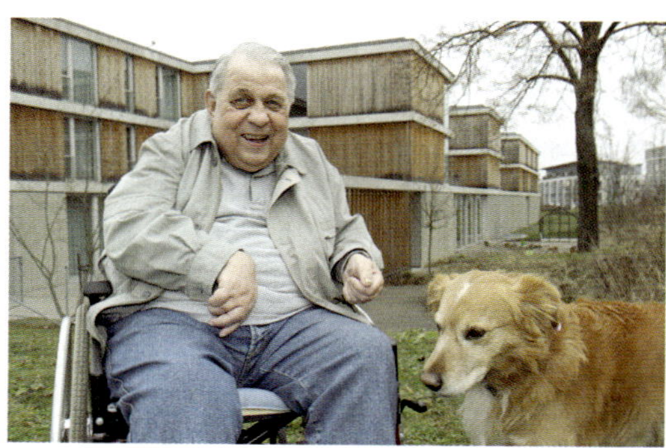

Abb. 2.121 Tiere vermitteln Lebensfreude, wie auf diesem Bild unschwer zu erkennen ist

Warum halten Menschen Tiere?

Menschen halten Tiere aus verschiedenen Bedürfnissen heraus. Tiere sind:

- Begleiter: um etwas Lebendiges zu Hause zu haben, um für jemanden sorgen zu können, um angeregt zu werden; sie eignen sich zum Spielen und Lachen, sie sind körperliches Training, sie motivieren zu Handlungen, sie geben Tagesstruktur durch ihre Pflege,
- Gefährte: für den man sorgen muss, der einen braucht, der einen tröstet und emotional unterstützt, der Stimmungen äußerst präzise wahrnimmt und nicht bewertet,
- nützliche Arbeiter: sie geben Sicherheit (z. B. vor Eindringlingen), als Begleithunde (z. B. Blindenhunde, die helfen die fehlende Sehkraft zu kompensieren),
- Kommunikationspartner: sie hören zu, auch wenn zum zehnten Mal das gleiche gesagt wird, sie sind auch häufig Anlass zur Kontaktaufnahme zu anderen Menschen,
- kognitive Anregung: durch Auseinandersetzung über die Versorgung des Tieres,
- Ruhepotenzial: durch beiläufigen Körperkontakt beim Streicheln ohne Augenkontakt, durch ihre stimmliche Anwesenheit.

Menschen können aus der Gesellschaft und Freundschaft zu Tieren einen Gewinn in physiologischer, psychischer und sozialer Hinsicht erzielen. Es ist nicht immer möglich, die auftretenden Wirkungen eindeutig einer dieser Einteilungen zuzuordnen. So kann z. B. ein Tier einen günstigen Effekt auf das körperliche Wohl eines Menschen hervorrufen. Dieser kann wiederum zu psychischen Verbesserungen führen und letztendlich zu Veränderungen im sozialen Leben.

Damit wird auch deutlich, wie groß der Verlust für einen alten Menschen sein kann, der in eine stationäre Alteneinrichtung gehen muss und sein Tier nicht mitnehmen kann. Ebenso belastend ist für viele alte Menschen auch die Frage, was mit dem Tier passiert, wenn sie plötzlich sterben oder krank werden. Hier gibt es die Möglichkeit einer Vorsorgevollmacht für das Tier.

Die anfänglichen Widerstände gegen Tiere im Heim sind fast überall verschwunden, seit Pflegeheime keine Krankenhäuser mehr sein müssen, sondern Orte zum Wohnen sind, in denen so viel Normalität wie möglich stattfinden soll. Es gibt drei Möglichkeiten, wie ein Tier ins Heim kommt:

- Ein Tier zieht mit dem alten Menschen ins Alten- oder Pflegeheim.
- Ein Tier „gehört" allen im Heim. Es wurde vom Heim angeschafft oder von einem Bewohner überlassen.
- Ein Tier kommt als Besucher ins Altenheim.

Ein Tier zieht mit ins Alten- oder Pflegeheim

Der Umzug ins Altenheim fällt alten Menschen sehr schwer. Wenn sie das Tier, mit dem sie jahrelang zusammengelebt haben, ins Heim mitnehmen können, fällt der Umzug um vieles leichter. Trotzdem sind einige Voraussetzungen nötig, damit das Zusammenleben gelingen kann.

Akzeptanz durch die anderen Mitbewohner

Von der richtigen Einführung des Tieres hängt sehr viel ab. Werden alle im Heim lebenden und arbeitenden Personen umfassend über den neuen „Mitbewohner" informiert und können sie ihre Fragen, Befürchtungen und Ängste aussprechen, ist die Akzeptanz meist schon erreicht. Bei Problemen hilft eine gemeinsame Suche nach Lösungen.

Verantwortlichkeiten

Vor dem Einzug muss geklärt sein, wo das Tier untergebracht wird und wer für die Versorgung des Tieres verantwortlich ist. Solange Herrchen oder Frauchen dies selber machen können, ist das sinnvoll und gut, aber was geschieht, wenn sie es nicht mehr können?

Zusammen mit dem Bewohner müssen konkrete Lösungen gefunden werden, die schriftlich zu formulieren sind, damit sie eine größere Verbindlichkeit haben. Kann im Bekannten- oder Freundeskreis des alten Menschen niemand für die spätere Versorgung des Tieres gefunden werden, bietet auch der „Freundeskreis betagter Tierhalter" Unterstützung. Die dem „Bundesverband Tierschutz" angegliederte Initiative hält ein Dokument bereit, das sich „die letzte Fürsorge für mein Haustier" nennt.

Ein Tier für alle im Heim

Viele alte Menschen, die im Heim leben und kein Tier mitgebracht haben, würden gerne ein Tier um sich haben (**Abb. 2.122**, und **Abb. 2.123**). Aus diesem Grund gibt es Heime, die ein Tier für alle Heimbewohner anschaffen. Bevor ein Heimtier einzieht, sind einige Fragen zu klären. Auch müssen alle, Mitarbeiter, Bewohner und Angehörige, in die Überlegungen mit einbezogen werden.

„Tiere als „Therapiehelfer"

In vielen Einrichtungen gehören Tiere seit Jahren zum Alltag, Vogelgezwitscher auf dem Flur, Fische am Empfang, Katzen auf dem Schoß der alten Leute, Hunde von Mitarbeitern oder geschulten Besuchsdiensten. Sie sind „Therapiehelfer" in stationären und teilstationären Einrichtungen geworden. Gründe, die für die Tierhaltung im Heim und in teilstationären Einrichtungen sprechen, sind:

- der Kontakt zu Tieren befriedigt ein menschliches Bedürfnis,
- die soziale Isolation wird überwunden,
- die alten Menschen haben die Illusion von einer fast menschlichen Kommunikation,
- Tiere können bedingungslos lieben,
- Tiere sind Ansprechpartner, die zuhören,
- alte Menschen werden aktiviert,
- Erinnerungen an frühere Zeiten werden geweckt und kommuniziert, das Gedächtnis wird stimuliert,
- Tiere sind sensibel,
- Tiere bringen Abwechselung,
- alte Menschen haben Freude und Spaß beim Beobachten und sich Beschäftigen mit den Tieren,
- Tiere haben eine Eisbrecherfunktion (z. B. können Demente durch einen zärtlichen Anstupser eines Hundes in den Alltag zurückgeholt werden),
- Tiere haben keine Scheu vor Krankheit und Aussehen, sie überschütten einen nicht mit Mitleid
- Tiere entlasten das Pflegepersonal, da sie die alten Menschen von ihren Beschwerden ablenken und zur Kontaktaufnahme einladen,
- Tiere haben eine positive Auswirkung auf Besucher durch die natürliche und häusliche Atmosphäre, die sie vermitteln.

Verantwortlichkeiten

Tiere, v. a. Hunde, brauchen feste Bezugspersonen. Außerdem muss geklärt sein, wer für das Fressen, das Saubermachen von Näpfen und Schlafstätten und das „Gassi gehen" zuständig ist. Es ist sinnvoll, diese Aufgaben auf mehrere Personen zu verteilen. So könnte z. B. eine bestimmte Mitarbeiterin für den Hund quasi das „Frauchen" sein und ihn abends und am Wochenende mit nach Hause nehmen. Tagsüber

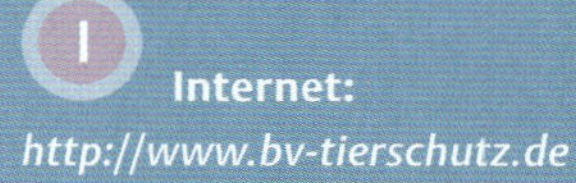

Internet:
http://www.bv-tierschutz.de

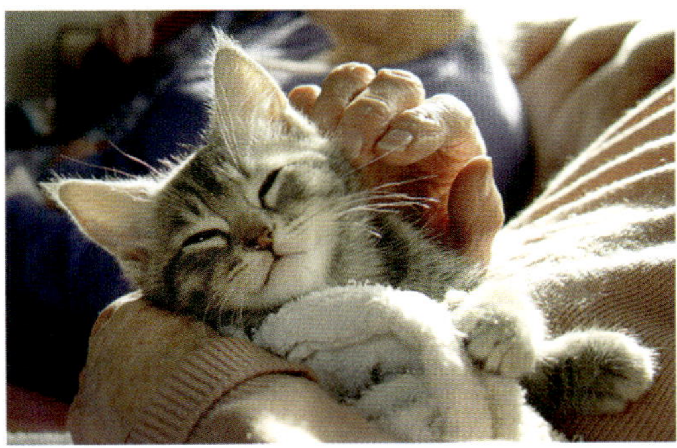

Abb. 2.122 Streicheleinheiten tun der Seele und der Gesundheit gut.

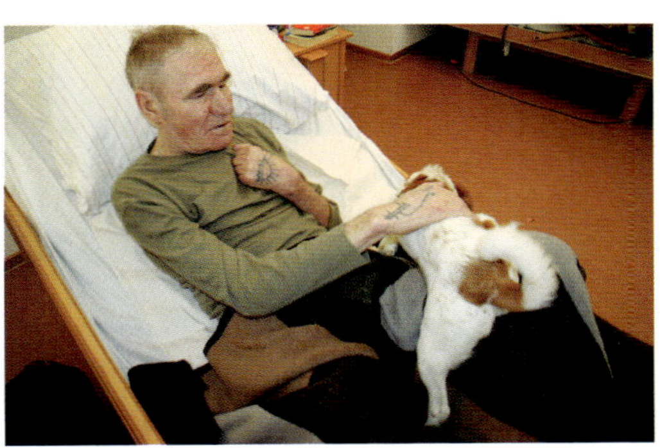

Abb. 2.123 Tiere öffnen den Menschen.

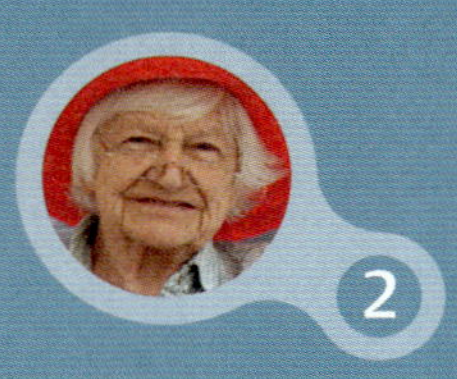

M *Die **Infektionsprävention** im Umgang mit Tieren sollte zweigleisig erfolgen:*
- *durch Schulung und Verhalten der Menschen,*
- *durch Gesundheitsfürsorge für das Tier.*

P *Für **Besuchsdienste** in Alten- und Pflegeheimen sind besonders Hunde geeignet. Hunde sind kontaktfreudig und schließen sich gern und schnell Menschen an.*

M *Tiere bringen Bewegung und Freude in das Leben alter Menschen, sie steigern die Lebensqualität und bewirken eine lockere, entspannte Atmosphäre.*

wird er von rüstigen Heimbewohnern versorgt und ausgeführt. Auch die Vertretungsfrage muss geregelt sein, wenn die Verantwortlichen verhindert sind.

Hygienische Aspekte

Schulung und Verhalten der Menschen. Die Menschen, die Tiere halten, betreuen und versorgen, müssen sich über die rassenspezifischen Bedürfnisse im Klaren sein, die Eigenheiten des Tieres müssen bekannt sein.

Gesundheitsfürsorge für das Tier. Zu den wichtigen Aspekten der Tierhygiene gehören: saubere und desinfizierbare Käfige, Lagerplätze, Körbe, Decken, hygienisch einwandfreie Futter- und Trinkgefäße, Spielzeuge, tägliche Entfernung von Kot, Reinigung des Liegeplatzes. Ein Gesundheitsrisiko für Menschen geht insbesondere von kranken, aber auch von gesund erscheinenden, jedoch infizierten Heimtieren aus. Daher hilft eine entsprechende Fürsorge, Zwischenfälle zu vermeiden. Die Gesundheitsfürsorge für das Tier umfasst:
- vollständige Impfung gemäß aktuellem ortsbezogenem Impfkalender,
- zeitnahes Entfernen von Ektoparasiten wie Flöhen, Zecken usw.,
- Tierarztbesuch bei Krankheitsanzeichen,
- regelmäßige Entwurmung,
- artgerechte Haltung mit ausreichend Auslauf und Frischluft,
- regelmäßige Reinigung des Aufenthaltsbereiches.

Prävention von Allergien

Die Prävention von Allergien besteht im Wesentlichen in einer Verringerung des Kontaktes zu möglichen Allergenen. Dies kann neben den oben genannten Verhaltensmaßnahmen durch die Beachtung der folgenden Punkte geschehen:
- Das Tier sollte nicht im Bett von Menschen schlafen; der Schlafplatz des Tieres sollte möglichst nicht im Schlafzimmer sein.
- Das Lager des Tieres, aber auch Decken, Polstermöbel und Teppiche in der Wohnung sollten regelmäßig abgesaugt werden.
- Beim Auftreten von Ekzemen, z. B. durch Hauterkrankungen wie Neurodermitis, sollte der Tierkontakt zeitweise minimiert werden.

Besuchsgruppen

Heime, die nicht ständig Tiere in ihrer Einrichtung haben wollen oder teilstationäre Einrichtungen, bedienen sich häufig Besuchergruppen. Hier kommen Tierbesitzer mit ihren Tieren an bestimmten Tagen in die Einrichtung. Es gibt organisierte Besuchergruppen, aber auch Leute aus der Nachbarschaft des Heimes, Angehörige und Pflegepersonen, die Tiere besitzen, sind oftmals zu dieser ehrenamtlichen Tätigkeit bereit.

Vorbereitung. Die Inanspruchnahme muss von der Einrichtung vorbereitet werden. Solche Vorbereitungen können sein:
- Biografiearbeit: Mitarbeiter sollten herausfinden, welche Bewohner früher Haustiere hatten, wer z. B. Hunde mag und wer ihnen eher aus dem Weg geht,
- ein fester Ansprechpartner, ein sog. Tier-Beauftragter, soll das Projekt koordinieren,
- die Besuchsdienstler sollten vom Tierbeauftragten und evtl. durch Fortbildungen unterstützt werden,
- die Bewohner und ihre Angehörigen müssen ausführlich über die Neuerungen informiert werden, z. B. durch Info-Abende oder einen Artikel in der Heimzeitung,
- Hunde sollten am Anfang unbedingt an der Leine durchs Haus geführt werden.

Auch die Tiere müssen an die neue Situation gewöhnt werden. Es ist sinnvoll, im kleinen Rahmen anzufangen und den Besuchsdienst ggf. später auszudehnen.

Tiere als Besucher im Altenheim

Auch in diesem Fall gilt wieder, dass alle im Heim lebenden und arbeitenden Menschen mit diesem Besuch einverstanden sein müssen. Sollten einige Personen keinen Besuch mit einem Hund haben wollen, muss dies respektiert werden.

Große Hunde sind ideale Besucher für Menschen, die nicht mehr so beweglich sind und evtl. im Rollstuhl sitzen. Sie müssen sich nicht bücken, um das Tier streicheln zu können. Kleine Hunde dagegen kann man zum Schmusen leichter auf den Schoß nehmen.

Die Dauer des „tierischen" Besuchs sollte etwa eine Stunde betragen. Wichtig ist, dass er regelmäßig einmal, besser jedoch zweimal pro Woche erfolgt.

Feste und Veranstaltungen

Bedeutung von Festen und Feiern

Feste werden schon seit Urzeiten auf der ganzen Welt gefeiert. Während des Festes ruhen profane Tätigkeiten. Feste und Feiern gliedern die Zeit in Zyklen, Perioden und Rhythmen, womit die Menschen sich Zeit und Leben handhabbar zu machen suchen. Sie sind nach außen erkennbar durch ihre Abgrenzung gegenüber dem Alltag.

Feste wirken gemeinschaftsstiftend und gemeinschaftserhaltend, sie tragen die Kultur eines Volkes in sich, halten Bräuche und Rituale aufrecht und bilden Höhepunkte im Leben der Menschen. Die Tatsache der jährlichen Wiederkehr von Festen weckt immer wieder die Vorfreude, insbesondere dann, wenn das Fest mit positiven Erinnerungen verbunden ist. Inwieweit ein Fest für den individuellen Menschen wichtig ist, kann nur er entscheiden.

Persönliche Feste. Dies sind die Feste, die für jeden einzelnen Menschen wichtig sind. Hierzu zählen z. B. Geburtstage, Namenstage, Hochzeit usw. Damit sind aber auch Feiern zu Ereignissen gemeint, die im Leben eines Menschen eine ganz besondere Rolle spielen und deshalb ein Grund zum Feiern sind. Nicht für jeden Mensch haben die gleichen persönlichen Feste Bedeutung.

Gesellschaftliche Feste. Sie werden in einem Verbund gefeiert, z. B. in einem Verein, einer Stadt, einer Einrichtung, einer Schule, einem Altenheim. Diese Feste sind meistens saisonabhängig.

Kirchliche Feste. Sie bilden die größte Gruppe der Feste. Das Kirchenjahr enthält zwei große Festkreise, den Weihnachtsfestkreis und den Osterfestkreis, die in der katholischen und evangelischen Kirche weitgehend übereinstimmen. Als Beginn wird gewöhnlich der erste Adventssonntag angesehen. Das orthodoxe Kirchenjahr ist ähnlich aufgebaut, beginnt jedoch am 1. September.

Gesetzliche Feiertage. Sie werden i. d. R. durch Landesrecht festgesetzt und haben meist einen politischen bzw. weltlichen Hintergrund.

Motivation zur Einbindung alter Menschen und ihrer Angehörigen

Ideenbörse. Einen Anlass, ein Motto oder ein Thema für ein Fest zu finden ist nicht schwer. Aus den Jahreszeiten ergeben sich immer wieder Anlässe für ein Fest, ebenso wie aus persönlichen Anlässen und aus den Festen der jeweiligen Gegend (z. B. Karneval). Hierbei müssen natürlich die Gewohnheiten und Rituale der alten Menschen berücksichtigt und miteinbezogen werden. Ebenso müssen die persönlichen Erfahrungen, Wünsche und Anliegen der alten Menschen bedacht werden, um so auch alte Sitten und Gebräuche aus der Vergangenheit mit neuem Leben zu füllen.

Bildung eines Festausschusses. Damit ein Fest gelingt, ist es wichtig, das Fest zu planen. Hier können die alten Menschen, aber auch ihre Angehörigen angesprochen werden, um die Aufgaben auf verschiedene Schultern zu verteilen und gleichzeitig zu erreichen, dass viele Ideen eingebracht werden und viele am Fest beteiligt sind.

D *Das **Fest** (lat. Festum: für das Feiern vorgesehener Zeitabschnitt) ist ursprünglich ein besonderer herausgehobener, vom Alltag unterschiedener, Zeitraum. Verwandt ist Feier (lat. feriae, urspr. fesiae). Beide Begriffe wurzeln in fanum: das Religiöse.*

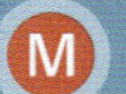

Feste werden unterschieden in:
- *persönliche,*
- *gesellschaftliche,*
- *kirchliche Feste.*

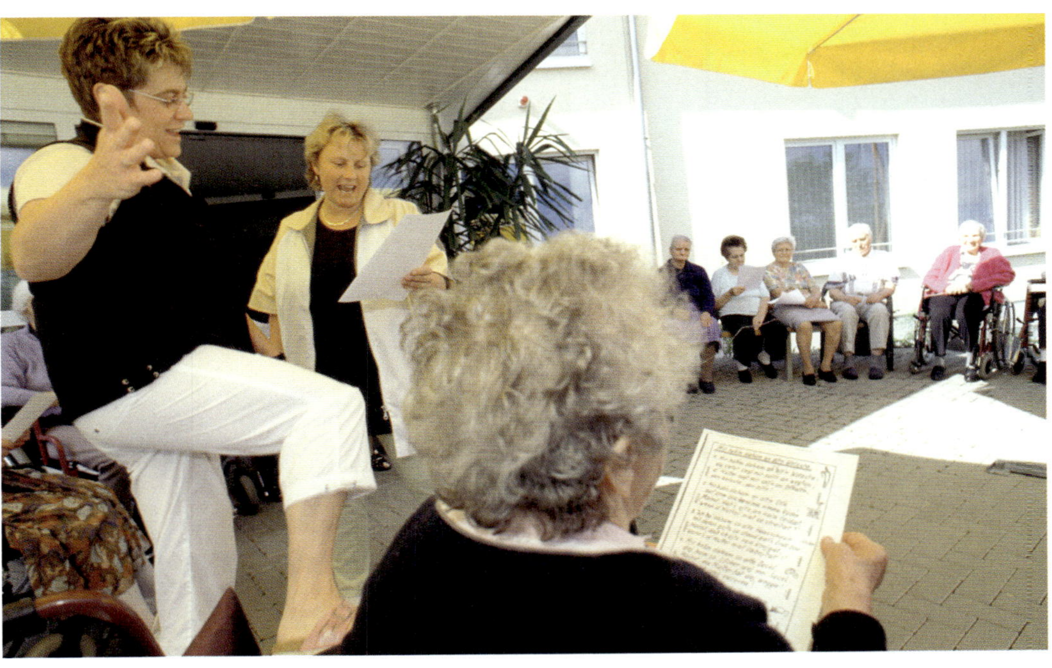

Abb. 2.124 Ein Fest lässt das Alltagsgeschehen für eine Weile vergessen.

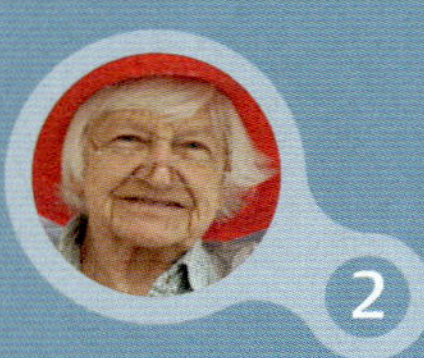

Zielsetzung des Festes. Diese ergibt sich auch aus dem Anlass des Festes:

- Das Hauptanliegen eines Festes ist die Geselligkeit. Auf Festen werden gemeinsame Erfahrungen gemacht, es wird miteinander geredet, gelacht und gesungen. Ein Fest kann ein Anstoß zur Zusammengehörigkeit einer Gruppe sein.
- Abwechslung vom Alltag: Ein Fest unterbricht einen eingefahrenen Alltag, lässt das Alltagsgeschehen für eine Weile vergessen (**Abb. 2.124**).
- Psychische Entspannung: Ein Fest bietet Platz für Gefühle, Freude, Aufregung und Spaß.
- Körperliches Wohlbehagen: Essen und Trinken führen zu einem körperlichen Wohlbehagen, besonders dann, wenn das Essen zum Thema passt und damit Erinnerungen geweckt werden.

Planung, Organisation und Durchführung eines Festes

Ort und Zeit. Die Räumlichkeiten müssen passend zum Fest ausgewählt werden. Es muss die Raumausstattung bedacht werden, über ausreichend Platz, über Beleuchtung, Tische, Stühle, Dekoration, technische Anlagen, Toiletten, Garderobe und die Erreichbarkeit des Raumes.

Finanzierung. Vor dem Fest sollten die Kosten kalkuliert werden und abgeklärt werden, wer die Kosten übernimmt oder ob diese über Eintrittsgelder finanziert werden. Zur Finanzierung eines Festes können beitragen: Spenden von Vereinen, Privatpersonen usw.

Einladungen. Sie können entweder in Plakatform, in Heimzeitungen, je nach Größe und Anlass des Festes in der örtlichen Presse oder mit persönlichen Einladungen vorbereitet werden. Alle, die das Fest mitgestalten sollen, müssen frühzeitig angesprochen werden, z. B. Künstler, Vortragende, ehrenamtliche Mitarbeiter.

Praktische Vorbereitung. Der Festausschuss muss im Vorfeld einige Aufgaben übernehmen:

- Programmablauf festlegen,
- Fest bekannt machen und evtl. Werbemaßnahmen einleiten,
- Speisen und Getränke festlegen, für Geschirr usw. sorgen, evtl. für Bewirtungspersonal sorgen,
- Dekoration organisieren,
- technische Hilfsmittel überdenken,
- Sitzordnung bedenken,
- beim Fest selber das Programm moderieren,
- Lückenfüller einplanen, z. B. ein Lied, um die Möglichkeit der Spontaneität zu lassen.

Reflexion. Jede Veranstaltung muss ausgewertet werden, einmal um zu reflektieren zum anderen auch, um neue Anregungen direkt mit aufzunehmen.

Klassische und neue Medien

Die Mediennutzung älterer Menschen wird geprägt durch den mehrdimensionalen Prozess des Älterwerdens: Fernseher, Radio, Tageszeitung, Zeitschriften, Telefon und Bücher gehören sozusagen als Grundausstattung zum Haushalt.

Klassische Medien

Konzepte zur Mediennutzung in der offenen Altenhilfe und in der stationären Arbeit sind in **Tab. 2.7** und **Tab. 2.8** zusammengefasst. Generell lassen sich aber auch andere Projekte aus der offenen Altenhilfe in die Altenheime übertragen.

Fernsehen. Neueren Forschungen zufolge beträgt die durchschnittliche Nutzungsdauer in der Altersgruppe der 50- bis 59-jährigen Menschen 256 Min./Tag und steigt bei den über 70-Jährigen auf 288 Min./Tag (Blödorn u. Gerhards 2005). Nutzungsmotive sind: Denkanstöße bekommen, Information, Einsamkeit bekämpfen, sich entspannen und Spaß haben.

Bevorzugte Sendungen sind Nachrichtensendungen, Sendungen aus und über die Region, politische Sendungen, Sport, Spielfilme und Serien, Ratgeber und Verbrauchersendungen. Die öffentlich-rechtlichen Sender spielen hierbei eine größere Rolle als die Privatsender.

Tab. 2.7 Konzepte der Mediennutzung in der offenen Altenhilfe

Medienangebot	*Beispiele für Aktivitäten in der Altenhilfe*
Seniorenzeitschrift	Senioren schreiben für Senioren
Seniorenkino	ein Kinoangebot, das v. a. Senioren anspricht; evtl. mit passendem Begleitprogramm
Seniorenradio	Radiosendungen von und für Senioren, z. B. im Bürgerfunk der regionalen Radiosender
Videoarbeit	selbstbestimmt einen Videofilm erstellen
verschiedene Angebote rund ums Buch	z. B. Initiativen wie „Bücher auf Rädern“, Lesungen für Einzelpersonen, Kooperation der Bibliotheken mit Altenheimen, „Senioren lesen für Kinder – Kinder lesen für Senioren“
Handykurse	Senioren lernen mit diesem für viele noch ungewohnten Medium umzugehen

Radio. Die Radionutzung liegt geringfügig hinter dem Fernsehkonsum, wobei 50–59-Jährige 217 Min./Tag hören. Mit zunehmendem Alter sinkt die Zeit auf 153 Min./Tag.

Radio ist für viele ältere Menschen der Tagesbegleiter bei allen Tätigkeiten zu Hause, beim Autofahren, aber auch während Gesprächen. Gefragt sind hier besonders regionale Informationen, Verbrauchertipps, bestimmte Musikrichtungen wie Volksmusik, klassische Musik und Schlager. Beliebte Sender sind je nach Sendegebiet WDR4, HR4, NDR1, SWR4.

Zeitungen und Zeitschriften. Das Lesen der Tageszeitung erstreckt sich bei den 50–59-Jährigen auf 34 Min./Tag, ab 60 Jahren auf 41 Min./Tag. Ältere Menschen fühlen sich eng an die lokale Tageszeitung gebunden. Wichtig sind ihnen Nachrichten über das lokale Geschehen, die Anzeigen- und Ratgeberseiten.

Mit zunehmendem Alter steigen die Zahl der Zeitschriftenleser und die Lesedauer pro Tag. Programmzeitschriften sind gefragt. Die Themen in Illustrierten sind vielfältig, wobei mit zunehmendem Alter das Interesse an Themen wie Gesundheit, Haus und Garten, Natur und Tiere, Menschen und Schicksale ansteigt. Themen wie Politik in der Bundesrepublik, Urlaub und Reisen, Politik im Ausland, Wirtschaft, Ernährung und Rezepte, Verbraucherfragen werden zwar auch von Personen über 65 Jahren gelesen, aber das Interesse der 50–60-Jährigen ist hier deutlich größer. Für die Lektüre der Illustrierten wenden Senioren bis zu einer Stunde Zeit auf. Erwähnenswert ist auch die Kirchenpresse, die vorwiegend von Frauen gelesen wird.

Buch. Ältere Menschen lesen gerne Bücher, wenn sie richtig entspannen wollen, wenn sie den Alltag vergessen möchten und Langeweile haben. Je nach Bildungsgrad besitzen sie viele Bücher, wobei Frauen häufiger Bücher lesen als Männer. Im Winter

Tab. 2.8 Konzepte der Mediennutzung aus der stationären Arbeit

Medienangebot	*Beispiele für Aktivitäten in der Altenhilfe*
Radio hören	als tagesstrukturierende Maßnahme
Seniorenfilm	gemeinsamer Filmabend, z. B. einmal pro Woche
Aktuelle Stunde	gemeinsame Lektüre der Zeitung, ggf. Vorlesen
Heimzeitung	Mitarbeiter und Senioren gestalten eigene Zeitung

M *Das **Fernsehen** ist das Medium, das von älteren Menschen am häufigsten genutzt wird. Es bindet schon zur Mittagszeit fast ein Drittel der Senioren an sich.*

M *Eine Alternative zum „normalen" Buch stellen für einige sicherlich* ***Hörbücher*** *dar.*

M *In unserer Mediengesellschaft finden wir viele weitere Medien wie Telefone, Handys, Video, DVD, CD, Schallplatte usw., die von älteren Menschen häufig genutzt werden, zumal sie bei richtiger Handhabung Kommunikation und Lebensqualität bieten.*

D *Unter* ***„digital divide"*** *versteht man die digitale Spaltung der Informationsgesellschaft.*

M *Gegenüber der jüngeren Generation ist die Nutzung des Internets und der damit verbundenen Potenziale für ältere Menschen über 60 eher die Ausnahme.*

wird mehr Zeit in das Lesen von Büchern investiert. Vorwiegend werden unterhaltende Romane und Kurzgeschichten gelesen. Beliebt sind aber auch informative Bücher wie Sachbücher, Reiseführer, Ratgeber und Hobbybücher. Ein Teil der älteren Menschen liebt die moderne und klassische Literatur. Bücher als Geschenk sind auch im Alter noch sehr willkommen. Oftmals sieht man alte Menschen im Buchhandel oder in Bibliotheken.

Mit zunehmendem Alter nimmt die Zahl der Leser ab, was jedoch nicht darauf zurückzuführen ist, dass die Menschen nicht mehr lesen wollen, sondern auf die Verschlechterung des Gesundheitszustandes, die das Lesen beeinträchtigt. Schwierigkeiten mit den Augen strengen beim Lesen an. Oft werden auch Texte mit langen Sätzen zum Problem.

Einer Untersuchung des Börsenvereins des deutschen Buchhandels zufolge lesen über 50-Jährige häufig nicht mehr; die, welche Spaß am Lesen haben, entspannen, sehen Lesen als Abwechslung, können etwas lernen und fühlen sich vom Alltag abgelenkt. Mit zunehmendem Alter wird auf die Gestaltung des Buches (z. B. Großdruck, Illustration des Covers) und Leseleichtigkeit geachtet.

Neue Medien

Als neue Medien werden Medien bezeichnet, die auf Daten in digitaler Form zugreifen, also z. B. World Wide Web (Internet), E-Mail, aber auch DVD, CD-ROM, mp3 usw. Kennzeichen der neuen Medien sind die rechnergestützte Handhabung, das Vorliegen der Daten, sowie die Interaktivität beim Umgang mit diesen.

Immer mehr Senioren möchten die Bedienung eines Computers erlernen, u. a. um das Internet nutzen zu können. Viele von ihnen haben schon während ihres Arbeitslebens den Computer genutzt. Daher besteht auch hier größere Bereitschaft und größeres Interesse sich auch über die gewohnten Tätigkeiten hinaus mit diesem Medium und seinen vielfältigen Möglichkeiten auseinanderzusetzen. Dennoch ist zu beobachten, dass Computer und Internet immer noch die Generationen spalten. Trotz der seit mehreren Jahren laufenden Bemühungen der Politik, den „digital divide" zu überwinden, wird das Internet von älteren Menschen nur wenig genutzt.

Anders sieht es in der Altersgruppe zwischen 50 und 59 aus. Sie nähern sich bei der Internetnutzung dem Durchschnitt. Ihr Interesse besteht u. a. darin, dieses Medium kennenzulernen, um z. B. mit den Enkeln mitreden zu können. Daraus entwickeln sich weitere Interessensgebiete und evtl. sogar Arbeitsgruppen mit unterschiedlichen Zielsetzungen (gemeinsam das Internet erforschen, eigene Homepage erstellen usw.).

Gründe gegen die Nutzung des Internets

Gründe gegen die Nutzung des Internets sind:

- oft zu komplizierte Bedienung der Technologien,
- Kosten für Computer und Internet-Zugang,
- Probleme beim Auffinden von Informationen und Angeboten,
- kein Interesse, weil man keinen Gebrauchswert darin entdeckt,
- keine Lust, sich damit zu beschäftigen,
- Vorurteile über das Angebot des www,
- viele englische Bezeichnungen, die von älteren Menschen häufig nicht verstanden werden und sich wie eine Geheimsprache darstellen (Browser, Link, Server, Mailbox o. ä.).

Dennoch ist es wichtig und sinnvoll, der älteren Generation einen leichten Zugang zu diesem Medium zu ermöglichen. Das Internet bietet viele Informationen z. T. von der älteren Generation für die ältere Generation gestaltete Angebote und Nutzungsmöglichkeiten, von denen ältere Menschen nicht abgeschnitten sein sollten.

Potenziale der Internetnutzung für ältere Menschen

Alte Menschen sind produktiv, so belegt es die Berliner Altersstudie (1990–1993). Dies bedeutet, dass sie an der eigenen Persönlichkeit arbeiten, in der Lage sind, sich auf neue Lebensumstände einzustellen und eigene, bisher nicht entfaltete Kompetenzen und Ressourcen zu realisieren. Sie sind bereit, sich zu engagieren und nachfolgenden Generationen etwas von ihrem Wissen, ihrer Erfahrung und ihrer Begeisterung zugänglich zu machen.

Will man nun den digital divide überwinden, gilt es also, die steigende Lebenserwartung als Chance für neue Formen gesellschaftlichen Zusammenlebens zu nutzen. Hier können gerade die neuen Medien einen bedeutsamen Beitrag liefern, indem sie Entwicklungsperspektiven (z. B. Lernen), Wahl- und Veränderungsmöglichkeiten für ältere Menschen aufzeigen. Das Internet erleichtert das Knüpfen neuer sozialer Kontakte, das Kennenlernen neuer Rollenbilder und kann damit den Prozess der individuellen Neuorientierung in der nachberuflichen Phase und unter den Bedingungen veränderter Familienstrukturen unterstützen.

Alternative Wege der Kommunikation und Information ermöglichen eine verlängerte Selbsttätigkeit und gesellschaftliche Teilhabe, die von älteren Menschen, wenn man ihnen die Möglichkeit bietet, gerne genutzt werden. So kann ein Verwandlungsprozess angestoßen werden, der unfreiwillige Abhängigkeitsverhältnisse aufbricht und soziale Verantwortungsrollen anbietet.

B **EFI (2002–2006).**
Das EFI-Programm („Erfahrungswissen für Initiativen des Bundesministeriums für Familie, Senioren, Frauen und Jugend") liefert mit der Idee eines Seniortrainers ein solches soziales Rollenverständnis. Hier wird älteren Menschen die Möglichkeit eröffnet, ihr bisher

gesammeltes Erfahrungswissen im Sinne des bürgerschaftlichen Engagements in die Gesellschaft einzubringen.
Im Zusammenhang mit den Neuen Medien interessieren sich ältere Menschen besonders für:
- E-Mails schreiben (lernen), was von vielen alten Menschen bereits genutzt wird,
- Recherche zu allgemeinen Themen, z. B. aus den Bereichen Geschichte und Kultur,
- Recherche zu speziellen Themen, wie Reisen, Gesundheit und altersgerechter Hardware,
- Musik herunterladen,
- im Internet einkaufen,
- mit dem Handy telefonieren (lernen),
- die eigene Biografie dokumentieren,
- digitale Fotografie und Bildbearbeitung,
- Filmen und Nachbearbeitung am PC,
- Online-Banking, das bereits von vielen älteren Menschen genutzt wird.

Projekte zur Integration in die Informationsgesellschaft

Je nach Zielsetzung, Zielgruppe, Rahmenbedingungen, Vorkenntnissen und Integrationsstand der älteren Menschen wird eine Vielzahl von Projekten angeboten, sowohl ausschließlich für ältere Menschen als auch Generationen übergreifend.

Zielgruppen. Die Projekte richten sich an:
- ältere Menschen auf der Suche nach beruflicher Integration,
- Menschen mit Migrationshintergrund,
- in ihrer Mobilität eingeschränkte Menschen,
- Menschen mit geringer Schulbildung,
- ältere Menschen, die sich bürgerschaftlich engagieren wollen,
- ältere Menschen, die in der nachberuflichen Phase Neues lernen wollen,
- ältere Menschen, die sich informieren wollen,
- über 70-Jährige, die ihre Wohnung nicht mehr verlassen können.

Projektformate. Man unterscheidet:
- intergenerativ angelegte Projekte: mit dem Ziel, Jung und Alt zusammenzubringen, miteinander zu kommunizieren, mit- und voneinander zu lernen,
- gemeinsame Projektarbeiten: mit dem Ziel, sich einem bestimmten Thema zu widmen, welches evtl. für öffentliche Resonanz sorgt (daraus kann sich dann auch bürgerschaftliches Engagement entwickeln),
- aufsuchende Projektarbeiten: mit dem Ziel der Wissensvermittlung und der Berücksichtigung der jeweiligen Lebenssituation.

Zielsetzung. Die Angebote haben verschiedene Ziele:
- Partizipation am gesellschaftlichen Miteinander auf unterschiedlichen Ebenen von der Gestaltung des eigenen Alltags bis zu demokratischen Mitteilungsprozessen,
- temporäre Einbindung und Aktivierung als Schritt in Richtung Teilhabe am öffentlichen Leben, der das Selbstwertgefühl wachsen lässt und Bewusstsein für eigene Möglichkeiten weckt,
- Aktivierung familiärer Kontakte, z. B. durch E-Mails,
- Wiedergewinnung von Eigenständigkeit trotz eingeschränkter Mobilität,
- Entstehung von Kontakten, die über den Kurs und das einzelne Angebot hinaus reichen,
- öffentliche Kommunikation eines Projektes,
- gemeinsame Freizeitgestaltung,
- individuelle Fortbildung.

Voraussetzungen zur Umsetzung

Zum Gelingen eines Projektes müssen verschiedene Punkte beachtet werden:
- **professionelle Begleitung:** Projekte brauchen eine professionelle Begleitung, sollen Projektmitglieder selbst „Lehrkräfte" werden, ist ein gründliches Training unerlässlich.
- **Strukturen müssen geschaffen werden:** Zwischen Trägern eines Angebotes, der Örtlichkeit, in welchem das Projekt durchgeführt wird und etwaigen Ehrenamtlichen müssen Vereinbarungen getroffen werden. Dadurch wird gleichzeitig auch die Verbindlichkeit der Teilnehmer erhöht.
- **Vernetzung mit anderen Projekten und Angeboten:** Viele Angebote profitieren aus den Erfahrungen anderer.
- **gute Pressearbeit:** weckt das Interesse und steigert die Teilnehmerzahlen.
- **Kooperation mit Unternehmen und Bildungseinrichtungen:** zur Nutzung bereits vorhandener Ressourcen sowohl räumlicher als auch personeller Art, z. B. mit Fachhochschulen oder regional verwurzelten Unternehmen.

M *Über die Projekte hinaus ergeben sich dann auch häufig weitere gemeinsame Aktivitäten auf der gesellschaftlichen Ebene.*

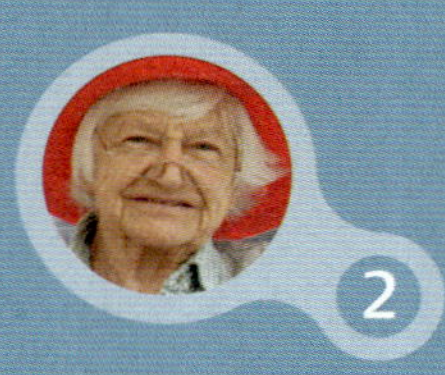

Angebote für Menschen mit beeinträchtigten Funktionen der Sinnesorgane

M *Das* **Spektrum der Sehbehinderungen** *reicht von Farbenblindheit (Problemen bei der Unterscheidung bestimmter Farben und Farbkombinationen) über beeinträchtigte Sehfähigkeit bis zu völliger Blindheit.*

M *Es gibt verschiedene* **Formen eingeschränkter Sehfähigkeit**, *z. B. Tunnelsehen, zentraler Sehfeldausfall, verschwommene Sicht und Ähnliches.*

Alte Menschen leiden oft unter Seh- und Hörbehinderungen, welche die Nutzung der Medien behindern.

Sehbehinderungen

Probleme in der Farbwahrnehmung. Das Auge reagiert auf gewisse Farben nicht. Als Beispiel werden oft Probleme bei der Unterscheidung zwischen roter und grüner sowie gelber und blauer Farbe genannt.

Eingeschränkte Sehfähigkeit. Auch durch Behandlung und/oder Korrektur kann der Visus nicht in einem Ausmaß verbessert werden, der für gewöhnlich ausreicht, um ohne besondere Lichtverhältnisse und/oder Vergrößerung zu lesen.

Blindheit. Es handelt sich um einen beträchtlichen, nicht korrigierbaren Verlust des Sehvermögens auf einem oder beiden Augen.

Hilfen bei der täglichen Mediennutzung

Das Sehen mit den bekannten Sehhilfen kann zusätzlich unterstützt werden, wenn diese nicht ausreichen:

- **Stereoton/Zweikanalton:** Über die Funktion Kanal 2 besteht die Möglichkeit Programmangebote mit zusätzlichen Sprechtexten zu empfangen. Bei Filmen, die sehr auf die Wirkung des Bildes angelegt sind, beschreibt ein Sprecher den Handlungsort und das Verhalten der Darsteller. Diese Technik wird als Audiodeskription bezeichnet. In vielen Büchereien besteht die Möglichkeit, sich Hörfilme auszuleihen.
- **Hörbücher:** Viele Bücher gibt es als vorgelesene Werke auf Tonträgern zu kaufen oder in Bibliotheken auszuleihen.
- **Hörzeitungen:** Dieses Angebot wird eher von den überregionalen Zeitungen und Zeitschriften gemacht. Der Spiegel bietet z. B. eine Hörzeitung an. Aber auch lokale Zeitungen haben dieses Angebot, bei dem oft ehrenamtlich tätige Menschen vorlesen.
- **Bücher im Großdruck:** Viele aktuelle Bücher gibt es auch im Großdruck, der das Lesen vereinfacht.
- **Lesungen:** Für Einzelpersonen oder Gruppen, ehrenamtliche Menschen lesen für Sehbehinderte.
- **Datenträger (DVD):** Diese verfügen manchmal über eine Hörfilmfassung für Blinde/Sehbehinderte.

Hilfsmittel zur Nutzung des Computers. Sehbehinderte können häufig weder die Texte auf dem Bildschirm, noch die Beschriftungen auf der Tastatur erkennen. Hier bieten die Betriebssysteme Erste Hilfe (z. B. die Bildschirmlupe bei Windows Betriebssystemen, **Abb. 2.125**). Oft hilft es auch schon, Schriftgröße und Größe der Icons anzupassen, oder

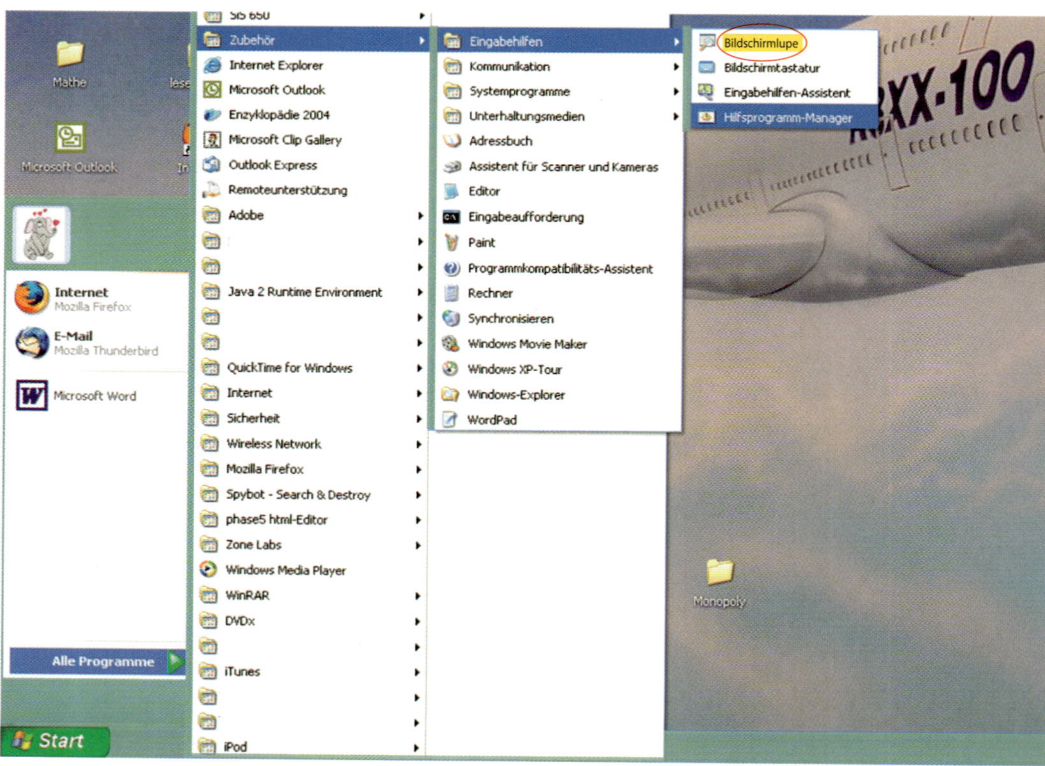

Abb. 2.125 Mit der Bildschirmlupe sind die Texte auf dem Bildschirm besser zu erkennen.

die Auflösung des Bildschirms zu verkleinern, um die angezeigten Objekte zu vergrößern. Ebenfalls ist es sinnvoll, die Cursoroptionen (Blickgeschwindigkeit und Breite) neu einzustellen, damit diese immer schnell zu finden sind. Ebenso kann man die Anzeigeoptionen des Mauszeigers verändern, damit er optisch nicht „verloren" geht (z. B. Zeiger vergrößern).

Es empfiehlt sich ein Bildschirm ab 17 Zoll. Zusätzlich sind spezielle Vergrößerungsprogramme erhältlich. Bei starker Sehbehinderung bietet sich auch statt eines Monitors die Nutzung einer Sprachausgabe oder eines Web-Readers an. Für damit Vertraute gibt es auch die Möglichkeit der Ausgabe in eine Braille-Zeile. Solche Hilfsmittel, die eine nichtvisuelle Ausgabe haben, bezeichnet man als Screen-Reader. Um die Eingabe zu erleichtern, gibt es spezielle Tastaturen mit großen Tasten und Spracheingabesoftware, die es ermöglicht, dem Computer Texte zu diktieren.

Hilfsmittel zur Nutzung des Internets. Die Hilfsmittel zur Nutzung des Internets sind in erster Linie dieselben, die auch die Nutzung des Computers ermöglichen. Das Internet bietet zusätzlich weitere Erleichterungen für in ihren Möglichkeiten körperlich eingeschränkte Benutzer. Man spricht von „barrierefreien Internetseiten". Diese Seiten sind für jeden Benutzer lesbar und bedienbar, sowohl unter technischen Aspekten wie Browser und Betriebssystem als auch bezogen auf die inhaltlichen Gesichtspunkte wie Verständlichkeit und Benutzerfreundlichkeit.

Sehbehinderte und Blinde, die mit dem Computer ins Netz wollen, stehen vor großen Barrieren, die zu einem großen Teil durch die oben genannten Hilfsmittel umgangen werden können. Doch trotz dieser Hilfsmittel stehen sie bei grafisch anspruchsvoll gestalteten Websites vor unüberwindbaren Hindernissen, da die Grafiken häufig kontrastarm sind, allerdings wichtige Informationen enthalten. Von einigen – insbesondere öffentlichen Anbietern – wird deswegen eine spezielle textorientierte Version der Seite angeboten, die mit Screen-Readern auch für stark Sehbehinderte nutzbar wird. Informationen und ein Beispiel für eine gute barrierefrei gestaltete Seite findet man unter dem oberen angegebenen Link, ebenso wie eine Version der im Juli 2002 in Kraft getretenen BITV mit den Richtlinien für einen barrierefreien Internetauftritt.

Hörbehinderungen

Es gibt eine Vielzahl von Hörbehinderungen, die von einer Hörbeeinträchtigung bis zur völligen Gehörlosigkeit reichen.

Leichte Hörbeeinträchtigungen. Diese können oftmals durch die Verstärkung des auditiven Reizes mittels Hörgerät zufriedenstellend kompensiert werden.

Gehörlosigkeit. Behinderung des Hörapparates, dessen Schwere eine Interpretation und Weiterverarbeitung von mit dem Hörsinn aufgenommenen Informationen trotz einer Verstärkung der akustischen Signale unmöglich macht. Oft verwenden Gehörlose ihre eigene Sprache (Gebärdensprache) und „hören" durch die Beobachtung des zu ihnen sprechenden Menschen.

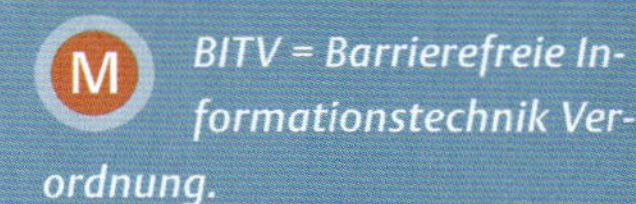

Hilfen bei der täglichen Mediennutzung

Drahtlose Kopfhörer: Geräte für PC, Fernsehen, Hi-Fi.

Hörverstärker: Geräte für Handys und Fernsehgeräte.

Spezialtelefone: Geräte mit Hörverstärkern und optischem Signal ausgerüstet.

Untertitelung von Fernsehsendungen und Filmen: Bedingung für die Untertitelung ist ein Fernsehgerät, das mit Videotext ausgerüstet ist. Auf Videotextseiten wird die Untertitelung angeboten. Dies gilt sowohl für Nachrichtensendungen als auch für Spielfilme. In Programmzeitschriften wird auf die Untertitelung hingewiesen. Ebenso bieten viele DVDs Untertitel für Hörgeschädigte.

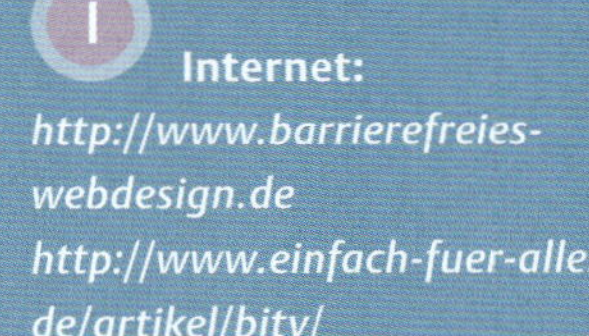
I
Internet:
http://www.barrierefreies-webdesign.de
http://www.einfach-fuer-alle.de/artikel/bitv/

Simultanübersetzung in Gebärdensprache: Für schon länger hörbehinderte Menschen werden vereinzelt Nachrichtensendungen in Gebärdensprache ausgestrahlt. Dies nützt jedoch dem normalen altersschwerhörigen Menschen nicht viel, da er diese Sprache selten beherrscht.

Gebärdenvideos: Gehörlose kommunizieren mittels der Gebärdensprache visuell. In Gebärdenvideos werden Inhalte zu unterschiedlichen gesellschaftlichen Themen im Internet zusammengefasst. Ebenso sind auch viele Unterhaltungsfilme mit der Gebärdensprache unterlegt.

Nutzung des Computers und des Internets: Hörgeschädigte sind bei der Benutzung eines Computers gar nicht oder nur in sehr geringem Maß eingeschränkt. Lediglich auf Warn- oder Signaltöne muss dann verzichtet werden. Allerdings kann die Lautstärke erhöht oder über das Betriebssystem das Sound-Schema verändert werden, sodass sich die Signaltöne eindeutig unterscheiden. Akustische Warnmeldungen können auch in Textform ausgegeben werden.

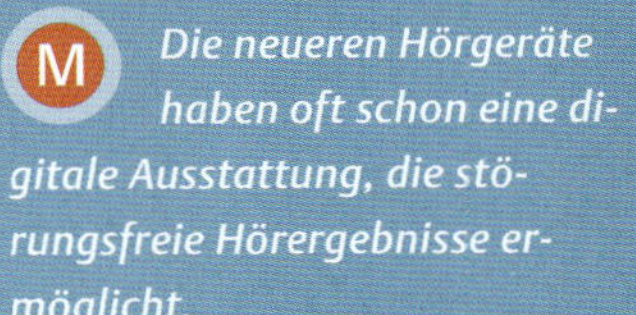

Die neueren Hörgeräte haben oft schon eine digitale Ausstattung, die störungsfreie Hörergebnisse ermöglicht.

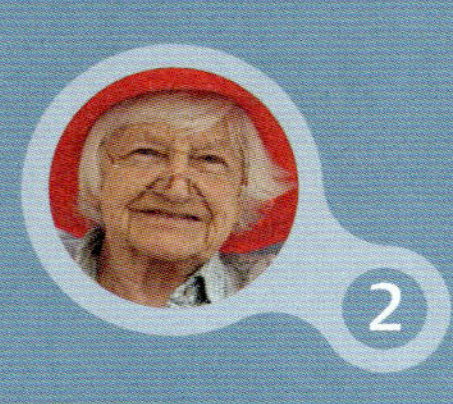

Freiwilliges Engagement alter Menschen

Begriffe und Definitionen

Ein wesentlicher Beitrag für die Lebensqualität im Alter ist es, im Rahmen der eigenen Möglichkeiten und Bedürfnisse die vorhandenen Kompetenzen und Ressourcen für sich selbst und für andere einzusetzen. Dazu zählen zunächst alle Aktivitäten, die der Aufrechterhaltung der Selbstständigkeit dienen und die das Wohlbefinden steigern. Genauso gehören aber auch Aktivitäten dazu, die einen Nutzen für andere haben, sowohl im nahen Umfeld der Familie als auch im weiteren Rahmen. Die Betreuung von Enkelkindern und das ehrenamtliche Engagement sind Beispiele dafür.

D *Das* ***„Ehrenamt"*** *(von Ehre im Sinne von gesellschaftlicher Achtung) bezeichnet ein öffentliches unbezahltes Amt, das durch soziale Anerkennung vergolten wird.*

Ehrenamt s. a. S. 684.

Ehrenamt

Das Ehrenamt kann als Pflicht (traditionelles Ehrenamt, z. B. Schöffe) oder auf freiwilliger Basis (neues Ehrenamt auch „Freiwilligenarbeit") ausgeübt werden und wird dann häufig mit dem Begriff des „bürgerschaftlichen Engagements" weiter umfasst. Ehrenamt hat mit Verantwortung zu tun.

In Deutschland ist ein Aufblühen vieler neuer Formen des ehrenamtlichen Engagements zu beobachten. Es ist heute zu einem unverzichtbaren Bestandteil bei der Organisation des öffentlichen Lebens geworden. Im Auftrag der Bundesregierung wurde 1999 erstmals eine umfassende Untersuchung zum bürgerschaftlichen Engagement in Deutschland durchgeführt mit dem Ergebnis, dass sich ein Drittel aller Bürger in Deutschland ehrenamtlich in Verbänden, Initiativen und Projekten engagieren. Ein weiteres Drittel ist aktiv in einem Verein, ohne jedoch ehrenamtliche Aufgaben zu übernehmen. Ehrenamt hat also einen hohen Stellenwert ohne den der Staat heute gar nicht mehr auskommen würde.

Die Übernahme eines Ehrenamtes war früher eine Ehrensache und oftmals eine soziale Auszeichnung. Motivation, Zeit, Geld und oftmals gesellschaftliche Anerkennung waren Voraussetzungen, um den Dienst an der Gesellschaft leisten zu können. Diese Charakterisierung trifft besonders auf das traditionelle Ehrenamt zu. Neben diesem „klassischen" Ehrenamt, welches sich zumeist in den Verbänden und Vereinen etabliert hat, treten heute die neuen Formen des Ehrenamtes, die sich als freiwilliges Engagement in unterschiedlichen Initiativen, Projekten und Selbsthilfegruppen zeigen.

M *Zunehmend wird der Begriff „freiwilliges Engagement" benutzt, welcher auch eine Brücke schlägt zum international gebräuchlichen Begriff „volunteers". „Bürgerschaftliches Engagement" spiegelt sich in einer Vielzahl von Begriffen wider und ist als Sammelbegriff zu verstehen.*

In Deutschland gibt es bisher noch keinen eindeutig akzeptierten Begriff. Geht es beim Ehrenamt um:

- Arbeit („Freiwilligenarbeit")?
- soziales oder politisches Engagement („bürgerschaftliches Engagement")?
- bestimmte Ämter oder Funktionen („Ehrenamt") in gesellschaftlichen Organisationen oder Institutionen vom Vorstand des Sportvereins bis zum Mandatsträger in kommunalen Parlamenten?
- Selbsthilfegruppen oder selbst organisierte Initiativen und Projekte?

Merkmale des „bürgerschaftlichen Engagements"

Das bürgerschaftliche Engagement ist eine Chance für jeden Einzelnen, mitzugestalten. Bürgerschaftliches Engagement ist nicht nur Hilfe für andere, sondern bedeutet auch persönliche Weiterentwicklung.

Eine engagierte Bürgerschaft ist die wichtigste Voraussetzung für einen demokratisch organisierten Staat. Die Bereitschaft, für das gemeinsame Ganze oder für bestimmte Belange Verantwortung zu übernehmen, ist Grundlage einer demokratischen Gesellschaft. Für das bürgerschaftliche Engagement gilt:

- Es ist freiwillig (in Abgrenzung zur vertraglich festgelegten und abhängigen Erwerbsarbeit).
- Es ist unentgeltlich (im Gegensatz zur bezahlten Arbeit).
- Es erfolgt für andere (in Abgrenzung zur Selbsthilfe, die deutlich eigenbezogen ist).
- Es findet in einem organisatorischen Rahmen (in Abgrenzung zu individueller oder spontaner Hilfeleistung und informellen Systemen wie Familie und Nachbarschaft) statt.
- Es findet möglichst kontinuierlich (in Abgrenzung zu einmaliger und kurzfristiger Hilfe) statt.

Freiwilliges Engagement als neue Perspektive

Mit dem sog. Strukturwandel hat auch die Bedeutung des Engagements im Alter stark zugenommen. Die Lebensphase Alter ist in den letzten Jahrzehnten erheblich länger geworden, und jede neue Generation von Älteren wies ein höheres Ausbildungsniveau, eine bessere Gesundheit und eine bessere materielle Absicherung auf als ihre Vorgänger. Die alten Menschen verfügen über mehr Ressourcen für Aktivität. So ist auch der Anstieg des ehrenamtlichen Engagements bei älteren Menschen nicht erstaunlich.

Alte Menschen haben im Laufe ihres langen Lebens viele Rollen innegehabt (z. B. Hausfrau, Mutter, Tochter, Ehefrau oder Gärtnerin) und dabei körperliche und geistige Fähigkeiten entwickelt. Im Alter, und vor allem wenn sie im Altenpflegeheim leben, haben die alten Menschen diese Rollen verloren. Mit ihnen sind viele Gaben und Fähigkeiten verschwunden, da sie nicht mehr gebraucht wurden. Dies folgt dem Prinzip, dass alles in unserem Körper verloren geht, was nicht gebraucht wird. Mit diesem Verlust schwinden auch Selbstvertrauen, Selbstständigkeit und das Selbstwertgefühl. Alte

Menschen werden hilflos und pflegebedürftig, obwohl dies von ihrem gesundheitlichen Zustand her oft gar nicht erklärbar ist.

Rüstige Seniorinnen und Senioren suchen nach der Berufstätigkeit nach einer sie erfüllenden Tätigkeit. Sie übernehmen dabei vielfältige Aufgaben in der Gesellschaft.

Eine solche Aufgabe vermittelt die Erfahrung, am Aufbau und an der Gestaltung dieser Gesellschaft noch konstruktiv mitarbeiten zu können. Das erfüllt mit Stolz und einem gesunden Selbstwertgefühl. Inzwischen ist unsere „ergraute Gesellschaft" mehr und mehr auf die Mitarbeit im Ehrenamt angewiesen. Viele Aufgaben könnten ohne die ehrenamtliche Tätigkeit von Senioren nicht geleistet werden.

Engagement bedeutet für alte Menschen, sich im Alter weiterhin am gesellschaftlichen Leben zu beteiligen, Einfluss zu nehmen, neue Menschen kennenzulernen, vorhandene Kompetenzen einzubringen und neue Fähigkeiten zu erwerben.

Freiwilliges Engagement im Alter ist auch oft die Folge biografischer Kontinuität, d.h. die Senioren waren schon früher im Ehrenamt tätig. Häufig gibt es aber auch ältere Menschen, die sich erst nach dem Eintritt in den Ruhestand oder dem Ende der Familienphase bürgerschaftlich engagieren.

Veränderte Ansprüche alter Menschen an das bürgerschaftliche Engagement

Die Motive und Erwartungen für das bürgerschaftliche Engagement haben sich seit Mitte der 80er-Jahre deutlich verändert. Im Vordergrund steht nicht mehr ausschließlich, etwas für andere zu tun, sondern man will darüber hinaus nützlich wirken, Verantwortung übernehmen und persönliche Befriedigung erfahren (**Abb. 2.126**).

Diesen Veränderungen muss durch gezielte Förderung und Unterstützung Rechnung getragen werden. Engagement darf nicht nur als Einsparpotenzial für rückläufige und vermeintlich nicht mehr leistbare professionelle Dienste angesehen werden.

Forderungen der Seniorenverbände zur Unterstützung und Anerkennung

Seniorenverbände fordern:

- Engagementfördernde Strukturen
  - durch sachliche Unterstützung,
  - politische Unterstützung,
  - Schaffung von Netzwerken je nach Interessenlage und Wünschen,
  - Informations- und Beratungsangebote über Möglichkeiten und Bedingungen sowie Konzepte einer nachhaltigen Förderung des ehrenamtlichen Engagements,
  - mehr Selbstbestimmung und Selbstorganisation,
  - Schaffung von Rahmenbedingungen, die Migranten Mitgestaltungsmöglichkeiten eröffnen.
- Qualifizierung und Begleitung,
- Anerkennung
  - Einbindung in das Team der Hauptamtlichen, damit verbunden Teilnahme an Ausflügen, Weihnachtsfeiern usw.,
  - Verleihung von Urkunden, Ehrenzeichen u.ä.,
  - neue Formen der Anerkennung wie Ehrenamtspass, z.B. um darüber Vergünstigungen in städtischen Einrichtungen zu erlangen,
  - Ausstellung von Nachweisen und Referenzen als Baustein einer lebenslangen Qualifizierung
- Versicherungsschutz für die ehrenamtliche Tätigkeit
  - Unfallversicherungsschutz (seit dem 1.1.05),
  - Gruppenunfall- und Gruppenhaftpflichtversicherung,
- Ausgleich von Aufwendungen,
- Nachhaltigkeit der Engagementförderung
  - besondere Förderung von generationenübergreifenden Projekten.

Formen freiwilligen Engagements

Die Formen freiwilligen Engagements sind ganz unterschiedlich. Sie finden für alte Leute und mit alten Leuten statt, sie sind generationenübergreifend und

M *Selbstständigkeit bewirkt ein gesundes Selbstwertgefühl. Selbstständigkeit motiviert, um Pflegebedürftigkeit so weit wie möglich zu verhindern. Selbstständigkeit unterstützt die Würde und Achtung der Persönlichkeit.*

M *Ob und wie sich Senioren engagieren, hat weniger mit dem Alter, sondern mehr mit der Zugehörigkeit zu einem bestimmten sozialen und kulturellen Milieu in ihrem Lebenslauf zu tun.*

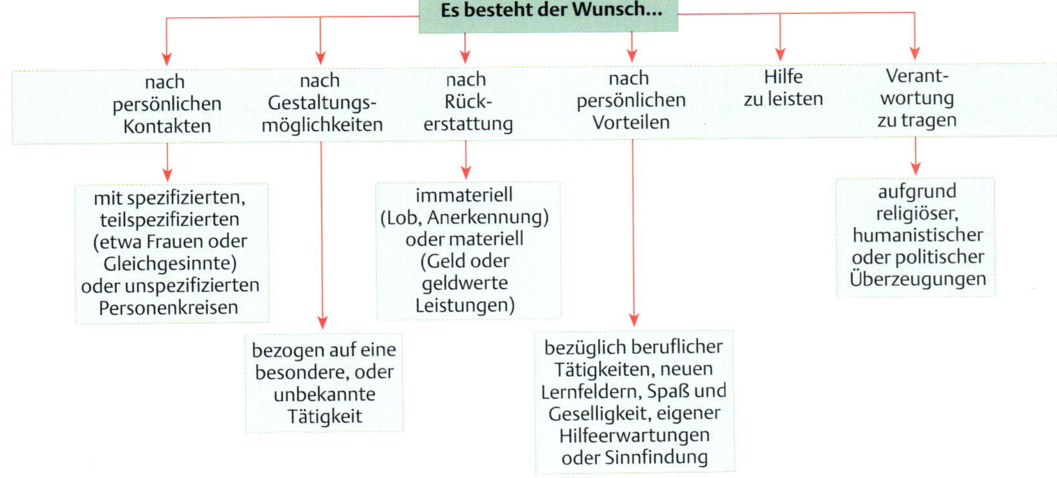

Abb. 2.126 Engagement als Antwort auf ein eigenes Bedürfnis.

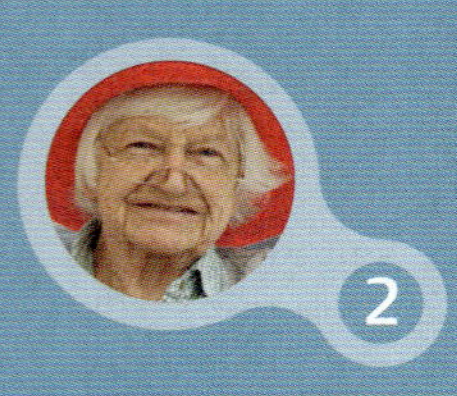

BMFSFJ = Bundesministerium für Familie, Senioren, Frauen und Jugend.

betreffen viele Lebensbereiche. Die Bundesarbeitsgemeinschaft Seniorenbüros gibt mit Unterstützung des Bundes einen Überblick über Tätigkeitsfelder, über die unterschiedlichen Aktivitäten an den unterschiedlichen Einsatzorten. Sie macht auf ihrer Homepage Aussagen zu den Zielgruppen und den Dachverbänden geordnet nach Bundesländern.

Das Bundesministerium für Familie, Senioren, Frauen und Jugend unterstützt viele Projekte zum Ehrenamt. Innerhalb des Bundesmodellprojektes „Erfahrungswissen für Initiativen" wurden rund 1000 Seniortrainer ausgebildet. Auch auf Länderebene besteht ein großes Interesse am bürgerschaftlichen Engagement der Senioren. Ebenso unterstützen die Kommunen bürgerschaftliches Engagement. Beteiligt sind die Wohlfahrtsverbände, die kirchlichen Institutionen, Volkshochschulen, aber auch Firmen als Sponsoren des Engagements.

Die Weltgesundheitsorganisation investiert mit der Politik des „Aktiven Alters" ebenfalls in Engagement. Zusammen mit Wohlfahrtsverbänden, Krankenkassen, Senioreneinrichtungen und Verbänden aus Kultur und Sport unterstützt sie den Ausbau des gesundheitlichen und gesellschaftlichen Vermögens alter Menschen.

Bevorzugte Bereiche des Engagements

Senioren, die sog. „jungen Alten", die kurz nach dem Beginn ihres Ruhestandes noch Kraft und Energie haben, sich für andere zu engagieren, finden in den verschiedensten Bereichen ein weites Betätigungsfeld. Die folgenden Listen der möglichen Betätigungsfelder stellen nur einen Ausschnitt aus den zahlreichen Möglichkeiten dar.

Sozialer Bereich. Im sozialen Bereich sind folgende Möglichkeiten denkbar:
- ehrenamtliche, gesetzliche Betreuungsaufgaben,
- Besuchsdienste bei alleinstehenden Menschen, die nicht mehr aus dem Haus können und keine Angehörigen haben,
- Mitarbeit in Selbsthilfegruppen,
- „Leihoma" oder „Leihopa", mit der Bereitschaft, während einer gewissen Zeit Kinder zu beaufsichtigen, mit ihnen zu spielen, damit deren Mütter z. B. zum Einkaufen gehen können,
- Organisation und Durchführung von Freizeiten, Bildungs- und Urlaubsangeboten für Senioren.

I **Internet:** *http://www.kda.de*

Politischer Bereich. Im politischen Bereich kommen Engagements in Betracht wie:
- Arbeit als Delegierter im Seniorenbeirat einer Gemeinde; hier sollten alle Anliegen und Vorhaben einer Gemeindeverwaltung auf ihre „Seniorentauglichkeit" überprüft werden, z. B. Verkehrsplanungen, Gestaltung von Innenstadtbereichen (rollstuhlgerecht) oder öffentlicher Nahverkehr,
- Mitarbeit in Bürgerinitiativen,
- Information und Begleitung älterer Menschen beim Umgang mit moderner Technik (z. B. Internetcafé, Umgang mit dem Handy),
- Beratung öffentlicher Träger beim Bau von altengerechtem Wohnraum und Seniorenheimen.

Kirchlicher Bereich. Im kirchlichen Bereich sind ebenfalls viele Möglichkeiten denkbar:
- Besuchsdienst im Gemeindebezirk,
- Gestaltung von Veranstaltungen für Senioren,
- ehrenamtliche Nachbarschaftshilfe bei einsamen alten Menschen und bei Familien mit Kindern,
- Mitgestaltung von Freizeiten und Ferienangeboten,
- Hospiz- und Sitzwachengruppe.

B Herr Knetsch, 70 Jahre alt, der ehemals als selbstständiger Unternehmer eine Schlosserei hatte, fährt jeden Freitagmorgen in die nahe gelegene Hauptschule der Nachbarstadt. Über das Projekt „Senior Experten für NRW-Schulen" ist er in den Technikunterricht der Hauptschule gekommen. „Ich wurde von einem Bekannten aus der Innung auf das Projekt aufmerksam gemacht und fand die Idee sofort gut" erzählt Herr Knetsch.
Mit Hammer und Körner steht der kleine Daniel aus Klasse 9 vor einer Metallplatte, in welche er unter Anleitung von Herrn Knetsch in kurzen Abständen Löcher schlägt. Später sägt er daraus die Form für einen Weihnachtsbaum. Herrn Knetsch macht die Aufgabe viel Spaß. Mit dem Schulleiter hat er jetzt einen Beratervertrag auf ehrenamtlicher Basis abgeschlossen.

Förderung von Ehrenamt und Selbsthilfe

Das Internet hat mit seinen vielfältigen Möglichkeiten in der Arbeit für und mit alten Menschen neue Möglichkeiten eröffnet. Das Kuratorium Deutsche Altershilfe (KDA) in Köln hat bereits eine Vielzahl von Programmen aufgelegt, um mithilfe dieses neuen Mediums haupt- und ehrenamtliche Mitarbeiter fortzubilden und zu schulen. In über 140 Internetcafés speziell für Ältere, begleiten haupt- und ehrenamtliche Mitarbeiter interessierte Senioren. Über die Homepage des KDA sind alle anderen Links zu diesem Thema zu erreichen.

Formen der Selbsthilfe

Selbsthilfe lässt sich einerseits im privaten und familiären Umfeld realisieren, andererseits bietet die organisierte Selbsthilfe in Gruppen über ihre Problemlösungs- und Problembearbeitungsfähigkeit ein bewusstes Konzept zu professionell organisierter Fremdhilfe an.

Selbsthilfegruppen

Bei Selbsthilfegruppen handelt es sich um freiwillige meist lose Zusammenschlüsse von Menschen, deren Aktivitäten sich auf die gemeinsame Bewältigung von Krankheiten, psychischen oder sozialen Problemen richtet, von denen sie entweder selbst oder als Angehörige betroffen sind. Die Gruppen sind Ersatz für fehlende familiäre Netze, gehen kritisch mit den Leistungen professioneller Dienste um, sollen Kosten sparen und sind scheinbar leicht politisch-administrativ zu steuern.

Ziele und Aufgaben. Dies sind:
- Veränderung der persönlichen Lebensumstände,
- häufig auch ein Hineinwirken in das soziale und politische Umfeld der Gruppenmitglieder,
- Aufheben der Isolation.

Merkmale. Dies sind:
- Autonomie: Handeln aufgrund selbstbestimmter Vereinigung, nicht veranlasst oder geleitet von einer Organisationszentrale,
- Selbstgestaltung: Handeln als freiwilliges Mitgestalten,
- Solidarität: Handeln nicht nur für sich, sondern für die Gruppe,
- Betroffenheit: Handeln in einem überschaubaren, von dem Handelnden mitgestaltbaren gesellschaftlichen Bereich,
- Gleichberechtigung der Mitglieder,
- Ausschluss finanzieller Interessen.

Selbsthilfeorganisationen

Im Gegensatz zu Selbsthilfegruppen, in denen Betroffenheit, Freiwilligkeit, Spontaneität, Interaktionen auf der Basis von Gleichberechtigung und Gegenseitigkeit vorranging sind, sind Selbsthilfeorganisationen Zusammenschlüsse zu überregionalen, landesweiten oder bundesweiten Verbänden mit größeren Mitgliederzahlen.

Ziele und Aufgaben. Selbsthilfeorganisationen
- arbeiten themenspezifisch (z. B. Krebs, Alleinerziehende o. ä.),
- bieten fachliche Beratung und Organisationshilfen,
- klären auf mit eigenen Medien, Fortbildungen,
- sind Lobby für die Mitglieder der Selbsthilfegruppen,
- unterstützen auch Nichtmitglieder und Angehörige,
- sind Träger der organisierten Laienhilfe und professioneller Dienstleistungen.

Selbsthilfekontaktstellen

Sie sind neben Seniorenbüros und Freiwilligenagenturen die am weitesten verbreiteten engagementfördernden Infrastrukturen. In Selbsthilfekontaktstellen sind u. a. Sozialpädagogen, Sozialarbeiter, Psychologen und Soziologen hauptamtlich in der Fachberatung tätig.

Ziele und Aufgaben. Selbsthilfeorganisationen
- erbringen themen-, bereichs- und indikationsgruppenübergreifend Dienstleistungen im Bereich der Selbsthilfe,
- informieren interessierte Bürger über Selbsthilfegruppen,
- bieten kostenlose Gespräche für Betroffene und eröffnen den Zugang zu Selbsthilfegruppen,
- unterstützen Selbsthilfegruppen in Entstehung und Entwicklung,
- stellen Gruppenräume und Infrastruktur zur Verfügung,
- verknüpfen den Selbsthilfegruppenbereich mit dem professionellen Gesundheitssystem und den sozialen Dienstleistungsangeboten,
- vertreten den Ansatz eigenverantwortlicher Arbeit von Selbsthilfegruppen in der Öffentlichkeit.

Nationale Kontakt- und Informationsstelle

Bundesweit agiert die Nationale Kontakt- und Informationsstelle (NAKOS) zur Anregung und Unterstützung von Selbsthilfegruppen. Sie besteht seit 1984. Sie ist die bundesweite Aufklärungs-, Service- und Netzwerkeinrichtung im Feld der Selbsthilfe in Deutschland. Sie fördert die Zusammenarbeit zwischen der Selbsthilfe, Einrichtungen der Versorgung, der Forschung, den Krankenkassen, den Behörden und den Verbänden.

Selbsthilfe als verantwortliche Laientätigkeit

Neben dem anerkannten öffentlichen Sozial- und Gesundheitssystem, dem formellen, professionellen, gibt es ein verborgenes Hilfe-System – Angehörige, Freunde, Nachbarn, also Laien –, das auf Emotionen, Bindungen, Loyalität, Solidarität und moralischer Verpflichtung basiert. Dieses informelle Netzwerk ist ein unverzichtbarer Bestandteil für das Wohlbefinden des betroffenen Menschen.

Bedeutung des Laien für den Betroffenen

Laien sind in den Augen des Betroffenen oftmals Experten für die Biografie, die Alltagsvorlieben, die Wünsche, Ängste und Gewohnheiten. Ihre Ein-

D ***Selbsthilfe** ist das Prinzip, eigene Probleme aus eigener Kraft beziehungsweise gemeinsame Probleme mit gemeinsamer Anstrengung zu bearbeiten.*

M *Selbsthilfegruppen richten sich v. a. an ihre Mitglieder und nicht an Außenstehende; darin unterscheiden sie sich von anderen Formen des Bürgerengagements.*

M ***Selbsthilfegruppen** werden nicht von professionellen Helfern geleitet; manche ziehen jedoch gelegentlich Experten zu bestimmten Fragestellungen hinzu.*

M *Die Mitglieder von Selbsthilfeorganisationen müssen nicht Betroffene, sondern können auch professionell im Gesundheitsdienst arbeitende Menschen sein.*

M *In **Selbsthilfeorganisationen** sind Arbeits- und Verwaltungsabläufe mit hauptamtlichen Mitarbeitern in einer Geschäftsstelle notwendig.*

***Selbsthilfekontaktstellen** sind örtlich oder regional arbeitende Einrichtungen.*

I **Internet:** *http://www.seniorenbueros.org*

I **Internet:** *http://www.nakos.de*

M *Viele Angehörige nutzen Selbsthilfegruppen, um sich gegenseitig zu unterstützen, sich auszutauschen und so neue Kraft zu bekommen.*

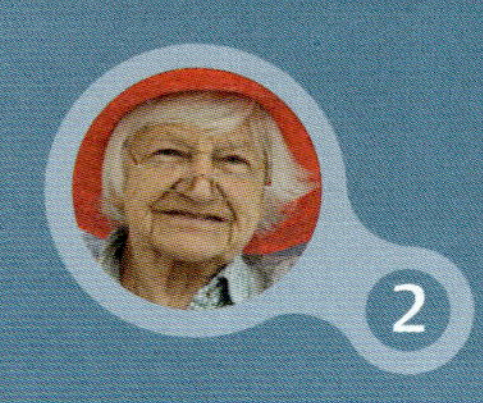

Internet: *http://www.bag-selbsthilfe.de*

Internet: *http://www.dag-selbsthilfegruppen.de*

Internet: *http://www.deutscher-behindertenrat.de*

Die Selbsthilfe stellt eine wichtige Säule im System gesundheitlicher Vorsorge dar.

Internet: *http://www.der-paritaetische.de*

satzbereitschaft führt häufig zur Überlastung; sie bedürfen der Unterstützung durch professionelle Dienste. An dieser Stelle ist es wichtig, dass die Laien sich verstanden und anerkannt fühlen. Sie

- müssen ernstgenommen werden,
- benötigen Informationen zu Selbsthilfe- bzw. Angehörigengruppen oder zu Freiwilligenagenturen.
- benötigen Unterstützung in der Pflege.

Bestehende Selbsthilfegruppen und -verbände

Mit Beginn des Jahres 2000 wurde die Selbsthilfeförderung im § 20 Abs.4 SGB V durch die gesetzlichen Krankenkassen verpflichtend geregelt, und diese wurden per Gesetz zur Erarbeitung gemeinsamer Fördergrundsätze mit den „für die Wahrnehmung der Interessen der Selbsthilfe maßgeblichen Spitzenorganisationen" verpflichtet.

Organisationen der Selbsthilfe

Bundesarbeitsgemeinschaft Hilfe für Behinderte e.V. (BAGH). Sie ist ein Zusammenschluss chronisch kranker und behinderter Menschen. BAGH und Paritätischer Wohlfahrtsverband zählen gemeinsam zu den großen Dachverbänden der Patientenselbsthilfe.

Deutscher Paritätischer Wohlfahrtsverband, Gesamtverband e.V. Hier hat sich auf Bundesebene eine zunehmende Zahl von Selbsthilfeorganisationen im Forum chronisch kranker und behinderter Menschen zu einem eigenständigen sozial- und gesundheitspolitischen Aktionsbündnis zusammengeschlossen.

Deutsche Arbeitsgemeinschaft Selbsthilfegruppen e.V. (DAG SHG). Fachverband zur Selbsthilfeunterstützung, der themen- und problemübergreifend arbeitet. Seine Schwerpunkte sind neben der Selbsthilfeunterstützung die Sicherstellung von förderlichen Rahmenbedingungen und die Anregung zur Selbsthilfe. Er bemüht sich um Modelle der angemessenen finanziellen Förderung und um Anerkennung im sozial- und gesundheitspolitischen Bereich. Mitglieder der DAG SHG sind Mitarbeiter von Selbsthilfekontaktstellen, von anderen Einrichtungen zur Selbsthilfegruppenunterstützung und Fachkräfte aus psychosozialen Gesundheitsberufen.

Weitere Verbände. Weitere etablierte Strukturen sind der Deutsche Behindertenrat (DBR), in welchem sich ca. 44 bundesweit agierende Verbände behinderter und chronisch kranker Menschen und ihre Angehörigen zu einem Aktionsbündnis zusammengeschlossen haben und die Suchtselbsthilfe. In der Suchtselbsthilfe werden die Interessen einer großen Anzahl von Selbsthilfegruppen und -verbänden in diesem Bereich über die Deutsche Hauptstelle für Suchtfragen (DHS) gebündelt.

Bedeutung und Leistungen von Selbsthilfe

Selbsthilfe leistet einen eigenständigen Beitrag zur Gesunderhaltung und Problembewältigung. Im Bereich der gesundheitlichen Versorgung ergänzt sie das professionelle Versorgungssystem und setzt sich mit seinen etwaigen Mängeln auseinander. Fast zu jedem medizinischen und psychosozialen Thema gibt es ein differenziertes Erfahrungswissen, welches weitervermittelt wird.

Für die Mitglieder bedeuten Selbsthilfegruppen, dass sie sich auf einer psychosozialen Ebene austauschen können und so die Lebenssituation besser bewältigen können. Sie und ihre Angehörigen lernen den Umgang mit der Krankheit, sie überwinden Isolation, sie können sich mit anderen, die sich in einer ähnlichen Situation befinden, austauschen, sie lernen Hilfe anzunehmen, sie lernen von anderen Gruppenmitgliedern und verbessern so oft ihre psychischen und physischen Befindlichkeiten.

Was sind Seniorenvertretungen?

Um den demografischen Wandel positiv zu gestalten, ist das Engagement aller Bürgerinnen und Bürger erforderlich. Viele Senioren sind bereit, ihre Kompetenzen und Erfahrungen ehrenamtlich für das Gemeinwohl einzusetzen und sich aktiv an der Gestaltung von Gesellschaft und Politik zu beteiligen. Formen der politischen Teilhabe bieten sich in der Gründung von Seniorenvertretungen.

Warum Seniorenvertretungen?

Bundesweit durchgeführte Studien haben ergeben, dass es drei zu unterscheidende Anliegen (einzeln oder auch gebündelt) gibt, welche die Notwendigkeit der Seniorenvertretungen anführen:

- Annähernd jede zweite Seniorenvertretung wurde politisch begründet, d.h. Seniorenanliegen sollten besser zur Geltung gebracht werden.
- Die zweithäufigste Begründung nannte den Unterstützungsbedarf des Rates und der Verwaltung in seniorenrelevanten Fragen.
- Der dritte relevante Begründungszusammenhang liegt eher in allgemeinen Argumenten. So wird auf die allgemeine Lebenssituation verwiesen, nach der auf die Zunahme der älteren Bürger und Bürgerinnen reagiert werden müsse, oder man wolle mit einer Seniorenvertretung das Selbstbewusstsein der Älteren stärken und diese zu mehr Aktivitäten anregen.

Welche Formen gibt es?

Seit Anfang der 70er-Jahre gibt es Interessenvertretungen von Senioren. Sie heißen Seniorenvertretungen, Seniorenbeirat, Seniorenrat. Sie arbeiten im vorparlamentarischen Raum. Das bedeutet, dass sie keine politischen Entscheidungsgremien sind. Sie diskutieren mit den politischen Entscheidungsträgern, um diese über die Bedarfslage und Belange der alten Menschen aufzuklären, eigene Potenziale zu entwickeln und sich im Sinne des Gemeinwohls einzubringen.

Die unterschiedliche Benennung dieser Gruppen hat die Ursache in der Vielfalt der Städte und Kommunen mit den landesrechtlichen Unterschieden in den jeweiligen Verfassungen und Gemeindeordnungen. Dies bedeutet, dass jede Kommune für sich entscheiden kann, ob eine Seniorenvertretung zugelassen wird, und welche Form der Mitwirkung man ihr zugesteht. So ist auch zu erklären, dass es deutliche Unterschiede in den Gruppen hinsichtlich ihrer Organisationsformen, ihrer Zusammensetzung, ihrer Aufgaben, ihrer Mitwirkungsmöglichkeiten und ihrer finanziellen Ausstattung gibt.

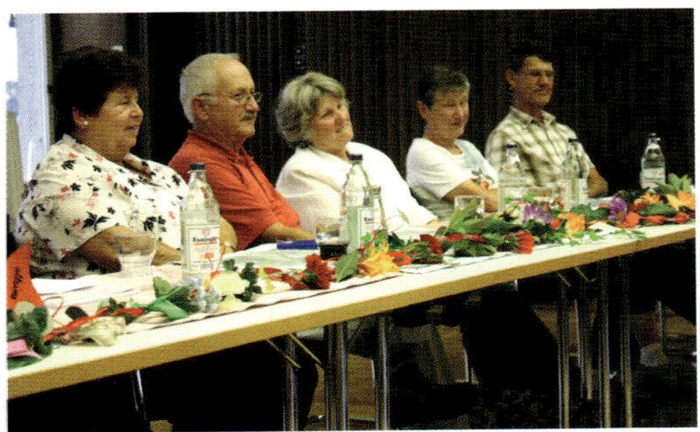

Abb. 2.127 Auf kommunaler Ebene sind Seniorenvertretungen selbstorganisierte, freiwillige Einrichtungen (keine gesetzlich vorgeschriebenen Beteiligungsgremien).

Aufgaben und Gestaltungsmöglichkeiten

Die Aufgaben und Gestaltungsmöglichkeiten von Seniorenvertretungen sind etwas unterschiedlich, jedoch sehen sich alle als Sprachrohr der älteren Mitbürgerinnen und Mitbürger (**Abb. 2.127**). Ihre Arbeitsfelder hängen von der jeweiligen Situation in der Kommune ab.

Kommunale Vertretungen

Aufgaben und Gestaltungsmöglichkeiten von kommunalen Vertretungen sind vielfältig.

Politische Beteiligung. Seniorenvertretungen sind in die Kommunalpolitik als sachkundige Bürger mit Anhörungs- und Mitsprachemöglichkeit eingebunden. Sie bringen dort die gebündelten Interessen der älteren Mitbürger vor. Die Mehrheit der Seniorenvertretungen wünscht sich weitere Rechte in Form von Mitbestimmung. Dies wird bisher nur ganz wenigen Vertretungen zugesprochen.

Öffentlichkeit, Transparenz. Seniorenvertretungen wollen ihre Arbeit durchschaubar machen. Sie bieten Sprechstunden (z.B. in Bürgerbüros) an, führen ihre Sitzungen in Einrichtungen der Altenhilfe durch, stellen sich nach außen in Medien, auf öffentlichen Veranstaltungen, Infoblättern und in Zusammenarbeit mit Alteneinrichtungen dar. So machen sie ihre Arbeit transparent. Die Wahl einer Seniorenvertretung trägt zur Überprüfung und Kontrolle der Vertretung bei.

Effektivität und Effizienz. Seniorenvertretungen möchten eingebunden sein in die Verwaltungs- und Politstrukturen, um Entscheidungen mit beeinflussen zu können. Die Ausstattung mit einer eigenen Adresse und einem Etat trägt zur Effektivität bei.

Erwerb von Kenntnissen, politische Kompetenz. Qualifizierungsangebote für Mitglieder der Seniorenvertretung müssen geschaffen und wahrgenommen werden, damit Seniorenvertreter eine gute Grundlage für ihre Arbeit haben.

Anregungen und Aufklärungen der älteren Mitbürger. Um allen älteren Mitbürgern ein aktives Altern zu ermöglichen, fördern sie durch Hilfe zur

D **Seniorenvertretungen** *sind politisch unabhängige Interessenvertretungen älterer Menschen. Sie sind auf kommunaler Ebene selbst organisiert und freiwillig. Die Seniorenvertretungen sind als Mitgliedsverband auf Bundesebene organisiert in der Bundesarbeitsgemeinschaft der Seniorenorganisationen (BAGSO), welche zu ihren weiteren Mitgliedern seniorenpolitisch relevante Verbände zählt.*

M *Seit 2004 gibt es die Bundesarbeitsgemeinschaft der Landesseniorenvertretung (BAG LSV). In ihr sind momentan 16 Landesseniorenvertretungen Mitglied, welche ca. 1.500 Seniorenvertretungen / Seniorenbeiräte / Seniorenräte vertreten. Somit ist die Durchgängigkeit bis zu den Vertretungen auf Ortsebene gegeben.*

M *Die meisten Seniorenvertretungen wirken in den Bereichen Wohnen, Kultur, Soziales, Verkehr, Sport / Gesundheit, Umwelt / Stadtentwicklung, Öffentlichkeitsarbeit in Arbeitsgruppen organisiert mit.*

D **Kommunale Vertretungen** *sind z. B. Seniorenvertretungen, Seniorenbeiräte und Seniorenräte.*

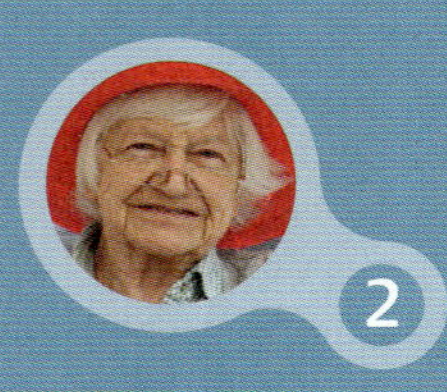

Selbsthilfe ihre Selbstständigkeit. Sie wollen sie beraten, unterstützen und den einen oder anderen in das bürgerschaftliche Engagement in der Kommune einbinden.

Mitarbeit in Bezug auf die Bereitstellung von Diensten und Angeboten im Bereich der Altenarbeit/Altenhilfe. Sie bringen sich in Freiwilligenagenturen ein, organisieren Besuchsdienste, sind als Gruppe in Alteneinrichtungen tätig o.Ä.

Einflussnahme auf die Infrastruktur. Sie zeigen die Bedürfnisse auf zur Verbesserung der Lebensqualität älterer Menschen, für ein menschengerechtes Wohnumfeld, für eine altengerechte und sichere Stadt.

M *Weitere Aufgaben der LSV liegen in der Unterstützung der kommunalen Seniorenvertretungen und in der Gründungshilfe für neue Seniorenvertretungen.*

Landesseniorenvertretungen

Aufgaben und Ziele der Landesseniorenvertretungen (LSV) sind (**Abb. 2.128**):

- Vertretung und Unterstützung der Interessen der älteren Generation (auch der Heimbewohner und Pflegebedürftigen) gegenüber der Landesregierung, kommunalen Spitzenverbänden und anderen politischen und gesellschaftlichen Institutionen,
- Einwirken auf die Planungen und Gesetzesvorhaben der Sozialpolitik,
- Unterstützung der älteren Menschen zur Erhöhung ihrer Lebensqualität in den Bereichen Kultur, Bildung, Altenhilfe und Altenpflege,
- Engagement für das Zusammenleben aller Generationen,
- Beteiligung an Forschungsvorhaben, Veröffentlichungen von Publikationen (einige haben eigene Medien, z.B. Zeitschriften, Homepages),
- Unterstützung der kommunalen Seniorenvertretungen und Gründungshilfe für neue kommunale Seniorenvertretungen,
- Vermittlung von Referenten und Angebot von Weiterbildungsveranstaltungen.

I **Internet:**
http://www.bagso.de
http://www.bmfsfj.de

Bundesarbeitsgemeinschaft der Landesseniorenvertretungen

Zu den Aufgaben und Zielen der Bundesarbeitsgemeinschaft der Landesseniorenvertretungen gehören:

- Vertretung und Unterstützung der Landesseniorenvertretungen auf Bundesebene,
- Stellungnahmen und Erfahrungsaustausch zu politischen Prozessen zwischen Bundes-, Länder- und kommunaler Ebene für ältere Menschen,
- Stärkung und Einflussnahme auf politische Entscheidungen, die die Lebenssituation älterer Menschen betreffen, z.B. Gesundheit, Pflege, Altersversorgung, Altersdiskriminierung, Umsetzung des EU-Rechts auf nationales Recht,
- Kooperation mit allen relevanten altenpolitischen Akteuren,
- Öffentlichkeitsarbeit für ältere Menschen und das Alter.

Seniorenvertretungen
Bündlungsfunktion: bündeln von Interessen und Forderungen älterer Menschen auf kommunaler Ebene
Mittlerfunktion: vermitteln von Interessen und Forderungen älterer Menschen an Politik und Verwaltung und Öffentlichkeit
Beobachterfunktion: beobachten, ob und wie sich die Einhaltung der Rechte und Würde älterer Menschen gestaltet
Beraterfunktion: beraten Politik und Verwaltung aus der Perspektive der Lebenswelt älterer Menschen

Abb. 2.128 Funktionen von Landesseniorenvertretungen.

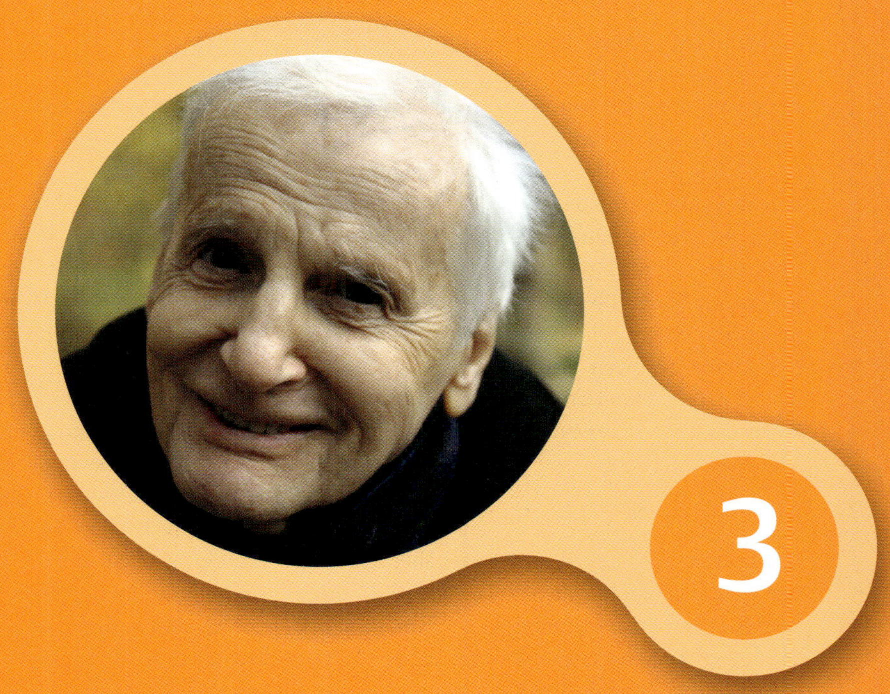

LERNBEREICH 3

Rechtliche und institutionelle Rahmenbedingungen altenpflegerischer Arbeit

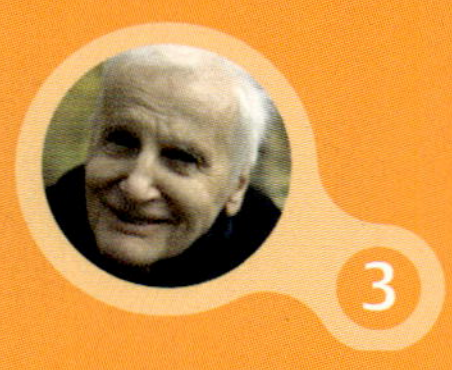

3

Aufgaben und Funktionen des Sozialstaats

M Die Aufgaben des Sozialstaats umfassen:
- Existenzsicherung,
- Hilfe in sozialer Notlage,
- sozialer Ausgleich,
- Chancengleichheit.

M Sozialstaat bedeutet, dass der Staat für einen Ausgleich der sozialen Gegensätze und für die soziale Sicherheit seiner Bürger sorgt.

M Im Sozialstaat ist es die Aufgabe des Staates, den sozial Schwachen zu schützen. Andererseits müssen die Sozialausgaben finanzierbar bleiben. Hier muss ein vernünftiger Kompromiss gefunden werden.

„Die Bundesrepublik Deutschland ist ein [...] sozialer Bundesstaat" (Grundgesetz Art. 20 I 1).

Folgen der industriellen Revolution

Während der industriellen Revolution im 19. Jahrhundert kam es zu einer Verarmung und Verelendung weiter Kreise der Bevölkerung. Die Industrialisierung schuf zwei neue Gruppen der Gesellschaft: den kapitalbesitzenden Unternehmer und den besitzlosen Arbeiter.

Die Betriebe in den Städten wurden größer, die Unternehmen auf dem Land dadurch nicht mehr konkurrenzfähig. Dies bewirkte eine Landflucht und damit billige Arbeitskräfte in der Stadt. Niedrige Löhne zwangen wiederum den Arbeiter zu langen Arbeitszeiten und führten zu Kindern- und Frauenarbeit. Die Folgen waren Verelendung und Krankheit.

Entstehung des Sozialstaates

Als Antwort auf diese soziale Frage, aber auch um den entstandenen Unruhen zu begegnen, schuf der preußische Ministerpräsident *Otto von Bismarck* 1883 die Krankenversicherung der Arbeiter, 1884 die Unfallversicherung, 1889 die Alters- und Invalidenversicherung. 1913 kam die Krankenversicherung für Angestellte hinzu. Dies waren die ersten Ansätze einer staatlichen Sozialpolitik, die Entstehung des Sozialstaates.

Die Eigenverpflichtung zum Sozialstaat bedeutet, dass der Staat für einen Ausgleich der sozialen Gegensätze und damit für eine gerechte Sozialordnung sorgen muss. Er gewährleistet seinen Bürgern eine soziale Sicherheit.

Finanzierung des Sozialstaats

Im Sozialstaat ist es die Aufgabe des Staates, den sozial Schwachen zu schützen. Andererseits kann und darf der Sozialstaat nicht zum „Selbstbedienungsladen" werden, da die Sozialausgaben finanzierbar bleiben müssen. Steigende Sozialabgaben wirken leistungshemmend und bergen damit die Gefahr, dass die Leistungsbereitschaft und damit auch die Einnahmen des Staates sinken. In diesem Spannungsverhältnis muss ein vernünftiger Kompromiss gefunden werden. Wie stark der Staat in den einzelnen Fällen Hilfe leistet, hängt auch davon ab, wie hoch seine finanziellen Mittel sind. Hier besteht ein großer Gestaltungsspielraum. Insbesondere unterliegt es auch einer politischen Bewertung, wo der Staat seine Schwerpunkte setzt. Ein Verstoß gegen das Sozialstaatsprinzip liegt nur dann vor, wenn er der grundlegenden Daseinsvorsorge nicht mehr nachkommt.

Die Aufgabe des Staates, dem sozial Schwachen zu Hilfe zu kommen, übernehmen zum großen Teil die freien Träger der Wohlfahrtspflege (s. S. 776):
- Arbeiterwohlfahrt,
- Diakonisches Werk,
- Deutscher Caritasverband e.V.,
- Deutsches Rotes Kreuz e.V. u.a.

Aufgaben des Sozialstaates

Die wesentlichen Aufgaben des Sozialstaates sind die Sicherung der menschlichen Existenz unter Beachtung der Menschenwürde, die Sicherung in sozialer Notlage, die Sicherung eines sozialen Ausgleiches und die Sicherung der Chancengleichheit.

Sicherung der menschlichen Existenz

Durch Gewährleistung der Sozialhilfe und des Arbeitslosengeldes II soll es jedem Bürger möglich sein, zumindest ein menschenwürdiges Leben führen zu können. Das Existenzminimum soll garantiert sein. So wie der Staat verpflichtet ist, dem mittellosen Bürger diese Mindestvoraussetzungen zu gewähren, darf er dem Bürger das selbst erzielte Einkommen bis zu diesem Betrag – dem Existenzminimum – nicht entziehen und hat es demzufolge steuerfrei zu belassen (so die Entscheidung des Bundesverfassungsgerichts am 29. 5. 1990).

Sicherung in sozialer Notlage

Es muss ein bestimmtes Maß an sozialer Sicherung in Notlagen (z.B. Krankheit, Arbeitslosigkeit) gewährleistet sein, wie es z.B. die Sozialversicherung (Krankenversicherung, Rentenversicherung, Arbeitslosenversicherung) bietet.

Sicherung eines sozialen Ausgleiches

Soweit Bürger unterschiedlich stark belastet sind, sorgt der Staat für einen gewissen Lastenausgleich wie z.B. bei Ausbildungsförderung, sozialem Wohnungsbau, Familienlastenausgleich (Kindergeld), Elterngeld.

Sicherung der Chancengleichheit

Staatliche Vor- und Fürsorge soll Gruppen der Gesellschaft gewährt werden, die in ihrer persönlichen und sozialen Entfaltung gehindert sind. So erhalten einkommensschwache Bürger vor Gericht Prozesskostenhilfe (früher: Armenrecht) oder in Fällen der Schwerkriminalität einen Pflichtverteidiger. Für entlassene Strafgefangene soll der Staat Hilfe zur Wiedereingliederung bereitstellen (wobei diese Resozialisierung wiederum der Gesellschaft zugute kommt, wenn der Täter nicht wieder rückfällig wird).

Säulen der Sozialversicherung

Das öffentliche (staatliche) soziale Sicherungssystem ruht auf vier Säulen:
1. Versicherungsprinzip,
2. Versorgungsprinzip,
3. Fürsorgeprinzip,
4. Prinzip des sozialen Ausgleichs.

Versicherungsprinzip. Eine Versicherung schützt die Versicherten vor finanziellen Nachteilen, die durch bestimmte Ereignisse, sog. Versicherungsfälle, verursacht worden sind. Bei Eintritt eines Versicherungsfalles werden Leistungen erbracht. Dafür und als Gegenleistung für die Übernahme des Risikos zahlen die Versicherten ihre Beiträge. Zum Versicherungsprinzip gehört die gesetzliche Sozialversicherung, die sich grundsätzlich durch Beiträge der Versicherten und ihrer Arbeitgeber finanziert.

Versorgungsprinzip. Hier ist das „Opfer für die Allgemeinheit" bedingendes Kriterium, d.h. es sollen Schäden ausgeglichen werden, für die die Allgemeinheit eine besondere Verantwortung trägt, z.B. Kriegsopferversorgung, Opfer von Gewalttaten, Wehrpflichtige. Die notwendigen Mittel werden nicht aus Beiträgen, sondern aus dem allgemeinen Steueraufkommen erbracht.

Fürsorgeprinzip. Fürsorgeleistungen helfen, wenn und so lange der Einzelne bedürftig ist. Als bedürftig gilt, wer sich nicht selbst helfen kann und die nötige Hilfe nicht anderweitig erwarten kann. Ein Beispiel ist die Grundsicherung im Alter. Sie wird aus Steuermitteln finanziert und hilft den Menschen, ein Existenzminimum abzusichern.

Prinzip des sozialen Ausgleichs. Der Ausgleich sozialer Ungleichheiten und Gegensätze zielt auf ein menschenwürdiges Dasein, indem besondere Belastungen zur Schaffung gleicher Voraussetzungen gemildert werden sollen, z.B. durch Leistungen der Ausbildungsförderung, durch Wohngeld, Kindergeld und Unterhaltsvorschuss.

Sozialleistungsträger

Staatliche Träger. Leistungsträger für die öffentlichen (staatlichen) Sozialleistungen sind:
- der Bund,
- die Länder,
- die Gemeinden und Gemeindeverbände,
- Sozialversicherungsträger(z.B. gesetzliche Krankenkassen oder die Berufsgenossenschaft).

Private Träger. Neben den staatlichen Institutionen widmen sich eine Vielzahl gesellschaftlicher Gruppen und Organisationen der sozialen Sicherung in der Bundesrepublik Deutschland. Aufgrund der gemeinsamen Anstrengung öffentlicher und privater Träger hat unsere soziale Sicherung eine hohe Qualität. Bei den privaten Trägern des Sozialwesens wird unterschieden zwischen:
- privaten Trägern aus dem wirtschaftlichen Bereich: Arbeitgeberverbände, Arbeitnehmerverbände (Gewerkschaften), Genossenschaften,
- privaten Trägern aus dem gesellschaftlichen Bereich: Kirchen und Religionsgemeinschaften, Verbände der freien Wohlfahrtspflege (z.B. Arbeiterwohlfahrt, Caritasverband, Deutscher Paritätischer Wohlfahrtsverband, Deutsche Rotes Kreuz, Diakonisches Werk), Jugendverbände, Selbsthilfeorganisationen, sonstige Hilfswerke.

Sozialgesetzbuch SGB

Mit der Einführung des Sozialgesetzbuches (SGB; **Abb. 3.1**) verband der Gesetzgeber die Absicht, die unterschiedlichen Teile des Sozialrechts aus verschiedenen Gesetzen und Verordnungen in einem Werk zu bündeln. Der Bürger sollte über die Vielfältigkeit der sozialen Sicherung informiert und damit eine bessere Transparenz der rechtlichen Grundlagen erreicht werden. Bisher sind 12 Gesetze zur Schaffung des Sozialgesetzbuches in Kraft getreten (vgl. **Abb. 3.2**)

Für die Versorgung alter und kranker Menschen sind v.a. folgende Bücher von Bedeutung:
- SGB V: Gesetzliche Krankenversicherung (GKV)
- SGB VI: Gesetzliche Rentenversicherung
- SGB VII: Gesetzliche Unfallversicherung
- SGB VIII: Kinder- u. Jugendhilfe
- SGB IX: Rehabilitation und Teilhabe behinderter Menschen
- SGB XI: Soziale Pflegeversicherung
- SGB XII: Sozialhilfe

Pflicht zur Aufklärung, Beratung und Auskunft

Die Pflichtaufgaben der Sozialleistungsträger sind:
- Pflicht zur Aufklärung (§13 SGB I),
- Pflicht zur Beratung (§14 SGB I),
- Pflicht zur Auskunft (§15 SGB I).

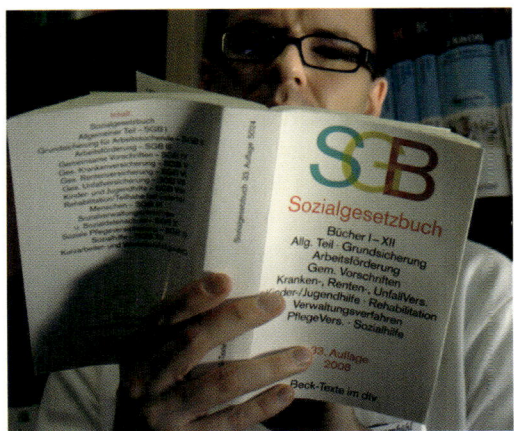

Abb. 3.1 Das Sozialgesetzbuch bündelt die unterschiedlichen Teile des Sozialrechts aus verschiedenen Gesetzen und Verordnungen in einem Werk.

M: Die soziale Absicherung gegen die größten Lebensrisiken leisten die gesetzliche Kranken-, Renten-, Unfall-, Arbeitslosen- und Pflegeversicherung.

M: Neben dem Staat und privaten Trägern aus der Wirtschaft widmen sich auch private Träger aus dem gesellschaftlichen Bereich der sozialen Sicherung in der Bundesrepublik Deutschland, z. B. die Wohlfahrtsverbände (s. S. 776).

M: Die Kirchen und Verbände der freien Wohlfahrtspflege stellen den weitaus größten Anteil an sozialen Einrichtungen. Bei weiteren Aktivitäten steht die persönliche Hilfe im Vordergrund.

M: Ziel des Sozialgesetzbuches soll sein, die gesetzlichen Bestimmungen für den Bürger verständlich zu machen, es soll ihn aber auch über seine Rechte und Pflichten nach dem SGB und die der Sozialleistungsträger informieren.

SGB I	Allgemeiner Teil
SGB II	Grundsicherung für Arbeitssuchende
SGB III	Arbeitsförderung
SGB IV	Gemeinsame Vorschriften
SGB V	Krankenversicherung
SGB VI	Rentenversicherung
SGB VII	Unfallversicherung
SGB VIII	Kinder- und Jugendhilfe
SGB IX	Rehabilitation und Teilhabe behinderter Menschen
SGB X	Verwaltungsverfahren
SGB XI	Pflegeversicherung
SGB XII	Sozialhilfe

Abb. 3.2 Die einzelnen Bücher des Sozialgesetzbuches.

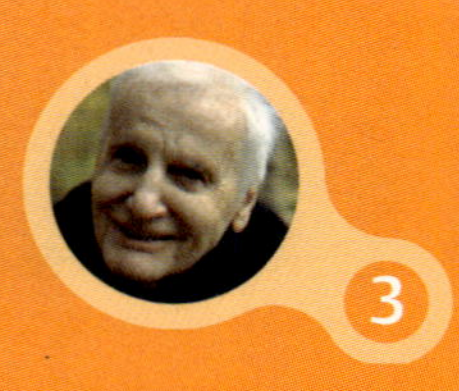

M *Die Sozialleistungsträger haben die Pflicht zur Aufklärung, die Pflicht zur Beratung sowie die Pflicht zur Auskunft.*

M *Bei einer Beratung durch einen Sozialleistungsträger werden die Probleme des Rat- und Hilfesuchenden erschöpfend erörtert.*

M *Bei einem Antrag auf Sozialleistungen besteht für den Antragsteller eine Mitwirkungspflicht: Er muss alle Tatsachen und Veränderungen angeben, die für die Leistung erheblich sind.*

M *Bei den Sozialleistungen werden Dienstleistungen (z. B. persönliche Beratung und Betreuung), Sachleistungen sowie Geldleistungen (finanzielle Zuwendungen) unterschieden.*

Die Sozialleistungsträger sind aber auch verpflichtet, Anträge, die sie als unzuständige Stelle erhalten haben, an den zuständigen Sozialleistungsträger weiterzuleiten.

Aufklärung. Der Inhalt der Aufklärung besteht darin, die Bevölkerung allgemein über die Rechte und Pflichten nach dem SGB zu informieren. Als Mittel kommen alle Medien in Betracht, aber auch Broschüren, Merkblätter, Anzeigen und sonstige Veröffentlichungen.

Beratung. Im Gegensatz zur Aufklärung handelt es sich bei der Beratung um eine konkrete individuelle Verwaltungsmaßnahme. Bei einer Beratung werden die Probleme des Rat- und Hilfesuchenden erschöpfend erörtert. Sie beinhaltet die Unterrichtung über die Rechtslage und Verwaltungspraxis, die tatsächlichen Gegebenheiten und die Raterteilung über rechtmäßiges und zweckmäßiges Verhalten. Beratung kann schriftlich, mündlich, telefonisch oder auf elektronischem Weg erfolgen. Eine fehlerhafte Beratung kann zu einem Schadensersatzanspruch führen.

Auskunft. Sie hat Wegweiserfunktion, d.h. sie erstreckt sich auf die Benennung der für die Sozialleistung zuständigen Leistungsträger sowie auf alle Sach- und Rechtsfragen, die für den Auskunftssuchenden von Bedeutung sein können und zu deren Beantwortung die Auskunftsstellen imstande sind. Auskunftsstellen sind die gesetzlichen Krankenkassen, z. B. die Ortskrankenkassen. Auskunftspflichtig sind außerdem die nach Landesrecht zuständigen Stellen, z. B. die Sozialämter der Gemeinden.

Sozialleistungen

Bei den Sozialleistungen werden unterschieden:

- **Dienstleistungen:** alle Formen persönlicher Beratung und Betreuung, z. B. Unterhaltsbeistandschaften und Betreuungen nach dem Betreuungsgesetz,
- **Sachleistungen:** Sie werden „in Form des zu befriedigenden Bedarfs" erbracht,
- **Geldleistungen:** alle finanziellen Zuwendungen.

Der Gesetzgeber hat es bei der Vielzahl der Sozialleistungen als erforderlich angesehen, den Bürgern im Sozialgesetzbuch den Weg zu weisen. In den Bestimmungen der §§ 18 bis 29 SGB I werden alle Sozialleistungen stichwortartig aufgeführt. Die Voraussetzungen für die einzelnen Leistungen müssen in den besonderen Büchern des Sozialgesetzbuches nachvollzogen werden.

Antrag auf Sozialleistungen

Anträge auf Sozialleistungen stellen und Sozialleistungen entgegennehmen können bereits Jugendliche, die das 15. Lebensjahr vollendet haben (§ 36 SGB I). Dieses Recht ab dem Alter von 15 Jahren, z. B. Eingliederungshilfe nach dem Kinder- und Jugendhilfegesetz (SGB VIII) beantragen zu können, wird vom Gesetzgeber mit dem Begriff der sog. „Handlungsfähigkeit" umschrieben.

Mitwirkungspflicht des Antragstellers

Wer Sozialleistungen beantragt oder erhält, hat bestimmte Mitwirkungspflichten (§ 60ff. SGB I). So sind alle Tatsachen anzugeben, die für die Leistung erheblich sind und Änderungen mitzuteilen, die in den persönlichen und wirtschaftlichen Verhältnissen der Antragsteller und Empfänger von Sozialleistungen eingetreten sind. Darüber hinaus haben die Antragsteller Beweismittel zu bezeichnen und Beweismittel (z. B. Geburtsurkunden) vorzulegen. Auf Verlangen des zuständigen Leistungsträgers sollen die Antragsteller oder Bezieher von Leistungen zur mündlichen Erörterung von Fragen persönlich erscheinen.

Nichterfüllung. Die Nichterfüllung einer angemessenen Mitwirkungspflicht kann dazu führen, dass eine Leistung ganz oder teilweise versagt oder entzogen wird. Allerdings kann Versagung oder Entzug einer Leistung nicht sofort verfügt werden. Der Leistungsträger muss den Betroffenen auf diese Rechtsfolge hinweisen und ihm eine angemessene Frist setzen, um die Mitwirkungspflicht nachzuholen. So wäre es nicht rechtmäßig, eine Ernährungszulage bei kostenaufwendiger Ernährung nur allein deshalb zu versagen, weil der Antragsteller der Aufforderung, sich einer ärztlichen Untersuchung zu unterziehen, nicht nachgekommen ist. Auf die Folge einer fehlenden Mitwirkung muss vor Versagung oder Entzug einer Leistung schriftlich hingewiesen worden sein.

Einzelne Versicherungen der gesetzlichen Sozialversicherung

Während die durchschnittliche Lebenserwartung steigt, sieht es um die finanzielle Absicherung im Alter immer schlechter aus. Dies gilt zumindest dann, wenn sich ausschließlich auf die staatlichen sozialen Sicherungsmaßnahmen verlassen wird. Die gesetzliche Sozialversicherung umfasst die:

- Krankenversicherung (s. S. 769),
- Rentenversicherung (s. S. 771),
- Arbeitslosenversicherung,
- Unfallversicherung,
- Pflegeversicherung (s. S. 772).

Krankenversicherung

Durch die Bismarck'schen Sozialreformen trat im Jahr 1884 das „Gesetz betreffend die Krankenversicherung der Arbeiter" in Kraft. Im Jahr 1911 wurden die Kranken-, Unfall- und Rentenversicherung zusammengefasst. Das Recht der gesetzlichen Krankenversicherung ist hauptsächlich im 5. Buch des Sozialgesetzbuches geregelt.

Aufgaben

Laut § 1 SGB V hat die Krankenversicherung als Solidargemeinschaft die Aufgabe, die Gesundheit der Versicherten zu erhalten, wiederherzustellen oder ihren Gesundheitszustand zu bessern. Die Versicherten sind für ihre Gesundheit mitverantwortlich. Die Krankenkassen haben den Versicherten dabei durch Aufklärung, Beratung und Leistungen zu helfen und auf gesunde Lebensverhältnisse hinzuwirken.

Dieser modernen Auffassung von der Aufgabenstellung der gesetzlichen Krankenversicherung entspricht auch ihr Leistungskatalog. Zu den Leistungen der gesetzlichen Krankenversicherung gehören:
- Verhütung von Krankheiten,
- Früherkennung von Krankheiten,
- Behandlung von Krankheiten,
- medizinische Rehabilitation,
- Zahlung von Krankengeld.

Träger

Die Träger der gesetzlichen Krankenversicherung sind unterschiedlich strukturiert, d.h. es gibt kein einheitliches Gefüge, sondern verschiedene Kassenarten. Das System der gesetzlichen Krankenversicherung gliedert sich in:
- Ortskrankenkassen (AOK),
- Betriebskrankenkassen (Betriebe mit regelmäßig mehr als 1.000 Beschäftigten),
- Innungskrankenkassen (Handwerk),
- landwirtschaftliche Krankenkassen,
- Ersatzkrankenkassen für Angestellte,
- Ersatzkassen für Arbeiter,
- See-Krankenkasse,
- Bundesknappschaft (Bergleute).

Versicherte

Der gesetzlichen Krankenversicherung können angehören: Pflichtversicherte, freiwillig Versicherte, Familienversicherte.

Die Voraussetzungen für diese drei Versicherungsformen sind wie folgt festgelegt.

Pflichtversicherte. Versicherungspflichtig sind Arbeitnehmer bis zu einer bestimmten Jahresarbeitsentgeltgrenze und Auszubildende, Arbeitslose, land- und forstwirtschaftliche Unternehmer und ihre mitarbeitenden Familienangehörigen, Künstler und Publizisten, Teilnehmer an Rehabilitations- und berufsfördernden Maßnahmen, behinderte Beschäftigte (z.B. in Werkstätten), Studenten, Rentner und Rentenantragsteller.

Freiwillig Versicherte. Eine freiwillige Versicherung ist für Personen möglich, die weder pflichtversicherte Arbeitnehmer sind, noch die Kriterien für eine private Krankenversicherung erfüllen (z.B. Studenten ab dem 30. Lebensjahr).

Familienversichert. Beitragsfrei familienversichert sind der Ehegatte, der gleichgeschlechtlich eingetragene Lebenspartner und die Kinder eines pflicht- oder freiwillig versicherten Mitglieds. Die Kinder sind bis zur Vollendung des 18. Lebensjahres familienversichert.

Versicherungsfreiheit. Sie besteht für Personen, die als nichtschutzbedürftig im Sinne des Gesetzes angesehen werden oder die bereits anderweitig abgesichert sind. Nicht der Versicherungspflicht unterliegen somit z.B. Beamte, Richter, Soldaten, Geistliche und Lehrer. Diese müssen sich privat krankenversichern, erhalten jedoch von ihren Dienstherren Beihilfen.

Finanzierung

Die gesetzliche Krankenversicherung finanziert sich im Wesentlichen aus den Beiträgen der Mitglieder und einem Zuschuss des Bundes zur pauschalen Abgeltung der Aufwendungen der Krankenkassen für versicherungsfremde Leistungen. Von den Mitgliedern wird ein Beitrag bis zu einer bestimmten Höhe des Bruttoeinkommens erhoben (monatl. € 3712,50).

Leistungen

Leistungen der Krankenversicherung sind:
- Leistungen zur Verhütung von Krankheiten und von deren Verschlimmerung (Vorsorge) sowie zur Empfängnisverhütung, bei Sterilisation und bei Schwangerschaftsabbruch,
- Leistungen zur Früherkennung von Krankheiten,
- Leistungen zur Behandlung einer Krankheit.
- Leistungen bei Schwangerschaft und Mutterschaft,
- Krankengeld (s. S. 770).

Vorsorgeleistungen. Versicherte haben schon vor Eintritt der eigentlichen Krankheit Anspruch auf medizinische Vorsorgeleistungen, wenn eine Behandlung notwendig ist, um eine Schwächung der Gesundheit, die in absehbarer Zeit voraussichtlich zu einer Krankheit führen würde, zu beseitigen oder einer Gefährdung der gesundheitlichen Entwicklung eines Kindes entgegenzuwirken oder eine Pflegebedürftigkeit zu vermeiden.

Ambulant vor stationär. Nach wie vor gilt in der gesetzlichen Krankenversicherung dieser Grundsatz. Deshalb ist zunächst die ambulante Behand-

M *Die gesetzliche Krankenversicherung ist ältester Zweig der Sozialversicherung. Heute sind rund 88 % der Bevölkerung (72 Mio. Bürger) Mitglied der gesetzlichen Krankenversicherung, die jetzt über 120 Jahre alt ist.*

M *Die Versicherten sollen durch gesundheitsbewusste Lebensführung, Beteiligung an Gesundheitsvorsorge sowie aktive Mitwirkung an Krankenbehandlung und Rehabilitation dazu beitragen, den Eintritt von Krankheit und Behinderung zu vermeiden oder ihre Folgen zu überwinden.*

M *In der GKV gibt es einen Solidarausgleich zwischen hohen und niedrigen Einkommen, d.h. Mitglieder mit höheren Einkommen zahlen höhere Beiträge als Mitglieder mit niedrigeren Einkommen.*

M *In der gesetzlichen Krankenversicherung gilt der Grundsatz „ambulant vor stationär". Nur wenn ambulante Vorsorge nicht ausreicht, kommt die Notwendigkeit einer stationären Versorgung in Betracht.*

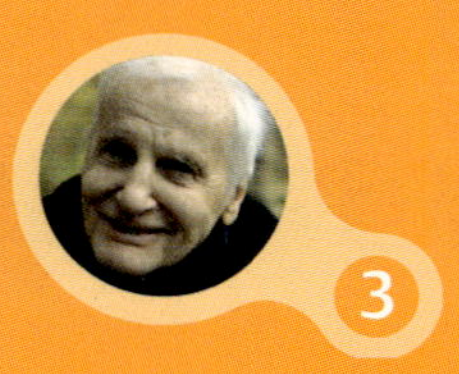

lung durch einen niedergelassenen Arzt vorrangig. Nur wenn ambulante Vorsorge nicht ausreicht, kommt die stationärer Versorgung in Betracht.

Früherkennung. Versicherte, die das 35. Lebensjahr vollendet haben, sind alle zwei Jahre berechtigt, eine ärztliche Gesundheitsuntersuchung zur Früherkennung von Herz-, Kreislauf-, Nieren- und Zuckererkrankungen in Anspruch zu nehmen.

M *Die Versicherten haben freie Wahl unter den Vertragsärzten. Seit dem 01.01.2004 haben Versicherte ab 18 Jahren die sog. Praxisgebühr von € 10 je Quartal zu entrichten.*

Krankenbehandlung

Der zentrale Aufgabenschwerpunkt ist die Krankenbehandlung. Dazu zählen:

- ärztliche Behandlung,
- zahnärztliche Behandlung,
- psychotherapeutische Behandlung,
- Versorgung mit Arznei-, Verband-, Heil- und Hilfsmitteln,
- Soziotherapie,
- Krankenhausbehandlung,
- Zuschuss zu ambulanter und stationärer Hospizarbeit,
- Leistungen zur künstlichen Befruchtung,
- medizinische und ergänzende Leistungen zur Rehabilitation und Belastungserprobung sowie Arbeitstherapie.

M *Bestimmte verschreibungspflichtige Medikamente werden von der Krankenkasse nicht übernommen (z. B. Mund- und Rachentherapeutika, Abführmittel, Mittel gegen Reisekrankheit, Erkältungskrankheiten sowie Mittel, die eine Erhöhung der Lebensqualität bewirken sollen).*

Ärztliche Behandlung. Die ärztliche Behandlung umfasst alle vertragsärztlichen Tätigkeiten, die zur Verhütung, Früherkennung und Behandlung von Krankheiten nach den Regeln der ärztlichen Kunst ausreichend und zweckmäßig sind.

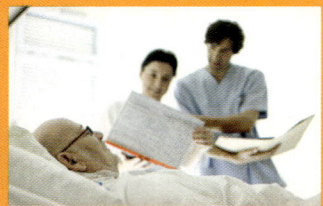

Abb. 3.3 Zu den Kernleistungen der Krankenversicherung gehört eine Krankenhausbehandlung.

Arzneimittel. Für Arzneimittel, die zu Lasten der gesetzlichen Krankenversicherung abgerechnet werden können, haben Versicherte, die das 18. Lebensjahr vollendet haben, eine Zuzahlung zu leisten.

Heil- und Hilfsmittel. Dies sind insbesondere ärztlich verordnete therapeutische Dienstleistungen wie Krankengymnastik, Massagen und Sprachtherapien. Hilfsmittel dienen dem Zweck, den Erfolg einer Krankenbehandlung zu sichern oder eine Behinderung auszugleichen. Zu ihnen zählen insbesondere Hörhilfen, Körperersatzstücke und orthopädische Hilfsmittel. Für alle Heilmittel sind Zuzahlungen zu leisten.

M *Ziel der Hospizversorgung ist es, unheilbar Kranken, insbesondere in der letzten Lebensphase, ein menschenwürdiges Leben bis zum Tod zu ermöglichen. Versicherte haben Anspruch auf einen Zuschuss ihrer Krankenkasse, wenn ein Aufenthalt in einem Hospiz notwendig wird.*

Häusliche Krankenpflege. Patienten, die zur Vermeidung oder Verkürzung einer Krankenhausbehandlung im häuslichen Bereich ärztlich behandelt werden, erhalten im Rahmen häuslicher Krankenpflege auch eine pflegerische Betreuung in Form von Grund- und Behandlungspflege sowie hauswirtschaftliche Versorgung bis zu 4 Wochen je Krankheitsfall (in begründeten Ausnahmefällen auch länger).

Haushaltshilfe. Diese setzt ein, wenn wegen einer Krankenhausbehandlung, einer ambulanten oder stationären Kur eine Weiterführung des Haushalts nicht möglich ist. Im Haushalt muss bei Leistungsbeginn ein Kind leben, welches das 12. Lebensjahr noch nicht vollendet hat. Wie bei der häuslichen Krankenpflege kommt auch bei der Haushaltshilfe grundsätzlich nur eine Sachleistung in Betracht.

Soziotherapie. Ein Anspruch besteht erst seit dem 01.01.2000. Psychisch schwerkranke Versicherte sind häufig nicht in der Lage, Leistungen, auf die sie einen Anspruch haben, selbstständig durchzusetzen. Hierbei können sie Unterstützung im Umfang von bis zu 120 Stunden innerhalb von 3 Jahren je Krankheitsfall erhalten. Ziel ist es, wiederholte Krankenhausaufenthalte zu vermeiden.

Krankenhausbehandlung. Anspruch auf eine stationäre oder teilstationäre Krankenhausbehandlung haben Versicherte wenn im Krankheitsfall das Behandlungsziel nicht durch ambulante ärztliche Leistungen erreicht werden kann. Die Krankenhausbehandlung stellt umfassende ärztliche Behandlung, Krankenpflege, Versorgung mit Arznei-, Verband-, Heil- und Hilfsmitteln, Unterkunft und Verpflegung sicher.

Hospizversorgung. Stationäre Hospize werden durch die Krankenkassen, die Pflegeversicherung, die Sozialhilfe, Spenden und Eigenleistungen unterhalten. Darüber finanzieren die Krankenkassen die qualifizierte ehrenamtliche Sterbebegleitung im Rahmen ambulanter Hospizdienste mit, die mit einem Arzt zusammenarbeiten, der Erfahrung in der Palliativmedizin hat.

Ambulante Rehabilitationsmaßnahmen. Reicht zur Krankenbehandlung oder zur medizinischen Rehabilitation die ambulante Behandlung durch einen niedergelassenen Arzt nicht aus, kann die Krankenkasse die erforderlichen Leistungen in Form einer ambulanten Rehabilitationsmaßnahme erbringen. Reicht eine ambulante Rehabilitationskur nicht aus, kann die Krankenkasse u. U. eine stationäre Behandlung mit Unterkunft und Verpflegung in einer Rehabilitationseinrichtung leisten.

Schwangerschaft und Mutterschaft. Die Leistungen umfassen ärztliche Betreuung und Hebammenhilfe, Versorgung mit Arznei-, Verband-, Heil- und Hilfsmitteln sowie stationäre Versorgung ohne Zuzahlungen. Hinzu kommt das sog. „Mutterschaftsgeld" als Ausfallleistung für das Arbeitsentgelt während der Schutzfristen nach dem Mutterschutzgesetz.

Krankengeld. Im Krankheitsfall erhält der Arbeitnehmer zunächst 6 Wochen eine Lohnfortzahlung seines Arbeitgebers, danach springt die GKV mit dem Krankengeld ein. Die Höhe dessen hängt vom Brutto-Lohn ab.

Rentenversicherung

Leistungen

Aus der gesetzlichen Rentenversicherung (SGB VI) können insbesondere folgende Leistungen in Anspruch genommen werden.

Altersrente. Sie wird ab Vollendung eines bestimmten Lebensjahres gezahlt. Die Regelaltersgrenze liegt bei Versicherten, die nach dem 01.01.1947 geboren sind, bei 67 Jahren. Unter bestimmten Voraussetzungen können Versicherte jedoch schon früher in Rente gehen.

Berufsunfähigkeitsrente. Versicherte, die wegen Krankheit oder Behinderung in ihrer Berufsausübung teilweise oder andauernd beeinträchtigt sind, haben Anspruch auf diese Rente. Jedoch nur, wenn sie vor dem 02.01.1961 geboren sind.

Renten wegen Erwerbsminderung. Für alle anderen Versicherten gilt, dass die Renten wegen voller Erwerbsminderung und die Renten wegen teilweiser Erwerbsminderung die bisherigen Renten wegen Berufs- und Erwerbsunfähigkeit ersetzen. Je nach Grad der gesundheitlichen Beeinträchtigung hat der Versicherte Anspruch auf:

- Rente wegen teilweiser Erwerbsminderung (Leistungsfähigkeit geringer als 6 Stunden täglich, jedoch mehr als 3 Stunden täglich),
- Rente wegen voller Erwerbsminderung (Leistungsfähigkeit geringer als 3 Stunden täglich sowie kein auf dem allgemeinen Arbeitsmarkt verwertbares Restleistungsvermögen).

Renten wegen verminderter Erwerbsfähigkeit haben die Aufgabe, Einkommen zu ersetzen, wenn die Erwerbsfähigkeit des Versicherten in einem bestimmten Maß eingeschränkt oder weggefallen ist.

Hinterbliebenenrente. Bei den Hinterbliebenenrenten an Witwen oder Witwer wird zwischen der kleinen und der großen Witwen- bzw. Witwerrente unterschieden. Die kleine Witwenrente (25% der Rente wegen voller Erwerbsminderung des Verstorbenen) erhält die Witwe nach dem Tod des versicherten Ehegatten, wenn dieser die allgemeine Wartezeit erfüllt hat. Anspruch auf große Witwenrente (60%/55% der Rente wegen voller Erwerbsminderung des verstorbenen Ehegatten) besteht, wenn die Witwe außerdem entweder ein noch minderjähriges oder behindertes Kind erzieht oder bereits das 45. Lebensjahr vollendet hat oder erwerbsgemindert ist.

Halb- und Vollwaisenrente. Kinder von verstorbenen Versicherten haben Anspruch auf Halbwaisenrente, wenn noch ein unterhaltspflichtiger Elternteil vorhanden ist, sonst besteht Anspruch auf Vollwaisenrente. Halb- und Vollwaisenrenten werden bis zur Vollendung des 18. Lebensjahres gewährt. Unter bestimmten Umständen verlängert sich dieser Anspruch bis zum vollendeten 27. Lebensjahr.

Voraussetzung. Voraussetzung für alle Rentengewährungen ist die Erfüllung einer Mindestversicherungszeit (Wartezeit). Die allgemeine Wartezeit beträgt fünf Kalenderjahre; sie ist die Voraussetzung für die Regelaltersgrenze ab Vollendung des 65. Lebensjahres, für die Renten wegen verminderter Erwerbsfähigkeit und für alle Renten wegen Todes. Eine 15-jährige Wartezeit ist Voraussetzung für die Altersrente wegen Arbeitslosigkeit und die Altersrente für Frauen.

Versicherte

Die gesetzliche Rentenversicherung ist eine Versicherung für alle Arbeitnehmer, selbstständig Tätige, Schüler und Hausfrauen. Bei den Versicherten wird unterschieden zwischen Pflichtversicherten und freiwillig Versicherten.

Pflichtversicherte. Dies sind vor allem die gegen Arbeitsentgelt beschäftigten Arbeitnehmer und Auszubildende. Z. T. sind auch selbstständig Tätige oder Angehörige bestimmter Berufe (Handwerksmeister, Pflegepersonen, Hebammen, Seelotsen, Künstler und Publizisten, Küstenfischer und Küstenschiffer) in der gesetzlichen Rentenversicherung gesetzlich pflichtversichert.

Versicherungsfreie. Versicherungsfrei sind Personengruppen, deren Altersversorgung bereits anderweitig gesichert ist und die deshalb einer Sicherung durch die Rentenversicherung nicht zwingend bedürfen. Hierzu gehören insbesondere Beamte, Richter und Berufssoldaten.

Träger und Finanzierung

Die gesetzliche Rentenversicherung wird aus Beiträgen finanziert, die bei den gegen Arbeitsentgelt Beschäftigten Arbeitnehmern jeweils zur Hälfte von Arbeitgebern und Arbeitnehmern getragen werden. Hinzu kommt ein staatlicher Zuschuss aus dem Bundeshaushalt.

In der allgemeinen Rentenversicherung wird nicht mehr zwischen Arbeitern und Angestellten unterschieden.

M *Aufgabe der gesetzlichen Rentenversicherung ist die finanzielle Absicherung der Versicherten für den Fall, dass aus Altersgründen oder aufgrund von Invalidität eine Erwerbstätigkeit nicht mehr ausgeübt werden kann.*

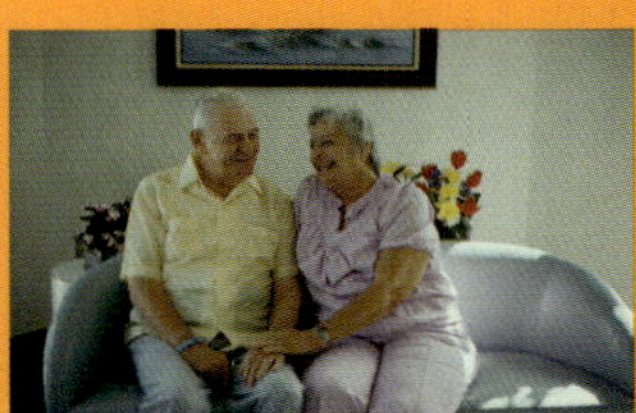

Abb. 3.4 Es ist ein Glück, wenn ein Paar das Rentenalter gemeinsam erlebt.

M *Witwenrente erhalten meist Frauen, die keine eigene Erwerbsbiografie haben bzw. deren Ehemänner Hauptverdiener waren.*

M *Die gesetzliche Rentenversicherung wird aus Beiträgen finanziert, die jeweils zur Hälfte von Arbeitgebern und Arbeitnehmern getragen werden. Hinzu kommt ein staatlicher Zuschuss aus dem Bundeshaushalt.*

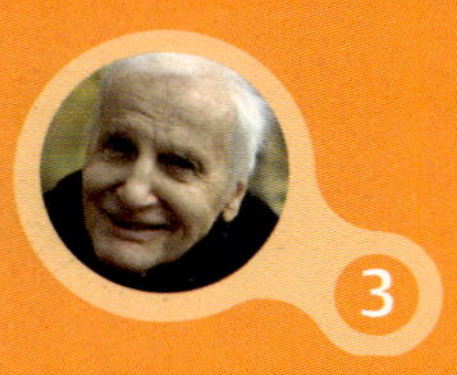

M *Der aktuelle Beitragssatz zur Pflegeversicherung liegt bei 1,95 % vom Lohn bzw. Gehalt. Arbeitgeber und Arbeitnehmer übernehmen jeweils einen Anteil von 0,975 %. Zur Finanzierung der Pflegeversicherung wurde im Bundesgebiet ein Feiertag abgeschafft, nicht im Bundesland Sachsen, hier zahlen die Arbeitnehmer einen höheren Anteil vom Einkommen: 1,475 %. Die Arbeitgeber übernehmen nur 0,475 %.*
Kinderlose, die mindestens 23 Jahre alt und nach dem 31. Dezember 1939 geboren sind, zahlen einen Beitragszuschlag von 0,25 %.

M *Für die Feststellung der Pflegebedürftigkeit durch den MDK kommt es nur auf die gewöhnlichen und wiederkehrenden Verrichtungen im Ablauf des täglichen Lebens an, nicht auf die Betreuung und allgemeine Beaufsichtigung.*

M *Die Pflegestufen richten sich nach dem Grad der Pflegebedürftigkeit. Man unterscheidet erhebliche (Pflegestufe 1), schwere (Pflegestufe 2), und schwerste Pflegebedürftigkeit (Pflegestufe 3).*

Pflegeversicherung

Versicherte. Wer in der gesetzlichen Krankenversicherung Mitglied ist, ist es auch in der gesetzlichen Pflegeversicherung, und zwar bei der Pflegekasse seiner Krankenkasse (s. S. 769).

Finanzierung. Die Pflegeversicherung wird aus Beiträgen finanziert, die Versicherten und Arbeitgeber tragen die Beiträge je zur Hälfte. In der gesetzlichen Pflegeversicherung sind die Kinder und der Ehegatte beitragsfrei mitversichert.

Leistungen

Wer in der Pflegeversicherung versichert ist, hat ein Recht auf Leistungen bei häuslicher, teilstationärer Pflege und Kurzzeitpflege, Leistungen für Pflegepersonen und vollstationäre Pflege.

Voraussetzungen

Pflegebedürftigkeit. Pflegebedürftig sind Personen, die wegen einer körperlichen, geistigen oder seelischen Krankheit oder Behinderung für die gewöhnlichen und regelmäßig wiederkehrenden Verrichtungen des täglichen Lebens auf Dauer (voraussichtlich für mind. 6 Monate) der Hilfe bedürfen.

Krankheiten oder Behinderungen.
- Verluste, Lähmungen oder andere Funktionsstörungen am Stütz- und Bewegungsapparat,
- Funktionsstörungen der inneren Organe oder der Sinnesorgane,
- Störungen des zentralen Nervensystems wie Antriebs-, Gedächtnis- oder Orientierungsstörungen,
- endogene Psychosen, Neurosen oder geistige Behinderungen.

Die Hilfe besteht in der teilweisen oder vollständigen Übernahme der Verrichtungen des täglichen Lebens, der erforderlichen Anleitung und Beaufsichtigung bzw. in der Unterstützung der eigenständigen Wahrnehmung dieser Funktionen.

Verrichtungen des täglichen Lebens. Dazu gehören:
- **Körperpflege:** Waschen, Duschen, Baden, Zahnpflege, Kämmen, Rasieren, Darm- und Blasenentleerung,
- **Ernährung:** mundgerechtes Zubereiten oder die Aufnahme der Nahrung,
- **Mobilität:** selbstständiges Aufstehen und Zu-Bett-Gehen, An- und Auskleiden, Gehen, Stehen, Treppensteigen oder das Verlassen und Wiederaufsuchen der Wohnung,
- **hauswirtschaftliche Versorgung:** Einkaufen, Kochen, Reinigen der Wohnung, Spülen, Wechseln und Waschen der Wäsche und das Beheizen.

Pflegestufen

Für die Zwecke der Leistungsgewährung sind die pflegebedürftigen Personen eine von drei Pflegestufen zuzuordnen, die sich am Umfang des individuellen Hilfebedarfs orientieren.

Pflegestufe I – erhebliche Pflegebedürftigkeit. Erheblich pflegebedürftig sind Personen, die bei der Körperpflege, der Ernährung oder der Mobilität mind. einmal täglich bei wenigstens zwei der aufgeführten Verrichtungen der Hilfe bedürfen. Zusätzlich werden mehrfach in der Woche Hilfen bei der hauswirtschaftlichen Versorgung benötigt.

Pflegestufe II – Schwerpflegebedürftigkeit. Dies sind Personen, die bei der Körperpflege, der Ernährung oder der Mobilität mind. dreimal täglich zu verschiedenen Tageszeiten der Hilfe bedürfen und zusätzlich mehrfach in der Woche Hilfen bei der hauswirtschaftlichen Versorgung benötigen.

Pflegestufe III – Schwerstpflegebedürftigkeit. Hierzu gehören Personen, die bei der Körperpflege, der Ernährung oder der Mobilität täglich rund um die Uhr, auch nachts, der Hilfe bedürfen und zusätzlich mehrfach in der Woche Hilfen bei der hauswirtschaftlichen Versorgung benötigen.

Leistungsvoraussetzungen

Der Zeitaufwand, den z. B. ein Familienangehöriger für die erforderlichen Leistungen benötigt, muss wöchentlich im Tagesdurchschnitt betragen:
- **Pflegestufe I:** mind. 90 Min., davon mehr als 45 Min. Grundpflege,
- **Pflegestufe II:** mind. 3 Std., davon mind. 2 Std. Grundpflege,
- **Pflegestufe III:** mind. 5 Std., davon mind. 4 Std. Grundpflege.

Leistungen bei häuslicher Pflege

Die Leistungen der häuslichen Pflege bilden den Schwerpunkt der Pflegeversicherung und stellen damit den Vorrang vor der stationären Pflege heraus. Die Leistungen umfassen:

Häusliche Pflegehilfe oder Pflegesachleistung. Danach erhalten Pflegebedürftige, die im häuslichen Bereich Pflege und Betreuung durch professionelle Pflegekräfte benötigen, Grundpflege und hauswirtschaftliche Versorgung als Sachleistung (**Abb. 3.5**) bis zu einem Gesamtwert von:
- **Pflegestufe I:** bis zu € 450 mtl.,
- **Pflegestufe II:** bis zu € 1.100 mtl.,
- **Pflegestufe III:** bis zu € 1.150 mtl.; in Härtefällen bis zu € 1.918.

Pflegegeld für selbst beschaffte Pflegehilfen. Kann die erforderliche Grundpflege und hauswirtschaftliche Versorgung selbst sichergestellt werden, besteht die Möglichkeit, ausschließlich ein Pflegegeld

zu beziehen. Das Pflegegeld ist nach dem Schweregrad gestaffelt. Es beträgt:
- **Pflegestufe I:** mtl. € 235,
- **Pflegestufe II:** mtl. € 440,
- **Pflegestufe III:** mtl. € 700.

Kombination von Geld- und Sachleistung. Wird die Sachleistung nicht in voller Höhe in Anspruch genommen, kann gleichzeitig ein entsprechend gemindertes Pflegegeld beansprucht werden; z.B. 50% Sachleistung ermöglichen die Auszahlung eines hälftigen Pflegegeldes.

Häusliche Pflege bei Verhinderung der Pflegeperson. Hat eine Pflegeperson einen Pflegebedürftigen mind. 6 Monate in seiner häuslichen Umgebung gepflegt, besteht ein Anspruch auf eine Ersatzpflegekraft bei Urlaub oder anderweitiger Verhinderung der Pflegeperson für die Dauer von bis zu vier Wochen und bis zu einem Gesamtwert von € 1.470 je Kalenderjahr.

Tages- und Nachtpflege. Solche Einrichtungen entlasten pflegende Angehörige und ermöglichen pflegebedürftigen Menschen, zuhause wohnen zu bleiben. Durch die Tagespflege können Pflegebedürftige den Tag auswärts verbringen. Die Nachtpflege kann den oft schwierigsten Teil der Pflege „auslagern", sie kann den Pflegenden und den Gepflegten eine ruhige Nacht ermöglichen.

Kurzzeitpflege. Pflegebedürftige können vorübergehend zur Kurzzeitpflege in einer vollstationären Einrichtung gepflegt werden, wenn weder die häusliche Pflege im eigentlich erforderlichen Umfang erbracht werden kann, noch eine teilstationäre Pflege ausreicht. Dies sind z. B. Übergangszeiten im Anschluss an stationäre Krankenhausbehandlungen oder Krisensituationen, die eine häusliche Pflege ausschließen.

Zusätzliche Betreuungsleistung für Pflegebedürftige mit erheblich eingeschränkter Alltagskompetenz. Pflegebedürftige, bei denen nach Feststellung des Medizinischen Dienstes ein erheblicher Bedarf an weiterer Beaufsichtigung und Betreuung besteht, haben einen Anspruch auf einen zusätzlichen Betreuungsbetrag von monatlich bis zu € 100 bzw. € 200. Zu diesem Personenkreis gehören altersverwirrte pflegebedürftige Menschen sowie Menschen mit psychischer Erkrankung oder geistiger Behinderung.

Pflegehilfsmittel. Pflegebedürftige erhalten von der Pflegeversicherung zum Verbrauch bestimmte Pflegehilfsmittel (z.B. Desinfektionsmittel, Unterlagen) und technische Hilfsmittel (z.B. Pflegebetten, Polster für die Lagerung usw.) im Wert von bis zu € 31 mtl.

Zuschüsse zu pflegebedingtem Umbau der Wohnung. Die Pflegekassen haben nachrangig zu den Leistungskriterien anderer Sozialleistungsträger die Möglichkeit, bauliche Veränderungen im Wohnumfeld finanziell zu unterstützen, die den Verbleib Pflegebedürftiger in ihren Wohnungen sicherstellen können, z.B. Verbreiterung von Türen, Austausch der Badewanne, Einbau eines Treppenlifts.

Pflegekurse für Angehörige und ehrenamtliche Pflegepersonen. Zur Unterstützung der ehrenamtlichen Pflegenden und zur Verbesserung der Qualität der häuslichen Pflege bieten die Pflegekassen Pflegekurse an, in denen Kenntnisse vermittelt werden, die zur Pflegetätigkeit in der häuslichen Umgebung notwendig oder hilfreich sind.

Leistungen zur sozialen Sicherung der Pflegeperson. Die Pflegekassen entrichten für Pflegepersonen, die nicht erwerbsmäßig einen Pflegebedürftigen wenigstens 14 Stunden wöchentlich in seiner häuslichen Umgebung pflegen und die nicht oder zumindest nicht mehr als 30 Stunden wöchentlich erwerbstätig sind, Beiträge zur gesetzlichen Rentenversicherung. Darüber hinaus sind die Pflegepersonen während ihrer Tätigkeit beitragsfrei in der gesetzlichen Unfallversicherung versichert.

Leistungen bei vollstationärer Pflege

Bei vollstationärer Pflege (**Abb. 3.6**) leisten die Pflegekassen nach Pflegestufen gestaffelte Beträge:
- **Pflegestufe I:** mtl. € 1023,
- **Pflegestufe II:** € 1.279,
- **Pflegestufe III:** € 1.550,
- **Härtefälle:** mtl. € 1.918.

Dabei handelt es sich um Pauschalbeträge für die Kosten der Grundpflege, der sozialen Betreuung und der medizinischen Behandlungspflege. Die darüber hinausgehenden Kosten für Unterkunft und Verpflegung (sog. Hotelkosten) sind von den Pflegebedürftigen selbst zu tragen.

Erforderlichkeit stationärer Pflege

Bei Pflegebedürftigen der Pflegestufe III wird die Erforderlichkeit der stationären Pflege unterstellt. Ansonsten sind für die Erforderlichkeit der stationären Pflege von den Pflegekassen folgende Kriterien festgelegt worden:
- Fehlen einer Pflegeperson,
- drohende oder bereits eingetretene Überforderung der Pflegepersonen,
- drohende oder bereits eingetretene Verwahrlosung des Pflegebedürftigen,
- Eigen oder Fremdgefährdung des Pflegebedürftigen,
- räumliche Gegebenheiten im häuslichen Bereich, die keine häusliche Pflege ermöglichen und durch Maßnahmen zur Verbesserung des individuellen Wohnumfelds nicht verbessert werden können.

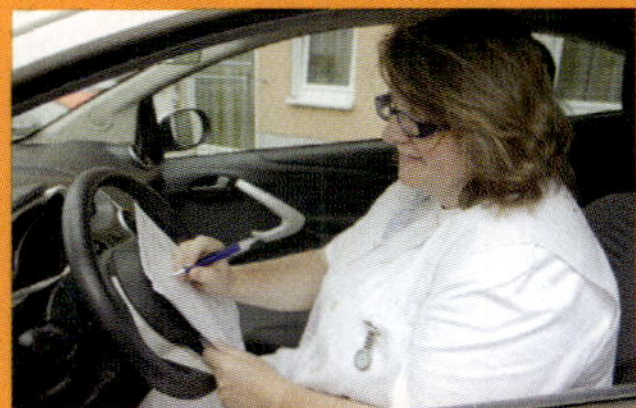

Abb. 3.5 Zu den Sachleistungen der Pflegeversicherung gehört die häusliche Pflegehilfe durch einen ambulanten Pflegedienst.

M *Man unterscheidet in erheblich eingeschränkter und in erhöhtem Maße eingeschränkter Alltagskompetenz. Je nachdem richtet sich der zusätzliche Betreuungsbetrag von bis zu € 100 bzw. € 200 monatlich.*

M *Pflegekurse für Angehörige sollen neben den praktischen Hilfen Unterstützung bei seelischen und körperlichen Belastungen bieten, der Beratung über Hilfsmittel und Rehabilitationsmaßnahmen sowie der Gewinnung neuer Ehrenamtlicher dienen.*

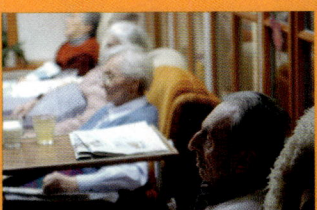

Abb. 3.6 Bei vollstationärer Pflege zahlen die Pflegekassen je nach Pflegestufe Pauschalbeträge für die Grundpflege, soziale Betreuung und medizinische Behandlungspflege. Die sog. Hotelkosten müssen die Bewohner selbst tragen.

Weitere Leistungen der Pflegeversicherung sind Einrichtungen der Behindertenhilfe (s. S. 278) sowie die Überleitungspflege (s. S. 786).

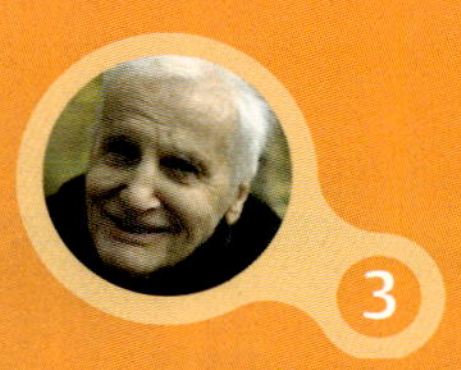

M *Erwerbsfähige Personen zwischen 15 und 65 Jahren haben einen Anspruch auf Arbeitslosengeld II. Alle übrigen nicht erwerbsfähigen hilfebedürftigen Personen erhalten Leistungen der Sozialhilfe nach dem SGB XII zur Sicherung ihres Lebensunterhaltes.*

M *Der Rechtsanspruch auf Leistungen dient einem menschenwürdigen Dasein einschließlich einer angemessenen Teilhabe am gesellschaftlichen Leben. Dies soll nicht nur Armut verhindern, sondern die Führung eines Lebens ermöglichen, das der Würde des Menschen entspricht.*

Grundsicherung im Alter erhalten Personen, die das 65. Lebensjahr vollendet haben und ihren notwendigen Lebensunterhalt nicht oder nicht ausreichend aus eigenem Einkommen oder Vermögen bestreiten können.

M *Zur Vermeidung bzw. zur Verminderung der Hilfebedürftigkeit kann auch der Einsatz von Vermögen verlangt werden. Doch die Grundsicherung darf nicht abhängig gemacht werden vom Einsatz oder der Verwertung von z. B. Hausrat, der „Riesterrente" oder Barbeträgen von bis zu € 2.600.*

M *Mit einer Pflege in einer stationären Einrichtung sind hohe Kosten verbunden, die schnell die Leistungsmöglichkeiten der sozialen Pflegeversicherung erreichen und ergänzende Leistungen notwendig machen.*

Sozialhilfe

Leistungen

Leistungen der Sozialhilfe sind:
- Hilfe zum Lebensunterhalt,
- Grundsicherung im Alter und bei Erwerbsminderung,
- Hilfe zur Gesundheit,
- Eingliederungshilfe für behinderte Menschen,
- Hilfe zur Pflege,
- Hilfen zur Überwindung besonderer sozialer Schwierigkeiten,
- Hilfen in anderen Lebenslagen (z. B. Altenhilfe).

Jeder Mensch, der sich nicht selbst helfen kann und auch nicht auf eine andere vorrangige Hilfe zurückgreifen kann, hat einen Rechtsanspruch auf Leistungen für ein menschenwürdiges Dasein einschließlich einer angemessenen Teilhabe am gesellschaftlichen Leben. Diese Aufgabe der Sozialhilfe soll nicht nur Armut verhindern, sondern die Führung eines Lebens ermöglichen, das der Würde des Menschen entspricht.

Auf die besondere Lebenssituation älterer Menschen bezogen, wird nachfolgend näher auf die Grundsicherung, die Hilfe zur Pflege und, als Teil der Hilfen in anderen Lebenslagen, auf die Altenhilfe eingegangen.

Grundsicherung im Alter

Grundsicherung im Alter (und bei Erwerbsminderung) ist nach dem SGB XII an Personen zu leisten, die das 65. Lebensjahr vollendet haben (oder älter als 18 und dauerhaft voll erwerbsgemindert sind) und ihren notwendigen Lebensunterhalt nicht oder nicht ausreichend aus eigenem Einkommen oder Vermögen bestreiten können.

Als Leistung der Sozialhilfe setzt auch Grundsicherung eine Bedürftigkeit voraus, d. h., dass zunächst der Bedarf an Lebensunterhalt im Einzelfall ermittelt und dann mit dem anzurechnenden Einkommen verglichen wird. Liegt das anzurechnende Einkommen unter dem Gesamtbedarf, wird in Höhe der Differenz Grundsicherung gewährt. Zur Summe des Bedarfs zählen:
- der maßgebliche Regelsatz,
- angemessene Aufwendungen für Unterkunft und Heizung, wobei der Grundsicherungsbedarf, ebenso wie bei der Hilfe zum Lebensunterhalt, die gesamten angemessenen Unterkunftskosten umfasst und kein zusätzlicher Antrag mehr auf Wohngeld gestellt werden muss,
- Mehrbedarfe, z. B. für kostenaufwendige Ernährung,
- einmalige Bedarfe für Erstausstattungen von Wohnungen oder für Bekleidung,
- Übernahme der Kranken- und Pflegeversicherungsbeiträge und ergänzende Darlehen für unabweisbar gebotenen Bedarf.

Verwertbares Vermögen. Zur Vermeidung bzw. zur Verminderung der Hilfebedürftigkeit kann auch der Einsatz von Vermögen verlangt werden. Das SGB XII schreibt bei allen Hilfearten grundsätzlich den Einsatz des gesamten verwertbaren Vermögens vor. Es gelten aber auch hier Ausnahmen. Danach darf auch die Grundsicherung nicht abhängig gemacht werden vom Einsatz oder der Verwertung folgender Vermögenswerte:
- Vermögen, das aus öffentlichen Mitteln finanziert wurde (z. B. Erst- oder Wiederbeschaffung von Hausrat),
- steuerlich gefördertes Altersvorsorgekapital einschließlich seiner Erträge (z. B. „Riester-Rente"),
- ein angemessenes Hausgrundstück, das von der nachfragenden Person, seinem Ehegatten, seiner Ehegattin, Partner oder Partnerin allein oder zusammen mit Angehörigen ganz oder teilweise bewohnt wird und nach deren Tod bewohnt werden soll,
- sonstiges Vermögen, solange es nachweislich zur baldigen Beschaffung oder Erhaltung eines Hausgrundstücks im Sinne des voranstehenden Aufzählungspunktes geplant ist und es Wohnzwecken behinderter, blinder oder pflegebedürftiger Menschen dient oder dienen soll und dieser Zweck durch den Einsatz oder die Verwertung des Vermögens gefährdet würde,
- angemessener Hausrat, wobei die bisherigen Lebensverhältnisse der nachfragenden Person zu berücksichtigen sind,
- Gegenstände, die zur Aufnahme oder Fortsetzung der Berufsausbildung oder der Erwerbstätigkeit unentbehrlich sind,
- Familien- und Erbstücke, deren Veräußerung für die nachfragende Person oder ihre Familie eine Härte bedeuten würde (z. B. Kunstgegenstände, Schmuckstücke, Sammlungen oder Möbel),
- Gegenstände, die zur Befriedigung geistiger, insbesondere wissenschaftlicher oder künstlerischer Bedürfnisse dienen und deren Besitz nicht Luxus ist,
- kleinere Barbeträge, die zum Schonvermögen gehören. Für eine alleinlebende leistungsberechtigte Person gilt in der Grundsicherung zurzeit ein Schonvermögen von € 2.600.

Hilfe zur Pflege

Mit der Einführung der gesetzlichen Pflegeversicherung war u. a. auch die Zielsetzung verbunden, eine Abhängigkeit von der Sozialhilfe zu vermeiden. Mit einer Pflege in einer stationären Einrichtung sind hohe Kosten verbunden, die schnell die Leistungsmöglichkeiten der sozialen Pflegeversicherung erreichen und ergänzende Leistungen der Hilfe zur Pflege nach SGB XII für die Finanzierung der Grundpflege, der sozialen Betreuung und der medizinischen Behandlungspflege notwendig machen.

Leistungsberechtigte. Hilfe zur Pflege ist in vollem Umfang zu leisten an Personen, die nicht Mitglieder der gesetzlichen Pflegeversicherung sind oder privat versichert sind. Gleiches gilt für Pflegebedürftige, deren Grad der Pflegebedürftigkeit unterhalb der Stufe liegt, weshalb die Pflegeversicherung trotz notwendigem Pflegeaufwand noch keine Leistungen erbringt (Pflegestufe 0). Häufiger sind, wie bereits erwähnt, die Fälle, in denen ergänzende Hilfe zur Pflege zu leisten ist, weil die anerkannten Pflegesätze in Einrichtungen durch die in ihrer Höhe begrenzten Leistungen der Pflegeversicherung nicht gedeckt sind und die Pflegebedürftigen die übersteigenden Kosten selbst nicht tragen können.

Pflegebedürftigkeit. Pflegebedürftig sind Personen, die wegen einer körperlichen, geistigen oder seelischen Krankheit oder Behinderung für die gewöhnlichen und regelmäßig wiederkehrenden Verrichtungen im Ablauf des täglichen Lebens auf Dauer, voraussichtlich für mind. sechs Monate, in erheblichem oder höheren Maße der Hilfe bedürfen. Ferner sind Kranke und behinderte Menschen leistungsberechtigt, auch wenn sie die Pflege für weniger als sechs Monate und in einem geringeren Umfang benötigen. Für Leistungen der stationären oder teilstationären Pflege gilt dies nur, wenn es nach der Besonderheit des Einzelfalles erforderlich ist. Krankheiten oder Behinderungen im Sinne der Hilfe zur Pflege sind:

- Verluste, Lähmungen oder andere Funktionsstörungen am Stütz- und Bewegungsapparat, Funktionsstörungen der inneren Organe oder der Sinnesorgane,
- Störungen des Zentralnervensystems wie Antriebs-, Gedächtnis- oder Orientierungsstörungen,
- endogene Psychosen, Neurosen oder geistige Behinderungen,
- andere Krankheiten oder Behinderungen infolge derer Pflegebedürftigkeit eingetreten ist.

Leistungen. Der Bedarf an Hilfe zur Pflege besteht in der Unterstützung, in der teilweisen oder vollständigen Übernahme der Verrichtungen im Ablauf des täglichen Lebens oder in der Beaufsichtigung und Anleitung mit dem Ziel der eigenständigen Übernahme dieser Verrichtungen. Leistungen sind:

- häusliche Pflege,
- Hilfsmittel,
- teilstationäre Pflege,
- Kurzzeitpflege,
- stationäre Pflege.

Der Inhalt dieser Leistungen entspricht denjenigen der gesetzlichen Pflegeversicherung nach dem SGB XI. Die Leistungen der Pflegeversicherung gehen den Leistungen der Sozialhilfe vor. Dies entspringt dem allgemeinen Grundsatz des Nachrangs der Sozialhilfe (Subsidiaritätsprinzip). Dieser bedeutet, dass Hilfe nur erhält, wer sich nicht selbst helfen kann oder die Hilfe nicht von anderen, insbesondere anderen Sozialleistungsträgern, erhalten kann.

Träger. Bei den Trägern der Sozialhilfe, im allgemeinen Sprachgebrauch als „Sozialamt" bezeichnet, wird zwischen örtlichen und überörtlichen Trägern unterschieden. Örtliche Träger der Sozialhilfe sind die kreisfreien Städte und die Landkreise. Die überörtlichen Träger der Sozialhilfe werden von den Ländern bestimmt.

Altenhilfe

Die Altenhilfe soll dazu beitragen, Schwierigkeiten, die durch das Alter entstehen, zu verhüten, zu überwinden oder zu mildern und alten Menschen die Möglichkeit zu erhalten, am Leben der Gemeinschaft teilzunehmen. Vorrangig geht es bei der Altenhilfe um persönliche Hilfen und Beratungsangebote, z. B. in allen Fragen der Aufnahme in ein Altenheim oder der Inanspruchnahme altersgerechter Dienste. Leistungen werden auch gewährt bei der Beschaffung und zur Erhaltung einer Wohnung, die den Bedürfnissen des alten Menschen entspricht sowie im Zusammenhang mit der Aufrechterhaltung von Kontakten zu nahestehenden Personen.

Zum Beratungsangebot der Sozialämter gehören auch Hinweise auf Hilfemöglichkeiten außerhalb der Sozialhilfe, etwa auf Pflegedienste oder weitere ambulante Dienste (z. B. „Essen auf Rädern", Wäschedienste, Bücherdienst), die dazu beitragen sollen, dass alte Menschen selbstständig bleiben und nicht einsam werden. Besuchdienste sind mit der Zielsetzung verbunden, dass alte Menschen, die sich nicht mehr in die Öffentlichkeit trauen, den Kontakt zur Außenwelt nicht verlieren. Fahrt- und Begleitdienste ermöglichen die Teilnahme an Gemeinschaftsveranstaltungen. Die Kosten für diese ambulanten Dienste können im Einzelfall von der Sozialhilfe übernommen werden.

M *Die Leistungen der Sozialhilfe werden entweder in Form von Dienstleistungen, Geld- oder Sachleistungen erbracht. Dienstleistungen sind in erster Linie persönliche Hilfeleistungen wie Beratung und Unterstützung durch den Sozialhilfeträger.*

Neben den näher erläuterten Sozialhilfeleistungen der Grundsicherung und der Hilfe zur Pflege steht für alte Menschen eine weitere Hilfe zur Verfügung: die Altenhilfe.

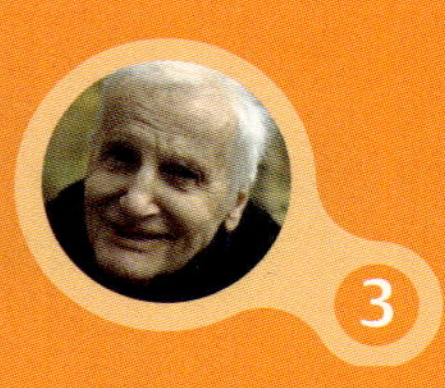

3

M *In Deutschland erbringt die Wohlfahrtspflege drei Viertel aller sozialen Dienstleistungen. Zu ihrem Angebot gehören insbesondere Kindergärten, Krankenhäuser, Alten- und Pflegeheime, ambulante Dienste und Beratungsstellen.*

D *Mit **Subsidiarität** (= Nachrangigkeit) ist Folgendes gemeint: Wenn die Hilfe der freien Träger ausreichend ist, halten sich die öffentlichen Träger zurück, um keine Konkurrenzsituation entstehen zu lassen.*

M *Wohlfahrtsverbände bieten einerseits Dienstleistungen (z. B. Altenpflege) und Arbeitsplätze (z. B. für Altenpfleger) an. Gleichzeitig verstehen sie sich als Sprachrohr für schwache und benachteiligte Gruppen (z. B. behinderte Menschen, alte Menschen) und vertreten deren Interessen.*

Wohlfahrtsverbände und Träger

In Deutschland werden drei Viertel aller sozialen Dienstleistungen durch Einrichtungen und Träger der öffentlichen und freien Wohlfahrtspflege erbracht. Sie sind daher die wichtigsten Träger und werden ausführlicher vorgestellt. Zu ihrem Dienstleistungsangebot gehören insbesondere Kindergärten, Krankenhäuser, Alten- und Pflegeheime, ambulante Dienste und Beratungsstellen.

Geschichte der Wohlfahrtsverbände in Deutschland

Historisch gesehen gehen die Wohlfahrtsverbände auf Entwicklungen der Weimarer Republik zurück. In ihr hatte sich eine vielfältige „Liebestätigkeit" für Bedürftige mit Vereinscharakter entwickelt. Während und nach dem 1. Weltkrieg und dem damit verbundenen Massenelend geriet diese Form an ihre Grenzen, zumal die Inflation die finanziellen Ressourcen vieler wohltätiger Stiftungen zerstörte. Nun schalteten sich Reich und Länder systematisch in die Fürsorgetätigkeit ein. Das katholische Zentrum, das den Arbeitsminister stellte, befürwortete den Vorrang nichtstaatlicher Hilfen, der sog. freien Wohlfahrtspflege. Damit einher ging eine Stärkung der konfessionellen Organisationen. Die freie Wohlfahrtspflege wurde in staatliche Programme aufgenommen und gesetzlich anerkannt. Der Staat wurde verpflichtet, die Arbeit der Wohlfahrtsverbände vorrangig zu finanzieren. Nach dem 2. Weltkrieg, in der Zeit des ökonomischen Wachstums, erfolgte ein sprunghafter Ausbau der Einrichtungen. Mit der Wiedervereinigung wurde das System der freien Wohlfahrtspflege auch auf Ostdeutschland übertragen.

Organisation der Wohlfahrtsverbände

Die Wohlfahrtsverbände sind föderalistisch strukturiert, d. h. die Gliederungen und Mitgliedsorganisationen sind überwiegend rechtlich selbstständig. Auf Bundesebene erfolgt die Koordination. Die lokalen und regionalen Organisationen treffen die Entscheidungen. Die Wohlfahrtsverbände haben sich in sechs Spitzenverbänden der Freien Wohlfahrtspflege zusammengeschlossen (**Abb. 3.7**). Bei aller Kooperation gibt es zwischen den einzelnen Wohlfahrtsorganisationen zugleich eine Konkurrenz um finanzielle Ressourcen bei der Besetzung von Arbeitsbereichen, die finanziell gefördert werden.

Subsidiaritätsprinzip der Wohlfahrtsverbände

Dem Begriff der Subsidiarität (= Nachrangigkeit) fällt in der Sozialpolitik eine bedeutende Rolle zu. Für Träger sozialer Arbeit bezeichnet er die Nachrangigkeit von öffentlichen (staatlichen) Trägern gegenüber freien Trägern (**Abb. 3.8**). Dies bedeutet, wenn die Hilfe der freien Träger ausreichend ist, halten sich die öffentlichen Träger mit eigenen Maßnahmen zurück, um keine Konkurrenzsituation entstehen zu lassen. Der Staat muss darauf verzichten, Aufgaben zu übernehmen, die der einzelne Mensch oder jeweils kleinere Gemeinschaften erfüllen können.

Selbstverständnis der Wohlfahrtsverbände

Das Besondere an Wohlfahrtsverbänden ist, dass sie einerseits Anbieter von Dienstleistungen (z. B. Pflege alter Menschen) und Arbeitsplätzen (z. B. für Altenpfleger/innen) sind und gleichzeitig als Interessenvertreter „sozialanwaltschaftlich" gegenüber der Regierung und Öffentlichkeit auftreten. Sie verstehen sich als Sprachrohr für die Schwachen und artikulieren für benachteiligte Gruppen (z. B. behinderte Menschen, alte Menschen) stellvertretend ihre Bedürfnisse und vertreten ihre Interessen. Neben hauptamtlichen Mitarbeitern tragen eine Vielzahl ehrenamtlich tätiger Menschen zum Erfolg der Wohlfahrtsverbände bei.

Allerdings haben auch die Wohlfahrtsverbände mit finanziellen Problemen zu kämpfen. An die Stelle der generellen Abrechnung der Selbstkosten sind Fallpauschalen, der Wettbewerb mit Vergleichsangeboten, die Aushandlung von Kostenvereinbarungen und nicht selten die „Deckelung" der Kosten getreten. Ein professionelles Management und Kosten-Nutzen-Rechnungen werden immer wichtiger. Häufig stehen sie im Spannungsfeld zu den weltanschaulichen Kriterien.

Formen der Träger des Sozial- und Gesundheitswesens

Die Aufgaben im Gesundheits- und Sozialwesen sind vielfältig. Sie werden von staatlichen oder nicht staatlichen Organisationen erfüllt. Nachfolgende Träger werden unterschieden:

Anbieter auf staatlicher Ebene

Sie werden als öffentliche Träger bezeichnet und gehören den Kommunen (Kreis, Stadt, Gemeinden), dem Land oder Bund an. Ihre Aufgaben sind durch Gesetze festgelegt (Legislative) und werden durch die Rechtsprechende Gewalt (Judikative), die Gerichte, korrigiert und kontrolliert.

Freie Wohlfahrtspflege

Unter der „Freien Wohlfahrtspflege" versteht man die Gesamtheit aller sozialen Hilfen, die auf freigemeinnütziger Grundlage und in organisierter Form geleistet werden.

Private Träger

Private Träger setzen ihr Kapital auf eigenes Risiko ein. Sie sind daher auf Gewinnmaximierung aus-

Arbeiterwohlfahrt (AWO)

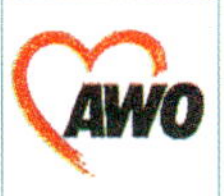

Das Jahr 1919 war das Geburtsjahr des AWO. In der Tradition der sozialdemokratischen Arbeiterbewegung stehend, wurde die sich schnell entwickelnde Organisation 1933 von den Nationalsozialisten aufgelöst, verboten und enteignet. Nach Ende des 2. Weltkrieges wurde sie im östlichen Teil Deutschlands und nach 1961 in Berlin-Ost nicht mehr zugelassen. Seit der deutschen Einheit hat die AWO wieder in ganz Deuschland über 4400 Verbandsgliederungen.

AWO Arbeiterwohlfahrt Bundesverband e.V.
Heinrich-Albertz-Haus, Blücherstraße 62/63, 10961 Berlin
Telefon: 030/26309, Telefax: 030/26309-32599
www.awo.org

Deutsches Rotes Kreuz (DRK)

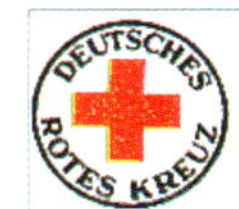

Das Deutsche Rote Kreuz besteht aus 19 Landesverbänden mit mehr als 600 Kreisverbänden. 1863 wurde in Genf von einem Fünfer-Komitee Schweizer Bürger, unter ihnen Henri Dunant, das Rote Kreuz ins Leben gerufen. Im selben Jahr wurde die erste Rotkreuzgemeinschaft in einem deutschen Land gegründet. Das Deutsche Rote Kreuz in der Bundesrepublik Deutschland wurde 1950 gegründet; 1991 ermöglichte die Einigung Deutschlands den Beitritt der fünf DRK-Landesverbände im Gebiet der ehemaligen DDR.

Deutsches Rotes Kreuz e.V.
DRK Generalsekretariat, Carstennstraße 58, 12205 Berlin
Telefon: 030/85404-0, Telefax: 030/85404-450
www.drk.de

Deutscher Caritasverband (DCV)

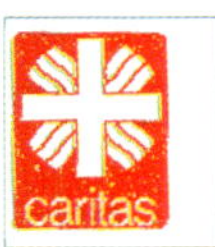

Der Deutsche Caritasverband mit Sitz in Freiburg i. Br., 1897 durch Lorenz Werthmann gegründet, ist der Wohlfahrtsverband der katholischen Kirche in Deutschland. Er umfasst 27 Diözesan-Caritasverbände mit 540 Dekanats-, Bezirks-, Kreis- und Orts-Caritasverbänden, 260 karitative Ordensgemeinschaften und 19 Fachverbände.

Deutscher Caritasverband e.V.
Karlstr. 40, 70104 Freiburg i.Br.
Telefon: 0761/200-0, Telefax: 0761/200572
www.caritas.de

Diakonisches Werk der Evangelischen Kirche in Deutschland (DW)

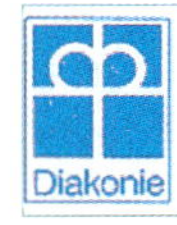

Dem Diakonischen Werk der Evangelischen Kirche in Deutschland (DW) gehören als Mitglieder die 24 Landeskirchen der EKD, neun Freikirchen mit ihren diakonischen Einrichtungen sowie rund 100 Fachverbände der verschiedensten Arbeitsfelder und Sachgebiete an. Mitgetragen wird die diakonische Arbeit von den rund 18000 Gemeinden der Landes- und Freikirchen.

Diakonisches Werk der Evangelischen Kirche in Deutschland e.V.
Stafflenbergstr. 76, 70184 Stuttgart
Telefon: 0711/2159-0, Telefax: 0711/259288
www.diakonie.de

Deutscher Paritätischer Wohlfahrtsverband (Der PARITÄTISCHE)

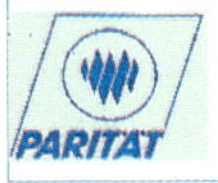

Der PARITÄTISCHE ist ein Wohlfahrtsverband von eigenständigen Organisationen, Einrichtungen und Gruppierungen in der sozialen Arbeit. Der PARITÄTISCHE unterstützt und vertritt seine mehr als 8000 Mitgliedsorganisationen in 16 Landesverbänden mit über 280 Kreisgeschäftsstellen.

Deutscher Paritätischer Wohlfahrtsverband
Gesamtverband e.V.
Oranienburger Str. 13–14, 10178 Berlin
Telefon: 030/246360, Telefax: 030/24636-110
www.paritaet.org

Zentralwohlfahrtsstelle der Juden in Deutschland (ZWST)

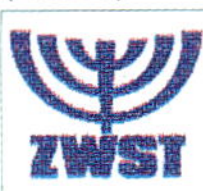

Die Zentralwohlfahrtsstelle der deutschen Juden (ZWST) wurde 1917 als Dachverband für jüdische Organisationen und Wohlfahrtseinrichtungen gegründet. Unter der Herrschaft des Nationalsozialismus wurde die ZWST zwangsaufgelöst. Im Jahre 1952 wurde der Verband als Zentralwohlfahrtsstelle der Juden in Deutschland wiedergegründet und arbeitet im Dienste der jüdischen Gemeinden und Landesverbände.

Zentralwohlfahrtsstelle der Juden
in Deutschland e.V.
Hebelstr. 6, 60318 Frankfurt
Telefon: 069/244371-0, Telefax: 069/494817
www.zwst.org

Abb. 3.7 Wohlfahrtsverbände in Deutschland.

gerichtet. Durch den hohen Bedarf an Leistungen, die Altenpflegeheime und ambulante Pflegedienste bieten, haben sie stark zugenommen. Sowohl Wirtschaftsunternehmen als auch Privatpersonen können die Einrichtungen führen.

Vereine

Außerdem erfüllen Vereine, die von ihren Mitgliedern getragen werden und ebenfalls als gemeinnützig anerkannt werden, wichtige Aufgaben im Sozialsystem. Ein bekannter Verein ist z.B. die Alzheimer Gesellschaft.

Stiftungen

Eine weitere Form der Trägerschaft sind Stiftungen. Hier stellen die sog. Stifter Vermögen für genau definierte Zwecke, z.B. für den Bau eines Altenpflegeheims, zur Verfügung.

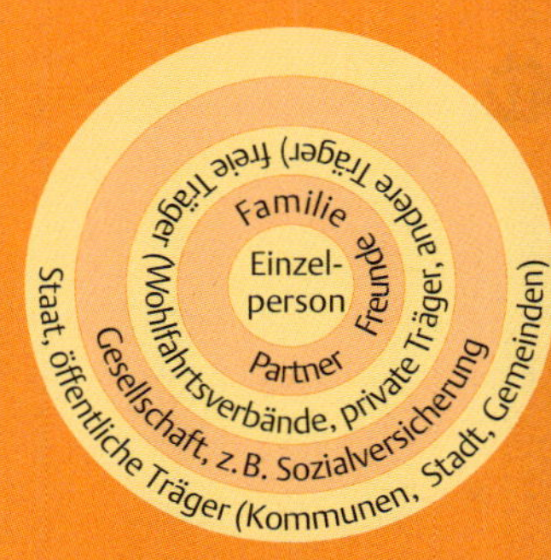

Abb. 3.8 Subsidiaritätsprinzip im Gesundheits- und Sozialwesen Deutschlands.

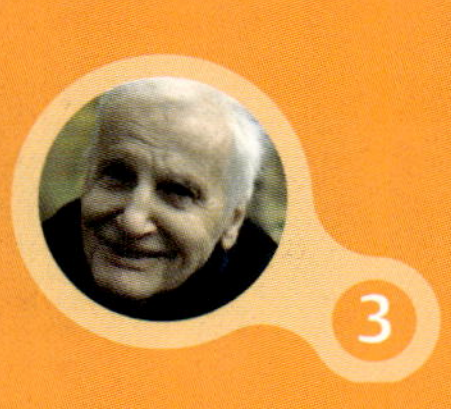

3

Dienste und Einrichtungen der Altenhilfe

Die Altenhilfe fasst als Sammelbegriff alle Aktivitäten und Hilfeleistungen zusammen, die von Familien, Nachbarn, dem Staat, den Wohlfahrtsverbänden und Privatunternehmen zur Verbesserung der Lebensqualität alter Menschen geplant und ausgeführt werden. Die Ziele aller Angebote und Maßnahmen der Altenhilfe sind dabei:

- die menschliche Würde und die individuelle Persönlichkeit bleibt auch im Alter erhalten,
- eine möglichst selbstständige Lebensführung wird wieder gewonnen und/oder erhalten,
- die Teilnahme am gesellschaftlichen und kulturellen Leben der Gemeinschaft ist weiterhin gegeben.

Die Altenhilfe dient vorrangig dazu, alte Menschen zunächst in ihrem privaten Umfeld zu unterstützen. Wenn eine Unterstützung nicht mehr ausreichend durch Angebote der offenen Altenhilfe gewährt ist, kommen Angebote der teilstationären oder stationären Altenhilfe in Frage.

D *Die **Altenhilfe** fasst alle Aktivitäten und Hilfeleistungen zusammen, die von Familien, Nachbarn, dem Staat, den Wohlfahrtsverbänden und Privatunternehmen zur Verbesserung der Lebensqualität alter Menschen geplant und ausgeführt werden.*

Struktur der Altenhilfe

Offene Altenhilfe

Zur offenen Altenhilfe zählen Einrichtungen wie Begegnungscafé, Altenclubs und Beratungsstellen. Die Angebote sind präventiv ausgerichtet. Sie sollen Engagement ermöglichen, das Erfahrungs- und Leistungspotenzial der älteren Generation nutzen, ihre Bildungsbereitschaft und -fähigkeit anerkennen und ihr physisches und psychisches Wohlergehen fördern. Zu den Trägern und Maßnahmen der offenen Altenhilfe gehören Selbsthilfegruppen, Initiativen und Vereine wie das Seniorenbüro, die Begegnungsstätten, das Veranstaltungsprogramm des Amtes für Soziale Dienste, Bildungsangebote und die Reiseangebote speziell für ältere Menschen.

M *Zur Altenhilfe gehören die offene Altenhilfe (z. B. Begegnungscafés), die ambulante Altenhilfe (z. B. Pflegedienste), die teilstationäre Altenhilfe (z. B. Tagespflegeeinrichtungen) sowie die stationäre Altenhilfe (z. B. Altenpflegewohnheime).*

Ambulante Altenhilfe

Zur ambulanten Altenhilfe gehören z. B. Diakonie- bzw. Sozialstationen sowie private ambulante Pflegedienste.

Älteren Menschen soll es möglich sein, so lange wie gewünscht in der vertrauten häuslichen Umgebung zu bleiben. Bei Hilfe- und Pflegebedarf stehen ambulante Dienste zur Verfügung. Pflegebedürftige können auch dann zu Hause wohnen, wenn Angehörige die erforderliche Unterstützung nur teilweise übernehmen. Im Vorfeld werden beratende und präventive Angebote mit dem Ziel, Hilfebedürftigkeit zu vermeiden, angeboten. Bei Hilfebedürftigkeit ist die physische und psychische Leistungsfähigkeit zu aktivieren, um eigene Fähigkeiten und Potenziale zur selbstständigen Lebensführung auszuschöpfen. Alle pflegerischen Aufgaben aus dem Bereich der Grund- und Behandlungspflege können übernommen werden.

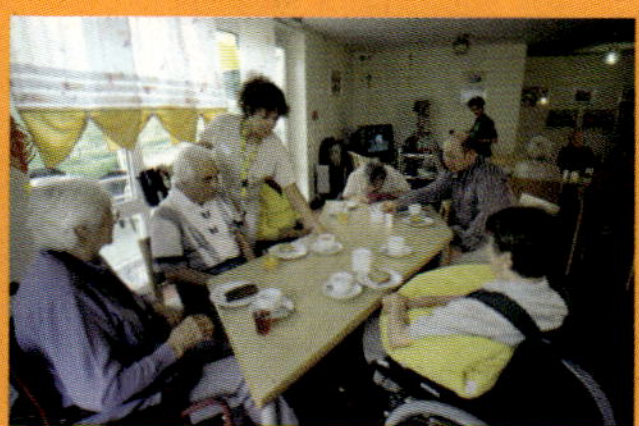

Abb. 3.9 Eine Wohngemeinschaft für ältere pflegebedürftige Menschen ist eine Einrichtung der stationären Altenhilfe.

Teilstationäre Altenhilfe

Dazu gehören die Tages- bzw. Nachtpflege, Tagesklinik und Altenbetreuungszentren.

Diese Einrichtungen verfügen über personelle, räumliche und apparative Ressourcen für die Pflege und Behandlung von Menschen mit gesundheitlichen Problemen während des Tages oder der Nacht. Sie können die stationäre Unterbringung ersetzen oder Patienten vor oder nach einer stationären Behandlung betreuen. Ihre Leistungen sind vielfältig. Sie werden stichwortartig aufgelistet: Therapie, pflegerische Maßnahmen, medizinische und pflegerische Rehabilitation, Fahrdienste, Beratung, Veranstaltungen.

Stationäre Altenhilfe

Zur stationären Altenhilfe gehören das Altenpflegeheim und das Altenwohnheim.

Die Unterbringung in einem stationären Altenpflegeheim geht mit der Aufgabe der eigenen Wohnung einher und ist dauerhaft. Sie wird notwendig, wenn alte Menschen ständiger oder regelmäßiger Pflege, Betreuung oder ärztlicher Hilfe bedürfen. Außerdem können soziale Gründe (z. B. Tod des Ehepartners, Konflikte oder Überlastungen in der Familie) dazu führen. Stationäre Einrichtungen bieten neben der (aktivierenden) Pflege und Betreuung eine wirtschaftliche Versorgung. Außerdem bestehen dort Möglichkeiten des Kontakts, Isolation soll vermieden werden. Zu den Einrichtungen der stationären Altenhilfe zählen:

- Kurzzeitpflege,
- Haus- u. Wohngemeinschaften (**Abb. 3.9**),
- Altenheime,
- Pflegeheime,
- Hospiz.

Gesetzliche Grundlagen der Altenhilfe

Der Schwerpunkt der gesetzlichen Grundlagen ist in der Renten- und Sozialpolitik begründet. Im Sozialgesetzbuch (SGB) finden sich die gesetzlichen Grundlagen. Im §1 SGB I werden u. a. folgende Aufgaben benannt:

- ein menschenwürdiges Dasein sichern,
- besondere Belastungen des Lebens, auch durch Hilfe zur Selbsthilfe, abwenden.

Die im Sozialgesetzbuch XI fixierte Pflegeversicherung sichert die Pflegebedürftigkeit als Lebensrisiko ab und gewährt bei Erfüllung bestimmter Voraussetzungen genau definierte Leistungen (s. S. 772).

Wenn eine Person als finanziell bedürftig eingestuft wird, da weder die Leistungen aus der Pflegeversicherung noch der Rente die Pflegekosten decken können, tritt das Zwölfte Buch Sozialgesetzbuch (SGB XII) in Kraft. Es enthält Vorschriften für die Sozialhilfe in Deutschland und in den §§ 61–66 die „Hilfe zur Pflege".

Leitbilder

In einem Leitbild wird das Selbstverständnis der jeweiligen Einrichtung nach innen und nach außen beschrieben. Knapp und anschaulich formuliert, stellt es die übergeordneten Ideale, Ziele, Aufgaben und Werte für die Tätigkeit einer Organisation dar.

In Pflegeheimen wird das Leitbild im Rahmen der Qualitätsprüfungen nach §80 SGB XI abgefragt. Die meisten Einrichtungen verfügen deshalb inzwischen über ein Leitbild. Allerdings wird es oft nicht im Arbeitsalltag umgesetzt.

D *Ein **Leitbild** beschreibt das Selbstverständnis einer Einrichtung nach innen (Mitarbeiter) und nach außen (Bewohner, Angehörige, Öffentlichkeit). Es stellt die übergeordneten Ideale, Ziele, Aufgaben und Werte für die Tätigkeit einer Organisation dar.*

Funktionen eines Leitbildes

Motivation. Die Motivation der Mitarbeiter/innen wird über die im Leitbild formulierte gemeinsame Zielsetzung gefördert. Diese kann nur erreicht werden, wenn jeder Einzelne mithilft.

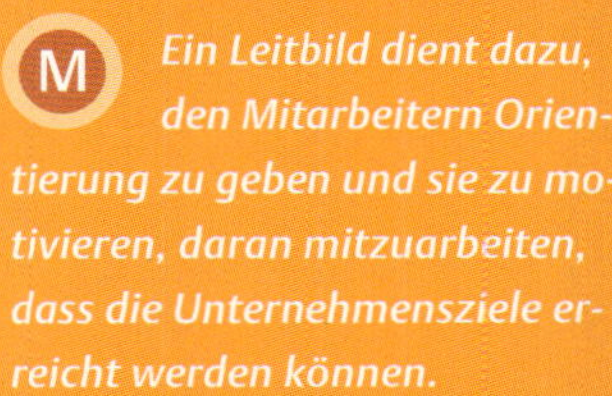

M *Ein Leitbild dient dazu, den Mitarbeitern Orientierung zu geben und sie zu motivieren, daran mitzuarbeiten, dass die Unternehmensziele erreicht werden können.*

Identifikation. Diese wird über die Ziele, Werte und Aufgaben ermöglicht. Je mehr Mitarbeiter/innen in die Leitbildentwicklung einbezogen werden, desto größer ist die Identifikationsmöglichkeit.

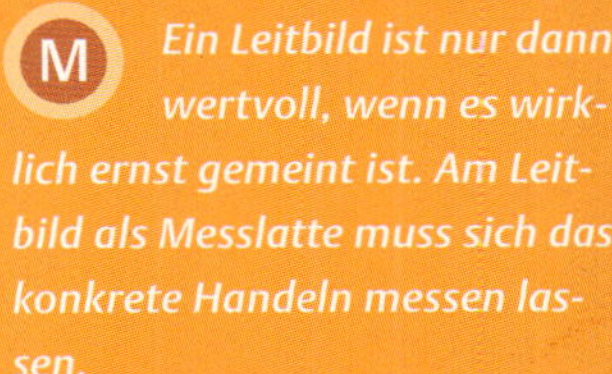

M *Ein Leitbild ist nur dann wertvoll, wenn es wirklich ernst gemeint ist. Am Leitbild als Messlatte muss sich das konkrete Handeln messen lassen.*

Profilierung. Das Besondere wird herausgearbeitet und trägt dazu bei, sich von vergleichbaren Einrichtungen abzugrenzen.

Einheit. Durch die gemeinsam erarbeiteten Zielsetzungen wird bestimmten Konflikten (vorrangig Zielkonflikte) die Grundlage entzogen.

Orientierung. Im täglichen Arbeitsalltag wird es leichter Prioritäten zu setzen. Leitbilder, die auf die einzelnen Arbeitsbereiche bezogen sind, z.B. Verwaltung, Pflege, stärken diese Funktion in besonderem Maße.

Inhalte von Leitbildern

Es ist sehr unterschiedlich, welche Inhalte Leitbilder enthalten. Im Allgemeinen geben sie Antworten auf die nachfolgenden Fragen.

Wer sind wir?

- Was wollen wir? Was ist unsere gemeinsame Identität?
- Welche Ziele verfolgen wir? Wie wollen wir diese erreichen?
- Welche Vision haben wir? Welche Werte sind uns wichtig?
- Was tun wir, wie, für wen?

Was sehen wir als unseren Auftrag an?

- Welche Produkte, welches Leistungsspektrum wird angeboten? Wo liegt unsere Kompetenz?
- Wie sind wir auf dem Markt positioniert? Was unterscheidet uns von anderen Anbietern?
- Wer sind unsere Zielgruppe/Kunden? Wie gehen wir mit ihnen um?
- Welche Rahmenbedingungen, rechtlichen Grundlagen bestimmen die Arbeit?
- Welche fachlichen Grundlagen und Konzepte liegen der Arbeit zugrunde?

Welche Grundsätze des Verhaltens für Zusammenarbeit und Führung liegen zugrunde?

- Welcher Führungsstil, welche Führungsgrundsätze werden favorisiert?
- Wie werden Entscheidungen getroffen?
- Was ist in der Zusammenarbeit wichtig?
- Was sind unsere wirtschaftlichen Ziele?

Anforderungen an Leitbilder

Formal muss ein Leitbild mindestens die nachfolgenden Anforderungen erfüllen:
- Es muss den Tatsachen entsprechen, d.h. realistisch sein.
- Die Inhalte müssen auch von Laien richtig verstanden werden, d.h. es muss verständlich und klar formuliert sein.
- Es muss über eine längere Zeit Gültigkeit besitzen, das heißt es legt das Grundsätzliche fest, indem es die allgemeinen und übergeordneten Ziele beschreibt.

Beispiele für Leitbilder

Die nachfolgenden Beispiele ermöglichen einen kleinen Einblick in die Vielfalt der auf dem Markt befindlichen Leitbilder. Sie sind ohne jegliche Wertung ausgewählt.

Leitbild einer Einrichtung

Auszug aus dem Leitbild „Anhaltische Diakonissenanstalt“ Dessau (http://www.ada-dessau.de/content/view/39/61/):

B **Unsere Tradition:** Die Geschichte und Gegenwart unserer Einrichtungen werden geprägt von der Diakonie in Gemeinschaft.

Leitbild des Verbandes (z.B. AWO, Caritas, Diakonie) → Leitbild der Einrichtung (z.B. Träger eines Alten-/Pflegeheimes & Krankenhaus & pflegerische Ausbildungsstätten) → Leitbild des Bereiches (z.B. Altenpflegeheim) → Leitbild der Abteilungen (z.B. Pflege, Hauswirtschaft)

Abb. 3.10 Leitbildhierarchie.

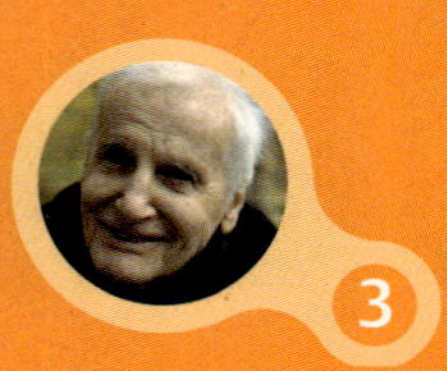

Unser Fundament: Diakonie bedeutet, im Geist christlicher Nächstenliebe zu leben und zu arbeiten. So verstehen wir unseren Dienst.

Unser Verständnis vom Menschen: Die von Gott geschenkte unverlierbare Würde jedes Menschen prägt unseren Umgang mit den uns Anvertrauten und untereinander.

Unsere Mitarbeiterinnen und Mitarbeiter: Für unseren Dienst brauchen wir motivierte und kompetente Mitarbeiter, die sich mit den Einrichtungen identifizieren.

Unsere Arbeitsfelder: Wir wenden uns in unserem Dienst den Kranken, alten Menschen und Kindern zu.

Unsere sozialen Unternehmen: Im Rahmen des Sozialsystems unseres Landes erfüllen ADA und DKD gGmbH ihre Versorgungsaufträge.

Als evangelische Einrichtungen sind wir Teil von Kirche und Diakonie.

Leitbild einer Abteilung

Hauswirtschaftliches Leitbild des Alten- und Pflegeheim Todtnau:

B Wir betrachten Gepflegtwerden in unserer Einrichtung als Lebensform. Altenpflege umfasst nach unserem Verständnis die Betreuung, die Begleitung und pflegerische Versorgung des Bewohners. Und dazu gehört genauso die Essenversorgung, die Reinigung und die Wäscheversorgung.

Der Bewohner wird dabei als Individuum mit Würde und Achtung vor seiner Persönlichkeit und seinem bisherigen Leben behandelt. Wir verstehen unter zeitgerechter ganzheitlicher Altenpflege aktivierende, motivierende und tolerierende Pflege unter Einbeziehung präventiver, prophylaktischer und rehabilitativer Maßnahmen. Dabei dient uns das AEDL-Konzept von Monika Krohwinkel („Aktivitäten und existentielle Erfahrungen des Lebens") als pflegewissenschaftliche Grundlage.

Konzepte

Definition

Ein Pflegekonzept definiert das pflegerische Angebot und bildet die Grundlage der Arbeit. Es dient als Handlungsorientierung für alle Mitarbeiter, die am Pflegeprozess beteiligt sind. In ihm sind wesentliche Grundlagen, Voraussetzungen und Komponenten berücksichtigt, die das pflegerisches Handeln bestimmen, begründen und umsetzbar machen. Seit Einführung des Pflegeversicherungsgesetzes müssen Einrichtungen u. a. über ein Pflegekonzept verfügen, das sie in die Praxis umsetzen.

Konzepte dienen zugleich der Qualitätssteuerung und Sicherung. Mitarbeiter, die aktiv an der Entwicklung von Konzepten mitarbeiten, erweitern ihre Schlüsselqualifikationen und stärken ihre Motivation und Identifikation mit der Arbeit. Die Entwicklung von Leitbildern und Konzepten dient daher immer auch der Personal- und Organisationsentwicklung.

Unterschied Leitbild und Konzept

Was ist der Unterschied zwischen einem Leitbild und einem Konzept?

Leitbild. Ein Leitbild legt das Grundsätzliche fest (z. B. Ziele der Einrichtung) und gibt Orientierung. Um praktisch tätig werden zu können, ist es jedoch wichtig, das Leitbild zu konkretisieren. Es muss umsetzbar, d. h. realistisch und überprüfbar werden.

Konzept. Das Konzept stellt die Verbindung zwischen dem auf Idealen gründenden Leitbild und der tatsächlich erbrachten Dienstleistung, z. B. im Bereich Pflege, Hauswirtschaft, her. Die Konzeptinhalte müssen dokumentiert werden können, d. h. es muss sich um tatsächlich erbrachte Maßnahmen handeln.

Weiteres Kennzeichen eines Konzeptes ist die kürzere Gültigkeit im Vergleich zu den relativ zeitlosen Leitbildern. Etwa alle zwei Jahre sollte es überarbeitet werden. Es wird auf seine weitere Gültigkeit überprüft und ggf. verändert. Konzepte unterliegen Trends, d. h. sie müssen sich an den jeweils aktuellen Bedarfslagen und Bedürfnissen ausrichten.

Entwicklung eines Pflegekonzeptes

Die Entwicklung eines Konzeptes, z. B. in der Pflege, verläuft über einen längeren Zeitraum als Prozess. Dementsprechend arbeits- und damit auch kostenintensiv (vorrangig Personalkosten) ist es. Es ist zu einer unverzichtbaren fachlich-beruflichen Kompetenz von Führungskräften und qualifizierten Mitarbeiter/innen in Teams und Stabstellen geworden, Visionen und Leitbilder zu entwickeln, sowie Konzeptionen zu entwerfen und Konzepte formulieren zu können. Konzeptionen und Leitbilder sind wichtige Steuerungsinstrumente von Organisationen, in denen Menschen mit und für andere Menschen arbeiten.

Beteiligung der Mitarbeitenden

Die Konzeptentwicklung ist eine vorrangige Aufgabe leitender Mitarbeiter (z. B. Pflegedienstleitung). Wenn jedoch die Bereitschaft der Mitarbeiter geweckt werden soll, die darin enthaltenen Ideen und damit verbundenen Veränderungen in die Praxis umzusetzen, sollten diese an der Entwicklung beteiligt werden. Es liegt das Prinzip zugrunde, aus Betroffenen Beteiligte zu machen und auf diese Weise Stärken und Fachkompetenzen zu bündeln. Die leitenden Mitarbeiter, wie die Pflegedienstleitung, steuern den gesamten Prozess der Entwicklung des Konzeptes und tragen die Gesamtverantwortung.

Entwicklungsschritte

Die Entwicklung verläuft meistens ähnlich wie in nachfolgenden Schritten:

- Der leitende Mitarbeiter, z. B. die Pflegedienstleitung, stellt den Bedarf eines neuen Konzeptes fest. Sie erstellt ein Gliederungsraster und legt einen Zeitplan für die Entwicklung des Konzeptes fest.
- Ausgewählte Mitarbeiter/innen werden aufgefordert, in einer Arbeitsgruppe an der Entwicklung des Konzeptes mitzuarbeiten.
- Die nun gebildete Konzeptgruppe sammelt alle zu dem Thema bereits in der Einrichtung vorhandenen Unterlagen und ergänzt sie um externe Dokumente, die zum Thema passen
- Die internen und externen Inhalte werden von der Konzeptgruppe analysiert, Aufgaben werden untereinander verteilt.
- In einer Klausurtagung werden erste Ergebnisse zusammengetragen und Formulierungen festgelegt.
- Nun werden diese Teilergebnisse dem Träger, betroffenen Bereichen und Mitarbeitern vorgestellt und diskutiert.
- In einer Klausurtagung, möglichst mit einem externen Moderator, werden die erforderlichen Nachbesserungen vorgenommen. Das Konzept wird systematisch geordnet, zusammengefasst, redaktionell bearbeitet und in einem ansprechenden Layout dargestellt.
- Das Konzept wird dem Träger, mit der Bitte um Zustimmung, vorgelegt. Nun gilt es, die Umsetzungsschritte zu planen und terminlich festzulegen. Außerdem muss ein erster Evaluationstermin festgelegt werden um zu überprüfen, ob das Konzept in die Praxis umgesetzt wird (Soll-Ist-Vergleich).

B Ein Pflegeheim eröffnet innerhalb des bestehenden Angebotes einen kleinen Bereich für die Be-

D *Unter **Konzept** (lateinisch conceptus „das Zusammenfassen") versteht man einen Entwurf, eine erste Fassung oder einen groben Plan.*

M *Das Konzept stellt die Verbindung zwischen dem auf Idealen gründenden Leitbild und der tatsächlich erbrachten Dienstleistung her. Die Konzeptinhalte müssen dokumentiert werden können, d. h. es muss sich um tatsächlich erbrachte Maßnahmen handeln.*

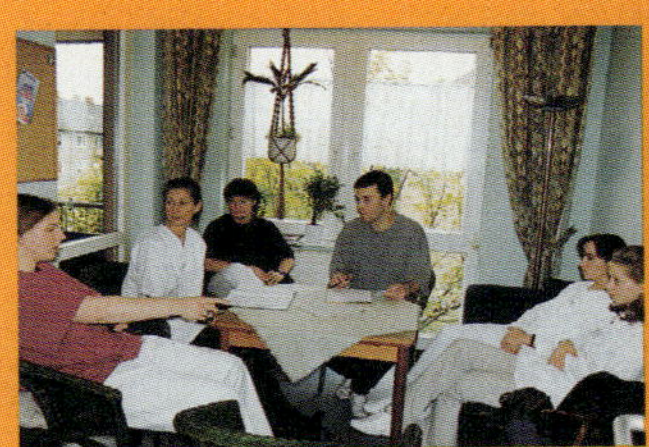

Abb. 3.11 Mitarbeiter verschiedener Hierarchieebenen entwickeln gemeinsam ein Pflegekonzept.

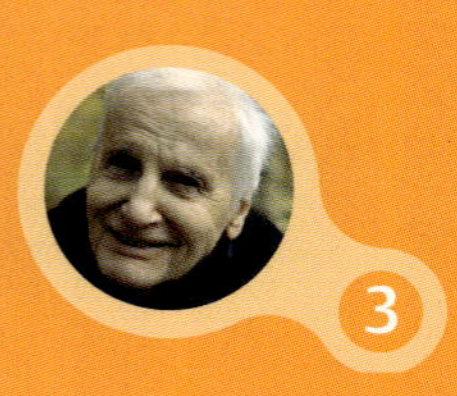

treuung und Versorgung sterbender Menschen. Für das Angebot der palliativen Pflege bietet das bestehende Pflegekonzept nicht genügend Grundlagen. Die Pflegedienstleiterin gründet daher eine Arbeitsgruppe, die ein Konzept der Palliativpflege entwickeln soll. Neben der Wohnbereichsleiterin und zwei Altenpflegern des neuen Bereiches arbeiten auch die Seelsorgerin, eine Lehrerin der kooperierenden Altenpflegeschule und eine Hauswirtschafterin an der Konzeptentwicklung mit.

Herausforderungen beim Erstellen von Pflegekonzepten

Nur selten verläuft die Entwicklung eines Konzeptes so reibungslos, wie im vorangegangenen Abschnitt dargestellt. In der Praxis kommt es sowohl bei der Entwicklung als auch bei der Einführung und Umsetzung häufig zu Problemen. Um diese weitestgehend zu vermeiden, werden nachfolgend wichtige Stolpersteine genannt:

- Der Träger, bzw. die Leitung versucht, die Entwicklung eines Konzeptes zu „verordnen" und nimmt auf Mitarbeiterinteressen keinerlei Rücksicht.
- Bei der Erarbeitung und Einführung des Konzeptes werden die Mitarbeiter/innen nur scheinbar bzw. gar nicht beteiligt.
- Die Einführung des Konzeptes verläuft chaotisch, da keine organisatorischen Voraussetzungen geschaffen wurden, z. B. vorangegangene Schulung der Mitarbeiter.
- Die Inhalte des Konzeptes wurden nicht fundiert und anschaulich vermittelt, es ist z. B. nicht 100%ig klar, welche Ziele verfolgt werden, wie die Inhalte umgesetzt werden sollen.
- Die schriftliche Ausarbeitung ist für die Mitarbeiter/innen an der Basis nicht verständlich. Es fehlen wesentliche Begleitinformationen.
- Das Konzept wird nur mangelhaft verbreitet.
- Das Konzept stellt unrealistische Leistungen dar, die aufgrund der Rahmenbedingungen nicht zu erbringen sind.
- Es enthält Aspekte, die keine Möglichkeit zur Identifikation bieten und zudem die Tradition der Einrichtung vernachlässigen.
- Das Konzept ist zu knapp oder zu ausführlich gefasst.

M *Betroffene zu Beteiligten machen! Konzepte haben den aktuellen Bedarf und die Bedürfnisse als Maßstab und müssen regelmäßig evaluiert werden.*

M *Die wichtigste Grundlage einer Organisation ist eine stimmige Gesamtkonzeption.*

Beispiel für ein Pflegekonzept

Nachfolgend wird ein Beispiel für ein Konzept in Auszügen dargestellt.

B Der ambulante Pflegedienst xy wurde im Jahr xy gegründet und wird von xy getragen. Die xy erbringt Beratungs-, Pflege- und Betreuungsdienste für überwiegend ältere, häufig demenziell erkrankte Menschen und deren Angehörigen, sowie die medizinische Versorgung nach ärztlicher Verordnung. (...)

Unserer Arbeit liegt das ABEDL-Pflegemodell nach Monika Krohwinkel zugrunde. Die Basis dieses Bedürfnismodells bildet die Tatsache, dass ein Mensch situationsbezogene Bedürfnisse hat, die er selbst nicht erfüllen kann. Unsere Rolle als professionell Pflegende besteht darin, diese Bedürfnisse zu erkennen und eine adäquate Unterstützung anzubieten, die die Unabhängigkeit fördert (§ 6 SGB XI Abs. 2) und die individuellen Belange jedes Einzelnen berücksichtigt. (...) Das Pflegegeschehen wird mithilfe des sechsschrittigen Pflegeprozesses strukturiert, durchgeführt und überprüft. (...) Primäres pflegerisches Ziel ist die Unterstützung des pflegebedürftigen Menschen bei der Erhaltung oder dem Wiedererlangen von Unabhängigkeit und Wohlbefinden in den für ihn wichtigen Lebensbereichen. (...)

In Anlehnung an das von uns gewählte Pflegemodell ist die persönliche Beziehung zwischen den Pflegebedürftigen und unseren Mitarbeitern Grundlage unserer professionellen Handlungen. Infolge dieser grundsätzlichen Entscheidung bestimmt der Gedanke der Bezugspflege unser pflegendes, betreuendes, beratendes und unterstützendes Handeln.

Mit unserer Pflege wollen wir dazu beitragen, die Lebensqualität und Selbstbestimmung jedes Einzelnen trotz vorhandener Einschränkungen so lange wie möglich in seinem gewohnten Lebensumfeld aufrechtzuerhalten. (...)

Um sowohl unserem Pflegeverständnis als auch den Bedürfnissen unserer Klientel nach einer möglichst kontinuierlichen Pflegebeziehung gerecht zu werden, arbeiten wir nach dem System der Bezugspflege. (...)

Zur Wahrung der Pflegequalität führen wir folgende Maßnahmen durch:

- Pflegevisite: (...),
- regelmäßige Team- und Fallbesprechungen: (...),
- interne und externe Fortbildungsmaßnahmen: (...).

Um unseren Versorgungsauftrag adäquat erfüllen zu können, informieren, beraten und unterstützen wir unsere Klienten bei medizinischen, hauswirtschaftlichen und sozialen Fragestellungen. (...)

Wir kooperieren mit ...

Aktuelle Entwicklungen in der ambulanten und stationären Alten- und Krankenpflege

Im Zentrum aktueller Entwicklungen in der ambulanten und stationären Alten- und Krankenpflege steht die Überlegung, den Pflegebedürftigen in die Mitte der Gesellschaft zu holen. Ziel ist es dabei, die Interessen der Pflegebedürftigen und ihrer Angehörigen stärker als bisher zu berücksichtigen. Einige Entwicklungen werden nachfolgend vorgestellt.

Aufbau einer teilstationären Infrastruktur

Durch den Bau von Tages- und Kurzzeitpflegeplätzen sowie von ambulanten Pflegestützpunkten im Rahmen des Betreuten Wohnens, wird der Vorrang der ambulanten vor der stationären Pflege verwirklicht. Außerdem sind vielerorts wohnortnahe Pflegeeinrichtungen mit gut aufeinander abgestimmten Pflegeangeboten entstanden, die „unter einem Dach" verschiedene Pflegeformen vereinen. Die Plätze sind in ein abgestuftes und verzahntes Pflegesystem integriert, sodass jeder Pflegebedürftige individuell auf ihn zugeschnittene Hilfen auswählen kann. Ein wichtiges Kennzeichen der miteinander kooperierenden Hilfen ist ihre überschaubare Größe mit i. d. R. etwa 50 Pflegeplätzen.

Verbesserung der regionalen Zusammenarbeit

Das SGB XI fordert die Zusammenarbeit von Anbietern von Pflegeleistungen. Im Mittelpunkt steht dabei eine intensivierte Zusammenarbeit von Krankenhäusern, niedergelassenen Ärzten, Pflege- und Krankenkassen. Hinzu kommen Modelle für die ambulante Versorgung und pflegerische Betreuung von Rehabilitations-Patienten nach Apoplex und für demenziell veränderte Menschen.

Pflegeeinrichtungen für besondere Gruppen von Pflegebedürftigen

Die konventionellen Pflegeheime sind auf eine ältere Klientel ausgerichtet. Pflegebedürftige, die nicht aus Altersgründen pflegebedürftig sind, haben andere Ansprüche. In den letzten Jahren sind vermehrt Pflegeeinrichtungen für langfristig Pflegebedürftige, die aufgrund von Unfällen (z. B. Apalliker), wegen chronischer Erkrankungen (z. B. Multipler Sklerose) oder aufgrund von Behinderungen (z. B. querschnittsgelähmte Menschen) auf tägliche pflegerische Unterstützung angewiesen sind, entstanden.

Hospize/Palliativstationen

Schwerstkranke mit nur noch begrenzter Lebenserwartung, die nicht mehr zu Hause gepflegt werden können, sind in konventionellen Pflegeheimen selten gut betreut. Inzwischen gibt es daher Hospize und zunehmend in Krankenhäuser oder Pflegeheime integrierte Palliativpflegestationen.

Spezielle Angebote für Menschen mit Demenz

Außerdem gibt es inzwischen eine Vielzahl modellhafter Angebote, die das Leben von Menschen mit demenziellen Veränderungen erleichtern wollen. So gibt es z. B. seit 2002 im Seniorenzentrum Villa am Buttermarkt in Adenau, dem Eifelstädtchen am Nürburgring, einen Wohn- und Lebensbereich für altersverwirrte Menschen, genannt „Das Dorf".

B Im „Dorf" leben 24 altersverwirrte Damen und Herren. Es bietet eine an der Normalität des Alltages orientierte Tagesstruktur, mit all seinen Facetten Hauswirtschaft, Garten, Essen, Freizeit, Spiel und Spaß. Zwischenzeitlich sind die „Dorf"-BewohnerInnen ein fester Bestandteil des Stadtlebens und -geschehens in Adenau. Die Teilnahme an Kirchen- und Festaktivitäten wird frühzeitig geplant. Monatlich findet mindestens ein Ausflug statt.

Stationäre Hausgemeinschaften

In stationären Hausgemeinschaften werden kleine Gruppen von Pflegebedürftigen wie in einer Großfamilie zu Hause zusammen gepflegt, betreut und begleitet. Jede Hausgemeinschaft verfügt über eine eigene Küche, ein großes gemeinsames Wohn- und Esszimmer, und jeder Bewohner hat sein eigenes Apartment mit Bad. Diesen Haushalt managen und leiten Präsenzmitarbeiter(innen). Sie kochen, putzen, betreuen, kommunizieren, begleiten, schlichten und sorgen für Wohlbefinden. Die Pflegetätigkeiten teilen sie sich mit Pflegefachkräften: Krankenschwestern, Krankenpfleger und Altenpflegekräften.

Individuelle Angebote

Die heute und in naher Zukunft alt werdenden Menschen sind in der Zeit des Wirtschaftswunders groß geworden. Gerade die älteren Menschen, die über Vermögen verfügen, haben hohe Ansprüche an die Gestaltung ihres Lebensabends. Zunehmend mehr Träger haben den Markt der wohlhabenden alten Menschen für sich entdeckt. In sog. Seniorenresidenzen bieten sie individuell zugeschnittene, optimale Wohnformen, mit einem breiten Spektrum an Dienstleistungen an. Ganz unabhängig davon, ob Pflegebedürftigkeit besteht oder nicht. Das Wohn- und Pflegeangebot in den sog. Seniorenresidenzen ist von der obersten Maxime geprägt, individuellen Ansprüchen und Wünschen voll und ganz gerecht zu werden.

M *Aktuell sollen die Pflegebedürftigen in die Mitte der Gesellschaft geholt werden. Ziel ist, die Interessen der Pflegebedürftigen und ihrer Angehörigen stärker als bisher zu berücksichtigen.*

M *Durch Tages- und Kurzzeitpflegeplätze sowie ambulante Pflegestützpunkte im Rahmen des Betreuten Wohnens wird der Vorrang der ambulanten vor der stationären Pflege verwirklicht.*

M *Immer mehr Pflegeeinrichtungen werden auf besondere Bedürfnisse hin konzipiert: Hospize, stationäre Hausgemeinschaften, spezielle Angebote für Menschen mit Demenz oder Seniorenresidenzen.*

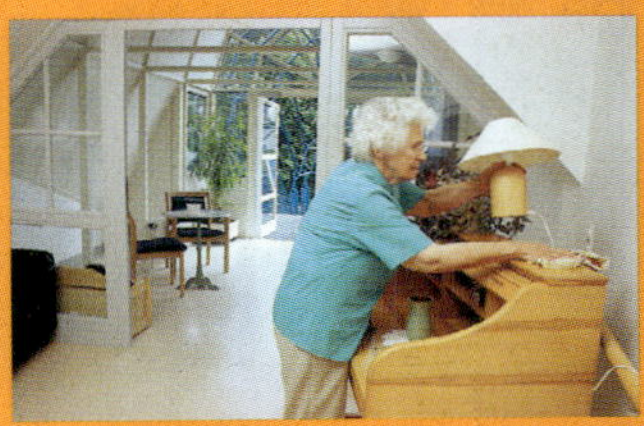

Abb. 3.12 Das Wohnen in Seniorenresidenzen soll individuellen Ansprüchen und Wünschen voll und ganz gerecht werden.

I **Internet:**
http://www.projekt-3.de
http://www.demenzwohngemeinschaften.de

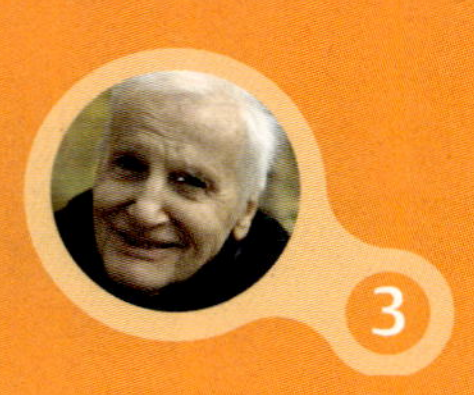

3

Koordinierungs- und Vermittlungsstellen

Die demographische Entwicklung der Bundesrepublik Deutschland zeigt, dass es immer mehr alte und damit auch pflegebedürftige Menschen gibt. Damit einher geht eine erhöhte Nachfrage nach Informationen rund um das Thema „Pflege". Alte und pflegebedürftig gewordene Menschen, die im häuslichen Bereich leben und versorgt werden, benötigen von verschiedenen Seiten Unterstützung. Allerdings wissen sie oder ihre Angehörigen oft nicht, welche Hilfsangebote zur Verfügung stehen und auf welche finanzielle Unterstützung sie einen Anspruch haben.

B Ein alter Mensch, der einen Apoplex erlitten hat, benötigt nach seinem Krankenhausaufenthalt weiterhin vielfältige Unterstützung. So muss er z. B. von einem ambulanten Pflegedienst bei der Körperpflege unterstützt werden; benötigt Beratung zur Wohnraumanpassung, da er zeitweise auf einen Rollstuhl angewiesen ist; braucht logopädische und physiotherapeutische Therapien; muss vom Arzt seinen Quick-Wert kontrollieren lassen usw.

D **Case Management** *bezeichnet eine bedarfsgerechte Hilfeleistung, in der der Versorgungsbedarf eines Klienten sowohl über einen definierten Zeitraum als auch quer zu bestehenden Grenzen von Einrichtungen, Dienstleistungen, Ämtern und Zuständigkeiten geplant, koordiniert, überwacht und evaluiert wird.*

Das Beispiel zeigt, dass bei einer verlässlichen ambulanten Versorgung das Handeln vieler Beteiligter aufeinander abgestimmt und koordiniert werden muss. Die Erfahrung zeigt, dass daher ein Case-Management (= Unterstützungsmanagement) für pflegebedürftige Menschen und ihre Angehörigen wichtig ist (s. S. 108).

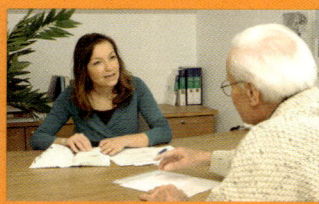

Abb. 3.13 Pflegestützpunkte übernehmen zunehmend die Abstimmung, die für eine verlässliche ambulante Versorgung notwendig ist.

Pflege-Weiterentwicklungsgesetz. Zum 1. Juni 2008 trat das Pflege-Weiterentwicklungsgesetz in Kraft, das die häusliche Pflege stärkt. Neben der Sicherstellung der Pflege und Betreuung zu Hause sollen die Angebote der Entlastung pflegender Angehöriger dienen. Das Gesetz stellt zudem sicher, dass die Betroffenen die Möglichkeit haben, sich fachkompetent beraten zu lassen.

Pflegestützpunkte

Pflegestützpunkte (Vorläufer: z.B. Informations-, Anlauf- und Vermittlungsstellen, sog. IAV-Stellen) bieten Pflegebedürftigen und Angehörigen Beratung und Leistungen „aus einer Hand" an. Sie stellen sicher, dass für jeden Pflegebedürftigen sein subjektives (einklagbares) Recht auf eine individuelle Pflegeberatung durch einen entsprechend geschulten Pflegeberater umgesetzt werden kann (**Abb. 3.13**). Pflegestützpunkte werden von den Kommunen und den gesetzlichen Pflege- und Krankenkassen gemeinsam eingerichtet und getragen und sind räumlich gut erreichbar.

Alle, die Fragen im Zusammenhang mit Pflegebedürftigkeit haben, können sich an die Mitarbeiter der Pflegestützpunkte wenden: junge Menschen, Eltern mit pflegebedürftigen Kindern, Menschen mit Behinderung und chronischen Krankheiten, alte Menschen, Angehörige von Menschen mit einem Pflegebedarf und natürlich die pflegebedürftigen Menschen selbst.

M *Pflegekassen sind § 7a SGB XI verpflichtet, Personen, die Leistungen der Pflegeversicherung beantragt haben oder erhalten, eine.*
- *umfassende,*
- *individuelle,*
- *unabhängige*
- *und kostenfreie Beratung durch einen Pflegeberater zu gewähren.*

I **Internet:** *www.gesundheits-und-pflegeberatung.de*

Aufgaben der Pflegestützpunkte

Zu den Hauptaufgaben der Pflegestützpunkte zählen:
- Berechtigte (Angehörige und Pflegebedürftige) werden in allen pflegerischen Themen beraten und erhalten Auskunft.
- Die regionalen Unterstützungs- und Versorgungsangebote werden koordiniert und die benötigten Hilfen beantragt und veranlasst.
- Die abgestimmten pflegerischen Betreuungs- und Versorgungsangebote werden vernetzt.
- Es wird ein individueller Versorgungsplan erstellt, der die erforderlichen Sozialleistungen und die gesundheitsfördernden, präventiven, kurativen, rehabilitativen oder sonstigen medizinischen sowie pflegerischen und sozialen Hilfen enthält.
- Die Ausführung des Versorgungsplans wird überwacht und bei Bedarf einer veränderten Bedarfslage angepasst.

Pflegeberatung

Die Pflegeberatung ist ein relativ neuer Tätigkeitsbereich. Er resultiert aus einer veränderten Gesetzgebung. Seit dem 1. Januar 2009 sind die Pflegekassen nach § 7a SGB XI verpflichtet, Personen, die Leistungen der Pflegeversicherung beantragt haben oder erhalten, eine umfassende, individuelle, unabhängige und kostenfreie Beratung durch einen Pflegeberater zu gewähren. Seit dem 30. Juni 2011 darf diese Beratung nur noch besonders qualifiziertes Personal erbringen, insbesondere Pflegefachkräfte, Sozialversicherungsfachangestellte oder Sozialarbeiter jeweils mit einer Zusatzqualifikation.

Pflegeberater. Der Anspruch auf die Pflegeberatung wurde durch das Pflege-Weiterentwicklungsgesetz eingeführt. Pflegeberater (Case Manager) sind Personen, die eine Pflegeberatung im Sinne des § 7 a SGB XI leisten. Die Beratung umfasst die Auswahl und Inanspruchnahme von bundes- oder landesrechtlich vorgesehenen Sozialleistungen sowie sonstige Hilfsangebote, die darauf ausgerichtet sind, Menschen mit Pflege-, Versorgungs- oder Betreuungsbedarf zu unterstützen und zu stärken. Mit ihrem Fachwissen begleiten Pflegeberater ihre Klienten während des gesamten Prozesses bei Pflege- und Krankenkassen, der Rentenversicherung, den Agenturen für Arbeit und der Unfallversicherung.

Pflegekonferenzen

Die Pflegekonferenz ist ein örtliches Fachgremium. Sie dient dazu, generelle Fragen und Problemfelder, die sich aus der Umsetzung des Pflegeversicherungsgesetzes auf kommunaler Ebene ergeben, zu klären.

Gesetzliche Grundlage

Die gesetzliche Grundlage für die Zusammenarbeit bei der pflegerischen Versorgung der Bevölkerung findet sich in § 8 des Elften Sozialgesetzbuches (SGB XI). In diesem Paragraphen werden Länder, Kommunen, Pflegeeinrichtungen und Pflegekassen zur Zusammenarbeit aufgefordert. Das SGB XI legt zugleich wichtige Regelungen zur Ausführung in die Zuständigkeit der Landesgesetzgebung.

Versorgungsverantwortung

Die Erfüllung der gesamtgesellschaftlichen Aufgabe aller an der Pflege Beteiligten setzt voraus, dass alle Akteure gemeinsam an der Versorgungsverantwortung beteiligt werden. Pflegekonferenzen bilden hierfür ein wichtiges Gremium. Allerdings wird die Form der Kooperation in den Ausführungsgesetzen der Länder sehr unterschiedlich ausgelegt. Das Verwaltungsrecht unterscheidet zwischen „verbindlichen Regelungen", „Sollvorschriften" und Regelungen mit Orientierungscharakter, den „Kannvorschriften".

Umsetzung

Während z. B. Nordrhein Westfalen die Bildung von Pflegekonferenzen als „verbindliche Regelung" festschreibt, finden in Bayerns Landespflegegesetz der Landespflegeausschuss und die Pflegekonferenz keine Erwähnung. Somit gibt es in verschiedenen Bundesländern wie Nordrein Westfalen und Hamburg bereits Pflegekonferenzen, während andere Länder noch ganz am Anfang dieser Entwicklung stehen.

Ziele der Pflegekonferenz

Ziel der Pflegekonferenz ist es, die Kooperation und Mitwirkung der vorhandenen Pflegeeinrichtungen, der Pflege-/Krankenkassen, des Medizinischen Dienstes, der Anbieter ambulanter Pflege, der Kassenärztlichen Vereinigung, des Krankenhausverbandes, der Betroffenen und der jeweiligen Stadt zu erwirken und zu fördern. Alle genannten sind zugleich Teilnehmer der Pflegekonferenz (**Abb. 3.14**).

Durch die Pflegekonferenzen soll eine leistungsfähige, ortsnahe und aufeinander abgestimmte pflegerische Versorgung der Bevölkerung sichergestellt und weiterentwickelt werden. Sie tagt mehrmals pro Jahr. Wichtig ist, dass die einzelnen Teilnehmer neben der fachlichen Kompetenz über Entscheidungskompetenzen verfügen, um kurzfristige Abstimmungsprozesse zu ermöglichen.

Aufgaben der Pflegekonferenz

Zentrale Aufgabe der Pflegekonferenz ist die Mitwirkung bei der Sicherung, der Vernetzung und qualitativen Weiterentwicklung der pflegerischen Angebotsstruktur. Dies geschieht insbesondere durch:

- Beteiligung von Betroffenen an Fragen der zukünftigen Sicherung der Pflege in den Kommunen fördern.
- An kommunalen Pflegeplanungen mitwirken, bzw. bei der Aufstellung kommunaler Pflegepläne beteiligen.
- Vorgesehene Konzeptionen von Neubaumaßnahmen von Pflegeeinrichtungen in der Pflegekonferenz vorstellen.
- Auf eine koordinierte Aufgabenwahrnehmung der an der Pflege beteiligten Akteure, insbesondere im Bereich der Beratung und des Fallmanagements, hinwirken.
- Kommunen, Pflegekassen und anderer an der pflegerischen Versorgung Beteiligten sollen sich über ein geeignetes Verfahren bezüglich Beratung von Pflegebedürftigen abstimmen.
- Erfahrungsberichte der Heimaufsicht in die Beratungen einbeziehen.

Ein wesentliches Element zur Umsetzung der Aufgaben und Ziele ist der regelmäßige Informationsaustausch unter den Mitgliedern der Pflegekonferenz und aller anderen an der pflegerischen Versorgung im jeweiligen Kreis beteiligten Institutionen.

Themen in der Pflegekonferenz

Etwa viermal im Jahr treffen sich die Mitglieder der Pflegekonferenzen, um an Themen und Aufgaben zu arbeiten. Die einzelnen Aufgaben unterscheiden sich je nach Bundesland und Pflegekonferenz. Sie alle haben jedoch als Ziel, die Hilfen für Pflegebedürftige und ihre Angehörigen besser aufeinander abzustimmen und zu koordinieren. Arbeitsschwerpunkte sind z. B. Bedarfs- und Nachfrageanalysen zu pflegerischen Angeboten zu interpretieren, eine bedarfsorientierte Pflegeangebotsplanung vorzunehmen, Leistungsangebote transparent und kundenorientiert zu gestalten und für eine Vernetzung der Angebote der Alten- und Behindertenhilfe zu sorgen.

D *Die **Pflegekonferenz** ist ein örtliches Fachgremium. Sie dient dazu, generelle Fragen und Problemfelder, die sich aus der Umsetzung des Pflegeversicherungsgesetzes auf kommunaler Ebene ergeben, zu klären.*

M *Bei Pflegekonferenzen treffen sich alle an der Pflege Beteiligten, um die pflegerischen Angebote qualitativ weiterzuentwickeln, zu sichern und zu vernetzen.*

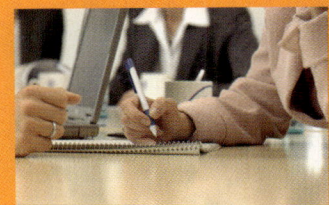

Abb. 3.14 Pflegekonferenzen haben als Ziel, die Hilfen für Pflegebedürftige und ihre Angehörigen besser aufeinander abzustimmen und zu koordinieren.

I **Internet:**
http://www.pflegekonferenz.de
http://www.essen.de/pflegekonferenz
http://www.kreis-soest.de/pflegeatlas

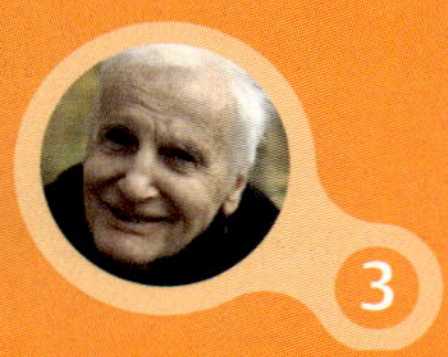

3

M *Mit der Entlassung aus dem Krankenhaus entstehen häufig Informationsdefizite zwischen Krankenhäusern und externen Einrichtungen. Oft ist eine Rückkehr in die eigenen vier Wände nicht mehr möglich, da der Bedarf an pflegerischer Unterstützung zu groß ist.*

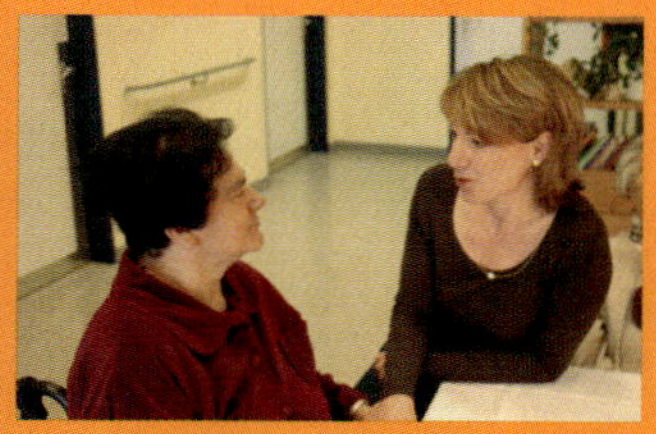

Abb. 3.15 Die Mitarbeitenden der Pflegeüberleitung sind keine pflegerischen Bezugspersonen. Sie begleiten, moderieren und kontrollieren den Überleitungsprozess.

D ***Die Pflegeüberleitung** umfasst alle Handlungen, die erforderlich sind, um beim Übergang vom Krankenhaus in die ambulante oder nachstationäre Pflege für eine kontinuierliche Pflegequalität zu sorgen.*

M ***Aufgaben:***
- *Pflegebedürftige und ihre Angehörigen beraten,*
- *Kontakt zu relevanten Stellen (z. B. Hausarzt, ambulante Pflege) aufnehmen,*
- *notwendige Maßnahmen einleiten,*
- *mit den an der Behandlung Beteiligten sprechen,*
- *individuellen Pflegebedarf feststellen,*
- *Biografiearbeit,*
- *Begutachtung und Einstufung durch den MDK veranlassen,*
- *Eingewöhnung begleiten,*
- *Überleitungsstandards und Zusammenarbeit mit externen Einrichtungen optimieren.*

Einen Überleitungsbogen finden Sie auf S. 103 abgebildet. Informieren Sie sich im gleichen Lernfeld zum Thema Schnittstellenmanagement.

Überleitung

Die Ursache eines Krankenhausaufenthaltes kann während der kürzer gewordenen Liegezeit meistens nicht vollständig therapiert werden. Mit der Einführung der Pflegeversicherung und verschiedener Gesundheitsreformgesetze sind die Krankenhäuser gezwungen, die Liegezeiten zu vermindern und Fehlbelegungen abzubauen. Dadurch entwickelt sich zunehmend ein Bruch im Behandlungs- und Therapieverlauf des Patienten.

Innerhalb der kürzer gewordenen Liegezeit kann die Ursache des Krankenhausaufenthaltes meistens nicht vollständig therapiert werden. Dann entstehen häufig Informationsdefizite zwischen Krankenhäusern und externen Einrichtungen (z. B. ambulante Pflege, Pflegeheim). Gerade ältere Menschen konfrontiert die Rückkehr in ihr Zuhause häufig mit einer Umorganisation ihrer Lebensverhältnisse. Oft ist eine Rückkehr in die eigenen vier Wände nicht mehr möglich, da der Bedarf an pflegerischer Unterstützung zu groß ist.

Definition

Bei der Klärung des Begriffes ist es wichtig, eine Unterscheidung der „Überleitungspflege" von der „Pflegeüberleitung" vorzunehmen.
- Die **Überleitungspflege** stellt die direkt am Patienten erbrachte Dienstleistung durch Pflegekräfte, d. h. seine unmittelbare Betreuung beim Übergang von der einen Betreuungsform in die andere, in den Mittelpunkt. Die Leistungen werden von Pflegekräften erbracht.
- Die **Pflegeüberleitung** umfasst vorrangig Aufgaben des Management und der Beratung. Die Pflegeüberleitung umfasst alle Handlungen, Gedanken und Gefühle, die beim Übergang vom Krankenhaus in die ambulante oder nachstationäre Pflege für eine kontinuierliche Pflegequalität sorgen.

Ziele

Ziele der Überleitung sind:
- Sicherstellung der Pflegekontinuität auf einem hohen Qualitätsniveau beim Übergang des Patienten zwischen den verschiedenen Institutionen, bzw. Betreuungsformen.
- Schaffung der fachlichen, personellen und materiellen Voraussetzungen, um eine pflegebedarfsorientierte Weiterversorgung nach dem Übergang zu sichern.
- Erhaltung, bzw. Wiedererlangung der größtmöglichen Selbsthilfefähigkeiten des Patienten.

Aufgaben

Die Pflegeüberleitung vom Krankenhaus in andere Formen der Betreuung verfolgt zwei zentrale Aufgaben.

Ressourcensicherung. Es sollen personelle und materielle Ressourcen sichergestellt werden, die erforderlich sind, um den Patienten nach der Entlassung aus dem Krankenhaus bedarfsgerecht zu betreuen und zu versorgen. Dies ist besonders wichtig, wenn der Patient nach Hause entlassen wird.

Qualitätssicherung. Die Pflegeüberleitung dient dazu, die Qualität der pflegerischen Qualität kontinuierlich sicherzustellen. Das im Krankenhaus über den Pflegeprozess gewonnene Wissen über den Patienten soll auch nach der Krankenhausentlassung genutzt werden, um Pflegemaßnahmen fachgerecht fortzuführen.

Kriterien guter Überleitung

Nachfolgende Fragen eignen sich, um zu evaluieren, ob die Pflegeüberleitung erfolgreich verlaufen ist:
- Effektivität: War die Überleitung geeignet, um die Ziele zu erreichen? Wurden die Pflegebedürftigen, Angehörigen und Pflegekräfte entlastet?
- Wurde die Form der Überleitung von den Zielgruppen akzeptiert, sind sie zufrieden?
- Stimmt die Qualität der Arbeit? Ist sie z. B. durch Prozesse geleitet, sind Schnittstellen gestaltet, gibt es Stellenbeschreibungen?
- Ist die Pflegeüberleitung effizient, d. h. das Verhältnis des Ressourceneinsatzes zum Nutzen wirtschaftlich?

Kontaktpflege und Kooperation

Wenn die Pflegeüberleitung erfolgreich sein soll, muss zu vielen Personen Kontakt aufgenommen werden. Dies gewährleistet, dass pflegerelevante Erfahrungen und Informationen den jeweiligen Empfänger erreichen. Es gibt verschiedene Formen der Kontaktaufnahme: im persönlichen Gespräch, telefonisch oder über Begleitpersonen. Auf diese Art der Informationsweitergabe ist nur dann Verlass, wenn die Informationen sorgfältig dokumentiert werden, z. B. in Pflegeverlegungsberichten.

Überleitungsbericht

Für jegliche Form der Überleitung, sei es vom Krankenhaus ins Pflegeheim oder umgekehrt, ist es sinnvoll, Verlegungsbögen einzusetzen. Diese sollten mindestens die nachfolgenden Aspekte enthalten:
- **Informationen zur Person:** z. B. Personalien, Bezugspersonen, Ansprechpartner,
- **Informationen zum Pflegebedarf:** z. B. physischer, psychischer und psychosozialer Zustand, Kommunikation, Orientierung, Vorerkrankungen, Medikation,
- **Informationen zur Pflege:** alle durchgeführten Pflegemaßnahmen, die weiterhin relevant sind, z. B. Wundversorgung, Unterstützung bei der Körperpflege.

Grundrechte

Wesen der Grundrechte

Die Grundrechte sind geltendes Recht und binden insbesondere die Gesetzgebung, die vollziehende Gewalt und die Rechtsprechung. Dies bedeutet, dass der Gesetzgeber nur solche Gesetze beschließen kann, die im Einklang mit den Grundrechten stehen. Ist dies nicht der Fall, kann das Gesetz durch das Bundesverfassungsgericht für nichtig erklärt werden!

Darüber hinaus kann der Einzelne, wenn er sich durch den Staat in seinen Grundrechten verletzt fühlt, letztendlich das Bundesverfassungsgericht anrufen, wenn die anderen Rechtswege ihm nicht geholfen haben.

Nachdem Grundrechte in erster Linie Rechte gegenüber dem Staat sein sollen, kann man sie gegenüber einem anderen Bürger grundsätzlich nicht geltend machen. Andererseits wird die gesamte Rechtsordnung vom Wesen der Grundrechte geprägt. Insofern stellen sie eine objektive Wertordnung dar. Unter Umständen kann sich daher der Einzelne darauf berufen, dass sein Mitbürger gegen diese Wertordnung verstoßen hat.

Geltungsbereich der Grundrechte

Kein Grundrecht kann völlig schrankenlos gewährt werden, da sonst ein friedliches Miteinander nicht möglich wäre. Einschränkungen der Grundrechte gibt es in unterschiedlicher Hinsicht (**Abb. 3.16**).

Auslegung

Zunächst hat der Geltungsbereich eines Grundrechtes dort seine Grenze, wo seine Reichweite endet. Um diese zu bestimmen, muss durch Auslegung des Wortlautes der Inhalt des jeweiligen Grundrechtes untersucht werden.

Grundrechtsimmanente Schranken

Diese Schranken sind in dem jeweiligen Grundrecht selbst enthalten und dem Wortlaut des jeweiligen Grundrechtsartikels zu entnehmen.

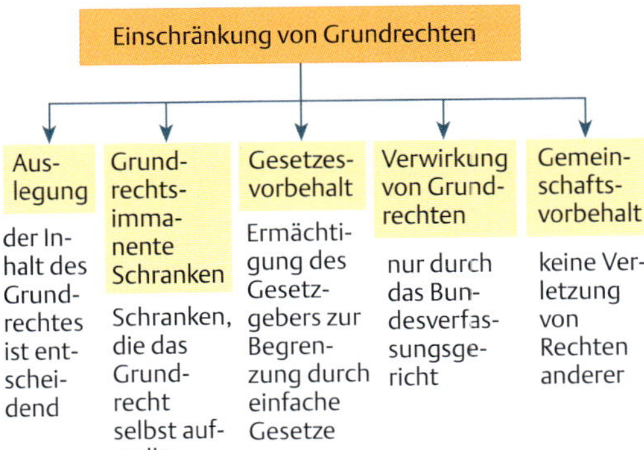

Abb. 3.16 Einschränkung der Grundrechte.

Gesetzesvorbehalt

Bestimmte Grundrechte enthalten die Ermächtigung des Gesetzgebers, dass dieser aufgrund eines Gesetzes das Grundrecht beschränken darf. Der Gesetzgeber darf aber nun seinerseits nicht grenzenlos das Grundrecht beschränken. Dazu sagt das Grundgesetz in Art. 19 II GG, dass in keinem Fall ein Grundrecht in seinem Wesensgehalt angetastet werden darf.

Verwirkung von Grundrechten

Wer bestimmte Grundrechte, wie Freiheit der Meinungsäußerung, Pressefreiheit und andere, die in Art. 18 GG abschließend aufgezählt sind, zum Kampf gegen die freiheitliche demokratische Grundordnung missbraucht, verwirkt diese Grundrechte. Diese Verwirkung kann nur vom Bundesverfassungsgericht ausgesprochen werden.

Gemeinschaftsvorbehalt

Eine natürliche Grenze der Reichweite eines Grundrechtes ist dort, wo die Rechte anderer beginnen. Mit anderen Worten kann jeder ein Grundrecht ausüben, soweit er nicht die Rechte anderer verletzt. Soweit zwei Grundrechte aufeinanderstoßen oder sich überschneiden, findet die Grundrechtsbegrenzung durch gegenseitiges Abwägen statt.

Einteilung der Grundrechte

Die im Grundgesetz enthaltenen Grundrechte lassen sich in erster Linie in Menschenrechte und Bürgerrechte unterteilen (**Abb. 3.17**).

Menschenrechte

Ausgangspunkt für diese Rechte ist die Würde des Menschen, die unveräußerlich und unverzichtbar ist. Die Menschenrechte sind dem Menschen von Natur aus gegeben und nicht erst vom Gesetzgeber geschaffen. Allen Menschen zustehende Rechte sind z. B.:

- Menschenwürde,
- freie Entfaltung der Persönlichkeit,
- Recht auf Leben,
- Recht auf körperliche Unversehrtheit,
- Gleichheit vor dem Gesetz,
- Glaubens- und Gewissensfreiheit,
- Meinungsfreiheit.

Die Menschenrechte lassen sich wie in **Abb. 3.17** gezeigt unterteilen.

Bürgerrechte

Bei den Bürgerrechten handelt es sich um spezielle Grundrechte. Sie stehen nur den Staatsangehörigen zu, d.h. die Bürgerrechte des Grundgesetzes nur den Deutschen (**Abb. 3.17**).

M **Grundrechte** *sichern den Schutz des Einzelnen gegenüber dem Staat.*

M *Es gilt folgender* **Grundsatz:** *„Grundrechte sind Abwehrrechte des einzelnen Bürgers gegen willkürliche Maßnahmen des Staates ihm gegenüber."*

M **Menschenrechte** *sind für alle Menschen geltende Grundrechte.*

M **Bürgerrechte** *sind für deutsche Staatsangehörige geltende Grundrechte.*

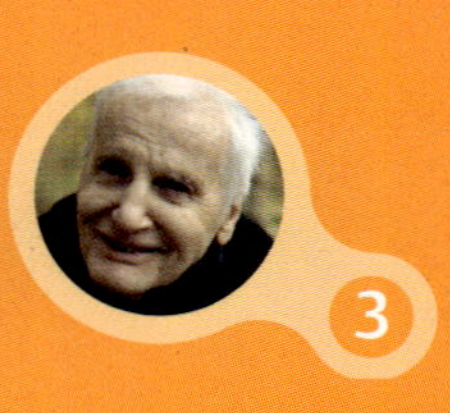

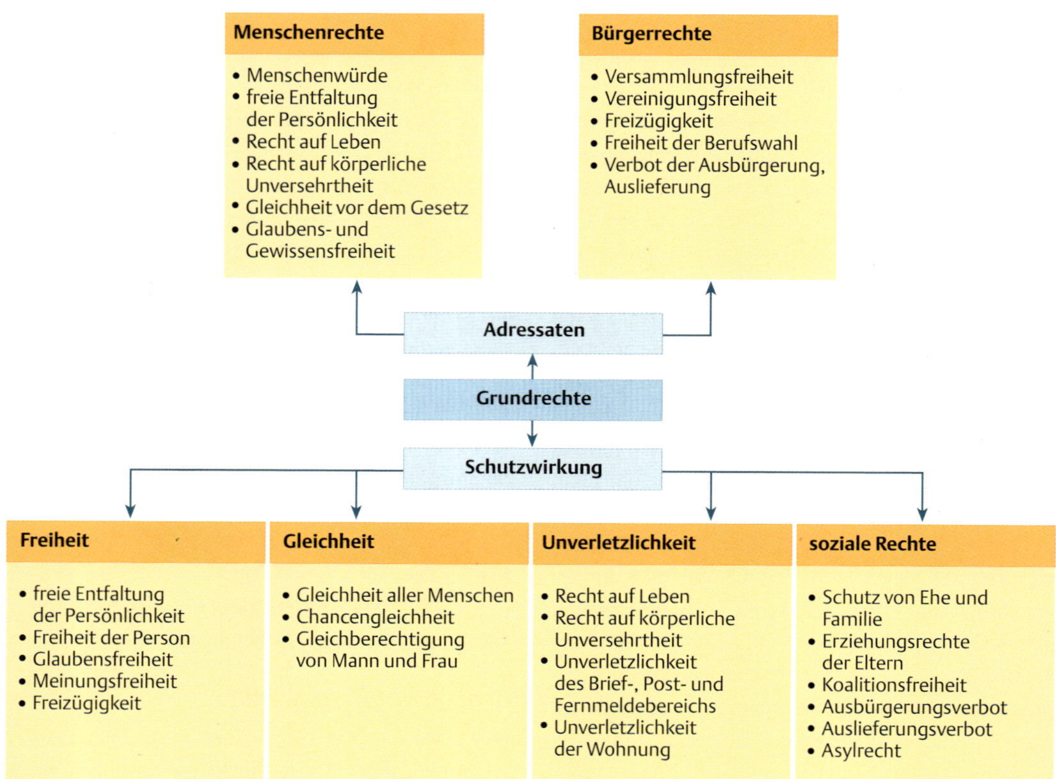

Abb. 3.17 Einteilung der Grundrechte.

M *Die Würde des Menschen ist unantastbar (Art. 1 I GG).*

M *Das Grundrecht des Schutzes der Menschenwürde darf nicht geändert werden.*

M *Das **Recht auf Freiheit der Person** umfasst vier Teilbereiche:*
- *freie Entfaltung der Persönlichkeit,*
- *Recht auf Leben,*
- *Recht auf körperliche Unversehrtheit,*
- *Recht auf Freiheit.*

M *An den **Gleichbehandlungsgrundsatz** sind alle drei Staatsgewalten (Legislative, Exekutive, Judikative) gebunden.*

M *Sowohl die Informations- als auch die Pressefreiheit müssen gewährleistet sein, damit sich der Einzelne ein möglichst umfassendes Bild vom politischen Geschehen machen kann.*

Die freie Berufswahl gilt aufgrund der Mitgliedschaft der Bundesrepublik Deutschland in der Europäischen Union auch für Bürger der Mitgliedsstaaten der EU.

Einzelne Grundrechte

Schutz der Menschenwürde (Artikel 1 GG)

Im Schutz der Menschenwürde kommt der wichtigste und oberste Grundsatz des Grundgesetzes zum Ausdruck. Jeder Mensch ist wertvoll und Träger einer Würde, die ihm niemand nehmen darf und auf die er nicht verzichten kann. Diese Würde zu achten und zu schützen ist die Aufgabe und die Pflicht des Staates. Alle nachfolgenden Rechte sind letztlich nur eine Konsequenz dieses Grundsatzes.

Zur Menschenwürde gehört die Garantie des Existenzminimums. So hat der Staat in Verbindung mit dem Sozialstaatsprinzip dafür Sorge zu tragen, dass dem Einzelnen ein menschenwürdiges Leben möglich ist. Dies geschieht durch die Sozialhilfe.

Freiheit der Person (Artikel 2 GG)

Das Recht auf Freiheit der Person ist das Hauptfreiheitsrecht im Grundgesetz. Immer dann, wenn kein spezielles Grundrecht eingreift, kann auf dieses zurückgegriffen werden.

Freie Entfaltung der Persönlichkeit. Mit diesem Grundrecht wird dem Menschen die größtmögliche Freiheit gewährt, und er hat das Recht, sein Leben selbst zu bestimmen, soweit nicht die Rechte anderer verletzt werden.

Recht auf Leben, körperliche Unversehrtheit und Freiheit. Durch dieses Recht wird der Mensch vor Eingriffen in seine Person und seine Freiheit geschützt. In dieses Grundrecht darf nur durch ein Gesetz eingegriffen werden. Hierbei muss jedoch der Kern des Grundrechtes erhalten bleiben.

Gleichheit vor dem Gesetz (Artikel 3 GG)

Aus der Würde des Menschen ist abzuleiten, dass grundsätzlich jeder Mensch gleich wertvoll ist. Allerdings darf Gleichbehandlung nicht mit „Gleichmacherei" verwechselt werden. So soll sachlich Gleiches gleich, aber sachlich Unterschiedliches durchaus ungleich behandelt werden. Das Maß der ungleichen Behandlung ergibt sich dann aus dem zugrunde liegenden sachlichen Grund.

Meinungsfreiheit (Artikel 5 GG)

Das Grundrecht auf Meinungsfreiheit ist eines der wichtigsten Grundrechte in einer freiheitlich demokratischen Grundordnung. Diese kann nur funktionieren, wenn die Vielfalt im Denken zum Ausdruck kommen und Kritik, insbesondere am Staat, laut geäußert werden darf.

Freiheit der Berufswahl (Artikel 12 GG)

Das Grundrecht auf freie Berufswahl ist ein Bürgerrecht und steht damit nur den deutschen Staatsbürgern zu. Es beinhaltet die freie Wahl des Berufes, des Arbeitsplatzes und der Ausbildungsstätte.

Schweigepflicht und Datenschutz

Laut Strafgesetzbuch kommt Schweigepflicht und Datenschutz in den Pflegeberufen erhöhte Bedeutung zu, da das Pflegepersonal private und intime Dinge der ihm anvertrauten Menschen erfährt.

Nur ein bestimmter Personenkreis, bei dem eine Vertrauensstellung zum wichtigen Bestandteil des Berufes gehört, kann sich einer Verletzung von Privatgeheimnissen strafbar machen (§ 203 StGB). Unter diese Geheimnisträger fallen vor allem die Heilberufe wie Ärzte, Krankenpflegepersonal, aber auch die in Ausbildung zu diesen Berufen befindlichen Schüler.

Geheimnis

Für die Angehörigen der Heilberufe gelten zunächst alle mit der Krankenbehandlung im Zusammenhang stehenden Umstände wie Krankheitsgeschichte, Untersuchungsbefunde, Aufzeichnungen des Arztes o. ä. als geheim. Aber auch an Tatsachen, die in keinem Zusammenhang mit der Behandlung stehen, kann der Patient ein Interesse an Geheimhaltung haben.

Anvertrautes Geheimnis. Das Geheimnis muss dem Pflegenden in seiner Eigenschaft als Angehöriger seiner Berufsgruppe mitgeteilt worden sein. Das gilt auch dann, wenn der Geheimnisträger in seiner Freizeit, d.h. nicht während der Ausübung seiner beruflichen Tätigkeit, ein Geheimnis als Angehöriger seines Berufsstandes erfahren hat.

Sonst bekannt gewordenes Geheimnis. Der Geheimnisträger erfährt das Geheimnis anders als durch Anvertrauen, jedoch ebenfalls in innerem Zusammenhang mit der Ausübung seines Berufes. Es sind z.B. Tatsachen, die dem Geheimnisträger bei Ausübung seiner beruflichen Tätigkeit bekannt werden, wie die Feststellung einer dem Patienten selbst unbekannten Erkrankung.

Offenbaren eines Geheimnisses. Offenbart ist das Geheimnis, wenn die geheime Tatsache als solche und die Person, die diese Tatsache betrifft in irgendeiner Weise einem anderen mitgeteilt worden sind. Ein Offenbaren liegt auch dann vor, wenn das Geheimnis einem anderen, seinerseits zur Verschwiegenheit Verpflichteten mitgeteilt wird.

Befugnisse

Es gibt eine Vielzahl von Befugnissen, die es erlauben, anderen Personen Geheimnisse mitzuteilen.

Zustimmung, Einwilligung. Es muss die Zustimmung desjenigen vorliegen, den das Geheimnis betrifft. Dies ist im Bereich der Krankenpflege der Patient, und zwar auch dann, wenn der Schweigepflichtige die Information von einem Dritten hat. Die Zustimmung ist jederzeit widerrufbar und kann auch auf bestimmte Tatsachen beschränkt werden.

Mutmaßliche Einwilligung. Eine mutmaßliche Einwilligung liegt vor, wenn der Patient, könnte er gefragt werden, seine Zustimmung erteilen würde oder wenn ohne Weiteres davon ausgegangen werden kann, dass er einverstanden ist. Bei der Mitteilung an Ehegatten und Angehörige des Patienten wird man nicht in jedem Fall davon ausgehen können, dass der Patient einverstanden ist.

Notstand. Aus Notstand kann die Offenbarung gerechtfertigt sein, wenn es um die Abwendung ernstlicher Gefahren für Leib und Leben geht. Dies setzt voraus, dass dem Wunsch des Patienten auf Verschwiegenheit ein anderes wichtiges, höherwertiges Rechtsgut gegenübersteht.

Befugnis aufgrund gesetzlicher Vorschriften. Gemäß Strafgesetzbuch besteht eine Verpflichtung für jedermann, auch den Schweigepflichtigen, zur Anzeige von bestimmten geplanten Verbrechen. Es handelt sich dabei um gravierende, einzeln aufgeführte Straftaten (z.B. Vorbereitung eines Angriffskrieges, Mord).

Wahrung eigener Interessen. Zur Wahrung seiner eigenen Interessen ist der Schweigepflichtige berechtigt, Umstände zu offenbaren, die seiner Verteidigung oder der Durchsetzung zivilrechtlicher Ansprüche dienen.

Pflegevisite

Soweit in Krankenhäusern eine Pflegevisite durchgeführt wird, ist darauf zu achten, dass im Mehrbettzimmer anwesende Mitpatienten keinerlei Dinge erfahren, die der Patient nicht offenbaren will. Man kann keinesfalls davon ausgehen, dass der Patient mit der Weitergabe seiner Daten an den Mitpatienten einverstanden ist. Dies gilt auch für Informationen privater Natur.

Verletzung des Briefgeheimnisses

Zu einer Verletzung der Schweigepflicht kann es auch kommen, wenn Mitarbeiter im Krankenhaus Post öffnen, die nicht für sie bestimmt ist. Nach dem § 202 StGB macht sich u.a. strafbar, wer unbefugt einen verschlossenen Brief, der nicht zu seiner Kenntnis bestimmt ist, öffnet.

Datenschutz

Ärzte und Krankenhäuser dürfen nicht beliebig über die Namen und Daten von Patienten verfügen. Sie sind hierdurch durch die ärztliche Schweigepflicht und durch das Bundesdatenschutzgesetz und die einzelnen Datenschutzgesetze der Länder (je nach Träger der Daten) gehindert.

D *Unter der **Verletzung von Privatgeheimnissen** versteht man die unbefugte Weitergabe von persönlichen Daten des Patienten*

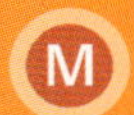
StGB = Strafgesetzbuch

B *Bereits der Umstand, dass jemand einen Arzt oder ein Krankenhaus aufgesucht hat (einschließlich seiner Personalien), kann unter den Geheimnisschutz fallen.*

D *Auch die **Mitteilung** an nahe Angehörige ist ein Offenbaren und damit grundsätzlich unbefugt.*

M *Unter **„Entbindung von der Schweigepflicht“** versteht man die Zustimmung des Patienten.*

M *Die **Schweigepflicht** besteht grundsätzlich auch gegenüber der Polizei.*

M *Gemäß dem Infektionsschutzgesetz besteht eine Verpflichtung, bestimmte Krankheiten mitzuteilen.*

M *Die **Datenschutzgesetze** gelten für die Erhebung, Verarbeitung und Nutzung personenbezogener Daten.*

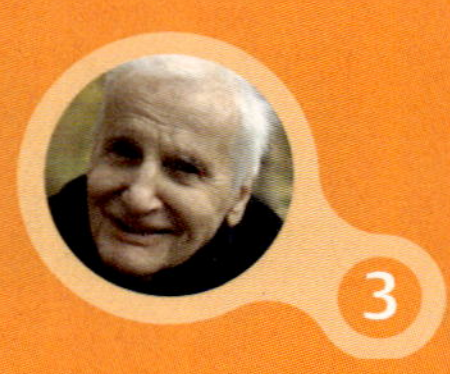

M *Das* **Gewerbeaufsichtsamt** *ist die zuständige Behörde für die Überwachung der Vorschriften des Jugendarbeitsschutzgesetzes.*

M *JArbSchG = Jugendarbeitsschutzgesetz.*

M **Ausnahmen vom Verbot der Kinderarbeit:**
- *Therapieauflage,*
- *richterliche Weisung,*
- *Landwirtschaft, Ernte,*
- *Theater-/ Musikaufführungen.*

M **Länge des Mindesturlaubs** *in Abhängigkeit vom Alter:*
- *mind. 30 Werktage (< 16 Jahre),*
- *mind. 27 Werktage (< 17 Jahre),*
- *mind. 25 Werktage (< 18 Jahre).*

M *Abweichende Regelungen können auch in einem Tarifvertrag oder einer Betriebsvereinbarung getroffen werden!*

M **Ausnahmen für Verbot der Nachtarbeit** *(Jugendliche > 16 Jahre) z. B. bei der Beschäftigung in:*
- *Gaststätten- und Schaustellergewerbe (bis 22 Uhr),*
- *mehrschichtigen Betrieben (z. B. Krankenhäuser) (bis 23 Uhr),*
- *Landwirtschaft (ab 5 Uhr oder bis 21 Uhr),*
- *Bäckereien (ab 5 Uhr).*

Arbeitsrecht

Jugendarbeitsschutz

Geregelt ist der Jugendarbeitsschutz (**Abb. 3.18**) im Jugendarbeitsschutzgesetz. Dieses gilt für die Beschäftigung von Personen, die noch nicht 18 Jahre alt sind (Ausnahme: gelegentliche geringfügige Tätigkeiten).

Verbot der Kinderarbeit

Die Beschäftigung von Kindern (unter 15 Jahren) und Jugendlichen, die der Vollzeitschulpflicht unterliegen, ist grundsätzlich verboten (§ 5 JArbSchG). Dies gilt auch für Tätigkeiten, die sie als Hobby betreiben, um das Taschengeld aufzubessern, so weit sie regelmäßig arbeiten.

Kinder über 13 Jahren dürfen mit Einwilligung der Eltern in bestimmtem Umfang beschäftigt werden. Dies gilt so weit die Beschäftigung leicht und für Kinder geeignet ist (kein nachteiliger Einfluss auf ihre Sicherheit, Gesundheit und Entwicklung, ihren Schulbesuch, ihre Berufsausbildung und auf ihre Fähigkeit, dem Unterricht mit Nutzen zu folgen; z. B. Babysitting).

Arbeitszeit

Jugendliche dürfen grundsätzlich nicht mehr als 8 Stunden täglich und nicht mehr als 40 Stunden wöchentlich beschäftigt werden (§ 8 JArbSchG). Jugendliche haben Anspruch auf im Voraus feststehende Ruhepausen (mind. 15 Minuten). Diese betragen mindestens:
- 30 Minuten bei einer Arbeitszeit von 4½ bis 6 Stunden,
- 60 Minuten bei einer Arbeitszeit von mehr als 6 Stunden.

Ruhepausen. Ruhepausen müssen frühestens 1 Stunde nach Beginn und spätestens 1 Stunde vor Ende der Arbeitszeit gewährt werden. Länger als 4½ Stunden hintereinander dürfen Jugendliche nicht ohne Ruhepause beschäftigt werden. Der Aufenthalt während der Ruhepausen in Arbeitsräumen darf den Jugendlichen nur gestattet werden, wenn die Arbeit in diesen Räumen während dieser Zeit eingestellt ist und auch sonst die notwendige Erholung nicht beeinträchtigt wird. Nach Beendigung der täglichen Arbeit ist den Jugendlichen mindestens 12 Stunden ununterbrochen Freizeit zu gewähren.

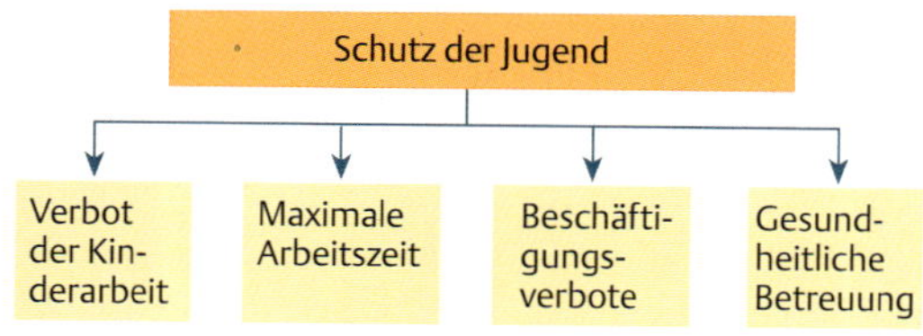

Abb. 3.18 Jugendarbeitsschutz.

Verbot der Nachtarbeit. In der Zeit zwischen 20 und 6 Uhr dürfen Jugendliche nicht beschäftigt werden.

5-Tage-Woche. Jugendliche dürfen nur an 5 Tagen in der Woche beschäftigt werden.

Samstags- und Sonntagsruhe. An Samstagen und Sonntagen dürfen Jugendliche nicht beschäftigt werden. Ausnahmen sind u. a. die Beschäftigung in Krankenanstalten, Alten-, Pflege- und Kinderheimen. Mindestens zwei Samstage bzw. jeder zweite Sonntag im Monat sollen jedoch auch in diesen Fällen beschäftigungsfrei bleiben. Und auch hier muss die 5-Tage-Woche durch Freistellung an einem anderen berufsschulfreien Arbeitstag sichergestellt werden.

Feiertagsruhe. An gesetzlichen Feiertagen dürfen Jugendliche überhaupt nicht, am 24.12. und 31.12. dürfen sie ab 14 Uhr nicht beschäftigt werden. Hier gelten wiederum die Ausnahmen wie bei der Samstags- und Sonntagsruhe, jedoch mit der Einschränkung, dass am 25.12., am 1.1., am ersten Osterfeiertag und 1.5. ein absolutes Beschäftigungsverbot besteht.

Urlaub. Die Jugendlichen haben Anspruch auf einen Mindesturlaub, dessen Länge vom Lebensalter zu Beginn des Kalenderjahres abhängt.

Ausnahmen in Notfällen. Ausnahmen von diesen Beschränkungen der Arbeitszeit sind zulässig bei einer Beschäftigung Jugendlicher mit vorübergehenden und unaufschiebbaren Arbeiten in Notfällen, so weit erwachsene Beschäftigte nicht zur Verfügung stehen. In diesen Fällen ist die Mehrarbeit durch entsprechende Verkürzung der Arbeitszeit innerhalb der folgenden 3 Wochen auszugleichen.

Beschäftigungsverbote

Jugendliche dürfen mit bestimmten Arbeiten nicht beschäftigt werden (§ 22–24 JArbSchG), wie:
- gefährliche Arbeiten,
- Arbeiten, die ihre Leistungsfähigkeit übersteigen,
- Arbeiten, bei denen sie sittlichen Gefahren ausgesetzt sind (z. B. Beschäftigung in einem Stripteaselokal),
- Akkordarbeit,
- Arbeiten, bei denen sie schädlichen Einwirkungen von Lärm, Erschütterungen, Strahlen (z. B. Röntgenstrahlen) oder von giftigen, ätzenden oder reizenden Stoffen ausgesetzt sind,
- Arbeiten im Kontrollbereich.

Dies gilt nicht für die Beschäftigung Jugendlicher, so weit dies zur Erreichung ihres Ausbildungszieles erforderlich und ihr Schutz durch die Aufsicht eines Fachkundigen gewährleistet ist.

Gesundheitliche Betreuung

Ein Jugendlicher, der in das Berufsleben eintritt, darf nur beschäftigt werden, wenn:
- er innerhalb der letzten 14 Monate von einem Arzt untersucht worden ist (Erstuntersuchung),
- dem Arbeitgeber eine von diesem Arzt ausgestellte Bescheinigung vorliegt.

Ein Jahr nach Aufnahme der ersten Beschäftigung ist eine Nachuntersuchung durchzuführen. Nach Ablauf jedes weiteren Jahres nach der ersten Nachuntersuchung kann sich der Jugendliche erneut nachuntersuchen lassen (weitere Nachuntersuchungen).

Einstellung, Arbeits- und Ausbildungsvertrag, Kündigung

Dem Arbeitsverhältnis liegt immer ein Arbeitsvertrag zugrunde. Hierin verpflichtet sich der Arbeitnehmer zur Leistung von abhängiger, d.h. unselbstständiger Arbeit, deren Inhalt vom Arbeitgeber bestimmt wird, die unter Leitung des Arbeitgebers steht und nach seinen Weisungen erfolgt. Andererseits ist der Arbeitgeber verpflichtet, den vereinbarten Lohn zu bezahlen.

Zustandekommen des Arbeitsvertrages

Der Arbeitsvertrag kommt durch zwei übereinstimmende Willenserklärungen so zustande, dass über die wesentlichen Teile der Beschäftigung eine Einigung erzielt wird. Hierzu gehört auf der einen Seite die zu leistende Arbeit und auf der anderen Seite der zu zahlende Lohn.

Der Abschluss des Arbeitsvertrags ist grundsätzlich an keine bestimmte Form gebunden. Er kann schriftlich, mündlich oder auch durch schlüssiges Handeln abgeschlossen werden. Hiervon gibt es jedoch Ausnahmen, die gesetzlich oder in einem Tarifvertrag geregelt sind. So besagt das Krankenpflegegesetz, dass der Träger der Ausbildung mit dem Schüler einen schriftlichen Ausbildungsvertrag zu schließen hat.

Inhalt des Arbeitsverhältnisses

Der Inhalt des Arbeitsverhältnisses wird nicht nur durch den Arbeitsvertrag, sondern auch durch das Gesetz, durch kollektivrechtliche Vereinbarungen (Tarifvertrag und Betriebsvereinbarung), durch die betriebliche Übung und durch das Direktionsrecht näher bestimmt.

Arbeitsvertrag. Im Arbeitsvertrag wird festgelegt, welche Tätigkeit der Arbeitnehmer zu verrichten hat. Als weitere wesentliche Punkte werden die Höhe des Lohnes und die Arbeitszeit festgehalten. Dabei kann aber auch auf den Inhalt eines Tarifvertrages Bezug genommen werden.

Gesetz. Das Gesetz beeinflusst das Arbeitsverhältnis insofern, als hier bestimmte Mindestarbeitsbedingungen festgelegt sind (Arbeitszeitgesetz Schwerbehindertengesetz, Mutterschutzgesetz u.ä.).

Tarifvertrag, Betriebsvereinbarung. In Tarifverträgen, die zwischen den betreffenden Gewerkschaften und Arbeitgeberverbänden geschlossen werden, sind Regelungen enthalten, die für tarifgebundene Arbeitgeber und Arbeitnehmer unmittelbare und zwingende Wirkung entfalten. Betriebsvereinbarungen werden zwischen dem Betriebsrat bzw. Personalrat und dem Arbeitgeber geschlossen und sind für alle Arbeitnehmer eines Betriebes anzuwenden.

Betriebliche Übung. So weit sich in der betrieblichen Praxis Gewohnheiten und Bräuche entwickeln, aufgrund deren der Arbeitgeber bestimmte Leistungen an seine Arbeitnehmer erbringt, entwächst diesen Bräuchen unter bestimmten Voraussetzungen rechtliche Wirkung.

Direktionsrecht. Durch die Ausübung des Direktionsrechtes ist es dem Arbeitgeber möglich, das Arbeitsverhältnis einseitig zu gestalten („er ordnet an"). Dem Arbeitgeber steht hier das sog. Leitungs- und Weisungsrecht zu. Er hat insbesondere die Arbeitsleistung nach Art, Ort und Zeit zu bestimmen.

Kündigung

Die Kündigung ist eine einseitige Willenserklärung, d.h., es genügt, wenn sie einer der beiden Vertragspartner dem anderen gegenüber erklärt. Die Kündigungserklärung muss schriftlich und kann ohne Angabe von Gründen erfolgen. Jedoch kann der Tarif oder Arbeitsvertrag vorsehen, dass Gründe anzugeben sind. Bei einer fristlosen Kündigung muss der Kündigende auf Verlangen des anderen diesem die Gründe schriftlich mitteilen.

Bei einer Kündigung sind die ordentliche und die außerordentliche Kündigung zu unterscheiden (**Abb. 3.19**).

Ordentliche Kündigung. Die Kündigungsfrist beträgt bei der Kündigung durch den Arbeitgeber sowie durch den Arbeitnehmer grundsätzlich 4 Wochen, wobei die Kündigungsfristen für Angestellte wie für Arbeiter gleich lang sind. Nach längerer Betriebszugehörigkeit (hier zählt nur die Zeit ab dem

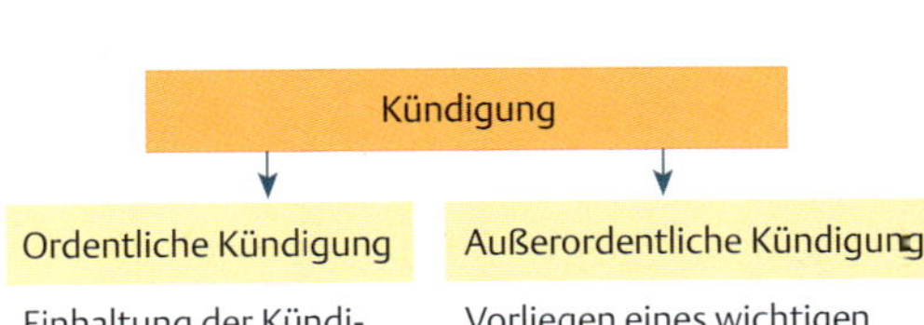
Kündigung
Ordentliche Kündigung
Außerordentliche Kündigung
Einhaltung der Kündigungsfrist erforderlich (Grundkündigungsfrist 4 Wochen)
Vorliegen eines wichtigen Grundes erforderlich (weitere Beschäftigung muss unzumutbar sein)

Abb. 3.19 Kündigungsarten.

(M) Von den Regelungen in den Tarifverträgen kann nur zugunsten des Arbeitnehmers abgewichen werden.

(M) Für die ***Durchführung dieser Untersuchungen*** *ist der Jugendliche vom Arbeitgeber bei Lohnfortzahlung freizustellen. Die Kosten der Untersuchung kann der untersuchende Arzt dem Bundesland gegenüber geltend machen.*

(D) Unter einem ***Arbeitsverhältnis*** *versteht man die Leistung von abhängiger Arbeit gegen Bezahlung von Lohn.*

(M) Bei jeder Kündigung ist zu beachten, dass bestimmte ***Gesetze zum Schutz des Arbeitnehmers*** *(z.B. Kündigungsschutzgesetz) und abweichende Regelung im* ***Tarifvertrag*** *(z.B. Verlängerung oder Abkürzung der beiderseitigen Kündigungsfristen) eingreifen können.*

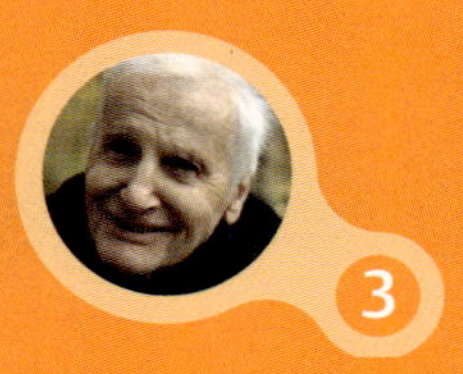

M **Inhalte des einfachen Zeugnisses:**
- *Beschreibung der übertragenen Arbeitsplätze,*
- *evtl. Leitungsbefugnisse,*
- *Fortbildungsmaßnahmen.*

M **Inhalt des qualifizierten Zeugnisses:**
- *Arbeitsumfang,*
- *Güte,*
- *Tempo,*
- *Ökonomie,*
- *Fachkenntnisse,*
- *Arbeitsbereitschaft,*
- *Ausdrucksvermögen,*
- *Verhandlungsgeschick.*

B *In das Zeugnis eines Krankenpflegers oder einer Krankenschwester gehört ein illegaler Umgang mit Betäubungsmitteln im dienstlichen Bereich.*

M *Der* **Tarifvertrag** *ist ein schriftlicher Vertrag zwischen den Tarifvertragsparteien. Dies sind Gewerkschaften und einzelne Arbeitgeber oder Arbeitgeberverbände.*

M *TVAöD = Tarifvertrag für Auszubildende des öffentlichen Dienstes. ver.di = Vereinigte Dienstleistungsgewerkschaft.*

M *Der* **Inhalt des Tarifvertrages** *ist nur für diejenigen Personen bindend, die Mitglieder der Tarifvertragspartei sind.*

25. Lebensjahr) verlängert sich die Kündigungsfrist für eine Kündigung durch den Arbeitgeber auf bis zu 7 Monate. Tarifvertraglich können alle Kündigungsfristen verkürzt oder verlängert werden.

Außerordentliche Kündigung. Das Arbeitsverhältnis kann sowohl vom Arbeitgeber als auch vom Arbeitnehmer ohne Einhaltung einer Frist gekündigt werden, wenn ein wichtiger Grund hierfür vorliegt. Dieser ist dann gegeben, wenn Tatsachen vorliegen, aufgrund derer dem Kündigenden die Fortsetzung des Arbeitsverhältnisses nicht einmal bis zum Ablauf der Kündigungsfrist zugemutet werden kann.

Arbeitszeugnis

Bei der Beendigung des Arbeitsverhältnisses hat der Arbeitnehmer einen Anspruch auf ein schriftliches Zeugnis. Dieser Anspruch entsteht bereits angemessene Zeit vor Ablauf der Arbeitszeit, damit sich der Arbeitnehmer bei einem neuen Arbeitgeber leichter bewerben kann. Nach Ausspruch der Kündigung kann es daher bereits begehrt werden. Unter bestimmten Voraussetzungen besteht sogar ein Anspruch auf ein Zwischenzeugnis. Das einfache Zeugnis beinhaltet Art und Dauer der Tätigkeit.

Auf Verlangen des Arbeitnehmers hat der Arbeitgeber ein qualifiziertes Zeugnis zu erteilen. Dieses enthält darüber hinaus Tatsachen und Beurteilungen zum Verhalten und zur Leistung. In der Praxis sind bestimmte positiv klingende Formulierungen üblich, die jedoch den Arbeitnehmer nicht immer günstig beurteilen (Zeugnisgeheimsprache).

Es hat sich ein bestimmter Sprachgebrauch entwickelt, dessen Formulierungsstandards auch für die Beurteilung der Arbeitsweise, des Verhaltens und der Führungsqualität verwendet werden. Bei der Gesamtbewertung sind folgende Bewertungen üblich:

- „Stets zu unserer vollsten Zufriedenheit" oder „waren wir stets außerordentlich zufrieden": sehr gut,
- „stets zu unserer vollen Zufriedenheit": gut,
- „zu unserer vollen Zufriedenheit": befriedigend,
- „zu unserer Zufriedenheit": ausreichend,
- „im Großen und Ganzen zu unserer Zufriedenheit": mangelhaft.

Nicht in das Zeugnis gehört die Tätigkeit oder Mitgliedschaft im Betriebs- oder Personalrat und der Entlassungsgrund. Und auch einmalige Vorfälle, die für die Beurteilung des Arbeitnehmers nicht charakteristisch sind, sowie sein privates Verhalten, sind nicht Gegenstand des Zeugnisses.

Das Zeugnis muss der Wahrheit entsprechen. Die Beurteilung soll zwar wohlwollend erfolgen. Dennoch bedeutet dies nicht, dass Ungünstiges verschwiegen werden darf. Bei unrichtiger Zeugnisausstellung kann der Arbeitgeber dem neuen Arbeitgeber gegenüber unter Umständen sogar zum Schadensersatz verpflichtet sein.

Tarifrecht, Tarifparteien, Tarifvertrag

Tarifvertragsrecht

Bis zum Ende des 19. Jahrhunderts bestimmten die Arbeitgeber aufgrund ihrer wirtschaftlichen Überlegenheit allein die Arbeitsbedingungen in einem Arbeitsverhältnis, sodass von einem freien Vertragsschluss zwischen zwei gleichberechtigten Vertragspartnern, nämlich Arbeitgeber und Arbeitnehmer, nicht gesprochen werden konnte. Um die Jahrhundertwende schlossen sich dann die Arbeitnehmer zu Verbänden, den sog. Gewerkschaften zusammen, um so einen stärkeren Vertragspartner gegenüber den Arbeitgebern darzustellen. Beim Aushandeln der Arbeitsbedingungen standen sich damit ungefähr gleich starke Vertragspartner gegenüber.

Inhalt des Tarifvertrages

Der Tarifvertrag beinhaltet insbesondere Rechte und Pflichten der Tarifpartner und Rechtsnormen über den Inhalt, den Abschluss und die Beendigung von Arbeitsverhältnissen.

Dabei können die allgemeinen Arbeitsbedingungen, die sich nicht so rasch verändern (z. B. Arbeitszeit, Urlaub, Kündigungsfristen) in einem sog. Mantel- oder Rahmentarifvertrag festgelegt werden. Diese Tarifverträge haben oft eine längere Laufzeit als Lohn- und Gehaltstarifverträge, die schneller den wirtschaftlichen Gegebenheiten angepasst werden müssen. Daneben gibt es auch noch Tarifverträge, die nur einzelne Gegenstände regeln, wie z. B. Jahresabschlussprämien, Ruhegeldkassen usw.

So besteht derzeit ein Tarifvertrag für Auszubildende des öffentlichen Dienstes zwischen der Bundesrepublik Deutschland und der Vereinigung der kommunalen Arbeitgeberverbände einerseits und ver.di andererseits. Dieser Tarifvertrag gilt u. a. für Schüler in der Gesundheits- und Krankenpflege, Gesundheits- und Kinderkrankenpflege, Entbindungspflege und Altenpflege. Neben dem Allgemeinen Teil gibt es einen Besonderen Teil Pflege, der auf spezielle Belange in der Pflege Rücksicht nimmt.

Bindungswirkung des Tarifvertrages

Der oben erwähnte Tarifvertrag entfaltet in einem Arbeitsverhältnis nur dann Wirkung, wenn sowohl der Krankenhausträger als auch der Krankenpflegeschüler Mitglieder der Tarifvertragsparteien sind.

Die Rechtsnormen stellen Mindestarbeitsbedingungen zugunsten der Arbeitnehmer dar. Sie gelten unmittelbar und zwingend zwischen den beiderseits Tarifgebundenen. Zwingend bedeutet, dass für den Arbeitnehmer ungünstige Abmachungen auch dann nicht gelten, wenn sie im Arbeitsvertrag vereinbart wurden. Unmittelbar bedeutet, dass der Tarifvertrag wie ein Gesetz wirkt, d. h. unabhängig davon, ob die Arbeitsvertragsparteien vom Tarifvertrag und seinen einzelnen Bestimmungen Kenntnis haben.

Vom Tarifvertag abweichende Abmachungen sind zulässig, wenn:

- der Tarifvertrag selbst eine Abweichung zu Lasten des Arbeitnehmers zulässt (Öffnungsklausel),
- die vom Tarifvertrag abweichende Regelung zugunsten des Arbeitnehmers ausfällt (Günstigkeitsprinzip).

Ob eine im Arbeitsvertrag enthaltene Regelung für den Arbeitnehmer günstiger ist, kann nicht immer einfach beantwortet werden. Zunächst sind Tarifvertrag und Arbeitsvertrag miteinander zu vergleichen. Dabei sind in den Vergleich die Bestimmungen einzubeziehen, zwischen denen ein innerer Zusammenhang besteht. Enthält z. B. der Arbeitsvertrag im Vergleich mit dem Tarifvertrag eine Verkürzung des Urlaubs, dafür aber eine Erhöhung des Lohnes, ist nur die Lohnvereinbarung wirksam und die Verkürzung des Urlaubes wegen Verstoß gegen die zwingende Wirkung des Tarifvertrages unwirksam.

Mitarbeiterrechte, Mitbestimmung, Mitwirkung, Mitgestaltung

Betriebsverfassung

Personalrat

Die gesetzlichen Bestimmungen der Betriebsverfassung sind für die Arbeiter und Angestellten in der Privatwirtschaft im Betriebsverfassungsgesetz und für die Arbeiter und Angestellten im öffentlichen Dienst in den Personalvertretungsgesetzen der Länder geregelt. Die Personalvertretungsgesetze der Länder finden vor allem in Krankenhäusern Anwendung, deren Träger die Gemeinden oder Gemeindeverbände sind.

Größe und Zustandekommen des Personalrates. Der Personalrat wird alle vier Jahre neu in geheimer und unmittelbarer Wahl gewählt. Die Zahl seiner Mitglieder hängt von der Zahl der Beschäftigten im jeweiligen Betrieb ab, wobei erst ab einer Beschäftigtenzahl von fünf Personen ein Personalrat gebildet wird.

Personalratsmitglieder dürfen bei der Wahrnehmung ihrer Aufgaben nicht behindert und aufgrund ihrer Tätigkeit nicht benachteiligt oder begünstigt werden. Das Gleiche gilt auch für ihre berufliche Entwicklung. Bezüglich der Angelegenheiten und Tatsachen, die sie bei Ausübung dieser Tätigkeit erfahren haben, haben sie Stillschweigen zu bewahren.

Die Tätigkeit des Personalrates ist ein Ehrenamt und unentgeltlich zu führen. Allerdings darf durch die Versäumung der Arbeitszeit keine Minderung der Dienstbezüge eintreten. Ein Personalratsmitglied kann sogar u. U. Dienstbefreiung begehren, wenn es über seine regelmäßige Arbeitszeit hinaus erheblich mehr beansprucht wird. Die ordentliche Kündigung ist gemäß dem Kündigungsschutzgesetz ausgeschlossen.

Aufgaben des Personalrates. Die allgemeinen Aufgaben des Personalrates ergeben sich daraus, dass er das „Bindeglied" zwischen den Arbeitnehmern und dem Arbeitgeber darstellt. Folgende Aufgaben und Entscheidungen fallen in den Zuständigkeitsbereich des Personalrates:

- Durchsetzung der zugunsten der Beschäftigten geltenden Gesetze, Verordnungen, Tarifverträge und Anordnungen,
- Entgegennahme von Anregungen und Beschwerden von den Beschäftigten und Hinwirken auf Erledigung der berechtigten Anliegen der Beschäftigten,
- Förderung der Eingliederung schutzbedürftiger Personen (z. B. Schwerbehinderte, ausländische Beschäftigte),
- Zusammenarbeit mit der Jugendvertretung.

Einzelne Maßnahmen des Arbeitgebers unterliegen ausdrücklich der Mitbestimmung durch den Personalrat. Diese können nur dann getroffen werden, wenn der Personalrat zustimmt. Bei folgenden Maßnahmen ist die Mitbestimmung des Personalrates unbedingt erforderlich:

- Einstellung, Beförderung, Höhergruppierung, Rückgruppierung, Versetzung von Beschäftigten,
- Festlegung der täglichen Arbeitszeit, Aufstellung eines Urlaubsplanes, Fragen der Lohngestaltung, Durchführung der Berufsausbildung, Maßnahmen der Unfallverhütung, betriebliches Vorschlagswesen, Inhalt von Personalfragebogen, Beurteilungsrichtlinien, falls keine gesetzliche oder tarifliche Regelung besteht.

Der Personalrat wirkt vor allem bei der ordentlichen Kündigung durch den Arbeitgeber mit. Er kann gegen die Kündigung Einwände erheben, wenn z. B. bei der Auswahl des Beschäftigten soziale Gesichtspunkte nicht oder nicht ausreichend berücksichtigt wurden oder der Beschäftigte an einem anderen Arbeitsplatz weiterbeschäftigt werden kann. Wurde der Personalrat bei einer Kündigung nicht beteiligt, ist die Kündigung unwirksam.

Personalversammlung

Die Personalversammlung wird vom Personalrat einberufen. Sie ist einzuberufen, wenn ein Viertel der wahlberechtigten Beschäftigten es wünscht.

Einmal jährlich, und zwar während der Arbeitszeit und ohne Minderung des Arbeitsentgelts, hat der Personalrat in einer Personalversammlung einen Tätigkeitsbericht zu erstatten. Findet diese aus dienstlichen Gründen außerhalb der Arbeitszeit statt, ist den Teilnehmern entsprechend Dienstbefreiung zu gewähren.

Die Personalversammlung kann dem Personalrat Anträge unterbreiten und zu seinen Beschlüssen Stellung nehmen. Sie darf alle Angelegenheiten behandeln, die die Dienststelle oder die Beschäftigten unmittelbar betreffen.

M *Die **Aufgaben des Personalrates** unterscheiden sich je nach dem Grad der Mitwirkung an den Entscheidungen des Arbeitgebers und reichen von Mitspracherechten bis zur echten Mitbestimmung.*

M *Das **Betriebsverfassungsrecht** bezweckt den Schutz des Arbeitnehmers gegenüber den Maßnahmen des Arbeitgebers.*

M *Der **Personalrat** ist der Kern der Personalvertretung.*

M *Die **Personalversammlung** besteht aus den Beschäftigten des Betriebes bzw. der Dienststelle. Sie wird vom Vorsitzenden des Personalrates geleitet und ist nicht öffentlich.*

M *Wenn nach den dienstlichen Verhältnissen eine gemeinsame Versammlung aller Beschäftigten nicht stattfinden kann, so sind **Teilversammlungen** abzuhalten.*

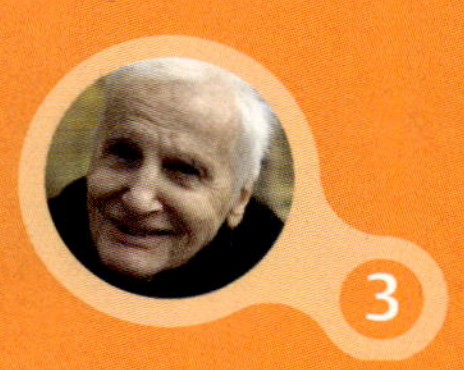

3

M **Jugendvertretungen** *werden in Dienststellen bzw. Betrieben gebildet, bei denen Personalvertretungen vorhanden und in denen in der Regel mindestens fünf Beschäftigte tätig sind, die das 18. Lebensjahr noch nicht vollendet haben.*

M *Träger der Unfallversicherung sind vor allem die Berufsgenossenschaften.*

M *SGB = Sozialgesetzbuch.*

M *Die Berufsgenossenschaften haben den Unternehmen mit wenigen Arbeitsunfällen Nachlässe zu bewilligen und andererseits unfallträchtigen Unternehmen Zuschläge aufzuerlegen.*

M *Das* **Arbeitsschutzgesetz** *dient dazu, Sicherheit und Gesundheitsschutz der Beschäftigten bei der Arbeit durch Maßnahmen des Arbeitsschutzes zu sichern und zu verbessern.*

M *Die grundsätzliche Verantwortung für den Arbeitsschutz liegt beim Arbeitgeber.*

M *Die Beschäftigten sind für ihre Sicherheit mitverantwortlich und müssen Geräte, Arbeitsmittel und Schutzausrüstung ordnungsgemäß verwenden.*

Jugendvertretung

Wählbar sind hier alle wahlberechtigten Beschäftigten, die noch keine 26 Jahre alt sind. Wahlberechtigt sind alle jugendlichen Beschäftigten.

Die Anzahl der Jugendvertreter hängt wiederum von der Anzahl der jugendlichen Beschäftigten ab. Die Jugendvertretung hat u. a. folgende Aufgaben:

- darüber zu wachen, dass die Jugendschutzvorschriften eingehalten werden,
- Anregungen und Beschwerden von jugendlichen Beschäftigten entgegenzunehmen und auf ihre Erledigung hinzuwirken,
- Maßnahmen beim Personalrat zu beantragen, die den jugendlichen Beschäftigten dienen, insbesondere in Fragen der Berufsbildung.

Berufsgenossenschaft

Berufsgenossenschaften als Träger der Unfallversicherung

Die Berufsgenossenschaften sind nach den verschiedenen Berufsgruppen unterteilt. So ist zuständig für Beschäftigte im Gesundheitswesen (Krankenhäuser u. a.) die Berufsgenossenschaft für Gesundheitsdienst und Wohlfahrtspflege. Daneben gibt es noch die Gemeindeunfallversicherungsverbände und verschiedene Unfallkassen.

Finanzierung der Unfallversicherung

Die Mittel für die Ausgaben der Berufsgenossenschaften werden durch Beiträge der Unternehmer, für deren Unternehmen Versicherte tätig sind, aufgebracht (§ 150 SGB VII). Die Arbeitnehmer leisten hier keine Beiträge. Die Beitragshöhe richtet sich nach dem Arbeitseinkommen der Versicherten und nach dem Grad der Unfallgefahren in den Unternehmen (§ 153 SGB VII).

Versicherungsfälle in der Unfallversicherung

Die Leistungen der Unfallversicherung werden gewährt, wenn ein Versicherungsfall eingetreten ist und die sonstigen Voraussetzungen vorliegen. Versicherungsfälle können sein: Arbeitsunfall, Wegeunfall und Berufskrankheit.

Arbeitsunfall. Arbeitsunfall ist ein Unfall, den ein Versicherter bei einer versicherten Tätigkeit erleidet (§ 8 I SGB VII). Ein Unfall ist ein von außen auf den Körper einwirkendes Ereignis, das zu einem Gesundheitsschaden oder zum Tod führt.

Wegeunfall. Als Arbeitsunfall gilt auch ein Unfall, der sich auf dem Weg nach und von dem Ort der versicherten Tätigkeit ereignet (§ 8 II SGB VII). Geschützt ist der Weg von der Außentür des Wohnhauses bis zum Außentor des Werkgeländes.

Berufskrankheit. Berufskrankheiten sind Krankheiten, welche die Bundesregierung durch Rechtsverordnung mit Zustimmung des Bundesrates als solche bezeichnet und die ein Versicherter bei einer versicherten Tätigkeit erlitten hat (§ 9 SGB VII).

Unfallverhütung und Erste Hilfe

Der Unfallversicherungsträger hat mit allen geeigneten Mitteln für die Verhütung von Arbeitsunfällen, Berufskrankheiten und arbeitsbedingten Gesundheitsgefahren und für eine wirksame Erste Hilfe zu sorgen. Dieser Aufgabe dienen in erster Linie die Unfallverhütungsvorschriften. Verstöße hiergegen sind Ordnungswidrigkeiten und können geahndet werden. Die Einhaltung wird von Aufsichtspersonen des Unfallversicherungsträgers überwacht. Darüber hinaus müssen Betriebe mit mehr als 20 Beschäftigten einen Sicherheitsbeauftragten haben. Durch den Unternehmer muss eine wirksame Erste Hilfe sichergestellt werden.

Arbeitsschutzgesetz

Das Arbeitsschutzgesetz enthält erstmals in einem Bundesgesetz grundlegende Vorschriften des Arbeitsschutzes, welche für alle Tätigkeitsbereiche gelten. Das Gesetz sieht neben Zielsetzung und Begriffsbestimmungen, Verordnungsermächtigungen für den Gesetzgeber, Durchführungs-, Bußgeld- und Strafvorschriften vor allem Pflichten des Arbeitgebers und Pflichten und Rechte der Beschäftigten vor.

Grundverantwortung des Arbeitgebers

Der Arbeitgeber hat die Arbeitsschutzmaßnahmen festzulegen, sie auf ihre Wirksamkeit zu überprüfen und sich ändernden Gegebenheiten anzupassen. Er ist sowohl für die geeignete Organisation sowie für die erforderlichen Mittel zuständig. Der Arbeitgeber hat die erforderlichen Maßnahmen des Arbeitsschutzes zu ermitteln. Dazu muss er die Gefährdung als solche erkennen und sie bezüglich Art und Umfang eines möglichen Schadens bewerten und beurteilen. Das Ergebnis, die von ihm festgelegten Maßnahmen des Arbeitsschutzes und deren Überprüfung sind zu dokumentieren. Der Arbeitgeber hat auch für Erste-Hilfe- und Notfallmaßnahmen sowie für arbeitsmedizinische Vorsorgeuntersuchungen zu sorgen.

Mitverantwortung der Beschäftigten

Die Beschäftigten haben den Arbeitgeber bei der Erfüllung seiner Pflichten umfassend zu unterstützen, insbesondere jede festgestellte Gefahr für Sicherheit und Gesundheit unverzüglich zu melden. Ihnen steht das Recht zu, dem Arbeitgeber Vorschläge zu allen Fragen der Sicherheit und des Gesundheitsschutzes bei der Arbeit zu machen. Zudem können sie sich an die zuständigen Behörden wenden, wenn die vom Arbeitgeber getroffenen Arbeitsschutzmaßnahmen nicht ausreichen und der Arbeitgeber darauf gerichteten Beschwerden nicht abhilft.

Zivilrecht

Betreuungsrecht

Durch die „Betreuung“ soll dem Kranken oder Behinderten unter weitestgehender Aufrechterhaltung seiner Rechte ein Betreuer zur Seite gestellt werden, wenn er seine eigenen Angelegenheiten ganz oder teilweise nicht mehr besorgen kann und konkreter Handlungsbedarf besteht.

Voraussetzungen einer Betreuung

Für einen Volljährigen wird eine Betreuung angeordnet, wenn er aufgrund einer psychischen Krankheit oder körperlichen, geistigen oder seelischen Behinderung vorübergehend oder auf Dauer nicht mehr in der Lage ist, seine Angelegenheiten ganz oder teilweise zu besorgen, § 1896 BGB (**Abb. 3.20**).

Entscheidend ist, ob der Betroffene seine Angelegenheiten noch erledigen kann. Das Betreuungsgericht hat daher genau zu prüfen, welche Angelegenheiten aus der Sicht des Betroffenen für ihn überhaupt regelungsbedürftig sind und ob dann diese aufgrund der Krankheit oder Behinderung nicht mehr vom Betroffenen erledigt werden können.

Eine Betreuung ist darüber hinaus nur zulässig, wenn sie für den Betroffenen erforderlich ist und keine anderen Hilfen zur Verfügung stehen. Der Betroffene kann auch vor Eintritt der Betreuungsbedürftigkeit durch eine sog. Vorsorgevollmacht einen Bevollmächtigten bestellen, der je nach Inhalt der Vollmacht berechtigt ist, für den Betroffenen zu handeln.

Betreuer

Die Person des Betreuers muss geeignet sein, die Angelegenheiten des Betroffenen zu besorgen und ihn hierbei im erforderlichen Umfang zu betreuen. Hierbei kann er sich natürlich der Hilfe anderer bedienen, da er nur zur Organisation notwendiger Hilfen, jedoch nicht zur persönlichen Pflege des Betreuten oder zur hauswirtschaftlichen Versorgung verpflichtet ist.

Schlägt der Betroffene eine Person vor, so ist diesem Vorschlag zu entsprechen, wenn es seinem Wohl nicht zuwiderläuft. Der Wunsch des Betreuten kann in einer sog. Betreuungsverfügung enthalten sein. Hier hält der Betreute zu Zeiten, in denen er noch rechtswirksam seinen Willen erklären kann, schriftlich fest, dass eine bestimmte Person im Betreuungsfall als Betreuer bestimmt werden soll. Für den Betreuer ist das Wohl des Betroffenen oberste Richtlinie, § 1901 I BGB.

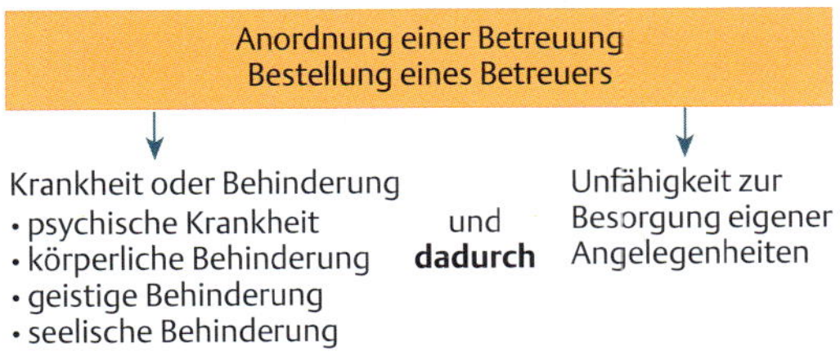

Abb. 3.20 Betreuungsvoraussetzungen.

Umfang der Betreuung

Der Umfang der Betreuung hängt entscheidend davon ab, wie weit eine Betreuung für den Betroffenen erforderlich ist.

Betreuungsverfahren

Zuständig für die Durchführung des Betreuungsverfahrens ist das Betreuungsgericht bei dem Amtsgericht des Ortes, in dem der Betroffene seinen gewöhnlichen Aufenthalt hat. Das Verfahren wird entweder von Amtes wegen oder auf Antrag eingeleitet und besteht aus einer persönlichen Anhörung des Betreuten, einem Gutachten eines Sachverständigen und einem Schlussgespräch.

Rechtsfolgen der Betreuung

Der Betreuer ist innerhalb des Aufgabenbereiches gesetzlicher Vertreter des Betroffenen, § 1902 BGB. Die Betreuerbestellung hat keine Auswirkungen auf die Geschäftsfähigkeit des Betreuten. Ob Geschäftsunfähigkeit vorliegt, richtet sich ausschließlich nach den Bestimmungen des allgemeinen Schuldrechts.

Heilbehandlung von Betreuten

Jeder ärztliche Eingriff bedarf der Einwilligung des Patienten. Auch Betroffene, die unter Betreuung stehen, müssen selbst in ihre Behandlung einwilligen, sogar dann, wenn der Aufgabenkreis Gesundheitsfürsorge angeordnet ist. Dies setzt voraus, dass der Betroffene einwilligungsfähig ist. Entscheidend ist, ob er über eine natürliche Einsichtsfähigkeit und Steuerungsfähigkeit verfügt.

Ist der Betreute nicht mehr einwilligungsfähig, bedarf es der Einwilligung des Betreuers, wobei zu beachten ist, dass dies zum Aufgabenkreis des Betreuers zählen muss.

Unterbringungsrecht

Eine Unterbringung ohne oder gegen den Willen des Betroffenen, stellt eine Freiheitsberaubung nach § 239 StGB dar und verstößt gegen die Art. 1, 2 und 104 GG. Während die Unterbringung einer betreuten Person nach § 1906 BGB nur zum Wohl des Betroffenen bei einer entsprechenden Eigengefährdung erlaubt ist, regeln die Unterbringungsgesetze der Länder die Unterbringung von psychisch Erkrankten bei einer erheblichen Eigen- oder Fremdgefährdung.

Bei der Unterbringung des Betroffenen in einem Krankenhaus oder einem Heim ist von entscheidender Bedeutung, ob der Betroffene einwilligungsfähig ist oder nicht (**Abb. 3.21**).

M *Das Vorliegen einer* **Krankheit oder Behinderung** *reicht noch nicht aus, um eine Betreuung anzuordnen.*

M **Gegen den freien Willen** *des Betroffenen darf in keinem Fall ein Betreuer bestellt werden.*

M *Durch die* **Bestellung zum Betreuer** *wird dieser in seinem Aufgabenkreis zum gesetzlichen Vertreter des Betroffenen. Dies hat jedoch keine Auswirkungen auf die Geschäftsfähigkeit des Betroffenen.*

M **Geschäftsunfähigkeit** *liegt vor, wenn der Betroffene sich in einem Zustand befindet, in dem seine freie Willensbildung wegen krankhafter Störung seiner Geistestätigkeit ausgeschlossen ist.*

M **Einwilligungsunfähigkeit** *liegt vor, wenn der Betroffene Art, Bedeutung und Tragweite der Maßnahme nicht mehr erfassen kann und seinen Willen hiernach nicht mehr zu bestimmen vermag. Sie ist in der Regel für jede einzelne Maßnahme zu überprüfen.*

M *Eine* **Genehmigung durch das Betreuungsgericht** *ist entbehrlich, wenn Gefahr im Verzug besteht.*

M *Die bedeutendsten* **Aufgabenkreise der Betreuung** *sind:*
- *Aufenthaltsbestimmung,*
- *Vermögensverwaltung,*
- *Gesundheitsfürsorge.*

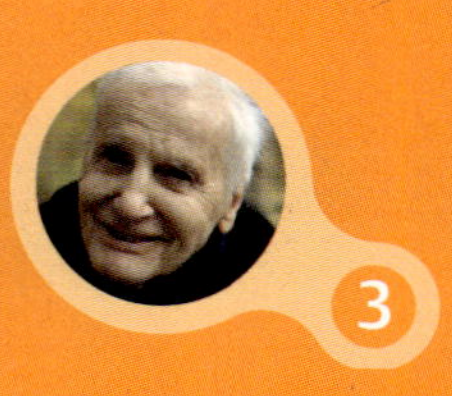

M *Bei einer Demenz erfolgt i. d. R. keine Zwangseinweisung in eine psychiatrische Klinik. Doch ist eine Einweisung in ein Pflegeheim möglich, § 1906 BGB.*

M *Das* ***Erbrecht*** *befasst sich mit der Frage, was nach dem Tod eines Menschen mit seinem Vermögen (Nachlass), einschließlich aller Schulden geschieht.*

M *Hat der Erblasser keine Regelung getroffen, bestimmt das Gesetz, wer erbt.*

M ***Verwandt*** *(blutsverwandt) sind Personen, die nach § 1589 BGB in gerader oder in der Seitenlinie voneinander abstammen, also Kinder, Eltern, Geschwister, usw. Daneben ist der Ehepartner des Verstorbenen, mit dem er zum Zeitpunkt seines Todes verheiratet war, gesetzlicher Erbe (§ 1931 BGB).*

D *Ein* ***Erbvertrag*** *wird zwischen dem Erblasser und mind. einer weiteren Person abgeschlossen und legt verbindlich fest, wer Erbe werden soll oder wer was aus dem Nachlass erhalten soll.*

Unterbringung	
einsichtsfähiger, einwilligungsfähiger Patient	**nicht einsichtsfähiger, einwilligungsfähiger Patient**
Festhalten in Anstalt nur mit Einwilligung des Patienten selbst (in diesen Fällen spricht man nicht von Unterbringung im Rechtssinn)	Festhalten in Anstalt nur zulässig bei: • Einwilligung des Betreuers • und Genehmigung durch das Gericht

Abb. 3.21 Unterbringung eines Betreuten.

Gründe für Zwangseinweisungen

Die Unterbringungsvoraussetzungen sind in den meisten Bundesländern gleich: Psychische Erkrankung, von der eine erhebliche Gefährdung für Mitmenschen – oder für den Kranken selbst – ausgeht und nicht anders als durch Unterbringung abgewendet werden kann.

Selbstgefährdung. Einige Krankheitsbilder sind eng mit einer Selbstgefährdung verbunden:

- Schizophrenie, bei der Erkrankte eine sehr hohe Suizidrate haben,
- schwere Depression, die oft zu Verstümmelungen und Selbstmord führt.

Fremdgefährdung. Zwangseinweisungen erfolgen auch, falls der Verdacht auf Gefährdung Unbeteiligter besteht, z. B.:

- bei nicht vollzugsfähigen Straftätern, die in der Vollzugsanstalt Mitgefangene gefährden,
- wenn die einzuweisende Person eine erhebliche Gefahr für die öffentliche Sicherheit und Ordnung darstellt,
- seltener kommt es zu einer Fremdgefährdung durch eine psychische Krankheit.

Zuständigkeit. In allen Bundesländern ist das Betreuungsgericht für die Unterbringung zuständig. Den Antrag auf Unterbringung kann die in den Ländergesetzen bestimmte Behörde stellen. Das sind i. d. R. die zuständigen Verwaltungsbehörden, Polizei- oder Ordnungsbehörden, das Kreisgesundheitsamt oder der Landrat.

Verfahren. Das Verfahren ist ähnlich wie die Unterbringung nach § 1906 BGB geregelt.

Folgen für den Betroffenen

Die Rechte des Betroffenen dürfen eingeschränkt werden, zu seinem eigenen Schutz, aber auch zum Schutz der öffentlichen Sicherheit und Ordnung. Die Grundrechte sind dabei jedoch zu beachten, insbesondere das Recht auf eine menschenwürdige Behandlung (Art. 1 und 2 GG).

Zwangsunterbringung. Die Einweisung eines Hilfsbedürftigen in eine psychiatrische Anstalt setzt eine amtsärztliche Untersuchung und ein ärztliches Zeugnis des Gesundheitsamts voraus. Zwangseinweisungen müssen vom Betreuungsgericht auf ihre Rechtmäßigkeit überprüft werden. Die Unterbringung ist spätestens am Tag nach der Aufnahme in die psychiatrische Klinik von einem Richter anzuordnen. So lange hat das Krankenhauspersonal das Recht, den Patienten gegen seinen Willen festzuhalten.

Zwangsbehandlung. Der Betroffene muss gegen seinen Willen:

- erforderliche ärztliche Untersuchungs- und Behandlungsmaßnahmen erdulden,
- ebenso Maßnahmen, die die Sicherheit und Ordnung in der anerkannten Einrichtung (psychiatrisches Krankenhaus) gewährleisten.

Stehen Eingriffe an, die mit einer erheblichen Gefahr für Leben und Gesundheit oder einer Persönlichkeitsveränderung verbunden sind, bedarf es der Einwilligung des Betroffenen. Ist dieser einwilligungsunfähig, muss die Einwilligung des gesetzlichen Vertreters eingeholt werden.

Erbrecht

Gesamtrechtsnachfolge

Mit dem Tod eines Menschen geht sein Vermögen (Erbmasse) als Ganzes auf den oder die Erben über, mit allen Rechten und Pflichten (Gesamtrechtsnachfolge). Die Erben übernehmen damit die Rechtsposition, die der Verstorbene (Erblasser) vor seinem Tod eingenommen hat. Sind mehrere Personen zugleich Erben, so bilden sie eine Erbengemeinschaft.

Gesetzliche Erbfolge

Diese sog. gesetzliche Erbfolge geht davon aus, dass es dem mutmaßlichen Willen des Verstorbenen entspricht, dass sein überlebender Ehegatte, seine Kinder oder die nächsten Angehörigen Erben sein sollen. Für die gesetzliche Erbfolge unterteilt das Gesetz die Verwandten in vier Ordnungen, wobei die näheren Verwandten die entfernteren ausschließen (**Abb. 3.22**).

Gewillkürte Erbfolge

Wer eine vom Gesetz abweichende Regelung treffen will (gewillkürte Erbfolge), kann durch eine „Verfügung von Todes wegen“ anderweitig über seinen Nachlass bestimmen.

Erbvertrag

Die Erbschaft kann den ganzen Nachlass oder nur einen Teil erfassen, einzelne Gegenstände (Vermächtnis) oder Auflagen an den Erben oder Vermächtnisnehmer. Vertragspartner des Erblassers kann jeder beliebige Dritte sein. Die Vertragspartner sind an die vertragliche Vereinbarung gebunden.

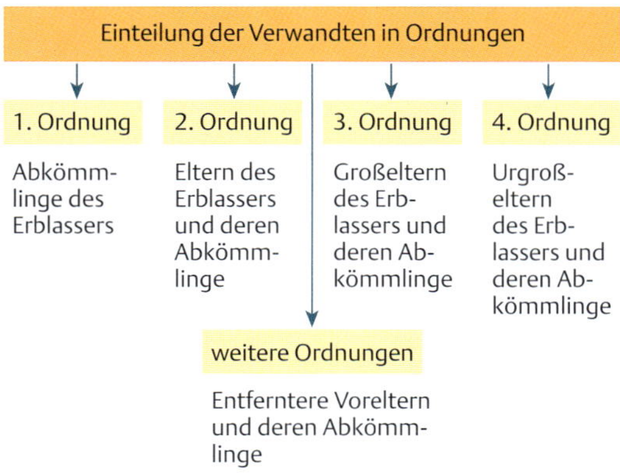

Abb. 3.22 Ordnungsprinzip.

Testament

Das Gesetz bietet ordentliche und außerordentliche Testamentformen (**Abb. 3.23**).

Ordentliche Testamentformen. Dazu gehört das **eigenhändige Testament**. Es handelt sich hierbei um die Verfügung einer Person über ihr Vermögen nach ihrem Tod. Es setzt zwingend ein vom Erblasser vollständig eigenhändig, handgeschriebenes, lesbares und unterschriebenes Schriftstück voraus (§ 2247 BGB). Des Weiteren gibt es das **notarielle (öffentliche) Testament**. Es wird errichtet, indem der Erblasser dem Notar durch mündliche Erklärung oder durch Übergabe einer Schrift mitteilt, dass die abgegebene Erklärung sein letzter Wille sein soll (§ 2232 BGB). Über diese Erklärung fertigt der Notar eine Niederschrift an, die nach der Verlesung vom Erblasser und Notar unterschrieben werden.

Außerordentliche Testamentformen. Hierbei handelt es sich um sog. Nottestamente. Sie können nur errichtet werden, wenn zu befürchten ist, dass der Erblasser stirbt, bevor er ein eigenhändiges oder notarielles Testament aufsetzen kann. Sie kommen heute nur noch selten vor. Zu den Nottestamenten zählen das **Bürgermeistertestament**, das **Dreizeugentestament** und das **Seetestament**.

Gemeinschaftliches Testament. Es wird gemeinschaftlich von Ehegatten oder eingetragenen Lebenspartnern errichtet und besteht aus den zwei Verfügungen der Erklärenden über ihr Vermögen im Todesfall, also zwei Testamenten. Es kann sich um ein eigenhändiges als auch als notarielles Testament handeln, ebenso kann es als Nottestament errichtet werden. **Eine besondere Form des gemeinschaftlichen Testaments** ist das sog. **Berliner Testament** (§ 2269 BGB). Die Partner errichten ein gemeinschaftliches Testament, in dem sie sich gegenseitig als Erben einsetzen und die Partner einen oder mehrere Personen als Erben des zuletzt versterbenden Partners bestimmen.

Pflichtteil

Um Streitigkeiten mit Familienangehörigen, die sich übergangen fühlen, zu vermeiden, versucht der Gesetzgeber über das Pflichtteilsrecht einen Konsens zu schaffen. Das schränkt einerseits die Verfügungsfreiheit des Erblassers ein, sichert den Familienangehörigen andererseits ein Mindesterbrecht

Ausschlagung

Der Erbe kann die Erbschaft nach dem Tod des Erblassers ausschlagen, d. h. er nimmt die Zuwendung nicht an (§ 1942 ff BGB). Die Ausschlagungserklärung muss binnen sechs Wochen nachdem der Erbe von der Erbschaft oder dem Ausschlagungsgrund erfahren hat, erfolgen.

D *Das **Testament** ist eine einseitige Willenserklärung, durch die der Erblasser über seinen Nachlass verfügt. Der Gesetzgeber bietet verschiedene Testamentsformen an.*

***Außerordentliche Testamentformen**, die jedoch selten vorkommen, sind das:*
- *Bürgermeistertestament,*
- *Dreizeugentestament,*
- *Seetestament.*

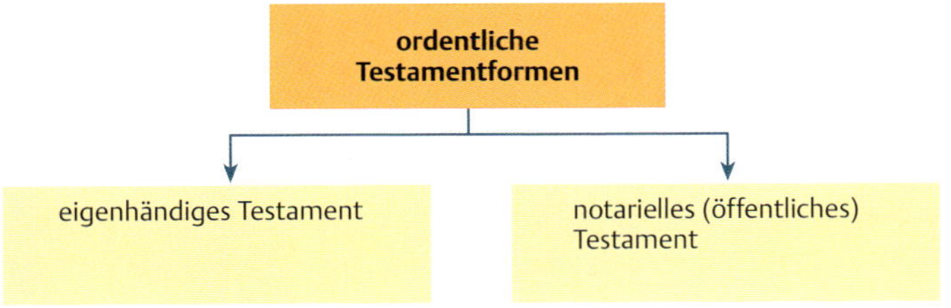

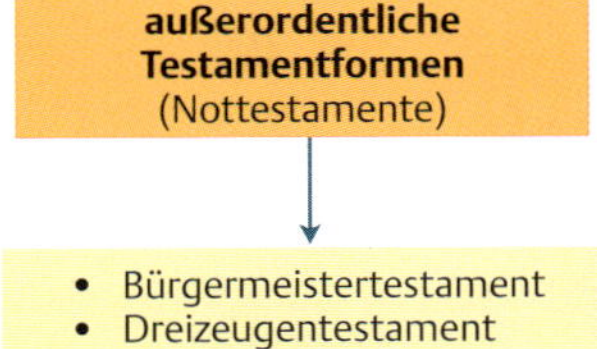

außerordentliche Testamentformen (Nottestamente)
- Bürgermeistertestament
- Dreizeugentestament
- Seetestament

Abb. 3.23 Die verschiedenen Testamentformen.

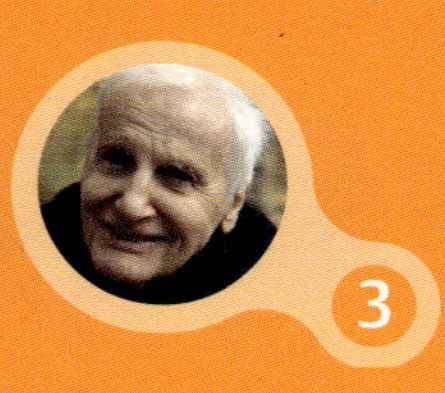

M *Mit einer* **Patientenverfügung** *weist der Patient im Fall seiner Einwilligungsunfähigkeit den Arzt an, bestimmte Maßnahmen nach seinen Vorstellungen vorzunehmen oder zu unterlassen.*

M *Mit der* **Vorsorgevollmacht** *bevollmächtigt eine Person eine andere, im Falle einer Notsituation alle oder bestimmte Aufgaben für den Vollmachtgeber in verbindlicher Weise zu erledigen.*

M *TPG = Transplantationsgesetz.*

D *Die* **Bestattungsverfügung** *ist die Erklärung eines lebenden Menschen, wie mit seiner Leiche nach seinem Tod verfahren werden soll.*

M **Internet:** *http://malteser-traegergesellschaft.de*

Vorsorgemöglichkeiten

Für den Fall, dass eine Person ihre Angelegenheiten ganz oder teilweise nicht mehr besorgen kann oder für den Fall des Todes bieten sich verschiedene Vorsorgemöglichkeiten an.

Testament und Erbvertrag

Ein Testament ist eine Form der letztwilligen Verfügung einer einzelnen Person. Eine andere Form der letztwilligen Verfügung ist der Erbvertrag zwischen mindestens zwei Personen. Beides sind Regelungen über das Vermögen, die im Falle des Todes in Kraft treten. Der oder die Errichtenden bestimmen also für den Fall ihres Todes den Erben.

Patientenverfügung

Jeder volljährige und einwilligungsfähige Mensch kann vorsorglich mit einer Patientenverfügung schriftlich bestimmen, welche medizinischen Untersuchungen, Behandlungen und Eingriffe, z. B. im Falle einer unheilbaren Erkrankung, bei ihm durchgeführt oder unterlassen werden sollen (§ 1901 a Abs. 1 BGB). Auf eine Patientenverfügung darf jedoch nur zurückgegriffen werden, wenn der Betroffene nicht mehr entscheidungs- oder einwilligungsfähig ist.

Es ist sinnvoll, ergänzend zur Patientenverfügung eine Vorsorgevollmacht abzufassen, damit sich der Bevollmächtigte darum kümmern kann, dass die geäußerten Wünsche realisiert werden. Der in der Patientenverfügung geäußerte Wille ist nach sorgfältiger Prüfung für alle Beteiligten verbindlich, die Unterschrift unter einen Vordruck reicht aus. Ein Widerruf kann dagegen mündlich geschehen.

Die häufig verwendete Bezeichnung „Patiententestament“ ist missverständlich, da es anders als beim Testament um eine Verfügung geht, die nicht nach, sondern vor dem Tod einer Person zu beachten ist. Sie erhält zudem keine Vermögensregelung, sondern Wünsche zur Behandlung.

B Äußert z. B. ein Zeuge Jehovas in einer Patientenverfügung, dass er keine Bluttransfusion wünscht, da dies seinem Glauben widerspreche und ihn aus der Glaubensgemeinschaft ausschließen würde, so ist dieser geäußerte Wille für den behandelnden Arzt grundsätzlich verbindlich.

Vorsorgevollmacht

Der Bevollmächtigte wird zum Vertreter im Willen, d. h. er bestimmt anstelle des nicht mehr entscheidungsfähigen Vollmachtgebers. Anders als in der Patientenverfügung wird nicht der eigene Wille zum Ausdruck gebracht, sondern ein Dritter ermächtigt, anstelle des unfähigen Betroffenen zu entscheiden.

Betreuungsverfügung

Für den Fall der Betreuungsbedürftigkeit kann ein Betreuer bestimmt werden. Eine solche Verfügung ist für das Vormundschaftsgericht grundsätzlich bindend, wenn dies dem Wohl des Verfügenden nicht zuwiderläuft (§1897 Abs.4 BGB).

Organspendeausweis

Ein Organspendeausweis ist eine Vollmacht für den Todesfall, in der die betreffende Person erklärt, ob sie mit der Organentnahme zu medizinischen Heilzwecken einverstanden ist oder nicht. Nach dem 1997 verabschiedeten Transplantationsgesetz gilt in Deutschland die sog. erweiterte Zustimmungslösung. Danach dürfen die Organe eines Toten nur entnommen werden, wenn entweder der Verstorbene sich zu Lebzeiten für eine Organspende ausgesprochen hat (§ 3 TPG) oder die nächsten Angehörigen der Organentnahme zustimmen (§ 4 TPG).

Bestattungsverfügung

Die häufig schwierige und unter Zeitdruck zu treffende Entscheidung, wie mit einem toten Menschen umgegangen werden soll, kann den Angehörigen mit einer Bestattungsverfügung erleichtert werden. Mögliche Regelungsinhalte sind z. B.:

- Hinweis zur gewünschten Bestattungsart und zum Bestattungsort,
- Festlegung, ob eine Bestattungsfeier stattfinden soll, und wenn ja, Hinweise zur Gestaltung,
- Hinweise auf eine mögliche Bestattungsvorsorgeversicherung, zu einem bestehenden Vorsorgevertrag oder einem dafür vorgesehenen Sparkonto,
- Falls zum Zeitpunkt der Erstellung der Verfügung eine Grabstelle vorhanden ist, Angaben über eine Alternative, wenn die Grabstelle zum Zeitpunkt der Bestattung nicht mehr in Anspruch genommen werden kann.
- Angabe einer Person, die im Falle von Unklarheiten Entscheidungen treffen soll,
- sonstige Verfügungen wie Kremationsverfügung, Seebestattungsverfügung, Einladungsliste zur Bestattungsfeier.

Anatomische Sektion

Zu Lebzeiten kann erklärt werden, dass man seinen Leichnam zur anatomischen Sektion (= Leichenöffnung) für wissenschaftliche Zwecke zur Verfügung stellt. Die wissenschaftliche Einrichtung, in der die anatomische Sektion durchgeführt worden ist, veranlasst dann die Bestattung der Leiche, sobald sie nicht mehr wissenschaftlichen Zwecken dient.

Heimrecht und Heimaufsicht

Nach dem Willen des Gesetzgebers besteht der Hauptzweck des HeimG im Schutz der Interessen und Bedürfnisse der Heimbewohner. Die Bewohner in den Heimen sind zunehmend abhängig von der Institution Heim und den Pflegenden. Die Heimbewohner können selbst nicht mehr ausreichend für ihre Rechte eintreten. Der Gesetzgeber hat dies berücksichtigt und mit der Änderung des HeimG zum 1.1.2002 der Heimaufsicht als „Interessenvertreter" stärkere Rechte zugesprochen.

Aufgaben und Rolle der Heimaufsicht

In der Praxis vollziehen sich die beiden Hauptaufgaben des HeimG – Überwachung und Beratung – oft zeitgleich oder mit fließendem Übergang. Alle konkreten Tätigkeiten müssen sich im Einzelfall am Zweck des HeimG messen lassen. Die Heimaufsicht sollte ein kompetenter Berater und damit indirekt „Partner" zur Erbringung einer qualitätsgesicherten Pflege und Betreuung sein. Wie die Heime die Aufgabenerledigung der Heimaufsicht ihrerseits erleben, hängt auch von dem allgemeinen Qualitätsbewusstsein und Niveau der Heime ab.

Bedürfnisse der Bewohner stehen im Vordergrund

Alle Rahmenbedingungen, Pflegetheorien und Qualitätsaspekte dienen dazu, den Menschen in den Heimen ein angemessenes Wohnen und Leben zu ermöglichen. Um diesen Zweck zu erfüllen, bedarf es weitreichender Befugnisse und Rechte der Heimaufsichtsbehörde. Ohne diese Regelungen, die sich insbesondere in § 15 HeimG finden, wären etliche konkrete Maßnahmen während der Heimüberwachung oder auch einer Beschwerdeprüfung nicht zulässig.

Prüfpflichten

Die Heimaufsicht hat im Einzelnen Folgendes zu prüfen:

- Grundstücke, Räume, Hygiene,
- Aufzeichnungen des Heims bezüglich:
  - wirtschaftlicher Situation,
  - Raumprogramm, Belegung,
  - Beschäftigter, Arbeitszeit, Qualifikation,
  - Dienstplanung,
  - Bewohnerstruktur (Anzahl, Pflegestufe),
  - Umgang mit Arzneimitteln,
  - Pflegeplanungen u. Pflegeverläufe,
  - Förder- und Hilfepläne (Behindertenwohnheime),
  - Qualitätsmanagement.
- Aufzeichnungen des Heims zu:
  - freiheitsbeschränkenden und -entziehenden Maßnahmen,
  - Barbetragsverwaltung und Verwaltung der Wertsachen,
- Leistungsbeschreibung, Konzeption (Pflege, Allgemein),
- Verträge mit Kostenträgern,
- Heimverträge mit Bewohnern, Heimordnung (falls vorhanden).

Die Vielzahl der genannten Prüfbereiche macht deutlich, dass hier nur Stichproben erfolgen können und teilweise nur nach Priorität vorgegangen werden kann.

Prüfrechte

Im HeimG wird geregelt, wie geprüft werden kann und darf. Zu den Prüfrechten gehören:

- Betretungsrecht („Haus und Grund"),
- Einsichtsrecht („Papier und EDV"),
- Besichtigungsrecht (alle Räume),
- Prüfrecht (grundsätzlich alles, unbegrenzt),
- Befragungsrecht (bzgl. Heimbewohner und Mitarbeiter),
- Beratungsrecht,
- Recht auf Prüfung des Pflegezustandes (durch Pflegekraft),
- Hinzuziehung von Fachleuten.

Ablauf einer Heimüberwachung (HÜ) nach § 15 HeimG

Heimüberwachungen werden i.d.R. 3–14 Tage vorher schriftlich angekündigt. Hierdurch soll sichergestellt werden, dass alle Prüfunterlagen vorbereitet sind, kompetente Ansprechpartner der Einrichtung zur Verfügung stehen und der Heimbeirat rechtzeitig informiert wird.

Qualitätssichernde Maßnahmen

Die Heimaufsicht sollte vorbeugend und kompetent beratend auf allen Ebenen zuständig und präsent sein. Auch unter modernen Aspekten wie Entbürokratisierung ist eine regelmäßige Beratung und Überwachung der Heime sinnvoll und erforderlich.

Auf der Ebene der Strukturqualität haben die meisten Heime die gesetzlichen Voraussetzungen geschaffen. Hierzu zählen insbesondere die Einhaltung der Fachkraftquote von mindestens 50%, die Beschäftigung von qualifiziertem Leitungspersonal und die Beachtung der baulichen Mindeststandards gemäß der Heimmindestbauverordnung. Auch vorgeschriebene Anforderungen wie Konzeption und Qualitätsmanagement werden inzwischen nahezu vollständig erfüllt.

Die Umsetzung der pflegetheoretischen Grundlagen in der Praxis (und am Bewohner orientiert) bereitet vielen Pflegenden die größten Probleme. Die hohe pflegerische Qualität ist oftmals nicht entsprechend dokumentiert und nachvollziehbar belegt.

M **Heimüberwachungen** *werden nach dem Heimgesetz durchgeführt.*

M *HeimG = Heimgesetz.*

M *Eine Prüfung hat zum Ziel, der Einrichtung ein Feedback zum gegenwärtigen Stand der Qualität von Pflege und Betreuung zu geben und Veränderungspotenzial sowie Handlungsoptionen aufzuzeigen.*

M *Heime können auch unmittelbar um Prüfung und Beratung zu bestimmten Sach- und Rechtsbereichen bitten.*

M *Bei Beschwerden oder sonstigen Hinweisen auf Mängel erfolgt die Überprüfung grundsätzlich unangekündigt.*

M *Heimaufsicht heißt oft, Schulung der Mitarbeiter im Bereich Pflegeplanung und Pflegeprozess. Dazu gehört auch eine am Bewohnerbedarf ausgerichtete regelmäßige Fortbildungsplanung für die Mitarbeiter.*

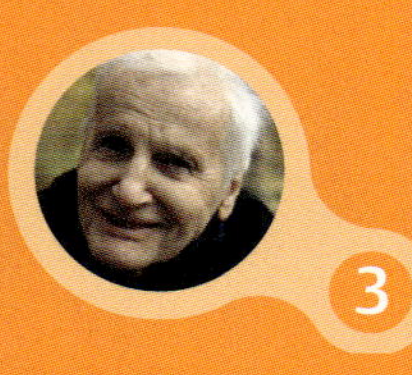

3

M *Die Leistungen im Gesundheitswesen werden überwiegend von der Gesetzlichen Krankenversicherung (GKV) finanziert. Die Versicherten erwerben durch ihre Beiträge einen Anspruch auf Leistungen.*

M *Bei den Krankenhäusern sind die kommunalen Einrichtungen und die freigemeinnützigen Institutionen die größten Anbieter; die privaten Träger vergrößern ihre Anteile im Gesundheitswesen jedoch stetig.*

M *Leistungen des Gesundheitswesens: ärztliche Leistungen und medikamentöse Behandlung (weitgehend unentgeltlich), Leistungen für Familienmitglieder und Geld- und Sachleistungen.*

D **Fallpauschalen** *(Diagnostic Related Groups = DRGs) klassifizieren die Diagnosen und fassen Patienten in medizinisch homogene Gruppen mit gleichem Betreuungsaufwand zusammen. Aus den DRGs ergibt sich die Vergütung der teil- und vollstationären Leistungen.*

M *Der MDK begutachtet den Pflegebedürftigen, stellt die Pflegebedürftigkeit und den Pflegebedarf eines Menschen fest und erstellt einen individuellen Hilfeplan. Er überprüft auch die Qualität der Leistungen von Pflegeeinrichtungen.*

M *Mit über 2 Mio. Beschäftigten und finanziellen Aufwendungen in dreistelliger Milliardenhöhe hat das Gesundheitswesen eine große Bedeutung für die Volkswirtschaft. Es wird von Wirtschaftsexperten als ein Wachstumsmarkt angesehen.*

Finanzierung von Leistungen

Im System des Gesundheitswesens in Deutschland erwerben die Versicherten durch Beiträge an die gesetzlichen oder privaten Krankenversicherungen einen Anspruch auf weitgehend unentgeltliche ärztliche Leistungen und medikamentöse Behandlung, Leistungen für ihre Familienmitglieder und Geld- und Sachleistungen.

System des Gesundheitswesens

Das System gliedert sich in zwei Bereiche:

- ambulanter Bereich u. a. mit Pflegediensten und ambulanten Rehabilitationseinrichtungen,
- stationärer Bereich mit Krankenhäusern, Rehabilitationseinrichtungen (z. B. Kurkliniken) sowie den Hochschulkliniken.

Träger. Träger des Gesundheitswesens und der Leistungen sind die gesetzlichen und privaten Krankenkassen, die Berufsgenossenschaften (für die gesetzliche Unfallversicherung) sowie die Deutsche Rentenversicherung Bund.

Leistungen. Die Leistungen im Gesundheitswesen werden überwiegend von der Gesetzlichen Krankenversicherung (GKV) finanziert. Die Landes- und Bundesverbände der Krankenversicherungen schließen Versorgungs- und Vergütungsverträge mit dem Deutschen Krankenhausverband und weiteren Anbietern ab. Im ambulanten Sektor werden Leistungen und Vergütungen zwischen den Krankenkassen und den Spitzenverbänden der Kassenärzte ausgehandelt. Die Versicherten erwerben durch ihre Beiträge einen Anspruch auf diese Leistungen.

Finanz- und Strukturprobleme. Das Gesundheitssystem in Deutschland „leidet" an erheblichen Finanz- und Strukturproblemen. Der Gesetzgeber versucht seit geraumer Zeit, die Systemmängel mit Reformen zu beheben. Seit dem Gesundheitsmodernisierungsgesetz aus dem Jahre 2004 müssen sich z. B. die Patienten u. a. an der Finanzierung durch Eigenanteile bei Praxisgebühren und Selbstbeteiligungen bei der Hilfs- und Arzneimittelversorgung beteiligen.

Fallpauschalen. Mit der Einführung von Fallpauschalen im Jahre 2003 wurde durch die Gesundheitsreform ein neues Finanzierungssystem im Krankenhausbereich eingeführt. Für jede DRG erhält das Krankenhaus eine festgelegte Vergütung – ungeachtet wie lange der Patient im Krankenhaus verweilt. Die Krankenhäuser werden so angehalten, ihre Ressourcen kostengünstig einzusetzen und die Verweildauer der Patienten zu minimieren.

Für alte Menschen können ggf. negative Effekte entstehen, da sie im Durchschnitt z. B. längere Verweildauern aufweisen:

- Verschiebung von Krankenhaus zu Krankenhaus,
- sog. „Drehtüreffekt" (Einweisung, Entlassung, Einweisung, Entlassung usw.),
- fehlerhafte Überleitung aus dem stationären Pflegebereich (mangelnde Überleitungspflege),
- Multimorbidität (Mehrfacherkrankungen),
- fehlende oder unzureichende Anschlussbehandlung.

Altenhilfe

Soziale Pflegeversicherung. Im Bereich der Altenhilfe wurden am 1.4.1995 mit der Einführung der Sozialen Pflegeversicherung (SGB XI) Pflegekassen unter dem Dach der Krankenkassen errichtet. Die Pflegekassen haben den gesetzlichen Auftrag, ihren Mitgliedern einerseits Versicherungsleistungen zu bieten, andererseits haben sie die Aufgabe, mit den Anbietern von Leistungen (z. B. Sozialstationen, Heime) Preise zu vereinbaren (dies geschieht z. B. in Pflegesatzverhandlungen).

Vorrang der häuslichen Pflege. Die Pflegeversicherung unterstützt vorrangig die häusliche Pflege und stärkt somit die Selbstbestimmung und Eigeninitiative der Pflegebedürftigen und ihrer Angehörigen. Alle Maßnahmen von Vorsorge, Rehabilitation und Krankenbehandlung gehen wiederum der Pflege vor. Häusliche Pflege hat Vorrang vor stationärer Pflege. Die Pflegebedürftigen können ihrerseits zwischen den Einrichtungen und Diensten und den unterschiedlichen Angeboten verschiedener Träger frei wählen, sind ihrerseits aber auch gehalten, alles zu unternehmen, um Pflegebedürftigkeit zu vermeiden, zu mildern oder zu überwinden.

Medizinischer Dienst der Krankenkassen (MDK). Die Überwachung der Qualität der pflegerischen Leistungen im Altenhilfebereich unterliegt der Überprüfung durch den Medizinischen Dienst der Krankenkassen (MDK). Der MDK ist der sozialmedizinische Beratungs- und Begutachtungsdienst der Gesetzlichen Kranken- und Pflegeversicherung und begutachtet auf der Grundlage der Vorschriften des SGB XI den Pflegebedürftigen, stellt die Pflegebedürftigkeit und den zeitlichen Pflegebedarf eines Menschen fest (14 und 15 SGB XI) und erstellt einen individuellen Hilfeplan. Er überprüft auch die Qualität der Leistungen von Pflegeeinrichtungen. Der MDK ist eine unabhängige und eigenständige Organisation.

Ambulanter Bereich

Leistungen. Die Pflege im ambulanten Bereich umfasst nicht nur die Altenpflege, sondern auch die Kranken- und Kinderkrankenpflege in der häuslichen Umgebung. In besonderen Fällen wird auch psychiatrische Krankenpflege geleistet. Die ambulante Altenpflege findet im häuslichen Bereich (der eigenen Wohnung) des zu Pflegenden statt.

Die Leistungen im ambulanten Bereich werden nach bestimmten Merkmalen von verschiedenen Kostenträgern finanziert:

- **Leistungen der Krankenversicherung:** Krankenhausvermeidungspflege (§ 37 Abs.1 SGB V), behandlungspflegerische Leistungen, die als medizinische Assistenzleistungen vom Arzt verordnet werden (§ 37 Abs.2 SGB V), Haushaltshilfen (§ 38 SGB V). Sie werden als Einzelleistungen vom Arzt verordnet.
- **Leistungen der Pflegeversicherung:** z.B. grundpflegerische Leistungen zur Unterstützung der pflegenden Angehörigen.
- **Leistungen in den Bereichen Pflege und Hauswirtschaft des Sozialhilfeträgers** (SGB XII): wenn kein anderer Kostenträger kostenpflichtig ist und Einkommen und Vermögen des Betroffenen nicht ausreichen.
- **sonstige Leistungen:** z.B. hauswirtschaftliche Hilfen oder pflegerische Leistungen, die nicht in den Rahmen der Kranken- bzw. Pflegeversicherung fallen und vom Versicherten privat finanziert werden.

Kostenträger. Kostenträger sind die Pflege- und die Krankenkassen sowie unter besonderen Bedingungen der Sozialhilfeträger (z.B. bei fehlendem Einkommen bzw. Vermögen). In Verträgen werden Leistungsumfang, -entgelte und -qualität zwischen den Leistungsanbietern und den Leistungserbringern niedergelegt. Leistungsanbieter sind die Pflegeeinrichtungen (z.B. die Sozialstationen). Als Leistungserbringer bezeichnet der Gesetzgeber die Pflegekassen (§ 69ff. SGB XI).

Teilstationärer Bereich

Im teilstationären Bereich werden die Leistungen in Einrichtungen der Tages- und Nachtpflege erbracht und dies sind Angebote für hilfs- und pflegebedürftige Menschen, die ansonsten zu Hause leben und dort die übrige Zeit versorgt werden.

Leistungen. Der Umfang der Leistungen ist in § 41 SGB XI geregelt und dient der Entlastung der pflegenden Angehörigen bzw. der Ergänzung oder Stärkung der häuslichen Pflege. Auch die notwendige Beförderung wird erfasst. Tages- und Nachtpflegeeinrichtungen haben einen wesentlichen Anteil an der Erprobung von Konzepten zur Verbesserung der Betreuung von demenzerkrankten älteren Menschen.

Kostenträger. Kostenträger sind auch hier die Kranken- bzw. Pflegekassen, wenn auch in eingeschränktem Maße. Werden neben der Tages-/Nachtpflege noch zusätzlich ambulante Pflegeleistungen in Anspruch genommen, so sind Tages- und Nachtpflege nachrangig. Das bedeutet in der Praxis, dass der Pflegebedürftige vorrangig die Pauschalbeträge der Pflegekasse zur Deckung der ambulanten Leistungen einsetzt und die Kosten von Tages-/Nachtpflege häufig aus eigenen Mitteln bestreiten muss.

Vollstationärer Bereich

Leistungen. Hier werden Leistungen der Pflege, der sozialen Betreuung und der Behandlungspflege (§ 43 SGB XI) erbracht sowie unter bestimmten Voraussetzungen auch genau definierte Zusatzleistungen (§ 88 SGB XI).

Kostenträger. Die Pflegekasse zahlt je nach Pflegestufe Pauschalbeträge. Der Pflegebedürftige übernimmt die nicht gedeckten Kosten sowie die Kosten für Unterkunft und Verpflegung. Hat der Pflegebedürftige nicht ausreichend Einkommen oder Vermögen zur Begleichung der ungedeckten Kosten, so kann er Leistungen nach dem SGB XII (früher: Bundessozialhilfegesetz) beantragen.

Leistungen der Kurzzeitpflege. Zur vollstationären Pflege zählt auch der zeitlich begrenzte Aufenthalt in einer Kurzzeitpflegeeinrichtung. Es werden Pauschalleistungen bei Verhinderung der Pflegeperson (§ 39 SGB XI) und Leistungen der Kurzzeitpflege erbracht.

Leistungsgerechte Vergütungen und Pflegesätze

Die durch Versorgungsvertrag zugelassenen Pflegeeinrichtungen erhalten eine leistungsgerechte Vergütung. Das bedeutet, dass die Pflegeeinrichtungen ihre Leistungen nicht unter den Gestehungskosten (tatsächlich entstandenen Kosten) anbieten müssen. Den Trägern von Pflegeeinrichtungen muss ein Überschuss zugestanden werden.

Abgrenzung der Leistungen. Elementare Grundlage zur Erzielung sachgerechter Vergütungen in stationären und ambulanten Pflegeeinrichtungen ist die Definition und Abgrenzung der Leistungen (Kosten) voneinander. Dies gilt insbesondere für den Inhalt und für die Abgrenzung der allgemeinen Pflegeleistungen und den Leistungen bei Unterkunft und Verpflegung.

Zusammensetzung der Pflegesätze. Die Pflegevergütung setzt sich zusammen aus:

- einer leistungsgerechten Vergütung der allgemeinen Pflegeleistungen, der medizinischen Behandlungspflege und der sozialen Betreuung, welche in drei Pflegestufen eingeteilt wird (S. 772),
- einem angemessenen Entgelt für Unterkunft und Verpflegung (in der Praxis auch als „Hotelkosten“ bezeichnet),
- den gesondert berechenbaren Entgelten für betriebsnotwendige Investitionsaufwendungen (unterschiedliche landesrechtliche Regelungen),
- den Entgelten für Zusatzleistungen.

M Bei einer vollstationären Unterbringung zahlt die Pflegekasse je nach Pflegestufe Pauschalbeträge. Der Pflegebedürftige übernimmt die nicht gedeckten Kosten sowie die Kosten für Unterkunft und Verpflegung.

M Auf der Grundlage des Gutachtens des Medizinischen Dienstes der Krankenkassen wird eine Pflegestufe festgelegt. Der Pflegebedürftige hat somit einen Anspruch auf Leistungen.

M Leistungen der Kurzzeitpflege werden für eine Übergangszeit im Anschluss an eine stationäre Behandlung oder in Krisensituationen, in denen vorübergehend häusliche oder teilstationäre Pflege nicht möglich ist, gewährt.

*M Entscheidet sich ein Pflegebedürftiger für eine Tages- und/oder Nachtpflege, so erhält er hierfür den vollen Anspruch seiner Pflegeleistung. Neu ist (seit der Pflegereform 2008), dass er einen zusätzlichen Anspruch von 50 % auf die jeweilige ambulante Pflegeversicherung für die zusätzlich zu Hause notwendige Pflege bekommt. Dadurch kann die Summe der Gesamtleistung **maximal 150 %** des Sachleistungs-Höchstbetrages erreichen.*

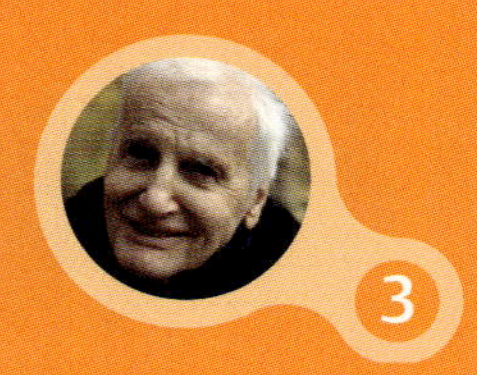

3

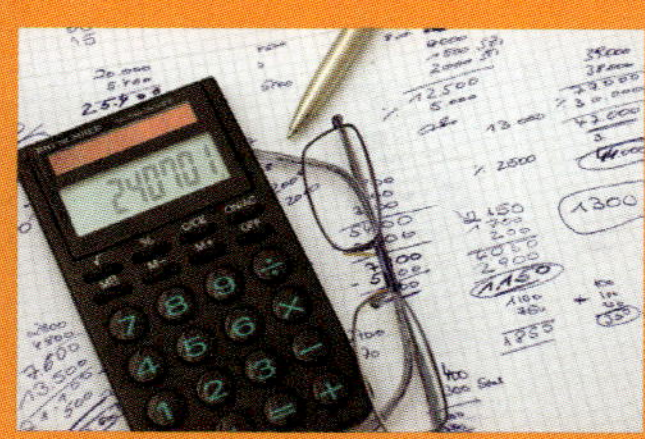

Abb. 3.24 Wirtschaftlich betrachtet sind Pflegeheime geplante und organisierte Wirtschaftsbetriebe.

D **Personalkosten** *bzw. Arbeitskosten sind Kosten (z. B. Löhne), die durch den Einsatz menschlicher Arbeitskraft in Unternehmen entstehen. Zu den Personalkosten zählen alle Kosten, die durch den Produktionsfaktor Arbeit unmittelbar oder mittelbar entstanden sind.*

D **Kosten** *sind „der bewertete Verbrauch von Gütern und Dienstleistungen für die Herstellung und den Absatz von betrieblichen Leistungen und die Aufrechterhaltung der dafür erforderlichen Kapazitäten" (Wöhe 2000).*

M *Die größten Ressourcen (Reserven) eines Dienstleistungsunternehmens liegen nicht in den Sach- sondern in den Personalkosten, und hier sind u. U. die größten Einsparmöglichkeiten zu finden.*

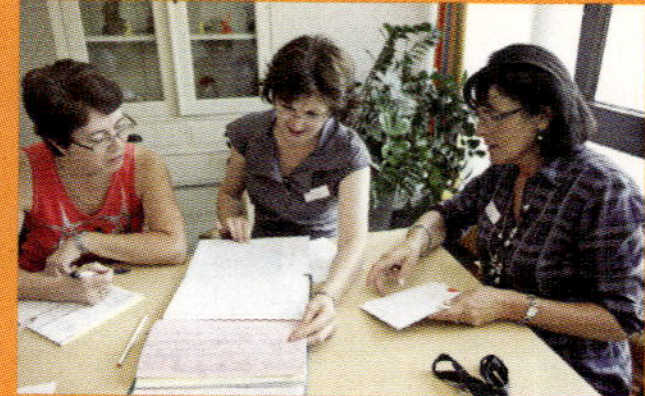

Abb. 3.25 Personalkosten müssen wirtschaftlich gesteuert werden, z. B. durch die Überprüfung des Betreuungsbedarfs der Bewohner.

Personal- und Sachkosten

Personalkosten

Um den Begriff der Personalkosten richtig einordnen zu können, muss man sich mit dem Aufbau von Unternehmen aus betriebswirtschaftlicher Sicht beschäftigen. Auch muss man sich fragen, welche Art von Unternehmen Pflegeheime sind.

Was ist ein Betrieb? Ein Betrieb ist eine geplante und organisierte Wirtschaftseinheit. Der Aufbau eines Betriebes wird durch den Leistungsprozess beschrieben, der aus dem kombinierten Einsatz der Produktionsverfahren (-faktoren) menschlicher Arbeitskraft, Maschinen, Betriebsmittel und Werkstoffen erzielt wird (Wöhe 2000). Durch den Leistungsprozess in einem Betrieb entstehen somit Kosten. Die Kosten der „menschlichen Arbeitskraft" werden z. B. als Personalkosten bezeichnet.

Was ist ein Pflegeheim? Pflegeheime sind Unternehmen und werden zu den „sonstigen Dienstleistungsbetrieben" gezählt (Wöhe 2000). In dieser Kategorie sind z. B. auch Hotels und andere Beherbergungsbetriebe zu finden. Pflegeheime und Sozialstationen werden betriebswirtschaftlich betrachtet zu den arbeitsintensiven Unternehmungen gezählt. Hauptkostenfaktor sind in diesen Betrieben die Personalkosten. Sie machen im Durchschnitt ca. 70–80% der Gesamtkosten aus.

Kosten- und Leistungsrechnung. Grundsätzlich werden alle Kosten eines Betriebes in der Kosten- und Leistungsrechnung der Buchhaltung erfasst und dort bestimmten Konten zugeordnet. Pflegeeinrichtungen sind nach § 71 SGB XI selbstständig wirtschaftende Einrichtungen; die Pflege muss unter ständiger Verantwortung einer ausgebildeten Pflegefachkraft erbracht werden. Pflegeeinrichtungen unterliegen als Betrieb ab einer bestimmten Größenordnung der Pflegebuchführungsverordnung nach § 83 Abs.1 Nr. 3 SGB XI.

Struktur der Personalkosten. Die Personalkosten lassen sich aufspalten in:
- direkte Personalkosten: Entgelte für geleistete Arbeit (Lohnkosten, Bruttolöhne/-gehälter, vermindert um die Lohnnebenkosten),
- indirekte Personalkosten: Lohnnebenkosten.

Zu den Lohnkosten zählen die Bruttolöhne und Gehälter aller Mitarbeiter. Lohnnebenkosten entstehen aufgrund von Gesetzen, Tarifverträgen oder Betriebsvereinbarungen und umfassen:
- Sonderzahlungen (vermögenswirksame Leistungen, Urlaubsgeld, Gratifikationen, Jubiläumsgelder, übertarifliche [Leistungs-]Zulagen usw.),
- Vergütung für arbeitsfreie Tage (Lohn- und Gehaltsfortzahlung bei Krankheit, Entlohnung für Urlaub, Feiertage, Zusatzurlaub nach SGB IX [Schwerbehinderte] und sonstige Ausfallzeiten usw.),
- Vorsorgeaufwendungen (Sozialversicherungsbeiträge, Beiträge zur Berufsgenossenschaft, Konkursausfallgeld, Aufwendungen für betriebliche Altersversorgung usw.),
- sonstige Lohnnebenkosten (Abfindungen, Beihilfen im Krankheitsfall, Fahrtkosten- und Verpflegungszuschüsse, Ausbildungsvergütungen, Arbeitskleidung, Kosten der Personalbeschaffung usw.),
- Kosten für Fort- und Weiterbildung, Zusatzqualifikationen,
- Steuern.

Die Personalkosten werden in der Lohn- und Gehaltsbuchhaltung erfasst.

Personalkostensteuerung und Personaleinsatzplanung

Entscheidend bei der Personalkostensteuerung sind die Anzahl und die Qualifikation der Mitarbeiter, die in Pflege, Betreuung und Versorgung eingesetzt werden (**Abb. 3.25**). Die Mitarbeiter in der ambulanten und stationären Altenpflege lassen sich in folgende Berufsgruppen aufteilen:
- Gesundheits- und Krankenpfleger,
- Altenpfleger,
- Krankenpflegehelfer,
- Altenpflegehelfer,
- ausgebildete Haus- und Familienpfleger,
- Hauswirtschaftshelfer,
- Hauswirtschafter,
- sonstige Helfer,
- Zivildienstleistende,
- Praktikanten im Sozialen Jahr,
- sonstige Mitarbeiter aus anderen Berufsgruppen (mit nicht pflegespezifischer Ausbildung).

Die Höhe der Vergütung dieser Mitarbeiter richtet sich nach der Qualifikation und nach den tatsächlichen Anforderungen im Einsatzbereich (Stellenbeschreibung, S. 808). Daraus folgt, dass zur wirtschaftlichen Personalkostensteuerung u. a. gehört, dass:
- die Einrichtung die Pflege- und Betreuungsqualität genau definiert (z. B. resultierend aus dem Leitbild) und Aussagen zur Zielerreichung festlegen muss,
- der regelmäßig überprüfte Pflege- und Betreuungsbedarf der Bewohner, die damit verbundenen Pflegeeinstufungen und die daraus resultierende Höhe der Erlöse, Grundlage für den mengenmäßigen Mitarbeitereinsatz und die erforderliche Qualifikation sind,
- ein sinnvolles Verhältnis von Fachkräften und Assistenten (Hilfskräfte) gebildet wird, denn diese Festlegung hat maßgeblichen Anteil an der Höhe der Personalkosten.

- Weiterhin bleibt festzuhalten, dass die Anzahl und die Qualifikation der Mitarbeiter nicht **allein** ausschlaggebend für eine gute Pflegequalität sind!

Personaleinsatzplanung aus Sicht des MDK. Der MDK prüft bei den Qualitätsüberprüfungen in den Pflegeeinrichtungen u. a. die Personaleinsatzplanung und tatsächliche Besetzung unter dem Gesichtspunkt, ob eine kontinuierliche Pflege und Versorgung der Bewohner gegeben ist. Prüfkriterien sind:

- Kontinuität in der Pflege von Montag bis Freitag tagsüber gegeben (Vermeidung von Schwankungen zwischen den Wochentagen oder zwischen Früh- und Spätdiensten),
- Kontinuität in der Pflege nachts gegeben (Prüfung, ob mindestens eine Pflegefachkraft anwesend ist und ob Schwankungen zwischen den Nächten vermieden werden),
- Besetzung an Wochenenden/Feiertagen mit Wochentagen vergleichbar (Prüfung, ob die Wochenendbesetzung die Besetzung in der Woche nicht wesentlich unterschreitet),
- Kontinuität in der sozialen Betreuung gegeben (Bewertung, ob Angebote zu unterschiedlichen Tageszeiten und auch am Wochenende angeboten werden),
- Kontinuität in der hauswirtschaftlichen Versorgung gegeben (Bewertung, ob die hauswirtschaftliche Versorgung täglich gewährleistet ist).

Sachkosten

Die Sachkosten einer stationären Pflegeeinrichtung sind Bestandteil der Entgelte für Unterkunft und Verpflegung. Sie haben einen Anteil von ca. 20–30% an den Gesamtkosten.

Struktur der Sachkosten. Zu den Sachkosten im vollstationären Bereich (§ 85 Abs.3 SGB XI) zählen: Lebensmittel; Wasser, Abwasser, Energie, Brennstoffe; Wirtschaftsbedarf einschl. Gebäude- und Wäschereinigung; Fahrzeuge; Kosten der sozialen Betreuung; Pflegebedarf; Verwaltungsbedarf; Verbrauchsgüter; Kosten für Qualitätssicherung, Steuern, Versicherungen, Abgaben; Wartung. Die Sachkosten lassen sich zusammenfassen in:

- Verbrauchsgüter (Lebensmittel, Pflegebedarf, Verwaltungsbedarf, Verbrauchsmaterial),
- Dienstleistungen (Wirtschaftsbedarf, Gebäudereinigung, Wäschereinigung, Wartung/Instandhaltung, Versicherungen),
- Wasser, Abwasser, Energie, Brennstoffe, Abfall.

Im ambulanten Bereich entstehen nennenswerte Sachkosten durch die:

- Fahrzeugkosten (Anschaffung oder Leasing, Betriebskosten),
- Mieten und Pachten,
- Verwaltungsaufwand/Verbrauchsmaterial,
- Steuern, Abgaben, Versicherung,
- Energie.

Ihr Anteil an den Gesamtkosten ist mit dem prozentualen Anteil im stationären Bereich vergleichbar.

Preise für Gebrauchs- und Verbrauchsgüter. Die Preise für Gebrauchs- und Verbrauchsgüter in den Einrichtungen der Altenpflege basieren auf den allgemeinen Lebenshaltungskosten und entwickeln sich mit den prozentualen Steigerungen der normalen Verbrauchsgüter des täglichen Lebens. Bei einer kaufmännischen Kalkulation der Preise für ein neues Wirtschaftsjahr würden folgende Faktoren zu berücksichtigen sein:

- aktuelle Inflationsrate,
- Mehrwertsteuererhöhung,
- allgemeine Preissteigerungsrate,
- steigende Energiekostenpreise.

Investitionskosten. Zu den Investitionskosten einer Pflegeeinrichtung zählen alle Kosten:

- für die Herstellung, Anschaffung, Wiederbeschaffung, Ergänzung, Instandhaltung und Instandsetzung von Gebäuden oder sonstigen abschreibungsfähigen Anlagegütern,
- für Miete, Pacht, Nutzung von Grundstücken, Gebäuden und sonstigen abschreibungsfähigen Anlagegütern.

Nicht berücksichtigt werden Verbrauchsgüter. Die Investitionskosten bestimmen sich nach § 82 Abs.2 SGB XI. Sie müssen der einzelnen Einrichtung zuzuordnen sein und sie müssen notwendig sein für den Betrieb der spezifischen Einrichtung.

M *Elementare Grundlage jeder wirtschaftlichen Betriebsführung im Pflegebereich ist die Personalkostensteuerung. Einer effizienten Personalkostensteuerung muss eine effektive Personaleinsatzplanung zugrunde liegen.*

D *Unter **Sachkosten/ Sachgütern** werden im weiteren Sinn alle materiellen Güter (Konsumgüter und Produktionsmittel) verstanden (im Gegensatz zu Dienstleistungen = nichtmaterielle Güter). Im engeren Sinn werden Sachgüter als Oberbegriff für Gebrauchs- und Verbrauchsgüter verstanden.*

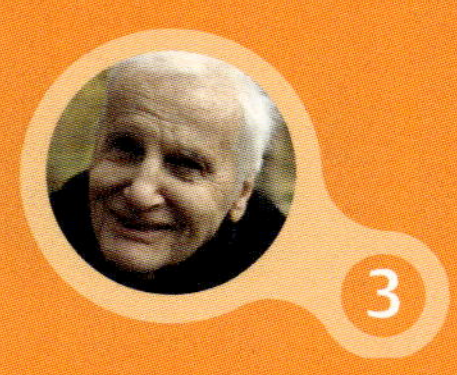

3

Unter dem Wirtschaftlichkeitsgebot/-prinzip (auch als ökonomisches Prinzip bezeichnet) wird der Grundsatz des optimalen wirtschaftlichen Handelns verstanden.

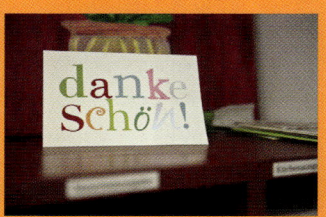

Abb. 3.26 Wurden die Erwartungen erfüllt oder übertroffen, sind Kunden und Angehörige zufrieden.

D *Kundenzufriedenheit kann als eine Einstellung bezeichnet werden, die sich aus dem abwägenden Vergleich zwischen der erwarteten Leistung und der tatsächlich wahrgenommenen/erbrachten Leistung ergibt.*

M *Von Altenpflegern wird aufgrund des besonderen Charakters der Dienstleistungsbeziehung „Pflege und Betreuung" hochspezialisiertes Wissen, ein hohes Maß an Eigenständigkeit und Verantwortungsbereitschaft erwartet.*

Wirtschaftliches Handeln in der Altenpflege

Wirtschaftlichkeitsprinzip

Unter dem Wirtschaftlichkeitsgebot/-prinzip (auch als ökonomisches Prinzip bezeichnet) wird der Grundsatz des optimalen wirtschaftlichen Handelns verstanden. Wirtschaftliches Handeln ist bewusstes Handeln. Bei jedem bewussten Handeln wird versucht, durch den Einsatz und die Kombination von Maschinen, Arbeit, Geld und Management bestimmte Zwecke bzw. bestimmte Ziele zu erreichen.

Beim Handeln nach dem ökonomischen Prinzip werden bewusst die Handlungsmöglichkeiten gewählt, die den größten Nutzen (Erfolg, Gewinn) durch den Einsatz der Mittel im Verhältnis zum Zweck versprechen (z. B. im Dienstleistungsbetrieb: den geringsten Einsatz von Mitarbeitern = Minimal-Prinzip zur Erzielung einer bestimmten Qualität) (Maximales Ergebnis durch den Einsatz minimaler Mittel; Maximalprinzip = mit einem minimalen Aufwand an Produktionsfaktoren den größtmöglichen Ertrag/Erfolg erwirtschaften).

Unternehmensführung

Die Unternehmensführung muss alle unternehmerischen Entscheidungen (über den Einsatz von Maschinen, menschliche Arbeit, Geld und Management) unter der Berücksichtigung der betrieblichen Zielsetzungen ständig verbessern. Zu diesem Zweck muss jeder Entscheidung eine sorgfältige Planung vorausgehen. Eine gründliche Planung setzt fundiertes Wissen über und um die betrieblichen Abläufe und Funktionen voraus. Weiterhin müssen grundlegende Kenntnisse über die Beschaffungs- und Absatzmärkte vorliegen. Nur so kann eine Unternehmung langfristig am Markt bestehen.

Arbeit. Menschliche Arbeit wird als „Einsatz der physischen und psychischen Kräfte mit dem Ziel der maximalen Ergiebigkeit betrachtet. Sie dient dem Menschen als Mittel zur Befriedigung seiner Bedürfnisse. Arbeit ist in der Betriebswirtschaftslehre (...) ein Produktionsfaktor, der kombiniert mit Betriebsmitteln und Werkstoffen zur Erklärung des betrieblichen Leistungsprozesses benötigt wird" (Hentze u. Kammel 2001).

Dienstleistungsunternehmen und Kundenzufriedenheit

Dienstleistungen. Dienstleistungen sind „selbstständige, marktfähige Leistungen, die mit der Bereitstellung und/oder dem Einsatz von Leistungsfähigkeiten verbunden sind. Interne und externe Faktoren werden im Rahmen des Leistungserstellungsprozesses kombiniert. Die Faktorkombination des Dienstleistungsanbieters wird mit dem Ziel eingesetzt, an den externen Faktoren – Menschen oder deren Objekten – nutzenstiftende Wirkungen zu erzielen" (Meffert u. Bruhn 2006).

Kunden. Kunden sind Personen, die (umfassend) informiert eine unabhängige Entscheidung nach Abwägung von Leistung, Qualität und Preis über den Kauf einer Dienstleistung treffen. Vom Anbieter der Dienstleistung erwartet der Kunde einen gewissen Service: Neben Freundlichkeit die Erfüllung seiner Wünsche; die Erwartung, dass er im Zentrum des Interesses des Leistungserbringers steht und dass mit evtl. Reklamationen kulant umgegangen wird.

Kundenzufriedenheit. Die Erzielung von Kundenzufriedenheit kann also als Ergebnis eines Vergleichsprozesses angesehen werden. Der erwartete Basisstandard einer Leistung im Vergleich mit der tatsächlichen Leistung führt zu einer Reaktion. Bei Erfüllen bzw. Übertreffen der Soll-Leistung entsteht Zufriedenheit, die Nichterfüllung bewirkt Unzufriedenheit (**Abb. 3.26**).

Soziale Dienstleistungen. Senioren und pflegebedürftige Menschen sind häufig als Empfänger von sozialen Dienstleistungen Hilfesuchende und werden als solche oder als Klienten oder Patienten bezeichnet. Die Dienstleistung ist i. d. R. personenbezogen, beziehungsabhängig und sehr komplex. Die Empfänger der Leistungen sind deutlich mit in den Leistungserbringungsprozess einbezogen. Die Beziehung zwischen Anbieter und Empfänger ist nicht wechselseitig und somit z. B. nicht umkehrbar. Die Qualität der Leistung kann erst im Nachhinein beurteilt werden. Klienten entscheiden sich zwar frei für einen Leistungsanbieter, sind aber im Erbringungsprozess häufig Abhängige. Sie sind auf eine gute Qualität während der Leistungserbringung angewiesen.

Gestaltung der Arbeitsorganisation. Eine optimale Gestaltung der Arbeitsorganisation ist eine der Grundvoraussetzungen für wirtschaftliches Handeln in Einrichtungen der Altenhilfe, da gerade in personalintensiven Betrieben der Faktor Arbeit mit den höchsten Kosten verbunden ist. Daraus folgt, dass optimal gestaltete Arbeitsabläufe Zeit und somit Geld sparen.

Ökonomische Nutzung von Materialien und Geräten. Aus dem ökonomischen Prinzip leitet sich ab, dass mit Materialien und Geräten (Betriebsmittel und Maschinen) in höchstem Maße sparsam und wirtschaftlich umgegangen werden muss. Dies erfolgt im Interesse der Kunden, der Mitarbeiter und des Unternehmens.

Ökonomische Nutzung von Energien. Der ressourcensparende Umgang mit Energie, der schonende Umgang mit unserer Umwelt und der ökonomische Gebrauch von Hilfsmitteln sollten selbstverständlich sein und überall berücksichtigt werden.

Arbeitsorganisationsformen in der Pflege

Die Arbeitsorganisation gibt Auskunft darüber, welche Arbeit anfällt und wie diese auf das zur Verfügung stehende Personal aufgeteilt wird. Häufig werden diese Arbeitsorganisationsformen in der Literatur ebenfalls als Pflegesysteme bezeichnet.

In den folgenden Ausführungen werden verschiedene Formen der Arbeitsorganisation beschrieben:
- Einzelpflege,
- Zimmerpflege,
- Gruppenpflege,
- Primary nursing.

Einzelpflege

Die Einzelpflege bietet optimale Rahmenbedingungen für die Durchführung patientenorientierter Pflege. Bei der Einzelpflege ist das Zahlenverhältnis zwischen Pflegeperson und betreutem Menschen 1:1, d. h. eine Pflegeperson ist für einen hilfsbedürftigen Menschen zuständig und pflegt diesen rund um die Uhr.

Auch in der häuslichen Pflege findet die Einzelpflege statt. Pflegepersonen, die in mobilen Pflegediensten arbeiten, betreuen hilfsbedürftige Menschen in ihrer häuslichen Umgebung (Abb. 3.27). Ein weiteres Beispiel für die Einzelpflege ist die Betreuung einer Person durch einen Auszubildenden und dessen Lehrperson in Lehr-/Lernsituationen.

Zimmerpflege

Im Rahmen der Zimmerpflege übernimmt jeweils eine Pflegeperson die Verantwortung für eine bestimmte Anzahl von Patienten in einem oder mehreren Zimmern der Pflegeeinheit. Eine Pflegeperson betreut hierbei durchschnittlich fünf bis sieben Patienten.

Umfassender Arbeitsbereich. Die zuständige Pflegeperson übernimmt die einzelnen Tätigkeiten, die entsprechend dem Pflegeprozess bei den von ihr betreuten Menschen nötig werden, und trägt hierfür die Gesamtverantwortung. Sie informiert sich über die aktuelle Situation der einzelnen Personen und plant gemeinsam mit diesen und eventuell deren Angehörigen die Pflege. Dabei formuliert sie die bestehenden Pflegeprobleme und -ressourcen und legt die zu erreichenden Pflegeziele fest.

Detailliertes Wissen. Die Pflegeperson betreut bei der Zimmerpflege die einzelnen Personen von deren Aufnahme bis zu ihrer Entlassung. Sie ist für die patientenbezogenen pflegerischen Tätigkeiten verantwortlich und übernimmt die pflegebezogenen administrativen Aufgaben. Hierdurch erlangt sie ein gesteigertes, detailliertes Wissen über den Patienten, nicht nur im körperlichen, sondern auch im psychischen und sozialen Bereich. Dies ist die Voraussetzung für ein gezieltes Vorgehen nach dem Pflegeprozess, da eine detaillierte Informationssammlung vorliegt und eine Verlaufsbeobachtung möglich wird.

Gruppenpflege

Bei der Gruppenpflege, die auch Bereichspflege genannt wird, leistet eine bestimmte Anzahl von Pflegepersonen alle erforderlichen Pflegeleistungen für eine Gruppe von Personen oder Bewohnern. Eine große Pflegeeinheit wird in mehrere einzelne, kleinere Pflegeeinheiten geteilt. Dabei erfolgt die Einteilung nach Zimmern, Gruppen von Bewohnern oder Stationsbereichen.

Arbeitsverteilung in der Gruppe. Dem Team können Personen unterschiedlicher Qualifikation angehören, wie zum Beispiel examiniertes Gesundheits- u. Krankenpflege-, Gesundheits- u. Kinderkrankenpflege- und Altenpflegepersonal, Auszubildende der Pflegeberufe und Pflegehilfspersonal sowie ungelernte Hilfskräfte. Für die Arbeit im Pflegeteam ist eine examinierte Gruppenleiterin zuständig. Sie arbeitet selbst in einer Gruppe mit, koordiniert die Zusammenarbeit der einzelnen Gruppenmitglieder, wirkt unterstützend bei Fragen und begleitet die einzelnen Teammitglieder. Die Betreuung der jeweiligen Personen wird als Gruppenaufgabe gesehen.

Überschaubarer Arbeitsbereich. Durch die Gruppenpflege erhält die einzelne Pflegeperson einen überschaubaren Arbeitsbereich. Sie muss nicht die Namen, Diagnosen und Therapiemaßnahmen aller Bewohner oder Patienten kennen, sondern kann sich auf die erforderliche Pflege und die Pflegepläne einer kleineren Zahl von acht bis zehn Personen konzentrieren. Dadurch ist der Gesamtüberblick über das eigene Aufgabenfeld gewährleistet. Gleichzeitig wird der Kontakt zu den betreuten Menschen intensiver und die Information über die momentane Situation des Patienten oder Bewohners umfassender. Pflegemaßnahmen können gezielter geplant, kontinuierlich durchgeführt und anschließend beurteilt werden.

Primary nursing

Der Begriff „Primary nursing“ wird im Deutschen sinnentsprechend mit Primärpflege übersetzt. Diese Art von Pflegeorganisation ist besonders in den angloamerikanischen Ländern weit verbreitet. Auch in Deutschland wird das Primary nursing in neuerer Zeit vermehrt eingesetzt.

Entstehung

Primary nursing wurde in den 60er-Jahren in den USA von der Krankenschwester Marie Manthey am University of Minnesota Hospital formuliert. Primary nursing verfolgt das Ziel, Verantwortungsberei-

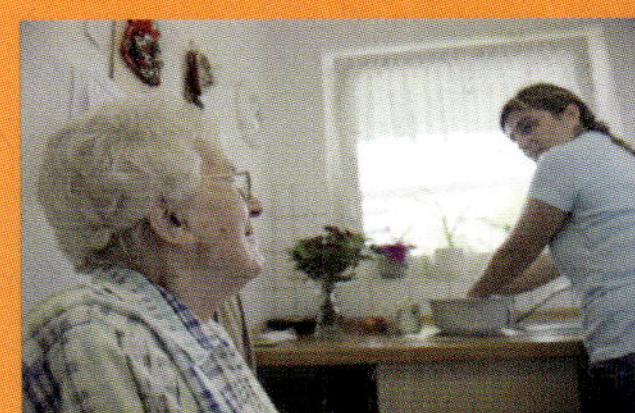

Abb. 3.27 In der häuslichen Pflege findet fast ausschließlich Einzelpflege statt.

D *Bei der **Einzelpflege** betreut eine Pflegeperson einen hilfsbedürftigen Menschen. Einzelpflege bietet gute Rahmenbedingungen für eine patientenorientierte Pflege.*

D *Die **Zimmerpflege** ist ebenfalls patientenorientiert. Dabei bildet eine Gruppe von Patienten in einem oder mehreren Zimmern eine Pflegeeinheit. Diese wird von einer Pflegeperson in ihrer Gesamtheit betreut.*

D *Bei der **Gruppenpflege** erfolgt die Arbeitsverteilung nach einzelnen Zimmern, Personengruppen oder abgrenzbaren Bereichen einer größeren Pflegeeinheit. Eine Gruppenleiterin ist für die geleisteten pflegerischen Dienstleistungen in ihrer Gruppe verantwortlich.*

D *Beim **Primary nursing** trägt eine Pflegeperson die Gesamtverantwortung für einen Patienten oder eine Patientengruppe über 24 Stunden und 7 Tage in der Woche.*

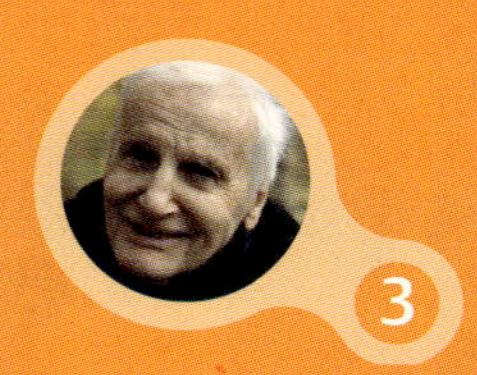

3

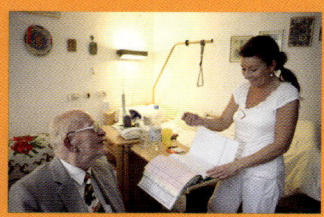

Abb. 3.28 Primary nursing stellt den pflegebedürftigen Menschen als Ganzheit in den Mittelpunkt des pflegerischen Handelns.

M *Beim Primary nursing entwickeln Pflegeperson und pflegebedürftiger Mensch eine partnerschaftliche Beziehung, in der beide als gleichberechtigte Personen nebeneinander stehen.*

M *Beim Primary nursing fühlt sich der Bewohner sicher und gut aufgehoben. Zwischen Pflegeperson, hilfsbedürftigem Menschen und dessen Angehörigen kann sich ein intensiver Kontakt und eine effektive Pflegebeziehung entwickeln.*

che im Team klar zu definieren und die Kommunikation innerhalb der Gesundheitsinstitution sowie zwischen Pflegeperson und Patient zu verbessern.

Kennzeichen von Primary nursing

Die Primärpflege ist dadurch gekennzeichnet, dass eine professionelle Pflegeperson die Betreuung und Verantwortung für eine begrenzte Anzahl von Patienten von dem Zeitpunkt ihrer Aufnahme bis zu ihrer Entlassung übernimmt, und zwar über 24 Stunden und 7 Tage in der Woche. Dabei liegt das Zahlenverhältnis zwischen Pflegeperson und Patienten je nach Pflegeaufwand im Durchschnitt zwischen 1:5 und 1:7. Dementsprechend beinhaltet Primary nursing die Leistung umfassender koordinierter, kontinuierlicher, individueller patientenorientierter Pflege durch qualifiziertes Pflegepersonal.

Die Pflege soll beim Primary nursing nicht in eine Reihe von Einzeltätigkeiten zerlegt werden, sondern in ihrer Gesamtheit Berücksichtigung finden, damit sie den pflegebedürftigen Menschen als Ganzheit in den Mittelpunkt ihres Handelns stellen kann.

Primary nurse

Wie in anderen Arbeitsorganisationsformen führt die verantwortliche Pflegeperson, die sogenannte Primary nurse, mit dem Patienten das Aufnahmegespräch und formuliert gemeinsam mit ihm und gegebenenfalls mit seinen Angehörigen die individuellen Pflegeprobleme, vorhandene Ressourcen, Pflegeziele und plant Pflegemaßnahmen, welche diese Ziele verwirklichen sollen.

Sie koordiniert und delegiert die durchzuführenden Tätigkeiten nach dem Pflegeplan und überprüft deren Wirkung (Evaluation). Im Gegensatz zu anderen Organisationsformen, in denen die Pflegeperson für die in der Dienstzeit durchgeführten Handlungen verantwortlich ist, trägt die Primärpflegeperson für die von ihr zu betreuenden Personen die Verantwortung über 24 Stunden am Tag und 7 Tage die Woche.

Associated nurse

Da die Primär-/ Pflegeperson nicht an 7 Tagen der Woche über 24 Stunden in der Institution anwesend sein kann, wird sie in ihrer Abwesenheit von der sogenannten Associated nurse vertreten. Die Associated nurse kann selbst bei einer limitierten Zahl von Patienten die Funktion der Primary nurse übernehmen, genauso wie die Primary nurse bei einem Teil der Patienten Associated nurse ist.

Arbeitsweise. Die vertretende Pflegeperson führt die von der Primär-/Pflegeperson angeordneten Pflegemaßnahmen in deren Sinne weiter und dokumentiert diese. Nur in Notsituationen oder bei akuten Zustandsveränderungen des Patienten handelt die Associated nurse abweichend vom Pflegeplan der Primary nurse. Abweichende und planmäßig durchgeführte Pflegemaßnahmen muss sie der Primary nurse des Patienten erläutern.

Primary nursing im Nachtdienst. Pflegepersonen im Nachtdienst werden meistens als vertretendes Pflegepersonal eingesetzt. Nehmen sie in der Nacht einen Patienten auf, so erstellen sie einen Pflegeplan. Bezugsperson für den Patienten ist jedoch eine Primär-/Pflegeperson aus dem Tagdienst, die auch das weitere Vorgehen bestimmt. Grund hierfür ist, dass Pflegepersonen im Nachtdienst die Kommunikation und Kooperation mit den Mitgliedern des interdisziplinären Teams nicht aufrechterhalten können. Auch kann die Kommunikation mit den betreuten Personen während der Nacht nicht in erforderlichem Umfang stattfinden.

Vorteile des Primary nursing

Das dem Primary nursing zugrunde liegende Menschenbild betrachtet die Person als entscheidungsfähiges und mündiges Individuum, welches an seinem Genesungsprozess aktiv mitwirkt (**Abb. 3.28**).

Vorteile für den Bewohner. Primary nursing bietet den Vorteil, dass der Patient und seine Angehörigen ihre eigene Bezugsperson kennen, die sie während ihres Aufenthaltes betreut und an die sie sich mit ihren Bedürfnissen und Wünschen wenden können.

Der Patient fühlt sich sicher und gut aufgehoben. Er weiß die umfassende, qualitative, individuelle, ganzheitliche Pflege zu schätzen. Zwischen Pflegeperson, hilfsbedürftigem Menschen und dessen Angehörigen kann sich ein intensiver Kontakt und eine effektive Pflegebeziehung entwickeln, die für den Gesundungsprozess und das Wohlbefinden des betroffenen Menschen von großer Bedeutung ist.

Vorteile für das Team. Primary nursing unterstützt die Koordination, Kommunikation und Kontinuität in der Betreuung und Behandlung von Patienten und wirkt sich darüber hinaus positiv auf die Kooperation im therapeutischen Team und vor allem auf die Patientenzufriedenheit aus. Liegezeiten verkürzen sich, Regressansprüche und Wiederaufnahmen des Patienten nehmen ab.

Vorteile für die Einrichtung. Für die im Rahmen der Gesundheitsgesetzgebung in den letzten Jahren entstandene Wettbewerbssituation der Gesundheitseinrichtungen kann eine erhöhte Patientenzufriedenheit einen maßgeblichen Faktor zur finanziellen Sicherung darstellen.

Durch Primary nursing wird die Arbeitsweise effizient gestaltet, Personal wird gezielt eingesetzt und Zeit- sowie Materialkosten eingespart. Durch die kontinuierliche Betreuung eines Menschen von seiner Aufnahme bis zur Entlassung wird die pflegerische Leistung transparent und trägt entscheidend zur Arbeitszufriedenheit der Pflegepersonen bei.

Stellenbeschreibung

Stellenplanung. Der Stellenplan einer Pflegeeinrichtung resultiert aus der Stellenplanung (Personalplanung und Bedarfsplanung). Eine Stelle ist die kleinste Organisationseinheit in einer Pflegeeinrichtung.

Stellenbeschreibung. Die Teilaufgaben im Arbeitsbereich und die detaillierten Anforderungen werden in der Stellenbeschreibung der Stelle zugeordnet. Hier wird die Stelle konkret beschrieben. Praktische Merkmale einer Stellenbeschreibung sind:
- sachliche Festlegung der Aufgaben der Stelle,
- die Kompetenzverteilung, die Pflichten und die Tätigkeitsbeschreibung für den Aufgabenträger (Führungsaufgaben, Fachaufgaben, besondere Aufgaben und mitarbeiterbezogene Aufgaben),
- Festlegung der Stellvertretung und der unterstellten Mitarbeiter,
- die organisatorische Eingliederung der Stelle in die Hierarchie des Betriebes (Organigramm) und die Beschreibung der organisatorischen Beziehungen,
- die internen und externen Kommunikationsbeziehungen,
- die spezifischen Leistungsanforderungen an den Stelleninhaber,
- die Angabe von Lohn- oder Gehaltsgruppen,
- sachlich-organisatorische Angaben (z. B. Verteiler, nächste Überprüfung, Unterschriften).

Aufgaben. Eine Stellenbeschreibung dient:
- als Hilfsmittel zur Gestaltung der Aufbau- und Ablauforganisation,
- der Festlegung von Aufgaben und Verantwortungsbereichen,
- der Vermeidung von Schwachstellen,
- der Aufdeckung von Kompetenzüberschneidungen,
- der Information des konkreten Instanzenwegs,
- als Grundlage zur Personalbeschaffung,
- als Informationsgrundlage für Stellenausschreibungen,
- als Orientierungsrahmen für die Einarbeitung und Beurteilung von Mitarbeitern,
- der Objektivierung der Lohn- und Gehaltsstruktur.

Beteiligung der Mitarbeiter. Die Mitarbeiter sollen am Erstellungsprozess der Stellenbeschreibung beteiligt werden. Die Inkraftsetzung der Stellenbeschreibung erfolgt durch die Unterschrift des Stelleninhabers sowie seines Vorgesetzen. Da in der Stellenbeschreibung ein augenblicklicher Zustand beschrieben wird, sollte ein Überprüfungszeitpunkt festgelegt werden.

Anwendungsbedingungen. Eine Anwendung der Stellenbeschreibung erfolgt vor allem bei Routineaufgaben. Häufig nimmt der Anteil vorhersehbarer, konkret beschreibbarer Aufgaben mit steigender Hierarchieebene und zunehmender Qualifizierung der Mitarbeiter ab. Oft werden dann lediglich die zu verfolgenden Ziele beschrieben.

Inhalt und Aufbau der Stellenbeschreibung

Der Inhalt und der Aufbau einer Stellenbeschreibung sind von den Zielen der Organisation direkt abhängig, da sie ja mithilfe der Stellenbeschreibung erreicht werden sollen (**Abb. 3.29**). Eine Zerlegung (Analyse) der Stelle in der Stellenbeschreibung kann wie folgt beschrieben werden (Hentze 2001):
- Instanzenbild: führungs-organisatorische Analyse,
- Aufgabenbild: Aufgabenanalyse,
- Leistungsbild: Leistungsanalyse.

Instanzenbild. Es setzt sich zusammen aus:
- Kennzeichnung der Stelle (Stellenbezeichnung, Leitungsbereich, dem die Stelle angehört, Rangbezeichnung),
- Einordnung der Stelle in die betriebliche Hierarchie (Organigramm, Über- und Unterstellungsverhältnisse, Kompetenzbeschränkungen, Stellvertretungen),
- Zusammenarbeit mit den anderen Stellen (interne und externe Kommunikationsbeziehungen).

Aufgabenbild. Die Aufgaben und Befugnisse/Kompetenzen werden detailliert dargestellt und die damit verbundenen Entscheidungs- und Weisungskompetenzen klar und deutlich umrissen. Weiterhin erfolgt hier die Aufzählung aller Aufgaben in kurzen, knappen und genauen Formulierungen.

Leistungsbild. Die Anforderungen werden beschrieben. Sie sollten knapp und präzise formuliert sein. Weiterhin kann hier beschrieben werden, was von dem Stelleninhaber erwartet wird.

D *In der Stellenbeschreibung sind alle wesentlichen Merkmale einer Stelle schriftlich fixiert. Dadurch werden die Aufgaben und die Anforderungen an den Stelleninhaber geregelt.*

M *Eine Stellenbeschreibung schafft Erwartungssicherheit für Vorgesetzte und Mitarbeiter.*

M *Die Mitarbeiter sollen am Erstellungsprozess der Stellenbeschreibung beteiligt werden. Da darin ein momentaner Zustand beschrieben wird, sollte ein Überprüfungszeitpunkt festgelegt werden.*

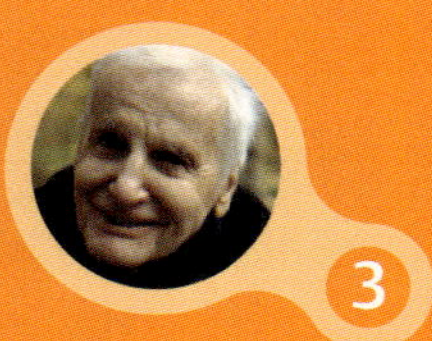

Stellenbeschreibung Pflegefachkraft

Name des Stelleninhabers: ....

Identifikationsteil

Stellvertretung:
wird vertreten: .... durch eine andere Pflegefachkraft ....

Vorgesetzte Stellen:
Fachlich: .... Wohnbereichsleitung ....
Disziplinarisch: .... Pflegedienstleitung ....

Nachgeordnete Stellen: ....
Fachlich: .... Pflegeassistenten, Praktikanten, Auszubildende und Zivildienstleistende ....

Ziele der Stelle
Die Pflegefachkraft trägt das Leitbild der Einrichtung mit und unterstützt konstruktiv ihre Vorgesetzten und den Träger der Einrichtung. Sie ist zuständig für die Umsetzung des Pflegekonzeptes und wirkt an der kontinuierlichen Weiterentwicklung mit.

Bewohnerbezogen:
Die Pflegefachkraft leistet eine Pflege nach dem aktuellen Stand medizinisch-pflegerischer Erkenntnisse für die ihr anvertrauten Bewohner unter Wertschätzung und Beachtung der Selbstpflegefähigkeiten, Selbstbestimmung, Wünsche und Gewohnheiten der Bewohner.

Betriebsbezogen:
Die Pflegefachkraft geht mit den zur Verfügung gestellten Mitteln jeglicher Art ökonomisch und verantwortlich um. Sie beachtet im Rahmen ihrer Tätigkeit die gesetzlichen Vorgaben und die im Organisationshandbuch niedergelegten und laufend aktualisierten Aussagen und Inhalte.

Personenbezogen:
Die Pflegefachkraft beteiligt sich aktiv an der Gestaltung und Erhaltung der Arbeitszufriedenheit aller im Bereich Tätigen. Sie ist verantwortlich für die fachliche Anleitung, Begleitung, Beratung und Aufsicht der Pflegeassistenten, Praktikanten, Auszubildenden und Zivildienstleistenden.

Aufgabenbild

Bewohnerbezogene Aufgaben, Kompetenzen, Verantwortungen:
Die Pflegefachkraft
- ist verantwortlich für die Durchführung des dokumentierten Pflegeprozesses,
- erhebt mit Zustimmung des Bewohners/Gastes pflegerelevante biografische Daten,
- erstellt ein schriftliches Pflegeassessment und hierauf aufbauend die Pflegeplanung mit zeitlich festgelegter Überprüfung von Pflegeziel und Pflegemaßnahmen,
- passt die Pflege den aktuellen Bedürfnissen und Problemen der Bewohner an und sorgt für eine nachvollziehbare Dokumentation des Pflegeverlaufes und der Pflegeergebnisse,
- setzt in ihrer praktischen Pflege fachliche Prioritäten. Sie trägt vorrangig zur Bewältigung anspruchsvoller und gefahrengeneigter Pflegesituationen und Pflegeanforderungen bei,
- ist verantwortlich für die gezielte Delegation von Teilprozessen der Pflege an dafür qualifizierte Pflegeassistenten mit dem Ziel, eine qualitative angemessene Pflege zu gewährleisten,
- ist mitverantwortlich für die Durchführung und Delegation von Aufräum- und Reinigungsarbeiten im Gäste-/ Bewohner- und Pflegebereich,
- arbeitet mit an der Erstellung und Überarbeitung von Pflegestandards/Richtlinien, um die Pflege dem aktuellen Stand medizinisch-pflegerischer Erkenntnisse anzupassen,
- ist mitverantwortlich für die konstruktive Zusammenarbeit mit Ärzten und Therapeuten mit dem Ziel der bestmöglichen Behandlung und Pflege der Bewohner,
- ist mitverantwortlich für die Überwachung und Überprüfung der Pflegestufen,
- ist verpflichtet, an Pflegebesprechungen teilzunehmen,
- ist verantwortlich für die Durchführung von Dienstübergaben,
- informiert die Wohnbereichsleitung über Veränderungen der Bewohner, die ggf. eine Maßnahme nach dem Betreuungsgesetz erforderlich machen,
- ermöglicht den Bewohnern die Teilnahme am gemeinschaftlichen Leben in der Einrichtung und fördert die Kontaktpflege der Bewohner untereinander, zu Angehörigen und Betreuern und zum Wohnumfeld,
- ist verpflichtet, alle wichtigen Veränderungen in ihrem Arbeitsbereich, bezogen auf Bewohner (physische, psychische und sonstige Veränderungen) an die nächste hierarchische Instanz weiterzuleiten,
- ist verantwortlich für die Durchführung der Sterbebegleitung nach den Vorgaben des Pflegekonzeptes,
- nimmt teil an hausinternen Arbeitskreisen wie Qualitätszirkeln.

Mitarbeiterbezogene Aufgaben, Kompetenzen, Verantwortungen:
Die Pflegefachkraft
- leitet die Pflegeassistenten bei der Pflege und der Führung der Dokumentationen an und kontrolliert die Ergebnisse,
- übernimmt die Einarbeitung neuer Mitarbeiter nach dem Einarbeitungskonzept.

Abb. 3.29 Beispiel für die Stellenbeschreibung einer Pflegefachkraft in einer stationären Altenpflegeeinrichtung.

Betriebsbezogene Aufgaben, Kompetenzen, Verantwortungen

Die Pflegefachkraft

- setzt das Konzept der Einrichtung in ihrem Arbeitsbereich um und trägt zu dessen Weiterentwicklung bei,
- übernimmt als Schichtleitung bei Abwesenheit der WBL die Verantwortung für den gesamten Wohnbereich,
- ist verantwortlich für den ökonomischen und sachgerechten Umgang mit Pflegematerialien, Sachmitteln und Medikamenten bei Anforderung, Lagerung und Verwendung und ist verantwortlich für den bestimmungsgemäßen Gebrauch von Pflegehilfsmitteln,
- ist verantwortlich für die wirtschaftliche Erbringung von Pflegeleistungen,
- ist verpflichtet, alle wichtigen Veränderungen in ihrem Arbeitsbereich, bezogen auf Arbeitsabläufe usw., an die nächste hierarchische Instanz weiterzuleiten,
- arbeitet mit internen und externen Leistungsbereichen zur bestmöglichen Versorgung, Betreuung und Pflege der Bewohner zusammen,
- beachtet die für ihren Bereich geltenden Gesetze und Verordnungen und sorgt für die Einhaltung dieser in ihrem Zuständigkeitsbereich,
- nimmt in Abstimmung mit der WBL teil an hausinternen Arbeitskreisen,
- nimmt in Absprache mit der WBL und der PDL teil an regelmäßigen Fort- und Weiterbildungsmaßnahmen.

Klausel

Auf Anordnung sind von vorgesetzter Stelle zusätzliche Aufgaben und Einzelaufträge zu übernehmen.

Kenntnisnahme: .... Geplante Überprüfung: ....

Musterstadt, den ....

Datum .... Unterschrift des Stelleninhabers ....

Abb. 3.29 (Fortsetzung)

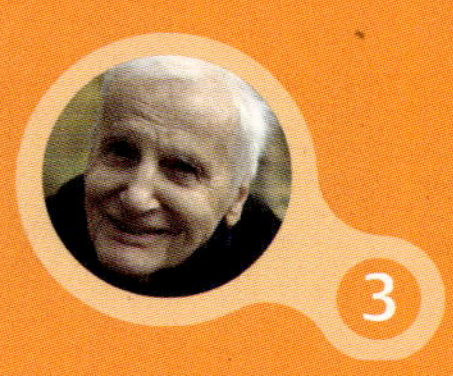

Dienstplangestaltung

D *Der **Dienstplan** ist ein Planungsinstrument einer Pflegeeinrichtung. Er legt die Zeiten fest, an denen die arbeitsvertraglich vereinbarte Arbeitszeit erbracht werden muss.*

M *In Betrieben, deren Aufgaben Sonntags-, Feiertags-, Wechselschicht-, Schicht- oder Nachtarbeit erfordern, muss dienstplanmäßig bzw. betriebsüblich gearbeitet werden. Reglungsinstrument in der Altenhilfe ist der Dienstplan.*

M *Folgende Kriterien sind bei den Dienstplanzielen zu berücksichtigen:*
- *Qualität der Pflege,*
- *Bewohner-/Patienten-/Kundenorientierung,*
- *effektiver und effizienter Personaleinsatz,*
- *Mitarbeiterzufriedenheit,*
- *Nachweisfunktion/Transparenz.*

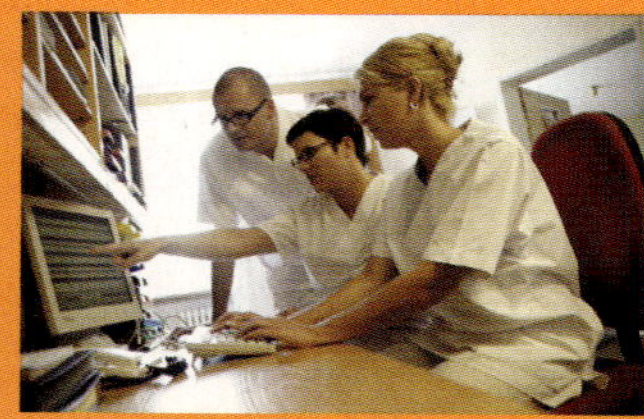

Abb. 3.30 Der Dienstplan soll einen wirtschaftlichen Personaleinsatz sichern.

M *Grundsätzlich gilt, dass die gesetzlich und tarifvertraglich vorgegebenen Bedingungen und Ruhezeiten eingehalten werden. Die Mitarbeiter haben das Recht, auf der Basis des Dienstplanes ihre Freizeit verbindlich planen zu können.*

Der Dienstplan einer Pflegeeinrichtung ist eines der wichtigsten organisatorischen Planungsinstrumente. Hier erfolgt die Festlegung der Zeiten, an denen die arbeitsvertraglich vereinbarte Arbeitszeit erbracht werden muss.

Ziele

Die Ziele sind:
- Qualität der Pflege,
- Bewohner-/Patienten-/Kundenorientierung,
- effektiver und effizienter Personaleinsatz,
- Mitarbeiterzufriedenheit,
- Nachweisfunktion/Transparenz.

Qualität der Pflege

Für dienstleistungsorientierte Pflegeunternehmen steht die Qualität der geleisteten Pflege im Vordergrund. Die Leistungen werden nach festgelegten Qualitätskriterien erbracht, wobei die Fachlichkeit der Mitarbeiter und die Fachkraftquote wichtige Indikatoren für die Pflegequalität sind.

Bewohner-/Patienten-/ Kundenorientierung

Die lückenlose Personaleinsatzplanung (Dienstplan) und somit der Arbeitseinsatz der Mitarbeiter orientiert sich an den individuellen Bedürfnissen der Kunden. So kann ein verstärkter Personaleinsatz in den Morgen- und Abendstunden sowie zur Mittagszeit erforderlich sein. In den Abendstunden könnte ein später Spätdienst (z. B. bis 23 Uhr) dazu beitragen, Aktivitäten mit den Bewohnern in die Abendstunden zu verlagern und somit die lange Ruhezeit in der Nacht zu verkürzen. Auch muss die Personalbesetzung an Wochenenden so bemessen sein, dass die Pflege und Betreuung der Bewohner jederzeit gewährleistet ist und z. B. entsprechende Aktivitäten (z. B. Angebote der sozialen Betreuung) stattfinden können. Der Dienstplan sichert die Pflege- und Betreuungsleistung über einen Zeitraum von 24 Stunden. Der Dienstplan wird i. d. R. über einen Zeitraum von einem Monat geführt.

Effektiver und effizienter Personaleinsatz

Mitarbeitende sind eine wertvolle, kostenintensive und somit knapp einzusetzende Ressource. Das Unternehmen verfolgt das Ziel der Aufgabenerfüllung durch effizienten Personaleinsatz (möglichst geringe Personalkosten). Der Arbeitnehmer verdient durch den Arbeitseinsatz sein Einkommen und ist bestrebt, eine möglichst hohe Entlohnung zu erzielen.

Effektiver und effizienter (also wirtschaftlicher) Personaleinsatz erfordert in arbeitsintensiven Zeiten entsprechend mehr und in arbeitsschwachen Zeiten entsprechend weniger Personal (**Abb. 3.30**). Die Steuerung der Personalmenge (Aufgabe der Leitungskräfte) erfolgt durch verschiedene Wochenarbeitszeitmodelle, Tagesarbeitszeit- und Pausenregelungen sowie über den Einsatz von Teilzeitmitarbeitenden und Aushilfen (geringfügig Beschäftigte).

Die Personalmenge wird in Personalbudgets festgelegt. Die Budgets resultieren aus den Vergütungsverhandlungen (Preisverhandlungen im ambulanten Bereich) mit den unterschiedlichen Kostenträgern. Hier werden Mengen und Preise für einen in der Zukunft liegenden Zeitraum verhandelt und vertraglich vereinbart.

Mitarbeiterzufriedenheit

Voraussetzungen für Zufriedenheit am Arbeitsplatz:
- Erfüllung gesetzlicher und tariflicher Vorgaben
- Berücksichtigung arbeitsmedizinischer Erkenntnisse
- Arbeitszeitgewissheit und sorgfältige Planung der Einsätze sowie langfristige Dienst- und Urlaubsplanung
- Vermeidung von Dienständerungen von einem Tag auf den anderen
- Vermeidung von Rückrufen aus dem Urlaub/freien Tagen
- Berücksichtigung von Mitarbeiterwünschen

Nachweisfunktion/Transparenz

Der Dienstplan erfüllt die Funktion des Nachweises über die geleistete Arbeitszeit, Einhaltung der einschlägigen gesetzlichen, tariflichen und arbeitsvertraglichen Vorschriften und ist somit z. B. Berechnungsgrundlage für die Vergütung und die tariflichen Zulagen. Die Dienstplanerstellung obliegt den Leitungskräften. Erstellungspflicht und Durchführungsverantwortung sind i. d. R. in den jeweiligen Stellenbeschreibungen niedergelegt, die wiederum Bestandteile der Ablauforganisation sind.

Der Dienstplan hat u. a. die Funktion, gegenüber legitimierten Behörden (Heimaufsicht) Transparenz über die geleistete Arbeit und über den Mitarbeitereinsatz zu schaffen. Rechtsgrundlagen hierzu finden wir im § 13 Abs.1 Nr. 3 Heimgesetz sowie in den Rahmenverträgen nach § 75 Abs.1 SGB XI.

Nach den Vorschriften der MDK-Qualitätsprüfungen muss der Dienstplan folgende Grundanforderungen erfüllen:
- Eintragungen müssen zweifelsfrei nachvollziehbar (dokumentenecht) sein.
- Die Mitarbeiter sollen an der Dienstplangestaltung beteiligt werden.
- Die Dienstpläne sollen für alle Mitarbeiter einsehbar sein.

Rechtliche Rahmenbedingungen

Bei der Dienstplangestaltung sind eine Vielzahl von Gesetzen, Verordnungen, Tarifverträgen, Betriebsvereinbarungen, Arbeitsverträge usw. zu beachten. Zur Veranschaulichung der Reihenfolge dient die sogenannte Rechtsquellenpyramide (**Abb. 3.31**).

„Die jeweilige oben stehende Regelung/Gesetz ist übergeordnet. Eine Verschlechterung für den Arbeitnehmer durch nachgeordnete Regelungen ist unzulässig. So kann z. B. im Arbeitsvertrag nicht ein geltender Tarifvertrag verschlechtert werden. Werden solche Regelungen dennoch getroffen, sind sie regelmäßig rechtsunwirksam" (Funk 1998). Rechtsgrundlage des Dienstplanes in Einrichtungen der Altenhilfe ist der jeweilige Tarifvertrag.

Dienstformen

Dienstformen haben die Aufgabe, die arbeitsvertraglich geschuldete regelmäßige Arbeitszeit auf die Monate und Wochentage zu verteilen. Die grundlegenden Dienstformen werden durch den Arbeitgeber in Abstimmung mit dem Betriebsrat bzw. der Mitarbeitervertretung bestimmt.

Arbeits- und Dienstzeiten. Die regelmäßige Arbeitszeit beträgt (je nach gültigem Tarifvertrag) ausschließlich der Pausen 38,5 Std. pro Woche. Nach § 3 Arbeitszeitgesetz (ArbZG) kann die tägliche Arbeitszeit von 8 Std. auf max. 10 Std. verlängert werden, die Höchstwochenarbeitszeit beträgt einschließlich des Samstages als Werktag 48 Std. Unterschieden werden muss zwischen tariflich festgelegter Arbeitszeit, tatsächlich geleisteter Arbeitszeit (mit Überstunden) und bezahlter Arbeitszeit (die auch Urlaub, Krankheit usw. einschließt). Nachtarbeit ist die Zeit von 23 bis 6 Uhr. Nachtarbeit ist jede Arbeit, die mehr als zwei Stunden der Nachtzeit umfasst.

Arbeitszeit ist durch Tarifvertrag, Betriebsvereinbarung oder Arbeitsvertrag geregelte Zeit vom Beginn bis zum Ende der Arbeit (ohne Ruhepausen). Der Begriff der Arbeitszeit ist im Arbeitszeitgesetz (ArbZG) bestimmt.

Teilzeitmitarbeiter und Aushilfseinsatz. Der effiziente Einsatz von Mitarbeitern wird dann erzielt, wenn regelmäßig in den arbeitsintensiven Zeiten Teilzeitkräfte bzw. Aushilfen eingesetzt werden. In den Abendstunden kann z. B. ein später Spätdienst bis 23.00 Uhr die Pflegemitarbeiter entlasten und die Betreuungszeit für die Bewohner attraktiver gestalten (z. B. Nachtcafé). Ein früher Frühdienst von 6 Uhr an kann z. B. die Morgenpflege ergänzen und auf die Bedürfnisse der Bewohner eingehen. Teilzeitmitarbeiter/Aushilfen sind häufig flexibel einsetzbar und leisten somit einen wichtigen Beitrag zum wirtschaftlichen Personaleinsatz.

Dienstplan-Grundformen. Die Verteilung der Arbeitszeit auf die Wochentage ist abhängig von der tariflich vereinbarten Arbeitszeit. In der Praxis werden die 5, die 5,5 oder die 6-Tage-Woche eingesetzt. In der Grundform werden die Lebensgewohnheiten der Nutzer (Normalität) und die Erzielung einer bestimmten pflegerischen Qualität berücksichtigt. Die verschiedenen Wochentage sind gleichmäßig besetzt.

Dienstplan als Dokument

Der Dienstplan als Dokument muss folgende Kriterien erfüllen und abbilden:

- Soll-, Ist- und Ausfallzeiten,
- Datum der Erstellung und Zeitpunkt der Gültigkeit,
- vollständige Namen,
- Qualifikation der einzelnen Mitarbeiter,
- Umfang des Beschäftigungsverhältnisses,
- Legende für Dienst- und Arbeitszeiten,
- Unterschrift der verantwortlichen Person.

Der Dienstplan ist ein Nachweisdokument, er wird bei Pflegefehlern und bei arbeitsrechtlichen Auseinandersetzungen herangezogen. Er muss

- eindeutig geschrieben sein (dokumentenechte Stifte). Streichungen, Überschreibungen, Radierungen, Retuschierungen, Tipp-Ex u. a. Formen der Unkenntlichmachung sind nicht erlaubt.
- 5 Jahre aufbewahrt werden und ist der Nachweis für tatsächlich geleistete Arbeit (ggf. Nachweis für die Anwesenheit am Arbeitsplatz).

Der Dienstplan ist eine feststehende Planungsgrundlage, die sowohl für den Mitarbeiter als auch für den Arbeitgeber verbindlich ist.

- Er ist, nachdem er geschrieben und genehmigt ist, verbindlich. Änderungen können nicht ohne weiteres und beliebig vorgenommen werden.
- Dienstplanänderungen erfolgen bei Krankheit, Urlaub, Arbeitsbefreiungen usw. Auch kurzfristige Schichtwechsel sind zulässig.

Planung für Krisen- und Notzeiten. Auch in Krisen- oder Notzeiten (Mitarbeiterausfälle durch Krankheit usw.) ist es die Aufgabe der Dienstplanverantwortlichen, die Pflege und Betreuung der Bewohner/Kunden sicherzustellen. Hierfür wird ein Notplan erarbeitet und eingesetzt, wenn die Mindestbesetzung der Mitarbeiter unterschritten wird. Er regelt:

- wer in Notzeiten zum Dienst eingesetzt bzw. welche Dienste ggf. angeordnet werden müssen (PDL-Aufgabe),
- welche Mitarbeiter aus anderen Bereichen/Einrichtungen des Trägers angefordert werden können,
- welche pflegerischen Maßnahmen unter allen Umständen durchgeführt werden müssen,
- wer die notwendigen tagesstrukturierenden Aufgaben übernimmt,
- welche allgemeinen Aufgaben (z. B. Aufräumarbeiten) entfallen können.

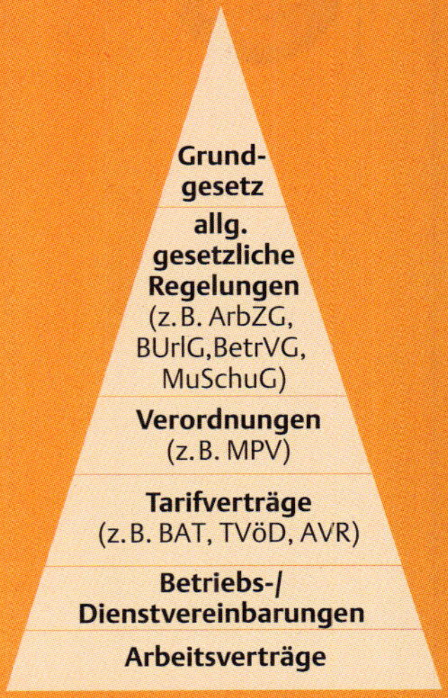

Abb. 3.31 Rechtsquellenpyramide. ArbZG: Arbeitszeitgesetz, BUrlG: Bundesurlaubsgesetz, BetrVG: Betriebsverfassungsgesetz, MuSchuG: Mutterschutzgesetz, MPV: Verordnung für Medizinprodukte.

Qualitätssicherung im Sozialgesetzbuch

Der Titel des Lernfeldes 3.2 verrät, für was Sie im Laufe Ihrer Ausbildung befähigt werden sollen: Als examinierte Pflegeperson gehört es zu Ihren Aufgaben, an qualitätssichernden Maßnahmen mitzuwirken. Dafür ist es sinnvoll, zu wissen, dass es gesetzliche Regelungen im Bereich der Qualitätssicherung gibt und welche aktuell bestehen. Im Rahmen der Pflegereform (Pflege-Weiterentwicklungsgesetz) von 2008 wurden im Sozialgesetzbuch XI Änderungen und Neuregelungen vorgenommen, die auf alle an der Pflege Beteiligten Auswirkungen haben. Im Folgenden werden die wesentlichen Inhalte der entsprechenden Paragrafen zur Qualitätssicherung erläutert.

Qualitätsverantwortung (§112)

In § 112 SGB XI sind die Grundsätze festgelegt:

- Die Träger der Pflegeeinrichtungen sind für die Qualität der Leistungen ihrer Einrichtungen verantwortlich sowie für die Sicherung und Weiterentwicklung der Pflegequalität.
- Die Pflegekassen haben einen Sicherstellungsauftrag (§ 69), d.h. durch Prüfungen des Medizinischen Dienstes der Krankenversicherung (MDK) wird die Qualität der Leistungen der Einrichtungen beurteilt.
- Verbindliche Anforderungen sind für Träger, Einrichtungen, Mitarbeiter, Kostenträger und den MDK die in §113 formulierten „Maßstäbe und Grundsätze zur Sicherung und Weiterentwicklung der Pflegequalität" (§ 113) und die vereinbarten Leistungs- und Qualitätsmerkmale nach § 84 Abs. 5.
- Zugelassene Pflegeeinrichtungen sind verpflichtet, Maßnahmen zur Qualitätssicherung sowie ein Qualitätsmanagement nach § 113 durchzuführen, Expertenstandards nach § 113a anzuwenden sowie bei Qualitätsprüfungen nach § 114 mitzuwirken.
- Bei der stationären Pflege erstreckt sich die Qualitätssicherung neben den allgemeinen Pflegeleistungen auch auf die medizinische Behandlungspflege, die soziale Betreuung, die Leistungen bei Unterkunft und Verpflegung (§ 87) sowie auf die Zusatzleistungen (§ 88).
- Der Medizinische Dienst der Krankenversicherung berät die Pflegeeinrichtungen in Fragen der Qualitätssicherung mit dem Ziel, Qualitätsmängeln rechtzeitig vorzubeugen und die Eigenverantwortung der Pflegeeinrichtungen und ihrer Träger für die Sicherung und Weiterentwicklung der Pflegequalität zu stärken.

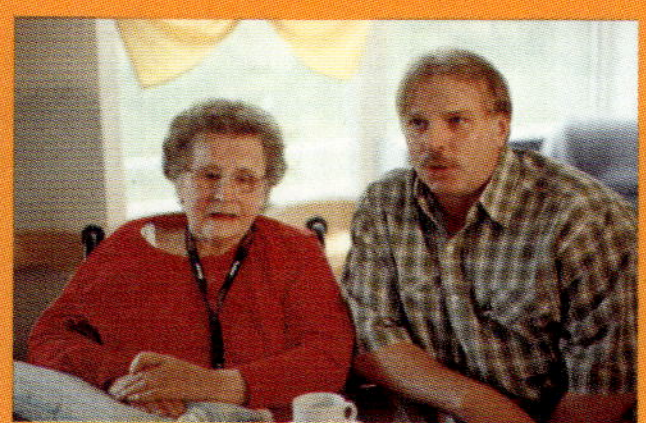

Abb. 3.32 Bewohner und Angehörige erwarten eine gute Pflege. Die Sicherung und Weiterentwicklung der Pflegequalität ist gesetzlich festgeschrieben.

I *Maßstäbe und Grundsätze zur Sicherung und Weiterentwicklung der Pflegequalität im Internet: http://www.gkv-Spitzenverband.de/upload/2011_06_09_MUG_stat_Fassung_nach_Schiedsspruch_16741.pdf*

Maßstäbe und Grundsätze zur Sicherung und Weiterentwicklung der Pflegequalität (§113)

Die „Maßstäbe und Grundsätze zur Sicherung und Weiterentwicklung der Pflegequalität" dienen der Beurteilung der Leistungsfähigkeit einer Pflegeeinrichtung und der Qualität ihrer Leistungen. Es sind gemeinsame und einheitliche Vereinbarungen

- des GKV-Spitzenverbandes,
- der Bundesarbeitsgemeinschaft der überörtlichen Träger der Sozialhilfe,
- der Bundesvereinigung der Kommunalen Spitzenverbände
- der Vereinigungen der Träger der stationären Pflegeeinrichtungen auf Bundesebene,
- des Medizinischen Dienstes des Spitzenverbandes Bund der Krankenkassen e.V.,
- des Verbandes der privaten Krankenversicherung e.V.,
- der Verbände der Pflegeberufe auf Bundesebene,
- der maßgeblichen Organisationen für die Wahrnehmung der Interessen und der Selbsthilfe der pflegebedürftigen und behinderten Menschen
- sowie unabhängiger Sachverständiger.

Diese Vereinbarungen sind für die Vertragsparteien, d.h. für alle zugelassenen Pflegeeinrichtungen und alle Pflegekassen einschl. deren Verbände, unmittelbar verbindlich.

Expertenstandards zur Sicherung und Weiterentwicklung der Qualität in der Pflege (§113a)

Ein wesentliches Instrument der internen Qualitätsentwicklung sind Expertenstandards. Sie sind von Fachpersonen unter wissenschaftlicher Begleitung erstellt worden und stellen den aktuellen und allgemein anerkannten Stand medizinisch-pflegerischen Wissens dar. Expertenstandards sind stetig von den o. g. Vertragsparteien auf Bundesebene, d.h. von den Vertretern der Pflegeeinrichtungen und Pflegekassen, zu aktualisieren. Des Weiteren sind sie auch für die Entwicklung neuer Expertenstandards verantwortlich. Außerdem gehört es zu den Aufgaben der Vertragsparteien, die Einführung der Expertenstandards in die Pflegeeinrichtungen zu unterstützen, da diese unmittelbar verbindlich sind.

Schiedsstelle Qualitätssicherung (§113b)

Die Schiedsstelle Qualitätssicherung ist eine unabhängige Instanz auf Bundesebene. Ihre Aufgabe ist es, für etwaige Konflikte zwischen den Vertragsparteien, unter fachlichen Aspekten, sachgerechte Lösungen zu finden. Konflikte können z. B. bei den Inhalten und Vereinbarungen über die „Maßstäbe und Grundsätze zur Sicherung und Weiterentwicklung der Pflegequalität" entstehen. Oder wenn es um Entscheidungen geht, welche Expertenstandards aktualisiert und welche entwickelt werden sollen. Die Kriterien zur Veröffentlichung der Prüfungsergebnisse aus den Qualitätsprüfungen (s. § 115) zeigen ebenfalls Konfliktpotenzial.

Qualitätsprüfungen (§114)

Der Medizinische Dienst der Krankenversicherung oder ein von ihm bestellter Sachverständiger erhält von den Landesverbänden der Pflegekassen schriftlich einen Prüfauftrag zur Durchführung einer Qualitätsprüfung. Diese erfolgt als Regelprüfung, Anlassprüfung oder Wiederholungsprüfung. Alle Pflegeeinrichtungen müssen einmal im Jahr geprüft werden (Regelprüfung) und haben die ordnungsgemäße Durchführung der Prüfung zu gewährleisten.

Bei der **Regelprüfung** werden insbesondere wesentliche Aspekte des Pflegezustandes und die Wirksamkeit der Pflege- und Betreuungsmaßnahmen (Ergebnisqualität) fokussiert. „Sie kann auch auf den Ablauf, die Durchführung und die Evaluation der Leistungserbringung (Prozessqualität) sowie die unmittelbaren Rahmenbedingungen der Leistungserbringung (Strukturqualität) erstreckt werden. Die Regelprüfung bezieht sich auf die Qualität der allgemeinen Pflegeleistungen, der medizinischen Behandlungspflege, der sozialen Betreuung einschließlich der zusätzlichen Betreuung und Aktivierung im Sinne des § 87b, der Leistungen bei Unterkunft und Verpflegung (§ 87), der Zusatzleistungen (§ 88) und der nach § 37 des Fünften Buches erbrachten Leistungen der häuslichen Krankenpflege." Die Prüfung kann sich auch auf die Abrechnung der genannten Leistungen beziehen. Ebenso wird überprüft, ob die Versorgung der Pflegebedürftigen auf Grundlage der Empfehlungen der Kommission für Krankenhaushygiene und Infektionsprävention nach § 23 Abs. 2 des Infektionsschutzgesetzes stattfindet. Der Prüfumfang des MDK ist ggf. bei Vorlage anderer unabhängiger Prüfungsergebnisse durch anerkannte Prüfinstitutionen zu verringern. [...] „Im Zusammenhang mit einer zuvor durchgeführten Regel- oder **Anlassprüfung** (Beschwerden, Hinweise auf nicht fachgerechte Pflege) kann von den Landesverbänden der Pflegekassen auf Kosten der Pflegeeinrichtung eine **Wiederholungsprüfung** veranlasst werden, um zu überprüfen, ob die festgestellten Qualitätsmängel durch die nach § 115 Abs. 2 angeordneten Maßnahmen beseitigt worden sind."

Durchführung von Qualitätsprüfungen (§114a)

- An Ort und Stelle wird überprüft, ob die Pflegeeinrichtungen die Leistungs- und Qualitätsanforderungen erfüllen. Prüfungen werden grundsätzlich unangemeldet durchgeführt.
- Der Medizinische Dienst soll die zuständige Heimaufsichtsbehörde an den Prüfungen beteiligen, s. a. § 117 SGB XI.
- Die Prüfungen beinhalten auch Inaugenscheinnahmen des gesundheitlichen und pflegerischen Zustands von Pflegebedürftigen. Die Teilnahme eines Pflegebedürftigen ist jedoch freiwillig. Es können auch Beschäftigte der Pflegeeinrichtungen, Betreuer, Angehörige und Mitglieder des Heimbeirates befragt werden, auch diese Teilnahme basiert auf Freiwilligkeit.

Seit 2009 gibt es neue Richtlinien über die Prüfung der in Pflegeeinrichtungen erbrachten Leistungen und deren Qualität nach § 114 SGB XI (Qualitätsprüfungs-Richtlinien, QPR). Die QPR gelten als Mindestanforderungen für Prüfungen der Pflegeeinrichtungen.

Ergebnisse von Qualitätsprüfungen (§115)

- „Die Landesverbände der Pflegekassen stellen sicher, dass die von Pflegeeinrichtungen erbrachten Leistungen und deren Qualität, insbesondere hinsichtlich der Ergebnis- und Lebensqualität, für die Pflegebedürftigen und ihre Angehörigen verständlich, übersichtlich und vergleichbar sowohl im Internet als auch in anderer geeigneter Form kostenfrei veröffentlicht werden [...]".
- Werden bei einer Prüfung Qualitätsmängel festgestellt, erhält der Träger der Pflegeeinrichtung einen Bescheid über die festgestellten Mängel, über Maßnahmen zur Beseitigung sowie eine angemessene Frist, in derer die festgestellten Mängel zu beseitigen sind.

Zur Sicherstellung der Veröffentlichung der Prüfungsergebnisse wurden die Pflege-Transparenzvereinbarungen entwickelt. Die Bewertung der Prüfungsergebnisse wird dabei in Noten vorgenommen. Die Ergebnisse werden auf den Portalen der Pflegekassen veröffentlicht. Einerseits soll dies zu mehr Transparenz für den Verbraucher sorgen, andererseits den Wettbewerb unter den Pflegeeinrichtungen ankurbeln. Das Bewertungssystem der Pflege-Transparenzvereinbarungen steht jedoch von Anfang an in der Kritik. Das Bundesministerium für Gesundheit und das Bundesministerium für Familien, Frauen, Senioren und Jugend haben deshalb 2008 ein **Projekt** in Auftrag gegeben zur **„Entwicklung und Erprobung von Instrumenten zur Beurteilung der Ergebnisqualität in der stationären Altenhilfe"**. Dabei sollten das Institut für Pflegewissenschaft der Universität Bielefeld und das Institut für Sozialforschung und Gesellschaftspolitik gemeinsam Indikatoren entwickeln, die eine vergleichende Beurteilung von Ergebnisqualität ermöglichen, in das interne Qualitätsmanagement der Pflegeeinrichtungen integrierbar sind und im Rahmen externer Qualitätsprüfungen prinzipiell erfasst und überprüft werden können. Der Abschlussbericht der Forschungsinstitute liegt seit 2010 vor. Es bleibt abzuwarten, inwieweit die Forschungsergebnisse in Gesetzesänderungen einmünden.

Qualitätsprüfungs-Richtlinien im Internet: http://www.mds-ev.de/media/pdf/2010-02-16-MDK-Anleitung_stationaer.pdf

Internet: Entwicklung und Erprobung von Instrumenten zur Beurteilung der Ergebnisqualität in der stationären Altenhilfe: http://www.uni-bielefeld.de/gesundhw/ag6/projekte/ergebnisqualitaet.html

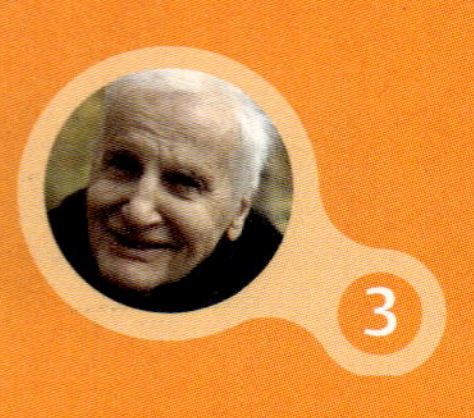

Kriterien zur Messung der Pflegequalität

M **Kennzahlen** *können Pflegeprozesse überwachen.*

P *Stürze sind gemäß Nationalem Expertenstandard zu analysieren und zu überwachen.*

P *Um schneller Erfahrungen zu sammeln, sollte man sich mit gleich gearteten Bereichen vergleichen* **(Benchmarking).**

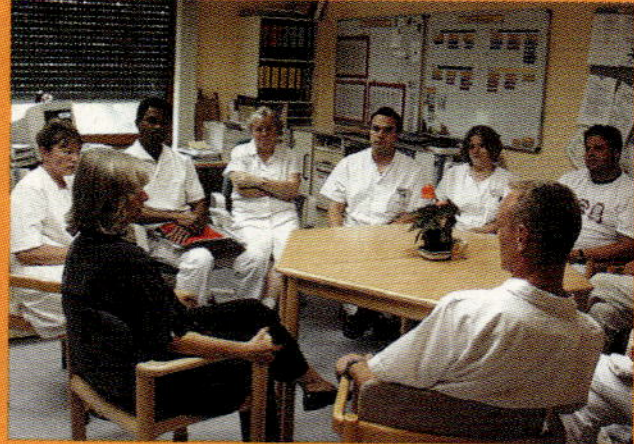

Abb. 3.33 Um die Qualität einer Einrichtung zu managen, müssen Verantwortliche verschiedener Bereiche zusammenkommen, z. B. in Qualitätszirkeln.

Qualität ist messbar. In der Produktion ist dies ohne Weiteres nachvollziehbar. So können z. B. der Anteil der Ausschussware oder die durchschnittliche Lebensdauer des Produkts beziffert werden. Die Anzahl der verkauften Waren lässt u. a. Rückschlüsse über Kundenwünsche zu. Dienstleistungsqualität ist ebenso messbar. Jeder Patient freut sich über eine gelungene Operation oder kurze Wartezeiten beim Arzt. Gelungene Operationen lassen sich als Stückzahl beziffern, Wartezeit kann in Minuten gemessen werden. Die Frage ist, welche Kriterien werden als Qualitätsindikator in der Altenpflege herangezogen?

Arbeit mit Kennzahlen

Nachdem die zentralen Prozesse identifiziert und beschrieben wurden, müssen sie überwacht werden. Dafür eignen sich bestimmte Kennzahlen, die je nach beabsichtigtem Prozessergebnis festgelegt werden. Kennzahlen sollten folgende Eigenschaften besitzen:

- **Effektivität:** Die Kennzahl bildet einen gewünschten Qualitätsaspekt möglichst genau ab und kann beeinflusst werden.
- **Verständlichkeit:** Die Kennzahl sollte nicht zu abstrakt sein. Umso leichter lassen sich Bewertungen nachvollziehen.
- **Effizienz:** Die Kennzahl kann fehlerfrei und ressourcenschonend erhoben werden.
- **Vergleichbarkeit:** Die Kennzahl ist benchmarkfähig, d. h. sie ist weitestgehend risikobereinigt und liegt in objektiven Maßeinheiten vor.

Beispiele für Kennzahlen

Folgende Kennzahlen können verwendet werden:

- Anzahl interner Dekubitusgeschwüre (in %), d. h. bezogen auf die Platz-, Vertragsanzahl oder auf die Klienten in der Risikogruppe gemäß Braden- oder Nortonskala.
- Anzahl der Klienten mit einem Body-Mass-Index unter 18,5 (in %), d. h. bezogen auf die Platz-, Vertragsanzahl oder auf die Klienten in der Risikogruppe (z. B. Pflegestufe 3).
- Anzahl der benzodiazepinabhängigen Klienten bezogen auf die Platz- oder Vertragsanzahl (in %) (Pantel u. Weber 2004).
- Anzahl der intern erworbenen Neuinfektionen bezogen auf die Platz- oder Vertragsanzahl (in %). Hierbei sollte differenziert werden nach:
  - Magen-Darm-Infektionen,
  - Bronchitiden/Pneumonien,
  - Harnwegsinfektionen,
  - Augeninfektionen.
- Anzahl der im Krankenhaus verstorbenen Klienten bezogen auf alle verstorbenen Klienten (in %).

Es hat sich als praktisch erwiesen, dass Kennzahlen monatlich in eine Liste eingetragen werden, aus der ein Diagramm erstellt werden kann (**Abb. 3.34**).

Bewertung der Kennzahlen

Nachdem die Ergebnisse und längere Erfahrungen vorliegen, kann die Altenpflegefachkraft einschätzen, ob es sich um unauffällige oder erhöhte Werte handelt.

Bei erhöhten Werten ist zunächst eine Analyse vorzunehmen, um die Ursache zu ermitteln. Mögliche Ursachen für z. B. erhöhte Harnwegsinfektionen sind u. a.:

- fehlende Pflegerichtlinie zum Umgang mit dem Dauerkatheter,
- unsteriles Legen des Dauerkatheters,
- unangemessenes Wechseln des Inkontinenzmaterials nach Stuhlgang,
- unangemessene Intimpflege durch die Klienten usw.

Ursachen lassen sich am besten mit einem Ursachen-Wirkungs-Diagramm (auch Ishikawa- oder Fischgrätendiagramm genannt, **Abb. 3.35**) herausfinden (Schilde 2007).

Die eingeleiteten Maßnahmen müssen nun überwacht und die neuen Ergebnisse (Kennwerte) ausgewertet werden. Tritt eine anhaltende Verbesserung des Kennwertes auf, ist die Ursache richtig erkannt worden. Verbessern sich die Kennwerte nicht, sollte sich das Team erneut zusammensetzen und überlegen, welche weitere mögliche Ursache am ehesten zutreffen könnte. Danach erfolgt wieder die Maßnahmenplanung. So geht es weiter, bis der Kennwert dauerhaft in einem Normalbereich liegt.

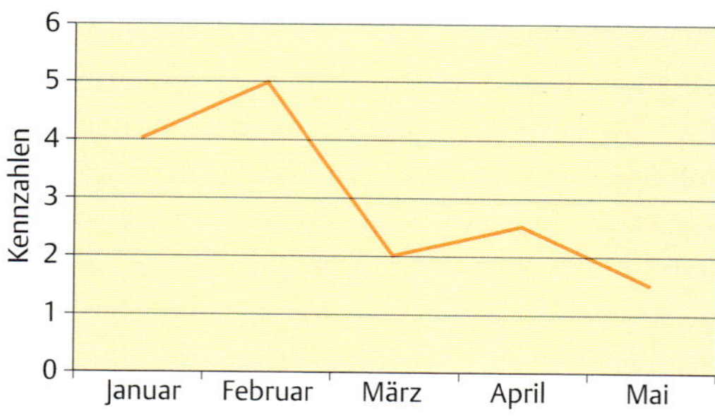

Abb. 3.34 Verlaufsdiagramm, in das die Kennzahlen monatlich eingetragen werden.

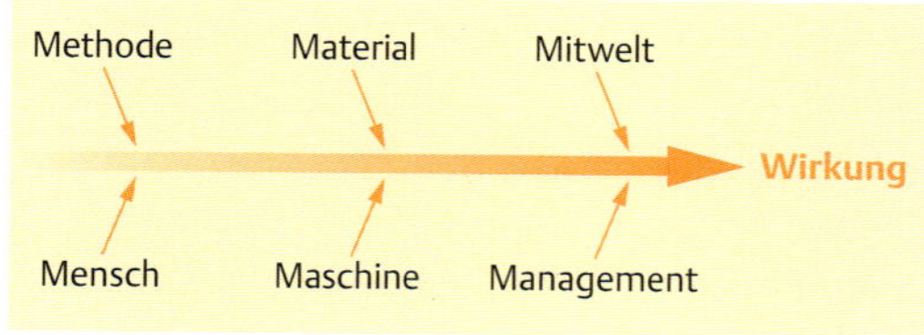

Abb. 3.35 Ursachen-Wirkungs-Diagramm.

Externe Qualitätssicherung durch Verbraucherschutz und Beschwerdestellen

Verbraucherschutz

Verbraucher erhalten Unterstützung durch:

- Beratung z. B. bzgl.:
  - Heim- und Pflegeverträgen,
  - Leistungsumfang der Pflegeversicherung,
  - Selbsthilfegruppen,
- Entscheidungshilfen:
  - Ratgeber Pflegebegutachtung,
  - Tipps für die Wahl des Pflegedienstes,
  - Checkliste für die Wahl eines Pflegeheims,
- Beratungsangebote und Entscheidungshilfen findet man u. a. bei:
  - Verbraucherzentralen,
  - dem Kuratorium Deutsche Altershilfe,
  - Pflegekassen.

Der Verbraucherschutz sorgt für Transparenz. Klienten und ihre Angehörigen können sich in ihrem Sinn informieren. So kommt es zu einer Sicherstellung finanzieller, fachlicher und sächlicher Hilfen. Die Pflegeeinrichtungen werden in die Pflicht genommen, ihre Arbeit offenzulegen. Die Folge ist eine Qualitätssteigerung der Pflegeeinrichtungen durch verstärkte Kundenorientierung und Vergleichbarkeit.

Beschwerdestellen

Beschwerden können in Reklamationen (Schäden, nicht oder fehlerhaft erbrachte Leistungen u. a.) und Beanstandungen (Preis- und Vertragsgestaltung, Freundlichkeit der Mitarbeiter, Qualität der angebotenen Produkte u. a.) unterteilt werden.

Bei Beschwerden geht es immer um Kundenzufriedenheit und Kundenbindung. Die Kunden in der Altenpflege (Klienten und deren Angehörige) gehören in die Kategorie der Kunden mit hoher Kundenbindung. Auch wenn es jederzeit möglich ist, wird kein Klient gerne und oft das Pflegeheim, den Pflegedienst, die Wohngemeinschaft oder die Tagespflege wechseln.

Auch zufriedene Kunden werden manchmal eine Beschwerde vortragen. Wird sie aufgenommen, bearbeitet und gelöst, dann bleibt die Zufriedenheit bestehen. Sie steigt eventuell noch an, weil der Kunde durch die Beschwerdebearbeitung Anerkennung erfährt.

Erst wenn Beschwerden intern nicht aufgenommen oder Probleme wiederholt auftreten und nicht gelöst werden, wird die Zufriedenheit abnehmen. Der Beschwerdeführer wendet sich an eine externe Beschwerdestelle.

Internes Beschwerdemanagement

Beschwerden sind erwünscht, denn das Beschwerdemanagement führt zu Qualitätsverbesserungen. Entsprechend offen sollte mit Beschwerden, d. h. Kritik, umgegangen werden. Insbesondere die Fehlerkultur, die Gespräche mit dem Kunden und die am Kunden orientierte Dienstleistungsanpassung gehören zu dieser Atmosphäre.

Kriterien für ein gut funktionierendes Verfahren zur Lösung von Beschwerden sind z. B.:

- einfacher Zugang (z. B. mündlich, telefonisch oder einfache Schriftform),
- schnellstmögliche Antwort und Lösung,
- positive Grundeinstellung gegenüber Beschwerden,
- Verpflichtung aller Mitarbeiterinnen zur Aufnahme von Beschwerden.

Externe Beschwerdestellen

Werden Beschwerden oder gewichtige Probleme nicht abgestellt, sucht der Kunde eine externe Beschwerdestelle auf, weil er sich nicht anders zu helfen weiß. Interne Beschwerden haben nichts gefruchtet und eine Vertragskündigung kommt wie oben beschrieben vorrangig nicht in Betracht. Beschwerdemöglichkeiten gibt es bei folgenden Stellen:

- Heimaufsicht,
- MDK,
- Pflegekassen,
- Gesundheitsamt,
- Verbraucherzentralen,
- regionale Beschwerdestellen.

Zu regionalen Beschwerdestellen gehören:

- Ombudsstellen,
- Patientenbeauftragte,
- Seniorenräte,
- Pflege in Not (Berlin) Diakon. Werk Berlin Brandenburg, Altern in Würde (Weilheim), Beschwerdetelefon Pflege (Hamburg), Handeln statt Misshandeln (Bonn) u. a.

Altenpflegekräfte können sich ebenfalls an externe Beschwerdestellen wenden. Die Beschwerdestellen verfügen meist über lange Erfahrungen, sodass sie die Berechtigung einer Beschwerde einschätzen können.

Die externe Beschwerdestelle kann die Probleme, die zu einer Beschwerde geführt haben, jedoch nicht abstellen. Das kann nur die Einrichtung. So wird ein Vertreter der Beschwerdestelle mit der Einrichtung Kontakt aufnehmen. Dem Beschwerdeführer (Kunde oder Mitarbeiter) wird auf Wunsch Anonymität zugesichert. Ist Anonymität aufgrund individueller, vereinzelter Beschwerden nicht möglich, wird der Beschwerdeführer in der Konfliktlösung beraten.

D ***Verbraucher** sind die Klienten und ihre Angehörigen, die eine Dienstleistung der Altenpflege in Anspruch nehmen wollen.*

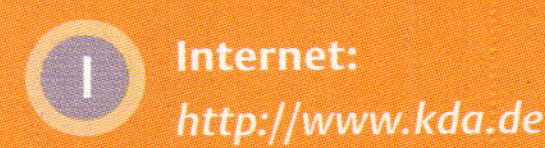

I **Internet:** *http://www.kda.de*

M *Altenpflegekräfte sollten kritik- und reflektionsfähig sein, denn oft ist bei einer Beschwerde die eigene Arbeit betroffen.*

P *Wegen des negativ besetzten Begriffs „Beschwerde“ und einer offenen Beschwerdekultur sollte ein anderer Begriff verwendet werden, z. B. Kundenanliegen oder Kundenrückmeldung.*

M *Internes **Beschwerdemanagement** hat Priorität vor externen Beschwerdestellen.*

I **Internet:**
http://www.pflege-in-not-berlin.de
http://www.alzheimer-pfaffenwinkel.de/angebote_beratung_informationen.php
http://www.beschwerdetelefon-pflege.de
http://www.hsm-bonn.de

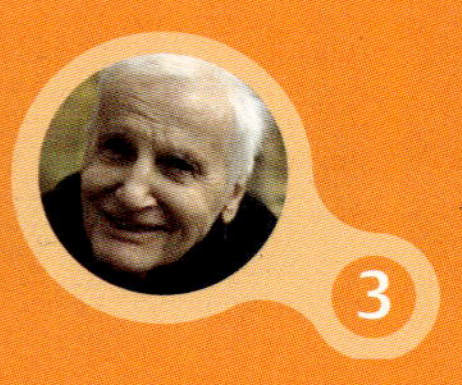

Externe Qualitätssicherung durch Berufsorganisationen, Qualitätskonferenzen, Zertifizierungen

D *Ein* ***Qualitätsmanagementsystem*** *ist ein Managementsystem zum Leiten und Lenken einer Organisation bezüglich der Qualität.*

M *Zu den* ***Ressourcen*** *gehören personelle Ressourcen, Schulungen und ausreichende Arbeitsmittel.*

M *Durch* ***Prozesskennzahlen*** *kann Pflege und Betreuung gemessen, durch interne Audits analysiert und durch die Beseitigung von Fehlern verbessert werden.*

M *Die Leitung legt die Qualitätsziele fest und vermittelt die Bedeutung der Kundenanforderungen in der Einrichtung.*

M *Auf dem EFQM-Modell basierende* ***Qualitätspreise*** *sind z. B. der Ludwig-Erhard-Preis oder der Qualitätspreis Berlin-Brandenburg.*

M *EFQM = European Foundation for Quality Management.*

Berufsorganisationen

Berufsorganisationen sind Verbände, bei denen Einzelpersonen (z.B. Altenpflegekräfte), die Pflegeeinrichtungen oder einzelne Verbände selbst Mitglied sind. Beispiele für Berufsorganisationen sind:

- Freie Wohlfahrtspflege = Diakonie, Arbeiterwohlfahrt, Caritas u.a.
- BGW = Berufsgenossenschaft für Gesundheitsdienst und Wohlfahrtspflege
- bpa = Bundesverband privater Anbieter sozialer Dienste
- DBfK = Deutscher Berufsverband für Pflegeberufe
- DGQ = Deutsche Gesellschaft für Qualität
- GPV = Gerontopsychiatrischer Verbund (regional)
- ICN = International Councel of Nurses

Die Arbeit dieser Verbände ist sehr unterschiedlich und vielseitig. Es gibt für die Mitglieder:

- fachbezogene Beratungen,
- Arbeitsgruppen, Fort- und Weiterbildungen,
- finanzielle Leistungen entsprechend der Satzung,
- verbandspolitisches Engagement u.a.

Die BGW bietet ein Qualitätsmanagement mit integriertem Arbeitsschutz („qu.int.as") an.

ISO 9001 und EFQM

Ein Qualitätsmanagementsystem, das jede Einrichtung auswählen sollte, basiert i.d.R. auf den beiden internationalen Qualitätsmanagementsystemen ISO 9001 oder EFQM.

Qualitätsmanagement nach ISO 9001

Prozesscharakter. Die Leitung ist für den Einsatz der Ressourcen verantwortlich, um die Pflege und Betreuung gemäß den Kundenanforderungen sicherzustellen. Pflege und Betreuung sind durch Pflegevisiten, Kennzahlen u.a. zu messen und auszuwerten. So kann die Leitung entsprechende Verbesserungsmaßnahmen an der Dienstleistung und am Qualitätsmanagementsystem zur Zufriedenheit der Kunden einleiten (Brauer 2002; **Abb. 3.36**).

Qualitätsmanagement nach EFQM

Prozesscharakter. Das EFQM-Modell besteht aus neun Kriterien. Die Führung steuert über die Mitarbeiter und Ressourcen die Prozesse. Sie führen zu Ergebnissen hinsichtlich der Mitarbeiter- und Kundenzufriedenheit. Durch Lernen aus den Schlüsselergebnissen verbessert die Führung die Prozesse (Radtke u. Wilmes 2002; **Abb. 3.37**).

Zertifizierung

Hat die Einrichtung die Anforderungen des Qualitätsmanagementsystems erfüllt, kann sie ein Zertifikat erwerben. Die Zertifizierung wird von einer akkreditierten (staatlich anerkannten) Zertifizierungsgesellschaft vorgenommen.

In einem Zertifizierungsaudit werden vorab die Qualitätsmanagement-Dokumentation (QM-Handbuch und mitgeltende Dokumente) geprüft. Anschließend kommen die Auditoren in die Einrichtung und überprüfen durch weitere Einsicht in die Unterlagen, durch teilnehmende Beobachtung oder Gespräche mit Mitarbeitern und Klienten die Strukturen, Prozesse und Ergebnisse.

Altenpflegekräfte werden im Zertifizierungsaudit gegenüber dem Auditor Angaben zu folgenden Punkten machen müssen:

- Leitbild, Kundenorientierung,
- Pflegerichtlinien, Materialbestellung,
- Einarbeitung neuer Mitarbeiterinnen,
- Pflegedokumentation, Dienstbesprechungen,
- Verbesserungsvorschlägen u.a.

Abb. 3.36 Prozesscharakter und Verbesserung des Qualitätsmanagementsystems.

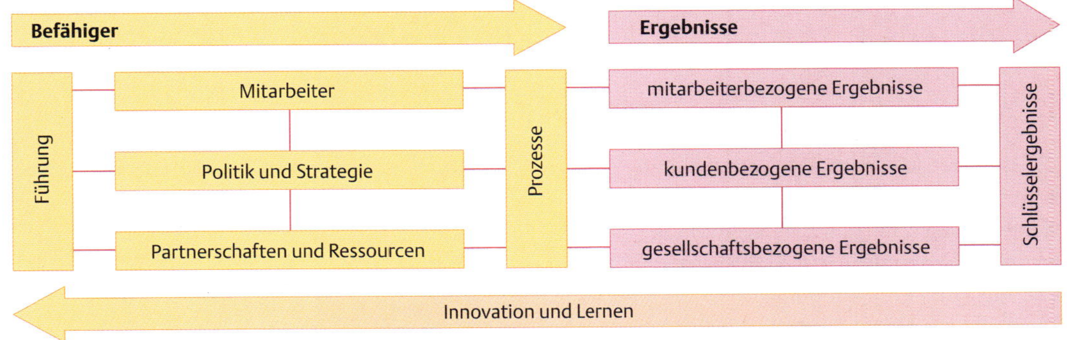

Abb. 3.37 EFQM-Modell des Qualitätsmanagements.

Sind alle Bedingungen erfüllt, wird das Zertifikat mit Gültigkeitsdauer erteilt. Bis zum neuen Zertifizierungsaudit gibt es innerhalb der Gültigkeitsdauer weitere Überwachungsaudits.

Qualitätskonferenzen

Qualitätskonferenzen sind Zusammenkünfte, um Qualitätsthemen zu erörtern, beraten oder zu erarbeiten. Es gibt allgemeine qualitätsbezogene Themen (Prozesse, Kundenrückmeldungen, Kommunikation u. a.), aber auch pflegespezifische Qualitätsthemen (Sturz, Pflegeassessment, nationale Expertenstandards, Bezugspflege, Ernährung im Alter u. a.).

Zu pflegespezifischen Qualitätsthemen sollten Altenpflegekräfte auf jeden Fall teilnehmen. Die meisten Konferenzen dauern einen halben oder ganzen Tag. Die Qualitätskonferenz besteht aus Impulsvorträgen mit Diskussion oder Workshops. Kennzeichnend für die Qualitätskonferenz ist der Fach- und Erfahrungsaustausch der Teilnehmer, der reine Informationsvortrag sollte die Ausnahme sein.

Die Qualitätskonferenzen können beim eigenen Dachverband angesiedelt sein, aber auch bei Berufsorganisationen, den Pflegekassen oder Hoch- und Fachhochschulen.

M *Die* ***Qualitätsmanagementsysteme*** *unterscheiden sich hinsichtlich ihrer Anforderungen! Ein Zertifikat hat so viel Aussagekraft wie die Qualität des zertifizierten Qualitätsmanagementsystems selbst.*

P *Jede Einrichtung kann eine* ***Qualitätskonferenz*** *durchführen und Pflegekräfte anderer Einrichtungen einladen.*

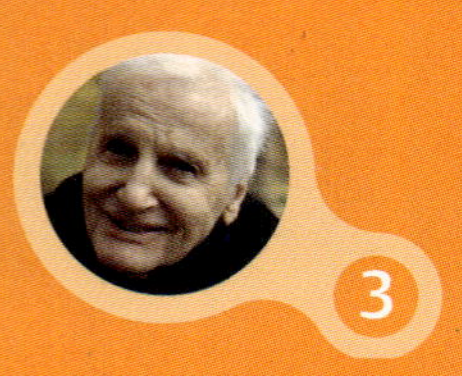

Heimgesetz s. a. S. 799. Qualitätssicherung im Sozialgesetzbuch s. S. 812.

M *Wegen der Personalressourcen sind Heimaufsicht und MDK verpflichtet, sich hinsichtlich Prüfumfang und Prüftiefe miteinander abzustimmen, um Doppelprüfungen zu vermeiden.*

M *Die Anforderungen der MDK-Qualitätsprüfung sollte jede Altenpflegefachkraft kennen.*

P *Die Erfüllung der MDK-Anforderungen sollte auf Dienstbesprechungen oder internen Fortbildungen zwischen Pflegedienstleitung und Pflegeteams besprochen werden. Die MDK-Anforderungen sollten in die internen Pflegerichtlinien einfließen.*

I **Internet:** *http://www.mds-ev.de/media/pdf/QPR_Anlage_1_2009_06_30.pdf*
http://www.mds-ev.de/media/pdf/QPR_Anlage_2_2009_06_30.pdf

Externe Qualitätssicherung durch Heimaufsicht und MDK

Heimaufsicht

Die Heimaufsicht wird als Landesbehörde gemäß Heimgesetz tätig. Sie soll die im Heimgesetz und Landesheimgesetz (mit Rechtsverordnung) festgelegten Anforderungen auf Einhaltung überprüfen und die Einrichtungen beraten, ggf. Auflagen zur Behebung von Mängeln erteilen. Jede Heimaufsicht eines Bundeslandes erstellt dazu einen Prüfkatalog mit Angaben und Kriterien, die sie in den zu prüfenden Einrichtungen abfragt und prüft.

Medizinischer Dienst der Krankenkassen (MDK)

Der MDK wird gemäß Sozialgesetzbuch (SGB XI) in Zusammenarbeit mit den Pflegekassen tätig. Jeder MDK eines Bundeslandes prüft nach einem bundeseinheitlichen Prüfkatalog, der neben dem Erteilen von Auflagen ebenso wie bei der Heimaufsicht einen Beratungsansatz enthält.

Der Medizinische Dienst der Spitzenverbände der Krankenkassen (MDS) veröffentlicht in Abständen Ergebnisberichte der MDK-Qualitätsprüfungen sowie Grundsatzstellungnahmen, z. B. zu:
- Pflegeprozess und Dokumentation (2005),
- Pflege und Betreuung von Menschen mit Demenz in stationären Einrichtungen (2009).

Prüfmethoden

Die Prüfungen können unangekündigt erfolgen. Bei angemeldeten Prüfungen ist aber der Prüfablauf durch vorbereitete Ansprechpartner eher sichergestellt. Qualitätsprüfungen sind anlassbezogen aufgrund von Beschwerden oder Regelprüfungen. Die Prüfung erfolgt durch Begehung, Einsicht in die Unterlagen, Mitarbeiterbefragung und Klientenbegutachtungen.

Prüfthemen

Die MDK-Qualitätsprüfung ist i. d. R. umfassender als die der Heimaufsicht. Prüfthemen sind u. a.:
- Personalausstattung/-einsatz,
- Konzepte,
- Qualitätsmanagement,
- Hygiene,
- Pflegeprozess,
- Pflegedokumentation,
- Behandlungspflege.

Prüfbericht

Nach der Qualitätsprüfung wird ein Bericht erstellt. Erfüllte Anforderungen werden festgestellt, Mängel hervorgehoben. Die erteilte Pflegenote muss gut sichtbar ausgehängt werden.

Bei Mängeln wird die Einrichtung beraten oder es erfolgen Auflagen. Die Pflegekassen werden informiert. Bei unhaltbaren Zuständen kann auch die sofortige Schließung der Einrichtung erfolgen. Eine anderweitige Versorgung der Klienten ist in wenigen Tagen organisiert.

Die Einrichtung teilt den Pflegekassen, der Heimaufsicht und dem MDK bei größeren Mängeln einen Maßnahmenplan mit, welche Auflagen sie wann und wie erfüllen wird.

Gegebenenfalls kommt es zu Wiederholungsprüfungen oder die Pflegekassen schließen aufgrund eines Sachstandsberichtes durch die Einrichtung das Qualitätsprüfungsverfahren ab, wenn nachvollziehbare interne Qualitätssicherungsmaßnahmen und eine kontinuierliche Qualitätsentwicklung erkennbar sind.

Prüfergebnis

Durch den gesellschaftlichen Anspruch auf Transparenz hinsichtlich der Qualität der Einrichtungen werden Prüfberichte veröffentlicht (Internet oder Tageszeitungen) oder die Einrichtungen gewähren die Einsichtnahme, sofern der Kunde es wünscht.

Fällt das Prüfergebnis gut aus oder gibt es nur kleinere Mängel, erfährt die Einrichtung eine Bestätigung ihrer Arbeit und kann sich auf dieser Grundlage weiterentwickeln. Bei größeren Mängeln, hat sie die Chance und Verpflichtung, sich deutlich zu verbessern. In jedem Fall trägt die Prüfung zur Steigerung der Qualität bei.

Auch die Altenpflegefachkraft sollte sich fragen, inwieweit ihre Tätigkeit oder die des Teams das Prüfergebnis beeinflusst. Ansprechpartner und Kritikempfänger ist für Heimaufsicht und MDK immer die Einrichtungsleitung.

B Wurden die Klienten nicht monatlich gewogen, der Body-Mass-Index nicht ausgewertet oder keine individuellen Ernährungsmaßnahmen eingeleitet, ist nicht in erster Linie das Pflegeteam sondern die Pflegedienstleitung für diesen Mangel verantwortlich, da sie die Gesamtverantwortung hat.

Aufgrund von Defiziten verschiedener Einrichtungen wird die Qualitätssicherung und -entwicklung von außen in die Altenpflegeeinrichtungen hineingetragen. Zweck ist jedoch, mit den externen Prüfungen die interne Qualitätssicherung und -entwicklung voranzutreiben. Die Einrichtungen sollen von sich heraus durch Qualitätsmaßnahmen eine gute Pflege, Beratung und Betreuung anbieten sowie ein Vertrauen gegenüber dem Kunden und gesellschaftlichen Institutionen wie MDK, Pflegekassen und Heimaufsicht aufbauen.

Interne Qualitätssicherung durch innerbetriebliche Strategien, Arbeits- und Einsatzplanung, Stellenbeschreibung

Struktur, Prozess und Ergebnis

Nach Donabedian (2003) benötigt jede Einrichtung Strukturen, arbeitet in Prozessen und erzielt Ergebnisse. Der Prozess besteht aus einer Eingabe, einer Wertschöpfung und einem Ergebnis, z. B. der Prozess „Toilettengang" (**Abb. 3.38**).

Die zentralen Prozesse sind i. d. R. bekannt und müssen auf jeden Fall geregelt sein. Bei den Prozessen handelt es sich z. B. um:

- Klientenaufnahme,
- Dekubitusprävention,
- Umgang mit Medikamenten,
- Pflegeplanung,
- Beschwerdemanagement,
- Schichtabläufe,
- Materialbeschaffung,
- Dienstübergabe.

Jede Einrichtung muss sich überlegen, wie sie die Prozesse gestalten möchte. Im Qualitätsmanagement-Handbuch kann die Beschreibung von Prozessen erfolgen als: Fließtext (z. B. Arbeitsrichtlinie), Flussdiagramm, Checkliste, Matrix.

Interne Audits

Ist der Prozess beschrieben, muss er überwacht werden (Soll-Ist-Abgleich). Dazu sind interne Audits (Untersuchungen) eine wichtige Hilfe. Sie werden von der Qualitätssicherung durchgeführt, entweder als Dokumentenauswertung, als Befragung oder durch teilnehmende Beobachtung.

Audits sollen angekündigt werden, damit die Altenpflegefachkraft weiß, um welchen Prozess es geht und der Untersuchung offen gegenübersteht. Deshalb sollte auch der an die Pflegedienstleitung gehende Auditbericht – so weit es geht – anonym verfasst und mit den Pflegekräften besprochen werden.

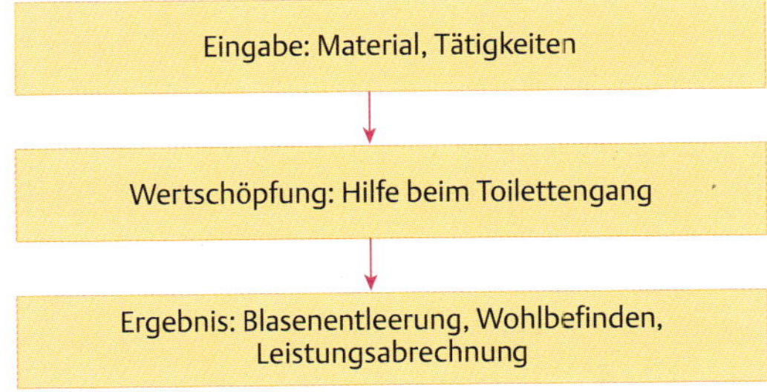

Abb. 3.38 Der Prozess „Toilettengang".

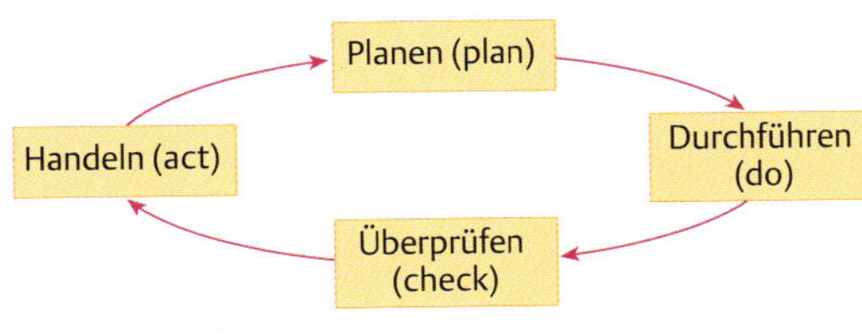

Abb. 3.39 Deming-Kreis.

Kontinuierlicher Verbesserungsprozess

Die kontinuierliche Verbesserung hat Deming als Kreis beschrieben (**Abb. 3.39**).

Altenpflegefachkräfte sollen Ziele planen, Maßnahmen durchführen und auswerten, erneut handeln, z. B. Maßnahmen anpassen oder neue Ziele setzen. Dies gilt nicht nur für die Pflegeplanung, sondern auch für die Teamarbeit, Spezialtätigkeiten wie beim Wundmanagement, einer Festgestaltung oder der Einsatzplanung. Letztere muss gemäß dem Bezugspflegesystem und den Klientenwünschen erfolgen. Die Einrichtung hat den Personaleinsatz an den Pflegebedarf anzupassen.

Arbeitsplatzordnung (5-S-Methode)

Die fünf „S" stehen im weitesten Sinne für ein Ordnungssystem als Vorraussetzung zur Dienstleistungserbringung (Kamiske u. Brauer 2002). Nicht nur für einen Einzelnen, sondern gerade für ein Team ist in Zusammenarbeit mit anderen Abteilungen die Ordnung der Arbeitsmittel ein gewichtiger Faktor, um Fehler und Zeitverluste zu vermeiden.

- **Seiri** (Ordnung schaffen durch Sortieren): Notwendiges wird von Nichtnotwendigem unterschieden. Nichtnotwendiges wird vom Arbeitsplatz entfernt.
- **Seiton** (Anordnen und Zurechtlegen): Zur Aufrechterhaltung der geschaffenen Ordnung werden die Arbeitsmittel funktionsfähig gehalten und griffbereit an festgelegten Plätzen zur Benutzung bereitgestellt.
- **Seiso** (Ordentlichkeit): Der Arbeitsplatz ist vom gesamten Team ordentlich zu halten.
- **Seiketsu** (Sauberkeit): Persönliche Sauberkeit und Ordnung sollen für jedes Teammitglied zur Gewohnheit werden.
- **Shitsuke** (Selbstdisziplin): Regelungen und Richtlinien sollen unbedingt Beachtung finden, um die Arbeitsprozesse wie geplant zu gewährleisten.

Stellenbeschreibung

Altenpflegefachkräfte haben verschiedene Arbeitsgebiete. Die Stellenbeschreibung gibt der Altenpflegefachkraft eine Orientierung, welche Aufgaben von ihr im jeweiligen Einsatzgebiet verlangt werden. Jede Altenpflegefachkraft muss deswegen eine aktuelle Stellenbeschreibung erhalten, die Kenntnisnahme wird durch Unterschrift bestätigt.

D **Strukturebene:** *beinhaltet materielle und personelle Ressourcen sowie organisatorische Eigenschaften.* **Prozessebene:** *besteht aus allen Aktivitäten und Tätigkeiten des Personals, der Klienten und deren Angehörigen bei der Pflege, Beratung, Betreuung, Seelsorge und Sterbebegleitung.* **Ergebnisebene:** *beinhaltet Zufriedenheit und Wohlbefinden, Gesundheitszustand und Selbstständigkeitsgrad der Klienten u. a.*

Aufbau einer Stellenbeschreibung:

1. *Stelleninhaberin,*
2. *Stellenbezeichnung,*
3. *Beschreibung des Arbeitsbereichs,*
4. *Organisatorische Einordnung,*
5. *Ziele der Tätigkeit der Stelle,*
6. *Aufgaben der Stelleninhaberin,*
7. *Erforderliche Qualifikationen.*

Ein Beispiel für eine Stellenbeschreibung finden Sie auf S. 808.

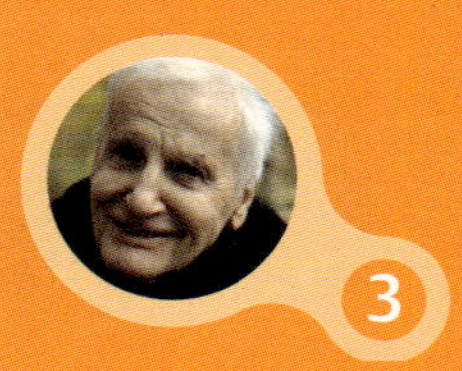

Interne Qualitätssicherung durch Pflegekonzept und -modell, Pflegedokumentation

Pflegekonzept s. a. S. 11.

M **„Konzept“** *kann im Allgemeinen gleichgesetzt werden mit Plan, Programm, Leitvorstellung.*

M **Aussagen des Pflegekonzepts** *laut MDK-Qualitätsprüfungsanleitung zu folgenden Punkten:*
- *Pflegemodell,*
- *Pflegesystem,*
- *Pflegeprozess,*
- *innerbetriebliche Kommunikation,*
- *Qualitätssicherungssystem,*
- *Leistungsbeschreibung,*
- *Kooperation mit anderen Diensten,*
- *räumliche Ausstattung,*
- *personelle Ausstattung,*
- *sachliche Ausstattung.*

Pflegekonzept

Konzepte bieten Orientierung in einem übergeordneten Rahmen oder in speziellen Situationen. Das mit dem Leistungsangebot in Einklang stehende Pflegekonzept definiert das pflegerische Angebot und ist Handlungsorientierung für alle am Pflegeprozess Beteiligten. In erster Linie präzisiert es Zielsetzungen und regelt Organisation und Arbeitsweise der Pflegeeinrichtung. Alle Mitarbeiterinnen sollen das Pflegekonzept kennen und die Aussagen in der täglichen Arbeit berücksichtigen. Neue Mitarbeiterinnen werden in das Pflegekonzept eingeführt. Das Pflegekonzept liegt schriftlich vor und ist allen Mitarbeiterinnen oder den Kunden zugänglich.

Pflegemodell

Pflegemodell s. a. S. 11.

Aus wissenschaftlichen Pflegetheorien entwickeln sich Pflegemodelle, die vorab Gedachtes in der Praxis erproben sollen. Daher sind Pflegemodelle nicht zu trennen von der jeweils zugrunde liegenden Pflegetheorie. Das Pflegemodell ist Grundlage für den Pflegeprozess, insbesondere für Pflegeplanung und Durchführung der Pflege. Die Altenpflegekräfte werden bei der Umsetzung durch die Leitung unterstützt. Das Pflegemodell gewährleistet eine ganzheitliche Pflege. Das Arbeiten nach dem Pflegemodell findet sich in der Pflegedokumentation wieder.

Die Einrichtung entscheidet über die Einführung des Pflegemodells, z. B. nach:
- Virginia Henderson,
- Dorothea Orem,
- Martha Rogers,
- Monika Krohwinkel.

Dorothea Orem s. a. S. 22.

Monika Krohwinkel s. a . S. 18.

Ergänzende spezielle Pflegemodelle bei Menschen mit Demenz sind z. B.:
- „Personenzentrierte Pflege“ nach Tom Kitwood (2005),
- „Psychobiografisches Pflegemodell“ nach Erwin Böhm (S. 51).

Pflegesystem

Das Pflegesystem ist Grundlage für die Gestaltung pflegerischer Arbeitsabläufe. Es lässt sich von dem Pflegemodell ableiten. Heutzutage wird die Durchführung der Bezugspflege erwartet. Die Behandlungspflege erfolgt aufgrund der Fachlichkeit durch Altenpflegefachkräfte als Funktionspflege. Das Pflegesystem ist wie das Pflegemodell ganzheitlich.

Pflegeprozess

Schritte des Pflegeprozesses sind (**Abb. 3.40**):
1. Informationssammlung,
2. Problemdefinierung und Ressourcenklärung,
3. Festlegung der Pflegeziele,
4. Planung der Pflegemaßnahmen,
5. Durchführung der Pflegemaßnahmen,
6. Beurteilung der Wirkung der Pflegemaßnahmen.

Pflegedokumentation

M **Das Führen der Pflegedokumentation** *ist vorrangig eine Arbeitshilfe zur Gestaltung des Pflegeprozesses.*

P *Zum Führen der Pflegedokumentation sollte es eine* **Musterdokumentation** *geben, an der sich die Altenpflegekräfte orientieren können.*

Die Pflegedokumentation ist Werkzeug für und Nachweis über den Pflegeprozess. Sie dient als Kommunikationsmittel innerhalb der Teamarbeit. Der Nachweis für externe Stellen und die Abwehr von Haftpflichtansprüchen sind weitere Kriterien der Dokumentation.

Die Pflegedokumentation bildet das Pflegemodell ab. In der Regel wird ein standardisiertes Pflegedokumentationssystem verwendet. Aufgrund der spezifischen Prozessgestaltung jeder Einrichtung bleibt es jedoch nicht aus, das standardisierte Verfahren um hauseigene Formulare zu ergänzen.

Im Aktenplan jeder Einrichtung sind die je nach Gesetzesgrundlage unterschiedlichen Aufbewahrungsfristen der Dokumentationsbestandteile festzulegen. Eintragungen in die Pflegedokumentation sind dokumentenecht vorzunehmen.

Ein weiteres Kriterium der Pflegedokumentation ist die Rückverfolgbarkeit der Leistungen, z. B. Wer hat die Klientin vor vier Tagen gewaschen? Die Rückverfolgbarkeit ist bei Auftreten von Fehlern oder beim Einholen von Informationen äußerst wichtig. Hier muss ein Verantwortlicher bzw. Ansprechpartner erkennbar sein. Das Abzeichnen von delegierten Leistungen darf deswegen nur im Ausnahmefall erfolgen und der Abzeichnende muss sich dann der tatsächlich und korrekt erbrachten Leistung versichert haben.

Eine Entbürokratisierung der Pflegedokumentation ist durch die sinnvolle Gestaltung der Dokumentation und der Vermeidung von Doppeldokumentationen sowie von überflüssigen Eintragungen zu erreichen.

Der Klient muss sich vertraglich zur Führung der Pflegedokumentation über seine Person einverstanden erklären. Pflegekräfte, weitere Mitarbeiter des Hauses, Ärzte, Therapiepersonal und Angehörige können dann dort Einsicht nehmen. Möchte der Klient zum Beispiel jemanden ausschließen, so ist dies zu vermerken und zu berücksichtigen.

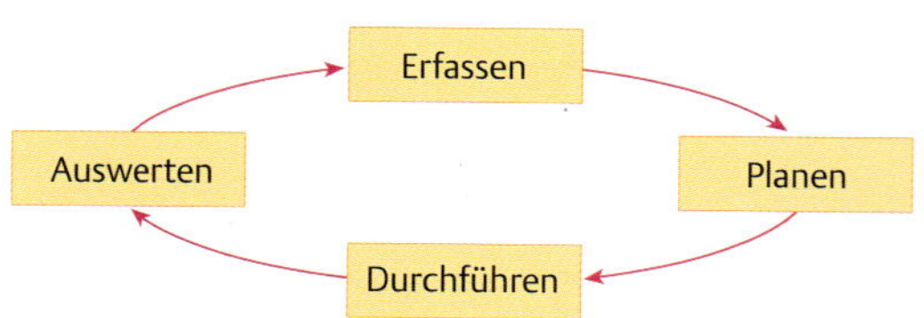

Abb. 3.40 Der Pflegeprozess nach Monika Krohwinkel ist zyklisch.

Interne Qualitätssicherung durch Leitbild und Leitbildentwicklung

Das Leitbild soll hinsichtlich der Interessenpartner, der Mission und der Vision Aussagen zu Werten, zu dem, was in der Zukunft liegt und was erreicht werden soll, enthalten.

Mission

Die Mission eines Unternehmens ist der Unternehmenszweck. Durch die Mission unterscheidet sich das Unternehmen von seinen Mitbewerbern auf dem Markt.

Unternehmenszweck einer Altenpflegeeinrichtung kann nie die Pflege der Klienten sein, denn das machen alle Mitbewerber. Die Folge wäre eine Austauschbarkeit, denn der Kunde bräuchte kein spezielles Unternehmen zu bevorzugen.

Vision

Bei der Vision werden Gedankenbilder oder Botschaften sichtbar gemacht, wie das Unternehmen seine Mission verwirklicht. Die Vision macht hierzu nähere Aussagen, von denen der Kunde sich ein Bild machen kann, sodass ein Verständnis des Unternehmenszwecks eintritt.

Dies ist nicht nur für den Kunden wichtig, sondern auch für die Mitarbeiterorientierung. Altenpflegekräfte dürfen nicht das Selbstbild haben, ihre Arbeit wäre beliebig oder austauschbar. Jede Pflegekraft sollte einen übergeordneten Sinn in ihrer Tätigkeit sehen und an einem gemeinsamen Ziel, der Mitgestaltung der Vision, mitarbeiten. Nur so kann zielgerichtetes Engagement entstehen.

Charta der Rechte hilfe- und pflegebedürftiger Menschen

Die Charta enthält acht Artikel, die in ähnlicher Form und weiteren Konkretisierungen in das Leitbild einfließen werden.

1. **Selbstbestimmung und Hilfe zur Selbsthilfe.** Jeder hilfe- und pflegebedürftige Mensch hat das Recht auf Hilfe zur Selbsthilfe sowie auf Unterstützung, um ein möglichst selbstbestimmtes und selbstständiges Leben führen zu können.
2. **Körperliche und seelische Unversehrtheit, Freiheit und Sicherheit.** Jeder hilfe- und pflegebedürftige Mensch hat das Recht, vor Gefahren für Leib und Seele geschützt zu werden.
3. **Privatheit.** Jeder hilfe- und pflegebedürftige Mensch hat das Recht auf Wahrung und Schutz seiner Privat- und Intimsphäre.
4. **Pflege, Betreuung und Behandlung.** Jeder hilfe- und pflegebedürftige Mensch hat das Recht auf eine an seinem persönlichen Bedarf ausgerichtete, gesundheitsfördernde und qualifizierte Pflege, Betreuung und Behandlung.
5. **Information, Beratung und Aufklärung.** Jeder hilfe- und pflegebedürftige Mensch hat das Recht auf umfassende Informationen über Möglichkeiten und Angebote der Beratung, der Hilfe, der Pflege sowie der Behandlung.
6. **Kommunikation, Wertschätzung und Teilhabe an der Gesellschaft.** Jeder hilfe- und pflegebedürftige Mensch hat das Recht auf Wertschätzung, Austausch mit anderen Menschen und Teilhabe am gesellschaftlichen Leben.
7. **Religion, Kultur und Weltanschauung.** Jeder hilfe- und pflegebedürftige Mensch hat das Recht, seiner Kultur und Weltanschauung entsprechend zu leben und seine Religion auszuüben.
8. **Palliative Begleitung, Sterben und Tod.** Jeder hilfe- und pflegebedürftige Mensch hat das Recht, in Würde zu sterben.

Strategie

Die Strategie legt fest, über welche kritischen Erfolgsfaktoren die Vision und die Einhaltung der Charta erreicht werden sollen:

- **Finanzperspektive:** Hier ist ein positiver Geschäftsabschluss notwendig für zukünftige Investitionen.
- **Kundenperspektive:** Ohne Kundenorientierung und Kundenbindung wird kein Unternehmen im Wettbewerb langfristig bestehen können.
- **Mitarbeiterperspektive:** Die Altenpflegekräfte sind als unmittelbarer Dienstleistungserbringer ein Schlüsselfaktor für ein erfolgreiches Unternehmen. Bedeutsam für die Qualität ist meistens nicht, ob eine Dienstleistung erbracht wird, sondern wie sie erbracht wird.
- **Prozessperspektive:** Ziel bei der Festlegung und Gestaltung von Arbeitsorganisation und Arbeitsabläufen ist die Effizienz und Steuerung der Prozesse, um die gewünschten Ergebnisse der Dienstleistungserbringung zu erhalten (Schilde 2007).

Die vier Perspektiven sichern die Ausgewogenheit, denn man geht davon aus, dass alle vier Blickrichtungen entscheidend für den Unternehmenserfolg sind. Das Leitbild macht weitere Aussagen z.B. über:

- Menschenbild, -würde,
- Privat- und Intimsphäre,
- Kunden- und Angehörigenorientierung,
- Fachlichkeit, Fort- und Weiterbildung,
- Pflegeverständnis und Arbeitsmethoden,
- ökologisches und ökonomisches Arbeiten.

Das Leitbild muss sich in der Praxis widerspiegeln. Es sollte allen Beteiligten durch Broschüren und Aushänge bekanntgegeben werden.

I **Internet:** *http://www.pflege-charta.de*

M *Das **Leitbild** ist der erste Baustein eines Qualitätsmanagementsystems.*

M ***Interessenpartner** sind:*
- *Klienten,*
- *Angehörige,*
- *Mitarbeiterinnen,*
- *Gesellschaft,*
- *Kooperationspartner,*
- *Eigentümer.*

M *Die **Mission** ist entscheidend für die Kundenwerbung und Kundenbindung.*

M *Die **Strategie** enthält vier Perspektiven:*
1. *Finanzperspektive,*
2. *Kundenperspektive,*
3. *Mitarbeiterperspektive,*
4. *Prozessperspektive.*

P *Das Leitbild kann alle zwei Jahre durch das Sammeln von nachweislichen Praxisbeispielen in einem Workshop für alle Mitarbeiterinnen thematisiert werden.*

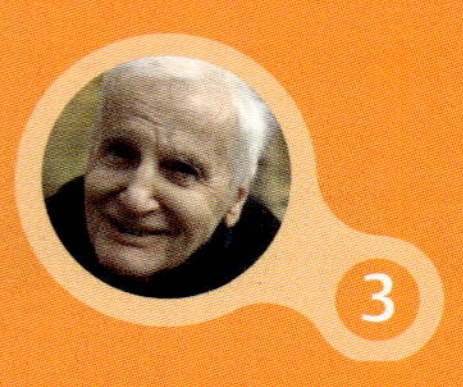

Interne Qualitätssicherung durch Pflegevisite und Pflegestandards

D *Die **Pflegevisite** ist eine kritische Beobachtung der Pflegesituation vor Ort und der gemeinsame Austausch aller beteiligten Personen über den individuellen Pflegeprozess.*

P *Das **Pflegevisitenprotokoll** sollte schematisch für die erzielten Verbesserungen Kategorien ausweisen. Damit lässt sich die Effizienz der Pflegevisiten besser auswerten.*

M *DNQP = Deutsches Netzwerk für Qualitätsentwicklung in der Pflege.*
MDK = Medizinischer Dienst der Krankenversicherung.
WHO = World Health Organisation (Weltgesundheitsorganisation).
RKI = Robert-Koch-Institut.

I **Internet:**
http://www.mds-ev.de/media/pdf/QPR_Anlage_1_2009_06_30.pdf
http://www.mds-ev.de/media/pdf/QPR_Anlage_2_2009_06_30.pdf
http://www.who.int/topics/en
http://www.rki.de

Ziele der Pflegevisite

Ziele sind die systematische Überprüfung der Pflegequalität und Evaluierung (Überprüfung) der durchgeführten Pflegemaßnahmen, sowie das Erfassen der Zufriedenheit der Klienten und deren Angehörigen bzw. Bezugspersonen.

Inhalte der Pflegevisite

Gegenstand der Pflegevisite sind alle Aktivitäten des täglichen Lebens der Klientin im Pflegeprozess, insbesondere:
- die körperliche und psychische Situation,
- das räumliche Umfeld,
- das soziale Umfeld,
- Pflegedokumentation,
- Pflegeprozessplanung,
- Pflegeverlauf,
- die adäquate Pflege gemäß MDK-Kriterien.

Durchführung der Pflegevisite

Die Pflegevisite wird mit der für die Klientin verantwortlichen Bezugspflegefachkraft gemeinsam durchgeführt. Die jeweilige Fachvorgesetzte nimmt an der Pflegevisite teil, weil sie die übergeordnete Verantwortung hat und unabhängig vom Pflegeprozess ist. Dabei sind bereits im Dienstplan ausreichende Zeitressourcen einzuplanen. Die Pflegevisite erfolgt am besten anhand eines Formblattes, das ausgefüllt als Protokoll dient.

Der Kommunikationsstil gewährleistet eine partnerschaftliche Atmosphäre, in der die Klientin, deren Angehörige und die Pflegenden Anerkennung und Wertschätzung erfahren.

Ergebnisse der Pflegevisite

Am Ende der Pflegevisite werden die Kundin und deren Angehörige zur Pflegevisite befragt. Außerdem werden die Altenpflegekräfte in regelmäßigen Zeitabständen über ihre Erfahrungen mit der Pflegevisite befragt. Sie sollen die Pflegevisite als hilfreich empfinden.

Die Ergebnisse der Pflegevisite werden im fortlaufenden Prozess umgesetzt. Dazu wird für die ggf. einzuleitenden Verbesserungen ein Termin festgelegt und die Altenpflegefachkraft gibt der Fachvorgesetzten eine Rückmeldung, wenn die Verbesserungen abgeschlossen sind oder vielleicht Schwierigkeiten im Umsetzungsprozess auftreten.

Pflegestandards

Pflegestandards geben eine für den Pflegeprozess einzuhaltende Arbeitsweise vor, damit die gewünschten Ergebnisse der Dienstleistung eintreten. Der Pflegestandard ist deswegen immer schriftlich fixiert. Er dient der fachgerechten, fehlerfreien Durchführung der Pflege.

Externe Pflegestandards

Es gibt verschiedene externe Pflegestandards.
- Internationale Pflegestandards der WHO, z. B. die medikamentöse Schmerztherapie bei Krebserkrankung in Kooperation mit dem Arzt nach WHO-Stufenschema,
- Nationale Expertenstandards des DNQP, z. B. Dekubitusprophylaxe,
- Pflegestandards des MDK gemäß Qualitätsprüfungsanleitung, z. B. Umgang mit Medikamenten,
- Hygienerichtlinien des RKI,
- Wissenschaftliche Veröffentlichungen in Fachzeitschriften.

Die externen Pflegestandards geben teilweise Rahmenbedingungen vor, die in **hausinternen Pflegestandards** weiter konkretisiert werden.

Arbeiten nach Pflegestandards

Um nach den Pflegestandards zu arbeiten, müssen sie zunächst bekannt sein. Die Pflegestandards stellen ein Wissen dar, das die Altenpflegekräfte verinnerlichen und trainieren müssen. In Pflegestandards sollen die neuesten wissenschaftlichen Erkenntnisse eingearbeitet sein. Deswegen gehören sie in das Einarbeitungskonzept und je nach Aktualität in den Fortbildungsplan.

Die Altenpflegekräfte können von den Pflegestandards abweichen, sofern es in der Individualität des Klienten oder im Klientenwunsch liegt und keine weitere Risiken birgt (Kundenorientierung!). Die Pflegestandards und die individuellen Abweichungen sind in der Pflegeplanung zu dokumentieren.

Riskante fachliche Abweichungen von internationalen oder nationalen Pflegestandards sind grundsätzlich nicht zulässig, auch dann nicht, wenn sie durch Klienten oder Kooperationspartner (z. B. Ärzte) initiiert sind. Die Pflegedienstleitung und die Altenpflegefachkräfte haben, sobald sie durch Fremdbestimmung nicht fachlich pflegen, **die Pflicht zur Remonstration** (Einwand, Einspruch, Gegenvorstellung) gegenüber dem Klienten oder Kooperationspartner. Die Remonstration muss dokumentiert sein.

B Eine riskante fachliche Abweichung ist die Verwendung obsoleter (veralteter, nicht zeitgemäßer) Wundtherapeutika.

Qualitätssicherung durch Qualitätszirkel und Kundenbefragung

Qualitätszirkel

Ziel des Qualitätszirkels ist die Verbesserung und die Meinungsbildung bei der Bearbeitung verschiedener Themen.

Qualitätszirkelmitglieder

Der Qualitätszirkel sollte ausreichend groß sein, um je nach Thema alle betroffenen Bereiche zu umfassen. Dabei sind feste Mitglieder von Vorteil, wenn sie Multiplikatoren sind und die Ergebnisse des Qualitätszirkels in ihren Bereichen repräsentieren und die Umsetzung fördern. Es besteht allerdings die Gefahr eines elitären Zirkels, dem man eventuell misstrauisch gegenübersteht. Durch die fehlende Transparenz werden die Ergebnisse u.U. nicht ausreichend umgesetzt.

Bei festgelegten Qualitätszirkelmitgliedern muss der Qualitätszirkeltermin mit dem individuellen Dienstplan abgestimmt und ggf. bei Urlaub oder Krankheit für eine Stellvertretung gesorgt werden, sonst besteht die Gefahr der unzureichenden Meinungsbildung.

Eine zweckmäßige Mitgliederanzahl liegt bei ca. 6–12 Personen, um einerseits arbeitsfähig, andererseits repräsentativ zu sein. Die Leitung sollte wegen der Verbindlichkeit der Entscheidungen teilnehmen.

Der Qualitätszirkel ist also eine Mischung aus „top down“ und „bottom up“, d.h. die Verbesserungen werden wirklich gemeinsam im Austausch erzielt. Darin liegt die Stärke eines Qualitätszirkels.

Qualitätszirkelthemen

Für die Tagungszeit ist ca. eine Stunde anzusetzen. Die Sitzungsleitung sollte der Qualitätsbeauftragten unterliegen in Abstimmung mit der obersten Leitung. Die Qualitätsbeauftragte hat die Sitzungen vorzubereiten und die besprochenen Eckpunkte und Ergebnisse nachzubereiten. Sie werden in einem Protokoll erfasst, welches an die Mitglieder verteilt wird.

Der Qualitätszirkel ist ein Arbeitsgremium, das Ergebnisse erzielt. Sofern keine ausreichenden Kenntnisse vorliegen sind Fortbildungen notwendig. Es bieten sich vielfältige Themen an, z.B.:

- Erarbeitung von Pflege-, Arbeitsrichtlinien und Verfahrensregelungen,
- Erarbeitung neuer Konzepte oder Dienstleistungen,
- Lösungen zu effizienteren Arbeitsabläufen,
- Bewertung von Ideen und Verbesserungsvorschlägen,
- Klärung von Schnittstellenproblemen,
- Mitwirkung bei der Auswahl neuer Produkte oder der Dienstkleidung.

Es handelt sich also immer um komplexe Themen, die arbeitsintensiv sind oder wo die Meinung aller beteiligten Bereiche erforderlich ist. Kleinere, einfache Probleme können auf Dienstbesprechungen oder im Tagesgeschäft gelöst werden.

Kundenbefragungen

Befragungen geben aufgrund ihrer Anonymität und Ausführlichkeit Hinweise auf Kundenzufriedenheit und Kundenwünsche. Die Altenpflegekräfte erhalten durch Kundenumfragen ein Feedback zu der von ihnen erbrachten Dienstleistung.

Befragungsmethode

Kundenumfragen können nach dem Serv-Qual-Prinzip durchgeführt werden (**Abb. 3.41**). Die Doppelskala einer Frage weist links die Bedeutung, also die Wichtigkeit für den Befragten, und rechts die Zufriedenheit des Befragten auf. Nach dem Beantworten der Fragen (Notenvergabe nach dem Schulnotensystem) wird dem Mittelwert der Noten ein Punktwert zugewiesen (Note 1 erhält 5 Punkte bis Note 5, die 1 Punkt erhält).

Die Befragung z.B. zum Thema „direkte Pflege“ (**Abb. 3.42**) lässt sich folgendermaßen auswerten. Bei den meisten Fragethemen gibt es eine hohe Zufriedenheit. Die Ankündigung der Pflegehandlungen ist aber nicht zufriedenstellend. Dieser Aspekt sollte in einer Fortbildung geschult werden. Die Hilfe bei der Kleidungsauswahl ist nicht zufriedenstellend, aber auch nicht wichtig. Vielleicht können die Klienten auch noch weitgehend selbstständig ihre Kleidung auswählen.

P *Alternativ kann der Qualitätszirkel für die je nach Dienst anwesenden Pflegekräfte zugelassen werden. In kleineren Einrichtungen bietet sich dies besonders an.*

P *Im **Qualitätszirkel** sollen ausreichend Pflegekräfte, die für die direkte Leistungserbringung zuständig sind, beteiligt sein.*

P *Für die **Qualitätszirkelarbeit** soll es eine Jahresplanung geben, die nach Bedarf aktualisiert wird.*

P ***Kundenbefragungen** werden am besten im Abstand von zwei bis drei Jahren durchgeführt.*

D ***Serv-Qual** ist ein Kunstwort aus Service und Qualität und beinhaltet eine Fragestellung mithilfe einer Doppelskala.*

P *Bei **Kundenbefragungen** sollte immer eine Möglichkeit für frei zu formulierenden Text vorgesehen werden.*

M ***Serv-Qual** ist eine Befragungsmethode, die für Dienstleistungen gut geeignet ist.*

Ankündigung der Pflegehandlungen?			
Bedeutung		Zufriedenheit	
sehr wichtig	1	1	sehr zufrieden
	2	2	
	3	3	
	4	4	
sehr unwichtig	5	5	sehr unzufrieden

Abb. 3.41 Serv-Qual-Prinzip der Kundenbefragung.

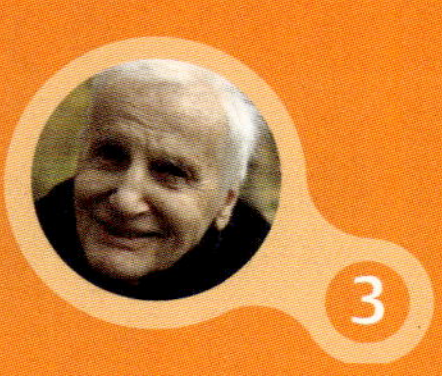

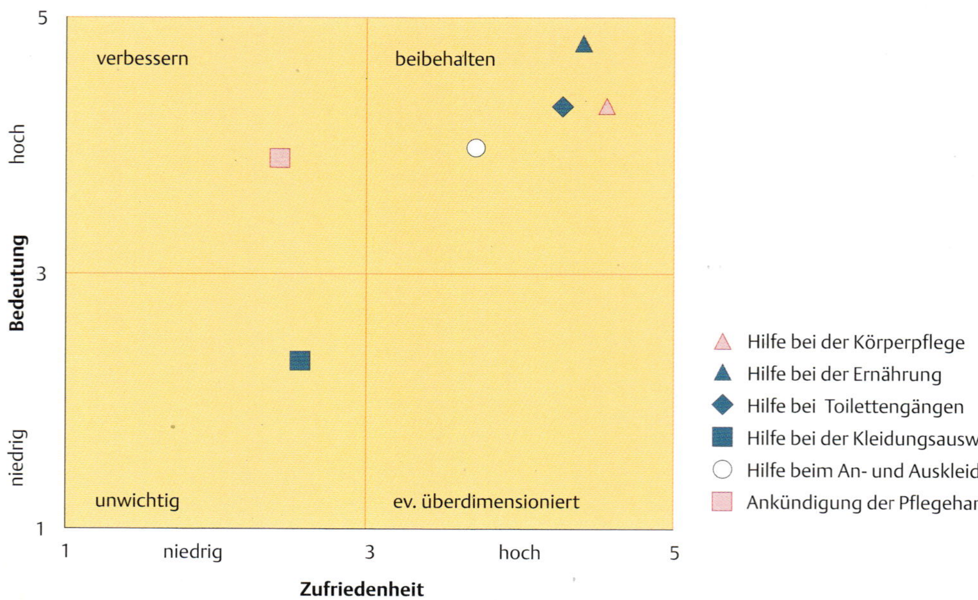

Abb. 3.42 Auswertung der Kundenbefragung zum Thema „direkte Pflege".

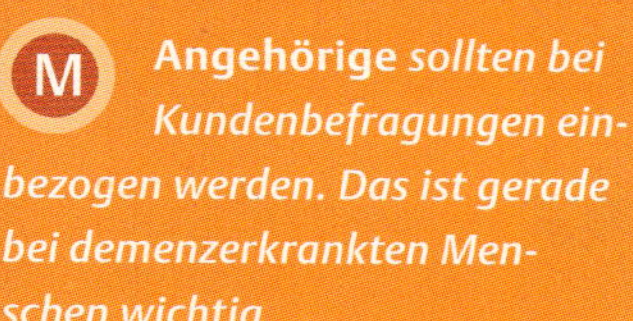

Angehörige *sollten bei Kundenbefragungen einbezogen werden. Das ist gerade bei demenzerkrankten Menschen wichtig.*

Fragethemen und Fragekriterien

Die Fragethemen werden durch die Leitung festgelegt (Hoeth u. Schwarz 2002). Die Fragekriterien beziehen sich auf:

- Materielles, Umfeld (z.B. Essen- und Getränkeversorgung),
- Zuverlässigkeit (z.B. Einhalten von Absprachen),
- Entgegenkommen (z.B. auf Wünsche eingehen),
- Souveränität (z.B. hohe Fachlichkeit),
- Einfühlungsvermögen (z.B. Hilfestellung in individueller Weise).

Umfrageergebnis

Das Umfrageergebnis muss mit Mitarbeitern und Kunden kommuniziert werden, z.B. als Ausstellung, Vortrag oder in einer Broschüre.

Ausgewählte Modelle des QM im ambulanten Bereich

Im Folgenden werden drei unterschiedliche Prozesse aus drei Einrichtungen vorgestellt, die durch die Schilderung realer Gegebenheiten die Anwendung des Qualitätsmanagements verdeutlichen.

UNIONHILFSWERK Ambulante Dienste gemeinnützige GmbH (Berlin)

Es handelt sich um ein Unternehmen mit 9 ambulanten Pflegediensten und 5 ambulant betreuten Wohngemeinschaften für Menschen mit Demenz.

Mission und Vision

„In Anlehnung an das bedürfnisorientierte Modell der Fördernden Prozesspflege nach M. Krohwinkel und an Erkenntnisse der (Geronto-)Psychiatrie fassen wir die Pflege als einen Prozess auf, der von uns gemeinsam mit den Betreuten entsprechend ihres sozialen Umfelds gestaltet, individuell geplant, qualifiziert durchgeführt und durch eine entsprechende Dokumentation unterstützt wird."

„Das Ziel der ambulanten Pflegedienste ist es, Selbstständigkeit und Wohlbefinden der Menschen, die sich an uns wenden, so weit wie möglich zu erhalten und zu fördern, um individuelle Lebensqualität in der gewohnten häuslichen Umbebung zu sichern. Wir sind offen für individuelle Rückmeldungen und Anregungen und werten diese als positive Möglichkeit zur kontinuierlichen Verbesserung unserer Arbeit."

Prozess: Ernährung und Flüssigkeitsversorgung älterer Menschen

Strukturebene. Grundlage ist die Arbeitshilfe. Sie beinhaltet Kriterien gemäß der Stellungnahme des MDK zur Ernährung und Flüssigkeitsversorgung älterer Menschen und wurde um weitere Aspekte aus der Fachliteratur ergänzt. In der Arbeitshilfe werden Anforderungen für folgende Bereiche festgelegt:

- Ernährung,
- Ernährungsstatus,
- Problembeschreibungen und Risikoerhebungen,
- Pflegemaßnahmen,
- Beratung bzgl. Hilfsmitteln (Ess- und Trinkhilfen),
- wichtige Parameter und Berechnungsformeln (z.B. BMI).

Prozessebene. Gemäß der ganzheitlichen Versorgung der zu betreuenden Menschen, werden mögliche Risiken einer Mangel-, Fehl- und Unterernährung rechtzeitig erkannt und geeignete Maßnahmen durchgeführt (**Abb. 3.43**):

- Erstellung der Pflegeanamnese mit für die Ernährung krankheitsspezifischen Aspekten,
- Pflegeplanung (Beschreibung der Probleme, Risikoerhebung, Ressourcen, Prioritäten in den Zielen, Maßnahmen; Arbeitshilfe ist die fachliche Grundlage),
- Erstellung von Verlaufsprotokollen zu Vitalwerten, bei oraler Ernährung, Mangelernährung oder unzureichender Flüssigkeitsaufnahme (**Abb. 3.44**),
- Verfassen eines fortlaufenden Pflegeberichts, der Abweichungen von geplanten Pflegemaßnahmen, Änderungen im Ess- und Trinkverhalten, relevante Ereignisse festhält,
- Bewertung der Ergebnisse und Maßnahmen durch eine Ergebniskontrolle/Evaluation.

Neben der Pflegedokumentation dienen folgende Instrumente der Informationssicherung:

- Fall- und Teambesprechungen (**Abb. 3.45**),
- Pflegevisiten,
- Beratung durch Hilfsmittelfirmen,
- Kommunikation mit dem/der Arzt/Ärztin,
- Schulung der Mitarbeiter/-innen.

Ergebnisebene. Halbjährlich wird bei allen über- oder untergewichtigen Patienten der BMI erfasst (zentrale Datenerfassung BMI) und die Verlaufsprotokolle (z.B. Pflegevisiten, Fallbesprechungen, Evaluation der Pflegeplanungen) werden so weit wie möglich ausgewertet. Pflegeziele und die Daten aus der Risikoerhebung werden ebenso bewertet. Externe Berater begleiten die Auswertung der Ergebnisse.

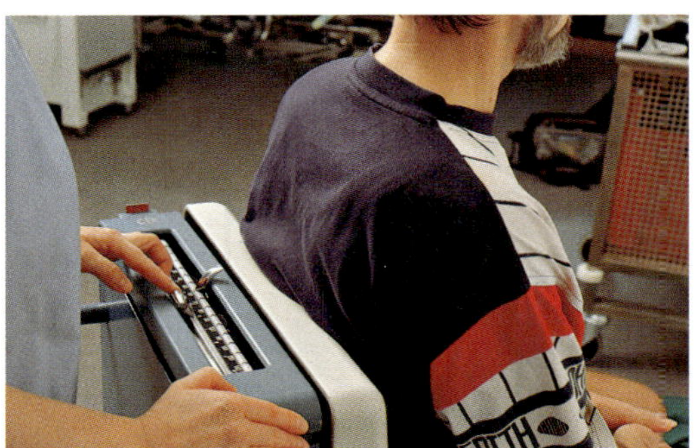

Abb. 3.43 Eine regelmäßige Gewichtskontrolle ist wichtig.

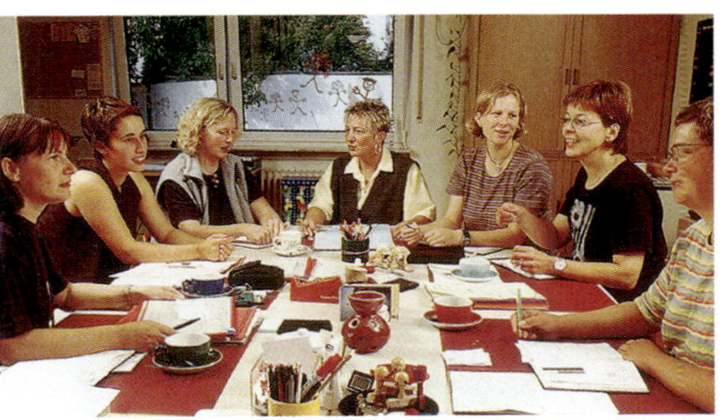

Abb. 3.45 An Besprechungen nehmen i. d. R. Mitarbeiter aus den relevanten (Pflege-)Bereichen teil.

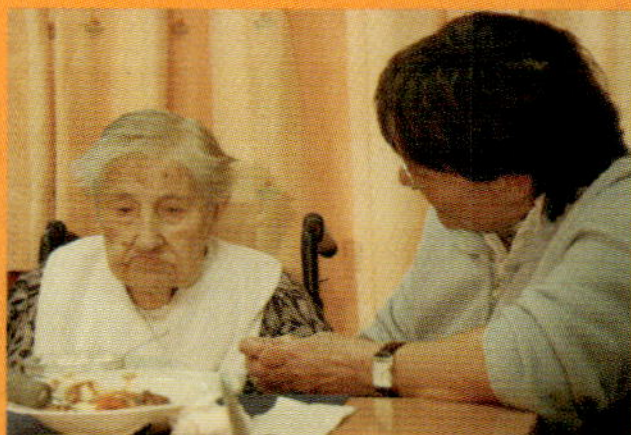

Abb. 3.44 Die geduldige Begleitung der Mahlzeiten kann sowohl die Nahrungs- als auch die Flüssigkeitsaufnahme positiv beeinflussen.

Pflegemodell von Monika Krohwinkel s. a. S. 18.

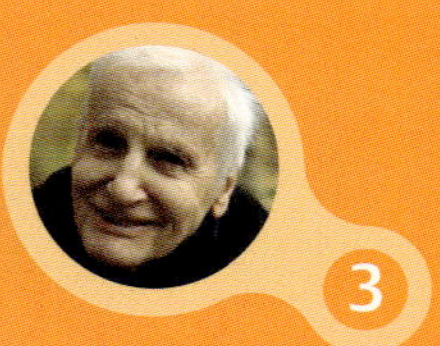

Verbesserungspotenzial. Auch wenn kein Leistungskomplex zur Ernährung vom Patienten in Anspruch genommen wird, soll bei einem Ernährungsrisiko konsequent beraten werden. Die Beratung von Patienten und Angehörigen soll durch eine Broschüre unterstützt werden.

Verein für ambulante Sozialdienste (VAS) e. V. (Bayern)

Es handelt sich um einen ambulanten Kranken- und Altenpflegedienst, der seit mehr als 20 Jahren überwiegend im Landkreis Neustadt an der Aisch und Scheinfeld tätig ist. Der Trägerverein hat derzeit ca. 45 Mitarbeiter, die alle in Teilzeitbeschäftigung arbeiten. Neben den traditionellen Arbeitsfeldern ist der VAS e. V. seit April 2004 Kooperationspartner in einer ambulanten Wohngemeinschaft für Demenzkranke im mittelfränkischen Obersteinbach. Dieses Projekt entstand wesentlich aus dem Verein für ambulante Sozialdienste und schließt die Lücke in der Versorgung zwischen ambulanter Pflege und der Pflege/Betreuung in der letzten Lebensphase.

Mission und Vision

„Mit unserem Pflegeangebot wollen wir Heimaufenthalte vermeiden helfen und jedem Menschen den Wunsch nach angemessener Pflege und Betreuung in seinem vertrauten ‚Daheim' ermöglichen. ‚Daham is daham' lautet eine alte fränkische Weisheit. Wir wollen demenzkranken Menschen ein weitgehend selbstbestimmtes und würdevolles Leben bis zum Lebensende zusammen mit ihren Angehörigen ermöglichen."

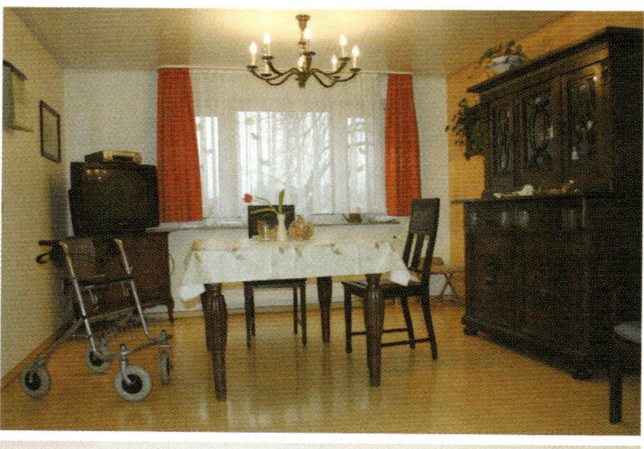

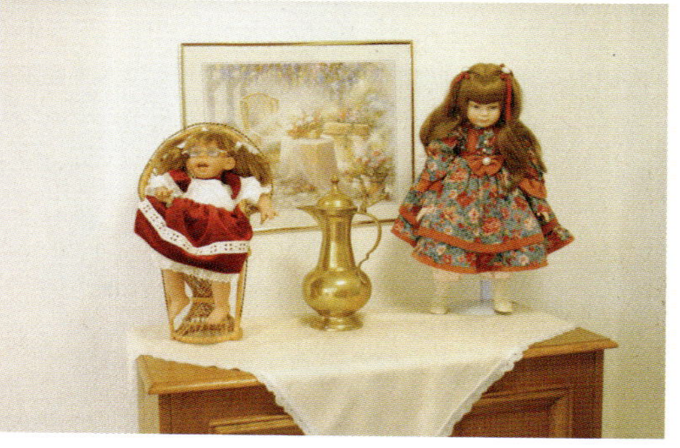

Abb. 3.46 Die vertrauten vier Wände sind für viele Menschen sehr wichtig.

Prozess: Ein Leben für demenzkranke Menschen außerhalb von Heimen zu ermöglichen

Strukturebene. In der ambulanten Wohngemeinschaft können die Bewohner gewohnten Tätigkeiten nachgehen, z. B. den Haushalt durch Kochen und Waschen mitgestalten oder sich um Haustiere kümmern. Der Alltag in der Wohngemeinschaft soll miteinander gestaltet werden.

Aufgrund der gewünschten engen Einbindung von Angehörigen findet die Biografie der einzelnen Menschen Berücksichtigung.

Alle Bewohner haben einen eigenen Mietvertrag über ihr Zimmer und anteilig für die Nutzung der Gemeinschaftsräume. Über alle Belange des Alltags entscheidet ein Angehörigengremium. Die Mitarbeit von Angehörigen oder deren gesetzlichen Vertretern ist verbindlicher Teil des Mietvertrags.

Prozessebene. Zu Beginn des Projekts wurde das Personal sehr ausführlich gerontopsychiatrisch geschult. Dabei wurde besonders auf die Besonderheiten in der Betreuung und Pflege von demenzkranken Menschen Wert gelegt. Biografisches Arbeiten und Techniken wie Validation und basale Stimulation sind selbstverständlicher Teil der täglichen Arbeit geworden.

Tagsüber bleibt niemand im Bett liegen (außer bei schweren Erkrankungen), sodass alle Bewohner täglich an der Wohngemeinschaft teilhaben können. Auch die letzte Lebensphase von Bewohnern ist mittlerweile Bestandteil der Wohngemeinschaft geworden und wurde bisher von den beteiligten Angehörigen als ein Abschiednehmen in Würde wahrgenommen.

Alle Bewohner haben eine Patientenverfügung unterschrieben. Das Thema Sterbebegleitung wird immer wieder im Angehörigengremium aufgegriffen. Auf Ernährung durch Sonden wurde bisher in Absprache aller Beteiligten verzichtet.

Für die max. zwölf Bewohner sind mindestens drei Mitarbeiter pro Schicht anwesend. Rund um die Uhr ist eine examinierte Pflegefachkraft anwesend. Die Mitarbeiter inszenieren jeden Tag neu, da die Tages- und Nachtgestaltung von wechselnden Möglichkeiten und Grenzen der Bewohner abhängt. Wichtig bleibt, dass die Mitarbeiter möglichst viel Zeit haben.

Ergebnisebene. Die Wohngemeinschaft soll eingebettet sein in das „Dreieck der Verantwortung" von Vermieter, Gremium der gesetzlichen Betreuer (Angehörigengremium) und dem Anbieter von Pflege- und Betreuungsdienstleistungen in der Wohngemeinschaft.

Mit der Dreiteilung der Verantwortung ist eine rechtliche und organisatorische (auch räumliche) Unabhängigkeit von Bewohnern/Angehörigen, Pflege- und Betreuungsdienst und Vermieter als qualitätssichernde Maßnahme hergestellt. Alle drei Beteiligten sind im sog. Angehörigengremium vertreten, das die alltäglichen Belange der Wohngemeinschaft regelt und somit die Selbstbestimmung gewährleistet.

Das Projekt der ambulanten Wohngemeinschaft wurde wissenschaftlich begleitet. Durch die Auswertung und Weiterentwicklung des Konzeptes wird das Wohlbefinden der Bewohner durch eine einfühlende Pflege und Betreuung gefördert.

Verbesserungspotenzial. Der Bayerische Landtag hat im August 2008 das Pflege- und Wohnqualitätsgesetz beschlossen. Seitdem sind die Anforderungen und spezifischen Besonderheiten der ambulanten Wohngemeinschaften differenzierter geregelt. Inwieweit die Klienten von der neuen Gesetzgebung profitieren werden, wird die konkrete Zusammenarbeit mit den Behörden über die Jahre zeigen.

Diakonie Sozialstation der Stadtmission Zwickau e. V. (Sachsen)

Bei dieser Diakonie-Sozialstation handelt es sich um eine ambulante Pflegeeinrichtung. Pflegemodell ist die „Fördernde Prozesspflege" nach M. Krohwinkel. Die Einrichtung ist nach dem Diakonie-Siegel Pflege zertifiziert und bildet aus.

Mission und Vision

„Mit unserer Arbeit möchten wir hilfebedürftigen Menschen eine ganzheitliche, professionelle Pflege in ihrer häuslichen Umgebung ermöglichen. Dabei sollen sie so viel Selbstständigkeit wie möglich und so viel Hilfe wie nötig erhalten. Mit unseren Patienten wollen wir ein Stück des Lebens gemeinsam gehen. Wir begleiten unsere Patienten im Leben wie auch im Sterben. Unser Verständnis des christlichen Menschenbildes kommt besonders im Jakobusbrief 4,17 zum Ausdruck: ‚Wer nun weiß Gutes zu tun und tut es nicht, dem ist es Sünde.' Jeder Mensch braucht mehr als nur ein Dach über dem Kopf, es warm zu haben, satt und sauber zu sein."

Prozess: Umgang mit Sterben und Tod

Strukturebene. Es gibt eine Pflegerichtlinie zur Begleitung Sterbender und einen Pflegestandard für das Verhalten im Todesfall von Patienten. Mit dem „E-Punkt", der Kontaktstelle für ehrenamtliche Mitarbeit, und „Elisa", einem ambulanten ökumenischen Hospizdienst für Zwickau und Umgebung, stehen zwei Einrichtungen für unterstützende Tätigkeiten zur Verfügung.

Prozessebene. Jede Begleitung muss individuell und situationsbezogen erfolgen. Eine einfühlsame Begleitung zu ermöglichen bedeutet, für ruhige Atmosphäre zu sorgen (Licht, Musik), Wünsche zu erfüllen und Gesprächsmöglichkeit anzubieten. Räumlichkeiten werden so hergerichtet, dass ein respektvolles, würdiges Sterben möglich ist.

Angehörige werden einbezogen und sie erhalten Unterstützung beim Abschiednehmen von ihrem/r Liebsten, um ihm/ihr Trost, Sicherheit und Zuwendung geben zu können. Angehörige haben oft eine starke Konfrontation mit eigenen Ängsten auszuhalten, deshalb muss eine Gesprächsbereitschaft und Hilfestellung signalisiert werden.

Bei beginnender Sterbephase erfolgt eine Information an die Pflegedienstleitung und den Arzt, auf Wunsch wird ein Hospizdienst bestellt oder der Pfarrer hinzugezogen.

Pflegerisch ist in Zusammenarbeit mit dem Arzt ein Zustand herzustellen, in dem der Patient schmerzfrei ist und zugleich wach. Weiterhin ist für bequeme Lagerung und eine besondere Mundpflege (Mundatmung bei Sterbenden bewirkt ein Austrocknen der Schleimhäute, deshalb Schleimhäute feucht halten) zu sorgen. Falls vorhanden, ist die Patientenverfügung zu beachten.

Persönliche Zuwendung und Anteilnahme sollten eine Atmosphäre der Nähe herstellen. Gespräche führen, auf Wunsch leise beten gehört ebenso zur Sterbebegleitung.

Nach dem Versterben wird der Arzt zur Feststellung des Todes herbeigerufen. Die Angehörigen werden benachrichtigt und nach Absprache mit ihnen werden Personalausweis und Krankenversicherungskarte für den Arzt zurechtgelegt. Die Augenlider werden geschlossen, die Lagerung wird flach auf dem Rücken vorgenommen. Die Hände werden über dem Körper gefaltet oder seitlich gelegt. Alle Hilfsmittel und Lagerungskissen werden entfernt.

Vorhandene Schlüssel des Patienten sind gegen Unterschrift an Angehörige auszuhändigen (siehe Schlüsselprotokoll).

Eine Eintragung in der Dokumentation erfolgt und Pflegedienstleitung sowie Mitarbeiter werden informiert.

Ergebnisebene. Ziel ist ein würdevolles und weitgehend schmerzfreies Sterben zu Hause und die Begleitung der Angehörigen beim Abschied nehmen, ebenso wie die Kommunikation und Abstimmung der Tätigkeiten zwischen allen Beteiligten.

Verbesserungspotenzial. Zwischenzeitlich erhielten vier Mitarbeiterinnen eine Zusatzqualifikation „Palliative Care". Im Rahmen des einrichtungsintern angepassten Expertenstandards „Schmerzmanagement" sollen diese Mitarbeiterinnen ihre Spezialkenntnisse anwenden und ihre Erfahrungen weitergeben.

P *Wie andere Pflegesituationen ist die Sterbebegleitung im Berichteblatt und Durchführungsnachweis zu dokumentieren, um die Kommunikation und Sicherstellung der Pflege zu gewährleisten.*

I **Literatur:**

Dehner H: Abschlussbericht für wissenschaftliche Begleitforschung der ambulanten Wohngemeinschaft für demenzkranke Menschen in Obersteinbach, Februar 2007.

Film:

DVD (Film über die Wohngemeinschaft): Lulu, der Herr Professor und die Sängerin. ZDF am 23.11.06

Internet:

http://www.wg-obersteinbach.de

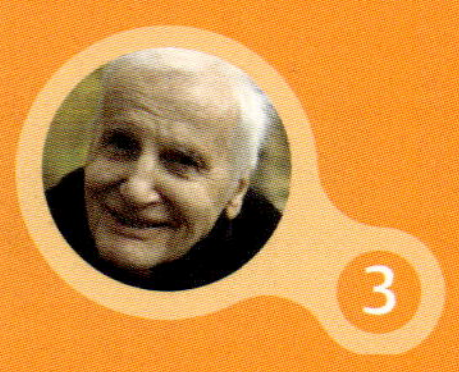

Ausgewählte Modelle des QM im stationären Bereich

P Während der Mahlzeiten sollte der Fernseher nicht laufen!

Im Folgenden werden drei unterschiedliche Prozesse aus verschiedenen Einrichtungen vorgestellt, die durch die Schilderung realer Gegebenheiten die Anwendung des Qualitätsmanagements verdeutlichen.

Pflegebereich im Wohnstift Otto Dibelius e. V. (Berlin)

Es handelt sich um eine Pflegeeinrichtung mit 56 Plätzen in zwei Wohnbereichen. Pflegemodelle sind die „Fördernde Prozesspflege" nach M. Krohwinkel und die „Personzentrierte Pflege" nach T. Kitwood. Die Einrichtung belegte den zweiten Platz beim Innovationspreis des DVLAB 2004 (Thema: Einführung der Balanced Scorecard) und war unter den ersten drei Plätzen beim Clementine-von-Wallmenich-Preis 2007 (Thema: Dekubitusprophylaxe und Wissenstransfer). Die Einrichtung ist nach dem Diakonie-Siegel Pflege zertifiziert und bildet aus.

Pflegemodell von M. Krohwinkel s. a. S. 18.

M Kennwert U für die Ernährungslage: Anzahl aller untergewichtigen Bewohner (BMI <18,5 kg/m²) bezogen auf die Anzahl der Bewohner in Pflegestufe 3 (Risikogruppe).

Mission und Vision

„Andere pflegen ihre Bewohner, wir kümmern uns um das Wohlbefinden unserer Kunden. Unter größtmöglichen Freiräumen und bei weitgehender Unterstützung in der Selbstständigkeit sollen sich Kunden geborgen und gut aufgehoben fühlen."

Prozess: Bedürfnis- und bedarfsgerechte Nahrungs- und Flüssigkeitsaufnahme bei pflegebedürftigen Menschen

Strukturebene. Es existieren acht Pflegerichtlinien zur Ernährungs- und Flüssigkeitsaufnahme:

- zu Anforderungen in der Ernährung,
- zum Ernährungsstatus,
- zur Mahlzeitenatmosphäre,
- zu Hilfsmitteln,
- zur Unterstützung bei der Nahrungsaufnahme,
- zur PEG-Sonde,
- zum Umgang mit Schluckstörungen usw.
- Mittags kann zwischen drei Gerichten gewählt werden und das Getränkesortiment ist reichhaltig.

Prozessebene. Die Bewohner werden monatlich gewogen und der BMI wird erfasst. Bei Tendenzen zur Gewichtsabnahme werden Fallbesprechungen durchgeführt. Bei Trinkdefiziten wird der Arzt informiert. Trink- und Ernährungsprotokolle werden individuell benutzt. Das Essen wird im Wohnbereich portioniert und kann individuell zusammengestellt werden. Wärmeteller, Pürierstäbe, Trinkhilfen werden eingesetzt. Biografisch bedingte Ablehnung von bestimmten Lebensmitteln oder eine Essensverweigerung in der Sterbephase werden akzeptiert. Maltodextrin und Energiedrinks (bis 500 kcal/200 ml) in verschiedenen Geschmacksrichtungen werden bedarfsgerecht eingesetzt. Zwischen- und Spätmahlzeiten werden gereicht. Bei der Ernährung wird der Personaleinsatz durch zusätzliche Stammkräfte, Auszubildende und Zusatzmitarbeiter erhöht.

Ergebnisebene. Das Ergebnis ist eine nachvollziehbare Nahrungs- und Flüssigkeitsaufnahme. Die Auswertung der Fallbesprechungen und Kundenumfragen gibt Rückschlüsse über die Qualität der Ernährung. Zweimal im Jahr wird der Kennwert U ermittelt (**Abb. 3.47**). Von Mai 2007 bis Juni 2009 lag der Mittelwert bei U=0,69 und konnte bis August 2011 um 0,14 Einheiten auf U=0,55 gesenkt werden. Die Werte werden mit anderen Einrichtungen verglichen (Benchmarking).

Verbesserungspotenzial. Das Verbesserungspotenzial besteht in der Anschaffung und dem Einsatz von Spezialbesteck mit geformten und verstärkten Handgriffen sowie Messer mit gebogenen Klingen usw.

Altenzentrum Springe Pflege gemeinnützige GmbH (Niedersachsen)

Es handelt sich um eine Pflegeeinrichtung mit 86 Plätzen in fünf Wohnbereichen.

Mission und Vision

„Das Leben in unserem Haus wird weniger von Funktionen als von Menschen geprägt. Wir sind stolz auf unser Team, weil sie ihre Arbeit als Men-

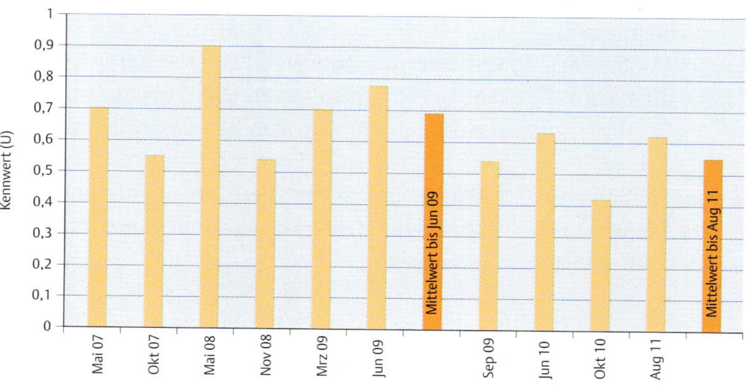

Abb. 3.47 Kennwerterfassung. Der Kennwert U gibt die Anzahl aller untergewichtigen Bewohner bezogen auf die Anzahl der Bewohner in Pflegestufe 3 an.

schen für Menschen verstehen. In vielfältigen Angeboten zeigen Bewohner und Mitarbeiter ihre Gaben und Fähigkeiten und fördern eine lebendige und kreative Lebenskultur."

Prozess: Umgang mit Sterben und Tod – Lebensbegleitung bis zuletzt

Strukturebene. Der Heimleiter ist Pastor, die Pflegedienstleiterin ist Diakonin. Es gibt einen Andachtsraum mit Hausfernsehen, eine Pflegedokumentation für biografische Angaben und Lebensgewohnheiten und eine Richtlinie zum Umgang mit Tod und Sterben.

Prozessebene. Der beim Heimeinzug beginnende Prozess des miteinander Kommunizierens und der Biografiearbeit ist nie abgeschlossen und wird die Beziehung zwischen dem Mitarbeiter und dem Bewohner prägen.

Vertrauen ist notwendig, denn der zu pflegende alte Mensch sollte sich nicht fragen müssen: „Warum soll ich denen denn etwas erzählen? Mein Erlebtes ist doch meine Privatsache!" Wenn in den alltäglichen Situationen, wie bei den Pflegeverrichtungen, Erinnerungen geäußert werden – dann gilt es als Pflegekraft hinzuhören. Diese Informationen sind immer zweierlei Botschaft: Sie besagen zum einen, dass der Mensch etwas erzählen möchte, zum anderen geben sie wieder, was der Mensch der Pflegekraft anvertrauen möchte.

Für die Mitarbeiter ist auch Kontakt mit den Angehörigen wichtig; sie sind eine unersetzliche Quelle bei der Reise in die Vergangenheit und oft auch eine Art Schlüssel, um Verhaltensweisen einschätzen zu können.

Ob der Beziehungsaufbau gelungen ist, kann in der letzten Lebensphase von entscheidender Bedeutung sein: „Habe ich mir als Mitarbeiter mal Zeit genommen und das Gespräch gesucht? Wie wurde die Beziehung bisher gestaltet?" In dieser Phase ist „Zeit haben" das Allerwichtigste. Fragen an Gegenwart, Zukunft und Vergangenheit wollen beantwortet, manches noch geklärt werden. Dieser letzte Lebensabschnitt ist für das Personal eine intensive Zeit, denn die Tagesform des alten Menschen wechselt oft.

Patientenverfügungen, die lebensverlängernde Maßnahmen ausschließen, werden berücksichtigt. Bei Schmerzen wird die Medikation in Kooperation mit dem behandelnden Arzt angepasst. So wird eine Krankenhauseinweisung meist vermieden und der Bewohner kann im Heim versterben.

Sterbebegleitung ist ein Stück Lebensbegleitung, es ist einer der letzten Dienste, die wir den Bewohnern erweisen können. Hier sind keine „dramatischen Dinge" gefragt, es gibt auch kein Patentrezept. Es ist immer ein Erspüren und ein sich darauf Einlassen. Der Sterbende bestimmt, er ist es, dem Erleichterung oder Hilfe widerfahren soll. Mancher möchte die Hand gehalten bekommen, ein anderer möchte gestreichelt werden. Wieder andere möchten vorgelesen haben oder einfach nur nicht allein sein. Es hilft, Psalmen oder Liedtexte zu lesen, wenn es möglich ist, auch ein Gebet zu sprechen.

Wenn der Bewohner verstorben und die ärztliche Leichenschau vollzogen ist, ist es üblich, den Bewohner mit Oberbekleidung zu kleiden, er soll die „letzte Reise" in gewohnten Kleidungsstücken antreten. Es ist ein letzter Liebesdienst, den Bewohner in Würde und nicht nur „in einem Nachthemd" loszuschicken. Wir falten die Hände, stecken Blümchen zwischen die Hände und zünden eine Kerze an – ein feierlicher und würdevoller Moment.

Nach dem Einsargen durch das Bestattungsinstitut, ist es Gepflogenheit, dass das Personal von dem jeweiligen Wohnbereich bis zum Leichenwagen geht. Und eben den Ausgang aus unserem Hause begleitet.

Durch das Hausmikrofon wird das Versterben eines Mitbewohners angesagt und es findet eine Trauerandacht statt, die meistens der Heimleiter hält. Ein liturgischer Rahmen wird ergänzt durch Erlebnisse, gemeinsame Erinnerungen der Heimbewohner und nach Möglichkeit auch der Angehörigen. Im Haus wird ein Bild des Verstorbenen aufgehängt. Diese Trauerandacht mit begleitenden Ritualen ist für die Mitbewohner eine Möglichkeit zum Innehalten, um über ihr eigenes Sterben nachzudenken. Gerade im Anschluss an Trauerandachten ergeben sich Gespräche über den Sinn des Lebens.

Ergebnisebene. Erreicht werden ein weitgehend schmerzfreies Sterben des Bewohners im Heim und die Zufriedenheit bei Angehörigen und Mitarbeitern, die ein würdevolles Sterben begleiten (**Abb. 3.48**).

Verbesserungspotenzial. Eine Richtlinie gemäß nationalem Expertenstandard im Umgang mit Schmerzen wurde eingeführt. Das Lindern von Schmerzspitzen im Tagesverlauf soll durch Absprache mit dem Arzt optimiert werden. Innerhalb dieser Kooperation absolviert der Arzt eine Weiterbildung in Palliativmedizin.

P *Jede Einrichtung sollte ein Abschiedsritual praktizieren.*

Evangelisches Seniorenheim Albestraße gemeinnützige GmbH (Berlin)

Es handelt sich um eine Pflegeeinrichtung mit 108 Plätzen in fünf Wohnbereichen. Pflegemodelle sind die „Fördernde Prozesspflege" nach M. Krohwinkel und die „Personzentrierte Pflege" nach T. Kitwood. Die Einrichtung belegte den zweiten Platz beim Hartmann European Care Award, National Jury 2004 (Thema: Einbeziehen der Angehörigen) und bildet aus.

Mission und Vision

„In verschiedenen Lebenswelten sollen Bewohner in Abhängigkeit von der Demenzerkrankung bedürfnisgerecht segregativ betreut und gepflegt, aber nicht ausgegrenzt werden und dadurch als wertgeschätzte Person ein Leben in Geborgenheit erfahren."

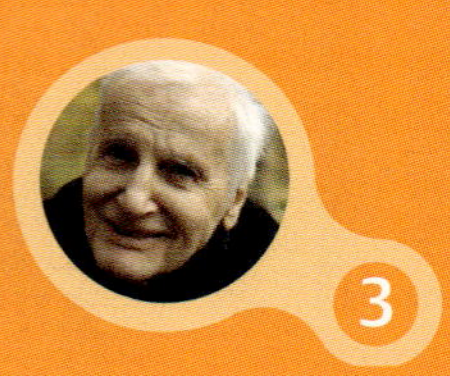

Altenzentrum Springe 2010

Berliner Langzeitpflegeerhebung 2005/2006

16%

84%

36%

64%

im Heim verstorben

im Krankenhaus verstorben

Abb. 3.48 Vergleich der Anzahl der im Altenzentrum Springe bzw. im Krankenhaus gestorbenen Menschen mit den Daten der Berliner Langzeitpflegeerhebung 2005/2006.

Prozess: Pflege und Betreuung von an Demenz erkrankten Menschen

Strukturebene. Es gibt unterschiedliche Konzepte in den Lebenswelten:

Individualität erhalten: Körperlich pflegebedürftige, aber weitgehend orientierte Bewohner erhalten kulturelle Angebote und werden in der Initiative zu einem gemeinschaftlichen Leben unterstützt. Zu einem hohen Anteil können sie ihr individuelles Leben durch Anstöße der Mitarbeiter selbst gestalten.

Fördern und Aktivieren: Mittelschwer demenzkranke Bewohner, die aber noch gut ansprechbar sind, erhalten eine begleitende Tagesstruktur. Angebote sind neben den Mahlzeiten Lesen, Gedächtnistraining, Gymnastik, Backen. Zwei Katzen leben im Wohnbereich.

Freiraum lassen: Schwer demenzkranke Bewohner mit Unruhe und in einer eigenen Welt lebend werden validierend durch den Tag begleitet. Sie dürfen Sachen verräumen, laufen oder immer wieder dieselben Fragen stellen. Die Bewohner leben in einer Wohngemeinschaft mit einer Wohnbereichsküche als Aufenthaltsraum und einem „Krusch-Raum" zum Erkunden vieler Gegenstände.

Wahrnehmen und Begleiten: Bei schwerst demenzkranken Bewohnern, manche überwiegend bettlägerig und in der Kommunikation stark eingeschränkt, werden in der pflegerischen Begleitung die Sinne angesprochen (Wohlfühlmassage, Snoezelenzimmer für bettlägerige Bewohner, Therapiewanne mit Lichteffekten und Klangmassage usw.). Angebote sind Musik, Luftballongymnastik für Rollstuhlbewohner, Fotos ansehen, 10-Minuten-Aktivierung.

Es gibt gemeinsame Veranstaltungen aller Bewohner wie Andachten, Feiern, Gartenbesuch beim Tiergehege, Spaziergänge usw. Alle Mitarbeiter sind in Kinästhetik und viele durch einen Gerontopsychiatrie-Basiskurs (auch Haustechniker, Verwaltung usw.) weitergebildet.

Prozessebene. Mit den Altenpflegekräften wird gemäß ihren Stärken gemeinsam abgesprochen, in welcher Lebenswelt sie arbeiten. Das Bezugspflegesystem unterstützt den verstärkten Kontakt zu den Bewohnern und ihren Angehörigen. Die Arbeitsabläufe erfolgen gemäß den Konzepten in den Wohnbereichen unterschiedlich. Die Heimaufnahme ist abhängig von der Lebenswelt.

Ergebnisebene. Ergebnisse erhält man aus Audits (zur Bezugspflege, zu den Arbeitsabläufen usw.), Umfrageauswertungen, Rückmeldung der Angehörigen und Auswertung der ausgewählten Neuroleptika (jährliche Stichtagserfassung). Ausgewertet werden die ärztlichen Verordnungen von ausgewählten Neuroleptika, die über einer „kritischen Dosis" liegen. Diese kritische Dosis liegt bei ca. einem Drittel der Maximaldosis laut Beipackzettel und wurde gemeinsam mit Psychiatern festgelegt. Benzodiazepine als Dauermedikation werden wegen ihres Suchtpotenzials unabhängig von der Dosierung erfasst. Aus der Anzahl von Verordnungen über einer kritischen Dosis bezogen auf die Anzahl der an Demenz erkrankten Personen wird ein prozentualer Wert ermittelt (**Abb. 3.49**). Die Werte werden individuell ausgewertet und mit anderen Einrichtungen verglichen (Benchmarking). Von 2004 bis 2006 liegen die Benzodiazepine bei durchschnittlich 19%. Nach Einführung der Lebenswelten sinkt der Durchschnittswert auf 15,5%, trotz des Ausreißers 2010. Einige Benzodiazepine konnten abgesetzt werden, 2011 sank der Wert wieder. Erhöhte Dosierungen bei Neuroleptika gibt es erstmalig 2011 nicht

Verbesserungspotenzial. Die Leistungen in den verschiedenen Lebenswelten sollen noch spezieller gestaltet werden. Mit der zertifizierten Weiterbildung von allen Mitarbeitern in Validation wurde 2010 begonnen.

> **Literatur:**
> *Bundesministerium für Gesundheit, Referat Öffentlichkeitsarbeit: Wenn das Gedächtnis nachlässt. (kostenloser Ratgeber), Berlin, 2010*
> *Wojnar, J.: Die Welt der Demenzkranken. Vinzentz-Verlag, Hannover 2007*

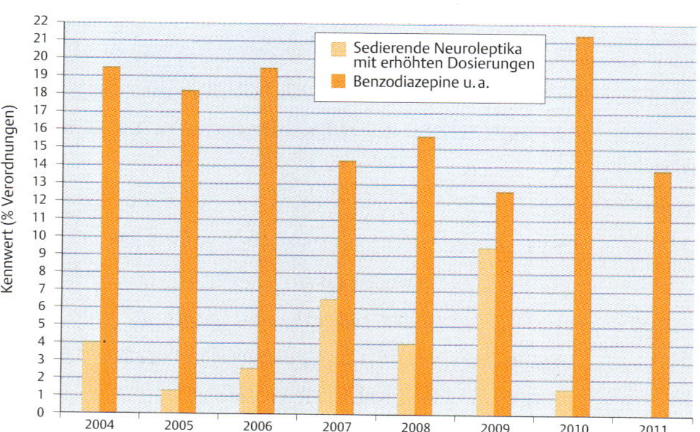

Abb. 3.49 Kennwerterfassung. Anzahl der ausgewählten Neuroleptika-Verordnungen über der kritischen Dosis bzw. der Benzodiazepine als Dauermedikation bezogen auf die Anzahl der an Demenz erkrankten Bewohner (Risikogruppe).

Was ist Fachaufsicht?

Nach § 71 SGB XI sind Pflegebedürftige in stationären Pflegeeinrichtungen unter ständiger Verantwortung einer ausgebildeten Pflegefachkraft zu pflegen, sie wird auch verantwortliche Pflegefachkraft genannt. Aus Ihrem Praxisalltag dürfte Ihnen der Begriff der Pflegedienstleitung (PDL) vertrauter sein. Die PDL trägt i. S. des Gesetzes die Gesamtverantwortung für Betreuung und geleistete Pflege der Einrichtung. **Als Fachaufsicht trägt sie die Verantwortung für die Anordnung und Durchführung konkreter fachlicher Aufgaben** (nicht zu verwechseln mit ärztlichen Anordnungen), d. h. sie muss die Richtigkeit ihrer Anordnungen (einschl. der Übermittlung), die korrekte fachliche Anleitung sowie die korrekte Durchführung durch ihre Mitarbeiter sicherstellen. Um dieser Führungsverantwortung gerecht zu werden, bedarf eine PDL besonderer Eignung.

Fachliche Voraussetzungen

Die fachlichen Voraussetzungen als verantwortliche Pflegefachkraft im Sinne des Pflegeversicherungsgesetzes (SGB XI) sind:

- Eine Ausbildung als Gesundheits- und Krankenpflegerin oder Gesundheits- und Krankenpfleger oder Gesundheits- und Kinderkrankenpflegerin oder Gesundheits- und Kinderkrankenpfleger oder Altenpflegerin oder Altenpfleger,
- hauptberufliche Berufsausübung von mindestens 2 Jahren innerhalb der letzten 5 Jahre,
- erfolgreicher Abschluss einer Weiterbildungsmaßnahme für leitende Funktionen mit mindestens 460 Stunden. Die Weiterbildung beinhaltet insbesondere folgende Inhalte:
    - Managementkompetenz (Personalführung, Betriebsorganisation, betriebswirtschaftliche Grundlagen, Rechtsgrundlagen, gesundheits- und sozialpolitische Grundlagen),
    - psychosoziale und kommunikative Kompetenz sowie
    - die Aktualisierung der pflegefachlichen Kompetenz (Pflegewissen, Pflegeorganisation).

Aufgaben der verantwortlichen Pflegefachkraft

Folgt man den §§ 71, 72, 75, 113 des SGB XI und dem Heimgesetz, so sollten sich diese in den Aufgaben und Verantwortlichkeiten einer PDL sowie in den Strukturen einer stationären Einrichtung wiederfinden. Die verantwortliche Pflegefachkraft hat die übergeordnete Gesamtverantwortung für Qualität, Quantität und Kontinuität in der Pflege (Müller 2011). Auf Basis der Zielsetzungen des § 2 SGB XI ist sie verantwortlich für:

- Anwendung beschriebener Qualitätsmaßstäbe im Pflegebereich,
- Umsetzung des Pflegekonzeptes,
- Planung, Durchführung und Evaluation der Pflege,
- fachgerechte Durchführung der Pflegedokumentation,
- am Pflegebedarf orientierte Dienstplanung der Pflegekräfte,
- regelmäßige Durchführung der Dienstbesprechungen innerhalb des Pflegebereichs (Maßstäbe und Grundsätze für die Qualität und die Qualitätssicherung sowie für die Entwicklung eines einrichtungsinternen Qualitätsmanagements nach § 113 SGB XI in der vollstationären Pflege 2011).

Die Hauptaufgabe der PDL ist im Wesentlichen eine Managementaufgabe auf Leitungsebene. Sie trägt eine Mitverantwortung für die Umsetzung eines Qualitätsmanagements. Wie bereits erwähnt, kann die verantwortliche Pflegefachkraft einzelne Aufgaben an entsprechend qualifizierte Mitarbeiter delegieren (Anordnungsverantwortung). Einen Teil der Managementaufgaben kann sie an die Wohnbereichsleitung (WBL) delegieren, sie bleibt aber auch hierbei gesamtverantwortlich. Im Managementmodell von Monika Krohwinkel sind PDL und WBL i. S. der Fachaufsicht für die Beratung (Supervision) der examinierten Pflegepersonen und für förderliche Rahmenbedingungen, z. B. durch entsprechenden Personaleinsatz, verantwortlich. Weiterhin erstreckt sich die Fachaufsicht der PDL in den Bereichen der direkten und indirekten Pflege (Sowinski et al. 2004).

Direkte Pflege. Dazu gehören die Steuerung und die Begleitung des Pflegeprozesses mit den 13 ABEDL (Aktivitäten, Beziehungen und existenziellen Erfahrungen des Lebens), um den Bereich der Pflege fachlich zu beaufsichtigen und um die Versorgung Pflegebedürftiger sicherzustellen und zu verbessern.

Indirekte Pflege. Dazu gehören folgende Aufgabenfelder:

- **Leitbild:**
    - Implementierung,
    - Verbreitung,
    - Orientierung am Arbeitsalltag.
- **Pflegekonzept:**
    - Pflegetheorien als Basis,
    - Aktualität und Anpassung durch Evaluation,
    - Handlungsausrichtung,
    - Pflegeprozessdarstellung.
- **Management:**
    - Qualifikation der Mitarbeiter,
    - Planung der Fort- und Weiterbildung,
    - Qualitätssicherung und -entwicklung,
    - Führung.
- **Qualitätsentwicklung:**
    - Entscheidung für ein QM-Konzept,
    - Bezug zum Arbeitsalltag/Arbeitsbereiche,
    - Beschwerdemanagement,

Konzepte und Methoden der Qualitätssicherung werden auf den Seiten 814–823 behandelt.

Das Strukturmodell der ABEDL von Monika Krohwinkel wird auf S. 18ff beschrieben.

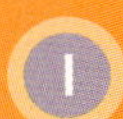

Internet:
http://www.gkv-spitzenverband.de/upload/2011_06_09_MuG_stat_Fassung_nach_Schiedsspruch_16741.pdf

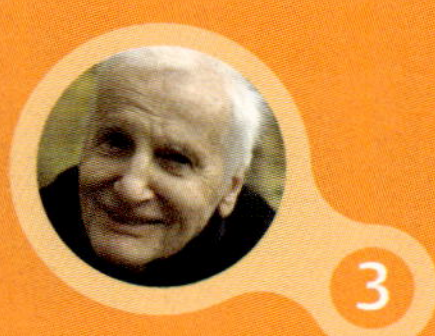

- Instrumente der Qualitätsplanung, Qualitätslenkung, Qualitätskontrolle, Qualitätssicherung (Qualitätsbeauftragte, Qualitätszirkel, externe Beratung).

– **Pflegeorganisation:**
  - Ziele der Pflege und Betreuung,
  - Fachkompetenz der Mitarbeiter,
  - Aufbauorganisation: Stellenbeschreibung, Organigramm,
  - Ablauforganisation: Arbeitsstrukturierungen, Dienstplanung, Kontinuität.

– **Praxisanleitung und Begleitung:**
  - Einarbeitungskonzept,
  - Reflexion,
  - Mitarbeitergespräche,
  - Lernangebot, -struktur für Auszubildenden (Rahmenlehrplan zur praktischen Ausbildung),
  - Implementierung von Praxisanleitung / Mentoren.

– **Kooperation mit anderen Berufsgruppen:**
  - Schnittstellenbewältigung,
  - Mitwirkung der ärztlichen Therapie und Diagnostik (Dokumentation, Evaluation, Reflexion),
  - Bewohnerorientierung.

– **Schaffung fördernder Rahmenbedingungen:**
  - Ermittlung des Pflegebedarf und der notwendigen Leistungserbringung,
  - Anwesenheit der Pflegefachkraft (24 Std.),
  - Adaption der Expertenstandards als aktueller Wissensstand,
  - Kooperationen.

Die einzelnen Aufgabenfelder sind nicht getrennt voneinander zu betrachten, sondern sie beziehen sich wechselseitig aufeinander. Die Vielzahl der einzelnen Themen zeigt eine Fülle von Aufgaben, für die die PDL verantwortlich ist.

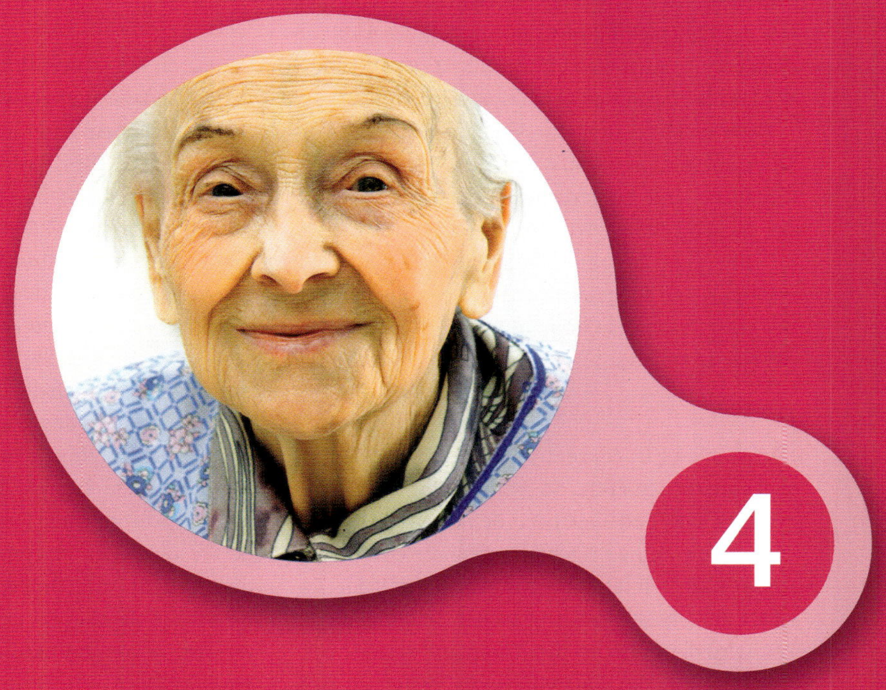

LERNBEREICH 4

Altenpflege als Beruf

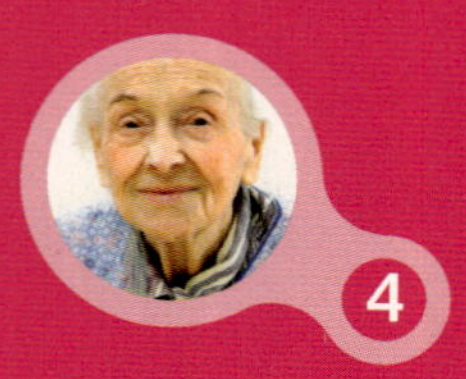

Christlich motivierte Pflege

Die Altenpflege ist noch ein sehr junger Beruf. Erst 1960 löst sich die Pflege älterer Menschen von der Krankenpflege und setzt sich als Beruf durch. Die Geschichte der Altenpflege ist also eng verbunden mit der Geschichte der Krankenpflege und soll an dieser Stelle auch bis zum Zeitpunkt der Trennung der Berufe zusammen behandelt werden.

Noch im Mittelalter war Altenpflege auf das Verteilen von Almosen und die Armenpflege reduziert. Kirchliche und bürgerliche Spitäler nahmen sich der verschiedenen Gruppen von Hilfsbedürftigen an. Eine ganz besondere Bedeutung für die Entwicklung der abendländischen Pflege hat das mit der Entstehung des Christentums verbundene Ideal der Nächstenliebe.

Karitativer Dienst

Nächstenliebe ist ein zentraler Begriff der jüdischen und christlichen Ethik. Sie wird häufig in der Bibel erwähnt und bedeutet nach dem hebräischen Urtext: „Liebe deinen Nächsten, denn er ist wie du." Dieser Nächstenliebe entspringt der Begriff der „Caritas", der Dienst am Mitmenschen. In der heutigen Zeit wird dieser Dienst als „Ehrenamt" bezeichnet.

D *Der Begriff* ***Ehrenamt*** *bezeichnet bürgerschaftliches oder zivilgesellschaftliches Engagement und hat freiwilligen Charakter.*

Ehrenamt s. a. S. 684.

Bereits mit der Entstehung der ersten christlichen Gemeinden wird dieser Auftrag der „Caritas" auch organisatorisch und praktisch umgesetzt. Institutionen der tätigen Nächstenliebe, die Diakonate mit den Ämtern Diakon und Diakonin, entstehen. Die Aufgabe dieser Diakone und Diakoninnen war es, dafür zu sorgen, dass bei Speisungen eine gerechte Verteilung stattfand. Ihr Dienst bestand z.T. auch aus, nach damaliger Ansicht, äußerst niederen Arbeiten, wie dem Waschen von Kranken oder dem Salben, Bekleiden und Bestatten der Toten. Sie schonten sich auch während einer Pestepidemie nicht, sondern nahmen sich furchtlos der Kranken an, pflegten sie sorgfältig und dienten ihnen im Namen von Christus.

M *Damals war es nur Jungfrauen und Witwen, die eine besondere Kleidung zu tragen hatten, erlaubt, das Amt der Diakonin auszuüben.*

Beginen

Im Nordwesten Europas entwickelte sich zwischen dem 12. und 14. Jahrhundert eine neue geistliche Lebensform, ein „weltlicher Orden" von alleinstehenden Frauen, den „Beginen". Sie gehörten offiziell der römisch-katholischen Kirche an und unterschieden sich von den Nonnen und Mönchen dadurch, dass sie kein lebenslängliches Gelübde ablegten, sondern bloß das Versprechen abgaben, gute Werke zu verrichten und nicht zu heiraten, so lange sie der Gemeinschaft angehörten. Sie trugen eine für sie kennzeichnende Tracht und verbrachten ihre Tage mit Beten, Erziehung, Kranken- und Altenpflege und verschiedenen anderen Arbeiten, z.B. dem Weben. Anfangs nahmen die Beginen Frauen aus allen sozialen Schichten in ihre Kreise auf, mit der Zeit jedoch verwandelten sich viele der Einrichtungen in Armenhäuser für mittellose Frauen und Witwen.

Pflegeorden

Im späten Mittelalter führten die Bevölkerungszunahme und die Stadtentwicklung zu einem engeren Zusammenleben unter ungünstigen hygienischen Bedingungen. Dies förderte die Ausbreitung von Infektionskrankheiten. Entsprechend dem wachsenden Bedarf nach Pflegearbeit kam es im 16.–18. Jahrhundert zur Gründung und Übernahme von Spitälern durch die Städte.

Zu dieser Zeit entstanden Pflegeorden (Malteser-, Johanniter-, Heilig-Geist-, Franziskanerorden), die auch heute noch als Organisationsform der Altenfürsorge zu finden sind. Im 17. Jahrhundert kam es mit der Gründung eines weiblichen Ordens, der sich der Pflege Kranker und Bedürftiger widmete, zu einer wesentlichen Neuerung. Die Barmherzigen Schwestern oder Vinzentinerinnen (benannt nach dem Gründer des Ordens Vincent de Paul) lebten zwar nach den Regeln eines Ordens, sie verzichteten aber, wie vorher die Beginen, auf die eigentliche religiöse Weihe zur Ordensfrau und befristeten ihr Gelübde auf ein Jahr. Große Bedeutung legten sie auf die fachliche, pflegerische Schulung. Die Schwestern mussten als Voraussetzung für ihren Dienst zudem Lesen, Schreiben und Rechnen lernen.

Vinzentinerinnen s. a. S. 837.

Erste Pflegeschulen

1782 wurde die erste Krankenwärterschule in Heidelberg von Franz Anton Mai (1742–1814), Professor der Geburtshilfe, gegründet (**Abb. 4.1**). Er forderte für seine Stationen ausgebildetes Personal und stellte die Pflege in den Vordergrund. 1801 wird ebenfalls in Heidelberg eine ähnliche Schule für Frauen eröffnet.

Franz Anton Mai s. a. S. 836.

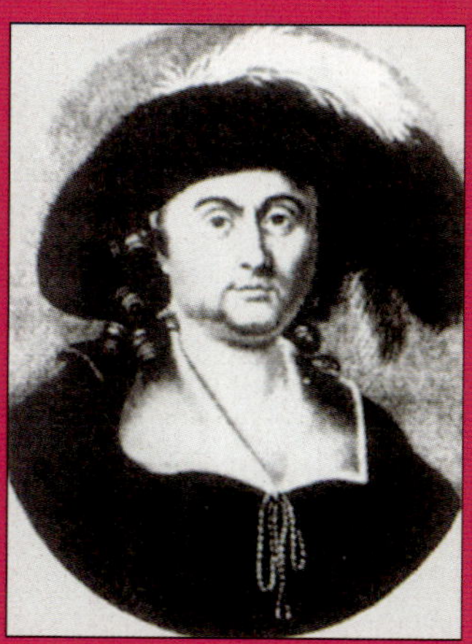

Abb. 4.1 Franz Anton Mai gründete die erste Krankenwärterschule 1782 in Heidelberg.

Der Theologe Theodor Fliedner (1800–1864) gründete im Jahre 1836 den „Evangelischen Verein für christliche Krankenpflege" in der Rheinprovinz und Westfalen (**Abb. 4.2**). Sein Anliegen war es, junge Mädchen auf den Beruf der Krankenpflege hin und für den Dienst in der Gemeinde auszubilden. Die Pflege der Kranken übernahmen die bei ihm ausgebildeten Pflegerinnen. Fliedner verfolgte die Idee, Frauen durch Unterricht beruflich zu qualifizieren, sodass sie die ihnen anvertrauten Kranken in ihrer Ganzheit, im Blick auf Geist, Seele und Körper betreuen konnten. Seine Vorstellung war zwar noch geprägt von der Nächstenliebe, ging aber schon einen Schritt weiter zur beruflichen Qualifikation. Seit dem Ende des 19. Jahrhunderts wurden sowohl konfessionell gebundene wie auch „freie" Schwestern in speziellen Kursen unterrichtet.

Theodor Fliedner s. a. S. 837.

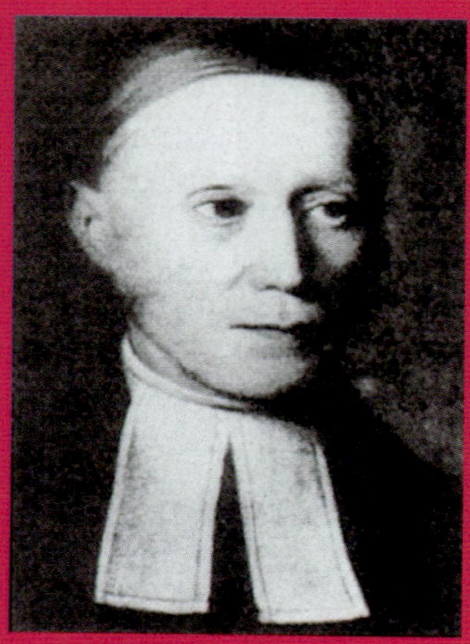

Abb. 4.2 Theodor Fliedner (Bildnis von O. Mengelberg ca. 1857).

Pflege im Mittelalter

Die Zeit zwischen Antike und Renaissance wird als Mittelalter (500–1500) bezeichnet. Von besonderer Bedeutung war die Anerkennung des Christentums und mit ihm die zunehmende Bedeutung der Caritas. Diese führte zur Einrichtung und zum Ausbau eines Hospitalwesens. In diese Zeit fallen auch erste Universitätsgründungen und die Etablierung der Medizin als Wissenschaft.

Klöster als Hospitäler und Bildungsstätten

Die Legalisierung des Christentums durch Kaiser Konstantin brachte die Ausbreitung des Christentums mit sich und führte im 5. Jahrhundert zur Gründung vieler Klöster. Die Klostergemeinschaften boten ideale Möglichkeiten zur Ausübung der christlichen Barmherzigkeit. Innerhalb dieser Klostergemeinschaften wurde das medizinische Wissen der Antike weiterentwickelt.

Mit den Klostergründungen entwickelten sich gleichzeitig Behandlungsstätten für Mönche, Wanderer und Arme. Aus diesem Grund wird hier auch der Begriff Kloster- oder Mönchsmedizin verwendet.

Vor allem Benedikt von Nursia (480–543) setzte sich für die Fortentwicklung von Medizin und Krankenpflege ein. Er gründete auf dem Hügel Monte Cassino bei Neapel einen eigenen Orden, den Benediktinerorden, dessen Hauptanliegen die Ausübung der Caritas war. Grundlage der Lehre Benedikts war die hippokratisch-galenische Medizin.

Die Ordensregel von Benedikt von Nursia wurde über seinen eigenen Orden hinaus bis ins 12. Jh. hinein zur Grundlage des gesamten abendländischen Mönchtums und zum Vorbild für die Ausübung von Medizin und Krankenpflege. Sie verpflichtete zu Armut, Demut und Ehelosigkeit, Gehorsam gegenüber dem Abt und vor allem unter dem Leitspruch „Ora et labora" (Bete und arbeite) zu praktischer Tätigkeit zum Nutzen des Klosters.

Behandlung und Pflege im frühmittelalterlichen, christlichen Hospital waren eher bescheiden und vor allem auf die geistliche Betreuung ausgerichtet, da es sich mehr um Sozialasyle als um Krankenhäuser handelte. Ärzte wurden allenfalls als Berater hinzugezogen, und die pflegerischen Verrichtungen orientierten sich vorrangig an der diätetischen Leitlinie des benediktinischen Lebensstils. Im Mittelpunkt stand die Anwendung der Heilkräuter, die durch Therapiemethoden wie z. B. Aderlass, Schröpfen und Umgang mit dem Glüheisen ergänzt wurden. Die Klostermedizin selbst stand vor allem den Angehörigen der Ordensgemeinschaft zur Verfügung.

Pflege durch die Hospitaliterorden

Das Edikt von Clermont (1130) führte zu einer Einschränkung der Mönchsmedizin. Die Mönche wurden u. a. auf den Vorrang der geistlichen Pflichten gegenüber der Medizin hingewiesen. Die Aufgabe der Pflegetätigkeit, die sog. Ordenspflege, ging auf drei großen Gruppen der Ordensbewegungen über, die aufgrund ihrer Tätigkeit auch als „Hospitaliter" bezeichnet wurden.

Geistliche Orden. Klösterliche Gemeinschaften, die streng nach den benediktinischen Gelübden Armut, Keuschheit und Gehorsam lebten, z. B. die Orden der Augustiner und Zisterzienser, widmeten sich auf der Basis der christlichen Caritas, wenngleich nicht in erster Linie, der Krankenfürsorge. Die weiblichen Zweige der Orden, die sich der Kranken annahmen, taten dies in einem größeren Umfang.

Ritterorden. In Zusammenhang mit den zwischen dem 11. und dem 13. Jahrhundert stattfindenden Kreuzzügen entstanden die sog. Ritterorden, die die christlichen Pilger auf der Reise ins heilige Land beschützten und sich zudem um kranke und verletzte Pilger kümmerten.

Weltliche Orden. Bei weltlichen Orden handelte es sich ursprünglich um Laienvereinigungen, die sich zu karitativem Dienst zusammenschlossen und unter den Schutz der Kirche stellten. Sie legten die Gelübde Armut, Keuschheit und Gehorsam ab, waren aber keine ursprünglich kirchliche Einrichtung

Neben den weltlichen Orden waren die Bettelorden für die Krankenpflege von besonderer Bedeutung, zu denen die Franziskaner und Dominikaner zählen, und die sich im 13. Jahrhundert vor allem in den großen Städten niederließen. Die Ordensangehörigen lebten ohne Besitz und waren auf die Almosen angewiesen.

Altersfürsorge

Eine organisierte Altersfürsorge gab es nicht. Man glaubte, dass im Alter die Hinfälligkeiten zunahmen, Alter und Krankheit galten oft als identisch. Alter wurde als eine Last angesehen, die Hilfe erforderlich machte und derer sich die Gemeinden annehmen mussten. Auf der anderen Seite wurde der alternde Mensch als weise geschätzt und fand allgemeine Anerkennung sowie öffentliche Zuwendung.

Für Männer boten die Klöster einen Ort der Geborgenheit, an welchem älter werdende Mönche, abdankende Herrscher, aber auch Heimatlose und unheilbar Kranke unterschlüpfen konnten. Für alte Frauen waren es fromme Stiftungen oder die Wohngemeinschaften der Beginen, die Hilfe anboten. Im späten Mittelalter wurden Gesundheitsregeln für alternde Menschen formuliert, in denen für drei verschiedene Perioden des Alters entsprechende prophylaktische und therapeutische Maßnahmen, vor allem Richtlinien für Diätetik und Hygiene, vorgeschlagen wurden.

Caritas s. a. S. 867.

M *Der **Benediktinerorden** wurde von Benedikt von Nursia (480–543), dessen Hauptanliegen die Ausübung der Caritas war, gegründet.*

M *In Europa entstanden aus den Klosterschulen zahlreiche Universitäten, so z. B. in Bologna, Heidelberg, Montpellier, Oxford, Padua und Paris.*

M *Der bekannteste Ritterorden ist der **Johanniterorden**. Er entstand in Jerusalem aus der Gemeinschaft der „Brüder des Hospitals vom heiligen Johannes". Nach 1291 nannten sich die Johanniter Malteser.*

M *Der **Franziskanerorden** geht auf seinen Gründer, den 1228 heilig gesprochenen Franz von Assisi (1182–1226), zurück.*

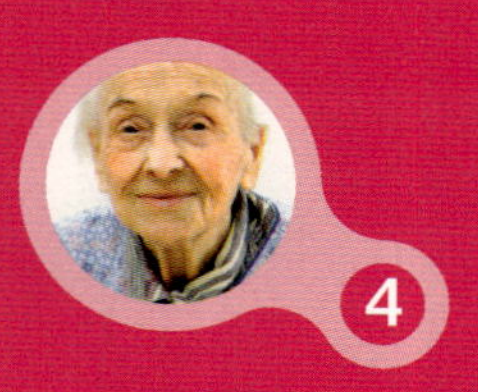

4

M *Die **Neuzeit** ist durch die Entdeckung von Amerika, Renaissance, Humanismus, Reformation, durch Frühkapitalismus und Kriege, Hunger und Seuchen im alten Europa gekennzeichnet.*

M ***Juan de Ciudad**, später als Juan de Dios (Johannes von Gott) heilig gesprochen, gilt in der katholischen Kirche als Schutzpatron der Krankenhäuser, der Kranken und des Pflegepersonals.*

M *Im Bereich der weiblichen Krankenpflege gab es durch den später heilig gesprochenen Franzosen **Vinzenz von Paul** (1581–1660) eine Wende.*

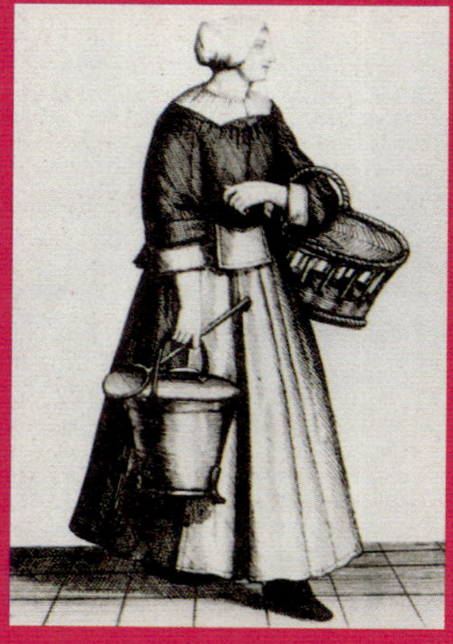

Abb. 4.3 Barmherzige Schwester um 1635.

M *Bei Vinzenz von Paul ist zum ersten Mal von einer fachlichen Ausbildung der Schwestern die Rede.*

M *In der 2. Hälfte des 18. Jahrhunderts entwickelten sich die Hospitäler zu Krankenhäusern.*

Franz Anton Mai s. a. S. 834.

Pflege in der Neuzeit

Lohnwartesystem und katholische Pflegeorden

Die Reformation hatte ihre Spuren auch in den Klöstern hinterlassen. In den Ländern, die sich zur Reformation bekannten, wurden die Klöster zu Irrenhäusern, Gefängnissen oder Armenhäusern zweckentfremdet. In den nördlich gelegenen protestantischen Ländern kam es zu einem Mangel an Pflegepersonen, und eine neue Organisationsform wurde notwendig, um die Personallücken zu füllen.

Lohnwartesystem

Das Pflegepersonal erhielt einen Naturallohn (Unterkunft, Kost), die christliche Nächstenliebe, die ehemals Motivation für die Ausübung der Pflege gewesen war, drohte unterzugehen. Das Personal konnte meist weder lesen noch schreiben, war häufig unzuverlässig und unehrlich und vernachlässigte die Kranken. Erst die Gründung neuer katholischer Pflegeorden führte zu einer Verbesserung in der Krankenversorgung.

Katholische Pflegeorden

Orden von Juan de Dios. Der Portugiese Juan de Ciudad (1495–1550) gründete 1540 ein Hospital sowie eine Vereinigung von Weltleuten, die sich der karitativen und pflegerischen Betreuung der Kranken widmete. Bereits 1586 nannte sich die Vereinigung Orden der Barmherzigen Brüder. Während städtische Hospitäler mehr Sozialasylen glichen, nahm der Orden überwiegend Kranke auf, allerdings ausschließlich Männer.

Orden von Vinzenz von Paul. Der studierte Theologe Vinzenz von Paul gründete die Confrérie de la Charité, eine weibliche Caritasbruderschaft. Nach drei Monaten der Prüfung konnten sich Frauen, gleich ob verheiratet, verwitwet oder unverheiratet, der Gemeinschaft anschließen (**Abb. 4.3**).

Vinzenz ging es vor allem darum, dass seine Schwestern zur praktischen Arbeit am Krankenbett ausgebildet wurden. Gelübde, Klausur und mehrere Andachten täglich schienen hierbei eher im Wege zu stehen. Einen besonderen Stellenwert erhielt die fachliche Ausbildung der Schwestern. Sie mussten Lesen, Schreiben und Rechnen lernen, wurden mit den Grundregeln praktischer pflegerischer Tätigkeit vertraut gemacht und durften zur Ader lassen und schröpfen. Von Vinzenz von Paul hörten sie Vorträge über die ethischen Grundsätze der Krankenpflege.

Mutterhaussystem. Der gute Ruf der Schwesternschaft verbreitete sich, und die zahlreichen Neugründungen brachten das sog. Mutterhaussystem mit sich. Vom Mutterhaus aus konnten die Schwestern entsandt werden. Ein Vertrag legte das Verhältnis zwischen den Schwestern, Hospital und Mutterhaus fest. Er sah vor, dass die Schwestern in ihrer Arbeit der Leitung des Spitals unterstellt waren und dass sie die ärztlichen Anordnungen gehorsam auszuführen hatten. Für Unterkunft und Verpflegung war das Spital zuständig. Darüber hinaus hatte das Hospital die Würde und Autorität der Schwestern zu achten. In allen administrativen, disziplinären und religiösen Angelegenheiten unterstanden die Schwestern weiterhin dem Mutterhaus. Das Mutterhaus hatte zudem das Recht, die Schwestern jederzeit abzuberufen und auszutauschen.

Krise der Krankenpflege im 18. Jahrhundert

Waren in der ersten Hälfte des 18. Jahrhunderts die Hospitäler noch immer von Hilfsbedürftigen aller Art belegt, sollten Ende des 18. Jahrhunderts nur noch Kranke aufgenommen werden, die geheilt und deren Krankheiten erforscht wurden. Mediziner zogen als forschende, lehrende und praktizierende Gruppe in das Krankenhaus ein. Eine permanente Überbelegung erschwerte die Pflegebedingungen enorm, und die wenigen vorhandenen Pflegepersonen waren nicht für die neue Situation ausgebildet.

Franz Anton Mai

Der Heidelberger Professor der Geburtshilfe Franz Anton Mai (1742–1814) stellte fest, dass eine mangelhafte Pflege nicht nur die Genesung behinderte, sondern sogar zum Tod führen konnte. Mai rief daher am 15.4.1782 die erste deutsche Krankenpflegeschule ins Leben. Im Jahr 1801 eröffnete er mit der Universität Heidelberg eine „Schule für Gesundheits- und Krankenwärterlehre weiblicher Zöglinge", in der Mädchen Kenntnisse in der Gesundheitslehre vermittelt werden sollten. Nach erfolgreichem Schulbesuch sollten sie in die berufsmäßige Krankenpflege wechseln. Die Schule wurde jedoch 1806 wieder geschlossen.

Hospitalwesen in der Neuzeit

Die Hospitäler waren in den meisten Fällen überfüllt, und es herrschten völlig unzureichende hygienische Verhältnisse. Die Arbeitsbedingungen für die Pflegenden waren alles andere als gut. Eine Umgestaltung war nötig.

Das von Joseph II. 1784 in Wien errichtete allgemeine Krankenhaus verfügte über 2000 Betten, die auf verschiedene Abteilungen verteilt waren. Viele ältere Hospitalanlagen wurden Ende des 18. Jahrhunderts umgewandelt und nahmen künftig nur noch Kranke auf. Die verbliebenen Hospitäler wurden zu Alten- und Pflegeheimen. Nach und nach trennte man auch die Kranken nach verschiedenen Krankheitsarten und verbesserte die Inneneinrichtungen.

Pflege im 19. Jahrhundert

Im Gegensatz zu England setzte sich die Industrialisierung in Deutschland nur langsam durch. Zur Industriellen Revolution kam es durch die Zunahme der technischen Erfindungen, der verbesserten Hygiene und Gesundheitsvorsorge, der wachsenden Nahrungsmittelproduktion und der stetig ansteigenden Bevölkerungszahl.

Vor 1848 lebte die Mehrzahl der Lohnarbeiter noch auf dem Land; das änderte sich in der zweiten Hälfte des Jahrhunderts. Es kam zur sog. Landflucht, die Menschen suchten Arbeit in der Stadt. Unter unmenschlichen Bedingungen wurden die Arbeiter dem Takt der Maschine unterworfen. Täglich wurde 16 bis 17 Stunden für so geringe Löhne gearbeitet, dass Frauen und Kinder ebenfalls in die Fabrik gehen mussten, um das Existenzminimum zu sichern.

In beengten Wohnverhältnissen hausten die Familien und konnten sich mit ihren Einkünften knapp am Leben halten. Fehlende Hygiene und eine unzureichende Ernährung förderten Seuchen und die Entstehung von Krankheiten, die schlimme soziale und existenzielle Folgen hatten, da keine finanziellen Rücklagen gebildet werden konnten.

Organisationsformen der Pflege

Weder die Ordenspflege, noch die im Lohnwartsystem Beschäftigten konnten den steigenden Anforderungen quantitativ und qualitativ gerecht werden. Es kam zur Gründung von zahlreichen konfessionellen und weltlichen Krankenpflegevereinigungen, die versuchten, sich den Problemen zu stellen.

Die Differenzen zwischen den religiösen und weltlichen Mutterhausverbänden und der freiberuflichen Pflege verschärften sich indes: Während die Angehörigen der freiberuflichen Krankenpflege diese als Beruf sahen, der eine qualifizierte Ausbildung zur Grundlage haben und eine entsprechende Bezahlung umfassen sollte, herrschte bei den Mutterhausverbänden die Auffassung vor, dass die Krankenpflege in erster Linie als ein mehr oder weniger unentgeltlicher Dienst zu verstehen war.

Katholische Ordenspflege

Die katholische Ordenspflege bildete im frühen 19. Jahrhundert den Anfang der organisierten Krankenpflege. In Deutschland waren Anfang des 19. Jahrhunderts drei weibliche katholische Pflegeorden von Bedeutung, die alle in der Tradition der Barmherzigen Schwestern standen – die Borromäerinnen, die Clemensschwestern und die Vinzentinerinnen. Ihnen war die Ausübung der Krankenpflege als christliche Liebestätigkeit gemeinsam.

Evangelische Diakonie

Das positive katholische Vorbild sollte Nachahmer unter den Protestanten finden. Ein wichtiger Vertreter war Theodor Fliedner.

Theodor und Friederike Fliedner

Der protestantische Pastor Theodor Fliedner (1800–1864) erkannte, dass eine Verbesserung der bisher unzulänglichen pflegerischen Versorgung der Kranken notwendig war. Fliedner ging es vor allem um die armen Menschen unter den Kranken. Sie sollten sowohl im Krankenhaus als auch in ihren Wohnungen von weiblichen Diakonissen gepflegt werden. Diese verpflichteten sich, auf der eingesetzten Stelle zu dienen, als Gegenleistung wurden sie auf Lebenszeit versorgt.

Nach Fliedner galt es, die Ausbildung der Diakonissen zu fördern, denn seiner Meinung nach konnten nur ausgebildete Krankenschwestern eine gute Pflege ausüben. Als Vorbild für die Organisation dienten die Barmherzigen Schwestern. So übernahm er u. a. den Gedanken des Mutterhauses. Die Schwestern sollten bewusst als Helferin des Arztes ausgebildet werden. Fliedner schuf mit seiner Konzeption die Voraussetzung für die Krankenpflege als dem bürgerlichen Frauenberuf schlechthin.

Theodort Fliedner gründete zusammen mit seiner Frau Friederike (**Abb. 4.4**) 1836 die Diakonissenanstalt „Kaiserswerth". Dort wurden junge Frauen in der Krankenpflege ausgebildet und eingesetzt. In der kurzen Zeit ihres Wirkens als Vorsteherin, wurde Friederike Fliedner zu einer unangefochtenen Leitfigur der Schwesternschaft, auch über ihren Tod hinaus. Sie starb im Alter von 42 Jahren an den Folgen einer Frühgeburt. 1850 besuchte eine englische Dame Kaiserswerth und war von der Pflege der Kranken im Krankenhaus und der Diakonissenanstalt sehr angetan. Es war Florence Nightingale.

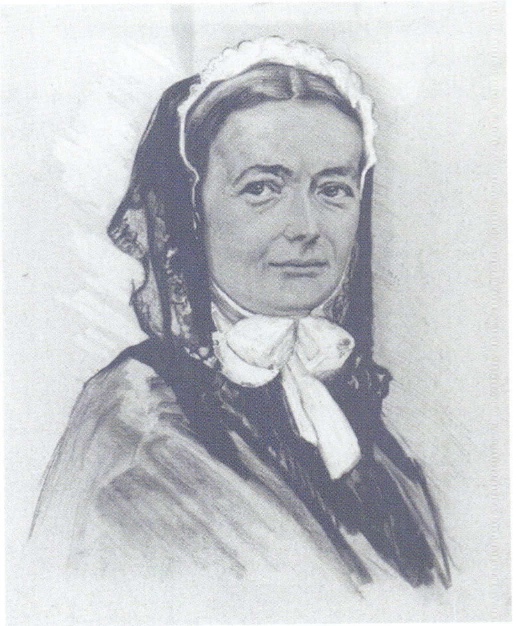

Abb. 4.4 Friederike Fliedner (mit freundlicher Genehmigung der Fliedner-Kulturstiftung, Kaiserwerth).

M *Das* **19. Jahrhundert** *wurde ganz entscheidend von der Industrialisierung beeinflusst.*

M *Anfang des 19. Jahrhunderts konnte jeder, der wollte, ohne jegliche Fachkenntnis die Krankenpflege ausüben. Dementsprechend unzureichend und schlecht angesehen war die Pflege.*

M *Die* **Einführung der Sozialversicherung** *Ende des 19. Jahrhunderts fand in der Verabschiedung von drei Gesetzen ihren Ausdruck:*
- *Krankenversicherungsgesetzes (1883),*
- *Unfallversicherungsgesetz (1884),*
- *Gesetz zur Invaliditäts- und Altersversicherung (1889).*

M *Wichtige* **Entdeckungen in der Medizin** *im 19. Jahrhundert:*
- *Erfindung des Stethoskops durch René Laennex,*
- *Einführung der Händedesinfektion durch Ignaz Semmelweis.*
- *Entdeckung von Tuberkelbakterien, Cholera- und Milzbranderregern durch Robert Koch,*

Theodor Fliedner s. a. S. 834.

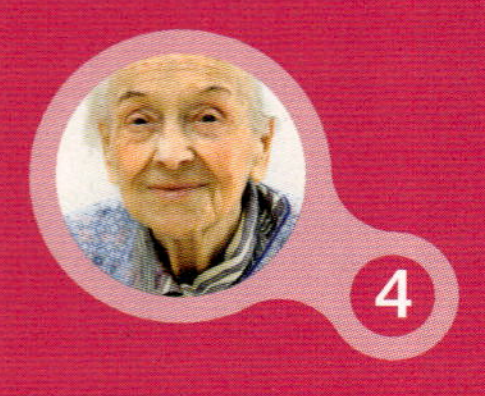

M *Noch heute wird an dem Geburtstag von Florence Nightingale der „Internationale Tag der Krankenpflege" begangen.*

M *Nightingale hatte, außer ihrer Neigung zur Pflege, auch eine hohe mathematische Begabung, die sie mit den Prinzipien der Statistik in die Krankenpflege einbrachte.*

M *Agnes Karll war an der Absicherung und Anerkennung ihres Berufstandes gelegen.*

M *ICN = Weltbund der Krankenpflegerinnen (International Council of Nurses). DBfK = Deutscher Berufsverband für Pflegeberufe e. V.*

Florence Nightingale

Florence Nightingale wurde am 12.5.1820 in Florenz (Italien) geboren (**Abb. 4.5**). Sie gilt bis in die heutige Zeit als eine Pionierin der modernen Krankenpflege.

Nightingale sah die unbeschreiblichen Mängel der Hygiene, die damals in den Pflegeanstalten herrschten, und bemerkte das Fehlen jeglicher Ausbildung des Personals. Nach einer Ausbildung in Kaiserswerth bei Theodor Fliedner und Studien zu Pflegemethoden der „Barmherzigen Schwestern" in Paris übernahm sie die Leitung eines „Instituts zum Wohle kranker Damen in beschränkten Verhältnissen" in London. Ihr Bestreben war es, aus diesem Haus ein Krankenhaus nach ihrer Vorstellung zu gestalten. Florence Nightingale richtete 1860 die erste nichtkonfessionelle Krankenpflegeschule in London ein, die unabhängig von einem Krankenhaus und dem Prinzip der „Mutterhäuser" war.

Aber auch in Deutschland fanden sich Vorreiterinnen für eine beruflich organisierte und fachlich qualifizierte Ausbildung und Arbeit in der Krankenpflege. Immer mehr Frauen hatten den Mut als sog. „wilde Schwestern" (Schwestern, die keinem Mutterhaus angehörten) zu arbeiten. In dieser Situation tritt Agnes Karll in die Geschichte der Krankenpflege ein.

Freiberufliche Krankenpflege

Gegen Ende des 19. Jahrhunderts kam es erneut zu einem Mangel an Pflegekräften, der u. a. auch durch die Verabschiedung des Krankenversicherungsgesetzes im Jahr 1883 ausgelöst wurde. Nun waren auch solche Bevölkerungsschichten im Krankenhaus anzutreffen, die sich vorher einen Krankenhausaufenthalt nicht leisten konnten.

Fast alle in der Krankenpflege tätigen Schwestern waren an ein Mutterhaus gebunden. Die konfessionellen Schwestern, Rotkreuzschwestern sowie viele weltliche, bürgerliche Schwestern hatten als Organisationsform das Mutterhaussystem übernommen und orientierten sich an den christlich motivierten Werten in der Ausübung der Krankenpflege. Die nichtkonfessionell gebundenen in der Pflege tätigen Schwestern wurden vielfach als „wilde Schwestern" tituliert. Es herrschte zudem die Überzeugung vor, dass nur Mutterhausschwestern eine reine, moralisch einwandfreie Gesinnung haben konnten.

Eine ehemalige Rotkreuzangehörige war es schließlich, die auf die Missstände aufmerksam machte und Veränderungen herbeiführen wollte – Agnes Karll.

Agnes Karll

Agnes Karll (**Abb. 4.6**), am 25.3.1868 in Embsen (Landkreis Lüneburg) geboren, begann bereits im August 1887 eine Ausbildung als Krankenpflegerin in einem Mutterhaus des Roten Kreuzes. Sie war anschließend in der privaten Krankenpflege rund um Berlin tätig und hielt sich einige Monate in Amerika auf, wo sie die Krankenpflege kennenlernte.

Agnes Karll forderte eine fundierte, dreijährige Ausbildung und trat für eine einheitliche Berufsbezeichnung ein. Sie arbeitete 1903 die Satzung der „Berufsorganisation der Krankenpflegerinnen Deutschlands sowie der Säuglings- und Wohlfahrtspflegerinnen" aus und übernahm den ersten Vorsitz. Dem Verband ging es um die Vermittlung von Arbeitsplätzen für ihre Mitglieder und um deren Versicherungsschutz und Rechtsberatung. Später wurde er zum Andenken an sie in „Agnes Karll Verband" umbenannt und ging 1973 in den DBfK ein. Agnes Karll wurde 1909 in London als Präsidentin des ICN ernannt. Als erste weibliche Dozentin lehrte sie 1913 an der Leipziger Frauenhochschule und leitete 1926 den nationalen Krankenpflegekongress in Düsseldorf. Sie verstarb 1927 im Alter von 59 Jahren.

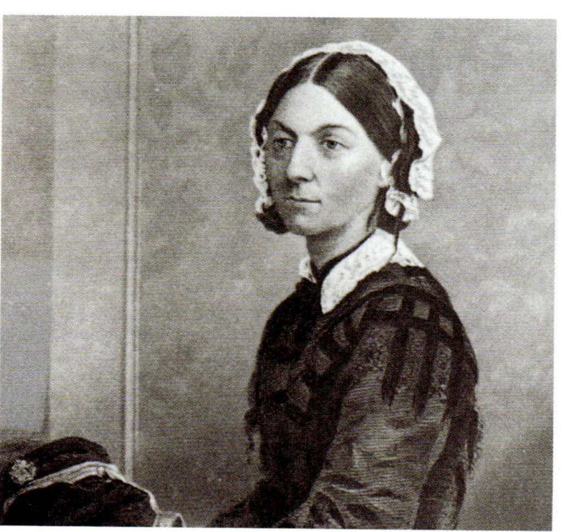

Abb. 4.5 Florence Nightingale gilt als Pionierin der modernen Krankenpflege.

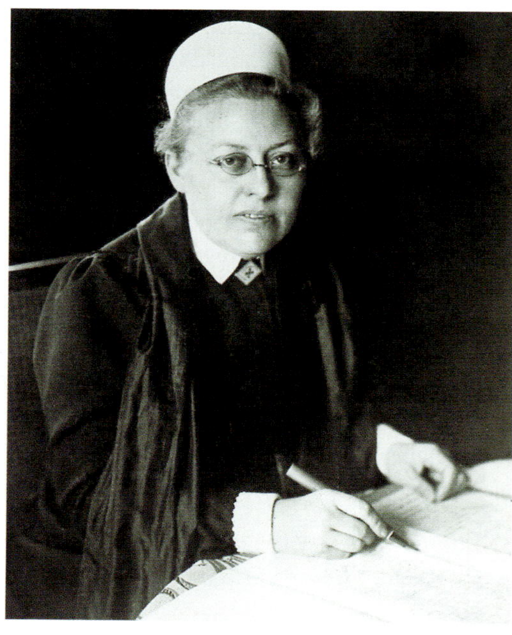

Abb. 4.6 Agnes Karll (Fotografie aus dem Jahr 1912).

Pflege im 1. Weltkrieg und in der Weimarer Republik

Im auslaufenden 19. und im beginnenden 20. Jahrhundert stellte das deutsche Kaiserreich eine der größten und stärksten Industrienationen in Europa dar. Der erste Weltkrieg (1914–1918) mit seinen großen Verlusten führte dazu, dass das deutsche Kaiserreich von 1871 von einer demokratischen Republik abgelöst wurde. Die Weimarer Republik begann verheißungsvoll und hatte in den Goldenen zwanziger Jahren von 1924–1929 ihre erfolgreichste Zeit. Sie wurde schließlich durch die Benennung von Adolf Hitler zum Reichskanzler abgelöst.

Im 20. Jahrhundert kam es im Bereich der Medizin zu zahlreichen Entdeckungen, die Therapie und Diagnostik dauerhaft beeinflussen sollten. In **Tab. 4.1** werden einige dieser Entdeckungen aufgeführt.

Mit dem Ausbruch des 1. Weltkrieges sahen sich alle Pflegekräfte, gleich ob in den Mutterhausverbänden oder in der freiberuflichen Pflege, dazu verpflichtet, im Krieg ihre Arbeitskraft zur Verfügung zu stellen. Dies entsprach der nationalen Begeisterung, die mit dem ersten Weltkrieg aufgekommen war. In erster Linie waren aber die Schwestern des Roten Kreuzes in der Kriegskrankenpflege aktiv. Sie errichteten nun u. a. Verbandplätze, Kriegslazarette im Frontgebiet und Reservelazarette.

Die Begeisterung war zu Beginn des Krieges so groß, dass sich Tausende unausgebildeter Frauen und Mädchen, die häufig aus den Frauenvereinen stammten, dem Roten Kreuz zu freiwilligen Hilfsleistungen zur Verfügung stellten. Insgesamt erhielt das Rote Kreuz einen großen Zulauf in dieser Zeit, während die freiberufliche Krankenpflege die allergrößten Schwierigkeiten hatte, in der Kriegskrankenpflege zum Einsatz zu kommen.

Arbeitslos gewordene Privatpflegerinnen wurden nur dann zum Kriegsdienst eingestellt, wenn sie auf eine Bezahlung verzichteten. Aufgrund der zurückgegangenen Nachfrage in der Haus- und Krankenhauspflege stellte dies für die freiberuflichen Schwestern eine Bedrohung ihrer Existenz dar. Deshalb ließen sich viele freiberufliche deutsche Krankenpflegerinnen in österreichischen Lazaretten einsetzen und erhielten dort neben Kost und Logis ein Taschengeld.

Auch nach Kriegsende, als Tausende von Schwestern arbeitslos waren, änderte sich nichts an den grundsätzlichen Positionen der Pflegeorganisationen. Es gab noch immer keine einheitliche staatliche Regelung in der Ausbildung der Pflegekräfte. Die 1907 in Preußen eingeführte einjährige Ausbildung mit fakultativer Prüfung am Ende sollte 1921 von einer zweijährigen Ausbildung mit abschließender staatlicher Prüfung abgelöst werden. Dieses Vorhaben scheiterte erneut an der Kritik der Mutterhausverbände, die in der Krankenpflege immer noch vor allem einen „Liebesdienst" sahen. Die eher technischen Handgriffe und Fähigkeiten waren für sie nachgeordnet und mussten von daher nicht in einem solchem Umfang geschult werden. Lediglich die Länder Preußen und Hamburg übernahmen die zweijährige Ausbildung, wobei die Prüfung auf Freiwilligkeit beruhte.

Nach 1921 durften sich dann alle geprüften Frauen als Krankenschwester bezeichnen. Dieser Titel war bisher den Mutterhausverbänden vorbehalten. Die Ausbildung der Säuglingspflegerinnen, die ein Jahr dauerte und mindestens 200 theoretische Unterrichtsstunden umfasste, wurde erst 1917 anerkannt. In der Weimarer Republik wurde 1923 eine neue Vorschrift über die Prüfung von Säuglings- und Kinderpflegerinnen erlassen, die zugleich die Dauer der Ausbildung auf zwei Jahre erhöhte.

Eine reichseinheitliche Ausbildungsregelung kam am 20.3.1930. Hier erfolgte eine Unterscheidung zwischen der Säuglings- und Kleinkinderpflegerin, die für die Versorgung gesunder Kinder, und der Säuglings- und Kleinkinderschwester, die für die Versorgung kranker Kinder zuständig war.

Tab. 4.1 Medizinische Errungenschaften zu Beginn des 20. Jahrhunderts

Wann	*Wer*	*Was*
1906	Alois Alzheimer (1864–1915), deutscher Arzt, Neurologe, Psychiater Hirnpathologe	Der Psychiater Emil Kraepelin (1856–1926) bezeichnet die von Alzheimer beschriebene Krankheit als Morbus Alzheimer
1909	Paul Ehrlich (1854–1915), deutscher Chemiker, Mediziner und Immunitätsforscher	begründet die moderne Chemotherapie
1923	Sir Frederick Grant Banting (1891–1941), kanadischer Chirurg und Physiologe Charles Herbst Best (1899–1978), amerikanischer Physiologe und Biochemiker	entdecken das Hormon Insulin
1929	Sir Alexander Fleming (1881–1955), schottischer Bakteriologe	entdeckt das Penicillin

M *Im 1. Weltkrieg und während der Weimarer Republik präsentiert sich die Pflege berufspolitisch zersplittert, mit fehlendem Selbstverständnis, den Ärzten untergeordnet und der Tradition der selbstlosen Tätigkeit verbunden.*

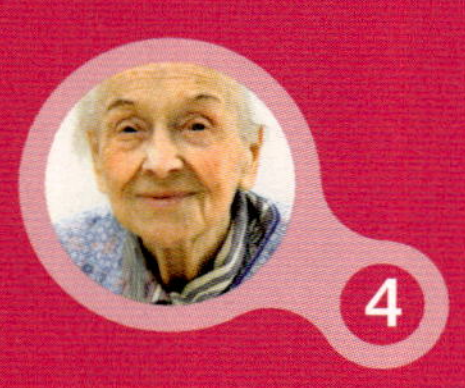

4

M *Die NS-Schwestern sollten die Elite der deutschen Schwestern darstellen und wurden vor allem in der Gemeindepflege eingesetzt, da man annahm, dass sie dort den größten ideologischen Einfluss ausüben könnten. Sie wurden aufgrund ihrer braunen Berufskleidung auch als* ***„braune Schwestern“*** *bezeichnet.*

M *Im Rahmen der* ***„wilden Euthanasie“*** *waren häufig die Pflegekräfte allein tätig – auf Anordnung der Ärzte. Durch Nahrungsentzug, Spritzen mit Luft oder durch Medikamentengabe wurde getötet.*

M *Die Krankenpflege im Dritten Reich führte in erschreckender Weise das fehlende berufliche Selbstverständnis vor Augen. In unzähligen Fällen wurde allein aufgrund ärztlicher Anordnungen das Auslöschen menschlichen Lebens legitimiert.*

M *Insgesamt betrachtet wurde die Krankenpflege im Nationalsozialismus durch die verschiedenen Aufgabenbereiche enorm aufgewertet und zu einem wichtigen politischen Faktor. Der vorher gering geschätzte, abwertend beurteilte Frauenberuf erhielt eine bedeutendere Stellung als jemals zuvor.*

M *Die Beteiligung an* ***„Euthanasieprogrammen“*** *und an den* ***„Menschenversuchen“*** *sollte als schrecklichstes „Arbeitsgebiet“ der deutschen Krankenpflege in die Geschichte eingehen.*

Pflege im Nationalsozialismus und im 2. Weltkrieg

Neuorganisation der Krankenpflege

Schon kurze Zeit nach der Machtübernahme begann der nationalsozialistische Staat, das Bildungssystem und die Berufe nach den eigenen Vorstellungen auszurichten. Davon betroffen war auch die Ausbildung und Organisation der Krankenpflege. Die verschiedenen Schwesternverbände wurden zusammengeschlossen, der Beruf insgesamt aufgewertet.

Pflegekräfte waren in den Jahren 1933–1945 in der Gemeindepflege und in Krankenhäusern tätig, sie waren aber auch am Kriegsdienst, in den Konzentrationslagern und an der Euthanasie beteiligt.

Zunächst wurde versucht, die bestehende berufspolitische Zersplitterung mit einer Neuorganisation der Krankenpflege zu beheben. Ziel einer neuen Organisation sollte die Vereinheitlichung und Bündelung der einzelnen Berufsverbände und die inhaltliche Angleichung sein, um kirchliche Verbände zu verdrängen, bei denen man den größten Widerstand gegen die nationalsozialistischen Ziele vermutete. Gleichzeitig sollte der Einfluss der Verbände, die nationalsozialistische Ziele vertraten, gesteigert werden. Die einflussreichste Organisation des Gesundheitswesens war die nationalsozialistische Volkswohlfahrt (NSV). Zunächst wurden Reichsfachschaften gegründet, die die berufsständischen und berufsfachlichen Interessen vertreten sollten. Darüber hinaus wurde das Amt für Volkswohlfahrt beauftragt, eine eigene NS-Schwesternschaft zu bilden, die zugleich Parteiorganisation der NSDAP sein sollte. Die meisten freien Schwestern wurden hier vereinigt und erhielten einen besseren Lohn sowie bessere Arbeits- und Ausbildungsbedingungen.

Voraussetzung für die Aufnahme in die Ausbildung der NS-Schwesternschaft war ein Ariernachweis sowie die Teilnahme im weiblichen Arbeitsdienst, ein Jahr in der Landwirtschaft oder im Haushalt sowie Kenntnisse in der Wochen-, Säuglings- oder der allgemeinen Krankenpflege.

Die verbliebenen freien Schwestern wurden im Oktober 1936 im „Reichsbund der freien Schwestern und Pflegerinnen“ zusammengeführt. Damit waren im „Fachausschuss für Schwesterngruppen“ die bekannten fünf großen Gruppen der Schwesternverbände vertreten:

- NS-Schwesternschaft („Braune Schwestern“),
- Reichsbund freier Schwestern und Pflegerinnen („Blaue Schwestern“),
- Schwesternschaft des Deutschen Roten Kreuzes,
- Diakoniegemeinschaft,
- Caritasverband.

Aufgabenfelder der Krankenpflege

Nach Steppe (1993) gehörten zu den Aufgaben der Krankenpflege im Nationalsozialismus die:

- Volksgesundheitspflege,
- Krankenhauspflege,
- krankenpflegerische Versorgung des Parteiapparates,
- Kriegskrankenpflege,
- Krankenpflege in den eroberten Gebieten,
- Beteiligung an den Programmen zur Euthanasie.

Die Pflege war „als ausführendes Organ an allen Umsetzungsphasen der systematischen Vernichtung beteiligt“ (Steppe 1993) und gab sich dabei zugleich der Illusion hin, ihrem humanitären Berufsethos treu geblieben zu sein. Schwestern wie Pfleger waren während der Vergasungsaktionen in den Heilanstalten und in der Phase der „wilden Euthanasie“, von November 1941 bis Juni 1943, anzutreffen. Während der Vergasungsaktionen wurden von Januar 1940 bis August 1941 in sechs Anstalten nacheinander über 70 000 meldepflichtige Menschen getötet. Meldepflichtig waren sämtliche Patienten, die:

- an Schizophrenie, Epilepsie, senilen Erkrankungen, Paralyse u.a. Lueserkrankungen, Schwachsinn jeder Ursache, Enzephalitis, Huntington und anderen neurologischen Erkrankungen litten,
- sich seit mindestens fünf Jahren ununterbrochen in Anstalten befanden,
- als kriminelle Geisteskranke verwahrt wurden,
- nicht die deutsche Staatsangehörigkeit besaßen oder nicht deutschen oder artverwandten Blutes waren.

Die strikte Unterordnung unter die Ärzte und die damit verbundene Gehorsamspflicht schienen demnach vielen Pflegenden als Begründung für derartige Handlungen auszureichen.

Widerstand des Pflegepersonals

Parallel zu den Entwicklungen in der Bevölkerung kam es auch unter den Pflegekräften vereinzelt zum Widerstand gegen das nationalsozialistische Regime. So liegen Berichte von einzelnen Krankenschwestern vor, die aufgrund antifaschistischer Äußerungen ihr Leben verloren.

Selbst in den Konzentrationslagern gab es viele Formen des Widerstandes, die häufig aus der Unterwanderung bestehender Vorschriften, z.B. dem Verbot der medizinischen Versorgung von jüdischen Patienten, bestanden. Im Konzentrationslager Dachau fälschte das Häftlingspersonal des Krankenhauses (Pflegekräfte, Ärzte) Unterlagen, um kranke Häftlinge vor dem Abtransport in die Gaskammer zu bewahren. Viele jüdische Krankenschwestern, die im Konzentrationslager Theresienstadt inhaftiert waren, versuchten unter übermenschlichen Anstrengungen eine pflegerische Versorgung zu gewährleisten.

Pflege nach 1945

Nach Kriegsende begann der Wiederaufbau der deutschen Pflege, wobei bereits in den fünfziger Jahren die Differenzen zwischen den Berufsverbänden deutlich auftraten. Wieder einmal ging es darum, die Pflege zwischen Berufung und Beruf anzusiedeln.

Die Neuordnung der Ausbildung in der Krankenpflege stellt zugleich ein Spiegelbild der in der jeweiligen Zeit vorherrschenden Berufsauffassung dar. So ist es nicht weiter verwunderlich, dass es bis Mitte des 20. Jahrhunderts gedauert hatte, bis ein erstes bundeseinheitliches Ausbildungsgesetz verabschiedet wurde. Zu lange hatte die Auffassung vorgeherrscht, dass die Krankenpflege als Dienst der christlichen Nächstenliebe nur über ein geringes theoretisches Wissen verfügen müsse.

Erst in der zweiten Hälfte des 20. Jahrhunderts erkannte man die Notwendigkeit theoretischen Wissens und einer qualifizierten Ausbildung, was sich in den Krankenpflegegesetzen niederschlug.

Krankenpflegegesetz vom 15.7.1957

Mit dem Grundgesetz erhielt der Bund die Zuständigkeit für die Regelung der Krankenpflegeausbildung, womit die Krankenpflegeverordnungen von 1938 nur noch durch ein Bundesgesetz geändert werden konnten. Schon bald darauf entstand die Diskussion um ein bundeseinheitliches Krankenpflegegesetz.

Am 2.2.1955 erhielten die Landesbehörden vom Bundesinnenministerium den Referentenentwurf eines Gesetzes über die Ausübung der Kranken- und Kinderkrankenpflege. In dem Gesetz sollten erstmalig die Berufe der Krankenschwester und der Kinderkrankenschwester zusammengefasst werden, und anstelle der 1940 geschaffenen „Säuglings- und Kinderschwester“ sollte die Berufsbezeichnung „Kinderkrankenschwester“ stehen.

Zwischen den Schwesternverbänden und den Berufsorganisationen hatte es vor allem Streit um die Dauer der Ausbildung und den Umfang des theoretischen Unterrichtes gegeben. Vor allem die katholischen Schwesternverbände waren es, die sich für die Beibehaltung der zweijährigen Ausbildung einsetzten, was jedoch von vielen als zu kurz angesehen wurde. Das verabschiedete Gesetz fand deswegen kaum Zustimmung und führte dazu, dass schon bald darauf Bestrebungen bzgl. einer Novellierung des Gesetzes unternommen wurden.

Krankenpflegegesetz vom 20.9.1965

Das Krankenpflegegesetz von 1965 stellte kein neues Gesetz, sondern lediglich eine Novellierung des Gesetzes von 1957 dar. Bereits 1961 begann ein Ausschuss der Deutschen Krankenhausgesellschaft, in Zusammenarbeit mit Schwesternverbänden, eine Neuregelung der Krankenpflegeausbildung zu planen, und am 20.9.1965 trat das Gesetz schließlich in Kraft. Mit der Einführung der Ausbildung für Krankenpflegehelferinnen und -helfer wurde auch der Titel des Gesetzes verändert. Das Gesetz sollte nur noch „Krankenpflegegesetz“ heißen.

Ein Schutz der Berufsausübung wurde auch in diesem Gesetz nicht formuliert. In der Folge wurde das Gesetz durch das Änderungsgesetz vom 3.9.1968 und das Änderungsgesetz vom 4.5.1972 verändert.

Krankenpflegegesetz vom 4.6.1985

Das novellierte Krankenpflegegesetz von 1965 hatte 20 Jahre Gültigkeit und wurde nach lang anhaltenden Diskussionen 1985 abgelöst.

Am 4.6.1985 wurde das „Gesetz über die Berufe in der Krankenpflege“ als neues Krankenpflegegesetz vom Deutschen Bundestag verabschiedet.

Im § 4 des Krankenpflegegesetzes werden die Zielsetzungen der Ausbildung genannt und mittelbar auch die Aufgaben des ausgebildeten Pflegepersonals. Mit dem neuen Gesetz wurden zugleich die in einer EU-Richtlinie geforderten Normen umgesetzt.

Entwicklung der Ausbildung in der Altenpflege

Die veränderten sozialen Strukturen machten eine Betreuung und Aufnahme der alten und kranken Angehörigen in die Familien schon häufig aus räumlichen Gründen nicht mehr möglich und erforderten die Errichtung von Altenheimen.

In den fünfziger Jahren wurden erste Kurzlehrgänge zur Qualifizierung angeboten, um den Bedürfnissen der alten, nur zum Teil pflegebedürftigen Menschen gerecht zu werden. Die Pflege der alten Menschen wurde bis in die siebziger Jahre hinein als Teil der Krankenpflege beschrieben.

Um die Attraktivität der Arbeit in der Altenpflege zu erhöhen, wurde das eigenständige Berufsbild „Altenpflege“ entwickelt. Im Rahmen einer Ausbildung sollten nun sozial- und medizinalpflegerische Tätigkeiten vermittelt werden, die auf einen Einsatz in Einrichtungen der Altenhilfe sowie in ambulanten Pflegediensten vorbereiten sollten.

Es wurden erste Altenpflegeschulen eingerichtet, und 1969 erließ Nordrhein-Westfalen die erste Ausbildungsordnung mit staatlicher Abschlussprüfung. Etwas später folgten weitere Bundesländer. Eine tarifliche Gleichstellung mit der Krankenpflege erfolgte in den Jahren 1988/89.

Seit den 80er-Jahren gab es vermehrt Bestrebungen, die Altenpflegeausbildung bundeseinheitlich zu regeln.

Seit 1969 existiert der Beruf der Altenpflege in Deutschland. Er wurde in den Ländern geregelt und unterlag damit keiner bundeseinheitlichen Regelung.

M *Die Änderungen setzten das Mindestalter für die Ausbildung herab und verlängerten die Übergangsfrist hinsichtlich der schulischen Voraussetzungen.*

M *KrPflG = Krankenpflegegesetz.*

M *Das* ***Krankenpflegegesetz*** *vom 4.6.1985 verankerte erstmals die Durchführung einer geplanten Pflege. Der Schutz der Berufsausübung in der Krankenpflege wurde wiederum nicht gesetzlich geregelt.*

M *In* ***Altenheimen*** *wurden zunächst un- und angelernte Pflegekräfte eingesetzt*

M *Bis Mitte der fünfziger Jahre wurde die Altenpflege in den Familien überwiegend von Ordensschwestern und Diakonissen geleistet, die als* ***„Gemeindeschwestern“*** *von Kirchen und Gemeinden angestellt wurden.*

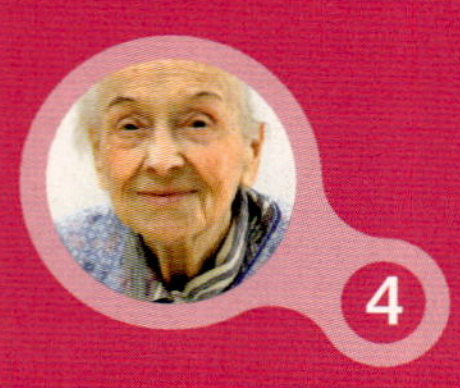

Demografischer Wandel s. a. S. 637.

M *Das* **Gesetz über die Berufe in der Krankenpflege** *(Krankenpflegegesetz, KrPflG) wurde in seiner jetzigen Form im Bundesgesetzblatt 2003 Teil 1, Nr. 36 veröffentlicht und ist am 1.1.2004 in Kraft getreten.*
Die neue **Ausbildungs- und Prüfungsverordnung für die Berufe in der Krankenpflege** *(KrPflAPrV) wurde am 19.11.2003 veröffentlicht.*

M *Das* **Krankenpflegegesetz von 2003** *führt zu einer Änderung der Berufsbezeichnung, erhöht die Anzahl der Theoriestunden und betont den Aspekt der Gesundheitsförderung als berufliche Aufgabe.*

M *AltPflG = Altenpflegegesetz.*

Altenpflegegesetz s. a. S. 844.

M *Mit dem* **Gesetz über die Berufe in der Altenpflege** *vom 1.8.2003 wird die Ausbildung in der Altenpflege erstmals bundeseinheitlich geregelt.*

Pflege im 21. Jahrhundert

Zu Beginn des 21. Jahrhunderts ist davon auszugehen, dass Deutschland vor einem Bevölkerungswandel steht, der sich einerseits durch die gestiegene Lebenserwartung und andererseits durch die sinkenden Geburtenraten erklären lässt. Der demografische Wandel verlangt eine Anpassung der sozialen Sicherungssysteme an die neuen Rahmenbedingungen und fordert die Pflegeberufe auf, sich frühzeitig auf die veränderten gesellschaftlichen Anforderungen einzustellen. Hinzu kommen gesundheitspolitische Veränderungen sowie berufspolitische Diskussionen, die die Professionalisierung der Pflegeberufe weiter vorantreiben. Mit dem Krankenpflegegesetz von 2003 und dem Altenpflegegesetz von 2003 sowie den berufspolitischen und bildungspolitischen Initiativen tragen die Pflegeberufe den veränderten Rahmenbedingungen Rechnung.

Gesetz über die Berufe in der Krankenpflege

Das neue Krankenpflegegesetz impliziert insbesondere mehr Verantwortung für die eigene Gesundheit. Aufgrund der notwendig gewordenen Angleichungen von Berufsausbildungen im Kontext der Europäischen Union erhielt zugleich das Thema „Gesundheitsförderung" einen weitaus größeren Stellenwert im Rahmen der Pflegeausbildung als zuvor. Dies findet bereits in der veränderten Berufsbezeichnung seinen Niederschlag. Dem neuen Auftrag der Gesundheitsförderung wird bereits in den neuen Berufsbezeichnungen „Gesundheits- und Krankenpflegerin" oder „Gesundheits- und Krankenpfleger" Folge geleistet.

Die seit Beginn der 90er-Jahre stattgefundene Akademisierung und der Wissenszuwachs auch in pflegewissenschaftlichen Erkenntnissen, zeigen sich an vielen Stellen im neuen Gesetz und verdeutlichen die Entwicklungen der Pflegeberufe. In **Tab. 4.2** werden die Krankenpflegegesetze von 1939, 1957, 1965, 1985 und 2003 in den jeweiligen Ausbildungs- und Prüfungsordnungen gegenübergestellt.

Gesetz über die Berufe in der Altenpflege

Am 1.8.2003 trat das bundeseinheitliche Altenpflegegesetz in Kraft. Bis dahin war die Altenpflegeausbildung auf Länderebene geregelt, d.h. die Ausbildung unterlag dem jeweils gültigen Länderrecht, also der Kulturhoheit der einzelnen Bundesländer. Es gab bis 2003 kein klares Profil der Ausbildung, zeitweise wurden in 16 Bundesländer 16 verschiedenen Ausbildungsregelungen angewandt. Abschlüsse in den Ländern waren z.T. nicht bundesweit anerkannt.

Im Bundesaltenpflegegesetz wird die Ausbildung in der Altenpflege bundeseinheitlich geregelt. Der erfolgreiche Abschluss dieser Ausbildung ist somit in allen Bundesländern anerkannt.

Seit dem Bundesaltenpflegegesetz ist die Berufsbezeichnung „Altenpflegerin/Altenpfleger" eine geschützte Bezeichnung. Einige für Altenpflegeschüler besonders wichtige Abschnitte, Paragrafen und ihre Inhalte sind im Folgenden aufgeführt.

Tab. 4.2 Gegenüberstellung der Krankenpflegegesetze und Ausbildungs- und Prüfungsordnungen von 1938, 1957, 1965, 1985 und 2003

Gesetz	*Zugangsalter*	*Dauer der Ausbildung*	*Theoretischer Unterricht/ praktischer Unterricht*	*Krankenpflegeunterricht*	*Praktikum*
Gesetz zur Ordnung der Krankenpflege vom 28. September 1938	18 Jahre	1½; Jahre	200/	Ohne Angaben	1 Jahr
Krankenpflegegesetz vom 15. Juli 1957	18 Jahre	2 Jahre	400/	Ohne Angaben	1 Jahr
Krankenpflegegesetz vom 20. September 1965	18 Jahre	3 Jahre	1200/	250 Std.	–
Fassung vom 3. September 1968	17 Jahre	3 Jahre			–
Fassung vom 4. Mai 1972	17 Jahre	3 Jahre			–
Gesetz über die Berufe in der Krankenpflege vom 4. Juni 1985	17 Jahre	3 Jahre	1600/3000 Std.	480 Std.	–
Gesetz über die Berufe in der Krankenpflege vom 16. Juli 2003	–	3 Jahre	2100/2500 Std.	950 Std.	–

Geschichte der Versorgung alter Menschen

Hospitalwesen im Mittelalter (bis Ende 16. Jahrhundert)

Im Gegensatz zur Krankenpflege wurden alte Menschen häufig zusammen mit anderen Gruppen Hilfsbedürftiger (Mittellose, Kranke, geistig Behinderte) in kirchlichen Armen- und Siechenhäusern untergebracht. Diese waren zunächst Klöstern und christlichen Orden angeschlossen. Die dort lebenden Menschen erhielten freie Unterkunft und Pflege während ihrer Krankheit, mussten sich jedoch i.A. aus eigenen Mitteln durch Arbeit innerhalb der Einrichtung oder aus Almosen versorgen.

Im Lauf der Zeit entstanden neben den klösterlichen Einrichtungen Versorgungshäuser, in denen sich wohlhabende ältere Menschen durch den Kauf von sog. Pfründen, einen Pflegeplatz und eine entsprechende Versorgung sichern konnten. Manch gut situierter Spender erkaufte sich das Recht, seinen Lebensabend ohne Sorgen im Spital verbringen zu können oder man erwarb mit den Pfründen praktisch eine Versicherung für den Lebensabend.

Im späten Mittelalter führten die Bevölkerungszunahme und die Stadtentwicklung zu ungünstigen hygienischen Bedingungen. Die Bevölkerung hatte Angst vor Infektionskrankheiten und versuchte, sich durch große Spenden und Erbschaften an die Kirchen von dieser Geißel zu befreien. Mit diesen Spenden wurden wiederum Kirchen gebaut, aber auch Armenspeisungen und -kleidung durchgeführt.

Entwicklung vom 16.–18. Jahrhundert

1633 erfolgte in Zusammenarbeit mit Vinzenz von Paul und Luise de Maillac die Gründung des Ordens der „Filles de la Charité" (Vinzentinerinnen), die die Armen in der Gemeinde besuchten und versorgten und in den Häusern der Kranken und Alten tätig waren. Der Grundstein der offenen Altenhilfe und Hauskrankenpflege wurde gelegt.

Durch den wachsenden Bedarf nach Pflegearbeit kam es im 16.–18. Jahrhundert zur Gründung und Übernahme von Spitälern durch die Städte (Verstaatlichung in der Zeit der Aufklärung).

In Paris z.B. entsteht das „Hôtel Dieu" und auch in Deutschland bilden sich größere Krankenstätten, z.B. die Charité in Berlin. Eigentlich in Erwartung der Pest 1710 vor den Toren Berlins als „Pesthaus" erbaut, wurde es dann als Hospiz für unbemittelte Alte, Arbeitshaus für Bettler und als Entbindungseinrichtung für unehelich Schwangere und Prostituierte genutzt. Am 25.5.1852 wird vor den Toren Hamburgs der Bau für ein Werk- und Armenhaus begonnen.

Entwicklung im 19. Jahrhundert

Die Industrielle Revolution (1848–1871) veränderte die gesamte Wirtschaft, und auch die sozialen Veränderungen waren tiefgreifend. Die älteren Menschen waren nicht mehr so vielseitig einsetzbar im Arbeitsprozess und ihr Status innerhalb der Gesellschaft sank. Attribute wie Krankheit und niedrige Leistungsfähigkeit wurden mit dem Alter in Verbindung gebracht. Die Großfamilie brach auseinander und eine neue Art der Versorgung älterer Menschen wurde notwendig.

Als Reaktion auf das Elend vieler alter Menschen, entstanden in der zweiten Hälfte des 19. Jahrhunderts karitative Organisationen. Die Gründung der Wohlfahrtsverbände und der Aufbau der Sozialversicherungen ab 1883 verbesserten die institutionalisierte Altenpflege. Die ersten reinen Alters- und Pflegeheime entstanden. 1889 wurde die Alters- und Invalidenversicherung durch Otto von Bismarck eingeführt. Es entstand erstmals eine „soziale Kategorie Alter".

Entwicklung im 20. Jahrhundert

Im frühen 20. Jahrhundert wurde das Alter mit Krankheit verbunden und lag somit im Arbeitsbereich der Krankenpflege. Dienstleistungen im Bereich der Altenpflege orientierten sich am Krankenhausbild, ohne das soziale Beziehungsgeflecht und die Bedürfnisse der älteren Menschen zu berücksichtigen.

Der Nationalsozialismus zählt zu einem dunklen Kapitel in unserer Geschichte. Die„Allgegenwart der Vernichtung" betraf auch die Alterskranken. Nach dem Krieg herrschten in Deutschland Armut und Hunger, und auch jetzt kümmerte sich kaum jemand um das Schicksal der alten Menschen. Sie wurden zumeist in kirchlichen Einrichtungen untergebracht. In Baracken entstanden Altenheime und Flüchtlingsaltenheime.

Erst Ende der 50er-Jahre, zur Zeit des Wirtschaftswunders, änderte sich die Rolle älterer Menschen in der Gesellschaft. Altenpflege sah sich nicht mehr als Zweig der Krankenpflege, sondern als eigenständiges Handlungs- und Berufsfeld mit sozialbetreuerischem Schwerpunkt. Der Beruf des Altenpflegers/der Altenpflegerin entwickelte sich.

Gegenwart

In der Gegenwart weisen ältere Menschen keine einheitlichen Merkmale mehr auf, sondern müssen stärker in Untergruppen aufgeteilt werden. Es gibt „junge Alte", „Ältere" und „Hochbetagte". Mit ihren speziellen Belangen und Bedürfnissen. „Alter" als Massenphänomen ist eine historisch neue Erscheinung, es gibt in der Geschichte kein Vorbild für diese Alterskultur. Das am 1.1.1975 in Kraft getretene Heimgesetz brachte der institutionellen Versorgung entscheidende Verbesserungen. Es regelt wesentliche Punkte für das Leben im Heim auf rechtlicher Ebene.

M *Nur wer wirtschaftlich gut gestellt war, konnte die teure ärztliche Behandlung in Anspruch nehmen und sich zu Hause pflegen lassen.*

Vinzentinerinnen s. a. S. 837.

M *Die offene Altenhilfe und die Hauskrankenpflege liegen in der Arbeit der Vinzentinerinnen (1633) begründet.*

M *In der* ***Frühphase der Industrialisierung*** *gab es noch keine soziale Absicherung, und Krankheit oder Arbeitsunfähigkeit führten oft zu einer sozialen Katastrophe.*

M *Im frühen 20. Jahrhundert reichte die Rente kaum, und viele ältere Menschen waren gezwungen zu betteln. In Großstädten entstanden Armenküchen oder Armenspeisungen*

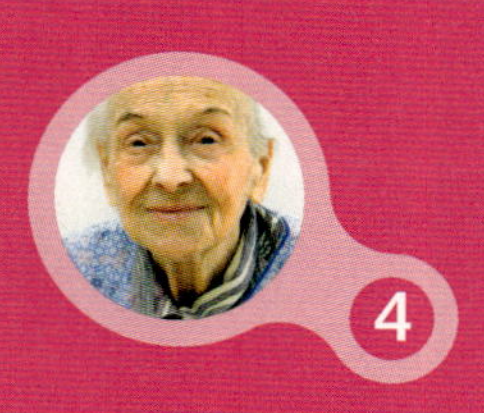

4

Pflegeausbildung im Wandel

Seit dem 4. Jahrhundert wurde die Pflege hauptsächlich von Frauen übernommen. Waren es erst wohlhabende Frauen, die in der pflegerischen Tätigkeit einen Sinn in ihrem Dasein fanden, so wurde in der späteren Entwicklung der Professionalisierung die Pflege als „typischer Frauenberuf" bezeichnet. Man erwartete von den Pflegekräften Attribute (Wesensmerkmale), die deutlich häufiger den Frauen zugesprochen wurden als den Männern: Hingabe, Liebesfähigkeit oder die Bereitschaft zum völligen Einsatz. Der Pflegeberuf sieht sich mangelnder Aufmerksamkeit und Anerkennung seitens der Gesellschaft ausgesetzt. Erst mit der Professionalisierung der Medizin fand auch der Beruf der Pflegekraft mehr und mehr Bedeutung:

- **1906** wurde im Bundesrat nach dreijähriger Verhandlung und Beratung eine einjährige Berufsausbildung für Pflegekräfte angeordnet. Das erste „Deutsche Krankenpflegegesetz" trat in Kraft.
- **1907** kam die staatliche Prüfungsverordnung in Preußen dazu.
- In der Weimarer Republik (1918–1933) wurden erstmal Berufsrechte in der Krankenpflege, bestehend aus den ersten Tarifverträgen, durchgesetzt.
- **1924** regelte die KRAZO (Verordnung über die Arbeitszeit in Krankenpflegeanstalten) eine Reduzierung des bisherigen 12-Stunden-Tages auf acht Stunden Arbeitszeit.
- **1946** entsteht eine Schwesternhochschule der Diakonie in Berlin.
- **1962** wurde die „Irrenpflege" in die allgemeine Krankenpflege einbezogen. Bundesweit wurden Krankenpflegeschulen an psychiatrischen Kliniken eingerichtet, um den Nachwuchsmangel zu kompensieren.
- Ab **1958** finden erste Altenpflegekurse statt.
- **1960** etablierte sich der sozialpflegerisch orientierte Beruf der Altenpfleger/-in, allerdings noch mit sehr geringer Ausbildungsqualität.
- **1969** gab es in Nordrhein-Westfalen die erste zweijährige Ausbildung in der Altenpflege.

Der Deutsche Verein für öffentliche und private Fürsorge, eine Koordinationsstelle für alle Bestrebungen und Entwicklungen u. a. in den Bereichen Sozial-, Alten- und Gesundheitshilfe, veröffentlicht ein Berufsbild zur Altenpflege.

Die Ausbildung, die selber finanziert werden musste, bestand in einem Jahr theoretischem und fachpraktischem Unterricht und einem Anerkennungsjahr in einer Altenpflegeeinrichtung. In diesem Jahr erließ NRW ebenso die erste staatliche Ausbildungs- und Prüfungsverordnung. 1974 gründete sich der erste Deutsche Berufsverband für Altenpflege – DBVA. Bis 1979 war in allen Bundesländern Altenpflege als Ausbildungsberuf eingeführt (Ausbildung unterschiedlich auf Länderebene geregelt). 1984 vereinbarten die Bundesländer mit einer gesetzlichen Rahmenvereinbarung, dass alle Altenpflegeausbildungen in allen Bundesländern anerkannt wurden. 1988 führte NRW eine dreijährige Altenpflegeausbildung ein. Sie war noch getrennt in zwei Jahre theoretischen und fachpraktischen Unterricht und einem Anerkennungsjahr in einer Altenpflegeeinrichtung. Ab 1990 gibt es Pflegestudiengänge, und einige Länder bilden in einer dreijährigen Ausbildung zum/r Altenpfleger/in aus, so auch ab 1994 NRW. Es erfolgte eine integrierte Ausbildung. Theoretischer und fachpraktischer Unterricht wechselte mit Berufspraktika in verschiedenen Fachbereichen der Altenpflege ab.

Bundeseinheitliches Altenpflegegesetz

Im September 2000 wurde nach jahrelanger Diskussion das erste bundeseinheitliche Altenpflegegesetz vom Bundestag verabschiedet. Es ersetzt 16 unterschiedliche Länderregelungen und ist damit als wichtige Weiterentwicklung zu werten. Die neu geregelte Altenpflegeausbildung beträgt drei Jahre, in denen der Anteil der praktischen Ausbildung überwiegen soll. Nach dem Urteil des Bundesverfassungsgerichtes zur „Bundeskompetenz zur Regelung der Zulassung und der Ausbildung der Altenpflegerinnen und Altenpfleger" wurde das bundeseinheitliche Altenpflegegesetz angenommen und trat am 1.8.2003 in Kraft. Damit sind die dreijährigen Berufsabschlüsse bundesweit anerkannt.

Die Altenpflege als professionalisiertes Berufsfeld befasst sich mit der Betreuung und Pflege von betagten Menschen in verschiedenen Institutionen und Organisationsformen, wie Altenheimen, Pflegeheimen, Gerontopsychiatrie, ambulante Pflege usw. Da die Altenpflege nicht auf die Hilfe bei kurzfristigen oder krisenhaften Ereignissen abzielt, liegt ihr Schwerpunkt nicht auf der Unterstützung medizinischer Therapien, sondern beschäftigt sich mit allen Aspekten des täglichen Lebens. Darum ist neben den im engeren Sinne pflegerischen Angeboten auch die soziale Arbeit ein wesentlicher Bestandteil der Altenpflege (nach Wikipedia, freie Enzyklopädie).

Berufsethik

Erst in den späten 1990er-Jahren fängt die Pflege an, eine eigene Ethik zu entwickeln. Zentraler Teil dieser Berufsethik in der Pflege ist es, nicht nur Mitgefühl und Engagement zu zeigen, sondern tiefe Krisen der Patienten mitzutragen, und womöglich als erniedrigend empfundene Situationen würdig zu gestalten.

D *Die* **Altenpflege als professionalisiertes Berufsfeld** *befasst sich mit der Betreuung und Pflege von betagten Menschen in verschiedenen Institutionen und Organisationsformen.*

M **Altenpflegehilfe** *bleibt weiter in Länderhoheit geregelt und ist somit nicht bundesweit anerkannt.*

Welche Berufsgesetze gibt es?

Altenpflegegesetz

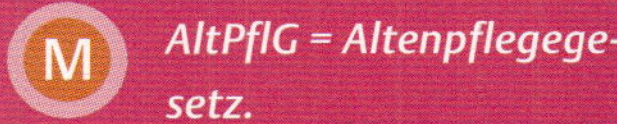

AltPflG = Altenpflegegesetz.

Im ***Altenpflegegesetz*** *wird die Ausbildung in der Altenpflege bundeseinheitlich geregelt. Der erfolgreiche Abschluss dieser Ausbildung ist somit in allen Bundesländern anerkannt.*

Mit dem am 1.8.2003 in Kraft getretenen Gesetz über die Berufe in der Altenpflege, wird die Ausbildung in der Altenpflege erstmals bundeseinheitlich geregelt. Bis dahin war die Altenpflegeausbildung auf Länderebene geregelt, d.h. die Ausbildung unterlag dem jeweils gültigen Länderrecht, also der Kulturhoheit der einzelnen Bundesländer. Es löst gleichzeitig die bis dahin gültigen 16 länderspezifischen Regelungen ab. Abschlüsse waren in den Ländern z.T. nicht bundesweit anerkannt.

Neu ist, dass die Altenpflege nun explizit den Heilberufen zugeordnet wird, wobei die Ausbildung in der Altenpflegehilfe wie bisher von den Bundesländern geregelt wird. Ein wesentliches Ziel des Gesetzes ist es, bundesweit ein einheitliches Ausbildungsniveau sicherzustellen, darüber hinaus das Berufsbild attraktiver zu gestalten und insgesamt dem Beruf ein klares Profil zu geben. Im Rahmen der Ausbildung wird das medizinisch-pflegerische Kompetenzprofil gestärkt, und es werden sozialpflegerische und gerontologische Kenntnisse und Fähigkeiten vermittelt. Die Ausbildungsziele in § 3 des Altenpflegegesetzes verdeutlichen den veränderten Verantwortungsbereich der Berufsangehörigen und betonen die Notwendigkeit der Befähigung zum eigenverantwortlichen Handeln.

Die Ausbildung in der Altenpflege soll die Kenntnisse, Fähigkeiten und Fertigkeiten vermitteln, die zur selbstständigen und eigenverantwortlichen Pflege einschließlich der Beratung, Begleitung und Betreuung alter Menschen erforderlich sind. Dies umfasst insbesondere:

1. die sach- und fachkundige, den allgemein anerkannten pflegewissenschaftlichen, insbesondere den medizinisch-pflegerischen Erkenntnissen entsprechende, umfassende und geplante Pflege,
2. die Mitwirkung bei der Behandlung kranker alter Menschen einschließlich der Ausführung ärztlicher Verordnungen,
3. die Erhaltung und Wiederherstellung individueller Fähigkeiten im Rahmen geriatrischer und gerontopsychiatrischer Rehabilitationskonzepte,
4. die Mitwirkung an qualitätssichernden Maßnahmen in der Pflege, der Betreuung und der Behandlung,
5. die Gesundheitsvorsorge einschließlich der Ernährungsberatung,
6. die umfassende Begleitung Sterbender,
7. die Anleitung, Beratung und Unterstützung von Pflegekräften, die nicht Pflegekräfte sind,
8. die Betreuung und Beratung alter Menschen in ihren persönlichen und sozialen Angelegenheiten,
9. die Hilfe zur Erhaltung und Aktivierung der eigenständigen Lebensführung einschließlich der Förderung sozialer Kontakte,
10. die Anregung und Begleitung von Familien- und Nachbarschaftshilfe und die Beratung pflegender Angehöriger. (BGBl. 2003 Teil I, Nr. 44.)

Einige für Altenpflegeschüler besonders wichtige Abschnitte sind im Folgenden aufgeführt.

Abschnitt 2

§3 Zielsetzung. „Die Ausbildung in der Altenpflege soll die Kenntnisse, Fähigkeiten und Fertigkeiten vermitteln, die zur selbstständigen und eigenverantwortlichen Pflege einschließlich der Beratung, Begleitung und Betreuung alter Menschen erforderlich sind."

§ 4 Ausbildungsdauer und Umsetzung. „Die Ausbildungsdauer dauert unabhängig vom Zeitpunkt der staatlichen Prüfung drei Jahre. Die Ausbildung besteht aus theoretischem und praktischem Unterricht und einer praktischen Ausbildung. Der praktische Teil der Ausbildung überwiegt."

Die praktische Ausbildung wird in einem Heim, in einer stationären Pflegeeinrichtung (wenn es sich um eine Einrichtung für alte Menschen handelt) oder in einer ambulanten Pflegeeinrichtung (wenn deren Tätigkeit die Pflege alter Menschen einschließt) erfolgen. Es können auch noch andere Einrichtungen, wie z.B. psychiatrische Kliniken mit gerontopsychiatrischer Fachrichtung, geriatrische Fachkliniken, geriatrische Rehabilitationseinrichtungen oder Einrichtungen der offenen Altenhilfe an der praktischen Ausbildung beteiligt sein.

§ 6 Zugangsvoraussetzung. 1) der Realschulabschluss oder ein anderer als gleichwertig anerkannter Bildungsabschluss oder eine andere abgeschlossene zehnjährige Schulbildung, die den Hauptschulabschluss erweitert oder

2) der Hauptschulabschluss oder ein als gleichwertig anerkannter Bildungsabschluss, sofern eine abgeschlossene, mindestens zweijährige Berufsausbildung oder die Erlaubnis als Krankenpflegehelferin oder Krankenpflegehelfer oder eine landesrechtlich geregelte, erfolgreich abgeschlossene Ausbildung von mindestens einjähriger Dauer in der Altenpflegehilfe oder Krankenpflegehilfe nachgewiesen wird.

§ 8 Unterbrechung durch Krankheit. „...durch Krankheit oder aus anderen von der Altenpflegeschülerin oder dem Altenpflegeschüler nicht zu vertretenden Gründen bis zur Gesamtdauer von zwölf Wochen. Bei Altenpflegeschülerinnen werden auch Unterbrechungen wegen Schwangerschaft bis zur Gesamtdauer von vierzehn Wochen angerechnet."

§ 9 Zuständigkeit der Prüfung. Das Bundesministerium für Familie, Senioren, Frauen und Jugend

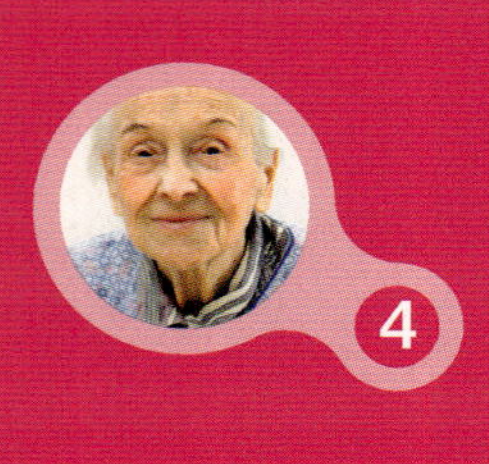

(im Einvernehmen mit dem Bundesministerium für Gesundheit und soziale Sicherung und dem Bundesministerium für Bildung und Forschung) ist ermächtigt, in einer Ausbildungs- und Prüfungsverordnung die Mindestanforderungen an die Ausbildung und das Nähere über die staatliche Prüfung und die Urkunde für die Erlaubnis zu regeln.

Abschnitt 4

In dem Abschnitt des bundeseinheitlichen Altenpflegegesetzes werden das Ausbildungsverhältnis zwischen dem Träger der praktischen Ausbildung und dem Schüler und die Pflichten der Schüler behandelt und geregelt.

Das Bundesgesetz ist als ein Rahmen zu sehen, der den Hintergrund der Ausbildung regelt. Die einzelnen Ausformulierungen der verschiedenen Teile der Ausbildung und der Prüfung werden in der Ausbildungs- und Prüfungsverordnung organisiert und festgeschrieben.

Krankenpflegegesetz

M *KrPflG = Krankenpflegegesetz.*

Das Gesetz über die Berufe in der Krankenpflege wurde in seiner jetzigen Form im Bundesgesetzblatt 2003 Teil 1, Nr. 36 veröffentlicht und ist am 1.1.2004 in Kraft getreten. Das Gesetz ersetzt das alte Krankenpflegegesetz von 1985, das zuletzt 1993 modifiziert wurde.

Die neue Ausbildungs- und Prüfungsverordnung für die Berufe in der Krankenpflege (KrPflAPrV) wurde am 19.11.2003 veröffentlicht. Das neue Krankenpflegegesetz impliziert insbesondere mehr Verantwortung für die eigene Gesundheit.

Aufgrund der notwendig gewordenen Angleichungen von Berufsausbildungen im Kontext der Europäischen Union erhielt zugleich das Thema „Gesundheitsförderung" einen weitaus größeren Stellenwert im Rahmen der Pflegeausbildung als zuvor. Dies findet bereits in der veränderten Berufsbezeichnung seinen Niederschlag. Während im vorangegangenen Gesetz die Berufsbezeichnungen „Krankenschwester" oder „Krankenpfleger" lauteten, wird hier dem neuen Auftrag der Gesundheitsförderung bereits in den neuen Berufsbezeichnungen „Gesundheits- und Krankenpflegerin" oder „Gesundheits- und Krankenpfleger" bzw. Gesundheits- und Kinderkrankenpflegerin" oder „Gesundheits- und Kinderkrankenpfleger" Folge geleistet. Im Weiteren wird in § 3 das Ausbildungsziel benannt:

„(1) Die Ausbildung für Personen nach § 1 Abs.1 Nr. 1 und 2 soll entsprechend dem allgemein anerkannten Stand pflegewissenschaftlicher, medizinischer und weiterer bezugswissenschaftlicher Erkenntnisse fachliche, personale, soziale und methodische Kompetenzen zur verantwortlichen Mitwirkung insbesondere bei der Heilung, Erkennung und Verhütung von Krankheiten vermitteln. Die Pflege im Sinne von Satz 1 ist dabei unter Einbeziehung präventiver, rehabilitativer und palliativer Maßnahmen auf die Wiedererlangung, Verbesserung, Erhaltung und Förderung der physischen und psychischen Gesundheit der zu pflegenden Menschen auszurichten. Dabei sind die unterschiedlichen Pflege- und Lebenssituationen sowie Lebensphasen und die Selbstständigkeit und Selbstbestimmung der Menschen zu berücksichtigen (Ausbildungsziel)." (BGBl. 2003 Teil I, Nr. 36).

Deutlich wird in der Erweiterung des Gesamtausbildungszieles auf präventive, rehabilitative und palliative Maßnahmen der gleichberechtigte Stellenwert von Kuration und Prävention. In der Ausbildungs- und Prüfungsverordnung (KrPflAPrV) vom 10.11.2003 werden der theoretische und der praktische Unterricht in zwölf Themenbereiche gegliedert, die eine am pflegerischen Handeln orientierte, fächerintegrative und kompetenzorientierte Ausbildung in der Pflege verlangen:

1. Pflegesituationen bei Menschen aller Altersgruppen erkennen, erfassen und bewerten,
2. Pflegemaßnahmen auswählen, durchführen und auswerten,
3. Unterstützung, Beratung und Anleitung in gesundheits- und pflegerelevanten Fragen fachkundig gewährleisten,
4. Bei der Entwicklung und Umsetzung von Rehabilitationskonzepten mitwirken und diese in das Pflegehandeln integrieren,
5. Pflegehandeln personenbezogen ausrichten,
6. Pflegehandeln an pflegewissenschaftlichen Erkenntnissen ausrichten,
7. Pflegehandeln an Qualitätskriterien, rechtlichen Rahmenbestimmungen sowie wirtschaftlichen und ökologischen Prinzipien ausrichten,
8. Bei der medizinischen Diagnostik und Therapie mitwirken,
9. Lebenserhaltende Sofortmaßnahmen bis zum Eintreffen der Ärztin oder des Arztes einleiten,
10. Berufliches Selbstverständnis entwickeln und lernen, berufliche Anforderungen zu bewältigen,
11. Auf die Entwicklung des Pflegeberufs im gesellschaftlichen Kontext Einfluss nehmen
12. In Gruppen und Teams zusammenarbeiten.

(KrPflAPrV, Anlage 1 zu § 1 Abs. 1.)

Die praktische Ausbildung findet analog zu den möglichen künftigen Arbeitsbereichen in stationären Versorgungsangeboten statt sowie in rehabilitativen und palliativen Gebieten, darüber hinaus in der ambulanten Versorgung in präventiven, kurativen, rehabilitativen und pallitativen Gebieten.

Die seit Beginn der 90er-Jahre stattgefundene Akademisierung und der Wissenszuwachs auch in pflegewissenschaftlichen Erkenntnissen, zeigt sich an vielen Stellen im neuen Gesetz und verdeutlicht die Entwicklungen der Pflegeberufe. An vielen Ausbildungsstätten werden in Anwendung der sog. „Modellversuchsklausel" (§ 4 Abs.6 KrPflG), die gleichlautend auch im Altenpflegegesetz von

2003 zu finden ist, unterschiedliche Konzepte für Ausbildungsinhalte und -strukturen entwickelt und erprobt.

Integrative, integrierte und generalistische Modellversuche zur Ausbildung in der Gesundheits- und Krankenpflege, Gesundheits- und Kinderkrankenpflege und Altenpflege sollen bis zur nächsten Gesetzesnovelle fundierte Erkenntnisse liefern, inwieweit eine Zusammenführung der drei Pflegeausbildungsgänge machbar und sinnvoll ist.

Ausbildungs- und Prüfungsordnung für den Beruf der Altenpflegerin und des Altenpflegers

Am 26.11.2002 trat die Ausbildungs- und Prüfungsverordnung für den Beruf der Altenpflegerin und des Altenpflegers in Kraft. In dieser Verordnung werden konkrete Angaben über die verschiedenen Bereiche der Ausbildung gemacht.

Abschnitt 1. Er beschäftigt sich mit der Gliederung der theoretischen und praktischen Ausbildung. Festgelegt ist, dass der theoretische und praktische Unterricht mindestens 2100 Stunden und die praktische Ausbildung mindestens 2500 Stunden zu umfassen hat.

Abschnitt 2. Er legt die Pflicht zur Ausstellung von Jahreszeugnissen, Teilnahmebescheinigungen und die Benotung fest.

Abschnitt 3. Er regelt die Einzelheiten der Prüfung.

§ 5 „Die staatliche Prüfung umfasst einen schriftlichen, einen mündlichen und einen praktischen Teil."

§ 8, Absatz 1: Es muss ein Antrag vonseiten des Schülers für die Zulassung zur Prüfung gestellt werden.

Absatz 2: „Die Zulassung zur Prüfung wird erteilt, wenn folgende Nachweise vorliegen: 1) eine Geburtsurkunde oder ein Auszug aus dem Familienbuch der Eltern und alle Urkunden, die eine spätere Namensänderung bescheinigen, sowie bei Verheirateten eine Heiratsurkunde oder ein Auszug aus dem für die Ehe geführten Familienbuch, 2) die Bescheinigung oder das Zeugnis nach § 3 Abs. 2.

§ 9 Hier ist festgelegt, dass die gebildeten Vornoten für jedes Lernfeld, das Gegenstand des schriftlichen und praktischen Teils der Prüfung ist und die Vornote aus der praktischen Ausbildung, mit einem Anteil von 25% bei der Bildung der Note des mündlichen, schriftlichen und praktischen Teils der Prüfung berücksichtigt wird.

§ 10 bis § 19 regelt die Umsetzung der Prüfung, Niederschriften, Rücktritt, Versäumnis- und Täuschungsfolgen, das Bestehen oder Nichtbestehen der Prüfung und die Aufbewahrung der Prüfungsunterlagen.

Abschnitt 4. Er regelt die Erlaubniserteilung der Urkunde zur Führung der Berufsbezeichnung und Sonderregelungen.

Abschnitt 5. Er legt das Inkrafttreten zum 1.8.2001 fest.

B Altenpflegeschüler Norbert war gerade mit dem Auto auf dem Weg zur Altenpflegeschule, um seine schriftliche Prüfung abzulegen, als er in einen Unfall verwickelt wurde. Norbert erlitt einen Beinbruch und Rippenquetschungen und musste einige Zeit im

M *AltPflAPrV = Ausbildungs- und Prüfungsverordnung für den Beruf der Altenpflegerin und des Altenpflegers.*

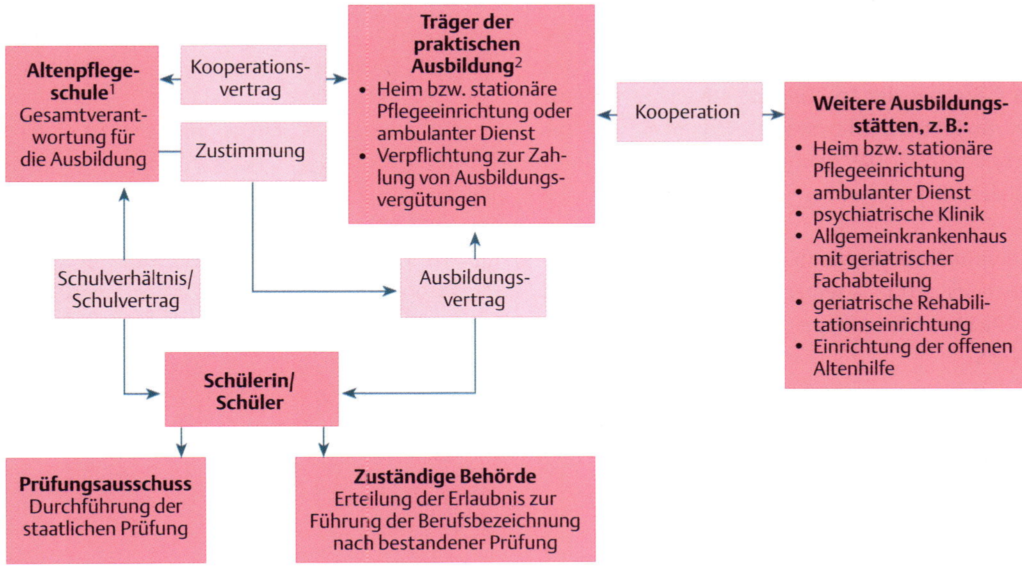

[1] Finanzierung der Schulkosten aufgrund von Regelungen auf Länderebene
[2] Finanzierung der Kosten der Ausbildungsvergütung: Berücksichtigung der Kosten in den Pflegesätzen bzw. in den Entgelten für Leistungen

Abb. 4.7 Strukturen der Ausbildung der Altenpflege.

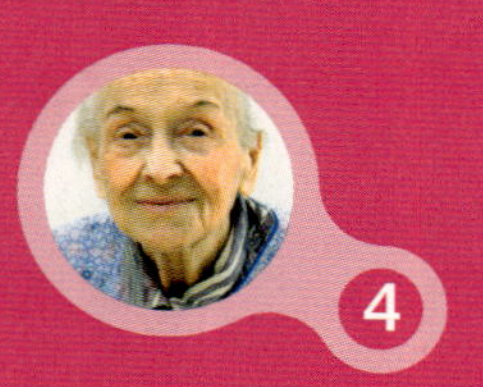

Krankenhaus behandelt werden. Norberts Mutter informierte sofort die Altenpflegeschule, und sein behandelnder Arzt stellte ihm eine Bescheinigung aus, das er zurzeit nicht in der Lage sei, an der Prüfung teilzunehmen. Aufgrund des § 16 der Ausbildungs- und Prüfungsverordnung hat er das Recht, zu einem anderen Zeitpunkt die Prüfung anzutreten.

Die praktische Ausbildung in der Altenpflege findet primär in stationären sowie in ambulanten Pflegeeinrichtungen statt. Einzelne Abschnitte der praktischen Ausbildung können in anderen Einrichtungen stattfinden (z.B. geriatrische Rehabilitationseinrichtungen, Einrichtungen der offenen Altenhilfe, usw.). Die rechtlichen Strukturen der Ausbildung in der Altenpflege werden in **Abb. 4.7** dargestellt.

Arbeitsrecht

Beispiele eines gelebten Arbeitsrechts sind schon aus Beschreibungen der Bibel bekannt. In der Genesis z. B. wird das Recht auf einen freien Tag in der Woche, dem Sonntag, beschrieben. Im 19. Jahrhundert, während der Industrialisierung, wurden die Ansätze des heutigen Arbeitsrechts gelegt, aber erst in der Weimarer Republik weiterentwickelt. Die Tarifvertragsordnung entstand 1918 (Verbindlichkeit von Tarifverträgen), die auch heute noch für die Mitarbeiter äußerst wichtig ist. Im gleichen Jahr wurde die Koalitionsfreiheit festgeschrieben (Art. 159 Weimarer Verfassung). Ein weiterreichendes Gesetz stellte das Betriebsrätegesetz dar. Hier wurde der Grundstein zur Einführung von Betriebsräten und zum Mitbestimmungsrecht gelegt. 1926 kam ein neuer Instanzenzug der Arbeitsgerichtsbarkeit hinzu, das Arbeitsgerichtgesetz.

Das Arbeitsrecht regelt in der Bundesrepublik Deutschland die Rechtsbeziehungen zwischen einzelnen Arbeitnehmern und Arbeitgebern (Individualrecht) sowie zwischen den Koalitionen der Arbeitnehmer und Arbeitgeber und zwischen Vertretungsorganen der Arbeitnehmer und dem Arbeitgeber (kollektives Arbeitsrecht) (Wikipedia, die freie Enzyklopädie). Das heutige deutsche Arbeitsrecht gliedert sich in zwei Bereiche:

Individualarbeitsrecht. Es besteht aus:
- Arbeitsvertrag – seinem Zustandekommen, den Pflichten (des Arbeitnehmers und des Arbeitgebers),
- Störungen,
- Beendigung (meistens Kündigung).

Kollektives Arbeitsrecht. Es setzt sich zusammen aus:
- Tarifvertrag,
- Betriebsverfassungsrecht,
- Mitbestimmungsrecht (regelt die Beteiligung der Arbeitnehmer am Aufsichtsrat),
- dem Arbeitskampfrecht – dem Streik und der Aussperrung.

Kollisionsregel

Im Arbeitsrecht wird nach dem „Günstigkeitsprinzip" entschieden. Das ist eine Regelung, die dann eingesetzt wird, wenn Normen verschiedener, inhaltlich unterschiedlicher Rechtsquellen auf ein Arbeitsverhältnis Anwendung finden. Dieses Prinzip dient dem Schutze des Arbeitnehmers und wird in der Rechtsprechung auch als „Kollisionsregel" bezeichnet. Die unterschiedlichen Rechtsquellen werden in einer Rangfolge behandelt und eine niedrigere Bestimmung darf nicht eine höhere Bestimmung unterlaufen. Rangfolge der Rechtsquellen:
- europarechtliche Vorgaben,
- deutsches Verfassungsrecht mit dem Grundgesetz,
- Gesetze, wie Bundesurlaubsgesetz, Kündigungsschutzgesetz u. a.,
- Tarifverträge in denen zwischen Gewerkschaften und Arbeitgebern Vereinbarungen getroffen werden, wie die Lohn- oder Gehaltszahlungen,
- Betriebsvereinbarungen, wo zwischen Arbeitgeber und Arbeitnehmer Regelungen vereinbart werden (darf tarifliche Regelungen nicht umgehen),
- individueller Arbeitsvertrag zwischen Arbeitgeber und Arbeitnehmer.

B Marianne ist 17 Jahre alt und hat mit ihrer Einrichtung einen Arbeitsvertrag abgeschlossen, der ihr eine Wochenarbeitszeit von 42 Stunden und einen Mindesturlaub von 20 Tagen vorschreibt. Dieser Vertrag ist ungültig, weil im Jugendarbeitsschutzgesetz (JArbSchG) eine Wochenarbeitszeit von höchstens 40 Stunden (§ 8) und ein Mindesturlaubsanspruch von 25–30 Werktagen (§ 19, altersabhängig) geregelt ist.

Beruf, Professionalisierung, Profession

Aktuell entspricht die Pflege bisweilen nicht mehr den gesetzlichen Anforderungen und den Bedürfnissen der zu Pflegenden. Immer wieder decken die Medien Pflegeskandale auf, berichten von untragbaren Zuständen in Pflegeheimen. Überforderte Pflegerinnen und Pfleger kämpfen selbst mit gesundheitlichen Problemen und wechseln oft nach wenigen Jahren den Beruf.

Vom Beruf zur Profession

Definition Beruf

Unter der Bezeichnung „Beruf" versteht man diejenige institutionalisierte Tätigkeit, die ein Mensch für finanzielle oder herkömmliche Gegenleistungen oder im Dienste Dritter regelmäßig erbringt, bzw. für die er ausgebildet, erzogen oder berufen ist. Im Allgemeinen dient die Ausübung eines Berufes der Sicherung des Lebensunterhaltes.

Diese Definition gibt den rein wirtschaftlichen Aspekt eines Berufes wieder, spiegelt jedoch nicht die innere Beteiligung eines Menschen. Zum Pflegeberuf gehört sicher auch ein Teil Berufung, d. h. das Verspüren eines bestimmten Auftrages zum Wohle der älteren Menschen. Diese innere Beteiligung sollte allerdings nicht der alleinige Grund und die Motivation zur Pflegetätigkeit sein (**Abb. 4.8**).

Definition Professionalisierung

Professionalisierung: „Spezialisierung und Verwissenschaftlichung von Berufspositionen aufgrund gestiegener Anforderungen an das für die Berufsausübung erforderliche Fachwissen, verbunden mit einer Höherqualifizierung der Berufsausbildung, der Einrichtung formalisierter Studiengänge, einer Kontrolle der Berufsqualifikation und des Berufszugangs durch Fachprüfungen, der Organisation der Berufsangehörigen in besonderen Berufsverbänden, der Kodifizierung berufsethischer Normen, der Zunahme universeller Leistungsorientierung und beruflicher Autonomie, sowie einer Steigerung von Berufsprestige und -einkommen" (W. Fuchs u. a. „Lexikon der Soziologie", 1978).

Pflegetheorien

Theorien bilden die Grundlage der Professionalisierung eines Berufsstandes. Sie haben eine große Bedeutung im Bezug auf die Autonomie einer Profession. Die Auseinandersetzung mit theoretischem Hintergrundwissen fördert das analytische Denken. Zentrale Fragestellungen werden durchdacht, formuliert, durch und in der Praxis beantwortet und dort zugänglich gemacht.

Florence Nightingale war eine der ersten Pflegetheoretikerinnen, die Schriften zum Thema „Was ist Pflege und was versteht man unter Pflege" verfasste. Die heute bekannte Pflegetheorie begann Mitte des 20. Jahrhunderts in den USA (s. Lernfeld 1.1.3). Das Selbstverständnis der Pflegenden setzte eine wissenschaftliche, akademische Grundlegung der Pflege voraus. Pflegetheoretikerinnen wie Faye Abdellah, Virginia Henderson, Dorothea Orem und Nancy Roper richteten sich nach Entwicklungs- oder Bedürfnistheorien.

Am bekanntesten in Deutschland wurde das britische Modell der Lebensaktivitäten von Roper et al. (1993), v. a. in seiner Modifikation nach dem verbreiteten Pflegelehrbuch von Juchli (1994), und speziell in der Altenpflege über dessen Erweiterung durch Krohwinkel (1993).

Definition Pflege

Als ein Resultat der Fragen erfolgten Definitionen der Pflege, z. B. durch den International Council of Nurses ICN (Deutsche Übersetzung konsentiert von DBfK, ÖGKV und SBK):

Pflege umfasst die eigenverantwortliche Versorgung und Betreuung, allein oder in Kooperation mit anderen Berufsangehörigen, von Menschen aller Altersgruppen, von Familien oder Lebensgemeinschaften, sowie von Gruppen und sozialen Gemeinschaften, ob krank oder gesund, in allen Lebenssituationen (Settings). Pflege schließt die Förderung der Gesundheit, Verhütung von Krankheiten und die Versorgung und Betreuung kranker, behinderter und sterbender Menschen ein. Weitere Schlüsselaufgaben der Pflege sind Wahrnehmung der Interessen und Bedürfnisse (Advocacy), Förderung einer sicheren Umgebung, Forschung, Mitwirkung in der Gestaltung der Gesundheitspolitik sowie im Management des Gesundheitswesens und in der Bildung.

Pflegewissenschaft

Aus den Pflegetheorien entwickelte sich im Laufe der Jahre die Pflegewissenschaft. Die wiederum ist sich weitgehend darüber einig, dass es nicht um einzelne, große Theorien gehen kann, die den kompletten, breit gefächerten Erkenntnisbereich der Pflege beschreiben. Sie sind sich einig, dass das Gebiet der Pflege durch kleinere Theorien, die sich auf verschiedene Teilbereiche der Pflege beziehen, beschrieben werden kann. Solche Theorien werden mit der beweisenden (empirischen) Pflegeforschung untermauert. Sie sind nicht mehr alleine eine gedankliche Zusammenfassung der Pflegepraxis. Mithilfe der Pflegeforschung werden z. B. Expertenstandards als eine wissenschaftlich fundierte und nachzuvollziehende Basis für die Pflegepraxis entwickelt. Pflegeforschung befasst sich auch mit der eigentlichen Lebenswelt von Pflegebedürftigen. Sie leitet aus ihren Beobachtungen Handlungsempfehlungen für die Praxis ab.

D *Ein **„Beruf"** ist die Tätigkeit, die ein Mensch für finanzielle Gegenleistungen regelmäßig erbringt, bzw. für die er ausgebildet, erzogen oder berufen ist.*

Pflegetheorien s. a. S. 15 ff.

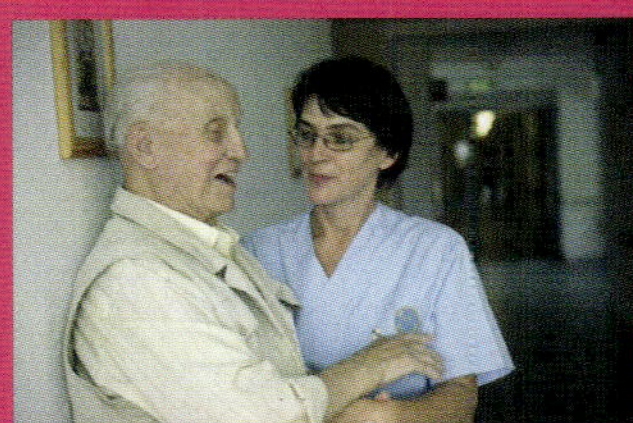

Abb. 4.8 Von Pflegenden wird sowohl eine innere Beteiligung als auch ein hohes Fachwissen erwartet.

M *Da von der Pflege ein immer spezielleres Wissen und eine ständige Anpassung erwartet werden, gehört der Weg der Professionalisierung dazu. Dienen als Hauptmotiv der Berufstätigen verschwindet.*

M *Theorien bilden die Grundlage der Professionalisierung eines Berufsstandes. Sie haben eine große Bedeutung im Bezug auf die Autonomie einer Profession.*

Professionalisierung s. a. S. 14.

Pflegewissenschaft s. a. S. 24 ff.

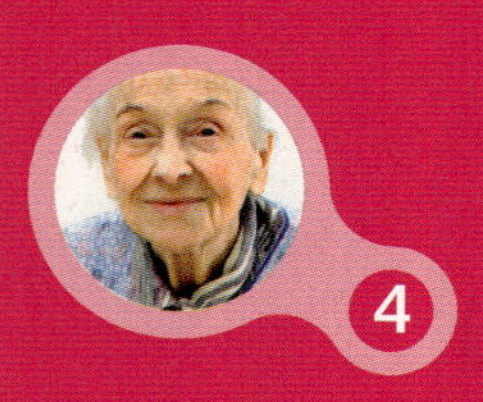

Was ist Kompetenz?

Berufliche Handlungsfähigkeit in der Pflege verlangt von Pflegepersonen neben Fach- und Methodenkompetenz auch Kompetenzen im sozialen und personalen Bereich, die zusammen das Rüstzeug für den beruflichen Alltag darstellen und so einerseits pflegebedürftigen Menschen eine qualitativ hochwertige Pflege garantieren, andererseits auch ein wesentliches Element der Zufriedenheit von Pflegepersonen im Beruf darstellen (**Abb. 4.9**).

D *Der Begriff **„Kompetenz“** stammt aus der lateinischen Sprache und wird im Allgemeinen mit „Befähigung“, „Vermögen, etwas zu tun“ oder auch „Zuständigkeit“ und „Befugnis“ übersetzt.*

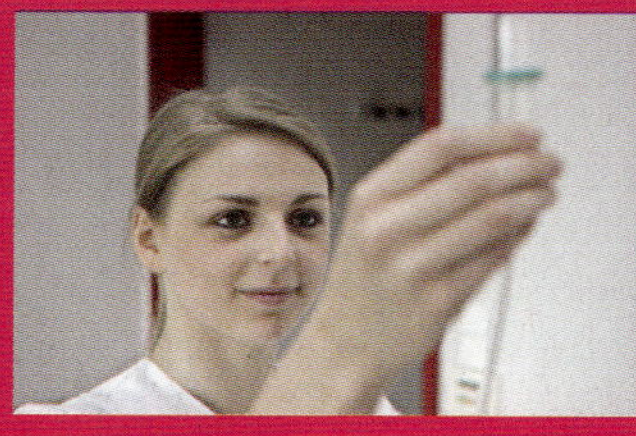

Abb. 4.9 Kompetenz in der Pflege garantiert hochwertige Pflege und Zufriedenheit im Beruf.

Definition

Der Begriff „Kompetenz“ stammt aus der lateinischen Sprache und wird im Allgemeinen mit „Befähigung“, „Vermögen, etwas zu tun“ oder auch „Zuständigkeit“ und „Befugnis“ übersetzt. Er umfasst den Zuständigkeitsbereich sowie die Handlungskompetenz (**Abb. 4.10**).

Zuständigkeitsbereich. Der Begriff „Kompetenz“ wird einerseits im Zusammenhang mit der Beschreibung eines Aufgaben- bzw. Zuständigkeitsbereiches verwandt. Folglich ist ein kompetenter Mensch jemand, der für einen bestimmten Aufgaben- bzw. Handlungsbereich zuständig ist und spezielle Fähigkeiten besitzt.

Handlungskompetenz. Andererseits wird der Begriff „Kompetenz“ mit den Fähigkeiten verwandt, um die mit einem bestimmten Zuständigkeitsbereich verbundenen Aufgaben bewältigen zu können. Diese Fähigkeiten ermöglichen berufliches Pflegehandeln, weshalb sie häufig auch mit dem Begriff „berufliche Handlungskompetenz“ beschrieben werden.

D *Eine **kompetente Pflegeperson** ist eine Person, die für die Pflege von Menschen zuständig ist und über die für ihren beruflichen Zuständigkeitsbereich erforderlichen Fähigkeiten verfügt.*

Zuständigkeitsbereich

Der Zuständigkeitsbereich der Pflegepersonen lässt sich aus den jeweiligen Gesetzgebungen zur Berufsausbildung ablesen. Gleichzeitig wird dafür Sorge getragen, dass die jeweiligen Berufsangehörigen eine entsprechende Berufsausbildung absolvieren, wodurch eine Befähigung für die beruflichen Aufgaben, also die gesellschaftlich erteilten Zuständigkeitsbereiche, sichergestellt werden soll. Der jeweilige Zuständigkeitsbereich wird in gesetzlichen Regelungen, insbesondere in denen zur Berufsausbildung, näher bestimmt.

Für den Beruf der Gesundheits- und Krankenpfleger/in und der Gesundheits- und Kinderkrankenpfleger/in ist er vor allem in § 3 (Ausbildungsziel) des Gesetzes über die Berufe in der Krankenpflege von 2003 näher bestimmt worden (s. a. Kap. 4.1.2). Hier wird die Zuständigkeit und das Anforderungsprofil von Pflegepersonen u. a. für die eigenverantwortliche Ausführung der folgenden Aufgaben beschrieben:

- „Erhebung und Feststellung des Pflegebedarfs, Planung, Organisation, Durchführung und Dokumentation der Pflege,
- Evaluation der Pflege, Sicherung und Entwicklung der Qualität der Pflege,
- Beratung, Anleitung und Unterstützung von zu pflegenden Menschen und ihrer Bezugspersonen in der individuellen Auseinandersetzung mit Gesundheit und Krankheit,
- Einleitung lebenserhaltender Sofortmaßnahmen bis zum Eintreffen der Ärztin oder des Arztes“ (BGBl. I S. 1442).

Pflegekompetenz

Aufgaben- und Zuständigkeitsbereich	Fähigkeit und Vermögen, etwas zu tun
– definiert im Krankenpflegegesetz von 2003 – definiert im Altenpflegegesetz von 2003	– ermöglicht berufliches Pflegehandeln – zeigt sich im Handeln (Performanz)

Abb. 4.10 Aspekte pflegerischer Kompetenz.

M *Die Kompetenz einer Person zeigt sich in den Handlungen, die sie ausführt, und in der Art und Weise, wie sie dies tut. Kompetenz als solche ist folglich nur indirekt über die ausgeführten Handlungen, eben die Performanz, zu beobachten.*

Handlungskompetenz

Kompetenz bezieht sich als Begriff nicht nur auf den Zuständigkeitsbereich von Personen, sondern auch auf die „Befähigung“ oder das „Vermögen, etwas zu tun“. In diesem Zusammenhang wird Kompetenz als kognitives Regelsystem betrachtet, d. h. als sinnvolle Anordnung oder Zusammenspiel von Prozessen und Strukturen, die mit dem Erkennen und Wahrnehmen zu tun haben.

Hierzu gehören Elemente wie Denken, Erinnern, Gedächtnis- und Lernprozesse, Planen etc. Diese Strukturen liegen menschlichem Handeln zugrunde bzw. versetzen einen Menschen erst in die Lage, bestimmten Anforderungen entsprechend zu handeln. Die aus der Kompetenz, d. h. dem kognitiven Regelsystem eines Menschen erwachsende Handlung wird als Performanz bezeichnet.

Wichtig hierbei ist, dass sich Kompetenz und Performanz eines Menschen wechselseitig beeinflussen: Je mehr Kompetenz vorhanden ist, desto mehr Handlungsmöglichkeiten erwachsen hieraus für einen Menschen. Umgekehrt kann das Handeln selbst, also die Performanz, auch zu einer Erweiterung der Kompetenz beitragen.

Welche Kompetenzen braucht eine Altenpflegerin?

Um die Kompetenz zur Teamarbeit bzw. Kooperation mit anderen Menschen erwerben zu können, ist es wichtig, auch Gelegenheit zu bekommen, in einem Team zu arbeiten. Darüber hinaus ist zudem auch die Bereitschaft eines Menschen entscheidend, mit anderen zusammenarbeiten zu wollen.

Auch innerhalb der Familie können Veränderungen im sozialen Gefüge, beispielsweise durch die Geburt oder den Tod eines Familienmitgliedes, herausfordernd auf die anderen Familienangehörigen wirken und zur Kompetenzentwicklung auffordern.

Berufliche Handlungskompetenz

Im Zusammenhang mit der Kompetenz von Pflegepersonen interessiert vor allem die berufliche Handlungskompetenz. (Berufliche) Handlungskompetenz kann beschrieben werden als „die Bereitschaft und Fähigkeit des Einzelnen, sich in beruflichen, gesellschaftlichen und privaten Situationen sachgerecht durchdacht sowie individuell und sozial verantwortlich zu verhalten" (KMK 2000, S. 9). Sie befähigt einen Menschen, „die zunehmende Komplexität seiner beruflichen Umwelt zu begreifen und durch ziel- und selbstbewusstes, reflektiertes und verantwortliches Handeln zu gestalten" (Sonntag/Schaper 1999, S. 211).

Berufliche Handlungskompetenz ist folglich die Voraussetzung für berufliches Handeln. Sie ermöglicht berufliches Handeln, und zwar so, dass den Anforderungen und Aufgaben, die im beruflichen Alltag an einen Menschen gestellt werden, mit ziel- und selbstbewusstem, reflektiertem und verantwortlichem Handeln begegnet werden kann.

Um die Aspekte der beruflichen Handlungskompetenz näher bestimmen zu können, wird sie häufig in folgende Teilbereiche unterteilt:

- Fach-/Methodenkompetenz,
- Sozialkompetenz,
- personale Kompetenz.

Fach-/Methodenkompetenz

Fach- und Methodenkompetenz umfasst fachliches Wissen und Können, um berufliche Aufgaben zielgerichtet, orientiert an den üblichen Methoden, sachgerecht und selbstständig bearbeiten und deren Ergebnis beurteilen zu können. Hierzu gehören z. B. Allgemein- und Fachwissen, fachliche Fähigkeiten und Fertigkeiten, aber auch analytisches und strukturierendes Denken sowie die Fähigkeit, Zusammenhänge und Wechselwirkungen zu erkennen (**Abb. 4.11**).

Beobachten, beurteilen, durchführen. Auf die Pflege bezogen gehören zur Fach- und Methodenkompetenz u. a. Beobachtungsfähigkeiten, die Fähigkeit, physische und psychische Veränderungen bei pflegebedürftigen Menschen wahrnehmen und einordnen zu können sowie die Fähigkeit, pflegerische Tätigkeiten fach- und sachgerecht und unter Einbezug des betroffenen Menschen durchführen zu können.

Planen, organisieren, bewerten. Die Fach- und Methodenkompetenz einer Pflegeperson zeigt sich außerdem in ihrer Fähigkeit, die eigene Arbeit sinnvoll zu planen und zu organisieren, durchzuführen und zu bewerten sowie Entscheidungen treffen und Probleme lösen zu können. Als systematische Methode kommt hier der Pflegeprozess (S. 73) zum Tragen.

Sozialkompetenz

Sozialkompetenz umfasst vor allem Fähigkeiten, die im sozialen Zusammenleben bzw. Zusammenarbeiten mit anderen Menschen benötigt werden. Hierzu gehören u. a. Teamfähigkeit, Kommunikationsfähigkeit, Kooperationsbereitschaft und die Bereitschaft zur Übernahme von Verantwortung im beruflichen Handeln (**Abb. 4.12**).

Empathie. Da Pflege in der unmittelbaren Betreuungsleistung mit und für pflegebedürftige Menschen und deren Angehörige besteht, kommt der Sozialkompetenz in der Pflege große Bedeutung zu. Um Pflegeprobleme und Ressourcen eines pflegebedürftigen Menschen ermitteln zu können, bedarf es neben Fachkenntnissen auch der Fähigkeit zur Empathie, d. h. der Fähigkeit, die Situation aus der Sicht des Betroffenen selbst wahrzunehmen.

Interaktion und Kommunikation. Auch die Beratung pflegebedürftiger Menschen und deren Angehöriger sowie die Anleitung zu gesundheitsförderndem Verhalten gewinnt in der pflegerischen Berufsausübung immer mehr an Bedeutung und setzt neben Fachkenntnissen vor allem Fähigkeiten im Bereich der Gestaltung von Interaktion und Kommunikation, z. B. Kenntnisse über verschiedene Gesprächstechniken, voraus.

Teamfähigkeit und Kooperationsbereitschaft. Darüber hinaus wird die Arbeit in den Pflegeberufen i. d. R. in Zusammenarbeit mit anderen Pflegepersonen und Angehörigen anderer Berufe des Gesundheitswesens, z. B. Ärzten und Physiotherapeuten, erbracht, was ebenfalls Teamfähigkeit, Kooperationsbereitschaft und Kommunikationsfähigkeit erfordert. Hierzu gehört unter anderem die Fähigkeit, den eigenen Standpunkt zu verdeutlichen und auch

M *Kompetenz ist sowohl im privaten als auch im beruflichen Alltag eine entscheidende Voraussetzung zur Bewältigung von Herausforderungen.*

D ***Sozialkompetenz** umfasst vor allem Fähigkeiten, die im sozialen Zusammenleben bzw. Zusammenarbeiten mit anderen Menschen benötigt werden, z. B. die Kommunikationsfähigkeit und die Bereitschaft zur Übernahme von Verantwortung im beruflichen Handeln.*

M *Berufliche Handlungskompetenz ermöglicht, dass die Anforderungen und Aufgaben des beruflichen Alltags ziel- und selbstbewusst, reflektiert und verantwortlich bewältigt werden können.*

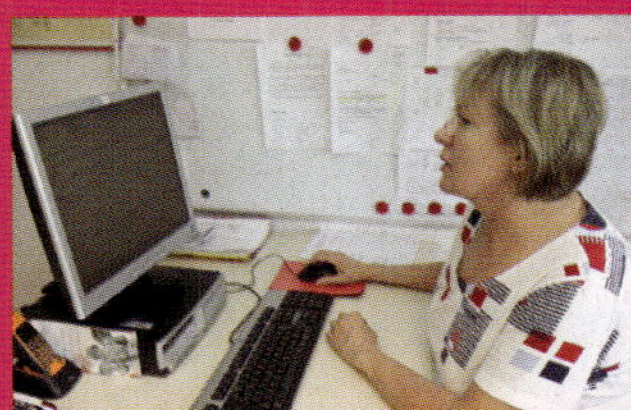

Abb. 4.11 Die Fach- und Methodenkompetenz einer Pflegeperson zeigt sich in ihrer Fähigkeit, die eigene Arbeit sinnvoll zu planen und zu organisieren.

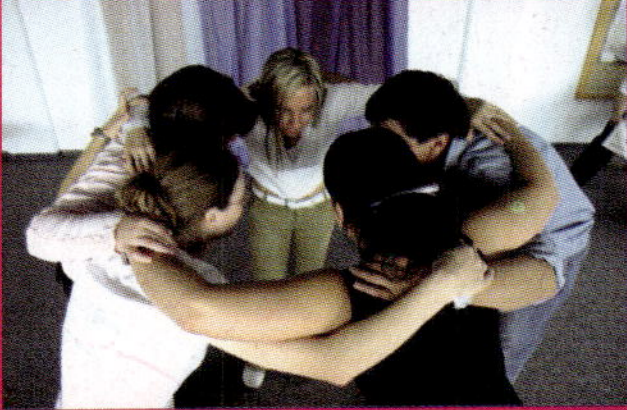

Abb. 4.12 Zur Sozialkompetenz gehören Aspekte wie Teamfähigkeit und Kooperationsbereitschaft.

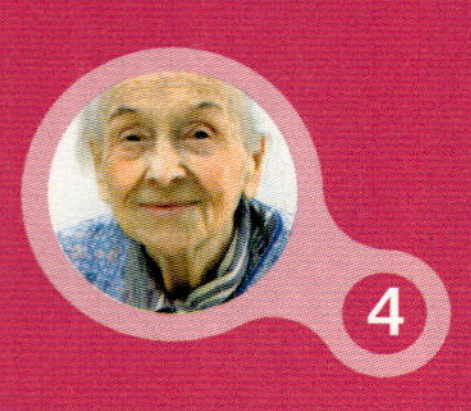

zu vertreten und mit Kritik und Konflikten konstruktiv umgehen zu können.

Personale Kompetenz

Die personale Kompetenz wird auch als „Humankompetenz“ oder „Selbstkompetenz“ bezeichnet. Personale Kompetenz umfasst Aspekte wie Bereitschaft zur Selbstentwicklung, Leistungs- und Lernbereitschaft und Bereitschaft, eigenes berufliches Handeln zu reflektieren. Hierzu gehört auch die Bereitschaft, Verantwortung für das eigene berufliche Handeln zu übernehmen und Veränderungsprozesse in der Pflege aktiv mitzugestalten (**Abb. 4.13**).

Kompetenzen als Fundament des beruflichen Handelns

Alle Teilkompetenzen zusammen machen berufliche Handlungskompetenz aus. Sie können als „Fundament“ bzw. „Säulen“ dargestellt werden, die berufliche Handlungskompetenz „tragen“ und berufliches Handeln ermöglichen (**Abb. 4.14**).

Im beruflichen Alltag sind die Teilbereiche der beruflichen Handlungskompetenz häufig nicht so scharf zu trennen. Sie greifen vielmehr ineinander und überlappen sich. Nahezu jede Handlung in der pflegerischen Berufsausübung erfordert Fähigkeiten in allen drei Kompetenzbereichen. In Abhängigkeit von der auszuführenden Handlung können die einzelnen Teilkompetenzen jeweils in unterschiedlicher Gewichtung notwendig werden.

Bei einigen Tätigkeiten, z. B. bei der Bedienung eines Blutzuckermessgerätes, stehen fachlich-technische Fähigkeiten, d. h. die Fach-/Methodenkompetenz einer Pflegeperson, stark im Vordergrund, bei anderen Tätigkeiten, z. B. der Gestaltung einer Gesprächssituation mit einem pflegebedürftigen Menschen und seinen Bezugspersonen, ist in erster Linie die Sozialkompetenz der Pflegeperson gefordert.

Dennoch beschränken sich die Anforderungen in den genannten Beispielen nicht ausschließlich auf eine Teilkompetenz: Auch bei der Bestimmung des Blutzuckers muss der betroffene pflegebedürftige Mensch über Sinn und Zweck, Notwendigkeit und Ablauf der Maßnahme informiert und in die Tätigkeit einbezogen werden. Die Begleitung eines Menschen mit einer bösartigen Erkrankung fordert neben sozialer Kompetenz auch Fachwissen über Verlauf und Prognose der Erkrankung (Fach-/Methodenkompetenz) sowie die Bereitschaft der Pflegeperson, sich der Begegnung mit diesem pflegebedürftigen Menschen zu stellen (personale Kompetenz).

Werden Tätigkeiten von Pflegepersonen ohne Einbezug aller Kompetenzbereiche ausgeführt, müssen sie zwangsläufig ineffektiv und ohne die gewünschte Wirkung bleiben. Obwohl also bei einigen Pflegehandlungen eine Teilkompetenz im Vordergrund stehen kann, sind für zielgerichtetes und effektives Pflegehandeln bei nahezu jeder pflegerischen Tätigkeit Fähigkeiten in allen drei Kompetenzbereichen erforderlich.

M *Berufliche Handlungskompetenz umfasst die Bereiche Fach-/Methodenkompetenz, Sozialkompetenz und personale Kompetenz. Berufliches Pflegehandeln kann nur dann effektiv, zielgerichtet, patientenorientiert und somit qualitativ hochwertig sein, wenn Fähigkeiten aus allen drei Kompetenzbereichen in die jeweilige pflegerische Tätigkeit einfließen.*

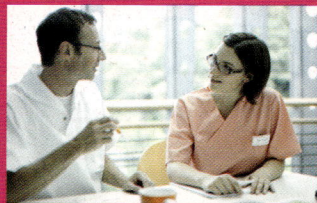

Abb. 4.13 Personale Kompetenz umfasst die Bereitschaft zur Selbstentwicklung, Leistungs- und Lernbereitschaft und die Bereitschaft, eigenes berufliches Handeln zu reflektieren.

Berufliches Handeln

Berufliche Handlungskompetenz

Fach- und Methodenkompetenz	Sozialkompetenz	Personale Kompetenz
• Allgemein- und Fachwissen • Organisatorische Fähigkeiten • Betriebswirtschaftliche Kenntnisse • EDV-Wissen • Fachliche Fähigkeiten und Fertigkeiten • Sprachkenntnisse • Analytisches Denken • Konzeptionelle Fähigkeiten • Strukturierendes Denken • Erkennen von Zusammenhängen und Wechselwirkungen • Ganzheitliches Denkvermögen • Kreativität und Innovationsfähigkeit	• Teamfähigkeit • Einfühlungsvermögen • Kommunikationsfähigkeit • Kooperationsbereitschaft • Konfliktlösungsbereitschaft • Partnerzentrierte Interaktion • Konsensfähigkeit • Verständnisbereitschaft	• Bereitschaft zur Selbstentwicklung • Selbstreflektionsbereitschaft • Leistungsbereitschaft • Lernbereitschaft • Offenheit • Risikobereitschaft • Belastbarkeit • Glaubwürdigkeit • Emotionalität • Flexibilität

Abb. 4.14 Haus der beruflichen Handlungskompetenz.

Stufen der Kompetenzentwicklung

Mit dem Erwerb von Pflegekompetenz hat sich insbes. die amerikanische Pflegewissenschaftlerin Patricia Benner auseinandergesetzt. Sie überträgt das Modell des Kompetenzerwerbs des Mathematikers und Systemanalytikers Stuart Dreyfus und des Philosophen Hubert Dreyfus auf die Pflege.

In ihrem Modell gehen Dreyfus und Dreyfus davon aus, dass Lernende beim Erwerb von Fähigkeiten fünf Leistungsstufen durchlaufen:

1. Neuling,
2. fortgeschrittener Anfänger,
3. Kompetenter,
4. Erfahrener,
5. Experte.

Benner ermittelte Kompetenzstufen bei Pflegepersonen und versuchte herauszufinden, welche Unterschiede es in der Beurteilung ein und derselben pflegerischen Situation zwischen Neulingen und Pflegeexperten gibt. Dabei ging es Benner nicht um eine Hierarchie, sondern vielmehr einen Beitrag zur Beschreibung des Praxiswissens zu leisten.

Theoretisches und praktisches Wissen

Benner unterscheidet zwischen theoretischem und praktischem Wissen. Sie geht davon aus, dass sich theoretisches Wissen, das sie auch als das „Wissen, dass" (engl.: Know – that) bezeichnet, von praktischem Wissen, von ihr „Wissen, wie" (engl.: Know – how) genannt, unterscheidet.

Laut Benner lassen sich Unterschiede in der Arbeitsweise zwischen Berufsanfängern und erfahrenen Pflegepersonen erkennen, da Letztere über Erfahrungen mit konkreten Praxissituationen verfügen. Praktisches Wissen umfasst nach Benner sechs Aspekte:

1. Sensibilität für feine qualitative Unterschiede, d. h. der „Kennerblick", der sich aufgrund reichhaltiger praktischer Erfahrungen herausbildet,
2. ein gemeinsames Verständnis für hilfreiche, heilsame und förderliche pflegerische Verhaltensweisen im Umgang mit hilfsbedürftigen Menschen, vor allem in extremen Situation,
3. Annahmen, Erwartungen und Einstellungen, die nicht unbedingt Gegenstand des offiziell anerkannten Wissensbestandes sind, sich aber z. B. durch die Beobachtung vieler ähnlicher Krankheitsverläufe herausbilden,
4. paradigmatische Fälle und persönliches Wissen, d. h. Wissen, das sich anhand paradigmatischer (einschneidender) Erfahrungen herausgebildet hat,
5. Maximen, d. h. verschlüsselte Anweisungen, mit denen sich Fachleute untereinander verständigen, deren Bedeutung von Neulingen jedoch nicht verstanden werden kann,
6. nicht vorhergesehene Aufgaben, die von anderen Berufsgruppen im Krankenhaus an Pflegepersonen delegiert werden und in denen Pflegende Kenntnisse erwerben.

Kompetenzstufen

In Anlehnung an Dreyfus und Dreyfus beschreibt Benner in ihrer Theorie fünf Kompetenzstufen der Pflegepersonen, denen sie charakteristische Merkmale zuordnet.

Neuling. Die Stufe des Neulings ist gekennzeichnet durch die Ausrichtung des Handelns an erlernten Regeln. Da Neulinge noch über wenig bzw. keine Erfahrung mit konkreten Pflegesituationen verfügen, ist ihr Verhalten in kritischen Praxissituationen wenig flexibel und sehr eingeschränkt, da allgemeine Regeln z. B. nur wenig Hinweise darüber geben können, welche Tätigkeiten Vorrang vor anderen haben (**Abb. 4.15**).

Fortgeschrittene Anfängerin. Fortgeschrittene Anfängerinnen haben demgegenüber bereits eine Reihe von Erfahrungen in realen Situationen sammeln können und sind in der Lage, immer wiederkehrende Aspekte einer Pflegesituation zu erkennen. Benner gibt hier das Beispiel, dass die Erkenntnis darüber, wann ein Patient bereit ist, sich mit seiner veränderten Lebenssituation infolge seiner Erkrankung zu befassen, erfordert, dass bereits Erfahrungen mit Patienten in ähnlichen Situationen gemacht wurden (**Abb. 4.16**).

Kompetente Pflegende. Als kompetente Pflegende bezeichnet Benner Pflegepersonen, die über ca. zwei bis drei Jahre Berufserfahrung in einem Bereich der Pflege verfügen. Charakterisiert ist diese Kompetenzstufe durch einen Wechsel des Handelns vom bloßen Reagieren zum planvollen Vorgehen in der Praxis. Das bewusste, überlegte Planen versteht Benner als das differenzierte Erkennen, welche Aspekte einer Situation wichtig und welche zu vernachlässigen sind. Dies führt zu einem organisierten und effizienten Arbeiten (**Abb. 4.17**).

Erfahrene Pflegende. Erfahrene Pflegende nehmen nicht mehr einzelne Aspekte von Situationen wahr, sondern erfassen die Situation als Ganzes, das auf der Grundlage früherer Erfahrungen mit ähnlichen Pflegesituationen spontan begriffen wird. Dabei werden Abweichungen vom Normalen und Erwarteten unmittelbar erkannt. Erfahrene Pflegende erkennen, welche Aspekte einer Pflegesituation wichtig sind, können viele unerhebliche Möglichkeiten ausschließen und dringen hierdurch zum eigentlichen Problem durch (**Abb. 4.18**).

Pflegeexperten. Charakteristisch für die Pflegeexperten ist das intuitive Erfassen einer Situation

M Die Pflegewissenschaftlerin Patricia Benner ermittelte Kompetenzstufen bei Pflegepersonen und erforschte, welche Unterschiede es in der Beurteilung einer pflegerischen Situation zwischen Neulingen und Pflegeexperten gibt.

M Rad fahren oder Schwimmen werden ohne theoretisches Wissen („Wissen, dass") erworben und ausgeführt. Hier zählt nur das praktische Wissen („Wissen, wie" oder Know-how).

M Pflegerisches Wissen entwickelt sich in konkreten realen Pflegesituationen. Pflegepersonen sind aufgefordert, dieses versteckte Wissen aus der praktischen Erfahrung systematisch zu erfassen.

M Die Kompetenzstufen von Pflegepersonen lauten: Neuling, fortgeschrittene Anfängerin, kompetente Pflegende, erfahrene Pflegende sowie Pflegeexpertin. Jeder Stufe sind charakteristische Merkmale zuordnet.

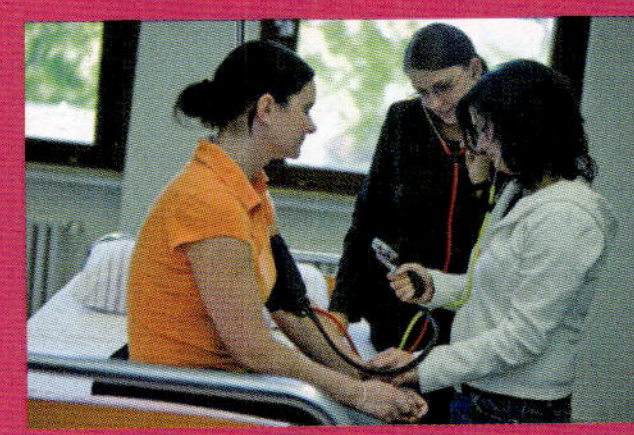

Abb. 4.15 Neulinge sind z. B. Pflegeschüler, die ihr Handeln an erlernten Regeln ausrichten.

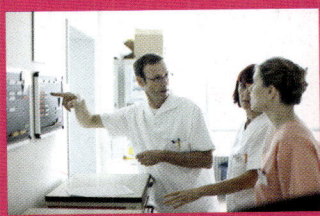

Abb. 4.16 Fortgeschrittene Anfänger sind in erster Linie Berufsanfänger in der Pflege, die Unterstützung bei der Identifikation von Prioritäten benötigen.

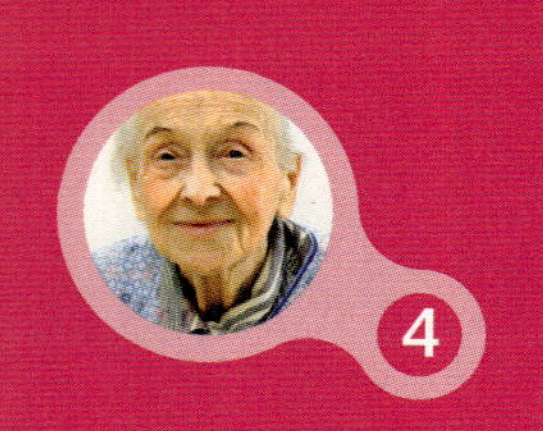

ohne den Rückgriff auf handlungsleitende Regeln. Sie können den Kern eines Problems direkt erfassen und erforderliche Pflegemaßnahmen ableiten, ohne viel Zeit mit anderen Diagnose- oder Handlungsmöglichkeiten zu verlieren (**Abb. 4.19**).

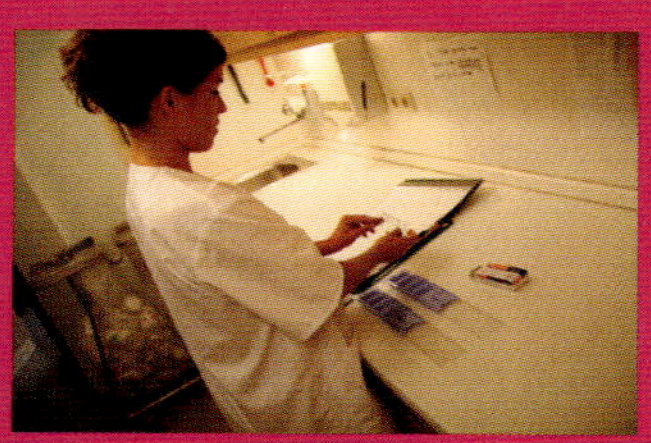

Abb. 4.17 Die kompetent Pflegende arbeitet organisiert und effizient und hat das Gefühl, ihren Aufgaben gewachsen zu sein.

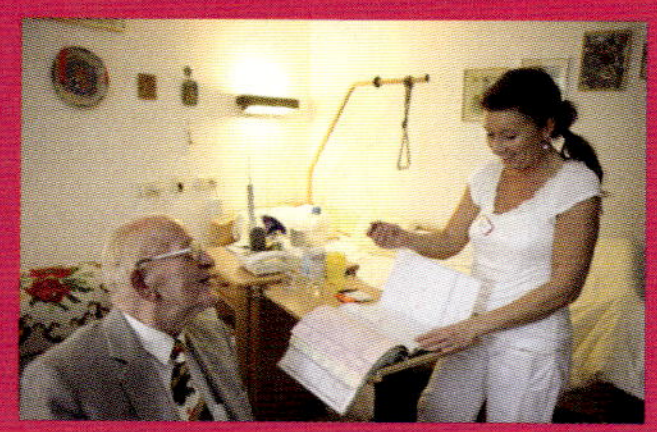

Abb. 4.18 Erfahrene Pflegende sind meist drei bis fünf Jahre im Beruf und erfassen die Situation als Ganzes.

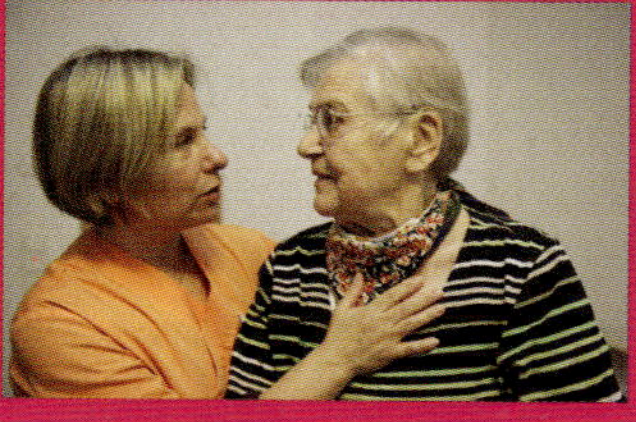

Abb. 4.19 Pflegeexperten verfügen über einen sicheren Blick für das Wesentliche und ein Gefühl für die Situation.

M *Der berufliche Kompetenzerwerb beginnt mit der Berufsausbildung und erstreckt sich im Sinne des lebenslangen Lernens auf die gesamte Dauer des Berufslebens.*

Kompetenzbereiche

Benner identifizierte einunddreißig Kompetenzen, die sie sieben Kompetenzbereichen der Pflegepraxis zuordnet. Sie bezeichnet die von ihr erstellte Liste als nicht vollständig; sie muss durch geeignete Untersuchungen ergänzt und erweitert werden. Die Übersicht zeigt die Kompetenzbereiche mit den dazugehörigen Kompetenzen:

1. **Wirkungsvolles Handeln bei Notfällen**
- Kompetent handeln in lebensbedrohlichen Notfallsituationen: Probleme schnell erfassen,
- Das Unvorhersehbare bewältigen: Handlungsbedarf und Ressourcen in Notfallsituationen rasch aufeinander abstimmen,
- Kritische Zustände beim Patienten erkennen und damit umgehen, bis der Arzt eintrifft.

2. **Diagnostik und Patientenüberwachung**
- Bedeutsame Veränderungen des gesundheitlichen Zustandes des Patienten erkennen und dokumentieren,
- Frühe Alarmsignale geben: Komplikationen und Verschlechterungen vorausahnen, noch ehe messbare diagnostische Anzeichen vorliegen,
- Zukünftige Probleme erahnen: Vorausschauendes Denken,
- Wissen, welche besonderen Probleme und Erfahrungen mit den verschiedenen Krankheiten verbunden sind: Die Bedürfnisse des Patienten erahnen,
- Die Möglichkeiten des Patienten einschätzen, gesund zu werden und auf verschiedene Behandlungsstrategien anzusprechen.

3. **Helfen**
- Die heilende Beziehung: Ein heilendes Klima schaffen und sich dafür einsetzen, dass Heilung geschehen kann,
- Dem Patienten seine Lage so angenehm wie möglich gestalten; ihm das Gefühl geben, ein Mensch zu sein, auch angesichts von Schmerz und schwerstem Zusammenbruch,
- Einfach da sein,
- Den Patienten dazu befähigen, sich so stark wie möglich an seiner Genesung zu beteiligen und Verantwortung dafür zu übernehmen,
- Schmerzen einschätzen und geeignete Maßnahmen sowohl für den Umgang mit ihnen als auch zu ihrer Bekämpfung auswählen,
- Trost spenden und Kontakt herstellen über körperliche Berührung,
- Die Angehörigen emotional und durch Informationen unterstützen,
- Den Patienten durch emotionale Krisen und Entwicklungsprozesse führen. Neue Möglichkeiten aufzeigen, Hilfe beim Loslassen alter Gewohnheiten:
  - Leiten, lehren, vermitteln,
  - Als psychologische und kulturelle Vermittler handeln,
  - Ziele therapeutisch einsetzen u. a.

4. **Organisation und Zusammenarbeit**
- Mit den vielfältigen Bedürfnissen der Patienten umgehen: Prioritäten setzen,
- Ein therapeutisches Team aufbauen und funktionsfähig erhalten zur Gewährleistung optimaler Therapie,
- Die Folgen von Personalmangel und hoher Fluktuation bewältigen:
  - Krisenmanagement betreiben,
  - Zeiten extremer Überbelastung voraussehen und vermeiden,
  - Eine fürsorgliche Haltung gegenüber den Patienten aufrechterhalten, auch ohne häufigen und engen Kontakt zu ihnen zu haben u. a.

5. **Beraten und Betreuen**
- Das richtige Timing: Den Zeitpunkt erfassen, an dem sich der Patient auf neue Erfahrungen einlassen kann,
- Dem Patienten dabei helfen, die Folgen seiner Krankheit in sein Leben zu integrieren,
- Den Patienten sein Krankheitsverständnis aussprechen lassen und seine Sichtweise nachvollziehen,
- Dem Patienten eine Deutung seines Zustandes anbieten und Eingriffe erklären,
- Die Funktion der Betreuung: kulturell heikle Aspekte der Krankheit zugänglich und verstehbar machen.

6. **Durchführen und Überwachen von Behandlungen**
- Infusionen möglichst risiko- und komplikationslos beginnen und fortführen,
- Medikamente mit Sorgfalt und geringem Risiko verabreichen: Überwachung von therapeutischen und unerwünschten Effekten wie Toxizität und Unverträglichkeiten,
- Mögliche Folgen von Immobilität bekämpfen: Prävention und Behandlung von Hautschädigungen, Mobilisation und Krankengymnastik zur Förderung der Beweglichkeit und Wiederherstellung, Prävention von Atemfunktionsstörungen,
- Eine Wundversorgung vornehmen, die schnelles Abheilen, Wohlbefinden des Patienten und gutes Abfließen von Wundsekreten ermöglicht.

7. **Überwachung und Sicherstellung der Qualität der medizinischen Versorgung**
- Maßnahmen auf ihre medizinische und pflegerische Sicherheit überprüfen,
- Beurteilen, was ohne Risiko aus dem Behandlungsplan gestrichen und was hinzugefügt werden kann,
- Ärzte zur rechten Zeit zu den notwendigen Schritten bewegen.

Merkmale und Handlungsspielräume professioneller Altenpflege

In der Person begründete Merkmale

Fachlichkeit

Altenpflegefachkräfte bedürfen einer hohen Fachlichkeit. Diese wird in erster Linie durch die Ausbildung in Schule und Einrichtung sichergestellt. Aktuelle Entwicklungen und neueres Wissen kann die Altenpflegekraft aus Fortbildungen und Fachzeitschriften erfahren. Für Altenpflegekräfte stellt die laufende Aktualisierung des Wissens eine Verpflichtung dar.

Persönliche Eignung

Neben der Fachlichkeit gibt es weitere Merkmale, über die eine Altenpflegefachkraft verfügen sollte. Im Team muss die Rolle gefunden werden, adäquate Kommunikation ist zur Konfliktvermeidung und -bewältigung, der Anleitung von weiteren Mitarbeiterinnen und der Zusammenarbeit mit anderen Berufsgruppen unerlässlich. Wer sich entwickeln oder seine Arbeit verbessern möchte, bedarf der Reflektionsfähigkeit, die eine Kritikfähigkeit ermöglicht. Zeitmanagement und Stressbewältigungsstrategien reduzieren die Arbeitsbelastung. Gesundheitliche Disziplin und ein stabiles persönliches, familiäres Umfeld fördern eine Kontinuität in der Tätigkeit. Ein kundenorientiertes Verhalten (Kundenverständnis, Zuvorkommenheit u. a.) ist Bestandteil für die Dienstleistung „Pflege und Betreuung".

Ethisches Handeln

Zusätzlich zur Berücksichtigung der „Charta der Rechte pflege- und hilfebedürftiger Menschen" gehört zur professionellen Ausübung der Tätigkeit eine ethische Grundhaltung. Der ICN (International Councel of Nurses) hat einen entsprechenden Kodex festgelegt:

Elemente des ICN-Kodex

1. Pflegende und ihre Mitmenschen. Die grundlegende berufliche Verantwortung der Pflegenden gilt dem pflegebedürftigen Menschen. Bei ihrer beruflichen Tätigkeit fördert die Pflegende ein Umfeld, in dem die Menschenrechte, die Wertvorstellungen, die Sitten und Gewohnheiten sowie der Glaube des Einzelnen, der Familie und der sozialen Gemeinschaft respektiert werden. Die Pflegende gewährleistet, dass der Pflegebedürftige ausreichende Informationen erhält, auf die er seine Zustimmung zu seiner pflegerischen Versorgung und Behandlung gründen kann. Die Pflegende behandelt jede persönliche Information vertraulich und geht verantwortungsvoll mit der Informationsweitergabe um. Die Pflegende teilt mit der Gesellschaft die Verantwortung, Maßnahmen zugunsten der gesundheitlichen und sozialen Bedürfnisse der Bevölkerung, besonders der von benachteiligten Gruppen, zu veranlassen und zu unterstützen. Die Pflegende ist auch mitverantwortlich für die Erhaltung und den Schutz der natürlichen Umwelt vor Ausbeutung, Verschmutzung, Missachtung und Zerstörung.

2. Pflegende und die Berufsausübung. Die Pflegende ist persönlich verantwortlich und rechenschaftspflichtig für die Ausübung der Pflege, sowie für die Wahrung ihrer fachlichen Kompetenz durch kontinuierliche Fortbildung. Die Pflegende achtet auf ihre eigene Gesundheit, um ihre Fähigkeit zur Berufsausübung zu erhalten und sie nicht zu beeinträchtigen. Die Pflegende beurteilt die individuellen Fachkompetenzen, wenn sie Verantwortung übernimmt oder delegiert. Die Pflegende achtet in ihrem persönlichen Verhalten jederzeit darauf, das Ansehen des Berufes hochzuhalten und das Vertrauen der Bevölkerung in die Pflege zu stärken. Die Pflegende gewährleistet bei der Ausübung ihrer beruflichen Tätigkeit, dass der Einsatz von Technologie und die Anwendung neuer wissenschaftlicher Erkenntnisse vereinbar sind mit der Sicherheit, der Würde und den Rechten der Menschen.

3. Pflegende und die Profession. Die Pflegende übernimmt die Hauptrolle bei der Festlegung und Umsetzung von Standards für die Pflegepraxis, das Pflegemanagement, die Pflegeforschung und Pflegebildung. Die Pflegende beteiligt sich an der Entwicklung beruflicher Kenntnisse, die auf Forschungsergebnissen basieren. Durch ihren Berufsverband setzt sich die Pflegende dafür ein, dass sichere, sozial gerechte und wirtschaftliche Arbeitsbedingungen in der Pflege geschaffen und erhalten werden.

4. Pflegende und ihre Kolleginnen. Die Pflegende sorgt für eine gute Zusammenarbeit mit ihren Mitkolleginnen und mit den Mitarbeitenden anderer Bereiche. Die Pflegende greift zum Schutz des Einzelnen, der Familie und der sozialen Gemeinschaft ein, wenn deren Wohl durch eine Kollegin oder eine andere Person gefährdet ist.

Durch die Einrichtung begründete Merkmale

Hierarchie und Gestaltungsspielräume

Zur Hierarchie gibt es zwei unterschiedliche Auffassungen. Einige bevorzugen eine gut durchorganisierte Hierarchie, andere setzen auf eigenverantwortliches Handeln innerhalb festgelegter Gestaltungsspielräume. Die schlanke Organisation ohne

D *Bei den* ***Merkmalen professioneller Altenpflege*** *unterscheidet man Merkmale der Person und Merkmale einer Einrichtung. Zu den in der Person begründeten Merkmalen gehören Fachlichkeit, persönliche Eignung und ethisches Handeln.*

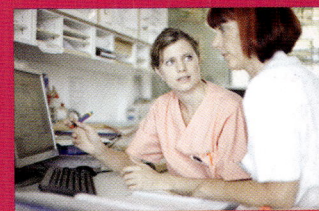

Abb. 4.20 Altenpflegefachkräfte sollten über grundlegende EDV-Kenntnisse verfügen und werden in spezielle Anwendungen eingearbeitet.

M *Im ICN-Kodex wird eine ethische Grundhaltung für die Pflege beschrieben. Der Kodex umfasst die Aspekte „Pflegende und ihre Mitmenschen", „Pflegende und die Berufsausübung", „Pflegende und die Profession, „Pflegende und ihre Kolleginnen".*

M *Zu den durch eine Einrichtung begründeten Merkmalen professioneller Altenpflege gehören Aspekte wie Hierarchie und Gestaltungspielräume, Spezialisierung, Gesundheitsmanagement, Bezugspflege, Fallbesprechungen, Wissenstransfer sowie Ideenmanagement.*

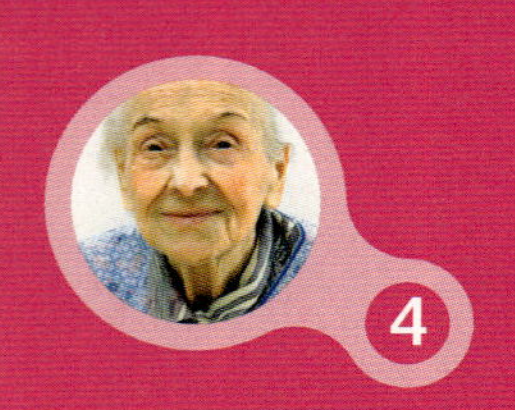

mittlere Führungsebene, aber mit eingespielter Bezugspflege und Teamarbeit wird auf Störungen flexibel und adäquat reagieren können, weil die Mitarbeiterinnen in der Nutzung ihrer Gestaltungsspielräume geübt sind.

Ein eingespieltes Team hat die Rollen der einzelnen Teammitglieder geklärt, sodass es gefestigt ist. Das eventuelle Machtdenken von Vorgesetzten in der mittleren Leitungsebene entfällt. Finanzielle Ressourcen werden gewonnen, die in andere organisatorische Freistellungen der Mitarbeiterinnen einfließen können.

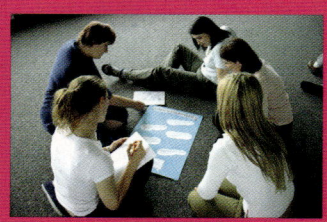

Abb. 4.21 In der Altenpflege werden verstärkt Spezialkenntnisse gebraucht, die in Weiterbildungen erworben werden können.

Spezialisierung

In der Altenpflege werden verstärkt Spezialkenntnisse gebraucht, die häufig in Weiterbildungen erworben werden können (**Abb. 4.21**). Beispiele sind:

- Wundbeauftragte,
- Beauftragte für Sturzprävention,
- Hygienebeauftragte oder -verantwortliche,
- Zusatzqualifikation Palliative Care,
- Zusatzqualifikation Gerontopsychiatrie,
- Qualitätsbeauftragte,
- Zusatzqualifikationen Basale Stimulation, Validation, Kinästhetik, Bobath für Pflegende,
- Berater, Pflegebegleiter (auch im Hinblick auf Pflegestützpunkte),
- Betreuungskenntnisse (10-Minuten-Aktivierung, Snoezelen u. a.).

M *Klienten, deren Angehörige und das Personal tragen bei einem guten Verhältnis durch ihre gegenseitige Anerkennung zur Zufriedenheit bei.*

M *Lernen und Wissensinternalisation ist für die Altenpflegekraft eine Verpflichtung, weil der Wissenstransfer sonst scheitert.*

B *Zum impliziten Wissen gehören Erfahrungsaustausch, Training, Learning by doing.*
Zum expliziten Wissen gehören Richtlinien, Expertenstandards, Pflegetheorien

M *Fallbesprechungen dienen der Lösung von besonderen Pflegeproblemen, z. B.: „Frau M. isst ohne Hilfe, aber bei den Mahlzeiten fällt ihr teilweise das Essen herunter. Sollte Nahrung gereicht werden?"*

Gesundheitsmanagement

Altenpflegeeinrichtungen werden zur Senkung der Krankenstände zukünftig verstärkt ein Gesundheitsmanagement anbieten müssen (**Abb. 4.22**). Grundlage für die Gesundheitsprophylaxe ist das Modell über Mitarbeiterzufriedenheit und Stress von J. Cohen-Mansfield:

- Faktoren der Einrichtung: Einarbeitung mit Checkliste, Arbeitsmaterialien, Gestaltungsspielräume, Anerkennung durch die Leitung u. a.
- Faktoren durch die Organisation im Wohnbereich: Personaleinsatz, Arbeitsspitzen, Teamkonflikte, Arbeitsbelastung u. a.
- Faktoren bei Klienten und Angehörigen: Die soziale, helfende Tätigkeit führt zunächst zu einer Zufriedenheit. Eine zunehmende Pflegebedürftigkeit der Klientin kann aber durch verstärkte Pflegetätigkeit insbesondere im Bereich Ernährung, Inkontinenz und Umgang mit demenziell erkrankten Personen zu einer starken Belastung führen.

Bezugspflege

Entsprechend dem vom DBfK gegründeten Deutschen Netzwerk Primary Nursing sind die Kennzeichen der Bezugspflege:

- **Verantwortung:** Übertragung und Übernahme individueller Verantwortung für pflegerische Entscheidungen durch eine Pflegende.
- **Kontinuität:** Zuteilung der täglichen pflegerischen Arbeit gemäß den zugeordneten Klienten sowie das Vorhandensein einer Stellvertretung für Abwesenheitszeiten (**Abb. 4.23**).
- **Direkte Kommunikation** mit allen an der Pflege Beteiligten.
- **Pflegeplanender ist Pflegedurchführender.** Bezugspflegefachkräfte müssen sich durch direkte Pflege ein ausreichendes Bild vom Klienten machen.

Die Bezugspflege fördert die Eigeninitiative innerhalb des Pflegeteams und begünstigt eine gleiche Arbeitsbelastung aller Teammitglieder. Die Pflegebeziehung zu den zugeordneten Klienten wird intensiviert. Der nachlassende Kontakt zu den weiteren Klienten innerhalb des Arbeitsbereichs ist gegenüber dem Vorteil der Bezugspflege zweitrangig.

Wissenstransfer

Das Modell der Wissenserzeugung von I. Nonaka und H. Takeuchi kennt zwei Wissensarten, das implizite und explizite Wissen.

- Implizites Wissen ist das in einer Person einbegriffene, schwer oder wenig vermittelbare Wissen.
- Explizites Wissen ist das sichtbar festgehaltene, objektiv vermittelbare Wissen. Kurz gefasst könnte man das implizite als „verinnerlichtes" und das explizite als „niedergeschriebenes" Wissen bezeichnen. Nur durch ein Zusammenspiel dieser beiden Wissensarten kommt es zu einem Wissenstransfer!

Ethische Fallbesprechungen

Fallbesprechungen dienen der Lösung von besonderen Pflegeproblemen. Sie knüpfen an das Modell

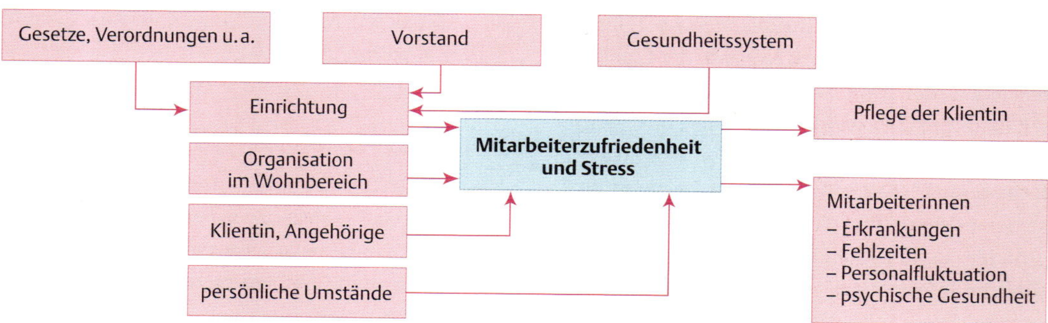

Abb. 4.22 Verschiedene Faktoren nehmen Einfluss auf die Mitarbeiterzufriedenheit und Stresssituationen.

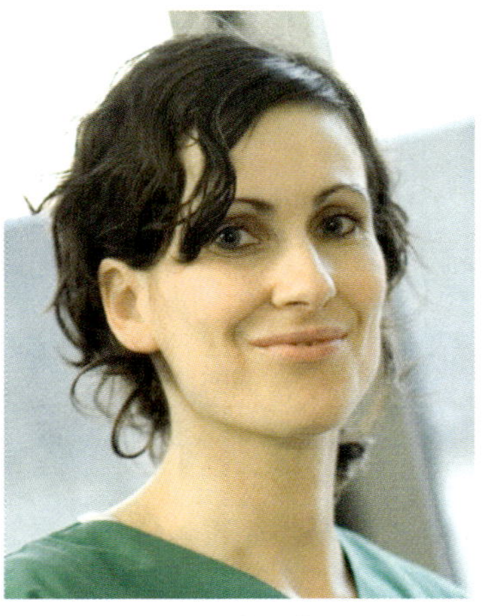

„Wenn wir uns dafür entscheiden, die Arbeit, die wir tun zu lieben, dann können wir jeden Tag Glück, Lebenssinn und Erfüllung erfahren."

Bezugspflegeteam bei	
Frau Berlicke	Zimmer 10
Frau König	Zimmer 10
Frau Friedrich	Zimmer 11
Frau Bruck	Zimmer 12
Frau Klinger	Zimmer 13
Frau Gabler	Zimmer 13

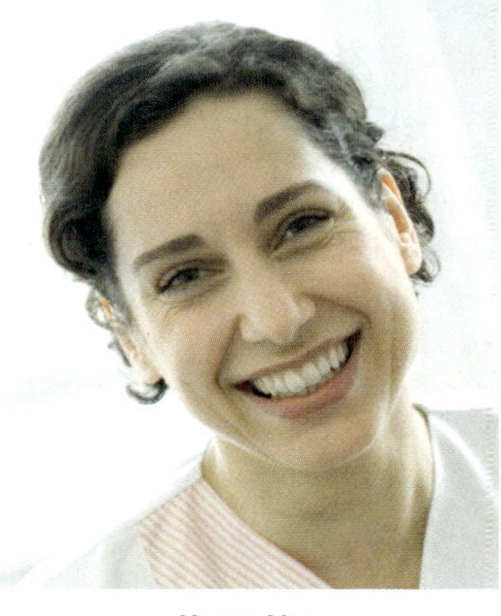

Anja Schmidt
Pflegefachkraft

Hanna Voss
Pflegeassistentin

Abb. 4.23 Ein Bezugspflegeteam stellt sich mit Fotos und Merkspruch vor.

zum reflektierenden Erfahrungslernen bei der fördernden Prozesspflege nach Monika Krohwinkel an. Das Erfahrungslernen wird von ethischen Ansichten der Altenpflegekräfte beeinflusst. Eine Berücksichtigung ethischer Ansichten bietet der Vier-Prinzipien-Ansatz nach Beauchamp und Childress:

1. Respekt vor der Selbstbestimmung des Klienten,
2. Abwenden eines Schadens,
3. Recht auf Hilfeleistung,
4. Gerechtigkeit im Hinblick auf andere Klienten.

Erst die Klärung der ethischen Fragen wird zu einer kontinuierlichen Lösung führen. Die Fallbesprechung kann teambezogen oder in einer zentralen Ethikkommission durchgeführt werden.

Ideenmanagement

„Wie wichtig die Arbeit in einem Team ist, habe ich in den Vereinigten Staaten erfahren. Besonders fasziniert war ich von der Art und Weise, wie mit neuen Ideen umgegangen wurde. Neue Ideen wurden grundsätzlich mit Begeisterung aufgenommen. Da gab es kein ‚Da könnte doch ein jeder kommen' oder ‚Das war immer schon so'. Ein Klima zu schaffen, in dem alle Ideen gebraucht und positiv aufgenommen werden, das ist unter anderem ein Schlüssel zum Erfolg" (Anton Zeilinger, Physiker).

Verbesserungsvorschlag

Er besteht aus einer Idee, durch die ein Ablauf oder ein bestehender Zustand verbessert werden soll und der z. B. dazu beiträgt:

- die Dienstleistungserbringung, die Anlagen, die Arbeitsmittel, den Arbeitsablauf oder die Verwaltungsorganisation zu vereinfachen oder zu verbessern.
- die Gesundheit der Mitarbeiter zu erhalten, die Sicherheit zu erhöhen oder die Arbeitsbedingungen sowie den Einfluss auf die Umwelt zu verbessern.
- die Umsetzung des Leitbildes und der Vision zu fördern.

Um Ideen zu fördern, muss die Möglichkeit der Prämierung vorhanden sein. Der Verbesserungsvorschlag muss für eine Prämierung über das persönliche Aufgabengebiet, die persönliche Tätigkeit hinausgehen.

M ***Vorschläge zur Verbesserung können einen errechenbaren Nutzen (direkte Kosteneinsparung) oder einen nicht errechenbaren Nutzen (z. B. Förderung der Gesundheit, Arbeitssicherheit) besitzen.***

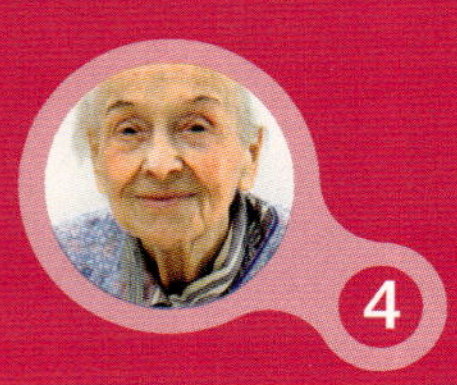

M *Durch Fehler entstehen direkte Kosten (Schadensersatz, Reparaturkosten, Ersatzanschaffungen) oder indirekte Kosten (ineffizienter Personal- oder Zeiteinsatz, Imageverlust).*

M *Qualitätsmanagement soll Fehler vermeiden anstatt sie korrigieren, z. B. durch Arbeitsrichtlinien, Fortbildungen, Festlegen von Verantwortlichkeiten usw.*

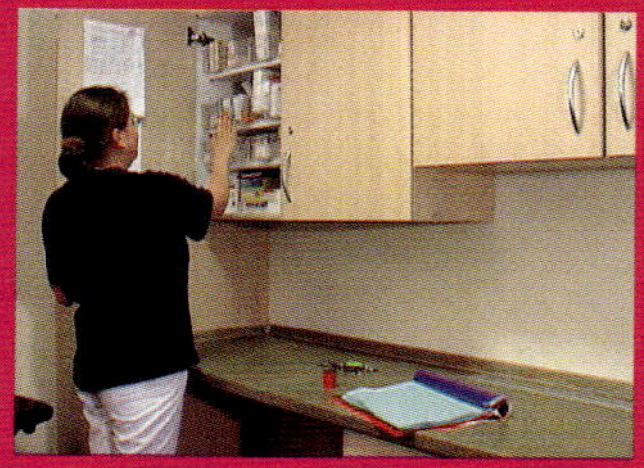

Abb. 4.24 Fehler beim Stellen von Medikamenten können durch geeignete Maßnahmen vermieden werden.

D *Die **Fehlerlenkung** soll mögliche Schäden unter Kontrolle halten, z. B. durch Besprechen der Fehler im Team.*

D *Durch die **Fehlerkorrektur** sollen Wiederholungsfehler vermieden werden. Aufgetretene Fehler werden deshalb gesammelt und analysiert.*

P *Die Art und Häufigkeit verschiedener Medikamentenfehler kann anonym erfasst werden. Jede Mitarbeiterin, die einen Medikamentenfehler macht oder bemerkt, soll sich eintragen gemäß dem Motto: Fehlerursachen werden gesucht, nicht „Schuldige"!*

P *Ein fester Bestandteil der Tagesordnung jeder Dienstbesprechung ist der Punkt: „Welche Fehler traten auf?"*

Fehlerquellen professionellen Handelns

Fehlervermeidung

Qualitätsmanagement erfolgt, um Fehler zu vermeiden anstatt sie zu korrigieren. Durch Fehler entstehen immer Kosten, die direkt in Euro beziffert werden können (Schadensersatz, Schmerzensgeld, Reparaturkosten, Ersatzanschaffungen). Oder Fehler ziehen indirekt Kosten nach sich durch ineffizienten Personaleinsatz, Zeitverluste, Imageverlust u. a. Vorbeugemaßnahmen gegen Fehler sind:

- Pflege- und Arbeitsrichtlinien dienen der Orientierung und Fehlervermeidung.
- Eine Konferenzstruktur sichert den Informationsfluss.
- Fortbildungen sichern die fach- und sachgerechte Ausführung von Pflegemaßnahmen.
- In der Behandlungspflege werden Übertragungs-/Änderungsfehler ausgeschlossen, d. h. die Maßnahmen leiten sich aus der ärztlichen Originaldokumentation ab, Medikamente werden für einen kurzen Zeitraum gestellt. Das Stellen und Verabreichen der Medikamente sollte möglichst von zwei verschiedenen Pflegefachkräften vorgenommen werden, um eine Kontrolle zu ermöglichen (Redundanz). Telefonische Verordnungen werden per Fax bestätigt.
- Audits und Kontrollen dienen der rechtzeitigen Fehlererkennung.
- Die Dokumente und Aufzeichnungen werden erfasst und gelenkt.
- Verantwortlichkeiten und Schnittstellen sind festgelegt und geregelt.

Fehlerlenkung

Ist ein Fehler passiert, so ist er zu lenken, damit ein möglicher Schaden unter Kontrolle bleibt. Beispiele der Fehlerlenkung sind in Tabelle **Tab. 4.3** rechts als Maßnahmen dargestellt.

Fehlerkorrektur

Fehlerkorrektur bedeutet nicht, dass ein einzelner Fehler korrigiert wird, sondern es geht um die Vermeidung von Wiederholungsfehlern. Aufgetretene Fehler werden deshalb gesammelt und analysiert. Zur Klärung der Fehlerursache gibt es zwei Qualitätswerkzeuge:

- Fehlersammelkarte: listet verschiedene Fehlerarten über einen bestimmten Zeitraum auf (**Tab. 4.4**),
- Ursachen-Wirkungs-Diagramm (nach Ishikawa, **Abb. 4.25**).

Durch Befragungen der Altenpflegefachkräfte können zusätzliche Informationen gewonnen werden. Ist die Ursache gefunden, werden Korrekturmaßnahmen eingeleitet, um ein zukünftiges fehlerhaftes Stellen zu vermeiden.

Bei schweren oder wiederkehrenden Fehlern müssen auf jeden Fall Korrekturmaßnahmen eingeleitet werden. Kennwerte können Pflege-/Leistungsmerkmale überwachen und Fehler signalisieren. Umfrageauswertungen, Auditergebnisse, Beschwerden sind Grundlagen für Korrekturmaßnahmen.

Tab. 4.3 Fehler und Maßnahmen der Fehlerlenkung.

Fehler	*Maßnahme*
Falsches Medikament, falsche Dosierung, falsche Anwendung	Fehler dokumentieren, Klient beobachten, ggf. Kontrollen durchführen oder den Arzt verständigen
Falsches Medikamentenstellen	Fehler korrigieren, im Team besprechen
Falscheintrag in die Dokumentation	Sauber durchstreichen, Datum und Handzeichen setzen, ggf. Erläuterung einschreiben
Pflegefehler	Fehler dokumentieren, Fehler im Team besprechen, ggf. Fallbesprechung durchführen, Fehler korrigieren, ggf. Beschwerde von Klienten, Angehörigen u. a. aufnehmen
Informationsfehler	Fehler dokumentieren, Fehler im Team besprechen, ggf. Fallbesprechung durchführen, Fehler korrigieren, ggf. Beschwerde aufnehmen
Persönliches Fehlverhalten	Fehler anerkennen, Entschuldigung anbringen, Ursache des Fehlverhaltens ergründen, ggf. dokumentieren

Tab. 4.4 Die Fehlersammelkarte erfasst die Art und die Häufigkeit eines Fehlers.

Fehlerart im Erfassungszeitraum	*Anzahl*	*Gesamt*
Falsches Stellen	IIIIII	6
Falsches Verabreichen	III	3
Falsche Dosierung	I	1
Fehlende Medikamente	I	1

Fehlerphilosophie

In der Einrichtung muss ein offener Umgang mit Fehlern hergestellt werden. Eine Fehlerphilosophie, die Fehler als Verbesserungschance sieht, wird gefördert:

- Fehler sind nicht normal, sondern ein Verlust an Ressourcen.

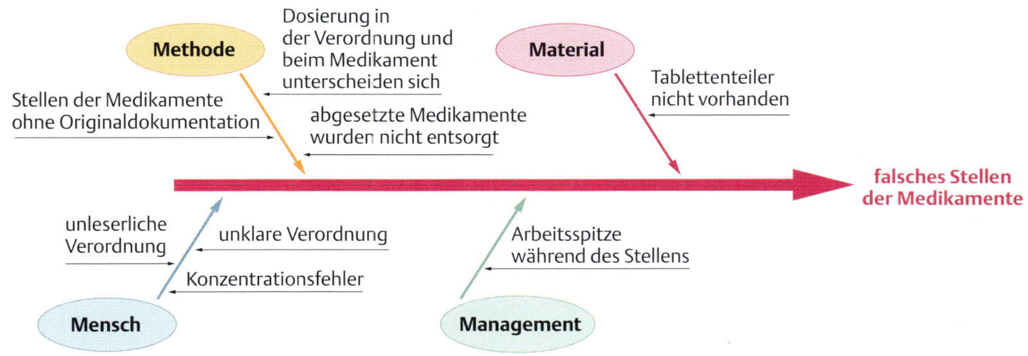

Abb. 4.25 Ursachen-Wirkungs-Diagramm für das falsche Stellen von Medikamenten.

- Fehler sollen aufgezeigt anstatt vertuscht werden.
- Fehlerursachen werden gesucht, nicht „Schuldige".
- Weniger Fehler erreicht man nicht durch mehr Sanktionen.
- Das Auffinden von Fehlern ist ein Gewinn.
- Ziel ist die geringste Fehlerquote.
- Fehler suchen und Fehler beseitigen ist eine dauerhafte Aufgabe.

Fehlerarten. Beispiele für Fehler sind:
- Konzentrationsfehler (Eintrag in falsche Klientenakte),
- Schulungs-/Einweisungsfehler (falsche Bedienung des neuen BZ-Gerätes),
- Dokumentationsfehler (Nichteintrag eines Krankenhausaufenthalts),
- Organisationsfehler (Personalmangel durch Urlaubsspitze),
- methodischer Fehler (Dienstübergabe ohne Dokumentation),
- fachlicher Fehler (Intimpflege vom Anus zur Symphyse),
- Planungsfehler (Zuständigkeiten nicht festgelegt),
- Strukturfehler (Fäkalienspüle nicht im selben Stockwerk wie der Arbeitsbereich),
- Prozessfehler (Nachlassaufnahme durch eine Person),
- Kommunikationsfehler (unpräzise Arbeitsanweisung gegeben),
- Medikamentenfehler (falsche Insulindosis gespritzt),
- Informationsfehler (falsche Faxnummer angegeben).

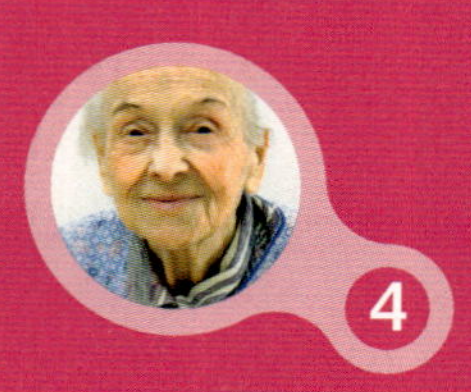

D **Fort- oder Weiterbildung** *ist die Fortsetzung oder die Wiederaufnahme organisierten Lernens nach Abschluss einer ersten Bildungsphase und zwischenzeitlicher Berufstätigkeit.*

M *In einer Fortbildung wird die Wundversorgung nach neuesten Techniken und mit neu entwickelten Verbandstoffen vermittelt. Eine solche Fortbildung findet i. d. R. in der betrieblichen Einrichtung statt und ist für alle Mitarbeiter offen.*

M *Fort- und Weiterbildungen sowie pflegerische Studiengänge bieten den Pflegepersonen zahlreiche Möglichkeiten sich beruflich weiterzubilden und akademisch zu qualifizieren.*

M *Der Stundenumfang der Weiterbildung zur Leitung einer Station oder Abteilung liegt meist bei etwa 480 Stunden. Sie können in Vollzeit oder in berufsbegleitender Teilzeit absolviert werden.*

M *In Deutschland sind parallel zur Erstausbildung Hochschulgänge zu einem Berufsabschluss möglich.*

Fort- und Weiterbildung, Studium

Fort- und Weiterbildung

Im Bundesaltenpflegegesetz und im Krankenpflegegesetz heißt es, dass Pflege nach pflegewissenschaftlichen, medizinischen und bezugswissenschaftlichen Stand der Erkenntnisse zu erfolgen hat. Dabei sind Kompetenzen im personalen, sozialen, fachlichen und methodischen Bereich zu entwickeln, die das patientenbezogene, organisationsbezogene und gesellschaftsbezogene Aufgabenfeld der Pflege abdecken. Stark in den Vordergrund geraten sind dabei die beratenden, anleitenden und begleitenden Funktionen der Pflegekräfte.

Weiterbildung wird oft als vierte Säule des Bildungssystems (neben Schulen, Betrieben, Hochschulen) bezeichnet. Sie stellt die Fortsetzung oder die Wiederaufnahme organisierten Lernens nach Abschluss einer ersten Bildungsphase und zwischenzeitlicher Berufstätigkeit dar. Es wird zwischen allgemeiner, beruflicher und wissenschaftlicher Weiterbildung unterschieden.

Fortbildung. Sie kann als Anpassung oder Erweiterung des schon angeeigneten Grundwissens bezeichnet werden. Sie dient dazu, den beruflichen Wissensstand und Fähigkeiten zu erhalten und den neuesten Erkenntnissen im Bereich der Sozial-, Medizin-, Rechts- und Pflegewissenschaft anzupassen.

Weiterbildung. Weiterbildung geht über die Fortbildung hinaus und verbindet die Aneignung von neuem Fachwissen mit der Möglichkeit zur Ausübung einer höherwertigen Funktion und wird i. d. R. mit einem Zertifikat oder einem anerkannten Abschluss belegt.

B Altenpflegerin Manja ist seit drei Jahren examiniert und möchte gerne mehr Verantwortung innerhalb ihrer Station und für die Organisation der Arbeitsabläufe übernehmen. Sie bewirbt sich bei einem Fachseminar für Pflegeberufe für die Weiterbildung zur Stations- und Wohnbereichsleitung. Diese Weiterbildung erfolgt berufsbegleitend für die Dauer eines Jahres und endet mit einem Abschluss und einem Zertifikat.

Weiterbildungsmöglichkeiten für Pflegepersonen

Mit der Etablierung der Intensivmedizin Mitte der 60er-Jahre wurde die Pflege aufgefordert, sich den neuen medizintechnischen Anforderungen zu stellen. Es entwickelten sich erste Spezialisierungslehrgänge für den Intensiv-, Operations- und Anästhesiebereich. In den folgenden Jahren entstanden für die unterschiedlichen Einsatzfelder zusätzliche Weiterbildungslehrgänge. Heute gibt es u. a. in folgenden Bereichen die Möglichkeit, die Weiterbildung zur Fachkrankenschwester bzw. zum Fachkrankenpfleger zu absolvieren:

- Intensivpflege,
- Funktionsdienste (OP/Endoskopie),
- Onkologie,
- Psychiatrie,
- Rehabilitation.

Die Weiterbildungen sind i. d. R. berufsbegleitend organisiert und dauern zwei Jahre.

Arbeitsfelder von Altenpflegefachkräften

Altenpfleger finden in ihrer Praxis ebenfalls unterschiedliche stationäre, teilstationäre und ambulante Versorgungsstrukturen vor, in den Aufgabenfelder für sie zu identifizieren sind.

Stationäre Einrichtungen. Hierzu gehören:
- Altenheime,
- geriatrische Rehabilitationseinrichtungen,
- Kliniken mit gerontopsychiatrischen Abteilungen.

Teilstationäre Einrichtungen. Hierzu gehören:
- gerontopsychiatrische Tageskliniken,
- Tagespflege in Altenheimen.

Akademisch qualifizierte Pflegepersonen sind meist in Management (Pflegedienstleitungspositionen) und Lehre (Lehrer an Krankenpflege- und Altenpflegeschulen) zu finden. Darüber hinaus sind mögliche Tätigkeitsfelder die Arbeit in Fachverlagen, Berufsverbänden, Krankenkassen sowie im Finanz-Controlling von Krankenhäusern.

Studium

Neben der Möglichkeit zur Weiterbildung können sich Pflegende seit Anfang der 90er-Jahre für Management, Lehre und Wissenschaft innerhalb eines Studiengangs weiter qualifizieren. Inzwischen gibt es mehr als 50 Studienangebote, vorrangig an Fachhochschulen, einige an Universitäten. In den meisten Fällen ist es erforderlich, vorab eine Ausbildung als Gesundheits- und Kranken- bzw. Kinderkrankenpfleger oder Altenpfleger absolviert zu haben.

Die Studiengänge sind praxisintegrierend gestaltet und führen zu einem Abschluss mit akademischem Grad (Bachelor). Diese Studienangebote entsprechen den sektoralen Richtlinien der EU und vermitteln zusätzlich die Kompetenzen für Organisations-, Forschungs- und Entwicklungsaufgaben in der Pflege. Aufbauend auf einen ersten akademischen Grad (Bachelor) kann eine Spezialisierung im Master-Studium erworben werden (Master of Science in Onkology oder z. B. Spezialisierung im Management).

Durch diese Spezialisierung wird ein breites Spektrum der Karrieremöglichkeiten gegeben, was sich wieder positiv auf Entscheidungen für die Pflege auch für Abiturabgänger auswirken wird. In diesem Zusammenhang muss auch der Begriff „Pflege als Profession“ in die Überlegungen hereingebracht werden. Pflege mit einer solch qualifizierten Ausbildung und einem solch breiten Handlungsspektrum kann nicht mehr weiter als Heil- und Hilfsberuf angesehen werden.

Bildungskonzept des Deutschen Bildungsrates für Pflegeberufe

Der Deutsche Bildungsrat für Pflegeberufe (DBR) befasst sich seit 1993 mit allen Aspekten der Aus-, Fort- und Weiterbildung in den Pflegeberufen. Der Bildungsrat setzt sich aus Experten der Arbeitsgemeinschaft Deutscher Schwesternverbände und Pflegeorganisationen e. V. ADS, dem Deutschen Berufsverband für Pflegeberufe DBfK und dem Bundesausschuss der Lehrerinnen und Lehrer für Pflegeberufe e. V. BA zusammen.

Als Partner der Spitzenorganisationen der Selbstverwaltung in Gesundheits- und Sozialwesen vertritt der Deutsche Bildungsrat die Belange des Pflege- und Hebammenwesens und koordiniert die Positionen seiner Mitgliederverbände. In der Auseinandersetzung mit den Themen der Pflegebildung hat der Deutsche Bildungsrat für Pflegeberufe ein Bildungskonzept entworfen, welches 2006 in seiner neuesten Version veröffentlicht wurde. Die Grundzüge werden in **Abb. 4.26** dargestellt.

In seinem Bildungskonzept formuliert der Deutsche Bildungsrat für Pflegeberufe erneut die Forderung nach einer Zusammenführung der Ausbildung der Gesundheits- und Kranken- bzw. Kinderkrankenpfleger und Altenpfleger als generalistische Ausbildung und die Ansiedlung an Hochschulen.

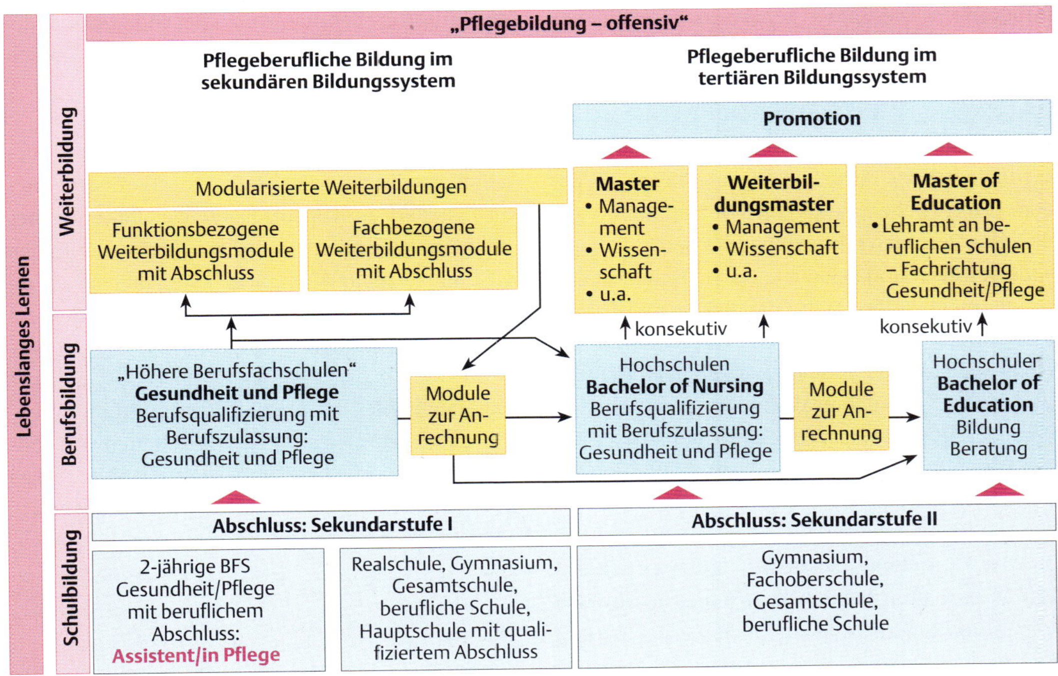

Abb. 4.26 Bildungskonzept des Deutschen Bildungsrates für Pflegeberufe.

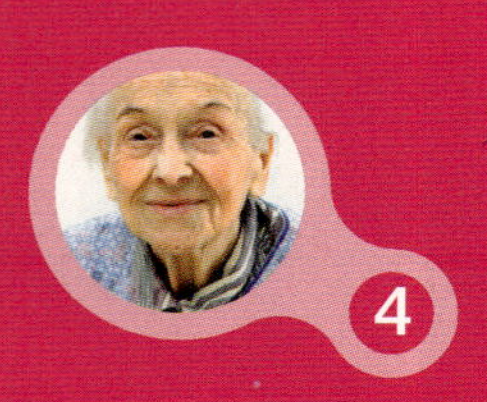

M *Ziel der Altenpflege ist es, den älteren und alten Menschen in seiner Würde und seinen Rechten zu belassen, auch wenn Hilfestellungen notwendig werden. Sie soll zu einem eigenverantwortlichen und selbstständigen Leben verhelfen und es so lange als möglich erhalten.*

M *Der Beruf des Altenpflegers stellt eine hohe Belastung dar und erfordert eine gute Gesundheit. Pflege ist mehr als eine Sachleistung. Das Menschenbild sollte geprägt sein von Respekt und Achtung dem anderen gegenüber.*

M *Menschlichkeit ist wichtiger für den Menschen als Feuer und Wasser (Konfuzius).*

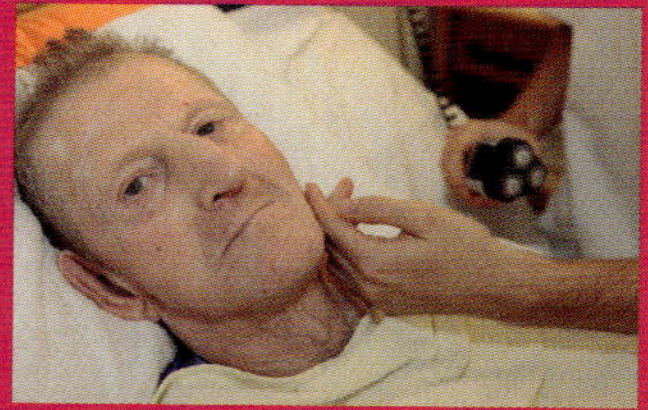

Abb. 4.27 In stationären Angeboten liegt der Handlungsschwerpunkt auf den Pflegetätigkeiten mit bedarfsgerechter Übernahme der Verrichtungen des täglichen Lebens.

D ***Altentherapeuten** arbeiten z. B. in Altenheimen bzw. Altenpflegeheimen, in geriatrischen Abteilungen großer Kliniken, in psychiatrischen Kliniken, in Tageskliniken, Sozialstationen oder in Hospizen, die sich auf Sterbebegleitung spezialisiert haben.*

M *Die demografische Entwicklung und die Nachfrage nach Gesundheitsleistungen bewirken, dass in Zukunft von einem weiteren Beschäftigungszuwachs im Gesundheitswesen auszugehen ist.*

Berufsbild Altenpflege

B Melanie und ihre Freundinnen sprechen oft darüber, welche Berufsrichtung sie einschlagen sollen. Melanie möchte in die Altenpflege, sie weiß allerdings nicht so genau, was sie dort erwartet. Ihre Freundin rät ihr, sich bei den Arbeitsagenturen und im Altenheim zu erkundigen und vielleicht auch ein Praktikum zu machen.

Der Deutsche Berufsverband für Altenpflege DBVA beschreibt das Berufsbild der Altenpflege (2002):

„Altenpflege ist ein anerkannter nichtärztlicher Heilberuf im Bereich medizinisch-sozialer Dienstleistungen. Vor dem Hintergrund der demografischen Entwicklung, der Zunahme chronisch Erkrankter und der steigenden Anzahl dementer Personen hat der Beruf der Altenpflege eine sehr große Bedeutung und steht vor großen Herausforderungen. Die immer höhere Lebenserwartung führt nicht nur zu einer Vielzahl von Lebensentwürfen im Alter, sondern auch zu einer steigenden Zahl pflege- und betreuungsbedürftiger Menschen. Darum ist ein Beruf notwendig, der die sozialen und gesundheitlichen Bedürfnisse jener erkennt, die aus dem Erwerbsleben ausgeschieden sind, und derer, die diese Personen professionell bis an das Lebensende betreuen und begleiten. Da Menschen so lange wie möglich ihre Selbstständigkeit und Selbstbestimmung erhalten möchten, werden alte Menschen nicht nur in stationären Altenhilfeeinrichtungen, sondern v. a. in ihrer Wohnung unterstützt. Der Beruf der Altenpflege ist der einzige Beruf innerhalb der Altenhilfe, der sich auf die Gesamtsituation der alten Menschen bezieht."

Ziel der Altenpflege. Ziel der Altenpflege ist es, den älteren und alten Menschen in seiner Würde und seinen Rechten zu belassen, auch wenn Hilfestellungen zum Teil auf allen Gebieten des täglichen Lebens notwendig werden. Sie soll zu einem eigenverantwortlichen und selbstständigen Leben verhelfen und es so lange als möglich erhalten.

Umsetzung. Dieses Ziel wird laut DBVA erreicht, durch „Unterstützung zur Erhaltung und Gestaltung des persönlichen Lebensraumes, Förderung der Kontakte zwischen älteren Menschen und zwischen den Generationen, Schutz von Kompetenzen und Erhalt bzw. Förderung noch vorhandener Fähigkeiten, Orientierung an individuellen Lebensverläufen, Akzeptanz und Förderung der Einzigartigkeit und Individualität eines jeden zu Betreuenden / zu Pflegenden und Hilfe zur Sicherung eines anerkannten Platzes für alte Menschen in der Gesellschaft."

Aufgaben, die in diesem Rahmen auf Altenpfleger und Altenpflegerinnen zukommen sind im Gesetz über die Berufe in der Altenpflege (§ 3) sehr konkret niedergeschrieben (**Tab. 4.5**).

Arbeitsfelder der Altenpflege

Alte Menschen wollen so lange es geht ihr Leben eigenständig und selbstständig bestimmen und leben. Um ihnen dabei effektiv helfen zu können, gibt es in der Altenpflege ältere und neue Arbeitsfelder:

Stationäre Angebote. Die bekanntesten Arbeitsfelder in der Pflege selbst sind sicherlich Altenwohnheim, Altenheim, Pflegeheim, geriatrisches Krankenhaus, Gerontopsychiatrie und die ambulante Pflege (**Abb. 4.27**). Hier liegt der Handlungsschwerpunkt auf den Pflegetätigkeiten mit Übernahme der Verrichtungen des täglichen Lebens.

Kurzzeitangebote. In Tagesstätten, Tageskliniken, Kurzzeitpflegen, Tagespflegen und Übergangspflegen finden sich weitere Arbeitsfelder. Hier stehen die Entlastung der pflegenden Angehörigen und ein Entgegenwirken der Vereinsamung alter Menschen in Vordergrund.

Beratung. Auch im Sozialdienst der Alten- und Pflegeheime oder der Sozialstationen, als Pflegeberater angegliedert an das Sozialamt oder innerhalb des medizinischen Dienstes der Krankenkassen finden sich immer mehr Altenpfleger. Sie schätzen die jeweilige Situation alter Menschen ein und verändern diese nach Bedarf und Wunsch.

Tagesangebote. In Altenerholungsstätten, Altenklubs und Altenselbsthilfegruppen bieten sich Stellen auf gemeindlicher Basis an. Häufig ist in diesen Bereichen die Zusammenarbeit mit ehrenamtlich tätigen Personengruppen wichtig.

Berufe der Altenhilfe und des Gesundheitswesens

Die Berufe der Altenhilfe richten sich nach dem Bedarf der älteren Menschen.

Altenbetreuer. Sie betreuen alte Menschen, die teilweise oder ganz Unterstützung brauchen. Dies kann sich z. B. nur auf den Bereich der finanziellen Sicherung erstrecken oder sich zusammensetzen aus mehreren Lebensbereichen. Sie arbeiten dabei ggf. mit anderen Fachkräften zusammen, z. B. mit Altenpflegern oder Sozialpädagogen.

Altentherapeuten/-therapeutinnen. Sie sind zuständig für Organisation und Durchführung sozialer und therapeutischer Dienste in der Altenpflege. In Zusammenarbeit mit den behandelnden Ärzten entwerfen sie Therapiepläne und führen rehabilitative Maßnahmen durch. Altentherapeuten/-therapeutinnen sorgen für kreative Freizeitgestaltung, Beschäftigung und Aktivierung der Senioren und Seniorinnen. Beratung, sowohl der Patienten selbst

Tab. 4.5 Aufgaben laut Gesetz über die Berufe in der Altenpflege (§ 3).

Altenpfleger und Altenpflegerinnen sollen:	*Beispiel*
sach- und fachkundig umfassende, geplante Pflege leisten und sich dabei nach den allgemein anerkannten medizinisch-pflegerischen Erkenntnissen richten	Durchführung der Grundpflege und Hilfe bei den Verrichtungen des täglichen Lebens, etwa beim An- und Auskleiden, beim Essen und Trinken; fachgerechtes Lagern; Prophylaxen bei potenziellen Pflegeproblemen anwenden; Ermittlung des Hilfebedarfes (Stellen von Pflegediagnosen); Planung des individuellen Pflegeprozesses; Pflegedokumentation
bei der Behandlung kranker alter Menschen mitwirken und ärztliche Verordnungen ausführen	Ausführen ärztlich angeordneter Behandlungspflege, wie Verabreichung von Injektionen und Infusionen, fachgerechte Wundversorgung, Hilfestellung bei der Medikamentengabe
die individuellen Fähigkeiten alter Menschen erhalten und wiederherstellen mithilfe geriatrischer und gerontopsychiatrischer Rehabilitationskonzepte	Mitwirkung bei der Prävention und Rehabilitation bei vorhandener oder drohender körperlicher, sozialer, geistiger oder psychischer Beeinträchtigung, Begleitung dementer Menschen. Erarbeitung und Orientierung an geriatrischen, gerontopsychiatrischen und therapeutischen Pflegekonzepten
mitwirken an Maßnahmen, die die Qualität in der Pflege, Betreuung und Behandlung sichern	Erarbeitung von Pflegestandards, Anwendung von Pflegevisiten, regelmäßige Fortbildungen zu aktuellen Pflegethemen, Zusammenarbeit im multiprofessionellen Team
Gesundheitsvorsorge und Ernährungsberatung leisten	Anregung und Ermutigung geben zur eigenen, verantwortlichen Gestaltung des Lebens alter Menschen entsprechend den individuellen Bedürfnissen; Hilfestellung zur Erhaltung der Gesundheit und der eigenständigen Lebensführung z. B. durch die Förderung von Kontakten im sozialen Umfeld; Organisation von Senioren- und Selbsthilfegruppen
Sterbende begleiten	Für den sterbenden Menschen ein annehmbares Milieu schaffen, Begleitung des Sterbenden, Begleitung der Angehörigen in ihrer Verlusterfahrung, Versorgung des Toten
anleiten und beraten	Mitwirkung als Praxisanleiter/in bei der Ausbildung von Altenpfleger und Altenpflegerinnen, Anleitung von Pflegehilfskräften und pflegenden Angehörigen, Beratung zur Wohnraumanpassung; Erklärung von Pflegetechniken und den Gebrauch von Pflegehilfsmitteln, z. B. im Gebrauch von Hilfsmitteln wie Gehhilfen, Rollstühlen, Spezialbetten
alte Menschen in ihren persönlichen und sozialen Angelegenheiten beraten und betreuen	Hilfestellung bei Behördengängen und Antragsstellungen, Kontakt herstellen zu Therapeuten, Seelsorgern und Seniorengruppen
die eigenständige Lebensführung erhalten und aktivieren und soziale Kontakte fördern	Initiierung von Nachbarschaftshilfe und Besuchsdiensten, Vermittlung von ehrenamtlichen Diensten, wie Fahr- und Einkaufsdiensten, Vermittlung von z. B. „Essen auf Rädern", Motivation zur Teilnahme an kulturellen Veranstaltungen, Gestaltung von Festen, Ausflügen und Veranstaltungen
Familien- und Nachbarschaftshilfe anregen und begleiten und pflegende Angehörige beraten	Grund- und Einführungskurse zu pflegerelevanten Themen für pflegende Angehörige organisieren, Kontakte zu Pflegeberatern herstellen

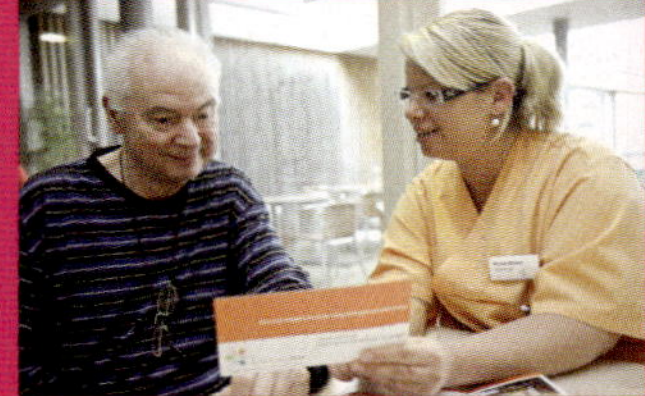

Abb. 4.28 Bei der Arbeit des Pflegeberaters stehen die Bedürfnisse und Wünsche des älteren Menschen im Vordergrund.

als auch von Angehörigen, spielt eine wesentliche Rolle. Zentrales Thema ist in diesem Zusammenhang auch der Umgang mit dem Sterben.

Pflegeberater. Sie helfen, wenn die Versorgung von pflegebedürftigen Menschen von Familienmitgliedern übernommen wird. Sie sind speziell darauf geschult, Angehörige darüber zu informieren, wo und welche Hilfestellung sie von den verschiedenen Stellen bekommen können und welche Hilfen von den Pflegekassen festgeschrieben sind (**Abb. 4.28**).

Sozialer Dienst oder begleitender Dienst. Er wird i. d. R. von Sozialarbeitern oder Ergotherapeuten übernommen. Zu ihren Aufgaben gehört die Organisation und Durchführung der jahreszeitlichen und wöchentlichen Angebote, der Feste und Feiern im Jahr, der Ausflüge in die nähere Umgebung usw.

Kooperative Arbeitsformen. Unter diesem Begriff sind alle Personen- und Berufsgruppen zu verstehen, die im engen Kontakt mit den Mitarbeitern der Alteneinrichtung und mit den Bewohnern stehen. Sie werden teilweise auch das „therapeutische Team" genannt. Hier sind z. B. Ärzte, Zahnärzte, Apotheker, Diätassistenten, Gesundheitshandwerker (wie Sanitätsfachhändler), Physiotherapeuten, Masseure, Augenoptiker gemeint.

M *Pflegeberater sind in der Lage, auch in schwierigen Situationen psychosozial zu betreuen und zusätzlich kompetente Fachberatung zu leisten und damit besonders pflegende Angehörige zu entlasten.*

M *Der soziale oder begleitende Dienst ist i. A. auch verantwortlich für die Begleitung der ehrenamtlichen Mitarbeiter, die für ihr Engagement ebenfalls professionelle Unterstützung benötigen.*

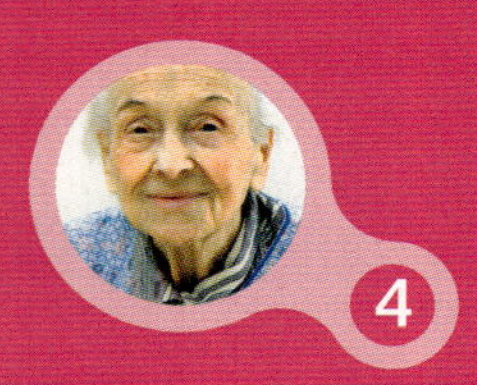

D **Gewerkschaften** *sind Organisationen der Arbeitnehmer, um bestimmte soziale und wirtschaftliche Interessen durchzusetzen. Gewerkschaften vertreten ihre Mitglieder gegenüber allen berufs- und gesellschaftspolitischen Gremien. In Deutschland sind sie demokratisch organisiert.*

D **Berufsverbände** *sind vorwiegend auf freiwilliger Basis gebildete, fachlich organisierte Vereinigungen mit dem Ziel gemeinsam berufliche, wirtschaftliche und kulturelle Interessen der Mitglieder zu wahren und nach außen hin zu vertreten (Meyers Taschenlexikon 24 Bände, 1983).*

M *Nach innen hin verstehen sich Berufsverbände üblicherweise als ein Forum, auf dem berufsspezifische Fragen aufgeworfen, diskutiert und geklärt werden können. Berufsverbände bieten ihren Mitgliedern meist den bevorzugten Zugang zu beruflich relevanten Informationen, Aus- und Weiterbildungsmöglichkeiten und sonstige Vergünstigungen.*

Gewerkschaften und Pflegeberufsverbände

Definition Gewerkschaften

Gewerkschaften sind Organisationen der Arbeitnehmer, um bestimmte soziale und wirtschaftliche Interessen durchzusetzen. In der Bundesrepublik Deutschland sind sie demokratisch organisiert. Sie gelten als freiwillige Arbeitnehmerzusammenschlüsse, sind unabhängig und finanzieren sich durch Mitgliederbeiträge. Gewerkschaften verstehen sich als Vertretung ihrer Mitglieder gegenüber allen berufs- und gesellschaftspolitischen Gremien. Sie sind maßgeblich an Tarifabschlüssen und Berufsbildung beteiligt. In der Vergangenheit wären viele Vorteile für alle Arbeitnehmer ohne die Geschlossenheit der in Gewerkschaften organisierten Arbeitnehmer nicht möglich gewesen. Gewerkschaften bieten ihren Mitgliedern u. a. Rechtsberatung und Rechtsschutz, Beratungen zur Selbstständigkeit, Fort- und Weiterbildungen, Beratungen in allen Fragen zu Lohn- und Einkommenssteuer und spezifische Veranstaltungen.

Gewerkschaften der Pflege

Innerhalb der Pflege waren bis 2009 zwei Gewerkschaften zu nennen. Einmal die Dienstleistungsgewerkschaft ver.di und die BIG, die Gewerkschaft für Beschäftigte im Gesundheitswesen.

Ver.di. Die Vereinigte Dienstleistungsgewerkschaft ist eine Mitgliedsgewerkschaft im Deutschen Gewerkschaftsbund (DGB) mit Sitz in Berlin. Sie entstand 2001 aus einem Zusammenschluss von fünf Einzelgewerkschaften: der Deutschen Angestellten-Gewerkschaft (DAG), der Deutschen Postgewerkschaft (DPG), der Gewerkschaft Handel, Banken und Versicherungen (HBV), der IG Medien-Druck und Papier, Publizistik und Kunst (IG Medien) und der Gewerkschaft Öffentliche Dienste, Transport und Verkehr (ÖTV). Ver.di hat rund 2,1 Millionen Mitglieder (Stand 2009) und ist damit die zweitgrößte Gewerkschaft im Deutschen Gewerkschaftsbund.

BIG. Am 15. Juni 1991 wird die Gewerkschaft Pflege von ca. 100 Personen in München gegründet. Kernpunkte ihrer Satzung sind neben den allgemeinen Gewerkschaftsaufgaben die verstärkte Zusammenarbeit mit den Berufsverbänden, die Schaffung eines Petitionsausschusses, die Förderung der Fort- und Weiterbildung. Später im Rahmen des 3. ordentlichen Gewerkschaftstages beschlossen die Mitglieder der Gewerkschaft Pflege, ihre Gewerkschaft für alle Arbeitnehmer und Arbeitnehmerinnen in den Bereichen Gesundheitswesen, Alten- und Behindertenhilfe zu öffnen und den Namen der Gewerkschaft Pflege umzuändern in Gewerkschaft für Beschäftigte im Gesundheitswesen. Die Mitgliederzahl war 2009 unter 800 gesunken, deshalb wurde die Gewerkschaft am 31.07.2009 aufgelöst.

Definition Berufsverbände und Organisationen

Ein Berufsverband ist eine privatrechtliche Körperschaft, die sich die Förderung der Belange eines bestimmten Berufsstandes zum Ziel setzt. Berufsverbände arbeiten nach außen hin unter der Annahme, dass die Bündelung der Interessen möglichst vieler Angehöriger eines bestimmten Berufs die Möglichkeit verbessert, diese Interessen gegenüber den Vertragspartnern der Berufsausübenden (z. B. öffentliche Hand, Gesetzgeber) und der Öffentlichkeit allgemein durchzusetzen. Nach innen hin verstehen sich Berufsverbände üblicherweise als ein Forum, auf dem berufsspezifische Fragen aufgeworfen, diskutiert und geklärt werden können.

Berufsverbände bieten ihren Mitgliedern als Gegenleistung für den zu entrichtenden Mitgliedsbeitrag meist den bevorzugten Zugang zu beruflich relevanten Informationen, Aus- und Weiterbildungsmöglichkeiten und sonstige Vergünstigungen.

Berufsverbände und Organisationen der Pflege

In Deutschland gibt es Berufsorganisationen für Pflegekräfte aus den verschiedenen Fachausrichtungen. Alle Berufsverbände haben ihre eigene Entwicklungsgeschichte und z. T. unterschiedliche Ziele und Aufgaben (je Fachrichtung) sowie Angebote für ihre Mitglieder und Mitgliedsbeiträge. Im Folgenden sind einige Verbände der Krankenpflege und Altenpflege mit ihren Zielen aufgezählt.

ADS. „Die Arbeitsgemeinschaft christlicher Schwesternverbände und Pflegeorganisationen in Deutschland e. V. (ADS) ist der Zusammenschluss von Mutterhausverbänden, Schwesternschaften, Verbänden und Pflegeorganisationen, die im Bereich des Deutschen Caritasverbandes, des Diakonischen Werkes der EKD und des Deutschen Roten Kreuzes die beruflichen Belange der Pflegeberufe vertreten. Dabei bleibt die Selbstständigkeit der einzelnen Mitgliedsorganisationen mit ihren jeweils eigenen Zielen gewährleistet. Die ADS hat den Zweck, das öffentliche Gesundheitswesen und hier in besonderer Weise die Gesundheits-, Kranken- und Sozialpflege zu fördern. Sie vertritt gemeinsame Belange ihrer Mitgliedsorganisationen, setzt sich für die beruflichen Interessen der Pflegeberufe sowie für eine professionelle Pflege ein und fördert die berufliche Aus-, Fort- und Weiterbildung." (Selbstdarstellung des Verbandes)

BLGS e.V. (Bundesverband Lehrende Gesundheits- u. Sozialberufe): „Dem berufspolitischen Selbstverständnis des BLGS e. V. liegt ein gesellschaftspolitisch ideelles Ziel zugrunde: Die Sicherstellung einer qualitativ hochstehenden pflegerischen Versorgung aller pflegebedürftigen Menschen. […] Pflegequalität ist eng verknüpft mit Qualität der pflegeberuflichen Bildung. Der BLGS wirkt überparteilich und überverbandlich, ist politisch und konfessionell nicht gebunden und der integrativen Kooperation mit allen nahestehenden Institutionen und Personen bei Bewahrung seiner Unabhängigkeit verpflichtet. Ihm ist effizienzorientiertes Handeln ohne Bereicherungs- und Gewinnabsicht auferlegt."

Bundesverband Pflegemanagement. Am 20.10.11 änderte sich der Berufsverband BALK (Verband Bundesarbeitsgemeinschaft Leitender Pflegepersonen e.V.) in den Bundesverband Pflegemanagement. Ziel und Zweck des Verbands bleiben unverändert die aktive Interessenvertretung der Profession Pflege, insbesondere des Pflegemanagements in Politik und Öffentlichkeit. „Vor dem Hintergrund der enormen Herausforderungen an die Pflege tragen gerade die Führungskräfte in der Pflege eine wesentliche Verantwortung, wenn es um die künftige Ausgestaltung der Profession Pflege und deren Rolle im Versorgungsprozess geht." Der Verband will mit dem neuen Namen den veränderten Anforderungen an die professionelle Pflege Rechnung tragen. Das übergreifende Merkmal ist der bundesweite Charakter. Der Bundesverband Pflegemanagement sieht sich „als gemeinsames Haus für alle Landesgruppen". 15 Bundesländer mit rund 1.000 Mitgliedern sind darin zusammengeschlossen. (Selbstdarstellung des Verbandes)

BeKD e.V. Ein Ziel des Berufsverbands Kinderkrankenpflege Deutschland e.V. ist die kontinuierliche und professionelle Aus-, Fort- und Weiterbildung der berufstätigen Menschen in der Gesundheits- und Kinderkrankenpflege.

BvPP. (Bundesverband unabhängiger Pflegesachverständiger und PflegeberaterInnen). Ziele des BvPP sind die Entwicklung der Berufsbilder Pflegesachverständiger und PflegeberaterInnen; die Beratung der Mitglieder in wirtschaftlicher, technischer und rechtlicher Sicht in ihren beruflichen Belangen; Förderung des pflegewissenschaftlichen Diskurses; die Unterrichtung der Öffentlichkeit durch eine aktive Informationspolitik und die Mitwirkung bei sozialpolitischen Entwürfen in Bund und Land.

DBfK. Der Deutsche Berufsverband für Pflegeberufe (DBfK) vertritt seit über 100 Jahren die Interessen der Gesundheits- und Krankenpflege, der Gesundheits- und Kinderkrankenpfleger/innen und Altenpfleger/innen. Ziel ist die professionelle Pflege und Betreuung kranker, gesunder, alter oder behinderter Menschen, der öffentlichen Gesundheitspflege und der Hilfe Bedürftiger zu gewährleisten. Der DBfK arbeitet dezentral in Landesverbänden unter der Federführung des Bundesverbandes und nimmt seine Aufgaben durch zahlreiche Gremienbeteiligungen und Kooperationen wahr. Mitglieder des DBfK vertreten in verschiedenen Gremien unmittelbar die Interessen der Pflegenden. Intensive Kontakte bestehen auf politischer Ebene mit den relevanten Ministerien des Bundes und der Länder. Der DBfK setzt sich aktiv für eine qualitativ hochwertige pflegerische Versorgung der Bevölkerung im Gesetzgebungsverfahren ein.

Der DBfK ist in verschiedene Pflegefachrichtungen unterteilt, um allen Fachgruppen gerecht werden zu können. Ihre Ziele im Bereich Altenpflege sind z. B. „die positive Wahrnehmung der Kompetenzen in der Gesellschaft und Öffentlichkeit." Ebenso treten sie für zukunftsorientierte Bildungschancen ein. Der DBfK ist außerdem Mitglied in internationalen Pflegevereinigungen und dem ICN

DBVA. (Deutscher Berufsverband für Altenpflege). Der DBVA ist der einzige Pflegeverband, der sich ausschließlich mit der Interessenvertretung der Altenpflege beschäftigt. Er kooperiert mit verschiedenen Akteuren im Sozial- und Gesundheitswesen und „setzt sich aktiv für die Änderung der gesetzlichen Rahmenbedingungen, unter denen professionelle Altenarbeit geleistet werden muss, ein". Dazu zählt für den Verband u.a.: „Vertretung und Beratung in politischen Gremien, wenn es um Altenpflegeausbildung, Seniorenpolitik und Arbeitsbedingungen für die Altenpflege geht [...] und die Mitwirkung bei der Entwicklung neuer Konzepte zur Altenpolitik."

DGF e.V. (Deutsche Gesellschaft für Fachkrankenpflege und Funktionsdienste e.V.). Ziele des DGF sind u.a. die Sicherstellung einer optimalen Patientenversorgung, eine qualifizierte und berufsspezifische Fortbildung, die Erreichung einer staatlich anerkannten Weiterbildung der Fachkrankenpflege in allen Schwerpunktbereichen, eine gesetzlich geschützte Berufsbezeichnung, eine Registrierung und Beratung von anerkannten Weiterbildungsstätten in der Fachkrankenpflege, die Registrierung aller Fachkrankenpflegekräfte.

DPV e.V. (Deutscher Pflegeverband e.V.). Die Ziele des DPV liegen in der „Förderung der Professionalisierung der Pflege, der Qualitätssicherung der Pflege durch Aus-, Fort- und Weiterbildung, der Förderung der Gesundheitserziehung und Beratung der Bevölkerung, der Zusammenarbeit mit ambulanten und stationären Einrichtungen der Alten-, Kinderkranken- und Krankenpflege, Ausbildungsstätten, weiterführenden Bildungseinrichtungen, Einrichtungen des öffentlichen Gesundheitswesens und gesetzgebenden Organen sowie mit Behörden und Verbänden, der Sicherung einer qualifizierten gesundheitlichen Versorgung der Bevölkerung durch Gewinnung von Nachwuchskräften in der Pflege, der Herausgabe eines Verbandsorgans zur Unterrichtung der Mitglieder und der Öffentlichkeit über Stand und Fortentwicklung der Gesundheits- und Alten-, Kinderkranken- und Krankenpflege und der Durchführung von Bildungsveranstaltungen, die

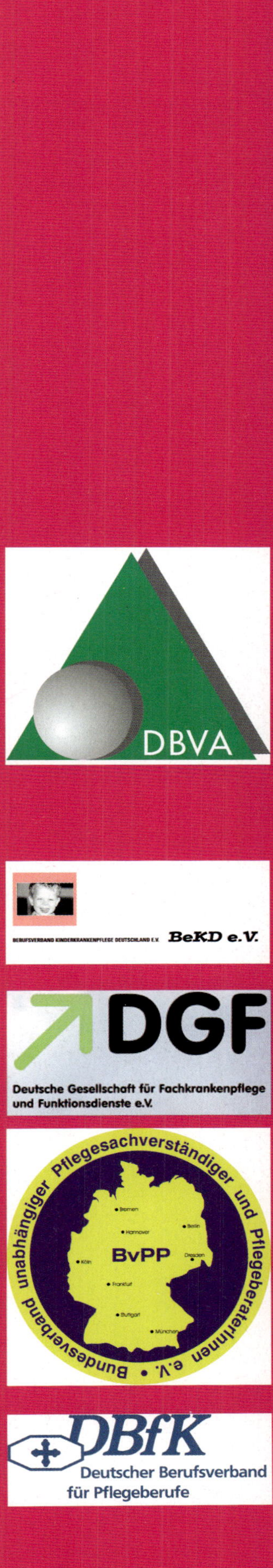

Deutscher Pflegerat e.V.
Bundesarbeitsgemeinschaft Pflege- und Hebammenwesen

Abb. 4.29 Der Deutsche Pflegerat ist die Dachorganisation und Bundesarbeitsgemeinschaft der Pflegeverbände.

allen Interessierten – unabhängig von ihrer Verbandszugehörigkeit – zugänglich sind". (Selbstdarstellung des Verbandes)

DPR (Deutscher Pflegerat). Als Dachorganisation und Bundesarbeitsgemeinschaft der Pflegeverbände wurde der Deutsche Pflegerat (DPR, s. Abb. 4.29) gegründet. Er hat „das Ziel die Positionen der Pflegeorganisationen zu koordinieren und deren politische Durchsetzung zu steuern." „Weiterhin soll die Bedeutung und der Nutzen professioneller Pflege (und des Hebammenwesens) für ein effektives und effizientes Gesundheitssystem im Interesse der Bevölkerung dargestellt werden." Der DPR setzt sich u.a. bei Strukturveränderungen im Gesundheits- Sozial- und Bildungswesen der Bundesrepublik Deutschland und Europas ein. Er strebt eine Förderung der Pflegewissenschaft an und initiiert und fördert Qualitätsentwicklung in allen Handlungsfeldern des Gesundheits- und Sozialwesens. (Selbstdarstellung des Deutschen Pflegerates)

M *Eine „Kammer" ist eine Körperschaft des öffentlichen Rechts. Ihr Auftrag liegt in der beruflichen Selbstverwaltung, der Berufsaufsicht, der Förderung des Berufsstandes durch Berufsausbildung und Fortbildung, und sie soll der Vertretung des Berufszweiges nach außen hin dienen.*

Pflegekammer

Seit einiger Zeit wird unter den Pflegefachkräften und den Berufsverbänden die Frage nach einer Berufskammer für Pflegeberufe diskutiert. Eine „Kammer" ist eine Körperschaft des öffentlichen Rechts. Ihr Auftrag liegt in der beruflichen Selbstverwaltung, der Berufsaufsicht, der Förderung des Berufsstandes durch Berufsausbildung und Fortbildung und sie soll der Vertretung des Berufszweiges nach außen hin dienen. Zuständig für die Errichtung einer Pflegekammer ist die jeweilige Landesregierung mittels eines Kammergesetzes. Dies beinhaltet die Verbindlichkeit der Kammerzugehörigkeit aller Mitglieder des Berufstandes Pflege. Die Mitgliedschaft ist verbunden mit einer Beitragspflicht.

Das Ziel der Pflegekammer ist: „Sicherung einer sachgerechten professionellen Pflege für Bürgerinnen und Bürger des jeweiligen Bundeslandes entsprechend aktueller pflegewissenschaftlicher Erkenntnis" (Förderverein zu Errichtung einer Pflegekammer in NRW, Stand 2005). Durch die Bildung einer Pflegekammer wird die „ordnungsgemäße Berufsausübung im Allgemeininteresse gewährleistet". Die Kammer vertritt aber auch die Mitglieder gegenüber dem Staat und hat, wenn es zu einem „Kammergesetz" kommt, eine gewisse Durchsetzungsgewalt.

M *Das Ziel der Pflegekammer ist: „Sicherung einer sachgerechten professionellen Pflege für Bürgerinnen und Bürger des jeweiligen Bundeslandes entsprechend aktueller pflegewissenschaftlicher Erkenntnis" (Förderverein zu Errichtung einer Pflegekammer in NRW, Stand 2005).*

ICN International Council of Nurses

Der ICN ist ein Zusammenschluss von mehr als 130 nationalen Berufsverbänden der Pflege und vertritt weltweit Millionen von Pflegenden. Seit 1899 ist der von Pflegenden für Pflegende geführte Verband die internationale Stimme der Pflege und macht sich zum Ziel, Pflege von hoher Qualität für alle sicherzustellen und sich für eine vernünftige Gesundheitspolitik weltweit einzusetzen. Der Vertreter Deutschlands ist der Deutsche Berufsverband für Pflegeberufe (DBfK) e.V.

Landespflegekonferenzen und „Runder Tisch Pflege"

Im Zusammenhang mit den Organisationen der Pflege sind Länderregierungen und die Bundesregierung nicht zu vernachlässigen.

Landespflegekonferenzen. Die Landesregierungen der Bundesländer bildeten ein Gremium der konstruktiven Diskussion und Beratung für die verschiedenen Akteure der Pflege (die Pflegeorganisationen; die Einrichtungsträger; die Kostenträger; die Schulen aus den Bereichen der Alten-, Kranken-, Kinderkrankenpflege und die Hebammenschulen; die Hochschulen mit pflegewissenschaftlichen Studiengängen sowie das Ministerium für Bildung, Frauen und Jugend und das Ministerium für Arbeit, Soziales, Familie und Gesundheit) – die Landespflegekonferenzen. Sie haben sich zum Ziel gesetzt, aktuelle Fragen der Pflege zu diskutieren und tragfähige Lösungen zu erarbeiten. Sie wollen ein Forum für die Förderung und Weiterentwicklung der Pflege sein. Die Mitglieder der Landespflegekonferenzen sind sich darin einig, dass die Sicherung einer zeitgemäßen, klientenorientierten Pflege die verantwortliche Mitwirkung aller Beteiligten erfordert. Sie versuchen mit geeigneten Maßnahmen und Offensiven dem Fachkräftemangel in der Pflege zu begegnen. Die Landespflegekonferenzen kommen zwei- bis dreimal pro Jahr in den Ländern zu Beratungen zusammen.

„Runder Tisch Pflege". Um die Lebenssituation hilfe- und pflegebedürftiger Menschen in Deutschland zu verbessern, haben das Bundesministerium für Familie, Senioren, Frauen und Jugend und das Bundesministerium für Gesundheit im Herbst 2003 den „Runden Tisch Pflege" einberufen. An dieser gemeinsamen Initiative nehmen Vertreterinnen und Vertreter aus Verbänden, aus Ländern und Kommunen, Praxis und Wissenschaft teil. Er befasst sich im Bezug auf Pflegende u.a. mit dem Thema, wie man eine ausreichende Zahl von Personen dauerhaft für die Pflegeberufe gewinnen kann und welche Möglichkeiten bestehen, um den Verwaltungsaufwand im Bereich der Pflege und Betreuung zu verringern.

Bis 2005 erarbeitete er die „Charta der Rechte hilfe- und pflegebedürftiger Menschen" (Pflege-Charta).

Konfessionelle Berufsorganisationen

In den Pflegeberufen gibt es Mitarbeiter, die sich einem Orden (katholisch) oder einem Mutterhaus (evangelisch) angeschlossen haben, um ihren Beruf durch eine Glaubens- und evtl. sogar Lebensgemeinschaft zu stützen (**Abb. 4.31**). Neben ihrer fachlichen Qualifikation sind sie meistens biblisch-diakonisch/caritativ oder humanitär (DRK) gebildet. Für diese Frauen und Männer gibt es ebenfalls Vertretungen, die ihre beruflichen Belange nach innen und außen vertreten.

Arbeitsgemeinschaft Deutscher Schwesternverbände und Pflegeorganisationen e. V.

Die einzelnen Schwesternschaften und Pflegeorganisationen haben sich in der Dachorganisation ADS (Arbeitsgemeinschaft Deutscher Schwesternverbände und Pflegeorganisationen e.V.), einem Verein, zusammengeschlossen. Zur ADS gehören die nachfolgenden Mitglieder:

- Die Mutterhausverbände, Schwesternschaften und Pflegeverbände im Diakonischen Werk der EKD: Bund Deutscher Gemeinschafts-Diakonissen-Mutterhäuser, Evangelischer Fachverband für Kranken- und Sozialpflege e.V., Deutscher Gemeinschafts-Diakonieverband e.V., Kaiserswerther Verband, Verband freikirchlicher Diakoniewerke, Zehlendorfer Verband für evangelische Diakonie,
- Die in der Arbeitsgemeinschaft katholischer Pflegeorganisationen zusammengefassten Berufsorganisationen im Deutschen Caritasverband (DCV): Caritasgemeinschaft für Pflege- und Sozialberufe e.V., Katholischer Berufsverband für Pflegeberufe e.V.,
- Der Verband der Schwesternschaften vom Deutschen Roten Kreuz (DRK e.V.).

Zugrunde liegendes Menschenbild

Die meisten Mitgliedsverbände zählen zu den Wohlfahrtsverbänden und legen ihrer Arbeit ein vom christlichen Glauben geprägtes Menschenbild zugrunde. Die Arbeit des Deutschen Roten Kreuzes (DRK) basiert auf dem humanitären Menschenbild.

Vereinszweck und Aufgaben

- Die ADS verfolgt das Ziel, das öffentliche Gesundheitswesen, vorrangig die Gesundheits-, Kranken- und Sozialpflege zu fördern. Auf diese Weise soll den Hilfs- und Pflegebedürftigen geholfen werden.
- Die ADS setzt sich z.B. für eine ganzheitliche Sorge um den Menschen in allen Lebensphasen ein
- Sie wirkt an Qualitätsverbesserungen im Gesundheits- und Sozialwesen mit.
- Sie setzt sich für eine Weiterentwicklung und Professionalisierung der Pflegeberufe ein.
- Sie vertritt die gemeinsamen Interessen ihrer Mitgliedsverbände z.B. gegenüber der EU, Bund, Ländern, Kirchen und Behörden.
- Sie bezieht Stellung zu gesundheitspolitischen, sozialpolitischen und allgemeingesellschaftlichen Problemen und Fragen.

„Gemeinschaft Diakonischer Schwestern und Brüder in der Evangelischen Diakonissenanstalt Stuttgart“

Wir sind Frauen und Männer, die biblisch-diakonisch und fachlich ausgebildet sind in verschiedenen Berufen, vorwiegend in der Krankenpflege. Im Rahmen eines Gottesdienstes werden wir in die Gemeinschaft aufgenommen.

Wir wollen inmitten der beruflichen Anforderungen Gottes Geist Raum geben: Im eigenen Leben, in der Arbeit miteinander sowie in der Begegnung mit uns anvertrauten Menschen und im Umgang mit Ressourcen. Wir wollen als Gemeinschaft die diakonische Identität der einzelnen Mitglieder stärken.

Wir tragen als gemeinsames Zeichen eine Brosche (...).

Wir leben in unterschiedlichen Lebensformen: Allein, gemeinsam in Beziehungen, in Ehe, in Familie. Wir begegnen uns bei gemeinsamen Treffen und Veranstaltungen. Wir bringen vielfältige Prägungen christlicher Sozialisation mit.

Wir arbeiten in Arbeitsbereichen der Evangelischen Diakonissenanstalt Stuttgart, ihren Tochtereinrichtungen und bei anderen Institutionen. Einige von uns sind in der Familienphase oder im Ruhestand.

Wir bieten persönliche, diakonische und berufliche Förderung und Beratung. Dies geschieht durch biblisch-diakonische Bildungsangebote, bei Treffen im Mutterhaus oder in der Nähe der Arbeitsfelder, durch persönliche Kontakte und Gespräche.

Wir prägen die Schwesternschaft, unser Umfeld und unsere Arbeitsbereiche durch Präsenz im Alltag, in der Mitgestaltung bei Treffen, in Gremien und Arbeitsgruppen. Diakonie als Gottes Menschenliebe soll in unserer Arbeit erfahrbar sein, sowohl an der Basis als auch in Leitungsverantwortung. Wir treten für christliche Werte ein und setzen diese um.

Wir laden ein zur Mitgliedschaft, zum diakonischen Engagement in- und außerhalb der Schwesternschaft.

Abb. 4.31 Beispiel für ein Leitbild einer konfessionellen Berufsorganisation.

D **Konfessionelle Berufsorganisationen** *vertreten die beruflichen Belange von Mitarbeiter/innen, die sich einem katholischen Orden oder einem evangelischen Mutterhaus angeschlossen haben.*

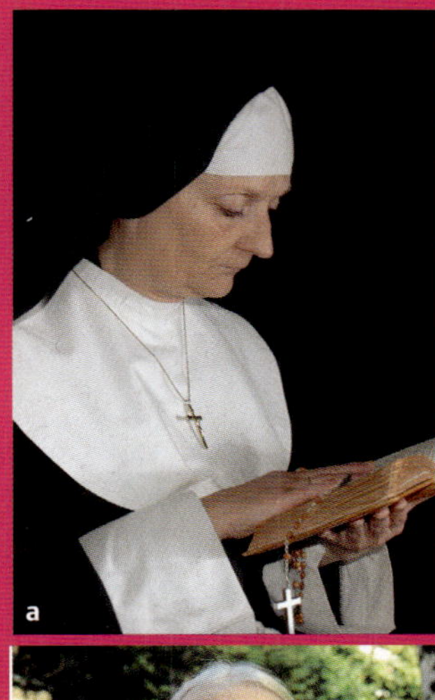

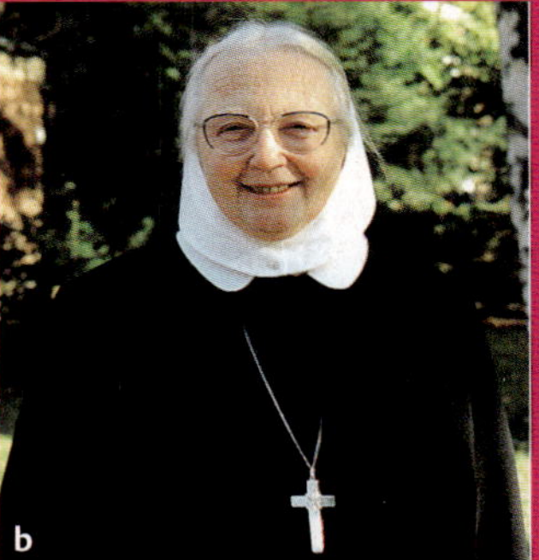

Abb. 4.30 a katholische Ordensschwester, b evangelische Diakonisse.

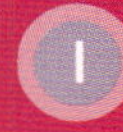

Internet:
http://www.diak-stuttgart.de
http://www.ads-pflege.de
http://www.kaiserswerther-verband.de
http://www.caritas.de
http://www.drk.de

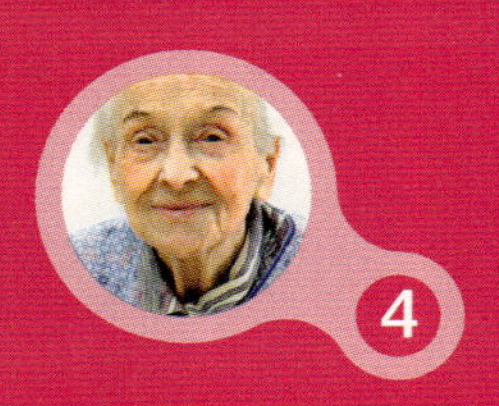

Repräsentation und Image der Pflege in der Gesellschaft

D *Ein **Image** bezeichnet ein emotional gefärbtes Vorstellungsbild. Es umfasst die Gesamtheit an Einstellungen, Erwartungen und Anmutungserlebnissen, die subjektiv mit einem Meinungsgegenstand verbunden sind.*

Definition

Der Begriff Image stammt aus der angloamerikanischen Sozialforschung und wird v.a. im Bereich der Werbepsychologie, Motiv- und Marktforschung verwendet.

Image. Ein Image bezeichnet ein über den Bereich des Visuellen hinausgehendes, emotional gefärbtes Vorstellungsbild. Es umfasst die Gesamtheit an Einstellungen, Erwartungen und Anmutungserlebnissen, die subjektiv mit einem Meinungsgegenstand verbunden sind.

Selbstimage und Fremdimage. Als Selbstimage wird das von einer Person oder einer Personengruppe über sich selbst entwickelte Image, als Fremdimage das über andere Personen oder Gruppen (z.B. Altenpfleger/innen) bezeichnet.

Imagebildung. Die Imagebildung erleichtert einerseits die soziale Orientierung und ermöglicht, sich selbst und andere in komplizierte soziale Zusammenhänge (Zuordnungsfunktion) einzuordnen. Andererseits führt sie zu selektiver Wahrnehmung und zu stereotyper ideologischer Bewertung.

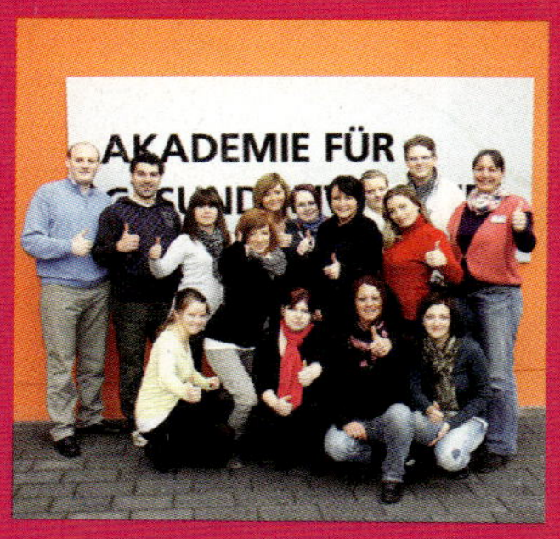

Abb. 4.32 Sie alle haben sich für den Altenpflegeberuf entschieden. Ihr repräsentatives Verhalten trägt entschieden zur Imagebildung dieses Berufes bei.

Image der Altenpflege

Die Altenpflege hat schon viele Jahrzehnte mit einem schlechten Image zu kämpfen. Im Zentrum der Vorstellungen steht, dass das Pflegepersonal über zu wenig Zeit für die Pflege und Betreuung der Bewohner verfügt. Dieses ist eines von vielen Ergebnissen, das die Studie Altenpflege-Monitor (APM) 2010 in einer repräsentativen Umfrage unter 500 Personen der Generation 50plus ergeben hat.

Negatives Image

Aussagen, die ein negatives Image vermitteln:

- 83% der Befragten geben an, dass das Personal zu wenig Zeit hat.
- 70% finden die Pflege zu teuer.
- Nur 27% vertreten die Auffassung, dass die Pflegebedürftigen respektvoll behandelt werden.
- 50% der Befragten sind der Meinung, dass Pflegebedürftige durch Medikamente ruhig gestellt werden.
- Nur 29% vertreten die Meinung, dass man in der Altenpflege gut versorgt ist.

Positives Image

Aussagen, die ein positives Image vermitteln:

- 61% sind der Meinung, dass Altenpflege ein angesehener Beruf ist; 2006 waren es noch 64%.
- 49% sind der Meinung, dass die Pflege in Deutschland professionell organisiert ist; 2006 waren es 45%.
- Nur 3% meinen, dass Altenpflege ein gut bezahlter Beruf ist.

Sicht des Pflegepersonals

Auch aus Sicht des Pflegepersonals selbst ist das Image des Altenpflegeberufes schlecht.

- 51% des deutschen Pflegepersonals bewertet das öffentliche Image des Berufes als schlecht (NEXT-Studie 2005),
- 80–90% der Führungskräfte stationärer Pflegeeinrichtungen von Rheinland-Pfalz und Hessen sprechen der professionellen Pflege eine mangelnde gesellschaftliche Anerkennung aus (IWAK 2005).

Worauf beruht das schlechte Image der Altenpflege?

- Die Berichterstattung in den Medien ist vielfach auf sensationsträchtige Einzelaspekte begrenzt.
- In Studien werden keine Ursachen oder Möglichkeiten der Verbesserung erhoben.
- Die gesellschaftliche Bewertung des Berufes orientiert sich an den typischen Merkmalen eines Frauenberufes (geringes Einkommen, begrenzte Karrieremöglichkeiten) und verwischt die Grenzen zwischen professioneller und privater Pflege.

Maßnahmen zur Imageverbesserung

Imagekampagnen. Um das schlechte Image des Altenpflegeberufes zu verbessern, haben mehrere Bundesländer in den letzten Jahren groß angelegte Imagekampagnen gestartet. Im Zentrum aller Kampagnen standen die Themen „Mitmenschlichkeit und Professionalität". Die Diskrepanz zwischen der öffentlichen Wahrnehmung und dem Berufsimage der Kampagnen ist unübersehbar.

Presse- und Öffentlichkeitsarbeit. Sinnvoller als Imagekampagnen schient eine systematische Presse- und Öffentlichkeitsarbeit zu sein, die z.B. in Seminaren für Journalisten den Widerspruch zwischen der öffentlichen Wahrnehmung und dem gewünschten Berufsbild abbaut.

Zusammenarbeit von Berufsverbänden, Schulen und Politik. Die Zusammenarbeit sollte enger werden, um flächendeckend eine systematische Personal- und Organisationsentwicklung in den Einrichtungen der Altenhilfe einzuführen. Nicht zuletzt trägt jede Altenpflegerin und jeder Altenpfleger durch sein berufliches Engagement und Verhalten dazu bei, wie sich der Beruf der Altenpflege präsentiert und wie sich das Image dieses Berufes weiter entwickelt (**Abb. 4.32**).

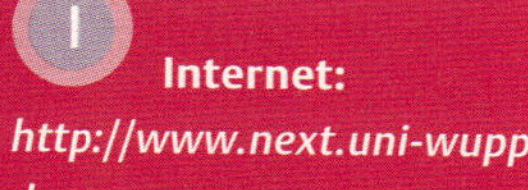

Internet:
http://www.next.uni-wuppertal.de
http://www.hessischer-pflege-monitor.de
http://www.berufe-mit-sinn.de

Was ist ein Team?

Definition

„Ein Team ist eine leistungsfähige Gruppe mit gemeinsamer Zielsetzung und der Verantwortung für einen geschlossenen Arbeitsprozess. Zudem weist ein Team intensive wechselseitige Beziehungen und Interaktionen sowie einen ausgeprägten Gemeinschaftssinn und einen starken Gruppenzusammenhalt auf" (nach Vergnaud 2004).

Kennzeichen eines Teams

Mit dem Begriff Team werden spezielle Gruppen bezeichnet, die sowohl Arbeitsinhalte bearbeiten und Arbeitsziele erreichen sollen, als auch sozial und emotional bestimmte Kennzeichen aufweisen (**Abb. 4.33**):

- emotionale Bindung an die Gruppe und starker Zusammenhalt („Wir-Gefühl"),
- gemeinsame Leistungsverantwortung,
- wechselseitige Beziehungen zwischen den Teammitgliedern,
- teaminterne Rollen, Positionen, Normen und Kommunikationsformen.

Kennzeichen von Teamarbeit

Es stellt sich die Frage, ob es sich bei sogenannten Pflegeteams wirklich um Teams handelt oder doch eher um Arbeitsgruppen. Kriterien für echte Teamarbeit sind:

- Jedes Teammitglied übernimmt Verantwortung, und zwar nicht nur für die eigene, sondern auch für die Gruppenleistung.
- Zielorientierte und effiziente Zusammenarbeit, sodass das Gruppenergebnis besser ist als die Summe der Leistung der einzelnen Mitarbeiter
- Teammitglieder engagieren sich entsprechend ihrer Fähigkeiten in gleichem Ausmaß
- Teammitglieder unterstützen und ergänzen sich und zeigen hohe Motivation
- Für alle Teammitglieder (mit Ausnahme des Teamleiters) gelten gleiche Rechte und Pflichten
- Es wird offen kommuniziert
- Es besteht ein deutliches Gefühl der Zugehörigkeit und Zusammengehörigkeit
- Neben Erfolgen des Teams sind auch Erfolge einzelner Teilnehmer möglich und willkommen.

Nach der obigen Definition und den beschriebenen Kriterien wird deutlich, dass sogenannte Pflegeteams selten wirklich Teams sind (**Tab. 4.6**).

Tab. 4.6 Kriterien für „echte Teams" gegenüber der Realität in vielen Arbeitsgruppen.

Kriterien für „echte Teams"	*Häufig Realität in Arbeitsgruppen*
Es besteht ein deutliches Gefühl der Zugehörigkeit.	Nicht jeder Mitarbeiter fühlt sich der Gruppe zugehörig, z. B. fühlen sich manche Schüler nicht als Teil des Teams
Jeder Einzelne übernimmt Verantwortung für die eigene und für die Gruppenleistung	Oft „Einzelkämpfer", oft fehlt Verantwortungsgefühl für das Gesamtergebnis.
Teammitglieder unterstützen und ergänzen sich. Es wird offen kommuniziert.	Oft herrschen Neid und Konkurrenzdenken. Informationen werden einander vorenthalten. Oft wird *über* die Kollegen anstatt *mit* den Kollegen gesprochen. Nicht immer besteht ein wirklicher Gruppenzusammenhalt.
Neben Erfolgen des Teams sind auch Erfolge einzelner Teilnehmer möglich und willkommen.	Oft stehen Einzelerfolge für die Gruppenmitglieder im Vordergrund, während die Motivation für den Erfolg der Gruppe sekundär ist.
Teammitglieder engagieren sich entsprechend ihrer Fähigkeiten in gleichem Ausmaß und zeigen hohe Motivation.	Oft sehr unterschiedliches individuelles Engagement. Oft werden die jeweiligen Fähigkeiten nicht ausreichend berücksichtigt.
Zielorientierte und effiziente Zusammenarbeit der Gruppe	Nicht jede Arbeit verläuft zielorientiert, oft wird parallel oder sogar gegeneinander gearbeitet, was zu einer verminderten Effizienz der Arbeitsleistung führt.
Für alle Teammitglieder gelten gleiche Rechte und Pflichten.	Oft ungleiche Verteilung von Rechten und Pflichten.

D *Ein **Team** ist mehr als eine Anzahl von zusammenarbeitenden Menschen. Es entsteht erst durch die Entwicklung bestimmter sozial-emotionaler Gruppenstrukturen.*

M *In Pflegeberufen wird fast immer in sogenannten Pflegeteams gearbeitet. Um Pflege effizient und für die zu Pflegenden und auch für die Mitarbeiter positiv zu gestalten, ist es wichtig, in gut funktionierenden Teams zu arbeiten.*

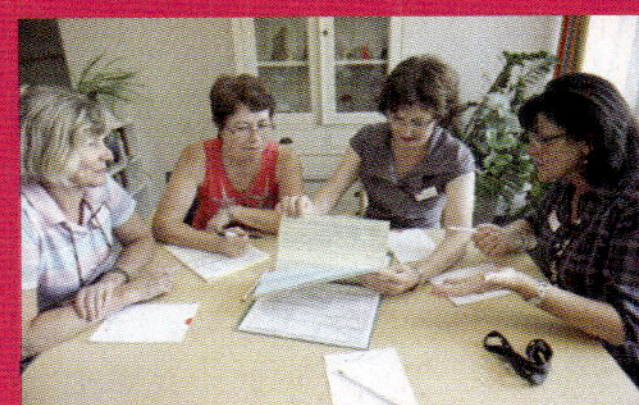

Abb. 4.33 Ein funktionierendes Team bearbeitet Arbeitsinhalte, erreicht Arbeitsziele und fühlt sich stark verbunden.

M *Um die Effizienz der Arbeitsleistung sowie die Zufriedenheit der Arbeitnehmer und dadurch auch der Kunden zu erhöhen, ist es wichtig, Arbeitsgruppen weiterzuentwickeln zu echten Teams.*

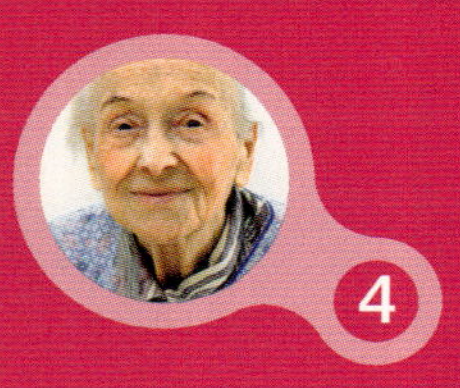

4

D **Teamfähigkeit** *ist die Fähigkeit, sich in eine Gruppe konstruktiv und sozial zu integrieren und die eigenen Kompetenzen in Zusammenarbeit mit den Gruppenmitgliedern zugunsten des Gruppenziels und des Gruppenzusammenhaltes einzusetzen.*

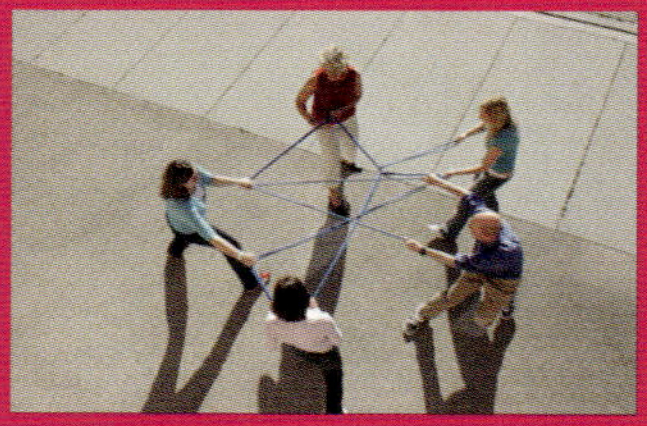

Abb. 4.34 Zur Teamfähigkeit gehört u. a. die Kooperations- und Konsensfähigkeit.

M *Der Teamleiter sollte den Prozess der Teamentwicklung gezielt steuern und unterstützen. Je nach Gruppe verläuft der Prozess sehr unterschiedlich und nicht streng chronologisch.*

M *In der Orientierungsphase ist es hilfreich, das gegenseitige Kennenlernen zu fördern und erstes Vertrauen aufzubauen.*

P *In der Kampf- oder Konfliktphase sollte die Nützlichkeit der verschiedenen Arbeitsweisen für eine gemeinsame Lösung herausgestellt werden.*

M *In der Normierungsphase ist der Teamleiter Vorbild im Umgang mit den Teammitgliedern. Das Team organisiert sich langsam zunehmend selbst.*

M *In der Integrationsphase ist die Gruppenstruktur geklärt, sodass die gesamte Energie für die Aufgabenbewältigung genutzt werden kann.*

Teamfähigkeit und Teamentwicklung

Teamfähigkeit

Um in der Pflege leistungsstark in Gruppen arbeiten zu können, ist die Teamfähigkeit der einzelnen Gruppenmitglieder eine wichtige Voraussetzung. Teamfähigkeit ist in Pflegeberufen eine Schlüsselqualifikation, die auch bei Stellenbesetzungen einen wichtigen Stellenwert hat.

Definition

Teamfähigkeit ist die Fähigkeit, sich in eine Gruppe konstruktiv und sozial zu integrieren, und somit die eigenen Kompetenzen in Zusammenarbeit mit den Gruppenmitgliedern zugunsten des Gruppenziels und des Gruppenzusammenhaltes einzusetzen.

Was beinhaltet der Begriff Teamfähigkeit?

Teamfähigkeit beinhaltet viele soziale Fähigkeiten, die auch unter dem Begriff „soziale Kompetenz" beschrieben werden:

- sprachliche Kompetenz,
- Interaktions- und Konfliktfähigkeit,
- Kooperations- und Konsensfähigkeit: Die Fähigkeit zusammenzuarbeiten, Toleranz, Rücksicht zu nehmen, Engagement für das Gruppenziel,
- Integrationsfähigkeit: Die Fähigkeit in der Gruppe integrierend zu wirken.

Teamentwicklung

Um leistungsstarke Teams zu bilden, reicht es nicht aus, teamfähige Einzelpersonen zusammenzuführen. Oft arbeiten Pflegende in Gruppen, die zwar einige Merkmale eines Teams aufweisen, in denen jedoch viele Reibungsverluste auftreten, sodass die mögliche Effizienz noch unerreicht bleibt. Um Pflege effizient und für die zu Pflegenden und auch für die Mitarbeiter positiv zu gestalten, ist es wichtig, in gut funktionierenden, echten Teams zu arbeiten. Hier setzen Instrumente der Teamentwicklung an.

Ziele der Teamentwicklung

- Reibungsverluste im Team gering halten durch Reduzierung von Konflikten und Optimierung der Kooperation,
- den Anforderungen der Vernetzung vieler Berufsgruppen und Leistungen und somit den Kundeninteressen durch klare Organisationsstrukturen gerecht werden,
- dem hohen Bedarf an neuen Entwicklungen in der Altenpflege gerecht werden,
- hohe Kompetenzen und Motivation der einzelnen Teammitglieder erreichen und dadurch Krankheitszeiten und hohe Fluktuationsraten reduzieren,
- Effizienz der Arbeit erhöhen und somit ökonomisch Potenziale für neue Aufgaben freisetzen.

Phasen der Teamentwicklung

Die Entwicklung von einer Arbeitsgruppe zu einem leistungsstarken Team verläuft in 4 Phasen, die alle durchlaufen werden müssen, bis sich echte Teams bilden.

Orientierungsphase (Forming)

Zunächst findet in dieser Phase ein erstes Kennenlernen der Gruppenmitglieder, der Rahmenbedingungen und der Aufgabenstellung statt. Es erfolgen erste grobe Einschätzungen der anderen Mitglieder und es bilden sich erste lose Verbindungen. Die eigene Position in der neuen Gruppe wird sondiert. Bereits jetzt können erste Grenzen abgesteckt und Erwartungen geäußert werden.

Kampf- oder Konfliktphase (Storming)

Nachdem in der ersten Phase ein vorsichtiges Herantasten an die neuen Kollegen stattfand, erfolgt meist eine kurz anhaltende, recht harmonische Arbeitsphase. Dann entwickeln sich erste Frustrationen, wenn anfängliche Erwartungen nicht erfüllt oder verschiedene Arbeitsweisen nicht akzeptiert werden. Es kommt zu Krisenstimmungen, Konflikten und Machtkämpfen, bei denen die Sachlichkeit oft verloren geht. Häufig bilden sich Koalitionen bzw. Cliquen.

Normierungsphase (Norming)

In dieser Phase werden Umgangsformen, Rollen und Aufgabenverteilungen entwickelt und festgelegt, sodass die unterschiedlichen Fähigkeiten und Arbeitsweisen für eine produktive Zusammenarbeit genutzt werden können. Basis dafür ist eine Wertschätzung der Teammitglieder und deren gegenseitige Ergänzung. Die Leistungen der anderen werden anerkannt, Vertrauen wird aufgebaut. Das Team arbeitet nun kooperativer und mit zunehmender Effizienz zusammen und orientiert sich immer weniger am Teamleiter.

Integrationsphase

Jetzt besteht ein starkes Wir-Gefühl, die Mitglieder unterstützen sich und setzen sich füreinander ein. Guter Informationsfluss, Toleranz, Offenheit und hohe Motivation prägen diese Phase. Die Gruppenstruktur ist nun geklärt, sodass nun die gesamte Energie für die Aufgabenbewältigung genutzt werden kann. Die Gruppe spürt den Zusammenhalt und die sichtbare Leistungssteigerung, was zu einer weiterhin hohen Motivation führt.

Kommunikation im Team

Kommunikation ist ein wesentlicher Bestandteil der täglichen Arbeit der Pflegenden. Sie hat entscheidenden Einfluss auf die Pflegequalität und das Befinden sowohl der zu Pflegenden als auch der Mitarbeiter.

Ziele der Kommunikation im Team

- guter Informationsfluss,
- Teambildung und Teamentwicklung fördern,
- Konfliktvermeidung und Konfliktlösungen.

Informationsfluss. Die Mitarbeiter benötigen Informationen über den momentanen Zustand der zu Pflegenden, über die aktuelle Situation im Team und im Wohnbereich und über die Kooperation mit anderen Einrichtungen (**Abb. 4.35**). So wird vermieden, dass manches unnötigerweise von mehreren Pflegenden übernommen wird, während anderes vergessen wird.

Gruppenzugehörigkeit. Durch Kommunikation kann im Team das Gefühl der Gruppenzugehörigkeit entstehen. Hierzu ist es wichtig, auch über Persönliches zu sprechen, sodass auch persönliche Bindungen entstehen. In Gesprächen kann eine klare Rollenverteilung vereinbart werden, die den Mitarbeitern Sicherheit gibt und zu ihrer Weiterentwicklung beiträgt.

Klärung von Konflikten. Kommunikation ist eine Möglichkeit, Konflikte zwischen Pflegenden und Bewohnern oder Angehörigen, innerhalb des Teams oder auch an den Schnittstellen zu anderen Einrichtungen zu vermeiden oder zu klären.

Kommunikation im Team

Informationsübermittlung und -austausch:

Die Übermittlung von Informationen kann sowohl schriftlich als auch mündlich erfolgen.

Dokumentation. Schriftliche Informationsübermittlung findet über die Dokumentation von Informationen über die zu Pflegenden oder über schriftliche Anweisungen oder Informationen innerhalb des Teams statt, zum Beispiel durch ein Informationsbrett, ein Stationsbuch oder ein Nachtwachenbuch.

Übergabe. Zentrale Stelle der mündlichen Informationsübermittlung ist die Übergabe. Hier können Informationen über die zu Pflegenden ausgetauscht werden. Mitarbeiter können über Schwierigkeiten mit bestimmten Situationen oder Bewohnern oder auch über neue Ideen berichten.

Persönliche Gespräche zwischen Pflegenden

Für den Zusammenhalt des Teams ist es gut, wenn auch ein Austausch über die privaten Situationen und Befindlichkeiten der Kollegen stattfindet. So kann das Team hilfreich sein, wenn sich eine Pflegerin gerade in einer privaten Krise befindet, indem die Kollegen sie entlasten. Missverständnissen und Konflikten kann so vorgebeugt werden.

Feedback: Äußerung von Kritik oder Anerkennung

Sich innerhalb des Teams zu loben oder konstruktiv zu kritisieren ist wichtiger Bestandteil der Persönlichkeitsentwicklung, der fachlichen Weiterentwicklung und somit der Teamentwicklung (**Abb. 4.36**). Wenn Kollegen sich rechtzeitig sagen, was gefällt und was aneinander stört, werden Konflikte reduziert.

Konfliktgespräche

Sollten im Team Konflikte auftreten, ist Kommunikation eine Möglichkeit der Konfliktbewältigung. Ziel einer solchen Kommunikation kann sein, gemeinsam neue Lösungen zu entwickeln, Kompromisse zu finden oder eine Akzeptanz der anderen Meinung zu erreichen. Manchmal bietet eine autoritäre Klärung des weiteren Vorgehens die nötige Richtlinie für eine gelingende Kommunikation.

Leitlinien gelungener Kommunikation

- Sehr wichtig ist es, miteinander zu sprechen und nicht hinter dem Rücken schlecht über andere zu reden. Wenn übereinander gesprochen wird, dann nur im positiven Sinne.
- Das gemeinsame Ziel steht im Vordergrund, notwendige Informationen dürfen nicht vorenthalten werden.
- Interesse an der anderen Person und ihren Ideen und manchmal auch an ihren Problemen bringt das Team auch auf einer persönlichen Ebene einander näher.
- Bei der Suche nach neuen Lösungen oder der Bewältigung von Konflikten stehen Sachlichkeit und Klarheit im Vordergrund, wobei auch eigene Enttäuschungen oder Verletzungen klar formuliert werden dürfen. Eigene Wünsche und Lösungsvorschläge zu äußern, kann ein guter Ausgangspunkt für ein Gespräch sein.
- Es dürfen keine persönlichen Verletzungen stattfinden, da sonst die Bereitschaft, sich auf gemeinsame Lösungen einzulassen, sinkt. Ist eine Situation schon sehr verfahren, kann es sinnvoll sein, eine unvoreingenommene Person hinzuzuziehen.
- Die Bereitschaft, dem anderen zuzuhören (auch aktiv zuzuhören) und Offenheit gegenüber gemeinsamen Lösungen bilden die Grundlage einer gelungenen Kommunikation im Team.

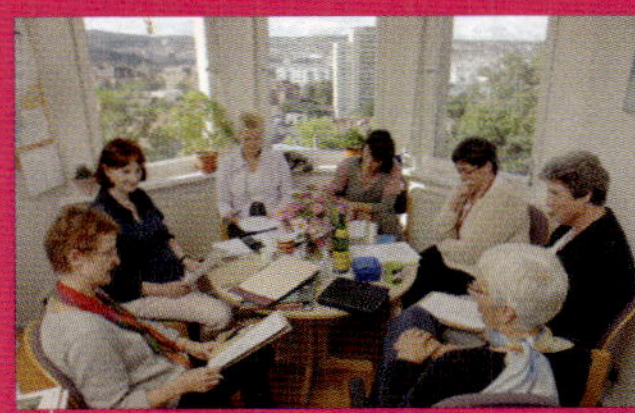

Abb. 4.35 Kommunikation ist ein wesentlicher Bestandteil der täglichen Arbeit der Pflegenden.

M *Eine gelungene Kommunikation im Team führt zu einer höheren Arbeitszufriedenheit und zu einer längeren Verweildauer der Mitarbeiter in ihrem Beruf. Sie erhöht die Zufriedenheit der zu Pflegenden und verkürzt Behandlungszeiten.*

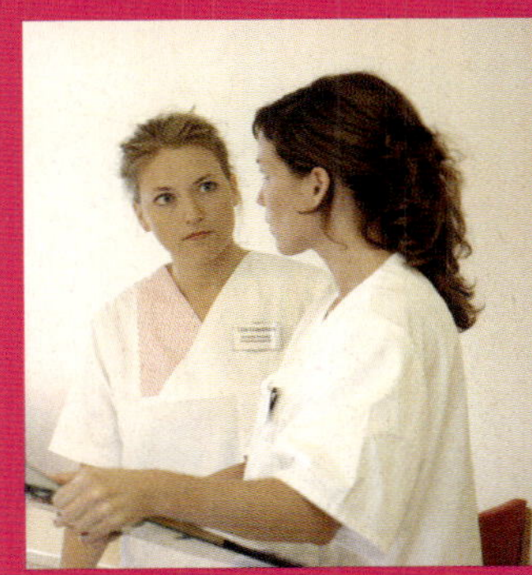

Abb. 4.36 Wenn Kollegen sich sagen, was gefällt und was aneinander stört, werden Konflikte reduziert.

M *Die Übermittlung von Informationen findet in der Pflege z. B. schriftlich in der Dokumentation und mündlich bei der Übergabe statt.*

1. Miteinander statt übereinander sprechen
2. Interesse am anderen, an seinen Ideen und Problemen zeigen
3. Nötige Informationen nicht vorenthalten
4. Sachlichkeit und Klarheit
5. Eigene Wünsche und Lösungsvorschläge äußern
6. Keine persönlichen Verletzungen
7. Gegebenenfalls Hinzuziehen unvoreingenommener Person,
8. Aktives Zuhören
9. Offenheit gegenüber gemeinsamen Lösungen.

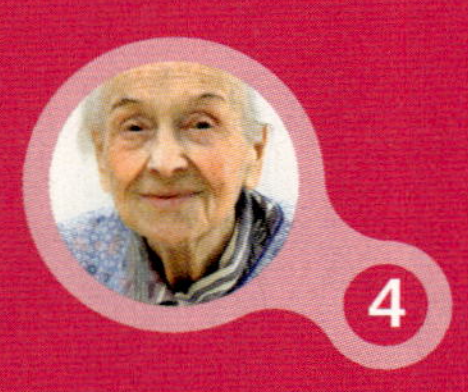

4

M *Teams bestehen aus unterschiedlichen Menschen. Daher ist es wenig erstaunlich, dass es in vielen Teams Spannungen und Konflikte gibt.*

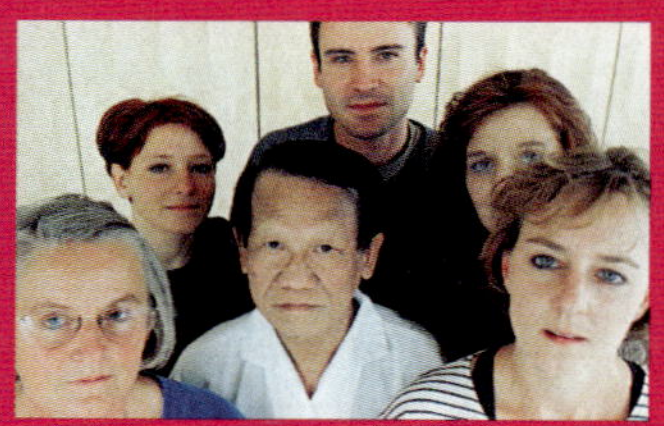

Abb. 4.37 Teams der Altenpflege sind multiprofessionell und bestehen aus unterschiedlichen Persönlichkeiten.

M *Um dem hohen Konfliktpotenzial zu begegnen, bedarf es einer sorgfältigen Teamentwicklung. Mithilfe von Toleranz, Kooperationsbereitschaft und kommunikativer Kompetenz können sich leistungsstarke Teams entwickeln.*

M *In vielen Teams übernehmen einzelne Teammitglieder Rollen, z. B. der aktive „Macher", der eher passive „Beobachter" oder der „Fürsorgende" als Ansprechpartner für Sorgen und Nöte.*

M *Ältere Bewohnerinnen sprechen oft gerne mit männlichen Pflegenden, auch wenn die Durchführung der Intimpflege meistens von weiblichen Pflegenden erwünscht ist.*

I **Internet:**
http://www.cit-consult.de

Woraus bestehen Teams in der Altenpflege?

In den Teams der Altenpflege treffen unterschiedliche Menschen aufeinander. Sie unterscheiden sich bezüglich Alter, Nationalität und Geschlecht, ebenso wie bezüglich ihres Berufes, ihrer Position, ihrer Aufgaben- und Verantwortungsbereiche. Außerdem sind es Menschen mit unterschiedlichen Biografien, Einstellungen, Werten, Gewohnheiten und Verhaltensweisen (**Abb. 4.37**).

Multiprofessionelle Teams

Teams der Altenpflege sind multiprofessionell. Zum Team gehören unterschiedliche Berufsgruppen mit verschiedenen Ausbildungen:

- Altenpfleger,
- Altenpflegehelfer,
- Heilerziehungspfleger,
- Gesundheits- und Krankenpfleger,
- Ärzte,
- Physiotherapeuten, Logopäden, Musiktherapeuten, Ergotherapeuten,
- Seelsorger, Pfarrer.

Im weiteren Sinne gehören zum Team:

- Mitarbeiter der Hauswirtschaft,
- Diätassistenten,
- Mitarbeiter der Verwaltung und der Heimleitung,
- Hausmeister und technischer Dienst.

Um die Zusammenarbeit zwischen den Berufsgruppen möglichst effektiv zu gestalten, bedarf es eines guten Schnittstellenmanagements. Dazu gehören eine schriftliche und mündliche Sicherung des Informationsflusses, ein Vorausdenken aller Beteiligten und die Übernahme der Verantwortung auch über den eigenen Arbeitsbereich hinaus.

Unterschiedliche Persönlichkeiten

Ein Team besteht außerdem aus unterschiedlichen Persönlichkeiten mit:

- unterschiedlichen Einstellungen, Werten und Verhaltensweisen,
- unterschiedlichen Erfahrungen und Biografien,
- unterschiedlichen fachlichen und sozialen Fähigkeiten.

Hieraus ergibt sich meist ein hohes Konfliktpotenzial. Hier bedarf es einer sorgfältigen Teamentwicklung (s. S. 870)

Unterschiedliche offizielle Positionen und Funktionen

Innerhalb des Teams bestehen unterschiedliche, formell festgelegte Positionen und Funktionen mit verschiedenen Aufgaben- und Tätigkeitsbereichen:

- Heimleitung,
- Pflegedienstleitung,
- Wohnbereichsleitung,
- Schichtleitung,
- Praxisanleiter,
- Pflegefachkraft,
- Auszubildende,
- Pflegehelfer,
- ehrenamtliche Mitarbeiter.

Diese formale Rollenverteilung ist gekennzeichnet durch formelle Dienstwege, festgeschriebene Verantwortungsbereiche, Aufgaben und Befugnisse.

Unterschiedliche informelle Rollenverteilung

In vielen Teams lässt sich eine informelle Rollenverteilung beobachten. Einzelne Teammitglieder übernehmen Rollen, die nirgends offiziell festgeschrieben sind (nach Belbin 1996):

- der „**Macher**": versucht Prozesse voranzutreiben,
- der „**Beobachter**": hält sich zunächst beobachtend zurück, analysiert die Situation,
- der „**Teamarbeiter**": zeigt gute Integration und hohe Kooperationsbereitschaft zugunsten des Gruppenzieles,
- der „**Spezialist**": steht für spezielle Fragen mit hoher Sachkenntnis zur Verfügung,
- der „**Perfektionist**": achtet auf Fehlerfreiheit und übernimmt häufig lieber vieles selbst als anderen etwas zu überlassen,
- der „**Fürsorgende**", ist informell der Ansprechpartner für Sorgen und Nöte.

Die Übernahme dieser informellen Rollen kann das Team leistungsfähig machen, indem unterschiedliche Aufgaben und Bedürfnisse des Teams auf diese Weise abgedeckt werden. Andererseits kann darin auch ein großes Konfliktpotenzial stecken, da keine dieser Rollen klar definiert ist und oftmals Erwartungen gestellt werden, die derjenige nicht erfüllen kann oder möchte.

Verschiedenartigkeit konstruktiv nutzen

Insgesamt gilt es, die Verschiedenartigkeit des Teams konstruktiv zu nutzen. Außerdem bietet die Verschiedenartigkeit der Teammitglieder die Möglichkeit, dem sehr unterschiedlichen Klientel der Altenpflege mit ihren individuellen Bedürfnissen gerecht zu werden: So können Migranten von Pflegenden betreut werden, die sich in ihrer Muttersprache mit ihnen unterhalten können. Ältere, die ihre Enkel vermissen, freuen sich über Gespräche mit jungen Auszubildenden oder Praktikanten.

Die Verschiedenartigkeit der Teammitglieder kann es ermöglichen, den unterschiedlichen Persönlichkeiten der zu Pflegenden gerecht zu werden.

Informations-, Anlauf- und Vermittlungsstellen

Die Kenntnis und Inanspruchnahme von Informations-, Anlauf- und Vermittlungsstellen zeichnet eine kompetente Pflege aus. Es gibt viele Stellen, die ihr Spezialwissen und ihre besondere Erfahrung zur Verfügung stellen.

Beratungsstellen

Beratungsstellen bieten unterschiedliche Arten von Hilfe und Unterstützung für vielerlei Problemsituationen an.

Beratungsangebote der Krankenkassen

Krankenkassen bieten kostenlose Beratungen für verschiedene Bereiche an: z.B. Beratung über Wohnraumanpassungen und deren Finanzierung, über Hilfsmittel, über Pflegegeld und Sachleistungen für die ambulante Pflege, über Möglichkeiten und Finanzierung stationärer Pflege. Die Beratung erfolgt z.T. auch zu Hause bei den Betroffenen oder telefonisch und über das Internet.

Psychologische Beratungsstellen für Ehe-, Familie- und Lebensfragen

Einrichtungen der Ehe-, Familien- und Lebensberatung verfügen über ein breit gefächertes Angebot: Für alle Fragen, die mit Lebenskrisen zusammenhängen, bieten örtliche Beratungsstellen unterschiedliche Arten von Hilfe und Unterstützung an.

Im Zuge einer entstehenden Pflegebedürftigkeit kommt es oft zu Krisen. Dann kann eine Beratung hilfreich sein. Verschiedene Träger bieten diese oft kostenlos oder gegen geringe Beträge an (z.B. Diakonisches Werk, Caritasverband, Landkreis, Arbeitskreis Leben, Kirchen).

Beratungsstellen für Angehörige demenziell erkrankter Menschen

Diese Beratungsstellen bieten z.B.:
- Beratung und Unterstützung im Umgang mit den demenziell Erkrankten,
- Einleitung von Maßnahmen zur Versorgung der demenziell Erkrankten,
- Beratung über Angebote zur Entlastung der Angehörigen.

Weitere spezielle Beratungsstellen

- Beratung für Migranten und Spätaussiedler,
- Suchtberatung,
- Aidsberatung,
- Schuldnerberatung,
- Beratungsstellen für Mobbing-Betroffene.

Beratungsangebote im Internet und per Telefon

Im Internet gibt es viele Beratungsangebote verschiedener Träger, bei denen z.T. auch anonym Hilfe eingeholt werden kann (Sorgentelefon, Beratungsangebote von Krankenkassen und Kirchen).

Angehörigengruppen

Angehörigengruppen sind für viele Angehörige wichtige Anlaufstellen. Gegenseitiger Austausch und Verständnis ist für Angehörige oft wichtig, um ihre Situation aushalten und bewältigen zu können. Meist richten sich die Gruppen an Angehörige in bestimmten Lebenslagen, z.B. an Angehörige demenziell Erkrankter, an Angehörige psychisch Kranker, an Trauernde.

Sozialpsychiatrischer Dienst

Sozialpsychiatrische Dienste sind eine hilfreiche Anlaufstelle vor allem für die ambulante Pflege. Im Rahmen von Hausbesuchen oder in eigenen Räumlichkeiten bieten sozialpsychiatrische Dienste ein vielfältiges Hilfsangebot für psychisch kranke Menschen und deren Angehörige:
- soziale Beratung,
- fachärztliche Beratung,
- Beratung und Unterstützung in Krisensituationen und Krisenintervention,
- Beratung der Angehörigen über den Umgang mit den psychisch Erkrankten,
- Information über Möglichkeiten der Unterstützung, der Therapie, der Rehabilitation,
- Vermittlung von Kranken an psychiatrische Einrichtungen oder Einrichtungen der Altenhilfe,
- Unterstützung vor, während oder nach einem Klinikaufenthalt.

Seelsorge im Pflegeheim

- Begleitung und Unterstützung in schwierigen Lebenssituationen, vor allem mit schweren oder unheilbaren Erkrankungen,
- Sterbebegleitung,
- Beistand in Fragen des Glaubens.

Sozialdienst im Pflegeheim

Der Sozialdienst eines Pflegeheimes bietet z.B.:
- Hilfe bei der Erledigung von Korrespondenz und Behördenangelegenheiten,
- Eingewöhnungshilfe,
- Angehörigenarbeit,
- Vermittlung von Besuchspaten etc.,
- Besuche in Kliniken oder Rehabilitationseinrichtungen.

M *Pflegende sollten wissen, an wen sie sich zum Wohle des Bewohners oder zum Erhalt der eigenen Arbeitskraft wenden können.*

M *Angehörigengruppen sind für viele Angehörige wichtige Anlaufstellen. Gegenseitiger Austausch und Verständnis ist für Angehörige oft wichtig, um ihre Situation aushalten und bewältigen zu können.*

M *Pflegebedürftigkeit kann die Partnerschaft verändern oder Angehörige überfordern. Dann kann eine Beratung oder die Vermittlung in eine Psychotherapie hilfreich sein.*

M *Sozialpsychiatrische Dienste bieten psychisch veränderten älteren Menschen und deren Angehörigen eine Unterstützung, die über die Angebote des ambulanten Pflegedienstes hinaus geht.*

Ethische Konfliktsituationen

Altenpflegekräfte sind durch ihren intensiven körperlichen, psychischen und sozialen Kontakt zu alten Menschen häufiger als die meisten anderen Berufe mit elementaren Fragen des Lebens konfrontiert. Dadurch entstehen ethische Konfliktsituationen, die eigene moralische Beurteilungen und ethische Reflexionen erfordern.

In solchen Situationen müssen Pflegekräfte darauf vorbereitet sein, eigene Entscheidungen zu treffen, die praktische Konsequenzen nach sich ziehen können. Voraussetzung für moralisches Handeln in ethischen Konfliktsituationen ist die Entscheidungs- und Handlungsfreiheit und das Vorhandensein von Handlungsalternativen.

Durch ein zu hohes Ausmaß an Fürsorglichkeit wird die Autonomie der Bewohner behindert und die Betroffenen werden nicht als gleichberechtigte Partner ernst genommen. Aufgabe der professionell Pflegenden ist es, Menschen, die nicht mehr zur Selbstpflege imstande sind bzw. Einschränkungen haben zu unterstützen und/oder die Einschränkungen zu kompensieren.

Pflegekräfte tragen Verantwortung für die Bedingungen der Entscheidungsfindung, z. B. eine ausreichende Informiertheit, nicht aber für das Handeln und die Entscheidung des Betroffenen selbst. Ein Problem oder ein Dilemma entsteht erst dann, wenn die Pflegenden durch die Entscheidungen der Betroffenen geschädigt, beeinträchtigt oder belastet werden (Darmann in Kiesel 2001, S. 264).

D **Autonomie** *kommt von dem griechischen autos (selbst) und nomos (Regelung, Führung, Gesetz). Es bedeutet „Selbstständigkeit" oder „Willensfreiheit".*

D *Ein* ***Dilemma*** *ist eine „Zwickmühle" (= extreme Form von moralischen Konflikten), s. „ethische Konflikte zwischen persönlichen und professionellen Werten u. Normen", S. 880.*

M *Pflegekräfte tragen Verantwortung für die Bedingungen der Entscheidungsfindung, z. B. eine ausreichende Informiertheit, nicht aber für das Handeln und die Entscheidung des Betroffenen selbst.*

Beispiele für ethische Konfliktsituationen

In der Altenpflege entstehen häufig Situationen, in denen es gilt, moralische Entscheidungen zu treffen. Häufig sind dies Konflikte, wie z. B.

- Situationen, in denen Bewohnerinnen und Bewohner Wünsche äußern, die ihrem Wohl, zumindest aus Sicht der Pflegenden, abträglich sind (z. B. Verweigerung der Medikamenteneinnahme, Nichteinhalten der Bettruhe, Rauchen bei Lungenerkrankungen, Nahrungsverweigerung usw.),
- Konflikte, in denen Pflegende sich zum einen ihrer Einrichtung verpflichtet fühlen (die aufgrund des steigenden Ökonomisierungsdruck zunehmend nach marktwirtschaftlichen Gesichtspunkten haushalten muss) und zum anderen den Anforderungen der Bewohnerinnen und Bewohner,
- Situationen im Umgang mit Menschen mit Migrationshintergrund. In Altenhilfeeinrichtungen leben Menschen aus verschiedenen Kulturkreisen und Weltanschauungen auf engem Raum zusammen. Hier treffen unterschiedliche Werte aufeinander, was zu Konflikten führen kann.

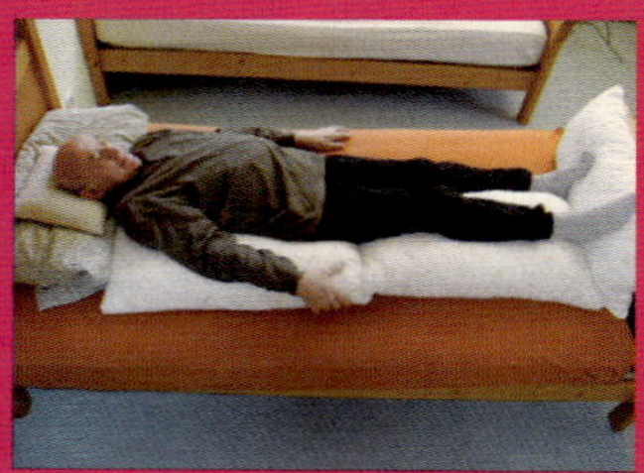

Abb. 4.38 Die 30-Grad-Lagerung kann eine Handlungsalternative sein, wenn ein Bewohner eine für ihn risikoreiche Rückenlage wünscht.

Umgang mit einem ethischen Konflikt

Es gibt viele verschiedene Möglichkeiten der Herangehensweise an einen ethischen Konflikt. Um den Einfluss von emotionalen Faktoren (Gefühlen) beim Erkennen und der Analyse von ethischen Konflikten einzuschränken, ist es erforderlich, dass ethische Einschätzungen möglichst nicht von einzelnen Pflegenden, sondern im Gespräch mit anderen Pflegenden vorgenommen werden.

Problemstellung

B Eine Bewohnerin wünscht, auf ihren Rücken gedreht zu werden und damit auf ihren gerade nach wochenlanger Pflege granulierenden Dekubitus. Die Pflegekraft sieht den Erfolg der wochenlangen, mühsamen Arbeit entschwinden.

Hier lassen sich drei in einem Spannungsfeld stehende ethische Normen (verbindlich anerkannte Regeln) herausarbeiten:

- die Norm der Selbstbestimmung der Bewohnerin,
- die Norm der Gesundheitsfürsorge,
- finanzielle Aspekte.

Analyse

Prüfung der Handlungsalternativen. Zunächst steht eine möglichst realitätsgetreue und sachgerechte Erfassung der Situation im Vordergrund. Dabei sind Handlungsalternativen zu prüfen (z. B. 30-Grad-Lagerung, s. **Abb. 4.38** oder Rückenlage für wenige Minuten). Hier sind Sachkompetenz mindestens ebenso wichtig wie die Fähigkeit zur moralischen Reflexion.

Prüfung der Handlungsfolgen. Die Handlungsfolgen bzw. Wirkungen der pflegerischen Handlungen sind abzuschätzen und abzuwägen. Dabei ist die Fähigkeit der Betroffenen zur Selbstbestimmung und eine evtl. Schädigung der Pflegenden oder anderer Personen, die sich in ihrer persönlichen Integrität verletzt fühlen, weil ihre Bemühungen untergraben werden, zu prüfen. Aufgrund der ungleichen Machtstruktur und der Vulnerabilität (Verletzlichkeit) und Hilflosigkeit der Bewohnerin sollte deren Position bei der Abwägung der Folgen besonderes Gewicht beigemessen werden (Darmann in Kiesel 2001, S. 259ff).

I **Literatur:**

Arndt, M.: Ethik denken. Maßstäbe zum Handeln in der Pflege. 2.Aufl. Thieme, Stuttgart 2007

Lay, R.: Ethik in der Pflege. Ein Lehrbuch für die Aus-, Fort- und Weiterbildung. Schlütersche, Hannover 2004

Van der Arend, A.: Ethik für Pflegeberufe. Huber, Bern 1996

Ethische Konfliktsituation Sexualität

Der in der Pflege immer wieder proklamierte ganzheitliche und individuelle Ansatz darf beim Thema Sexualität nicht außen vor gelassen werden. Mit einem ganzheitlichen Pflegeverständnis wird der Mensch als untrennbare Einheit von Körper, Seele und Geist wahrgenommen.

Vorurteile der Gesellschaft

Sexualität im Alter ist gesellschaftlich häufig ein Tabuthema. Es herrschen viele Vorurteile, die aus fachlicher Sicht eindeutig zu widerlegen sind, z. B.:

- die Sexualität ist gebunden an die reproduktive Funktion, also die Fähigkeit, Kinder zu gebären oder zu zeugen,
- Jugend wird mit körperlicher Gesundheit in Verbindung gebracht, die physiologischen Veränderungen des Alterns werden als Krankheit definiert,
- sexuelle Bedürfnisse lassen im Alter mehr und mehr nach.

Situation in Einrichtungen der Altenhilfe

Einrichtungen der Altenhilfe haben einen entscheidenden Einfluss auf das Leben der Bewohner. Nicht nur die Grundbedürfnisse, auch sexuelle Bedürfnisse werden zeitlich, örtlich und situativ eingeengt. Altenhilfeeinrichtungen erzwingen häufig eine Asexualität ihrer Bewohner. Die Einhaltung der Privatsphäre und die Bewahrung der Intimsphäre sind oft ein Problem (Zimmertüren stehen offen, es wird nur kurz angeklopft und ohne eine Antwort abzuwarten eingetreten usw.). Die Biografie, das gelebte Leben und die Erfahrungen der Betroffenen spielen häufig keine große Rolle mehr.

Möglichkeiten der Konfliktlösung oder -entschärfung:

- Ausrichtung der organisatorischen Strukturen auf die Privatsphäre der alten Menschen z. B. durch Einbettzimmer oder Partnerzimmer,
- individuelle Gestaltung des Tagesablaufs z. B. durch morgendliches Ausschlafen und individuelles Einnehmen der Mahlzeiten.
- Biografiearbeit und Kreativität bei der Konfliktlösung

Situation der Bewohnerinnen und Bewohner

Männer wie Frauen erleben im Alter bedeutende physiologische Veränderungen und Veränderungen ihrer sexuellen Fähigkeit und Wahrnehmung. Ihre Sexualität aber endet deswegen nicht. Körperliche Veränderungen oder Inkontinenz lösen Schamgefühle und die Angst vor möglicher Bloßstellung, Erniedrigung und Zurückweisung aus. Besonders alte Menschen haben ein großes Bedürfnis nach körperlicher Nähe, Zärtlichkeit und Geborgenheit. Für viele findet der einzige Hautkontakt durch die Pflege statt.

Bei vielen Pflegehandlungen werden Intimregionen berührt. Der Körper ist bei der Intimpflege und Ganzkörperwaschung den Blicken anderer Menschen ausgesetzt, wobei der Pflegebedürftige keine Kontrolle hat, wer seinen Körper betrachtet oder berührt.

Möglichkeiten der Konfliktlösung oder -entschärfung:

- Die Anerkennung und Berücksichtigung der Schamgefühle durch einen respektvollen und einfühlsamen Umgang mit den Bewohnern ist grundlegend zur Wahrung der Intimsphäre und der Würde der Betroffenen. Trotz aller Schwierigkeiten sollte es das Ziel der Pflegenden sein „Respekt und Achtung vor alten Menschen und der unterschiedlichen Art wie diese versuchen, ihre sexuelle Identität auch unter schwierigen Umständen aufrechtzuerhalten zu zeigen" (Sydow in Denzin 1992, S. 112).
- Toleranz und Empathie (Hineindenken und -fühlen in die Betroffenen) sind erforderlich.
- Die Sexualität der Bewohner muss thematisiert werden und den alten Menschen zugesprochen werden z. B. durch Gesprächsgruppen oder Beratungsangebote.
- Eine Pflegekraft kann Kontakte ermöglichen und die von den Bewohnern gewünschte Sexualität innerhalb ihrer Grenzen möglich machen.

Situation der Pflegenden

Eine gelebte Sexualität der Bewohner kann bei Pflegenden Ekel auslösen. Ekelgefühle sind eine Form von Schutz. Die Geschlechtsorgane haben partiell die Funktion der Ausscheidung. Der Umgang mit Kot, Urin, Ejakulat und anderen Ausscheidungen kann starke Ekelgefühle auslösen. Körperliche Übergriffe von Heimbewohnern auf Pflegende (z. B. Berührungen des Hinterns, Busens, anzügliche Witze, das Ausnutzen von pflegerischen Tätigkeiten, um zur Stimulation zu gelangen oder ein exhibitionistisches Verhalten usw.) können zu starken Konflikten im gegenseitigen Umgang führen.

Möglichkeiten der Konfliktlösung oder -entschärfung:

Die eigene Sexualmoral und die eigenen Erfahrungen stehen im engen Zusammenhang mit dem Umgang der Pflegenden mit der Sexualität der Bewohner (Denzin 1992, S. 11f). Das Thema Sexualität und damit verbundene Gefühle sollten im Team thematisiert und nicht tabuisiert werden, z. B. im Rahmen der Übergabe oder Supervision.

M *Die Sexualität als Grundbedürfnis des Menschen ist Teil der untrennbaren Einheit von Körper, Seele und Geist und muss berücksichtigt und in die Konzeption der Pflege miteinbezogen werden.*

M *Alte Menschen haben einen anderen Umgang mit ihrer Körperlichkeit als heute üblich und haben sich u. U. nicht einmal ihrem Ehepartner nackt gezeigt. Doch bei vielen Pflegehandlungen werden Intimregionen berührt.*

M *Grundbedürfnisse sind in stationären Einrichtungen der Altenhilfe meist institutionalisiert, Abläufe werden durchgeplant und unabhängig von den Bedürfnissen der Bewohnerinnen oder Bewohner umgesetzt.*

I **Literatur:**

Denzin, J.: Intimität und Identität im Alter. Situationen in der häuslichen, stationären und Heimpflege. Zentrale Universitätsdruckerei, Berlin 1992

Butler, R.N., Lewis, M.I.: Alte Liebe rostet nicht – Über den Umgang mit Sexualität im Alter. Huber, Bern 1996

Gröning, K.: Entweihung und Scham – Grenzsituationen in der Pflege alter Menschen. Mabuse, Frankfurt 1998

Koch-Straube, U.: Fremde Welt Pflegeheim – Eine ethnologische Studie. Huber, Bern 1997

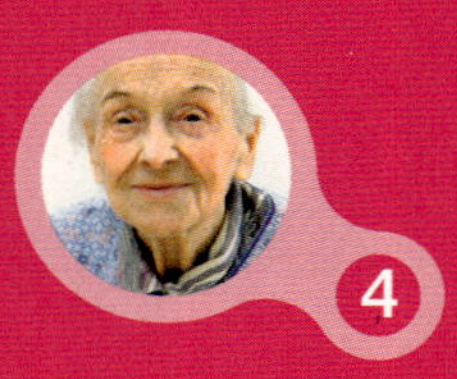

4

M *Das Abwägen der Autonomie gegen die Sicherheit der demenziell erkrankten Menschen stellt eine ethische Konfliktsituation und große Herausforderung der Pflege dar.*

M *Freiheitsentziehende Maßnahmen müssen, insbesondere wenn sie über einen langen Zeitraum erfolgen bzw. vorgesehen sind, ärztlich angeordnet sein. Falls sie von der Pflege zur Vermeidung einer akuten Gefährdung vorgenommen werden, müssen sie nachträglich überprüft und bestätigt werden.*

M *Folgen freiheitsentziehender Maßnahmen:*
- *direkte Verletzungen,*
- *seelische Qualen,*
- *Steigerung des Psychopharmakagebrauchs,*
- *Mobilitätsverlust,*
- *medizinische Komplikationen wie Pneumonie, Dekubitus,*
- *Zunahme von Urin und Stuhlinkontinenz,*
- *Verschlechterung des Allgemeinzustandes bis hin zum Tod.*

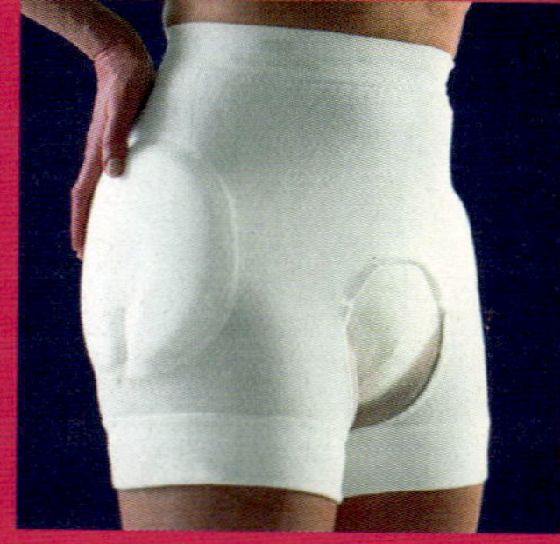

Abb. 4.40 Hüftprotektoren mindern die Sturzfolgen und können als Teil der Sturzprophylaxe eine Alternative zu Fixierungen sein.

Validation s. a. S. 259.
Snoezelen s. a. S. 262.
Sturzprophylaxe s. a. S. 222.

I **Literatur:**

Petzold, C. u.a.: Ethik und Recht. Huber, Bern 2007
Stoppe, G.: Demenz: Diagnostik – Beratung – Therapie. 2. Aufl. Ernst Reinhardt, München 2007

Betreuungs- und Aufsichtspflicht – Demenz

Im Verlauf einer demenziellen Erkrankung verlieren die Betroffenen nach und nach die Fähigkeit, Entscheidungen über ihre Alltagsgestaltung, Umgebung und ihre sozialen Beziehungen zu treffen. Zum Schutz ihres Lebens, ihrer Gesundheit sowie ihrer wirtschaftlichen Situation bedürfen die Betroffenen einer Betreuung, Unterstützung und Aufsicht sowie einer stellvertretenden Regelung ihrer Verhältnisse.

Demenziell erkrankte Menschen besitzen im Verlauf ihrer Krankheit zu jedem Zeitpunkt vollumfänglich alle Rechte einer Person, somit muss auch die Autonomie der Betroffenen zu jedem Zeitpunkt respektiert werden.

Freiheitsentziehende Maßnahmen

In der Betreuung von demenziell erkrankten Menschen werden häufig freiheitsentziehende Maßnahmen eingesetzt. Nach einer Untersuchung in deutschen Altenpflegeheimen waren 47 % der demenziell erkrankten Menschen fixiert (Stoppe 2007).

Was sind freiheitsentziehende Maßnahmen?

Freiheitsentziehende Maßnahmen sind z. B. Schutzdecken, Leibgurte, Fixierung der Beine oder Arme, Bettgitter, Stecktische, Trickschlösser, schwergängige Türen usw. Selbst sedierende Medikamente können nach dem Gesetz freiheitsentziehend sein, wenn sie verordnet werden, um die Bewegung der demenziell erkrankten Menschen zu verringern, z. B. bei Weglauftendenz demenziell erkrankter Menschen.

Negativfolgen der freiheitsentziehenden Maßnahmen

Freiheitsentziehende Maßnahmen gehören zu den schwersten Eingriffen in die Menschenrechte. Sie verursachen den Verlust der Kontrolle, Freiheit und Autonomie der demenziell erkrankten Menschen und können erhebliche Nebenwirkungen verursachen. Es entsteht eine Negativspirale mit einer hohen Gefahr von direkten Verletzungen und weiteren schwerwiegenden Folgen. Dies bedeutet für alle Beteiligten einen hohen Stressfaktor und eine Verminderung der Lebensqualität bzw. der Arbeitszufriedenheit (**Abb. 4.39**).

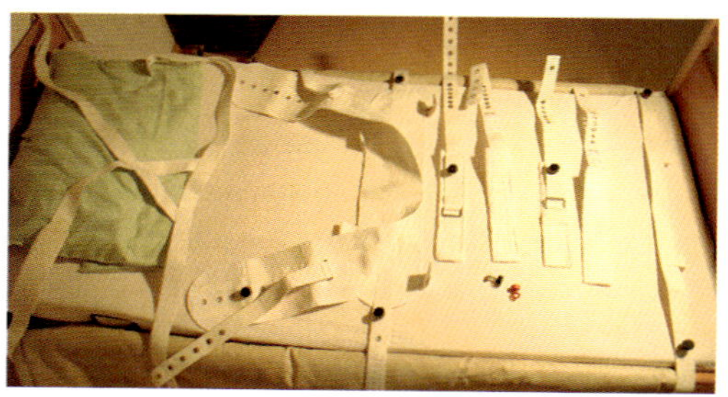

Abb. 4.39 Freiheitsentziehende Maßnahmen greifen in die Menschenrechte ein und verursachen den Verlust der Kontrolle, Freiheit und Autonomie.

Als Grund für die Fixierungen wird von den Pflegenden überwiegend die Vermeidung der Selbstgefährdung, z. B. Stürze oder Weglaufgefährdung der Bewohner, angegeben. Untersuchungen haben aber gezeigt, dass körpernahe Fixierungen die Gefahr von Stürzen eher erhöhen.

Alternativen zu Fixierungen

Zunächst muss abgeklärt werden, ob nicht andere Ursachen Grund für die Verhaltensänderung der demenziell erkrankten Menschen sind, die aufgrund einer fortgeschrittenen demenziellen Erkrankung auf andere Weise (z. B. verbal) nicht mehr ausgedrückt werden können. Mögliche Ursachen für Verhaltensauffälligkeiten sind:
- Hunger, Durst, natürlicher Bewegungsdrang, Schmerzen oder Unwohlsein, mangelnde Flüssigkeitsaufnahme, Harnverhalt, Blutzuckerentgleisungen, quälende Halluzinationen, Depressionen, Dranginkontinenz, mangelnde Sehfähigkeit usw.,
- Medikamentennebenwirkungen, besonders sedierende Psychopharmaka (häufig auch Ursache für Stürze im Alter),
- ungünstige Umgebungsbedingungen wie Reizüberflutung- oder -armut, eine fehlende Tagesstruktur, ungeeignete bauliche und psychosoziale Umgebung und eine nicht auf die Bedürfnisse der demenziell erkrankten Menschen abgestimmte Arbeitsorganisation (z. B. Funktionspflege),
- unvorteilhafte Kommunikationsformen im Umgang mit den Betroffenen wie Konfrontieren, logisches Argumentieren, direktes Fordern,
- Angst, Ohnmacht, Gefühl des Ausgeliefertseins als Gründe für die typische Abwehrreaktion Aggressivität (ausgelöst durch eine kognitive Überforderung aufgrund mangelhafter Interaktionen in Pflege- und Alltagssituationen).

Reduktion von Fixierungen

Interventionen zur Reduktion von Fixierungen können drei Ebenen zugeordnet werden:
- **Umgebungsebene:** baulich-architektonisches, psychosoziales Milieu einschließlich Konzept und Grundhaltung; Umgebungsanpassung und Hilfsmittel wie Barrierefreiheit, Bewegungsmeldesensoren,
- **Pflege- und Mitarbeiterebene:** Arbeitsorganisation, personorientierte Pflege, Schulungsmaßnahmen, Fortbildung, Supervision,
- **Bewohnerebene:** direkt am Bewohner ansetzende, an das individuelle Risikoprofil angepasste Interventionen wie Kleingruppen, Tagesstrukturierung mit sinnvoller, alltagsnaher, an der eigenen Biografie ausgerichteten Beschäftigung; Validation, Musiktherapie und „Snoezelen", Maßnahmen der Sturzprophylaxe (Becker, Klie Koczy 2006, S. 5ff., s. a. **Abb. 4.38**).

Nahrungsverweigerung

Der Umgang mit alten Menschen, die Nahrung verweigern, stellt besondere ethische Ansprüche an Pflegende. Eine Nahrungsverweigerung wird von den Betroffenen bewusst oder unbewusst durch verbale und/oder nonverbale Kommunikation geäußert.

Situation der Bewohnerinnen und Bewohner

Mögliche auslösende Faktoren von Nahrungsverweigerung oder erschwerter Nahrungsaufnahme:

- Nahrungsverweigerung zur Herbeiführung des Todes, als Zeichen eines zu Ende gehenden Lebens,
- psychische Faktoren wie Angst, Trauer, Kummer oder Ärger, psychische Krankheiten wie Depression,
- somatische Erkrankungen (Schlaganfälle, die Lähmungen der Extremitäten und Schluckstörungen oder schmerzhafte Erkrankungen und Medikamente, deren Nebenwirkungen Appetitlosigkeit und Übelkeit hervorrufen können),
- Multimorbidität (Mehrfacherkrankung) und eine daraus entstehende geistige und körperliche Degeneration,
- kognitive Störungen durch zerebrale Veränderungen z. B. bei demenziellen Erkrankungen (die Betroffenen verstehen nicht mehr was essen und trinken bedeutet),
- Schlüsselereignisse wie körpernahe Fixierungen, Erstickungsanfälle durch Verschlucken etc.
- Verlust von: sozialem Umfeld, Bezugspersonen, Zuwendung, Kommunikationsfähigkeit, Privatsphäre, Autonomie, Vertrauen, Hoffnung.

Mögliche Verhaltensweisen

Das Verhalten der Bewohnerinnen und Bewohner ist individuell und variiert. Manche Betroffenen lassen sich gegen ihren Willen Essen eingeben. Sie tun dies, um anschließend Ruhe zu haben oder den Pflegenden zuliebe. Die Betroffenen sind lustlos, kraftlos, wortkarg oder nonverbal, verschlucken sich häufig und können bei Nötigung aggressiv werden. Sie zeigen häufig eine charakteristische Mimik mit krauser Stirn und zusammengekniffenem Mund (Borker 2002, S. 325-329).

Situation der Pflegenden

Im Umgang mit Bewohnerinnen und Bewohnern, die Nahrung verweigern, weil sie sterben wollen, befinden sich Pflegende in einer Konfliktsituation zwischen verschiedenen ethischen Grundsätzen. Einerseits wollen sie den Menschen „am Leben halten“, andererseits „kein Leid zufügen“. Die Entscheidung, ob die Nahrung unter Zwang eingegeben wird, ist abhängig von der kulturellen und persönlichen Prägung. „Pflegende haben kaum gelernt die Nahrungsverweigerung als Zeichen eines zu Ende gehenden Lebens zu erkennen und zu akzeptieren“ (Schreier u. Bartholomeyczik 2004, S. 61).

Möglichkeiten zur Verbesserung der Nahrungsaufnahme

- Wahren der Würde, des Willen und der Autonomie der Betroffenen,
- die Betroffenen sind meist nicht mehr in der Lage ihren Willen zu artikulieren, sodass die Pflegenden auf nonverbale Signale und Auskünfte der Angehörigen angewiesen sind, um im Sinne des Betroffenen zu handeln,
- Ausschalten von wesentlichen Störfaktoren wie ungünstige Lichtverhältnisse, laute Geräuschkulisse, Unruhe oder mangelnde Bezugspersonen aufgrund permanent wechselnder Pflegekräfte,
- sitzendes Verabreichen der Nahrung (einer Person alleine), um Ruhe zu vermitteln und ohne Zwang, Nötigung, Überlistung oder Unterbrechung,
- Berücksichtigen ästhetischer Aspekte durch appetitliches Anrichten der Speisen in einer angenehmen Atmosphäre,
- mehrere kleine Mahlzeiten und Fingerfood (kleine handliche Häppchen) anbieten,
- bei Schluckstörungen sollte trockene und krümelige Nahrung vermieden werden,
- je nach Wunsch des Betroffenen und Möglichkeit der Einrichtung, sind die Bewohnerinnen und Bewohner in die Zubereitung und Auswahl der Mahlzeiten mit einzubeziehen, individuelle Wünsche, die sich aus der regionalen Herkunft oder der Kultur ergeben, sollten nach Möglichkeit erfüllt werden (Borker 2002, S. 329-332).

Organisatorische Möglichkeiten der Einrichtungen

- Menschen mit Essstörungen sollten den Zeitpunkt der Nahrungsaufnahme selbst bestimmen, das Essen sollte ggf. erwärmt werden,
- durch Qualifizierungsmaßnahmen und Bezugspflege kann sich die Einstellung der Pflegenden positiv verändern (**Abb. 4.40**),
- eine positive Interaktionsgestaltung führt zu einer verbesserten Nahrungsaufnahme und Zufriedenheit der Pflegenden, durch gezielte Anleitung können die Ressourcen der Bewohnerinnen und Bewohner gefördert werden (Schreier u. Bartholomeyczik 2004, S. 57)

D ***Die* Nahrungsverweigerung *tritt als akute und chronische Form auf. Die akute Nahrungsverweigerung tritt plötzlich auf und wird daher schneller wahrgenommen.***

D ***Die* chronische Nahrungsverweigerung *hat einen schleichenden Verlauf und bleibt oft über einen längeren Zeitraum unentdeckt. Die Betroffenen nehmen zwar Nahrung zu sich, jedoch in einer geringen, die Gesundheit gefährdenden Menge (Borker 2002, S. 325–326).***

M ***Wenn ein Bewohner Nahrung verweigert, weil er sterben will, kommen Pflegende in eine Konfliktsituation: Einerseits wollen sie den Menschen „am Leben halten“, andererseits „kein Leid zufügen“.***

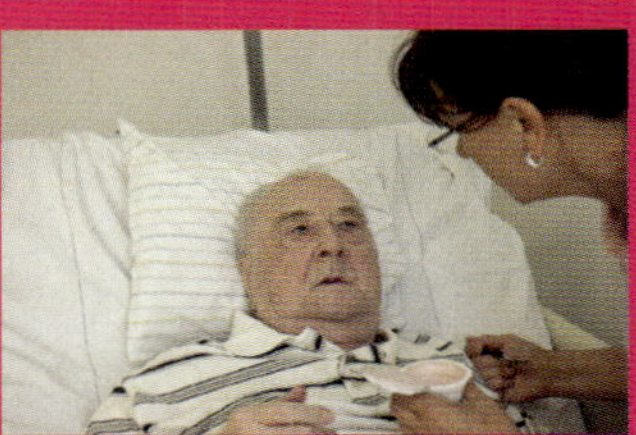

Abb. 4.40 Die geduldige Begleitung der Mahlzeiten kann die Nahrungsaufnahme positiv beeinflussen.

I **Literatur:**

Schreier, M.M., Bartholomeyczik, S.: Mangelernährung bei alten und pflegebedürftigen Menschen. Ursachen und Prävention aus pflegerischer Perspektive. Schlütersche 2004

Borker, S.: Nahrungsverweigerung in der Pflege: eine deskriptive analytische Studie. Huber, Bern 2002

Möglichkeiten und Grenzen der aktivierenden Pflege

Was ist aktivierende Pflege?

Der Begriff „aktivierende Pflege" ist nicht fest definiert. Er signalisiert allgemein Maßnahmen zur Rehabilitation, Selbsthilfe oder Verhütung negativer Folgeerscheinungen (Bobbert in Wiesemann et al. 2003, S. 85). Aktivierende Pflege geht von den Pflegenden aus und betrifft ausschließlich pflegerisches Handeln. Aktivierende Pflege hat eine Forderung nach Selbstständigkeit und eine weitgehende Unabhängigkeit von den Pflegenden zum Ziel. Den Bewohnerinnen und Bewohnern soll ein Gefühl der Begleitung und nicht ein Gefühl der Abhängigkeit vermittelt werden (**Abb. 4.41**).

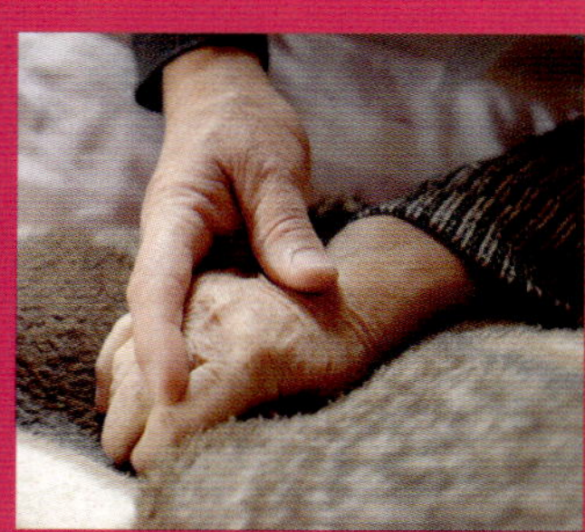

Abb. 4.41 Die Mobilisation als ein Aspekt der aktivierenden Pflege soll den Bewohnerinnen und Bewohnern ein Gefühl der Begleitung vermitteln.

Möglichkeiten der aktivierenden Pflege

Aktivierende Pflege beinhaltet Hilfe zur Selbsthilfe und damit die Anleitung, Beratung und Unterstützung bei der Bewältigung der Verrichtungen im Alltag im Rahmen der individuellen Möglichkeiten. Unter Beachtung der derzeitigen Situation und des täglichen Befindens erhalten die Betroffenen ausschließlich dort Unterstützung, wo sie benötigt wird (angemessene Pflege). Die Ressourcen der Bewohnerinnen und Bewohner werden aktiviert und den Betroffenen bewusst gemacht.

- Durch die Hilfe zur Selbsthilfe wird die Selbstsicherheit, das Selbstwertgefühl und die Selbstachtung der Bewohner gestärkt. Es werden soziale Defizite wie eine Isolation der Betroffenen, psychische Defizite wie nachlassende Selbstachtung und körperliche Defizite, die eine Steigerung des Pflegebedarfs verursachen, vermindert oder vermieden.
- Aktivierende Pflege beinhaltet außerdem eine Motivation zur Mobilisation. Die dadurch erhöhte (funktionelle) Leistungsfähigkeit der Bewohnerinnen und Bewohner führt zu erhöhter Mobilität, weniger Stürzen und in der Summe zu größerer Zufriedenheit und Lebensqualität der Betroffenen. Auch das Pflegepersonal profitiert davon durch merkliche Entlastungen im Arbeitsalltag, was wiederum zu einer höheren Arbeitszufriedenheit beiträgt.

M *Der Anspruch auf aktivierende und rehabilitative Pflege ist mehrfach gesetzlich festgelegt, z. B. in der Pflegeversicherung und im Heimgesetz. Demnach haben Bewohner Anspruch auf eine aktivierende Betreuung und Pflege (§ 11 Abs. 1 Nr. 2 HeimG).*

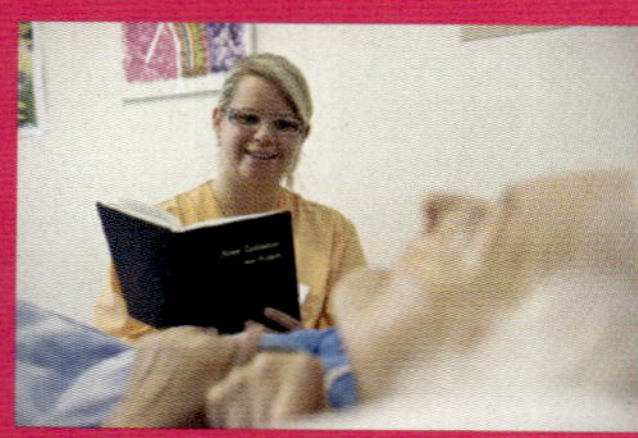

Abb. 4.42 Bei Sterbenden stößt die aktivierende Pflege an ihre Grenzen.

Grenzen der aktivierenden Pflege

Im Rahmen einer aktivierenden Pflege werden kurzfristige Einschränkungen der Lebensqualität der Bewohnerinnen und Bewohner in Kauf genommen, um langfristige Behandlungserfolge zu erzielen (z. B. durch eine für die Bewohner anstrengende Mobilisation). Um das Recht auf Achtung der Autonomie zu wahren, kann eine aktivierende Pflege daher nur in Übereinstimmung und nach dem Willen der Betroffenen erfolgen.

Grenzen der aktivierenden Pflege sind somit Situationen, in denen die Bewohner eine Entscheidung gegen die aktivierende Pflege treffen, die es vonseiten der Pflege zu respektieren gilt. Dies ist z. B. bei Sterbenden häufig der Fall. Bei Bewohnern, die ihre Entscheidungen z. B. aufgrund einer demenziellen Erkrankung nicht mehr kommunizieren können, gilt es den mutmaßlichen Willen der Betroffenen anhand von Verhaltensindikatoren wie Mimik, Gestik oder abwehrendem Verhalten, Patientenverfügungen, Aussagen von Angehörigen über die Gewohnheiten und Vorlieben der Betroffenen usw. zu erkennen.

Recht auf Achtung der Autonomie

Das Recht auf Achtung der Autonomie beinhaltet u. a.:

- **Das Recht auf „informierte Zustimmung":** Die Betroffenen haben das Recht auf ausreichende und verständliche Information, um die eigene Lage einzuschätzen und sich ein Urteil über das weitere Vorgehen bilden zu können, ein Recht auf Selbstbestimmung über den eigenen Leib sowie das Recht auf Einwilligung oder Ablehnung einer Handlung.
- **Das Recht auf Selbstbestimmung in Bezug auf das Eigenwohl:** Die Bewohnerinnen und Bewohner haben das Recht über pflegerische und medizinische Eingriffe nach individuellen Vorlieben und Zielen zu entscheiden. Daraus ergibt sich ein Recht auf individualisierte Informationsübermittlung durch Pflegende und Ärzte, da die Betroffenen pflegerisches und medizinisches Fach- und Erfahrungswissen benötigen, um Entscheidungen treffen zu können.
- **Das Recht auf Wahl zwischen möglichen Alternativen:** Zusätzlich zu dem Recht auf informierte Zustimmung zu einem Handlungsvorschlag besteht das Recht auf Wahl zwischen bestehenden Alternativen (nicht immer, jedoch in den meisten Fällen sind ernst zu nehmende Alternativen vorhanden).
- **Das Recht auf eine möglichst geringe Einschränkung des Handlungsspielraums:** Die Abläufe und Rahmenbedingungen in einer Altenhilfeeinrichtung verursachen Einschränkungen des Handlungsspielraumes der Bewohnerinnen und Bewohner. Die Pflegenden und die Leitungsebene müssen Lösungen finden, die den Handlungsspielraum der Betroffenen möglichst wenig einschränken z. B. den Bewohnerinnen und Bewohnern die Möglichkeit geben, eigene Kleidung zu tragen (Wiesemann, Erichsen, Behrendt et al. 2003, S. 76ff).

I **Literatur:**
Petzold, C. u.a.: Ethik und Recht. Huber, Bern 2007
Wiesemann, C. u.a.: Pflege und Ethik. Leitfaden für Wissenschaft und Praxis. Kohlhammer, Stuttgart 2003

Suizid alter Menschen

Nach Depression und Suchtmittelabhängigkeit wird das Kriterium „Alter" als dritthäufigste Gefährdungskategorie für eine suizidale Entwicklung angesehen. Die Suizidrate ist seit einigen Jahren insgesamt rückläufig. Die Rate bei den über 75-Jährigen hat jedoch deutlich zugenommen (auch durch die demografische Entwicklung und die generelle Zunahme alter und hochbetagter Menschen bedingt). Es besteht eine höhere Letalität (Tödlichkeit) suizidaler Handlungen im Alter, als dies bei Jüngeren der Fall ist.

Gründe für einen Suizid im Alter

Suizidalität ist meist kein Ausdruck von Freiheit und Wahlmöglichkeit, sondern Ausdruck einer Einengung durch objektiv und/oder subjektiv erlebte Not, bedingt durch psychische bzw. körperliche Einflussfaktoren oder deren Folgen (**Abb. 4.43**).

Suizidalität kann nicht durch Einzelfaktoren (monokausal) erklärt werden, es muss von einem Zusammenspiel verschiedener Faktoren, einer Multikausalität ausgegangen werden. Wichtige Einflussfaktoren sind:

- psychische Erkrankungen v. a. Depressionen,
- somatische Erkrankungen v. a. chronische, schmerzhafte Erkrankungen,
- Hoffnungs- und Hilflosigkeit,
- Geschlecht (Männer verüben häufiger einen Suizid als Frauen),
- Abhängigkeitserkrankungen v. a. Alkohol,
- Psychosoziale Krisen und Konflikte v. a. Partnerverlust,
- soziale Isolation, Einsamkeit,
- Angst vor Abhängigkeit, Kontrollverlust, gesellschaftliche Ausgrenzung, Pflegebedürftigkeit, Ausweglosigkeit.

Probleme

- Suizid im Alter als gesellschaftlich erwünschtes Verhalten (sich das Leben nehmen, bevor man zur Belastung wird),
- Depressionen im Alter werden häufig nicht erkannt, fehldiagnostiziert oder falsch behandelt,
- Kriseninterventions- und Beratungskonzepte sowie Präventionsangebote (vorbeugende Angebote) sind vor allem auf jüngere Menschen ausgerichtet.

Suizidprävention im Alter

Eine wichtige präventive Rolle spielen soziale Bezugssysteme wie Familie oder Pflegende, indem sie ein Gefühl von Wertschätzung, Anerkennung und Geborgenheit vermitteln. Voraussetzung für eine Suizidprävention sind bestimmte Grundprinzipien bzw. Einstellungen der Betreuenden und des Umfeldes alter Menschen:

- die Sorge um die Betroffenen,
- der Wunsch die Betroffenen am Leben zu erhalten,
- die Zuverlässigkeit des Beziehungsangebotes,
- die Bereitschaft therapeutisch zur Seite zu stehen.

Die Suizidprävention im Alter kann in verschiedene Stufen und Ziele aufgeteilt werden:

Primärprävention

Die Primärprävention ist darauf gerichtet, suizidalen Gefährdungen und Entwicklungen in der Gesellschaft vorzubeugen, indem sie nach Möglichkeit frühzeitig erkannt und durch die Schaffung eines „antisuizidalen Klimas" verhindert werden. Sie strebt Folgendes an:

- Sicherstellung der materiellen und ökonomischen Situation,
- allgemeine Gesundheitsfürsorge,
- Planung von Berentung/Pensionierung,
- Organisation von Netzwerken sozialer Unterstützung für die alten Menschen.

Sekundärprävention

Die Sekundärprävention zielt darauf ab, Menschen in einer suizidalen Krise möglichst optimal zu helfen. Sie umfasst:

- Wahrnehmung von Suizidalität,
- Verhinderung der Umsetzung einer Suizididee in eine Handlung,
- Fürsorge für ältere Menschen mit Suizidversuch,
- Bereitstellung von Notruf-Möglichkeiten,
- Ermöglichung von Unterstützungsprogrammen in der Gemeinde,
- Erreichbarkeit von psychiatrischen Diensten,
- Entwicklung von (oder) Teilnahme an Weiterbildungsprogrammen,
- Behandlung von Depressionen,
- Behandlung von psychologisch-psychiatrischen Folgen einer körperlichen Erkrankung der alten Menschen.

Tertiärprävention

Die Tertiärprävention umfasst die unmittelbare Versorgung und Behandlung nach einem Suizidversuch und die längerfristige Nachbetreuung zur Verhinderung von Rezidiven. Dies geschieht durch:

- Krisenintervention,
- Weiterbildungsprogramme,
- Einzel- und Gruppenpsychotherapie-Angebote,
- Angebote von Selbsthilfegruppen für die alten Menschen (Erlemeier 1992, S. 87; DeLEo und Scocco in Wolfersdorf et al. 2002, S. 153).

D *Der* ***Suizid*** *ist eine absichtliche Selbsttötung als Reaktion auf eine Lebenskrise, sei es durch beabsichtigtes Handeln oder absichtliches Unterlassen z. B. Nahrungsverweigerung, Nichteinnahme von Medikamenten („versteckter Suizid").*

M *Suizidalität kann nicht durch Einzelfaktoren (monokausal) erklärt werden. Meist besteht ein Zusammenspiel verschiedener Faktoren, eine Multikausalität.*

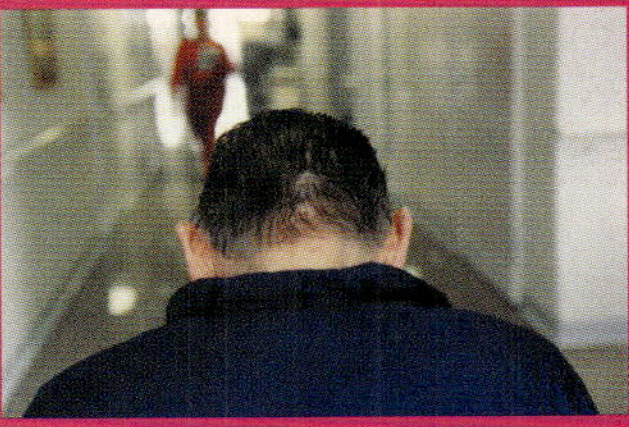

Abb. 4.43 Suizidalität ist meist Ausdruck einer Einengung durch objektiv und/oder subjektiv erlebte Not, bedingt durch psychische bzw. körperliche Einflussfaktoren.

M *Nicht jeder alte Mensch ist in schwierigen Lebenssituationen suizidal. Es kommt darauf an, wie er bisher Krisen verarbeitet hat und inwieweit sie zu einem Kompetenzzuwachs geführt haben.*

I **Literatur:**

Erlemeier, N.: Suizidalität im Alter: Bericht über den aktuellen Forschungsstand; Studie. Im Auftrag des Bundesministeriums für Familie und Senioren. Kohlhammer, Stuttgart, Berlin, Köln 1992

Hirsch, R.D. u.a. (Hrsg.): Suizidalität im Alter. Schriftenreihe der deutschen Gesellschaft für Gerontopsychiatrie und -psychotherapie e.V. Chudeck Druck, Bornheim-Sechtem 2002

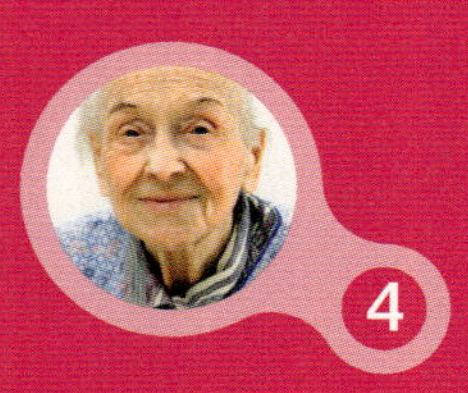

4

D **Wert:** *lohnender oder wünschenswerter Maßstab oder eine Qualität; was in der Gesellschaft allgemein als wünschenswert anerkannt ist und Orientierung verleiht.*
Norm: *als verbindlich anerkannte Regel; Handlungsrichtlinie, abgeleitet aus Werten.*

D *Unter* **Moral** *versteht man gesellschaftliche Normen, Grundsätze und Werte, welche das zwischenmenschliche Verhalten regulieren.*

M *Fast jedes Thema in der Pflege hat ethische Dimensionen. Im Alltag ergibt sich immer wieder die Frage: Wie kann ich gut und richtig handeln? Vergleichen Sie dazu den Pflegeethikkodex des ICN auf S. 58.*

M *Pflegeethikkodexe zeigen die zentralen Werte für die Berufsausübung auf, z. B. in der Aussage des ICN (International Council of Nurses, 2000): „Untrennbar von Pflege ist die Achtung der Menschenrechte, einschließlich dem Recht auf Leben, auf Würde und auf respektvolle Behandlung".*

I **Literatur:**
Lay, R.: Ethik in der Pflege. Ein Lehrbuch für die Aus-, Fort-, und Weiterbildung. Schlütersche, Hannover 2004
van der Arend, A.: Pflegeethik. Ullstein Medical, Wiesbaden 1998
van Schayck, A.: Ethisch Handeln und entscheiden. Spielräume von Pflegenden und die Selbstbestimmung des Patienten. Kohlhammer, Stuttgart 2000

Ethische Konflikte zwischen persönlichen und professionellen Werten und Normen

In Einrichtungen der Altenhilfe entsteht ein ethischer Konflikt meist in Situationen, in denen die Erwartungen der Bewohnerinnen und Bewohner oder deren Angehörigen den Einstellungen der Pflegenden entgegenstehen. Dabei sind die persönlichen und professionellen Werte und Normen der Pflegenden, Bewohnerinnen und Bewohner und deren Angehörigen betroffen.

Unterschiedliche Werte

Es gibt eine ganze Reihe von Werten:

- **Persönliche Werte** sind die Ansichten und Haltungen eines Menschen, die die Grundlage für sein Verhalten bilden und von denen abhängig ist wie die Person ihr Leben erfährt. Persönliche Werte sind von Person zu Person verschieden.
- **Professionelle oder berufliche Werte** sind Werte, die durch den Ethikkodex und die Pflegepraxis gefördert werden. Pflegende erlernen berufliche Werte in ihrer Ausbildung oder durch Beobachtung anderer Pflegender bei ihrer Pflegeausübung und bauen die beruflichen Werte nach und nach in ihr persönliches Wertesystem ein, z. B. Ehrlichkeit, Standhaftigkeit.
- **Kulturelle Werte** sind Werte einer Kultur oder eines Volkes, die Einfluss auf die Ansichten über Gesundheit und Krankheit und das moralische Verhalten im Gesundheitsdienst haben, z. B. wird in manchen Ländern mehr Wert auf Autoritätshörigkeit als auf persönliche Entscheidungsfreiheit gelegt.
- **Nichtmoralische Werte** basieren auf Vorlieben, persönlichen Ansichten und Geschmacksfragen, z. B. Reinlichkeit, Leistungsfähigkeit.
- **Moralische Werte** werden menschlichem Handeln, Verhalten oder Charakterzügen zugeschrieben, z. B. Aufrichtigkeit, Gerechtigkeit, Treue.

Beispiele für Wertekonflikte

- Der Wert, einer Bewohnerin oder einem Bewohner zu helfen, kann in Konflikt geraten mit der Anerkennung der Entscheidungsfreiheit der Betroffenen.
- Der Wert der Pflegenden, den Bewohnerinnen oder Bewohnern eine sichere Dosis von Medikamenten (z. B. um Nebenwirkungen wie Atemdepressionen durch morphinhaltige Schmerzmittel zu verhindern) zukommen zu lassen, kollidiert möglicherweise mit dem Wert, Leiden zu lindern und dem Wert des Betroffenen sich von seinen Schmerzen Erleichterung zu verschaffen.
- Der Wert der Bewohner, persönlich zu entscheiden, wann sie aus dem Bett aufstehen, kann mit dem Wert der Einrichtung in Konflikt geraten, für die Sicherheit der alten Menschen zu sorgen und deshalb ein Bettgitter vorzuschieben.

Pflegende müssen in solchen Situationen die darin enthaltenen Werte erkennen, den Wertvorstellungen Beachtung schenken, die hinter den entsprechenden Rechten und Pflichten stehen und herausfinden, wo ein Wertekonflikt auftritt. Dann muss entschieden werden, welcher Wert am wichtigsten ist. Handelt es sich um moralische Werte, Rechte und Pflichten wird das Lösen des Wertekonfliktes zu einem komplexen, ethischen Entscheidungsprozess (Fry 1994, S. 17).

Dilemma

Ein Dilemma ist eine extreme Form eines moralischen Konfliktes. Es entsteht, wenn sich Pflegende für zwei oder mehr Pflichten gleichzeitig verantwortlich fühlen, die nicht miteinander vereinbar sind und unterschiedliche Handlungsalternativen offenlegen, z. B. eine Nachtwache, die gleichzeitig einen Sterbenden und einen verwirrten, stark demenziell erkrankten Bewohner betreuen muss und den Angehörigen des Bewohners versprochen hatte, von einer Fixierung abzusehen. Der Unterschied zwischen Konflikt und Dilemma ist oft nicht eindeutig zu bestimmen, da er unter anderem von der Vorerfahrung und der Situationseinschätzung abhängt (Lay 2004, S. 26).

Ethische Entscheidungsfindung

Schwierige ethische Konfliktsituationen und die damit verbundenen moralischen Fragen erfordern eine bewusste Auseinandersetzung. In der Literatur werden unterschiedliche Instrumente vorgeschlagen, die eine Entscheidungsfindung oder eine Beurteilung ethischer Fragen erleichtern. Ein Beispiel ist ein elfstufiges Verfahren, das 1988 von Hoven und Tenvolde entwickelt wurde (van der Arend 1998, S. 60 ff.):

1. die Situation beschreiben,
2. einen Überblick gewinnen,
3. ergänzende Informationen sammeln,
4. persönliche und berufliche Werte und Interessen benennen,
5. Werte und Interessen von Schlüsselpersonen benennen,
6. moralische Prinzipien, Werte und Normen benennen,
7. Konflikte benennen,
8. feststellen, wer die Verantwortung übernimmt,
9. die Alternativen, nebst ihren Konsequenzen zusammenstellen,
10. sich für ein bestimmtes Handeln entscheiden und es ausführen,
11. die Ergebnisse bewerten.

Motivation und Berufswahl

Menschen haben zwei grundlegend unterschiedliche Ausgangsmotivationslagen gelernt, die sie auch in die Berufswahl und die Arbeit mit einbringen: die intrinsische und die extrinsische Motivation.

Motivation

Bei der Unterscheidung von intrinsischer und extrinsischer Motivation handelt es sich um gesellschaftliche Ausprägungen. Motivation wird gewissermaßen in der Sozialisation beeinflusst.

Intrinsische Motivation

Menschen, die eher an eigenen Zielen, Interessen und Bedürfnissen orientiert handeln, nennt man intrinsisch, im Sinne von „innengeleitet", motiviert. Ein intrinsisch motivierter Mensch hat immer Ideen, wie er sich beschäftigen kann; er hat viele Interessen und kennt keine Langeweile. Er orientiert sich an eigenen Wertmaßstäben; Individualität hat für ihn einen großen Stellenwert.

Extrinsische Motivation

Menschen, die sich in ihrem Handeln eher an Erwartungen anderer orientieren und ihr Bedürfnis und Interesse eher darauf richten, durch Erfüllung von Erwartungen anderer deren Anerkennung zu gewinnen, bezeichnet man als extrinsisch, im Sinne von „außengeleitet", motiviert.

Ein extrinsisch motivierter Mensch weiß aus sich heraus erst mal nicht, was er tun soll; er hat keine eigenen Ideen und Interessen, sondern macht das, was alle tun: fährt in Urlaub, wohin alle fahren; zieht an, was alle anziehen; hört die Musik, die alle hören; geht in den Film, in den alle gehen, usw.

Berufswahl

Mit der Entscheidung, eine Ausbildung in der Altenpflege zu machen, ist die Berufswahl getroffen. Wer die Altenpflegeausbildung beginnt, wird immer ein Motiv für diese Entscheidung haben. Es gibt allerdings sehr unterschiedliche Motive, d.h. Beweggründe, diese berufliche Rolle zu wählen. Sie setzen sich zusammen aus:

- persönlichen Vorlieben und Fähigkeiten,
- Vorbild der Eltern, das entweder angenommen oder abgelehnt wird,
- gesellschaftlicher Anerkennung,
- persönlicher „Karriereanker" wie Geld, Ansehen, Sinnhaftigkeit usw.

Das Ausbildungsziel Selbstständigkeit und Mündigkeit kann nur erreicht werden, wenn gleichzeitig in der Ausbildung die Gewissensbildung ermöglicht wird. Denn das Gewissen ist der innere Wertmaßstab, an dem das Handeln überprüft werden muss. Das Gewissen als verinnerlichte gesellschaftliche Normen und Werte ist nur intrinsisch denkbar.

Dem steht auf der Gegenseite des extrinsischen Charaktertypus nichts Entsprechendes gegenüber. Der extrinsisch motivierte Mensch hat entweder gar kein Gewissen, oder es ist nur im Ansatz entwickelt. Dieser Mensch fragt sich nicht, ob er den Erwartungen entsprechend handeln darf, er handelt aus einem ganz anderen Antrieb heraus, und dieser Antrieb heißt Angst. Es ist eine zweifache Angst: einmal die Angst vor Strafe und zum anderen die Angst, ausgeschlossen zu werden, nicht mehr zur Gruppe dazuzugehören.

Selbstständigkeit in der Altenpflege

In der Altenpflege wird immer mehr von eigenverantwortlicher Arbeit (EVA) geredet (**Abb. 4.45**). Wir brauchen mitdenkende, über den eigenen Tellerrand hinausschauende und -denkende Mitarbeiter. Dann müssen wir uns aber auch den eigenen Handlungsspielraum und die Verantwortlichkeit dafür erkämpfen, damit nicht alles nach dem alten und veralteten ADAM-Modell (Alles durch Anordnung machen) weiterläuft.

intrinsische Motivation (innengeleitet)	extrinsische Motivation (außengeleitet)
Fantasie, keine Langeweile, viele Interessen, eigene Ideen, hoher Antrieb, viel Energie	antriebsarm, keine eigenen Ideen, orientiert sich an der Umwelt
Gewissen (verinnerlichte gesellschaftliche Normen/Werte)	Angst – vor Ausschluss aus der Gruppe/Gesellschaft – vor Strafe
Selbstständigkeit/Mündigkeit	Anpassung/Gehorsam
Subjekt	Objekt
EVA eigenverantwortliche Arbeit	ADAM alles durch Anordnung machen

Abb. 4.45 Unterschiedliche Motivationstypen; abgekürzt EVA und ADAM.

D ***Menschen, die eher an eigenen Zielen, Interessen und Bedürfnissen orientiert handeln, nennt man* intrinsisch*, im Sinne von „innengeleitet", motiviert.***

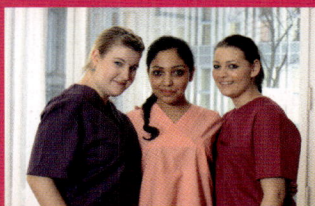

Abb. 4.44 Die Berufswahl ist eine Entscheidung, die stark von der eigenen Motivation abhängt.

D ***Menschen, die sich in ihrem Handeln eher an Erwartungen anderer orientieren, bezeichnet man als im Sinne von „außengeleitet" motiviert.***

M ***In unserem Leben spielen wir verschiedene Rollen. Altenpfleger ist eine berufliche Rolle, die aus unterschiedlichen Motiven (persönliche Vorlieben, Anerkennung, Ansehen, usw.) gewählt wird.***

M ***Angepasste und gehorsame Mitarbeiter denken nicht mit, tun nur das, was angeordnet wurde, machen also „Dienst nach Vorschrift". Die Effektivität dieser Art von Arbeit ist recht gering.***

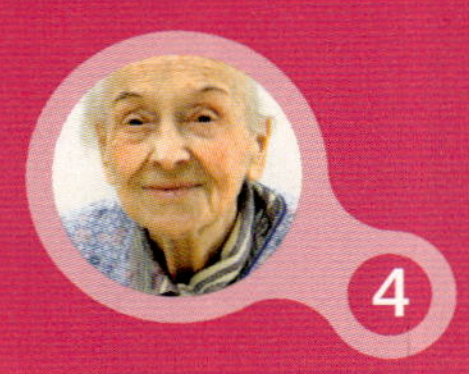

D *Unter dem Begriff* ***„Rolle“*** *versteht man alle Erwartungen, die an den Inhaber einer bestimmten Position gerichtet werden. Eine Rolle definiert sich also über die an sie gestellten Erwartungen.*

M *Auszubildende in der Altenpflege sehen sich besonderen Erwartungen gegenüber. Mit dem Ende der Ausbildung und dem Examensabschluss verändern sich die Rollenerwartungen.*

D *Einen Konflikt, der durch unvereinbare Erwartungen an den Rolleninhaber (hier Auszubildender in der Altenpflege) entsteht, nennt man* **Rollenkonflikt.**

D *Viele Konflikte des Auszubildenden beruhen auf nicht klar definierten Erwartungen, z. B. bei unzureichender Einarbeitung oder unklarer Trennung der Aufgabenbereiche eines Auszubildenden und denen einer examinierten Fachkraft. Man spricht hier von* **Rollenunsicherheit.**

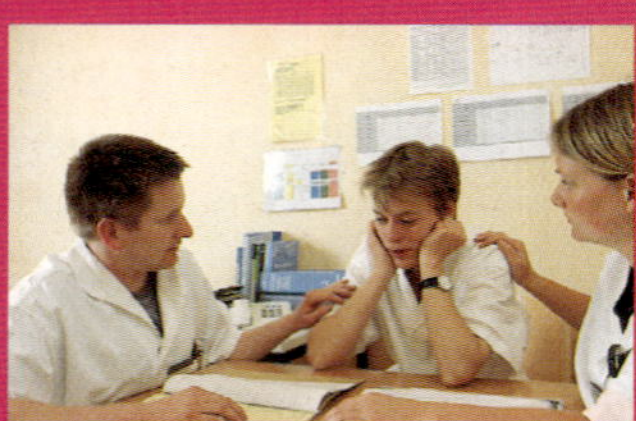
Abb. 4.47 Klärende Gespräche und klare Erwartungen können den Auszubildenden entlasten.

Rolle in der Ausbildung

Im gesellschaftlichen Leben haben Menschen gleichzeitig verschiedene Rollen. Eine Person ist z. B. Tochter ihrer Eltern, Partnerin in der Paarbeziehung, Freundin in der Gruppe der Gleichaltrigen, Schülerin in der Klasse, möglicherweise gehört sie zu einer Freizeit- oder Interessengruppe, einem Chor, dem DRK oder Ähnlichem. In jedem Fall hat sie Rechte und Pflichten und erlebt an sie gerichtete Erwartungen.

An die gleiche Person werden also von verschiedenen Seiten Erwartungen herangetragen, die mit ihrer jeweiligen Rolle zu tun haben. Die Erwartungen beziehen sich einerseits auf das Verhalten der betreffenden Person (Rollenverhalten), andererseits auf ihr Erscheinungsbild (Rollenattribute).

Rollenerwartungen an Auszubildende in der Altenpflege

Die Ausbildungszeit geht mit der Übernahme einer neuen Rolle einher. Die Pflichten des Schülers werden in §16 des Altenpflegegesetzes beschrieben:

„Die Schülerin und der Schüler haben sich zu bemühen, die Kenntnisse, Fähigkeiten und Fertigkeiten zu erwerben, die erforderlich sind, um das Ausbildungsziel zu erreichen (**Abb. 4.46**). Sie sind insbesondere verpflichtet:

- an den vorgeschriebenen Ausbildungsveranstaltungen teilzunehmen,
- die ihnen im Rahmen der Ausbildung übertragenen Aufgaben und Verrichtungen sorgfältig auszuführen,
- die für Beschäftigte in den jeweiligen Einrichtungen geltenden Bestimmungen über die Schweigepflicht einzuhalten und über Betriebsgeheimnisse Stillschweigen zu wahren.“

Im Einzelnen wird von dem Auszubildenden erwartet, dass:

- er regelmäßig am Unterricht teilnimmt, bestimmte Leistungen erbringt und die Schulordnung befolgt,
- der Ausbildungsvertrag und die Schweigepflicht eingehalten werden,
- die Hausordnung und Richtlinien der Pflegeeinrichtung (z. B. Hygienevorschriften, Dienstkleidungsvorschriften, freundlicher Umgang mit Bewohnern, Angehörigen und Kollegen) eingehalten werden,
- entsprechend dem Ausbildungsstand eine korrekte Betreuung der zu Pflegenden geleistet wird und zugeteilte Aufgaben nach der Anleitung zunehmend eigenständig übernommen werden,
- er sich der Rolle als „Auszubildender“, also als noch Lernender, bewusst ist und nicht eigenmächtig ihm nicht zustehende Handlungen vornimmt,
- er Fragen stellt, um seine Kenntnisse aktiv zu vervollständigen,
- er sich hilfsbereit in das bestehende Team integriert.

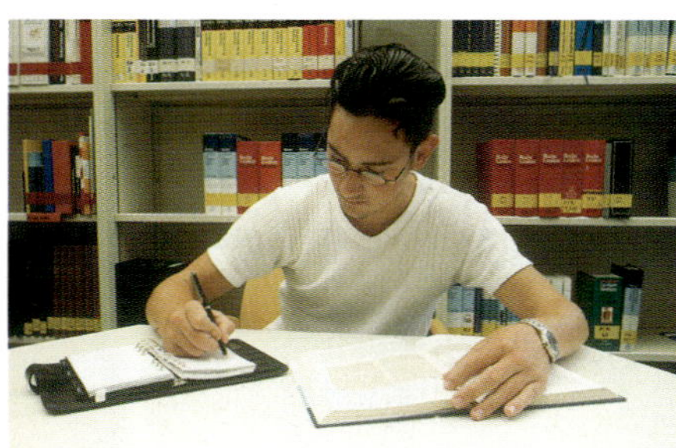
Abb. 4.46 In der Ausbildungszeit gelten spezielle Anforderungen, z. B. bestimmte Leistungen zu erbringen.

Rollenkonflikte

Wenn von verschiedenen Seiten Erwartungen an eine Person gestellt werden, bleiben Konflikte nicht aus. Solche Konflikte innerhalb einer Rolle (= Intrarollenkonflikte) erleben Auszubildende häufig, z. B.:

- wenn gleichzeitig zu viel verlangt wird (z. B. dass der Schüler gleichzeitig schnell aber auch sorgfältig arbeiten soll, oder wenn mehrere Bewohner gleichzeitig Unterstützung benötigen),
- wenn verschiedene Pflegende unterschiedliche Erwartungen an den Auszubildenden stellen,
- wenn die Vorstellungen des zu Pflegenden von den Vorstellungen des Auszubildenden oder von den Anweisungen der Vorgesetzten abweichen (z. B. Auszubildender soll den Bewohner duschen, aber der weigert sich),
- wenn Erwartungen der Angehörigen nicht erfüllt werden können,
- wenn das in der Schule erlernte Wissen nicht im Alltag umgesetzt werden kann bzw. darf.

Interrollenkonflikte sind Konflikte zwischen verschiedenen Rollen einer Person, z. B. zwischen der Berufsrolle und privaten Rollen, wenn Wochenenddienste sich nicht mit Erwartungen des Partners oder der Freunde vereinbaren lassen.

Viele Konflikte des Auszubildenden beruhen auf nicht klar definierten Erwartungen. Man spricht hier von Rollenunsicherheit. Dies ist z. B. der Fall, wenn der Auszubildende nicht ausreichend eingearbeitet wird oder wenn nicht klar getrennt wird zwischen den Aufgaben eines Auszubildenden und denen einer examinierten Fachkraft. Hier sind Praxisanleiter und Kollegen gefordert, klare Erwartungen und Befugnisse für den Auszubildenden zu formulieren (**Abb. 4.47**).

Berufliche Rolle

Wir spielen in unserem Leben verschiedene Rollen. Damit wir nicht „von der Rolle" sind, müssen wir uns so gut wie möglich Gedanken machen zu den verschiedenen Erwartungen, die mit diesen Rollen verbunden sind.

Soziologische Rollen und Rollenerwartung

Unter dem Begriff „Rolle" versteht man alle Erwartungen, die an den Inhaber einer bestimmten Position gerichtet werden. Von einem Polizisten wird z. B. erwartet, dass er sicher auftritt und sich an Gesetze hält.

Rollenverhalten und Rollenattribute. Die Erwartungen beziehen sich auf das Verhalten des Rolleninhabers (Rollenverhalten) und auf seine Erscheinung (Rollenattribute). Zu den Rollenattributen eines Polizisten gehören Uniform, Waffe, Streifenwagen.

Altersrollensequenz. Im Laufe des Lebens nimmt ein Mensch verschiedene Rollen ein. Er ist Kind, Jugendlicher, Erwachsener, alter Mensch. Diese Abfolge heißt Altersrollensequenz.

Rangrollensequenz. Die Rollen wechseln während der beruflichen Laufbahn. Erst ist man Schüler, dann Auszubildender oder Student, schließlich Fachkraft, manchmal in Leitungsposition. Die Abfolge von Rollen innerhalb der beruflichen Laufbahn wird als Rangrollensequenz bezeichnet (**Abb. 4.48**).

Die Erwartungen, die an einen Rolleninhaber gerichtet werden, können von verschiedenen Personengruppen ausgehen, z. B. von Patienten oder Bewohnern, Angehörigen, von der Stationsleitung, dem Einrichtungsträger oder von Kollegen. Sie alle haben Erwartungen an die Auszubildende bzw. Pflegende.

B Kristin erwartet von sich als angehende Altenpflegerin eine fachlich korrekte, bedürfnisorientierte Pflege und möchte sich auch Zeit für Gespräche nehmen. Sie merkt schon bald, dass sie sich viel vorgenommen hat und strengt sich sehr an. Es kommt zu Konflikten mit anderen Mitarbeitern, da diese erwarten, dass Kristin schnell die ihr aufgetragenen Tätigkeiten erledigt. Sie stellt fest: „Für Gespräche mit den Bewohnern ist hier keine Zeit." Manchmal ist sie sehr entmutigt und weiß nicht, ob sie weiter in diesem Beruf arbeiten will. Dennoch bemüht sie sich, ihre Vorstellungen beizubehalten.

Rollenselbstbild. Dem Rollenselbstbild kommt eine große Bedeutung zu. Es hat Auswirkungen auf:

- **Das eigene Verhalten und die Motivation:** Es dient zur Orientierung, indem es eigene Verhaltensrichtlinien beinhaltet. Die eigenen Erwartungen können die Grundlage für das Herbeiführen von Veränderungen sein oder bei Nichterfüllbarkeit zu Resignation und Motivationsverlust führen.
- **Entstehung von Konflikten und Stress:** Oft sind es vor allem die persönlichen Erwartungen, die Menschen unter Druck setzen; in Situationen, in denen sich der Rolleninhaber überfordert fühlt, entsteht Stress.
- **Das Rollenfremdbild:** Wie Pflegeberufe von der Gesellschaft betrachtet werden, hängt auch davon ab, wie Pflegende selbst ihre Rolle sehen und darstellen.

Konsequenzen bei nicht erfüllten Erwartungen

Wenn Erwartungen nicht erfüllt werden, hat das häufig negative Konsequenzen. Wie gravierend diese Konsequenzen sind, hängt auch davon ab, welche Art der Erwartung nicht erfüllt wurde. Man unterscheidet dabei drei verschiedene Erwartungen:

Muss-Erwartung. Diese müssen unbedingt erfüllt werden, z. B. die korrekte Medikamentengabe. Kommt es hier zu Verstößen, können schwere Sanktionen wie Abmahnung, Kündigung oder sogar Strafverfolgung die Konsequenzen sein.

Soll-Erwartung. Hierzu gehören z. B. kollegiales Verhalten oder Freundlichkeit. Auch hier kommt es bei Nichterfüllung zu Sanktionen wie Ablehnung oder Tadel.

Kann-Erwartungen. Hierunter versteht man Erwartungen, die nicht vorausgesetzt werden, die bei Erfüllung aber zu Wertschätzung oder Sympathie führen. Ein Beispiel wäre hier zum Geburtstag einer Kollegin (unerwartet) einen Geburtstagstisch zu decken oder einen Kuchen mitzubringen.

Rollenkonflikte

Rollenkonflikte gehören zum beruflichen Alltag; sie können nicht vermieden, sondern nur bewältigt werden. Bei einem Konflikt handelt es sich um das Aufeinandertreffen unterschiedlicher und widersprüchlicher Interessen, Wünsche und Erwartungen, wobei sich ein Einzelner oder eine Gruppe auf Kosten eines anderen oder einer anderen Gruppe durchzusetzen versucht.

Ein Konflikt ist wesentlich gravierender als eine Meinungsverschiedenheit. Besonders bedrohlich wird ein Konflikt dann erlebt, wenn die Beteiligten über unterschiedliche soziale Ressourcen und Macht verfügen. Die Soziologen unterscheiden zwei Arten von Rollenkonflikten (**Abb. 4.49**):

D ***Rollenverhalten** beinhaltet Erwartungen an das Verhalten eines Rolleninhabers, **Rollenattribute** sind Erwartungen an die äußere Erscheinung eines Rolleninhabers.*

M *Wenn eigene Ansprüche nicht erfüllt werden bzw. sich mit den Vorstellungen des Umfeldes nicht vereinbaren lassen, kommt es möglicherweise zu Konflikten und Stress.*

D *Die Vielzahl von eigenen und fremden Erwartungen an den Inhaber einer Rolle bezeichnet man als **Rollenset**. Das Rollenselbstbild enthält die Erwartungen, die der Rolleninhaber selbst an die eigene Rolle stellt.*

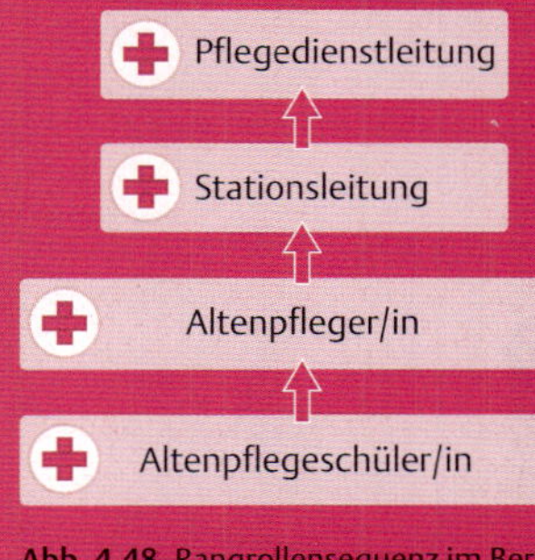

Abb. 4.48 Rangrollensequenz im Beruf Altenpflege nach Hornung und Lächler (1999).

D *Bei einem **Konflikt** treffen unterschiedliche und widersprüchliche Interessen, Wünsche und Erwartungen aufeinander. Dabei versucht sich ein Einzelner oder eine Gruppe auf Kosten eines anderen oder einer anderen Gruppe durchzusetzen.*

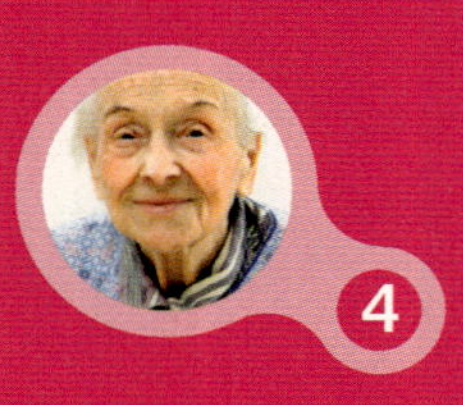

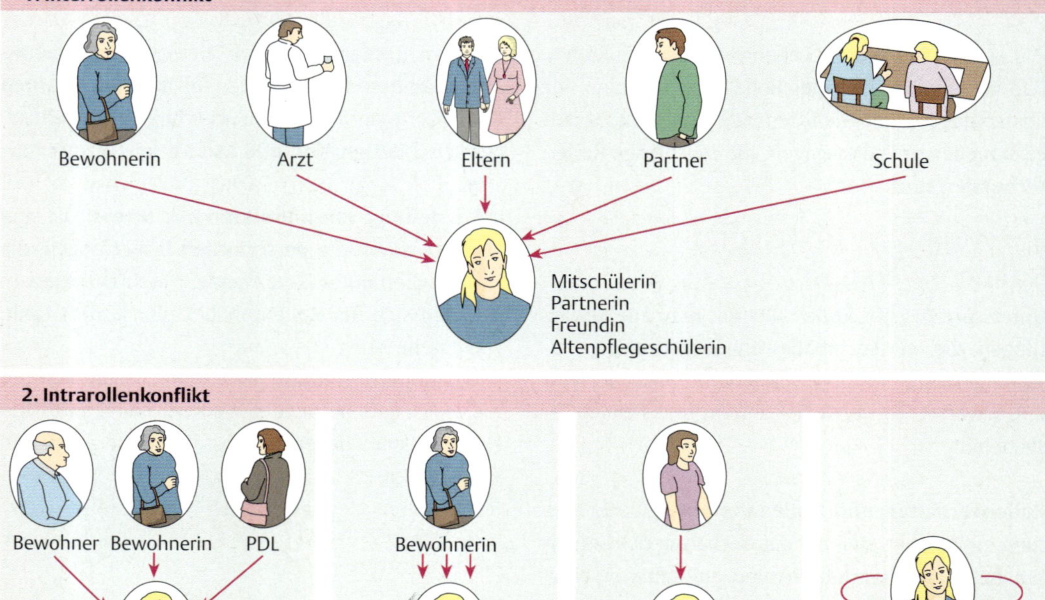

Abb. 4.49 Unvereinbare Erwartungen führen zu Konflikten.

D **Inter-Rollenkonflikte** *sind Konflikte zwischen verschiedenen Rollen einer Person, z. B. zwischen der Berufsrolle und privaten Rollen (z. B. Wochenenddienste contra Erwartungen des Partners).*

D *Beim* **Intra-Rollenkonflikt** *treten die unterschiedlichen und widersprüchlichen Erwartungen nicht zwischen einzelnen Rollenteilen, sondern innerhalb einer Teilrolle auf.*

M *Der Intra-Rollenkonflikt verlangt nach einer Entscheidung: Welche Interessen bzw. Erwartungen sind wichtiger: die der KollegInnen oder die des Bewohners? Hier ist eine Haltung gefordert.*

- Inter-Rollenkonflikt,
- Intra-Rollenkonflikt.

Inter-Rollenkonflikt

Jeder Mensch hat nicht nur eine Rolle, sondern viele verschiedene, je nachdem, wo er sich gerade aufhält und mit wem er gerade zusammen ist. Zum Inter-Rollenkonflikt kommt es, wenn zwischen den einzelnen Rollenteilen widersprüchliche, nicht zu vereinbarende Erwartungen bestehen:

B Die Auszubildende Jasmin bleibt nach Dienstschluss immer öfter noch auf der Station, um sich um eine Bewohnerin zu kümmern. Wenn Jasmin nach Hause kommt, wartet dort ihr Freund und ist enttäuscht, dass die gemeinsame Freizeitplanung wieder einmal ins Wasser fällt. Eines Abends merkt Jasmin, dass sie die Grenzen ihrer Belastbarkeit überschritten hat: Die nicht ganz auskurierte Erkältung kommt zurück.

Beim Inter-Rollenkonflikt geht es darum, dass jeder Einzelne für sich herausfindet, was ihm wichtig ist; jeder muss eine Prioritätenliste für sich erstellen, damit er sich nicht verzettelt. Denn neben den verschiedenen Rollenteilen muss jeder auch noch seine Einzelinteressen unter einen Hut bekommen und für sich selbst sorgen.

Intra-Rollenkonflikt

Der Intra-Rollenkonflikt ist wesentlich schwieriger, weil es sich hierbei um unterschiedliche und widersprüchliche Erwartungen nicht zwischen einzelnen Rollenteilen, sondern innerhalb einer Teilrolle handelt. Beim Intra-Rollenkonflikt sitzt man quasi „zwischen den Stühlen“:

B Auszubildende Tina kommt immer in eine Konfliktsituation, wenn Sie Frau Schneiders Wünsche erfüllen will. Am Nachmittag, wenn Frau Schneider vom Mittagschlaf aufsteht, will sie sich nicht anziehen, gleichzeitig aber ist sie traurig, da sie gerne an der Gymnastik teilnehmen will, was ihr dadurch aber nicht möglich ist.

Im Intra-Rollenkonflikt muss man abwägen, welche Erwartung von all denen, die an einen gestellt werden, einem wichtig ist. Man muss auswählen und Prioritäten setzen, manchmal eben auch „Nein“ sagen, weil man nicht alles tun kann und es auch nicht allen recht machen kann.

Handlungsmöglichkeiten

Der Intra-Rollenkonflikt verlangt nach einer Entscheidung: Welche Interessen bzw. Erwartungen sind wichtiger: die der KollegInnen oder die des Bewohners? Hier ist eine prinzipielle Entscheidung, eine Haltung gefordert. Natürlich sind verschiedene Handlungsmöglichkeiten vorstellbar:
- man tut, was die Stationsleitung verlangt, weil diese am längeren Hebel sitzt,
- man tut, was der Bewohner möchte, weil er letztlich unser Auftraggeber ist,
- man vermeidet den Konflikt und führt die Pflegetechnik so aus, wie sie in der Praxis gezeigt wurde – obwohl sie in der Schule anders gelehrt wird,

– wenn die Praxisanleiterin da ist, ist sie da – wenn sie weg ist, ist sie weg. Dann tut man manchmal das, was man selbst für richtig hält.

Unterschiedliche Erwartungen. Der Intra-Rollenkonflikt in der Pflegerolle ist dadurch kompliziert, dass eine Vielzahl von unterschiedlichen Erwartungen und Interessen bestehen. Es sind ja nicht nur die Bewohner, die etwas von den Pflegenden erwarten. Angehörige, KollegInnen, andere Berufsgruppen, die PDL, die Geschäftsführung, die Schule und eigene Angehörige haben auch noch Erwartungen (**Abb. 4.49**).

Es allen recht machen? Wenn den ganzen Tag immer mindestens einer um Hilfe ruft, ist es unmöglich, es allen recht zu machen. Wer es versucht, ist zum Scheitern verurteilt. Zum Glück gibt es dann die eigenen Erwartungen an seine Professionalität: „Was muss ich tun, damit ich mir morgens beim Blick in den Spiegel nichts vorwerfen muss?"

Bewohnerrolle und Pflegerolle

Es gibt aber nicht nur den Intra-Rollenkonflikt der Pflegerolle, sondern durchaus auch Widersprüche zwischen der Bewohnerrolle und der Pflegerolle.

Bewohnerrolle. Der neue Bewohner eines Altenpflegeheimes ist aus seiner gewohnten Umgebung zu Hause herausgerissen, kann sich nicht mehr an den bekannten Sicherheiten festhalten und ist erst einmal verunsichert.

Pflegerolle. In der „Pflegerolle" begegnen wir einem klassischen Konflikt widersprüchlicher Interessen, in dem Pflegende sich oft zwischen den widersprüchlichen Erwartungen zerrissen fühlen (**Abb. 4.51**):

B Praxisanleiterin Claudia erwartet von dem Auszubildenden Jonas ein motiviertes und selbstständiges Arbeiten. Dazu soll er eine neue Pflegetechnik konzentriert beobachten und nach und nach selbst anwenden. Die Kollegin Natascha findet, die Anleitung benötige zu viel Zeit und Jonas solle sie öfter beim Umgang mit immobilen Bewohnern entlasten. Der Bewohner Herr Kaul glaubt, Jonas könne den ganzen Morgen nur für ihn da sein. Einerseits ist Jonas froh, dass ihm die Pflege des als schwer zugänglich geltenden Bewohners gelingt, andererseits soll er auch noch andere Bewohner versorgen. „Manchmal weiß ich nicht, wie ich alles unter einen Hut bringen soll", sagt Jonas. „Und dabei muss ich doch den Kopf frei haben zum Lernen."

Beziehungsverhältnis. Das Verhältnis Bewohner/Pflegende ist ein Beziehungsverhältnis. Es wird seitens des Bewohners zusätzlich belastet durch:

- **Regression:** Manche Bewohner gehen im Krankheitsfall zurück auf eine frühere Reifestufe, sie verhalten sich nicht wie selbstständige Menschen, sondern wie Kinder, die sich von der Mutter verwöhnen und bedauern lassen.
- **Erlernte Hilflosigkeit:** Wer in seinem Leben bereits viele Misserfolge erlebt hat, hat eine negative Leistungsmotivation gelernt. Er traut sich nichts mehr zu und handelt daher nicht mehr verantwortlich für sich; er wird passiv und abwartend.

Seitens des Pflegepersonals wird das Beziehungsverhältnis zum Bewohner zusätzlich erschwert durch:

- **Routine**: Die nötige emotionale Distanz wird oft hergestellt über den routinierten Umgang mit belastenden Situationen: „Reißen Sie sich mal zusammen, das hat doch gestern geklappt!" Gefühle des Bewohners und Mitgefühl bei sich selbst werden so nicht zugelassen, sondern abgewehrt.
- **Arbeitsteilung:** Sie schützt vor zu viel Nähe und verhindert verantwortliches Handeln.

In der Gegenüberstellung des gegenseitigen Erlebens in der Bewohner- und Pflegerolle wird deutlich, wie schwierig die tägliche Beziehung in der Begegnung der Pflege ist. Die **Abb. 4.52** ist das Ergebnis eines Brainstormings von Auszubildenden zur Bewohner- und Pflegerolle.

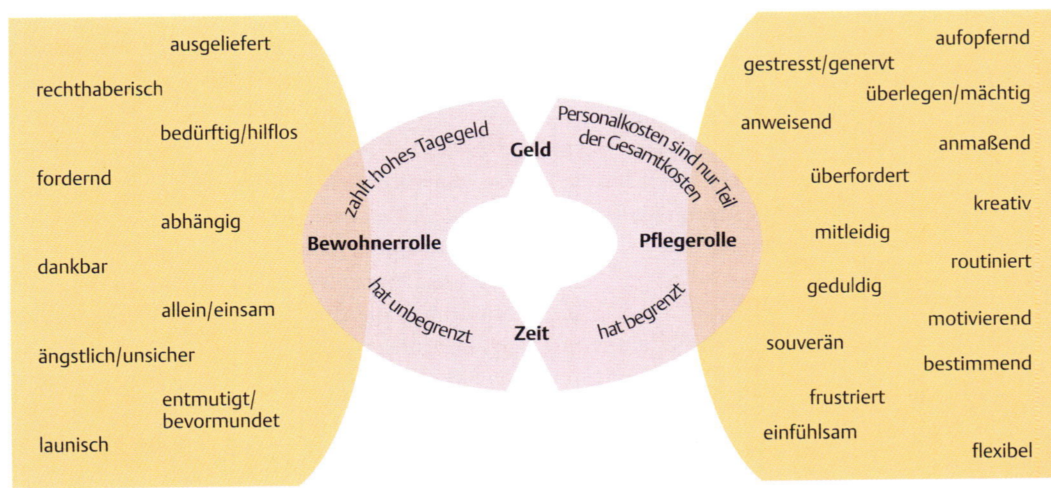

Abb. 4.52 Bewohnerrolle und Pflegerolle.

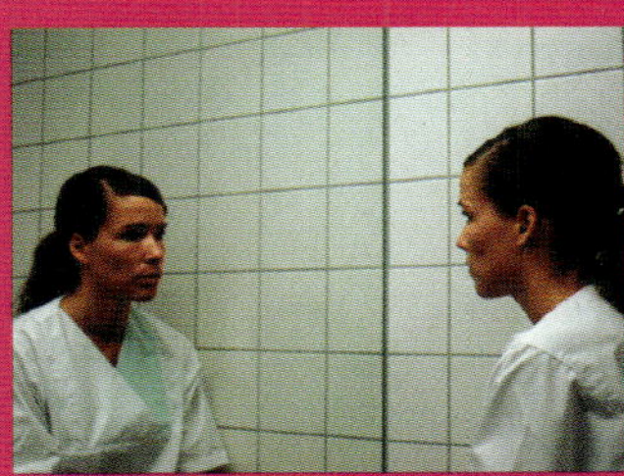

Abb. 4.50 „Wie muss ich handeln, damit ich mir beim Blick in den Spiegel nichts vorwerfen muss?"

M *Es ist unmöglich, es allen recht zu machen. Wer es dennoch versucht, ist zum Scheitern verurteilt, weil die Erwartungen und Interessen zu widersprüchlich sind.*

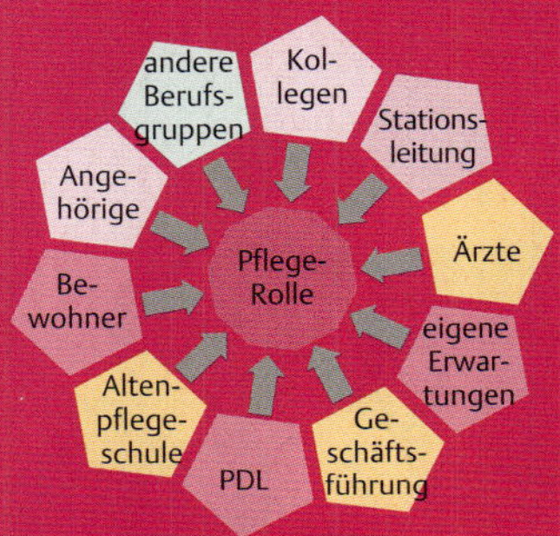

Abb. 4.51 Intra-Rollenkonflikt am Beispiel der Pflegerolle.

M *In der Berufsrolle ist die Arbeit tägliche Routine und verleiht Sicherheit, die Gewöhnung an den Umgang mit Schmerzen und Leid stumpft manchen ab. Das Getriebe des Hauses und seine Arbeitsteilung sind bekannt, nach der Arbeit heißt es abschalten, nach Hause gehen und sich entspannen. Bei Arbeitsüberlastung findet sich Unterstützung bei den Kollegen und Kolleginnen.*

M *Die Situation von Bewohner und Pflegekraft ist sehr unterschiedlich, und die Erwartungen sind teilweise widersprüchlich. Zu einer gelungenen Beziehung gehört das immer wieder neue Aushandeln der unterschiedlichen Erwartungslagen.*

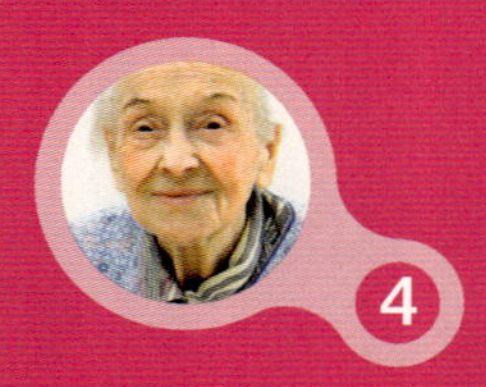

Grundlagen des Lernens

Lernen als Entwicklungsmöglichkeit

Menschliches Leben und Lernen sind untrennbar miteinander verknüpft. „Soziales Lernen" findet zunächst in der Familie, später im Kindergarten, in der Schule und am Arbeitsplatz statt. Mit Lob und Strafe sowie Liebe und Liebesentzug erziehen die Eltern ihre Kinder. Aber auch Geschwister, Freunde und Arbeitskollegen prägen durch Rivalität das soziale Lernen des Menschen. Er entwickelt sich zum sozialen Wesen, indem gewünschtes Verhalten positiv verstärkt und ungewünschte Verhaltensweisen bestraft werden.

M *Neugier ist der Motor für lebenslanges Lernen. Wer auch als Erwachsener Freude an neuen Erfahrungen und an der Erweiterung des Wissens hat, wird sein Leben als lebenslangen Lernprozess begreifen.*

Lebenslanges Lernen

Neugier ist der Motor für lebenslanges Lernen. Wer auch als Erwachsener neugierig bleibt und Freude daran hat, neue Erfahrungen zu sammeln und das Wissen zu erweitern, wird sein Leben als lebenslangen Lernprozess begreifen. Die Kenntnis von Lerntechniken und Arbeitsmethoden erleichtert das Lernen und bietet eine Möglichkeit, eigenes Lernverhalten zu reflektieren und so zu optimieren, dass Spaß am Lernen entsteht und daraus ein neues gesteigertes Selbstwertgefühl hervorgeht (**Abb. 4.53**).

M *Die Kenntnis von Lerntechniken und Arbeitsmethoden erleichtert das Lernen und bietet eine Möglichkeit, eigenes Lernverhalten zu reflektieren und so zu optimieren, dass Spaß am Lernen entsteht und daraus ein neues gesteigertes Selbstwertgefühl hervorgeht.*

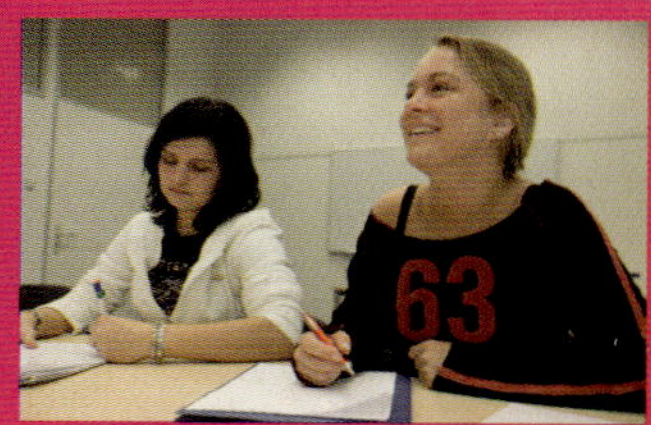

Abb. 4.53 Lernen macht Spaß und steigert das Selbstwertgefühl.

Lernweg

Ausbildungsstart. Jeder Weg beginnt mit dem ersten Schritt. Nach dem Start in die Altenpflegeausbildung ist der Lernweg zunächst eher mühsam. Die Lernenden erleben eine neue Situation, in der sie sich erst zurechtfinden müssen. Nach der Orientierung folgt eine Phase, in der Freude und Spaß am Neuen entsteht. Der Lernweg steigt zunächst steil an.

Lernplateau. Doch an einem bestimmten Punkt scheint es keine Weiterentwicklung mehr zu geben. Es ist ein Lernplateau erreicht und der Weg führt möglicherweise sogar leicht abwärts (Birkenbihl 2002). Stolpersteine blockieren den Weg. Die Enttäuschung, die damit verbunden ist, lässt viele an der Entscheidung, diesen Weg weiter zu gehen, zweifeln.

Wer akzeptiert, dass der Lernweg eine ansteigende Welle ist, die nach einem Abfall und der damit verbundenen Krisenbewältigung wieder ansteigt, dem bleibt die Freude, dem eingeschlagenen Weg weiter zu folgen.

M *Wer akzeptiert, dass der Lernweg eine ansteigende Welle ist, die nach einem Abfall und der damit verbundenen Krisenbewältigung wieder ansteigt, dem bleibt die Freude, dem eingeschlagenen Weg weiter zu folgen.*

Veränderung des Verhaltens

Lernen im aktiven Sinn bedeutet immer einen Zuwachs an Wissen. Wissen hat aber nicht zwangsläufig eine Veränderung des Verhaltens zur Folge.

M *Intensive Erfahrungen sind Auslöser für Verhaltensänderungen.*

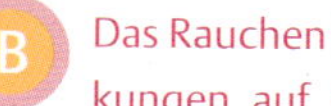

B Das Rauchen hat bekanntlich schädliche Auswirkungen auf die Gesundheit. Dennoch ist das Wissen darüber allein nicht ausreichend, einen Raucher zu veranlassen, sein Verhalten zu verändern und den Zigarettenkonsum aufzugeben.

Ein anderes Beispiel ist der Lernprozess des Kleinkindes mit der heißen Herdplatte. Erst wenn das Wissen mit der Erfahrung von Schmerzen verbunden wird, ist die Einsicht besonders intensiv und die daran anschließende Verhaltensänderung tiefgreifend. Dann wird Lernen im wahrsten Sinne des Wortes begriffen.

Lernarten

Die Lerntheorie unterscheidet drei Lernarten:
- klassische Konditionierung,
- operante Konditionierung,
- Lernen durch Einsicht.

Klassische Konditionierung

Der russische Forscher Pawlow (1849–1936) beschäftigte sich mit dem Reiz-Reaktions-Lernen und den damit verbundenen bedingten (konditionierten) und unbedingten (unkonditionierten) Reflexen. Die unbedingten Reflexe geschehen automatisch, sie sind angeboren wie z. B. der Schluck- und Saugreflex, der Kniereflex nach einem Schlag auf eine bestimmte Stelle am Knie oder die Pupillenveränderung je nach Intensität des Lichteinflusses. Dazu ist kein bewusster Lernprozess nötig.

Zum konditionierten Lernen machte Pawlow Versuche mit einem Hund. Beim Fressen sondert der Hund Speichel ab. Dies ist zunächst ein unbedingter Reflex auf den Reiz des Futters. Zeitgleich zum Fressen hörte der Hund einen Glockenton und schon bald lief ihm der Speichel in der Vorfreude auf das Futter, wenn er nur den Glockenton hörte. Ein Lernprozess hatte stattgefunden, denn auf den bedingten Reiz der Glocke folgte der bedingte Reflex Speichelfluss.

Die klassische Konditionierung ist eine Art des passiven Lernens. Es ist eher eine erfolgversprechende Anpassung des Körpers an vorgegebene Bedingungen und wird auch als emotionales Lernen bezeichnet.

D ***Die klassische Konditionierung** ist eine Art des passiven Lernens. Es ist eher eine erfolgversprechende Anpassung des Körpers an vorgegebene Bedingungen und wird auch als emotionales Lernen bezeichnet.*

Operante Konditionierung

Der amerikanische Verhaltensforscher Skinner (1904–1990) vertrat die These, dass Lernen durch Umwelteinflüsse und die Gesellschaft stattfindet. Nach dem Prinzip von Versuch und Irrtum lernten seine Laborratten eine bestimmte Taste zu drücken, um ihr Futter zu erreichen. Das heißt, der richtige Arbeitsschritt wurde mit Futter belohnt und beibehalten. Skinner wies nach, dass Tiere komplizierte Bewegungen erlernen können, wenn jeder kleinste richtige Ansatz, der zielführend ist, positiv verstärkt wird. Der Zirkus nutzt diese Lernmethode bei der

Dressur von Tieren. Für das menschliche Lernen bedeutet diese Erkenntnis, dass eine positive Rückmeldung, also Erfolg oder Lob, unerlässlich ist.

Lernen durch Einsicht

Zum Lernen durch Einsicht machte der deutsche Verhaltensforscher Köhler (1889–1974) u.a. einen Versuch mit Schimpansen. Eine Banane hing unerreichbar in ihrem Käfig an der Decke. Die Tiere hatten Kisten und ineinandersteckbare Stäbe zur Verfügung, die sie nach einer Zeit der Situationsbeobachtung plötzlich nutzten, um an die Banane zu kommen. Es ist die spontane Einsicht, dass Zusammenhänge bestehen, die genutzt werden können, um ein Ziel zu erreichen. Diese Einsicht setzt Wissen voraus, welches wiederum die Wahrnehmung steuert. Der deutsche Philosoph Hegel (1770–1831) schrieb: „Man erkennt nur, was man kennt." Basiswissen (Information) ist damit die Grundlage für neue Aha-Erlebnisse.

B Das Stationsradio ist plötzlich nicht mehr funktionsfähig. Die diensthabende Altenpflegerin Ute dreht an den Knöpfen und zupft an den Kabeln in der Hoffnung, durch Versuch und Irrtum den Fehler zu beheben. Der Bewohner Herr Müller, der früher in einem Elektroladen gearbeitet hat und daher über entsprechendes Basiswissen verfügt, kommt ihr zur Hilfe und kann den Schaden durch Nutzung seiner Erfahrungen schnell beheben.

Bedeutung der Motivation

Die Motivation zur Altenpflegeausbildung kann individuell sehr unterschiedlich sein. Die Motivationstheorie unterscheidet zwei Richtungen:

Intrinsische Motivation. Sie ist in ihrer Ursprungsform die menschliche Neugier. Die Neugier, die Kinder beflügelt, durch ständiges Fragen und Ausprobieren ihren Wissensschatz zu vergrößern. Dabei geht es inhaltlich immer darum, das Wissen zu vergrößern, sodass Zusammenhänge besser zu verstehen sind (**Abb. 4.54**).

Extrinsische Motivation. Extrinsisch motivierten Menschen sind die Folgen des Lernens, z.B. ein Arbeitsplatz, Geld, Lob und soziale Anerkennung, wichtig.

Lern- und Leistungsmotivation

Intrinsisch motiviert zu sein ist ein wesentlicher Ausgangspunkt, um Freude am Lernen zu erfahren. Spaß macht Lernen dauerhaft aber nur dann, wenn Erfolge erzielt werden. Sie vermitteln das positive Gefühl, etwas erreicht zu haben. Darum ist es besonders zu Beginn einer Ausbildung wichtig, kleine Teilerfolge zu erzielen, um die Motivation zu verstärken und den „Lernweg" weiter zu gehen. Sich eigene Fortschritte vor Augen zu halten und zu genießen oder sich selbst eine kleine Belohnung (extrinsisch) für ein erreichtes Ziel zu gönnen, macht unabhängig von dem oft sparsamen Lob anderer Menschen. Denn gute Leistung gilt als selbstverständlich und wird selten wahrgenommen.

Doch Motivationsprobleme sind in der Ausbildung häufig zu beobachten. Viele Lernende fühlen sich überfordert, sind unkonzentriert, haben keine Lust, sind nicht am Unterrichtsstoff interessiert, haben keine Arbeitsstrukturen und keine klaren Ziele vor Augen. Erfahren sie dann auch noch negative Rückmeldung, z.B. schlechte Noten oder Spott nach falschen Antworten, dann führt mangelndes Selbstbewusstsein in die eigenen Fähigkeiten oft in eine Krise.

Lernfördernde Bedingungen

Lernen findet nicht nur in der Schule statt. Auch zu Hause müssen Voraussetzungen geschaffen werden, um ungestört und konzentriert geistig arbeiten zu können.

Äußere Bedingungen

Der Arbeitsplatz zu Hause ist ein wesentlicher Faktor zum Lernerfolg.

Ausstattung des Arbeitsplatzes. Es ist nicht selbstverständlich, dass jeder einen eigenen Schreibtisch im eigenen Zimmer zur Verfügung hat. Bei der Wahl des Arbeitsplatzes ist es wichtig, dass Lernen immer am gleichen, gut beleuchteten Ort stattfinden kann. Wenn auch noch die Möglichkeit besteht, Arbeitsunterlagen, Bücher und Arbeitsmaterialien z.B. Stifte, Papier usw. dort liegen zu lassen, bedeutet das eine große Zeitersparnis. Der Mensch verbindet schnell emotional diesen Platz mit geistiger Arbeit (Konditionierung), das „Anfangen" wird erleichtert und beschleunigt. Damit erübrigt sich auch die Diskussion darüber, wie zielführend das Lernen auf dem Bett ist, weil das Bett mit Schlafen assoziiert wird.

Ruhe und Ungestörtheit. Wesentliche Kriterien sind außerdem Ruhe und die Chance, ungestört zu sein. Wer häufig durch Familienmitglieder, Telefonate oder anderen Störungen in seinem Lern- und Arbeitsprozess unterbrochen wird, verliert schnell den roten Faden und damit die Lust am Lernen. Nach jeder Störung muss der Lernprozess immer wieder neu aufgebaut werden. Dabei spielt die emotionale Bewertung der Störung eine große Rolle. Es besteht ein Unterschied zwischen dem erfreulichen Anruf eines Familienmitglieds und der Störung durch die Kreissäge des Nachbarn.

Musik. Ob Musik beim Lernen als störend empfunden wird, ist individuell unterschiedlich. Besonders junge Menschen lernen gerne beim Hören ihrer Lieblingsmusik. Untersuchungen zu diesem The-

M *Es besteht eine eindeutige Verbindung zwischen Wahrnehmungsfähigkeit und Allgemeinwissen.*

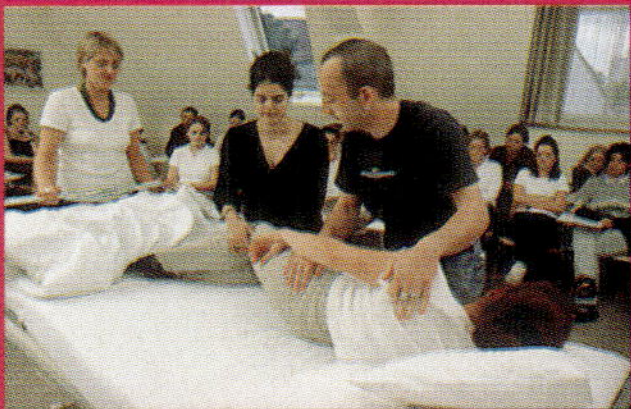

Abb. 4.54 Durch Lernen wird das Wissen vergrößert; Zusammenhänge sind besser zu verstehen.

M *Die Motivation zur Altenpflegeausbildung kann individuell sehr unterschiedlich sein. Im Allgemeinen mischen sich intrinsische und extrinsische Motivationsanteile.*

M *Ein eigener fester Arbeitsplatz spart Zeit und Energie. Der Mensch verbindet schnell emotional diesen Platz mit geistiger Arbeit (Konditionierung), das „Anfangen" wird erleichtert und beschleunigt.*

M *Nach einer Stunde intensiver geistiger Arbeit ist es lernfördernd, eine kurze Pause einzulegen und den Arbeitsplatz zu verlassen. Die Pause sollte dazu genutzt werden, kurz an die frische Luft zu gehen oder etwas zu essen.*

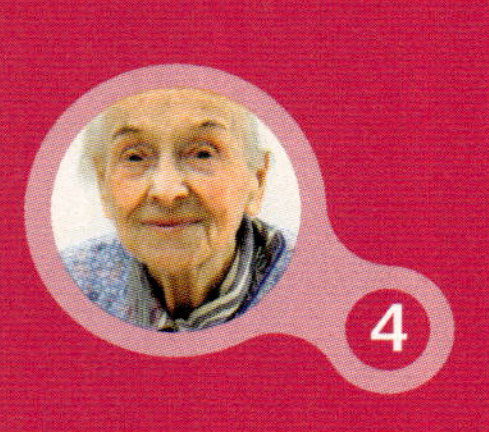

ma haben ergeben, dass leise Hintergrundmusik bei kreativen Tätigkeiten wie dem Schreiben von Aufsätzen durchaus anregend sein kann, doch beim Rechnen ergab sich eine höhere Fehlerquote. Das Hören von Radiosendungen wirkte sich immer negativ auf die geistige Leistung aus, denn der Wechsel von Musik und Wortbeiträgen verursacht eine Unterbrechung der Konzentration.

Pausen. Nach etwa einer Stunde der intensiven geistigen Arbeit ist es lernfördernd, eine kurze Pause einzulegen und den Arbeitsplatz zu verlassen. Die Pause sollte dazu genutzt werden, kurz an die frische Luft zu gehen oder etwas zu essen, denn Essen und Lernen sind streng voneinander zu trennen. Bei konzentriertem Lernen essen die Menschen unkontrolliert und ohne Genuss, andererseits können bei genussvollem Essen am Schreibtisch keine Lernerfolge erzielen werden.

Arbeitsmaterialien. Es empfiehlt sich folgende Dinge in Reichweite zu haben: Fachliteratur, Nachschlagewerke, Hefte und Unterlagen aus dem Unterricht, Terminkalender und andere Hilfsmittel wie Papier, Stifte, Heftklammern, Kleber, Marker und vieles andere. Erstrebenswert für den Arbeitsplatz sind ein Computer und ein Drucker.

Ordnungssystem

Im Laufe der Altenpflegeausbildung sammeln sich eine Vielzahl von Unterlagen an.

M **Farbsprache.** *Wer die Farben archetypisch einsetzt, nutzt damit eine weitere Ordnungsstruktur, z. B. rot = wichtig, blau = sachlich/theoretisch, grün = kreativ/praktisch, gelb = untergeordnet/detailliert usw.*

Details strukturieren. Um Zeit zu sparen und lästiges Suchen zu vermeiden, ist schon zu Beginn ein durchdachtes Ordnungssystem entlastend. Es gilt der Grundsatz, die vielen Details systematisch und strukturiert zu sortieren, bis ein grober Überblick entsteht. Das bedeutet z. B. die Ausbildung in Unterrichtsblöcke, Lernfelder, Lerninhalte usw. aufzuteilen und die Unterlagen entsprechend abzulegen.

Farbige Ablage. Dazu empfiehlt es sich, für jeden Unterrichtsblock einen andersfarbigen Ordner zu wählen, entsprechend zu beschriften und mit einem Symbol zu kennzeichnen. In jeden Ordner kann dann für jedes Lernfeld eine beschriftete, andersfarbige Mappe eingelegt werden, die wieder eine Farb-, Symbol- und/oder Zeitstruktur bekommt. Nach diesem Muster kann fortfahrend eine übersichtliche Differenzierung geschaffen werden. Dabei ergänzen sich die unterschiedliche Farbgebung, die Symbole und die Beschriftung der Ordner und Mappen. Ein schnelles Finden der Unterlagen ist möglich, weil rechte und linke Gehirnhälfte aktiviert werden.

Individuelle Lernvoraussetzungen

Lernfähigkeit Erwachsener

Lebenslanges Lernen ist erstrebenswert, doch das Wissen darum reicht oft nicht. Wer eine Altenpflegeausbildung beginnt, hat manchmal eine längere Lernpause hinter sich. Dann gehören der feste Wille und der Mut dazu, den Schritt in diese Ausbildung zu gehen und sich etwas zuzutrauen, auch wenn die Übung fehlt und die bisherigen Lernerfahrungen nicht so positiv waren.

Ein Blick in die Vergangenheit ist lohnenswert, um sich zu verdeutlichen, welche Verhaltens- und Vermeidungsmuster sich aus der frühen Schulzeit verfestigt haben. Aber auch die genetischen Bedingungen, das Sprachvermögen, die soziale Herkunft und die Biografie des Menschen haben Einfluss auf die Lernfähigkeit Erwachsener.

Lerntypen

In den ersten Lebensmonaten findet die Grundvernetzung der Nervenzellen und Neuronen im Gehirn statt, die darüber entscheidet, welcher Lerntyp ein Mensch wird. Dabei ist es von Bedeutung, welche Einstellung die Eltern ihrem Kind vermitteln und vorleben. Es gibt eine Vielzahl von Tests, um den eigenen Lerntyp herauszufinden.

M *Die meisten Menschen sind sog. Mischtypen mit unterschiedlichen Schwerpunkten. Je mehr Lernkanäle genutzt werden, desto intensiver ist das Lernergebnis.*

Auditiver Lerntyp. Der auditive Lerntyp braucht das Gespräch und die Diskussion über die Lerninhalte (Lernen durch Hören). Ihm sind akustische Eindrücke wichtig zum Lernen. Er behält den Lernstoff, wenn er ihn laut liest oder rhythmisch vor sich hin spricht.

Visueller Lerntyp. Der visuelle Lerntyp braucht optische Reize zum Lernen (Lernen durch Sehen). Er arbeitet mit Bildern, Skizzen, Symbolen, Diagrammen und Mind-Maps.

Kinästhetischer Lerntyp. Der kinästhetische Lerntyp muss etwas anfassen und erleben können (Lernen durch Versuchen). Er braucht Beispiele, Demonstrationen, praktische Übungen und Versuche zum Lernen.

Was ist Intelligenz?

Definitionen

David Wechsler, ein Psychologe, der sich bereits 1939 mit dem Intelligenzbegriff beschäftigte und einen bekannten Intelligenztest (Hamburg Wechsler Intelligenztest) entwickelte, definiert Intelligenz wie folgt: „Intelligenz ist die zusammengesetzte Fähigkeit, vernünftig zu denken, zweckvoll zu handeln und sich mit der Umgebung wirkungsvoll auseinanderzusetzen."

Nach ihm gibt es viele Versuche, Intelligenz zu definieren:
- Intelligenz ist die Fähigkeit, neuartige Probleme durch Denken zu lösen und sich in neuen Situationen durch Einsicht zurechtzufinden,
- „Wissen ist investierte Intelligenz". Intelligenz stellt somit die kognitiven Voraussetzungen für den Erwerb von Wissen und für Handlungskompetenz dar („Investmenttheorie" nach Cattell).

Intelligenz im Alltag

Im Alltag zeigt sich Intelligenz z. B. in der Fähigkeit, sich aufgrund von erworbener Erfahrung oder erworbenem Wissen Neues auszudenken und dadurch effektive Problemlösungsstrategien zu entwickeln. Entscheidend ist hierbei das schnelle Erfassen von Situationen. Intelligente Menschen haben i. d. R. in neuen Situationen schneller den Überblick und lernen schneller aus Fehlern.

Intelligenzmodelle

Intelligenz ist eine zusammengesetzte Fähigkeit. Sie setzt sich aus verschiedenen Faktoren zusammen. Diese Faktoren wurden in verschiedenen Modellen analysiert und dargestellt.

Kristalline und fluide Intelligenz

Cattell untergliedert Intelligenz in zwei Bereiche:

Kristalline Intelligenz. Dazu gehört vor allem Erfahrungs- und Faktenwissen, Wortschatz und Sprachverständnis.

Fluide Intelligenz. Fluide Intelligenz beinhaltet verschiedene Verarbeitungs- und Verknüpfungsprozesse z. B.:
- Flexibilität des Denkens,
- Geschwindigkeit der Informationsverarbeitung bzw. der Denkprozesse,
- Fähigkeit, sich zu orientieren, zu kombinieren und Schlussfolgerungen zu ziehen.

Sie kann als Werkzeug verstanden werden, mit dem die kristalline Intelligenz auf- und ausgebaut und Alltags- wie auch Expertenwissen erreicht wird.

Intelligenzmodell der 7 Primärfaktoren (nach Thurstone)

Thurstone entwickelte ein Modell, das Intelligenz zusammengesetzt aus 7 Faktoren beschreibt:
- **Wortverständnis:** Passiver Wortschatz, also wie viele Wörter ein Mensch versteht.
- **Wortflüssigkeit:** Geschwindigkeit, mit der ein Mensch Wörter zur Verfügung hat und sie sprechen kann.
- **Gedächtnisleistung:** i. d. R. erfasst durch die Merkfähigkeitsleistung.
- **Rechenfertigkeit:** Geschwindigkeit, mit der Rechenaufgaben richtig gelöst werden können.
- **Logisches Denken:** Fähigkeit, Informationen zu verknüpfen, sie zu analysieren und richtige und nützliche Schlussfolgerungen zu ziehen.
- **Räumliches Vorstellungsvermögen:** Fähigkeit, sich dreidimensional orientieren zu können.
- **Wahrnehmungsgeschwindigkeit:** beeinflusst die Geschwindigkeit einer Problemlösung entscheidend.

Insgesamt ist das Modell von Thurstone als eine Präzisierung der Annahmen von Cattell zu verstehen.

Intelligenzmessung

Zur Intelligenzmessung dienen Intelligenztests (**Abb. 4.55**). Neben einer korrekten Durchführung des Tests sind in diesem Zusammenhang auch die Testsituation und die Motivation der Testperson zu beachten:

B Herr Eissler ist depressiv. Als er bei der Aufnahme in eine gerontopsychiatrische Rehabilitationseinrichtung einen Intelligenztest machen soll, sagt er: „Bleiben Sie mir doch weg mit Ihrem neumodischen Zeug." Schließlich füllt er den Testbogen dennoch – wenn auch lustlos – aus. Er erreicht ein unterdurchschnittliches Ergebnis.

Dieses Ergebnis darf nicht als mangelnde Intelligenz interpretiert werden. Die Auswertung eines Tests bei fehlender Motivation bzw. bei Weigerung der Testperson ist nicht sinnvoll, vielmehr gilt es zu hinterfragen, warum Herr Eissler sich weigert.

Werte der Intelligenzmessung

Die Intelligenz wird ausgedrückt über:
- Intelligenzquotient,
- Testprofil,
- Prozentrang.

Intelligenzquotient

Der bekannteste Wert der Intelligenzmessung ist der Intelligenzquotient (IQ). Hier ist der Vergleich mit der jeweiligen Altersgruppe ganz entscheidend. So werden die aufsummierten Testpunkte jeweils

D ***Intelligenz** ist die Fähigkeit, neuartige Probleme durch Denken zu lösen und sich in neuen Situationen durch Einsicht zurechtzufinden.*

M *Die wirkungsvolle Auseinandersetzung mit der Umwelt ist eine Intelligenzleistung. Auch scheinen intelligentere Menschen in vielen Bereichen schneller aus Fehlern zu lernen.*

M *Im Rahmen der Beurteilung eines Menschen darf Intelligenz nicht überbewertet werden. Sie ist eine Persönlichkeitseigenschaft von vielen und darf nicht als alleiniger Maßstab zur Einschätzung einer Person herangezogen werden.*

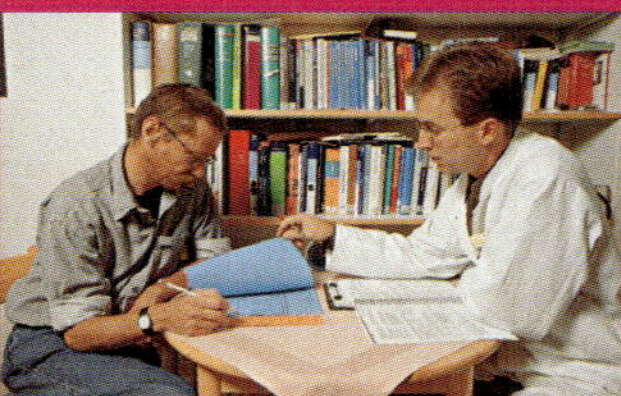

Abb. 4.55 Intelligenztests dienen der Intelligenzmessung.

Werte der Intelligenzmessung sind:
- *Intelligenzquotient,*
- *Testprofil,*
- *Prozentrang.*

D *Der **Intelligenzquotient** gibt die Höhe der Intelligenz der getesteten Person, verglichen mit dem Durchschnittswert der jeweiligen Altersgruppe an.*

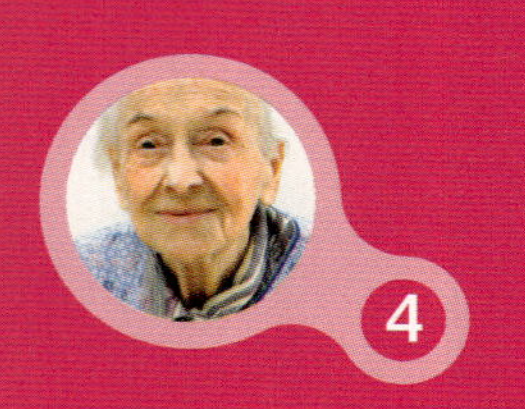

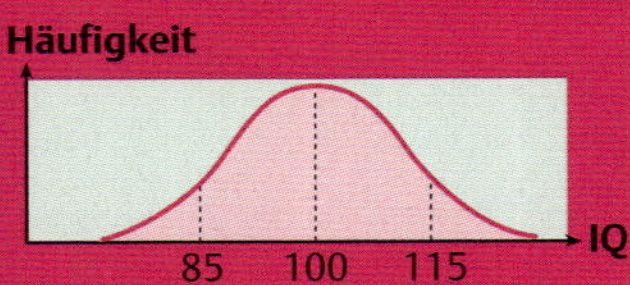

Abb. 4.56 Es gibt ebenso viele Menschen, die einen unterdurchschnittlichen IQ haben, wie Menschen mit überdurchschnittlichem IQ.

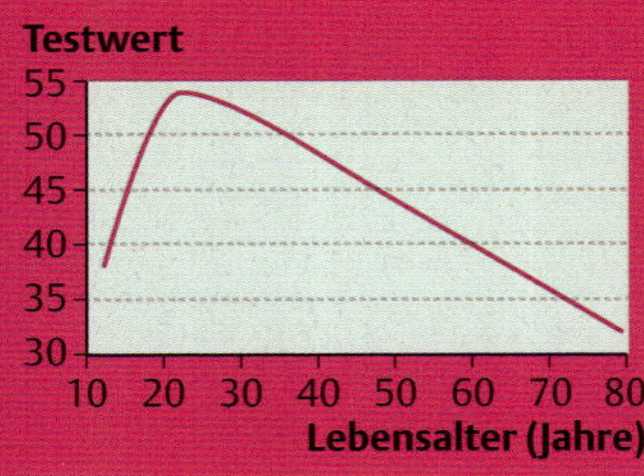

Abb. 4.57 Durchschnittliche Testpunkte in einem Intelligenztest in Relation zum Lebensalter.

mit dem Durchschnittswert der Altersgruppe verglichen, ein IQ wird errechnet. Der Durchschnittswert der jeweiligen Altersgruppe wird als IQ = 100 festgelegt. Damit verglichen, lassen sich (vorsichtig) Aussagen treffen, ob die getestete Person über oder unter dem Durchschnitt ihrer Altersgruppe liegt.

Die Häufigkeitsverteilung des IQ in der Gesamtbevölkerung entspricht einer Normalverteilung: Am häufigsten kommt der Wert 100 vor, während Extremwerte eher selten sind. (**Abb. 4.56**).

Testprofile

Ein Intelligenzquotient will Aussagen über die Gesamtintelligenz einer Person verglichen mit der jeweiligen Altersgruppe machen. Interessanter als die Gesamtintelligenz ist jedoch, in welchen Teilfähigkeiten die Testperson Stärken oder Schwächen hat. Diese werden in einem Testprofil dargestellt.

B Bei der Erstellung des Testprofils der 9-jährigen Petra zeigt sich, dass sie in Untertests, die einen hohen Sprachanteil und Allgemeinwissen fordern, deutlich unter dem Durchschnitt liegt, während sie in mathematischen Aufgaben sogar überdurchschnittliche Leistungen zeigt. Hieraus lassen sich nun konkrete Fördermaßnahmen ableiten.

Die Erstellung eines Testprofils verdeutlicht Stärken und Schwächen der Testperson. Testprofile werden auch bei Berufseignungstests erstellt.

Prozentränge

In immer mehr Tests werden Ergebnisse in Form von Prozenträngen angegeben. Der Prozentrang besagt hier, wie viel Prozent der Gleichaltrigen schlechter als der Getestete sind. So bedeutet ein Prozentrang von 70, dass 70% der Gleichaltrigen schlechter und nur 30% gleich gut oder besser als die Testperson sind. Der Begriff Hochbegabung wird üblicherweise ab einem Prozentrang von 95 verwendet.

Intelligenzentwicklung im höheren Lebensalter

Wie entwickeln sich fluide und kristalline Intelligenz im höheren Lebensalter? Untersuchungen zur Entwicklung der Intelligenz zeigen, dass die Punktsummen in Intelligenztests im höheren Lebensalter abnehmen (**Abb. 4.57**).

Es wäre nun aber falsch pauschal zu sagen, dass Menschen im höheren Lebensalter weniger intelligent sind. Bei genauerer Betrachtung zeigt sich Folgendes:

- **Kristalline Intelligenz:** Im gesunden Alter kann sie weitgehend erhalten bleiben oder sogar ansteigen; schließlich erwirbt ein Mensch täglich neues Wissen und macht Erfahrungen.
- **Fluide Intelligenz:** Sie nimmt im höheren Lebensalter i. d. R. ab, da der Geschwindigkeitsfaktor hier einen großen Anteil hat.

Tab. 4.7 Bedeutung der Intelligenzquotienten

Intelligenzquotient	*Bedeutung*	*Anteil der Gesamtbevölkerung*
> 130	extrem hohe Intelligenz	2,2 %
120 – 129	sehr hohe Intelligenz	6,7 %
110 – 119	hohe Intelligenz	16,1 %
90 – 109	durchschnittliche Intelligenz	50,0 %
80 – 89	niedrige Intelligenz	16,1 %
70 – 79	sehr niedrige Intelligenz	6,7 %
< 70	extrem niedrige Intelligenz	2,2 %

Ursachen für die Abnahme der fluiden Intelligenz im Alter

Für die nachlassende Geschwindigkeit älterer Menschen bei Testaufgaben in Intelligenztests gibt es verschiedene Erklärungen:

- **Einschränkungen der Sinnesorgane:** Sie führen dazu, dass ältere Menschen mehr Zeit zur Informationsaufnahme brauchen. So gibt es z. B. in den meisten Intelligenztests Bildergeschichten auf kleinen Kärtchen, die in die richtige Reihenfolge sortiert werden sollen. Auf diesen Bildern kleine, wichtige Details zu erkennen, erfordert bei geringer Sehfähigkeit zumindest mehr Zeit, sofern es überhaupt möglich ist.
- **Unsicherheit:** Bei Älteren zeigt sich oft eine Unsicherheit im Umgang mit Tests. Sind sie doch Prüfungen, also auch Testsituationen nicht mehr gewöhnt, es fehlt das „Training", derartige Aufgaben unter Zeitdruck zu lösen.
- **Nachlassende Risikofreude:** Dazu kommt nachlassende Risikofreude mit verlängerter Entscheidungszeit. Jüngere Menschen haben mehr Routine im Ankreuzen und Ausfüllen von Formularen. So lässt sich beobachten, dass junge Menschen kurz vor Ablauf der vorgegebenen Zeit in Testsituationen noch schnell irgendetwas ankreuzen. Ein Verhalten, das ältere Menschen selten zeigen.
- **Grundstimmung:** Auch die Grundstimmung und die Motivation eines Menschen beeinflussen das Testergebnis. Wenn ein Mensch keine Lust hat, Sorgen hat, trauert oder depressiv ist, wird er i. d. R. schlechtere Ergebnisse erzielen.

Unterschiede in der Intelligenzleistung bei älteren Menschen

Wie in jeder Altersgruppe gibt es auch bei älteren Menschen individuelle Unterschiede in der Intelligenzleistung. Hier spielen Gesundheitszustand, Interesse und Motivation eine Rolle. Auch die Biografie des Menschen wirkt mit: z. B. Schulausbildung, Beruf und Lebensumfeld.

Intelligenztraining

Bis ins hohe, gesunde Alter besteht die Möglichkeit, auf die Intelligenzentwicklung Einfluss zu nehmen. Wenn die fluide Intelligenz und das Kurzzeitgedächtnis nachlassen, kann eigenes Üben oder angeleitetes Training die intellektuelle Leistungsfähigkeit länger erhalten und u. U. sogar verbessern. Hier gibt es viele Möglichkeiten:

- Erinnerungsarbeit,
- Aktivierungsangebote, z. B. Gedächtnistraining (**Abb. 4.58**), Rätselrunden,
- Kreuzworträtsel lösen,
- Gesellschaftsspiele mit Wissens- oder Denkaufgaben,
- sich über Medien für Neues interessieren oder vorhandenes Wissen vertiefen,
- neugierig sein, was die Kinder/die Enkel so unternehmen,
- Nachdenken über Gehörtes.

Durch eine Steigerung des Erfahrungswissens (kristalline Intelligenz) ist in einem bestimmten Umfang der Abbau der fluiden Intelligenz im Alter abzumildern.

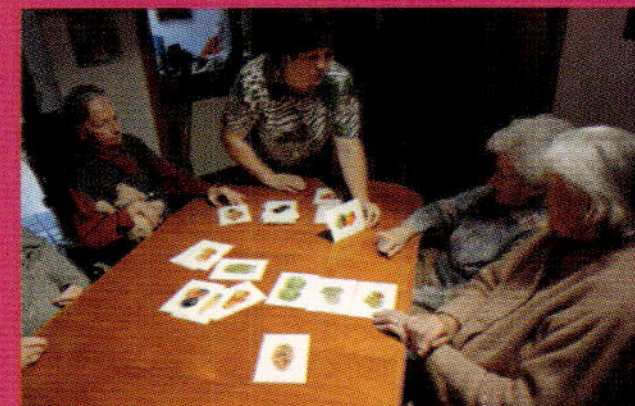

Abb. 4.58 Gedächtnistraining sollte mit Freude verbunden sein.

M ***Durch eine Steigerung des Erfahrungswissens (kristalline Intelligenz) ist in einem bestimmten Umfang der Abbau der fluiden Intelligenz im Alter abzumildern.***

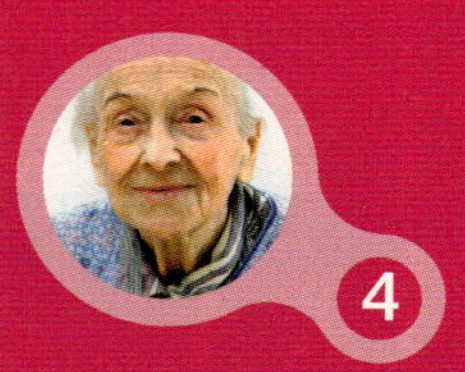

Das menschliche Gehirn besteht aus vielen Milliarden Neuronen oder Nervenzellen. Durch die Verbindung von Nervenzellen entsteht ein Netzwerk im Gehirn. Je dichter das Netz, umso intelligenter ist der Mensch.

In der schulischen Grundausbildung wird i. d. R. immer noch mehr Gewicht auf die Ausbildung der linken Gehirnhälfte gelegt, die der Logik zugeordnet ist. Damit fehlt jedoch die Ausgewogenheit von Fühlen und Denken.

Es ist eine bekannte Weisheit, dass gesagt nicht gehört, gehört nicht verstanden, verstanden nicht einverstanden, einverstanden nicht gemacht, gemacht nicht richtig gemacht und richtig gemacht nicht beibehalten ist.

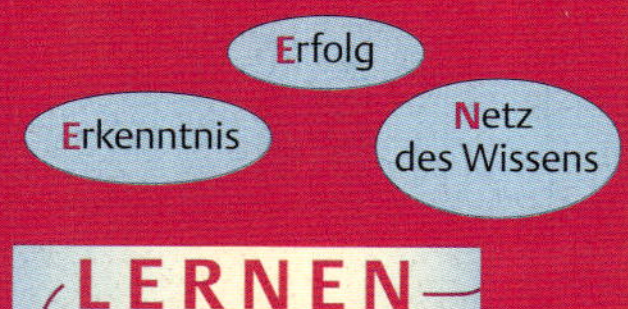

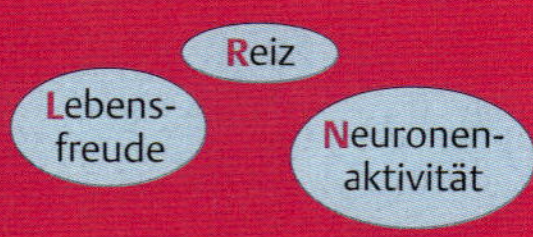

Abb. 4.60 Gehirnjogging trainiert und aktiviert das Gehirn. Es schafft gute Voraussetzungen dafür, das Wissensnetz zu verdichten.

Das Denken behindert den Zugriff auf unser Unbewusstes.

Übung macht den Meister. Die erste Fahrstunde vermittelt das Gefühl, niemals zeitgleich lenken, blinken, schalten und auf andere Verkehrsteilnehmer achten zu können. Doch selbst Formel-1-Fahrer drehen regelmäßig ihre Trainingsrunden.

Lerntechniken

Aktives absichtliches Lernen

Schulisches Lernen muss so geschehen, das der Stoff für die Lernenden reproduzierbar ist, z. B. für Klausuren und Prüfungen. Verschiedene Lerntechniken bieten dazu eine Hilfestellung.

Gehirnfunktion

Das menschliche Gehirn besteht aus vielen Milliarden Neuronen oder Nervenzellen. Jede Nervenzelle bildet physiologische Verbindungen zu anderen Nervenzellen. So entsteht ein Netzwerk im Gehirn, ähnlich einem Spinnennetz. Erreichen neue Reize über die Sinne das Gehirn, werden sie bewertet, verglichen und verschoben, bis sie entweder verwoben oder verworfen werden. Die beiden menschlichen Gehirnhälften sind sehr unterschiedlich:

Linke Gehirnhälfte: Sie beeinflusst die rechte Körperseite und ist zuständig für Sprache, Zahlen, Logik, Analysen, Ordnung und Planung. Informationen werden nacheinander und detailliert verarbeitet.

Rechte Gehirnhälfte: Sie beeinflusst die linke Körperseite und ist zuständig für Bilder, Farben, Musik, Orientierung, Intuition und Phantasie. Informationen werden spielerisch und ganzheitlich verarbeitet.

Von der Wahrnehmung zum Wissen

Ultrakurzzeitgedächtnis. Der Reiz trifft im Gehirn zunächst auf das Ultrakurzzeitgedächtnis. Es arbeitet hauptsächlich visuell und speichert die Information nur wenige Sekunden.

Kurzzeitgedächtnis. Mit ihm arbeiten wir vorwiegend akustisch und verbal, indem wir z. B. eine Einkaufliste vor uns hin murmeln. Die Information steht als aktives Wissen zur Verfügung. Wird sie nicht abgerufen, dient sie nur noch als passives Wissen und sinkt ins Unbewusste ab.

Langzeitgedächtnis. Der Verstand erreicht über die Erinnerung nur das Langzeitgedächtnis. Doch über das Assoziieren haben wir die Möglichkeit, wieder an die Information zu gelangen, die im Meer des Unbewussten versunken sind.

Behaltensleistung

Je mehr Sinneskanäle beim Lernen eingesetzt werden, umso aktiver sind die Gehirnfunktionen und umso intensiver ist der Lernprozess. Untersuchungen haben ergeben, das nur 10% vom Gelesenen, 20% vom Gehörten und 30% vom Gesehenen behalten werden (**Abb. 4.59**): Gehörtes, Gesehenes und dann selbst Formuliertes und Aufgeschriebenes erreichen schon 60% der Behaltensleistung. Folgen noch zusätzlich Diskussionen und Übungen zum Lernstoff, können bis zu 90% behalten werden.

Training

Übung macht den Meister, vertieft und verfeinert das Ergebnis, besonders bei Handlungsabläufen. Ebenso verhält es sich mit dem geistigen Lernen. Wiederholungen stärken und optimieren das Vertrauen in die eigenen Fähigkeiten. Viele Trainingsmöglichkeiten sind unter dem Stichwort Gehirnjogging zu finden (**Abb. 4.60**).

Lernfreude

Lernfreude entsteht, wenn es gelingt, eine positive Sichtweise einzunehmen. Je höher die Begeisterung am Lernen, umso mehr Glückshormone werden ausgeschüttet und die Motivation steigt. Die Einstellung, z. B. dass Fehler etwas Schreckliches sind, verstärkt das Minderwertigkeitsgefühl und behindert den Lernprozess. Doch wer verstanden hat, seine Fehler zu akzeptieren, weil daraus neue Erfahrungen resultieren, macht einen großen Schritt nach vorne.

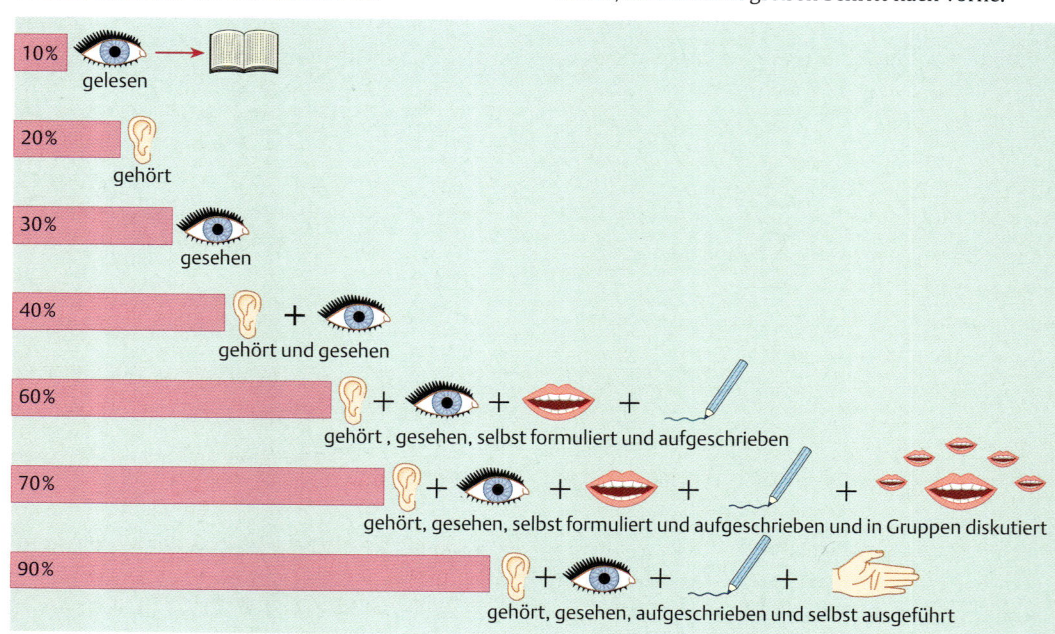

Abb. 4.59 Sobald gleichzeitig mehrere Sinne genutzt werden, erhöht sich die Behaltensleistung beträchtlich.

Gestaltung und Präsentation von Texten

Eine gut vorbereitete Präsentation ist Voraussetzung, um ohne Angst und Aufregung vor einer Gruppe zu sprechen. Diese Vorbereitung bezieht sich sowohl auf den Inhalt, wie auch auf die Art und Weise des Vortrags. „Das WAS bedenke, mehr das WIE", wusste schon Goethe (1749–1832).

Vorbereitung zum Inhalt

Literaturrecherche

Zunächst gilt es, sich in dem riesigen Angebot von Bibliotheken und Büchereien zurechtzufinden. Es ist sinnvoll, sich von der großen Vielfalt bis zum konkret benötigten Buch oder Artikel vorzuarbeiten (**Abb. 4.61**). Ist der übergeordnete Fachbereich gefunden, erfolgt die Literaturauswahl über den Autor, den Buchtitel, den Verlag und das Erscheinungsjahr. Kurzinformationen dazu sind i.d.R. im Vorwort, in der Inhaltsangabe und im Klappentext zu finden. Das Literaturverzeichnis informiert, wie aktuell und umfangreich die Autorenrecherche war. Beim Durchblättern und Querlesen einzelner Artikel und Abschnitte wird der Inhalt immer deutlicher.

Lesen

Für komplizierte Texte mit Fremdwörtern und ungewöhnlichen Formulierungen macht es Sinn, ein Buch zunächst in Etappen zu überfliegen und sich die Frage nach dem Leseziel zu stellen. Was soll aus dem Text herausgefiltert werden? Dient die Bearbeitung dem Allgemeinwissen oder als Grundlage für eine Zusammenfassung oder ein Referat? Die Beantwortung dieser Fragen entscheidet über die Intensität der Textverarbeitung.

Umgang mit Texten

Zur Lesevorbereitung gehört zunächst ein Leseziel, also die Frage, was will ich erfahren und lernen. Darüber hinaus sind einige Arbeitsmaterialien wie Bleistift, Papier und Textmarker, nützlich. Folgende Arbeitsregeln sind zu empfehlen:

- **Schlüsselwörter**: im Text sparsam unterstreichen oder markern (dabei Farbgebung nutzen) und durch Symbole am Rand ergänzen,
- **Roter Faden**: zurückzublättern und den Text noch einmal überfliegen, falls er beim Lesen verlorengegangen ist,
- **Detailwissen**: pro Abschnitt oder Artikel sollte die Hauptaussage gesucht und mit eigenen Worten kurz das Wichtige formuliert und aufgeschrieben werden.
- **Filtern**: Unterschied zwischen Fakten, Meinungen und Interpretationen der Autoren herausarbeiten,
- **Verständnisüberprüfung**: den Inhalt in kleinen Schritten rekapitulieren, Zusammenhänge zu den bisherigen Erfahrungen herstellen, das Leseziel überprüfen und sich eine eigene Meinung bilden.

Verfassen eines Textes

Ist das Thema bekannt, die Literaturrecherche abgeschlossen und sind alle Arbeitsunterlagen und Materialien zusammengestellt, braucht jede schriftliche Arbeit ihr Skelett, ihre Gliederung.

Klassische Gliederung

Die klassische Gliederung, von Büchern und wissenschaftlichen Veröffentlichungen abgeleitet, sieht wie folgt aus:

- **Vorwort**: Hinweise und Beweggründe des Autors, sich mit dem Thema auseinanderzusetzen,
- **Einleitung**: neugierig machen auf das Thema,
- **Hauptteil**: Informationen, Fakten, Diskussionen, Ergebnisse, Meinungen,
- **Zusammenfassung**: kurz das Wesentliche auf den Punkt gebracht,
- **Schlussfolgerung**: Fazit.

An das Ende einer schriftlichen Ausarbeitung gehört ein Literaturverzeichnis. Die Autoren der benutzten Quellen werden ihrem Familiennamen nach alphabetisch aufgelistet. Nach dem Familiennamen folgen der Vorname, der Titel und Untertitel des Buches, der Verlag und das Erscheinungsjahr, der Band und eventuell die Auflage.

Methoden der Textarbeit in Gruppen

Das Arbeiten in Gruppen ist eine intensive Lernmethode. Sich mit anderen über Inhalte auszutauschen, also andere Sichtweisen zu erfahren und eigene zu formulieren, bringt eine zusätzliche Kontrolle darüber, was verstanden wurde.

Gruppendynamik. Doch die Effektivität leidet oft unter der Gruppendynamik. Durch Rivalitäten im emotionalen Bereich geht das Ziel, nämlich an der Sache zu arbeiten, verloren. Die Folge davon ist, dass Zeiten überzogen werden, sich einige für das Gruppenergebnis engagieren, andere nur körperlich anwesend doch geistig abwesend sind und das Ergebnis nicht den Wissensstand aller Beteiligten widerspiegelt.

Spielregeln. Jede Lern- und Arbeitsgruppe braucht Regeln, um effektiv arbeiten zu können. Die Vereinbarung und Einhaltung von Spielregeln sind die Vorrausetzung für erfolgreiche Gruppenarbeit. In strukturlosen Gruppen ohne Regeln verhindert die Gruppendynamik die ziel- und themenorientierte Arbeit.

Noch vor der Aufteilung in Gruppen sollten im Plenum Spielregeln vereinbart werden, die für alle Teilnehmer während des Prozesses gültig sind:

P *Bei der Literaturrecherche ist es sinnvoll, sich von der großen Vielfalt bis zum konkret benötigten Buch oder Artikel vorzuarbeiten. Ist der übergeordnete Fachbereich gefunden, erfolgt die Literaturauswahl über den Autor, den Buchtitel, den Verlag und das Erscheinungsjahr.*

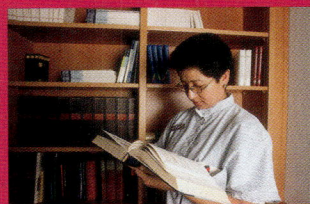

Abb. 4.61 Um sich in Bibliotheken und Büchereien zurechtzufinden, arbeitet man sich Schritt für Schritt vor.

M *Das Arbeiten in Gruppen ist eine intensive Lernmethode. Die Gruppe ist, bis auf seltene Ausnahmen, klüger als der Einzelne.*

Leidet die Effektivität unter der Gruppendynamik, sind Spielregeln, z. B. Verhaltensregeln oder Kommunikationsregeln und Rollenverteilungen (Protokoll, Moderation usw.) sinnvoll.

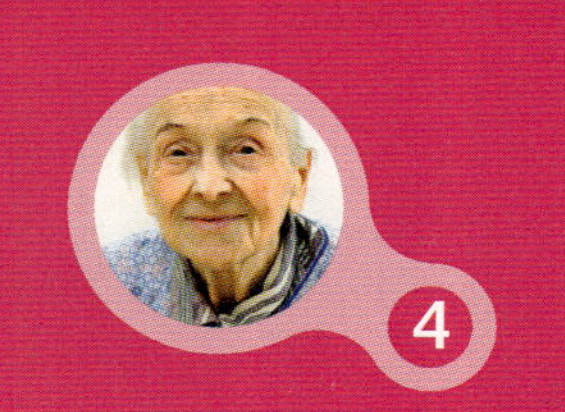

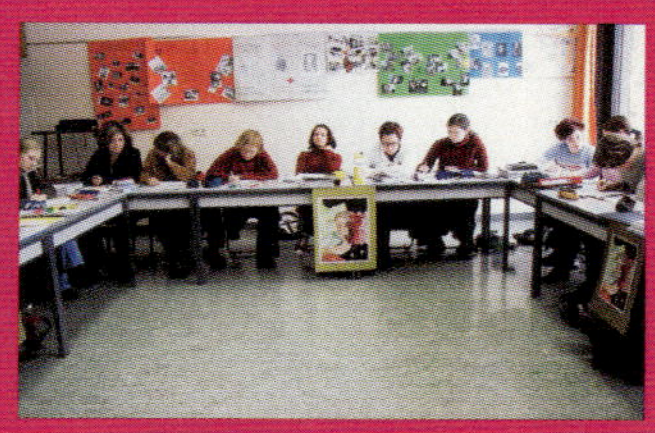

Abb. 4.62 Bei einer Präsentation der Gruppe gegenüberzustehen, kann für den Einzelnen eine Herausforderung sein.

M *Eine Präsentation wird lebendiger, wenn der vorzutragende Inhalt visualisiert wird. Für die Zuhörer ist es leichter, dem Vortrag zu folgen, das Thema zu verstehen und den Inhalt zu behalten, wenn zwei Wahrnehmungskanäle – Sehen und Hören – gleichzeitig genutzt werden.*

Die meisten Schülerinnen und Schüler bevorzugen ausschließlich Mischformen des Lernens mit kinästhetischem Schwerpunkt. Sowohl für den vortragenden als auch für die zuhörenden Schüler ist das handgemachte Visual die ansprechende und lehrreiche Präsentationsmethode.

- **Verhalten:** z. B. Handys ausschalten,
- **Kommunikation:** z. B. den anderen ausreden lassen,
- **Größe:** die ideale Kleingruppe hat drei bis fünf Teilnehmer,
- **Setting:** kommunikativer und ruhiger Arbeitsort (Gruppenteilnehmer können mühelos Blickkontakt halten, um sich konzentriert auszutauschen).

Rollenverteilung. Jeder bekommt eine Rolle zugeteilt. Es sind folgende Rollen mit ihren Aufgaben zu vergeben:
- **Moderation:** das Gruppenziel und den roten Faden im Auge behalten und auf die Einhaltung der Spielregeln achten,
- **Protokoll:** Ergebnisse und Erkenntnisse schriftlich sichern und Texte vorlesen,
- **Temporation:** die gesamte zur Verfügung stehende Zeit und die Sprechzeit Einzelner im Auge behalten und evtl. begrenzen,
- **Visualisierung:** Ergebnisse bildhaft auf Tafel, Flipchart oder Moderationswand darstellen,
- **Präsentation:** mithilfe des Protokolls und der Visualisierung das Gruppenergebnis im Plenum vorstellen.

Alle Schüler sollten im Laufe der Ausbildung jede Rolle einmal wahrgenommen haben. Je geübter die Schüler sind, in Gruppen zu arbeiten, umso erfolgreicher können Aufgaben arbeitsteilig erledigt werden.

Durch Arbeitsteilung kann ein umfangreiches Arbeitspensum bewältigt und Zeit eingespart werden. Wichtig ist es, dass alle Gruppenmitglieder zum Ende der Gruppenarbeit den gleichen Wissensstand haben und gemeinsam Verantwortung für das Ergebnis übernehmen können.

Vorbereitung einer Präsentation

Eine Präsentation vor der Klasse ist für Schüler oft mit Angst verbunden. Zum einen ist es für die meisten eine ungewohnte Tätigkeit, und das fehlende Training verursacht Angst vor dem Versagen, zum anderen fürchten sie die Bewertung der Mitschüler. Bereits die „Blickchemie“ der Gruppe auszuhalten ist eine Herausforderung für den Einzelnen (**Abb. 4.62**).

Visualisierungstechnik

Es ist hilfreich, den vorzutragenden Inhalt zu visualisieren. So kann er als gleichberechtigter Aspekt in den Raum gestellt werden. Damit entsteht eine Ausgewogenheit zwischen dem Vortragendem (ich), der Klasse (wir) und dem Thema (Visual). Durch Hinwendung des Vortragenden zu seinem Visual können bei der Präsentation die Blicke der Zuhörer wie durch Zauberhand auf das Thema gelenkt werden.

Nutzen. Eine Visualisierung verfolgt noch andere Ziele. Für den Vortragenden sind keine linear aufgeschriebenen Texte zum Vorlesen und auch keine Karteikarten mit Stichwörtern notwendig, um den Vortrag folgerichtig zu halten. Der „Spickzettel“ wird in Form eines Visuals veröffentlicht. Die Präsentation ist lebendiger, und für die Zuhörer ist es leichter, dem Vortrag zu folgen, das Thema zu verstehen und den Inhalt zu behalten, wenn zwei Wahrnehmungskanäle, das Sehen und das Hören, gleichzeitig genutzt werden.

Visualgestaltung

Ein Visual soll die Zuhörer auf den Inhalt neugierig machen. Wichtig ist daher eine zielgerichtete Überlegung zur Gestaltung mit folgenden Fragen:
- Welche Zielgruppe soll mit dem Thema erreicht werden?
- Sind die Zuhörer mehr logisch und sachlich oder kreativ und musisch orientiert?
- Sind sie eher durch Folien oder Power Point mit Diagrammen und Zahlen zu begeistern oder mit handgemachten Plakaten und Zeichnungen?

Varianten der Visualisierung. Es gibt unterschiedliche Möglichkeiten einer ansprechenden Visualisierung. Auf der Moderationswand können während des Vortrags vorbereitete Karten mit Schlüsselwörtern angepinnt werden. Diese Variante braucht etwas Sicherheit beim Händeln der Karten. Wer eher zur Nervosität neigt, erstellt sein Visual vorher in Ruhe.

Dazu noch einige Tipps: Die Größe sollte etwa DIN A 1 entsprechen. Die Schrift besteht aus großen und kleinen aufrechten Druckbuchstaben ohne Schnörkel. Die Buchstaben sind mit der breiten Kante des dicken Filzstiftes geschrieben. Auf Moderationskarten steht jeweils nur ein Gedanke. Das gesamte Visual ist mit Bildern (Symbole, Zeichnungen) und Farbsprache kreativ gestaltet.

Einstieg

Die ersten Minuten sind oft entscheidend für eine erfolgreiche Präsentation. Ein überraschender oder ungewöhnlicher Einstieg in das Thema bindet die Konzentration der Zuhörer und macht sie neugierig. Einstiegshilfen können ein Geräusch, ein Duft, etwas zum Fühlen oder Begreifen sein, möglich ist auch ein Bild, ein Sprichwort oder ein Zitat.

Lernen im Alter

Lernen findet lebenslang statt

Bis ins hohe Alter kann der Mensch sein Wissen erweitern und aus Erfahrung lernen. Er kann lernen, mit sich verändernden Lebenssituationen umzugehen, indem er seinen Alltag entsprechend gestaltet.

Veränderungen der Lern- und Gedächtnisleistungen

Lernen steht in engem Zusammenhang mit der Gedächtnisleistung. Sowohl Lernleistung als auch Gedächtnisleistungen sind abhängig von einer Vielzahl weiterer, sich im Alter oft verändernden Faktoren. Somit unterliegt Lernen im Alter anderen Bedingungen. Bis ca. zum 85. Lebensjahr können altersbedingte Leistungsdefizite oft recht gut durch kulturelle Hilfen (z.B. Medikamente, Therapien, Seh- und Hörhilfen, Gedächtnistraining usw.) und erlernte Strategien kompensiert werden. Später wird das immer weniger möglich.

Physische Ursachen und daraus resultierende Maßnahmen für das Lernen im Alter

- **Im Ultrakurzzeitgedächtnis** (= sensorisches Gedächtnis) bleiben einzelne Sinneseindrücke bei älteren Menschen etwas länger bestehen. Schnell wechselnde Reize können aufgrund einer verlängerten Refraktärzeit der Sinneszellen nicht mehr vollständig erfasst werden.
  Bedeutung für das Lernen im Alter: Reize den älteren Personen so lange darbieten, bis sie aufgenommen werden können.
- **Im Kurzzeitgedächtnis** nimmt die spontane Speicherkapazität leicht ab.
  Bedeutung für das Lernen im Alter: Das zu merkende bzw. zu erlernende Material in kleineren, gut strukturierten Einheiten darbieten.
- **Die Überleitung von Informationen des Kurzzeitgedächtnisses in das Langzeitgedächtnis ist im höheren Lebensalter oft erschwert**. Dies ist unter anderem auf Veränderungen der Proteinsynthese zurück zu führen.
  Bedeutung für das Lernen im Alter: Hilfreich kann hier das Erlernen von Gedächtnisstrategien, ebenso wie eine gut strukturierte Darbietung der Informationen sein.

Gedächtnis- und Lernleistungen hängen außerdem ab von:

- **der Funktionsfähigkeit der Sinnesorgane**
  Bedeutung für das Lernen im Alter: Pflegende sollten auf die Funktion der Sinnesorgane bzw. auf das Vorhandensein passender Seh- und Hörhilfen achten und genügend Zeit für die Informationsaufnahme zur Verfügung stellen. Anweisungen sollten gut hörbar, bzw. Schrift gut lesbar sein.
- **gesundheitlichen Beeinträchtigungen** (Schmerzen, Fieber) bzw. fehlendem körperlichem Wohlbefinden (z.B. Müdigkeit).
  Bedeutung für das Lernen im Alter: U.U. müssen bestimmte Symptome zunächst beseitigt werden. Das Vorliegen demenzieller Erkrankungen erfordert besondere Lernbedingungen. Es sollte eine für den älteren Menschen geeignete Tageszeit gewählt werden.
- **Beeinträchtigungen durch Medikamentenwirkungen und Nebenwirkungen**
  Bedeutung für das Lernen im Alter: Ggf. muss das Abklingen dieser Wirkungen abgewartet oder Rücksprache mit dem Arzt genommen werden.

Psychische Ursachen und daraus resultierende Maßnahmen für das Lernen im Alter

Tatsächlich scheinen gesunde ältere Menschen annähernd gleiche Lernleistungen wie jüngere erbringen zu können, wenn bestimmte psychische Faktoren berücksichtigt werden.

Die Lernleistung älterer Menschen:

- nimmt unter **Leistungsdruck** meistens ab.
  Bedeutung für das Lernen im Alter: Leistungsdruck senken. Ausreichend Zeit für das Einprägen und das Abrufen zur Verfügung stellen.
- nimmt bei **Ablenkung** (z.B. durch Lärm) meistens ab.
  Bedeutung für das Lernen im Alter: Pflegende sollten für eine möglichst störungsfreie Lernsituation sorgen.
- hängt stark von deren **Selbstbild** ab: Viele ältere Menschen denken, ihre Gedächtnisleistung und Lernfähigkeit würde mit dem Alter abnehmen. Tatsächlich senkt aber genau diese negative Erwartungshaltung, die oft mit Ängsten verbunden ist, die Leistung.
  Bedeutung für das Lernen im Alter: Es ist hilfreich, den älteren Menschen bei der Entwicklung bzw. der Aufrechterhaltung eines positiven Selbstkonzepts zu unterstützen.
- ist abhängig von deren **Motivation und Stimmung**.
  Bedeutung für das Lernen im Alter: Der ältere Mensch benötigt Anreize, interessante Inhalte und angemessene Aufgabenschwierigkeiten. Seine Stimmung ist zu berücksichtigen. So kann ein trauernder Mensch sich oft kaum auf bestimmte Lerninhalte konzentrieren, da weder die Stimmung noch die Motivation dies ermöglichen.
- ist abhängig von Trainingseffekten.
  Bedeutung für das Lernen im Alter: Es sollten vielfältige und interessierende Lerninhalte und Trainingsmöglichkeiten angeboten werden.

Viele Menschen können bis ins hohe Alter lernend an einer sich ständig verändernden Welt teilnehmen oder sie sogar kreativ gestalten. Dabei können Pflegende sie durch kompetentes Handeln und Gestaltung des Umfeldes unterstützen.

D *Lernen umfasst alle Prozesse, die zu einem Wissenszuwachs oder zu einer Veränderung des Verhaltens führen. Die Veränderung eines Verhaltens kann sich auf die Art, die Stärke oder die Häufigkeit seines Auftretens beziehen.*

M *Lernen ist ein vielschichtiger und lebenslanger Prozess. Das Verhalten von Menschen ist zu einem großen Teil erlernt und kann durch erneutes Lernen verändert werden. Bei jedem Lernprozess wird Verhalten verändert und/oder Wissen erworben.*

B *Herr Meier liebt es, am Nachmittag einen Gang durch den Park des Altenheimes zu unternehmen. Bisher schlug er immer den weiten Weg von seinem Zimmer, vorbei an der Pforte durch den Haupteingang um das Gebäude herum ein. Nun hat er eine Treppe mit direktem Ausgang in den Park entdeckt und ändert sein Verhalten: Er läuft nun immer diesen neuen Weg und das mehrmals täglich.*

M *Mit zunehmendem Alter verändern sich die Gedächtnisleistungen, wenn auch nicht zwangsläufig in dem oft befürchteten Ausmaß. Lernprozesse erfordern jedoch, dass Inhalte zumindest vorübergehend gespeichert werden.*

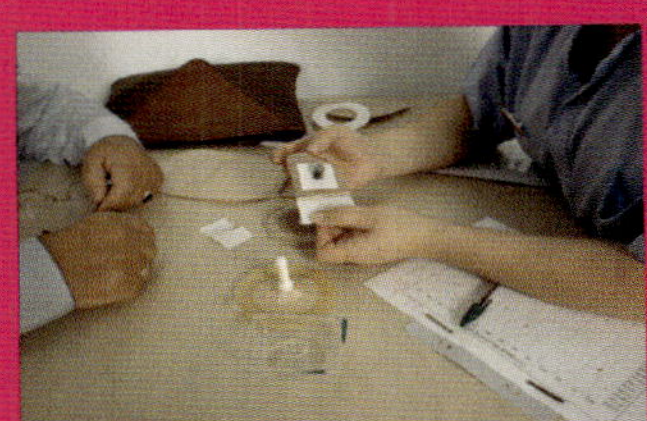

Abb. 4.63 Ein anleitendes Gespräch ist eine Lernsituation, in der Neues in kleinen Schritten vermittelt wird.

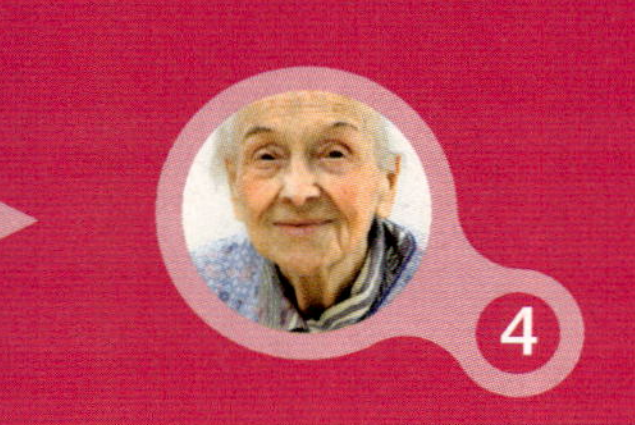

EDV und Internet

EDV

Seit der Entwicklung und dem Bau des ersten elektronischen Computers (Z3) durch Konrad Zuse vor etwa 65 Jahren hat die EDV Einzug in die Arbeitswelt gehalten und diese gleichsam revolutionär verändert. Die EDV ermöglicht es, große Datenmengen mit hoher Geschwindigkeit zu verarbeiten und zu speichern. Der moderne Geldverkehr z. B. mit unzähligen Vorgängen wie Buchungen und Überweisungen ist heute ohne Großrechenanlagen undenkbar. Der arbeitsplatzbezogene PC (**P**ersonal **C**omputer) hat sich im Büro weitgehend durchgesetzt.

D ***EDV** = Elektronische Datenverarbeitung. Die EDV ermöglicht es, große Datenmengen mit hoher Geschwindigkeit zu verarbeiten und zu speichern.*

Anwendungen und Vernetzung. Standardisierte Betriebssysteme wie z. B. Windows von der Firma Microsoft ermöglichen eine einfache Nutzung des PC ohne detaillierte Kenntnisse der Informatik. Für die Erledigung unterschiedlicher Aufgaben stehen Anwendungsprogramme wie WORD für Schreibarbeiten, POWER POINT für Präsentationen oder EXCEL für Tabellenkalkulationen und andere zur Verfügung. Durch Vernetzung mehrerer PC wird die Kommunikation verschiedener PC-Nutzer untereinander über Datenleitungen ermöglicht: Eigene Arbeitsergebnisse und Informationen können komfortabel und in kürzester Zeit anderen übermittelt und verfügbar gemacht werden.

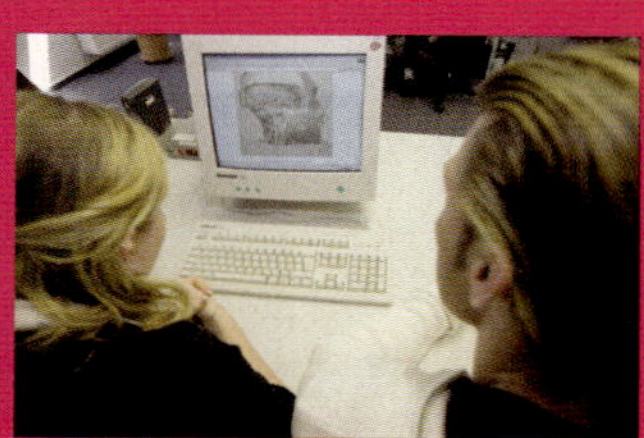

Abb. 4.64 Die Grundlagen der EDV sind Bestandteil der Berufsausbildung zur Altenpflegerin.

EDV in der Ausbildung

Heute erfordert jeder qualifizierte Beruf auch im Pflege- und Gesundheitswesen Kenntnisse in der Nutzung des PC und der gängigen Anwendungsprogramme. Die Grundlagen der EDV sind daher auch Bestandteil der Berufsausbildung zur Altenpflegefachkraft (**Abb. 4.64**). Darüber hinaus helfen EDV-Kenntnisse in der Berufsausbildung bei der Bewältigung umfassender Lerninhalte und eines großen Arbeitspensums.

Internet-Nutzung

Das Internet ist ein weltweites Netz (www: world-wide-web), das unzählige Rechner verbindet und die Kommunikation von Internet-Nutzern an beliebigen Orten auf der Welt untereinander ermöglicht.

D *Das **Internet** ist ein weltweites Netz (www: world-wide-web), das unzählige Rechner verbindet und die Kommunikation von Internet-Nutzern an beliebigen Orten auf der Welt untereinander ermöglicht. Es ist eine für jedermann zugängliche und weltweit offene Plattform für die Darbietung und den Austausch von Informationen und Daten.*

Zugang. Zugang zum Internet erhält man z. B. über einen PC mit Anschluss an das Telefonnetz, heute zunehmend mittels sog. DSL-Verbindung mit hoher Datengeschwindigkeit und hohem Datenvolumen. Auch über Mobilfunk ist der Zugang zum Internet möglich. Die erforderlichen Zugangsdaten stellen Dienstleister (Provider) gegen Gebühr zur Verfügung.

Die Anbieter von Informationen im Internet weisen sich durch ihre Internet-Adresse wie z. B. www.name.de aus, dabei steht der Name allgemein für die selbst gewählte Bezeichnung eines Anbieters und de für die Länderkennung Deutschland. Andere Kennungen sind z. B. „it" für Italien oder „at" für Österreich. Die Zahl der Internetseiten geht heute in die Milliarden und wächst weiter.

Nutzungsmöglichkeiten. Beispiele hierfür sind:

- Darbietung von Informationen jeglicher Art (privat und kommerziell),
- Kommunikation durch elektronischen Briefverkehr (E-Mail),
- Zugriff auf fachspezifische Datensammlungen (Datenbanken),
- Verkauf und Kauf von Waren und Dienstleistungen,
- Abwicklung von Bankgeschäften (Online-Banking),
- Versteigerungen auf Online-Auktionen (z. B. e-bay).
- Kontakte pflegen (social network)

Suchmaschinen. Die Vielfalt an Informationen im Internet erfordert ein strukturiertes Vorgehen, um sich zurechtzufinden und zu den gewünschten Informationen zu gelangen (**Abb. 4.65**). Hilfe bieten sog. Suchmaschinen (z. B. Google), die das gesamte Internet nach vorgegebenen Stichwörtern durchsuchen und alle Seiten auflisten, auf denen die Stichwörter erscheinen. Mit Training und etwas Geschicklichkeit bei der Stichwortauswahl kann der Suchende wenig bedeutsame Ergebnisse ausklammern und das relevante Ergebnis herausfiltern.

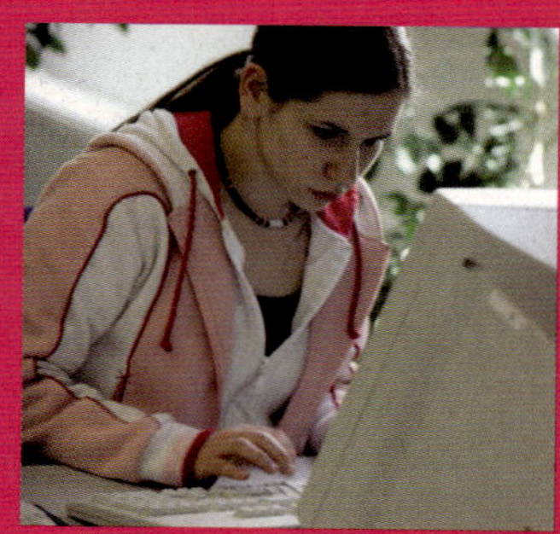

Abb. 4.65 Das Suchen und Finden von Informationen im Internet erfordert ein strukturiertes Vorgehen.

Missbrauch

Bedauerlicherweise wird das Internet auch missbräuchlich genutzt. Durch Einschleusen sog. Viren in das Internet können angeschlossene PC befallen und erheblich beschädigt werden. Sog. Virenschutzprogramme vermindern das Risiko solcher Schäden. Ein anderes Problem stellt der Schutz vertraulicher Informationen dar. Betrüger verschaffen sich z. B. beim Online-Banking unberechtigten Zugriff auf Konten von Bankkunden. Durch verschiedene Methoden wie Passwortschutz und PIN/TAN-Verfahren kann das Risiko, Opfer von betrügerischen Absichten zu werden, verringert werden.

Nutzen

Das Internet hat maßgebend zur Globalisierung unserer modernen Welt beigetragen. In der Wirtschaft werden Geschäftsbeziehungen zwischen Firmen an weit entfernt gelegenen Orten aufgebaut, die ohne Internet wahrscheinlich niemals in Kontakt gekommen wären. Die weltweite Verbreitung von Wissen und Informationen durch das Internet sowie die grenzenlose Kommunikation der Menschen über das Internet stellen sicherlich eine herausragende Errungenschaft unserer heutigen Zeit dar.

Internetrecherche in der Ausbildung

Auszubildende in der Altenpflege sind gefordert, den Computer als Arbeitsmittel einzusetzen. Für die Schule sind u. a. Praxisberichte und Referate anzufertigen, für Gruppenarbeiten müssen Internetrecherchen durchgeführt werden. Um nicht unnötig viel Zeit mit der Suche verbringen zu müssen, ist es hilfreich, über Grundlagenwissen zu verfügen.

Suchen und Finden im Internet

Kataloge. Ein Katalog ist eine sortierte Sammlung von Links, ein Inhaltsverzeichnis des Internets. Lässt sich ein Thema nicht durch wenige Suchworte eingrenzen, eignen sie sich besser als Suchmaschinen. Man klickt sich im Katalog einfach durch die Themenhierarchie hindurch. Beim gesuchten Unterpunkt findet man Links zu passenden Seiten im Internet. Sie enthalten eine kurze Beschreibung der jeweiligen Seite. Man kann besser abschätzen, ob es sich lohnen wird, diese Seite zu besuchen.

Suchmaschinen. Es sind Einrichtungen zum schnellen Finden von www-Inhalten. Suchmaschinen bestehen aus einem Daten sammelnden Teil (genannt Robot, Spider, Crawler), der ständig das www durchsucht und alle Daten sammelt, die er zu seinem Auftrag findet. Die gefundenen Inhalte werden geordnet und in einer Datenbank abgelegt. In einem Abfrageteil kann man über Stichworteingabe Zugriff zu den Daten bekommen. Bei geschickt gewählten Abfragen präsentiert die Suchmaschine einige wenige Fundstellen. Die bekanntesten Suchmaschinen sind „Google" und „Yahoo" (arbeitet mit „Google" zusammen).

Wissen, was man sucht:

Der Suchbegriff sollte so präzise wie möglich formuliert werden.

- Wer z. B. etwas zu einem bestimmten Themenfeld der Altenpflege sucht, sollte nicht einfach „Altenpflege" in das Suchfenster eingeben. Man sollte stattdessen überlegen, in welchem Zusammenhang das Gesuchte steht, welche Details einem bereits bekannt sind. Diese legen die Basis für neue Begriffe, mit denen sich der Suchbegriff eingrenzen lässt. So könnte man z. B. „Altenpflege + Lebensformen" bzw. „Altenpflege and Lebensformen" eingeben. Das englische „and" oder – wird für „und" verwendet.
- Wenn ein Suchbegriff aus zwei Worten, z. B. alter Mensch, einer sog. Phrase (Zusammenstellung von Worten) besteht, wird die Verbindung durch das Einfassen in englische Anführungszeichen "..." dargestellt. Zwischen den zusammengesetzten Begriffen muss unbedingt ein Leerzeichen stehen.
- Ein weiteres hilfreiches Zeichen ist das „Sternchen", *. Wird es am Wortende, z. B. Altenpflege* eingesetzt, bedeutet es, dass das Wort beliebige Endungen haben kann, so wird z. B. auch nach Altenpflegerin, Altenpflegemesse usw. gesucht
- Feldsuche: Bei ihr bestimmt man einen Bereich und verkleinert dadurch den Suchkreis. So könnte man z. B. nur nach Bildern suchen. Auch Teile eines HTML-Dokumentes wie die URL, der Hostname (Protokollname) oder Links eignen sich zur Feldsuche. Nur wenn man den Feldnamen vor dem Suchbegriff eingibt, merkt die Suchmaschine, dass man eine Feldsuche starten möchte.

Gefundenes beurteilen

Aus der URL lässt sich viel ablesen. Der erste Teil http:// ist die Verbindungsart – bei https:// findet die Verbindung über eine sichere Seite mit Verschlüsselung statt. Der zweite Teil, der sog. hostname, ist vom Anbieter frei wählbar. Häufig finden sich Firmennamen wieder. Die Endung der URL wird Top Level Domain genannt. Man erkennt, zu welcher Gruppe die Webseite gehört. Jedes Land hat z. B. einen Ländercode: .de = Deutschland, .at = Österreich usw.

D **www:** *world-wide-web.* **HTML:** *Hypertext Markup Language = Markierungssprache zur Darstellung von Inhalten im www.*

D **URL:** *Uniform resource locator. Es handelt es sich um eine eindeutige genormte Adressierung bzw. Lokalisierung eines Dokuments oder einer Domain im Internet bzw. www.*

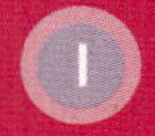
Internet:
http://www.verbaende.com
http://www.bdzv.de
http://www.gksoft.com/govt/en/de.html

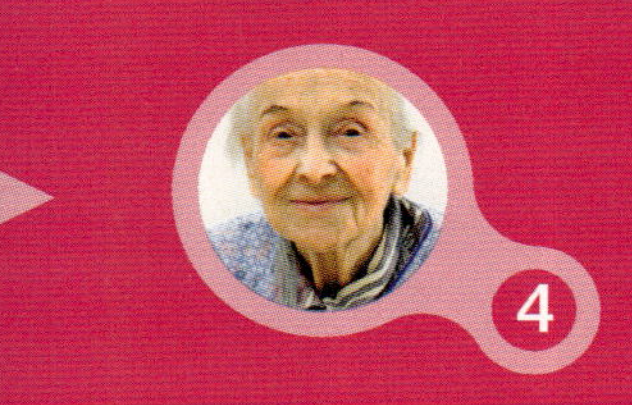

Grundmodell menschlichen Handelns

Im Handeln machen wir wahr, was wir wahrnehmen.

Verantwortlich für das eigene Handeln ist immer nur der Einzelne, eben der, der handelt.

Wir leben heute in den modernen, westlichen Industrieländern in einer sehr stark visuell, durch das Sehen, geprägten Kultur. Das Auge ist bei uns überbetont und wird überbewertet.

Im Original lautet die zweite Station des Bewusstheitsrades „Denken". Dies ist jedoch nicht nur in der Wissenschaft umstritten, weil das Denken als wichtiger bewertet wird als das Fühlen.

***Die Beweggründe für unser Handeln**, unsere Motive tätig zu werden, liegen in unseren Bedürfnissen begründet.*

Wie kommt der Mensch nach der Aufnahme des Reizes und der entsprechenden Empfindung zum Handeln?

Die Wahrnehmung richtet sich dabei sowohl nach innen, was wir von unseren Wünschen, Bedürfnissen und Interessen wahrnehmen, als auch nach außen, was wir als Erwartungen, die an uns gerichtet werden, wahrnehmen.

Verantwortlich handelt er immer dann, wenn er nicht einseitig nach innen gerichtet, also egozentrisch, oder einseitig nach außen gerichtet, also fremdgesteuert, handelt. Es gilt also jeweils im aktuellen Handeln einen lebbaren Kompromiss zwischen innen und außen, zwischen Eigenem und Fremdem, zwischen Lust und Zwang zu finden, auszuhandeln und im Handeln zu leben. Das ist natürlich einfacher gesagt als getan. Trotzdem führt kein Weg daran vorbei, diesen in der Praxis des Handelns so schwierigen Weg immer wieder zu versuchen. Die Schwierigkeit beginnt damit, dass uns unsere Motivation als Beweggrund des eigenen Handelns, unsere Motive im Sinne von Bedürfnissen und Interessen gar nicht immer bewusst und klar sind. In der Sprache der Psychoanalyse handelt es sich hier um das Unbewusste, dessen Vorhandensein vor allem Bewussten nicht nur irritierend, verunsichernd, sondern vor allem auch erkenntniserschwerend ist.

Bewusstheitsrad

Es gibt fünf Stationen (**Abb. 4.66**), die beim Menschen den Weg von der Wahrnehmung bis zum Handeln darstellen:

- Wahrnehmen,
- Fühlen,
- Denken,
- Wollen,
- Handeln.

Wahrnehmen. Im Bewusstheitsrad fängt also alles mit dem Wahrnehmen an. Mit Wahrnehmen ist hier das Wahrnehmen der äußeren Realität gemeint. Wir unterscheiden folgende Wahrnehmungskanäle (Nutzung in %):

- Hören (Ohr), 10 %,
- Sehen (Auge), 83 %,
- Riechen (Nase), 4 %,
- Schmecken (Zunge), 1 %,
- Fühlen (Haut) 2 %.

Die Häufigkeit der Nutzung der Wahrnehmungskanäle muss auf unsere Kultur beschränkt werden, da die Wahrnehmung kulturell geprägt wird.

Fühlen. Das Fühlen ist älter als das Denken und vor dem Denken entwickelt und vorhanden. Diese grundsätzliche Sicht lässt sich aus unterschiedlichen Wissenschaften begründen. Entweder aus der Psychoanalyse, wo das Fühlen zum Unbewussten und damit zum Primärvorgang gehört, der vor dem Sekundärvorgang des bewussten Denkens vorhanden ist, oder aus der Anthroposophie.

Denken. Denken ist die am ehesten über das Tierische, Instinktive/Triebhafte hinausgehende Fähigkeit des Menschen. Die denkerische Fähigkeit ist dem Fühlen sowohl nachgeordnet als auch zugeordnet. Die verschiedenen Hirnschichten stehen nämlich sowohl vertikal (Stammhirn zu Zwischenhirn und Großhirn) als auch horizontal (Fühlen und Immunsystem) in Verbindung und sind untereinander vernetzt.

Wollen. Hier wird nach der Wahrnehmung der äußeren Welt über die fünf unterschiedlichen Wahrnehmungskanäle, dem dadurch ausgelösten Fühlen und Denken, unsere innere Welt, das eigene Wollen, unsere Wünsche und Bedürfnisse erschlossen. Jeder muss für sich selbst herausfinden, was er will, was seine eigentlichen Wünsche sind. Auf dem Gebiet der eigenen Wünsche ist man vielfältigen Manipulationen ausgesetzt.

Handeln. Das Handeln umschreibt das Tun. Das Umsetzen von dem, was wir wollen. Wir handeln im Sinne des Bewusstheitsrades also verantwortlich, wenn wir die Schritte 1–4 vorher sorgfältig beachtet und nacheinander durchlaufen haben.

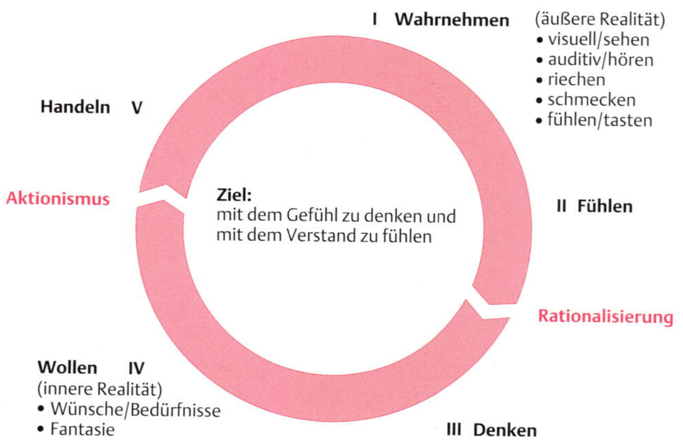

Abb. 4.66 Das Bewusstheitsrad zeigt die fünf Stationen von der Wahrnehmung bis zum Handeln.

Techniken für ein strukturiertes und zielorientiertes Handeln

Das Bewusstheitsrad (s. **Abb. 4.66**) beschreibt ausführlich aus psychologischer Sicht, wie der Mensch zum Handeln kommt. Die Wahrnehmungen lösen ein Gefühl aus und setzen gleichzeitig das vernetzte Denken in Gang. Doch bevor es zum Handeln kommt, werden die eigenen Wünsche und Vorstellungen unter der Fragestellung überprüft: Was will ich erreichen und wo will ich hin?

Ziele. Die Grundvoraussetzung für die Entwicklung von Zielen ist der feste Wunsch und Wille nach Veränderung. Anders ausgedrückt ist der Wille eine Bündelung unserer Motivationen, die durch Erfolge und Misserfolge entstanden sind. Wer einfach nur so vor sich hin lebt und arbeitet, ohne ein klares Ziel vor Augen zu haben, verliert die Motivation und die Lebensfreude. Es ist sinnvoll, seine Tätigkeiten täglich an Zielen zu orientieren und sich selbst in regelmäßigen Abständen folgende Fragen schriftlich zu beantworten:

- Was will ich privat/beruflich erreichen?
- Was bringt mich in meiner Entwicklung voran?

Die Antworten darauf sind oft sehr weit gefasst und allgemein formuliert. Für die Formulierung konkreter Ziele ist es wichtig, beide Gehirnhälften zu nutzen. Bei der beruflichen Planung darf z. B. die kreative rechte Hälfte, bei der privaten Lebensplanung die logische linke Gehirnhälfte nicht vernachlässigt werden. Dadurch gelingt es, „Scheuklappendenken" zu vermeiden und unterschiedliche Sichtweisen mit vielfältigen Lösungsansätzen einzubeziehen, um schließlich die Lebensqualität zu erhöhen.

Teilziele. Zur Konkretisierung ist es nützlich, ein großes Ziel in kleine Teilziele zu zerlegen mit der Fragestellung: Welche Schritte sind erforderlich, um das große Ziel zu verwirklichen? Übertragen auf die Ausbildung bedeutet es, das große Ziel ist eine gute staatliche Abschlussprüfung. Daraus entwickeln sich untergeordnete Teilziele wie ein gutes Jahreszeugnis, gute Klausuren, Präsentationen, Referate und eine gute mündliche Mitarbeit. Diese Teilziele sind zeitlich von der Schule vorgegeben und motivieren weniger als selbst gesetzte Ziele, z. B. durch die Ausbildung die eigene pflegerische Arbeitsqualität zu erhöhen oder kurzfristig fachspezifische Wissenslücken zu schließen. Nur wenn Ziele konkret beschrieben sind und eine realistische Zeitbegrenzung bekommen, sind sie motivationsfördernd. Ist die Aufgabe erledigt, entsteht das Gefühl erfolgreich gewesen zu sein und etwas geschafft zu haben. Aus lernpsychologischer Sicht wirkt sich eine zusätzliche kleine persönliche Belohnung durchaus positiv auf die weitere Motivation aus.

Unterscheidung von Aufgaben. Sind Ziele und Teilziele beschrieben, ist eine Prioritätenliste erforderlich, aus der hervorgeht, was zeitnah erledigt werden muss und was besonders wichtig ist. Die Unterscheidung von Aufgaben nach Wichtigkeit und Dringlichkeit empfiehlt auch der Fachmann für Zeitmanagement Lothar J. Seiwert, wie in **Abb. 4.67** dargestellt (Seiwert 2001). Im Fenster A liegen dringende Aufgaben, die sofort erledigt werden müssen. In das Fenster B gehören Aufgaben, die wohl wichtig sind, aber für deren Erledigung noch Zeit bleibt; für sie sollte ein Termin festgelegt werden. In das Fenster C fallen alle sog. „Zeitfresser", die dringlich aber nicht wichtig sind. Viele dieser Aufgaben lassen sich delegieren. In das Fenster D gehören Aufgaben, die weder wichtig noch dringlich sind und nicht weiter verfolgt werden sollen. Diese Methode ist hilfreich, um Aufgaben möglichst stressfrei abzuarbeiten.

Entscheidung. Mithilfe der oben dargestellten Struktur ergibt sich die Reihenfolge der einzelnen Schritte auf dem Weg zum Ziel. Diese Methode ist sowohl für private wie auch für berufliche Aufgaben und Planungen anwendbar.

Hilfsmittel. Um die auf ein Ziel gerichteten Teilziele und die damit verbundenen Aufgaben in ihrer Gesamtheit nicht aus den Augen zu verlieren, ist es hilfreich, ein Mind-Map anzufertigen.

B Das Lebensziel steht in der Mitte des Blattes. Davon ausgehend verzweigen sich zwei Hauptäste, einer für die private, der zweite für die berufliche Planung. Weitere untergeordnete Äste und Zweige beschreiben Etappenziele und die damit verbundenen Aufgaben, z. B. bei der beruflichen Planung die Schulbildung mit erfolgreichem Abschluss, die Berufsausbildung mit Examen sowie verschiedene Stationen der beruflichen Laufbahn. Auf diese Weise lässt sich die gesamte Lebensplanung visualisieren.

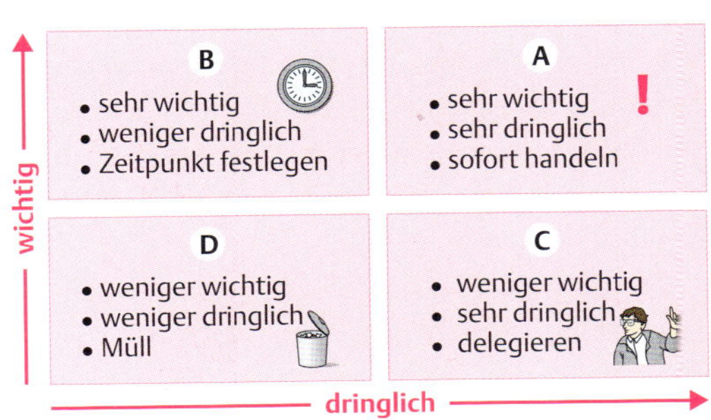

Abb. 4.67 Prioritätenfenster (nach Seiwert 2001).

Die Willensimpulse machen die „Ich"-Stärke aus.

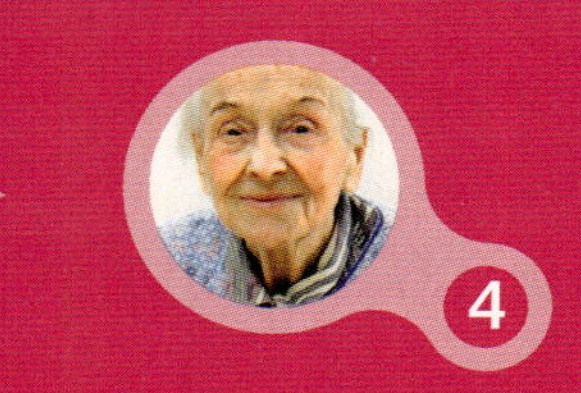

M *Nervosität und Konzentrationsunfähigkeit beeinträchtigen Gesundheit und Leistungsfähigkeit.*

B *Zeit wird oft sehr unterschiedlich empfunden. Nach der Unterrichtsstunde oder dem Unterrichtstag gibt es Reaktionsvarianten von „das ging heute aber schnell vorbei“ bis „wie langweilig, das war ja endlos“.*

M *Das Ziel jedes Menschen sollte es sein, sorgsam mit der begrenzten Lebenszeit umzugehen, und zwar bezogen auf die eigene Person als auch im Verhältnis zu anderen.*

„Heute ist der erste Tag vom Rest meines Lebens.“ Diese Weisheit sollte uns dazu beflügeln, mit unserer begrenzten Lebenszeit bewusst umzugehen und eine präzise Zeitplanung anzustreben.

M *Wenn das Handeln fehlt und der Mensch im Denken verharrt, steht er seiner eigenen Weiterentwicklung im Weg.*

Zeitmanagement

Bedeutung der Zeit

Obwohl uns Zeitnot immer wieder in Schwierigkeiten bringt, streben die wenigsten eine konkrete Veränderung im Umgang mit der Zeit an. Besonders unangenehme Aufgaben werden regelmäßig mit der Ausrede vertagt, „unter Zeitdruck kann ich am besten arbeiten“. Doch Reservezeiten sind unbedingt einzuplanen, weil der Mensch nicht immer voll und gleichbleibend leistungsfähig ist. Bei Nichtbeachtung ist Stress vorprogrammiert.

Ökonomische und subjektive Zeit

Wer seine Zeit einfach nur „absitzt“, indem er zwar körperlich anwesend aber geistig abwesend ist, verschenkt wertvolle Lebenszeit. Mit Bezug auf den Unterricht ist es daher sinnvoll, jede Stunde bewusst und konzentriert mitzuerleben und möglichst viele neue Verknüpfungen im Gehirn herzustellen. Diese Methode erspart lästiges und zeitraubendes Nacharbeiten des Unterrichtsstoffes zu Hause.

Für andere Lebensbereiche bedeutet dies, unvermeidbare Wartezeiten (z.B. beim Arzt) durch Lesen eines Buches oder durch Beobachtung anderer Menschen bewusst positiv zu gestalten. Selbst in ausschweifenden Sitzungen und Konferenzen kann es durchaus spannend sein, die gruppendynamischen Prozesse unter den Anwesenden zu beobachten und zu analysieren. Jeder hat es selbst in der Hand, aus einer scheinbar zeitraubenden Situation einen interessanten Lerneffekt zu erzielen.

Umgang mit der Zeit

Selbstanalyse

Bewusster Umgang mit der Zeit bedeutet, dass sich jeder klar darüber werden sollte, wofür er die Zeit verwendet. Was tue ich genau in den 24 Stunden des Tages und warum tue ich es? Es gibt viele berufliche und private Rollen, die uns täglich fordern, z.B. Stationsleitung, Kollege, Mitarbeiter, Berater, Lebenspartner, Elternteil, Freund, Hobbyfotograf und Vereinsmitglied. Es ist unverzichtbar, die Vielzahl der Rollen klar zu erkennen und zu reflektieren, welche davon bewusst gewählt sind. Zu viele Rollen können Hetze, Stress und einen Qualitätsverlust unserer Leistung hervorrufen. Es ist besonders lohnenswert, über die ungeliebten Rollen nachzudenken und zu fragen, wie viel Zeit und Lebensqualität gewonnen werden kann, wenn die Belastung durch ungeliebte Rollen entfällt.

Der Zeitexperte Lothar Seiwert rät, eine Balance herzustellen zwischen den vier Lebensbereichen „Leistung/Beruf“, „Familie/Kontakte“, „Gesundheit“ und „Sinn“ (Seiwert 2001). Diese vier Bereiche stehen in einer Wechselwirkung zueinander. Liegt der Schwerpunkt im Arbeitsbereich, leiden Gesundheit und Familie. Beide Faktoren wiederum beeinflussen die Arbeitsfreude. Eine zeitliche Balance zwischen diesen Bereichen hingegen fördert die Zufriedenheit und die Qualität und Höhe der menschlichen Leistung. Bei Abweichungen von der Balance hilft eine Selbstanalyse, zu der Erkenntnis zu gelangen, welche Veränderungen erforderlich sind.

Das Ergebnis einer Analyse ist z.B. eine neue Aufgabenverteilung in der Familie oder im Beruf. Aber viele Menschen leiden auch dann unter zeitlichem Stress, wenn die Selbstanalyse keine Ursache liefert. Psychologen haben erkannt, dass manche Menschen vorwiegend rückwärtsgerichtet denken, sich mit Belastungen aus der Vergangenheit beschäftigen und bereits getroffene Entscheidungen infrage stellen. Doch wer nur zurückschaut, kann weder die Gegenwart bewusst erleben, noch Zukunftsperspektiven entwickeln.

Ziele der Zeitplanung

Der größte Feind der Zeitplanung ist das „Aufschieben“. Nach dem Psychoanalytiker H.W. Rückert versteckt sich dahinter die Angst zu versagen (Rückert 1999). Durch Aufschieben geht das Vertrauen in die eigenen Fähigkeiten verloren. Darüber hinaus meldet sich das schlechte Gewissen, wieder nicht getan zu haben, was notwendig ist. Die durch Aufschieben kurzfristig gewonnene Zeit bringt außerdem keine Erleichterung, da der Berg der unerledigten Aufgaben kontinuierlich wächst. Es entsteht negativer Stress, der durch konsequente und zeitnahe Aufgabenbewältigung vermieden werden kann.

Regeln der Zeitplanung

Um die Zeit sinnvoll zu planen, sind folgende Regeln hilfreich:

- Planung der Zeit in langfristigen und kurzfristigen Etappen,
- Erstellung einer Prioritätenliste,
- Aufteilung umfangreicher Aufgaben in kleinere Arbeitsschritte,
- Starten statt verharren,
- Fokussierung auf das Ziel,
- Befreiung von Ballast,
- Festlegung und Einhaltung von Terminen,
- Aufspüren von „Zeitfressern“,
- Einschränkung der Erreichbarkeit,
- Delegation von Aufgaben,
- Belohnung bei Erfolg.

Organisationsprinzipien der Zeitplanung

Tageslisten. Um im Rahmen einer Selbstanalyse Tagesabläufe zu erfassen und zu dokumentieren, können Tageslisten genutzt werden. Darin werden die Tätigkeiten eines Tages nach ihrer Art mit Datum, Uhrzeit und Dauer notiert. Auch Routinetätigkeiten müssen aufgelistet und zeitlich erfasst werden. Um aussagekräftige Durchschnittswerte für die Dauer einzelner Tätigkeiten zu ermitteln, werden die Tageslisten von mindestens einer Woche zugrunde gelegt. Die Listen geben einerseits Aufschluss darüber, ob Tagesablauf und Zeiteinteilung geeignet sind, um die mit den Tätigkeiten verknüpften Ziele zu erreichen. Andererseits wird das zeitliche Verhältnis von Routinearbeiten und Konzentrationsaufgaben (z. B. Lernen) erfasst. Tageslisten eignen sich dazu, eingefahrene Abläufe und Gewohnheiten zu überprüfen und regelmäßig wiederkehrenden „Zeitfressern" auf die Spur zu kommen. Die Erkenntnisse aus den Tageslisten fließen in die Tagesplanung ein.

Tagesplan. Ein schriftlich fixierter Tagesplan hilft dabei, die erstrebenswerte Balance zwischen Arbeit, Lernen, Freizeit, Entspannung und Geselligkeit zu finden. Die Arbeits- oder Schulzeit gibt bereits eine grobe Aufteilung der Tageszeit vor. Die zur Verfügung stehende Restzeit des Tages ist entsprechend der Wichtigkeit und Dringlichkeit der einzelnen Aufgaben einzuteilen. Für die Zeitplanung werden unterschiedliche Zeitplanungssysteme angeboten (z. B. Terminplaner mit Kalenderstruktur, Mind-Maps für die Pinnwand).

Wochen-, Monats- und Jahresplanung. Bei der Tagesplanung werden Aufgaben und Ziele berücksichtigt, die kurzfristig erledigt und erreicht werden können. Ziele mit höherer Gewichtung und längerfristige Aufgaben werden in der Wochen-, Monats- oder Jahresplanung erfasst.

Selbstüberprüfung

Ein erfolgreiches Selbstmanagement beinhaltet eine regelmäßige Kontrolle hinsichtlich der erreichten Teilziele, z. B. Erledigung von Aufgaben und Einhaltung von Terminen. Das Führen eines Lerntagebuchs kann eine zusätzliche Hilfestellung bei der Umsetzung von Lernstrategien und Arbeitsmethoden sein. Sind Aufgaben unerledigt geblieben, kann eine Selbstanalyse Aufschluss über die Ursachen geben.

Persönlicher Arbeitsstil

Der eigene Arbeitsstil ist individuell und hängt nicht nur vom Lerntyp und von den äußeren Bedingungen, sondern auch von den physiologischen Gegebenheiten ab.

Leistungskurve und Biorhythmus

Für die Dauer der täglichen Arbeitszeit ist ein Zeitrahmen von insgesamt etwa acht Stunden empfehlenswert, in dem die maximale Tagesleistung erreicht wird. Bei längerer Arbeitszeit wird erfahrungsgemäß die Arbeitsqualität beeinträchtigt. Um die Energiereserven während der Arbeit wieder aufzufüllen, sind Pausen unerlässlich. Untersuchungen haben ergeben, dass bei geistiger Arbeit eine Unterbrechung von fünf bis zehn Minuten nach jeder Stunde intensiver Konzentration erholsam ist. Eine längere Pause steigert nicht den Grad der Erholung. Wer selbst die Pausenzeit bestimmen kann, sollte sie nicht nur zeitlich sondern auch inhaltlich ausrichten, z. B. nach Beendigung eines Arbeitsschrittes. Unterbrechungen des Arbeitsflusses verursachen Zeitverluste. Pausen werden oft und gerne zum Essen genutzt.

Ernährung

Für den Start in einen erfolgreichen Tag spendet uns ein gesundes Frühstück die entsprechende Energie und das damit verbundene geistige und körperliche Wohlbefinden. Für den geistig arbeitenden Menschen ist es sinnvoll, mehrere kleine Mahlzeiten am Tag zu sich zu nehmen. Fettarme Nahrung, Obst, Gemüse und Salate sowie viel Flüssigkeit in kleinen Mengen auf die Pausen verteilt erhöhen die Leistungs- und Konzentrationsfähigkeit.

Schlaf

Nach einem arbeitsintensiven Tag braucht der Organismus die Regeneration durch den Schlaf. Das Schlafbedürfnis der Menschen ist unterschiedlich. Wir leben i. d. R. nach der „äußeren Uhr" und missachten unsere Empfindungen für die „innere Uhr". Das kann sich negativ auf unsere Gesundheit und Leistungsfähigkeit auswirken. Unser Körper befindet sich in einem zeitlichen und biologischen Lebensrhythmus. Er ist auf den regelmäßigen Wechsel von Aktivität und Entspannung eingestellt. Im Verlauf des Tages steigen die Körpertemperatur und gleichzeitig die geistige und körperliche Leistungsfähigkeit an. Wer in der Mittagszeit, in der sich ein deutliches Leistungstief einstellt, die Möglichkeit für eine kurze Pause oder einen Kurzschlaf nutzen kann, ist anschließend wieder für etwa drei Stunden leistungsfähig. Eine effektive und erfolgreiche Methode der Entspannung bietet außerdem das autogene Training nach J. H. Schultz (1884–1970).

Mittagsschlaf. Die Bedeutung eines regelmäßigen kurzen Mittagsschlafes bestätigen auch chinesische Studien, denen zufolge gestresste Menschen, die regelmäßig einen Mittagsschlaf halten, seltener einen Herzinfarkt erleiden.

Rhythmus. Der Rhythmus zwischen Schlafen und Wachen wird durch unsere innere Uhr gesteuert. Das Schlafbedürfnis und die Anzahl der erforderlichen Stunden Schlaf werden durch individuelle Faktoren bestimmt. Bei einem kurzfristigen Mangel an Schlaf ist auch Leistung möglich, doch sie benötigt aufgrund von Übermüdung und Gereiztheit mehr Kraft. Ständiger Schlafmangel hingegen macht dauerhaft krank, verursacht langfristig Aggressionen und Depressionen und beeinträchtigt das Langzeitgedächtnis. Menschen mit chronischem Schlafmangel haben außerdem bei der Arbeit nicht nur mit sich selbst ein Problem, sondern wirken auch auf andere durch ihre Lustlosigkeit motivationshemmend.

M ***Die Gestaltung der persönlichen Zeitplanung ist abhängig von individuellen Neigungen, der Fähigkeit zur Selbstdisziplin und der Vielfalt der Aufgaben.***

M ***Leistungshoch: vormittags zwischen 10 und 11 Uhr und am späten Nachmittag gegen 17 Uhr.***
Leistungstief: zwischen 13 und 14 Uhr.

M ***Die äußeren Faktoren wie Arbeitszeit, Lärm und Licht haben Einfluss auf unseren Schlaf, bestimmen ihn aber nicht maßgeblich.***

M ***Eine konzentrierte Selbstbeobachtung gibt Auskunft über die individuelle notwendige Schlafdauer und über den Zeitpunkt des Schlafbedürfnisses.***

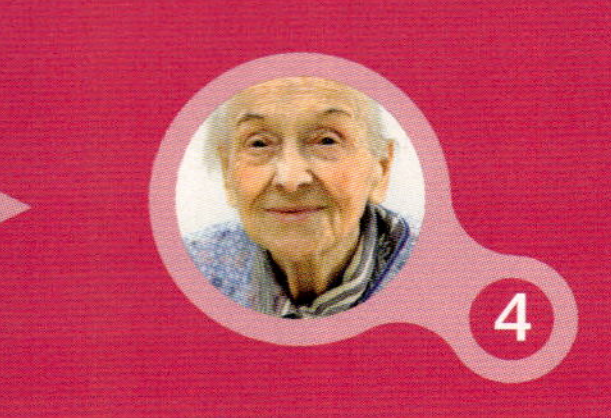

Was sind Konflikte?

D *Bei einem **Konflikt** stoßen unterschiedliche und widersprüchliche Meinungen und Interessen aufeinander, und einer versucht sich auf Kosten des anderen durchzusetzen.*

D *Bei einem **sozialen Konflikt** handelt es sich um einen Konflikt, bei dem die Konfliktparteien voneinander abhängig sind.*

Bewusstheitsrad s. a. S. 898.

Viele Menschen tun sich erst einmal schwer, wenn es darum geht, einen Konflikt zu definieren. Meist werden Meinungsverschiedenheiten beschrieben, die aber noch lange keinen Konflikt ausmachen. Verschiedene Meinungen, die auf verschiedene Bedürfnisse und Interessen zurückgehen, sind selbstverständliche Ausgangssituation in der alltäglichen Begegnung mit Menschen. Damit es zu einem Konflikt kommt, müssen einige verschärfende Punkte dazukommen.

Emotionale Betroffenheit

Der Konflikt wirkt sich auf zwei grundverschiedenen Ebenen aus. Während es auf der „sachlichen" Ebene der Interessenwidersprüche um das kühle Abwägen unterschiedlicher Standpunkte geht, erleben wir den Konflikt emotional meist anders und überhaupt nicht „cool". Wir fühlen uns persönlich betroffen und oft eben auch angegriffen. Was auch überhaupt nicht schwer zu verstehen ist, geht es doch, wie die obige Definition aussagt, darum, dass im Konflikt einer versucht den anderen „über den Tisch zu ziehen".

Diese Ebene der persönlichen Betroffenheit führt in der Folge oft dazu, dass wir einen Konflikt emotional lieber meiden, als ihn auszutragen. Dies ist jedoch nicht weiter hilfreich, weil der zugrunde liegende Interessenkonflikt dadurch ja nicht beendet, sondern nur aufgehoben und verschoben ist. Er wird sich bei nächster Gelegenheit wieder einstellen.

Die emotionale Betroffenheit, die wir im sozialen Konflikt noch einmal besonders stark erleben, weil wir vom Konfliktgegner abhängig sind, erstreckt sich auf alle fünf Ebenen des Bewusstheitsrades:

- **Wahrnehmung:** die Wahrnehmungsfähigkeit ist durch verzerrte Selbst- und Fremdwahrnehmung eingeschränkt;
- **Fühlen:** die normalen Zwiespältigkeiten unserer Gefühle in uns werden aufgehoben bzw. abgewehrt und vereinheitlicht. Die nicht passenden Gefühle werden auf den anderen projiziert;
- **Denken:** es entwickelt sich eine kognitive Kurzsichtigkeit; unsere Denkannahmen werden über das „Probehandeln" zu „sich selbst erfüllenden Prophezeiungen";
- **Wollen:** in der aktuellen Überforderungssituation des Konflikts reagieren die Menschen mit den Abwehrmechanismen der Regression und Fixierung, d.h. sie fallen auf archaische, frühere Reifeentwicklungsstufen zurück, die Triebbedürfnisse des „ES" regieren ungefiltert;
- **Handeln:** die Verarmung im Verhalten führt zu stereotypen, gleichförmigen und vorhersagbaren Verhaltensmustern.

Grundeinstellung zum Konflikt

Der Konfliktforscher Glasl (1999) unterscheidet vier verschiedene Grundeinstellungen zum Konflikt, die unser Handeln im Konflikt beeinflussen. Grundeinstellungen sind dabei Einstellungen zu mir in der Welt, was ich von mir selbst halte, aber eben auch von mir selbst in Beziehung zu den anderen in der Welt. Diese Grundeinstellungen haben wiederum Auswirkungen auf unser Konfliktverhalten.

Materialistische Grundeinstellung. Im Konflikt geht es in erster Linie um die Verteilung materieller Güter oder um Geld. So lange genug Güter zur Verteilung vorhanden sind, lässt sich der Konflikt einigermaßen gut und schnell lösen.

Spirituelle Grundeinstellung. Im Konflikt geht es nicht um Güter, sondern um Ideale und Wertvorstellungen. Dieser Konflikt wird wesentlich härter und konfrontativer erlebt, weil es hier um das Rechthaben geht. Und recht haben kann immer nur einer, sodass der andere notwendigerweise verlieren muss.

Realistische Grundeinstellung. Konflikte gehören zum Leben, weil es immer unterschiedliche Meinungen, Interessen und Bedürfnisse der Menschen geben wird. Also kommt es darauf an, Kompromisse zu finden, um die Interessengegensätze auszugleichen und wieder „Frieden" zu schließen, statt es zum „Krieg" kommen zu lassen.

Idealistische Grundeinstellung. Es kommt zum Konflikt erst dadurch, dass es infolge verschiedener und widersprüchlicher Interessen zu Reibungsverlusten kommt. Der Konflikt zeigt in diesem Sinne an, dass etwas nicht gut läuft und damit verbesserungsbedürftig ist. Die Konfliktaustragung und -lösung würde somit „Hebamme" für einen Verbesserungsprozess sein und wäre damit positiv einzuschätzen.

B Kostenexplosion im Gesundheitswesen der Bundesrepublik: Ein Teil des Problems liegt darin, dass sich die besser Verdienenden aus der gesetzlichen Krankenversicherung freikaufen und privat versichern können. Das geht eindeutig zu Lasten der gesetzlichen Krankenversicherung, die sich nicht die Kunden mit den geringsten Krankheitsrisiken aussuchen können und deswegen weitaus mehr Geld ausgeben müssen als sie einnehmen. Das Solidaritätsprinzip, dass derjenige der viel verdient und damit leistungsfähiger ist als andere, die Schwächeren unterstützt, wird damit seit Jahren eklatant verletzt.
Eine Konfliktlösung bestünde darin, dass auch die Privatversicherungen in einen Solidarfond für besondere krankheitsbedingte Kosten einzahlen und nicht nur die gesetzlichen Krankenkassen. Am Ende wäre die Finanzierung um einiges sozial gerechter als heute und das System der Krankenversicherung zukunftsfähiger als heute.

Konfliktsituationen in der Altenpflege

Fixierung

Freiheitsentziehende Maßnahmen. In Artikel 2 des Grundgesetzes ist die „freie Entfaltung der Persönlichkeit“ als Kern der Menschenwürde definiert. Diese freie Entfaltung darf nur eingeschränkt werden, wenn der Mensch sich selbst oder andere gefährdet bzw. deren Freiheits- und Entfaltungsspielraum einschränkt. Nach § 1905 IV des Bürgerlichen Gesetzbuches gibt es neben der geschlossenen Unterbringung in (psychiatrischen) Krankenhäusern oder Heimen eine ganze Reihe von freiheitsentziehenden Maßnahmen auch in den sog. „offenen“ Einrichtungen oder Stationen. Barbara Bojack (2001) zählt dazu:

- Schutzdecke, Leibgurt im Bett oder am Stuhl, Bettgitter, Pflegehemd,
- Fixierung der Arme oder Beine,
- Stecktisch am Stuhl (z.B. Geri-Stuhl),
- Abschließen des Zimmers, der Station, des Hauses,
- Trickschlösser oder Zahlenkombinationen an Türen und Aufzügen, schwer gängige Türen,
- psychischer Druck (z.B. durch Drohung) oder psychischer Zwang,
- Täuschung (Tür sei angeblich verschlossen),
- Verbot, das Zimmer, die Station, oder das Haus zu verlassen,
- sedierende Medikamente, die die Ruhigstellung des Betroffenen bezwecken,
- Arretieren des Rollstuhls.

Rechtfertigung. Gerechtfertigt werden können diese freiheitseinschränkenden Maßnahmen nur bei (Bojack, 2001):

- Notwehr: §32 StGB, z.B. bei plötzlicher, nicht zu beherrschender Gewalttätigkeit,
- Notstand: § 34 StGB, z.B. bei plötzlicher, unvorhergesehener Suizidgefahr,
- Zwangsmaßnahmen: bei gerichtlich oder psychiatrisch untergebrachten Menschen,
- Einwilligung des Betroffenen oder eines gesetzlichen Vertreters: z.B. zum Anbringen eines Seitengitters am Bett, um das Herausfallen zu verhindern.

Überwachung. Um Missbrauch zu verhindern, sieht der Gesetzgeber eine strenge Überwachung der Fixierung vor. Neben der Notwendigkeit der richterlichen Anordnung – abgesehen von kurzfristigen Notwehrmaßnahmen auf ärztliche Verordnung – ist hier v.a. das Fixierungsprotokoll zu erwähnen. In diesem Protokoll, das auch bei kurzfristigen Notwehrmaßnahmen anzufertigen ist, sind nach Bojak (2001) folgende Daten festzuhalten:

- Name der zu fixierenden Person,
- Grund und Art der Fixierung,
- Zeitdauer,
- Name des anordnenden Arztes,
- eventuelle Medikamente,
- notwendige Überwachungsmaßnahmen.

Freiheitsentziehende Maßnahmen s. a. S. 876.

B Frau Müller, 83 Jahre alt, mit einer fortgeschrittenen Demenz vom Typus Alzheimer, ist seit drei Jahren auf der gerontopsychiatrischen Station eines Altenheimes untergebracht. Ihr Mann ist vor 10 Jahren verstorben, und ihre jüngste Tochter, die sie in ihren Haushalt aufgenommen hatte, war mit der Pflege immer mehr überfordert. Frau Müller ist inkontinent. Sie wehrt sich meist aggressiv gegen alle Maßnahmen der Körperhygiene. Schon die morgendliche Grundpflege ist äußerst anstrengend. Danach – im weiteren Tagesverlauf – ist Frau Müller immer weniger ansprechbar. Sie ist sehr unruhig und hält sich am liebsten im gemeinsamen Aufenthaltsraum des Wohnbereichs auf. Die Sessel, auf denen sie sitzt, sind nass und sie stinkt nach Urin und Kot. Die Mitbewohner wollen sie nicht mit am Tisch sitzen haben und werden zunehmend aggressiv. Frau Müller wird als „Schlampe“ beschimpft. Daraufhin wird Frau Müller selbst handgreiflich, vor allem gegenüber ihren Mitbewohnerinnen. Das Pflegepersonal hat schon alles versucht: von Ablenkung bis Schimpfen und ist langsam mit seinem Latein am Ende. Nachdem es heute Mittag besonders schlimm war und auch die Spätschicht wegen einer Krankmeldung nur dünn besetzt ist, schließt die Krankenpflegehelferin Frau Sabowski Frau Müller in ihrem Zimmer ein.

Zwangsernährung

Selbstbestimmung. Ein Ausdruck des Rechts zur Entfaltung der eigenen Persönlichkeit liegt in dem sog. Selbstbestimmungsrecht. Jeder Mensch hat das Recht, sein Leben so zu gestalten, wie es für ihn richtig ist. „Jeder soll nach seiner Fasson glücklich werden“. Die moralische bzw. ethische Grenze taucht erst dann auf, wenn das jeweilige Selbstbestimmungsrecht so ausgelegt wird, dass dabei andere Menschen, Mitmenschen, in ihrem Selbstbestimmungsrecht beeinträchtigt werden.

M Die Freiheit des Einzelnen hört da auf, wo die Freiheit des anderen, des Nächsten, beginnt (Rosa Luxemburg).

Freiheit. Jedem steht also in gewisser Weise zu, frei zu entscheiden, wie er sein Leben leben und vielleicht auch beenden will (s. nächstes Fallbeispiel). Die Grenzen der individuellen Freiheit liegen einmal in der sozialen mitmenschlichen Lebenswelt und zum anderen darin, dass wir unseren Mitmenschen nicht unsere Freiheits- wie auch überhaupt Wertedefinition aufzwingen bzw. überstülpen dürfen. Jeder hat also das Recht für sich Freiheit zu definieren, so lange er damit niemand anderen einschränkt. Jemand der für sich bewusst oder unbewusst beschließt, weil das Leben für ihn nicht mehr lebenswert ist, nicht mehr zu essen bzw. zu trinken, müsste in diesem Sinne von uns respektiert werden. Wir müssten nicht nur seine Entscheidung

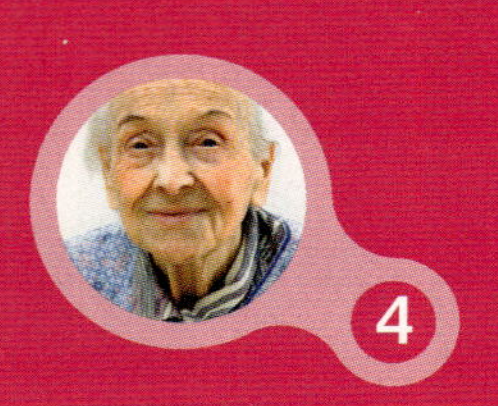

achten, sondern auch akzeptieren, dass er eine andere Entscheidung getroffen hat als wir in unserer subjektiven Lebenssituation.

B Frau Winterborn ist 86 Jahre alt und wird in der Familie ihrer Tochter zu Hause gepflegt. Sie mag nicht mehr essen und trinken und wird zunehmend schwächer. Die examinierte Pflegekraft des ambulanten Pflegedienstes Kerstin Brings, die täglich zur Grundpflege kommt, bemerkt die Ungeduld und die Hilflosigkeit der Angehörigen. Diese möchten unbedingt in die Wege leiten, dass die Mutter ab sofort durch eine PEG versorgt wird.

Sterbehilfe

Todesangst. Obwohl wir modernen Menschen heute eine um ca. 25 Jahre verlängerte Lebenserwartung haben als unsere Vorfahren vor drei Generationen oder 100 Jahren, hat allein durch die Verlängerung des Lebens die Angst vor dem Tod nicht nachgelassen. Der Tod wird in der modernen Gesellschaft so lange wie möglich ausgeblendet und tabuisiert. Angesichts der Versprechen der Gentechnik, uns bald ein Leben bis 120 Jahre zu ermöglichen, wird der alte Menschheitstraum nach Unsterblichkeit neu bebildert.

Lebensangst. Die Sterbeforscherin Elisabeth Kübler-Ross behauptet, dass sich hinter der Todesangst eigentlich Lebensangst verbirgt. Wer das Gefühl hat, nicht richtig gelebt zu haben, hat verständlicherweise eine größere Todesangst als jemand, der auf ein zufriedenes Leben zurückblickt. Mit der Neuzeit hat der moderne Mensch oft auch seine religiöse Bindung verloren. Unser Wachstum bezieht sich heute mehr auf materielle Güter als auf einen seelischen Reifeprozess. Angesichts des Todes und der Tatsache, dass das „letzte Hemd keine Taschen" hat, man also nichts mitnehmen kann, stürzen viele Menschen in eine existenzielle Krise. Trotz des quantitativen Wachstums an Lebensjahren ist keine entsprechende Lebensqualität gewachsen. Wir sind zwar heute in der Bundesrepublik materiell weitaus besser versorgt als früher und andere Gesellschaften auf der Südhälfte der Erde, aber spirituell keineswegs besser auf das Lebensende vorbereitet als früher.

Letzte Lebensphase. Für viele alte Menschen der Pflegestufen 2 und 3 bedeutet die letzte Lebensphase oft nur noch ein schmerzvolles Warten auf den Tod als Erlösung. Vielfach sozial abgeschoben, weil die Kleinfamilien längst zerfallen oder an der Überforderung der Pflege zu zerfallen drohen, vegetieren sie als „soziale Leichen" (Lehr 1993) nur noch vor sich hin. Die berechtigte Frage nach dem „Sinn des Lebens" ist hier kaum mehr zu beantworten. Viele gewinnen dem Tod wenigstens noch den Erlösungsaspekt ab. Die Erlösung vom Leid ist allerdings nur die negative Variante. Die positive Erlösung des Todes als Übergang in eine andere Seinswirklichkeit wird auch von den Kirchen zu wenig begleitet.

B Herr Hans Gerhart, 93 Jahre alt, früher Beamter bei der Bundesbahn, lebt nach dem Tod seiner Frau Maria vor 3 Jahren im Altenpflegeheim der Caritas. Seit dem Tod seiner Frau ist er sozial total isoliert. Zu seinen vier Kindern hat er keinen Kontakt, weil sie nichts von ihm wissen wollen. In der Nachbarschaft galt er als mürrisch, verschlossen und polternd. Insofern gab es keine Alternative zur Heimeinweisung. Im Heim wird er zunehmend depressiv und lässt sich hängen. Er hat keinen Lebensmut und -willen mehr. Er weist meist das Essen zurück und trinkt auch zu wenig. Die Stationsleitung will beim nächsten Hausarztbesuch eine PEG anregen. Auf Befragen äußert er eigentlich nur noch einen Satz: „Es hat doch alles keinen Zweck mehr, ich will nicht mehr!" Zu der neuen Altenpflegeschülerin Nicole hat er etwas mehr Kontakt, weil sie ihn an seine älteste Tochter erinnert. Eines Tages fragt er Nicole direkt, ob sie ihm nicht etwas zum endgültig Einschlafen besorgen könne. Als Nicole das weit von sich weist, bedrängt er sie weiter und verspricht ihr, sie in seinem Testament zu bedenken.

Wirtschaftlichkeit

Kostenbewusstsein. Während früher, vor Einführung der Pflegeversicherung, zu wenig auf die Kosten geschaut wurde, steht die Wirtschaftlichkeit heute im Vordergrund der Pflegediskussion. Wie viel Geld als Budget zur Verfügung steht, definiert meist auch, wie viel Pflegequalität denn zu finanzieren ist. Wenn z. B. 18 Minuten in der Grundpflege finanziert werden von der Pflegekasse, dann ist damit sicher eine bedeutsame wirtschaftliche Grenze gesetzt. Aber die Frage nach der Pflegequalität ist damit längst nicht beantwortet.

Menschlichkeit. Wurde früher weniger auf die Kosten geachtet, so „menschelte" es dafür umso mehr. Teilweise wurde übertrieben versucht, alles zu verstehen und vieles zu ermöglichen. Mit der Zunahme der Bewohner in den Altenheimen musste das Kostenbewusstsein notwendigerweise zunehmen. Wenn heute die meisten Bewohner in die Pflegestufen 2 und 3 eingruppiert sind, dann ist dies wirtschaftlich gesehen von Vorteil. Aber was passiert mit den Angehörigen der Pflegestufe 1, für die ein Pflegebedarf anfällt, der nicht vollständig abgerechnet werden kann, wo das Heim also ein Defizit einfährt, und erst recht mit den Bewohnern der Pflegestufe 0, die teilweise seit Jahren schon in den Heimen leben? Diese Menschen sind ja nicht zufällig dort, haben die dann keinen Anspruch mehr auf Menschlichkeit, bloß weil das auch was kostet?

Menschenwürde. Wir brauchen sicherlich für die Zukunft eine gesellschaftliche Diskussion darüber, wie viel Menschenwürde wir uns als Gesellschaft denn noch leisten wollen. Wenn wir insgesamt immer älter werden, müssen wir notwendigerweise auch in eine Diskussion eintreten, wer das Alter denn bezahlen soll. In dieser Diskussion muss es neben den Kosten aber auch um die Menschenwürde gehen, denn sonst gibt es kaum eine Alternative zu einer ökonomischen Euthanasie. In Ansätzen hat diese schiefe Diskussion ja bereits begonnen, wenn der Vorsitzende der JU öffentlich forderte, künstliche Hüftgelenke nicht mehr für alte, betagte Menschen zu finanzieren. Der dadurch ausgelöste gesellschaftliche Aufschrei ist berechtigt, weil der Mensch kein Kapitalgut ist, das es einfach abzuschreiben gilt. Wirtschaftlichkeit und Menschlichkeit müssen also gewissermaßen die Eckpunkte der nötigen Diskussion abgeben.

B Der neue Geschäftsführer der privaten Altenheimkette steht vor der Aufgabe, ein finanzielles Defizit in Millionenhöhe abzubauen. Unter anderem gibt er der Pflegedienstleitung den Auftrag, die wirtschaftlichen Mittel für die Inkontinenzversorgung zu straffen. Die Pflegedienstleitung gibt daraufhin eine neue Arbeitsanweisung an die Wohnbereiche heraus: sie schafft größere Windeln an, und ab sofort sollen Windeln erst gewechselt werden, wenn sie mehr als 1,5 kg wiegen.

Hilflosigkeit

Überforderung. Jenseits bzw. trotz aller Qualitätsdiskussion der letzten Jahre ist die reale Überforderung des Pflegepersonals sowohl in den Krankenhäusern als auch in den Altenpflegeheimen enorm gewachsen. Immer weniger Personal soll immer mehr Anforderungen in immer kürzerer Zeit bewältigen. Das kann nur in eine Überforderungssituation für das Personal münden. Der Stress in der Pflege hat bis an die Grenzen der Belastbarkeit zugenommen.

Prozessqualität. Weil der Pflegebereich als personalintensivster Bereich den größten Kostenfaktor darstellt, geriet er naturgemäß in den Bereich der größten Aufmerksamkeit: hier ließ sich am deutlichsten und schnellsten sparen. Daraufhin ging aber nicht nur die Arbeitszufriedenheit der Mitarbeiter, sondern auch die tatsächliche und alltägliche Pflegequalität zurück. Der Pflegeprozess bringt nicht mehr die geforderte Pflegequalität zustande.

Strukturqualität. Damit die geforderte Qualität im Pflegeprozess zustande kommt, muss als Voraussetzung gewissermaßen erst einmal die Strukturqualität sichergestellt werden. Ein ausreichender Personalschlüssel und seine Refinanzierung ist die Voraussetzung für Prozessqualität in der Pflege.

Hilflosigkeit. Im Pflegealltag des Pflegepersonals wurde in den letzten Jahren infolge der mehrjährigen Personaleinsparungen der Arbeitsstress immer größer. Vor allem der schriftliche Dokumentationsaufwand hat sich enorm vergrößert, was in der Praxis zu paradoxen Situationen führt: Viele Angehörige der Pflege stöhnen darüber, dass sie vor lauter Schreibtisch- bzw. Computerarbeit gar nicht mehr zur Pflege am Menschen kommen, obwohl doch eigentlich erst dokumentiert werden kann und darf, nachdem gepflegt wurde. Die Dokumentationstätigkeit hat sich ein Stück weit verselbstständigt, weil ohne Dokumentation nichts rechtlich abgesichert ist bzw. auch nichts betriebswirtschaftlich abgerechnet werden kann. Eine Folge der alltäglichen Überforderung des Pflegepersonals ist Hilflosigkeit in vielen Situationen.

B Eine (nicht examinierte) Altenpflegehelferin soll bei allen Heimbewohnern des Erdgeschosses die Hand- und Fußnägel versorgen bzw. schneiden. Entgegen ihrer Annahme kommt sie in Zeitdruck. Frau Landwehr, die letzte zu versorgende Bewohnerin, will sich nach der Maniküre auf keinen Fall auch noch die Fußnägel schneiden lassen. Die Altenpflegehelferin ignoriert die Proteste. Als Frau Landwehr die Füße nicht stillhält, setzt sie sich auf ihren Schoß und biegt den Fuß so zurecht, dass sie die Nägel schneiden kann.

Mobbing

Infolge des zunehmenden Arbeitsstresses hat sich in den letzten Jahren das Arbeitsklima für die Beschäftigten allgemein, aber eben auch in der Pflege, deutlich verschlechtert. Aber nicht nur der Arbeitsdruck auf jeden einzelnen Beschäftigten hat zugenommen, sondern auch die Angst um den Erhalt des Arbeitsplatzes. Denn neben der Erhöhung des Arbeitsdrucks wird überall rationalisiert, d.h. Arbeitsplätze werden in großem Stil abgeschafft und Arbeitnehmer freigesetzt bzw. arbeitslos.

Es ist eine Zunahme individuell aggressiven bzw. destruktiven und gewalttätigen Verhaltens anzunehmen und auch festzustellen. Dieses sozialpsychologisch verständliche Verhalten wird heute zunehmend unter dem Begriff „Mobbing" thematisiert (s.u.).

Natürlicherweise gibt es in jedem Arbeitsverhältnis unterschiedliche bis widersprüchliche Bedürfnisse, Interessen und Erwartungshaltungen. In diesen Fällen sprechen wir von Konflikten, die realistischerweise immer wieder entstehen können. Beim Mobbing haben wir es allerdings mit einer negativen Steigerung, einer Eskalation von Konfliktverhalten zu tun. Wir sprechen erst dann von Mobbing als bewusster Konfliktstrategie, wenn:

- sich ein früherer „normaler" Konflikt verfestigt hat,
- zwei Parteien darin beteiligt sind, von denen die eine unterlegen ist,
- es sich um häufige, tägliche oder wöchentliche, Angriffe handelt, die über einen längeren Zeitraum, Wochen und Monate, ausgeführt zur Handlungsunfähigkeit des Opfers führen, aus der es sich aus eigener Kraft nicht mehr befreien kann.

M *Je mehr über Qualität diskutiert wird, umso weniger kommt sie in der Praxis noch vor.*

M *Nur mit zufriedenen Mitarbeitern kann ich zufriedene Kunden, sprich Patienten und Bewohner, erreichen.*

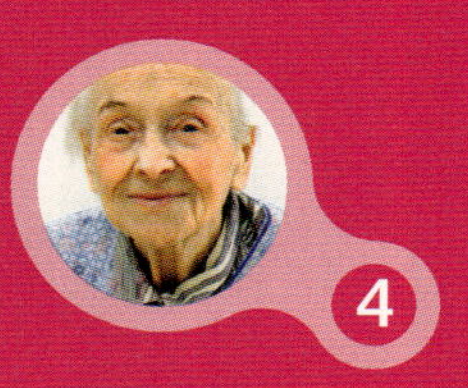

Konflikteskalation und Konfliktbewältigung

Konflikte, die nicht gelöst, sondern vertagt, ausgesessen, verschoben oder ignoriert werden, aber auch die, in denen sich einer auf Kosten des anderen durchsetzt, verschlimmern sich in der Regel. Sie lösen sich nicht von selbst auf, sondern können nur durch bewusstes menschliches Handeln angegangen und aufgelöst werden. Eskalation in Konflikten bedeutet also immer eine Verschlimmerung. Glasl (1999) beschreibt das Eskalationsprogramm als ein 9-stufiges Programm in den Untergang (**Abb. 4.68**):

1. **Stufe: Verhärtung.** Standpunkte verhärten zuweilen und prallen aufeinander, zeitweilige Ausrutscher und Verkrampfung.
2. **Stufe: Debatte.** Zuspitzen im Denken, Fühlen und Wollen, Schwarz-Weiß-Denken.
3. **Stufe: Taten.** Wenn Reden nicht mehr hilft, müssen „Taten sprechen"; Strategie der vollendeten Tatsachen, Zunahme des gegenseitigen Misstrauens und der Gefahr der Fehlinterpretation.
4. **Stufe: Koalitionen.** Die Konfliktparteien manövrieren sich gegenseitig in negative Rollen und bekämpfen sich dann; sich selbst erfüllende Prophezeiungen; Werben um Anhänger, symbiotische Koalitionen.
5. **Stufe: Gesichtsverlust.** Öffentliche und direkte Gesichtsangriffe auf die „Ehre", inszenierte Entschleierungsaktionen; Engel-Teufel-Bilder; Aktionen des Ausstoßens und der Verbannung.
6. **Stufe: Drohstrategien.** Drohung und Gegendrohung führen zu erhöhtem Stress in der Konfliktwahrnehmung; Ultimaten der Erpressung werden gestellt.
7. **Stufe: begrenzte Vernichtungsschläge.** Dem Konfliktgegner wird allmählich die Menschlichkeit abgesprochen, er wird wie ein „Ding" behandelt; begrenzte Vernichtungsschläge als passende Antwort; eigene relativ kleine Verluste werden in Gewinne uminterpretiert.
8. **Stufe: Zersplitterung.** Auflösung und Zersplitterung des feindlichen Systems, Zerschlagung der Infrastruktur, damit das gegnerische System nicht mehr steuerbar ist und dadurch zerfällt.
9. **Stufe: Gemeinsam in den Abgrund.** In der totalen Konfrontation gibt es keinen Weg mehr zurück; die Vernichtung des Gegners wird auch zum Preis der Selbstvernichtung weiter angestrebt.

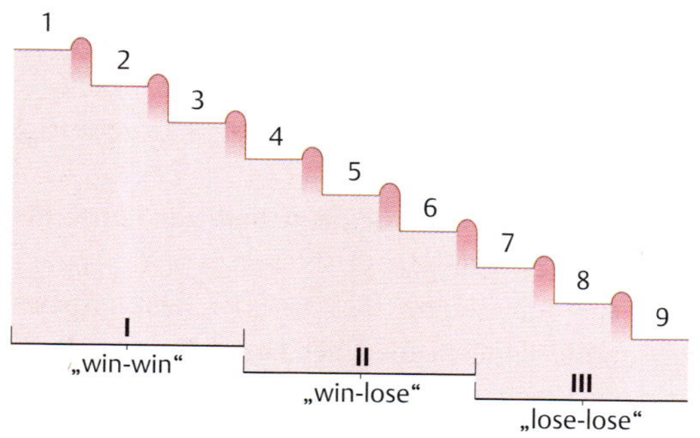

Abb. 4.68 Stufen und Schwellen der Eskalation (nach Glasl 1999).

Konfliktstrategien

Aus dem militärischen Sprachgebrauch herkommend versteht man unter Strategie eine bewusste und geplante Handlung. Die normalen, gewöhnlichen Konfliktlösungsstrategien werden aus der „Spieltheorie" kommend „Nullsummenspiele" genannt, d.h. was der eine gewinnt, gewinnt er auf Kosten des anderen. Der eine, der sich auf Kosten des anderen im Konflikt durchzusetzen versucht, produziert mit seinem Verhalten einen Verlierer. Der Verlierer wiederum wird versuchen, bei nächstbester Gelegenheit die Scharte der Niederlage auszuwetzen und seinerseits zu gewinnen. Aber auch dabei erzeugt er einen Verlierer, sodass letztendlich ein Teufelskreis von Gewinnen und Verlieren in Gang gesetzt wird, der bei entsprechender Eigendynamik die Eskalation des Konflikts mit betreibt (**Abb. 4.69**).

B Die examinierte Altenpflegefachkraft auf einer gerontopsychiatrischen Station des Krankenhauses X hat Bedenken wegen der angesetzten Medikamente bzw. deren Nebenwirkungen bei ihrer Patientin Frau Derschlag. Ihrer Meinung nach wird die Unruhe von Frau Derschlag durch die angeordneten Medikamente noch verstärkt. In der Visite versucht sie, ihre Bedenken der Stationsärztin nahezubringen. Die Stationsärztin fährt ihr über den Mund nach dem Motto „wer denn hier die Ärztin sei" und beschwert sich bei der Stationsleitung über die vorlaute Altenpflegerin. Diese wird daraufhin zu einem Gespräch mit der Stationsleitung zitiert und hat danach das Gefühl, dass ihr das „Wort im Mund umgedreht" wird. Bei nächster Gelegenheit weist die Altenpflegerin die Stationsleitung auf die fehlende Unterschrift der Stationsärztin zu angeordneten Medikamenten bei Herrn Grünewald hin. Außerdem habe die Stationsärztin die Fixierung von Frau Derschlag angeordnet, ohne vorher einen richterlichen Beschluss zu erwirken. Sie droht mit einer Anzeige, wenn sich das Verhalten der Stationsärztin nicht bald ändere.

Konfliktmanagement (Konfliktlösungsstrategien)

Um die Eskalation der Konflikte zu vermeiden, bedarf es rechtzeitiger und erfolgreicher Interventionen, die heute unter dem Begriff des Konfliktmanagements zusammengefasst werden.

Nach Glasl (1999) lassen sich Konflikte langfristig nur lösen, wenn wir von den alten Verhaltensstrategien des Gewinnens/Verlierens wegkommen und sog. „win/win-Strategien" entwerfen. Nur wenn ein

D *Unter* ***Konfliktmanagement*** *werden alle Interventionen zusammengefasst, die darauf abzielen einen guten Verlauf des Konflikts zu bewirken und Eskalation zu verhindern.*

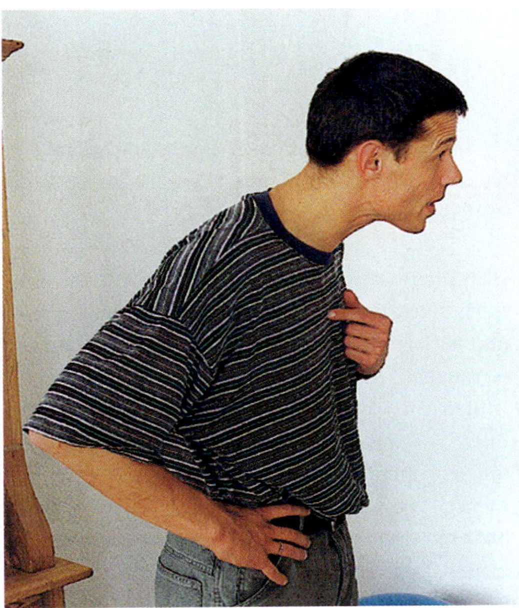
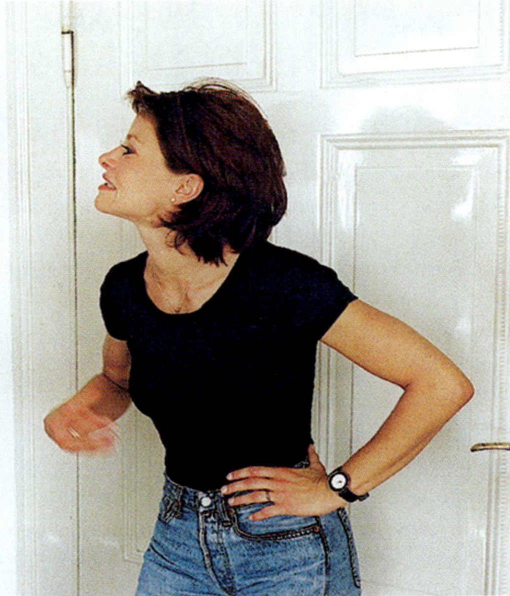

Abb. 4.69 Wenn sich ein Teufelskreis von Gewinnen und Verlieren in Gang setzt, eskaliert der Konflikt.

Kompromiss gelingt, der es beiden Konfliktparteien gestattet „ohne Gesichtsverlust" aus der Situation herauszukommen, wird es zu einer Veränderung der Eskalationsdynamik kommen. Nur wenn jede Konfliktparteiseite auf die andere zugeht, wird ein Kompromiss im Sinne eines Ausgleichs der unterschiedlichen und widersprüchlichen Interessen möglich sein. Allerdings sind die Möglichkeiten dazu nach Glasl nur zu Anfang, auf den ersten Stufen der Eskalationsleiter, möglich. Strategien sind für ihn dabei Moderationstechniken, um die Konfliktparteien miteinander ins Gespräch zu bringen. Strategien der Prozessbegleitung, z. B. Supervision, dienen dazu, die konflikthaften Beziehungsanteile zu reflektieren. Die weite Verbreitung der „win/lose-Strategie" zeigt demzufolge auch auf, wie weit die Konflikte bereits eskaliert sind bzw. wie weit gerade in der Entstehungszeit von Konflikten das rechzeitige Konfliktmanagement versäumt wird.

Konfliktdiagnose

Noch eine Anmerkung zu den Potenzialen der Konfliktgestaltung ist allerdings nötig. Nicht nur in sozialen Konflikten, wo die Abhängigkeit der Konfliktparteien voneinander eine zusätzliche Verschärfung des Konflikts mit sich bringt, sondern auch allgemein sind die Möglichkeiten, den Konfliktverlauf positiv im eigenen Sinne zu beeinflussen, sehr wichtig. Soziologisch gesprochen ist eine Konfliktdiagnose nötig, zu der folgende Dimensionen gehören:

- **Konfliktpunkte:** Was ist das Problem, was sind die Streitpunkte im Konflikt?
- **Konfliktverlauf:** Wie kam es zu der Spannungssteigerung?
- **Konfliktparteien:** Welche Individuen, Gruppen, Organisationen, Nationen sind Parteien im Konfliktverlauf?
- **Positionen und Beziehungen der Konfliktparteien:** Haben sie formelle oder informelle Beziehungen, arbeits- oder persönliche Beziehungen? Wie sehen die Positionsunterschiede, z. B. Chef/Mitarbeiter aus?
- **Grundeinstellungen zum Konflikt:** Inwiefern halten die Parteien die Differenzen und Streitpunkte für lösbar? Welche Lösungserwartungen haben sie (s. S. 902)?

Entscheidend bei der Konfliktdiagnose, als Ausgangspunkt für die zu wählende Konfliktlösungsstrategie, sind die Machtverhältnisse.

Das Vermögen, sich auf Kosten eines anderen durchzusetzen, kann einerseits ein psychologisches Vermögen, z. B. bessere rhetorische Fähigkeiten, bedeuten, aber auch ganz wörtlich Geld oder ein höherer sozialer Status, z. B. eine Vorgesetztenposition (**Abb. 4.70**). Ausgehend von der Analyse der Kräfte- und Machtverhältnisse gibt es verkürzt gesprochen zwei unterschiedliche Konfliktlösungsstrategien:

Assoziative Konfliktlösung. Bei gleich starken Potenzialen der Konfliktparteien spricht alles für ein Aushandeln der Streitpunkte nach der oben skizzierten „win/win-Strategie".

Dissoziative Konfliktlösung. Bei ungleichen Potenzialen, wenn also eine Konfliktpartei von Anfang an (Ausgangssituation) unterlegen ist, dann ist es besser, sie zieht sich erst einmal aus dem Konflikt zurück, um die eigenen Potenziale zu verbessern, weil ansonsten ja völlig klar ist, dass sie wieder verlieren wird. Nach Verbesserung der eigenen Potenziale auf das gleiche Niveau der anderen Konfliktpartei ist dann die Konfliktaustragung wiederum im „win/win-Modus" angesagt und nötig.

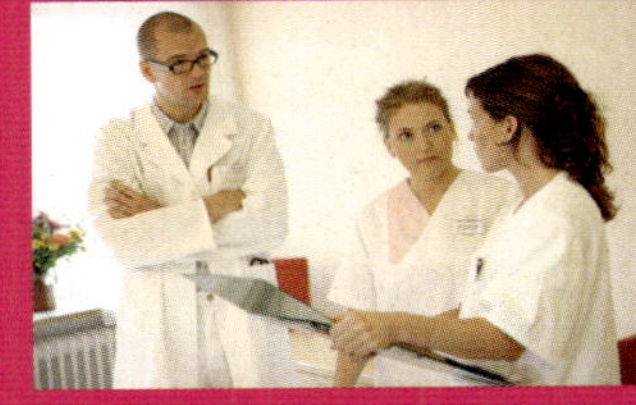

Abb. 4.70 Sich auf Kosten des anderen durchzusetzen kann auf einem höheren sozialen Status wie einer Vorgesetztenposition beruhen.

D **Macht** *bedeutet das Vermögen, sich auf Kosten eines anderen durchzusetzen.*

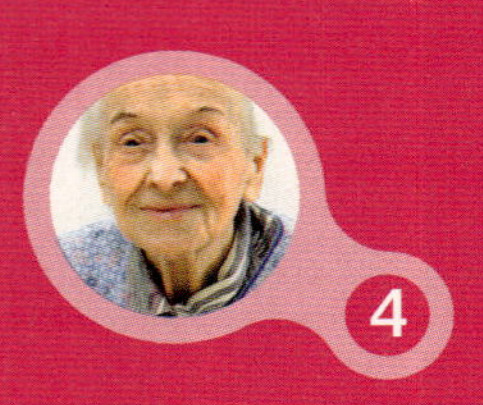

Konfliktmanagement durch themenzentrierte Interaktion und Supervision

D *Die **TZI** ist eine Form der Gesprächsführung, bei der die beteiligten Personen gemeinsam an einem Thema oder einer Aufgabe arbeiten (Interaktion), wobei das Thema im Zentrum der Begegnung steht (Themenzentrierung).*

M *Mit den formulierten **Axiomen** bindet Ruth Cohn die TZI an grundlegende Werte, die handlungsleitend für das gemeinsame Miteinander sind. Ohne diese wertgebundene Ausrichtung besteht die Gefahr, die TZI als eine bloße Methode anzusehen.*

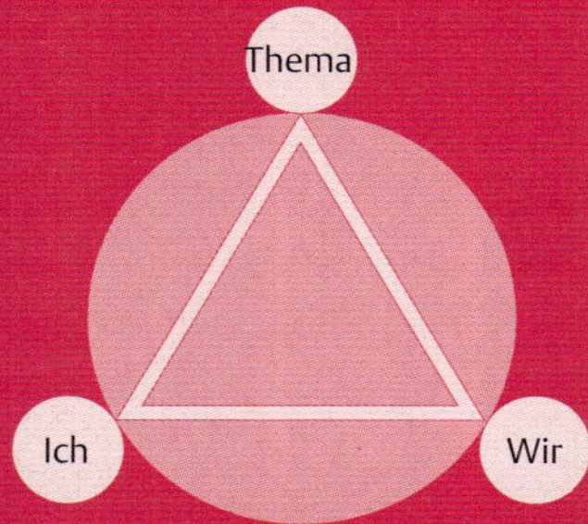

Abb. 4.71 TZI-Dreieck. Das „Ich", das „Wir" und das Thema werden durch die Ecken des Dreiecks repräsentiert. Das Dreieck selbst ist von einem Kreis umgeben, der den „Globe", das Umfeld, in welchem „Ich", „Wir" und Thema in Beziehung zueinander stehen, symbolisiert.

M *Zentrale Elemente der **TZI** sind das einzelne Gruppenmitglied („Ich"), die Gruppe als Ganzes („Wir"), die gemeinsame Arbeitsaufgabe („Thema") und die Rahmenbedingungen, in denen die Gruppe arbeitet („Globe").*

Themenzentrierte Interaktion (TZI)

Das Konzept der Themenzentrierten Interaktion (TZI) wurde von Ruth Cohn entwickelt, einer deutschen Jüdin und Psychotherapeutin, die 1941 in die USA emigrierte. Sie selbst suchte nach einem Konzept, das in der Lage sein sollte, großen Menschengruppen zu helfen, und in möglichst allen Bereichen und zu jeder Zeit anwendbar sein sollte.

Heute bedienen sich neben Therapeuten, Lehrern und Geistlichen auch Firmen und Organisationen der TZI, um im Miteinander Themen zu bearbeiten und z. B. Lösungen für bestehende Probleme zu entwickeln. In speziellen Fortbildungsseminaren werden Experten für Themenzentrierte Interaktion ausgebildet. Sie wird vor allem bei der Kommunikation in Gruppen angewandt, ist aber auch im Einzelgespräch oder bei der Partnerberatung einsetzbar.

Axiome

Die TZI basiert auf sog. „wertbetonenden Voraussetzungen", d. h. sie geht von einem bestimmten Menschenbild und grundlegenden Werten aus. Hierzu gehört, dass sie jedem Menschen die Fähigkeit zuschreibt, aus eigener Kraft sein Leben zu gestalten und auftretende Probleme bearbeiten zu können. Dies ist einer der wichtigsten Grundsätze der sog. Humanistischen Psychologie, die die Fähigkeit des Menschen zu Wachstum und Reifung in seinem Leben betont.

Ruth Cohn formuliert drei sog. Axiome (Aussagen, die keines weiteren Beweises bedürfen), um die der TZI zugrunde liegenden Werte zu verdeutlichen:

Das existenziell-anthropologische Axiom. „Der Mensch ist eine psychobiologische Einheit. Er ist auch Teil des Universums und darum autonom und interdependent. Autonomie (Eigenständigkeit) wächst mit dem Bewusstsein der Interdependenz (Allverbundenheit)" (Cohn 1988).

Der Mensch besteht für Ruth Cohn sowohl aus psychischen als auch biologischen Anteilen, die immer als Ganzes, bzw. als Einheit betrachtet werden müssen. Änderungen in einem Bereich haben Auswirkungen auf den gesamten Menschen. Darüber hinaus existiert der Mensch aber nicht nur für sich allein, sondern steht in einer Wechselbeziehung zu anderen Menschen. In der Interaktion mit anderen kann man erkennen, welche Werte einem selbst wichtig sind.

Das ethisch-soziale Axiom. „Ehrfurcht gebührt allem Lebendigen und seinem Wachstum. Respekt vor dem Wachstum bedingt bewertende Entscheidungen. Das Humane ist wertvoll; Inhumanes ist wertbedrohend" (Cohn 1988).

Der Fortbestand humaner (menschlicher) Werte ist nach Cohn sowohl eine politische als auch die Aufgabe jedes Einzelnen.

Das pragmatisch-politische Axiom. „Freie Entscheidung geschieht innerhalb bedingender innerer und äußerer Grenzen. Erweiterung dieser Grenzen ist möglich" (Cohn 1988).

Menschen können letztlich nie ganz frei sein in ihren Entscheidungen bzw. werden sie Entscheidungen innerhalb bestimmter, von Mensch zu Mensch verschiedener Grenzen treffen. Zu den **äußeren Grenzen** gehören z. B. finanzielle Möglichkeiten. **Innere Grenzen** können mangelnde Reife oder auch Krankheiten sein. Je nach Struktur der Grenzen ergibt sich für den jeweiligen Menschen ein größerer oder kleinerer Entscheidungsspielraum. Aber: Jeder Mensch kann die Grenzen seiner Entscheidungsfreiheit potenziell verändern.

Zentrale Elemente

Ruth Cohn geht davon aus, dass bei der Kommunikation in Gruppen vier Elemente eine entscheidende Rolle spielen:

- Das **„Ich"** (jedes einzelne Gruppenmitglied). Auf die Pflege bezogen können das Pflegepersonen in Institutionen des Gesundheitswesens, Mitglieder des Therapeutischen Teams oder Angehörige anderer Berufsgruppen sein.
- Das **„Wir"** (die gemeinsame Interaktion untereinander).
- Das **Thema** (das zu bearbeitende Thema, die gemeinsame Aufgabe). In der Pflege könnten dies Themen wie Pflegeverständnis, der Umgang mit verwirrten Menschen, Optimierung der Arbeitsabläufe usw. sein.
- Der sog. **„Globe"** (alles, was den Einzelnen und die Gruppe umgibt). Hierunter sind u. a. zeitliche, finanzielle und/oder personelle Rahmenbedingungen, die Erwartungen an Pflegepersonen, aber auch Ereignisse, die das einzelne Gruppenmitglied oder die gesamte Gruppe betreffen, zu verstehen.

„Ich", „Wir" und „Thema" sind dabei gleich wichtig, damit ein konstruktives Arbeiten der Gruppe am Thema möglich ist. Ruth Cohn hat hierzu ein Modell entwickelt (**Abb. 4.71**).

Ruth Cohn geht davon aus, dass ein gewinnbringendes, konstruktives und persönlich bereicherndes Arbeiten in Gruppen nur dann erfolgen kann, wenn alle vier Elemente die gleiche Gewichtung erhalten. Hilfe und Unterstützung hierbei können die von ihr formulierten zwei Postulate (Grundannahmen) und neun Hilfsregeln sein.

Postulate

Ruth Cohn formuliert zwei Postulate, die sich aus den Axiomen ableiten lassen und diese in „handfeste", praktikable Handlungsrichtlinien fassen (Cohn 1988):

1. **„Sei dein eigener Chairman, der Chairman deiner selbst.** Das bedeutet:
   a. Sei dir deiner inneren Gegebenheiten und deiner Umwelt bewusst.
   b. Nimm jede Situation als Angebot für deine Entscheidungen. Nimm und gib wie du es verantwortlich für dich selbst und andere willst" (Cohn 1988).

Menschen können und sollen eigenverantwortliche Entscheidungen treffen. Wichtig ist hierfür, dass sowohl das eigene Erleben als auch das der anderen Gruppenmitglieder in die bewusste Entscheidung einfließen soll. Jeder Mensch ist gefordert, das zu vertreten, was ihm wichtig ist. Das Postulat fordert darüber hinaus aber auch, die eigenen Spannungen zwischen physischen, emotionalen, kognitiven und praktischen Fähigkeiten und Bedürfnissen bei der jeweiligen Entscheidung zu berücksichtigen.

2. **„Beachte Hindernisse auf deinem Weg, deine eigenen und die von anderen. Störungen haben Vorrang** (ohne ihre Lösung wird Wachstum erschwert oder verhindert)" (Cohn 1988).

Der Begriff der Störung steht in der Themenzentrierten Interaktion für alles, was den einzelnen Menschen daran hindern kann, am Thema in der Gruppe mitzuarbeiten. Dabei können die Störungen sowohl durch positive Gedanken, Erlebnisse usw. als auch durch negative Erfahrungen, Ereignisse oder auch durch körperliche Beeinträchtigungen hervorgerufen werden. Allen gemeinsam ist, dass sie verhindern, aufmerksam und „ganz bei der Sache" zu sein.

Wichtig ist hierbei, dass Störungen offen angesprochen werden, entweder von der betroffenen Person selbst oder von den anderen Gruppenmitgliedern.

Hilfsregeln

Die von Ruth Cohn aufgestellten neun Hilfsregeln für die Themenzentrierte Interaktion sollen die Gruppenmitglieder bei der Arbeit im TZI-Dreieck unterstützen. Die Regeln selbst sind nach Cohn prinzipiell in jeder TZI-Gruppe anwendbar, dürfen aber nicht verabsolutiert oder „verordnet" werden.

Eine Möglichkeit kann sein, mit der Gruppe zu Beginn der Arbeit die Regeln zu diskutieren und sich dann für einige oder auch alle der Regeln zu entscheiden. Die Regeln sind so angelegt, dass sie sowohl den eigenen Selbstverwirklichungsprozess unterstützen als auch dazu beitragen, die anderen Gruppenmitglieder ernst zu nehmen. Im Folgenden werden die Hilfsregeln mit einer kurzen Erläuterung vorgestellt (zitiert nach Cohn 1988).

1. **Vertritt dich selbst in deinen Aussagen; sprich per „Ich" und nicht per „Wir" oder per „Man".**
   Redewendungen wie „Man sollte aber berücksichtigen, dass" führen dazu, dass anderen Menschen nicht klar ist, wessen Aussage oder Meinung gerade angeführt wird. Außerdem übernimmt der Sprechende laut Cohn in diesem Fall nicht die Verantwortung für das, was er sagt. In diesem Fall ist keine offene Kommunikation möglich.
2. **Wenn du eine Frage stellst, sage, warum du fragst und was deine Frage für dich bedeutet. Sage dich selbst aus, und vermeide das Interview.**
   Fragen, die ohne Angabe von Gründen gestellt werden, haben häufig den Charakter des „Ausfragens". Ruth Cohn bezeichnet sie als „unecht", weil sie kein echtes Interesse an der Antwort vermitteln können. Bei unechten Fragen besteht die Gefahr, dass unechte Antworten gegeben werden und kein echter Dialog zwischen den Gesprächspartnern entsteht.
3. **Sei authentisch (echt) und selektiv (auswählend) in deinen Situationen. Mache dir bewusst, was du denkst und fühlst, und wähle, was du sagst und tust.**
   Diese Regel fordert, nur dann zu sprechen, wenn ein Bedürfnis nach verbalen Äußerungen besteht. Die Äußerungen sollen im Einklang mit dem stehen, was dem jeweils sprechenden Menschen wichtig ist, und ehrlich sein. Lügen oder manipulative Äußerungen zerstören das Vertrauen und Verständnis zwischen den Gesprächspartnern.
4. **Halte dich mit Interpretationen von anderen so lange wie möglich zurück. Sprich stattdessen deine persönlichen Erfahrungen aus.**
   Es unterstützt die Interaktion zwischen den Gesprächspartnern, wenn sie ihre eigenen Empfindungen und Bedürfnisse aussprechen, anstatt vorschnell das Verhalten anderer zu interpretieren.
5. **Sei zurückhaltend mit Verallgemeinerungen.**
   Verallgemeinerungen haben eine ähnlich störende Wirkung auf den Gruppenprozess wie das Sprechen per „Wir" oder per „Man".
6. **Wenn du etwas über das Benehmen oder die Charakteristik eines anderen Teilnehmers aussagst, sage auch, was es dir bedeutet, dass er so ist, wie er ist.**
   Jede Meinung von bzw. über einen anderen Menschen ist eine persönliche, subjektive Meinung. Sie muss nicht zwangsläufig für alle anderen Gruppenteilnehmer gelten, d. h. sie ist nicht allgemeingültig.
7. **Seitengespräche haben Vorrang.**
   Wann immer Seitengespräche in einer Gruppensituation auftreten, macht dies deutlich, dass ein Gesprächsbedürfnis existiert. Dem betreffenden Teilnehmer sollte dann auf jeden Fall die Gelegenheit gegeben werden, sein Anliegen in die Gruppe einzubringen.
8. **Nur einer zur gleichen Zeit bitte.**
   Die Gruppe kann nur dann konstruktiv arbeiten, wenn sich die Gruppenteilnehmer konzentrier-

M ***Die zwei Postulate der TZI** betonen die Verantwortlichkeit des einzelnen Gruppenmitglieds sowohl für sich selbst als auch für das gemeinsame Miteinander.*

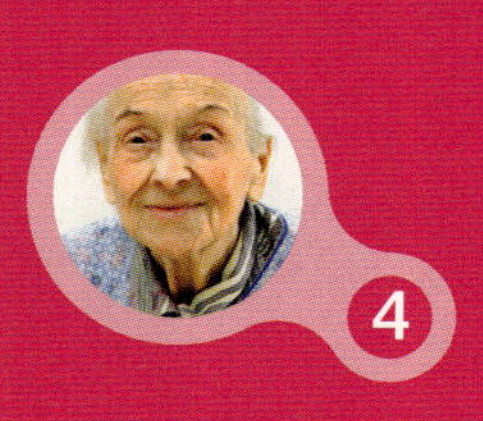

*Die genannten **Hilfsregeln der TZI** sind in vielen Bereichen anwendbar, in denen es um Kommunikation in Gruppen geht.*

Supervision ist eine Form der Praxisbegleitung und Beratung bei der Auseinandersetzung bzw. Reflexion der beruflichen Tätigkeit. Sie ermöglicht ein problemorientiertes Lernen und hat zum Ziel, persönliche und berufliche Kompetenzen zu fördern.

Supervision s. a. S. 908, 955.

Stress s. a. S. 953.

***Supervision** bedeutet wörtlich übersetzt so viel wie „Aufsicht, Kontrolle, Leitung, Überwachung".*

tes Interesse entgegenbringen. Die Konzentration auf mehrere verbale Beiträge gleichzeitig ist jedoch nicht möglich.

9. **Wenn mehr als einer sprechen will, verständigt euch in Stichworten, über was ihr zu sprechen beabsichtigt.**
   Die kurze Verständigung darüber, welche Gesprächsbeiträge anstehen, verhindert, dass sich jemand übergangen fühlt. Die Reihenfolge der anstehenden Beiträge kann in der Gruppe abgesprochen werden.

Themenzentrierte Interaktion in der Pflege

Die Themenzentrierte Interaktion integriert alle Bereiche des Menschseins. Durch die Anwendung dieser Art von Gesprächsführung werden über die Arbeit an einem Thema gleichzeitig auch alle sozialen Kompetenzen des einzelnen Teilnehmers gefördert. Da die Themenzentrierte Interaktion besonders geeignet ist, die Kommunikation von Gruppen zu unterstützen, die an einem Thema bzw. einem Arbeitsauftrag arbeiten, ist ihr Einsatz auch in vielen Bereichen pflegerischen Handelns denkbar. TZI kann z.B. eingesetzt werden beim Arbeiten eines Teams einer Pflegeeinheit an Projekten wie:

- dem Erarbeiten von Pflegestandards,
- der Arbeit an einem gemeinsamen Pflegeverständnis unter Berufung auf eine Pflegetheorie,
- der Auswahl eines bestimmten Pflegesystems,
- Teambesprechungen (Dienstübergabe usw.),
- Teambesprechungen, die die Arbeit mit Patienten zum Gegenstand haben,
- interdisziplinären Konferenzen,
- Kleingruppenarbeit in Pflegeschulen usw.

Da die Effektivität und Kontinuität der Pflege zu einem großen Teil auf die Zusammenarbeit mehrerer Menschen angewiesen ist, kann auch hier das konstruktive Miteinander zu einer wesentlichen Verbesserung des „Klimas" zwischen den Mitarbeitern beitragen. Von diesem verbesserten Miteinander profitiert letztlich das zentrale Anliegen der Pflege, der hilfsbedürftige Mensch (**Abb. 4.72**).

Die Themenzentrierte Interaktion ist eine Form der Gesprächsführung, die häufig im Rahmen der Supervision angewandt wird.

Supervision

In den meisten Bereichen der Supervision hat sie sich immer mehr differenziert und von der reinen Kontrolle zu einer Form der Praxisbegleitung, Beratung und Unterstützung entwickelt.

Seit den 70er-Jahren gewinnt die Supervision auch in Deutschland für Mitarbeiter in sozialen und medizinischen Berufen immer mehr an Bedeutung und erhält dabei gleichzeitig einen praxisbezogenen Schwerpunkt. Sie wird in unterschiedlichen Gruppen, Institutionen und Projekten eingesetzt.

Supervision in der Pflege. Die Gründe, die für eine Supervision von Pflegekräften sprechen, sind vielfältig. So wird z.B. von einer Pflegekraft neben einem fachlichen Wissen, manuellen Fähigkeiten und Fertigkeiten vor allem auch ein hohes Maß an empathischen Fähigkeiten gefordert.

Gerade in einer patientenorientierten Pflege ist diese soziale Kompetenz mehr gefordert als die reine Ausübung von Pflegetätigkeiten, um eine tragfähige, konstruktive Beziehung zwischen Pflegekraft und Patient aufzubauen. Themen wie „Nähe und Distanz", „Macht und Ohnmacht", „Abhängigkeit und Unabhängigkeit" und der Umgang mit Leid und Tod bestimmen häufig den Alltag von Pflegenden. Durch die knapper werdenden finanziellen Mittel und die fortschreitende Technisierung wird die Belastung der Pflegekräfte ständig erhöht.

Häufig tritt ein Gefühl der Unzulänglichkeit und der Frustration auf, da dem eigenen Anspruch an Pflege nicht entsprochen, die Diskrepanz zwischen Anspruch und Wirklichkeit nicht überbrückt werden kann. Eine der bekanntesten Folgen ist neben einer hohen Fluktuation das Burn-out-Syndrom. Durch Änderungen der Organisation innerhalb einer Institution und/oder einer Abteilung treten daneben vermehrt auch Konflikte innerhalb und zwischen verschiedenen Berufsgruppen auf.

Die Supervision ist eine Möglichkeit der Unterstützung z.B. beim Umgang mit den verschiedensten Belastungen sowie intra- und interpersonellen Konflikten. Sie hat u.a. zum Ziel:

- die Fähigkeit zur differenzierten Wahrnehmung zu fördern,
- soziale Kompetenzen zu fördern,
- die berufliche Identität zu klären,
- Raum zu geben, Situationen aus dem beruflichen Alltag zu reflektieren.

Supervision kann als eine präventive Maßnahme gegenüber berufsbedingtem Stress und dem Burn-out-Syndrom angesehen werden. Zudem stellt sie auch ein Instrument der Pflegequalitätsverbesserung und -sicherung sowie der Professionalisierung dar. Wünschenswert ist eine Einbindung der Supervision in die Ausbildung von Pflegepersonen, um gerade Berufsanfängern zu helfen, sich mit ihrer Persönlichkeit in den institutionellen Strukturen zu orientieren und soziale Kompetenzen im Umgang mit Patienten, Kollegen und Vorgesetzten zu entwickeln.

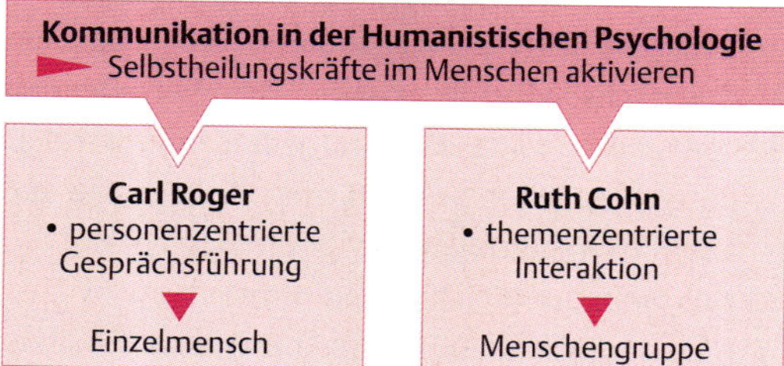

Abb. 4.72 Kommunikation in der Humanistischen Psychologie.

Wandel und Veränderung

Menschen haben ein existenzielles Bedürfnis nach Sicherheit. In diesem Sinne lieben sie die gewohnte Sicherheit, die Routine. Nichtsdestotrotz müssen sich Menschen auch mit dem Gegenteil, der Unsicherheit, die durch Veränderung ausgelöst wird, befassen. Die Veränderung kann notwendig werden, weil sich die Interaktion z. B. mit den Kollegen ändert. Sie kann aber auch notwendig werden, weil die Organisation als solche sich immer wieder an veränderte Umwelten anpassen muss.

Charaktertypen

Jeder Mensch muss also immer mal wieder die Unsicherheit der Veränderung aushalten. Doch ist die Fähigkeit, diese notwendige Unsicherheit auszuhalten sehr unterschiedlich ausgeprägt. Die Psychologen sprechen davon, dass unsere Selbstbewusstseinsstärke, positiv ausgedrückt, aber auch negativ ausgedrückt unser Minderwertigkeitsgefühl, Resultat der frühkindlichen Auseinandersetzung mit unseren Urängsten ist: Haben wir die „Zuverlässigkeit der Welt" in Form unserer Hauptbezugsperson erfahren, dann wuchs daraus das sog. Urvertrauen, das die Basis des späteren Selbstvertrauens bildet. Konnten wir unsere Urangst, verlassen zu werden, nicht in diesem Maße bewältigen, weil die Hauptbezugsperson keinen ausreichenden Halt geben konnte, blieb eher ein Ur-Misstrauen in die Zuverlässigkeit der Welt zurück, das sich bis zu einem ausgesprochenen Minderwertigkeitskomplex ausweiten kann, wenn es weiter durch negative Erfahrungen gespeist wird (Ur-Angst und Ur-Misstrauen).

Schulz von Thun (1998) hat daraus in Anlehnung an Fritz Riemann eine Charaktertypenlehre abgeleitet. Demzufolge gibt es in jedem Menschen eine Grundkonstellation von vier existenziellen Begriffen: Nähe, Distanz, Wechsel und Dauer. Schulz von Thun ordnet diese vier Begriffe in einem Fadenkreuz auf zwei aufeinanderbezogenen Achsen an (**Abb. 4.73**): zum einen die Nähe-Distanz-Achse, zum anderen die Wechsel-Dauer-Achse.

Die vier Begriffe sind alle existenziell gleich wichtig, d. h. es geht keineswegs um eine Wertung bzw. Bewertung. In einer der Ausgangsecken fühlen wir uns allerdings mehr zu Hause; weil sie unserer frühkindlichen Prägung in der Auseinandersetzung mit der Ur-Angst entspricht. Ausgangspunkt unserer Persönlichkeitsentwicklung ist erst einmal das Aufeinander-bezogen-Sein der Achsenbegriffe. Das bedeutet konkret, dass es sich bei den Achsenbegriffen um eine kompensatorische Entsprechung handelt: Der Nähe-Typ hat Angst vor der Distanz, dem Allein- und Isoliertsein, während der Distanz-Typ Angst vor der vereinnahmenden Nähe hat. Der Dauer-Typ hat Angst vor der Unstetigkeit und fehlenden Festlegung und Sicherheit des Wechsels, während der Wechsel-Typ Angst vor dem Stillstand, der Unabänderlichkeit und der Dauerhaftigkeit hat.

Distanz-Typ s. a. S. 927.

Nähe-Typ s. a. S. 927.

Ob wir uns tatsächlich in der Persönlichkeitsentwicklung weiterentwickeln hängt davon ab, ob wir die extremen Endpunkte der jeweiligen Achsen auszugleichen in der Lage sind. Anders ausgedrückt: Um erwachsene, reife Menschen zu werden, brauchen wir in uns einerseits den Ausgleich von Nähe und Distanz und andererseits den Ausgleich von Dauer und Wandel. Wir müssen uns quasi die Mitte erarbeiten.

Umgang mit Widerständen

Abwehrverhalten

Wie bereits beschrieben, ruft die Notwendigkeit der Veränderung, der Anpassung an veränderte zwischenmenschliche oder organisatorische Zusammenhänge, nicht bei allen Menschen ungeteilte Zustimmung und Begeisterung hervor. Die Menschen halten Veränderung eher aus, bzw. sind eher in der Lage sich anzupassen, wenn sie ein gewisses Selbstbewusstsein im Sinne der Sicherheit ihrer Person mitbringen. Ansonsten müssen wir mit teilweise erheblichen Widerständen rechnen.

M *Es empfiehlt sich, in Veränderungssituationen immer mit dem Widerstand zu gehen und nicht gegen ihn zu arbeiten.*

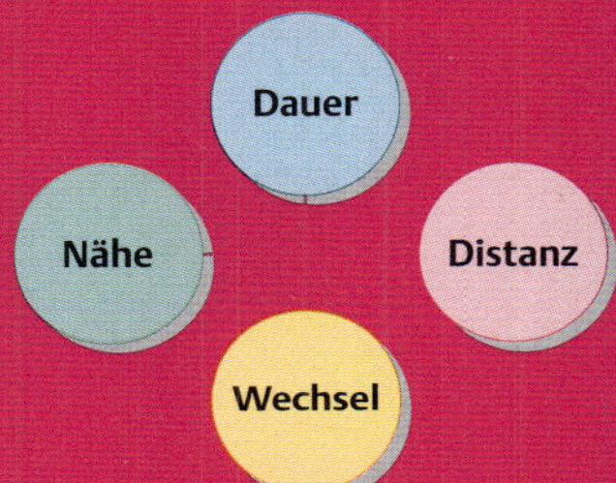

Abb. 4.73 Vier Grundbestrebungen der Persönlichkeit (nach Riemann 1969, Thomann u. a. 1988, Schulz v. Thun 1998).

Erfahrungen

Die Erfahrungen des Menschen sind ein Bestandteil seiner Persönlichkeit, besonders wenn es sich um grundlegende, sog. prägende Erfahrungen handelt. Solche Prägungen begleiten uns gewissermaßen wie ein lieb gewordenes „Muster". In verunsichernden, also neuen Situationen, greifen wir gerne auf solche Muster zur Orientierung zurück. Aktueller Widerstand gegen angesagte und eben auch oft notwendige Veränderung erinnert gewissermaßen an alte, ungute Erfahrungen mit Veränderungssituationen und lässt die Menschen sich unbewusst sperren.

Aggression

Mitarbeiter oder Kollegen, die sich gegen Veränderung sperren und in den Widerstand gehen, haben Angst vor der angesagten oder erzwungenen Veränderung. Sie haben Angst, die mühsam erarbeitete Sicherheit der täglichen Routine zu verlieren bzw. den neuen Anforderungen nicht zu genügen. Aus Angst wehren sie sich und werden u. U. auch verbal aggressiv, machen „Dienst nach Vorschrift", usw.

Um dieses Verhalten in notwendigen Veränderungsprozessen zu vermeiden, lohnt es sich für Führungskräfte immer an den entgegengesetzten Pol der Veränderung, die Dauer, Beständigkeit und Sicherheit zu denken. Mitarbeiter und Kollegen sind viel eher bereit in Veränderungsprozessen mitzuarbeiten, wenn sie das Gefühl haben, dass ein Teil der bewährten Sicherheit erhalten bleibt.

M *Nicht alles auf einmal ändern, sondern schrittweise und die Mitarbeiter/Kollegen da abholen, wo sie auch mit ihren Unsicherheiten und Ängsten stehen*

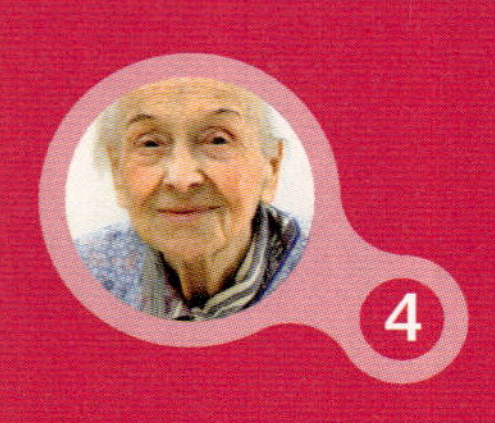

Berufstypische Befindlichkeiten

M Die durchschnittliche Verweildauer des examinierten Pflegefachpersonals in der Pflege nach der Ausbildung beträgt 5,8 Jahre.

Formen und Ziele der Hilfe

Zunächst ist zu klären, was unter Hilfe zu verstehen ist. Im Hilfe-Verständnis wird unsere Einstellung zum Mitmenschen sehr deutlich. Im Einzelnen können vier unterschiedliche Hilfe-Konzepte unterschieden werden:

Durch Hilfe abhängig machen. Hilfe wird hier eingesetzt, um den auf Hilfe angewiesenen Menschen abhängig zu halten und ihn dadurch zu kontrollieren. Es geht um Macht.

Der „Starke" hilft dem „Schwachen". Durch Hilfeleistung für andere kann der Helfer seine eigene „Schwäche" abwehren. Angesichts des Elends anderer Menschen geht es ihm gleich viel besser.

Probleme der anderen zu den eigenen machen. Hier wird stellvertretende Hilfe geleistet, indem versucht wird, dem anderen seine Probleme abzunehmen, ihn zu entlasten. Damit setzt der Helfer v.a. sich selbst in Szene.

Hilfe zur Selbsthilfe. Das ist das in der Pflege gebrauchte Verständnis des Helfens: „So viel Hilfe wie nötig und so wenig Hilfe wie möglich!" Nur so können die Selbsthilfekräfte des Patienten bzw. Bewohners angeregt werden.

Helfen in der Altenpflege

M Die wahre Nächstenliebe oder die Ware Nächstenliebe?

Natürlich sollen Menschen sich gegenseitig weiterhelfen, aber diese Hilfe muss von Herzen kommen. Dazu muss eine entsprechende mitmenschliche Einstellung erarbeitet werden. „Liebe deinen Nächsten wie dich selbst!" war ein oft gehörtes Motto in der Erziehung. In der jüdisch-christlichen Tradition, v.a. durch die Interpretation der staatstragenden Kirchen, wurde das Bild der Nächstenliebe allerdings recht eigenartig verfremdet. Es ist, wie wenn man ein Pferd von hinten aufzäumt: „Liebe deinen Nächsten, den Nächsten, den Nächsten, den Nächsten..." und man selbst bleibt dabei auf der Strecke. Bevor der Mitmensch, der Nächste, geliebt werden kann, muss man sich erst einmal selbst lieben und akzeptieren. Dies ist die unabdingbare Voraussetzung der Liebesfähigkeit. Es ist aber auch die Voraussetzung dafür, dass die Menschen in den sozialen Berufen in der tätigen Nächstenliebe, ohne die unsere Gesellschaft noch kälter würde, nicht selbst auf der Strecke bleiben und „ausgebrannt", krank und damit selbst hilfebedürftig werden.

Die Pflege ist ein Dienstleistungsgewerbe, die Nächstenliebe hat hier Warencharakter, d.h. die Pflegenden verkaufen auf dem Arbeitsmarkt ihre Fürsorglichkeit, ihre Mitmenschlichkeit, ihre Freundlichkeit usw.

Eigentlich ist es also viel zu teuer, Schüler für die Pflege auszubilden, weil sie gar nicht lange genug durchhalten in diesem anstrengenden Beruf. Das ist natürlich nicht ernst gemeint. Es verweist aber darauf, wie wichtig es ist, die nötige Nähe, die wahre Nächstenliebe, ohne die Pflege als Beziehungspflege gar nicht heilend sein kann, durch die notwendige Distanz auszugleichen. Nach Dienstschluss müssen die Pflegepersonen sich des Warencharakters ihrer Arbeit bewusst werden und abschalten, damit sie am nächsten Tag wieder die nötige Nähe herstellen und aushalten können.

Helfer-Syndrom

Es geht also darum, klarer unterscheiden zu lernen, aus welchen Motiven heraus geholfen wird, damit die Pflegenden besser für sich sorgen lernen und die anstrengende Arbeit dadurch besser und länger aushalten. Dazu müssen die bewussten von den unbewussten Motiven des Helfens unterschieden werden.

Bewusste Motive des Helfens

Bewusste Motive sind die Motive, die die Schülerinnen und Schüler im Vorstellungsgespräch benennen könnten, die also ihrem Bewusstsein zugänglich sind. Dies können folgende Beweggründe sein:
- Nächstenliebe,
- früher in der Kindheit erfahrene Hilfe zurückgeben zu wollen,
- lieber mit lebendigen Menschen als mit Maschinen zu arbeiten,
- einer sozial anerkannten Arbeit nachzugehen,
- gute Weiterbildungsmöglichkeiten,
- flexible Arbeitszeiten, die sich gut mit der Familie vereinbaren lassen.

Unbewusste Motive des Helfens

Beim unbewussten Zwang, helfen zu müssen, spricht man vom Helfer-Syndrom, das Schmidbauer (1977) in seiner bekannten Studie über die „hilflosen Helfer" beschrieben hat. Die am Helfer-Syndrom leidende Pflegekraft kann nicht „Nein" sagen, er oder sie meint, immer, rund um die Uhr, im Einsatz für den Mitmenschen sein zu müssen. Durch die Hilfe für andere wird die eigene „Schwäche" abgewehrt. Die stellvertretende Hilfe für andere wird oft als eigene „Stärke" und Leistungsfähigkeit erlebt. Der andere, dem geholfen wird, wird aber abhängig gehalten, er darf auf gar keinen Fall selbstständig werden. Der Helfer würde dann nicht mehr gebraucht und würde sich nutzlos vorkommen. Er hat Angst, „Nein" zu sagen, weil er von sich selbst zu wenig hält. Dieses Selbstbild projiziert er auf andere und meint dann, dass die auch nichts von ihm hielten, wenn er nicht ihren Erwartungen entspreche.

Frühkindliche Prägung

Nach Schmidbauer (1977) ist das Helfer-Syndrom das Resultat einer frühkindlichen Prägung.

Die einzelnen Puzzlesteine des Helfer-Syndroms benennt Schmidbauer wie folgt:

- das ungeliebte Kind,
- das ungeliebte Kind, das sich mit den elterlichen ÜBER-ICH-Forderungen überidentifiziert,
- eigene Bedürfnisse werden geleugnet,
- indirekte Aggressivität,
- der Helfer sucht sich schwächere, von ihm abhängige Partner.

Das ungeliebte Kind. Alle Menschen haben die Sehnsucht nach bedingungsloser Liebe. Sie wollen einfach geliebt werden, bloß weil sie da sind, egal, was sie getan oder nicht getan haben. Leider bleibt die Wirklichkeit hinter dieser Ur-Sehnsucht des Menschen meist mehr oder weniger zurück. Die Erfahrung des „ungeliebten Kindes" ist eine ganz andere: Es wurde von den Eltern nicht freudig erwartet oder herbeigesehnt. Es fühlt sich lästig, nicht wahrgenommen und beachtet. Das Schlimmste, was Menschen passieren kann, ist, übersehen zu werden. Übersehene Menschen versuchen dann, die Aufmerksamkeit auf sich zu lenken. Bei Kindern geht dies entweder, indem sie etwas anstellen; dann werden sie zwar bestraft, aber Strafe ist immer noch besser, als gar nicht beachtet zu werden. Oder aber sie werden zu braven, angepassten, hilfreichen Kindern, um auf diese Weise Anerkennung zu finden.

Das ungeliebte Kind, das sich mit den elterlichen ÜBER-ICH-Forderungen überidentifiziert. Damit Kinder nicht übersehen werden, tun sie das, was die Eltern von ihnen erwarten und fordern. Sie identifizieren sich mit den elterlichen Forderungen, mit den Forderungen der gesellschaftlichen Normen und Werte, mit dem elterlichen ÜBER-ICH. Dazu tragen Erziehungssätze bei, die tausendfach wiederholt werden. „Erst wenn du dein Zimmer aufräumst, gute Noten mit nach Hause bringst, dein Kleidchen nicht mehr dreckig machst, zur rechten Zeit aufs Töpfchen gehst usw., können wir irgendwann auch mal über deine Wünsche und Bedürfnisse reden." Brave Kinder lernen so, eigene Bedürfnisse nicht mehr anzumelden, weil sowieso nicht darauf eingegangen wird. Sie lernen so, durch Aufopferung für andere, indem sie das tun, was mächtigere andere, Eltern, Lehrer usw., von ihnen erwarten und fordern, sich Anerkennung zu erarbeiten. Was sie so erfahren, das ist sicher keine Liebe, sondern nur ein billiger Ersatz.

Eigene Bedürfnisse werden geleugnet. Das brave Kind, das sich Anerkennung durch Hilfe für andere erarbeitet, hat gelernt, dass es nicht um seine eigentlichen Bedürfnisse geht. Es verlernt, eigene Bedürfnisse überhaupt zu spüren, anzumelden und für seine Bedürfnisbefriedigung einzutreten. Im Vollbild des Helfer-Syndroms handelt es sich um ein Selbstbild, in dem der Helfer meint, sich grenzenlos für andere aufopfern zu können, ohne je eigene Bedürfnisse zu haben.

Indirekte Aggressivität. Obwohl eigene Bedürfnisse vom Helfer nicht mehr angemeldet werden, bestehen natürlich Erwartungen, für die geleistete Hilfe Anerkennung oder eine andere Form der Gegenleistung zu erhalten. Diese Erwartungen werden aber nicht geäußert. Treten die Erwartungen dann nicht ein, was nicht weiter verwunderlich ist, ist der Helfer ärgerlich. Er darf das aber auf gar keinen Fall sein und v. a. nicht zeigen, weil das nicht in sein Selbstbild vom selbstlosen Helfer passen würde. Also äußert sich sein Ärger indirekt.

Der Helfer sucht sich schwächere, von ihm abhängige Partner. Weil der Helfer voller Minderwertigkeitsgefühle steckt, fühlt er sich einer offenen, direkten Auseinandersetzung nicht gewachsen. Er sucht sich vornehmlich noch schwächere Partner, um sich angesichts deren Schwäche scheinbar stark zu fühlen. Eltern können so ihre größer werdenden Kinder nie wie gleichberechtigte Partner behandeln. Sie brauchen die scheinbare Überlegenheit, um nicht gleichberechtigt diskutieren und streiten zu müssen.

Burn-out-Syndrom als Folge des Helfer-Syndroms

Wer in seiner beruflichen, wie auch privaten Situation immer nur gibt, ohne in ausreichendem Maße Anerkennung dafür zurückzubekommen, ist irgendwann wie eine Batterie, die immer nur abgibt, ohne wieder aufgeladen zu werden, ausgebrannt. Aus dem Englischen kommt dafür der Begriff des Burn-out-Syndroms (s. u.).

Erschöpfung ist ein passendes deutsches Wort für den Zustand des Burn-out. Die eigene Arbeitsfähigkeit leidet unter den Folgen der psychischen Überlastung (**Abb. 4.74**). Der Zustand der Erschöpfung ist in diesem Sinne Vorbote von psychosomatischen Erkrankungen. Ein erschöpftes Immun-Abwehrsystem ist anfällig für eine Vielzahl von Erkrankungen.

M *Das Muster der frühkindlichen Prägung lautet dann: „Damit ich wahrgenommen und wenigstens ein bisschen anerkannt werde, muss ich mich für andere einsetzen, mich aufopfern."*

D ***Syndrom** bedeutet in der Medizin, dass es sich um ein Puzzle handelt, eine Gruppe von Krankheitszeichen, die für ein bestimmtes Krankheitsbild charakteristisch sind.*

M *Das Burn-out-Syndrom ist entweder die Folge des Helfer-Syndroms oder die Folge von negativ erlebtem Dauerstress.*

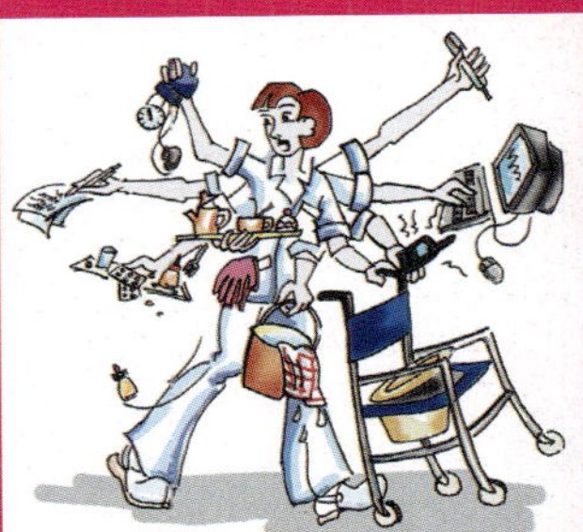

Abb. 4.74 Emotionale Erschöpfung äußert sich in Gefühlen des Versagens und in Resignation.

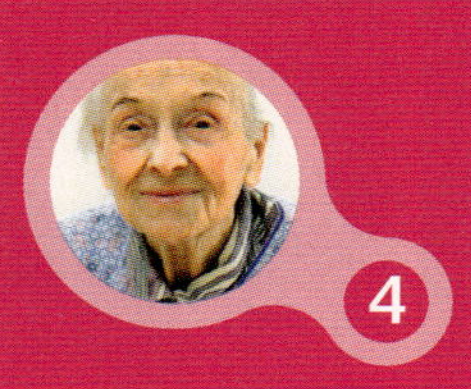

M *Hilfe zu leisten, erfordert vom Helfer, seine Fähigkeiten und auch seine Grenzen zu kennen.*

M *Allgemeine Faktoren, die zur Entwicklung eines Burn-out-Syndroms beitragen:*
- *Berufsrollenverständnis,*
- *fachliche Anforderungen,*
- *emotionale Belastungen,*
- *zwischenmenschliche Konflikte,*
- *organisatorische Bedingungen,*
- *Persönlichkeitsstruktur.*

M *Heute wird Burn-out nicht nur in sozialen Berufen festgestellt, sondern auch bei Personen, die in Industrie und Wirtschaft, Haushalt und Familie tätig sind.*

D ***Burn-out** ist eine Bezeichnung für einen psychischen und/oder physischen Erschöpfungszustand nach einer Phase von anhaltendem meist berufsbedingtem Stress. In manchen Fällen führt dies zu länger anhaltenden psychischen und physischen Störungen und zu sozialen Folgeschäden.*

Burn-out-Syndrom

Helfende Berufe

Manchmal ist es gar nicht einfach, so zu helfen, dass es für den anderen eine wirkliche Hilfe bedeutet. Hilfe kann für jeden Menschen etwas anderes bedeuten; es ist deshalb wichtig, die Bedürfnisse einer Person zu kennen.

Viele Menschen erleben heute in ihrer beruflichen Laufbahn einen Prozess von Begeisterung am Anfang bis hin zur völligen Enttäuschung am Ende. Sie erinnern sich, wie sie in ihrem Beruf Feuer und Flamme waren und empfinden nun nur noch Leere und Sinnlosigkeit. In dieser Zeit häufen sich Krankheitssymptome und beruflicher Misserfolg. Betroffene Menschen beschreiben Verlauf und Endzustand als „Ausbrennen" und „wie ausgebrannt sein". Aus dem Amerikanischen Sprachraum kommt hierfür der auch bei uns gebräuchliche Begriff Burn-out.

Seit den 60er-Jahren gibt es zunehmend Berichte und Diskussionen zum Thema Burn-out. Es war eine erschreckend hohe Anzahl von Selbsttötungsfällen, Suchterkrankungen, Depressionen und „Zusammenbrüchen" bei Mitarbeitern in helfenden Berufen festgestellt worden. Wenn im Folgenden nur von Pflegeberufen die Rede ist, trifft die Problematik doch auch für Ärzte, Pfarrer, Psychotherapeuten, Lehrer, Sozialarbeiter, Eltern, ehrenamtliche Helfer und pflegende Angehörige zu. Besonders die psychologischen Gegebenheiten der helfenden Berufe wurden in der Folgezeit analysiert.

Fachkräfte in Heilberufen helfen Menschen beim Gesundwerden, Gesundbleiben und begleiten sie in schweren Lebenssituationen, auch beim Sterben. Neben allen beruflichen Verpflichtungen stehen sie der Aufgabe gegenüber, ihre eigene Gesundheit zu erhalten. Während der Ausbildung und in der Fachliteratur wird heute das umfangreiche Wissen über Pflege, Behandlung und Begleitung des Kranken ergänzt durch das Wissen um die eigene körperliche und seelische Gesundheit.

Um für die anspruchsvolle Arbeit in Pflegeberufen gut ausgerüstet zu sein, müssen Pflegende heute etwas von den Mechanismen wissen, die sie selbst krank machen, und von den Kräften und Bedingungen, die das verhindern können (Salutogenese).

Kennzeichen des Burn-out-Syndroms

Der Begriff Burn-out, übersetzbar mit „ausbrennen" oder „ausgebrannt", umfasst ein Syndrom, das bei professionellen Helfern als Folge von Überlastung auftritt. Es ist gekennzeichnet durch:
- körperliche Erschöpfung,
- emotionale Erschöpfung,
- zynisch-abwertende Haltung gegenüber dem Hilfesuchenden (Dehumanisierung),
- Gefühl, der beruflichen Aufgabe nicht mehr gewachsen zu sein.

Es handelt sich um einen Erschöpfungszustand aufgrund von Frustration und oft unrealistischen Erwartungen.

Ursachen des Burn-out-Syndroms

Burn-out entsteht nicht plötzlich. Es handelt sich um einen Prozess, der sich oft über Jahre erstreckt und an dem verschiedene Faktoren beteiligt sind. Die Ursachen, die bei einer Person zu Burn-out führen, können sehr unterschiedlich sein.

Berufsrollenverständnis

Der Pflegeberuf ist derzeit von verschiedenen Rollenverständnissen gekennzeichnet. Der Einfachheit wegen beschränkt sich die folgende Darstellung auf zwei extreme Sichtweisen. Im Alltag finden sich jedoch Rollenverständnisse der Pflegeberufe, die sich auf einem Kontinuum zwischen diesen Sichtweisen bewegen:

Traditionelles Rollenverständnis. Das sog. traditionelle Rollenverständnis ist im 19. und zu Beginn des 20. Jahrhunderts entstanden. Pflegende waren unverheiratet, kinderlos, waren rund um die Uhr bereit, sich für die Kranken einzusetzen, sie arbeiteten für wenig Geld, für „Naturalien" oder auch für „Gottes Lohn". Ihr Beruf war Berufung, Selbstaufopferung und es galt bedingungsloser Gehorsam gegenüber der Autorität des Arztes.

Modernes Rollenverständnis. Heute prägen die Berufsverbände das moderne Verständnis der Pflegeberufe. Sie sprechen von Eigenverantwortlichkeit und Selbstständigkeit und betonen gleichzeitig die Vermittlerstellung der Pflegenden und ihre Aufgaben in einem interdisziplinären Team. Pflegerische Zuständigkeiten und Verantwortlichkeiten werden rechtlich definiert. Arbeitszeit und Vergütung werden tariflich festgelegt (**Tab. 4.8**). Pflege wird als Dienstleistung verstanden und entsprechend abgerechnet.

Erwartungen. Die Bestandteile der verschiedenen Rollenverständnisse durchziehen die Erwartungen der Gesellschaft, der Patienten, der Pflegeheimbewohner, der Angehörigen und Besucher, der Ärzte, der Heim- und der Krankenhausleitung, der Kollegen und der Pflegenden selbst. Widersprüchliche Erwartungen führen zu Verunsicherung und zu Konflikten. Die Erfahrung, dass nie alle Erwartungen der existierenden Rollenvorstellungen erfüllt werden können, führt oft zu Unzufriedenheit und Frustration (**Abb. 4.75**).

Rollenkonflikte

Aus nicht miteinander zu vereinbarenden Erwartungen an bestimmte Rollen entstehen Rollenkon-

Tab. 4.8 Rollenverständnisse des Pflegeberufes

Traditionelles Rollenverständnis (historisch gewachsene Erwartungen an die Persönlichkeit und an die Fähigkeiten der Pflegenden)	*Modernes Rollenverständnis*
– Aufopferung – Selbstlosigkeit – Berufung – religiöser Auftrag – „dienen“	– Pflege als Dienstleistung
– Pflege häufig vollständig eigenverantwortlich	– rechtliche Klärung der Verantwortlichkeit – Pflege als Teamleistung
– ohne „Recht auf Freizeit“	– Anspruch auf geregelte Arbeitszeit/Teilzeitarbeit – Anspruch auf Urlaub und Freizeit – Freizeit hat eigene Inhalte – Anspruch auf Fortbildung
– Arbeit für „Gottes Lohn“	– Anspruch auf tarifliche Vergütung
– Pflege ist ein Frauenberuf – ledige Frauen	– auch Männer arbeiten in Pflegeberufen – Pflegende können verheiratet sein und Kinder haben
– „Untergebene des Arztes“	– Pflegende in enger Zusammenarbeit mit dem Arzt
– Pflegende wissen immer besser Bescheid als die gepflegten Personen	– Patienten werden in die Pflege einbezogen und informiert – der „mündige Patient“

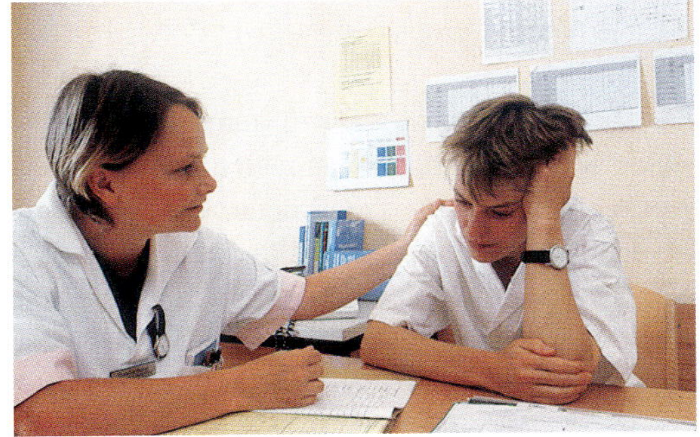

Abb. 4.75 Niemand kann alle Erwartungen der verschiedenen Rollenvorstellungen erfüllen.

flikte. Wenn sie nicht zufriedenstellend bearbeitet werden, entstehen Unzufriedenheit und Motivationsverlust. Das Rollenselbstbild wird infrage gestellt. Die Identifikation der Pflegeperson mit ihrem Beruf wird gestört.

Ganz deutlich werden die Abweichungen der Rollenverständnisse, wenn die in der Ausbildungszeit vermittelte Theorie auf die Praxis stößt. Jetzt scheinen viele, oft mühsam vermittelte Idealbilder als Illusionen zu erlöschen.

Auswirkungen des traditionellen Rollenverständnisses schlagen sich heute noch in finanziellen und strukturellen Gegebenheiten des Pflegeberufs nieder, z. B. bei Tarifen für Nacht- und Wochenendarbeit, Feiertagszuschlägen, Arbeitszeiten und Schichtzulagen, die weit unter den Vergütungen im industriellen Bereich liegen.

Berufliche Identitätsfindung – Ideale

Die verschiedenen Rollenverständnisse beinhalten verschiedene Ideale. Im Verlauf der Berufsfindung und -ausübung entwickelt die Pflegeperson eigene Vorstellungen über die „ideale Ausübung“ ihres Berufes. Sie macht einen Prozess der beruflichen Identitätsfindung durch. Dabei ist es nötig, sich klar zu machen, dass Ideale für den Pflegeberuf äußerst wichtig, aber auch gefährlich sind.

Ideale stellen Ziele dar. Ziele sind notwendig, um motiviert zu sein und eine gute Pflegeleistung zu erbringen. Dies ist Voraussetzung für eine gute, patientengerechte Versorgung von alten und kranken Menschen. Ideale sind somit notwendig, um Pflege auf hohem Niveau auszuüben.

Ideale bergen Gefahren. Sie sind nie ganz zu verwirklichen, oft nicht einmal ansatzweise. Der häufigste Irrtum besteht darin, das Nichterreichen der Ideale als Scheitern zu interpretieren. Dies würde langfristig zu hoher Unzufriedenheit führen. Der richtige Umgang mit Idealen in Pflegeberufen besteht darin, jede Annäherung an die Ideale als Erfolg zu werten. Es geht nicht um ein hohes, unerreichbares Ziel, sondern darum, kleine, erreichbare Teilziele zu setzen, deren Erreichen die Motivation und die Freude an der Arbeit erhöht.

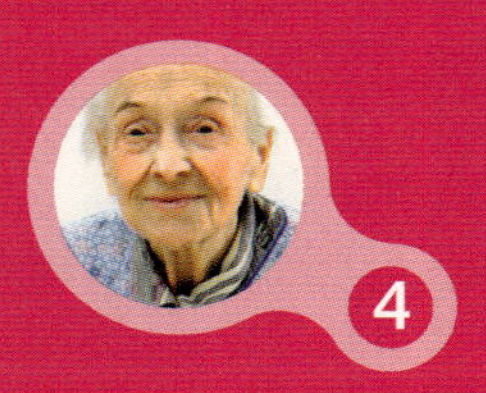

4

Fachliche Anforderungen

So vielseitig wie der Beruf so komplex sind auch die Anforderungen, die an ihn gestellt werden. Von Pflegenden wird erwartet, dass sie sowohl medizinisch-pflegerisch als auch psychologisch kompetent sind. Ständig werden zu dem, was sich in der Pflege bewährt hat, Neuerungen bei der Arbeit eingeführt. Es werden neue Medikamente, Lagerungstechniken und behandlungspflegerische Maßnahmen erforscht und weiterentwickelt.

Psychologische Kenntnisse. Darüber hinaus sollen Pflegende über neue psychologische Kenntnisse verfügen: Angemessen mit Patienten verschiedener Krankheitsbilder und mit Angehörigen umzugehen, gehört heute zu den Berufsaufgaben der Pflegeperson.

Fortbildungen. Auch in fachfremden Bereichen, wie elektronischer Datenverarbeitung, werden neue Anforderungen gestellt. Fortbildungen erweitern das Fachwissen. Häufig werden Fortbildungen während der Arbeitszeit angeboten, und es ist nicht möglich, Mitarbeiter dafür freizustellen ohne andere Mitarbeiter dadurch zu belasten. Werden Fortbildungen in der Freizeit angeboten, geht dies meist auf Kosten der Erholungszeit der Arbeitnehmer. Nehmen nur einzelne Mitarbeiter an einer Fortbildung teil, kann es schwierig werden, das neu erworbene Wissen an die Gruppe weiterzugeben und in der Abteilung umzusetzen.

Auf sich allein gestellt sein. Es kommt zu zusätzlichen Belastungen, wenn sich die Zuständigkeit auf Arbeitsbereiche erstreckt, für die man sich nicht kompetent fühlt, z.B. das Arbeiten am Computer mit häufig geänderten Programmen. Besonders kritisch und schwierig sind Situationen, in denen Pflegende auf sich alleine gestellt sind, wie es oft bei Nachtwachen oder Mitarbeitern in ambulanten Diensten der Fall ist.

Hohe Verantwortlichkeit. Kranken- und Altenpflege ist durch eine hohe Verantwortlichkeit bei vergleichsweise geringer persönlicher Entscheidungs- und Handlungsfreiheit des Einzelnen gekennzeichnet. Diese Verantwortung zu tragen ist schwer, vor allem weil man oft nicht nur für das eigene Tun und Lassen verantwortlich ist, sondern auch für das von nicht examinierten Hilfskräften, Schülern und teilweise auch der Patienten und Angehörigen.

Zeitdruck. Zu den hohen qualitativen Anforderungen kommt der hohe Zeitdruck, unter dem Pflegende arbeiten. Es muss in viele Richtungen gleichzeitig und vorausschauend gedacht werden, ständige Einsatzbereitschaft wird gefordert.

M *Je mehr Ähnlichkeit die belastende Situation im Krankenzimmer mit der privaten Lebenssituation hat, umso schwerer und dringender wird es sein, sich abzugrenzen.*

Emotionale Belastungen

Die Konfrontation mit Verlusten gehört zu den Situationen in der Pflege, die oft emotional belastend sind. Beispiele sind der Verlust:

- der Gesundheit auf lange Sicht in Form von unheilbaren Krankheiten,
- eines Organs oder eines Körperteils,
- von bestimmten Fähigkeiten,
- der Beweglichkeit, teilweise oder vollständig,
- der eigenen Unabhängigkeit und der Selbstbestimmung,
- von Beziehungen,
- des Lebens.

Helfen zu wollen und oft nur lindern zu können oder sogar hilflos mit ansehen zu müssen, wie ein Mensch leidet oder einen hoffnungslosen Kampf kämpft, das sind Situationen, die einen Menschen an seine Belastungsgrenzen bringen und darüber hinaus.

Überforderungssituationen. Es kommt immer wieder zu Überforderungssituationen, z.B. wenn erwartet wird, dass Menschen in ihrer ersten Trauerreaktion aufgefangen und begleitet werden müssen. Pflegende sind Gefühlsausbrüchen von Patienten und Angehörigen ausgesetzt, die sie aushalten müssen, ohne sie auf sich selbst zu beziehen und ihren Gefühlen unmittelbar freien Lauf lassen zu dürfen. Von Fachkräften erwartet man einen professionellen Umgang mit Gefühlen.

Belastende Vergleiche. Hinzu kommt, dass Pflegende sich nicht vollkommen von diesem Leid abgrenzen können. „Wer weiß denn, was mir selbst bevorsteht? Wie das eigene Alter wohl aussieht?" Möglicherweise werden belastende Vergleiche mit einem selbst, den eigenen Kindern, den Eltern oder Bekannten hergestellt.

B Auf der Intensivstation wird ein Zugang angemeldet: Ein junger Mann, 21 Jahre. Diagnose: Hodenkrebs im Endstadium. Gesundheits- und Krankenpflegerin Erna übernimmt die Aufnahme und die Pflege in ihrer Schicht. Als der Patient am vierten Tag stirbt, ist sie fassungslos. Sie weint laut und verlässt das Zimmer. Erna hat einen 20 Jahre alten Sohn. „Es hätte meiner sein können" denkt sie immer wieder.

Zwischenmenschliche Konflikte

Pflegende haben mit unterschiedlichen Personengruppen zu tun: Mit Patienten und Bewohnern, Angehörigen, Kollegen, Ärzten, Therapeuten, Mitarbeitern der Hauswirtschaft und mit vielen anderen. Sie erleben täglich viele Begegnungen mit ganz unterschiedlichen Personen, die ganz unterschiedliche Erwartungen haben. Diese Begegnungen finden oft in Situationen statt, in denen die einzelnen Personen starken Belastungen ausgesetzt sind und die „Nerven blank liegen". Dadurch sind Konflikte vorprogrammiert.

Konflikte unter den Mitarbeitern

Sie werden oft nicht angemessen ausgetragen, sodass es nicht zu einer wirklichen Lösung kommt. Machtkonflikte, Bedürfnis- und Interessenkonflikte werden dann jahrelang mitgeschleppt und aufrechterhalten. Wenn sie sich ausweiten, kann die Zusammenarbeit erschwert und eine produktive Arbeit unmöglich werden. Es kann zu Mobbing kommen.

Gefühle der Über- oder Unterlegenheit stören eine sachliche Zusammenarbeit. Man ist dann nicht frei, gemeinsam eine gute Lösung eines sachlichen Problems zu finden, wenn eigentlich geklärt werden soll, wer der überlegene Partner ist. Wenn jemand davon ausgeht, dass von „ganz unten" in der Hierarchie eines Stationsgefüges kein effektiver Lösungsvorschlag kommen kann, nur „weiter oben" die Kompetenz für jegliche Problemlösung vorhanden ist, wird er die sehr gute Idee einer Schülerin unbeachtet lassen und das Problem weiter bestehen bleiben.

Konflikte mit Patienten oder Heimbewohnern

Konflikte können häufig nicht offen ausgetragen werden, wenn dies ein fachlich korrekter Umgang mit Kranken oder Schutzbefohlenen nicht erlaubt. So ist es i. d. R. nicht möglich mit einem demenziell erkrankten Menschen eine Meinungsverschiedenheit sachlich zu diskutieren und ihn mit Argumenten zu überzeugen. Auch im Umgang mit alkoholkranken oder depressiven Patienten kommt es manchmal zu Situationen, in denen nicht alles ausgesprochen werden sollte. Manches bleibt unausgesprochen. Hilfreich kann es dann sein, die belastenden Situationen und den verbliebenen Ärger mit Kollegen zu besprechen, denen es vielleicht auch schon ähnlich ergangen ist.

Konflikte mit Partnern und Familie

Sie entstehen meist zwangsläufig durch Schichtarbeit. Auch für den Partner ist es belastend, wenn der Dienstplan kurzfristig geändert werden muss, und private Vorhaben wieder einmal verschoben werden müssen. Diese Konflikte finden zwar außerhalb der Dienststelle statt, erreichen aber mit ihrem belastenden Einfluss auch die berufliche Tätigkeit.

Wechselschichten machen eine regelmäßige Teilnahme an bestimmten Freizeitaktivitäten unmöglich. Bei Kontaktmangel in der Freizeit und zunehmender Isolation von Freunden können viele gute Möglichkeiten, außerberuflich Stress abzubauen, nicht genutzt werden. Wenn Pflegende auch ihre privaten Beziehungen nur zu Personen aus dem Bereich der Kranken- oder Altenpflege unterhalten, besteht die Gefahr, dass berufliche Probleme zu sehr im Vordergrund bleiben und die alltäglichen Dinge der Umgebung nicht mehr den notwendigen Realitätsbezug und Stellenwert bekommen.

Organisatorische Bedingungen

Zur Entwicklung eines Burn-out-Syndroms tragen organisatorische Faktoren auf verschiedenen Ebenen bei.

Politische Ebene. Es wird über Personalschlüssel, tarifliche Vergütung, finanzielle Zuschüsse, Bestimmungen der Pflegeversicherung, Kontrolle durch Behörden und medizinischen Dienst entschieden. Bereits hier ergeben sich gravierende Ursachen für eine Überlastung des Personals.

Verwaltung oder Heimleitung. Sie entscheidet z. B. über die Ausschreibung von Stellen und die Einstellung von Hilfskräften und die Organisation und Schulung von ehrenamtlichen Mitarbeitern. Die ausbleibende Genehmigung von Pflegemitteln und Materialien kann zu Unzufriedenheit der Mitarbeiter führen. Mit der Bereitstellung von Material, von Pausenräumen oder Erholungsmöglichkeiten kann auf dieser Ebene Burn-out entgegengewirkt werden.

Stationsleitung/Wohnbereichsleitung. Sie hat entscheidende Einflussmöglichkeiten. Sie ist zuständig für die Mitarbeiterführung, für die Motivation und die Weitergabe von Informationen. Die Gestaltung der Übergabesituation spielt hierbei eine wichtige Rolle. Oft fehlen klare Absprachen und konstruktive Mitarbeitergespräche, Schüler und Pflegehilfskräfte werden unzureichend angeleitet, neue Mitarbeiter unzureichend eingearbeitet.

Arbeitszeiten. Die Arbeitszeiten sind unregelmäßig. Nacht-, Wochenend- und Schichtdienste verhindern einen gleichmäßigen Lebensrhythmus. Sie erfordern ein hohes Maß an Flexibilität. Dabei müssen zu physiologisch ungünstigen Zeiten große Leistungen erbracht werden. Der normale Schlaf-wach-Rhythmus wird gestört. In Dienstplangestaltung und Urlaubsplanung liegen wesentliche Möglichkeiten, der Entstehung von Burn-out entgegenzuwirken. Problematisch ist auch, dass Auszubildende immer wieder voll beansprucht und damit überfordert werden (**Abb. 4.76**).

Persönliche Organisation. Mangelnde persönliche Organisation und Unterbrechung von Arbeitsabläufen führen zu zusätzlichem Stress. Sorgfältige Planung und ein gut organisierter Arbeitsplatz erleichtern den Arbeitsablauf.

Viele der genannten Faktoren bewirken einen hohen Zeitdruck, dadurch kann Pflege kaum nach den eigenen Maßstäben gestaltet werden. Ein an die Visite oder eine Diagnosemitteilung sich anschließendes Gespräch entspräche wohl den Vorstellungen der Pflegenden und Patienten, ist aber aus Zeitgründen nur selten durchführbar. Ständig muss abgewogen werden, welcher Patient oder Heim-

Organisatorische Faktoren, die zur Entwicklung eines Burn-out-Syndroms beitragen:
- ***politische Ebene,***
- ***Verwaltung oder Heimleitung,***
- ***Stationsleitung/Wohnbereichsleitung,***
- ***Arbeitszeiten,***
- ***persönliche Organisation.***

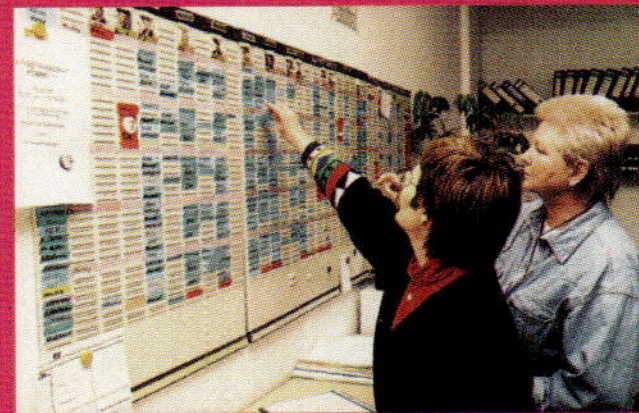

Abb. 4.76 Unregelmäßige Arbeitszeiten und Schichtdienste wirken sich ungünstig auf das Privatleben aus.

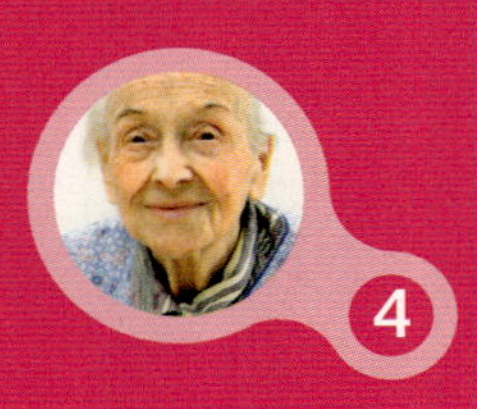

D *Unter* **Helfer-Syndrom** *versteht man eine Konstellation von Persönlichkeitseigenschaften, die eine Entstehung des Burn-out-Syndroms begünstigen.*

bewohner vordringlich versorgt werden muss, das geht meistens auf Kosten der anderen. Das Gefühl, nie fertig zu werden, stellt eine große Belastung dar.

Persönlichkeitsstruktur: Das Helfer-Syndrom

In Pflegeberufen arbeiten viele Menschen unter schwierigen Bedingungen. Dennoch entwickeln nicht alle ein Burn-out-Syndrom. Ausschlaggebend dafür, ob es dazu kommt, ist die Persönlichkeitsstruktur des Einzelnen. Es gibt bestimmte Persönlichkeitseigenschaften, die – wenn sie zusammentreffen – eine erhöhte Burn-out-Gefährdung darstellen. Zu diesen Eigenschaften gehört:

- Man ist nicht in der Lage, erfüllbare Wünsche rechtzeitig zu äußern oder sich Wünsche selbst zu erfüllen. Sie werden angesammelt und kommen gelegentlich, wenn es zu spät ist, als Vorwürfe zum Vorschein.
- Es besteht ein starkes Bedürfnis, gebraucht zu werden, Dankbarkeit zu erfahren und anderen etwas zu bedeuten. Das kann zu starken Abhängigkeitsbeziehungen führen.
- Nein sagen fällt schwer.
- Die eigene Belastungsgrenze wird nicht wahrgenommen oder ignoriert.
- Man kann sich nicht vorstellen, Anerkennung und Zuneigung zu bekommen, ohne für andere etwas getan, eine Leistung erbracht zu haben. Oft wurde als Kind gelernt, für das, was man „*tut*", nicht für das, was man „*ist*", geliebt zu werden.
- Auch private Beziehungen sind meist asymmetrisch; sie bestehen vor allem zu „Hilfebedürftigen".
- Es fällt schwer, selbst Hilfe anzunehmen, obwohl dies von Patienten als selbstverständlich erwartet wird.
- Lob und Anerkennung können nicht angenommen werden. Stattdessen fallen Bemerkungen wie „Das ist doch selbstverständlich", „Ich tue doch nur meine Pflicht", „Das ist nicht der Rede wert". Eigene positive Bewertungen von der Art „Jawohl, das habe ich sehr gut gemacht", „Das ist mir wirklich gut gelungen" fehlen.

Es ist kein Zufall, dass Menschen mit den genannten Persönlichkeitsmerkmalen häufig einen helfenden Beruf wählen: Sie haben gelernt, dass Helfen auch die eigenen Bedürfnisse, z. B. die Bedürfnisse nach Anerkennung und Wertschätzung, befriedigt und erwarten dies nun auch in ihrem Beruf.

Personen mit Helferpersönlichkeit fällt es schwer, die Belastungen des Helferberufes zu kompensieren, weil das starke Bedürfnis, gebraucht zu werden, andere, freie Aktivitäten blockiert, weil sie Wünsche und Forderungen für die eigene Person schlecht äußern können, und weil auch die verbleibende Freizeit mit Beziehungen zu Hilfebedürftigen verbracht wird.

Symptome und Verlauf des Burn-out-Syndroms

Symptome

Das Erscheinungsbild des Burn-out-Syndroms hat eine Vielzahl variierender Symptome. Diese können sich körperlich, emotional oder kognitiv bemerkbar machen.

Körperliche Symptome. Ein Burn-out-Syndrom kann körperlich verschiedene Symptome verursachen. Dazu gehören:

- Schwächung des Immunsystems,
- chronische Müdigkeit,
- Kopfschmerzen, Migräne,
- Kreislaufbeschwerden,
- Verdauungsbeschwerden,
- Rücken- und Nackenschmerzen,
- Schlafstörungen und die Unfähigkeit, sich in Pausen zu erholen,
- psychosomatische Erkrankungen wie Magengeschwür, Asthma oder Ekzem,
- übermäßige oder reduzierte Nahrungsaufnahme.

Kaffee-, Nikotin-, Medikamenten- oder Drogenkonsum können zum Problem werden.

Emotionale Symptome. Neben körperlichen Symptomen kommt es zu emotionaler Erschöpfung. Diese zeigt sich in:

- dem Wunsch, in Ruhe gelassen zu werden, sich zurückzuziehen,
- Gefühlen des Versagens und der Unzulänglichkeit,
- Niedergeschlagenheit und Resignation,
- Nervosität, innerer Leere, Verzweiflung.

Kognitive Veränderungen. Das Denken bzw. die Einstellung des Einzelnen kann sich verändern:

- Anfängliche Ziele und Ideale gehen verloren.
- Die negative Einstellung erstreckt sich auf die eigene Person, die Arbeit, die Patienten und das Leben.
- Als Selbstschutz entsteht eine abwertend zynische Haltung. Patienten werden nur noch als „Fall" gesehen, „die Niere von Zimmer acht hat geklingelt" (Dehumanisierung).
- Mechanismen, die gesunde Menschen einsetzen, um Stress zu regulieren wie Ansprüche senken oder Verpflichtungen delegieren, versagen.

Verlauf des Burn-out-Syndroms

Burn-out verläuft in verschiedenen Stadien, die wiederholt auftreten können:

1. Enthusiastische Phase,
2. Stagnation und Frustration,
3. Apathie,
4. körperlicher und psychischer Zusammenbruch.

In jeder Phase gibt es Möglichkeiten, den Prozess des Ausbrennens zu unterbrechen (**Abb. 4.77**).

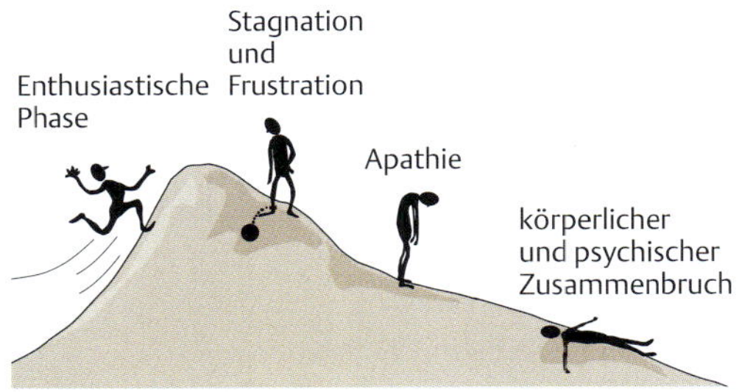

Abb. 4.77 Verlauf des Burn-out-Prozesses.

Enthusiastische Phase. Am Anfang steht die Begeisterung für den Beruf. Mit Schwung und viel Wissen wird nach dem Examen in der ersten Zeit der Berufstätigkeit gearbeitet. Freiwillige oder unfreiwillige Überlastungen werden toleriert. Pflegerinnen und Pfleger identifizieren sich am Anfang durch überhöhte, zum Teil unrealistische Erwartungen an sich und andere übermäßig mit dem Beruf.

Wenn immer häufiger die Erholungsphase ausbleibt, treten erste Probleme auf. Erschöpfungszustände körperlicher, emotionaler und kognitiver Art stellen sich zeitweilig ein.

Stagnation und Frustration. Erwartungen aus der Ausbildungszeit und der ersten Phase der Berufstätigkeit erfüllen sich nicht. Ideale gehen verloren (Desillusionierung). Es wird offensichtlich, dass der Einzelne seine Arbeit weniger beeinflussen kann als erwartet, dass es zu wenig individuelle Unterstützung und zu wenig ausgesprochene Anerkennung gibt. Erste Unzufriedenheit über vergleichsweise mäßige Bezahlung und oft fehlende Mitbestimmungsmöglichkeiten tritt auf. „Lohnt sich das eigentlich?" Insgesamt wird die Arbeit deutlich negativer erlebt.

Weitere Enttäuschungserlebnisse kommen hinzu: Aus dem Engagement wird Distanz und Gleichgültigkeit. In diesem Stadium, unter dem Vorzeichen der zunehmend problematischen Arbeitssituation, nehmen sich die Pflegenden selbst immer mehr zurück und sehen den Pflegebedürftigen mehr als Teil einer Arbeit, die getan werden muss. Zum Selbstschutz werden mitmenschliche Gefühle reduziert (Dehumanisierung).

Apathie. Es kann zu völliger Gleichgültigkeit kommen. Die ursprünglichen Ideale sind verschwunden. Die Pflege reduziert sich immer mehr auf rein körperliche, technische Verrichtungen.

Der Rückzug findet auch im privaten Bereich statt. Die Persönlichkeit verändert sich. Ein Teufelskreis nimmt seinen Lauf.

Jetzt stellen sich sehr schnell Schuldgefühle ein. Man leistet ja nicht das, was man eigentlich wollte und könnte. Depressive, manchmal aggressive Reaktionen schränken die Leistungsfähigkeit weiter ein. Es gibt immer weniger Anerkennung, immer mehr Kritik. Beschwerden und kollegialer Streit verschlechtern das Ansehen.

Körperlicher oder psychischer Zusammenbruch. Die Fehlzeiten werden häufiger und länger, ohne dass sich die Situation zum Positiven wendet. Spätestens jetzt treten psychosomatische Symptome auf. Ein Ausbrechen aus dem „Teufelskreis" ist meist nur mit professioneller Hilfe möglich. Auch Selbsthilfegruppen können helfen, neue Sichtweisen und Verhaltensweisen zu entwickeln.

Bewältigungsstrategien und Prophylaxe

Mit geeigneten Maßnahmen ist es in jedem Stadium möglich, den Prozess des Ausbrennens zu unterbrechen und Burn-out zu beenden (**Abb. 4.78**).

Viele Menschen machen mehrmals Erfahrungen mit Burn-out. Durch frühzeitiges Erkennen, eigene, rechtzeitige Entscheidungen und gegebenenfalls das Hinzuziehen von Fremdhilfe können sie den Verlauf unterbrechen und in eine befriedigende Arbeitsqualität zurückfinden.

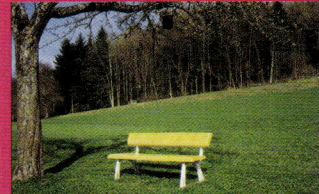

Abb. 4.78 Oasen der Ruhe und Entspannung können helfen, Abstand von beruflichen Problemen zu gewinnen.

Umgang mit Stress und Belastungen

Ob ein Problem erfolgreich gelöst wird, hängt nicht nur von guten oder schlechten Lösungsvorschlägen ab, entscheidend ist schon die Art und Weise, das Problem wahrzunehmen.

Wahrnehmung von Problemen *mittels:*
- ***problemorientierter Sichtweise,***
- ***lösungsorientierter Sichtweise.***

Problemorientierte Sichtweise

Diese Art, ein Problem zu behandeln, stellt folgende Fragen:
- Woher kommt das Problem?
- Wo liegen in der Vergangenheit seine Ursachen?
- Wer ist schuld?
- Wer hat angefangen?

Die Sprache der Problemorientierung enthält Verallgemeinerungen: „nie...", „jedes Mal", „alle", „keiner", „das schaffen wir nie!", „immer ich!". Bei Argumentationen macht das beliebte „ja, aber..." einer gefundenen Übereinstimmung gerne wieder ein Ende.

Jammern und Klagen bestimmen das Arbeitsklima. Die Beteiligten beißen sich am Problem fest. Es fallen Sätze wie „Wir können eben nicht miteinander reden!", „Es hat ja sowieso keinen Zweck!", „Es ist immer dasselbe!"

Der Einzelne oder eine Gruppe starren wie gebannt auf das Problem. Sie wirken wie von ihm hypnotisiert. Manches Team scheint sich in der „Jammerecke" eingerichtet zu haben und in einer „Stress-Jammer-Kultur" wohl zu fühlen, in der man miteinander wetteifert, wer die meisten Belastungen hat und wem es am schlechtesten geht. Dadurch bleibt keine Energie, nach praktikablen Lösungen zu suchen.

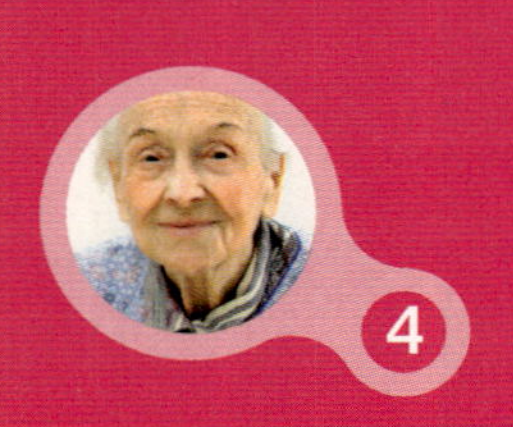

Lösungsorientierte Sichtweise

Die lösungsorientierte Sichtweise geht mit einem Problem anders um. Sie fragt:

- Wo sind meine oder unsere Ressourcen, Kraftquellen, Potenziale?
- Was kann ich, was will ich? Wo bin ich kompetent? Was liegt mir?
- Was habe ich schon einmal gut gemacht?
- Was ist das Ziel, welche Teilziele führen dorthin, wie soll die Lösung aussehen?

Statt „ja, aber" führt sie Überlegungen mit „ja, und..." weiter. Ideenentwicklung, Kreativität, Bewegung, Humor und Lachen gehören hier zum konstruktiven Umgang mit Problemen.

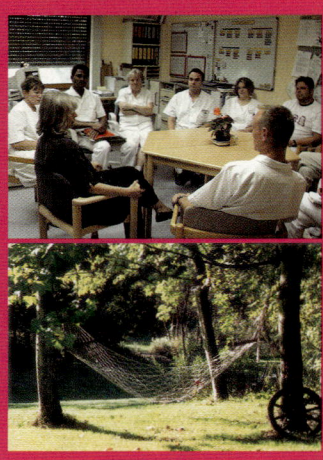

Abb. 4.79 Arbeits- und Pausenzeiten trennen...

Selbstpflegekonzept

Um in einem konfliktreichen Arbeitsfeld gesund zu bleiben, bedarf es einer sorgfältigen Psychohygiene. Auf Gesundheitsvorsorge für die eigene Person zu achten, gehört zu den Aufgaben von Pflegenden. Schon in die Ausbildungszeit gehört die Entwicklung eines Selbstpflegekonzeptes (**Abb. 4.79**). Im Laufe der Berufstätigkeit kann es weiterentwickelt werden.

Abschließend einige interessante Vorschläge für die Selbstpflege:

- Zur Lösung von Problemfällen ziehe ich das Team hinzu.
- Ich achte auf meine eigenen Grenzen.
- Ich genieße es, mit den zu Pflegenden auch einmal herzlich zu lachen.
- Ich trenne Arbeits- und Pausenzeiten.
- Ich freue mich im Pflegealltag an gelungenen Situationen.
- Ich delegiere Aufgaben.
- Ich formuliere meine Wünsche.
- Ich versuche, wo es geht, Situationen mit Humor zu betrachten.
- Ich äußere meine Meinung.
- Ich gestehe mir Schwächen zu.
- Ich interessiere mich für Dinge außerhalb meines Berufes.
- Ich pflege Kontakte und Freundschaften zu Menschen außerhalb meines Kollegenkreises.
- Ich gestalte meinen Arbeitsplatz freundlich.
- Ich versuche, Positives verstärkt wahrzunehmen.
- Ich halte auch Zeit für mich frei.
- Ich nehme Berufliches nicht mit nach Hause.
- Ich fühle mich nicht für alles zuständig.
- Ich nehme Fortbildungen wahr.
- Ich achte auf körperliche Warnsignale.
- Ich treibe Sport und nehme mir Zeit für Bewegung.

Mobbing

Einführung

In der Arbeitswelt ist der Begriff „Mobbing" in Mode gekommen und wird nicht immer richtig verwendet. Nicht jeder Streit, nicht jede schlechte Nachrede, nicht jede sexuelle Belästigung ist Mobbing. Richtig wird der Begriff gebraucht, wenn man die Definition des schwedischen Arbeitspsychologen und Mobbing-Forschers H. Leymann zugrunde legt.

Kennzeichen von Mobbing

Mobbing liegt vor, wenn die ständige Wiederholung feindseliger Handlungen über einen längeren Zeitraum besteht. Beleidigungen und Schikanen führen dazu, dass eine Person ausgegrenzt wird. Mobbing verstößt gegen die Grundrechte, die im Grundgesetz verankert sind (Artikel 1 bis 3). Durch die Verletzung der Menschenwürde macht sich der Mobber, also die Mobbing ausübende Person, strafbar. Nach dem Strafgesetz werden Beleidigungen, üble Nachreden oder Tätlichkeiten verfolgt.

Im Verlauf des Mobbing-Geschehens wird eine Partei immer unterlegener und hilfloser, die andere immer mächtiger und Sieger im Mobbing-Krieg. Kennzeichnend für Mobbing ist die Hilflosigkeit des Betroffenen.

Mobbing darf nicht als einseitige Aktivität eines Täters gegen ein Opfer gesehen werden. Es handelt sich um eine dynamische Wechselbeziehung von Angriff und Abwehr. Deshalb wird heute anstelle von „Opfer" auch von Mobbing-Betroffenen gesprochen. Damit wird deutlicher, dass auch die von Mobbing betroffene Person zumindest am Anfang Handlungsmöglichkeiten hat.

Im Verlauf des Geschehens werden andere Personen als Zuschauer, Weggucker, „Möglichmacher" (Leymann 1993) oder, wenn sie Stellung beziehen, als Helfer oder Mittäter, in das Mobbing-Geschehen einbezogen: Es entwickelt sich ein gruppendynamischer Prozess.

B Altenpflegerin Theresa arbeitet schon zwölf Jahre in einem großen, städtischen Pflegeheim. Sie ist in allen Abteilungen herumgekommen und hat regelmäßig an Fortbildungsveranstaltungen teilgenommen. Kürzlich hat sie wesentlich den Umzug in ein neues und modern eingerichtetes Gebäude geleitet. Mit der Pflegedienstleitung Lotte May versteht sie sich gut. Eines Tages wird Altenpfleger Frieder, etwa gleich alt und gleich qualifiziert, eingestellt. Theresa und Frieder übernehmen je einen Wohnbereich. Zwischen Theresa und Frieder entwickelt sich bald eine spannungsreiche, rivalisierende Beziehung. In gemeinsamen Dienstbesprechungen kommt es immer häufiger zu Streit und gegenseitigen Anschuldigungen, die durch die geschickte Art von der Pflegedienstleitung geschlichtet werden können.

Als sich abzeichnet, dass diese in den Ruhestand eintreten wird, fängt Theresa an, ihren Kollegen massiv zu schikanieren: Willkürlich grüßt sie ihn auf dem Gang oder auch nicht, übersieht ihn in der Kantine, bei Gruppengesprächen richtet sie nie das Wort an ihn und geht auf seine Beiträge nicht ein. Sie enthält ihm Informationen vor. Bei anderen Kolleginnen lässt sie negative Bemerkungen über ihn fallen.
Frieder versucht anfangs, Hilfe durch die Pflegedienstleitung zu bekommen. Sie zieht sich aber immer mehr zurück, sodass er an vielen Stellen im Haus Versuche seiner Rechtfertigung unternimmt, Gerüchte über sich zu widerlegen und seine Arbeit besonders gut machen will. Er hinterlässt dabei einen hilflosen, inkompetenten Eindruck. „Sie sind immer so nervös, mit Ihnen stimmt doch etwas nicht!" Kollegen seiner Abteilung kritisieren ihn und stellen sein Können in Frage. Mit Stress und Ängsten beginnt Frieder nun täglich seine Arbeit, nimmt kleinere Auszeiten und muss schließlich wegen anhaltender Migräneanfälle krankgeschrieben werden. In dieser Zeit läuft die Bewerbung auf die Stelle der Pflegedienstleitung, die mit Theresa neu besetzt wird. Frieder sieht keine Möglichkeit, unter ihrer Leitung weiter zu arbeiten und kündigt.

Wie wird gemobbt?

B In einer Selbsthilfegruppe für Mobbing-Betroffene berichtet Gesundheits- und Krankenpflegerin Eva: „Das Schlimmste war, dass ich keine Informationen mehr bekam. Man ließ mich ständig ins offene Messer rennen. Wurde die Visite verschoben, wusste das jeder – außer mir. Ebenso bei Veränderungen von Entlassungsterminen. Wenn ich den Raum betrat, wurde sofort das Thema gewechselt, oder es wurde ganz still."

Mobbing-Handlungen

Eine gute Möglichkeit der Orientierung, welche Verhaltensweisen bei Mobbing praktiziert werden und wie vielerlei feine Nuancierungen der Sprache und der Körpersprache sie enthalten, bieten die 45 Mobbing-Handlungen, die Leymann (1993) zusammengestellt hat:

„Angriffe auf die Möglichkeit, sich mitzuteilen.

- der Vorgesetzte schränkt die Möglichkeit ein, sich zu äußern,
- man wird ständig unterbrochen,
- Kollegen schränken die Möglichkeit ein, sich zu äußern,
- Anschreien oder lautes Schimpfen,
- ständige Kritik an der Arbeit,
- ständige Kritik am Privatleben,
- Telefonterror,
- mündliche Drohungen,
- schriftliche Drohungen,
- Kontaktverweigerung durch abwehrende Blicke und Gesten,

M *Mobbing leitet sich in seiner Bedeutung und seiner grammatischen Form vom englischen Wort „to mob" ab, was „anpöbeln" bedeutet.*

D *„Der Begriff **Mobbing** beschreibt negative kommunikative Handlungen, die gegen eine Person gerichtet sind (von einer oder mehreren anderen Personen) und die sehr oft über einen längeren Zeitraum hinaus vorkommen und damit die Beziehung zwischen Täter und Opfer kennzeichnen" (Leymann 1993).*

Kommunikation s. a. S. 506 ff.

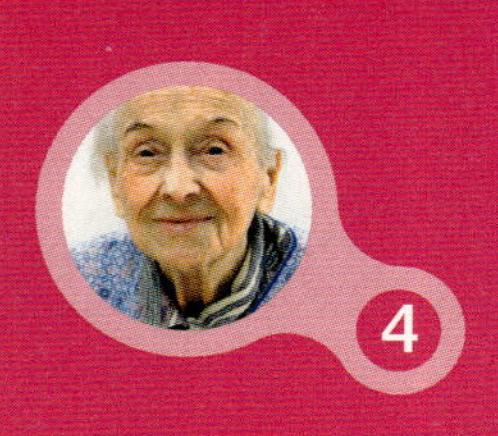

M *Wenn eine oder mehrere negative Handlungen über ein halbes Jahr oder länger und mindestens einmal in der Woche geschehen, liegt Mobbing vor.*

- Kontaktverweigerung durch Andeutungen, ohne dass man etwas direkt ausspricht.

Angriffe auf die sozialen Beziehungen.
- man spricht nicht mehr mit dem Betroffenen,
- man lässt sich nicht ansprechen,
- Versetzung in einen Raum weitab von den Kollegen,
- den Arbeitskollegen wird verboten, den Betroffenen anzusprechen,
- man wird wie Luft behandelt.

Angriffe auf das soziale Ansehen. Man:
- spricht schlecht hinter dem Rücken des Betroffenen,
- verbreitet Gerüchte,
- macht jemanden lächerlich,
- verdächtigt jemanden, psychisch krank zu sein,
- will jemanden zu einer psychiatrischen Untersuchung zwingen,
- macht sich über eine Behinderung lustig,
- imitiert den Gang, die Stimme oder Gesten, um jemanden lächerlich zu machen,
- greift die politische oder religiöse Einstellung an,
- macht sich über das Privatleben lustig,
- macht sich über die Nationalität lustig,
- zwingt jemanden, Arbeiten auszuführen, die das Selbstbewusstsein verletzen,
- beurteilt den Arbeitseinsatz in falscher und kränkender Weise,
- stellt Entscheidungen des Betroffenen in Frage,
- ruft obszöne Schimpfworte oder andere entwürdigende Ausdrücke nach,
- unternimmt sexuelle Annäherungen oder macht verbale sexuelle Angebote.

Angriffe auf die Qualität der Berufs- und Lebenssituation. Man:
- weist dem Betroffenen keine Arbeitsaufgabe zu,
- nimmt ihm jede Beschäftigung am Arbeitsplatz, sodass er sich nicht einmal selbst Aufgaben ausdenken kann,
- gibt ihm sinnlose Arbeitsaufgaben,
- gibt ihm Aufgaben weit unter seinem eigentlichen Können,
- gibt ihm ständig neue Aufgaben,
- gibt ihm kränkende Arbeitsaufgaben,
- gibt dem Betroffenen Arbeitsaufgaben, die seine Qualifikationen übersteigen, um ihn zu diskreditieren.

Angriffe auf die Gesundheit.
- Zwang zu gesundheitsschädlichem Arbeiten,
- Androhung von körperlicher Gewalt,
- Anwendung leichter Gewalt, z. B. um jemandem einen Denkzettel zu verpassen,
- körperliche Misshandlung,
- Verursachung von Kosten für die Betroffenen, um ihnen zu schaden,
- Verursachung von physischen Schäden im Heim oder am Arbeitsplatz der Betroffenen,
- sexuelle Handgreiflichkeiten.

Jede dieser Handlungen drückt etwas aus, denn (so die 1. Grundregel der Kommunikation) jedes Verhalten ist kommunikativ. So wird dem Mobbing-Betroffenen und auch seiner Umgebung mitgeteilt, dass man ihn für unfähig hält, dass er weder als Person noch als Arbeitskraft willkommen ist, man ihn in der Gruppe nicht haben will. Es finden somit aktive Angriffe auf den Selbstwert der Person statt.

B Seit einem halben Jahr arbeitet auf der pädiatrischen Intensivstation Pfleger Leon. Er ist Kinderkrankenpfleger mit ganzem Herzen und verrichtet seine Arbeit gewissenhaft. Durch sein gutes technisches Verständnis ist er schon nach wenigen Monaten ein Experte für die Gerätemedizin auf der Station. Wenn ein Notfall zu versorgen ist, bietet er von sich aus bereitwillig seine Mitarbeit an.

Nachdem er zweimal wegen Verkehrsstaus zu spät zum Dienst kam, scheint die bisher doch arbeitsbezogene, sachliche Beziehung zu seinen Kolleginnen – es gibt außer ihm nur weibliche Pflegekräfte – umzuschlagen. Von der Stationsleitung wird er übermäßig wegen seiner Unpünktlichkeit, auch im Beisein der anderen gerügt: „So etwas können Sie sich auf unserer Station nicht erlauben! Da machen wir für Sie keine Ausnahme!"

Es kommt nun immer häufiger vor, dass sich Kolleginnen, wenn sie unter sich sind, über ihn lustig machen: „Habt ihr gesehen, wie Leon sich wieder ausgiebig und demonstrativ in jedem freien Moment die Hände desinfiziert?" Solche Bemerkungen werden dann mit den vermeintlich passenden, übertriebenen Handbewegungen begleitet.

Eine Schülerin betritt das Stationszimmer, wo die Kolleginnen beim Frühstück sitzen, sie verdreht die Augen, macht eine andeutende Kopfbewegung nach hinten und sagt: „Der nervt!" Jeder weiß, wer gemeint ist.

Wenn ein Beatmungsgerät nicht funktioniert, fallen Bemerkungen: „Fragt doch unseren Techno-Spezialist, der kann doch alles!"

Die Pflegenden befinden sich zu dieser Zeit mitten in einer Mobbing-Aktion. Sie wird damit enden, dass Pfleger Leon kündigt, eine andere Arbeitsstelle annimmt oder gar einen anderen Beruf erlernt, damit er zufriedener und erfolgreicher arbeiten kann.

Häufig vorkommende Mobbing-Strategien

Mobbing kommt unter gleichgestellten Kollegen und zwischen Vorgesetzten und Untergebenen, bei Männern und Frauen vor. Von Mobbing-Tätern meist „erfolgreich" eingesetzte Schikanen sind:
- Informationen vorenthalten,
- wie Luft behandeln,
- üble Nachrede, Gerüchte,
- Einschränkung der Möglichkeit, sich zu äußern,
- im Gespräch ständig unterbrechen,

- keinen Gesprächstermin geben oder immer wieder absagen bzw. Gespräche an „Stellvertreter" delegieren.

Mobbing durch Vorgesetzte. Vorgesetzte spielen ihre Macht in negativer Weise Untergebenen gegenüber z. B. durch folgende Strategien aus:
- Unterforderung: Der nachgeordnete Mitarbeiter bekommt ständig leichte, unbedeutende Aufgaben gestellt, die bei weitem nicht seiner Qualifikation entsprechen. Langeweile am Arbeitsplatz kann quälend sein und führt zu Frustration und Stress.
- Überforderung: Die Aufträge überfordern die Fähigkeiten. Arbeiten werden nicht, zu spät oder fehlerhaft fertiggestellt. Unzufriedenheit, Ärger und Stress sind die Folgen.

Mobbing durch Frauen. Frauen benutzen häufig Gelegenheiten,
- jemanden vor Dritten lächerlich zu machen,
- jemanden hinter seinem Rücken schlecht zu machen,
- jemanden ständig zu kritisieren,
- sich in Andeutungen zu ergehen, ohne konkrete Aussagen.

Mobbing durch Männer. Von Männern bevorzugte Mobbing-Maßnahmen sind:
- Drohungen aussprechen,
- ignorieren, „links liegen lassen",
- Zurückhalten von Arbeitsmaterialien und Informationen,
- „Versetzen" und zwar so, dass der schikanierte Mitarbeiter isoliert wird,
- Aufträge zur Erledigung übergeben und wieder wegnehmen in häufigem Wechsel,
- sexuelle Belästigungen.

Mobbing durch Kinder und Jugendliche. Kinder und Jugendliche mobben meist, indem sie
- auf dem Schulweg auflauern und „anpöbeln",
- auf dem Schulhof schubsen, boxen, stolpern lassen,
- wichtige Informationen zurückhalten,
- andere aus der Klasse oder einer anderen Gruppe ausgrenzen,
- Gerüchte verbreiten und schlecht über andere reden,
- den anderen „verpetzen" bzw. öffentlich bloßstellen,
- jemanden durch sexuell anzügliche Bemerkungen vor anderen in Verlegenheit bringen.

Vorkommen und Verlauf von Mobbing

Wer wird gemobbt?

Im Lauf des Berufslebens kann Mobbing jeden treffen. Den typischen Mobbing-Täter und das typische Mobbing-Opfer gibt es nicht. Eine vergleichsweise hohe Wahrscheinlichkeit, gemobbt zu werden, haben aber Personen, die
- schwache Positionen haben,
- unter Gleichrangigen eine besonders gute Qualifikation haben und durch sehr gute Leistungen hervorragen,
- irgendwie auffallen, sei es durch einen Makel, eine Verhaltensbesonderheit oder eine Behinderung,
- nach der Ausbildung gerade neu in den Beruf eintreten oder kurz vor dem Ausscheiden aus dem Berufsleben stehen,
- in einem Betrieb neu eingestellt werden,
- einer Minderheit angehören.

Mobbing-Verlauf

Einer Mobbing-Problematik geht immer ein Konflikt voraus, der nicht gelöst wird. Im Lauf der Zeit eskaliert der Streit und geht in Mobbing über. Dabei werden die schädigenden Handlungen immer massiver und unberechenbarer. Man kann sagen: Je größer die Unfähigkeit ist, mit Konflikten konstruktiv umzugehen, umso höher ist die Wahrscheinlichkeit, dass aus einem alltäglichen Streit durch einen destruktiven Lösungsprozess mit fortgesetzten Schikanen und Demütigungen Mobbing wird. Bleibt die anfängliche Gegenwehr des Betroffenen erfolglos, wird er immer hilfloser bis er der Belastung nicht mehr standhält.

Mobbing-Maßnahmen haben Folgen in Form von psychischen und physischen Störungen. Der Gang zum Arzt bringt in den meisten Fällen keine positive Wende, sondern eine Diagnose, die den Betroffenen eher stigmatisiert: Psychische Labilität, depressive Verstimmung, nervöse Schlaf- und Essstörung. Zusammen mit der Empfehlung, eine „Auszeit" einzulegen, wird ihm seine Handlungsunfähigkeit bescheinigt, das macht passiver und hilfloser. Das quittieren manche Betriebe z. B. in Form von für den Betroffenen unvorteilhaften Versetzungen.

Durch aktive oder passive Stellungnahme Dritter werden immer mehr Personen in die Problematik einbezogen. Dabei gibt es immer mehr passive „Möglichmacher" als aktive Mitmacher.

Mobbing-Phasen. Im „klassischen" Mobbing-Verlauf lassen sich vier Phasen unterscheiden (nach Holzbecher u. Meschkutat 2002):
1. Phase:
   - ungelöste Konflikte,
   - Schuldzuweisungen,
   - persönliche Angriffe.
2. Phase:
   - systematische Schikane,
   - Verweigerung einer Klärung,
   - zunehmende Isolation.
3. Phase:
   - betriebliche Fehlentscheidungen, wie Abmahnungen aufgrund der Fehlzeiten,

M *Nicht jede harmlose Rangelei und Streiterei unter Kindern ist Mobbing. Wenn aggressives Verhalten jedoch anhaltend über eine lange Zeit passiert und gegen eine immer hilfloser werdende Person gerichtet ist, spricht man von ernst zu nehmendem, gefährlichem Mobbing.*

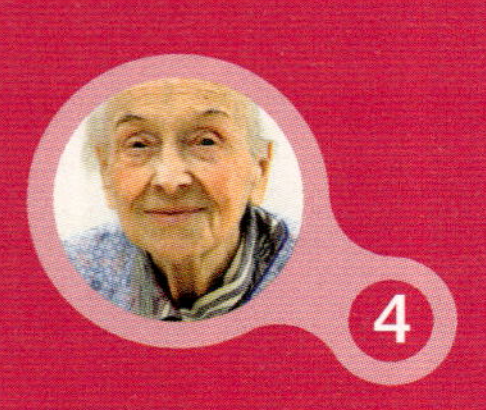

- unterbleibende Schutzmaßnahmen.

4. Phase:
   - Ausschluss aus der Arbeitswelt, z.B. Eigenkündigung, langfristige Krankschreibungen und Frühpensionierung.

Ursachen für Mobbing

Die Ursachen für Mobbing sind oft nicht einfach zu erkennen. Die Arbeitswelt ist vielfältig, und so entsteht Mobbing auch aus vielen und ganz unterschiedlichen Gründen. Meistens ist das Mobbing-Geschehen abhängig von:

- Organisationsstrukturen der Abteilungen oder der gesamten Einrichtung,
- Konfliktfähigkeit der Beteiligten,
- Führungsstil der Vorgesetzten,
- beteiligtem Personenkreis.

Eine wichtige Rolle spielen dabei die gegebenen Kommunikationsmöglichkeiten und die Kommunikationsfähigkeiten jedes Einzelnen.

M *Insgesamt sollte ein Problembewusstsein für Mobbing am Arbeitsplatz geschaffen werden. Das Erkennen erster Anzeichen, das Wissen um die Gefährlichkeit und die Bereitstellung eines Ansprechpartners sind wichtige Voraussetzungen zur Prophylaxe und zur Problemlösung.*

Strukturelle Ursachen in der Organisation

Übergeordnete Entwicklungen, z.B. im Pflegebereich die Gesundheitspolitik mit Stellenstreichungen und Bettenreduzierung, können durch zunehmenden Stress und Spannungen ein Mobbing-Klima schaffen oder verstärken. Eine Mobbing begünstigende Wirkung hat heute in vielen Bereichen die rezessive Wirtschaftslage. Kollegen werden als Konkurrenten und Rivalen um den Arbeitsplatz erlebt und werden, um den eigenen Platz zu sichern, hinausgeekelt.

Konfliktfähigkeit

Es kommt zu Mobbing, wenn ein Konflikt nicht gelöst, sondern verschleppt wird und schließlich bestehen bleibt, bis einer der Konfliktpartner vernichtet ist. Mitarbeiter in Betrieben können – eventuell mit fachlicher Unterstützung – einen besseren Umgang mit Konflikten lernen. Heute werden in einigen Einrichtungen und Firmen Trainingskurse für Konfliktfähigkeit angeboten.

Psychohygiene s. a. S. 939.

Problemanalyse. Sie ist der erste Schritt zur Konfliktlösung:

- Worum geht es?
- Welche Interessen sind im Konflikt erkennbar?
- Liegt das Problem auf der sachlichen Ebene oder spielen persönliche Interessen auf emotionaler Ebene eine Rolle (Rivalität, Angst vor Verlust des Arbeitsplatzes usw.)? Wie sieht das Problem auf der Sachebene, wie sieht es auf der Beziehungsebene aus?
- Wem gehört das Problem? Wer war primär am Konflikt beteiligt? Wer kam erst später dazu?
- Der Konflikt hat eine Geschichte. Wie ist er bisher verlaufen, wie entstand daraus Mobbing? Wo sind Lösungsmöglichkeiten versäumt worden?

Konstruktive Lösungswege. Es müssen nun Möglichkeiten erarbeitet werden, um mit dem Konflikt in seiner gegenwärtigen Gestalt (inklusive Mobbing eines Mitarbeiters) konstruktiv umzugehen:

- Es kann eine neue Sichtweise des Konflikts eingeführt werden: „Wir haben hier ein Problem“ anstatt von „Er hat ein Problem“, „Sie haben ein Problem“ oder gar „Sie sind das Problem!“
- Die Erlebensebene jedes Beteiligten wird einbezogen: Jeder kann seine Sicht, seine Gefühle und Wünsche für zukünftiges Verhalten formulieren. Die anderen hören zu.
- Ressourcen, die zur Lösung beitragen können, werden bei allen Beteiligten gesammelt.
- Es kann versucht werden, eine für alle Parteien akzeptable Lösung auf Kompromissbasis herzustellen.
- Es können Außenstehende als Vermittler hinzugezogen werden.
- Es werden klare Vereinbarungen getroffen, wie in Zukunft mit einer bestimmten Situation umgegangen wird, und es wird darauf geachtet, dass sie eingehalten werden, z.B. durch Betriebsvereinbarungen.

Führungsstil

Zu einem guten oder schlechten Betriebsklima trägt wesentlich das Führungsverhalten des Vorgesetzten bei.

Autokratischer Führungsstil. Ein autokratischer Führungsstil schränkt den Handlungsspielraum der Untergebenen und die Mitsprachemöglichkeiten bei Entscheidungen ein. Informationen werden nur an bestimmte Mitarbeiter und in kleinen, unbedingt nötigen Portionen weitergegeben. Der Vorgesetzte behält auf diesem Wege der Informationskontrolle die Fäden des Geschehens in der Hand. Individuelle Stärken und Schwächen bleiben unberücksichtigt. Die Kommunikationsmöglichkeiten sind geregelt, eingeschränkt und kontrolliert. Es wird nur arbeitsbezogene Kommunikation erlaubt, Austausch der Mitarbeiter über Privates ist unerwünscht.

Die Unzufriedenheit der Mitarbeiter ist groß, die Leistungsmotivation gering. Es herrscht eine offene oder latente aggressive Stimmung. Feindseligkeiten, Anschuldigungen, Gerüchte gehören zum Umgangsstil in diesen Gruppen. Bei einzelnen Mitarbeitern schlägt sie in Apathie, Lustlosigkeit und „innere Kündigung“ um. Konflikte können nicht offen ausgetragen werden und können dann in Mobbing-Maßnahmen übergehen.

Demokratischer Führungsstil. Dieser Führungsstil bezieht die Mitarbeiter weitgehend ein. Sie können ihre individuellen Eignungen und Neigungen einbringen, was sich über eine gute Motivation leistungssteigernd auswirkt. Der demokratische Führungsstil erlaubt freie Kommunikation auf und zwischen allen Ebenen der betrieblichen Hierarchie. So können Konflikte im Entstehen angesprochen und oft von den beteiligten Mitarbeitern gelöst werden; sie gehen konstruktiver mit Konflikten um.

Kommunikative Fähigkeiten werden bei einer ständigen Rückmeldung über Leistungen jedes Einzelnen verlangt. Sowohl die Anerkennung der Leistung als auch konstruktive Kritik muss verstehbar und transparent sein. In dieser Hinsicht begeht ein autokratischer Führungsstil Kommunikationsfehler, die mehr Frustration und Stress bei den Mitarbeitern zur Folge haben.

Individuelle Persönlichkeit

Die Mobbing-Forschung hat gemobbte Personen auf ihre Persönlichkeitsstruktur hin untersucht. Sie kann keine typischen Persönlichkeitsmerkmale benennen. Sie beschreibt aber Persönlichkeitsveränderungen im Verlauf eines andauernden Mobbing-Geschehens: Ängstlichkeit, Unsicherheit und Misstrauen nehmen zu, das Selbstwertgefühl wird labiler.

Mobbing-Betroffene unterscheiden sich von Nichtbetroffenen durch eine schlechtere Fähigkeit, Stress abzubauen. Sie verfügen über weniger Ressourcen und Konfliktbewältigungsstrategien (Coping-Strategien).

Im Verlauf einer anhaltenden, feindseligen beruflichen Beziehung hält derjenige länger durch, der die besseren Ressourcen und Coping-Strategien hat. Sich um eine sachliche Lösung des Konfliktes z. B. durch Beschaffen von Informationen, Befragung von Experten, Sammeln unterschiedlicher Lösungsansätze zu bemühen, ist in jedem Fall besser als Resignation oder der gesteigerte Konsum von Alkohol, Zigaretten oder Kaffee.

Was tun bei Mobbing?

Prävention von Mobbing

Prävention durch den einzelnen Mitarbeiter. Um zu verhindern, dass Mobbing am Arbeitsplatz aufkommt, kann der einzelne Mitarbeiter dafür sorgen, dass er
- sich Grundkenntnisse auf dem Gebiet der Psychohygiene aneignet, insbesondere Stressbewältigungsmechanismen beherrscht,
- mit kollegialen und privaten Beziehungen ein soziales Netz aufbaut und pflegt, auf das er in Krisenzeiten zurückgreifen kann,
- seine Kommunikationsfähigkeiten erweitert,
- sich im Umgang mit Konflikten weiterbildet,
- Informationen zum Thema Mobbing sammelt,
- Beteiligung an destruktivem Verhalten wie Gerüchte verbreiten verweigert,
- betroffene Personen und Probleme anspricht,
- auf Unterstützungsmöglichkeiten bei der Konfliktberatung hinweist.

Prävention durch den Betrieb. Zur Prävention von Mobbing trägt ein Betrieb bei, indem er
- durch den Führungsstil ein Arbeitsklima schafft, das Mitarbeiter zu guten Leistungen motiviert,
- Mitarbeiter und Führungskräfte in Stressbewältigung, Konfliktfähigkeit und Kommunikation fortbildet,
- mit informativen Veranstaltungen Wissen zum Thema Mobbing verbreitet und das Bewusstsein für die Gefährlichkeit dieses negativen Verhaltens schärft, sodass frühzeitig Signale erkannt werden, die auf ein Mobbing-Geschehen hinweisen,
- Ansprechpartner für Streitfälle zur Verfügung stellt, die beratende Gespräche führen und sowohl Einzel- als auch Teamsupervision anbieten können.

Maßnahmen bei Mobbing

Der einzelne Mobbing-Betroffene kann den negativen Prozess unterbrechen, wenn er über das Phänomen Bescheid weiß und Mobbing erkennt.

Sich aktiv verhalten. Im Fall von sexueller Belästigung hat sich gezeigt, dass es erfolgreich ist, wenn man sich wehrt, anstatt das Geschehen scheinbar zu übersehen und zu ignorieren. Ein aktives Verhalten wird erleichtert, wenn entsprechende Strukturen in einem Betrieb vorhanden sind, z. B. Betriebsvereinbarungen.

Problem ansprechen. Mobbing-Betroffene müssen nicht tatenlos in die Opferrolle gleiten, wenn sie den richtigen Adressaten finden und mutig das Problem ansprechen. Indem sie ihre sozialen und emotionalen Ressourcen mobilisieren, kann es in der Anfangszeit gelingen, Entspannung nach Stress zu erreichen, und damit psychische Stabilität und gesundes Selbstwertgefühl zu erhalten.

Mobbing-Berater hinzuziehen. Durch den Einsatz geschulter Mobbing-Berater, die z. B. in Krankenhäusern über den Betriebs- oder Personalrat erreichbar sind, kann der Teufelskreis der Schikanen durchbrochen werden. Ein hinzugezogener Vermittler verfolgt das Ziel, je nachdem wie weit der Zerstörungsvorgang fortgeschritten ist, eine für alle akzeptable Lösung des Grundkonflikts zu finden und die Gesundheit und Arbeitsfähigkeit des Mobbing-Opfers zu erhalten.

Wenn Mobbing offenkundig wird, ist die Beziehung der Streitparteien schon derart verwickelt und hat einen solchen Grad von Feindseligkeit erreicht, dass der Betroffene sich meistens nicht mehr selbst helfen kann, und gute Ratschläge Außenstehender nicht greifen.

Manchmal kann der Mobbing-Geschädigte noch mit letzter Kraft den Fall vor Gericht bringen und bekommt sehr oft Recht, sodass dem Geschehen ein Ende gesetzt wird.

M ***Die beste und wirkungsvollste Art, Mobbing zu vermeiden, ist die Fähigkeit konstruktiv mit Konflikten umzugehen.***

D *Unter **Coping** versteht man Strategien einer Konfliktbewältigung, bei denen die Person versucht, den Konflikt zu lösen oder die Bedrohlichkeit einer Situation zu verringern, zu vermeiden oder sich damit zu arrangieren.*

Sympathie und Antipathie

Sympathie und Antipathie bestimmen häufig den Verlauf einer Kommunikation. Gerade in Beziehungen, die auf längere Zeit hin angelegt sind, ist es daher wichtig, sensibel für diese eigenen Gefühle anderen Menschen gegenüber zu sein, um gegebenenfalls entgegenwirken zu können.

Was bedeutet Sympathie und Antipathie?

Die Wörter kommen aus dem Griechischen, die Vorsilbe „sym" bedeutet „mit, zusammen"; „pathie" kommt vom griechischen Wort für „erleben, erleiden". Wenn jemand mit einer anderen Person fühlt, mit ihr leiden kann, sich mit ihr freut, ihre Sichtweise der Welt teilt, über vieles ähnlich denkt, dann ist sie ihm sympathisch. Antipathie („anti" bedeutet „gegen") bedeutet Abneigung, Widerwille.

Sympathie und Antipathie sind zunächst menschliche Gefühle, die jedoch zu Grundhaltungen gegenüber der jeweiligen Person werden können. Wenn Menschen sich begegnen, stellen sich die Gefühle der Sympathie oder der Antipathie oft spontan ein. Dabei spielen der erste Eindruck oder sogar vorausgehende Informationen und Vorurteile eine entscheidende Rolle.

Werden diese Gefühle zu Grundhaltungen der anderen Person gegenüber, kann der weitere Verlauf des Kontaktes dadurch deutlich geprägt werden. Im Verlauf des besseren Kennenlernens kann aus Sympathie durch neue Erfahrungen Antipathie werden oder aus anfänglicher Antipathie Sympathie.

Wie entstehen Gefühle der Sympathie bzw. der Antipathie?

Was macht sympathisch?

Sympathie entsteht unter anderem durch sozialen Austausch. Wir mögen jemanden eher, wenn sich Geben und Nehmen die Waage halten.

Sympathie entsteht durch Assoziation mit angenehmen Dingen: Wir mögen Menschen, mit denen wir Angenehmes verbinden (s. 2. Fallbeispiel links).

Was macht unsympathisch?

Wir erleben Antipathie oft gegen Personen, die völlig gegenteilige Ansichten vertreten, ganz andere Werte hoch schätzen als wir und von unseren eigenen Gepflogenheiten weit abweichendes Verhalten zeigen.

B Eine Mutter achtet genau darauf, dass ihre Kinder ordentlich gekleidet und pünktlich zur Schule gehen und dass sie am Abend nach 19 Uhr nicht mehr draußen spielen. Die Nachbarin lässt ihren Kindern jede Freiheit und es ist kein Tagesrhythmus zu erkennen. Beide sind sich unsympathisch.

Abneigung wird auch erlebt gegenüber Personen mit Eigenschaften, die man an sich selbst nicht leiden kann.

B Immer wieder ärgert es einen jungen Mann, dass er bei Auseinandersetzungen die Beherrschung verliert. Er bemerkt seine starke Antipathie gegen den neuen Kollegen, der bei Konfliktgesprächen aus der Rolle fällt und meistens am nächsten Tag sein Verhalten bedauert und sich entschuldigt.

Der erste Eindruck und der Sympathiefehler

Wenn Menschen sich das erste Mal begegnen, sind die ersten Sekunden oder Minuten oft maßgeblich für den weiteren Verlauf der Beziehung. Hier entstehende Gefühle und Einschätzungen sind später zum Teil nur schwer veränderbar.

Sympathie und Antipathie wirken hier wie ein Wahrnehmungsfilter: Bei einer auf den ersten Blick sympathischen Person werden auch weiterhin vor allem die positiven Eigenschaften wahrgenommen, negative Eigenschaften werden oft sehr großzügig übersehen. Umgekehrt ist es bei Personen, die einen unsympathischen Eindruck machen: bei ihnen werden vor allem Fehler und Schwächen wahrgenommen, Positives wird oft nicht registriert. Derartige Beurteilungsfehler ziehen unweigerlich fehlerhaftes Verhalten zum Beispiel im Umgang mit Pflegebedürftigen, aber auch mit Angehörigen und Mitarbeitern nach sich.

B Auf der Pflegestation wird eine wohnsitzlose Frau aufgenommen. Wegen ihres ungepflegten Zustandes ist sie der Altenpflegerin unsympathisch. Bald kann diese nur noch mit Mühe ihre Abneigung verbergen, führt die Pflegemaßnahmen zuweilen grob aus und ist kurz angebunden. Die Beziehung zu der Patientin wird von Tag zu Tag schlechter.

Umgang mit Sympathie und Antipathie in Pflegeberufen

Die durch Sympathie bzw. Antipathie geprägte Wahrnehmung und Einschätzung des Gegenübers kann sich auf die Motivation aller Beteiligten und auf die Pflege auswirken. So kann Sympathie zu einer Bevorzugung bestimmter Bewohner, Antipathie zu einer Benachteiligung führen.

Zu einem guten Umgang mit Pflegebedürftigen führt eine Kommunikation, die auf Wertschätzung, Einfühlungsvermögen und Interesse an dem betreffenden Menschen beruht. Die Fähigkeit, sich in die Lage eines anderen Menschen hineinzudenken, seine Sichtweise der jetzigen Situation oder seines Problems für eine kurze Zeit zu teilen, von seinen Gefühlen zu hören, führt zu einem besseren Verstehen seines (oft auffälligen oder störenden) Verhaltens. Diese Fähigkeit nennt man Empathie.

B Zwei junge Männer lernen sich zu Beginn des Unterrichts in der Altenpflegeschule kennen. Schon während der ersten Schultage unterstützen sie sich und tauschen rege Informationen aus. Sie sind sich sympathisch und werden sogar Freunde.

B Im Altenpflegeheim wird einer Schülerin eine Mentorin, 55 Jahre alt, zugewiesen, die der jungen Frau von Anfang an sympathisch ist. Sie ähnelt ihrer freundlichen Patentante.

M Eine auf Sympathie oder Antipathie beruhende Einschätzung von Pflegebedürftigen darf nicht maßgeblich das Verhalten des Pflegepersonals bestimmen.

M Pflegende sollen sich ihrer Zu- oder Abneigung gegenüber einzelnen Bewohnern oder Patienten bewusst sein, dürfen sich aber nicht in ihrem Verhalten von der Sympathie oder der Antipathie leiten lassen.

M **Empathie** *ist eine soziale Kompetenz und zeichnet ein angemessenes, professionelles Pflegeverhalten aus.*

M Einen hilfsbedürftigen Menschen mit Empathie zu begleiten, ist im Pflegeberuf dem unkontrollierten und auch ungerechten Handeln, das auf Sympathie oder Antipathie beruht, vorzuziehen.

Nähe und Distanz

Pflege als Dienstleistung von Menschen an Menschen kann nur Beziehungspflege sein, d.h. sie ist in erster Linie als Interaktionsprozess zu verstehen. Obwohl Pflege einerseits eine bezahlte Dienstleistung ist, also eine Ware, müssen die Pflegekräfte andererseits ihre „wahre" Herzenskraft mit einbringen, um gute Pflege tatsächlich zu erbringen.

Um gut zu pflegen, muss man Nähe erlauben; diese Nähe wiederum belastet durch den täglichen Umgang mit Leid, Trauer usw.; um diese Belastungen zu verkraften muss man sich immer wieder nach der Arbeit von der Arbeit distanzieren, um zu regenerieren; nur dann kann man am nächsten Tag wieder neue, neu belastende Nähe zulassen. Wenn man die Probleme der Arbeit im Geist mit nach Hause nimmt und auch in der Freizeit über nichts anderes als über die Arbeit redet, schlecht schläft usw., wird man den Belastungen der Arbeit nicht allzu lange standhalten und nach mehr oder weniger kurzer Zeit aus dem Beruf ausscheiden.

Aus der Bewältigung der Urängste resultierten unterschiedliche Persönlichkeitstypen. Für die Nähe-Distanz-Regulierung ist die Grundachse „Nähe kontra Distanz" von besonderer Bedeutung. Für Riemann (1961) stellt die Nichtbewältigung der Nähe-Distanz-Regulierung im Sinne des Ausgleichs, des Gleichgewichts und des Kompromisses den Hintergrund für psychiatrische Erkrankungen dar.

Nähe-Typ

Wegen des fehlenden Urvertrauens hat der Nähe-Typ der Persönlichkeit einen ausgesprochenen Minderwertigkeitskomplex. Sein Verhalten ist stark bestimmt durch Angst vor:
- Eigenständigkeit und Individuation,
- dem Herausfallen aus der Geborgenheit von Beziehung,
- dem Verlassenwerden,
- der Selbstständigkeit.

Aus dieser Angst flüchtet er in Abhängigkeit. Er ist abhängig von:
- der Anerkennung durch andere,
- Zuwendung durch andere,
- dem Gefühl „gebraucht zu werden",
- Harmonie.

Ganz deutlich wird in dieser Beschreibung der Zusammenhang zum einen zum Helfer-Syndrom und zum anderen zum Massencharakter der extrinsischen Motivation. Der Nähe-Typ der Persönlichkeit ist konfliktunfähig und gefangen in der unreifen symbiotischen Ausgangssituation der Reifeentwicklung. Er ist einerseits abhängig von der Meinung anderer, um deren Anerkennung er buhlt. Andererseits versucht er wiederum, andere von sich abhängig zu machen. In diesem Sinne hilft er nur so weit, dass er sich selbst nicht überflüssig macht, sondern weiter gebraucht wird. Er sucht sich unbewusst oder bewusst fast immer schwächere Partner, die von ihm abhängig sind und er tut alles, um diese Abhängigkeit weiter zu zementieren. Er sucht zu sehr die Nähe der anderen, weil er sich allein und eigenständig nicht liebenswert findet. Er ist gefährdet süchtig zu werden, weil er sehnsüchtig und passiv darauf wartet, endlich rundum befriedigt zu werden. Für die Psychoanalytiker ist die Suchtgefährdung Resultat eines Defizits in der ersten frühkindlichen, oralen Phase. In diesem Sinne ist die Sucht eine Ersatzbefriedigung auf der stofflichen Ebene für fehlende zwischenmenschlich befriedigende Beziehungsqualität.

Extremposition. Ab und zu gehen die Schauermärchen vom „Todesengel" durch die Presse: Pflegekräfte, die am Ende ihres Lebens schwer leidende alte Menschen meinen retten zu müssen, und sie dann umbringen. Meist mit einer Spritze.

Nach Beobachtungen des Psychoanalytikers Schmidbauer, handelt es sich bei den Tätern meist um emotional nicht gefestigte Menschen, die zu keiner professionellen Nähe-Distanz-Regulierung in der Lage sind. Gewissermaßen in „symbiotischer" Einheitsnähe zu den leidenden Bewohnern, halten sie selbst das Mitleiden nicht aus. Sie sehen dann den einzigen Ausweg in der aktiven Sterbehilfe. Aber eigentlich helfen sie damit unbewusst mehr sich selbst als dem mit dem Tod ringenden alten Menschen. Strafrechtlich werden sie dann zu Recht verurteilt.

Distanz-Typ

Weil er in der frühkindlichen Beziehung zu seiner Hauptbezugsperson nicht ausreichend gehalten und geliebt, dafür aber viel allein gelassen wurde, versucht der Distanz-Typ sich vor dem Risiko der Verletzung in der Beziehung durch ein sehr distanziertes Verhalten zu schützen. Auch sein Verhalten ist stark geprägt durch Angst, aber von einer ganz anderen Art als beim Nähe-Typus. Er hat:
- Angst vor Hingabe,
- Angst vor mitmenschlicher Nähe,
- Angst vor Bindung,
- Angst vor der Subjektivität von Gefühlen.

Aus dieser Angst heraus sucht er sich durch Distanz in seinem Verhalten zu schützen. Er betont:
- Unabhängigkeit und Autarkie,
- Selbstbewahrung und Ich-Abgrenzung,
- lieber allein als mit anderen zusammen zu sein,
- den Intellekt und die Vernunft,
- Sexualität als Triebabfuhr.

Hinter der „coolen" Fassade wird beim Distanz-Typ Beziehungsunfähigkeit deutlich. Aus Angst vor Beziehung bleibt er distanziert und schützt sich so vor dem Nahkampf und der Verletzungsgefahr in Beziehung. Er bezahlt dafür einen hohen Preis: die selbst gewählte Einsamkeit. In der Pflegebeziehung ist die emotionale Distanz auch ein Hindernis, weil zu wenig Kontakt ermöglicht wird.

M *Um den Balanceakt der Pflege tagtäglich bewältigen zu können, ist eine professionelle Nähe-Distanz-Regulierung notwendig.*

M *Um länger als die statistischen 5,8 Jahre in der Pflege zu verbleiben, braucht es eine professionelle, ständige und tägliche Nähe-Distanz-Regulierung.*

Extrinsische Motivation s. a. S. 881.

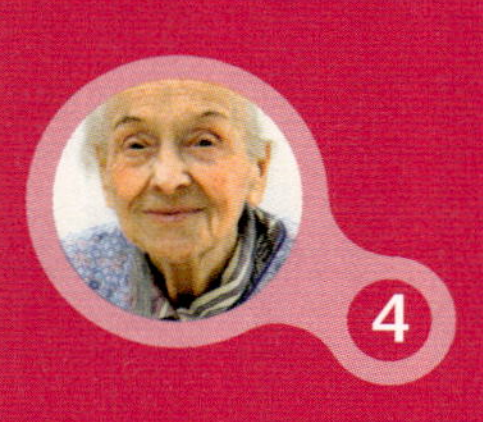

Macht und Ohnmacht

Macht und Ohnmacht beschreiben zwei weitere aufeinander bezogene Begriffe. Sie beschreiben ein Gefälle in Beziehung. Aufeinander bezogen heißt hier: je mächtiger der eine, desto ohnmächtiger notwendigerweise der andere, und umgekehrt. Während Macht in der Psychologie eher mit dem persönlichen Durchsetzungsvermögen, z.B. rhetorischen Fähigkeiten, in Verbindung gebracht wird, steht in der Soziologie eher der Positionsunterschied, die gesellschaftliche Stellung oder das Vermögen im wörtlichen Sinne des Geldvermögens, im Vordergrund.

Im Alltag ist das Bindeglied zwischen Macht und Ohnmacht die Abhängigkeit. Der Mensch ist gleichzeitig „frei und abhängig", er ist abhängig von konkreten Handlungen des anderen, die man selbstständig nicht in adäquater Weise kompensieren, also ausgleichen kann. Die soziologische Seite der Abhängigkeit meint ein „angewiesen sein" ein „ohne den anderen nicht können", eine Hilflosigkeit. Macht bedeutet demzufolge Stärke und Selbstbestimmung, während Ohnmacht Hilflosigkeit und Abhängigkeit beschreibt. Auf die Beziehung Pflegekraft/Bewohner bezogen bedeutet dies: mächtig sind tendenziell eher die Pflegekräfte und ohnmächtig eher die Bewohner und zu Pflegenden.

D **Macht** *ist das Vermögen, sich auf Kosten anderer durchzusetzen.*

Macht der Pflege

Worin liegt die Durchsetzungsmacht der Pflege im Einzelnen begründet? Das sind sehr unterschiedliche Puzzlesteine auf unterschiedlichen Ebenen, die ohne den Anspruch auf Vollzähligkeit oder Rangordnung benannt werden können, wie:

- Pflege definiert die Dienstleistung, z.B. Grundpflege, Behandlungspflege usw.,
- Pflege steuert den Pflegeprozess,
- Pflege- bzw. Steuerungskräfte kennen sich aus im Gesundheitssystem, sie sind die Fachleute,
- Pflegekräfte verfügen über eine stabile Berufsidentität in ihrer Rolle,
- Pflegekräfte können ihre teilweise Belastung ausgleichen durch andere Rollen in der Freizeit,
- Pflegekräfte befriedigen eine Nachfrage, werden gebraucht,
- Pflegekräfte haben eine meist höhere Fachkenntnis als die nachfragenden „Kunden",
- Pflegekräfte sind mobil,
- Pflegekräfte sind in ihren Selbsthilfekräften stärker.

Ohnmacht der zu Pflegenden

Die Ohnmacht der zu Pflegenden liegt zum größten Teil in ihrer Abhängigkeit bzw. der Einschränkung ihrer Selbsthilfekräfte begründet. Auch hier handelt es sich um sehr unterschiedliche Puzzlesteine. Die zu Pflegenden:

- sind auf Hilfe angewiesen, weil sie bestimmte Dinge nicht mehr selbstständig erledigen können,
- verfügen oft weder über die Fähigkeiten noch über das Wissen zur ausreichenden Selbstpflege,
- verfügen im Alter über keine gesicherte Identität, weil sie zunehmend weniger selbstständig können,
- können sich nicht so ohne weiteres aus der Situation der Hilflosigkeit entfernen,
- sind in ihrer Wahlfreiheit durch Krankheit, Immobilität, Einsamkeit usw. oft sehr eingeschränkt,
- haben geringere Möglichkeiten zur Kompensation ihrer Situation.

Beziehungsgestaltung

Was lässt sich konkret und praktisch tun, um das schwierige Beziehungsverhältnis der Pflege, wo die Potenziale und Fähigkeiten ungleich verteilt sind, so menschlich und mitmenschlich wie möglich zu gestalten? Auch hier sind unterschiedliche Ebenen, persönlich bis strukturell, betroffen:

- im Vordergrund müssen die Bedürfnisse und Wünsche des Auftragsgebers, also des Bewohners, des Patienten, des „Kunden" stehen (Nachfrage),
- von Anfang an muss das Angebot bzw. die Pflegeleistung im Sinne von Zeit, Umfang und Preis benannt werden,
- über Nachfrage und Angebot muss partnerschaftlich verhandelt werden (**Abb. 4.80**),
- die Pflegebeziehung sollte einen Vertragscharakter bekommen, mit Rechten und Pflichten für beide Beteiligten,
- in der Beratung sind Alternativen aufzuzeigen, weil dadurch die Wahl- und Entscheidungsfreiheit des Hilfesuchenden gestärkt wird,
- ein geeignetes Hilfeverständnis von „Hilfe zur Selbsthilfe", konkret „so viel Hilfe wie nötig und so wenig Hilfe wie möglich", damit das Selbstwertgefühl des Hilfesuchenden nicht unnötig beeinträchtigt wird (**Abb. 4.81**),

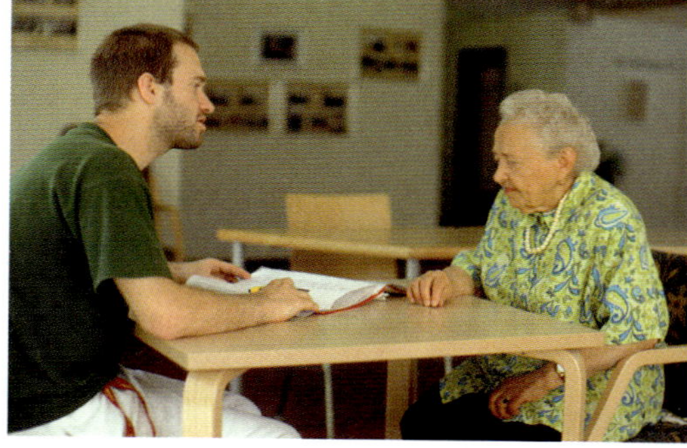

Abb. 4.80 Im Vordergrund der Beziehungsgestaltung müssen die Bedürfnisse und Wünsche des Auftraggebers, also des Bewohners stehen.

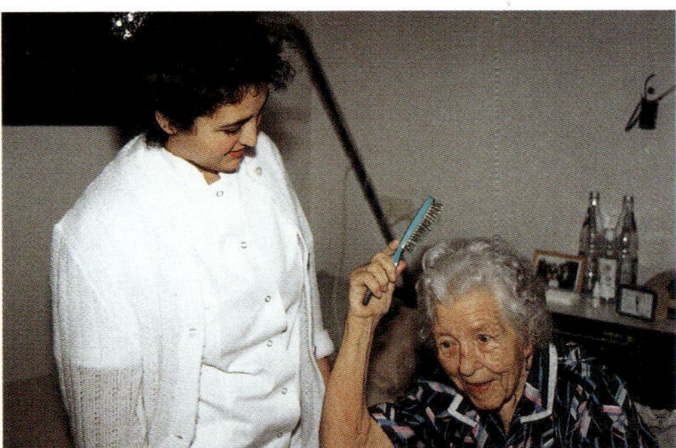

Abb. 4.81 Selbstständigkeit unterstützen durch „Pflegen mit den Händen in der Tasche".

- ein entsprechendes Rollenverständnis der Pflegekräfte als „Begleiter",
- Beschwerden sollten nicht als persönliche Kritik, sondern als Veränderungswünsche gewertet werden,
- Pflege bedeutet im Sinne von Beziehungspflege tagtägliche Grenzgestaltung: Wer erwartet was von wem?
- Ressourcen müssen genutzt, erhalten und wiedererlangt werden, damit das Selbstwertgefühl nicht unnötig eingeschränkt und beeinträchtigt wird,
- die Intimsphäre muss so weit wie möglich gewahrt und geschützt bleiben.

Kundenorientierung

Aus der Wirtschaft kommend ist in den letzten Jahren der Kundenbegriff auch in die Pflegelandschaft eingezogen. In den Managementtheorien der Wirtschaft war der Kundenbegriff revolutionär verändernd, in dem Sinne, dass von der Kundenzufriedenheit als gewünschtes Resultat ausgehend alle Prozesse, Produktion, Vertrieb bis Reklamation neu durchdacht und geplant wurden. Der Kunde sollte nicht ein schon fertiges Produkt kaufen, sondern das Produkt musste so geplant werden, dass es den Kundenbedürfnissen optimal angepasst war. Durch Produktzufriedenheit wollte man eine möglichst lange Kundenbindung erreichen.

Ambulante Altenpflege

In der „ambulanten Pflege" hat der Patient am ehesten die Wahlfreiheit. Er sieht im Straßenbild verschiedene Anbieter (plakatierte Dienstfahrzeuge), sieht Anzeigen, kann sich informieren usw. Er weiß aus der Nachbarschaft, wer von wem gepflegt wird und wer gut ist. Er kann wählen bzw. kündigen, wenn ihm die Leistung nicht gefällt und er hat wegen der großen Konkurrenz schnell Alternativangebote.

Stationäre Altenpflege

In der stationären Altenpflege sieht die Situation anders aus: Zwar hat auch hier der Bewohner ein im Heimvertrag geregeltes Kündigungsrecht, doch kann er dies infolge von Hinfälligkeit, Bedrohung, Verwirrtheit usw. oft nicht nutzen, sodass ein Auszug aus einem Heim bzw. ein Umzug in ein anderes Heim in der Praxis ziemlich selten vorkommt. Wegen der Gefahr der „totalen Institution" (im Sinne der Ausnutzung der Abhängigkeit der hilflosen Heimbewohner) kann hier am wenigsten von (selbstbewussten) Kunden gesprochen werden.

Der Kundenbegriff sollte seine Berechtigung auch in der Pflege bekommen, in dem Sinne, dass es um die Zufriedenheit des zu Pflegenden geht. An seiner Zufriedenheit und der Qualität der Pflege müssen wir uns tatsächlich in Zukunft mehr orientieren. Und zwar nicht nach dem alten Motto der klassischen drei „S" (= „sauber, satt und still"), sondern nach dem modernen Motto der Verhandlung von Kundenwünschen, der Nachfrage und unserem pflegerischen Angebot. Kunde ist nur, wer die Wahlfreiheit hat.

M *Die Bewohner machen uns keine Arbeit, sondern sie sind unsere Arbeit.*

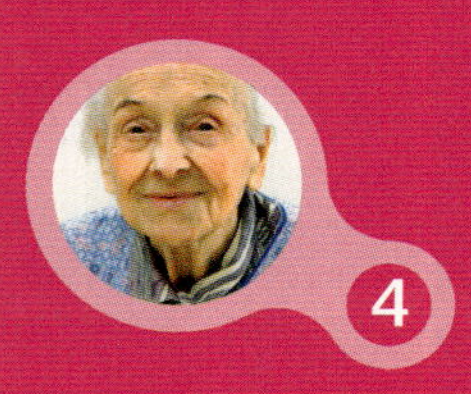

Intimität, Scham, Ekel

D **„Intimsphäre:** *Gesellschaftlich bestimmter Verhaltensbereich, über den der Einzelne nur mit wenigen anderen spricht, zu denen er eine enge Beziehung hat (intim stammt vom lateinischen intimus = innen, zum Beispiel der innerste Bereich des Hauses)…" (Schmidbauer 2001)*

In der Definition von Schmidbauer wird bereits die Problematik der Intimsphäre für den Bereich der Pflegebeziehungen angedeutet. Der gesellschaftlich bestimmte Bereich des Verhaltens wird durch die Abhängigkeit der zu Pflegenden von der externen Hilfe deutlich eingeschränkt. Neben dem innersten Bereich der Sexualität ist der gesamte Bereich der Körperlichkeit in der Intimsphäre eingeschlossen. Der zu Pflegende muss sich deutliche Eingriffe in sein Selbstbestimmungsrecht der Gestaltung seines Intimbereiches gefallen lassen, wenn er pflegebedürftig, v.a. grundpflegebedürftig geworden ist.

Respekt vor der Intimsphäre

Pflegekräfte können von sich aus einiges tun, um die Intimsphäre ihrer Patienten in der ambulanten Pflege bzw. der Bewohner in stationären Einrichtungen zu respektieren und dadurch unnötige Schamverletzungen, Kommunikationsprobleme usw. zu vermeiden:

- Beziehung gestalten, d.h. über die Grenzen kommunizieren,
- Besuche ankündigen und feste Zeitkorridore vereinbaren, um Vorbereitung zu ermöglichen,
- anklopfen und nicht sogleich im Zimmer stehen, wenn die Privatsphäre/Intimsphäre eines anderen Menschen betreten wird,
- Einvernahme über die Aufnahme von „intimen" Pflegehandlungen (**Abb. 4.82**),
- individuelle Wünsche berücksichtigen, z.B. von Frauen, die nicht von einer männlichen Pflegekraft gewaschen werden wollen,
- unerwünschte „Dritte" bei der Grundpflege ausschließen, z.B. Sichtschutz im Mehrbettzimmer aufstellen, wenn im Bett gewaschen werden muss,
- Waschen in der Grundpflege nicht unterbrechen und den zu Pflegenden nicht aufgedeckt und „zur Schau gestellt" liegen und warten lassen,
- „so viel Hilfe wie nötig und so wenig wie möglich",
- sexuelle, körperliche Bedürfnisse auch alter Menschen respektieren; einen geschützten Raum zur Selbstbefriedigung oder auch für das Zusammensein von Paaren bereitstellen.

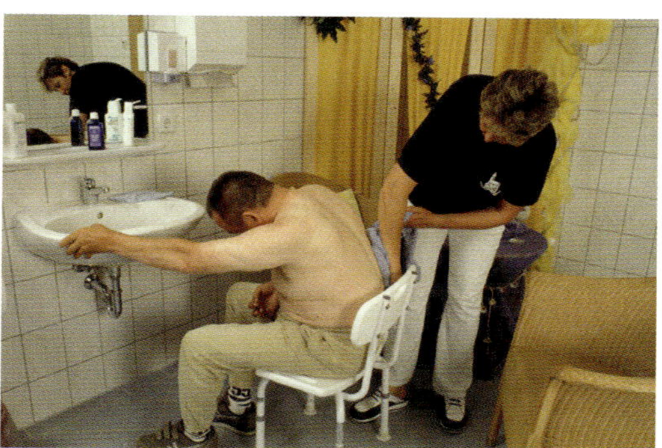

Abb. 4.82 Das Waschen im Rahmen der Grundpflege ist ein Beispiel für die Einvernahme über die Aufnahme von intimen Pflegehandlungen.

M *Verletzungen der Intimsphäre lösen auf beiden Seiten der Pflegebeziehung Scham aus.*

Scham

Das Wort Scham geht in seiner Sprachwurzel auf Beschämung und Schande zurück und meint umgangssprachlich einen Zustand, in dem man sich so wie man ist, nicht zeigen darf: Man muss etwas zudecken, verschleiern und verbergen. In der Pflegebeziehung ist damit meist ein Ist-Zustand des „Nicht-mehr-Könnens", der Unzulänglichkeit und Hilflosigkeit gemeint. Der Psychologe Meinolf Peters (1995) beschreibt Scham auf drei Ebenen:

- Jeder Mensch hat ein ideales Bild von sich selbst. Sein Stolz und seine Zufriedenheit hängen davon ab, ob dieses Bild intakt ist.
- Körperliche Schwäche und Krankheit beschädigen das Selbstbild eines Menschen zentral. Folge sind Schamgefühle und Aggressivität.
- Aufgabe von Pflege ist es, das verletzte Selbstbild der Alten nicht zusätzlich zu beschädigen, sondern, wo es möglich ist, zu heilen.

Peters schreibt weiter: „Das Schamgefühl markiert die Grenze der Scham, es ist eine Form des Ehrgefühls, eine Art des sozialen und persönlichen Schutzes, also ein Charakterzug oder eine Verhaltensweise, die sich gegen das Sichzeigen und die befürchtete Bloßstellung wendet. Insofern ist Scham ein Schutz, eine Haltung des Respekts anderen und sich selbst gegenüber; die Scham wird damit zur Wächterin der Privatheit und der Innerlichkeit, sie steckt eine Grenze ab und schützt den Kern der Persönlichkeit und das Gefühl der Ehre, der Würde und der Achtung; das Schamgefühl hat insofern auch eine positive Wirkung."

Schutz vor Schamlosigkeit

Da die Schamgrenzen des Einzelnen in Pflegebeziehungen notwendigerweise überschritten werden müssen, gilt es dies so taktvoll wie möglich zu gestalten. Takt heißt berühren, erreichen und angrenzen:

- Es müssen Grenzen kommuniziert werden, daraus ergibt sich im erfolgreichen Fall: Kontakt und Beziehung.
- Eine Übereinkunft des gemeinsamen Umgehens mit der Schamgrenze muss ausgehandelt werden, das geht im Kontakt oft auch non-verbal.
- Bei regressivem Verhalten älterer, oft verstörter Menschen, die infolge des kognitiven Abbaus die Selbststeuerung verlieren und scheinbar unbekümmert Intimes zeigen, müssen die Pflegekräfte als „Hilfs-Ich" den verstörten älteren Menschen schützen und öffentliches Zur-Schau-Stellen ersparen.
- Pflegekräfte müssen lernen, mit ihrem eigenen Schamgefühl, ausgelöst durch die Überschreitung

der Intim- und Schamgrenze bei anderen, umzugehen. Die professionelle Weiterentwicklung der eigenen Diskretion und Zurückhaltung ist hier hilfreich und nötig.

- Trauerbegleitung in den mannigfaltigen Verlustsituationen des Alters, vom Verlust naher Mitmenschen, über das Zuhause beim Heimeinzug bis hin zum Verlust der körperlichen Unversehrtheit im Zustand der Inkontinenz, kann helfen das bereits verletzte Selbstbild nicht noch weiter zu beschädigen.

Ekel

Ekel ist in der Pflegepraxis häufig verpönt und dadurch tabuisiert. Pflegende entwickeln Strategien, um mit diesen Emotionen umgehen zu können. Sie arbeiten in diesen Situationen sehr schnell, vermeiden den körperlichen Kontakt zum Bewohner, sind gereizt und ungeduldig oder versuchen die Situation zu überspielen.

Der Umgang mit Stuhlgang und Urin stellt vor allem zu Beginn der Ausbildung ein großes Problem dar, welches sich jedoch durch Gewöhnung und Routine meist relativiert. Anders ist es im Umgang mit Erbrochenem oder Sputum. Möglicherweise ist dies darauf zurückzuführen, dass wir mit dem Mund schöne Handlungen oder Erlebnisse verknüpfen, wie z. B. genussvolles Essen und Trinken, Küssen und Liebkosen.

Als schwer ertragbar erlebt Pflegepersonal im Umgang mit Dementen und verwirrten alten Menschen das „Spielen" mit Stuhlgang, beschmierte Wände und Utensilien, das Aufessen von Stuhlgang. Die pflegerischen Maßnahmen, wie Mundhygiene nach dem Essen von Stuhlgang, das Säubern der Hände und Nägel, das Reinigen der stuhlverschmierten Wände und Betten bringt Pflegende an die Grenzen ihrer Belastbarkeit.

Da es Ekelgefühle nun einmal gibt, ist es besser sich bewusst damit auseinanderzusetzen und nach Wegen des Umgehens mit diesen belastenden Gefühlen zu suchen, als sie zu verdrängen. Dabei sind die Ekelgefühle subjektiv: Was der eine als völlig normal empfindet, empfindet der andere als Ekelzumutung. Neben der persönlichen Beziehung von Sympathie und Antipathie nimmt die individuelle biografische Prägung der Pflegekräfte einen sehr starken Einfluss auf die Entwicklung der Ekelgefühle in Pflegebeziehungen.

Umgang mit Ekel

Bei der Empfindung des Ekels ist der gesamte Bewusstheitskreis, das sog. Bewusstheitsrad (s. S. 898) betroffen. Ekel kann individuell sehr unterschiedlich ausgelöst werden, durch Dinge, die man:

- sieht: z. B. Sputum,
- hört: z. B. Lungenrasseln durch Wasseransammlung,
- riecht: z. B. Erbrochenes,
- schmeckt: Mageninhalt, der über die Peristaltik hochkommt,
- tastet: z. B. teigige Haut.

Da jede Pflegekraft eine andere, individuell verschiedene Ekelgrenze hat, kann man sich im Team eigentlich ganz gut gegenseitig helfen und unaushaltbare Belastungssituationen durch kollegialen Tausch verhindern.

Aus der Verhaltenstherapie kommen Vorschläge, belastende Ekelsituationen zu überspielen, indem sie durch Uminterpretation bewältigt werden: z. B. bei schlechtem Geruch im Zimmer an Lavendelfelder im Urlaub denken bzw. sich selbst darauf programmieren oder bei rasselnder Atmung an einen Wasserfall denken und dadurch die Hemmschwelle überwinden.

Auf der Kollegenebene sich offen über Ekel austauschen, damit man nicht als „Weichei" etikettiert wird. Fast jeder hat eine Ekelgrenze.

Wirksame Strategien im Umgang mit Ekel. Zu diesen Strategien zählen:

- Austausch im Kollegenkreis,
- gegenseitiges Abnehmen von ekligen Arbeiten,
- Äußerungen von eigenem Unwohlsein gegenüber den Kollegen (z. B. bei schlechter eigener Befindlichkeit),
- Supervision,
- Thematisierung des Ekels in der Aus-, Fort-, Weiterbildung.

D ***Ekel** beschreibt ein Gefühl der „Übelkeit, (der) Unlust (und des) Überdrusses" (Wörterbuch der deutschen Sprache 1973).*

M *Bei sympathischen Menschen ist die Ekelgrenze viel höher als bei Menschen, die mir unsympathisch sind.*

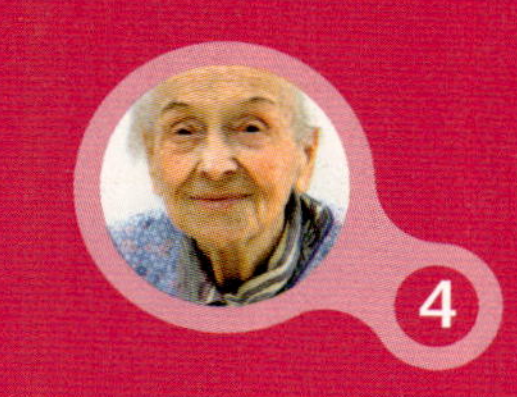

D *Unter **aggressivem Verhalten** versteht man Verhaltensweisen, die eine Schädigungsabsicht beinhalten. Richtet sich dieses Verhalten gegen die eigene Person spricht man von Autoaggression.*

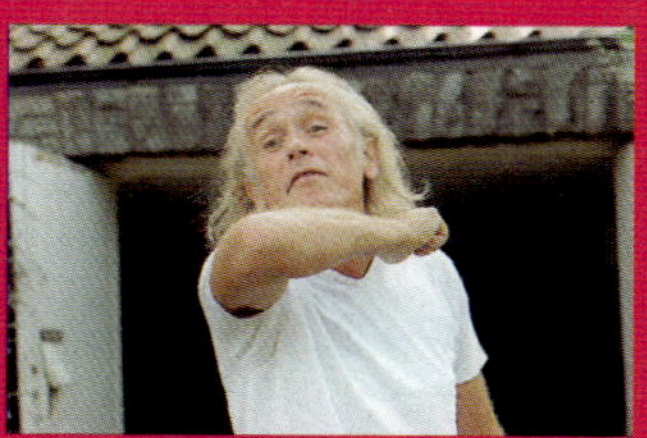

Abb. 4.83 Aggressives Verhalten, hier von einem Schauspieler nachgestellt.

M *Bestimmte Regeln der Hausordnung und der Tagesstruktur eines Pflegeheimes können als Gewalt erlebt werden, z. B. wenn es nur zu festen Zeiten Essen gibt oder man zu bestimmten Zeiten schlafen soll. Auch die Verabreichung von Medikamenten kann als Gewalt empfunden werden.*

P *In der Pflege werden aggressive Verhaltensweisen zwar häufig beobachtet, aber oft nicht ausreichend hinterfragt. Geeignete Fragen sind z. B.: War es wirklich so gemeint? Möchte mich tatsächlich jemand schädigen?*

M *Die einzelnen Aggressionstheorien sind nicht unumstritten. So gibt es z. B. keinen Beweis für den angeborenen Aggressionstrieb und die fortlaufend erzeugte Triebenergie.*

Aggression und Gewalt

Definitionen

Aggression. Unter aggressivem Verhalten versteht man Verhaltensweisen, die eine Schädigungsabsicht beinhalten (**Abb. 4.83**).

Gewaltempfindung und Aggressivität. Es muss unterschieden werden zwischen Gewaltempfindung und Aggressivität. Gewaltempfindung wird aus der Sicht des Opfers definiert, Aggressivität wird als Schädigungsabsicht des Täters definiert.

Autoaggression. Noch deutlicher wird der Unterschied, wenn wir den Begriff der Autoaggression dazu nehmen. Autoaggression ist ein gegen sich selbst gerichtetes zerstörerisches Verhalten. Autoaggression kann unterschiedliche Formen annehmen, z. B.:

- sich selbst beschimpfen und abwerten,
- Nägelbeißen oder Haut aufkratzen,
- sich ritzen und schneiden bei Patienten mit Borderline-Syndrom,
- Kopf auf den Tisch, gegen die Wand schlagen,
- Kopfhaare ausreißen,
- Gliedmaßen verbrennen oder verbrühen,
- Suizid.

Gewalt. Beim Gewaltbegriff wird zwischen zwei unterschiedlichen Arten unterschieden:

- **personelle Gewalt:** als von einer einzelnen Person ausgehend empfunden,
- **institutionelle Gewalt:** Strukturen und Regeln der Einrichtung werden als mit einer Schädigungsabsicht verbunden erlebt.

B Eine Pflegende kommt in das Zimmer der an Demenz erkrankten Frau Gebauer und spricht sie an: „Guten Morgen, Frau Gebauer, ich möchte Sie waschen“. Sie deckt Frau Gebauer auf und beginnt sie zu waschen. Aus Frau Gebauers Perspektive sieht die Situation so aus: Sie liegt tief schlafend im Bett, die Schwester kommt, zieht die Bettdecke weg und macht sie nass. Sie empfindet dieses Verhalten als störend und glaubt, man wolle ihr etwas antun. Frau Gebauer möchte jetzt nicht gewaschen werden.

Frau Gebauer empfindet die pflegerische Handlung als Gewalt, obwohl vonseiten der Pflegenden keinerlei Schädigungsabsicht (Aggression) vorliegt. Dies ist in der Pflege häufig der Fall: Absicht des Handelnden und Empfindung des „Opfers“ stimmen oft nicht überein.

Aggressionstheorien

Um aggressives Verhalten verstehen und verändern zu können, ist es wichtig, die Motive für ein Verhalten zu kennen. In der Psychologie gibt es verschiedene Ansätze, die Entstehung von Aggression zu erklären.

Psychoanalytische Theorie

Schon Sigmund Freud (1856–1939) entwickelte eine psychoanalytische Theorie zur Entstehung von Aggression. Aufgrund der Feststellung, dass es zu jeder Zeit auf der Welt Kriege gab, nahm Freud an, dass alle Menschen einen „Todestrieb“ besitzen. Dieser erzeuge fortlaufend Triebenergie, die – wenn sie nicht in kleinen Mengen auf sozial akzeptable Weise abgebaut werden könnte – zu aggressivem Verhalten führen würde.

Psychohydraulische Triebtheorie

Konrad Lorenz (1903–1989) modifizierte diese Theorie zu seinem „Psychohydraulischen Modell“, einer Triebtheorie: Aggressivität sei ein Instinkt zur Arterhaltung. Dieser Instinkt sei ein Trieb, der immer wieder entladen werden müsse. Auslöser für diese Entladungen könnten Umweltreize sein. Man spricht hier auch von dem „Dampfkesselmodell“: Die Triebenergie erzeugt Druck, der entladen werden muss. „Heizt“ die Umwelt dem Kessel ein, kommt es schneller zur Entladung.

Frustrations-Aggressionstheorie

Von Dollard und Miller wurde 1939 die Frustrations-Aggressionstheorie entwickelt. Sie besagt, dass bei Menschen, die an der Erreichung eines Zieles gehindert werden und Enttäuschungen erfahren, Frustrationen entstehen. Frustration führe immer zu irgendeiner Form der Aggression und Aggression sei immer die Folge von Frustration. Da sich diese Thesen nicht halten ließen, wurden sie erweitert: Aggressives Verhalten kann gehemmt werden, und nicht jede Frustration ist stark genug, um Aggression auszulösen.

Lerntheoretische Aggressionsmodelle

Sie gehen davon aus, dass aggressives Verhalten erlernt wird. Aggressive Verhaltensweisen können abgeschaut (Modelllernen) oder durch eigene Erfahrungen (instrumentelles Lernen) erlernt werden, wenn sie „erfolgreich“ waren.

Theorie des Werkzeugverlustes

Beobachtungen von aggressivem Verhalten bei demenziell erkrankten Personen führte zur Entwicklung der Theorie des Werkzeugverlustes: Häufig sind die „Werkzeuge“ für gesellschaftlich akzeptable Ausdrucksweisen durch die Erkrankung nicht mehr vorhanden. Das Fehlen verbaler Ausdrucksmöglichkeiten führt dazu, dass demenziell erkrankte Menschen auf früher erlernte, nonverbale Ausdrucksformen zurückgreifen.

Gewalt im Pflegealltag

Beispiele pflegerischer Gewalt

Die „ZAG Altenpflege im Deutschen Berufsverband für Pflegeberufe DBfK" hat 1994 anhand der AEDL (Aktivitäten und existenzielle Erfahrungen des Lebens; seit 2007 ABEDL, B gleich Beziehungen) sehr detailliert mögliche Ausdrucksformen von Gewalt in der Pflege aufgelistet, die hier fast vollständig folgen (ZAG Altenpflege, 1994):

Kommunizieren. Zu den Formen der Gewalt zählen:
- Bevormundung,
- Zwang zur Kommunikation,
- lautes Reden, besonders bei Schwerhörigen,
- Verweigern von Hörgeräten oder des Putzens der Brille,
- Verwendung von Schimpfwörtern,
- Nichtbeachtung,
- Unaufmerksamkeit,
- Unterhaltung mit Dritten über den Kopf des älteren Menschen hinweg,
- Konfliktvermeidung,
- Entzug von Zuwendung,
- Unterschätzung,
- Vermeidung von Blickkontakt auch beim Sprechen,
- Verniedlichung des Namens,
- Rügen, z. B. „Haben Sie sich schon wieder voll gemacht?",
- abfällige Äußerungen, z. B. „Frau X sabbert",
- Kritik vor anderen Menschen,
- unaufgefordertes Duzen,
- respektlose Anrede, z. B. „Oma".

Sich bewegen. Zu den Formen der Gewalt zählen:
- unangemessene Unterstützung der Bewegungen (zu fest, zu grob, zu unachtsam),
- unangemessene Form der Berührung,
- Einschränkung des Bewegungsspielraums, z. B. Rollstuhl zu eng an den Tisch schieben,
- Fixierung (körperlich, medikamentös),
- „Seniorensessel" aufzwingen (Sessel mit indirekter Fixierung durch angebrachten Tisch),
- Blockieren der Ausgänge,
- Liegenlassen im Bett,
- zwanghafte Lagerung,
- Zwangsmobilisation,
- Verweigerung bzw. Nichtanpassung von Gehhilfen,
- Verweigerung eines speziell angepassten Rollstuhls,
- Nichtanpassung an motorische Fähigkeiten (z. B. beim Gehen: zu schnell gehen, mitziehen),
- Ausführen von ruckartigen Bewegungen,
- Anbringen eines „Bewegungsmelders" wider Willen.

Vitale Funktionen des Lebens aufrechterhalten. Zu den Formen der Gewalt zählen:
- „Durchzug machen",
- Lüften, bzw. zu viel Lüften,
- Lüften, wenn jemand nackt ist,
- schlechte Gerüche belassen,
- Wassertemperatur bestimmen,
- den Bedürfnissen nicht angepasste Kleidung anziehen (zu warm oder zu kalt),
- falsches Bettzeug zuteilen,
- Rationalisierung von geäußerten Bedürfnissen: z. B. „Sie brauchen keine Decke, es ist doch nicht kalt draußen",
- Verweigerung einer Wärmflasche,
- Vorenthalten von Konsiliarärzten,
- Vorenthalten einer Logopädin,
- Vorenthalten von Ergo- oder Beschäftigungstherapien.

Sich pflegen. Zu den Formen der Gewalt zählen:
- Zwang zur Körperpflege,
- Zwang zu Vollbad, Dusche oder Haarwäsche,
- feste Einrichtung eines Badetags,
- unzureichendes oder übertriebenes Abfrottieren,
- Haare schneiden gegen den Willen,
- ungewolltes Fingernägelschneiden,
- ungewolltes Rasieren bzw. Belassen des Bartes,
- Zwangsparfümierung,
- nächtliches Waschen,
- ungewollte Anwendung von Babypflegemitteln,
- Organisation einer „Waschstraße" (mehrere Bewohner werden gleichzeitig im Bad gewaschen).

Essen und trinken. Zu den Formen der Gewalt zählen:
- Vorenthalten von Ess- und Trinkhilfen,
- Missachtung gewohnter Esssitten und Essgewohnheiten,
- Anwendung von Lätzchen oder Plastikgeschirr,
- Einflößen von Nahrung,
- Stopfen,
- zu schnelles „Füttern",
- Verwendung des Wortes „Füttern",
- nicht ausreichend Nahrung bzw. Flüssigkeit geben,
- durch starre Essenszeiten die Bewohner in festen Tagesablauf zwingen,
- unerreichbare Platzierung des Essens,
- Verabreichung des Essens auf dem Nachtstuhl,
- Anwendung von keiner oder zu viel Mundpflege,
- Festlegung des Speiseplans,
- routinemäßige Verabreichung passierter Kost,
- Vorenthaltung der Zahnprothese.

Ausscheiden. Zu den Formen der Gewalt zählen
- Sitzenlassen auf der Toilette,
- „drin liegen lassen" (in Exkrementen – d. Verf.),

M Sich um sich und seine Bedürfnisse und Interessen kümmern ist sinnvoll und notwendig und damit positiv. Sich auf Kosten anderer durch destruktives Verhalten durchsetzen ist unter sozialen Gesichtspunkten negatives Verhalten.

M Zu den Formen der Gewalt in der AEDL „Kommunizieren" zählen u. a.:
- *Bevormundung,*
- *Nichtbeachtung,*
- *Unaufmerksamkeit,*
- *Konfliktvermeidung,*
- *Entzug von Zuwendung,*
- *Unterschätzung.*

Zu den Formen der Gewalt in der AEDL „Sich pflegen" zählen u. a.:
- *Zwang zur Körperpflege,*
- *Zwang zu Vollbad, Dusche oder Haarwäsche,*
- *feste Einrichtung eines Badetags,*
- *zwanghafte Anwendung eigener Hygienevorstellungen.*

Zu den Formen der Gewalt in der AEDL „Ausscheiden" zählen u. a.:
- *Sitzenlassen auf der Toilette,*
- *„drin liegen lassen" (in Exkrementen – d. Verf.),*
- *Einrichtung von „Abführtagen",*
- *Waschen auf dem Toilettenstuhl,*
- *zu seltene Toilettengänge.*

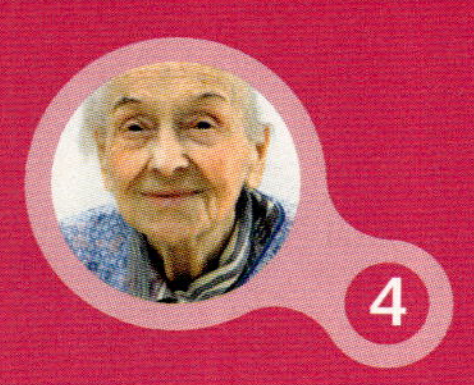

Zu den Formen der Gewalt in der AEDL „Für eine sichere und fördernde Umgebung sorgen“ zählen u. a.:
- *Fixierung bzw. Bettgitter,*
- *Überversorgung,*
- *Entzug von Maßnahmen zur Sicherheit,*
- *Vertrauensbruch,*
- *Nichteinhaltung von Verabredungen.*

- Verabreichung von Abführmitteln anstelle von entsprechender Kost,
- Einrichtung von „Abführtagen“,
- zu seltene Toilettengänge.

Sich kleiden. Zu den Formen der Gewalt zählen:
- Einschließen von Kleidung,
- ungewolltes Anziehen,
- ungewolltes Anziehen von Jogginganzügen, Morgenmänteln oder Strumpfhosen statt Strümpfen,
- auch tagsüber nur Nachthemden bzw. Nachtkleider anziehen,
- „Strampelsack“,
- Anziehen von ungewollter Rollstuhlkleidung,
- generell Kleider von Verstorbenen als Stationskleider anbieten,
- Verweigern von Miederwäsche.

Ruhen und schlafen. Zu den Formen der Gewalt zählen:
- zu zeitiges Wecken,
- nächtliche Waschungen,
- Verabreichung von Schlafmitteln ohne Information oder ungewollt,
- Anstrahlen der Bewohner mit Taschenlampen während der Nachtwachen,
- Verordnung von Zwangsruhe oder Mittagsschlaf,
- Verweigern des Mittagsschlafs,
- Heimbetten statt eigenem Bett,
- Heimbettwäsche statt eigener Bettwäsche.

Sich beschäftigen, Lebensfeldgestaltung, Wohnen. Zu den Formen der Gewalt zählen:
- Vorenthalten von Orientierungshilfen,
- Kindergartenspiele,
- Missachtung der persönlichen Sphäre (z. B. nicht anklopfen),
- Anstaltsmöbel,
- keine Möglichkeit der Eigenmöblierung lassen,
- Einhalten eines starren Tagesablaufs,
- Zwang zum Feiern bzw. Fröhlichsein,
- Vorenthalten von Feiern,
- älteren Menschen Tätigkeiten aufzwingen, die üblicherweise junge Menschen gerne tun (z. B. Basteln mit Salzteig, Seidenmalerei usw.),
- private Möbel eines Bewohners ungefragt zum Sperrmüll geben,
- Verkümmern lassen von geistigen Aktivitäten.

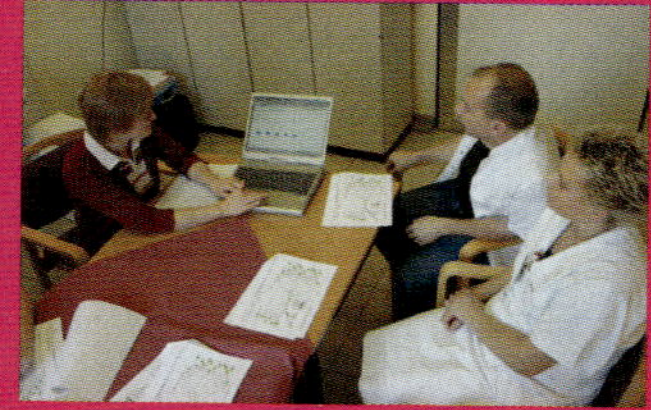

Abb. 4.84 Fallbesprechungen können dazu beitragen, Pflegemaßnahmen auf ihren potenziellen Gewaltaspekt zu hinterfragen.

Sich als Mann oder Frau fühlen und verhalten. Zu den Formen der Gewalt zählen:
- Verhindern von geschlechtlichen Beziehungen,
- Schneiden von Einheitsfrisuren,
- Frauen ungewollt in „Jogginghosen stecken“,
- Schamgefühl verletzen,
- Waschungen im Intimbereich ohne Sichtschutz oder bei offener Tür,
- sexuelle Äußerungen älterer Menschen negativ kommentieren oder belächeln,
- Duzen,
- unreflektierter Einsatz von Inkontinenzmaterial,
- keine Beachtung des jeweiligen Geschlechts bei der Zuteilung des beim Waschen behilflichen Pflegepersonals,
- Netzhosen.

Für eine sichere und fördernde Umgebung sorgen. Zu den Formen der Gewalt zählen:
- Fixierung bzw. Bettgitter,
- Überversorgung,
- Entzug von Maßnahmen zur Sicherheit,
- Vertrauensbruch,
- Nichteinhaltung von Verabredungen,
- unterstützende Mittel vorenthalten (z. B. Brille in den Nachtschrank legen oder Gehhilfen wegstellen),
- defekte Steckdosen nicht reparieren,
- Legen eines Kabels mitten durchs Zimmer,
- Entwenden der Klingel,
- zu feuchtes Wischen,
- Stehenlassen von Wasserlachen,
- Uhren und Kalender nicht aufhängen,
- keine Handläufe anbringen.

Soziale Beziehungen und Bereiche sichern und gestalten. Zu den Formen der Gewalt zählen:
- jemand sich selbst überlassen,
- „aus dem Zimmer werfen“,
- Beaufsichtigung („ins Zimmer setzen“),
- Mehrbettsäle einrichten,
- „Taschengeld“ verweigern,
- Einrichten von festen Besuchszeiten,
- keine Außenkontakte ermöglichen oder fördern,
- reizarmes Umfeld,
- Dauerberieselung durch Radio- oder Fernsehprogramm,
- Zwangsberieselung durch Fernseher bzw. Radio, z. B. bei Übertragung von Gottesdiensten,
- Ausschließen der Angehörigen,
- Zwangsvermittlung unter den Bewohnern (z. B. „Frau X, ich setze sie jetzt mal zu Frau Y ins Zimmer, dann können sie sich schön unterhalten“),
- Vernachlässigung oder Überbewertung der Wünsche der Angehörigen,
- Weigerung, Einkäufe für die Bewohner auszuführen,
- Aufzwingen von Gesprächen.

Mit existenziellen Erfahrungen des Lebens umgehen. Zu den Formen der Gewalt zählen:
- Missachtung oder Nichtbeachtung der Religiosität,
- Vermitteln von Hoffnungslosigkeit,
- Verbreiten von plumpem Optimismus, z. B. in Form von Floskeln wie „das wird schon wieder“,
- „Negativgespräche“,
- Abblocken von Gesprächen,
- Versuch, Gespräche über das Sterben und den Tod zu unterdrücken.

Ursachen von Gewalt

Konkret auf das Verhalten bezogen gibt Kai Weispfennig (2006) aus Sicht der Pflegenden bzw. der zu Pflegenden unterschiedliche Ursachenfaktoren an.

Ursachen von Aggressionen und Gewalt bei Pflegenden. Dazu zählt Weispfennig (2006):
- Ähnlichkeit zu unsympathischen Personen,
- schlechtes Betriebsklima,
- konflikthafte Beziehung,
- Schlafdefizit,
- Rollenwechsel,
- unzureichende Kenntnisse und fehlendes Wissen,
- fehlendes Verständnis für die Situation des Patienten,
- Überlastung (Burn-out), Gedankenlosigkeit, Ignoranz,
- Ekel,
- körperliche Angriffe durch den Patienten,
- Beschuldigungen und Misstrauen,
- Lerngeschichte (Konflikte wurden schon immer mit Gewalt gelöst).

Als mögliche Auslöser benennt Weispfennig:
- Anhäufung von verschiedenen Belastungsfaktoren,
- Überschreiten der Belastungsgrenzen,
- Wegfall der persönlichen Hemmschwelle,
- plötzliche Enttäuschung.

Ursachen von Aggressionen und Gewalt bei Bewohnern. Dazu zählt Weispfennig (2006):
- krankhafte Ursachen, hirnorganische Veränderungen,
- Kontrollverlust über die Gefühle bei Erkrankungen,
- Ähnlichkeit des Pflegenden zu einer bestimmten Person,
- Lerngeschichte (Konflikte wurden immer gewalttätig gelöst),
- unerfüllte Wünsche, fehlende Lebensqualität,
- fehlende Selbstbestimmung, Abhängigkeit, Rollenwechsel (**Abb. 4.85**),
- Gefühle der Hilflosigkeit, Angst und Verzweiflung,
- Einflüsse durch das Milieu,
- Freiheitsentzug,
- Medikamente.

Als mögliche Auslöser benennt Weispfennig:
- Verletzung der Intimsphäre,
- Verkennung der Situation,
- Missverständnisse in der Kommunikation,
- Missachtung von Gefühlen und Bedürfnissen,
- Unangemessener Umgang,
- Einsatz von Zwang, Gewalt und Misshandlung.

Theorien zu Gewalt und Destruktion

Abstrakt gesprochen gibt es auch unterschiedliche Erklärungsansätze zu Gewalt. Auf einige soll exemplarisch eingegangen werden.

Gewalt als Machtmittel bzw. als Resultat von der Ohnmachts-Erfahrung der Hilflosigkeit. Nach Galtung (1975) ist Gewalt ein Instrument der Durchsetzung eigener Bedürfnisse und Interessen auf Kosten anderer. Darin liegt die Ähnlichkeit zum soziologischen Machtbegriff, der genauso definiert ist. Deshalb umschreibt Galtung seinen Begriff der „strukturellen Gewalt" auch als „soziale Ungerechtigkeit", wo sich einzelne Mächtige auf Kosten vieler Schwächerer und Ohnmächtiger durchsetzen können. In ihrer „hilflosen Ohnmacht" entwickeln auch Unterlegene Gewalt und Destruktion.

Gewalt als Ausdruck von Hilflosigkeit. In Situationen der Überforderung kann relativ schnell Gewalt freigesetzt werden. In unserer Leistungsgesellschaft haben alle schon mal den Satz gehört „Jeder ist seines Glückes Schmied!", d. h. jeder ist für sein Glück bzw. Unglück selbst verantwortlich. Ein anderer Satz lautet „Wo gehobelt wird, da fallen Späne!". Wenn es darum geht, um in der Schmiede-Metapher zu bleiben, Amboss oder Hammer zu sein, dann ist es doch naheliegend lieber zum Hammer zu greifen und auszuteilen, als selbst etwas abzubekommen.

Lernen am Modell. In der Familie, im Kindergarten, auf dem Schulhof, auf der Straße, im Betrieb, am Bildschirm zu Hause im Fernsehsessel, überall werden uns „live" erfolgreiche Modelle destruktiven bzw. gewalttätigen Verhaltens vorgeführt. Medienkonsum fängt harmlos mit Zeichentrickfilmen wie „Tom und Jerry" an und steigert sich bis zu Gewalt und Horrorstreifen.

Notwehrreaktion Gewalt. Im Alltag der stationären Altenpflegeheime ist der Verlust der Bewohner über ihre Selbstbestimmung unübersehbar. Sie sind zum einen aufgrund ihrer Pflegebedürftigkeit und Abhängigkeit von Pflege strukturell unterlegen, ohnmächtig und hilflos. Dazu kommen noch die persönlichen und gesundheitlichen Beeinträchtigungen ihrer Handlungsfähigkeit, evtl. verschlimmert durch die sedativen, einschläfernden Nebenwirkungen von Medikamenten.

Totale Institution. Total ist hier gemeint im Sinne von „totalitär" (= allumfassend kontrollierend und einschränkend). Der Bewohner muss sich einer vorgegebenen Struktur der Einrichtung und des Tages unterwerfen bzw. anpassen. Zwischen Pflegenden und der Verwaltung einerseits und den Bewohnern des Altenpflegeheimes andererseits besteht eine soziale Distanz. Durch die starke Reglementierung des Tagesablaufes sind jederzeit Regelverstöße und damit Sanktionierungen möglich.

M *Ursachen von Aggressionen und Gewalt bei Pflegenden können z. B. Konflikte, Schlafdefizit, Überlastung (Burn-out), Gedankenlosigkeit, Ignoranz oder unzureichende Kenntnisse und fehlendes Wissen sein.*

M *Ursachen von Aggressionen und Gewalt bei Bewohnern können z. B. hirnorganische Veränderungen, Kontrollverlust, fehlende Selbstbestimmung, Abhängigkeit, unerfüllte Wünsche oder fehlende Lebensqualität sein.*

M *Gewalt kann als Instrument zum Durchsetzen der eigenen Interessen gesehen werden. Der soziologische Machtbegriff ist ganz ähnlich definiert: Einzelne setzen sich auf Kosten vieler Schwächerer und Ohnmächtiger durch.*

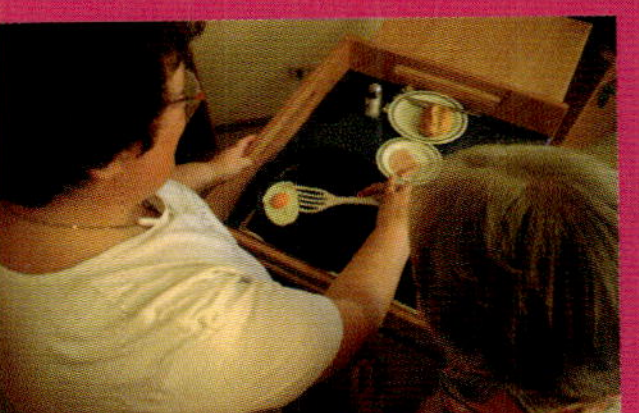

Abb. 4.85 Bewohner können die Übernahme von bestimmten Verrichtungen z. B. als Abhängigkeit empfinden. Diese Empfindung könnte ein Auslöser für Aggressionen sein.

M *Für Bewohner von stationären Pflegeeinrichtungen fallen Freizeit und Wohnen zusammen, d. h. es gibt keine Rückzugsmöglichkeit oder geschützte Intimsphäre mehr. Eine solche Struktur kann als reglementierend empfunden werden.*

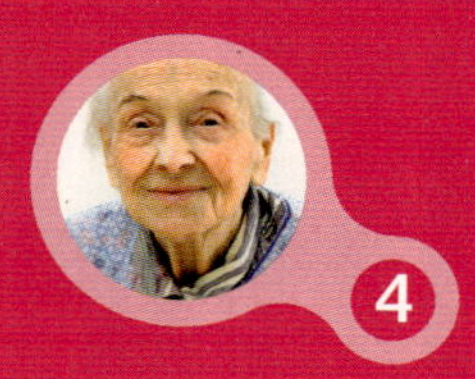

Interventionsstrategien

M *Gewalt erzeugt Gegengewalt, und die Gefahr der Verschlimmerung der Situation ist sehr groß. Daher kommt es sehr auf das besonnene Verhalten des Pflegepersonals an, damit sich die Gewaltspirale nicht verselbstständigt.*

M *Besonnenes Verhalten ist z. B. gekennzeichnet durch:*
- *ansprechen,*
- *Augenkontakt suchen,*
- *sachlich bleiben,*
- *Situation klären,*
- *keine Vorwürfe machen,*
- *nicht be- oder abwerten,*
- *in normalem Tonfall sprechen,*
- *Interesse zeigen.*

P *Gehen Sie auf den Täter zu und sprechen Sie ihn namentlich an: „Herr X, lassen Sie Herrn Y in Ruhe!". Bei räumlicher Annäherung könnte er sich bedroht fühlen und noch gewalttätiger werden. Ziehen Sie besonnen seine Aufmerksamkeit auf sich.*

M *3-schrittiges Eingreifverhalten:*
1. Situation einschätzen,
2. auf den Gewalttäter zugehen,
3. die Situation beenden.

Gewalt erzeugt schnell Gegengewalt, und die Gefahr der Eskalation ist sehr groß. Daher kommt es sehr auf das besonnene Verhalten des Pflegepersonals an, damit sich der Teufelskreis von Aktion und Reaktion nicht verselbstständigt. Barbara Bojack beschreibt in ihrem Buch „Gewaltprävention" (2001) folgende sinnvollen Verhaltensweisen, um Gewalteskalation zu verhindern:
- Ruhe und Besonnenheit ausstrahlen,
- ansprechen und Augenkontakt suchen,
- sachlich bleiben, d. h. auf den Sachverhalt eingehen,
- Situation klären,
- keine Vorwürfe machen,
- nicht be- oder abwerten,
- in normalem Tonfall sprechen,
- Interesse an den vorgetragenen Problemen zeigen,
- Zuhören,
- Missstimmungen und Frustrationen benennen lassen,
- Fakten und Gefühle erfragen,
- die Gefühle annehmen, zeigen, dass Verständnis für den Zorn besteht, auf die Äußerungen eingehen ohne sie zu verharmlosen oder zu verstärken,
- adäquate räumliche Distanz halten, nicht Nähe aufdrängen,
- Zuschauer vermeiden oder wegschicken,
- nicht zögern, Hilfe anzunehmen,
- nonverbales Verhalten einbeziehen, z. B. durch Körperhaltung, Hinsetzen, Vermeiden von bedrohlichen Gebärden,
- nicken, die geöffneten Hände zeigen, Augenkontakt halten, freundlich ansehen.

Vorgehen bei Gewalt

Wenn es zu Gewalthandlungen gekommen ist und Gefahr für Leib und Leben der Beteiligten besteht, muss das Pflegepersonal aufgrund seiner Fürsorgepflicht eingreifen, intervenieren. Bewährt hat sich dafür eine 3-schrittige Strategie, d. h. ein aufeinander aufbauendes, geplantes Eingreifverhalten:
1. Situation einschätzen,
2. auf den Gewalttäter zugehen,
3. die Situation beenden.

1. Schritt: Einschätzen der Situation

Strategisches Handeln heißt geplantes und nicht überstürztes, kopfloses Agieren. Dazu ist es laut Bojack (2001) nötig einzuschätzen:
- Wer ist der Aggressor?
- Wie stark ist der Aggressor?
- Muss ich andere schützen?
- Wie kann ich mich schützen?
- Wie kann ich die Situation beenden?
- Brauche ich Hilfe?

2. Schritt: Zugehen auf den Gewalttäter

In diesem Schritt geht es darum, die Aufmerksamkeit des Täters von seinem Opfer abzulenken. Dazu muss die Pflegekraft die Aufmerksamkeit auf sich selbst ziehen. Das kann durch Bemerkungen und/oder Handlungen geschehen. Die Pflegekraft kann z. B. den Täter namentlich ansprechen: „Herr X lassen Sie Herrn Y in Ruhe!". Es ist nicht sinnvoll, sich in dieser Phase dem Täter zu nähern. Es gilt, seine Aufmerksamkeit auf sich zu ziehen. Bei der räumlichen Annäherung könnte er sich bedroht fühlen und noch gewalttätiger werden.

B Frau Nowitzki schlägt mit der Handtasche auf ihre Mitbewohnerin Frau Schmitz ein. Die Altenpflegerin Liane hört den Lärm und rennt sofort in das betreffende Zimmer. Frau Nowitzki steht laut schimpfend und keifend hinter dem Bett von Frau Schmitz: „Die will mir wieder meine Handtasche klauen!". Frau Schmitz blutet am Kopf und weint. Zwischendurch ruft sie laut: „Hilfe, Hilfe, die will mich umbringen". Liane bleibt in der Tür stehen und versucht die Aufmerksamkeit auf sich zu ziehen, damit Frau Nowitzki von Frau Schmitz ablässt. Sie ruft genauso laut wie die Beteiligten: „Aufhören, hören Sie sofort mit dem Schlagen auf, Frau Nowitzki !" Sie wiederholt ihre Aufforderung so oft und unter Umständen noch lauter, bis Frau Nowitzki auf sie reagiert. Jetzt erst geht sie seitlich in das Zimmer und versucht Blickkontakt mit Frau Nowitzki aufzunehmen und zu halten. Deshalb spricht sie Frau Nowitzki direkt und persönlich an: „Hier bin ich, Frau Nowitzki , sehen Sie mich doch bitte an, Frau Nowitzki !" Sie bewegt sich in einem sicheren Abstand seitlich auf Frau Nowitzki zu, damit sie von ihrem Opfer ablässt und sich weiter auf die Altenpflegerin einlässt. Nachdem es Liane gelungen ist Blickkontakt mit Frau Nowitzki herzustellen und sie von Frau Schmitz abzulenken, redet sie weiter auf Frau Nowitzki ein: „Genug jetzt! Was ist denn eigentlich los, Frau Nowitzki ? Erzählen Sie mir doch mal genau, was vorgefallen ist. Was macht Sie denn so wütend?" Als sich Frau Nowitzki jetzt ganz von Frau Schmitz weggedreht und sich Liane zuwendet, kann Liane sie auffordern mit ihr in die Sitzecke zu gehen und sich hinzusetzen. „Legen Sie die Tasche doch mal auf den Tisch, damit sie nicht wegkommt, und setzen Sie sich zu mir, Frau Nowitzki !" Zuerst steht Frau Nowitzki unschlüssig und verlegen vor ihrem Lieblingssessel. Erst als Liane sie noch einmal zum Sitzen auffordert, nimmt sie vorsichtig Platz. Sie sitzt auf der Sesselkante und hält ihre Handtasche krampfhaft fest. Erst jetzt ruft Liane ihre Kollegin Rosemarie, die im Flur stehen geblieben ist, zur Hilfe: „Rosemarie, kümmere dich bitte um Frau Schmitz und nimm sie mit ins Dienstzimmer, um ihr den Kopf zu verbinden!"

Während die Pflegende den Täter ablenkt, kann sie sich nicht gleichzeitig auch noch um das Opfer kümmern. Dazu sind dann die Kollegen da, die im Bedarfsfall auch weitere Zuschauer vom Geschehen abhalten und wegschicken müssen. Es ist besser, den Täter zum Ablegen seiner „Waffe" aufzufordern, als ihm diese zu entwenden, weil dazu i. d. R. auch Gewalt notwendig ist und damit die Eskalationsgefahr wiederum steigt.

3. Schritt: Die Situation beenden

Wenn die Situation für das Opfer entschärft ist, indem die Täter-Opfer-Situation getrennt werden konnte, gilt es nun, den Täter von seinem Gewaltenergiepegel herunterzuholen, z. B. durch:

- Gesprächsangebot (Was ist passiert, warum ist es passiert?),
- Handlungsangebote (Wollen sie erst mal im Garten Luft schnappen, sollen wir erst mal einen Kaffe trinken gehen?).

Gespräche sind oft nicht direkt möglich, weil sich der Täter erst einmal beruhigen muss. Das geht am besten entweder durch Bewegung oder durch Rückzug in einen privaten Raum. Das Gespräch sollte aber in jedem Fall gesucht werden, um zwei Dinge zu klären:

- die eindeutige Missbilligung der Gewalt als Durchsetzungsmittel,
- die nötigen vorbeugenden Maßnahmen und Absprachen, sodass ähnliche Entgleisungen nicht wieder vorkommen.

Das Gespräch sollte wegen des schwierigen Themas nicht länger als 15 Minuten dauern.

Gewaltprävention

Eine zuverlässige und langfristige Vorbeugung gegen Gewalt erfordert günstige und fördernde Strukturbedingungen in den Einrichtungen der Pflege, weil die Belastungen der Pflegekräfte und damit ihre Überforderung in den letzten Jahren deutlich zugenommen hat durch:

- fehlende gesellschaftliche Anerkennung der Pflege,
- zu wenig Zeit für menschliche Pflege,
- verschlechterten Personalschlüssel, d. h. zu wenig Pflegekräfte müssen zu viele hilfsbedürftige alte Menschen versorgen,
- körperlich schwerer gewordene Arbeit, weil nur noch Schwerstpflegefälle in die Heime kommen,
- diese Bewohner kaum mehr zu aktivieren sind,
- keine Heilungs- und damit Erfolgsaussichten vorhanden sind,
- ständiges Mitfühlen in Leid und Schmerz.

Verbesserung der Strukturqualität. Dies ist eine Voraussetzung für gute Pflege und somit eine Führungsaufgabe und umfasst folgende Aufgaben:

- für eine freundliche, zugewandte Gesamtatmosphäre sorgen, denn nur zufriedene Mitarbeiter können zufriedene Bewohner hinterlassen,
- ausreichend Zeit für die Pflege zur Verfügung stellen,
- ausreichend Fachpersonal fest anstellen, damit ein Bezugspflegekonzept realisiert werden kann, das am ehesten einem ganzheitlichen Pflegeverständnis entspricht,
- Zuständigkeiten und Kompetenzen klar in der Verantwortlichkeit festlegen,
- respektvollen und wertschätzenden Umgang auf allen Ebenen der Hierarchie pflegen,
- Wissen und Können der Pflegekräfte durch kontinuierliche Fortbildung fördern,
- Entspannung und Selbstpflege der Pflegekräfte fördern, z. B. durch Supervision,
- für angemessene Architektur und Hilfsmittel sorgen,
- Teamarbeit fördern,
- einen partnerschaftlichen Führungsstil pflegen,
- Eigenmotivation der Pflegekräfte durch Delegation von Verantwortung unterstützen,
- Feedback-Kultur einführen,
- für Anerkennung sorgen,
- Privatsphäre der Bewohner schützen.

Verbesserung der Prozessqualität. Eine gute und menschenwürdige Pflege muss durch entsprechendes Verhalten der Pflegenden ergänzt werden:

- Privat- und Intimsphäre der Bewohner und Kunden achten,
- Schamgefühl respektieren,
- mit dem alten, hilfebedürftigen Menschen respektvoll umgehen,
- Selbstbestimmungsrecht des alten Menschen respektieren,
- Hilfe nach dem Motto „so viel wie nötig und so wenig wie möglich", um den Rest an Selbstachtung zu erhalten,
- Pflegemaßnahmen nicht am alten Menschen, sondern mit dem alten Menschen planen und durchführen
- den alten Menschen weder unter- noch überfordern,
- ausreichend die schwächer werdende Wahrnehmung durch Hilfsmittel (Brille oder Hörgerät) ausgleichen,
- Vorbild sein,
- Einfühlungsvermögen schulen nach dem Motto „was du nicht willst, das man dir tut, das tue auch keinem anderen an",
- Supervision und Fallbesprechung zur Stärkung der Selbstreflexionsfähigkeit nutzen,
- sich weiter fortbilden und dazulernen wollen.

Bei Gewalt gegen alte Menschen können sich Pflegende an die Heimaufsicht wenden. Eine Initiative von Prof. Hirsch in Bonn geht auch anonymen Hinweisen nach, wenn Pflegekräfte Angst haben, dass ihnen selbst aus einer Anzeige Nachteile erwachsen.

P ***Beenden Sie eine bedrohliche Situation, indem Sie den Täter von seinem Gewaltenergiepegel herunterholen, z. B. durch ein Gesprächsangebot oder ein Handlungsangebot, z. B. Bewegung und/oder den Wechsel in einen anderen Raum.***

M ***Die Verschwiegenheitspflicht gilt nicht bei Gesetzesverstößen. Bei Gewalt gegen alte Menschen können sich Pflegende daher entweder an die Heimaufsicht oder an die Bonner Initiative „Handeln statt Misshandeln" wenden.***

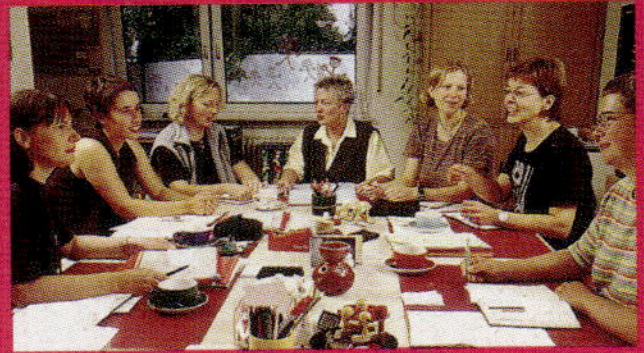

Abb. 4.86 Teambesprechungen und Supervisionen fördern die Gesamtatmosphäre und können Gewaltsituationen langfristig vorbeugen.

I ***Initiative „Handeln statt Misshandeln", http://www.hsm-bonn.de.***

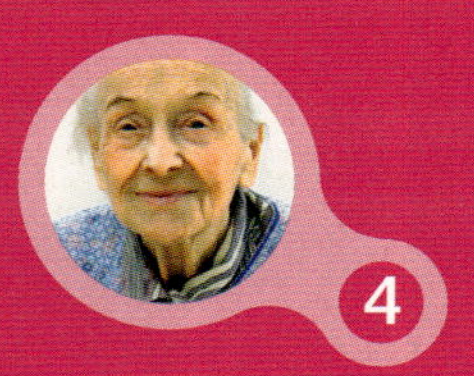

M *Die Einstellung im Umgang mit Lebenskrisen und Konflikten wird bereits in der Kindheit erlernt und im Laufe des Lebens immer wieder modifiziert. Mitentscheidend sind u.a. die Entwicklung von Selbstvertrauen, Unterstützung durch Familie oder Freunde, persönliche Einfluss- und Kontrollmöglichkeiten, der gesundheitliche Zustand und der (gelernte) Umgang mit Konflikten und Problemen*

D *Ein* ***Konflikt*** *ist das gleichzeitige Aufeinandertreffen von gegensätzlichen Interessen, die einen emotionalen Spannungszustand bei den Beteiligten erzeugen.*

M *Einerseits stellen Konflikte Belastungen und Störungen dar, die zu Unzufriedenheit und Leistungsminderung führen. Auf der anderen Seite werden Reibungsstellen erkennbar, woraus sich Chancen zur Auseinandersetzung und Erarbeiten neuer Ziele sowie Gemeinsamkeiten ergeben.*

M *Konfliktfähigkeit ist gekennzeichnet durch eine realistische Fremdwahrnehmung, ein positives Selbstbewusstsein, einfühlendes Verständnis für die Beweggründe des Konfliktpartners sowie gesundes Maß an Selbstbehauptung (Hugo-Becker und Becker in Regnet 1996, S.27).*

I **Internet:** *http://arbeitsblaetter.stangl-taller.at/KOMMUNIKATION/Konfliktmanagement.shtml*

Lebensgeschichte und Konfliktlösungsverhalten

Lebensgeschichte

In Abgrenzung zum Lebenslauf, der lediglich die zeitliche Abfolge von Lebensereignissen aufzeigt, z.B. Geburt, Familie, Schule, berufliche Laufbahn, umfasst die Lebensgeschichte die individuelle Darstellung eines in Erinnerung gebliebenen, gelebten Lebens. Dabei hebt der Mensch die Ereignisse hervor, die er für bedeutsam erfahren hat einschließlich deren erlebten Gefühle, Interpretationen, Verarbeitungen und Bewältigungen.

Psychosoziale Entwicklung und Reifung

Im Laufe des Lebens sind, bedingt durch biologische Veränderungen und Reifung, entwicklungsbedingte Herausforderungen (auch Entwicklungsaufgaben, Konflikte oder Krisen genannt) zu bewältigen. Eine erfolgreiche Bewältigung führt zu Zufriedenheit und Reifung und nimmt positiven Einfluss auf die Entwicklung zukünftiger Konfliktlösungsstrategien. Während unbewältigte Aufgaben dagegen zu Schwierigkeiten bei der Verarbeitung späterer Aufgaben führen. (Hornung/Lächler, S. 115–123).

Neben den entwicklungsbedingten Herausforderungen, die in jedem Lebenslauf zu erwarten sind, bilden kritische, nicht unbedingt erwartete Lebensereignisse Einschnitte, die bewältigt werden müssen. Beispiele dafür sind der Verlust eines nahe stehenden Menschen durch Trennung bzw. Tod oder eine schwere Krankheit.

Konflikte

Ein Konflikt ist das gleichzeitige Aufeinandertreffen von gegensätzlichen Interessen, die einen emotionalen Spannungszustand bei den Beteiligten erzeugen.

Auswirkung von Konflikten

Konflikte erzeugen unerwünschte Wirkungen im Arbeitsablauf, wirken auf die Beteiligten belastend und können sich auf immer mehr Menschen und Arbeitsbereiche ausweiten. Die Kommunikation verändert sich, wird unaufrichtig oder mit Drohungen besetzt. Als Folge verzerrter Wahrnehmung kommt es zu Falschinterpretationen innerhalb der Kommunikation und negativ besetzter Zuschreibungen. Das Vertrauen nimmt ab zugunsten von Misstrauen (Regnet, S.68 u. 72) Gewinnen emotionale Aspekte beim Konflikt die Oberhand, kann er leicht außer Kontrolle geraten und eskalieren.

Konfliktsituationen in der Pflege

Im Berufsalltag der Pflegenden ergeben sich zahlreiche Konfliktsituationen in unterschiedlichen Personenkonstellationen. Meist reicht ein klärendes Gespräch zwischen den Beteiligten aus, um einen Konflikt frühzeitig zu beseitigen. Droht jedoch seine Ausbreitung oder Eskalation ist ein systematisch geführtes Gespräch, z.B. im Sinne eines Konfliktmanagements, angezeigt. Die Gesprächsführung sollte in diesem Fall möglichst durch eine (am Konflikt) unbeteiligte Person erfolgen.

Konfliktlösungsverhalten

Das Konfliktlösungsverhalten kann je nach Einstellung im Umgang mit Konflikten kooperativ, in dem alle Konfliktbeteiligten „gewinnen" oder individualistisch und konkurrierend, in dem der Eigennutz im Vordergrund steht, orientiert sein. Bei letzterem steht einem Gewinner ein Verlierer gegenüber.

Vorgehensweise

1. Schaffen einer Gesprächsatmosphäre, z.B. durch Gestaltung einer angemessenen Situation (richtiger Zeitpunkt, Ort, genügend Zeit), Beachten von Kommunikationsregeln (Hinweis: s.a. Kap. Kommunikation),
2. Konfliktanalyse: Konfliktthema, Ursachen, Beteiligte, Motive, Intensität, Auswirkungen,
3. Gemeinsames Suchen nach Problemlösungen und Kompromissen,
4. Erarbeiten klarer und für alle verständliche Ziele,
5. Vereinbarungen treffen als Ergebnis der Konfliktbewältigung,
6. Bewertung der Ergebnisse der Konfliktbewältigung, d.h. kritische Rückschau.

Bei der Konfliktbewältigung ist von Bedeutung, dass das Ergebnis für alle Beteiligten zufriedenstellend ist und keine negativen Gefühle zurückbleiben, die schon den nächsten Konflikt initiieren können.

Umgang mit Rollenkonflikten

Pflegende sind auf verschiedenen Ebenen gegensätzlichen Erwartungshaltungen durch andere und sich selbst ausgesetzt. Die daraus resultierenden konfliktbeladenen Spannungszustände müssen bewältigt werden, damit deren Auswirkungen sich nicht negativ auf die Arbeitssituation und die persönliche Situation ausbreiten. Oft reichen zur Klärung Gespräche mit TeamkollegInnen, Familienangehörigen und Freunden aus. Ist der Belastungsdruck jedoch sehr hoch und/oder haben bisher angewandte Konfliktbewältigungsstrategien nicht den erwünschten Erfolg gebracht, empfiehlt sich die Inanspruchnahme von Fremdhilfe, z.B. Supervision oder Psychotherapie.

Psychohygienische Strategien

Definition

Psychohygiene ist die „Lehre von der Pflege geistig-seelischer Gesundheit." (Wörterbuch der Psychiatrie und medizinischen Psychologie). Synonym werden auch die Begriffe „psychische Hygiene" und „Sozialhygiene" verwendet.

Ziel der Psychohygiene

Psychohygiene umfasst sämtliche Maßnahmen zur Erhaltung und Vorbeugung der geistig-seelischen Gesundheit. Das bedeutet, der einzelne Mensch entwickelt Handlungskompetenzen, die ihm eine angemessene Auseinandersetzung mit den Anforderungen seiner Umwelt ermöglichen. Dazu zählen die Beziehungspflege, eigene Gefühle und Bedürfnisse äußern können, auf andere Menschen eingehen können, Konflikte lösen können bzw. aushalten können. (Sommer & Ernst 1977 in Hornung/ Lächler, S.293)

Notwendigkeit der Psychohygiene für Pflegende

Pflegepersonen müssen einerseits während ihrer pflegerischen Arbeit auf psychohygienisches Verhalten der zu Pflegenden im Rahmen der Prävention hinwirken, andererseits sind sie selbst alltäglich vielfältigen, berufsspezifischen Belastungen ausgesetzt, die die körperlich-geistig-seelische Gesundheit negativ beeinflussen können.

Belastungen der Pflegenden

Körperliche Belastungen. Diese resultieren z.B. aus Schichtdienst, die Menge der zu erledigenden Aufgaben unter Zeitdruck und ohne Pause, Versorgung schwerstkranker und schwerer Menschen.

Psychische Belastungen. In der Altenpflege zählen dazu die Begleitung alter Menschen in ihrem Leiden und Sterben, ihrer Hoffnungslosigkeit, Einsamkeit, Verzweiflung und den Umgang mit den oftmals damit verbundenen Gefühlsausbrüchen der Betroffenen. Dies erfordert ein sorgfältiges Ausbalancieren von Nähe und Distanz in der Pflegebeziehung. Zu weiteren Belastungen durch Rollenkonflikte s.a. S. 882.

Maßnahmen der Psychohygiene

Stress- und Belastungssituationen werden von den Menschen individuell verschieden erlebt, bewertet und bewältigt. Bei der Psychohygiene für Pflegende gilt deshalb das Prinzip, die individuellen Stresssituationen zu erkennen, deren Bedeutung zu reflektieren und daraus Bewältigungsstrategien zur Vermeidung zu entwickeln:

1. Schritt: Erkennen der Situation:
- Welche belastende / stressende Situation?
- Wie hoch ist der Leidensdruck?
- Welche Störungen oder Erkrankungen liegen vor?

2. Schritt: Bewertung und Einschätzung der belastenden Ereignisse / Stresssituationen:
- persönliche Einstellung gegenüber stressauslösenden Situationen
- Umgang mit Stresssituationen: z.B. Ärger, Konflikte, eigene Probleme, Probleme anderer (mache ich sie mir zu eigen?)
- Bewertung: Welche Bedeutung haben die Ereignisse für mich?
- Sind Stresssituationen vermeidbar? Unvermeidbar?
- Transparenz der Rolle innerhalb des Teams: Rollenkonflikt, Erwartungsdruck, schlechtes Gewissen haben.

3. Schritt: Entwicklung von Bewältigungsstrategien (setzt Bereitschaft zur Veränderung im Verhalten voraus):
- sich öffnen: Kommunikation mit KollegInnen, Familie, Partner, Freunden. Konflikte ansprechen und gemeinsam nach Lösungen suchen,
- ggf. Supervision,
- Stress vermeiden: z.B. realistisches Zeitmanagement, Neinsagen lernen, wenn man bereits ausgelastet ist, Gelassenheit gegenüber Unzulänglichkeiten bei sich und den KollegInnen entwickeln,
- Abgrenzung des Berufs- und Privatlebens bei ausgleichender Freizeitplanung mit Wechsel zwischen Ruhe, Bewegung, Sport, Hobbys, Aktivitäten mit Familien- und Freundeskreis usw.
- Einsatz körperorientierter Entspannungstechniken, z.B. progressive Muskelentspannung nach Jacobson, Meditation, Yoga (**Abb. 4.87**),
- Üben und Erfahren neuer Verhaltensmuster,
- Sorge um Feedback bei KollegInnen, Leitungen,
- an organisatorischen Veränderungen mitwirken,
- berufliche Weiterbildung,
- bei bestehender psychischer Erkrankung: Psychotherapie.

Psychohygienisches Verhalten bei Bewohnern und pflegebedürftigen Menschen:

Durch gesundheitsvorsorgliches Einwirken auf Bewohner und zu pflegenden Menschen können vermeidbare Erkrankungen vermieden, der Heilungsprozess bei bestehender Erkrankung beschleunigt und der allgemeine Gesundheitszustand stabilisiert werden. Für den Bereich der Psychohygiene zählen sämtliche angstreduzierenden und sicherheitsfördernden Maßnahmen, z.B.:
- möglichst stressfreie Umgebung gestalten: Krankenzimmer, Wohnraum etc.,
- Vermeiden abwertenden Verhaltens,
- der würdevolle Umgang auf einer warmherzigen Beziehungsebene,
- Anleiten, Beraten und Motivation zu gesundheitsförderndem Verhalten.

D **Psychohygiene** *ist die „Lehre von der Pflege geistig-seelischer Gesundheit." Maßnahmen der Psychohygiene zielen auf eine größtmögliche Anpassungsfähigkeit des Menschen an seine soziale Umwelt und ihren Anforderungen ab.*

D **Psychohygiene** *umfasst sämtliche Maßnahmen zur Erhaltung und Vorbeugung der geistig-seelischen Gesundheit. Um sich angemessen mit den Anforderungen seiner Umwelt auseinandersetzen zu können, muss man z.B. seine Gefühle äußern können.*

Auch das Rücken schonende Arbeiten und die „Rückenschule" gehören zu den psychohygienischen Maßnahmen. Informieren Sie sich dazu auf S. 947.

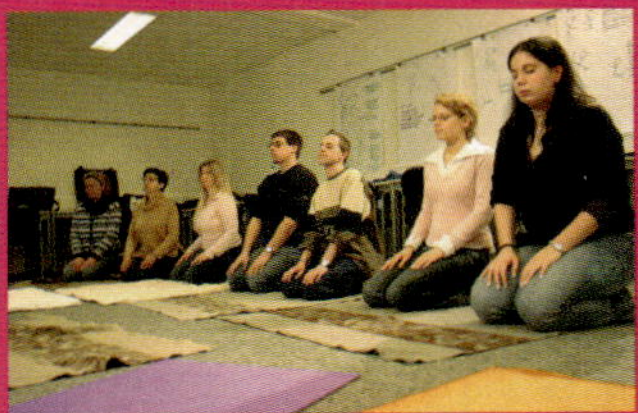

Abb. 4.87 Yoga und Meditation können eine entspannende Maßnahme der Psychohygiene sein.

M *Psychische Gesundheit und Wohlbefinden sind grundlegend für die Lebensqualität. Sie ermöglichen dem Menschen, sein Leben als sinnvoll zu erleben und sich aktiv und kreativ innerhalb der Gesellschaft zu betätigen.*

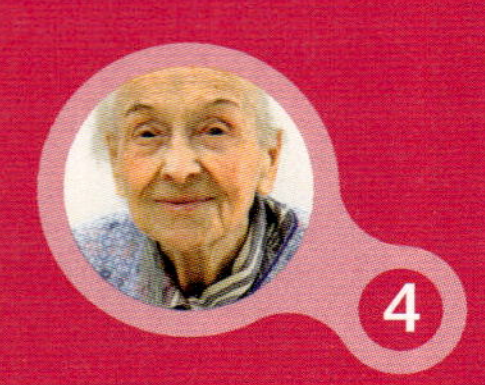

D *Eine **Kontaktstrategie** ist ein Muster verbaler und nichtverbaler Verhaltensweisen beim direkten oder indirekten Kontakt mit anderen Menschen. Kontaktstrategien erleichtern den Aufbau und die Unterhaltung zwischenmenschlicher Kontakte.*

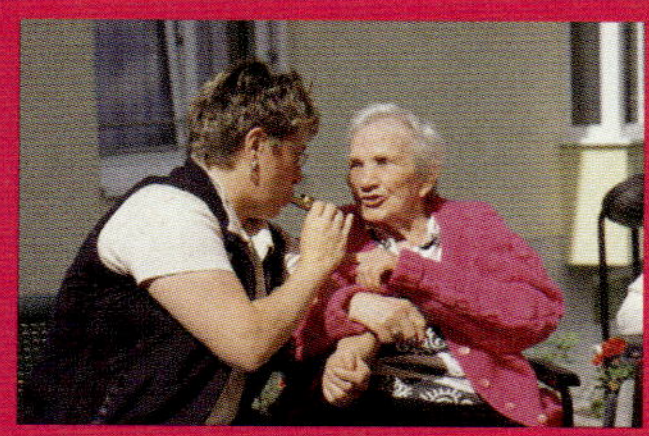

Abb. 4.88 Diese beiden Personen haben einen guten Kontakt. Manche Pflegende oder Bewohner entwickeln aber Strategien, um Kontakten aus dem Weg zu gehen.

M *Als Verhaltensstrategien kommen sämtliche Maßnahmen in Betracht, die der systematischen Vorgehensweise der Kommunikation und Interaktion sowie der Beratung und Anleitung entsprechen.*

M *Da sich Pflegende meist aufgabenbedingt zwischenmenschlichen Kontakten nicht entziehen können, entwickeln sie Verhaltensstrategien, unangenehmen (Kontakt-) Situationen bewusst oder unbewusst zu entkommen.*

M *Eine reflektive Haltung gegenüber den eigenen Kontakt- und Vermeidungsstrategien führt zur emotionalen Entlastung, stärkt die sozialen und kommunikativen Kompetenzen, fördert die Weiterentwicklung der beruflichen Handlungskompetenz und trägt letztendlich zur Berufszufriedenheit bei.*

Kontaktstrategien und Kontaktvermeidungsstrategien

Kontaktstrategien

Definitionen

Sozialer Kontakt. Er ist eine interaktive, d. h. wechselseitig aufeinander bezogene Begegnung zwischen Menschen, in der ihre Beziehung zueinander zum Ausdruck kommt.

Strategie. Eine Strategie (gr.: stratos = Heer, again = führen, Heeresführung) ist ein zielgerichteter, langfristig ausgerichteter Handlungsplan, in der vorausschaubare Faktoren der Vorgehensweise mit einkalkuliert werden (Müller 1982, S. 418).

Kontaktstrategie. Sie ist ein Muster verbaler und nichtverbaler Verhaltensweisen beim direkten oder indirekten Kontakt mit anderen Menschen.

Der mitmenschliche Umgang im Alltag muss nicht immer wieder neu erfunden und ausgehandelt werden. Innerhalb einer Gesellschaft besteht weitgehend Einigkeit über „strategische" Umgangsformen, z. B. Formen der Begrüßung, Nähe- und Distanz-Wahrung, Anwendung von allgemein akzeptierten Kommunikationsregeln und -stile usw. Die gegenseitige Anerkennung von Verhaltensstrategien gibt den Kontaktpartnern Sicherheit und Stabilität für ihre Begegnung.

Einflussfaktoren

Im Umgang mit Pflegebedürftigen reichen allgemeine Kontaktstrategien nicht aus, sowohl den pflegerischen Problemlösungsprozess als auch den Beziehungsprozess befriedigend zu gestalten. Das Verhalten verlangt dem Kontext entsprechende Anpassungen. Folgende Einflussfaktoren sind dabei von Bedeutung:

- psychologische Aspekte des Erlebens und Verhaltens im Kontext sozialer Prozesse: z. B. soziale Wahrnehmung, Einstellungen, Denken, Motivation und soziales Handeln, Emotionen, Lernen, Persönlichkeit, Kommunikation und Interaktion, soziale Rollen, das Selbstkonzept, Macht und Führung, Sympathie und Antipathie,
- Beziehung: Art, Qualität, Intensität und Struktur,
- kulturspezifische Umgangsformen,
- Wunsch nach Anerkennung,
- Kontaktumgebung.

Vonseiten der Pflegenden / Institution

- Berufliche Handlungskompetenz,
- Umgang mit Konflikten und Belastungen,
- Pflegeideal und ethische Grundhaltung,
- Menschenbild, Pflegeleitbild,
- Rahmenbedingungen: Ort, Zeit, Dauer, Häufigkeit,
- Pflegeorganisation: z. B. Bezugspflege, Funktionspflege.

Vonseiten der Pflegebedürftigen

- Anzahl sozialer Kontakte; sie verringern sich meist im Alter bei gleichzeitig schwindenden Möglichkeiten, neue Kontakte zu knüpfen. Daraus resultiert häufig der Wunsch nach intensiverer Nähe und häufigerem Kontakt zu den Pflegepersonen,
- Ausmaß der Pflegebedürftigkeit bzw. Abhängigkeit/Unabhängigkeit und damit verbundenen Verlegenheits-, Scham- und Angstsituationen,
- Wunsch nach würdevollem Umgang.

Aufgrund der Beziehungsstruktur zwischen Pflegebedürftigen und Pflegenden tragen Pflegepersonen die Hauptverantwortung bei der (prozesshaften) Gestaltung sozialer Kontakte.

Vermeidungsstrategien

Der Begriff „Vermeidung" stammt aus dem Bereich der Lerntheorien. Verhalten wird hier als erlernte Reaktionen auf spezielle Reize oder positive und negative Verstärker erklärt. (Pschyrembel, S. 680)

Häufige Kontaktvermeidungsstrategien von Pflegepersonen

- Kontakten aus dem Weg gehen, z. B. sich von Pflegetätigkeiten fernhalten, darauf vertrauen, dass KollegInnen stattdessen die (notwendige) Pflege übernehmen. Pflegebedürftige erfahren hierdurch nicht selten physische und psychische Vernachlässigung,
- Vermeidung von zu nahem Kontakt, z. B. Kontakte beschränken auf die eigentliche Pflegetätigkeit, die Beziehungsebene bleibt oberflächlich und sachlich,
- Unangenehme Themen in Gesprächssituationen übergehen, z. B. Konfliktthemen nicht ansprechen, das absichtliche „Übersehen" von Peinlichkeiten, Verheimlichen von unangenehmen Informationen,
- Bei/über Verlegenheiten und schambesetzten Situationen scherzen,
- Gefühle vortäuschen, verstellen oder abschwächen um Konflikt-/Beziehungsklärungen aus dem Weg zu gehen oder auch Ekelgefühle herunterzuspielen,
- Übereifer medizinisch-pflegerischer Aktivitäten,
- Abwehren durch klassische Abwehrmechanismen: z. B. Kompensation durch Macht, Verdrängung unangenehmer Gefühle und Ablenken durch nichtpflegerische Arbeiten (Regnet 1996).

Persönliche Grenzen und Grenzerfahrungen

Definitionen

Grenzerfahrungen. Der Philosoph und Psychiater Karl Jaspers bezeichnet Grenzerfahrungen als das angstvolle Erleben von Leid, Schuld, Schicksal, Kampf, Sterben und Tod. Es handelt sich um Situationen, die nicht überblickbar, kontrollierbar und veränderbar sind. Sie berühren die Schranken der Vorstellungskraft (Fintz, S. 2).

Persönliche Grenzerfahrungen. Menschen erfahren im Lebensalltag immer wieder belastende Situationen, die sie individuell erleben und bewerten. Für diese „normalen Alltagskatastrophen" stehen ihnen i.d.R. genügend Bewältigungsstrategien zur Verfügung. Im Gegensatz dazu erfährt der Mensch in Grenzsituationen Emotionen, die er nicht unmittelbar bewältigen kann.

Grenzsituationen in der Pflege

Die Begleitung hilfsbedürftiger, schwerkranker und sterbender Menschen und deren Angehörigen umfasst neben der medizinisch-pflegerischen Versorgung die Unterstützung bei der Auseinandersetzung mit existenziellen Erfahrungen wie Angst, Hoffnungslosigkeit, Einsamkeit, Verlust, Leiden und Tod.

Beispiele

Grenzsituationen im Berufsalltag der Pflegenden treten hauptsächlich im Zusammenhang mit Scham, Ekel, Aggression und Gewalt, sexuellen Übergriffen, und Umgang mit Nähe und Distanz (s. 4.3.2 und 4.3.3) sowie Angst, Hilflosigkeit, Umgang mit schwierigen Menschen und Stress auf.

Angst. Angstmotive von Helfern sind Hilflosigkeit, Kritik und Bestrafung, Grenzen der eigenen Belastbarkeit, eigene Schwäche und Krankheit, Beschämungen, Mitleiden, Trennungssituationen durch Entlassung oder Tod von Bewohnern, Bloßstellung und Entwertung, Versagen in Notfallsituationen, Arbeitsplatzverlust, eigene Emotionalität bei der Begleitung Schwerkranker und Sterbender.

Hilflosigkeit. Dies bedeutet, in bestimmten Situationen über keine oder nicht ausreichende Bewältigungsstrategien zu verfügen, „nicht mehr weiter wissen". Beispiele dafür sind sozialpsychologische Interventionen bei der Pflege von Schwerkranken und Sterbenden und der Umgang mit „schwierigen BewohnerInnen" sowie fehlendes Fachwissen.

Umgang mit schwierigen Bewohnern. Ein schwieriger Bewohner ist jemand, der mir meine Grenzen aufzeigt, zu dem ich emotional keinen Zugang habe, bei dem ich keinen Erfolg habe. Pflegende erleben Bewohner als schwierig bei Ausbrüchen intensiven Ärgers, ständiges Verlangen nach Anerkennung, Nichtbefolgen vorgegebener Regeln, Verweigern der Mitarbeit gesundheitsfördernder Maßnahmen und z.B. massives Wehren gegenüber (notwendigen) Pflegemaßnahmen.

Stress. Neben den o.g. stressauslösenden Grenzerfahrungen erleben Pflegepersonen Stress durch hohe Arbeitsbelastung und durch eine (zu) hohe, nicht erfüllbare Anspruchshaltung an sich selbst.

Reaktionen in Grenzsituationen

Grenzerfahrungen lösen verschiedene körperliche und psychische Reaktionen aus. Bei Angsterleben dominieren Zittern, Schweißbildung, erhöhte Muskelanspannung, Puls- und Blutdruckerhöhung, schnellere Atmung. Typische Verhaltensweisen in Grenzerfahrungen sind auch Hyperaktivität oder das Gegenteil Hypoaktivität („wie gelähmt sein") sowie emotionale Reaktionen, z.B. Weinen, Nähe zu vertrauten Personen suchen oder Kontaktvermeidung.

Umgang mit Grenzerfahrungen

Der immer noch herrschende Mythos „Gefühle wie Ekel, Scham oder Angst vor Sterbenden hat man nicht, macht einem nichts aus oder man gewöhnt sich daran" sorgt für die Tabuisierung solcher Themen. Folgende Handlungsschritte können helfen, Grenzsituationen zu bewältigen:

1. Zulassen grenzüberschreitender Gefühle, sie als „normale" Gefühle akzeptieren und nicht als Kompetenzmangel abwerten. Durch Aufgabenverteilung können Belastungen aufgeteilt und für den Einzelnen reduziert werden.
2. Einschätzung der eigenen Belastbarkeit: Wichtig ist, ein realistisches Bild darüber zu entwickeln und auf die Wahrnehmung der eigenen Gefühle zu achten.
3. Rechtzeitige Einleitung geeigneter Bewältigungsstrategien: Reichen eigene Ressourcen zur Bewältigung nicht aus, ist die rechtzeitige Einleitung geeigneter Maßnahmen zur Bewältigung von Überlastungserscheinungen angezeigt.
4. Gut strukturierte Pflegeplanung: sie berücksichtigt die individuellen Probleme und Pflegeziele der BewohnerInnen, schafft die Voraussetzung, geeignete und effektive Pflegemaßnahmen unter Berücksichtigung der Ressourcen zu planen. Die Gefahr von für alle Beteiligten belastenden Folgeproblemen, z.B. Dekubitalgeschwür oder Inkontinenz aufgrund fehlendem Inkontinenztraining, kann reduziert oder verhindert werden.
5. Anwendung im Team abgestimmter Behandlungs- und Pflegekonzepte. Dadurch wird die Vorraussetzung für effektive Pflegebehandlungsergebnisse geschaffen.
6. Fortbildung zwecks Wissenserweiterung.

D ***Grenzsituationen** sind gekennzeichnet durch Emotionen, die der Mensch nicht unmittelbar bewältigen kann, z.B. tiefgreifende Erschütterung, lähmendes Gefühl der Ausweglosigkeit und Ohnmacht, fehlende Lösungen, fehlende Orientierung, Angst, Trauer, Verzweiflung, Unabwendbarkeit.*

M *Die Mehrdimensionalität der Pflege bedingt, dass nicht nur die medizinisch-pflegerische Arbeit, sondern gleichermaßen sozialpflegerische Anforderungen im Berufsalltag Grenzerfahrungen vonseiten der zu Pflegenden und der Pflegepersonen berühren.*

M *Das regelmäßige Erleben von Grenzerfahrungen kann u.a. depressive Reaktionen, emotionale Verflachung („Abstumpfen"), Burnout, Herz-Kreislauf-Beschwerden, Immunabwehrschwäche, aber auch Wut und Aggressionen gegenüber den zu Pflegenden auslösen.*

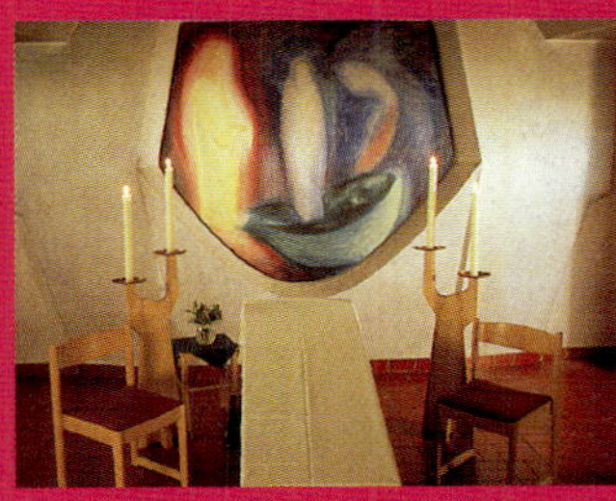

Abb. 4.89 Ein Raum zum Abschiednehmen kann helfen, mit der Grenzerfahrung von Sterben und Tod umzugehen.

M *Gefühle, in denen Grenzen der eigenen Belastbarkeit überschritten werden, können nicht verlernt werden. Der Umgang mit solchen Gefühlen schon.*

P *Bei Aggressionen und Gewalt: Eigenschutz beachten, Team informieren und Hilfe holen, Mitbewohner schützen, selbst Ruhe bewahren, versuchen den Bewohner zu beruhigen, versuchen, die Ursache herauszufinden (s. a. S. 932).*

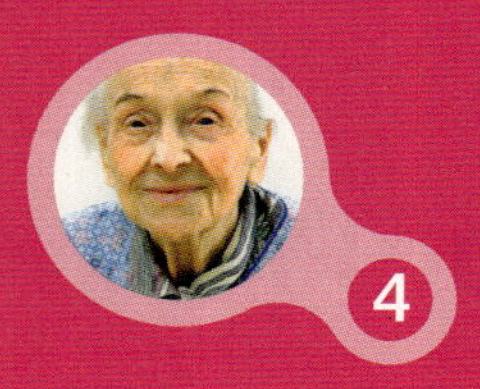

Suchtgefährdung

D **Abhängigkeit** *oder* **Sucht** *bezeichnet das unbeherrschbare Verlangen nach bestimmten Substanzen (Suchtmittel), z. B. Alkohol oder Medikamente, oder Verhaltensformen, z. B. Putzen oder Computer, zur Erreichung eines bestimmten Gefühls-, Erlebnis- und Bewusstseinszustandes.*

M *Man unterscheidet zwei Formen der Abhängigkeit. Die stoffgebundene Abhängigkeit ist an die Verabreichung eines Suchtmittels (z. B. Alkohol, Medikamente, Schnüffelstoffe, Marihuana und Opiate) gebunden. Stoffungebundene Abhängigkeiten sind gekennzeichnet durch Verhaltensweisen, die dranghaft immer wieder ausgeführt werden müssen, z. B. Spielen, Kaufen, Chatten.*

M *Eine Suchtkrankheit entsteht nicht allein aus einer Ursache, sondern ist von verschiedenen Faktoren abhängig: die biologische Wirksamkeit der Droge und ihr Abhängigkeitspotenzial, die Anwendungsform, die Verfügbarkeit und Verbreitung, die gesellschaftliche Akzeptanz.*

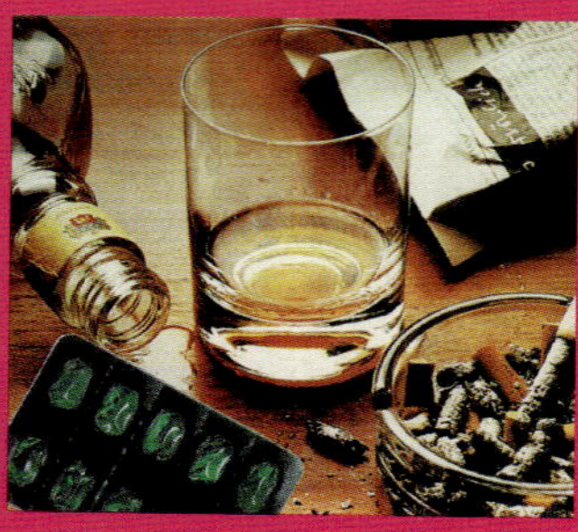

Abb. 4.90 Verschiedene Suchtmittel (Foto aus Möller u. a. 2001).

Definitionen

Begriff. Der Begriff Sucht stammt vom mittelhochdeutschen Wort „Siechen" ab, was so viel bedeutet wie „Leiden an einer Krankheit". Die WHO hat 1964 den veralterten Begriff „Sucht" durch „Abhängigkeit" ersetzt. Während in der medizinischen Wissenschaft der Begriff Abhängigkeit verwendet wird, werden umgangssprachlich beide Begriffe synonym verwendet.

Abhängigkeit bezeichnet das unbeherrschbare Verlangen nach bestimmten Substanzen (Suchtmittel), z. B. Alkohol oder Medikamente, oder Verhaltensformen, z. B. Putzen oder Computer, zur Erreichung eines bestimmten Gefühls-, Erlebnis- und Bewusstseinszustandes.

Merkmale der körperlichen Abhängigkeit

Merkmale der körperlichen Abhängigkeit sind geprägt durch den pharmakologischen Vorgang, den das Suchtmittel im Körper auslöst. Die Folgen sind Toleranzsteigerung und Entzugserscheinungen bei Absetzen der Substanz.

Merkmale der psychischen Abhängigkeit

Merkmale der psychischen Abhängigkeit charakterisieren das süchtige Fehlverhalten. Dazu gehört der unbezwingbare Drang zur Suchtmitteleinnahme oder zum Ausführen eines bestimmten Verhaltens, z. B. Spielen, das sich bis zum Kontrollverlust steigern kann. Durch Konditionierung (= Lernen durch Belohnung) wird der Konsum des Suchtmittels / das Verhalten aufrechterhalten. Die sich steigernde Fokussierung auf das süchtige Fehlverhalten beeinflusst negativ alle andere Alltagsaktivitäten und Verpflichtungen, z. B. in der Familie und Beruf. Auch bei auftretenden Gesundheitsschäden und/oder sozialen Folgen, z. B. Kündigung der Arbeitsstelle, Scheidung oder finanzieller Ruin wird das süchtige Fehlverhalten aufrechterhalten.

Stoffgebundene Abhängigkeit. Die stoffgebundene Abhängigkeit ist an die Verabreichung einer psychotropen Substanz, des Suchtmittels, gebunden, die beim Konsumenten eine Änderung der Bewusstseinslage (gedämpfte oder erweiterte) oder/und eine Euphorie erzeugen. Beispiele hierfür sind z. B. Alkohol, Medikamente, Schnüffelstoffe, Marihuana und Opiate.

Stoffungebundene Abhängigkeit. Stoffungebundene Abhängigkeiten sind gekennzeichnet durch Verhaltensweisen, die dranghaft immer wieder ausgeführt werden müssen, z. B. Spielen, Kaufen, Chatten.

Suchtentwicklung

Es gibt zwar verschiedene Theorien zur Entstehung von Abhängigkeiten, die Ursache ist jedoch bis heute nicht geklärt. Wahrscheinlich sind verschiedene Faktoren an ihrer Entstehung beteiligt.

Psychoanalyse. Die psychoanalytische Sichtweise sieht die Grundlage zu süchtigem Verhalten in einer Entwicklungsstörung in der „oralen Phase".

Lernpsychologie. Sie sieht in einem erlernten Verhaltensmuster (operante Konditionierung) die Ursache.

Sozialpsychologische Theorien. Sie gehen davon aus, dass Persönlichkeitsmerkmale, z. B. Depressivität, und/oder Einflüsse aus der Umgebung, z. B. häusliches Milieu, Peer-Groups oder gesellschaftliche Struktur, die Suchtentwicklung begünstigen kann.

Soziologische Theorien. Soziologische Theorien richten ihren Schwerpunkt auf individuelle, allgemeine Schwierigkeiten eines Menschen, den gesellschaftlichen Anforderungen gerecht zu werden, z. B. mangelnde Zukunftsperspektiven im Ausbildungs- u. Arbeitsbereich.

Biologische/neurophysiologische Theorien. Diese machen die vermehrte Ausschüttung von Botenstoffen im Gehirn durch Drogen, insbesondere das „Glückshormon" Dopamin, verantwortlich. Zudem verändern psychotrope Substanzen die Nervenzellen und deren Verbindungen. Es erfolgt eine biologische Anpassung an das Konsumverhalten.

Eine Suchtkrankheit entsteht nicht allein aus einer Ursache, sondern ist von verschiedenen Faktoren abhängig: die biologische Wirksamkeit der Droge und ihr Abhängigkeitspotenzial, die Anwendungsform, die Verfügbarkeit und Verbreitung, die gesellschaftliche Akzeptanz.

Stadien der Suchtentwicklung

Die Suchtentwicklung hat drei Stadien:

- **Stadium I:** Missbrauch, d. h. jeder Gebrauch von Drogen in übermäßiger Dosierung,
- **Stadium II:** Gewöhnung, d. h. es liegt der Wunsch zum weiteren Drogenkonsum vor, jedoch ohne Dosissteigerung und ohne physische Abhängigkeit,
- **Stadium III:** Abhängigkeit (s. o.).

Abhängigkeit im Alter

Sucht im Alter stellt ein wachsendes Problem dar, insbesondere wegen der Verharmlosung, die die

Folgen in gesundheitlichen und sozioökonomischen Bereichen nicht berücksichtigt.

Bei den Suchtmitteln handelt es sich in erster Linie um den Konsum von Alkohol, Medikamenten und Tabak. Die Folgen des übermäßigen, regelmäßigen Konsums führen häufig zu Komplikationen im körperlichen Bereich, z.B. Sturzverletzungen oder Ernährungsmangel, psychischem Bereich, z.B. Verwirrtheitszustände oder Enthemmung, sowie im sozialen Bereich, z.B. Verwahrlosung.

Pflege- bzw. Betreuungsschwerpunkte konzentrieren sich auf das Erkennen der Sucht und Einleiten notwendiger Interventionsmaßnahmen. Dazu gehören gesundheitliche Aufklärung, Dosisreduktion, ausstiegsorientierte Suchttherapie.

Suchtgefährdung bei Helferberufen

Helferberufe sind besonderen Belastungen ausgesetzt. Hohe Ich-Ideale mit großen Anforderungen an sich selbst, ständig wachsender Druck in der Arbeitswelt bei großer Verantwortung gegenüber den zu betreuenden Personen führen häufig zu Stresssituationen. Zudem befinden sich Pflegende häufig im Spannungsfeld verschiedener, oft gegensätzlicher Rollenerwartungen durch die Gesellschaft, Institution, der zu betreuenden Personen und ihrer eigenen Berufsethik.

Oftmals werden die eigenen Bedürfnisse vernachlässigt. In der Freizeit kann nicht mehr abgeschaltet werden. Bei Frauen kommt nicht selten die Doppelbelastung durch Familie und Beruf dazu.

Folgende Verhaltensauffälligkeiten können u.a. auf eine Abhängigkeit hinweisen: starke Stimmungsschwankungen, Nervosität, Apathie, Leistungseinbußen, unbegründete Abwesenheit während des Dienstes, Vernachlässigung der äußeren Erscheinung, Vergessen wichtiger Informationen, sozialer Rückzug oder häufige gesundheitliche Probleme.

Medikamente und Alkohol sind schnell erreichbare Drogen für Pflegende. Zur Suchtprävention kommen Maßnahmen der Psychohygiene in Betracht. Bei einer Abhängigkeit ist eine angemessene Konfrontation mit der Problematik und Hilfe bei der Einleitung ausstiegsorientierter Suchttherapie angezeigt.

M *Zur Suchtprävention kommen Maßnahmen der Psychohygiene (s. S. 939) in Betracht. Bei einer Abhängigkeit ist eine angemessene Konfrontation mit der Problematik und Hilfe bei der Einleitung ausstiegsorientierter Suchttherapie angezeigt.*

I **Internet:** *http://arbeitsblaetter.stangl-taller.at/SUCHT/*

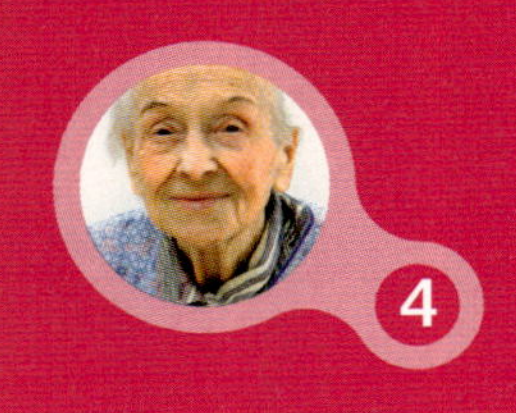

Arbeitsschutz

Umgang mit Biostoffen und Gefahrstoffen

Besonderer Wert wird vom Gesetzgeber, aber auch den Berufsgenossenschaften auf den Personalschutz gelegt. In Umsetzung vom Europäischen Recht wurde hierzu 1999 die Biostoffverordnung in Kraft gesetzt.

M *BiostoffV = Biostoffverordnung.*

I **Internet:** *http://www.rki.de*

BiostoffV. Diese regelt den Umgang von Mitarbeitern mit „biologischen Arbeitsstoffen". Biologische Arbeitsstoffe im Sinne der BiostoffV sind Mikroorganismen und Viren, auch potenzielle Krankheitserreger, die einen Ausnahmefall im Pflegealltag darstellen. Die Biostoffverordnung wird ergänzt durch sogenannte TRBA, die die praktische Umsetzung der Biostoffverordnung im Alltag einer Altenpflegeeinrichtung regeln.

M *TRBA = Technische Regeln für biologische Arbeitsstoffe.*

TRBA. So fordert die TRBA 400 vom zuständigen Betriebsarzt eine Gefährdungsbeurteilung für die Mitarbeiter in Abhängigkeit von ihrem Arbeitsplatz und ihrer Tätigkeit durchzuführen. In der TRBA 250 ist die Pflicht der Arbeitgeber, den Arbeitnehmern entsprechende Schutzmittel zur Verfügung zu stellen und entsprechende Arbeitsanweisungen (Hygieneplan) in Kraft zu setzen, verankert. Von den Arbeitnehmern wird erwartet, dass sie die Arbeitsanweisungen befolgen und die Schutzmittel entsprechend anwenden. Hygienebeauftragte halten den Hygieneplan aktuell und schulen die Mitarbeiter auf die korrekte Umsetzung.

M *BGW = Berufsgenossenschaft.*

BGW 250. Die Versicherung für Berufsunfälle und Berufskrankheiten ist für Personal in der Altenpflege die Berufsgenossenschaft für Gesundheitsdienst und Wohlfahrtspflege. Diese hatte früher die sogenannte VBG 103 erlassen, die seit 1997 als BGV C8 bezeichnet wurde. Zum 1.4.2004 wurden diese Unfallverhütungsvorschriften jedoch außer Kraft gesetzt und durch die BGR 250 ersetzt. Dies ist identisch mit der TRBA 250. Neben bereits genannten Pflichten werden z. B. gut ausgestattete Handwaschplätze beschrieben, welche Schutzkleidung wann anzulegen ist und wie Abfall korrekt entsorgt wird.

M *TRGS = Technische Regeln für Gefahrstoffe.*

I **Internet:** *http://www.dghm.org* *http://www.dgkh.de*

Gefahrstoffverordnung. Kommen Mitarbeiter mit chemischen Arbeitsstoffen in Berührung, gelten die Bestimmungen der Gefahrstoffverordnung. Gefahrstoffe sind bis 2015 an der roten Raute und einem orangenen Quadrat mit einem Gefahrstoffsymbol zu erkennen. Zu jedem in der Pflege eingesetzten Gefahrstoff (z. B. Konzentrate von Reinigern und Desinfektionsmitteln) gibt es ein Sicherheitsdatenblatt sowie eine Betriebsanweisung gemäß § 14 Gefahrstoffverordnung. Hier wird geregelt, welche Schutzmaßnahmen zu ergreifen sind (z. B. Handschuhe) und welche Erste-Hilfe-Maßnahmen sinnvoll sind, wenn eine Chemikalie doch auf die Haut oder ins Auge gelangt ist. Auch die Gefahrstoffverordnung wird durch TRGS praxisnah erläutert. Der Vollzug der Gefahrstoffverordnung obliegt normalerweise der Fachkraft für Arbeitssicherheit.

Expertenhinweise für die Praxis: Die RKI-Empfehlungen

Das Robert-Koch-Institut hat drei ständige Kommissionen:

- ständige Impfkommission (STIKO),
- Kommission für Krankenhaushygiene und Infektionsprävention (KRINKO),
- Antiinfektion, Resistenz und Therapie (ART).

Diese Kommissionen haben die Aufgabe, Empfehlungen zum Infektionsschutz und zur Therapie auszusprechen.

STIKO. Die ständige Impfkommision (STIKO) gibt Impfempfehlungen für Säuglinge bis hin zum Erwachsenenalter sowie reise- und berufsbedingte Impfempfehlungen ab.

KRINKO. Die Kommission für Krankenhaushygiene und Infektionsprävention (KRINKO) gibt evidenzbasierte Empfehlungen heraus, in denen sich durch Studien unterstützte Hygienemaßnahmen für verschiedene Situationen wiederfinden. Die KRINKO hat dabei sowohl den Personalschutz als auch den Schutz der Bewohner im Auge. Leider existieren nur relativ wenige Studien zu hygienischen Fragestellungen.

ART. Die Kommission spricht Empfehlungen für Ärzte zur Diagnostik und Therapie von Infektionen aus.

Weitere Expertengremien

Neben den RKI-Empfehlungen gibt es auch noch Empfehlungen anderer Expertengremien, z. B. der Deutschen Gesellschaft für Hygiene und Mikrobiologie (DGHM) und der Deutschen Gesellschaft für Krankenhaushygiene (DGKH), die auch eine Sektion Altenpflege hat.

Eine Arbeitsgruppe aus dem öffentlichen Gesundheitsdienst der „neuen" Bundesländer hat einen Rahmenhygieneplan erstellt, der viele nützliche Hinweise enthält. Ähnlich stehen der Rahmenhygieneplan für stationäre Pflegeeinrichtungen des Freistaats Bayern und die MRSA-Empfehlungen des Landesgesundheitsamtes Niedersachsen zur Verfügung. Hinzu kommt die RKI-Empfehlung „Infektionsprävention in Heimen".

Risiken für das Personal

Altenpflegeheime können Menschen in ganz unterschiedlichen Abwehrstadien beherbergen. Das Hygienekonzept der Einrichtung kann nicht allen Bedürfnissen gerecht werden, daher wählt man einen „goldenen Mittelweg". In einigen Einrichtungen sind Bewohner unterschiedlicher Infektionsgefährdung oder Infektiosität in Bereichen zusammengefasst.

Für „Sonderpflegebereiche“ kann unter Umständen ein von der restlichen Einrichtung abweichendes Hygienekonzept erwogen werden. Die Rahmenhygienepläne der neuen Bundesländer empfehlen z. B. eine Regeldesinfektion auch des Fußbodens bei Wachkomapatienten. Beim Personal kann man von einer guten Abwehr ausgehen, aber auch hier gibt es Risiken (**Tab. 4.9**).

Arbeitsschutzmaßnahmen

Eine erhöhte Infektionsgefahr entsteht durch die Verletzung mit kontaminierten Kanülen, Lanzetten oder Skalpellen. Ebenso ist die Kontamination von wunden Hautstellen mit infektiösem Blut oder anderen infektiösen Körperflüssigkeiten oder die Kontamination der Schleimhäute von Augen, Mund und Nase durch Blutspritzer ein Übertragungsweg. Insbesondere Hepatitis B und C sowie HIV-Infektionen stellen ein schwerwiegendes gesundheitliches Risiko für Pflegende dar.

Da in der Pflegepraxis oftmals nicht bekannt ist, ob ein Patient infektiös ist oder nicht, muss der Pflegende sich so verhalten, als ob eine Infektionsgefahr bestünde.

Entsorgung von benutzten Materialien

Aufgrund der bestehenden Verletzungsgefahr dürfen gebrauchte Kanülen nach der Injektion nicht wieder in die Kanülenhülle gesteckt werden. Die Entsorgung der Kanülen und Spritzen richtet sich nach den Unfallverhütungsvorschriften (BGR): Spritzen, scharfe und zerbrechliche Gegenstände dürfen nur sicher umschlossen in den Abfall gegeben werden. Hier stehen „stichsichere Arbeitsmittel“ zur Verfügung.

Die Entsorgung gebrauchter Kanülen muss sofort nach Gebrauch vom Behandler selbst erfolgen. Kanülen werden nie in die Hülle zurückgesteckt, wenn diese mit den Fingern festgehalten werden. Kanülen sollten möglichst direkt nach der Anwendung in eine spezielle Abfallbox entsorgt werden (**Abb. 4.91**) Die Risiken schwerer Infektionskrankheiten lassen sich mit speziell konzipierten Sicherheitsprodukten minimieren (BGR 2008).

Die Technische Regel für Biologische Arbeitsstoffe (TRBA 250) gibt auch auf der Internetseite (s. unten) genaue Hinweise, wie Abfallsammelsysteme für spitze und scharfe Gegenstände beschaffen sein müssen. Die Abfallbehälter müssen folgende Anforderungen erfüllen:

- Abfälle werden sicher umschlossen,
- Einwegbehälter sind verschließbar, bruch- und stichfest,
- Abfälle dürfen bei Stoß, Druck oder Fall des Behälters nicht preisgegeben werden,
- Behälter sind durchdringungsfest und feuchtigkeitsresistent.

Auf die besonderen Aspekte im sicheren Umgang mit dem Insulin-Pen weist das Extrablatt/Insulin (Mai 1998) der Berufsgenossenschaft für Gesundheitsdienst und Wohlfahrtspflege (BGW) hin.

Verhalten bei Nadelstichverletzung oder Verletzung mit kontaminiertem Material

Nachfolgend werden die empfohlenen Sofortmaßnahmen der BGW kurz zusammengefasst. Sie unterscheiden sich nach der Art der Verletzung bzw. Kontamination:

- Stich- und Schnittverletzung,
- Kontamination der Schleimhaut,

Tab. 4.9 Gefährdung durch berufsbedingte Infektionen

Infektion	*Übertragungsweg*
Hepatitis B und C, HIV	parenteral – direkt in die Blutbahn (z. B. Verletzung) – Aufnahme über die Schleimhäute – Aufnahme über die geschädigte Haut
Tuberkulose Meningitis Influenza	aerogen – Inhalation erregerhaltiger Tröpfchen – Inhalation erregerhaltiger Staubpartikel
Hepatitis A, Salmonellen Rota-Viren, Noro-Viren	Kontakt- oder Schmierinfektion – Aufnahme über den Magen-Darm-Trakt
Krätze, Keratokonjunktivitis, Herpes, MRSA	– Aufnahme über Haut- oder Schleimhautkontakt

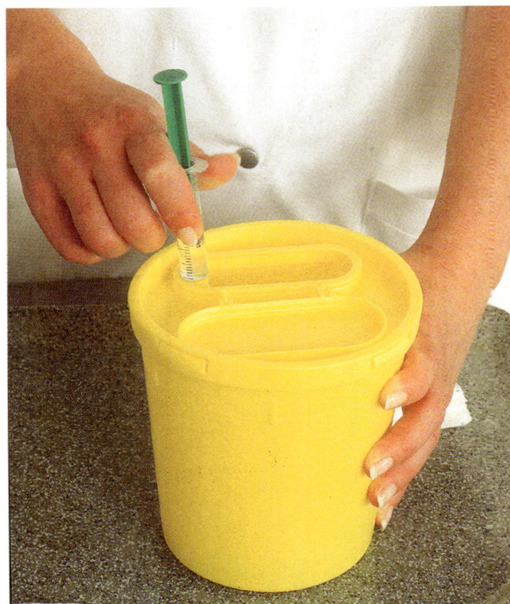

Abb. 4.91 Die benutzte Kanüle wird in einem speziellen Abfalleimer entsorgt, ohne die Schutzhülle wieder aufzustecken.

M *BGW = Berufsgenossenschaft für Gesundheitsdienst und Wohlfahrtspflege.*

I **Internet:** *http://www.nadelstichverletzung.de/media/30/TRBA_250_komplett*

I *http://www.bgw-online.de*
Suche: Risiko Virusinfektion

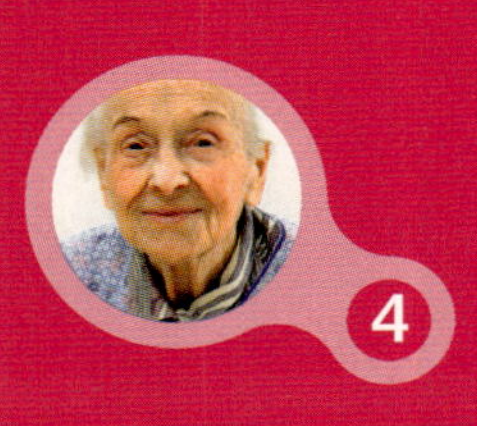

VAH = Verbund für Angewandte Hygiene e. V.

- Kontamination von wunden Hautstellen,
- Kontamination der intakten Haut.

Stich- und Schnittverletzung

Folgende Maßnahmen werden empfohlen:

- Blutung der Wunde anregen,
- Wunde mit einem alkoholischen Präparat desinfizieren, das in der VAH-Liste aufgeführt ist.
- Wunde mit einem Verband schützen.

Kontamination der Schleimhaut

Ein Spritzer Blut im Gesicht kann ausreichen, damit die Erreger die Schleimhäute von Mund, Nase oder Augen aktiv durchdringen und so in die Blutbahn gelangen können. Kontaminierte Stellen der Schleimhaut können mit PVP-Jod (z. B. mit Betaseptic oder Betadine) oder Octenidin (Octenidol) desinfiziert und sofort und gründlich mit Wasser (Aqua dest.) oder physiologischer Kochsalzlösung (0,9 % steril) abgespült werden.

Kontamination von wunden Hautstellen

Wunde Hautstellen und offene Wunden sind mögliche Eintrittspforten für Krankheitserreger. Die kontaminierten Stellen werden mit Alkohol oder Octenidin desinfiziert.

Kontamination der intakten Haut

Gelangen Blut oder andere Körperflüssigkeiten auf intakte Hautstellen, sollte jedes Risiko ausgeschlossen und die intakte Haut mit einem alkoholischen Präparat desinfiziert werden.

Verletzungen melden

Der Betriebsarzt sollte unverzüglich über die Verletzung bzw. Kontamination informiert werden. Jede Verletzung sollte dokumentiert und der entsprechenden Berufsgenossenschaft gemeldet werden.

Blutuntersuchung

Nach den Sofortmaßnahmen sollten entsprechend dem fallspezifischen Infektionsrisiko die erforderlichen Blutuntersuchungen vorgenommen werden. Der Betriebsarzt wird eine Gefährdungsanalyse durchführen. Folgende Parameter werden dokumentiert:

- Immunstatus des Verletzten und des Patienten,
- Art und Schwere der Verletzung,
- kontaminierende Menge Blut.

Kann ein Infektionsrisiko nicht ausgeschlossen werden, sollten folgende Blutuntersuchungen durchgeführt werden:

- Anti-HBs,
- Anti-HCV,
- Anti-HIV.

Nach der Erstuntersuchung werden die Tests nach sechs und zwölf Wochen sowie sechs Monaten wiederholt.

Bei Bedarf wird der Betriebsarzt weitere Maßnahmen veranlassen. Das können Folgende sein:

- aktive und passive Hepatitis-B-Impfung,
- zur Früherkennung von Hepatitis C eine HCV-PCR-Untersuchung nach zwei Wochen, um evtl. eine Frühtherapie einleiten zu können.

Wenn Kontakt mit dem Blut einer evtl. HIV-infizierten Person bestand, kann die Infektiosität dieses Patienten mit einem HIV-Schnelltest ermittelt werden. Eine medikamentöse Postexpositionsprophylaxe (PEP) muss innerhalb von zwei Stunden nach der Verletzung erfolgen.

Rückenschonendes Arbeiten, Rückenschule und Kinästhetik

Rückenschonendes Arbeiten

Pflegen bedeutet für alle Beteiligten häufig körperlich schweres Arbeiten. Das Bewegen, Lagern und der Transfer bewegungseingeschränkter Personen ist mit Muskelarbeit verbunden. Die Wirbelsäule ist der Hauptbelastungspunkt in dieser Hinsicht. Sie ist das Scharnier unseres Bewegungsapparates. Normalerweise macht ein gesunder Rücken keine Beschwerden, kommen aber Verspannungen und eine falsche Körperhaltung zu falschen Hebe- und Tragetechniken dazu, ist z. B. der „Hexenschuss" vorprogrammiert.

Einfache Grundregeln des rückenschonenden Arbeitens für Tätigkeiten in der Pflege oder zum Heben und Tragen von anderen, schweren Lasten beugen solchen Problemen vor.

Organisatorische Maßnahmen

Verschaffen Sie sich einen Überblick über die bestehende Situation und die zu übernehmende Tätigkeit. Wie sieht z. B. das individuelle Funktions- und Krankheitsbild der pflegebedürftigen Person aus? Was erwartet Sie an Kraftanstrengung und Muskeleinsatz? Welche Hilfsmittel stehen Ihnen dazu zur Verfügung? Sollte ein helfender Kollege einbezogen werden?

Hebepraxis

Arbeiten Sie körpernah, um die nötige Hebelwirkung auszunutzen und heben Sie Lasten nie ruckartig an. Körpernah bedeutet, Lasten vor dem Bauch oder wenn nötig auf dem Rücken zu transportieren. Verteilen Sie größere Lasten nach Möglichkeit auf kleinere Gewichtseinheiten oder gehen Sie mehrmals. Arbeiten Sie immer mit beiden Armen gleichzeitig. Halten Sie den Rücken gestreckt, stabilisieren Sie Ihre Wirbelsäule durch Anspannen der Rumpfmuskulatur. Müssen Sie sich mit Lasten drehen, benutzen Sie Ihre Beine um die Position zu verändern und eine zu starke Rotation des Rumpfes zu vermeiden.

Nutzen Sie ebenfalls die Kraft Ihrer Beine zum Anheben und bringen Sie nie Lasten mit gebeugtem Rücken hoch. Nase und Füße sollten in die gleiche Richtung schauen. Räumen Sie Hindernisse aus dem Weg. Atmen Sie gleichmäßig weiter.

Fußstellung

Die größte Standfestigkeit erreichen Sie, indem Sie Ihre Füße richtig aufsetzen und dadurch ihre Kraft ausnutzen. Wir unterscheiden drei verschiedene Fußstellungen: die Parallelstellung, die Schrittstellung und die Fechterstellung. In der Parallelstellung stehen die Füße etwa schulterbreit auseinander. Bei der Schrittstellung steht ein Fuß vor dem anderen, leicht versetzt. Eine leichte Drehung der Füße nach außen ist dabei normal. Die Fechterstellung ähnelt der Schrittstellung, jedoch ist der hintere Fuß etwas mehr nach außen gestellt, um einen Punkt der Standfestigkeit auszunutzen.

Beugen Sie Ihre Knie, wenn Sie Lasten nach unten bewegen müssen. Stabilisieren Sie auch hier Ihren Rücken mit der Anspannung der Rumpfmuskulatur und strecken Sie Ihre Wirbelsäule nach oben. Eine Entlastung der Rückenmuskulatur beim Umlagern von bettlägerigen Personen bietet die „Standwaage". Die Pflegekraft steht auf einem locker gestreckten Bein. Während sie sich nach vorne beugt, benutzt sie das andere Bein als Gegengewicht.

Rückenschule

Um Wirbelsäulenerkrankungen entgegenzuwirken und die Muskulatur des Rückens zu stärken, empfehlen Arbeitsmediziner und Physiotherapeuten regelmäßig Ausgleichsbewegungen durchzuführen, z. B. durch verschiedene Sportarten, die Bewegung in Gymnastikgruppen oder in der Rückenschule. Um den Rücken bei regelmäßiger, richtiger Anwendung zu entlasten und zu stabilisieren ist es sinnvoll, wenn die Bauch- und Rückenmuskulatur wie auch die Oberschenkelmuskulatur gestärkt und gedehnt werden.

Ziel der Rückenschule ist es, Rücken- und Bauchmuskulatur zu stärken und so die Wirbelsäule zu entlasten. Zum Übungsprogramm gehört die Förderung von rückenschonenden Haltungen im Alltag und Beruf und im Einzelfall das Erlernen geeigneter Techniken, um so die eigene Kraft einzusetzen, sodass keine Probleme mit dem Rücken auftreten. Der Besuch einer Rückenschule wird von den gesetzlichen Krankenkassen in Deutschland einmal jährlich mit ca. 80 % bezuschusst (Stand 2011).

Grundlegende Konzepte der Kinästhetik

Als Grundvoraussetzung zum Verständnis des kinästhetischen Modells setzen Hatch und Maietta, auf die der Begriff „**Kinästhetik in der Pflege**" zurückgeht, die menschliche Bewegung in Beziehung zu den Funktionen des täglichen Lebens.

Die menschlichen Bewegungsmuster werden hierbei in einzelne Teile aufgegliedert, analysiert und aus verschiedenen Perspektiven betrachtet. Beim kinästhetischen Modell sind sechs Themenbereiche entstanden, die das komplexe Bewegungsgeschehen transparenter gestalten und neue Ansatzmöglichkeiten pflegerischer Interventionen schaffen:

- Interaktion,
- funktionelle Anatomie,

D ***Hexenschuss:** Ein akuter, „einschießender" Schmerz in der Rückenmuskulatur zwischen Schulterblättern und Steißbein.*
***Lumbago:** Der Schmerz befindet sich im Lendenbereich.*
***Lumboischialgie:** Der Schmerz zieht zusätzlich in Gesäß oder Bein einer Seite. Der Ischiasnerv ist betroffen.*

P *Beim Anheben oder Umlagern von hilfsbedürftigen Personen im Bett sollte das Bett auf die richtige, angepasste Höhe verstellt werden.*

P *Nicht heben, wo man ziehen kann.*

D *Allgemein als **Rückenschule** werden Kurse oder Programme bezeichnet, die Übungen zur Vermeidung oder Vorbeugung bei Rücken-, Nacken- oder Kopfschmerzen vermitteln.*

P *Erledigen Sie eins nach dem anderen: erst anheben, dann die Last umsetzen.*

D *Der Begriff **„Kinästhetik"** wird gebildet aus den beiden griechischen Begriffen „kiniesis" (Bewegung) und „aisthesis" (Empfindung). Kinästhetik bedeutet demzufolge die Lehre von der Bewegungsempfindung.*

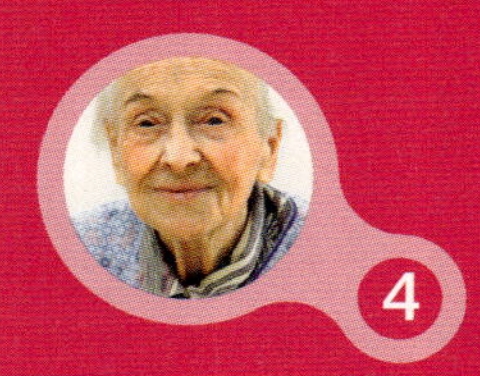

D ***Interaktion** ist die wechselseitige Kommunikation zwischen zwei oder mehreren Menschen.*

M *Die **Massen** werden aus Knochen und Muskeln gebildet. Die Knochen haben als feste Teile die Aufgabe, das Körpergewicht zu tragen und an die Unterstützungsfläche (andere Massen oder Boden) abzugeben.*

M *Die Interaktion kann ein- oder zweiseitig ablaufen, je nachdem, ob nur einer der Beteiligten agiert oder mehrere.*

M *Die verschiedenen Interaktionsformen dienen dem gezielten Wahrnehmen und Einschätzen von Bewegungsabläufen. Je genauer die Anpassung an die räumlichen, kraftdynamischen und zeitlichen Aspekte der Bewegungsinteraktionen erfolgt, desto harmonischer sind die Interaktionsformen.*

M *Die Aufgabe der **Zwischenräume** besteht darin, das Gewicht der starren Massen an die nächste Masse beziehungsweise Unterstützungsfläche weiterzuleiten.*

M *Es ist sinnvoll, die Massen nicht gleichzeitig, sondern nacheinander zu bewegen. Geschieht dies im Gleichgewicht mit den anderen Massen, erscheint das Gewicht schwerelos.*

- menschliche Bewegung,
- menschliche Funktion,
- Anstrengung als Kommunikationsmuster,
- Gestaltung der Umgebung.

Interaktion

Als Kommunikationsmittel werden Sprache, Gestik, Mimik, Körperhaltung, Bewegungen und Verhalten bewusst oder unbewusst eingesetzt. Für die Aufnahme von Informationen (Wahrnehmung) sind die Sinnesorgane verantwortlich.

Die Interaktionen dienen der Informationsaufnahme, deren Verarbeitung und der entsprechenden Anpassung. Die Reaktionen stellen ihrerseits Informationen für den Kommunikationspartner dar, mit denen er in gleicher Weise verfährt. Insofern ist Interaktion ein Prozess, in dem Menschen im sozialen Austausch miteinander leben und sich gegenseitig beeinflussen.

Pflegebedürftige Menschen sind häufig in ihren Interaktionsmöglichkeiten eingeschränkt. Aufgabe der Pflegekraft ist in diesem Fall eine Verringerung der Einschränkungen und bei Bedarf die Suche nach alternativen Kontaktmöglichkeiten. Pflegerisches Handeln orientiert sich hierbei an vorhandenen Fähigkeiten und aktiviert und fördert diese unter Einbeziehung des Betroffenen.

Bewegungsinteraktion

Die Sinnesorgane ermöglichen einem Menschen, mit seiner Umwelt Kontakt aufzunehmen. Durch die Differenzierung wird eine gezielte Wahrnehmung und Anpassung an die Fähigkeiten des bewegungseingeschränkten Menschen möglich. Dadurch wird eine höhere Effizienz bei der Unterstützung erreicht. Eine Synchronisation der Bewegung zwischen Pflegeperson und pflegebedürftigem Menschen ermöglicht eine gleichzeitige Bewegung. Passt sich die Pflegeperson z. B. während der Mobilisation der Geschwindigkeit der hilfsbedürftigen Person an, gibt sie sich und ihr die Möglichkeit der gleichzeitigen Bewegung.

Interaktionen ermöglichen eine Informationsaufnahme, ihre Verarbeitung und eine entsprechende Anpassung. Bewegungsinteraktionen können durch die Bewegungselemente Raum, Kraftaufwand und Zeit differenziert werden, ermöglichen die gezielte Wahrnehmung und Anpassung und eine höhere Effizienz bei der Unterstützung bewegungseingeschränkter Menschen.

Auf diese Weise werden seine Selbstständigkeit und seine gesamte gesundheitliche Entwicklung gefördert. Zudem können Ängste vor Schmerzen, die oft zu eingeschränkten Bewegungsabläufen führen, leichter überwunden werden und langsam eine Bewegung von einer Schonbewegung wegtrainiert werden. Dadurch wird das Selbstvertrauen in die eigenen Bewegungsfähigkeiten gestärkt.

Funktionelle Anatomie

Um die Bewegungsfähigkeiten einschätzen und ihre Funktionen wirkungsvoll unterstützen zu können, ist es erforderlich, sich mit der Anatomie und Physiologie des Menschen auseinanderzusetzen. Der menschliche Körper wird in der Kinästhetik in Massen und Zwischenräume unterteilt.

Massen und Zwischenräume

Die Bewegungsabläufe organisieren sich unter ökonomischen Gesichtspunkten. Dadurch wird eine optimale Verteilung und Abgabe des Körpergewichtes an Unterstützungsflächen erreicht. Außerdem kann das Gesamtkörpergewicht getragen werden. Dagegen führt eine Fehlbelastung der Muskeln zu einer Einschränkung der Muskelfunktionen. Als Folge davon werden die Knochen nicht richtig bewegt. Schmerzhafte Muskelverspannungen und Muskelverhärtungen sind die Folge einer solchen Überanstrengung. Insgesamt gibt es sieben Massen:
- Kopf,
- Brustkorb,
- Becken,
- zwei Arme,
- zwei Beine.

Zwischen den Massen befinden sich sechs Zwischenräume:
- im Halsbereich,
- an den Schultergelenken,
- in der Taille,
- an den Hüftgelenken.

Zusammenspiel von Massen und Zwischenräumen

Die Pflegeperson braucht nur noch die Massen mit ihren Händen zu unterstützen und einzeln von einer Stelle zur anderen bewegen. Auf diese Weise entfällt das klassische „Heben" und „Tragen". Blockieren Muskelverspannungen, Lagerungshilfsmittel oder helfende Hände die Zwischenräume, wird die Bewegungs- und Anpassungsfähigkeit des Menschen verringert oder ganz aufgehoben. Das Gewicht verlagert sich wieder auf die bewegende Person.

Orientierung

Neben den Bewegungsfunktionen im Zusammenspiel der Massen und Zwischenräume spielt die Orientierung im Raum und im Körper eine große Rolle.

Orientierung im Raum. Der Raum bleibt immer gleich. Die Begriffe „oben", „unten", „rechts" und „links" sind klar definiert. Beim menschlichen Körper gleichen sich die Begriffe nur, so lange der Körper sich aufrecht sitzend oder stehend in dem Raum befindet. Wird die sitzende oder stehende Position in eine liegende verändert, tritt eine Änderung der Wahrnehmung ein. Die Wahrnehmungen für „oben" und „unten" ändern sich nicht. Allerdings wird die Beziehung zum Raum unterschiedlich wahrgenommen.

Orientierung im Körper. Bei der Wahrnehmung des Körpers befindet sich die Mitte auf der Hälfte zwischen dem obersten und tiefsten Punkt auf der Höhe von Schambein und Hüftgelenken. Die Wirbelsäule teilt den Körper in rechts und links. Die Vorderseite des Körpers wird als vorne, die Hinterseite als hinten wahrgenommen. Dies dient nicht nur der Orientierung. Zwei wichtige Aufgaben werden damit erfüllt:

- Auf der Vorderseite befinden sich vorwiegend Beugemuskeln, mit denen Funktionen ausgeführt werden können.
- Die Rückseite besteht hauptsächlich aus Streckmuskulatur. Sie wird benötigt, um den Körper und seine Massen in einer stabilen Position zu halten.

Zu Missverständen kann es dann kommen, wenn zwei Menschen miteinander kommunizieren, die sich in verschiedenen Positionen befinden:

- Die Pflegende steht aufrecht und weist den bettlägerigen Menschen an, seinen Körper nach oben zu bewegen.
- Der Begriff „oben" bedeutet für den bettlägerigen Menschen kopfwärts, für die Pflegende die Richtung zur Zimmerdecke.

Die Unterscheidung zwischen Orientierung im Raum und Orientierung im Körper ermöglicht Pflegekräften, bewegungseingeschränkte Menschen klar und eindeutig zu bewegen und anzuleiten.

Menschliche Bewegung

Bewegungsbereiche

Der Bewegungsspielraum der Massen und Zwischenräume ist unterschiedlich. Man unterscheidet zwischen stabilen und instabilen Bereichen.

Manche Bewegungsabläufe (z.B. Aufstehen, **Abb. 4.92**) benötigen bei ihrer Durchführung beide Funktionen. Sie sind so aufeinander abgestimmt, dass gleichzeitig (stabile) Haltungs- und (instabile) Transportbewegungen möglich sind.

Bewegungsformen

Entsprechend der Bewegungsfunktionen können parallele, spiralige (d.h. drehende) oder dreidimensionale Bewegungen durchgeführt werden.

Menschliche Funktion

Es ist unvermeidbar, dass der Körper sich in irgendeiner Position befindet und das Gewicht seiner Massen auf einer Unterstützungsfläche ruht. Im gesunden Zustand bereitet es keine Schwierigkeiten zu liegen, zu sitzen oder zu stehen und jeweils diese Positionen bei Bedarf zu ändern. Im Krankheitsfall können manche Haltungs- oder Lageänderungen nicht mehr oder nur mit Schmerzen durchgeführt werden.

Grundpositionen

Insgesamt gibt es sieben Grundpositionen (**Abb. 4.93**). Spiralige Bewegungen können wie bei einem Zickzackmuster aufeinanderfolgen, wodurch man von einer zur nächsten Grundposition gelangen kann.

Stapeln der Massen

Durch Stapelung der Massen wird Gewichtsverlagerung in drei Dimensionen möglich. Die Muskeln einer Körperseite werden angespannt, sodass sie Massen tragen können. Die andere, nicht angespannte Körperseite ist entlastet und kann dadurch leicht bewegt werden.

Bewegungseingeschränkte Menschen können einige Grundpositionen und die Bewegungen dazwischen nutzen, um ihre Fähigkeiten zu erweitern.

a

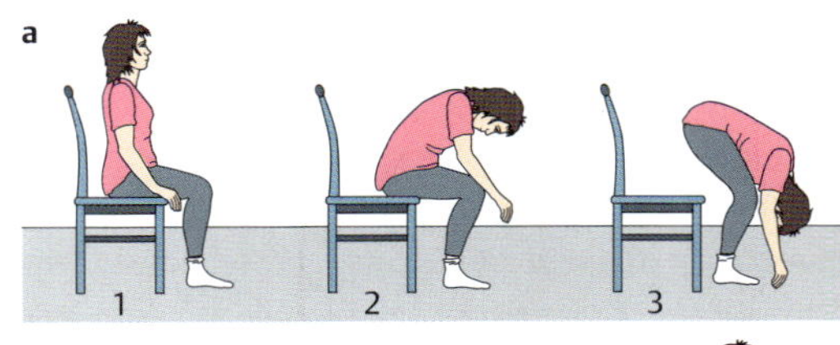

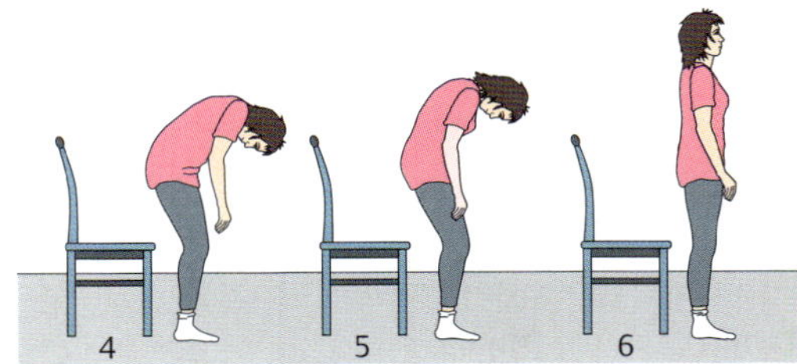

b

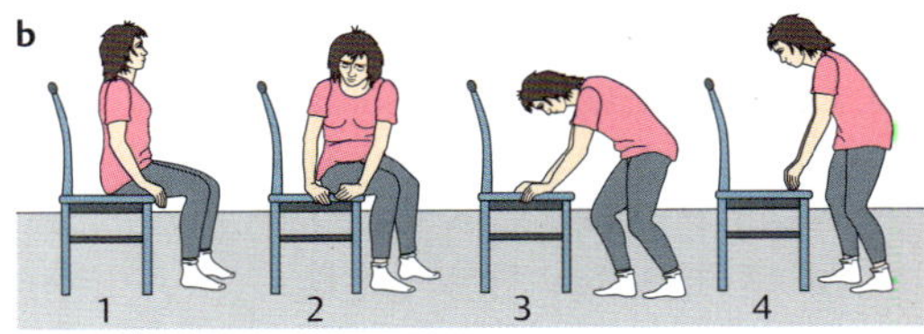

Abb. 4.92 Das Aufstehen von einem Stuhl verdeutlicht den Bewegungsablauf zwischen **a** parallelen Bewegungen und **b** spiraligen Bewegungen.

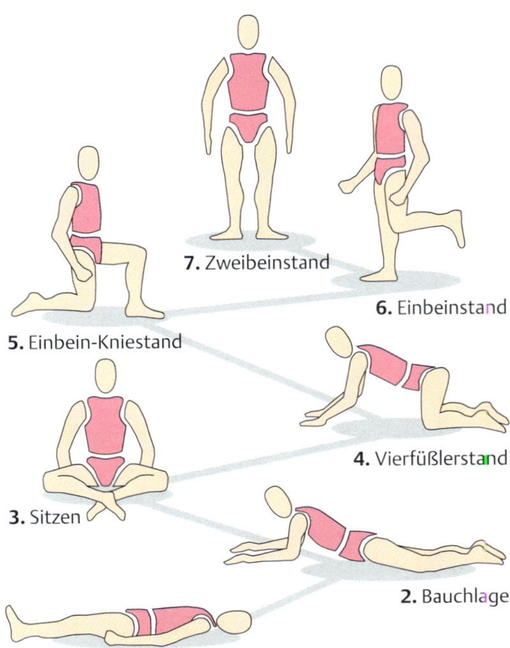

Abb. 4.93 Die sieben Grundpositionen (nach Hatch u. Maietta).

> **M** *Die Begriffe „oben", „unten", „vorne", „hinten", „rechts" und „links" ändern sich nicht für denjenigen, der sich in einer liegenden Position befindet. „Oben" bleibt für die wahrnehmende Person immer kopfwärts.*

> **M** *Bewegungsspielraum der Massen und Zwischenräume:*
> - ***stabil:*** *Die Massen sind aufgrund ihrer tragenden Funktion stabil. Bewegungen sind nur begrenzt möglich.*
> - ***instabil:*** *Die Zwischenräume ermöglichen Bewegungen in verschiedenen Richtungen und sind instabil.*

> **M** *Bewegungsformen:*
> - *parallel: zweidimensional; vorwiegend für Haltungsbewegungen; Kraft erforderlich.*
> - *spiralig (d.h. drehend): für Transportbewegungen; wenig Krafteinsatz, daher besonders für bewegungseingeschränkte Menschen geeignet (Abb. 4.92).*
> - *dreidimensional: möglich durch eine aufeinander abgestimmte Verknüpfung von Transport- und Haltungsbewegungen.*

> **M** *Unter kinästhetischen Gesichtspunkten ist eine menschliche Funktion das Ergebnis von zielgerichteten Haltungs- und Transportbewegungen des menschlichen Körpers.*

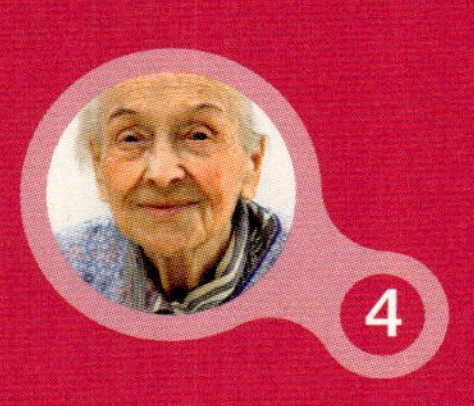

M Obwohl mit allen Massen beide Anstrengungsformen möglich sind, sind ziehende Bewegungen besonders effektiv mit den hängenden Körperteilen, drückende Bewegungen dagegen mit den verstrebten. Meist wird eine Kombination beider Aktionen benutzt.

M Es werden unterschieden:
- *grundlegende, allgemeine Anwendungsprinzipien,*
- *spezielle Anwendungsprinzipien.*

M Die Umgebung wird so gestaltet, dass wenig Anstrengung nötig ist. Dadurch kann der Betroffene an der Bewegung leichter teilnehmen.

M Zwischen den beteiligten Personen wird vor Beginn der kinästhetischen Maßnahme eine präzise Absprache getroffen, um einen reibungslosen Ablauf zu ermöglichen.

Die Grundpositionen unterstützen je nach Bedarf die Haltungs- oder die Fortbewegung.

Anstrengung als Kommunikationsmuster

Im berührungsgelenkten Kontakt mit anderen Menschen werden gemeinsame Bewegungen durch die Anstrengungsformen Zug oder Druck ausgeführt.

Anwendung von Zug und Druck

Die Anwendung von Zug und Druck bedeutet: Jeder Teilnehmer drückt bestimmte Körperteile des anderen von sich weg oder zieht sie zu sich heran. Eine Bewegung entsteht immer dann, wenn die eine Person der Spannung des Ziehens oder dem Druck der anderen Person nachgibt. Beim Aufstehen zieht z.B. eine Pflegeperson die hilfsbedürftige Person aus einer Sitzposition zu sich heran oder hoch, indem sie den Oberkörper und die Arme unterstützt. Zwischen Pflegeperson und bewegungseingeschränktem Menschen soll die Gewichtsverteilung im Gleichgewicht sein.

Gestaltung der Umgebung

Menschen bewegen sich i.d.R. in ihrer Umgebung und passen sich ihr an. Aktivitäten und Transferleistungen werden dadurch mit der geringsten Anstrengung durchgeführt.

Bewegungseingeschränkte Menschen können sich oftmals nicht mehr ihrer Umgebung anpassen und werden passiv. Pflegepersonen helfen oft pflegebedürftigen Menschen beim Transfer aus dem Bett, indem sie die Menschen heben und tragen. Dadurch erfolgt eine Fehlbelastung von Muskeln und Knochen bei den Pflegepersonen, und der pflegebedürftige Mensch wird zudem nicht aktiv in den Bewegungsprozess einbezogen.

Prinzipien der Anwendung

Allgemeine Anwendungsprinzipien

Allgemeine Anwendungsprinzipien sind übergeordnet und werden bei jeder Bewegungsinteraktion mit einbezogen.
- nicht bewegen, sondern unterstützen,
- individuelle Bewegungsfähigkeiten des Betroffenen wahrnehmen,
- eigene Bewegungen an die der hilfsbedürftigen Person anpassen,
- Berührung als Interaktionsform nützen.

Unterstützen

Die Pflegenden bewegen nicht, sondern unterstützen die Bewegungen des bewegungseingeschränkten Menschen. Dadurch helfen sie den Betroffenen, ihre Bewegungen zu organisieren und deren Selbstkontrolle zu unterstützen.

Individuelle Bewegungsfähigkeiten

Bewegungsabläufe sind individuell und auch bei ein und demselben Menschen zu unterschiedlichen Zeitpunkten nicht gleich. Die Mobilisationsmöglichkeiten sind z.B. bei Rheumakranken morgens durch die schmerzhafte „Morgensteifigkeit" der Gelenke erheblich erschwert. Am Nachmittag dagegen sind sie leichter. Das bedeutet, dass kinästhetisches Handeln nicht unreflektiert angewendet werden darf. Im Vordergrund steht das Wahrnehmen individueller Bewegungsfähigkeiten sowie das gemeinsame Erarbeiten bestimmter Bewegungselemente. Es entscheidet immer der Zustand des Betroffenen, in welchem Umfang Bewegungen und Transfers durchgeführt werden können.

Anpassen

Wenn von zwei Teilnehmern einer der beiden in seiner Bewegungsfähigkeit eingeschränkt ist, passt sich der „stärkere" dem „schwächeren" an, damit fließende Bewegungen möglich werden. Das bedeutet, dass sich die unterstützende Person den Bewegungen der hilfsbedürftigen Person anpasst.

Berühren

Bei der Kinästhetik ist das Berühren die wichtigste Interaktionsform. Beim Berühren werden von den Beteiligten gleichzeitig Informationen ausgetauscht, die zudem eindeutig und klar sind und sofort Einfluss auf das Handeln des anderen nimmt. Verbale Ansprache sichert die Verständlichkeit.

Spezielle Anwendungsprinzipien

Folgende spezielle Handlungsanweisungen fassen die Grundsätze der kinästhetischen Konzepte zusammen:
- Gestalten der Umgebung,
- präzise Absprache,
- Körperhaltung der Pflegeperson,
- Synchronisieren der gemeinsamen Bewegungen,
- Bewegen der Massen.

Gestalten der Umgebung

Ist z.B. das Bett für den bewegungsbeeinträchtigten Menschen zu hoch, wird entweder das Bett erniedrigt oder die Fußauflage erhöht, damit der Boden unter den Füßen spürbar wird.

Beim Transfer vom Bett in den Stuhl oder Rollstuhl werden vorher die dazu erforderlichen Bewegungen schrittweise überdacht. Wichtig sind ferner Überlegungen wie der Stuhl positioniert wird, damit der Transfer ungehindert durchgeführt werden kann. Auch die räumliche Umgebung (Badezimmer, Schlafzimmer) soll so verändert werden, dass die gewünschten Aktivitäten, z.B. Transfer in die Badewanne leichter und mit geringer Anstrengung ablaufen kann. Hilfsmittel, z.B. in der Wand befestigte Haltegriffe, können dabei eine wertvolle Hilfe darstellen.

Präzise Absprache

Um Missverständnisse während der Durchführung zu vermeiden, muss eine klare Absprache über wie, wohin, was, wann und womit passieren soll erfolgen. Die Pflegeperson muss sich davon überzeugen, dass der pflegebedürftige Mensch die geplante Pflegehandlung verstanden hat.

Körperhaltung der Pflegeperson

Die Pflegeperson steht häufig frontal zum Bett vor dem Pflegebedürftigen. Eine möglichst breite Schrittstellung vergrößert ihre eigene Unterstützungsfläche und ermöglicht parallele Bewegungen der Beteiligten am Bett. Beugungen im Knie- und Hüftgelenk gestatten Vorwärts- und Rückwärtsschritte. Dadurch werden unterstützende Bewegungen durch eigene Gewichtsverlagerung möglich.

Synchronisieren der gemeinsamen Bewegungen

Beim gemeinsamen Bewegen werden permanent Bewegungsinformationen gespürt und ausgetauscht. Dabei werden gleichzeitig sowohl Bewegungsfähigkeiten als auch Einschränkungen der zu unterstützenden Person erfasst. Die Pflegeperson spürt den Muskeltonus und kann Widerstände des bewegungseingeschränkten Menschen spüren. Sie hilft dem Menschen, seine eigene Schwerkraft neu zu organisieren. Dabei bewegt sie sich vom Gewichtswiderstand weg (= hängende Beziehung) oder darauf zu (= verstrebte Beziehung). Auf diese Art werden Bewegungen synchronisiert.

Bewegen der Massen

Bewegungen werden durch das Bewegen der Massen unterstützt. Wenn die Zwischenräume blockiert sind, können die angrenzenden Massen nicht bewegt werden. Deshalb muss die helfende Person immer die Massen greifen und sie über die Zwischenräume bewegen oder besser noch bewegen lassen.

Stapeln der Massen. Je nach Bewegungsintention soll schrittweise immer erst die oberste Masse bewegt werden, dann die darunterliegende. Dabei ist darauf zu achten, dass das Gewicht der Massen direkt auf eine unterstützende Auflagefläche abgegeben wird. Als Unterstützungsflächen bieten sich die einzelnen Massen, aber auch die Bettoberfläche oder der Boden an.

Bewegen in Spiralen. Bewegen in Spiralen bedeutet Stapeln der Massen in drei Dimensionen. Sie können rund, aber auch in Zickzackform verlaufen. Es sind dabei immer Muskeln einer Körperseite angespannt, die die Massen tragen. Die andere, nicht angespannte Körperseite kann sich dadurch leicht bewegen, da dort kein Gewicht lastet. Auf diese Art und Weise können Gewichte verschoben werden. Spiralige Bewegungen eignen sich besonders gut beim Aufstehen von einer sitzenden Position oder beim Transfer ins Bett (**Abb. 4.92**).

Praktisches Anwendungsbeispiel

Im Folgenden sind häufig vorkommende Mobilisationsformen aufgeführt und schrittweise erklärt.

Aus der Rückenlage in die Seitenlage. Der bewegungseingeschränkte Mensch wird durch aufeinanderfolgende Dreh-Beuge-Bewegungen einzelner Körperteile aus der Rückenlage in die Seitenlage gebracht (**Abb. 4.94**).

Die Pflegende kann die Bewegungsrichtung variieren, indem sie den Betroffenen von sich wegrollt. Dabei kann die Reihenfolge der zu bewegenden Körperteile von der beschriebenen nach Bedarf verändert werden. Es können z. B. erst die Arme, dann die Beine bewegt werden. Falls es aus medizinischer Sicht erforderlich ist, können mehrere Körperteile gleichzeitig bewegt werden. Das gleichzeitige Bewegen von Brustkorb und Becken verhindert z. B. eine Drehung der Wirbelsäule. Bei schwergewichtigen Menschen erleichtert eine vorherige Dreh-Streck-Position des Kopfes in Lagerungsrichtung die weitere Vorgehensweise.

Bedeutung für die Pflege

Kinästhetik in der Pflege ist entwickelt worden zum kräftesparenden und rückenschonenden Umgang mit bewegungsbehinderten Menschen. Es ist ein methodisch-didaktisches Handlungskonzept, das sowohl den zu pflegenden Menschen als auch den Pflegepersonen zugute kommt.

Traditioneller Transfer. Die traditionellen Transfermöglichkeiten beschränken sich mehr oder weniger auf das Heben und Tragen hilfsbedürftiger Menschen. Als Hilfsmittel werden allenfalls Tragetücher oder spezielle Lifter verwendet. Aber der Einsatz von Hilfsmitteln allein hilft nicht, Kraft und Anstrengung zu vermeiden. Pflegende sind sich häufig über die Grenzen ihrer „Tragfähigkeit" nicht bewusst und riskieren dabei Verletzungen oder Schmerzen.

Funktionsbeeinträchtigungen. Körperliche Funktionen stellen ein selbstverständliches Instrument für die Bewältigung alltäglicher Aktivitäten dar, die automatisch ablaufen. Erst bei Funktionsbeeinträchtigung, die oft mit Schmerzen oder Krankheit verbunden ist, rückt der betroffene Körperteil in unser Bewusstsein.

Ambulante Pflege. Das Tätigkeitsfeld der Pflegenden hat sich besonders in den letzten zwei Jahrzehnten gewandelt. Immer mehr Pflegebedürftige werden in ihrem eigenen Wohnbereich versorgt. Dadurch steigt der Bedarf an ambulanten Pflegepersonen. Mitarbeiter der ambulanten Pflegedienste pflegen in ihren Einsatzorten meistens allein, ohne die Möglichkeit der schnellen Hilfe von Kollegen.

M *Die Körperhaltung der Pflegeperson soll eine Synchronisation der Bewegungen ermöglichen. Rückenschonende Prinzipien sind dabei zu beachten.*

M *Synchronisation von Bewegungen bedeutet, die Pflegeperson passt sich den zeitlichen, räumlichen und kraftdynamischen Aspekten der zu unterstützenden Menschen interaktiv an.*

M *Erst durch die systematische Integration der kinästhetischen Konzepte in den Beziehungs- und Pflegeprozess, kann Gesundheitsentwicklung beginnen.*

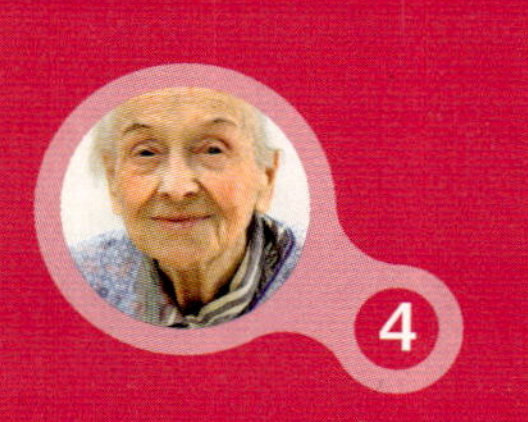

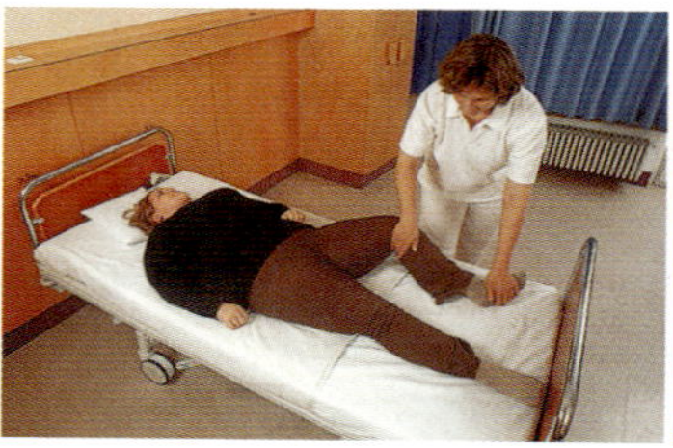
a

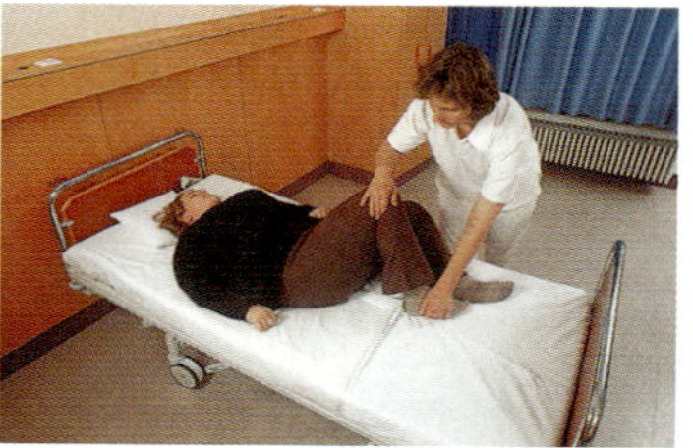
b

Nacheinander werden die Beine der Pflegebedürftigen in Richtung Seitenlage gedreht und gebeugt.

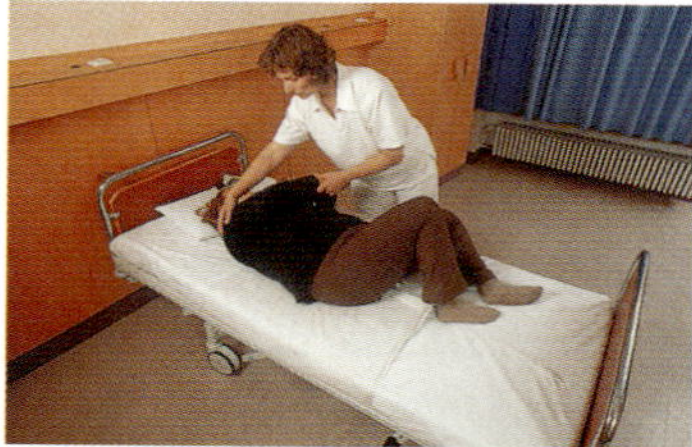
c Die Arme der Betroffenen werden ebenfalls in Bewegungsrichtung gelegt.

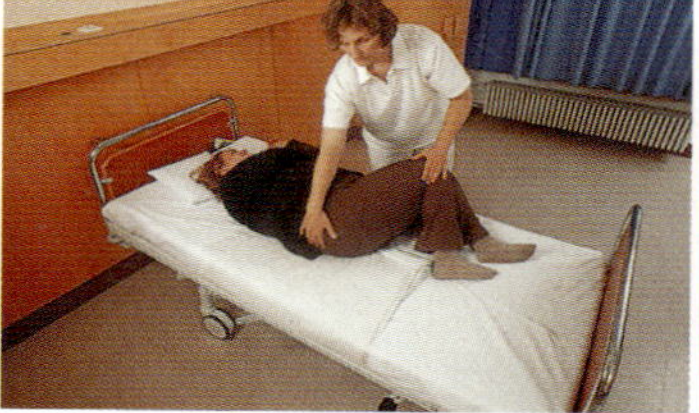
d Nacheinander wird erst das Becken...

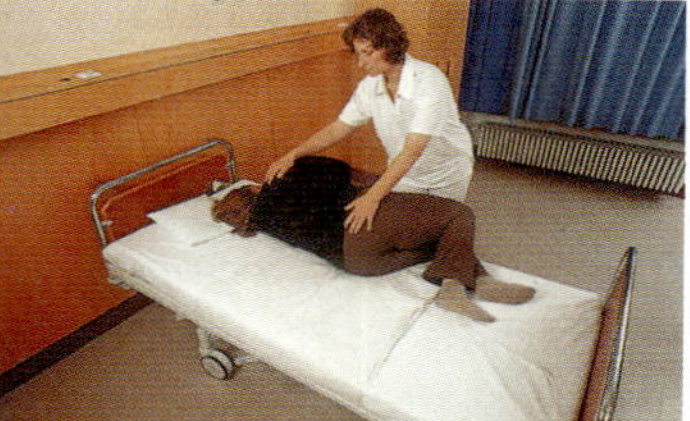
e ...und dann der Brustkorb zur Seite bewegt. Die einzelnen Körperteile werden so lange weiterbewegt, bis die gewünschte Lagerungsposition erreicht ist.

Abb. 4.94 **Aus der Rückenlage in die Seitenlage.**

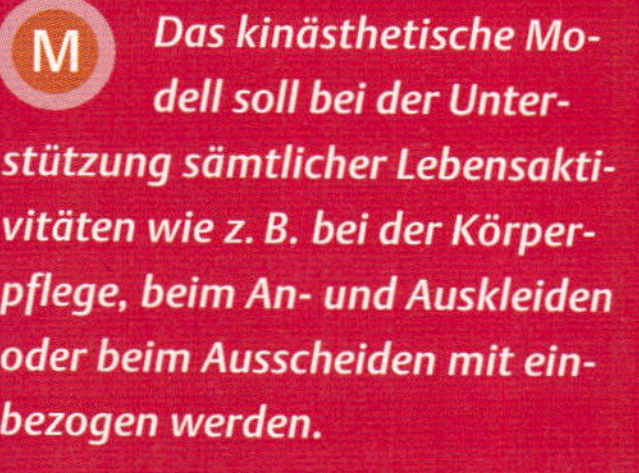

Das kinästhetische Modell soll bei der Unterstützung sämtlicher Lebensaktivitäten wie z. B. bei der Körperpflege, beim An- und Auskleiden oder beim Ausscheiden mit einbezogen werden.

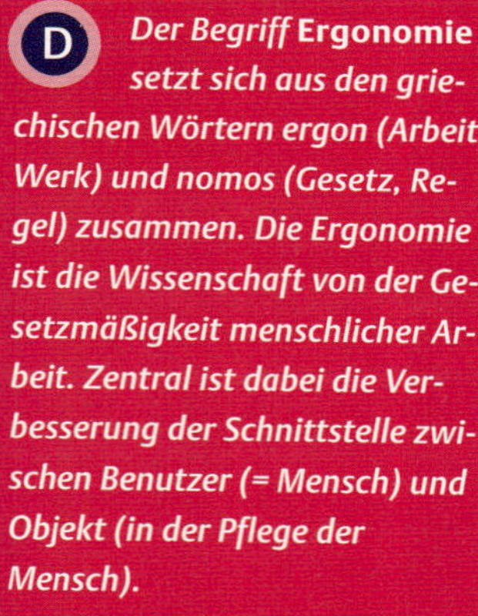

*Der Begriff **Ergonomie** setzt sich aus den griechischen Wörtern ergon (Arbeit, Werk) und nomos (Gesetz, Regel) zusammen. Die Ergonomie ist die Wissenschaft von der Gesetzmäßigkeit menschlicher Arbeit. Zentral ist dabei die Verbesserung der Schnittstelle zwischen Benutzer (= Mensch) und Objekt (in der Pflege der Mensch).*

Anleitung Angehöriger. Eine gezielte Anleitung kräftesparender Bewegungsmöglichkeiten entsprechend dem kinästhetischen Modell durch die Pflegepersonen hilft Angehörigen, Kraft zu sammeln, die eigene Hilflosigkeit zu überwinden und Selbstvertrauen zu gewinnen.

Entsprechend den kinästhetischen Konzepten bewegen Pflegende den bewegungsbehinderten Menschen nicht mehr durch den Einsatz eigener Kraft, sondern greifen nur noch helfend in seinen Bewegungsablauf ein.

Ergonomie am Arbeitsplatz

Die Grundsätze für das ergonomische Arbeiten erleichtern es den Pflegekräften, Experten ihrer eigenen Arbeitsökonomie und Ergonomie zu werden.

Grundsätze

Grundsätze bieten eine Hilfestellung in der Planung und Durchführung z. B. einer Pflegetätigkeit.

Planung. Eine zu erwartende Situation zu planen, heißt den Arbeitsablauf zu analysieren, ihn in kleine Teilschritte, Teilaufgaben aufzulösen. Damit wird ein effektiver Arbeitsablauf erreicht, was zu Arbeitszufriedenheit führt.

Vorbereitung. Arbeitsmaterialien am richtigen Ort sparen viel Zeit, Mühe und zusätzliche Wege. Arbeitshindernisse sollten beiseite geräumt werden. Die richtige Arbeitsstellung bedeutet, sich Platz zu verschaffen, wie den Nachtschrank frei räumen, um Arbeitsfläche zu haben oder das Bett von der Wand rücken, um freien Zugang zu allen Seiten zu haben.

Wo immer es möglich ist, sollten Hilfsmittel genutzt werden.

Hilfsmittel. Schon der Einsatz von Stecklaken, Transferbrettern, schiefen Ebenen usw. entlastet die Wirbelsäule. Generell sind der Einsatz von Lifter und die Ausnutzung der höhenverstellbaren Betten sinnvoll.

Heben und Tragen. Diese Tätigkeiten sollten vermieden werden, stattdessen kann der hilfsbedürftige Mensch durch geeignete Maßnahmen, v. a. durch die richtige Ansprache zur Mithilfe aktiviert werden. Holen Sie sich, wenn Sie es für notwendig halten, Hilfe von einem Kollegen oder einer Kollegin.

Betriebliche Gesundheitsförderung

In Anlehnung an den § 20 des SGB V soll die betriebliche Gesundheitsförderung zur Verhütung arbeitsbedingter Gesundheitsgefahren beitragen. Daran beteiligt sind Maßnahmen zur Verbesserung der Gesundheit und zur Steigerung des Wohlbefindens am Arbeitsplatz. Maßnahmen des Arbeitgebers können z. B. eine gesundheitsgerechte Arbeits- und Arbeitsplatzgestaltung, wie die Anschaffung höhenverstellbarer Betten ebenso sein wie Seminarangebote zum gesundheitsgerechten Verhalten. Einen wichtigen Faktor stellt die Beteiligung der Mitarbeiter an Entscheidungen dar. Werden Vorschläge und Ideen berücksichtigt und gewürdigt, findet regelmäßiger Austausch und Information der Beteiligten statt, hebt dies die Arbeitszufriedenheit und trägt damit ebenfalls zur Gesundheitsförderung bei (Stressprävention).

Stressprävention und Stressbewältigung

Heute wird fast alles mit dem inflationär benutzten Wort Stress erklärt: es gibt Arbeitsstress, Beziehungsstress und jetzt sogar schon Internet-Stress. Wörtlich übersetzt bedeutet Stress Überforderung.

Was ist Stress?

Laut den epidemiologischen Zahlen (Häufigkeitsverteilung von Krankheit) ist Stress viel weniger als angenommen eine typische Managererkrankung als vielmehr typisch für Fließbandarbeiter. Während der Manager zwar auch Stress hat, hat er aber viel bessere Bewältigungsmöglichkeiten des Stresses als der Fließbandarbeiter. Er erlebt den Stress i.d.R. eher als „Eu-Stress", als berufliche Herausforderung, weil er Termine verschieben, die Arbeit selbst einteilen, Teile delegieren kann, sich mit Kollegen oder Mitarbeitern beraten kann. Bei hohem Stress kann er sich mental auf dem Golfplatz fit halten, ein Arbeitsessen einplanen oder aber auch seinen Stress an Untergebenen auslassen. All das steht dem Fließbandarbeiter nicht zur Verfügung. Er muss im Takt der Maschine arbeiten, ohne Ausweichmöglichkeiten. Das macht den „Dis-Stress", den krankmachenden Stress, aus. Das Risiko wegen der Struktur der Arbeit einen Herzinfarkt zu erleiden ist für den Fließbandarbeiter ungleich höher als für den Manager. Erleidet der Manager einen Herzinfarkt, sprechen die Mediziner eher von persönlichen Belastungsfaktoren.

M **Eu-Stress:** ***positiver, förderlicher Stress.***
Dis-Stress: ***negativer, krankmachender Stress.***

Auslöser von Stress können unterschiedliche Faktoren sein. Stanjek (1998) differenziert folgende Ebenen:

- physische Belastungen: Dazu zählen körperliche Belastungen (z.B. Infektionen, Operationen, Verletzungen, Verbrennungen), aber auch Ärger, Freude, Leistungsdruck können im Körper Stressreaktionen auslösen.
- bedeutende Lebensveränderungen: Plötzliche Veränderungen im sozialen Umfeld oder im täglichen Ablauf führen zu Stress. In der Altenpflege kann z.B. Stress entstehen durch Änderung der privaten Lebensumstände, den Wechsel der Tätigkeiten oder des Arbeitsplatzes, den Tod eines Partners oder Heimbewohners (**Abb. 4.95**).
- kleinere Ärgernisse: Oft sind es keine großen Veränderungen, die zu Stress führen, sondern lediglich eine Anhäufung von alltäglichen kleinen Ärgernissen. So kann es schon Stress auslösen, wenn ein Arbeitsablauf geändert wird oder eine Kollegin zu spät zur Arbeit erscheint.
- katastrophale Ereignisse: Natur- oder Umweltkatastrophen kommen in unseren Regionen eher selten vor, aber auch ein Unfall oder ein Diebstahl kann für den Einzelnen eine Katastrophe bedeuten.
- gesellschaftlich bedingte Ängste: Dazu zählen z.B. Angst vor Arbeitslosigkeit, Angst vor Umweltverschmutzung, Angst vor Kriegen.

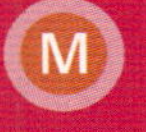
Auslöser von Stress ***können sein:***

- ***physische Belastungen***
- ***bedeutende Lebensveränderungen***
- ***kleinere Ärgernisse***
- ***katastrophale Ereignisse***
- ***gesellschaftlich bedingte Ängste***

Stressphasen

Im psychosomatischen Modell des Stresses werden drei Phasen unterschieden:

1. Alarmstadium: Stress wird wahrgenommen, auf der Körperebene wird Adrenalin ausgeschüttet.
2. Abwehrstadium: Bewältigung (Coping) von Stress: Je nachdem, ob man das Gefühl hat, Herr bzw. Frau der Lage zu sein, erlebt man den Stress „positiv", man bewältigt ihn, baut durch Handlungen das Adrenalin körperlich ab, oder man erlebt den Stress „negativ" als blockierend, zu viel und nicht zu bewältigen. In diesem Falle wird das Adrenalin nicht abgebaut, als Cortisol umgewandelt, bleibt es im Körper buchstäblich stecken (rheumatischer Formenkreis in der Psychosomatik) und führt zum 3. Stadium.
3. Erschöpfungsstadium: In diesem Sinne ist Stress keine Krankheit, sondern führt als Vorbote über das Erschöpfungsstadium zu Krankheiten, die schneller Raum greifen können. Deutlich wird dies z.B. am Herzinfarkt-Risiko, als Folge von nicht bewältigtem, also negativ erlebtem Stress.

Wie bewältige ich Stress?

Das psychosoziale Erleben, ob man also Stress als positiv oder negativ, als zu bewältigen oder überwältigend erlebt, hängt mit dem Grad der Einbindung in die Gesellschaft zusammen. Hier spielen folgende Bewältigungsmöglichkeiten eine Rolle:

- persönliche Bewältigungsmöglichkeiten (hierbei gibt es auch unangemessene wie der Konsum von Alkohol, was selbst Krankheiten verursachen kann),

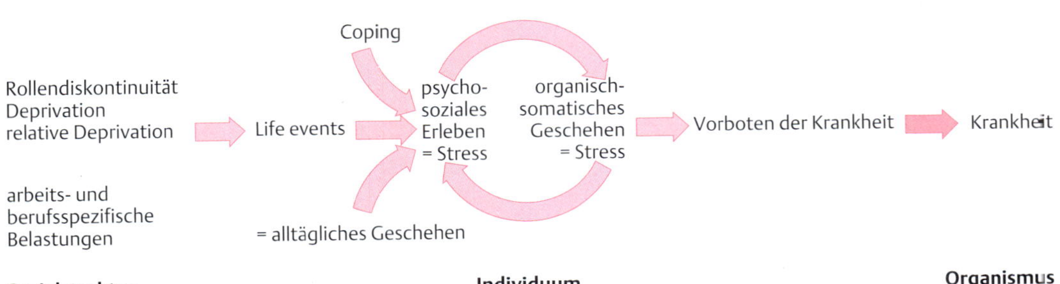

Abb. 4.95 Stress-Coping-Modell von Krankheit (aus Waller 1985).

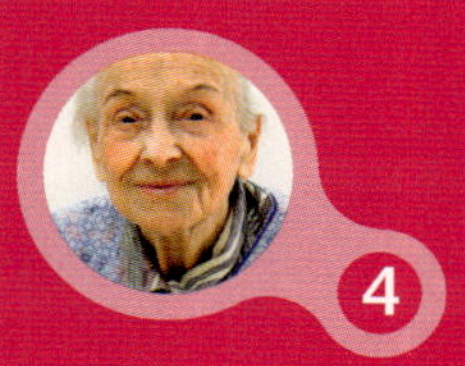

4

- berufliche Bewältigungsmöglichkeiten (hängen stark von der Selbstständigkeit am Arbeitsplatz ab),
- kollektive, also gemeinschaftsabhängige Bewältigungsmöglichkeiten (hier ist der Grad der sozialen Unterstützung als Vorhandensein von positiven sozialen Beziehungen, sowohl primärer Art, also Ehepartner, Familie, Freunde, als auch sekundärer Art, also Arbeitskollegen, Nachbarn, Vereine usw. gemeint).

Soziale Unterstützung

Der Grad der sozialen Unterstützung kann von sozialer Isolation über nur oberflächliche Bekanntschaften bis hin zu engen persönlichen Beziehungen reichen. Je isolierter ich bin, desto eingeschränkter sind meine Stress-Bewältigungsmöglichkeiten, zumal wenn zu dem Alltags- und Berufsstress dann richtige Krisen im Sinne von lebenseinschneidenden Ereignissen (Life events) wie Arbeitsplatzverlust, schwere Krankheit, Verlust eines Partners oder Kindes usw. hinzukommen (**Tab. 4.10**).

Bei fehlenden kollektiven Bewältigungsmöglichkeiten schlägt der amerikanische Sozialpsychiater Caplan (1989) folgende soziale Unterstützung vor (entspricht bei uns z.B. dem Arbeitsfeld der Sozialarbeit im Gesundheitswesen):

- psychosoziale Hilfen wichtiger Bezugspersonen, die die psychischen Möglichkeiten des Einzelnen mobilisieren und dadurch zur Meisterung emotionaler Belastungen beitragen,
- praktische Hilfen, die den Einzelnen bei der Bewältigung seiner Aufgaben entlasten,
- finanzielle Unterstützung, materielle Unterstützung und kognitive (verstandesmäßige) Orientierungen zum Zurechtfinden in schwierigen sozialen Situationen.

Die Unterscheidung von positivem/negativem Stress erinnert Sie vielleicht an die Unterscheidung von positiver/negativer Angst. Welche Ähnlichkeiten entdecken Sie im Vergleich?

Kritik am Stress-Modell

Die Kritik am obigen Stress-Modell (**Abb. 4.95**) bezieht sich auf folgende Punkte:

- Soziale Belastungen werden im Stresskonzept nur wirksam, wenn sie sich im psychosozialen Erleben abbilden. Direkte Einwirkungen des sozialen Umfeldes, z.B. durch bestimmte Arbeitsvollzüge (Schichtarbeit) oder Schadstoffe in der Umwelt können im Stress-Konzept nicht begriffen werden.
- Die Erforschung der körperlichen Reaktionen auf Stressfaktoren erfolgt zumeist in Laborsituationen oder Tierversuchen (Fragwürdigkeit der Übertragung).
- Die festgestellten körperlichen Folgen chronischen, also lang andauernden Stresses sind eher Krankheitsvorboten denn als eigentliche Krankheit im medizinischen Sinne zu verstehen.
- Die Ursachenkette soziale Situation – Stress (Life event) – Krankheit ist anhand rückwärtsbezogener Studien nicht immer eindeutig nachweisbar.
- Die meisten gegen Stress angebotenen Therapieformen sind eindeutig auf das Bildungsbürgertum zugeschnitten und schließen damit von vornherein die Hauptgruppen der körperlich und psychosomatisch Leidenden aus.

Tab. 4.10 Stressursachen und ihre Schweregrade (Lüder 1998)

Rang	*Stressursache*	*Stress-Punkte (LVE = Lebens-Veränderungs-Einheiten)*
1	Tod des Ehepartners	100
2	Scheidung	73
3	Trennung der Ehepartner	65
4	Zwangsaufenthalt im Gefängnis oder einer anderen Institution	63
5	Tod eines nahen Verwandten	63
6	schwere körperliche Verletzung oder Krankheit	53
7	Heirat	50
8	Kündigung durch den Arbeitgeber	47
9	Versöhnung mit dem Ehepartner	45
10	Pensionierung	45
11	stärkere Veränderung in der Gesundheit oder im Verhalten eines Familienmitgliedes	44
12	Schwangerschaft	40
13	sexuelle Schwierigkeiten	39

Supervision

Was ist Supervision?

Der Supervisor ist eine Person, die über das Geschehen wacht, die darübersteht, von oben bzw. außen schaut, kontrolliert. In einigen Bereichen und Ländern entspricht die rechts aufgeführte Übersetzung des Begriffes auch der Funktion, der Aufgabe von Supervision.

In den meisten Bereichen der Supervision hat sie sich im Laufe ihrer Geschichte jedoch immer mehr differenziert und von der reinen Kontrolle zu einer Form der Praxisbegleitung, Beratung und Unterstützung entwickelt.

Auch heute noch gelten für alle Formen der Supervision, unabhängig davon, in welchem Kontext sie erfolgt, einzelne Aspekte wie:

- Supervision erfolgt immer im Zusammenhang mit einer beruflichen Tätigkeit,
- Ziel der Supervision ist, die persönlichen und beruflichen Kompetenzen zu fördern und zu stärken,
- Supervision ermöglicht ein problemorientiertes Lernen,

Die Entwicklung der Supervision ist gekennzeichnet durch die verschiedenen Absichten, die mit der Supervision verfolgt wurden. Supervision, die bereits Ende des letzten Jahrhunderts in England und den USA als eine Art Vorreiterposition entstanden ist, hatte zunächst die Tätigkeit der Sozialarbeiter im Blick, mit dem Ziel, deren Arbeitsleistung zu erhöhen und zu verbessern.

Etwa in den 30er-Jahren wurde die Supervisionstätigkeit mit dem Ziel der Selbstreflexion über die eigene Berufstätigkeit in einen institutionellen Rahmen gestellt. Hiermit wurde der Grundstein für die berufliche Supervisionstätigkeit gelegt. In den 50er-Jahren orientierte sich die Supervision immer mehr an der Psychologie und Psychotherapie.

Seit den 70er-Jahren gewinnt auch in Deutschland die Supervision für Mitarbeiter in sozialen und medizinischen Berufen immer mehr an Bedeutung, wodurch sie gleichzeitig einen praxisbezogenen Schwerpunkt erhält. Sie wird in unterschiedlichen Gruppen, Institutionen und Projekten eingesetzt, wodurch sich die verschiedenen Formen der Gruppen- und Teamsupervision entwickeln. Neben der Einbeziehung der verschiedenen Berufsfelder ändern sich auch die Ziele und Schwerpunkte der Supervision. Sie will nun nicht mehr kontrollierende Instanz sein, sondern Unterstützung und Beratung bieten.

Supervision in der Pflege

Seit einigen Jahren findet die Supervision in Deutschland auch zunehmend Eingang in die Pflege. Vorreiter waren zumeist die psychiatrischen Abteilungen. Die Gründe, die für eine Supervision von Pflegekräften sprechen, sind vielfältig. So wird z. B. von einer Pflegekraft neben einem fachlichen Wissen, manuellen Fähigkeiten und Fertigkeiten vor allem auch ein hohes Maß an empathischen Fähigkeiten gefordert.

Gerade in einer patientenorientierten Pflege ist diese soziale Kompetenz mehr gefordert als die reine Ausübung von Pflegetätigkeiten, um eine tragfähige, konstruktive Beziehung zwischen Pflegekraft und Patient aufzubauen. Themen wie „Nähe und Distanz", „Macht und Ohnmacht", „Abhängigkeit und Unabhängigkeit" und der Umgang mit Leid und Tod bestimmen häufig den Alltag von Pflegenden.

Häufig tritt ein Gefühl der Unzulänglichkeit und der Frustration auf, da dem eigenen Anspruch an Pflege nicht entsprochen, die Diskrepanz zwischen Anspruch und Wirklichkeit nicht überbrückt werden kann. Eine der bekanntesten Folgen ist neben einer hohen Fluktuation das Burn-out-Syndrom. Durch Änderungen der Organisation innerhalb einer Institution und/oder einer Abteilung treten daneben vermehrt auch Konflikte innerhalb und zwischen verschiedenen Berufsgruppen auf.

Eine Möglichkeit der Unterstützung z. B. beim Umgang mit den verschiedenen Belastungen sowie intra- und interpersonellen Konflikten bietet die Supervision. Sie hat u. a. zum Ziel:

- die Förderung der Fähigkeit zur differenzierten Wahrnehmung (Fremd- und Eigenwahrnehmung),
- die Förderung der sozialen Kompetenzen,
- die Klärung der beruflichen Identität,
- Raum zu geben, Situationen aus dem beruflichen Alltag zu reflektieren.

Wünschenswert ist eine Einbindung der Supervision in die Ausbildung, um gerade Berufsanfängern zu helfen, sich mit ihrer Persönlichkeit in den institutionellen Strukturen zu orientieren und soziale Kompetenzen im Umgang mit Patienten, Kollegen und Vorgesetzten zu entwickeln (**Abb. 4.96**).

Eine Supervision kann aus persönlichem Interesse, aus persönlicher Motivation in Anspruch genommen werden, aber auch durch institutionelle Interessen (z. B. Verbesserung der Arbeitszufriedenheit) angeregt werden.

Aufgabe des Supervisors

Der von außen geholte Supervisor sollte nicht versuchen, Schiedsrichter zwischen den Teilen eines Teams oder Mitarbeitergruppen zu spielen. Er muss neutral bleiben und darf nicht Partei ergreifen. Er sollte sich als Prozessbegleiter und Berater verstehen und nicht als Experte, der Ratschläge verteilt und weiß, was für andere gut und richtig ist. Er kann lediglich Hilfestellung bei der methodischen Erarbeitung von Konfliktlösungen, Arbeitsalternativen usw. geben. Ansonsten müssen die Betroffenen

D ***Supervision** bedeutet wörtlich übersetzt soviel wie „Aufsicht, Kontrolle, Leitung, Überwachung".*

Nähe und Distanz s. a. S. 927.

Macht und Ohnmacht s. a. S. 928.

M ***Supervision ist eine Form der Praxisbegleitung und Beratung bei der Auseinandersetzung bzw. Reflexion der beruflichen Tätigkeit. Sie ermöglicht ein problemorientiertes Lernen und hat zum Ziel, persönliche und berufliche Kompetenzen zu fördern.***

M ***Supervision kann als eine präventive Maßnahme gegenüber berufsbedingtem Stress und dem Burn-out-Syndrom angesehen werden. Zudem stellt sie auch ein Instrument der Pflegequalitätsverbesserung und -sicherung sowie der Professionalisierung dar.***

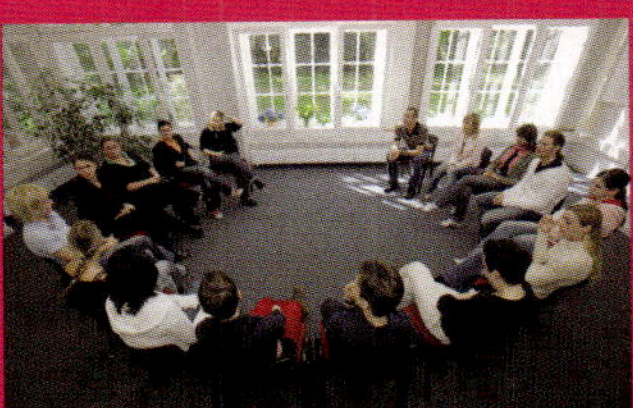

Abb. 4.96 Auch in der Ausbildung sollten Supervisionen durchgeführt werden.

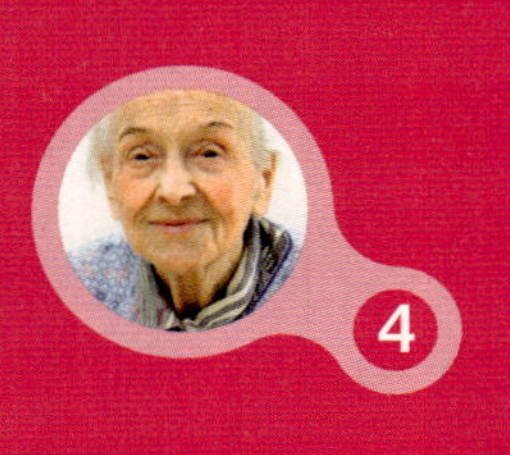

selbst herausfinden, was für sie richtig und angemessen ist.

Der Supervisor ist so etwas wie ein Katalysator, der durch seine Anwesenheit und fachliche Begleitung Klärungsprozesse in der Arbeit voranbringt. Er deutet und spiegelt seine Wahrnehmungen der Situation und des Beziehungsgeschehens und braucht eine gewisse Feldkompetenz für den Bereich, in dem er arbeitet. Er muss nicht unbedingt in dem Feld selbst ausgebildet sein, muss aber die Kultur der Arbeit, ihren Gegenstand und ihre Organisationsform kennen, damit er überhaupt versteht, worum es geht. Supervision arbeitet in der Beratung der Arbeitstätigkeit an der Schnittstelle zwischen dem Individuum und der Organisation und versucht, den Handlungsspielraum des Einzelnen zu vergrößern.

Wer bezahlt Supervision?

Meist handelt es sich um einen Dreiecksvertrag: Der Arbeitgeber beauftragt und bezahlt einen Supervisor für ein Arbeitsteam oder einzelne Mitarbeiter. Es gibt allerdings auch Mischfinanzierungen, bei denen die Mitarbeiter, die eine Supervision wünschen, an den Kosten beteiligt werden. Da Supervision sich immer auf die Arbeitstätigkeit bezieht, können die entstehenden privaten Kosten von der Steuer abgesetzt werden.

D *Als **Setting** wird in der Supervision die Arbeitsform, der institutionalisierte Rahmen bezeichnet, in welchem die Supervision stattfindet.*

Rahmen einer Supervision

Supervision ist eine Prozessberatung und erfordert mehr als eine Sitzung. Oft wird Supervision über ein Jahr in einem regelmäßigen Abstand von 14 Tagen oder einem Monat vereinbart. Die Dauer der Sitzungen beträgt meist 1,5 Stunden, bei großen Teams von über 20 Personen kann eine längere Sitzungszeit erforderlich sein. Es wird ein Kontrakt, ein Vertrag, geschlossen, in dem alle notwendigen Punkte wie Ort, Zeit, Vertragspartner, Honorar und Arbeitsauftrag sowie die Auswertung der Supervisionsarbeit festgehalten werden. Es ist üblich, dass eine Kontraktvereinbarungssitzung abgehalten wird, in der man sich kennenlernt und abschätzen kann, ob man zusammenarbeiten kann.

M *Die **Einzelsupervision** ist dadurch gekennzeichnet, dass einem Supervisanden mit seiner beruflichen Situation ein Supervisor gegenübersteht.*

M *Bei der **Gruppensupervision** stehen mehrere Teilnehmer einem Supervisor gegenüber.*

Formen der Supervision

Grundsätzlich können zwei Formen, die Einzel- und Gruppensupervision, unterschieden werden. Die Auswahl und Entscheidung für eine bestimmte Form der Supervision richtet sich nach der Zielsetzung, wird aber auch beeinflusst von der aktuellen Situation des Einzelnen sowie von den organisatorischen und institutionellen Rahmenbedingungen.

Einzelsupervision

Es handelt sich um eine Zweier-Konstellation von Ratsuchendem und Berater. In einer solchen vertrauensvollen Beziehung ist der Übergang zur Therapie am ehesten möglich. Der Supervisand hat bei der Einzelsupervision die Möglichkeit, Thema und Tempo der Sitzung weitestgehend selbst zu gestalten. Da der Supervisand immer im Zentrum der Sitzung steht, ist diese Form der Supervision sehr intensiv. Es fehlen allerdings Anregungen durch andere Personen, insbesondere bei der Bearbeitung von Situationen, an denen mehrere Personen beteiligt sind. Beispiele für mögliche Gründe, eine Einzelsupervision zu nehmen, sind:

- Entwicklung der eigenen Pflegepersönlichkeit,
- Findung der eigenen Rolle, Position,
- Diskrepanz zwischen Anspruch und Wirklichkeit,
- Änderungen im Tätigkeits-/Arbeitsfeld,
- Berufliche Umorientierung,
- Erfahrung von Defiziten.

Coaching

Eine besondere Form der Einzelsupervision stellt das Coaching dar. Es wendet sich vor allem an Personen in Führungspositionen und wird deshalb auch als „Führungs- oder Leitungssupervision" bezeichnet. Im Mittelpunkt der gemeinsamen Reflexion steht hierbei das konkrete Handeln der Person als Führungskraft. Es geht dabei einerseits um eine klassische Rollenberatung. Im Coaching können aber auch noch als „training on the job" rollenspielartig Arbeitssituationen wie Mitarbeiterführungsgespräche, Konfliktgespräche usw. geübt werden.

Gruppensupervision

Es können heterogene und homogene Supervisionsgruppen unterschieden werden.

Heterogene Gruppen. Es treffen sich Teilnehmer aus unterschiedlichen beruflichen Feldern nur zum Zweck der Supervision.

Homogene Gruppen. Die Teilnehmer kommen aus einem Berufsfeld und zumeist aus einer Institution. Es kann sich um Arbeits- und Projektgruppen handeln, die begleitend eine Supervision für die Zeit der gemeinsamen Arbeit in Anspruch nehmen. Aber auch Personen mit ähnlichen Aufgaben- und Tätigkeitsfeldern wie Pflegekräfte, Ärzte, Mentoren, Lehrkräfte, Stationsleitungen u. a. können sich zu einer gemeinsamen Supervision zusammenschließen.

Die Vielfalt der Anregungen und Assoziationen, die durch die verschiedenen Teilnehmer erfolgen, und die Möglichkeit, einzelne Aspekte von unterschiedlichen Positionen aus zu beleuchten sowie unterschiedliche Sicht- und Handlungsweisen kennenzulernen, stellen einen Vorteil der Gruppensupervision gegenüber der Einzelsupervision dar.

Im Gegensatz zur Teamsupervision (s. u.) findet die Gruppensupervision nicht in dem engen sozialen Verband des eigenen Arbeitsplatzes statt, was häufig einen Grund für die Teilnahme an einer Gruppensupervision darstellt. Die Reflexion der beruflichen Situation mit Personen, die nicht in einem unmittelbaren kollegialen Bezug zur eigenen Person stehen, wird vielfach als „einfacher" angesehen.

Gründe für eine Teilnahme an einer Gruppensupervision können, neben den Gründen für eine Einzelsupervision z. B. sein (**Abb. 4.97**):

- das Kennenlernen der eigenen Wirkung auf andere,
- Anregungen und Unterstützung durch andere zu erfahren,
- die eigene Wahrnehmung zu schärfen,
- Verbesserung der sozialen Kompetenzen, insbesondere der kommunikativen Fähigkeiten.

Teamsupervision

Neben den Problemen der beruflichen Arbeit sind häufige Themen einer Teamsupervision die Beziehungen der Teammitglieder untereinander. Gründe, die ein Team veranlassen, Supervision für sich in Anspruch zu nehmen, sind u. a.:

- Verbesserung der Kommunikation und Kooperation innerhalb des Teams, Teamentwicklung,
- Sicherung und Verbesserung der Qualität der Arbeit,
- Verbesserung der Arbeitseffizienz,
- Hilfe, Unterstützung bei der Bearbeitung von Konflikten innerhalb des Teams oder zwischen Team und Träger,
- Erkennen und Verlassen eingefahrener Arbeitsroutine,
- fehlende Transparenz von Entscheidungsstrukturen,
- Fallbesprechungen.

Balintgruppen

Die Methoden und Konzepte, die in der Supervision Anwendung finden, sind sehr vielfältig. Sie entstammen unterschiedlichen Richtungen und Schulen (z. B. der Verhaltens-, Gesprächs-, Gestalttherapie oder der Psychoanalyse). Welche Methode Anwendung findet, ist auch abhängig vom Inhalt und dem Ziel der Supervision. Eine der bekanntesten Methoden ist die Balintarbeit im Rahmen von Fallbesprechungen. Sie soll deshalb als eine Möglichkeit kurz vorgestellt werden.

Bei der Balintarbeit treffen sich die Teilnehmer regelmäßig in ca. 14-tägigen Abständen zu 1,5- bis 2-stündigen Sitzungen. Leiter einer solchen Balintgruppe darf nur ein Psychoanalytiker mit entsprechender Ausbildung sein.

Bei den Teilnehmern handelt es sich um Personen mit gleicher Berufstätigkeit (in der Regel Ärzte). Ziel der Balintgruppe ist, die Beziehung zwischen Helfer (z. B. Arzt) und Hilfesuchendem (z. B. Patient) zu analysieren und dabei unbewusste Übertragungs- und Gegenübertragungsphänomene sichtbar zu machen, um die Beziehung so besser zu verstehen. Da die Fallbesprechungen in dieser oder auch ähnlicher Form nicht gruppendynamisch ausgerichtet sind, bereiten sie in der Regel wenig Unbehagen und Angst.

Die Balintgruppen haben für eine Reihe nachfolgender Formen von Fallbesprechungen Modell gestanden, die auch im pflegerischen Bereich von Bedeutung sind, da sie zu einem besseren Verständnis der Beziehung zum Patienten führen und eine Begleitung, insbesondere auch von unheilbar Kranken oder sterbenden Patienten, unterstützen.

Fallarbeit

Hier wird die Beziehung von Mitarbeitern zu Patienten, Bewohnern oder Klienten in den Mittelpunkt der Supervision gestellt. Kommt ein Mitarbeiter allein in seiner Selbstreflexion nicht mehr weiter und ist blockiert, wird ein solcher „Fall" vom betroffenen Mitarbeiter eingebracht und vorgestellt. Danach werden mithilfe einer eventuell vorhandenen Gruppe (s. Gruppensupervision) ergänzende Informationen eingeholt und anschließend in der eigentlichen Supervisionsarbeit überlegt, wie die Blockaden aufgelöst werden können. Es werden Handlungsalternativen gesucht und eventuell ausprobiert. Die Gruppendynamik wird hier ausgeklammert.

Organisationsberatung

Sie behandelt die Kommunikationsschwierigkeiten und Reibungsverluste in Organisationen: Zwischen welchen Organisationsteilen, Subsystemen, ist die nötige Zusammenarbeit blockiert und wie kann sie gefördert werden? Wie können Organisationsabläufe verbessert werden? In der sozialen Arbeit ist es weit verbreitet, alle möglichen Arbeitsschwierigkeiten an persönlichen Fehlern von Mitarbeitern oder Kollegen festzumachen. Oft sind aber nicht Fehler von Kollegen, sondern schlichtweg Unzulänglichkeiten der Organisation der Grund. Wenn die organisatorischen Voraussetzungen der Arbeit nicht stimmen oder nicht gegeben sind, dann werden sich die Mitarbeiter vergeblich bemühen, Erfolg zu haben. Die Einbeziehung der organisatorischen Ebene ist daher in der Supervision sehr hilfreich und weiterführend.

Organisationsentwicklung

In einer Welt, die sich ständig verändert, müssen sich auch Organisationen ständig an veränderte gesellschaftliche Umwelten anpassen. Organisationen entwickeln sich mit den Anforderungen, die an sie gestellt werden. Aktuell geht es z. B. in der Organisationsentwicklung darum, Leitbilder zu erstellen, Qualitätssicherungsverfahren zu entwickeln und einzuführen, Zertifizierungen zu begleiten, schwerfällige Organisationsapparate zu dezentralisieren, neue Organisationsformen, z. B. ambulantes Operieren mit anschließender Nachsorge, zu entwickeln, Budgetierungen zu planen und umzusetzen usw.

M *Die **Teamsupervision** stellt eine besondere Form der Gruppensupervision dar, da die Mitglieder der Gruppe nach den Sitzungen nicht auseinandergehen, sondern weiter miteinander arbeiten.*

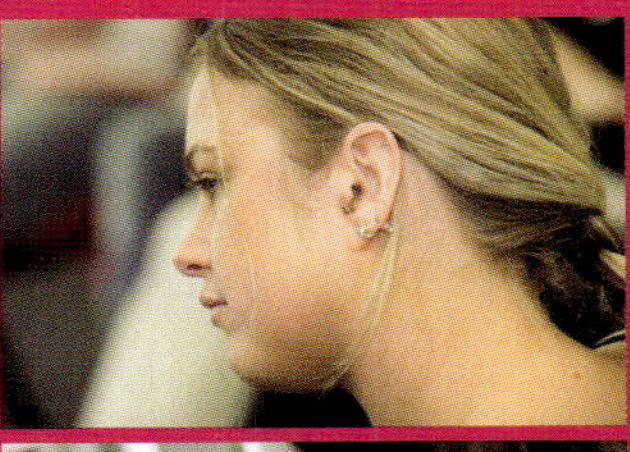

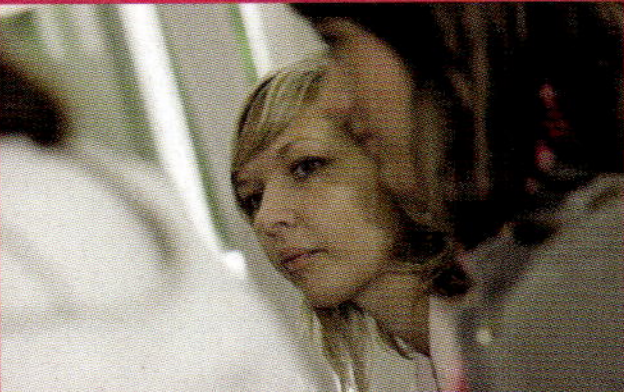

Abb. 4.97 Bei der Supervision können die eigene Wahrnehmung geschärft und soziale Kompetenzen verbessert werden.

M *Der Begriff **Balintgruppe** für eine spezielle Form der Fallbesprechung wurde nach dem Begründer Michael Balint benannt. Bei ihr werden einzelne „Fälle" aus dem beruflichen Alltag, z. B. die Konfrontation mit tumorkranken Menschen, die den Einzelnen stark beschäftigen, in der Gruppe bearbeitet, um mögliche Lösungswege für diese und ähnliche Situationen zu entwickeln.*

Literaturverzeichnis

Abbott, Hrsg. Ich ernähre mich jetzt anders. Wiesbaden 2000

Abbott. Energiebedarf bettlägeriger Patienten. Wiesbaden o. J.

Abbott GmbH. Die Mediathek zum Ernährungsprogramm. Wiesbaden o. J.

Abdolvahab-Emminger H. Das Kompendium der klinischen Medizin. München: Urban & Fischer; 1999

Abels H. Individuum und Gesellschaft, Grundkurs Soziologie. Hagen: Fernuniversität Gesamthochschule in Hagen, Fachbereich Erziehungs-, Sozial- und Geisteswissenschaften; 2003

Abermeth HD. Gespräche auf der Krankenstation. Göttingen 1982

Abermeth HD. Ethische Grundfragen in der Krankenpflege. Göttingen: Vandenhoeck & Ruprecht; 1989

Abt-Zegelin A. Bettlägerigkeit ist kein unumkehrbares Schicksal. In: Pro Alter 2 (2003) 48

Abt-Zegelin A. „Festgenagelt sein". Der Prozess des Bettlägerigwerdens. Bern: Huber 2005

Adler RH, Herrmann JM, Köhle K, Schonecke OW, Uexküll Th. von, Wesiack W. Psychosomatische Medizin. 5. Aufl. München: Urban & Schwarzenberg; 1996

Affolter F. Wahrnehmung, Wirklichkeit und Sprache. Villingen-Schwenningen: Neckar Verlag; 1991

Aggleton P, Chalmers H. Pflegemodelle und Pflegeprozeß. Deutsche Krankenpflegezeitschrift 1989; 5: 2

Aggleton P, Chalmers H. Zukunftsmodelle für die Pflege. Beilage Dokumentation Aus- und Fortbildung. Deutsche Krankenpflege-Zeitschrift 1993; 46

Alban S, Leininger MM, Reynolds CI. Multikulturelle Pflege. München: Urban & Fischer; 2000

Albani C et al. Religiosität und Spiritualität im Alter. In: Zeitschrift für Gerontologie und Geriatrie 37 (2004) 43

Albom M. Dienstags bei Morrie. München 1998

Albrecht E et al. Hospizpraxis. Freiburg 1995

Altenpflege konkret, Gesundheits- und Krankheitslehre. 2. Aufl. München: Urban & Fischer; 2003

Alterhoff G. Grundlagen klientenzentrierter Beratung. Stuttgart: Kohlhammer Verlag; 1983

Altwein J, Rübben H. Urologie. 4. Aufl. Stuttgart: Enke; 1993

Alzheimer Europe, Hrsg. Liebe Oma. Buch für Jugendliche. Berlin 1999

Alzheimer Gesellschaft Mittelhessen. Mensch sein, Mensch bleiben. Begleitheft zum Video (Erfahrungsbericht). Wetzlar: Alzheimer Tageszentrum; 1994

Amelung E, Hrsg. Ethisches Denken in der Medizin. Ein Lehrbuch. Berlin: Springer; 1992

American Psychiatric Association, Hrsg. Diagnostisches und statistisches Manual psychischer Störungen (DSM-IV). Dt. Bearbeitung von Saß H, Wittchen HU, Zaudig M. 2. Aufl. Göttingen: Hogrefe; 1998

Ammenwerth E. EDV in der Pflegedokumentation. Ein Leitfaden für Praktiker. 1. Aufl. Hannover: Schlütersche; 2003

Andreae S. Krankenpflegeexamen: Krankheitslehre. Heidelberg: Hüthig; 1999

Andreae S. Krankheitslehre für Altenpflegeberufe. 3. Aufl. Stuttgart: Thieme; 2011

Antonovsky A. Salutogenese. Zur Entmystifizierung der Gesundheit. Tübingen: dgvt-Verlag; 1997

Arbeitsgemeinschaften der Wissenschaftlichen und Medizinischen Fachgesellschaften e.V. S3-Leitlinie Prophylaxe der venösen Thromboembolie (VTE) 2010. Im Internet: http://www.awmf.org/uploads/tx_szleitlinien/003-001l_S3_VTE-Prophylaxe_2010.pdf; Stand: 24.11.2011

Arbeitsgruppe Geriatrisches Assessment, Hrsg. Geriatrisches Basisassessment. München: MMV Medizin; 1997

Arend A van der, Gastmans C. Ethik für Pflegende. Bern: Huber; 1996

Arend A van der. Pflegeethik. Wiesbaden: Ullstein Medical; 1998

Arend S. Alte Schule. Altenpflege. In: Fachmagazin für die ambulante und stationäre Altenpflege 2003. 28 (6): 34 ff.

Arets J et al. Professionelle Pflege. Theoretische und praktische Grundlagen. Bd. 1, 3. Aufl. Bocholt: Eicanos; 1999

Ariès P. Geschichte des Todes. München: Hauser; 1984

Arndt M. Nurses Medication Errors. An Interpretative Study of Experiences. Frankfurt a. M.: Lang Publishing; 1994

Arndt M. Spannungsfeld Arbeitsauftrag und medizinische Ethik. Die Pflegeberufe in der invasiven operativen Krankenhausroutine. In: Die Schwester Der Pfleger 35 (1996a): 7 ff.

Arndt M. Aus Fehlern lernen. In: Pflege 9 (1996b): 12 ff.

Arndt M. Ethik denken. Maßstäbe zum Handeln in der Pflege. 2. Aufl. Stuttgart: Thieme; 2007

Arndt M., Bondolfi A. Ein wissenschaftlicher Diskurs über Theorien der Moral und Ethik. In: Pflege 9 (1996) 26

Arnold D. Eine qualitative Studie zur Theorie-Praxis-Vermittlung am Beispiel der Kinästhetik. Pflege 1. Bern: Huber; 2000: 53-63

Arnold W, Eysenck HJ, Meili R, Hrsg. Lexikon der Psychologie, Bd. 1–3. Augsburg: Bechtermünz Verlag; 1997

Arnold W, Ganzer U. Checkliste Hals-Nasen-Ohren-Heilkunde. Stuttgart: Thieme; 1999

Arzneimittel von A-Z. Stuttgart: Thieme; 2004

Arzneimittelkommission. Arzneiverordnungen. 19. Aufl. Köln: Deutscher Ärzteverlag; 2000

Asmusen M. Praxisbuch Kinaesthetics. München: Urban & Fischer; 2006

Aßmann C. Pflegeleitfaden. Alternative und komplementäre Methoden. München: Urban & Schwarzenberg; 1996

Atteslander P. Methoden der empirischen Sozialforschung. Berlin: de Gruyter; 1995

Aulmann J. Stellenwert der Mundpflege wird oft unterschätzt. In: Pflegezeitschrift 10 (1995)

Avenarius H. Kleines Rechtswörterbuch. Bundeszentrale für politische Bildung. Bonn 1990

Axline VM. Kinderspieltherapie. München, Basel 1972

Bach D, Brühl P, Panknin TH. Nosokomiale Harnwegsinfektionen. Prävention und Therapiestrategien bei Katheterismus und Harndrainage. Neckarsulm: Jungjohann Verlag; 1995

Backs S, Lenz R. Kommunikation und Pflege. Eine Untersuchung von Aufnahmegesprächen in der Pflegepraxis. Berlin: Ullstein Medical Verlag; 1998

Badura B, Gloy K. Soziologie der Kommunikation. Stuttgart: Friedrich Frommann Verlag; 1972

BAGSO (Bundesarbeitsgemeinschaft Seniorenorganisationen e.V.), Hrsg. BAGSO-Nachrichten, Zeitschrift für Multiplikatoren in der Seniorenarbeit und Seniorenpolitik. Nr. 1/2003, 2/2003 und 3/2004. Bonn: Eigenverlag; 2003/2004

BAGSO (Bundesarbeitsgemeinschaft Seniorenorganisationen e.V.), Hrsg. Zukunftsgestaltung in einer alternden Gesellschaft. Eine Herausforderung für alle Generationen. Bonn: Eigenverlag; 2006

Baisch FJ. Was Kosiak noch nicht wusste. In: Heilberufe 12 (2000): 36 ff.

Baisch F, Sirsch E. Das postthrombotische Syndrom (PTS). In: Heilberufe Spezial Ulcus cruris (2003/2004): 22 ff.

Bales S, Baumann HG, Schnitzler N. Infektionsschutzgesetz. 2. Aufl. Stuttgart: Kohlhammer; 2002

Bals T. Was Florence noch nicht ahnen konnte. Meslungen: Bibliomed; 1994

Baltes M. Selektive Optimierung mit Kompensation: Erfolgreiches Altern in der Alltagsgestaltung. In: Kruse A, Hrsg. Psychosoziale Gerontologie, Bd. 1: Grundlagen. Göttingen: Hogrefe; 1998

Baltes PB. Vorurteile und Klischees über alte Menschen. In: Lepenies A, Hrsg. Alt und Jung. Basel: Stroemfeld; 1997

Bär M et al. Emotional bedeutsame Situationen im Alltag demenzkranker Heimbewohner. Zeitschrift für Gerontologie und Geriatrie 36 (2003): 454 ff.

Barber B. Musik im Alter. In: Musik und Gesundheit 4 (2002): 12 ff.

Bärend H, Tanner M, Hrsg. Arbeit und Stille. Bad Salzuflen: Arbeitsgemeinschaft MBK e.V.; 1997

Barmer Ersatzkasse, Pflegekasse, Hrsg. Zu Hause pflegen, Kursleiterhandbuch für Pflegekurse. Freiburg: Lambertus; 1966

Barth M. Qualitätsentwicklung und -sicherung in der Altenpflege. München: Urban & Fischer; 1999

Bartholomeyczik S. Die Bedeutung der Pflegeforschung für die Krankenpflege. Pflege aktuell 5 (1992): 322 ff.

Bartholomeyczik S et al. Die Nacht im Krankenhaus aus Sicht der Pflegenden. Eschborn: Verlag Krankenpflege; 1993a

Bartholomeyczik S. Die unsichtbaren Arbeiten im Forschungsprozess. In: Pflege aktuell 9 (1993b): 530 ff.

Bartholomeyczik S, Müller E. Pflegeforschung verstehen. München: Urban & Schwarzenberg; 1997

Bartholomeyczik S. Pflegediagnosen aus einer Perspektive der Pflegewissenschaft. In: Etzel B, Hrsg. Pflegediagnosen und die Internationale Klassifikation Pflegerischer Praxis (ICNP Beta-Version). Stuttgart: Kohlhammer; 2000: 53 ff

Bartholomeyczik S et al, Hrsg. Zeitrichtlinien zur Begutachtung des Pflegebedarfs. Evaluation der Orientierungswerte für die Pflegezeitbemessung. Frankfurt a. M.: Mabuse; 2001

Bartholomeyczik S. Assessment als Operationalisierung von Pflegebedürftigkeit. In: Pflege Aktuell 1 (2004): 8 ff.

Bartholomeyczik S, Halek M, Hrsg. Assessmentinstrumente in der Pflege. Möglichkeiten und Grenzen. 2. völlig überarb. Aufl. Hannover: Schlütersche; 2009

Bartholomeyczik S, Reuther S, Luft L et al. Prävalenz von Mangelernährung, Maßnahmen und Qualitätsindikatoren in deutschen Altenpflegeheimen – erste Ergebnisse einer landesweiten Pilotstudie. Gesundheitswesen 2010; 72, 12: 868–874

Bartoszek G, Nydahl P. Ich begleite dich durch deine Verwirrtheit. In: Zeitschrift für Mitglieder der Deutschen Gesellschaft für Fachkrankenpflege (GFK), 1996

Bartoszek G. Basale Stimulation in der Intensivpflege. Landsberg: ecomed; 1998

Bauer A, Gröning K. Verlust und Scham, Protest und Trauer. Bausteine zu einer verstehenden Gerontologie. In: Zeitschrift für medizinische Ethik 1 (1996) 39

Bauer R. Beziehungspflege. Berlin: Ullstein Mosby; 1997

Baumgartner L, Kirstein R, Möllman R, Hrsg. Häusliche Pflege heute. München: Urban & Fischer; 2003

Beauchamp TL, Childress JF. Principles of Biomedical Ethics. 4th ed. Oxford: Oxford University Press; 1994

Beauvoir S de. Das Alter. Reinbek b. Hamburg: Rowohlt; 2000

Beck B. Bundesverband der Unfallkassen in Zusammenarbeit mit der Berufsgenossenschaft für Gesundheitsdienst und Wohlfahrtspflege, Hrsg. GUV 50.0.9. Theorie und Praxis der Prävention – Bewegen von Patienten, Prävention von Rückenbeschwerden im Gesundheitsdienst, München 2001

Beck BB. Die Vielfalt der Entspannungstechniken. Pflege Aktuell 4 (1999)

Becker C et al. Dritter Bericht des Ulmer Modellvorhabens „Verminderung von sturzbedingten Verletzungen bei Alten- und Pflegeheimbewohnern". Ulm 1999

Becker C, Lindemann U, Rißmann U. Sturzprophylaxe, Sturzgefährdung und Sturzverhütung in Heimen. Hannover: Vincentz Verlag; 2003

Becker J. Die Wegwerf-Windel auf der Wäscheleine. Die Handlungslogik dementer alter Menschen verstehen lernen. 6. Aufl. Darmstadt: Arbeitszentrum Fort- und Weiterbildung Elisabethenstift Darmstadt; 2000

Becker J. „Gell, heut geht's wieder auf die Rennbahn". Die Handlungslogik dementer Menschen wahrnehmen und verstehen. 2. Aufl. Darmstadt: Arbeitszentrum Fort- und Weiterbildung Elisabethenstift Darmstadt; 2002

Beckmann M. Die Pflege von Schlaganfallbetroffenen. Hannover: Schlütersche; 2000

Behrendt JE. Das Dritte Ohr. Vom Hören der Welt. Hamburg 1988

Behrens J, Langer G. Evidence-based Nursing. Vertrauensbildende Entzauberung der Wissenschaft. Bern: Huber; 2004

Belardi N. Supervision: eine Einführung für soziale Berufe. 2. Auflage. Freiburg: Lambertus; 1998

Belardi N. Supervision. Von der Praxisberatung zur Organisationsentwicklung. Paderborn: Jungfermann; 1992

Benjamin M, Curtis J. Ethics in Nursing. 3rd ed. Oxford: Oxford University Press; 1992

Benkert O, Hippius H. Psychiatrische Pharmakotherapie. 5. Aufl. Berlin: Springer; 1992

Benner P. Stufen zur Pflegekompetenz. From Noviceto Expert. Bern: Huber; 1994

Bensch-Venner I, Hofmann B. Pflegethema: Supervision – Chancen und Wege. Stuttgart: Thieme; 1999

Berger R. In: Kämmer K, Schröder B, Hrsg. Pflegemanagement in Alteneinrichtungen. Hannover: Schlütersche; 1998

Berges I. Jetzt kommt die Mode auch zu Ihnen. Marienheide 1997

Berghoff C, Kern N, Kocs U. Gerontologie für die Altenpflegeausbildung. Troisdorf: Bildungsverlag Eins; 2005

Berghoff I. Förderpflege mit Dementen. Das Selbst-Erhaltungs-Therapie-Konzept (SET). Wiesbaden: Ullstein Medical; 1999

Bericht der Enquete Kommission: Zukunft des bürgerschaftlichen Engagement. Berlin: Eigenverlag; 2001

Berne E. Transaktionsanalyse der Intuition. Ein Beitrag zur Ich-Psychologie. Paderborn: Junfermann; 1991

Berne E. Spiele der Erwachsenen. Psychologie der menschlichen Beziehungen. Reinbek b. Hamburg: Rowohlt; 1995

Bernler G, Johnsson L. Supervision in der psychosozialen Arbeit: integrative Methodik und Praxis. Weinheim: Beltz; 1993

Berthold B. Kalendergeschichten. Hamburg 1999

Berufsgenossenschaft für Gesundheitsdienst und Wohlfahrtspflege (BGW): Unfallverhütungsvorschriften Gesundheitsdienst. VBG 103, Hamburg 1997

Berufsgenossenschaft für Gesundheitsdienst und Wohlfahrtspflege (BGW): BGW kompakt/ Angebote-Informationen- Leistungen. Hamburg 2006

Beutel H, Tausch D. Sterben – eine Zeit des Lebens. Handbuch der Hospiz-Bewegung. Stuttgart: Quell; 1989

Besendorfer A et al. Gütekriterien für die Pflege. Altenpflege 7 (1996)

Besselmann K et al. Qualitätshandbuch Wohnen im Heim. Köln: KDA; 1998

Beyschlag R. Altengymnastik und kleine Spiele. 8. Aufl. Stuttgart: Gustav Fischer; 1998

BGBl 2003/Teil I, Nr. 36: Gesetz über die Berufe in der Krankenpflege

BGBl 2003/Teil I, Nr. 44: Gesetz über die Berufe in der Altenpflege

BGW-DAK: Gesundheitsreport Altenpflege 2003

Biedermann M. Essen als Basale Stimulation. Hannover: Vincentz; 2003

Bienstein C. Pflegestandards – Teil 2. In: Pflege aktuell 49 (1995) 103

Bienstein C et al. Dekubitus. Die Herausforderung für Pflegende. Stuttgart: Thieme; 1997

Bienstein C et al. Atmen. Stuttgart: Thieme; 2000

Bienstein C, Fröhlich A. Basale Stimulation in der Pflege. Die Grundlagen. Hannover: Kallmeyer; 2003

Biesalski HK et al. Ernährungsmedizin. 3. Aufl. Stuttgart: Thieme; 2004a

Biesalski HK, Grimm P. Taschenatlas der Ernährung, 3. Aufl. Stuttgart: Thieme; 2004b

Birbaumer N, Schmidt RF. Biologische Psychologie. 2. Aufl. Berlin: Springer; 1991

Birg H. Die demographische Zeitenwende. Der Bevölkerungsrückgang in Deutschland und Europa. München: Beck; 2001

Birg H, Hrsg. Auswirkungen der demographischen Alterung und der Bevölkerungsschrumpfung auf Wirtschaft, Staat und Gesellschaft. Münster: Lit-Verlag; 2005

Birkenbihl VF. Stroh im Kopf. München: mvg; 2002

Bischof S, Schröter M. Förderung der Medienkompetenz und Internet-Nutzung durch die Senior-Info-Mobil-Aktionswochen. ISAB Schriftenreihe Nr. 62 (2000)

Bischofberger I, Hrsg. Das kann ja heiter werden. Humor und Lachen in der Pflege. Bern: Huber; Bern 2002

Bischoff-Wanner C. Kommunikation mit Patienten. Stuttgart: Thieme; 1997

Bischoff C. Frauen in der Krankenpflege. Frankfurt a. M.: Campus; 1992

Bischoff C. Zum Ganzheitsbegriff in der Pflege. In: Krüger H, Piechotta G, Remmers H. Innovation der Pflege durch Pflegewissenschaft. Perspektiven und Positionen. Bremen: Altera-Verlagsgesellschaft; 1996: 103 ff

Blank I. Wundversorgung und Verbandwechsel. Stuttgart: Kohlhammer; 2001

Bleses H. Ethik – Wertewandel in der Pflege oder das Grunddilemma der Krankenschwestern. In: Pflegemanagement 5 (1997): 10 ff.

Blimlinger E et al. Lebensgeschichten. Biographiearbeit mit alten Menschen. 2. Aufl. Hannover: Vincentz; 1996

Bloch E. Tendenz – Latenz – Utopie. Frankfurt a. M.: Suhrkamp; 1985

Blödorn S, Gerhards M. Veränderungen der Medienzuwendung mit dem Älterwerden. Media Perspektiven 6 (2005)

Bodrozic L et al. Überleitungsnachsorgeprojekt reduziert Schnittstellenproblematik. In: Pflegezeitschrift 58 (2005): 381 ff

Boeßenecker KH. Spitzenverbände der Freien Wohlfahrtspflege. Neuausgabe. Weinheim, München: Juventa; 2005

Böger J, Kanowski S. Gerontologie und Geriartrie für Krankenpflegeberufe. 3. Aufl. Stuttgart: Thieme; 1995

Böhle F et al. Pflegearbeit als situatives Handeln. Ein realistisches Konzept zur Sicherung von Qualität und Effizienz der Altenpflege. In: Pflege 10 (1997): 18 ff.

Böhm E. Verwirrt nicht die Verwirrten. Bonn: Psychiatrie Verlag; 1999

Böhm E. Psychobiographisches Pflegemodell nach Böhm. Band 1: Grundlagen. Wien: Maudrich; 2002a

Böhm E. Psychobiographisches Pflegemodell nach Böhm. Band 2: Arbeitsbuch. Wien: Maudrich; 2002b

Böhm E. Alte verstehen. 8. Aufl. Bonn: Psychiatrie-Verlag; 2003a

Böhm E. Ist heute Montag oder Dezember? Erfahrungen mit der Übergangspflege. 8. Aufl. Bonn: Psychiatrie-Verlag; 2003b

Böhme H. Das Recht des Krankenpflegepersonals, Teil 2: Haftungsrecht. 4. Aufl. Stuttgart 1996

Böhme H, Haß P. Haftungsfragen und Pflegeversicherungsgesetz, Forum 35. Köln: Kuratorium Deutsche Altershilfe; 1997a

Böhme H. Wer haftet wann wofür in der Pflege. In: ProAlter 4 (1997b) 18

Böhme M. Erfahrungen sexualisierter Gewalt in der Lebensgeschichte alter Frauen. Ansätze für eine frauenorientierte Altenarbeit. Hannover: Marbuse; 2002

Bojack B. Gewaltprävention. München: Urban & Fischer; 2001

Bölker Th, Webelluth W. Durch dick und dünn. Menden: Schmücker; 1996

Bondolfi A. Moralisch handeln in der Pflege. Einige Überlegungen aus ethischer Sicht. In: Pflege 9 (1996) 19

Boonen A, Heindl-Mack J. Pflege in der Intensivmedizin. Stuttgart Thieme; 1996

Boos F, Heitger B, Hrsg. Beratergruppe Neuwaldegg: Veränderungen – systemisch. Management des Wandels. Praxis, Konzepte und Zukunft. Stuttgart: Klett-Cotta; 2004

Boos F et al. Systemische Beratung im Vergleich. Anforderungen und Zukunft. In: Organisations-Entwicklung 1 (2005) 4

Borchert J. Wie Juristen Flüsse bergauf fließen lassen. Zur Semantik in der Sozial- und Familienpolitik und ihre Folgen für das Recht. In: Birg H, Hrsg. Auswirkungen der demographischen Alterung und der Bevölkerungsschrumpfung auf Wirtschaft, Staat und Gesellschaft. Münster: Lit-Verlag; 2005

Borker S. Wenn Pflegende das Essen reichen. Altenpflege Forum 4 (1996)

Borker S. Nahrungsverweigerung in der Pflege. Eine deskriptive analytische Studie. 1. Aufl. Bern, Göttingen: Huber; 2002

Bornemann E. Das Patriarchat. Ursprung und Zukunft unseres Gesellschaftssystems. Frankfurt a. M.: Fischer; 1979

Bosch C. Vertrautheit. Studie zur Lebenswelt dementierender alter Menschen. Wiesbaden: Ullstein Medical; 1998

Botschafter P, Moers M. Pflegemodelle in der Praxis. 8. Folge: Dorothea E. Orem – Die Selbstfürsorge – Defizit – Konzeption der Pflege. Die Schwester/Der Pfleger 30 (1991): 701 ff.

Botschafter P, Moers M. Pflegemodelle in der Praxis. 11. Folge: Martha Rogers – Pflege als Wissenschaft vom einheitlichen Menschen. Die Schwester/Der Pfleger 31 (1992): 110 ff.

Bourne LE, Ekstrand BR. Hrsg. Einführung in die Psychologie. Eschborn: Dietmar Klotz; 1992

Bradford Dementia Group. Demenzpflege evaluieren. Die DCM-Methode. 7. Aufl. Bradford: University of Bradford; 1997

Brand H. Altenhilfe als Verbundsystem. Köln: KDA Forum 21; 1993

Brandenburg H, Dorschner S. Pflegewissenschaft 1: Lern- und Arbeitsbuch zur Einführung in die Pflegewissenschaft. Bern: Huber; 2003

Brandenburg H. Das Resident Assessment Instrument (RAI) – Eine Chance für die Pflege in Deutschland. In: Bartholomeyczik S, Halek M. Assessmentinstrumente in der Pflege – Möglichkeiten und Grenzen. Hannover: Schlütersche; 2004

Brandt T. et al. Therapie und Verlauf neurologischer Erkrankungen. 4. Aufl. Stuttgart: Kohlhammer; 2003

Brandtstädter J, Rothermund K. Bewältigungspotentiale im höheren Lebensalter: adaptive und protektive Prozesse. In: Kruse A, Hrsg. Psychosoziale Gerontologie, Bd. 1: Grundlagen. Göttingen: Hogrefe; 1998

Bränninger-Huber E. Mimik – Übertragung – Interaktion. Bern: Huber; 1996

Brauchbar M, Heer H. Zukunft Alter. Herausforderung und Chance. Reinbek b. Hamburg: Rowohlt; 1995

Brauer H et al. Leitfaden Gedächtnistraining. Stuttgart: memo; 1995

Braun B. TransCare Gesundheitsservice GmbH. Freiräume schaffen zum Leben. Fragen und Antworten zur enteralen Ernährung. Melsungen o. J.

Braun J, Bischoff S. Bürgerschaftliches Engagement älterer Menschen: Motive und Aktivitäten. ISAB Köln Bd. 184, Schriftenreihe des BMFSFJ. Stuttgart: Kohlhammer; 1999

Braun J, Renz-Polster H, Hrsg. Basislehrbuch Innere Medizin. 2. Aufl. München, Jena; 2001

Brearley G, Birchley P. Beratung und Gesprächsführung bei Krankheit und Behinderung. Berlin: Ullstein Mosby; 1995

Brieskorn-Zinke M. Gesundheitsförderung in der Pflege. Ein Lehr- und Lernbuch zur Gesundheit. Stuttgart: Kohlhammer; 1996

Brieskorn-Zinke M. Gesundheiten fördern – ein zentrales Aufgabengebiet für die Pflegeberufe der Zukunft. Prävention 1998; 4

Bright R. Musiktherapie in der Altenhilfe. Stuttgart: Gustav Fischer; 1984

Brobst R et al. Der Pflegeprozess in der Praxis. Bern: Huber; 1997

Brockhaus Enzyklopädie. 20. Aufl. Mannheim: F.A. Brockhaus AG; 2003

Bruggen H van der. Pflegeklassifikationen. Bern: Huber; 2002

Brühl P. Infektionsprophylaxe in der Urologie. In: Steuer W. Krankenhaushygiene. 4. Aufl. Stuttgart: Fischer; 1992

Bruhn M. Qualitätsmanagement für Dienstleistungen. Grundlagen, Konzepte, Methoden. 2. Aufl. Berlin: Springer; 1997

Bruijns S, Biskop-Kobussen M, Hrsg. Pflegediagnosen und -interventionen in der Kinderkrankenpflege. München: Urban & Fischer; 1999

Buber M. Ich und Du, 11. Aufl. Stuttgart: Reclam; 1983

Buboltz-Lutz E. Pflege in der Familie. Perspektiven. Freiburg: Lambertus; 2006

Buchholz T, Gebel-Schürenberg A, Nydahl P, Schürenberg A. Der Körper: eine unförmige Masse – Wege zur Habitationsprophylaxe. In: Die Schwester/Der Pfleger 7 (1998): 570 ff.

Buchholz T et al. Begegnung – Basale Stimulation in der Pflege – Ausgesuchte Fallbeispiele. Bern: Huber; 2001

Buchholz T, Schürenberg A. Lebensbegleitung alter Menschen. Bern: Huber; 2003

Buck G. Lernen und Erfahrung. Zum Begriff der didaktischen Induktion. Stuttgart: Kohlhammer; 1969

Bühler E; Kren R; Stolz K. Betreuungsrecht und Patientenverfügung im ärztlichen Alltag. München: Urban & Vogel; 2003

Bundesarbeitsgemeinschaft für Rehabilitation, Hrsg. 1. Arbeitshilfe zur Rehabilitation bei älteren Menschen. Frankfurt a. M. 1990

Bundesarbeitsgemeinschaft für Rehabilitation, Hrsg. 2. Arbeitshilfe zur Rehabilitation von Schlaganfallpatienten. Frankfurt a. M. 1998

Bundesarbeitsgemeinschaft für Rehabilitation, Hrsg. 3. Arbeitshilfe zur Rehabilitation von an Asthma bronchiale erkrankten Kindern und Jugendlichen. Frankfurt a. M. 1993

Bundesarbeitsgemeinschaft für Rehabilitation, Hrsg. Rehabilitation Behinderter: Schädigung – Diagnostik – Therapie - Nachsorge; Wegweiser für Ärzte und weitere Fachkräfte der Rehabilitation. 2. Aufl. Köln 1994

Bundesausschuss der Länderarbeitsgemeinschaften der Lehrerinnen und Lehrer für Pflegeberufe: Bildung und Pflege. Stuttgart: Thieme; 1997

Bundesgesetzblatt Jahrgang 2003 Teil I Nr. 44, ausgegeben zu Bonn am 4. September 2003. Gesetz über die Berufe in der Altenpflege (Altenpflegegesetz – AltPflG)

Bundesgesetzblatt Jahrgang 2003 Teil I Nr. 55, ausgegeben zu Bonn am 19. November 2003. Ausbildungs- und Prüfungsordnung für die Berufe in der Krankenpflege (KrPflAPrV)

Bundesgesundheitsblatt 28, Nr. 6. Juni 1985

Bundesjustizministerium, ein Leitfaden, Das Betreuungsrecht. 2006

Der Bundesminister für Arbeit und Sozialordnung: ... es begann in Berlin. Bonn: Götzky – Drucke; 1994

Bundesministerium für Arbeit und Soziales, Hrsg. Übersicht über das Sozialrecht. Bonn o. J.

Bundesministerium für Arbeit und Sozialforschung, Hrsg. Die Bedeutung des Pflegeplanes für die Qualitätssicherung in der Pflege. Forschungsbericht 261, 1996

Bundesministerium für Arbeit und Sozialordnung, Hrsg. Ratgeber für behinderte Menschen. Berlin 2002

Bundesministerium für Familie, Senioren, Frauen und Jugend, Hrsg. Erster Altenbericht von 1993, zweiter Altenbericht „Wohnen im Alter" von 1998a

Bundesministerium für Familie, Senioren, Frauen und Jugend, Hrsg. Zweiter Altenbericht. Wohnen im Alter. Bonn 1998b

Bundesministerium für Familie, Senioren, Frauen und Jugend, Hrsg. Wie wohnen, wenn man älter wird? Bundes Modellprogramm 1998–2001 „Selbstbestimmt Wohnen im Alter". Berlin 2001

Bundesministerium für Familie, Senioren, Frauen und Jugend, Hrsg. Dritter Bericht zur Lage der älteren Generation. Alter und Gesellschaft. Berlin 2001

Bundesministerium für Familie, Senioren, Frauen und Jugend, Hrsg. Vierter Bericht zur Lage der älteren Generationen der Bundesrepublik Deutschland: Risiken, Lebensqualität und Versorgung Hochaltriger – unter besonderer Berücksichtigung demenzieller Erkrankungen. Berlin 2002a

Bundesministerium für Familie, Senioren, Frauen und Jugend (BMFSFJ). Fünfter Altenbericht der Bundesregierung: „Potenziale des Alters in Wirtschaft und Gesellschaft". Berlin 2006

Bundesministerium für Familie, Senioren, Frauen und Jugend, Hrsg. Mutterschutzgesetz Leitfaden zum Mutterschutzgesetz. Bonn: IDAG Industriedruck; April 1999

Bundesministerium für Familie, Senioren, Frauen und Jugend, Hrsg. Newsletter „Selbstbestimmt Wohnen im Alter – Modellprogramm". Bonn 2002b

Bundesministerium für Familie, Senioren, Frauen und Jugend, Hrsg. Die Familie im Spiegel der amtlichen Statistik. Berlin 2003a

Bundesministerium für Familie, Senioren, Frauen und Jugend, Hrsg. Rechtliche Strukturen der Ausbildung in der Altenpflege 2003b

Bundesministerium für Familie, Senioren, Frauen und Jugend, Hrsg. Ihre Rechte als Heimbewohnerinnen und Heimbewohner. Meckenheim: DCM; 2003c

Bundesministerium für Familie, Senioren, Frauen und Jugend, Hrsg. Hilfe- und Pflegebedürftige in Alteneinrichtungen. Möglichkeiten und Grenzen selbständiger Lebensführung in Einrichtungen (MuG IV). Berlin: 2005

Bundesministerium für Gesundheit, Hrsg. Rahmenempfehlungen zum Umgang mit herausforderndem Verhalten bei Menschen mit Demenz in der stationären Altenhilfe. Berlin 2006

Bundessozialhilfegesetz (BSHG) In der Fassung des Gesetzes zur Einordnung des Sozialhilferechts in das Sozialgesetzbuch vom 27. Dezember 2003 (BGBl. I S. 3022)

Bundesverband der Unfallversicherungsträger der öffentlichen Hand (BAGUV) e.v., Hrsg. in Zusammenarbeit mit der Berufsgenossenschaft für Gesundheitsdienst und Wohlfahrtspflege (BGW). Heben und Tragen im Gesundheitsdienst, 1991

Bundesverband der Unfallversicherungsträger der öffentlichen Hand (BAGUV) e.v., Hrsg. in Zusammenarbeit mit der Berufsgenossenschaft für Gesundheitsdienst und Wohlfahrtspflege (BGW). Bewegen von Patienten, 1997

Bundeszentrale für gesundheitliche Aufklärung, Hrsg. Schwangerschaft Informationen für werdende Eltern. Würzburg: Echter Druck; Mai 2001a

Bundeszentrale für gesundheitliche Aufklärung, Hrsg. Was erhält Menschen gesund? Antonovskys Modell der Salutogenese – Diskussion und Stellenwert. Köln 2001b

Bundeszentrale für gesundheitliche Aufklärung. Substanzbezogene Störungen im Alter (07.01.2009). Im Internet: http://www.patienten-information.de/gesundheitsinformationen/substanzbezogene-stoerungen-im-alter/?matchedkeyword=Abhängigkeit; Stand: 14.09.2011

Burgheim W, Hrsg. Qualifizierte Begleitung von Sterbenden und Trauernden. Merching: Forum Verlag Herkert GmbH; 2001

Burisch M. Das Burnout-Syndrom. Berlin: Springer Verlag; 1989

Burk A et al. Pflege von Patienten mit Erkrankungen der Augen, des Hals-Nasen-Ohrenbereiches oder der Haut. In: Kellnhauer E et al, Hrsg. Thiemes Pflege. Professionalität erleben. Stuttgart: Thieme; 2004

Burk KOW, Burk A. Augenheilkunde für die Station, Ambulanz und Praxis. Stuttgart: Thieme; 1997

Burkart G, Wolf J, Hrsg. Lebenszeiten. Erkundung zur Soziologie der Generationen. Opladen: Leske und Budrich; 2002

Burnard P, Morrison P. Forschen in der Pflege. Freiburg: Lambertus; 1995

Burtke H. Neue Wege in der Asthmatherapie. In: Heilberufe 1 (1999) 52

Büsch D. Stufen der Pflegequalität. In: Forum 24. Theoriegeleitetes Arbeiten in Ausbildung und Praxis. Köln: KDA; 1995

Butler RN, Lewis MI. Alte Liebe rostet nicht – Über den Umgang mit Sexualität im Alter. Toronto, Seattle: Huber; 1996

Butollo W et al. Kreativität und Destruktion posttraumatischer Bewältigung. Stuttgart 1999

Butterwegge Ch. Wohlfahrtsstaat im Wandel. Probleme und Perspektiven der Sozialpolitik. Opladen: Leske-Budrich; 2001

Bux E, Kappstein I. Prävention von Infektionen in der Intensivmedizin und Anästhesiologie. In: Daschner F. Praktische Krankenhaushygiene und Umweltschutz. Heidelberg: Springer; 1997

Caelers B. „Manchmal bin ich total schockiert." In: Schützendorf E. Weg mit dem Schutzschild. Altenpflege 11 (1997) 19 ff.

Cannaerts N, Bossuyt I. Palliativpflege bei älteren Menschen. In: Milisen K et al, Hrsg. Die Pflege alter Menschen in speziellen Lebenssituationen. Berlin: Springer; 2004: 313 ff.

Caplan G. Bevölkerungsorientierte Familienpsychiatrie. Stuttgart: Enke; 1989

Caplan S, Lang G. Grief's courages journey. Oakland 1995

CARE konkret: Wochenzeitung für das Pflegemanagement. 2 (1999) 1. Hannover: Vincentz; 1999

Carnevali D, Brueckner S. Teach the elderly to prevent falls. In: Corr DM, Corr CA. Gerontologische Pflege. Bern: Huber; 1992

Carpenito LJ. Nursing Diagnosis. Application to Clinical Practice. 5 th Edition, Philadelphia: J.B. Lippincott Company; 1993

Cegla U. Atem-Techniken. Stuttgart: TRIAS; 1992

Chalmers A, Chalmers H. Pflegemodelle und Pflegeprozess. Deutsche Krankenpflegezeitschrift, Beilage Heft 5, 1989

Chalmers A, Chalmers H. Zukunftsmodelle für die Pflege. Der Umgang mit Pflegemodellen im europäischen Ausland. Deutsche Krankenpflegezeitschrift, Beilage Heft 10, 1993

Charlier S. Soziale Gerontologie. Stuttgart: Thieme; 2007

Charlier S. Grundlagen der Psychologie, Soziologie und Pädagogik. Stuttgart: Thieme; 2001a

Charlier S. Psychologie, Soziologie und Pädagogik für Pflegeberufe. Stuttgart: Thieme; 2001b

Chinn P, Kramer M. Pflegetheorie. Konzepte – Kontext – Kritik. Berlin: Ullstein Medical; 1996

Christensen B, Krochow E. Faundatibus of Nursing. St. Louis:Mosby - Year - Book, Inc.; 1995

Christophers E, Mrowietz U. Psoriasis – ein vielgestaltiges Krankheitsbild. Deutsches Ärzteblatt 96 (1999): 1798 ff.

Chwalek A. Die Nacht ist nicht allein zum Schlafen da. In: Altenpflege 8 (1998): 42 ff.

Cipolletti MS. Langsamer Abschied, Tod und Jenseits im Kulturvergleich (Ausstellungsbegleitbuch). Frankfurt a. M.: Museum für Völkerkunde; 1989

Citron I. Kinästhetik – Kommunikatives Bewegungslernen. 2. Aufl. Stuttgart: Thieme; 2004

Clark RW. Sigmund Freud. Frankfurt a. M.: Fischer 1985

Clauss V, Mecky I, Hrsg. Kursbuch Pflege. Ein kompaktes Lehrbuch für Ausbildung und Beruf. Stuttgart: Gustav Fischer Verlag; 1997

Cliff J. Supervision, was ist das? In: Die Schwester/Der Pfleger 29 (1990): 406 ff.

Clift J. Internationale Klassifikationssysteme. In: Pflege aktuell 48 (1994): 594 ff.

Cohen-Mansfield J, Creedon M. Nursing Staff Members Perceptions of Pain Indicators in Persons With Severe Dementia. In: The Clinical Journal of Pain 18 (2002): 64 ff.

Cohn RC. Von der Psychoanalyse zur Themenzentrierten Interaktion. Von der Behandlung einzelner zu einer Pädagogik für alle. 8. Aufl. Stuttgart: Klett-Cotta; 1988

Cole K. Kommunikation Klipp und Klar. Besser verstehen und verstanden werden. Weinheim: Beltz-Verlag; 1996

Collier IC, McCash KE, Bartram JM. Arbeitsbuch Pflegediagnosen. Dt. Ausg. hrsg. von Jürgen Georg. Wiesbaden: Ullstein Medical; 1998

Cook et al. Qualität durch Selbstbewertung, Altenheim 4 (1998)

Corr D, Corr Ch. Gerontologische Pflege. Bern: Huber; 1992

Correll W. Menschen durchschauen und richtig behandeln. München: mvg; 1990

Crailsheim C. von. Gute Zeit des Alters. München: Georg Müller Verlag; 1980

Creifelds C. Rechtswörterbuch. München: Beck; 2000

Culley S. Beratung als Prozess. Lehrbuch kommunikativer Fertigkeiten. Weinheim, Basel: Beltz Verlag; 1996

Cumming und Henry, Growing Old: The process of disengagement. New York 1961

Dahmer H, Dahmer J. Gesprächsführung. Stuttgart: Thieme; 1982

Dahmer H, Dahmer J. Effektives Lernen. Stuttgart: Schattauer; 1998

DAK-BGW: Gesundheitsreport 2000 Krankenpflege

Dandekar T. Warum altern wir? Biologische Aspekte des Älterwerdens. Funkkolleg Altern 6. Tübingen: Deutsches Institut für Fernstudienforschung an der Universität Tübingen; 1996

Dangel B. Pflegerische Entlassungsplanung Ansatz und Umsetzung mit dem Expertenstandard. München: Urban & Fischer; 2004

Daneke S. Angehörigenarbeit. München: Urban & Fischer; 2000

Daneke S. Freiwilligenarbeit in der Altenhilfe. Motivieren – organisieren – honorieren. München: Urban & Fischer; 2003

Darmann I. Moralische Entscheidungsfindung in pflegerischen Situationen. In: Kriesel P. et al. Hrsg. Pflege lehren – Pflege managen. Eine Bilanzierung innovativer Ansätze. Frankfurt a. M.: Mabuse; 2001: 259 ff.

Das Grosse Lingen Universal Lexikon in Farbe. Köln: Lingen Verlag; 1989

Daschner F. Hygienemaßnahmen bei enteraler Ernährung. Erlangen: Pfrimmer Nutricia GmbH

Dash K, Zarle NC, Vince-Whitman C. Entlassungsplanung, Überleitungspflege. München: Urban & Fischer; 2000

Daumann S. Wundmanagement und Wunddokumentation. 2. Aufl. Stuttgart: Kohlhammer; 2005

Delbrück H. Zielorientierte Rehabilitation beim Magenkarzinom. Prävention und Rehabilitation 04 (2002): 139 ff.

Demmer H, Bindzius F. Gesundheitsförderung in der Arbeitswelt. Prävention 2 (1996): 55 ff.

Denk H et al. Handbuch Alterssport. Grundlagen – Analysen – Perspektiven. Schorndorf: Hofmann; 2003

Dennis CM. Dorothea Orem. Selbstpflege- und Selbstpflegedefizittheorie. Bern: Huber; 2001

Denzin J. Intimität und Identität im Alter. Situationen in der häuslichen, stationären und Heimpflege. Berlin: Zentrale Universitätsdruckerei

Dethlefsen T, Dahlke R. Krankheit als Weg. Deutung und Bedeutung der Krankheitsbilder. München: Bertelsmann; 1983

Dettmering P, Pastenaci R. Das Vermüllungssyndrom. Therapie und Praxis. Eschborn: Dietmar Klotz; 2001

Deutsche Alzheimer-Gesellschaft e.V., Hrsg. Stationäre Versorgung von Alzheimer-Patienten. 3. Aufl. Berlin: Deutsche Alzheimer-Gesellschaft; 2001

Deutsche Bischofskonferenz, Sekretariat und Kirchenamt der Ev. Kirche in Deutschland, Hrsg. „Leben bis zuletzt – Sterben als Teil des Lebens“ in „Woche für das Leben“ 4.-10. Mai 1997, Initiative der katholischen und evangelischen Kirche in Deutschland

Deutsche Gesellschaft für Ernährung (DGE e.V.). Die Nährstoffe – Bausteine für Ihre Gesundheit, Broschüre. 1. Aufl. 2004

Deutsche Krebshilfe. Krebsschmerzen wirksam bekämpfen. Deutsche Krebshilfe; 1997

Deutscher Berufsverband für Altenpflege e.V. Berufsbild Altenpflegerin/Altenpfleger. In: Kötherl, Hrsg. Thiemes Altenpflege. Stuttgart: Thieme; 2005: 812 ff.

Deutscher Berufsverband für Pflegeberufe e.V., Hrsg. Prävention und Gesundheitsförderung. Familiengesundheit. Ein neues Handlungsfeld für Pflegende und Hebammen. Argumente und Strategien. Berlin 2007

Deutscher Berufsverband für Pflegeberufe, Hrsg. Pflegediagnosen. Irrweg oder effektives Instrument professioneller Pflegepraxis. Eschborn 1995

Deutscher Berufsverband für Pflegeberufe, Hrsg. Bildungskonzept Pflege 2000. 2. Aufl. Eschborn 1994

Deutscher Bildungsrat für Pflegeberufe, Hrsg. Berufskompetenzen professionell Pflegender. Berlin 2003

Deutscher Bundestag. Gesetz über die Berufe in der Altenpflege (Altenpflegegesetz – AltPflG) sowie zur Änderung des Krankenpflegegesetzes. Drucksache 514/00

Deutscher Bundestag. Antwort der Bundesregierung. Ausgestaltung der Pflegeberufe und Weiterentwicklung der Pflegeausbildungen. Drucksache 17/2301; 2010

Deutsches Grünes Kreuz e.V. Das Mangel-Vitamin Folsäure. Kinderkrankenschwester 6 (2002): 233 ff.

Deutscher Pflegerat e.V. Hrsg. Rahmenberufsordnung. Berlin 2004

Deutsches Netzwerk für Qualitätssicherung in der Pflege, Hrsg. Expertenstandard Dekubitusprophylaxe in der Pflege. Osnabrück: Eigendruck Fachhochschule; 2000

Deutsches Netzwerk für Qualitätsentwicklung in der Pflege, Hrsg. Expertenstandard Entlassungsmanagement in der Pflege. Osnabrück: Eigendruck Fachhochschule; 2009

Deutsches Netzwerk für Qualitätssicherung in der Pflege, Hrsg. Expertenstandard Dekubitusprophylaxe in der Pflege. Osnabrück: Eigendruck Fachhochschule; 2002b

Deutsches Netzwerk für Qualitätssicherung in der Pflege, Hrsg. Expertenstandard Entlassungsmanagement in der Pflege. Entwicklung – Konsentierung – Implementierung. Schriftenreihe des Deutschen Netzwerks für Qualitätsentwicklung in der Pflege. Osnabrück: Eigendruck Fachhochschule; 2004

Deutsches Netzwerk für Qualitätsentwicklung in der Pflege, Hrsg. Expertenstandard Schmerzmanagement in der Pflege bei akuten oder tumorbedingten chronischen Schmerzen. Entwicklung – Konsentierung – Implementierung. Osnabrück: Eigendruck Fachhochschule; 2005a

Deutsches Netzwerk für Qualitätsentwicklung in der Pflege, Hrsg. Expertenstandard Schmerzmanagement in der Pflege bei akuten Schmerzen. 1. Aktualisierung 2011. Osnabrück: Eigendruck Fachhochschule; 2011

Deutsches Netzwerk für Qualitätssicherung in der Pflege, Hrsg. Expertenstandard Sturzprophylaxe in der Pflege. Osnabrück: Eigendruck Fachhochschule; 2005b

Deutsches Netzwerk für Qualitätssicherung in der Pflege, Hrsg. Expertenstandard Förderung der Harnkontinenz in der Pflege. Osnabrück: Eigendruck Fachhochschule; 2007

Deutsches Netzwerk für Qualitätssicherung in der Pflege, Hrsg. Expertenstandard Ernährungsmanagement zur Sicherstellung und Förderung der oralen Ernährung in der Pflege. Osnabrück: Eigendruck Fachhochschule; 2009

Deutsches Rotes Kreuz, Hrsg. Psychologische Grundlagen der Altenarbeit, Gerontologische Grundlagen, Handlungskompetenzen, Aktuelle Spannungsfelder. Bonn: F. Dümmlers; 1995

Deutsches Zentrum für Altersfragen, Hrsg. Lebenssituation und Gesundheit älterer Migranten in Deutschland. Berlin: LIT Verlag; 2006

Deutschsprachiger Arbeitskreis für Krankenhaushygiene: Krankenhaushygiene. 2. Aufl. Wiesbaden: mhp-Verlag; 1998

Diakonie in MAGS von NRW: Soziale Netzwerke. Düsseldorf 1998

Diakonisches Werk Bayern e.V. Hrsg. Gewalt in der Pflege alter Menschen. Nürnberg 2003

Diakonisches Werk der Evangelischen Kirche von Westfalen: Handeln an der Grenze des Lebens. Forum Diakonie Nr. 10. Münster: Landesverband der Inneren Mission e.V. 1996

Diakonisches Werk der Evangelischen Kirche in Württemberg e.V. Evangelische Landeskirche in Württemberg, Hrsg. Ich will euch tragen. Handbuch für die Seelsorge in der Altenpflege. 1. Aufl. 2006

Diakonisches Werk Württemberg, Hrsg. Demenzkranke Menschen im Pflegeheim besser begleiten. Arbeitshilfe für die Entwicklung und Umsetzung von Pflege- und Betreuungskonzepten. Hannover: Schlütersche; 2004

Dielmann G. Krankenpflegegesetz und Ausbildungs- und Prüfungsverordnung für die Berufe in der Krankenpflege. Kommentar für die Praxis. Frankfurt a. M.: Mabuse; 2004

Dietze F. Fruchtsäfte können Wunder wirken – Wasser und Mineralhaushalt im Alter. In: Heilberufe 2 (2001): 18 ff.

Dilling H et al, Hrsg. Internationale Klassifikation psychischer Störungen ICD-10 Kapitel V (F). Bern: Huber; 1994

Dobroschek M. Ein ganz besonderer Tag auf Station. Stuttgart 2001

Doenges ME, Moorhouse MF. Pflegediagnosen und Maßnahmen. 2. erg. Aufl. Bern: Huber; 1994

Döhner H. Neue Wege in der Gesundheitsversorgung älterer Menschen. Hamburg: Institut für Medizinsoziologie. Universität Hamburg; 1994

Donabedian A. The definition of quality and approaches to its assessment. Explorations in quality assessment and monitoring. Ann Arbor Michigan: Health Administration; 1980

Dörner K, Plog U: Irren ist menschlich, Lehrbuch der Psychiatrie, 5.Aufl. Bonn: Psychiatrie Verlag; 1989

Dörner K. Ein gelingendes Leben bedarf auch der Last. In: Die Zeit 2003; 11: 33

Dörner K. An den Potenzialen des Alters geht kein Weg vorbei – Das Dilemma unseres Sozialsystems. In: EafA, Hrsg. Potenziale des Alters. Hannover 2004

Dorsch F, Häcker H, Stapf KH, Hrsg. Dorsch Psychologisches Wörterbuch. 11. Aufl. Bern: Huber; 1992

Doser M. Beleuchtung in Krankenhäusern, Altenheimen und generationsübergreifenden Lebensräumen – Überblick zur VDI Richtlinie 6008–, Villingen-Schwenningen, Waldmann-Lichttechnik

Drenseck HP. Fachlexikon der sozialen Arbeit, Deutscher Verein für öffentliche und private Fürsorge. 5. Aufl. Stuttgart: Kohlhammer; 2002

Drerup E. Pflegetheorien: Lehrerhandbuch für den Pflegeunterricht. Freiburg: Lambertus; 1998

Drescher A. Teilhaben am Leben und Sterben. In: Helfende Hände 1 (1996), Zeitschrift des Diakonischen Werkes der Evang. Kirche von Westfalen

Du Boulay S. Cicely Saunders. Ein Leben für Sterbende. Wien 1987

Duda D. Für dich da sein, wenn du stirbst. München: Hugendubel; 1989

Duden. Das Herkunftswörterbuch. Etymologie der deutschen Sprache. 2. Aufl. Mannheim: Bibliografisches Institut; 1989.

Duden. Das Fremdwörterbuch. 5. Aufl. Mannheim: Bibliographisches Institut; 1990

Dühring A, Habermann-Horstmeier L. Das Altenpflegelehrbuch. Stuttgart: Schattauer; 1996
Dunkel W. Pflegearbeit – Alltagsarbeit. Freiburg: Lambertus; 1994
Dunkhorst H. Gestaltung und Beschäftigung. Hannover: Vincentz; 2006
Düx H. Lebenswelten von Menschen in einem Alten- und Pflegeheim. Hrsg. v. Kuratorium Deutsche Altershilfe, Reihe Thema, 125, Köln: KDA; 1997
Eberlein F. Wahrnehmung, Lerntypen, Lernhilfen. In: Die Schwester/Der Pfleger 8 (1998): 642 ff.
Eberwein H, Knauer S. Handbuch der Integrationspädagogik. Weinheim: Beltz; 2002
Eckhardt-Abdulla R. Pflege – Zum Begriff und seiner Bedeutung in Theorie und Forschung: Definitionen und Vergleich. Pflegezeitschrift 1998; 51 (Beilage Dokumentation)
Eckart U. Geschichte der Medizin im Überblick von den frühen Hochkulturen bis ins 20. Jahrhundert. Heidelberg: Institut für Geschichte der Medizin. Universität Heidelberg; 2004
Eckstein B, Kirchhoff G. Überforderte Helden, verlassene Sündenböcke, einsame Träumer, ängstliche Clowns – zur Situation von Kindern aus Familien mit Suchtproblemen (Reader). Hagen: Fernuniversität Gesamthochschule in Hagen, Fachbereich Erziehungs-, Sozial- und Geisteswissenschaften; 1999
Ehlers A. Posttraumatische Belastungsstörung. Göttingen 1999
Eikmann Th, Herr C. Sinn und Grenzen der Prävention. Umweltmedizin in Forschung und Praxis. 5 (2001): 241 ff.
Ehmann M, Völkel I. Pflegediagnosen in der Altenpflege. München: Urban & Fischer, 2000
Ehrenreich B, English D. Hexen, Hebammen und Krankenschwestern. 14. Aufl. München: Frauenoffensive; 1988
Eich A. Enterale Ernährung – Sondenernährung in der Pflegepraxis. Wiesbaden: Ullstein Medical; 1998
Eichhorn S, Schmidt-Rettig B, Hrsg. Krankenhausmanagement im Werte- und Strukturwandel. Stuttgart: Kohlhammer; 1995
Eikmann Th, Herr C. Sinn und Grenzen der Prävention. In: Umweltmedizin in Forschung und Praxis 5 (2001): 241 ff.
Eilts-Köchling, K. Obstipation. Ein weit verbreitetes Problem. In: Heilberufe 4 (2000): 44 ff.
Eißing E. Berührung in der Pflege. In: Lauber A, Schmalstieg P. Pflegerische Interventionen, 2.Aufl., Stuttgart: Thieme; 2007
Ekert B, Ekert C. Psychologie für Pflegeberufe. Stuttgart: Thieme; 2005
Elsbernd A. Zum Verhältnis von pflegerischem Wissen, pflegerischer Handlungsfreiheit und den Grenzen des Gehorsams der individuellen Pflegeperson. In: Pflege 7 (1994): 105 ff.
Elsbernd A, Glane A. Ich bin doch nicht aus Holz. Wie Patienten verletzende und schädigende Pflege erleben. Wiesbaden: Ullstein Mosby; 1996
Emmerich D, Hotze E, Moers M. Beratung in der ambulanten Pflege. Problemfelder und Lösungskonzepte. Seelze: Erhard Friedrich Verlag; 2006
Enders C. Rehabilitation kompakt. Wiesbaden: Ullstein Mosby; 1997
Engelhardt, Hrsg. Lexikon der Orthopädie und Unfallchirurgie. Kompressionsstrumpf (2010). Im Internet: http://www.lexikon-orthopaedie.com/pdx.pl?dv=0&id=01139; Stand: 24.11.2011
Engstler H. Die Familie im Spiegel der amtlichen Statistik. Broschürenstelle des Bundesministeriums für Familie, Senioren, Frauen und Jugend. 2. Aufl. Bonn 2003
Entzian H. Spannungsfeld – Heimalltag. Dissertation im Fachbereich Pädagogik der Universität Oldenburg zur Erlangung des Grades eines Doktors der Philosophie. Oldenburg 1997
Entzian H. Die Pflege alter Menschen und die professionelle Pflege: Pflegewissenschaft und Lebensweltorientierung. In: Klie T, Schmidt R, Hrsg. Die neue Pflege alter Menschen. Bern: Huber; 1999a
Entzian H. Altenpflege zeigt Profil. Bern: Huber; 1999b
Erbs G, Kohlhaas M. Strafrechtliche Nebengesetze. München: Beck`sche Verlagsbuchhandlung; 2007
Erggelet C et al. Die Behandlung von Gelenkknorpeldefekten. In: Deutsches Ärzteblatt 95 (1998): 1103 ff.
Erikson E. Kindheit und Gesellschaft. Stuttgart: Klett; 1979
Erikson HE. Identität und Lebenszyklus. Frankfurt a. M.: Suhrkamp; 2003
Erlemeier N. Suizidalität im Alter. Bericht über den aktuellen Forschungsstand; Studie. Im Auftrag des Bundesministeriums für Familie und Senioren. Stuttgart: Kohlhammer; 1992
Eser A, Lutterotti M von, Sporken P, Hrsg. Lexikon Medizin, Ethik, Recht. Darf die Medizin, was sie kann? Information und Orientierung. Freiburg: Herder: 1989
Etzel B, Hrsg. Pflegediagnosen und die Internationale Klassifikation Pflegerischer Praxis (ICNP Beta-Version). Stuttgart: Kohlhammer; 2000
Evangelische Arbeitsgemeinschaft für Altenarbeit in der EKD, Hrsg. Potenziale des Alters. Hannover 2004
Evans JG, Williams TF. Oxford Textbook of Geriatrie Medicine. 2. Aufl. Oxford: Oxford University Press; 2000
Evers G. Theorien und Prinzipien der Pflegekunde. Berlin: Ullstein Mosby; 1997
Evers M, Georges C, Hrsg. Professionelle Selbstpflege. Einschätzen – messen – anwenden. Bern: Huber; 2002
Ewers A, Osterbrink J. Ein bekanntes Phänomen mit großen Unbekannten. Akute postoperative Verwirrtheit. In: Pflegezeitschrift 5 (2003) 349 ff.
Ewers A. Die interne Konsistenz der Confusion Rating Scale zur Messung akuter postoperativer Verwirrtheit: Eine Testung bei kardiochirurgischen Patienten in Deutschland. In: Panfil EM. Fokus: Klinische Forschung. Hannover: Schlütersche; 2004
Ewers M, Schaeffer D, Hrsg. Case Management in Theorie und Praxis. 2. Aufl. Bern: Huber; 2005
Ewers M. Case Management in der Pflege – Versuch einer Bestandsaufnahme. In: Wendt WR, Löcherbach P, Hrsg. Case Mangement in der Entwicklung. Stand und Perspektiven in der Praxis. 2. Aufl. Heidelberg 2011: medhochzwei; 53–66
Ewers M. Casemanagement und andere Steuerungsaufgaben der Pflege. In: Schaeffer D, Wingenfeld K, Hrsg, Handbuch Pflegewissenschaft. Neuauflage. Weinheim 2011: Juventa; 643–660
Faller A, Schünke M. Der Körper des Menschen. 14. Aufl. Stuttgart: Thieme; 2004
Fawcett J. Konzeptionelle Modelle der Pflege im Überblick, 2. Aufl. Bern: Huber; 1998
Fawcett J. Spezifische Theorien der Pflege im Überblick. Bern: Huber; 1999
Feil N. Validation. Ein Weg zum Verständnis verwirrter alter Menschen. München: Reinhardt; 1999
Feil-Peter H. Stomapflege. Enterostomatherapie. 5. Aufl. Hannover: Schlütersche; 1993
Feldmann L. Leben mit der Alzheimer-Krankheit. 2. Aufl. München: Piper; 1992
Fellermann J, Leppers M, Hrsg. Veränderte Arbeitswelt. Eine Herausforderung für das Beratungskonzept Supervision. Weinheim: Juventa; 2001
Ferell BA, Ferell BR, Rivera L. Pain in Cognitively Impaired Nursing Home Patients. Journal of Pain and Symptom Management 8 (1995): 591 ff.
Ferner RH. „Sterben ist nicht gleich Sterben". Altenpflege-Forum 9 (1997)
Fiaterone MA et al. Exercise training and nutritional supplementation for physical frailty in very elderly people. In: New England Journal of Medicine 330 (1994): 1769 ff.
Fiechter V, Meier M. Pflegeplanung. Eine Anleitung für die Praxis. 10. Aufl. Basel: Recom; 1998
Fiehler R. „Wie's zu unserer Zeit noch war". Kommunikation mit alten Menschen. In: Altenpflege Forum 4 (1996): 115 ff.
Fiehler R, Thimm C, Hrsg. Sprache und Kommunikation im Alter. Radolfzell: Verlag für Gesprächsforschung; 2003
Filipp SH. Lebenserfahrung und Lebenssinn. Biographische Aspekte des Alterns. Funkkolleg Altern 3. Tübingen: Deutsches Institut für Fernstudienforschung an der Universität Tübingen; 1996
Filipp SH, Staudinger M, Hrsg. Entwicklungspsychologie des mittleren und höheren Erwachsenenalters. Göttingen: Hogrefe; 2005a
Filipp SH, Aymanns P. Verlust und Verlustverarbeitung. In: Filipp SH, Staudinger M, Hrsg. Entwicklungspsychologie des mittleren und höheren Erwachsenenalters. Göttingen: Hogrefe; 2005b
Fischer L, Wiswede G. Grundlagen der Sozialpsychologie, 2. Aufl. München: R. Oldenbourg Verlag; 2002
Fischer W. Ist Ethik lehrbar? In: Zeitschrift für Pädagogik. 42 (1996): 17
Fischer W. Führungswissen in der Pflege. Stuttgart: Kohlhammer; 1996
Fischer-Rizzi S. Himmlische Düfte. Aromatherapie, 14. Aufl. München: Hugendubel; 2000
Flammer A. Entwicklungstheorien – Psychologische Theorien der menschlichen Entwicklung, 2. Aufl. Bern: Huber; 1996
Flensch M et al. Alkohol und Myokardinfarkt. DMW 123 (1998): 1492 ff.
Flohr H. Ins gemachte Bett. In: Altenpflege 9 (1999): 24 ff.
Fooken I. Intimität auf Abstand. Studieneinheit 14. Funkkolleg Altern 1997
Förstl H. Lehrbuch der Gerontopsychiatrie und -psychotherapie. 2. Aufl. Stuttgart: Thieme; 2003
Forum 24. Theoriegeleitetes Arbeiten in Ausbildung und Praxis. Köln: KDA; 1995
Fotokiste. Zur Biografiearbeit mit dementen Menschen. Hannover: Vincentz Verlag; 2002
Framm E. Wege aus einer kranken Gesellschaft. Frankfurt a. M.: Ullstein; 1980
Franzen A. Hals-Nasen-Ohren-Heilkunde. München: Urban & Fischer; 2001
Frazer JT. Die Zeit, vertraut und fremd. Basel: Birkhäuser Verlag; 1988
Frei F, Hugentobler M, Alioth A, Duell W, Ruch L. Die kompetente Organisation. Qualifizierende Arbeitsgestaltung – die europäische Alternative. Zürich: Verlag der Fachvereine; 1993
Freivogel-Sigrist M. Vorsorge für Herz und Hirn. Nutzen der konsequenten Hypertonietherapie. In: Nova 12 (2000): 32 ff.
Fresenius Kabi Deutschland GmbH. Praxis der Enteralen Ernährung. Leitfaden. Bad Homburg 1997
Fresenius Kabi Deutschland GmbH. Medikamentengabe über Sonde, Arzneimittel-Information. Bad Homburg 2001
Fresenius Kabi Deutschland GmbH. Pflegestandard Enterale Ernährungstherapie. Bad Homburg o. J.
Freud S. Gesammelte Werke in 18 Bänden. Frankfurt a. M.: Fischer; 1968
Freund AM, Baltes PB. Strategien guten Alterns. In: Förstl H, Hrsg. Lehrbuch der Gerontopsychiatrie und -psychotherapie. Grundlagen – Klinik – Therapie. 2. Aufl. Stuttgart: Thieme; 2003
Freund AM, Baltes PB. Entwicklungsaufgaben als Organisationsstrukturen von Entwicklung und Entwicklungsoptimierung. In: Filipp SH, Staudinger M, Hrsg. Entwicklungspsychologie des mittleren und höheren Erwachsenenalters. Göttingen: Hogrefe; 2005
Frey I et al, Hrsg. Krankenpflegehilfe. 11. Aufl. Stuttgart: Thieme; 2002
Frey K. Die Projektmethode. 6. Aufl. Weinheim: Beltz-Verlag; 1995
Frick H et al. Allgemeine und spezielle Anatomie. 3. Aufl. Stuttgart: Thieme; 1987

Friebe J. Der biografische Ansatz in der Pflege. Pflege & Gesellschaft 1 (2004): 3 ff.
Friedmann ML, Köhlen C. Familien- und umweltbezogene Pflege, 2. Aufl. Bern: Huber; 2003
Frieling-Sonnenberg W, Pappert M. Heimkonzepte und Bauplanung. In: Altenheim 1994
Friesacher H, Rux-Haase A. Der Paradigmabegriff in der Pflegewissenschaft. Teil 1. Pflege 11 (1998): 15 ff.
Friesacher H, Rux-Haase A. Der Paradigmabegriff in der Pflegewissenschaft. Teil 2. Pflege 11 (1998): 61 ff.
Fröhlich A. Wahrnehmungsstörung und Wahrnehmungsförderung. Heidelberg: Edition Schindele; 1992
Fröhlich A, Hrsg. Wahrnehmungsstörungen und Wahrnehmungsförderung. 8. Aufl. Heidelberg: Edition Schindele; 1994
Fröhlich A. Basale Stimulation. In: Pflege aktuell 6–7 (1995)
Fröhlich A. Basale Stimulation. Das Konzept. Düsseldorf: Verlag selbstbestimmtes Leben; 1999
Fröhlich A, Nydahl P. Basale Stimulation in der Pflege. In: Thiemes Pflege. 10. Aufl. Stuttgart: Thieme; 2004
Frohwein M. Einschätzung der Thrombosegefährdung – Ein Score kann bei der Pflegeanamnese eingesetzt werden. In: Pflegezeitschrift (1997) 11
Fry S. Ethik in der Pflegepraxis. Anleitung für ethische Entscheidungsfindungen. Eschborn: Deutscher Berufsverband für Krankenpflege (DBfK); 1995
Funk J. Dienstplangestaltung. Hannover: Vincentz; 1998
Funkkolleg Altern, Deutsches Institut für Fernstudienforschung an der Universität Tübingen 1996
Fürstenberg D. Mein Onkel. In: Die Zeit 4 (1998): 11
Füsgen I, Summa JD. Geriatrie. 3. Aufl. Stuttgart: Kohlhammer; 1995
Füsgen I. Der ältere Patient. 3. Aufl. München: Urban & Schwarzenberg; 2000
Gage NL, Berliner DC. Pädagogische Psychologie, 4. Aufl. Weinheim: Beltz; 1986
Galtung J. Theorien des Friedens. In: Senghaas D, Hrsg. Kritische Friedensforschung. Frankfurt a. M.: Suhrkamp; 1972
Galtung J. Strukturelle Gewalt. Reinbek b. Hamburg: Rowohlt; 1975
Gärtner HW. Qualitätsmanagement zwischen Steuerungsinstrument und Betriebsaccessoire. Schutzreaktion der Einrichtung vor „organisationaler Psychose“. In: Katholische Fachhochschule Köln, Hrsg. Jahrbuch 2005. 10 Jahre Fachbereich Gesundheitswesen. Münster: LIT; 2005
Gassmann O, Reepmeyer G. Wachstumsmarkt Alter. Innovationen für die Zielgruppe 50 +. München: Hanser; 2006
Gehl G. Alter und Sucht. Freiburg: Sozia-Verlag; 1995
Gehlen A. Der Mensch – Seine Natur und seine Stellung in der Welt. Berlin: Athenaeum; 1940
Gehrke B. Ältere Menschen – Neue Medien. Marl: emc Working Paper; 2001
Geißner U. Kommunikation verstehen. Fallbuch Pflege. Stuttgart: Thieme 2006
Genschorek W. Schwester Florence Nightingale. Leipzig: Teubner Verlagsgesellschaft; 1990
Georg J, Hrsg. NANDA Pflegediagnosen, Definition und Klassifikation 2005-2006. Bern: Huber; 2005
Georg J, Frowein M, Hrsg. Pflege Lexikon. Wiesbaden: Ullstein Medical; 1999
Gereben C, Kopinitsch-Berger S. Auf den Spuren der Vergangenheit. Anleitung zur Biografiearbeit mit älteren Menschen. Wien: Maudrich; 1998
Gerlach U et al. Innere Medizin für Pflegeberufe. 5. Aufl. Stuttgart: Thieme; 2000
Gerster E. „Ich krieg nichts rein“. In: Altenpflege 5 (1990)
Die Gesellschaft für Ernährungsmedizin und Diätetik e.V., Hrsg. Prophylaxe und Therapie des Dekubitalleidens – Bedeutung der Ernährungsmedizin. Aachen 2004
Gesetz über die Berufe in der Altenpflege (Altenpflegegesetz – AltPflG, BGBl I, S. 1513)
Gewalt D, Kauffeld R. Hilfsmittel für Schwerhörige. Altenpflege 10 (1992)
Gewalt D, Kauffeld R. Hilfsmittel für Schwerhörige. Altenpflege 11 (1992)
Giebler H et al. Rechtskunde. 7. Aufl. Köln: Bildungsverlag Eins; 2005
Gilgen R, Weiss U. Resident Assessment Instrument (RAI). System zur Klientenbeurteilung und Dokumentation in der Langzeitpflege. In: Steinhagen-Thiessen, Hrsg. Stuttgart: Das geriatrische Assessment. Schattauer (Robert-Bosch-Stiftung); 1998
Gillhoff J. Jürnjakob Swehn der Amerikafahrer. München: dtv; 2001
Gitter W, Schmitt J. Sozialrecht. 5. Aufl. München: Beck`sche Verlagsbuchhandlung; 2001
Giudice L. Ohne meinen Mann. Stuttgart 1970
Gladen A. Theodor Fliedner. In: Gerschat M, Hrsg. Gestalten der Kirchengemeinde 9/1
Glasl F. Konfliktmanagement. Ein Handbuch für Führungskräfte, Beraterinnen und Berater. Stuttgart: Verlag Freies Geistesleben; 1999
Glatzer W, Zapf W, Hrsg. Lebensqualität in der Bundesrepublik. Objektive Lebensbedingungen und subjektives Wohlbefinden. Frankfurt a. M., New York: Campus; 1984
Gnamm E, Denzel S. Praxisanleitung für Pflegeberufe. Beim Lernen begleiten. 2. Aufl. Stuttgart: Thieme; 2003
Goebel J. Zum Teufel mit dem Generationenkonflikt. In: Lepenies A, Hrsg. Alt und Jung. Basel: Stroemfeld; 1997
Goffmann E. Interaktionsrituale – Über Verhalten in direkter Kommunikation. Frankfurt a. M.: Suhrkamp; 1971
Goffmann E. Asyle. Über die soziale Situation psychiatrischer Patienten und anderer Insassen. Frankfurt a. M.: Suhrkamp; 1972
Golan N. Krisenintervention. Strategien psychosozialer Hilfen. Freiburg: Lambertus; 1983
Gonon P, Hrsg. Schlüsselqualifikationen kontrovers. Aarau: Sauerländer; 1996
Gorczyta H. Vom Grunzen zu Goethe und Skakespeare. In: Frankfurter Rundschau, 07.11.1998: 6
Gordon M. Handbuch Pflegediagnosen. Das Buch zur Praxis. 4. Aufl. München: Urban & Fischer; 2003
Gordon N, Bartholomeyczik S. Pflegediagnosen. Theoretische Grundlagen. München: Urban & Fischer; 2001
Görres S. Prävention und Intervention. Die gesundheitliche Versorgung im Alter. Funkkolleg Altern (Studieneinheit 17). Tübingen: Deutsches Institut für Fernstudienforschung an der Universität Tübingen; 1997
Gottschalch W et al. Sozialisationsforschung. Materialien, Problem, Kritik. Frankfurt a. M.: Fischer; 1971
Gottschalk T, Dassen T, Zimmer S. Empfehlungen für eine Evidenz-basierte Mundpflege bei Patienten in Gesundheits- und Pflegeeinrichtungen. Pflege 17 (2004): 78 ff.
Gottschalk T et al. Assessment-Instrumente zur pflegerischen Beurteilung des Mundes. In: Pflege 5 (2003)
Gottschalk T. Mundhygiene und spezielle Mundpflege. Praxishandbuch für Pflegende und Dentalhygienikerinnen. Bern: Huber; 2007
Grohmann H. Alterssicherung im Wechsel der Generationen. In: Birg H, Hrsg. Auswirkungen der demographischen Alterung und der Bevölkerungsschrumpfung auf Wirtschaft, Staat und Gesellschaft. Münster: Lit-Verlag; 2005
Grond E. Sucht im Alter. In: Grond E. Praxis der psychiatrischen Altenpflege. 9. Aufl. München-Gräfelfing: Werk-Verlag Dr. Edmund Banaschewski; 1991: 158 ff.
Grond E. Die Pflege verwirrter alter Menschen. Freiburg: Lambertus; 1992
Grond E. Die Pflege und Begleitung depressiver alter Menschen. Hannover: Schlütersche; 1993
Grond E. „Aber ich brauche das doch“. In: Altenpflege 8 (1994) 489 ff.
Grond E. Praxis der psychischen Altenpflege. München 1999
Gröning K. Entweihung und Scham – Grenzsituationen in der Pflege alter Menschen. Frankfurt a. M.: Mabuse; 1998
Gross R et al. Die Innere Medizin. 8. Aufl. Stuttgart: Schattauer; 1993
Gross W. Neue Formen der Rheumatherapie. Deutsches Ärzteblatt 97 (2000): 1537 ff.
Großhans L. Und wo bleibt mein eigenes Leben? Hilfe für pflegende Angehörige. Stuttgart: Kreuz Verlag; 2003
Großklaus-Seidel M. Ethik im Pflegealltag. Wie Pflegende ihr Handeln reflektieren und begründen können. Stuttgart: Kohlhammer; 2002
Großkopf V. Die Haftung des Pflegepersonals im Rahmen der Thromboseprophylaxe. In: Heilberufe Spezial Ulcus cruris (2003/2004) 60
Grossmann-Schnyder M. Kommunikatives Berühren – Berühren in der Intensivpflege. In: intensiv 5 (1997)
Grubitzsch S, Weber K, Hrsg. Psychologische Grundbegriffe. Ein Handbuch. Reinbek b. Hamburg: Rowohlt Taschenbuch GmbH; 1998
Grundsatzstellungnahme. Ernährung und Flüssigkeitsversorgung älterer Menschen, Abschlußbericht Projektgruppe P 39, Medizinischer Dienst der Spitzenverbände der Krankenkassen e.V. (MDS), Hrsg.
Grüneberg L, Hauser P. Gerontologie für Altenpflegeberufe. Troisdorf: Stam Verlag; 1997
Grüneberg L, Hauser P. Gerontologie für Altenpflegeberufe. Köln 1997
Gudjons H. Erziehungswissenschaft kompakt. Hamburg: Bergmann und Helbig; 1993
Gunesch E. Umgang mit Mobbing als Führungsaufgabe. Unveröffentlichtes Manuskript. Gummersbach 2004
Gunzelmann T Hessel A. Gesundheit im Alter: Die Bedeutung von Körpererleben, Körperbeschwerden und psychischen Anpassungsprozessen an den alternden Körper. In: Hinz A, Decker O, Hrsg. Gesundheit im gesellschaftlichen Wandel, Altersspezifik und Geschlechterrollen. Gießen: Psychosozial-Verlag; 2006
Gwozdz P. Memorandum der Krankenbeobachtung – ausgerichtet nach den Aktivitäten des täglichen Lebens, Bd. 7 2. Aufl. Wallenhorst: Pflegescript; 1992
Hach I et al. Psychopharmakaverordnungen an älteren Menschen. In: Zeitschrift für Gerontologie und Geriatrie 37 (2004): 214 ff.
Hahn JM. Checkliste Innere Medizin. 4. Aufl. Stuttgart: Thieme; 2003
Halbach/Palandt/Schwedes/Wlotzke. Übersicht über das Arbeitsrecht. Bundesministerium für Arbeit und Sozialordnung. Bonn 2004
Hamburgische Landesstelle gegen die Suchtgefahren e.V., Hrsg. Abhängigkeit im Alter – Möglichkeiten und Grenzen der Hilfe. Hamburg 1989
Hammer A. Pflegeprozess. In: Lauber A, Hrsg. Grundlagen beruflicher Pflege. Stuttgart: Thieme; 2001
Hampel H et al., Hrsg. Alzheimer – Demenz. Klinische Verläufe, diagnostische Möglichkeiten, moderne Therapiestrategien. Stuttgart: Wissenschaftliche Verlagsgesellschaft; 2003
Hannich H, Gustorff D. Jenseits des Wortes. Bern: Huber; 2000
Harris R et al. Heime zum Leben. Hannover: Vincentz; 1995
Härtel E, Öhlschläger A. Regelungen zum Arbeitszeitgesetz (ArbZG) in Pflegeberufen. In: Pflege aktuell 4 (1997)
Hartig W et a , Hrsg. Ernährungs- und Infusionstherapie, 8. Aufl. Stuttgart: Thieme; 2003
Hartwanger A. In aller Munde. In: Altenpflege 6 (1997a)
Hartwanger A. „Wenn Schäfchen zählen nicht mehr hilft...“. In Altenpflege 12 (1997b): 30 ff.
Hatch F, Maietta L, Schmidt S. Kinästhetik. Interaktion durch Berührung und Bewegung in der Pflege. 5. Aufl. Eschborn: DBfK; 2005
Haug F. Kritik der Rollentheorie. Frankfurt a. M.: Fischer TB; 1975

Haupt WF et al. Neurologie und Psychiatrie für Pflegeberufe. 9. Aufl. Stuttgart: Thieme; 2002
Hautzinger M. Depression im Alter. Weinheim: Beltz; 2000
Hayflick L. Auf ewig jung? Köln: vgs-Verlagsgesellschaft; 1996
Heeg S, Radzey B. Milieutherapie – Einführung milieutherapeutisch orientierter Demenzwohngruppen im stationären Bereich mit begleitender Evaluation – MIDEMS. In: Bundesministerium für Familien, Senioren, Frauen und Jugend, Hrsg. Altenhilfestrukturen der Zukunft – eine Zwischenbilanz. Lage: Hans Jacobs; 2002: 86 ff.
Heering Ch, Heering K, Müller B, Bode K. Pflegevisite und Partizipation. Berlin: Ullstein Mosby; 1997
Heffels W. Förderung der ethisch-moralischen Kompetenz von Pflegepersonen in Pflegebildungseinrichtungen. In: Pflegepädagogik 8 (1998): 8 ff.
Heidelmeyer W, Hrsg. Die Menschenrechte: Erklärungen, Verfassungsartikel, internationale Abkommen. 4. erneuerte u. erweiterte Aufl. Paderborn: Schöning; 1997
Heinzmann R. Welche Pflegeausbildung kommt? In: Pflege Aktuell 4 (1999): 204 ff.
Heckhausen H. Motivation und Handeln. Berlin: Springer; 1986
Helck S. Tipps für die Pflege sehbehinderter und blinder alter Menschen. Pro Alter 3 (2003)
Hellmann S, Kundmüller P. Pflegevisite in Theorie und Praxis für die ambulante und stationäre Pflege. Hannover: Brigitte Kunz; 2003
Henderson V. Grundregeln der Krankenpflege. Genf: ICN; 1977
Henglein M. Die heilende Kraft der Wohlgerüche und Essenzen. Bergisch Gladbach: Gustav Lübbe Verlag GmbH; 1989
Hense G. Gedanken zum Wort Pflege. In: A + A, Fachzeitschrift des DBVA 3/4 (1997)
Hensel U, Nydahl P. Basale Stimulation – Entwicklung eines Dialogs mit bewusstseinsgestörten Patienten. In: Die Schwester/Der Pfleger 10 (1997)
Hentze J, Kammel A. Personalwirtschaftslehre. 7. Aufl. Bern: Haupt; 2001
Hepp I. Supervision – Eine Zauberformel, ein Problemkiller, eine Wunderwaffe? In: Deutsche Krankenpflegezeitschrift 8 (1993): 556 ff.
Hermann U. Das deutsche Wörterbuch. Nördlingen 1985
Herr K, Bjoro K, Decker S. Tools for Assessment of pain in nonverbal Older Adults with Dementia: A state-of-the-Science Review. Journal of Pain and Symptom Management 2 (2006): 170 ff.
Herringer N Empowerment in der Sozialen Arbeit. Eine Einführung, 2. Aufl. Stuttgart: Kohlhammer; 2002
Hesselberger D. Das Grundgesetz. Kommentar für die politische Bildung. 13. Aufl. Köln: Luchterhand bei Wolters Kluwer; 2003
Heuft G. Kruse A, Radebold H. Lehrbuch der Gerontopsychosomatik und Alterspsychotherapie. München: Ernst Reinhard Verlag; 2000
Heumann-Otter A et al. Menschen pflegen, Band 1. Heidelberg: Springer; 2006
Heursen G. Kompetenz – Performanz. In: Lenzen D, Hrsg. Pädagogische Grundbegriffe, Bd. 2: Jugend bis Zeugnis. Reinbek b. Hamburg: Rowohlt Taschenbuch Verlag GmbH; 1993
Heuwinkel-Otter A et al., Hrsg. Menschen pflegen, Bd. 1. Heidelberg: Springer; 2006
Hewer W. Versorgung des akut verwirrten alten Menschen – eine interdisziplinäre Aufgabe. In: Deutsches Ärzteblatt 30 (2003): 1573 ff.
Heymann E. Haut, Haar und Kosmetik. 2. Aufl. Bern: Huber; 2003
Hillig A. Schülerduden Psychologie. 3. Aufl. Mannheim: Bibliographisches Institut; 2002
Hinz A, Decker O, Hrsg. Gesundheit im gesellschaftlichen Wandel, Altersspezifik und Geschlechterrollen. Gießen: Psychosozial-Verlag; 2006
Hippocrates. De articulis reponendis. In: Müri W. Der Arzt im Altertum. München: Artemis & Winkler; 1962
Hirsch AM. Psychologie für Altenpfleger. Berlin, München 1994
Hirsch AM. Psychologie für Altenpfleger, Bd. 1. MMV Medizin, 1996
Hirsch AM. Psychologie für Altenpfleger. München: Quintessenz; 1998
Hirsch AM. Psychologie für Altenpfleger. München: Urban & Vogel; 2001
Hirsch R. Sexualität im Alter. Zwischen Lust und Tabu. In: Herzog G, Tergeist G, Hrsg. Störfall Sexualität. Bonn 1996
Hirsch RD et al. Heiterkeit und Humor im Alter. Schriftenreihe der Deutschen Gesellschaft für Gerontopsychiatrie und -psychotherapie. Bonn; 2001
Hirsch RD et al, Hrsg. Suizidalität im Alter. Schriftenreihe der Deutschen Gesellschaft für Gerontopsychiatrie und -psychotherapie. Bonn 2002a
Hirsch RD. Humor und Heiterkeit im Alter. Ressource und Schmiermittel. In: Bischofberger, I, Hrsg. Das kann ja heiter werden. Humor und Lachen in der Pflege. Bern: Huber; 2002b
Hirsch RD Humor in der Psychiatrie. Krankenhauspsychiatrie 13 (2002c) 71
Hirsch RD, Bruder J, Radebold H, Hrsg. Suizidalität im Alter. Bonn, Hamburg, Kassel: Chudeck Druck, Bornheim Sechtem; 2002d
Hirsch RD. Verwechslung bei Diagnosen führen zu folgenschweren Fehlern. In: ProAlter 4 (2002e) 62 ff.
Hirzel-Wille M. Suizidalität im Alter. Individuelles Schicksal und soziales Phänomen. Bern: Peter Lang AG, Europäischer Verlag der Wissenschaften; 2002
Hiss B. Depression – Allgemeines. In: Wettstein A et al. Geriatrie. 2. Aufl. Stuttgart: Thieme; 2001: 139 ff.
Hitschold HJ. Staatsbürgerkunde. 12. Aufl. Stuttgart: Boorberg; 2003
Hiz B, Schröder H. Prednisolon. DMW 123 (1998): 943 ff.
Hoberg G, Vollmer G. Persönlichkeitsprofile: beobachten – einschätzen – verändern. Stuttgart: Klett; 1994
Hoehl M, Kullick P, Hrsg. Kinderkrankenpflege und Gesundheitsförderung, 2. Aufl. Stuttgart: Thieme; 2002
Höfmann E. Spaß haben. Aktivierung der Bewohner/innen durch Gedächtnistraining. Hannover: Vincentz; 1999
Höffe O, Hrsg. Lexikon der Ethik. 5. Aufl. München: Beck 1997
Höffe O, Hrsg. Lesebuch zur Ethik. Philosophische Texte von der Antike bis zur Gegenwart. München: Beck; 1998
Holl P. Asthma bronchiale - Schulung und Pflegeprozess im Krankenpflegeunterricht. In: Die Schwester, Der Pfleger 6 (1999): 464 ff.
Hollmann W. Gehirn, Psyche und körperliche Aktivität. In: Pape D et al. Satt – Schlank – Gesund. Deutscher Ärzte Verlag; 2003
Hollmann W, et al. Körperliche Aktivität und Gesundheit. In: Blickpunkt der Mann. Gablitz: Krause & Pachernegg 2006; 3: 11–15
Holloway I, Wheeler S. Qualitative Pflegeforschung. Wiesbaden: Ullstein Medical; 1997
Holzbecher M, Meschkutat B. Mobbing am Arbeitsplatz. Dortmund, Berlin 2002
Hornung A, Lächler J: Psychologisches und soziologisches Grundwissen für Krankenpflegeberufe. Ein praktisches Lehrbuch, 8. Aufl. Weinheim: Psychologie Verlags Union; 1999
Hospiz Stuttgart: Einblicke, 5 Jahre Stationäres Hospiz, Jahresbericht 1998. Stuttgart 1999
Hotze E. Pflege in der medizinischen Rehabilitation. Frankfurt a. M.: Mabuse; 1997
Howe J et al. Lehrbuch der Psychologischen und sozialen Alterswissenschaft, Bd. 3. Hilfe und Unterstützung für alte Menschen. Heidelberg: Roland Asanger; 1991
Höwler E Gerontopsychiatrische Pflege. Hagen: Kunz; 2000
Huber G. Psychiatrie. 4. Aufl. Stuttgart: Schattauer; 1987
Huch R, Bauer Ch. Mensch Körper Krankheit. 4. Aufl. München: Urban & Fischer; 2003
Huhn S. Wenn sich Herz und Mund soll laben, will das Auge auch was haben. In: Pflegezeitschrift 1 (1998a)
Huhn S. Das Darreichen der Nahrung kann nur nach Anleitung delegiert werden. In: Pflegezeitschrift 2 (1998b)
Hulsegge J, Verheul A Snoezelen. Eine andere Welt. Dt. Übers. 4. Aufl. Marburg/Lahn: Bundesvereinigung Lebenshilfe für Geistig Behinderte; 1993
Hülshoff T. Das Gehirn, Funktionen und Funktionseinbußen; eine Einführung für pflegende, soziale und pädagogische Berufe. Bern: Huber; 1996
Hulskers H, Niederer-Frei I. Pflegeexpertin/Pflegeexperte als Beraterin/Berater. In: Pflege 10 (1997): 80 ff.
Humbert H. Injektionen und Blutentnahmen. Stuttgart: Kohlhammer; 2002
Hummel K. Über Wert und Funktion der Freiwilligkeit im späten Leben. In: EafA, Hrsg. Potenziale des Alters. Hannover 2004
Hunink G. Pflegetheorien – Elemente und Evaluation. Bocholt: Eicanos; 1997
Hurrelmann K, Klotz T, Haisch J. Prävention und Gesundheitsförderung. Bern: Huber; 2010
Hurrelmann K, Hrsg. Gesundheitswissenschaften. Berlin: Springer; 1999
Hüther J et al. Grundbegriffe der Medienpädagogik. München: KoPäd; 1997
ICN. ICN-Ethikkodex für Pflegende. Pflege aktuell 12 (2000): 563 ff.
ICN-Materialien übersetzt von Wagner K. Ethische Aspekte in der Pflegeforschung. Pflege Aktuell (1996): 5 ff.
IGSL – Internationale Gesellschaft für Sterbebegleitung und Lebensbeistand e.V., Hrsg. „An der Hand eines anderen sterben“, „Kranke pflegen Sterbende begleiten“, „Hospize Raststätten auf dem Wege“, „Trost in der Trauer trösten im Leid“, „Bleib bei mir, auch wenn ich verwirrt oder verzweifelt sterbe“. Bingen/Rhein o. J.
Ilkilic I. Begegnung und Umgang mit muslimischen Patienten. Eine Handreichung für die Gesundheitsberufe. 4. Aufl. Bochum: Zentrum für Medizinische Ethik, Ruhr-Universität Bochum; 2005
International Association for the study of Pain. Classifikation of chronic pain: Descriptions of chronic pain syndromes and definitions of pain terms. The journal of the International Association for the study of Pain 1986; 1-225 (Suppl. 3)
International Council of Nurses (ICN): ICNP. Internationale Klassifikation für die Pflegepraxis. Bern: Huber; 2003
Isfort M, Weidner F. Bericht über die erste Phase des Projektes „Entwicklung und Erprobung eines Modells zur Planung und Darstellung von Pflegequalität und Pflegeleistungen. In: Pflegequalität und Pflegeleistungen I. Freiburg, Köln: Katholischer Krankenhausverband Deutschland e.V.; 2001
Isfort M. Der FIMTM in der Akutpflege. In: Bartholomeyczik S, Halek M. Assessmentinstrumente in der Pflege – Möglichkeiten und Grenzen. Hannover: Schlütersche; 2004
Izard CE. Facial expressions and the regulation of emotions. In: Journal of Personality and Social Psychology 58 (1990): 487 ff.
Jacob C. Gesundheitsförderung im pflegerisch-klinischen Kontext. Bern: Huber; 2004
Jacobson E. Entspannung als Therapie. München: Pfeiffer; 1992
Janicek R. Mit Patienten richtig reden. Gesprächsführung im Krankenhaus. Bibliomed, Melsungen 1985
Janosch. „Janosch erzählt Grimm's Märchen“. Weinheim-Basel: Beltz & Gelberg; 2001
Jasper B. Lehrbuch Altenpflege Gerontologie. Hannover 2002a

Jasper B. Gerontologie. Hannover: Vincentz Verlag; 2002b

Jassoy C et al. Hygiene, Mikrobiologie und Ernährungslehre für Pflegeberufe. Stuttgart: Thieme; 2005

Jecklin E. Arbeitsbuch Krankenbeobachtung – als Teil der Krankenpflege. 2. Aufl. Stuttgart: Gustav Fischer Verlag; 1992

Jeggle U. Scheitern lernen. In: Zahlmann S, Scholz S, Hrsg. Scheitern und Biographie. Die andere Seite moderner Lebensgeschichten. Gießen: Psychosozial-Verlag; 2005

Jenrich H, Krüper W. Reden ist Gold. Altenpflege 10 (1996)

Jochims C, Stremmel W. Schutzimpfungen im Erwachsenenalter. Deutsches Ärzteblatt 96 (1999): 1968 ff.

Johns Ch. Selbstreflexion in der Pflegepraxis – Gemeinsam aus Erfahrungen lernen. Bern: Huber; 2004

Jonas I, Sowinski Ch. Täglich mindestens zwei Liter Flüssigkeit. In: Pro Alter 2 (1998)

Jonas I, Sowinski Ch. Damit die Nacht nicht zum Alptraum wird. In: Pro Alter 1 (2000a): 65 ff.

Jonas I. Türen in eine verschlossene Welt öffnen. KDA-Tagung zum Umgang mit Demenzkranken. In: Pro Alter 2 (2000b)

Jonas I, Sowinski Ch. Krankheitsbedingte Schlaflosigkeit. In: Pro Alter 3 (2000c) 70 und 4 (2000d): 57 ff.

Jonas I. Viele Druckgeschwüre bleiben unbehandelt. In: Pro Alter 1 (2002): 10 ff.

Jonas I. Herausforderung für Politik und Gesellschaft – Lebensgestaltung älterer Menschen mit Behinderung. Pro Alter 2 (2004)

Joschko A, Huntemann H. Die ungekannte Freiheit meines Lebens. 2. Aufl. Weinheim: Beltz; 1986

Juchli L. Sein und Handeln. Ein ABC für Schwestern und Pfleger. Basel: Recom, Editiones Roche; 1983

Juchli L. Ganzheitliche Pflege. Vision oder Wirklichkeit. Basel: Recom; 1990

Juchli L. Pflege. Praxis und Theorie der Gesundheits- und Krankenpflege. 8. Aufl. Stuttgart: Thieme; 1997

Jung EG et al. Dermatologie, Duale Reihe. Stuttgart: Thieme; 2003

Junker A. Grundkurs Arbeitsrecht. 5. Aufl. München: C.H. Beck; 2006

Justizministerium des Landes NRW: Was sie über das Betreuungsrecht wissen sollten. Düsseldorf 2005

Kaba-Schönstein L. Gesundheitsförderung I–VI. In: Bundeszentrale für gesundheitliche Aufklärung, Hrsg. Leitbegriffe der Gesundheitsförderung. 5. Aufl. Gamburg: Conrad; 2011

Kade S. Altern und Bildung. Eine Einführung. Bielefeld: Bertelsmann; 2007

Kahl C, Lehrian B. Sonden, Drainagen, Kathetersysteme. Stuttgart: Wissenschaftliche Verlagsgesellschaft; 2005

Kahler G. Kopftücher: Ein Stück Stoff – viele Bedeutungen (Ausstellung). Referat für Weltmission und Ökumene der Vereinigten Kirchenkreise, Dortmund 1997

Kalde S et al, Hrsg. Enterale Ernährung. 3. Aufl. München, Jena 2002

Kälin K, Müri P. Sich und andere Führen. Psychologie für Führungskräfte, Mitarbeiterinnen und Mitarbeiter. Thun: Ott; 1999

Kaltwasser A. „Geschlossene Absaugsysteme" zur endotrachealen Absaugung. In: Intensiv 6 (1999): 222 ff.

Kämmer K. Mehr als ein Kaffeeklatsch. In: Altenpflege 6 (1997)

Kämmer K, Schröder, B: Pflegemanagement in Alteneinrichtungen. Grundlagen für Konzeptentwicklung und Organisation. Schlütersche, Hannover 2000.

Kampen N van. Die zwei Paradigmen der Pflege – Zur Klassifizierung amerikanischer Pflegemodelle. Pflege 2 (1997): 1 ff.

Kamphausen U. Heilmethoden und Aufgaben der Pflegenden bei der Therapie. In: Pflege heute. Stuttgart: Gustav Fischer Verlag; 1997

Kamphausen U. Prophylaxen in der Pflege, 3. Aufl. Stuttgart: Kohlhammer; 2005

Käppeli S. Pflegekonzepte. Gesundheits-, entwicklungs- und krankheitsbezogene Erfahrungen. Bern: Huber; 1993

Käppeli S. Was für eine Wissenschaft braucht die Pflege? Pflege 1999; 12: 153

Käppeli S. Pflegediagnostik unter der Lupe – Wissenschaftliche Evaluation verschiedener Aspekte des Projekts Pflegediagnostik am Universitätsspital Zürich, ZEFP (Zentrum für Entwicklung und Forschung Pflege). Zürich 2000

Kappelmüller I. Der Pflegeprozess. Eine geeignete Methode für die Pflegearbeit. Wien: Facultas Universitätsverlag; 1993

Kappstein I. Epidemiologie und Prävention von Harnwegsinfektionen. In: Daschner F, Hrsg. Praktische Krankenhaushygiene und Umweltschutz. 2. Aufl. Berlin: Springer; 1997

Kappstein I, Daschner F. Standard-Hygienemaßnahmen. In: Daschner F. Praktische Krankenhaushygiene und Umweltschutz. Heidelberg: Springer; 1997

Kapteina H. Musiktherapie mit alten Menschen. IAAG Kolloqium. Erlangen 2003

Kast V. Der Tod eines geliebten Menschen. Stuttgart: Ev. Impulse; 1984

Kast V. Trauern. 13. Aufl. Stuttgart: Kreuz Verlag; 1992

Kasten E. „War ich denn eigentlich mal verheiratet?". In: Altenpflege 4 (1994)

Katscher L, Krankenpflege 1945–1965. Diakonie-Verlag. Reutlingen 1997

Kaul P. Sport im Altenheim. Kassel: Universität Gesamthochschule Kassel; 1994

Kautzky R, Hrsg. Sterben im Krankenhaus. 7. Aufl. Freiburg: Herder; 1981

KDA. Qualitätshandbuch Wohnen im Heim. Köln 1998

KDA (Hrsg.). Grenzsituationen in der Pflege – Nähe und Distanz, Schamgefühl und Ekel, Gero-Care-Report 5. Köln 1996

Kebeck G. Wahrnehmungspsychologie, Kurseinheit 2, Organisationsprinzipien in Wahrnehmung und Vorstellung. Hagen: Fernuniversität Gesamthochschule in Hagen, Fachbereich Erziehungs-, Sozial- und Geisteswissenschaften; 1991

Keggenhoff F. Handbuch zur Ersten Hilfe. Bad Honnef: DRK Service GmbH; 2003

Kellnhauser E. Krankenpflegekammern und Professionalisierung der Pflege. Ein internationaler Vergleich mit Prüfung der Übertragbarkeit auf die Bundesrepublik Deutschland. Melsungen: Bibliomed, Medizinische Verlagsgesellschaft; 1994

Kellnhauser E. Studienmaterial zur Vorlesung Pflegeforschung an der Katholischen Fachhochschule Mainz 1996

Kellnhauser E et al, Hrsg. Thiemes Pflege. Entdecken – erleben – verstehen – professionell handeln. 9. Aufl. Stuttgart: Thieme; 2000

Kellnhauser E et al, Hrsg. Thiemes Pflege. Professionalität erleben. 10. Aufl. Stuttgart: Thieme; 2004

Kendall GmbH, Hrsg. Vermeide Infektionen bei der Katheterdrainage der Harnblase. Neustadt/Donau: Kendall: Medizinische Erzeugnisse GmbH; o. J.

Kerkhoff B, Halbach A. Biografisches Arbeiten. Beispiele für die praktische Umsetzung. Hannover: Vincentz; 2002

Kerres A et al, Hrsg. Lehrbuch Pflegemanagement I. Berlin: Springer; 1999

Kerres A, Seeberger B, Hrsg. Lehrbuch Pflegemanagement II. Berlin: Springer; 2001

Kerres A et al, Hrsg. Lehrbuch Pflegemanagement III. Berlin: Springer; 2003

Kessler D. Die Rechte des Sterbenden. Weinheim, Berlin: Beltz Quadriga Verlag; 1997

Kickbusch I. 10 Jahre nach Ottawa. Prävention 2 (1996) 35

Kickbusch I. Gesundheitsförderung. In: Schwartz FW. et al, Hrsg. Das Public Health Buch. München: Urban & Fischer; 2003

Kickhöfer B. Psychologie, Quellen und Materialien. München: Bayerischer Schulbuch-Verlag; 1994

Kieschnick H. Pflegeüberleitung in: Thiemes Pflege, Professionalität erleben. Stuttgart: Thieme; 2004

Kim MJ, McFarland GK, McLane AM. Pocket Guide to Nursing Diagnoses. 6 th Edition. St. Louis: Mosby; 1995

Kirchhof B. Die altersabhängige Makuladegeneration. Deutsches Ärzteblatt 21 (2000): 1239 ff.

Kirchner H. Gespräche im Pflegeteam. 2., neubearb. Aufl. Stuttgart: Thieme; 1998

Kirchner H. Mobbing im Pflegeteam. Stuttgart 2000

Kirkevold M. Pflegetheorien. München: Urban & Schwarzenberg; 1997

Kirkevold M. Pflegewissenschaft als Praxisdisziplin. Bern: Huber; 2002

Kirschnick O. Pflegeleitfaden Notfallsituationen. München: Urban & Schwarzenberg; 1998

Kirschnick O. Pflegetechniken von A – Z. Schritt für Schritt in Wort und Bild. 4. Aufl. Stuttgart: Thieme; 2010

Kistner W. Der Pflegeprozeß in der Psychiatrie. Beziehungsgestaltung und Problemlösung in der psychiatrischen Pflege. 2., überarb. u. erw. Aufl. Stuttgart: Gustav Fischer Verlag; 1994

Kitwood T. Demenz. Der personenzentrierte Ansatz im Umgang mit verwirrten Menschen, 5. Aufl. Bern: Huber; 2008

Kleine Schriften des Deutschen Vereins für öffentliche und private Fürsorge: Nomenklatur der Altenhilfe, Heft 65. 3. Aufl. Berlin: Eigenverlag des deutschen Vereins für öffentliche und private Fürsorge; 2005

Klemm M et al., Hrsg. Tränen im Regenbogen. Tübingen 1991

Klessmann M. Die Sprache der Sterbenden. In: Pflegezeitschrift 3 (1994)

Klie Th, Stascheit U, Hrsg. Gesetze für Pflegeberufe – Gesetze, Verordnungen, Richtlinien, 4. Aufl. Frankfurt a. M.: Fachhochschulverlag; 1999

Klie Th. Rechtskunde. Das Recht der Pflege alter Menschen, 7. Aufl. Hannover: Vincentz; 2001

Kliegel R et al. Prozessdissoziationen in der kognitiven Altersforschung. In: Kruse A Psychosoziale Gerontologie, Band 1: Grundlagen. Göttingen: Hogrefe; 1998

Kliem M et al. Enterale Ernährungstherapie – Tipps für die Praxis. Blaue Reihe, Bd. 3. Erlangen: Pfrimmer Nutricia GmbH; 1998

Klitzing W von. Die Nähe zum Patienten kann Angst machen. In Pflegezeitschrift 8 (1997): 459 ff.

Klosterkötter J, Peters UH. Das Diogenes-Syndrom. Fortschritte der Neurologie und Psychiatrie 53 (1985): 427 ff.

Klug-Redmann B. Patientenschulung und -beratung. Berlin: Ullstein Mosby; 1996

Knäpple A. et al. Organisation in Alten(pflege)heimen – Ansätze zur Verbesserung der innerbetrieblichen Organisation. In: Ministerium für Arbeit, Gesundheit, Familie und Frauen, Baden-Württemberg, Hrsg. Stuttgart 1991

Knelange C, Schieron M. Beratung in der Pflege – als Aufgabe erkannt und professionell ausgeübt? Darstellung zweier qualitativer Studien aus stationären Bereichen der psychiatrischen und somatischen Krankenpflege. In: Pflege & Gesellschaft 5 (2000): 4 ff

Knobling C. Konfliktsituationen im Altenheim. 5. Aufl. Freiburg: Lambertus; 1999

Knoll Deutschland GmbH, Hrsg. Ein Tag mit Opa Karl. Ein neues Miteinander mit älteren Familienangehörigen. Ludwigshafen o. J.

Knoll Deutschland GmbH, Hrsg. Ratgeber für Angehörige und Klinikpersonal. Opa Karl geht ins Krankenhaus. Ludwigshafen o. J.

Knopf M. Gedächtnisleistung und Gedächtnisförderung. In: Kruse A. Psychosoziale Gerontologie, Band 1. Göttingen: Hogrefe; 1998

Knorrek U. Probleme bei der Sondenernährung – Diarrhoe – notwendiges oder vermeidbares Übel? In: Die Schwester/Der Pfleger 40 (2001): 46 ff.

Kobler-von Komorowski S, Schmidt H, Hrsg. Seelsorge im Alter. Herausforderungen für den Pflegealltag. Heidelberg: Universitätsverlag Winter; 2006

Koblinger D. Soziologie für die Altenpflege. Köln 2000

Koch-Straube U. Fremde Welt Pflegeheim – Eine ethnologische Studie. Bern, Göttingen: Huber; 1997

Koch-Straube U. Beratung in der Pflege – eine Skizze. In: Pflege & Gesellschaft 5 (2000): 1 ff.

Koch-Straube U. Beratung in der Pflege. Bern: Huber; 2001

Koch-Straube U. Fremde Welt Pflegeheim, 2. Aufl. Bern: Huber; 2003

Kofler-Poplawsky E. Sexualität in der Ausbildung. In: Altenpflege 11 (1997): 21 ff.

Kohl F. Moderne Entspannungsverfahren. Psychiatrische Pflege 10 (2004)

Köhlen C. Zurück zu einem neuen Gleichgewicht. Pflegezeitschrift 2 (2004): 258 ff.

Kohli M. Zwischen den Generationen: Entfernungen, Beziehungen, Leistungen. In: A. Lepenies, Hrsg. Alt und Jung. Basel: Stroemfeld; 1997: 49

Kolip P, Hrsg. Gesundheitswissenschaften. Eine Einführung. Weinheim: Juventa; 2002

Kollak I. Pflegediagnose kontrovers. In: Heilberufe 48 (1996): 19 ff.

Kollak I. Lebensläufe sichtbar machen. Biographisches Arbeiten mit Mitteln der optischen Veranschaulichung. In: Pflege & Gesellschaft 1 (2004): 12 ff.

Kolodej C. Mobbing. Wien 1999

König J. Was die PDL wissen muss. Das etwas andere Qualitätshandbuch in der Altenpflege. 2. Aufl. Hannover: Schlütersche; 2003

Korcic J. Pflegestandards in der Altenpflege, 3. Aufl. Berlin: Springer; 2003

Korecic J. Pflegestandards Altenpflege. Berlin: Springer; 1996

Kostrzewa St, Kutzner M. Was wir noch tun können! Basale Stimulation in der Sterbebegleitung. Bern: Huber; 2002

Köther I, Gnamm E, Hrsg. Altenpflege in Ausbildung und Praxis, 4. Aufl. Stuttgart: Thieme; 2000

Köther I, Hrsg. Thiemes Altenpflege. Stuttgart: Thieme; 2007

Kowarowsky G. Der schwierige Patient. Stuttgart: Kohlhammer; 2005

Krahl R. Souveränes Alter. In: Mendelssohn-Bartholdy, Hrsg. Der Lebensabend. Gütersloh: Bertelsmann; o. J.: 31

Kräling K. Die Finanzierung von Leistungen für alte Menschen mit geistiger Behinderung – Zur Abgrenzungsproblematik zwischen Eingliederungshilfe und den Leistungen nach dem Pflegeversicherungsgesetz. ProAlter 2004; 2

Krämer A, Prüfer-Krämer L, Hrsg. Gesundheit von Migranten. Internationale Bestandsaufnahme und Perspektiven. Weinheim: Juventa; 2004

Krappmann L. Soziologische Dimensionen der Identität. Strukturelle Bedingungen für die Teilnahme am Interaktionsprozess. Stuttgart: Klett; 1975

Krech D et al. Grundlagen der Psychologie. Weinheim: Beltz; 1992

Kreimer R. Altenpflege: menschlich, modern, kreativ. Grundlagen und Modelle einer zeitgemäßen Prävention, Pflege und Rehabilitation. Hannover: Schlütersche; 2004

Kretz FJ, Reichenberger S. Medikamentöse Therapie. 6. Aufl. Stuttgart: Thieme; 2007

Kreuzer A. Handbuch des Betäubungsmittelstrafrechts. München: Beck`sche Verlagsbuchhandlung; 1998

Kriesel P. Pflege lehren, Pflege managen. Eine Bilanzierung innovativer Ansätze. Frankfurt a. M.: Mabuse; 2001

Kriesten U. Altenpflegeexamen, Bd. 5. Hannover: Brigitte Kunz Verlag; 2005

Kriesten U. Fallsammlung für die lernfeldorientierte Altenpflegeausbildung. Hannover: Brigitte Kunz Verlag; 2006

Kristel KH. Gesund Pflegen. München: Urban & Schwarzenberg; 1998

Krohwinkel M, Hrsg. Der pflegerische Beitrag zur Gesundheit in Forschung und Praxis. Baden-Baden: Nomos-Verlag: 1992

Krohwinkel M et al. Der pflegerische Beitrag zur Gesundheit in Forschung und Praxis. Schriftenreihe des Bundesministeriums für Gesundheit, Bd. 12. Baden-Baden: Nomos Verlagsgesellschaft; 1993a

Krohwinkel M. Fördernde Prozesspflege – Konzepte, Verfahren und Erkenntnisse. In: Osterbrink J, Hrsg. Erster internationaler Pflegetheorienkongress Nürnberg. Bern: Huber; 1998: 134 ff.

Krohwinkel M. Rehabilitierende Prozesspflege am Beispiel von Apoplexiekranken. Fördernde Prozesspflege als System. 3. Aufl. Bern: Hans Huber; 2008

Kronseder E. Pflegeversicherung: Konsequenzen für die Altenpflegeausbildung. In: Pflegepädagogik 6 (1996): 9 ff.

Krüger H, Piechotta G, Remmers H. Innovation der Pflege durch Pflegewissenschaft. Perspektiven und Positionen. Bremen: Altera-Verlagsgesellschaft; 1996

Kruijswijk Jansen J, Mostert H. Pflegeprozeß. Die Pflegemodelle von Orem und King im Pflegeprozeß. Berlin: Ullstein Mosby; 1997

Kruse A. Die Endlichkeit des Lebens. In: Scheidgen H, Hrsg. Die allerbesten Jahre. Weinheim: Beltz; 1988

Kruse A. Altern zwischen Hoffnung und Verzicht: Prävention, Rehabilitation, Irreversibilität. In: R.-M. Schütz RM, Hrsg. Altern zwischen Hoffnung und Verzicht. Dokumentation der XVIII. Lübeck: Jahrestagung der Deutschen Gesellschaft für Gerontologie (jetzt: Deutsche Gesellschaft für Gerontologie und Geriatrie); 1991

Kruse A, Lehr U. Reife Leistung. Psychologische Aspekte des Alterns. Funkkolleg Altern 5. Tübingen: Deutsches Institut für Fernstudienforschung an der Universität Tübingen; 1996a

Kruse A. Jugend und Alter als psychosoziale Kategorien. In: Zeitschrift für medizinische Ethik 3 (1996b): 167 ff

Kruse A. Alter zwischen Verletzlichkeit und Wachstum. Archiv, 37. Jahrgang 2 (2006c). Deutscher Verein für öffentliche und private Fürsorge e.V., Berlin

Kruse A. Die Potenziale älterer Menschen – Zum Stand der empirischen Forschung. In: EafA, Hrsg. Potenziale des Alters. Hannover 2004

Kruse A. Biografische Aspekte des Alterns – Lebensgeschichte und Diachronizität. In: Filipp SH, Staudinger M, Hrsg. Entwicklungspsychologie des mittleren und höheren Erwachsenenalters. Göttingen: Hogrefe 2005

Kruse A. Was stimmt? Alter, die wichtigsten Antworten. Freiburg im Breisgau: Herder; 2007

Kruse AP. Die Krankenpflegeausbildung seit der Mitte des 19. Jahrhunderts. Stuttgart: Kohlhammer; 1987

Kruse T, Wagner H, Hrsg. Ethik und Berufsverständnis der Pflegeberufe. Berlin: Springer; 1994

Kübler HD et al. Ältere Menschen und neue Medien. Schriftenreihe der Hamburger Anstalten für neue Medien, Bd. 4. Berlin: Vistas; 1991

Kübler-Ross E. Interviews mit Sterbenden. Stuttgart: Kreuz Verlag; 1973

Kübler-Ross E. Kinder und Tod. Zürich 1984a

Kübler-Ross E. Über den Tod und das Leben danach. 2. Aufl. Melsbach: Verlag Silberschnur; 1984b

Kübler-Ross E, Hrsg. Reif werden zum Tode. 7. Aufl. Stuttgart: Kreuz-Verlag; 1995

Kuhlmey, A.: Prävention in der Pflege. In: Schwartz FW. et al, Hrsg. Das Public Health Buch. München: Urban & Fischer; 2003

Kultusministerium NRW: Praxismappe Spiele/Spielen. Duisburg 1997

Kultusministerkonferenz: Handreichungen für die Erarbeitung von Rahmenlehrplänen der Kultusministerkonferenz für den berufsbezogenen Unterricht in der Berufsschule und ihre Abstimmung mit Ausbildungsordnungen des Bundes für anerkannte Ausbildungsberufe. Bonn 2000

Kuner EH, Schlosser V. Traumatologie. 5. Aufl. Stuttgart: Thieme; 1995

Küng H. Erkämpfte Freiheit. Erinnerungen. Tübingen 2002

Kunz M, Lautenbacher S. Einfluss der Alzheimererkrankung auf die Schmerzverarbeitung. Fortschritte der Neurologie, Psychiatrie 7 (2004): 375 ff.

Kunze H, Kaltenbach L, Hrsg. Psychiatrie – Personalverordnung. 3. erw. Aufl. Stuttgart: Kohlhammer; 1996

Küpper C. Aus der Vielfalt das Richtige. Altenpflege 6 (1997)

Küpper C. Jodmangel in der Schwangerschaft und Stillzeit vorbeugen. Untätigkeit birgt gesundheitliche Risiken für Mutter und Kind. In: Kinderkrankenschwester 7 (2001): 303 ff

Kuratorium Deutsche Altershilfe, Hrsg. Heimalltag als Qualitätsprüfstein. Reihe Vorgestellt Nr. 36. Köln: KDA; 1987

Kuratorium Deutsche Altershilfe, Hrsg. Gerontopsychiatrische Tagespflege. Praxisbeispiele. Reihe „Thema" Mai 1993

Kuratorium Deutsche Altershilfe, Hrsg. Qualitätsgeleitetes Planen und Arbeiten in der Altenhilfe. Reihe Forum Nr. 25. Köln: KDA; 1994

Kuratorium Deutsche Altershilfe, Hrsg. Theoriegeleitetes Arbeiten in Ausbildung und Praxis. Reihe Forum Nr. 24. Köln: KDA; 1995

Kuratorium Deutsche Altershilfe, Hrsg. Rund ums Alter. Köln: KDA; 1996a

Kuratorium Deutsche Altershilfe, Hrsg. Qualitative Anforderungen an den Pflegeheimbau unter den gegenwärtigen Rahmenbedingungen. Reihe Thema Nr. 123. Köln: KDA; 1996b

Kuratorium Deutsche Altershilfe, Hrsg. Resident Assessment Instrument (RAI). Forum 28, Köln: KDA; 1996c

Kuratorium Deutsche Altershilfe, Hrsg. Hilfe und Pflege im Alter. Köln: KDA; 1997

Kuratorium Deutsche Altershilfe, Hrsg. Qualitätshandbuch „Wohnen im Heim" – Wege zu einem selbstbestimmten und selbstständigen Leben". Köln 1998

Kuratorium Deutsche Altershilfe, Hrsg. Qualitätshandbuch „Leben mit Demenz". Köln 2001

Kuratorium Deutsche Altershilfe. Für eine kultursensible Altenpflege. Eine Handreichung. Arbeitskreis Charta für eine kultursensible Altenhilfe. Köln: KDA; 2002

Kuratorium Deutsche Altershilfe, Hrsg. Kleine Datensammlung Altenhilfe. Köln: KDA; 2003

Kuratorium Deutsche Altershilfe. Verändern statt kaschieren. Milieugestaltung in Pflegeheimen. In: Pro Alter 3/2003

Kuratorium Deutsche Altershilfe. Flower-Power für die Pflege. Gartengestaltung in Alten-Einrichtungen. In: Pro Alter 1/2004

Kuratorium Deutsche Altershilfe KDA: Pro Alter 4 (2005)

Kurtenbach H, Golombek G, Siebers H. Krankenpflegegesetz mit Ausbildungs- und Prüfungsverordnung für die Berufe in der Krankenpflege. Kommentar. 3., neubearb. Aufl. Stuttgart: Kohlhammer; 1992

Kutschke A. Reizarmut macht krank. In: Pflege ambulant 3 (2001): 14 ff.

Laga G. Pflegeethik – Ein Überblick über die Diskussion im angelsächsischen Bereich. In: Pflegepädagogik 5 (1995): 12 ff.

Lamnek S. Qualitative Sozialforschung, 4. Aufl. Weinheim: Beltz; 2005

Lampert H, Althammer J. Lehrbuch der Sozialpolitik. 7. Aufl. Berlin: Springer; 2004

Landenberger M, Hrsg. Pflegewissenschaft und Medizin. Synergie und Kooperation in Wissenschaft und Praxis. Wittenberg: Drei Kastanien Verlag; 1997

Landtag Nordrhein-Westfalen, Hrsg. Situation und Zukunft der Pflege in NRW. Bericht der Enquete-Kommission des Landtages Nordrhein-Westfalen. Düsseldorf: Toennes; 2005

Lang GK. Augenheilkunde. 2. Aufl. Stuttgart: Thieme; 2000

Lantermann. Handeln und Emotionen. In: Euler HA, Mandl H. Emotionspsychologie. München: Urban & Schwarzenberg; 1983

Lasogga F, Gasch B. Notfallpsychologie. Edewecht, Wien 2002

Latz I. Musik im Leben älterer Menschen. 6. Aufl. Bonn: Dümmler Verlag; 1998

Lauber A, Schmalstieg P, Hrsg. Wahrnehmen und Beobachten. Verstehen & pflegen, Bd. 2. Stuttgart: Thieme; 2012

Lauber A, Schmalstieg P, Hrsg. Pflegerische Interventionen. Verstehen & pflegen, Bd. 3. Stuttgart: Thieme; 2012

Lauber A, Schmalstieg P, Hrsg. Prävention und Rehabilitation. Verstehen & pflegen, Bd. 4. Stuttgart: Thieme; 2012

Lauber A, Hrsg. Grundlagen beruflicher Pflege. 3. Aufl. Stuttgart: Thieme; 2012

Laufs A, Uhlenbruck W. Handbuch des Arztrechts. 3. Aufl. München: Beck`sche Verlagsbuchhandlung; 2002

Lauterbach W. Großelternschaft und Mehrgenerationenfamilien – soziale Realität oder demographischer Mythos? Zeitschrift für Gerontologie und Geriatrie 35 (2002): 540 ff.

Laux H. Die elektronische Patientenakte im Internet einer Reha-Klinik. In: Die Schwester/Der Pfleger 07 (2006): 570 ff.

Lay R. Ethik in der Pflege. Ein Lehrbuch für die Aus-, Fort-, und Weiterbildung. Hannover: Schlütersche; 2004

Lehner B. Selbstsicher handeln. Erfolg im Beruf und Alltag. Weinheim: Beltz Verlag; 1993

Lehr U, Hrsg. Altern – Tatsachen und Perspektiven. Bonn 1993

Lehr U, Hrsg. Interventionsgerontologie. Dr. Dietrich Steinkopff Verlag, Darmstadt 1979 Lehr, U.: Altern in Deutschland – Trends demographischer Entwicklung. In: Kruse A Hrsg. Psychosoziale Gerontologie, Bd. 1: Grundlagen. Göttingen. Hogrefe; 1998

Lehr U. Psychologie des Alterns. Wiebelsheim: Quelle und Meyer; 2000

Leininger M. Kulturelle Dimensionen menschlicher Pflege. Freiburg: Lambertus; 1998

Leitner G. Spaß haben – Teil 2, Mit Gedächtnistraining durch das Jahr. Hannover: Vincentz

Leoni-Schreiber C. Der angewandte Pflegeprozess. Wien: Facultas; 2004

Leoni-Schreiber C. Didaktik Pflegeprozess. Ein Leitfaden für den Unterricht. Wien: Facultas; 2005

Lepenies A, Hrsg. Alt und Jung, Das Abenteuer der Generationen. Basel: Stroemfeld; 1997

Leppin A et al. Gesundheitsförderung in der Schule. Prävention 2 (1996): 52 ff.

Lewin K. Feldtheorie in den Sozialwissenschaften. Ausgewählte theoretische Schriften. Bern: Huber; 1963

Lexikon der Kunst. Leipzig: Seemann; 1977

Leymann H. Mobbing. Psychoterror am Arbeitsplatz und wie man sich dagegen wehren kann. Reinbek b. Hamburg: Rowohlt; 1993

Leymann H, Hrsg. Der neue Mobbing-Bericht. Erfahrungen und Initiativen, Auswege und Hilfsangebote. Reinbek b. Hamburg: Rowohlt: 1995

Likar R et al, Hrsg. Lebensqualität im Alter. Therapie und Prophylaxe von Altersleiden. Wien: Springer; 2005

Lind S. Umgang mit Demenz. Literaturrecherche und Sekundäranalyse der Fachliteratur in internationalen Pflegezeitschriften zum Gegenstandsbereich psychogeriatrische Pflege und Betreuung Demenzkranker in Einrichtungen der stationären Altenhilfe, hrsg. von der Paul-Lempp-Stiftung. Stuttgart: Paul Lempp Stiftung Marketing GmbH; 2000

Lindgren A. Pippi Langstrumpf. Hamburg: Verlag Friedrich Oetinger; 1969

Lindquist R, Brauer DJ, Lekander BJ, Foster K. Angewandte Forschung: Praktische Überlegungen für die Anwendung von Pflegeforschung in der Pflegepraxis. Pflege 3 (1992): 169 ff.

LoBiondo-Wood G, Haber J. Pflegeforschung. Methoden, kritische Einschätzung und Anwendung. Berlin: Ullstein Mosby; 1996

Lohrmann C. Die Pflegeabhängigkeitsskala. In: Bartholomeyczik S, Halek M. Assessmentinstrumente in der Pflege – Möglichkeiten und Grenzen. Hannover: Schlütersche; 2004

Lorenz J et al. Checkliste Pneumologie. Stuttgart: Thieme; 2004

Löser A. Wenn Krebspatienten Fragen stellen. Hannover: Schlütersche; 2002

Löser C., Keymling M. Praxis der enteralen Ernährung. Stuttgart: Thieme; 2001

Lück E, Miller R, Hrsg. Illustrierte Geschichte der Psychologie. Weinheim 1999

Lück HE. Einführung in die Psychologie sozialer Prozesse, Kurseinheiten 1–4, Fernuniversität Gesamthochschule in Hagen, Fachbereich Erziehungs-, Sozial- und Geisteswissenschaften, Hagen 1987

Lück HE. Wahrnehmungspsychologie, Kurseinheit 1, Aufbau und Funktion der Wahrnehmungssysteme, Fernuniversität Gesamthochschule in Hagen, Fachbereich Erziehungs-, Sozial- und Geisteswissenschaften. Hagen 1991

Lück HE. Einführung in die Psychologie, Fernuniversität Gesamthochschule in Hagen, Fachbereich Erziehungs-, Sozial- und Geisteswissenschaften. Hagen 1994

Lüder J. Das Stress-Lexikon. Heidelberg: Hüthig; 1998

Luft J. Einführung in die Gruppendynamik. Stuttgart: Klett; 1973

Lüllmann H. et al. Pharmakologie und Toxikologie, 15. Aufl. Stuttgart: Thieme; 2003

Macek-Bitter S. Pflege psychiatrischer Patienten. Baunatal: Recom Verlag; 1993

Maciejewski B et al. Qualitätshandbuch Leben mit Demenz. Köln: KDA; 2001

Maciejewski B, Reuß M. Lebensstil-Gruppen in holländischen Pflegeeinrichtungen. In: Pro Alter 3 (2002): 23 ff.

Mackensen L. Neues Wörterbuch der deutschen Sprache. München: Südwest-Verlag; 1973

Mairose U. Primäre und sekundäre Ursachen der Obstipation. In: Krankenpflege-Journal 5

Mamerow R. Projekte mit alten Menschen, kreativ – praxisorientiert – finanzierbar. München: Urban & Fischer; 2003

Mang H, Batz G, Becker K. Atemtherapie. Stuttgart: Schattauer Verlag; 1992

Manger B et al. Checkliste Rheumatologie. 3. Aufl. Stuttgart: Thieme 2005

Märkle S. Die elektronische Patientenakte – Ist eine Standardisierung in Sicht? Technische Universität Berlin

Marks A. ATL Wach sein und schlafen. In: Thiemes Pflege, 10. Aufl. Thieme, Stuttgart 2004

Marriner-Tomey A. Pflegetheoretikerinnen und ihr Werk. Basel: Recom-Verlag; 1992

Marriner-Tomey A. Nursing theorists and their work 3rd ed. St. Louis: Mosby-Year Book, Inc.; 1994

Martin P, Lehr U et al, Hrsg. Aspekte der Entwicklung im mittleren und höheren Lebensalter, Ergebnisse der interdisziplinären Längsschnittstudie des Erwachsenenalters (ILSE). Darmstadt: Steinkopf; 2000a

Marwedel U. Gerontologie und Gerontopsychiatrie. Haan-Gruiten: Europa-Lehrmittel; 2004

Maslow A. Motivation und Persönlichkeit. Reinbek b. Hamburg: Rowohlt; 1981

Maslow A. Psychologie des Seins. Frankfurt a. M.: Fischer 1992

Masters WH, Johnson VE. Die sexuelle Reaktion. Frankfurt a. M.: Akademische Verlagsgesellschaft; 1967

Masuhr KF, Neumann M: Neurologie, Duale Reihe. 5. Aufl. Stuttgart: Thieme; 2005

Mateijka V. Begegnungen mit dem Tod. In: Altenpflege 3 (1997)

Mathieu J, Munnichs A. Sinn beim Altern. Über die Sinnfrage bei Alten. In: Naegele G, Schütze RM, Hrsg. Soziale Gerontologie und Sozialpolitik für ältere Menschen. Wiesbaden: Westdeutscher Verlag; 1999

Matthes W. Pflege als rehabilitatives Konzept. Hannover: Vincentz; 1993

Mayer H. Pflegeforschung Elemente und Basiswissen. 3. Aufl. Wien: Facultas; 2003

Mayer KU, Baltes PB, Hrsg. Die Berliner Altersstudie. Berlin: Akademie Verlag; 1996

Mayer-Scheu J, Kautzky R, Hrsg. Vom Behandeln zum Heilen. Göttingen 1982

Mayring P, Saup W, Hrsg. Entwicklungsprozesse im Alter. Stuttgart: Kohlhammer; 1990

McCaffery M; Beebe A, Latham J. Schmerz: Ein Handbuch für die Pflegepraxis. Aus dem Amerikanischen: Villwock, Osterbrink. Berlin, Wiesbaden: Ullstein Mosby; 1997

McGregor D. Der Mensch im modernen Unternehmen. Düsseldorf: Econ; 1970

MDK, Grundsatzstellungnahme „Ernährung und Flüssigkeitsversorgung älterer Menschen". Abschlussbericht Projektgruppe P 39, 2003

Meinhold M, Kunsemüller A. Von der Lust am Älterwerden. Frankfurt a. M.: Fischer; 1985

Medizinischer Dienst der Spitzenverbände der Krankenkassen e.V. (MDS), Hrsg. Grundlagen der MDK-Qualitätsprüfungen in der stationären Pflege-Richtlinien/Erhebungsbogen/MDK-Anleitungen. Köln: Asmuth Druck & Crossmedia GmbH Co. KG; 2005

Medizinischer Dienst der Spitzenverbände der Krankenkassen e.V. (MDS), Hrsg. Grundlagen der Begutachtung. Richtlinien/Erhebungsbogen/MDK-Anleitungen. Grundlagen der MDK-Qualitätsprüfungen in der stationären Pflege. Essen 2005

Medizinischer Dienst der Spitzenverbände der Krankenkassen e.V. (MDS), Hrsg. Grundsatzstellungnahme Ernährung und Flüssigkeitsversorgung älterer Menschen, Juli 2003

Meffert H, Bruhn M. Dienstleistungsmarketing. 5. Aufl. Wiesbaden: Gabler; 2006

Mehrtens G. Berufsgenossenschaft für Gesundheitsdienst und Wohlfahrtspflege, Hrsg. Extrablatt – BGW Informationen für Pflegepersonen im Gesundheitsdienst, Rückengerechtes Arbeiten im Gesundheitsdienst. Hamburg 1/94

Meleis A. Theoretical nursing. Development and progress, 2nd ed. Philadelphia: Lippincott; 1991

Meleis A. Pflegetheorie: Gegenstand, Entwicklung und Perspektiven des theoretischen Denkens in der Pflege. Bern: Huber; 1999

Mens J von. Testament, Erbschaft und Schenkung. Geisberg: Bassermann; 2002

Mensdorf B. Schüleranleitung in der Pflegepraxis. Hintergründe, Konzepte, Probleme, Lösungen. Stuttgart: Kohlhammer; 2005

Mensik G. Movement and Circulation. Population Studies on physicals activity and cardiovascular mortality. Wageningen (NL): Agricultural University; 1997

Mergast P, Uhlenkamp G. Gesellschaftsspiele im Seniorenclub. München: Don Bosco; 1989

Mertens K. Aktivierungs-Programme für Senioren. Dortmund: Modernes Lernen; 1997a

Mertens K. Psychomotorische Aktivierungsprogramme für Alten- und Pflegeheime. Dortmund: Modernes Leben; 1997b

Messer B. 100 Tipps für die Validation. Hannover: Brigitte Kunz Verlag; 2005

Metzing S. Schmerzeinschätzung bei Menschen, die nicht sprechen können. In: Deutsches Netzwerk für Qualitätsentwicklung in der Pflege, Hrsg. Expertenstandard Schmerzmanagement in der Pflege bei akuten oder tumorbedingten chronischen Schmerzen. Osnabrück: Eigendruck Fachhochschule; 2005: 67 ff.

Meusel H. Sport für Ältere: Bewegung – Sportarten – Training Handbuch für Ärzte, Therapeuten, Sportlehrer und Sportler. Stuttgart: Schattauer; 1999

Middeke M. Arterielle Hypertonie. Stuttgart: Thieme; 2005

Ministerium für Arbeit, Gesundheit und Soziales von NRW (Hrsg.) Politik für ältere Menschen, 2. Landesplan, Düsseldorf 1991

Ministerium für Arbeit, Gesundheit, Familie und Sozialordnung Baden-Württemberg, Hrsg. Politik für die ältere Generation (Bd. 1-8). Stuttgart 1991

Ministerium für Arbeit, Gesundheit und Soziales des Landes Nordrhein-Westfalen, Hrsg. Behinderte Menschen in Nordrhein-Westfalen. Wissenschaftliches Gutachten zur Lebenssituation von behinderten Menschen und zur Behindertenpolitik in NRW. Düsseldorf 1993

Ministerium für Arbeit, Gesundheit und Soziales von NRW, Hrsg. Soziale Netzwerke in der Seniorenarbeit, Informationsdienst zur Seniorenpolitik Nr. 15, Düsseldorf 1998

Ministerium für Arbeit und Soziales, Qualifikation und Technologie des Landes Nordrhein-Westfalen: Hausnotruf-Verlässlicher Service auf Knopfdruck

Ministerium für Frauen, Jugend, Familie und Gesundheit des Landes NRW: Selbsthilfe im Alter. Düsseldorf 1999

Minuchin S et al. Psychosomatische Krankheiten in der Familie. Stuttgart 1981

Mischo-Kelling M, Zeidler H, Hrsg. Innere Medizin und Krankenpflege. 2. Aufl. München: Urban & Schwarzenberg; 1992

Mischo-Kelling M, Wittneben K. Pflegebildung und Pflegetheorien. München: Urban & Schwarzenberg; 1995

Mitchell JT, Everly GS. Stressbearbeitung nach belastenden Ereignissen. Edewecht 1998

Mohl H. Neue Behandlungsmöglichkeiten für erholsamen Schlaf. Pro Alter, KDA 1998

Molitor B. Wirtschaftsethik. München: Vahlen; 1989

Möller HJ. Psychopharmakotherapie. 2. Aufl. Stuttgart: Kohlhammer; 2000

Möller HJ. Psychiatrie und Psychotherapie, Duale Reihe. Stuttgart: Thieme; 2005

Möller U, Hesselbarth U. Die geschichtliche Entwicklung der Krankenpflege. Hagen: Brigitte Kunz Verlag; 1994

Mölnlycke GmbH, Hrsg. Infektionsprophylaxe durch standardisierte Katheterisierungs-Sets Arbeitsanleitung. Hilden: Mölnlycke GmbH; 1986

Morse JM, Field PA. Qualitative Pflegeforschung. Wiesbaden: Ullstein Mosby; 1998

Mötzing G. Einsam im Dunkeln. In: Altenpflege 6 (1994)

Mötzing G, Wurlitzer G, Hrsg. Leitfaden Altenpflege – Begleitung, Betreuung, Beratung, Pflege, Rehabilitation. Lübeck: Gustav Fischer Verlag; 1998

Mötzing G. Beschäftigung mit alten Menschen. München: Urban & Fischer; 2005

Müller D, Schesny-Hartkorn H. Biographiegestützte Arbeit mit verwirrten alten Menschen. Ein Fortbildungsprogramm. Kuratorium Deutsche Altershilfe, Hrsg. Thema-Heft 137. Köln; 1998

Müller E. Pflegeforschung in der Intensivpflege. intensiv 1994; 2: 127–130

Müller E. Leitbilder in der Pflege. Eine Untersuchung individueller Pflegeauffassungen als Beitrag zu ihrer Präzisierung. Bern: Huber; 2001

Müller E. Pflegewissenschaft und Naturwissenschaften. Kritische Anmerkungen zu einem schwierigen Verhältnis als Ausgangspunkt zu seiner Neubestimmung. Pflege 199; 12: 35

Müller H. Arbeitsorganisation in der Altenpflege. Ein Beitrag zur Qualitätsentwicklung und Qualitätssicherung. Hannover: Schlütersche; 2001

Müller H. Arbeitsorganisation in der Altenpflege. Ein Beitrag zur Qualitätsentwicklung und Qualitätssicherung. 2. Aufl. Hannover: Schlütersche; 2005

Müller H. Arbeitsorganisation in der Altenpflege. Ein Beitrag zur Qualitätsentwicklung und Qualitätssicherung. 4. Aufl. Hannover: Schlütersche; 2011

Müller-Daubig U. Der Krankenpflegeprozess. Methode der geplanten individuellen und ganzheitlichen Pflege. Leitfaden für das Krankenhauspersonal. Basel: Recom-Verlag; 1990

Müller-Hergl C. Demenz zwischen Angst und Wohlbefinden. Positive Personenarbeit und das Verfahren des Dementia Care Mapping. In: Tackenberg P, Abt-Zegelin A, Hrsg. Demenz und Pflege. Frankfurt a. M.: Mabuse; 2000

Müller-Lange J, Hrsg. Handbuch Notfallseelsorge. Edewecht, Wien 2001

Münz R. Rentnerberg und leere Schulen? Unsere alternde Gesellschaft im 21. Jahrhundert. In: A. Lepenies, Hrsg. Alt und Jung. Basel: Stroemfeld; 1997

Muster-Wäbs H. Die bewusste Wahrnehmung und der bewusste Umgang mit meinem „inneren Team". In: Unterricht Pflege 5 (2005): 19 ff.

Mutawaly al S. Menschen islamischen Glaubens individuell pflegen. Hagen: Kunz; 1996

Muthesius D. Musikerfahrungen im Leben alter Menschen. Hannover: Vincentz; 1997

Mybes U. Bausteine zur Dienstplangestaltung, Teile 1–9. Kuratorium Deutsche Altershilfe. In: Altenpflege, div. Hefte. Hannover: Vincentz; 1984–1986

Mybes U. Dienstplantechnik, Teil C. KDA, Reihe Thema Heft Nr. 24, Köln 1989a

Mybes U. Standard Stellenbeschreibung für die Nachtwache. Materialsammlung zum Thema Nachtdienst. KDA 21 (1989b)

Mybes U. In: Kämmer K. Pflegemanagement in Alteneinrichtungen. Hannover: Schlütersche; 1998

Naegele G. Lebenslagen älterer Menschen. In: Kruse A, Hrsg. Psychosoziale Gerontologie, Bd. 1: Grundlagen. Göttingen: Hogrefe; 1998

Nagel R, Wimmer R. Systemische Strategieentwicklung. Modelle und Instrumente für Berater und Entscheider. 2. Aufl. Stuttgart: Klett-Cotta; 2004

NANDA International: NANDA-Pflegediagnosen. Definition und Klassifikation 2005-2006. Bern: Huber; 2005

Neander KD. Musik und Pflege. München: Urban & Fischer; 1999

Nestlé Clinical Nutrition: Praxis der Sondenernährung. Ein Leitfaden für Pflegekräfte. München 2001

Nestlé Clinical Nutrition: Mini Nutritional Assessment. Methode zur Bestimmung des Ernährungszustandes älterer Menschen. München o. J.

Nestmann F, Hrsg. Beratung. Bausteine für eine interdisziplinäre Wissenschaft und Praxis. Forum für Verhaltenstherapie und psychosoziale Praxis. Bd. 37. Tübingen: Dgtv-Verlag 1997

Neulist A, Moll W. Die Jugend alter Menschen. Gesprächsanregungen für die Altenpflege. München: Urban & Fischer; 2005

Neuman B. Das System-Modell. Konzept und Anwendung in der Pflege. Freiburg: Lambertus; 1998

Nida-Rümelin J, Hrsg. Angewandte Ethik. Die Bereichsethiken und ihre theoretische Fundierung. Stuttgart: Kröner; 1996

Niederfranke A. Altenpolitik. In: Wahl HW, Tesch-Römer C. Angewandte Gerontologie in Schlüsselbegriffen. Stuttgart: Kohlhammer; 2000: 386

Niedersächsische Fachstelle für Wohnberatung (NFW) und Forum Gemeinschaftliches Wohnen, Bundesvereinigung e.V. (FGWA), Hrsg. Selbsorganisisert Wohnen in Gemeinschaft. Hannover 2003

Nickel U et al. Gesundes Arbeiten lernen. Das Arbeitsplatzprogramm. Wiesbaden: Universum 1998

Niehoff JU. Sozialmedizin systematisch. Lorch: Uni-Med-Verlag; 1995

Niepel A. Augenblicke der Freude (Gartentherapie). In: Altenpflege 7/2004

Niethard F et al. Orthopädie, Duale Reihe. Stuttgart: Thieme; 2005

Nikolaus T. Klinische Geriatrie. Berlin: Springer; 2000

Niven N., Robinson J. Psychologie für Pflegende. Bern 2001

Nolting HP, Paulus P. Psychologie lernen – eine Einführung und Anleitung. 4. Aufl. Weinheim: Psychologie Verlags Union; 1993

Norberg A. Entscheidung für Ethik – aber für welche? In: Krankenpflege / Soins Infirmiers 5 (1994) 10

Notter LE, Hott JR. Grundlagen der Pflegeforschung, 2. Aufl. Bern: Huber; 1994

Nüchtern M. Jahresringe (nach Ernst Jochum), KU-Praxis, 21. Gütersloh 1986

Nusko G. Patientenorientierte Darmreinigungsmethoden vor der Koloskopie. In: Endo-Praxis 4

Nydahl P, Bartoszek G, Hrsg. Basale Stimulation. Neue Wege in der Intensivpflege, 8. Aufl. München: Urban & Fischer; 2008

Oehme J, Schmoeger R. Geschichte der Krankenpflege mit Daten zu Naturwissenschaft, Technik und Geschichte. Überarb. Aufl. Landshut: Alete Wissenschaftlicher Dienst; 1996

Oelke U. Der Lernfeldansatz: Neue Herausforderungen an den Lernort „Pflegeschule". PrInterNet 1 (2004) 14

Oerter R, Montada L. Entwicklungspsychologie. Weinheim: Beltz; 2002

Oestreicher E et al. HNO, Augenheilkunde, Dermatologie und Urologie für Pflegeberufe. Stuttgart: Thieme; 2003

Ohl M. Kleider machen aus Patienten Leute. Forum Sozialstation 12/94

Ohloff G. Irdische Düfte – Himmlische Lust – Eine Kulturgeschichte der Duftstoffe. Basel: Birkhäuser Verlag; 1992

Olbrich C. Die Anfänge der Krankenpflegeausbildung, dargestellt an der Krankenwartschule Franz-Anton Mais und den ersten Lehrbüchern des 16. bis 19. Jahrhunderts. In: Pflege 1 (1990): 37 ff.

Olbrich C. Patientenberatung. Ein neues Aufgabenfeld in der Pflege. In: Pflege aktuell Heft 6 (1995a): 428 ff.

Olbrich C. Beratung. Eine neue Herausforderung in den Pflegeberufen. In: Pflegezeitschrift Heft 5 (1995b): 295 ff.

Olbrich E, Jonas I. Ein Plädoyer für die Tierhaltung in Alten- und Pflegeheimen. Argumente, Informationen, Beispiele, Tips. Köln: KDA; 1994

Olbrich E, Otterstedt C. Menschen brauchen Tiere. Stuttgart: Kosmos 2003

Oppolzer U. Ganzheitliches Gehirntraining mit Phantasie und Entspannung. In: Mertens K, Hrsg. Aktivierungs-Programme für Senioren. Dortmund: Verlag Modernes Lernen; 1997: 283 ff.

Oppolzer U. Gehirntraining mit Phantasie und Spaß. 2. Aufl. Dortmund: Borgmann; 1998

Oppolzer U. Hirntraining mit ganzheitlichem Ansatz. Dortmund: Borgmann; 1998

Orem D. Strukturkonzepte der Pflegepraxis. Bern: Huber; 1997

Orem D. Strukturkonzepte der Pflegepraxis. Dt. Ausg. hrsg. von Gerd Bekel. Berlin: Ullstein Mosby; 1997

Orlando IJ. Die lebendige Beziehung zwischen Pflegenden und Patienten. Bern: Huber; 1996

Osborn C et al. Erinnern. Eine Anleitung zur Biographiearbeit mit alten Menschen. Freiburg: Lambertus; 1997

Ostermann A, Nicklas H. Vorurteil und Feindbilder. Weinheim: Beltz; 1976

Ostermann BM. Psychologie für Krankenpflegeberufe. Ein Lehrbuch. Weinheim: Beltz; 1997

Oswald WD. SimA-basic-PC-Gedächtnistraining und Psychomotorik, Geistig und körperlich fit zwischen 50 und 100. Göttingen: Hogrefe; 2005

Oswald WD, Hrsg. Gedächtnistraining – Ein Programm für Seniorengruppen – Das SIMA-Projekt. Göttingen: Hogrefe; 1997

Oswald WD, Hrsg. Gedächtnistraining. Ein Programm für Seniorengruppen, 2. Aufl. Göttingen: Hogrefe; 1998

Oswald WD. Kognitives Training und körperliche Aktivität – ein Präventionsmodell. In: Füsgen I. Zukunftsforum Demenz. Demenz – Prävention und Erkennung von Risikofaktoren, Wiesbaden: Medical Tribune; 2003

Oswald WD. Kognitive und körperliche Aktivität – ein Weg zur Erhaltung von Selbstständigkeit und zur Verzögerung demenzieller Prozesse? In: Zeitschrift

für Gerontopsychologie und -psychiatrie 2004 (3): 147 ff.
Paetz B, Benzinger-König B. Chirurgie für Pflegeberufe. 20. Aufl. Stuttgart: Thieme; 2004
Palandt O. Kommentar zum Bürgerlichen Gesetzbuch. 71. Aufl. München: Beck'sche Verlagsbuchhandlung; 2011
Panfil EM, Hrsg. Dekubitus und dessen Versorgung bei Menschen in ambulanter Pflege und Pflegeheimen einer ländlichen Region der Bundesrepublik Deutschland. In Fokus: Klinische Pflegeforschung, Wittener Schriften. Hannover: Schlütersche; 2004
Panfil EM. Evidence-based Nursing: Definition, Methode, Umsetzung. PR-Internet 9 (2005): 457 ff.
Panke-Kochinke B. Die Geschichte der Krankenpflege (1679–2000). Ein Quellenbuch. Frankfurt a. M.: Mabuse; 2003
Panknin TH. Transurethales Katheterisieren. Altenpflege 1 (1988)
Paul Hartmann AG. Zur Systematik des transurethralen Blasenkatheterismus. Behandlung und Krankenpflege, Juni 94
Paul-Lempp-Stiftung, Hrsg. Pflege und Management. Pflege prüfsicher, bedarfsgerecht und wirtschaftlich gestalten. Berlin: Raabe; 2002
Paulsen S. Die Kunst des Erinnerns. In: Geo 12 (2001): 50 ff.
Pautex S, Herrmann F, Le Lous P et al. Feasibility and Reliability of Four Pain Self Assessment Scales and Correlation With an Observational Rating Scale in Hospitalizes Elderly Demented Patients. Journal of Gerontology 4 (2005): 524 ff.
Payk T. Psychiatrie und Psychotherapie. Stuttgart: Thieme; 1998
Peiper A. Chronik der Kinderheilkunde. 5. Auflage. Leipzig 1992
Pelikan JM et al. Gesundheitsförderung im und durch das Krankenhaus. In: Prävention 02 (1996) 60
Peplau H. Interpersonale Beziehungen in der Pflege. Ein konzeptueller Bezugsrahmen für eine psychodynamische Pflege. Basel: Recom-Verlag; 1995
Perrar KM. Snoezelen – ein Betreuungsangebot auch für alte und hochbetagte Menschen? (1). Ergotherapie und Rehabilitation 12 (2003a): 5 ff.
Perrar KM. Snoezelen – ein Betreuungsangebot auch für alte und hochbetagte Menschen? (2). Ergotherapie und Rehabilitation 12 (2003b): 13 ff.
Peters HF, Schär W. Betriebswirtschaft und Management im Krankenhaus. Berlin: Ullstein Mosby; 1994
Peters M. Scham, Angst, Scham. Gefühle pflegebedürftiger alter Menschen. In: Altenpflege 10 (1995): 653 ff.
Peters M, Kipp J, Hrsg. Zwischen Abschied und Neubeginn. Entwicklungskrisen im Alter. Gießen: Psychosozial-Verlag; 2002a
Peters M. Aktives Altern oder „Die Entdeckung der Langsamkeit". In: Peters M, Kipp J, Hrsg. Zwischen Abschied und Neubeginn. Entwicklungskrisen im Alter. Gießen: Psychosozial-Verlag; 2002b
Peters M. Beeinflusst die Hautkontakt-Methode die Atmung frühgeborener Kinder? Eine Pilotstudie. In: Parfil EM. Fokus: Klinische Forschung. Hannover: Schlütersche; 2004
Peters M. Psychosoziale Beratung und Psychotherapie im Alter. Göttingen: Vandenhoeck & Ruprecht; 2006
Peters UH. Wörterbuch der Psychiatrie und medizinischen Psychologie. 4. Aufl. München: Urban & Schwarzenberg; 1990
Peters-Gawlik M. Praxishandbuch Stomapflege. Wiesbaden: Ullstein medical; 1998
Petzold C, Brucker U, Ohnsorge K et al. Ethik und Recht. Bern: Huber; 2007
Petzold H. Mit alten Menschen arbeiten. Bildungsarbeit, Psychotherapie, Soziotherapie. München: Pfeiffer; 1985
Pflugbeil KJ. Bio Topping. München: BLV Verlagsgesellschaft mbH; 1993
Piazza S di. Beratung in der Kinderkrankenpflege. In: Pflege 14 (2001): 5 ff.
Pickenhain L. Basale Stimulation – Neurowissenschaftliche Grundlagen. Düsseldorf: Verlag selbstbestimmtes Leben; 1998
Pickenhain L. Neurophysiologische Grundlagen der Basalen Stimulationen. In: Fröhlich et al, Hrsg. Fördern – Pflegen – Begleiten. Düsseldorf: Verlag selbstbestimmtes Leben; 1997
Pickenhain L, Ries W. Das Alter. Leipzig: VEB Bibliografisches Institut Leipzig; 1988
Pieper A. Einführung in die Ethik. 3. Aufl. Tübingen: UTB; 1994
Pieper A. Gut und Böse. München: Beck; 1997
Pierobon A, Funk M. Sturzprävention bei älteren Menschen. Risiken – Folgen – Maßnahmen. Stuttgart: Thieme; 2007
Pincus L. Das hohe Alter. 2. Aufl. Stuttgart: Kreuz-Verlag; 1982
Piper HC. Gespräche mit Sterbenden. Göttingen: Vandenhoeck & Ruprecht; 1990
Piper HC. In Christopherus Hospiz Verein e.V.: Pflegen bis zuletzt. München o. J.
Pisarski W. Anders Trauern – Anders Leben. München: Kaiser; 1983
Plath P. Lexikon der Hörschäden. Heidelberg: Harmsen; 1993
Pöldinger W. Suizidprophylaxe bei depressiven Syndromen. In: Neuropsychiatr Clin 1 (1982): 87 ff.
Potter P, Perry A. Fundamentals of Nursing – Concepts, Process and Practice. St. Louis: C.V. Mosby; 1993
Pousset R, Hrsg. Altenpflege kompakt. Weinheim: Beltz; 2002
Pro Retina Deutschland e.V., Hrsg. Makuladegeneration (MD) Was ist das? PRO RETINA-INFO-SERIE NR. 9 (1998): 11 ff.
Probst W, Vasel-Biergans A. Wundmanagement. Stuttgart: Wissenschaftliche Verlagsgesellschaft; 2004
Pschyrembel. Klinisches Wörterbuch. Berlin: de Gruyter; 2004
Pühl H, Schmidbauer W. Supervision und Psychoanalyse. Überarb. Neuaufl. Frankfurt a. M.: Fischer Taschenbuch Verlag GmbH; 1991
Qualitätssiegel Baden-Württemberg, Städtetag Baden-Württemberg, Gemeindetag Baden-Württemberg, Landewohlfahrtsverbände Baden und Württemberg-Hohenzollern, Hrsg. Handbuch „Betreutes Wohnen für Senioren"
Raabe H. Dekubitus – Dauerproblem in der Pflege? In: Pro Alter 1 (2002): 8 ff.
Radebold H. Brauchen wir eine psychodynamische Sicht des Alterns? In: Peters M, Kipp J, Hrsg. Zwischen Abschied und Neubeginn. Entwicklungskrisen im Alter. Gießen: Psychosozial-Verlag; 2002
Radebold H, Schweitzer R. Der mühselige Aufbruch. Eine Psychoanalyse im Alter. 2. Aufl. München: Ernst Reinhardt Verlag; 2001
Raven U. Handlungskompetenz in der Pflege und ihre Bedeutung für die Professionalisierung des Berufsfeldes. In: Pflege 8 (1995): 347 ff.
Regnet E. Konfliktgenese und Konfliktbewältigung in Organisationen. Kurseinheit 1, Formen der Konflikthandhabung und –bewältigung. Hagen: Fernuniversität Gesamthochschule in Hagen, Fachbereich Erziehungs-, Sozial- und Geisteswissenschaften; 1996
Regnet E. Konfliktgenese und Konfliktbewältigung in Organisationen. Kurseinheit 2, Formen der Konflikthandhabung und -bewältigung. Hagen: Fernuniversität Gesamthochschule in Hagen, Fachbereich Erziehungs-, Sozial- und Geisteswissenschaften; 1996
Rehabilitationszentrum Meidling: Symposium 21./22.11.2003, Leitung Prof. Dr. Walter, Oder 2003
Reichert M, Saup W. Die Kreise werden enger. Wohnen und Alltag im Alter. Funkkolleg Altern – Studieneinheit 15. Tübingen: Deutsches Institut für Fernstudienforschung an der Universität Tübingen; 1997
Reimer W, Fueller F. Der Pflegeprozess. Theoretischer Hintergrund und Klassifikation, Diagnose, Interventionen, Ergebnisse, mit Vorschlägen für die praktische Arbeit. Ulm: Universitätsverlag Ulm; 1998
Reiner N. Ich sehe keinen Ausweg mehr. München: Kaiser-Grünewald; 1974
Reisach B, Zegelin-Abt A. Die Ressourcen des Patienten erkennen – was ist das? In: Die Schwester/Der Pfleger 37 (1998): 672 ff.
Reiß P, Reiß G, Hals-Nasen-Ohren-Heilkunde. Lehrbuch für Pflegekräfte. Stuttgart: Kohlhammer; 2003
Reitz M. In Alters Frische. Berlin: Verlag Sport und Gesundheit 1996
Renneke S. Information, Schulung und Beratung von Patienten und Angehörigen. Eine kommentierte Bibliographie deutschsprachiger Literatur für Pflegende. Köln: Kuratorium Deutsche Altershilfe; 2000
Rest F. Den Sterbenden beistehen. Heidelberg 1981
Rest F. Sterbebeistand, Sterbebegleitung, Sterbegeleit. Stuttgart 1992
Rest F. Sterbebegleitung statt Sterbehilfe. Freiburg: Herder; 1997
Rest F. Orte der Trauer auf den Stationen eines Altenheimes. A+A 3 (1998)
Reyle U. Hoffnung für Sterbende und Lebende. In: Altenpflege 3 (1997)
Richard N. Wertschätzende Begegnungen – integrative Validation (IVA). In: Dürrmann P., Hrsg.: Besondere stationäre Dementenbetreuung. Hannover: Vinzentz; 2001
Richardson J, Webber I. Ethische Aspekte der Kinderkrankenpflege. Wiesbaden: Ullstein Medical; 1998
Richter D. Ganzheitliche Pflege – Trauen die Pflegenden sich zuviel zu? In: Pflege 11 (1998): 255 ff.
Richter M. Sexualität und Demenz. Altenpflege Forum 9 (1998)
Riedel A. Professionelle Pflege alter Menschen. Moderne (Alten-)Pflegeausbildung als Reaktion auf gesellschaftlichen Bedarf und die Reformen der Pflegeberufe. Marburg: Tectum Verlag; 2007
Riemann F. Grundformen der Angst. München: Reinhardt; 1961
Riesmann D. Die einsame Masse. Reinbek b. Hamburg: Rowohlt; 1956
Riha O. Ethik in der Medizin. Eine Einführung. Aachen: Shaker; 1998
Ringel, D. Ekel in der Pflege – eine „gewaltige" Emotion. Frankfurt a. M.: Mabuse; 2000
Ringel E. Selbstmordverhütung. Bern: Huber; 1969
rki: Empfehlungen zur Prävention und Kontrolle Katheter-assoziierter Harnwegsinfektionen. Bundesgesundheitsbl.-Gesundheitsforsch.-Gesundheitsschutz 42 (1999): 806 ff.
Robert Bosch Stiftung, Hrsg. Pflege braucht Eliten. Denkschrift zur Hochschulausbildung für die Lehr- und Leitungskräfte in der Pflege 1996a
Robert Bosch Stiftung, Hrsg. Pflegewissenschaft. Grundlegung für Lehre, Forschung und Praxis. Denkschrift. Gerlingen: Bleicher; 1996b
Robert Bosch Stiftung: Pflege neu denken. Zur Zukunft der Pflegeausbildung. Stuttgart: Schattauer; 2000
Robert Koch Institut. Gesundheit im Alter. In: Gesundheitsberichterstattung des Bundes Heft 10 (2002a)
Robert Koch Institut. Der Lebensverlängerungsprozess in Deutschland. In: Beiträge zur Gesundheitsberichterstattung des Bundes (2002b)
Rogers CR. Entwicklung der Persönlichkeit. Stuttgart: Klett; 1973
Rogers CR, Stevens B. Möglichkeiten sich und anderen zu begegnen. Paderborn: Junfermann; 1986
Rogers M. Theoretische Grundlagen der Pflege. Eine Einführung. Freiburg: Lambertus; 1995
Roggmann B. Ergotherapie in der Altenpflege. 3. Aufl. Dortmund: Verlag modernes lernen; 1991
Rohde-Osei C. Supervision – Möglichkeit der Bewältigung berufsbezogener Probleme in der Krankenpflege. In: Die Schwester/Der Pfleger, 30, 8 (1991): 719 ff.
Rohlfing U. Materialien zur Supervision und Praxisberatung (Teil 1), Deutsche Krankenpflegezeitschrift, 44, 2 (1991) 1 (Beilage)

Rohlfing U. Materialien zur Supervision und Praxisberatung (Teil 2). Deutsche Krankenpflegezeitschrift, 44, 3 (1991) 1 (Beilage)

Rombach H. Der Ursprung. Freiburg: Rombach; 1994

Romero B. Selbsterhaltungstherapie. Konzept, klinische Praxis und bisherige Ergebnisse. In: Zeitschrift für Gerontopsychologie und -psychiatrie 2 (2004): 119 ff.

Roper N et al. Die Elemente der Krankenpflege. Ein Pflegemodell, das auf einem Lebensmodell beruht. Basel: Recom; 1993

Roper N et al. Das Roper-Logan-Tierney-Modell. 2. Aufl. Bern: Huber; 2009

Rosenbach J. Sozialchronik „Von Delphi bis Delphi". Münster: Tebbert KG; 1994

Rosenbladt B v. Freiwilligensurvey 1999. Schriftenreihe des BMFSFJ. Stuttgart: Kohlhammer; 2001

Rosenbrock R, Gerlinger T, Hrsg. Gesundheitspolitik. Bern: Huber; 2004

Rosenmayr L. Die Gefahren des Beherrschens in der Pflege oder die Freuden der „sehenden" Hilfe. In: Petzold Ch, Petzold HG. Lebenswelten alter Menschen. Hannover: Vincentz; 1992: 293 ff.

Rosenmayr L. Alt und jung – Gegensatz oder Ergänzung? In: Naegele G, Schütze RM, Hrsg. Soziale Gerontologie und Sozialpolitik für ältere Menschen. Wiesbaden: Westdeutscher Verlag; 1999

Rosenmayr L. Über die Zukunft der Langlebigkeit (Daten und Prognosen). In: Likar et al, Hrsg. Lebensqualität im Alter. Therapie und Prophylaxe von Altersleiden. Wien: Springer-Verlag; 2005

Rothe S, Süß M. Pflege in der Arbeit mit behinderten Menschen. In: Rennen-Allhoff B, Schaeffer D, Hrsg. Handbuch Pflegewissenschaft. Weinheim: Juventa; 2003

Rückert W. Auswertung einer Expertenbefragung, Materialsammlung zum Thema Nachtdienst. KDA 21 (1989)

Rückert W. Von Mensch zu Mensch. Hilfe und Pflege im Alter. Funkkolleg Altern, Studienbrief 7, Studieneinheit 18. Tübingen: Deutsches Institut für Fernstudienforschung der Universität Tübingen; 1997

Rückert W. Schluss mit dem ewigen Aufschieben. Frankfurt a. M.: Campus; 1999

Ruhe HG. Methoden der Biografiearbeit. Lebensspuren entdecken und verstehen. 2. Aufl. Weinheim: Beltz; 2003

Rüller H, Hrsg. 3000 Jahre Pflege. Von den ersten Schritten zum Pflegeprozess. Ein Lehrbuch für den berufskundlichen Unterricht. 2. neubearb. u. erw. Aufl. Brake-Unterweser: Prodos Verlag; 1995a

Rüller H, Hrsg. Pflege gestern und heute, Bd. 2. Handbuch für Unterrichtsvorbereitung und Studium. Brake-Unterweser: Prodos; 1995b

Runge M, Rehfeld G. Geriatrische Rehabilitation im Therapeutischen Team. 2. Aufl. Stuttgart: Thieme; 2000

Runge M, Rehfeld G. Mobil bleiben. Pflege bei Gehstörungen und Sturzgefahr. Hannover: Schlütersche; 2001

Sachsenmaier B. Inkontinenz. Hannover: Schlütersche; 1991

Sachverständigengutachten 2000/2001: Bedarfsgerechtigkeit und Wirtschaftlichkeit. Band II. Qualitätsentwicklung in Medizin und Pflege.

Sachverständigengutachten 2003: Finanzierung, Nutzerorientierung und Qualität. Band II. Qualität und Versorgungsstrukturen.

Sachweh S. Noch ein Löffelchen? Effektive Kommunikation in der Altenpflege. Bern: Huber; 2002

Sachweh, S. Falsches Verständnis. In: Altenpflege 6 (2003): 37 ff.

Sacks O. Der Mann, der seine Frau mit einem Hut verwechselte. Reinbek b. Hamburg: Rowohlt Taschenbuch; 1991

Salomon F. Intensivstation als Spannungsfeld zwischen Betroffenen und Therapeuten. In: intensiv 5 (1997)

Sander K, Schneider K. Wahrnehmen, beobachten, handeln – Unterrichtskonzept und Lernsituation. Unterricht Pflege 5, 2005

Sander K. Biographiearbeit. Brake: Prodos Verlag; 2006

Sass HM, Hrsg. Ethik und öffentliches Gesundheitswesen. Ordnungsethische und ordnungspolitische Einflussfaktoren im öffentlichen Gesundheitswesen. Berlin: Springer; 1998

Saup W, Reichert M. Die Kreise werden enger, Studieneinheit 15. In: Funkkolleg Altern, Studienbrief 6. Tübingen: Deutsches Institut für Fernstudienforschung Universität Tübingen; 1997

Sauter D et al, Hrsg. Lehrbuch Psychiatrische Pflege. Bern: Huber; 2004

Schacter DL. Wir sind Erinnerung. Gedächtnis und Persönlichkeit. Reinbek b. Hamburg: Rowohlt 2001

Schädle-Deininger H, Villinger U. Praktische Psychiatrische Pflege. 2. Aufl. Bonn: Psychiatrie Verlag; 1997

Schaeffer D et al, Hrsg. Pflegetheorien. Beispiele aus den USA. Bern: Huber; 1997

Schäfer B. Die Gesetze der Gewinner

Schäfer KM. Erblindung im Alter. KDA-Reihe: vorgestellt 62. Köln: KDA; 1997

Schäffler A, Schmidt S, Hrsg. Mensch, Körper, Krankheit; Anatomie, Physiologie, Krankheitsbilder. Lehrbuch und Atlas für die Berufe im Gesundheitswesen. Neckarsulm: Jungjohann; 1994

Schäffler A et al, Hrsg. Pflege Heute, Lehrbuch und Atlas für Pflegeberufe. Ulm: Gustav Fischer; 1998

Schaper HP. Krankenwartung und Krankenpflege. Opladen: Leske + Budrich; 1987

Schaub G. Arbeitsrecht. 11. Aufl. München: Beck`sche Verlagsbuchhandlung; 2004

Schell W. Kurzgefasste Medizin- und Krankenpflegegeschichte. Hagen: Brigitte Kunz Verlag; 1994

Scheu U. Wir werden nicht als Mädchen geboren, wir werden dazu gemacht. Frankfurt a. M.: Fischer 1977

Schilder M. Die Bedeutung lebensgeschichtlicher Erfahrungen in der Situation der morgendlichen Pflege in der stationären Altenpflege. In: Pflege 6 (2004): 375 ff.

Schindler U. Die Pflege demenziell Erkrankter neu erleben. Mäeutik im Praxisalltag. Hannover: Vincentz; 2003

Schipperges H. Die Kranken im Mittelalter. 2. Aufl. München: C. H. Beck'sche Verlagsbuchhandlung; 1990

Schirrmacher F. Das Methusalem-Komplott. München: Karl Blessing; 2004

Schlömer G. Evidence-based nursing. Eine Methode für die Pflege? Pflege 1 (2000): 47 ff.

Schmelzer D. Verhaltenstherapeutische Supervision. Theorie und Praxis Göttingen: Hogrefe, Verlag für Psychologie; 1997

Schmid-Büchi S, Dassen TD, Halfens RJG. Die Erfahrung, an Brustkrebs zu erkranken, und wie die betroffenen Frauen ihr Leben wieder unter Kontrolle bringen. Pflege 18 (2005): 345ff.

Schmidt-Hackenberg U. Wahrnehmen und motivieren. Hannover: Vincentz; 1996

Schmidbauer W. Helfen als Beruf. Die Ware Nächstenliebe. Reinbek b. Hamburg: Rowohlt; 1992

Schmidbauer W. Die hilflosen Helfer. Über die seelische Problematik der helfenden Berufe. Reinbek b. Hamburg: Rowohlt; 1997

Schmidbauer W. Die Angst vor Nähe. 9. Aufl. Reinbek b. Hamburg: Rowohlt TB; 1998

Schmidbauer W. Lexikon Psychologie. Reinbek b. Hamburg: Rowohlt TB; 2001

Schmidbauer W. Lebensgefühl Angst. Freiburg: Herder; 2005

Schmidt-Hackenberg U. Wahrnehmen und Motivieren. Hannover: Vincentz; 1996

Schmidtke A, Weinacker B. Epidemiologie von Suiziden und Suizidversuchen in Deutschland. In: Schmitke A et al. Epidemiologie der Suizidalität im 20. Jahrhundert. In: Wolfersdorf M, Franke C. Suizidprophylaxe, Sonderheft (1998): 37 ff.

Schmitt E, Kruse A. Die Gegenwart des Holocaust im Erleben zurückgekehrter jüdischer Emigranten. In: Kruse A, Hrsg. Psychosoziale Gerontologie, Bd. 1: Grundlagen. Göttingen: Hogrefe; 1998

Schmitt EE. Oskar und die Dame in Rosa. Zürich: Amman-Verlag; 2003

Schneider A. Staatsbürger-, Gesetzes- und Berufskunde. Berlin: Springer; 2003

Schneider D et al. Führungsaufgaben im Alten- und Pflegeheim. Heidelberg: Asanger; 1992

Schneider HD. Ältere Menschen und ihre Sexualität. Deutsche Krankenpflege-Zeitschrift 3 (1992)

Schneider K. Wir sehen, was wir sehen wollen! Unterricht Pflege 5, 2005

Schnepp W. Perspektiven der Pflegewissenschaft. Theoriebildung in einer Praxisdisziplin. In: Pflege 10 (1997): 96 ff.

Schnepp W et al. Pflegeforschung in der Psychiatrie. Berlin: Ullstein Mosby; 1997

Scholich A. et al. Die Fotokiste. Hannover 2002

Schönfeldt S. Die Jahre, die uns bleiben. Gedanken einer Alten über das Alter. München: Piper; 1999

Schönke A, Schröder H. Strafgesetzbuch, Kommentar. 27. Aufl. München: Beck`sche Verlagsbuchhandlung; 2006

Schönpflug W. Geschichte und Systematik der Psychologie. Weinheim 2000

Schorn G. Medizinproduktegesetz. 3. Aufl. Stuttgart: Wissenschaftliche Verlagsgesellschaft mbH; 2002

Schräder-Naef R. Rationeller Lernen lernen. Weinheim, Basel: Beltz; 1994

Schreier MM, Bartholomeyczik S. Mangelernährung bei alten und pflegebedürftigen Menschen . Ursachen und Prävention aus pflegerischer Perspektive. Review/Literaturanalyse. Hannover: Schlütersche; 2004

Schreier MM, Bartholomeyczik S. Erfassungsinstrumente zur Einschätzung der Ernährungssituation. In: Bartholomeyczik S, Hardenacke D, Hrsg. Prävention von Mangelernährung in der Pflege. Forschungsergebnisse, Instrumente und Maßnahmen. Hannover: Schlütersche; 2010: 28–50

Schreiner PW. Handeln begründen. Möglichkeiten und Grenzen medizinischer Ethik. In: Dr. med. Mabuse 21 (1996): 37 ff.

Schreiner PW. Ethik und Berufsidentität in der Pflege – die Innenseite des Pflegenotstandes. In: Pflege 4 (1991): 4 ff.

Schrems B. Assessments anwenden. Was müssen Anwender können? In: Bartholomeyczik S, Hrsg. Pflegebedarf einschätzen. Pflegerisches Assessment. CNE Fortbildung und Wissen für die Pflege 2008; 2: 10–12

Schrems B. Der Prozess des Diagnostizierens in der Pflege. Facultas Verlags- und Buchhandels-AG, Wien 2003

Schreyligg A. Supervision. Ein integratives Modell. Paderborn: Jungfermann; 1992

Schulz von Thun F. Miteinander reden, Band 1-3. Reinbek b. Hamburg: Rowohlt; 1998

Schulze HE. Nicht verzagen, sondern wagen – praktische Hilfen für Altersblinde und ihre Angehörigen. Köln: KDA; 1999

Schulze HE. Sehbehinderten und blinden alten Menschen professionell begegnen und helfen, Ratgeber für medizinische Dienste und für Studierende. Köln: KDA; 2003

Schürenberg A. Wie fühlt sich die Nacht an? In: Pflege aktuell 7-8 (1995)

Schütze Y. Generationenbeziehungen. In: Wahl HW, Tesch-Römer C. Angewandte Gerontologie in Schlüsselbegriffen. Stuttgart: Kohlhammer; 2000: 148 ff.

Schumacher D. Wie oft muss das Waschwasser gewechselt werden? In: Pflege aktuell 3 (1994)

Schützendorf E. Ekel und Erregung. In: Altenpflege 5 (1996): 348 ff.

Schützendorf E. Weg mit dem Schutzschild! In: Altenpflege 11 (1997a): 19 ff.

Schützendorf E. Das Recht der Alten auf Eigensinn. München: Ernst Reinhardt Verlag; 1997b

Schwab D. Familienrecht. 14. Aufl. München: Beck`sche Verlagsbuchhandlung; 2006

Schwartz FW et al. Das Public Health Buch. Gesundheit und Gesundheitswesen. München: Urban & Schwarzenberg; 1998

Schwarz-Govaers R. Subjektive Theorien als Basis von Wissen und Handeln. Ansätze zu einem handlungstheoretisch fundierten Pflegediagnostikmodell. Bern: Huber; 2005

Schwarzkopf A. Praxiswissen für Hygienebeauftragte. 3. Aufl. Stuttgart: Kohlhammer; 2011

Schwegler JS. Der Mensch. Anatomie und Physiologie. 4. Aufl. Stuttgart: Thieme; 2006

Schweidtmann W. Berufsethik und Identität – auf dem Hintergrund einer veränderten Rollendefinition der Krankenpflege. In: Pflege 10 (1997): 4 ff.

Schwerdt R. Eine Ethik für die Altenpflege. Bern: Huber; 1998

Seel M, Hurling E. Die Pflege des Menschen im Alter. Ressourcenorientierte Unterstützung nach AEDL. Hannover: Brigitte Kunz Verlag; 2005

Seidl E, Hrsg. Betrifft: Pflegewissenschaft. Beiträge zum Selbstverständnis einer neuen Wissenschaftsdisziplin. 2. Aufl. Wien: Verlag Wilhelm Maudrich; 1993

Seidler E. Geschichte der Medizin und der Krankenpflege. 6. neubearb. und erw. Aufl. der „Geschichte der Pflege des kranken Menschen". Stuttgart: Kohlhammer; 1993

Seiler WO. Hohes Vorkommen von Malnutrition bei kranken Betagten. Ernährungsumschau 46 (1999): 168 ff.

Seitz E, Schäfer R: Der Durchzug (das Stecklaken) – gefährlicher Luxus. In: Die Schwester/Der Pfleger 38 (1999): 38 ff.

Seitz M. Langes Leben – Wunsch und Grenzen. Altern in Würde und Sinn? In: Zeitschrift für Gerontologie und Geriatrie 36/2 (2003): 104 ff.

Seiwert LJ. Life-Leadership. Frankfurt a. M.: Campus; 2001

Seligman MEP. Erlernte Hilflosigkeit. Weinheim, München: Psychologie Verlags Union, Urban & Schwarzenberg; 1986

Senatsverwaltung für Arbeit und Soziales, Hrsg. Alkohol und Medikamente im Alter. Berlin; 1993

Seyd W. Auf dem Prüfstand. Handlungsorientierung in der Ausbildung. In: Pflegepädagogik 5 (1995): 4 ff.

Sieber H. Konflikte konstruktiv lösen. In: A + A, Fachzeitschrift des DBVA 7/8 (1997)

Siebolds M. Größenwahn und QM-Lernen – wie man nach dem Führerscheinerwerb Autofahren lernt. In: Katholische Fachhochschule Köln, Hrsg. Jahrbuch 2005. 10 Jahre Fachbereich Gesundheitswesen. Münster: LIT; 2005

Sieger M, Kunstmann W: Versorgungskontinuität durch Pflegeüberleitung. Frankfurt a. M.: Mabuse; 2003

Siegmar L. Untersuchung über die Tagesrhythmik im Senium unter besonderer Berücksichtigung der Aktivität. Veröffentl. Inaugural-Dissertation am Institut für Arbeitsphysiologie und Rehabilitationsforschung, Marburg an d. Lahn 1982

Sießegger T. Handbuch Betriebswirtschaft, Wirtschaftliches Handeln in ambulanten Pflegediensten. Hannover: Vincentz; 1997

Simonton C et al. Wieder gesund werden. Reinbek b. Hamburg 1984

Simpson H. Pflege nach Peplau. Freiburg: Lambertus; 1997

Sitzmann F. Mit wachen Sinnen wahrnehmen und beobachten, Teil 1 – Grundlagen einer Schulung der Beobachtungsfähigkeit. Basel: Recom 1995

Skibbe X, Löseke A. Gynäkologie und Geburtshilfe für Pflegeberufe. 2. Aufl. Stuttgart: Thieme; 2006

Snowley G, Nicklin P, Birch J. Pflegestandards und Pflegeprozess. Grundlagen pflegerischer Qualitätssicherung. Wiesbaden: Ullstein Mosby; 1998

Sodian B. Theorie der kognitiven Entwicklung. In: Keller H, Hrsg. Lehrbuch Entwicklungspsychologie. Bern: Huber; 1998

Sökeland J. Katheterismus. 2. Aufl. Balingen: Spitta; 1998

Sökeland J. Urologie für Pflegeberufe, 7. Aufl. Stuttgart: Thieme; 2000

Sökeland J et al. Urologie, 13. Aufl. Stuttgart: Thieme; 2004

Sonn A. Körperpflege – aber natürlich. In: Forum Sozialstation 83 (1996)

Sonn A. Wickel und Auflagen, 2. Aufl. Stuttgart: Thieme; 2004

Sonntag K, Schaper N. Förderung beruflicher Handlungskompetenz. In: Sonntag K, Hrsg. Personalentwicklung in Organisationen. 2. Aufl. Göttingen: Hogrefe Verlag für Psychologie; 1999

Sowinski Ch. Seelische Belastungsfaktoren in der stationären Altenpflege. In: Krankenpflege 5 (1992)

Sowinski Ch. Es müssen nicht immer weiße Kittel sein. Köln: KDA Pressedienst 3 (1994a)

Sowinski Ch. Stufen der Pflegequalität in der stationären Altenpflege. Köln: KDA; 1994b

Sowinski Ch et al. Theoriegeleitetes Arbeiten in Ausbildung und Praxis. Ein Baustein zur Qualitätssicherung in der Altenpflege. Köln: KDA, Forum 24; 1995

Sowinski Ch. Qualitätshandbuch – Wohnen im Heim. Köln: KDA; 1998a

Sowinski Ch, Schmitt B. Stellenbeschreibungen für Pflegefach- und Pflegehilfskräfte. Diskussionsentwurf zur Tagung am 17.3.1998 in Köln. Thema: „Altenpflege braucht Fachlichkeit". Köln: KDA; 1998b

Sowinski Ch. Mit gemischten Gefühlen. In: Pflegen ambulant 2 (2000) 17

Sowinski Ch, Behr R. Bundeseinheitliche Altenpflegeausbildung. Köln: KDA; 2002a

Sowinski Ch, Maciejewski B. Von schlechten Hilfsmitteln und ungeeigneten Interventionen zu effizienter Prophylaxe und Therapie. In: „Do's" und „Don'ts" in der Dekubitusprophylaxe. Sonderdruck KDA 2002b

Sowinski Ch et al, Hrsg. Modellprogramm zur Verbesserung der Versorgung Pflegebedürftiger. Köln: KDA; 2004

Sowinski Ch et al. Modellprogramm zur Verbesserung der Versorgung Pflegebedürftiger, Köln: KDA; 2005

Soyka M. Rückengerechter Patiententransfer in der Kranken- und Altenpflege: ein ergonomisches Training. Bern: Huber; 2000

Sozialgesetzbuch. 39. Aufl. Deutscher Taschenbuch Verlag, 2010

Sperling W. Backen. Hannover: Vincentz; 1994

Spitzenverbände der Freien Wohlfahrtspflege. Die Aufgaben und Finanzierung. Freiburg: Lambertus; 1995

Srenger R. Das Prinzip der Selbstverantwortung. Frankfurt a. M.: Campus Verlag; 2004

Stanjek K, Hrsg. Sozialwissenschaften. 3. Aufl. München: Elsevier; 2005

Stanjek K, Hrsg. Altenpflege Konkret. Sozialwissenschaften. 2. Aufl. München: Urban & Fischer; 2001

Staschull S. Altenpflege konkret. München: Urban & Fischer; 2003

Statistisches Bundesamt. Statistik der schwerbehinderten Menschen. Wiesbaden; 2003

Statistisches Bundesamt. Pflegestatistik 2005. Wiesbaden; 2007

Statistisches Bundesamt, Hrsg. Frauen und Männer in verschiedenen Lebensphasen. Wiesbaden: 2010

Staudinger UM et al. Selbst, Persönlichkeit und Lebensgestaltung im Alter: Psychologische Widerstandsfähigkeit und Vulnerabilität. In: Mayer KU, Baltes PB, Hrsg. Die Berliner Altersstudie. Berlin: Akademie Verlag; 1996

Staudinger UM. Lebenserfahrung, Lebenssinn und Weisheit. In: Filipp SH, Staudinger M, Hrsg. Entwicklungspsychologie des mittleren und höheren Erwachsenenalters. Göttingen: Hogrefe; 2005

Stauss B, Seidel W. Beschwerdemanagement. Kundenbeziehungen erfolgreich managen. 3. Aufl. München: Hanser; 2002

Stechling S, Schneider-Eberz I. 1013 Spiel- und Übungsformen für Senioren. Schorndorf: Hofmann; 1992

Steinhagen-Thiessen E et al. Der Zahn der Zeit. Körperliche Veränderungen im Alter. Funkkolleg Altern 7. Tübingen: Deutsches Institut für Fernstudienforschung an der Universität Tübingen; 1996

Steinkamp N, Gordijn B. Ethik in Klinik und Pflegeeinrichtung. Ein Arbeitsbuch. 2. Aufl. Neuwied: Lichterhand und Wolters Kluwer Deutschland GmbH; 2005

Stellmann M. Kinderkrankheiten natürlich behandeln. München: Gräfe und Unzer; 2005

Stengel F. Heitere Gedächtnisspiele 3. Stuttgart: memo; 1997

Stengel F. Heitere Gedächtnisspiele 1. Spielleiterband, Training zur geistigen Konzentration. Stuttgart: Memo; 2003

Steppe H. Dienen ohne Ende. In: Pflege 1 (1988): 4 ff.

Steppe H. Pflegetheorien und ihre Bedeutung für die Praxis. Die Schwester/Der Pfleger 28 (1989): 255 ff.

Steppe H. Krankenpflege im Wandel 1939–1989. In: Krankenpflege 44 (1990a) 11

Steppe H. Pflegemodelle in der Praxis. 2. Folge: Virginia Henderson. Die Schwester/Der Pfleger 29 (1990b): 584, 587

Steppe H. Pflegemodelle in der Praxis. 3. Folge: Hildegard Peplau -Psychodynamische Krankenpflege. Die Schwester/Der Pfleger 29 (1990c): 769 ff.

Steppe H. Das Selbstverständnis der Krankenpflege. Deutsche Krankenpflegezeitschrift Beilage 43 (1990d) Heft 5

Steppe H. Pflegemodelle in der Praxis. 6. Folge: Ida Jean Pelletier (geb.Orlando) – Die dynamische Beziehung zwischen Patient und Pflegeperson. Die Schwester/Der Pfleger 30 (1991): 312 ff.

Steppe H, Hrsg. Krankenpflege im Nationalsozialismus. 7. völlig überarb. u. erw. Aufl. Frankfurt a. M.: Mabuse; 1993

Steuer U, Steuer W: Gesundheitserziehung – Aufgaben der Pflege und Sozialberufe, 2. Aufl. Stuttgart Thieme; 1987

Sticker A. Theodor und Friederike Fliedner. Wuppertal: Brockhaus; 1989

Stiftung Warentest. Wenn der Schlaf gestört ist. Bibliografische Information der Deutschen Bibliothek. Berlin 2002

„Stille Nacht", eine Reportage über eine schwierige Zeit…". In: Altenpflege 12 (1996): 774 ff.

Stock R. Der Zusammenhang zwischen Mitarbeiter- und Kundenzufriedenheit. Direkte, indirekte und moderierende Effekte. Wiesbaden: Gabler; 2001

Stöcker G, Wagner F. Pflegebildung–offensiv. In: Die Schwester/Der Pfleger 45 (2006): 10 ff.

Stoddard S. Die Hospiz-Bewegung. Freiburg 1987

Stoffer FJ. Sozialmanagement 2000 – zwischen Mensch und Profit. Overrath: Medienwerkstatt; 1994

Stoll-Salzer E, Wiesinger G. Stomatherapie. Grundlagen und Praxis. Stuttgart: Thieme; 2004

Stolte C. Pflegen mit System, Das Pflegeprozesskonzept in der Praxis. In: Heilberufe 6 (2006): 20 ff

Stoppe G. Demenz: Diagnostik – Beratung - Therapie. 2. Aufl. München: Ernst Reinhardt; 2007

Störmer N. Trivialisierungen und Irrationalismen in der pädagogisch-therapeutischen Praxis. In: Behindertenpädagogik 2 (1989): 157 ff.

Stösser A von. Maßarbeit bis ins Detail. Mit dem Einsatz von Standards die Pflegequalität sichern. In: Forum Sozialstation 67 (1994a): 44 ff.

Stösser A von. Qualitätsstandards in der Krankenpflege. Band 1. St. Katharinen: Stösser-Standard; 1994b

Stösser A von. Pflegestandards. Erneuerung der Pflege durch Veränderung der Standards. 3. erw. Aufl. Berlin: Springer; 1997

Strehl E et al. Arzneimittel in der Pflege. 5. Aufl. Verlag Eschborn; 2000

Stricker A. Friedericke Fliedner und die Anfänge der Frauendiakonie. Neukirchen-Vluyn 1961

Ströbel A, Weidner F. Ansätze zur Pflegeprävention. Hannover: Schlütersche; 2003

Stroebe W, Jonas K, Hewstone M, (Hrsg.) Sozialpsychologie. Berlin: Springer; 2002

Strohbücker B. Schmerzbehandlung. In: Deutsches Netzwerk für Qualitätsentwicklung in der Pflege

(DNQP), Hrsg. Expertenstandard Schmerzmanagement in der Pflege bei akuten oder tumorbedingten chronischen Schmerzen. Entwicklung - Konsentierung - Implementierung. Osnabrück: Eigendruck Fachhochschule; 2005: 76 ff.
Strötner M, Fichtner L. Religiöse Bedürfnisse von Patienten verschiedener Glaubensbekenntnisse und ihre Pflege im Krankenhaus. Dokumentation in DKZ 2 (87). Stuttgart: Kohlhammer; 1987
Student JCh, Busche A. Zu Hause sterben. Hilfen für Betroffene und Angehörige. 4. Aufl. Hannover: Arbeitsgruppe „Zu Hause sterben"; 1992
Student JCh. Das Hospiz-Buch. Freiburg: Lambertus; 1989
Stuhlmann W. Demenz – wie man Bindung und Biografie einsetzt. München: Reinhardt; 2004
Stumpf-Parketny T, Tünte A. Wahrnehmen, beobachten, handeln in der Pflege von Menschen mit Schmerzen. Unterricht Pflege 5, 2005
Suizidforschung und Prävention am Ende des 20. Jahrhunderts. Regensburg 2000
Sunder E. Fachlexikon der sozialen Arbeit, Deutscher Verein für öffentliche und private Fürsorge. 5. Aufl. Stuttgart: Kohlhammer; 2002
Svantesson I. Mind Mapping und Gedächtnistraining. Offenbach: GABAL; 1998
Sywottek Ch. „Wenn ich alt bin, sollen mich meine Kinder pflegen." Kölner Stadt Anzeiger, Pflegendezeiten v. 28/29.8.2004
Szydlik M. Generationen: Wer sorgt sich um wen? In: Burkart G Wolf J, Hrsg. Lebenszeiten. Erkundung zur Soziologie der Generationen. Opladen: Leske und Budrich; 2002
Tackenberg P, Abt-Zegelin A, Hrsg. Demenz und Pflege. Frankfurt a. M.: Mabuse; 2001
Tadi'e JY, Tadi'e M. Im Gedächtnispalast. Stuttgart: Klett-Cotta; 2003
Tannen A. Leichter Schlaganfall nicht gleich geringer Unterstützungsbedarf. In: Pflegezeitschrift 58 (2005): 211 ff.
Taubert J. Pflege auf dem Weg zu einem neuen Selbstverständnis. Berufliche Entwicklung zwischen Diakonie und Patientenorientierung. Frankfurt a. M.: Mabuse; 1994
Tausch R. Jemanden zum Reden haben. In: Psychologie heute 1 (1998): 28 ff.
Tausch R. Hilfen bei Stress und Belastung. Reinbek b. Hamburg: Rowohlt; 1996
Teisig M. Alt und lebensmüde – Suizidneigung bei alten Menschen. München: Reinhardt; 1992
Tesch-Römer C. Einsamkeit. In: Wahl HW, Tesch-Römer C, Hrsg. Angewandte Gerontologie in Schlüsselbegriffen. Stuttgart: Kohlhammer; 2000: 163 ff.
Tews HP. Von der Pyramide zum Pilz. Demographische Veränderungen in der Gesellschaft. Funkkolleg Altern 3. Tübingen: Deutsches Institut für Fernstudienforschung an der Universität Tübingen; 1996
Thelen A. Zur Geschichte der Pädiatrie 1. Teil. In: Heilberufe 49 (1997a): 10 ff.
Thelen A. Zur Geschichte der Pädiatrie 2. Teil. In: Heilberufe 49 (1997b): 53 ff.
Thieme Verlag, Hrsg. Thiemes Innere Medizin. Stuttgart: Thieme; 1999
Thieme W. In: Fischer W. Führungswissen in der Pflege. Stuttgart: Kohlhammer Studienbücher Krankenpflege; 1996
Thimm C. Sprachliche Kompetenz und Emanzipation. In: Pflege Aktuell 3 (1996)
Thomann C, Schulz von Thun F. Klärungshilfe. Reinbek b. Hamburg: Rowohlt Taschenbuch Verlag; 1988
Thomas C. Berührungsängste? Vom Umgang mit der Leiche. Köln: GS Verlagsgesellschaft; 1994
Thomas C. Erfolgreich Ideen finden. München: Midena; 2000a
Thomas C. Erfolgreich mit Kritik umgehen. München: Midena; 2000b
Thomashilfen, Der Reha-Ratgeber 2004 (Katalog), Bremervörde 2004
Tideiksaar R. Stürze und Sturzprävention. Bern: Huber; 2000
Titze M, Eschenröder CT. Therapeutischer Humor. Frankfurt a. M.: Fischer; 1998
Toellner R. Illustrierte Geschichte der Medizin. Band 5. Salzburg: Andreas & Andreas Verlagsbuchhandel; 1982
Tölle R. Psychiatrie, 12. Aufl. Berlin: Springer; 1999
Tölle R, Windgassen K. Psychiatrie. Berlin, Heidelberg 2003
Tönnies M. Delegation und Durchführungsverantwortung – Rechtliche Grundlagen und berufliche Verpflichtung. In: Pflege aktuell 5/2000: 290 ff
Trebert M. Psychiatrische Altenpflege. Weinheim: Psychologie Verlags Union; 1991
Trilling, A et al. Erinnerungen pflegen. Hannover: Vincentz; 2001
Tschudin V. Ethik in der Krankenpflege. Basel: Recom; 1988
Tuschen KH, Quaas M. Bundespflegesatzverordnung. Stuttgart: Kohlhammer; 1995
Uexküll Th von. Was weiß die Medizin vom Menschen? In: Rössner H, Hrsg. Der ganze Mensch. Aspekte einer pragmatischen Anthropologie. Reinbek b. Hamburg: dtv; 1986
Uexküll Th von, Wesiack W. Theorie der Humanmedizin. Grundlagen ärztlichen Denkens und Handelns, 2. Aufl. München: Urban & Schwarzenberg; 1991
Uexküll Th von. Psychosomatische Medizin. 5. Aufl. München: Urban & Schwarzenberg; 1976
Ullrich L et al, Hrsg. Thiemes Intensivpflege und Anästhesie. Stuttgart: Thieme; 2005
Ullrich L, Hrsg. Zu- und ableitende Systeme. Stuttgart: Thieme; 2000
Van den Brouck J. Handbuch für Kinder mit schwierigen Eltern. Stuttgart: Klett-Cotta; 1981
van der Arend A, Gastmans Ch. Ethik für Pflegende. Bern: Huber; 1996a
van der Arend A. Ethik für Pflegeberufe. Bern: Huber; 1996b
van der Arend A. Pflegeethik. Wiesbaden: Ullstein Medical Verlagsgesellschaft; 1998
van der Kooij C. Geburtshilfe für Pflegetalente und Pflegewissen – Das Mäeutische Pflegemodell. In: Altenheim St. Josef Sassenberg, Hrsg. Dokumentation zum 7. Sassenberger Kongress Leben und Arbeiten mit Verwirrten, Sassenberg 2004
van der Kooij C. Ein Lächeln im Vorübergehen. Erlebensorientierte Altenpflege mit Hilfe der Mäeutik. Bern: Huber; 2007
van Eeuwijk P, Obrist B, Hrsg. Vulnerarbilität, Migration und Altern. Zürich: Seismo Verlag; 2006
Van Kessel L. Lernen in den Gesundheitsberufen durch Supervision? In: Pflegepädagogik 6 (1996): 4 ff.
van Schayck A. Ethisch Handeln und entscheiden. Spielräume von Pflegenden und die Selbstbestimmung des Patienten. Stuttgart: Kohlhammer; 2000
Van Weert JC M. Multi-Sensory Stimulation in 24-hour Dementia Care. NIVEL 2004
Verband katholischer Heime und Einrichtungen der Altenhilfe in Deutschland e.V. Hrsg. Ich möchte mein gewohntes Leben weiterführen. Dokumentation der 14. Bundestagung des Verbandes katholischer Heime und Einrichtungen der Altenhilfe in Deutschland e.V. (VKAD) in Augsburg, 3.-5.6.2003
Vergnaud M. Teamentwicklung. München: Elsevier; 2004
Vester F. Denken Lernen Vergessen. Stuttgart: Deutsche Verlags-Anstalt; 1975
Vetter C. Diabetischer Fuß: zu häufig vernachlässigt. Deutsches Ärzteblatt 2000; 97 ff.
VFED: Praxis der Diätetik und Ernährungsberatung. 2. Aufl. Stuttgart: Hippokrates; 2002
Vieten M, Schramm A, Hrsg. Pflege Konkret, Neurologie, Psychiatrie. München, Jena 2001
Viidik A. Biologische Grundlagen des Alterns und dessen Relevanz für die Lebensqualität. In: Likar R et al, Hrsg. Lebensqualität im Alter. Therapie und Prophylaxe von Altersleiden. Wien: Springer-Verlag; 2005
Visser M, de Jong A, Emmerich D. Kultursensitiv pflegen. Wege zu einer interkulturellen Pflegepraxis. München: Urban & Fischer; 2002
Voggenreiter G, Dold C. Wundtherapie. Stuttgart: Thieme; 2004
Völkel I, Ehmann M. Spezielle Pflegeplanung in der Altenpflege. Stationäre und ambulante Pflege alter Menschen. Stuttgart: Gustav Fischer Verlag; 1997
Vollmer T, Wibmer W. Bibliotherapie. Tumorzentrum München, Zuckerschwerdt, W., München 2002
Völter D. Kompendium der Urologie. Stuttgart: Fischer; 1984
Volz S. Den Ernstfall üben. Brandschutz in Pflegeeinrichtungen. Altenpflege 7 (1995)
Voss H. Motivation und Organisation im Altenheim. Theorie und Praxis individueller Altenpflege. Hannover: Vincentz; 1990
Wacker E. Bei der Versorgung von älteren Menschen mit Behinderung gibt es viel zu verbessern. In: Pro Alter 2004; 2
Wächtler C, Hrsg. Demenzen. Frühzeitig erkennen, aktiv behandeln, Betroffene und Angehörige effektiv unterstützen, 2. Aufl. Stuttgart: Thieme; 2003
Wagener B. Das Alter – Ende aller Körperkontakte. Fortschritte der Medizin, Psychiatrie 15 (1997): 24 ff
Wagner D. „In Schwingung versetzt". In: Altenpflege 3 (2004a): 46 ff.
Wagner D. Unangenehme Stille. In: Altenpflege 5 (2004b): 54 ff.
Wagner D. Rauschen und Pfeifen. In: Altenpflege 6 (2004c): 48 ff.
Wagner K. Supervision in der Krankenpflege. In: Die Schwester/Der Pfleger, 28, 8 (1989): 649 ff.
Wahl HW, Tesch-Römer C, Hrsg. Angewandte Gerontologie in Schlüsselbegriffen. Stuttgart: Kohlhammer; 2000
Walker L. Avant K. Theoriebildung in der Pflege. Wiesbaden: Ullstein Medical; 1998
Waller H. Sozialmedizin: Grundlagen und Praxis, 5. Aufl. Stuttgart: Kohlhammer; 2002
Waller H. Gesundheitswissenschaft. Eine Einführung in Grundlagen und Praxis, 4. Aufl. Stuttgart: Kohlhammer; 2006
Wallesch CW, Förstl H, Hrsg. Demenzen. Stuttgart: Thieme; 2005
Walsh M, Ford P. Pflegerituale. Wiesbaden: Ullstein Mosby; 1996
Walter U, Schwartz FW. Prävention. In: Schwartz FW. et al, Hrsg. Das Public Health Buch. München: Urban & Fischer; 2003
Walter U et al. Alt und gesund? Altersbilder und Präventionskonzepte in der ärztlichen und pflegerischen Praxis. Wiesbaden: VS Verlag für Sozialwissenschaften; 2006
Walter-Jung B. Dokumentation und EDV für Krankenpflegeberufe. Stuttgart: Thieme; 1989
Walther S. Im Mittelpunkt der Patient. Stuttgart: Thieme; 1997
Warlich Rüdiger et al. Medikamentenapplikation bei Sondenernährung. Blaue Reihe. Erlangen: Pfrimmer Nutricia GmbH; o. J.
Watson J. Pflege: Wissenschaft und menschliche Zuwendung. Bern: Huber; 1996
Watzlawick P, Weakland J. Interaktion. Bern 1980
Watzlawick P et al. Menschliche Kommunikation. Formen, Störungen, Paradoxien. 10., unveränd. Aufl. Göttingen: Huber; 2000
Weakland JH, Herr JJ. Beratung älterer Menschen und ihrer Familien. Bern: Huber; 1988
Weber E, Niederhöfe E. In Dtsch. Krankenpfl.-Z. Heft 2. Stuttgart: Kohlhammer; 1986
Weber J. Nurses' Handbook of Health Assessment. 3 rd Edition. Philadelphia: Lippincott; 1997
Weber K. Betäubungsmittelgesetz. 2. Aufl. München: Beck`sche Verlagsbuchhandlung; 2003

Weber M. Der Wille des Patienten sollte immer respektiert werden. Pflege aktuell 12 (2004): 656 ff.

Weber W. Wege zum helfenden Gespräch. 11. Aufl. München: Ernst Reinhard Verlag; 1996

Weh B; Sieber H. Pflegequalität. München: Urban & Schwarzenberg; 1995

Weidner F. Voraussetzungen einer professionellen und gesundheitsfördernden Pflegepraxis – Ergebnisse einer empirischen Studie. Prävention 1998; 4

Weidner F. Was bedeutet Professionalisierung für die Pflegeberufe? In: Sauter D, Richter D, Hrsg. Experten für den Alltag. Bonn: Psychiatrie-Verlag; 1999: 18 ff.

Weig W. Psychiatrische Krankenpflege heute. Mainz: Verlag Kirchheim + Co. GmbH; 1988

Weigert J. Pflegestandards – Altenpflege. Hagen: Brigitte Kunz Verlag; 1996

Weimann A, Bischoff SC. Künstliche Ernährung enteral – parenteral. München: Urban & Fischer; 2001

Weinert M, Motzko. Schluckstörungen im Alter. In: Pro Alter 4 (2003)

Weingandt B. Biografische Methoden in der Geragogik – qualitative und inhaltsanalytische Zugänge. thema 167. Köln: KDA; 2001

Weispfennig K. Materialien zu Aggression und Gewalt. Unveröffentlichtes Manuskript, Gummersbach 2006

Weltgesundheitsorganisation (WHO) Regionalbüro für Europa. Ein Positionspapier zur Krankenpflege. 10. September 1980 (Euro/ Nurs/ 75.1 Rev.1)

Weltgesundheitsorganisation (WHO). Ottawa-Deklaration 1986

Weltgesundheitsorganisation (WHO). WHO – People's need for nursing care. Copenhagen 1987

Weltgesundheitsorganisation (WHO) Europa, Hrsg. Pflege im Aufbruch und Wandel. Stärkung des Pflege- und Hebammenwesens zur Unterstützung der „Gesundheit für alle". München: Quintessenz, MMV Medizin Verlag; 1995

Weltgesundheitsorganisation (WHO), Hrsg. Altern und Generationenbeziehungen. Die Perspektive der WHO. In: Lepenies Am, Hrsg. Alt und Jung. Basel: Stroemfeld; 1997

Weltgesundheitsorganisation (WHO). Gesundheit 21 – Gesundheit für alle im 21. Jahrhundert. Europ. Schriftenreihe „Gesundheit für alle" Nr. 6., WHO Regionalbüro für Europa. Kopenhagen; 1998

Weltgesundheitsorganisation (WHO). Einzelziele für Gesundheit 2000. WHO Regionalbüro für Europa, 1985 Europäische Schriftenreihe „Gesundheit für alle" Nr. 1

Weltgesundheitsorganisation (WHO) Europa. Gesundes Altern Aufsuchende Aktivierung, 2005

Wendt WR. Case Management. Spezifika und Erfahrungen. Münster: Katholische Fachhochschule; 2005

Wenzel M. Stomaversorgung. Arbeitshefte zur Krankenpflege. Melsungen: Bibliomed; 1984

Wenzel R. Hausapotheke. 9. Aufl. München: Gräfe und Unzer; 2000

Werle J et al. Gesundheitsförderung. Körperliche Aktivität und Leistungsfähigkeit im Alter. Stuttgart: Kohlhammer; 2006

Wessel KF. Humanontogenetische Überlegungen zur Pflegewissenschaft. Humanontogenetik 1, 2001

Westdeutscher Rundfunk. Therapiehund. Einsatz im Seniorenzentrum. Servicezeit Familie Redaktion, Irmela, Hannover 2006

Westphal G et al. Endstation Pflegeheim oder: Die Zukunft der alten Menschen ist nicht der Tod. Hamburg: Selbstverlag; 1978

Wettstein A et al. Checkliste Geriatrie. 2. Aufl. Stuttgart: Thieme; 2001

Wettstein A. Mythen und Fakten zum Alter. Zürcher Schriften zur Gerontologie Nr. 3. Zürich: Zentrum für Gerontologie; 2005

Weyerer S, Zimber A. Psychopharmakagebrauch und -mißbrauch im Alter. In: Förstl H, Hrsg. Lehrbuch der Gerontopsychiatrie. Stuttgart: Enke; 1996: 453 ff.

Weyerer S. Psychopharmakagebrauch und -missbrauch im Alter. In: Förstl H, Hrsg. Lehrbuch der Gerontopsychiatrie und -psychotherapie. Grundlagen – Klinik – Therapie. 2. Aufl. Stuttgart: Thieme; 2003

Whitehouse PJ, George D. Pythos Alzheimer. Was Sie schon immer über Alzheimer wissen wollten, Ihnen aber nicht gesagt wurde. Bern: Hans Huber; 2009

Wichmann V. Kinderkrankenpflege. Stuttgart: Thieme; 1991

Wickert J. Gero-Care Report 5. Köln: KDA; 1996

Wiesemann C, Erichsen N, Behrendt H et al. Pflege und Ethik. Leitfaden für Wissenschaft und Praxis. Stuttgart: Kohlhammer; 2003

Wieteck P, Opel B. Planen, Formulieren, Dokumentieren. Pflegediagnosen für die Altenpflege auf Grundlage der standardisierten Pflegefachsprache ENP. Bad Emstal: Recom; 2006

Wieteck P. Pflegeplanung – Vom Anspruch zur Umsetzung in der Pflegepraxis. In: Die Schwester/Der Pfleger 38 (1999): 408 ff.

Wieteck P, Velleuer HJ. Pflegeprobleme formulieren – Pflegemaßnahmen planen. Leitfaden zur Dokumentation pflegerischer Interventionen. Baunatal: BVS Verlag & Software; 1996

Wilber K, Hrsg. Psychologie der Befreiung. Bern 1988

Wilber K. Halbzeit der Evolution. München 1984

Wilkening K, Kunz R. Sterben im Pflegeheim. Göttingen: Vandenhoeck & Ruprecht; 2003

Wille B. Leitlinien zur Hygiene im Alten- und Pflegeheim. In: Pflege aktuell 5 (2000): 286 ff.

Willig W. Arbeitstexte für Psychologie, Soziologie, Pädagogik an Pflegeschulen. 6. Aufl. Balingen: Selbstverlag Willig; 1986

Willig W, Ebel T et al. Psychologie, Soziologie, Gesprächsführung in der Altenpflege. Balingen: Selbstverlag Willig; 1996

Willke T. Zukunftsvision – Sehen mit dem Chip. GEO Wissen 9 (1997): 56 ff.

Wilkening K. Gestaltungsmöglichkeiten am Lebensende. In: Petzold C, Brucker U, Ohnsorge K. et al Ethik und Recht. Bern: Huber; 2007: 99 ff.

Wilson S et al. Participation in cognitively stimulating activities and risk of incident Alzheimer disease. In: JAMA 287 (2002): 742 ff.

Winkler R. Stomatherapie. Atlas und Leitfaden für intestinale Stomata. 3. Aufl. Stuttgart: Thieme; 1993

Winter HP, Kaiser G. Planung humaner Pflegeheime – Erfahrungen und Empfehlungen. Köln: KDA; 1997

Wipp M, Wagner W. Der Regelkreis der Einsatzplanung. Personalbedarfsermittlung, Mitarbeitereinsatzplanung und Dienstplangestaltung in der stationären Altenhilfe. Hannover: Vincentz; 2005

Wirsing K. Psychologisches Grundwissen für Altenpflegeberufe. Weinheim: Beltz; 2002

Wirsing K. Psychologie für die Altenpflege. Weinheim: Beltz; 2007

Wisotzki KH. Altersschwerhörigkeit – Grundlagen, Symptome, Hilfen. Stuttgart: Kohlhammer; 1996

Wittenbacher K, Marbacher V. Schutzwall aus Müll. Die Pflege verwahrloster Menschen zu Hause. In: Krankenpflege 1 (1998): 10 ff.

Wittig O., Bauer S. Pflegediagnosen in der deutschen Krankenpflege? In: Die Schwester/Der Pfleger 36 (1997): 1029 ff.

Wittneben K, Hrsg. Forschungsansätze für das Berufsfeld Pflege. Stuttgart: Thieme; 1998

Wittrahm A. Lebensqualität durch Beziehungsqualität. In: Behr M et al, Hrsg. Jahrbuch für personenzentrierte Psychologie und Psychotherapie, Bd. 2. Salzburg: Otto Müller; 1990: 159 ff.

Wittrahm A. Verantwortlich handeln lernen. In: Pflegepädagogik 6 (1996): 14 ff.

Wöhe G. Einführung in die allgemeine Betriebswirtschaftslehre. 20. Aufl. München: Vahlen; 2000

Woldt H. Das endotracheale Absaugen. In: plexus 1 (1996): 26 ff.

Wolf D. Ich hab die ganze Nacht kein Auge zugetan. Gesundheit im Beruf. In: Zeitschrift der BfA 1 (1998)

Wolfer-Barthelmess S, Firsching M. Verwahrlosung im Alter. Thema 129. Köln: KDA; 1998

Wolfersdorf M, Kaschka WP, Hrsg. Suizidalität – die biologische Dimension. Berlin: Springer; 1996

Wolfersdorf M, Mauere Chr, Bär W et al. (2002): Suizidalität im Alter: Grundlagen und therapeutische Möglichkeiten. In: Hirsch RD, Bruder J, Radebold H, Hrsg. Suizidalität im Alter. Bonn, Hamburg, Kassel: Chudeck Druck, Bornheim Sechtem; 2002: 141 ff.

Wolff HP, Wolff J. Geschichte der Krankenpflege. Basel: Recom-Verlag; 1994

Wolff HP, Hrsg. Biographisches Lexikon zur Pflegegeschichte. Berlin: Ullstein Mosby; 1997

Workgroup of European Nurse Researches (WENR). Pflegeforschung für professionelle Pflegepraxis. Frankfurt a. M.: Verlag Krankenpflege; 1990

Wydler H. et al, Hrsg. Salutogenese und Kohärenzgefühl. Grundlagen, Empirie und Praxis eines gesundheitswissenschaftlichen Konzeptes, 2. Aufl. Weinheim: Juventa; 2002

Wynn S, Ling S, Remsburg R. et al. Comparison of Pain Assessment Instruments. Geriatric Nursing 21 (2000): 20 ff.

ZAG Altenpflege des DBfK, Hrsg. Gewalt in der Pflege. Eschborn: DBfK-Verlag; 1994

ZAG Altenpflege des DBfK, Hrsg. Gewaltprophylaxe in der Altenpflege. Eschborn: DBfK-Verlag; 2005

Zank S. Gesundheit und Krankheit. In: Wahl HW, Tesch-Römer C. Angewandte Gerontologie in Schlüsselbegriffen. Stuttgart: Kohlhammer; 2000: 44 ff.

Zawada U, Kellnhauser E. Pflegeplanung und Dokumentation in der ambulanten Pflege. Düsseldorf: Visitas, Institut für Kranken- und Altenpflege GmbH; Düsseldorf 1994

Zegelin A, Hrsg. Sprache und Pflege. Berlin: Ullstein Mosby; 1997

Zegelin-Abt, A., Michael, J. Huneke: Grundzüge einer systematischen Patientenberatung. PR-Internet 1 (1999): 11 ff.

Zenneck HU, Hrsg. Altenpflege in Lernfeldern: Aufgaben und Konzepte. Hamburg: Verlag Handwerk und Technik; 2006

Zenneck HU, Hrsg. Altenpflege in Lernfeldern: Rechtliche Rahmenbedingungen und Berufskunde. Hamburg: Verlag Handwerk und Technik; 2007a

Zenneck HU, Hrsg. Altenpflege in Lernfeldern: Unterstützung bei der Lebensgestaltung. Hamburg: Verlag Handwerk und Technik; 2007b

Zentrale Arbeitsgruppe Pflegeforschung DBfK: Leitfaden Pflegeforschung für den Unterricht. Eschborn: DBfK Verlag; 1996

Zieger A. Dialogaufbau in der Frührehabilitation mit hirnverletzten Komapatienten. In: Neander KD et al, Hrsg. Handbuch der Intensivpflege. Landsberg: ecomed; 1993

Zieger A. Wie viel Gehirn braucht der Mensch? In: Neander KD. Musik und Pflege. München: Urban & Fischer; 2000

Zielke-Nadkarni A. Krankheits-, Gesundheits- und Pflegeverständnis türkischer Migrantinnen. Pflege 12 (1999): 283 ff.

Zielke-Nadkarni A. Das Kompetenzentwicklungsmodell nach Benner als Grundlage von Wahrnehmungs- und Beobachtungsschulung. Unterricht Pflege 5, 2005

Zimbardo PG. Psychologie. 7. Aufl. Berlin: Springer; 2003

Züricher Fachstelle zur Prävention des Alkohol- und Medikamenten-Missbrauchs (ZüFAM). Sucht im Alter – eine Präventionsbroschüre für Pflege-, Betreuungs- und Beratungsfachleute mit Kontakt zu älteren Menschen. Brunnadern: Alder Print und Media AG; 2007

Zuschlag B. Mobbing. Schikane am Arbeitsplatz. Erfolgreiche Mobbing-Abwehr durch systematische Ursachenanalyse. Göttingen: Verlag für angewandte Psychologie; 1994

Zwermann M, Lilienkamp A. Überwachung der Sauerstofftherapie bei Neugeborenen. In: Kinderkrankenschwester 6 (1999): 229 ff.

Zwierlein E. Klinikmanagement: Erfolgsstrategien für die Zukunft. München: Urban & Schwarzenberg; 1997

Sachverzeichnis

A

B

F

G

I

J

K

L

M

N

O

P

Q

R

U

V

W